SARAH

Thieme

Neurologie compact

Für Klinik und Praxis

Herausgegeben von

Andreas Hufschmidt
Carl Hermann Lücking
Sebastian Rauer

Mit Beiträgen von

F. Amtage
M. Bär
P. Behrens*
G. Bengel
W. Berger*
U. Berninger*
C. Bogdan
S. Braune
T. Els*
T.J. Feuerstein
F.X. Glocker
A.-L. Grosu
A. Harloff
F. Heinen
B. Hellwig*
U. Herrlinger
A. Hetzel
M. Hornyak
A. Hufschmidt
S. Hummel
D. Huzly
R. Kaiser*
H. Kaube
H. Kimmig
M. Kofler
M. Kottlors
B. Landwehrmeyer*
C.H. Lücking
J. Lutterbach*
I. Mader
C. Maurer*
S. Meckel
T. Mergner*
P.T. Meyer
W.-D. Niesen
G. Nikkhah
C. Nissen
C. Ostertag*
A. Pagenstecher
H. Prießmann
S. Rauer
M. Reinhard
R. Rocamora*
S. Rübsamen
K. Schmidtke
A. Schulze-Bonhage
C. Seifert*
J. Spreer*
G. Steinfurth*
O. Stich
C. Taschner
C.W. Wallesch
W. Weber
E. Wilder-Smith
P.T. Ziefer
B. Zucker

(Die mit * gekennzeichneten Autoren habe an früheren Auflagen mitgewirkt, und ihre Beiträge sind in der aktuellen Auflage noch teilweise enthalten.)

6., überarbeitete und erweiterte Auflage

22 Abbildungen

Georg Thieme Verlag
Stuttgart · New York

Bibliografische Information
der Deutschen Nationalbibliothek

Die Deutsche Nationalbibliothek verzeichnet diese Publikation in der Deutschen Nationalbibliografie; detaillierte bibliografische Daten sind im Internet über http://dnb.d-nb.de abrufbar.

1. Auflage 1997
2. Auflage 1999
3. Auflage 2003
4. Auflage 2006
5. Auflage 2009

1. rumänische Auflage 2002

Wichtiger Hinweis: Wie jede Wissenschaft ist die Medizin ständigen Entwicklungen unterworfen. Forschung und klinische Erfahrung erweitern unsere Erkenntnisse, insbesondere was Behandlung und medikamentöse Therapie anbelangt. Soweit in diesem Werk eine Dosierung oder eine Applikation erwähnt wird, darf der Leser zwar darauf vertrauen, dass Autoren, Herausgeber und Verlag große Sorgfalt darauf verwandt haben, dass diese Angabe **dem Wissensstand bei Fertigstellung des Werkes** entspricht.
Für Angaben über Dosierungsanweisungen und Applikationsformen kann vom Verlag jedoch keine Gewähr übernommen werden. **Jeder Benutzer ist angehalten**, durch sorgfältige Prüfung der Beipackzettel der verwendeten Präparate und gegebenenfalls nach Konsultation eines Spezialisten festzustellen, ob die dort gegebene Empfehlung für Dosierungen oder die Beachtung von Kontraindikationen gegenüber der Angabe in diesem Buch abweicht. Eine solche Prüfung ist besonders wichtig bei selten verwendeten Präparaten oder solchen, die neu auf den Markt gebracht worden sind. **Jede Dosierung oder Applikation erfolgt auf eigene Gefahr des Benutzers.** Autoren und Verlag appellieren an jeden Benutzer, ihm etwa auffallende Ungenauigkeiten dem Verlag mitzuteilen.

Rüdigerstraße 14
70469 Stuttgart
Deutschland
Telefon: +49/(0)711/8931-0
Unsere Homepage: www.thieme.de

Printed in Germany

Zeichnungen: Christine Lackner, Ittlingen; WEYOU, Leonberg
Umschlaggestaltung: Thieme Verlagsgruppe
Umschlaggrafik: Martina Berge, Bad König unter Verwendung von PhotoDisc, Inc.; CC Vision und © Sebastian Kaulitzki – Fotolia.com
Satz: medionet Publishing Services Ltd, Berlin, gesetzt aus 3B2
Druck: AZ Druck und Datentechnik GmbH, Kempten

ISBN 978-3-13-117196-2

Auch erhältlich als E-Book:
eISBN (PDF) 978-3-13-156556-3

Vorwort zur 6. Auflage

Seit der letzten Auflage 2009 haben sich auf vielen Gebieten der Neurologie neue Erkenntnisse und Entwicklungen gezeigt. Daher erschien es den Herausgebern gerechtfertig, eine 6. Auflage von „Neurologie compact“ vorzulegen, in der sämtliche Beiträge grundlegend überarbeitet wurden. Besonders in den großen Kapiteln der zerebrovaskulären und entzündlichen Erkrankungen und der Basalganglienstörungen sind umfangreiche neue Aspekte der Diagnostik und Therapie hinzugekommen. Im Diagnostik-Teil finden sich neue Kapitel zur Nerv-/Muskel-Sonografie und zur Parenchymsonografie mit entsprechenden Abbildungen. Außerdem wurde ein kurzes Kapitel zu dem für Neurologen und Allgemeinmediziner alltagsrelevanten Thema „Stürze“ hinzugefügt.

Die 6. Auflage erscheint wiederum ein Jahr nach der Publikation der Leitlinien der Deutschen Gesellschaft für Neurologie, was den Autoren die Möglichkeit bot, diese Leitlinien bei der Aktualisierung ihrer Kapitel zu berücksichtigen.

Dem Buch ist seit der 4. Auflage eine DVD mit Bild- und Videomaterial beigefügt. In der vorliegenden Auflage wurden die mittlerweile 381 Abbildungen und 103 Videoclips erstmals zu einem nach Kapiteln geordneten Bild- und Videoatlas zusammengestellt und über einen persönlichen Online-Zugang im Web verfügbar gemacht. Hier fanden auch seltene Krankheitsbilder (z.B. Lepra) Eingang. Enthalten sind neben dem gesamten Buchtext auch die Clinical Pathways der DGN-Leitlinien und zusätzliches Tabellenmaterial, das den Umfang der gedruckten Ausgabe gesprengt hätte.

Es sei wiederum besonders darauf hingewiesen, dass die Verwendung von für eine bestimme Indikation nicht zugelassenen Medikamenten (off-label) gegebenenfalls den Vorwurf der (fahrlässigen) Körperverletzung nach sich ziehen kann. Sie erfordert auf jeden Fall eine ausführliche Besprechung der Risiken mit dem Patienten und eine entsprechende Dokumentation. Dazu sind Einzelheiten in dem Kapitel „off-label-Verschreibung“ angeführt.

Die Herausgeber danken vor allem dem nur wenig veränderten Autorenkollektiv, das sich wieder mit großem Engagement der Aktualisierung des Buches gewidmet hat. Ebenso gilt der Dank dem Thieme Verlag für die erneut sehr konstruktive Zusammenarbeit. Herausgeber und Autoren wünschen sich, dass auch diese Auflage wieder einen wichtigen Beitrag für die tägliche Arbeit in Klinik und Praxis leistet.

Wittlich, Freiburg im Juni 2013

A. Hufschmidt
C.H. Lücking
S. Rauer

Vorwort zur 1. Auflage

Der Umfang des Wissens in der Neurologie hat in den letzten Jahrzehnten sprunghaft zugenommen und unterliegt einer ständigen Erweiterung. Es fällt daher zunehmend schwer, dieses Wissen zu bewältigen und für die tägliche Praxis nutzbar zu machen. Der Zugriff mit Hilfe von Lehrbüchern und Fachzeitschriften wird immer zeitraubender und bleibt häufig besonderen Fragestellungen vorbehalten.

Es erschien daher der Versuch gerechtfertigt, in Form eines Leitfadens den aktuellen Kenntnisstand zu den neurologischen Syndromen und Krankheitsbildern zusammenzustellen, dazu die wichtigsten Daten zu Epidemiologie, Genetik, Ätiologie, Pathophysiologie, Klinik, Zusatz- und Differentialdiagnostik und Therapie aufzuführen, dabei durchaus auf Detailangaben nicht zu verzichten und jeweils auf die berücksichtigte Literatur zu verweisen. Ausgangspunkt waren zahlreiche Protokolle klinikinterner Konsensusbesprechungen. Viele Mitarbeiter der Neurologischen Universitätsklinik Freiburg haben sich mit ihrem Spezialwissen beteiligt. Die Herausgeber haben versucht, den einzelnen Beiträgen eine neuartige Struktur zu geben, die das Auffinden der Daten erleichtert. Wenn einzelne Bereiche übertont erscheinen, so spiegeln sich darin gewisse Schwerpunkte in der Freiburger Klinik wider.

Es wurde versucht, die Zusatzdiagnostik in der Reihenfolge der diagnostischen Relevanz aufzuführen.

neurologie compact ist gedacht als Buch für den Schreibtisch des Neurologen in Klinik und Praxis, aber auch für den Neurochirurgen, Psychiater, Internisten und Allgemeinmediziner. Es mag auch den Studenten im Studium und praktischen Jahr nützlich sein.

Freiburg im Oktober 1996 — *A. Hufschmidt*
C.H. Lücking

Danksagung

Für die Durchsicht einzelner Kapitel, für Ergänzungs- und Verbesserungsvorschläge danken wir:
K. Hansen, Dr. A. Gorsler, J. Hufschmidt, Dr. M. Lammertink, PD Dr. Christoph B. Lücking, A. Ryll-Riehl, Dr. G. Surges, Prof. C. Weiller und Dr. M. Zimmer.
Eine Reihe CT- und MRT-Aufnahmen entstammen der Radiologie Wittlich, wofür wir insbesondere Herrn Dr. Simon danken. Ebenso danken wir Herrn Dr. A. Freitag, der uns dermatologische Photos zu Verfügung gestellt hat.

Bei früheren Auflagen haben uns geholfen:
Frau C. Becherer, Frau H. Johannsen-Horbach, Dr. F. Hertel, Dr. D. Ohlmann, Frau Prof. B. Schmitz, Frau W. Vasold und PD Dr. K. Warnatz

Für ihre Hilfe bei der Literatursuche danken wir außerdem: Frau D. Scholz

Anschriften

Herausgeber

PD Dr. med. Andreas Hufschmidt
Chefarzt der Abteilung Neurologie
Verbundkrankenhaus Bernkastel-Wittlich
Koblenzer Str. 91
54516 Wittlich
e-mail: a.hufschmidt@verbund-krankenhaus.de

Prof. em. Dr. med. Drs. h.c. Carl Hermann Lücking
ehem. Ärztlicher Direktor der Neurologischen Klinik der Universität Freiburg
Hauptstr. 15
79252 Stegen
e-mail: c.h.luecking@gmx.de

Prof. Dr. med. Sebastian Rauer
Leitender Oberarzt
Neurologische Universitätsklinik
Breisacherstr. 64
79106 Freiburg
e-mail: sebastian.rauer@uniklinik-freiburg.de

Autoren

Dr. med. Florian Amtage
Neurologische Universitätsklinik
Breisacher Str. 64
79106 Freiburg
e-mail: florian.amtage@uniklinik-freiburg.de

Dr. med. Michael Bär
Schwarzwaldklinik Geriatrie
Park Klinikum Bad Krozingen
Herbert-Hellmann-Allee 46
79189 Bad Krozingen
e-mail: michael_baer@arcor.de

Dr. med. Gunar Bengel
Klinik für Neurologie
Klinikum Ernst von Bergmann
Charlottenstr. 72
14467 Potsdam
e-mail: g.bengel@arcor.de

Prof. Dr. med. Christian Bogdan
Mikrobiologisches Institut – Klinische Mikrobiologie, Immunologie und Hygiene
Universitätsklinikum Erlangen und Friedrich-Alexander-Universität Erlangen-Nürnberg
Wasserturmstr. 3/5
91054 Erlangen
e-mail: christian.bogdan@uk-erlangen.de

Prof. Dr. med. Stefan Braune
Neurozentrum Prien
Bernauer Str. 12
83209 Prien
e-mail: braune@neurozentrum-prien.de

Prof. Dr. med. Thomas J. Feuerstein
Sektion Klinische Neuropharmakologie
Neurochirurgische Klinik
Breisacher Str. 64
79106 Freiburg
e-mail: thomas.feuerstein@uniklinik-freiburg.de

Prof. Dr. med. Franz Xaver Glocker
MediClin Seidel-Klinik
Hebelweg 4
79415 Bad Bellingen
e-mail: franz.glocker@uniklinik-freiburg.de

Prof. Dr. med. Anca-Ligia Grosu
Ärztliche Direktorin der Klinik für Strahlenheilkunde
Robert-Koch-Str. 3
79106 Freiburg
e-mail: anca.grosu@uniklinik-freiburg.de

Prof. Dr. med. Andreas Harloff
Neurologische Universitätsklinik
Breisacher Str. 64
79106 Freiburg
e-mail: andreas.harloff@uniklinik-freiburg.de

Prof. Dr. med. Florian Heinen
Dr. von Haunersches Kinderspital
Lindwurmstr. 4
80337 München
e-mail: florian.heinen@med.uni-muenchen.de

Prof. Dr. med. Ulrich Herrlinger
Schwerpunkt Klinische Neuroonkologie
Klinik und Poliklinik für Neurologie
Sigmund-Freud-Str. 25
53105 Bonn
e-mail: ulrich.herrlinger@ukb.uni-bonn.de

Prof. Dr. med. Andreas Hetzel
Chefarzt
Park-Klinikum Bad Krozingen
Schwarzwaldklinik Neurologie
Im Sinnighofen 1
79189 Bad Krozingen
e-mail: a.hetzel@park-klinkum.de

Prof. Dr. med. Magdolna Hornyak
Chefärztin
Algesiologikum Zentrum für Schmerzmedizin
Diakoniewerk-Maxvorstadt
Heßstr. 22
80799 München
e-mail: hornyak@algesiologikum.de

Dr. med. Sibylla Hummel
Neurologie und Psychiatrie am Universitäts-Herz-Zentrum
Freiburg-Bad Krozingen
Südring 15
79189 Bad Krozingen
e-mail: s.hummel@nph-badkrozingen.de

Dr. med. Daniela Huzly
Institut für Medizinische Mikrobiologie und Hygiene
Hermann-Herder-Str. 11
79104 Freiburg
e-mail: daniela.huzly@uniklinik-freiburg.de

Dr. med. Holger Kaube
Neurologie und Kopfschmerzzentrum
Münchner Freiheit
Leopoldstr. 59/II
80802 München
e-mail: info@neuro-one.de

Prof. Dr. med. Hubert Kimmig
Direktor der Klinik für Neurologie
Schwarzwald-Baar Klinikum Villingen-Schwenningen GmbH
Klinikstr. 11
78052 Villingen-Schwenningen
e-mail: hubert.kimmig@sbk-vs.de

PD Dr. med. Markus Kofler
Abteilung für Neurologische Akutnachbehandlung
Landeskrankenhaus Hochzirl
A-6170 Zirl
e-mail: markus.kofler@i-med.ac.at

Dr. med. Michael Kottlors
Kreiskrankenhaus Emmendingen
Gartenstr. 44
79312 Emmendingen
e-mail: michael.kottlors@uniklinik-freiburg.de

Prof. Dr. med. Irina Mader
Klinik für Neuroradiologie
Neurozentrum
Breisacher St. 64
79106 Freiburg
e-mail: irina.mader@uniklinik-freiburg.de

PD Dr. med. Stephan Meckel
Klinik für Neuroradiologie
Neurozentrum
Breisacher Str. 64
79106 Freiburg
e-mail: stephan.meckel@uniklinik-freiburg.de

Prof. Dr. Dr. med. Philipp T. Meyer
Abteilung Nuklearmedizin
Universitätsklinikum Freiburg
Hugstetterstr. 55
79106 Freiburg
e-mail: philipp.meyer@uniklinik-freiburg.de

Dr. med. Wolf-Dirk Niesen
Neurologische Universitätsklinik
Breisacher Str. 64
79106 Freiburg
e-mail: wolf-dirk.niesen@uniklinik-freiburg.de

Prof. Dr. med. Guido Nikkhah
Stereotaktische Neurochirurgie
Neurochirurgische Klinik
Schwabachanlage 6
91054 Erlangen
e-mail: guido.nikkhah@uk-erlangen.de

PD Dr. med. Christoph Nissen
Abteilung für Psychiatrie und Psychotherapie
Universitätsklinikum Freiburg
Hauptstr. 5
79104 Freiburg
e-mail: christoph.nissen@uniklinik-freiburg.de

Prof. Dr. med. Axel Pagenstecher
Abteilung für Neuropathologie
Universität Marburg
Baldingerstraße
35043 Marburg
e-mail: pagenste@med.uni-marburg.de

Dr. med. Helga Prießmann
Abteilung für Kinderkardiologie
Universitätskinderklinik Erlangen
Loschgestr. 15
e-mail: helga.priessmann@web.de

Prof. Dr. med. Matthias Reinhard
Neurologische Universitätsklinik
Breisacher Str. 64
79106 Freiburg
e-mail: matthias.reinhard@uniklinik-freiburg.de

Dr. med. Sabine Rübsamen
Psychiatrische Klinik
Evangelisches Krankenhaus Alsterdorf
Bodelschwinghstr. 24
22337 Hamburg
e-mail: WenzelS@gmx.de

Prof. Dr. med. Klaus Schmidtke
Chefarzt der Rehabilitationsklinik Klausenbach
Klausenbach 1
77787 Nordrach
und
Leitender Arzt Abteilung Neurogeriatrie
Ortenau Klinikum Offenburg-Gengenbach
Ebertplatz 12
77654 Offenburg
e-mail: klaus.schmidtke@og.ortenau-klinikum.de

Prof. Dr. med. Andreas Schulze-Bonhage
Ärztlicher Leiter des Epilepsiezentrums am Neurozentrum
Breisacher Str. 64
79106 Freiburg
e-mail: andreas.schulze-bonhage@uniklinik-freiburg.de

PD Dr. Oliver Stich
Neurologische Universitätsklinik
Breisacher Str. 64
79106 Freiburg
e-mail: oliver.stich@uniklinik-freiburg.de

PD Dr. med. Christian Taschner
Klinik für Neuroradiologie
Neurozentrum
Breisacher Str. 64
79106 Freiburg
e-mail: christian.taschner@uniklinik-freiburg.de

Prof. Dr. med. Claus W. Wallesch
BDH-Klinik Elzach
Am Tannwald 1
79215 Elzach
e-mail: claus.wallesch@neuroklinik-elzach.de

Prof. Dr. med. Wolfgang Weber
Abteilung Nuklearmedizin
Radiologische Klinik
Hugstetterstr. 55
79106 Freiburg
e-mail: wolfgang.weber@uniklinik-freiburg.de

Prof. Einar Wilder-Smith
Senior Consultant
Neurology, Department of Medicine
10th floor, NUHS Tower Block
National University Hospital (NUH)
1E Kent Ridge Road
119228 Singapore
SINGAPUR
e-mail: mdcwse@nus.edu.sg

Dr. med. Philipp Ziefer
RKK Klinikum
Fachbereich Neurologie
Sautierstr. 1
79104 Freiburg
e-mail: philipp.ziefer@rkk-sjk.de

Dr. med. Birgit Zucker
Stechertweg 3b
79104 Freiburg
e-mail: birgit.zucker@uniklinik-freiburg.de

Abkürzungen und Symbole

- **(A), (B), (C), (0), (GCP): Empfehlungsstärken** beziehen sich, soweit nicht anders vermerkt, auf die Leitlinien der Deutschen Gesellschaft für Neurologie (Skala s.u.).
- **AAN:** American Academy of Neurology
- **AWMF:** Arbeitsgemeinschaft der Wissenschaftlichen Medizinischen Fachgesellschaften
- **BTF:** Brain Trauma Foundation
- **GdE:** Grad der Evidenz (Level of evidence; Skala s.u.)
- **SQ (hochgestellt):** Studienqualität (Skala s.u.)
- **LL:** Leitlinie
- **NICE:** National Institute for Health and Clinical Excellence
- **NNT (number needed to treat):** Zahl der Patienten, die behandelt werden müssen, um bei einem einen Effekt zu erzielen
- **NVL:** Nationale Versorgungsleitlinie
- **OR:** Odds Ratio
- **RCT (randomized controlled trial):** Randomisierte kontrollierte Studie
- **RR:** Relatives Risiko = Inzidenz eines Ereignisses in einer Interventionsgruppe dividiert durch Inzidenz in einer Kontrollgruppe
- **RRR:** Relative Risikoreduktion = Häufigkeit eines Ereignisses in einer Kontrollgruppe minus Häufigkeit in der Interventionsgruppe (= absolute Risikoreduktion) geteilt durch die Häufigkeit des Ereignisses in der Kontrollgruppe

Text in Kapitälchen = Link auf Dokument (im Online-Material)
👁 Link zum Bildmaterial
🎥 Link zum Videomaterial

Hinweise zur Benutzung der Clinical Pathways

Die Tabelle entspricht einem Flussdiagramm und wird von links nach rechts gelesen. Es können/müssen oft mehrere Zellen parallel verfolgt werden. Diagnosen sind hellgrau, Tharapiemaßnahmen dunkelgrau hinterlegt.
Legende:
❍ Befunde/Entscheidungskriterien
► Diagnostische/therapeutische Maßnahmen

Hinweise zur Klassifizierung

Klassifizierung des Evidenzgrades:

Ia Evidenz aufgrund von Metaanalysen randomisierter Studien
Ib Evidenz aufgrund mindestens einer randomisierten, kontrollierten Studie
IIa Evidenz aufgrund mindestens einer gut angelegten Studie ohne Randomisierung
IIb Evidenz aufgrund mindestens einer gut angelegten, quasi experimentellen Studie
III Evidenz aufgrund gut angelegter, nicht experimenteller deskriptiver Studien (z. B. Vergleichsstudien, Korrelationsstudien, Fallkontrollstudien
IV Evidenz aufgrund von Berichten/Meinungen von Expertenkreisen, Konsensuskonferenzen und/oder klinischer Erfahrung anerkannter Autoritäten
(Die Graduierung stützt sich auf das Buch Kunz R et al., Lehrbuch Evidenzbasierte Medizin in Klinik und Praxis, Deutscher Ärzte-Verlag, 2000.)

Anmerkung zu den Angaben des Evidenzgrades:
Streng genommen setzt jede Angabe eines Evidenzgrades das Vorhandensein einer systematischen Review (z.B. Cochrane-Review) voraus. Allerdings ist auch das keine Garantie für die Richtigkeit, denn es kann sein, dass es wichtige neue Studien gibt, die in der Review noch nicht berücksichtigt worden sind. Häufiger ist die Situation, dass es keine Cochrane-Review und keine andere systematische Review zu dem Thema gibt. Die strenge Anwendung dieses Qualitätsmaßstabes würde also letztlich dazu führen, dass nur eine Handvoll Sachverhalte tatsächlich mit einem Evidenzgrad belegt werden kann.
Um diesem Dilemma zumindest teilweise zu entgehen, sind die Evidenzstufen in diesem Buch als „Mindestgrad der Evidenz“ definiert. Damit ist ein Irrtum nur noch insofern möglich, als Studien von höherer Qualität vorhanden sein mögen, aber dem Autor nicht bekannt waren. Ein weiterer Irrtum ist möglich, wenn wichtige Studien übersehen wurden, die ein ganz anderes Ergebnis als das referierte gezeigt haben.

Klassifizierung der Studienqualität

- Ia Metaanalyse randomisierter Studien
- Ib Randomisierte, kontrollierte Studie
- IIa Gut angelegte Studie ohne Randomisierung
- IIb Gut angelegte, quasi experimentelle Studie
- III Gut angelegte, nicht experimentelle deskriptive Studie (z.B. Vergleichsstudie, Korrelationsstudie, Fall Kontrollstudie
- IV Bericht/Meinung von Expertenkreisen, Konsensuskonferenz und/oder klinische Erfahrung anerkannter Autoritäten

Klassifizierung der Empfehlungsgrade in den Leitlinien der DGN (5. Auflage)

- A „Soll“-Empfehlung: Zumindest eine randomisierte kontrollierte Studie von insgesamt guter Qualität und Konsistenz, die sich direkt auf die jeweilige Empfehlung bezieht und nicht extrapoliert wurde (Evidenzebenen Ia und Ib).
- B „Sollte“-Empfehlung: Gut durchgeführte klinische Studien, aber keine randomisierten klinischen Studien, mit direktem Bezug zur Empfehlung (Evidenzebenen II oder III) oder Extrapolation von Evidenzebene I, falls der Bezug zur spezifischen Fragestellung fehlt.
- 0 „Kann“-Empfehlung: Berichte von Expertenkreisen oder Expertenmeinung und/oder klinische Erfahrung anerkannter Autoritäten (Evidenzkategorie IV) oder Extrapolation von Evidenzebene IIa, IIb oder III. Diese Einstufung zeigt an, dass direkt anwendbare klinische Studien von guter Qualität nicht vorhanden oder nicht verfügbar waren*.
- GCP „Good Clinical Practice“ (auch: „Klinischer Konsenspunkt“, KKP): Empfohlen als gute klinische Praxis im Konsens und aufgrund der klinischen Erfahrung der Mitglieder der Leitliniengruppe als ein Standard in der Behandlung, bei dem keine experimentelle wissenschaftliche Erforschung möglich oder angestrebt ist.

* in dieser Situation ist zu erwägen, ob statt einer Empfehlung eine Aussage formuliert wird, dass die Datenlage unsicher ist und daher keine Empfehlung für oder gegen die fragliche Intervention ausgesprochen werden kann.

Hinweis: Die Angabe des Empfehlungsgrades „C“ in einem Teil der Kapitel basiert auf der Graduierung der 4. Auflage der Leitlinien der DGN und ist definiert als „Niedrige Empfehlungsstärke aufgrund schwächerer Evidenz oder bei höherer Evidenz mit Einschränkungen der Versorgungsrelevanz“.

Klassifizierung der Empfehlungsgrade nach AAN

(im Text als „Level“ zitiert)
Quelle: AAN (American Academy of Neurology). 2011. Clinical Practice Guideline Process Manual, 2011 Ed. St. Paul, MN: The American Academy of Neurology
http://www.aan.com/globals/axon/assets/9023.pdf

A „... muß verschrieben/angeboten etc. werden bzw. darf nicht verschrieben/angeboten etc. werden.“

B „... sollte verschrieben/angeboten etc. werden bzw. sollte nicht verschrieben/angeboten etc. werden.“

C „... kann verschrieben/angeboten etc. werden bzw. kann auch nicht verschrieben/angeboten etc. werden.“

U Datenlage unzureichend für eine Empfehlung oder Ablehnung

Inhaltsverzeichnis

1 Symptome und Syndrome

1.1 Bewusstseinsstörungen

C. H. Lücking

Allgemeines

Definitionen

Unter *Bewusstsein* wird die Fähigkeit verstanden, die eigene Person (das „Selbst") und die Umgebung wahrzunehmen. Bewusstsein kennzeichnet sich u. a. durch gezielte (bewusste) Reaktionen und Verhaltensweisen, die für klinische Fragestellungen weitgehend standardisiert beobachtet und beurteilt werden können. Darauf beruhen auch Skalen zur Graduierung der Komatiefe (z. B. Glasgow Coma Scale, GCS; → S. 817). Es lassen sich *quantitative* und *qualitative Bewusstseinsstörungen* sowie Störungen der *Wachheit/Vigilanz* voneinander abgrenzen

Klassifikation

- **quantitative Bewusstseinsstörungen (Störungen des Bewusstseinsniveaus):** Einschätzung anhand der Beobachtung des Spontanverhaltens, der Reaktion (gerichtet/ungerichtet; prompt, verzögert, fehlend) auf verbale Aufforderungen und Schmerzreize sowie anhand der Pupillenreaktionen auf Licht und des vestibulookulären Reflexes (VOR, [552])
  - *Definitionen:*
    - *Benommenheit:* wach, verlangsamte Reaktionen
    - *Somnolenz:* schläfrig, leicht erweckbar, verzögerte Reaktion auf verbale Reize, prompte und gezielte Reaktion auf Schmerzreize
    - *Sopor:* erschwert erweckbar, deutlich verzögerte oder fehlende Reaktion auf verbale Reize; verzögerte, noch gerichtete Abwehr von Schmerzreizen
    - *Koma:* nicht erweckbar, Augen bleiben geschlossen
  - *Gradeinteilung:*

Grad I	leichtes Koma	fehlende Antwort auf verbale Reize, noch gezielte Abwehr auf Schmerzreize; prompte Pupillenreaktion, positiver VOR
Grad II	mittleres Koma	ungerichtete Abwehr von Schmerzreizen; verzögerte Pupillenreaktion; positiver VOR
Grad III	schweres Koma	keine Abwehrbewegungen; Muskeltonuserhöhung und Beuge-Streck-Synergismen (spontan oder auf Reiz) (,); träge bis fehlende Pupillenreaktion; negativer VOR
Grad IV	tiefes Koma	Strecksynergismen von Extremitäten und Rumpf (spontan und auf Reiz) ( ), zunehmend schlaffer Muskeltonus; Pupillenreaktion und VOR negativ

- **qualitative Bewusstseinsstörungen (Störungen des Bewusstseinsinhaltes):**
  - *Verwirrtheit* mit Desorientiertheit (zu Person, Ort, Zeit und Situation) und Inkohärenz im Denken, Erleben und Handeln
  - *Delir* mit stärkerer Verwirrtheit, Wahrnehmungsstörung, Halluzinationen (meist visuell), Agitiertheit, vegetativen Symptomen, Veränderung des Schlaf-Wach-Rhythmus
  - *Dämmerzustand* mit erhaltener oder verminderter Wachheit und eingeengter Aufmerksamkeit
- **Störungen der Wachheit/Vigilanz:** Narkolepsie, Hypersomnie
- **Ausfall des Bewusstseins bei erhaltener Wachheit:** apallisches Syndrom („persistent vegetative state") (→ S. 3)

Ursachen

- **isolierte Störungen des zerebralen Kortex:** Hypoxie (Herz- und Atemstillstand, Narkosezwischenfall), Barbituratintoxikation
- **isolierte Hirnstammschädigung:** Hirnstamminsult (Basilarisinsuffizienz), primärtraumatische Hirnstammläsion, zentrale pontine Myelinolyse, Wernicke-Enzephalopathie (→ S. 453)

- **kombinierte Störungen mit Einbeziehung der retikulokortikalen Verbindungen:** akute metabolische Enzephalopathien (diabetisches, hepatisches, urämisches Koma), bilaterale Infarkte und Blutungen, Intoxikationen, Enzephalitiden, Sinus-Venenthrombose, akuter Hirndruck, diffuses schweres Schädel-Hirn-Trauma, anoxisches Hirnödem, Subarachnoidalblutung u. a.

Pathophysiologie

Bewusstseinsstörungen als alleiniges Symptom können durch Ausfall des zerebralen Kortex oder des Aktivierungssystems in der Formatio reticularis des oberen Hirnstamms oder der retikulokortikalen Verbindungen auftreten (aszendierendes retikuläres Aktivierungssystem, ARAS) [3781]

Klinische Kriterien des Komas (→ S. 647)

- **Ausfall von Bewusstsein und Wachheit**
- **Störungen der Körpermotorik, Pupillo- und Okulomotorik und Atmung** (wichtig vor allem zur Beurteilung der Hirnstammbeteiligung; siehe Stadien des Mittelhirn- und Bulbärhirnsyndroms → S. 3)

Zwischenhirnsyndrom

Pathophysiologie

Ausfall der aufsteigenden retikulokortikalen Verbindungen (→ Koma), Unterbrechung der kortikobulbären (und kortikospinalen) Bahnen („Dekortikation"), Ausfall der sympathischen Pupilleninnervation

Ursächliche Erkrankungen

Vaskuläre Insulte, isolierte raumfordernde Prozesse, beginnende tentorielle Herniation bei supratentorieller Raumforderung (Blutungen, diffuses Hirnödem u. a.)

Klinisches Bild

Frühes und spätes dienzephales Syndrom (MHS Stadium 1 und 2, → S. 3): leichtes bis mittleres Koma (Grad I und II); Strecktonus der Beine (mit oder ohne Beugetonus der Arme), verstärkt auf Schmerzreize; enge Pupillen, Divergenzstellung der Augenbulbi, positiver vestibulookulärer Reflex (VOR); beschleunigte Atmung oder Cheyne-Stokes'sche Atmung

Mittelhirnsyndrom

Pathophysiologie

Ausfall der Formatio reticularis mesencephali, der kortikobulbären und der rubrospinalen Bahnen (Innervation der Beuger-Muskulatur) bei Erhalt der pontinen vestibulospinalen Bahnen (Innervation der Strecker-Muskulatur), Ausfall der sympathischen und parasympathischen Pupilleninnervation

Ursächliche Erkrankungen

Infarkt oder Blutung im oberen Hirnstamm (Mittelhirn), tentorielle Herniation (→ S. 653) = Herniation mediobasaler Temporallappenanteile (Uncus) in den Tentoriumspalt = Mittelhirneinklemmung bei supratentorieller Raumforderung mit Massenverlagerung des Gehirns

Klinisches Bild

Frühes und spätes mesenzephales Syndrom (MHS Stadium 3 und 4, → S. 3): schweres bis tiefes Koma (Grad III–IV), Beuge-Streck-Krämpfe (👁, 👁) und generalisierte Streckkrämpfe (👁, 🎥) der Extremitäten und des Rumpfes; enge bis mittelweite, wenig reaktive Pupillen, negativer vestibulookulärer Reflex (VOR); frequente, oberflächliche, regelmäßige Atmung („Maschinenatmung")

Verlauf

Rückbildung, Übergang ins apallische Syndrom (→ S. 3) oder Fortschreiten zum Bulbärhirnsyndrom (s. u.)

Bulbärhirnsyndrom

Pathophysiologie

Ausfall der gesamten Hirnstammfunktionen, inklusive der pontobulbospinalen Bahnen

Ursächliche Erkrankungen

Ausgedehnter Hirnstamminsult bei Vertebralis-Basilaris-Verschluss (→ S. 88), foraminelle Herniation = Prolaps der Kleinhirntonsillen in das Foramen magnum durch Raumforderung in der hinteren Schädelgrube oder im Rahmen der fortschreitenden Hirnstammeinklemmung bei supratentorieller Massenverlagerung

Klinisches Bild

Tiefes Koma (Grad IV), schlaffer Muskeltonus aller Extremitäten und des Rumpfes; weite, lichtstarre Pupillen, Divergenzstellung der Augenbulbi; ataktische Atmung, Schnappatmung bis zum zentralen Atemstillstand; Übergangs- und Zwischenstadien → S. 3

Verlauf

Nach wenigen Stunden irreversibler Funktionsverlust von Großhirn und Hirnstamm (→ Hirntod S. 660)

Stadien des Mittelhirn- und Bulbärhirnsyndroms [2483]

	MHS Stad. 1 frühes dienzephales Syndrom	MHS Stad. 2 spätes dienzephales Syndrom	MHS Stad. 3 frühes mesenzephales Syndrom	MHS Stad. 4 spätes mesenzephales Syndrom	BHS Stad. 1 frühes Bulbärhirn-syndrom	BHS Stad. 2 spätes Bulbärhirn-syndrom
Bewusstseinslage	somnolent	komatös	komatös	tief komatös	tief komatös	tief komatös
Reaktion auf sensorische Reize	verzögert	vermindert/fehlend	nicht auslösbar	nicht auslösbar	nicht auslösbar	nicht auslösbar
Reaktion auf Schmerzreize	gezielte Abwehr	ungezielte Abwehr/Massenbewegungen	Beuge-Streck-Synergismen (👁, 👁)	Strecksynergismen (🎥, 👁)	Rest Strecksynergismen (🎥)	nicht auslösbar
Muskeltonus	normal	erhöht (Beine)	erhöht (Arme und Beine)	stark erhöht	vermindert bis schlaff	schlaff
Pupillen	mittelweit, reagierend	verengt, verzögert reagierend	eng, träge reagierend	mittelweit bis weit, wenig reagierend	erweitert, kaum oder nicht reagierend	maximal weit, starr
Spontane Bulbusbewegungen	pendelnd	diskonjugiert	keine	keine	keine	keine
VOR (Puppenkopf-Phänomen)	negativ/positiv	positiv	positiv/negativ	schwach oder negativ	negativ	negativ
VOR (kalorisch)	positiv	positiv	tonisch	dissoziiert	negativ	negativ
Atmung	normal	evtl. Cheyne-Stokes'sche Atmung	Maschinenatmung		ataktische Atmung → Schnappatmung	
Temperatur und Pulsfrequenz	normal	normal bis leicht erhöht	erhöht	stark erhöht	abnehmend	abnehmend
Blutdruck	normal	normal	leicht erhöht	deutlich erhöht	vermindert	stark vermindert

Apallisches Syndrom, Persistent Vegetative State (PVS), „Wachkoma" [2484], [1896]

Allgemeines

- Der Begriff *apallisches Syndrom* (nach E. Kretschmer 1940) beschreibt ein Krankheitsbild, das im Wesentlichen auf einem funktionellen oder morphologischen Ausfall der Hirnrinde (lat. pallium = Mantel) beruht und mit Wachheit ohne Bewusstsein/Wahrnehmung einhergeht
- Im angelsächsischen Sprachraum hat sich dafür der 1972 von Jennett und Plum vorgeschlagene Begriff *„(persistent) vegetative state"* [1898],[12] durchgesetzt. Er soll anzeigen, dass nur die autonomen (vegetativen) Funktionen des Hirnstamms erhalten sind. Eine wörtliche deutsche Übersetzung als „(persistierender) vegetativer Status" oder „vegetativer Zustand" erscheint wegen der Nähe zu „vegetieren" oder „vegetative Dystonie" problematisch.
- Daneben wird seit etwa 1980 vor allem noch außerhalb des klinischen Bereichs zunehmend die Bezeichnung *„Wachkoma"* benutzt, die auf den alten französischen Begriff „coma vigile" zurückgeht, worunter aber eher eine Benommenheit verstanden wurde. „Wachkoma" stellt in sich einen Widerspruch dar, da Koma den Ausfall von Bewusstsein *und* Wachheit bedeutet.
- Alle 3 Bezeichnungen (apallisches Syndrom, „vegetative state", Wachkoma) beschreiben das Krankheitsbild nicht zutreffend. Da ursächlich für den Ausfall des Bewusstseins bei erhaltener Wachheit eine diffuse Störung der Funktion der Hirnrinde (Pallium) anzunehmen ist, bleibt der Begriff „apallisches Syndrom" noch am meisten zutreffend, selbst wenn „a-pallisch" einen vollständigen Ausfall des Kortex suggeriert. Wohl vor allem deswegen wurde im angelsächsischen Sprachbereich „apallic syndrome" ganz durch „persistent vegetative state" ersetzt. Dabei handelte es sich jedoch ursprünglich um eine vorläufige Bezeichnung: „a syndrome in search of a name" [1898]. Das Krankheitsbild geht aber deutlich über nur vegetative Funktionen hinaus; PVS lässt vor allem die typische Dissoziation von Bewusstsein und Wachheit außer Acht. „Wachkoma" erscheint prägnant, doch bleibt der Begriff in sich widersprüchlich; Angehörige und Laien empfinden die Bezeichnung als weniger belastend im Vergleich zu „Apalliker".
- Eine European Task Force on Disorders of Consciousness [2307] hat als neue Bezeichnung „unresponsive wakefulness syndrome" vorgeschlagen, die ins Deutsche als „Syndrom reaktionsloser Wachheit" übersetzt wird [4338]. Angesichts zahlreicher erhaltener motorischer und vegetativer Reaktionen (sie-

he Klinisches Bild) ist zumindest der deutsche Begriff unzutreffend und kann für Angehörige und auch für das Pflegepersonal irreführend sein.

Epidemiologie

Prävalenz: in Deutschland ca. 3000–5000 Patienten mit apallischem Syndrom; in den USA ca. 10 000–25 000 Erwachsene und ca. 6000–10 000 Kinder mit „persistent vegetative state" [12]

Pathophysiologie

- subakuter oder chronischer Ausfall der *Funktionen* des zerebralen Kortex (= Pallium) durch strukturelle Schädigung der Hirnrinde oder/und durch Ausfall der aktivierenden thalamokortikalen Bahnen (Teil des aszendierenden retikulären Aktivierungssystems, ARAS); erhaltenes Aktivierungssystem der Formatio reticularis des Hirnstamms → Verlust des Bewusstseins bei (zeitweiliger) Wachheit und erhaltenen Schlaf-Wach-Phasen sowie Erweckbarkeit aus dem Schlaf
- Untersuchungen mit PET und fMRI haben gezeigt, dass trotz der klinischen Kriterien eines Vollbildes des apallischen Syndroms („persistent vegetative state") Anteile des motorischen und sensorischen Kortex aktiviert werden können [1994],[3007]. Der Nachweis von kognitiven Funktionen spricht aber gegen das Vorliegen eines apallischen Syndroms („vegetative state") und weist auf den Zustand minimalen Bewusstseins („minimally conscious state") hin (s. u.)

Ursächliche Erkrankungen

Isolierte Schädigung des zerebralen Kortex durch Anoxie (z. B. Herzstillstand) oder diffuse Marklagerschädigung mit Unterbrechung der thalamokortikalen Verbindungen oder ausgedehnte bilaterale Thalamusläsionen durch Schädel-Hirn-Trauma (→ S. 476), Hirninfarkte, Enzephalitis, Intoxikation, Stoffwechselentgleisung, durch degenerative Erkrankungen (z. B. Morbus Alzheimer, Creutzfeldt-Jakob-Erkrankung, Chorea Huntington) oder durch angeborene Missbildungen

Klinisches Bild [364]

- **Bewusstsein/Wachheit:** Zustände ohne Bewusstsein mit offenen Augen und starrem Blick (👁) im Wechsel mit Zuständen mit geschlossenen Augen und ruhiger Atmung (Schlaf-Wach-Phasen); positiver Drohreflex (Blinkreflex auf plötzliche Handbewegung zu den offenen Augen) beweist kein Bewusstsein [4259]; keine Reaktion auf verbale Reize; auf Schmerzreize Erwachen (👁) oder nur vegetative Reaktionen mit Beschleunigung von Pulsfrequenz und Atmung
- **Motorik:** keine sprachlichen Äußerungen; keine absichtlichen oder gezielten Bewegungen auf visuelle, akustische oder taktile Reize; kurze Augen- oder Kopfbewegungen auf Geräusche ohne Zielrichtung; fixierte Beuge-Streck-Stellung von Armen und Beinen (👁) oder Beugestellung aller Extremitäten (👁, 👁); erhöhter Muskeltonus; motorische Automatismen mit Kaubewegungen und vertieftem Gähnen; im weiteren Verlauf motorische Primitivschablonen wie Schnauz- und Saugreaktion auf periorale Reize; auf Schmerzreize allenfalls Grimassieren (👁) und Beuge- oder Massenbewegungen; Hirnnervenfunktionen und spinale Reflexe in unterschiedlichem Ausmaß erhalten; akustischer Startle-Reflex
- **vegetative Funktionen** erhalten, häufig enthemmt mit Tachykardie, Hyperpnoe und vermehrtem Schwitzen; deutlich gesteigerter Stoffwechsel; fehlende Blasen- und Mastdarmkontrolle: Erektionen im Schlaf

Zusatzdiagnostik

- **EEG:** nach Anoxie meist flache, areaktive Kurve; nach diffuser Großhirnschädigung häufig mittelschwere bis schwere Allgemeinveränderung, auf äußere Reize allenfalls leichte Amplitudenzunahme der Theta-Delta-Aktivität.
- **evozierte Potenziale:**
  - *somatosensibel evozierte Potenziale (SEP):* in den Medianus- und Tibialis-SEPs meist erhaltene zervikale, lumbale und auch Thalamus-Potenziale, häufig auch erhaltene primäre kortikale Antworten (N 20 bzw. P 37), aber keine späten Potenziale; Latenzen, Amplituden und zentrale Leitungszeiten können im Normbereich liegen; keine gesicherte Aussagewertigkeit zur Prognose
  - *akustisch evozierte Hirnstammpotenziale (AEHP):* häufig normal oder mit verlängerten Interpeak-Latenzen
  - *ereigniskorrelierte Potenziale (ERP, → S. 696):* kortikale Antworten (P3) lassen sich häufig ableiten, wenn die EEG-Grundaktivität > 4 Hz ist
    - Antworten auf semantische Stimuli sprechen für erhaltene kortikale Informationsprozesse [2169]
    - keine Modulation der P3-Latenz in Abhängigkeit von der Komplexität des Stimulus (im Gegensatz zu Minimally Conscious State) [646]
    - Nachweis einer Mismatch Negativity (MMN) weist auf eine Wiederkehr des Bewusstseins hin [2835]
- **CT/MRT:** Ausmaß der kortikalen Atrophie vor allem nach zerebraler Anoxie; Umfang und Lokalisation der zerebralen Schäden nach Hirnödem, Blutungen u. a.

  - *fMRT:* einzelne Patienten lassen bei bestimmten Aufgaben eine willkürliche Modulation in Arealen erkennen, die auch bei Gesunden aktiviert werden; diese Beobachtung wurde bisher nur bei traumatisch-apallischen, nicht aber bei anoxisch-apallischen Patienten gemacht; dabei fanden sich klinisch keine Zeichen von Bewusstsein [2768]
- **DTI** („diffusion tensor imaging", → S. 719): Darstellung der Schädigung der subkortikalen und Balkenfasern
- **PET** (→ S. 722):
  - *Reduktion des globalen Glukosestoffwechsels* im Großhirn auf 40–50 % der Normalwerte, unveränderte Werte für den Hirnstamm
  - *Aktivierungsstudien* unter spezifischen Reizen (spezialisierten Zentren vorbehalten) [1994],[1354]

Diagnosestellung

- **klinisch** anhand der Zustände von Wachheit (im Wechsel mit Schlaf) bei fehlendem Bewusstsein; charakteristische Störungen der Motorik und der vegetativen Funktionen, keine eindeutige Aussage über das Ausmaß der kortikalen Funktionsstörung möglich. Daher
- **zwingend wiederholte Untersuchungen** unter gleichartigen Bedingungen erforderlich; z. B. „sensory modality assessment and rehabilitation technique" (SMART) [1374] oder „coma recovery scale" (CRS) [1352]
- Zusatzuntersuchungen mit Ereignis-korrelierten Potenzialen und fMRT: Umschriebene kortikale Antworten sprechen für die erhaltene Funktion von begrenzten thalamokortikalen Verbindungen, beweisen aber nicht sicher das Vorliegen eines ausgedehnten kortikalen Netzwerks, das für das Bewusstsein erforderlich ist [3580]

Differenzialdiagnose

- Zustand minimalen Bewusstseins („minimally conscious state" [1351]) (s. u.); vereinzelt schwierige Abgrenzung von einem (reaktiven) apallischen Syndrom
- nichtkomatöse Zustände: akinetischer Mutismus, Locked-in-Syndrom (s. u.)

Therapie

- medikamentöse Behandlung mit L-Dopa, Dopaminergika, Amantadin, Modafinil ohne gesicherten Effekt
- Tiefenhirnstimulation in medialen Kernen des Thalamus hat keine bleibenden Verbesserungen erbracht [364], wurde nicht weitergeführt
- Rehabilitation mit basaler Stimulation, Kontrakturprophylaxe, Haltungswechsel

Verlauf [7],[8],[12]

- **allgemein:** Lebenserwartung von apallischen Patienten 2–5 Jahre, selten über 10 Jahre (Tod an sekundären Ursachen)
- **nach Lebensalter und Ursache** [12]:

		Nach Schädel-Hirn-Trauma		Nicht traumatische Ursache	
		Erwachsene	Kinder	Erwachsene	Kinder
Verstorben	nach 3 Monaten	15 %	4 %	24 %	20 %
	nach 6 Monaten	24 %	9 %	40 %	22 %
	nach 12 Monaten	33 %	9 %	53 %	22 %
Zustand nach 12 Monaten	apallisch	15 %	29 %	32 %	65 %
	schwer behindert	28 %	35 %	11 %	7 %
	mittelgradig	17 %	16 %	3 %	0 %
	gering behindert	7 %	11 %	1 %	6 %

Prognose

- **prognostische Faktoren:** Ursache, Dauer des vorausgehenden Komas und Alter des Patienten
  - *günstigste Prognose* nach Schädel-Hirn-Trauma bei jüngeren Personen
  - *schlechte Prognose* bei unverändertem apallischem Syndrom über 3–4 Monate ohne jegliche Zeichen einer Remission
  - Bezeichnung als „*permanent* vegetative state" vertretbar
    - bei nicht traumatischer Ursache nach 3 Monaten (USA) bzw. 6 Monaten (Europa)
    - bei traumatischer Ursache nach 12 Monaten
  - nur ca. 12 % der Trauma-Patienten verbessern sich noch im weiteren Verlauf bis zum „minimally conscious state" [1115]
- **Remissionszeichen** (, ,): Fixieren und Folgen mit den Augen, Blickzuwendung auf akustischen oder Schmerz-Reiz (,) (entspricht dem Zustand minimalen Bewusstseins, „minimally conscious state", s. u.), deutliche Primitivschablonen mit Mundöffnen auf periorale oder optische Reize (,), Greifbewegungen mit den Händen (,)
- **Remissionsstadien:**
  - Vollbild des Klüver-Bucy-Syndroms (, → S. 21)

- Entwicklung eines Korsakow-Syndroms (→ S. 463)
- Rückbildung mit nur geringer bleibender Behinderung
- Die Remission kann in allen Stadien und Rückbildungsstufen stehen bleiben und zu entsprechenden Defektzuständen führen

Selbsthilfegruppen

- **Patienten im Wachkoma (PIW) e.V.**, Am Heshahn 4, 51702 Bergneustadt/Neuenothe, Tel.: 02261 / 94 94 44, Fax: 02261 / 94 94 45, E-Mail: info@piw.de, Internet: www.piw-ev.de
- **Österreichische Wachkoma Gesellschaft**, Geriatriezentrum am Wienerwald Pavillon XI –Neurologische Abteilung, Jagdschlossgasse 59, 1130 Wien, Tel.: (01) 804 83 84, Fax: (01) 804 83 84, E-Mail: info@wachkoma.at, Internet: www.wachkoma.at

Zustand minimalen Bewusstseins („minimally conscious state") [1351]

Allgemeines

1995 grenzten Giacino und Zasler bei Patienten nach schwerem Schädel-Hirn-Trauma die Krankheitsbilder Koma, „vegetative state" und „minimally response state" voneinander ab [1354]. 2002 schlug eine internationale Arbeitsgruppe die Bezeichnung *„minimally conscious state"* und die diagnostischen Kriterien vor [1351]. Der Zustand minimalen Bewusstseins kann unmittelbar aus einem Koma hervorgehen oder auch als Remissionsstadium eines apallischen Syndroms auftreten.

Ursächliche Erkrankungen

Wie bei apallischem Syndrom („persistent vegetative state"): Schädel-Hirn-Trauma; anoxische, toxische, entzündliche, metabolische oder degenerative Hirnerkrankungen

Klinisches Bild [364]

- **Bewusstsein/Wachheit**: neben Phasen mit offenen Augen, aber ohne erkennbares Bewusstsein, finden sich Stadien mit eindeutigen und reproduzierbaren Zeichen der Wahrnehmung (Zuwendung, Fixierung und Verfolgen von optischen und akustischen Reizen)
- **Motorik** (nicht immer alle motorische Leistungen erkennbar): zweckgerichtete willkürliche Bewegungen auf äußere Reize, Greifen nach Objekten, Befolgen von einfachen Aufforderungen, gestische oder verbale Antworten auf ja/nein-Fragen, verständliche Sprachäußerungen, adäquates Lächeln oder Schreien auf entsprechende sprachliche oder visuelle Stimulierung; Abnahme der motorischen Automatismen und Primitivschablonen zugunsten zielgerichteter Bewegungen
- **vegetative Funktionen:** enthemmt, fehlende Blasen- und Mastdarmkontrolle

Zusatzdiagnostik

Elektrophysiologische Untersuchungen und bildgebende Verfahren wie beim apallischen Syndrom:

- *Ereignis-korrelierte Potenziale (ERP,* → S. 696*)*: progressiver Anstieg der P300-Latenz in Abhängigkeit von der Komplexität des Stimulus [646], sonst keine wesentlichen Unterschiede zum apallischen Syndrom [2169]
- *fMRT:* nur wenig Studien, in den willkürliche Modulation von kortikalen Arealen nachgewiesen wurden wie bei Aufgaben mit bildlicher Vorstellung (Bewegung, Raum) [2768] oder Hören des eigenen Namens [949]

Diagnosestellung

Wechsel von Phasen mit eindeutigen und reproduzierbaren Zeichen von Bewusstsein mit Phasen ohne Bewusstsein bei erhaltener Wachheit und Schlaf-Wach-Rhythmik; Diagnosestellung nur durch längere und wiederholte Untersuchungen unter gleichartigen Bedingungen möglich (SMART und CRS, siehe apallisches Syndrom); Ausschluss einer Okulomotoriusparese (verhindert Folgebewegungen)

Differenzialdiagnose

Apallisches Syndrom („persistent vegetative state"), Locked-in-Syndrom, akinetischer Mutismus

Therapie

Wie bei apallischem Syndrom

Prognose

Günstiger als für das apallische Syndrom, allerdings fehlen medizinisch-wissenschaftliche Studien über den Langzeitverlauf

Akinetischer Mutismus

Pathophysiologie

Ausfall oder Funktionseinbußen mittelliniennaher Anteile des Frontalhirns und/oder des anterioren Gyrus cinguli bilateral, des Striatums, des Pallidums, des dorsomedialen und ventrolateralen Thalamus, des posterioren Dienzephalons oder der mesenzephalen Formatio reticularis [50] → fehlende frontale Aktivierung → extreme Antriebsstörung *ohne* gleichzeitige Störung des Bewusstseins oder der zentralen und peripher-motorischen Funktionen

Ursächliche Erkrankungen

Bilaterale Insulte der A. cerebri anterior, traumatische Frontalhirnläsionen, Blutungen, Tumoren im Bereich des III. Ventrikels, dekompensierter Hydrozephalus (→ S. 419)

Klinisches Bild

- Fehlen von spontanen Rumpf- und Extremitätenbewegungen, sprachlichen und emotionalen Äußerungen; bei forcierter Aufforderung oder Reizung eventuell schwache Reaktionen (Augenöffnen, einsilbiges Flüstern, kaum Schmerz- oder Abwehrreaktionen)
- zeitweiliges Fixieren und Folgen mit den Augen (optokinetischer Reflex); Schlucken erhalten; Urin- und Stuhlinkontinenz
- Patienten wirken wach, häufig auch hypersomnisch, Schlaf-Wach-Rhythmus erhalten; keine oder nur geringe Störung der Wahrnehmung, daher nach Abklingen meist keine Amnesie
- Episoden mit vegetativer Enthemmung (dienzephal)

Zusatzdiagnostik

- **EEG:** in Abhängigkeit von der zugrunde liegenden Schädigung meist frontal-betont allgemein verändertes EEG; erhaltene Reaktivität auf optische und akustische Reize
- **MRT:** Nachweis von Frontalhirn- oder Zwischenhirnläsion oder Hydrozephalus

Differenzialdiagnose

Apallisches Syndrom, Locked-in-Syndrom, Abulie (Willens- und Teilnahmslosigkeit), Parasomnie, Katatonie, tiefer depressiver Stupor

Therapie

Behandlungsversuch mit L-Dopa bzw. Dopamin-Agonisten; bei Hydrozephalus vorsichtige und kontinuierliche Drainage

Verlauf

Vollständige Rückbildung auch nach Monaten möglich, abhängig von der zugrunde liegenden Schädigung

Locked-in-Syndrom

Pathophysiologie

- Ausfall der kortikobulbären und kortikospinalen Bahnen sowie Teile der pontinen Formatio reticularis und der Hirnnervenkerne durch eine bilaterale Schädigung des ventralen Teils der Brücke → Lähmung der Extremitäten und der motorischen Hirnnerven bei Erhalt der vertikalen Augenbewegungen, des Lidschlags und der Atemfunktion
- Durch Aussparung des dorsalen Anteils der Brücke bei intaktem Mittelhirn sind Bewusstsein und Wachheit voll erhalten

Ursächliche Erkrankungen

Ischämie durch Thrombose der A. basilaris (→ S. 88), pontine Blutung, Hirnstammenzephalitis, Hirnstammkontusion, Ponstumor, pontine Myelinolyse (→ S. 450)

Klinisches Bild

- **spastische Tetraplegie** (mit Strecksynergismen), keine Willkürbewegungen von Rumpf und Extremitäten; Unfähigkeit, zu sprechen und zu schlucken; bei *unvollständigem* Locked-in-Syndrom können rudimentäre Willkürbewegungen der Extremitäten erhalten sein
- **Ausfall von Hirnnervenfunktionen;** erhalten sind:
  - *vertikale Augenbewegungen und Lidbewegungen*, zu Beginn häufig nur schwach und rasch erschöpflich; bei *vollständigem* Locked-in-Syndrom können auch die vertikalen Augenbewegungen und Lidbewegungen fehlen
  - *Sehen, Riechen und Hören*
- **Ausfall der Hirnstammreflexe** (Kornealreflex, vestibulookulärer Reflex, Würgreflex)
- **Wachheit und Bewusstsein** initial eingeschränkt, im weiteren Verlauf voll erhalten; Kommunikation ausschließlich über vertikale Augenbewegungen und Lidschlag
- **Sensibilität** erhalten (auch für Schmerz)
- **Atmung** häufig eingeschränkt, aber nicht aufgehoben
- **psychotische Symptome** mit beeinträchtigenden Leibeshalluzinationen (Zönästhesien) und daraus resultierender Angst und Schlaflosigkeit [2831]

Zusatzdiagnostik

- **EEG:** meist Alpha-Aktivität oder leichte Allgemeinveränderung bei erhaltener Reaktion auf optische und akustische Reize
- **Doppler-Sonografie:** Beurteilung der Aa. vertebrales und der A. basilaris
- **MRT:** Ausmaß der pontinen Läsion
- **Liquor:** Nachweis einer Hirnstammenzephalitis
- **evozierte Potenziale:** VEP normal; SSEP und AEHP normal, in Abhängigkeit von der Ausdehnung der Hirnstammläsion auch pathologisch

Diagnosestellung

Nachweis von willkürlichen Bewegungen (Lid- und Augenbewegungen), mit denen eine Kommunikation möglich ist; Blockierung des Alpha-Rhythmus im EEG bei (passivem) Augenöffnen

Differenzialdiagnose

- **apallisches Syndrom**: kein Verfolgen vertikaler Blickziele, meist ausgeprägte Allgemeinveränderungen und fehlende Reaktivität im EEG

- **akinetischer Mutismus:** erhaltene Willkürreaktionen, horizontale Augenbewegungen, Flüstersprache
- **schwere Polyneuroradikulitis** mit Hirnnervenbeteiligung

Therapie

- keine spezifische und kausale Therapie möglich
- frühzeitige Physiotherapie, Ergotherapie und Logopädie
- Computer-basierte Hilfen (Steuerung durch Augen- und Lidbewegungen), vor allem zur Kommunikation (Wortprozessor, Sprachsynthesizer, Zugang zum Internet)

Prognose und Verlauf

- Prognose abhängig von Ausmaß und Ursache der pontinen Läsion; Hirnstamminsulte oder -blutungen erholen sich meist nicht, die meisten dieser Patienten sterben in der Akutphase; bei Überleben ist die motorische Erholung meist sehr begrenzt bis hin zur vollen Pflegebedürftigkeit
- Kommunikation bleibt auf einen Code mit Hilfe der Augenbewegungen beschränkt
- Lebenserwartung bei adäquater medizinischer Versorgung u. U. mehrere Jahrzehnte
- selbst empfundene Lebensqualität muss nicht erheblich beeinträchtigt sein; aktive Sterbehilfe wird selten gefordert [2308]

1.2 Neuropsychologische Syndrome

K. Schmidtke und C. W. Wallesch

Orientierungsstörung (Desorientiertheit)

Definition

Gestörte oder aufgehobene Kenntnis grundlegender Lebensdaten und Fakten (Person, Ort, Zeit und Umstände), meist nur einen Teil dieser Modalitäten betreffend; die Orientierung ist ein basaler Bestandteil des psychischen Befunds

Ursachen

- **diffuse zerebrale Funktionsstörung**, z. B. bei Demenz, Verwirrtheitszustand/Delir, Bewusstseinstrübung, Traumen
- **ausgeprägte Gedächtnisstörung,** z. B. Morbus Alzheimer und Vorstadium (mild cognitive impairment/leichte kognitive Störung), amnestisches Syndrom, transiente globale Amnesie, epileptisches Geschehen (komplex-partieller Status), psychogene Amnesie (hier oft mit Desorientierung zur Person)

Untersuchung (Testfragen)

- **zur Person:** Frage nach Name, Alter und Geburtsdatum (auch von Angehörigen), Telefonnummer, Adresse, Postleitzahl, Kinder und Enkel
- **zur Zeit:** Datum, Wochentag, Monat, Jahr, Jahreszeit, ungefähre Uhrzeit
- **zum Ort:** Stadt, Klinik, Station, Etage, Zimmernummer
- **zur Situation:** Grund, Umstände und Dauer des Hierseins

Differenzialdiagnose

Psychose, Wernicke-Aphasie, Simulation, dissoziative Störungen

Störung von Aufmerksamkeitsfunktionen (Aufmerksamkeitsstörung, Konzentrationsstörung, psychomotorische Verlangsamung)

Allgemeines

- Aufmerksamkeitsfunktionen sind Basisfunktionen höherer Hirnleistungen, deren Störung andere höhere Hirnleistungen wie Sprache, Gedächtnis und analytisches Denken beeinflussen
- Aufmerksamkeit, Konzentration, zentrale Kontrolle, Antrieb, Arbeitsgedächtnis und psychomotorische Geschwindigkeit sind eng zusammengehörende Begriffe, die Funktionen eines postulierten *„geistigen Zentralprozessors“ („supervisory attentional system“)* beschreiben; es handelt sich um klinisch, psychometrisch und hinsichtlich ihrer zerebralen Repräsentation unterschiedliche kognitive Teilfunktionen; enger Zusammenhang mit Exekutivfunktionen (→ S. 9)
- **Teilfunktionen der Aufmerksamkeit** sind in der Praxis nur begrenzt differenzierbar: verbales und visuelles Arbeitsgedächtnis; Fokussierung, Verschiebung, geteilte Aufmerksamkeit, kurzfristige Steigerung und Lösung von Aufmerksamkeit, Vigilanz (Daueraufmerksamkeit)

Ursächliche Erkrankungen

Defizite können bei fast allen organischen und funktionellen Störungen des Gehirns auftreten, besonders bei Läsionen des Marklagers, der subkortikalen aminergen und cholinergen Projektionskerne (z.B. Locus coeruleus), der aktivierenden Netzwerke in Thalamus und Hirnstamm, der Relaiskerne von Thalamus und Basalganglien sowie des Frontalhirns; nicht selten das einzig greifbare Symptom einer Schädigung, z. B. bei:

- posttraumatischer Hirnleistungsstörung
- metabolischen Störungen
- vaskulären Erkrankungen: subkortikale arteriosklerotische Enzephalopathie (SAE) (→ S. 141), Insulte, Strahlenenzephalopathie
- Normaldruck-Hydrozephalus (→ S. 419), sonstigen Hydrozephalus-Formen
- degenerativen Hirnerkrankungen (Demenzerkrankungen, vor allem wenn frontal/subkortikal betont, z. B. PSP, FTD)
- chronischen Intoxikationen: z. B. Alkoholabusus, Abusus und Kumulation von Medikamenten, industriellen Giftstoffen

- entzündlichen Erkrankungen: Akut- oder Folgezustand bei Meningitiden, Enzephalitiden, Multipler Sklerose („Fatigue")
- Depression, Psychosen und nichtorganischen Störungen

Symptome

Konzentrations- und Aufmerksamkeitsstörung, Verlangsamung, Ablenkbarkeit, Erschöpfbarkeit, Schwerbesinnlichkeit, unflüssiges Denken, zahlreiche sekundäre kognitive Defizite (!), z. B. des freien Gedächtnisabrufs

Untersuchung

- **„Bedside"-Testverfahren:** Monate rückwärts aufsagen, serielle Subtraktion 100 – 7
- **formale Testverfahren:** Zahlenmerkspanne vorwärts und rückwärts, Zahlensymboltest und Kopfrechnen (Hamburg-Wechsler-Intelligenztest [4069], Trail Making Test, Zahlenverbindungstest (ZVT), d2-Aufmerksamkeitsbelastungs-Test, PC-gestützte Verfahren z. B. TAP [4660])

Therapie

Neuropsychologisches Training wirksam (Leitlinie DGN [3998])

Dysexekutives Syndrom und andere Frontalhirnsymptome

Definition

Auch „exekutive Störung"; variabler und heterogener Symptomenkomplex bei Läsionen und Diskonnektion des frontalen Assoziations- und paralimbischen Kortex; betroffen sind das problembezogene und zielgerichtete Denken, die Planung, Durchführung und Kontrolle von Handlungen, Kategorisieren, Abstrahieren, Strategiewechsel, das Einhalten von Regeln, auch zentral-exekutive Leistungen wie die Zuordnung und Lösung von Aufmerksamkeit (s. o. „supervisory attentional system"), sowie die Verhaltenssteuerung und Impulskontrolle

Ursächliche Läsion(en)

Defizite treten vor allem bei bilateralen Läsionen auf:

- **frontobasaler Kortex:** („orbital") z. B. durch Traumen, Olfaktoriusmeningeom
- **frontomedialer Kortex:** z. B. bei Anteriorinsult, Falxmeningeom
- **dorsofrontaler Kortex:** z. B. durch vordere Mediainfarkte, vordere Grenzzoneninfarkte, Tumoren, Traumen, Subduralhämatom
- **alle Abschnitte:** bei frontotemporaler Demenz, Lues (progressive Paralyse), bilateralen Insulten, Caudatuskopf- und Thalamusläsionen (Diskonnektierung, Deafferentierung)
- **vorderer Schenkel und Knie der inneren Kapsel:** lakunäre Insulte, Multiple Sklerose

Symptome

- **Allgemeines:** abhängig von Lokalisation und Ausmaß (diese Korrelation ist nicht eng), Seite (sprachabhängige/nonverbale Funktionen betroffen), Akuität sowie Bilateralität der Läsionen; formale Intelligenz und kognitive Werkzeugleistungen scheinen oft wenig gestört
- **Störung des analytischen Denkens („Kritikschwäche"):** verminderte Fähigkeit zu urteilen, zu überblicken, abzuwägen, zu planen, zu abstrahieren, zu überprüfen und sich selbst zu kritisieren
- **verminderte Vorstellungskraft**, Produktivität, Kreativität und gedankliche Flüssigkeit (vor allem bei dorsofrontalen Läsionen)
- **Bewusstseinseinengung** auf Gedanken, Objekte, Handlungen und Stimuli, die im Vordergrund stehen, u. a. als gestörte Interferenzunterdrückung im Stroop-Test und als „utilisation behaviour" (unaufgefordertes Manipulieren von Objekten im Gesichtsfeld), vor allem bei dorsofrontalen Läsionen, auch als *vermehrte Außenreizabhängigkeit* zu interpretieren (hierzu gehört auch das „Gourmand-Syndrom" als Fixierung auf gutes Essen nach rechts dorsolateraler und/oder Caudatuskopfläsion [3318])
- **verminderte geistige Flexibilität** und Umschaltfähigkeit bis hin zu Rigidität, Repetition und Perseveration (sog. stuck-in-set = Verhaften in eingefahrenen Denk- und Verhaltensmustern, „rule breaking behaviour" = Verletzung von Testregeln, z. B. im Wisconsin Card Sorting Test)
- **Störung von Arbeitsgedächtnis/Konzentration**, Durchhaltevermögen und der Fähigkeit, angestrengt und zielstrebig zu denken (z. B. beim aktiven Abruf von Gedächtnisinhalten), Verlangsamung geistiger Abläufe, vor allem bei dorsofrontalen Läsionen (exekutive Störung)
- **Antriebsminderung** (Indifferenz, Interessenverlust, Aspontaneität, Inaktivität und Startschwierigkeit, bei oft erhaltenem Fremdantrieb), ggf. Apathie und Sprachverarmung bis zum Mutismus und zur Akinese, vor allem bei frontomedialen/bilateralen Läsionen
- **Abulie** bei ausgedehnten bilateralen, meist medialen Frontalhirnläsionen: Unfähigkeit zu spontanen Handlungen bei „Willenslosigkeit", (teilweise) erhaltene reaktive Handlungen; DD: akinetischer Mutismus
- **Wesensänderung und Störung des Sozialverhaltens** mit Störung der Selbstkontrolle, Distanzminderung, Witzeln („Witzelsucht"), Impulsivität, Taktlosigkeit, Stimmungs-

labilität mit flacher Euphorie und/oder Reizbarkeit, emotionaler Indifferenz, Vernachlässigung von Pflichten und Hygiene, vor allem bei frontobasalen und basisnahen frontodorsalen Läsionen

Dominante Symptome bei fokalen Läsionen

- **frontobasal:** Enthemmungsphänomene, Persönlichkeitsveränderung, Konfabulationsneigung und Quellenamnesie (Unfähigkeit, den Kontext und die zeitliche Abfolge von Gedächtnisinhalten zuzuordnen)
- **dorsofrontal:** kognitive Defizite des Kategorisierens, Abstrahierens und im Strategienwechsel, Verminderung der Kreativität (z. B. Unflüssigkeit in Wortproduktionsaufgaben), Störungen des Arbeitsgedächtnisses
- **frontomedial:** Antriebsstörung, Sprachverarmung, initial oft Mutismus

Untersuchung [2370]

- **Verhaltensbeobachtung:** Antrieb und Sprachantrieb, Stimmungslage und -modulation, evtl. Parathymie, Verhalten bei Gespräch und Testuntersuchung, Tempo, Kooperation, Einsichtsvermögen, Perseverations- und Konfabulationsneigung, „utilisation behaviour", Disinhibitionszeichen (s. o.)
- **Testverfahren:**
  - *Motorik:* Enthemmung des Greifreflexes; Luria-Hand-Sequenzen imitieren (schnell mit Faust → Handkante → Handfläche auf den Tisch klopfen; Patienten mit frontalen Läsionen neigen stark dazu, immer nur eine der 3 Bewegungen zu wiederholen)
  - *Flüssigkeit:* Wortflüssigkeit (Worte mit S in 3 Minuten, ohne Namen, Norm ca. 35 ± 6), Tiere in 1 Minute (Norm ca. 21 ± 5)
  - *Interferenzunterdrückung:* Farbe-Wort-Interferenztest nach Stroop [2999], Musterflüssigkeit: z. B. unterschiedliche Figuren aus 4 Strichen, 5-Punkt-Test nach M. Regard [3319]
  - *Abstraktionsvermögen/Konkretismus:* Untertests Bilderergänzen, Bilderordnen, Gemeinsamkeiten finden, allgemeines Verständnis aus dem Hamburg-Wechsler-Intelligenztest [4069], Interpretation von Sprichwörtern oder Bildgeschichten
  - *Arbeitsgedächtnis:* Zahlenmerkspanne vorwärts/rückwärts, Trail Making Test, Zahlenverbindungstest [3000], Rechenaufgaben

Therapie

Neuropsychologische Trainingsbehandlung [441],[2622], evtl. Behandlungsversuch der Antriebsstörung mit Dopaminergika, SSRI, Amphetaminen (Leitlinie DGN [2816])

Gedächtnisstörungen [1980],[2574]

Definitionen Gedächtnis

- **Neugedächtnis:** die Fähigkeit, neue Inhalte aufzunehmen (auch: Langzeitgedächtnis)
- **Altgedächtnis:** die Summe aller jemals aufgenommenen Inhalte und die Fähigkeit, sie abzurufen
- **Kurzzeitgedächtnis:** Fähigkeit, aktuelle Inhalte für kurze Zeit (bis 30 Sekunden; *nicht* für längere Zeit, z.B. Minuten!) im Bewusstsein verfügbar zu halten (= Merkspanne), *kein* Zusammenhang zum Neugedächtnis, bei Amnesien und früher Demenz *nicht* gestört; das Kurzzeitgedächtnis ist in sich keine einheitliche Funktion, sondern stellt ein Ensemble unterschiedlicher modalitätsspezifischer Kurzzeitspeicher dar, v.a. „phonologische Schleife" und „visuelle Schleife"; enger Zusammenhang als sog. Arbeitsgedächtnis zum Funktionskomplex „Aufmerksamkeit/mentale Kontrolle" (siehe dort)
- **episodisches Gedächtnis:** Wissen zu selbst erlebten Ereignissen
- **semantisches Gedächtnis:** allgemeine und biografische Fakten
- **deklaratives Gedächtnis:** bezogen auf mitteilbares Wissen
- **prozedurales Gedächtnis:** bezogen auf Fähigkeiten und Fertigkeiten; nicht hippokampusbasiert, bei amnestischen Sydromen oft erhalten

Definitionen Gedächtnisstörungen

- **anterograde Gedächtnisstörung bzw. Amnesie:** Störung des Neugedächtnisses
- **retrograde Gedächtnisstörung bzw. Amnesie:** Störung des Altgedächtnisses bzw. dessen Abrufs
- **prätraumatische Amnesie:** Gedächtnislücke für Ereignisse vor einem Unfall (oft auch als retrograde Amnesie bezeichnet)
- **posttraumatische Amnesie:** Gedächtnislücke für Ereignisse nach einem Unfall (oft auch als anterograde Amnesie bezeichnet)
- **Quellenamnesie**: Unfähigkeit, einen abrufbaren Gedächtnisinhalt in einen situativen oder zeitlichen Kontext zu stellen („zu wissen, woher man etwas weiß")
- **Konfabulation:** Angabe von Inhalten, die keinen Realitätsbezug haben (spontan oder provoziert) [3636]
- **reduplikative Paramnesie**: Dissoziation von korrekt wahrgenommenem faktischem Gedächtnisinhalt und fehlerhafter emotionaler Konnotation, z. B. **Capgras-Syndrom**: Verkennung nahestehender Personen als Doppelgänger, oft mit vermeintlich üblen Absichten (z. B. bei Morbus Alzheimer oder nach Schädel-Hirn-Trauma)

Ursächliche Läsion(en)

- **isolierte Gedächtnisstörung (Amnesie),** vor allem bei Läsion des hippokampalen Systems: Hippokampi, vorgeschalteter temporomedialer Kortex (entorhinal, Gyrus parahippocampalis), Afferenzen/Efferenzen (Fornix, Cingulum) sowie Schaltstrukturen des Papez-Kreises (Corpora mammillaria, Tractus mammillothalamicus [Vicq-d'Azyr-Bündel], anteriorer Thalamus), ferner bei frontobasalen/

septalen Läsionen (hippokampale cholinerge Deafferentierung nach Ausfall des diagonalen Bandes nach Broca)
  - *bilaterale Läsionen:* schwere Störung (= amnestisches Syndrom im engeren Sinne)
  - *unilaterale Läsionen:* leichtere, materialspezifische Neugedächtnisstörung (verbale oder bildliche Inhalte), initial jedoch oft bimodal und stark ausgeprägt, vor allem bei linksseitiger Läsion
- **sekundäre Gedächtnisstörung** (Abrufstörung!) bei allen diffusen/multifokalen Läsionen, z. B. Trauma, subkortikale Demenz, dysexekutives Syndrom, Frontalhirn-Läsionen, Depression
- **„frontale" Gedächtnisstörung**, vor allem des aktiven Abrufs und der zeitlichen/kontextuellen Einordnung von Inhalten („Quellenamnesie" als Ursache von Konfabulationen), bei frontalen Läsionen, aufgrund von Defiziten:
  - *der Informationsverarbeitung* (Registrierung von Kontextinformation, Analysieren und Verstehen von Inhalten, Einprägung durch Wiederholen und Lernstrategien)
  - *der Abruf-Strategie,* anstrengenden/strategischen Suche, Verifikation, des Umgangs mit Gedächtnislücken
- **funktionelle Gedächtnisstörungen:** siehe Differenzialdiagnose

Ursächliche Erkrankungen

Morbus Alzheimer (→ S. 310) und Vorstadium („mild cognitive impairment"), Herpes-Enzephalitis (→ S. 203), limbische Enzephalitis (→ S. 246), bilateraler Insult im Versorgungsgebiet der A. cerebri posterior (→ S. 63), Thalamusinsulte, Hirntraumen, hypoxischer Hirnschaden (Vulnerabilität der Hippokampi), dienzephale Tumoren, amnestische Episode (→ S. 622), Wernicke-Korsakow-Syndrom (→ S. 463), Läsionen des basalen Vorderhirns/Septums (z. B. Aneurysma der A. communicans anterior), Läsionen des Fornix (z. B. Kolloidzyste des III. Ventrikels) , TGA

Symptome

- **betroffen:** immer Neu- *und* Altgedächtnis gemeinsam; letzteres oft weniger auffällig und relativ stärker für jüngere und „episodische" Inhalte (Einzelereignisse) [3618]
- **erhalten:** Sprache einschließlich Lexikon; Motorik, Fähigkeiten und Fertigkeiten, semantisches Gedächtnis (= überlerntes Faktenwissen, Kindheits- und Jugenderinnerungen), nicht deklaratives Lernen (z. B. prozedurales Lernen, Priming – Reaktionszeitbeschleunigung oder Bahnung bestimmter Reaktionen durch vorherige hinweisende Information)

Untersuchung

- **„Bedside"-Testverfahren:**
  - *Neugedächtnis:*
    - Fragen zur Orientierung, vor allem zeitlich, zu Mahlzeiten und Tagesablauf
    - Namen von Ärzten und Mitpatienten
    - 3 Begriffspaare merken lassen (z. B. ein Werkzeug: Bohrer; eine Farbe: weiß; ein Tier: Zebra), Minuten später abfragen: „Das Werkzeug? Die Farbe? Das Tier?"
  - *Altgedächtnis:* Fragen zur jüngeren Autobiografie, zu Nachrichten- und Sportereignissen des letzten Jahres, zu bekannten Persönlichkeiten
- **formale Testverfahren:**
  - *Neugedächtnis:* idealerweise Testung für verbales und figurales Material, für aktiven Abruf (= freies Reproduzieren) sowie Wiedererkennen (in einer Auswahl); entscheidend ist die Leistung bei *verzögerter* Abfrage
    - Wortlisten-Lernen, z. B. aus der CERAD-Testserie,: 10 Wörter in 3 Durchgängen auswendig lernen, später freier Abruf, danach Wiedererkennen in einer Auswahl aus 20 Wörtern
    - Reproduktion einer Zeichnung, z. B. Rey-Figur nach 20–40 Minuten, unangekündigt
    - verzögertes Wiedererkennen von 10 Abbildungen in einer Auswahl aus 20 Bildern
    - Testserien, z. B. revidierte Wechsler Memory Scale
  - *Altgedächtnis:* Fragebogen zu Autobiografie, zu Nachrichtenereignissen des letzten Jahres, zu bekannten Persönlichkeiten und zu semantischem Wissen [3619]

Differenzialdiagnose

- **funktionelle Gedächtnisstörungen bei psychischen Störungen und chronischer Stressbelastung** [3612],[3615],[2694]: hier „sofortiges" Vergessen von Vorhaben und Mitteilungen, Nicht-Aufnehmen von Lektüre, Telefonaten und Gesprächen, Geistesabwesenheit, Fehlleistungen, Blockierungs- und Fadenrisserlebnisse, Wortfindungsstörungen, Leeregefühl und andere psychosomatische/somatoforme Symptome
- **psychogene Amnesie** (dissoziative Störung bei akuten und chronischen emotionalen Traumen): isolierte oder ganz vorwiegende Störung des *Altgedächtnisses*, vor allem für die jüngere Autobiografie; im strikten Gegensatz zur organischen Amnesie und TGA ist die Orientierung zur Person in der Regel gestört und das Neu-Lernen von Inhalten intakt
- **simulierte Gedächtnisstörung mit psychiatrischem, versicherungsbezogenem oder forensischem Hintergrund,** z. B. Münchhausen-Syndrom

Therapie (Leitlinie DGN [4099])
Neuropsychologische Trainingsbehandlung, Wirksamkeit bei Gedächtnisstörungen nach Schlaganfall nicht belegt [2536]; Tagesstrukturierung, Kalenderführung und andere Hilfsmittel [3275]

Aphasien

Definition
Erworbene Störungen der Sprache als linguistisches System, d. h. phonologischer, lexikalischer und syntaktischer Prozesse und Inhalte; nicht sprachabhängige kognitive und kommunikative Funktionen sind weitgehend intakt

Epidemiologie
- häufigste Teilleistungsstörung einer höheren Hirnleistung
- bei ca. 200 000 Neuerkrankungen an Schlaganfall pro Jahr sind knapp 200 000 Personen in Deutschland chronisch von Aphasien betroffen

Ursächliche Erkrankungen
Linkshirniger Mediainfarkt (ca. 75 %), weitere Ursachen in absteigender Häufigkeit: Blutung, Tumor, Trauma und Enzephalitis

Betroffene Ebenen und Modalitäten
- **linguistische Ebenen:** Lautstruktur (Phonologie), Wortfindung (Lexikon), Anwendung grammatischer Regeln (Syntax)
- **Modalitäten:** expressiv (Ausdrücken) und rezeptiv (Verstehen), Laut- und Schriftsprache; bei unimodalen Störungsschwerpunkten (reine motorische oder reine sensorische Aphasie) immer den Anteil peripherer Funktionen (Sprechapraxie, Mutismus, Dysarthrie/Anarthrie, Hörminderung, verbale Agnosie) berücksichtigen

Terminologie
- **Agrammatismus:** Fehlen grammatisch notwendiger Elemente in einer Äußerung, vor allem Reduktion von Funktionswörtern und Flexionsformen
- **Automatismus:** ständig wiederkehrende formstarre Äußerung, die aus neologistischen Silbenfolgen, beliebigen Wörtern oder Phrasen besteht und nicht in den sprachlichen Kontext passt („dadada"; „zezin, zezin, zezin", „ich geh mit Dir in 20 Jahren")
- **Dysarthrie:** Artikulationsstörung (Sprechstörung) bei intakter Sprachfunktion (Schreiben intakt!)
- **Dysarthrophonie:** bezeichnet dasselbe wie Dysarthrie, betont jedoch die nahezu regelmäßig vorliegende Mitbeteiligung der Stimmgebung
- **Dysprosodie:** Störung der Sprachmelodie
- **Echolalie:** die meist unwillkürliche Wiederholung von Äußerungen des Untersuchers, u. U. mit Korrektur des Personalpronomens („mir" statt „Ihnen") und von grammatischen Fehlern (z. B. in Genus und Numerus)
- **Flüssigkeit/Nichtflüssigkeit:** Spontansprachproduktion mit annähernd normaler Silbenzahl vs. verlangsamte und mühsame Produktion von Äußerungen
- **Jargon:** für den Zuhörer nicht verständliche (längere) Äußerung, wobei dysarthrisch bedingte Unverständlichkeit nicht berücksichtigt wird, als neologistischer Jargon („Silbensalat") und semantischer Jargon („Lautsalat")
- **Mutismus:** Fehlen sprachlicher Äußerungen trotz Wachheit und kommunikativer Stimulation, bei erhaltenem Sprachverständnis
- **Neologismus:** Wortneuschöpfung, im Inventar der Sprache nicht existierendes Wort
  - *phonematischer Neologismus:* durch phonematische Paraphasien entstelltes Wort, das vom Hörer nicht erkannt werden kann („Grufe")
  - *semantischer Neologismus:* im Inventar der Sprache nicht vorkommendes Kompositum („Haarbesen" für „Kamm")
- **Palilalie:** Wiederholung von Wörtern oder Silben, oft mit zunehmender Geschwindigkeit und abnehmender Verständlichkeit (z. B. bei Parkinson-Dysarthrie)
- **Paragrammatismus:** fehlerhafte Verwendung grammatischer Elemente, Fehler in der Abfolge von Satzkonstituenten, Überschreitung von Satzgrenzen („Ich bin zu Hause ist es schön.")
- **Paragrafie** (graphematische oder semantische): Fehler auf Graphem- (Buchstaben-) oder Wortebene beim Schreiben
- **Paralexie** (graphematische oder semantische): Fehler auf Graphem- oder Wortebene beim Lesen
- **Paraphasie:** fehlerhaft produziertes sprachliches Element
  - *phonematische Paraphasie:* Fehler auf Lautebene („Baus" statt „Haus")
  - *semantische Paraphasie:* Fehler auf Wortebene, z. B. statt „Haus" → „Turm" (nah), → „Auge" (weit)
- **Parapraxie:** fehlerhaftes Handlungselement bei (Sprech-)Apraxie
- **Perseveration:** Wiederholung einer zuvor korrekten oder nicht korrekten sprachlichen oder nicht sprachlichen Handlung außerhalb des Kontexts und in Abwesenheit des ursprünglichen Stimulus
- **Recurring utterance:** flüssig produzierte Abfolge von Automatismen
- **Speech arrest:** plötzliche Unfähigkeit zu sprechen, als epileptisches Phänomen im Rahmen einer Temporal- oder Frontallappenepilepsie, auch im Akutstadium bei Ischämie
- **Sprechapraxie (s. u.):** Störung der Artikulation bei zerebraler Läsion durch Störung der Handlungsexekution, gekennzeichnet durch Parapraxien (z. B. Suchbewegungen und Probeartikulationen); häufiges Begleit- und erschwerendes Symptom vor allem bei akuten nicht flüssigen Aphasien; Grund für die in der Akutneurologie häufig beobachtete „motorische Aphasie"

Klassifikation
- **akute Aphasien:** unterscheiden sich von den chronischen Aphasiesyndromen, da Interaktionen mit Störungen von Basisfunktionen höherer Hirnleistungen häufig sind (Aufmerksamkeit, Bewusstseinslage), instabile Syndrome auftreten und Kompensationsstrategien fehlen; die meisten der folgenden Syndrome akuter Aphasien haben eine potenziell günstige Prognose; vorgeschlagene Einteilung bei [4372]:

- *akute nicht flüssige Aphasien:*
  - akute „totale" Aphasie („globale Aphasie"): keine oder geringe inadäquate Sprachproduktion, schwere Störung des Benennens, schwere Verständnisstörung; evtl. teilweise erhaltenes Nachsprechen und Produktion automatisierter Reihen (Zahlen, Wochentage)
  - akute nicht flüssige Aphasie mit teilweise erhaltenem Sprachverständnis („akute motorische Aphasie", Broca-Aphasie: keine oder geringe Sprachproduktion, schwere Störung von Nachsprechen und Benennen, Sprachverständnis auch bei sorgfältiger Prüfung nur mäßig oder gering beeinträchtigt; in der Regel deutliche Sprechapraxie, die das Syndrom weitgehend erklärt
  - akute nicht flüssige Aphasie mit relativ gut erhaltenem Nachsprechen („akute transkortikal-motorische Aphasie"): keine oder geringe Sprachproduktion, außer beim Nachsprechen, im Verlauf auch rasche Besserung von Vorlesen und Benennen, Sprachverständnis in der Regel nur mäßig oder gering beeinträchtigt
- *akute flüssige Aphasien:*
  - akute flüssige Aphasie mit im Vordergrund stehender *Paraphasie* („akute sensorische Aphasie", „akute Wernicke-Aphasie"): es können phonematische oder semantische Paraphasien dominieren, eine schwere Verständnisstörung ist v.a. bei flüchtigen Aphasien nicht obligat
  - akute flüssige Aphasie mit im Vordergrund stehender *Wortfindungsstörung* („akute amnestische/anomische Aphasie"): intakte Flüssigkeit nur in Floskeln, schwere Wortfindungsstörung, Verständnis und Syntax abgesehen von den Folgen der Wortfindungsstörung weitgehend intakt
  - akute flüssige Aphasie mit im Vordergrund stehenden *Korrekturversuchen* („akute Leitungsaphasie"): phonematische Störung mit häufigen, die Kommunikation behindernden Korrekturversuchen; prominente Nachsprechstörung, Sprachverständnis relativ wenig beeinträchtigt

chronische Aphasien:

- *Allgemeines:*
  - meisten chronischen Aphasien gehen aus initial „totalen" Aphasien hervor [4370]
  - ca. 75 % der chronischen Aphasien nach linkshirnigem Mediainfarkt lassen sich den 4 „Standardsyndromen" zuordnen, bei anderen Ätiologien ist die Rate atypischer Aphasien deutlich höher
  - die Beschreibung der aphasischen Symptomatik in den Kategorien Spontansprache, Nachsprechen, Benennen und Sprachverständnis ist wichtiger als die Syndromklassifikation
- *Standardsyndrome:*

	Global	Broca	Wernicke	Amnestisch oder anomisch
Ätiologie	Infarkt oder Blutung	Infarkt	meist Infarkt, meist mit zusätzlicher diffuser Schädigung	oft Randgebiete der Spracharea, meist keine Infarkte
Alter der Patienten	eher älter	eher jünger	eher älter	unterschiedlich
Produktion	unflüssig	unflüssig	flüssig	flüssig
charakteristische Symptome	schwere Störung in allen Modalitäten	agrammatisch; angestrengte, aber verständliche Produktion	Fehler (Paraphasien, Paragrammatismus) im Vordergrund	Wortfindungsstörungen

- *Nicht-Standardsyndrome:*
  - *Leitungsaphasie:* flüssige oder wegen meist kommunikativ inadäquaten Korrekturversuchen nicht flüssige Spontansprache mit phonematischen Paraphasien, weitgehend intaktes Verständnis, deutliche Beeinträchtigung des Nachsprechens; bei akuten Aphasien häufiger (bis zu 10 %)
  - *transkortikal-motorische Aphasie:* geringe Spontansprache, weitgehend intaktes Sprachverständnis und Nachsprechen; bei akuten Aphasien häufiger. Auftreten vor allem bei Anterior-Insult links, ggf. (transient) auch rechts, und nach Kallosotomie. Dominierende Ursache ist eine nicht linguistische Störung des *Sprachantriebs*
  - *transkortikal-sensorische Aphasie:* flüssige Spontansprache mit gehäuften semantischen Paraphasien, schwere Sprachverständnisstörung, Nachsprechen gut erhalten, häufig Echolalie; meist bei

degenerativen Erkrankungen (Primär Progressive Aphasie vom flüssigen Typ) oder diffuser Schädigung
- *gemischt-transkortikale Aphasie:* geringe spontane Sprachproduktion, schwere Verständnisstörung, Echolalie und gut erhaltenes Nachsprechen („isolation of the speech area" [1347]); meist bei degenerativen Erkrankungen (als Spätstadium einer Semantischen Demenz oder bei Morbus Alzheimer) oder diffuser Schädigung

- **aphasische Lesestörungen:** Lesestörungen im Rahmen von Aphasien sind von großer kognitiv-linguistischer Bedeutung:
  - *Oberflächendyslexie („surface dyslexia"):* die Patienten lesen über die Graphem-Phonem-Konversion, regularisieren irreguläre Wörter (Aussprache anders als Schreibweise, z. B. „Orange") und können Pseudowörter („Grufe") lesen
  - *phonologische Dyslexie:* die Patienten lesen über ein orthografisches Lexikon, können daher irreguläre Wörter, nicht jedoch Pseudowörter lesen
  - *Tiefendyslexie („deep dyslexia"; mit Abstand am häufigsten):* die Patienten lesen über eine semantische Route, können Pseudowörter nicht und Funktionswörter nur schlecht lesen und machen beim Lesen semantische Paraphasien
  - Vergleichbare Störungen des Schreibens wurden (selten) beschrieben
  - *DD: reine Alexie bzw. Dyslexie:* keine aphasische, sondern visuell-gnostische Störung, durch eine interhemisphärale Diskonnektion bedingt (→ S. 20)

Diagnostik

- **orientierend:** Analyse der Spontansprache unter Berücksichtigung der oben beschriebenen Symptome, Prüfung von Benennen, Nachsprechen und Sprachverständnis sowie Lesen/Lesesinnverständnis
- **Abschätzung des Schweregrades:**
  - *Token-Test* (deutsch: Orgass 1982 [2984]):
    - Material: 20 Tokens (Scheibchen) aus Plastikmaterial, Pappe oder Holz, die alle Permutationen von 2 Formen (Kreis und Rechteck), 2 Größen und 5 Farben (weiß, rot, gelb, grün, blau) darstellen; deutsche Fassung mit Alterskorrektur (vor allem im Grenzbereich zwischen Norm und Pathologie sehr hilfreich); demente, debile und bewusstseinsgetrübte Patienten zeigen ebenfalls beeinträchtigte Leistungen
    - Ablauf: es werden je 10 Aufgaben der folgenden Typen gestellt:
      - Typ I: „Zeigen Sie das rote Viereck" (die 10 großen Tokens liegen geordnet nach Vierecken oben und Kreisen unten vor dem Patienten)
      - Typ II: „Zeigen Sie das große grüne Viereck" (alle Tokens)
      - Typ III: „Zeigen Sie das gelbe Viereck und den grünen Kreis" (nur große Tokens)
      - Typ IV: „Zeigen Sie den großen weißen Kreis und das kleine blaue Viereck" (alle Tokens)
      - Typ V: „Legen Sie das gelbe Viereck weg vom blauen Viereck." „Bevor Sie den grünen Kreis berühren, nehmen Sie das gelbe Viereck" (nur große Tokens)
- **Diagnostik zur Therapieplanung, Verlaufsbeurteilung, Begutachtung:** Aachener Aphasie-Test [1768]: psychometrischer Test mit umfangreicher Normierung an Patienten mit chronischen vaskulär bedingten Aphasien; die Normierung erlaubt die statistische Analyse von Untertestprofilen und Verläufen durch Vergleich mit der Normierungsstichprobe (→ zufallskritische Bewertung von Störungsschwerpunkten und Besserungen/Verschlechterungen); Zeitbedarf (Untersuchung und Auswertung) ca. 90 Minuten; Untertests:
  - *Spontansprache:* ca. 10-minütiges semistandardisiertes Interview; Bewertung nach vorgegebenen Kriterien auf den Ebenen kommunikatives Verhalten, Artikulation und Prosodie, automatisierte Sprache, phonematische, semantische und syntaktische Struktur
  - *Token-Test:* s. o.
  - *Nachsprechen* von Lauten, ein- und mehrsilbigen Wörtern sowie Sätzen
  - *Benennen* von Strichzeichnungen von Objekten, Situationsbildern und Farben
  - *Schriftsprache:* Schreiben nach Diktat, Zusammensetzen als Scrabble und lautes Vorlesen von Wörtern und Sätzen
  - *Sprachverständnis:* laut- und schriftsprachliche Vorgabe von Wörtern und Sätzen, wobei die korrekte Antwort als eine aus 4 Abbildungen gezeigt werden muss

Therapie (Leitlinie DGN [4657])

- **Logopädie:** Wirksamkeit professioneller (logopädischer) Therapie mit einer Intensität von mehr als 4 Sitzungen pro Woche für neurolinguistische [3172], kommunikationsorientierte [3384] und Gruppentherapie [1074] nachgewiesen; Wirksamkeit sowohl für die akute als auch für die chronische Phase, früher Therapiebeginn führt jedoch zu größeren Effekten [3384]; kontrollierte randomisierte Studien fehlen [1473]; ein Cochrane-Review findet Hinweise für die Wirksamkeit von Logopädie bei Aphasie nach Schlaganfall [2022]

- **medikamentöse Therapie:**
  - *Dopaminergika* (off-label) scheinen bei nicht flüssigen Aphasien vor allem vom Typ der transkortikal-motorischen Aphasie (s. o.) einen adjuvanten Effekt zu haben [493]
  - *Piracetam* steigert vorübergehend den Therapieeffekt logopädischer Behandlung (GdE Ib [1083],[1767],[1769],[2044],[3599])

Prognose akuter Aphasien

- Remission bei etwa der Hälfte innerhalb von 24 Stunden (TIA, fokaler Anfall, Migräne), bei 20 % innerhalb einer Woche (PRIND, Penumbra, Diaschisis), bei 10 % innerhalb eines Monats (Spontanbesserung)
- Alle Syndrome akuter Aphasien, wie sie sich innerhalb der ersten Woche nach Insult präsentieren, sind mit völliger Wiederherstellung vereinbar [3082]
- Prognose in den ersten Tagen nach Auftreten nur bei akuter „totaler" Aphasie ungünstig, die anderen Syndrome bilden sich meist weitgehend oder vollständig zurück, sofern nicht gravierende zerebrale Begleit- oder Vorerkrankungen bestehen [4371]

Selbsthilfegruppe

Bundesverband für die Rehabilitation der Aphasiker e. V., Wenzelstraße 19, 97084 Würzburg, Tel.: 0931/250130-0, Fax: 0931/250130-39, E-Mail: info@aphasiker.de, Internet: www.aphasiker.de

Sprechapraxie

Definition

- Apraktische Störung der Sprechhandlungen; das Sprechen ist in einem Ausmaß beeinträchtigt, das nicht durch sensomotorische, sprachliche oder kognitive Störungen erklärt werden kann
- Charakteristisch sind Parapraxien, fehlerhafte, suchende, probierende Bewegungen der Artikulatoren, die an den vorderen Artikulationsorten gesehen werden können. Fehler sind inkonstant, d. h., die Artikulation eines Lautes gelingt nur manchmal

Pathogenese

Störung der Erstellung und Exekution des motorischen Programms der Sprechhandlungen (die anders als andere Systeme praktisch rückkopplungsfrei arbeitet); kommt praktisch nur in Verbindung mit (meist nicht flüssigen) Aphasien vor und ist bei akuten Aphasien besonders häufig

Diagnosestellung

Klinisch; ein allgemein anerkanntes Instrument fehlt (spezialisierte Labors verfügen über eine apparative Ausstattung (Sonografie/Spektrografie, Magnetartikulografie), die eine Analyse gestattet)

Dysarthrien

Definition

Dysarthrien beruhen auf Störungen der sensomotorischen Prozesse beim Sprechen, sie betreffen Respiration (Sprechatmung), Phonation, Artikulation und Resonanz; Einteilung weitgehend entsprechend der Störungen der Extremitätenmotorik

Klassifikation

- **spastische/zentral-paretische Dysarthrie:** beeinträchtigte Diadochokinese → Sprechen angestrengt, monoton und langsam mit unpräzisen Konsonanten und verminderter Differenzierung der Vokale; wegen fehlender Muskelspindeln wenig Spastik der Artikulatoren
  - *assoziiert: Disinhibition von Synergismen* → vergröberte Mimik, Zwangsweinen und -lachen
- **peripher-paretische Dysarthrie:** Symptomatik abhängig von Konstellation und Ausmaß der Paresen; bei generalisierter Symptomatik (z. B. bei Bulbärparalyse im Rahmen einer ALS) ist das Sprechen leise, monoton, unpräzise und hypernasal; Prüfung der Funktion des Gaumensegels mit der Artikulation von „k" und „ch" („Krankenhaus", „Acht")
- **hypokinetische Dysarthrie:** Monotonie und verminderte Präzision stehen im Vordergrund, ferner Verminderung von Lautstärke und Prosodie
  - *Spezialfall Parkinson-Dysarthrie:* Stimmlage eher hoch; Beschleunigungsphänomene (Tachyphasie); Palilalie (unwillkürliches Wiederholen von Lauten, Lautverbindungen und Wörtern, oft mit ansteigender Geschwindigkeit und abnehmender Lautstärke); nahezu pathognomonisch
  - *Differenzialdiagnose zur spastischen Dysarthrie:* auf alleiniger Grundlage des Artikulationsbefundes schwierig; bei letzterer ist die Lautstärke weniger betroffen und die Stimmlage eher vertieft; Entscheidungsfindung meist aufgrund der übrigen motorischen Symptomatik (Extremitätenmotorik)
- **ataktische Dysarthrie:** wechselnde Artikulationsfehler, Auslassungen von Lauten, rasch wechselnde Sprechgeschwindigkeit, Lautstärke und Stimmlage („Skandieren"), inadäquate Sprechatmung; typisch bei Kleinhirnläsionen (vor allem Lobus anterior und oberer Wurm), kommt auch vor bei Läsionen von Thalamus und parietalem Operculum
- **dys- und hyperkinetische Dysarthrie:** variable Fehllautungen infolge der Hyperkinesen, oft überraschend gute Verständlichkeit trotz schwerer Hyperkinesen

Diagnostik

- **Frenchay Dysarthria Assessment** [1084]: international am meisten verbreitet, deutsche Übersetzung liegt vor

- **apparative Diagnostik:** neurophonetisches Labor in spezialisierten Einrichtungen und Rehakliniken

Therapie (Leitlinie DGN [49])

Lee-Silverman-Voice-Treatments ist wirksam bei Parkinson-Dysarthrie; logopädische Behandlung darüber hinaus vermutlich wirksam bei der zentral-paretischen, der Parkinson- und der ataktischen Dysarthrie sowie bei der Sprechapraxie; kontrollierte Studien fehlen

Apraxie [1251],[4620],[1428]

Definitionen

- **Apraxie:** Störung der Ausführung willkürlicher, zielgerichteter Handlungen und der Benutzung von Werkzeugen bei intakter motorischer Funktion und Erhaltenbleiben unwillkürlicher geordneter Bewegungen, v.a. beim Gebrauch der Hände (manuelle Apraxie)
- **klinische Unterformen:** die Unterteilung der Apraxieformen ist kontrovers (Übersicht bei [1428]); die klinisch brauchbare Unterteilung in eine ideomotorische und ideatorische Form (s. u.) ist mit aktuellen Untersuchungsbefunden nicht vereinbar, weiterführende systemphysiologische Analysen würden aber den Rahmen der klinischen Untersuchung sprengen (detaillierte Darstellung vgl. [1428])
  - *ideomotorische Apraxie:* Störung der Bewegungsplanung („how to do"); Exekution der Handlungsabfolge in Pantomime gelingt nicht, kann im Alltag jedoch durch sensorische Rückkoppelung kompensiert werden, daher nur bei pantomimischen Handlungen (z. B. aber auch in der Physiotherapie) deutlich; bei größeren linkshirnigen Insulten sehr häufig, außerdem bei kortikobasaler Degeneration
  - *ideatorische Apraxie:* Störung des Bewegungskonzeptes („what to do"); Auswahl von Körperteilen, Konfiguration und Sequenzierung zusammengesetzter Handlungen gelingt nicht; alltagsrelevant, am häufigsten bei Alzheimer-Demenz, nach linkshirnigen Mediainfarkten selten und meist vorübergehend, außerdem bei kortikobasaler Degeneration

Ursächliche Läsion(en)

- **fast immer *links*seitige (oder beidseitige) Insulte oder andere Läsionen**, besonders des frontalen prämotorischen und inferioren parietalen Kortex (Gyrus angularis und supramarginalis, polymodaler Assoziationskortex)
- **Läsionen von Marklager und Basalganglien:** linksseitig oder als Diskonnektion der rechten Hemisphäre (Prototyp: Balkenapraxie)
- **degenerative Erkrankungen** (Morbus Alzheimer = häufigste Ursache schwerer Apraxie; kortikobasale Degeneration; Lewy-Körperchen-Demenz, gelegentlich auch Frontotemporale Demenz)
- **Beziehung zwischen Seitenlokalisation und Funktion:** Dominanz einer Hemisphäre für Praxie kann sowohl von der Sprachdominanz als auch von der Kontrolle der dominanten Hand dissoziieren
- Ausprägung von Defiziten bei Apraxien in Abhängigkeit von der Seitigkeit der Läsion und der Art der Aufgabe:

	Linkshemisphärische Läsionen	Rechtshemisphärische Läsionen
Imitieren einfacher Handstellungen	++	–
Imitieren von Fingerstellungen	++	+
Pantomime des Objektgebrauchs	++ eher frontale als parietale Läsionen	–
geordnete und zielsichere Ausführung von mehrschrittigen Alltagshandlungen	++	(+)

Assoziierte Störungen

- **Aphasie:** Die ideomotorische Apraxie tritt selten, die ideatorische Apraxie nie ohne eine mindestens milde Aphasie auf, umgekehrt zeigen nur wenige aphasische Patienen eine ideatorische Apraxie (kein ursächlicher, sondern lokalisatorischer Zusammenhang; Apraxie insgesamt wesentlich seltener als Aphasie)

Andere Formen der „Apraxie" ohne Bezug zur Apraxie i. e. S.

- **gliedkinetische Apraxie:** Störung der motorischen Engramme (nach Liepmann); nach heutiger Auffassung keine echte Apraxie, sondern eher eine einseitige Störung der Geschicklichkeit kontralateral zu einer Läsion im prämotorischen Kortex (= frontal), z. B. bei kortikobasaler Degeneration
- **visuomotorische (optische) Apraxie:** Teil des Balint-Syndroms, Störung des visuell gesteuerten Greifens bei Läsionen parietookzipital, meist beidseits (→ S. 19)
- **Lidapraxie** (→ S. 42): Störung des willentlichen Augenschlusses oder Augenöffnens bei kortikalen Läsionen und Systemdegenerationen
- **Sprechapraxie** (→ S. 15): Artikulationsstörung bei erhaltener Sprechmotorik (keine Dysarthrie) und Sprachkompetenz; wesentliche Ursache des häufigen klinischen Bildes der akuten „motorischen" Aphasie (Programmierung und Exekution der Sprechhandlungen ist besonders komplex, mit nur geringer sensorischer Rückmeldung bei der Bewegungsexekution); besonders häufig bei nichtflüssigen Aphasien
- **frontale Gangapraxie:** apraktische Störung bilateral koordinierter Handlungen bei bifrontalen Läsionen oder interhemisphärischer Diskonnektion, z. B. bei Normaldruck-Hydrozephalus; Patienten stolpern z. B. beim Drehen über die eigenen Füße, suchen stets Halt, fallen über kleine Hindernisse, können aber mit leichter Führung oder Rollator flüssig gehen
- **konstruktive Apraxie** (s. u.): betroffen ist das Handeln im Raum bei visuell-räumlicher Verarbeitungsstörung (→ S. 17); Versagen bei Aufgaben des Zusammensetzens, Bauens, Skizzierens, Abzeichnens, Ankleidens

Klinisches Bild der Apraxie i.e.S.

- **Leitsymptom:** Parapraxie = fehlerhaftes Bewegungselement (Elision = Auslassung, Substitution, Addition, Antizipation, Perseveration)
- **typische apraktische Fehler:** Parapraxien, stark verplumpte Bewegungen, „body parts as objects" (z. B. mit dem Finger Zähne putzen), intakte Einzelbewegung, aber fehlerhafte Sequenzierung; wird oft schon bei der neurologischen Untersuchung deutlich (z. B. beim Finger-Nase-Versuch)
- **in der Regel beidseits;** bei Läsionen mit Hemiparese rechts realisieren die Patienten die Störung oft nicht, weil sie glauben, die linke Hand sei ohnehin ungeschickter
- Unfähigkeit, Besteck und Werkzeuge zu benutzen, willkürlich zu grimassieren (bukkofaziale Apraxie)
- **erhalten bleiben** oft: Reflexbewegungen, instinktive und überlernte Ausdrucksbewegungen (Lachen, Weinen), Mitbewegungen (Stützen, Halten, Mitschwingen), elementare Bewegungen (z. B. Händedrücken)

Differenzialdiagnose

- Paresen von Mund-, Gesichts-, Kopf- und Rumpfbewegungen, Ataxie, Neglect (→ S. 18), Hypokinese, Deafferentierung, Danebengreifen aufgrund einer Störung der Raumrepräsentation bei parietaler Läsion, motorische Perseverationsneigung
- Demenz, Vigilanzminderung, Sprachverständnisstörung, Abulie, Inkooperativität

Orientierende Untersuchung

Überprüfung der manuellen Praxis durch Imitation von Gesten, der Produktion bedeutungsvoller Gesten und des Werkzeuggebrauchs jeweils mit der ipsiläsionalen Hand

Detailliertere Untersuchung

- **Allgemeines:** abwechselnd links und rechts prüfen (falls keine schwere Parese), zu Einzelbewegungen und pantomimischen Bewegungen verbal auffordern, bei Nichtgelingen vormachen und imitieren lassen; höhere Schwierigkeitsstufe: mündlich zu sequenziellen Bewegungen auffordern
- **typische apraktische Fehler:** nicht reagieren; sinnlose Bewegungen; Perseveration, stark verplumpte Bewegungen; „body parts as objects" (z. B.: Finger bilden Kamm oder Zahnbürste); intakte Einzelbewegung, jedoch fehlerhafte Sequenzierung, fehlende Elemente und Positionen in pantomimisch nachzumachenden Handlungen („lange Nase", „militärisch grüßen")
- **Beispiele für konkrete Bewegungen und symbolische Bewegungen:**
  - *manuelle Praxis:*
    - konkret (nachahmen lassen): Untersucher macht eine Serie von bedeutungslosen Berührungen, Verschränkungen und Bewegungen der Hände und Finger vor
    - symbolisch (mündlich auffordern): mit dem Finger drohen, „Auto anhalten", „Vogel zeigen", „telefonieren", Nagel einschlagen, Tür aufschließen, Haare bürsten, Schraube eindrehen, sägen, mit Besteck essen etc.
    - rasche koordinierte Bewegungen: Buchstaben in die Luft malen, der Fingerbewegung des Untersuchers nachfolgen, mit dem Finger einen Rhythmus klopfen oder nachklopfen lassen
    - Gebrauch konkreter Objekte vorführen lassen: Papier falten, Brille aufsetzen, Kugelschreiber demontieren, Sicherheitsnadel öffnen etc.
  - *oro-bukko-fazial:* Lippen vorstülpen, pfeifen, Zunge seitlich hin- und herbewegen oder schnalzen, Streichholz ausblasen, an einem Strohhalm saugen, Lippen lecken, Backen abwechselnd aufblasen

Therapie

Ergotherapeutisches und neuropsychologisches Training (Wirksamkeit nicht belegt)

Visuell-räumliche Verarbeitungsstörung

Allgemeines

- **Definition:** Störung des Erkennens und der Verarbeitung räumlicher Beziehungen von Gegenständen und Abbildungen sowie deren Elementen [2037] (bei Intaktheit von Sehen, visueller Gnosis, Praxis, Intelligenz und räumlicher Aufmerksamkeit)
- **wichtige Teilaspekte:** räumliche Orientierung in der Umwelt und am Körper, räumliches Vorstellungsvermögen für Objekte und Abbildungen, konstruktive Praxis (Zeichnen, Kopieren, Zusammenbauen), Ablesen von Uhren und Plänen, Ankleiden („Ankleideapraxie"), Rechnen
- **verwandte Störungen:**
  - *„Gerstmann-Syndrom:"* Assoziation von Fingeragnosie, Rechenstörung, Rechts-links-Unterscheidungsstörung und Wortfindungsstörung bei links posteriorer Parietalhirnläsion; nicht überzufällig häufig assoziierte Symptome, daher kein Syndrom und Begriff obsolet
  - *Balint-Syndrom* (→ S. 19)

Ursächliche Läsion(en)

Parietaler Assoziationskortex (vor allem Gyrus supramarginalis und angularis), rechts oder links (bei rechtshirnigen Läsionen häufiger, schwerer und länger anhaltend), besonders aber beidseits; häufigste Ursache: Morbus Alzheimer; die Abgrenzbarkeit von Teilstörungen (z. B. der Perzeption und der Konstruktion) nach Läsionen unterschiedlicher Areale bzw. Hemisphären ist fragwürdig

Symptome

Facettenreiche Störung, u. a. (je nach Schweregrad) mit Störung des visuell-räumlichen Vorstellungsvermögens, räumlicher Orientierungsstörung, Störung des Zusammensetzens, Ankleidens, Uhrenlesens, Zeichnens und Rechnens, mit räumlicher Lesestörung

(Zeilenspringen, Auslassungen), räumlicher Schreibstörung, Autotopagnosie; häufig verknüpft mit Symptomen eines Hemineglects (s. u.)

Untersuchung

- **„Bedside"-Testverfahren:**
  - *Beobachtung der räumlichen Orientierung* auf Station, des Ankleidens, Prüfung von Zielbewegungen (Greifen, Zeigen)
  - *Uhrentest, Ablesen von Uhren* [3613]
  - *Abzeichnen* von einfachen und komplexen Figuren, z. B. aus der CERAD-Testserie, Rey-Figur
  - *Zeichnen*, z. B. eines Fahrrades, des Spiegelbildes einer Figur, eines Hauses
- **formale Testverfahren** [2037]: Mosaiktest (Hamburg-Wechsler-Test), Aufgaben der mentalen Rotation und des räumlich-geometrischen Vorstellungsvermögens aus verschiedenen standardisierten Eignungs- und Leistungstests

Therapie

Ergotherapeutisches und neuropsychologisches Training [2037]

Neglect

Definitionen

- **Neglect:** Einseitige Störung der räumlichen Aufmerksamkeit auf der Gegenseite einer zerebralen Läsion bei erhaltener Wahrnehmung, v.a. bei Infarkten der rechten Hemisphäre, nicht selten auch ausgeprägt bei linksseitigen Läsionen; oft Überlagerung durch Hemiparese, Hemianopsie und Blickparese
- **räumliche Aufmerksamkeit:** Fähigkeit (spontan oder gelenkt), die Aufmerksamkeit auf taktile, visuelle oder akustische Reize aus unterschiedlichen Abschnitten des (subjektiven) Raums zu lenken

Ursächliche Läsion(en)

Gyrus temporalis superior rechts [1986], deutlich weniger häufig auch links, seltener bei Thalamus- und Basalganglien-Läsionen rechts, selten Frontalhirnläsionen dorsal oder medial

Teilstörungen

Motorischer Neglect für eine Extremität bzw. eine Körperseite, sensibler Neglect, visueller Neglect, auditorischer Neglect

Symptome

Anstoßen an Hindernisse, Nichtbeachten und Nichteinsetzen von eigenen Gliedern, Nichtbeachten von Gegenständen und Personen auf der Neglectseite; Kopf- und Blickwendung sowie Verlagerung des visuellen und taktilen Suchverhaltens auf die Gegenseite; daher auch schlechtere Rehabilitation von Hemiparesen auf der Neglectseite

Assoziierte Störungen

- oft Überlagerung und Erschwerung von Neglect vor allem in der Akutphase durch Hemianopsie, Blickparese oder Hemiparese links (CAVE: Fehldiagnose)
- oft Verknüpfung von Neglect mit Anosognosie (Nicht-Gewahrwerden von Krankheit) für sensorische/motorische Defizite der kontraläsionalen Extremitäten
- Störung der subjektiven Vertikalen („Pusher"-Syndrom [1985] = die Patienten drücken sich aktiv mit den nicht gelähmten Extremitäten zur gelähmten Seite), Ursache meist thalamusnahe Läsion

Untersuchung

- **zunächst Ausschluss einer Hemianopsie bzw. Hemiparese**
- **„Bedside"-Testverfahren:**
  - *Ansprechen des Patienten:* von beiden Seiten, beachtet werden Zuwendung/Blickwendung (Differenzierung Blickparese/Neglect) und Reaktion
  - *Extinktionsphänomen:* Bei gleichzeitiger Reizung beidseits, z. B. Berührung beider Hände oder Bewegung in beiden Gesichtsfeldern wird der Reiz auf der Neglect-Seite nicht wahrgenommen
  - *Lesen:* Beachtet wird, ob beide Hälften von Druckzeilen gleich gut gelesen werden
  - *Schreiben:* Wird das ganze Blatt benutzt oder drängt sich das Geschriebene zunehmend nach links?
  - *Bildbeschreibung:* Beachtet wird, ob Bildelemente einer Seite vernachlässigt werden
- **formale Testverfahren:**
  - *Linien halbieren:* Verschiedene Linien sollen durch einen Strich in der Mitte markiert werden
  - *Zeichen markieren:* Gleichmäßig über ein Blatt verteilte Kreise und Kreuze sollen in je einer Minute durchkreuzt bzw. umkreist werden, beginnend von der rechten bzw. linken Seite des Blattes
  - *Zeichnen oder Abzeichnen* (z. B. Zifferblatt, Landschaft, Gesicht): Geachtet wird auf Unvollständigkeit auf der Neglectseite; beim Schreiben wird Platz dort nicht ausgenutzt
  - gleichmäßiges Verteilen von Objekten (z. B. Spielsteinen) auf einer Fläche
  - Benennen tachistoskopisch präsentierter Formen und Objekte

Therapie

- **ergotherapeutisches und neuropsychologisches Training:** Lesen, taktiles und visuelles Explorationstraining, Wendung der Aufmerksamkeit auf die betroffene Raumhälfte (Leitlinie DGN [1987])
- **kalorische Stimulation des Vestibularorgans** und Vibration der Nackenmuskulatur auf der betroffenen Seite [3585]

Prognose

- In der Regel Rückbildung binnen Wochen bis Monaten; ggf. Restsymptomatik vor allem bei simultanen beidseitigen Reizen (z. B. im Straßenverkehr; Problem der Fahrtauglichkeit!)

Astereognosie (Stereoagnosie, taktile Agnosie, Tastblindheit)

Definition

Nur selten isoliert auftretende Störung des Erkennens von Gegenständen und Materialien durch Betasten, bei (relativ) erhaltenem Tastsinn, normalem visuellem Erkennen und Benennen; kontralateral bei fokalen Läsionen, asymmetrisch bei kortikobasaler Degeneration, beidseitig bei diffusen Läsionen

Ursächliche Läsion(en)

Gyrus postcentralis bei Insulten, Tumoren, kortikobasaler Degeneration, fortgeschrittenem Morbus Alzheimer

Okzipitalhirnsyndrom / zentrale Sehstörungen

Symptome

- **Hemianopsie** bei unilateralen Läsionen (dominante und nicht dominante Hemisphäre), als homonyme Hemianopsie oder Quadrantenanopsie (Makula-aussparend), „negatives Skotom" (nicht als Skotom wahrgenommen), typisch ist eine lang anhaltende Anosognosie für den Gesichtsfelddefekt (Nicht-Gewahrwerdung des Defizites); visuelle Halluzinationen im Gesichtsfelddefekt sind nicht selten [2141]
- **Rindenblindheit** bei bilateralen Läsionen der Sehrinde
- **Anton-Syndrom**: Anosognosie für eine Rindenblindheit
- **zentrale Achromatopsie bzw. Hemiachromatopsie**: Verlust oder Verfremdung der Farbwahrnehmung bei Läsionen im Grenzgebiet des ventralen occipitalen und temporalen Kortex (Gyrus lingualis, Gyrus fusiformis) [1531]
- **zentrale Akinetopsie**: Störung des Bewegungssehens bei beidseitigen Läsionen der dorsalen Hirnrinde im Übergangsbereich von Occipital- und Temporallappen [1531]
- **Balint-Syndrom:** Störung der visuellen Aufmerksamkeitssteuerung bei bilateralen parietookzipitalen Läsionen [4207],[1531] mit:
  - „okulomotorischer Apraxie", Störung der willkürlichen Blickwendung ins periphere Gesichtsfeld bei besser erhaltenen Augenfolgebewegungen
  - *„optische Ataxie":* Störung des Greifens unter visueller Kontrolle (Danebengreifen, ohne Intentionstremor, besser für Ziele im Zentrum des Gesichtsfelds)
  - *Simultanagnosie* (Unfähigkeit, Szenen als Ganze wahrzunehmen, Einzelteile werden erkannt)
  - *visueller Aufmerksamkeitsstörung* im peripheren Gesichtsfeld
  - oft assoziiert mit visuell-räumlicher Verarbeitungsstörung (→ S. 17)
- **visuelle Agnosie** mit verschiedenen Sonderformen, bei bilateralen Läsionen inferotemporal und im okzipitalen Assoziationskortex (→ S. 19)

Differenzialdiagnose

- **Tractus-opticus-Schädigung:** Makula mitbetroffen, „positives Skotom" („wie ein Vorhang")
- **Amaurose:** Pupillenreflex auf Licht aufgehoben
- **Neglect:** betrifft auch taktile Reize und spontane Exploration des Raums (→ NEGLECT)
- **Charles-Bonnet-Syndrom** [2684]: Auftreten von visuellen Halluzinationen bei psychopathologisch unauffälligen Personen ohne zerebrale Läsion, mit neu erworbener hochgradiger Visusminderung (> 10 % der Patienten mit Makuladegeneration sind betroffen, berichten jedoch meist nicht darüber, aus Angst oder aufgrund ihrer Distanzierung von den Halluzinationen)
  - *DD:* Psychose, Verwirrtheit, Halluzinose anderer Ursache (in der Regel durch Exploration auszuschließen)
  - *Therapie:* Aufklärung über harmlose Natur des Phänomens; Neuroleptika oder Antikonvulsiva wegen Nebenwirkungsrisiken und fraglichem Erfolg nur selten indiziert

Visuelle Agnosie

Definition der visuellen Gnosis

Erkennen und Entschlüsseln von komplexen visuellen Stimuli, z. B. Objekten, Gesichtern, Abbildungen, Schrift. Die Diagnose einer visuellen Agnosie setzt die Intaktheit von Intelligenz und Benennleistung, nach klassischem Verständnis auch die Intaktheit von elementarer visueller Wahrnehmungsfähigkeit, z. B. für Farbe, Kontur, Bewegung und Sehschärfe, voraus

Typen

- **Objektagnosie im klassischen Sinne (Formagnosie):** Unfähigkeit, Formen und Konturen zu erkennen (apperzeptive Agnosie), vermutlich sehr selten bzw. in Reinform nicht existent; nach modernem Ver-

ständnis der Funktion der visuellen Assoziationsareale besteht ein fließender Übergang von Wahrnehmungs- zu Erkennens-Leistungen, daher keine scharf abgrenzbaren Störungsbilder
  - *ursächliche Läsion(en):* basaler okzipitaler und inferotemporaler visueller Assoziationskortex beidseits, u. a. nach zerebraler Hypoxie, bilateralen Grenzzoneninfarkten, Schädel-Hirn-Trauma, bei Demenzen: posteriore kortikale Atrophie (→ S. 311), Semantische Demenz (s. u.)
- **„assoziative Agnosie“:** einfache Formen können erfasst und ggf. abgezeichnet, Objekte aber nicht identifiziert werden; typische Fehler: perzeptuelle Verkennung, visuelle Diskriminationsstörung; erhalten bleibt das Benennen nach Tasteindruck oder Beschreibung
  - *ursächliche Läsion(en):* wie klassische Objektagnosie
- **„optische Aphasie“:** visuelle (modalitätsspezifische) Benennstörung, verursacht durch Diskonnektion von visuellen Verarbeitungszentren und Sprachzentren; Störung ist der Natur nach semantisch, d. h. bezogen auf das Wissen über das Objekt; sein Gebrauch kann bei visueller Präsentation meist nicht pantomimisch demonstriert werden; erhalten bleiben die Zuordnung gleicher und ähnlicher Abbildungen sowie das Benennen nach Tasteindruck oder Beschreibung
  - *ursächliche Läsion(en):* einseitig links posterior (Sehrinde) plus hintere Balkenanteile (Splenium bzw. Forceps major)

Verwandte Störungsmuster

- **Semantische Demenz:** Verlust semantischen Wissens über belebte und unbelebte Objekte, z. B. Früchte, Tiere; Erkennen weder visuell noch anhand von Beschreibungen
  - *ursächliche Läsion(en):* temporobasaler (inferotemporaler) Kortex beidseits (👁, 👁) (Traumen, Herpes-Enzephalitis, bitemporale Form der Frontotemporalen Demenz) (→ S. 315)
- **Prosopagnosie:** Störung des Gesichter-Erkennens als hochspezialisierte Interaktion zwischen visueller Analyse und visuellem Gedächtnis
  - *Formen:*
    - leichte Form: Störung der Vertrautheit und des Erkennens bei intakter Diskriminationsfähigkeit
    - schwere Form: auch Störung der Diskriminationsfähigkeit für verschiedene Gesichter, in der Regel mit Diskriminationsstörung für andere Klassen von ähnlichen Objekten
  - *ursächliche Läsion(en):* untere Teile der Sehrinde rechts mit unterliegendem Marklager (fast immer mit Gesichtsfelddefekt!) oder beidseits okzipitotemporobasal
- **reine Alexie/Dyslexie:** Störung des (Ganzwort-)Lesens und des Erkennens von Buchstaben (bei Intaktheit aller übrigen Sprachfunktionen); Patienten versuchen, Wörter Buchstabe für Buchstabe zu entziffern, sind aber hierbei schwer behindert; in der Regel mit Hemianopsie nach rechts und Farbanomie, oft assoziierte visuell-räumliche Verarbeitungsstörung
  - *ursächliche Läsion(en):* einseitig links okzipitotemporal plus hintere Balkenanteile, sodass die sprachdominante Hemisphäre von visuellen Eindrücken diskonnektiert wird (z. B. Insult im Versorgungsgebiet der A. cerebri posterior)
- **Farbanomie:** Störung der Zuordnung von Farben zu Farb-Namen und von Objekten zu ihren Farben; Auftreten bei linkshemisphärischen temporo-okzipitalen Läsionen; häufig mit reiner Alexie assoziiert

Untersuchung

- **„Bedside“-Testverfahren:**
  - *Prüfung des Erkennens* von realen und abgebildeten Gegenständen
  - *Prüfung des Erkennens von Gesichtern* von realen Personen bzw. Fotografien (möglichst ohne Bart, Brille, auffällige Haartracht)
  - *Vorlesen*
- **formale Testverfahren:**
  - zunächst Abgrenzung von Gesichtsfeldstörung, Visusstörung, Neglect, Benennstörung
  - Prüfung der visuellen Wahrnehmungs- und Diskriminationsleistung für Farben, Formen, Winkel etc., Lesen, Erkennen von überlagert gezeichneten Objekten, Abzeichnen verschiedener Darstellungen gleicher Objekte und Gesichter, Prüfung des Erkennens nach Tasteindruck und Definitionen

Interhemisphärale Diskonnektionssyndrome

Definition

Neuropsychologische Defizite nach Läsion von Balken, vorderer Kommissur und hippokampaler Kommissur

Funktionelle Anatomie

- **Die vordere Kommissur** verbindet Temporalpole, Corpora amygdalae, paläokortikale mediobasale Temporallappenstrukturen und Projektionsfelder des Geruchssinns
- **Das vordere Balkendrittel** verbindet die Frontallappen → Antriebsminderung, Mutismus, Gliedapraxie der linken Hand (→ S. 16)
- **Das mittlere Balkendrittel** verbindet die Parietallappen → taktile Benennstörung, Agrafie der linken Hand
- **Das hintere Balkendrittel** verbindet die Okzipitallappen → unilaterale Dyslexie ohne Dysgrafie

Ursächliche Läsionen

Arterielle Gefäßverschlüsse oder venöse Thrombosen, z. B. Teilläsion des Balkens bei Insulten von Ästen der A. cerebri anterior oder posterior, Tumore (Gliome), Blutungen, chirurgische Eingriffe, Ödem (z. B. nach Radiatio), Marchiafava-Bignami-Syndrom (→ S. 451)

Klinisches Bild

Bei normaler (linksseitiger) Sprachdominanz:

- **Allgemeines:**
  - Symptome fast nur bei sich rasch entwickelnden Schädigungen, dagegen kaum Symptome bei angeborener Fehlbildung (Balkenmangel, -agenesie)
  - hohe Kompensationsfähigkeit durch erhalten gebliebene Balkenanteile und/oder durch die vordere Kommissur
  - oft stehen Symptome seitens mitbeteiligter benachbarter Strukturen im Vordergrund, z. B. bei Insulten im Versorgungsgebiet der A. cerebri anterior und posterior
- **Symptome:** linksseitige taktile Dysnomie, linksseitige Dysgrafie (verbal oder konkret für vorgegebene Begriffe), Dyslexie im linken Gesichtsfeld, Dyspraxie linker Arm für verbale Aufforderungen (rückbildungsfähig), intermanueller Konflikt („alien hand"-Zeichen), optische Aphasie im linken Gesichtsfeld

Untersuchung

- **„Bedside"-Testverfahren:**
  - *Fingerperimetrie:* Patient sitzt auf einer Hand und zeigt mit der anderen an, ob er etwas sieht; dabei findet sich jeweils eine (scheinbare) kontralateral zur zeigenden Hand lokalisierte Hemianopsie (die symmetrisch ausgeprägt sein sollte)
  - *Benennen von mit der linken Hand betasteten Gegenständen* gelingt nicht (taktile Dysnomie), dagegen kann ein identisches Objekt aus einer Auswahl herausgesucht werden
  - *Pantomimen und charakteristische Bewegungen der linken Hand* gelingen nicht nach verbaler Aufforderung, können dagegen nachgeahmt werden und sind bei situativer Notwendigkeit intakt („Gliedapraxie"; s. o.)
  - *Koordination bimanueller Bewegungen* erschwert (z. B. „Däumchen-Drehen")
- **formale Testverfahren:**
  - *Lesen von Wörtern, die tachistoskopisch im linken Gesichtsfeld präsentiert werden*, gelingt nicht; dagegen gelingt es, auf passende Objekte zu zeigen (beachte: Kompensationsfähigkeit der vorderen Kommissur für Transfer visueller Information) (unilaterale Dyslexie)
  - *Schreiben*, z. B. in Blockschrift, gelingt mit der linken Hand nicht; dagegen gelingt die Kopie einfacher Figuren (linksseitige Dysgrafie)
  - *Zeichnen:* Kopieren einfacher Figuren (Dreiecke, Vierecke, Würfel etc.) gelingt (beim Rechtshänder) links besser als rechts

Klüver-Bucy-Syndrom

Ursächliche Läsion(en)

Bilaterale temporobasale Läsionen

Ursächliche Erkrankungen

Tentorielle Einklemmung (z. B. diffuses Hirnödem), Remissionsstadium oder Defektzustand nach schwerem Schädel-Hirn-Trauma (apallisches Syndrom → S. 3), Herpes-Enzephalitis, gelegentlich bei fortgeschrittenem Morbus Alzheimer; Vollbild beim Menschen selten

Symptome

Hyperoralität (alle Dinge, auch nicht essbare, werden zum Mund geführt, Bulimie), visuelle Agnosie (beim Menschen eher selten), Ablenkbarkeit, Hypersexualität, affektive Nivellierung

Demenz [3319],[3603],[3602]

Definition

Erworbene, lang anhaltende oder dauerhafte globale geistige Beeinträchtigung,die zu einer wesentlichen Beeinträchtigung im Alltagsleben, und damit zum Verlust der Selbständigkeit führt, in der Regel mit Störung von Gedächtnis und mindestens einer weiteren kognitiven Leistung

Vorstadium

- **Leichte kognitive Störung** („mild cognitive impairment" – MCI) [1658]: Vorstadium degenerativer Demenzerkrankungen; kognitive Störungen und ggf. Einschränkung anspruchsvoller („instrumenteller") Alltagsaktivitäten, bei im Wesentlichen erhaltener Selbständigkeit; bei MCI vor Morbus Alzheimer deutliche und relativ isolierte Störung des Gedächtnisses („amnestisches MCI", aMCI); hier Progression zur Demenz bei ca. 30 % der Betroffenen nach einem Jahr [2123]; DD: MCI bei vielen anderen Läsionen und Störungen, z.B. vaskulär

Ursächliche Läsionen

Jede ausgedehnte fokale, diffuse oder metabolische Läsion von Kortex, Marklager, Thalamus, Nucleus caudatus infolge degenerativer, vaskulärer oder sonstiger nichtdegenerativer Erkrankungen, oft auch als Begleitsymptom, z. B. nach Trauma, Tumor, Enzephalitis, Insult, schweren Verlaufsformen der Multiplen Sklerose

Ursächliche Erkrankungen

Degenerative Erkrankungen mit Leitsymptom Demenz → S. 308

Grundtypen

	Kortikale Demenz	Subkortikale Demenz	Frontale Demenz
besonders gestört:	– Werkzeugleistungen (Gedächtnis, Rechnen, Sprache, Benennen, Neu- und Altgedächtnis, Praxis, visuell-räumliche Verarbeitung u. a. m.)	– zentral-exekutive Leistungen (anstrengendes/aktives Denken, psychomotorische Geschwindigkeit) – Antrieb, Gestimmtheit, Ausdauer	– abstraktes, planendes, urteilendes Denken – anstrengendes/aktives Denken – Antrieb, Sprachantrieb, Persönlichkeit, Verhalten

	Kortikale Demenz	Subkortikale Demenz	Frontale Demenz
eher erhalten:	- Persönlichkeit, Antrieb, Wachheit - Tempo im Denken, Handeln und Sprechen	- Werkzeugleistungen (Orientierung, Sprache, Wiedererkennen von Gedächtnisinhalten, Uhrenlesen)	- sprachliche und visuell-räumliche Leistungen - Wiedererkennen von Gedächtnisinhalten
ursächliche Erkrankungen	- Morbus Alzheimer - Lewy-Körperchen-Krankheit (auch subkortikal) - hypoxischer Hirnschaden - Insulte	- subkortikale arteriosklerotische Enzephalopathie - Normaldruck-Hydrozephalus - Multiple Sklerose - Progressive Supranukleäre Parese - die meisten symptomatischen Demenzen	- frontale Traumen, Blutungen und Tumoren - frontotemporale Demenz - bilaterale Läsionen von Nucleus caudatus, Nucleus dorsomedialis und anterior thalami (Diskonnektion)

Untersuchung

- **„Bedside"-Testverfahren:**
  - *Prüfung der Orientierung* zu Ort, Zeit, Umständen, Person
  - *Tests verschiedener kognitiver Werkzeugleistungen:* Benennen ungeläufiger Objekte, Neugedächtnisleistung (verzögerte Abfrage), Kopieren einfacher und komplexer Figuren, Uhrenlesen, Interpretation einer Szene (z. B. Cartoon) oder von Sprichwörtern, Kopfrechnen, Erkennen schwieriger visueller Stimuli, Wortflüssigkeit (Tiere)
  - *Tests frontaler/exekutiver Leistungen* → frontale Dysfunktion S. 9
- **formale Verfahren:**
  - Screeningtests und Verlaufsdokumentation: Mini-Mental-Status-Test (→ S. 823), DemTect [1959], Uhrentest
  - vertiefte neuropsychologische Diagnostik → Kapitel Demenzen S. 308

1.3 Organische Psychosyndrome, Verwirrtheitszustände

K. Schmidtke und C. W. Wallesch

Übersicht

Allgemeines

- **Definition:** Organisches Psychosyndrom (OPS) ist ein *Oberbegriff* über eine hochgradig heterogene Gruppe von Störungsbildern, keine klinische Diagnose
- **Formen** (Überlappung möglich):
  - *akute* (= potenziell reversible) Formen des OPS, v.a. Verwirrtheitszustände
  - *chronische* Formen (= Defektsyndrome)
- **Störungen des Bewusstseins** bei OPS können auf 3 Ebenen beschrieben werden: Bewusstseinsniveau, Bewusstseinsinhalt (Geordnetheit) und aktueller Wachheitsgrad (→ S. 1)
- somatische, vegetative und psychotische Symptome können hinzutreten

Ätiologie

Unterschiedlichste hirneigene und hirnfremde (metabolische/toxische) Erkrankungen

Differenzialdiagnose

Gegenüber endogenen Psychosen, dissoziativen Störungen und hirnlokalen Syndromen (z.B. Aphasie):

- **relevante somatopathologische Befunde:** Klinik, Labor, Bildgebung
- **zeitlicher Zusammenhang** des Psychosyndroms mit körperlicher Erkrankung
- **Nachweis psychopathologischer Leitsymptome**

Akutes organisches Psychosyndrom

Allgemeines

- **Definition:** rasch einsetzende, organisch bedingte Störung integrativer Gehirnfunktionen; entweder reversibel (= Verwirrtheitszustand/Delir) oder als Initialstadium eines chronischen OPS
- **Leitsymptome** sind Bewusstseinstrübung, Störung des Realitätsbezugs

Veraltete Begriffe

- **„akutes organisches Psychosyndrom"** (E. Bleuler, 1916)
- **„akuter exogener Reaktionstypus"** (K. Bonhoeffer, 1908): ätiologisch unspezifische gemeinsame Endstrecke, Leitsymptom Bewusstseinstrübung, reversibel
- **„Durchgangssyndrom"** (H. H. Wieck, 1961): ähnlich wie „akuter exogener Reaktionstypus", ohne Bewusstseinsstörung
- **„körperlich begründbare Psychose"** (K. Schneider, 1948): ursächliche körperliche Erkrankung, Besserung nach deren Behandlung
- **„organische psychische Störung"** (Z. J. Lipowski, 1990): akut einsetzend, reversibel, mit Bewusstseinsstörung

Verwirrtheitszustand

Begriff

- im englischen Sprachraum werden „acute confusional state" und „delirium" synonym verwendet; ICD und DSM kennen nur den Terminus „Delir"
- im deutschen Sprachraum sollte der Begriff Verwirrtheitszustand bevorzugt werden, da Delir/delirant mit Konnationen wie Erregung, Halluzinationen, Alkohol und vegetativer Symptomatik besetzt ist

Subtypen und Symptome

- **hyperaktiver Verwirrtheitszustand** mit Unruhe, Agitiertheit, Desorientierung, inkohärentem Denken, Angst, ggf. Halluzinationen, illusionärer Verkennung, aggressivem Verhalten, vegetativen Störungen
- **hypoaktives Delir** mit Zurückgezogenheit, Desorientierung, Antriebsstörung, ggf. psychosenahem Erleben, ggf. erst nach Befragung erkennbar
- **weniger ausgeprägter (subsyndromaler) Verwirrtheitszustand** mit mnestischer und Aufmerksamkeitsstörung, inkohärentem Gedankengang, partieller Desorientierung

Disponierende Faktoren

V.a. im Alter besteht oft eine erhöhte Vulnerabilität aufgrund von Demenz, Demenz-Vorstadien (MCI, leichte kognitive Störung) oder anderen zerebralen Vorschädigungen; Demenzen werden oft erst nach Verwirrtheitszuständen evident

Auslösende Erkrankungen

Überdosierte/kumulierte/kombinierte Psychopharmaka (vor allem sedierende, anticholinerge, seltener serotonerge), Opioide, Gyrasehemmer und andere Medikamente, Benzodiazepin-Entzug (Konsum oft nicht bekannt), Infekte (Pneumonie, Sepsis), metabolische Störungen (Fieber, Exsikkose, Ketoazidose, Hypoglykämie, Hyponatriämie, Hyperkalzämie, Hyperthyreose, Morbus Addison), Contusio cerebri, Krampfanfälle, Wernicke-Enzephalopathie, Enzephalitis, Basilariskopf-Thrombose, Tumoren und Blutungen, Insulte (z. B. Thalamus, Gyrus angularis li.), Schmerzen oder Obstipation bei nicht kommunikationsfähigen Patienten, Narkosen, Operationen u. a. m.

Therapie

- **kausal:** soweit möglich Beseitigung von Auslösern, Ausgleich aller metabolischen Störungen, Reduktion von Medikamenten auf ein Minimum (v.a. bei geriatrischen Patienten), allgemeine und pflegerische Maßnahmen zur Besserung von Orientierung, Wohlbefinden und Schlaf-Wach-Rhythmus
  - *bei infrage kommender Wernicke-Enzephalopathie:* Vitamin-B_1-Prophylaxe bereits bei marginalem Verdacht! (→ S. 453)
  - *bei Alkoholentzugsdelir:* → S. 461
  - *bei akuter Intoxikation:* → Intoxikationen S. 465
- **symptomatische Medikation:** nur kurz, nur bei Agitiertheit, quälender Unruhe: Neuroleptika, je nach Zielsymptom hochpotent (Haloperidol max. 5 mg, in der Geriatrie 1-2,5 mg, dann niedrigere Tagesdosen, alternativ Risperidon) und/oder niederpotent (Melperon 25-150 mg, Pipamperon)
  - *CAVE:* in der Geriatrie keine anticholinergen Medikamente wie Atosil® und keine Benzodiazepine (Gefahr „paradoxer Reaktion" mit verschlechterter Kognition → zunehmender Verwirrtheit)

Verlauf

- **bei fehlender struktureller Hirnschädigung** unterschiedlich rasche Remission nach Beseitigung/Heilung der auslösenden Faktoren; bei Demenz oft protrahierte und unvollständige Rückbildung
- **bei struktureller Hirnschädigung** oft Übergang in Defektsyndrom

Dämmerzustand

Symptome

Einengung des Bewusstseins, Einschränkung der Fähigkeit zu kritisch-reflektierender oder emotionaler Selbstbewertung; später partielle oder komplette *Amnesie* für den Zustand

Ursächliche Erkrankungen

Petit-mal-Status oder Status komplex-fokaler Anfälle, postiktal, Hypoglykämie, Drogenintoxikation, psychogen (dissoziative Störung)

Therapie

Wo möglich kausal, ggf. Antikonvulsiva (Clonazepam/Lorazepam), Psychopharmaka

Amnestisches Syndrom

Symptome

Unfähigkeit, neue Inhalte zu speichern sowie Altgedächtnisinhalte abzurufen (besonders solche jüngeren Datums und episodischer Natur)

Ursächliche Erkrankungen

Amnestische Episode (transiente globale Amnesie → TGA), Wernicke-Enzephalopathie (→ S. 453) mit Folge eines Korsakow-Syndroms als chronische schwere Gedächtnisstörung (Trias aus akutem OPS, Nystagmus und Ataxie ist typisch, aber nicht obligat), dissoziative Störungen, weitere Erkrankungen siehe „Gedächtnisstörungen" (→ S. 10)

Sonstige akute organische Psychosyndrome

- **Isolierte Bewusstseinstrübung** (Herabsetzung des Bewusstseinsniveaus; → S. 1)
- **aspontanes Syndrom:**
  - *Symptome:* Hypokinese, Apathie, Sprachantriebsstörung
  - *ursächliche Erkrankungen:* z. B. bifrontale Läsionen oder Mittelhirnläsionen, diffuse Marklagerläsion, Caudatuskopf- und Thalamusläsionen unterschiedlicher Ätiologie; Demenzerkrankungen, Korsakow-Syndrom
- **affektives Syndrom:**
  - *Symptome:* maniforme, depressive, ängstliche, weinerliche, hysteriforme Affektstörungen
  - *ursächliche Erkrankungen:* z. B. akutes Schädel-Hirn-Trauma (SHT) und Folgezustände nach SHT, Demenzen, diffuse oder multifokale Hirnkrankheiten
- **„emotionell-hyperästhetischer Schwächezustand"** = reversibles neurastheniformes Syndrom
  - *Symptome:* s. u. bei „chronisches neurastheniformes Syndrom"
  - *ursächliche Erkrankungen:* Schädel-Hirn-Trauma, Enzephalitis
- **Halluzinose** bei Alkoholismus (optisch, taktil), Dopa-Überdosierung (optisch), Lewy-Körperchen-Erkrankung (optisch), Schizophrenie (auditorisch)
- **andere:** maniformes Syndrom, paranoid-halluzinatorisches Syndrom, andere psychosenahe Zustandsbilder (Lues, Demenzen, Rauschdrogen)

Chronisches organisches Psychosyndrom [2836]

Allgemeines

- **Untergruppen:**
  - *stabile Defektzustände* bei überdauernder Hirnschädigung, z.B. nach Trauma, Hypoxie
  - *progrediente Defektsyndrome* bei prozesshaften Hirnerkrankungen (v. a. Demenzen)
  - *hirnlokale Psychosyndrome* bei umschriebenen Läsionen, z.B. Tumor, Insult
- **Leitsymptome** vieler Formen des chronischen OPS sind kognitive Störung, Wesensänderung, globaler Leistungsmangel, rasche Erschöpfbarkeit

Typen

- **chronisches neurastheniformes Syndrom („Hirnleistungsschwäche"):** keine groben intellektuellen oder mnestischen Ausfälle, jedoch Konzentrations- und Gedächtnisstörung, Antriebsschwäche, vorzeitige Ermüdung, Stimmungslabilität, verminderte Stressresistenz; vegetative Begleitsymptome wie Schwindel, Kopfschmerzen, Müdigkeit
- **organische Wesensänderung:** Ausprägungsformen je nach Grunderkrankung:
  - *apathisch*, antriebsarm, langsam, schwerfällig, haftend
  - *euphorisch*, umständlich, distanzlos, logorrhöisch
  - *reizbar*, unbeherrscht, enthemmt, stimmungslabil
  - Zuspitzung von Persönlichkeitsmerkmalen, Abschwächung differenzierter Persönlichkeitszüge
- **chronische Halluzinosen:** bei Alkoholismus (meist akustisch)
- **chronische paranoid-halluzinatorische Symptomatik:** bei Schizophrenie, bei Wahnsyndromen im Alter
- **Defektsyndrome nach Koma:** z. B. im Rahmen von Traumen, Hypoxie, Kohlenmonoxid-Vergiftung, Hirnödem, Hirnstammläsionen, zerebraler Fettembolie, Enzephalitis, multiplen Infarkten
- **apallisches Syndrom, „Wachkoma", „persistent vegetative state" (vegetativer Status → S. 3):** kortikale Funktionen ganz oder weitgehend erloschen; dagegen Hirnstammfunktionen, Schlaf-Wach-Rhythmus, Augenbewegungen und andere motorische Automatismen erhalten; DD: Koma, locked-in-Syndrom; Übergänge zu minder schweren Formen (Zustand minimalen Bewusstseins) wichtig, weil dort rehabilitative Interventionen sinnvoll sind (klinische Prüfung, semantische P300)
- **akinetischer Mutismus** (→ S. 6): bei dienzephalen, periaquäduktalen oder ausgedehnten bifrontalen, besonders frontomedialen Läsionen, keine spontane Sprache und Bewegungen, Bewusstsein erhalten, keine Amnesie. Ausdruck einer schwersten Antriebsstörung
- **Hypersomnie-Syndrom:** vor allem nach Schädel-Hirn-Traumen, Enzephalitis und Thalamus-Insulten, auch bei Demenzen

Therapie

- **Behandlung der Grunderkrankung**, soweit möglich
- **bei aspontanem Syndrom nach Traumen oder Enzephalitis** (postakutes Stadium): Versuch mit Amantadin oder Piracetam i. v., Dopaminergika, Amphetaminen, Modafinil (off-label)
- **bei Halluzinosen:** hochpotente Neuroleptika, Risperidon, bei Parkinson-Patienten Anticholinergika/Amantadin/Dopamin-Agonisten/MAO-Hemmer in dieser Reihenfolge soweit möglich reduzieren oder absetzen, nötigenfalls L-Dopa reduzieren; bei Parkinson-Demenz/Lewy-Körperchen-Erkrankung Acetylcholinesterasehemmer; keine Anti-

cholinergika, keine Neuroleptika außer Quetiapin (off-label); beachte: Clozapin ist stark peripher und zentral anticholinerg wirksam

- **bei Unruhe, Agitiertheit:** niederpotente oder hochpotente Neuroleptika in niedriger Dosis; bei Demenz keine anticholinerg wirksamen Medikamente (Trizyklika, Clozapin, Atosil® etc.), Benzodiazepine nur ausnahmsweise bei Angstsymptomatik (Lorazepam)

1.4 Motorische Symptome und Syndrome

C. H. Lücking, A. Hufschmidt, F. Amtage, B. Hellwig*

Definitionen

- **Abasie** (griech. bainein: schreiten, gehen): Unfähigkeit zu gehen bei Kleinhirn- und Stirnhirnerkrankungen, auch als psychogene Gangstörung; meist kombiniert mit Astasie
- **Abulie** (griech. abulia: Willenlosigkeit): Unfähigkeit zu spontanen Handlungen aufgrund krankhafter Willen- und Entschlusslosigkeit bei schweren Neurosen, Psychosen, organischen (frontalen) Hirnerkrankungen
- **Akathisie** (griech. kathizein: sitzen) ( ): Gefühl, „nicht sitzen bleiben zu können" (= Gefühl der inneren Unruhe/Ruhelosigkeit), verbunden mit multiformen, häufig repetitiven Bewegungen vor allem der Extremitäten (Kreuzen und Entkreuzen der Beine oder Arme, Verlagerung des Körpergewichts beim Sitzen oder Stehen von einer Seite auf die andere bis zum Gehen auf der Stelle, Nesteln); häufig medikamentös bedingt (Neuroleptika)
- **Akinese** (griech. kinesis: Bewegung): Überbegriff von Bewegungsverarmung (Akinese), Bewegungsverlangsamung (Bradykinese) und Verminderung der Bewegungsamplitude (Hypokinese); im engeren Sinn für die Schwierigkeit, willkürliche Bewegungen zu initiieren und (repetitive) Änderungen der Bewegungen durchzuführen (typisches Parkinson-Symptom)
- **Alien limb** (engl.): Fremdheitserleben der eigenen Gliedmaße mit z. T. unwillkürlichen und unbewussten Bewegungen der entsprechenden Extremität
- **Apraxie** (griech. pragma: Tätigkeit) (→ S. 16): Störung der Ausführung willkürlicher, zielgerichteter Handlungen (ideomotorische Apraxie, ideatorische Apraxie)
- **Astasie** (griech. stasis: Stehen, Stand): Unfähigkeit zu stehen (siehe Abasie)
- **Asterixis** (griech. asteriktos: ungestützt): ruckartige Bewegungen durch eine kurze muskuläre Aktivitätspause während einer Halteinnervation (z. B. vorgestreckter Arm) = negativer Myoklonus, „flapping tremor"
- **Ataxie** (griech. taxis: Ordnung): Störung der Koordination von Bewegungsabläufen in Form von gestörtem Zusammenspiel einzelner Muskeln (Dyssynergie), falscher Abmessung von Zielbewegungen (Dysmetrie) und Unfähigkeit zur Durchführung einer raschen Folge antagonistischer Bewegungen (Dysdiadochokinese)
- **Athetose** (griech. athetos: ungeeignet): unwillkürliche, unregelmäßige, langsame, geschraubt-wurmförmige, distal betonte Bewegungen, häufig verstärkt durch willkürliche motorische Aktivität; unscharfe Abgenzung zur Chorea (schnellerer Bewegungsablauf) und zur Dystonie (länger anhaltende Bewegungs- und Haltungsanomalie); athétose double = bilaterale Athetose
- **Ballismus** (griech. ballein: werfen, schleudern) (,): unregelmäßige, großamplitudige, „schleudernde", unwillkürliche Bewegungen der proximalen Extremitäten; häufig einseitig = Hemiballismus
- **Bradykinese** (griech. bradys: langsam; kinesis: Bewegung): Verlangsamung des Bewegungsablaufs (siehe Akinese)
- **Chorea** (griech. choreia: Tanz) (,): unwillkürliche, unregelmäßige (nicht rhythmische, nicht repetitive), kurz andauernde, rasche, distal betonte Bewegungen, die in gestische Bewegungen einmünden können
- **Dropped-head** (engl.): subakut auftretender, meist myopathischer, seltener dystoner Anterocollis bei z.B. Parkinson-Syndrom, MSA ( ), Dystonie, Myopathien, Post-Radiatio
- **Dyskinesie** (griech. dys-: miss-; kinesis: Bewegung): wörtlich Bewegungsstörung; im engeren Sinn für medikamentös induzierte Bewegungsstörungen (frühe und tardive = Neuroleptika-bedingte Dyskinesien; Dopa-induzierte Dyskinesien) ( )

- **Dystonie** (griech. dys-: miss-; tonos: Spannung) (🎥): unwillkürliche, phasische oder tonische Muskelkontraktionen, die zu abnormen Bewegungen oder Haltungen führen und die typischerweise durch besondere Manöver (geste antagoniste) in ihrem Ausmaß verringert werden können; aufgabenspezifische Dystonie als Schreib- oder Musikerkrampf
- **Faszikulieren**/Faszikulationen (lat. fasciculus: Bündelchen) (🎥): unwillkürliche, für den Patienten spürbare unregelmäßige Kontraktionen einzelner Muskelfaszikel; spontan (ohne krankhafte Bedeutung) oder als Zeichen einer Affektion des peripheren motorischen Neurons, meist der Vorderhornzelle
- **Festination** (lat. festinare: eilen): Beschleunigung des Gehens (mit Propulsion) und des Sprechens beim Parkinson-Syndrom
- **Freezing** (engl.): plötzlich auftretende, meist für Sekunden, gelegentlich für Minuten andauernde Gangstörung mit Bewegungsblockade (z. B. Gehen in der Menge, in engen Fluren, durch Türeingänge; auch beim Gehbeginn und beim Umwenden); Symptom des (fortgeschrittenen) Parkinson-Syndroms
- **Hyperkinesen** (griech. hyper-: über [mäßig]; kinesis: Bewegung): Überschuss unwillkürlicher Bewegungen; Überbegriff für alle überschießenden Bewegungen (dyston, choreatisch, ballistisch)
- **Hypokinese** (griech. hypo-: unter; kinesis: Bewegung): Verminderung oder Verarmung von Spontan- und Willkürbewegungen; i. e. S. für Verminderung der Bewegungsamplitude (neben Bradykinese und Akinese des Parkinson-Syndroms)
- **Kamptokormia** (griech. kamptein: beugen, kormos: Stamm) (👁): unwillkürliche Beugung des Rumpfes nach vorn im Sitzen und Stehen; passiv und im Liegen ausgleichbar; u. a. bei Parkinson-Syndrom, Multisystematrophie, Dystonie, Myopathie der Rückenstrecker
- **Pisa-Syndrom:** unwillkürliche seitliche Neigung des Rumpfes nach längerem Sitzen und beim Stehen und Gehen, v.a. bei asymmetrischem Parkinson-Syndrom
- **Myoklonie** (griech. klonos: heftige Bewegung) (→ S. 383): unwillkürliche, plötzliche, kurz andauernde, z. T. repetitive Kontraktionen einzelner, auch symmetrischer Muskeln oder Muskelgruppen; Aktionsmyoklonus bei Willkürbewegungen
- **Myokymie** (griech. kyma: die Welle): kontinuierliche, im Bereich der Extremitäten wellenförmige, im Gesicht (🎥) eher faszikulierende Kontraktionen in wechselnden Gruppen von Muskelfasern, die kaum einen Bewegungseffekt haben, aber an der Hautoberfläche sichtbar werden
- **Opisthotonus** (griech. opisthen: [von] hinten; tonos: Spannung): extreme dorsalkonkave (nach hinten) Körperbeugung; axiale Dystonie; psychogen: „Arc de cercle"
- **Painful-legs-moving-toes-Syndrom** (🎥): laufende Flexions-Extensions-Bewegungen des Fußes oder der Zehen und Fächerbewegungen der Zehen, verbunden mit tief sitzendem Schmerz im gleichseitigen Bein; Persistenz während des Schlafes
- **Restless-legs-Syndrom** (→ S. 367): Missempfindungen in den Beinen (Brennen, Kribbeln etc.), die vor allem am Abend und in der Nacht auftreten, mit einem Bewegungsdrang einhergehen und mit Schlafstörungen und nächtlichen periodischen Flexionsbewegungen der Beine („periodic limb movements in sleep") assoziiert sind
- **Rigor** (lat.: Starrheit): gesteigerter Muskeltonus im Agonisten und Antagonisten mit gleichmäßigem, wächsernem, nicht federndem (im Gegensatz zur Spastik) Widerstand bei passiver Bewegung
- **Spasmus** (griech. spasmos: Zuckung, Krampf): Krampf oder Verkrampfung als langsame Muskelkontraktion (tonischer oder klonischer Spasmus)
- **Spastik:** teilweise geschwindigkeitsabhängiger, federnder Widerstand bei passiver Muskeldehnung, der u. U. ab einem bestimmten Punkt plötzlich abnimmt („Taschenmesserphänomen")
- **Spiegelbewegungen** („mirror movements"): unwillkürliche Mitbewegung symmetrischer Muskelgruppen der kontralateralen Extremität
- **Startle** (engl.: zusammenschrecken): exzessive motorische Schreckreaktion, die durch plötzliche unerwartete Reize ausgelöst wird
- **Stereotypie** (griech. stereos: fest): koordinierte Bewegungen, die sich in gleicher Form fortlaufend wiederholen und willkürlich unterdrückbar sind
- **Stiff-person-Syndrom** (→ S. 251): isometrische, kraftvolle und oft schmerzhafte Kontraktion von Skelettmuskeln ähnlich einem chronischen Tetanus, in der Regel stammbetont

- **Synkinesien** (griech.: kinesis: Bewegung): Mitbewegungen von Muskeln, die normalerweise nicht innerviert werden (besonders als Fazialis-Synkinesien), als Folge von Fehlsprossungen
- **Tic** (franz.: Zuckung): abrupte, unregelmäßige, unwillkürliche, kurze Bewegungen wechselnder Intensität und unterschiedlicher Komplexität als einfache motorische (Blinzeln, Stirnrunzeln, Hüsteln, Räuspern), komplexe motorische oder vokale (Koprolalie, Echolalie) Tics, die sich bis zu einem gewissen Grad willkürlich unterdrücken lassen; generalisierte Tics im Rahmen des Gilles-de-la-Tourette-Syndroms
- **Tremor** (→ S. 27) (lat.: Zittern): unwillkürliche rhythmische Bewegung eines Körperteils; in Abhängigkeit von der Muskelaktivität als Ruhe-, Halte- oder Bewegungstremor und als aufgabenspezifischer Tremor (Schreib-, Stimmtremor)
- **Zahnradphänomen:** unabhängig vom Rigor auftretendes, rhythmisches Nachgeben der passiv bewegten Muskulatur

1.5 Tremor

C. H. Lücking, F. Amtage und B. Hellwig*

Allgemeines

Definition

Unwillkürliche, rhythmische, oszillatorische Bewegung eines oder mehrerer Körperteile

Allgemeines

Häufigste Bewegungsstörung; isoliertes Auftreten oder im Rahmen von komplexen Bewegungsstörungen; spontan oder hereditär

Pathophysiologie

- **peripherer (physiologischer) Tremor** im Wesentlichen abhängig von den mechanischen Eigenschaften (Steifheit, Masse) des betroffenen Körperteils, dementsprechend modifizierbar durch Gewichtsbelastung (Rückgang der Tremorfrequenz)
- **zentraler (pathologischer) Tremor** durch zentralen Schrittmacher (zentrales oszillierendes Netzwerk mit Beteiligung von Basalganglien und/oder Kleinhirn sowie motorischem Kortex), dementsprechend keine Beeinflussung der Tremorfrequenz durch Änderung der mechanischen Eigenschaften (Gewichtsbelastung)

Klassifikation

- **nach Aktivierungsbedingung:**
  - *Ruhetremor* bei fehlender Willkürinnervation, häufig verstärkt bei emotionaler Anspannung
  - *Haltetremor* bei Halteinnervation, z. B. der vorgestreckten Arme oder der Nacken- und Halsmuskulatur (Kopftremor)
  - *Bewegungstremor*
    - bei ungerichteten Bewegungen
    - bei Zielbewegungen (Intentionstremor)
    - bei spezifischen Aufgaben (z. B. Schreiben, Sprechen)
  - *isometrischer Tremor* bei Muskelanspannung gegen starren Widerstand (z. B. Liegestütze)
- **nach Frequenz:** niederfrequent, langsam (2–4 Hz); mittelfrequent (4–7 Hz); hochfrequent, schnell (> 7 Hz) (Leitlinie DGN [932])
- **nach Amplitude:** feinschlägig, grobschlägig
- **nach Tremor-Syndromen** (entsprechend der Konsensuskonferenz der Movement Disorder Society 1998 [930]):
  - *physiologischer Tremor*
  - *verstärkter physiologischer Tremor*
  - *essenzieller Tremor*
    - klassischer essenzieller Tremor
    - aufgaben- und positionsspezifischer Tremor
  - *primär orthostatischer Tremor*
  - *dystoner Tremor*
  - *Parkinson-Tremor*
    - Typ I: Ruhetremor oder Ruhe- und Halte-/Bewegungstremor derselben Frequenz
    - Typ II: Ruhe- und Halte-/Bewegungstremor unterschiedlicher Frequenz
    - Typ III: reiner Halte-/Bewegungstremor
  - *monosymptomatischer Ruhetremor*
  - *zerebellärer Tremor*
  - *Holmes-Tremor* (Synonym für Ruber-Tremor, Mittelhirn-Tremor, thalamischer Tremor, Myorhythmie, Benedikt-Syndrom)
  - *Gaumensegel-Tremor*
  - *Medikamenten- und Toxin-induzierter Tremor*
  - *Tremor bei peripherer Neuropathie (neuropathischer Tremor)*
  - *psychogener Tremor*
  - *unklassifizierbarer Tremor*

Zusatzdiagnostik
- **polygrafische Tremorregistrierung** mit Oberflächen-EMG-Ableitung antagonistischer Muskeln und mit Akzelerometrie; Beurteilungskriterien: Frequenz, Amplitude, EMG-Synchronisation, Auswirkung von Gewichtsbelastung auf Frequenz und Amplitude, Kohärenz zwischen verschiedenen Muskelgruppen

Physiologischer Tremor

Definition Feinschlägiger, hochfrequenter (8–12 [–20] Hz) Tremor unter Haltebedingungen

Physiologie Mechanische Oszillationen eines Körperteils, die durch die asynchronen und schwellennahen Entladungen der Motoneurone unterhalten werden (peripherer Tremortyp)

Klinisches Bild Hochfrequenter, bilateraler, meist kaum sichtbarer Tremor an den Extremitäten, besonders an Hand und Fingern

Zusatzdiagnostik
- **Tremoranalyse:** im EMG keine Synchronisation, in der Akzelerometrie Frequenzpeak zwischen 8 und 12 (–20) Hz; deutliche Frequenzabnahme (> 1 Hz) durch Gewichtsbelastung mit 500–1000 g

Verstärkter physiologischer Tremor

Definition Fein- bis mittelschlägiger, schneller (8–12 [–20] Hz) Tremor unter Haltebedingungen

Epidemiologie Prävalenz 9,5 % bei > 50-Jährigen [4452]

Physiologie Verstärkung der mechanischen Oszillationen eines Körperteils durch synchrone Entladungen der Motoneurone infolge von Reflexmechanismen und/oder durch Aktivierung eines zentralen Oszillators (peripherer und zentraler Tremortyp)

Ursachen
- Multiple Ursachen, z. B. Erschöpfung, Angst, Stress, Kälte, sympathomimetische Substanzen, Hyperthyreose, Hypoglykämie, Niereninsuffizienz, Vitamin-B_{12}-Mangel, Medikamenten- und Drogenentzug

Klinisches Bild Gut sichtbarer, bilateraler, hochfrequenter Tremor der Hände, seltener des Kopfes

Zusatzdiagnostik
- **Tremoranalyse:** Synchronisation im EMG, Frequenzen von 8–12 (–20) Hz im Akzelerogramm; durch Gewichtsbelastung Frequenzminderung, daneben unveränderter 8–12Hz-Peak (zentrale Komponente)
- **Labor:** Schilddrüsenfunktionswerte, Elektrolyte, Leber- und Nierenwerte; im Einzelfall auch: Kupfer, Coeruloplasmin (Morbus Wilson)

Differenzialdiagnose Essenzieller Tremor; Medikamenten- und Toxin-induzierter Tremor; Asterixis („flapping tremor", negativer Myoklonus)

Diagnosestellung Schneller Haltetremor und typische polygrafische Tremoranalyse

Therapie Betablocker, z. B. Propranolol 30–320 mg; bei Hyperthyreose etwa gleiche Wirkung der verschiedenen Betablocker

Essenzieller Tremor

Allgemeines Zunehmende klinische und neuropathologische Evidenz, dass es neben dem klassischen Essenziellen Tremor als monosymptomatische Störung auch einen Essenziellen Tremor im Rahmen einer komplexeren, möglicherweise neurodegenerativen Erkrankung mit motorischen und nichtmotorischen Symptomen gibt [2464]

Definition Isolierter Haltetremor, häufig (20–50 %) verbunden mit Bewegungstremor, in fortgeschrittenen Stadien auch mit Ruhetremor; Frequenz überwiegend 5–8 (10) Hz; Kombination mit zerebellären, kognitiven und/oder psychiatrischen Symptomen

Klassifikation [931]
- **hereditärer** Essenzieller Tremor (positive Familienanamnese, Alter < 65 J.)
- **sporadischer** Essenzieller Tremor (negative Familienanamnese, Alter < 65 J.)
- **seniler** Essenzieller Tremor (Alter ≥ 65 J.)

Epidemiologie Häufigster pathologischer Tremor; Manifestation als infantiler, juveniler, adulter oder seniler Tremor; Gesamtprävalenz: 0,4 - 0,9 %, zunehmende Häufigkeit im Alter mit einer Prävalenz von 4,6 – 6,3 % im Alter > 65 J. [2467]

Genetik
- familiäre Häufung 17–100 % (Schätzungen [2470]), meist autosomal dominanter Erbgang, z. T. mit verringerter Penetranz; auch komplexe Vererbungsmuster werden vermutet
- mögliche Assoziation zum Morbus Parkinson und Morbus Alzheimer [2298]
- mit Essenziellem Tremor assoziierte Genorte:

Genlokus	Chromosom	Genprodukt	Funktion	Referenzen (NCBI)
ETM1	3q13	Kandidatengen: Dopamin-D3-Rezeptor-Polymorphismus Ser9Gly. Assoziation mit ET aber nicht gesichert [4320]	Bewegungssteuerung über Dopamin-Signaltransduktion, Beeinflussung von MAP-Kinase- und ERK-assoziierter Signaltransduktion	OMIM 190300
ETM2	2p22-25	Kandidatengen: HS1BP3 (hematopoetic-specific protein 1 binding protein 3), Chromosom 2p24.1, OMIM 609359. Assoziation mit ET aber nicht gesichert	Bindet 14-3-3 Proteine, somit Beeinflussung der Ca/Calmodulin abhängigen Kinasen möglich	OMIM 602134
ETM3	6p23	Kandidatengen nicht bekannt	?	OMIM 611456
LINGO1	15q24.3	Kandidatengen: LINGO1, Assoziation mit ET in anderen Studien bestätigt [4084],[4040]	Beteiligt in der Regulierung von Überleben von Neuronen und Axonregeneration	[3922] OMIM 609791
LINGO2	9p21.2-p21.1	Kandidatengen assoziiert mit Morbus Parkinson und ET, bestätigt durch asiatische Kohorte [4568]	?	[4306] OMIM 609793

OMIM: Online Mendelian Inheritance in Man: http://www.ncbi.nlm.nih.gov/omim

Pathologie

Vorrangig Veränderungen im Kleinhirn (Neo- und Paläozerebellum): axonale Schwellungen der Purkinje-Zellen („Torpedos"), Verlust der Purkinje-Zellen [2465],[2466], Veränderungen der Korbzellen („hairy baskets") [1101]

Pathophysiologie

- Ungeklärt, am ehesten Störung im olivo-zerebello-thalamo-kortikalen Schleifensystem [3147].
- Verminderung der GABA-Rezeptoren im Nucleus dentatus könnte zu einer Enthemmung der (tremorgenerierenden) Kleinhirnaktivität führen [3048]
- auch die Verminderung der GABAergen Funktion im Zerebellum, ventrolateralen Thalamus und lateralen prämotorischen Cortex spricht für eine Überaktivität im zerebellothalamischen System [443]

Klinisches Bild

- **Halte- und (meist geringer ausgeprägter) Bewegungstremor,** beidseitig, häufig asymmetrisch, in 4–5 % einseitig [3136], häufig auch Intentionstremor (50 %), seltener im weiteren Verlauf zusätzlich Ruhetremor (15 %); Hauptmanifestation (95 %) an den oberen Extremitäten (, ,); 34 % betreffen Kopf, 20 % untere Extremitäten, 12 % Stimme, jeweils 5 % Gesicht (Kiefer, Kinn, Zunge) und Rumpf [1065]
- **kombinierte oder isolierte Manifestation** wie Hand-, Kopf- oder Stimmtremor ( )
- **Frequenz** um 5–8 Hz (4–10 Hz); ältere Menschen 5–6 Hz; Tendenz der Frequenzabnahme mit zunehmender Dauer der Krankheit [1666]
- **modifizierende Faktoren:** Besserung unter kleinen Mengen Alkohol bei ca. 50-70 % der Patienten; Zunahme unter psychischer Belastung
- **assoziierte motorische Symptome:** zerebelläre Symptome (Gangataxie, Standunsicherheit, Gleichgewichtsstörungen, leichte Extremitätenataxie), Verlangsamung von Bewegungen (Gang, Feinmotorik)
- **assoziierte nicht-motorische Symptome** (abzugrenzen von krankheitsunabhängigen Störungen): kognitive Störungen (Gedächtnisminderung, Demenz), psychische Störungen (Depression, Ängste, Phobien) [4070],[2468]; Hörstörungen in Korrelation zur Schwere des Tremors [2977]

Zusatzdiagnostik

- **Labor:** Schilddrüsenfunktionswerte, Elektrolyte, Leber- und Nierenwerte (verstärkter physiologischer Tremor, Asterixis); im Einzelfall auch: Kupfer, Coeruloplasmin (Morbus Wilson)
- **Alkohol-Test:** nach einmaliger Gabe in ca. 50 % deutliche, aber nur kurzzeitige Besserung [2119]
- **Archimedes Spirale:** quantitative Einschätzung und zur Verlaufsbeobachtung [1625]
- **polygrafische Tremoranalyse;** folgende Kriterien müssen erfüllt sein [1384]:
  - 1. rhythmische Synchronisation im EMG entsprechend dem Tremor
  - 2. synchrones Tremormuster in antagonistischen Muskeln
  - 3. Tremorfrequenz ≥ 4 Hz
  - 4. sofortiges Einsetzen des Tremors in Halteposition

- 5. unter Gewichtsbelastung Frequenzreduktion um ≤ 1 Hz
- 6. keine Amplitudenzunahme unter geistiger Anstrengung
- **Hirnparenchym-Sonografie:** Hyperechogenität in der Substantia nigra typisch für Morbus Parkinson [978], in ca. 15 % auch beim Essenziellen Tremor [3951]
- **MRT des Neurocraniums** v.a. bei starker Asymmetrie zum Ausschluss einer Pathologie in Hirnstamm/Zerebellum
- **123I-FP-CIT** SPECT (👁): Ausschluss eines Morbus Parkinson

Diagnosestellung

- **klinisch**, unterstützt durch polygrafische Tremoranalyse, Alkoholsensitivität
- **Essenzieller Tremor (klassische Form):** monosymptomatischer Halte- und Bewegungstremor mit meist langsamer Progression über mindestens 5 Jahre (bei Ausschluss anderer typischer Tremorformen und medikamentöser, endokriner oder sonstiger symptomatischer Ursachen)
- **Essenzieller Tremor** mit zerebellären, kognitiven und/oder psychiatrischen Symptomen (mögliche neurodegenerative Erkrankung)

Differenzialdiagnose

- **physiologischer Tremor/verstärkter physiologischer Tremor:** isolierter Tremor von niedriger Amplitude und höherer Frequenz (8–12 Hz), der unter Haltebedingungen auftritt, Frequenzabnahme unter Gewichtsbelastung von > 1 Hz
- **Parkinson-Tremor:** initial meist einseitig, oft auch Haltetremor (meist etwas langsamer als Essenzieller Tremor); in der polygrafischen Tremoranalyse häufig *alternierendes* Tremormuster in antagonistischen Muskeln; Kombination mit Ruhetremor und eindeutiger Akinese/Rigidität spricht für Morbus Parkinson (→ S. 337), Übergang von Ruhetremor in Haltetremor mit kurzzeitiger Unterbrechung des Tremors
- **orthostatischer Tremor:** Tremor der unteren Extremitäten mit Frequenz von 13–18 Hz, der nur im Stand und bei Halteinnervation auftritt und zu schwerer Standunsicherheit mit Fallneigung führt
- **zerebellärer Tremor:** zunehmende Tremoramplituden bei Zielbewegungen, Ataxie, niedrige Tremorfrequenz (< 5 Hz)
- **Fragiles X-assoziiertes Tremor-Ataxie-Syndrom (FXTAS):** Halte- und Intentionstremor, zerebelläre Ataxie (→ S. 327)
- **Holmes-Tremor:** langsamer (1–4,5 Hz) Ruhe-, Halte- und Aktionstremor
- **Rabitt-Syndrom:** Tremor der perioralen Muskulatur (vor allem der Lippen) als Symptom einer medikamentös induzierten Hyperkinese oder isoliert bei älteren Menschen („Mümmeln")
- **dystoner Tremor:** fokal, in dystonen Muskeln, positive „geste antagoniste", dystoner Kopftremor persistiert meist im Liegen [73]
- **Tremor bei peripherer Neuropathie**
- **Medikamenten- und Toxin-induzierter Tremor**
- **psychogener Tremor** (→ S. 389): plötzlicher Beginn, Spontanremissionen, Ablenkbarkeit, Suggestibilität, Kokontraktionszeichen; in der Tremoranalyse unter Gewichtsbelastung meist deutliche Amplituden*zu*nahme

Therapie allgemein [4639]

- **Allgemein:** keine kausale Therapie; Medikamente führen bei ca. 50 %, stereotaktische Behandlungen bei ca. 80–90 % der Patienten zu einer Besserung
- **Differenzialtherapie** in Abhängigkeit von der Schwere des Tremors und der Beeinträchtigung der Patienten:
  - *Tremor nur in Phasen von Stress und Angst:* Propranolol oder Benzodiazepine nur für diese Phasen
  - *bei anhaltender deutlicher Beinträchtigung:* Beginn mit Primidon oder Propranolol, bei unzureichendem Effekt Kombination von beiden Präparaten
    - bei fehlendem Effekt: Benzodiazepine, Gabapentin, Clozapin oder Topiramat; Wirksamkeit generell weniger überzeugend
  - *bei medikamentöser Therapieresistenz:* Botulinum-Toxin und stereotaktische Operation

Medikamentöse Therapie [4640], Level A - U

- **Propranolol** (Level A) (z. B. Dociton®): Tagesdosis 30–320 mg/d in 3 Einzeldosen; einschleichende Dosierung mit 3 × 10 mg; Absetzen langsam über eine Woche; bei Unverträglichkeit Versuch mit Sotalol (Level B) oder den selektiven Betablockern Atenolol, (Level B) oder Naldolol (Level C).
  - *Kontraindikationen:* z. B. akute kardiale Dekompensation, AV-Block II° und III°, COPD
  - *Nebenwirkungen:* Depression, erektile Dysfunktion

- **Primidon (Level A)**: einschleichender Beginn mit sehr kleinen Dosen (z.B. 25 mg entsprechend 1 ml Liskantin®-Saft [nicht in der Roten Liste, aber in Apotheken verfügbar]) am Abend, langsame Steigerung der abendlichen Dosis bis maximal 250 mg, evtl. zusätzlich geringe Dosen morgens und mittags; Nebenwirkungen: Übelkeit, Schwindel, Müdigkeit
- **Kombination aus Propranolol und Primidon** in maximal tolerierter Dosis (Level B)
- **Gabapentin** (Level B) (z. B. Neurontin®, off-label): bis 2400 mg/d; Nebenwirkungen: Fatigue, Übelkeit u. a.
- **Topiramat (Level B)** (Topamax®, off-label): bis 400 mg/d; Nebenwirkungen: Somnolenz, Fatigue, Gewichtsverlust u. a.
- **Benzodiazepine:** z. B. Clonazepam (Rivotril®, off-label) 1,5–6 mg/d (Level C); Alprazolam (z. B. Tafil®, off-label) 0,75–4 mg/d (Level B)
- **Clozapin** (Level C) (z. B. Leponex®, off-label): 12,5–75 mg/d, vor allem bei Bewegungstremor nach positivem Test mit einer Einzeldosis von 12,5 mg; Level U bei Langzeitbehandlung [652]
- **Botulinum-Toxin (Level C)** (off-label): wirksam bei starkem Kopftremor und bei Stimmtremor, geringer bei Tremor der Hände; jeweils Abwägung gegenüber unvermeidbarer Muskelschwäche
- **Nimodipin (Level C),** z.B. Nimotop® (off-label): 4 × 30 mg
- **keine Empfehlung für:** Clonidin, Gabapentin als Kombinationstherapie, Glutethimid, L-Tryptophan/Pyridoxin, Metoprolol, Nicardipin, Octanol, Olanzapin, Phenobarbital, Pregabalin, Quetiapin, T2000, Theophyllin, Tiagabin und Zonisamid
- **keine Wirksamkeit von:** Trazodon, Acetazolamid, Amantadin, Carisbamat, Flunarizin, Isoniazid, Levetiracetam, Pindolol, 3,4-Diaminopyridin, Methazolamid, Mirtazapin, Nifedipin, Verapamil

Stereotaktische Operation

- **Indikation:** bei starker Ausprägung und Beeinträchtigung durch den Tremor und unzureichendem medikamentösen Therapieeffekt
- **Wirksamkeit:** gute Operationserfolge für Hand- und Armtremor, unbefriedigende Ergebnisse häufiger bei Kopf-, Stimm- und Zungentremor (, ,)
- **Verfahren:**
  - *bilaterale Thalamusstimulation* (Level C) im Nucleus ventralis intermedius (Vim), Toleranzentwicklung mit Nachlassen des Effektes über die Zeit bei weiterhin gebesserter Lebensqualität [273]; Nebenwirkungen: Dysarthrophonie, Ataxie
  - *ggf. einseitige Vim-Thalamotomie* (Level C) bei unilateralem Tremor
  - *uni- und bilaterale Tiefenhirnstimulation* in der subthalamischen Region (kaudale Zona incerta, posteriore subthalamische Area), Wirksamkeit ohne Toleranzentwicklung auch nach 7 Jahren [3159],[272]
  - *Stimulation des Nucleus subthalamicus (STN):* einzelne positive Ergebnisse [431]

Verlauf

- **meist langsame Progredienz,** zunehmend psychische und soziale Belastung durch den Tremor, bei langjährigem Bestehen häufig Tremoramplituden von stark behinderndem Ausmaß; ca. 25 % der Patienten müssen ihren Beruf aufgeben oder sich berenten lassen [251]; außerdem stärkere Neigung zu kognitiven Einbußen bis zur Demenz [2468]
- **Auftreten von zusätzlichen Parkinson-Symptomen** nach Jahren und Jahrzehnten nicht selten [3737],[2729]

Aufgaben- und positionsspezifischer Tremor

Definition

Tremor ausschließlich oder hauptsächlich bei Ausführung bestimmter Aufgaben oder Einnahme bestimmter Positionen

Klinische Formen

- **Primärer Schreibtremor** (; häufigste Form)
  - *Typen:*
    - Typ A: Tremor nur beim Schreiben
    - Typ B: Tremor bereits bei Einnahme der Schreibposition
  - Ungeklärt, ob es sich um eine eigenständiges Krankheitsbild, um eine Variante des Essenziellen Tremors oder um einen dystonen Tremor (Schreibkrampf) handelt
  - Im Verlauf können andere aufgabenspezifische Tremorformen hinzukommen [250], [2976]
- **Isolierter Stimmtremor, instrumentenspezifischer Tremor bei Musikern, Sportlertremor** bei bestimmten Sportarten, z. B. Golfen

Therapie

- **medikamentös:** Versuch mit Betablockern, Primidon, Clonazepam oder Diazepam; Botulinum-Toxin bei primärem Schreibtremor und Stimmtremor
- **tiefe Hirnstimulation** im Vim des Thalamus [2976]
- **sonstige:** spezielle Schreibhilfen [1111]; motorisches und sensorisches Training bisher nur im Rahmen von Studien

Primär orthostatischer Tremor

Definition
Hochfrequenter Tremor (13–18 Hz), betont in den Beinen, vorwiegend im Stehen, selten im Gehen, nicht im Sitzen oder Liegen; betrifft vor allem das mittlere Lebensalter

Ätiologie
Sporadisch, seltene familiäre Häufung [794], vereinzelt in Kombination mit essenziellem Handtremor; nicht selten im Verlauf assoziiert mit idiopathischem und symptomatischem Parkinson-Syndrom, vereinzelt mit Restless-legs-Syndrom oder Dyskinesien [1343],[1341]

Pathophysiologie
Annahme eines zentralen Oszillators in Hirnstamm, Kleinhirn oder motorischem Kortex, möglicherweise auch im Rückenmark [2924]; der Tremor kann in allen isometrisch aktivierten Muskeln auftreten [2166]

Klinisches Bild

- **Gefühl von Unsicherheit und Schwanken** mit Fallneigung beim Stehen, Besserung jeweils durch einzelne Seit- oder Vorwärtsschritte
- **Tremor** an den Beinen häufig kaum sichtbar, oft nur als leichtes Muskelwogen; Tremor ist auskultierbar [539]; gelegentlich Tremor niedrigerer Frequenz an Händen, Rumpf und im Gesicht
- Einschränkung der Lebensqualität [1342], Depression [1342]

Zusatzdiagnostik

- **polygrafische Tremoranalyse:** Frequenz der EMG-Aktivität um 16 Hz (13–18 Hz) in allen Muskeln bei isometrischer Innervation; hohe Kohärenz zwischen Extremitäten-, Rumpf- und kranialen Muskeln ipsilateral und kontralateral; im Akzelerometer subharmonischer 8-Hz-Tremor [2166]

Diagnosestellung
Typisches klinisches Bild und Tremoranalyse; Diagnose wird häufig erst nach Jahren gestellt

Differenzialdiagnose
Symptomatischer orthostatischer Tremor bei ponto-mesenzephalen Läsionen [3940], [4298]; Essenzieller Tremor (→ S. 28), Parkinson-Tremor, zerebelläre Standataxie, somatoforme Störung

Therapie

- **medikamentös:** Gabapentin 1200–2400 mg/d, Clonazepam 3 × 0,5–2 mg/d; Primidon 62,5–500 mg/d, Hauptdosis abends einschleichend bis 250 mg, evtl. zusätzlich kleinere Dosen von 62,5–125 mg morgens und mittags; Behandlungsversuch mit Dopamin-Agonisten; Betablocker kaum wirksam
- **chirurgisch:** in schweren Fällen kann eine bilaterale tiefe Hirnstimulation im Vim des Thalamus wirksam sein [1520],[1111],[2521]

Verlauf
Meist nur geringe Progredienz

Dystoner Tremor

Definition
Halte- und Bewegungstremor in dystonen Muskeln

Ätiologie
Unklar; ähnliche Überlegungen wie bei der Dystonie (→ S. 370)

Klinisches Bild
Tremor des Kopfes bei Torticollis spasmodicus, Tremor beim Schreiben mit einer dystonen Hand, Tremor der Stimme bei Dysphonie; Sistieren des Tremors durch eine „geste antagoniste"; irreguläre Tremorfrequenz und -amplitude

Zusatzdiagnostik

- **Tremoranalyse:** Frequenz 3–7 Hz, kein reziprok-alternierendes Tremormuster der antagonistischen Muskeln

Diagnosestellung
Klinisch: Kombination von Tremor und zumindest geringen Zeichen einer Dystonie; Beeinflussung durch „geste antagoniste"

Differenzialdiagnose

- **Essenzieller Tremor** des Kopfes (sistiert im Liegen) [73]
- **Essenzieller Tremor bei Dystonie:** Tremor in nicht dystonen Muskeln (z. B. Torticollis spasmodicus und Haltetremor einer Hand) [3572]
- **primärer Schreibtremor**, der ohne Schreibkrampf auftritt
- **Stimmtremor**, der ohne spasmodische Dysphonie auftritt
- **„dystoner" Tremor** mit Parkinson-ähnlichen Symptomen (Ruhe- und Haltetremor von Kopf oder Armen, Hypomimie, verminderte Mitbewegungen, aber keine typische Bra-

dykinese) und geringen dystonen Bewegungen; keine Wirksamkeit von L-Dopa oder Dopaminagonisten, im SPECT und PET normale dopaminerge Funktionen (*SWEDDs*: Scans Without Evidence of Dopaminergic Deficit) [3630],[249],[3703]

Therapie

- **medikamentös:** Botulinum-Toxin-Injektion in den dystonen Muskel; Clonazepam, Trihexyphenidyl, Propranolol, Tetrabenazin, Lioresal laut Einzelberichten
- **tiefe Hirnstimulation**
  - *bei zervikaler Dystonie mit Tremor* im Globus pallidus internus oder dentato-rubrothalamischen Trakt [759]
  - *bei dystonem Tremor* im Ncl. ventralis intermedius thalami [2788]

Parkinson-Tremor

→ Morbus Parkinson S. 337

Zerebellärer Tremor

Definition

Bewegungstremor bei ungerichteten Bewegungen, verstärkt bei Zielbewegungen (Intentionstremor), seltener in Halteposition, häufig grobschlägig, Frequenz < 5 Hz

Ätiologie

Zerebelläre Läsionen (entzündlich [vor allem Multiple Sklerose → S. 227], neurodegenerativ, ischämisch, traumatisch)

Klinisches Bild

Ein- oder beidseitiger Bewegungstremor/Intentionstremor der Arme mehr als der Beine (🎥, 🎥), evtl. zusätzlicher Haltetremor von Kopf und Rumpf; kein Ruhetremor; meist assoziiert mit weiteren zerebellären Symptomen wie Dysmetrie und Ataxie

Zusatzdiagnostik

- **Tremoranalyse:** Frequenz < 5 Hz, Gewichtsbelastung führt zur Amplitudenminderung, in geringem Ausmaß zur Frequenzminderung

Diagnosestellung

Langsamer, meist grobschlägiger Tremor in Verbindung mit anderen zerebellären Symptomen

Differenzialdiagnose

Essenzieller Tremor mit Intentionstremor und zerebellären Symptomen, Tremor bei peripherer Neuropathie, Fragiles X-assoziiertes Tremor-Ataxie-Syndrom (→ S. 327), verschiedene spinocerebelläre Ataxien (→ S. 320)

Therapie

- **medikamentös** (meist wenig erfolgreich): Carbamazepin (400–600 mg/d), Topiramat (25–100 mg/d), Clonazepam, Propranolol, Isoniazid, Odansetron
- **mechanisch:** Gewichte als Armreif oder Leder- bzw. Metallmanschette vermindern Amplituden und Frequenz
- **operativ:** stereotaktische Läsion (Thalamotomie) oder chronische Stimulation im Vim des Thalamus; Ergebnisse bei Patienten mit Multipler Sklerose anhand meist kleiner Fallzahlen und relativ kurzen Nachbeobachtungszeiten für beide Methoden ähnlich: initial gute Besserung des Tremors, nach Monaten (durchschnittlich 3) Nachlassen der Wirkung; einzelne Beobachtungen mit jahrelanger Tremorfreiheit; bleibende und progrediente Behinderung durch vorbestehende Ataxie [4082],[1622]

Holmes-Tremor

Synonyme

Ruber-Tremor, Mittelhirn-Tremor, thalamischer Tremor, Benedikt-Syndrom, Myorhythmie

Definition

Langsamer Ruhe-, Halte- und Bewegungstremor

Ätiologie

Läsionen von Nucleus ruber, Bindearm und hinterem Thalamus (z. B. ischämisch, traumatisch, entzündlich, tumorös)

Pathophysiologie

Wahrscheinlich Schädigung des nigrostriatalen dopaminergen und des zerebello-rubro-thalamischen Systems [3714]

Klinisches Bild

- **Latenz** von Wochen, Monaten oder mehreren Jahren zwischen Läsion und Auftreten des Tremors
- **einseitiger, meist irregulärer, langsamer Tremor** (🎥, 🎥) bei Halteinnervation und Bewegung, weniger in Ruheposition, kontralateral zur Läsion; häufig starke Beeinträchtigung
- **Begleitsymptome** aufgrund der ursächlichen Läsionen: Ataxie, Diplopie, halbseitige Lähmungen und Sensibilitätsstörungen, Dystonie, Rigor

Zusatzdiagnostik
- **Tremoranalyse:** 2,5–4,5-Hz-Tremor unter Halte-, Bewegungs- und Ruhebedingung; kein Effekt der Gewichtsbelastung
- **CT/MRT:** Nachweis einer ursächlichen Läsion (siehe Definition)

Diagnosestellung
Vorgeschichte, klinisches Bild und Nachweis einer Läsion in zerebello-rubro-thalamischen oder nigro-striatalen Strukturen

Differenzialdiagnose
Essenzieller Tremor, zerebellärer Tremor

Therapie
- **medikamentös:** L-Dopa und Dopamin-Agonisten, Anticholinergika, Clonazepam, Clozapin, Levetiracetam, Einzelfallbericht mit gutem Ansprechen auf Zonisamid [4001]
- **operativ:** stereotaktische Thalamotomie oder tiefe Hirnstimulation im Vim, Vop, auch Voa des Thalamus oder in der Zona incerta

Prognose
Zunahme im weiteren Verlauf möglich; keine Spontanremission

Gaumensegel-Tremor

Synonyme
Gaumensegel-Nystagmus, rhythmischer Gaumensegel-Myoklonus, Hirnstamm-Myorhythmie

Definition
Langsame, rhythmische, ein- oder beidseitige Bewegungen des Gaumensegels

Ätiologie
- **symptomatische Form:** Läsionen (z. B. ischämisch, entzündlich, traumatisch, tumorös, degenerativ) im Kleinhirn und Hirnstamm (Guilliain-Mollaret'sches Dreieck) mit sekundärer Pseudohypertrophie und späterer Atrophie der unteren Olive (uni- oder bilateral) [2906]
- **progrediente Ataxie und Gaumensegel-Tremor** (sporadische und familiäre Form): oliväre Hypertrophie, fortschreitende Kleinhirndegeneration und Hirnstammstörung; mögliche Beziehung zu Multisystematrophien [3508]; Folge von Hämosiderin-Ablagerung und vaskulärer Malformation im Hirnstamm [2222]
- **spinozerebelläre Ataxie 20 (SCA20)** präsentiert sich in > 60 % der Fälle mit einem palatalen Tremor (ohne Ohrklick, s.u.) in Kombination mit einer Ataxie und Dysarthrie [2115]
- **essenzielle (idiopathische) Form** ohne morphologische Veränderungen im dentato-rubro-olivären Trakt

Pathophysiologie
- rhythmische Entladungen in den Zellen der unteren Olive (Fehlen der GABAergen Hemmung)
- Ohrklick durch rhythmische Aktivierung des M. tensor veli palatini mit Einfluss auf die Tuba Eustachii [933]

Klinisches Bild
- **allgemein:** spontane, rhythmische Bewegungen des weichen Gaumens; benachbarte und entfernte Muskelgruppen (z. B. obere Extremität) können einbezogen sein; meist nur geringe Beeinträchtigung durch den Tremor, wohl aber durch Ohrklick, Oszillopsien, Sprechschwierigkeiten
- **symptomatischer Gaumensegel-Tremor:** < 20 % unilateral, Ohrklick bei < 10 % der Patienten; häufig stärkere Beteiligung anderer Muskelgruppen; Pendelnystagmus; Persistenz im Schlaf oder Koma
- **progrediente Ataxie und Gaumensegel-Tremor:** zusätzlich Augenbewegungsstörungen (u. a. internukleäre Ophthalmoplegie) und Kleinhirnsymptomatik
- **essenzieller Gaumensegel-Tremor:** Manifestation vor dem 40. Lebensjahr; meist beschränkt auf das Gaumensegel, bei > 90 % Ohrklick; Augenmuskeln und Extremitäten sind nicht beteiligt; häufig erhebliche Beeinträchtigung durch Ohrklick; Sistieren der Beschwerden im Schlaf

Zusatzdiagnostik
- **Mikrofon** zur objektiven Registrierung des Ohrklicks (Frequenz 1–3,5 Hz)
- **EMG** von benachbarten Muskelgruppen zur Tremorregistrierung (Frequenz 1–3,5 Hz)
- **MRT:** Nachweis der Hypertrophie der unteren Olive (fehlt beim essenziellen Typ)
- **PET:** Nachweis der Aktivitätssteigerung in der unteren Olive

Diagnosestellung
Typisches Bild, evtl. Ohrklick

Differenzialdiagnose
Psychogener Gaumensegel-Tremor (→ S. 389), willkürliche rhythmische Gaumensegel-Bewegungen [4621], Gaumensegel-Tic, Multisystematrophien, spinozerebelläre Ataxie (SCA 20)

Therapie
Botulinum-Toxin-Injektion in den M. tensor veli palatini zur Beseitigung des Ohrklicks [933] oder in die Augenmuskulatur zur Behandlung von Oszillopsien; Behandlung des essenziellen Gaumensegel-Tremors mit Valproat, Phenytoin, Carbamazepin, Barbituraten, Benzodiazepinen, Sumatriptan oder Trihexyphenidyl in Einzelfällen erfolgreich

Prognose Lang (oft lebenslang) anhaltend; seltene Remissionen beim essenziellen Gaumensegel-Tremor

Medikamenten- und Toxin-induzierter Tremor [2781]

Definition Auftreten in zeitlichem Zusammenhang mit der Einnahme von Medikamenten oder bei akuter und chronischer Intoxikation

Pathophysiologie Der zugrunde liegende Pathomechanismus ist überwiegend unbekannt.

Klinisches Bild/Ätiologie

- **Ruhetremor:** *Antibiotika* (Co-trimoxazol, Amphotericin B), *Antidepressiva* (SSRI, Lithium), *Antiepileptika* (Valproat), *Antiemetika* (Metoclopramid), *Hormone* (Medroxyprogesteron), *Neuroleptika* (Haloperidol, Thioridazin, Tetrabenazin), *Antihypertonika* (Reserpin); *Drogen* (Kokain, Alkohol, Ecstasy, MPTP)
- **Halte-/Bewegungstremor:** *Antiarrhythmika* (Amiodaron, Mexiletin, Procainamid), *Antidepressiva* (Amitryptilin, SSRI, Lithium), *Antiepileptika* (Valproat), *Beta-Sympathomimetika* (Salbutamol, Salmeterol), *Chemotherapeutika* (Tamoxifen, Cytarabin, Ifosfamid), *Antiemetika* (Metoclopramid), *Hormone* (Thyroxin, Medroxyprogesteron), *Immunsuppressiva* (Tacrolimus, Ciclosporin, Interferon alpha), *Methylxanthine* (Theophyllin, Koffein), *Neuroleptika* (Haloperidol, Thiodorazin, Tetrabenazin), *Antihypertonika* (Reserpin); *Drogen* (Kokain, Alkohol, Ecstasy, Nikotin); *Toxine* (u. a. Blei, Quecksilber, Lindan, CO, Mangan, Toluol, Digoxin)
- **Intentionstremor:** *Antidepressiva* (Lithium), *Beta-Sympathomimetika* (Epinephrin, Salbutamol, Salmeterol), *Chemotherapeutika* (Cytarabin, Ifosfamid), *Immunsuppressiva* (Tacrolimus, Ciclosporin); *Drogen* (Alkohol)

Therapie

- **Vermeiden des auslösenden Medikaments/Toxins**
- **bei überwiegendem Ruhetremor** (und Parkinsonoid) Anticholinergika
- **bei Haltetremor** Propranolol oder Primidon
- **bei tardivem Tremor** Tetrabenazin, Propranolol und Trihexyphenidyl
- **bei Valproat-induziertem Tremor** Umstellen auf retard-Präparat, Propranolol und Acetazolamid.

Tremor bei peripherer Neuropathie

Definition Halte- und Bewegungstremor, der sich nicht auf andere Ursachen als die Neuropathie zurückführen lässt

Ätiologie Möglicherweise zentrale Tremorgenerierung durch veränderte afferente Impulse als Folge der peripheren Demyelinisierung; besonders häufig bei hereditären motorisch-sensiblen Neuropathien (HMSN) und bei paraproteinämischen Neuropathien

Klinisches Bild Halte- und Bewegungstremor in Beinen und Armen, kein sicherer Zusammenhang zwischen Schwere des Tremors und Ausmaß der motorischen und sensiblen Ausfälle

Zusatzdiagnostik

- **Tremoranalyse:** Frequenz zwischen 4 und 11 Hz; niedrigere Frequenzen in distalen im Vergleich zu proximalen Muskeln; keine Frequenzreduktion durch Gewichtsbelastung
- **Neuropathie-Diagnostik:** vor allem HMSN, Paraproteinämie, seltener Diabetes mellitus, Alkoholismus, Urämie, Vaskulitis, Amyloidose

Diagnosestellung Tremor in Assoziation mit Neuropathie; Ausschluss anderer Tremorursachen

Therapie Behandlung der zugrunde liegenden Neuropathie, zusätzlich Propranolol; Einzelfallberichte über guten Effekt von Pregabalin [105],[779]; Benzodiazepine von fraglichem Effekt; Einzelfallberichte über tiefe Hirnstimulation im Vim des Thalamus [511],[4441], teils mit nur mäßigem Erfolg [430]

Verlauf Auch nach Besserung der Neuropathie kann Tremor weiterhin bestehen

Fragiles X-assoziiertes Tremor-Ataxie-Syndrom (FXTAS)

→ S. 327

Psychogener Tremor

→ S. 389

1.6 Kleinhirnsyndrome

H. Kimmig

Allgemeines

Anatomie

- **Archicerebellum = Vestibulocerebellum:** Lobus flocculonodularis; Afferenzen: Tractus vestibulocerebellaris, Tr. olivocerebellaris; Efferenzen: Vestibulariskerne
- **Paläocerebellum = Spinocerebellum:** Lobus anterior, Uvula, Pyramis vermis, paravermale Zonen (mediale Hemisphären); Efferenzen: Nuclei fastigii, globosus, emboliformis (Formatio reticularis, Vestibulariskerne, Nucleus ruber, Thalamus)
- **Neocerebellum = Pontocerebellum:** Lobus posterior (laterale Hemisphären); Afferenzen: Tr. pontocerebellaris, Tr. olivocerebellaris; Efferenzen: Nucleus dentatus (kontralateraler Thalamus)

Kleinhirnfunktionen [3279]

- **Neocerebellum:**
  - *komplexe Zielmotorik:* Physiologie noch hypothetisch: Abstimmung des Intensitäts-Zeitverhaltens kortikospinaler Kommandos über dentato-thalamo-kortiko-ponto-zerebelläre Schleife; Verarbeitung in Modulen aus:
    - Längsstrukturen (Folia): Koordination über verschiedene Bewegungssegmente hinweg
    - Querorganisation (Afferenzen, Efferenzen): Art der Bewegung, Kontext
  - *adaptive Eigenschaften:* motorisches (prozedurales) Lernen über rubro-olivo-zerebelläre Schleife
  - *weitere Funktionen* für Kognition, Wahrnehmung und autonome Steuerung werden vermutet
- **Paläocerebellum:**
  - *Stand-, Gang- und Stützmotorik* (Mitbewegungen)
  - *Zielmotorik, Sprechmotorik, Diadochokinese*
- **Archicerebellum:**
  - *Feinabstimmung der Augenbewegungen*
  - *Halte- und Stützmotorik* (Körperhaltung, Muskeltonus, Gleichgewicht)

Einzelne Syndrome

Kleinhirnhemisphärensyndrom

- **Gliedmaßenataxie**, besonders Arme betroffen
- Vorbeizeigen, Gangabweichung
- **Intentionstremor**
- **Asynergie:** Dys-/Adiadochokinese, Dysmetrie (Hyper-/Hypo-)
- **Rebound-Phänomen:** gestörte Bremsfunktion
- **Hypotonie**, Asthenie
- **zerebelläre Dysarthrie** (skandierend, explosiv und/oder verwaschen) und Dysprosodie

Kleinhirnwurmsyndrome

- **Oberwurm** (einschließlich Lobus anterior): Stand- und Gangataxie (Dysmetrie der Schrittlänge), besonders a. p.-Ebene
- **dorsaler Wurm:** Sakkadenhypometrie zur Läsionsseite und -hypermetrie zur Gegenseite, verlangsamte Blickfolgebewegung zur Läsionsseite; bei bilateraler Läsion Sakkadenhypermetrie beidseits und unauffällige Blickfolgebewegung

Flocculus-Nodulus-Syndrom

- **Stand- und Gangataxie** mit Stürzen (bis Astasie und Abasie), Rumpfataxie
- **Augenbewegungsstörungen:** verlangsamte Blickfolgebewegung und inkomplette visuelle Unterdrückung des vestibulookulären Reflexes, Blickrichtungsnystagmus, bei bilateraler Schädigung: Downbeat-Nystagmus

1.7 Augenbewegungsstörungen

H. Kimmig

Übersicht: wichtige zentrale Augenmotilitätsstörungen

Funktion	Störung	Lokalisation/Ursache
Null-Lage	Nystagmus (Rucknystagmus) (Imbalance zwischen den Vestibularissystemen beider Seiten)	Labyrinth, Vestibulariskerne, Kleinhirn
	Blickdeviation, -parese	paramediane pontine Retikulärformation (PPRF), frontales Augenfeld (FAF)
	Kippdeviationen („macro square wave jerks“; sakkadisches Intervall erhalten)	Kleinhirn, Hirnstamm
	Opsoklonus (sakkadisches Intervall aufgehoben; s. u.)	Kleinhirn, Hirnstamm

Funktion	Störung		Lokalisation/Ursache
aktive Fixation	Fixationsnystagmus	erworbener Pendelnystagmus (s. u.)	Kleinhirn
		kongenitaler Ruck- oder Pendelnystagmus (s. u.)	Defekte im visuellen System
exzentrisches Halten	Blickrichtungsnystagmus (🎥)	richtungsspezifisch	Kleinhirn (Flocculus), Vestibulariskerne, Nucleus präpositus hypoglossi, Blickwendezentrum
		omnidirektional (unspezifisch)	Somnolenz, Intoxikation
Sakkaden	Verlangsamung (🎥, 🎥, 🎥)		Somnolenz, Intoxikation, Blickwendezentrum (z. B. Systemerkrankungen mit Hirnstammbeteiligung, Stoffwechselstörungen)
	Verlangsamung/Parese nur der Adduktion: internukleäre Ophthalmoplegie (s. u.) (🎥)		medialer longitudinaler Faszikel (MLF)
	Störung der Initiierung („Sakkadenlähmung")		akute Läsion: FAF, posteriorer parietaler Kortex oder Colliculus superior
	Verlängerung der Reaktionszeit		Somnolenz, Intoxikation
	unwillkürliche Sakkaden		Gebiet des FAF
langsame Folgebewegungen	sakkadierte Folgebewegung (Blickfolgesakkadierung (🎥)) und gestörte Unterdrückung des vestibulookulären Reflexes (VOR)		Kleinhirn (Flocculus ipsilateral), ipsilaterales Blickwendezentrum, Großhirn (parietookzipital ipsilateral)

Blickparese

Ursächliche Läsion(en)

- **horizontale Blickparese:**
  - *ipsilaterale paramediane pontine Retikulärformation* (PPRF); bei akuter Läsion: Blickdeviation nach kontralateral
  - *kontralaterales frontales Augenfeld* (FAF): vor allem Sakkaden betroffen, mit Deviation conjuguée zur Herdseite; Rückbildung über Tage
- **vertikale Blickparese:** Mittelhirn (🎥)
  - *Commissura posterior (Cp):* Störung von Sakkaden und Blickfolgebewegung nach oben (Parinaud-Syndrom)
    - bei Beteiligung des Okulomotoriuskernkomplexes: evtl. Konvergenzstörung, Konvergenz-/Retraktionsnystagmus (🎥), intendierter Aufwärtsblick mit Lidretraktion, „lid lag" beim Abwärtsblick
  - *rostraler Nucleus interstitialis des MLF (riMLF):* Störung von Sakkaden nach unten
  - *Nucleus interstitialis Cajal (iNC):* evtl. vertikales Puppenkopfphänomen (VOR) mitbetroffen und „skew deviation"

Ursächliche Erkrankungen

- **progressive supranukleäre Blickparese (PSP), Richardson-Syndrom** (→ S. 355; 🎥): akinetisches Parkinson-Syndrom, axialer Rigor und Augenbewegungsstörungen (vor allem vertikale Sakkadenverlangsamung, betont nach unten)
- **primär vaskulär bedingte progressive Blickparese** (Basalganglien, innere Kapsel, Mittelhirn, vor allem vertikal): Bildgebung (CT, MRT)
- **kortikobasale Degeneration** (→ S. 358): vertikale Sakkadenverlangsamung, dabei deutlich asymmetrische sensomotorische Defizite („alien limb")
- **Morbus Whipple** (→ S. 199): zusätzlich Gewichtsverlust, Durchfall, Arthritis, Lymphadenopathie und Fieber; diagnoseweisend (falls vorhanden): Vergenz-Oszillationen mit gleichzeitigen Kontraktionen der Kaumuskeln (okulomastikatorische Myorhythmien); antibiotisch behandelbar!
- **Morbus Parkinson** (→ S. 337): Hochblick kann erschwert sein; wenn auch der Abwärtsblick deutlich betroffen ist → Verdacht auf PSP

Differenzialdiagnose

- **ausgeprägte externe Ophthalmoplegie** (z. B. bei kranialer Neuropathie/Myopathie): bei Blickparese bleibt das Puppenkopfphänomen (der vestibulookuläre Reflex, VOR) in der Regel erhalten
- **Blickdeviation** (meist schräg nach oben):
  - *Blickwendung bei zerebralen Anfällen:* Adversiv- oder (häufiger) Kontraversiv-Anfälle bei frontalen und temporo-parieto-okzipitalen Foci, evtl. verbunden mit „epileptischem" Nystagmus
  - *okulogyre Krise:* tonische, torsionsartige Blickwendung (Auge, Kopf und Körper) nach oben

- als Nebenwirkung von Neuroleptika und verwandten Substanzen bei prädisponierten Personen
  - Therapie mit Biperiden (Akineton®)
- bei postenzephalitischem Parkinson-Syndrom

Internukleäre Ophthalmoplegie (INO)

Anatomie
Das horizontale Blickwendezentrum, PPRF, projiziert auf den Abduzenskern; dort wird die Erregung einerseits auf Abduzensmotoneurone umgeschaltet, andererseits auf Interneurone, die im medialen Längsbündel zu den Motoneuronen des M. rectus medialis der Gegenseite ziehen (Nucleus N. III)

Ursächliche Läsion
Medialer longitudinaler Faszikel (MLF) ipsilateral zur Adduktionsstörung

Ursächliche Erkrankungen
Bei jüngeren Patienten meist Multiple Sklerose; weitere Ursachen: Hirnstamminfarkt, -tumor, Entzündungen

Symptome
- **in Primärposition** Augenstellung regelrecht (keine Doppelbilder)
- **bei Konvergenz** Adduktion erhalten
- **bei Sakkaden zur Gegenseite der Läsion** Adduktion verlangsamt und nicht ausreichend, um das Blickziel zu erreichen; das Gegenauge überschießt das Ziel und zeigt eine Art Blickrichtungsnystagmus (dissoziierter Nystagmus)

Varianten
- **bilaterale Läsionen:** meist auch Störung der vertikalen Blickfolgebewegung und des vertikalen VOR
- **rostrale Läsionen:** evtl. Einbeziehung des Nucleus N. III (→ Konvergenzschwäche)
- **kaudale Läsionen:** evtl. Einbeziehung des ipsilateralen, horizontalen Blickwendezentrums ggf. auch des Nucleus N. VI (→ Blickparese zur Herdseite und internukleäre Ophthalmoplegie zur Gegenseite = *Eineinhalb-Syndrom*)

Opsoklonus

Ursächliche Läsion(en)
Hirnstamm, Kleinhirn

Ursächliche Erkrankungen
- **benigne Hirnstamm-/Kleinhirnenzephalitis** (parainfektiös/postvakzinal/viral) des Erwachsenenalters; klingt zumeist innerhalb von Tagen bis Wochen spontan ab
- **paraneoplastisches Syndrom** im Erwachsenenalter (→ S. 249) bzw. im Kindesalter (Neuroblastom)
- vaskulär, hypoxisch, toxisch (z. B. trizyklische Antidepressiva)
- infantile myoklonische Enzephalopathie Kinsbourne („dancing eyes and feet“)
- benigne Hirnstamm-/Kleinhirnenzephalitis des Kindesalters (Cogan)

Symptome
Salven von horizontalen und vertikalen Sakkaden ohne intersakkadisches Intervall, evtl. assoziiert: Schauer von Myoklonien, Ataxie, Radikulitis

Zusatzdiagnostik
- **Elektronystagmogramm:** Salven von Sakkaden, bei denen das intersakkadische Intervall aufgehoben ist, gehäuft nach Lidschluss

Differenzialdiagnose
- **ocular flutter:** nur horizontale Sakkaden (Untergruppe des Opsoklonus, gleiche Ursachen)
- **unwillkürliche Sakkadengruppen mit erhaltenem intersakkadischem Intervall:**
  - *Gegenrucke* („square wave jerks“): $< 5°$, bei Kleinhirnläsionen, Müdigkeit, Aufregung
  - *Kippdeviationen* („macrosquare wave jerks“): $> 5°$, vor allem bei Kleinhirnschäden und Systematrophien

Skew Deviation

Ursächliche Läsion
Otolithenfunktionsstörung peripher oder zentral (via Labyrinth → N. VIII → ipsilaterale Vestibulariskerne → kontralateraler MLF (Kreuzung) → rostrales Mesenzephalon, Nucleus interstitialis Cajal

Assoziierte Störungen
Wallenberg-Syndrom (→ S. 66), internukleäre Ophthalmoplegie

Symptome

- **vertikale Dissoziation der Augenachsen** (bei Läsion unterhalb der MLF-Kreuzung, d. h. peripher oder pontomedullär: ipsilaterales Auge tieferstehend; bei pontomesenzephaler Läsion: kontralaterales Auge tieferstehend), tonisch oder phasisch
- evtl. kombiniert mit Augentorsion und Kippung des Kopfes nach ipsilateral („ocular tilt reaction")
- subjektiv kann der Raum zur Gegenseite geneigt erscheinen

Moebius-Syndrom

Abduzens- und Fazialisparese/-plegie bei zumeist angeborener Kerndysplasie/-aplasie, häufig beidseits (andere Hirnnervenkerne ebenfalls möglich: III, V, XI und XII) und fakultativ assoziiert mit Fehlbildungen im Bereich Kopf, Brustkorb und Extremitäten

Stilling-Türk-Duane-Syndrom

Definition

Anlagestörung mit Fehlinnervation durch den N. III, kommt auch familiär vor (autosomal-dominant vererbt) und kann mit anderen Anlagestörungen vergesellschaftet sein

Symptome

Bei Augenadduktion (M. rectus medialis) kommt es zur Bulbusretraktion mit Lidspaltenverengung, selten mit Doppeltsehen

Typen

- **Typ I:** Leitsymptom und Abduktionsparese (M. rectus lateralis)
- **Typ II:** Leitsymptom und Adduktionsparese
- **Typ III:** Leitsymptom und zusätzlich Ab- und Adduktionsparese

Okulomotorische Apraxie

Definition

Störung der Generierung exzentrischer Sakkaden (verspätet, hypometrisch) bei fixiertem Kopf

Ätiologie/ursächliche Läsionen

- **angeborene Form** (kongenitale okulomotorische Apraxie = Cogan-Syndrom): nur horizontale Augenbewegungen betroffen, dabei häufig auch Anlagestörungen (Balkenagenesie, zerebelläre Hypoplasie)
- **erworbene Form** bei bilateralen frontoparietalen Kortexläsionen: auch vertikale Augenbewegungen betroffen

Symptome

Der Patient bewegt den Kopf in die intendierte Blickrichtung, um über einen vestibulosakkadischen Reflex die Augen auf das Ziel zu bringen

Differenzialdiagnose

Vermehrter Einsatz des Kopfes bei anderen Erkrankungen, bei denen die Sakkaden stark verlangsamt und verkleinert sind (z. B. Ataxia teleangiectatica, Morbus Gaucher, Morbus Niemann-Pick), in solchen Fällen jedoch vestibuläre und optokinetische Sakkaden (schnelle Nystagmuskomponenten) ebenfalls betroffen

Übersicht: wichtige pathologische Nystagmusformen

	Vestibulärer Spontan-Nystagmus, peripher	Vestibulärer Spontan-Nystagmus, zentral	Downbeat-Nystagmus*	Upbeat-Nystagmus*	Periodisch-alternierender Nystagmus (PAN)	Kongenitaler Fixations-Nystagmus	Latenter Fixations-Nystagmus	Erworbener Fixations-Pendel-Nystagmus
Richtung/ Schlagform	Ruckform, horizontal	Ruckform, alle Richtungen möglich	Ruckform, nach unten (evtl. dissoziiert oder Richtungsumkehr durch Konvergenz)	Ruckform, nach oben	Ruckform, horizontal an- und abschwellend, periodischer Richtungswechsel (1,5–3 min)	Pendelform und (bei Seitblick) Ruckform; evtl. periodischer Richtungswechsel, evtl. Kopftremor	Ruckform, beide Augen, zur Seite des fixierenden Auges, d. h. Richtungsumkehr bei Wechsel der Abdeckung	zumeist komplexe Pendelform, evtl. diskonjugiert, ca. 3,5 Hz
Bahnung	Blick in Schlagrichtung, Kopfschütteln, evtl. Liegen	Blick in Schlagrichtung, Kopfschütteln, evtl. Liegen	Seitblick, Blick in Schlagrichtung (oder Gegenrichtung), Kopfhängelage	Blick in Schlagrichtung, Konvergenz, Kopfhängelage	Blick in Schlagrichtung	Fixation, Seitblick	Abdecken eines Auges, Blick in Schlagrichtung	Fixation, Seitblick
Hemmung	gute visuelle Suppression	schlechte visuelle Suppression	Null-Zone (wird spontan eingenommen)	–	evtl. visuelle Suppression	Konvergenz, Null-Zone	Blick in Adduktion	Konvergenz, Nullzone
Läsion/ Ursache	Labyrinth, N. VIII	Vestibulariskerne, Vestibulo-Zerebellum, aufsteigende Vestibularisbahnen	meist idiopathisch, kraniozervikaler Übergang (Arnold-Chiari-Syndrom), andere Prozesse im Bereich der Medulla oblongata oder des (Vestibulo-)Zerebellums	Kleinhirn, Medulla oblongata (Systematrophien, MS, entzündliche und raumfordernde Prozesse)	Kleinhirn, Arnold-Chiari-Syndrom (Systematrophien, MS, entzündliche u. raumfordernde Prozesse), Intoxikationen, kongenital	kongenitale Störung im visuellen System (vor allem BFB-System), häufig assoziiert mit Pigmentstörungen (Albinismus)	kongenital; gelegentlich erst bei neurologischer Untersuchung aufgedeckt; Störung des visuellen oder speziell des optokinetischen oder BFB-Systems	demyelinisierende Erkrankungen (MS), Sehverlust eines Auges, Hirnstamminfarkte mit sekundärer Olivenhypertrophie („okulopalatiner Myoklonus“)
Besonderheit	keine anderen Augenmotilitätsstörungen (Nystagmus kann aber sakkadierte BFB und BRN vortäuschen)	häufig mit anderen Augenmotilitäts-störungen (sakkadierte BFB, BRN, Sakkadenstörung) und neurologischen Symptomen	häufig mit anderen vertikalen Augenbewegungsstörungen (sakkadierte BFB, BRN, Sakkadenstörung) und Ataxie	häufig mit anderen vertikalen Augenbewegungsstörungen (sakkadierte BFB, BRN, Sakkadenstörung)	häufig auch sakkadierte BFB, BRN;	bei 15 % auch Strabismus; Inversion des optokinetischen Reflexes (schnelle Komponenten in Richtung des Streifenmusters), keine Oszillopsie	immer Strabismus; bevorzugte Richtung der BFB temporal-nasal; wenn ausgelöst, dann Oszillopsie; Patienten aufklären: harmlos!	Kopf-, Extremitäten- oder Gaumensegel-Tremor
Therapie	s. Schwindel	s. Schwindel	3,4-Diaminopyridin 5–10 mg 4–5×/d [3988], 4-Aminopyridin 5-10 mg 3–4×/d, Therapieversuch mit Clonazepam 1,5–2 mg/d oder Baclofen 5–10 mg (bis 3×/d)	4-Aminopyridin 3 × 5–10 mg/d (→ S. 783) CAVE: QT-Verlängerung, Baclofen 3 × 5–10 mg/d	Therapieversuch mit Baclofen 5–10 mg 3x/d oder Antiepileptikum			Memantine 3 × 5 mg/d (steigern bis 3 × 20 mg/d innerhalb 2–3 Wochen [3915]; Gabapentin bis 900 mg/d [222]

BFB = Blickfolgebewegung(en), BRN = Blickrichtungsnystagmus, * = Sonderform des zentral-vestibulären Spontannystagmus

1.8 Augenlid-Bewegungsstörungen

K. Schmidtke

Physiologie der Augenlidbewegungen

- **beteiligte Muskeln:** M. levator palpebrae (Motoneurone liegen im unpaaren zentralen kaudalen Nukleus (CCN) am kaudalen Ende des Nucleus n. oculomotorii), M. tarsalis (sympathisch, reguliert lediglich die Weite des Lidspaltes), M. frontalis (greift indirekt am Oberlid an), prätarsaler Abschnitt des M. orbicularis oculi (der einzige Lid-Schließer)
- **prämotorische Schaltzentren:** Teile des rostralen interstitiellen Kerns des medialen longitudinalen Faszikulus (riMLF), supraoculomotor area (SOA, ein Teil des periaquäduktalen Graus), Kern der hinteren Kommissur (nPC); genaue Mechanismen nicht bekannt
- **Absenkung des Lides bei Blick nach unten:** Inhibition der Lidheber plus passive mechanische Faktoren
- **Koordination von vertikalen Augen- und Lidbewegungen:** riMLF; prämotorische Kontrolle von Lidhebern und M. rectus superior ist eng verknüpft
- **willkürlicher Lidschluss:** frontaler Kortex
- **periodisches spontanes Blinzeln:** Generator nicht bekannt; Frequenz von zentral-dopaminerger Aktivität bestimmt

Ptosis

Ursachen [3604]

- **Pseudo-Ptosis:** orbitale Prozesse, Dermochalasis/Blepharochalasis, physiologische Lidsenkung bei Blickparese nach unten und Versuch, nach unten zu sehen; vertikaler Strabismus, kontralaterale Lidretraktion (kompensatorisch, „Hering's law of equal innervation"); Lidspaltdifferenz > 1 mm bei ca. 10 % gesunder Personen
- **muskulär (meist, aber nicht immer, beidseitig):** Myasthenia gravis (→ S. 570), Lambert-Eaton-Syndrom (→ S. 253), Botulinum-Intoxikation, mitochondriale Myopathien (Leitsymptom bei Kearns-Sayre-Syndrom → S. 427), Dystrophia myotonica (→ S. 550), familiäre periodische Lähmung, Marasmus, angeborene Hypotrophie des M. levator palpebrae, Riss der Levator-Aponeurose bei Trägern harter Kontaktlinsen
- **nerval (meist einseitig):** Läsion intrazerebraler Faszikel des N. oculomotorius (Diabetes, lakunäre Mittelhirninsulte), benigne zyklische Okulomotoriusparese (Kinder)
- **nukleär** (immer beidseitig, da motorischer Levator-Unterkern (CCN) unpaar): Infarkt, Trauma, Blutung, Entzündung, Tumor im Bereich des Nucleus N. III (kaudales Mittelhirn), Wernicke-Enzephalopathie, sehr selten reine Ptosis ohne zusätzliche Okulomotorikstörung bei isolierter Läsion des CCN
- **Sympathikusausfall** (→ Horner-Syndrom S. 45, ,): meist einseitig, eher geringe Ptosis, mit Miosis
- **supranukleär:** rechts- oder bifrontaler Insult oder Läsion kortikonukleärer Bahnen („zerebrale Ptosis")
- **Marcus-Gunn-Syndrom** (trigemino-okulomotorische Synkinesie): angeborene oder posttraumatische Innervationsanomalien, v.a. Synkinesie der Lider mit Unterkiefer-Bewegungen wie Kauen, Gähnen

Lidretraktion [1114]

Definition

- Überweite Lidspalte, Sichtbarwerden des oberen Pols der Iris, ggf. mit „lid lag" (Zurückbleiben der Lider beim Blick nach unten)

Ursachen [3604]

- **muskulär (meist einseitig/asymmetrisch):** Morbus Basedow (Autoantikörper-induzierte Fibrose von Lid- und Augenmuskeln, orbitalem Fettgewebe), Myotonie, orbitale Myositis (akut, schmerzhaft, rasch Steroid-responsiv), Myasthenie (nach Aufwärts-Blick: posttetanische Fazilitierung, nach Abwärts-Blick: Cogan's lid-twitch-Zeichen)
- **supranukleäre Lidretraktion (bilateral, evtl. asymmetrisch):** Disinhibition der Levatoren bei Läsion der hinteren Kommissur oder ihres (paarigen) Kernes (nPC) (dorsales Mittelhirnsyndrom; Parinaud-Syndrom); Ursachen: vor allem, aber nicht nur, Raumforderungen, extrapyramidal-motorische Systemdegenerationen wie PSP (→ S. 355,)
- **Pseudo-Graefe-Zeichen:** einseitige Lidhebung bei Blick nach unten oder einwärts, Ursache: Synkinesie des Lides durch Fehleinsprossung nach Läsionen des N. oculomotorius
- **Pseudoretraktion:** scheinbare Lidretraktion bei Exophthalmus, kompensatorische Retraktion eines Lides bei Ptosis der Gegenseite („Hering's law of equal innervation"),

beidseitig bei isolierter Blickparese nach oben und Versuch, nach oben zu sehen (u. a. Miller-Fisher-Syndrom)

- **Pourfour-du-Petit-Syndrom:** unilaterale Lidretraktion, Mydriasis, Exophthalmus und Gesichtsschwitzen; Gegenteil des Horner-Syndroms bei Übererregung zervikaler sympathischer Fasern und Ganglien, u. a. durch Malignome im apikalen Brustraum und chirurgische Läsionen

Andere supranukleäre (prämotorische) Störungen von Lidbewegungen [1114]

Formen

- **Lidapraxien** des willkürlichen Öffnens und Schließens, bei intakter Motorik, intakter Lid-Auge-Koordination und normalem Ablauf des Blinzelns
- **Lidöffnungsapraxie** = „Blepharocolysis" durch tonische Inhibition des M. levator palpebrae, ohne Kontraktion des M. orbicularis oculi, ohne Ptosis, ohne spontanen Lidschluss wenn Lidöffnung einmal gelungen ist ()
  - *ursächliche Erkrankungen:* degenerative extrapyramidal-motorische Erkrankungen (vor allem PSP (→ S. 355); idiopathische Dystonien), rostrale Hirnstammläsionen, z. T. assoziiert mit Blepharospasmus, Enzephalitis, auch Auslösung durch L-Dopa; Störung des willkürlichen Augenschlusses bei Stirnhirnerkrankungen
  - *Variante:* prätarsale motorische Persistenz mit kontinuierlicher Aktivität des prätarsalen M. orbicularis oculi
  - *Hilfsmanöver für Öffnung:* manuelle Lidhebung, Mundöffnung, Berührung im Gesicht
  - *Therapie:* Botulinum-Toxin, chirurgische Eingriffe am Lid, „Lidkrücken", Versuch mit L-Dopa
- **Störung des Geschlossenhaltens** bei Stirnhirnerkrankungen („impersistence of eyelid closure")
- **Blepharospasmus** (→ S. 375,): Dystonie und Überaktivität der Augenschlussmuskulatur (M. orbicularis oculi) und Co-Kontraktion des M. levator palpebrae, mit vermehrtem und verlängertem Blinzeln, tonischem Augenschluss, klonischer Kontraktion oder Überlagerung dieser Symptome, teils assoziiert mit verschiedenen Formen von Lidapraxie (7–10 %)
- **verminderte Blinzelfrequenz** (Stellwag-Zeichen; normale Blinzelfrequenz: 10-20/min); Ursachen: extrapyramidal-motorische Systemdegenerationen, vor allem Morbus Parkinson (→ S. 337), PSP (→ S. 355)
- **Lidnystagmus** mit horizontalen oder Konvergenzbewegungen der Augen
- **paradoxe Lidbewegungen:** Lidsakkaden in Gegenrichtung zu vertikalen Augenbewegungen
- **Lidflattern** (Ursachen: metabolische Erkrankungen, z. B. Morbus Gaucher)

1.9 Pupillenstörungen

A. Hufschmidt, S. Braune und H. Kimmig

Allgemeines

Anatomische Grundlagen

- **Miosis (Engstellung; parasympathisches System)**
  - *afferent:* retinale Rezeptorenzellen → bipolare Zellen → retinale Ganglienzellen → N. opticus → Tr. opticus → Austritt aus dem Tr. opticus rostral des Corpus geniculatum laterale → Nucl. praetectalis (Mittelhirn) → gekreuzt (hintere Kommissur) und ungekreuzt
  - *efferent:* Nucl. Westphal-Edinger → N. oculomotorius → Umschaltung auf 2. Neuron im Ggl. ciliare → kurze Ziliarnerven
    - → M. sphincter pupillae (3 % der Fasern)
    - → Ziliarmuskel (97 % der Fasern)
- **Mydriasis (Weitstellung; sympathisches System):** Hypothalamus (Nucl. posterior, Nucl. paraventricularis; 1. Neuron) ipsilateral → Umschaltung auf 2. Neuron im Nucl. intermediolateralis C8–Th2 (Schwerpunkt Th1) im Seitenhorn des Rückenmarks → Wurzel C8 → Umschaltung auf 3. Neuron im Ggl. cervicale superius → Plexus caroticus → Anlagerung an N. ophthalmicus (V 1) → lange Ziliarnerven → M. dilatator pupillae und M. tarsalis

Untersuchung

- **Prüfung der direkten Lichtreaktion:** Beobachtung der ipsilateralen Miosis bei Lichteinfall
- **Prüfung der konsensuellen Lichtreaktion:** Beobachtung der kontralateralen Miosis bei Lichteinfall

- **Prüfung der Konvergenzreaktion:** Beobachtung der Konvergenzmiosis am besten bei einer Konvergenzsakkade von einem fernen auf ein nahes Ziel
- **Swinging-flashlight-Test:** abwechselnde Belichtung der beiden Augen, möglichst in abgedunkeltem Raum; dabei zusätzlich tangentiale Belichtung der Augen von unten (um die Pupillenweite beider Augen ohne Lichteinfall auf die Retina beurteilen zu können)
  - *normal:* bei Wechsel von einem zum anderen Auge leichte beidseitige Verengung, dann leichte Dilatation (Marcus-Gunn-Zeichen, s.u.)
  - *bei afferenter Störung:* Ausbleiben der initialen Verengung
- **Marcus-Gunn-Pupillenzeichen [3079]:** sekundäre Dilatation bei gleichbleibendem Lichteinfall, gering ausgeprägt bei Gesunden, deutlicher bzw. seitendifferent bei Retrobulbärneuritis und retinalen Erkrankungen
- **Hippus:** rasche spontane Fluktuationen der Pupillenweite, bei metabolischen Enzephalopathien (Leber, Niere), SHT, HOPS [919] und als Normvariante [1547]

Zusatzdiagnostik

- **Pupillometrie** mit Quantifizierung von Pupillendurchmesser bzw. -fläche im Dunkeln und nach standardisierten Lichtstimuli
- **pharmakologische Pupillentests** (nach [4502])

Testsubstanz	Wirklatenz [min]	Prinzip	Wirkungsmechanismus	Wirkung/Aussage
Kokain 5 %	60	Nachweis prinzipielle Läsion sympathischer Efferenzen	Hemmung der Noradrenalin-Wiederaufnahme	Mydriasis; eine physiologische Anisokorie nimmt ab; Persistieren einer Anisokorie von ≥ 1 mm → Nachweis eines Horner-Syndroms durch Schädigung sympathischer Efferenzen
Pholedrin 5 %	45	DD prä-/postganglionäre Läsion sympathischer Efferenzen	Entleerung präsynaptischer Noradrenalinspeicher	Erweiterung der Horner-Pupille, jedoch nur bei intaktem postganglionärem Neuron: – Abnahme der Seitendifferenz (auf ≤ 0,5 mm) → präganglionäre Läsion – persistierende Seitendifferenz > 0,5 mm → postganglionäre Läsion
Phenylephrin 2–5 %	30	DD sympathische/muskuläre Läsion	direkt adrenerg	Mydriasis bei intaktem Dilatator; Ausfall der Mydriasis oder geringere Mydriasis → Läsion innerhalb der Iris
Pilocarpin 0,1 %	30	Nachweis prinzipielle Läsion parasympathischer Efferenzen	direkt cholinerg	deutliche Miosis bei Pupillotonie = Nachweis der Denervierungshypersensibilität des parasympathisch denervierten M. sphincter pupillae
Pilocarpin 1 %	30	DD parasympathische/muskuläre Läsion	direkt cholinerg	beidseitige deutliche Miosis = Nachweis eines intakten M. sphincter pupillae

Pupillenveränderungen bei komatösen Patienten → S. 650

Mydriasis

Ursachen: unilaterale Mydriasis

- **physiologische Anisokorie** (≤ 0,5 mm, im Dunkeln und Hellen gleich) bei 20 % der Bevölkerung (s. u.)
- **Läsion parasympathischer Efferenzen:** Okulomotoriusparese (vor allem kompressive Läsionen, da parasympathische Fasern an der Oberfläche des Nervs liegen), Mittelhirnläsionen (Mittelhirnsyndrom), Pupillotonie
- **lokale Ursachen:** Glaukom-Anfall, Bulbus-Trauma, Iridozyklitis
- **Reizmydriasis** durch Irritation sympathischer Fasern bei ipsilateralen Erkrankungen im Brustraum, bei Schädel-/Gesichts-/Halstraumen, bei akutem Karotisverschluss (Reizung des Plexus caroticus)

Weber-Syndrom

Dissektion

  - *Unterscheidung von efferenter Pupillenstörung* z. B. bei Okulomotoriusparese: seitengleiche und prompte Lichtreaktion
- **benigne episodische unilaterale Mydriasis** („springing pupil") [1851]: meist bei jungen Frauen; oft begleitet von Missempfindungen und ipsilateralen Kopfschmerzen; Dauer Minuten bis Wochen (Median 12 Stunden), Restitutio ad integrum (atypische ophthalmische Migräne?)

Ursachen: bilaterale Mydriasis

- **medikamentös induziert:**
  - *anticholinerg wirksame Substanzen:* trizyklische Antidepressiva, Antihistaminika
    - toxisch: z. B. Blütenstaub der Engelstrompete, Stechapfel, Tollkirsche, Bilsenkraut, Alraune
  - sympathomimetisch wirksame Substanzen: z. B. Kokain, Amphetamin
- Blindheit aus retinaler Ursache, anoxische Enzephalopathie (→ S. 662), epileptischer Anfall

Miosis

Ursachen: einseitige Miosis

Horner-Syndrom (s. u.), Medikamente (Glaukom)

Ursachen: beidseitige Miosis

- Senile Miosis, Diabetes mellitus, Opiat-Intoxikation (Lichtreaktion erhalten), α-Rezeptor-Blocker, Barbiturate, Chloraldurat, metabolische Enzephalopathien, Cholinesterase-Hemmer (z. B. Insektizide)
- **„Spastische Miosis":** Enge, wenig reagible, evtl. etwas asymmetrische Pupillen durch Enthemmung des Nucl. Westphal-Edinger bei diffusen Großhirnschädigungen oder degenerativen Erkrankungen
- **Computer vision syndrome (CVS) [425]:** prolongierte Akkomodationsreflexe (→ Miosis, Myopie mit Verschwommensehen), Schmerzen, konjunktivale Injektion nach langdauernder Bildschirmarbeit

Anisokorie

Ursachen

- **physiologische Anisokorie** (20 % der Bevölkerung): Pupillendifferenz ≤ 0,5 mm, die in Helligkeit und Dunkelheit unverändert bleibt

Abklärung (nach [4096])

<table>
<tr><td rowspan="3">❍ Lichtreaktion bds. erhalten
und
❍ Anisokorie im Dunkeln deutlicher als im Hellen</td><td rowspan="3">► Test mit 5 % Kokain[1]
► Beobachtung des dilation lag (siehe unter Horner-Syndrom)</td><td rowspan="2">❍ dilation lag
und
❍ fehlende Dilatation der kleineren Pupille unter Kokain[1]</td><td rowspan="2">Horner-Syndrom</td><td rowspan="2">► 5 % Pholedrin[2]</td><td>❍ Erweiterung der engeren Pupille</td><td>präganglionäres Horner-Syndrom</td></tr>
<tr><td>❍ keine Erweiterung der engeren Pupille</td><td>postganglionäres Horner-Syndrom</td></tr>
<tr><td colspan="4">❍ kein dilation lag
und
❍ beidseitige Erweiterung unter 5 % Kokain[3]</td><td>physiologische Anisokorie</td></tr>
<tr><td rowspan="3">❍ einseitig verminderte Lichtreaktion
und
❍ Anisokorie im Hellen deutlicher als im Dunkeln</td><td rowspan="3">► 0,1 % Pilocarpin</td><td colspan="4">❍ deutliche Miosis[4]
und
❍ sektorale Konstriktionsdefizite</td><td>Pupillotonie</td></tr>
<tr><td rowspan="2">❍ keine deutliche Miosis</td><td rowspan="2" colspan="2">► 1 % Pilocarpin[5]</td><td>❍ Miosis[6]</td><td>Okulomotoriusparese</td></tr>
<tr><td>❍ keine Miosis</td><td>pharmakologisch oder strukturell bedingte Mydriasis</td></tr>
</table>

[1] bei prä- und postganglionärer Läsion Noradrenalin (NA)-Depletion des peripheren sympathischen Neurons → NA-Wiederaufnahmehemmung durch Kokain weniger wirksam
[2] Pholedrin = 4-OH-Methamphetamin; bei postganglionärer Läsion komplette NA-Depletion → NA-Wiederaufnahmehemmung durch Pholedrin wirkungslos
[3] belegt normalen NA-Gehalt des peripheren sympathischen Neurons
[4] bei peripherer Denervierung cholinerge Hypersensitivität, sodass auch niedrig konzentriertes direktes Cholinergikum wirksam ist
[5] direktes Cholinergikum, Test auf cholinerge Sensitivität
[6] bei präganglionärer Läsion normale cholinerge Sensitivität → normale Reaktion auf direktes Cholinergikum

Zusatzdiagnostik

Siehe unter „Allgemeines“

Horner-Syndrom

Anatomische Grundlagen/Ursachen

- **präganglionäre (zentrale) Schädigung** mit Hypohidrosis der ipsilateralen Gesichtshälfte
  - *Ursachen:* Läsionen im Hypothalamus, Hirnstamm (Wallenberg-Syndrom, Multiple Sklerose, Syringobulbie) oder Schädigungen des Zervikalmarks (z. B. Syringomyelie)
- **ganglionäre/postganglionäre Schädigung:**
  - *Läsionen der Wurzeln C8–Th2* → Horner-Syndrom ohne Hypo-/Anhidrose des oberen Körperquadranten (Austritt der sudomotorischen Fasern tiefer, Th3–Th7)
  - *Läsionen des Ggl. stellatum* → Horner-Syndrom mit Hypo-/Anhidrose des oberen Körperquadranten
  - *Läsionen des Ggl. cervicale superius bzw. des Plexus caroticus* → Horner-Syndrom mit Hypo-/Anhidrose nur der ipsilateralen Gesichtsseite
  - *Läsionen retroorbital/retrobulbär* → Horner-Syndrom evtl. mit Schweißsekretionsstörung der Stirn (Läsionen des N. ophthalmicus); Schädigung des Ggl. ciliare in der Orbita (→ Horner-Syndrom ohne Schweißsekretionsstörung)

Ursachen

- **unilateral:**
  - *peripher:* Wurzelausrisse C8/Th1, Verletzungen des Grenzstrangs oder des Ggl. stellatum durch Entzündungen/Malignome/Traumata (z. B. Pancoast-Tumor), Dissektion der A. carotis, intraorbitale Blutungen (Läsion des Ggl. ciliare)
  - *zentral:* Wallenberg-Syndrom, laterale Hirnstammläsionen, Infarkte bzw. andere Läsionen des Hypothalamus, Halsmarkläsionen
- **bilateral** [3831] (Diagnosestellung über die Beobachtung des „dilation lag“): diabetische autonome Neuropathie, Amyloidose, isolierte autonome Insuffizienz (pure autonomic failure, PAF), Dopamin-β-Hydroxylase-Mangel, hereditäre sensible und autonome Neuropathien, Morbus Fabry

Klinisches Bild

- Miosis (,) (im Dunkeln ausgeprägter durch Dilatationsdefizit), Ptose (nicht sehbehindernd, durch Parese des sympathisch innervierten M. tarsalis sup.), Enophthalmus (oft sehr gering ausgeprägt)
- evtl. ipsilaterale Hypohidrose des Gesichts (je nach Lokalisation der Läsion)
- Heterochromie der Iris bei frühkindlicher Läsion (betroffene Seite heller; Pigmentierung abhängig von sympathischer Innervation)

Zusatzdiagnostik

- **Abgrenzung gegenüber physiologischer Anisokorie:**
  - *Kokain (5 %)* → fehlende Dilatation nach 60 Minuten (s. o. unter „Allgemeines“)
  - *Beobachtung des „dilation lag“:* Beleuchtung beider Pupillen tangential von unten (Beobachtung der Pupillenweite ohne Belichtung der Retina), Fixation einer zweiten Lichtquelle in der Ferne; nach Ausschalten Beobachtung der Pupillenerweiterung; bei Horner-Syndrom deutliche Verzögerung der Erweitung
- **Unterscheidung prä/postganglionär:** Pholedrin 5 % (4-OH-Methamphetamin) →
  - *bei präganglionärer Läsion* auf dem erkrankten Auge deutlichere Pupillenerweiterung als auf dem gesunden Auge (Abnahme der Anisokorie)
  - *bei postganglionärer Läsion* keine deutliche Erweiterung auf dem erkrankten Auge (Persistenz oder Zunahme der Anisokorie)

Pupillotonie

Anatomische Grundlagen

Läsion der kurzen Ziliarnerven mit sekundärer Fehleinsprossung von für die Akkommodation zuständigen Fasern in pupillomotorische Fasern

Ursachen

- **familiär** bei Mutation im MPO-Gen
- **erworben:** lokale Läsionen, Diabetes mellitus, virale Infekte, Autoimmunerkrankungen (Arteriitis temporalis, Guillain-Barré-Syndrom), paraneoplastisch
- **im Rahmen von anderen Syndromen/Erkrankungen:**
  - *Adie-Syndrom (Holmes-Adie-Syndrom):* Pupillotonie + fehlende Patellarsehnenreflexe oder Achillessehnenreflexe
  - *Ross-Syndrom* [2917]: Pupillotonie + Schweißsekretions- und Thermoregulationsstörung, Hyporeflexie
  - *familiäre Dysautonomie* (Riley-Day-Syndrom): Pupillotonie + Analgesie, orthostatische Hypotension, Schluckstörungen, Kornealulzera, Kyphoskoliose

Klinisches Bild

- **erweiterte Pupille ( )** unter normalen Lichtverhältnissen (im Dunkeln evtl. umgekehrt), tonische (langsame) Verengung bei längerer Belichtung; im Dunkeln nur langsame Re-Dilatation; meist einseitig
- **Licht-Nah-Dissoziation:** geringe und stark verzögerte Reaktion auf Licht, deutliche Reaktion auf Konvergenz bzw. Naheinstellung, sehr langsame Re-Dilatation; in der Spaltlampe segmental unterschiedliche Pupillomotorik (→ Entrundung)

- **Akkommodationsstörungen** in der Anfangsphase möglich; klinische Probleme allenfalls durch Verlust der Tiefenschärfe

Differenzialdiagnose Argyll-Robertson-Syndrom: ebenfalls Licht-Nah-Dissoziation, jedoch Pupille primär eng, keine Reaktion auf Mydriatica

Zusatzdiagnostik Pilocarpin 0,1 % → deutliche Pupillenverengung auf der erkrankten, nur minimaler Effekt auf dem gesunden Auge (Denervierungshypersensitivität des M. sphincter pupillae) (s. o. unter „Allgemeines")

Argyll-Robertson-Syndrom (reflektorische Pupillenstarre)

Anatomische Grundlagen Lokalisation der Läsion unklar; Hypothesen:

- Tectum mesencephali
- partielle Okulomotoriusläsion mit Einbeziehung des Ggl. ciliare

Ursachen Neurolues (vor allem Tabes dorsalis), Meningoradikulitis bei Borreliose, Diabetes mellitus, Wernicke-Enzephalopathie, Enzephalitiden, MS

Klinisches Bild Licht-Nah-Dissoziation (fehlende Lichtreaktion bei erhaltener Konvergenzmiosis), meist beidseitig, bei luetischer Ätiologie Pupillen eng, entrundet, oft anisokor, keine Reaktion auf Mydriatika

Differenzialdiagnose der Licht-Nah-Dissoziation:

- **Pupillotonie** (meist einseitig, betroffene Pupille weiter)
- **Parinaud-Syndrom** (→ S. 37; Kombination mit vertikaler Blickparese), durch Schädigung von Interneuronen des Pupillenreflexes im Mittelhirn; Pupillen meist weit, oft anisokor

1.10 Schwindel

H. Kimmig

Allgemeines

Klassifikation

- **systematischer Schwindel:** Eigenbewegungsempfindung i. S. eines Dreh-, Schwank-, Liftgefühls (in der Regel mit Nystagmus einhergehend)

Zeitcharakteristik	Hörstörung	Provokation	Zusätzliche neurologische Ausfälle	Bewusstseinsstörung	Ursächliche Erkrankung
„Sekundenschwindel"	–	nur Lagerung	–	–	benigner paroxysmaler Lagerungsschwindel (→ S. 48)
	(+)	Kopf-zu-Rumpf-Auslenkung	–	–	zervikaler Schwindel (selten!)
	–	–	–	(+)	vestibuläre epileptische Anfallsaura (selten!)
Sekunden-Minuten	(+)	Kopfposition, -bewegung, Hyperventilation	-	-	Vestibularisparoxysmie
	(+), Autophonie	Druck auf Gehörgang, Valsalva, laute Geräuache	-	-	Labyrinthfistel
„Attackenschwindel" (Minuten bis Stunden)	+/(–)	evtl. Lagerung	–	–	Morbus Menière (→ S. 51)

Zeitcharakteristik	Hörstörung	Provokation	Zusätzliche neurologische Ausfälle	Bewusstseinsstörung	Ursächliche Erkrankung
Dauerschwindel (Stunden bis Tage, initial dramatisch, dann abnehmend)	–	evtl. Lagerung	–	–	akuter Vestibularisausfall (Neuritis vestibularis) (→ S. 50)
	–	evtl. Lage	+	–	Wallenberg-Syndrom (→ S. 66)
Dauerschwindel (Stunden bis Tage, fluktuierend, relativ gering ausgeprägt)	+	Lage	+	–	Akustikusneurinom
	–	Lage oder Lagerung	+	–	Hirnstammprozesse, z. B. bei MS

- **unsystematischer Schwindel:** als Benommenheit und/oder Unsicherheit beschrieben
  - *mit Bewusstseinstrübung:* O_2-Mangel (z. B. durch Orthostase, Herzrhythmusstörungen, zerebrale Mikro- oder Makroangiopathie), Hypoglykämie, Hyperventilation, Intoxikationen, Enzephalitis, Hirndruck, Dämmerattacken
  - *bei internistischen Erkrankungen*: Blutdruckstörungen, Herzrhythmusstörungen, metabolische Störungen u.a.
  - *als Medikamenten-Nebenwirkung*: v.a. Schlaf- und Beruhigungsmittel, Neuroleptika, Antidepressiva, Antiarrhythmika; häufig bei > 5 Medikamenten [4111]
  - *mit visueller Desorientierung:* okulärer Schwindel
  - *mit Gang- und Standunsicherheit:* kein Schwindel im eigentlichen Sinn (sondern eine Ataxie), wird aber häufig von Patienten als „Schwindel" oder „Gleichgewichtsstörung" beschrieben (z.B. Polyneuropathie, Hinterstrangstörung, zerebelläre Störung, frontale Gangstörung etc.)
  - *mit situativer Auslösung:* psychogener Schwindel, z. B. bei Angsterkrankungen

Anamnese

- **1. Richtungskomponente:**
  - *Drehschwindel* (vestibulärer Schwindel)
  - *Schwankschwindel* (nicht vestibulärer Schwindel; Benommenheit, Taumeligkeit)
- **2. Zeitkomponente:**
  - *Sekunden* (z.B. Benigner paroxysmaler Lagerungsschwindel – BPLS, → S. 48)
  - *Minuten – Stunden* (z.B. Morbus Menière → S. 51)
  - *Tage/Wochen* (z.B. Neuritis vestibularis → S. 50)
- **3. Auslöser:**
  - *Kopfbewegung / Umlagerung* (BPLS, → S. 48)
  - *Blickbewegung* (Blickrichtungsnystagmus)
  - *Situation* (phobischer Attackenschwankschwindel)
  - *Aufstehen* (orthostatisch, vasovagal)
  - *Bewegungen, Gehen* (Oszillopsien, Störung des VOR)
  - u.a.
- **4. Weitere neurologische Symptome (neben Schwindel):** Doppelbilder, Sensibilitätsstörungen, Paresen, Bewusstseinsstörungen

DD peripher-vestibulärer versus zentral-vestibulärer Schwindel (mod. nach [260])

	Peripher	Zentral
Nausea	++	+
Imbalanz	+	++
Hörstörung	++	-
Oszillopsien	+	++
Nystagmus	++	++
Neurologische Symptome	-	++
Kompensation	++	+
Nystagmus		
Horizontal-torsionell Vertikal-torsionell	++	-
Rein vertikal Rein torsionell	-	++
Fixationssuppression	+	-

HINTS Test

- **Durchführung:**
  - 1. Prüfung des Kopf-Impuls Test nach Halmagyi-Curthoys (h-HIT: horizontaler Kopfimpulstest)
  - 2. Prüfung auf Blickrichtungsnystagmus (Blickrichtungsnystagmus)
  - 3. Test of Skew (skew deviation, → S. 38) – vertikal versetzte Augachsen
- **Aussage:** Screening auf eines der 3 gefährlichen okulomotorischen Zeichen (normaler h-HIT, richtungswechselnder BRN, skew deviation) sensitiver für einen Hirnstamm-Infarkt als ein MRT in den ersten 24-48h; bei falsch positivem h-HIT weist skew deviation auf zentrale Genese [2002]

Symptomatische Therapie des akuten Drehschwindels

- **allgemein:** Beruhigung (→ u. U. spontanes Abklingen), liegende Position
- **Substanzen** („vestibuläre Sedativa"; s.a. → S. 783):
  - *Dimenhydrinat* (Histamin-(H_1-)Antagonist – vorwiegend zentral-vestibuläre Wirkung), z. B. Vomex® A Supp. 150 mg, 1–2/d
    - Nebenwirkungen: Sedierung, Mundtrockenheit, gastrointestinale Störungen
    - Kontraindikationen: Engwinkelglaukom, Blasenentleerungsstörungen
  - *Cinnarizin* (Calcium-Antagonist, vorwiegend peripher-vestibulär wirksam) in Kombination mit Dimenhydrinat (20 mg/40 mg, Arlevert® 3 × 1 Tbl./d)
  - *Scopolamin* (Muskarin-Antagonist, z. B. Scopoderm TTS® Membranpflaster) 1,5 mg für 72 Stunden, auch gegen Reisekrankheit
    - Nebenwirkungen: Unruhe, Mundtrockenheit, gastrointestinale Störungen, Akkommodationsstörungen, Tachykardie, Miktionsstörungen
    - Kontraindikationen: Engwinkelglaukom, Blasenentleerungsstörungen, Darmstenosen, Tachyarrhythmie, Megakolon, akutes Lungenödem, schwere Zerebralsklerose
  - *Flunarizin* (Ca^{2+}-Antagonist; Natil®, Kps. 5 mg, 2 Kps. zur Nacht)
    - Nebenwirkungen: Müdigkeit, Gewichtszunahme, Parkinsonoid, Depression
    - Kontraindikationen für längere Anwendung: extrapyramidale Syndrome, Depression
- **Indikation/Dauer:** *nur kurzdauernde Therapie (meist wenige Tage, falls überhaupt nötig);* bei starker Sedierung wird die zentrale vestibuläre Kompensation behindert (die auch bei persistierender Labyrinthschädigung normalerweise zum raschen Abklingen des Schwindels führt); die Kombination *Cinnarizin* / Dimenhydrinat (20 mg/40 mg, Arlevert® 3 × 1 Tbl/d) führt nicht zu einer Störung der zentralen Kompensation [3644]

Benigner paroxysmaler Lagerungsschwindel (BPLS)

Epidemiologie und disponierende Faktoren

Lebenszeitprävalenz 2,4 %, Anstieg auf 10 % bis zum 80. Lebensjahr [4335]; häufigster systematischer Schwindel (15–39 % in Schwindelambulanzen), meist degenerativ oder idiopathisch (90 %), Z. n. Schädel-Hirn-Trauma, Z. n. Neuritis vestibularis; akutes Auftreten oft nach längerer Bettruhe

Pathophysiologie

„Canalolithiasis" des hinteren vertikalen (in 5 % des horizontalen) Bogengangs: Konglomerat aus am ehesten Otolithenmaterial wirkt bei Umlagerung wie ein Kolben und übt Druck/Sog auf die Cupula aus; Nystagmus und Schwindel treten bei Lagerung auf die Seite des erkrankten Ohres auf

Klinisches Bild

- **BPLS des hinteren vertikalen Bogengangs:**
  - allgemein: „Sekunden"-Schwindel bei Lagewechsel des Kopfes im Raum (z. B. Umdrehen nachts im Bett)
  - Latenz: Schwindel und Nystagmus treten meist 2–4 s nach Umlagerung auf
  - Dauer: meist 5–20 s, nicht länger als 60 s
  - *Nystagmus* bei Linkslagerung mit Schlagrichtung im Uhrzeigersinn, bei Rechtslagerung mit Schlagrichtung im Gegenuhrzeigersinn
  - *Nystagmus-Umkehr:* bei Rückkehr in Ausgangsposition evtl. schwächerer Nystagmus in Gegenrichtung
  - *Erschöpfbarkeit:* bei Wiederholung des Manövers variable Intensität oder passageres Sistieren des BPLS („launisch")
- **BPLS des horizontalen Bogengangs**
  - *Latenz:* meist ohne sichere Latenz
  - *Dauer* meist länger, ggf. mit Richtungsumkehr während der Attacke
  - *Nystagmus* linear horizontal meist zum unten liegenden Ohr (geotrop) in beiden Kopfseitenlagen [2641],[261]
  - betroffene Seite ist die Seite mit dem stärkeren Nystagmus
  - *Erschöpfbarkeit* kaum vorhanden

Untersuchung

- **Lagerungsprobe:**
  - *BPLS des hinteren vertikalen Bogengangs:* schnelle Kippung in Richtung des jeweils hinteren Bogengangs (Merke: der hintere Bogengang hat die gleiche Orientierung

wie die Helix der gleichseitigen Ohrmuschel; Ohrläppchen und Antitragus entsprechen der Position der Cupula), z. B. im Sitzen mit Nase um 45° zur Gegenseite gedreht → Seitwärts-Kippung (Hallpike-Test) → mit 2–4 s Latenz Drehschwindel und Nystagmus zum unten liegenden Ohr mit rotatorischer Komponente (linkes Ohr: Uhrzeigersinn, rechtes Ohr: Gegenuhrzeigersinn) für < 1 Minute; bei Aufrichten evtl. schwächerer Nystagmus in Gegenrichtung
- *BPLS des horizontalen Bogengangs:* Testung in Rückenlage, Kopfdrehung von einer Seite auf die andere löst horizontalen Nystagmus zum unten liegenden Ohr aus

- **bei Wiederholung des Manövers** Intensität variabel („launisch")

Diagnosestellung Anamnese und Nachweis eines typischen Lagerungsnystagmus (s. o.)

Differenzialdiagnose
- **Lagerungsnystagmus** bei Kleinhirnläsionen, Labyrinthfistel
- **Lagenystagmus** (zentral) bei zentralvestibulären Läsionen; Alkohol-Lagenystagmus

Therapie [3722]
- **BPLS des hinteren vertikalen Bogengangs:**
  - *nach Semont:*(👁, 👁):
    - Auslösung des Nystagmus durch Lagerungsprobe (s. o.)
    - nach Abklingen des Lagerungsnystagmus schnelles Umlagern zur anderen Seite unter Beibehaltung der Kopf-zu-Rumpf-Position (→ Auslösung eines nach Schlagform und -richtung identischen, also jetzt zum oben liegenden Ohr gerichteten Nystagmus)
    - Aufrichten
  - *nach Epley* [1099] (👁 👁):
    - Patient sitzt auf Liege, Kopf 45° zur betroffenen Seite gedreht
    - rasche Rückenlage, Kopf hängt über die Liege in 45°-Stellung
    - nach Abklingen des Nystagmus Rotation des Kopfes zum anderen Ohr unter Beibehaltung der Kopftieflage
    - Weiterdrehen unter Mitnahme des Körpers (Rückenlage → Seitlage), bis das Gesicht nach unten gerichtet ist, 10–15 Sekunden warten
    - Aufrichten des Patienten, Kopf leicht gesenkt halten
  - *Erfolgsrate* mit beiden Manövern über 95 % innerhalb weniger Tage [3984]
- **BPLS des horizontalen Bogengangs:**
  - *modifiziertes Epley-Manöver* (👁, 👁): Patient dreht sich aus der Rückenlage um jeweils 90° um die Körperlängsachse zum nicht betroffenen Ohr mit Pausen von 30 Sekunden in jeder Position (bei ausbleibendem Erfolg Gegenrichtung versuchen, da die Auslösungsrichtung nicht immer eindeutig ist)
  - *Gufoni-Manöver* (👁, 👁): Lagerung auf die Seite, auf der sich der schwächere Nystagmus auslösen lässt, nach 1 Minute Kopf 45° Richtung Boden drehen.
- **Merkblätter für Patienten zur Selbstbehandlung:**

	Betroffene Seite	
	Rechts*	Links
BPLS des hinteren vertikalen Bogengangs		
Semont-Manöver	👁	👁
Epley-Manöver	👁	👁
BPLS des horizontalen Bogengangs		
Modifiziertes Epley-Manöver	👁	👁
Gufoni-Manöver (Lagerung auf die „gesunde" Seite, d.h. die Seite mit dem schwächeren Nystagmus)	👁	👁

* Die rechte Seite ist betroffen, wenn bei Lagerung auf der re. Seite der stärkere Nystagmus auftritt

Verlauf Spontanverlauf: langsames Abklingen über Wochen/Monate (mittlere Remissionszeit ca. 40 Tage)

Rezidivrate im Langzeitverlauf bis zu 50 % [499]

Akuter Vestibularisausfall (Neuritis vestibularis)

Ätiologie

Umstritten: entzündlich (viral) oder vaskulär

Epidemiologie

Inzidenz 3,5/100 000 pro Jahr; nach BPLS und Morbus Menière dritthäufigste peripher-vestibuläre Schwindelform (7–23 % in Schwindelambulanzen)

Klinisches Bild

- **Drehschwindel (akut)** mit horizontal-rotierendem Nystagmus und Oszillopsien sowie Kippung der subjektiven visuellen Vertikalen
- **Fallneigung, Übelkeit und Erbrechen**, ohne Tinnitus und Hörstörung, gelegentlich kurze Schwindelattacken vorausgehend
  - Richtung der Falltendenz (Gangabweichung, Vorbeizeigen) und des Bewegungsgefühls meist zur kranken Seite, können jedoch entgegengesetzt sein, da Haltungsreflexe die durch interne vestibuläre Tonusimbalance simulierte Bewegung (zur „gesunden" Seite) zu kompensieren versuchen
- **Dauer:** meist mehrere Tage (bis Wochen)

Untersuchung

- **Nystagmus unter der Frenzelbrille:**
  - *Akutphase:* lebhafter horizontaler Spontannystagmus (in der Akutphase Schlagrichtung in Richtung des gesunden Ohrs) mit rotatorischer Komponente, Verstärkung bei Blick in Richtung der schnellen Komponente
  - *Abklingphase:* Nystagmus visuell gut unterdrückbar (anders als bei zentralem Nystagmus), evtl. nur noch latenter Nystagmus bei Blick in Nystagmusschlagrichtung
- **Kopf-Impuls-Test (Halmagyi-Curthoys-Test** [1569]**):**
  - *Ausführung:* der Untersucher dreht den Kopf des Patienten so schnell wie möglich ca. 15° auf eine Seite und beobachtet, ob der Patient dabei ein Ziel (z. B. Nase des Untersuchers) fixiert halten kann
  - *Auswertung:* bei Labyrinthausfall bleiben die Bulbi zunächst relativ zum Kopf stehen („eingemauert"), danach Re-Fixation mit einer oder mehreren Sakkaden; das ausgefallene Labyrinth ist das auf der Seite der primären Drehrichtung bzw. in Gegenrichtung der Re-Fixations-Sakkaden
  - CAVE: bei degenerativen HWS-Leiden; kein Ersatz für Nystagmografie und Kalorik

Zusatzdiagnostik

- **Elektronystagmogramm:** Spontannystagmus, kalorische Un- oder Mindererregbarkeit des erkrankten horizontalen Bogengangs
- **bei zusätzlichen Symptomen:** MRT-Schädel, Feinschichtung von Hirnstamm, Kleinhirn und Kleinhirnbrückenwinkel, Doppler-/Duplexsonografie, Tonaudiogramm, AEP, Liquorpunktion

Diagnosestellung

Klinisches Bild und Nachweis der Minder-/Unerregbarkeit des horizontalen Bogengangs

Differenzialdiagnose

- **Pseudoneuritis vestibularis:** klinisch identisches Bild bei lakunärem Infarkt in der Eintrittszone des N. vestibulocochlearis
- **Morbus Menière** (→ S. 51): Attacken von Minuten bis Stunden, assoziierte Hörstörungen, allerdings rein vestibuläre Formen möglich
- **zentral-vestibulärer Schwindel:** zentral-vestibulärer Nystagmus, zusätzliche neurologische Symptome
- **Basilarismigräne:** Migräneanamnese, Attacken mit zentral-vestibulärem Schwindel, Sehstörungen, Ataxie, Dysarthrie, Parästhesien, Hörstörungen; okzipitaler Kopfschmerz, evtl. Bewusstseinsstörungen; betroffen sind vor allem junge Frauen
- **Wallenberg-Syndrom** (→ S. 66) und andere Hirnstammaffektionen
- **Kleinhirnbrückenwinkel-Tumor**

Therapie

- **Akuttherapie** → S. 48, dann vorsichtiges Training mit Wendebewegungen, zunächst nur Augen, dann Kopf, später Rumpf
- **Methylprednisolon** führt zu einer besseren Restitution der Vestibularisfunktion (100 mg/d p. o., Dosis alle 3 Tage um 20 mg reduzieren) [3989][SQ Ib]

Verlauf

- Abklingen über Tage bis Wochen (vorwiegend durch zentrale vestibuläre Kompensation); die Funktion des Labyrinths kann sich erholen (evtl. Nystagmusumkehr; persistierendes Defizit zeigt sich häufig erst mit Schwindelgefühl bei raschen Drehbewegungen); Rezidive sehr selten
- **Komplikationen:**
  - benigner paroxysmaler Lagerungsschwindel in bis zu 15 %
  - Entwicklung eines phobischen Schwankschwindels

Bilaterale Vestibulopathie

Allgemeines

Ursache: ototoxisch (Aminoglykoside – Gentamicin), Morbus Menière bilateral, Meningitis, Autoimmunerkrankungen (Cogan-Syndrom), zerebelläre Degeneration, Akustikusneurinome, ca. 50 % bleiben unklar [4661]; kann in jedem Lebensalter auftreten, häufiger kombiniertes Auftreten mit diskreten zerebellären Funktionsstörungen, Downbeat-Nystagmus und Polyneuropathie

Klinisches Bild

- **Schwankschwindel und Gangunsicherheit, bewegungsabhängig** (keine Symptome im Sitzen, Liegen), Zunahme der Symptome in Dunkelheit oder bei Boden-Unebenheiten
- **Oszillopsien** bei Kopfbewegungen, insbes. auch beim Gehen
- **Raumgedächtnis und Navigation** können gestört sein
- **Hörstörungen** möglich

Untersuchung

- Pathologischer Kopf-Impuls-Test, Schwanken im Romberg-Test, Matratzen-Test (kann auf weicher Unterlage nicht stehen)

Zusatzdiagnostik

- **Elektronystagmogramm** mit Kalorik
  - CAVE: Störungen können ausschließlich im Hochfrequenzbereich oder im Niederfrequenzbereich liegen (Kopf-Impuls-Test prüft Hochfrequenzbereich, Kalorik Niederfrequenzbereich)
- AEP, Audiogramm, MRT Schädel
- **Auto-Antikörper** gegen Innenohrstrukturen [173]

Differenzialdiagnose

Unsystematischer Schwindel (s. o.)

Therapie

Gleichgewichtsschulung, Steroide, Immunsuppressiva bei Autoimmungenese, Operation bei Akustikusneurinomen

Verlauf

Beide Labyrinthe gleichzeitig oder nacheinander betroffen, akuter und langsamer Verlauf möglich, Seitendifferenzen im Verlauf und im Endstadium möglich

Vestibularisparoxysmie [498]

Allgemeines

Attackenschwindel durch Gefäßkompression des N. vestibularis hirnstammnah (meist durch eine Schlinge der A. cerebelli inferior anterior)

Klinisches Bild

- **Dreh- oder Schwankschwindel-Attacken**, Sekunden bis Minuten dauernd, mit Stand- und Gangunsicherheit; im Verlauf vermehrt messbare vestibuläre und/oder kochleäre Defizite in der Attacke und mit geringerer Ausprägung auch im Intervall
- **Auslösbarkeit** der Attacken gelegentlich durch bestimmte Kopfpositionen oder Beeinflussung der Attacke durch Änderung der Kopfposition
- **gelegentlich einseitige Hörminderung** oder Tinnitus während der Attacken oder permanent
- **Besserung oder Abklingen der Attacken durch Carbamazepin** (bereits in niedriger Dosis)

Zusatzdiagnostik

- **Elektronystagmogramm** mit Kalorik
- **subjektive visuelle Vertikale** (bei manchen Patienten im Intervall verstellt)
- **AEP, Audiogramm**
- **hochauflösendes MRT** mit 3D-CISS Sequenz

Differenzialdiagnose

Benigner paroxysmaler Lagerungsschwindel, Basilaris-Migräne, phobischer Schwankschwindel, zentraler Lage-/Lagerungsschwindel, Perilymphfistel

Therapie

- **Carbamazepin** (mindestens 200–400 mg/d)
- **mikrovaskuläre Dekompression** (strenge Indikationsstellung) [1875]

Morbus Menière

Ätiologie

Idiopathisch oder bei Z. n. Labyrinthitis

Pathogenese

„Labyrinthhydrops" mit Einreißen des häutigen Labyrinths und Störung des Ionenmilieus („Kalium-Lähmung" des Nervs)

Klinisches Bild

Paroxysmaler Schwindel = „Attacken-Schwindel" für Minuten bis Stunden ohne erkennbare Auslöser, dabei fluktuierende Hörstörungen, evtl. Tinnitus; Gefühl des Ohrdrucks; monosymptomatische Formen möglich

Zusatzdiagnostik

- **Nystagmogramm:** horizontaler Spontan-Nystagmus (in der Reizphase: zum kranken Ohr, in der Ausfallphase: zum gesunden Ohr), evtl. mäßige kalorische Untererregbarkeit; im Intervall häufig unauffällig
- **Audiogramm:** wenn Hörminderung noch inkomplett ist, positives Recruitment-Phänomen nachweisbar
- **AEP:** Hinweise auf Innenohrschwerhörigkeit
- **vestibulär evozierte myogene Potenziale:** Anzeige einer Sakkulusfunktionsstörung
- ggf. MRT Kopf/Hals und Neurosonografie zur Abklärung von TIA und Vertebralisdissektion

Diagnosestellung

Klinisch aufgrund von Anamnese und Nystagmusbefund im Anfall

Therapie

- **des akuten Drehschwindels:** → S. 48
- **im Intervall:**
  - *Betahistin-Dihydrochlorid* (z. B. Vasomotal® oder Betavert®, 3 × 48 mg/d über 4–12 Monate mit Dosisreduktion je nach Verlauf
    - Nebenwirkungen: Blähungen, Übelkeit, Herzklopfen, Kopfdruck, Nervosität
    - Kontraindikationen: Asthma bronchiale, Phäochromozytom, Magen-Darm-Geschwüre, Behandlung mit Antihistaminika; bei Absetzen Ausschleichen wegen der Gefahr eines Entzugssyndroms (Schlafstörungen, Unruhezustände)
  - *Ausschaltung des sekretorischen Epithels* durch lokal appliziertes Gentamicin (ototoxisch) selten notwendig

Verlauf

Zunächst Häufung der Attacken möglich, später spontane Abnahme; bilateraler Befall im Langzeitverlauf häufig

Selbsthilfegruppe

Kontakt und Infos für Morbus Menière (KIMM) e. V., Strümpfelbacher Str. 63, 71384 Weinstadt-Endersbach, Internet: www.kimm-ev.de/

Phobischer Schwankschwindel

Allgemeines

Anhaltender Schwindel meist im Gefolge einer organischen vestibulären Erkrankung (Neuritis vestibularis, BPLS) [1798]; normale vestibuläre Funktionen (bis auf ggf. Residuen einer vestibulären Erkrankung, s. o.)

Klinisches Bild

Subjektive Stand- und Gangunsicherheit, zumeist als Attacken, oft ohne Auslöser; Benommenheit mit attackenartiger Fallangst ohne Stürze, Auftreten in bestimmten Situationen (im Kaufhaus, auf leeren Plätzen, Brücken etc.); Generalisierungstendenz und Vermeidungsverhalten, Angst; meist findet sich ein spezifischer Schwindel (z. B. benigner paroxysmaler Lagerungsschwindel) in der Vorgeschichte; oft auffällige psychische Konstitution (z. B. zwanghafte Persönlichkeitsstruktur) und/oder Angst [1975]

Zusatzdiagnostik

Nystagmogramm mit Kalorik, AEP, MRT, Neurosonografie (neurootologische Diagnostik in der Regel normal)

Differenzialdiagnose

Panikerkrankung, Depression, orthostatischer Tremor, bilaterale Vestibulopathie, Vestibularis-Paroxysmie, orthostatische Dysregulation

Therapie

Verhaltenstherapie, Desensibilisierung

Episodische Ataxie Typ 2

Genetik und Pathogenese

Kanalopathie, autosomal dominant, bei 60 % Mutationen des Kalziumkanal-Gens CACNA1A , Chromosom 19p13, betrifft vorwiegend spannungsabhängige Kanäle auf zerebellären Purkinje-Zellen, dadurch Reduktion tonischer GABAerger zerebellärer Efferenzen

Klinisches Bild

- rezidivierende Episoden mit Schwindel, Spontan- oder Lagenystagmus, Gang- und Standataxie, Beginn mit 2–20 Jahren, Dauer Minuten bis Stunden, Auslöser körperliche Anstrengung oder Stress
- im Intervall: zentrale Okulomotorikstörungen wie Blickfolgestörung, Blickrichtungsnystagmus oder Downbeat-Nystagmus, langsam progrediente Ataxie
- Begleitsymptome: Migränekopfschmerzen, epileptische Anfälle

Zusatzdiagnostik

Nystagmogramm mit Kalorik, Audiogramm, MRT des Kopfes

Differenzialdiagnose

Morbus Menière, Vestibularisparoxysmie, Kleinhirnbrückenwinkeltumor (Abgrenzung durch Zusatzdiagnostik), vestibuläre Migräne (Abgrenzung bisweilen schwierig)

Therapie

- **Acetazolamid** (250–1000 mg/d) verhindert oder reduziert die Attacken in 50–75 % der Fälle
- **4-Aminopyridin** 15–30 mg/d (ausschließlich im individuellen Heilversuch anwendbar; Bezug z. B. durch Synopharm, Barsbüttel (www.synopharm.de); 5-mg- oder 10-mg-Dosierungen werden über die Apotheke erstellt; als Fertigpräparat in Retardform als Fampridin (Fampyra®, → S. 783) 10mg erhältlich, Dosis 2 × 10 mg, off-label

Vestibuläre Migräne

Allgemeines

Häufigste Ursache spontan rezidivierender Schwindelattacken, jedes Lebensalter betroffen, Häufung 3. und 5. Dekade, F > M (1,5:1)

Klinisches Bild

- **Beginn** meist als einfache Migräne, später Übergang in vestibuläre Migräne mit Kopfschmerz, dann nicht selten vestibuläre Migräne ohne Kopfschmerz
- **Dreh- und Schwankschwindel**, rezidivierend, lageabhängiger Schwindel (42 %) und Kopfbewegungsintoleranz (48 %; vor, während oder nach Kopfschmerz), Dauer Minuten bis Stunden, begleitender Migränekopfschmerz (70 %)
- **im Anfall** peripher- oder zentral-vestibuläre Zeichen (Spontan- oder Lagerungsnystagmus etc.)
- **im Intervall** leichte zentrale Okulomotorikstörungen wie Blickfolgestörung, Blickrichtungsnystagmus

Diagnostische Kriterien [2353]

- **vestibuläre Migräne**
  - A. ≥ 5 Attacken mit vestibulären Symptomen (Drehschwindel oder illusorische Wahrnehmung von Selbst- oder Objektbewegung, die spontan, lageabhängig oder verstärkt durch Kopfbewegung (Kopfbewegungsintoleranz) auftreten), Dauer 5 min bis 72 h
  - B. Migräne oder frühere Migräne mit oder ohne Aura nach IHS-Klassifikation
  - C. Zumindest eines der folgenden migräneassoziierten Symptome während 50 % der Schwindelepisoden:
    - Kopfschmerzen mit ≥ 2 der folgenden Charakteristika: einseitige Lokalisation, pulsierende Qualität, mäßige bis schwere Schmerzintensität, Verstärkung durch körperliche Anstrengung
    - Licht- und Lärmempfindlichkeit
    - visuelle Aura
  - D. Keine bessere Erklärung durch andere vestibuläre oder Kopfschmerz Diagnosen
- **wahrscheinliche vestibuläre Migräne**
  - ≥ 5 Episoden mit vestibulären Symptomen von mäßiger bis schwerer Intensität (Alltagsaktivität behindert bzw. nicht ausführbar), Dauer 5 min bis 72 h
  - Nur eines der Kriterien B und C für vestibuläre Migräne ist erfüllt
  - keine bessere Erklärung durch andere vestibuläre Diagnosen oder Kopfschmerz Diagnosen

Therapie

- bislang keine randomisierten, kontrollierten Fallstudien
- Akutbehandlung und Prophylaxe wie bei Migräne, ggf. zusätzlich Antivertiginosum (z. B. Dimenhydrinat)

1.11 Stürze

C. H. Lücking und A. Hufschmidt

Allgemeines

Stürze können durch spezifische Störungen im Gleichgewichtssystem, aber auch multifaktoriell bedingt sein. Das Alter spielt eine besondere Rolle; etwa 30 % der über 65-Jährigen stürzen jedes Jahr; 5-10 % erleiden dabei eine Fraktur oder andere Verletzungen [1375].

Ätiologie

- **Störung der posturalen Reflexe:** PSP, Morbus Parkinson, akinetische Syndrome anderer Ätiologie, Spätstadium von Demenzerkrankungen
- **Standataxie:** Intoxikationen, Kleinhirnläsionen (v.a. Läsionen der zerebellären Mittellinienstrukturen), Afferenzstörung
- **epileptische Sturzanfälle:** atonische, negativ myoklonische, astatische Anfälle
- **Tumarkin´sche Otolithenkrisen** bei M. Menière (→ akuter Tonusverlust der Beine)

- **Hirnstammläsionen** mit Verstellung der subjektiven Vertikalen (z.B. Wallenberg-Syndrom), u.U. Sturz ohne Schwindel (→ Fallneigung zur Seite)
- **Kataplexie** bei Narkolepsie (→ S. 302)
- **idiopathische Sturzanfälle** („drop attacks", → S. 296)
- **Stürze aus „natürlicher" Ursache** (Unachtsamkeit, Ausrutschen etc. → genaue Anamnese!)

Risikoabschätzung

Einschätzung des Risikos von Stürzen (vor allem bei älteren Menschen) [4105]:

- **eindeutig erhöhtes Risiko (Level A)** bei Patienten mit Schlaganfall, Demenz, Gang- und Gleichgewichtsstörungen, Stürzen in der jüngeren Vorgeschichte und bei Benutzung von Gehhilfen
- **wahrscheinlich erhöhtes Risiko (Level B)** bei Patienten mit Parkinson-Syndrom, peripherer Neuropathie, Schwäche und schweren Sensibilitätsstörungen der unteren Extremitäten, erheblichen Sehstörungen [2749]
- **weitere Risikofaktoren:** fortgeschrittenes Alter und altersbedingte Gebrechlichkeit [32], Beinah-Stürze, Angst vor Stürzen, Muskelschwäche, Arthritis, Depression, Einnahme von Psychopharmaka (Sedativa, Antidepressiva (vor allem Trizyclika), Neuroleptika), Vitamin-D-Mangel [312]

Diagnostik

- **Anamnese** im Hinblick auf mögliche Ätiologien: u.a. Hergang des Sturzes (natürliche Ursache?), Richtung des Sturzes (bei Störung der posturalen Reflexe meist nach hinten oder seitlich, bei drop attacks meist nach vorne, bei vestibulärem Defizit zur Seite), Prodromalsymptome, Vorgeschichte eines Morbus Menière, Auslöser (z.B. emotionale Stimuli → Kataplexie), Medikamenteneinnahme (v.a. Sedativa)
- **neurologische Untersuchung** mit Betonung auf Gang, Stand und Gleichgewicht (Level A), auf Kraft, Sensibilität und Koordination der unteren Extremitäten (Level A) und auf geistige Verfassung (Level A) [4105]
- **spezielle Tests:**
  - *Stoß- oder Zugtest zur Untersuchung der posturalen Reflexe:* sanfter (Hand vorher aufsetzen), aber kräftiger Stoß auf die Brust (Hilfsperson steht hinter dem Patienten) oder kräftiger Zug nach hinten an den Schultern; vorher Patienten beruhigen; Beobachtung der posturalen Ausgleichsbewegungen
  - *Get-Up-and-Go Test* (Level B): Aufstehen aus dem Sitzen, 3 m Gehen, Umdrehen, Zurückgehen, erneutes Umdrehen, Hinsetzen; Beobachtung von Verzögerung, Verlangsamung und Unsicherheit mit Schwanken oder Stolpern (Skalierung 1-5) [4105]
  - *Timed Get-Up-and-Go Test* (Level B): normal maximal 12 s, eindeutig pathologisch ab 25 s
  - *Tinetti Balance Score, Tinetti Gait Score* (→ S. 816)
- Posturografie ohne sichere Relevanz für die klinische Diagnose [4317]

Differenzialdiagnose

- **Synkope:** Sturz mit Bewusstseinsverlust (→ S. 295)
  - *CAVE:* eine Bewusstlosigkeit oder amnestische Lücke kann durch eine Commotio cerebri im Rahmen des Sturzes verursacht sein

Prophylaxe [4105],[1375]

Behandlung zugrunde liegender Störungen/Krankheiten, Überprüfung und Anpassung der Medikamente, Vermeidung von Psychopharmaka, Gruppen- und häusliche Übungsprogramme (Gang-, Stand- und Gleichgewicht, Muskelkraft), Tai-Chi-Übungen, Behandlung der Angst vor Stürzen, Training mit Hilfsmitteln (z.B. Rollator), Maßnahmen in der häuslichen Umgebung (Beseitigung von Sturzgefahren), Vitamin-D-Substitution bei Vitaminmangel, Osteoporose-Therapie/Prophylaxe bzw. Hüftprotektoren zur Verminderung des Frakturrisikos, Korrektur von Sehstörungen (z.B. Katarakt-Operation), Vorsicht mit Gleitbrillen

1.12 Schluckstörungen

S. Hummel, C. H. Lücking und A. Hufschmidt*

Neurogene Schluckstörungen (neurogene Dysphagien), Leitlinie DGN [3224]

Physiologie

- **Schluckzentren** [3225] (koordinieren zeitlich und räumlich eine große Zahl von Muskelpaaren):
  - *kortikales Schluckzentrum:* bilateral, asymmetrisch, Schluckdominanz unabhängig von Sprach- und Handdominanz
    - Lokalisation: unterer Abschnitt des Gyrus praecentralis und des prämotorischen Kortex (vorderes Operkulum), präfrontaler Kortex, vordere Insel
    - Funktionen: willentliche Initiierung der Nahrungsaufnahme (v.a. vordere Insel), Schwellensenkung für reflektorisch ausgelöstes Schlucken, motorische Lernvorgänge (Integration von Schluckvorgängen mit anderen motorischen Abläufen, z. B. orofaziale Bewegungen); zeitliche Koppelung von oraler und pharyngealer Phase → kein vorzeitiger Übertritt von Material bzw. keine Aspiration
  - *medulläres Schluckzentrum („central pattern generators", CPG)*
    - dorsomedialer „pattern generator" (sensibler Integrator und Planung des räumlich-zeitlichen Zusammenspiels der einzelnen Schluckmuskeln): Zusammenspiel/räumliche Nähe mit dem Nucleus tractus solitarii (sensibel N. V, N. IX, N. X) und dem Nucleus dorsalis N. X (Ösophagus-Peristaltik)
    - ventrolateraler „pattern generator" (motorische Weiterleitung der Impulse an die schluckrelevanten Hirnnerven (V, VII, IX, X, XII) nach Empfang der Informationen vom dorsomedialen CPG): Zusammenspiel/räumliche Nähe mit dem Nucleus ambiguus (motorischer N. X, N. IX)
- **Schluckphasen:**
  - präorale Phase: Erkennen der Situation Nahrungsaufnahme; Aufnahme von Informationen über die Beschaffenheit der Nahrung, daraus resultieren Kieferöffnungsweite, Lippenformung und Krafteinsatz beim Beißen
  - *orale Phase* (Bolusbeförderung in den Oropharynx bis zum Auslösen des Schluckreflexes; willkürlich beeinflussbar; Dauer ca. 0,5 s): Lippenschluss, -rundung, -retraktion, Kieferbewegungen, Zungenbewegungen, Tonisierung der Wangen, Anteriorstellung des Velums, Auslösung des Schluckreflexes durch Reizung sensibler und sensorischer Dehnungs- und Geschmacksrezeptoren
  - *pharyngeale Phase (Bolusbeförderung durch den Pharynx in den Ösophagus; reflektorisch ablaufend; Dauer ca. 0,5 s):* velopharyngealer Abschluss, Zungenabschluss mit der Pharynxrückwand, Hyoidbewegung superior-anterior, Larynxverschluss (Taschenfaltenverschluss, Epiglottisverschluss; Glottis und Stimmbänder bleiben bis zum Schluss offen!), Larynxbewegung superior-anterior, pharyngeale Peristaltik, Öffnung des oberen Ösophagus-Sphinkters (oÖS)
  - *ösophageale Phase (peristaltische Wellen;Dauer ca. 3–10 s):* Ösophagusperistaltik, Öffnung des unteren Ösophagus-Sphinkters (uÖS)

Klinische Formen

- **oropharyngeale Dysphagie (hohe Dysphagie):** fehlender oder verzögerter Schluckakt, Aspiration, nasale Regurgitation
- **ösophageale Dysphagie:** Gefühl der Passagebehinderung in der Speiseröhre
- **Foix-Chavany-Marie-Syndrom** mit Dysphagie, Anarthrie, willkürlich-automatischer Dissoziation, Kaulähmung [1506]
- **Odynophagie:** schmerzhafter Schluckakt ohne wesentliche Passagebehinderung
- **Globusgefühl:** ungestörte Nahrungsaufnahme; Gefühl des Verbleibs von Speise im Recessus piriformis

Zusatzdiagnostik

- **Screening-Tests:**
  - *50-ml-Wasser-Test:* sukzessive Wasser-Schlucke von 5 ml
    - Aspirationshinweise: Verschlucken, Husten, Änderung der Stimmqualität
    - kombiniert mit der Untersuchung der Sensibilität im Pharynx (mit Wattestäbchen) oder der Pulsoxymetrie (pathologisch: Abfall der O_2-Sättigung > 2 % nach Schlucken von 10 ml Wasser) [2400]
  - Anfärben von Speisen und Getränken mit Lebensmittelfarbe zur Kontrolle beim Absaugen
- **otorhinolaryngologische Fachuntersuchung**
- **Röntgenkontrastdarstellung:** Röntgendarstellung des Schluckaktes mit Boli verschiedener Konsistenz (fest, flüssig, krümelig); CAVE: bei Aspiration in der Vorgeschichte
- **Transnasale Videoendoskopie** (auch FEES = Flexibel Endoscopic Evaluation of Swallowing): transnasale Endoskopie von Larynx und Hypopharynx nativ und als Funktionsprüfung während des Schluckaktes (Schluckendoskopie); direkte Beobachtung prä- und postdeglutitiver Vorgänge, intradeglutitiv wird die Sicht versperrt
- **Videofluoroskopie:** radiologische Methode, vergleichbar mit Breischluck bei gastroenterologischen Erkrankungen; Durchleuchtung und Videoaufzeichnung während des Schluckens, Auswertung der Videoclips in Zeitlupe; Videofluoroskopie und transnasale Videoendoskopie ergänzen sich in ihrer Aussagekraft

Ursächliche Erkrankungen

- **Schlaganfall** (in der Akutphase Dysphagie bei > 50 %, Aspiration bei > 20 %):
  - *supratentorielle Läsionen:* Schluckstörungen durch Störung der Koordination der oralen Phase (bukkofaziale Apraxie) bzw. der pharyngealen Phase; bei bilateralen Läsionen Foix-Chavany-Marie-Syndrom (s. o.) mit schwerer Dysphagie
    - einseitige Großhirninfarkte → verzögerte Schluckreflextriggerung und bei > 50 % bilaterale Sensibilitätsstörung der Gaumenbögen [3203],[2982]
  - *infratentorielle Läsionen:* Schluckstörung durch sensible Defizite der laryngopharyngealen Schleimhäute, unzureichende Öffnung des oÖS, fehlende oder insuffiziente Triggerung des Schluckreflexes, gestörte Koordination der einzelnen Schluckphasen
- **Morbus Parkinson (Schluckstörungen bei 50–60 %) und Parkinson-Syndrome:** Schluckstörung durch Einschränkung der pharyngealen (und ösophagealen) Peristaltik mit Stase in den Valleculae und Recessus piriformis, „Schaukelbewegung" des Bolus während der oralen Phase, unvollständiger Larynxabschluss, Dysfunktion des oÖS und verzögerter Schluckreflex, ösophageale Stase und Reflux
- **Dystonie:** spasmodische Dysphagie (häufig in Kombination mit spasmodischer Dysphonie)
- **neuromuskuläre Erkrankungen**
  - *ALS:* reduzierte Boluspropulsion, unzureichender Verschluss von Lippen/Gaumensegel/Larynx, gestörte Öffnung des oÖS, unzureichender Hustenstoß
  - *Myasthenie:* verlangsamte Zungenbewegungen, reduzierte orale Boluskontrolle, eingeschränkte Hebung des Gaumensegels, eingeschränkte Kontraktion des Pharynx
- **demenzielle Erkrankungen:** Probleme bei der oralen Vorbereitung (Präparation, Kauen, Transport); Speisen bleiben häufig im Mund liegen
- **sonstige:** spinobulbäre Myatrophien, dystrophische Myopathien, Poly- und Dermatomyositis, Einschlusskörpermyositis (häufig Initialsymptom), Multiple Sklerose, Infektionen (Poliomyelitis, Borreliose; Enzephalitiden), Guillain-Barré-Syndrom, Schädel-Hirn-Trauma, Tumoren des ZNS; altersbedingte Motilitätsstörungen (Presbyphagie, Presbyösophagus)

Komplikationen

Mangelernährung, Entwässerung, Gewichtsverlust, rezidivierende Aspirationspneumonien, eingeschränkte Lebensqualität

Prinzipien der Therapie

- **allgemein:** Schluckversuche bei geradem Sitzen, Kopf leicht nach vorne gebeugt; keine Ablenkung, kein Zeitdruck; kleine Bissen; Kontrolle von Retentionen in der Mundhöhle (optisch) bzw. auf der Glottis (Phonation); Pausen zwischen den Bissen; eine nasogastrale Sonde führt zu keiner Verschlechterung der Dysphagie [1030], daher kein Entfernen vor der Schlucktherapie notwendig
- **funktionell (Logopädie):**
  - *restituierende Verfahren*: Abbau pathologischer Reflexe, Bahnung und Kräftigung von Einzelbewegungen im orofazialen und pharyngolaryngealen Bereich, Stimulation des Schluckreflexes
    - Stimulationstechniken: Pinseln (zur Aktivierung hypotoner Muskeln), Kälte- oder Wärmeanwendungen (zur Tonusreduzierung oder -steigerung der Gesichtsmuskulatur und der intraoralen Muskulatur), manuelles Berühren (zur Stimulation der Gesichts- und Zungenmuskulatur, zur Normalisierung der taktilen Sensibilität), Dehnung, Vibration, olfaktorische/gustatorische Reize, Kauen in Gaze zur Wiederanbahnung von Kaubewegungen
    - Mobilisationstechniken: Widerstandsübungen zur Verbesserung des Lippenschlusses, Widerstandsübungen mit dem Spatel zur Förderung der Zungenmotorik, rhythmische Bewegungsinitiierung, Dehnreize auf vorgedehnte oder kontrahierte Muskulatur
    - autonome Bewegungsübungen: selbstständig durchgeführte Übungen von Seiten des Patienten, z. B. Funktionsübungen zur Verbesserung der orofazialen Motilität (Lippen- und Wangenübungen), Atemübungen, Artikulationsübungen
  - *Kompensation:* Einsatz von Ersatzstrategien oder Ausnutzung von Restfunktionen, z. B. Haltungsänderung, Erlernen von Schlucktechniken wie
    - supraglottisches Schlucken: willkürliches Atemanhalten vor und während des Schluckens → Glottisverschluss prä- und intradeglutitiv; Aufforderung zum sofortigen Räuspern/Husten nach dem Schlucken zur Verhinderung einer postdeglutitiven Aspiration

- super-supraglottisches Schlucken: wie supraglottisch, nur das Atemanhalten wird zu einem Valsalva-Manöver gesteigert
- Nachschlucken/Nachräuspern → Entfernung von Bolusresten auf der Glottis
- Mendelsohn-Manöver: willkürliches Pressen des Zungengrundes an den Gaumen (Kontrolle über Ertasten der Hebung des Schildknorpels) → Verlängerung der Öffnungsdauer des oÖS und der Dauer der Kehlkopfhebung
- Kinnsenkung (unspezifische Verengung des Larynxeinganges und somit Schutz der Atemwege), Kopfdrehung zur erkrankten oder gesunden Seite bei einseitiger Pharynxparese je nach klinischer Wirksamkeit (Verengung der gelähmten Pharynxseite, Verbesserung des Glottisschlusses)

- *Adaptation:* Modifizierung der Nahrungskonsistenz
  - dickflüssig/dünnbreiig bei eingeschränkter Zungenbeweglichkeit
  - dünn-/dickbreiig bei gestörter Boluskontrolle, verzögertem Schluckreflex, inkomplettem Larynxverschluss
  - dünnflüssig bei Pharynxschwäche
- *Hilfsmittel:* Becher mit ausgeschnittener Nasenkerbe oder Benutzung eines Strohhalmes (ermöglicht Trinken in anteflektierter Kopfhaltung), Prothesen (erleichtern den Zungenkontakt mit dem Gaumen → bessere orale Boluskontrolle)

- **pharmakologisch:**
  - *Amantadin* (100 mg/d) bei dysphagischen Schlaganfall-Patienten zur Prophylaxe von Aspirationspneumonien [2843]
  - *Behandlung von mit neurogener Dysphagie assoziierten Störungen* wie
    - Singultus: Domperidon, Baclofen, Protonenpumpenhemmer
    - Reflux: Protonenpumpenhemmer
    - Sialorrhö mit Aspirationsgefahr: Anticholinergika, z. B. Scopolaminpflaster, Botulinum-Toxin-Injektionen in die Parotiden und/oder submandibulären Speicheldrüsen
  - *Cholinesterasehemmer* bei Bulbärparalyse
  - *Botulinum-Toxin* in den M. cricopharyngeus bei Dysfunktion des oÖS oder krikopharyngealer Dysfunktion [3223]
- **chirurgisch** [3223]:
  - *Anlage einer PEG* (schützt nicht vor Speichelaspiration!)
    - bei Schlaganfallpatienten mit Notwendigkeit einer enteralen Ernährung: in der Akutphase zunächst nasogastrale Sonde, PEG nach frühestens 1–2 Wochen
      - bei weiterhin rezidivierenden „stillen" Aspirationen von Speichel → Tracheotomie (Abdichtung durch den Cuff der Trachealkanüle, bevorzugt Niederdruck-Cuff zur Schonung der Trachealwand)
    - bei ALS-Patienten: bevor die forcierte Vitalkapazität < 50 % erreicht, da sonst erhöhte Mortalität und Morbidität [2723]
  - *krikopharyngeale Myotomie* bei Öffnungsstörung des oÖS (anstelle von Botulinum-Toxin)
    - bei erfolgloser funktioneller Schlucktherapie und/oder
    - bei radiomanometrischem Nachweis einer Öffnungs- *und* Relaxationsstörung des oÖS
    - Voraussetzung: kein therapierefraktärer Reflux

1.13 Spinale Syndrome

A. Hufschmidt

Pyramidenbahnsyndrom (Syndrom des Tractus corticospinalis)

Anatomie

Ursprung des 1. motorischen Neurons im motorischen Kortex (Gyrus praecentralis), zum geringeren Teil im Gyrus postcentralis und im prämotorischen Kortex; Kreuzung von 80 % der Fasern in der Decussatio pyramidum, Verlauf der gekreuzten Fasern als Tractus corticospinalis lateralis (im Vorderseitenstrang), der ungekreuzten als Tractus corticospinalis anterior (im Vorderstrang)

Ursächliche spinale Erkrankungen

- **isolierte Läsion:** zervikale Myelopathie (ohne klinisch nachweisbare Beteiligung anderer Bahnen!), spastische Spinalparalyse und primäre Lateralsklerose (→ degenerative Erkrankungen der Motoneurone S. 328)

- **in Kombination mit anderen Ausfällen** bei fast allen Rückenmarkserkrankungen

Symptome

- **zentrale Parese** (Para-/Tetraparese): unterhalb der Läsion distal betonte Schwäche („pyramidale Verteilung": Arme - vor allem Strecker, Beine - vor allem Beuger) und Feinmotorikstörung, Tonus bei akuter Läsion schlaff (u.U. mit Areflexie, „spinaler Schock"), bei länger bestehender Läsion spastisch (durch Mitschädigung nichtpyramidaler, z.B. reticulospinaler Bahnen)
- **spinale Automatismen:** spontane oder durch Reize ausgelöste Dorsalflexionszuckungen der Füße, Beugung der Knie- und Hüftgelenke; oft schmerzhaft; im Vergleich zu Fluchtreaktionen sehr stereotyp auslösbar
- **oft assoziiert:** Blasen-, Potenz-, Mastdarmstörungen

Untersuchung

- **Reflexe:** Muskeleigenreflexe auf der Seite der Läsion gesteigert (verbreiterte Reflexzonen, unerschöpflicher Klonus); Fremdreflexe (Bauchhautreflexe, Cremasterreflex) abgeschwächt oder erloschen, Pyramidenbahnzeichen (s.u.) positiv
- **Pyramidenbahnzeichen:**
  - *Babinski-Zeichen:* Kratzen über laterale Fußsohle und nach medial über den Fußballen → Dorsalextension der Großzehe und Spreizen der übrigen Zehen; Dorsalextension aller Zehen und des Fußes ohne Spreizen eher als Fluchtreflex zu werten
  - *Chaddock-Reflex:* wie Babinski, aber Auslösung vom lateralen Fußrücken
  - *Oppenheim-Reflex:* wie Babinski, aber Auslösung durch kräftiges Reiben an der Schienbeinkante
  - *Gordon-Reflex:* wie Babinski, aber Auslösung durch Kneten der Wade
  - *Strümpell-Zeichen:* bei flach auf der Unterlage liegendem Bein intendierte Beugung im Kniegelenk gegen den Widerstand des Untersuchers → Dorsalflexion der Großzehe und des Fußes und Spreizen der Zehen
  - *Mayer'scher Grundgelenkreflex:* kräftige passive Beugung des Mittelfingers im Grundgelenk → physiologischerweise Adduktion des Daumens im Grundgelenk und Streckung im Endgelenk; einseitiges Fehlen der Antwort pathologisch, beidseitiges Fehlen nicht verwertbar
  - *Wartenberg-Zeichen:* Ziehen an den aktiv gebeugten Fingern („Fingerhakeln") → Adduktion, Opposition und Beugung des Daumens im Grundgelenk

Zusatzdiagnostik

Transkranielle Magnetstimulation (TMS) (→ S. 697): Verlängerung der zentral-motorischen Latenz (ZML)

Hinterstrangsyndrom

Anatomie

Ursprungszellen des 1. sensiblen Neurons im Spinalganglion, Verlauf ungekreuzt in somatotoper Gliederung (sakrale Fasern medial; bei Ursprung aus den Segmenten bis Th4 als Fasciculus gracilis Goll, aus den Segmenten Th3 bis C2 als Fasciculus cuneatus Burdach)

Ursächliche Erkrankungen

- **isolierte Läsion möglich bei:** funikulärer Myelose (→ S. 456), Tabes dorsalis (→ S. 198)
- **in Kombination mit anderen Ausfällen** bei fast allen Rückenmarkserkrankungen (mit Ausnahme des A.spinalis-anterior-Syndroms) (→ S. 400)

Symptome

- **Sensibilitätsstörungen:** unterhalb der Läsion Störung von Lagesinn, Bewegungsempfindung (Kinästhesie), 2-Punkt-Diskrimination, Zahlenerkennen, Stereognosie; Mitbeteiligung von (fein lokalisierender) Druck- und Berührungsempfindung und von Vibrationsempfindung
- **sensible Ataxie:** positiver Romberg-Test (vermehrte Körperschwankungen im Stehen nach Schließen der Augen), Gangunsicherheit im Dunkeln, Vorbeizeigen im Finger-Nase-Versuch
- **Pseudoathetose** (langsame unwillkürliche Beugebewegung der Finger) oder Haltungsunsicherheit („Haltungsataxie") beim Armhalteversuch)
- **Reizsymptome:** schwer beschreibbare Missempfindungen, z.B. „als ob der Fuß in eine Folie eingeschweißt wäre", „als ob die Haut zu eng wäre"
- **Lhermitte-Zeichen:** Angabe von Elektrisieren entlang des Rückens und z.T. in die Arme bei Beugung des Nackens

Differenzialdiagnose

Polyneuropathien mit bevorzugtem Befall großkalibriger afferenter Fasern können klinisch eine Hinterstrangstörung imitieren

Zusatzdiagnostik

- **Medianus-SEP** (→ S. 689): Verlängerung der Leitungszeit zwischen Erb'schem Potenzial (N 9) und Nackenantwort (N 13) über 4,9 ms

- **Tibialis-SEP** (→ S. 690): Verlängerung der Leitungszeit zwischen L1-Antwort (N 22) und Nackenantwort (N 29) über 10,4 ms bzw. zwischen L1-Antwort und Skalpantwort (P 37) über 12,2 ms pro Meter Körperlänge

Vorderseitenstrang-Syndrom (Syndrom des Tractus spinothalamicus)

Anatomie

Ursprungszellen des 2. sensiblen Neurons im Hinterhorn, Kreuzung in gleicher Höhe oder bis wenige Segmente oberhalb über die vordere Kommissur und Aufzweigung in den Tractus spinothalamicus anterior (Berührung, Druck) und Tractus spinothalamicus lateralis (Schmerz, Temperatur); somatotope Gliederung: Fasern von sakralen Segmenten liegen dorsolateral, Fasern von weiter rostralen Segmenten lagern sich ventromedial an; anatomisch verlaufen im Vorderseitenstrang auch spinozerebelläre und kortikospinale Bahnen, sodass die klinisch gebräuchliche Gleichsetzung des Vorderseitenstrang-Syndroms mit dem Syndrom des Tractus spinothalamicus anatomisch inkorrekt ist

Ursächliche Erkrankungen

Im Rahmen des Syndroms der vorderen Kommissur (→ Syringomyelie S. 404, Stiftgliome), dann bilateral; bei A. spinalis-anterior-Syndrom (oft auch zusätzliche Schädigung der vorderen Kommissur) und bei fast allen entzündlichen/tumorösen Rückenmarkserkrankungen

Symptome

- **Störung von Schmerz- und Temperaturempfindung** bei erhaltenem Lage- und Diskriminationssinn und erhaltener (leicht verminderter) Berührungs- und Druckempfindung (**dissoziierte** Sensibilitätsstörung); typisch vor allem bei Ausfall des Tr. spinothalamicus lateralis (Ausfall des Tr. spinothalamicus ant. führt nur zervikal zu deutlicheren Symptomen)
  - *bei Läsion in der vorderen Kommissur* bilateral, entsprechend der Ausdehnung der Läsion (poly-)segmental verteilt
  - *bei Läsion des Tractus spinothalamicus* kontralateral, querschnittsförmig verteilt, beginnend 1–3 Segmente unterhalb der Läsion
- **Reizerscheinungen:** Parästhesien, Dysästhesien, Hyperpathie (verstärkte Berührungs- und Schmerzempfindung bei erhöhter Schwelle), Allodynie, Spontanschmerzen (→ Deafferentierungsschmerz S. 619)

Vorderhornsyndrom

Anatomie

Ursprungszellen des 2. motorischen Neurons (α- und γ-Motoneurone)

Ursächliche Erkrankungen

- **isolierte Läsion möglich bei:** spinaler Muskelatrophie, Poliomyelitis, zervikaler Spondylose (direkte Druckwirkung oder über venöse Stauung), A. spinalis-anterior- Syndrom
- **in Kombination mit anderen Ausfällen** bei Syringomyelie (→ S. 404), ALS, A. spinalis-anterior-Syndrom, Tumoren, Trauma etc.

Symptome

- **schlaffe Parese**, Atrophie und Abschwächung oder Ausfall der Muskeleigenreflexe in segmentaler/polysegmentaler Verteilung entsprechend der Ausdehnung der Läsion
- **Faszikulationen**

Zusatzdiagnostik

- **EMG:** Nachweis von pathologischer Spontanaktivität (Fibrillationspotenziale, scharfe positive Wellen, pseudomyotone Entladungen) und von Faszikulationen; bei länger-bestehender Läsion chronisch-neurogene Umbauzeichen (Vergrößerung und Verbreiterung der Potenziale und vermehrte Polyphasie)

Hinterhornsyndrom

Anatomie

- im Hinterhorn liegen die Ursprungszellen des Tractus spinothalamicus
- an den Hinterhornzellen greifen segmentale und deszendierende Hemmsysteme an (antinozizeptives System), die vor allem für die Schmerzleitung klinisch relevant sind

Ursächliche Erkrankungen

- Traumatische Wurzelausrisse , in Kombination mit anderen Ausfällen bei Syringomyelie (→ S. 404) u. a.

Symptome

Ipsilateral dissoziierte Sensibilitätsstörung in (poly-)segmentaler Verteilung entsprechend der Ausdehnung der Läsion, aber sehr viel häufiger als bei Läsion des Tractus spinothalamicus Deafferentierungsschmerzen durch Schädigung inhibitorischer Strukturen

Zentromedulläres Syndrom

Anatomie

Je nach Ausdehnung des Prozesses sukzessive Beteiligung der vorderen Kommissur (kreuzende spinothalamische Fasern), des monosynaptischen Reflexbogens, der Vorderhörner (2. motorisches Neuron), der Hinterhörner und der Pyramidenbahn des Vorderseitenstrangs

Ursächliche Erkrankungen

Syringomyelie (→ S. 404), intramedulläre Tumoren/Blutungen

Symptome

- **Syndrom der vorderen Kommissur:** dissoziierte Sensibilitätsstörung bilateral in segmentaler/polysegmentaler Verteilung (gürtelförmig) entsprechend der Ausdehnung der Läsion; Spontanschmerzen
- **übrige Syndrome** entsprechend den betroffenen Strukturen (s. o.)
- **Aussparung der sakralen (perianalen) Sensibilität** (zunächst), da die außen anliegenden spinothalamischen Fasern zuletzt geschädigt werden

Brown-Séquard-Syndrom

Ursächliche Erkrankungen

Halbseitige Rückenmarksläsion durch Trauma, lateralisierte Tumoren, Myelitis, Blutungen, Ischämie (A. sulcocommissuralis), radiogen

Symptome

- **ipsilateral:**
  - *Vorderhorn* → periphere (schlaffe) Paresen und Atrophien in segmentaler Verteilung entsprechend der vertikalen Ausdehnung der Läsion
  - *Pyramidenbahn* → zentrale Parese/Spastik kaudal der Läsion
  - *Hinterstränge* → Tiefensensibilitätsstörung (Lagesinn) und Störung der fein lokalisierenden Druck-/Berührungsempfindung querschnittsförmig kaudal der Läsion
- **kontralateral:**
  - *Tr. spinothalamicus* → dissoziierte Sensibilitätsstörung (Störung von Schmerz- und Temperaturempfindung bei erhaltenen Hinterstrangqualitäten) querschnittsförmig meist 1–3 Segmente kaudal der Läsion beginnend

Querschnittssyndrom

Ursächliche Erkrankungen

Trauma mit oder ohne knöcherne Beteiligung, spinale Tumoren, Myelitis, Ischämie

Graduierung

- z. B. nach der ASIA-Skala; Erhebungsbogen unter http://www.asia-spinalinjury.org/publications/59544_sc_Exam_Sheet_r4.pdf

Klinisches Bild

	Akutstadium	Chronisches Stadium
sensomotorische Störungen	schlaffe Lähmung mit Ausfall aller Eigen- und Fremdreflexe, Hyp-/Anästhesie kaudal der Läsion	spastische Para-/Tetraparese oder -plegie mit spinalen Automatismen, sensible Störungen kaudal der Läsion („sensibler Querschnitt"), evtl. gürtelförmige Hyperalgesie/Hyperästhesie in Höhe der Läsion, oft Schmerzen (→ Deafferentierungsschmerz S. 619)
autonome Störungen	Überlaufblase, evtl. Ileus; bei Läsionen oberhalb Th6 Bradyarrhythmie, Extrasystolen, arterielle Hypotonie, Temperaturregulationsstörungen (Hypo-, Hyper-) [1548]	meist Reflexblase (automatische Entleerung ohne Willkürkontrolle), Stuhlinkontinenz; Erektions- (und evtl. Ejakulationsfähigkeit) z. T. erhalten, trophische Störungen; bei Läsionen oberhalb Th6 orthostatische Hypotension, Herzfrequenzstarre, autonome Dysreflexie (überschießende sympathische Reaktionen, z.B. Blutdruckkrisen, bei Reizen unterhalb der Läsion) [1548]

Differenzialdiagnose

Akutes Guillain-Barré-Syndrom (→ S. 505): oft keine Sphinkterstörungen; in der Elektroneurografie früh Verlängerung der distal-motorischen Latenzen

Komplikationen

Kontrakturen, Dekubitalulzera, rezidivierende Harnwegsinfekte; bei hohem Querschnitt (C 3) Atemlähmung

Konus-Syndrom

Ursächliche Erkrankungen

Mediane Bandscheibenvorfälle, Tumoren (vor allem Ependymom des Filum terminale, Neurinom, Epidermoid, Lipom, Chordom), Kompression durch Wirbelfrakturen

Symptome

Schlaffe Blasen- und Mastdarmlähmung, Reithosenanästhesie

Untersuchung

- **Analreflex** abgeschwächt oder ausgefallen: Palpation des Analsphinkters (gleichzeitig Beurteilung des Sphinktertonus) und seitengetrennte Stimulation perianal mit einem spitzen Gegenstand; normal: reflektorische Sphinkterkontraktion
- **Bulbokavernosusreflex** abgeschwächt oder ausgefallen: kräftiger Druck auf die Glans penis führt zu tastbarer Kontraktion des M. bulbocavernosus am Damm

Differenzialdiagnose Tiefgelegenes (S2 und tiefer) Kauda-Syndrom

Epikonus-Syndrom

Ursächliche Erkrankungen Wie Konus-Syndrom

Klinisches Bild
- **zentrale und/oder (je nach Läsionshöhe) periphere Lähmungen** der Segmente L4–S2
- **Sensibilitätsstörungen** nach distal ab L4
- **Blasen- und Mastdarmlähmung**, häufig Priapismus

Untersuchung Wie Konus-Syndrom

Kauda-Syndrom

Ursächliche Erkrankungen Raumforderungen (wie Konus-Syndrom), Elsberg-Syndrom (→ S. 508)

Symptome
- **Parese und Areflexie** der Beinmuskeln entsprechend der Läsionshöhe
- **Sensibilitätsausfall** (Reithosenbereich bis zum sensiblen Querschnittssyndrom)
- **Blasen- und Mastdarmstörungen**

Untersuchung Areflexie, schlaffe multisegmentale Paresen, Anal- und Bulbocavernosusreflex ausgefallen

Differenzialdiagnose Konus-Syndrom (bei tiefer Kaudaschädigung, S2 und tiefer)

1.14 Vaskuläre Syndrome

M. Reinhard und A. Hetzel

Karotis-Stromgebiet

A. choroidea-anterior-Syndrom [3029]
- **Häufigkeit:** zweithäufigster Infarkt im Bereich der tiefen perforierenden Gefäße des Karotis-Stromgebiets (nach den perforierenden Ästen der A. cerebri media)
- **Äste:**

Anatomie	Versorgungsgebiet	Klinisches Bild
Abgang direkt aus der A. carotis interna distal des R. communicans posterior	tiefes Versorgungsgebiet (allein in >50% der Fälle betroffen): Knie und hinterer Schenkel der Capsula interna, Seh- und Hörstrahlung, inneres Pallidum, Schwanz des Ncl. caudatus oberflächliches Versorgungsgebiet: Uncus, Amygdala, Hippokampus-Kopf, Cortex piriformis, lateraler Anteil des Corpus geniculatum laterale	Verlauf öfter fluktuierend; meist sensomotorisch oder ‚pure motor', klassische Trias nach Foix (Hemiparese, Hemianästhesie und homonyme Hemianopsie) nur selten voll ausgeprägt, häufig funktionell relevante Hemiparese als Residuum Prognose gut wenn tiefes Versorgungsgebiet nur partiell betroffen

A. cerebri-anterior-Syndrome
- **Häufigkeit:** weniger als 5% aller ischämischen Syndrome
- **Äste:**

Ast/Äste	Versorgungsgebiet	Klinisches Bild
Hauptast: A1-Segment von Karotis-T bis R. communicans ant.	Mantelkante und Mesialfläche der Hemisphären bis zum Sulcus parietooccipitalis, vordere 4/5 des Balkens, vorderer Schenkel der inneren Kapsel, ventraler Teil des Caput nuclei caudati	beinbetonte, überwiegend motorische Hemisymptomatik, neuropsychologische Ausfälle: Apathie/Abulie (oft nur initial), Aphasie (links), Neglect (rechts), kontralateral positiver Greifreflex, Inkontinenz, Delirium; Frontalhirnsyndrom bei beidseitigem Verschluss, z. B bei häufiger Variante A. pericallosa azygos (gemeinsamer Stamm für beide Aa. pericallosae)

Ast/Äste	Versorgungsgebiet	Klinisches Bild
kortikale Äste: A2-A5-Segmente, distal des R. communicans ant.; infra- und perikallöser Abschnitt; entsprechen der A. pericallosa - Äste: A. orbitalis, A. frontopolaris, A. pericallosa, A. callosomarginalis, A. parietalis interna	Mantelkante und Mesialfläche der Hemisphären bis zum Sulcus parietooccipitalis, medialer orbitaler Frontallappen, vordere 4/5 des Balkens	Frontalhirnsyndrom (bei bilateralem Verschluss der A. orbitalis), Mantelkantensyndrom (bei Verschluss der A. pericallosa bzw. A. callosomarginalis) mit Monoparese des kontralateralen Beines
tiefe Äste: Endarterien, deren Verschlüsse zu lakunären Infarkten (→ S. 86) führen Äste: A. recurrens (Heubner'sche Arterie) und perforierende Äste	vorderer Schenkel der inneren Kapsel, ventraler Teil des Caput nuclei caudati	brachiofaziale (!) Hemisymptomatik

A. cerebri-media-Syndrome

- **Häufigkeit:** ca. 50 % aller zerebral-ischämischen Syndrome
- **Äste:**

Ast/Äste		Versorgungsgebiet	Klinisches Bild
Mediahauptstamm: M1-Segment, Pars sphenoidalis, Karotis-T bis Mediabi-/trifurkation *Beachte:* bei guter leptomeningealer Kollateralversorgung entsteht nur ein striatokapsulärer Infarkt („Riesenlakune") durch Verschluss mehrerer benachbarter perforierender Äste		frontale und parietale Konvexität, laterale und dorsale Anteile des Temporallappens, darunter liegendes Marklager, Stammganglienblock; die innere Kapsel wird größtenteils von der A. cerebri media versorgt, der Thalamus wird überwiegend aus der A. basilaris versorgt	sensomotorische Halbseitensymptomatik und Hemianopsie, oft Blickdeviation zur betroffenen Seite; neuropsychologische Ausfälle (Aphasie, Apraxie/räumlich-konstruktive Apraxie, Neglect, Anosognosie) je nach betroffener Hemisphäre, Somnolenz, siehe auch maligner Mediainfarkt.
Mediahauptast: M2-Segment, Pars insularis; Schweregrad distaler M1-Verschlüsse und M2-Verschlüsse abhängig von Aufteilungsvariationen: ca. 50 % Mediatrifurkation, 48 % laterale Bifurkation, ca. 2 % mediale (frühe) Bifurkation			abhängig von Verschlusslokalisation und Aufteilungsvariation; im Regelfall typischer Territorialinfarkt (→ S. 85) frontal, parietal oder temporal, der 20–40 % des Mediaterritoriums betrifft
kortikale Mediaäste: M3-Segment, Pars opercularis	aszendierende frontale Äste: A. orbitofrontalis	frontale Konvexität	distal und armbetonte Hemisymptomatik, sprachdominante Hemisphäre: nicht flüssige Aphasie (Broca, → S. 12)
	rolandische Äste:	A. praerolandica: Fuß der 3. Stirnwindung A. rolandica: Gyrus praecentralis	sensomotorische Hemisymptomatik (A. rolandica), nicht flüssige Aphasie (Broca; A. praerolandica der dominanten Hemisphäre)
	temporale Äste: A. temporopolaris, A. temporalis anterior (in < 25 % Abgang aus der A. cerebri posterior), A. temporalis posterior	Temporallappen, laterale und basale Anteile	flüssige Aphasie (Wernicke; → S. 12) bei Läsionen der dominanten Hemisphäre
	parietale Äste: A. parietalis anterior, A. parietalis posterior, A. angularis	Parietallappen	Leitungsaphasie und Apraxie bei Läsionen der dominanten Hemisphäre; Agrafie, Akalkulie

Ast/Äste	Versorgungsgebiet	Klinisches Bild
perforierende (tiefe) Äste: Endarterien, deren Verschlüsse zu lakunären Infarkten führen Äste: A. lenticularis, A. lenticulostriata	Putamen, Kaudatum, äußeres Pallidum, hinterer Schenkel der Capsula interna, Corona radiata	sensible, motorische oder sensomotorische Hemisymptomatik (meist Befall der gesamten Körperhälfte, Extremitäten proximal und distal betroffen), Hemihypästhesie/-algesie und Hemianopsie, einzeln und kombiniert (→ lakunäre Syndrome S. 86)

Vertebrobasiläres Stromgebiet

A. cerebri-posterior-Syndrome

- **Häufigkeit:** ca. 10 % aller ischämischen Syndrome; da besonders häufig embolisch bedingt nicht selten bilateral
- **Varianten:**
  - persistierender embryonaler Versorgungstyp (Direktabgang der ACP aus der ACI, teilweise noch hypoplastisches P1-Segment vorhanden; ca. 20 %)
  - persistierende karotidobasiläre Anastomosen (selten; angiografisch ca. 0,5 %; am häufigsten noch A. trigemina primitiva: aus der A. carotis externa entspringend und in die mittlere bis distale A. basilaris mündend, proximale A. basilaris dann oft hypoplastisch)
- **Äste:**
  - *Hauptstamm (P1-/P2-Segment):*

Äste	Versorgungsgebiet	Klinisches Bild
P1-Abschnitt: von Basilariskopf bis R. communicans posterior (RCP)	Okzipitallappen, laterale und basale Anteile des Temporallappens, Thalamus, Corpus geniculatum laterale	*bei suffizientem RCP oder bei Ursprung vorwiegend aus ACI (s. o.):* Bild wie bei Verschluss perforierender Äste aus P1 (s. u.) *ohne suffizienten RCP:* zusätzliche Symptome des P2- und P3-Verschlusses (tiefe und kortikale Äste) (s. u.)
P2-Abschnitt: zisternaler Abschnitt		*Proximal:* Bild wie bei Verschluss beider kortikaler Äste und der perforierenden Äste aus P2 (A. thalamogeniculata, A. chorioidea posterior) → s. u. *distal:* Bild wie bei Verschluss beider kortikaler Äste; delirante Syndrome, ebenso überwiegend sensible, leichtgradige kontralaterale Hemisymptomatik.

  - *kortikale Äste (P3-Segment):* Nomenklatur uneinheitlich; die Äste gehen von 2 Hauptästen aus, wobei der erste große Abgang sehr variabel ist

Äste	Versorgungsgebiet	Klinisches Bild
A. occipitotemporalis/A. occipitalis lateralis (erster Hauptast): A. temporalis anterior, A. temporalis posterior; Abgang z. T. aus der A. cerebri media	Temporallapen, laterale und basale Anteile	flüssige Aphasie (im Sinne einer akuten Leitungsaphasie) bei Läsionen der dominanten Hemisphäre
A. parietooccipitalis/A. occipitalis medialis (meist direkte Verlängerung des Hauptstammes analog zu ACM-ACI): wichtigster Ast: A. calcarina	Okzipitallappen	*Hemianopsie*, selten visuelle Halluzinationen im hemianopischen Feld, Metamorphopsien, bei Läsion der dominanten Hemisphäre Alexie, Agrafie, amnestische Aphasie, Anomie für Farben, visuelle Agnosie; evtl. Gedächtnisstörungen; bei bilateralem Ausfall kortikale Blindheit.

  - *perforierende (tiefe) Äste:* Endarterien, deren isolierte Verschlüsse bei Mikroangiopathie zu lakunären meist thalamischen Infarkten führen; aufgrund eines embolischen Pathomechanismus mit Verschluss des Basilariskopfes sowie anatomischer Varianten (beidseitige Versorgung durch Äste einer PCA) häufig bilateral thalamische Infarkte

Äste	Versorgungsgebiet	Klinisches Bild
Rr. interpedunculares (P1-Segment)	(durch die Substantia perforata posterior) Nucleus ruber, Substantia nigra, mediale Teile der Hirnschenkel, Hirnnervenkerne III und IV, Formatio reticularis des oberen Hirnstamms, obere Kleinhirnschenkel, Fasciculus longitudinalis medialis, Lemniscus medialis	Weber-Syndrom (→ S. 66, Okulomotoriusparese und kontralaterale sensomotorische Hemisymptomatik), Hemiataxie, vertikale Blickparese (→ S. 37), Bewusstseinstrübung
Rr. thalamoperforantes (paramediane thalamische/subthalamische Arterien, P1-Segment): zweithäufigster Thalamusinfarkt, meist embolisch	inferiore mediale anteriore Teile des Thalamus, Pulvinar, Corpus geniculatum laterale, hinterer Schenkel der inneren Kapsel, Nucleus subthalamicus	Vigilanzminderung, neuropsychologische Defizite (Korsakow-Syndrom (→ S. 463), Apathie, leichte (senso)motorische Hemisymptomatik und Okulomotorikstörung (meist vertikale Blickparese); evtl. kontralateral Hemiballismus, Tremor, Asterixis, Dystonie; Blepharospasmus; bei bilateralen Infarkten ausgeprägtes amnestisches Syndrom, Abulie, evtl. „utilization behavior"
A. thalamogeniculata (P2-Segment): häufigster Thalamusinfarkt, meist mikroangiopathisch	lateraler Thalamus, Capsula interna, Corpus geniculatum laterale. posteriore Anteile des Thalamus	1. kontraterales sensibles Hemisyndrom (häufig als dissoziierte Sensibilitätsstörung), oft leichtgradig und akral betont, gelegentlich sekundäres thalamisches Schmerzsyndrom 2. zusätzlich motorisches Hemisyndrom 3. Déjérine-Roussy-Syndrom (Thalamussyndrom, Mitbefall extrapyramidaler Bahnen): wie 1. + 2., zusätzlich Hemiataxie, thalamische Astasie, Hemidystonie (vor allem der Hand, „la main thalamique"), evtl. Hemianopsie
A. choroidea posterior medialis + lateralis (P2-Segment)	*A. choroidea post. medialis:* versorgt Plexus im III. Ventrikel; Äste zum Mittelhirn, Vierhügelplatte, Thalamus (anterior-medial), Ncl. praetectalis, Habenula *A. choroidea post. lateralis:* versorgt Plexus im Temporalhorn, Corpus geniculatum laterale, hinterer Anteil des Ncl. dorsolateralis (Thalamus), Pulvinar, Hippokampus, mesialer Temporallappen	Gesichtsfeldausfälle (Quadranten- oder Sektoranopsie); variabel: Okulomotorikstörung horizontal, milde sensomotorische Hemisymptomatik, Hemiataxie/Hemidystonie, neuropsychologische Ausfälle, Thalamussyndrom (gestörte Tiefen- > Oberflächensensibilität, Astereognosie und Hemiataxie, Thalamushand, transiente Hemiparese, athetotische Bewegungsunruhe)

A. basilaris-/ A. vertebralis-Syndrome

- **Allgemeines:** Versorgungsgebiete und Symptome lassen sich in axialer Richtung der rostralen, mittleren und kaudalen A. basilaris zuordnen; dabei besteht eine sektorielle Gliederung, die Verschlusslokalisation kann jeden Abschnitt des vertebrobasilären Stromgebietes betreffen:

Abschnitt	Lokalisation
V0	Abgangsbereich der A. vertebralis aus der A. subclavia (Bezeichnung im Bereich der Neurosonografie üblich)
V1	prävertebral
V2	interforaminal
V3	Atlasschlinge
V4	intrakraniell vor PICA-Abgang
V5	intrakraniell nach PICA-Abgang

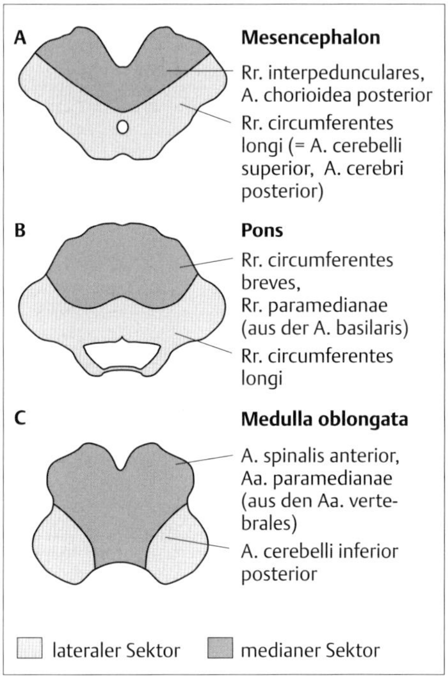

Abb. **1**: Gefäßterritorien innerhalb des Hirnstamms (Mittelhirn, Pons, Medulla oblongata) mit Berücksichtigung der lateralen und medianen Sektoren, denen auf jeder Ebene laterale und mediane Gefäßsyndrome zuzuordnen sind.

- **Gefäßterritorien intrakraniell:** Abb. 1
- **Leitsymptome und Sektoren** (i= ipsilateral, c = kontralateral):

	Abschnitt in axialer Richtung		
Sektor	rostrale/distale A. basilaris → Mesencephalon (Abb. 1A)	mittlere A. basilaris → Pons (Abb. 1B)	proximale A. basilaris/distale A. vertebralis → Medulla oblongata (Abb. 1C)
lateral	Gesichtsfeldausfälle, Alexie, Amnesie (A. cerebri posterior)	Ataxie (i), Sensibilitätsstörungen (c), Schwindel (Rr. circumferentes longi)	Ataxie, Horner-Syndrom (i), dissoziierte Sensibilitätsstörung (c), Hirnnervenläsionen V, VIII–XII (i; A. cerebelli inferior posterior PICA)
paramedian/ median	Okulomotoriusparese (Pupille!) (i), vertikale Blickparese, Bewusstseinsstörungen (Rr. interpedunculares), Hemianästhesie (c; Aa. thalamoperforatae), evtl. Hemiparese/Hemiataxie (c)	Okulomotorikstörungen (IV, VI), INO, Eineinhalb-Syndrom, horizontale Blickparese, VII (i), Dysarthrie, clumsy hand syndrome, rein motorische/sensorische Defizite (c)	Hemihypästhesie und Hemisymptomatik ohne Gesichtseinschluss (c), Hirnnervenläsion XII (i), selten Apnoe, Hypertonie, Arrhythmie (Aa.paramedianae ventrales, A. spinalis anterior)

Syndrome und Ursachen

- **Ausdehnung monosektoriell:**
  - *median:* lakunäre Infarkte bzw. „branch disease“ (s. u. unter → „Klassische“ Hirnstammsyndrome)
  - *lateral, proximale A. basilaris:* laterales Oblongata-(Wallenberg-)Syndrom (→ S. 66), meist embolisch
- **Ausdehnung bilateral, multisektoriell (lateral und median):**
  - *kaudal und evtl. rostral:* Basilaristhrombose (→ S. 88)
  - *rostral:* Top-of-the-Basilar-Syndrom, meist embolisch (→ S. 89)

„Klassische" vaskuläre Hirnstammsyndrome (nach [2821])

■ **Allgemeines:** diese Syndrome sind – mit Ausnahme des Wallenberg-Syndroms – sehr selten, es handelt sich dabei in der Regel um größere lakunäre Infarkte, die monosektoriell zuzuordnen sind

Syndrom	Ausfälle ipsilateral	Ausfälle kontralateral
Mittelhirn		
Chiray-Foix-Nicoleso-Syndrom (oberes Ruber-Syndrom)	–	Hyperkinesie, Holmes-Tremor (Ruber-Tremor), Hemiataxie, Hemisymptomatik (Hemihypästhesie)
Benedikt-Syndrom (oberes Ruber-Syndrom)	N.-III-Parese, evtl. Blickparese nach ipsilateral	evtl. Hemisymptomatik, Hemiataxie, Hemihypästhesie, Holmes-Tremor (Ruber-Tremor), Rigor
Claude-Syndrom (unteres Ruber-Syndrom)	N.-III-Parese	Hemiataxie, Hemisymptomatik
Weber-Syndrom (Mittelhirnfuß)	N.-III-Parese	Hemisymptomatik
Parinaud-Syndrom (→ S. 37)	Sakkaden- und Blickfolgestörung nach oben, lid lag, evtl. Konvergenzparese	
Nothnagel-Syndrom (Vierhügel)	N.-III-Parese	Hemiataxie
Brückenhaube		
Raymond-Céstan-Syndrom (orale Brückenhaube)	Blickparese nach ipsilateral,	dissoziierte Hemihypästhesie, evtl. Hemisymptomatik
Gasperini-Syndrom (kaudale Brückenhaube)	Hirnnervenausfälle N. V, VI, VII, VIII	Hemihypästhesie
Millard-Gubler-Syndrom (kaudale Brückenhaube)	N.-VII-Parese	Hemisymptomatik, dissoziierte Hemihypästhesie
Brissaud-Syndrom (kaudale Brückenhaube)	Fazialisspasmus	Hemisymptomatik
Foville-Syndrom (kaudale Brückenhaube)	Hirnnervenausfälle N. VI, evtl. N. VII	Hemisymptomatik
pontomedullärer Übergang		
Babinski-Nageotte-Syndrom	Ataxie, Horner-Syndrom	Hemisymptomatik, Hemihypästhesie
Medulla oblongata		
Wallenberg-Syndrom	Hirnnervenausfälle N. V, IX, X; Horner-Syndrom, Hemiataxie	dissoziierte Sensibilitätsstörung
Céstan-Chenais-Syndrom (laterale Medulla oblongata)	Hemiataxie, Horner-Syndrom, motorische Hirnnervenausfälle N. IX, X	Hemisymptomatik, Hemihypästhesie
Avellis-Syndrom	motorische Hirnnervenausfälle N. IX, X	Hemisymptomatik, Hemihypästhesie
Schmidt-Syndrom	motorische Hirnnervenausfälle N. IX–XII	Hemisymptomatik, Hemihypästhesie
Tapia-Syndrom	motorische Hirnnervenausfälle N. IX, X, XII	Hemisymptomatik, Hemihypästhesie
Vernet-Syndrom	motorische Hirnnervenausfälle N. IX, X, XI, Ageusie hinteres Zungendrittel, Hemihypästhesie Schlund	Hemisymptomatik
Jackson-Syndrom	N.-XII-Parese	Hemisymptomatik

Vaskuläre Kleinhirnsyndrome

Übersicht

	A. cerebelli superior (SCA; *zerebelläres Versorgungsgebiet*)	A. cerebelli inferior anterior (AICA)	A. cerebelli inferior posterior (PICA)
Schwindel, Nystagmus, Erbrechen	+	+	+
Extremitätenataxie	++	+	+
Gang- und Standataxie	+	+	++
Kopfschmerzen	–	–	+
Horner-Syndrom	(+)	(+)	+

Versorgungsgebiete der Kleinhirnarterien sind sehr variabel; einzelne Arterien können große Anteile anderer Versorgungsgebiete (auch kontralateral) übernehmen; Hypoplasien, Duplikaturen häufig

A. cerebelli-superior-(SCA-)Syndrom

- **Versorgungsgebiet:** dorsolaterales Mittelhirn, Oberwurm, apikale und laterale Teile der Kleinhirnhemisphären, oberer Kleinhirnstiel
- **klinisches Bild**: in ca. 2/3 der Fälle kombiniert mit anderen Infarkten, vor allem im Bereich der distalen A. basilaris (s. rostrales Basilarissyndrom/Basilariskopfsyndrom → S. 89)
  - *komplettes SCA-Versorgungsgebiet isoliert (selten):*
    - ipsilateral Hemiataxie, zerebellärer oder Intentionstremor, nur hier mit Horner-Syndrom
    - kontralateral dissoziierte Sensibilitätsstörung
  - *zerebelläres Versorgungsgebiet (häufiger, meist nur partieller SCA-Infarkt):* ipsilaterale Hemiataxie, Dysarthrie, Rumpf-/Gangataxie, Schwindel, Übelkeit, Nystagmus (weniger häufig als AICA/PICA), Kopfschmerzen

A. cerebelli-inferior-anterior-(AICA-)Syndrom

- **Versorgungsgebiet:** rostrale Medulla, Basis der Brücke, ventrales (rostral = SCA) Zerebellum (Flocculus, vordere Anteile der Kleinhirnhemisphären)
- **klinisches Bild:**
  - *gesamtes Versorgungsgebiet (große Mehrzahl der Fälle):*
    - Tinnitus, Schwindel, Dysarthrie, Erbrechen
    - ipsilateral Horner-Syndrom (inkonstant), Hirnnervenausfälle V, VII und VIII, Hemiataxie
    - kontralateral: dissoziierte Sensibilitätsstörung
    - fakultativ horizontale Blickparese nach ipsilateral (Flocculus), Dysphagie, ipsilaterale Hemiparese
    - Unterschied zum Wallenberg-Syndrom: Fazialis-Affektion, Taubheit, Tinnitus, multimodale Trigeminusbeteiligung
    - in ca. 20 % der Fälle kombiniert mit klinisch führender ausgeprägter Basilarisbeteiligung

A. cerebelli-inferior-posterior-(PICA-)Syndrom

- **Allgemeines:** häufigster Kleinhirninfarkt, aber auch häufigster Hirnstamminfarkt mit gekreuzter Symptomatik
- **Versorgungsgebiet:** dorsolaterale Medulla oblongata (wird teilweise auch von kleinen Ästen der A. vertebralis aus V5 versorgt), Unterwurm, basale Anteile der Kleinhirnhemisphären
- **klinisches Bild:** im Vergleich zu SCA- und AICA-Syndrom nur selten Basilarisbeteiligung
  - *bei Beteiligung der dorsolateralen Medulla oblongata (ca. 25 %):* Wallenberg-Syndrom (→ S. 66), meist in Kombination mit medialem PICA-Infarkt (s. u.)
  - *bei isolierter Kleinhirnbeteiligung (75 %):*
    - gesamtes PICA-Kleinhirn-Versorgungsgebiet (ca. 10 %): Nystagmus (meist horizontal, zur Läsionsseite > bilateral > zur Gegenseite, in 15 % vertikal), Schwindel (Vermis/Vestibulozerebellum), Stand/Gangataxie (ipsilaterale Lateropulsion), Kopfschmerzen
    - bei isolierter Beteiligung des medialen PICA-Gebietes (ca. 60 %): vor allem Nystagmus und Schwindel
    - bei isolierter Beteiligung des lateralen PICA-Gebietes (ca. 30 %): vor allem Schwindel und ipsilaterale Dysmetrie

Spinale Gefäßsyndrome

→ S. 400

2 Neurologische Krankheiten

2.1 Zerebrale Ischämie

M. Reinhard, A. Hetzel, S. Meckel, J. Spreer*

2.1.1 Akute zerebrale Ischämie (ischämischer Insult, ischämischer Schlaganfall)

Ischämischer Schlaganfall: Allgemeine Epidemiologie, Ätiologie und Pathophysiologie

Epidemiologie

- Inzidenz 140-200/100 000 Einwohner/Jahr, transitorische ischämische Attacke 50/100 000, Inzidenz mit Alter stark zunehmend; mit der Überalterung in den Industrienationen daher kontinuierliche Zunahme um ca. 3 % pro Jahr; M:F ca. 1,3:1, ab 80 Jahre ca. 1:1

Ätiologie (Übersicht)

Häufigkeiten sehr kollektivabhängig und regional different

- **Makroangiopathie der supraaortalen (extra- und intrakraniellen) Gefäße:** Häufigkeit 20–40 %, meist arterioarterielle Embolien (→ S. 85), selten hämodynamische Grenzzoneninfarkte
  - *arteriosklerotisch* (→ S. 119)
  - *nichtarteriosklerotisch:*
    - Dissektion (→ S. 125), fibromuskuläre Dysplasie (→ S. 128)
    - Vaskulitiden der großen und mittleren Gefäße
    - selten: Moya-Moya-Erkrankung (→ S. 129), reversibles Vasokonstriktionssyndrom, mechanische Ursache (→ S. 130)
- **zerebrale Mikroangiopathie** (→ S. 141): Häufigkeit 20–40 %, führt zu lakunären Infarkten, subkortikaler (arteriosklerotischer) Enzephalophatie
  - *arteriosklerotisch:* Arteriolosklerose mit Mikroatheromen, Lipohyalinose perforierender Arterien mit 200–400 µm Durchmesser; Risikofaktoren Hypertonie und Diabetes
  - *nichtarteriosklerotisch:* Zerebrale Amyloidangiopathie (→ S. 142), hereditäre/genetische Ätiologie, Vaskulitis der kleinen Gefäße (→ S. 144)
- **proximale Emboliequelle** (→ S. 112): Häufigkeit 25–40 %
  - *kardiale Embolie* bei Vorhofflimmern (→ S. 114), Vorhofmyxom, Vorhofseptum-Aneurysma, koronarer Herzkrankheit (akuter Myokardinfarkt, Ventrikel-Aneurysma, Ventrikelakinesie), Herzklappenfehler nach oder bei Endokarditis (bakteriell, thrombotisch nicht bakteriell, rheumatisch), Klappenersatz, Mitralklappenprolaps (myxomatös), dilatativer Kardiomyopathie
  - *paradoxe Embolie* bei Vorhofseptumdefekt, persistierendem Foramen ovale (PFO → S. 113), bei tiefer Bein- und Beckenvenenthrombose oder Thrombophilie
  - *Arteriosklerose des Aortenbogens* bei Plaques ≥ 4 mm Dicke mit/ohne thrombotischer Auflagerung
- **Gerinnungsstörungen** (→ S. 160): Häufigkeit < 5 % (meist bei juvenilem Insult, evtl. Cofaktor)
  - *genetisch bedingt:* AT-III-Mangel, Protein-S-/Protein-C-Mangel, APC-Resistenz (Faktor-V-Mutation), Faktor-II-Mutation, Plasminogen-Funktionsstörung, -Defizit, Lipoprotein(a)-Erhöhung
  - *erworben:* Antiphospholipid-Antikörper-Syndrom, disseminierte intravasale Gerinnung z. B. bei Sepsis, Polytrauma, Intoxikationen, Hämolyse, paraneoplastisch
    - hämatologische Erkrankungen (Häufigkeit < 1 %): Polyzythämie, Hämoglobinopathien, Eisenmangelanämie, Leukämie, Thrombozythämie, Thrombozytenfunktionsstörung, Purpura Moschkowitz, Paraproteinämien, Gabe von i. v. Immunglobulin

Ätiologische Differenzialdiagnose

■ Kriterien der TOAST-(Treatment of Acute Stroke-)Studie [56]:

	Makroangiopathie (arterio-arterielle Embolie)	Kardiale Embolie	Mikroangio-pathie	Andere Ursachen
Klinik				
kortikale oder zerebelläre Dysfunktion	+	+	-	+/–
lakunäres Syndrom	–	–	+	+/–
Bildgebung				
Infarkt kortikal, zerebellär, Hirnstamm oder subkortikal > 1,5 cm	+	+	–	+/–
Infarkt subkortikal oder Hirnstamm, < 1,5 cm	–	–	+/–	+/–
Zusatzbefunde				
Stenose passendes hirnversorgendes Gefäß > 50 %	+	–	–	–
kardiale Emboliequelle (Hoch- oder Mittelrisiko)	–	+	–	–
Abnormale sonstige Befunde (z.B. Vaskulitis in DSA)	–	–	–	+

- *TOAST-Ätiologie=„unklar" wenn ≥2 Möglichkeiten zutreffen (in ca. 40 % d. F.);* höchste Genauigkeit (Spezifität ca. 80 %) für Ätiologie Mikroangiopathie versus andere Ursachen

- **neuere Klassifikationssysteme** sind mehrdimensional beschreibend (koexistente Ätiologien kommen in ca. 20 % der Fälle vor) und nicht interpretierend (z.B. ASCO für die Dimensionen Atherosclersosis, Small Vessel Disease, Cardiac und Other, jeweils mit Zahl 0 = nicht vorhanden, 1 = definitv oder möglich, 2 = fraglich, 3 = unwahrscheinlich als Ursache aber vorliegend, 9 = nicht genau untersucht) [115]

Pathophysiologie

Siehe Abb. 2

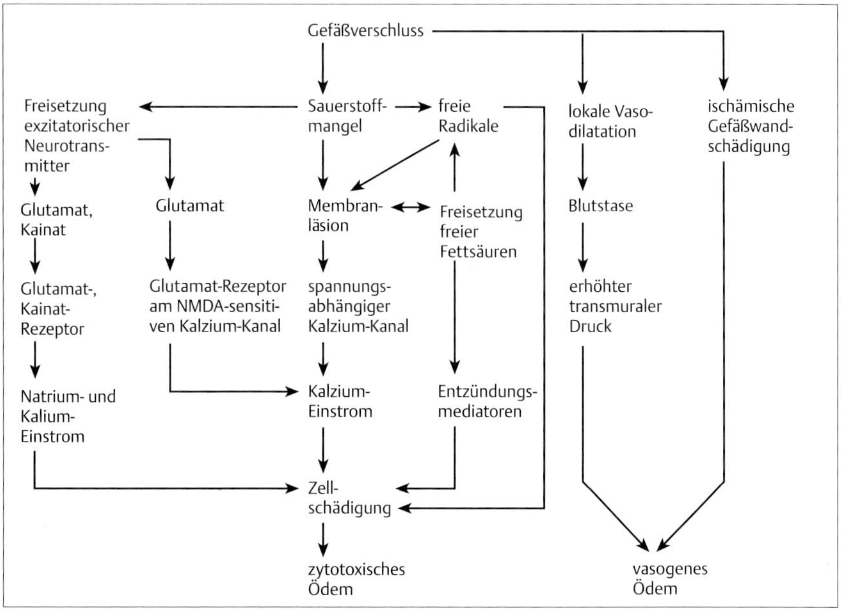

Abb. **2**: Pathophysiologie der ischämischen Gewebsschädigung: primär zytotoxisches Ödem, sekundär vasogenes Ödem.

- **Konzept der Penumbra:**
  - *Definition:* Penumbra = wörtl. „Halbschatten"; im durch Kollateralgefäße (s.u.) versorgten Randbereich der Ischämie kritische Minderperfusion mit noch reversiblem neuronalem Funktionsverlust (lokaler zerebraler Blutfluss zwischen 12 und 22 ml/100 g/min; darüber Oligämie) und erhöhter Sauerstoffextraktionsrate (OEF) bei erhaltenem Metabolimus; mit zunehmender Dauer (meist Bereich von Stunden) Neuronen-Untergang der Penumbra (Membranversagen, Nekrose)
  - *Bedeutung:* Konzept des Mismatch zwischen Infarktkern (Blutfluss < 12 ml/100 g/min) und Penumbra (=„tissue at risk" = potenziell rettbares Gewebe) wird häufig zur Optimierung der Patientenselektion z.B. bei relativen Kontraindikatoinen und im erweiterten Behandlungszeitfenster (3-6 h) herangezogen (Perfusionsstörung mindestens 20 % größer als MRT-Diffusionsstörung/Infarktkern); erste Studien legen Nutzen der Mismatch-basierten Lyse nahe [88], insgesamt Wertigkeit aber noch umstritten
- Voraussetzung für die Entstehung einer Penumbra ist die Existenz von *intrakraniellen Kollateralen beim akuten Schlaganfall:*
  - *Definition:* Leptomeningeale Kollateralen zwischen Anterior-/Media- und Posteriorstromgebiet, Kollateralen via Circulus Willisii bei Basilaristhrombose und embolischem distalen ACI-Verschluss / Carotis-T-Verschluss
  - *Bedeutung:* gute piale Kollateralversorgung führt bei Verschluss basaler Hirngefäße zu kleinerem Infarktkern und längerer Überlebenszeit der Penumbra (Beispiel striatocapsulärer Infarkt durch Mediahauptstammverschluss, siehe C1 in Abb. 3), welche im Idealfall sogar nur einem Oligämie-Gebiet entspricht; 30 % der Patienten haben a priori schlechte piale Kollateralen.
    - Prognose bei Mediaverschluss bei guten Kollateralen unter Lysetherapie ca. 2-3-fach besser [733]
    - kollaterale Perfusion wird durch hohen Perfusionsdruck (hohen Blutdruck) gebessert, daher keine akute Blutdrucksenkung bei akuter zerebraler Ischämie, v.a. bei Gefäßverschluss

Ischämischer Schlaganfall: Anamnese und klinisches Bild

Anamnese

- **evtl. vorangehend:** Amaurosis fugax, transitorisch-ischämische Attacke (TIA), Trauma, zervikaler Schmerz inkl. Karotidodynie (→ Dissektion), Thrombosen (→ paradoxe Embolie, Thrombophilie mit arteriellen Thromben), Migräne mit Aura
- **Auftreten der Symptome** ohne erkennbaren Auslöser oder z. B. bei Valsalva (→ paradoxe Embolie), bei körperlicher Anstrengung (→ Blutung), in Orthostase (→ hämodynamisch bedingter Insult)
- **disponierende Faktoren:** kardiale Erkrankungen, Gefäßerkrankungen, Gefäßrisikofaktoren, Klappenersatz, Infekte, Kollagenosen, Medikamente (Kontrazeptiva), Nikotin, Drogen, Schwangerschaft

Klinisches Bild

- **akutes (binnen Sekunden) oder stotternd progredientes fokal-neurologisches Defizit,** meistens asymmetrisch (typischerweise Hemisymptomatik), variierend je nach Lokalisation (→ vaskuläre Syndrome, S. 61)
- **Bewertung der neurologischen Defizite** als wichtiges Lysekriterium nach der NIH Stroke Scale (NIHSS, → S. 819); andere: kombinierte Orgogozo Scale, European Stroke Scale (ESS), Scandinavian Stroke Scale (SSS)
- **Einteilung nach Dauer der klinischen Symptomatik:**
  - *Dauer < 24 h:* **transiente (transitorische) ischämische Attacke (TIA):** in 90 % der Fälle Dauer < 60 min, meist < 15 min (Amaurosis fugax fast immer < 5 min), ab 30–60 min Dauer finden sich bei > 50 % der Patienten Diffusionsstörungen im MRT als Hinweis auf kleine Infarkte (→ S. 86)
    - Sonderformen der TIA: „limb shaking TIA" (hämodynamisch, nicht-epileptisch), retinale Claudicatio (hämodynamisch, bei Blick in helles Licht), crescendo TIA (zunehmende Frequenz und Schwere im selben Stromgebiet; z.B. bei Media- oder ACI-Stenose)
  - *Dauer > 24 h (keine komplette Rückbildung ≤ 24 h):* **ischämischer Schlaganfall**: kleine Infarkte („minor stroke": häufig mit kompletter Rückbildung innerhalb von 72 h) wurden früher als *prolongiertes reversibles ischämisches neurologisches Defizit (PRIND)* bezeichnet; Infarkte mit bleibendem relevantem Defizit (Verlust der Selbstständigkeit) („major stroke")
    - **besondere klinische Verlaufsformen:** → progressive stroke S. 88, → maligner Mediainfarkt S. 85 → fluktuierender Verlauf z.B. bei Basilaristhrombose S. 88

Ischämischer Schlaganfall: Differenzialdiagnose

Andere zerebrovaskuläre Erkrankungen

- **intrazerebrale Blutung** (→ S. 98): Anteil der Blutungen bei klinischem Bild „Schlaganfall" 6–19 %; Unterscheidung klinisch nicht verlässlich, nur mit CT/MRT möglich
- **Subarachnoidalblutung** (→ S. 103)

- **Subduralhämatom** (→ S. 485)
- **Sinus-/Hirnvenenthrombose** (→ S. 91): fluktuierende Symptomatik, Kopfschmerzen, Anfälle, Bewusstseinstrübung oder andere psychische Veränderungen

„Stroke mimics"

- **allgemein:** bei bis zu 30% der Patienten mit Schlaganfallverdacht andere Ursache
- **migränöse Aura:** (→ S. 588): Migräneanamnese; Entwicklung mindestens eines Symptoms über 5 min oder verschiedene Symptome treten nacheinander mit mehr als 5 min Abstand auf; positive visuelle Symptome (Flimmern, Zacken), „Wandern" des fokalen Defizits über die Gefäßprovinzen (z. B. Beginn mit Flimmerskotom, bei Rückbildung des Gesichtsfelddefektes Sensibilitätsstörungen o. ä.), deutlichere vegetative Symptomatik, Kopfschmerzen meist nach kompletter Rückbildung der fokalen Ausfälle (isolierte Aura ohne Kopfschmerz in ca. 10-20% der Attacken, mit zunehmendem Lebensalter wahrscheinlich häufiger)
- **Epilepsie** (Todd'sche Lähmung nach vorangehendem fokalem Anfall) *cave*: Frühanfall bei Ischämie, Myoklonien bei Basilaristhrombose
- **weitere:** Synkope (→ S. 295), TGA (→ S. 622), peripher-vestibuläre Störung, Sepsis mit Enzephalopathie, toxisch-metabolische Enzephalopathie (z.B. Hypoglykämie, Hyponatriämie), Raumforderung (z.B. Tumoreinblutung), periphere Paresen (z.B. Fallhand, Peroneusparese), psychogene / dissoziative Störung (→ S. 392), spinaler Notfall (meist Trauma, auch z.B. spinales Epiduralhämatom), MS-Schub

Ischämischer Schlaganfall: Akutbehandlung

Prähospitalphase

- **Anamnese/Klinik erfassen und dokumentieren:** NIH-Stroke Scale, Symptombeginn eigen-/fremdanamnestisch so genau wie möglich
- **Transport** bevorzugt in Zielkrankenhaus mit zertifizierter Stroke Unit und Lysemöglichkeit (Voranmeldung)
- Sauerstoff 2-4 l/min, nüchtern lassen, i.v. Zugang: Blutentnahme, Basis-Infusion mit Kristalloiden, Vitalparameter überwachen (Monitor)
- **CAVE:** Blutdruck nicht senken sofern Patient kardial stabil und Werte < 220/110 mmHg, kein Heparin oder ASS i.v. bzw. p.o.
- **Blutzucker:** ggf. vorsichtig senken sofern > 200 mg/dl
- **frühe Komplikationen:** Vigilanzstörung, Krampfanfälle, Kreislaufinstabilität

Intrahospitalphase allgemein

Rasche und zielgerichtete Diagnostik und Therapie im Krankenhaus (gemäß Leitlinie DGN [4272]):

Zeit nach Eintreffen im Krankenhaus	Maßnahme
< 10 min	Untersuchung durch Arzt
< 25 min	Beginn der CT-/MR-Untersuchung
< 45 min	Ergebnis der CT-/MR-Untersuchung vorliegend
< 60 min (optimalerweise 30 min)	Beginn der Behandlung („door-to-needle-Zeit")
< 3 h (optimalerweise 30 min)	Beginn der Monitorüberwachung

Clinical Pathway (DGN)

SCHLAGANFALL DIAGNOSTIK

Akutdiagnostik

- **CT** (Abb. 3):
  - Blutungsausschluss, Größeneinschätzung durch Frühzeichen (innerhalb von 2 h sichtbar) (), Prüfung der Lysekriterien (→ S. 66); Suche nach subakuten weiteren Infarkten als Ausschlusskriterium für mögliche Lyse-Therapie
  - *Perfusions-CT:* sequenzielle Akquisition von CT-Schichten während der Passage eines i. v. applizierten KM-Bolus; Berechnung von Parameterkarten wie bei Perfusions-MRT (s. u.)
    - Penumbra: verlängerte mean transit time (MTT) und moderate Einschränkung des regionalen CBF (> 60%) bei normalem oder erhöhtem regionalem CBV (80-100% oder höher) aufgrund von autoregulatorischer Vasodilatation *oder* deutlichere Einschränkung des rCBF (> 30%) und moderate Einschränkung des rCBV (> 60%)
    - Infarktkern: starke Einschränkung von rCBF (< 30%) und rCBV (< 40%) und verlängerte MTT (MTT am sensitivsten für akute Ischämie [3891])

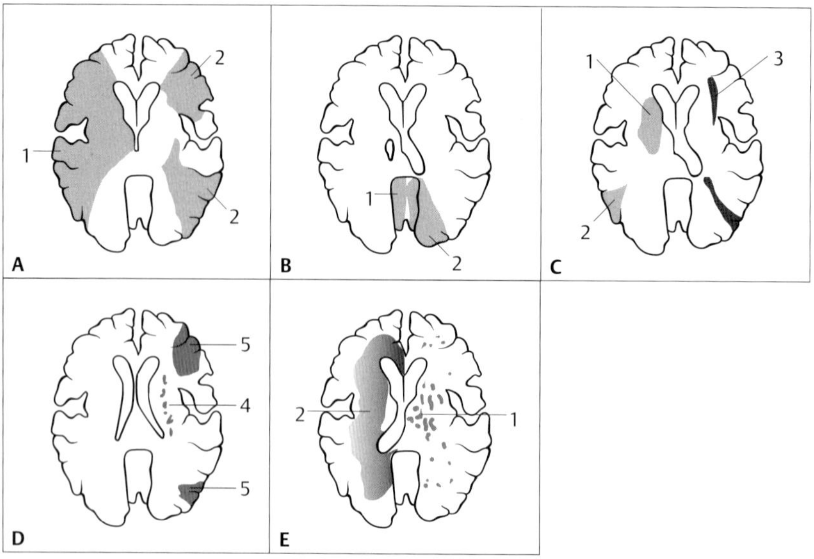

Abb. **3**: Infarkttypen und deren Pathogenese
A, **B**, **C** 1–2: Territorialinfarkte: **A**: 1 = kompletter Mediainfarkt bei Mediahauptstamm-Verschluss, 2 = große Territorialinfarkte der vorderen und hinteren Mediaastgruppe bzw. von Mediahauptästen (embolische Infarkte durch arterioarterielle oder kardiale Embolien). **B**: 1 = kleiner territorialer Posteriorinfarkt und Thalamusinfarkt (häufig kardioembolisch), 2 = großer Posteriorinfarkt (kardio-arterio-arteriell embolisch). **C**: 1 = striatokapsulärer Infarkt (Riesenlakune) im Versorgungsgebiet der Aa. lenticulostriatae (häufig: Mediahauptstamm-Verschluss mit Verschluss lentikulostriärer Arterien und gute leptomeningeale Anastomosen oder hochgradige (auch thrombembolische) Mediastenose) [4421] 2 = kleiner kortikaler Infarkt durch Mediaast-Verschluss.
C 3, **D**4–5: hämodynamisch bedingte Infarkte: **C**: 3 = Endstrominfarkte (streng subkortikaler Infarkt in der Grenzzone zwischen oberflächlichen und tiefen Mediaästen), **D**: 4 = innerer Grenzzoneninfarkt entlang der inneren Wasserscheide, 5 = kortikal/subkortikaler Infarkt in der Grenzzone Media- und Anterior- bzw. Posteriorstromgebiet
E: mikroangiopathisch bedingte Infarkte: 1 = multiple lakunäre lentikulostriäre Infarkte, 2 = subkortikale arteriosklerotische Enzephalopathie (SAE) mit Maximum in der Grenzzone zwischen tiefen und oberflächlichen Mediaästen und diffuser Dichteminderung periventrikulär; 1 + 2 sind typisch für das Vollbild des Morbus Binswanger.

- *CT-Angiografie:* bei klinischem Verdacht (NIHSS ≥10) auf einen proximalen intrakraniellen Verschluss zur Selektion von Patienten für endovaskuläre Therapie: Nachweis von intravasalen Thromben in zerebralen Gefäßen mit Verschlüssen und Beurteilung der Hals-Gefäße (kombinierte Hals-/Kopf-CTA ab Aortenbogen) – wichtig zur Beurteilung von Kollateralen und Planung einer endovaskulären Therapie (z.B. bei begleitender proximaler ACI-Stenose) [3891]
- *Wertigkeit von MRT vs. CT* in der Akutdiagnostik des Schlaganfalls ist Gegenstand der Diskussion [3662]
  - Vorteile der CT: breite Verfügbarkeit, schnelle Untersuchungszeit (ca. 5 min für CCT, CT-Perfusion und CTA) gegenüber der MRT (ca. 10-15 min je nach Protokoll)
  - Vorteile des DWI-MRT: Interpretation des Ausmaßes des Infarkt „core" in der Frühphase („hyperacute stroke") einfacher im Vergleich zur Interpretation von CT-Frühischämie-Zeichen [3118]
  - Mismatch-Quantifizierung gleichwertig zwischen CT und MRT [601]
  - CT-Perfusion deckt je nach Scannerausstattung nur Teile des Gehirns ab (nur 2-4 cm)

Schlaganfall-MRT:

- *Diffusionsbildgebung (DWI:* diffusion-weighted imaging): sensitivstes Verfahren zum frühzeitigen Ischämienachweis (bereits 30 min nach Ischämie-Beginn)
- *Blutungsauschluss* sicher mit FLAIR und GRE (T2*-Wichtung)

- *Perfusionsbildgebung:* sequenzielle Akquisition von MR-tomografischen Aufnahmen während der Passage eines intravenös applizierten KM-Bolus; erlaubt Berechnung verschiedener Perfusionsparameter (time-to-peak [TTP], relatives zerebrales Blutvolumen [rCBV], relativer zerebraler Blutfluss [rCBF])
- *MR-Angiografie:* nichtinvasive Darstellung der größeren hirnversorgenden Gefäße, direkter Nachweis des Gefäßverschlusses; bei klinischem Verdacht (NIHSS ≥ 10) auf proximalen intrakraniellen Verschluss zur Selektion von Patienten für endovaskuläre Therapie
- *Mismatch-Konzept* (👁): Gewebe mit normaler Diffusion, aber verminderter Perfusion (Penumbra) soll durch rekanalisierende Maßnahmen noch zu retten sein; aber die eindeutige Differenzierung von Infarkt und Penumbra ist nicht möglich, da DWI-Störung potenziell reversibel [2057]; notwendig bei Indikation für systemische Lyse > 4,5 h

- **Notfall-Ultraschalluntersuchung (fokussierte extra- und intrakranielle Duplexsonografie):** zur Gefäßverschluss-Lokalisation, nur wenn ohne Zeitverlust bis zum Lysebeginn möglich, ansonsten nach Start i.v. Lyse; Ziel frühzeitige Optimierung der Lyseindikation (zusätzliche i.a. Intervention bei proximalem Verschluss, Basilaris-Prozess), wichtig wenn keine CT-A/MR-A verfügbar ist und bei klinischem Verdacht (NIHSS ≥ 10) auf proximalen intrakraniellen Verschluss und zum Monitoring angesichts der initial rasch wechselnden intrakraniellen Gefäßbefunde
- **EKG**
- **Pulsoxymetrie**
- **Notfall-Labor:** CRP, kleines Blutbild, Blutzucker, Gerinnung (Quick, PTT, AT III), GPT, Kreatinin und TSH

Clinical Pathway (teilweise basierend auf DGN-Leitlinie 2012) Ischämischer Schlaganfall: Akutbehandlung und rekanalisierende Therapie

Akuttherapie: Allgemeines

- **Übersicht (Empfehlungen der DSG / DGN** Leitlinie DGN [4272]**):**
  - Überwachung von neurologischem Status und Vitalfunktionen (Empfehlungsstärke A)
  - bei Patienten mit schweren Schlaganfällen Atemwege freihalten und zusätzliche Oxygenierung (B)
  - hypertensive Blutdruckwerte bei Patienten mit Schlaganfällen in der Akutphase nicht behandeln, solange keine kritischen Blutdruckgrenzen (s. u.) überschritten werden (B)
  - Blutdruck in den ersten Tagen nach dem Schlaganfall leicht hypertensiv halten; in Abhängigkeit von der Schlaganfallursache Beginn einer Blutdrucknormalisierung nach wenigen Tagen (B)
  - kein Einsatz von Nifedipin, Nimodipin; keine Maßnahmen, die zu einem drastischen RR-Abfall führen (B)
  - Vermeidung bzw. Behandlung einer arteriellen Hypotonie (Gabe von Flüssigkeit und/oder Katecholaminen außer Dopamin) (B)
  - regelmäßige Blutzuckerkontrollen, bei Serumglukosespiegel > 200 mg/dl Insulingaben, keine intensivierte Insulintherapie (Empfehlungsstärke B)
  - regelmäßige Kontrollen der Körpertemperatur, bei über 37,5 °C Behandlung (C)
  - Kontrolle des Elektrolytstatus ggf. Ausgleich (C)
- **Behandlung auf Stroke Unit** (Empfehlungen der europäischen Schlaganfallorganisation [1995]): Vermeiden von Komplikationen (s. u.), Integration von erweiterter Diagnostik (unter enger Kooperation von Neurologen, Internisten [Kardiologe], Neuroradiologen und Neurochirurgen) und multidisziplinärer Rehabilitation (Team aus Pflege, Logopädie, Ergo- und Physiotherapie, Neuropsychologie sowie standardisierte ärztliche Versorgung) in spezialisierter Einheit (GdE Ia [15],[1995]), Fortsetzung der multidisziplinären Rehabilitation bei relevanter und anhaltender Behinderung (Barthel-Index < 90) bis 28. Tag; positiver Effekt der Stroke Unit-Behandlung unabhängig von Geschlecht und Alter der Patienten sowie vom Typ des Schlaganfalls (GdE:Ia [1538])

Akuttherapie: Basismaßnahmen

- **Blutdruckkontrolle** (→ S. 750)**:**
  - *Einfluss auf das Outcome:* wahrscheinlich U-förmige Beziehung zwischen Blutdruck und bestem Outcome (Rankin Scale) bei akuten Blutdruckwerten um 140–180 mmHg (inhomogene Datenlage)

- *Grundsätze:*
  - hypertensive Blutdruckwerte in der Akutphase nicht senken, es sei denn, es bestehen klinische Symptome (Herzversagen, Aortendissektion oder hypertensive Enzephalopathie) oder RR > 220/> 120 mmHg
  - bei bekannten Hypertonikern höhere Werte zulassen, bei Werten < 140 mmHg systolisch Anhebung erwägen
  - keine abrupte Blutdrucksenkung
  - bei Thrombolyse-Behandlung Werte < 185/100 mmHg einhalten
- *Probleme:*
  - zu rasche und/oder zu tiefe Blutdruckabsenkung → Gefahr der Minderperfusion der Penumbra
  - Blutdruck zu hoch → Gefahr eines Hirnödems und Begünstigung von hämorrhagischer Transformation bei Persistenz nach Rekanalisation der initial verschlossenen Arterie, kardiale Belastung; Blutdruckeinstellung adaptiert auf Rekanalisationsstatus (Ultraschallkontrollen!) pathophysiologisch wahrscheinlich sinnvoll
- *Schema zur Blutdruckeinstellung* (gilt streng in den ersten 48 Stunden, ab dem 3. Tag schrittweise Optimierung der antihypertensiven Behandlung; Ziel: normale Werte ab 7. Tag)

Blutdruck	Maßnahmen
> 220/120 mmHg	Krisenintervention, Ziel: vorsichtige Blutdrucksenkung um ca. 20 % allgemeine Maßnahmen: O_2-Gabe und Oberkörper 30° hoch lagern i.v.-Medikation: Urapidil titrieren, alternativ Clonidin (CAVE: Sedierung), zur Eskalation additiv Dihydralazin CAVE: Nitro (→ intrazerebrale Vasodilatation mit ICP-Anstieg) nur im Ausnahmefall (massive diastolische Blutdruckentgleisung)
180–220/ 105–120 mmHg	Basistherapie (= orale Vor-/Neueinstellung) unter Berücksichtigung der Vormedikation
140–180/ 80–105 mmHg	keine Intervention in den ersten 48 Stunden
< 140/80 mmHg	Antihypertensiva absetzen (CAVE: Kardioprotektiva), falls klinisch instabil: 1. Stufe antihypotone Therapie (s.u.)
< 110/70 mmHg	antihypotone Therapie – 1. Stufe: Volumenmangel ausgleichen (CAVE: dekompensierte Herzinsuffizienz) mit Kristalloiden und Kolloiden – 2. Stufe: Sympathomimetika über Perfusor (Noradrenalin, Dobutamin); alternativ Akrinor oder Effortil in Infusion; im Verlauf ggf. oral mit Midodrin, Fludrocortison

- CAVE: individuell frühere Anpassung der oberen Blutdruckgrenze auf < 185/100 mmHg (Ziel: 140-150 mmHg systolisch) bei Lysetherapie, bei mikroangiopathischer Ätiologie, bei jeder Rekanalisation des verschlossenen Gefäßes ohne vorgeschaltetete hochgradige Stenose
- bei vorbestehender Hypertonie Anhebung der unteren Grenze bei persistierender hochgradiger Stenose oder Gefäßverschluss (Ziel systolisch > 130/80 mmHg bzw. besser Mitteldruck > 90 mmHg)

- **Temperaturkontrolle** (GdE III):
  - *Einfluss auf das Outcome:* Fieber in den ersten 2 Tagen ist mit schlechtem Outcome assoziiert, OR ca. 3 → Ziel Normothermie
  - *Maßnahmen ab 37,5 °C:* physikalische Kühlung, Paracetamol maximal 6 × 500 mg, Novalgin 3–4 × 20 Tr./d, Infektsuche
- **Blutzuckerkontrolle:**
  - *Einfluss auf das Outcome:* Hyperglykämie ist assoziiert mit schlechtem Outcome (OR bis ca. 3)
  - *Schema zur Blutzuckereinstellung:*
    - BZ 160–200 mg/dl → 2–4 I. E. Altinsulin s. c.
    - BZ > 200 mg/dl → 4–6 I. E. Altinsulin s. c. oder Perfusor 50 I. E. Altinsulin in 50 ml 0,9 % NaCl mit 2–4 ml/h

- **Hämatokritsenkung** auf 40–48 % (bei Polyzythämie Aderlass 250 ml und Ersatz durch HAES, evtl. wiederholen)

Akuttherapie: Lyse und Rekanalisation (→ S. 753)

- **Details** zur Lysetherapie → S. 753
- **Allgemeines:** Zugelassen ist die i.v. Thrombolyse mit rtPA innerhalb der ersten 4,5 Stunden und falls keine Kontraindikationen bestehen (GdE Ia); inzwischen sind Bridging-Lyse und i.a. Intervention relativ weit verbreitet, ohne dass ein klinischer Nutzen in randomisierten Studien bewiesen ist (Leitlinie DGN [4272]). Auch bei Diagnose akuter proximaler Gefäßverschlüsse in einem kleineren Krankenhaus kann das Bridging-Konzept als individueller Heilversuch verwendet werden mit Transport (sofern ohne Verzögerung und Schaden möglich) in ein Zentrum mit i.a. Interventionsmöglichkeit (klinische Überlegenheit in randomisierten Studien nicht gezeigt (Leitlinie DGN [4272], siehe auch z.B. Vorgehen des Schlaganfallnetzwerks Ruhr mit 27 beteiligten Stroke Units [1127])
- **Übersicht Differenzialindikation** (Vorschlag GdE IV):

Lokalisation des Verschlusses	< 4,5 Stunden		4,5-6 Stunden	
	i. a. Intervention im Haus verfügbar	i.a. Intervention nicht im Haus verfügbar	i. a. Intervention im Haus verfügbar	i.a. Intervention nicht im Haus verfügbar
proximaler (bis mittlerer) Mediahauptstamm, Karotis-T, distale ACI plus Mediahauptstamm	primär i. v. Lyse in Bridging-Dosis, dann i.a. Intervention (i.a. rtPA und/oder mechanische Verfahren)	reine i.v. Lyse und ggf. Transport in nächstes Zentrum zur sekundären i.a. Intervention	Bridging i.v. und i. a. Intervention als Einzelfallentscheidung (bei > 20 % Mismatch im MRT/CT und CT-Frühzeichen < 1/3 Mediastromgebiet bzw. DWI-Läsion < 50 % Mediastromgebiet)	reine i.v. Lyse als Einzelfallentscheidung (Kriterien wie nebenstehend), ggf. Transport in nächstes Zentrum zur i.a. Intervention (ggf. rein mechanisch)
Distaler Mediahauptstamm: *optimale Methode ungeklärt*	i. v. Lyse wahrscheinlich ausreichend, bei fehlender Rekanalisation ggf. i.a. Intervention		primär i.v. Lyse als Einzelfallentscheidung (Kriterien wie oben), bei fehlender Rekanalisation ggf. i.a. Intervention.	
Mediaast-, Posterior- oder Anterior-Verschluss	i. v. Lyse		i. v. Lyse als Einzelfallentscheidung (Kriterien wie oben)	
Sonderfall Tandemverschlüsse extra-/intrakraniell	*Kombinierter Carotis-interna- und Mediahauptstamm-Verschluss:* wie Mediahauptstamm-Verschluss, ggf. kombiniert mit Akut-Stentangioplastie der extrakraniellen ACI *Kombinierter Carotis-interna- und Mediaast-Verschluss:* wie Mediaast-Verschluss; bei schlechter Kollateralversorgung ggf. Akut-Stentung der proximalen ACI			
Basilaristhrombose	*Symptomdauer < 6 (max. < 12 h); kein Koma > 4 h, kein größerer demarkierter Infarkt im hinteren Stromgebiete im CT/MRT:* i. a. Intervention, wenn möglich Bridging-Verfahren mit kombinierter i. v. Lyse / i. a. Intervention (B) falls i. a. Intervention nicht verfügbar: reine i. v. Lyse und Transport in nächstes Zentrum zur sekundären i. a. Intervention			

- **Abschätzung des Risikos symptomatischer Blutungen durch i.v. Thrombolyse:** individuelle Berücksichtigung von Alter, Infarktgröße, Symptomdauer, Ausmaß Mikroangiopathie, Ko-Medikation, Blutzucker, Blutdruck, etc. (s. Kapitel 4.1); kein allgemein akzeptierter Risiko-Score bislang, v.a. existiert noch kein Score welcher differenziert die MRT-/Stroke-CT-Bildgebung berücksichtigt; Beispiele für aktuelle Scores:
  - *SEDAN Score*:

	Punkte
Blutzucker 145-216 mg/dl	1
Blutzucker > 216 mg/dl	2
jegliches Infarktfrühzeichen im Aufahme-CCT	1
hyperdenses zerebrales Gefäß	1
Alter > 75 Jahre	1
Aufnahme-NIHSS > 9 Punkte	1

Summe Punktzahl	Blutungsrisiko in Validierungskohorte [3977]
1	1 %
2	3,5 %
3	5,1 %
4	9,2 %
5	16,9 %
6	27,8 %

- *SITS-MOST-Score* mit 9 Items *ohne* Berücksichtigung der Bildgebung:

	Punkte
Vormedikation ASS+Clopidogrel	3
Vormedikation ASS Monotherapie	2
NIHSS ≥ 13	2
Glukose ≥ 180 mg/dl	2
NIHSS 7-12 Punkte	1
Alter ≥ 72 Jahre	1
systolischer Blutdruck ≥ 146 mmHg	1
Gewicht ≥ 95 kg	1
Onset-to-treatment ≥ 180 min	1
Hypertonie in der Anamnese	1

Summe Punktzahl	Bewertung Blutungsrisiko
0-2	niedrig (0,4 %)
3-5	durchschnittlich (1,5 %)
6-8	moderat (3,6 %)
≥ 9	hoch (9,2 %)

- **Off-label Thrombolyse:** bei relativer Kontraindikation und schwerem Defizit mit relevantem Gefäßverschluss (Mediahauptstamm, Basilaris) in Einzelfallentscheidung; Blutungsrisiko bei häufigsten off-label Konstellationen (erhöhtes Alter, geringes Defizit, intravenöse Antihypertensiva) wahrscheinlich nicht relevant erhöht [2688], *Details* → S. 753
- **„Wake-up-Stroke“:** bei schwerem Defizit mit relevantem Gefäßverschluss (Mediahauptstamm/-hauptast, Basilaris) in Einzelfallentscheidung off-label, MRT-basiert (Vorhandensein eines Mismatch Diffusion-FLAIR-Wichtung, d.h. noch keine Frühzeichen in der FLAIR-Wichtung); *Details* → S. 753
- **Checkliste Thrombolyse mit rtPA** bei akuter zerebraler Ischämie: → THROMBOLYSE-CHECKLISTE.DOC
- **bei absoluter Kontraindikation für Lysetherapie wegen Blutungsgefahr:** bei schwerem Defizit mit relevantem Gefäßverschluss (Mediahauptstamm, Basilaris) ggf. mechanisches Verfahren anstreben als individuellen Heilversuch
- **Vorgehen bei Einnahme oraler Antikoagulanzien:**
  - *Vitamin-K-Antagonisten:* im Einzelfall in Nutzen-Risiko-Abwägung bei INR < 1,7 (amerikanische Leitlinien, in Europa off-label), Risiko-Erhöhung für intrakranielle Blutung möglicherweise 2-fach bei insgesamt widersprüchlicher Datenlage ohne kontrollierte Studien [3448],[4579]
  - *neue orale Antikoagulantien:* in Nutzen-Risiko-Abwägung abhängig vom Serumspiegel, grundsätzlich off label, keine kontrollierten Daten vorliegend [3926] (→ S. 745)

Akuttherapie: operativ

- **akute Gefäßchirurgie** spielt im Akutbehandlungszeitfenster keine Rolle mehr aufgrund Fortentwicklung der endovaskulären Interventionsmöglichkeiten; in wenigen Einzelfällen oder bei akutem Verschluss Notfall-Endarterektomie erwägen, innerhalb 24 h erfolgreiche Rekanalisation in ca. 60 %, < 6 h in 100 % bei Patienten mit TIA oder kleinem Infarkt und schlechter Kollateralversorgung [2773]
- **Entlastungskraniotomie** bei malignem Mediainfarkt (→ S. 85) oder Kleinhirninfarkt (→ S. 90)
- **Ventrikeldrainage:** bei Verschluss-Hydrozephalus, vor allem bei Kleinhirninfarkten (→ S. 90)

Akuttherapie: Neuroprotektion

- **Neuroprotektiva** (→ S. 760): gegenwärtig keine nachgewiesen wirksame Substanz im Sinne einer prospektiven Endpunktanalyse (intention-to-treat)
- **Nimodipin:** kein Nutzen auch bei früher Gabe, bei i. v. Gabe sogar eher schlechterer Verlauf [1757]
- **nicht indiziert:** klassische hypervolämische Hämodilutionsbehandlung (Senkung des Hämatokrit auf < 38 %, HAES, Rheomacrodex), Osmotherapie ohne Hirndruck, Vasodilatoren, Kortikosteroide

Ischämischer Schlaganfall: Komplikationen und Prognose

Einblutung

- **hämorrhagische Transformation** (petechiale Einblutungen ohne Masseneffekt) häufig (ca. 35 %), in der Regel asymptomatisch
- **symptomatische parenchymale Einblutung** selten (ca. 1 %)
  - *Risikofaktoren für symptomatische Blutungen ohne Lyse*: hohes Alter, großer Infarkt/schweres Defizit, massiv erhöhter Blutdruck, Hyperglykämie, kardiale Emboliequellen, späte Rekanalisation und schlechte Kollateralversorgung.
  - *unter High-dose-Heparin* ca. 2–3-mal häufiger [1613]

- *nach rtPA-Lyse* im Mittel ca. 2% (bis 6%) [2337],[2637]

Ischämisches Hirnödem Maximum am 3.–5. Tag, v.a. bei großen hemisphäralen oder zerebellären Infarkten (→ S. 85)

Kardiovaskuläre autonome Dysfunktion

- **pathologische Sympathikusaktivierung** v.a. bei Beteiligung des insulären Kortex (rechtsseitig) → Hypertonie, verminderter nächtlicher Blutdruckabfall bzw. nächtlicher Blutdruckanstieg; selten (< 1%) [4602]
- **kardiale Arrhythmien** (Vorhofflimmern) auch als Folge, nicht nur als Ursache
- **EKG-Veränderungen:** verlängertes QT-Intervall, Blockbilder, auch ST-Streckensenkungen beschrieben

Symptomatische Epilepsie

- **Häufigkeit:** bis zu 5% der Patienten innerhalb der ersten 2 Wochen (= Frühanfälle mit niedrigerem Rezidivrisiko: 17 -21%), im Verlauf bei ca. 3–4% Spätanfälle mit höherem Risiko (ca. 32%) für symptomatisches Anfallsleiden [2172],[1924]
- **Risikoindikatoren:** kortikale Lokalisation, Läsionsgröße, Bewusstseinsstörung, jüngeres Alter und sekundäre Hämorrhagie
- **antikonvulsive Behandlung** nach dem erstem Spätanfall (> 2 Wochen) ohne weitere Provokationsmechanismen (wie Ischämie-Rezidive, Fieber etc.) sinnvoll, bei erstem Frühanfall (< 2 Wochen) nicht zwingend (immer jedoch bei kortikaler ICB mit erhöhtem Rezidiv-Risiko), generell nicht primärprophylaktisch (Empfehlungsstärke B nach DSG, [1924])

Vigilanzminderung Vor allem bei Basilarisischämien, großen hemisphäralen Ischämien, besonders häufig bei intrakraniellen Blutungen; sekundär infolge Hirnödem, symptomatischer Epilepsie; erhöhtes Risiko von Aspirationspneumonien

Schluckstörung (→ S. 55)

- **Risiko:** initial bei ca. 50%, nach 7 Tagen 27%, nach 6 Monaten 8%; Verstärkung durch Vigilanzminderung, Neglect, Apraxie, ungünstige Körperhaltung
- **Folge:** Aspirationspneumonie bei 20% in 6 Monaten (bei Hirnstamminsulten bei > 65%); Dehydratation, Malnutrition
- **Management** (→ S. 55):
  - *Testung* erforderlich auf der Stroke Unit (→ S. 55), z.B. 50-ml-Wasser-Test
  - *initial:* orale Nahrungskarenz für ca. 24 Stunden, spezielle orale Diät oder nasogastrale Sondenernährung erst nach spezieller Schluckdiagnostik und -therapie (Logopädie, erweiterte endoskopische oder radiologische Diagnostik)
  - *intensive Schlucktherapie* in der akuten Schlaganfallphase (5 ×/Woche) verbessert die Prognose bezüglich Fähigkeit zur normalen Ernährung
  - *Anlage einer perkutanen endoskopischen Gastrostomie (PEG)* zu empfehlen falls nach einer Woche keine orale Ernährung ohne relevantes Aspirationsrisiko in Aussicht (A); PEG-Anlage verbessert allgemeines Outcome im Vergleich zur Nasogastralsonde (GdE Ib [296])
    - Zeitpunkt: frühestens nach 1–2 Wochen; die sehr frühe PEG-Anlage bei akuter Schluckstörung nach Schlaganfall ist im Vergleich mit Nasogastralsonde mit einem schlechteren Outcome assoziiert (FOOD trial [917])

Sonstige

- **Atemstörungen** bei medullären oder großen hemisphäralen Infarkten (meist periodische Atmung vom Cheyne-Stokes-Typ)
- **akuter Okklusionshydrozephalus** bei infratentoriellen Ischämien (→ S. 90)
- **nicht neurologische Komplikationen:** Harnwegsinfekt, Aspirationspneumonie (Dysphagie!), tiefe Beinvenenthrombose/Lungenembolie, Dekubitus

Vorbeugung und Behandlung von Komplikationen (Empfehlungen der DSG)

- Frühmobilisation hilft bei der Vermeidung zahlreicher Komplikationen inklusive Aspirationspneumonie, tiefer Beinvenenthrombose und Dekubitalgeschwüren (Empfehlungsstärke A)
- Aspirationspneumonien können durch transnasale Magensonden nicht verhindert werden (Empfehlungsstärke A)
- Bakterielle Infektionen nach einem Schlaganfall sollten gezielt antibiotisch behandelt werden (Empfehlungsstärke B)
- Die Häufigkeit venöser Thrombosen kann durch frühzeitige Hydratation und Mobilisation und individuell angepasste Kompressionsstrümpfe reduziert werden (Empfehlungsstärke A)
- Niedrigdosiertes subkutanes unfraktioniertes Heparin oder niedermolekulares Heparin sollte bei Patienten mit hohem Risiko für tiefe Beinvenenthrombosen oder Lungen-

embolie angewandt werden (Empfehlungsstärke A), Standard für alle (partiell) immobilisierten Schlaganfallpatienten

- Anfallsprophylaxe: s.o.

Prognose der akuten zerebralen Ischämie

- **Bewertung des funktionellen Outcome** nach der Rankin Scale (→ S. 819), der Selbstständigkeit in Aktivitäten des täglichen Lebens nach dem Barthel-Index (→ S. 818)
- **Prognosefaktoren des funktionellen Outcome:**
  - *Prognosefaktoren:* Alter und NIH-Stroke Score bei Aufnahme [4424]; NIHSS nach 1 Woche stärkster Prädiktor für 3-Monats-Outcome [1921]; weitere klinische Faktoren für ungünstigen Outcome: Fieber > 38°C innerhalb von 72 h nach Aufnahme, Diabetes mellitus; radiologische Parameter (Infarktvolumen innerhalb von 72 h [4327], persistierender Gefäßverschluss)
  - *einfaches Prognose-Modell (VISTA-Gruppe)* basierend auf Alter und NIH-SS (innerhalb 6 h nach Symptombeginn) zur Vorhersage der funktionellen Erholung (BI ≥95 Punkte) mittels eines Nomogramms [2149]
- **Prognosefaktoren der Re-Ischämierate:**
  - *allgemein:* Re-Ischämie nach Infarkt nach einem Monat 4 %, nach einem Jahr 12 %, nach TIA tendenziell noch höheres Risiko [3253]
  - *wichtigste Prädiktoren für frühen Re-Infarkt:* Makroangiopathie mit einer Stenose ≥ 50 %, Alter ≥ 60 Jahre, atherosklerotische Schlaganfallätiologie, Diabetes mellitus, arterielle Hypertonie, diastolischer Blutdruck > 90 mmHg, Symptomdauer über 10 min bei TIA, Symptom Paresen oder Sprachstörungen bei TIA, TIA in der Anamnese, neu nachweisbare ischämische Läsionen bei TIA, Hyperglykämie bei Aufnahme, vertebrobasilärer Infarkt, auffällige Echokardiografie
  - *ABCD2-Score:* zur Bestimmung des akuten Schlaganfallrisikos bei TIA [1922]

Klinische Faktoren		Punktzahl
Alter ≤ 60 Jahre		1
Blutdruck: initial systolisch ≥ 140 mmHg oder diastolisch ≥ 90 mmHg		1
C: klinische Symptome	unilaterale Parese	2
	Sprachstörung ohne Parese	1
Dauer	≥ 60 min	2
	10–59 min	1
Diabetes mellitus		1

Summe Punktzahl	48-h-Schlaganfallrisiko
0-3	niedrig (1 %),
4-5	mittel (4,1 %),
6-7	hoch (8,1 %)

- **Score nach TIA/Schlaganfall:** *Essener-Stroke-Risiko-Score:* → S. 82
- **generell:** *Stroke-Prognostic Instrument (SPI-II) [2038]:*

Klinische Faktoren	Punktzahl
Herzinsuffizienz	3
Diabetes mellitus	3
Schlaganfall in der Vorgeschichte	3
Alter > 70 Jahre	2
Schlaganfall (nicht TIA)	2
arterielle Hypertonie	1
koronare Herzerkrankung	1

Summe Punktzahl	2-Jahres-Ischämierate
0-3	niedrig (10 %)
4-7	mittel (19 %)
8-15	hoch (31 %)

Fahrtauglichkeit

- **allgemeines:** im Gegensatz zur Epilepsie sind die Begutachtungsleitlinien 2009 für Schlaganfälle wenig konkret
- **grundsätzlich nach Schlaganfall und TIA** zunächst Fahruntauglichkeit
- **nach „erfolgreicher Therapie** kann, abhängig von den besonderen Umständen des Einzelfalles, angenommen werden, dass der Betreffende bedingt wieder in der Lage ist, Kraftfahrzeuge der Gruppe 1 zu führen. Die Beurteilung setzt in der Regel eine stationäre Untersuchung voraus"
- **nach TIA:** „risikolose Teilnahme am Straßenverkehr nur dann gegeben, wenn nach entsprechender Diagnostik und Therapie keine signifikant erhöhte Rezidivgefahr mehr besteht"
- **Gruppe 2:** „Da es sich in jedem Fall von Hirnblutung und Hirndurchblutungsstörungen um ein mit Leistungsausfällen und/oder Rückfallgefahren verbundenes Leiden handelt, können die Belastungen,

wie sie beim Führen eines Kraftfahrzeuges der Gruppe 2 entstehen, dem Kranken nicht zugemutet werden."

- Vorgehen insgesamt vom Einzelfall abhängig (Wiederholungsrisiko, neurologische und neuropsychologische Ausfälle), Vorschlag praktisches Vorgehen siehe Tabelle
- **Verpflichtungen:**
  - *Verkehrsteilnehmer:* jeder hat „die Pflicht, in geeigneter Weise Vorsorge zu treffen", d. h. ggf. über ein Fahrtauglichkeitsgutachten beim TÜV oder ein medizinisch-psychologisches Gutachten (entscheidet die Führerscheinstelle), die eine Fahrprobe beinhalten; Auflagen (z. B. zum Fahrzeugumbau) können erteilt werden
  - *behandelnder Arzt:* Sicherheitsaufklärung (eigentliche verkehrsmedizinische Begutachtung durch speziell weitergebildete Ärzte und Neuropsychologen)
- **verkehrsmedizinische Begutachtung** mit ggf. praktischer Fahrprobe, Auflagen/Beschränkungen
  - *bei persistierenden Defiziten*
  - *bei (auch geringen) neuropsychologischen Residuen*
- **Fahrtauglichkeit ausgeschlossen** bei mangelnder Einsichtsfähigkeit
- **Vorschlag für praktisches Vorgehen** bzgl. Fahrtauglichkeit nach Schlaganfall (Anhaltspunkte; für Gruppe 2 teils angelehnt an [3252]):

Einschränkungen / Rezidivrisiko	Gruppe 1 (v.a. PKW, Motorrad)	Gruppe 2 (v.a. LKW, Busse)
TIA / minor stroke (mRS 0-1)		
Leistungsfähigkeit und Einsichtsfähigkeit gegeben *plus* adäquate Sekundärprophylaxe / Ausschaltung der Risikoquelle mit mittelfristig Rezidivrisiko < 5 %/Jahr	6 Wochen nach TIA, 3 Monate nach minor stroke	nicht fahrtauglich, im Einzelfall nach 12 Monaten und Testung bei niedrigem Rezidivrisiko (dann mit jährlichen Nachkontrollen)
anhaltend erhöhtes Rezidivrisiko (≥ 5 %/Jahr) trotz adäquater Therapie bzw. wiederholtes Ereignis	12 Monate, danach Reevaluation ob Risiko dann < 5 %/Jahr	dauerhaft
Major Stroke (mRS 2-3)		
– bleibende geringe bis mäßige Behinderung nach Abschluss Reha – Leistungsfähigkeit und Einsichtsfähigkeit gegeben – adäquate Sekundärprophylaxe (jährliches Rezidivrisiko nach 3 Monaten < 5 %)	12 Monate + Testung, ggf. Auflagen/ Beschränkungen, Nachuntersuchungen nach 1, 2, und 4 Jahren	dauerhaft
anhaltend erhöhtes Rezidivrisiko (≥ 5 %/Jahr) trotz adäquater Therapie bzw. wiederholtes Ereignis	12 Monate + Reevaluation bzgl. Risiko, wenn < 5 %/Jahr ggf. Vorgehen wie oben	dauerhaft

Selbsthilfegruppen

Stiftung Deutsche Schlaganfall-Hilfe, Internet: www.schlaganfall-hilfe.de

Progressive stroke

Allgemeines

- **Definition:** kontinuierliche oder stotternd progrediente Verschlechterung der durch eine zerebrale Ischämie bedingten neurologischen Defizite (nach erstmaligem Symptombeginn bzw. nach erstmaliger ärztlicher Befunddokumentation); Auftreten meist in den ersten 24 (-48) Stunden
- **Lokalisation:** vorwiegend bei Infarkten, die unverändert auf ein Gefäßterritorium zu beziehen sind

Zusatzdiagnostik

bei V. a. Blutung oder Ödem CT, ansonsten MRT, MR-Angiografie

Ursachen und Therapie

- **Indikation zur Thrombolyse** ist stets zu prüfen, sofern Einschlusskriterien erfüllt und noch kein demarkierter Infarkt (z. B. vorangehend nur TIAs)
- **Nutzen** einer spezifischen antikoagulatorischen Therapie ist insgesamt nicht hinreichend belegt [901]; Einsatz in spezifischen Konstellationen je nach Ätiologie erwägen (s. einzelne Ursachen)

Ursache	Klinischer Verlauf	Antikoagulation/Antiaggregation
„Small Vessel Occlusion" (häufigste Ursache) progredienter mikroangiopathischer Verschluss bzw. Astverschluss pontin oder lentikulostriär oder A. chorioidea anterior (Thrombus-Apposition von distal nach proximal; schrittweise Verschluss des zuführenden Gefäßes am Abgang (‚branch disease'→ S. 87), intermittierende Hypoperfusion im Endast)	stotternd progredient oder fluktuierend, oft rein motorisch (häufigste Ursache für progredientes motorisches Defizit). Auch als rez. TIA (‚capsular warning syndrome')	Antikoagulation (Heparin) wahrscheinlich nicht wirksam, Versuch antithrombotischer Behandlung (evtl. auch vorübergehend Kombination ASS und Clopidogrel-Loading, v.a. bei ‚branch disease'), MAD > 90 mmHg halten; Statin hochdosiert. Fallserien über Wirksamkeit von Tirofiban
„Large Vessel Occlusion" fortschreitende Thrombose basaler Hirnarterien (auf Boden hochgradiger Stenose) mit Blockade von Ästen (z.B. bei Mediastenose/-Verschluss, Basilariststenose/-thrombose)	kontinuierlich, stotternd progredient oder fluktuierend	Antikoagulation möglicherweise wirksam
rezidivierende Embolien	stotternd	– bei kardialen Embolien Antikoagulation wirksam – bei arterioarteriellen Embolien ASS oder Clopidogrel (evtl. zusammen, evtl. in Kombination mit mittel dosiertem niedermolekularem Heparin; in Einzelfällen mit Vollheparinisierung) – endovaskuläre oder operative Therapie bei Stenosen
hämodynamisch (langsamer Untergang der Penumbra)	stotternd, fluktuierend	– Antikoagulation möglicherweise wirksam – mittlerer arterieller Blutdruck > 90 mmHg – endovaskuläre oder operative Therapie bei Stenosen
Einblutung im Infarkt	stufenförmig	Antikoagulation kontraindiziert
zytotoxisches Hirnödem bei großem Infarkt	kontinuierlich	Antikoagulation kontraindiziert

- **neue Mechanismen und Therapieansätze:**
  - *Periinfarktdepolarisation* mit ‚spreading ischemia' zunehmend als Mechanismus der sekundären neuronalen Schädigung und des Infarktwachstums vor allem bei großen hemisphäralen Infarkten beschrieben [979], auch eine Rolle bei Small Vessel Progressive Stroke ist denkbar; Nutzen von Substanzen welche die Periinfarktdepolarisationen blockieren (Nimodipin, Amantadin, Memantin, Statin, Ketamin) ungeklärt
  - *entzündliche Komponente:* vor allem bei ‚Small Vessel Occlusion' spielen neben Gerinnungsaktivierung auch entzündliche Faktoren im Sinne einer Akut-Phase-Reaktion (Leukozytose, Fieber, erhöhter Fibrinogen-Spiegel) eine Rolle; Nutzen einer Therapie mit neuroprotektiven antiinflammatorischen Substanzen beim Menschen bislang nicht gezeigt

Prognose Abhängig von Ursache; bei „Small Vessel Occlusion" oft schlechte Prognose bzgl. funktioneller Erholung

Ischämischer Schlaganfall: Postakutdiagnostik zur ätiologischen Abklärung –

Basisdiagnostik

- **Labor:** Erfassung von Erkrankungen mit prothrombotischen Zuständen (Infektionen, Neoplasien, Nephropathie → Basislabor, Gerinnungsdiagnostik), Blutzucker-Tagesprofil, HbA_{1c} (→ Diabetes), Lipid-Elektrophorese (→ Dyslipoproteinämien), BSG, CRP (→ Vaskulitiden)
- **Ultraschalluntersuchung (extra- und intrakranielle Doppler-/Duplexsonografie):** Makroangiopathie mit Stenose oder Verschluss hirnversorgender Halsarterien, Dissektion, intrakranielle Kollateralversorgung bei extrakraniellem Verschlussprozess
- **Bildgebung (CT, MRT; MRT-/CT-Angiografie):** MRT bei V. a. Hirnstammischämie; evtl. Verlaufs-CT bei noch unklarem Infarkttyp (Abb. 3) bzw. unklarer Infarktgröße
- **transthorakale/transösophageale Echokardiografie:** Herzfunktion, Ventrikelthromben, Ventrikelaneurysmen, Klappenstatus; im TEE zusätzlich Aortenbogenplaques, Vorhof(ohr)thromben, persistierendes Foramen ovale (→ falls positiv D-Dimere, Venenduplex, ggf. Venografie: Beinvenenthrombose? Thrombophilie?), sonstige Vorhofseptumdefekte, Vorhofgröße, Vorhofohr Flussgeschwindigkeit, Vorhofseptum-Aneurysma (Gesamt-Auslenkung ≥ 11 mm), Vorhofmyxom, Endokarditis.
  - *Indikation* zum TEE bei inkonklusivem TTE und fehlendem Nachweis von Vorhofflimmern großzügig stellen, in 8 % der bis dahin unauffälligen Patienten wird hierdurch eine antikoagulationspflichtige Hochrisikoquelle entdeckt (häufigste: aortaler Thrombus) [1603]
- **EKG, 24-48 h Langzeit-EKG:** (intermittierendes) Vorhofflimmern (→ S. 114), Sick-Sinus-Syndrom, Myokardinfarkt, Kardiomyopathie.
  - *Monitoring-EKG auf Stroke Unit für 48-72 h* ergibt deutlich höhere diagnostische Ausbeute an intermittierendem Vorhofflimmern als alleiniges 24-Stunden-EKG (ggf. mit automatisierter Auswertung) [3374]

Erweiterte Diagnostik

Wenn nach Erstdiagnostik keine Hochrisikoquelle nachweisbar bzw. keine etablierte Sekundärprophylaxe einsetzbar:

- **Untersuchung der zerebralen Perfusionsreserve bei ACI-Verschluss oder persistierenden hochgradigen intrakraniellen Stenosen:** bei V. a. hämodynamisch bedingten Insult: primär mit transkranieller Doppler-Sonografie (→ S. 698), falls unklar mit Perfusions-MRT/CT bzw. PET (,) oder HMPAO-SPECT
- **Emboliedetektion mit transkranieller Doppler-Sonografie:**
  - *Mikroembolie-Monitoring (30-60 min)* zur Suche nach spontanen Embolien und ihrer Quelle, z.B. bei mittelgradigen ACI-Stenosen (→Doppler-Kapitel S. 698)
  - *Suche nach paradoxer Embolie* mit nicht lungengängigem Echokontrastmittel und Valsalva-Manöver (‚Bubble-Test') (→Doppler-Kapitel S. 698)
- **zerebrale Katheter-Angiografie:** nur im Rahmen von endovaskulären Interventionen oder bei therapierelevanten Befunden, die nichtinvasiv (z. B. Ultraschall, MR-Angio oder CT-Angio) nicht zu klären sind
- **Vaskulitisdiagnostik:** bei anamnestischem, klinischem, laborchemischem oder bildgebendem Hinweis (Vaskulitiden → S. 144) (Stufendiagnostik; zunächst beginnend mit Serologie und Liquor-Diagnostik bzw. Ultraschall, weitere Diagnostik Zentren vorbehalten)
- **Gerinnungsdiagnostik** (→ S. 160)**:**
  - Quick, PTT (< 25 s → Hinweis auf Thrombophilie, > 40 s → Antiphospholipid-Antikörper suchen), AT III, D-Dimere, Protein C, Protein S, APC-Resistenz (Faktor-V-Mutation), Faktor-II-Mutation, Fibrinogen (→ Hyperviskositätssyndrom, Arteriitis), evtl. Homozystein
  - CAVE: sekundäre Veränderungen von Gerinnungsparametern durch Ischämien: Leukozytose, Fibrinogenerhöhung, AT-III-Abnahme, D-Dimer-Erhöhung, Abnahme oder Anstieg von Protein C
- **sonstiges:** Drogenanamnese und -screening (→ drogeninduzierte Vasopathie S. 97), Suche nach Mitochondriopathie (→ S. 428); Morbus-Fabry-Diagnostik (→ S. 501), CADASIL-Diagnostik (→ S. 143); Blut einfrieren für ggf. weitere Untersuchungen
- **wiederholtes LZ-EKG bzw. event recorder:** wie die verlängerten Zeiten der Monitor-EKG-Analyse verbesserte Sensitivität, v.a. für LZ-EKG 48-72 h bzw. event recorder [3710], Detektionsrate von intermittierendem Vorhofflimmern bei ungeklärtem Schlaganfall durch 7 Tage LZ-EKGs von 4 % (24 h) auf 14 % gesteigert [3899]
  - prolongiertes Monitoring vermutlich genauso sensitiv wie (implantierbarer) Event-Recorder[1712]
  - *Vorgehen:* Entscheidung meist eskalierend, 3 Tage über Holter-EKG, wenn bei Wiederholung negativ und eindeutig embolische Infarkte Diskussion implantierbarer Event-Recorder

Clinical Pathway (DGN) Ischämischer Schlaganfall: Vorgehen bei Hinweisen auf spezielle Ätiologie

Ischämischer Schlaganfall: Grundzüge der Sekundärprophylaxe

<table>
<tr><td colspan="3">❍ Kardiale Hochrisiko-Emboliequelle (Vorhofflimmern, kardialer Thrombusnachweis, mechanische Herzklappe)</td><td>▶ OAC</td></tr>
<tr><td rowspan="6">❍ Makro-angiopathie</td><td rowspan="2">❍ Aortenbogen</td><td>❍ komplexe Plaque ≥ 4 mm:
❍ irreguläre Oberfläche
❍ inhomogene Plaque
❍ Thromben</td><td>▶ TAH (evtl. initial doppelte TAH für 3 Monate), Hochdosis Statin; bei Thromben OAC für 3 Monate, dann Re-TEE und ggf. Deeskalation auf TAH</td></tr>
<tr><td>❍ Plaque < 4 mm
oder
❍ einfache Plaque ≥ 4 mm</td><td>▶ TAH, Statin</td></tr>
<tr><td rowspan="2">❍ extrakraniell (A. carotis interna)</td><td>❍ Stenose < 70 % distaler Stenosegrad</td><td>▶ TAH (evtl. initial doppelte TAH für 3 Monate bei mittelgradiger Stenose), Statin; im Einzelfall Rekanalisation bei mind. mittelgradiger Stenose</td></tr>
<tr><td>❍ Stenose ≥ 70 % distaler Stenosegrad</td><td>▶ Carotis-TEA oder Stent
und
▶ TAH + Statin</td></tr>
<tr><td rowspan="2">❍ intrakraniell</td><td>❍ Stenose < 70 %</td><td>▶ TAH + Statin (ggf. doppelte TAH für 3 Monate)</td></tr>
<tr><td>❍ Stenose ≥ 70 %</td><td>▶ Doppelte TAH für 3 Monate (ASS+Clopidogrel), danach Mono-TAH. Statin Hochdosis; in Einzelfällen bei Einhalten eines stabilen Zielbereichs INR 2-3 und slow flow OAC</td></tr>
<tr><td colspan="3">❍ Mikroangiopathie</td><td>▶ TAH
▶ Kontrolle der Risikofaktoren (v.a. Hypertonie-Einstellung, Statin)</td></tr>
</table>

Frühe gerinnungshemmende Sekundärprophylaxe

- **Thrombozytenfunktionshemmer** (→ S. 740): in Kombination mit Thromboseprophylaxe Standardtherapie, Zeitpunkt: sofort (bei Lyse nach 24 h, früherer Beginn direkt nach Lyse mit ASS 300 mg i.v. erhöht Blutungsrisiko [4662])
- **Kombinationstherapie** (keine Studienevidenz für Überlegenheit einer bestimmten Kombination)
  - *ASS+Clopidogrel* bei arterioarterieller Hochrisikokonstellation (Stenosen ≥ 50 % extra- und/oder intrakraniell ohne aktuelle Interventionsindikation) mit zeitlicher Beschränkung auf in der Regel 3 Monate (Konzept der instabilen Plaque) zu erwägen, langfristig kein genereller Nutzen aufgrund erhöhten Blutungsrisikos)
  - *ASS+Dipyridamol retard:* alternativ bei Hochrisiko-Konstellation
- **Voll-Heparinisierung** (→ S. 743) grundsätzlich bei der akuten zerebralen Ischämie nicht indiziert [351], Ausnahme Hochrisikosituationen mit instabiler klinischer Situation oder potenzieller chirurgischer Intervention: z. B. bekannter Vorhofthrombus, Vorhofmyxom, Dissektion, Plaqueruptur mit thrombotischen Auflagerungen

Allgemeine gerinnungshemmende Sekundärprophylaxe

- **Thrombozytenfunktionshemmer** (falls keine Indikation zur Antikoagulation): beste Evidenz für ASS (Empfehlungsstärke A nach Leitlinie DGN 2012 [1087])
- **Alternativen:**
  - *ASS + Dipyridamol retard oder Clopidogrel* (Empfehlungsstärke B nach Leitlinie DGN 2012 [1087])
    - Clopidogrel ist gemäß IQWIG und gemeinsamen Bundesausschuss nur bei Patienten mit pAVK in der Sekundärprophlyaxe erstattungsfähig
  - *Risikostratifizierung für Re-Ereignisse und differenzierter Einsatz verschiedener TFH*, in Deutschland verbreitet aufgrund Post-hoc-Analysen der ESPS-2 und CAPRIE-Studie (in DGN-LL 2008 empfohlen, in DGN-LL 2012 nicht mehr erwähnt ohne Änderung der Evidenzlage)
- **Modell zur Abschätzung des Rezidivrisikos** basierend auf der CAPRIE-Studie mit dem Essener Stroke-Risiko-Score (ESRS)

- *Berechnung:*

Risikofaktor	Punkte
A: Alter (Jahre)	> 75 = 2, 65–75 = 1, < 65 = 0
B: Bluthochdruck	ja = 1, nein = 0
C: koronare Ereignisse	ja = 1, nein = 0
D: Diabetes mellitus	ja = 1, nein = 0
E: Erstereignis zerebral	nein = 1, ja = 0
F: periphere arterielle Verschlusskrankheit	ja = 1, nein = 0
G: „Genuss" von Nikotin	ja = 1, nein = 0
H: andere kardiovaskuläre Ereignisse (außer Myokardinfarkt und Vorhofflimmern)	ja = 1, nein = 0

- *Schlaganfallrezidivrisiko und Wahl des Thrombozytenfunktionshemmers:*

Punkte	Rezidivrisiko	
0–2	gering (< 4 % pro Jahr)	kein eindeutiger Benefit Clopidogrel oder ASS+Dipyridamol ret.* vs. ASS → Gabe von ASS 100-300 mg/d
3–6	hoch (≥ 4 % pro Jahr)	wahrscheinlicher Benefit von ASS+Dipyridamol ret. bzw. Clopidogrel gegenüber ASS → Gabe von ASS+Dipyridamol ret. oder Clopidogrel erwägen (Empfehlungsstärke B)

* ASS+Dipyridamol ret. versus ASS: Nutzen unabhängig vom Risikoprofil in Meta-Analyse, wobei der ESRS hier nicht angewandt wird; Number needed to treat bei mehr vaskulären Risikofaktoren jedoch signifikant geringer [1557]; Details zu den einzelnen Substanzen → S. 740

- prospektive Validierung des Scores mit der Deutschen Schlaganfalldatenbank:
  - bei ESRS ≥ 3 Risiko für erneuten Schlaganfall in den ersten 1,5 Jahren 6,9 %
  - bei ESRS < 3 Risiko im gleichen Zeitraum 3,7 % [4423];

- **Empfehlung des englischen National Institute for Health and Clinical Excellence (NICE):** nach TIA oder Schlaganfall prinzipielle Gabe von ASS+Dipyridamol retard für 2 Jahre, danach ASS in niedriger Dosis alleine weiter (Argument: Risiko sinkt wieder mit Entfernung zum Ereignis, und entsprechende Studien waren meist nur für 2 Jahre angelegt)
- **praktisches Vorgehen bei Schlaganfallrezidiv**
  - Studien zum sequenziellen Vorgehen liegen nicht vor
  - Re-Ereignis ist nicht gleichzusetzen mit Versagen der bestehenden Therapie
  - prüfen ob Hochrisiko-Makroangiopathie vorliegt (komplexe Aortenplaques, mind. mittelgradige ACI-Stenose, intrakranielle Stenose) mit dann ggf. transienter Gabe von ASS plus Clopidogrel; ansonsten:

<table>
<tr><td rowspan="4">❍ Schlaganfallrezidiv
❍ keine Indikation zu oraler Antikoagulation</td><td>❍ ESRS < 3</td><td>▶ keine Änderung erforderlich (Leitlinie DGN [956]), Vorgehen aber insgesamt unklar, im Einzelfall bei relevanter Makroangiopathie dennoch Eskalation wie unten</td></tr>
<tr><td>❍ ESRS ≥ 3 oder bisher ASS*</td><td>▶ Eskalation auf ASS+Dipyridamol ret. oder Clopidogrel</td></tr>
<tr><td>❍ V. a. ASS-Resistenz (z. B. wiederholtes vaskuläres Ereignis unter ASS)</td><td>▶ Eskalation von ASS oder ASS+Dipyridamol auf Clopidogrel erwägen (unter Berücksichtigung von Plättchenfunktionstests), keine Studienevidenz</td></tr>
<tr><td>❍ V. a. Clopidogrel-Resistenz (z. B. wiederholtes vaskuläres Ereignis unter Clopidogrel)</td><td>▶ Umstellung auf ASS-Monotherapie oder ASS+Dipyridamol ret. erwägen (unter Berücksichtigung von Plättchenfunktionstests), keine Studienevidenz</td></tr>
</table>

* Eskalation auf ASS+Dipyridamol ret. aufgrund Vorteil in Meta-Analyse wahrscheinlich sinnvoll [1557]

Frühe operative / interventionelle Sekundärprophylaxe

- **Karotis-Thrombendarteriektomie bzw. Stentangioplastie** (→ S. 757), wenn Voraussetzungen gegeben; Zeitpunkt:
  - *bei reversibler Ischämie* und rezidivierenden hämodynamisch bedingten Symptomen schnellstmöglich
  - *bei kleinerem Infarkt* nach 1 Woche
  - *bei Infarkt > 1/3 des Mediaversorgungsgebietes* nach > 3 Wochen (nicht evidenzbasiert, da in Studien große Infarkte ausgeschlossen)

Risikofaktoreneinstellung (Primär- und Sekundärprophylaxe)

- **Allgemeines:** stringente Therapie der Risikofaktoren („aggressive medical therapy") sowie die entsprechende Edukation und Motivation des Patienten sind das Kernstück jeder Schlaganfallprophylaxe; allein durch eine gute Einstellung der Risikofaktoren kann im Schnitt das Schlaganfall-Rezidivrisiko um 50 % gemindert werden
- **Hypertonie (Ziel: Blutdruck systolisch 120 bis < 140, diastolisch 70 bis < 90 mmHg)** (→ S. 750): Beeinflussung durch Modifikation des Lebensstils und ggf. pharmakologisch entsprechend den Empfehlungen der Hochdruck-Liga; Risikoreduktion für Rezidivschlaganfall 30 %-40 % (GdE Ia [2268],[776])
  - *CAVE:* abrupte Senkung (z. B. durch erste Dosis eines ACE-Hemmers am Abend), daher bei hochgradigen Stenosen hirnzuführender Gefäße je nach hämodynamischer Kompensation hochnormale Werte anstreben (140/90 mmHg), v.a. bei beidseitiger hochgradiger Stenose [3433]
- **Hypercholesterinämie:** kein sicherer unabhängiger Risikofaktor, aber bei Intervention mit Statinen (→ S. 751) primär- und sekundärprophylaktische signifikante Effekte im Bereich um 20 % Risikosenkung; Cholesterin-Zielwerte je nach Risikokonstellation (Primär-/Sekundärprophylaxe) siehe Clinical Pathway „Primärprophylaxe" und für Details Kapitel 4.1 (→ S. 740)
- **Diabetes mellitus:** unabhängiger Risikofaktor (RR 1,5–2), Ziel: Senkung des HbA_{1c} auf ≤ 6,5 % nur dann, wenn Hypogklykämien vermieden werden und keine wesentliche Gewichtszunahme sowie Vermeidung der Kombination von mehr als 2 oralen Antidiabetika [874],[4547]; ansonsten Zielwert = 7,0 %; intensive Senkung unter 6,5 % statt ca. 7 %–7,5 % verminderte nephropathische Komplikationen in einer Studie (NNT = 91 in 5 Jahren), makroangiopathische Gefäßkomplikationen (inkl. Schlaganfall) wurden aber in 2 großen Studien nicht signifikant vermindert bei höherem Hypoglykämierisiko und erhöhter Mortalität in der Gruppe mit intensiver Senkung [1344],[3068]
- **Nikotinabusus:** Risikoerhöhung 1,5-fach, bei starken Rauchern 3-fach [3762], statistisch bei mäßigen Rauchern (bis 20 Zigaretten/d) Normalisierung des Schlaganfallrisikos 5 Jahre nach Beendigung des Rauchens; zum Nikotinstop sind motivierende Beratung und bei Bereitschaft ein Tabakentwöhnungsprogramm sinnvoll (Kombination aus psychologischer Unterstützung, ärztlichen und medikamentösen Maßnahmen), siehe www.dkfz.de/de/tabakkontrolle/
- **Alkohol:** moderater Konsum (z. B. ≤ 2 Gläser Wein oder Bier) senkt das Risiko, ausgeprägter Alkoholmissbrauch steigert das Risiko (J-förmige Kurve) [1373]
- **Hormonsubstitution (17-beta-Östradiol):** bei ≥ 50 µg Risikoerhöhung um Faktor 2, in Kombination mit Rauchen bis Faktor 10; postmenopausale Substitution erhöht das Risiko zerebraler Ischämien um ca. 40 %, das kardiovaskulärer um bis zu 29 %, Mortalität unbeeinflusst [3920]
- **Bewegungsmangel:** regelmäßige körperliche Aktivität reduziert das Schlaganfallrisiko um 40-60 %, auch geringe Aktivität wirksam; empfohlen wird moderate aerobe Ausdauerbelastung ≥ 30 min pro Tag (rasches Gehen, Joggen, Fahrradfahren)
- **Adipositas:** Schlaganfallrisiko erhöht (ca. Faktor 2 bei BMI ≥ 30 kg/m² [2236],[2238]); Risikosenkung durch Gewichtsreduktion via Blutdrucksenkung, keine Interventionsstudien
- **spezielle Primärprophylaxe** (= Prophylaxe bei asymptomatischen Patienten):
  - *Vorhofflimmern/-flattern mit erweitertertem Vorhof:* → S. 114
  - *asymptomatische Stenosen der A. carotis interna:* → S. 121

Clinical Pathway (teilweise basierend auf DGN-Leitlinie 2008) PRIMÄRPROPHYLAXE DER ZEREBRALEN ISCHÄMIE

2.1.2 Infarkttypen

Territorialinfarkte

Definition

- **kortikaler und subkortikaler Infarkt** durch Verschluss pialer bzw. Hirnbasisarterien

Ätiologie

- **embolisch** (am häufigsten) bei *arterio-arterieller* Emboliequelle (vor allem bei hochgradiger arteriosklerotischer Obstruktion der Halsarterien, bei Dissektionen von Halsarterien, bei intrakranieller Makroangiopathie; bei Emboliequellen im *Aortenbogen* oder *kardial* (Letzteres häufiger mit Verschluss von Hirnbasisarterien)
- **lokal atherothrombotisch oder lokal thrombotisch** bei intrakranieller Makroangiopathie v.a. bei Afrikanern und Ostasiaten, wobei häufig embolische Anteile zusätzlich vorliegen; bei Moya-Moya oder intrakraniellen Dissektionen auch poststenotisch lokal thrombotische Occlusion
- **Ätiologie spezieller Territorialinfarkte:**
  - *A. cerebri-media-Infarkte* [451]: parietale und temporale Infarkte deutlich häufiger kardioembolisch (34 %) als frontale Infarkte (19 %), umgekehrt ist eine arterio-arterielle Genese bei frontalen Infarkten (26,5 % vs. 17,5 %) häufiger
  - *striatokapsuläre Infarkte:* weitgehend embolische Mediahauptstammverschlüsse mit ausreichender leptomeningealer Kollateralversorgung führen zum Verschluss mehrerer benachbarter lentikulostriatärer Arterien (Riesenlakune)
  - *A. cerebri posterior-Infarkte* [501]: 65 % embolisch (mehrheitlich kardioembolisch, etwas seltener arterio-arteriell), ca. 15 % lokal atherothrombotisch, bei hochgradiger Stenose der extra- und intrakraniellen A. vertebralis sowie A. basilaris; häufige Assoziation mit Basilariskopf-Syndrom [617] (→ S. 89)

Klinisches Bild

→ vaskuläre Syndrome S. 61

Verlauf

Ausmaß der Erholung hängt eng mit dem primären Schweregrad der neurologischen Defizite zusammen; auch kleinere Territorialinfarkte können innerhalb der ersten 24–48 Stunden zu progredienten neurologischen Defiziten führen

Maligner Mediainfarkt [1812]

Allgemeines

- **Definition:** ausgedehnter, durch zytotoxisches und vasogenes Hirnödem in den ersten 2-5 Tagen zunehmend raumfordernder Mediainfarkt bei Mediahauptstamm-Verschluss oder Karotis-T-Verschluss
- **Folge:** transtentorielle Herniation mit Mittelhirneinklemmung
- **Häufigkeit:** < 5 % aller supratentoriellen Infarkte; Risiko abhängig von der Infarktgröße (> 2/3 des Mediaterritoriums)
- **Frühmarker:** Befall > 145 cm^3 in der DWI-gewichteten MRT, Lebensalter (Risiko bei jüngeren Patienten höher da wenig Atrophie und Reserveräume), Beteiligung der Stammganglien (A. choroidea anterior), zusätzlicher Infarkt der A. cerebri posterior oder anterior, > 12 Stunden persistierender ACI/Media-Verschluss

Klinisches Bild

Meist komplettes Syndrom der A. cerebri media (→ S. 62), progrediente Vigilanzminderung in den ersten 24–48 Stunden, Hirndrucksymptomatik (→ S. 652), im weiteren Verlauf Einklemmungszeichen (→ S. 653)

Zusatzdiagnostik

- **CT** ():
  - *Frühzeichen:* aufgehobene Mark-Rinden-Grenze, fehlende Abgrenzbarkeit des Stammganglienblocks, angehobene Dichte im Mediahauptstamm
  - *beginnende Raumforderungszeichen:* verstrichenes Oberflächenwindungsrelief, fehlende Abgrenzbarkeit v.a. der Inselzisterne, beginnende Kompression der Ventrikel
  - *Vollbild:* Demarkierung eines subtotalen oder kompletten Mediainfarktes, massives Hirnödem mit Mittellinienverlagerung und tentorieller Herniation/Mittelhirneinklemmung (→ S. 653)
- **MRT mit DWI (diffusion weighted imaging)** (): früher Nachweis der Infarktausdehnung und Prädiktion des malignen Verlaufs (s.o.)
- **transkranielle B-Bild-Sonografie:** zuverlässige Bedside-Methode zum Monitoring der Raumforderung (Distanz Duplex-Sonde bis Mitte des III. Ventrikels von rechts und links messen, voneinander subtrahieren, dann durch 2 teilen); Shift > 2,5 mm nach 16 Stunden sagt malignen Verlauf und schlechtes Outcome voraus [1340]

Therapie

- **konservative Hirndrucktherapie inkl. Hypothermie** (→ S. 655)
  - *Hypothermie* (33-34 °C für ≥ 72 Stunden) reduziert Mortalität auf ca. 40 % (keine randomisierten Daten) [3695]; Therapieoption falls keine Hemikraniektomie

- **dekompressive Hemikraniektomie:** reduziert Mortalität auf 29 % (s.u.); Therapie der Wahl beim malignen Mediainfarkt
  - *Technik:* Sinusübergreifende Trepanation, Deckung mit Duraplastik und Haut, sekundäre Re-Implantation des (zwischenzeitlich tiefgefrorenen) Knochendeckels nach 3–6 Monaten oder Ersatz durch eine Palacos-Platte
  - *Zeitpunkt:* frühe Dekompression (< 48 Stunden, besser < 24 Stunden) ist entscheidend und mit besserem Ergebnis verbunden, da so Erhaltung von kortikalem Gewebe, das über leptomeningeale Kollateralen versorgt wird, bevor diese durch das zunehmende Ödem komprimiert werden
  - *Indikation:*
    - subtotaler oder kompletter Mediainfarkt, zumindest teilweise Einbeziehung der Stammganglien
      - zusätzliche Risikofaktoren: Größe der Läsion im diffusionsgewichteten MRT > 2/3 einer Hemisphäre bzw. > 145 cm^3.
    - > 5 mm Mittellinienshift innerhalb von 12–16 Stunden erreicht
    - Alter ≤ 60; auch bei > 60 Jahre im Einzelfall abhängig vom biologischen Alter und Patientenwillen; randomisierte Studie (Hemikraniektomie versus volle konservative Therapie inkl. Hypothermie bei Alter > 60 Jahre zeigt eindeutigen Vorteil für Hemikraniektomie (Destiny-II) bzgl. Mortalität (Risikoreduktion von 73 % auf 33 %), die überlebenden Patienten haben jedoch häufig ein schweres Defizit (nur 6 % erreichen einen mRS von 3), Rest mRS 4 und 5; 1-Jahres-Analysen und weitere Subanalysen ausstehend [1536]
  - *Befall der sprachdominanten Hemisphäre:* kein Anhalt für geringeren Benefit in Bezug auf die wieder zu erlangende Lebensqualität
  - *Hemikraniektomie nicht mehr indiziert* bei Koma und Zeichen der (transtentoriellen) Einklemmung; hier kommt der Eingriff in der Regel zu spät
- **Kombination** aus Hemikraniektomie und anschließend Hypothermie (z.B. 34 °C für mindestens 72 Stunden): reduziert Mortalität möglicherweise zusätzlich, in einigen Zentren bereits standardmäßig angewandt; randomisierte Studie in Planung

Prognose

- **bei konservativer Therapie** einschließlich Maximaltherapie des Hirnödems unter Intensivbedingungen: hohe Mortalität (~ 80 %), meist durch tentorielle Einklemmung (78 %), bei Überlebenden mittlerer Barthel-Index (→ S. 818) ~ 60 % (Streubreite: 45–70 %) [1539]; bei zusätzlicher Hypothermie Mortalität niedriger (s.o.)
- **bei operativer Therapie:** Meta-Analyse von 3 randomisierten Studien mit eindeutig besserem Outcome und niedrigerer Mortalität der OP-Gruppe (mRS ≤ 3: 43 % vs. 21 %, NNT = 4; Überlebende 78 % vs. 29 %, NNT = 2) [4201]

Lakunärer Infarkt

Definition

Kleiner subkortikaler ischämischer Infarkt durch Verschluss von Marklagerarterien, > 30 % aller Schlaganfälle

Ätiologie

- **vorwiegend Mikroangiopathie:** Arteriolosklerose und Lipohyalinose der tiefen perforierenden Arterien der Hirnbasisarterien
- **seltener** (ca. 10 %) arterioarterielle oder (selten) kardiale Mikroembolien (vor allem bei Aortenvitium)

Klinisches Bild (typische lakunäre Syndrome)

Syndrom	Lokalisation
rein motorische Hemisymptomatik (pure motor stroke)	Capsula interna, Hirnstamm
rein sensible Hemisymptomatik (pure sensory stroke)	Thalamus, Hirnstamm
sensomotorische Hemisymptomatik	Capsula interna, Thalamus
Dysarthrie und Feinmotorikstörung der Hand (dysarthria/clumsy hand syndrome)	Pons, Capsula interna, selten Striatum
ataktische Hemisymptomatik (ataxic motor syndrome)	Pons mit Brachium conjunctivum

- siehe auch: → vaskuläre Hirnstammsyndrome S. 66
- **CAVE:** ein typisches lakunäres Syndrom ist in ca. 15-20 % der Fälle nicht durch einen lakunären Infarkt bedingt

Zusatzdiagnostik

- **MRT, (CT):** multiple, kleine (< 1,5 cm) subkortikale Läsionen

Therapie

- **Kontrolle der Risikofaktoren**
- **Thrombozytenfunktionshemmung** auch bei lakunärem Infarkt wirksam (→ S. 740), aufgrund erhöhten Blutungsrisikos aber auch strikte Blutdruckeinstellung

Verlauf und Prognose

Im Allgemeinen gute spontane Prognose, > 1/3 verläuft klinisch wie TIA; Ausnahme: strategische Infarkte wie größere (> 10 mm) Lakunen in der Capsula interna oder bilaterale Thalamusinfarkte

Subkortikale atheromotöse Astinfarkte (‚branch disease', ‚branch atheromatous disease', ‚branch occlusive disease') [2246]

Definition

Subkortikaler ischämischer Infarkt durch *Arteriosklerose basaler Hirngefäße* mit abgangsnahem atherothrombotischem Verschluss der z. T. als Truncus abgehenden Endarterien (‚branch disease'); wahrscheinlich häufigster Infarktmechanismus bei nicht hochgradig stenosierender intrakranieller Makroangiopathie

Häufigkeit

In Europa wahrscheinlich < 10 %, in asiatischern Population häufiger aufgrund dort erhöhter Inzidenz intrakranieller Arteriosklerose (20 % aller Ischämien)

Hauptmanifestationsorte

Lentikulostriäre Mediaäste, Choroidea-Anterior-Infarkte und paramediane Ponsinfarkte (Rami ad pontem der A. basilaris), seltener thalamisch (Aa. thalamoperforantes)

Klinisches Bild

Nach Lokalisation der Infarkte (z.B. pure motor stroke häufig); auch häufiger Verläufe als progressive stroke (→ S. 88)

Diagnosestellung

Bei typischer Lokalisation, typischem bildgebendem MRT-Muster (Infarkt oft heranreichend an Hirnoberfläche, z.B. Ponsoberfläche) und intrakranieller Arteriosklerose

Therapie

Wie allgemeine Schlaganfallbehandlung; Verlauf wahrscheinlich insgesamt ungünstiger als mikroangiopathische lakunäre Infarkte

Hämodynamischer Infarkt

Definition und Ätiologie

Infarkt im Bereich der „letzten Wiesen" bzw. Wasserscheiden distal eines Verschlusses oder einer hochgradigen Stenose der hirnversorgenden Arterien durch insuffiziente Kollateralversorgung über Circulus arteriosus Willisii mit erschöpfter cerebraler Autoregulationsreserve und sekundär ausgeprägter Perfusionsminderung; koinzidente Emboli führen zudem bevorzugt in diesen Low-flow-Arealen zu Infarkten („impaired-washout"-Hypothese)

Lokalisation

- **Grenzzonenischämien** zwischen den Gefäßterritorien kortikaler Äste (A. cerebri media – A. cerebri anterior bzw. A. cerebri media – A. cerebri posterior, Abb. 3 C5)
- **Endstrominfarkte** zwischen den Territorien tiefer und von kortikal ausgehender perforierender Arterien der A. cerebri media (Abb. 3 C3); auch infratentoriell im Kleinhirn (→ S. 90)

Klinisches Bild

- **typisches Bild:** subakut entstehende fokal-neurologische Defizite, im zeitlichen Zusammenhang mit Orthostase, postprandial, Körperüberwärmung (heißes Bad), Valsalva-Manöver, kardialer Arrhythmie, Hypotension (spontan, medikamentös)
- **atypisches Bild:** mono- oder binokulare Sehstörungen, Müdigkeit, Bewusstseinsminderung, fokale motorische Symptome („limb shaking TIA" nicht epileptischer Natur, DD zu fokalen motorischen Anfällen)

Therapie/Sekundärprophylaxe

- **Behandlung der Auslöser**, v.a. der Hypotension (Ziel: hochnormale Blutdruck-Werte) und der verminderten kardialen Auswurfleistung
- **bei hämodynamisch relevanter ACI-Stenose:** Karotis-TEA bzw. Stent-geschützte Angioplastie (siehe dort)
- **bei ACI-Verschluss** im Einzelfall extra-intrakranieller Bypass (s. dort) oder in der Akutphase Endarterektomie bzw. Stentangioplastie bei extrem schlechter Kollateralversorgung und fluktuierender Symptomatik s.o.
- **bei hochgradigen intrakraniellen Stenosen** (meist vertebrobasilär) Stent-Angioplastie wenn unter aggressiver konservativer Therapie und hochnormalem Blutdruck weiterhin hämodynamisch symptomatisch (s. dort)
- **gerinnungsaktive Medikation** in Abhängigkeit vom Gefäßstatus und zerebraler Bildgebung (z. B. Antikoagulation bei Hinweis auf akuten Gefäßverschluss oder präokklusive Stenose ohne relevante Mikroangiopathie; alternativ passager doppelte Thrombozytenfunktionshemmung)

2.1.3 Infratentorielle Infarkte

Einteilung nach Gefäßterritorien und Sektoren

- **paramediane und mediane Äste und medianer Sektor** (👁): → vaskuläre Hirnstammsyndrome S. 66, → lakunärer Infarkt/branch disease S. 86
- **lateraler Sektor:** → Wallenberg-Syndrom (s. u.), (→ Kleinhirninfarkt S. 90)
- **multisektoriell:** → Basilaristhrombose S. 88, → Top of the basilar-Syndrom S. 89

Basilaristhrombose

Ätiologie

- **kardioembolisch (50 %) (meist distaler Verschluss) oder lokale Atherothrombose (50 %)** bei Makroangiopathie der A. basilaris oder A. vertebralis (meist proximal)
- anatomische Besonderheit: Gefäß mit 2 Zuflüssen und 2 Hauptabflüssen, die häufig einseitig oder beidseitig über die A. communicans posterior auch von der A. carotis versorgt werden
  - bei proximaler Obstruktion geringer Druckgradient mit sekundär geringen Scherkräften, sodass sich ein Appositionsthrombus bilden kann, der raschem Umbau durch Autolyse und Re-Thrombose unterliegt (fluktuierende Symptomatik!)

Klinisches Bild

- **Prodromi:** TIA (Schwindel, Dysarthrie, Doppelbilder, Synkopen) 1–4 Wochen vorher bei 2/3 der Patienten
- **fluktuierender Verlauf**, vor allem während der ersten 48 Stunden
- **Symptome:** Kopfschmerzen, Schwindel, Verwirrtheit oder Vigilanzstörungen, Dysarthrie, einseitige Parästhesien, Pupillenstörungen, Augenbewegungsstörungen (internukleäre Ophthalmoplegie (→ S. 38), Blickparesen (→ S. 37), ocular bobbing, Ptose (→ S. 41), Nystagmus), Hirnnervenausfälle (vor allem VI, VII), Hemi-/Tetraparese, Gaumensegeltremor, Locked-in-Syndrom (→ S. 7)
- **selten, aber nicht gegen die Diagnose sprechend:**
  - Krampfanfälle (mediale Teile des Temporallappens von terminalem Ast der A. cerebri posterior [Ammonshornarterie, A. chorioidea posterior lat.] versorgt)
  - amnestische Aphasie oder Alexie (Marklager unter dem Gyrus angularis durch A. occipitalis media [= A. parietooccipitalis] aus der A. cerebri posterior versorgt)

Zusatzdiagnostik

- **Labor:** Gerinnungswerte (Quick, PTT, Thrombozyten, Fibrinogen) wegen ggf. geplanter Lyse und anschließender Antikoagulation
- **CT mit CT-Angiografie** (👁) zum Verschlussnachweis, Blutungsausschluss und Nachweis großer Infarkte im vertebro-basilären Stromgebiet
- **MRT mit MR-Angiografie** (alternativ) zum Verschlussnachweis und Darstellung des Ausmaßes ischämischer Läsionen (bessere Aussagekraft bezüglich Parenchymschädigung, aber Zeitverlust, v.a. bei beatmungspflichtigen Patienten)
- **farbkodierte extra- und intrakranielle Duplexsonografie** bei Verschlussprozessen transnuchal bis Basilarismitte hoch sensitiv und spezifisch, auch Basilariskopf transtemporal, vor allem mit Echoverstärker, aber nur wenn ohne relevanten Zeitverlust möglich
- **selektive intraarterielle Vertebralisangiografie** (👁) bei intraarterieller Intervention (i.a. Lyse ± mechanische Thrombektomie) und falls CT-A / MR-A nicht konklusiv

Differenzialdiagnose

- **Hirnstamm/Mittelhirnblutung**
- **Wernicke-Enzephalopathie** (→ S. 453)
- **zentrale pontine Myelinolyse** (→ S. 450) mit Bewusstseinstrübung, bilateralen Pyramidenbahnzeichen, evtl. zerebellären Zeichen; vorangehende Hyponatriämie
- **Intoxikation mit Anticholinergika** (→ zentrales anticholinerges Syndrom S. 466) mit Schwindel, Dysarthrie, Pupillenstörungen, Vigilanzstörungen, Pyramidenbahnzeichen
- **Hirnstammenzephalitis**

Spezifische Therapie

Rekanalisierende Therapie ist einzige wirksame Therapie bei ansonsten oft infauster Prognose; ein festes Zeitfenster existiert *nicht*, v.a. bei initial fluktuierendem Verlauf kann auch noch nach deutlich mehr als 12 Stunden eine Lyse als individueller Heilversuch erfolgen; bei Koma-Dauer > 4 Stunden und Tetraplegie > 6 Stunden in der Regel kein Nutzen der Lyse mehr zu erwarten

Therapieoptionen (Überlegenheit eines bestimmten Vorgehens nicht durch randomisierte Studien belegt):

- **1. Kombinierte sequenzielle i. v. Lyse (mit rtPA)/i. a. Intervention** („Bridging-Lyse", off-label), zunehmend angewendet, da Vorbereitung zur i.a.-Intervention zeitaufwändig und auch nicht flächendeckend verfügbar; idealerweise unter laufender i.v. Lyse Transport in Zentrum mit i.a. Interventionsmöglichkeit („drip, ship and retrieve"), auch in Zentren mit i.a. Interventionsbereitschaft sinnvoll; alleinige i.a. Intervention in der Regel nur noch als reine mechanische Thrombektomie (wenn rtPA kontraindiziert) sinnvoll

- *Kombinationstherapie:*
  - *Kombination i.a. Intervention mit PTA (Ballondilatation) ± Stentung:* bei insuffizienter Rekanalisierung durch intraarterielle Lyse aufgrund lokaler Stenosen [3889]
  - *Kombination i.a. Intervention mit GP IIb/IIIa-Antagonisten:* statt initial rtPA im Bridging-Ansatz alternativ GPIIb/IIIa-Antagonist (z.B. Tirofiban), eventueller Vorteil gegenüber rtPA i.v. unbekannt
- *Ergebnisse i.a. Intervention:* Rekanalisation in ca. 60-90 %, Mortalität 30–60 %, gute Prognose bei bis zu 2/3 der rekanalisierten Patienten, Blutungsrate ca. 6 %-10 %; Bridging-Lyse in Fallserie häufiger mit gutem Outcome mRS ≤ 3 (50 % vs. 23 %) als alleinige i.a. Lyse [3124],[2775]
- *prognostisch ungünstige Faktoren für Lyse-Erfolg:* schlechte Kollateralversorgung, Thrombose über mehrere Basilarissegmente, proximaler Basilarisverschluss, lokalthrombotisches Ereignis, hohes Alter, initiales Koma, später Lyse-Beginn [497]
- *Kontraindikationen:* aufgrund infauster Prognose ohne Lyse Abwägen zwischen Kontraindikation und Nutzen im Einzelfall; Vorsicht bei demarkierten (größeren) Infarkt (vor allem im Kleinhirn: dann hohes Blutungsrisiko); ggf. rein kathetermechanische Verfahren

- **2. alleinige intravenöse Lyse:** bei Basilariskopfsyndrom (→ S. 89) mit geringer Thrombuslast / umspültem Thrombus wahrscheinlich möglich; ansonsten sofern keine i.a. Intervention erreichbar ist
  - *Ergebnisse:* in Monocenterstudie (Lysebeginn bis 48 Stunden nach Symptombeginn!): 52 % Rekanalisation post Lyse; nach 3 Monaten 22 % mit gutem Outcome, weitere 24 % unabhängig bei Alltagsverrichtungen, 16 % schwer behindert, 40 % verstorben, symptomatische Blutung in 14 % [2416]
- **3. intravenöse GPIIb/IIIa-Antagonisten** nur als Bridging (statt i.v. rtPA) und dann 12-stündige Infusion zusammen mit i.a. Intervention inkl. i.a. rtPA (FAST-Protokoll, off-label); wird in Einzelfällen alternativ zum i.v./i.a. rtPA Bridging durchgeführt
  - *Ergebnisse:* in Fallserie keine erhöhte Blutungsrate aber höhere Rekanalisationsrate und besseres Outcome als i.a. Intervention alleine [2839]
- **4. intravenöse Vollheparinisierung (PTT 2-2,5 fach)** sofern keine Lysetherapie erfolgen kann abhängig von Rekanalisation, Klinik und Infarkgröße; auch nach Lyse in Abhängigkeit von Klinik und Präsenz eines Restthrombus im Einzelfall ca. 4-6 Stunden nach Lyse (nach Verlaufsbildgebung) erwägen

Prognose

- **ohne Lyse bzw. bei fehlender Rekanalisation durch Lyse:** Mortalität 70–90 %
- **mit Lyse/Rekanalisation:** siehe oben

Basilariskopfsyndrom (Top-of-the-basilar-Syndrom)

Äiologie

Embolisch (kardiale > proximale vertebrobasiläre Emboliequelle), seltener durch lokale Makroangiopathie

Klinisches Bild

Bewusstseinstrübung, symptomatische Psychose (Agitiertheit, Verwirrtheit, visuelle Halluzinationen), Gesichtsfelddefekte, Augenbewegungs- und Pupillenstörungen, Amnesie, Alexie, *keine Paresen*!

Zusatzdiagnostik

- **Ultraschalldiagnostik:** transtemporal direkt beurteilbarer Basilariskopf (nur mit transkranieller Duplexsonografie [TCCD] möglich)
- **CT mit CT-Angiografie:** Ausschluss Blutung, Nachweis des Embolus bzw. der Durchgängigkeit der A. basilaris; geringe Sensitivität für kleinere Infarkte
- **besser MRT und MR-Angiografie:** direkter Thrombusnachweis, Abklärung anderer Ätiologien
- **konventionelle Katheter-Angiografie** in Zweifelsfällen

Therapie

- **Lyse** (→ S. 753) (insgesamt gute Rekanalisationsrate [3821]) bei Thrombusnachweis distale A. basilaris/Basilariskopf:
  - *i. a. Intervention* (kombiniert mit vorangehender i. v. Lyse im Bridging-Konzept, s.o.)
  - *alternativ reine i. v. Lyse:* v.a. falls keine i.a. Lyse verfügbar oder Katheter-Zugang schwierig / wenig Thrombusmaterial; gute Rekanalisationsergebnisse von > 80 % berichtet [3486]

- *Heparinisierung* 4-6 Stunden nach Lyse im Einzelfall bei bleibendem Thrombus/Verschluss, ansonsten nach 24 Stunden frühe Sekundärprophylaxe
- **falls keine Lyse:** passagere Vollheparinisierung (PTT 2–2,5-fach) für wenige Tage abhängig von Rekanalisation, Klinik und Infarktgröße (→ S. 743)

Prognose Mortalität bis zu 10 % in 30 Tagen

Kleinhirninfarkt

Allgemeines

- **Häufigkeit:** 2–15 % aller Hirninfarkte
- **Verteilung auf die Gefäßterritorien:** ca. 50 % SCA-Infarkte (👁), 40 % PICA-, < 10 % AICA-Infarkte; ca. 20 % multiterritoriale Beteiligung, oft im Rahemen einer (dann klinisch führenden) Basilaristhrombose mit ausgeprägten Hirnstamminfarkten (vor allem pontin)
- **Pathophysiologie:** meist territoriale Ischämien; Grenzzoneninfarkte kortikal nicht selten

Ätiologie Proximal embolisch (ca. 40–50 %), arterioarteriell (ca. 30–40 %), lokal atherothrombotisch (ca. 6 %), Dissekate (ca. 7 %) [119]

Klinisches Bild

- → vaskuläre Kleinhirnsyndrome S. 67
- **Sensitivität und Spezifität klinischer Zeichen** niedrig, initial keine sichere klinische Korrelation mit der *Größe* des Kleinhirninfarktes

Zusatzdiagnostik

- **Ultraschall:** extra- und/oder intrakranielle Vertebralisstenose oder -verschluss, Ausschluss einer (evtl. ursächlichen) Basilaristhrombose
- **CT:** Infarktdemarkation, evtl. raumfordernd mit Liquoraufstau aufgrund Kompression des IV. Ventrikels, evtl. Verlegung der basalen Zisternen (→ unmittelbare Gefahr der tentoriellen oder foraminalen Einklemmung (→ S. 653))
- **akustisch evozierte Hirnstammpotenziale:** als Monitoring-Methode; Zunahme der Interpeak-Latenz I–V zeigt eine Hirnstammkompression an

Differenzialdiagnose

- **Kleinhirnblutung** (→ S. 103): ca. 6-mal seltener; häufiger mit Zeichen einer Hirnstammkompression oder eines Liquoraufstaus durch raumfordernde Wirkung; klinisch aber nicht sicher unterscheidbar

Verlauf

- **nicht raumfordernder Kleinhirninfarkt:** in der Regel blander Verlauf
- **raumfordernder Kleinhirninfarkt:** → Hirnstammkompression, Verschluss-Hydrozephalus, tentorielle/foraminelle Herniation; ca. 10 % der Kleinhirninfarkte
  - *Risikofaktoren:* Größe (> 2/3 SCA-/PICA-Territorium bzw. > 1/3 der Kleinhirnhemisphäre), bilaterale Infarkte, früh reperfundierte Infarkte mit verstärktem vasogenem Ödem, Infarkte bei Alter < 50 Jahre (keine Atrophie)
  - *klinische Zeichen:* im Verlauf (am häufigsten Tag 3) neu aufgetretene Vigilanzabnahme (wichtigstes Kriterium), Hirnstammzeichen (vor allem Pyramidenbahnzeichen, horizontale Blickparese), Zeichen der tentoriellen Einklemmung (Störung der Pupillomotorik und vertikalen Blickmotorik) bzw. bei unteren Kleinhirninfarkten der foraminellen Einklemmung (vor allem N. vagus-Befall mit Bradykardie, Atemantriebsstörung; Pupillomotorik kann unauffällig sein) [117],[1886]

Therapie

- **allgemeine Therapie zerebraler Ischämien**
- i. v. Lyse: keine Studien beim isolierten Kleinhirninfarkt vorliegend, in Anbetracht des meist benignen Spontanverlaufes eher zurückhaltend zu sehen; zu erwägen bei deutlichem Mismatch und proximalem Verschluss eines Kleinhirngefäßes mit drohendem großem Infarkt (Fallberichte über Wirksamkeit bei entsprechendem MRT-Mismatch [2134])
- **raumfordernder Kleinhirninfarkt:**
  - rechtzeitige Verlegung in Zentrum mit Neurochirurgie
  - praktisches Vorgehen nach Hauptkriterium Vigilanzniveau (GdE III [1886])
    - Patient wach bis somnolent: Überwachung, allgemeine Maßnahmen zur Hirndrucksenkung (→ S. 655), CT-Verlaufskontrolle
    - Patient soporös (bis komatös): CT-Kontrolle, ggf. MRT (wenn DD Re-Ischämie Hirnstamm), dann Vorgehen nach Flussdiagramm:

<table>
<tr><th>Kompression des IV. Ventrikels</th><th>Verschluss-Hydrozephalus mit Aufstau</th><th>Kompression der basalen Zisternen</th><th></th><th></th><th></th></tr>
<tr><td>nein →</td><td>nein →</td><td colspan="4" rowspan="2">medikamentöse Hirndrucktherapie</td></tr>
<tr><td rowspan="3">ja →</td><td>nein →</td></tr>
<tr><td rowspan="2">ja →</td><td>nein →</td><td>externe Ventrikeldrainage und engmaschige Kontrolle</td><td>keine rasche Besserung →</td><td rowspan="2">dekompressive Kraniotomie</td></tr>
<tr><td colspan="3">ja →</td></tr>
</table>

- *Hirndrucktherapie:*
  - Osmotherapie (→ S. 657) bei Verlegung des IV. Ventrikels, vorwiegend als überbrückende Akutmaßnahme
  - Intubation und Beatmung bei komatösen Patienten
- *externe Liquordrainage* bei klinischer Verschlechterung und Zunahme der Ventrikelweite im CT
  - bei Besserung im Verlauf nach einigen Tagen Abklemmversuch und klinische Beobachtung für 24 Stunden, danach Liquordruckmessung sowie Kontrolle der Ventrikelweite (z.B. sonografisch des III. Ventrikels)
  - Komplikation: Infektionen (< 3 %), sehr selten Aufwärtsherniation durch supratentorielle Druckentlastung
- *dekompressive Kraniotomie* und Infarktausräumung: primär bei Verlegung der basalen Zisternen im CT oder bei ausbleibender Besserung nach Ventrikeldrainage und freien basalen Zisternen
- zurückhaltende Indikationsstellung bezüglich intensivmedizinischer oder operativer Interventionen bei Patienten mit schwerer Tetraparese aufgrund eines ausgedehnten begleitenden Hirnstamminfarktes

Prognose

- **nicht raumfordernder Kleinhirninfarkt:** meist gute Prognose (75 % ohne relevante Defizite), bleibende Defizite oft durch begleitenden Hirnstamminfarkt
- **raumfordernder Kleinhirninfarkt** [1886]: abhängig vom Grad der Vigilanzminderung im Rahmen der klinischen Verschlechterung vor Therapie: unabhängig (modified Rankin-Scale ≤ 2) wurden 47 % der vor Therapie komatösen, 76 % der somnolenten/soporösen und 86 % der wachen/benommenen Patienten

2.1.4 Venös bedingte zerebrovaskuläre Erkrankungen

Aseptische Sinusthrombose (zerebrale Sinus-/Venenthrombose)

Epidemiologie

In allen Altersgruppen vorkommend, Maximum 3. Dekade, Frauen : Männer = 1,5–5:1, Inzidenz ca. 1:100 000 pro Jahr, häufigste Form idiopathisch (30 %)

Disponierende Faktoren

- **hormonelle Einflüsse:** *Kontrazeptiva (Risiko 4–13-fach erhöht)*, Hormontherapie (Menopause), Puerperium (seltener letztes Trimeneon der Schwangerschaft)
- **Thrombophilie:** bei 30 % der Patienten vorhanden: Faktor-II- und -V-Mutation, AT-III-Mangel, Protein-S-/Protein-C-Mangel, Faktor-VIII-Erhöhung, Hyperhomozysteinämie, Antiphospholipid-Antikörper; selten Heparin-induzierte Thrombopenie (HIT Typ 2), Hyperhomozysteinämie, Dysfibrinogenämie, Plasminogenmangel, disseminierte intravasale Gerinnung (DIC)
- **Malignome und hämatologische Erkrankungen (prothrombotisch):** Karzinome, Karzinoid, Lymphome, Leukämie, Polyglobulie, Thrombozytämie, Sichellzellanämie, paroxysmale nächtliche Hämoglobinurie, immunhämolytische Anämie, Eisenmangelanämie
- **immunologische Erkrankungen:** Vaskulitis (Morbus Behçet, Morbus Wegener, Sarkoidose, Lues), Kollagenosen (SLE, Sjögren), auch bei Morbus Crohn, Colitis ulcerosa
- **sehr selten:**
  - *medikamentös-toxisch:* Nikotinabusus kombiniert mit Hormonen wie Pille, Kortison, Erythropoetin (bei Sportlern SVT in Verbindung mit Exsikkose!), Vitamin-A-Überdosierung, Androgene
  - *mechanisch* durch Abflussbehinderung: Tumoren, ZVK in der V. jugularis interna, Strangulation, Durafistel, Schädel-Hirn-Trauma, Bagatelltrauma, kardiale Stauung
  - *Liquorunterdruck* bei spontaner intrakranieller Hypotension, sehr selten nach Lumbalpunktion (mit Latenz dann Kopfschmerzzunahme im Liegen!)
  - *metabolische Erkrankungen:* Urämie, diabetische Ketoazidose, Thyreotoxikose
  - *sonstige innere Erkrankungen:* nephrotisches Syndrom; Leberzirrhose

Pathologie

- **Lokalisation:** > 70 % Sinus sagittalis superior und Sinus transversus, seltener Sinus rectus (15 %) und innere Hirnvenen (Vena Galeni, 8 %), selten isolierte kortikale Venenthrombose oder Brückenvenenthrombose (2 %) [1848],[123]
- **intrakranielle Blutung** (in 35–50 %), meist als venöse Stauungsblutung (Diapedese) oder als eingebluteter venöser Infarkt, selten Subduralhämatom oder Subarachnoidalblutung; Aspekt oft inhomogen, irregulär, multipel, häufig parietal und parietookzipital und kortikosubkortikal gelegen
- **Erhöhung des intrakraniellen Druckes**: > 50 % aller Patienten mit Sinus-Venenthrombose, abhängig von der Ausdehnung.

Klinisches Bild

- **Symptombeginn:** 1/3 akut mit fokalen Ausfällen oder Anfällen, 1/3 subakut (< 4 Wochen), 1/3 chronisch; CAVE: selten Beginn mit perakutem Kopfschmerz (wie Subarachnoidalblutung)
- **Kopfschmerzen** = zentrales Symptom *(bei 70 % Initialsymptom*, im Verlauf fast immer vorhanden), meist schwer, diffus
- **epileptische Anfälle** (fokal oder generalisiert, bei ca. 30 % Initialsymptom, bei 40-50 % aller Patienten): charakteristisch hohe Häufigkeit Todd'scher Parese
- **Stauungspapillen** (bei Diagnosestellung in bis zu 40 % nachweisbar, bei 20–40 % typisches Bild eines Pseudotumor cerebri)
- Bewusstseinstrübung, Psychosen, Verwirrtheitszustand, auch Meningismus möglich (venöse Stauungs-SAB, DD meningitisch bei septischer Sinus-Venenthrombose)

- Exophthalmus und entsprechende Hirnnervenausfälle bei Sinus-cavernosus-Thrombose (meist, aber nicht immer septisch bedingt, siehe dort)

Zusatzdiagnostik

- **MRT:** in Kombination mit MR-Venografie (MRV) (👁) Standard zur nichtinvasiven Diagnosesicherung
  - *Darstellung des Thrombus:* initial T1 isointens, T2 hypointens; subakut (nach 2–3 Tagen) Thrombus signalreich in T1, T2 und T2*
  - *sonstige Befunde:* parenchymale T2-Signalanhebungen (venöse Ischämie, keine DWI-Störung, potenziell reversibel); bilaterale Thalamusläsionen bei Thrombose der tiefen Hirnvenen, Stauungsblutungen, sulkale SAB bei isolierter Brückenvenenthrombose
- **MR-Venografie (MRV)**
  - *TOF-MRV:* Nachweis eines fehlenden Flusses, u. U. Kollateralvenen (CAVE anderweitige Signalauslöschung/-minderung durch Pacchioni-Granulationen, Septen, Hypoplasie des Sinus)
  - *KM-gestützte MRV:* höchste Sensitivität für akute/subakute Sinusvenenthrombose, T2*-Wichtung für Brückenvenenthrombosen
  - *KM-gestützte dynamische MRV* (4D MRV) geeignet für chronische Sinusvenenthrombosen [2662]
- **CT/CT-Venografie (CTV):** Nachweis von Stauungsödem und Blutungen. *„cord sign"* = thrombosierte kortikale Vene im Nativbild. *„empty triangle"* = Aussparung im Sinus im Kontrastmittel-CT (DD gespaltener Sinus sagittalis superior; 32 %); CTV *(kontrastmittelgestützt)* gleichwertig zur MRV, allerdings Altersbestimmng des Thrombus limitiert
- **Angiografie (DSA):** nur noch in Ausnahmefällen erforderlich bei dringendem Verdacht auf isolierte Brückenvenenthrombose bei inkonklusivem MRT; *weniger* (!) sensitiv für Sinus cavernosus, Sinus sagittalis inferior, V. basalis
  - *direkte Zeichen:* fehlende Darstellung eines Sinus oder einer Vene
  - *indirekte Zeichen:* verzögerter venöser Abfluss, venöse Kollateralen
- **Labor:**
  - *D-Dimere*
    - Werte > 500 µg/l: bei auf Sinus-Venenthrombose verdächtigen Kopfschmerzen, wenn Beginn nicht länger als 14 Tage zurückliegt, Sensitivität 97 %, Spezifität 91 % [2165]
    - Werte < 500 µg/l: schließen eine SVT aber vor allem bei isolierten Kopfschmerzen und längerer Symptomdauer nicht aus [813], jedoch auch in letzterer Studie kein Patient mit vollauf normalen D-Dimeren (< 200 µg/l); Daten zu neuen D-Dimer-Assays liegen noch nicht vor, direkte Umrechenbarkeit fraglich
  - *Entzündungszeichen* (DD → septische Sinusthrombose, s. u), evtl. Vaskulitis-Sreening (siehe dort)
  - *Gerinnungsdiagnostik* (→ S. 160); Protein C, S und AT-III im Verlauf 2-4 Wochen nach Beendigung der Antikoagulation da in Akutphase nicht zuverlässig
  - *immunologisch-hämatologisches Screnning:* ANA, ANCA, Komplement, CRP; Differenzialblutbild
- **EEG:** Allgemeinveränderung (40–50 %), Herdbefunde (25 %)
- **transkranielle Duplexsonografie:** erhöhte Flussgeschwindigkeiten oder Flussumkehr basaler Hirnvenen und der basalen Sinus, vor allem bei rekrutierten Kollateralen; zur Diagnosestellung nicht geeignet; als Methode zur Verlaufsbeurteilung möglicherweise sinnvoll
- **Liquordiagnostik:**
  - *Indikation:* LP sinnvoll zur differenzialdiagnostischen Abgrenzung bei V. a. septische SVT oder SAB bzw. aus diagnostischen und therapeutischen Gründen bei Stauungspapillen mit Visusabnahme (intrakranielle Hypertension)
  - *Befunde:* unauffällig (50 %), erhöhter Liquordruck (> 50 %), milde Pleozytose (25 %), Schrankenstörung (16 %), blutig (9 %)

Clinical Pathway (DGN)

HIRNVENEN- UND SINUSTHROMBOSE

Diagnosestellung

Standard: MR- oder CT-Angiografie, selten Angiografie bei Brückenvenenthrombosen

Differenzialdiagnose

- **septische Sinusthrombose (s. u.)** immer bedenken

- **hämorrhagisch transformierter arteriell-ischämischer Infarkt:** akutes Einsetzen der Symptomatik, Patienten mit vaskulären Risikofaktoren
- **Enzephalitis**, vor allem Herpes-Enzephalitis (→ S. 203): ähnliche Liquorveränderungen bei Sinusthrombose möglich, sichere Unterscheidung über MR- oder CT-Angiografie
- **Raumforderung**, vor allem diffus infiltrierendes malignes Gliom (→ S. 269)
- **Pseudotumor cerebri** (→ S. 421): idiopathischer Pseudotumor nur als Ausschlussdiagnose bei unauffälliger Angiografie [847], pathophysiologisch oft sekundäre Folge der Sinusthrombose, in 20–40 % auch einzige klinische Manifestation!
- **Hirnödem** anderer Ursache: Elektrolytstörungen, Insolation
- **Kopfschmerzen** anderer Ätiologie wie zervikogen, subakute Meningitis etc.

Akuttherapie

- **Vollheparinisierung:** unfraktioniertes Heparin (→ S. 743) 3000–5000 I. E. als Bolus, dann nach PTT-Kontrolle; (Ziel: mindestens Verdoppelung des Ausgangswertes [1053] (DGN-LL empfehlen abweichend und ohne Begründung PTT 1,5-2 fach) oder niedermolekulare Heparine gewichtsadaptiert (2 × 100 I. E./kg KG antiXa-Einheiten)
  - *Differenzialindikation:* wahrscheinlich gleiche Wirksamkeit, bislang keine direkten Vergleichsstudien verfügbar, nicht-randomisierte Studie ergab bessere Wirksamkeit und weniger zerebrale Blutungskomplikationen als UFH [812]
    - *DGN- und EFNS Leitlinien* lassen unfraktioniertes Heparin und NMH zu, EFNS-Leitlinien geben NMH Vorzug bei unkomplizieten Verläufen, auch aufgrund entsprechender Meta-Analyse für extrazerebrale Venenthrombosen [4231]
    - *praktisch:* bei unkompliziertem Verlauf niedermolekulares Heparin, bei Komplikationen (intensivmedizinische Behandlung) eher unfraktioniertes Heparin aufgrund der Möglichkeit rascher Beendigung/Adaptation der Therapie
  - *intrazerebrale Blutungen* bei Sinusthrombose sind keine Kontraindikation gegen die Vollheparinisierung, da der Blutungsmechanismus (Stauungsblutung durch erhöhten kapillär-venösen Druck) inhibiert wird durch Hemmung der Thromboseausbreitung und Offenhalten spontan rekanalisierter Venen
  - *bei fehlender Wirksamkeit von Heparin:* → AT-III-Mangel suchen; auch bei NMH-Gabe Spiegel-Kontrolle (AntiXa) erforderlich
- **lokale Mikrokatheter-Lyse mit rtPA oder mechanisch:** Bolus gefolgt von kontinuierlicher Infusion bis zur (Teil-)Rekanalisation, simultane Vollheparinisierung, transvenös oder transarteriell, ggf. Kombination mit mechanischer Thrombektomie z.B. mit Solitaire-Katheter; bisher keine kontrollierten Studien
  - *Indikation:* vertretbar als Ultima Ratio bei progredienter Verschlechterung unter Heparin evtl. schon initial bei komatösen Patienten mit stark erhöhter zerebraler Zirkulationszeit in der konventionellen Angiografie [2609], CAVE: Vergrößerung bestehender Einblutungen!
- **Hirndrucktherapie** (→ S. 655): gute Heparinisierung gilt als wichtigste Maßnahme (s. o.), Oberkörper 30° angehoben, Hals gerade, Osmotherapeutika bei Hirndruckkrisen (z. B. Mannit); Acetazolamid (ggf. auch Topiramat) bei Stauungspapille, wiederholte Lumbalpunktionen (kritisch aufgrund Unterbrechung der Heparinisierung); Liquordrainage lumbal oder ventrikulär bei raschem Visusverlust; in Einzelfällen als Ultima Ratio bei großen hämorrhagischen Infarkten oder massivem Ödem Hypothermie-Behandlung und/oder Dekompressions-OP (Hemikraniektomie), letztere ohne gleichzeitige Hämatom und Infarktausräumung; Heparinisierung 12-24 Stunden postoperativ wiederbeginnen
- **Anfallsprophylaxe:**
  - *Primärprophylaxe* bei Parenchymläsionen (hämorrhagisch) oder fokalen Ausfällen auch erwägen (europäische EFNS-Leitlinien [2662]), da Risiko für Anfälle 4–8-fach erhöht [1176]; Behandlungsdauer 3 Monate
  - *Sekundärprophylaxe:* Schnellaufsättigung z. B. Levetiracetam (Keppra®) 2 × 1000–2000 mg/d i. v. bzw. p. o., oder Phenytoin; Gabe für 3-6 Monate nach letztem Anfall, bei Narben und je nach EEG-Befund eventuell bis 12 Monate oder bei Entwicklung einer Epilepsie (selten!) länger; Fahruntauglichkeit beachten (→ S. 294)
- **Analgesie:** Paracetamol, Opioide

Therapie in der Schwangerschaft

- **neu auftretende Sinusthrombose bei Schwangeren:** Heparinisierung mit niedermolekularem Heparin gewichtsadaptiert (2 × 90 IU/kg KG sc/d) [3532] während der gesamten Schwangerschaft (Komplikation: subplazentare Einblutungen) bis 6 Wochen post partum bzw. ≥ 6 Monate nach Diagnosestellung

- **erneute Schwangerschaft bei Schwangerschafts-assoziierter Sinusthrombose in der Vorgeschichte:** bei 101 Schwangerschaften wurden nur ein einziges zerebrales Rezidiv aber 2 Beinvenenthrombosen beschrieben
  - *prophylaktische* gewichtsadaptierte NMH-Therapie (in der Regel 1 × 50 I. E. pro kg KG/d) bis 6 Wochen postpartal wahrscheinlich sinnvoll analog zu den Empfehlungen für venöse Thrombembolien während vorheriger Schwangerschaft (DGN-LL [4422]),[3532] v.a. zur Vermeidung sonstiger venöser Thrombembolien (definitiv sinnvoll bei nachgewiesener Thrombophilie) [3532],[3217]; definitiv sinnvoll auch im Wochenbett (v.a. 2. und 3. postpartale Woche), da dort höchste Rate an Schwangerschafts-assoziierten Thrombosen

Prophylaxe

- **überlappende orale Antikoagulation** (→ S. 745): mit Vitamin-K-Antagonisten Ziel-INR 2,5; Beginn ca. 10–14 Tage nach Beginn der Heparinbehandlung je nach klinischem Zustand; keine Daten zu neuen oralen Antikoagulantien (aufgrund Wirksamkeit bei tiefer Beinvenenthrombose analoger Einsatz bei zerebraler Venenthrombose zu erwägen, off-label).
  - *Ende der Heparin-Therapie* bei INR 2
  - *Dauer der Antikoagulation.*
    - Allgemeines:
      - schlechte Datenlage, keine aussagekräftigen Studien bezüglich Langzeit-Re-Thromboserisiko in Abhängigkeit von thrombophilen Risikofaktoren
      - SVT gilt als schweres venös-thrombotisches Ereignis, daher insgesamt niedrigere Schwelle für Langzeitbehandlung
      - Entscheidung für Langzeit-Antikoagulation auch vom individuellen Blutungsrisiko abhängig machen; regelmäßige Re-Evaluation der Therapie
    - *auf Dauer* bei Hochrisiko-Thrombophilie (→ S. 160) (AT-III-Mangel, homozygoter Faktor-II- oder -V-Mutation, hereditärem [nicht transientem] Protein-C- oder -S-Mangel, kombinierter Heterozygotie für Faktor-II- *und* -V-Mutation, Antiphospholipidantikörper-Syndrom), prothrombotischer Grunderkrankung, zweitem venös-thrombotischem Ereignis
      - bei Kindern und Jugendlichen (bis Entwicklungsstadium Tanner ≤ 2) auch bei heterozygoter Faktor-II-Mutation höhere Rezidivrate, daher im Einzelfall auch hier längere Antikoagulation mit regelmäßiger Nutzen-Risiko-Evaluation [2030]
    - *für 6-12 Monate* bei *heterozygoter* Faktor-II- oder -V-Mutation, Homozysyteinämie, erhöhtem Faktor-VIII-Spiegel
    - *für 6-12 Monate* bei unprovozierter „idiopathischer" Sinusvenenthrombose
    - *für 3-6 Monate* bei Kontrazeption, Schwangerschaft, Infekt, Dehydratation bzw. wenn keine der o. g. Risikofaktoren/Konstellationen vorliegen
- **Cave:** nach Beendigung orale Antikoagulation Thromboseprophylaxe in Risikosituationen analog zu Vorgehen nach tiefer Beinvenenthrombose empfohlen (Leitlinie DGN [4422], AWMF-Leitlinie Prophylaxe der venösen Thromboembolie (VTE))

Prognose [3217]

- **komplette/weitgehende Erholung** bei 80–90 %
- **schlechtere Prognose**
  - *bei Thrombose tiefer Venen und schlechter Kollateralmöglichkeit* (bilateraler Läsionen des Thalamus und des Gyrus cinguli)
  - *bei isolierter kortikaler Venenthrombose oder Brückenvenenthrombose* häufiger fokale Defizite
  - bei Einblutung und höherem Alter, männlichem Geschlecht, innerer Hirnvenenthrombose, Befall des rechten S. transversus, motorischem Defizit
- **Rekanalisation:** meist innerhalb der ersten Wochen, dann seltener, nach 12 Monaten ca. 75 % rekanalisiert (1/4 davon nur partiell), keine Korrelation mit klinischem Verlauf, häufige Follow-up-Bildgebungen daher wenig sinnvoll [3961],
- **Rezidive** bei Sinus-/Venenthrombose im ersten Jahr ca. 2,5 %, danach niedriger (wahrscheinlich 1,5 %/Jahr); relevanter ist die Rate venöser thromboembolischer Ereignisse, die eher zeitunabhängig ist und bei ca. 4 %/Jahr liegt (Risikofaktoren männliches Geschlecht, Polyzythämie / Thrombozythämie) [2730]; Einfluss einer Nicht-Hochrisiko-Thrombophilie auf Re-Thrombose-Risiko für Situation zerebrale Thrombose nicht gezeigt (geringe Fallzahlen)

Septische Sinus-/Venenthrombose (= infektiös bedingte Sinus-/Venenthrombose)

Häufigkeit

< 10 % aller Sinus-/Venenthrombosen

Ursächliche Erkrankungen

- **fokal:** Meningitis, Hirnabszess, Empyem; HNO-Infektionen (Staph. aureus) (Mastoiditis, Otitis media, Tonsillitis, Sinusitis, Z. n. HNO-Operationen); Stomatitis, Zahnabszesse; Thrombophlebitis im Gesichtsbereich; offenes Schädel-Hirn-Trauma

- **generalisiert (selten):**
  - *bakteriell:* Endokarditis, Sepsis, Typhus, Tuberkulose
  - *viral:* Masern, Hepatitis A/B/C, Enzephalitis (HSV, HIV), Zytomegalie-Virus
  - *parasitär:* Malaria, Trichinose; mykotisch: Aspergillose

Lokalisation
vor allem Sinus cavernosus (Gesichtsinfektionen), Sinus transversus/sigmoideus/petrosus (Infektionen am Ohr)

Klinisches Bild
Fieber, bei Lokalisation im Sinus cavernosus Chemosis, Exophthalmus, Hirnnervenausfälle (II, III, IV, V, VI)

Zusatzdiagnostik
- wie bei aseptischer Sinusthrombose (); zusätzlich obligat:
- **Liquordiagnostik:** entzündliche Veränderungen, Erregernachweis
- **Labor:** Leukozytose, Linksverschiebung; Erregerdiagnostik aus Fokus, Blutkultur oder Abstrich
- **CT-Knochenfenster der Schädelbasis/MRT**: Suche nach Mastoiditis etc. als Fokus ()
- **HNO-Konsil:** Fokussuche bei V. a. septische Sinusthrombose

Therapie
- **Voll-Heparinisierung** (→ S. 743) wie bei aseptischer Sinusthrombose
- **antibiotisch nach Antibiogramm**, bis dahin Cefotaxim (Claforan®) 4 × 2 g, Dicloxacillin (Diclor-Stapenor®) 6 × 2 g und Metronidazol (Clont®) 4 × 0,5 g
- **Sanierung des Eintrittsfokus** (z.B. Mastoidektomie bei Mastoiditis)

2.1.5 Sonstige akute zerebrovaskuläre Erkrankungen

Akute hypertensive Enzephalopathie

Definition
Hypertensiver Notfall mit akuten neurologischen und psychiatrischen Defiziten und Blutdruck-Werten von diastolisch in der Regel > 130 mmHg
- Sonderform: posteriores reversibles Enzephalopathie-Syndrom (PRES, → S. 96)

Pathologie
Kortikales und subkortikales Ödem, z. T. mit petechialen Blutungen durch Schädigung der Blut-Hirn-Schranke; sekundär auch Ischämien über Endothelschäden durch Lumenverlegung und Hirndruck als Ödemfolge

Pathophysiologie
Akuter/subakuter Blutdruckanstieg → Hyperperfusion durch Überschreitung der Obergrenze der zerebralen Blutfluss-Autoregulation, Blut-Hirn-Schrankenstörung, multifokale Permeabilitätsstörung, Plasmaextravasation [1915]

Klinisches Bild
- Kopfschmerzen, Erbrechen, Verwirrtheit, Bewusstseinstrübung, fluktuierende neurologische Ausfälle (vor allem Sehstörungen), epileptische Anfälle; meist rasche Normalisierung der Symptome unter Blutdruckreduktion (< 180/100 mmHg), ansonsten sind andere Ursachen zu suchen
- eindeutige fokal-neurologische Defizite in Form einer Halbseitensymptomatik stehen nicht im Vordergrund und sind bis zum Beweis des Gegenteils als zerebrale Ischämie oder Blutung zu werten und entsprechend abzuklären
- Begleitsymptome durch anderweitige Organmanifestastion beachten: kardiale Beteiligung (AP, Dyspnoe bei Lungenödem, Thoraxschmerz bei Aortendissektion), okuläre Beteiligung (hypertensive Retinopathie), renal (Oligurie bei akuter Niereninsuffizienz)

Zusatzdiagnostik
- **Augenhintergrund:** Exsudate, frische Blutungen, Papillenödem
- **CT/MRT:** fakultativ Hypodensitäten (CT) bzw. Hyperintensitäten (FLAIR, T2-MRT) kortikal/subkortikal vorwiegend supratentoriell, u. U. mit Einbeziehung des Hirnstamms; infratentorielle Manifestation kann im Vordergrund stehen; zunächst vasogenes Ödem ohne Diffusionsstörung (DWI hypo-isointens, ADC-map hyperintens), kann in Infarzierungen mit entsprechender DWI-Störung übergehen
- **Ursachensuche der Hypertonie:** Stress, Panik, Schmerz, fehlende Medikation, endokrine / renovaskuläre Erkrankung, PRES-Ursachen (→ S. 96)

Differenzialdiagnose
Zerebrale Ischämie, Blutung, posteriore reversible Enzephalopathie (s. u.)

Therapie
Rasche Senkung des mittleren Blutdruckes um 25 % in 1–2 Stunden erforderlich, meist intravenös mit Urapidil, Metoprolol, Nitro-Perfusor, evtl. auch Dihydralazin/Clonidin; alternativ prähospital Nitrendipin 5 mg p. o. (Phiole) oder Nitro-Spray

- **CAVE:** bei Hypertonikern nach rechts verschobene Autoregulationskurve → untere Autoregulationsgrenze (ca. 90–100 mmHg Mitteldruck) nicht unterschreiten (wie auch bei Verschlüssen oder hochgradigen Stenosen hirnversorgender Gefäße)!

Hyperperfusionssyndrom

Allgemeines

- Komplikation nach Karotis-Rekanalisation in ca. 1 % (→ S. 757), meist bei unkontrollierter arterieller Hypertonie nach Eingriff
- Risiko erhöht bei zuvor deutlich reduzierter Vasomotorenreserve und Anstieg der mittleren Flussgeschwindigkeit in der A. cerebri media um > 100 % über mehr als wenige Stunden nach Karotis-TEA oder Stent (=Definition der Hyperperfusion)
- Häufigkeit nach TEA und Stent etwa gleich [2952],[1272]
- Auftreten auch nach vertebrobasilärer Stent-Behandlung

Pathophysiologie

Chronische poststenotische Minderperfusion mit (sub-)maximaler Vasodilatation (gestörte Autoregulation) *plus* extremer Anstieg des Perfusionsdrucks nach Rekanalisierung mit Bildung von freien Sauerstoff-Radikalen → Endotheldysfunktion, anhaltend gestörte Autoregulation → „Break-through"-Phänomen (Durchbrechen der Obergrenze der zerebralen Autoregulation) → Hyperperfusion → interstitielles Ödem entsprechend einer umschriebenen hypertensiven Enzephalopathie

Klinisches Bild

- klinische Symptome bei ca. 1/3 der Patienten
- Beginn Stunden bis Tage (selten wenige Wochen) nach Rekanalisation (Inzidenzmaximum 6. Tag nach TEA, nach Stent wahrscheinlich frühere Manifestation [2952])
- Kopfschmerzen (oft einseitig, Besserung bei Orthostase oder Blutdrucksenkung), epileptische Anfälle, fokale Ausfälle, u. U. Hirndrucksymptomatik passend zu betroffenem Stromgebiet [397]

Zusatzdiagnostik

- **CT:** diffuse Schwellung, Marklagerhypodensität auf der operierten Seite, evtl. mit raumfordernder Wirkung, parenchymatöse (eher kortexnahe) Blutung, nach Stent selten auch SAB-Anteile (evtl. durch stärkere Thrombozytenfunktionshemmung)
- **MRT (👁):** in T2-Wichtung Signalanhebung im Bereich der weißen Substanz auf der operierten Seite, in diffusionsgewichteten Aufnahmen keine Diffusionsstörung (vasogenes Ödem)
- **transkranielle Doppler-Sonografie:** Nachweis erhöhter Strömungsgeschwindigkeit und erniedrigter Pulsatilität [3204]

Therapie

Blutdruckeinstellung (engmaschiges hämodynamisches Monitoring bei Risikopatienten, s. o.); Hirndrucktherapie; ansonsten symptomatisch

Komplikation

Intrakranielle Blutung bei ca. 2 % der Patienten mit manifestem Hyperperfusionssyndrom [2851], gleiche Häufigkeit bei Operation und Stent

Prognose

In der Regel Restitutio ad integrum, sofern keine ICB (dann Prognose ungünstig)

Posteriores reversibles Enzephalopathie-Syndrom (PRES) oder Reversibles posteriores Leukenzephalopathie-Syndrom (RPLS) [1711],[3423]

Allgemeines

Okzipital betonte vasodysregulatorische Enzephalopathie, pathophysiologisches Korrelat bei Eklampsie; ansonsten keine Alters- oder Geschlechtsprädilektion

Disponierende Erkrankungen

Eklampsie, Nierenversagen, immunsuppressive Behandlung (vor allem Ciclosporin), systemischer Lupus erythematodes, Sepsis, Immunglobulin-Gabe, Neuromyelitis optica; im weitesten Sinne auch bei sonstigen intensivpflichtigen schwerwiegenden Erkrankungen möglich; es müssen *nicht* massiv entgleiste Blutdruckwerte wie bei der akuten hypertensiven Enzephalopathie des Hypertonikers (s. o.) vorliegen

Pathophysiologie (hypothetisch)

- toxische Endotheldysfunktion mit Störung von cerebraler Autoregulation und „Capillary-leak-Syndrom"
- hypertensiv induzierter „Vasospasmus" von basalen Hirnarterien bis hin zu Endarterien (Übergangsformen zu RCVS möglich)
- Lokalisation passend zu geringerer sympathischer Innervation der A. cerebri posterior

Klinisches Bild

- generalisierte epileptische Anfälle (oft als Serie, seltener als Status) häufigstes und oft erstes Symptom, zudem Kopfschmerzen, kortikale Sehstörungen (bis hin zur kortikalen Blindheit), Verwirrtheit (teils durch non-konvulsiven Status), Bewusstseinstrübung; Entwicklung über 12-48 Stunden
- seltene Komplikationen: ausgedehntes Hirnödem mit Einklemmung, Blutungen (Mikroblutungen, Parenchymblutung, SAB; bis zu 15 %); zerebrale Infarkte selten

Zusatzdiagnostik

- **MRT (👁):** okzipital betontes, multifokales, subkortikales und meist auch bis kortikal reichendes Hirnödem; seltener Beteiligung von Hirnstamm, Kleinhirn, Stammganglien, Frontallappen bzw. Einbeziehung der grauen Substanz; fokale Infarkte mit Diffusionsrestriktion in 11-26 % (schlechteres Outcome); Blutungen (fokale ICB, typisch sulcale SAB, Mikroblutungen) in 15 % [289]
- im CCT Sensitivität nur 50 %
- **MR-/CT-Angiografie:** intrakranielle arterielle Vaskulopathie mit Gefäßirregularitäten (fokale Vasokonstriktion/-dilatation, auch „string of beads": Muster wie bei Vaskulitis oder Vasospasmus, diffuse Vasokonstriktion), weniger deutlich im Vergleich zur Katheter-Angiografie abgrenzbar, Normalisierung in Verlaufsuntersuchung typisch; selten auch Veränderungen der zervikalen A. carotis interna und A. vertebralis ähnlich der fibromuskulären Dysplasie (FMD)

- **EEG:** meist auffällig, diffuse oder fokale Verlangsamung, fokale Sharp waves

Differenzialdiagnose

- **bilaterale Posteriorinfarkte** z. B. bei Basilariskopfsyndrom (→ S. 89). Unterscheidung: bei Infarkten frühe Diffusionsstörung in der MRT (ADC-Senkung i. Ggs. zu ADC-Anhebung bei PRES)
- **Sinusthrombose** (Sinus sagittalis superior): Unterscheidung anhand der Sinusdarstellung in der MR- bzw. CT-Angiografie
- **RCVS:** akuter Vernichtungskopfschmerz, in ca. 10 % Überlappung beider Entitäten
- **ZNS-Vaskulitis:** Beginn langsamer, Liquor auffällig, mehrzeitige Infarkte im MRT
- **Herpes-Enzephalitis:** Liquor auffällig, bei PRES allenfalls Schrankenstörung

Therapie

Intensivmedizinische Überwachung, invasives Blutdruckmonitoring, antihypertensive Therapie mit Ziel Blutdruck-Normalisierung (nicht mit Nitro-Perfusor); antikonvulsive Therapie bei Anfällen; Magnesium i. v. wenn i.R. einer Präeklampsie (ob bei anderer Ursache sinnvoll ist ungeklärt); darüber hinaus keine spezifische Therapie; keine Steroide

Verlauf

In > 90 % spontane klinische Remission innerhalb von 3-8 Tagen; MRT-Auffälligkeiten bilden sich nach Tagen bis Wochen zurück; bleibende Morbidität selten durch ICB

Reversibles zerebrales Vasokonstriktions-Syndrom (RCVS)

Synonyma

Zusammenfassung von verschiedenen Syndromen (benigne Angiopathie des ZNS [591], postpartale Angiopathie, Call-Fleming-Syndrom, migränöse Arteriitis, drogeninduzierte Angiopathie oder Arteriitis) unter dem Begriff „reversibles zerebrales Vasokonstriktions-Syndrom" [1009],[590]

Pathogenese

- Vorübergehende Störung des arteriellen Tonus, wandert von distal nach proximal; mitausgelöst durch vasoaktive Substanzen, Östrogenabfall, Endothelfunktionsstörungen

Ätiologie

- **vasoaktive Substanzen (50 %):** die 3 häufigsten wahrscheinlich Cannabis, SSRI, Nasensprays (Dekongestiva); ferner Amphetamine, Ergotamine, Nikotin-Pflaster
- **postpartal** (10 %, mit oder ohne vorangehende Eklampsie)
- **sonstige:** Geschlechtsverkehr, Alkoholexzess, Immunsuppressiva, Interferon-α, Hyperkalzämie, Glomus-Tumor
- 25 % ohne eruierbaren Auslöser

Assoziierte Erkrankungen

Halsarteriendissektion, unrupturierte zerebrale Aneurysmen, Migräne umstritten

Diagnostische Kriterien nach [1009],[590]

Validität nicht untersucht, Kriterien dienen als Orientierungspunkte:

- 1. ungewöhnlicher neuer schwerer Kopfschmerz, perakuter Beginn (charakteristischerweise wiederholte Episoden von Vernichtungskopfschmerz innerhalb von Tagen bis 2 Wochen) oder akuter Beginn und progredient, mit/ohne fokal-neurologische Defizite bzw. Anfälle
- 2. zerebrale Vasokonstriktion in MR-Angiografie oder konventioneller Angiografie mit mindestens 2 Einengungen pro Arterie bei mindestens 2 Arterien
- 3. Verschwinden der Auffälligkeiten in weniger als 3 Monaten
- 4. kein Anhalt für Aneurysma-bedingte SAB
- 5. normaler oder fast normaler Liquorbefund (Zellzahl < 10/µl, Eiweiß < 800 mg/l, Laktat normal)

Klinisches Bild

Häufiger Frauen (ca. 2:1) betroffen, Alter häufig 20–50 Jahre; initial meist rezidivierender akuter (Vernichtungs-)Kopfschmerz, evtl. auch (häufiger transiente) fokal-neurologische Defizite aufgrund von Komplikationen

Komplikationen

kleine kortikale SAB (20 %), ICB (6 %), Blutungskomplikationen häufiger bei Frauen und bei Migräne; reversible posteriore Leukenzephalopathie (10 %); Anfälle (meist in den ersten 10 Tagen); TIA, seltener zerebrale Ischämie (eher ab 2. Woche)

Zusatzdiagnostik

- **MR-/CT-Angiografie/konventionelle Angiografie:** multiple Stenosen basaler Hirngefäße und deren Äste, aufgrund wahrscheinlichen initialen Befalles kleinerer Arterien kann die Erstuntersuchung negativ sein, daher Verlaufsuntersuchung nach 5–7 Tagen (Maximum der Stenosen nach 10-14 Tagen); Sensitivität der CTA und MRA reduziert beim Befall mittlerer und kleinerer Gefäßkaliber; angiografische Befundnormalisierung nach i.a. Nimotop-Gabe ist diagnostisch stark hinweisend [2420]
  - CAVE: Veränderungen prinzipiell nicht unterscheidbar von denen bei Vaskulitis und Vasospasmen nach SAB!
- **CT/MRT:** meist normal, teils auch Ischämien, sulcale (Konvexitäts-) SAB [2224], ICB, Parenchym-Veränderungen wie bei PRES [2564], in hochauflösender 3T „black blood" MRT mit KM-Gabe zeigt sich kein Gefäßwandenhancement in Einzelfallberichten (mögliches Unterscheidungskriterium zur Vaskulitis) [2547]

- **transkranielle Doppler-Sonografie:** Nachweis von Stenosen intrakraniell, Suche nach extrakraniellen Dissekaten
- **Liquor:** in 2/3 ganz normal, Rest fast normal (< 10 Zellen/µl, < 800 mg/l Gesamteiweiß; selten Blutnachweis bei begleitender SAB/ICB)
- **Labor:** immunologisches Screening (→ S. 144)
- **Biopsie:** bei Unsicherheit und nicht typischer Konstellation

Differenzialdiagnose

- **zerebrale Vaskulitis** (wichtigste Differenzialdiagnose): Angiografie kann nicht unterscheiden; bei Vaskulitis im Gegensatz zu RCVS aber Liquor meist pathologisch, MRT zeigt meist diffuse Läsionen der grauen und weißen Substanz, Kopfschmerz eher schleichend und kontinuierlich, keine assoziierte Substanzeinnahme, sodass die Entitäten erst durch Kombination der Befunde und den Verlauf eindeutig unterscheidbar werden

Therapie

- **keine kontrollierten Studien;** Suche nach und sofortige Beendigung der Applikation vasoaktiver Substanzen vorrangig
- **Blutdruckmanagement auf Intensivstation:** Nimodipin 30–60 mg p. o. alle 4 Stunden (je nach Blutdruck) für 4–8 Wochen oder Verapamil, Wirksamkeit wahrscheinlich begrenzt
- **Magnesium p.o. oder i.v.**
- **Statin im Einzelfall** in Analogie zu Prinzmetal-Angina
- **Prednisolon** wird nicht mehr empfohlen, eher Trend zu schlechterem Outcome
- **keine Antikoagulation;** im Einzelfall bei hochgradigen Stenosen und zerebralen Ischämien ASS oder vorsichtige Heparinisierung (PTT 1,5–2-fach) erwägen (keine Studien)
- **ultima ratio bei symptomatischer Minderperfusion:** i.a. Spasmolyse (Nimodipin, Papaverin), evtl. PTA

Verlauf und Prognose

- **Kopfschmerzen** meist innerhalb von einem Monat komplett regredient
- **gute Prognose in 90 %;** Komplikationen in Akutphase bestimmen die Prognose, zerebrale Ischämien treten nach initialem Kopfschmerz häufiger in der subakuten Phase auf
- **Wiederholungsrisiko** bei Meiden vasoaktiver Substanzen wahrscheinlich gering

Spinale Ischämie

→ S. 399

2.2 Intrakranielle Blutungen

M. Reinhard, A. Hetzel, S. Meckel, J. Spreer*

Spontane supratentorielle intrazerebrale Blutung

Epidemiologie

- **Inzidenz** 11–23/100 000 Einwohner/Jahr, höher bei Afroamerikanern, Lateinamerikanern und Asiaten
- **Geschlechtsverteilung** M:F = 3:2

Ätiologie und Pathophysiologie

- **häufigste Ätiologie und Blutungslokalisationen nach Alter** [3693]:

Alter	Häufigste Ursache	Häufigste Lokalisation
< 40 Jahre	AV-Malformationen (29–57 %)	Stammganglien
40–70 Jahre	Hypertonie (> 70 %)	Thalamus, Stammganglien, Marklager und Pons (=„loco typico") ( ), Kleinhirn
> 70 Jahre	zerebrale Amyloid-Angiopathie ( ) (bei 30 % der Patienten > 70 Jahre, > 40 % der Patienten > 80 Jahre)	subkortikales Marklager (Lobärhämatome)

- **Blutungsursachen:**
  - *Rhexisblutung:*
    - Hypertensive Mikroangiopathie:
      - Lipohyalinose → Gefäßwandnekrose → durch die Blutung Abriss weiterer Arteriolen → vor allem Stammganglienblutungen
      - Arteriolosklerose → Pseudoaneurysmen durch erhöhten systolischen Blutdruck oder Ruptur → häufiger Lobärblutungen
    - zerebrale Amyloid-Angiopathie ( ) → Lobärblutungen, Mikroblutungen (lobäres Muster), kortikale Hämosiderose (→ S. 142)

- zerebrale AV-Malformationen (→ S. 131)
- Kavernome (→ S. 135): eher Sickerblutung
- Durafisteln, Karotis-Sinus-cavernosus-Fistel (👁)
- Aneurysmen (bei gedeckter Perforation rein intrazerebrale Blutung ohne SAB möglich, vor allem bei Mediabifurkationsaneurysmen)
- Tumoren (malignes Gliom, Metastase) mit sekundärer Einblutung
- zerebrale Makroangiopathie (→ S. 119): Moya-Moya (→ S. 129), Dissektion (→ S. 125), Vaskulitis oder septische Arteriitis (teils via Mikroaneurysmen, öfter multiple Blutungen), reversibles zerebrales Vasokonstriktionssyndrom, Eklampsie
- Zerebrale Endometriose

- *Diapedeseblutung*
  - Ischämie („hämorrhagische Infarzierung")
  - Gerinnungsstörungen, orale Antikoagulation (→ S. 160): häufiger multiple Blutungen; oft in Kombination mit Rhexisblutung bei hypertensiver Mikroangiopathie
  - Sinus-/zerebrale Venenthrombose
- *Sonderform primäre Ventrikelblutung:* 3 % aller spontanen ICB; Ursache primär (selten, ausgehend vom Plexus choroideus, nicht hypertensiv), sekundär (häufiger; Begleitblutung durch Ventrikeleinbruch bei ICB, SAB, hypertensiv, AVM, Gerinnungsstörung)
  - Kryptogen (ca. 50 %), dann wahrscheinlich hypertensiv durch Blutung direkt periventrikulär
  - vaskuläre Malformation (choroidale AVM oder Fistel): zweithäufigste Ursache (ca. 30 %, v.a. bei jüngeren Erwachsenen)
  - weitere Ursachen: intraventrikuläre Tumoren (z.B. Plexuspapillom), intraventrikuläre Aneurysmen (distale lentikulostriäre oder choroideale Äste z.B. bei Moya-Moya-Syndrom, peripheres PICA-Aneurysma), gelegentlich auch Aneurysmen der A. communicans anterior/posterior/Basilariskopf; Gerinnungsstörungen; Hypophysenapoplex; Vaskulitis, fibromuskuläre Dysplasie, Abusus von Sympathomimetika

- **sonstige Risikofaktoren:** Rauchen (RR 2,5), erhöhter Alkoholkonsum (ca. RR 1,5), Diabetes (ca. RR 2,5), erhöhte Triglyzeride (ca. RR 2), BMI (ca. RR 1,1), psychiatrische Vorerkrankung (ca. RR 2–3, Ursache unbekannt) [4654], Serum-Cholesterin < 160 mg/dl, Drogenabusus (Kokain, Amphetamine ,→ S. 464), zerebrale Endometriose, Eklampsie, posteriore reversible Enzephalopathie (→ S. 96)
- **Blutungsfolgen:**
  - *direkte Gewebedestruktion*
  - *Ischämie* durch Kompression des umgebenden Gewebes
  - *Hirnödem* → Hirndruck → Senkung des zerebralen Perfusionsdrucks → globale Perfusionsminderung und Verstärkung des Hirnödems
- **frühe Blutungsprogression** (Blutungswachstum) innerhalb der ersten 6 Stunden in ca. 30 %; Risikofaktoren erhöhter Blutdruck und Gerinnungsstörung; wichtiger Angriffspunkt einer frühen hämostatischen und blutdrucksenkenden Therapie

Klinisches Bild

Akut einsetzende fokal-neurologische Ausfälle („Schlaganfall") mit früher Verschlechterung des NIHSS, akuter Hirndrucksymptomatik (→ S. 652) (Erbrechen, Blutdruckanstieg, Bradykardie), epileptischen Anfällen; im Einzelfall ist keine sichere Unterscheidung zum ischämischen Schlaganfall möglich

Zusatzdiagnostik

- **CT** (👁) zur Lokalisierung und Abschätzung der Blutungsgröße:
  - *3 cm* Durchmesser = 20 ml
  - *4,5 cm Durchmesser* = 50 ml
  - *nach Formel:* ABC/2 mit A = größter Blutungsdurchmesser, B = Durchmesser orthogonal zu A, C = Zahl der CT-Schichten, auf denen die Blutung zu sehen ist, multipliziert mit der Schichtdicke [2170] (jeweils in cm ergibt Volumen in ml)
- **MRT** (gleich gute Sensitivität, falls MRT T2*/SWI-Wichtung oder protonengewichtete Bilder benutzt) und zur Abschätzung des Alters der Blutung
- **MR-Angiografie (MRA) oder CT-Angiografie (CTA)** zur Klärung der Ätiologie (→ S. 716); sofort bei V.a. aneurysmatische Genese und zerebrale Sinus-/Venenthrombose sowie vor eventueller früher operativer Dekompression zur Suche nach vaskulärer Malformation; bei unklarer Blutungsursache Verlaufsuntersuchung mit MRT/MR-Angiografie (oder i. a. Angiografie) nach Resorption der Blutung (6–12 Wochen)
  - *MR-/CT-Angiografie nicht obligat* bei typischer hypertensiver Blutungslokalisation (Stammganglien, Thalamus, Pons, Kleinhirn) und anamnestisch sicher vorbestehendem Hypertonus (v.a. bei > 65-jährigen Patienten)
  - *CT-Angiografie: ‚spot sign'* (= KM-Austritt in Blutung oder am Randbereich als Zeichen der aktiven Blutung), ca. bei 1/3 der Patienten in den ersten 3 Stunden nach Beginn, PPV 77 % und NPV 96 % für frühe Hämatomprogression; bislang nicht in Routine etabliert
- **Befunde in CT/MRT je nach Ätiologie (sinnvolle Diagnostik in Klammern):**
  - *Hypertonie (MRT, CT):* typische Lokalisationen: Stammganglien, Thalamus, Pons, Kleinhirn; multilokuläre petechiale Mikroblutungen ebenda (MRT mit T2*-Sequenz, 👁)
  - *Zerebrale Amyloidangiopathie (MRT) (👁)* (→ S. 142): lobäre Blutungen inkl. Kleinhirn, oft mehrzeitig; petechiale Mikroblutungen oberflächlich (Mark-Rinden-Grenze), kortikale Hämosiderose (T2*/SWI-Sequenz)

- *Sinusthrombose (MRA, CTA) ( ):* u. U. direkter Nachweis des Thrombus (s. o.) (→ S. 91)
- *AVM oder durale Fisteln (MRA>CTA):* u. U. Nachweis pathologischer Gefäße, frühe venöse Füllung in dynamischer KM-gestützter MRA (4D-MRA) (→ S. 131)
- *Kavernom (MRT,) (→ S. 135):* maulbeerartige Binnenstruktur (T2); Hämosiderinring (T2*), Verkalkung, fakultativ KM-Aufnahme; kann initial durch die Blutung maskiert sein; Kontrolle nach Blutungsresorption; häufig Assoziation mit „developmental venous anomaly" (DVA); in konventioneller Angiografie nicht zu sehen
- *Aneurysma (MRA, CTA):* Blutung basisnah, u. U. subarachnoidale Blutanteile, u. U. direkter Aneurysma-Nachweis (→ S. 103)
- *Tumorblutung (MRT/MRA):* inhomogen; kein gleichmäßiger Hämosiderinring; an die Blutung angrenzende Kontrastmittel-aufnehmende Tumoranteile; Tumor kann initial durch die Blutung maskiert sein; bei Verdacht Kontrolle in 4–6 Wochen
- *Trauma (MRT>CT):* Kontusionsblutung rindennah; u. U. Contre-coup; Begleitverletzungen, extrazerebrale Hämatome (sub-, epidural, subarachnoidal)

- **intraarterielle Angiografie** (GdE IV [524])
  - *sensitiver* als zeitaufgelöste MRA für high-flow-AVM (fistulös), Durafisteln, rupturiertes Mediaaneurysma
  - *sofortige Durchführung* sofern direkte therapeutische Konsequenz (z.B. Embolisation, OP) bei V. a. Aneurysma-Blutung, Durafistel (z.B. primär intraventrikuläre Blutung), AV-Malformation oder Sinusthrombose *und* falls MRA oder CTA unsicher (s.u.)
  - *ansonsten bei unklarer Blutungsursache* v.a. bei normotensiven, jüngeren Patienten Verlaufskontrolle mit dynamischer KM-gestützter MR-Angiografie (4D-MRA) nach Resorption der Blutung (8–12 Wochen, abhängig von primärer Größe)
- **Sonografie:**
  - *transkranielle Parenchymsonografie* der Blutung ( ) (hohe Sensitivität bei Stammganglienblutungen, aber nicht primäre Methode der Wahl) bzw. der Mittellinienverlagerung ( ) und Ventrikelweite zur Verlaufskontrolle (→ Kapitel „Parenchymsonografie")
  - *Doppler-Sonografie* der A. carotis externa-Äste bei V.a. Durafistel
  - *transkranielle Duplexsonografie* zur Suche nach arteriovenösen Malformationen (Sensitivität ca. 80 %, nicht geeignet bei kortikaler Lokalisation), mögliche Rolle in Verlaufskontrolle nach AVM-Therapie [283]
- **Gerinnungsstatus:**
  - *Basisprogramm:* Quick, PTT, Thrombozytenzahl, -funktion
  - *erweitertes Programm bei klinisch-anamnestischem Verdacht:* Faktor I, VII, VIII, IX, XIII, von-Willebrand-Faktor
- **Drogenscreening** bei klinisch-anamnestischem Verdacht
- **Vaskulitis-Diagnostik** bei multiplen Blutungen und jüngeren Patienten (v.a. falls Ischämien und Blutungen simultan vorliegen)

Diagnosestellung

- **CT:** hyperdense Raumforderung (Röntgendichte akut 60–80 Hounsfield-Einheiten); Beurteilungskriterien: Größe, Lage (Marklager, Stammganglien, Kortex), Ventrikeleinbruch, Lagebeziehung zu äußeren Liquorräumen und basalen Zisternen
- **MRT:** in Standardsequenzen (T1, T2) können akute Blutungen übersehen werden; aber die Sensitivität suszeptibilitätsempfindlicher T2*-Sequenzen ist mindestens so hoch wie die des CTs; stadienhafte Veränderungen je nach Blutungsalter → MRT-Kapitel S. 717

Clinical Pathway (DGN) SPONTANE INTRAZEREBRALE BLUTUNG

Therapie (Leitlinie DGN [3927]), [2784], [2214]: Basistherapie

- **Blutdruckkontrolle:**
  - *Ziel*: Vermeidung der frühen ICB-Progression; frühe Senkung auf Ziel 140 mmHg systolisch senkt signifikant das Blutungswachstum und führt in der Regel zu keiner akuten klinischen Verschlechterung (auch bei Hypertonikern) [131]
  - *Interventionsschwellen* (Leitlinie DGN [3927]):
    - bekannter Hypertonus oder Endorganschäden (LV-Hypertrophie): Senkung ab > 180/105 mmHg (2 × innerhalb von 15 Minuten gemessen) auf < 170/100 mmHg (evtl. niedriger, siehe oben)
    - keine vorbestehende Hypertonie: RR-Senkung ab > 160/95 mmHg auf Ziel < 150/90 mmHg
  - *Medikamente:*
    - intravenös: in Deutschland verfügbar: Urapidil intravenös; Clonidin, evtl. mit Dihydralazin; im Einzelfall falls kein hoher ICP auch Nitroprussid
    - falls Patient agitiert: Blutdrucksenkung auch durch *leichte* Sedierung (z.B. Propofol- oder Midazolam-Titration)

- *CAVE:* keine ausgeprägte Blutdrucksenkung > 20 % in der Frühphase; zerebraler Perfusionsdruck sollte > 60 mmHg sein; vitale Indikationen für RR-Senkung können im Einzelfall stärkere RR-Senkung erfordern (z. B. Herzinsuffizienz, Myokardinfarkt, Aortendissektion), invasive arterielle Blutdruckmessung empfohlen bei i. v. Gabe von Antihypertensiva

- **Anfallsprophylaxe:** Frühanfälle in ca. 10–30 %, häufiger bei lobärer Blutungslokalisation (OR=4), Nachblutung, Mittellinienverlagerung, hohem NIH-Score
  - *nach erstem Anfall* Levetiracetam i.v. (2 × 1000-1500 mg/d), eskalierend ggf. Phenytoin-Schnellaufsättigung (z. B. Phenhydan® 750 mg in 500 ml NaCl über 6 Stunden), Fortführung für 30 Tage, bei > 1 Anfall längerfristig
  - *primärprophylaktisch* im Einzelfall bei lobärer Blutungslokalisation (z. B. bei Sinusthrombosen; Gefahr der Hindrucksteigerung durch Anfall)
- **Analgesie** z.B. mit Paracetamol 1000 mg i.v., auch Opioide titrieren wie Piritramid 3-mg-weise (Dipidolor)
- **Low-dose-Heparinisierung:** ab dem Tag nach der Blutung möglich (3 × 5000 I. E. Heparin s. c.) [444], alternativ niedermolekulares Heparin

Spezielle Therapie

- **bei soporöserem/komatösem Patienten:** zusätzlich
  - *Schutz der Atemwege:* Intubation bei Aspirationsgefahr, bei respiratorischer Insuffizienz (P_aCO_2 > 60 mmHg)
  - *Hirndruckbehandlung* (→ S. 655)
- **bei ausgeprägter Ventrikelblutung** durch Ventrikeleinbruch der Blutung (40–50 % der ICB, vor allem bei Stammganglienblutungen) und Vigilanzminderung zusätzlich
  - *externe Ventrikeldrainage* (EVD) und
  - *intraventrikuläre Lyse (*GdE IIb*):* Instillation von rtPA (z. B. 1 mg alle 8 h über 48 h-60 h, früher Stopp wenn 3./4. Ventrikel frei von Blut) oder Urokinase (z. B. 5000 I. E. alle 6 h über 48 h-60 h) in den Ventrikelkatheter (bei 2 Kathethern ggf. Verteilung durch Halbierung), Beginn frühestens 12 h nach Ereignis und 6 h nach EVD-Anlage → zusätzliche Reduktion der Mortalität um über 50 % [1289]
- **bei Blutungen unter Antikoagulanzienbehandlung:**
  - *Blutung unter Marcumar:* Gabe von Prothrombin-Komplex Konzentrat (PPSB, langsam i. v., CAVE: allergischer Schock) [1241]; fresh frozen plasma (FFP) ist zweite Wahl aufgrund langsamerem Wirkeintritt; zusätzlich immer Vitamin K i. v.
  - *Blutung unter neuen oralen Antikoagulanzien:* → S. 748
  - *Patienten mit sehr hohem Ischämierisiko (z. B. Kunstklappen):* Abwägen von erhöhtem Nachblutungsrisiko (OR ca. 6 [1204]) versus spontanem Ischämierisiko spricht für transiente Umstellung auf low-dose Heparin oder (in Abhängigkeit vom Reblutungsrisiko) medium-dose Heparin (i.e. niedermolekulares Heparin 2 ×50 I. E. /kg KG) für 7-10 Tage
  - *Wiederbeginn der Antikoagulation:*
    - Kunstklappen nach 7-10 Tagen
    - sonstige: Abwägung von Ischämierisiko (z.B. CHA2DS2Vasc-Score bei Vorhofflimmern) versus Rezidivblutungsrisiko (z. B. hoch bei lobären Blutungen aufgrund Amyloidangiopathie), Wiederbeginn in der Regel nur bei hohem Ischämierisiko und eher niedrigem Rezidivblutungsrisiko (d.h. in der Regel nur bei Patienten mit Stammganglienblutung sinnvoll [1037]); Beginn nach 10–14 Tagen unter strikter INR- und Blutdrucküberwachung, ansonsten ASS; Rolle neuer Antikoagulanzien ungeklärt
  - *Blutung unter Heparin:* Protaminsulfat 1 mg pro 100 I. E. in den letzten 4 h verabreichtes Heparin
  - *rekombinanter Faktor VIIa (NovoSeven®):* negative Phase-III-Studie (hämostatischer Effekt bestätigt, aber keine Verbesserung des Outcome, arteriell-thromboembolische Ereignisse häufiger unter hochdosierter rFVIIa-Gabe [2635]), aktuell keine Zulassung und keine Behandlungsempfehlung

Chirurgische Therapie supratentorieller Blutungen [2784],[2214]

- **Nutzen unsicher** für die Mehrzahl der Patienten
- **Indikation zur Kraniotomie und Blutungsevakuation:**
  - *Aneurysma-Ruptur mit Marklagerblutung*; zeitgleich Versorgung des Aneurysmas
  - *Angiomblutung (arteriovenöse Malformation) (GdE IIb):* bei Verschlechterung der Bewusstseinslage und Hämatomdurchmesser > 3 cm, vorzugsweise aber Operation zu einem späteren Zeitpunkt mit Angiomentfernung
  - *Patienten < 80 Jahre ohne prognoserelevante Begleiterkrankung* mit lobärer Blutung (Abstand zur Hirnoberfläche < 1cm) und in der Regel klinischer Verschlechterung (Abnahme GCS von ≥ 9 auf ≤ 8) sowie raumforderndem Effekt (Evidenz Grad C nach EUSI, Grad IIb AHA)
  - *primär komatöse Patienten und junges Alter* (z.B. < 65 Jahre): operative Therapie in interdisziplinärer Einzelfallentscheidung
  - *keine Indikation* bei:
    - kleiner Blutung ohne relevante Raumforderung/mit minimalen klinischen Defiziten (OP-Risiko überwiegt den Nutzen)
    - Stammganglienblutungen

- **minimal-invasive Entlastung (Bohrloch-Blutungsdrainage und Blutungsevakuation):**
  - *Indikation:* progrediente Vigilanzminderung (s.o.) und Raumforderung
    - Alternative zur Kraniotomie bei lobären Blutungen
    - Einsatz auch bei *tiefen Blutungen/Stammganglienblutungen* in interdisziplinärer Einzelfallentscheidung bei jungem Alter (z.B. < 65 Jahre)
  - *Effekt:* Reduktion des Hämatomvolumens, positiver Effekt auf Outcome bisher nicht sicher gezeigt (s.u., Studienlage); derzeit individueller Heilversuch
  - *Methode:* stereotaktische Aspiration, endoskopisch, Freihand (Fehllage nur gering häufiger bei erfahrenem Neurochirurg, evtl. sonografische Kontrolle); ggf. zusätzlich rtPA Lyse über Drainage ab 12 h nach Anlage (z.B. 3 mg in 3 ml 0,9 % NaCl 1 ×/24 h oder Urokinase 5000 I. E. 1× alle 6 h, für 48 h)
- **Zeitpunkt der Entlastung:** am ehesten beim Übergang Somnolenz → Sopor; positiver Trend bei früher OP (Durchschnitt 8 Stunden); ultra-frühe OP (Durchschnitt ca. 4 Stunden) führt wegen Nachblutung zu schlechterem Outcome [4671],[2783], kann aber aufgrund klinischer Verschlechterung im Einzelfall indiziert sein
- **neuropathologische Diagnostik** bei jedem offenen chirurgischen Eingriff
- **Studienlage:**
  - *STICH-Studie (International Surgical Trial on Intracerebral Hemorrhage) [2679]:* randomisierte Studie nach Unsicherheitsprinzip (nur diejenigen Patienten, bei denen Therapiewahl unsicher war, wurden eingeschlossen), OP oder stereotaktische Drainage innerhalb von 72 Stunden bei GCS ≥ 5 und Mindestgröße 2 cm vs. konservative Behandlung; signifikanter Benefit nur in Subgruppe mit oberflächlichen Hämatomen (Eindringtiefe < 1 cm) und Verschlechterung der Vigilanzlage (GCS von ≥ 9 auf < 9)
  - *endoskopische Absaugung [216]*: signifikante Reduktion der Mortalität nach 6 Monaten (42 % vs. 70 %); Nutzen limitiert auf Patienten < 60 Jahre und Lobärhämatom bzw. Hämatomvolumen > 50 ml
  - *direkte Blutungsdrainage (stereotaktisch):* in randomisierter Studie mit 71 Patienten: Instillation von 5000 I. E. Urokinase über Drain und Aspiration alle 6 h für 2 Tage: Reduktion des Hämatomvolumens um 34 %, klinisch kein signifikanter Benefit [4060]

Komplikationen

- **Erbrechen** → Gefahr der Aspiration
- **Zunahme des Ödems:** Hirndruckbehandlung nach allgemeinen Richtlinien der Schlaganfallbehandlung (→ S. 655)
- **Nachblutung / frühe Progression** in bis 40 % (Gefahr Hirndruckanstieg bis hin zur Einklemmung, s. o.)
- **Behinderung der Liquorzirkulation:** meist Verschluss-Hydrozephalus, auch Hydrocephalus aresorptivus (vor allem bei Ventrikeleinbruch): bei geringem Hydrozephalus und wachem Patienten auch zunächst abwartendes Verhalten möglich, ansonsten Anlage einer externen Ventrikeldrainage, Lumbaldrainage nur bei kommunizierendem Hydrozephalus; bei anhaltender Resorptionsstörung ggf. ventrikuloperitonealer Shunt im Verlauf

Prognose

- **nach Klinik:**
  - GCS < 5 (alle) → Letalität 70 %
  - GCS < 8 mit Thalamusblutung, blutausgefülltem III. und IV. Ventrikel → Letalität 70 %
- **nach Größe:** 50 ml (entsprechend 4,5 cm Durchmesser) → Letalität 50 %
- **periläsionales Ödem im Initial-CT:** in einer Studie stärkster unabhängiger Einzelprädiktor bezüglich (gutem) Outcome, Odds Ratio für schlechtes Outcome auf 0,09 vermindert (Konfidenzintervall 0,01–0,64) [1323]
- **nach Größe und Glasgow Coma Scale** [525]:
  - GCS 8 oder kleiner und Blutung 60 ml oder mehr → 30-Tage-Letalität 91 %
  - GCS 9 oder größer und Blutung 30 ml oder kleiner → 30-Tage-Letalität 19 %
- **nach Lokalisation:** Stammganglien → Letalität 20 %, lobär → Letalität 8 %
- **nach Ventrikeleinbruch:** keiner/gering → Letalität 13 %, Ventrikeltamponade → Letalität 53 %
- **Kombination mehrerer prognostischer Kriterien:** allgemeiner ICB-Score nach Hemphill [1671] und Beurteilung (30-Tage-Mortalität)

Merkmal	Punkte
GCS 3–4 5–12 > 12	2 1 0
Volumen ≥ 30 ml	1
Ventrikeleinbruch	1
infratentorielle Lokalisation	1
Alter ≥ 80 Jahre	1

Punktzahl	30-Tage-Mortalität
0 Punkte	0 %
1 Punkt	13 %
2 Punkte	26 %
3 Punkte	72 %
4 Punkte	97 %
5–6 Punkte	100 %

- **Rezidivblutungen:** 4–5 % pro Jahr, abhängig von Ätiologie auch höher; hohe Letalitätsrate

Allgemeine Prophylaxe von Rezidivblutungen

- **antihypertensive Behandlung** (ACE-Hemmer+Thiaziddiuretikum) kann das Risiko einer Rezidivblutung um bis zu 50 % senken (PROGRESS-Studie [679])
- **außerdem empfehlenswert:** Nikotinabstinenz, allenfalls geringer Alkoholkonsum, Gewichtsreduktion, Diabetes-Einstellung

Spontane infratentorielle Blutung (Kleinhirnblutung, Hirnstammblutung)

Ätiologie/Allgemeines

- **Ätiologie:** am häufigsten Hypertonie; bei jüngeren Patienten AV-Malformation, Kavernom (Hirnstamm); Gerinnungsstörung; selten Kleinhirnblutung durch Aneurysmen (meist der PICA)
- **Hauptauswirkung** der großen Kleinhirnblutung: Raumforderung mit Hirnstammkompression und Liquoraufstau (obstruktiver Hydrozephalus) → engmaschiges Verlaufsmonitoring obligat

Klinisches Bild (in Stadien) [1688]

- **1:** wach, zerebelläre Symptome, evtl. einseitige Abduzensparese/Blickparese, Miosis; einseitige Pyramidenbahnzeichen
- **2:** fluktuierende Bewusstseinslage, bilaterale Hirnstammausfälle, bilaterale Pyramidenbahnzeichen, Pupillenstörungen
- **3:** komatös, Strecksynergismen

Therapie

- **Kleinhirnblutungen (10-15 % aller ICB):** Entscheidung über operatives Vorgehen anhand von Stadium und Blutungsgröße:
  - *Stadium 1 und Blutungsgröße bis 20 ml (Durchmesser 3 cm):* konservativ
  - *Stadium 2 oder Blutungsgröße > 20 ml:* rechtzeitige Entlastungsoperation nach Ausschluss anderer Ursachen (gute Resultate); externe Ventrikeldrainage wird nicht empfohlen und ist allenfalls eine Überbrückungsmaßnahme bei obstruktivem Hydrozephalus [2784]
  - *Stadium 3:* Entlastungsversuch bei Komadauer < 1 Stunde
- **Mittelhirn-/Ponsblutungen (< 5 % aller ICB):** konservatives Management wie bei supratentorieller ICB, externe Liquordrainage bei Einbruch in den IV. Ventrikel und Liquoraufstau mit Vigilanzminderung; Urokinase- oder rtPA-Lyse bei Ventrikeleinbruch; direkte operative Blutungsevakuation nur in ausgesuchten Fällen (oberflächliche Lage, Kavernom) nach interdisziplinärer Diskussion

Prognose

- **Kleinhirnblutung:** Letalität abhängig von Blutungsgröße (s.u.) und rechtzeitiger entlastender Therapie; bei rechtzeitiger Entlastung funktionelle Prognose oft gut

Blutungsgröße	Letalität
> 60 ml	75 %
30-60 ml	57 %
< 20 ml	gering

- **Hirnstammblutung:** Gutes Outcome nur bei unilateraler Blutung und wachem Zustand bei Aufnahme [4496]

Aneurysmatische Subarachnoidalblutung (SAB)

Epidemiologie

Inzidenz: 6–12/100 000 und Jahr in Europa und USA [2419], Maximum 5. und 6. Dekade, F:M = 1,6:1, etwa 5 % aller Schlaganfälle

Ätiologie [3212]

- **Blutungsquelle:** ca. 85 % aller nicht traumatischen SAB sind aneurysmatisch (zerebrale Aneurysmen S. 137), restliche Ursachen siehe Kapitel „Nicht-aneurysmatische SAB" → S. 109
- **Lokalisation** der Aneurysmen: basale Hirnarterien; R. communicans anterior oder A. cerebri anterior (40 %), distale A. carotis interna (30 %), A. cerebri media (20 %), vertebrobasilär – vor allem Basilariskopf (10 %)

Klinisches Bild

- **Anamnese:** bei 1/3–1/2 der Patienten mit SAB Hinweise (vorwiegend ungewohnte Kopfschmerzen) auf vorangegangene Blutungen Stunden oder Tage zuvor („warning leaks")
- **Auftreten** bei körperlicher Anstrengung, bei Tagesaktivitäten oder im Schlaf (je ca. 1/3)
- **Symptome:**
  - *akute heftigste Kopfschmerzen und meningeale Reizzeichen* (letztere können fehlen in den ersten 3–4 Stunden und bei älteren oder bewusstseinsgetrübten Patienten), u. U. (bei entsprechender Umverteilung des Blutes) Schulter-, Rücken- oder lumboischialgiforme Schmerzen
  - *Bewusstseinsstörungen* bei 2/3 der Patienten, teils nur vorübergehend
  - *vegetative Symptome:* Erbrechen, Blutdruckanstieg, Fieber, Herzrhythmusstörungen
  - *fokale Ausfälle:* Hirnnervennausfälle (vor allem N. III), motorische/sensible Defizite, Gesichtsfelddefekte
  - *epileptische Anfälle* als Initialsymptom bei ca. 6 % [3148]
  - *intraokuläre Blutungen:*
    - Glaskörperblutungen (Terson-Syndrom), bei ca. 17 %, unilateral oder bilateral [3123], retinale und präretinale (subhyaloidale) Blutungen; Ursache: intrakranieller Druckanstieg mit retinaler Venostase
- **atypische Manifestationen:** Synkope oder Anfall als Primärsymptom, Verwirrtheit als Hauptsymptom, Auftreten bei nicht anstrengender Arbeit (34 %) oder im Schlaf (12 %), spontane Besserung der Kopfschmerzen oder Ansprechen auf leichte Analgetika
- **initiale Fehldiagnosen** [1042] (% der fehldiagnostizierten Fälle): keine Diagnose oder Kopfschmerz unklarer Ursache 24 %, Migräne/Cluster-/Spannungskopfschmerz 21 %, Meningitis/Enzephalitis 10 %, systemischer Infekt 10 %, Schlaganfall 8 %, hypertensive Krise 7 %, kardiale Ursachen 6 %, sonstige 14 %

Stadieneinteilung

- **Hunt und Hess** [1792]

Stadium	Klinik
0	unrupturiertes, asymptomatisches Aneurysma; unauffälliger Patient
1	keine oder leichte Kopfschmerzen, leichter Meningismus, keine fokalen Ausfälle
2	mäßige bis schwere Kopfschmerzen, Meningismus, keine Ausfälle außer Hirnnervenausfällen
3	Somnolenz und/oder Verwirrtheit und/oder fokale Ausfälle
4	Sopor, mäßige bis schwere fokale Ausfälle, vegetative Störungen
5	Koma, Dezerebrationshaltung

- **World Federation of Neurological Surgeons Subarachnoid Hemorrhage Grading Scale (WFNS SAH Scale):**

WFNS-Grad	Glasgow Coma Scale (→ S. 817)	Motorisches Defizit
I	15	nein
II	13–14	nein
III	13–14	ja
IV	7–12	ja/nein
V	3–6	ja/nein

Differenzialdiagnose

- **Migräneattacke** (→ S. 587): Anamnese vorangehender ähnlicher Attacken, kein Meningismus
- **Spannungskopfschmerz/vertebragener Kopfschmerz:** oft persistierend einseitig, oft Nackenbeugung *und Kopfdrehung* schmerzhaft eingeschränkt, keine Bewusstseinstrübung
- **intrazerebrale Blutung** (→ S. 98): meist fokale Ausfälle führend, oft Vigilanzstörung, sichere Unterscheidung nur mit Bildgebung
- **ischämischer Infarkt** (→ S. 68): im hinteren Stromgebiet bei ca. 1/3 mit Kopfschmerzen assoziiert, meist fokale Ausfälle führend, kein Meningismus
- **Sinusthrombose** (→ S. 91) kann mit subarachnoidaler Blutung (meist über der Konvexität) bzw. mit akut einsetzendem Kopfschmerz einhergehen

- **Meningitis:** sehr akuter Beginn möglich; CT unauffällig oder mit Hirnödem, Liquor kann ebenfalls hämorrhagisch sein!
- **traumatische SAB:** Traumaanamnese
- **Herzinfarkt mit atypischer Ausstrahlung, Aortendissektion**

Diagnostisches Prozedere

<table>
<tr><td rowspan="3">CT</td><td colspan="3">❍ diagnoseweisend</td><td rowspan="2">Diagnose „SAB"</td></tr>
<tr><td rowspan="2">❍ nicht diagnoseweisend*</td><td rowspan="2">▶ Liquoruntersuchung</td><td>❍ Blutnachweis</td></tr>
<tr><td>❍ kein Blutnachweis*</td><td>▶ andere Ursache suchen</td></tr>
</table>

* *Anmerkung:* CT (bereits ab Tag 2 sinkende Sensitivität) und Liquor (> 2 Wochen nach Ereignis) können vor allem bei sehr kleiner SAB negativ sein (s.u.); in diesen Fällen sollte bei einer typischen Anamnese auch nach einem Aneurysma gesucht werden

Clinical Pathways, (DGN)

PROZEDERE BEI V. A. SUBARACHNOIDALBLUTUNG, S. 1
PROZEDERE BEI NICHT PERIMESENZEPHALER, NICHT TRAUMATISCHER SUBARACHNOIDALBLUTUNG, S. 2

Zusatzdiagnostik: Diagnostik der SAB

- **CT:**
  - *Befunde:*
    - Blut in basalen Zisternen, sylvischer Fissur, über der Konvexität oder im Interhemisphärenspalt, präpontin und interpedunkulär;
      - intrazerebrale Blutung möglich (vor allem Mediaaneurysmen, Kontakt der Blutung zur Mediatrifurkation suchen); teils auch mit Einbruch ins Ventrikelsystem
      - selten zusätzliche subdurale Blutung
    - evtl. beginnender Aufstau der Ventrikel
    - evtl. Hirnödem oder Infarkte
  - *Graduierung der Blutmenge im CT* mittels der modifizierten Fisher-Skala [1263] und Abschätzung des Risikos vom Vasospasmen:

Grad	CT-Befund	Risiko für *symptomatische* Vasospasmen
1	minimale oder diffuse SAB ohne Ventrikeleinbruch	24 %
2	wie 1 aber mit Ventrikeleinbruch	33 %
3	zisternale Tamponade (> 1 mm Dicke des Blutsignals), lokalisiert oder diffus, kein Ventrikeleinbruch	33 %
4	wie 3 aber mit Ventrikeleinbruch	40 %

  - *Sensitivität bezüglich SAB* am ersten Tag ca. 90–95 %, nach 3 Tagen 80 %, nach einer Woche 50 %; ein unauffälliges CT in den ersten 6 Stunden nach Symptombeginn bei modernem CT-Gerät *und* erfahrenem Befunder schließt eine SAB mit > 99 % Sicherheit aus [3105], LP dann möglicherweise entbehrlich bzw. Ausbeute einer LP äußerst gering, worüber der Patient informiert werden sollte
  - *Darstellung des Aneurysmas* im Nativ-CT in 5 %, in der kontrastverstärkten CT-Angiografie werden Aneurysmen > 4 mm sicher erkannt, häufig auch kleinere
- **MRT:**
  - *bei akuter SAB:* MRT mit Standardsequenzen dem CT eindeutig unterlegen; u. U. Blutnachweis in T2*- und/oder Protonendichte-gewichteten Sequenzen
  - *bei subakuter SAB* (einige Tage zurückliegend) ist MRT bildgebende Methode der Wahl (FLAIR-Sequenz)
  - *bei Suche nach älteren SAB:* T2*-Sequenzen mit Hämosiderin-Nachweis bei > 70 % auch nach > 3 Monaten
  - *arterielle MR-Angiografie:* Sensitivität ähnlich wie CT-Angiografie; Aneurysmen > 4 mm werden sicher erkannt
- **Liquorpunktion** (→ S. 711)**:**
  - *Indikation:* bei fehlendem oder nicht eindeutigem Blutnachweis im CT und klinischem Verdacht (CAVE: artifizielle Blutbeimengung; → S. 713)
  - *Aussage:*
    - wasserklarer Liquor schließt SAB innerhalb der letzten 2 Wochen weitgehend aus (Ausnahme: sehr leichte SAB)

    - xanthochromer Liquor nach 4–12 Stunden spricht für eine Blutung (zuvor Erythrozyten noch nicht lytisch); DD: venöse Blutung [4237] (CAVE: Erythrozyten lysieren nach > 2 Stunden auch in vitro bei artifizieller Blutbeimengung)
  - *Alter der Blutung:*
    - Liquor xanthochrom: frühestens ab > 4 Stunden, deutliche Ausprägung ab > 6–8 Stunden
    - Nachweis von Erythrophagen ( ): frühestens nach > 4 Stunden (CAVE: können sich sehr selten auch bei artifizieller Blutbeimengung finden)
    - Nachweis von Siderophagen ( ): > 4 Tage, können bis zu 6 Monate nachweisbar bleiben
- **transkranielle Doppler-Sonografie** (→ S. 110)**:** nach frühestens 3 Tagen Nachweis von Vasospasmen der intrakraniellen Gefäße, initial Bedeutung zum Nachweis transienter Spasmen, bestehenden Spasmen bei zweizeitiger Blutung (d. h. vorangehendem) Ereignis sowie bei nicht aneurysmatischen Blutungsursachen wie z. B. Durafistel

Zusatzdiagnostik: Blutungsquelle

- **Nachweis und Behandlung eines Aneurysmas unmittelbar, maximal innerhalb von 24 Stunden nach SAB (hohes Rezidivblutungsrisiko)!**
- **selektive i. a. Angiografie der hirnversorgenden Arterien ( ):**
  - *Zeitpunkt:* möglichst früh (s. o.), spätestens innerhalb der ersten 72 Stunden, da bei Einsetzen von Vasospasmen eingeschränkte Aussagefähigkeit und größere Komplikationsrate
  - *Darstellung aller Gefäße* wegen der Möglichkeit multipler Aneurysmen (15–20 %); bei fehlendem Nachweis von subarachnoidalem Blut im CT und spinaler Symptomatik auch Darstellung aller Spinalarterien
  - *wenn kein Aneurysma-Nachweis:* Vorgehen entsprechend Kapitel „Nicht-aneurysmatische SAB" → S. 109
  - *bei Aneurysma-Nachweis:* in der Regel frühe endovaskuläre oder operative Therapie (s. u.)
  - *Kontroll-Angiografie* bei inkompletter Darstellung der Hirngefäße in der Erst-Angiografie frühestmöglich (sofern keine Vasospasmen vorliegen)

Clinical Pathway (DGN)

PROZEDERE BEI NICHT PERIMESENZEPHALER, NICHT TRAUMATISCHER SUBARACHNOIDALBLUTUNG S. 2

Spezifische Therapie

- **Ziel:** frühzeitige Aneurysma-Ausschaltung zur Vermeidung von Rezidivblutung (s. u.) und Ermöglichung der hämodynamischen Therapie bei Vasospasmen (s. u.)
- **therapeutisches Prozedere:**

<table>
<tr><td rowspan="6">❍ Doppler-Sonografie</td><td rowspan="3">❍ keine Vasospasmen</td><td colspan="3">❍ Stadium WFNS I-III</td><td rowspan="2">▶ Frühintervention: Coiling oder Clipping</td></tr>
<tr><td rowspan="2">❍ Stadium IV-V</td><td rowspan="2">▶ Indikation Liquordrainage prüfen</td><td>❍ Besserung nach Liquordrainage</td></tr>
<tr><td>❍ keine Besserung oder keine Indikation</td><td>▶ Frühintervention: Coiling oder Clipping sofern keine infauste Prognose</td></tr>
<tr><td>❍ subkritische Vasospasmen</td><td>❍ Stadium I-IV</td><td colspan="3">▶ frühes Coiling bei Zunahme der Vasospasmen oder besonders hohem Rezidivblutungsrisiko</td></tr>
<tr><td rowspan="2">❍ kritische Vasospasmen</td><td>❍ Stadium I-IV</td><td colspan="3">▶ möglichst frühes Coiling, v.a. wegen Notwendigkeit einer „Triple-H-Therapie"</td></tr>
<tr><td colspan="3">❍ Stadium IV-V und deutliche Parenchymläsionen/ Hirndruckfolgen</td><td>▶ Spätintervention</td></tr>
</table>

- **Zeitpunkt:**
  - *WFNS-Grad I–III bei fehlenden Vasospasmen:* so früh wie möglich (< 24 Stunden)
  - *WFNS Grad IV–V bei fehlenden Vasospasmen:* ebenfalls frühe Intervention möglich (keine eindeutige Studienlage), v. a. falls initiale Bewusstseinsminderung auf blutungsbedingter transienter Hirndrucksteigerung oder akutem Hydrozephalus beruht, spricht eher für Coiling sofern technisch machbar
  - *bei nachweisbaren frühen Vasospasmen:* Intervention riskanter (Manipulation → Verstärkung der Vasospasmen → Infarkte), daher Risikoabwägung im Einzelfall (Kriterien: Ausprägung der Vasospasmen, Kollateralisierung)

- Komplikationen unter endovaskulärem Zugang durch Dilatation oder i.a. Nimotop-Gabe behandelbar, deshalb hier primär an Coiling denken
- für eine Intervention kann sprechen, dass eine wirksame hämodynamische Therapie kritischer Vasospasmen (Hypertonie, Hypervolämie, Hämodilution) nur bei ausgeschaltetem Aneurysma vertretbar ist

- *WFNS Grad IV–V mit persistierender Bewusstseinsminderung, Hirnödem:* Spätintervention nach dem 10.–12. Tag nach Rückgang der Vasospasmen

- **Methoden zum Aneurysma-Verschluss:**
  - *endovaskuläre Therapie mit Coiling* (Guglielmi detachable coil, GDC), Durchführung in Allgemeinanästhesie
    - geeignete Aneurysmen: vorderes/hinteres Stromgebiet, definierter Aneurysma-Hals, keine Gefäßabgänge aus dem Aneurysma-Sack
      - bei weitem/fehlendem Hals bei operativ schlecht zugänglichen Aneurysmen ggf. Ballon- und/oder Stent-geschützte Embolisation
    - Komplikationen: Perforation, Thrombembolie, Dissektion, Kontrastmittelreaktion etc.; therapiebedingte Morbidität 3,7 % und Mortalität 1,5 % bei rupturierten Aneurysmen [762]; bei inzidentellen Aneurysmen Morbidität 2,6 %, Mortalität 1,3 % [4243]
    - Erfolgsrate: adäquater Aneurysma-Verschluss (inklusive Halsrest/„dog ear") in 91,2 % (95 % KI 90,6-91,9 % [1169], sekundäres Clipping notwendig bei ca. 6 %
    - Rekanalisation vorwiegend im Aneurysma-Halsbereich im Verlauf in 20,8 % (95 % KI 19,8-21,9 %); Re-Intervention in 10,3 % (9,5-11,0 % 95 % KI) [1169]
    - Re-Blutung vor allem bei Rekanalisation des Aneurysmas und in den ersten 2 Jahren nach Coiling (ca. 8 % in ca. 2 Jahren vs. 0,4 % bei fehlender Rekanalisation [586]), Rekanalisation häufiger bei großen Aneurysmen (> 10 mm) und weitem Hals, sowie bei Lage im hinteren Zirkulationsgebiet; bei verschlossenem Aneurysma oder stabiler Rekanalisation lediglich im Aneurysma-Halsbereich im weiteren Verlauf sehr geringes Reblutungs-Risiko (< 0,2 %/Jahr, s. Tabelle unten)
    - MR-Angiografie-Kontrolle: nach unkompliziertem Coiling nach 6 Monaten
  - *Operation (Aneurysma-Clipping)* war lange Zeit Methode der ersten Wahl
    - geeignete Aneurysmen: prinzipiell alle operativ zugängliche Aneurysmen; unzugänglich sind vor allem para-/infraklinoidale Aneurysmen der ACI; bei Aneurysmen des hinteren Kreislaufs meist erschwerter Zugang bzw. erhöhtes OP-Risiko
    - Erfolgsrate: totaler Verschluss in ca. 85–90 %, ca. 10 % inkomplett (meist Hals restperfundiert); Rekanalisation/Wachstum vor allem bei inkomplett ausgeschaltetem, Aneurysma, Langzeit Re-Blutungsrate < 0,1 %/Jahr (ISAT, s.u.).
    - Komplikationsrate periprozedural: prognoserelevante OP-technisch-bedingte Komplikationen in ca. 10 %; Komplikationsrate höher bei großen und schlecht zugänglichen Aneurysmen

- **Wahl der Methode:**
  - *Allgemeines:* grundlegender Wandel nach Vorliegen der Ergebnisse der ISAT-Studie (International Subarachnoid Aneurysm Trial, randomisierte Vergleichsstudie zwischen Clipping und Coiling bei 2143 Patienten mit aneurysmatischer SAB, Aneurysmen fast ausschließlich im vorderen Kreislauf und < 11 mm, überwiegend WFNS I und II)
  - *wesentliche Ergebnisse der ISAT-Studie* inkl. Langzeit-Follow-Up [2762],[604] (bessere Ergebnisse jeweils in **Fettdruck**)

	Clipping	Coiling
schlechtes Outcome (mRS 3–6) nach 1 Jahr	30,6 %	**23,7** %
Mortalität innerhalb 5 Jahren [2761]	13,8 %	**10,7**
inkomplett verschlossene Aneurysmata [604]:		
Rest Aneurysma-Hals oder subtotal	**12 %**	26 %
inkompletter Verschluss	**6 %**	8 %
Re-Interventionen		
erste 3 Monate	**2,9 %**	8,8 %
> 3 Monate	**0,85 %**	9 %
Rezidivblutungen aus behandeltem Aneurysma		
erste 30 Tage	**1 %**	2 %
erstes Jahr	**0,3 %**	0,8 %
> 1 Jahr	**0,03 %/Jahr**	0,11 %/Jahr
Sonstige		
Epilepsie (nach 1 Jahr / 5 Jahren) [1613a]	5,2 % / 9,6 %	**3,3 % / 6,4 %**
Neuropsychologische Defizite nach 1 Jahr bei nicht behinderten Überlebenden [3704a]	39 %	**27 %**

- *praktisches Vorgehen:*
  - Primär Coiling falls beide Verfahren hinsichtlich Behandlungsmöglichkeiten und -risiken interdisziplinär durch endovaskulär und mikrochirurgisch erfahrene Therapeuten geprüft wurden und die Anatomie eine erfolgreiche endovaskuläre Therapie wahrscheinlich macht (Empfehlungsstärke A nach DGN-Leitlinien 2013 [3930]); grundsätzlich sollte bei einem interventionellen Eingriff im Fall von nicht beherrschbaren Komplikationen auch ein neurochirurgischer Eingriff schnell durchgeführt werden können
  - nach Lokalisationen:
    - Aneurysma des anterioren Kreislaufs: eher Coiling
    - Aneurysma des posterioren Kreislaufs: eher Coiling
    - Aneurysma der Mediabifurkation: Clipping gleichwertig
- **Verschluss des aneurysmatragenden Gefäßes** bei nicht gefäßerhaltend operablen bzw. endovaskulär verschließbaren Aneurysmen (in der Regel endovaskulär mit Coils und/oder Ballons)
  - *vorherige angiografische Überprüfung der Kollateralversorgung*, ggf. Probeokklusion unter klinischer Überwachung
  - *in manchen Zentren zuvor Kompressionstestung* (A. carotis communis/A. carotis interna) mit Bestimmung der Kollateralkapazität des Circulus Willisii
- **sonstige operative Therapie:** Ausräumung einer parenchymalen Einblutung infolge Aneurysmaruptur und Clipping bei Bewusstseinstrübung oder schweren fokalen Ausfällen [1659]
- **Prophylaxe von Vasospasmen** (→ S. 110) und verzögerten ischämischen Defiziten
- **medikamentöse Nachbehandlung:**
  - *bei breitbasigen Aneurysmen* nach Coiling ASS für 6 Wochen empfohlen
  - *bei Stent-gestütztem Coiling* ASS und Clopidogrel für 6 Wochen sofern Aneurysma adäquat (s.o.) ausgeschaltet, danach ASS für 3-6 Monate
  - *nach Clipping* keine Nachbehandlung

Begleitende Therapie

- **Blutdruckeinstellung** mindestens auf prämorbide Werte, MAD > 70 mmHg bzw. zerebraler Perfusionsdruck > 60 mmHg, höchstens 160 mmHg systolisch; z. B. mit Urapidil (Ebrantil®) 12,5 mg langsam i. v. (CAVE: Blutdruckabfall bei Vasospasmen)
- **Vermeidung von Hypovolämie und Hypotonie** (B)
- **Analgesie:** z. B. Paracetamol 500–1000 mg i. v., gering sedierendes Opioid (Piritramid 3–15 mg s. c. oder i. v.)
- **Anfallsprophylaxe** (→ S. 761) nach erstem Anfall
- Laxanzien (Pressen vermeiden), Ulkusprophylaxe

Komplikationen

- **Nachblutung bei nicht therapierten Aneurysmen:** Maximales Risiko erste 24 Stunden (5 %), danach 1,5 %/Tag in den ersten 2 Wochen, erste 6 Monate gesamt 50 % [1993], danach 3 % pro Jahr
- **Vasospasmen und verzögerte ischämische Defizite:** → S. 110
- **Hydrozephalus:** Inzidenz 10 %
  - *Typen:*
    - Früh-Hydrozephalus: einige Stunden bis Tage, durch Okklusion oder Abflussbehinderung
    - Spät-Hydrozephalus: durch Liquorresorptions-/-zirkulationsstörungen
  - *Symptome:* sekundäre Eintrübung, Kopfschmerzen
  - *Zusatzdiagnostik:* Zunahme der Ventrikelweite im CT
  - *Therapie:*
    - Okklusions-Hydrozephalus: Ventrikeldrainage
    - Hydrocephalus malresorptivus: Lumbaldrainage oder Ventrikeldrainage, wiederholte Lumbalpunktion bei mildem Verlauf; bei persistierendem symptomatischem Hydrozephalus ventrikuloperitonealer Shunt
- **Elektrolytstörungen:**
  - *Hyponatriämie* durch Syndrom der inadäquaten ADH-Sekretion (SIADH, → S. 668) oder zerebrales Salzverlustsyndrom, Ausgleich mit isotonen Lösungen (B), keine Flüssigkeitsrestriktion (→ erhöhtes Risiko verzögerter ischämischer Defizite durch Hypovolämie)
  - *Hypernatriämie*
- **Herzrhythmusstörungen** häufig schon initial und zerebral bedingt in bis zu 30 %: Sinustachykardie/-bradykardie, T- oder ST-Streckenveränderungen, AV-Block
- **andere:** intrazerebrale Blutungen (bis 18 %), epileptische Anfälle (bis 10 %), Blutdruckkrisen, neurogenes Lungenödem, selten neurogene Stress-Kardiomyopathie (Tako-Tsubo)

Prognose

- **akute Letalität** (vor Erreichen des Krankenhauses geschätzt 15–20 %), erste Blutung insgesamt 35 %, jede Nachblutung 50 %
- **prognostische Faktoren** [1992]:
  - *Bewusstseinslage bei Aufnahme:* wach: Letalität 13 %, somnolent: 28 %, soporös: 44 %, komatös: 72 %
  - *Alter:* < 40 Jahre: Letalität 7–17 %, 40–59 Jahre: 22–27 %, > 60 Jahre: 36–49 %

- *initiales Stadium nach Hunt und Hess:* Grad 1–3: Letalität 7 % [3539], in anderer Studie Grad 3: Letalität 39 %, Grad 4: Letalität 79 % [1992]
- *WFNS-Skala IV–V:* Patienten mit zielgerichteter Schmerzreaktion nach Absetzen der Sedation ca. 50 % günstiger Verlauf (wenn < 65 Jahre) [1810]
- *Größe des Aneurysmas:* < 12 mm: Letalität 25 %, 12–24 mm: 29 %, > 24 mm: 41 %
- *Vorliegen einer Glaskörperblutung* (Terson-Syndrom, TS): hohes Rezidivblutungsrisiko (70 %), hohe Letalität (bei TS-Patienten 90 %, bei Nicht-TS-Patienten 10 %) [3123]
- *Lokalisation des Aneurysmas:* zweitrangiger Faktor, seitdem auch Basilariskopf-Aneurysmen erfolgreich mit GDC-Coils therapierbar sind

- **Langzeitprognose:** neuropsychologische Defizite bei ca. 50 % der Überlebenden nach 1 Jahr, vermehrte Kopfschmerzen bei 75 % [1811]
- **Risiko einer Re-Blutung aus de Novo Aneurysma:** Langzeit-Risiko sehr gering (< 0,1 % Jahr) [2761]
- **Risiko einer SAB aus anderem Aneurysma** → Kapitel Aneurysmen S. 137

Nicht aneurysmatische Subarachnoidalblutung

Definition

SAB ohne Nachweis eines Aneurysmas in der Erstangiografie

Epidemiologie

Inzidenz: 10–20 % der SAB

Typen

- **perimesenzephal (2/3 der Fälle):** vor allem präpontin, interpedunkulär (👁)
  - *Ursache:* wahrscheinlich venöse Blutung; Pathogenese unklar, da Entität definiert durch Ausdehnung der SAB und fehlenden Aneurysma-Nachweis
  - *Verlauf:* Kopfschmerz weniger stark, meist benigner Verlauf, Hydrozephalus (in der Regel asymptomatisch) bei ca. 20 %, Vasospasmen seltener (10 %) und in der Regel ohne verzögertes ischämisches Defizit (Auftreten von Vasospasmen spricht eher für eine aneurysmatische Genese), sehr gute Langzeitprognose, Rezidivblutungsrisiko sehr gering [1002]
- **nicht perimesenzephal (1/3 der Fälle):** Blut an aneurysmatypischer Lokalisation (Fissura Sylvii, Ventrikel, basale Zisternen, frontaler Interhemisphärenspalt)
  - *Ursache:* meist kleine, nicht entdeckte/thrombosierte Aneurysmen, AVM, Durafistel, Sinus-/Brückenvenenthrombosen; spinale vaskuläre Malformationen oder Tumoren
    - *Sonderform isolierte kortikale SAB:* meist im Bereich des Sulcus centralis, oft nur einen Sulcus betreffen; Ursache häufig reversibles zerebrales Vasokonstriktionssyndrom (RCVS, → S. 97), bei > 70 Jahre Amyloidangiopathie; auch Brückenvenenthrombose, Vaskulitis
- **sonstige SAB-Ursachen:** Dissektion intraduraler Gefäße (→ S. 125); mykotische Aneurysmen durch pyogene Embolien bei Endokarditis, meist im Bereich der Mediaastgabelungen, traumatisch (→ S. 486)

Diagnostik und Therapie

- **Diagnostisches Prozedere:**
  - *perimesenzephale Blutung:* DSA von DGN-LL empfohlen; bei technisch einwandfreier und negativer Erstangiografie Re-Angiografie nicht erforderlich; alternatives Vorgehen: bei negativer initialer CT-Angiografie (qualitativ gut auswertbar) möglicher Verzicht auf DSA (amerikanische Leitlinien [787],[71]
  - *nichtperimesenzephale (diffuse basale) SAB:* bei initial negativer CT-Angiografie DSA empfohlen, Verlaufsangiografie innerhalb der ersten 6 Wochen (meist 5-7 Tage) (GdE IV) bei unauffälliger Erstangiografie sekundärer Aneurysma-Nachweis in ca. 15 % [1952], in manchen Zentren auch deutlich niedriger;
  - *bei Verdacht auf sonstige Genese der Blutung:*
    - Diagnostik auf Durafistel oder sonstige vaskuläre Malformation (Doppler-Sonografie, DSA mit Ergänzung auf Carotis-externa-Äste und oberes Halsmark, bei deutlicher infratentorieller Blutungsbetonung auch zunächst MR-Angiografie zervikal und thorakal)
    - Suche nach Sinus-Venenthrombose (MR-Angiografie), RCVS (MR-Angiografie, Doppler-/Duplexsonografie), Vaskulitis; ggf. Suche nach sonstigen nicht aneurysmatischen SAB-Ursachen (TEE, Dissekat-Suche)
- **Therapie:**
  - *perimesenzephale Blutungen:* rasche Mobilisierung, externe Ventrikeldrainage bei persistierendem symptomatischem Hydrozephalus, Nimodipin im Einzelfall erwägen; keine generelle Empfehlung; sicher sinnvoll bei Auftreten von Vasospasmen.
  - *nichtperimesenzephale Blutungen:* Rezidivblutung durch Re-Ruptur eines doch vorhandenen Aneurysmas ist entscheidender prognostischer Faktor; weitere Komplikationen: Hydrozephalus, Vasospasmus (Vorgehen wie bei aneurysmatischer SAB)

Vasospasmen bei Subarachnoidalblutung

Inzidenz

- bei 10–70% der aneurysmatischen Subarachnoidalblutungen in Abhängigkeit von u.g. disponierenden Faktoren; Maximum nach 8–11 Tagen, Dauer meist 21–28 Tage, z.T. bis 40 Tage
- Inzidenz bei Patienten ≥ 60 Jahre nur ca. halb so hoch [4352]

Pathologie/ Pathophysiologie

- **zeitabhängig:**
  - *akute Vasospasmen* bei SAB (< 48 h), nur in ca. 10%, möglicherweise durch systemische inflammatorische Antwort (SIRS); reversibel, aber mit dem Auftreten schwerer Vasospasmen im Verlauf assoziiert [628]
  - *klassische Vasospasmen ab dem 3. Tag nach SAB* durch Engstellung basaler Hirnarterien = Gefäßwandveränderung, daher auch allenfalls partiell durch Vasodilatatoren behandelbar
- **Bindung von NO durch Oxy-Hämoglobin**
- **Dysbalance der Transmitter**, die den Gefäßtonus regulieren (NO, Endothelin-1 [ET-1], Eicosanoide): Abfall der NO-Konzentration in den Gefäßen (reaktiver ET-1-Anstieg), positiver Effekt von ET-1-Blockern [2048]
- **prolongierte Konstriktion der Tunica media** und ödematöse Verdickung
- **entzündliche Genese** durch leukozytäre Infiltration (erfolgreiche Therapie durch Immunsuppression [2438])
- **sekundär Nekrose der Media und Endothelproliferation**
- **Hauptfolge** sind ischämische Infarkte / Minderperfusion mit Ödemen; das Auftreten von sog. „Cortical Spreading Depolarizations" scheint dabei eine zusätzliche schädigende Rolle zu spielen [2310]

Disponierende Faktoren

- **Menge des Bluts im initialen CT ist bester Prädiktor:** korreliert mit Häufigkeit und Schwere der Vasospasmen (bei Fisher-Grad 3 > 50% Häufigkeit)
- **Hunt&Hess Grad III-V:** Häufigkeit > 50%.
- **Nichtaneurysmatische SAB und Ruptur eines Posterioraneurysmas:** Auftreten von Vasospasmen nur selten (≤ 10%) [2646]
- Hyponatriämie und Hypovolämie [1619], Leukozytose > 15 000/µl (OR: 3) [2646]
- Therapie mit Antihypertensiva [4498] und Antifibrinolytika [4290]
- **Cave:** ältere und gefäßkranke Patienten erleiden bei gleicher Ausprägung der Vasospasmen eher ischämische Störungen (eingeschränkte Möglichkeit der Kompensation über Dilatation der peripheren Gefäße)

Klinisches Bild

Verzögert auftretende neurologische Defizite (delayed ischemic neurological deficits, DIND) mit Bewusstseinstrübung, fokalen Ausfällen, Agitiertheit; subfebrile Temperaturen; Maximum 2.–3. Woche; unter adäquater Therapie werden maximal 1/3 der Patienten symptomatisch

Zusatzdiagnostik

- **transkranielle Doppler-Sonografie:** meistangewandte Methode; bei kritischer Beachtung direkter und indirekter Kriterien (s.u.) und des Hämatokrits hat der Ultraschall gute Zuverlässigkeit, v.a. im Mediahauptstamm
  - *Praktisches Vorgehen:*
    - *Berechnung der mittleren Flussgeschwindigkeit (v_{mean})* über die Zeit:
      - bei Herzfrequenz 60–90/min: $[2 \times v_{diast} + v_{syst}]/3$
      - bei Herzfrequenz > 90/min: $[v_{diast} + v_{syst}]/2$

      oder duch geräteinternen Algorithmus
    - bei Hämatokrit < 40% pro 5% Erniedrigung 10% von v_{mean} abziehen da Hämodilution v_{mean} erhöht
  - *Bewertung:* Cut-off-Werte (v_{mean} ohne Winkelkorrektur, in Klammern mittlere Dopplerfrequenz f_{mean})

Alter	subkritische Vasospasmen	kritische Vasospasmen
≥ 55 Jahre	≥ 80cm/s (≥ 2 kHz)	≥ 120 cm/s (≥ 3 kHz).
< 55 Jahre	≥ 120 cm/s (≥ 3 kHz):	≥ 160 cm/s (≥ 4 kHz)

      - im vertebrobasilären Stromgebiet Grenzwerte 30% niedriger.
      - andere Autoren sehen höhere Grenze von ≥ 200 cm/s (≥ 5 kHz) für kritische Spasmen und ≥160 cm/s (≥ 4 kHz) für signifikante Spasmen
      - Abgrenzung zur Hyperperfusion: „Lindegaard-Ratio" von mittleren Strömungsgeschwindigkeiten in der A. cerebri media/submandibuläre A. carotis interna (ohne Winkelkorrektur): bei Hyperperfusion ≤ 2,0, bei hochgradigem Spasmus > 3,0 (spezifischer wenn > 6,0)
    - entscheidend: intraindividueller Verlauf der Flussgeschwindigkeiten; Zunahme von > 40 cm/s v_{mean} (1 kHz f_{mean}) oder um 50% pro Tag weist auf Entwicklung von kritischen Vasospasmen hin
    - Beurteilung der poststenotischen Gefäßabschnitte zur Erfassung der hämodynamischen Auswirkung wichtig (niedrige Pulsatilität zeigt Risiko symptomatischer

Spasmen an); bei intrakranieller Drucksteigerung durch ischämisches Ödem nach kurzzeitigem Anstieg (dramatischer) Abfall der mittleren intrastenotischen Doppler-Frequenz; intra- und poststenotisch Zunahme der Pulsatilität (→ S. 698), korreliert eng mit klinischer Verschlechterung

- **MRT mit MRA (alternativ CTA) mit Perfusionsmessung:** Erfassung der hämodynamischen und morphologischen (Infarkte) Auswirkung, Lokalisierung des Ortes der Spasmen vor evtl. interventioneller Therapie

Überwachung

- **Doppler-Kontrollen:**

Tag 1 - 10	Tag 11-21		ab Tag 22
▸ täglich (Beginn spätestens an Tag 3)	❍ kritische Spasmen oder starker Anstieg kurz vor Tag 11	▸ weiter täglich bis subkritisch	▸ weiter täglich bis subkritisch, dann 2-3-täglich bis nicht mehr subkritisch
	❍ subkritische Spasmen	▸ 2-3-täglich	▸ bis nicht mehr subkritisch

  - frühe intensive Kontrolle besonders wichtig, um bei Hochrisikopatienten (Stadium III–V WFNS oder nach Hunt und Hess) in der ersten Woche die Dynamik der Spasmenentwicklung zu beurteilen
- **invasives Neuromonitoring:** Direkte Messung von ICP, Gewebs-Oxygenierung, lokaler CBF, Temperatur oder extrazellulärer Molekül-Konzentrationen; Einsatz v.a. bei kritisch kranken Patienten bzw. bei operierten Patienten; keine Studien zum klinischen Nutzen

Therapieverfahren

- **Nimodipin:**
  - *Dosierung:* oral 60 mg alle 4 h für 21 Tage (A) → Risikoreduktion verzögerter ischämischer Defizite und „schlechtes Outcome" von ca. 30 %; falls oral nicht möglich (zermörsertes Medikament über Magensonde vermindert wirksam) evtl. vorsichtige i. v. Gabe (ZVK) unter Blutdruckkontrolle (nicht evidenzbasiert, Perfusor mit initial 1 mg/h, bei ausreichendem Blutdruck (≥ 190/110 mmHg) Erhöhung auf 2 mg/h; zusätzlich vasodilatierende Wirkung von Nimodipin i. v. durch ethanolhaltiges Lösungsmittel)
  - *Überwachung:* initial engmaschige Blutdruck-Kontrolle (alle 15 Minuten, invasive intraarterielle Blutdrucküberwachung); bei deutlichem Blutdruckabfall (> 20 mmHg) unter der Nimodipin-Therapie Dosisreduktion oder Absetzen und Volumenzufuhr
  - *Kontraindikationen:* ausgeprägtes Hirnödem, Hirndruck, schwere Leberschäden
- **Statine** (z. B. Pravastatin 40 mg/d) reduzieren das Risiko für verzögerte ischämische Defizite und Mortalität um jeweils ca. 60 % [4161]; bereits breite klinische Anwendung, aber formal noch off-label
- **hämodynamisch-augmentierende Therapie (Triple-H-Therapie,** Hypertonie, Hypervolämie, Hämodilution), Dauer für 2–3 Tage bzw. solange klinische Verschlechterung bei Blutdruckreduktion auftritt
  - *praktische Durchführung* unter Intensivbedingungen (Monitoring ZVD, ggf. PiCCO-Katheter)
    - Hypertonie: Dobutamin, ggf. Arterenol; Zielwert: systolischer Blutdruck 150–200 mmHg, MAD > 90 mmHg; wahrscheinlich ist das Herzminutenvolumen (Cardiac Index, Ziel 3,5-6 $l/m^2/min$) hämodynamisch wichtiger als der MAD
    - Hypervolämie und Hämodilution: isotone Flüssigkeitszufuhr und kolloidale Lösungen (z.B. Hydroxyethylstärke 6 % 1000 ml/d); Zielwerte: Hämatokrit 30-35 %, ZVD 6–10 mmHg
  - *Risiken:* Lungenödem, kardiale Dekompensation, hämorrhagische Transformation bestehender Infarkte, Zunahme des Hirnödems
  - *Kontraindikationen:* nicht ausgeschaltetes Aneurysma, Hirnödem, demarkierte Infarkte, Lungenödem, ARDS (adult respiratory distress syndrome), Niereninsuffizienz
- **frühe Lumbaldrainage** führt über bessere Liquorzirkulation zur erhöhten Blutclearance und kann so wahrscheinlich die Inzidenz von Vasospasmen verhindern [2100]. Reduktion von DIND um ca. 40 % in randomisierter Mono-Center-Studie [85]; derzeit noch kein Routine-Einsatz, zu erwägen im Einzelfall bei z.B. hoher Blutmenge und kommunizierendem Hydrozephalus

- **Thrombozytenfunktionshemmer:** tendenziell weniger DIND aber mehr Blutungskomplikationen, genereller Einsatz kann nicht empfohlen werden (A) [988]
- **nicht wirksam/nicht empfohlen:** prophylaktisch induzierte Hypervolämie bzw. Hypertension, Magnesiumsulfat i.v. (MASH-2 Studie negativ [987]), Tirizalad, Clazosentan [2509], Antikonvulsiva, Hypothermie

Stufentherapie

- **allgemeine Prophylaxe (immer):**
  - *Vermeidung einer Hypovolämie* (Flüssigkeitsbilanz, isotone Flüssigkeiten, Blutdruckmonitoring, ggf. ZVD-Messung) und Hypotension (MAD-Ziel > 75 mmHg)
  - *Nimodipin* (Nimotop®) 6 × 60 mg p. o. (GdE Ia [1158])
  - Statingabe erwägen, Lumbaldrainage im Einzelfall erwägen
- **stabile subkritische Vasospasmen:**
  - *zusätzlich Bettruhe* (→ Vermeidung orthostasebedingter Blutdruckabfälle) (keine Studienevidenz für lange Immobilisation)
- **kritische Vasospasmen bei progredienter Klinik (Auftreten von DIND):**
  - *Triple-H-Therapie* (hämodynamisch-augmentierende Therapie mit therapeutisch induzierter Hypervolämie und Hypertension) (IV); Wirksamkeit nicht belegt
    - CAVE: Hyperventilation (bei maschineller Beatmung) → Verschlechterung der Perfusion
- **kritische Vasospasmen bei Triple-H-Therapie-refraktärer Klinik:** endovaskuläre Therapie in spezialisierten Zentren bei Auftreten spasmenbedingter progredienter ischämischer Defizite (IV) [3255]; Möglichkeiten:
  - *lokale intraarterielle medikamentöse Spasmolyse* (Nimodipin), Nachteil: nur temporäres Ansprechen, bei gutem Ansprechen u. U. wiederholt oder Dauerinfusion des Spasmolytikums über Perfusor in Mikrokatheter (Vollheparinisierung zur Thrombembolieprophylaxe)
  - *perkutane transluminale Angioplastie (PTA)* bei proximalen segmentalen Vasospasmen (distale A. carotis interna, proximales M1-Segment, intradurale A. vertebralis und A. basilaris (GdE III [1070])

Prognose Bei 10–15 % der symptomatischen Patienten bleibende Residuen oder Tod

Traumatische intrakranielle Blutungen

→ Epiduralhämatom S. 485

→ akutes Subduralhämatom S. 485

→ chronisches Subduralhämatom S. 486

→ traumatische Subarachnoidalblutung S. 486

2.3 Schlaganfall-Ätiologie: Spezifische Diagnostik und Therapie

M. Reinhard, A. Hetzel, S. Meckel, J. Spreer*

2.3.1 Kardiale Embolie

Übersicht

Allgemeines Kardiale Embolien machen 25 % aller ischämischen Schlaganfälle aus; sie führen oft zu größeren Infarkten mit schlechterer Prognose und ausgeprägteren Behinderungen als Infarkte anderer Ätiologie; Anteil bei über 75-Jährigen (ca. 40 %) besonders hoch

Emboliequellen

- **linker Ventrikel:**
  - *Hypokinesie/Akinesie:* Schlaganfallrisiko > 2 % pro Jahr
    - ohne Thrombusnachweis und stattgehabte Embolien keine orale Antikoagulation
    - bei ausgedehnter anteriorer Wandbewegungsstörung und niedrigem Blutungsrisiko Antikoagulation im Einzelfall erwägen (Leitlinie ESC [3923])
    - bei stattgehabter Kardioembolie und ausgedehnter Wandbewegungsstörung Vorgehen analog zu Ventrikelaneurysma
  - *Ventrikel-Aneurysma:*
    - bei Aneurysma nach akutem Herzinfarkt und wandständigem Thrombus primärprophylaktische Indikation zur Antikoagulation für bis zu 6 Monate (Kontrolle nach 3 Monaten echokardiografisch) (ESC-Leitlinie [3923])

    - bei stattgehabter Kardioembolie auch ohne Thrombusnachweis Antikoagulation für mindestens 6 Monate
    - chronische Ventrikelaneurysmen: eher niedriges Embolie-Risiko (< 1 %/Jahr), sodass Antikoagulation hier kritisch überdacht werden sollte
  - *Herzinsuffizienz:* bei Ejektionsfraktion ≤ 35 % Schlaganfallrisiko ca. 1-2 %/Jahr
    - bei Hochrisikopatienten (kardiale Thromben, VHF, oder stattgehabte Kardioembolie) Antikoagulation
    - bei anderen Patienten (vorwiegend Primärprophylaxe) in Nutzen-Risiko gegenüber ASS kein Vorteil (WARCEF-Studie) [1748]
  - *akuter Myokardinfarkt:* Embolierisiko 2 % in den ersten 3 Monaten, v.a. durch Vorderwandinfarkte mit Ventrikel-Aneurysma (s.o.)
  - *dilatative Kardiomyopathie und intraventrikuläre Tumoren:* hohes Risiko von > 2 %/Jahr; orale Antikoagulation, operative Therapie im Einzelfall (z.B. gestielte mobile Thromben)
- **linker Vorhof:**
  - *Vorhofflimmern:* → S. 114
  - *persistierendes Foramen ovale/Vorhofseptum-Aneurysma:* niedriges Risiko (→ S. 113)
  - *Vorhofmyxom:* 1 % aller juvenilen Schlaganfälle; nach operativer Resektion gute Prognose
  - *Vorhofthrombus:* meist bei Vorhofflimmern, hohes Schlaganfallrisiko, orale Antikoagulation
  - *Sick-sinus-Syndrom:* 5–10 % Schlaganfallrisiko pro Jahr, orale Antikoagulation
- **Aortenklappe/Mitralklappe:**
  - *Endokarditis (bakteriell, nicht- bakteriell thrombotisch; rheumatisch, s. u.):* Hochrisiko-Emboliequelle (→ S. 117)
  - *Klappenersatz:*
    - mechanische Klappen: unter obligater Antikoagulation Schlaganfallrisiko 0,7–1,0 %/Jahr (ca. doppelt so hoch in Mitralposition i. Vgl. zu Aortenposition)
    - Bioklappen unter ASS-Therapie: Schlaganfallrisiko bei Sinusrhythmus 0,7 %/Jahr, in Aortenposition noch niedriger
  - *Mitralklappenprolaps (myxomatös):* niedriges Risiko; keine Indikation zur Antikoagulation
- **sonstige:**
  - *kardiale Operationen, v.a. Bypass-Operation:* Schlaganfallrisiko ca. 2 %, je nach Ausmaß der generalisierten Arteriosklerose bis zu 5 % [3907]
  - *Koronarangiografie:* < 0,5 % Risiko

Klinisches Bild

Meist Territorialinfarkte mit vorwiegend kortikalen Defiziten (→ vaskuläre Syndrome S. 61) durch Verschluss von basalen Hirnarterien und ihren pialen Ästen; häufig Maximum schon bei Beginn, selten initiale Bewusstseinsverminderung; rasche Besserung im Verlauf falls frühe spontane Rekanalisierung

Persistierendes Foramen ovale (PFO)/Vorhofseptumpathologie

Epidemiologie

Prävalenz abnehmend von der Jugend (34 %) bis zum höheren Alter (20 %)

Pathophysiologie

- **Inzidenz** eines PFO bei fehlender Hochrisikoquelle (kryptogener Schlaganfall) in jedem Alter höher als in der Vergleichsgruppe mit geklärter Ursache für einen ischämischen Schlaganfall (44 % bei juvenilem Schlaganfall, 28 % bei Alter ≥ 55 Jahre [1583]); angenommener Hauptmechanismus: paradoxe Embolie bei Rechts-links-Shunt (R/L-Shunt), eine venöse Thrombose wird in ca. 5–30 % gefunden (je nach Sensitivität der Methode, auch häufig Beckenvenenthrombosen), eine stumme Lungenembolie in einer Studie in 37 % [4045]; ein möglicher Zusammenhang zwischen Ausmaß des R/L-Shunts und dem Re-Ischämierisiko konnte in größeren prospektiven Studien nicht bestätigt werden [1747],[3725]
- **klinische Relevanz** eines PFO nur bei ansonsten kryptogener Ätiologie, positiver Anamnese (s. u.), Vorliegen einer Thrombophilie / Beinvenenthrombose oder Vorhofseptum-Aneurysma

Schlaganfallrisiko

- **alleiniges PFO:** geringes Re-Ischämie-Risiko von 2,3 % in 4 Jahren [2602]; Größe des Shunts von fraglicher Bedeutung (s.o.)
- **PFO mit Vorhofseptum-Aneurysma (ASA)** (meist definiert als > 10 mm Auslenkung des interatrialen Septums) bei ansonstem kryptogenem Schlaganfall:
  - *bei < 55-jährigen Patienten* hohes Schlaganfall-Rezidivrisiko (15,2 % in 4 Jahren) [2602], hier ist auch eine lokale Thrombusgenese denkbar
  - *bei älteren Patienten (ca. 60 ± 10 Jahre):* kein erhöhtes Re-Ischämie-Risiko (2 Jahre Nachbeobachtung) [1747]
  - unabhängig vom Alter der Patienten erhöhtes Re-Ischämierisiko in anderen Studien nicht repliziert [3725],[1747]
- **sonstige Vorhofseptumdefekte** gehen mit hohem R/L-Shunt einher, sodass von einem höheren Risiko für paradoxe Embolien auszugehen ist

Zusatzdiagnostik

- **Anamnese** bezüglich Valsalva-Manöver, tiefe Beinvenenthrombose in der Vorgeschichte, Thrombophilie in der Familie
- **Gerinnungsdiagnostik:** D-Dimere initial bei anamnestischem Verdacht, später Thrombophilie-Diagnostik komplettieren, wenn keine andere Ursache gefunden wurde

- **morphologischer Nachweis** mittels TEE und Echoverstärker, R/L-Shunt auch per transkranieller Doppler-Sonografie nachweisbar (für ventiloffenes Foramen ovale sensitiver als TEE)
- **venöse Thrombose suchen** (Beinvenenduplex, MR-Venografie im Einzelfall): immer bei PFO und 1. ansonsten kryptogener Genese, oder 2. klinischem Thromboseverdacht (Wells Score > 1), 3. Thrombophilie, 4. positivem D-Dimer zum Zeitpunkt > 24 Stunden nach Symptombeginn

Prophylaxe

- **Primärprophylaxe bei PFO:** Schlaganfallrisiko wahrscheinlich nicht erhöht, keine ständige Antikoagulation/Thrombozytenfunktionshemmung, Thromboseprophylaxe in Situationen mit erhöhtem Thromboserisiko (s. u.)
- **Sekundärprophylaxe bei vermuteter oder wahrscheinlicher paradoxer Embolie:**
  - *bei erstmaligem Ereignis ohne Thrombophilie:*
    - bei isoliertem PFO ohne Vorhofseptum-Aneurysma
      - bei < 55-jährigen Schlaganfallpatienten → ASS 100–300 mg/d zur Sekundärprophylaxe GdE Ib, Empfehlungsstärke B [2602]
      - in Situationen mit erhöhtem Thromboserisiko (längere Immobilisierung v.a. bei fieberhaftem Infekt, beengtes Sitzen > 6 Stunden, z. B. Interkontinentalflüge) zusätzlich Gabe von niedermolekularem Heparin
    - bei PFO mit Vorhofseptum-Aneurysma (> 10 mm Gesamtauslenkung) und ansonsten kryptogenem Schlaganfall:
      - bei < 55-jährigen Patienten → Marcumarisierung für mindestens 2 Jahre (Empfehlungsstärke **C**) (Ziel-INR 2–3) [2602]; alternativ Thrombozytenfunktionshemmer
      - bei älteren Patienten (> 55-60 Jahre): orale Antikoagulation nur im Einzelfall sinnvoll, da sehr wahrscheinlich kein erhöhtes Rezidiv-Schlaganfall-Risiko unter TFH [1747],[3725]
  - *bei rezidivierenden Ereignissen unter ASS oder einmaligem Ereignis mit Nachweis einer Thrombophilie bzw. venösen Thrombose:* Marcumarisierung (Ziel-INR 2–3), erneute Evaluation nach 12 Monaten
    - interventioneller PFO-Verschluss: derzeit keine allgemeine Therapieempfehlung; Vorteil der Intervention gegenüber optimaler medikamentöser Therapie bei kryptogenem Schlaganfall und in der Regel Erstereignis bislang nicht erwiesen (CLOSURE Studie negativ [1285]; PC Trial und RESPECT in Primäranalyse ebenfalls negativ bei Trend zu Verminderung von cerebralen Ischämien [RESPECT in as-treated-Analyse positiv für Reduktion von Schlaganfällen]); Meta-Analyse mit Subgruppenbetrachtung ausstehend; derzeit Option bei Patienten mit eindeutig kryptogener Ätiologie *und* Rezidiven unter oraler Antikoagulation *oder* Rezidiven unter ASS *mit* Kontraindikation/Ablehnung einer oralen Antikoagulation (Empfehlungsstärke **C**); in Einzelfällen bei sehr wahrscheinlicher paradoxer Embolie primärer Verschluss; bei Hochrisiko-Thrombophilie dauerhafte Antikoagulation trotz Verschluss notwendig

Vorhofflimmern (VHF)

Allgemeines

- **Prävalenz:** 15 % aller Schlaganfallpatienten und 2–8 % der Patienten mit TIA; deutliche Altersabhängigkeit (Prävalenz unter 55 Jahren ca. 0,1 %, bei > 80-Jährigen 9 %), M:F ca. 1,3:1
- **Provokation** durch Hyperthyreose oder Alkoholismus, auch bei einmaliger Alkoholüberdosierung
- **Ätiologie** meist nicht-rheumatisch; rheumatisches VHF < 4 %; genetische Prädisposition
- **Terminologie[2380]:**
  - *„lone atrial fibrillation":* VHF ohne strukturelle Herzerkrankung und ohne Risikofaktoren, Alter < 60 Jahre, hoher genetischer Faktor [3011]
  - *erste Episode/akutes VHF:*
    - paroxysmales (intermittierendes) VHF: spontane Terminierung < 7 Tage (meist < 48 Stunden)
    - persistierendes VHF: nicht selbstterminierend
    - permanentes VHF: nicht terminierbar

Ätiologie/Pathophysiologie

Multiple atriale/pulmonalvenöse Erregungsfoci oder Reentry-Erregungen → hämodynamischer Stillstand der Vorhöfe → intrakavitäre Thromben

Schlaganfallrisiko [9]

- **allgemein:**
  - *absolutes Schlaganfallrisiko* variiert 20-fach innerhalb der Gruppe von VHF-Patienten abhängig von Alter und (vaskulären) Begleiterkrankungen
  - *Schlaganfallrisiko bei intermittierendem VHF* entspricht dem bei persistierendem VHF [1739]

- **Risikostratifizierung nach Vorliegen von sonstigen Risikofaktoren** (mod. nach [1287]):

Hohes Schlaganfallrisiko: >6 % pro Jahr	Intermediäres Risiko: 4–6 % pro Jahr	Geringes Risiko: 1 % pro Jahr
– Alter >75 Jahre – linksventrikuläre Dysfunktion – schlecht eingestellte Hypertonie – >2 intermediäre Risikofaktoren – Klappenfehler (z. B. Mitralstenose) – stattgehabtes embolisches Ereignis inkl. TIA/Stroke	(ein Faktor ausreichend): – Alter 65–75 Jahre – Diabetes mellitus – gut eingestellte Hypertonie – KHK – Hyperthyreose	– Alter <65 Jahre – keine sonstigen Risikofaktoren

- **echokardiografische Risikoindikatoren:** reduzierte linksventrikuläre Funktion (Ejektionsfraktion ≤35 %), Spontanecho (vermehrte Echogenität des fließenden Blutes als Zeichen der Flussverlangsamung im linken Vorhof) oder Thromben im linken Vorhof, V_{max} im linken Herzohr <20 cm/s, linksventrikuläre Hypertrophie
  - Vergrößerung des linken Vorhofs kein gesicherter unabhängiger Risikofaktor
- **Schlaganfall-Rezidivrisiko** bei VHF nach Schlaganfall/TIA 10 % pro Jahr [3979])
  - *CHA2DS2VASc-Score:* zur Bestimmung des Schlaganfallrisikos, erlaubt bessere Abgrenzung von Hochrisiko- und echten Niedrig-Risiko-Patienten als der bisher angewandte CHADS2-Score [2965]; Gewichtung eines vorangehenden embolischen Ereignisses (= sicherer Indikator für Hochrisiko) ist aber zu gering
    - Berechnung und Bewertung:

Risikofaktor	Punkte
Herzinsuffizienz („**C**ongestive heart failure")	1
Hypertonie (auch behandelt)	1
Alter ≥75 J.	2
Diabetes mellitus	1
Schlaganfall / TIA / sonstige Embolie in der Anamnese	2
vaskuläre Erkrankung (pAVK, Myokardinfarkt, Aortenplaques)	1
Alter 65-74 J.	1
weibliches Geschlecht	1

Score	Schlaganfallrisiko (% pro Jahr) ohne Antikoagulation [2425]	Primär-/Sekundärprophylaxe
0	0	ASS 100 mg/d
1	1,3	OAC oder ASS
2	2,2	OAC
3	3,2	
4	4,0	
5	6,7	
6	9,8	
7	9,6	
8	6,7	
9	15,2	

  - *Abwägung gegen Blutungsrisiko* unter Antikoagulation (→ S. 748)

Therapie [19],[1138]

- **Frequenzkontrolle:** wichtig zur Vermeidung der Tachykardie-induzierten Kardiomyopathie
  - *bei Patienten mit Hypertonie und/oder KHK:* β-Blocker (z. B. Bisoprolol) oder Kalziumantagonist vom Verapamil-Typ (Digoxin kontrolliert Herzfrequenz in Ruhe gut, nicht aber bei körperlicher Aktivität)
  - *bei Patienten mit Herzinsuffizienz:* Digoxin weiterhin Mittel der 1. Wahl
  - *bei ineffektiver Monotherapie:* Kombination β-Blocker oder Verapamil mit Digoxin
  - *bei hämodynamischer Instabilität:* elektrische Kardioversion
  - *Ultima Ratio:* His-Bündel-Ablation/-Modifikation nach Schrittmacher-Implantation

- **Rhythmisierung bzw. Rhythmuskontrolle**
  - *Indikation:*
    - VHF besteht gesichert maximal 48 Stunden (auslösende Faktoren wie Thyreotoxikose, Alkoholexzess): Kardioversion elektrisch oder pharmakologisch (s. u.)
      - auch hier Antikoagulation (niedermolekulares Heparin) in der Regel sinnvoll, früher Stopp nach Kardioversion nur wenn klarer Auslöser besteht der beseitigt ist
      - Spontankonversion binnen 24 Stunden nach Beginn bei bis zu 2/3 der Patienten
      - mit antiarrhythmischer Therapie Konversion bei 90 % der Patienten
    - VHF besteht gesichert > 48 Stunden, aber < 3 Monate: Rhythmisierungsversuch gerechtfertigt, vor allem wenn auslösender Faktor (s. o.) beseitigt ist:
      - Mittel der Wahl: elektrische Kardioversion
      - Antikoagulation essenziell; INR 2–3 für 3 Wochen vor bis mindestens 4 Wochen nach Rhythmisierungsversuch → Verminderung des Embolierisikos von 5–7 % bei Vorhofflimmern auf 2 % pro Jahr mit stabilem Sinusrhythmus möglich
      - bei VHF ohne Auslöser (> 90 % der Fälle) gilt: einmal Vorhofflimmern, immer Vorhofflimmern, so dass eine dauerhafte Antikoagulation bei entsprechender Risikokonstellation notwendig wird
    - VHF besteht > 3 Monate oder unbekannte Zeit (häufigste Gruppe im Schlaganfallbereich): kein Vorteil der Rhythmuskontrolle vs. Frequenzkontrolle in Bezug auf Überleben, Lebensqualität, Schlaganfallrate [4578],[4235], Rhythmisierung allenfalls aus hämodynamischen Gründen zur Besserung der kardialen Leistungsfähigkeit sinnvoll
      - elektrische Kardioversion initial in 75 % erfolgreich
      - orale Antikoagulation in der Regel dennoch unverzichtbar, da es bei bis zu 70 % der Patienten zu asymptomatischen Rezidiven von VHF kommt, vor allem bei Vorliegen von Risikofaktoren (z. B. Hypertonus, Diabetes, KHK, Herzinsuffizienz, alter Insult)
  - *medikamentöse Rhythmuskontrolle:* Wahl des Medikaments abhängig von Häufigkeit und Dauer der VHF-Episoden, der hämodynamischen Auswirkung, dem Ansprechen der einzelnen Medikamente sowie dem Vorhandensein einer strukturellen Herzerkrankung
      - Klasse-IC-Antiarrhythmika: Flecainid/Propafenon; gut zur Akut-Konversion und Dauertherapie bei Patienten ohne strukturelle Herzerkrankung
      - Klasse-III-Antiarrhythmika:
        - Sotalol: schlecht zur Kardioversion, geeignet zur Dauertherapie; CAVE: erhöhte Raten von Torsade-de-pointes-Tachykardien vor allem bei Patienten mit Hypokaliämie, Niereninsuffizienz und bei Frauen
        - Amiodaron: geeignet zur Kardioversion und Dauertherapie auch bei Patienten mit struktureller Herzerkrankung, allerdings ausgeprägte Nebenwirkungen (Photosensitivität, Ablagerungen auf Kornea, QT_C-Zeit-Verlängerung, Lungenfibrose)
        - Dronedaron derzeit keine sinnvolle Routineoption
  - *nicht medikamentöse Rhythmuskontrolle:* bei durch Klasse IC induziertem Vorhofflattern: kathetergesteuerte Isthmusablation; Pulmonalvenenisolation bzw. fokale Ablation im Bereich der Pulmonalvenen derzeit noch limitiert für Patienten mit symptomatischem, medikamentös therapierefraktärem Vorhofllimmern, auch hier ist eine Risikoreduktion bislang nicht bewiesen, sodass weiter antikoaguliert werden sollte

Primärprophylaxe thromboembolischer Ereignisse

- **hohes und intermediäres Schlaganfallrisiko (s. o.) (CHA2DS2VASc ≥ 2 Punkte):**
  - *orale Antikoagulation mit Vitamin-K-Antagonist* (INR 2–3) vermindert das Risiko für ischämischen Infarkt um 68 %, Tod jeglicher Ursache um 33 %; keine signifikante Zunahme von schweren Blutungskomplikationen (1,3 % vs. 1,0 %, davon ICB 0,3 % vs. 0,1 %) (GdE Ia [325],[3798])
  - *Thrombozytenfunktionshemmer:* nur Trend zur Minderung des Schlaganfallrisikos (22 %, für schwere Schlaganfälle 13 %)
  - *Kombination ASS und Clopidgrel*: bei Patienten mit Vorhofflimmern und mindestens einem weiteren Risikofaktor der oralen Antikoagulation unterlegen [791]
  - *neue orale Antikoagulantien* (→ S. 745) mindestens so gut wirksam wie Vitamin-K-Antagonisten bei niedrigerer cerebraler Blutungsrate
- **geringes Schlaganfallrisiko (CHA2DS2VASc 0-1 Punkte):** ASS 100–300 mg (Widerspruch zwischen Studienlage [300 mg] und Leitlinie [100 mg]) (GdE Ia [325]) oder orale Antikoagulation, abhängig von Patientenpräferenz und Blutungsrisiko
  - *bei CHA2DS2VASc 0 Punkte:* ASS oder keine Therapie (keine Therapie von Europäischen Leitlinien bevorzugt [599])
- **immer:** Blutdrucksenkung auf systolisch < 160 mmHg (Perindopril ± Indapamid) [177], da Hypertonie bei VHF deutlicher Risikofaktor für zerebrale Ischämien und das Blutungsrisiko intrakraniell bei Antikoagulation durch Blutdruckkontrolle sinkt

Sekundärprophylaxe

immer Hochrisiko-Konstellation (s. o.)!

- **orale Antikoagulation (Empfehlungsstärke A):** Vitamin-K-Antagonisten (INR 2–3) vermindern das Risiko für Schlaganfall um 64 % [3544], neue orale Antikoagulantien (→ S. 745) ebenso wirksam bei niedrigerer Blutungsrate

  - Beginn orale Antikoagulation bei TIA oder kleinem Infarkt innerhalb von 3–5 Tagen, bei großem Infarkt Beginn nach 3 Wochen, früher Beginn ohne Nutzen aufgrund Blutungsgefahr [1613]
- **Thrombozytenfunktionshemmer (ASS):** nur bei Kontraindikationen gegen orale Antikoagulation (GdE Ia [2174]),da nur 15 % Minderung des Schlaganfallrisikos
- **Kombination von oraler Antikoagulation und Thrombozytenfunktionshemmung:**
  - *Schlaganfallprävention bei VHF:* Kombination nicht sinnvoll, Blutungsrisiko relevant erhöht [3871]
  - *Vorgehen bei Koronarstent:* Triple Therapie möglichst kurz halten, bei Patienten mit hohem Blutungsrisiko Bare Metal Stent; Details siehe Europäische kardiologische Leitlinien [599], (www.escardio.org/guidelines; Leitlinie „Atrial fibrillation")
- **CAVE: keine Kontraindikationen für Antikoagulation sind**
  - *hohes Alter (> 75 Jahre)*:, in dieser Gruppe erhöhtes Embolierisiko (Antikoagulation INR 2–3 mit RRR von 52 % vs. ASS 75 mg), extra- und intrakranielle Blutungsrate nicht unterschiedlich (BAFTA-Studie [2554]).
  - *Sturzgefahr*, da Gesamt-Benefit weiterhin signifikant [2542]
  - *zerebrale Mikroangiopathie:* keine generelle Kontraindikation, jedoch im Einzelfall abzuwägen; deutlich erhöhtes Risiko für intrakranielle Blutungen bei schwerer cerebraler Mikroangiopathie, bei INR > 3 auch schon bei mittelgradiger Mikroangiopathie. [3827],[1446]; neue orale Antikoagulanzien sind zu bevorzugen
- **Kontraindikation für Antikoagulation:** zerebrale Amyloidangiopathie; wahrscheinliche Rolle von Mikroblutungen im MRT für Risikoabschätzung des ICB-Risikos unter Antikoagulation [2473]

Herzklappenersatz

- **mechanische Herzklappen und zerebrale Ischämie:** Fortführung der Antikoagulation je nach Klappentyp und -position. Im Einzelfall Zugabe von ASS 100 mg erwägen (s. ESC-Guidelines)
- **biologische Klappe und zerebrale Ischämie:** temporäre Antikoagulation für 3 Monate empfohlen (C), anschließend ASS

Endokarditis [147]

Ätiologie

- **Unterscheide** infektiöse versus nicht-infektiöse, akute vs. subakute (Anamnese > 10 Tage) Verläufe, Nativklappenendokarditis versus Prothesenendokarditis (Bio- oder Kunstklappe), Linksherzendokarditis versus Rechtsherzendokarditis (selten)
- **Erreger bei infektiöser Endokarditis:**
  - *subakute Endokarditis:* Str. viridans, Str. bovis, E. faecalis
  - *akute Endokarditis:* Staph. aureus, Staph. lugdunensis
  - *Prothesenklappen:* Staph. epidermidis
  - *seltene Erreger:* HACEK-Gruppe, Str. pneumoniae, P. aeruginosa
  - *sehr seltene Erreger:* Pilze, Brucella
  - *CAVE: kulturnegative Erreger:* Coxiella burnetii, Bartonella, Morbus Whipple
- **Sonderfall nicht-infektiöse Endokarditis:** < 5 % der Endokarditiden, bei Tumorerkrankungen (marantische Endokarditis, v.a. Mucin-produzierende Karzinome wie z.B. Pankreaskarzinom), zirkulierenden Immunkomplexen (Libman-Sacks-Endokarditis bei SLE), selten Wegener-Granulomatose

Epidemiologie

- Inzidenz 2–4/100 000 pro Jahr

Disponierende Faktoren

- **infektiöse Endokarditis:** Klappenvitien, Diabetes, Dialyse, Immunsuppression, i. v. Drogenabusus, Zahnextraktionen, Tonsillektomie, Tumorerkrankungen (z.B. Kolonkarzinom)
- **nichtinfektiöse Endokarditis:** Tumorerkrankungen und Kollagenosen/Vaskulitiden

Untersuchung

Meningismus, Herzgeräusch, Suche nach Petechien/Osler-Knötchen ( ), Splenomegalie

Klinisches Bild

- **Allgemeinsymptome:** Fieber, Nachtschweiß, Leistungsabfall, Dyspnoe, Gewichtsverlust, Inappetenz
- **neu aufgetretenes Herzgeräusch**
- **Hautzeichen der Endokarditis:**
  - *Osler-Knötchen:* schmerzhafte Immunkomplexvaskulitis an Fingerkuppen, Fußsohlen, Handflächen (wahrscheinlich teilweise durch septische Mikroembolien ausgelöst)
  - *Janeway-Läsionen:* indolente Makulae an Hand- und Fußflächen

Komplikationen

- **häufiger** bei Kunstklappen, Rezidiven, Linksherzendokarditis, Staph. aureus als Erreger
- **wichtigste kardiale Komplikation:** Herzversagen (20–30 %, häufiger bei Aortenklappenbefall), paravalvulärer Abszess
- **wichtigste systemische Komplikation:** Sepsis mit Multiorganversagen, Gerinnungsstörung, Embolien vor allem in Niere und Milz (oft klinisch stumm, sekundäre Abszesse)
- **neurologische Komplikationen:** in 20–40 %, prädiktiv für neurologische Komplikationen sind Kopfschmerzen und die Vollheparinisierung, neurologische Komplikationen erhöhen die Mortalität 3-fach
  - *verdächtige Konstellationen:* zerebrale Ischämie, ICB oder SAB kombiniert mit Fieber, Infektzeichen, neuem Herzgeräusch; Meningitis mit Staph. aureus
  - *zerebrovaskuläre Ereignisse:*
    - embolischer Hirninfarkt (ca. 20 %) (👁): 90 % im Mediastromgebiet, durch septische Embolien von Klappen, zeitlich und örtlich disseminiert; meist vor Behandlung bzw. in ersten Tagen nach Beginn
      - Risikofaktoren: Linksherzendokarditis (vor allem anteriores Mitralklappensegel), Vorhandensein von Vegetationen (vor allem ≥ 10 mm), Staph. aureus/Candida-Endokarditis, vorangegangene Embolie, Antiphospholipid-Antikörper
      - Komplikationen: Einblutung (höhere Rate als bei sonstigen Ischämien), vor allem durch Antikoagulation/Heparin Risiko deutlich erhöht, oft tödlich; sekundär septische Herdenzephalitis/Hirnabszess durch Erreger im Thrombusmaterial
    - Blutung (ICB und/oder SAB, < 5 %) durch pyogene Vaskulitis/mykotische Aneurysmen, die vor allem im Bereich der Mediateilung entstehen; hohe Mortalität
  - *Enzephalopathie (30 %):* als septische Enzephalopathie, in der Mehrzahl jedoch durch multiple (Mikro-)Embolien (s. o.)
  - *Meningitis (7 %):* wenn vorhanden, dann oft Erstsymptom der Endokarditis, häufigste Erreger Staph. aureus (bei nicht-Endokarditis-assoziierter Meningitis selten (Ausnahme: neurochirurgischer Eingriff in der Vorgeschichte); bei Nachweis daher immer nach Endokarditis suchen), Str. pneumoniae

Zusatzdiagnostik

- **Blutkulturen** im Abstand von 6–8 Stunden; bis zu 10 Blutkulturen können notwendig sein
- **CT, MRT:** bildmorphologisch zerebrovaskuläre Komplikationen bei 65 % der Patienten mit bakterieller Endokarditis (35 % symptomatisch [3843])
  - *MRT* bei V. a. septische Emboli immer mit DWI (Ischämienachweis), T2*-Sequenzen (Blutungsnachweis), Kontrastmittel (u. U. Anreicherung der entzündlichen Herde); „metastatische Herdenzephalitis" = multiple emboligene Mikroabszesse, bildmorphologisch ähnlich wie diffuse zerebrale Metastasen
- **Echokardiografie (TTE/TEE):** Sensitivität transthorakal 60–80 %, transöesophageal 90–95 %
- **Lumbalpunktion** bei V. a. Meningitis
- **Tumorsuche:** falls kein Erregernachweis oder kein disponierender Faktor für Endokarditis besteht oder bei Nachweis von Str. bovis (Kolon-Karzinom)
- **Labor:** BSG, CRP, PCT, Diff.-BB. und übriges Routinelabor, Rheumafaktoren sowie Serologien s.u.; Urin-Sediment; ggf. ANA, Antiphospholipid-Antikörper; D-Dimere bei nichtinfektiöser Endokarditis bei Turmorerkrankungen oft stark erhöht

Diagnostische Kriterien

Modifizierte Duke-Kriterien (gekürzte Darstellung):

- **Hauptkriterien:**
  - Blutkultur positiv (Endokarditis-typischer Erreger, zweimalig ≥ 12 Stunden) oder hoher Titer für Q-Fieber (Coxiella burnetii)
  - Evidenz für Endokardbeteiligung (TTE/TEE)
- **Nebenkriterien:**
  - *Fieber > 38°C*
  - *prädisponierende Herzerkrankung/i. v. Drogenabusus*
  - *septische Embolien/Infarkte*
  - *immunologische Phänomene:* Glomerulonephritis, Osler-Knötchen, Rheumafaktoren
  - *mikrobiologische Befunde:* positive Blutkulturen, die nicht dem Hauptkriterium entsprechen, sonstige Serologie typisch (Bartonellen, Brucellen, Legionellen, C. psittaci)
- **Anwendung der Kriterien:**
  - *definitive Endokarditis:* 2 Hauptkriterien oder 1 Hauptkriterium und 3 Nebenkriterien oder 5 Nebenkriterien
  - *mögliche Endokarditis:* 1 Haupt- und 1 Nebenkriterium oder 3 Nebenkriterien

Konservative Therapie

- **infektiöse Endokarditis:** antibiotisch (immer Kombinationstherapie) nach Erregernachweis, Dauer 4–8 Wochen; 2 Wochen nach Antibiose-Beginn ist die Embolierate gesunken auf 1,2 pro 1000 Patientenjahre; Re-Embolien oft Hinweis auf persistierende Infektion; eine suffiziente Antibiose ist der wirksamste Schutz gegen Embolien!
  - *CAVE:*
    - *Antikoagulation* bei septischem Hirninfarkt kontraindiziert wegen deutlich erhöhten Blutungsrisikos, scheint das Risiko septischer Embolien nicht zu vermindern [868],[3059]; keine randomisierten Studien; bei dringlicher kardialer Indikation (z.B. Kunstklappe), sofern kein embolischer Schlaganfall vorliegt vorsichtige und gut kontrollierte Heparinisierung
    - *ASS* vermindert die Rate an Embolien in der Akutphase (4 Wochen) nicht, erhöht jedoch tendenziell das Blutungsrisiko [667][SQ Ib]
- **nichtinfektiöse Endokarditis:** Vollheparinisierung / Antikoagulation Mittel der Wahl

Operative / invasive Therapie

- **mykotische zerebrale Aneurysmen:** Coiling oder chirurgische Therapie bei Größenzunahme bzw. Re-Blutung unter Antibiose; insgesamt Rezidiv-Blutung unter antimikrobieller Therapie aber selten (3 %), meist Abheilung
- **Klappendestruktion:** OP-Indikation in der Regel wegen Komplikationen von Seiten der Klappen (unkontrollierbare Infektion und lokale Abszedierung, Vegetationen > 10 mm und Embolien) oder bei progredienter Herzinsuffizienz; senkt bei frühem Ersatz wahrscheinlich auch die Embolierate
  - *Problem:* OP zwingt wegen extrakorporaler Zirkulation zur vollständigen Antikoagulation → hohe Einblutungsgefahr bei bestehendem Hirninfarkt (Tag 1–3: 20–30 %, Tag 4–14: abnehmend von 50 auf 10 %, ab Tag 14 unter 10 %, ab Tag 28 unter 1 %); Patienten mit klinisch *asymptomatischen* kleinen ischämischen Läsionen oder TIAs haben deutlich geringeres Risiko [4104]
    - Klappenersatz daher frühestens 2–4 Wochen nach symptomatischem Hirninfarkt, bei asymptomatischen kleinen Infarkten oder TIA je nach kardialer Dringlichkeit ggf. früher
    - bei vitaler Indikation möglichst innerhalb der ersten 3 Tage nach Infarkt (Schrankenstörung noch nicht voll entwickelt und Risiko daher niedriger als an Tag 4–7)
    - bei bestehender Blutung 4 Wochen abwarten, bei vitaler Indikation Suche nach Aneurysma und ggf. Ausschaltung (Coiling oder Clipping) vor Klappenersatz

Prognose

Unbehandelt in 100 % tödlich, Krankenhausmortalität 20 %

2.3.2 Makroangiopathie

Arteriosklerose hirnversorgender Gefäße

Allgemeines

- **unbeeinflussbare Risikofaktoren:** Alter (atheromatöse Plaques entstehen beim Mann ab dem 3. Dezennium, bei Frauen im Allgemeinen nach der Menopause), genetische Disposition, Geschlecht M > F, Rasse
- **beeinflussbare Risikofaktoren** (→ S. 84)**:** Hypertonie, Rauchen, Hyperlipidämien, Diabetes mellitus, Hyperhomozysteinämie, negativer Stress, Bewegungsmangel [3719]
- **Pathologie:** Progression zu stenosierenden Atheromen mit Lipideinlagerung, Einlagerung fibröser Strukturen, Einblutungen und Ulzerationen → Plättchen-Fibrin-Thromben auf der Plaqueoberfläche → progrediente Stenosierung, Embolisierung
- **Lokalisation:** vorwiegend Aorta sowie große und mittlere extra- und intrakranielle hirnversorgende Arterien, auch intrakranielle Äste z.B. pontin (‚branch disease'); in Europa v.a. Arteriosklerose im Bereich der Karotis-Bifurkation → Stenose der A. carotis interna (ACI)
- **Pathophysiologie:** durch Plaqueruptur selten bereits bei geringem Stenosegrad Embolien, meist erst ab einem Stenosegrad von 50 % instabile Plaques mit erhöhter Rupturgefahr, Atherothrombose und arterioarteriellen Embolien; auch bei höchstgradigen Stenosen nur selten hämodynamisch bedingte Infarkte

Diagnosemethoden

- Doppler- und Duplexsonografie, MR-Angiografie, CT-Angiografie; Katheter-Angiografie nur bei geplantem Eingriff
- *Cave:* Sonografisch sind unterschiedliche Definitionen zur Quantifizierung des ACI-Stenosegrades in Benutzung (lokaler und distaler Stenosegrad → S. 702)

Klinik und Prognose

- **asymptomatische ACI-Stenosen:**
  - *Definition:* keine auf die Stenose zurückzuführenden Symptome in den letzten 6 Monaten; stumme alte Ischämien als Zufallsbefund zeigen nicht an, dass die Stenose aktuell symptomatisch ist, dies gilt lediglich für frische Ischämien (DWI-MRT bzw. sequenzierte Bildgebung)
  - *klinische Untersuchung:* Strömungsgeräusch der A. carotis interna hat Sensitivität von 56 % und Spezifität von 98 % für eine mittel- oder hochgradige ACI-Stenose [3299]

- *Risiko bei asymptomatischer Stenose der A. carotis interna ≥ 70 % (lokaler Stenosegrad):* in älteren Studien 2 % Insult pro Jahr durch Stenose [1568], in neueren Studien mit besserer konservativer Therapie (Statine!) nur noch um gut 1 %/Jahr [38], wenn alle zerebrovaskulären Ereignisse und nicht nur Schlaganfälle berücksichtigt werden bis 2,4 %[1957]
  - Art der Ereignisse: ca. 1/2 nicht-behindernder Schlaganfall, 1/4 behindernder und 1/4 tödlicher Schlaganfall
- *Risikofaktoren für Ereignisse (Schlaganfall oder TIA):*
  - Ultraschall-Plaquemorphologie: 1. inhomogen echoarm (Hämorrhagie oder Plaque-Detritus) → höheres Risiko als homogen echoreich (ca. 6-fach) [4121], 2. Oberfläche irregulär begrenzt (Nischenbildung) → höheres Risiko als glatt (ca. 3-fach) [3208] (→ S. 698)
  - MRT-Plaquemorphologie: Prädiktoren für Stroke oder TIA bei asymptomatischer 50-79 % ACI-Stenose sind dünne oder rupturierte „fibrous caps", intra-Plaque Hämorrhagie, hoher Anteil an Lipidreichem/nekrotischem Kern [2248]
  - hämodynamische Kompensation: aufgehobene Perfusionsreserve (Doppler-CO_2-Reaktivität) = unabhängiger Prädiktor für zerebrale Ischämien oder TIA bei Patienten mit asymptomatischer hochgradiger ACI-Stenose oder Verschluss (OR bis 14,4 [2576], Risk Ratio 9,4 [3335])
  - Mikroembolien (Nachweis mit transkraniellem Doppler): Risiko für Schlaganfälle 5,6-fach höher (1,81 % versus 0,35 %/Jahr) [2577]
  - Stenoseprogredienz:
    - Stenosegrad (60-99 %) an sich kein signifikanter Faktor
    - Progredienz des Stenosegrads um 20 % in 12 Monaten erhöht Risiko für Schlaganfälle um das 4-Fache
    - geringere Progressionen (10 %): leichte, multivariat nicht mehr signifikante Riskozunahme [1718]
  - stumme Infarkte in der Bildgebung: bei embolischen Infarkten (CT) im Stromgebiet einer 60-99%igen Stenose Risiko für Schlaganfälle ca. verdoppelt [1957]
  - kontralateraler ACI-Verschluss: kein relevanter Risikofaktor (im Einzelfall bei Versorgung der verschlossenen Seite über den R. communicans anterior wahrscheinlich aber von Bedeutung)
  - weiterer Risikofaktor: koronare Herzkrankheit (ACST-Studie) [1568].

- **symptomatische hochgradige ACI-Stenosen:**
  - *Definition:* ≥ 70 % distaler Stenosegrad bzw. ≥ 80 % lokaler Stenosegrad *und*
  - zum von der ACI versorgten Stromgebiet passende TIA oder Schlaganfall in den letzten 6 Monaten (alter Infarkt zählt nicht) *oder*
  - neuroradiologischem Nachweis einer klinisch stummen aber frischen oder innerhalb der letzten 6 Monate neu aufgetreten zerebralen Ischämie im abhängigen Stromgebiet (S3-Leitlinie Carotis-Stenose [1039])
  - *allgemein:*
    - nach Schlaganfall oder TIA ca. 10–15 % erneute Insulte innerhalb von 3 Monaten (rasch abnehmendes Risiko vor allem bei Frauen), danach Risiko um 3 % pro Jahr [3431]
    - nach TIA erleiden 25 % der Patienten innerhalb von 3 Jahren einen Insult, 25 % davon im 1. Monat [1621].
    - nach Amaurosis fugax Schlaganfallrisiko um Faktor ½ niedriger als nach hemisphäraler TIA [3435]
  - *Einfluss des Stenosegrades nach TIA oder Schlaganfall* [2807],[2923]:

Stenosegrad[1]	Schlaganfallrisiko/Jahr[2]
≤ 30 %	ca. 1,5 %
40–70 %	ca. 7 %
70–80 %	≥ 10 %
> 80–95 %	≤ 15 %
> 95 %	ca. 5 %

[1] *lokaler Stenosegrad* (→ S. 702) *nach ECST*
[2] *Daten aus den 1990er-Jahren, bei optimierter konservativer Therapie Risiken wahrscheinlich geringer*

- *Einfluss der Angiografie-Morphologie der Stenose* [3432]:

Stenosegrad[1]	Risiko für ipsilateralen Schlaganfall (pro Jahr)[2]	
	glatte Plaque	irreguläre Plaque
40 %	6 %	12 %
60 %	6 %	19 %
80 %	15 %	26 %

[1] *lokaler Stenosegrad* (→ S. 702) *nach ECST*
[2] *Daten aus den 1990er-Jahren, bei optimierter konservativer Therapie Risiken wahrscheinlich geringer*

  - zur (praktikableren) Sonomorphologie bei symptomatischen Stenosen keine Studien

- **ACI-Verschluss:**
  - *Risiko nach symptomatisch/asymptomatisch:* ischämische Ereignisse in den ersten 3 Jahren [2807], [2923]:

	Insulte pro Jahr	TIA pro Jahr
zuvor asymptomatisch	2 %	2%
zuvor symptomatisch	4,5 %	6%

  - *Risiko nach hämodynamischer Kompensation* [2093]:

CO_2-Reaktivität	ipsilaterale Ereignisse (Insult oder TIA) in 38 Monaten
suffizient	8 %
aufgehoben:	55 %

- **Vertebralisstenose/-verschluss:**
  - *asymptomatische hochgradige Stenosen oder Verschlüsse* nach Prädilektionsstellen:
    - extrakraniell (Abgang aus der A. subclavia): arteriosklerotische Makroangiopathie, sehr geringes Risiko für vertebrobasiläre Ischämien (0 % in 4 Jahren bei 96 Patienten) durch paarige Anlage (Ausnahme ausgeprägte Hypoplasie der Gegenseite) und segmentale zervikale Kollateralen über tiefe Halsarterien [2804]
    - Atlasschlinge: geringes Ischämierisiko
    - intrakraniell: erhöhtes Risiko auch durch lokale Atherothrombose mit Okklusion der Abgänge perforierender Äste
  - *symptomatische hochgradige Stenosen und Verschlüsse:* extrakranielle Stenosen haben ebenfalls geringes Re-Infarktrisiko, wenn kontralaterale A. vertebralis kaliberkräftig und ohne relevante Stenose; intrakranielle Stenosen haben deutlich höheres Risiko (s.u.) [614]
- **Subklaviastenose/-verschluss:** meist asymptomatisch, Zufallsbefund (> 95 %)[1676]
  - *asymptomatisch:* sehr geringes Schlaganfallrisiko
  - *symptomatisch:*
    - Subclavian-Steal-Syndrom: Blutentzug im Hirnstamm durch Flussumkehr in der ipsilateralen A. vertebralis bei hochgradiger proximaler Subklaviastenose (oder proximalem Subklaviaverschluss); Schwindel bei Arbeit mit dem Arm, Synkopen, Hirnstamm-Symptome; Prognose wird vorwiegend durch eventuelle Makroangiopathie der Vertebrales bestimmt [1182]
    - Minderperfusion periper: schnelle Ermüdbarkeit, belastungsabhängige Schmerzen und Raynaud-Symptomatik des ipsilateralen Arms; Angina pectoris durch Armarbeit provozierbar bei Patienten mit Mammaria-interna-Bypass („coronary subclavian steal").
    - Klinische Untersuchung: Stenosegeräusch supraklavikulär, Blutdruck- und Pulsdifferenz an den Armen, durchschnittlich 45 mmHg niedrigerer systolischer RR-Wert
- **intrakranielle Stenosen:** häufigste Form der Arteriosklerose in Ostasien, in Europa nur in 5 %; Schwerpunkt Carotissiphon, in Ostasien auch basale Hirnarterien
  - *asymptomatisch:* niedrige Ereignisrate von ca. 3 %/Jahr [2840]
  - *symptomatisch und mittel-/hochgradig:* hohe Ereignisrate für Ischämien unter ASS und Marcumar ca.10-15 % / Jahr (WASID-Studie [712])
    - höheres Risiko bei hochgradigen Stenosen (2-fach), schlechten Kollateralen (5,9-fach), kürzlich zurückliegendem Ereignis (1,7-fach), wahrscheinlich Frauen (1,6-fach)
    - Schlaganfallrisiko für die ersten 90 Tage nach TIA höher als nach Infarkt (1,6-fach) [3005]
    - Lokalisation prospektiv ohne signifikanten Einfluss [1991]

Primärprophylaxe zerebrovaskulärer Ereignisse bei Arteriosklerose (Leitlinie DGN/DSG [955])

- **gesunder Lebensstil** mit mindestens 3 × 30 Minuten Sport pro Woche und mediterraner Kost
- **Kontrolle der Risikofaktoren** (→ S. 84):
  - *Bluthochdruck:* Diät, Ausdauersport und Antihypertensiva → unabhängig vom Alter Risikoreduktion von 40 % mit NNT 200 GdE Ia [776],[3897] (Empfehlungsstärke A) (Details zu Antihypertensiva siehe „Verfahren zur Schlaganfallbehandlung und -prophylaxe" → S. 740)
  - *Nikotinabstinenz:* Risiko unter Nikotin um Faktor 1,8 erhöht, nach 5 Jahren Abstinenz nahezu auf Nichtraucher-Niveau (GdE II [4524], Empfehlungsstärke B)

  - *Statintherapie bei Hypercholesterinämie:* Risikoreduktion in einer Meta-Analyse 21 % [118], bei Diabetikern 48 % [772], dabei sollte wie auch bei KHK das LDL < 100 mg/dl sein (GdE I, Empfehlungsstärke A); darüber hinaus wurden cholesterinunabhängige Effekte wie Hinweise auf eine akute Plaquestabilisierung durch Statine (→ S. 751) beschrieben [87]SQ IV (Details siehe „Verfahren zur Schlaganfallbehandlung und -prophylaxe“ → S. 740)
  - antidiabetische Therapie: intensivierte antidiabetische Therapie reduziert kardiovaskuläre Komplikationen um 50 %, das Schlaganfallrisiko wird dabei nicht reduziert, erst bei gleichzeitiger RR-Senkung < 130/85 mmHg Reduktion um ca. 50 %, wobei zu niedrige Werte (< 115 mmHg) das Schlaganfallrisiko wieder erhöhen und somit vermieden werden sollten [1291],[650] (Empfehlungsstärke C)
  - *Vitamintherapie* (Vitamin B_6, B_{12}, Folsäure) *bei Hyperhomozysteinämie:* kein eindeutiger Benefit [4322], sogar Hinweise auf erhöhtes Risiko vaskulärer Ereignisse [2397]
  - *weibliche Geschlechtshormone* zur Kontrazeption, postmenopausalen Hormonersatztherapie oder Östrogensubstitution nach Hysterektomie erhöhen das Schlaganfallrisiko (GdE Ia) [133], kein protektiver Effekt auf die Entwicklung einer Arteriosklerose [572],[133]
- **Adipositas:** Schlaganfallrisiko erhöht (ca. Faktor 2 bei BMI ≥30 kg/m^2 [2236],[2238]); Risikosenkung durch Gewichtsreduktion via Blutdrucksenkung, keine Interventionsstudien
- **Thrombozytenfunktionshemmer zur Primärprophylaxe zerebrovaskulärer Ereignisse:**
  - *ohne Erfassung manifester Arteriosklerose in großen Kollektiven* nur bei Frauen > 45 Jahre relative Risikoreduktion 24 % [3356] (→ S. 740)
  - *bei manifester supraaortaler Arteriosklerose* Thrombozytenfunktionshemmung wegen der häufig assoziierten koronaren Makroangiopathie (welche auch gezielt gesucht werden sollte) sinnvoll; ohne ASS traten bei Patienten mit asymptomatischer Karotisstenose 3-mal mehr Myokardinfarkte auf [4]; amerikanische und europäische Leitlinien empfehlen bei asymptomatischer Karotisstenose die Thrombozytenfunktionshemmung [1433]
- **asymptomatische ≥ 70 %ige ACI-Abgangsstenose** (lokaler Stenosegrad):
  - *Definition „asymptomatisch“:* in den letzten 6 Monaten keine klinischen Symptome
  - *prinzipiell:* „Benefit-Phase“ beginnt statistisch erst nach 2 Jahren (kardiale Prognose klären!)
  - *OP-Indikation* bei asymptomatischen Stenosen nur in wenigen Fällen mit erhöhtem Risiko (s. u. Tabelle Risikofaktoren) bei guter kardialer und allgemeiner 5-Jahres-Prognose in gefäß-/neurochirurgischen Zentren mit niedriger kombinierter Operationsmorbidität/-mortalität (< 3 %, bei > 4 % kein Nutzen mehr, bei > 6 % schadet die Operation); Stentangioplastie bei asymptomatischen Stenosen derzeit nicht generell empfohlen, da keine Evidenz, Studie läuft (SPACE-2A/B); kann bei nachweislicher Komplikationsrate < 3 % im Einzellfall erwogen werden, v. a. bei erschwerten Bedingungen für eine OP (→ S. 757)
  - *wesentliche Ergebnisse der ACST-Studie* [1568], [1567] (randomisiert OP versus konservativ):
    - Reduktion jeglicher Schlaganfall-Ereignisse oder perioperativer Tod nach 5 Jahren von 11,8 % auf 6,4 %, für schwere oder tödliche Schlaganfälle von 6,1 % auf 3,5 %; nach 10 Jahren kein weiterer Gewinn durch OP
    - „Number-needed-to-treat (NNT)“ zur Verhinderung eines Schlaganfalls pro Jahr ca. 100, eines behindernden oder tödlichen Schlaganfalles ca. 200
    - Statintherapie mindert das spontane Schlaganfallrisiko bei Carotis-Stenose und somit den Benefit der OP deutlich
  - *pragmatisches Vorgehen:* individuelle Abschätzung des Insultrisikos durch u.g. Risikofaktoren:

Risikofaktor	Risiko-Stärke
geringe Stenoseprogredienz in 12 Monaten	+
starke Stenoseprogredienz (mind. 20 % in 12 Monaten)	+++
echoarme Plaquemorphologie	++
stark eingeschränkte oder aufgehobene Vasomotorenreserve	+++
Mikroemboliesignale in der ipsilateralen A. cerebri media	++
stumme (alte) embolische Infarkte im CT*	+

* nachweislich frische Infarkte machen die Stenose zur symptomatischen Stenose

- **asymptomatischer Verschluss der ACI:** konservative Therapie wie bei ACI-Stenose, in seltenen Einzelfällen bei progredienten stummen Infarkten im CT, neuropsychologischen Defiziten und aufgehobener Vasomotorenreserve extra-intrakranieller Bypass (→ S. 759)
- **sonstige asymptomatische Stenosen der extra- und intrakraniellen hirnversorgenden Arterien jeden Stenosierungsgrades:** Thrombozytenfunktionshemmung und gute Kontrolle der Risikofaktoren, v.a. LDL-Cholesterin < 100 mg/dl; keine Indikation zur primärprophylaktischen Rekanalisation

Sekundärprophylaxe bei arteriosklerotisch bedingten zerebrovaskulären Ereignissen (Leitlinie DGN [1087])

- **allgemein:** strikte Kontrolle der Risikofaktoren (s.o.) inkl. Statintherapie (LDL-Cholesterin Ziel < 100 mg/dl, ideal < 70 mg/dl [2299], Thrombozytenfunktionshemmer (Differenzialindikation siehe Kapitel 2.1, Details zu einzelnen Substanzen → S. 740)
- **symptomatische hochgradige Stenosen der A. carotis interna** (lokaler Stenosegrad (→ S. 702) ≥ 80 % oder distaler Stenosegrad ≥ 70 %): gesicherte Indikation (GdE Ia [741]) zur Desobliteration (→ S. 757) und Gabe von Thrombozytenfunktionshemmern (→ S. 740), OP ist Methode der Wahl, Stent als Alternative bei hohem chirurgischem OP-Risiko bzw. nachgewiesener Komplikationsrate < 6 % (Details → S. 757)
  - *Effekt:* relative Risikosenkung für Schlaganfälle um 60–80 % in 2 Jahren, v.a. Patienten > 75 Jahre profitieren gut; Benefit bei Frauen wegen besserer Spontanprognose und höherem OP-Risiko geringer (→ strengere Indikationsstellung)
  - *OP-Zeitpunkt:* grundsätzlich innerhalb von 2 Wochen wegen abnehmender Wahrscheinlichkeit einer Re-Ischämie; Abnahme des Re-Ischämie-Risikos bei Männern langsamer, daher auch nach > 12 Wochen noch signifikanter Benefit [3434]
- **symptomatische mittelgradige Stenose der A. carotis interna** (lokaler Stenosegrad 65-79 % oder distaler Stenosegrad 50–69 %):
  - *Effekt der OP:*
    - Männer: Benefit überwiegend in folgenden Situationen: hemisphärales Ereignis, Schlaganfall statt TIA als Indexereignis, Alter > 75 Jahre, irreguläre Plaque, Latenz zum Ereignis ≤ 12 Wochen (B)
    - Frauen: Benefit nur, wenn eine Kombination o. g. Faktoren plus vaskulärer Risikofaktoren (Diabetes, Hypertonie, alter Myokardinfarkt) vorliegt und Latenz zum Ereignis ≤ 2 Wochen (C)
  - *im Zweifelsfall* Risikoprädiktion kalkulierbar bei http://www.stroke.ox.ac.uk (→ „risk model"); das angegebene 1- bzw. 5-Jahres-Risiko ist gegen die Komplikationsrate des Chirurgen plus „Background"-Risiko von 0,5–1 % pro Jahr abzuwägen
  - *ansonsten:* Thrombozytenfunktionshemmer gemäß Essener Stroke-Risiko-Score, ggf. vorübergehend kombinierte Therapie mit ASS und Clopidogrel für 90 Tage. Statintherapie mit LDL-Ziel < 100 mg/dl, besser < 70 mg/dl.
- **subtotale Stenose der A. carotis interna** (Pseudookklusion, „near occlusion", 99 %) und gute intrakranielle Kollateralversorgung: konservative Therapie; kein signifikanter Benefit der OP[3430]
- **symptomatischer extrakranieller ACI-Verschluss unbekannten Alters:**
  - *Thrombozytenfunktionshemmung* (TFH); keine direkten Vergleichsstudien Antikoagulation vs. TFH vorliegend [2099]
  - *bei sicher frischem Verschluss* zur Vermeidung eines Appositionsthrombus Antikoagulation (INR 2–3) oder ASS plus Clopidogrel für 3 Monate erwägen; keine Evidenz für oder gegen dieses Vorgehen (C).
  - *bei ausgeprägter low-flow Situation und rezidivierenden Ischämien unter TFH* im Einzelfall orale Antikoagulation erwägen (C)
- **symptomatische Abgangsstenosen der A. vertebralis:**
  - *Thrombozytenfunktionshemmer* (→ S. 740), ggf. vorübergehend (3 Monate) doppelte Thrombozytenfunktionshemmung mit ASS plus Clopidogrel erwägen
  - *Antikoagulation* (für 3-6 Monate, im Einzelfall länger) bei schlechter Versorgung der ipsilateralen intrakraniellen A. vertebralis über die kontralaterale A. vertebralis oder schlechter ipsilateraler Auffüllung durch tiefe Halsarterien, d. h mit pseudovenösem Fluss intrakraniell (GdE V)
  - *Stent-geschützte Angioplastie* bei Therapierefraktärität; hohe technische Erfolgsrate (> 95 %) bei niedriger Komplikationsrate (< 2 %), hohe Re-Stenoserate (bis 40 %) [92]
- **symptomatische Stenosen der A. subclavia:**
  - *Indikation zur Rekanalisation:* Subclavian-Steal-Syndrom mit Hirnstammsymptomatik bei Armarbeit oder im Hyperämie-Test (Armbelastung bis zur Schmerzgrenze), oder bei belastungsabhängigen ipsilateralen Armschmerzen

- *Therapiemöglichkeiten:* Stent-geschützte Dilatation [1060],[4559]; Carotis-Subclavia-Bypass bei Verschlüssen, falls mit Katheter nicht passierbar
- **mittelgradige symptomatische intrakranielle Stenosen:** Thrombozytenfunktionshemmung entsprechend Essener Stroke-Risiko-Score (→ S. 82)
- **hochgradige symptomatische intrakranielle Stenosen:**
  - *bei frisch symptomatischen Stenosen* „aggressive medikamentöse Therapie": ASS 100 mg + Clopidogrel 75 mg täglich für 3 Monate (→ S. 740), Statin in hoher Dosis mit Ziel-LDL auf < 70 mg/d (konservativer Arm der SAMMPRIS-Studie [710]), danach Monotherapie oder ASS+Dipyridamol retard
    - kein Vorteil der oralen Antikoagulation INR 2–3 gegenüber ASS 1300 (!) mg/d bei Stenosen > 50 %, jedoch höhere Blutungsrate (WASID-II-Studie [1805], Studie daher vorzeitig gestoppt); Antikoagulation im Einzelfall bei symptomatischen Stenosen oder Verschlüssen mit ausgeprägtem Slow-flow-Anteil und schlechter Kollateralversorgung (dabei gute Einstellung beachten, da bei strikter Einstellung auf INR 2-3 in WASID-Studie post hoc möglicher Vorteil gegenüber ASS)
  - *bei rezidivierender Symptomatik unter maximaler medikamentöser Therapie bei hochgradiger Stenose, welche einer Intervention zugänglich ist:* nur im Einzelfall als Ultima Ratio stentgeschützte Angioplastie: zwar 95 % technische Erfolgsrate [3892], aber Komplikationen in randomisierter Studie hoch (Schlaganfall oder Tod periprozedural 14,7 %) und im Vergleich zu konservativer Therapie (ASS+Clopidogrel) nach 1 Jahr signifikant schlechteres Ergebnis (o.g. Endpunkt 20,0 % vs. 12,2 %) [710]
- **Arteriosklerose des Aortenbogens (Aorta ascendens, Aortenbogen, proximale Aorta descendens)** (diagnostischer Standard = transösophageale Echokardiografie, TEE) [1097],[4173]SQ IV: Thrombembolien aus der Aorta sind in ca. 5-10 % Schlaganfallursache

Morphologie	Re-Schlaganfallrisiko/Jahr	Sekundärprophylaxe**
einfache Plaques < 4 mm	3,5 %	Thrombozytenfunktionshemmer (TFH) und Statin
einfache Plaques ≥ 4 mm	ca. 3–4-fach höher als bei Plaques < 4 mm (ca. 12 %)	TFH; Antikoagulation nicht zwingend, Statingabe steht im Vordergrund [4174]
komplexe Plaques ≥ 4 mm*	Risiko im Vergleich zur „einfachen" kalzifizierten Plaque ≥ 4 mm 2–3-fach erhöht	TFH, ggf. doppelte TFH (ASS plus Clopidogrel) für 3 Monate; Antikoagulation nur im Einzelfall und zeitlich begrenzt z. B. bei flottierenden Thromben (nach 3–6 Monaten Verlaufs-TEE), Statingabe sinnvoll

* *fehlende Kalzifizierung, inhomogene Echogenität, irreguläre Oberfläche, v.a. mobile Anteile, Thrombenauflagerung*

** *keine Evidenz durch randomisierte Studien, Studie ASS+Clopidogrel versus Antikoagulation läuft (ARCH)*

Dilatative zerebrale Makroangiopathie (Dolichoektasie) [1521]

Allgemeines

Dilatation und vermehrte Tortuosität der Gefäße (reine Elongation, Schlingen- oder Knickbildung der A. carotis interna als häufiger Nebenbefund zählt nicht zu dieser Entität), assoziiert mit Arteriosklerose, Hypertonie, Rauchen, Diabetes, höherem Alter, männlichem Geschlecht; unbekannte genetische Faktoren; in 20 % nicht arteriosklerotisch bedingt, z.B. metabolisch (Morbus Fabry, Morbus Pompe), Kollagenstörung (Ehlers-Danlos, Marfan) und andere (z.B. polyzystische Nierenerkrankung); Häufigkeit bei Patienten mit Schlaganfällen bis zu 12 % je nach Definition

Pathologie

- **pathoanatomisch** gestörtes Remodelling mit Aktivierung von MMP-9 und Disruption der Lamina elastica interna
- **Manifestation** im Bereich der hirnversorgenden Gefäße vorwiegend intrakraniell vertebrobasilär (60 %, vorderes Stromgebiet in ca. 40 % beteiligt); extrakraniell A. carotis communis in ca. 10 %
- **assoziiert:** Aortenaneurysmen (10 %), sakkuläre zerebrale Aneurysmen (15 %); zerebrale Mikroangiopathie

Komplikationen (vertebrobasiläre Dolichoektasie)

- **Risiko je nach Morphologie:**
  - *stark tortuöse und wenig dilatierende Form* → eher kompressive Symptome, selten Ischämien
  - *stark dilatierende Form* → eher Ischämien und Blutungen
- **Kompression:** in 30-40 %; multiple Hirnnerven bei vertebrobasilärer Manifestation, häufigste N. VIII, VII, X, V, selten direkte Hirnstammkompression mit Ataxie, Paresen etc.; Hydrozephalus; Chiasmakompression bei A.-carotis-interna-Befall
- **Ischämien:** durch Teilthrombose, arterio-arteriell, mechanisch, teils Astverschlüsse, teils große vertebrobasiläre Ischämien; Ischämie-Risiko in 10 Jahren 16 %, wenn schon Ischämie aufgetreten 5-10 %/Jahr (Risikofaktor: größerer Durchmesser A. basilaris)
- **Blutungen:**
  - *SAB-Risiko* < 1 % Jahr, SAB in ca. 1/3 schwer, teils auch nur lokal in basalen Zisternen

- *ICB-Risiko* > 1 %/Jahr, wahrscheinlich aufgrund begleitender Mikroangiopathie im betroffenen vertebrobasilären Stromgebiet
- *Blutungsrisiko allgemein* höher bei Summierung von Risikofaktoren wie hinteres Stromgebiet, bei fusiformer Morphologie (2-3× höher), Basilaris-Durchmesser > 10 mm, dokumentierte Größenzunahme, starker lateraler Elongation, Hypertonie, weibliches Geschlecht, Einnahme von Blutverdünnern

Diagnosestellung

Bereits im Nativ-CT erkennbar, besser in CT- oder MR-Angiografie; Basilaris-Durchmesser ≥ 4,6 mm gilt als pathologisch

Therapie

- **keine kontrollierten Studien**
- **primärprophylaktisch Behandlung der Riskofaktoren** (v.a. Blutdruckeinstellung)
- **bei ischämischen Symptomen** Thrombozytenfunktionshemmer, Nutzen einer transienten Antikoagulation z.B. bei Wandthrombus ist umstritten
- **ultima ratio:** experimentelle interventionelle Therapien (Flow diverter Stent) oder operativ (Clipping, Ligatur, Wrapping; Bypass) mit relevanter Komplikationsrate in interdisziplinärer Einzelfallentscheidung

Prognose

Progredienz in 50 % der Patienten; Hauptprädiktor für schlaganfallbedingte Mortalität ist ein höherer Durchmesser der Basilaris (pro 1-mm Zunahme 27%ige Zunahme der Schlaganfall-Mortalität); Mehrzahl der Patienten verstirbt an anderen vaskulären Komplikationen

Karotis-Dissektion

Epidemiologie

Inzidenz 3–5/100 000 Einwohner pro Jahr, Erkrankungsgipfel 40–45 Jahre, aber in jedem Lebensalter vorkommend; M = F; Ursache von bis zu 25 % der juvenilen Insulte (< 45 Jahre)

Ätiologie

- **spontane Dissektion** von Halsarterien (> 90 % der Fälle):
  - *Bagatelltraumen* (z. B. schweres Heben, heftige Kopfbewegung, Niesen) ohne direkte Einwirkung auf das Gefäß in den 24 Stunden vor Symptombeginn werden häufiger als bei nicht-Dissekat-bedingten Schlaganfällen berichtet, ursächlicher Zusammenhang aber fraglich
  - *Kollagenvernetzungsstörung:* elektronenmikroskopisch im Hautbiopsat bei 55 % der Patienten nachgewiesen [500], dabei klinisch nur 5 % dermale oder muskuloskelettale Beteiligung
  - *fibromuskuläre Dysplasie:* bei bis zu 15 % der Patienten; multiple Dissekate sind insgesamt häufiger bei fibromuskulärer Dysplasie und Marfan-Syndrom
  - *klassische Bindegewebserkrankungen:* Marfan-Syndrom, Ehlers-Danlos-Syndrom (vor allem Typ IV, selten)
  - *vorangehende Infektionen* bei spontanen Dissektionen signifikant gehäuft, möglicherweise als Trigger einer transienten (zusätzlichen) entzündlichen Gefäßwandschwäche [1514]; entzündliche Gefäßwandveränderungen im MRT oder PET bei ca. 20 % beschrieben, eher bei Mehrgefäßdissektionen, nach 6 Monaten komplett regredient [3125]
  - *sonstige:* spontane Dissekate auch häufiger bei Migräne (OR 3,6), erhöhtem Homozysteinspiegel; Hypertonie ist mit Dissekaten gering assoziiert (OR 1.7), andere vaskuläre Risikofaktoren [897] und Arteriosklerose nicht
- **traumatische Dissektionen** (d. h. durch stumpfes Trauma) am häufigsten durch Verkehrsunfälle, auch Sportunfälle (HWS-Dezelerationstraumata, Weichteilquetschung), Achterbahnfahrten, iatrogen (von außen z. B. durch Punktionen, von innen bei Katheterangiografien oder endovaskulären Interventionen)

Pathologie

- **primäre intramurale Blutung aus einem Vas vasorum:** wahrscheinlichster Mechanismus, ggf. sekundäre Ruptur des Wandhämatoms nach intraluminal
- **Intimaläsion:** ältere Hypothese, mit Lefze oder Dissektionsmembran, wahrscheinlich weniger häufig
- **dissezierendes Wandhämatom** mit oder ohne Lumeneinengung, evtl. Nachweis einer Kollagenvernetzungsstörung und Ruptur eines Vas vasorum
- **dissezierendes Aneurysma (Pseudoaneurysma):** Ausbildung bei spontanen Dissektionen in ca. 20 % (M:F = ca. 2:1), bei traumatischen Dissektionen in ca. 60 % der Fälle; Morphologie fusiform oder sakkulär, Entstehung vor allem bei subintimaler Dissektion, bei Auflösung des Hämatoms und Kommunikation zum echten Lumen bzw. Aussackung ausschließlich (sub-) intimaler Gefäßwandanteile durch blutungsbedingte Schwächung der übrigen Wandschichten

Lokalisation

- **meist distale A. carotis interna** in Höhe HWK 2, oft langstreckig, Dissekate der proximalen ACI sind meist lokal traumatisch
- **bilaterale Dissekate** bei spontaner Dissektion in 14 % der Fälle (Vertebralisdissektionen deutlich häufiger bilateral als Karotis-Dissektionen (22 % vs. 4 %); bei traumatischer Dissektion sind bilaterale Dissekate häufiger [1029], seltener kommen auch multiple Dissekate der A. carotis und A. vertebralis vor, sehr selten aller 4 Gefäße simultan bzw. kurz aufeinanderfolgend
- **Ausweitung von Karotisdissekaten nach intradural**: im Gegensatz zu Vertebralisdissekaten bei Erwachsenen seltener (18 %, in einer Serie, dabei aber kein Aneurysma und keine Blutung aus einem nach intradural reichenden ACI-Dissekat beobachtet [2693])
- **bei Kindern** Karotisdissekate (nicht Vertebralisdissekate!) in 60 % intrakraniell [1278]

Klinisches Bild

- **initial bei > 2/3 der Patienten nur lokale Symptome:** sehr häufig Projektionsschmerz fazial, orbital (auch isoliert) und temporoparietal; auch einseitige cervikale Schmerzen lokal im Gefäßverlauf (seltener, ca. 25 %); Horner-Syndrom (,) (→ S. 45), kaudale Hirnnervenausfälle (Collet-Sicard-Syndrom), pulsatiler Tinnitus

- **zerebral ischämische Symptome** bei > 50 % der Patienten (überwiegend arterioarteriell embolisch): 80 % davon in der ersten Woche nach Auftreten von Lokalsymptomen [402]: retinale/zerebrale Ischämien; bei Karotisdissekaten sehr selten SAB bei Ruptur eines intraduralen dissezierenden Aneurysmas
- **Stigmata klassischer Bindegewebeerkrankungen,** vor allem Marfan-Syndrom

Zusatzdiagnostik

- **Ultraschall** zum direkten Nachweis extrakranieller Wandhämatome sowie extra- und intrakranieller > 50 %iger Stenosen, zuerst hochfrequent, initial mit wöchentlichem Abstand, der sich dann mit jeder Kontrolle verdoppelt, um eine frühe Normalisierung und neue Dissekate in anderen Gefäßen erkennen zu können, im weiteren Verlauf Kontrolle alle 3, später alle 6 Monate bis zur Normalisierung des Gefäßlumens
- **MRT/MRA (👁):**
  - *zur Diagnosestellung:* u. U. Nachweis der Dissekatmembran und/oder einer typischerweise spitz zipflig zulaufenden Stenosierung distal des Karotisbulbus; nach 2–3 Tagen Wandhämatom hyperintens in T1- und T2-gewichteten, fettsupprimierten Aufnahmen (Methämoglobin-Bildung und Wandverdickung), daneben auch sakkuläre oder fusiforme aneurysmatische Erweiterung sowie längerstreckige luminale Stenosierung möglich [616]
  - *zur Verlaufskontrolle:* engmaschigere MRT/MR-Angiografie als Alternative zum Ultraschall v.a. bei sonografisch schlecht einsehbarer primärer Dissekatlokalisation (z. B. weit submandibulär)
  - *zur Erfassung weiterer Dissekate* Verlaufs-MRT mit MRA nach 4-6 Wochen sinnvoll (alternativ Duplexsonografie)
  - *zur Abschlusskontrolle* MRTnach 6 Monaten bzw. vor Deeskalation der Therapie zum Ausschluss eines Pseudoaneurysmas sinnvoll
- **CTA** mit Mehrzeilengeräten ist der MRA mindestens gleichwertig, wenn nicht überlegen, bezüglich Nachweis von Dissekatmembranen, Pseudoaneurysmen und hochgradigen Stenosen; Nachweis fokaler/segmentaler Wandverdickung als einziges Zeichen bei normalem luminalen Kaliber [2494]; MRA überlegen bezüglich Nachweis von Ischämien und subakuten Wandhämatomen [4295]
- **intraarterielle Angiografie** bei nicht diagnoseweisender MRA/CTA
- **Nierenarterienduplexsonografie** zum Ausschluss einer Nierenarterienstenose aufgrund einer fibromuskulären Dysplasie
- **Labordiagnostik:** geringe Relevanz; Infektdiagnostik (Leukozyten, CRP, BSG), Vaskulitis-Screening, ggf. Homozysteinspiegel
- **Hautbiopsie** (keine klinische Routine-Indikation) bei spontaner Dissektion zur Detektion von Kollagenvernetzungsstörungen/Ehlers-Danlos-Syndrom; bislang ohne klinische Konsequenz (Re-Dissektionsrate etc.), da entsprechende Studien fehlen; zudem ist Trennschärfe im Einzelfall zu Gesunden nicht ausreichend [4330]
  - CAVE: Marfan-Syndrom und fibromuskuläre Dysplasie nicht durch Hautbiopsie nachweisbar!

Differenzialdiagnose einseitiger Schmerz am Hals

- **Idiopathische Karotidodynie** (oder Karotidynie) [3908]: wahrscheinlich einer fokalen benignen Vaskulitis entsprechend („idiopathische Carotiditis"), möglicherweise auch Migräne-assoziiert.
  - *Klinik:* dumpf-pulsierende Schmerzen mit gleichzeitig druckschmerzhaftem Karotisbulbus und vermehrter Pulsation, im Gegensatz zur Dissektion typischerweise mit Maximum im Halsbereich (seltener Ausstrahlung in Gesicht, Schläfe, Ohr)
  - *Diagnosestellung:* Ultraschall (echoarme exzentrisch Wandverdickung der distalen ACC und Karotisbulbus / Übergang ACI mit Auftreibung vor allem nach außen und nur geringer Stenose), ggf. MRT (KM-Aufnahme ebenda, Ausschluss Wandhämatom); Routine-Entzündungsdiagnostik unauffällig, ggf. Erhöhung hs-CRP, SAA, sICAM-1
  - *Therapie/Verlauf:* nicht-steroidale Antiphlogistika und Verlaufsbeobachtung, Schmerz meist selbstlimitierend nach 1-2 Wochen, auch bildgebend nach 3-5 Wochen meist deutliche Regredienz
- **sonstige:** Riesenzellarteriitis mit Carotisbeteilligung, Karotis-Aneurysma, Glomustumor, Vasospasmus der Carotis, Migräne, Trigeminusneuralgie, Eagle-Syndrom, Lymphadenitis, Sialadenitis, Thyroiditis, Neoplasien, temporomandibuläres Syndrom, zervikale Spondylose

Therapie

- **Akutphase:**
  - *bei akuter Ischämie im Lysefenster:* Lyse (i. v. oder i. a.) ist bei einer extraduralen Dissektion ohne erhöhtes Risiko möglich (keine Kontraindikation) (A)
  - *bei < 70 %iger Stenose:* Thrombozytenfunktionshemmer (ASS 100 mg), bei erneuter Klinik oder Mikroemboliesignalen im Doppler Eskalation auf Antikoagulation
  - *bei ≥ 70 %iger (hochgradiger) Stenose, meist bei Patienten mit zerebraler Ischämie:* Vollheparinisierung (→ S. 743) (2,0-fache Ausgangs-PTT) in der Akutphase (bei großen Infarkten Thrombozytenfunktionshemmer)

- CAVE: bei Heparinisierung mit 2,5-facher vs. 2,0-facher Ausgangs-PTT mögliches *Wachstum des intramuralen Hämatoms* mit konsekutivem Gefäßverschluss [994]
- bei Nachweis intraduraler Ausdehnung der Karotis-Dissektion Vollheparinisierung zurückhaltend in Einzelfallentscheidung (allenfalls 1,5-2-fache Ausgangs-PTT), bei fehlendem intrakraniellem intraduralem fusiformem Aneurysma scheint eine Antikoagulation aber sicher möglich [2693].

- *bei schlechter hämodynamischer Kompensation und progressive stroke* trotz Antikoagulation und ggf. induzierter Hypertonie: im Einzelfall endovaskuläre Versorgung (Stent)

Subakutphase:

- *noch keine Rekanalisation (persistierende hochgradige Stenose oder Verschluss durch das Dissekat):* Antikoagulation (INR 2–3) meist für 3–6 Monate (→ S. 745) bzw. bis zur Rekanalisation auf zumindest mittelgradige Stenose, danach ASS (weiteres Vorgehen s. u.) (nicht evidenzbasiert, da bislang keine Vergleichsstudien, 6-Monats-Re-Ischämie Risiko unter Antikoagulation vs. ASS signifikant niedriger (2 % vs. 16,7 %) [4425][SQ III])
  - bei persistierender hochgradiger Stenose oder Verschluss mit poststenotisch deutlich reduziertem Fluss: Antikoagulation für 12 Monate, dann ASS dauerhaft
- *Prozedere nach Rekanalisation (bei spontaner und traumatischer Dissektion):*

<table>
<tr><td>❍ Insult im Rahmen der Dissektion</td><td colspan="5">▶ dauerhaft ASS unabhängig von Restitution (Leitlinie DGN [3364]); Nutzen allerdings nicht eindeutig belegt</td></tr>
<tr><td rowspan="3">❍ kein Insult im Rahmen der Dissektion</td><td>❍ Restitutio ad integrum nach 6 Monaten</td><td colspan="4">▶ keine weitere Therapie (Leitlinie DGN [3364])</td></tr>
<tr><td rowspan="2">❍ persistierende Gefäßläsion nach 6 Monaten (z.B. gering- bis mittelgradige Stenose, Aneurysma)</td><td rowspan="2">▶ weiter ASS bis Monat 12</td><td rowspan="2">▶ MRT
▶ Ultraschall</td><td>❍ keine Gefäßläsion mehr</td><td>▶ keine weitere Therapie</td></tr>
<tr><td>❍ noch Gefäßläsion</td><td>▶ ASS dauerhaft</td></tr>
<tr><td colspan="4">❍ erhöhtes Rezidivrisiko:
❍ FMD, familiäre Dissekate (ein Verwandter 1. Grades mit spontaner Dissektion zervikal, Aorta oder Nierenarterie)
oder
❍ bekannte Bindegewebeerkrankung (z.B. Marfan-Syndrom)</td><td colspan="2">▶ ASS 100 mg/d dauerhaft, sofern kein erhöhtes Blutungsrisiko</td></tr>
</table>

- *Prozedere bei dissezierenden Aneurysmen („Pseudoaneurysmen"):*

<table>
<tr><td rowspan="3">❍ asymptomatisch</td><td>❍ extradural (meist extrakraniell), spontane Dissektion</td><td colspan="2">▶ Prognose meist gut, spontane Regredienz oder Obliteration nach 2,5 Jahren bei ca. 1/3, nach 5 Jahren bei ca. 2/3, sonografische Verlaufskontrolle alle 6 Monate, Thrombozytenfunktionshemmung langfristig wahrscheinlich ausreichend [1514], [337]</td></tr>
<tr><td>❍ intradural, fusiform (v.a. vertebrobasilär)</td><td colspan="2">▶ endovaskuläre Versorgung (Stentimplantation) in Einzelfallentscheidung</td></tr>
<tr><td>❍ traumatische Dissektion (meist extradural und extrakraniell)</td><td colspan="2">▶ aufgrund wahrscheinlich höherer Embolisierungsrate eher operative oder interventionalle Versorgung in Einzelfallentscheidung, auch in der Akutphase bei ausgedehnten Befunden (z.B. nach iatrogener Dissektion durch akzidentelle Punktion)</td></tr>
<tr><td rowspan="2">❍ symptomatisch</td><td>❍ intradurale fusiforme Aneurysmen</td><td colspan="2">▶ endovaskuläre Versorgung (meist Coilverschluss) oder Operation in der Akutphase</td></tr>
<tr><td colspan="2">❍ extradurale (meist extrakranielle) Pseudoaneurysmen mit
❍ rezidivierender Embolie
oder
❍ anhaltender signifikanter lokaler Druckwirkung mit anhaltenden Hirnnervenausfällen</td><td>▶ Operation oder endovaskuläre Versorgung im Einzelfall</td></tr>
</table>

Prognose

- **Rezidivrisiko:**
  - *Rezidiv der Dissektion:* in MRT-Studie ca. 25 % Rezidive in Form von sequenziellem Befall anderer zervikaler Gefäße (davon 4/5 innerhalb von 1 Monat, der Rest innerhalb der ersten 7 Monate nach dem ersten Dissekat; meist asymptomatisch unter Antikoagulation bzw. ASS), dies weist aber auf clusterartige Manifestationsphasen der Erkrankung hin [4330]
  - *symptomatische Rezidive (mit erneuter TIA/Ischämie):* wesentlich seltener als Dissekat-Rezidive insgesamt, gemäß älteren Studien (ohne MRT-Bildgebung) im 1. Monat 2 %, danach ca. 1 % pro Jahr, höher bei Patienten mit positiver Familienanamnese (bis zu 5-fach, auch nach Jahren noch Re-Dissekate) [3579]; insgesamt nur sehr selten erneute Dissektion eines bereits in der Vergangenheit dissezierten Gefäßes (Vernarbungsvorgänge)
- **Rekanalisation:** bei hochgradigen Stenosen und Verschlüssen in 60-80 %, meist innerhalb von 3 Monaten, nach 6 Monaten nur noch geringe Wahrscheinlichkeit einer Wiedereröffnung, bleibende Okklusion oder > 50 %ige Stenose erhöht aber das Risiko einer Re-Ischämie bei ASS-Einnahme nicht signifikant (0,7 % vs. 0,3 % pro Jahr [2188]
- **bei Entwicklung von extrakraniellen Pseudoaneurysmen**: s. obige Tabelle

Vertebralis-Dissektion

Ätiologie

- **siehe Karotis-Dissektion**
- **vorangehende chiropraktische Manöver** sind signifikant assoziiert [3835],[3429], pathogenetisch ist ein bereits bestehendes Dissekat mit Nackenschmerzen und sekundärer Embolisierung bei mechanischer Manipulation wesentlich wahrscheinlicher
- **sonstige:** fibromuskuläre Dysplasie, Kollagenvernetzungsstörungen [500], Ursachen für traumatische Dissektion wie bei Karotis-Dissektion

Pathologie

Siehe Karotis-Dissektion

Lokalisation

- **Übergänge von fixiertem zu unfixiertem Gefäßverlauf:**
  - vor Eintritt in das Foramen transversarium HWK 6 (HWK 5)
  - in Höhe der Atlasschlinge nach Austritt aus dem Foramen transversarium
  - in Höhe des Duradurchtritts
- **Fortsetzung nach intradural** in ca. 10 % der Vertebralis-Dissekate (nach neuerer Studie ca. 30 % [2693]); rein intradurales Dissekat seltener, aneurysmatische Manifestation intradural selten
- **beidseitige Vertebralis-Dissekate** in ca. 20 %

Klinisches Bild

- **einseitige Nackenschmerzen** mit Ausstrahlung in den Arm und nach okzipital (C 2,3)
- **ischämische Symptome:** vor allem Wallenberg-Syndrom; sämtliche Basilarissyndrome
- **Wurzelläsion (C4), C5, C6, (C7)**, evtl. rein motorisch [1698]
- **Subarachnoidalblutung durch Ruptur eines intraduralen dissezierenden fusiformen Aneurysmas:** bei ≤ 25 % der intraduralen vertebrobasilären Dissekate [2693][SQ III], dann immer aus fusiformem Aneurysma

Zusatz-diagnostik

Siehe unter Karotis-Dissektion (→ S. 125)

Therapie

- **wie bei Karotis-Dissektion** (→ S. 125)
- **bei nicht aneurysmatischer Extension nach intradural:** bei erhaltenem Fluss Thrombozytenfunktionshemmer, Vollheparinisierung nur zurückhaltend bei symptomatischem hochgradigem vertebrobasilärem Verschlussprozess (strikte PTT-Kontrolle und vorsichtigere Einstellung auf das 1,5–2-Fache des Ausgangswertes aufgrund Rupturrisiko, zuvor obligat Ausschluss eines intraduralen fusiformen Aneurysmas und einer SAB, bei Unsicherheit Liquorpunktion)
- **bei SAB durch Ruptur eines intraduralen fusiformen dissezierenden Vertebralis-Aneurysmas:** endovaskuläre [165] oder operative Therapie
- **bei asymptomatischem intraduralem fusiformem dissezierendem Vertebralis-Aneurysma:** im Einzelfall primärprophylaktische Versorgung aufgrund hohem Blutungsrisiko bei aneurysmatischer Aufweitung (DGN-LL).

Prognose

Wie bei Karotis-Dissektion

Fibromuskuläre Dysplasie

Allgemeines [2969]

- F:M ca. 9:1, Maximum 3.–5. Dekade, hereditäre Disposition, Mehrzahl der Fälle jedoch wahrscheinlich sporadisch
- Verteilung: ca. 70 % renale Beteiligung, ≥ 30 % hirnversorgende Gefäße (meist Karotiden [ACI] distal der Bifurkation mit Maximum häufig in Höhe HWK 1/2, ca. 10 % distale A. vertebralis, selten basale Hirn-

arterien), viszeral 10 %, Extremitäten 5 %, selten mesenterial, koronar etc.; bei ca. 1/4 der Patienten > 1 Territorium

Ätiologie / Genetik
Ursache nicht geklärt; in 60 % wahrscheinlich autosomal dominante Vererbung mit inkompletter Penetranz, Genlokus unklar, Verwandte ersten Grades haben FMD-Inzidenz von 11 %

Assoziierte Erkrankungen
Hypertonie (50 %); Aneurysmen (ca. 10 %), vorwiegend intrakraniell; Migräne, Marfan-Syndrom, Ehlers-Danlos-Syndrom Typ IV, Neurofibromatose I, Takayasu-Arteriitis

Pathologie
Nicht arteriosklerotische, nicht entzündliche multifokale Dysplasie (oft Umwandlung glatter Muskelzellen in fibroblastenartige Zellen = Fibroplasie) meist im Bereich der Tunica media mittelgroßer Gefäße (selten Intima, sehr selten Adventitia primär betroffen)

Klinisches Bild
Neurologische Manifestation bei Diagnosestellung v.a. durch Dissekate: Kopfschmerzen, Migräne (1/3), zerebrale Ischämien (50 %), Hörverlust oder Hörminderung (10–20 %), Horner-Syndrom (10–20 %); bei Befall der Halsgefäße häufig pulsatiler Tinnitus, Kopfschmerzen

Zusatzdiagnostik
- **Ultraschalldiagnostik:** Dissekate vorwiegend in Höhe HWK 1/2 (submandibulär), kurzstreckige Stenosen und Wandunregelmäßigkeiten ohne Hinweise auf Arteriosklerose, auch Subtyp mit ausgeprägten Elongationen der Carotiden
- **Nierenduplexsonografie** zum Ausschluss von Nierenarterienstenosen obligat
- **MRT mit MR-Angiografie:** Suche nach Kaliberschwankungen, kurzstreckigen Stenosen („Perlenschnur-Zeichen") und intrakraniellen Aneurysmen, bei Dissektion u. U. direkter Nachweis des Wandhämatoms (Methämoglobin)
- **selektive i. a. Angiografie** (👁) nur bei nicht eindeutigen Befunden in der nichtinvasiven Diagnostik; CAVE: erhöhtes Risiko iatrogener Dissekate bei Katheterangiografie und endovaskulären Interventionen
- Hautbiopsie (s. Dissekate) ohne Wert, da Gefäße dort nicht betroffen

Differenzialdiagnosen
Arteriitiden (bei Morbus Takayasu ACC und nicht ACI befallen!), infektiöse Arteriitiden (Neurosyphilis – eher mittlere bis kleine Gefäße; Varizellen), Moya-Moya-Erkrankung (intrakraniell), Dissektionen

Therapie
- **akut:** Dissektion: siehe dort
  - Spezialfall von persistierend symptomatischen hochgradigen Stenosen unter antithrombotischer Therapie: offene endoluminale Dilatation oder Venen-Interponat [709],[2812][SQ IV], stentgeschützte Angioplastie [1191]
- **chronisch:** Thrombozytenfunktionshemmer (→ S. 740) (GdE IV),
- **Kontrollen:** Ultraschall alle 6-12 Monate je nach Schwere des Gefäßprozesses; MRT ca. alle 2-4 Jahre zum Ausschluss neu entstehender Aneurysmen (keine Daten)

Prognose
- **bei zufälliger Entdeckung:** Gefäßprozess bleibt meist asymptomatisch
- **Progression** in Einzelfällen beschrieben, Häufigkeit unklar [4131]
- **bei Dissekaten der hirnversorgenden Gefäße:** Risiko für Re-Dissektion ist wahrscheinlich höher als bei spontanen Dissektionen [880]

Moya-Moya-Erkrankung

Allgemeines
- **Definition:** bilateraler intrakranieller Verschlussprozess im Bereich der distalen A. carotis interna ohne bekannte zugrunde liegende Ätiologie im Sinne einer Ausschlussdiagnose, bei einseitigem Verschluss wird von einer „wahrscheinlichen" Moya-Moya-Erkrankung gesprochen
  - der Name „Moya-Moya" (japanisch für „Rauchwolke") gründet sich auf die als Folge der ACI-Verschlüsse auftretenden multiplen kleinkalibrigen Kollateralnetze an der Schädelbasis
- **Ursache** möglicherweise eine bislang noch nicht bekannte, entzündliche Angiopathie [3873]; falls eine Ursache gefunden wird, spricht man von einem „Moya-Moya-Syndrom" (s. u.)

Epidemiologie
F:M = 1,8:1, bei asiatischen Patienten in bis zu 15 % positive Familienanamnese (wahrscheinlich autosomal-dominant mit inkompletter Penetranz, Kandidatenlocus 17q25.3), bei europäischen Patienten extrem selten vererbte Formen; in Europa Ursache von 1–2 % der kindlichen/juvenilen Insulte

Pathologie
- **Makroangiopathie** meist der distalen A. carotis interna und proximalen Segmente der A. cerebri anterior und media beidseits mit progredienter Stenosierung
- **sekundär Ausbildung von ausgedehnten kleinkalibrigen Kollateralnetzen** vor allem im Bereich der Hirnbasis; vor allem Stammganglien- und choroidale Arterien (Differenzialdiagnose: Gefäßmalformation mit Hypoplasie der A. carotis interna und angeborenem Rete mirabile), im Spätstadium auch piale/transdurale Kollateralen
- **histologisch:** Intimaverdickung, normale Adventitia, Media und Lamina elastica interna; keine entzündlichen Zeichen

Typen
- **juvenil:** rasche Progredienz mit hoher Inzidenz an zerebralen Ischämien und Subarachnoidalblutungen (Makroaneurysmen), Parenchymblutungen (Mikroaneurysmen)

- **adult:** langsame Progredienz, häufige Form in westlichen Ländern, vorwiegend Ischämien mit Prognose entsprechend einem vergleichbaren arteriosklerotischen Gefäßprozess, in asiatischen Ländern Manifestation in 2/3 der Fälle als Blutung

Zusatzdiagnostik

- **Doppler-/Duplexsonografie:** distales Strombahnhindernis in der A. carotis interna, in der transkraniellen Doppler-Sonografie multiple Kollateralen, poststenotisches Strömungsverhalten
- **MRT, MR-Angiografie:** Nachweis akuter und älterer Ischämien, Mikro- und Makroblutungen (15-44% Mikroblutungen bei Erwachsenen); Stenosen der distalen ACI und ihrer Hauptäste (A. cerebri media, A. cerebri anterior, Ramus communicans posterior) und Kollateralnetzwerke (Geräte- und Feldstärkenabhängig); Verlaufsbeurteilung der Kollateralnetzwerke und Neovaskularisation nach Bypass-Chirurgie [2235]
- **i. a. Angiografie:** sensitivstes Verfahren zum Nachweis der feinen Kollateralen, von Makro- und Mikroaneurysmen; nicht notwendig wenn MRT/MRA-Kriterien (s.u.) erfüllt; Verlaufsbeurteilung der Kollateralgefässe und Neovaskularisation nach Bypass-Chirurgie (mindestens 3-4 Monate Intervall) [2235]
- **Bestimmung der zerebrovaskulären Reservekapazität:** Doppler-CO_2-Reaktivität, Acetazolamid-Test mit nuklearmedizinischen Verfahren
- **Labor** im Rahmen der Ausschlussdiagnostik (siehe DD) inkl. Vaskulitis-Screening, obligat Liquor

Diagnostische Kriterien (MRT)

(gemäß „Guidelines of the Research Committee on Spontaneous Occlusion of the Circle of Willis (Moyamoya Disease)"); alle Kriterien müssen erfüllt sein: Stenose/Verschluss der distalen ACI oder proximalen ACA/ACM, abnormes Gefäßnetzwerk der Basalganglien in MRA, ipsilaterale „flow voids" in Basalganglien und bilaterales Auftreten dieser Zeichen

Differenzialdiagnose

- **Moya-Moya-Syndrom („Pseudo-Moya-Moya", atypisches Moya-Moya):** Moya-Moya-Syndrom mit bekannter Ätiologie, meist ausgeprägte Arteriosklerose der basalen Hirnarterien (angiografisch Nachweis von Moya-Moya-Gefäßen auch in atypischer Lokalisation), Vaskulitis (VZV-Vaskulitis des Carotis-T v.a. bei Kindern), Z. n. Radiatio, Neurofibromatose I, Sichelzellanämie, Fanconi-Anämie, Thalassämie, Trisomie 21

Therapie

- **i.d.R. Thrombozytenfunktionshemmer** (ASS 100 mg/d), individuelle Entscheidung abhängig von Zahl der Mikroblutungen, Aneurysmenbildungen, Blutungsanamnese; Antikoagulation meist nicht sinnvoll wegen des Risikos zerebraler Parenchymblutungen und Subarachnoidalblutungen
- **bei rascher Progredienz oder rezidivierenden Ischämien oder stummen Ischämien und schlechter Perfusionsreserve** Revaskularisation mit extra-intrakraniellem Bypass im Einzelfall interdisziplinär erwägen (bei Kindern Encephalo-duro-arterio-synangiosis [EDAS] oder Encephalo-myo-synangiosis [EMS] mit EC/IC-Bypass) [1274],[2621][SQ III])

Prognose

- **asymptomatische Patienten:** Schlaganfallrate 3,2 % / Jahr
- **symptomatische Patienten mit bilateralem Befall:** in Europa 5-Jahres-Risiko für Schlaganfall ca. 80 % (Großteil davon in den ersten 2 Jahren), nach Diagnosestellung und konservativer Behandlung ca. 15 %/ Jahr in den ersten 2 Jahren; Schlaganfälle aber meist klein, bleibende schwere Behinderung oder Tod eher selten
- **nach EC-IC-Bypass** Risiko anhaltend minimiert [2181],[2183], aber 20-30 % perioperative Schlaganfälle

Mechanisch bedingte zerebrale Ischämien

Definition

Durch mechanisch bedingte Gefäßkompression (extern oder intern) verursachte Embolisierungen oder transiente Minderperfusion; insgesamt seltene und wenig untersuchte Ursache von Schlaganfällen

Vertebralis-Kompressions-Syndrom

- **bei Rotation Kompression der zur Rotation gegenseitigen A. vertebralis auf Höhe der Atlasschlinge** häufig und physiologisch (meist muskulös-tendinös [2204]); v.a. in jüngerem Lebensalter (bis 10 % bei < 40 Jahre [3489]; selten assoziiert mit Verschwommensehen und Präsynkopen, *isolierter* Schwindel nicht signifikant mit Vertebralis-Kompression assoziiert; relevant eigentlich nur wenn kontralaterale A. vertebralis hypoplastisch, manifeste Ischämien nur in Einzelfallberichten („bow hunter stroke"); HWS-Seitneigung in der Regel ohne Kompression
- **Kompression im Halsbereich** durch Muskelansätze auf Höhe HWK6 oder degenerative ossäre Veränderungen sehr selten

Karotis-Kompression

- **durch repetitive rasche Rotation verursachte Kompression** der ACI zwischen Os hyoideum mit chronischer Läsion / Vaskulopathie und Embolien („Golfer's stroke") [1750]; sehr selten
- **durch verlängerten Processus styloideus:** neben Schmerzen (Eagle-Syndrom) in Einzelfallberichten bei Kopfrotation Kompression der ACI; evtl. auch Mitverursachung von ACI-Dissekaten [3292]
- **iatrogene Karotis-Kompression bei Kompressionstest:** Plaqueruptur mit Embolisierung sehr selten bei Prädisposition (stenosierende Atherosklerose)
- **bei Karotis-Chirurgie** selten Klemmschaden mit relevanter Intimaläsion („Flap"), meist spontan regredient
- **Kompression durch Tumore im HNO-/Schädelbasisbereich** oder entzündliche Läsionen/Granulome; selten

Zusatzdiagnostik

- **extra-/transkranielle Duplexsonografie:** dynamische Diagnostik der Vertebraliskompression durch Flussuntersuchungen in verschiedener Kopfstellung
- **CT-Angiografie:** Nachweis von direktem Kontakt (pathologischer) Knochenstrukturen mit dem Gefäß. Funktionsdiagnostik im Einzelfall möglich
- **MR-/MR-Angiografie** zum Ischämienachweis und bei Weichteilkompressionen, Nachweis von Dissektionen
- **Diagnostik bei Dissektion** → S. 125

2.3.3 Zerebrovaskuläre Malformationen

Übersicht Klassifikation

Typ	Pathologie	Risiko
zerebrale arteriovenöse Malformation (Angioma arteriovenosum aneurysmaticum)	Kurzschlussverbindungen (Nidus) zwischen erweiterten zerebralen Arterien und Venen ohne zwischengeschaltetes Kapillarbett; ca. 15 (-30) % der zerebralen vaskulären Malformationen (bei Kindern häufiger)	Blutungsrisiko primär ca. 1-4 %/Jahr je nach Risikokonstellation
durale arteriovenöse Malformationen (Durafistel, AV-Fistel)	Kurzschlussverbindungen (Fistel) zwischen erweiterten meningealen Arterien und duralen Sinus oder kortikalen Venen ohne zwischengeschaltetes Kapillarbett; ca. 10-15 % der zerebralen vaskulären Malformationen.	Blutungsrisiko – je nach Drainagetyp zwischen 0 und 15 % pro Jahr
Kavernom (Angioma cavernosum, kavernöses Hämangiom) (👁)	beerenartige Ansammlung von dilatierten interkapillären Gefäßräumen ohne Hirngewebe dazwischen; ca. 10 % der zerebralen vaskulären Malformationen	Blutungsrisiko primär ca. 0,7 %/Jahr
kapilläre Teleangiektasie (kapilläres Angiom, Angioma capillare ectaticum)	Mikroangiome; ca. 15 % der zerebralen vaskulären Malformationen.	meist asymptomatisch; Blutungsrisiko marginal
Entwicklungsbedingte venöse Anomalie (developmental venous anomaly [DVA], früher: venöses Angiom)	dünnwandige Venen ohne Muskelschicht, drainieren normales Hirngewebe, in ca. 25 % assoziiert mit Kavernomen; ca. 50 % der zerebralen vaskulären Malformationen	nur selten symptomatisch; Blutungsrisiko sehr gering (0,2 %/Jahr)

Zerebrale arteriovenöse Malformation (AVM)

Allgemeines

Prävalenz 18/100 000, ursächlich für 4 % aller intrakraniellen Blutungen (bei Alter < 40 Jahre: 33 %!), ca. 1 % der Epilepsien; Mehrzahl asymptomatisch (nur 12 % autoptisch gefundener AVM waren symptomatisch) [2642]

Pathologie

- angeborene Gefäßfehlbildung mit Kurzschlussverbindungen (Nidus) zwischen erweiterten zerebralen Arterien und Venen ohne zwischengeschaltetes Kapillarbett; plexiforme und fistulöse Anteile in unterschiedlicher Ausprägung
- mikroskopisch: primitive Gefäße, Mikroblutungen, Gliose, Rundzellinfiltrate, Verkalkungen

Assoziierte Erkrankungen

Aneurysmen in ca. 10 %; intranidale und angiomnahe flussbezogene Aneurysmen (an angiomversorgenden Gefäßen [engl. „feeder"]) sind mit einem höheren Blutungsrisiko korreliert; sie können sich nach Ausschaltung der AVM zurückbilden [3313]

Klassifikation (Spetzler und Martin [3881])

- **Ziel:** Graduierung der operativen Komplikationsrate (nicht des Spontanblutungsrisikos!)
- **Grad** = Summe der Risiko-Punktzahlen (1–5)
- **Berechnung:**

	0 Punkte	1 Punkt	2 Punkte	3 Punkte
Größe		< 3 cm	3–6 cm	> 6 cm
funktionelle Bedeutung der angrenzenden Hirnregion*	funktionell wenig bedeutsam	funktionell bedeutsam		
venöser Abfluss	oberflächliche Venen	tiefe Venen		

* funktionell bedeutsam i. S. dieser Klassifikation sind: Prä- und Postzentralregion, Sprachzentren, visueller Kortex, Hypothalamus, Thalamus, Capsula interna, Hirnstamm, Pedunculus cerebellaris

- *Risiken ja nach Grad:* s. unten (operative Therapie)

Klinisches Bild bei Erstmanifestation

- **Blutungen** (60 %) [1279],[1454],[2608],[2978]:
  - *Lokalisation:* Parenchym 2/3, subarachnoidal < 1/3, ventrikulär < 10 %
  - *Mortalität, Morbidität:* extrem unterschiedliche Literaturangaben; Mortalität 3–30 %, Morbidität 13–50 % ([400]; Morbidität durch AVM-Blutung (sowohl bei erster, als auch bei Rezidivblutungen) geringer als bei Blutungen anderer Ursache (Aneurysma etc.) [722]
- **Ischämien** mit fokalen Ausfällen durch intrazerebralen Steal-Effekt oder durch venöse Stauung
- **sonstige:** epileptische Anfälle (20–30 %), Kopfschmerzen, Pseudotumor cerebri (selten, durch venöse Kongestion), kardiale Dekompensation bei hohem Shuntvolumen

Blutungsrisiko

- **inzidentell entdeckte AVM allgemein:** bei Erwachsenen > 1 % pro Jahr [3913], bei Kindern höher
- **nach stattgehabter Blutung:**
  - *in den ersten Wochen* etwa Verdoppelung
  - *im ersten Jahr* zwischen 6 und 33 %; insgesamt große Variation abhängig von Begleitfaktoren: wesentlich höheres Blutungsrisiko im ersten Jahr (bis zu 34 %) bei tiefer Lage und tiefer venöser Drainage
  - *in den folgenden Jahren* 3–11 %/Jahr
- **Risikofaktoren für Blutung:** vorausgegangene Blutung, zunehmendes Alter, tiefe Lokalisation, infratentorielle Lage, Lage außerhalb vaskulärer Grenzzonen, ausschließlich tiefe venöse Drainage, zunehmende Größe, assoziierte Aneurysmen, [3914]

Zusatzdiagnostik

- **CT/MRT:** Blutungsnachweis
- **MRT () mit MR-Angiografie:** Nachweis der AVM, Größenangabe, Drainagetyp, Lokalisation, Residuen früherer Blutungen (Hämosiderin), perifokales Ödem bzw. Ischämiezonen.
  - *dynamische, KM-gestützte MR-Angiografie (4D MRA):* Hohe Sensitivität zum AVM-Nachweis, zur Feincharaktersierung und Therapieplanung, jedoch DSA unterlegen; geeignet für Verlaufskontrollen (abhängig von Scannertyp/Feldstärke) [2514]
- **konventionelle Angiografie** (): Therapieplanung
- **transkranielle Doppler-/Duplexsonografie:** prä- und postinterventionelle Kontrolle des Shuntvolumens für Verlaufskontrollen
- **CAVE:** in der Frühphase nach ICB können kleine AVM durch die Blutung maskiert werden; daher bei negativer Primäruntersuchung Kontrolle von MRT und ggf. Angiografie nach Blutungsresorption (je nach Blutungsgröße nach 6 Wochen bis zu mehreren Monaten)

Therapie (Leitlinie DGN [3411])

- **Indikationen/Behandlungsziele:**
  - *inzidentelle asymptomatische AVM* (ohne vorausgegangene Blutung): Nutzen einer Therapie (jedweder Modalität) nicht belegt [2607] → individuelle Abwägung unter Berücksichtigung von individuellem Behandlungsrisiko und kumulativer Blutungsrate in interdisziplinärem Vorgehen (Neurologie, Neurochirurgie, Neuroradiologie, Strahlentherapie)
    - *SIVMS-Studie:* prospektive Beobachtungsstudie bei 114 Patienten, nach 3 Jahren kein Vorteil von behandelten Patienten sondern signifikant höhere Morbidität bei vergleichbarer Drainage und Aneurysma-Häufigkeit [4414]; Ergebnisse ARUBA-Studie ausstehend
  - *symptomatische AVM* (d. h. nach stattgehabter Blutung):
    - *primäres Behandlungsziel:* vollständige Ausschaltung der AVM, da Verminderung des Re-Blutungsrisikos durch partielle Ausschaltung nicht belegt
      - große AVM: u. U. partielle Embolisation, um diese in niedrigeren Spetzler-Grad zu überführen und somit operabel zu machen bzw. Embolisation blutungsträchtiger Malformationsanteile, v.a. eines distalen Aneurysmas eines Angiom-feeders („pedicle aneurysm")
    - *sekundäres Behandlungsziel:* Therapie von hämodynamisch bedingten neurologischen Defiziten und Anfällen; zuvor abwägen, ob dies mit den verfügbaren therapeutischen Mitteln und vertretbarem Risiko möglich ist (Leitlinie DGN [3411], [4458])

- **Therapieverfahren:**
  - *Operation:*
    - *Spetzler-Grad 1–3 (<30 mm):* mikrochirurgische Eradikation führt zu kompletter Ausschaltung in 98–100 %, mittleres Risiko bis zu 7 % für ein neues permanentes neurologisches Defizit, Letalität ca. 1 % [2163]
    - *Spetzler-Grad 4-5:* behandlungsbedingte Letalität ca. 25–30 % [3882], OP nicht als primäres Verfahren (s.u.)
  - *Embolisation:* prächirurgisch oder präradiochirurgisch; kurativ anzustreben bei kleiner monopedikulär versorgter AVM; palliativ bei nicht operablen nicht kurativ embolisierbaren AVM (z.B. Embolisierung risikorelevanter Anteile wie Aneurysmen-tragender Feeder)
    - Obliterationsrate abhängig von Größe und Lagebeziehung zu eloquenten Kortexarealen, insgesamt 20-50 % [2193]
    - Risiko: Blutungen 2–14 %, fokale Ausfälle 3–16 %, Mortalität 0–6 %
  - *stereotaktische Einzeitbestrahlung (Radiochirurgie):* nur Angiome bis 30 mm Durchmesser (10 ml Nidusvolumen), wenn nicht operabel und nicht kurativ embolisierbar
    - Obliterationsrate: steile Dosis-Wirkungs-Beziehung für die Obliterationswahrscheinlichkeit, über 90 %, wenn Randdosis >20 Gy gegeben wird [2499], nach 2 Jahren Obliterationsrate bei <4 cm^3 94 %, bei 4–25 cm^3 75 %, bei >25 cm^3 39 % [3924]; bei unvollständiger Behandlung keine Reduktion des Blutungsrisikos
    - Risiko: Radionekrosen 2,3 % [3924], in der Latenzphase bis zur Obliteration (2 Jahre) kein gegenüber dem Spontanverlauf erhöhtes Blutungsrisiko [1255]
- **Differenzialindikation:** Empfehlungen der American Stroke Association [2953][SQ IV], Grundzüge auch in [3661]:
  - *Spetzler-Grad 1–2:* primär Operation; wenn operativ unzugänglich: Embolisation oder stereotaktische Bestrahlung (DGN: bei kleinen monopedikulären AVM primäre Embolisation erwägen)
  - *Spetzler-Grad 3:* kombinierte Embolisation mit nachfolgender Operation
  - *Spetzler-Grad 4–5:*
    - ggf. Embolisation (→ Herabsetzung des Spetzler-Scores) und nachfolgend Operation oder Bestrahlung, Embolisation allein nicht empfohlen
    - primäre Operation nicht empfohlen, nur ultima ratio bei stattgehabter Blutung oder bei progredienter Ausfallssymptomatik
- **keine invasive Therapie:**
  - große Stammganglien- und Hirnstamm-AVM, wenn diese auch für eine Bestrahlung ungeeignet sind
  - große (Spetzler-Grad 5) AVM der Hemisphären und des Kleinhirns ohne zusätzliche Risikofaktoren oder Komplikationen (Leitlinie DGN [3411])

Selbsthilfegruppe Verein für Hirn-Aneurysma-Erkrankte (auch für Angiom-Patienten), Egerländerstraße 40 c, D-86368 Gersthofen, Tel.: 0821/473023, E-Mail: Hirnaneury@aol.com, Internet: www.hirn-aneurysma.de

Durale arteriovenöse Malformation (Durafistel, AV-Fistel)

Synonyma Durale AV-Malformation, DAVM

Epidemiologie Inzidenz 0,17 pro 100 000 pro Jahr, 10 % aller intrakraniellen Malformationen, F > M (ca. 2:1), meist solitär, in 5 % multipel

Ätiologie Meist erworben; venöse Obstruktion und venöse Hypertension (durch z.B. venöse Thrombosen, Trauma, Infektionen, Angiome, Operationen) ist wahrscheinlich Grundbedingung, dadurch Eröffnung von Mikroshunts und abnormal gesteigerte Angiogenese

Assoziierte Erkrankungen Aneurysmen, Angiome, Hypertonie und damit assozoziierter Gefäßprozess, Schwangerschaft

Klassifikation und Blutungsrisiko

- **nach dem angiografischen Befund [761]:**

Typ	Drainage	Blutungsrisiko/Jahr
I	in Hauptsinus, anterograder Fluss	– (selten aggressive Symptome wie intrakranielle Hypertension)
IIa	in Hauptsinus, Reflux in Sinus	– (selten aggressive Symptome wie intrakranielle Hypertension)
IIb	in Hauptsinus, Reflux in kortikale Venen	ca. 5 %/Jahr
III	direkte kortikale venöse Drainage ohne venöse Ektasie	ca. 10 %/Jahr
IV	direkte kortikale venöse Drainage mit venöser Ektasie	ca. 15 %/Jahr
V	mit spinaler venöser Drainage	50 % progressive Myelopathie

- **nach symptomatisch/asymptomatisch:** Blutungsrisiko der DAVM mit kortikal venöser Drainage höher wenn bereits symptomatisch (Blutung oder neurologisches Defizit ausgenommen pulsierender Tinnitus und ophthalmologische Symptome) vs. asymptomatisch (ca. 7,5 %/Jahr vs. 1,5 %/Jahr) [4663]

Klinisches Bild je nach Lokalisation [2302]

- **vordere Schädelgrube:** Blutungen (intrazerebral > subarachnoidal)
- **Sinus cavernosus** (Karotis-Sinus-cavernosus-Fistel (,)): Klink s. u.
- **Tentorium:** Blutungen (subarachnoidal > intrazerebral), Ischämien
- **Sinus transversus/sigmoideus** (okzipitale Durafistel): pulsierender Tinnitus, okzipitaler seitenbetonter Kopfschmerz, Blutungen, zerebrale Ischämien, Visusverlust, selten Hirnnervenausfälle
- **alle:** intrakranielle Hypertension bei Hydrocephalus malresorptivus (durch venösen Überdruck oder rezidivierende kleinere SAB), sehr selten Herzinsuffizienz

Untersuchung

Strömungsgeräusch; in einzelnen Fällen Sistieren oder Reduktion des Strömungsgeräusches durch Kompression des zuführenden Gefäßes (Externaäste!) oder des venösen Abflusses

Zusatzdiagnostik

- **extra- und intrakranielle Ultraschalldiagnostik:**
  - *Karotis-Sinus-cavernosus-Fistel:* arterialisierte periorbitale Venen, interna-/externaversorgter AV-Shunt
  - *okzipitale Durafistel:* Externa- (A. occipitalis > A. retroauricularis, A. temporalis superficialis), Vertebralis- und/oder internaversorgter AV-Shunt
- **MRT mit MR-Angiografie:** Nachweis von abgelaufenen, klinisch stummen Blutungen, Parenchymläsionen oder begleitenden zerebralen Gefäßmalformationen, Zeichen der venösen Hypertension, Sensitivität der TOF-MR-Angiografie zur Fisteldetektion hoch [2661]
  - *Dynamische, KM-gestützte MR-Angiografie (4D-MRA):* hohe Sensitivität für Fisteldetektion, Fistellokalisation und Fistel-Grading (venöser Drainagetyp), nur eingeschränkt zur Therapieplanung geeignet (arterielle Zuflüsse nicht selektiv darstellbar); geeignet für Screening und Verlaufskontrollen [2908],[2661],[1140]
- **zerebrale Angiografie** ( ) zur Klärung der arteriellen Zuflüsse und des Drainagetyps - für Therapieplanung notwendig

Therapie

- **Indikation:** Drainage in kortikale Venen (Typ 2b oder höher), Leidensdruck, großes Shuntvolumen (A. occipitalis > 150 % der Gegenseite), Progredienz, Komplikationen
- **endovaskuläre Therapie ( ):** in der Regel *transvenöser* Zugang; Verschluss der fisteltragenden Sinusabschnitte mit Coils, gecoverten Stents und Flüssigembolisaten
  - falls hierdurch kein ausreichender Therapieerfolg oder nicht möglich (direkte kortikale Drainage, Sinus essenziell für zerebrale Drainage): Embolisation der arteriellen Zuflüsse mit Flüssigembolisaten (n-BCA, Onyx)[1301]
  - Erfolgsrate: Besserung in 85–98 %, Rezidive bis zu 9 %; Reembolisationen sind häufig notwendig
- **offene Operation (Ligatur):** bei gut zugänglichen Fisteln oder bei fehlendem Erfolg der endovaskulären Therapie (höheres Risiko als endovaskuläre Therapie); nicht indiziert bei Karotis-Sinus-cavernosus-Fistel
- **kombinierte Behandlung (Ligatur + endovaskulär):** bei okzipitalen und tentoriellen DAVM erfolgreicher als jede Einzeltherapie [2479][SQ IIb]

- **regelmäßige klinische und dopplersonografische Kontrollen** wegen nicht vorhersehbarem Verlauf

Verlauf

Blutungsrisiko nach Cognard-Klassifikation s.o.; spontane Konversion möglich mit selten Progression in höheren Cognard-Grad (v.a. von I oder IIa nach IIb) durch Okklusion der Drainagevene (4 %), spontane Regredienz der Fistel durch Thrombose zutragender Teile häufiger (12,5 %, meist bei Sinus-transversus- oder Sinus-cavernosus-Fistel) [2060]

Sonderform: Karotis-Sinus-cavernosus-Fistel

Klassifikation ([282])

- **direkte Karotis-Sinus-cavernosus-Fistel:**
  - A: Fistel zwischen A. carotis interna und Sinus cavernosus, z. B. durch Trauma, rupturiertes intrakavernöses ACI-Aneurysma
- **indirekte Karotis-Sinus-cavernosus-Fisteln** = hier häufig auch low-flow-Fisteln:
  - B: Fistel zwischen duralen Ästen der ACI und Sinus cavernosus
  - C: Fistel zwischen duralen Externaästen und Sinus cavernosus
  - D: Fistel zwischen duralen Interna- und Exernaästen und Sinus cavernosus

Klinisches Bild

Pulsierender Exophthalmus, Chemosis, u. U. Ohrgeräusch, Doppelbilder, Visusminderung

Zusatzdiagnostik

Doppler-Sonografie periorbital und transorbital, MRT mit dynamischer KM-gestützter MR-Angiografie (4D-MRA), low-flow-Fistel u. U. nur in konventioneller DSA sichtbar; Augendruckmessung

Therapie

- **endovaskulär** (transvenös oder transarteriell), endovaskuläre Therapie überlegen (78 % Erfolg vs. 0 % bei offener Operation)
- **manuelle Kompression** der ipsilateralen A. carotis communis und V. jugularis interna mehrmals täglich über mehrere Monate mit möglichem Erfolg, Nutzen-/Risiken nicht etabliert [1951]

Kavernom (kavernöses Hämangiom)

Epidemiologie

ca. 15 % der zerebralen Gefäßmalformationen; Prävalenz in kernspintomografischen Studien 0,47 %, in autoptischen Studien 0,02–0,13 %; bei Serienuntersuchungen Zunahme der Zahl der Kavernome mit dem Lebensalter

Genetik

Bis zu 50 % haben hereditäre Form; Patienten mit multiplen Kavernomen haben zu 75 % familiäre Erkrankung (autosomal dominant), 3 Genorte (CCM 1–3) auf 7q, 7p und 3q [2094]

Pathologie

- **Lokalisation:** 77–90 % supratentoriell (vor allem weiße Substanz, nahe der Windungstäler bzw. der Ventrikelwand)
- **Histologie**: beerenartige Ansammlung von dilatierten interkapillären Gefäßräumen, keine glatte Muskulatur, kein Nerven- oder Gliagewebe zwischen den Gefäßen, in der Umgebung Hämosiderinablagerungen als Folge meist subklinischer (Mikro-)Blutungen
- kombiniertes Auftreten mit DVA und/oder kapillären Teleangiektasien (s. u.) möglich

Klinisches Bild

Symptome meist nur bei Blutungen mit fokalen Ausfällen; epileptische Anfälle (s. Prognose); gelegentlich Kopfschmerzen, Schwindel, Tinnitus

Zusatzdiagnostik

- **CT:** inhomogen hypodense Rundherde, teilweise mit Verkalkung; kein perifokales Ödem, fakultativ Kontrastmittelaufnahme
- **MRT**: in T2-gewichteten Bildern signalintensiver Herd mit maulbeerartiger Binnenstruktur, signalarmer Randsaum (Hämosiderin); besonders gut sichtbar in suszeptibilitätsempfindlichen T2*-gewichteten oder SWI („susceptibility weighted imaging") Sequenzen; thrombosierte Anteile imponieren signalreich in T1; fakultativ Kontrastmittelanreicherung
- **Angiografie:** aufgrund des langsamen Flusses in der Regel keine Darstellung der pathologischen Gefäße!
- **Blutgerinnungsstörung** ausschließen

Diagnosestellung

- **MRT** bei typischem Befund ausreichend
- **intraarterielle Angiografie** zum Ausschluss andersgearteter Malformationen nur bei atypischem MRT-Befund

Therapie

- **Indikationen für konservative Behandlung:** inzidentelle Kavernome ohne bisherige klinische symptomatische Einblutung; häufige MRT-Verlaufskontrollen ohne neue klinische Symptome sind nicht erforderlich, da in der Regel ohne therapeutische Konsequenz

- **Indikationen für mikrochirurgische operative Entfernung:**
  - *stattgehabte symptomatische Blutung:* bei gut zugänglichen Kavernomen; Indikationsstellung unter Abwägung des Operationsrisikos (neurologische Verschlechterung ca. 5–10 %; bei Hirnstammkavernomen Morbidität 14 %, Mortalität 2 % [1491]) und des (schlecht untersuchten) Spontanverlaufs (s. u.); es ist ungeklärt ob nach der ersten symptomatischen Blutung eine Resektion sinnvoll ist; alternatives Vorgehen v.a. bei erhöhtem Operationsrisiko: mikrochirurgische Entfernung nach der 2. symptomatischen Blutung oder bei progredienten Defiziten
  - *Anfälle:* bei medikamentös nicht befriedigend beherrschbaren epileptischen Anfällen welche auf das Kavernom zurückzuführen sind operative Entfernung in Abhängigkeit vom Operationsrisiko / Lokalisation; Anfallsfreiheit in ca. 2/3 der Patienten
  - *Kavernom mit DVA:* Patienten mit assoziierter venöser Malformation haben wahrscheinlich Risiko der Entwicklung einer neuen Malformation (histologisch häufiger Angiom) bei Belassen der Vene; aufgrund der Gefahr venöser Infarkte sollte ein Verschluss der Drainagevene dennoch i.d. R. vermieden werden [4575]
- **Indikationen für Radiochirurgie:** Einsatz erwägen bei älteren Patienten, zentraler oder eloquenter Lokalisation; im Vergleich zur operativen Exstirpation weniger wirksam bezüglich Verschluss und Blutungsrisiko (etwa die Hälfte der Patienten ist anfallsfrei, Blutungsrisiko in einer Studie ab 3. Jahr auf < 1 % vermindert, keine randomisierten Vergleichsstudien)

Komplikationen

- **Blutungsrisiko:** ohne vorangegangene Blutung ca. 0,7 % symptomatische Parenchymblutungen pro Läsion und Jahr [3386] (meist Sickerblutungen, bleibende relevante Defizite sind selten); Rate an Re-Blutungen nach vorangegangener symptomatischer Blutung ca. 5 % pro Jahr (Berichte über 0 – 22,9 %, teils Blutung radiologisch definiert, magere Datenlage; keine Vergleichsstudien zur operativen Therapie; funktionelles Outcome schlecht untersucht, in 2/3 wahrscheinlich nicht relevant beeinträchtigt) [1491]
  - *Disposition für Blutungen:* F > M (ca. Faktor 2, nicht konsistent, wahrscheinlich v.a. bei Alter < 40 Jahre), Schwangerschaft (vor allem 1. Trimenon), Hirnstammkavernome (ca. 4-fach höher), wahrscheinlich assoziierte DVA, multiple familiäre Kavernome bluten häufiger, aber nicht pro Läsion (0,8 %/Jahr pro Läsion); Kavernom-Größe kein Risikofaktor
- **Entwicklung neuer Kavernome**: 0,1 bis 0,6 Läsionen pro Patient/Jahr, bei familiärer Form im Verlauf bei 30 % neue Kavernome, bei sporadischer Form 4,1 % [4394]
- **Anfälle:** bei einzelnem inzidentellem Kavernom < 1 % pro Jahr [1928], bei multiplen Kavernomen ca. 2,5 % pro Jahr; nach chirurgischer Therapie Abnahme der Anfallshäufigkeit bei 50 % der Patienten

Kapilläre Teleangiektasie (kapilläres Angiom)

Allgemeines

Mikroangiome, dünnwandige dilatierte Gefäßkanäle zwischen denen normales Hirngewebe liegt; ca. 15 % aller vaskulärer ZNS-Malformationen; keine Assoziation mit Morbus Osler; meist asymptomatisch (Autopsie- oder inzidenteller MR-Befund), Blutungsrisiko marginal; u. U. kombiniertes Auftreten mit Kavernomen und/oder DVA, nur in dieser Assoziation relevant; klinisch asymptomatisch

Lokalisation

Meist im Pons oder Kleinhirn, auch Stammganglien

Diagnosestellung

- **MRT:** in kontrastverstärkten T1-Sequenzen feine radiär strich- oder punktförmige Kontrastmittelanreicherung ohne raumfordernden Effekt, in anderen Gewichtungen meist nicht sichtbar; KM-Aufnahme nach 20 Minuten bereits wieder regredient (Abgrenzung zu anderen Hirnstammprozessen)
- **angiografisch** nicht nachweisbar

Venöse Anomalie, entwicklungsbedingte (DVA, developmental venous anomaly, früher: venöses Angiom)

Allgemeines

Venöse Anomalien entsprechen entwicklungsbedingten physiologischen embryonalen Gefäßstrukturen und drainieren funktionsfähiges Hirnparenchym

Epidemiologie

Häufigste intrakranielle Gefäßmalformation (ca. 50 % der Malformationen, Prävalenz ca. 2 %, M = F) ()

Pathologie

- **Lokalisation:** frontoparietales Marklager, Kleinhirn, Hirnstamm
- **Histologie:** dünnwandige Venen ohne Muskelschicht, teilweise fibrotische Verdickung und Hyalinose der Gefäßwände; zwischen den Gefäßen normales Hirnparenchym
- Assoziation mit Störungen der kortikalen Entwicklung (Polymikrogyrie); in 13-40 % der Fälle mit Kavernom assoziiert; sehr selten arterialisierte Formen im Sinne venös-dominierter AVM; selten symptomatische DVA mit venöser Hypertension [3387]

Klinisches Bild [1313]

- **isoliertes venöses Angiom** in der Regel oligosymptomatisch: Kopfschmerzen (4 %), epileptische Anfälle (5 %), fokale Ausfälle (8 %); > 2/3 asymptomatisch
- **klinische Symptome häufiger bei Blutungen**, nach einer Studie nur bei gleichzeitigem Kavernom () [4123]

- **Sinusvenenthrombose** durch Thrombose der Sammelvene (sehr selten)

Diagnosestellung

- **MRT** (): in T1 nach KM Sammelvene mit besenreiserartigen Zuflüssen („Caput medusae") ohne Umgebungsreaktion; lokoregionäre Gliose, Atrophie und Verkalkungen möglich (ca. 10-30 %), wahrscheinlich durch venöse Hypertension [3451]
- **i.a. Angiografie** nur bei atypischem MR-Befund (kein Kavernom-Nachweis bei Blutung oder neurologischem Defizit) zum Ausschluss anderer Gefäßmalformationen oder seltenerer DVA-Varianten (arterialisierte DVA, prominente kapilläre Anfärbung [„staining"] als Zeichen venöser Stauung) [3387],[3451]

Therapie

Operation nur indiziert bei Blutungen, dabei Schonung der drainierenden Vene (Gefahr von Stauungsblutungen); bei spontaner Thrombose der Sammelvene Behandlung wie Sinusvenenthrombose

Verlauf

Blutungsrisiko ca. 0,2-0,7 % pro Jahr [1313] [3451]; kein erhöhtes Blutungsrisiko in der Schwangerschaft

Intrakranielle Aneurysmen [3577]

Epidemiologie

- **Prävalenz unrupturierter Aneurysmen:**
  - *unselektiert:* Autopsiebefunde 4,3 %, Angiografiebefunde 4–6 %, Erwachsene ohne sonstige Risikofaktoren 3,2 %; erhöhtes Risiko bei Patienten mit polyzystischer Nierenerkrankung (relatives Risiko 6.9), positive Familienanamnese für SAB oder intrakranielles Aneurysma (3.4) oder Arteriosklerose (1.7) [4324]
  - *in Familien mit aneurysmatischen Subarachnoidalblutungen bei ≥2 Familienmitgliedern:* 10–20 % Aneurysma-Träger [3403],[3576]
- **Neuentwicklung von Aneurysmen** jährlich bei ca. 2 % der Patienten mit vorangegangener Aneurysmaruptur; Jahresblutungsrisiko in dieser Gruppe ca. 0,5 % pro Jahr
- **Aneurysmawachstum:** bei < 8 mm in 4 Jahren Größenzunahme bei ca. 7 % der Patienten, bei großen Aneurysmen deutlich höhere Wachstumsrate [571]

Pathophysiologie

- **kongenitale Wandschwäche** (Texturstörung der Muscularis?) → basale, sackförmige Aneurysmen
- **postnatale Degeneration der Lamina elastica interna** (arteriosklerotisch, entzündlich, embolisch [z. B. bakterielle Embolien bei Endokarditis in die Vasa vasorum], traumatisch) → vorwiegend fusiforme Aneurysmen
- **inflammatorische Vorgänge** wichtig in Pathogenese und Aneurysmawachstum (z.B. via NFkappaB → potenzieller schützender Effekt von Inhibitoren wie Statine oder Calcium-Antagonisten)

Assoziierte Erkrankungen

Polyzystische Nierenerkrankung, Neurofibromatose Typ I, fibromuskuläre Dysplasie, Marfan-Syndrom, Ehlers-Danlos-Syndrom Typ IV

Lokalisation

A. communicans anterior (36 %), A. carotis interna (33 %), A. cerebri media (13 %), A. cerebri anterior (10 %), A. basilaris (4 %), A. vertebralis (1–3 %); multiple Aneurysmen bei > 20 % der Patienten mit SAB [3410]

Blutungsrisiko intrakranieller Aneurysmen

- **unselektiert, nicht rupturiert:** 1,9 % pro Jahr [3368]
- **asymptomtische Aneurysmen:**
  - *5-Jahres-Rupturrisiko* (ISUIA 2-Studie [4484]):

Lokalisation	< 7 mm	7–12 mm	13–24 mm	> 25 mm
vorderer Kreislauf	0 %	2,6 %	14,5 %	40 %
hinterer Kreislauf (inkl. A. comm. posterior)	2,5 %	14,5 %	18,4 %	50 %
Sonderfall ACI-Aneurysma im kavernösen Abschnitt	0 %		3 %	6,4 %

  - *1-Jahres-Rupturrisiko* (UCAS-Studie [2789]):

Aneurysma-Größe	3-4 mm	5-6 mm	7-9 mm	10-24 mm	=> 25 mm
Blutungsrisiko (1-Jahr)	0,36 %	0,5 %	1,69 %	4,37 %	33,40 %

    - ▸ Rupturrisiko im Vergleich zu Aneurysmen der A. cerebri media höher bei Aneurysmen der A. communicans anterior (Risiko 1,9-fach) und posterior (Risiko 2-fach), ferner bei Aneurysmen mit Tochtersack („Baby-Aneurysma" oder „bleb") (Risiko 1,6-fach)

- **weitere Korrelationen des Blutungsrisikos** [3368] **mit:** weiblichem Geschlecht (RR 2,1), Rauchen (ca. RR 1,5-2), Hypertonie, starkem Alkoholkonsum, sehr niedrigem BMI (< 18,5), Aneurysmawachstum, frühere SAB aus anderem Aneurysma; Asymmetrie des

Circulus Willisii; polyzystische Nierenerkrankung nur fraglich; in Schwangerschaft und perinatal wahrscheinlich kein erhöhtes Risiko [4107]

Klinisches Bild

- **Subarachnoidalblutung** (→ S. 103)
  - *seltenere Blutungstypen:* intraparenchymatös (z. B. nach rostral orientierte Media-aneurysmen), intraventrikulär, subdural
- **Raumforderungszeichen:** Hirnnervenausfälle (vor allem N. opticus und Augenmuskelnerven), epileptische Anfälle durch Druck auf den frontobasalen oder temporalen Kortex, Trigeminus-Neuralgie, hypothalamische Störungen
- **ischämische Symptome** (selten) durch Spontanthrombose mit gleichzeitigem Verschluss des tragenden Gefäßes oder von perforierenden Gefäßen bzw. durch Ausschwemmung intraaneurysmaler Thromben

Diagnosestellung

- **digitale Subtraktions-Angiografie** (👁) empfindlichste Methode (3D-Rotationsangiografie), Goldstandard
- **nichtinvasive Verfahren** [4466],[4467]:
  - *CT (mit Kontrastmittel):* Darstellung von größeren Aneurysmen
  - *CT-Angiografie (CTA):* Sensitivität (98 %) und Spezifität (100 %) ausreichend hoch zur primären Diagnostik bei SAB gemäss Metaanlyse [4457]; Sensitivität eingeschränkt bei kleinen Aneurysmen (< 3mm)
  - *MRT:* u. U. Darstellung von (konventionell-angiografisch nicht sichtbaren) thrombosierten Aneurysmen
  - *MR-Angiografie:* Sensitivität 94 % (≤ 3 mm: 38 %)
  - *transkranielle Duplexsonografie:* Sensitivität ca. 80 % bei Aneurysmen > 5 mm im vorderen Stromgebiet [1475],[4466],[4468]

Screening

- **in Familien mit aneurysmatischen Subarachnoidalblutungen** bei ≥ 2 Familienmitgliedern; kein Konsens über Methode und Häufigkeit von Wiederholungsuntersuchungen; neuere Daten legen Screening-Nutzen auch bei SAB bei einem Verwandten 1. Grades nahe
- **bei Patienten mit polyzystischer Nierenerkrankung** Screening auf cerebrale Aneurysmen bei positiver Familienanamnese für SAB; erhöhtes Angiografierisiko, daher Screening mit nichtinvasiven Methoden [678]
- **bei Patienten mit normaler Nierenfunktion** und cerebralen Aneurysmen kein standardmäßiges sonografisches Screening der Nieren

Therapieverfahren

- **neurochirurgisch:** Ausschaltung durch Clipping; bei inoperablen Aneurysmen u. U. Umlagerung Fett-/Muskelgewebe
  - *Ausschaltungsrate* nach primärem Eingriff: komplett 82 %, subtotal 12 %, inkomplett 6 % [2760]
  - *OP-Risiko:* Mortalität 2,6 %, permanente Morbidität 10,9 % (Meta-Analyse von 1998 [3251]), ähnliche Zahlen in ISUIA Studie. Risiko höher bei vertebrobasilären Aneurysmen, Alter ≥ 50 Jahre (RR 2,4), Aneurysma > 12 mm, früherem ischämischem Schlaganfall (RR 1,9), nicht-hämorrhagische Aneurysma-Symptome (RR 1,6) [4484]; niedrigste Komplikationsrate bei operativem Clipping im vorderen Kreislauf und Alter < 50 Jahre (weniger als 5 % kombinierte Morbidität/Mortalität)
  - *erneute Behandlung* erforderlich wegen unvollständigem primärem op. Verschluss oder Rezidiv bei rupturierten Aneurysmen 3,8 % (Nachuntersuchung der Patienten der ISAT Studie [604]); für nicht-rupturierte Aneurysmen keine Daten
- **interventionell-neuroradiologisch:** endovaskulärer Verschluss mit Platin-Coils; bei breitbasigen oder fusiformen Aneurysmen u. U. Remodellierung des Gefäßes mit Ballon und/oder Stent, bei ausreichender Kollateralversorgung u. U. Verschluss des Trägergefäßes mit Coils oder Ballons (Details s. Kapitel „Verfahren zur Schlaganfallbehandlung und -prophylaxe" → S. 740)
  - *Ausschaltungsrate* nach primärem Eingriff: komplett 66 %, subtotal 26 %, inkomplett 8 % [2760], wesentlich abhängig von Aneurysma-Größe und Morphologie
  - *Eingriffsrisiko:* Morbidität 3,7 %, Mortalität 1 % [518]; Coiling ist dem Clipping überlegen bei Patienten ≥ 50 Jahre, Aneurysma im hinteren Kreislauf und Größe > 7 mm
  - *erneute Behandlung* (Nach OP) erforderlich wegen unvollständigem primärem Verschluss oder Rezidiv von rupturierten Aneurysmen bei 17,4 % (Nachuntersuchung der Patienten der ISAT Studie [604]); für nicht-rupturierte Aneurysmen keine Daten

- **Wann welches Verfahren?**
  - *Aneurysmen des vorderen Stromgebiets:* bei Patienten < 50 Jahre Coiling oder Clipping möglich; Coiling wenn endovaskuläre Behandlung mit komplettem Verschluss möglich, bei guter Operabilität vorzugsweise Clipping (geringere Rezidivrate)
  - *vertebrobasiläre Aneurysmen:* meist endovaskuläre Therapie (schwieriger Zugang für offene OP)
  - *komplexe Media-Aneurysmen:* meist OP, da häufig aus Aneurysma hirnversorgende Äste abgehen

Clinical Pathway UNRUPTURIERTE INTRAKRANIELLE ANEURYSMEN

Differenzialtherapie (Leitlinie DGN [3931])

- **Primärprophylaxe:** Entscheidungen prinzipiell individuell nach interdisziplinärer Diskussion (Neurologie, Neuroradiologie, Neurochiurgie) und shared consent mit dem Patienten unter Abwägung des Blutungsrisikos des Aneurysmas, des Behandlungsrisikos versus Alter und Komorbidität
  - *nicht rupturierte Aneurysmen der vorderen Zirkulation (ohne A. comm. post. Abgang):*
    - < 7 mm ohne stattgehabte Subarachnoidalblutung aus einem anderen Aneurysma: keine generelle Behandlungsempfehlung für Therapie; immer Empfehlung Blutdruck senken, Rauchstopp, keinen erhöhten Alkoholkonsum; nicht invasive Verlaufskontrolle (MRA) von Aneurysmagröße und Konfiguration in zunächst jährlichen, dann längeren Abständen
      - für Behandlung sprechen eher (nach Abwägung Behandelbarkeit und Komorbiditäten): Alter < 50 Jahre, Größe nahe 7 mm, angiografische Risikofaktoren (gelappte Kontur, Tochtersack, Größenprogredienz), familiäre Aneurysmaerkrankung, polyzystische Nierenerkrankung
    - ≥ 7 mm: Behandlung unter Berücksichtigung von Größe (siehe Risiko bei 7–12 mm), Alter, neurologischem Zustand und Allgemeinzustand sowie den Risiken der Therapieverfahren (Empfehlungsstärke C)
  - *nicht rupturierte Aneurysmen der hinteren Zirkulation* (einschließlich der A. communicans posterior) und *asymptomatische intrakranielle („additionale") Aneurysmen* (nach stattgehabter SAB aus einem anderen, bereits versorgten Aneurysma): Behandlung in der Regel empfohlen unter Abwägung Größe, Lage, Behandelbarkeit und Allgemeinzustand des Patienten (C)
  - *kleine asymptomatische intrakavernöse Karotis-Aneurysmen:* keine Behandlung (C)
- **Sekundärprophylaxe:**
  - *rupturierte Aneurysmen:* frühzeitige Therapie obligat (→ Subarachnoidalblutung S. 103)
  - *nicht rupturierte, aber kompressiv symptomatische intradurale Aneurysmen* jeder Größe: Behandlung, besonders sorgfältige Analyse bei großen oder Riesenaneurysmen aufgrund des höheren therapeutischen Risikos (C)
  - *große symptomatische intrakavernöse Karotis-Aneurysmen ohne Blutung:* individuelle Entscheidung unter Berücksichtigung von Alter, Symptomausprägung und -dynamik; Behandlung primär endovaskulär gefäßerhaltend mit Stent; Verschluss des Trägergefäßes nur möglich bei ausreichender Kollateralisierung oder kombiniert chirurgisch (Bypass) und endovaskulär (Verschluss) (C)

Selbsthilfegruppe Verein für Hirn-Aneurysma-Erkrankte, Egerländerstraße 40 c, D-86368 Gersthofen, Tel.: 0821/473023, E-Mail: Hirnaneury@aol.com, Internet: www.hirn-aneurysma.de

Morbus Osler (hereditäre hämorrhagische Teleangiektasie) [1523]

Genetik Autosomal-dominant vererbt, genetisch heterogen (bisher Loci auf Chromosom 9q und 12q identifiziert)

Pathologie Dilatation postkapillärer Venolen, Verbindung zu dilatierten Arteriolen (→ AV-Shunt); mononukleäre Zellinfiltrate im perivaskulären Raum

Diagnostische Kriterien [3164] 2 der folgenden Merkmale:
- rezidivierendes Nasenbluten
- Teleangiektasien außerhalb der Nasenschleimhaut
- autosomal dominanter Erbgang
- viszerale Beteiligung

Klinisches Bild
- **Epistaxis**, häufiges Erstsymptom, ggf. mit transfusionsbedürftigem Blutverlust
- **Teleangiektasien der Haut**, vor allem Lippen, Zunge, Gaumen, Finger, Gesicht, Konjunktiven, Nagelbett; selten Blutungen

- **pulmonale AV-Shunts** (5–15 %) vor allem in den Unterlappen → Dyspnoe, Zyanose, Polyzythämie
- **neurologische Manifestationen:**
  - *pulmonale AV-Shunts* → paradoxe Embolien → transitorische Ischämien oder Schlaganfälle, Hirnabszesse
  - *zerebrale oder spinale AV-Malformationen* → intrazerebrale und subarachnoidale Blutungen, epileptische Anfälle, migräneartige Kopfschmerzen (keine zerebralen Teleangiektasien!)
- **Gastrointestinaltrakt:** rezidivierende obere und untere GI-Blutungen, meist erst in der 5. oder 6. Dekade; selten Leberbefall (multiple Angiome, Zirrhose)

Zusatzdiagnostik

- **pulmonale Manifestationen:** Blutgasanalyse, Röntgen-Thorax, Thorax-CT; Angiografie im Rahmen der Therapieplanung

Therapie/ Prophylaxe

- **pulmonale Manifestationen:** Embolisation oder Ligatur der zuführenden Arterie, Teilresektionen
  - *Antiobiotika-Prophylaxe vor Operationen* (auch im Zahnbereich!) bei Patienten mit pulmonalen AV-Shunts
- **neurologische Manifestationen:** Ausschaltung pulmonaler AV-Shunts bei zerebralen Embolien; Behandlung zerebraler AV-Angiome → S. 131
- **Epistaxis:** Tamponade; Embolisation als Ultima Ratio bei anderweitig nicht beherrschbaren Blutungen

Superfizielle Siderose des ZNS [2221]

Allgemeines

Klinische und bildmorphologische Entität mit subpialer Hämosiderin-Ablagerung im ZNS (infratentoriell betont) durch chronische langsame oder rezidivierende Blutung in den Subarachnoidalraum; toxische Eisenablagerung pial als Hauptschädigungsmechanismus, auch chronische venöse Hypertonie aufgrund Sklerose epiduraler Venen

Epidemiologie

Inzidenz unbekannt, bis 2007 270 Fälle beschrieben, M:F = 2:1, Schwerpunkt 5.-6. Dekade

Ätiologie [2379]

Rez. Subarachnoidalblutungen aus Malformationen oder Fisteln (9 %) (aneurysmatische SAB selten), zerebrale Amyloid-Angiopathie (3 %), ZNS-Tumor (15 %), Status nach Resektion ZNS-Tumor (6 %), nach ZNS-/spinaler Chirurgie (Shunt-Anlage, Diskektomie, etc.) (7 %), Armplexus/Nervenwurzelverletzung (6 %), SHT, spinales Trauma (13 %), kryptogen (35 %)

Klinisches Bild

SAB-typische Kopfschmerzen nur selten (< 10 %); langsam progrediente Hörminderung (bevorzugte Affektion N. VIII beidseits aufgrund langen glialen Anteils des Nerven > 90 %); Gangataxie (cerebelläre Betonung [Vermis>Hemisphären] der Siderose 80-90 %), Myelopathie (53 %), Blasenfunktionsstörung (14 %), Hyp-/Anosmie (14 %), Optikusaffektion, Diplopie (4 %), sensible Störungen durch Mono-/Oligoradikulopathie, epileptische Anfälle, neuropsychologische Defizite, Schlafstörungen. Kopfschmerzen (14 %)

Zusatzdiagnostik

- **Liquor:** z.T. Eiweißerhöhung, Xanthochromie und Nachweis aktiver Blutunge (Erythrozyten, Erythrophagen, Siderophagen); evtl. wiederholte LP falls Erstuntersuchung unauffällig.
- **MRT:**
  - *zerebral:* hypointenser Saum in T2*-gewichteten Bildern um Kleinhirn und Hirnstamm, supratentoriell meist sylvische Fissur, auch Konvexität, Interhemisphärenspalt; Kleinhirnatrophie; selten begleitend ICB-Muster der zerebralen Amyloidangiopathie
  - *spinal:* häufig Randsaum spinal und entlang der Cauda-Wurzeln, teils mit Verklebungen; in einer Serie bei 45 % spinale Zyste, teils als Meningocele oder Pseudomeningozele
- **MR-Angiografie** Suche nach Fisteln / AVM
- **digitale Subtraktionsangiografie:** Panangiografie im Rahmen der Ursachenabklärung in der Regel unverzichtbar falls MRT nicht richtungweisend; Suche nach Fisteln oder Malformationen, Aneurysmen (selten); bei weiter ungeklärter Ätiologie spinale Angiografie mit gleicher Frage
- **Myelografie** mit Post-Myelo-CT zur Suche nach Duralecks und Myelo-Meningozelen

Differenzialdiagnose

Spinozerebelläre Ataxie: klinisch kaum unterscheidbar, Differenzierung durch MRT

Verlauf

Schleichender Progress über Jahrzehnte; Hämosiderin-bedingte Schädigung bei Diagnosestellung meist nicht reversibel; wahrscheinlich 25 % im Verlauf Verlust der Gangfähigkeit und Ertaubung

Therapie

- **keine erwiesenermaßen wirksame Therapie**
- **chirurgisch:** Behebung duraler Defekte, Resektion von Meningozelen, Entfernung vaskulärer Malformationen; in Fallserien Stabilisierung, selten Regredienz der Symptome
- **Cochlear-Implant** in ausgesuchten Fällen, Erfolgsrate uneinheitlich
- **interventionell:** Behandlung vaskulärer Malformationen
- **medikamentös:** Chelat-Bildner umstritten und ohne sicheren Wirknachweis, neue Substanz (Deferipron) ist Blut-Hirn-Schranken-gängig, sicher und möglicherweise wirksam, kontrollierte Studien fehlen [2378]
- bislang keine sicheren Wirkhinweise: Glukokortikosteroide, Liquor-Shunt, Tin-Protoporphyrin

2.3.4 Zerebrale Mikroangiopathien

Übersicht und Einteilung nach Ursachen [3037]

- **allgemein:** Mikroangiopathie ist häufiger systemisch, isolierte Manifestationen am Gehirn sind selten
- **Arteriolosklerose:** hypertensive und konstitutionelle Verursachung; 90 % aller Mikroangiopathien
- **zerebrale Amyloidangiopathie:** sporadische und familiäre Formen, bei 12 % der > 85-Jährigen
- **hereditäre / genetische Ätiologie:** CADASIL, MELAS, etc.; selten
- **vaskulitisch:** Small-Vessel-Variante der ZNS-Vaskulitis, selten
- **venöse Kollagenose:** sehr selten
- **sonstige:** z.B. postradiogen

Zerebrale Mikroangiopathie durch Arteriolosklerose

Ätiologie

Vorwiegend Arteriolosklerose der langen Marklagerarterien → Blut-Hirn-Schrankenstörung vor allem bei hypertensiver Entgleisung → Ödem → perivaskuläre Demyelinisierung, Maximum der Schädigung im Grenzzonenbereich der tiefen und oberflächlichen perforierenden Gefäße und periventrikulär sprechen für hämodynamische Komponente, z. B. durch Hypoperfusion bei nächtlicher Hypotension

Disponierende Faktoren

Höheres Lebensalter, arterielle Hypertonie (ca. 90 %) häufiger als bei Makroangiopathie, Diabetes nicht häufiger als bei Makroangiopathie, Nikotin und Hyperlipidämien keine relevanten Faktoren; hereditäre Komponente macht ca. 70 % aus (u.a. Mutationen im Homozysteinstoffwechsel, neurotrophen Faktoren, Sauerstoffmetabolismus [Radikale] [203]); Assoziation mit Hyperhomozysteinämie

Pathologie

Beginn ab dem Präsenium, aber auch im mittleren Alter, wenn z. B. maligne Hypertonie länger als ein Jahrzehnt besteht; Korrelation mit hypertensiver extrakranieller Makroangiopathie [888]; Maximalvariante mit Lakunen entspricht Morbus Binswanger; 2 Haupttypen, die aber auch häufig parallel auftreten können:

- **Typ I:**
  - *Pathologie:* fibrotische Wandverdickung (reine Arteriolosklerose) v.a. der tiefen penetrierenden Arteriolen des periventrikulären Marklagers; Folge sind fleckige bis diffuse Marklagerischämien, bei leichten Formen vorwiegend Demyelinisierung und sekundärer Axonverlust [2461]
  - *Lokalisation:* Marklager ventrikelnah betont, Aussparung von U-Fasern und Balken, Temporallappen weniger betroffen, keine lakunären Infarkte
- **Typ II:**
  - *Pathologie:* fibrinoide lokale Wandnekrosen der penetrierenden kortikalen und die tiefe graue Substanz versorgenden Arteriolen; degenerative Wandveränderungen (Bouchard) z. T. mit Mikroaneurysmen als eine mögliche Ursache für hypertensive Massenblutungen in typischer Lokalisation, bei schwerstem Grad regelmäßig Nachweis von Mikroblutungen im MRT ( )
  - *Lokalisation:* kortikal und v.a. tiefe graue Substanz mit multiplen Lakunen (Stammganglien, Pons)

Klinisches Bild

- **lakunäre Hirninfarkte** →Schlaganfall-Kapitel S. 86
- **intrazerebrale Blutungen** →Schlaganfall-Kapitel S. 98
- **subkortikale Demenz** (bei bis zu 30 % aller Demenzen (mit)verantwortlich): Erschöpfbarkeit, Verlangsamung, Aufmerksamkeitsstörung, Antriebsminderung bis Apathie (→ S. 21); Korrelation zwischen Ausmaß der Mikroangiopathie und Symptomen gering (strategische einzelne lakunäre Infarkte!), Effekt auf globale Kognition eher gering
- **neurologische und vegetative Symptome:** apraktische Gangstörung, Harninkontinenz, TIA, fokale Defizite, unsystematischer Schwindel, Benommenheitsgefühl, Krampfanfälle
- **affektive Labilität**, Reizbarkeit und/oder Depression
- **Pseudobulbärparalyse:** spätes Bild bei ausgeprägter bilateraler Läsion der kortikobulbären Bahnen: Schluckstörungen, Dysarthrie, Einschränkung der Zungenbeweglichkeit, Kaustörungen; Zwangsweinen/Zwangslachen; Untersuchung: Masseterreflex gesteigert, keine Zungenatrophie, keine Faszikulationen, Einschränkung der Zungenbeweglichkeit, eingeschränkte oder aufgehobene Beweglichkeit des Gaumensegels, pathologischer Palmomentalreflex, enthemmte periorale Reflexe
- **Verlauf:** stufenweise Verschlechterung typisch, aber nicht obligat; Wechselhaftigkeit der Symptomatik, auch Episoden scheinbarer Besserung, nächtliche Verwirrtheit

Zusatzdiagnostik

- **CT/MRT:** fleckige bis diffuse Hypodensitäten (CT, siehe Abb. 3 E2) bzw. Hyperintensitäten (T2-Gewichtung, FLAIR in der MRT,), bevorzugt periventrikulär, häufig auch im Grenzzonenbereich der tiefen und oberflächlichen perforierenden Arterien (Centrum semiovale); fakultativ: multiple liquorisodense bzw. -intense Lakunen (Stammganglien, Pons; siehe Abb. 3 E1), innen betonte Hirnatrophie; MRT ist sensitiver für untere Schweregrade, parietookzipitale Läsionen und infratentoriell

- **suszeptibilitätsempfindliche MRT-Sequenzen** (T2*-Gewichtung;): Mikroblutungen in Stammganglien, Thalami, Pons, Kleinhirn; die Anzahl der Mikroblutungen korreliert mit dem Ausmaß der Arteriolosklerose und dem Risiko für eine intrazerebrale Blutung [1997]

Differenzialdiagnose

- **Mikroangiopathie anderer Ursache:**
  - **CADASIL-Syndrom** (→ S. 143): kein Hypertonus, Familienanamnese; Diagnosestellung über Genetik, falls negativ Hautbiopsie
  - Sonstige seltene Mikroangiopathien
- **Normaldruck-Hydrozephalus** (→ S. 419): ähnliches klinisches Bild, v.a. Trias aus Demenz, Gangstörung und Inkontinenz, Unterscheidung nach CT- bzw. MRT-Befund und ggf. Effekt probatorischer Liquorpunktionen
- **Morbus Alzheimer:** → S. 310

Therapie

- **frühzeitige Diagnose** und Therapie bei Vorliegen erster Symptome ist entscheidend
- **Risikofaktoren kontrollieren:** strikte Blutdruckeinstellung maximal 140/90 mmHg: ACE-Hemmer und Thiaziddiuretikum hemmen Progredienz der Marklagerläsionen und halbieren ICB-Risiko [1011], ggf. Diabetes-Einstellung mit prophylaktischer Wirkung [4546] (aussagekräftige klinische Studien fehlen)
- **Nootropika/Acetylcholinesterasehemmer:** nicht zugelassen, aber effektiver als bei Alzheimer-Demenz; für Off-label-Anwendung kommen langfristige Gaben von z. B. Memantin [4526], Galantamin [1102] oder Nimodipin bei Koinzidenz mit degenerativer Demenz infrage; Effektstärke hier vergleichbar mit der bei isolierter Alzheimer-Demenz, sodass eine Anwendung nach analogen Kriterien vertretbar erscheint
- **regelmäßige körperliche Aktivität:** beugt Gangstörung und Stürzen vor
- **Thrombozytenfunktionshemmer**
  - *Monotherapie in der Sekundärpophylaxe* nach lakunärem Infarkt (→ S. 86)
  - *ASS plus Clopidogrel* ohne Nutzen bei erhöhtem Blutungsrisiko [326]
  - *primärprophylaktische Thrombozytenfunktionshemmung* wahrscheinlich nicht sinnvoll
- **sonstige:**
  - *Statine* bei Hyperlipidämie (eigener protektiver Effekt auf Mikroangiopathie nicht nachgewiesen)
  - *Kombination Folsäure, Vit.* B_6, *Vit.* B_{12}: bei schwerer Mikroangiopathie und erhöhten Homozysteinwerten im Einzelfall erwägen. [4322]

Zerebrale Amyloid-Angiopathie (CAA)

Synonym

Kongophile Angiopathie

Allgemeines

Häufigste Ursache von Lobärhämatomen bei älteren Patienten; Inzidenz < 75. LJ 2 %, > 85. LJ 12 % [1469]; zahlreiche unterschiedliche familiäre und sporadische Formen mit verschiedenen Gendefekten [3343]

Pathologie

() Amyloidablagerungen (meist Amyloid β 1-40) vor allem in den leptomeningealen Gefäßen und in perforierenden Arteriolen, Bevorzugung des Occipitallappens; Verdrängung der glatten Muskulatur, Zerstörung der Elastica interna und externa, transmurale und perivaskuläre Infiltrate, Pseudoaneurysmen; nicht assoziiert mit systemischer Amyloidose; meist sporadisch

Pathophysiologie

- **Lumeneinengung** → Hypoperfusion → Leukenzephalopathie
- **Wandnekrose/Aneurysmenbildung** → Blutungen (→ S. 98)

Assoziierte Erkrankungen

- **Morbus Alzheimer** (→ S. 310): parenchymale Amyloid-Plaques überwiegend aus A β1-42, vaskuläre aus Aβ1-40; ca. 25 % der fortgeschrittenen Alzheimer-Patienten haben auch ausgeprägte vaskuläre Amyloidablagerung mit schwerer CAA
- **sonstige:** Dementia pugilistica (Boxer-Demenz), zerebrale Vaskulitis (→ S. 144), Down-Syndrom

Klinisches Bild

Rezidivierende, meist lakunäre Ischämien bzw. Blutungen vor allem in der subkortikalen weißen Substanz; 30 % entwickeln eine Demenz [1470]

Diagnostische Kriterien (Boston Kriterien) [2120]

- **mögliche CAA:** singuläre lobäre Blutung, Alter ≥55 J.
- **wahrscheinliche CAA:** multiple Blutungen lobär, kortiko-subkortikal; Alter ≥ 55 J., nicht Basalganglien, nicht Hirnstamm, Kleinhirn erlaubt, keine andere Ursache
- **wahrscheinliche CAA mit unterstützender Pathologie:** evakuiertes Hämatom oder Biopsie
- **gesicherte CAA:** Autopsie

Zusatzdiagnostik

- **MRT** (👁): lobäre, kortikosubkortikale Blutungen unterschiedlichen Alters; in suszeptibilitätsempfindlichen T2*-Sequenzen occipital betonte subkortikale petechiale Mikroblutungen [3404], u. U. zusätzlich flächenhafte Marklagerveränderungen und/oder lakunäre Defekte; Erhöhung der Sensitivität der Boston-Kriterien bei Nachweis von Mikroblutungen von 48 % auf 63 % [4242], von superfizieller Siderose in T2* gewichteten Sequenzen von 81,2 % auf 94,7 % [2421]
- **Liquor:** Amyloid beta 1-40 und beta 1-42 deutlich vermindert, tau gering erhöht; Abgrenzung CAA-Patienten ohne Demenz von Gesunden (Sensitivität 86 % und Spezifität 94 %) [4276]
- **PET:** Darstellung des Ausmaßes der Amyloidangiopathie mit Amyloid-Marker (Pittsburgh Compound B, PiB), diagnostische Relevanz unklar

Therapie

Keine kausale Therapie bekannt; Blutungsrisiko durch antihypertensive Therapie (Perindopril und Indapamid) um > 50 % gesenkt (in Kollektiv mit Hypertonikern und Normotonikern) [178]

CADASIL-Syndrom

Allgemeines

CADASIL = cerebral autosomal dominant arteriopathy with subcortical infarcts and leukoencephalopathy; nicht arteriosklerotische und nicht amyloide Angiopathie ohne Zusammenhang mit Hypertonus

Epidemiologie

Prävalenz der Genträger (nur Bayern und Baden-Württemberg, geschätzt) 1:160 000

Genetik

Autosomal-dominant vererbt (Chromosom 19p13); komplette Penetranz der MRT-Veränderungen bis zum 40. Lebensjahr, der klinischen Symptome bei Männern bis zum 61., bei Frauen bis zum 66. Lebensjahr; Penetranz 50 % im Alter von 30 Jahren

Pathologie

Generalisierte nicht arteriosklerotische und nicht kongophile Angiopathie, Schwerpunkt in den langen penetrierenden Marklagerarterien, mit granulärer Degeneration der Media, ultrastrukturell Nachweis von charakteristischem elektronendichtem osmiophilem Material (granular electron-dense osmiophilic material, GEM) mit Akkumulation angrenzend an Gefäßmuskelzellen der Gefäßwand (ubiquitär; neben ZNS auch Muskel, Nerv, Haut, Aorta etc. betroffen, außer im ZNS jedoch in der Regel klinisch stumm)

Diagnostische Kriterien [876]

- **wahrscheinlich:**
  - *Alter* bei Beginn < 50 Jahre
  - *mindestens 2 der folgenden Symptome:* Schlaganfälle mit permanenten Defiziten, Migräne, schwere affektive Störung, subkortikale Demenz
  - *ferner:* keine anderen ursächlichen vaskulären Risikofaktoren, positive Familienanamnese, passender MRT-Befund
- **sicher:** plus Mutationsnachweis und/oder positive Hautbiopsie

Klinisches Bild

- **wiederholte subkortikale Ischämien** (TIA, PRIND, Schlaganfall)
- **migräneartige Kopfschmerzen** (mit und ohne Aura, hemiplegische Migräne)
- kognitive Defizite, Gangstörung, Blasenentleerungsstörungen, psychiatrische Störungen (depressive Zustandsbilder, Anpassungsstörungen), epileptische Anfälle
- im Alter > 60 Jahre Einmündung in Pseudobulbärparalyse, spastische Tetraparese und (subkortikale) Demenz (→ S. 21)

Stadieneinteilung [4286]

Stadium	Alter	Klinik
I	20–40 Jahre	häufig migräneartige Episoden und subkortikale Läsionen im MRT
II	40–60 Jahre	häufig insultartige Episoden, bipolare oder monopolare psychiatrische Auffälligkeiten, konfluierende Marklagerläsionen und Basalganglienläsionen im MRT
III	60–80 Jahre	subkortikale Demenz, Pseudobulbärparalyse, diffuse Leukenzephalopathie, Basalganglien-Läsionen

Zusatzdiagnostik

- **MRT** (👁): Beginn mit Signalveränderungen periventrikulär und im Centrum semiovale; im Verlauf diffuse, z. T. konfluierende Marklagerhyperintensitäten in T2-gewichteten Bildern, subkortikale und tiefe lakunäre Infarkte und dann charakteristischerweise Betonung temporopolar (sensitiv und spezifisch) und der Capsula externa (weniger spezifisch) [2579],[656]; im späteren Verlauf Mikroblutungen bei > 50 %, häufiger bei begleitender Hypertonie und Diabetes [4319]
- **Duplexsonografie:** selten Befall größerer intracerebraler Gefäße mit Stenosen
- **Genetik:** Methode der Wahl; Nachweis von Punktmutationen im Notch3-Gen; die Testung der 5 häufigsten Mutationen hat eine Sensitivität von ca. 90 % [2579]

- *Durchführung:* aus 20 ml EDTA Blut z.B. im Neurogenetischen Labor, Neurologische Klinik, Klinikum Großhadern, Marchionistraße 15, 81377 München, Tel.: 089 7095-1, Fax: 089 7095-3677
- **Hautbiopsie** [1035] (→ ultrastruktureller Nachweis von GEM, siehe Pathologie): hohe Spezifität, falsch negative Befunde möglich; Methode 2. Wahl bei unauffälliger Genetik
- **CAVE:** hohe Rate von Angiografie-Komplikationen bei CADASIL!

Differenzialdiagnose

- **Hypertensive Mikroangiopathie:** vaskuläre Risikofaktoren nachweisbar; in der Bildgebung ebenfalls subkortikale Infarkte und Marklagerveränderungen, jedoch kein ausgeprägt temporaler Befall wie bei CADASIL
- **Hereditary Endotheliopathy with Retinopathy, Nephropathy and Stroke (HERNS)**, s.u.

Therapie

- **keine kausale Therapie bekannt**
- **vaskuläre Ereignisse:** Versuch mit ASS, Kontrolle sonstiger vaskulärer Risikofaktoren (falls vorhanden)
- **Migräne:** kein Sumatriptan, am ehesten Prophylaxe mit β-Blockern
- **Donepezil** (off label) bei kognitiven Defiziten zur Besserung exekutiver Funktionen

Verlauf und Prognose

Klinischer Verlauf sehr variabel, bei Frauen generell günstiger: Immobilität bei Männern früher und mittlere Lebenserwartung geringer (65 Jahre vs 71 Jahre bei Frauen)

Seltene Mikroangiopathien

Susac-Syndrom [989]

- **Epidemiologie:** sehr selten (200 Fälle beschrieben), F:M 3:1, meist 3.-4. Dekade
- **Pathologie:** Vaskulopathie mit Stenosen /Verschlüssen / Extravasaten retinaler Gefäße sowie der zerebralen Arteriolen mit Mikroinfarkten der weißen Substanz; Autoimmunpathogense wahrscheinlich (Komplementablagerungen, Lympzozyteninfiltration, evtl. Antiendothelzellantikörper; erinnernd an Dermatomyositis); Entität letztlich wohl zum Bereich der Small-Vessel-Vaskulitis gehörend
- **Klinik:** Trias aus Enzephalopathie (migräneartige Kopfschmerzen, neuropsychiatrische Symptome), Sehstörungen (auch Flimmerskotome), Tieftonschwerhörigkeit; Trias nur selten zeitgleich, Verlauf oft über Jahre, häufiger monophasisch-enzephalopathisch über 1-2 Jahre, selten schubartig-remittierend, nur in Einzelfällen länger als 5 Jahre aktiv; weitere Verlaufsform: rezidivierend mit Schwerpunkt retinal/Innenohr ohne relevante Enzephalopathie
- **Diagnose:** retinale Fluoreszenzangiografie, Audiometrie, MRT (in T2 3-7 mm dicke runde („snowball") Läsionen der weißen Substanz (Zentrum des Corpus callosum, periventrikulär), auch graue Substanz und KM-Aufnahme der Leptomeningen in 30 %; im Liquor leichte Pleozytose (meist < 20/μl) und mäßige Proteinerhöhung
- **Differenzialdiagnose:** MS, ADEM, Small-Vessel-Vaskultis anderer Ursache, Sarkoidose, Tuberkulose, Borreliose, MELAS, HERNS
- **Therapie:** Glukokortikoide, initial hochdosiert, alternativ bzw. in Kombination MMF; pulsatile Cyclophosphamid-Gabe bei schweren Verläufen frühzeitig (Details unter http://www.ucalgary.ca/susac/); evtl. ASS; Prognose bei früher Therapie oft gut, Patienten bleiben in Mehrzahl arbeitsfähig

Hereditary Endotheliopathy with Retinopathy, Nephropathy and Stroke (HERNS) [1891]

Autosomal-dominant vererbte Arteriopathie mit generalisierten Veränderungen (Gehirn, Niere, Retina, Appendix, Haut) der Basalmembranen; klinisch initial Visusstörungen (Makulaödem, perifoveale mikroangiopathische Teleangiektasien), Proteinurie/Hämaturie, in der 3.–4. Lebensdekade migräneartige Kopfschmerzen, psychiatrische Störungen, subkortikale Infarkte

2.3.5 Vaskulitiden

Allgemeines

Definition

Heterogene Gruppe von Erkrankungen, pathoanatomisch gekennzeichnet durch eine Entzündung der Gefäßwand mit oder ohne fibrinoide Nekrose, Leukozyteninfiltration, Gefäßstenosen, Mikroaneurysmen und Thrombosen

Epidemiologie

3–5 % der zerebralen Ischämien bei Patienten < 50 Jahre und 1–3 % der Neuropathien (in Biopsie-Serien ca. 7 %) sind vaskulitisch bedingt

Klassifikationen

- **Vaskulitiden des Nervensystems nach Siva** [3811]
  - *primär (beschränkt auf das Nervensystem, „single-organ vasculitis"),* < 1 % aller Vaskulitiden):
    - isolierter Befall des ZNS (ca. 50 % der ZNS-Vaskulitiden)
    - isolierter Befall des PNS (ca. 30 % der PNS-Vaskulitiden)
  - *sekundär:*
    - systemische Vaskulitis mit Befall des Nervensystems („multi-organ vasculitis")
    - isolierter Befall des Nervensystems bei normalerweise systemischer Vaskulitis („single-organ vasculitis"/„vasculitis with a known aetiology"; selten)
- **Einteilung systemischer Vaskulitiden (Chapel Hill Consensus Conference** [1899])
  - *Befall großer Gefäße:* Riesenzellarteriitis, Takayasu-Arteriitis (beide granulomatös)

- *Befall mittlerer Gefäße:* klassische Polyarteriitis nodosa (cPAN), Kawasaki-Syndrom (beide nicht granulomatös)
- *Befall kleiner Gefäße:*
  - granulomatös, ANCA-positiv: Churg-Strauss-Syndrom, Morbus Wegener
  - nicht granulomatös, ANCA-positiv: mikroskopische Polyangiitis nodosa (mPAN)
  - nicht granulomatös mit Immunkomplexen: kryoglobulinämische Vaskulitis, Behçet-Syndrom
  - *Anmerkung:* Vaskulitiden im Rahmen von Kollagenosen betreffen ebenfalls überwiegend die kleinen Gefäße

Klinisches Bild

- **Kopfschmerz:** häufigstes Symptom, subakut bis chronisch, kein Vernichtungskopfschmerz
- **Allgemeinsymptome:** bei sekundärer ZNS-Vaskulitis subfebrile Temperaturen, z. T. schweres Krankheitsgefühl, Gewichtsverlust, Myalgien, Arthralgien, Hauterscheinungen ( ); vorausgegangene oder bestehende Infekte
- **fokale/multifokale neurologische Defizite** durch arterielle und venöse Durchblutungsstörungen, intrazerebrale Blutungen, bei Befall peripherer Nerven meist als Mononeuritis multiplex (ca. 80 %), seltener auch distal-symmetrischer Befall (ca. 20 %)
- **diffuse zerebrale Funktionsstörung** durch multiple zerebrale Läsionen oder metabolische Enzephalopathie aufgrund der systemischen Organmanifestation (z. B. Niereninsuffizienz durch Glomerulonephritis)
- **spezielle Symptome und Zeichen:** siehe unter den einzelnen Krankheitsbildern

Zusatzdiagnostik

- **Basisdiagnostik** bei Verdacht auf Vaskulitis des Nervensystems:
  - *Labordiagnostik:*
    - Zeichen der systemischen Entzündung: CRP, BSG, Differenzialblutbild (Anämie, Thrombozytose oder Thrombozytopenie)
    - immunologisches Labor: ANA, SS-A, SS-B und Subgruppen, c- und p-ANCA (Myeloperoxidase-spezifisch), Antiphospholipid-AK, Lupus-Antikoagulans, Kryoglobuline, zirkulierende Immunkomplexe, Komplementfaktoren (C3, C3d, C4, CH50), Rheumafaktor, Serumprotein- und Immunelektrophorese, Immunglobuline quantitativ, ACE i. S., sIL-2-Rezeptor und Neopterin (Sarkoidose), Polymyalgiereaktion (PMR, nur bei erhöhtem CRP)
    - Infektionssuche: Serologie für Borrelien, Lues, HBV, HCV, HIV
    - Blutkulturen zum Ausschluss eines bakteriellen Infektes/Endokarditis bei Status febrilis
    - Liquordiagnostik mit Zytologie, Kulturen/Antigene (Bakterien, Pilze): unspezifisch, häufig Schrankenstörung, Pleozytose; wichtig zum Ausschluss sekundär-infektiöser Vaskulitiden (z. B. HSV, VZV-PCR und Antikörperspezifitätsindex, PCR für Pilze, Bakterien und Mykobakterien)
    - Quantiferon-Test, Tb-Diagnostik aus Sputum und Urin
    - Zeichen der viszeralen Beteiligung: Nierenwerte und Urinstatus mit Frage nach renaler Beteiligung, CK, Transaminasen
  - *Elektrophysiologie:* EEG und Elektroneurografie/EMG bei klinischem Verdacht auf Beteiligung des peripheren Nervensystems (PNS)
  - *neurovaskuläre Ultraschalldiagnostik:* zur Erfassung von Ausmaß und Dynamik intrakranieller Stenosen, spezifisch für entzündliche Gefäßveränderungen bei Verdacht auf Takayasu-Vaskulitis oder Arteriitis cranialis
  - *neuroradiologische Diagnostik:* kraniales MRT ( ) mit DWI, T2*, KM-Gabe und MRA: Gefäßwandverdickung und Wandenhancement; Details siehe einzelne Krankheitsbilder
  - *Röntgen-Thorax, ggf. CT-Thorax:* interstitielle Pneumopathie, Infiltrate, Pleuraergüsse
  - *kardiologische Diagnostik:* EKG (Rhythmusstörung, Repolarisationsstörung), ggf. transösophageales Echokardiogramm (Vegetationen?)
- **erweiterte Diagnostik:**
  - *Angiografie:* bei Verdacht auf Befall großer und mittelgroßer Arterien des ZNS mit Frage nach Gefäßabbrüchen, unregelmäßigen Stenosen, Aneurysmen
    - Sensitivität nur bei Vaskulitis mittelgroßer und großer Gefäße hoch (80 %) im Vergleich mit Biopsie; bei unauffälliger Initial-Angiografie häufig positiver Befund bei Re-Angiografie im Verlauf
    - Spezifität „vaskulitis-typischer" Angiografiebefunde gering (14–26 %) (Leitlinie DGN [360]), sodass Nutzen umstritten
  - *Ganzkörper-FDG-PET:* Suche nach systemischer Vaskulitis/Tumor/Entzündung

- *Biopsie* von Haut, Nerven, Muskulatur, Niere, Lunge, Meningen und Hirnparenchym oder der A. temporalis (je nach klinischem Befall); vor Beginn einer langfristigen Immunsuppression obligat außer bei Takayasu-/Behçet-Syndrom
- Details und spezielle ergänzende Diagnostik siehe einzelne Krankheitsbilder

Allgemeine Differenzialdiagnose (Vaskulitis-ähnliche Bilder)

- **Reversibles zerebrales Vasokonstriktions-Syndrom (RCVS):** akuter Donnerschlagkopfschmerz (teils mehrfach), initial progrediente Stenosen, Liquor i.d.R. normal
- **mikroangiopathisch:** Arteriolosklerose (häufig), zerebrale Amyloid-Angiopathie (bei > 80-Jährigen häufig), CADASIL-, Susac-Syndrom, immunologisch vermittelte Vaskulopathie (z. B. SLE ohne Vaskulitis-Nachweis, → S. 158), Morbus Fabry
- **embolisch und/oder lokal thrombotisch:** Thrombophilie (Antiphospholipid-Antikörper-Syndrom), thrombotisch-thrombozytopenische Purpura (Moschkowitz), Sneddon-Syndrom (→ S. 165), Vorhofmyxome, Endokarditis, Cholesterin-Emboli, Morbus Osler (→ S. 139), Sichelzellkrankheit (primär Verschluss durch verformte Erythrozyten)
- **demyelinisierend:** Multiple Sklerose (häufig), ADEM, Schilder'sche Erkrankung (Kinder)
- **neoplastisch:** ZNS-Lymphome, Gliomatose, lymphomatoide Granulomatose (intravasale Lymphomatose); auch paraneoplastische Vaskulitiden möglich
- **spezielle Differenzialdiagnosen:** siehe einzelne Krankheitsbilder und infektiös-entzündlich: viral, bakteriell

Primäre Vaskulitis (Angiitis) des ZNS (PACNS) oder isolierte Angiitis des ZNS (IAN)

Allgemeines

Seltene Erkrankung, Inzidenz ca. 0,2/100 000/Jahr, Diagnose wird häufiger, M:F=2:1, vorwiegend in der 4.–6. Dekade auftretend

Subtypen [1556]

- **Hauptformen:**

Subtyp	Histologie	MRT	MRA/DSA	Liquor	Biopsie
1. Small-Vessel-Variante (SV-PACNS) (30 % aller PACNS)	granulomatöse Angiitis (20 % aller PACNS): granulomatöse Vaskulitis kleiner Gefäße	multiple kleine Ischämien	typischerweise unauffällig	auffällig	meist positiv
	lymphzytäre Angiitis (10 % aller PACNS): lymphozytäre Vaskulitis				
2. Medium-Vessel-Variante (MV-PACNS) (60 % aller PACNS)	„Medium-Vessel" entspricht den größeren intrazerebralen Gefäßen, früher auch „angiografisch definierte ZNS-Vaskulitis"; ältere Fallserien zu dieser Entität sind wahrscheinlich mit RCVS-Patienten „kontaminiert".	nahezu immer auffällig	MRA/DSA nahezu immer auffällig, Größere (M1, A1, P1) und kleinere (M2/3, A2, P2) Gefäße in ca. 70 %, nur kleinere (M2/3, A2, P2) in ca. 30 %	auffällig	in ca. 75 % negativ (sampling Fehler)

- **sonstige seltenere Varianten:**
  - *Amyloid-beta assoziierte PACNS (< 5 % aller PACNS):* variable perivaskuläre Inflammation bei zerebraler Amyloid-Angiopathie
  - *Small-Vessel-Variante mit vorwiegend leptomeningealem Befall* (< 5 % aller PACNS): MR-enhancement der Leptomeningen, in 50 % einzige Auffälligkeit in der Bildgebung, Angiografie negativ [3497]
  - *PACNS als solitäre Massenläsion (< 5 % aller PACNS)*, rascher Verlauf, als Entität noch nicht voll etabliert
  - *Eosinophile Variante [3865]:* Befall kleiner Gefäße, nur einzelne Fälle beschrieben

Ätiologie

Ungeklärt; Zusammenhang mit VZV, Amyloidangiopathie und allogener Knochenmarktransplantation beschrieben [3017], mögliche Erstmanifestation eines Morbus Hodgkin [3748]

Pathologie

Sehr variabel, im typischen Fall segmentale Angiitis (kleiner) Arterien und Arteriolen, Intimaproliferation und -fibrose, Aussparung der Media, gelegentlich multinukleäre Riesenzellen (Langhans)

Klinisches Bild

- **Kopfschmerz (> 60 %):** subakut bis chronisch, oft Initialsymptom; akuter Kopfschmerz untypisch (Abgrenzung zum RCVS)
- **neuropsychologische Defizite** (40-80 %)**:** intermittierende Verwirrtheit, demenzielle Entwicklung, Verhaltensänderung, psychiatrische Symptome
- **multifokale neurologische Defizite** (40 %): TIA oder Stroke-like; Aphasie, Hemisymptomatik, Gesichtsfelddefizite, Krampfanfälle (25 %); selten spinale Symptome bei spinalem Befall, primäre SAB oder ICB

- **Allgemeinsymptome:** Krankheitsgefühl, subfebrile Temperaturen, Myalgien eher selten (10-20 %)

Diagnostische Kriterien (mod. n. Moore [2770] und Leitlinie DGN [360])

Kein Konsens über die Kriterien, Validität nicht untersucht

- **klinische Evidenz:** Symptome einer multifokalen oder diffusen ZNS-Erkrankung mit rezidivierendem oder progredientem Verlauf
- **paraklinische Evidenz:** Befunde im MRT, Angiografie (MRA und/oder DSA) und Liquor die die Diagnose einer Vaskulitis unterstützen (Angiografie nur bei MV-PACNS hilfreich)
- **Ausschluss sekundäre Vaskulitis:** Ausschluss eines systemischen entzündlichen Prozesses (Allgemeinsymptome und/oder CRP/BSG-Erhöhung möglich)
- **histologische Evidenz:** Nachweis einer leptomeningealen oder parenchymatösen Vaskulitis und Ausschluss einer Infektion, Neoplasie bzw. von anderen Vaskulopathien
- **Bewertung:** 3 von 4 Kriterien müssen erfüllt sein, vor Immunsuppression wird eine Biopsie empfohlen, da ohne Biopsie häufig Fehldiagnosen [359]

Zusatzdiagnostik

- **Labor:** kein spezifischer Test bekannt; CRP und BSG erhöht in < 25 % der Fälle, ANA (niedrigtitrig) selten; Ausschlussdiagnostik (→ S. 144)
- **Liquor** pathologisch (initial 80 %, im Verlauf > 95 % pathologisch): Gesamtprotein mäßig erhöht (meist < 1200 mg/l, selten bis 10g/l), lymphomonozytäre Pleozytose (meist < 20/µl, selten > 100/µl); selten erhöhter IgG-Index oder oligoklonale Banden; wiederholt normaler Liquorbefund hat einen sehr hohen negativen prädiktiven Wert; im Verlauf u. U. Abnahme des Gesamteiweisses und der Immunglobulin-Synthese unter immunsupressiver Therapie und Korrelation mit günstigem Verlauf [2970]
  - *Ausschlussdiagnostik:* Abgrenzung von infektiösen und neoplastischen Ursachen (s. o.)
- **CCT** nur in ca. 50 % der Fälle auffällig
- **MRT** sensitiv (90–100 %), aber wenig spezifisch [1556]
  - *Befunde:* multiple Läsionen in grauer und weißer Substanz, meist bilateral supratentoriell; infratentorielle Läsionen nur zusammen mit supratentoriellen Läsionen; häufig Infarkte (bis 53 %) und häufig multipel (kortikal und subkortikal, in territorialem und/oder mikroangiopathischem Muster), häufig unspezifische Läsionen der weißen Substanz; selten venöser Befall, ICB, SAB, raumfordernde Läsionen in 5 % (ähnlich Tumoren oder Abszessen); nur mäßige Korrelation mit Angiografie; schrankengestörte Herde in 1/3, leptomeningeales KM-Enhancement in 8 % (Target für Biopsie)
  - *Bewertung:* unauffälliger Befund hat sehr hohen negativen prädiktiven Wert, positiver Befund nicht spezifisch für PACNS
- **MR-Angiografie:** Sensitivität nicht systematisch untersucht; bei Nachweis von ≥ 3 Stenosen verteilt auf mindestens 2 unterschiedlichen Territorien wahrscheinlich hohe positive Prädiktion wie Angiografie [909], zur primären Diagnostik und Follow-up Untersuchungen mit DWI, ADC-maps und MRA bei ZNS-Vaskulitis hilfreich [2790],[4464]
- **hochauflösende-MRT mit Kontrastmittel („vessel wall imaging“ oder „black-blood imaging“):** Darstellung von Gefäßwandprozessen mittels nativer T1- und T2-gewichteter Bilder sowie intramuralem KM-Enhancement (beschränkt auf „Large-“ und „Medium-Vessel“-Varianten); Sensitivität wahrscheinlich nicht höher als MR-Angiografie, möglichweise jedoch bessere Spezifität mit Differenzierung zwischen konzentrischem und exzentrischem Wand-Enhancement (inflammatorisch vs. akute atherosklerotisches Plaque) [2210] sowie zur RCVS (kein Wand-Enhancement [2547])
- **Angiografie:** typischerweise alternierende segmentale Stenosen und Dilatationen („beading“) multisegmental bilateral aber auch singulärer Gefäßbefall möglich; seltener Verschlüsse, unscharfe Gefäßränder, fusiforme Dilatationen, Mikroaneurysmen, Kollateralen, verzögertes Parenchym-Enhancement und washout; retrospektiv Sensitivität 40–90 % (eingeschränkt vor allem bei reinen Small-Vessel-Varianten unterhalb der DSA-Auflösbarkeit < 500 µm), wenig spezifisch (30 %); insgesamt vorwiegend bei Medium-Vessel-Variante aussagekräftig [2517]; nur mäßige Korrelation mit MRT; bei negativem Liquor- und MR-Befund in der Regel Angiografie nicht nötig, die Diagnose der isolierten ZNS-Vaskulitis unter Einsatz allein von MRT und konventioneller Angiografie führt ohne Biopsie zu häufigen Fehldiagnosen ([1948])
- **Biopsie** (offen oder stereotaktisch); Goldstandard zur Diagnosesicherung; bei bis zu 40 % der Patienten mit V. a. primäre Vaskulitis wird durch Biopsie eine andere Diagnose gestellt [106]); allerdings falsch negative Befunde in 25-50 % (wahrscheinlich noch hö-

her bei Medium-Vessel-Variante); zur Abgrenzung von anderen Differenzialdiagnosen, v.a. Infektionen, Abszesse, Lymphomen vor immunsuppressiver Therapie meist erforderlich

- *Ziel:* neben Leptomeninx auch Kortex und subkortikales Gewebe (Parenchymbefall häufiger als leptomeningealer Befall [106]), möglichst in kernspintomografisch befallenem Gebiet, um falsch negative Rate zu senken; Gewebekultur zum Ausschluss einer infektiösen Genese
- *Risiken:* Morbidität 3,3 %

Differenzialdiagnose

- **benigne Angiopathie des ZNS oder reversible vasospastische Syndrome:** s. u.
- **sekundäre Vaskulitiden des ZNS** (s. u.): ebenso häufig bis häufiger als primäre Angiitis des ZNS
- **Neoplasien**, vor allem lymphoproliferative Erkrankungen inkl. Hodgkin- und Non-Hodgkin-Lymphome
- **Multiple Sklerose** (→ S. 227)
- **andere Differenzialdiagnosen** siehe Abschnitt „Allgemeines" (→ S. 144)

Therapie

- **Allgemeines:** keine kontrollierten Studien vorhanden; Verlaufsparameter: Klinik, MRT und Liquorbefund
- **Therapiebeginn** möglichst früh, Blindtherapie sollte aber vermieden werden; zum Beginn wird histopathologischer Ausschluss anderer infektiöser Erkankungen gefordert (Leitlinie DGN [360]); in praxi zeitnahe Durchführung der Biopsie (z.B. sei aufgrund Initialsymptomatik bestehender Thrombozytenfunktionshemmung) öfter nicht möglich
- **progrediente Klinik, keine andere Ursache bei wiederholter Liquordiagnostik, TEE, etc. („probable PACNS"** [408]**):** Beginn Prednisolon-Stoßtherapie (250-500 mg/d i.v. über 5 Tage) oder Start mit 1-2 mg Prednisolon pro Tag; Biopsie vor stärkerer immunsuppressiver Therapie/Langzeittherapie Biopsie obligat
- **progrediente Klinik und positive Biopsie:** Kombination Prednisolon (1 mg/kg KG oral, in schweren Fällen Beginn mit je 1000 mg i. v. über 3 Tage) und Cyclophosphamid-Pulstherapie (pCYC, 750–1000 mg/m^2 KO), in schweren Fällen erste 2–3 Gaben im 1–2-Wochen Intervall unter Kontrolle des Differenzialblutbildes, dann in monatlichen Abständen; die Steroide können nach ca. 6 Wochen langsam reduziert werden; Dauer der pCYC-Therapie für 3-6 Monate [408], dann Erhaltungstherapie für weitere ca. 12 Monate (Substanzen: Azathioprin oder Methotrexat, alternativ Mycophenolatmofetil oder Ciclosporin A)
- **progrediente Klinik, negative Biopsie und Ausschluss sämtlicher anderer Ursachen:** Therapie wie oben unter Annahme eines falsch negativen Biopsieergebnisses im Einzelfall erwägen
- **therapierefraktäre Fälle:** Versuch mit Plasmapherese oder Rituximab
- **bislang ohne gesicherten Effekt:** intravenöse Immunglobuline, Leflunomid, Mycophenolatmofetil, INF-α, monoklonale Antikörper wie Campath-H1
- evtl. zusätzlich Thrombozytenfunktionshemmer zur Vermeidung ischämischer Komplikationen (keine Studienevidenz)

Verlauf und Prognose

- **natürlicher Verlauf:** ohne Therapie progredient, fluktuierend, nicht selten bleibende Behinderung oder Tod; gelegentlich letaler Verlauf innerhalb von Wochen möglich
- **unter Therapie:** sehr variabler Verlauf abhängig vom Zeitpunkt der Diagnosestellung und Therapiebeginn, Rezidive bei 30 % bei Behandlung von 6 Monaten über klinische Remission hinaus, nach 12 Monaten immunsuppressiver Therapie über die klinische Remission hinaus Rückfallrate < 10 % [2770]
  - SV-PACNS: Rezidivrate höher als bei MV-PACNS (50 %), aber dennoch Outcome meist gut [3497]
  - MV-PACNS: bei Befall größerer (M1, P1, C1) *und* kleinerer Arterien (M2/3, P2/3 etc.) → Mortalität höher (HR≈8), Rezidivrate höher (30 %) als bei Befall nur kleinerer Arterien (M2/3, P2/3; Mortalität gering, Rezidivrate 9 %) [3498]

Isolierte Vaskulitis des peripheren Nervensystems [872]

→ S. 511

Arteriitis cranialis, Arteriitis temporalis Horton, Riesenzellarteriitis

Epidemiologie
Häufigste primäre systemische Vaskulitis, Prävalenz 15–30/100 000, fast immer Patienten > 50 Jahre, im Durchschnitt Krankheitsbeginn um 70 Jahre, F:M = 3:1, vorwiegend Weiße, Assoziation mit HLA-DR4 und -DRB1

Ätiologie
T-Zell-abhängiges (Auto-)Immungeschehen bei genetischer Prädisposition, evtl. infektgetriggert (HBV, VZV, Mycoplasma pneumoniae, Parvoviren, Chlamydien, Borrelien); Einzelberichte über Auftreten nach Gabe von Sulfonamiden, Indometacin

Assoziierte Erkrankungen
Polymyalgia rheumatica (PMR, wahrscheinlich Minor-Variante der Riesenzellarteriitis) in 50–70%; umgekehrt haben ca. 20% der Patienten mit PMR eine Arteriitis temporalis

Pathologie
- **Histologie:** granulomatöse Panarteriitis mittelgroßer und großer Arterien (am Auge auch kleinere Gefäße) mit Riesenzellformationen und/oder lymphomononukleäre Infiltration oft in Nähe einer Unterbrechung der Lamina elastica interna, später Stenosierung des Lumens vor allem durch Intimaproliferation
- **Lokalisation / Formen:**
  - *klassisch:* extrakranielle Karotis-Äste (A. temporalis superficialis, seltener A. occipitalis und andere Externa-Äste), in 15–50% Augenbefall durch Ausbreitung entlang der orbitalen Äste in die A. ophthalmica und Aa. ciliares posteriores (selten auch der A. centralis retinae)
  - *Beteiligung anderer Arterien:* meist Armarterien (sonografisch in ca. 30%, meist distale A. subclavia und A. axillaris); an hirnversorgenden Gefäßen v.a. Befall der A. vertebralis (5%); selten auch Befall der distalen A. carotis interna sowie intrakranieller Gefäße (< 1%); in sensitiven PET-Untersuchungen subklinische Mitbeteiligung der A. vertebralis in ca. 30%, der Armarterien bis 80%, der Aorta und anderer Aortenbogenäste bis ca. 50%.
    - sog. *„Large-Vessel-Variante" (20-30% der Fälle):* sonografisch ausgeprägter Befall der proximalen Armarterien (s.o.), evtl. auch häufiger Befall der Aorta und Beinarterien; Patienten i.d.R. 5-10 Jahre jünger als klassische Form, > 80% weiblich, > 50% ohne Kopfschmerzen und nur selten okuläre Symptome; 1/3 *ohne* Befall der A. temporalis [3337]
    - selten (< 1%) Befall anderer Organsysteme (z.B. Koronarien)

Diagnostische Kriterien (American College of Rheumatology [1256])
- **Kriterien:** Alter > 50 Jahre, neuartige oder neu auftretende Kopfschmerzen, abnorme Temporalarterien (Druckdolenz, abgeschwächte Pulsation), BSG > 50 mm in der ersten Stunde, histologische Veränderungen (s. o.) bei Biopsie der Temporalarterie
- **Aussage:** bei Erfüllen von 3 von 5 Kriterien Sensitivität 93,5%, Spezifität 91,2%, aber in einem Kolletiv mit Vaskulitis-Verdacht positiver prädiktiver Wert nur 29% (!), negativer prädiktiver Wert 99% [3284]

Klinisches Bild
- **Allgemeinsymptome:** Beginn meist schleichend mit Abgeschlagenheit, Muskelschmerzen, Fieber, Gewichtsverlust, Appetitlosigkeit, Depression
- **Kopfschmerzen (> 70%):** meist erstes Symptom, neu auftretend, bohrend-stechend, starke Intensität, eher unilateral, Verstärkung bei Husten, Kopfbewegung, Kauen, meist frontotemporal, auch okzcipital (A. occipitalis-Befall), Zunahme nachts; Empfindlichkeit der Kopfhaut
- **Augenbeteiligung (15–50%):** Visusverlust durch anteriore ischämische Optikusneuropathie (AION) bzw. Zentralarterienverschluss (ZAV); Augenbewegungsschmerz, Doppelbilder (Befall der Augenmuskulatur), Ptosis, selten zentrale Visusstörung durch Ischämie der Sehrinde
- **Claudicatio masticatoria (30%):** pathognomonisches Zeichen, Mangeldurchblutung der Kaumuskulatur
- **peripheres Nervensystem (14%):** Mononeuritis multiplex (< 10%), selten andere Neuropathien
- **zerebrale Ischämien (< 2%)** häufiger im Posteriorstromgebiet, Hirnstammsymptome bei vertebrobasilärem Befall (< 2%), seltener ischämische und neuropsychiatrische Symptome bei Befall intrazerebraler Gefäße (< 1%) [3856]
- **Symptome durch Befall von Aortenbogen und Aortenbogenästen:** Blutdruckseitendifferenz, abgeschwächte Pulse, Claudicatio der Arme; thorakale Aortitis (3%, spät im Verlauf, deutlich erhöhte Inzidenz von Aortenaneurysmen/-dissektionen und Ruptur); selten Befall der Iliakalgefäße mit Claudicatio der Beine, seltene Organmanifestation: Haut, Niere, Lunge, Herz (Befall von Koronararterien)

Untersuchung
- **Temporalarterien** verdickt, druckdolent, Knötchen, geschlängelt (DD arteriosklerotische Elongation), sensitivste Zeichen: fehlende oder seitendifferente Pulsation, schwierige Auffindbarkeit
- **Empfindlichkeit der Kopfhaut**, lokale Hautrötung/Zyanose
- **Strömungsgeräusche,** abgeschwächte oder fehlende Pulse vor allem der oberen Extremität

- **bei okzipitalen Schmerzen** mit Druckschmerz und deutlicher BSG/CRP-Erhöhung immer auf A. occipitalis achten (Farbduplex), DD oberes Zervikalsyndrom, Polymyalgia rheumatica

Zusatzdiagnostik

- **Labor:**
  - *Entzündungsmarker:* BSG meist höher als bei anderen Vaskulitiden, oft 80–100 mm/h, in bis zu 5 % (initial) normal trotz aktiver Entzündung, CRP-Anstieg (> 90 %), Anstieg anderer Akutphasenproteine
  - *Antiphospholipid-Antikörper* in bis zu 30–50 % erhöht; keine Korrelation mit ischämischen Symptomen, Titerhöhe jedoch spezifisch assoziiert mit Wiederaufflackern der Entzündungsaktivität [2424]
  - *Leberwerte:* Erhöhung der alkalischen Phosphatase in 20–70 %, Transaminasenanstieg inkonsistent beschrieben in 0–40 % (DD hepatische Arteriitis/Cholangitis vs. medikamentös-toxisch)
  - *Thrombozytose* (> 400 000/µl) bei 50 % → erhöhtes Risiko retinal-ischämischer Komplikationen im Verlauf (Odds Ratio 3,7) [2423]
  - *sonstige:* erhöhter Faktor VIII und IL-6
  - *Verlaufsparameter* (gute Korrelation mit Entzündungsaktivität): CRP, Serum-Amyloid-A, IL-6
- **Farbduplexsonografie:** an den Temporalarterien Wandverdickung (echoarmer „Halo"), Stenosen/Verschlüsse, verminderte Wandpulsation, Sensitivität 70–80 %, Spezifität 90–100 %, negativer prädiktiver Wert um 70 %, positiver prädiktiver Wert > 95 % in Kollektiv mit V. a. Vorliegen der Erkrankung; positiver Befund bei erfahrenem Untersucher *und* typischer Klinik zur Diagnosestellung (ohne zusätzliche Biopsie) ausreichend; als Screening-Test weniger geeignet [3598],[3334],[1701]; Veränderungen an der A. temporalis sind sehr steroidsensitiv (Sensitivität der Methode nach ≥ 2 Tagen Steroidvorbehandlung deutlich vermindert [1626] bei Large-Vessel-Variante, (A. vertebralis, A. axillaris, distale A. subclavia) echoarme bis moderat echogene homogene langstreckige Wandverdickung, teils exzentrisch [3337]
- **hochauflösende MRT mit Gadolinium:** Darstellung der Wandentzündung mit gleich hoher Sensitivät und Spezifität wie Ultraschall [427]; Steroid-Vorbehandlung idealerweise < 2 Tage [1626]; auch zur Darstellung der Large-Vessel-Beteiligung geeignet; nur in wenigen Zentren etabliert
- **MR-Angiografie** bei Verdacht auf Aortenbogensyndrom oder Befall der Koronararterien (multiple stenotische Segmente)
- **FDG-PET:** höhere Sensitivität als MRT für Vaskulitis der großen Gefäße außer hirnversorgende Arterien
- **Biopsie der Temporalarterien,** obligat wenn nicht durch typische Klinik und Bildgebung (s.o.) die Diagnose gestellt werden kann; bei negativem Befund Biopsie der Gegenseite; mindestens 2 cm langes Segment, da segmentaler Befall; diagnoseweisend, wenn positiv, aber geringe Sensitivität (positiv nur in 15–50 % der Fälle von klinischem Verdacht, häufigster anderer Befund: Arteriosklerose, häufig aber auch falsch negative Befunde [10–60 %], in 14 % der Fälle Nachweis nur durch beidseitige Biopsie [1562]), Steroid-Vorbehandlung sollte < 10 Tage sein
  - *evtl. Zytokin-Bestimmung* mittels PCR aus Biopsat (hoher IFN-α-Anteil ist mit höherer Rate ischämischer Komplikationen assoziiert, hoher IL-2-Anteil gehäuft bei gleichzeitigem Vorkommen einer PMR [4459])
  - *CAVE:* vor Biopsie dopplersonografisch Ausschluss eines retrograden Flusses der periorbitalen Arterien aufgrund Stenose/Verschluss der A. carotis interna, da dann die A. temporalis superficialis ein hirnversorgendes Gefäß sein kann

Differenzialdiagnose

- **Befall der Temporalarterien** bei Morbus Wegener und Panarteriitis nodosa; angiolymphoide Hyperplasie mit Eosinophilie / Morbus Kimura (Alter < 40 Jahre)
- **Befall großer Gefäße bei Takayasu-Vaskulitis:** Temporalarterienbefall nicht beschrieben, jedoch Befall retinaler Gefäße möglich

Therapie

- **Therapiebeginn bereits bei begründetem Verdacht!**
- **Glukokortikoide** (Prednison bzw. Prednisolon) = Mittel der Wahl
  - *Initialdosis je nach Klinik:*

Organbefall	Dosis	Therapiedauer
kein Organbefall (Auge)	1 mg/kg KG/d	Therapiedauer s. u. („Dosis im Verlauf")
einseitige Erblindung (frisch)	200–500 mg/d	3–5 Tage
einseitige Erblindung (älter)	100–200 mg/d	3–5 Tage
drohende Erblindung (Cotton-wool-Flecken, Amaurosis-fugax-Attacken)	200–1000 mg/d	3–5 Tage

  - *Dosis im Verlauf:* Start mit 1 mg/kg KG/d, anschließend weitere Reduktion (initial 10-mg-Schritte pro Woche) bis auf 30 mg frühestens nach 4 Wochen, danach um 2,5 mg wöchentlich reduzieren, ab 15 mg um 1 mg täglich alle 4 Wochen reduzieren bis zum Ende (im Schnitt Behandlungsdauer ca. 70-80 Wochen)
    - generell Steuerung nach Klinik und CRP < 5 mg/l (innerhalb von 2 Tagen auf Steroide reagierend) bzw. BSG (Reaktionszeit bis 3 Wochen)
  - *bei Rezidiv* Erhöhung auf letzte wirksame Dosis plus 10 mg Prednison/Prednisolon, danach Dosisreduktion mit zweifacher Geschwindigkeit im Vergleich zum Standardschema bis Relaps-Dosis, danach mit alter Geschwindigkeit weiter; MTX-Zugabe erwägen (s.u.)
  - *CAVE:* Nebenwirkungen des Kortisons in bis zu 60 % der Fälle (Magenulzera, Diabetes, Hypertonie, Osteoporose und Kataraktbildung); Osteoporoseprophylaxe (Kalzium 1000 mg/d, Vitamin D 500–1000 I. E./d, bei Hochrisikopatienten zusätzlich Bisphosphonate)
- **zusätzliche Gabe von Methotrexat** senkt das Rezidivrisiko um ca. 35-50 % und führt zur Einsparung von Glukokortikoiden [2527][SQ Ia]
  - *Indikation:* hoher Kortikoidbedarf (wg. hoher Rate an Nebenwirkungen durch Glukokortikoide)
  - *Dosierung (EULAR, DGN):* bei normaler Nieren- und Leberfunktion MTX 15 mg s.c./Woche [alternativ orale Gabe], Folsäure 10 mg p.o. 2 Tage nach MTX, Dosisreduktion auf 7,5 mg pro Woche wenn Kortison ≤ 5 mg/d; MTX-Stop 3 Monate nach Dosisreduktion des MTX
    - bei MTX-Intoleranz Beginn mit MTX 10 mg /Woche
- **bei lebensbedrohlichem Large-Vessel-Befall** (z.B. A. vertebralis bds. mit Ischämien; Aortitis) pCYC analog zu anderen systemischen Vaskulitiden (750 mg pro m^2 KOF alle 3-4 Wochen für 6 Monate); Tocilizumab als neue Option bei Large-Vessel-Vaskulitis beachten (s. Takayasu-Arteriitis)
- **ASS (100 mg/d):** Hinweise auf Minderung retinal und zerebral-ischämischer Ereignisse [2878], im Akutstadium empfohlen, vor allem bei Risikopatienten (Thrombozytose, entzündlicher Befall größerer hirnversorgender Gefäße); Magenschutz obligat

Prognose

- meist gutes Ansprechen auf Steroide, in der Regel komplette Remission und „Ausbrennen" nach 1,5–3 Jahren
- unter adäquater Kortikosteroidbehandlung nur selten Rezidive oder chronische Verläufe

Takayasu-(Onishi-)Arteriitis

Ätiologie

Infekt-Triggerung vor allem durch 65 kDa „heat shock protein" (HSP) von Mycobacterium tuberculosis wird diskutiert; bei Asiatinnen Assoziation mit HLA-Bw52; Autoantikörper gegen Aortenendothel scheinen pathophysiologisch relevant zu sein [687]

Epidemiologie

Inzidenz 0,26:100 000 in Europa, weltweit vorwiegend asiatische und lateinamerikanische Frauen unter 40 Jahren, F:M = 8:2

Pathologie

- **Histologie:** Riesenzellarteriitis, identisches histopathologisches Bild wie bei Arteriitis temporalis Horton; entzündliche Wandverdickung bis Okklusion, seltener Dilatation, sehr selten Aneurysmen
- **Lokalisation:** Befall überwiegend des Aortenbogens und großer Äste (proximale A. subclavia, A. carotis nur bis zur Bifurkation, A. vertebralis am Abgang, nicht jedoch im Verlauf, Augenarterienbefall möglich), meist asymmetrischer Befall einer Halsseite, auch Befall basaler Hirnarterien (entzündliche oder postembolische Stenose) in 20 % [610] [3367]

Klinisches Bild

- **Stadium 1 (prävaskulitisches Stadium, nicht obligat vorhanden):** meist unspezifische Entzündungszeichen und Allgemeinsymptome, die den vaskulären Symptomen um Jahre vorausgehen können
- **Stadium 2 (vaskulitisches Stadium):** Zunahme der Allgemeinsymptome, Auftreten von Stenosen, Okklusionen und seltene Aneurysmenbildung, die nach Wochen bis Jahren zu Symptomen führen:
  - *Zeichen der vaskulären Insuffizienz:* Kopfschmerzen (häufigstes Symptom), kühle Extremitäten, asymmetrisch verminderte Pulse („pulseless disease"), Blutdruckseitendifferenz, Strömungsgeräusche, Claudicatio von Armen und Beinen, Subclavian-steal-Phänomen, sekundäre Hypertonie durch Nierenarterienstenose oder peripher arterielle Obstruktion, selten Karotidodynie

- *Ischämien (embolisch oder hämodynamisch):* zerebral (TIA/Schlaganfall bei ca. 10–30 %), okulär (Schwindel, Verschwommensehen, Amaurosis fugax, ischämische Optikusneuropathie, Fundusveränderungen), mesenterial
- *kardiopulmonale Manifestationen:* Aortenklappeninsuffizienz sekundär durch Dilatation der Aorta ascendens; Befall von Koronar- und Pulmonalarterien
- *Hautmanifestationen:* Erythema-nodosum-ähnliche Läsionen an den Beinen (selten)
- **Stadium 3 (Residualstadium):** Ausbrennen der Entzündung meist nach mehreren Jahren (länger als bei Arteriitis cranialis!) bei einem Teil der Patienten (Rezidive möglich), Fibrosierung und irreversible Fixierung der Stenosen

Diagnostische Kriterien (American College of Rheumatology [1256])

- **Kriterien:** Alter bei Symptombeginn < 40 Jahre, Claudicatio der Extremitäten (vor allem der Arme), verminderter Brachialis-Puls, Blutdruckdifferenz systolisch der Arme von > 10 mmHg, Geräusch bei Auskultation über Subklavia oder Aorta/Truncus, pathologische Angiografie mit Stenosen/Verschlüssen der Aorta und aortennaher Gefäße vor allem des Aortenbogens
- **positive Bewertung,** wenn 3 von 6 Kriterien erfüllt sind (Sensitivität 90,5 %, Spezifität 97,8 %)

Zusatzdiagnostik

- **Labor:** CRP und BSG häufig erhöht, eingeschränkte Korrelation mit der Entzündungsaktivität aber als Verlaufsmarker sinnvoll
- **Ultraschalldiagnostik der Aorta und der supraaortalen Äste:** hohe Spezifität; homogen echogene, glatt begrenzte und regelmäßig zirkuläre Wandverdickung („Makkaroni-Zeichen"); reduzierte Wanddicke und zunehmende Hyperechogenität korrelieren mit reduzierter Entzündungsaktivität (Verlaufsbeurteilung).
- **transkranielle Doppler-/Duplexsonografie** zum Nachweis intrakranieller Stenosen
- **MRT/MR-Angiografie:** Nachweis der entzündlichen Wandverdickung (Ödem) aortal, Sensitivität für Stenosen, Gefäßverschlüsse und Aneurysmen hoch, sodass konventionelle Angiografie meist nicht erforderlich ist; Wandenhancement nachweisbar mittels verzögerter KM-gestützter Technik zur potenziellen Früherkennung im inflammatorischen Stadium („delayed contrast-enhanced MRI") ([924] [2629]; bisher keine klare Korrelation des Wandödems/-verdickung mit der klinischen Aktivität nachgewiesen [2629]
  - *3D MR-Angiografie mit KM:* hohe Übereinstimmung mit konventioneller Angiografie (Sensitivität bis 100 %) [2629],[1312],[4583]
- **CT-Angiografie:** Großgefäßbefall nachweisbar durch luminale Stenosierung und Wandverdickung [735]; hohe Übereinstimmung mit konventioneller Angiografie bei supraaortalem Befall [4599]; Unterscheidung von Atherosklerose möglich [3051]; als Verlaufsmarker umstritten [2629]
- **konventionelle Angiografie:** nur in Ausnahmefällen erforderlich, z. B. endovaskuläre Versorgung symptomatischer fixierter Stenosen
- **FDG-PET:** Anreicherung in den Wänden großer Gefäße (≥ 5mm) vor allem im aktiven Stadium, aber auch bei Remission (Remodelling-Vorgänge); Wertigkeit umstritten [182],[2629]
- **Biopsie:** meist nur im Rahmen notwendiger operativer Eingriffe möglich (z. B. Aortenklappenersatz)

Differenzialdiagnose

Frühe Arteriosklerose bei entsprechendem Risikoprofil, Arteriitis cranialis (Horton), Karotis-Dissektion, Aortitis und Befall großer Gefäße bei hereditären Bindegewebeerkrankungen, Lues und Morbus Bechterew

Therapie

- **Allgemeines:** Beginn möglichst früh, vor Entwicklung irreversibler okklusiver Gefäßveränderungen; Problem ist, dass die Krankheitsaktivität abgesehen vom Kriterium der Stenoseprogression durch Labor und Bildgebung schwer zu bestimmen ist
- **immunsuppressive Therapie:** Prednison (Mittel der Wahl) initial 1 mg/kg KG/d, Reduktion nach > 6 Wochen auf Erhaltungsdosis (nach Klinik, Labor und Ultraschallbefund), Kombination mit Methotrexat meist erforderlich, alternativ Azathioprin oder MMF
  - *bei fehlendem Ansprechen* Eskalation auf Cyclophosphamid-Pulsgabe oder monoklonaler Antikörper meist additiv zu Basis-Immunsuppressivum (TNF-α-Blocker Infliximab > 80 % Ansprechen) [4042], [780]; Gabe des Matrix-Metallo-Proteinase-Hemmers Minocyclin (2 × 100 mg/d) in Fallserie additiv zu Prednison wirksam (in praxi kaum angewandt); monoklonaler Antikörper gegen IL-6-Rezeptor (Tocilizumab, monatlich eine Infusion 8 mg/kg KG für 6 Monate) ebenfalls gut wirksam [3499]
- **Thrombozytenfunktionshemmer:** ASS 100 mg/d, bei Versagen Clopidogrel oder ASS+Dipyridamol
- **bei irreversiblen symptomatischen Stenosen** (Stadium 3): Angioplastie und Bypass-Operationen erwägen (immunsuppressive Therapie oft ohne Erfolg); nur im Stadium 3 nützlich [2742]; hohe Re-Stenoserate v.a. bei nicht beherrschter Entzündungsaktivität bedenken [2393]
- **bei Aortenklappeninsuffizienz/Aortendilatation:** Aortenklappenersatz

Prognose

Komplette Remission bei ca. 70 % durch Immunsuppressiva, aber Rückfälle häufig (ca. 40 %); Langzeit-Prognose (Stadium 3) unter Immunsuppression in > 90 % der Fälle gut [3367]; 5-Jahres-Überlebensrate unter Prednisontherapie > 90 %

Polyarteriitis nodosa (Panarteriitis nodosa, PAN)

Allgemeines

- **Inzidenz** klassische PAN (cPAN) 1,6/1 000 000 pro Jahr, mikroskopische PAN (mPAN) 2-3/1 000 000 pro Jahr; vorwiegend mittleres Alter, M:F = 3:1
- **Klassifikation nach Ätiologie:** primäre PAN und PAN in Assoziation mit Viren, in bis zu 50 % der Fälle mit HBs-Antigen (HBV), seltener HCV, HIV, CMV, Parvo B19, HTLV-1
- **Klassifikation nach Manifestationsform:**
  - *klassische PAN (cPAN):* Befall mittelgroßer Arterien ohne Glomerulonephritis mit besonders häufigen neurologischen Komplikationen, Differenzierung in mit Hepatitisnachweis (B+C, ca. 60 %) und ohne Hepatitisnachweis [3014]

- *mikroskopische PAN (mPAN):* small-vessel Vaskulitis mit Glomerulonephritis und pulmonaler Kapillaritis, zur Gruppe der ANCA-positiven Vaskulitiden gehörend

Pathologie

Vorwiegend fokaler und segmentaler Befall, klassische nekrotisierende Vaskulitis mit fibrinoider Nekrose, Thrombose, Ausbildung von Mikroaneurysmen mit transmuralem pleomorphem Zellinfiltrat, selten granulomatös; sehr typisch für die PAN sind parallel anzutreffende Läsionen in unterschiedlichen Stadien; Befall der Vasa nervorum mit vaskulitischer Infarzierung

Klinisches Bild

- **peripheres Nervensystem (cPAN: 50–75 %, mPAN: 10–20 %):** häufig Frühmanifestation in Form einer Mononeuritis multiplex, seltener Radikulopathie, Plexopathie, symmetrische Polyneuropathie, selten limitierte Manifestation der PAN am peripheren Nervensystem möglich (ohne systemischen Befall)
- **zentrales Nervensystem (cPAN: bis 40 %, mPAN: sehr selten):** diffuse Enzephalopathie mit kognitivem Abbau und epileptischen Anfällen, fokale Läsionen mit neurologischen Defiziten, stroke-like episodes; selten ICB, SAB, Befall des Rückenmarks; hypertrophe Pachymeningitis (mPAN); Hirnnervenbefall in < 2 %
- **weitere typische Organmanifestationen:** Niere (70 %: fokal nekrotisierende Glomerulonephritis bei mPAN), Haut (50 %: palpable Purpura, Livedo reticularis, Gangrän), Muskel (50 %: Myositis), Gelenke (50 %: Arthralgien, asymmetrische, nicht destruktive Oligoarthritis), Gastrointestinaltrakt (30 %: u. a. gastrointestinale Ischämien), Lunge (interstitielle Pneumonie bei mPAN); seltener Herz (Myokardinfarkt meist klinisch inapparent, Herzinsuffizienz), Auge (retinale Blutungen), Temporalarterien (Kiefergelenk-Claudicatio), Hoden (Schmerzen, Schwellung)

Diagnostische Kriterien (American College of Rheumatology [1256])

- **Kriterien:** Gewichtsverlust > 4 kg seit Krankheitsbeginn, Livedo reticularis, unerklärter Hodenschmerz oder Schwellung, Myalgie, Schweregefühl in den Beinen, Mononeuritis oder Polyneuropathie, diastolische Blutdruckerhöhung > 90 mmHg, Serum-Kreatininerhöhung > 1,5 mg/dl, Hepatitis-B-Virus-Nachweis im Serum, pathologisches Arteriogramm (Aneurysmen, Verschlüsse), typische Histologie
- **Bewertung:** bei Erfüllung von 3 dieser 10 Kriterien Sensitivität 82,2 %, Spezifität 86,6 %; Diagnose cPAN unter Verwendung dieser Kriterien erst nach Ausschluss von mPAN, Churg-Strauss-Syndrom und Wegener-Granulomatose

Zusatzdiagnostik

- **Basisdiagnostik** siehe Abschnitt „Allgemeines" (→ S. 144)
- **Labor:** erhöhte BSG, Anämie, Leuko- und Thrombozytose, meist normales Komplement, Rheumafaktor in 20 %, positives HBsAG in 15–50 % (nicht bei mPAN), positive HBV-Serologie in 40 %, positive Hepatitis-C-Serologie in ca. 20 %, Kryoglobuline, p-ANCA / MPO-ANCA bei mPAN in > 90 % (nur selten bei cPAN), selten c-ANCA (bei mPAN)
- **MRT:** bei V. a. Befall des ZNS; Nachweis von Infarkten (kleine Läsionen, kortikal, subortikal, Hirnstamm), auch kardio-embolische Ischämien bei kardialem Befall [3228]; intraparenchymatöse Blutungen, SAB, zerebrale Aneurysmen (sehr selten, meist klein)
  - *MR-Angiografie:* u. U. typische Gefäßveränderungen, gerade bei Befall kleinerer Gefäße jedoch deutlich geringere Sensitivität als konventionelle Angiografie
- **konventionelle Angiografie:** evtl. multiple Aneurysmen (oft an Gefäßaufzweigungen), Stenosen, Wandunregelmäßigkeiten; kein spezifischer Befund
- **Liquor** meist unauffällig
- **Biopsie** klinisch befallener Organe (Haut, N. suralis, Muskulatur, Niere, Testis)

Differenzialdiagnose

- **andere Vaskulitiden mit Befall des Nervensystems**, vor allem Churg-Strauss-Vaskulitis, Wegener-Granulomatose(→ S. 155)
- **Vaskulitis-ähnliche Bilder:** siehe Abschnitt „Allgemeines" (→ S. 144)

Therapie

- **nicht Hepatitis-assoziierte cPAN:**
  - *Steroide (*1 mg/kg/d), nur bei leichten Verläufen als Monotherapie
  - *Zytostatikum* schon initial zusätzlich (meist Pulsbehandlung i.v. Cyclophosphamid; im Intervall auch Azathioprin, Methotrexat oder Ciclosporin A) bei viszeralem, kardialem oder ZNS-Befall, bei Progredienz der Erkrankung unter Steroiden oder als Steroid-sparende Substanz (wenn die Erkrankung auf Dauer mit niedrigen Prednisondosen nicht kontrolliert werden kann
  - *Reserveoption:* Plasmaaustausch, Rituximab oder IVIG
- **Hepatitis-assoziierte cPAN**
  - *HBV:* initial Steroide für einige Wochen, um schwere vaskulitische Manifestationen zu kontrollieren, in Kombination mit antiviraler Therapie Lamivudine (Empfehlungsstärke **B**), in schweren Fällen Plasmaaustausch [1513]

- *HCV:* PEG-Interferon-α und Ribavirin, keine Zytostatika
- **mPAN:** Therapie wie bei Granulomatose mit Polyangiits (Wegener-Granulomatose)

Prognose

- **5-Jahres-Überlebensrate** ohne Therapie unter 15 %, mit Therapie inzwischen > 60 %; höchste Todesrate innerhalb des ersten Jahres nach Diagnosestellung [1512]
- **cPAN abhängig von Organmanifestation:** Erfassung im sog. Fünf-Faktoren (Five factor) Score (1. Proteinurie > 1 g/d, 2. Serum-Kreatinin > 1,58 mg/dl, 3. gastrointestinale Beteiligung, 4. ZNS-Beteiligung, 5. Herzbeteiligung) → 5-Jahres-Überleben bei 0 Punkten 90 %, bei > 1 Punkt 65 %

Churg-Strauss-Syndrom (CSS) (Churg-Strauss-Vaskulitis, eosinophile Granulomatose mit Polyangiitis, EGP)

Allgemeines

- nekrotisierende Vaskulitis kleiner und mittelgroßer Gefäße (auch Venen) mit allergischer Diathese wie Rhinitis oder Asthma bronchiale in der Vorgeschichte; histologisch Gewebsinfiltration mit Eosinophilen
- sehr selten; Inzidenz 0,5–6,8 auf 1 Mio. pro Jahr ohne sichere Geschlechtsdifferenz
- Hauptformen: 40 % p-ANCA (MPO)-positiv mit Small-Vessel-Vaskulitis und 60 % ANCA-negativ [3805]

Klinisches Bild

- **peripheres Nervensystem (bei ANCA-positivem CSS 50–78 %):** meist Mononeuritis multiplex (schmerzhaft), bei ANCA-negativer Form häufiger symmetrische Polyneuropathien, auch Mononeuropathien, oft sehr schmerzhaft
- **zentrales Nervensystem (15 %):** häufig Enzephalopathie und ischämische Optikusneuropathie, seltenener umschriebene Hirninfarkte mit stroke-like episodes, intrazerebrale Blutungen
- **weitere typische Organmanifestationen:** häufig initial Allgemeinsymptome; typisch: triphasisches Bild, initial mit Zunahme der oft langjährigen allergischen Manifestationen und des Asthmas, gefolgt von Blut- und Gewebe-Eosinophilie, dann Vaskulitis, auch paralleles Auftreten der Trias möglich; Lunge (77 %, Asthma bronchiale, radiologische Veränderungen in 50 % mit Infiltraten), Haut (70 %) , subkutane Noduli, Petechien, Purpura, Ulzerationen), Herz (30–60 %, Kardiomyopathie mit Herzinsuffizienz); Niere (30-40 % Glomerulonephritis bei ANCA-positiver Form; Befall meist mild, Nierenversagen selten), Gastrointestinaltrakt (Ischämiesymptome bis hin zum Infarkt)

Diagnostische Kriterien (ACR 1990) [1256]

- **Kriterien:** Asthma bronchiale, Eosinophilie (> 10 % Eosinophile im Differenzialblutbild), Allergie, Mono-/Polyneuropathie, Lungeninfiltration (migratorisch, transitorisch), paranasale Sinusauffälligkeit, histologisch: Blutgefäß mit extravaskulärer Eosinophilenakkumulation
- **Bewertung:** bei Erfüllung von 4 dieser 7 Kriterien: Sensitivität: 85 %, Spezifität: 99 %

Zusatzdiagnostik

- **Basisdiagnostik** siehe Abschnitt „Allgemeines" (→ S. 144)
- **Labor:** unspezifische Entzündungszeichen, Eosinophilie in nahezu allen Fällen mit Rückgang unter Therapie, meist normales Komplement, IgE-Anstieg in einigen Fällen, ANCA in ca. 50 % positiv (häufiger p- als c-ANCA)
- **Röntgen-/CT-Thorax:** fleckige oder noduläre Infiltrate, interstitielle Pneumopathie
- **MRT:** bei V. a. ZNS-Befall
- **Biopsie betroffener Organe:** Muskel-Nerv, Nasenschleimhaut, Haut, Lunge; charakteristischerweise eosinophile nekrotisierende extravasale Granulome und nekrotisierende Vaskulitis der kleinen Gefäße

Differenzialdiagnose

- **andere systemische Vaskulitiden mit Befall des Nervensystems:** vor allem Polyarteriitis nodosa (nur selten Lungenbefall!), Wegener-Granulomatose
- **andere granulomatöse Erkrankungen:** vor allem (Neuro-)Sarkoidose
- **andere hypereosinophile Erkrankungen mit Lungenbefall:** vor allem Löffler-Syndrom

Therapie

- nur die Hälfte benötigt längere Immunsuppresion
- **bei 5-Faktoren-Score** (→ S. 154) **< 2:** Prednison (1 mg/kg KG/d) meist ausreichend, frühzeitig mit MTX oder Azathioprin kombinieren.
- **bei 5-Faktoren-Score ≥ 2** oder ZNS-Beteiligung (= schwere Organbeteiligung) initial Steroid und Pulstherapie i.v. Cyclophosphamid (6-12 Pulse), nach Remission Azathioprin, MTX oder IFN-α; bei Therapieresistenz IL-5-Antikörper (Mepolizumab), Rituximab
- **Antihistaminika** unterstützend

Prognose

Günstiger als bei PAN, wie bei PAN abhängig von Organmanifestation (s. 5-Faktoren-Score), 5-Jahres-Überlebenschance > 60–70 %, häufigste Todesursache kardiale Komplikationen (Myokardinfarkt, Herzinsuffizienz)

Granulomatose mit Polyangiitis (GPA, vormals Wegener-Granulomatose) [1733],[2909]

Epidemiologie

Sehr selten; Inzidenz jährlich 1-10 auf 1 Mio.; Erstmanifestation 5. Dekade, M:F 1.5:1

Pathologie

- **nekrotisierende oder granulomatöse ANCA-positive Kleingefäßvaskulitis** ( ) (c-ANCA gegen Plasma-Proteinase3 bei Kaukasiern, p-ANCA bei Asiaten [691]) meist der kleinen Arterien und Venen
- **nekrotisierende Granulome** im oberen und unteren Respirationstrakt
- **fokal segmentale nekrotisierende Glomerulonephritis**

Klinisches Bild

- **peripheres Nervensystem (20–50 %, häufiger bei Nierenbefall):** meist Mononeuritis multiplex, seltener distal symmetrische Neuropathie [2910],[885]
- **zentrales Nervensystem (10 %):** häufig stroke-like episodes durch zerebrale Small-Vessel-Vaskulitis mit Infarkten, ICB, SAB oder Sinus-/Venenthrombose (bei der *systemischen Vaskulitis*-Form mit Befall der oberen und unteren Luftwege sowie der Nieren); Kopfschmerzen durch basale granulomatöse Meningitis (hypertrophe Pachymeningitis); lokale Drucksymptome bei *limitierter Form* mit destruierenden Granulomen im HNO-Bereich mit Ausfällen der Hirnnerven II, III, IV, VI, VII,VIII; Diabetes insipidus durch Befall hypothalamisch-hypophysärer Strukturen, Exophthalmus; Symptomatik dann assoziiert mit Sattelnase und Episkleritis [2909],[356]
- **sonstige typische Organmanifestationen:** initial oft Allgemeinsymptome; Nasennebenhöhlen (> 90 %: chronische Sinusitis/Rhinitis mit Ulzerationen, blutigem Sekret, Destruktion bis zur Sattelnase möglich), Lunge (85 %: asymmetrische Lungeninfiltrate), Niere (75 %: fokal segmentale oder rapid progrediente Glomerulonephritis), Auge (> 50 %: Episkleritis, Uveitis, Exophthalmus durch Orbita-Granulome), Haut (> 40 %: Purpura, Noduli, Ulzerationen)

Diagnostische Kriterien (American College of Rheumatology [1256])

- **Kriterien:**
  - Entzündung in Nase oder Mund (ulzerierend/hämorrhagisch/purulent)
  - Infiltration der Lunge im Röntgen-Thorax (Rundherde, Kavernen, „fixe“ Infiltrationen)
  - nephritisches Urinsediment (Erythrozyturie: > 5 Erythrozyten/Gesichtsfeld, Erythrozyten-Zylinder)
  - histologisch granulomatöse Entzündung (in der Gefäßwand, peri- und extravaskulär)
- **Bewertung:** bei Erfüllung von 2 dieser 4 Kriterien Sensitivität 88 %, Spezifität 92 %

Zusatzdiagnostik

- **Basisdiagnostik** sieheAbschnitt „Allgemeines“ (→ S. 144)
- **Labor:** akute Entzündungszeichen, c-ANCA/PR-3-Antikörper (Spezifität von 95 % bei generalisierter Form, bei limitierter Form nur 50 % positiv), p-ANCA (bei Minderheit positiv, anders bei Asiaten), Urinstatus
- **CT der NNH:** Nachweis entzündlicher Schleimhautveränderungen und ossärer Destruktionen
- **kraniales MRT:** durale Verdickungen mit Kontrastmittel-Enhancement, vor allem in der Nähe eines orbitalen, nasalen oder paranasalen granulomatösen Befalls; Infarkte, unspezifische Läsionen der weißen Substanz, vergrößerte Hypophyse mit infundibulärer Verdickung, Hirnatrophie [2827]
- **Röntgen-Thorax:** asymmetrische, z. T. kavitierende Lungeninfiltrate
- **Biopsie:** nasal bis zu 3-mal (da erste Biosie nur in 30 % diagnoseweisend), Haut, Niere und Lunge, bei entsprechender Mitbeteiligung auch Muskel und N. suralis

Differenzialdiagnose

- **andere Vaskulitiden mit Befall des Nervensystems:** vor allem Churg-Strauss-Vaskulitis (eher p-ANCA), Neurosarkoidose (neben umschriebenen Granulomen auch Gefäßbefall mit granulomatöser Angiitis des ZNS und PNS (→ S. 255)), „pauci-immune glomerulonephritis“ (in 14 % Befall des Nervensystems, eher wenn ANCA negativ)
- **Vaskulitis-ähnliche Bilder:** siehe Abschnitt „Allgemeines“ (→ S. 144); septische Prozesse mit Lungenbefall und sekundärer Vaskulitis (Pilze, Tbc)

Therapie

- **Akuttherapie:**
  - *Standardtherapie zur Remissionsinduktion bei schwerer Organbeteiligung (inkl. ZNS):*
    - Pulstherapie (= pCYC) mit i. v. Bolusgabe (15-20 mg/kg KG) alle 3 Wochen für 3 bis maximal 6 Monate; gleichzeitig Antiemesis, Blasen- und Nierenschutz, Ovarialprotektion bei Frauen im gebärfähigen Alter mit Goserelin 1×/Monat; orales Cyclophosphamid wegen höherer NW-Rate sowie geringerer Effektivität nicht mehr üblich [884]

- Prednisolon (1 mg/kg KG/d), zumindest für 4 Wochen, dann Ausschleichen bis zum Ende der pCYC-Therapie auf 7,5 mg/d Predisolonäquivalent
- *Rituximab:* zur Remissionsinduktion (375 mg/m^2 KOF 4 × i.v. in wöchentlichen Abständen) oralem Cyclophysphamid mindestens gleichwertig, bei rezidivierender Erkrankung überlegen [3965], daher sinnvoll als Eskalation bei pCYC-Resistenz (EULAR-Empfehlungen [1741]; Wirksamkeit bei ZNS-Befall nicht untersucht)
- *Alternative* bei Fehlen schwerer Organbeteiligung (d.h. ohne neurologische Beteiligung): MTX 15–25 mg/Woche in Kombination mit Prednisolon [3841], initial gut wirksam, aber hohe Rate an Rezidiven

- **Remissionserhaltungstherapie:** nach Erreichen einer Remission immer weiter Prednisolon < 7,5 mg Tag *plus* Azathioprin 2 mg/kg Tag für 18-24 Monate (Fortführung CYC nicht besser [1887]; MTX gleich wirksam, Leflunomid etwas effektiver aber toxischer, MMF hat höhere Rezidivrate als Azathioprin, daher nur 2. Wahl); Cotrimoxazol bei neurologischer Beteiligung nicht geeignet
- **Eskalationstherapie bei persistierender Aktivität:**
  - *in Anfangsphase* höhere Frequenz der pCYC-Gaben (z. B. die ersten 4 Wochen wöchentlich oder häufiger)
  - *Rituximab* statt CYC (s.o.).
  - *Infliximab* im Einzelfall additiv zur Standardtherapie, Etanercept wahrscheinlich nicht wirksam
  - *Plasmapherese* bei schwerer Nierenbeteiligung zusätzlich zu pCYC, bei ZNS-Beteiligung nicht untersucht

Prognose

- **ohne Therapie** durchschnittliche Lebenserwartung 5 Monate
- **unter Therapie** mit Steroiden und v.a. Cyclophosphamid signifikante Verbesserung der Prognose, deutliches Ansprechen > 90 %, Remission 75 %; beträchtliche Nebenwirkungen einer Dauertherapie beachten

Selbsthilfegruppe

Selbsthilfegruppe Wegener'sche Granulomatose, c/o Rheuma-Forum e. V., Postfach 1308, 71536 Murrhardt, Tel.: 07192/1366, 07191/980014, Fax: 07191/980013

Hypersensitivitätsvaskulitiden

Allgemeines

Leukozytoklastische Immunkomplex-Vaskulitiden kleiner Gefäße (Komplementaktivierung, Gesamtkomplement sowie C3 und C4 häufig erniedrigt), induziert durch endogene (Kollagenosen, paraneoplastisch) oder exogene (Medikamente, Virusinfektionen) Antigene; Manifestation überwiegend an der Haut (palpable Purpura, streckseitenbetont)

Schoenlein-Henoch-Purpura

IgA-Kleingefäßvaskulitis; überwiegend Kinder betroffen (häufigste Vaskulitis des Kindesalters); Trias Purpura, gastrointestinale Symptome, Arthritis; Nephritis. ZNS-Beteiligung häufig; EEG-Veränderungen in bis zu 50 % [2995]; klinisch meist Kopfschmerzen und Verhaltensänderung (ca. 30 %), nur selten schwerer Verlauf mit ICB, Ischämien; selten Mononeuritis multiplex, Polyradikuloneuropathien; Therapie Glukokortikoide; Prognose durch Nierenbeteiligung bestimmt: bei Kindern meist günstig und selbstlimitierend, bei Erwachsenen oft Langzeitmorbidität durch anhaltende Nierenschädigung, selten durch schwere ZNS-Beteiligung

Vaskulitis bei Kryoglobulinämie

Nur bei Typ II/III (mono- bzw polyklonaler IgM-Antikörper, Rheumafaktor-Aktivität, Komplement-Aktivierung): überwiegend bei chronischer Hepatitis C, seltener bei lymphoproliferativen Erkrankungen; HCV Genotypen 1b und 3 häufiger mit vaskulitischem Befall des Nervensystems, Genotyp 2 eher Hautbefall [2985]; meist peripheres Nervensystem (Mononeuritis multiplex, Plexusneuritis, seltener schmerzhafte sensomotorische Polyneuropathie), gelegentlich ZNS mit mikroangiopathischem Bild

kutane leukozytoklastische Vaskulitis

Hautbefall, selten Mitbefall peripherer Nerven (Mononeuritis)

Kawasaki-Syndrom

Wahrscheinlich infektgetriggerte akute febrile Vaskulitis vor allem mittelgroßer Arterien, überwiegend im Kindesalter auftretend (Konjunktivits, Stomatitis, zervikale Lymphadenopathie, Exanthem palmar und plantar; koronare Aneurysmen); Befall des zentralen Nervensystems sehr selten; klinisch v.a. epileptische Anfälle, Fazialisparese, seltener zerebrale Ischämien (auch durch Befall extrakranieller hirnversorgender Gefäße); Anti-Endothelzell-Antikörper, gelegentlich Liquorpleozytose; therapeutisch Acetylsalicylsäure und hochdosiert intravenöse Immunglobuline; eskalierend Infliximab [2527]

Cogan-Syndrom

Typische Form: interstitielle Keratitis und kochleovestibulärer Befall (klinische Symptomatik wie bei Morbus Menière, Ertaubung) auftretend innerhalb von 2 Jahren; atypische Form: andersartiger Augenbefall (Uveitis, selten retinale Vaskulitis) oder Ohrenbefall bzw. Intervall der Manifestation > 2 Jahre; mittleres

Alter 30 Jahre, M=F; in 27 % systemische nekrotisierende Vaskulitis mittlerer (Symptome ähnlich Panarteriitis nodosa) oder großer Gefäße (Takayasu-ähnlich); neurologische Beteiligung in 26 %: ZNS-Befall meist durch Vaskulitis (Kopfschmerz, Psychose, Ischämien, multiple Marklagerläsionen, Sinus-/Venenthrombose, Anfälle, Myelopathien, kraniale Mononeuropathien), PNS-Befall (Mono- und Polyneuropathien); Therapie mit Glukokortikoiden, evtl. in Kombination mit MTX [4313]

Thrombangitis obliterans (Winiwarter-Bürger) [2968]

Allgemeines

Ätiologisch ungeklärte allergisch-hypererge Reaktion auf Tabak; vaskulitische Verschlusskrankheit kleiner und mittlerer Arterien und Venen überwiegend der distalen Extremitäten; in Westeuropa selten, häufiger in Polen, Israel, Asien; typischerweise bei jungen Männern mit starkem Nikotinabusus (zunehmend auch junge Frauen, 10–20 % der Fälle), fast immer Befall mehr als einer Extremität (z. T. subklinisch).

Pathologie

Befall der Vasa vasorum peripherer Nerven (in bis zu 70 %), selten Befall der Halsarterien (A. vertebralis), selten (wahrscheinlich < 5 %) Befall des ZNS (wenn isoliert: Spatz-Lindenberg-Krankheit [2297]); multiple kleine Infarkte (Typ I, Befall mittlerer Gefäße) oder symmetrische granulare Atrophie im Wasserscheiden-Bereich (Typ II, Befall leptomeningealer Gefäße)

Klinisches Bild

- **allgemein:** Claudicatio intermittens, Ruheschmerz der Extremitäten, ischämische Ulzera, Thrombophlebitis, Raynaud-Phänomen (), positiver Allen-Test
- **Befall des peripheren Nervensystems:** Mononeuritis, klinisch meist sensibel betont
- **Befall des zentralen Nervensystems:** vaskuläre Demenz, fokal-neurologische Defizite

Diagnostische Kriterien nach Olin [2968]

- **Kriterien:** Alter < 45 Jahre, aktueller oder unlängst sistierter Nikotinabusus, Ischämie der distalen Extremitäten, laborchemisch Ausschluss von Kollagenosen und anderen Vaskulitiden, Thrombophilie und Diabetes mellitus, Ausschluss einer proximalen Emboliequelle (TEE), typische angiografische Veränderungen
- **Bewertung:** zur Diagnosestellung müssen alle Kriterien erfüllt sein; falls nicht: Biopsie erwägen

Zusatzdiagnostik

- **Basisdiagnostik** siehe Abschnitt „Allgemeines" (→ S. 144); kein spezifischer labordiagnostischer Nachweis möglich, Antiphospholipid-Antikörper können erhöht sein, Berichte über erhöhte Anti-Endothelzell-Antikörper
- **Angiografie der Extremitätenarterien:** distale Stenosen und Verschlüsse, korkenzieherartige Kollateralen
- **Biopsie** bei typischem Bild in der Regel verzichtbar
- **transösophageale Echokardiografie** zum Ausschluss einer proximalen Emboliequelle
- **CCT/MRT:** bei zerebralem Befall symmetrische Signalveränderungen und Atrophie im Bereich der arteriellen Grenzzonen - „granuläre Atrophie";
- **konventionelle zerebrale Angiografie:** terminale Okklusionen peripherer Gefäße, ausgedehnte Gefäßproliferate [1803]
- fakultativ Liquorpleozytose und erhöhtes Eiweiß; dopplersonografisch evtl. erniedrigte Flussgeschwindigkeiten basaler Hirnarterien

Differenzialdiagnose

- **andere sekundäre Vaskulitiden mit Befall des Nervensystems:** Sklerodermie/CREST-Syndrom, SLE, rheumatoide Arthritis, Mischkollagenose; CAVE: potenziell identische angiografische Veränderungen
- **Vaskulitis-ähnliche Bilder:** siehe Abschnitt „Allgemeines" (pseudovaskulitische Syndrome), → S. 144, vor allem Antiphospholipid-Antikörper-Syndrom, Ergotismus

Therapie

Meiden sämtlicher Tabakprodukte (aktiv und passiv) wichtigste Basismaßnahme; ASS; bei kritischer Extremitätenischämie Prostanoide (Iloprost, Alprostadil), Immunadsorption [302] (zerebraler Effekt nicht bekannt).

Infektbedingte oder -assoziierte Vaskulitiden des Nervensystems

Ätiologie

- **Viren:** HIV, CMV, VZV, HSV, HCV (Kryoglobulinämie, s. o.), HBV
  - *Varicella-Zoster-Virus-assoziierte Vaskulopathie:* meist mit mehrwöchiger Latenz nach Varizelleninfektion; auch ohne Exanthem möglich; in bis zu 25 % Ursache kindlicher (2-10 Jahre) Schlaganfälle; meist unilateral distale ACI oder Carotis-T betroffen
    - MRT-/MRA: Stenosen, evtl. Gefäßwandenhancement, auch multifokale Läsionen vorwiegend weiße Substanz
    - Liquor: erhöhter Liquor/Serum-VZV-IgG-Spezifitätsindex, VZV-PCR i.L. deutlich weniger sensitiv (30 %)
    - Prognose bei rechtzeitiger Therapie mit Aciclovir und Glukokortikoiden meist gut [2838],[198]
- **Bakterien:** Mykobakterien (vor allem Tbc), Haemophilus influenzae, Pneumokokken, Meningokokken, Rickettsien (RMS-Fever, Typhus), Lues, Borrelia burgdorferi (1 % der Neuroborreliose-Fälle). Keimeinstreuung durch septische Embolien bedenken (Endokarditis)
- **Pilze:** Aspergillus, Coccidioiden, Mucormykosen, Histoplasma capsulatum
- **Protozoen:** Malaria, Toxoplasma

Zusatzdiagnostik etc.

Siehe unter den entsprechenden Erregern im Kapitel → Entzündliche und infektiöse Erkrankungen S. 168

Malignomassoziierte Vaskulitis des Nervensystems

Vaskulitis des ZNS
Selten in Assoziation mit Hodgkin- und Non-Hodgkin-Lymphomen, Haarzell-Leukämie, neoplastischer Angioendotheliomatose und lymphomatoider Granulomatose

Vaskulitis des PNS
Bei kleinzelligem Bronchialkarzinom, Lymphomen, selten Assoziation mit Anti-Hu-Antikörpern; meist als Mononeuritis multiplex, seltener als symmetrische Polyneuropathie

Neuro-Behçet-Syndrom

Small-Vessel-Vaskulitis der Venen → Morbus Behçet S. 256

2.3.6 Vaskulitiden des Nervensystems bei Kollagenosen

Systemischer Lupus erythematodes (SLE)

Allgemeines
Befall des Nervensystems (sog. „neuropsychiatrischer Lupus") bei 50–70 % der Patienten; Auftreten unabhängig von übrigem Organbefall, oft im ersten Jahr der Erkrankung, selten auch als Erstsymptom [21], Inzidenz ca. 7/100 000 pro Jahr, F: M = 10:1, vorwiegend im Alter zwischen 15 und 30 Jahren, Prävalenz 40 000 in BRD

Pathogenese
- **peripheres Nervensystem:** Vaskulitis als pathogenetisches Prinzip wahrscheinlich
- **Gehirn:** echte immunkomplexvermittelte small-vessel Vaskulitis eher selten (bis 7 %), dagegen oft unspezifische nicht entzündliche Vaskulopathie kleiner Arteriolen bzw. thrombotische Vasopathie (direkte Autoantikörperwirkung) [2220], auch multiple Mikroinfarkte und -hämorrhagien sowie größere Territorialinfarkte (wohl bedingt durch Hyperkoagulabilität bei sekundärem Antiphospholipid-Antikörper-Syndrom und Lupus-Antikaogulans oder kardiale Embolien bei Libman-Sacks Endokarditis); Antiphospholipid-Antikörper evtl. auch direkt neurotoxisch (hohe intrathekale Titer berichtet)

Klinisches Bild (neuropsychiatrische Manifestationen)
- **peripheres Nervensystem (10–15 %):** milde distale sensorische oder sensomotorische axonale Polyneuropathie (am häufigsten, auch reine small-fiber Neuropathie), Mononeuritis multiplex, kraniale Neuropathien (6 %), akute inflammatorische demyelinisierende Polyradikuloneuropathie (Guillain-Barré-Syndrom-ähnliches Bild), autonome Dysfunktion, Myasthenia gravis, Plexopathie
- **zentrales Nervensystem:**
  - Kopfschmerzen (40 %, z. T. stark und Analgetika-resistent), aseptische Meningitis, demyelinisierendes Syndrom (z. T. schwer abgrenzbar gegen Multiple Sklerose)
  - *fokale Symptome:* fokale und generalisierte Krampfanfälle (15 %), zerebrovaskuläre Insulte (7 %), Chorea (evtl. in Assoziation mit Antiphospholipid-Antikörpern), Myelopathie (1 %, meist als akute Myelitis transversa → S. 396, selten longitudinale Myelopathie)
  - *psychiatrische Symptome:* meist akutes hirnorganisches Psychosyndrom mit Delir, emotionaler Labilität, Angststörung, verminderter Gedächtnisleistung und Konzentrationsfähigkeit (episodisch, oft selbstlimitierend); Psychosen, z. T. schwere Depressionen (6–22 %); Prävalenz kognitiver Beeinträchtigung > 40 %
- **Muskel:** Polymyositis (→ S. 567; DD Nebenwirkung von Kortison oder anderen Medikamenten, z. B. Malariamitteln), Myasthenia gravis
- **Auge:** Retinopathie (vaskulitische Veränderungen nachgewiesen)
- **Beachte:** ein beträchtlicher Teil der neurologischen Symptomatik bei SLE (bis zu 2/3) ist durch sekundäre Ursachen wie Medikamentennebenwirkungen, Infektionen (Meningitis/Enzephalitis, progressive multifokale Leukenzephalopathie) und metabolische Veränderungen verursacht, auch reaktive psychosomatische Ursachen (vor allem bei depressiven Bildern) bedenken; hohe Inzidenz frühzeitiger Arteriosklerose

Diagnostische Kriterien (American College of Rheumatology, 1997 [1386])
- **Kriterien:** Schmetterlingserythem, diskoider LE, Photosensibilität (👁), orale/nasale Ulzera, nichterosive Arthritis von mindestens 2 Gelenken, Serositis (Pleura, Perikard), Nierenbeteiligung, ZNS-Beteiligung, hämatologische Beteiligung (Coombs-positive hämolytische Anämie, Thrombo-/Leukopenie), immunologische Marker (Anti-dsDNA-ANA (spezifisch), Anti-Sm-Ak, Antiphosphoplipid-Antikörper), antinukleäre Antikörper (nicht subspezifizierte ANA, wenig spezifisch für SLE)
- **Bewertung:** 4 der 11 Kriterien müssen erfüllt sein (nicht gleichzeitig)

Zusatzdiagnostik bei neuropsychiatrischem SLE
- **Serum:** antinukleäre Antikörper (ANA) (95 %), spezifische Doppelstrang-DNA-Ak (80 %), Histon-Ak bei medikamentös induziertem Lupus, Antiphospholipid-Antikörper (IgG-Anticardiolipin, Lupus-Antikoagulans; assoziiert mit zentralen fokal-neurologischen Symptomen) (25 %), Antikörper gegen ribosomale P-Proteine (assoziiert mit psychiatri-

schen Symptomen [459]), Jo-1-Ak (assoziiert mit Polymyositis), Neuronen-Ak (assoziiert mit Epilepsie und Enzephalopathie)

- **Liquor:**
  - *oligoklonale Banden* bis 50 %, Vorkommen auch bei sekundärem Antiphospholipid-Antikörper-Syndrom
  - *sonstige:* fakultativ Nachweis von IgG-antineuralen Antikörpern (bei Enzephalopathie und Lupus-Psychose) und Antiphospholipid-Antikörpern
  - *erhöhter Liquordruck* im Sinne eines Pseudotumor cerebri mehrfach beschrieben
- **Elektrophysiologie:** EEG häufig unspezifisch verändert, evozierte Potenziale oft pathologisch
- **MRT des Schädels** [3769]:
  - *kleine punktförmige fokale Hyperintensitäten* (15–60 %), wahrscheinlich Mikroinfarkte, überwiegend subkortikal frontoparietal, periventrikulär, häufiger und ausgeprägter bei Antiphospholipid-Antikörper-Syndrom
    - für aktive Läsionen sprechen: Dynamik (neue Läsionen, oft gute Rückbildung unter Kortikoiden), Kontrastmittelaufnahme, diffuse bilaterale Marklagerveränderungen mit Ödem, unscharfe Ränder der Läsionen, Veränderungen entlang der Markrindengrenze bzw. auch in der grauen Substanz
  - Territorialinfarkte, assoziiert mit Antiphospholipid-Antikörper-Syndrom, kortikale Atrophie, Abszesse, mykotische Aneurysmen bei sekundären Infektionen; oft unauffälliger Befund bei isolierter Lupus-Psychose bzw. Lupus-Kopfschmerz
- **CT des Schädels:** in 30–60 % abnorm, nur zum Ausschluss gröberer pathologischer Befunde geeignet; am häufigsten Atrophie, auch Infarkte, Verkalkungen, Blutungen, sekundär infektiöse Veränderungen, Marklagerveränderungen, Ödem
- **evtl. MR-Spektroskopie (MRS) oder SPECT/PET:** zum Nachweis (hypo-)metabolischer Veränderungen, sensitiv, aber unspezifisch, Protonen-MRS möglicherweise hilfreich zur Bestimmung der Krankheitsaktivität
- **Angiografie und MR-Angiografie** oft normal, niedrige Sensitivität, routinemäßig nicht sinnvoll
- **transösophageale Echokardiografie** bei V. a. Embolien (Libman-Sacks-Endokarditis), kardiale Thromben
- **Ultraschalldiagnostik hirnversorgender Arterien:**
  - *farbkodierte Duplexsonografie:* Dissektionen und vaskulitischer Befall bzw. Verschlüsse beschrieben, Suche nach vorzeitiger Arteriosklerose
  - *transkranielle Doppler-Sonografie:* Mikroemboliesignale signifikant erhöht bei Patienten mit neuropsychiatrischem SLE [845], besonders bei Nachweis von Antiphospholipid-Antikörpern [2225]

Differenzialdiagnose

- **andere Vaskulitiden mit Befall des Nervensystems**
- **Vaskulitis-ähnliche Bilder:** siehe Abschnitt „Allgemeines" (→ S. 144), vor allem Antiphospholipid-Antikörper-Syndrom (sekundär), Multiple Sklerose

Therapie

- **Allgemeines:** bislang keine größeren Studien zur spezifischen Therapie des neuropsychiatrischen SLE vorhanden, ungünstige Prognose durch frühe Organbeteiligung (Niere, Lunge, Hirn)
- **Immunsuppression** (jeweils Empfehlungsstärke B):
  - *bei anzunehmendem entzündlichem Prozess* (z. B. Polyneuropathie, Myelitis, Polymyositis, diffuser multilokulärer ZNS-Befall, seltener bei zerebralem Insult) Immunsuppression mit Kombination aus Glukortikoiden (initial als Pulstherapie 1000 mg Methylprednisolon über 3 Tage mit anschließendem, ggf. protrahiertem Ausschleichen) und Immunsuppression (pCYC effektivste Therapie neuropsychiatrischer Manifestation [2797],[2798]; MMF bei Lupusnephritis im Vergleich zu CYC mit gleicher Wirksamkeit bei gleicher Infektneigung [167] aber mit geringerem mutagenem Risiko; bei neuropsychiatrischer Manifestation Nutzen aber nicht bewiesen oder geringer, sodass hier eher in 2. Wahl [2752]; Rituximab bei therapieresistentem neuropsychiatrischen Lupus mit guter Response [2852])
  - *zur Remissionserhaltung* Azathioprin 2 mg/kg KG/d, alternativ MMF 2000 mg/d (renal besser wirksam, neurologisch nicht bekannt [985]), Ciclosporin A oder IVIG [358] SQ IV
- **Antikoagulation** (→ S. 745) bei V. a. Embolie oder sekundäres Antiphospholipid-Antikörper-Syndrom mit Vorereignis oder Abort (Ziel-INR 2,5–3,0) [3452], ansonsten ASS 100 mg

Prognose

- **ZNS-Befall:** keine größeren Studien vorhanden; in einer Studie Besserung der neuropsychiatrischen Defizite nach 2 Jahren in 69 %, stabiler Verlauf bei 19 %, Verschlechterung bei 12 % (assoziiert mit persistierenden MRT-Läsionen); allgemein schlechtere Prognose bei Nachweis von Antiphospholipid-Antikörpern und vorangehenden Episoden mit neuropsychiatrischer Beteiligung [1982]; Lupus-Psychose in 70 % komplette Remission, in 30 % milde Symptome.
- **Myelitis:** oft schlechte Prognose, bei früher Therapie partielle Remission möglich.
- **Lupus-Polyneuropathie** nur mäßig progredient, Remissionen möglich

Rheumatoide Arthritis

Klinisches Bild (neurologische Manifestationen)

- **peripheres Nervensystem (5–30 %):** nekrotisierende Vaskulitis ähnlich der Panarteriitis nodosa, überwiegend sensible Polyneuropathie, Mononeuritis multiplex
- **zentrales Nervensystem (selten):** fokal-neurologische Defizite, Krampfanfälle; neurologische Symptome häufiger nicht durch direkten vaskulitischen Befall des Nervensystems bedingt
- **zervikale Myelopathie** durch Destruktion des Dens axis und Ligamentum transversum des HWK 1 mit atlantoaxialer (Sub-)Luxation, meist bei Patienten mit langjähriger Erkrankung
- **Kompressionssyndrome durch (Teno-)Synovitis**, vor allem Karpaltunnel-Syndrom, auch N. ulnaris, N. tibialis, R. interosseus des N. radialis betroffen
- **Nebenwirkungen der Therapie:** Polyneuropathie durch Gold, myasthenisches Bild durch D-Penicillamin

Zusatzdiagnostik

- **Labor:** Rheumafaktor, anti-citrunillated peptide (anti-CCP)
- **MRT** bei zerebraler Symptomatik oder zervikaler Myelopathie (Kompression der Medulla durch entzündlichen Pannus)
- **CT des kraniozervikalen Überganges** bei zervikaler Myelopathie (Nachweis ossärer Destruktionen)

Sjögren-Syndrom [2257]

Allgemeines

Sicca-Symptomatik der Augen und des Mundes mit positvem Anti-Ro- (97 %) und Anti-La-Autoantikörper (78 %), primär oder sekundär in Assoziation mit rheumatoider Arthritis oder anderen Kollagenosen, F:M = 9:1, schwerste Komplikation Lymphomentwicklung bei 3-6 % der Patienten

Klinisches Bild

- **peripheres Nervensystem:** subklinischer Befall in 10–30 %, eindeutige Neuropathie aber seltener als angenommen (1,8 % in großer Serie [3076]), typisch subakute sensorische Neuropathie (Afferenzstörung mit Gangataxie und Pseudoathetose), häufiger sensomotorische Polyneuropathie, auch Mononeuritis multiplex, kraniale Neuropathie (vor allem Trigeminusbefall) und autonome Neuropathie vorkommend, Pupillotonie selten, aber typisch (in Kombination mit sensorischer und/oder autonomer Neuropathie)
- **zentrales Nervensystem:** Befall in 5–20 %, meist subkortikale kognitive Dysfunktion, seltener fokale Defizite (akut oder langsam progredient); Myelon-Befall (longitudinale oder transverse Myelitis, Hinterstränge, Motoneuron); vaskulitische und direkt neurotoxische Mechanismen beschrieben; selten auch Auftreten der Symptome ohne ausgeprägte klassische Sicca-Symptomatik möglich

Zusatzdiagnostik

Im Schädel-MRT konfluierende multilokuläre Marklager-Hyperintensitäten beschrieben, Hyperintensität der Hinterstränge; Liquor oft normal oder unspezifisch entzündlich mit leichter Pleozytose und Eiweißerhöhung, auch oligoklonale Banden vorkommend (neben IgG auch IgA und IgM); differenzialdiagnostisch sekundäres Sicca-Syndrom bei anderen Kollagenosen bedenken

Therapie

Kombination Prednisolon und Azathioprin, ggf. intravenöse Immunglobuline

Sklerodermie

CREST-Syndrom (Calcinosis cutis, Raynaud-Phänomen [ ], esophageal dysmotility, Sklerodaktylie, Teleangiektasie): Befall des PNS in 1–2 % (Mononeuritis multiplex bei nekrotisierender Vaskulitis); vaskulitischer Befall des ZNS sehr selten bei systemischer Sklerodermie

Dermatomyositis/Polymyositis → S. 567

Sehr selten (vor allem bei Kindern) vaskulitischer Befall des ZNS oder des PNS („Neuromyositis", Entität umstritten)

2.3.7 Gerinnungsstörungen

Allgemeines

Übersicht

- **hereditäre Thrombophilie:** Häufigkeit bei zerebraler Ischämie < 50 Jahre [4408]: Faktor V-Mutation (5,3-11 %), Faktor II-Mutation (heterozygot 2,5-7,6 %), MTHFR-TT Mutation (19-25 %), Hyperhomozysteinämie (13 %); AT III-Mangel, Protein C/S-Mangel, Mangel an Gerinnungsinhibitoren sehr selten
- **erworbene Thrombophilien:** Autoimmunerkrankungen (Antiphospholipid-Antikörper), paroxysmale nächtliche Hämoglobinurie, Sichelzellanämie, nephrotisches Syndrom, paraneoplastisch, myeloproliferative Erkrankungen, disseminierte intravaskuläre Koagulation (DIC), HIT, Schwangerschaft/peripartal/

orale Kontrazeptiva/Östrogensubstitution, akute Entzündungsreaktion, HIV-Infektion, postoperativ, Rauchen, Adipositas.

- **Gerinnungsstörungen mit erhöhter Blutungsneigung (Hämophilie):** iatrogen (Antikoagulanzien), neoplastische Gerinnungsstörung, Thrombopenie (TTP, Alkohol, Urämie); kongenital (Hämophilie, Afibrinogenämie, vWF); nicht-medikamentös bedingte Gerinnungsstörungen bei zerebralen Blutungen (z.B. Kavernomblutungen) nur im Einzelfall relevant; im Folgenden nicht weiter berücksichtigt

Thrombophilie und zerebrale Ischämien

- **Allgemeines:** wichtiger Cofaktor für zerebrale Ischämien, wenn auch nur in wenigen Fällen alleinige Ursache [645]; nur Fall-Kontroll-Studien jüngerer Schlaganfallpatienten; Risikogruppe: vor allem Patienten mit arteriellen und venösen Thrombosen in der eigenen Vorgeschichte oder in der Familie sind Kandidaten für eine ausführliche Gerinnungsdiagnostik
- **Assoziation mit venösen Thrombosen wie Sinus-/Venenthrombosen** für Mutationen von Faktor II und V eindeutig nachgewiesen [4022][SQ III]
- **Assoziation mit arteriellen Embolien** allenfalls schwach, inkonsistent in verschiedenen Studien, wenn dann erst in Kombination mit anderen prothrombotischen Gefäßrisikofaktoren von Bedeutung (vor allem für Faktor-V-Mutation naheliegend [1786][SQ III]), Kausalität nicht etabliert, therapeutische Konsequenz meist ungeklärt
  - *bei Kindern und Jugendlichen* signifikante Assoziation mit arterieller zerebraler Ischämie für diverse Faktoren (inkl. Protein C-/S-Mangel, Faktor II-/V-Mutation MTHFR-Mutation, Lipoprotein(a)-Erhöhung [2031])

Indikation zur Thrombophilie-Diagnostik

- **allgemein:** prinzipiell allgemeine und prothrombotische Labor-Indikatoren berücksichtigen: INR, PTT, AT-III, Fibrinogen, D-Dimer, BSG, CRP, Leukozytose, Thrombozytose, Albumin, Kreatinin, Lipide inkl. Lipoprotein (a)
  - *Anmerkung: D-Dimere* sind (unspezifischer) Marker einer Gerinnungsaktivierung; erhöht bei akutem embolischem Schlaganfall ***initial*** in 85 %, aber auch bei mikroangiopathischer Genese in 22 % [3134]; Erhöhung im Verlauf auch bei Thrombolyse
- **erweiterte Thrombophilie-Diagnostik** wird zurückhaltend gesehen; sinnvoll bei Verdacht auf spezifische erworbene Thrombophilie (z.B. bei Autoimmunerkrankung, typischen anamnestischen Hinweisen wie Aborte), bei Nachweis einer tiefen Beinvenenthrombose, Sinusvenenthrombose; bei kryptogenem oder PFO-assoziiertem juvenilem Schlaganfall (< 50 Jahre), jüngeren Patienten mit für Thrombose positiver Familienanamnese
  - *Programm 1. Stufe in Mitteleuropa* (kaukasische Bevölkerung): frühes Screening mit Faktor-II-Mutation, APC-Resistenz, Protein C, S, Faktor VIII, Lupusantikoagulans, Antiphoshoplipid-Antikörper
    - pathologische Befunde müssen nach 2-3 Monaten bestätigt werden (Ausnahme: Mutationen / APC-Resistenz)
  - *Programm 2. Stufe:* Fibrinolyse-Störungen, vWF-Faktor und sonstige nur im Einzelfall in Kooperation mit Gerinnungsspezialisten bei Verdacht auf hereditäre Komponente oder eindeutigem Hinweis auf wiederholte Thrombosen und unauffälliger Stufe 1

*Normwerte**

Parameter	Normbereich
INR	0,85–1,15
Quick	70–130 %
PTT	26–37 s
Thrombinzeit	17–22 s
Fibrinogen	170–450 mg/dl
Fibrinogenspaltprodukte	< 12 mg/l
AT III	70–130 %
Protein C, Protein S	70–130 %
Plasminogen	70–120 %
D-Dimer	< 0,5 mg/l FEU
Faktor VIII	60-150 %

* je nach Labor unterschiedlich

Thrombophiliediagnostik unter Antikoagulation

Diagnostik	Unter Heparin (20 000 I. E./d)	Unter Marcumar
AT III	(+)	(+)
Protein C/S funktionell	(+)	–
Chromogen / frei	+	–
Faktor-II-Mutation	+	+
APC-Resistenz	(+)	+
Faktor-V-Mutation	+	+
Lupus-Antikoagulans	(+)	-
Faktor XII funktionell	(+)	+
Faktor VIII	(+)	+
Fibrinogen	(+)	+

„+" = durchführbar; „–" = nicht durchführbar, „(+)" = eingeschränkt möglich.

Mangel an Gerinnungsinhibitoren: Protein-C-/S-/Antithrombin-III-Mangel

Funktion

- **aktiviertes Protein C** inhibiert die Faktoren Va und VIIIa, stimuliert die Fibrinolyse
- **Protein S** ist Cofaktor von Protein C, beide Proteine sind Vitamin-K-abhängig
- **AT III** inaktiviert freies Thrombin, Akzeleration der Wirkung um das 2000–3000-Fache durch Heparin

Ursache

- **angeboren:** autosomal-dominant, Prävalenz für Heterozygotie 0,2–0,4 % (Protein-C-Mangel) bzw. 0,2 % (AT-III-Mangel), 0,1 % (Protein-S-Mangel); bei Homozygotie mit komplettem Aktivitätsverlust Manifestation nach Geburt als „Purpura fulminans" möglich; einige Mutationen sind nur relevant, wenn sie homozygot auftreten
- **erworben:** v.a. Protein S anfällig; akute Thrombose, Infektion, Antikoagulation, Gravidität, östrogenhaltige Medikation, Leberinsuffizienz, nephrotisches Syndrom, Sichelzellanämie (Prot. S ↓)

Folgen

- **des Protein-C-/S-Mangels:** Konzentration der Faktoren Va und VIIIa steigt, verminderte fibrinolytische Aktivität
- **des AT-III-Mangels:** Zunahme des freien Thrombins und (weniger) des freien Faktors Xa

Klinische Relevanz

- **venöse Thrombosen** bei ca. 60–70 % der Betroffenen im Laufe des Lebens
- **zerebrale Ischämien:** in Fall-Kontroll-Studien keine Assoziation [2795]

Diagnosestellung

Funktionelle Aktivitätstestung (CAVE: erworbene, transiente Ursachen)

Faktor-V-Mutation [4543]

Epidemiologie

Prävalenz: ca. 5 % der Normalpopulation

Funktion

Aktiviertes Protein C (APC) spaltet mit Protein S die Faktoren Va und VIIIa → reduzierte Thrombinbildung, durch Mutation Resistenz des Faktors V gegen APC, in 90–95 % Punktmutation 1691GA („Faktor-V-Leiden")

Folgen

Verzögerte Inaktivierung der Faktoren V und VIII→ gesteigerte Thrombinbildung

Klinische Relevanz

- **venöses Thromboserisiko** 5–10-fach (Heterozygote) bzw. 50–100-fach (Homozygote) erhöht
- **zerebrale Ischämie:** geringe Risikoerhöhung in einer Meta-Analyse (Odds Ratio 1,33), aber methodische Schwächen wie Präselektion [639], für PFO und Stroke mögliche, aber nicht konsistent gezeigte Assoziation [2795]

Diagnosestellung

- **Screening-Test = APC-Ratio:** Quotient der aktivierten PTT (aPTT) mit/ohne Zusatz von APC, normal > 2, Heterozygote 1,3–2, Homozygote < 1,3. Moderne Tests wenig störanfällig gegen unfraktioniertes Heparin oder Marcumar, bei anderen Antikoagulantien oder NMH kritischer.
  - erworbene APC-Resistenz auch bei Antiphospholipid-Antikörpern, Lupusantikoagulans, Infektion, Ovulationshemmer/Gravidität leicht vermindert.
- **wenn positiv: Mutationsnachweis mit PCR** (Faktor V:R506Q-Mutation; erfasst 5 % der übrigen Ursachen für eine APC-Resistenz nicht, z.B. Lupusantikoagulans)

Faktor-II-Mutation oder Prothrombin-G20210A-Variation

Genetik

G-A-Mutation des Faktors II am Nukleotid 20,210 (Heterozygotie bei Kaukasiern in ca. 2 % der Bevölkerung)

Funktion des Prothrombins Proenzym der Serinprotease Thrombin

Folgen
- **aktivierter Faktor II nicht deaktivierbar** → Thrombin steigt

Klinische Relevanz
- **Thrombophilie mit vermehrten venösen Thrombosen** (2–3-fache Risikoerhöhung)
- **zerebrale Ischämie:** geringe Risikoerhöhung in einer Meta-Analyse (Odds Ratio 1,44), aber methodische Schwächen wie Präselektion [639], für PFO und Stroke mögliche Assoziation [2795]

Diagnosestellung
- Mutationsnachweise mit PCR

Sonstige Thrombophilie-Ursachen

Erhöhter Faktor VIII-Spiegel Hereditäre Komponente wird angenommen; Assoziation mit erhöhtem vWF-Spiegel
- **klinische Relevanz:** Thromboserisiko ca. 5-fach erhöht; steigt mit zunehmendem Alter, höher bei Frauen; temporäre Erhöhung bei akuter Thrombose (< 2 Monate) oft nachweisbar; dauerhaft bei ca. 25 % mit TBVT erhöht, bei Schlaganfall keine systematischen Prävalenzdaten, in Populations-Studie erhöhte Werte mit Schlaganfallrisiko assoziiert [1215]

von Willebrand-Faktor-Erhöhung Höhere Werte sind signifikant assoziiert mit Schlaganfallrisiko und anderen vaskulären Ereignissen; standardisierte Tests erforderlich, direkte therapeutische Konsequenz derzeit noch nicht gegeben (vWF-Inhibitoren in Entwicklung) [889]

Hyperfibrinogenämie Unabhängiger Prädiktor für ischämische Schlaganfälle (vor allem Territorialinfarkte), exponentiell gesteigertes Risiko bei gleichzeitiger systolischer Hypertonie; Erhöhung meist reaktiv bei akuten und chronischen Entzündungsreaktionen (damit auch Assoziation mit CRP), ferner bei Nikotinabusus und metabolischem Syndrom; Interventionsstudien stehen bislang aus

Fibrinolysestörungen

Allgemeines Bedeutung für zerebrovaskuläre Erkrankungen noch ungeklärt, aussagekräftige klinische Studien liegen für keine der Einzelformen vor; Diagnostik bei höchstwahrscheinlich venösen Thromben/paradoxen Embolien und Ausschluss eines Inhibitorenmangels als 2. Stufe der Gerinnungsdiagnostik möglich

Klinisches Bild Vor allem venöse Thrombosen, selten arterielle Thrombosen (verminderte Fibrinolyse)

Einzelformen
- **Plasminogen-Defizit:**
  - *kongenital:* autosomal-dominant, 2 Formen: dysfunktionelles Plasminogen häufiger als absoluter Mangel, Thrombosegefahr ab Plasminogen-Spiegel von < 40 %; aPTT, Thrombinzeit, Blutungszeit, Thrombozyten normal
  - *erworben:* Lebererkrankungen, exogene oder gesteigerte endogene Fibrinolyse
- **Plasminogen-Aktivator-Defizit:**
  - *kongenitaler Mangel* (selten)
  - *erworbener Mangel* bei akutem Koronarsyndrom/Myokardinfarkt, zerebraler Ischämie, Typ-2-Diabetes (erhöhte PAI-Aktivität, s. u.), entzündlichen Darmerkrankungen; verminderte Aktivität bei Alkoholintoxikation, Hypercholesterinämie (LDL), Vaskulopathien
- **erhöhte Plasminogen-Aktivator-Inhibitor Typ 1 (PAI-1) Aktivität:**
  - *kongenital:* Gen-Polymorphismen in der Promotorregion mit erhöhter Aktivität, Schlaganfall-Risiko bei Homozygotie für 4G im PAI-1 Gen erhöht
  - *erworben:* bei metabolischem Syndrom (Hyperinsulinämie), erhöhtem AT-II-Spiegel (Hypertonie); führt zu verstärkter Atherogenese; unabhängiger Risikofaktor für vaskuläre Ereignisse
- **erhöhte Fibrinolyse-Inhibitoren** (α2-Antiplasmin, α2-Makroglobulin): derzeit ohne Nachweis klinischer Relevanz
- **Dysfibrinogenämie:** sehr selten, bei Bestimmung des gerinnbaren Fibrins abnorm niedrige bis fehlende Fibrinogenkonzentrationen, mit immunologischen Methoden normale bis erhöhte Konzentrationen; Thrombinzeit verlängert, in schweren Fällen auch INR und PTT erhöht
  - *kongenital:* vereinzelt vor allem venöse Thrombosen durch Resistenz des verknüpften Fibrins gegen fibrinolytisches System, häufiger jedoch asymptomatisch oder mit Blutungsneigung verbunden
  - *erworben:* bei Lebererkrankungen, Nierenzellkarzinom, evtl. auch Riesenzellarteriitis und Polymyalgie

- **Faktor-XII-Defizit** (stark verlängerte aPTT): praktisch nie Blutungsneigung, selten Auftreten vor allem venöser Thrombosen und Myokardinfarkte bei deutlichem Mangel
  - *kongenital:* selten, autosomal-rezessiv
  - *erworben:* schwere Leberfunktionsstörung, erhöhter Umsatz bei Verbrauchskoagulopathie, nephrotischem Syndrom; Anti-XII-Antikörper bei Antiphospholipid-Antikörper-Syndrom

Hyperhomozysteinämie

Ursachen

- **angeboren:**
  - *erbliche Störung im Homozysteinstoffwechsel* (sehr selten, autosomal-dominant, Enzyme des Cystathionin-Stoffwechsels, auch MTHFR, u. a.): heterozygote Defekte bei Spiegeln > 30 µmol/l, bei Homozygotie Blutspiegel oft > 100 µmol/l (Homozysteinurie), dann massiv erhöhtes venöses Thromboserisiko, frühzeitig massive Arteriosklerose
  - *Methylentetrahydrofolatreduktase-(MTHFR-)C677T-Polymorphismus* (in Mitteleuropa heterozygot 30–40 %, homozygot 5–15 %):
    - Heterozygotie ohne pathologische Bedeutung oder Assoziation mit vaskulären Ereignissen/Homozysteinämie
    - Homozygotie (TT) nur in Verbindung mit Hyperhomozysteinämie relevant mit aber nur geringer Risiko-Erhöhung für kardiovaskuläre Ereignisse (OR 1.18) [1692]; auch geringe Erhöhung zerebral-ischämischer Ereignisse (OR 1.37) bei TT-Genotyp [821]
- **erworben:** am häufigsten durch Mangelversorgung mit Vitamin B_6/B_{12} und Folsäure; medikamentöse Interaktionen beachten:
  - *Folsäuremangel:* Methotrexat, Antikonvulsiva, Trimethoprim
  - *B_6-Mangel:* Theophyllin
  - *B_{12}-Mangel:* Absorption gestört durch Metformin, Protonenpumpenhemmer

Klinische Relevanz

- geringer Risikofaktor für arterielle / venöse Thrombosen und Arteriosklerose
- linearer Zusammenhang zwischen Nüchternspiegel und Schlaganfallrisiko (Risikozunahme 6–7 % pro µmol/l Homozysteinzunahme), bezüglich Absolutwert signifikante Risikoerhöhung erst ab Spiegel über 18 µmol/l (relatives Risiko 2,5) [478]

Diagnosestellung

Spiegel > 12 µmol/l; entscheidend ist der tatsächliche Homozysteinspiegel; bei Schlaganfall Bestimmung wahrscheinlich erst in Postakut-Phase sinnvoll, da Spiegel initial niedriger; ausführliche Diagnostik (Vitaminbestimmung und genetische Diagnostik) erst bei nach Substitution weiter erhöhten Spiegeln sinnvoll

Therapie/ Prophylaxe

- Kombination aus Vitamin B_6, B_{12} und Folsäure (Senkung Homocystein-Spiegel) reduziert das Plaquevolumen in der A. carotis auch bei Spiegeln < 14 µmol/l [1534][SQ III]
- inverse Relation zwischen Folateinnahme und Schlaganfallrisiko [311]
- Schlaganfall-Sekundärprophylaxe: prospektive Studien (VISP, VITATOPS) zeigte stärkere Spiegelsenkung bei höherdosierter B_6/B_{12}/Folsäure-Gabe vs. niedrigdosierter Gabe, aber keine damit verbundene Reduktion weiterer Ereignisse innerhalb von 2-3 Jahren, allerdings in Subgruppe der mikroangiopathischen Schlaganfälle und ICBs signifikanter Effekt [4120],[4322]
- Schlaganfall-Primärprophylaxe: nicht wirksam [2451]

Antiphospholipid-Antikörper-(APA-)Syndrom

Allgemeines

- **Definition:** Anticardiolipin-Antikörper (ACA), Lupus-Antikoagulans (LA) und anti-β2-Glykoprotein-I-Antikörper (letztere früher: „Phospholipid-Antikörper"): heterogene Gruppe von Antikörpern, die sich alle gegen oxidierte Phospholipidstrukturen von Endothelzellmembranen richten
- **Wirkung:**
  - *paradox antikoagulatorisch:* Hemmung der Aktivierung von Faktor IX, X und XII
  - *thrombotisch:* Hemmung der Prostazyklin-Synthese der Endothelzellen, Reduktion der Protein-C-Aktivität mit nachfolgend reduzierter Fibrinolyse, Hemmung von AT III, Potenzierung der Plättchenaktivierung

Klassifikation

- **primäres APA-Syndrom:** ohne systemischen Lupus erythematodes (SLE)
- **sekundäres APA-Syndrom:** bei SLE, Sjögren-Syndrom oder sonstigen Kollagenosen
- **Antikörper-negatives Antiphospholipid-Syndrom:** typische Klinik ohne Nachweis von bekannten Antikörpern

Disponierende Faktoren

F > M, Alter < 45 Jahre

Klinisches Bild

- **Leitsymptom:** rezidivierende venöse und/oder arterielle Thrombosen/Embolien
- **Plazentainfarkte** mit intrauterinem Fruchttod und Abort im späten 2. oder 3. Trimenon
- **Livedo reticularis/racemosa** (→ Sneddon-Syndrom S. 165)

- **migräneartige Kopfschmerzen** (17 %)

Zusatzdiagnostik

- **Antikörpernachweis:** zum sicheren Ausschluss müssen alle 3 Tests durchgeführt werden, da sich die APA aus unterschiedlichen Untergruppen zusammensetzen:
  - *anti-β2-Glykoprotein-I-Antikörper (APA):* IgM-, IgG-Titer
  - *Anticardiolipin-Antikörper (ACA):* ELISA, falsch positiver VDRL (beachte: kein Konsensus über Höhe der Antikörperkonzentration; meist > 10 GPL Units)
  - *Lupus-Antikoagulans (LA):* Thromboplastin-Generationstest, aktivierte PTT
- **Gerinnung:** mit wechselnder Häufigkeit Thrombozytopenie (bis zu 30 %), verlängerte PTT (> 40 s), reduzierte Faktor-VIII-Aktivität (< 30 %), verlängerte Prothrombinzeit (< 65 %)
- **Indikation zur Diagnostik** bei juvenilem Schlaganfall, sonst nur bei ätiologisch unklarem Schlaganfall oder bei Sinus-/Venenthrombose [3261]

Diagnostische Kriterien (Sidney Konsensus Kriterien)

- **klinische Kriterien:**
  - *1. arterielle oder venöse Thrombose (mindestens 1 Ereignis)*
  - *2. Schwangerschaftskomplikationen:* ≥ 1 Frühgeburt vor der 34. Woche aufgrund Plazentainsuffizienz oder Präeklampsie, ≥ 1 unerwarteter Kindstod nach der 10. Woche, ≥ 3 Aborte vor der 10. SSW
- **Laborkriterien:** 2-mal im Abstand von mind. 12 Wochen gemessen: Anticardiolipin-Antikörper (IgG oder IgM in mindestens moderater Höhe, i.e. > 40 GPL/MPL); beta2-GP1-Antikörper (IgG oder IgM), Lupusantikoagulans
- **Bewertung:** mindestens ein klinisches und ein Laborkriterium müssen erfüllt sein

Differenzialdiagnose

Unspezifische Erhöhung von Phospholipidantikörpern: parainfektiös oder nach akuten Thrombosen; nach Schlaganfall bei einmaliger Messung (ACA und/oder LA) in ca. 40 % nachweisbar, dabei keine signifikante Assoziation mit Re-Ereignisrate in großer Studie [2376]

Therapie [508],[1779]

- **einmaliger Nachweis von ACA und/oder LA kurz nach Schlaganfallereignis:** in der Regel unspezifisch, Thrombozytenfunktionshemmung ausreichend [2376]
- **nachgewiesenes Antiphospholipid-Antikörper-Syndrom (nach obigen Kriterien):**
  - *Therapie der Wahl:* orale Antikoagulation mit Ziel-INR 2,0–3 (INR 3,1–4,0 ist nicht überlegen [823], optimaler Zielbereich ungeklärt), lebenslang bzw. solange APA nachgewiesen werden können; CAVE: INR-Messung wegen Autoantikörpern erschwert; mögliche Rolle neuer oraler Antikoagulantien ungeklärt. Nutzen von ASS umstritten [921]
  - *bei relativer Kontraindikation gegen orale Antikoagulation* (z. B. schwere zerebrale Mikroangiopathie): Marcumarisierung mit INR = 1,5–2
  - *bei absoluter Kontraindikation gegen Antikoagulation:* ASS 100–300 mg/d
  - *in der Schwangerschaft:* niedermolekulares Heparin in therapeutischer gewichtsadaptierter Dosierung (z. B. Enoxaparin s. c. 2 × 100 I. E. pro kg KG)
- **Immunsuppression** (→ S. 784):
  - *primäres APA-Syndrom:* Wirksamkeit nicht belegt
  - *sekundäres APA-Syndrom:* entsprechend der Grunderkrankung

Komplikationen und Prognose

- **zerebrovaskuläre Ereignisse** (37 %), evtl. rezidivierend, 0,54–0,7 pro Patienten-Jahr
- **systemische arterielle/venöse Komplikationen:** Auge (13 %), tiefe Beinvenenthrombose (54 %), pulmonale Embolie (28 %)
- **Schwangerschaft:** bei 80 % der Frauen mit APA-Syndrom und fast 100 % der ACA-positiven Frauen endet die Schwangerschaft mit Fruchttod intrauterin oder durch Abort
- **nach Absetzen von Marcumar** innerhalb von 2 Jahren 50 % Rezidive
- **unabhängige Risikofaktoren** für thrombotische Ereignisse: vorhergehende thrombotische Ereignisse und IgG ACA > 40 U/ml

Sonderform: Katastrophales APA-Syndrom

Multiple generalisierte Gefäßverschlüsse innerhalb von Tagen bis Wochen, vorwiegend auch Thrombosen kleinerer Gefäße mit Multiorganversagen, Verlauf ähnlich DIC; Auslöser Infektionen, Operationen, Absetzen der Antikoagulation und Medikamente (z. B. orale Kontrazeptiva); Therapieversuche mit i. v. Lyse, Antikoagulation, Plasmapherese, i. v. Immunglobulinen, Rituximab; Mortalität 50 % [2375]

Sneddon-Syndrom (Ehrmann-Sneddon-Syndrom)

Allgemeines

Seltenes Krankheitsbild, keine gesicherte Krankheitsentität, Kombination einer zerebrovaskulären Erkrankung mit Livedo racemosa (), meist Frauen zwischen 20 und 40 Jahren

Ätiologie

Ungeklärt, wahrscheinlich eine thrombotische Vaskulopathie (Antiphospholipid-Antikörper, auch z.B. Mangel an Protein Z beschrieben), Vaskulitis als Ursache eher unwahrscheinlich; positive Familienanamnese mit autosomal-dominantem Erbgang bei einem Teil der Patienten; die APA-positive Form kann auch als Sonderform des APA-Syndroms aufgefasst werden

Klinisches Bild

- **Livedo racemosa** (👁) meist einige Jahre vor Auftreten neurologischer Symptome
- **neurologische Manifestationen:** multifokale zerebrale Insulte, am häufigsten Infarkt der A. cerebri media; gelegentlich kognitive Dysfunktionen, Demenz, transiente globale Amnesie, Krampfanfälle; sehr selten intracerebrale Blutung
- **Herzklappen:** häufig morphologische Veränderungen (mögliche Emboliequelle)
- durchschnittliche Zeit bis Diagnosestellung: 10 Jahre

Zusatzdiagnostik

- **Antiphospholipid-AK (APA)** positiv bei 1/3 der Patienten
- **Vaskulitis-Serologie, Liquor:** unauffällig
- **MRT:** konfluierende Herde mit Signalanhebung in T2-gewichteten Bildern und lakunäre Läsionen beschrieben (häufiger als bei APA-Syndrom), auch Territorialinfarkte (häufiger bei APA-positiven Patienten)
- **Angiografie:** Gefäßverschlüsse, Stenosen, auch Gefäßerweiterungen mittelgroßer Arterien, Gefäßunregelmäßigkeiten; auch Normalbefunde möglich; diagnostischer Nutzen umstritten
- **Hautbiopsie:** okkludierende Arteriolopathie mit subendothelialer Myoproliferation und schließlich Fibrose, keine Zeichen einer Vaskulitis; wiederholte Hautbiopsien (bis zu 3) steigern Sensitivität

Therapie

- **orale Antikoagulation** (INR 3) empfohlen bei APA-positiver Form, bei APA-negativer Form Antikoagulation wahrscheinlich nicht wirksamer als Plättchenhemmer, daher (wenn vertretbar) doppelte Thrombozytenfunktionshemmung mit ASS 100 mg plus Clopidogrel 75 mg [1207] und Antikoagulation nur bei progredienten Infarkten (seronegative Antiphospholipid-Antikörper-Syndrome bedenken)
- **konsequente Therapie einer oft assoziierten Hypertonie**
- **ohne entscheidenden Effekt:** Therapieversuche mit ASS oder Immunsuppression mit z.B. Azathioprin (letztes in der Annahme einer vaskulitischen Genese)

Prognose

Sehr variabel, meist (partielle) Remissionen nach jeder neurologischen Attacke; Verlauf jedoch oft progredient über Jahre, oft kognitive Defizite (bis zu 60 % in 10 Jahren)

Heparin-induzierte Thrombozytopenie (HIT) Typ I [4392]

Geringer Abfall der Thrombozytenzahl bei ca. 10 % in der Frühphase der Heparintherapie (vor dem 5. Behandlungstag), nicht-immunogen, direkter aktivierender Effekt von Heparin auf die Thrombozytenmembran; keine Komplikationen; keine Unterbrechung der Heparintherapie notwendig

Heparin-induzierte Thrombozytopenie (HIT) Typ II [4392]

Pathophysiologie

Allergische Reaktion auf Heparin: Anlagerung eines Komplexes aus Heparin-induziertem Thrombozytopenie-(HIT-)IgG-Antikörper und Plättchenfaktor 4 mit dem Fc-Teil an den Plättchen-Fc-Rezeptor → Plättchenaktivierung

Klinisches Bild

- **Thrombozytenabfall** bei 1–3 % der Patienten innerhalb von 5–14 Tagen nach Heparingabe um ≥ 50 % (in 10 % der Fälle nur um 30-50 %); Nadir meist nicht unter 20 000/µl; nach Re-Exposition (Heparin-Gabe in letzten 100 Tagen) Abfall innerhalb von 48 Stunden
- **thrombotische Komplikationen** (bei 50–75 % der Patienten mit HIT-IgG in der ersten Woche, auch bei Plättchenzahlen > 150 000 × 10^9/l beschrieben): arterielle Thrombosen (Aorta, Extremitäten, zerebrale Gefäße, Koronarien, Mesenterialgefäße), venöse Thrombosen
- **Allgemeinsymptome:** akute Entzündungsreaktion mit Fieber, Ausschlag, Dyspnoe, Tachykardie; Hautläsionen an der s. c. Einstichstelle

Diagnosestellung

Thrombozytenabfall und Antikörpernachweis von HIT-IgG (PF4-Ak)

Therapie

- **Heparin absetzen**
- **Danaparoid** (Orgaran®) = Mischung aus antithrombotischen Glykosaminoglykanen; bei Niereninsuffizienz Dosisreduktion; Nachteile: Gefahr der Kreuzreaktivität in vivo bei ca. 3 %, lange Halbwertszeit (24 Stunden)

- *Dosierung:* Aufsättigung mit Bolus 2250 U i.v. (bei 60-75 kg KG), danach 400 U/h für 4 Stunden, danach 300 U/h für 4 Stunden, danach Erhaltungsdosis 150–200 U/h; Ziel: Anti-Xa 0,5–0,8 U/ml
- **Lepirudin** (Refludan®) = rekombinantes Hirudin, direkter Thrombininhibitor), nicht kreuzallergen mit Heparin; Nachteil: nicht antagonisierbar
  - *Dosierung:* 0,2 mg/kg KG i. v. als Bolus bei lebensgefährlicher Thrombose, danach 0,1 mg/kg KG/h über 2–10 Tage
  - *Überwachung* über aktivierte PTT (aPTT), erster Wert 4 Stunden nach Therapiebeginn, danach 3-mal täglich, Ziel: 1,5–2-fache Verlängerung des Normalwertes
  - *CAVE:* bei Niereninsuffizienz Dosisreduktion [4392], http://hematology.org/Practice/Guidelines/4678.aspx
- **Argatroban (Argatra®):** intravenöser Thrombinantagonist
  - *Dosierung:* kein Bolus, 2 µg/kgKG/min, bei Leberfunktionsstörung oder Herzinsuffizienz: 0,5-1,2 µg/kgKG/min
  - *Überwachung* über aktivierte PTT (aPTT), erster Wert 4 Stunden nach Therapiebeginn, danach 3-mal täglich, Ziel: 1,5–3-fache Verlängerung des Normalwertes
- **Differenzialindikation:** kein systematischer Vergleich zwischen Danaparoid, Lepirudin, Argatroban vorliegend → nach Nebenwirkungen, Leber-/Nierenfunktion und persönlicher Erfahrung einsetzen
- **Fondaparinux (Arixtra®):** Antithrombin-bindendes Pentasaccharid, bindet auch an PF4 und erzeugt Anti-PF4/Heparin-Ak, aber kein Patient erleidet ein HIT; Alternative nach HIT, aber *nicht zur Akuttherapie* [2014]
- **problematisch:**
  - *orale Antikoagulation:* Gefahr der venösen Gangrän trotz niedrigem Quick (mikrovaskuläre Thrombosen), erst nach Normalisierung der Thrombozyten (> 150 000/µl) einsetzen
  - *niedermolekulares Heparin* (Fraxiparin®, Clexane®): 100 % Kreuzreaktivität mit Heparin
- **in Erprobung:** Ancrod, Plasmapherese, Immunglobuline

Prophylaxe Kontrolle der Thrombozytenzahlen am 1., 3., 5., 8. und 14. Tag nach Beginn der Heparingabe

Thrombotisch-thrombozytopenische Purpura (Purpura Moschkowitz)

Pathophysiologie Mangel der ADAMTS13-Metalloproteinasae, welche normalerweise vWF-Multimere spaltet → abnorm große von-Willebrand-Faktor-Multimere → systemische mikrovaskuläre thrombotische Verschlüsse.

- **primär:** idiopathisch durch Autoantikörper gegen ADAMTS13, selten hereditärer Mangel
- **sekundär:** ADAMTS13-Spiegel fast normal: bei Kollagenosen, Vaskulitiden, Medikamenten (Clopidogrel), Schwangerschaft, Wochenbett, HIV, Paraneoplasie, nach allogener Stammzelltransplantation

Klinisches Bild Trias: hämolytische Anämie, Thrombopenie, (häufig fluktuierende) neurologische Symptome bei mehr als 50 % (Bewusstseinsstörungen, fokale Defizite, Kopfschmerzen, intrazerebrale Ischämien und Blutungen); Frauen häufiger betroffen, häufiger Erwachsene als Kinder (DD hämolytisch-urämisches Syndrom [HUS] häufiger bei Kindern)

Zusatzdiagnostik Nachweis von Fragmentozyten im peripheren Blut (98 %), Haptoglobin, LDH, freies Hämoglobin, erhöhte Retikulozyten, Thrombozytopenie; im Speziallabor abnorm große vWF-Multimere, ADAMTS-13-Aktivität im Plasma, ADAMTS13-IgG-Antikörper; Milz-Biopsie (positiv in 72 %), Gingiva-Biopsie (positiv in 39 %)

Differenzialdiagnose Hämolytisch-urämisches Syndrom als weitere Form der thrombotischen Mikroangiopathie (durch EHEC) mit ähnlichem klinischen Bild; Enzephalitis, Sinusthrombose, Intoxikationen, Sepsis, andere Thrombopenien

Therapie Plasmapherese mit Austausch gegen FFP, z. T. über Tage und Wochen zur Elimination der vWF-Multimere und ggf. der Antikörper, zudem enthält FFP ADAMTS13, falls Plasmapherese nicht sofort möglich daher Beginn mit FFP; bei immunogener Form zusätzlich Kortison-Pulstherapie, ggf. als Eskalation Rituximab [1665]

Prognose Unbehandelt in fast 100 % letal, behandelt in 10–30 % letal

2.4 Infektiöse Erkrankungen

S. Rauer, Ch. Bogdan, D. Huzly und R. Kaiser*

Allgemeines

Definitionen

- **purulente Meningitis:** eitrige, bakterielle Entzündung der Leptomeningen mit massiver granulozytärer Pleozytose, Lactaterhöhung und Glucoseverminderung im Liquor
- **aseptische Meningitis:** nicht eitrige Entzündung der Leptomeningen infektiöser (Bakterien, Viren, Pilze oder Parasiten) oder nicht infektiöser Natur, häufig mit lymphozytärer Liquorpleozytose variablen Ausmaßes
- **eosinophile Meningitis:** Entzündung der Leptomeningen mit einer Liquorpleozytose, bei der > 10 % eosinophile Zellen nachweisbar sind
- **nosokomiale Meningitis:** Entzündung der Leptomeningen bei einem Patienten, der mindestens 4 Tage vor Beginn der meningitischen Symptomatik in stationärer Pflege stand
- **chronische Meningitis** (→ S. 176): Meningitis mit einer meist mäßigen Pleozytose, deren Symptome im Allgemeinen langsam einsetzen und die länger als 4 Wochen andauert

Erreger und Erregernachweis

Siehe Tabelle ab Seite 169

Klinisches Bild

- **Meningitis:**
  - *typisch:* Kopfschmerzen, Fieber, entzündlicher Liquor
  - *fakultativ:* Nackensteifigkeit (Meningismus), Opisthotonus, Nervendehnungsschmerzen, Erbrechen, Photophobie
- **Enzephalitis:** quantitative und/oder qualitative Bewusstseinsstörungen, fokale neurologische Defizite, Krampfanfälle, EEG-Veränderungen (Allgemeinveränderung, Herdbefund), entzündlicher Liquor
- **Ventrikulitis (Ependymitis, Pyozephalus, Ventrikelempyem):** meist in Zusammenhang mit einer eitrigen Meningitis, klinisch z. T. schwer erkennbar, entzündlicher Liquor, ggf. Hirndruckzeichen
- **Myelitis (→ S. 396):**
  - *Poliomyelitis* (z. B. Enteroviren, FSME-Virus): periphere Paresen, entzündlicher Liquor
  - *Leukomyelitis* (para-/postinfektiös): zentrale Paresen, Sensibilitäts- und Koordinationsstörungen, entzündlicher Liquor
  - *Querschnittsmyelitis* (z. B. Borrelien oder parainfektiös): querschnittförmig verteilte Sensibilitätsstörungen, zentrale und periphere Paresen, entzündlicher Liquor
- **Radikulitis:** radikulär verteilte Sensibilitätsstörungen, Schmerzen, Paresen, entzündlicher Liquor

Untersuchung

- **meningeale Reizzeichen:**
  - *Meningismus:* Nackensteifigkeit bei passiver Kopfneigung nach vorn
  - *Brudzinski-Zeichen:* reflektorische Beugung der Beine zur Entlastung der Meningen bei Anheben des Kopfes
  - *Kernig-Zeichen:* reflektorische Beugung der Kniegelenke zur Entlastung der Meningen bei Anheben der gestreckten Beine
- **Hautinspektion:** Petechien (👁) oder Ekchymosen z. B. bei Meningokokken- oder Haemophilus-influenzae-Sepsis
- **Racheninspektion:** Pharyngitis, Angina tonsillaris?
- **Druckschmerzhaftigkeit der Trigeminusaustrittspunkte:** Sinusitis?
- **Auskultation von Herz und Lunge:** Pneumonie, Herzgeräusch?
- **Palpation von Lymphknoten** an Hals, Achsel, Leiste: Schwellung?

Hinweise auf bestimmte Erreger

- **anamnestische Hinweise:**
  - *Tierkontakt:* z. B. LCM-Virus, Leptospira spp. (Konjunktivitis, Prodromalphase), Coxiella burnetii, Toxocara canis
  - *Arthropodenstich:* Rickettsia spp. (z.B. kleinfleckiges Exanthem, Tache noire), Borrelia burgdorferi s. l. (Erythema migrans), FSME-Virus (Prodromalphase)
  - *Baden im Süßwasser:* freilebende pathogene Amöben
  - *Genuss von (Käse)Produkten aus unpasteurisierter Milch:* Listeria monocytogenes, Brucella spp.
- **Vorerkrankungen:**
  - *Operationen* im Schädel-/HNO-/Kiefer- und/oder Wirbelsäulenbereich
  - *Alkoholismus:* Streptococcus pneumoniae

	Nachweisverfahren	Purulente Meningitis	Parenchymatöse Läsionen (Hirnabszess, Granulom, Zyste, Verkalkung etc.)	Aseptische Meningitis	Eosinophile Meningitis/ Meningoenzephalitis	Nosokomiale Meningitis	Chronische Meningoenzephalitis	Akute Enzephalitis	Myelitis	Meldepflicht nach IfSG, LabMeldAnpV, oder Länderverordnung[1]
Viren										
Adenovirus	PCR Liquor							+[2,3]		N+I[1a,4]; ST, TH: V, E, T[1d]
Enteroviren (z. B. Coxsackie-Viren, ECHO-Viren)	PCR Liquor + Stuhl, Virusisolierung Stuhl			+ (> 10 %)			+[5]	+ (< 10 %)	+ (< 10 %)	SN: N+I[1d] SN,ST,TH: E+T[1d]
Epstein-Barr-Virus[6]	Serologie							+[3]		SN,ST,TH: E+T[1d]
Frühsommer-Meningoenzephalitis-(FSME-)Virus	Serologie			+ (> 10 %)[7,8]				+ (< 10 %)[7,8]		N+I[1b];
Herpes-simplex-Virus Typ 1	PCR Liquor							+ (< 10 %)	+ (< 1 %)	SN,ST,TH: E+T[1d]
Herpes-simplex-Virus Typ 2	PCR Liquor			+					+	SN,ST,TH: E+T[1d]
Humanes Immundefizienz-Virus (HIV)	Serologie			+ (< 1 %)				+ (< 1 %)	+ (< 1 %)	N+I[1b] (anonym)
Influenza-Viren[6]	Serologie			+ (< 1 %)				+[3]		N+I[1b,4]; SN: E+T[1d]
JC-Virus	PCR Liquor						+[9]			SN,ST,TH: E+T[1d]
Lymphocytic Choriomeningitis CMVirus (LCMV)	PCR Liquor, Liquorkultur, Serologie			+ (< 1 %)[9,10]	+ (< 1 %)		+	+ (< 1 %)		SN,ST,TH: E+T[1d]
Masernvirus[6]	Serologie						+[9]	+ (< 1 %)		V, E, T[1a]; N+I[1b]
Mumpsvirus	Serologie, PCR Liquor			+ (> 10 %)			+	+ (< 1 %)		V, E, T[1a]; N+I[1b]
Poliovirus	PCR Liquor			+[3,7]				+[3,7]	+[3,7]	V, E, T[1a];N+I[1b]
Rabies-/Tollwutvirus	PCR Cornea, Speichel, Liquor, Hirngewebe							+[3,7,10]		V, E, T[1a]; N+I[1b]
Rötelnvirus[6]	Serologie							+ (< 1 %)		V, E, T[1a]; N+I[1b]
Sandmücken-Fieber-Virus (Arbovirus)	Serologie			+ (< 1 %)[7,8]						SN,ST,TH: E+T[1d]
Varizella-Zoster-Virus (VZV)	PCR Liquor			+ (< 1 %)			+	+ (< 1 %)	+ (< 10 %)	V, E, T[1a]; N+I[1b]
Zytomegalievirus (CMV)	PCR Liquor/Biopsie							+ (<< 1 %)[9]	+ (<< 1 %)[9]	SN: E+T[1d] (nur konnatal), N+I[1d]

	Nachweisverfahren	Purulente Meningitis	Parenchymatöse Läsionen (Hirnabszess, Granulom, Zyste, Verkalkung etc.)	Aseptische Meningitis	Eosinophile Meningitis/ Meningoenzephalitis	Nosokomiale Meningitis	Chronische Meningoenzephalitis	Akute Enzephalitis	Myelitis	Meldepflicht nach IfSG, LabMeldAnpV, oder Länderverordnung[1]
Bakterien										
Acinetobacter baumannii	Blut-/Liquorkultur	+ (<1 %)								
Actinomyces israeli (und andere spp.)	Kultur (aerob und anaerob)		+				+			
Anaerobier (z. B. Pepto [strepto]kokken, Bacteroides spp., Prevotella spp., Porphyromonas spp., Fusobakterien)	Kultur (aerob und anaerob) von Abszesspunktat, ggf. Liquor und Blut		+							
Bartonella spp.	Serologie (PCR Blut/ Liquor)							+ (< 1 %)[8,10]		
Bordetella pertussis	Serologie							+[2,3]		V, E, T[1a]; N+I[1b]
Borrelia burgdorferi sensu lato	Serologie (PCR Liquor)			+ (< 1 %)[8]			+		+	BE, BB, BY, MV, RP, SL,SN,ST: E+T[1d]
Borrelia recurrentis	Serologie								+ (< 1 %)[8]	N+I[1b]; SN: E+T[1d]
Brucella spp.	Blut-/Liquorkultur, Serologie		+[7,11]				+[7,11]	+ (< 1 %)[7,11]	+ (< 1 %)	N+I[1b]; SN: E+T[1d]
Chlamydia psittaci	Serologie			+ (<1 %)						N+I[1b]; SN: E+T [1d]
Clostridium botulinum	Toxinnachweis im Serum							+	+	V, E, T[1a]; N+I[1b]
fakultativ pathogene Corynebakterien	Blut-/Liquorkultur	+ (< 1 %)		+ (< 1 %)		+[12]				
Coxiella burnetii	Serologie (PCR Blut)			+ (< 1 %)[8,10]				+ (<1 %)[8,10]		N+I[1b]; SN. E+T[1d]
Enterobacteriaceae	Blut-/Liquorkultur	+ (< 1 %)		+ (< 1 %)		+[12]				HE: N+I [1d, 13]
Enterokokken	Blut-/Liquorkultur	+ (< 1 %)		+ (< 1 %)		+[12]				
Escherichia coli	Blut-/Liquorkultur	+ (< 1 %)		+ (< 1 %)		(20–30 %)[12]				V, E, T[1a,14];N+I[1b, 15]; HE: N+I[1d,13]
Francisella tularensis	Serologie							+[10]		N+I[1b]; SN: E+T[1d]
gramnegative Bakterien	Blut-/Liquorkultur	+ (< 10 %)				+[12]				
HACEK-Gruppe[16]	Blut/Liquorkultur, PCR Liquor		+							
Haemophilus influenzae	Blut-/Liquorkultur	+ (< 3 %)								N+I[1b;4]
Klebsiella spp.	Blut-/Liquorkultur					(ca. 40 %)				

	Nachweisverfahren	Purulente Meningitis	Parenchymatöse Läsionen (Hirnabszess, Granulom, Zyste, Verkalkung etc.)	Aseptische Meningitis	Eosinophile Meningitis/ Meningoenzephalitis	Nosokomiale Meningitis	Chronische Meningoenzephalitis	Akute Enzephalitis	Myelitis	Meldepflicht nach IfSG, LabMeldAnpV, oder Länderverordnung[1]
Leptospira spp.	Blut-/Liquorkultur, Serologie			+ (< 1 %)[10]			+[10]			N+I[1b]; SN:E+T[1d]
Listeria monocytogenes	Blut-/Liquorkultur	+ (< 10 %)[9,11]					+[9,11]			N+I[1b;4]; BE,SN: E +T[1d]
Mycobacterium-tuberculosis-Komplex	Blut-/Liquorkultur, PCR Liquor	+ (< 1 %)[9]	+[9]	+ (< 1 %)[9]			+[9]			E,T[1a]; N+I[1b]
Mycobacteria other than tuberculosis (MOTT, ubiquitäre od. atypische Mykobakterien)	Blut-/Liquorkultur, PCR Liquor	+ (<1 %)[9]	+[9]	+ (< 1 %)[9]			+[9]			
Mycoplasma pneumoniae	PCR Liquor, Serologie				+ (< 1 %)			+ (<1 %)[26]	+ (< 1 %)[26]	
Mycoplasma spp.								+ (< 1 %)		
Neisseria meningitidis	Blut-/Liquorkultur	+ (>> 10 %)								V,E, T[1a]; N+I[1b]
Neisseria gonorrhoeae	Blut-/Liquorkultur	+ (< 1 %)		+ (< 1 %)						
Nocardia asteroides (und andere spp.)	Kultur aus Hirnbiopsat (evtl. Liquorkultur)		+[9,12]				+[9,12]			
Pasteurella multocida	Blut-/Liquorkultur	+ (<< 1 %)					+[10]			
Propionibacterium acnes (und andere spp.)	Blut-/Liquorkultur (aerob und anaerob)	+[12]	+[12]			+[12]				
Pseudomonas spp.	Blut-/Liquorkultur					(bis 20 %)[12]				
Rickettsia spp.	Serologie			+ (< 1 %)[8]	+ (< 1 %)[8]					N+I[1b] , SN: E+T[1d] (nur R. prowazekii)
Salmonella enterica subsp. I	Blut-/Liquorkultur	+ (< 1 %)								E, T[1a,16]; N+I[1b]
Salmonella typhi/paratyphi	Blut-/Liquorkultur	+ (<1 %)		+ (<1 %)						V, E, T[1a]; N+I[1b, 4]
Staphylococcus aureus, S. epidermidis	Blut-/Liquorkultur	+[12]	+[12]			+[12]				N+I[1c,17]
Streptococcus bovis (Gr. D)[27]	Blut-/Liquorkultur	+ (< 1 %)[18]								
Streptococcus pneumoniae	Blut-/Liquorkultur	+ (>> 10 %)								SN,TH: E+T[1d]; BB, SN,ST: N+I[1d,4]

	Nachweisverfahren	Purulente Meningitis	Parenchymatöse Läsionen (Hirnabszess, Granulom, Zyste, Verkalkung etc.)	Aseptische Meningitis	Eosinophile Meningitis/ Meningoenzephalitis	Nosokomiale Meningitis	Chronische Meningoenzephalitis	Akute Enzephalitis	Myelitis	Meldepflicht nach IfSG, LabMeldAnpV, oder Länderverordnung[1]
Streptokokken (β-hämolysierend) (Gruppen A, B [S. agalactiae], C und G)	Blut-/Liquorkultur	+ (< 1 %)		+ (< 1 %)						SN,TH: E+T[1d,19]; SN: N+I [1d,20]
Streptokokken der Viridans-Gruppe (Oralstreptokokken), z. B. S. sanguis, S. oralis, S. mitis, S. intermedius, S. anginosus	Kultur von Abszesspunktaten, evtl. Blut-/Liquorkultur (aerob und anaerob)		+							
Treponema pallidum	Serologie			+ (< 1 %)	+ (< 1 %)		+		+ (< 1 %)	N+I (anonym) [1b]; SN: E+ T (nur konnatal)[1d]
Tropheryma whipplei	PCR Liquor, PCR Hirnbiopsat						+[21]			
Pilze										
Aspergillus spp. (Schimmelpilz)	Ag-Nachweis im Liquor und Serum, Kultur von Hirnbiopsaten		+[9]				+[9]			
Candida spp. (Hefepilz)	Ag-Nachweis im Liquor, (Serologie)						+[9]			
Coccidioides spp. (dimorpher Pilz)	Ag-Nachweis im Liquor		+[7]				+[7]			
Cryptococcus neoformans (Hefepilz)	Ag-Nachweis im Liquor und Serum, Tuschepräparat			+ (< 1 %)[1]			+[9]			
Histoplasma spp. (dimorpher Pilz)	Ag-Nachweis im Liquor,; Kultur von Hirnbiopsaten, Serologie		+[7,9]				+[7,9]			
Zygomyzeten (Mucor, Absidia, Rhizopus)	Mikroskopie und Kultur von Hirnbiopsaten		+[9]			+[9]	+[9]			
Protozoen										
freilebende pathogene Amöben (Naegleria fowleri, Acanthamoeba)	Erregernachweis im Nativ-Liquor	+ (< 1 %)[22]						+[22]		

	Nachweisverfahren	Purulente Meningitis	Parenchymatöse Läsionen (Hirnabszess, Granulom, Zyste, Verkalkung etc.)	Aseptische Meningitis	Eosinophile Meningitis/ Meningoenzephalitis	Nosokomiale Meningitis	Chronische Meningoenzephalitis	Akute Enzephalitis	Myelitis	Meldepflicht nach IfSG, LabMeldAnpV, oder Länderverordnung[1]
Plasmodium spp.	Blutausstrich							+[7,8]		N+I[1b]; SN: E+T[1d]
Toxoplasma gondii (Sporozoon)	PCR Liquor, Serologie		+[9]				+[9]			N+I [1b] (anonym, nur konnatal); SN:E +T[1d], BE: E[1d,23]
Trypanosoma brucei gambiense/ rhodesiense (Flagellat)	Erregernachweis im Blut und Liquor						+[7,8]			
Helminthen										
Angiostrongylus cantonensis (und andere spp.) (Nematode)	Serologie (Larvennachweis im Liquor)				+ (< 1 %)[7,24]		+[7,24]			
Ascaris spp. (z. B. Baylisascaris procyonis) (Nematode)	Serologie (Larvennachweis im Liquor)				+ (< 1 %)[7,10]		+[7,10]			
Echinococcus granulosus, Echinococcus multilocularis (Cestode)	Serologie, Erregernachweis im Zystenpunktat			+ (<1 %)						N+I[1b] (anonym); SN: E+T
Gnathostoma spinigerum (Nematode)	Serologie (Larvennachweis im Liquor)				+ (< 1 %)[7,24]		+[7,24]			
Paragonimus spp. (Trematode)	Nachweis von Eiern (selten Larven/ adulten Würmern) im Hirnbiopsat		+		+[7,24]		+[7,24]			
Strongyloides stercoralis (Nematode)	Serologie, Nachweis von Larven im Stuhl						+[7,9]			
Toxocara canis (Nematode)	Serologie(Larvennachweis im Liquor)				+ (< 1 %)[10]		+[10]			
Trichinella spiralis (Nematode)	Serologie(Larvennachweis im Liquor)				+ (< 1 %)[7,25]					N+I[1b]; SN: E+T[1d]
Zystizerkose (Finnen von Taenia solium; Cestode)	Serologie, Histologie und PCR von Hirnbiopsaten		+				+[25]			

	Nachweisverfahren	Purulente Meningitis	Parenchymatöse Läsionen (Hirnabszess, Granulom, Zyste, Verkalkung etc.)	Aseptische Meningitis	Eosinophile Meningitis/ Meningoenzephalitis	Nosokomiale Meningitis	Chronische Meningoenzephalitis	Akute Enzephalitis	Myelitis	Meldepflicht nach IfSG, LabMeldAnpV, oder Länderverordnung[1]
Nicht infektiöse Ursachen										
Idiopathische eosinophile Meningitis	–				+ (< 1 %)					

+ = Erreger kommt in Frage, in Klammern Häufigkeit in Prozent (falls bekannt)
spp. = verschiedene Spezies
PCR = Polymerase-Kettenreaktion
Serologie = Nachweis von IgM- und IgG-Antikörpern im Serum und im Liquor (Bestimmung des Liquor-Serum Index zum Beweis einer spezifischen intrathekalen Antikörperbildung und einer ZNS-Infektion)

[1] Meldepflicht nach Infektionsschutzgesetz (IfSG vom 20.07.2000; zuletzt geändert durch Art. 3 des Gesetzes vom 21.03.2013) §6 (meldepflichtige Erkrankung; Arztmeldepflicht) [1a] oder §7 (meldepflichtiger Erregernachweis; Labormeldepflicht) [1b], nach Labormeldepflichtanpassungsverordnung (LabMeldAnpV vom 26.05.2009) [1c], oder nach einer Länderverordnung [1d] (BB: Brandenburg; BE: Berlin; BY: Bayern; HE: Hessen; MV: Mecklenburg-Vorpommern; RP: Rheinland-Pfalz; SL: Saarland; SN: Sachsen; ST: Sachsen-Anhalt; TH: Thüringen): N+I = Erregernachweis bei akuter Infektion, V = Verdacht, E = Erkrankung, T = Tod
[2] bislang lediglich Enzephalopathie, keine Enzephalitis beschrieben
[3] extrem selten
[4] nur bei direktem Erregernachweis (H. influenzae, L. monocytogenes, N. meningitidis, S. pneumoniae: aus Blut oder Liquor; Adenovirus: im Konjunktivalabstrich)
[5] IgG-Mangel
[6] postinfektiös
[7] Risikogebiete
[8] Biss oder Stich durch Vektor (z. B. Stechmücken, Sandmücken, Fliegen, Zecken, Flöhe, Läuse)
[9] bei primären oder sekundären Immundefekten, (iatrogener) Immunsuppression, und anderen prädisponierenden Erkrankungen (z. B. Diabetes, Alkoholabhängigkeit)
[10] Kontakt mit Tieren oder deren Ausscheidungen (Schafe, Hund, Katze, Meerschweinchen, Mäuse, Ratten, Waschbären, Wildhasen etc.)
[11] Genuss nicht pasteurisierter Rohmilchprodukte (von Kuh, Schaf oder Ziege)
[12] Schädel-Hirn-Verletzung, neurochirurgische Eingriffe, Shuntinfektionen
[13] nur bei Carbapenem-Resistenz
[14] nur bei hämolytisch-urämischem Syndrom (HUS)
[15] nur bei enterohämorrhagischen (EHEC) oder sonstigen enteropathischen Stämmen
[16] nur bei gleichzeitigem Verdacht auf oder Erkrankung an einer mikrobiell bedingten Lebensmittelvergiftung oder einer akuten infektiösen Gastroenteritis
[16] zur Definition der Bakteriengruppe siehe Kapitel „Infektiöse Spondylodiszitis" (→ S. 637)
[17] nur beim Nachweis von methicillin-resistenten S. aureus Stämmen (MRSA) in Blut oder Liquor
[18] Patienten mit gastrointestinalem Malignom (Kolonkarzinom)
[19] nur bei Erkrankung oder Tod durch Streptokokken der Gruppe A
[20] nur bei direktem Nachweis von Gruppe B Streptokokken bei Schwangeren oder Neugeborenen
[21] mit oder ohne gastrointestinale Manifestation (Morbus Whipple, intestinale Lipodystrophie)
[22] Schwimmen in natürlich oder künstlich erwärmtem Süßwasser
[23] nur bei Primärinfektion in der Schwangerschaft
[24] Verzehr von rohen Schnecken, Crustaceen (Zooplankton, Krebstiere) oder Fischen
[25] Verzehr von rohem, ungenügend erhitztem oder gepökelten (Schweine-)Fleisch
[26] Bei Kindern ist M. pneumoniae für bis zu 10% der Fälle akuter Enzephalitis/Enzephalomyelitis verantwortlich [3906]
[27] Einige der Biotypen von S. bovis werden jetzt als S. gallolyticus (subsp. gallolyticus, subsp. pasteurians, oder subsp. macedonius) oder als S. infantarius bezeichnet.

- *T-Zell-Immundefekt/-suppression, AIDS, Lymphom:* LCM-Virus, Listeria monocytogenes, Nokardien, Mycobacterium tuberculosis, Mycobacterium other than tuberculosis (MOTT), S. pneumoniae; Toxoplasma gondii; Aspergillus spp., Cryptococcus neoformans
- *Neutropenie, Knochenmarkaplasie*: Candida spp., Cryptococcus neoformans, Aspergillus spp.
- *Hypogammaglobulinämie, Komplementdefekt, Splenektomie bzw. Hyposplenismus, rezidivierende Meningitis:* Neisseria meningitidis, Streptococcus pneumoniae, Haemophilus influenzae, Enteroviren
- *Diabetes mellitus:* Streptococcus pneumoniae, Staphylococcus aureus, gramnegative Stäbchen; Zygomyzeten
- *dentale Infektionen:* vergrünende Streptokokken, Streptococcus anginosus, Anaerobier der Mundhöhle (z. B. Bacteroides spp., Fusobacterium, Prevotella)
- *Endokarditis:* vergrünende Streptokokken, Streptococcus pneumoniae, Staphylococcus aureus, Enterokokken
- *Pneumonie:* Streptococcus pneumoniae, Mycoplasma pneumoniae, Chlamydia pneumoniae, Varizella-Zoster-Virus, Coxsackie-Viren
- *Parotitis, Orchitis:* Mumpsvirus

Hautveränderungen:
- *Petechien (👁), Ekchymosen, Purpura:* Neisseria meningitidis, Haemophilus influenzae, Streptococcus pneumoniae, Listeria monocytogenes
- *makulopapulöses Exanthem:* Treponema pallidum
- *Bläschen:* Herpes-simplex-Virus, Varizella-Zoster-Virus
- *kleinfleckiges Exanthem:* Rickettsia spp.
- *Erythema migrans:* Borrelia burgdorferi s. l.

Differenzialdiagnose

Fieber und Kopfschmerzen auch bei:
- *grippalem Infekt:* unauffälliger Liquor

Fieber und Kopfschmerzen und lymphozytäre Pleozytose im Liquor auch bei:
- *bakteriellen Nachbarschaftsinfektionen:* Sinusitis, Mastoiditis
- *Antibiotika-Vorbehandlung einer bakteriellen Meningitis* mit Unterdrückung der granulozytären Reaktion, Überwiegen von Lymphozyten
- *Neoplasien:* Lymphom, Meningeosis neoplastica

Fieber, Kopfschmerzen und entzündliche Liquorveränderungen auch bei:
- *septischer Sinusthrombose* (→ S. 94): entzündlicher Nachbarschaftsprozess, evtl. umschriebene Ödemzonen oder Blutungen im CT, exakte Differenzierung nur mit Angiografie (MR-Angiografie, evtl. Katheter-Angiografie)

Praktisches Vorgehen bei Verdacht

Labordiagnostik: aerobe und anaerobe Blutkultur; Rachenspülwasser; Liquordiagnostik (→ S. 714) mit Zellzahl, Zellart (Zelldifferenzierung), Eiweiß, Laktat, Glukose (wird häufig durch Laktat ersetzt), Gram- und Methylenblaufärbung (Bakteriennachweis), und Liquorkultur; Procalcitoninbestimmung im Serum (Unterscheidung zwischen bakterieller [i.d.R. erhöht] und viraler [i.d.R. normal] Infektion (v.a. bei negativer Liquormikroskopie) [4299]

- *Gramfärbung* hat gegenüber der Methylenblaufärbung aufgrund der Erregerdifferenzierung sehr deutliche Vorteile; Ausnahme: eitrige Liquores, bei denen die Gramfärbung aufgrund von Färbeartefakten bei gleichzeitig sehr niedriger Bakteriendichte mitunter schwer zu beurteilen ist

weiteres Vorgehen in Abhängigkeit vom Liquorbefund (Zellzahl, Zellart, mikroskopischer Erregernachweis):
- *Zellzahl < 5/µl: apurulente bakterielle Meningitis, aseptische Meningitis oder keine Meningitis*
  - bei mikroskopischem Nachweis von Bakterien und/oder bei Petechien: apurulente Verlaufsform einer bakteriellen Meningitis → Intensivüberwachung (Sepsis) und Antibiotikagabe
  - bei negativer Liquormikroskopie: Beginn mit kalkulierter antimikrobieller Behandlung trotz normaler Zellzahl, zumal wenn die Meningitis/Enzephalitis-verdächtige Symptomatik erst sehr kurz besteht (i.d.R. < 24 h); klinische Beobachtung (6-stündliche Kontrollen), Sepsismarker (ggf. Procalcitonin, IL-6-Monitoring)
- *Zellzahl > 1000/µl, v.a. Granulozyten, Liquor trüb: eitrige Meningitis*→ Antibiotikatherapie sofort nach Entnahme des Liquors (bzw. der Blutkultur) beginnen
  - wenn antibiotisch nicht vorbehandelt: Ergebnisse der initialen Erregersuche (Mikroskopie, Blut-, Liquorkultur) abwarten und zunächst keine weitere Erregerdiagnostik

- wenn antibiotisch vorbehandelt: zusätzlich Nachweis des Antigens klassischer Meningitiserreger, universelle (panbakterielle) PCR oder spezifische PCR auf Neisseria meningitidis, Streptococcus pneumoniae, Listeria monocytogenes, Mycobacterium tuberculosis

- *Zellzahl erhöht, < 1000/µl, v.a. Lymphozyten oder gemischtzelliges Bild: nicht eitrige Meningitis* → Antibiotikatherapie sofort nach Entnahme des Liquors (bzw. der Blutkultur) beginnen; in Abhängigkeit vom klinischen Verlauf und dem Ergebnis der Initialdiagnostik ggf. weitere Erregerdiagnostik wie bei „eitrigem Liquor" und/oder eingegrenzt auf therapeutisch oder epidemiologisch relevante Erreger der nicht eitrigen Meningitis (weitere Erreger der nicht eitrigen Meningitis im Kapitel „Chronische Meningitis/Meningoenzephalitis" s.u.):

Erreger	Nachweis
Borrelia burgdorferi	S-AK,L-AK, AK-Index
Mycobacterium tuberculosis	L-Kultur, L-PCR (panbakteriell oder spezifisch)
FSME-Virus	S-AK, (L-AK meistens entbehrlich)
HIV	S-AK
Treponema pallidum	S-AK, L-AK, AK-Index
Enteroviren	L-PCR (zum RNS-Nachweis)
Listeria monocytogenes	L-Kultur, L-PCR (panbakteriell oder spezifisch)
Mumpsviren	L-PCR, S+L AK-Index
HSV (v.a. HSV 2)	L-PCR, S+L AK-Index
VZV	L-PCR, S+L AK-Index

S = Serum, L = Liquor, AK = Antikörper, PCR = Polymerase-Kettenreaktion

Clinical Pathway (DGN) BAKTERIELLE (EITRIGE) MENINGOENZEPHALITIS
VIRALE MENINGOENZEPHALITIS

Chronische Meningitis/Meningoenzephalitis

Definition Dauer > 4 Wochen (bis Monate), Liquor-Pleozytose (mit unterschiedlichem Ausmaß und Zellbild); meningitische, meningoenzephalitische oder fokale Symptome [1661],[1073]

Epidemiologie Keine gesicherten Daten, insgesamt selten

Mögliche Erreger
- **keine Immunschwäche, leere Reiseanamnese:**
  - *primär prüfen:* Mycobacterium tuberculosis, Treponema pallidum, Mollaret-Meningitis (HSV 2), Masern, parameningealer Infektionsfokus (Sinusitis, Mastoiditis, Otitis, Epidermoidzyste im Sinusbereich [selten])
  - *seltenere Ursachen:* subakute bakterielle Endokarditis (meist Streptococcus viridans), Borrelia burgdorferi, Listeria monocytogenes, Francisella tularensis; HSV 1 und 2, Arbovirus, Echo-Virus, lymphozytäre Choriomeningitis; Zygomycetes spp., Scedosporium apiospermum/Pseudallescheria boydii, Sporothrix schenckii; Echinococcus spp., Toxocara spp., Trichinella spiralis
- **positive Reiseanamnese:**
  - *primär prüfen:* Mycobacterium tuberculosis, Treponema pallidum, Cysticercus cellulosae
  - *seltenere Ursachen:* Brucella spp., Leptospira spp.; Trypanosoma brucei spp., Trypanosoma cruzi (bei HIV-bedingter Immunsuppression), Entamoeba histolytica; Coccidioides spp., Histoplasma spp., Blastomyces spp.; Angiostrongylus spp., Schistosoma spp., Gnathostoma spinigerum, Paragonimus spp., Trichinella spiralis, Fasciola hepatica
- **bei Immunschwäche (HIV, Chemotherapie, Immunmodulation, Immundefekt, Malignome):**
  - *primär prüfen:* Mycobacterium tuberculosis, ubiquitäre Mykobakterien; CMV, HIV; Cryptococcus neoformans, Candida spp.; Toxoplasma gondii, Acanthamoeba spp.
  - *seltenere Ursachen:* Actinomyces spp., Nocardia spp., HSV 1 und 2, EBV-assoziiertes Lymphom, Aspergillus spp., Zygomycetes (Diabetes mellitus)

Diagnostik Reiseanamnese, Immunstatus, CT, MRT, wiederholte Liquorpunktionen (Zytologie, Chemie, mikrobiologische Färbungen, Kultur, PCR, AK-Nachweis), Serologie, ggf. Biopsie von ZNS-Läsionen und anderen betroffenen Organen (Histopathologie; Erregerdiagnostik)

Differenzialdiagnose: Nicht erregerbedingte Meningeosis neoplastica, M. Behcet, Kollagenosen (systemischer LE, M. Wegener, Sjögren Syndrom), Neurosarkoidose, leptomeningeale Beteiligung bei isolierter ZNS-Angiitis, Vogt-Koyanagi-Harada Syndrom, Migräne mit Liquorpleozytose, steroidresponsive chronische idiopathische Meningitis, medikamenteninduzierte Meningitis

2.4.1 Bakterielle Infektionen

Ch. Bogdan, S. Rauer und R. Kaiser*

Bakterielle Meningitis/Meningoenzephalitis: Allgemeines

Erreger

Alter	Typische Erreger	Empfohlene Antibiotika zur kalkulierten Initialtherapie
Frühgeborene, Neugeborene, Säuglinge <6 Wochen	gramnegative Enterobacteriaceae (E. coli, Klebsiella, Enterobacter, Proteus) β-hämolysierende Streptokokken der Gruppe B Listeria monocytogenes	Cefotaxim (bei Listerienverdacht: zusätzlich Ampicillin plus Gentamicin)[1]
Säuglinge >6 Wochen, Kinder	Neisseria meningitidis, Streptococcus pneumoniae; Haemophilus influenzae (bei nicht geimpften Kindern)	Cefotaxim oder Ceftriaxon[2] (evtl. jeweils plus Gentamicin)
gesunde Erwachsene („ambulant erworben"), Patienten mit Immunabwehrschwäche (z. B. Diabetes mellitus, chronischem Alkoholabusus) und ältere Patienten	Streptococcus pneumoniae, Neisseria meningitidis (Meningokokken), Listeria monocytogenes	Cefotaxim (oder Ceftriaxon[2]) plus Ampicillin[3] (evtl. zusätzlich Gentamicin)
bei posttraumatischer/postoperativer oder Shunt-Meningitis	Staphylococcus aureus, Staphylococcus epidermidis, gramnegative Stäbchen inkl. Pseudomonas aeruginosa	Vancomycin plus Meropenem[4] oder Vancomycin plus Ceftazidim

[1] Ceftriaxon ist bei Früh-/Neugeborenen (Ikterus!) kontraindiziert; Cefotaxim weist eine deutlich geringere Proteinbindung auf (dadurch bessere Penetration ins ZNS im Vgl. zu Ceftriaxon); bei schwerstkranken Patienten ggf. zusätzlich ein Aminoglykosid (Leitlinie DGN [3131])
[2] Optionen bei schwerer Allergie gegen Cephalosporine:
- Chloramphenicol
- bei gramnegativen Stäbchen im Liquorpräparat: Meropenem (bei Ausschluss einer Kreuzallergie)
- bei grampositiven Diplokokken im Liquorpräparat: Vancomycin

[3] In Gebieten mit deutlich erhöhtem Vorkommen von Penicillin-resistenten Pneumokokken (25-50%: Frankreich, Bulgarien, Rumänien, Polen, Mexiko, Hongkong; 10-25%: Spanien, Protugal, Irland, Ungarn, Griechenland, USA, Japan) wird eine initiale Kombinationstherapie mit Ceftriaxon + Ampicillin + Vancomycin oder Ceftriaxon + Ampicillin + Rifampicin empfohlen (Leitlinie DGN [3131])
[4] Meropenem hat ein mindestens 20-fach geringeres epileptogenes Potenzial als Imipenem [3009]

Pathophysiologie

- **Infektionswege:**
  - *hämatogen* z. B. bei Pneumokokken-Pneumonie
  - *per continuitatem (Nachbarschaftsprozesse)* bei Sinusitis, Otitis, Mastoiditis, z. B. bei Pneumokokken
  - *offene Liquorfisteln* nach offenem Schädel-Hirn-Trauma oder chirurgischen Eingriffen am/im Intrathekalbereich
- **Pathogenese:**
  - Anhaften der Bakterien auf der Mukosa der Schleimhäute mittels Pili und Adhäsionsmolekülen → Endozytose und interzelluläre Ausbreitung
  - Überwindung der ersten Immunantwort durch proteolytischen Verdau von sekretorischem IgA1 und Verhinderung der Phagozytose und Komplementaktivierung aufgrund der Polysaccharidkapsel
  - im Liquorkompartiment nur geringe Abwehrmöglichkeiten
  - Aktivierung der Immunantwort über bakterielle Zellwandprodukte (Peptidoglykane, Teichonsäure, Lipopolysaccharide) → vermehrte Synthese von Zytokinen (IL-1β, TNF-α, IL-6), Arachidonsäuremetaboliten, Plättchen-aktivierendem Faktor → vermehrte intravasale Gerinnung → Mikro- und Makrothrombosen → Infarkte

Klinisches Bild

- **allgemein:** schwere Allgemeinerkrankung, septische Temperaturen, Erbrechen

- **neurologisch:** Kopfschmerzen (90 %), meningeale Reizzeichen (85 %), Bewusstseinstrübung (80 %), epileptische Anfälle (30 %), fokale Ausfälle (20 %), Stauungspapille nur in 1 %!
- **CAVE: atypische Präsentationen:** apurulenter Liquor mit fehlender Zellzahlerhöhung, Fehlen von Meningismus und Fieber bei komatösen Patienten oder bei Früh-/Neugeborenen (Temperaturlabilität oder Hypothermie anstelle von Hyperthermie), initial psychotische Symptomatik oder epileptische Anfälle

Zusatzdiagnostik

- **Liquor** (→ S. 711):
  - *typischer Befund:* Pleozytose > 1000/µl, Eiweiß > 2000 mg/l, Laktat > 3,5 mval/l, Liquor/Serum-Glukose-Quotient < 0,5, lichtmikroskopischer/kultureller Erregernachweis in 70-90 % der Fälle
  - *Liquorzytologie:*
    - im Akutstadium: segmentkernige Granulozyten
    - im frühen Reparationsstadium: Monozyten >> Lymphozyten
    - im späten Reparationsstadium: Lymphozyten >> Monozyten
  - *bei unklaren oder negativen mikroskopischen Befunden oder negativen Kulturen nach antibiotischer Vorbehandlung:* Nachweis bakterieller Antigene mit Latex-Agglutinationstests, panbakterielle PCR (mit Sequenzierung) oder erregerspezifische PCR
  - *bei zweifelhaften Liquorbefunden* nach 24 Stunden erneut punktieren
- **Erregeranzucht aus Blutkulturen und Liquor:**
  - *Blutkulturen* (aerob und anaerob): mindestens 2 Sets von Blutkulturen aus 2 verschiedenen peripheren Venen (jedes Set besteht aus aerober und anaerober Flasche; pro Flasche 7–10 ml Blut), bei ca. 50 % positiv
  - *Liquor* (für Isolation klassischer Bakterien plus Resistenzbestimmung mindestens 2 ml; mindestens 10 ml falls *zusätzliche* molekularbiologische und/oder serologische Untersuchungen erwünscht; bei selektiver Untersuchung auf M. tuberculosis mindestens 10 ml Liquor nativ in sterilem Röhrchen (*nicht* in Blutkulturflasche); rascher Transport zur kulturellen Erregeranzucht; ggf. PCR möglich
  - *Transport, Zwischenlagerung* (nur falls unumgänglich): Blutkulturflaschen und Liquores für Kultur grundsätzlich bei Raumtemperatur; Liquores ggf. auch bei 4 °C (für molekulare bakterielle oder virologische Diagnostik)
- **Labor:** Blutbild, Differenzialblutbild (segmentkernige Leukozytose), CRP-Erhöhung, BSG-Erhöhung
- **Bildgebung:** noch am Aufnahmetag MRT (ggf. MR-Angiografie) oder (wenn nicht verfügbar) CT-nativ und mit Kontrastmittel (ggf. CT-Angiografie) (Luft, Hirnödem, Abszess, Ventrikulitis, Hydrozephalus, Vaskulitis, septische Sinusthrombose?), Röntgen-Thorax (Pneumonie?)
- **weitere Diagnostik:** transkranielle Doppler-Sonografie (Abgrenzung zerebrovaskulärer Komplikationen s.o.); Audiometrie, akustisch evozierte Hirnstammpotenziale und Elektronystagmografie mit Kalorik (vestibulocochleäre Schädigungen?)

Diagnosestellung

Klinisches Bild und zu bakterieller Entzündung passende Liquorveränderungen

Diagnostisch-therapeutisches Prozedere

<table>
<tr>
<td rowspan="3">❍ Verdacht auf bakterielle Meningitis:
❍ septische Allgemeinerkrankung
❍ Kopfschmerzen
❍ Meningeale zeichen
❍ Vigilanzstörung
❍ Fokale Ausfälle
❍ Epileptische Anfälle</td>
<td rowspan="3">► Neurostatus
► Blutkultur</td>
<td>❍ Keine Hirndruckzeichen</td>
<td>► Lumbalpunktion</td>
<td colspan="2">► Antibiose
► Dexamethason 10 mg i.v.</td>
<td>► Anpassung der Initialtherapie nach Grampräparat</td>
</tr>
<tr>
<td rowspan="2">❍ Hirndruckzeichen
oder
❍ fokale Ausfälle</td>
<td rowspan="2">► Antibiose
► Dexamethason 10 mg i.v.</td>
<td rowspan="2">► CT Schädel</td>
<td>❍ Hirndruckzeichen</td>
<td>► weiter empirische Antibiose</td>
</tr>
<tr>
<td>❍ keine Hirndruckzeichen</td>
<td>► Lumbalpunktion
► Ggf. Anpassung der Initialtherapie nach Gram-Präparat</td>
</tr>
</table>

- **Bei Verdacht auf bakterielle Meningitis muss der o.g. Ablauf innerhalb von 30 Minuten durchgeführt werden** (verzögerter Beginn der Antibiotikatherapie verschlechtert die Prognose [214])
- **innerhalb von 60 Minuten nach Liquorgewinnung sollte das Ergebnis eines Gram-Präparates vorliegen,** um die kalkulierte Initialtherapie entsprechend anzupassen
- **Behandlung auf Intensivstation** empfohlen
- **frühzeitiges HNO-Konsil** zur Abklärung und möglichen Behandlung einer otogenen Genese (Mastoiditis)

Therapie

- **Antibiotikum:**
  - *bei unbekanntem Erreger:* kalkulierte Initialtherapie in Abhängigkeit vom Alter (s. o.) bzw. der speziellen Anamnese
  - *bei bekanntem Erreger (Vorliegen eines eindeutigen Gram-Präparates oder des Ergebnisses der kulturellen Anzucht)* [3127],[3239],[4175] (Wahl des Antibiotikums richtet sich nach der Resistenzprüfung [Antibiogramm] und der Liquorgängigkeit [s.u.]):

Meningitis/Meningoenzephalitis-Erreger (Auswahl)	Mittel der Wahl	Alternativen
Acinetobacter baumannii (gramnegatives Stäbchen)	Meropenem	Bei Multiresistenz inkl. Carbapenem-Resistenz: Chloramphenicol, Colistin[1] oder Tigecyclin[2]
Anaplasma phagocytophilum	Doxycyclin	Tetrazyklin, Rifampicin
Bacteroides fragilis (gramnegative Stäbchen)	Metronidazol	Meropenem, Chloramphenicol, Clindamycin
Bartonella bacilliformis	Chloramphenicol	Tetrazyklin, Erythromycin
Bartonella henselae, Bartonella quintana	Doxycyclin	Tetrazyklin, Rifampicin[3], Erythromycin, Azithromycin
Brucella spp.	Doxycyclin + Rifampicin + Cotrimoxazol[3,9]	Doxycyclin + Rifampicin + Ciprofloxacin[3,9] Doxycyclin + Rifampicin + Streptomycin[3,9]
Coxiella burnetii	Doxycyclin[10]	Ciprofloxacin
Ehrlichia chaffensis	Doxycyclin	Tetrazyklin, Rifampicin
Enterobacteriaceae, z. B. E. coli (gramnegative Stäbchen)	Ceftriaxon + Aminoglykosid[3]	Acylureido-Penicillin (z. B. Piperacillin oder Mezlocillin) + Aminoglykosid[3]; Meropenem
Enterobacteriaceae (z. B. Klebsiella, Enterobacter, E. coli) mit extended-spectrum-beta-lactamase (ESBL)-Bildung (gramnegative Stäbchen)	Meropenem	Ciprofloxacin, Chloramphenicol, Tigecyclin[2]
Haemophilus influenzae (pleomorphe gramnegative Stäbchen)	Cefotaxim oder Ceftriaxon	bei schwerer Cephalosporin-Allergie: Choramphenicol; Meropenem (bei Ausschluss einer Kreuzallergie)
Listeria monocytogenes (grampositive Stäbchen)	Ampicillin + Aminoglykosid[3]	Minocyclin i.v. (Import über internationale Apotheke) + Gentamicin[3]; evtl. Co-Trimoxazol (Trimethoprim-Sulfamethoxazol) oder Meropenem
Mycoplasma pneumoniae	Ciprofloxacin, Levofloxacin	Doxycyclin, Clarithromycin, Erythromycin, Azithromycin; Minocyclin
Mycobacterium tuberculosis (Komplex)	Isoniazid + Rifampicin + Pyrazinamid + Ethambutol	Streptomycin statt Ethambutol
Neisseria meningitidis (Meningokokken; gramnegative Diplokokken)	Penicillin G	bei Penicillin G-Unverträglichkeit: Cefotaxim oder Ceftriaxon, Chloramphenicol, Ciprofloxacin
Propionibacterium spp.	Cefotaxim, Penicillin G	Vancomycin (+/– Cefotaxim)

Meningitis/Meningoenzephalitis-Erreger (Auswahl)	Mittel der Wahl	Alternativen
Pseudomonas aeruginosa (gramnegative Stäbchen)	Ceftazidim + Aminoglykosid[3]	Meropenem + Aminoglykosid[3], Cefepim + Aminoglykosid[3] – bei β-Laktam und Carbapenem-Allergie: Chloramphenicol oder Ciprofloxacin, evtl. plus intrathekale Gentamicin-Gabe – bei Multiresistenz ggf. Colistin
Rickettsia spp.	Doxycyclin	Chloramphenicol, Ciprofloxacin, Rifampicin[3]
Staphylokokken (Methicillin-empfindlich MSSA bzw. MSSE)[4] (grampositive Haufenkokken)	Cefotaxim + Rifampicin[3]	Cefotaxim + Fosfomycin[3]; Meropenem + Rifampicin[3]; Fosfomycin + Rifampicin[3]; Vancomycin + Rifampicin[3]; Cefazolin + Fosfomycin[3]; Linezolid[5]
Staphylokokken (Methicillin-resistent [MRSA bzw. MRSE])[4] (grampositive Haufenkokken)	Vancomycin + Rifampicin[3]	Fosfomycin plus Rifampicin[3]; Linezolid[5]; Trimethoprim-Sulfamethoxazol
Staphylokokken (Vancomycin-intermediär sensibel oder -resistent [VISA, VRSA, VRSE])[3] (grampositive Haufenkokken)	Linezolid[5] + Fosfomycin oder Linezolid[5] + Rifampicin[3]	evtl. Daptomycin[6] + Rifampicin[3]; Quinu-/Dalfopristin[7] + Rifampicin[3]
Streptococcus pneumoniae (Pneumokokken; grampositive Diplokokken), Penicillin-empfindlich (MHK < 0,06 µg/ml)[8]	Penicillin G	– bei Penicillin-G-Unverträglichkeit: Cefotaxim oder Ceftriaxon – bei β-Laktam-Unverträglichkeit: Vancomycin
Streptococcus pneumoniae (Pneumokokken; grampositive Diplokokken), Penicillin-resistent, (MHK > 0,12 µg/ml)[8]	Ceftriaxon + Vancomycin + Rifampicin[3]	Hoch-Dosis-Cefotaxim-Regime + Vancomycin + Rifampicin[3]
Streptokokken (Gruppe B) (grampositive Kettenkokken)	Penicillin G (+ Gentamicin)	Ceftriaxon, Ampicillin (+ Gentamicin) bei β-Laktam-Unverträglichkeit: Vancomycin
Treponema pallidum	Penicillin G	Ceftriaxon, Doxycyclin
Tropheryma whipplei	Initialtherapie: Ceftriaxon Erhaltungstherapie: Doxycyclin + Hydroxychloroquin + Sulfamethoxazol	Initialtherapie: Penicillin G plus Streptomycin Erhaltungstherapie: Minocyclin statt Doxycyclin, Sulfadiazin statt Sulfamethoxazol

[1] Reserveantibiotikum; Liquorkonzentration bei Meningitis lag bei ca. 25 % der Serumkonzentration [1912]

[2] Tigecyclin ist bisher für die Behandlung von ZNS-Infektionen nicht zugelassen; es ist unklar, ob wirksame Liquorspiegel erreicht werden [3391],[3309]

[3] Aminoglykoside, Fosfomycin, Rifamipicin: wegen möglicher Resistenzentwicklung nicht in Monotherapie

[4] MSSA/MRSA = Methicillin-sensitiver/-resistenter S. aureus; MSSE/MRSE = Methicillin-sensitiver/-resistenter S. epidermidis; VISA/VRSA = Vancomycin-intermediär empfindlicher/-resistenter S. aureus (in Deutschland sehr selten bzw. noch nicht vorkommend); VISE/VRSE = Vancomycin-intermediär empfindlicher/resistenter S. epidermidis (in Deutschland sehr selten bzw. noch nicht vorkommend)

[5] Reserveantibiotikum, gute Liquorgängigkeit, bisher jedoch nicht zur Meningitistherapie zugelassen; kommt bei Linezolid empfindlichen Erregern in Betracht, wenn Vancomycin kontraindiziert/unwirksam ist und/oder nicht vertragen wird

[6] Reserveantibiotikum, begrenzte Liquorgängigkeit, bisher nicht zur Meningitistherapie zugelassen; Einzelfallberichte über erfolgreiche Therapie [2327]

[7] Reserveantibiotikum, schlechte Liquorgängigkeit, bisher nicht zur Meningitistherapie zugelassen

[8] Entsprechend der neuen Leitlinien des Clinical and Laboratory Standards Institute (CLSI) [4437] liegt der Empfindlichkeitsgrenzwert für die parenterale Penicillin-Therapie einer Pneumokokkenmeningitis bei einem MHK-Wert von 0,06 µg/ml. Die Kategorie „intermediär empfindlich" ist weggefallen.

[9] Doxycyclin 200 mg/d plus Rifampicin 600 mg/d jeweils initial i.v., nach 1-2 Wochen Umstellung auf orale Gabe für mindestens weitere 30 Tage bis zu 6 Monate (Kultur- und Serologiekontrollen). Gabe von Streptomycin 1 g/d i.m. nur während der ersten 2 Wochen.

[10] Doxycyclin 2 × 100 mg/d initial i.v., nach Stabilisierung p.o.; bei Q-Fieber-Endokarditis (mit oder ohne zerebrale Embolien) Kombination mit Hydroxychloroquin, Therapiedauer bis zu 24 Monate

- **empfohlene Antibiotikadosen bei Erwachsenen:**

Substanz	Präparat	Dosis
Ampicillin	Binotal®	3 × 5 g/d (max. 20 g/d) i.v.
Azithromycin	Zithromax®	1 × 500 mg/d i.v.
Cefotaxim	Claforan®	4 × 3–4 g/d (bis max. 24 g/d) i.v.
Ceftazidim	Fortum®	3 × 2 g/d i.v.
Ceftriaxon	Rocephin®	2 × 2 g/d i.v.
Cefuroxim	z. B. Zinacef®	3 × 3–4 g/d i.v.
Chloramphenicol	Paraxin®	4 × 0,5–1 g/d (max. 4 g/d) i.v.
Ciprofloxacin	Generika	2(-3) × 400 mg i.v.
Clarithromycin	Klazid®	2 × 500 mg/d i.v.
Co-trimoxazol (Trimethoprim-Sulfamethoxazol)	Eusaprim®	2 × 4 Amp. (je 0,48 g)/d in jeweils 500 ml NaCl-Infusion i.v.
Daptomycin	Cubicin®	4-6 mg/kg KG/d i.v.
Doxycyclin	Generika	(100)-200 mg/d i.v.
Erythromycin	Generika	2 × 1000 mg i.v.
Ethambutol	Myambutol®	1 × 15–20 mg/kg KG i. v. bzw. später p. o.
Flucloxacillin	Staphylex®	4 × 2 g/d i.v.
Fosfomycin	Fosfocin®	3 × 5 g/d i.v.
Gentamicin	Generika	3-4 mg/kg KG/d i.v. (Spiegelkontrollen!)
Hydroxychloroquin	Quensyl®	3 × 200 mg/d p. o.
Isoniazid	Isozid®	1 × 10 mg/kg KG/d i. v. bzw. später p. o.
Levofloxacin	Generika	250-750 mg/d i.v.
Linezolid	Zyvoxid®	2 × 600 mg/d i.v.
Meropenem	Meronem®	3 × 2 g/d i.v.
Metronidazol	Clont®	3–4 × 500 mg/d i.v.
Mezlocillin	Baypen®	4 × 5 g/d i.v.
Minocyclin	als i. v. Präparat nur über die internationale Apotheke; oral z. B. Minocyclin beta®	0,2 g/d i.v.
Moxifloxacin	Avalox®	1 × 400 mg/d i.v.
Penicillin G	Generika	6 × 5 Mega/d i.v.
Piperacillin	Pipril®	4 × 4 g/d i.v.
Polymyxin B	Polymyxin B-Sulfat (als i. v. Präparat nur über die internationale Apotheke)	1,5–2,5 mg Polymyxin B-Base/kg KG/d in 2 Einzeldosen i.v.
Polymyxin E (= Colistin)	Colistimethat-Natrium (CMS) Infectopharm®	3 × 80–240 mg CMS/d (= 100–300 mg Colistin-Base/d) i.v.
Pyrazinamid	Pyrafat®	1 × 30 mg/kg KG/d p.o
Rifampicin	Rifa®	1 × 600 mg/d i.v.
Streptomycin	Generika	15 mg/kg KG/d i.v.
Sulfadiazin	Sulfadiazin-Heyl®	2 × 1 g/d p.o
Tigecyclin	Tigacyl®	2 × 50 mg/d i.v.
Tetracyclin	Generika	25 mg/kg KG/d in 4 Dosen i.v.
Vancomycin	Vancomycin®	2 × 1–2 g/d i.v.

Therapiedauer:

Erreger	Therapiedauer
Anaplasma phagocytophilum	mind. bis 3 Tage nach Entfieberung
Bartonella spp.	28 Tage
Brucella spp.	mind. 14 Tage i.v., dann 1-6 Monate p.o.
Ehrlichia chaffeensis	mindestens bis 3 Tage nach Entfieberung
Haemophilus influenzae	7–10 Tage
Listeria monocytogenes	14–21 Tage
Mycobacterium tuberculosis (Komplex)	2 Monate Viererkombination, weitere 4 Monate Zweierkombination
Mycoplasma pneumoniae	14 Tage
Neisseria meningitidis	7–10 Tage
Rickettsia spp.	7-10 Tage
Streptokokken Gruppe B	14–21 Tage
Streptococcus pneumoniae	10–14 Tage
Treponema pallidum	14 Tage
Tropheryma whipplei	Initialtherapie: 14 Tage Erhaltungstherapie: 2-3 Jahre
gramnegative Bakterien	21 Tage

Gehirn- und Liquorgängigkeit von Antiinfektiva:

- *Determinierung der Gehirn- bzw. Liquorspiegel* durch
  - Funktion der Blut-Hirn-Schranke (tight junctions der Hirnkapillarendothelien, die das Blutmilieu in den Lumina der ZNS-Gefäße von dem Liquormilieu des Interzellularraumes des Gehirns trennen)
  - Funktion der Blut-Liquor-Schranke im Bereich der zirkumventrikulären Organe (tight junctions der Ependymzellen) bzw. der Hirnhäute (Neurothel zwischen Pachymeninx und Leptomeninx)
  - Molekulargewicht und Serumeiweißbindung der Antiinfektiva (wegen seiner 2,5-fach höheren Plasmaproteinbindung weist Ceftriaxon bei nicht entzündeten Meningen eine ca. 10-fach niedrigere Liquorpenetration auf im Vergleich zu Cefotaxim [2864]
  - Aktivität von Effluxpumpen im Bereich des Plexus chorioideus, die bestimmte Antibiotika aus dem Liquorraum aktiv in den Plexus transportieren (hohe Affinität für Benzylpenicillin, niedrige Affinität für Ampicillin, Ceftriaxon, Imipenem, Aminoglykoside oder Gyrasehemmer)
  - Lipophilie/Hydrophilie:
    - lipophile Substanzen (z. B. Rifampicin, Gyrasehemmer) dringen schnell durch transzellulären Transport in den Liquorraum ein
    - hydrophile Substanzen (z. B. β-Laktame, Vancomycin) treten parazellulär, d. h. vor allem nach Öffnung der tight junctions, in den Liquorraum über [2502]
- *Öffnung der Blut-Hirn- bzw. der Blut-Liquor-Schranke* (Verlust der tight junctions) und Hemmungen der Effluxpumpen durch Entzündungsmediatoren (Zytokine, Eicosanoide, Stickstoffmonoxid), die durch mikrobielle Produkte induziert werden
- *bei Meningitiden* sind die durchschnittlichen Liquorkonzentrationen selbst bei den meisten hydrophilen Substanzen höher als die mittlere Hemmkonzentration für den jeweiligen Erreger, deshalb ist selbst bei einem niedrigen Verhältnis aus Liquor- zu Serumkonzentration eine erfolgreiche Therapie möglich, zumal wenn die bakterizide Aktivität des Antibiotikums sehr hoch ist
- *Liquorgängigkeit von i.v. applizierten Antiinfektiva bei entzündeten Meningen* (Auswahl)[1]:

sehr gut	gut bzw. therapeutisch ausreichend	therapeutisch fraglich, unzureichend oder fehlend
Albendazol (38–43 %)	Amphotericin (3 %)[6]	Anidulafungin (minimal)
Chloramphenicol (45–89 %)[2]	Ampicillin (13–14 %)	Caspofungin (minimal)
Fluconazol (74–94 %)	Cefepim (10 %)	Clarithromycin (minimal bis 18 %)
Flucytosin (60–100 %)	Cefotaxim (3–55 %)	Clavulansäure (3–8 %)
Isoniazid (INH) (78–100 %)[2]	Ceftazidim (5–45 %)	Clindamycin (1–3 %)[9]
Linezolid (80–100 %)[2]	Ceftriaxon (4–17 %)	Colistin (5–25 %)[4]
Metronidazol (45–100 %)[2]	Cefuroxim (17–88 %)	Doxycyclin (26 %)[5]
Moxifloxacin (46–94 %)[2]	Ciprofloxacin (21–92 %)	Erythromycin (2–13 %)
Pyrazinamid (100 %)[2]	Daptomycin (4–8 %)[3,6]	Flucloxacillin (< 10 %)
Sulfadiazin (50–80 %)[2]	Ethambutol (25–50 %)	Gentamicin (0–30 %)[6]
Sulfomethoxazol (25–30 %)[2]	Levofloxacin (30–71 %)	Itraconazol (0–10 %)
Trimethoprim (40–50 %)[2]	Meropenem (4–39 %)	Polymyxin (minimal)[6]
Voriconazol (22–100 %)[2]	Netilmicin (24 %)	Posaconazol (0–10 %)
	Penicillin G (5–10 %)	Quinopristin/Dalfopristin (unbekannt)[10]
	Piperacillin (2–35 %)	Streptomycin (0–30 %)[6]
	Praziquantel (24 %)	Tazobactam (10 %)
	Pyrimethamin (10–25 %)	Teicoplanin (minimal)
	Rifampicin (7–56 %)	Tigecyclin (0–50 %)[7]
		Tobramycin (0–30 %)[6]
		Vancomycin (7–30 %)[8]

[1]Die Zahlenwerte geben das prozentuale Verhältnis aus Liquor- zu Serumkonzentration unter Zugrundelegung der AUC („area under curve")-Werte an (zitiert nach [2678],[1370],[2864]
[2]Wirksam auch bei nicht entzündeten Meningen
[3]Wirksame Liquorspiegel anzunehmen aufgrund von Einzelfallberichten erfolgreich therapierter Patienten
[4]Klinisch wirksame Liquorgängigkeit (25 %) von Colistinsulfomethat bei 2 Patienten mit Acinetobacter baumannii Meningitis beschrieben [1912]; ohne starke meningeale Entzündung nur geringe Liquorpenetration (5 %) [2573]
[5]Bei Neuroborreliose, Neurosyphilis und Neurobrucellose wirksam (Dosierung 200–300 mg/d)
[6]Gegebenfalls intrathekale Gabe möglich
[7]Werte lagen bei 11-40 % in einer Studie mit naiven Probanden [3391] und zwischen 0 und 50 % bei einem Patienten mit Cerebritis [3309]; Wirksamkeit unklar
[8] Wirksamkeit bei hohen Dosen; ggf. auch intrathekale Gabe
[9]wirksam in hohen Dosen bei der zerebralen Toxoplasmose
[10]Im Kaninchenmodell werden bei floride Pneumokokkeneningitis antibakteriell wirksame Liquorspiegel erreicht [4046]

- **Dexamethason (Fortecortin®):**
  - *Dosis:* 10 mg i. v. vor oder gleichzeitig mit erster Antibiotikagabe, anschließend 10 mg i. v. alle 6 Stunden über 4 Tage unter Magenschutz
  - *bei Meningitis als Folge einer Endokarditis oder im Neugeborenenalter* keine Kortikosteroidgabe! [3132]
  - *Wirkung [538]:*
    - bei Pneumokokken-Meningitis: signifikante Reduktion von Letalität und neurologischer Residuen (RR 0,84, 95 % KI 0,72 bis 0,98)
    - bei Meningokokken-Meningitis kein Effekt auf die Mortalität
    - Verringerung schwerer Hörstörungen (RR 0,67, 95 % KI 0,51 bis 0,88), jeglicher Hörstörungen (RR 0,76, 95 % KI 0,64 bis 0,89) und neurologischer Folgeschäden (RR 0,83, 95 % KI 0,69 bis 1,00)
    - schwere Hörstörungen besonders bei Haemophilus influenzae Meningitis verringert (RR 0,34, 95 % KI 0,20 to 0,59)
  - CAVE: wahrscheinlich wird die Liquorgängigkeit von Vancomycin durch Kortikosteroide vermindert [3047]
- **PTT-wirksame Heparinisierung:** keine durch Studien gesicherte Daten, empfohlen bei klinischen und kernspintomografischen Hinweisen auf septische Sinus-Venenthrombose [3130]
- **Nimodipin** bei Vaskulopathie, Wirksamkeit nicht belegt

Komplikationen

- **neurologische:** Hydrocephalus malresorptivus (5-15 %), subdurales Empyem, Arteriitis (vor allem bei Haemophilus influenzae) → Hirninfarkte und Sinusthrombose (15-20 %) (→ S. 91), Hirnödem (10-15 %)(→ Einklemmung) (→ S. 652), Hirnabszess (→ S. 185) (selten), Ventrikulitis und Ventrikelempyem (selten, am häufigsten bei Kindern), vestibulokochleäre Schäden (Hörstörung, Vestibulopathie) (10-20 %), Zerebritis (Hirnphleg-

mone) (< 5 %), Hirnnervenausfälle (10 %), Myelitis/spinale Vaskulitis (Häufigkeitsangaben entsprechend (Leitlinie DGN [3131])
- **internistische:** Pneumonie, Sepsis (Schock), Verbrauchskoagulopathie, ARDS (adult respiratory distress syndrome), SIADH (Syndrom der inadäquaten ADH-Sekretion) (→ S. 668), Rhabdomyolyse, reaktive Arthritis, septische End/Panophthalmitis

Prognose
- **Mortalität:** H. influenzae 3–5 %, Neisseria meningitidis 3–13 %, gramnegative Bakterien 10–20 %, Streptococcus pneumoniae 19–37 % [4018]
- **Defektheilungen** bei 10–30 % (Hypakusis, neuropsychologische Defizite)

Meningokokken-Meningitis

Erreger
- **Neisseria meningitidis (Meningokokken)**; häufigster Erreger einer bakteriellen Meningitis, besonders im Kindes- und Jugendalter
  - *in Deutschland:* ca. 65–70 % Serogruppe B, 25–30 % Serogruppe C; andere Serogruppen (z. B. A, W135, Y) < 1–5 %
  - *in Afrika:* Hauptendemiestämme gehören zur Serogruppe A

Disponierende Faktoren Komplementdefekte, Hypogammaglobulinämie

Verlaufsformen Meningitis 50 %, Sepsis 35 % (Exanthem mit petechialen Blutungen = bakterielle Embolien speziell an den Extremitäten), Waterhouse-Friderichsen-Syndrom 15 % (flächige Nekrosen, Verbrauchskoagulopathie und Nebennierenversagen = hämorrhagischer Infarkt)

Diagnosestellung Nachweis intrazellulärer, semmelförmiger gramnegativer Diplokokken im Liquorpräparat oder Blut-/Liquorkultur; bei antibiotisch vorbehandelten Patienten Antigennachweis durch Latexagglutinationstest und PCR-Analyse von Liquor und Blut

Therapie siehe Tabelle (→ S. 179)

Prophylaxe
- **innerhalb Deutschlands** Impfung mit einem Serogruppe-C-Konjugat-Impfstoff (z. B. Meningetec® oder NeisVacC®) ab dem vollendeten 2. Lebensmonat möglich (STIKO-Empfehlung)
- **bei Reisen ins Ausland** (Afrika) empfiehlt die STIKO die Impfung mit einem tetravalenten Polysaccharid (ACW135Y)-Konjugat-Impfstoff (Nimenrix®: ab dem 1. Lebensjahr; Menveo®: ab dem 2. bis zum 55. Lebensjahr zugelassen),
  - unter 1 Jahr Impfung mit dem bivalenten AC- (ab 3. Lm.) oder dem tetravalenten ACW135Y-Polysaccharid-Impfstoff (ab 6. Lm.)
- **Beachte:** derzeit noch kein Impfstoff verfügbar gegen Meningokokken der Serogruppe B (verursacht 65–70 % der Infektionen in Deutschland)

Verlauf Letalität bei Meningitis 1–4 %, Sepsis 15–20 %, Waterhouse-Friderichsen-Syndrom 50 %

Komplikationen → S. 183; Herpes labialis (ausgedehnt)

Hygienische Maßnahmen
- **Meldepflicht** bei Verdacht, Erkrankung oder Tod (§ 6 Infektionsschutzgesetz)
- **Isolierung** für mindestens 24 Stunden nach Beginn der Antibiose
- **Prophylaxe bei Kontaktpersonen** (Familie, Krankenhauspersonal, gleicher Haushalt, Face-to-Face bzw. Mund-zu-Mund-Kontakt) (www.rki.de):
  - *Rifampicin* (Mittel der Wahl):
    - Neugeborene (1. Lebensmonat) 2 × 5 mg/kg KG/d für 2 Tage
    - Säuglinge, Kinder und Jugendliche bis 60 kg 2 × 10 mg/kg KG/d (max. ED 600 mg) über 2 Tage
    - Jugendliche ab 60 kg und Erwachsene 2 × 600 mg/d für 2 Tage (nicht bei Schwangeren)
  - *Ceftriaxon* (nur i. m.): einmalige Gabe von 125 mg bei Kindern unter 12 Jahren und 250 mg bei Personen über 12 Jahren; Mittel der Wahl bei Schwangeren
  - *Ciprofloxacin* einmalig 500 mg oral bei Personen über 18 Jahren alternativ (nicht bei Schwangeren)
  - *Postexpositionsimpfung* (zusätzlich zur Chemoprophylaxe!): sobald wie möglich bei nachgewiesener impfpräventabler N. meningitidis-Meningitis/-Sepsis mit einem Konjugat-Impfstoff (Gruppe C oder ACW135Y) oder einem Polysaccharid-Impfstoff (AC oder ACW135Y), je nach Altersgruppe (s.o.)

Pneumokokken-Meningitis

Allgemeines Pneumokokken sind die häufigsten Erreger einer bakteriellen Meningitis im Alter > 18 Jahre

Erreger Streptococcus pneumoniae (Pneumokokken)

Disponierende Faktoren Tumorleiden oder andere konsumierende Krankheiten, Alkoholismus, Splenektomie, Diabetes mellitus; meist hämatogene Streuung oder Durchwanderungsmeningitis bei Nachbarschaftsprozessen (Mastoiditis)

Komplikationen → S. 183; ausgedehnter Herpes labialis

Diagnosestellung Nachweis extrazellulär gelegener, lanzettförmiger grampositiver Diplokokken im Liquorpräparat oder Blut-/Liquorkultur; bei antibiotisch vorbehandelten Patienten Antigennachweis durch Latexagglutinationstest und PCR-Anlayse von Liquor und Blut

Therapie siehe Tabelle (→ S. 179)

Prophylaxe

- **Impfung** (STIKO-Empfehlung, www.rki.de):
  - *Konjugatimpfstoff (Prevenar®* [13-valent]*):* Säuglinge von vollendeter 6. Lebenswoche und (Klein-)kinder bis zum vollendeten 17. Lebensjahr; zugelassen auch für Erwachsene ab 50 Jahren
  - *Polysaccharidimpfstoff (Pneumovax®):* Personen >2 Jahre mit fortbestehender gesundheitlicher Gefährdung (s. u.) und Personen >60 Jahre; empfohlen bei:
    - angeborenen oder erworbenen Immundefekten mit T- und/oder B-zellulärer Restfunktion, wie z. B.: Hypogammaglobulinämie, Komplement- und Properdindefekte bei funktioneller oder anatomischer Asplenie bei Sichelzellenanämie, bei Krankheiten der blutbildenden Organe, bei neoplastischen Krankheiten, bei HIV-Infektion, nach Knochenmarktransplantation
    - chronischen Krankheiten, wie z. B.: Herz-Kreislauf-Krankheiten, Krankheiten der Atmungsorgane (inkl. Asthma und COPD), Diabetes mellitus oder andere Stoffwechselkrankheiten, chronische Nierenkrankheiten/nephrotisches Syndrom, neurologische Krankheiten, z. B. Zerebralparesen oder Anfallsleiden, Liquorfistel, vor Organtransplantation und vor Beginn einer immunsuppressiven Therapie
- **Antibiotika:** nur bei Kindern mit Mukoviszidose, Patienten mit nephrotischem Syndrom, Sichelzellanämie, Immunsuppression, Splenektomie: Penicillin 3 × 20 000 E/kg KG/d p. o. für eine Woche

Verlauf Letalität 20–30 %

Hirnabszess [3213],[3573]

Erreger

- **häufig:** vergrünende Streptokokken („Oralstreptokokken", z. B. S. anginosus-Gruppe [S. milleri, S. intermedius, S. constellatus]) und obligat anaerobe Erreger des Genus Peptostreptococcus (50 %); oft Mischinfektionen
- **seltener:** Bacteroides spp. (20–40 %), Enterobakterien und Pseudomonas spp. (20–30 %), Staphylococcus aureus (10–15 %); Propionibakterien (v. a. postoperativ)
- **bei Immundefizienz:** Pilze (Aspergillus, Candida, Cryptococcus neoformans, Mucorales), Toxoplasma gondii
- **nach Auslandsaufenthalt**: Entamoeba histolytica, Neurozystizerkose
- **Erregernachweis:** bei 59,5 % Einzelerreger, 17 % mehrere Erreger, 27,5 % kein Erregernachweis [3742]

Ätiologie

- **fortgeleitet** (50 %) bei Otitis, Sinusitis, dentalen Infektionen, Osteomyelitis
- **hämatogen** (30 %) bei Bronchiektasen, Pneumonie, Endokarditis, Herzklappenfehler, AV-Angiomen der Lunge (Morbus Osler), bei Kolonkarzinom (S. bovis/S. gallolyticus!)
- **nach offenen Schädel-Hirn-Verletzungen** (10 %); Spätabszesse evtl. nach Jahren
- **nach septischer Sinusthrombose oder eitriger Meningitis:** selten

Stadien

Stadium	Histologie	CT-Befund (Kriterien auf MRT übertragbar)
frühe Zerebritis („Hirnphlegmone")	Ödem, entzündliche Leukozyteninfiltrate, keine Kapsel, disseminierte Nekrosen	nativ: unscharf begrenzte Hypodensität Kontrastmittel: keine oder geringe Anreicherung
späte Zerebritis	Ödem, zusätzlich zur Leukozyteneinwanderung Fibroblasten, große zentrale Nekrose	nativ: unscharf begrenzte Hypodensität Kontrastmittel: unscharf begrenzte ringförmige Anreicherung
frühe Kapselbildung	Rückgang des Ödems; Fibroblasten und Makrophagen, Verkleinerung der zentralen Nekrose, Kollagenkapsel	nativ: Hypodensität mit strahlendichterem ringförmigen Zentrum Kontrastmittel: scharf begrenzte ringförmige Anreicherung
späte Kapselbildung	Ödem fast verschwunden, kleine zentrale Nekrose, dichte Kollagenkapsel, Abnahme von Leukozyten und Makrophagen	nativ: blasse ringförmige Hyperdensität in der Hypodensität Kontrastmittel: scharf begrenzte ringförmige Anreicherung

Klinisches Bild

- **akuter Verlauf:** Kopfschmerzen (ca. 80 %), Übelkeit, Erbrechen, Herdzeichen, psychische Auffälligkeiten, Meningismus, epileptische Anfälle (30–70 %), Fieber, Hirndruckzeichen, Leukozytose
- **chronischer Verlauf:** oft kein Fieber, keine Entzündungszeichen, ansonsten gleiche Symptomatik

Zusatzdiagnostik

- **MRT** nativ und mit KM hinsichtlich Sensitivität dem CT überlegen; mittels diffusionsgewichteten MRT-Sequenzen ist häufig eine Unterscheidung zwischen abgekapseltem Abszess und anderen zystischen Hirnläsionen möglich [1178]
- **CT** (👁): solitäre (bei fortgeleiteten Abszessen) oder multiple (bei metastatischen Abszessen) Ringstrukturen (hypodens) mit nach Kontrastmittelgabe hyperdensem Randsaum (Kriterien auf MRT übertragbar):
  - *inhomogen* entspricht noch einer Herdenzephalitis
  - *homogen* spricht für Abszess
- **EEG:** Herdbefund(e)
- **Labor:** Entzündungszeichen, vor allem CRP-Erhöhung (beides kann fehlen!)
- **Liquor:** diagnostischer Nutzen der LP gemessen am Risiko einer intrakraniellen Herniation relativ gering: in bis zu 25 % der Patienten unauffällig, häufig kein Erregernachweis
  - *Befund:* evtl. variable Pleozytose (5–1000 Zellen/µl, segmentkernige Granulozyten); Schrankenstörung, im Verlauf oft intrathekale IgA- (und gelegentlich auch IgM- und IgG-Synthese)
- **Erregernachweis:** Blutkulturen, Kultur aus dem Primärfokus bzw. aus dem stereotaktischen Biopsat
- **Fokussuche:**
  - *lokal:* Mundhöhle, Zähne, Rachen, Nasennebenhöhlen, Mittelohr, Mastoid
  - *entfernt:* Herz (Endokard, Klappen), Lunge, Haut, Knochen, Kolon (bei S. bovis/S. gallolyticus)

Diagnosestellung

Klinisches Bild, MRT bzw. CT-Befund und Erregeridentifizierung durch Blutkulturen, stereotaktische Aspiration, Drainage oder Abszessexzision

Differenzialdiagnose

- **nach dem MRT/CT:** Glioblastom (→ S. 269), Metastasen (→ S. 280) (bessere Unterscheidung zwischen Abszess und Tumor wahrscheinlich durch Diffusions-Tensor-Bildgebung und Protonen-MR-Spektroskopie [2796],[3023],[3322]), Toxoplasmose („Tumor in den Basalganglien", → S. 218), Tuberkulose (meist multiple, mitunter schrotschussartige Granulome), Infarkt, Hämatom
- **nach klinischem Bild:** Herpes-Enzephalitis (→ S. 203), Glioblastom (→ S. 269)

Clinical Pathway (DGN)

Hirnabszess

Therapie

- **rein konservativ** bei multiplen kleinen und/oder tiefliegenden Abszessen und/oder frühem Zerebritisstadium (keine Ringstruktur nach KM-Gabe)
- **stereotaktische Punktion:** Methode der Wahl zur Keimisolierung und Entleerung, ggf. Wiederholung nach Verflüssigung des Abszesses, möglichst vor der ersten Antibiotikagabe
  - *Komplikationsrate:* 4 % Induktion einer Ventrikulitis oder Meningitis, Operationsletalität 0,2 %
- **Abszessexzision via Kraniotomie:**
  - *Indikationen:* gekammerter Abszess, Fremdkörper im Abszess, Fisteln, revisionsbedürftige Frakturen, Abszesse mit fester Konsistenz (Pilz-, Mykobakterien- oder Actinomyces-Genese), massive intrakranielle Raumforderung, Infektion mit Nocardia spp.
  - *Kontraindikationen:* Zerebritisstadium, Lokalisation in der Nähe eloquenter Kortexareale, in den Stammganglien oder im Hirnstamm
- **Antibiose:**
  - *vor Erregerisolierung, „ambulant erworben"*: Beginn mit einer Kombinationstherapie: Ceftriaxon 1 × 2 g/d (oder Cefotaxim 3 × 2–4 g/d i. v.) + Metronidazol 3 × 500 mg/d i. v. + Staphylokokkenantibiotikum (Rifampicin, Fosfomycin, Vancomycin, Linezolid) [3128],(Leitlinie DGN [2862])
  - *bei Verdacht auf S. aureus (MSSA)-Hirnabszess (z.B. Endokarditis mit positiver Blutkultur)*: Cefuroxim 3 × 3-4 g/d (oder Flucloxacillin 4 × 2-3 g/d) + Fosfomycin 3 × 5 g/d (CAVE: Flucloxacillin hat eine hohe Serumeiweißbindung (95 %), deshalb hohe Dosen nötig)
  - *bei Verdacht auf S. aureus (MRSA)-Hirnabszess*: Vancomycin 4 × 500 mg/d (oder Fosfomycin 3 × 5 g/d) + Rifampicin (1 × 600 mg/d)
  - *bei grampositiven Erregern (incl. MRSA):* zunehmend gute Erfahrungen mit Linezolid (2 × 600 mg/d) [3493],[3487]
  - *posttraumatisch/postoperativ/innerhalb des Krankenhauses erworben* (vor Erregerisolierung):
    - Empfehlung Leitlinie DGN [2862]: Vancomycin 2 × 1 g/d i. v. + Ceftriaxon 2 × 2 g/d i. v. (oder Cefotaxim 3 × 2–4 g/d i. v.) + Metronidazol 3 × 0,5 g/d i. v. (alternativ: Vancomycin 2 × 1 g/d i. v. + Meropenem 3 × 2 g/d i. v.)

  - zur Abdeckung eines möglichen Pseudomonas aeruginosa: Vancomycin 2 × 1 g/d i. v. + Meropenem 3 × 2 g/d i. v. (alternativ: Vancomycin 2 × 1 g/d i. v. + Ceftazidim 3 × 2 g/d i. v. + Metronidazol 3 × 0,5 g/d i. v.)
- *bei Propionibakterien* (v. a. postoperativ): Cefotaxim (± Vancomycin) oder Penicillin G (CAVE: Metronidazol und Fosfomycin sind unwirksam)
- *bei Nokardieninfektion* (u. a. bei vorausgegangener schwerer Pneumonie):
  - 1. Imipenem (4 × 500 mg/d i. v.; nicht bei *N. brasiliensis* oder *N. otitidiscaviarum*) plus Amikacin (Biklin®) (3 × 5 mg/kg KG/d i. v. oder 2 × 7,5 mg/kg KG/d i. v.)
  - 2. Meropenem (3 × 2 g i. v.; in vitro weniger wirksam bei *N. asteroides* [4594]; deutlich geringere Inzidenz an Krampfanfällen im Vergleich zu Imipenem) plus Amikacin (Biklin®; Dosierung wie bei 1.)
  - 3. Trimethoprim (15 mg/kg/KG i. v. oder p. o. in 2–4 Dosen) plus Sulfomethoxazol (75 mg/kg/KG i. v. oder p. o. in 2–4 Dosen)
  - 4. Linezolid (Erwachsene 2 × 600 mg p. o. oder i. v.; Kinder: 2 × 10 mg/kg/KG p. o. oder i. v.)
  - 5. bei Therapieversagen ggf. Moxifloxacin (1 × 400 mg i.v. oder p. o.) (mehrere Fallberichte zur erfolgreichen Therapie von N. farcinica-Hirnabszessen)
  - Kombination von 1. und 3. oder 2. und 3. ist möglich
  - Amikacin und Linezolid sind in vitro im Gegensatz zu den anderen Antibiotika gegen alle klinisch relevanten Nocardien-Spezies wirksam
- *bei zerebraler Aspergillose* (→ S. 217): Voriconazol (Vfend®; 1. Tag: 2 × 6 mg/kg KG i. v., ab 2. Tag: 2 × 4 mg/kg KG i. v.) ist Mittel der 1. Wahl (exzellente Liquorgängigkeit [3696]), ggf. Kombination mit Caspofungin (Cancidas®; 1. Tag: 70 mg/kg KG, ab 2. Tag 50 mg/kg KG i. v.) (CAVE: Caspofungin darf wegen seiner schlechten Liquorgängigkeit auf keinen Fall als Monotherapie gegeben werden!); bei Unverträglichkeit oder Therapieversagen Amphotericin B (Desoxycholat: 1 × 0,5–2 mg/kg KG/d; lipidverpackte Form: 1 × 3–5 mg/kg KG/d), ggf. in Kombination mit Voriconazol oder Caspofungin
- *bei zerebraler Candidose:* Amphotericin B (Desoxycholat: 1 × 0,5–1,5 mg/kg KG i. v./d; lipidverpackte Form: 1 × 3-5 mg/kg KG/d) ohne oder mit 5-Flucytosin (Ancotil®) (3 × 50 mg/kg KG i. v./d oder 4 × 25 mg/kg KG i. v./d [3040]), anschließend Fluconazol (Diflucan®) (6–12 mg/kg KG/d bzw. 400–800 mg/d i. v.)
- *bei (rhino)zerebraler Zygo-/Mukormykose:* Amphotericin B (Desoxycholat: 1 × 1–1,5 mg/kg KG i. v./d; lipidverpackte Form: 1 × 3-5 mg/kg KG/d)
- *Dauer der Antibiose:* 4–8 Wochen, abhängig vom klinischen Verlauf, der Abszessgröße und Lage, der chirurgischen Vorgehensweise und vom MRT/CT-Befund (Schrankenstörung); verzögerte Rückbildung der Kontrastmittelanreicherung der in situ verbliebenen Abszesskapsel ist normal und kein Hinweis auf ein Rezidiv; bei Nocardien-Abszessen Therapiedauer bis zu 12 Monate um Rezidive zu vermeiden

- **Kortikosteroide:** Dexamethason (Fortecortin®) (→ S. 784)
  - *Indikation:* ausgeprägtes perifokales Ödem, raumfordernde Abszesse bzw. drohende Herniation, multiple Abszesse, die nur teilweise operativ angehbar sind, Abszesse in Hirnregionen mit besonderer Ödemneigung (Kleinhirn)
  - *Dosis:* 3 × 8 mg i. v. für wenige Tage bis 2 Wochen; bei schwerem Hirnödem Initialdosis 40 mg i. v.
- **antiepileptische Prophylaxe** (Leitlinie DGN [2862]): keine eindeutige Indikation, bei supratentoriellen Abszessen in der Akutphase für 2–3 Wochen zu erwägen; kann ausgeschlichen werden, wenn das EEG nach der Akutphase keine epilepsietypischen Potenziale zeigt und keine Anfälle aufgetreten sind
- **Fokussuche und -sanierung**

Komplikationen Durchwanderungsmeningitis, Ventrikeleinbruch (Pyocephalus internus), Hirnödem → Einklemmung

Prognose Letalität 5–10 %, häufig Residuen (Epilepsie 30–70 %)

Septisch-embolische Herdenzephalitis [2863]

Ätiologie

- **Erreger:** Staphylococcus aureus, vergrünende Streptokokken („Oralstreptokokken", z. B. S. milleri, S. constellatus, S. intermedius), β-hämolysierende Streptokokken (z. B. S. pyogenes), sehr selten gramnegative Enterobakterien (z. B. E coli, Proteus spp., Serratia spp.) oder Pseudomonas aeruginosa
- **septische Streuherde:** (subakute) bakterielle Endokarditis (→ S. 117), zentraler Venenkatheter

Disponierende Erkrankungen Drogenabusus, Immunschwäche, chronische pulmonale Infekte

Pathophysiologie (Sub-)akute/chronische septische Streuung → zerebrale Embolien → Infarkte (oft hämorrhagisch transformiert), enzephalitische Herde, mykotische Aneurysmen

Klinisches Bild

- **Allgemeinsymptome:** Abgeschlagenheit, Inappetenz, Fieber (kann fehlen), selten septische Symptome
- **neurologische Symptome:** Kopfschmerzen, Nackensteife, Herdsymptome (transient oder permanent), epileptische Anfälle (🎥), organisches Psychosyndrom, Bewusstseinsstörungen

Untersuchung

- **Herzgeräusch**, Splenomegalie

- **Hautembolien:** Petechien, „Splitterblutungen" unter den Nägeln, Osler'sche Knötchen (schmerzhafte, purpurrote, leicht erhabene, 2–5 mm große transiente (12–48 h) Effloreszenzen vor allem an Fingerkuppen und Zehen), Janeway-Flecken (makuläre, hämorrhagisch-ekchymotische oder nekrotische, schmerzlose, persistierende Läsionen an den Akren)

Zusatzdiagnostik

- **Bildgebung** (CT, MRT 👁): Territorialinfarkte, oft mit hämorrhagischer Transformation, unregelmäßig kontrastmittelaufnehmend
- **Labor:** BSG-Beschleunigung, CRP-Erhöhung, Leukozytose, Mikrohämaturie
- **Blutkulturen** wiederholt im Abstand von wenigen Stunden
- **EKG:** Rhythmusstörungen, Sinustachykardie
- **Echokardiogramm** (transthorakal und transösophageal): Suche nach einer bakteriellen Endokarditis (→ S. 117)
  - *falls unergiebig:* weitere Fokussuche mit Thorax-Röntgen, Abdomen-Sonografie
- **Liquor:** granulozytäre Pleozytose, Schrankenstörung, intrathekale IgA-Produktion, Laktatanstieg, Glukoseverminderung; Liquorkultur

Diagnosestellung

Klinisches Bild, typische morphologische Veränderungen in der Bildgebung und Erregernachweis in der Blutkultur

Differenzialdiagnose

- **multiple Embolien:** nichtbakterielle Endokarditis, Fett- und Luftembolien, disseminierte intravasale Gerinnung, zerebrale Malaria
- **multiple entzündliche Herde:** Herpes-Enzephalitis (→ S. 203), generalisierte Vaskulitiden, tuberkulöse Aussaat
- **multiple Blutungen:** Sinusthrombose (→ S. 91), zerebrale Amyloid-Angiopathie (→ S. 142)

Therapie

- **kausal:**
  - *Antibiose:*
    - initial Cefotaxim (Claforan®; Plasmaeiweißbindung 30 %) 3 × 4 g/d (oder Ceftriaxon 2 × 2 g/d; Plasmaeiweißbindung 80 %) plus Rifampicin (Rifa®) 1 × 600 mg/d
    - Patienten mit Katheterinfektion oder Kunstklappe: Vancomycin (2 × 1–2 g/d) *plus* Rifampicin (1 × 600 mg/d) oder Fosfomycin (3 × 5 g/d), um mögliche Methicillin-resistente S.-epidermidis-Stämme (MRSE) zu erfassen
    - zur Erfassung einer möglichen Pseudomonas-aeruginosa-Infektion (als Initialtherapie wenn aufgrund der Anamnese, z. B. vorausgegangene Hospitalperiode, eine Pseudomonas-Infektion in Betracht gezogen werden muss): Meropenem (3 × 2 g/d) oder Ceftazidim (3 × 2 g/d)
    - nach Erregernachweis gezielt
  - *Antikoagulation* wegen hoher Blutungsgefahr bei septischen Embolien nicht indiziert
- **symptomatisch:** Anfallsprophylaxe

Komplikationen

- **entzündliche Gefäßnekrosen** → intrazerebrale Blutungen
- **Erregeraussaat** in den Liquorraum (→ Meningitis; ca. 6 %)
- **embolische („mykotische") Aneurysmen** der distalen Arterien (Ruptur → intrazerebrale Blutungen oder atypisch lokalisierte Subarachnoidalblutungen)
- **Hirnabszessbildung** (→ S. 185) selten
- **Retinablutungen** (aus septischen Embolien) ca. 35 %

Septisch-metastatische Herdenzephalitis [2863]

Erreger

Wie septisch-embolische Herdenzephalitis

Pathophysiologie

Akute Sepsis (Ausgangspunkt beliebig) → Mikroabszesse infolge bakterieller Durchwanderung → enzephalitische Herde, sekundär evtl. eitrige Meningitis

Klinisches Bild

Wie septisch-embolische Herdenzephalitis (aber keine Hautembolien, i.d.R. kein Herzgeräusch) zusätzlich evtl. spinale Beteiligung bzw. Beteiligung peripherer Nerven als Mononeuritis multiplex

Zusatzdiagnostik

- **Bildgebung (CT, MRT):** multiple Mikroabszesse
- **Labor, Blutkulturen, Liquor** wie bei septisch-embolischer Herdenzephalitis

Diagnosestellung, Therapie

wie septisch-embolische Herdenzephalitis

Septische Enzephalopathie [455],[615]

Definition
Potenziell reversible Dysfunktion des Zentralnervensystems bei Patienten mit einer septischen Erkrankung, nicht verursacht durch direkte Infektion des ZNS (Meningitis, Enzephalitis, Hirnabszess); Vorkommen auch bei Fehlen einer bakteriellen Sepsis (Polytrauma, schwere Verbrennungen), dann bezeichnet als „Syndrom der systemischen Entzündungsreaktion" (systemic inflammatory response syndrome, SIRS); mildere Formen als parainfektiöse Enzephalopathie sehr häufig

Epidemiologie
Häufigkeit je nach Definitionskriterien bei 17–48 % der septischen Patienten

Pathologie
Proliferation von Astrozyten und Mikroglia

Pathophysiologie
Ungeklärt, wahrscheinlich multifaktoriell: ***Hypotonie*** [4497], Wirkung von Endotoxinen, Zytokinen und Interferonen, Beeinträchtigung des Serotoninmetabolismus bzw. des hepatischen Metabolismus von Aminosäuren

Klinisches Bild
Irritabilität, Desorientierung, Bewusstseinstrübung bis Koma, meist keine fokalen Zeichen, fakultativ paratonische Rigidität/Gegenhalten, selten (im Gegensatz zu metabolischen Enzephalopathien!) Asterixis/Tremor/Myoklonien; Einsetzen u. U. als Initialsymptom der Sepsis

Zusatzdiagnostik
- **Ausschlussdiagnostik:** Labor (→ metabolische Enzephalopathien), Liquor (→ Meningitis), MRT/MRA (→ Sinusthrombose)
- **EEG:** mit ansteigendem Schweregrad der Enzephalopathie Grundrhythmusverlangsamung, triphasische Wellen, Burst-suppression-Muster
- **Bildgebung** (CT oder MRT) unauffällig

Diagnosestellung
Vorgeschichte (Sepsis, Multiorganversagen), klinisches Bild und Ausschluss anderer metabolischer/toxischer Ursachen

Differenzialdiagnose
Hypoxie, Hypoglykämie, andere metabolische Entgleisungen, Sinusthrombose, Wernicke-Enzephalopathie

Therapie
- Therapie der Sepsis und begleitender Erkrankungen, Aufrechterhaltung einer ausreichenden zerebralen Perfusion
- **experimentell:** Gabe verzweigtkettiger Aminosäuren, Immunsuppression

Prognose
Mortalitätsrate 50–80 %

Liquor-Shunt-Infektion und Ventrikulitis

Erreger
- **häufig:** Koagulase-negative Staphylokokken (z. B. Staphylococcus epidermidis) (40–60 %), Staphylococcus aureus (10–30 %)
- **seltener:** gramnegative Bakterien (z. B. Escherichia coli, Klebsiella spp., Proteus spp., Acinetobacter spp., Pseudomonas spp.) (5–20 %), Streptokokken (5–10 %), Anaerobier (z. B. Propionibacterium acnes) (5–10 %), Corynebacterium spp. (1–15 %)
- **sehr selten:** Pilze (z. B. Candida albicans)

Disponierende Faktoren
- Hydrozephalus, bei dem zur Druckentlastung der Liquor abgeführt wird:
- **nach außen:** Außenableitung (external ventricular drain, EVD) oder Ventrikulostomie-Katheter
- **ins Peritoneum:** ventrikuloperitonealer Katheter (VP-Shunt)
- **in den rechten Vorhof:** ventrikuloatrialer Katheter (VA-Shunt)
- in ein **punktierbares Liquorreservoir**, z. B. Rickham-Kapsel

Katheter bestehen aus einem proximalen (im Ventrikel liegenden) und distalen Schenkel, zwischen denen ein Ventil und ein Reservoir (zur perkutanen Probenentnahme) liegt

Ätiologie
- **Kolonisation des Ventrikelkatheters während der operativen Anlage** mit nachfolgender Infektion (häufigste Ursache)
- **Kontamination bei der Punktion**
- **Wundinfektion** (ausgehend von der OP-Wunde mit nachfolgender Katheterinfektion)
- **hämatogen** (Besiedlung eines intravasalen Katheters während einer Bakteriämie)
- selten: retrograde Infektion des Ventrikelkatheters vom distalen Ende her

Pathophysiologie
Plastikadhärenz (vor allem bei Staphylokokken); Bildung von extrazellulärer bakterieller Matrix (Biofilm), in der die Bakterien überleben und sich vermehren; Verstärkung der Anheftung von Bakterien durch Wirtsproteine wie Fibronektine oder Kollagen

Klinisches Bild
- **Allgemeinsymptome:** oligosymptomatisch! Fieber (kann fehlen), evtl. Übelkeit, Abgeschlagenheit
- **neurologische Symptome:** Kopfschmerzen, Veränderung der Bewusstseinslage, ggf. Zeichen einer Meningitis bzw. Ventrikulitis

Untersuchung Meningismus, Hirndrucksteigerung, Überprüfung der Shuntfunktion, Entzündungszeichen in der Umgebung des Shuntreservoirs

Zusatzdiagnostik
- **Liquor** (gewonnen aus dem Shunt, ggf. zusätzlich durch Lumbalpunktion): Gramfärbung, Zellzahl, Protein, Glukose, Laktat, Liquorkultur; CAVE: fehlender Erregernachweis in der Gramfärbung oder nur geringgradige Liquorpleozytose schließen eine Shuntinfektion nicht aus
- **Blut:** BSG-Beschleunigung, CRP-Erhöhung, Leukozytose
- **Bildgebung:** Sonografie/CT des distalen Shuntendes (z. B. freie Flüssigkeit in der Bauchhöhle), CT/MRT des proximalen Shuntendes (ventrikuläre Hyperdensitäten, Empyem?)
- **Blutkulturen**, vor allem bei VA-Shunt
- **ggf. Echokardiogramm** (transthorakal und transösophageal) bei Verdacht auf eine distale VA-Shunt-Infektion

Diagnosestellung Beweisend: entzündliche Liquorkonstellation und positive Liquorkultur

Differenzialdiagnose
- **Kontamination** des untersuchten Liquors bei der Abnahme (Liquorzytologie und -biochemie normal)
- **Kolonisation des Shunts:** Fehlen von Entzündungszeichen

Therapie
- **systemische Antibiose:**
  - *kalkulierte Initialtherapie:* Vancomycin (2 × 1–2 g i. v./d) plus Meronem (3 × 2 g i. v./d) oder Vancomycin plus Ceftazidim (3 × 2 g i. v./d)
  - nach Erregernachweis gezielt
- **intraventrikuläre Antibiose** (über angelegte Außenableitung oder Shuntreservoir): je nach Erreger empirische intrathekale Therapie mit Vancomycin (10–20 mg alle 24 h), Daptomycin (5-10 mg alle 72 h), Gentamicin (5 [2–8] mg alle 24 h), Tobramycin (5 mg, alle 24 h), Amikacin (30 mg alle 24 h), Colistinsulfomethat (10 [1,6-20] mg alle 24 h), oder Amphotericin B (0,1–0,5 mg alle 24 h) [2864]; ggf. Bestimmung der Antibiotikaspitzen und -talspiegel im Liquor
- **Entfernung des gesamten Shunts**, Neuanlage unter laufender Antibiose

Komplikationen Ventrikulitis, Ventrikelempyem, Meningitis, Hirnabszessbildung

Prophylaxe Standardisiertes Verfahren bei der Anlage eines ventrikulären Shunts, evtl. perioperative Antibiotikaprophylaxe [3302]; EVD i.d.R. nach 10 Tagen entfernen bzw. austauschen

Mykoplasmen-(Meningo-)Enzephalitis

Erreger Bakterien des Genus Mycoplasma, in erster Linie Mycoplasma pneumoniae

Epidemiologie
- Mycoplasma pneumoniae ist weltweit verbreitet, ist hochkontagiös und wird durch Tröpfcheninfektion übertragen; in Deutschland über alle Altersgruppen ca. 5-10 % der ambulant erworbenen tiefen Atemwegsinfektionen und Pneumonien durch M. pneumoniae [1730]
- neurologische Manifestationen bei ca. 0,1 % aller M. pneumoniae-Infektionen (bei hospitalisierten M. pneumoniae Patienten ca. 1-7 %)
- akuten Enzephalitiden im Kindesalter: ca. 10 % in Zusammenhang mit einer M. pneumoniae-Infektion [1517],[4162],[3205]

Disponierende Faktoren Infektion der Atemwege mit Mycoplasma pneumoniae (Tracheitis, Tracheobronchitis, Pneumonie), Exposition in Gemeinschaftseinrichtungen

Pathologie T-Zell- und Makrophagen-dominierte, perivaskuläre Infiltrate des ZNS gehen einher mit hämorrhagischen Parenchym-Nekrosen, Neuronenverlust, axonalen Demyelinierungen und Ödembildung (v.a. in der weißen Substanz des Subkortex und des Kleinhirns sowie im Hirnstamm); ZNS-Schädigung durch
- **direkte Erregerinvasion** (u.a. Nachweis von intrazellulären Mykoplasmen in Neuronen und perivaskulären Zellen; Erregerausbreitung evtl. begünstigt durch die vorübergehende T-Zell-Immunsuppression bei M. pneumoniae-Infektionen)
- **Autoimmunprozesse** (z.B. Kreuzreaktion von Anti-Mycoplasma-Antikörper mit Galactocerebrosid C)
- **Immunkomplexvaskulitis**
- **thromboembolische Prozesse** [1517],[3906],[413],[3205],[4004]

Klinisches Bild Manifestation als aseptische Meningitis, Meningoenzephalitis, Enzephalitis, akute disseminierte Enzephalomyelitis (ADEM), akute hämorrhagische Leukoenzephalitis (Hurst-Enzephalitis), Querschnittsmyelitis, Hirnnervenneuritis, Polyradikulitis oder als Guillain-Barré-Syndrom möglich [4597]

- **„early-onset“ Enzephalitis:** Beginn innerhalb von 7 Tagen nach respiratorischem Infekt/Fieber; Nachweis von M. pneumoniae im Liquor gelingt häufiger; Symptomatik eher erregerbedingt
- **„late-onset“ Enzephalitis:** Manifestation erst nach >8 Tagen seit Beginn der Fiebersymptomatik; Nachweis von M. pneumoniae im Liquor gelingt seltener; Symptomatik eher autoimmunbedingt [2850],[3488]
- **häufige Symptome:** Fieber, Bewusstseinsstörungen (Somnolenz, Koma), Krampfanfälle, Persönlichkeits- und Verhaltensänderungen (z.B. Verwirrtheit, Hypersomnie)
- **seltenere Symptome:** meningeale Zeichen, visuelle Halluzinationen, Gang- und Gleichgewichtsstörungen, fokalmotorische Defizite, Sehstörungen, Aphasie, Dysarthrie, Dysästhesien der Extremitäten [3852],[2407],[981]

Zusatzdiagnostik

- **Liquor:** geringfügige bis mäßige Pleozytose (kann auch fehlen; gemischtzellig, lymphozytär oder auch granulozytär); Protein normal oder erhöht; Glukose normal oder erniedrigt
- **Erregernachweis** im Liquor mit PCR (ggf. auch Kultur)
  - *CAVE:* fehlender Erregernachweis im Liquor schließt eine kausale Rolle von M. pneumoniae *nicht* aus!
- **Entzündungsparameter:** BSG stark beschleunigt (häufig >100 mm/h), Leukozytose, CRP erhöht; Nachweis von Kälteagglutininen
- **Serologie:** Nachweis von Anti-M. pneumoniae-Antikörpern (ELISA, Western-Blot) im Serum (ggf. auch im Liquor); ggf. Autoantikörpernachweis (z.B. Anti-Galactocerebrosid-C-Antikörper, Anti-Gangliosid-Antikörper) [1517],[3488]
- **CT, MRT, SPECT:** ggf. Nachweis von Ödembildung, Perfusionsstörungen etc.
- **EEG**

Diagnosestellung

Anamnese (vorausgegangener Atemwegsinfekt), klinisches Bild und Erregernachweis (direkt oder indirekt)

Therapie

- **Liquor- und ZNS-gängiges Antibiotikum** mit Wirkung gegen M. pneumoniae (Ciprofloxacin, Levofloxacin oder Doxycyclin sind gegenüber Clarithromycin zu bevorzugen; Einsatz von Gyrasehemmern auch bei Kindern sicher [1112]
- **evtl. zusätzlich i.v. Gamma-Globuline** [663],[3488]
- **bei „late-onset“-Enzephalitis und negativem Erregernachweis ggf. Dexamethason [3488]**

Prognose und Verlauf

Meist günstig, v.a. bei parainfektiöser Begleitmeningitis; schwere und auch tödliche Verläufe möglich

Meldepflicht

Keine

Tuberkulöse Meningitis

Erreger

Mycobacterium-tuberculosis-Komplex bestehend aus M. tuberculosis, M. bovis (heute selten), M. africanum, M. canettii, M. caprae, M. microti und M. pinnipedii (letztere alle selten)

Pathologie

Makroskopisch gallertartige Exsudate vornehmlich in den basalen Zisternen, im Bereich der Leptomeningen hirsekorngroße, gelbbraune Knötchen (miliare Tuberkel); die raumfordende Wirkung der Tuberkel sowie das Übergreifen der Entzündung auf die Gefäßwände führt zu kleinen Infarkten; im Zentrum der Tuberkel Langhans'sche Riesenzellen und Mykobakterien

Disponierende Erkrankungen

Alkoholismus, Immunsuppression, Malignome, Leberzirrhose; dadurch Reaktivierung einer früher durchgemachten (Lungen-)Tuberkulose mit miliarer Aussaat

Klinisches Bild

Kopfschmerzen (ca. 70 %), Meningismus, Bewusstseinstrübung, Stauungspapillen (30 %), Hirnnervenausfälle (20 %), epileptische Anfälle (5–10 %), Hemiparese (5 %)

Zusatzdiagnostik

- **Liquor:** initial vorübergehend granulozytäre Pleozytose bei 25–50 %, dann gemischtzellige oder lymphozytäre Pleozytose (100–400 Zellen/µl), Eiweiß 1000–5000 mg/l, Glukosequotient erniedrigt (u. U. initial noch normal), Laktat deutlich erhöht, häufig deutliche intrathekale Synthese von IgA (gelegentlich IgG und IgM)
  - *Beachte:* u. U. initial unauffälliger Liquor bei Immundefekten und vorangehender Kortisontherapie!
- **Erregernachweis aus dem Liquor:**
  - *Ausstrichpräparat (Ziehl-Neelsen-Färbung):* Nachweis von säurefesten Stäbchen

- *Polymerase-Kettenreaktion (PCR)* aus Sputum, Bronchiallavage und aus Liquor; Sensitivität und Spezifität (nach Sequenzierung der PCR-Produkte) fast 100 %
  - *Beachte:* da bei einer PCR selten Kontaminationen (Labor!) möglich sind, darf die Diagnose einer Tuberkulose niemals allein aufgrund eines PCR-Befundes gestellt werden
- *Kultur:* positiver Befund nach ca. 2–3 Wochen, negativer Befund nach 7 Wochen
- *Resistenztestung:* wegen der Möglichkeit von multiresistenten Stämmen (MDR) oder extremresistenen Stämmen (XDR) zwingend notwendig!

- **CT:** Tuberkulome, basale Arachnoiditis, Hydrozephalus, Infarkte bei tuberkulöser Vaskulitis
- **MRT** (👁): verdickte, KM-anreichernde Meningen
- **Röntgen-Thorax** (in ca. 50 % unauffällig)
- **Trachealsekret, Sputum, Magensaft, Urin:** Nachweis von säurefesten Stäbchen
- **intrakutaner Tuberkulin-Test (nach Mendel-Mantoux) oder Interferon-γ-Freisetzungsassay (Quantiferon®; Tuberkulose-Elispot-Assay):** zeigt bestehende oder durchgemachte Infektion an, kann bei isolierter ZNS-Manifestation der Tuberkulose negativ sein

Diagnosestellung
Im Liquor Nachweis von M.-tuberculosis-Komplex in der PCR bei klinischem Verdacht, Nachweis säurefester Stäbchen in der Ziehl-Neelsen-Färbung und/oder Anzucht von Erregern aus der Mycobacterium-tuberculosis-Komplex-Gruppe in Flüssigmedien

Differenzialdiagnose
Meningeosis neoplastica (→ S. 282), Kryptokokkose, virale Meningitiden, Neurolues (→ S. 197), Sarkoidose (→ S. 255)

Therapie
- **Therapiebeginn bei klinischem Verdacht vor Diagnosesicherung!**
- **Antibiose:**
  - *6-Monats-Regime* (optimale Standardtherapie):

Initialphase (2 Monate): Viererkombination	
Isoniazid (INH)	1 × 10 mg/kg KG/d i. v. bzw. später p. o. (zusätzlich Vitamin B_6 100 mg/d)
+ Rifampicin	1 × 10 mg/kg KG/d i. v. bzw. später p. o. (max. 0,75 g/d bei Erwachsenen)
+ Pyrazinamid (PZA)	1 × 30 mg/kg KG/d p.o
+ Ethambutol *alternativ: Streptomycin*	1 × 15–20 mg/kg KG i. v. bzw. später p. o. 15–20 mg/kg KG/d i. v. (max. 1–1,5 g/d bei Erwachsenen; im Allgemeinen nicht länger als 1 Monat)
Stabilisierungsphase (4 Monate)	
Isoniazid (INH)	1 × 10 mg/kg KG/d p. o. (zusätzlich Vitamin B_6 100 mg/d)
+ Rifampicin	1 × 10 mg/kg KG/d p. o. (max. 0,75 g/d bei Erwachsenen)

  - *9 (–12)-Monats-Regime* (falls 6-Monats-Regime mit PZA nicht möglich):
    - Initialphase (2 Monate): *INH* plus *Rifampicin* plus *Ethambutol* täglich
    - Stabilisierungsphase (7 Monate): *INH* plus *Rifampicin* täglich oder 2–3-mal/Woche
  - *Rezidive:* Behandlungsdauer 9–12 Monate
  - *bei MDR- oder XDR-Stämmen:* Therapie nach Konsultation des zuständigen Mikrobiologen/Infektiologen bzw. des Nationalen Referenzzentrums für Mykobakterien in Borstel (http://www.fz-borstel.de/cms/index.php?id=13)
- **Steroide:** bei ausgeprägtem Hirnödem bzw. zur Prophylaxe von arachnitischen Verklebungen Dexamethason 6 × 4 mg i. v. über 4–6 Wochen; keine gesicherten Daten [3215]
- **Anfallsprophylaxe** erst nach dem 1. Anfall
  - CAVE: INH hemmt den Abbau von Carbamazepin, Phenytoin und Primidon → Intoxikation

Komplikationen
- **Hydrozephalus** (40 %) → Liquordrainage
- **Vaskulitis:** → Infarkte bei 20–30 %
- **SIADH** (→ S. 668) → Flüssigkeitsrestriktion
- **Tuberkulome** (10–15 %) → Operation nur bei klinischer Symptomatik
- **Abszesse** (→ S. 185) selten (→ Operation)
- **spinale Beteiligung:** Radikulomyelopathie, Arachnoiditis, Vaskulitis, spinale Tuberkulome, Syringomyelie [3648]

Meldepflicht
- **Erkrankung oder Tod** an einer behandlungsbedürftigen Tuberkulose, auch ohne Erregernachweis (§6 Infektionsschutzgesetz)

- **Vorabmeldung des Nachweises säurefester Stäbchen** im Sputum, Bronchiallavage, Urin, Stuhl (offene Tuberkulose); direkter Nachweis von M.-tuberculosis-Komplex (M. tuberculosis, M. africanum, M. bovis) inkl. Resistenzbestimmung (§7 Infektionsschutzgesetz)

Lepra

→ Kapitel Polyneuropathien S. 512

Listeriose

Erreger
Listeria monocytogenes

Disponierende Faktoren
Schwangerschaft, Immunsuppression (z.B. Leukämie, malignes Lymphom, Organtransplantation, Kortikosteroidtherapie, Ciclosporin-A-Therapie, Leberzirrhose), Genuss von Rohmilch oder Produkten aus Rohmilch

Pathologie
in ca. 90 % Meningitis oder Meningoenzephalitis, in ca. 10 % Hirnstammenzephalitis () (Rhombenzephalitis) mit ödematöser Schwellung, Nekrosen und Hämorrhagien vornehmlich im Hirnstamm, selten Abszesse

Klinisches Bild
- **häufig:** febriles Prodromalstadium, meningitische Zeichen, Gang-/Standataxie, nukleäre Hirnnervenparesen
- **seltener:** Ptosis, Doppelbilder, Parese der kaudalen Hirnnerven mit Dysarthrie, Schluckstörungen, Hemiparesen, vegetative Dysregulation, Diabetes insipidus

Zusatzdiagnostik
- **Mikroskopie:** Erregernachweis im Liquorpräparat (grampositive kokkoide Stäbchen; Verwechslung mit Streptokokken möglich)
- **Kultur:** Blutkultur (wiederholt durchführen), Liquorkultur (nur in ca. 20 % positiv)
- **Serologie:** wird nicht mehr durchgeführt, da unsicher und verspätet positiv
- **molekulare Verfahren**: panbakterielle Polymerase-Kettenreaktion (PCR) mit nachfolgender Sequenzierung

Diagnosestellung
Meningitis (evtl. mit Hirnstamm-/Kleinhirnsymptomatik, vor allem bei immunsupprimierten Patienten oder Schwangeren) und Erregernachweis mittels Kultur oder PCR

Therapie
- sofortige Behandlung bei Verdacht auch ohne Erregernachweis
- Ampicillin (Binotal®) 3 × 5 g plus Gentamicin 5 mg/kg KG/d i. v.
- *alle Cephalosporine (z. B.* Ceftriaxon*) sind unwirksam!*

Prognose und Verlauf
Letalität in Abhängigkeit von der Grunderkrankung zwischen 5 % und 50 % (bei Immundefekten), bei der Hirnstammenzephalitis bis 60 %

Meldepflicht
Bei direktem Erregernachweis (§6 Infektionsschutzgesetz)

Q-Fieber

Erreger
Coxiella burnetii

Infektionswege/disponierende Faktoren
- **Infektionswege:**
  - *direkter Kontakt mit den Ausscheidungen infizierter Tiere* (Kot, Urin, Milch, Amnionflüssigkeit und Plazentagewebe von Rindern, Schafen und Ziegen)
  - *Rohmilch*
  - *Inhalation von kontaminiertem Staub* (Lochien) oder *infiziertem Zeckenkot*
- **Inkubationszeit** 2–3 Wochen
- **gefährdet:** Arbeiter in Schlachthäusern, Landwirte, Veterinärmediziner und Menschen, die nicht pasteurisierte Milch konsumieren oder Staub in der Nähe von infizierten Schafherden inhalieren

Klinisches Bild
- **akutes Q-Fieber:**
  - *allgemein*: atypische Pneumonie, hochfieberhafte Allgemeinerkrankung, seltener Diarrhö, granulozytäre Vaskulitis der Haut, Keratokonjunktivitis
  - *neurologisch:* häufig bei akutem Q-Fieber (Kopfschmerzen bis 40 %), aseptische oder lymphozytäre Meningitis oder Enzephalitis (0,2–1,6 %), selten parkinsonähnliche Syndrome oder periphere Neuropathien (Myelitis, Polyneuroradiculitis, Neuritis) [366],[2129]
- **chronisches Q-Fieber:**
  - *allgemein*: Fieber, Hepatosplenomegalie, Endokarditis
  - *neurologisch:* zerebrale Embolien (ausgehend von der Endokarditis)

Zusatzdiagnostik
BSG stark erhöht, meist keine Leukozytose; Nachweis von Phase-I- und Phase-II-Antikörpern (IFT; KBR unzuverlässig); ggf. Erregernachweis im Blut durch PCR

Diagnosestellung

Klinisches Bild (typisch: heftige Brustschmerzen und Gürtelgefühl am Rippenbogen) und positive Serologie (akutes Q-Fieber: Phase-II-Antikörper > 1:200; chronisches Q-Fieber: Phase-I-Antikörper > 1:800)

Therapie

- **akutes Q-Fieber:** Doxycyclin 2 × 100 mg/d für 3 Wochen
  - *während der Schwangerschaft:* 320 mg Trimethoprim plus 1600 mg Sulfomethoxazol pro Tag für 5 Wochen (dadurch Verhinderung von Aborten und chronischem Q-Fieber bei der Mutter [619])
- **chronisches Q-Fieber:** Doxycyclin 2 × 100 mg/d plus Hydroxychloroquin 200 mg/d für mindestens 1 1/2 Jahre, bis Phase-I-Antikörper < 1:200
  - *bei ZNS-Manifestation* evtl. Kombination mit Ciprofloxacin (2 × 500 mg/d) [366]

Prognose und Verlauf

Akutes Q-Fieber im Allgemeinen gut; chronisches Q-Fieber (Endokarditis): hohe Rezidivgefahr

Meldepflicht

Erregernachweis in Zusammenhang mit akuter Infektion (§6 Infektionsschutzgesetz)

Lyme-Borreliose

Erreger

- Borrelia-burgdorferi-sensu-lato-Komplex: B. burgdorferi sensu stricto (Europa: ca. 10 %; v.a. Arthritis), B. garinii (ca. 20 %; v.a. neurologische Manifestationen), B. afzelii (ca. 40 %; v.a. Hautmanifestationen), B. valaisiana (ca. 15 %), B. spielmanii, und B. bavariensis sp. nov.
- USA: B. burgdorferi sensu stricto (> 95 %; häufig Lyme-Arthritis)

Epidemiologie

- **Übertragung** durch Zeckenstiche, selten auch durch andere stechende Insekten (z.B. Pferdebremsen)
- **Infektionsraten von Zecken** in Süddeutschland: < 1 % Larven, 10 % Nymphen, 20-40 % Adulte
- **Seroprävalenz borrelienspezifischer Antikörper** in Deutschland und Österreich bei Gesunden 5-25 %
- **exakte Häufigkeit der Lyme-Borreliose** in Europa unbekannt; asymptomatische Infektionen in Europa eher die Regel als die Ausnahme (Leitlinie DGN [3304])

Stadien

- **akute Borreliose:** Symptomdauer < 6 Monate (90–95 %)
- **chronische Borreliose:** Symptomdauer > 6 Monate (5–10 %)

Klinisches Bild

- **Allgemeinsymptomatik:** gelegentlich wenige Tage bis Wochen nach der Infektion allgemeines Krankheitsgefühl, Arthralgien, Myalgien, leichtes Fieber, Nachtschweiß, Gewichtsabnahme
- **Hautmanifestationen:**
  - *Erythema migrans* (EM; ,): 3–5 Tage nach Beginn der Infektion am Stichort entstehendes kranzförmiges, zentrifugal fortschreitendes livid-rotes, zentral abblassendes, schmerzloses Erythem mit hellrotem, randbetontem Ring (Differenzialdiagnose: Erythema anulare centrifugum bei akutem rheumatischem Fieber, Erysipel, Erysipeloid), gelegentlich auch multiple EM nach Bakteriämie
    - *Beachte:* EM kann atypisch aussehen (z. B. Fehlen der zentralen Abblassung)
  - *Lymphozytom (Lymphadenosis cutis benigna):* bevorzugte Lokalisationen: Ohrläppchen, Skrotum, Mamille; tumoröse Herde von blau-roter Farbe und weicher Konsistenz (histologisch Proliferation von lymphatischen Zellen); meist wenige Wochen nach Infektion auftretend
  - *Acrodermatitis chronica atrophicans Herxheimer (ACA):* betrifft überwiegend Frauen > 50 Jahre, meist erst Monate bis Jahre nach der akuten Infektion, unbehandelt Persistenz und Progredienz der Symptomatik über Jahre
- **Gelenkmanifestationen:** Arthritis (überwiegend der großen Gelenke), in 90 % akuter Verlauf
- **kardiale Manifestation:** AV-Blockierung I.–III. Grades, meist wenige Wochen nach der akuten Infektion (sehr selten)
- **neurologische Manifestationen (Neuroborreliose):** in Europa vor allem durch B. garinii, aber auch durch andere Spezies möglich
  - *Verlaufsformen:*
    - akute Neuroborreliose (in ca. 95 %): wenige Wochen bis einige Monate nach der akuten Infektion auftretende neurologische Symptomatik, häufig Schmerzen; typische Klinik: Meningopolyradikulitis spinaler Nerven + Fazialisparese () (= Bannwarth-Syndrom)
    - chronische Neuroborreliose (in ca. 5 %): sich schleichend über Monate entwickelnde neurologische Symptomatik, selten Schmerzen; typische Klinik: Enzephalomyelitis mit spastisch-ataktischer Gangstörung und Blasenstörung, Hörstörungen

- *Manifestationen im Einzelnen:*
  - Radikulitis spinaler Nerven (häufig, typisch für akute Verläufe): zunächst heftige, nächtlich betonte, radikulär bzw. segmental verteilte Schmerzen, ohne Behandlung über Wochen persistierend, im weiteren Verlauf Entwicklung von Parästhesien und Paresen
  - Radikulitis der Hirnnerven II–XII (bei 60% der Patienten mit Bannwarth-Syndrom): am häufigsten (> 80%) Fazialisparese (oft doppelseitig;), sehr selten: N. oculomotorius- und N. trochlearis-Parese, Optikusneuritis, Papillenödem, Hörminderung, Schwindel (N. vestibulocochlearis), Hypoglossusparese
  - Meningitis (bei Kindern häufiger als bei Erwachsenen): Kopfschmerzen, Lichtscheu, Übelkeit, Erbrechen, Müdigkeit, emotionale Labilität
  - Enzephalitis (sehr selten, meist chronischer Verlauf): Paresen, Sprach- und Sprechstörungen, Koordinationsstörungen, gelegentlich epileptische Anfälle; selten organisches Psychosyndrom mit Konzentrationsschwäche, Bewusstseinsminderung und Halluzinationen; im Rahmen borrelieninduzierter zerebraler Vaskulitiden vornehmlich Thalamus- und Hirnstamminfarkte mit entsprechender neurologischer Symptomatik
  - Myelitis (selten, meist chronischer Verlauf): querschnittförmig verteilte Sensibilitätsstörungen, zentrale und periphere Paresen, Blasenentleerungsstörungen; häufig in Assoziation mit einer Enzephalitis
  - Neuritis peripherer Nerven: extrem selten, wahrscheinlich nur im Rahmen der Acrodermatitis chronica atrophicans; axonale, oft asymmetrische Neuropathie
  - „Borrelienenzephalopathie" als Folge einer Neuroborreliose in wenigen Fallserien beschrieben, Entität nicht gesichert

Zusatzdiagnostik

- **Serum:**
  - *Häufigkeit Borrelien-spezifischer IgG- oder IgM-Ak* im Serum in Abhängigkeit von der Krankheitsdauer bei akuter Neuroborreliose: bei kurzer Krankheitsdauer 70–90%, bei einer Krankheitsdauer von 2–3 Monaten und bei chronischer Neuroborreliose nahezu 100% [4523]
  - *IgM-Antikörper* auch bei akuten Verläufen nur in ca. 40% nachweisbar, Titerabfall und Verschwinden der IgM-Antikörper meist erst nach 4–6 Monaten, gelegentlich jedoch Persistieren positiver IgM-Titer über Jahre (bis zu 10 %) trotz Therapie und Beschwerdefreiheit
  - *IgG-Antikörper:* bei chronischen Verläufen häufig höhere Titer als bei akuten Verläufen; zur Beurteilung laborinterne Referenzwerte beachten, nach Therapie Titerabfall und -anstieg möglich
  - *CAVE: falsch positive Befunde* bei akuter Lues (Syphilis) sowie bei EBV-, VZV-, CMV-, Hepatitis-B- oder -C-Infektion möglich
- **Liquor:**
  - *allgemein*: entzündliche Liquorveränderungen (Pleozytose) sind bei jeder Neuroborreliose zu erwarten; mögliche Ausnahme: ganz frühes Krankheitsstadium
  - *mäßige Pleozytose* (100–500 Zellen/µl; zahlreiche aktivierte Lymphozyten, häufig gemischtzelliges Bild)
  - *Schrankenstörung:* Albuminquotient oft > 10×10^{-3}, Gesamtprotein > 600 mg/l
  - *intrathekale Immunglobulinsynthese:* bei akuter Neuroborreliose IgM >> IgG und IgA, bei chronischer Neuroborreliose IgG und IgA >> IgM
  - *Antikörper-Index:* Antikörperbestimmung zur Berechnung der borrelienspezifischen intrathekalen IgG- bzw. IgM-Antikörpersynthese; diese liegt vor bei einem Antikörper-Index > 2, bei > 90% der Fälle erhöht
  - *PCR und Kultur:* Sensitivität lediglich 10–30%; bei kurzer Krankheitsdauer Sensitivität der PCR bis zu 50% gegenüber 13% bei längerer Krankheitsdauer [2321]; nur in Ausnahmefällen (z. B. bei Immunsuppression) zu empfehlen
  - Zytokin CXCL 13 möglicher neuer diagnostischer Marker [3593]; wegen fehlender prospektiver Studien bislang nicht für Routinediagnostik zu empfehlen
- **MRT ():** bei der chronischen Verlaufsform in T2-Gewichtung gelegentlich signalhyperintense Läsionen
- **Angiografie:** nur bei Verdacht auf borrelieninduzierte Vaskulitis, extrem selten (hierbei auch pathologischer Liquorbefund)
- **folgende Labormethoden eignen sich nicht für die Diagnostik einer Borreliose** (Leitlinie DGN [3304]): Antigennachweis aus Körperflüssigkeiten, PCR aus Serum und Urin, Lymphozytentransformationstest (LTT), der sog. „Visual Contrast Sensitivity Test" (VCS-Test = „Graustufentest") [4522], Nach-

weis sog. L-Formen oder Sphäroblasten, Bestimmung der CD57-positiven/CD3-negativen Lymphozytensubpopulationen

Diagnostische Kriterien (Neuroborreliose) [1953], Leitlinie DGN [3304]

- **mögliche Neuroborreliose:**
  - *typisches klinisches Bild* (Hirnnervenausfälle, Meningitis, fokale neurologische Ausfälle)
  - *Borrelien-spezifische IgG- und/oder IgM-Antikörper* im Serum
  - *Liquorbefund* nicht vorliegend
- **wahrscheinliche Neuroborreliose:** wie „mögliche Neuroborreliose", jedoch zusätzlich:
  - *positiver Liquorbefund* mit Pleozytose, Schrankenstörung und/oder intrathekaler Immunglobulinsynthese
- **gesicherte Neuroborreliose:** wie „wahrscheinliche Neuroborreliose", jedoch zusätzlich:
  - *intrathekale Synthese Borrelien-spezifischer Antikörper* (IgG und/oder IgM) im Liquor oder positive PCR im Liquor
- **keine Neuroborreliose** (Leitlinie DGN [3304]):
  - *negative Borrelienserologie* bei immunkompetenten Patienten mit Symptomen mehr als 2–3 Monate schließt eine Neuroborreliose aus → Suche nach anderen Ursachen für das Beschwerdebild
  - *positive Borrelienserologie allein* weist keine aktive Infektion mit Borrelia burgdorferi nach, da:
    - Borrelieninfektionen mit asymptomatischer Serokonversion vorkommen [2535]
    - über Jahre anhaltende erhöhte IgG- und IgM-Antikörpertiter (in Serum und/oder Liquor) nach ausreichend behandelter Borreliose bei gesunden Personen keine Seltenheit darstellen [1962]
    - eine positive Borrelia-burgdorferi-spezifische intrathekale Antikörperproduktion ohne Liquorpleozytose oder Blut-Liquor-Schrankenstörung für eine früher durchgemachte Neuroborreliose ohne aktuelle Krankheitsaktivität spricht [1578]

Differenzialdiagnose Multiple Sklerose (→ S. 227), Sarkoidose (→ S. 255), Lupus erythematodes (→ S. 158), spinale Raumforderungen

Clinical Pathway (DGN) NEUROBORRELIOSE

Therapie

Erkrankung	Antibiotikum	Dosierung	Dauer
Erythema migrans, Borrelien-Lymphozytom	Doxycyclin[1] Amoxicillin[1] Cefuroxim-Axetil[1]	2 × 100 mg/d p. o. 3 × 1000 mg/d p. o. 2 × 500 mg/d p. o.	14–21 Tage 14–21 Tage 14 Tage
Erythema migrans in der Schwangerschaft und bei Kindern bis 14 Jahre	Amoxicillin[1] Cefuroxim-Axetil[1] Ceftriaxon[1]	3 × 1000 mg/d p. o. 2 × 500 mg/d p. o. 1 × 1 g/d i. v.	21 Tage 14–21 Tage 14–21 Tage
Acrodermatitis chronica atrophicans	Amoxicillin[1] Ceftriaxon[1] Cefotaxim[1] Doxycyclin[1]	3 × 1000 mg/d p. o. 1 × 2 g/d i. v. 2 × 3 g/d i. v. 2 × 100 mg/d p. o. oder i. v.	21 Tage 14–21 Tage 14–21 Tage 21 Tage
Karditis	Ceftriaxon[1]	1 × 2 g/d i. v.	14 Tage
Arthritis	Doxycyclin[1] Amoxicillin[1] Ceftriaxon[1] Cefotaxim[1]	2 × 100 mg/d p. o. oder i. v. 3 × 1000 mg/d p. o. 1 × 2 g/d i. v. 2 × 3 g/d i. v.	28 Tage 28 Tage 14–21 Tage 14–21 Tage
akute Neuroborreliose	Ceftriaxon[1] Cefotaxim[1] Doxycyclin[2]	1 × 2 g/d i. v. 2 × 3 g/d i. v. 2–3 × 100 mg/d p. o. oder i. v.[3]	14 Tage 14 Tage 18 Tage
chronische Neuroborreliose	Ceftriaxon[1] Cefotaxim[1] Doxycyclin[2]	1 × 2 g/d 2 × 3 g/d 2–3 × 100 mg/d p. o. oder i. v.[3]	14–21 Tage[4] 14–21 Tage[4] 14-21 Tage[4]

[1] alternativ
[2] nach einer Meta-Analyse kein signifikanter Unterschied zwischen einer oralen Doxycyclingabe und einer intravenösen Gabe von Penicillin G oder Ceftriaxon bei über 300 Patienten mit definitiver (überwiegend akuter) Neuroborreliose [1570]
[3] optimale Tagesdosis derzeit unklar
[4] optimale Therapiedauer derzeit unklar

Prognose und Verlauf [2197], Leitlinie DGN [3304]

- **akute Neuroborreliose:** bei Fazialisparese in ca. 5 % Residuen, in den meisten Fällen einer Radikulitis Ausheilung; die Antibiose verkürzt jedoch die Dauer der Schmerzen und verringert das Risiko des Übergangs in eine chronische Verlaufsform
- **„Post-Borreliose-Syndrom":** Entität nicht gesichert, tritt nach Neuroborreliose nicht häufiger auf, als nach anderen schwereren Erkrankungen
  - *Klinik:* fibromyalgische Beschwerden nach einer akuten Neuroborreliose sowie Beschwerden eines chronischen Erschöpfungssyndromes
  - *Differenzialdiagnose:* Koinzidenz einer depressiven Entwicklung mit einer positiven Borrelienserologie zu erwägen
  - *Therapie:*
    - trizyklische Antidepressiva oder SSRI (→ S. 808) [3918]
    - das Syndrom spricht nicht auf eine erneute antibiotische Therapie an [1976],[2097]
- **chronische Neuroborreliose:** Ausheilung umso eher, je kürzer die klinische Symptomatik bestanden hat; in ca. 20–30 % Defektheilungen mit Restparesen

Anaplasmose und Ehrlichiose [303]

Erreger und Infektionswege

- **Allgemeines:** obligat intrazelluläre gramnegative Bakterien, die zu den Rickettsien-ähnlichen Bakterien (Ordnung der Rickettsiales, Familie der Anaplasmataceae) gehören
- **humanpathogene Vertreter** in 3 verschiedenen Genera:
  - *Genus Anaplasma:* A. phagocytophilum (Erreger der humanen granuloztären Anaplasmose)
  - *Genus Ehrlichia:* E. chaffeensis und E. ewingii (Erreger der humanen monozytären Ehrlichiose)
  - *Genus Neorickettsia:* N. sennetsu (Erreger des Sennetsu-Fiebers)
- **Übertragung auf den Menschen** durch Zecken (USA und Europa), sehr selten auch perinatal oder durch infiziertes Blut; N. sennetsu durch den Verzehr von rohen Fischen, die mit Neorickettsia-infizierten Trematoden befallen sind (Japan)

Epidemiologie

Nachweis Anaplasmen-/Ehrlichien-infizierter Zecken besonders in den USA und in Europa; in Deutschland Infektionsrate der Zecken mit Anaplasma phagocytophilum ca. 4 % (≈ 1/10 der Borrelieninfektionsrate); Serumantikörper bei bis zu 2,6 % der Normalbevölkerung (Risikopersonen 11–18 %); Mehrzahl der Infektionen asymptomatisch; symptomatische Infektionen i. A. nur bei Erwachsenen, selten bei Kindern; in Deutschland bisher (Dezember 2012) keine klinisch akute Infektion durch Anaplasma phagocytophilum diagnostiziert; Ehrlichia chaffeensis wurde bisher in deutschen Zecken nicht gefunden

Klinisches Bild

- **Inkubationszeit:** wenige Tage bis 4 Wochen
- **allgemein:** Prodromalphase mit Fieber, Kopfschmerzen, Muskelschmerzen; im Verlauf Inappetenz, Erbrechen, Diarrhö; makulopapulöses Exanthem (vor allem Kinder), Pharyngitis, interstitielle Pneumonie, selten Peri-/Myo-/Endokarditis, Pleuritis
- **neurologisch:** aseptische Meningitis, Enzephalopathie (Verwirrtheit, Ataxie, epileptische Anfälle), Hirnnervenausfälle, symmetrische bzw. Schwerpunktneuropathie; selten Rhabdomyolyse

Zusatzdiagnostik

- **Labor:** Leukopenie, atypische Lymphozyten im Differenzialblutbild, Thrombozytopenie, evtl. Anämie, Kreatininanstieg, Leberfunktionsstörung (GOT, GPT, Bilirubin), CK-Erhöhung, PTT-Verlängerung
- **Liquor** (bei ZNS-Beteiligung): lymphozytäre (seltener granulozytäre) Pleozytose, Schrankenstörung
- **Serologie** für die Diagnostik der akuten Infektion ungeeignet: Antikörperanstieg erst nach 1–4 Wochen

Diagnosestellung

Mikroskopischer Erregernachweis in EDTA-Blut oder Anzucht in Zellkultur oder PCR oder klinisches Bild plus mindestens 4-facher Anstieg des Antikörpertiters

Therapie

Doxycyclin 2 × 100 mg/d (auch bei Kindern; alternativ Rifampicin 1 × 600 mg/d) bis mindestens 3 Tage nach Entfieberung

Neurolues

Erreger

Treponema pallidum

Epidemiologie

Inzidenz der gemeldeten Syphilis-Neuinfektionen in Deutschland ca. 4,5/100 000 Einwohner (2011), in Berlin 18/100 000 Einwohner (2011), Inzidenz im bundesweiten Durchschnitt zwischen 2004 und 2009 gleich geblieben, 2010 und 2011 erneut angestiegen; in Großstädten Zunahme von Fällen mit gleichzeitiger Syphilis- und HIV-Infektion; Altersgipfel bei 30–39-jährigen Männern (18/100 000 Einwohner; 2011); Inzidenz der Neurosyphilis ca. 1/100 000 Einwohner pro Jahr (2011)

Pathogenese

- Tendenz zum Befall mukoidhaltiger Gewebe, wahrscheinlich aufgrund der fehlenden Fähigkeit des Erregers, N-Acetyl-D-Glucosamin, ein Baubestandteil der Peptidoglykanschicht und Mukoidhülle, zu produzieren
- bedeutsam für die Pathogenität ist die Adhäsion des Erregers an Oberflächenstrukturen der Wirtszellen, die Maskierung der Erregeroberfläche mit wirtseigenem Material, wodurch diese vom Immunsys-

tem schlechter erkannt werden, sowie die Fähigkeit zur Invasion (Beteiligung von Mukopolysacchari-dasen?)

Klinische Manifestationsformen

- **frühsyphilitische Meningoenzephalitis** (Latenz 6 Wochen bis 2 Jahre), bei einem Drittel aller Infizierten
  - *Symptome:* häufig nur entzündliches Liquorsyndrom; ansonsten diffuser Kopfschmerz, Übelkeit, Schlafstörungen, Reizbarkeit, Affektlabilität, Tremor, Hirnnervenausfälle (VIII > VII > III, Papillitis), epileptische Anfälle
- **meningovaskuläre Syphilis:** Latenz (1/2 –) 6–12 Jahre; „Heubner-Arteriitis", vor allem A. cerebri media und posterior
  - *Symptome:* Sehstörungen (Posteriorinfarkt), Schwindel, apoplektiform beginnende Mono- und Hemiparesen, Kopfschmerzen, Sprachstörungen, Hörstörungen, epileptische Anfälle, rein vaskulitische Verlaufsformen (hinterer Stromkreislauf) nur in etwa 10 % aller Neurosyphilisfälle
- **progressive Paralyse:** Latenz 15–20 Jahre
  - *Symptome:* hirnorganisches Psychosyndrom, Demenz, Spastik, Dysarthrie, Pupillenstörungen (reflektorische Pupillenstarre = Argyll-Robertson-Phänomen), Myoklonien, epileptische Anfälle, Aktionstremor, Normaldruck-Hydrozephalus (→ S. 419)
- **Tabes dorsalis:** Latenz 15–20 Jahre
  - *Symptome:* einschießende („lanzinierende") Schmerzen, Lagesinnstörung, Areflexie, Ataxie, Blasenstörungen (Deafferentierung), Ptosis, Ophthalmoplegie, Pupillenstörungen (reflektorische Pupillenstarre), Visusverlust (Optikusatrophie), Arthropathie, überstreckbare Gelenke, viszerale (gastrische, intestinale) Krisen
- **syphilitische Optikusatrophie:** einseitig beginnend
- **syphilitische Meningomyelitis:** klinisch wie spastische Spinalparalyse, zusätzlich Blasenstörungen
- **spinale meningovaskuläre Syphilis:** klinisch als Spinalis-anterior-Syndrom (→ S. 400)
- **syphilitische Amyotrophie:** klinisch wie spinale Muskelatrophie (→ S. 335)
- **Pachymeningitis cervicalis:** zervikale Myelopathie durch chronisch entzündete und dadurch verdickte Meningen

Serologische Diagnostik [2300]

- **Suchtests:**
  - *TPHA* (Treponema-pallidum-Hämagglutinationstest) oder
  - *TPPA* (Treponema-pallidum-Partikelagglutinationstest)
- **Bestätigungstests:**
  - *FTA-ABS* (Fluoreszenz-Treponemen-Antikörper-Absorptionstest)
  - *T.-pallidum-Western Blot*
- **Aktivitätstest:** Nachweis von T.-pallidum-spezifischen IgM-Antikörpern (IgM-FTA-ABS, IgM-ELISA) sowie von Anti-Cardiolipin-Antikörpern (VDRL-Flockungstest, Cardiolipin-KBR)
  - *Prozedere:*
    - wenn der TPHA positiv oder nicht eindeutig negativ ist: → FTA-ABS
    - wenn TPHA oder FTA-ABS oder beide positiv sind: → IgM-Bestimmung = Verlaufsparameter zur späteren Therapiekontrolle
- **Latenz bis zur Reaktivität:**
  - *19S [IgM] FTA-ABS:* 1–2 Wochen
  - *TPHA und FTA-ABS:* 2–3 Wochen
- **nach Therapie:**
  - *TPHA:* evtl. lebenslang positiv
  - *FTA-ABS:* früher negativ als TPHA
  - *Cardiolipin-Reaktion:* innerhalb von 6–12 Monaten areaktiv, bei spätem Einsetzen der Therapie evtl. persistierende Titer bis 1:4
- **falsch positive Titer:**
  - *Cardiolipin-Reaktion:* bei allen Prozessen mit Gewebeumbau/-zerfall (z. B. bei Virusinfektionen (vor allem Mononukleose), Tuberkulose, Typhus, Malaria, Neoplasmen, Kollagenosen, Schwangerschaft)
  - *TPHA:* bei Autoimmunerkrankungen, Mononukleose, Lyme-Borreliose
  - *FTA-ABS:* bei SLE, rheumatoider Arthritis, Frambösie

Diagnosestellung

- **„aktive Lues":** positiver TPHA und erhöhte Cardiolipin-Reaktion
- **„aktive Neurolues":** positiver TPHA, erhöhte Cardiolipin-Reaktion, entzündliche Veränderungen im Liquor (Pleozytose, Schrankenstörung) und erhöhter T.-pallidum-spezifischer Liquor/Serum-Index

Clinical Pathway (DGN) NEUROSYPHILIS – DIAGNOSTISCHES PROZEDERE UND PROZEDERE NACH DIAGNOSESESTELLUNG

Behandlungsindikation [3212]

- **absolut:**
  - *Nachweis von treponemenspezischen IgM-Antikörpern* (19S [IgM]-FTA-Abs) im Serum oder Liquor
  - *Liquorpleozytose* bei positiver Lues-Serologie
  - *Anstieg des IgM- oder IgG-Index*
- **relativ:**
  - *oligoklonale Banden (OKB) im Liquor bei positiver Lues-Serologie* und bislang keine Behandlung erfolgt
  - *erhöhter erregerspezifischer Antikörper-Index* und bislang keine Behandlung erfolgt

Therapie

- **1. Wahl:** Penicillin G 3 × 10 Mega/d i. v. für 14 Tage
- **2. Wahl:** Ceftriaxon (Rocephin®) 1 × 2 g/d i. v. für 14 Tage, am ersten Tag 2 × 2 g
- **3. Wahl:** Doxycyclin 200 mg/d i. v. für 2–4 Wochen

Prognose Bei frühzeitiger Erkennung und Behandlung gut, bei langer Krankheitsdauer sind jedoch häufig Defektsyndrome (lanzinierende Schmerzen, epileptische Anfälle, Hemiparesen) zu erwarten

Meldepflicht (Lues generell) Labormeldung bei direktem oder indirektem Erregernachweis, anonym (§7 Infektionsschutzgesetz)

Morbus Whipple [2899]

Definition Seltene chronische, systemische Infektionskrankheit, die sich klassischerweise im Gastrointestinaltrakt manifestiert (intestinale Lipodystrophie) mit fakultativer Beteiligung des ZNS, in seltenen Fällen aber auch zu isolierten ZNS-Symptomen führen kann

Erreger Tropheryma whipplei (grampositive Aktinobakterien)

Epidemiologie

- **Übertragungsmodus:** orale Aufnahme; es wird vermutet, dass der Erreger im Boden und im Grundwasser vorkommt; Häufung der Erkrankung bei Landwirten
- **Erkrankungsalter:** vor allem im mittleren Lebensabschnitt (Durchschnittsalter bei Diagnosestellung ca. 50 Jahre); M:F = ca. 8:1

Pathogenese und Pathologie

- intrazellulär im sauren Phagolysosom replizierendes Bakterium
- im ZNS entzündliche Herde in Hypothalamus, ventralen Basalganglien, medialen Temporallappen, Tektum und Tegmentum (Mittelhirn/Pons) sowie Zerebellum, betroffen ist vorwiegend die graue Substanz
- **diagnoseweisend:** Makrophagen (sog. sickle-form particle-containing cells [SPC]) mit PAS-positiven Einschlusskörperchen (anfärbbar durch Versilberung, oft auch durch Gramfärbung)

Diagnostische Kriterien [2469]

- **eindeutiger zerebraler Morbus Whipple:** eines der folgenden Kriterien:
  - *okulomastikatorische oder okulo-fazio-skeletale Myorhythmie*
  - *positive Gewebebiopsie*
  - *positive PCR*
- **möglicher zerebraler Morbus Whipple:**
  - *eines der folgenden Symptome* unter Ausschluss anderer Ätiologie:
    - Fieber ungeklärter Ätiologie
    - gastrointestinale Symptome (Steatorrhö, chronische Diarrhö, Bauchschmerzen)
    - chronische Arthralgien oder Polyarthralgien, wandernd
    - unerklärte Lymphknotenschwellung, Nachtschweiß oder allgemeines Krankheitsgefühl
  - *plus eines der folgenden neurologischen Zeichen* unter Ausschluss anderer Ätiologie:
    - supranukleäre vertikale Blickparese
    - rhythmische Myoklonien
    - Demenz mit psychiatrischen Symptomen
    - hypothalamische Störungen

Klinisches Bild

- **typisches Bild:** Mann im mittleren Alter mit Gewichtsverlust, Steatorrhö, Bauchschmerzen, Fieber, Arthralgien und neurologischen Symptomen (s. u.)
- **neurologische Symptome** fakultativ (5–10 %); sehr selten auch ohne gastrointestinale Symptome: demenzieller Abbau mit Gedächtnis- und Orientierungsstörungen, Hypersomnie, supranukleäre Ophthalmoplegie, okulomastikatorische Myorhythmie, Krampfanfälle (fokal; sekundär generalisiert), Myoklonien, Ataxie; selten Meningitis, Radikulitis/Polyneuropathie, Myositis
- **Augensymptome:** Uveitis
- **kardiale Symptome:** kultur-negative Endokarditis

Zusatzdiagnostik

- **Liquor:** oft unauffällig, evtl. Makrophagen mit PAS-positiven Einschlusskörperchen; PCR
- **MRT:** Signalhyperintensitäten in T2-gewichteten Bildern in den entzündlich veränderten Gebieten um den III. und IV. Ventrikel, Hydrozephalus
- **Jejunum-/Hirn-Biopsie:** PAS-positive Einschlusskörper in Makrophagen (SPC-Zellen); PCR; Versuch der kulturellen Anzucht in Spezialzentren

Diagnosestellung

Bioptischer Nachweis PAS-positiver Einschlusskörperchen in Makrophagen und Nachweis des Erregers in der Elektronenmikroskopie, durch Silberfärbung bzw. mittels PCR (CAVE: mögliche falsch positive Reaktionen durch Laborkontaminationen)

Therapie

- **allgemein:** Kontaktaufnahme mit spezialisierten Zentren wegen aktueller Studienergebnisse bzw. Teilnahme an Therapiestudien
- **Initialtherapie (erste 2 Wochen):** Ceftriaxon (2 g i.v./d)
  - *alternativ:* Penicillin G (6–24 Mio. Einh. i.v./d) plus Streptomycin (1 g i.m. oder i.v./d)
- **Erhaltungstherapie (1–3 Jahre)** bei zerebraler Manifestation: Tetrazykline [Doxycyclin 200 mg/d p.o. oder Minocyclin 2 × 100 mg/d] plus Hydroxychloroquin 3 × 200 mg/d plus [Sulfamethoxazol 2 × 800 mg/d p.o. oder Sulfadiazin 2 × 1 g/d p.o.] [2260],[1179a]
  - bei bisheriger Standardtherapie (Co-trimoxazol = 3 × 160 mg Trimethoprim + 800 mg Sulfamethoxazol/d p.o.) immer wieder Therapieversager beschrieben (intrinsische, genetische Resistenz von T. whipplei gegen Trimethoprim)

Prognose und Verlauf

Bei ZNS-Beteiligung in der Regel progredienter Verlauf; nur bei rechtzeitigem Therapiebeginn kann die Progression beeinflusst werden; partielle Rückbildung möglich

Tetanus

Erreger

Clostridium tetani (sporenbildender Anaerobier); Auskeimung von Sporen in Wunden unter Luftabschluss mit nachfolgender Toxinproduktion

Epidemiologie

In Deutschland schätzungsweise 15–20 Fälle pro Jahr; Meldepflicht besteht seit 2001 nicht mehr

Pathophysiologie

- retrograder Transport des Toxins Tetanospasmin aus der Peripherie ins Rückenmark
- **Ausschaltung der Hemmsysteme des Rückenmarks und Hirnstamms** durch irreversible Blockade der Freisetzung inhibitorischer Transmitter (Glycin, GABA)
  - *motorisches System:* Spasmen
  - *autonomes System:* sympathische (seltener parasympathische) Enthemmung

Klinisches Bild

- **Inkubationszeit:** 8 Stunden bis mehrere Wochen; je kürzer die Inkubation, desto ungünstiger der Verlauf
- **Prodromi:** Müdigkeit, Schwitzen, Kopfschmerzen, Erbrechen
- **Vollbild:** generalisierter Tetanus (Trismus, Opisthotonus, generalisierte Tonuserhöhung, durch akustische oder taktile Reize provozierbar, sehr selten schlaffe Paresen, vor allem des N. facialis) oder lokaler Tetanus

Zusatzdiagnostik

- **EMG:** anhaltende, nicht unterdrückbare Willküraktivität, Verkürzung oder Aufhebung der silent period des Masseterreflexes
- **Toxinnachweis im Maus-Schutzversuch**

Diagnosestellung

Klinisches Bild und Toxinnachweis im Maus-Versuch

Differenzialdiagnose

- **Meningitis:** bei Tetanus keine Pleozytose im Liquor, initial kein Fieber
- **Hyperkinesen nach Psychopharmaka:** vor allem Metoclopramid (Paspertin®), Domperidon (Motilium®), Haloperidol (Haldol®)
- **Strychnin-Intoxikation:** hier zwischen den Spasmen vollständige Erschlaffung der Muskulatur

Therapie

- **passive Immunisierung:** Humanes Tetanus-Immunglobulin (hTIG, z. B. Tetagam®) Einmalgabe bis 10 000 I. E. i.m.; Wiederholungsgaben sind hinsichtlich Injektionsintervall und Dauer der Therapie in Abhängigkeit vom Krankheitsbild durchzuführen
  - *intrathekale Gabe* möglicherweise der i.m. Applikation überlegen, Aussagen allerdings widersprüchlich [2731],[1325]
- **aktive Immunisierung:** vollständige Immunisierung mit Tetanustoxoid-Impfstoff (CAVE: nicht in dieselbe Extremität geben, in die hTIG injiziert wurde)
- **chirurgische Sanierung** der Eintrittspforte und zirkuläre Injektion von hTIG in die Wundränder

- **Antibiose:** Metronidazol (4 × 500 mg/d i. v.) über 7–10 Tage; Penicillin G ist ebenfalls wirksam, wird aber als zentraler $GABA_A$-Antagonist (mögliche Zunahme der Muskelspasmen) nicht mehr empfohlen
- **Reizabschirmung**
- **Behandlung der Spasmen** (Leitlinie DGN [3623]):
  - *Benzodiazepine i. v.:* z. B. Diazepam in Einzeldosen von 5–10 mg/d bis zu einer Tagesgesamtdosis von 500 mg (oder Lorazepam in Einzeldosen von 1–2 mg); alternativ kontinuierliche i. v. Infusion von Midazolam
  - *Baclofen intrathekal* (bei oraler Gabe keine ausreichenden Wirkspiegel): initialer Bolus von 50–200 µg, kontinuierliche Infusion beginnend mit 20 µg/h, alle 4 Stunden um 5–10 µg steigern bis zur adäquaten Kontrolle der Spasmen, maximale Tagesdosis 1600–2000 µg; CAVE: Ateminsuffizienz
  - *Dantrolen i. v.:* Loading dose: 1,5 mg/kg KG, dann 0,5–1,5 mg/kg KG alle 4–6 Stunden für bis zu 3 Wochen (positive Einzelfallberichte)
  - *rasche Intubation* bei sehr schwerer Spastik mit Dysphagie, Tachypnoe, Trismus, Laryngospasmus (gelingt meist nur unter tiefer Sedierung [Midazolam, Propofol, Trapanal]) und Beatmung. In diesen Fällen können auch nicht depolarisierende Muskelrelaxanzien eingesetzt werden (Vecuronium, Pancuronium)
- **vegetative Symptome:**
  - *Labetalol* (Trendate; 0,25–1 mg/min i. v. als Perfusor oder 50–100 mg alle 6 Stunden) oder Esmolol (Brevibloc; verdünnt auf 10 mg/ml, initial 500 µg/kg KG/min über 2–3 Minuten, Erhaltungsdosis 100–200 µg/kg KG/min als Perfusor)
  - *Clonidin* (z. B. Paracefan 0,2–0,4 mg/d i. v. als Perfusor)
  - *Magnesiumsulfat i. v.* (4 g als Bolus, 2–3 g/h; Ziel: Mg^{2+} i. S. 4–8 mval/l)

Prophylaxe

- **aktive Immunisierung (Tetanus-Toxoid-Impfung):** Auffrischung einer vorhandenen 3-maligen Grundimmunisierung alle 10 Jahre; Infektion hinterlässt keine Immunität!
- **bei Verletzungen ohne nachgewiesene ausreichende Immunisierung:** passive plus aktive Immunisierung
- ***CAVE:*** nahezu alle in den letzten Jahren in Deutschland diagnostizierten Tetanuserkrankungen waren Folge von Bagatellverletzungen (z. B. Schürfwunden bei der Gartenarbeit) bei Menschen > 75 Jahre mit fehlendem Impfschutz [419]

Komplikationen

Enzephalopathie (im Verlauf der ersten Wochen), Vorderhornbeteiligung, Muskelnekrosen

Prognose

- **Letalität** bei milden Verläufen etwa 10 %, bei schweren Verläufen bis 50 %
- **Todesursachen:**
  - autonome Dysregulation (Asystolie) und zerebrale Hypoxie bei nicht rechtzeitiger Intubation und Beatmung
  - beatmungsassoziierte Hospitalinfektionen

Botulismus

Erreger

Clostridium botulinum (sporenbildender Anaerobier); Produktion von Botulinum-Toxinen (7 verschiedene Typen, beim Menschen vor allem Typ A, B und E) unter Luftabschluss

Infektionswege

- **klassischer Botulismus (primäre Infektion):** Genuss verdorbener (i. e. toxinhaltiger) Lebensmittel (z. B. bombierte Konserven, eingemachte oder eingeschweißte Wurst-, Schinken- und Fleischwaren, Räucherfisch)
- **Säuglingsbotulismus (primäre Infektion):** Aufnahme von C.-botulinum-Sporen (z. B. durch Süßen von Tee mit Honig), die im Darm von Säuglingen auskeimen, sich vermehren und Toxin bilden
- **Wundbotulismus:** Infektion von Wunden mit C.-botulinum-Sporen (in Deutschland extrem selten)

Pathophysiologie

Hemmung der Acetylcholinfreisetzung an der motorischen Endplatte (→ schlaffe Paresen) und an autonomen Nervenendigungen (→ autonomes Versagen)

Klinisches Bild

- **Prodromi:** Übelkeit (Latenzzeit 12–36 Stunden)
- **Hirnnervenausfälle:** Augenmuskelparesen, Fazialisparese, Kaumuskelparese, Gaumensegelparese, Schlucklähmung, Dysarthrie
- **Tetraparese,** absteigend, proximal betont, einschließlich Interkostalmuskeln
- **vegetative Symptome** (können in Einzelfällen fehlen): Mydriasis, Blasen-, Darmlähmung, Tachykardie, Mundtrockenheit, Erbrechen, Diarrhö, Bauchschmerzen, Schwindel, Dyspnoe
- **Bewusstseinstrübung** (10 %), Ursache unklar

Zusatzdiagnostik

- **Toxinnachweis** im Maus-Schutzversuch (Injektion von Patientenserum oder Speiseresteextrakten in An- und Abwesenheit von neutralisierenden Antikörpern)

- **Neurografie:**
  - erniedrigte motorische Summenpotenziale (bei fehlender Atrophie), normale NLG und distale Latenz
  - *deutliches Inkrement bei 30-Hz-Serienreizung* und bei Reizung nach maximaler Willkürkontraktion, evtl. Dekrement bei 3-Hz-Serienreizung
- **Liquor:** Eiweißerhöhung und/oder Pleozytose möglich

Diagnosestellung

Klinisches Bild und Toxinnachweis im Maus-Schutzversuch

Therapie

- **trivalentes bzw. heptavalentes Botulismus-Antitoxin** (vom Pferd gegen Toxintyp A, B und E bzw. A–G) zur Neutralisierung von noch freiem Toxin (nur nach vorherigem Intrakutan- und Konjunktivaltest). Humanes Hyperimmunserum gegen Toxintyp A und B (Baby BIG) in den USA verfügbar. Neutralisiert ausschließlich freie Toxinmoleküle, die noch nicht an den Nervenendigungen gebunden haben; deshalb nur innerhalb der ersten 24 Stunden nach Einnahme des toxinhaltigen Nahrungsmittels sowie bei Wundbotulismus zu empfehlen
- **Magenspülung, Magensonde, Abführen**
- **immer Intensivüberwachung** (wegen autonomer Störungen und Gefahr der respiratorischen Insuffizienz)
- **bei Wundbotulismus:** Gabe von Penicillin G

Prognose

Letalität bei 10 %, bei Überlebenden ist die Prognose gut, ggf. Residuen in Form von Müdigkeit und Belastungsdyspnoe

Meldepflicht

Verdacht, Erkrankung oder Tod (§6 IfSG); direkter oder indirekter Erreger-/Toxinnachweis (§7 Infektionsschutzgesetz)

2.4.2 Virusinfektionen

S. Rauer, D. Huzly und R. Kaiser*

Frühsommer-Meningoenzephalitis (FSME)

Epidemiologie [1954],(Leitlinie DGN [1955])

- **Risikobeschreibung:** durchschnittliche Befallsrate von Zecken 2 % (0,1-5 %, gebietsweise höher), Manifestationsrate etwa 1/3, somit Erkrankungsrisiko in Endemiegebieten 1:150 Zeckenstiche (1:500 Zeckenstiche für schwere Folgeschäden)
- **Infektionsweg:** fast ausschließlich Zeckenstiche, bislang keine Infektion durch andere stechende Insekten nachgewiesen, Einzelfallberichte über Infektionen durch den Verzehr unpasteurisierter Ziegenmilch
- Infektionsrisiko in Höhenlagen geringer, aber mit stark verminderter Wahrscheinlichkeit Infektion bis in ca. 1500 m Meereshöhe möglich

Inkubationszeit

10 Tage (4–28 Tage), in > 70 % zweigipfliger Verlauf (grippales Vorstadium)

Klinische Manifestationen [1954]

Meningitis, Meningoenzephalitis, Meningoenzephalomyelitis (👁) (proximal betonte Para- und Tetraparesen), Meningomyeloradikulitis (gelegentlich erst nach Abfiebern, klinisches Bild wie Plexusneuritis)

Diagnosestellung

- **entzündliche Liquorveränderungen** und
  - *im Serum:* Nachweis von IgM- und IgG-Antikörpern *oder*
  - *im Liquor:* erregerspezifische intrathekale Antikörper-Synthese (→ S. 713)

Therapie

Symptomatisch

Prognose (Leitlinie DGN [1955])

- **altersabhängig:** Kinder deutlich günstiger als Erwachsene; Prognose verschlechtert sich kontinuierlich mit steigendem Alter
- **Meningitis (50 %):** vollständige Ausheilung
- **Meningoenzephalitis (40 %):** häufig passageres (bis zu 6 Monate anhaltendes) neurasthenisches Syndrom, Ataxie, Hörstörungen und Paresen
- **Meningoenzephalomyelitis (10 %):** häufig bleibende Paresen (wie bei Poliomyelitis)
- **Letalität:** 1 % bezogen auf alle Manifestationen und alle Altersgruppen; 3 % bei > 50 Jährigen; 30 % bei meningoencephalomyelitischer Manifestation

Prophylaxe

- **Impfstoff:** inaktiviertes Virus; hohe Antigenität (spezifische Antikörper nach der 3. Dosis bei 95–99 % der Geimpften); Auffrischung alle 3–5 Jahre notwendig (vgl. Fachinfo)
- **Indikation:** wiederholte berufliche und Freizeitexposition in Endemiegebieten (Bayern, Baden-Württemberg, Elsass, Österreich, Ungarn, Tschechien, Slowakei, Rumänien,

Bulgarien, ehem. Jugoslawien, Russland); Impfungen können das ganze Jahr über vorgenommen werden

- **Impfreaktionen:** bei 10 % leichtes Fieber, allgemeines Krankheitsgefühl, Druckgefühl an der Injektionsstelle (M. deltoideus), in 0,1 % meningeale Reizung
- **Impfkomplikationen**: Zulassungsstudien (jeweils > 6500 Impflinge) beider Hersteller (Baxter, Novartis) für die neuen Impfstoffe zeigen gute Verträglichkeit; Risiko neurologischer Impfkomplikationen ca. 1,5 pro 1 Millionen Impfungen (= deutlich niedriger als bei der Tetanusimpfung [10 pro 1 Millionen Impfungen])
- **passive Immunisierung** nicht mehr erhältlich

Herpes-Enzephalitis [742]

Erreger

HSV Typ 1 (> 90 %), HSV Typ 2 (selten); HSV Typ 2 verursacht in der Regel Meningitiden

Epidemiologie

Inzidenz 1–4/1 Mio. pro Jahr in der immunkompenten Bevölkerung

Pathogenese

Ungeklärt; Infektion des ZNS über axonalen Transport im Tierexperiment nachgewiesen

Pathologie

Akute Enzephalitis mit Hämorrhagien und Nekrosen vor allem im Temporallappen und in den orbitalen Teilen des Frontalhirns, seltener Hirnstammenzephalitis, Myelitis, Meningitis (HSV2)

Klinisches Bild

- **Leitsymptome:** Fieber, Bewusstseinstrübung, Anfälle, fokale Ausfälle
- Bewusstseinstrübung (97–100 %), Fieber (90–95 %), Wesensänderung (71–87 %), Kopfschmerzen (74–81 %), epileptische Anfälle (62–67 %), Hemiparese (33–40 %), Erbrechen (38–46 %)
- **bei HSV2:** Meningitis, häufig assoziiert mit Kaudaradikulitis und/oder Konusmyelitis, im Gegensatz zu HSV1 oft schleichender Beginn

Zusatzdiagnostik

- **Liquor:** 10–500 Zellen/µl, anfangs auch Granulozyten, initial normale Zellzahl bei 5 %, evtl. Erythrozyten (hämorrhagische Enzephalitis), Eiweißerhöhung, selten leichte Glukoseverminderung, Laktat leicht erhöht (bis 4 mmol/l)
- **Polymerase-Kettenreaktion (PCR) im Liquor** bis zum 5. Tag nach Krankheitsbeginn positiv, danach Nachweisrate fallend, ab 10. Tag intrathekale spezifische AK-Synthese
- **CT:** während der ersten 4 Krankheitstage i.d.R. normal, danach Hypodensität oder hämorrhagische Läsion temporal oder frontoorbital
- **MRT** (👁)**:** uni- oder bilaterale Veränderungen temporal oder frontal, u. U. mit Einbeziehung limbischer Strukturen (Gyrus cinguli); T1-hypointens, T2-hyperintens
- **EEG:** zwischen 2. und 15. Tag periodische (alle 2–3 Sekunden) steile Wellen oder Sharp-Slow-Wave-Komplexe frontotemporal (👁)

Diagnosestellung

- **initial:** klinisches Bild, fokale Läsionen im CT/MRT und positive Polymerase-Kettenreaktion (PCR), entzündliche Liquorveränderungen
- **nach 2 Wochen:** Nachweis einer intrathekalen HSV-spezifischen IgG-Synthese

Differenzialdiagnose

- **virale Meningoenzephalitis anderer Ätiologie:** deutlichere meningeale Zeichen (da im Verlauf primär eine Meningitis), keine fokalen Läsionen im MRT; fokale neurologische Zeichen, epileptische Anfälle und Herdbefunde im EEG können auch hier auftreten
- **Sinusthrombose** (→ S. 91): charakteristisches Risikoprofil (Kontrazeptiva, Hormontherapie, Schwangerschaft/Wochenbett, AT-III-Mangel, entzündliche Nachbarschaftsprozesse), evtl. umschriebene Ödemzonen oder Blutungen im CT, exakte Diagnosestellung nur mit Angiografie
- **limbische Enzephalitis** (→ S. 246): weniger akuter Verlauf, im MRT auch Ausdehnung bis in den Balken
- **CMV-Enzephalitis** (→ S. 205): fast nur bei immungeschwächten oder HIV-infizierten Patienten

Therapie

- **Aciclovir** (Zovirax®) 10 mg/kg KG über 1 Stunde i. v. alle 8 Stunden für 10–14 Tage, bei schlechtem Ansprechen oder Rezidiv evtl. höhere Dosierung (15 mg/kg KG über 14–21 Tage); die Effektivität von Aciclovir wurde in 2 großen klinischen Studien gezeigt [3817],[4471]
  - *Behandlung schon bei Verdacht*
  - *Nebenwirkungen:*
    - nephrotoxisch, daher reduzierte Dosis bei Niereninsuffizienz; Merkwort: SLOW (**s**trenge Indikation, **l**angsame i. v. Applikation, **o**rdentliche Flüssigkeitszufuhr, **w**iederholte Kreatinin-Kontrollen)
    - Nekrosen bei paravasaler Injektion
    - ZNS: Psychosen, epileptische Anfälle

- **Foscarnet** (Foscavir®): 60 mg/kg KG über 1 Stunde i.v. alle 8 Stunden über 3 Wochen; *nur* bei Aciclovir-Resistenz indiziert (beschrieben bei immunsupprimerten Patienten mit AIDS oder nach Organtransplantation)
- **Glukokortikoide:** Ergebnisse der GACHE-Studie ausstehend; bei kritischem Hirndruck gilt die Gabe höher dosierter Glukokortikoide (ultima ratio) als vertretbar (Leitlinie DGN [2695])

Prognose

- **Spontanverlauf:** Mortalität 70 %, fast 100 % mäßige bis schwere neurologische Defizite
- **Verlauf unter Therapie** mit Aciclovir: Mortalität 19 %, verbleibende Defizite bei 38–56 %

VZV-Infektionen: Zoster (Herpes zoster) Myelitis, Meningitis, Enzephalitis

Erreger

Varicella-Zoster-Virus (VZV); bei Zoster Reaktivierung einer latenten Infektion

Disponierende Faktoren

Konsumierende Erkrankungen, höheres Lebensalter, Immunsuppression, Fieber, UV-Exposition

Klinisches Bild

- **Radikulitis** (, ,): typische klinische Manifestation mit segmentalen und radikulären Schmerzen sowie Sensibilitätsstörungen, häufig später Bläschen in einem oder mehreren Dermatomen an Rumpf >> Extremitäten, selten motorische Ausfälle, gelegentlich Fieber
- **aseptische Meningitis**, gelegentlich auch chronische Verläufe
- **Myelitis:** gelegentlich Fieber, radikuläre Schmerzen, aufsteigende Sensibilitätsstörungen und Paraparesen, Blasenstörung, häufig ohne dermatologische Effloreszenzen
- **Enzephalitis:** Vaskulitis großer Gefäße (granulomatös, immunkompetente Patienten) bzw. kleiner Gefäße (Small-Vessel-Vasculitis, vor allem immundefiziente Patienten); hemisphärale und Hirnstammenzephalitis, Zerebellitis
- **Sonderformen des Zoster:**
  - *Zoster ophthalmicus:* Befall des Versorgungsgebietes des 1. Trigeminusastes mit Zoster-Effloreszenzen
    - Komplikationen: Keratitis, Iritis, Neuritis nervi optici, granulomatöse Angiitis des ZNS
  - *Ramsay-Hunt-Syndrom:* Fazialisparese (Befall des Ganglion geniculi mit N. intermedius) und Bläschen im äußeren Gehörgang (Zoster oticus,) und/oder im Mund (Zunge, Gaumensegel), selten Mitbeteiligung des N. vestibulocochlearis mit Tinnitus, Hörverlust, Schwindel
  - *Zoster sine herpete:* segmentale Schmerzen und Hirnnervenausfälle (z. B. Fazialisparese) ohne Effloreszenzen
  - *Zoster-induzierte Vaskulitis* mit nachfolgenden z. T. hämorrhagischen Infarkten → epileptische Anfälle, Bewusstseinsstörungen, fokale Ausfälle [127]

Zusatzdiagnostik

- **Liquor:** lymphozytäre Pleozytose (5–200 Zellen/µl), fakultativ intrathekale IgG-Synthese
- **Erregerdiagnostik:**
  - *Polymerase-Kettenreaktion (PCR)* im Liquor (Methode der Wahl)
  - *serologisch:* Nachweis einer VZV-spezifischen intrathekalen Antikörpersynthese (→ S. 713)
- **Suche nach einem okkulten Malignom**

Diagnosestellung

Klinisch bei kutaner Symptomatik; Erregerdiagnostik (PCR aus Liquor); in klinisch zweifelsfreien Fällen ist die Lumbalpunktion entbehrlich

Therapie

- **Therapiebeginn:**
  - *möglichst innerhalb von 72 Stunden* nach Beginn der Hautsymptomatik
  - *Therapiebeginn nach mehr als 72 Stunden noch sinnvoll,* wenn noch frische Bläschen erkennbar sind, Anzeichen eines Schleimhautbefalls bestehen, bei floridem Zoster ophthalmicus und oticus, bei immunsupprimierten Patienten
- **Substanzen, Dosierung und Behandlungsdauer** [4577]:
  - *unkomplizierte Erkrankungen bei Patienten in gutem Allgemeinzustand:*
    - Valaciclovir (Valtrex®): 3 × 1000 mg p. o. für 7 Tage
    - Brivudin (Zostex®) (nur bei Therapiebeginn innerhalb von 48 Stunden nach Beginn der Hautsymptomatik, nicht bei Komplikationen): 1 × 125 mg p. o. für 5 Tage, schwere Fälle bis 10 Tage
    - Famciclovir (Famvir®): 3 × 250 mg p. o. für 7 Tage
    - Aciclovir (Zovirax®): 5 × 800 mg p. o. für 7-10 Tage

- *immunsupprimierte Patienten* (therapiebedingt, maligne Grunderkrankung, HIV-Infektion), ZNS-Manifestationen, Radikulitis, Zoster im Kopfbereich, ausgedehntem kutanem Befall (> 1 Segment) mit hämorrhagischen Läsionen, Schleimhautbefall, reduziertem Allgemeinzustand anderer Ursache:
  - Aciclovir (Zovirax®) 3 × 10 mg/kg KG i. v. für 10–14 Tage (wie Herpes-Enzephalitis)
  - Foscarnet (Foscavir®): 60 mg/kg KG über 1 Stunde i.v. alle 8 Stunden über 3 Wochen; *nur* bei Aciclovir-Resistenz indiziert (beschrieben bei immunsupprimierten Patienten mit AIDS oder nach Organtransplantation)
- **Wirkung:**
  - *auf kutane Zosterläsionen* bei den o.g. Substanzen gleichwertig [378],[773],[4181],[4182],[4576]
  - *auf die Zoster-Neuralgie:*
    - Famciclovir: Verkürzung der Post-Zoster-Neuralgie [4180]SQ Ib
    - Aciclovir: im Vergleich zu Placebo weniger Patienten mit Neuralgie nach 3 Monaten, möglicherweise auch nach 1 bzw. 6 Monaten [2279]SQ Ia
    - Valaciclovir: im Vergleich zu Aciclovir (oral) Verkürzung der Post-Zoster-Neuralgie und Verringerung des Anteils von Patienten mit persistierendem Schmerz nach 6 Monaten [378]SQ Ib
- **adjuvante Therapie:** Steroide (z.B. Prednisolon 50 mg/d über 3–4 Tage) können die Phase des akuten Zosterschmerzes verkürzen, haben jedoch keinen Einfluss auf die Entwicklung einer Post-Zoster-Neuralgie, daher keine generelle Empfehlung für deren Anwendung in den aktuellen dermatologischen Leitlinien
  - *Gefahr einer Generalisierung* des Zoster unter Steroiden wird unterschiedlich eingeschätzt, ist aber wohl unter Virostatika sehr gering [286]
- **Therapie der Post-Zoster-Neuralgie:** → S. 615

Komplikationen Entwicklung einer Post-Zoster- (postherpetischen) Neuralgie (→ S. 615), daher frühzeitige Prophylaxe (siehe dort)

Prophylaxe Aktive Impfung → signifikante Verminderung von Inzidenz und Ausprägung des Herpes zoster sowie auch der Häufigkeit einer postherpetischen Neuralgie (für ältere Personen zu erwägen) [3010]

Prognose Unter rechtzeitiger antiviraler Therapie deutlich günstiger [1286],[2764]

Zytomegalie-Virus-Enzephalitis (CMV-Enzephalitis)

Pathophysiologie Opportunistische Infektion i.d.R. bei Immunsuppression

Klinisches Bild

- **bei HIV-Patienten:** oft wie AIDS-Demenz-Komplex: kognitive und amnestische Störungen, selten epileptische Anfälle oder fokale Ausfälle, gelegentlich Radikulitis
- **bei medikamentöser Immunsuppression** oder nach Stammzelltransplantation selten Bild einer subakuten oder chronischen Enzephalitis
- **prä/perinatal:** schwer verlaufende Enzephalitiden und Defektsyndrome möglich

Zusatzdiagnostik

- **MRT:** periventrikuläres und meningeales Enhancement
- **Erregerdiagnostik:**
  - *Polymerase-Kettenreaktion (PCR)* aus dem Liquor
  - *CMV-spezifische intrathekale IgG-Synthese* (gezeigt bei HIV-Patienten mit Myelitis) (→ S. 713)
- **Augenhintergrund:** CMV-Retinitis

Diagnosestellung Klinisches Bild und Erregernachweis

Therapie (Leitlinie DGN [2695])

- **Ganciclovir** (Cymeven®) = 1. Wahl; 5 mg/kg KG/d alle 12 Stunden über jeweils 1 Stunde i. v. für 3-6 Wochen, Nebenwirkungen: Neutropenie (35–40 %), Thrombopenie (20 %)
- **Valganciclovir** (Valcyte®): 2 × 900 mg/d p. o. über 3 Wochen, anschließend 1 × 900 mg/d p. o.; oral applizierbare Alternative zu Ganciclovir; gute Wirksamkeit gegen CMV-Retinits, keine Studiendaten zu CMV-Encephalitis
- **Foscarnet** (Foscavir®) in Kombination mit Ganciclovir (s.u.); 2 × 90 mg/kg KG/d i. v.
- **Kombination von Ganciclovir und Foscarnet** bei CMV-Enzephalitis über die ersten 3 Wochen, anschließend 3 bzw. 6 Wochen Ganciclovir bei immunkompetenten bzw. immunsuprimierten Patienten als Monotherapie

- **Cidofovir** (Vestide®) = 2. Wahl; 5 mg/kg i. v. einmal pro Woche; 2 Stunden vor und 2 bzw. 8 Stunden nach der Infusion Probenecid 2 g zu verabreichen; wirksam bei Ganciclovir-Resistenz; keine kontrollierten Studien zu CMV-Enzephalitis; gilt als karzinogen

Prophylaxe (Leitlinie DGN [2695])

- **AIDS-Patienten:** im Anschluss an Akutbehandlung Ganciclovir 5 mg/kg KG i.v. an 5-7 Tagen; alternativ Foscarnet 90 mg/d i.v.; falls unter HAART die CD4-Zellen für 6 Monate > 100/µl bleiben, kann die Prophylaxe beendet werden
- **CMV-Impfstoff** (noch) nicht verfügbar

Enterovirus-Infektionen

Erreger

Poliovirus Typ 1–3 (kommen in Deutschland nicht mehr vor), Coxsackievirus A Typ 1–24 (A23 = ECHO-Virus 9), Coxsackievirus B Typ 1–6, ECHO-Virus (ECHO = enteric cytopathic human orphan) Typ 1–34 (E-10 = Reovirus 1, E-28 = Rhinovirus 1A, E 34 = Variante von Coxsackie A-24), Enterovirus Nr. 68–72 (Enterovirus 72 = Hepatitis-A-Virus)

Epidemiologie

Fäkal-orale Übertragung, gehäuft im Spätsommer und Herbst; regional unterschiedlich gehäuftes Auftreten; Infektionen bei Kindern und Jugendlichen < 15 Jahren 3 × so häufig wie bei Erwachsenen

Disponierende Erkrankungen

Bei Patienten mit X-chromosomaler Agammaglobulinämie in seltenen Fällen chronisch-persistierende Infektionen

Pathophysiologie

- **Virusvermehrung** im Oropharynxbereich und bei relativer Säureresistenz, weitere ausgeprägte Virusvermehrung im unteren Darm (Enteroviren)
- **erste Virämie** → Besiedlung von Lymphknoten (vor allem Tonsillen und Peyer-Plaques), Leber und Milz; Entwicklung von Prodromalsymptomen (grippeartige Beschwerden)
- **erneute, stärkere Virämie** bei einem kleinen Teil der Patienten → Infektion von Muskel, Myokard, Perikard, Pankreas, Haut und Gehirn; lytische Infektion mit Zelluntergang; im Nervensystem Befall von Vorderhornzellen, Gyrus praecentralis, Thalamus, Hypothalamus, Kerne der motorischen Hirnnerven sowie gelegentlich Kleinhirn (ähnlich wie FSME-Viren)
- **Viruselimination** durch neutralisierende Antikörper; Bedeutung der zellulären Immunität (T-Lymphozyten) bislang nicht hinreichend geklärt

Klinisches Bild

- **Inkubationszeit** 3–5 (2–14) Tage
- **Verlauf:**
  - *asymptomatisch:* bei Poliovirusinfektionen in 95 %, bei den anderen Enterovirusinfektionen in 50–80 %
  - *symptomatisch:* häufig uncharakteristisch (grippale Symptomatik), bei Schwangeren und unter Stress oft schwerwiegender; häufig biphasischer Krankheitsverlauf (Prodromalphase, Manifestationsphase) ähnlich wie bei FSME
- **neurologische Syndrome:** aseptische Meningitis, Enzephalitis, Myelitis/Radikulitis (Poliomyelitis), Zerebellitis

Diagnosestellung

- entzündliche Liquorveränderungen und Erregernachweis:
  - *PCR* aus dem Liquor (Methode der Wahl)
  - *Erregerisolierung und PCR aus Stuhlproben*
  - *Serologie:* ungeeignet

Therapie

- Symptomatisch
- **Enterovirus-Meningoenzephalitis**: Pleconaril (Picovir® derzeit nicht verfügbar) zeigte in Einzelfällen günstige Effekte, Studienergebnisse ausstehend

Prophylaxe (Poliomyelitis) (www.rki.de)

- **inaktivierte Polio-Vakzine, IPV** = zu injizierender Impfstoff mit gleicher Wirksamkeit wie orale Vakzine
- orale Polio-Vakzine (OPV) (= Polio-Lebendimpfstoff) wegen des – wenn auch sehr geringen – Risikos einer Vakzine-assoziierten paralytischen Poliomyelitis (VAPP) nicht mehr empfohlen

Meldepflicht (Poliomyelitis)

Bei Verdacht (= jede nicht traumatische akute schlaffe Lähmung), Erkrankung und Todesfall (§6 Infektionsschutzgesetz)

Post-Polio-Syndrom

Pathophysiologie

Ungeklärt; immunologische Prozesse? Viruspersistenz? Untergang vorgeschädigter Zellen? Begleitmyopathie?

Häufigkeit

20–50 % der Polio-Patienten

Diagnosekriterien (mod. n. [1572])

- frühere Episode mit paralytischer Polio gesichert durch Anamnese, klinische Untersuchung und typische EMG-Veränderungen
- nach Besserung der Akuterkrankung folgt ein meist 20–40 Jahre dauerndes Intervall mit klinischer Stabilität

- subakuter oder akuter Beginn neuer Paresen in zuvor betroffenen und/oder nicht betroffenen Muskeln. Fakultatives Auftreten von sehr ausgeprägter Fatigue, Schmerzen in Muskeln und Gelenken, verminderte Belastbarkeit
- Zeichen der Vorderhornschädigung im EMG; Fibrillationen und „sharp waves“ können fehlen
- Abgrenzung anderer Ursachen für o. g. Symptome

Zusatzdiagnostik
- **Elektromyogramm:** erhöhter Einstichwiderstand (Zeichen der Fibrose), pathologische Spontanaktivität, neurogener Umbau (evtl. Nachweis von Riesenpotenzialen)

Differenzialdiagnose Degenerative Vorderhornerkrankungen, motorische Neuropatien, Myositiden

Therapie Physiotherapie, möglichst Vermeidung von Kälteexposition, keine kausal wirksame Therapie bekannt; positiver Effekt von IVIGs, v.a. die Schmerzen betreffend [4455],[848]

Verlauf Progredienz meist begrenzt und nicht bedrohlich

Akute Masern-Enzephalitis

Allgemeines Auftreten innerhalb von 1 Woche nach Beginn des Exanthems, Häufigkeit: 1:1000 Maserninfektionen

Pathologie Blutungen und venöse Stauungen, perivaskuläre Infiltrationen und Demyelinisierungen; Masernvirus ist im Gehirn/Liquor nicht nachweisbar

Pathogenese Akute allergische Enzephalitis ohne Virusnachweis mit ausgeprägter Entzündung und Demyelinisierungen; indirekte Hinweise für die allergische Verlaufsform ergeben sich aus der teilweisen Sequenzhomologie zwischen dem Masern-C-Protein und dem basischen Myelinprotein (MBP) der Myelinscheiden

Klinisches Bild Oft nach Entfieberung und Abblassen des Exanthems: epileptische Anfälle, choreatiforme Bewegungsstörungen, akute Hemiplegien, zerebelläre Ataxie, Paraparesen, Verhaltensauffälligkeiten (Irritabilität, exzessives Schreien, Schlafstörungen)

Zusatzdiagnostik
- **MRT:** im Akutstadium signalintensive Läsionen in T2-Wichtung
- **Serologie:** IgM- und IgG-Antikörper gegen Masernvirus
- **Liquor:** Pleozytose, Schrankenstörung, intrathekale Synthese von masernspezifischen Antikörpern (→ S. 713)

Diagnosestellung Klinisches Bild in Assoziation mit dem Masernexanthem (selten Enzephalitis auch vor dem Exanthem), Antikörpernachweis

Therapie Keine gesicherte antivirale Behandlung, Steroide trotz der vermuteten autoimmunologischen Genese ohne gesicherten Effekt

Prophylaxe Masern-Mumps-Röteln-(MMR-)Impfung wie durch die STIKO empfohlen

Prognose Defektsyndrome (20–30 %; Epilepsie, Verhaltensauffälligkeiten, Innenohrtaubheit, Hemi-/Paraplegien), letaler Ausgang (5–15 %)

Meldepflicht (Masern generell) bei Verdacht, Erkrankung und Tod (§6 Infektionsschutzgesetz)

Masern-Einschlusskörperchen-Enzephalitis (subakute Masern-Enzephalitis)

Disponierende Faktoren Immundefekte (Lymphome, Leukämie), 1–6 Monate nach Masernexposition/-infektion (1:1000)

Pathologie
- **makroskopisch:** ödematöse Schwellung des Gehirns, kleine subarachnoidale Blutungen
- **mikroskopisch:** multiple Nekrosen mit Infiltrationen von Neutrophilen; Gliose, epitheliale Riesenzellen, eosinophile intranukleäre und intrazytoplasmatische Einschlusskörperchen in Neuronen und Gliazellen; im Gegensatz zur akuten Masern-Enzephalitis kaum perivenöse Lymphozyteninfiltrate oder Demyelinisierungen

Pathogenese Defektes Replikationsverhalten von Masernviren mit verminderter Synthese von mRNS für die Hüllproteine (H, F) und deutlich langsamerer Vermehrung der Viren

Klinisches Bild Häufig kein vorausgehendes Masernexanthem, initial zunehmende Lethargie, Fieber, Schwäche, verwaschene Sprache, im weiteren Verlauf generalisierte und fokale Anfälle (u. a. auch Epilepsia partialis continua), progrediente Bewusstseinstrübung

Zusatzdiagnostik
- **Serologie:** selten wegweisend, da ein spezifischer Antikörperanstieg ausbleiben kann

- **Liquor:** oft unauffällig; gelegentlich leichte Pleozytose, Schrankenstörung und intrathekale IgG-Synthese, Masernvirus-PCR
- **Bildgebung** (CT/MRT): unspezifische Befunde; kortikale Atrophien, signalintensive Zonen im MRT (Nucleus caudatus, frontaler/parietaler/temporaler Kortex, Kleinhirn)
- **EEG:** Grundrhythmus-Verlangsamung
- **Hirnbiopsie** (hier Virusnachweis im Unterschied zur klassischen Masern-Enzephalitis möglich) bei immunsupprimierten Patienten (vor allem mit akuter lymphatischer Leukämie) mit
  - Masernerkrankung oder -exposition 1–12 Monate zuvor und
  - nichtfebrilen therapierefraktären fokalen Anfällen (± Generalisierung) und
  - Fehlen entzündlicher Liquorveränderungen

Diagnosestellung
- **Verdacht:** Masernerkrankung oder -exposition in der Anamnese, klinisches Bild mit therapieresistenten epileptischen Anfällen und neu aufgetretenen Sprechstörungen
- **definitiv:** primär durch Liquor PCR, wenn negativ durch Hirnbiopsie möglich (PCR, In-situ-Hybridisierung)

Differenzialdiagnose Enzephalitiden anderer Ätiologien (z. B. Encephalitis lethargica, VGKC assoziierte Enzephalitis), zerebrale Vaskulitis, Creutzfeldt-Jakob-Erkrankung

Therapie Keine kausale Therapie bekannt

Verlauf Letal innerhalb von wenigen Wochen bis Monaten

Subakute sklerosierende Panenzephalitis (SSPE) (van Bogaert-Leukenzephalitis)

Epidemiologie Betroffen vor allem Kinder und Jugendliche unter 18 Jahren mit früh (vor dem 2. Lebensjahr) durchgemachter Maserninfektion; Risiko: 1:1 000 000; M:F = 2:1

Pathologie Variables Bild aus Degeneration neuronaler Zellen, perivaskulären und parenchymatösen Zellinfiltraten aus Lymphozyten und Makrophagen, Demyelinisierungsherden und Gliose; eosinophile Einschlusskörperchen (Cowdry) = defektes Masernvirus in Oligodendrozyten

Pathogenese Persistierende Infektion mit einem defekten Masernvirus, veränderte zelluläre und humorale Immunität, veränderte Expression von Virusproteinen

Klinisches Bild Intellektueller Abbau (Verhaltensauffälligkeiten, Vergesslichkeit, Reizbarkeit), epileptische Anfälle, Myoklonien, Dystonien, Ataxie, Choreoathetose, Spastik, Visusverfall (durch Chorioretinitis), Dezerebrationsrigidität

Zusatzdiagnostik
- **EEG:** periodische paroxysmale δ-Aktivität (Radermecker-Komplexe)
- **Liquor:** fakultativ leichte Schrankenstörung und Pleozytose, immer deutlich erhöhter IgG-Index und Masern-IgG-Antikörper-Index (→ S. 713), masernspezifische OKB im Liquor

Diagnosestellung EEG und entweder erhöhter Masern-Antikörper-Index oder masernspezifische OKB im Liquor

Differenzialdiagnose Leukodystrophien, Morbus Schilder

Therapie Keine kausale Therapie bekannt

Verlauf Letal innerhalb von 1–3 Jahren (minimal 6 Wochen, maximal 10 Jahre)

Prophylaxe Masern-Impfung

Tollwut (Rabies) [1670],[3417]

Epidemiologie
- **Zoonose,** verursacht durch das Tollwutvirus (Rabiesvirus), weltweit endemisch, in Deutschland sehr selten; vor wenigen Jahren in Deutschland Fälle nach Organtransplantation aufgetreten (die Organspenderin hatte sich in Indien infiziert)
  - Länder ohne terrestrische Tollwut u.a. Island und Zypern
  - in Großbritannien und Deutschland Fledermaus-Tollwut endemisch
- **Virusreservoir-Tiere in Europa:** Füchse (terrestrische Tollwut), Fledermäuse
- **Übertragung auf den Menschen** in 75 % durch Hundebisse

Pathogenese Anhaften des Virus über das Glykoprotein G an den Acetylcholinrezeptor → Virusvermehrung in Muskelzellen → Wanderung über neuromuskuläre Endplatte → peripherer Nerv → Vorderhorn → erneute Vermehrung → weitere Ausbreitung durch Zell-zu-Zell-Kontakt → über das autonome Nervensystem Wanderung der Viren zu den Speicheldrüsen

Pathologie

- besondere Vulnerabilität der Neurone des limbischen Systems; anfänglich nur wenige entzündliche Infiltrate, später Zeichen einer Virus-Enzephalitis mit Aggregation von Mikroglia, Neuronophagie und perivaskulären Lymphozyteninfiltraten
- typisches Merkmal: Negrikörperchen = basophile, intrazytoplasmatische Einschlüsse in großen Neuronen = Replikationsort der Viren
- Viruselimination durch neutralisierende Antikörper, zelluläre Immunantwort und vermehrte Produktion von γ-Interferon und IL-1a

Klinisches Bild

- **Inkubationszeit:** 1–3 Monate (in Extremfällen 1 Woche bis 6 Jahre)
- **Prodromalphase:** Juckreiz, Schmerzen und Parästhesien an der heilenden Bisswunde, unspezifische Zeichen eines grippalen Infektes; im weiteren Verlauf rasende (furiose) Wut mit Hydrophobie (inspiratorischer Muskelkrampf mit und ohne schmerzhaften Laryngospasmus und Kontraktion des M. sternocleidomastoideus), Überstreckung des Rumpfes und Kontraktion der Gesichtsmuskulatur mit Mundöffnung; episodenhafte Erregungszustände mit Halluzinationen
- **fakultativ:** Meningismus, Hirnnervenausfälle (III, IV, VII, IX–XII), Pyramidenbahnzeichen, Faszikulationen, vegetative Dysregulation
- **„stille" (fehlende) Wut** bei spinalen Verlaufsformen: schlaffe Paresen der Extremitäten, Atem- und Schlucklähmung, Bewusstseinstrübung

Zusatzdiagnostik

- **Erregerisolierung bzw. RT-PCR:** gelingt sehr selten aus Speichel, Haut, Kornea und Urin, etwas häufiger aus Liquor; postmortem aus Gehirngewebe
- **Antikörperbestimmung:** ansteigende Titer in Finalphase möglich
- **EEG:** Grundrhythmusverlangsamung, auch Suppressionsphasen
- **Liquor:** fakultativ leichte Schrankenstörung und Pleozytose

Diagnosestellung

Anamnese, klinisches Bild und Erregernachweis

Differenzialdiagnose

- Herpes-simiae-Enzephalomyelitis durch Affenbisse bei exponiertem Laborpersonal
- Tetanus, Neuroleptika-Intoxikation
- „stille" Wut: Polyradikulitis Guillain-Barré, Poliomyelitis, akute hepatische Porphyrie

Therapie

Starke Sedation bzw. Analgosedation, symptomatische Therapie

Prophylaxe

- **präexpositionelle Prophylaxe:** bei Personen mit hohem Expositionsrisiko Immunisierung 3 × 0,1 ml i. m. oder s. c. an den Tagen 0, 7, 28
- **postexpositionelle Prophylaxe:**
  - *bei hautpenetrierenden Bissverletzungen, Kontamination von Schleimhäuten mit Speichel (Grad III):*
    - lokale Wundreinigung: zunächst Seife oder Detergenzien, dann 70 % Alkohol
    - aktive Immunisierung: je eine Dosis Zellkulturvakzine an den Tagen 0, 3, 7, 14, 28, 90
    - passive Immunisierung: 1 × mit 20 IU/kg KG autologem Tollwut-Immunglobulin (mit einer Hälfte der Dosis die Wunde infiltrieren, die 2. Hälfte in den kontralateralen M. glutaeus) möglichst innerhalb der ersten 72 Stunden
  - *bei Knabbern an der Haut, nicht blutenden Kratzern, Belecken der nicht intakten Haut (Grad II):* aktive Immunisierung
  - *bei Berühren von Tieren, Belecken der intakten Haut (Grad I):* keine Impfung

Verlauf

Klinische Erkrankung immer letal, kürzere Inkubationszeit bei Bissen in Kopfnähe

Meldepflicht

Bei Verletzung durch ein tollwutkrankes oder -verdächtiges Tier bzw. Berührung mit einem solchen Tier oder Tierkörper; bei Erkrankungsverdacht, Erkrankung und Tod (§6 Infektionsschutzgesetz)

HIV-Infektion/AIDS

Kategorien (CDC-Klassifikation)

- **A-C Klinische Kategorien**
  - *A: asymptomatisch, primäre HIV-Manifestation, persistierende generalisierte Lymphadenopathie (PGL)*
  - *B: nicht AIDS definierende Symptome/Erkrankungen* (die ursächlich auf die HIV-Infektion bzw. einen Defekt der zellulären Immunabwehr zurückgeführt werden oder deren Verlauf bzw. klinisches Management durch die HIV-Infektion kompliziert werden), Beispiele: bazilläre Angiomatose, Entzündungen des kleinen Beckens (besonders bei Komplikationen eines Tuben- oder Ovarialabszesses), Herpes zoster bei Befall mehrerer Dermatome oder nach Rezidiven in einem Dermatom, idiopathische thrombozytopenische Purpura, konstitutionelle Symptome (wie Fieber über 38,5 °C

oder eine >1 Monat bestehende Diarrhö), Listeriose, orale Haarleukoplakie (OHL), oropharyngeale Candidose, vulvovaginale Candidose (entweder chronisch [>1 Monat] oder nur schlecht therapierbar), Zervix-Dysplasie oder Carcinoma in situ, periphere Neuropathie

- *C: AIDS definierende Erkrankungen:* Candidose von Bronchien, Ösophagus, Trachea oder Lunge, CMV-Infektionen (außer Leber, Milz, Lymphknoten), CMV-Retinitis (mit Visusverlust), HIV-Enzephalopathie, Herpes-simplex-Infektionen (chronische Ulzera >1 Monat bestehend oder Bronchitis, Pneumonie, Ösophagitis), disseminierte oder extrapulmonale Histoplasmose, Isosporiasis (chronisch intestinal >1 Monat bestehend), Kaposi-Sarkom, disseminierte oder extrapulmonale Kokzidioidomykose, extrapulmonale Kryptokokkose, Kryptosporidiose (chronisch, intestinal >1 Monat bestehend), Burkitt-Lymphom, immunoblastisches Lymphom, primär zerebrales Lymphom, Mycobacterium avium complex oder M. kansasii (disseminiert oder extrapulmonal), andere Mycobacterium- oder nicht identifizierte Spezies (disseminiert oder extrapulmonal), Pneumocystis-Pneumonie, Pneumonien (bakteriell rezidivierend >2 innerhalb eines Jahres), progressive multifokale Leukenzephalopathie, rezidivierende Salmonellen-Septikämie, Tuberkulose, Toxoplasmose zerebral, Wasting-Syndrom, invasives Zervixkarzinom

- **Laborkategorien**
  - *(1–3 CD4-Zellzahl/µl):*

Laborkategorie	CD4-Zellzahl/µl
1	≥500
2	200–499
3	<200

  - *Stadien:*

Stadium	klinische Kategorie
Stadium I	A1–2, B1
Stadium II	A3, B2–3
Stadium III	C1–3

Anmerkung: in den USA gilt jede T-Helferzellzahl unter 200/µl unabhängig von der klinischen Kategorie C als AIDS-definierend (damit Stadium III)

WHO-Staging System

Neben der primären HIV-Manifestation werden 4 WHO-Stadien (1-4) mit aufsteigendem Schweregrad HIV assoziierter bzw. AIDS-definierender Symptome/Erkrankungen unabhängig von der CD4-Zellzahl definiert (für Länder, in denen die CD4-Zellzahlbestimmung nicht generell verfügbar ist); Klassifikation unter: http://www.aids-ed.org/aidsetc?page=cg-205_hiv_classification

Neurologische Manifestationen: Übersicht

- **primäre HIV-Manifestationen:**
  - *akute HIV-Meningitis/Meningoenzephalitis*
  - *chronische HIV-Meningitis*
  - *HIV-assoziierte Demenz (HAD), HIV-Enzephalopathie*
  - *HIV-Myelopathie*
  - *periphere Neuropathie*
  - *HIV-Myopathie*
- **opportunistische Infektionen (Stadium III):**
  - *ZNS-Toxoplasmose*
  - *Pilz-Meningitiden* (→ S. 215) *und Hirnabszesse* (→ S. 185): Kryptokokkose, Kokzidiomykose, Aspergillose (→ S. 217), Histoplasmose, Candidose
  - *bakterielle Meningitiden* (→ S. 177) *und Hirnabszesse* (→ S. 185): Mycobakterium tuberculosis, Mycobakterium avium-intracellulare, Treponema pallidum, Listeria monocytogenes, Nocardia asteroides
  - *virale Syndrome:* progressive multifokale Leukenzephalopathie (PML), Meningoenzephalitiden oder Myelitiden, hervorgerufen durch Viren der Herpesgruppe (Herpes simplex, Varizella-Zoster-Virus [VZV], Zytomegalie-Virus, Epstein-Barr-Virus), segmentaler Zoster

- **Neoplasien (Stadium III):**
  - *primäres ZNS-Lymphom (auch EBV-assoziiert)* (→ S. 274)
  - *metastasierendes Kaposi-Sarkom*
- **zerebrovaskuläre Komplikationen (Stadium III):**
  - *embolischer Infarkt bei marantischer Endokarditis*
  - *hämorrhagischer Infarkt bei Immunthrombozytopenie*
  - *parainfektiöse zerebrale Arteriitis:* Treponema pallidum, Pseudomonas aeruginosa

Differenzialdiagnose klinischer Bilder

- **Enzephalitis:** HSV Typ 1, CMV, VZV, Toxoplasmose, JC-Virus
- **Meningitis:** Kryptokokkose, atypische Mykobakterien
- **Myelitis:** HTLV-I, CMV, VZV, HSV Typ 1 und 2
- **Hirnabszess:** Toxoplasmose, Candida, Aspergillose (→ S. 217), Listeriose, atypische Mykobakterien

Differenzialdiagnose apparativer Befunde

- **(fokale) Läsionen im MRT/CT:**
  - *kontrastmittelaufnehmend:* Toxoplasmose (zu 50–70 % kontrastmittelaufnehmend), Lymphome (zu 75–90 % kontrastmittelaufnehmend)
  - *nicht kontrastmittelaufnehmend:* PML (10–22 %), Lymphom (10–25 %)
- **Liquor:**
  - *keine Pleozytose:* HIV-Enzephalopathie (HAD), PML, Toxoplasmose
  - *leichte Pleozytose:* ZNS-Lymphom, Toxoplasmose
  - *deutliche Pleozytose:* Kryptokokken-Meningitis, opportunistische virale und bakterielle Infektionen
  - *intrathekale IgM-Synthese:* zerebrales Lymphom, opportunistische Infektion

Antiretrovirale Therapie (www.hivinfo.de)

- **Indikation:**

Klinik	Labor	Therapieindikation
akute HIV-Infektion	unabhängig	Behandlung falls möglich noch vor der Serokonversion oder je nach klinischer Einschätzung bis zu 12 Wochen danach beginnen
symptomatische HIV-Infektion	unabhängig	bei allen Patienten
asymptomatische HIV-Infektion	CD4+-T-Zellzahl < 350/µl	bei allen Patienten
	CD4+-T-Zellzahl > 350/µl	Abwarten vertretbar bei stabilen CD4+-T-Zellzahlen von > 350/µl und bei einer Virämie < 100 000 Kopien/ml
	CD4+-T-Zellzahl 350–500/µl	Koinfektion mit Hepatitis C; behandlungsbedürftiger Hepatitis B; HIV-assoziierter Nephropathie oder anderer spezifischer Organerkrankung
	Helferzellen 350- 500/µl und Viruslast > 100 000 Viruskopien/ml	Antiretrovirale Therapie sollte erwogen werden
	Helferzellen 350- 500/µl und schnelle Helferzellzahlabnahme von 50-100/µl/Jahr	
asymptomatische HIV-Infektion mit zusätzlichen Risikofaktoren*	Helferzellen 350- 500/µl	

* Alter > 50 Jahre, Schwangerschaft, hohes kardivaskuläres Risiko oder HIV-assoziierte Malignome

- **hochaktive antiretrovirale Therapie (HAART)** (Informationen unter http://www.hivinfo.de/):
  - *Wirkstoffklassen:* Nukleosid- und Nukleotidanaloge Reverse-Transkriptase-Hemmer (NRTIs oder „Nukes"), Nicht-Nukleosidanaloge Reverse-Transkriptase-Inhibitoren (NNRTIs), Proteaseinhibitoren (PIs), Entryinhibitoren (Fusionsinhibitoren, Korezeptorantagonisten), Integrase-Inhibitoren (INI), CCR5-Inhibitoren, Maturationshemmer und nicht kompetitive Hemmer der reversen Transkriptase werden derzeit als neue pharmakologische Gruppen entwickelt.
  - *Therapiebeginn;* Kombinationstherapie aus jeweils 3 Einzelsubstanzen, bestehend meist aus 2 NRTIs und einem NNRTI oder einem PI oder einem INI

- *Prophylaxe* gegen verschiedene opportunistische Infektionen (z.B. Cotrim gegen Pneumocystis jirovecii) abhängig vom Immunstatus
- *Therapie der HIV-Infektion gehört in die Hände eines hierin erfahrenen Arztes/Internisten!*

- **Interaktionen bei hochaktiver antiretroviraler Therapie (HAART)** (sollten prinzipiell individuell geprüft werden, da sich durch neue Medikamente Änderungen ergeben können; Prüfung z.B. unter: http://www.hiv-druginteractions.org/)
  - *Antikonvulsiva* (→ S. 761): geeignet: Valproat, Gabapentin, Pregabalin, Levetiracetam; akzeptabel: Phenytoin, abhängig von HAART (nicht NNRTIs), Phenobarbital; ungeeignet: Carbamazepin
  - *Antidepressiva* (→ S. 808): geeignet: SSRI; akzeptabel: Trizyklika; kontraindiziert Johanniskraut-Präparate
  - *Analgetika:* geeignet: ASS, Paracetamol, NSAR (→ S. 796), Triptane; akzeptabel: Opioide (→ S. 798); bei Proteasehemmern (z.B. Ritonavir) kontraindiziert; Probleme bei Drogenpatienten bzw. bei Hepatitis; kontraindiziert Ergotamine
  - *Tranquilizer* (→ S. 810): generell Problem der Atemdepression; geeignet: Lorazepam, Temazepam; kontraindiziert: Midazolam, Triazolam
  - *Neuroleptika* (→ S. 807): geeignet: mittelpotente, z.B. Sulpirid, atypische wie Risperidon; akzeptabel: hochpotente in niedrigen Dosen; ungeeignet: niedrigpotente (anticholinerge NW!); kontraindiziert: Clozapin bei Protease-Hemmern (z.B. Ritonavir)

Meldepflicht Bei direktem oder indirektem Erregernachweis, anonym (§6 Infektionsschutzgesetz)

Selbsthilfegruppe Deutsche AIDS-Hilfe e.V., Dieffenbachstraße 33, 10967 Berlin, Tel.: 030/690087-0, Fax: 030/690087-42, E-Mail: dah@aidshilfe.de, Internet: http://www.aidshilfe.de

HIV-assoziierte Demenz (HAD), HIV-Enzephalopathie (HIVE), AIDS-Demenz-Komplex [2430]

Klassifikation Unter HAART ist die Häufigkeit der HAD deutlich zurückgegangen, allerdings haben die Vorstufen in früheren Krankheitsstadien mit peripher unterdrückter Viruslast erheblich zugenommen; wegen des veränderten klinischen Bildes wurden die Diagnosekriterien der American Academy of Neurology (AAN) in eine 3-Stufen-Einteilung geändert [160], Leitlinie DGN [174]:

	Stufe 1	Stufe 2	Stufe 3
	asymptomatisches, HIV-assoziiertes, neuropsychologisches Defizit (ANPD)	HIV-assoziiertes, mildes neurokognitives Defizit (MNCD)	HIV-assoziierte Demenz (HAD)
kognitive Einschränkungen	neu aufgetretene kognitive Leistungseinschränkung (verbale Flüssigkeit, Exekutivfunktionen, Informationsverarbeitungsgeschwindigkeit, Aufmerksamkeit, Arbeitsgedächtnis, verbales und visuelles Lernen, visuelle Informationsverarbeitung); Resultate von mindesten 2 neuropsychologischen Tests müssen außerhalb der 1-fachen Standardabweichung liegen		erhebliche kognitive Leistungseinschränkung in mindestens 2 neuropsychologischen Tests außerhalb der 2-fachen Standardabweichung
Alltagsrelevanz	keine	Einschränkungen im Beruf, Haushalt und sozialer Interaktion, die fremdanamnestisch bestätigt werden	Alltagsleben nur mit fremder Hilfe zu bewältigen
Dauer > 1 Monat			
Abgrenzung anderer Ursachen			

Sind die Kriterien von ANPD oder MNCD im Verlauf nicht mehr nachweisbar, liegt eine ANPD/MNCD „in Remission" vor; die Diagnose „HAD" ist nicht umkehrbar

Pathologie Multifokale Riesenzellenzephalitis, vor allem Pons, Basalganglien; progressive diffuse Leukenzephalopathie, vor allem im frontalen Kortex und limbischen System; spongiforme Enzephalopathie

Pathogenese Chronische Immunaktivierung und konsekutive entzündliche ZNS-Veränderungen führen bei Langzeitüberlebenden (> 10 Jahre nach HIV-Diagnose) vermehrt zur Ablagerung von

Substanzen, die mit Neurodegenration assoziiert sind; Apoptose von neuronalen Zellen, mögliche Mediatoren der neuronalen Zytolyse: IL-1β, TNF-α, IFN-γ, Stickoxide, gp120

Klinisches Bild
Schleichend (Wochen bis Monate); hirnorganisches Psychosyndrom (Verlust von Antrieb, Depression), kognitive Einschränkungen (Gedächtnis- und Konzentrationsstörung), Psychosen (10 %), Gangunsicherheit, Inkontinenz, pyramidale/extrapyramidale Störungen, Augenbewegungsstörungen (Blickfolgesakkadierung, Konvergenzschwäche, OKN-Minderung); Vollbild: schwere Demenz mit Mutismus, spastischer Tetraparese und Blasenstörungen

Zusatzdiagnostik
- **evozierte Potenziale** (sSEP, TMS, VEP, AEP): früh verzögert
- **MRT** (👁): Atrophie, nahezu symmetrische periventrikuläre Signalhyperintensitäten, meist nicht bis an Hirnrinde reichend, ohne KM-Aufnahme
- **Liquor:** Zellzahl meist normal, Eiweiß leicht erhöht, Nachweis HIV-spezifischer autochthoner IgG-Produktion (nicht beweisend); meist höhere Viruslast als bei nicht dementen HIV-Patienten

Diagnosestellung
Fremdanamnese, neuropsychologischer Befund (inkl. Testung), quantitative PCR im Liquor im Vergleich zu EDTA-Plasma (→ S. 713) und Abgrenzung anderer Ursachen

Differenzialdiagnose
Lues (Serologie, Liquor), CMV, VZV, PML (Virusnachweis Liquor), Intoxikation (Medikamentenspiegel, Drogenscreening), Morbus Binswanger, Alzheimer-Demenz, Depressionen u. a. m.

Therapie (Leitlinie DGN [174])
- **HAART nach Resistenztestung mit Bevorzugung liquorgängiger Substanzen** (Azidothymidin und Abacavir sollten enthalten sein); der vielfach verwendete „Letendre Score" (Revised CNS Penetration Effectiveness Ranks) [2366] erwies sich nicht in allen Untersuchungen als prädiktiv für bessere neurokognitive Leistungen
- **bei Versagen der HAART hinsichtlich kognitiver Verbesserung/Stabilisierung** probatorisch NMDA-Rezeptor-Antagonisten (Memantin); ggf. Versuch mit Antidepressiva unter Berücksichtigung der pharmakologischen Interaktionen (www.hiv-druginteractions.org)

HIV-Polyneuropathie (Leitlinie DGN [174]),[1553]

	Stadium	Ätiologie/Pathogenese/Pathologie	Klinik / DD	Zusatzdiagnostik	Therapie
akute entzündlich-demyelinisierende Polyradikuloneuritis (HIV-1-assoziiertes GBS)	Primärinfektion oder asymptomatisches Frühstadium (1 %)	wie Guillain-Barré-Syndrom	wie Guillain-Barré-Syndrom	Liquor: polyklonale Hypergammaglobulinämie, Schrankenstörung, lymphozytäre Pleozytose	IVIG oder Plasmapherese, ggf. HAART möglichst unter Verzicht auf potentiell neurotoxische Substanzen
progressive entzündliche demyelinisierende Polyradikulopathie	Stadium III (selten)	Ätiologie ungeklärt; CMV-Infektion?, direkter HIV-Befall?	Kauda-Syndrom mit Sphinkterstörungen	NLG leicht vermindert, F-Wellen-Latenz verlängert; Liquor wie bei entzündlich-demyelinisierender Polyneuropathie	bei CMV-Ätiologie Ganciclovir, ansonsten Kortikosteroide, Immunglobuline
Mononeuritis multiplex (inkl. Facialisparese)	Stadium III	nekrotisierende Vaskulitis	DD Zoster-Neuralgie, Plexusläsionen durch Lymphome, Schwerpunktneuropathie bei i. v. Drogenabusus, Kryoglobulinämie bei Koinfektion mit HCV	→ S. 494	Kortikosteroide (z. B. Prednison 100 mg/d für 2–3 Wochen); im Verlauf Stillstand oder Übergang in die schmerzhafte distal-symmetrische Polyneuropathie
schmerzhafte distal-symmetrische Polyneuropathie	meist Stadium III (35–88 %)	axonale Degeneration		Neurografie: axonale Schädigung	symptomatisch: gute Effekte mit Capsaicin-Pflaster 8 % berichtet (→ S. 612)

	Stadium	Ätiologie/Pathogenese/Pathologie	Klinik / DD	Zusatzdiagnostik	Therapie
medikamentös-toxische Polyneuropathie		v.a. bei DDI (Didanosin/Videx®), DDC (Zalcitabin/Hivid®), D4T (Stavudin/Zerit®) möglicherweise auch bei PI [267]	distal-symmetrisch, schmerzhaft, nicht von HIV-induzierter Polyneuropathie zu unterscheiden	Neurografie: axonale Schädigung	Absetzen der toxischen Substanz (in Absprache mit dem behandelnden Internisten)

Weitere HIV-1-assoiziierte Polyneuropathieformen (Leitlinie DGN [174]), [1553]

- Polyneuropathie bei diffus infiltrativem Lymphozytose-Syndrom (selten) in eher frühen Stadien
- Polyradikuloneuritis durch opportunistische Erreger (< 1 %) meistens im Stadium III, oft CMV bedingt
- vaskulitische Polyneuropathie

HIV: Sonstige neurologische Manifestationen

Akute HIV-Meningitis/-Meningoenzephalitis

- **klinisches Bild:** Kopfschmerzen als Hauptsymptom, Hirnnervenausfälle, selten akutes hirnorganisches Psychosyndrom (→ S. 22), epileptische Anfälle, quantitative Bewusstseinsstörungen
- **Zusatzdiagnostik:** HIV-Serologie in früher Phase oft noch negativ, besser HIV-Combitest, PCR-Nachweis in Liquor und Serum, Liquor-Pleozytose (< 200/µl), Schrankenstörung (→ S. 711)
- **Diagnosestellung:** klinisches Bild, Liquorveränderungen, Virusnachweis per PCR im Liquor und Nachweis der HIV-Serokonversion
- **Differenzialdiagnose:** Kryptokokken-Meningitis v.a. bei CD4-Zellzahl < 100/µl (Antigennachweis im Liquor), Herpes-Enzephalitis (oft eindeutiger CT-Befund nach 3 Tagen), Tbc, andere Erreger
- **Verlauf:** monophasisch oder rezidivierend

Chronische HIV-Meningitis

- **klinisches Bild:** Kopfschmerzen, oft ohne Fieber und Meningismus, Hirnnervenausfälle
- **Diagnosestellung:** Liquor-Pleozytose und erhöhter HIV-spezifischer Antikörper-Index (→ S. 713)
- **Differenzialdiagnose:** Meningitiden durch Kryptokokken, Entero- und Mumpsviren, VZV und HSV, Meningeosis lymphomatosa, Tuberkulose, Toxoplasmose, andere Erreger

HIV-Myelopathie

- **Pathologie:** vakuoläre Myelopathie, vorwiegend Hinter- und Seitenstränge betroffen, spärliche Entzündungsreaktion
- **Zusatzdiagnostik:**
  - MRT: u. U. Auftreibung des Thorakalmarks
  - Liquor: u. U. Pleozytose, Schrankenstörung (→ S. 713)
- **Diagnosestellung:** klinisches Bild (Tetraspastik, distal betonte sensible Störungen) und Nachweis der HIV-Serokonversion, bei 60 % mit HAD assoziiert
- **Differenzialdiagnose:** HSV-,VZV-, CMV-Myelitis (rascherer Verlauf; Augenhintergrund: CMV-Retinitis?), Neurolues, Lyme-Borreliose, Sarkoidose, funikuläre Myelose
- **Therapie:** keine spezifische verfügbar; Einleitung bzw. Intensivierung der HAART

HIV-Myopathie

Im Stadium III der HIV-Erkrankung (1 % der HIV-Infizierten)

- **Einteilung:** Unterscheidung zwischen primär durch HIV ausgelöste Myopathien (Polymyositis, Nemalin-Myopathie, Einschlusskörperchenmyositis) und sekundär ausgelösten Myopathien (erregerbedingte Myositiden, Lymphominfiltration, arzeimittelinduzierte Myopathien/Rhabdomyolyse)
- **klinisches Bild:** je nach Ätiologie, häufig wie Polymyositis
- **Diagnosestellung:** Muskelbiopsie (Muskelfasernekrosen, endomysiale und perivaskuläre Nekrosen)
- **Differenzialdiagnose:** durch antiretrovirale Substanzen induzierte Myopathie (insbsondere durch AZT [Zidovudin/Retrovir®]), seltener geworden
- **Therapie:**
  - *leichte Formen:* NSAR
  - *HIV-assoziierte Myositis und Nemalin-Myopathie:* Prednisolon 1 mg/kg KG/d, nach 3–4 Wochen ausschleichen, in Einzelfällen positiver Effekt von IVIG berichtet; ggf. zusätzlich antiretrovirale Therapie; bei AZT-assoziierter Myopathie, Ab- bzw. Umsetzen des AZTs

Immunrekonstitutionssyndrom (IRIS) [3752]

- **Allgemeines:** Komplikation der HIV-Infektion; tritt vor allem bei spätem Beginn mit einer HAART auf (Viruslast > 100 000/ml, CD4-Zellen < 50/µl)
- **Pathogenese:** rasches Absenken der Plasmaviruslast führt zu Veränderungen des Zytokinmusters und konsekutiver Aktivierung von Entzündungszellen, dadurch können opportunistische Infektionen bzw. Tumoren oder zuvor latent vorhandene Autoimmunphänomene demaskiert/verstärkt werden; ebenfalls ist eine Manifestation als zerebrale Vaskulitis oder Optikusneuritis möglich
- **Therapie:** vorsichtiger (langsamer) Beginn mit HAART; Steroide werden kontrovers diskutiert (Einzelfallentscheidung)

Progressive multifokale Leukenzephalopathie (PML)

Erreger

- **Polyomaviren:** JC-Virus (Durchseuchung: > 75 %)

Disponierende Faktoren

AIDS, lympho-/myeloproliferative Erkrankungen (chronische lymphatische Leukämie, Morbus Hodgkin, Non-Hodgkin-Lymphome), seltener andere Malignome, Immunsuppression (v.a. nach Transplantationen), Immunmodulation (Natalizumab, Rituximab u.a.)

Pathologie

- **Prädilektion** der makroskopischen Veränderungen: parietookzipital
- **histologische Merkmale**: multifokale Demyelinisierung, hyperchromatische vergrößerte Zellkerne in den Oligodendrozyten, vergrößerte Astrozyten mit hyperchromatischen gelappten Kernen; Nachweis von JC-Virus in den Kernen der Oligodendrozyten

Klinisches Bild

- **Leitsymptome:** rasch fortschreitende Demenz und Wesensänderungen in Verbindung mit neurologischen Herdzeichen, ein rein spinaler Verlauf wurde beschrieben [3941]
- Mono- und Hemiparesen (52 %), selten auch Tetraparesen, Rumpf- und Extremitätenataxie (32 %), Sehstörungen (22 %): homonyme Hemi- und Quadrantenanopsie, kortikale Blindheit; visuelle Agnosie und Alexie, Sprach- und Sprechstörungen (10 %), gelegentlich Kopfschmerzen, Schwindel und Sensibilitätsstörungen

Zusatzdiagnostik

- **MRT**: asymmetrisch verteilte Signalhyperintensitäten vornehmlich parietookzipital, Kortex sowie Hirnstamm und Kleinhirn ausgespart, keine/kaum KM-Aufnahme, kein raumfordernder Effekt
  - *Differenzialdiagnose des MRT-Befundes:* Toxoplasmose, Morbus Binswanger, multiple lymphomatöse Infiltration, MS-Herde, ADEM
- **EEG:** verlangsamt (unspezifisch)
- **Liquor:** unauffällig, PCR auf JC-Virus
- **Hirnbiopsie:** bei (wiederholt) negativer PCR und anhaltendem klinischem Verdacht

Diagnosestellung

Zugehörigkeit zu einer der Risikogruppen (s. o.), MRT-Befund und PCR aus dem Liquor, ggf. Hirnbiopsie

Differenzialdiagnose

- **AIDS-Demenz:** deutlichere Ausprägung der Demenz, langsamerer Verlauf, seltener fokale neurologische Ausfälle; deutliche Veränderungen im Liquor: Pleozytose, HIV-spezifische intrathekale IgG-Synthese
- **CMV-Enzephalitis** (→ S. 205): Lokalisation der Läsionen vornehmlich periventrikulär, im Zentrum semiovale und subependymal, positive CMV-PCR
- **ADEM/akute MS-Herde:** KM-Aufnahme, raumfordernder Effekt, Kortex eher mitbetroffen

Therapie

Keine etablierte Therapie bekannt, In-vitro-Effekt von Cidofovin nachgewiesen und in Fallberichten beschrieben (Therapiestudien hierzu sind geplant); ggf. HAART; wenn möglich Reduktion der Immunsuppression (CAVE: IRIS → S. 214); Therapie der PML unter Natalizumab → S. 791)

Verlauf

Letaler Ausgang meist ca. 4 Monate nach Beginn der klinischen Symptomatik, in Abhängigkeit von Immunrekonstitution längere/lange Überlebenszeit bzw. Remission möglich

2.4.3 Pilzinfektionen des Nervensystems

Ch. Bogdan, S. Rauer, R. Kaiser*

Übersicht

Erreger

Aspergillus spp. (vor allem A. fumigatus), Candida spp. (vor allem C. albicans), Cryptococcus neoformans, Mucorales (v.a. Rhizopus spp., Absidia spp. und Mucor spp.)

Allgemeines

- invasive Pilzinfektionen sind eine häufige Komplikation bei immunsupprimierten Patienten, vor allem bei Patienten mit Neutropenie (z. B. nach allogener Knochenmarktransplantation oder peripherer Blutstammzellen-Transplantation); Inzidenz von Mykosen in solchen Situationen 10–30 % (Candidamykosen > Aspergillusmykosen)
- bei disseminierten Aspergillosen besonders häufig ZNS-Beteiligung (bis zu 40 %)
- Kryptokokkose gehäuft bei AIDS-Patienten
- Zygo- oder Mukormykosen gehäuft bei Diabetikern

Disponierende Faktoren

- **primäre und sekundäre Immunschwäche** bei Malignomen, Hämoblastosen, Diabetes mellitus, Tuberkulose, Traumen, Verbrennungen, Heroin- und Alkoholabusus, längerer Chemotherapie und Antibiotikabehandlungen, Kortikoidbehandlung; immungeschwächte Patienten (AIDS)

Pathogenese

- **Eintrittspforten:** Atemwege > Gastrointestinaltrakt > Haut (Verbrennungen), hämatogene Aussaat; Nasennebenhöhlen (besonders bei Mukormykosen); hoher Tropismus zum ZNS für Cryptococcus und Aspergillus spp., geringer für Candida
- **Gewebereaktionen im ZNS** je nach Erreger unterschiedlich:
  - *Candida* → überwiegend Meningitiden
  - *Cryptococcus* → überwiegend granulomatöse Enzephalitiden

- *Aspergillus spp.* → zerebrale Granulome (Aspergillome) und hämorrhagische Hirninfarkte
- *Mucorales* → diffuse rapide Gewebeinvasion mit Gefäßthrombosierungen und Bildung zerebraler Abszesse

Klinische Manifestationsformen

Unabhängig vom Erreger:

- **granulomatöse basale Meningitis:** *Hirnnervenausfälle*, epileptische Anfälle, Paresen, andere Herdsymptome
- **chronische Meningoenzephalitis:** rezidivierender Verlauf mit Fieber, Kopfschmerzen, Meningismus, Hirndruckzeichen (→ S. 652), Herdsymptomen
- **zerebrale Abszesse:** → Hirnabszess S. 185

Zusatzdiagnostik

- **MRT/CT:** Abszesse
- **Liquor:** Pleozytose: einige 100 Zellen/µl, vor allem lymphozytäre, wenige segmentkernige; Eiweiß erhöht, Glukosequotient (Liquor/Blut) < 0,5, Laktat erhöht
- **Erregernachweis aus dem Liquor:** Pilznachweis mikroskopisch (Gram-Färbung, Calcofluor-White-Färbung, Giemsa-Färbung, Tusche-Präparat), Pilznachweis kulturell oder molekularbiologisch (PCR), Antigen-Nachweis (Kapsel-Polysaccharide, 90 %)

Differenzialdiagnose

Tuberkulöse Meningitis (→ S. 189), Virus-Enzephalitis (→ S. 202), bakterielle Abszesse (→ S. 185), Toxoplasmose (→ S. 218)

Therapie

- **siehe unter den jeweiligen Erregern**
- **Dauer:** bis 6 Monate, dann halbjährliche Kontrollen für 2–3 Jahre
- **Abszesse:** Operation

Prognose

Unbehandelt: Letalität 80–90 %, behandelt überleben etwa 75 % (oft mit Defiziten)

Candidamykose des ZNS

Erreger

Meist Candida albicans, selten andere Candida-Spezies

Disponierende Faktoren

Knochenmarkaplasie, Neutropenie, T-Zell-Immunsuppression, Zustand nach großen bauchchirurgischen Operationen, i. v. Drogenabusus, arterielle und venöse Verweilkatheter

Klinisches Bild

Primär Candidasepsis mit mäßiger Verschlechterung des Allgemeinzustandes und Temperaturanstieg, Leukozytose und Anämie; ZNS-Manifestation nur in 2 % aller Systemmykosen: subakute bis chronische basale Meningoenzephalitis, klinisch flüchtige Hirnnervenparesen, Stauungspapille, gelegentlich auch Para- und Tetraparesen

Zusatzdiagnostik

- **MRT/CT:** Abszesse
- **Liquor:** mäßige polymorphkernige bis monozytäre Pleozytose, deutliche Blut-Liquor-Schrankenstörung, erniedrigter Glukosequotient und erhöhter Laktatspiegel, im weiteren Verlauf intrathekale Dreiklassen-Synthese (überwiegend IgA)
- **Erregerdiagnostik:** Mikroskopie (Gram-, Methylenblau-, Calcofluorfärbung); kulturelle Anzucht; Antigennachweis durch Latexagglutination mit spezifischen Antikörpern
- **Antikörpernachweis** (z. B. ELISA, IHAT): sehr eingeschränkter Stellenwert (Unterscheidung Besiedlung vs. Infektion kaum möglich), allenfalls Hinweis bei starkem Antikörpertiteranstieg

Diagnosestellung

Erregernachweis in Blutkulturen, Urin, Liquor und/oder Hirn(abszess)punktaten

Differenzialdiagnose

Tuberkulöse Meningitis (→ S. 189), Virus-Enzephalitis (→ S. 202), bakterielle Abszesse (→ S. 185), Toxoplasmose (→ S. 218)

Therapie

- **Kombinationstherapie** aus wasserlöslichem Amphotericin B Desoxycholat (1 × 0,5–1,5 mg/kg KG i. v./d) oder liposomalem Amphotericin B (1 × 3-5 mg/kg KG/d) jeweils mit Flucytosin (3 × 50 mg/kg KG i. v./d oder 4 × 25 mg/kg KG i. v./d) [3040]:

Substanz	Präparat	Dosis
Amphotericin B	wasserlösliches Amphotericin B Desoxycholat (Amphotericin B)	1 × 0,5–1,5 mg/kg KG i. v./d
	oder liposomales Amphotericin B (AmBisome®, Abelcet®)	1 × 3-5 mg/kg KG/d
+ Flucytosin		3 × 50 mg/kg KG i. v./d oder 4 × 25 mg/kg KG i. v./d

- ▸ Beginn der i.v. Amphotericin B-Therapie (Verdünnung der Stammlösung in 5 % Glucose!) erfolgt mit voller Zieldosis (bei erster Gabe sorgfältige Patientenüberwachung wegen möglicher infusionsassoziierter Reaktionen!).
- ▸ Flucytosin-Resistenztestung und -spiegelbestimmung durchführen!
- ▸ Einsatz von Flucytosin erlaubt die Reduzierung der Amphotericin-B-Dosis!

- **Alternativen bei Unverträglichkeit oder Therapieversagen:**
  - *Fluconazol (Diflucan®)* als Monotherapie (erste 3 Tage 1 × 800 mg, danach mindestens 1 × 400 mg/d) oder in Kombination mit Flucytosin
  - *Voriconazol:* 6 mg/kg KG i. v. alle 12 Stunden für 24 Stunden; danach 3 mg/kg KG i. v. alle 12 Stunden; später orale Gabe 2 × 200 mg/Kg/d
  - CAVE: Azole sind i. a. nicht wirksam bei Candida glabrata oder Candida krusei!

Prognose
Unbehandelt: Letalität 80–90 %, behandelt überleben etwa 75 % (oft mit Defiziten)

Kryptokokkose des ZNS

Disponierende Faktoren
T-Zelldefekte (v.a. AIDS), Erregervorkommen in Vogelkot (vor allem Taubenmist), aber auch in Fruchtsäften und in Milch von Kühen mit Kryptokokkenmastitis; Aufnahme per Inhalation

Klinisches Bild
Prodromi: Kopfschmerzen, Diarrhö, Subfebrilität, Apathie, im weiteren Verlauf basale Meningitis mit Hirnnervenausfällen und Papillenödem

Zusatzdiagnostik
- **Liquor:** „bunte" Pleozytose, Schrankenstörung, intrathekale IgG- und IgM-Synthese
- **Erregernachweis:** Tuschepräparat des Liquors; Antigennachweis im Liquor, Serum, Urin; Pilzkultur (Blut, Liquor)
- **CT, MRT:** Kryptokokkom

Diagnosestellung
Chronischer Kopfschmerz und Antigennachweis (im Liquor)

Therapie
- **Meningitis (HIV-negativ):** Fluconazol (Diflucan®) erste 3 Tage 1 × 800 mg i. v., danach 1 × 400 mg/d i. v.; lange Therapiedauer (8–12 Wochen)
- **Meningitis (HIV-positiv):**
  - *Kombinationstherapie Amphotericin B (0,5–1,0 mg/kg KG/d i. v.) plus Flucytosin (3 × 50 mg/kg KG/d i. v.)* für 2 Wochen oder bis zur klinischen Stabilisierung
  - *danach Fluconazol* 400 mg/d i. v. für mindestens 10–12 Wochen
  - *anschließend Erhaltungstherapie mit Fluconazol* (200 mg/d p. o.) zur Rezidivprophylaxe
- **mögliche Alternativen bei Unverträglichkeit oder Therapieversagen:**
  - *Voriconazol* 6 mg/kg KG i. v. alle 12 Stunden für 24 Stunden; danach 3 mg/kg KG i. v. alle 12 Stunden; später orale Gabe 2 × 200 mg/kg/d
  - *Amphotericin B plus Flucytosin plus Fluconazol*

Verlauf
Mortalität nach 3 Monaten 40 %

Aspergillose des ZNS

Erreger
Wichtigster humanpathogener Erreger: Aspergillus fumigatus; ubiquitäres Vorkommen, besonders häufig in Heu, siliertem Getreide, Kompost, Blumenerde, Bauschutt, bei Haustieren

Disponierende Faktoren
T-Zell-Immunsuppression (AIDS), prolongierte Neutropenie, Knochenmarkaplasie, Kortikosteroidbehandlung, Alkoholismus

Klinisches Bild
Zunächst hochfieberhafte Pneumonie, im weiteren Verlauf Hemisymptomatik, epileptische Anfälle, rasche Bewusstseinstrübung, Beatmungspflicht, Hirndrucksymptomatik

Zusatzdiagnostik
- **CT, MRT:** kein pathognomonischer Befund; diffuse raumfordernde Hypodensitäten (Aspergillome) u. U. mit umschriebenen hyperdensen Arealen (Einblutung), „Abszess"bildung
- **Liquor:** anfangs geringe, später deutliche, überwiegend polymorphkernige Pleozytose, deutliche Blut-Liquor-Schranken-Störung, erniedrigter Glukosequotient und erhöhter Laktatspiegel, im weiteren Verlauf intrathekale Dreiklassen-Synthese (überwiegend IgA)
- **Erregerdiagnostik:** Hirnbiopsie zum Erregernachweis häufig erforderlich (Mikroskopie, Anzucht, PCR), da der kulturelle oder antigenbasierte Erregernachweis im Liquor relativ unsensitiv ist
  - *wegweisend für systemische Aspergillose:* ansteigende Galaktomannan-Antigenspiegel (ELISA) im Serum
  - Nachweis und Anstieg von Aspergillusantikörpern in Serum oder Liquor ist dagegen ein unsicherer Indikator

Diagnosestellung
Erregernachweis in bronchoalveolärer Lavage, Lungenbiopsien, Blutkulturen, Liquor bzw. (falls negativ bei weiter bestehendem Verdacht) in der Hirnbiopsie

Therapie
- **Mittel der 1. Wahl: Voriconazol** (6 mg/kg KG i. v. alle 12 Stunden für 24 Stunden; danach 3 mg/kg KG i. v. alle 12 Stunden; später orale Gabe 2 × 200 mg/kg KG/d)
- **Mittel der 2. Wahl: Amphotericin B** 1–1,5 mg/kg KG/d i. v. oder liposomales Amphotericin B (3–5 mg/kg KG/d i. v.)
- **bei Therapieversagen** evtl.
  - Kombination aus Voriconazol (wie oben) plus Caspofungin (70 mg i. v. am Tag 1, danach 35–50 mg/d i. v.)
  - oder Kombination aus Amphotericin B (wie oben) plus Caspofungin (wie oben)
  - *CAVE:* Wegen ihrer schlechten Liquorgängigkeit dürfen Echinocandine (Caspofungin) auf keinen Fall als Monotherapie bei der systemischen/zerebralen Aspergillose eingesetzt werden [3696], [4376]

Verlauf und Prognose
Hohe Letalität, wegen der geringen Fallzahlen liegen keine genauen prognostischen Angaben vor

Zygomykose (Mukormykose) des ZNS

Erreger
Mitglieder der Ordnung Mucorales (Zygomyceten) („Jochpilze", „Köpfchenschimmel"): schnellwachsende, myzelbildende Pilze (i.a. ohne Septierung); wichtige Gattungen: Rhizopus, Absidia und Mucor; saprophytäres Vorkommen im Boden und verrottenden Pflanzenmaterialien

Disponierende Faktoren
Schlecht eingestellter Diabetes mellitus (mit Ketoazidose [begünstigt die Verfügbarkeit von Eisen für die Pilze] und Hyperglykämie [Phagozytosehemmung]); Eisenchelatortherapie (Desferoxamin-gebundenes Eisen kann von Rhizopus genutzt werden); Immunsuppression durch Kortikosteroide (z.B. nach allogener Stammzelltransplantation); Neutropenie; Sinusitis

Pathologie
Im Allgemeinen unseptiertes Pilzmyzel mit perlschnurartigen Kalibersprüngen und rechtwinkeligen Verzweigungen (HE-Färbung, Grocott-Färbung), Gewebeödem, Neutrophileninfiltration, Vaskulitis, Gefäßthrombosen, Nekrosen

Klinisches Bild
- **rhinozerebrale Mukormykose** ausgehend von den Nasennebenhöhlen (Sinus maxillaris, Sinus ethmoidalis:
  - phlegmonöse, sehr schmerzhafte Weichteilschwellung im Gesicht, Ausbreitung in die Augenhöhle und den Gaumen, Konjunktivalblutungen, Chemosis, Exophthalmus. Fieber
  - Gefäßinvasion, Gefäßthrombosierung (u.a. A. retinalis [dadurch rasche Erblindung], A. carotis interna, Sinus cavernosus), dadurch ausgedehnte Nekrosen mit Bildung von schwarzen Eschars
  - Knochendestruktion und Invasion ins ZNS
  - Hirnnervenbeteiligung (besonders V und VII, dadurch u.a. Lidptosis und Mydriasis)
- **pulmonale und kutane Mukormykose**

Zusatzdiagnostik
- **MRT/CT:** ZNS-Invasion, Abszessbildung
- **mikrobiologische Erregerdiagnostik** am besten aus nekrotischem Gewebe (Abstriche sind ungeeignet!)
  - *Mikroskopie:* Gram- und Calcofluorfärbung
  - *Kultur:* kleine Gewebestücke (ohne Zermörsern)
- **Liquoranalyse** ggf. hilfreich bei Einbruch in den Liquorraum

Diagnosestellung
Verdacht durch Klinik und Histopathologie, Erregernachweis durch kulturelle Anzucht (Genus-spezifische PCR nur in Speziallabors)

Differenzialdiagnose
Aspergillusinfektion (→ S. 217), schnellwachsende Orbitatumoren, Sinus cavernosus Thrombose durch Staphylokokkeninfektion im Gesicht, Virus-Enzephalitis (→ S. 202), bakterielle Abszesse (→ S. 185), Toxoplasmose (→ S. 218)

Therapie
- **sofortige chirurgische Intrvention:** radikales Debridement von nekrotischem Gewebe
- **Mittel der 1. Wahl:** wasserlösliches Amphotericin B Desoxycholat (1 × 1,0–1,5 mg/kg KG i. v./d) oder liposomales Amphotericin B (1 × 5 mg/kg KG/d)
- **Mittel der 2. Wahl** (sequenziell nach initialer Amphotericin B-Therapie): Posaconazol (2 × 400 mg p.o.; Triazol; einziges oral verfügbares Antimykotikum mit Wirkung gegen Zygomyzeten) [4271]
  - *CAVE:*
    - variable Wirksamkeit in Abhängigkeit von der Pilzgattung und -spezies
    - schlechte Penetration in Liquor und Gehirngewebe [593]
- **CAVE:** die klassischen Azole (Itraconzaol, Fluconazol, Voriconazol) und die Echinocandine (Caspofungin, Anidulafungin) sind unwirksam!

Prognose
Prognose hängt sehr von der schnellen Diagnose und Behandlung ab; Letalität bis 50 %

2.4.4 Protozoeninfektionen

Ch. Bogdan, S. Rauer, R. Kaiser*

Toxoplasmose des ZNS

Erreger
Toxoplasma gondii

Prädisponierende Faktoren
Angeborene oder erworbene T-Zell-Immunsuppression (z. B. HIV-Infektion, immunsupprimierte Patienten nach Knochenmarktransplantation oder Organtransplantationen)

Epidemiologie und Infektionswege
- **Primärinfektion:** Aufnahme von Oozysten durch Kontakt mit Katzen(kot) (v.a. junge Katzen) bzw. Verzehr von mit Katzenkot kontaminiertem Gemüse; oder Aufnahme von Gewebezysten (Bradyzoiten) durch Umgang mit bzw. Verzehr von rohem Fleisch; ansteigende Durchseuchung mit dem Lebensalter von < 20 % (5 Jahre) bis ca. 70–80 % (65 Jahre)
- **kongenitale Infektion:** diaplazentare Infektion infolge einer Primärinfektion der Mutter während der Schwangerschaft (Infektionsrisiko: 1. Trimenon < 2. Trimenon < 3. Trimenon; Schädigungsrisiko: 1. Trimenon > 2. Trimenon > 3. Trimenon)
- **endogene Reaktivierung:** bei Immunsuppression im späteren Lebensalter

Pathologie
Multifokale nekrotisierende Enzephalitis ()

Pathophysiologie

- **Erregerpersistenz** (Bradyzoiten [Zystozoiten]) in Makrophagen, Herz- und Skelettmuskelzellen
- **bei Immundefekten** Übergang von Bradyzoiten in schnell teilende Tachyzoiten
- **bei AIDS** Vermehrung in Hirnmakrophagen

Klinisches Bild

- **bei immunkompetenten Patienten:** Lymphadenopathie, Chorioretinitis oder asymptomatisch (keine spezifische neurologische Symptomatik)
- **bei immundefizienten/-supprimierten Patienten:** Psychosyndrom und/oder fokalneurologische Zeichen wie Mono-/Hemiparese, Aphasie, Gesichtsfelddefekte, Anfälle, selten auch extrapyramidale oder zerebelläre Symptome; ca. 50 % der Patienten haben Fieber und/oder Kopfschmerzen
- **bei kongenitaler Toxoplasmose:** in Abhängigkeit vom Infektionszeitpunkt sehr variabler Schweregrad der Symptomatik (e.g. Hydrozephalus, zerebrale Verkalkungen, Chorioretinitis; kognitive Beeinträchtigung)

Zusatzdiagnostik

- **Liquor:**
  - *bei Toxoplasmenenzephalitis* leichte Pleozytose, intrathekale Antikörpersynthese (Liquor/Serum-Index erhöht); Erregernachweis im Liquor (PCR) nicht selten negativ
  - *bei endogener Reaktivierung* (infolge von Immunsuppression, z. B. HIV) meist Fehlen von Toxoplasma-spezifischem IgM, evtl. nur mäßiger IgG-Titeranstieg
- **CT**: ringförmige Kontrastmittelaufnahme mit perifokalem Ödem, Markrindengrenze frontal, Basalganglien, selten Hirnstamm oder Kleinhirn; alte Läsionen verkalken
- **MRT:** multiple Signalhyperintensitäten
- evtl. stereotaktische Biopsie (Erregernachweis durch PCR)

Diagnosestellung

Bildgebung; Serologie (Liquor-Serum-Index); evtl. Erregernachweis im Liquor (PCR)

Therapie

- **Akuttherapie** bis 4 (–6) Wochen nach Verschwinden der klinischen Symptome und Zeichen:

1. Wahl	
Pyrimethamin (Daraprim®) + Sulfadiazin (Sulfadiazin-Heyl®) + Folinsäure (Lederfolat®)	1. Tag: 150–200 mg/d p. o., dann 50–100 mg/d p. o. 4 × 1–1,5 g/d p. o 10–20 mg/d.
Alternativen bei Sulfonamid-Unverträglichkeit	
Pyrimethamin (Daraprim®) + Folinsäure (Lederfolat®) + Clindamycin (Sobelin®) oder Clarithromycin (Klazid®) oder Azithromycin (Zithromax®) oder Atovaquon (Wellvone®)	wie oben wie oben 4 × 600 mg mg/d p. o. oder i. v. 2 × 500 mg/d p. o. 1 × 900–1200 mg/d p.o 2 × 1,5 g/d oder 4 × 750 mg/d

  - bei Kombinationstherapie 80–90 % Responder
- **Sekundärprophylaxe (= Rezidivprophylaxe)*:**

1. Wahl	
Pyrimethamin (Daraprim®) + Sulfadiazin (Sulfadiazin-Heyl®) + Folinsäure (Lederfolat®)	25 mg/d p. o. 4 × 500 mg/d 10–20 mg/d
Alternativen bei Unverträglichkeit	
Pyrimethamin (Daraprim®) + Clindamycin (Sobelin®) + Folinsäure (Lederfolat®)	25 mg/d p. o. 4 × 300–450 mg/d p. o. 10–20 mg/d
Pyrimethamin-Sulfadoxin (Fansidar®) + Folinsäure (Lederfolat®)	2 × 1 Tbl./Woche 30 mg 1 Tbl./Woche
Pyrimethamin (Daraprim®) + Dapson (Dapson-Fatol®)	25 mg/d p. o. 100 mg 3×/Woche.

* wirkt auch zur Prophylaxe gegen Pneumocystis-jiroveci-Pneumonie

  - *bei persistierender Immunsuppression* ist eine Dauerprophylaxe notwendig, da ansonsten sehr häufig (bis 80 %) Rezidive eintreten

- **Primärprophylaxe der zerebralen Toxoplasmose:**
  - *Indikation:* HIV-Patienten oder andere immunsupprimierte Patienten mit < 100–200 CD4+ T-Zellen/µl
  - *Durchführung:* Co-trimoxazol 0,96 g/d oder jeden 2. Tag; Alternativen:
    - Pyrimethamin 50 mg/Woche + Dapson 50 mg/d + Folinsäure 25 mg/Woche
    - Atovaquon 1500 mg/d
  - beugt gleichzeitig einer Pneumocystis-jiroveci-Pneumonie vor

Verlauf und Prognose der zerebralen Toxoplasmose

Unbehandelt bei Immunsupprimierten fast immer tödlich; bei HIV-Infizierten weist die zerebrale Toxoplasmose auf eine fortgeschrittene Immundefizienz hin (ca. 10 % der Patienten sterben während der Behandlung, ca. 80 % innerhalb eines Jahres an anderen AIDS-assoziierten Komplikationen)

Malaria

Erreger

- **Malaria tropica:** Plasmodium falciparum (Inkubationszeit 9–14 Tage)
- **Malaria tertiana:** P. vivax oder P. ovale (Inkubationszeit 10–20 Tage)
- **Malaria quartana:** P. malariae (Inkubationszeit 15–30 Tage)

Epidemiologie

- verbreitet in tropischen und subtropischen Gebieten, vor allem in Ost-, West- und Zentralafrika, in Südamerika und Südostasien
- zur aktuellen Epidemiologie (Inzidenz, Resistenz, Prophylaxe-Empfehlungen) siehe Website der Deutschen Gesellschaft für Tropenmedizin und Internationale Gesundheit, DTG: http://www.dtg.org/

Pathologie

- **Zerplatzen der Erythrozyten** → Hämolyse, Anämie, Hämoglobinurie, Makrophagen-Aktivierung, Hypoxie
- **immunbedingte Schädigung:** vermehrte Produktion von Tumornekrosefaktor und anderen proinflammatorischen Zytokinen → erhöhte Kapillardurchlässigkeit und Hirnödementwicklung
- **mikrovaskuläre Störungen:** Kapillarblockade durch parasitenbefallene Erythrozyten (Rosettenphänomen) und Aggregate aus infizierten Erythrozyten mit Thrombozyten → Hypoxie, Immunvaskulitis

Klinisches Bild

- **allgemein/internistisch:** Fieberschübe unregelmäßig (Malaria tropica) bzw. im 48- (Malaria tertiana) oder 72-Stunden-Rhythmus (Malaria quartana); häufig unspezifische Prodromalzeichen und Organsymptome (z. B. Kopf- und Gliederschmerzen, Übelkeit, Erbrechen, Durchfall, Anämie, Hepatosplenomegalie)
- **neurologisch** (nur P. falciparum): Bewusstseinstrübung bis zum Koma, fokale Ausfälle, epileptische Anfälle, Hyperkinesen, Augenmotilitätsstörungen, Nackensteife, Masseterspasmus, Bruxismus, Singultus, selten Myelitiden
- **psychische Veränderungen** (alle Erreger): symptomatische Psychose

Zusatzdiagnostik

- **Liquor:** Laktaterhöhung und Glukoseverminderung (durch anaerobe Glykolyse), evtl. Schrankenstörung
- **CT/MRT:** Hirnödem (in schweren Fällen)

Diagnosestellung

Nachweis des Erregers im Blutausstrich sowie im „dicken Tropfen"; evtl. mehrfach in 8-stündigen Abständen wiederholen

Differenzialdiagnose

Infektionen durch Influenza-, Adeno- oder Hepatitisviren, Brucellose, Typhus, Paratyphus, Cholera, miliare Tuberkulose; Morbus Weil, Maltafieber, Schlafkrankheit, Denguefieber

Therapie

Quelle: LL Deutsche Gesellschaft für Tropenmedizin www.awmf.org/leitlinien/detail/ll/042-001.html, [4489]

- **Allgemeines:**
  - *Malaria tertiana und quartana* verlaufen im Allgemeinen ohne Komplikationen und sind selten lebensbedrohlich (ambulante Behandlung möglich)
  - *Malaria tropica* ist dagegen stets potenziell lebensbedrohlich (vor allem beim Nicht-Immunen) und muss als internistisch-neurologischer Notfall stationär behandelt werden; die adäquate Therapie setzt immer eine umfassende Anamnese und eine mikrobiologisch-parasitologische Diagnose voraus
  - *Therapierichtlinien* werden laufend entsprechend der Resistenzsituation aktualisiert (siehe Website der Deutschen Gesellschaft für Tropenmedizin und Internationale Gesundheit, DTG: http://www.dtg.org/)
- **Malaria tertiana:**
  - *Mittel der 1. Wahl = Chloroquin (Resochin®)* p. o.; 1. Dosis: 10 mg Base/kg KG; 2. Dosis (nach 6–8 Stunden) 5 mg Base/kg KG; 2. und 3. Tag: 5 mg Base/kg KG; zur Eradikation von Hypnozoiten in der Leber (führen zu Rezidiven) zusätzliche Behandlung mit Primaquin (15-30 mg Base [0,5 mg Base/kg KG] einmal täglich über 14 Tage); vor Primaquin-Behandlung Ausschluss von Glukose-6-Phosphat-Dehydrogenase-Mangel erforderlich (Enzymbestimmung aus EDTA-Blut)
    - Ausnahme: vereinzelt resistente P.-vivax-Stämme (aus Südostasien/Pazifikregion/Südamerika) → Therapie mit Artemether/Lumefantrin, Atovaquon/Proguanil oder Mefloquin (Dosierung wie bei Malaria tropica s.u.)
- **Malaria quartana:** Behandlung mit Chloroquin (wie bei Malaria tertiana), jedoch ohne Rezidivprophylaxe mit Primaquin
- **Malaria tropica**
  - *unkompliziert:*
    - bei Einreise aus Gebieten ohne Chloroquin-Resistenz (zurzeit nur Mittelamerika inkl. Haiti und Dominikanische Republik): orale Therapie mit Chloroquin, Dosierung wie bei Malaria tertiana (s.o.).

- bei Einreise aus Gebieten mit Chloroquinresistenz stehen folgende Therapieoptionen zur Verfügung:
  - Mefloquin p. o. (1. Dosis: 750 mg; 2. Dosis nach 6–8 Stunden: 500 mg; falls KG > 60 kg, dann nach weiteren 6–8 Stunden: 250 mg) (CAVE: nicht bei Malaria tropica, die in Südostasien erworben wurde)
  - Atovaquon/Proguanil (Malarone®; 1 × 1000 mg/400 mg/d für 3 Tage) oder
  - Artemether/Lumefantrin (Riamet®; je 80 mg/480 mg zum Zeitpunkt 0, 8, 24, 36, 48 und 60 Stunden)
- *kompliziert:*
  - immer ein Konsil durch einen in der Therapie der komplizierten Malaria erfahrenen Tropenmediziner oder einer tropenmedizinischen Einrichtung einholen (ggf. telefonisch)
  - Chinin-HCl (bisher Mittel der 1. Wahl) per infusionem in 0,9 % NaCl oder Glukose 5 % („loading dose" 7 mg/kg KG über 30 Minuten, danach 10 mg/kg KG über 4 Stunden, dann 10 mg/kg KG alle 8 Stunden; Therapie insgesamt über 7 Tage) in Kombination mit Doxycyclin (3 mg/kg KG/d) oder Clindamycin (iv oder oral: 10 mg/kg als loading dose, dann 5 mg/kg alle 8 Stunden);
    - bei Besserung des Zustandes und Möglichkeit einer oralen Applikation kann von Chinin i.v. auf dieselbe Dosis Chinin oral übergegangen werden (Gesamtbehandlungsdauer 7 Tage)
    - bei Unverträglichkeit der oralen Chinin-Gabe kann auch eine andere orale Anschlusstherapie an die parenterale Chinin-Therapie erfolgen (s.u. Artesunate)
    - Chinin zur i.v. Gabe ist seit 2003 in Deutschland nicht mehr erhältlich, kann aber aus dem Ausland bezogen werden
  - Alternative: Artesunat (Herstellung in China; niedrigere Mortalitätsrate als bei Chinin, in Deutschland off label [984]) 2,4 mg/kg KG i. v. zum Zeitpunkt 0, 12, und 24 Stunden, danach alle 24 Stunden 2,4 mg/kg KG i. v. oder – nach Besserung – 2 mg/kg KG p. o., insgesamt 7 Tage), anschließend (4 Stunden nach der letzten Artesunat-i.v.-Dosis) Fortführung der Therapie mit Artemether/Lumefantrin oder Atovaquon/Proguanil in üblicher Dosierung (siehe unkomplizierte Malaria tropica)

Komplikationen (vor allem bei Malaria tropica) Schock, Nierenversagen, Lungenödem, disseminierte intravasale Gerinnung, Anfälle (CAVE: Phenytoin unter Chinin kontraindiziert)

Prophylaxe [562],[2893] In Abhängigkeit von der Resistenzlage siehe unter http://www.dtg.org/

Prognose Bei Überleben hinsichtlich neurologischer Folgeschäden gut, bei akutem fulminantem Verlauf Letalität ca. 50 %

Afrikanische Trypanosomiasis (Schlafkrankheit) (Leitlinie DGN [3622])

Durch Trypanosoma brucei rhodesiense oder gambiense ausgelöste Tropenkrankheit (Übertragung durch tagaktive Tsetsefliegen), bei der sich im Stadium II (4-6 Monate nach Infektion) eine Meningoenzephalitis mit Verwirrtheit, Koordinations- und Schlafstörungen, Krampfanfällen, Apathie und Gewichtsverlust entwickelt; Behandlung mit Suramin, Melarsoprol, Pentamidin, Eflornithin und/oder Nifurtimox nach Rücksprache mit tropenmedizinischem Institut

2.4.5 Helminthosen

Ch. Bogdan, S. Rauer, R. Kaiser*

(Neuro-)Zystizerkose

Erreger Finnen (Cysticercus) des Schweinebandwurms (Taenia solium)

Epidemiologie Häufigste parasitäre Erkrankung des ZNS; Auftreten vorwiegend in wenig entwickelten Ländern Lateinamerikas, Asiens und Afrikas; in Westeuropa selten

Pathogenese

- der Mensch ist entweder Endwirt (d. h. Träger eines adulten Bandwurms im Dünndarm durch Aufnahme ungenügend gekochten Schweinefleisches) oder Fehlzwischenwirt (d. h. Träger von Finnen = Zystizerken)
- Infektionsweg: Aufnahme von Eiern mit unzureichend gewaschener Nahrung (z. B. Salatpflanzen) oder mittels Autoinfektion bei Bandwurmträgern
- Penetration der Larven durch die Dünndarmwand, hämatogene und lymphogene Aussaat mit Infektion von ZNS >> Skelettmuskeln, subkutanem Fettgewebe, Augen; im ZNS Bildung von Zystizerkenzysten (entzündliche Reaktion aus Lymphozyten, Plasmazellen und Eosinophilen um den Erreger), im weiteren Verlauf Verkalkung der Zystenwand

Klinisches Bild Inkubationszeit Wochen bis 30 Jahre, klinisches Bild einer chronischen Meningoenzephalitis: epileptische Anfälle, Kopfschmerzen, Hirndruck, fokale Ausfälle

Zusatzdiagnostik

- **Nachweis von Antikörpern in Serum und Liquor:** ELISA (Spezifität 70 %) und Western Blot mit Taenia-solium-Antigenen in Speziallaboren (Spezifität > 90 % für Patienten aus Nichtendemiegebieten)
- **Erregernachweis im Liquor bzw. Hirnbiopsien:** PCR, Histologie
- **Röntgen:** Weichteilaufnahme Oberschenkel tangential: Verkalkungen

- **CT:** Ring-Enhancement, Granulome (kontrastanreichernd), Zysten (isodens, nicht kontrastanreichernd), Verkalkungen; Hydrozephalus
- **MRT:** Beurteilung der Krankheitsaktivität (anhand von Kontrastmittelaufnahme in Granulome)
- **Liquor:** Pleozytose und Eiweißerhöhung (40–80%), Eosinophilie (10–40%)
- **Stuhl:** Parasiteneier bei Bandwurmträgern

Diagnosestellung Serologisch; bei negativer Serologie und weiter bestehendem Verdacht anhand des CT- oder MRT-Befundes ggf. PCR/Histologie von Hirnbiopsien

Differenzialdiagnose
- **Meningoenzephalitis:** Tuberkulose (→ S. 189), Brucellose, Sarkoidose (→ S. 255)
- **kleine Verkalkungen im CT/MRT:** Toxoplasmose und verkalkende Tumoren (Oligodendrogliom) (→ S. 271), Echinokokkose (→ S. 222)
- **Zystenbildung im CT/MRT:** zerebrale Abszesse (→ S. 185), zystische Tumoren, Echinokokkose (→ S. 222)

Therapie
- nach wie vor keine einheitlichen Therapiestandards
- **Albendazol** (Eskazole®) 15 mg/kg KG/d p. o. für 8 Tage
- **Praziquantel** (Biltricide®, Cysticide®) 50 mg/kg KG/d in 3 Dosen p. o. für 15 Tage und Dexamethason 12 mg p. o. für 2–3 Wochen
  - *Komplikationen:* Herxheimer-Reaktion (ohne Kortison > 90%, mit Kortison 10–20%)
- **Vorteile der Therapie mit Albendazol [4037],[2864],[902]:**
  - gleichzeitige Gabe von Phenytoin oder Kortison erhöht die effektive Serumkonzentration von Albendazol, während die von Praziquantel sinkt
  - bessere Liquorgängigkeit (43% vs. 24%)
  - Wirkung auch gegen subarachnoidale und intraventrikuläre Zysten

Komplikationen
- **chronische Meningitis** → Hydrozephalus (30–40%) (→ S. 419)
- **Endarteriitis cysticercosa** → Hirninfarkte
- **flottierende oder gestielte Zysten** → akuter Hirndruck (→ S. 652)

Echinokokkose

Erreger Finnen (Hydatiden) von
- *Echinococcus granulosus* (Hundebandwurm, Erreger der zystischen Echinokokkose)
- *Echinococcus multilocularis* (Fuchsbandwurm, Erreger der alveolären Echinokokkose, führt sehr selten zu zerebralem Befall [1%])

Epidemiologie
- **sporadisches Vorkommen** weltweit, gehäuft in Ländern mit intensiver Schafzucht
- **Endwirte:** Hunde, Füchse, und Katzen (durch zunehmendes Eindringen von Füchsen in städtische Bezirke können sich mäusejagende Haushunde auch mit dem Fuchsbandwurm infizieren)
- **Zwischenwirte:** Schafe (bei E. granulosus) und Mäuse (E. multilocularis); bei der Echinokokkose ist der Mensch Fehlzwischenwirt (Träger von Finnen)

Disponierende Faktoren Infektion des Menschen erfolgt durch Aufnahme von Eiern mit Nahrungsmitteln, die mit Hunde-/Fuchsexkrementen kontaminiert sind, sowie durch berufliche Exposition bei Hundezüchtern, Jägern etc.

Pathologie
- **Befall:** Leber (70%), Lunge (20%), ZNS (2%)
- **intrazerebrale Echinokokkuszysten** in 50–70% bei Jugendlichen bis 15 Jahre; bedeutsam sind die raumfordernde Wirkung der Zysten sowie die allergisierende Wirkung der Zystenflüssigkeit; wegen der Gefahr der Anaphylaxie und der Verschleppung von Tochterfinnen ist die Punktion der Zysten daher kontraindiziert

Klinische Symptomatik Zunächst meist Zeichen der Leber- (Ikterus, Cholangitis, Aszites etc.) und Lungeninfektion (Dyspnoe, Bronchitis); bei Kindern meist Zeichen des gesteigerten Hirndrucks, seltener fokale Ausfälle und epileptische Anfälle; bei Erwachsenen zunächst fokale Ausfälle, im weiteren Verlauf Hirndruckzeichen; bei spinaler Aussaat Paraparesen und Blasenfunktionsstörungen

Zusatzdiagnostik
- **Labor:** Eosinophilie und IgE-Erhöhung im Serum in Abhängigkeit von der Akuität der Infektion
- **Liquor:** fakultativ entzündliche Veränderungen u. a. mit Eosinophilie, Abhängigkeit der Veränderungen von der Nähe der Zysten zum Liquorkompartiment
- **Serologie:** Hämagglutinationstest, KBR; ELISAs und Western Blots zur Differenzierung zwischen E. granulosus und E. multilocularis nur in Speziallabors verfügbar
  - CAVE: seronegative Verläufe sind besonders bei E.-granulosus-Zysten möglich, vor allem bei Zysten in der Lunge (ca. 50%) oder im ZNS (50–70%)

- **Histopathologie:** Nachweis von Bandwurmanlagen (Protoscolices) vor allem bei E. granulosus, selten bei E. multilocularis im Operationsmaterial
- **CT:**
  - *E.-granulosus-Finnen:* solitäre runde Zysten mit scharfem isodensem Rand und hypodensem Zysteninhalt, typischerweise mit Septen, in der Regel kein Ödem und keine Kontrastmittelaufnahme; später Verkalkung der Zystenwand; bei Perforation der Zysten Ödembildung und Kontrastmittelaufnahme als Zeichen der akuten Entzündung
  - *E.-multilocularis-Finnen:* gewebeinfiltrierendes, tumoröses Wachstum mit schlauchartigen, wurzelförmigen Ausläufern

Diagnosestellung

Serologisch

Differenzialdiagnose

Metastasen (→ S. 280), Abszesse (→ S. 185), Zystizerkose (→ S. 221)

Therapie

- **E. multilocularis oder nicht operierbare E.-granulosus-Zysten (z. B. im ZNS):** Albendazol (Eskazole®) 15 mg/kg KG/d über 40 Tage, dann Therapiepause für 15 Tage, 4-malige Wiederholung dieses Therapiezyklus und Fortsetzung in Abhängigkeit vom Therapieerfolg
- **E.-granulosus-Zysten (außerhalb des ZNS):** Entfernung in toto oder Punktion-Aspiration-Instillation (mit 95 % Ethanol oder 20 % NaCl-Lösung)-Reaspiration der Zysten

Verlauf und Prognose

Abhängig von der Parasitenspezies, der Lokalisation und Anzahl der Zysten; bei vollständiger Zystenentfernung bzw. antimikrobieller Behandlung (E. granulosus) gute Prognose; zerebrale Manifestation von E. multilocularis prognostisch fatal

Eosinophile Meningitis/Meningoenzephalitis durch Nematoden (Fadenwürmer) (Leitlinie DGN [3622])

Diagnose

Expositionsanamnese (rohes Fleisch, mit Fäkalien verunreingte Lebensmittel), Eosinophilie in Liquor und Serum sowie positive Serologie

Therapie

Albendazol 2 × 400 mg/d p.o. für 2-4 Wochen; Thiabendazol 2 × 400 mg/kg/KG/d p.o. für 1 Woche bei Trichinose und Toxokarose; keine adjuvante Steroidgabe

2.4.6 Humane Prionen-Erkrankungen [3229],[4409]

S. Rauer, R. Kaiser*

Allgemeines

Prionprotein

Das physiologische Prionprotein („zelluläre" Form des Prionprotein: PrPC) ist ein in der Zellmembran verankertes Glykoprotein, das wahrscheinlich bei allen Wirbeltieren vorkommt. Am stärksten wird es von Zellen des ZNS v.a. im Bereich synaptischer Membranen exprimiert. Vermutlich ist es bei Zelladhäsions- und Signalprozessen beteiligt.

Pathophysiologie

Hypothese: spontan entstandenes oder durch „Infektion" eingebrachtes pathologisches Prionprotein („Scrapie"-Form des Prionproteins: PrPSc) führt durch „Anlagerung" an PrPC nach Überschreiten einer kritischen Menge zur Konformationsänderung von der physiologischen α-Helix des PrPC in die unlösliche und damit funktionslose und zur Erkrankung führende β-Faltblattstruktur des PrPSc. Bei den genetischen Prionerkrankungen kommt es infolge von Mutationen im Prionproteingen zu instabilen Tertiärstrukturen, die anfällig für pathologische Umfaltungen der Prionproteine sind. Das neu entstandene PrPSc lagert sich wiederum an PrPC an und es kommt zur „Kettenreaktion" („protein only"-Hypothese) mit grundsätzlich letalem Krankheitsverlauf.

Oraler Infektionsweg

- Überwindung der Darmwand unter Beteiligung von Makrophagen, M-Zellen und dendritischen Zellen
- Vermehrung der Prionen zunächst im lymphoretikulären System
- Eintrittspforte in das ZNS = dorsaler Vaguskern und Rückenmark in Höhe des Eintritts der Nn. splanchnici (Tierexperiment); weiterer Weg direkt über das Blut nicht ausgeschlossen

Hygienemaßnahmen

Pathologische Prionproteine sind gegenüber chemischen und physikalischen Desinfektionsmaßnahmen extrem resistent; aktuelle Empfehlungen unter www.rki.de

Systematik

- **genetisch bedingte Prionen-Erkrankungen:**
  - genetische (familiäre) Formen der Creutzfeldt-Jakob-Erkrankung (fCJE)
  - Gerstmann-Sträussler-Syndrom (GSS)
  - Familiäre fatale Insomnie (FFI)
- **sporadische/idiopathische Prionen-Erkrankungen** (Ursache ungeklärt, kryptische Infektion im Einzelfall denkbar):
  - sporadische Form der Creutzfeldt-Jakob-Erkrankung (sCJE)
  - sporadische fatale Insomnie (sFI)

- **erworbene Prionen-Erkrankungen** (zeichnen sich durch sehr lange Inkubationszeiten von 20–40 Jahren aus):
  - iatrogene Form der Creutzfeldt-Jakob-Erkrankung (iCJE)
  - neue Variante der Creutzfeldt-Jakob-Erkrankung (vCJE)
  - Kuru (ausschließlich in Neuguinea vorkommende, durch Kannibalismus übertragene humane Prionen-Erkrankung; lange Inkubationszeit von bis zu 40 Jahren)

Creutzfeldt-Jakob-Erkrankung (CJE, subakute spongiforme Enzephalopathie)

Epidemiologie

- ca. 85 % sporadisch
- 10–15 % autosomal-dominant vererbt, nahezu 100%ige Penetranz
- < 1 % erworben durch akzidentelle Übertragung pathologischer Prionen (PrPSc) im Rahmen von neurochirurgischen Eingriffen (z.B. Dura-mater-Transplantate, intrazerebrale EEG-Elektroden), Behandlung mit Wachstumshormonen aus Leichen, Kornea-Transplantation (iCJK), Exposition gegenüber Bovine-spongiforme-Enzephalopathie-Prionen (vCJK) und in früheren Jahren Kannibalismus (Kuru)

Genetik

- **familiäre CJE:** Gen des Prion-Proteins (PrP) auf dem kurzen Arm des Chromosoms 20; derzeit sind über 20 krankheitsverursachende Mutationen beschrieben (z. B. E200K, V210I).
- **sporadische und erworbene CJE**: Homozygotie für Methionin oder Valin am Codon 129 des Prionproteingens gilt als Suszeptibilitätsfaktor
- **Phänotypen der CJE** (MM1, MM2, MV1, MV2, VV1, VV2)
  - definiert aufgrund der Variationen des Genotypus am Codon 129 (Methionin = M, Valin = V) und biochemischer Kriterien (elektrophoretische Wandergeschwindigkeit = 1 oder 2)
  - Unterschiede bezüglich klinischen Verlaufs, neuropathologischer Charakteristika und kortikalem / subkortikalem Verteilungsmuster der FLAIR und/oder DWI-Veränderungen im MRT [2672] (modifiziert nach Leitlinie DGN [4637], MRT-Befunde in der Tabelle nicht explizit berücksichtigt):

Codon 129 Genotyp	PrP Typ	„Relatives" Vorkommen	Überwiegende Lokalisation der spongiformen Degeneration	Klinische Leitsymptomatik
MM	1	häufig	ausgeprägte Schädigung des okzipitalen Kortex	Demenz, kortikale Anopsie, Myoklonien, Krankheitsdauer ca. 4 Monate
MM	2	selten	Thalamus, untere Olive frontaler Kortex, Basalganglien	thalamischer Typ: Insomnie, Dysautonomie, späte Ataxie und Demenz kortikaler Typ: Demenz über mehrere Monate
MV	1	häufig	wie MM1	wie MM1
MV	2	häufig	fokale Schädigung des Kortex	Ataxie, Demenz, extrapyramidale Symptome, Krankheitsdauer ca. 18 Monate
VV	1	selten	Kortex, Basalganglien, Aussparung Hirnstamm und Zerebellum	Demenz
VV	2	häufig	ausgeprägte Schädigungen subkortikaler Strukturen und des Hirnstammes	Ataxie, später Demenz, Krankheitsdauer ca. 7 Monate

Pathologie

Kortikaler und subkortikaler Neuronenverlust, Gliose, spongiöse Degeneration, Amyloidbildung, keine entzündlichen Veränderungen (👁)

Klinisches Bild

- **Frühsymptome:** „neurasthene" Beschwerden: Ermüdbarkeit, Depression, Schlafstörungen, Appetitlosigkeit, Gewichtsverlust
- **Symptome im weiteren Verlauf:** demenzieller Abbau (rasch progredient), Myoklonien, zerebelläre Symptome, extrapyramidale Störungen (Hyperkinesen, Rigor), gesteigerte Schreck-Reaktionen, Pyramidenbahnzeichen, Faszikulationen, visuelle Störungen
- **Spätsymptome:** akinetischer Mutismus, Dekortikationszeichen

Zusatzdiagnostik

- **EEG:**
  - *0,5–2/s triphasische Wellen* (periodic sharp wave complexes [PSWCs]; 👁); Periodizität wichtigstes Kriterium; meist nur passager (im Median 12 Wochen nach Krank-

heitsbeginn auftretend, können im Verlauf wieder fehlen) zusammen mit dem Auftreten von Myoklonien, bei Vergleich mit anderen progressiven Demenzen Sensitivität ca. 67 %, Spezifität ca. 86 % [3929]
- *Dauer:* 100–600 ms
- *Amplitude:* 150 µV–300 µV
- *Lokalisation:* generalisiert, seltener lateralisiert oder regional

- **MRT** (👁, 👁): symmetrische Signalanhebungen in den Stammganglien und im Kortex auf FLAIR- und DWI (wohl der FLAIR überlegen)-gewichteten Aufnahmen (Sensitivität 67 %, Spezifität 93 % [3668]); DWI-Auffälligkeiten: 60 % Striatum und Kortex, 30 % nur Kortex, 2 % nur Striatum, selten ganz unauffälliges MRT (Leitlinie DGN [4637]) (weitere Beispiele: www.cjd-goettingen.de)
- **Liquor** [3002]:
  - Zellzahl, Gesamteiweiß und Glukose normal; selten leichte Eiweißerhöhung, oligoklonale Banden negativ
  - *Protein 14-3-3* [4636]: Sensitivität 94 %, Spezifität 93 % in vorselektierten Kohorten, pathologische Erhöhung auch bei Hypoxie (hier im Unterschied zur CJE im Verlauf fallend) und Entzündung; Untersuchung im
    - Referenzzentrum: Prionforschungsgruppe Göttingen, Robert-Koch-Str. 40, 37075 Göttingen, Tel.: 0551/39-8454, Fax: 0551/39-7020; Untersuchung der Patienten vor Ort und Untersuchung der Liquorparameter durch Mitglieder der Forschungsgruppe
  - *neuronenspezifische Enolase (NSE):* Referenzbereich 5–20 µg/l, > 35 µg/l pathologisch; als Screeningparameter (Sensitivität 78 %; Spezifität 88 %); pathologische Werte auch bei hypoxischem Hirnschaden, Tumoren, Blutungen, Traumata
  - *S100b-Protein:* ≥ 8 ng/ml pathologisch; Sensitivität 84 %, Spezifität 81 % (Untersuchung im Referenzzentrum, s. o.)
  - *Tau-Protein:* Grenzwert 1530 pg/ml (bei Morbus Alzheimer meist 300–900 pg/ml), mit diesem Grenzwert Sensitivität 91 %, Spezifität 94 %
- **Genanalyse:** bei V. a. fCJE Sequenzierung des Prionproteingens
- **Hirnbiopsie:** selten durchgeführt, nur zur Abgrenzung behandelbarer Ursachen, Instrumente können danach nicht mehr verwendet werden (Infektionsgefahr)

Diagnostische Kriterien für sporadische CJE (mod. nach Leitlinie DGN [4637])

- **sicher:** neuropathologische oder biochemisch-immunologische Bestätigung (mittels Western Blot) einer Prionenerkrankung
- **wahrscheinlich:**
  - *fortschreitende Demenz und 2 von 4 neurologischen Zeichen:*
    - 1. Myoklonien
    - 2. visuelle und/oder zerebelläre Störungen (z. B. Gangunsicherheit)
    - 3. pyramidale und/oder extrapyramidale Zeichen (z. B. Rigor)
    - 4. akinetischer Mutismus
  - *technische Zusatzuntersuchungen*
    - periodisch auftretende Sharp-Wave-Komplexe im EEG oder
    - deutliche Erhöhung der 14-3-3-Proteine im Liquor (bei einer Krankheitsdauer von < 2 Jahren)
    - MRT: hyperintense Basalganglien bzw. kortikale Regionen (temporal – parietal – okzipital) im MRT in FLAIR und/oder DWI
- **möglich:** progressive Demenz von weniger als 2 Jahren und 2 der 4 o. g. klinischen Kriterien, jedoch o.g. Zusatzuntersuchungen nicht typisch

Differenzialdiagnose

Morbus Alzheimer (→ S. 310); Lewy-Körperchen-Erkrankung (→ S. 317: längere Krankheitsdauer, ausgeprägtere Parkinson-Symptome, stärker fluktuierender Verlauf), frontotemporale Demenz (Pick-Variante), MSA, kortikobasale Degeneration, Motoneuronerkrankung mit Demenz, paraneoplastische Enzephalitiden, Encephalitis lethargica, autoimmunvermittelte limbische Enzephalitis (VGKC-Komplex-Antikörper, NMDA-R-Antikörper u.a.), Wernicke-Korsakow-Syndrom, primär zerebrale Vaskulitis, Enzephalitiden mit subakutem/chronischem Verlauf, SREAT, Chorea Huntington, Hydrozephalus, psychiatrische Erkrankungen

Therapie

Keine kausale Therapie bekannt

Prophylaxe

Einhaltung allgemeiner krankenhaushygienischer Maßnahmen ausreichend [2900]

Verlauf Mittlere Überlebenszeit 6–12 Monate, starke Variationsbreite (3 Wochen – 13 Jahre); bei fCJE Krankheitsdauer 4–40 Monate

Meldepflicht Bei Verdacht, Erkrankung und Tod (§6 Infektionsschutzgesetz)

Neue Variante der Creutzfeldt-Jakob-Erkrankung (vCJE) [4505]

Ätiologie Prionen-Erkrankung vermutlich durch Übertragung des BSE-Erregers auf den Menschen; weltweit bisher ca. 200 Erkrankungsfälle; bislang kein Fall in Deutschland; Übertragung auch über Blut und Blutprodukte möglich

Pathologie
- spongiforme Degeneration, Neuronenverlust und Astrozytose vor allem in den Basalganglien und im Thalamus
- Hauptmerkmal: PrP-Plaques im gesamten Zerebrum und Zerebellum, jedoch mit geringerer Anzahl in den Basalganglien, im Thalamus und im Hypothalamus
- starke Ähnlichkeit der PrP-Plaques mit Kuru-Plaques („florid plaques": stark eosinophiles Zentrum mit relativ blasser Umgebung)

Klinisches Bild Alter meist unter 30 Jahre (medianes Todesalter 30 Jahre), erstes Symptom meist Verhaltensauffälligkeiten, Dysästhesien und Schmerzen in den Füßen, dann frühzeitig Entwicklung einer Ataxie; im weiteren Verlauf immer Demenz, jedoch nur selten Gedächtnisstörungen

Zusatzdiagnostik
- **EEG:** keine für CJE typischen Veränderungen
- **Tonsillenbiopsie** [1706]: Nachweis des Prionproteins im Western Blot (im Unterschied zu sporadischer CJE)
- **Hirnbiopsie:** Histologie (s. o.) und Nachweis des Prionproteins im Western Blot

Diagnostische Kriterien (nach WHO, Leitlinie DGN [4637]
- **Kriterien:**

Kriterium		klinische Symptomatik bzw. Befund der Zusatzdiagnostik
I	Ia:	fortschreitende neuropsychiatrische Erkrankung
	Ib	Krankheitsdauer > 6 Monate
	Ic	Routineuntersuchungen weisen auf keine alternative Diagnose hin
	Id	kein Hinweis auf mögliche iatrogene Ursache
	Ie	kein Hinweis auf familiäre Prionerkrankung
II	IIa	psychiatrische Symptome früh im Verlauf (Depression, Angst, Apathie, Rückzug, Wahn)
	IIb	persistierende schmerzhafte Dysästhesien
	IIc	Ataxie
	IId	Myoklonien oder choreatiforme Bewegungen oder Dystonie
	IIe	Demenz
III	IIIa	keine periodischen scharfen Wellen im EEG bzw. kein EEG
	IIIb	Signalanhebungen im posterioren Thalamus (sog. „pulvinar sign") im MRT
IV	Tonsillenbiopsie positiv (die Tonsillenbiopsie wird nicht routinemäßig empfohlen, auch nicht in Fällen mit CJK-typischem EEG; sie kann aber hilfreich sein in Verdachtsfällen mit klinischen Symptomen, die mit CJK vereinbar sind, ohne dass im MRT ein bilaterales „pulvinar sign" zu sehen ist)	

- **Anwendung der WHO-Kriterien:**
  - *sichere vCJK:* Ia *und* neuropathologische Bestätigung einer CJK
  - *wahrscheinliche vCJK:* [I *und* 4/5 von II *und* IIIa *und* IIIb] *oder* [I *und* IV]
  - *mögliche vCJK:* I *und* 4/5 von II *und* IIIa

Prognose Mediane Krankheitsdauer 14 Monate

Meldepflicht Bei Verdacht, Erkrankung und Tod (§6 Infektionsschutzgesetz)

Gerstmann-Sträussler-Syndrom (GSS)

Genetik Autosomal-dominant vererbt, multiple Punktmutationen des Priongens (typischerweise P102L) mit unterschiedlichen klinischen Bildern, keine Geschlechtsdisposition; nahezu hundertprozentige Penetranz

Pathologie Amyloide Plaques, anfärbbar mit Anti-PrP-Antikörpern, Faserdegenerationen (spinozerebellär, kortikospinal, Hinterstränge), Degeneration der grauen Substanz

Klinisches Bild
- **Erkrankungsbeginn** meist zwischen dem 40. und 50. Lebensjahr (maximal 25.– 66. Lebensjahr)
- **initial:** zerebelläre Symptome (vor allem Stand- und Gangataxie)

- **später:** Extremitätenataxie, Okulomotorikstörungen, Dysarthrie, Bradykinese, Pyramidenbahnzeichen, Vorderhornzellbefall, demenzieller Abbau erst spät
- **selten:** Myoklonien, epileptische Anfälle, Erblindung, Ertaubung

Zusatzdiagnostik
- **Liquor:** Wie bei Creutzfeldt-Jakob-Erkrankung (→ S. 224)

Diagnosestellung Wie bei Creutzfeldt-Jakob-Erkrankung (→ S. 224)

Therapie Keine kausale Therapie bekannt

Verlauf 1–10 Jahre, meist 4–5 Jahre

Fatale familiäre Insomnie (FFI)

Genetik Autosomal-dominant vererbt, bislang nur eine Punktmutation am Codon 178 des Priongens (D178N) in Verbindung mit Methionin an Position 129; nahezu hundertprozentige Penetranz

Pathologie Atrophie der anteroventralen Thalamuskerne, des archizerebellären Kortex und der Oliven; Gliose des zerebralen Kortex

Klinisches Bild Progrediente Müdigkeit, Myoklonien, Tremor, Ataxie, Dysarthrie, Gedächtnisstörungen, jedoch keine Demenz, autonome Dysfunktion mit Sympathikusüberfunktion, Dysregulation des zirkadianen Rhythmus von ACTH, Kortison, STH und Melatonin

Diagnosestellung Klinisch und Familienanamnese

Therapie Keine kausale Therapie bekannt

Verlauf 1–2 Jahre

2.5 Demyelinisierende Erkrankungen

S. Rauer und R. Kaiser*

Multiple Sklerose (MS) (Enzephalomyelitis disseminata [ED])

Allgemeines
- **entzündlich-neurodegenerative Erkrankung**
  - *in der Frühphase* stehen entzündliche und regenerative Vorgänge mit bereits deutlicher axonaler Schädigung im Vordergrund
  - *in der Spätphase* vor allem Degeneration mit fortschreitenden axonalen Schädigungen; Progredienz auch ohne floride entzündliche Vorgänge möglich

Epidemiologie Prävalenz 30–80/100 000 Einwohner in Europa; jährliche Inzidenz 3,5–5/100 000 Einwohner, F:M = 2–3:1, Erkrankungsgipfel um das 30. Lebensjahr, Prävalenz vom Äquator in beide Polrichtungen hin zunehmend

Genetik [3542],[1729]
- Verwandte 1. Grades haben ein 15–25-faches Erkrankungsrisiko; Konkordanzrate für MS bei eineiigen Zwillingen 35 %
- Marker:
  - *HLA-DR15 Haplotyp (HLADRBI*15:01):* stärkster genetischer Risikofaktor bei Kaukasiern; odds ratio 3
  - *weitere Suszeptibilitätsvarianten:* Polymorphismen im Interleukin 7-Rezeptorgen, Interleukin-2-Rezeptor-Gen, CD58-Gen, C- Typ Lektin Domäne Familie 16 Member A Gene, CYP27B1-Gen
  - *protektive Genvarianten:* HLA-A Allele *02:01, *02:05, *02:06 und *68:01

Ätiologie und Pathogenese
- **Ätiologie:** ungeklärt
- **Pathogenese:** Autoimmunprozess, der bei genetischer Disposition durch (überwiegend unbekannte) exogene Faktoren getriggert wird
- **Risiko-/Triggerfaktoren:**
  - *Vitamin D* [3785]:
    - hohe Vitamin-D-Serumspiegel sind mit niedrigem MS-Risiko assoziiert [2825]
    - Erhöhung der Vitamin-D-Serumkonzentration bei niedrigen Ausgangsspiegeln um 50 nmol/l halbiert das Schubrisiko [3789]
    - Variante im CYP27B1-Gen (kodiert Enzym, das Vitamin D in seine aktive Form verwandelt) ist stark mit MS-Risiko assoziiert
    - prospektive Studien untersuchen, ob Vitamin-D-Gabe therapeutisch sinnvoll
  - *Infektionen:* z.B. EBV- und HHV6-Infektionen [269]: hoher EBV-Titer mit MS-Risiko assoziiert [1582]
  - *Rauchen:*
    - relative Risikoerhöhung um 1,8 bei Frauen und 1,4 bei Männern [3363]

  - negative Auswirkung auf die Prognose: frühere Konversion vom CIS zur CDMS, schnellerer Übergang einer RRMS in eine SPMS [4010]
- *chronische zerebrospinale venöse Insuffizienz:* entgegen einzelnen anderslautenden Studien kein Einfluss auf die Pathogenese [242]

Pathologie

- **multiple z. T. großflächige, disseminierte Entmarkungsherde** (= Plaques), typischerweise perivenös gelegen
- **paralleler Nachweis von aktiven Plaques** (weich, ödematös, unscharf begrenzt, rosafarben; bereits hier ausgedehnte Axonschädigung nachweisbar) und chronischen Plaques (derb, hart, grau)
- **im Frühstadium** zunächst Vorherrschen von myelinhaltigen Makrophagen (Gitterzellen), im weiteren Verlauf dann überwiegend Nachweis von Lymphozyten und proliferierenden Astrozyten und Oligodendrozyten
- **in ausgebrannten Plaques** (,) keine Entzündungszellen und Vorherrschen von glialen Stützzellen
- **Prädilektionsstellen der Entmarkungsherde:** Nervus opticus, periventrikulär, Hirnstamm, Kleinhirn, Frontallappen, Hinterstränge besonders im Zervikalmark
- **MS-Subtypen**, histopathologisch definiert (ob diese Subtypen intraindividuell stadienabhängig unterschiedliche Ausprägungen aufweisen, ist nicht definitiv geklärt):
  - *Subtyp I und II:* primär immunologisch vermitteltes Bild
  - *Subtyp III und IV:* primäre Degeneration der Oligodendrogliazellen [2303]

Verlaufsformen [2478]

- **schubförmig remittierende MS (relapsing remitting MS, RRMS):** eindeutig abgrenzbare Schübe mit vollständiger Remission oder partiellen Residuen; in den Schubintervallen keine Krankheitsprogression (zu Krankheitsbeginn bei 85–90 %)
- **schubförmig progrediente MS:** von Beginn an progrediente MS mit eindeutigen Schüben, die sich vollständig zurückbilden können (< 5 %)
- **sekundär chronisch progrediente MS (SPMS):** anfänglich schubförmige MS, im weiteren Verlauf progredient mit oder ohne Schübe, geringe Remission der Schübe (50–60 % der initial schubförmigen Verläufe)
- **primär chronisch progrediente MS (PPMS):** von Beginn an (langsame) Progredienz der Krankheitssymptome ohne sichere schubartige Verschlechterung, temporäre Plateauphasen und geringe Rückbildungen einzelner Symptome möglich (10–15 %)
  - *weitere Merkmale:* höheres Alter bei Beginn (38 vs. 28 Jahre), Männer häufiger als Frauen betroffen, seltener Optikusneuritis als Erstsymptom, meist Paraparese der Beine, im MRT spinale Läsionen, häufig keine oder weniger und kleinere zerebrale Läsionen als bei der schubförmigen MS, seltener Kontrastmittelaufnahme
- **akute maligne Multiple Sklerose (Typ Marburg)**: seltene, hochmaligne MS-Form, betrifft vor allem junge Patienten, lediglich histopathologisch von der ADEM zu unterscheiden; schlechte Prognose, da zusätzlich zu den Entmarkungen frühzeitig Nekrosen auftreten

Klinisches Bild

- **Beginn:** überwiegend zwischen dem 20. und 40. Lebensjahr, nur in ca. 7 % vor dem 20. und in 12 % nach dem 50. Lebensjahr
- **Frühsymptome:** Sensibilitätsstörungen (30–40 %), Retrobulbärneuritis (20–30 %), *chronisches Erschöpfungssyndrom („fatigue"*; s.u.; > 50 %)
- **häufig:**
  - *motorische Störungen:* spastische Mono-, Hemi- und Paraparesen
  - *Sensibilitätsstörungen:* positives Lhermitte-Zeichen („Stromschlag" entlang der Wirbelsäule bei Kopfbewegungen, vor allem Inklination), Parästhesien wie Pelzigkeit, Kribbeln, Gürtel- und Korsettgefühl (z.T. schmerzhaft), Hitze- und Kältegefühle mit oft asymmetrischer und distal betonter Verteilung, vermindertes räumliches Tastgefühl („nutzlose Hand")
  - *zerebelläre Störungen* ( ): Stand-, Gang- und Zeigeataxie, Nystagmus, Intentionstremor, Dysarthrie
  - *Augensymptome:* temporale Papillenabblassung; Augenmuskelparesen (III > VI > IV), internukleäre Ophthalmoplegie (INOP) (→ S. 38) (,), Pendelnystagmus ( )
  - *Blasenstörungen:* imperativer Harndrang, Retention, Inkontinenz
  - *chronisches Erschöpfungssyndrom („Fatigue")*
    - häufigstes MS-Symptom (> 50 % in der Frühphase), im Verlauf bei 60-90 % der MS-Patienten [3993]
    - stärkste Beeinträchtigung der Lebensqualität im beruflichen und persönlichen Alltag [1213]
    - objektive Beurteilung mit der „Testbatterie zur Aufmerksamkeitsprüfung" (TAP)" möglich [1201]
  - *kognitive Störungen:* Prävalenz 40-65 % der MS-Erkrankten, erhebliche Einschränkung der Lebensqualität und beruflichen Leistungsfähigkeit [2623]; besonders be-

troffen: Aufmerksamkeit, Konzentration, Informationsverarbeitungsgeschwindigkeit, Exekutivfunktionen

- **selten:** epileptische Anfälle (2–3 %), (kinesiogene) tonische Hirnstammanfälle, Polyneuropathie, Schmerzen, beidseitige Trigeminus-Neuralgie
- **klinische Bewertung** nach der EDSS (→ S. 821, EDSS.pdf) und dem MSFC

Zusatzdiagnostik

- **Liquor** (→ S. 711):
  - *Zellzahl* bei 50 % normal, bei den übrigen im Mittel 11/µl (Spannbreite 6–50)
  - *Blut-Liquor-Schranke* bei 90 % intakt, bei 10 % Albuminquotient bis maximal 16×10^{-3} erhöht
  - *intrathekale Immunreaktion:*
    - IgG-Index > 0,7 bei 75 %, intrathekale Synthese nach der Reiber-Formel bei 90 %, Nachweis von IgG-oligoklonalen Banden (OKB) bei 95–97 %
    - intrathekale Zweiklassensynthese (IgG- und IgM-OKB) bei 58 % [3741]
    - intrathekale Dreiklassensynthese (IgG, IgM, IgA) sehr selten
    - spezifische intrathekale IgG-Synthese gegen Masern und/oder Röteln und/oder Varizella-Zoster-Viren bei 89 % positiv (sog. positive MRZ-Reaktion als Hinweis auf polyklonale intrathekale B-Zellstimulation)
- **evozierte Potenziale:** im Verlauf der Erkrankung pathologische Verzögerung:
  - *visuell evozierte Potenziale (VEP)* bei bis zu 80 %
  - *Tibialis- und Medianus-SEP* bei bis zu 60 %
  - *akustisch-evozierte Potenziale (AEP)* bei bis zu 40 %
  - *transkranielle Magnetstimulation (TMS)* bei bis zu 80 %
- **Kernspintomografie (MRT)**: signalhyperintense Herde in T2-gewichteten Bildern im Marklager, periventrikulär, auch juxtakortikal; mindestens 1 Läsion bei 98,5 % der Erkrankten, 3 oder mehr Läsionen bei 95 %; spinale Herde typischerweise dorsolateral gelegen und 1/3 des Myelonquerschnittes betreffend
  - *„floride“ (d.h. aktiv entzündliche) Herde:* Kontrastmittelaufnahme in T1-gewichteten Bildern
  - *„ausgebrannte“ Herde (Axonverlust):* „black holes“ in T1-gewichteten Bildern

Diagnosestellung: Revidierte McDonald-Kriterien [3184]

- **Allgemeines:**
  - die zweite Revision der McDonald-Kriterien beinhaltet vor allem eine Vereinfachung der MRT-Kriterien
  - im Falle eines ersten Schubes (*clinical isolated syndrome, CIS*) sollen die Kriterien nur Anwendung finden, wenn die Schubsymptomatik MS-typisch ist (mono- oder multifokale Symptome mit Beteiligung von N. opticus, Hirnstamm, Kleinhirn, Myelon, Großhirnhemisphären)
  - Liquor wird nach Ansicht mancher Autoren im Hinblick auf die Differenzialdiagnostik zu wenig berücksichtigt [4171]
- **Definitionen:**
  - *„Schub“:* subjektive oder objektive Symptome, Dauer mindestens 24 Stunden, bei erneutem Schub Mindestabstand vom vorherigen Schubbeginn 30 Tage; auch anamnestisch berichtete Schübe tragen bei typischer Symptomatik zur Erfüllung der Diagnosekriterien bei, mindestens *ein* Schub muss aber durch objektive Befunde bestätigt werden, hierzu eignen sich:

Geeignete Befunde:	Nicht als Schub gewertet:

– neurologischer Befund
– verzögerte VEP
– MRT-Herde, die topografisch zu den angegebenen Symptomen passen
	– paroxysmale Symptome: kinesiogene Hirnstammanfälle
	– Pseudo-Schub:
	  – Symptome durch Veränderung der Körpertemperatur („Uthoff-Phänomen“)
	  – Zunahme der Symptome im Rahmen systemischer Infekte

  - *räumliche Dissemination* (dissemination in space = DIS; Swanton-Kriterien), 1 Kriterium ausreichend:
    - MS-typische neurologische Symptome, die zweifelsfrei auf 2 voneinander abgrenzbare Läsionen hinweisen
    - oder MRT-Befund: ≥ 1 Läsion in mindestens 2 der 4 folgenden ZNS-Regionen (KM-Aufnahme nicht erforderlich): periventrikulär, juxtakortikal, infratentoriell, spinal

(bei Vorliegen eines klinischen Hirnstamm- oder Rückenmarksyndromes dürfen die spinalen Läsionen nicht mitgezählt werden)

- *zeitliche Dissemination* (dissemination in time = DIT) 1 Kriterium ausreichend:
  - 2. Schub
  - oder MRT-Befund:
    - Nachweis einer neuen T2 und/oder KM-aufnehmenden Läsion in einem Verlaufs-MRT zu irgendeinem Zeitpunkt
    - oder gleichzeitiges Auftreten von asymptomatischen KM- und nicht-KM-aufnehmenden Läsionen

- **Diagnosekriterien:**
  - *Diagnose „MS“:* Nachweis der räumlichen und zeitlichen Dissemination und kein Hinweis auf eine andere (wahrscheinlichere) Ätiologie; generell wird empfohlen, die Diagnose durch MRT-Untersuchungen zu stützen; falls eine MRT- und ggf. Liquoruntersuchung MS-untypische Befunde ergeben, muss die Diagnose äußerst kritisch hinterfragt werden
  - *Diagnose „mögliche MS“:* Kriterien teilweise erfüllt
  - *Diagnose „keine MS“:* Kriterien komplett geprüft und nicht erfüllt oder Kriterien erfüllt, aber Feststellung einer anderen (wahrscheinlicheren) Diagnose als MS
  - *Diagnose „primär-chronische MS“:* vgl. nachfolgende Tabelle „Praktische Anwendung der McDonald-Kriterien“

- **Praktische Anwendung der McDonald-Kriterien:**
  - *schubförmig remittierende MS (relapsing remitting MS, RRMS) und primär chronisch progrediente MS (PPMS):*

<table>
<tr><td rowspan="2">❍ ≥ 2 Schübe</td><td colspan="2">❍ objektiver Nachweis von ≥ 2 Läsionen</td><td rowspan="4">Diagnose schubförmig remittierende MS (relapsing remitting MS, RRMS)</td></tr>
<tr><td>❍ objektiver klinischer Nachweis 1 Läsion</td><td>❍ räumliche Dissemination durch
❍ MRT
oder
❍ Abwarten eines weiteren klinischen Schubes, der eine weitere Lokalisation betrifft</td></tr>
<tr><td rowspan="2">❍ 1 Schub</td><td>❍ objektiver klinischer Nachweis von ≥ 2 Läsionen</td><td>❍ zeitliche Dissemination nachgewiesen durch
❍ MRT
oder
❍ 2. klinischen Schub</td></tr>
<tr><td>❍ objektiver klinischer Nachweis 1 Läsion (monosymptomatisches Ereignis; klinisch isoliertes Syndrom)</td><td>❍ räumliche Dissemination durch
❍ MRT
und
❍ zeitliche Dissemination nachgewiesen durch
❍ MRT
oder
❍ 2. klinischen Schub</td></tr>
<tr><td colspan="2">❍ neurologische Progression, die auf eine MS hinweist</td><td>❍ 1 Jahr Krankheitsprogression (retro- oder prospektiv)
und
❍ 2 von 3 der folgenden Kriterien:
1. positives Hirn-MRT (9 T2-Läsionen oder 4 oder mehr T2-Läsionen mit pathologischen VEP)
2. positives Rückenmark-MRT (≥ 2 herdförmige T2-Läsionen) (👁)
3. positiver Liquorbefund</td><td>Diagnose primär chronisch progrediente MS (PPMS)</td></tr>
</table>

- **Anwendung der McDonald-Kriterien in der Pädiatrie:**
  - MRT-Kriterien bzgl. DIS und DIT zeigen eine hohe Sensitivität und Spezifität im Falle eines CIS
  - bei „ADEM-ähnlichem“ 1. Schub sind die Kriterien nicht geeignet [3477]; in diesem Fall zusätzlich im Verlauf erforderlich:
    - mindestens 2 „nicht-ADEM-ähnliche“ Schübe

    oder
    - ein „nicht-ADEM-ähnlicher“ Schub plus zunehmende, klinisch stumme, MS-typische MRT-Läsionen
  - Kinder unter 11 Jahren: größere und häufiger krankheitsdefinierende MRT-Läsionen als Teenager

- PPMS ist bei Kindern eine Rarität (< 5 %); in diesem Fall ist eine besonders akribische Differenzialdiagnostik notwendig

Differenzialdiagnose

- **Neuromyelitis optica (NMO, Devic-Syndrom) und NMO-Spektrum Diseases (NMOSD)** (→ S. 240)
- **chronische Neuroborreliose** (👁, → S. 194): Differenzierung mittels Serologie und Liquorbefund, Abgrenzung v.a. zur PPMS wichtig
- **Neurolues** (→ S. 197): bunte Symptomatik, Differenzierung mittels Serologie und Liquorbefund, Abgrenzung v.a. zur PPMS wichtig
- **AIDS** (→ S. 209): disseminiert entzündliche Veränderungen gelegentlich Erstmanifestation einer HIV-Infektion; positive HIV-Serologie
- **Neurosarkoidose** (→ S. 255): u. U. sehr ähnliche Symptomatik, Röntgen-Thorax (Hilusverbreiterung), Bronchiallavage (T4/T8-Ratio), bei klinischer/therapeutischer Relevanz Hirnbiopsie
- **zerebrale Vaskulitiden** (→ S. 144): häufig Kopfschmerzen und deutliche Bewusstseinsstörungen, diagnostische Hinweise über BSG, CRP, antinukleäre Antikörper, Veränderung von Komplementfaktoren, Phospholipidantikörper, Eosinophilie, Leukopenie, im Liquor meist Pleozytose und Schrankenstörung; zerebrale MR-Angiografie, ggf. konventionelle Angiografie, bei klinischer/therapeutischer Relevanz Hirnbiopsie
- **zerebraler Lupus erythematodes** (→ S. 158): häufig epileptische Anfälle, Kopfschmerzen, organisches Psychosyndrom, Hirnnervenausfälle, viszerale Organbeteiligung oft erst im Verlauf, Differenzierung durch ANA-Bestimmung, dsDNA-Antikörper, Hautveränderungen, Nierenbeteiligung
- **Wegener-Granulomatose** (→ S. 155): nekrotisierende Vaskulitis der Lunge und Nieren, Polyneuropathie, kraniale Neuropathie, Granulome in Nasen-Rachen-Bereich
- **Morbus Whipple** (→ S. 199): okulomastikotorische Myorhythmie, Demenz mit psychotischen Symptomen, Visusminderung, Ophthalmoplegie, Myoklonien; Nachweis PAS-positiver Makrophagen im Liquor oder in der Biopsie von Dura und Kortex
- **Mitochondriopathien** (→ S. 424): Beteiligung von Muskel und Zerebrum
- **sonstige:** Sjögren-Syndrom, Morbus Behçet (→ S. 256), Adrenoleukodystrophie (→ S. 432), Leber'sche Optikusatrophie, Arnold-Chiari-Malformation (→ S. 416), Vitamin-B_{12}-Defizit (→ S. 456), spinozerebelläre Ataxien, CADASIL-Syndrom (→ S. 143), HTLV-I-Infektion, CLIPPERS (→ S. 259), SREAT (→ S. 259)

Clinical Pathway (DGN) MULTIPLE SKLEROSE: DIAGNOSE UND SCHUBTHERAPIE (🗗)

Therapie im akuten Schub

- **Kortikosteroide** (→ S. 784) (GdE Ia [546],[1185]), DGN/KKNMS Leitlinie zur Diagnose und Therapie der MS, [3357]:
  - *Indikation:*
    - Kortison-Hochdosistherapie in der Regel nur, wenn für den Patienten eine deutliche Beeinträchtigung/Behinderung vorliegt (Mono-, Hemi- und Paraparesen, Koordinationsstörungen, Sehstörungen) unter Berücksichtigung von Kontraindikationen (Infekt [v.a. Tbc], Magenulzera, Diabetes mellitus)
    - die erste Kortison-Hochdosisgabe sollte generell stationär erfolgen, um eventuelle Nebenwirkungen beurteilen und behandeln zu können
    - nicht jeder leichte Schub (z. B. Parästhesien für wenige Tage) ist behandlungsbedürftig
    - da andererseits nicht nur schwere, sondern auch häufig auftretende Schübe die Gesamtprognose der MS verschlechtern, ist bei häufigen leichten Schüben die Indikation zur Kortison-Hochdosistherapie eher großzügig zu stellen
  - *Wirkung:* Verkürzung und Milderung des Schubes
  - *Substanzen:* Prednisolon oder Methylprednisolon (letzteres weist geringere mineralokortikoide Wirkung bei höherer Rezeptoraffinität und besserer Liquorgängigkeit im Vergleich zu anderen Glukokortikoiden auf)
  - *Dosis:*
    - Hochdosistherapie (500–1000 mg) signifikant wirksamer als niedrig dosiertes Prednisolon [2971][SQ Ib]; üblicherweise wird Methylprednisolon morgens als Kurzinfusion gegeben
      - kein signifikanter Unterschied zwischen oraler (500 mg Methylprednisolon) und intravenöser Verabreichung, bei allerdings limitierter Studienqualität [574]
    - Therapiedauer zunächst 3–5 Tage

- Ausschleichen (z. B. Beginn mit 1000 mg/d, Reduktion täglich um 100 mg): Indikation und Nutzen bislang nicht überprüft; Ausschleichen kann erwogen werden, wenn die Schubsymptomatik keine ausreichende Besserungstendenz unter der Hochdosisgabe zeigt (GdE IV)
- Kontrolle: Elektrolyte, Blutzucker
- Begleittherapie: Thromboseprophylaxe, Magenschutz

■ **Eskalationstherapie** (GdE IV) bei schweren Schüben ohne ausreichende Rückbildungstendenz (sollte prinzipiell an spezialisierten MS-Zentren durchgeführt werden):

► Fortsetzung der Initialtherapie über die Dauer von 3-5 Tagen bis zu maximal 10 Tagen (eventuell mit einer höheren Dosis als die Standarddosis)	ca. 14 Tage[1]	► Glukokortikosteroide ultrahochdosiert (z. B. Methylprednisolon 2000 mg über 5 Tage)	ca. 14 Tage[1]	❍ keine Kontraindikationen gegen Plasmapherese (PE)	► Plasmapherese (PE; 5× mit Albuminsubstitution) [4431],[2013] [3584] oder ► Immunadsorption (IA)[2]
				❍ Kontraindikationen gegen PE oder ❍ PE nicht verfügbar	► frühe Mitoxantrontherapie oder ► (evtl. IVIG-Gabe)[3]

[1] nach 14 Tagen erneute Beurteilung des Therapieerfolgs mittels standardisierter neurologischer Untersuchung

[2] nur wenige wissenschaftliche Daten; vermutlich der PE gleichwertig; Vorteil gegenüber der PE: keine Substitution von Albumin und Gerinnungsfaktoren erforderlich

[3] nach DGN-Leitlinien wegen 3 negativer placebokontrollierter Studien nicht indiziert; allerdings konnten in einer Studie (n=23) positive Effekte bei Patienten mit steroidrefraktärer Optikusneuritis gezeigt werden [4160]

Clinical Pathway (DGN) MULTIPLE SKLEROSE: VERLAUFSMODIFIZIERENDE THERAPIE

Verlaufsmodifizierende Therapie

■ **Indikationen für eine immunmodulatorische Schubprophylaxe mit Basistherapeutika** (β-Interferon oder Glatirameracetat):

❍ Gesicherte schubförmige Multiple Sklerose nach den revidierten McDonald-Kriterien 2010			► immunmodulatorische Schubprophylaxe mit Basistherapeutika
❍ erster Schub (CIS)*; GdE IV-Konsensusempfehlung der MSTKG [23]	❍ intrathekale IgG-Synthese und ❍ subklinische räumliche Dissemination im MRT und ❍ Abgrenzung anderer Ursachen	❍ funktionell deutlich beeinträchtigende Symptomatik, die sich unter Kortison-Hochdosistherapie innerhalb von 2 Monaten nicht ausreichend zurückbildet oder ❍ ≥ 6 Herde im MRT oder ❍ bei MRT-Kontrolle innerhalb von 6 Monaten KM-aufnehmende Herde oder Zunahme der T2-Läsionen	
❍ ≥ 2 Schübe in den letzten beiden Jahren mit Zunahme des EDSS im Schub um ≥ 0,5			

* Zulassung für Avonex®, Betaferon®, Extavia®, Rebif® und Copaxone®

▸ **Eskalation der Schubprophylaxe auf Fingolimod oder Natalizumab,** wenn

❍ ≥ 1 weiterer Krankheitsschub in den letzten 12 Monaten unter β-Interferon-Therapie*	❍ ≥ 9 T2-hyperintense Läsionen in der kranialen MRT oder ❍ ≥1 KM-anreichernde Läsion im MRT	▸ Eskalation der Schubprophylaxe auf Fingolimod oder Natalizumab

* gilt laut Zulassungstexten nicht explizit für eine Vorbehandlung mit Glatirameracetat; in der Praxis wird dieses Kriterium aber auch unter einer Vorbehandlung mit Glatirameracetat als erfüllt angesehen, ist formal off-label

■ **Primäre Schubprophylaxe mit Fingolimod oder Natalizumab bei hochaktiver MS möglich bei:**

❍ rasch progrediente schubförmig remittierende MS mit ≥ 2 Schüben und ❍ Behinderungsprogression in einem Jahr	❍ ≥ 1 KM-anreichernde Läsion in der MRT des Gehirns oder ❍ signifikante Erhöhung der T2-Läsionen im Vergleich zu einer in jüngerer Zeit (6-12 Monate) angefertigten MRT	▸ primäre Schubprophylaxe mit Fingolimod oder Natalizumab möglich

Praktisches Vorgehen

■ **Einstellung auf Interferon-β1a/b oder Glatirameracetat**
- *Wirksamkeitsvergleich:*
  - ▸ höher dosierte IFN-β-Präparate sind über eine Studiendauer von bis zu 24 Monaten signifikant wirksamer als niedrig dosierte ([17], EVIDENCE- [3036][SQ Ib] und INCOMIN-Studie [1016][SQ Ib])
  - ▸ Glatirameracetat führt 2 Studien zufolge zu derselben Schubratenreduktion wie Rebif-44® [2709] oder Betaferon® [2935]

■ **Therapieziele [1422]:** Freiheit von klinisch relevanter und messbarer Krankheitsaktivität

■ **Therapiekontrolle** (modifiziert nach [1422]:)
- *Untersuchungsintervalle:*

	im 1. Jahr unter Basistherapie	anschließend	unter Eskalationstherapie
klinisch neurologisch[1]	alle 3 Monate	alle 6 Monate	alle 3 Monate
MRT nativ + KM[2]	alle 6 Monate	jährlich[3]	jährlich[3]

[1] ausführliche Anamnese und klinische-neurologische Untersuchung inklusive EDSS-Score empfohlen
[2] standardisierte Auswertung, Verlaufsuntersuchung möglichst auf demselben Gerät
[3] ferner: außer der Reihe bei Schüben bzw. Änderungen des klinischen Befundes

■ **Kriterien zur Therapieeskalation unter Basistherapie** (nicht mit dem Label der Eskalationstherapeutika identisch, nicht in kontrollierten Studien geprüft; ggf. Kostenübernahmeerklärung des Krankenversicherers einholen) (modifiziert nach [1422]):
- *Schübe:* ≥ 2 Schübe mit kompletter Remission; ≥ 1 Schub mit protrahierter Steroid-Hochdosisbehandlung oder Plasmapherese; ≥ 1 Schub mit Residuen; berufsspezifische funktionelle Beeinträchtigungen zusätzlich berücksichtigen
- *Behinderungsprogression:* „relevante" bzw. stetige Progredienz (z.B. im EDSS um ≥ 0,5 bestätigt ≥ 3 Monate); Vermeidung eines EDSS von 3, da ansonsten der Verlauf imuntherapeutisch vermutlich schlecht(er) zu stoppen ist („window of opportunity" vgl. Verlauf → S. 237); zusätzlich bzw. alternativ MSFC und Fatigue Severity Scale (FSS) zur Verlaufsbeurteilung heranziehen
- *MRT:* Eskalationsentscheidung kann derzeit nicht allein mit MRT-Befunden begründet werden; bzgl. Krankheitsaktivität relevante Aspekte: Zunahme der Anzahl bzw. Vergrößerung von bestehenden T2-Läsionen und/oder Neuauftreten bzw. Persistieren von KM-aufnehmenden Läsionen und/oder Zunahme der „black holes" in T1; Krankheitsaktivität im MRT besonders in der Frühphase prognostisch ungünstig

(→ S. 237); zur Beurteilung der Hirnatrophie (noch) keine standardisierten Verfahren verfügbar

- **Vorgehen bei anhaltender Krankheitsaktivität unter immunmodulatorischer Schubprophylaxe**, Möglichkeiten:
  - *Therapieeskalation auf Fingolimod oder Natalizumab* (s.o. und vgl. Stufentherapieschema der DGN-Leitlinien 2012 [1426]; 2 . Eskalationsstufe: Mitoxantron, (Cyclophosphamid)
  - *Wechsel von niedrig dosiertem IFN-β-Präparat (Avonex®) auf höher dosiertes IFN-β-Präparat* (z. B. Betaferon®, Extavia® oder Rebif-44®), sofern kein hochaktiver Verlauf vorliegt (z.B. bei Krankheitsaktivität im MRT ohne klinisches Korrelat)
  - *bei Unwirksamkeit von IFN-β und Nachweis von IFN-β neutralisierenden Antikörpern* Therapieumstellung auf Glatirameracetat möglich (bei hoher Krankheitsaktivität direkte Eskalation erwägen)
  - *Wechsel von einem IFN-β-Präparat auf Glatirameracetat oder umgekehrt* kann bei leichten Schüben bzw. geringer Krankheitsaktivität im MRT wegen des unterschiedlichen Wirkmechanismus erwogen werden [1426]; der aktuelle Trend geht allerdings zur frühen Eskalationstherapie [1422]
  - *intermittierende Kortison-Pulstherapie* zusätzlich zur Prophylaxe mit IFN-β oder Glatirameracetat (off label)
- **Vorgehen bei Versagen der Eskalationstherapie [1422]**:
  - *keine kontrollierten Studiendaten* bzgl. Wechsel zwischen den Eskalationstherapeutika oder einer weiteren Eskalation auf Mitoxantron; somit Einzelfallentscheidung
  - *Aspekte:* immunsuppressive Vortherapie, Therapiedauer (> 2 Jahre versus < 2 Jahre); Familienplanung, JC-Antikörperstatus, Patienteneinstellung zu Applikationsform und Therapierisiken; bei Natalizumab-Patienten Bestimmung der neutralisierenden Antikörper gegen das Medikament
  - *im Zweifelsfall* Eskalationstherapie (ausreichende Verträglichkeit vorausgesetzt) zunächst fortführen und Reevaluation nach 6 Monaten
- **Therapeutika**:
  - *Interferon-β-1a* (GdE Ia) (Avonex®; → S. 789),
    - Dosis: 1 × 6 Mio. I. E. pro Woche i. m.
  - *Interferon-β-1a* (GdE Ia) (Rebif-22® (-44®; → S. 789), Dosis: 3 × 6 (12) Mio. I. E. pro Woche s. c.
  - *Interferon-β-1b* (GdE Ia) (Betaferon®, Extavia®; → S. 789), Dosis: jeden 2. Tag 8 Mio. I. E. s. c.
  - *Glatirameracetat* (GdE Ia) (Copaxone®; → S. 790), Dosis: 1 × täglich 20 mg s. c.
  - *Fingolimod* (GdE Ia) (Gilenya®), Dosis: 1 × täglich 0,5 mg oral
  - *Natalizumab* (GdE Ia) (Tysabri®; → S. 786), Dosis: 300 mg i. v. 1 × monatlich
  - *Mitoxantron* (GdE Ib) (Ralenova®; → S. 788), Dosis: 8–12 mg/m^2 KO alle 3 Monate, maximale Lebensdosis 100 mg/m^2 KO
    - Fortführung der Behandlung bis zu einer kumulativen Gesamtdosis von 140 mg/m^2 KO on-label möglich unter strenger Nutzen-Risiko-Abwägung durch MS-Spezialisten; in diesem Fall sollte vor jeder Infusion eine transthorakale Echokardiografie erfolgen (Kardiomyopathierisiko bis zu dieser Dosis 0,2 % [1349]
  - *Immunglobulin G (IVIG)* (GdE Ib) (→ S. 795) (off-label)
    - Indikation: manche Autoren empfehlen IVIG zur Schubprophylaxe während der Einleitungsphase einer Schwangerschaft sowie während der Postpartal- und Stillzeit [47],[1532] (vorherige Kostenzusage der Krankenkasse erforderlich); in einer placebokontrollierten Studie [1155] kein signifikanter Effekt von IVIG auf die Schubrate
    - Dosis: 1 × monatlich 0,2–2 g/kg KG i. v.; optimale Dosis nicht bekannt [1154], Vorschlag nach einer Meta-Analyse [1533]: 10–15 g i. v. pro Monat
  - *Azathioprin* (GdE IIa) (Imurek®; → S. 786) [4612]:
    - Indikation: Einsatz als Basismedikament 2. Wahl bei Unverträglichkeit von β-Interferonen und Glatirameracetat, Spritzenphobie oder Koinzidenz mit anderer Autoimmunerkrankung
    - Dosis: 1,5–2,5 mg/kg KG täglich (2–4 × 50 mg)
  - *Cyclophosphamid* (GdE III) (Endoxan®; → S. 787) (off-label)

  - Indikation: Eskalationstherapie bei schweren Schüben und/oder rascher chronischer Erkrankungsprogredienz, wenn Mitoxantron nicht (mehr) gegeben werden kann
  - Dosis: 400–600 mg/m^2 KO monatlich; Gesamtlebensdosis 50 g [4428]
- **neue Medikamente** → S. 795
- Fumarsäure (Dimethylfumarat, BG12, Tecfidera®) und Teriflunomid (Aubagio®): positive Bewertung durch das CHMP im März 2013, Zulassung für die Basistherapie 2013 wahrscheinlich

Stufentherapie der Multiplen Sklerose (Leitlinie DGN [1426])

Indikation	CIS[1]	RRMS[1]			SPMS[1]	
Eslakationstherapie			*1. Wahl:* Fingolimod[4] Natalizumab[4]	*2. Wahl:* Mitoxantron *(Cyclophosphamid)*[5]	*mit aufgesetzten Schüben:*	*ohne aufgesetzte Schübe:*
Basistherapie	Glatirameracetat IFN-β 1a i.m. IFN-β 1a s.c. IFN-β 1b s.c.	Glatirameracetat IFN-β 1a i.m. IFN-β 1a s.c. IFN-β 1b s.c. *(Azathioprin)*[2] *(IVIG)*[3]			IFN-β 1a s.c. IFN-β 1b s.c. Mitoxantron *(Cyclophosphamid)*[5]	Mitoxantron *(Cyclophosphamid)*[5]
Schubtherapie	*2. Wahl:* Plasmaseparation					
	1. Wahl: Methylprednisolonpuls					

[1] Substanzen in alphabetischer Reihenfolge; die hier gewählte Darstellung impliziert KEINE Überlegenheit einer Substanz gegenüber einer anderen innerhalb einer Indikationsgruppe (dargestellt innerhalb eines Kastens)
[2] zugelassen wenn IFN-ß nicht möglich oder unter Azathioprin-Therapie stabiler Verlauf erreicht
[3] Einsatz nur postpartal im Einzelfall gerechtfertigt, v.a. vor dem Hintergrund fehlender Behandlungsalternativen
[4] Fingolimod und Natalizumab haben neben der Zulassung zur Eskalationstherapie auch eine Zulassung zur Behandlung Therapie-naiver Patienten bei mind. zwei behindernden Schüben mit Krankheitsprogression binnen der letzten zwölf Monate und mind. einer Gd+ Läsion bzw. einer sign. Zunahme an T2-Läsionen in der MRT
[5] zugelassen für bedrohlich verlaufende Autoimmunkrankheiten, somit lediglich nur für fulminante Fälle als Ausweichtherapie vorzusehen, idealerweise nur an ausgewiesenen MS-Zentren

Prophylaxe der chronischen Progredienz bei schubförmiger MS

Regelmäßige Kortison-Hochdosistherapie (1 g Methylprednisolon für 5 Tage mit oralem Ausschleichen) vermindert im Vergleich zu reiner Schubtherapie (gleiches Dosierungsschema) die Krankheitsprogression (EDSS 1,7 vs. 3,4 nach 5 Jahren) und MR-tomografische Marker für Atrophie (T1-Läsions-Volumen) (off label) [4667][SQ Ib]

Therapie der primär chronisch progredienten MS (PPMS)

- **bislang keine evidenzbasierte wirksame immunmodulatorische/immunsuppressive Therapie bekannt**
- **Rituximab [1639]:** in Phase III-Studie primären Endpunkt verfehlt, aber signifikante relative Reduktion neuer T2-Läsionen; in Subgruppe (< 50 Jahre und KM-aufnehmende MRT-Herde) signifikanter Effekt auf die Behinderungsprogression
- **bei rascher Progredienz** eventuell Kortison-Hochdosistherapie alle 3 Monate (bislang nur eine positive Studie [647]) oder Mitoxantron-Therapie als off-label-Therapien in Erwägung ziehen (C)
- **Immunglobuline:** möglicher Effekt, der sich nicht bei sekundär chronischer MS fand, bei allerdings sehr kleiner Fallzahl (Subgruppenanalyse) [3178] (off-label)
- **ohne signifikanten Effekt auf die Krankheitsprogression:** IFN-β-Präparate und Mitoxantron (kleinere Studien), Glatirameracetat (Multizenterstudie [4552])

Therapie der sekundär progredienten MS (SPMS)

- **Allgemeines:** Behandlungserfolge deutlich geringer als bei schubförmiger Verlaufsform
- **Indikation:**
  - rasche oder deutliche Zunahme der körperlichen Behinderung:
    - drohende Rollstuhlabhängigkeit
    - oder innerhalb eines Jahres
      - bei EDSS < 6 Anstieg des EDSS um ≥ 1 Punkt
      - bei EDSS > 6 Anstieg um 0,5 Punkte
  - neu aufgetretene und im Verlauf progrediente Störungen von Konzentration und Gedächtnis bei gleichzeitiger Progredienz des MRT-Befundes [3285]

- **Therapeutika:**
  - *Mitoxantron* (Ralenova®): nachgewiesenermaßen wirksam bei allerdings zeitlicher Limitierung (max. ca. 3 Jahre) [837],[1617]
  - *Interferon β 1a/b:*
    - Cochrane review [2252]: kein Einfluss auf die Behinderungsprogression, signifikante Reduktion von überlagerten Schüben, anhand vorhandener Studien keine Aussage zu kognitiven Funktionen
    - Interferon β 1a (Rebif®): on label, wenn mindestens 2 überlagerte Schübe in den letzten 2 Jahren aufgetreten sind
    - Interferon β 1b (Betaferon®): on-label unabhängig von überlagerten Schüben
  - *Cyclophosphamid* (Endoxan®): off-label, probatorische Eskalationstherapie
  - *Immunglobuline:* nicht wirksam [1749],[3178]

Symptomatische Therapie (modifiziert nach Leitlinie DGN [1426], [1682])

- **Spastik und Gehfähigkeit:**
  - *allgemein:* Basis der antispastischen Behandlung ist die regelmäßige und intensive Physiotherapie (GdE IV); bislang keine placebokontrollierte, randomisierte Studie, nach deren Ergebnisse eine klare Empfehlung für eine medikamentöse Therapieform ausgesprochen werden kann (GdE III–IV)
  - *Mittel der 1. Wahl*

Substanz	Zulassung	Startdosis / d	Steigerung	Maximaldosis in Einzelfällen
Baclofen	ja	2 × 5 mg	2 × 5 mg/Woche bis 4 × 20 mg	120 mg/d
Tizanidin	ja	3 × 2 mg	4–8 mg/Woche bis ca. 24 mg/d	36 mg/d
Gabapentin*	nein	3 × 100 mg	bis zu 3 × 900 mg/d	

* keine Vergleichsstudien mit Baclofen oder Tizanidin vorliegend

  - *weitere Optionen*
    - Cannabinoide [2926],[4353]:
      - Kombination aus Delta-9-Tetrahydrocannabiol (THC) und Cannabidiol (Sativex®)
      - Zulassung: für Patienten, die nicht ausreichend auf eine etablierte antispastische Therapie ansprechen, vorzugsweise als zusätzliche Gabe zu bestehender antispastischer Therapie
      - Ansprechrate nur ca. 40 %, daher vor Langzeitgabe 3-4-wöchiger Behandlungstest empfohlen
      - Applikation: Mundspray, maximal 12 Sprühstöße/d, langsame Eindosierung erforderlich (Schema des Herstellers)
      - Nebenwirkungen: Müdigkeit, Schwindel, Verwirrtheit; cave bei Patienten mit Anfallsleiden und psychiatrischen Vorerkrankungen
    - Dantrolen: Beginn mit 2 × 25 mg/d, evtl. Steigerung um 2 × 25 mg/Woche bis 4 × 50 mg/d
      - *CAVE:* Leberschädigung, Kombination mit anderen Medikamenten, die über Cytochrom P450 abgebaut werden; bei Kombination mit RR-Mitteln/Diuretika RR-Abfall möglich
    - Tolperison (Viveo®): 3 × 150 mg/d, maximal 600 mg/d, vereinzelt schwer verlaufende Überempfindlichkeitsreaktionen
    - Tetrazepam: Beginn mit 1 × 25 mg/d, evtl. Steigerung um 25 mg/Woche bis auf max. 4 × 50 mg/d; *CAVE:* Abhängigkeit, Sedierung, Muskelschwäche (nur in Ausnahmefällen zu empfehlen)
  - *4-Aminopyridin/Fampridin* (Fampyra®; → S. 783) [1442],[1441]:
    - Wirkungsmechanismus: erhöht die Leitfähigkeit demyelinisierter Axone durch Blockade spannungsabhängiger Kaliumkanäle
    - Indikation: Verbesserung der Gehfähigkeit erwachsener MS-Patienten (RRMS, SPMS, PPMS) mit einem EDSS von 4-7 (entspricht einer Einschränkung der Gehstrecke auf 5 Meter mit beidseitiger Unterstützung bis maximal 500 Meter ohne Unterstützung); keine explizite Zulassung zur Spastikbehandlung
    - Dosierung: 2 × 10 mg oral auf nüchternen Magen, sehr enge therapeutische Breite, deshalb Einnahmeintervall von 12 Stunden nicht unterschreiten
    - Ansprechrate lediglich 30 %; wenn nach 2-wöchiger Testbehandlung keine Verbesserung der Gehgeschwindigkeit um mindestens 20 % (25-Fuß-Gehtest) festzustellen, Medikament absetzen
    - Interaktionen: Metformin, Carvedilol, Propranolol, keine Interaktionen mit Immuntherapeutika und Baclofen beobachtet
    - Kontraindikation: Anfallsleiden (vor Therapiebeginn EEG), Kreatinin-Clearance < 80/ml (Retentionsparameter kontrollieren), bei Herzrhythmusstörungen Kardiologen zu Rate ziehen
    - Nebenwirkungen: Anfälle, Tremor, Schlafstörungen, Kopfschmerzen, Angstzustände, Schwindel

  - *invasive Maßnahmen:*
    - intrathekale Steroidgabe (z. B. bei ausgeprägter Para-/Tetraspastik) zeigte in Fallserien Wirksamkeit bezüglich einer Verlängerung der Gehstrecke und einer Erhöhung der Gehgeschwindigkeit (GdE III) [1734],[2493]; Gefahr einer Meningoenzephalitis und adhäsiven Arachnoiditis bei Verwendung einer Kristallsuspension (Triamcinolon-Acetonid/Volon A®) gering [1735])
    - Botulinum-Toxin (off-label): sinnvoll bei lokaler Spastik (z. B. bei ausgeprägter Adduktorenspastik), die mit oralen Antispastika nicht zu beherrschen ist, v.a. um pflegerische Maßnahmen zu erleichtern
    - intrathekales Baclofen (über implantierte Pumpe): Wirksamkeit bei anders nicht zu beherrschender Spastik belegt [3090],[2706]; wegen hoher Komplikationsraten nur als Ultima Ratio zur Verbesserung der Pflegesituation zu empfehlen
- **chronische Müdigkeit (Fatigue):**
  - *Abgrenzung anderweitig behandelbarer Ursachen:* Depression, endokrine Störungen (Hypothyreose), Anämie, Schlafstörungen (z.B. durch Nykturie, Spastik, Schmerzen, RLS, Schlafapnoe), Medikamentennebenwirkung
  - *Behandlung:* Evidenz inkonsistent; u.g. Maßnahmen können innerhalb eines multimodalen Rehabilitationsprogrammes angeboten werden
    - aerobes Ausdauertraining (Ergometer, Laufband) bzw. Widerstandstraining
    - Energiemanagementprogramme (Prioritätensetzung, Tagesstrukturierung, Einhalten regelmäßiger Pausen)
    - Kühlungsmaßnahmen: Klimaanlage, kaltes Duschen, Kühlweste
    - kognitive Verhaltenstherapie, Gruppenangebote, Selbstmanagement-Programme
    - medikamentöse Therapie; Datenlage unzureichend, Studien ergeben schwache oder inkonsistente Effekte; Therapieversuche im Einzelfall abzuwägen [3117]
      - Amantadin (PK Merz®; off-label) 200–300 mg/d p.o., einzige Substanz, für die sich in Studien positive Effekte zeigten; Datenlage aber uneinheitlich
      - Modafinil (Vigil®; off-label) 200–400 mg/d p.o.
      - nicht empfohlen: Pemolin, L-Carnitin, Prokarin, Fampridin, Gingko biloba
    - kontroverse Ergebnisse bzw. nicht wirksam: diätetische Maßnahmen, elektromagnetische Wellenbehandlung, Yoga, Entspannungsverfahren
- **Schmerzen:**
  - *Abklärung MS-unabhängiger Ursachen*
  - *Trigeminus-Neursalgie* oder andere Paroxysmen → S. 605
  - *chronische Par-/Dysästhesien:* → S. 612
- **Myoklonien:**
  - *Clonazepam (Rivotril®):* Beginn mit 1 mg/d, evtl. Steigerung um 2–4 mg/Woche bis auf 8 mg, u. a. auch bei vertikalem Nystagmus wirksam
  - *Valproinsäure (z. B. Ergenyl®):* Beginn mit 600 mg/d, evtl. Steigerung um 300–600 mg/Woche bis auf 2400 mg/d
- **zerebellärer Tremor:** → S. 33
- **Blasenstörungen:** → S. 579
- **Sexualfunktionsstörungen:**
  - *kognitive Verhaltenstherapie*: positive Effekte hinsichtlich der Zufriedenheit mit dem eigenen Sexualleben und der problembezogenen Kommunikation mit dem/der Partner/in [1212]
  - *Erektionsstörungen:* Sildenafil (Viagra®, 25–100 mg/d p.o.), Vardenafil (Levitra®, 5–20 mg/d p.o.), Tadalafil (Cialis®, 10-20 mg/d p.o.) nach Ausschluss einer koronaren Herzerkrankung (keine gleichzeitige Einnahme von Nitraten oder Molsidomin)
  - *Libidoverlust oder Dyspareunie bei Frauen:* Behandlungsversuch mit Tibolon (Liviella®, 2,5 mg/d p.o.)
- **kognitive Störungen:**
  - *Störungsspezifisches Training* von Aufmerksamkeit, Exekutivfunktionen, Informationsverarbeitungsgeschwindigkeit, Gedächtnis
  - *Vermittlung von Kompensationsstrategien* und begleitende Psychotherapie
  - *Immuntherapien* können kognitive Funktionen stabilisieren [4172]
  - Antidementiva nicht wirksam; erste positive Effekte von Donepezil (Aricept®) konnten nicht bestätigt werden [2200]
- **faziale Myokymien** ( ) : Botulinum-Toxin [3709]

Verlauf

- **Schubrate** durchschnittlich 0,2–1,2 pro Jahr, anfängliche Schubrate 1,8 pro Jahr, nimmt in den Folgejahren auch unbehandelt kontinuierlich ab [4430]
- **Verlaufsformen:** Definitionen s. o.

- *benigner Verlauf (20%):* nach 10 Jahren Krankheitsdauer nur geringe Behinderung (EDSS < 3, z. B. leichte Hemiparese, mäßige Ataxie), allerdings häufiger kognitive Störungen und vorzeitige Ermüdbarkeit, nach 30 Erkrankungsjahren wahrscheinlich nur noch bei 10% der Patienten benigner Verlauf
- *maligner Verlauf (< 5%):* innerhalb von 3–5 Jahren erhebliche Funktionsminderung (Rollstuhlabhängigkeit)

- **Beginn der Erkrankung:**
  - *schubförmig* bei 85–90%, vor allem vor dem 25. Lebensjahr
  - *primär chronisch* bei 10–15%, vor allem nach dem 40. Lebensjahr
- **weiterer Verlauf:**
  - 50% der Patienten erleiden den 2. Schub innerhalb von 2 Jahren [3453]
  - 50% der Schübe bessern sich spontan innerhalb von 2 Monaten
  - 58% der schubförmigen Verläufe gehen innerhalb von 15 Jahren in eine chronisch progrediente Verlaufsform über (nach 25 Jahren rund 66%, nach über 25 Jahren rund 89% [4429])
  - *Residuen nach Schüben:* dauerhafte EDSS-Verschlechterung im Mittel um 0,5 nach jedem Schub (Studie an 182 RRMS-Patienten [1717])
  - *nach Erreichen eines EDSS von 3-4 uniformer Krankheitsverlauf* (unabhängig von der bisherigen Krankheitsdauer) bis zum Erreichen eines EDSS von 6 [2362], [785], [784]
  - nach 25 Jahren sind 1/3 noch arbeitsfähig und 2/3 noch gehfähig
- **Schwangerschaft:** während der Schwangerschaft erniedrigte, in den ersten 3–6 Monaten postpartal erhöhte Schubrate [404]
- **prognostische Faktoren** [3453]:
  - *Verlauf zu Beginn:* schubförmig günstiger als progredient, monosymptomatisch günstiger als polysymptomatisch; viele Schübe zu Beginn sind ungünstig [3546]: z.B. EDSS > 6 nach 10 Jahren 4-mal so häufig bei Patienten mit ≥5 Schüben als bei Patienten mit nur einem Schub in den ersten beiden Krankheitsjahren [4429]
  - *Geschlecht:* F günstiger als M (gilt nur in den ersten 5 Jahren)
  - *Alter:* Beginn vor dem 40. Lebensjahr günstiger als danach
  - *Remission nach dem ersten Schub:* gute und lang anhaltende Remission nach dem 1. Schub ist günstig
  - *Symptomatik:* nur Visus- und/oder Sensibilitätsstörung zu Beginn günstiger, monolokulär günstiger als multilokulär
  - *Kernspintomografie:* Anzahl der demyelinisierenden Herde (v.a. in der Frühphase bei CIS Patienten) wie auch deren Volumen korreliert mit der Prognose hinsichtlich der späteren Behinderungsprogression [4427],[515],[1200],[3226]; infratentorielle Läsionen sind prognostisch ungünstiger als ausschließlich supratentorielle Läsionen [4112]
  - *Nachweis einer intrathekalen IgM-Synthese* als negativer prognostischer Faktor umstritten [4311],[3629]
- **Effekt der Langzeit-Immunmodulation** (> 10 Jahre) [1242],[362],[764], [3315]
  - *frühzeitiger Behandlungsbeginn* innerhalb der ersten 2 Krankheitsjahre nach Diagnosestellung scheint signifikanten Einfluss auf die Langzeitprognose zu haben; passend zu diesen Beobachtungen zeigt sich bereits in der frühen Krankheitsphase ein ausgeprägter Axonuntergang [2206] und mit zunehmender Chronizität der Erkrankung eine Abnahme des Remyelinierungspotentials [1431]
  - *Patienten mit RRMS unter immunmodulatorischer Schubprophylaxe:* signifikant bessere Prognose als Patienten ohne bzw. unter nicht kontinuierlicher Therapie hinsichtlich folgender Parameter: geringere Behinderungsprogression (EDSS), geringere MRT-Gesamtläsionslast, seltenerer Übergang in eine SPMS

Schwangerschaft und MS (modifiziert nach Leitlinie DGN [1426], [842])

- **Allgemeines:**
  - *Fertilität* von Frauen und Männern mit MS nicht eingeschränkt [1174]
  - *Langzeitprognose* durch Schwangerschaft nicht beeinflusst
  - *Schubrate* sinkt während der Schwangerschaft um bis zu 80%, steigt in den ersten 3 Monaten postpartal auf eine Schubwahrscheinlichkeit von 30% an
  - *postpartaler Schubanstieg* unabhängig vom Entbindungsmodus, keine Einschränkungen hinsichtlich Sectio oder Periduralanästhesie
  - *Abbruch der Schwangerschaft wegen akzidentieller Medikamentenexposition* bei Konzeption generell nicht empfohlen; in diesem Fall intensivierte Ultraschallvorsorge angeraten (13. und 20. Woche)
- **Schubbehandlung:**
  - *Kortison-Hochdosisbehandlung* nach dem ersten Trimenon bei schwerer Symptomatik möglich (bevorzugt Prednisolon da weniger plazentagängig als Dexamethason)

- *Steroidgabe zwischen 8. und 11. Gestationswoche vermeiden:* erhöhtes Risiko einer Kiefer-Lippen-Gaumenspalte
- **Immuntherapien:**
  - *β-Interferone 1a/b:* gängige Praxis: bis zum Eintritt der Schwangerschaft beibehalten, dann absetzen; können nach sorgfältiger Nutzen-Risiko-Abwägung auch während der Schwangerschaft gegeben werden
  - *Glatirameracetat (Copaxone®):* nicht zur Behandlung während der Schwangerschaft in Deutschland zugelassen; bislang kein Hinweis auf teratogene oder abortive Wirkung; gängige Praxis: bis zum Eintritt der Schwangerschaft beibehalten, dann absetzen
  - *Natalizumab (Tysabri®):* nach Schwangerschaftsregistern (n > 260) kein Hinweis auf erhöhte Fehlgeburtsrate oder spezifisches Fehlbildungsmuster; kann unter strenger Risiko-Nutzen-Abwägung bis zum Eintreten der Schwangerschaft fortgeführt werden, darf lt. Fachinfo während der Schwangerschaft nicht gegeben werden, „es sei denn, der klinische Zustand der Frau erfordert es"
  - *Fingolimod (Gilenya®):* im Tierversuch Reproduktionstoxizität nachgewiesen, bei akzidentiellen Schwangerschaften traten schwere, auch letale Missbildungen auf; unter Therapie sichere Kontrazeption erforderlich; 2 Monate vor geplanter Schwangerschaft absetzen; bei Männern kein Absetzen vor einer geplanten Zeugung erforderlich, wenngleich wenig Daten vorliegen
  - *Mitoxantron:* genotoxische Wirkung nachgewiesen, beide Geschlechter sollten 6 Monate vor einer geplanten Schwangerschaft bzw. Zeugung das Medikament absetzen; bis zu 30% bleibende Amenorrhö bei Frauen; vor allem bei > 35-Jährigen; Männer sollten über die Möglichkeit der Kryokonservierung von Spermien vor Therapiebeginn informiert werden (Kosten ca. € 300,-/Jahr, bislang keine Erstattung durch die Krankenkassen)
- **post partum:**
  - *Schubtherapie* mit hochdosierten Steroiden möglich; eine Stillkarenz von 4 Stunden wird empfohlen
  - *IVIG-Gabe* (0,15 mg/kg KG i.v. alle 4 Wochen) für Risikopatientinnen mit Schüben während oder im Jahr vor der Schwangerschaft empfohlen (off-label, Kostenübernahme der Krankenkasse vorher klären)
  - *Stillen:*
    - ausschließliches Stillen scheint sich positiv auf die postpartale Schubrate auszuwirken, auf zusätzliche Flaschennahrung sollte deshalb verzichtet werden
    - nicht empfohlen unter Therapie mit β-Interferon 1a/b, Glatirameracetat und Natalizumab
    - kontraindiziert unter Therapie mit Fingolimod und allen Immunsuppressiva
    - bei Verzicht auf Stillen unmittelbar mit der immunmodulatorischen Schubprophylaxe beginnen

Impfungen bei MS [2441]

- **Schubrisiko:** jede Impfung kann „theoretisch" einen Schub auslösen, nach mehreren randomisierten Studien ist die Schubfrequenz in zeitlichem Zusammenhang mit den meisten Impfungen (innerhalb von 6 Wochen postvakzinal) nicht erhöht, z. T. sogar erniedrigt
- **Erfolgsrate der Impfungen** unter laufender immunmodulatorischer Therapie nicht untersucht; bei immunsuppressiver Behandlung ist mit einem verminderten Impferfolg zu rechnen (ggf. Titerkontrollen)
- **CAVE:** keine Impfung mit vermehrungsfähigen Erregern („Lebendimpfung") bei Medikamenten mit immunsuppressivem Potenzial: z. B. Fingolimod, Azathioprin, Mitoxantron, Cyclophosphamid
- **Impfungen im Einzelnen:**
  - *Tetanus:* Schubrisiko gegenüber nicht geimpften MS-Patienten sogar erniedrigt (OR 0,67; 95% KI 0,55-0,81), v.a. bei Verwendung von Kombinationsimpfstoffen (z.B. Diphtherie, Poliomyelitis und Pertussis) [1687]
  - *Diphtherie:* keine kontrollierte Studie, nach Europäischer MS-Datenbank kein erhöhtes Schubrisiko, in Verbindung mit Tetanus-Impfung sogar erniedrigte Schubrate (s.o.)
  - *Influenza:* Schubrisiko nach Influenza-Infektion (33%) vielfach höher als nach Impfung (5%) [887]; in wenigen Fallserien geringe Krankheitsaktivität nach Impfung beschrieben, in kontrollierter Studie an 104 MS-Patienten keine erhöhte Krankheitsaktivität gegenüber Placebo [2713]; bisherige Daten sehr ermutigend, weitere kontrollierte Studien wünschenswert
  - *FSME:* eine kleine Fall-Kontroll-Studie mit 15 MS-Patienten zeigte keine erhöhte Krankheitsaktivität nach Impfung [306]
  - *Gelbfieber:* Lebendimpfstoff; wird für MS-Patienten nicht empfohlen, da Schübe getriggert werden können [1143]
  - *Hepatitis B:* kein erhöhtes Risiko eine MS- oder einen Schub zu entwickeln [1142],[1725],[783]
  - *Humane Papilloma Viren (HPV):* 5 Fälle mit MS-Schüben nach Anwendung des quadrivalenten Impfstoffes beschrieben [4014]; in einer kleineren Fallserie wurden 3 Fälle einer NMO nach Impfung berichtet [2683]; insgesamt keine ausreichende Datenlage zur Risikoabschätzung
  - *Masern, Mumps, Röteln (MMR):* Lebendimpfstoff; wird generell nicht empfohlen für erwachsene MS-Patienten, da keine Daten zur Risikoabschätzung vorliegen; bei Exposition seronegativer und damit ungeschützter MS-Patienten sollte die passive Immunisierung (Gabe spezifischer Hypergammaglobuline) erwogen werden
  - *Poliomyelitis:* inaktivierter Polioimpfstoff (IPV) hat den früher verwendeten oralen Impfstoff (OPV) ersetzt; eine Meta-Analyse zeigte kein erhöhtes Risiko für eine MS nach Impfung [1142]; Schubrisiko nicht untersucht
  - *Varizella-zoster-Virus (VZV):* Lebendimpfstoff; seronegative MS-Patienten sollten vor Beginn einer immunsuppressiven Therapie oder einer hochwirksamen immunmodulatorischen Therapie (vorgeschrieben vor Fingolimodbehandlung) geimpft werden; in einer 1-jährigen Studie entwickelten 4 von 47 MS-Patienten milde impfassoziierte Windpocken [3418]; Impfung unter immunmodulatorischer Therapie wird nicht empfohlen
- **keine (ausreichenden) Daten:** Cholera, Haemophilus influenzae Typ b, Hepatitis A, Japanische Enzephalitis, Meningokokken, Pneumokokken, Rotavirus, Tollwut, Typhus

Selbsthilfegruppe Deutsche Multiple Sklerose Gesellschaft e.V. - Bundesverband, Küsterstraße 8, 30519 Hannover, Tel.: 0511/96834-0, Fax: 0511/96834-50, E-Mail: dmsg@dmsg.de, Internet: www.dmsg.de

Retrobulbärneuritis

Klinisches Bild

- **Sehverschlechterung** (Nebel- oder Schleiersehen), häufig akut; gelegentlich vermindertes Farbenerkennen, Zentralskotom, Lichtscheu oder Blendempfindlichkeit, sehr selten Erblindung; manchmal hitzeinduzierte (Uthoff-Phänomen) und tageszeitliche Schwankungen, häufiger einseitig, bei beidseitiger Visusminderung häufiger andere Ursachen (siehe DD)
- **Bulbusbewegungsschmerz**
- selten: bewegungsinduzierte monokuläre Photopsien (analog zum Lhermitte-Phänomen)

Zusatzdiagnostik Augenhintergrundspiegelung, Perimetrie, visuell evozierte Potenziale, Liquoranalyse, MRT Schädel (👁)

Differenzialdiagnose Papillitis/Retrobulbärneuritis bei MS, Devic Syndrom (Neuromyelitis optica), Neuroborreliose (→ S. 194), Neurolues, andere seltene Erreger möglich (→ S. 197), Neurosarkoidose (→ S. 255), Lupus erythematodes (→ S. 158; hierbei nicht nur Kortisonempfindlichkeit, sondern auch Kortisonabhängigkeit mit erneuter Verschlechterung nach dem Absetzen)

Therapie Hochdosierte Kortisontherapie (vgl. MS-Schub), hat nach einem aktuellen Cochrane-Review keine Auswirkung auf die Prognose nach 6 und 12 Monaten bei allerdings lediglich 3 kontrollierten Studien [1295]

Verlauf Entwicklung über 1–2 Tage, Rückbildung über 2–4 Wochen, gelegentlich auch über Monate, 1/3 komplette Remission, 1/4 residuale Visusminderung um > 30 %

Prognose

- **zeitabhängig:** innerhalb von 2 Jahren entwickeln 20 %, innerhalb von 5 Jahren ca. 40 % und innerhalb von 15 Jahren 45–80 % der Patienten eine MS [1350]
- **abhängig vom Vorhandensein von MS-typischen Läsionen im MRT entwickeln eine MS:**
  - *nach 5 Jahren* 16 % der Patienten ohne MRT-Herde und 51 % der Patienten mit ≥ 3 Herden [16]
  - *nach 10 Jahren* 90 % der Patienten mit 2 ≥ Herden [2940]

Neuromyelitis optica (NMO, Devic-Syndrom) und NMO-Spektrum Diseases (NMOSD) [4139]

Pathologie, Pathophysiologie

- Demyelinisierung und Axonschädigung überwiegend im N. opticus und im Myelon; Nekrosen und Vakuolenbildung, kaum Lymphozyteninfiltrate [2549]
- Nachweis des krankheitsspezifischen Aquaporin-4-IgG-Autoantikörpers (AQP4-Ak) legt eine pathophysiologische Beteiligung des humoralen Immunsystems nahe [2356]
- AQP4-Ak führen zur Störung des Na^+ abhängigen Glutamattransportes in Astrozyten [1713]

Epidemiologie [2065],[416], [1880] Prävalenz ca. 1 % aller demyelinisierenden Autoimmunerkrankungen, F:M bis zu 9:1, Altersgipfel 32-39 Jahre, Einzelfälle bei Kindern und älteren Erwachsenen

Assoziierte Erkrankungen Andere Autoimmunerkrankungen (Lupus erythematodes, Sjögren-Syndrom, Myasthenia gravis) bei ca. 15 % (häufiger als bei MS) [3157],[4385],[1878],[2065]

Klinisches Bild

- **Neuromyelitis optica (NMO):** klassische Manifestation mit akuten und fulminanten Schüben mit ein- oder beidseitigen Optikusneuritiden und langstreckigen Querschnittsmyelitiden
- **NMO-Spektrum Diseases (NMOSD):** basierend auf dem AQP4-Ak-Nachweis wurde das klinische Spektrum der NMO erweitert [4432], [81], die NMOSD macht erhebungsabhängig 19-31 % aller APQ4-Antikörper positiven Patienten aus [2065]:
  - *longitudinale extensive transverse Myelitis (Querschnittsmyelitis)* (LETM), monophasisch oder rezidivierend, meist schwer ausgeprägt
  - *isolierte Optikusneuritis* , ein – oder beidseitig, monophasisch oder rezidivierend, oft sehr schwere Visusstörung
  - *Hirnstammenzephalitis:* Einzelfälle als isolierte Manifestation beschrieben
- **zerebrale Beteiligung:** oft den Hirnstamm (klinisch oder radiologisch) betreffend bei 26,3 % [1880]; ferner kommen Wesensänderung und Hemiparesen vor [2065]

Zusatzdiagnostik

- **Liquor:** leichte Pleozytose (> 50/µl, häufig neutrophile und/oder eosinophile Granulozyten), Schrankenstörung, selten intrathekale IgG-Synthese bzw. IgG-OKB (20-40 %), die im Verlauf meistens verschwinden [1879]; negative MRZ-Reaktion [1877]

- **MRT**
  - *Wirbelsäule* (👁): T2-hyperintense Läsionen (unspezifisch) im Rückenmark typischerweise mit einer Ausdehnung über mindestens 3 Wirbelsegmente, zentral betont, ödematöse Schwellung, inhomogene KM-Aufnahme und zentrale Nekrosen [1184]
  - *Kopf*: T2/Flair-hyperintense Läsionen bei 48-75% im Krankheitsverlauf, z.T. konfluierend mit > 3 cm Durchmesser, Läsionen im Diencephalon und Hirnstamm bereits initial bei bis zu 50% möglich; lediglich bei 10-17,5% MS-typische Herde [2845], [2065], [991],[1880]
- **VEP:** Latenzverzögerung, häufig Amplitudenminderung als Zeichen der zusätzlichen Axonschädigung
- **Serum:** Nachweis von AQP4-Ak, Sensitivität 60-90%, Spezifität 91-100% je nach Test [4401],[1881]

Therapie, modifiziert nach Leitlinie DGN [1426] (off-label)

- **bislang keine randomisierten Studien** wegen geringer Fallzahlen
- **Schubbehandlung:** Kortison-Hochdosisgabe (vgl, MS-Schubtherapie), bei Versagen Plasmapherese [2013]
- **Intervalltherapie:**
  - *bei erstmaligem NMO-Schub mit positivem AQP4-Ak-Nachweis* wird wegen hohen Rezidivrisikos eine prophylaktische Immuntherapie über mindesten 5 Jahre empfohlen [4530][SQ I]
  - *bei sicherer Diagnose* rascher Beginn mit Steroiden/Azathioprin oder Rituximab
  - *Empfehlungen gelten mangels Erfahrungen nicht prinzipiell für die NMOSD;* hier Einzelfallentscheidung abhängig von der klinischen Ausprägung zu treffen
  - **Azathioprin** (2,5-3 mg/kg KG/d p.o.) zunächst in Kombinationsbehandlung mit Steroiden (1 mg/kg KG/d p. o.); in älterer Fallserie bei 7 Patienten wirksam [2548][SQ III]; Steroide nach 2-3 Monaten ausschleichen
  - **Mycophenolatmofetil** bei Unverträglichkeit von Azathioprin [4530],[1843]
  - **Rituximab** (MabThera®; off-label) 1000 mg i.v. im Abstand von 2 Wochen, (alternativ: 375 mg/m^2 KOF i.v. 4 × im Abstand von 1 Woche) Wiederholung alle 6-12 Monate:
    - in mehreren Fallserien [1844],[815],[3086] sehr gute klinische Stabilisierung, bislang wurden aber ausschließlich immunsuppressiv vortherapierte Patienten beschrieben
    - positive Effekte konnten auch über längere Therapiezeiträume (bis zu 5 Zyklen Rituximab) gezeigt werden [2064],[3086]
  - **Mitoxantron:** Therapieeskalation bei Versagen o.g. Optionen; signifikante Reduktion der Schubrate in einer Fallserie mit 20 Patienten [2066]
  - **Kombinationsbehandlungen:** Methotrexat in Kombination mit Steroiden [4139] oder intermittierende Plasmapherese in Kombination mit einer anderen immunsuppressiven Therapie führten in Einzelfällen zur Krankheitsstabilisierung [2740]
  - **probatorisch im Einzelfall:** Cyclophosphamid (Einzelfallberichte) (→ S. 787), (→ S. 788), (→ S. 796) oder i. v. Immunglobuline (→ S. 795)
  - **MS-Therapeutika:**
    - β-Interferone 1a/b: ungünstige Effekte [3024],[3757]
    - Glatirameracetat: positive Effekte in einzelnen Fallberichten [1314]
    - Natalizumab: wirkungslos nach einer Fallserie mit 5 Patienten [2095]
    - Fingolimod: bislang keine Daten

Diagnosestellung

- **NMO (Wingerchuk-Kriterien [4529]):** sichere NMO, wenn neben den Leitsymptomen Optikusneuritis und Myelitis 2 der 3 folgenden Nebenkriterien erfüllt sind:
  - *spinales MRT:* langstreckige Myelonläsionen (über mindestens 3 Wirbelkörpersegmente)
  - *kraniales MRT:* keine MS-typischen Läsionen nach den Kriterien von Paty [3072]
  - *positiver AQP4-Ak-Befund*
- **NMOSD:** positiver AQP4-Ak-Befund; NMOSD finden sich in einer koreanischen Kohorte bei 28% aller APQ4-Antikörper positiven Patienten (der Rest hatte eine typische NMO) [2065]
- **unterstützende Liquorbefunde:** s.o.

Differenzialdiagnose

Optikospinaler Verlauf einer MS, parainfektiöse Querschnittsmyelitis, rezidivierende Optikusneuritiden anderer Ätiologie

Verlauf Überwiegend schubförmig, selten monophasisch; anfängliche jährliche Schubrate 0,85-1,14 [2065], [1880]

Prognose

- **prognostischer Indikator AQP4-Ak-Befund:** positiver Ak-Befund weist auf ungünstige Prognose hin [2617],[4433]; 97 % der AQP4-Ak positiven Patienten einer koreanischen Kohorte erlitten innerhalb von 3 Jahren einen 2. Schub [2065]
- **Myelitis:** in 25 % komplette Remission nach erstem Schub
- **Optikusneuritis:** meistens inkomplette Remission [1880]
- **Progredienz:** EDSS von 6,0 nach durchschnittlich 10 Jahren, anhaltende schwere Sehstörungen nach 11,3 Jahren [2065],[777]
- **Mortalität:** 6 % über eine mittlere Beobachtungszeit von 57,5 Monaten, vermutlich abhängig vom Zeitpunkt des Beginnes der Immuntherapie [1880]

Studienregister NEMOS, Erfassung epidemiologischer Daten zu NMO und NMOSD: www.nemos-net.de

Akute disseminierte Enzephalomyelitis (ADEM)

Ätiologie

- **parainfektiös:** Auftreten wenige Tage nach einer Infektion z. B. mit Masern-, Varizellen-, Pocken-, Mumps-, Röteln-, Adeno- und Influenzaviren
- **postvakzinal:** nach Gabe von Substanzen mit haptogenen Eigenschaften (vor allem Rabies, Pocken)

Pathologie Demyelinisierung, perivenöse Lymphozyteninfiltrate

Epidemiologie Seltene Erkrankung; im Unterschied zur MS bei Kindern häufiger als bei Erwachsenen [2199]

Klinisches Bild Beginn mit Fieber, Kopfschmerzen, Erbrechen, Verwirrtheit, Vigilanzstörungen (von Apathie bis Koma), im weiteren Verlauf multifokales klinisches Bild, u.a. mit Hemisymptomen, Kleinhirnzeichen, Optikusneuritis

Zusatzdiagnostik

- **Liquor:** fakultativ Pleozytose (≥ 50/μl), Schrankenstörung und intrathekale IgG-Synthese, sämtliche Veränderungen, v.a. die IgG-Synthese, bilden sich innerhalb von Monaten zurück
- **MRT** (👁) [2042]: sensitiv, aber unspezifisch, ähnliche Veränderungen wie bei der MS; da es sich um einen monophasischen Verlauf handelt, sind überwiegend kontrastmittelaufnehmende Läsionen und nicht-wie bei der MS – ältere neben neueren Läsionen zu erwarten
- **PET** (👁): Nachweis eines erhöhten Glukosestoffwechsels zerebral und spinal

Diagnosestellung

- bislang keine einheitlichen bzw. validierten diagnostischen Kriterien [4607]
- vorangehende Infektion oder bestimmte Impfungen, klinisches Bild und Liquorbefund
- McDonald-Kriterien 2010 nicht geeignet, um ADEM-verdächtige Episoden von einem ersten MS-Schub (CIS) abzugrenzen [3477]
- Sicherung der Diagnose nur über den Krankheitsverlauf, wenn keine weitere Krankheitsaktivität mehr nachweisbar ist (Zeitrahmen nicht definiert), daher MRT-Verlaufskontrolle nach 3 Monaten empfohlen, anschließend jährliche MRT-Kontrollen über einen individuell zu definierenden Zeitraum [4607]

Differenzialdiagnose Erster MS-Schub oder akute maligne Multiple Sklerose (Typ Marburg) [2715]

Therapie

- **keine kontrollierten Studien**
- **Kortison-Hochdosistherapie** mit Methylprednisolon 1000–2000 mg/d über 5 Tage
- **Immunglobuline** 0,4 g/kg KG an 5 aufeinanderfolgenden Tagen [1675],[3210]
- **Plasmapherese** [1853],[2054],[4431]
- **Hypothermie** bei starkem Hirnödem [4036]
- **Kraniotomie** bei drohender Einklemmung [980],[75]
- **Endoxan-Hochdosistherapie** 20–40 mg/kg KG in 3–4-wöchentlichem Abstand (Leitlinie DGN [1426])

Verlauf Monophasisch, Mortalität bis 30 %, bei Überleben der ersten Woche gute Prognose

Subakute Myelooptikoneuropathie (SMON)

Allgemeines Seltene, in Japan gehäuft vorkommende Erkrankung, vermutlich durch Einnahme von Oxychinolinderivaten (Durchfallmittel) in Verbindung mit einem konstitutionellen Faktor

Pathologie Symmetrische Demyelinisierung der Pyramidenbahn, der Hinterstränge und des N. opticus

Klinisches Bild Initial aufsteigende Sensibilitätsstörungen, dann motorische Schwäche und Sehstörungen

Zusatzdiagnostik

- **Elektroneurografie:** NLG-Verlangsamung
- **evozierte Potenziale/TMS:** verzögerte Leitung zentraler afferenter und efferenter Bahnen

Diffuse disseminierte Sklerose (Schilder-Krankheit)

Allgemeines

Umstrittene Entität, Kinder>>Erwachsene

Pathologie

Großflächige Demyelinisierungsherde mit perivaskulären Lymphozyten- und Makrophageninfiltrationen

Klinisches Bild

Schwerer, immer chronisch progredienter Verlauf, Beginn häufig mit psychischen Symptomen, dann Sehstörungen, bulbäre Symptome, Pyramidenbahnzeichen, zerebellären Störungen, Verhaltensauffälligkeiten, Demenz

Zusatzdiagnostik

- **MRT**: außerordentlich große (in T1-Wichtung) hypodense, raumfordernde Läsionen mit massiver Kontrastmittelaufnahme im Randbereich
- **Liquor:** häufig keine IgG-Synthese

Differenzialdiagnose

Adrenoleukodystrophie, MS, ADEM

Therapie [3176]

Fallberichte mit hochdosierten, z. T. längerfristigen Steroidgaben zeigten Verbesserungen bei der Mehrheit der Patienten; günstige Effekte auch von Cyclophosphamid in Einzelfällen beschrieben; Immunglobuline in einem Fall fraglich wirksam, in 2 Fällen unwirksam.

Prognose

Insgesamt schlechte Prognose

Konzentrische Sklerose Balò

Allgemeines

Rarität, tritt bei Kindern und Jugendlichen auf, lässt sich klinisch nicht von einer primär chronisch progredienten MS unterscheiden (histopathologische Diagnose)

Pathologie

- laminäre, konzentrische Strukturen im Marklager des ZNS, die abwechselnden Schichten von demyelinisierten und remyelinisierten Nervenfasern entsprechen
- histopathologisch ähneln die konzentrischen Läsionen Hypoxie-ähnlichen Gewebeschädigungsmustern und weisen eine erhöhte Expression von Stickoxidsynthetasen in Makrophagen und Mikroglia auf [3896]

Klinisches Bild

Nach akutem Beginn monophasisch progredienter Verlauf mit z. T. letalem Ausgang nach Wochen bis Monaten; neuropsychologische Auffälligkeiten, Bewusstseinsstörungen, multifokale Ausfälle

Zusatzdiagnostik

- **MRT:** charakteristische, schalenförmig angeordnete Herde, die Zonen zerstörten und intakten Myelins entsprechen ( )
- **Liquor:** intrathekale IgG-Synthese

Therapie

Fallberichte mit probatorischen Immuntherapien liefern kein einheitliches Bild [3176]; hochdosierte Steroide führten in einer neueren Kasuistik zu einer guten Remission [2282]

2.6 Paraneoplastische und fakultativ-paraneoplastische neurologische Erkrankungen

O. Stich, S. Rauer und R. Kaiser*

Allgemeines

Allgemeines

- **Definition:** paraneoplastische neurologische Syndrome (PNS) sind autoimmun-vermittelte neurologische Erkrankungen, die in Assoziation mit einem Tumor auftreten, ohne durch diesen direkt, dessen Metastasen, eine Meningeosis neoplastica oder die Tumortherapie bedingt zu sein
- **Autoimmun-Enzephalitiden mit Antikörpern gegen neuronale Oberflächen-Antigene** (Rezeptoren, Kanäle, assoziierte Proteine) sind dagegen nur fakultativ-paraneoplastischer Genese (Tabelle).
- **nicht behandelt in diesem Kapitel:** Poly-/Dermatomyositis (→ S. 567), Myasthenia gravis (→ S. 570), Paraprotein-assoziierte Neuropathien (→ S. 510) und endokrine/ rheumatologische/ dermatologische und hämatologische paraneoplastische Syndrome
- **Zeitpunkt der Manifestation** in > 60 % der Fälle vor der eigentlichen Tumorentdeckung oder einem Tumor-Rezidiv; Zeitspanne Monate (4-12) bis Jahre

Epidemiologie [1382]

- PNS-Prävalenz: ca. 0,01 % der Tumorpatienten, am häufigsten bei kleinzelligen Bronchial-Karzinomen und gynäkologischen Tumoren
- Autoimmun-Enzephalitiden in Assoziation mit Antikörpern gegen Oberflächen-Antigene sind wahrscheinlich viel häufiger als PNS (4 % aller Enzephalitiden in einer multizentrischen britischen Studie [1457]

Pathophysiologie [2656],[395]

- **Autoimmunprozess mit konsekutiver neuronaler Schädigung** nahegelegt durch Nachweis von kreuzreaktiven Antikörpern und T-Zellen, die mit neuroektodermalen Zellen und ektop von Tumorzellen exprimierten Antigenen reagieren
- **pathogenetische Rolle der Autoantikörper** (Tabelle) **belegt bzw. wahrscheinlich** nur für Lambert-Eaton-Myasthenie-Syndrom, paraneoplastische Retinopathie und Neuromyotonie sowie für die

fakultativ-paraneoplastischen Autoimmun-Enzephalitiden mit Oberflächen-Antikörpern gegen Membran-gebundene/ synaptische neuronale Antigene
  - *Mechanismus:* Antikörper- und Komplement-vermittelt → direkte Neuronenschädigung (z.B. bei VGKC-Komplex-Ak) oder Rezeptor-Internalisierung (z.B. NMDA-R-Ak) mit konsekutiver Störung der synaptischen Transmission/Plastizität
- **zytotoxischer CD8-T-Zell-Effektormechanismus** vermutet bei den übrigen PNS mit Antikörpern gegen intrazelluläre neuronale Antigene
- **„biologischer Sinn"** der PNS vermutlich Versuch einer immunologischen Tumorabwehr

Klassifikation

- **Allgemeines:** bislang keine verbindliche Klassifikation; Untergliederungen nach klinischen/anatomischen Aspekten, klassischen/nichtklassischen Syndromen (siehe „Diagnosekriterien") und mit zunehmender Bedeutung nach Antikörperbefunden
- **klinisch-anatomische Klassifikation** [1460] (klassische PNS *kursiv*):
  - *Gehirn und Hirnnerven: subakute Kleinhirndegeneration, Opsoklonus-Myoklonus-Syndrom, limbische Enzephalitis,* Hirnstammenzephalitis, extrapyramidale Bewegungsstörungen, Optikusneuritis, Retinopathie, *Enzephalomyelitis*
  - *Rückenmark:* Myelitis, (nekrotisierende) Myelopathie, Motoneuronerkrankungen, Stiff-person-Syndrom, Progressive Enzephalomyelitis mit Rigidität und Myoclonus (PERM)
  - *peripheres Nervensystem und Spinalganglien: subakute sensorische Neuropathie* (SSN, Denny-Brown-Syndrom), sensomotorische Polyneuropathie, autonome Neuropathie inkl. *chronisch gastrointestinaler Pseudoobstruktion*, akute und chronische Polyradikulitis, Mononeuritis multiplex und Plexusneuritis, periphere Neuropathien bei Paraproteinämien (→ S. 510)
  - *neuromuskulärer Übergang und Muskel:* Hyperexzitabilitätssyndrome (erworbene Neuromyotonie (Isaac-Mertens-Syndrom), Morvan-Syndrom und Myalgie-Faszikulations-Crampus-Syndrom), *Lambert-Eaton-Myasthenie-Syndrom, Dermato-*/Polymyositis, akute nekrotisierende Myositis, Myopathie bei Karzinoid-Syndrom, Myasthenia gravis (→ S. 570)
  - polytope Manifestationen bereits initial bei ca. 10 % der PNS-Patienten
- **Klassifikation nach neurologischen Syndromen**
  - *„klassische" paraneoplastische neurologische Syndrome* (d. h. relativ häufig mit einem Tumor assoziiert): Enzephalomyelitis, limbische Enzephalitis, subakute zerebelläre Degeneration, Opsoklonus-Myoklonus-Syndrom, subakute sensorische Neuropathie, chronische gastrointestinale Pseudo-Obstruktion(autonome Neuropathie), Lambert-Eaton-Myasthenie-Syndrom, Dermatomyositis
  - *„nicht-klassische" paraneoplastische neurologische Syndrome:* Hirnstammenzephalitis, Optikusneuritis, tumorassoziierte Retinopathie, Stiff-person-Syndrom, extrapyramidale Bewegungsstörungen/ Chorea/ Dystonien, Progressive Enzephalomyelitis mit Rigidität und Myoclonus (PERM), Myelitis und nekrotisierende Myelopathie, Motoneuronerkrankungen, akute sensomotorische Neuropathie (Guillain-Barré Syndrom), Armplexusneuritis, subakute (chronische) sensomotorische Neuropathie analog zu CIDP, akute Pandysautonomie (autonome Neuropathie), Myasthenia gravis, Neuromyotonie, Morvan-Syndrom, akute nekrotisierende Myopathie
- **Klassifikation nach Antikörperbefunden** [1461],[4314]:
  - *klinische Bedeutung* durch Rückschluss von Antikörperbefund auf Art des Tumors
  - *Anti-Hu, Ri, Yo, Ma1, Ma2, CV2/CRMP5 und Amphiphysin* (alle gegen intrazelluläre Antigene gerichtet, hochspezifisch für PNS) als „gut charakterisierte antineuronale paraneoplastische Antikörperspezifitäten" klassifiziert [1460]; bei ca. 50-60 % der PNS-Patienten
  - Antikörper-Nachweis beweisend für die paraneoplastische Genese entsprechender neurologischer Symptome und mit bestimmten Tumor-Entitäten assoziiert, aber bis auf wenige Ausnahmen (Yo-Antikörper bei subakuter Kleinhirndegeneration) nicht spezifisch für ein bestimmtes PNS; in 35-57 % kommen mehrere paraneoplastische Antikörper parallel vor
  - *Neuronale Oberflächen-Antikörper* gegen Rezeptoren, synaptische Kanäle und assoziierte Proteine (NMDA-, AMPA-, $GABA_B$- und Glycin-Rezeptor, VGKC-Komplex) spielen sehr wahrscheinlich eine pathogenetische Rolle bei Autoimmun-Enzephalitiden [395]; diese Syndrome sind nur fakultativ-paraneoplastisch und sprechen meist gut auf eine immunmodulierende Behandlung an mit entsprechender Reduktion der Antikörper-Titer
  - *Antikörper gegen intrazelluläre Antigene,* die Marker für eine paraneoplastische Ätiologie darstellen: Tabelle
  - *fakultativ-paraneoplastische antineuronale Oberflächen-Antikörper:* Tabelle

Zusatzdiagnostik und Diagnosestellung

- **Primärtumoren:** in absteigender Reihenfolge [1382] kleinzelliges Bronchial-Ca, Ovarial- und Mamma-, großzelliges Bronchial-Ca, Hodgkin- sowie Non-Hodgkin-Lymphome, Thymom/Thymus-Ca, Hoden- und Prostata-Ca
  - *sehr selten:* Blasen-Ca, gastrointestinale Tumoren, Nierenzell-Ca, Merkelzell-Ca, Neuroblastom
- **Antikörperdiagnostik:**
  - *„gut charakterisierte" antineuronale Antikörper* (Hu, Yo, Ri, Ma2, Ma2, CV2/CRMP5, Amphiphysin) (Tabelle) [1460] in Serum und/oder Liquor (Immunhistochemie und Bestätigungstest mittels Immunoblot bzw. line assay unter Verwendung von rekombinanten Proteinen); diagnoseweisend *in hoher Konzentration* auch bei unbekanntem Primärtumor; *niedrige* Antikörper-Konzentrationen (1:1.000 oder kleiner) auch bei Tumorpatienten ohne neurologische Symptome
  - *Autoantikörper gegen neuronale Oberflächen-Antigene* (NMDA-, AMPA-, $GABA_B$- und Glycin-Rezeptor, VGKC-Komplex) (Tabelle) bei Autoimmun-Enzephalitiden [4675] mittels monospezifischer zellbasierter indirekter Immunfluoreszenz-Assays unter Verwendung transfizierter HEK-Zellen oder Radioimmuno¬assays (RIA)
  - *Unterstützende serologische Tumormarker:* PSA (Prostata-Ca), α-Fetoprotein und β-HCG (Keim-Zell/ Hoden-Ca), CA125 (Ovarial-Ca)
  - negativer Antikörper-Status schließt ein PNS/Autoimmun-Enzephalitis nicht aus

- **Ganzkörper-PET-CT** ( ):
  - *Indikation:* positiver Antikörperbefund oder klinisch hochgradiger Verdacht und erfolglose abgestufte Tumorsuche mit „Standardverfahren" nach wahrscheinlicher Tumorlokalisation entsprechend dem Antikörper-Befund
    - Patienten mit PNS ohne Tumornachweis sollten nach 3-6 Monaten und dann halbjährlich für 4 Jahre weitere FDG-PET/CT-Untersuchungen erhalten (Ausnahme: LEMS: 2 Jahre FDG-PET/CT-follow up ausreichend)
  - *diagnostische Ausbeute:* Chance eines Tumornachweises im Vgl. zur alleinigen CT-Diagnostik um 20-40% höher [2655]; zunehmend als Screeningverfahren eingesetzt, wenn „Basisdiagnostik" (Röntgen-Thorax, -Abdomen-Sonografie und gynäkologische bzw. urologische Untersuchung) unauffällig ist
  - *nicht ausreichend sensitiv:* FTD-PET bei hochdifferenzierten Teratomen, nicht-metastasierten Hauttumoren sowie bei Tumoren von Niere, der ableitenden Harnwege und Hoden/Ovar
- **Liquor [3231]**: fakultativ entzündliche Veränderungen mit leichter lymphozytärer Pleozytose, geringer Schrankenstörung und eventuell intrathekaler IgG-Synthese v.a. bei zentraler paraneoplastischer Symptomatik; Abgrenzung einer Meningeosis neoplastica
- **Ausschluss anderer Ursachen**, v.a. von Metastasen (→ S. 280), Meningeosis neoplastica (→ S. 282), opportunistischen Infektionen oder Therapie-Folgen (z.B. Cisplatin-assoziierte toxische Neuropathie)

Diagnosekriterien [1460]

- ***definitives* paraneoplastisches neurologisches Syndrom**:
  - klassisches Syndrom (→ S. 244) in Verbindung mit einem Tumorleiden innerhalb von 5 Jahren nach Auftreten der neurologischen Symptome
  - „nichtklassisches Syndrom" (→ S. 244), das sich nach Tumorbehandlung ohne begleitende Immuntherapie zurückbildet oder deutlich bessert, ohne dass eine Spontanremission zu erwarten wäre
  - „nichtklassisches Syndrom" in Verbindung mit paraneoplastischen Antikörpern („gut charakterisiert" oder andere) (Tabelle) sowie einem Tumorleiden innerhalb von 5 Jahren nach Auftreten der neurologischen Symptome
  - neurologisches Syndrom (klassisch oder nicht) und Nachweis eines „gut charakterisierten antineuronalen Antikörpers" (Hu, Ri, Yo, Ma1, Ma2, CV2/CRMP5 und Amphiphysin) (Tabelle), auch wenn kein Tumor nachweisbar ist
- ***mögliches* paraneoplastisches neurologisches Syndrom**:
  - klassisches Syndrom ohne Tumornachweis und ohne paraneoplastische Antikörper, jedoch hohes Risiko für Tumorerkrankung (z.B. Raucher, Alter > 50 J.)
  - klassisches oder „nichtklassisches Syndrom" ohne Tumornachweis, jedoch Nachweis von nur „teilweise charakterisierten" antineuronalen Antikörpern (Tabelle)
  - „nichtklassisches Syndrom", Tumornachweis innerhalb von 2 Jahren nach Auftreten der neurologischen Symptome, keine antineuronalen Antikörper

Therapie (Leitlinie DGN [2391]),[4270]

- **Tumorentfernung** frühzeitig zur Eliminierung der ektopen Antigenquelle (Kreuzreaktion gegen Tumorantigene) empfohlen (keine kontrollierten Studien); Primärtumor oft so klein, dass zuerst die Metastasen entdeckt werden
- **immunsuppressive/-modulatorische Therapie** (→ S. 784):
  - *Therapieverfahren:* Steroide, Plasmapherese, intravenöse Immunglobuline und Cyclophosphamid
    - Ansprechen nur bei sehr frühzeitigem Beginn (innerhalb von wenigen Tagen bis Wochen nach Auftreten der neurologischen Symptome) und bei gleichzeitiger Tumorresektion, meist jedoch kein sicherer Effekt, v.a. bei paraneoplastischen Syndromen des ZNS
    - Autoimmun-Enzephalitiden in Assoziation mit neuronalen Oberflächen-Antikörpern sind auf eine frühzeitige Immuntherapie meist gut responsiv (60-80% mit Remission).
  - *pragmatische Therapie* (modifiziert nach Leitlinie DGN [2391]):
    - Methylprednisolon 500 mg/d i. v. über 5 Tage; ggf. orales Ausschleichen
    - wenn nach 1–2 Wochen kein Erfolg: probatorische Gabe von Immunglobulinen (2 g/kg KG i. v. verteilt über 5 Tage) oder Plasmapherese
    - wenn nach 1–2 Wochen kein Erfolg, optional Cyclophosphamid (750-1000 mg/qm KO) oder Rituximab (375 mg/qm monatlich über 4 Monate oder 1000 mg an Tag 1 und Tag 15, danach halbjährlich)(keine kontrollierten Studien)
    - längerfristige Immunsuppression bei PNS und bei Autoimmun-Enzephalitiden mit Rezidivneigung (NMDA-R-Enzephalitis ohne Tumornachweis; AMPA-R-Enzephalitis, CASPR2-assoziierte Syndrome): Azathioprin (2,5 mg/kg KG/d); Methotrexat (10-15 mg/Woche); Mycophenolat Mofetil (2g/d)
  - zusätzliche Immunsuppression bei systemischer Chemotherapie zur Tumorbehandlung nicht indiziert (Gabe von Steroiden/intravenösen Immunglobulinen jedoch möglich)
  - kein sicherer Hinweis auf ungünstigeres onkologisches Outcome durch die Immuntherapie [2019]

Verlauf und Prognose

- **PNS:** mittlere Überlebenszeit nach Tumorentdeckung etwa 2 Jahre (1 Monat bis 7 Jahre); neurologische Symptome v.a. bei den klassischen PNS häufig irreversibel und Todesursache
- **Autoimmun-Enzephalitiden in Assoziation mit Antikörpern gegen Oberflächen-Antigene** (Tabelle): häufig ein gutes Ansprechen auf die Immunbehandlung, jedoch sind v.a. bei Syndromen ohne Tumornachweis Rezidive möglich

Paraneoplastische und fakultativ-paraneoplastische limbische Enzephalitis (LE)/Autoimmun-Enzephalitiden

Allgemeines

Die kürzlich zurückliegende Beschreibung der antineuronalen Oberflächen-Autoantikörper (Rezeptor- und Kanalproteine) (Tabelle) hat das Spektrum der paraneoplastischen (limbischen) Enzephalitiden (LE) um die wesentlich häufigeren und meist gut therapieresponsiven fakultativ-paraneoplastische bzw. idiopathische Entitäten („synaptische Autimmunität") erweitert. Da die klinische Differenzierung mitunter schwierig ist, kommt hier der Antikörper-Diagnostik eine herausragende Rolle zu. Bei ca. 5-10 % der Patienten mit LE finden sich (derzeit) keine Antikörper

Klinisches Bild

siehe unter den einzelnen Formen

Zusatzdiagnostik

- **Nachweis von Antikörpern** in Serum und/oder Liquor (s. o.) (Tabelle und Tabelle)
- **Liquor:** fakultativ leichte Pleozytose, Schrankenstörung und intrathekale oligoklonale IgG-Synthese (v.a. bei Enzephalitiden in Assoziation mit Antikörpern gegen intrazelluläre Antigene und bei NMDA-R-Enzephalitis)
- **EEG:** in der Frühphase oft noch unauffällig, im weiteren Verlauf zunehmende Allgemeinveränderung, epileptische Aktivität im Bereich der Temporallappen
- **MRT:** mesiotemporal gelegene, gelegentlich auch frontal lokalisierte signalhyperintense Veränderungen in den T2-gewichteten Bildern, meist einseitig, gelegentlich auch beidseitig, kaum raumfordernd, keine Kontrastmittelaufnahme; bei LE in Assoziation mit Oberflächen-Ak in ca. 50 % unauffällig (v.a. bei NMDA-R-Enzephalitis [855])
- **PET** ( ): im ^{15}F-FDG-PET bilateraler mesiotemporaler Hypermetabolismus v.a. bei Antikörpern gegen intrazelluläre Antigene
  - *bei Antikörpern gegen Oberflächen-Antigene* finden sich oft Auffälligkeiten außerhalb des limbischen Systems, die mesiotemporale Region kann unauffällig sein.
  - *bei NMDA-R-Enzephalitis* wird ein frontotemporaler Hyper- und ein okzipitaler Hypometabolismus beschrieben [2389]

Diagnose-Kriterien (mod. nach Leitlinie DGN [2391])

- **Klinik (mind. 1/3 Kriterien):** seit ≤ 5 Jahren bestehende Kurzzeitgedächtnisstörungen oder epileptische Anfälle mit temporaler Semiologie oder Affektstörung mit führender Affektlabilität/-inkontinenz
- **Zusatzuntersuchungen (mind. 1/4 Kriterien):** Nachweis von antineuronalen Antikörpern oder Tumornachweis innerhalb von 5 Jahren nach Beginn der Klinik oder im MRT FLAIR/T2- temporomediale Hyperintensitäten ohne andere Erklärung oder histopathologischer Nachweis einer lymphozytären temporomedialen Enzephalitis

Differenzialdiagnose

- **Enzephalitis:** vor allem Herpes-simplex-Enzephalitis (→ S. 203) (ähnliche Veränderungen im MRT, jedoch Kontrastmittelaufnahme), andere akute und „Slow-virus"- Enzephalitiden (z.B. JVC); Enzephalitis lethargica; Lupus-assoziierte Enzephalitis
- **Demenzen** (→ S. 308), v.a. Creutzfeldt-Jakob-Erkrankung
- **Katatonie; malignes neuroleptisches Syndrom**
- **vaskuläre Erkrankungen:** bilaterale ischämische Infarkte, zerebrale Vaskulitiden (→ S. 144)
- **Bestrahlungsenzephalopathie**
- **Gliomatosis cerebri:** im MRT im Frühstadium ähnliche Signalhyperintensitäten wie bei limbischer Enzephalitis, im Verlauf jedoch Raumforderungszeichen und Kontrastmittelaufnahme
- **sonstige Enzephalopathien:** Wesensänderung, Bewusstseinsstörungen, jedoch keine MRT-Veränderungen; toxisch z. B. durch MTX, Carmustin, Cytosin-Arabinosid, Asparaginase; metabolische Enzephalopathie (z.B. Wernicke-Enzephalopathie), SREAT (→ S. 259)

Paraneoplastische limbische Enzephalitis (LE)

Antikörper und Primärtumoren

- **Autoantikörper** (gegen intrazelluläre Antigene): Hu, Ri, Ma1, Ma2 (Ta), CV2/CRMP5, Amphiphysin, ANNA-3, (Tr) (Tabelle)
- **Primärtumoren:** kleinzelliges Bronchial-Ca > nicht kleinzelliges Lungen-Ca, Seminom (insbes. bei Ma2/Ta Antikörpern), Mamma-Ca, Neuroblastom, Prostata-Ca, Morbus Hodgkin, Ovarial-Ca, Thymom, Merkel-Zell-Ca

Pathologie

- **makroskopisch** Atrophie der Hippokampi mit Erweiterung der Temporalhörner, gelegentlich auch unauffälliger Befund
- **mikroskopisch** regionaler Neuronenverlust mit reaktiver Gliose und mikroglialen Knötchen, perivaskulären Lymphozyten- und Makrophageninfiltraten
- **Verteilung:** Hauptbefunde im mesialen Temporallappen, Hippokampus und in den Corpora amygdaloidea; diskretere Veränderungen im Gyrus cinguli, im insulären und frontobasalen Kortex, den Basalganglien und im Dienzephalon

Klinisches Bild

- **subakuter Beginn** mit Störung und Funktionsverlust des Kurzzeitgedächtnisses, epileptischen Anfällen, akutem Verwirrtheitssyndrom, Wesensänderung, Angst- und Schlafstörungen, paranoider Psychose, Halluzinationen, Depression

- **im weiteren Verlauf** gelegentlich Gangataxie, Hemiparesen, Störung der Temperaturregulation, dementielle Entwicklung
- **häufige Assoziation** mit der subakuten sensiblen Neuropathie; ferner treten andere anti-Hu-assoziierte PNS häufig in Kombination mit LE auf; bei Ma2/Ta-Antikörper-assozierter LE finden sich oft zusätzlich Symptome des oberen Hirnstammes und des Dienzephalons [854]

Fakultativ-paraneoplastische limbische Enzephalitis und Autoimmun-Enzephalitiden [4675],[4314],[2278]

Antikörper und Primärtumoren (TABELLE)

- **NMDA-R-AK:** Paraneoplastische Ätiologie steigt mit Lebensalter: 15 % bis 14 Jahre, ca. 55 % bei Patientinnen > 18 Jahre. Tumoren: Ovarial-Teratome und Keimzell-Tumoren. Selten Hodgkin-Lymphom und Neuroblastom
- **VGKC-Komplex-AK (LGI1, CASPR2, Contactin-2):** ca. 5-10 % paraneoplastisch: Thymome, Lungen-, Mamma-, Nieren- und Schilddrüsen-Ca, Teratome
- **AMPA1- und AMPA2-R-AK**: ca. 70-80 % paraneoplastisch. Lungen- und Mamma-Ca, Thymome
- **$GABA_B$-R-AK**: ca. 50-60 % paraneoplastisch (v.a. ältere Patienten). Kleinzelliges Bronchial-Ca, neuroendokrine Tumore
- **GAD65-** und anti-nACh-AK: sehr selten paraneoplastisch (kleinzelliges Bronchial-Ca, dann oft zusammen mit $GABA_B$-R-AK)
- **Glycin-R-AK**: sehr selten paraneoplastisch (Thymom, Bronchial- und Mamma-Ca)

Pathologie (modifiziert nach [395])

- **NMDA-R-Enzephalitis**: IgG-Ablagerungen, sonst nur geringe kortikale Entzündungszeichen, wenig Neuronenuntergang, kein Hinweis auf zytotoxische T-Zellen oder Komplement-Aktivierung; pathophysiologische Rationale: reversible Rezeptor-Internalisierung durch Antikörper-vermitteltes cross-linking
- **VGKC-Komplex-assoziierte Enzephalitis:** C9neo-Ablagerung, IgG- und Komplement-vermittelte neuronale Schädigung
- **AMPA-R-Enzephalitis**: Antikörper führen wahrscheinlich zu cross-linking der Rezeptoren und Internalisierung
- **GAD65-assoziierte Enzephalitis**: CD8/CD3 ratio vermindert im Vgl.zu paraneoplastischer LE mit Hu bzw. Ma2-Ak, jedoch mehr als bei LE in Assoziation mit Oberflächen-Ak; Granzyme-B-positive zytotoxische T-Zellen, keine IgG- oder Komplement-Ablagerungen; somit a.e.T-Zell-vermittelte Neuronenschädigung; Neuronenverlust- und axonale Dystrophie im Hippokampus
- **Glycin-R-AK-assoziierte Syndrome:** Störung von inhibitorischen Interneuronen spinal und im Hirnstamm

Klinisches Bild

- **NMDA-R-Enzephalitis** [857]: 80 % Frauen (meist < 50 J.), häufigste Autoimmun-Enzephalitis mit oft prototypischem Verlauf
  - *Beginn* oft mit vorausgehendem Infekt, Fieber, Kopfschmerzen sowie leichtem meningealen Syndrom
  - *im Verlauf* psychiatrische Symptome (Affektlabilität, Angststörung, psychotische Symptome, Zwangsgedanken) sowie mnestische Störungen, Aphasie und epileptische Anfälle; innerhalb von ca. 2 Wochen Bewusstseinsstörungen, teils bizarre, meist hyperkinetische choreoathetotische Bewegungsstörungen und (orofaziale) Dyskinesien, aber auch hypokinetischer Mutismus und katatone Symptome; autonome Insuffizienz bis hin zur beatmungspflichtigen Hypoventilation
  - *Verlauf:* oft erst protrahiertes Ansprechen auf Immunbehandlung und/oder Tumorresektion, jedoch bei bis zu 75 % vollständige Erholung; bei idiopathischen Verläufen häufiger (20-25 %) Rezidive als bei paraneoplastischen, daher meist länger andauernde Immunsuppression notwendig
- **VCKC-Komplex-Enzephalitis** [2264]: Alter meist > 50 J., LGI1-AK häufiger bei Männern, isolierte epileptische Anfälle (z.T. als semiologisch gut abgrenzbare faziobrachiale paroxysmale Dystonie als initiales Syndrom mit schlechtem Ansprechen auf Antikonvulsiva, jedoch exzellent responsiv auf Steroide) und Symptome einer limbischen Enzephalitis (s.o.), rasch progrediente Demenz möglich; häufig Hyponatriämie bei SIADH (60 %)
  - *Morvan's Syndrom* [2276]: Symptomkomplex aus limbischer Enzephalitis, ausgeprägter Neuromyotonie (Isaac-Mertens-Syndrom → S. 576) und schweren autonomen Störungen; zusätzlich Halluzinationen, Delir und Insomnie; überwiegend assoziiert mit CASRP2-Antikörpern, Contactin-2-AK finden sich selten, dann meist zusammen mit CASPR2-Ak, bei bis zu 40 % liegen Tumoren zugrunde (meist Thymome, Thymuskarzinome); Besserung unter Immuntherapie wird beschrieben

- **AMPA-R-Enzephalitis** [2263]: 90% Frauen, Symptome einer limbischen Enzephalitis (s. o.). Besserung unter Immuntherapie, jedoch häufig Rezidive
- **$GABA_B$-R-Enzephalitis** [2277]: M=F, Symptome einer limbischen Enzephalitis (s.o.) mit früh auftretenden epileptischen Anfällen; Besserung unter Immuntherapie
- **GAD65-Enzephalitis** [2540]: meist isolierte chronische Temporallappen-Epilepsie mit mediotemporaler Enzephalitis oder Symptome einer limbischen Enzephalitis (s.o.); trotz multimodaler antikonvulsiver Behandlung häufig nicht anfallsfrei sowie schlechteres Ansprechen auf Immuntherapie (intrazelluläres Antigen!) im Vgl. zu Syndromen mit Antikörpern gegen Oberflächen-Antigene
- **Anti-Glycin-R-assoziierte Syndrome** [4177]: progressive Enzephalomyelitis mit Rigidität und Myoclonus (PERM) und Anfällen, Hyperekplexie, Trismus, atypisches Stiffperson Syndrom, selten: Anfälle, limbische Enzephalitis, Myelopathie; Fallberichte über Besserung unter Immuntherapie

Hirnstammenzephalitis/bulbäre Enzephalitis/Rhombenzephalitis

Allgemeines
Primärtumoren und Auto-Antikörper wie bei paraneoplastischer limbischer Enzephalitis, ferner Kolon-Ca, Parotis-Ca

Pathologie
Ähnliche Veränderungen wie bei der paraneoplastischen limbischen Enzephalitis: variable Verteilung der Läsionen im Hirnstamm, Hauptbefunde in der Medulla oblongata am Boden des IV. Ventrikels und in der unteren Olive; meist Aussparung der Substantia nigra, in seltenen Fällen sind hier jedoch die stärksten entzündlichen Veränderungen lokalisiert

Klinisches Bild
Schwindel, Übelkeit, Ataxie, Nystagmus, Bulbärparalyse, nukleäre Augenbewegungsstörungen, Zwerchfellmyoklonien; oft zusätzlich Opsoklonus und/oder Basalganglien-Störungen

Zusatzdiagnostik
- **Nachweis von** Hu-, Ma1-, Ma2- (Ta), CV2/CRMP5-, Ri-, ANNA-3-, Amphiphysin-Antikörpern in Serum und/oder Liquor (Tabelle)
- **Liquor:** fakultativ leichte Pleozytose, Schrankenstörung und intrathekale IgG-Synthese
- **MRT:** T2- und FLAIR Hyperintensitäten im Mittelhirn, Basalganglien, medialen Temporallappen
- **Ausschlussdiagnostik** (siehe DD)

Differenzialdiagnose
- **Hirnstammenzephalitiden:** erregerbedingt (u. a. durch Listeria monocytogenes, Enteroviren, Varizella-Zoster-Virus), benigne Hirnstammenzephalitis (Bickerstaff)
- **CLIPPERS-Syndrom** („chronic lymphocytic inflammation with pontine perivascular enhancement responsive to steroids“ → S. 259)

Paraneoplastische Enzephalomyelitis

Allgemeines
Multifokale Verteilung der Läsionen im Hippokampus, unteren Hirnstamm, Myelon oder Spinalganglien mit Auftreten entsprechender klinischer Symptome zur gleichen Zeit

- **Antikörper:** Nachweis von Hu-, CV2/CRMP5- und Amphiphysin-Antikörpern; seltener Ri-, ANNA-3-, PCA-2-, Yo-, Ma1-, Ma2/Ta-, GAD65-Antikörper (Tabelle)
- **Primärtumoren:** siehe paraneoplastische limbische Enzephalitis
- bis zu 5% der Fälle einer Neuromyelitis optica (NMO, → S. 240) mit Nachweis von Aquaporin4-Antikörpern sind Tumor-assoziiert [3156]

Pathologie
Ähnliche Veränderungen wie bei der Hirnstammenzephalitis

Klinisches Bild
- Symptome der limbischen Enzephalitis, zerebelläre Ataxie, Hirnstamm-Syndrome, autonome Dysfunktion (orthostatische Hypotension, Pupillen-, Blasen- und Erektionsstörungen, Mundtrockenheit), Myelitis, chronische gastrointestinale Pseudoobstruktion oder subakute sensorische Neuropathie
- Variante: isolierte (nekrotisierende) Myelopathie oder Myelitis: longitudinale Ausdehnung, oft über 3 Wirbelkörper-Segmente

Zusatzdiagnostik
- **Liquordiagnostik und MRT:** siehe Hirnstammenzephalitis

Subakute sensorische Neuropathie

Synonym
Ganglionitis, Denny-Brown-Syndrom

Allgemeines
Zusammen mit der paraneoplastischen Kleinhirndegeneration das häufigste PNS

- **Primärtumoren** wie bei paraneoplastischer limbischer Enzephalitis, ausgenommen Teratom; Antikörper s. u.

Pathologie

- **im Frühstadium** Lymphozyteninfiltrationen in den sensiblen Spinalganglien
- **im weiteren Verlauf** Fehlen von Entzündungszeichen, jedoch Degeneration neuronaler Zellen; sekundär Degeneration der Hinterwurzeln und der Hinterstränge im Rückenmark

Klinisches Bild

- **subakuter Beginn** mit sensiblen, schmerzhaften Missempfindungen in Händen, Füßen sowie gelegentlich im Rumpf; in Einzelfällen auch radikuläre Schmerzen; anfangs asymmetrische, armbetonte, später symmetrische Verteilung, Reflexverlust
- **nach einigen Wochen bis Monaten** Entwicklung einer ausgeprägten sensiblen Ataxie der Arme und Beine mit weitgehendem Verlust der Propriozeption; häufig ausgeprägte Pseudoathetose, zusätzliche autonome Beteiligung im Verlauf möglich
- Patienten mit klinisch isolierter sensibler Neuropathie zeigen elektrophysiologisch eine zusätzliche motorische Beteiligung und eine Kombination von axonalen und demyelinisierenden Anteilen [596]

Zusatzdiagnostik

- **Nachweis von Hu-Antikörpern,** seltener CV2/CRMP5-, Amphiphysin- und ANNA-3 Antikörpern im Serum (Tabelle)
- **Liquor:** meist deutliche Schrankenstörung, Pleozytose und oligoklonale Banden möglich
- **Neurografie** (Diagnosekriterien nach Camdessanché) [597]: Fehlen des *sensiblen* Nervenaktionspotentials (sNAP) bei ≥1 Nerv oder Reduktion des sNAP bei drei Nerven der oberen Extremitäten, zusätzlich <2 *motorische* Nerven der unteren Extremitäten betroffen
- **sensibel evozierte Potenziale**: pathologisch erniedrigte Amplituden und Latenzverzögerung

Differenzialdiagnose

- **Polyneuropathien anderer Ätiologie** vor allem durch Vincristin, Cisplatin oder Taxol (→ S. 503), Vitamin-B_{12}-Mangel, Tabes dorsalis, Sjögren-Syndrom
- **epidurale Metastasen, Meningeosis neoplastica** (→ S. 282)

Autonome Neuropathie

Allgemeines

Primärtumoren wie bei limbischer Enzephalitis, ausgenommen Teratom, Antikörper s. u.

Pathologie

In Einzelfällen Nachweis einer Degeneration des Plexus myentericus sowie einer Infiltration des Plexus mit Lymphozyten und Makrophagen

Klinisches Bild

- **subakuter Beginn** mit verminderter Magendarm-Motilität (klassisches PNS: chronische gastrointestinale Pseudoobstruktion), Dysphagie, Übelkeit/Erbrechen, Bauchschmerzen, hypotone Kreislaufregulationsstörungen mit orthostatischer Hypotonie, Arrhythmie
- **im weiteren Verlauf** neurogene Blasenentleerungsstörung, Impotenz, Anhidrosis und gestörte Pupillen- und Akkommodationsreaktionen, Gewichtsverlust, im Verlauf häufig zusätzliche motorische/sensible PNS

Zusatzdiagnostik

- **Nachweis von Hu-Antikörpern,** seltener CV2/CRMP5-, ANNA3-, Amphiphysin- und nACh-Rezeptor-Antikörpern im Serum (Tabelle)
- **neurovegetative Diagnostik:** → S. 578

Differenzialdiagnose

- **autonome Insuffizienz bei Polyneuropathien anderer Ätiologie** z. B. Diabetes mellitus (→ S. 501), autonome Störung im Rahmen von fakultativ-paraneoplastischen VGKC-Komplex-Antikörper-assoziierten Syndromen (CASPR2-Antikörper: erworbene Neuromyotonie; Morvan-Syndrom) sowie der NMDA-R-Enzephalitis (→ S. 247)
- **autonome Insuffizienz bei Multisystematrophie**

Symptomatische Therapie

- **orthostatische Hypotension:** Fludrocortison (0,1 bis 0,3 mg), Midodrin, Koffein
- **chronische gastrointestinale Pseudoobstruktion:** Neostigmin

Verlauf und Prognose

Häufigste Todesursache (durch Herzstillstand) bei Patienten mit paraneoplastischem Syndrom neben dem eigentlichen Tumorleiden

Opsoklonus-Myoklonus-Syndrom [2501]

Allgemeines

- **Autoantikörper:** Nachweis von Ri-, Hu oder Ma1/2, CV2/CRMP5 oder Amphiphysin-Antikörpern im Serum, selten auch NMDA-R-Antikörper (Tabelle)
- **Primärtumoren:** bei Erwachsenen Mammakarzinom (anti-Ri), seltener kleinzelliges Bronchialkarzinom (oft ohne Antikörper); Einzelfälle: Uterus-, Blasen-, Schilddrüsen-, Thymus-Karzinom, Chrondrosarkom, Morbus Hodgkin; bei Kindern fast ausschließlich Neuroblastome, Medulloblastom
- Frauen häufiger betroffen als Männer

Pathologie [1756]

Makroskopisch meist unauffälliger Befund; mikroskopisch z. T. ausgeprägte Degeneration von Purkinje- und Körnerzellen vor allem im Kleinhirnwurm und zerebellären Kortex; perivaskuläre Lymphozyteninfiltrate im zerebralen Kortex, Thalamus, Nucleus dentatus und in den Basalganglien; Gliose der weißen Substanz

Klinisches Bild

Meist subakute, selten rasche Entwicklung der Symptome: Opsoklonus: spontane, kurze, schnelle und konjugierte Augenbewegungen unterschiedlicher Frequenz und Amplitude in alle Richtungen; Myoklonus: unwillkürliche, blitzartige, arrhythmische Einzelzuckung von Muskeln oder Muskelgruppen oder von Muskelteilen; gelegentlich auch Schwindel und Dysarthrie

Zusatzdiagnostik

- **Elektronystagmografie**

Differenzialdiagnose

- **Opsoklonus** (ca. 60-80 % der Fälle sind para-/postinfektiös): bei Kindern im Rahmen benigner Enzephalitiden; bei Erwachsenen als Folge einer Hypoxämie sowie vaskulärer und anderer entzündlicher Prozesse (Sarkoidose → S. 255, Guillain-Barré-Syndrom → S. 505, benigne Hirnstammenzephalitis (Bickerstaff → S. 257)
- **Myoklonus:** im Rahmen von entzündlichen Prozessen (MS) (→ S. 227), posthypoxischen Schädigungen (→ Lance-Adams-Syndrom S. 384), Anfallsleiden (Myoklonusepilepsie Unverricht-Lundborg), Progressive Enzephalomyelitis mit Rigidität, Myoclonus (PERM) und epileptischen Anfällen in Assoziation mit anti-Glycin-Rezeptor-Antikörpern (→ S. 248)

Symptomatische Therapie (mod. nach Leitlinie DGN [2391])

- **Opsoklonus:** Clonazepam (3 × 0,5 bis 2 mg), Propranolol (3 × 40 bis 80 mg)
- **Myoklonus:** Trihexyphenidyl (3 × 1 mg), Clonazepam (3 × 0,5 bis 2 mg), Benzatropin (3 × 1 bis 3 mg), Valproat (3 × 300 bis 1200 mg)

Verlauf und Prognose [998]

V.a. bei Kindern oft günstigerer Verlauf als bei den anderen neurologischen Paraneoplasien mit z. T. spontaner Rückbildung nach Tumorentfernung und gutem Ansprechen auf Steroide, intravenöse Immunglobuline und Cyclophosphamid oder Rituximab

Zerebellitis (paraneoplastische Kleinhirndegeneration, PKD)

Allgemeines

- häufgste PNS (zusammen mit der subakuten sensorischen Neuropathie); eine sich subakut entwickelnde Kleinhirnsymptomatik bei Frauen über 50 Jahren ist in 2/3 der Fälle paraneoplastischer Ätiologie
- **Autoantikörper und Primärtumoren:**
  - *Yo:* Ovarialkarzinom > Uteruskarzinom, Mammakarzinom; Einzelfälle: Lymphom, Adenokarzinom der Bronchien der Parotis und des Ösophagus bzw. Magens
  - *Hu, SOX1 und Zic4:* kleinzelliges Bronchialkarzinom
  - *CV2/CRMP5:* kleinzelliges Bronchialkarzinom, Thymom
  - *Ri, Amphiphysin:* Mammakarzinom
  - *Tr (APCA-Tr, PCA-Tr):* Morbus Hodgkin (hier Tumordiagnose oft vor PNS-Manifestation). Tr-Antikörper selten nur im Liquor; typischerweise nach Behandlung der malignen Grunderkrankung nicht mehr nachweisbar
  - *VGCC oder Antikörper-negativ:* kleinzellige Karzinome der Lunge und Prostata, Non-Hodgkin-Lymphome
  - *Ma1:* Bronchial-, Mamma-, Kolon-, Parotiskarzinom
  - *Ma2 (Ta):* Seminom, Bronchialkarzinom
  - *ANNA-3, APCA-2/PCA-2:* kleinzelliges Bronchialkarzinom
  - *mGluR1: Morbus Hodgkin*
- **Überlappungssyndrom zwischen Patienten mit paraneoplastischer Kleinhirndegeneration und Lambert-Eaton-Myasthenie-Syndrom (LEMS)** mit VGCC-Antikörpern; meist zusätzlich andere paraneoplastische antineuronalen Antikörper; wichtig vor dem Hintergrund des guten Ansprechens des LEMS auf immunmodulatorische Therapien bei schlechtem Ansprechen der PKD [2606]

Pathologie [856]

Makroskopisch: deutliche Kleinhirndegeneration; mikroskopisch: Degeneration und z. T. vollständiger Verlust von Purkinje-Zellen, Atrophie der Körnerzell- und der Molekularschicht; reaktive Proliferation von Astrozyten, jedoch kaum entzündliche Infiltrate; gelegentlich auch Atrophie der Hinterstränge, des Tractus spinocerebellaris und der kortikospinalen Bahnen

Klinisches Bild

- meist akute bis subakute pancerebelläre Symptomatik (1 Tag bis 16 Wochen): ausgeprägte Stand-, Gang- und geringer auch Zeigeataxie; in einem Drittel der Fälle Dysarthrie, Downbeat-Nystagmus, Oszillopsien und Doppelbilder
- häufig zusätzlich Zeichen einer Polyneuropathie oder Hirnstamm-Enzephalitis (oft der Kleinhirndegeneration vorausgehend)

Zusatzdiagnostik

- **Nachweis spezifischer Auto-Antikörper** (Tabelle) je nach Tumor; bei Morbus Hodgkin in der Immunfluoreszenz Reaktion der Proben mit dem Zytoplasma von Purkinje-Zellen (anti-Tr)
- **Liquor:** fakultativ leichte Pleozytose, Schrankenstörung und/oder intrathekale IgG-Synthese
- **MRT:** initial häufig unauffällig; erst im Verlauf Zeichen der Kleinhirnatrophie

Differenzialdiagnose

- **toxische Kleinhirnschädigung** z. B. durch 5-Fluorouracil, Cytosin-Arabinosid, Phenytoin
- **andere degenerative Kleinhirnerkrankungen** (→ S. 320)

Verlauf und Prognose [1480] Äußerst geringes Ansprechen auf Immunmodulation/Immunsuppression oder Tumorchirurgie; der weitere Krankheitsverlauf wird stärker durch die neurologische Behinderung als durch den auslösenden Tumor geprägt

Paraneoplastische Retinopathie[58]

Synonym CAR = Cancer-associated retinopathy; MAR = Melanoma-asssociated retinopathy

Allgemeines

- **Antikörper** (Tabelle): Nachweis von Recoverin-Antikörpern bei CAR
  - *bei Opticusneuritis* CV2/CRMP5- und Hu-Antikörper
  - *bei MAR* Nachweis von Antikörpern gegen bipolare Stäbchenzellen
  - Anti-Enolase-Antikörper finden sich bei paraneoplastischen und nicht-paraneoplastischen Verläufen
- **Primärtumoren:**
  - *CAR:* kleinzelliges > nicht kleinzelliges Bronchialkarzinom, Mamma-, Endometriumkarzinom
  - *MAR:* malignes Melanom; tritt oft erst nach Melanom-Diagnose bzw. bei Metastasierung auf

Pathologie Degeneration und Verlust des Neuroepithels (Stäbchen und Zäpfchen; bei MAR typischerweise nur Stäbchen betroffen) sowie des 1. Neurons (Stratum ganglionare), Nachweis von Melanin-speichernden Makrophagen; in Einzelfällen auch Demyelinisierung des N. opticus und Degeneration des Corpus geniculatum laterale; Recoverin-Antikörper interferieren mit der Recoverin-modulierten Kalzium-abhängigen Phosphorylierung von Rhodopsin

Klinisches Bild Zunächst passagere (bei MAR akute) Sehstörung (z. T. nur einseitig) mit bizarren Skotomen, vermehrter Lichtempfindlichkeit und Nachtblindheit, im weiteren Verlauf schmerzlose Erblindung

In Assoziation mit CV2/CRMP5-Antikörpern können zusätzlich zur Retinopathie, aber auch isoliert eine Opticusneuritis und Uveitis auftreten

Zusatzdiagnostik

- **ophthalmologisch:** Trias aus Photosensibilität, ringförmiger Gesichtsfeld-Einengung und Kaliberverengungen der A. retinalis

Verlauf und Prognose In Einzelfällen Ansprechen auf Steroide

Stiff-person-Syndrom (SPS) [1543]

Allgemeines

- **Antikörper** (Tabelle): bei nicht-paraneoplastischer Ätiologie gegen GAD65 (in ca. 60-80 % der SPS-Fälle) und gegen das $GABA_A$-Rezeptor- assoziierte Protein (GABARAP; bei 70 %) im Serum und fakultativ im Liquor; selten, v.a. bei PERM Antikörper gegen den Glycin-Rezeptor (z.T. assoziiert mit NMDA-R); bei paraneoplastischer Ätiologie Amphiphysin-Antikörper (selten anti-Ri, anti-Gephyrin)
- **assoziierte Erkrankungen bei nicht-paraneoplastischem SPS** (ca. 90-95 %): Insulinpflichtiger Diabetes mellitus Typ 1 bei etwa 1/3 der Patienten), andere Autoimmunerkrankungen (Thyreoiditis, Perniziosa, Vitiligo), Epilepsie (10 %)
- **Primärtumoren bei paraneoplastischem SPS** (ca. 5 %): Mamma- und kleinzelliges Bronchial-Ca, Thymom, Hodgkin-Lymphom, Pharynx-, Colon-Ca, Teratom

Pathologie In Einzelfällen perivaskuläre Lymphozyteninfiltrate (überwiegend Plasmazellen) besonders im Vorderhornbereich

Pathogenese Autoimmunpathogenese wahrscheinlich:

- häufige Assoziation mit anderen Autoimmunerkrankungen (s. o.)
- häufig assoziiert mit IgG-Autoantikörpern gegen eine 65-kDa-Isoform der Glutamatdecarboxylase (GAD65) mit enzyminaktivierender Wirkung [3273], seltener auch Antikörper gegen den Glycin-Rezeptor (v.a. bei der SPS-Sonderform Progressive Enzephalomyelitis mit Rigidität, Myoclonus PERM)
- bei 70 % der SPS-Patienten IgG-Antikörper gegen ein $GABA_A$-Rezeptor-assoziiertes Protein (GABARAP), die zur Inhibition der Expression des $GABA_A$-Rezeptors führen [3274]
- passiver Transfer von Amphiphysin-Antikörpern erzeugt im Tierversuch ein dem Stiff-person-Syndrom ähnliches klinisches Bild [3864]

Klinisches Bild (Leitlinie DGN [2391])

- **allgemeine Symptome**
  - *Steifigkeit mit Betonung der axialen Muskulatur* (Dauerinnervation) und teils asymmetrisch der proximalen Beinmuskulatur (beim paraneoplastischen SPS auch obere Extremitäten deutlich betroffen), Reflexsteigerung
  - *überlagernde Spasmen* bei Schreckreizen, Willkürbewegungen oder passiven Bewegungen
  - *Gangstörung:* bizarr steifbeinig, Verbesserung bei geringer Unterstützung, paroxysmale Stürze mit erheblicher Verletzungsgefahr
  - *Skelettdeformitäten:* fixierte Hyperlordose, Ankylosen, Subluxationen, Spontanfrakturen
  - *gesteigerte Schreckreaktionen („Startle-Reaktion"):* auf geringe Außenreize (auditorisch/taktil) Spasmenauslösung
  - *episodische adrenerge autonome Dysregulation:* Tachykardie, Schwitzen, Mydriasis, Hypertonie, Tachypnoe
  - *psychiatrische Symptome:* Phobien „task specific phobia", v.a. Agoraphobie, Depression, generalisierte Angststörung
  - *Unterbrechung der Tonuserhöhung* durch Schlaf, periphere Nervenblockade, Spinalanästhesie oder Narkose
  - *Verschlimmerung der Symptome* nach L-Dopa, Clomipramin (diagnostisch verwertbar)
  - *häufige Fehldiagnose:* Konversionsstörung
- **klassisches SPS:** axiale Muskeln betroffen, Hyperlordose der LWS, brettharte Verspannung der Bauchmuskeln, dann proximale Extremitäten; Gesicht und Finger ausgespart
  - *beim paraneoplastischen SPS* können neben den klassischen Symptomen (eher nacken- und armbetont) zusätzlich weitere PNS auftreten; häufig finden sich Amphiphysin-, seltener Ri oder Gephyrin-Antikörper [1743]
- **Sonderformen:**
  - **„stiff-limb-syndrome" („SPS minus")**: fokales SPS mit Begrenzung auf eine (meist untere) oder nur wenige Extremitäten, Spinkterstörungen, 1/3 mit Hirnstammbeteiligung; meist GAD-negativ; nur partielles Ansprechen auf symptomatische Therapie
  - **„SPS plus" Progressive Enzephalomyelitis mit Rigidität und Myoclonus (PERM):** epileptische Anfälle; häufig Hirnstamm-Beteiligung mit Augenbewegungsstörungen (Opsoklonus, Nystagmus), Pyramidenbahnzeichen, zentralen Paresen, (zerebelläre) Ataxie, Hyperekplexie und ausgeprägten autonomen Störungen; Assoziation mit GAD- und Glycin-R-, selten auch mit NMDA-R-Antikörpern, nur mäßige Besserung unter Diazepam, aber sehr gutes Ansprechen auf Steroide

Zusatzdiagnostik

- **EMG** [2669]: kontinuierliche Aktivität in Ruhe, die nicht willkürlich supprimiert werden kann, simultane Kontraktionen in Agonisten und Antagonisten, normale silent period (im Gegensatz zum Tetanus), nach elektrischer Nervenstimulation polygrafische Ableitung symmetrischer und simultaner EMG-Muster der ventralen und dorsalen Rumpfmuskulatur beidseits
- **Liquor:** fakultativ intrathekale IgG-Synthese
- **Tumorsuche**: bei Symptomdauer < 5 Jahre unabhängig vom Antikörper-Status; v.a. jedoch bei atypischem SPS/SPS plus sowie bei Nachweis von Amphiphysin-, Gephyrin- und Ri-Antikörpern; bei ausschließlichem Vorliegen von GAD-Antikörpern sind Tumoren sehr selten
- v.a. **Periduralanästhesie** führt zum Sistieren der Muskelaktivität

Diagnosestellung

Klinisches Bild und Nachweis eines spinalen Generators der unwillkürlichen Muskelaktivität (Sistieren der Aktivität im Schlaf, periphere Nervenblockaden, Spinalanästhesie), Antikörpernachweis

Differenzialdiagnose (mod. nach Leitlinie DGN [2391])

- **Paraneoplastische Enzephalomyelitis, (paraneoplastische) Myelitis/Myelopathie**
- **Primäre Lateralsklerose** (→ S. 332)
- **Tetanus** (→ S. 200): generalisierte Muskelspasmen unter Einschluss der Gesichtsmuskulatur (Trismus), raschere Entwicklung über Tage; im EMG Fehlen der silent period
- **Intraspinale Läsionen**
- **Erworbene Neuromyotonie** und Myalgie-Faszikulations-Krampus-Syndrom (→ Isaac-Mertens-Syndrom S. 576); hier Nachweis von VGKC-Komplex-Antikörpern (v.a. gegen CASPR2)
- axiale Dystonie (→ S. 370); atypische Parkinson-Syndrome (→ S. 337)

Therapie (mod. nach Leitlinie DGN [2391])

- **kausal:**
  - intravenöse Immunglobuline (2 × 1 g/kg KG an 2 aufeinanderfolgenden Tagen pro Monat) nach einer kleinen kontrollierten Studie wirksam [851]
  - Kortison-Hochdosistherapie (500 mg/d i. v. für 5 Tage, danach 100 mg/d und sukzessive Reduktion innerhalb 6–8 Wochen auf eine Erhaltungsdosis von 6–10 mg jeden 2. Tag unter Osteoporose-Prophylaxe; ggf. steroidsparende Medikamente dazugeben (Azathioprin, Mycophenolatmofetil, Methotrexat)
  - Plasmapherese (wirksam nach Einzelfallberichten)
  - Rituximab (MabThera®; off-label) führte in Einzelfällen zu einer nachhaltigen Verbesserung der Symptome [254]
- **symptomatisch (off-label):** Diazepam (4–8 × 10 mg/d), evtl. Versuch mit Clonazepam, Baclofen (ggf. auch intrathekal über Pumpe), Dantrolene, Valproat, Gabapentin, Clonidin, Tizanidin, Vigabatrin, Botulinum-Toxin; bei abruptem Absetzen der symptomatischen Behandlung kann es zu lebensbedrohlichen autonomen Entgleisungen kommen

Verlauf und Prognose

Abhängig von paraneoplastischer vs. nichtparaneoplastischer Ursache; in Einzelfällen Rückbildung der Symptomatik nach Tumorentfernung

Selbsthilfegruppe

Stiff-man-Syndrom Gesellschaft Deutschland e. V., Raiffeisenstr. 50, 52372 Kreuzau-Stockheim, Tel.: 02421-504357, Internet: www.stiff-man.de

Lambert-Eaton-Myasthenie-Syndrom (LEMS)

Allgemeines

- **Antikörper:** VGCC/Synaptotagmin (normal < 25 pmol/l; belegen nicht die paraneoplastische Ätiologie); bei paraneoplastischer Ätiologie häufig zusätzlicher Nachweis von Hu, CV2/CRMP5-und/oder **SOX1**-Antikörpern [3467] (Tabelle)
  - *SOX1-Antikörper differenzieren zwischen idiopathischem und paraneoplastischem LEMS* (Spezifität 95 %, Sensitivität 67 %)
- **Primärtumoren bei paraneoplastischem LEMS:** maligne Tumoren bei 60 % (1-3 % aller Patienten mit kleinzelligem Bronchial-Ca, seltener Prostata-Ca, Lymphome, Adeno-Ca)
- **assoziierte Erkrankungen bei nicht-paraneoplastischem LEMS:** Perniziosa, Hypo-/Hyperthyreose, Sjögren-Syndrom, Vitiligo; signifikante Assoziation mit HLA-B8 und HLA-DR3

Pathologie

Lichtmikroskopisch oft unauffällig, elektronenmikroskopisch Mangel an „aktiven Partikeln" der präsynaptischen Membran

Pathogenese [4035]

- kreuzreaktive (bei paraneoplastischer Ätiologie z. B. kleinzelliges Bronchialkarzinom/Präsynapse) IgG-Antikörper gegen spannungsabhängige präsynaptische Kalziumkanäle (voltage-gated calcium channels = VGCC; P/Q-Typ) führen zu einer im Vergleich zu Gesunden ca. 5-fach geringeren Freisetzung von Acetylcholinquanten
- passiver Transfer von Antikörpern führt im Versuchstier zur entsprechenden Erkrankung

Klinisches Bild

- **abnorme Ermüdbarkeit:** proximal und beinbetonte Muskelschwäche mit kurzfristiger Zunahme der Kraft bei Beginn der Belastung und anschließend progredienter Schwäche, in der Regel keine Atrophien, Abschwächung der Muskeleigenreflexe, gelegentlich Parästhesien
- **evtl. Myalgien**
- **Hirnnervenausfälle:** Ptosis, Doppelbilder (50 %)
- **begleitende paraneoplastische Kleinhirndegeneration** (selten)
- **autonome Symptome:** bei etwa 50 % der Patienten zusätzlich cholinerge Dysautonomie (Blasenstörungen, Impotenz, mangelnde Schweiß- und Speichelsekretion, Ptosis, orthostatische Hypotonie; v.a. bei zusätzlichem Nachweis von anti-Hu-Antikörpern)

Untersuchung

- **Reflexbahnung nach Willkürkontraktion:** abgeschwächter oder fehlender Muskeleigenreflex in Ruhe, Auslösung oder Steigerung nach 20–30 Sekunden maximaler Willkürinnervation

Zusatzdiagnostik

- **EMG:**
  - hochgradige Amplitudenminderung des motorischen MAP in Ruhe, Zunahme um 200–1200 % nach 20–30 Sekunden maximaler Willkürkontraktion
  - *niederfrequente repetitive Reizung (3–5 Hz):* Dekrement > 10 %
  - *hochfrequente repetitive Reizung (20–50 Hz für 5–10 Sekunden):* initiales Dekrement, nachfolgendes Inkrement um 200–1200 %
- **Tensilon-Test** negativ oder nur schwach positiv
- **Tumorsuche:** LEMS bei 3 % aller Patienten mit kleinzelligem Bronchial-Ca; bei fehlendem Tumornachweis FDG-PET/CT halbjährlich für insgesamt 2 Jahre

Therapie

- **Tumorentfernung** führt häufig zu einer deutlichen Rückbildung der Symptome
- **Immuntherapie** (→ S. 784): Plasmapherese, intravenöse Immunglobuline (off-label), Prednisolon (1,5 mg/kg KG), Azathioprin (off-label) (2,5 mg/kg KG)
- **symptomatisch** (nach Leitlinie DGN [2391]): 3,4 Diaminopyridin = Fampridin (Firdapse®, → S. 783; bis 60 mg) erhöht die Ca^{2+}-Konzentration in den Kanälen, Pyridostigmin bis 300 mg

2.7 Sonstige entzündliche neurologische Erkrankungen

S. Rauer und R. Kaiser*

In diesem Abschnitt werden Meningitiden/Enzephalitiden nicht infektiöser Ursache beschrieben; ausgenommen sind demyelinisierende entzündliche Erkrankungen des ZNS (→ S. 227) und (fakultativ) paraneoplastische neurologische Syndrome (→ S. 243) (separate Kapitel)

2.7.1 Nicht erregerbedingte Meningitiden und Enzephalitiden

Aseptische Meningitis

Ätiologie

Für eine akute oder chronische aseptische (nicht eitrige) Meningitis kommen neben einer direkten Infektion (viral, bakteriell, parasitär oder pilzbedingt siehe Kapitel Infektionen→ S. 168) folgende weitere Ursachen infrage:

- **para- oder postinfektiöse Meningitis (bei einer Infektion außerhalb des ZNS)** (sog. Begleitmeningitis): Erreger sind im ZNS oder im Liquor nicht nachweisbar (z.B. bei respiratorischen Infektionen mit Viren [e.g. Influenza] oder Bakterien [e.g. Mycoplasma pneumoniae])
- **autoimmunologisch bedingt:** Kollagenosen, Serumkrankheit, Morbus Behçet (→ S. 256), Vogt-Koyanagi-Harada-Syndrom (Iridozyklitis, Vitiligo, Verlust der Wimpern), Wegner-Granulomatose, Vaskulitiden
- **medikamentös bedingt:**
  - *nichtsteroidale Antiphlogistika:* Ibuprofen, Naproxen
  - *Antibiotika:* Sulfamethoxazol, Trimethoprim, Isoniazid, Phenazopyridin, Cephalexin, Cefazolin, Ceftazidim
  - *Chemotherapeutika:* Azathioprin, Cytosin Arabinosid
  - *intrathekale Medikamentenapplikation*
  - detaillierte Liste bei [816],[3330]
- **tumorbedingt:** Meningeosis neoplastica; zerebrale Metastasen, paraneoplastische Reaktion
- **Fremdkörper- oder OP-bedingt:** z.B. Punktionen, Encephalografie, Ventrikelkatheter, operative Eingriffe
- **sonstige:** Sarkoidose (→ S. 255), PMP-Syndrom (→ S. 257)

Pathophysiologie

- nicht genau bekannt; Typ I einer Hypersensitivitätsreaktion (IgE-vermittelt)? oder Typ IV (T-Zell-vermittelt); antigenes Mimikry; systemische Zytokinwirkung
- in den wenigen untersuchten Fällen keine Immunkomplexe aus Antikörpern und Arzneimittel nachweisbar

Klinisches Bild

- Entwicklung der neurologischen Symptome innerhalb weniger Stunden nach Applikation/Aufnahme des Medikamentes, Dauer der Symptome 24–72 Stunden
- **initial:** häufig rasch hohes Fieber (bis 40 °C), Übelkeit, Kopfschmerz, Photophobie
- **enzephalitische Beteiligung:** Krampfanfälle, qualitative und quantitative Bewusstseinsstörungen
- **fakultativ:** Juckreiz, Exanthem, Konjunktivitis, Gesichtsschwellung, Myalgie, Arthralgie, Lymphadenopathie

Zusatzdiagnostik

- **Labor:** Leukozytose, Eosinophilie
- **Liquor:** erhöhter Druck bis 40 cm H_2O, granulozytäre oder lymphozytäre Pleozytose (50–5000/µl), Schrankenstörung (Gesamtprotein: 500–5000 mg/l);

Diagnosestellung

Zeitlicher Zusammenhang zur Medikamenteneinnahme, klinisches Bild, entzündlicher Liquor und Ausschluss anderer Ursachen (inbesondere Ausschluss einer erregerbedingten Meningitis); keine Besserung der Symptomatik und der entzündlichen Liquorveränderungen trotz probatorischer Antibiotikatherapie

Differenzialdiagnose

Erregerinduzierte Meningitiden (→ S. 168), Sarkoidose (→ S. 255)

Therapie

Symptomatisch, ggf. Steroide (Prednisolon 50–100 mg/d p. o. für 2–3 Tage)

Prognose
Abhängig von Ätiologie; parainfektiös/autoimmunbedingt/medikamenteninduziert: Restitutio ad integrum innerhalb weniger Tage

Morbus Boeck (Sarkoidose)

Definition
Systemische granulomatöse Erkrankung ungeklärter Ätiologie

Epidemiologie
Prävalenz 20–50/100 000 Einwohner (Neurosarkoidose 5 % [2-16 %] der Fälle) (D), kann in jedem Alter symptomatisch werden, Altersgipfel 25–45 Jahre, keine Geschlechtspräferenz, hohe Inzidenz bei Afro-Amerikanern und in Schweden

Pathologie
- Granulome (Epitheloidzellen gesäumt von Lymphozyten und Makrophagen; evtl. mehrkernige Riesenzellen) ohne zentrale Verkäsung; können in allen Organen vorkommen, am häufigsten in mediastinalen und peripheren Lymphknoten
- **ZNS:** basale granulomatöse Meningoenzephalitis mit Beteiligung von Hirnnerven und Hirnbasisgefäßen

Klinisches Bild
- **typisches Bild:**
  - *Sehstörungen:* Optikusneuritis, Stauungspapille, Optikusatrophie, Uveitis
  - *periphere Fazialisparese* (→ S. 540) oder andere Hirnnervenausfälle
  - *aseptische Menigitis* bei 18–26 %
  - spinale Symptome, Hirnstamm- und/oder zerebelläre Symptome
  - *hypothalamische Störungen* (Diabetes insipidus, Amenorrhö) nach neuerer Fallserie selten [793],[4625]
- **Hirnnerven** insgesamt bei 72 %
  - *N. II:* Optikusneuritis (38 %, davon 1/3 beidseits), Optikusatrophie, Stauungspapille durch Granulome im Bereich des N. opticus/Chiasma
  - *N. VII:* durch Granulome in der Parotis oder an der Hirnbasis (26 %)
  - *N. VIII:* Hörstörungen, Nystagmus (7 %)
  - *Nn. III< V< VI* jeweils 10 %
- **ZNS:**
  - spinale Symptome (28 %)
  - Hirnstamm/zerebelläre Symptome (21 %)
  - Polydipsie/Polyurie (< 5 %) (Diabetes insipidus), Appetitstörung, Amenorrhö (durch Granulome im Hypothalamus und Hypophyse)
  - organische Psychosen (< 10 %), epileptische Anfälle (fokal, sekundär generalisiert), Hemiparesen (oft durch granulomatöse Angiitis)
- **periphere Nerven:** Polyneuropathie vom Multiplex-Typ (durch granulomatöse Infiltration), Kauda-Syndrom [4288]
- **Muskulatur:** subakute symmetrische Schwäche, proximal betont (selten; durch granulomatöse Myositis; kann einzige Manifestation sein)
- Lungenbeteiligung (90 %), Haut-/Augenbeteiligung (12 %), „endokrine" Orbitopathie
- **isolierte Neurosarkoidose:** keine relevanten klinischen und radiologischen Unterschiede zur Neurosarkoidose, die im Rahmen einer systemischen Sarkoidose auftritt [2928]

Zusatzdiagnostik
- **Röntgen-Thorax und hochauflösendes CT-Thorax:** schmetterlingsförmige Verschattung (durch hiläre Lymphadenopathie) evtl. mit Lungenbefall (nach [4625] Aufälligkeiten bei 31 %)
- **CT Schädel:** Granulome als verkalkte, kontrastmittelaufnehmende Raumforderungen, Kontrastmittelaufnahme der Meningen, evtl. Hydrozephalus
- **MRT Schädel** ( ): Granulome als multiple basale und periventrikuläre Hyperintensitäten in T2-gewichteten Bildern
- **Serum:** BSG-Erhöhung, Eosinophilie, ACE-Erhöhung bei 23 % [4625];
  - *Korrelationen bei pulmonaler Sarkoidose:* ACE und Lysozym = Granulomlast, Neopterin = Makrophagen-Aktivierung, IL2-Rezeptor = Aktivität der T-Lymphozyten; insgesamt korrelieren die Serumspiegel von löslichem IL2-Rezeptor und Neopterin mit der Erkrankungsschwere [4655]; zur Neurosarkoidose liegen diesbezüglich keine Daten vor
- **Liquor** bei Neurosarkoidose: lymphozytäre Pleozytose mit 10–200 Zellen/µl (50–70 %), Bestimmung der T4/T8-Ratio (CD4/CD8 > 5), Schrankenstörung (40–70 %), Lysozym-Erhöhung (75 %), β-2-Mikroglobulin-Erhöhung, IgG-Erhöhung/positive OKB (70 %)
  - *Angiotensin-Converting-Enzyme (ACE):* aufgrund der geringen Konzentration des Enzyms im Liquor ist für die Untersuchung ein Radioimmunassay erforderlich; die Referenzbereiche sind abhängig von der Methode

  - Beurteilung: relativ geringe Spezifität (erhöht auch bei anderen entzündlichen Prozessen) und geringe Sensitivität (Vorliegen einer Neurosarkoidose auch bei normalen Konzentrationen möglich)
- **Bronchoskopie:** Bronchiallavage mit Bestimmung der T4/T8-Ratio (CD4/CD8 > 3,5), im Zellbild erhöhter Lymphozytenanteil (> 20 %), Biopsie hilärer Lymphknoten
- **Gallium-Szintigrafie:** Anreicherung in aktiven pulmonalen und extrapulmonalen Granulomen (wenig spezifisch)
- **Kveim-Nickerson-Test:** Intrakutantest mit menschlichem Boeck-Gewebe als Antigen, Auswertung nach Wochen durch Biopsie; 20 % falsch negativ, 5 % falsch positiv; nach Meinung mancher Autoren obsolet, da prinzipiell mit Infektionsrisiko verbunden [2560]

Diagnosestellung der Neurosarkoidose

- **sicher:** klinisches Bild mit histologischem Nachweis typischer Granulome in einer Hirn-/Nervenbiopsie (vor allem bei isolierter Neurosarkoidose anzustreben)
- **wahrscheinlich:** Klinik unter Abgrenzung anderer Differenzialdiagnosen mit typischen Befunden bei bildgebenden Verfahren und Labor mit Hinweisen auf eine systemische Sarkoidose

Therapie der Neurosarkoidose

- **keine kontrollierten Studien**
- **Immunsuppression (off-label)**, pragmatische Therapie mit Kortikosteroiden: 1 mg/kg KG pro Tag initial, Reduktion auf 20 mg/d Erhaltungsdosis (innerhalb von 3 Monaten), Erhaltungsdosis nach klinischer Symptomatik für > 1 Jahr; bei schweren Verläufen initial Kortison-Hochdosisbehandlung (z. B. 500 mg/d i. v. über 5 Tage)
- *andere Immunsuppressiva/Immunmodulatoren:* Azathioprin (1–2 mg/kg KG/d), Methotrexat, Ciclosporin A, Cyclophosphamid, Mycophenolatmofetil, Hydrochloroquin, Rituximab
- **Infliximab (off-label; monoklonaler Antikörper gegen TNF-α):** mehrere Kasuistiken berichten über sehr guten Therapieeffekt bei Neurosarkoidose, die trotz Steroid/immunsuppressiver Behandlung progressiv verlief [3860],[634],[3114]
- **symptomatische Therapie:** bei Hydrozephalus (→ S. 419), Epilepsie, Hormonstörungen

Verlauf

Bei Neurosarkoidose selten Spontanremission; Sarkoidose allgemein: 2/3 subakut monophasisch; 1/3 chronisch rezidivierend; Stabilisierung bei 70–90 %; 55 % nach Therapie symptomfrei; bei ZNS-Symptomen zu Krankheitsbeginn schlechtere Prognose im Vergleich zu Patienten mit peripher-neurologischen Symptomen [1175]

Selbsthilfegruppe

Deutsche Sarkoidose-Vereinigung e. V., Uerdinger Str. 43, 40668 Meerbusch, Tel.: 02150/7369, Fax: 02150/7360

Morbus Behçet

Definition

Immunkomplexvaskulitis ungeklärter Ätiologie; nach dem Verteilungsmuster werden der parenchymatöse (80 %) und der vaskuläre (20 %) Neuro-Behçet unterschieden

Epidemiologie

Inzidenz 1 pro 500 000 in Deutschland; in der Türkei 300-500 pro 100 000; Neuro-Behçet gehäuft bei Trägern von HLA-B51 und HLA-DRw52; M:F = 2:1

Diagnostische Kriterien

- **Hauptkriterien:** rezidivierende orale Aphthen, Hautveränderungen (Erythema-nodosum-ähnliche Effloreszenzen, oberflächliche Thrombophlebitis, akneähnliche Effloreszenzen, Pathergie (= Hyperirritabilität), Augenveränderungen (rezidivierende Hypopyoniritis, Iridozyklitis, Chorioretinitis), Genitalulzera
- **Nebenkriterien:** Arthralgien oder Arthritis der großen Gelenke, gastrointestinale Störungen (z. B. Ulzera der Iliozökalregion), Epididymitis, vaskuläre Manifestationen (Gefäßverschlüsse, Aneurysmen), zentralnervöse Störungen
- **Bewertung:**
  - *komplettes Behçet-Syndrom:* alle 4 Hauptkriterien
  - *inkomplettes Behçet-Syndrom:* 3 Hauptkriterien oder rezidivierende Hypopyoniritis oder Chorioretinitis und ein weiteres Hauptsymptom

Klinisches Bild bei neurologischen Manifestationen

Erkrankungsbeginn in jedem Alter (Gipfel 20–40 Jahre); ähnlich remittierende Verläufe wie bei der MS; gelegentlich auch unter dem Bild einer Meningitis, einer Sinus-Venenthrombose, (→ S. 91) arterieller Verschlüsse oder einer Subarachniodalblutung (selten); Optikusneuritis, Hirnnervenausfälle, fokale Ausfälle (Großhirn, Hirnstamm, Kleinhirn), epileptische Anfälle, organisches Psychosyndrom (→ S. 24), selten spinale Ausfälle (10–20 %)

Zusatzdiagnostik

- **MRT, CT:** kontrastmittelaufnehmende disseminierte Herde in der weißen und grauen Substanz besonders in den Basalganglien oder im Hirnstamm und bis nach dienzephal reichend, im Verlauf Hirnstammatrophie, Infarkte, Zeichen von Venen- und Sinusthrombosen
- **Labor:** Leukozytose, Linksverschiebung, Akutphasereaktion
- **Liquor:** lymphozytäre Pleozytose, Schrankenstörung, bei 70 % erhöhter IgG-Index, OKB jedoch häufig nur vorübergehend positiv
- **EEG:** Allgemeinveränderung, Herdbefunde

Diagnosestellung Klinisches Bild, Bildgebung und Liquorveränderungen

Differenzialdiagnose Reiter-Syndrom, Vogt-Koyanagi-Harada-Syndrom, Morbus Boeck (→ S. 255), Kollagenosen (→ S. 158)

Therapie (Leitlinie DGN [392])
- **keine evidenzbasierte Standardtherapie**
- **bei neurologischen Komplikationen:** Prednisolon initial 500–1000 mg/d über 5–7 Tage, orales Ausschleichen über 2–3 Monate
- im Intervall ggf. niedrig dosiert Steroide kombiniert mit einem steroidsparenden Immunsuppressivum: Azathioprin, Cyclophosphamid, Chlorambucil, Methotrexat
  - Ciclosporin A wird wegen möglicher ZNS-Nebenwirkungen trotz guter Wirksamkeit nicht empfohlen
- **Wirksamkeit von Interferon-α** in Kombination mit Colchizin und Penizillin bei Neuro-Behçet nicht erwiesen [911]; dasselbe gilt für Thalidomid (CAVE: in seltenen Fällen Polyneuropathien)

Verlauf Akutphasen von Tagen bis wenigen Wochen, Rezidive über Jahre bis Jahrzehnte

Bickerstaff-Enzephalitis (benigne Hirnstammenzephalitis) [2945],[4591]

Allgemeines Benigne verlaufende postinfektiöse Hirnstammenzephalitis, verwandt mit dem Miller-Fisher-Syndrom (ebenfalls mit GQ1b-Antikörpern assoziiert [66 %]); inzwischen wird wegen unscharfer Abgrenzbarkeit eine Zusammenfassung der beiden Syndrome als „Fisher-Bickerstaff Syndrom" diskutiert [4616]

Klinisches Bild
- **Prodromi (92 %):** Muskelschmerzen, allgemeines Krankheitsgefühl, subfebrile Temperaturen, Kopfschmerzen
- **Hirnstammsymptome:** Augenbewegungsstörungen (Doppelbilder, Blickparesen, Nystagmus, Opsoklonus, Ptose, Pupillenstörungen), motorische Ausfälle der Hirnnerven V, VII, IX bis XII, Ataxie, Bewusstseinstrübung (74 %) bis zum Koma mit Dezerebrationszeichen
- **sonstige Symptome:** Areflexie oder Hyperreflexie, Pyramidenbahnzeichen (40 %)
- **Symptome in der Erholungsphase:** Parkinson-Syndrom, Affektlabilität

Zusatzdiagnostik
- **Liquor:** Pleozytose und leichte Schrankenstörung, Nachweis von GQ1b-Antikörpern
- **MRT:** konfluierende Läsionen in Pons, Mittelhirn und Thalamus (30 %)

Diagnosestellung Klinisches Bild und entzündliche Liquorveränderungen oder Antikörper-Nachweis

Therapie Einzelberichte über erfolgreiche Therapie mit Plasmapherese [1273],[3758],[4615] und Immunglobulinen [1236]

Verlauf Progression über 1–2 (–8) Wochen, komplette Erholung über 3–18 Monate

Pseudomigräne mit flüchtigen neurologischen Symptomen und lymphozytärer Pleozytose (PMP-Syndrom) [1436]

Ätiologie Ungeklärt; einzelne Fälle nach Angiografie

Klinisches Bild Rezidivierende Episoden über einen begrenzten Zeitraum (bis 50 Tage) mit transienten neurologischen Symptomen (Sensibilitätsstörungen, Aphasie, motorische Ausfälle, selten Gesichtsfelddefekte), pulsierendem Kopfschmerz und (teilweise) Fieber

Zusatzdiagnostik
- **Liquor:** lymphozytäre Pleozytose 10–760 Zellen/µl, Schrankenstörung, OKB negativ

Mollaret-Meningitis

Ätiologie Reaktivierung einer Infektion mit Varizella-Zoster-Virus, Herpes-simplex-Virus Typ 2 (selten Typ 1) oder Zytomegalieviren; häufig keine sichere Infektion feststellbar; auch im Zusammenhang mit SLE beschrieben

Epidemiologie Selten; bis 1992 maximal 50 Fälle publiziert

Diagnostische Kriterien [2757]
- **rezidivierende Fieberattacken mit meningealer Reizung:** Kopfschmerzen, Übelkeit, Erbrechen, Meningismus
- **mehrtägige Attackendauer** mit generalisierten Schmerzen und symptomfreien Intervallen von Wochen oder Monaten
- **Liquorpleozytose** evtl. mit Nachweis von Endothelzellen (nicht pathognomonisch)
- **Restitutio ad integrum**

Therapie Keine spezifische Therapie bekannt

Rasmussen-Enzephalitis [394],[143],[1614]

Allgemeines Chronische fokale Entzündung des Hirnparenchyms mit nachfolgender Atrophie, die meistens nur eine Großhirnhemisphäre betrifft und diese über Monate bis Jahre in individuell unterschiedlichen Ausmaß zerstört; < 100 Einzelfälle in der Literatur, keine regionale Häufung, familiäre Prädisposition von einzelnen Autoren diskutiert

Ätiologie

- **Autoimmunerkrankung:** nach einer neueren Arbeit geht man von einer Schädigung der Neurone und Astrozyten durch zytotoxische T-Zellen oligoklonalen Ursprungs aus [301],[3694]
- **diskutiert wird auch eine chronische Virusinfektion:** Berichte über DNA-Nachweis von CMV, EBV und Enteroviren

Pathologie

- **im aktiven Stadium:** Mikrogliaknötchen, perivenöse T-Lymphozyteninfiltrate, Neuronophagie, Gliafaserreaktion
- **in späteren Stadien:** Neuronenverlust, Gliose, einzelne Lymphozyteninfiltrate. Atrophie einer Hemisphäre

Klinisches Bild

- **Beginn der Erkrankung** meist im Kindes-/Jugendalter (85 % vor dem 10. Lebensjahr), z. T. nach einem fieberhaften Infekt, anfänglich meist fokale oder generalisierte Anfälle, die an Häufigkeit zunehmen
- **Entwicklung einer Epilepsia partialis continua** (ca. 50 %)
- zusätzlich langsam progredient: Myoklonien, Hemiparese, Hemianopsie, kognitive Störungen, Dysphasie (bei Befall der dominanten Hemisphäre)

Zusatzdiagnostik

- **Liquor:** bei 50 % unauffällig. Pleozytose (16–70 Zellen/µl überwiegend Lymphozyten), Schrankenstörung (500–1000 mg/l), intrathekale IgG-Synthese (bis 67 %), Nachweis von Antikörpern gegen GluR3
- **EEG:** diffuse Spike-Wave-Aktivität
- **MRT:** erhöhte Signalintensitäten in T2-Wichtung in einer Hemisphäre

Diagnostische Kriterien (entsprechend Konsensusreport [394]), (Leitlinie DGN [392])

<table>
<tr><td rowspan="3">▶ Kriterien Teil A prüfen:
❍ Klinik: fokale Anfälle (mit oder ohne Epilepsia partialis continua) und einseitige kortikale Defizite
❍ EEG: unilaterale Verlangsamung mit oder ohne epilepsietypische Potenziale, Nachweis eines unilateralen Anfallbeginnes
❍ MRT: unilaterale kortikale Atrophie und ≥1 der folgenden Kriterien:
❍ hyperintense Signale in T2/Flair-Sequenzen in grauer und weißer Substanz
❍ hyperintenses Signal oder Atrophie des ipsilateralen Kaudatumkopfes</td><td colspan="3">❍ alle erfüllt</td><td rowspan="2">Diagnose Rasmussen-Enzephalitis</td></tr>
<tr><td rowspan="2">❍ nicht alle erfüllt</td><td rowspan="2">▶ Kriterien Teil B prüfen:
❍ Klinik: Epilepsia partialis continua oder progressives* unilaterales kortikales Defizit
❍ MRT: progressive* kortikale Atrophie einer Hemisphäre
❍ Histologie: Enzephalitis mit T-Zell-Dominanz und aktivierten Mikroglia-Zellen (typischerweise aber nicht obligat Knötchen bildend) sowie reaktiver Astrogliose</td><td>❍ ≥ 2 Kriterien erfüllt</td></tr>
<tr><td>❍ < 2 Kriterien erfüllt</td><td>Diagnose Rasmussen-Enzephalitis kann (noch) nicht gestellt werden</td></tr>
</table>

- „progressiv“ bedeutet, dass mindestens 2 sequenzielle klinische bzw. MRT-Untersuchungen zunehmende Befunde zeigen

Wenn keine Hirnbiopsie erfolgt, müssen ein MRT-Kopf mit Gadolinium (zur Dokumentation einer fehlenden Gadolinium-Aufnahme) und ein CT (zur Dokumentation fehlender Verkalkungen) durchgeführt werden, um eine (sehr seltene) einseitige zerebrale Vaskulitis abzugrenzen

Differenzialdiagnose

Immunvaskulitiden, Sarkoidose, andere ZNS-Entzündungen, CJE, Tumoren, Dysplasien, metabolische Störungen, HIV

Therapie (entsprechend Konsensusreport [394]; [393]), (Leitlinie DGN [392])

- **operative Entfernung entzündlich veränderten Hirngewebes** bzw. Hemispherektomie bei Krankheitsprogression und medikamentös nicht beherrschbaren Anfällen unter Abwägung der zu erwartenden Eingriffsfolgen; Chance auf Anfallsfreiheit 62–85 %
- **Immuntherapie:** bei progredientem Verlauf, wenn sich keine Indikation für eine Hemispherektomie ergibt: Immunglobuline (von einigen Autoren als Therapie der 1. Wahl empfohlen), Tacrolimus (T-Zell-Inhibitor), monatliche Kortison-Hochdosistherapien über 5 Tage, niedrig dosierte orale Langzeit-Steroidtherapie, Plasmapherese (alle 2–8 Wochen), Immunadsorption
- **symptomatisch:** Antikonvulsiva (mit begrenztem Erfolg), Antispastika

Prognose

Schlecht: progredienter demenzieller Abbau

Akute hämorrhagische Leukenzephalomyelitis (AHLE) (akute nekrotisierende Leukenzephalitis, Hurst-Enzephalitis)

Allgemeines

Seltene, fulminant und häufig letal verlaufende parainfektiöse Erkrankung mit Beziehung zur akuten disseminierten Enzephalomyelitis (→ ADEM S. 242), auch bei Kindern vorkommend

Auslöser

Meist Infekte des oberen Respirationstraktes; seltener virale Infekte (VZV, Masern), Mykoplasmen-Pneumonie, Tuberkulose, gramnegative Sepsis, disseminierte intravasale Gerinnung, Impfungen (Typhus, Pocken, Cholera, Ruhr); akute myeloische Leukämie

Pathologie

- **makroskopisch:** Hirnödem, petechiale Blutungen, Erweichungsherde; Lokalisation vor allem Centrum semiovale, in zweiter Linie Hirnstamm, Kleinhirnschenkel und Rückenmark
- **mikroskopisch:** zunächst Endothelschwellung, dann -nekrosen (Unterschied zur ADEM → S. 242!), perivaskuläre entzündliche (vor allem neutrophile) Infiltrate in Hirnparenchym und Meningen, ausgedehnte Demyelinisierung (,)

Klinisches Bild

2 Tage bis 2 Wochen nach einem (meist banalen) Infekt einsetzende meningeale Symptomatik (Fieber, Kopfschmerzen), rasche Progression mit Vigilanzstörung, fokalen Ausfällen jeglicher Lokalisation und Hirndruck bis zum Koma; entsprechend einer Kasuistik auch spinaler Beginn möglich [543]

Zusatzdiagnostik

- **Labor:** Leukozytose bis 40 000/µl, Neutrophilie
- **Liquor:** kann initial unauffällig sein, später polymorphzellige Pleozytose, Schrankenstörung, oft Erythrozyten; Druckerhöhung, IgG-Synthese bzw. positive OKB möglich
- **CT/MRT:** multiple, im Verlauf konfluierende CT-hypodense Läsionen im Centrum semiovale und im tiefen Marklager, nicht kontrastmittelaufnehmend

Diagnosestellung

Kombination aus klinischem Bild, entzündlichen Laborveränderungen und multiplen Marklagerhypodensitäten im MRT/CT

Therapie

Einzelberichte über Erfolge mit Plasmapherese [2580] bzw. Kombination von Hirndrucktherapie, Steroiden, Plasmapherese und Cyclophosphamid [3707]

Verlauf

In 2/3 der Fälle innerhalb einer Woche letal, wenige komplette Remissionen

Steroid-responsive Enzephalopathie mit assoziierter Autoimmun-Thyreoiditis (SREAT, früher: „Hashimoto-Enzephalopathie") [723],[2171],[1627],[641]

Allgemeines

Möglicherweise bislang in ihrer Häufigkeit unterschätzte Autoimmun-Enzephalopathie in Assoziation mit Autoimmun-Thyreoiditis; F:M ca. 5:1, mittleres Alter 44 (12–58) Jahre; die Schilddrüsenfunktion kann normal (40 %), eingeschränkt (54 %) oder gesteigert sein

Klinisches Bild

- **Verlaufsformen: s**chubförmig remittierender (60 %) oder chronisch progredienter Verlauf, apoplektiforme Episoden (27 %)
- **Symptome:** kognitive Defizite, Verwirrtheitszustände und Psychosen (36–47 %), transiente Somnolenz bis hin zum Koma (48 %), epileptische Anfälle (53–66 %), fokal neurologische Defizite (27 %), Myoklonien (38–41 %), Ataxie (41 %)

Zusatzdiagnostik

- **Antikörper:** erhöhte MAK (mikrosomale Antikörper; normal bis 1:100; im Wesentlichen gleichbedeutend mit Thyreoid-Peroxydase-Antikörpern, TPO) und TAK (Thyreoglobulin-Antikörper; normal bis 1:100)
- **Liquor:** fakultativ mononukleäre Pleozytose (24 %), Schrankenstörung (78 %), positive OKB (35 %)
- **EEG:** in 98 % der Fälle auffällig (meistens Allgemeinveränderung)
- **MRT:** meist bilaterale, subkortikale T2-hyperintense Läsionen

Diagnosestellung

Klinisches Bild einer multifokalen Enzephalitis, Antikörpernachweis und Ansprechen auf Steroide (98 %), Abgrenzung infektiologischer/autoimmunologischer/degenerativer Ursachen (s. u.)

Differenzialdiagnose

CJE [3715], ferner degenerative und vaskuläre Hirnerkrankungen, Kollagenosen, Vaskulitiden, Infektionen, endokrine, metabolische, nutritive und toxische Ursachen, MS, psychiatrische Störungen, Paraneoplasien, Autoimmunencephalitiden anderer Ätiologie (VGKC-Komplex-Antikörper, NMDA-R-Antikörper u.a.)

Therapie (mod. nach Leitlinie DGN [392])

In Abhängigkeit von der Klinik:

- **leichte bis mäßige Enzephalopathie:** Methylprednisolon 1–2 mg/kg KG/d für 2 Wochen
- **schwere Enzephalopathie, epileptische Anfälle, apoplektiforme Ereignisse:** Methylprednisolon 500–1000 mg/d für 3–7 Tage, 1–2 mg/kg KG/d für 2 Wochen
- **Abklingphase:** Ausschleichen der Steroide über 6–12 Monate (unter Osteoporoseprophylaxe und Magenschutz)
- **nach 1. Rezidiv:** Wiederholung der o. g. Therapie
- **nach 2. Rezidiv:** Wiederholung der o. g. Therapie plus steroidsparende Immunsuppressiva: Azathioprin, Methotrexat, Ciclosporin A, Mycophenolatmofetil, Hydrochloroquin
- **Eskalationstherapie**: IVIG, Plasmapherese, Cyclophosphamid

Prognose

79–90 % bleiben in Remission nach einem Therapiezyklus; 30–50 % der Patienten, die ein Rezidiv bekommen, erleiden weitere Episoden

Chronisch lymphozytäre Inflammation mit pontinem, perivaskulärem Enhancement responsiv auf Steroide (CLIPPERS)

Allgemeines

Steroidresponsive Erkrankung mit pontozerebellären, perivaskulär lokalisierten entzündlichen Infiltraten mit charakteristischen klinischen, radiologischen und histopathologischen Befunden; bisher Fallserien mit kleinen Patientenzahlen; keine gesicherte Entität [3155],[3786],[4033]

Ätiologie

Unbekannt; Hypothesen:

- **spezifischer Autoimmunprozess** mit Zielantigen in den perivaskulären Räumen des Hirnstammes?
- **Allergen getriggerte perivaskuläre/vaskuläre entzündliche Reaktion** - hierfür könnten deutlich erhöhte Serum-IgE Konzentrationen bei 2 Patienten sprechen [1996]
- **postvakzinal** 2 Wochen nach Influenza-Impfung als Einzelfall beschrieben [1709]

Pathologie [3786]

- perivaskuläre lymphohistiozytäre Marklagerinfiltrate mit oder ohne parenchymatöse Ausdehnung (weiße Substanz) und geringe (als sekundär betrachtete) Demyelinisierung sowie (im Verlauf vermutlich zunehmende) axonale Schädigung
- inflammatorische Infiltrate aus T-Zellen (überwiegend CD4+) und aus Histiozyten, zusätzlich Makrophagen, aktivierte Mikroglia und reaktive Gliose
- nicht mit der Diagnose vereinbare histologische Befunde: monoklonale oder atypische Lymphozytenpopulationen, nekrotisierende Granulome oder Riesenzellen, vaskulitische Gefäßveränderungen (Destruktion der Gefäßwand, fibrinoide Nekrose, Leukozytoklasie, Fibrinthromben)
- histopathologisch erhebliche Ähnlichkeiten mit Neuro-Behcet und Sjögren-Syndrom [2073]

Klinisches Bild

- mittleres Alter bei Krankheitsbeginn 43 Jahre (Spanne 20-65); M:F 10:6 [3155],[3786], [1996]
- **typische Symptome:** subakute Gangataxie, Dysarthrie und periorale Sensibibltätsstörungen
- **weitere Symptome:** Nystagmus, Doppelbilder, Augenbewegungsstörungen, Hirnnervenausfälle, Pseudobulbärparalyse, Tremor, Pyramidenbahnzeichen; kognitive Störungen (dysexekutives Syndrom, Sprachstörung, Perseverationen, Frontalhirnzeichen)

Zusatzdiagnostik

- **MRT**: charakteristische kleinfleckig/punktförmige Gadolinium aufnehmende Herde („gepfefferter Hirnstamm") überwiegend im Pons, Brachium pontis, Medulla und Zerebellum; teilweise auch im Mesenzepalon, Thalamus und (seltener) im Myelon; auffallend geringe Intensität der Herde in T2 und FLAIR; im Verlauf Atrophie betont im Zerebellum und Brachium pontis
- **Liquor**: bei 50% unauffällig; ansonsten leichte lymphozytäre Pleozytose, und/oder leichte Proteinerhöhung (470-650 mg/l) und/oder positive oligoklonale Banden
- **Hirnbiopsie;** vgl. Pathologie

Diagnosestellung

Klinische Symptomatik, MRT-Befund und Abgrenzung der Differenzialdiagnosen; entgegen der Ansicht der Erstbeschreiber [3155] sollte die Diagnose (vor allem zur Abgrenzung eines primären ZNS Lymphoms) bioptisch gesichert werden [2404]

Differenzialdiagnose

- Krankheitsbilder anderer Ätiologie, die klinisch/radiologisch nicht von CLIPPERS zu unterscheiden waren (zunehmende Kasuistiken): z.B. Gliom (→ S. 269) [1923], primäres ZNS-Lymphom (→ S. 274) [2404], primäre Angiitis des ZNS (PACNS) (→ S. 146) [583], Immunrekonstitutions-inflammationssyndrom (IRIS) (→ S. 214) nach Absetzen von Tysabri bei einer MS-Patientin (→ S. 227) [2990]
- **weitere DD:** intravasale Lymphomatose, Neurosarkoidose (→ S. 255), Bickerstaff-Enzephalitis (→ S. 257), erregerbedingte Hirnstammenzephalitis, paraneoplastische Syndrome, Histiozytose X, Metastasen (→ S. 280), Abszesse, Embolien

Therapie

- **Allgemeines:** keine kontrollierten Studien; wegen irreversibler neurologischer Defizite und hierzu korrelierender Hirnatrophie frühzeitige und aggressive immunsuppressive Therapie empfohlen [3786]
- **hochdosierte Kortisonpulstherapie** (Dosierung vgl. MS-Schubtherapie): sehr rasches Ansprechen der klinischen Symptomatik und der radiologischen Befunde
- **Cyclophosphamid-Pulstherapie frühzeitig parallel zur Kortison-Hochdosistherapie oder Steroidlangzeitgabe in Kombination mit steroidsparenden Immunsuppressiva** (Azathioprin, Methotrexat, Mycophenolat-Mofetil) wegen extrem hoher Rezidivrate

Verlauf/ Prognose

- **Schubrate** 0,5/Jahr (Spanne 0,25-2,8) unter Langzeitsteroidgabe (5 Patienten); Schubrate scheint anzusteigen bei Steroiddosis < 20 mg/d [4033]

- **Progredienz:** mittlerer EDSS von 4 zu Krankheitsbeginn sank unter Immuntherapie auf 1,9 (Spanne 0-7); Patienten mit schlechtem Outcome (EDSS 4) hatten bereits zu Beginn schwere Schübe (EDSS > 5) und wiesen Hirnstamm- und Myelonatrophie auf; ein unbehandelter Patient verstarb an den Schüben [4033]; bei der Mehrzahl der Patienten persistierende neurologische Defizite trotz immunsuppressiver Therapie [3155],[3786], Langzeitprognose (noch) nicht bekannt

Encephalitis lethargica (Syndrom) [853]

Allgemeines

- seit einer 1916–1927 aufgetretenen Epidemie nur noch sporadisch auftretende Erkrankung
- eine wegen zeitlicher Assoziation (Influenza-Pandemie, 1918) zunächst vermutete Virus-Ätiologie wurde nicht bestätigt (kein Influenza-Virus-RNA-Nachweis in den Hirnbiopsien)
- klinische und neuropathologische Homogenität der im Zusammenhang mit der Pandemie Anfang des 20. Jahrhunderts beschriebenen Fälle von „postencephalitischen Parkinsonsyndromen" nach neueren Arbeiten sehr in Frage gestellt [134],[4308],[4309]

Pathophysiologie

Ungeklärt; manche Autoren vermuten einen Autoimmunprozess gegen Neurone der Basalganglien, getriggert durch eine Infektion mit Streptokokken der Gruppe A; möglicherweise ähnlicher Pathomechanismus wie bei der Chorea minor (Sydenham)

Histopathologie

Perivaskuläre Lymphozyteninfiltrate überwiegend in den Basalganglien, in geringerem Ausmaß im zerebralen Kortex und im Zerebellum

Klinisches Bild

Häufig nach einem Infekt der oberen Luftwege (Tonsillitis, Pharyngitis 11/20) subakutes Auftreten von Schlafstörungen (19/20) mit Störung des Schlaf-Wach-Rhythmus (5/20), Hypersomnie (12/20), Insomnie (2/20), Parkinsonismus (Rigor bzw. Akinese 19/20), Dyskinesien (11/20), Lethargie (10/20), weiteren neuropsychiatrischen Symptomen (17/20) (Demenz, Wesensänderung)

Zusatzdiagnostik

- **Serologie:** Antikörper gegen Epitope der Basalganglien (19/20, kein Routineverfahren zur Antikörperbestimmung etabliert); erhöhter Antistreptolysin-0-Titer (13/20)
- **MRT:** deutlich hyperintense T2-Läsionen in der tiefen grauen Substanz (8/20)
- **Liquor:** leichte lymphozytäre Pleozytose (2/13), leichte Eiweißerhöhung (12/13), oligoklonale Banden ausschließlich im Liquor (5/13), identische Banden in Liquor und Serum (4/13), negativ (4/13)

Diagnosestellung

Klinik, Verlauf und Antikörperbefund nach Abgrenzung anderer Ätiologien

Therapie

Keine etablierte Therapie bekannt; in Einzelfallberichten gute Wirksamkeit von Steroiden [438]

Verlauf und Prognose

- monophasisch (10/20), schubförmig (7/20), stationär (2/20), chronisch progredient (1/20)
- nach 2–14 Monaten: Restitutio ad integrum (5/20)
- Residuen: neuropsychiatrische Symptome (10/20) und/oder Bewegungsstörungen (Parkinson-Syndrom) (6/20)

Neurologische Erkrankungen im zeitlichen Zusammenhang mit Impfungen

Übersicht

(modifiziert n. Quast, 1993) [3240],[3973]

Erkrankung	Geschätzte Inzidenz pro 100 000 Impfungen	Pathomechanismus	
		Impfung mit Totimpfstoffen	Impfung mit Lebendimpfstoffen
Krampfanfälle	1000	Fieber bei der Impfkrankheit	
Mononeuritis einschließlich Hirnnerven	?	Immunkomplex-vermittelte Entzündung der Myelinscheiden	
Polyneuritis	1,6	vermutlich Induktion einer Autoimmunreaktion gegen Myelinproteine	
Guillain-Barré-Syndrom	2,5	Aktivierung von autoaggressiven T-Lymphozyten und Makrophagen	
Poliomyelitis	0,01	kommt nicht vor	Lyse von Neuronen durch Polioviren
Meningitis/Enzephalitis	0,1	unbekannt	direkte Virusinfektion oder pathologische Immunreaktionen (molecular mimicry)
Schub einer MS	(→ S. 227)	unspezifische Aktivierung von autoaggressiven T-Lymphozyten	

Kausalität [3240],[3972]

- **Kriterien für einen Zusammenhang zwischen Impfung und neurologischen Symptomen** [3972]:
  - *zeitliches Intervall:* 7–21 Tage (maximal 5 Tage bis 6 Wochen)
  - *biologische Plausibilität* (erklärende Mechanismen)

- *epidemiologische Beobachtungen* verschiedener Wichtungen:
  - niedriger Stellenwert: Einzelfallberichte, Fallserien, unkontrollierte deskriptive Studien
  - mittlerer Stellenwert: kontrollierte Fallstudien
  - hoher Stellenwert: placebokontrollierte prospektive klinische Studien
- **Graduierung der Wahrscheinlichkeit** eines Kausalzusammenhangs zwischen Impfung und neurologischen Symptomen:
  - *Grad 1 – kein Zusammenhang:* ein unerwünschtes Ereignis, das nicht in ausreichendem zeitlichem Zusammenhang mit der Verabreichung des Präparates auftritt oder in dem die Konzentration des Präparates (Antikörper-Konzentrationen) nicht bestimmt werden konnte; und das keinem dem mutmaßlich auslösenden Präparat verbundenen bekannten Reaktionsmuster folgt; und das durch die bekannten Charakteristika des klinischen Zustandes des Probanden oder alternative Therapieformen erklärt werden kann; kein vergleichbarer Fallbericht in der Literatur
  - *Grad 2 – unwahrscheinlich:* ein unerwünschtes Ereignis, das in ausreichendem zeitlichem Zusammenhang mit der Verabreichung des Präparates auftritt oder bei dem die Konzentration des Präparates bestimmt werden konnte; und das keinem dem mutmaßlich auslösenden Präparat verbundenen bekannten Reaktionsmuster folgt; und das durch die bekannten Charakteristika des klinischen Zustandes des Probanden oder alternative Therapieformen erklärt werden kann; die Beweise sind inadäquat, um einen Kausalzusammenhang zu akzeptieren oder zu widerlegen (wenigstens ein vergleichbarer Fallbericht), die biologischen Kriterien reichen jedoch nicht, um den Zusammenhang zu beweisen
  - *Grad 3 – möglich:* ein unerwünschtes Ereignis, das in ausreichendem zeitlichem Zusammenhang mit der Verabreichung des Präparates auftritt oder bei dem die Konzentration des Präparates bestimmt werden konnte; und das bei der Verabreichung einem dem mutmaßlich auslösenden Präparat verbundenen bekannten Reaktionsmuster folgt; und das auch durch die bekannten Charakteristika des klinischen Zustandes des Probanden oder alternative Therapieformen ausreichend erklärt werden kann; die Beweise sprechen eher für eine Ablehnung eines Kausalzusammenhangs (ein Zusammenhang zwischen Impfung und möglicher Nebenwirkung konnte in einer ausreichend großen Studie (oder Meta-Analyse mehrerer Studien) nicht erbracht werden; anderweitige Gründe für einen Zusammenhang haben gegenüber dem Studienergebnis eine geringere Wichtung)
  - *Grad 4 – wahrscheinlich:* ein unerwünschtes Ereignis, das in ausreichendem zeitlichem Zusammenhang mit der Verabreichung des Präparates auftritt oder bei dem die Konzentration des Präparates bestimmt werden konnte; und das bei der Verabreichung einem dem mutmaßlich auslösenden Präparat verbundenen bekannten Reaktionsmuster folgt; und das durch die bekannten Charakteristika des klinischen Zustandes des Probanden oder alternative Therapieformen nicht vernunftmäßig erklärt werden konnte; und das dadurch bestätigt wird, dass bei Absetzen der Arzneimittelgabe (Dechallenge) eine Besserung eintritt; die Beweise sprechen eher für einen Kausalzusammenhang (die Beobachtungen aus Einzelfallberichten oder epidemiologischen Studien ergeben mehr Hinweise für als gegen einen Zusammenhang)
  - *Grad 5 – definitiv:* ein unerwünschtes Ereignis, das in ausreichendem zeitlichem Zusammenhang mit der Verabreichung des Präparates auftritt oder bei dem die Konzentration des Präparates bestimmt werden konnte; und das bei der Verabreichung einem dem mutmaßlich auslösenden Präparat verbundenen bekannten Reaktionsmuster folgt; und das durch die bekannten Charakteristika des klinischen Zustandes des Probanden oder alternative Therapieformen nicht erklärt werden konnte; und das dadurch bestätigt wird, dass sich bei Absetzen der Arzneimittelgabe (Dechallenge) eine Besserung einstellt; und das bei wiederholter Anwendung (Rechallenge) neuerlich auftritt; die Beweise begründen einen Kausalzusammenhang (epidemiologische Studien und/oder Einzelfallberichte belegen einen eindeutigen Kausalzusammenhang, die biologische Plausibilität wurde nachgewiesen)

Einzelsymptome/ Erkrankungen

- **Krampfanfälle:**
  - *Voraussetzung:* Auftreten innerhalb von 72 Stunden nach Impfung, mindestens 2 weitere afebrile epileptische Anfälle innerhalb von 12 Monaten
  - *epileptische Anfälle nach Masern/Mumps-Impfung:* wahrscheinlich kein Zusammenhang (Grad 2)
  - *Differenzialdiagnose:* Erstmanifestation eines Krampfleidens, Enzephalitiden anderer Genese, Tumoren
  - *„Impfenzephalopathie“:* 11/14 Patienten mit angeblicher „Impfenzephalopathie“ (erstes Auftreten eines Krampfanfalls 72 Stunden nach einer Impfung) wiesen eine Mutationen im Gen für den neuronalen Natriumkanal auf, die als Auslöser für bestimmte kindliche Epilepsien gilt; somit sind die Anfälle vermutlich nicht der Impfung anzulasten, sondern durch eine genetische Disposition bedingt [4442]
- **Mononeuritis:** Auftreten bis maximal 4 Wochen nach Immunisierung; bei Tetanus und Diphtherie: wahrscheinlich kein Kausalzusammenhang (Grad 2) [3972], bei FSME wahrscheinlicher Zusammenhang
- **Plexusneuritis:** Auftreten bis maximal 4 Wochen nach Immunisierung oder Gabe von Immunglobulinen
  - *Tetanus und Diphtherie:* wahrscheinlicher Kausalzusammenhang (Grad 4) [3972]
  - *FSME:* wahrscheinlicher Kausalzusammenhang (Grad 4)
- **Meningitis:** bei Mumps: Risiko je nach Stamm 1/10 000 bis 1/1 000 000 [3240], die vorliegenden Daten sprechen jedoch eher gegen einen Zusammenhang (Grad 3) [3972]

- **Enzephalitis:**
  - *Masern, Mumps, Röteln:* wahrscheinlich kein Zusammenhang (Grad 2) [3972]
  - *Tetanus, Diphtherie:* die vorliegenden Daten sprechen eher gegen einen Zusammenhang (Grad 3) [3972]
- **Myelitis:**
  - *Poliomyelitis:* Lebendvakzine: wahrscheinlich kein Zusammenhang (Grad 2) [3972], Totimpfstoff: bislang kein Beweis für einen Kausalzusammenhang (Grad 1) [3972]
  - *Hepatitis B:* wahrscheinlich kein Zusammenhang (Grad 2) [3972]
- **Guillain-Barré-Syndrom:**
  - *Tetanus:* wahrscheinlicher Kausalzusammenhang (Grad 4) [3972]
  - *Masern, Mumps:* wahrscheinlich kein Zusammenhang (Grad 2) [3972]
  - *Poliomyelitis*-Lebendvakzine (orale Polio-Vakzine [OPV] wird nicht mehr empfohlen): wahrscheinlicher Kausalzusammenhang (Grad 4) [3972], Risiko: ca. 0,3/100 000 Impfungen innerhalb der ersten 6 Wochen (wahrscheinlicher Zeitraum)
  - *Hepatitis B:* wahrscheinlich kein Zusammenhang (Grad 2) [3972]
  - *Grippeimpfung:* maximal 1 zusätzlicher Fall auf 1 Million Geimpfter; Daten sprechen eher gegen einen Zusammenhang (Grad 3) [4442]

Zusatzdiagnostik [1427],[3240], [3972]

- **Anamnese:** zeitlicher Ablauf der Ereignisse (zwischen dem 5. Tag und 6 Wochen nach Impfung, Reexposition?), lokale Impfreaktionen, Impfstoff-Chargennummer, Medikamenten- und Drogenanamnese (Alkohol), Stoffwechselerkrankungen, Familienanamnese
- **Labordiagnostik zum Ausschluss andersartiger Erkrankungen:**
  - *Immunologie:* quantitative Immunglobuline inkl. IgE, Immunelektrophorese, Komplementanalyse, Rheumafaktoren, antinukleäre Antikörper, ggf. Immunkomplexnachweis
  - *Serologie:* spezifischer Nachweis von Antikörpern gegen das Impfagens (4-facher Titeranstieg nach 2 Wochen) bzw. differenzialdiagnostisch infrage kommende Erreger: z.B. Influenza A, B, Parainfluenza 1–3, Adenoviren, Masernvirus, Varicella-Zoster-Virus, Zytomegalie-Virus, Herpes-simplex-Virus, Mumpsvirus, FSME, Borrelia burgdorferi, Mycoplasma pneumoniae, Listeria monocytogenes, Toxoplasma gondii
  - *Liquor:* Zytologie, Glukose, Albuminquotient, IgG-Index, isoelektrische Fokussierung; PCR entsprechend der Tabelle (→ S. 168)

Meldepflicht

„Der Verdacht einer über das übliche Ausmaß einer Impfreaktion hinausgehenden gesundheitlichen Schädigung"(§6 Infektionsschutzgesetz)

2.8 Tumoren

U. Herrlinger, A. Grosu, G. Nikkhah, A. Pagenstecher, J. Spreer*, J. Lutterbach*, C. Ostertag* und P. Behrens*

Allgemeines: Tumoren des Nervensystems

WHO-Klassifikation der Tumoren des Nervensystems (2007) [2463],[2462]

- **neuroepitheliale Tumoren**
  - *astrozyäre Tumoren*
    - subependymales Riesenzell-Astrozytom (tuberöse Sklerose) WHO °I
    - pilozytisches Astrozytom WHO °I
    - pilomyxoides Astrozytom WHO °II
    - pleomorphes Xantho-Astrozytom WHO °II
    - diffuse Astrozytome WHO °II
      - fibrilläres, protoplasmatisches, gemistozytisches Astrozytom
    - anaplastisches (malignes) Astrozytom WHO °III
    - Gliomatosis cerebri WHO °III
    - Glioblastom WHO °IV
      - Riesenzellglioblastom
      - Gliosarkom
  - *Oligodendrogliome*
    - Oligodendrogliom WHO °II
    - anaplastisches Oligodendrogliom WHO °III
  - *Mischgliome*
    - Oligoastrozytom WHO °II
    - anaplastisches Oligoastrozytom WHO °III

  - *Ependymome*
    - myxopapilläres Ependymom WHO °I (👁)
    - Sub-Ependymom WHO °I
    - Ependymom WHO °II
      - zellulär, papillär, Klarzell-, tanizytisches
    - anaplastisches Ependymom WHO °III
  - *Tumoren des Plexus chorioideus*
    - Plexus-chorioideus-Papillom WHO °I
    - atypisches Papillom des Plexus choroideus WHO °II
    - Plexus-chorioideus-Karzinom WHO °III
  - *gliale Tumoren ungeklärten Ursprungs*
    - Astroblastom WHO ° nicht etabliert
    - chordoides Gliom des III. Ventrikels WHO °II
    - angiozentrisches Gliom vorläufig WHO °I
  - *neuronale und gemischte neuronale-gliale Tumoren*
    - dysplastisches Gangliozytom des Zerebellums (Lhermitte-Duclos) WHO °I
    - desmoplastisches infantiles Astrozytom/Gangliogliom WHO °I
    - dysembryoblastischer neuroepithelialer Tumor WHO °I
    - Gangliozytom WHO °I (👁)
    - Gangliogliom WHO °I, (°II umstritten) (👁)
    - anaplastisches Gangliogliom WHO °III
    - zentrales Neurozytom WHO °II (👁)
    - extraventrikuläres Neurozytom WHO °II
    - zerebelläres Liponeurozytom WHO ° II
    - papillärer glioneuraler Tumor vorläufig WHO °I
    - rosettenbildender glioneuronaler Tumor des vierten Ventrikels WHO °I
    - Paragangliom des Filum terminale WHO °I
  - *Tumoren des Pinealisparenchyms*
    - Pineozytom WHO °I
    - Pinealistumor intermediärer Differenzierung WHO °II oder °III
    - Pineoblastom WHO °IV
    - papillärer Tumor der Pinealisregion WHO °II oder °III
  - *embryonale Tumoren*
    - Medulloblastom (mit Varianten) WHO °IV
    - primitive neuroektodermale Tumore (ZNS PNETs) WHO °IV
      - ZNS PNET, NOS (ohne weitere Spezifikation) WHO °IV
      - ZNS-Neuroblastom WHO °IV
      - ZNS-Ganglioneuroblastom WHO °IV
      - Medulloepitheliom WHO °IV
      - Ependymoblastom WHO °IV
    - atypischer Teratoid-/Rhabdoid-Tumor WHO °IV
- **Tumoren der peripheren Nerven**
  - *Schwannom (veraltet: Neurilemmom, Neurinom) mit Varianten* WHO °I
  - *Neurofibrom* WHO °I (👁)
  - *Perineuriom* WHO °I
  - *maligner Tumor der peripheren Nervenscheiden (malignant peripheral nerve sheath tumour, MPNST) mit Varianten* WHO °II - °IV (👁)
- **Tumoren der Meningen**
  - *Tumoren des Meningothels*
    - Meningeome mit Varianten (diverse), WHO °I – °III
      - meningotheliales, fibröses, transitionales, psammomatöses , angiomatöses (👁) etc. WHO °I
      - atypisches (👁), chordoides, Klarzell-Meningeom WHO °II
      - papilläres, rhabdoides, anaplastisches (malignes) Meningeom WHO °III
  - *mesenchymale, nicht meningotheliale Tumoren (diverse)* WHO °I–IV
    - u. a. Hämangioperizytom, solitärer fibröser Tumor (👁, 👁), Lipom, Liposarkom, Fibrosarkom, Chondrom, Osteom, Hämangiom, Angiosarkom, Ewing-Sarkom/pPNET (👁)primäre melanozytische Läsionen
    - diffuse Melanozytose, Melanozytom, malignes Melanom, meningeale Melanomatose
  - *Tumoren ungeklärter Histogenese*
    - Hämangioblastom (👁)
- **Lymphome und Neoplasien des hämatopoetischen Systems** (eigene WHO-Klassifikation)
  - *maligne Lymphome*
  - *Plasmozytom*
  - *Langerhans-Zell-Histiozytose*
- **Keimzelltumoren**
  - *Germinom, embryonales Karzinom, Dottersacktumor, Choriokarzinom* WHO °III, °IV
  - *Teratom mit Varianten* WHO °I–°III
  - *gemischte Keimzelltumoren* WHO je nach Zusammensetzung
- **Tumoren der Sellaregion**
  - *Kraniopharyngeom mit Varianten* WHO °I
  - *Granularzelltumor* WHO °I
  - *Hypophysenadenom* WHO °I
  - *spindelzelliges Onkozytom der Adenohypophyse* WHO °I
- **Metastasen**

Allgemeines: Hirntumoren

Häufigkeit primärer intrakranieller Tumoren

- **Inzidenz aller primären Tumoren des Nervensystems, der Hirnhäute und der Hypophyse (v.a. Gliome, embryonale Tumore, Meningeome, Nervenscheidentumore, Hypophysenadenome, ZNS-Lymphome):** Männer 17,3/100 000, Frauen 20,3/100 000 pro Jahr [2132]
- **Verteilung der einzelnen Tumorarten:** 35 % Meningeome, 22 % Gliome (zu etwa 75 % Glioblastome), 14,3 % Tumoren der Sellaregion (weit überwiegend Hypophysenadenome), 6 % Schwannome, 2,6 % primäre ZNS-Lymphome, 1 % embyronale Tumoren (v.a. Medulloblastome) [2132]

Management

- Entscheidungen zu weitergehender Diagnostik und Therapie vor Beginn der Behandlung *interdisziplinär* festlegen, am günstigsten in einer entsprechenden Tumorkonferenz
- bei Bedarf 2. Meinung in einem spezialisierten Zentrum einholen und/oder Patienten dorthin überweisen – gilt v.a. für seltene Hirntumoren

Diagnostik

- **Bildgebung:**
  - *CT nativ und mit Kontrastmittel:* vielfach Methode zum ersten Nachweis einer Raumforderung, jedoch für Diagnose und Follow-up nur beschränkt aussagekräftig
    - Vorteile: hohe Auflösung für knöcherne Strukturen, Nachweis von Kalzifikationen, Blutungen
    - Nachteile: schlechtere Auflösung für Weichteilstrukturen im Vergleich zum MRT, nicht geeignet für Follow-up primärer Hirntumoren
  - *MRT mit Kontrastmittel:* Untersuchung der Wahl bei allen intrakraniellen Tumoren
    - Vorteile: hohe Sensitivität der Tumorsuche, klarere Festlegung der Tumorlokalisation und -grenzen in mehreren Ebenen
    - Nachteil: Darstellung von Kalzifikationen problematisch
  - *MRT-Angiografie:* präoperative Gefäßdarstellung bei bestimmten Tumoren (z. B. Keilbeinflügelmeningeom, die A. carotis ummauernd), Durchgängigkeit der venösen Sinus
  - *präoperatives Brain-Mapping* möglich bei Tumoren in der Nähe eloquenter Areale ()
  - *PET* (O-(2-[^{18}F]Fluoroethyl)-L-Tyrosin (FET, ,) und L-[Methyl-^{11}C]Methionin (MET)): empfohlen v.a. bei Hirngliomen, zur Differenzialdiagnose tumor- versus therapiebedingte Veränderungen
    - Vorteil: höhere Spezifität für Tumorgewebe im Vergleich zum MRT
    - Nachteil: schlechtere Auflösung im Vergleich zur MRT und CT
  - *konventionelle Angiografie:* Diagnose und Gefäßversorgung bei vaskulären Malformationen und Aneurysmen
- **Liquordiagnostik:**
  - *Zytologie und Zellmarker* bei Verdacht auf meningeale Aussaat, z. B. bei Meningeosis carcinomatosa (, ,) Lymphomen, Medulloblastomen, infratentoriellen Ependymomen
  - *Tumor„marker“* z. B. β-HCG, α-Fetoprotein, LDH bei Pinealistumoren/Keimzelltumoren, Germinomen
- **stereotaktische Biopsie**
  - *Indikation/Fragestellungen:*
    - zwingend vor Durchführung einer nicht operativen Therapie (Radiotherapie, Chemotherapie) (sehr wenige Ausnahmen, z. B. Schädelbasismeningeom, Akustikusneurinom)
    - Differenzierung zwischen Tumor/nichtneoplastischem Prozess (Abszess, Granulom)/Radionekrose (bei vorausgegangener Radiotherapie)
  - *Durchführung* in Zentren mit entsprechender operativer Einrichtung und Erfahrung in enger Zusammenarbeit mit Neuropathologie, vorzugsweise als Serienbiopsie [4108]
    - bei Erwachsenen meist in Lokalanästhesie möglich, bei nicht kooperativen Patienten und Kindern Intubationsnarkose erforderlich; CT/MRT-, manchmal auch PET-geführt
    - Thrombozytenfunktionshemmer (z. B. Acetylsalicylsäure, auch Low-dose) 7-10 Tage vorher absetzen
  - *Komplikationen:*
    - Morbidität gesamt: 2,7–4 % (persistierend 1 %, transient 3 %); dabei Blutungsrisiko ca. 2 %
    - Mortalität: 0,7 % [760],[2996],[3588]
  - *Kontraindikation:* vaskuläre Malformationen
- **Elektrophysiologie:**
  - *akustisch evozierte Hirnstammpotenziale* bei Tumoren im Kleinhirnbrückenwinkel
  - *EEG/Elektrokortikografie (EcoG):*
    - intraoperatives Monitoring zur Abgrenzung funktionell wichtiger Areale
    - postoperative Kontrolle einer gesteigerten Anfallsbereitschaft
- **neuropsychologische Untersuchung** bei Tumoren der Sprachregion

Spezifische Therapieverfahren

- **Resektion:**
  - *navigationsgestützte Operation* in mikrochirurgischer Technik; postoperatives MRT (mit und ohne Kontrastmittel) möglichst innerhalb 48 Stunden nach dem Eingriff zur Dokumentation des Ergebnisses und Nachweis evtl. postoperativer Frühkomplikationen (nach 48 Stunden treten postoperative Schrankenstörungen auf, sodass die Differenzialdiagnose vom Resttumor versus postoperative Veränderungen im nicht tumoralen Hirngewebe nicht mehr möglich ist)
  - *Durchführung* in Zentren mit entsprechender operativer Einrichtung und Erfahrung; das gilt besonders für gutartige Hirn- und Schädelbasistumoren; bereits präoperativ an die Einbindung weiterer Disziplinen, z. B. Strahlentherapie, denken – vor allem bei abzusehender inkompletter Resektion
  - *Ziele:*
    - Entfernung/Reduktion der Tumormasse
    - Entlastung bei lokaler raumfordernder Wirkung und neurologischen Ausfällen oder generalisiert erhöhtem intrakraniellem Druck
    - Vermeidung zusätzlicher neurologischer Defizite („safe resection“) [2685]

  - histologische Diagnosesicherung durch Neuropathologen
  - Verbesserung der Prognose bei einigen Tumoren: Gesamtüberleben verlängert bei Erreichen einer Komplettresektion, gesichert bei Glioblastom [3995] oder Grad-II-Gliom [3829]
- **Strahlentherapie:**
  - *Zielvolumen:*
    - Lokalbehandlung: kleinvolumig, hochkonformal z.B. bei Meningiomen, Akustikusneurinomen; erweiterte Tumorregion, z. B. bei Gliomen, Ependymomen
    - Ganzhirnbestrahlung, z. B. bei multiplen Hirnmetastasen, primären ZNS-Lymphomen, Leukämien
    - Behandlung des gesamten Liquorraums, z. B. Medulloblastom
  - *Strahlenarten:*
    - üblicherweise Einsatz von Photonen eines Linearbeschleunigers
    - Teilchenbestrahlung (Protonen, Kohlenstoffionen u. a.) nur für spezielle Indikationen (z. B. Tumoren der Retina, Chordome/Chondrosarkome der Schädelbasis), aufgrund des großen Aufwands Durchführung nur an wenigen Zentren möglich
  - *Bestrahlungsplanung und -durchführung:*
    - Anfertigung einer individualisierten Gesichtsmaske, Planungscomputertomografie in Gesichtsmaske, Fusion von CT, MRT (in manchen Fällen auch PET [1496])
    - Konturierung der Zielvolumina am Planungsrechner
      - Tumorvolumen („gross tumor volume", GTV): im CT/MRT/PET sichtbarer Tumor
      - klinisches Zielvolumen („clinical target volume", CTV): subklinische, mikroskopische Tumorausbreitung
      - Planungszielvolumen („planning target volume", PTV): Einbeziehung der Lagerungsungenauigkeiten am Bestrahlungsgerät und weiterer geometrischer Parameter
    - Konturierung der Risikoorgane am Planungsrechner, Festlegung der Dosis für Tumor und Risikoorgane
    - Entwicklung eines Bestrahlungsplans in Kooperation mit Medizinphysik
    - Kontrolle des Bestrahlungsplans durch Phantommessungen am Bestrahlungsgerät
    - Kontrolle der Lagerung des Patienten am Bestrahlungsgerät (bildgeführte Strahlentherapie oder Image Guided Radiotherapy, IGRT)
  - *Fraktionierung* (Aufteilung der Gesamtdosis; Einheit: Gray [Gy]):
    - konventionelle Fraktionierung: Einzeldosis 1,8–2 Gy, täglich 1 Bestrahlung (z. B. niedrig-malignes Gliom)
    - Hypofraktionierung (ermöglicht verkürzte Behandlungsdauer): Einzeldosis > 2 Gy (z.B. Glioblastom beim älteren Patienten > 70 Jahre)
    - Einzeitbestrahlung (Radiochirurgie oder stereotaktische Konformationsbestrahlung): Einzeldosis = Gesamtdosis, grundsätzlich für Läsionen < 3 cm geeignet; Spezialverfahren, das nur an entsprechenden Zentren eingesetzt werden sollte
  - *Techniken:*
    - *LINAC-Radiochirurgie/Stereotaktische Fraktionierte Strahlentherapie:* Durchführung mit speziell umgerüstetem Linearbeschleuniger, der prinzipiell aber auch für die fraktionierte Radiotherapie eingesetzt werden kann; Feldformung mit Micro-/Mini-Multileafkollimator
      - Radiochirurgie am LINAC = Einzeitbestrahlung
      - stereotaktische fraktionierte Strahlentherapie am LINAC = Applikation der Strahlen in mehreren Sitzungen, in stereotaktischer Technik; Vorteile: Kombination der geometrischen (stereotaktischen) Präzision in der Strahlenapplikation mit den biologischen Vorteilen der Dosisfraktionierung
    - *Cyber Knife:* robotergestützer Linearbeschleuniger zur Radiochirurgie
    - *Gamma-Knife-Radiochirurgie:* Durchführung mit ausschließlich für Kopfbestrahlungen einsetzbarem Gerät, dem sog. Gamma-Knife, welches mit > 200 Cobalt-Quellen bestückt ist, mechanische Präzision vergleichbar mit LINAC-Radiochirurgie, technisch nur begrenzt weiterentwickelbar
    - *interstitielle Radiochirurgie:* Durchführung mit Iod^{125}-Strahler, der im Rahmen eines stereotaktischen Eingriffs in den Tumor implantiert wird, Kombination mit diagnostischer Biopsie möglich
      - Indikationen: im MRT scharf abgrenzbare rundlich/ovalär konfigurierte WHO °I- oder WHO °II-Tumoren (z. B. niedrig maligne Gliome) oder Metastasen ≤ 4 cm; Kontraindikation: diffus infiltrierende, multifokale oder im Balken lokalisierte Tumoren
  - *Nebenwirkungen:*
    - akute Phase (während der Strahlentherapie): häufig: Alopezie, leichtes Hauterythem, seltener: Kopfschmerz, Müdigkeit, Übelkeit, Otitis externa/media; bei Zunahme der neurologischen Symptome Therapie mit Steroiden, z. B. Dexamethason 3 × 4 mg oder 3 × 8 mg/d p. o., bei fehlender Symptomatik keine prophylaktische Gabe!
    - frühe Spätreaktion (bis 3 Monate nach der Bestrahlung) [2346]: herdförmige, reversible Demyelinisierungen, uncharakteristische neurologische Symptomatik (Somnolenz, Lethargie, Übelkeit), die sich in der Regel spontan zurückbildet
    - Spätneurotoxizität: progredienter, möglicherweise letaler Verlauf
      - Latenz 0,5–10 Jahre

    - Ursache: dauerhafte Demyelinisierung oder fokale Nekrose
    - Diagnostik: in der Bildgebung (MRT, CT) häufig keine sichere Unterscheidung von Tumorrezidiv möglich, weitere Klärung evtl. über Positronenemissiontomografie (PET,)
    - Risiko < 5 % bei Gesamtdosis < 55 Gy und Fraktionen < 2 Gy/d
    - Therapie: ggf. Steroide und Operation
  - weitere Spätfolgen (ab 3 Monate nach der Bestrahlung):
    - hypophysäre/hypothalamische Insuffizienz
    - Knochenmarkdepression bei Bestrahlung der kraniospinalen Achse
    - Innenohrschwerhörigkeit bei Bestrahlung der Schädelbasis
    - selten mit Latenz von 1–25 Jahren: Induktion von benignen oder malignen Tumoren: Sarkom, Meningeom, Glioblastom
  - Merke: unerwünschte Nebenwirkungen einer sachgemäß durchgeführten Radiotherapie bezeichnet man als Strahlen*folge*! Von einem Strahlen*schaden* wird nur bei fehlerhafter Durchführung einer Radiotherapie gesprochen
- **Chemotherapie:** kontrollierte Studien für maligne Gliome, primäre zerebrale Lymphome, Grad °II/°III-Gliome (siehe unter den jeweiligen Tumorarten) [3938]

Symptomatische Therapie

- **Hirnödem:**
  - *Steroide:* Reduktion des vasogenen Hirnödems (genauer Wirkmechanismus unbekannt)
    - Substanzen: Dexamethason (geringe mineralokortikoide Wirkung), Methylprednisolon (wenig gebräuchlich, eventuell seltener zu Steroidmyopathie führend)
    - Dosierung nach klinischem Befund: 40–100 mg Dexamethason i. v. initial bei akutem Hirndruck, Erhaltungsdosis 6–24 mg/d in 3–4 Einzeldosen p. o., maximaler Therapieeffekt nach 3–4 Tagen; Kombination mit Magenschutz üblich
  - *Osmotherapie* bei akuter Hirndrucksymptomatik möglich
- **epileptische Anfälle:**
  - *Indikation:*
    - routinemäßig keine prophylaktische antikonvulsive Medikation
    - Ausnahme: nach 1. Anfall bei nachgewiesenem Tumor
    - perioperative antikonvulsive Medikation wahrscheinlich ohne prophylaktischen Effekt bei Patienten ohne vorhergehende Anfälle; wenn perioperativ kein Anfall aufgetreten ist; Medikation wieder rasch ausschleichen [4211], AAN Guideline [1390])
  - *Medikamente:* Phenytoin, perioperativ und im Notfall parenteral geben; Levetiracetam auch wirksam und sicher [244]; für längerfristige Therapie Levetiracetam oder Valproat
    - Levetiracetam führt im Gegensatz zu Carbamazepin oder Phenytoin (verkürzt die Halbwertszeit von Dexamethason um 50–60 %) nicht zu Enzyminduktion
    - Valproat: evtl. zusätzliche Wirkung als Histondeacetylase-Inhibitor, Hinweise auf Überlebenszeitverlängerung bei Kombination mit Temozolomid [4446]; allerdings nach Erfahrungen von neurochirurgischen Zentren vermehrt Blutungskomplikationen (keine ausreichenden Daten publiziert) [132]
- **Schmerzen:**
  - *bei Hirndruck:* wenn möglich symptomatische Hirndrucktherapie
  - *bei nozizeptiven/neuropathischem Schmerz:* gemäß allgemeinen schmerztherapeutischen Richtlinien

Selbsthilfegruppe

Deutsche Hirntumorhilfe e.V., Karl-Heine-Str. 27, D-04229 Leipzig, Tel.: 0341/590 93 96, Fax: 0341/590 93 97, E-Mail: info@hirntumorhilfe.de, www.hirntumorhilfe.de

2.8.1 Neuroepitheliale Tumoren

Pilozytisches Astrozytom WHO °I

Allgemeines

Hauptsächlich im Kindes- und Jugendalter, oft mittelliniennah und mit dem optischen System verbunden (Chiasma- und Traktusgliom) oder im Kleinhirn (), häufig zystische Anteile (), bei 60-80 % der Tumoren Aberration von BRAF [3133]

Therapieoptionen (Leitlinie DGN [4444])

Mikrochirurgische (Teil-)resektion, stereotaktische Punktion und Drainage, stereotaktisch-fraktionierte Strahlentherapie [2563], I-125-Seedimplantation (besonders bei kleineren Kindern), ggf. auch abwartendes Verhalten; Rolle der Chemotherapie noch unklar

Grad-II-Gliome: Astrozytom, Oligodendrogliom und Oligoastrozytom WHO °II

Allgemeines

Altersverteilung: 25–45 Jahre, F = M

Lokalisation

Marklager der Großhirnhemisphären: frontal > temporal > parietal > Pons und dienzephal [3744]

Pathologie

- **Astrozytome:** fibrilläres Astrozytom (häufig), gemistozytisches Astrozytom und protoplasmatisches Astrozytom (selten); Auftreten von fokalen zystischen Arealen möglich
- **Oligodendrogliome:** in der Mehrzahl der Fälle mit Co-Deletion der Chromosomen 1p und 19q
- **Oligoastrozytome** (auch „Mischgliome" genannt): astrozytäre und oligodendrogliale Anteile; die Diagnose wird gestellt, wenn die mindervertretene Komponente > 15–20 % des Tumorparenchyms ausmacht

Klinisches Bild

In 50-70 % epileptische Anfälle als Erstsymptom; Ausfälle entsprechend der Lokalisation des Tumors

Bildgebende Diagnostik

- **CT:** hypodens bis isodens, häufig unscharf abgrenzbar; meist keine Kontrastmittelaufnahme, kein Ödem; Verkalkungen bei reinen Astrozytomen in 10–20 %, bei oligodendrozytären Tumoren in 70-90 %, evtl. Darstellung von Tumorzysten
- **MRT:** T1 homogen-, iso- bis hypointens, keine bis minimale Kontrastmittelaufnahme, T2/FLAIR homogen hyperintens; Tumorinfiltration entspricht mindestens Ausdehnung des T2-Signals, evtl. Tumorzysten [2024], Verkalkungen bei oliogdendrozytären Tumoren am empfindlichsten mit suszeptibilitätsempfindlichen T2*-gew. Sequenzen nachzuweisen
- **Aminosäure-PET** kann dazu beitragen einen anaplastischen Fokus zu erkennen, der dann gezielt biopsiert werden kann [2229],[1126]
- **stereotaktische Serienbiopsie:** jede im MRT nachgewiesene Läsion, die mit einem Grad-II-Astrozytom vereinbar ist, sollte zumindest durch eine stereotaktische Biopsie histologisch abgeklärt werden

Clinical Pathway (DGN)

Gliome WHO °II

Therapieverfahren (Leitlinie DGN [4444])

- **mikrochirurgische Resektion**, wenn eine ausgedehnte Resektion möglich ist
- **postoperative Radiotherapie:**
  - *Zeitpunkt:* Einleitung der Radiotherapie unmittelbar postoperativ zeigte in randomisierter Studie im Vergleich zur Einleitung der Radiotherapie bei Diagnose des Rezidivs eine Verbesserung des progressionsfreien Überlebens, jedoch keine Verlängerung des Gesamtüberlebens [4218]; Risikofaktoren für neurokognitive Störungen: große Tumoren, Antiepileptika-Therapie und Einzeldosis > 2 Gy [2091]
  - *Indikation:* Tumoren > 4 cm, kritische Lokalisation, Progress im MRT, neurologische Symptomatik, gemistozytische Astrozytome [3143]
  - *Technik:* stereotaktische fraktionierte Strahlentherapie am LINAC
  - *Dosis-Wirkungs-Beziehung* in prospektiven Studien nicht nachgewiesen [4218]
  - *Zielvolumen:* erweiterte Tumorregion, nach T2-MRT
  - *Gesamtdosis:* 50,4 Gy, Einzeldosis 1,8 Gy [3743]
- **primäre Radiotherapie als stereotaktische fraktionierte Strahlentherapie am LINAC** bei Inoperabilität (s. o.)
- **interstitielle Radiochirurgie** bei umschriebenen Tumoren [2190], Tumorvolumen < 20 cm^3 oder Lokalisation in eloquenter Region, grundsätzliche Option bei Kindern mit pilozytischem Astrozytom
- **Chemotherapie**
  - als alleinige Therapie i.d.R. bei reinen Astrozytomen nicht indiziert, Ausnahmen: sehr ausgedehnte Tumoren mit großen Strahlenfeldern (Gliomatosis cerebri, [→ S. 271]) und oligodendrozytäre und oligoastrozytäre Tumoren, die vergleichsweise gut auf Chemotherapie (und Strahlentherapie) ansprechen; Mono-Chemotherapie möglich mit Temozolomid [1965] oder Procarbacin und CCNU (PC, myelotoxischer als Temozolomid)
  - primäre Kombination aus Strahlentherapie und PCV-Therapie in der Regel nicht empfohlen, war jedoch in der randomisierten RTOG 9802-Studie einer alleinigen

Strahlentherapie bei Patienten, die die ersten 2 Jahren ihrer Erkrankung überlebten, bezüglich der Überlebensrate nach weiteren 5 Jahren überlegen (74% vs. 59%) [3745]; aufgrund dieser Subgruppen-Analyse wird nun seit neuestem auch die primär kombinierte Therapie aus RT und PC(V)-Therapie als Ersttherapie diskutiert

Nachsorge

- **bei stabilem Zustand** klinische und radiologische Kontrolle (MRT) alle 6 Monate, nach 5 Jahren einmal jährlich
- **bei klinischer Verschlechterung** Kontrolle sobald wie möglich

Prognose

- **therapieabhängig:**
  - *(inkomplette) Resektion plus anschließende Radiotherapie (RT) oder plus Radiotherapie bei weiterem Progress:* medianes Gesamtüberleben ca. 7-8 Jahre, unabhängig ob bei Erstdiagnose oder erst bei Progress strahlentherapiert wird; mit primär kombinierter Strahlentherapie + PCV-Chemotherapie kann möglicherweise das Gesamtüberleben weiter verlängert werden [4218],[3746]
  - *interstitielle Radiochirurgie:* 5-Jahres-Überlebensrate 61 % [2191]
  - **prognostisch günstige Faktoren:** Alter <40 Jahre, Durchmesser <6 cm, keine Mittellinienüberschreitung, oligodendrozytäre Anteile, keine dauerhaften neurologischen Defizite [3143]
- **maligne Transformation** bei ≥ 80% der Tumoren WHO °II über die Zeit nachgewiesen, 5 Jahre nach Diagnosestellung bei ca. 36%, mit Patientenalter und Größe des Tumors zunehmend [2191],[3312]

Anaplastische Gliome: Astrozytom WHO °III, Oligodendrogliom WHO °III, Oligoastrozytom WHO °III

Allgemeines

Altersgipfel anaplastische Gliome 40–50 Jahre

Lokalisation

Meist supratentoriell lobär, Stammganglien, leptomeningeale Aussaat vor allem beim anaplastischen Oligodendrogliom (bis zu 30%)

Pathologie

- **anaplastisches Astrozytom** ( ): erhöhte Zellularität, nukläre Atypien, erhöhte mitotische Aktivität, keine Gefäßproliferate, keine Nekrosen, 73 % Isocitrat-Dehydrogenase (IDH-1/2-mutiert)
- **anaplastisches Oligodendrogliom ( ) und anaplastisches Oligoastrozytom:** erhöhte Zellularität, mikrovaskuläre Proliferate und Nekrosen sprechen nicht gegen die Diagnose, IDH-1/2-Mutationen in 84-94% [4587], hohe Rate an 1p/19q-Deletionen

Klinisches Bild

Epileptische Anfälle, v.a. bei Oligodendrogliom und Oligoastrozytom, Psychosyndrom, fokalneurologische Auffälligkeiten

Bildgebende Diagnostik

- **CT:** inhomogen hypodens; inhomogene Kontrastmittelaufnahme: randständig, fleckförmig; perifokales Ödem, schollige Verkalkungen bei Oligodendrogliom
- **MRT:** T1 inhomogen hypointens, Kontrastmittelaufnahme wie im CT; T2/FLAIR inhomogen hyperintens ( ), in bis zu 30% der Fälle keine Kontrastmittelaufnahme
- **Aminosäure-PET** ( ) zur Unterscheidung Strahlenfolge vs. Tumorrezidiv

Clinical Pathway (DGN)

MALIGNE GLIOME WHO-GRADE III UND IV

Therapieverfahren (Leitlinie DGN [4444])

- **Resektion bei Astrozytom, Oligodendrogliom und Oligoastrozytom WHO °III:**
  - *Indikation:* Reduktion der Tumormasse (CAVE: keine Verschlechterung der neurologischen Symptomatik durch OP in Kauf nehmen; funktionelle Mikrochirurgie)
  - *Ausmaß der Resektion* ist ein prognostischer Faktor (NOA-04-Studie [4476])
- **postoperative Therapie bei Astrozytom WHO °III:**
  - *Strahlentherapie der erweiterten Tumorregion* mit 54-60 Gy (1,8-2 Gy/d) wird traditionell als Standardtherapie angesehen [2295]
  - *alleinige Chemotherapie:*
    - Temozolomid (8 Zyklen à 4 Wochen mit 200 mg/m^2 an Tag 1-5 eines Zyklus): gleiche Wirksamkeit wie Strahlentherapie (NOA-04-Studie [4477])
    - PCV (Procarbazin, CCNU, Vincristin)-Chemotherapie: gleich wirksam wie Temozolomid-Chemotherapie, aber nebenwirkungsreicher (Hämatotoxizität)
  - *kombinierte Radiochemotherapie auf Temozolomidbasis* analog zur Behandlung von Glioblastomen: zusätzliche Wirksamkeit durch Metanalysen nahegelegt (2-Jahres-Überlebensrate von 31 auf 37% erhöht [3938]); derzeit laufen prospektive Studien
  - *Differenzialindikation:* sowohl alleinige Strahlentherapie, alleinige Temozolomid-Chemotherapie und kombinierte Radiochemotherapie als Ersttherapie möglich, daher Patienten-individuelle Entscheidung sinnvoll (z.B. bei großem Resttumor, Tumorlage in eloquenten Arealen, Fehlen einer IDH-1-Mutation bei Patienten über 60 Jahren (Verlauf wie bei GBM; [1615]) primär kombinierte Therapie zu erwägen)
  - *Therapie bei Rezidiv:* erneute Klärung der Optionen für erneute OP und/oder Radiotherapie; Chemotherapie mit alkylierenden Substanten wie Temozolomid oder PCV; auch Wiederaufnahme einer schon einmal erfolgreichen Chemotherapie möglich; nach Versagen der klassischen Chemotherapieoptionen auch Therapie mit den Angiogeneseinhibitor (VEGF-Antikörper) Bevacizumab unter Beachtung der Erstattungsfähigkeit zu erwägen
- **postoperative Therapie bei Oligoastrozytom und Oligodendrogliom WHO °III:**
  - *Ansprechen auf Chemotherapie oder Strahlentherapie* besser und Prognose besser als bei reinen Astrozytomen

- *Primärtherapie:* nach Langzeitdaten zweier randomisierter Studien verlängert die primäre Kombination aus Strahlentherapie und PCV-Chemotherapie sowohl das progressionsfreie [588a], [4219b] als auch das Gesamtüberleben [588b],[4219a], v.a. in der Subgruppe der 1p/19q-kodeletierten Tumoren, daher ist die kombinierte Therapie zumindest bei den 1p/19q-deletierten Tumoren als Standard anzusehen
- Therapieoptionen im Rezidiv insgesamt wie bei Astrozytom WHO °III (s.o.)

Nachsorge Bei stabilem Zustand klinische und radiologische Kontrolle (MRT) alle 4 Monate

Prognose
- **abhängig von Alter, Allgemeinzustand, Resektionsgrad, Histologie** [2311],[4477]
  - *medianes Überleben* 6-7 Jahre (NOA-04 [4476], sehr breite Streuung
  - *IDH-1-Wildtyp:* Patienten > 60 Jahre mit IDH-1-Wildtyp-Astrozytom WHO °III haben eine ähnlich schlechte Prognose wie Patienten mit IDH-1-Wildtyp-Glioblastomen in der gleichen Altersgruppe [1615]
- **prognostisch günstige Faktoren:** Oligoastrozytom oder Oligodendrogliom, IDH-1-Mutation, 1p/19q-Codeletion, methylierter MGMT-Promoter, jüngeres Alter

Glioblastom WHO °IV

Allgemeines Häufigster primärer Hirntumor bei Erwachsenen; Alter bei Erstdiagnose meist 55–65 Jahre

Lokalisation Meist supratentoriell lobär, Stammganglien, multifokal in 3–6 %, Metastasierung in den Subarachnoidalraum 5 %; „Schmetterlingsglioblastom" bei Lokalisation im Bereich des Balkens

Pathologie
- **primäres/De-novo-Glioblastom** (👁): ohne Nachweis eines vorbestehenden geringer differenzierten Glioms; deutlich häufigere Form; Vorkommen eher bei älteren Patienten (molekulargenetisch häufig PTEN-Mutation/-Deletion, EGFR-Hochregulation, IDH-1/2-Wildtyp)
- **sekundäres Glioblastom:** Entwicklung aus bekanntem, besser differenziertem Astrozytom/Oligoastrozytom/Oligodendrogliom; seltenere Form, Vorkommen eher bei jüngeren Patienten, bessere Prognose (molekulargenetisch IDH-1 oder -2-Mutation, häufig p53-Mutation)

Klinisches Bild Kopfschmerzen 20–60 %, Paresen 20–60 %, Psychosyndrom 14–42 %, epileptische Anfälle 11–36 % [4365]

Bildgebende Diagnostik
- **CT:** inhomogen hypodens; inhomogene Kontrastmittelaufnahme: randständig, fleckförmig; perifokales Ödem; evtl. Zysten, Tumoreinblutungen; bei multizentrischer Lokalisation wichtige Differenzialdiagnose zu Metastasen (👁)
- **MRT:** T1 inhomogen hypointens, Kontrastmittelaufnahme wie im CT; T2/FLAIR inhomogen hyperintens (👁)
- **[11C]Methionin-PET** (👁) zur Unterscheidung Tumorrezidiv vs. Strahlennekrose

Clinical Pathway (DGN) MALIGNE GLIOME WHO-GRADE III UND IV

Therapieverfahren (Leitlinie DGN [4444])
- **Resektion:**
  - *Ziel:* Reduktion der Tumormasse (CAVE: keine Verschlechterung der neurologischen Symptomatik durch OP in Kauf nehmen; funktionelle Mikrochirurgie); Erreichen einer Komplettresektion der kontrastmittelaufnehmenden Anteile ist prognostisch günstig [3995]
  - 5-ALA/Fluoreszenz-gestützte Operation kann die Komplettresektionsrate gegenüber im Weisslicht operierten Patienten von 36 auf 65 % erhöhen [3994]
- **Strahlentherapie:**
  - 60 Gy, Einzeldosis 2 Gy in konformaler Technik, Zielvolumenplanung nach CT/MRT, Beginn so schnell wie möglich, Zeitintervall von bis zu 6 Wochen nach OP verschlechtert Prognose nicht [437]
    - Patienten > 70 Jahre: (evtl. hypofraktionierte) alleinige Radiotherapie = Standardtherapie [2018]
  - *Rezidiv:* bei genügendem Zeitabstand zur Primärtherapie auch erneute, in der Regel fokussierte, evtl. PET-geführte stereotaktische Radiotherapie zu erwägen [781], [1497]
- **Chemotherapie in der Primärtherapie** mit Temozolomid (TMZ, Temodal®)**:**
  - *Indikation:* obligat zusätzlich zur Radiotherapie bei Patienten 18-70 Jahre mit Karnofsky-Index > 60 %
  - *Therapieschema:* orale Gabe von TMZ 75 mg/m² KO täglich, 7 Tage/Woche während Radiotherapie, anschließend 6 Zyklen TMZ: im ersten Zyklus 150 mg/m² täglich für 5 Tage, gefolgt von 23 Tagen Pause; anschließend wird die Dosis auf 200 mg/m² KO erhöht, sofern keine Toxizität aufgetreten ist [3997]; intensivierte Temozolomid-Chemotherapieschemata sind nicht überlegen [1371]

- **Chemotherapie bei Rezidiv (Optionen):**
  - *klassische Chemotherapien* mit begrenzter Wirksamkeit: Wiederaufnahme und Dosisintensivierung von Temozolomid [4476],[3106], Nitrosoharnstoffe wie CCNU oder BCNU ([4219],[4478];
  - *VEGF-Antikörper Bevacizumab* unter Beachtung der Erstattungsfähigkeit [1253]

Nachsorge

- **bei stabilem Zustand** klinische und radiologische Kontrolle (MRT) alle 3 Monate
- **bei klinischer Verschlechterung** Kontrolle so bald wie möglich

Prognose

- **therapieabhängig** [4445]:
  - *mit heutiger Standardtherapie* (Resektion + kombinierte Radiochemotherapie auf Temozolomidbasis) mittlere Überlebenszeit ca. 15 Monate [3875], fast 10 % der Patienten überleben 5 Jahre [3996]
  - *ohne Therapie* mittlere Überlebenszeit ca. 2 Monate [760],[1719], mit Resektion alleine ca. 5 Monate, mit Resektion plus Radiotherapie ca. 12 Monate [3997]
- **prognostisch günstige Faktoren:** jüngeres Lebensalter, Karnofsky-Index ≥ 70, MGMT-Promotor-Methylierung [1655],[4445],[3996]: Mittlere Überlebenszeit bei Patienten mit methyliertem MGMT-Promotor 23 Monate vs. 13 Monate bei Patienten mit nicht methyliertem MGMT-Promotor

Gliomatosis cerebri WHO °III

Allgemeines

Selten; kann in jedem Lebensalter auftreten, im Mittel mit 40-50 Jahren, F = M

Lokalisation

Ausdehnung über mehr als 2 Lobi, Hirnstamm, Kleinhirn, selten Rückenmark

Pathologie

Diffuse neoplastische Gliazelltransformation und -vermehrung in weißer und grauer Substanz (histologisch meist astrozytäre Zellen); der Tumor kann de novo als primäre Gliomatosis cerebri oder durch Ausbreitung eines Glioms als sekundäre Gliomatosis cerebri auftreten; genetische Veränderungen wie in Grad-II/III-Gliomen [1689],[1393]

Klinisches Bild

Persönlichkeitsveränderungen, Demenz, Kopfschmerzen, Epilepsie, fokal-neurologische Symptome [1761],[1901]

Diagnostik

- **MRT** ( ): diffuse Schwellung mit verminderter Mark-Rinden-Abgrenzbarkeit, Abflachung der Gyri; in T1-gewichteten Bildern iso- oder inhomogen hypointens, selten Kontrastmittelaufnahme, in T2/FLAIR hyperintens [903]
- **Biopsie:** Diagnosesicherung durch stereotaktische Probeentnahme

Therapie (Leitlinie DGN [4444])

- **grundsätzlich:** nur eine prospektive Phase-II-Studie, keine Phase-III-Studie, daher Wertigkeit der verschiedenen Therapieverfahren insgesamt wenig gesichert
- **Chemotherapie:** Behandlung mit Procarbazin und CCNU analog NOA-05-Studie [1393] empfohlen; Überlebenszeiten in den meisten retrospektiven Fallserien zur alleinigen Temozolomidtherapie ähnlich wie bei Procarbazin/CCNU [2372],[3525]
- **Radiotherapie**
  - *Zielvolumen:* erweiterte Tumorregion, ggf. Ganzhirnbestrahlung; angesichts der großen Strahlentherapiefelder ist eine alleinige Chemotherapie zu bevorzugen; mediane Überlebenszeit mit Radiotherapie etwa 12 Monate
  - *Dosis:* Gesamtdosis 54 Gy, Einzeldosis 1,8 Gy (Dosis-Wirkungs-Beziehung unklar, evtl. Boost auf hochmaligne Areale [KM-Aufnahme] bis 60 Gy)

Prognose

Weites Spektrum: Patienten versterben nach einigen Monaten bis z. T. nach vielen Jahren; mediane Gesamtüberlebenszeit mit primärer Chemotherapie 30 Monate [2372],[3525],[1393]

Ependymom WHO °II und anaplastisches Ependymom WHO °III

Allgemeines

2 Altersgipfel: Kinder und Erwachsene um 30–40 Jahre

Lokalisation

Supratentoriell 30 %, meist extraventrikulär; infratentoriell 70 %, oft im IV. Ventrikel mit Wachstum durch Foramina Luschkae bzw. Magendii; subarachnoidale Metastasen 7–13 %, vor allem bei Ependymom WHO °III ( ) in infratentorieller Lage; selten extraneurale Metastasen

Pathologie

Mäßig zellreiche bis zellreiche Tumore mit Pseudorosetten und echten Rosetten, isomorphes Bild, bei Anaplasie deutlich höhere Proliferationsbereitschaft

Bildgebende Diagnostik

- **CT** nativ: iso-hyperdens, häufig zystisch, > 50 % Verkalkungen; irreguläres Kontrastmittel-Enhancement, ggf. Hydrozephalus
- **MRT** ( ): T1 hypointens, irreguläres KM-Enhancement; T2/FLAIR hyperintens, Verkalkungen (Signalauslöschungen in T2*-gewichteten Sequenzen)

Weitere Diagnostik

- **MRT Spinalkanal** obligatorisch T1 nativ + KM, T2
- **Liquoruntersuchung,** wenn möglich, zum Nachweis meningealer Aussaat [4260]

Therapieverfahren

- **Resektion:** komplette Resektion, falls möglich
- **Radiotherapie:**
  - nur bei inkompletter Resektion indiziert
  - Zielvolumen: erweiterte Tumorregion
  - Gesamtdosis 54–60 Gy (nach Grading), Einzeldosis 1,8–2 Gy
  - Bestrahlung des gesamten Liquorraums nur bei verifizierter leptomeningealer Aussaat

Prognose

- **therapieabhängig:**
  - *Resektion:* 5-Jahres-Überlebensrate 17–27 %
  - *Resektion plus externe Radiotherapie:* 5-Jahres-Überlebensrate 40–87 % [2345],[3491]
- **Einfluss des Tumorgrading** auf die Überlebenszeit nicht sicher; die meisten Studien unterscheiden nicht nach dem Grad der Differenzierung [3416]

Medulloblastom WHO °IV

Allgemeines

Altersverteilung: 70–80 % Kinder (5–9 Jahre), 20–30 % Erwachsene (20–30 Jahre)

Pathologie

Infiltrierender maligner klein-blauzelliger Tumor mit hoher mitotischer Aktivität und nekrotischen Arealen

Lokalisation

Meist Dach des IV. Ventrikels; Metastasen in den Subarachachnoidalraum 33 %, (Spinalkanal 94 %, intrakraniell 6 %, systemisch 2–13 %) [369],[432],[1731],[3753]

Klinisches Bild

Gesteigerter intrakranieller Druck 70–80 %, häufig zerebelläre Symptome [3112]

Bildgebende Diagnostik

- **MRT kranial:** in T1-gewichteten Bildern Tumor in der Mittellinie des IV. Ventrikels; hypointens, gelegentlich zystisch; Kontrastmittelaufnahme variabel, meist ausgeprägt; evtl. Hydrozephalus; in T2/FLAIR oft isointens, in Diffusionsgewichtung hyperintens (wegen Zellreichtum)
- **CT:** meist homogen; leicht hyperdens (wegen Zellreichtum); gelegentlich Blutungen, Zysten; Kontrastmittelanreicherung analog zu MRT

Weitere Diagnostik

- **MRT Spinalkanal** obligatorisch, T1 nativ und mit KM, T2
- **Liquoruntersuchung** zum Nachweis leptomeningealer Aussaat

Therapieverfahren

- **Resektion:** komplette Resektion, falls möglich
- **Liquorshunt:** erhöhtes Risiko systemischer Metastasierung [1731],[3052]
- **Radiotherapie** im Erwachsenenalter grundsätzlich indiziert
  - *Zielvolumen 1:* gesamter Liquorraum, Gesamtdosis 36 Gy, Einzeldosis 1,8 Gy
  - *Zielvolumen 2 (Boost):* erweiterte Tumorregion, Gesamtdosis 60 Gy (in manchen Protokollen über 60 Gy), Einzeldosis 1,8 Gy
- **Chemotherapie/adjuvante Therapie:**
  - *Empfehlung:* seltene Erkrankung, daher sollten alle erwachsenen Medulloblastom-Patienten in der derzeit laufenden NOA-07 Studie behandelt werden: Cisplatin, CCNU, Vincristin zusätzlich zur Strahlentherapie
  - *Rezidiv:* Fallberichte zur Wirksamkeit von Temozolomid [1690] bzw. Somatostatin-Analoga [1394]

Prognose

- **therapieabhängig:**
  - *Resektion:* mediane Überlebenszeit 13 Monate [3753]
  - *Resektion plus Radiotherapie (wie oben):* 5-Jahres-Überlebensrate 54–77 %, 10-Jahres-Überlebensrate 41–77 % [369],[1647],[2340]
- **prognostisch günstige Faktoren:** komplette Resektion, fehlende Metastasierung [629],[3211]

2.8.2 Tumoren der Nervenscheiden

Akustikusneurinom WHO °I

Allgemeines

Altersverteilung: 45–70 Jahre; F leicht > M

Pathologie

Tumor aus Schwannzellen, der den peripheren Nerven auftreibt, diesem häufig seitlich aufsitzt

Lokalisation

Schwannom des N. vestibularis (70–85 % der Kleinhirnbrückenwinkeltumoren); in ca. 95 % unilaterales, sporadisches Vorkommen, bilaterale Tumoren in ca. 5 %; Beachte: bei Neurofibromatose Typ II bilaterale Tumoren pathognomonisch; im Mittel Zunahme des Durchmessers um 1,4–10 mm pro Jahr, Tumorwachstum schneller bei jüngeren Patienten [3408]

Klinisches Bild

Hörverlust (Erstsymptom bei > 70 %; meist schrittweise, selten als „Hörsturz"), Tinnitus, Schwindel; größere Tumoren verursachen z. B. Hypo-/Hyperästhesie im Trigeminusversorgungsgebiet, Fazialisparese, Ataxie, evtl. Verschluss-Hydrozephalus [4128]

Bildgebende Diagnostik

- **MRT** ( ): Methode der Wahl zum direkten Tumornachweis; T1 scharf abgegrenzt, meist kräftige Kontrastmittelaufnahme; T2 heterogen hypointens, u. U. intratumorale Zysten, intratumorale Gefäße, Aufweitung des Porus acusticus internus; Darstellung der Beziehung zu angrenzenden Hirnstrukturen und Gefäßen
- **CT** (Dünnschicht Schädelbasis) wichtig für OP-Planung zur Darstellung knöcherner Arrosionen, Aufweitung des inneren Gehörgangs, Hochstand Bulbus jugulare, Pneumatisation des Felsenbeins

Weitere Diagnostik

- **akustisch evozierte Hirnstammpotenziale:** Verlängerung der Interpeak-Latenz I–III (empfindlicher Screening-Test) [706]
- **Tonaudiometrie:** Hochtonschwerhörigkeit; Sprachdiskriminationsaudiometrie (Freiburger Sprachtest) schlechter als von der Tonschwelle zu erwarten
- **Vestibularisprüfung**
- **Fazialisneurografie**

Therapieverfahren

- **abwartende Haltung** bei kleineren inframeatalen Tumoren (< 1 cm) ohne neurologische Symptomatik; Verlaufskontrollen, Dokumentation des Tumorwachstums
- **Resektion** bei größeren Tumoren
  - *Zugang:*
    - Tumordurchmesser < 2,5 cm, vorwiegend intrakanalikulärer Tumor:
      - ausgeprägter Hörverlust/Ertaubung: translabyrinthärer Zugang
      - gutes Hörvermögen: transtemporaler extraduraler Zugang
    - andere Akustikusneurinome: meist subokzipitaler Zugang, Möglichkeit zur Schonung des Labyrinths und eher Erhaltung des N. facialis
    - bilaterale Tumoren: wenn erforderlich, zuerst Seite mit stärker ausgeprägter Hörstörung und größerem Tumor operieren
  - *Effekt:* Tumorkontrolle nach Operation > 90 %
  - *Komplikationen:* bleibende Fazialisläsion in 10–29 %, funktionelles Hören in 30–50 % über einige Jahre erhalten, langfristig (> 8 Jahre) funktionelle Hörerhaltung nur in 7–9 % [4472]
- **Radiochirurgie:**
  - *Indikation:* bei Tumoren ≤ 1-2 cm
  - *Dosis:* 12–13 Gy Einzeitdosis, bezogen auf die tumorumhüllende Isodosis
  - *Effekt:* Tumorkontrolle > 90 %, niedrige Komplikationsrate: Gehörerhalt > 70 %, Fazialisparese < 5 % [1205],[1217]
- **stereotaktische fraktionierte Radiotherapie am LINAC:**
  - *Indikation*: bei Tumoren > 2 cm
  - *Gesamtdosi:s* 54 Gy, Einzeldosis 1,8 Gy
  - *Effekt:* Tumorkontrolle > 90 %, sehr niedrige Nebenwirkungsrate: Hörfunktion wie RC oder besser, Fazialisparese < 3 % [2154]
- experimentelle Therapie bei Neurofibromatose-II-assoziierten Schwannomen: VEGF-Antikörper Bevacizumab [3166],[2628]

Prognose

- **therapieabhängig:**
  - *„totale" Resektion:* Rezidivrate < 1 % über 16 Jahre [3501]
  - *subtotale Resektion (< 90 % des Tumors):* Rezidivrate bis 46 % (über 8–38 Jahre)
  - *subtotale Resektion plus fraktionierte Radiotherapie:* Rezidivrate: 6 % (über 10 Jahre) [4374]
  - *Radiochirurgie:* > 90 % rezidivfrei (über 10 Jahre) stereotaktisch fraktionierte Radiotherapie> 90 % rezidivfrei (kürzere Nachbeobachtungszeiten) [1206],[2154]
- **prognostisch ungünstige Faktoren:** Neurofibromatose Typ II als Grunderkrankung [682]

2.8.3 Tumoren der Meningen

Meningeom WHO °I–°III

Allgemeines

Manifestationsalter 50–70 Jahre; Häufigkeit F:M = 1:2,5

Pathologie

(,) Entstehung der Meningeome aus den Deckzellen der Arachnoidea (nicht aus der Dura) [1388], [3395]; Wachstum meist umschrieben verdrängend, selten rasenförmig (méningiome en plaque); häufig kombiniert mit Hyperostosis, seltener mit Knochenverdünnung; Einwachsen in mesenchymales Gewebe:

Dura, Knochen, Muskulatur, venöse (Sinus) und arterielle Gefäße; bei Meningeomen bei jungen Patienten in bis zu 24 % Neurofibromatose als Grunderkrankung!

Lokalisation

Ca. 90 % intrakraniell: Falx und parasagittal 22–28 %, Konvexität 20–34 %, Keilbein 16–17 %, multilokulär 2,5 %; ca. 10 % extrakraniell

Bildgebende Diagnostik

- **CT:** nativ scharf abgegrenzt hyperdens, seltener isodens, Verkalkungen; meist intensive homogene Kontrastmittelaufnahme, breite Basis zur Dura; Ödem; CT erlaubt präzise Darstellung der Lagebeziehung des Tumors zur knöchernen Umgebung
- **MRT** ( ): T1 meist iso- oder hypointens, intensives Kontrastmittel-Enhancement, breiter Durakontakt mit Verdickung der Randzone („dural tail"), Verkalkungen, T2 inhomogen hyperintens, u. U. punktförmige Signalauslöschungen („flow voids") durch große Tumorgefäße
- **MRT-Angiografie:** Lagebeziehung zu großen Venen und Sinus (wesentlich für OP-Planung); Ummauerung/Stenosierung großer Arterien; u. U. Darstellung größerer Tumorgefäße
- **konventionelle Angiografie:** in der Regel nur erforderlich bei präoperativer Embolisation oder vor geplantem Verschluss bzw. Rekonstruktion größerer Arterien (temporäre Ballontestocclusion); Tumorversorgung vorwiegend über Äste der A. carotis externa

Therapieverfahren

- **grundsätzlich:** bei kleinen Tumoren, funktionell unproblematischer Lokalisation und bei fehlender Symptomatik keine Einleitung einer Behandlung nur aufgrund der Bildgebung; Verlaufskontrollen anstreben, Tumorprogress dokumentieren
- **Resektion:** „safe resection"
- **Embolisation** (als Vorbereitung für die Resektion): in Verbindung mit Angiografie: Tumordevaskularisation, Verringerung intraoperativer Blutverluste; Tumornekrose erleichtert Operation; Komplikation: Embolie im Stromgebiet der A. carotis interna mit Infarzierung eines Gefäßareals
- **Radiochirurgie:**
  - Indikation: primär (z. B. kleines Meningeom der Falx oder Konvexität), postoperativ nach inkompletter Resektion oder bei Vorliegen eines Rezidivs
  - Dosis: 13–15 Gy Einzeitdosis, bezogen auf die Tumor umhüllende 100 % Isodosis
  - lokale Tumorkontrolle > 90 % [2330]
- **stereotaktische fraktionierte Radiotherapie am LINAC:**
  - *Indikation:* unabhängig von Tumorgröße, primär oder postoperativ einsetzbar, bei malignen Meningeomen postoperativ immer indiziert; bei unmittelbarer Nähe zum optischen System der Radiochirurgie vorzuziehen
  - *Zielvolumen:* Tumor mit minimalem Sicherheitssaum (bei WHO °III 1 cm)
  - *Gesamtdosis* 54 Gy, Einzeldosis 1,8 Gy – bei malignen Meningeomen bis 60 Gy
  - lokale Tumorkontrolle > 90 % (bei WHO °I–°II) [898],[209]

Prognose

- **therapieabhängig:**
  - *„totale" Resektion:* 5-Jahres-Rezidivrate 7 %, 10-Jahres-Rezidivrate: 20 %, 15-Jahres-Rezidivrate 32 %
  - *subtotale Resektion:* 5-Jahres-Rezidivrate 37 %, 10-Jahres-Rezidivrate 55 %, 15-Jahres-Rezidivrate 91 % [2732]
  - *subtotale Resektion plus externe Radiotherapie:* 5-Jahres-Rezidivrate 22 %, 10-Jahres-Rezidivrate 33 %, 15-Jahres-Rezidivrate 44 % [1388]
  - *Radiochirurgie/stereotaktisch-fraktionierte Radiotherapie:* 5-Jahres-Tumorkontrollrate > 90 % [676]
- **prognostisch günstige Faktoren:** Grad I, komplette Resektion, Strahlentherapie

2.8.4 Lymphome des ZNS

Primäre Non-Hodgkin-Lymphome des ZNS

Allgemeines

- **Altersverteilung:** medianes Alter bei nicht imunsupprimierten Patienten 60–70 Jahre
- **Prädisposition:** angeborene Immundefizienzsyndrome (Wiskott-Aldrich, Ataxia-teleangiectatica etc.), erworbene Immunsuppression (AIDS, Organtransplantation [ca. 100-fach erhöhtes Risiko], Zytostatika); Autoimmunerkrankungen

Pathologie

Überwiegend B-Zell-Lymphome (diffus-großzellig;), sehr selten T-Zell-Lymphome; intrakranielle Herde meist supratentoriell (52–82 %), vorzugsweise periventrikulär, solitär (50–57 %) oder multipel, diffuse leptomeningeale Aussaat (25–75 %, autoptisch in annähernd 100 % leptomeningeale Aussaat); Befall von Uvea oder Glaskörper (10–18 %); systemische Absiedlungen (bis zu 10 % im Rezidiv; mit molekularen Methoden auch bei Erstdiagnose in etwa 10 % der Fälle subklinischer systemischer Befall nachweisbar) [1724],[2874],[1859]

Klinisches Bild

Fokale neurologische Zeichen (> 50 %), hirnorganisches Psychosyndrom (ca. 50 %), Zeichen des intrakraniellen Druckanstiegs (ca. 30 %), Hirnnervenausfälle (ca. 30 %), Visusminderung (durch Befall von Uvea oder Glaskörper, meist allerdings klinisch inapparent) [509],[894]

Bildgebende Diagnostik

- **CT**: meist multiple, scharf abgrenzbare Läsionen periventrikulär, nativ meist isodens, hypo- oder hyperdens (je zellreicher, desto hyperdenser); meist kräftig homogen kontrastmittelaufnehmend, geringes perifokales Ödem, nur geringe Raumforderung
- **MRT**; [2211]: T1 hypo-, isointens, Kontrastmittel-Enhancement siehe CT, T2/FLAIR hyperintens; DWI hyperintens (zellreich); wichtige Differenzialdiagnose bei HIV-positiven Patienten: Toxoplasmose

Weitere Diagnostik

- **stereotaktische Serienbiopsie:** zur Diagnosestellung obligat, zuvor Steroide absetzen; bei längerer Kortisonbehandlung nach ca. 10 Tagen erneute Bildgebung, dann evtl. Biopsie [1338]
- **ophthalmologische Untersuchung (obligat!):** Spaltlampe, ggf. Glaskörperaspirationszytologie
- **Liquoruntersuchung** (bei fehlendem Hirndruck/Massenverschiebung):
  - *lymphozytäre Pleozytose* (ca. 50 %), meist gedeutet als reaktive Lymphozyten (Reizformen); Nachweis von malignen Lymphomzellen mit immunologischen B-Zell-Markern (gelingt initial nur in 10 %); wiederholte Liquorpunktionen mit FACS-Analyse erhöhen die Ausbeute!
  - *Gesamteiweiß und Laktat erhöht;* evtl. monoklonale Banden in der isoelektrischen Fokussierung
- **Labor:** HIV-Serologie, Differenzialblutbild
- **Staging:** Wert eines umfangreichen Staging (CT-Thorax, CT-Abdomen, Knochenmarkbiopsie) zur Suche nach okkulten Lymphomen umstritten; okkulte systemische Lymphome sind selten (4 % [2939]), es ist ungeklärt, ob sie einen Einfluss auf Verlauf und Therapie der Erkrankung haben; *wichtig:* rasche Durchführung der Diagnostik, um die Therapie nicht zu verzögern

Clinical Pathway (DGN)

Lymphome des ZNS

Therapieverfahren (Leitlinie DGN [3587])

- **Hirndrucktherapie (vor Biopsie):** antiödematöse Therapie z. B. mit Mannit 15 % (z. B. 6 × 80 ml/d i. v. über ZVK) oder mit Glycerol (z. B. Glycerosteril 10 % 4–8 × 100 ml i. v.)
- **Steroide (nach Biopsie):** bei allen primär intrakraniellen Lymphomen Methylprednisolon 80 mg/d oder Dexamethason 24 mg/d; zytotoxische Wirkung; schneller Rückgang der kontrastmittelaffinen Läsionen; Steroide nach 10 Tage Hochdosistherapie und zwischenzeitlicher Einleitung einer definitiven Chemotherapie wieder auszuschleichen
- **Chemotherapie:**
  - *Allgemeines:* möglichst im Rahmen einer Studie; nur in einem in der Behandlung von ZNS-Lymphomen und mit Hochdosis-MTX-Therapie erfahrenen Zentrum
  - *Indikation:* im Gegensatz zu Gliomen profitieren auch Patienten im schlechten Allgemeinzustand von einer aggressiven Therapie
  - *Therapie der Wahl bei Patienten < 65 Jahre:* Polychemotherapie auf der Basis von hochdosiertem Methotrexat (MTX) (> 1,5 g/m^2 KO) i. v. und Hochdosis-AraC; beste publizierte Ergebnisse (> 50 % Langzeitüberlebende) mit Polychemotherapie nach Bonner Protokoll (HD-MTX, AraC, Ifosfamid, Cyclophsophamid,Vinca-Alkaloide und obligater intraventrikulärer Chemotherapie mit MTX, AraC und Prednisolon; [3088], [1932] oder Freiburger Protokoll (HD-MTX, AraC, Thiotepa, Hochdosistherapie auf BCNU/Thiotepa-Basis mit Stammzellrescue [1821])
    - *Rezidiv:* bei jüngeren Patienten Hochdosistherapie mit Stammzellrescue [3875]
  - *Therapie der Wahl bei Patienten > 65 Jahre:* Therapie mit hochdosiertem Methotrexat (MTX) (> 1,5 g/m^2 KO), unklar, ob zusätzliche Chemotherapeutika mit einem Benefit assoziiert sind ([3088],[2972]; [1821],[4652]) möglicher Nutzen in Kombination mit Rituximab [1259]
  - *experimentelle Therapie bei Patienten, die kein Hochdosis-MTX bekommen können* (z.B. wegen Nierenfunktionseinschränkung): Temozolomid [2242], Radiotherapie
- **Radiotherapie** verlängert nicht die Überlebenszeit in Kombination mit Hochdosis-MZX [4083], ist aber mit Spätneurotoxizität assoziiert (Patienten > 50 Jahre in 40 % Leukenzephalopathie und Demenz)
  - nicht mehr Teil der Primärtherapie, aber effektive Rezidivtherapie

- Zielvolumen Ganzhirn inklusive Meningen bis HWK 2 [1724],[2874], Gesamtdosis 36-50 Gy

Nachsorge

- **1. und 2. Jahr:** 3-monatliche Kontrollen mittels MRT, Liquorzytologie, augenärztliche Kontrolle
- **3.–5. Jahr:** halbjährliche Untersuchung wie oben beschrieben

Prognose

- **immunkompetente Patienten:**
  - *keine spezifische Therapie:* mediane Überlebenszeit 2–3 Monate
  - *Radiotherapie ≥ 50 Gy:* mediane Überlebenszeit 12 Monate [2874]
  - *Hochdosis-MTX-basierte Polychemotherapie nach Bonner oder Freiburger Protokoll bei Patienten < 65 Jahre:* mediane Überlebenszeit mehr als 60 Monate [1932]; [1821]
    - *Hochdosis-MTX-basierte Therapie bei älteren Patienten:* mediane Überlebenszeit 29-37 Monate [3088],[2972],[1821],[4652]
- **prognostisch günstige Faktoren:** niedrig malignes Lymphom, Karnofsky-Index ≥ 70, Alter < 60 Jahre, immunkompetente Patienten [44],[1860]

2.8.5 Sonstige Tumoren

Hypophysenadenome

Allgemeines

- **Pathologie:** monoklonale Neoplasien als Resultat von spezifischen somatischen Mutationen
- **Altersverteilung** 30–60 Jahre; hormonaktive Tumoren eher bei jüngeren, hormoninaktive Tumoren häufiger mit zunehmendem Alter
- **genetische Prädisposition** (selten): in 3 % aller Patienten mit Hypophysenadenomen multiple endokrine Neoplasien Typ 1 (MEN-1-Syndrom: Tumoren der Hypophyse, Nebenschilddrüse, Pankreasinseln), autosomal-dominant vererbt

Klassifikation

- **Einteilung nach Durchmesser:** Mikroadenom < 10 mm, Makroadenom > 10 mm
- **Versuch eines zusammenfassenden Klassifikationsschemas:** 1. klinische Beschreibung und sekretorische Aktivität, 2. (radiologische) Größe und Invasivität (z. B. nach Hardy), 3. Histologie, 4. Immunhistochemie, 5. ultrastruktureller Subtyp [4100]; diese Einteilung erlaubt keine zuverlässige Abschätzung der Prognose
- **Einteilung nach Färbbarkeit (Eosinophilie u. a.) obsolet**

Klinisches Bild

- **übermäßige Hormonproduktion** im Erwachsenenalter:
  - *Prolaktin:* Galaktorrhö, Oligo-/Amenorrhö, Libido-, Potenzverlust
  - *STH:* Weichteilschwellung, Müdigkeit, Schwitzen; Akrenwachstum (Akromegalie ,), Diabetes mellitus; Organomegalie (Schilddrüse, Herz); Neuropathie, arterielle Hypertonie
  - *ACTH:* arterielle Hypertonie, Hypogonadismus, Osteoporose, Diabetes mellitus, Striae rubrae distensae, Vollmondgesicht, Stammfettsucht (Morbus Cushing)
  - *TSH:* Hyperthyreose
- **verminderte Hormonproduktion** (Hypopituitarismus) im Erwachsenenalter:
  - *sekundärer Hypogonadismus:* verminderte Libido, Potenzverlust, sekundäre Amenorrhö, Schwinden der Sekundärbehaarung, Ausfall der lateralen Augenbrauen, Abnahme des Bartwuchses
  - *sekundäre Hypothyreose:* Kälteintoleranz, Bradykardie, Müdigkeit, Obstipation, „blecherne" Stimme
  - *sekundäre Nebenniereninsuffizienz:* wächserne Blässe durch Depigmentierung, Müdigkeit, Adynamie
- **lokale Raumforderung:**
  - *intrasellär:* HVL-Insuffizienz, Diabetes insipidus (selten), Arrosion des Sellabodens
  - *suprasellär:* Chiasmasyndrom (bitemporale Hemianopsie), Verschluss-Hydrozephalus durch Blockade der Foramina Monroi, vegetative Störungen (Hypothalamus): Schlaf-, Essstörungen
  - *parasellär:* Kopfschmerzen, Augenmuskelparese, sphenoidal: ggf. Rhinoliquorrhö

Bildgebende Verfahren

- **MRT = Methode der Wahl** ( ): Mikroadenome meist hypointens im ansonsten homogenen Hypophysengewebe, nach Kontrastmittel-Gabe oft geringere Anreicherung als normales Drüsengewebe; T2 hyperintens, isointens; beachte Beziehung zu Nachbarstrukturen, vor allem Chiasma, Sinus cavernosus mit ACI
  - *indirekte Zeichen der intrasellären Raumforderung:* schräg stehender Hypophysenstiel, nach kranial konvexe Vorwölbung des Diaphragma sellae, Absenkung des Sellabodens, Verlagerung des Sinus cavernosus

- **CT:** zur OP-Planung; Aufweitung/Destruktion der Sella; Darstellung der Schädelbasis mit Keilbeinhöhle (OP-Zugang); intratumorale Verkalkungen

Weitere Diagnostik

- **Endokrinologie:** unabhängig von Größe des Tumors: Basalwerte der Hypophysenhormone (ACTH, TSH, LH, FSH, GH, PRL, insulin-like growth factor 1 [IGF-1]) plus FT_3, FT_4, Testosteron oder Östradiol und 24-Stunden-Sammelurin auf freies Kortisol
  - *bei unklarem Befund:* Überprüfung der hypophysären Partialfunktionen mit „Achsendiagnostik" durch hypothalamische Releasing-Faktoren (LRH-, TRH-, GH-RH-, GnRH-Test) oder Insulin-Hypoglykämie-Test; Serum-Ca^{2+}-Spiegel (Hyperparathyreoidismus) und Familienanamnese (MEN-1-Syndrom, s. o.)
  - *bei ADH-Mangel* Bestimmung von 24-Stunden-Urinvolumen, spezifischem Uringewicht, Serumelektrolyte
- **Ophthalmologie:** Gesichtsfeldprüfung (bitemporale Gesichtsfelddefekte) [2273]

Differenzialtherapie

- **symptomatische/endokrin aktive Adenome:** primäre Operation, externe Bestrahlung/Radiochirurgie bei inkompletter Resektion bzw. bei Rezidiv (beachte abweichendes Verhalten bei Prolaktinom, s. u.); Substitutionstherapie
- **asymptomatische (zufällig entdeckte) Mikro-/Makroadenome:** Inzidenz von Mikroadenomen in „Normal"-Population 10 % [1563]; Therapie nur bei endokrin aktiven oder symptomatischen (Gesichtsfelddefekte) Tumoren; sonst Verlaufskontrollen mit MRT nach Gesichtsfelduntersuchung [2756]: zunächst nach 3 Monaten, dann Zeitintervalle verdoppeln

Therapieverfahren

- **Allgemeines:** gute Kooperation Neurochirurgie/Endokrinologie/Strahlentherapie; lebenslange Nachsorge!
- **Resektion:**
  - Therapie der Wahl (Ausnahme: Prolaktinom)
  - Zugang:
    - transnasal/transsphenoidal (in > 90 % aller Hypophysentumoren möglich); Komplikationen: Liquorfistel, eitrige Sinusitis/Meningitis, Okulomotorikparesen, Diabetes insipidus [1501]
    - transkraniell: bei parasellärem oder größerem suprasellären Tumoranteil; Komplikationen: bleibender Diabetes insipidus, Verschlechterung der Vorderlappenfunktion, Sehverschlechterung [1501]
- **stereotaktische fraktionierte Radiotherapie am LINAC:**
  - *Indikation:* bei Resttumor oder Rezidiv
  - *Zielvolumen:* Tumor mit minimalem Sicherheitssaum
  - *Gesamtdosis:* 45–50,4 Gy, Einzeldosis1,8 Gy
  - *Effekt:* Wirkungseintritt nach Monaten bis einigen Jahren, lokale Tumorkontrolle > 90 % [2712],[2155]
  - *Nebenwirkungen:* radiogener Hypopituitarismus bis 20 %, teils nach > 10 Jahren (lebenslange Kontrolle!)
- **Radiochirurgie:**
  - *Indikation:* bei ausreichendem Abstand zum optischen System Alternative zur stereotaktischen fraktionierten Radiotherapie am LINAC
  - *lokale Tumorkontrolle und Nebenwirkungen* vergleichbar wie bei Radiotherapie [2312]
- **Substitutionstherapie:** Einstellung nach Anamnese und klinischem Befund; Bestimmung der Hormonspiegel primär zur Kontrolle der Medikamenteneinnahme
  - *Hydrocortison* um 20 mg/d, kein Magenschutz
  - *L-Thyroxin* 50–150 µg/d
  - *ADH* (Desmopressin: Minirin® Nasenspray 10 µg (1 Hub) – 40 µg/d), Dosierung möglichst niedrig, sonst Wasserretention und Na^+-Verlust (SIADH)
  - *Testosteron* Enantat 250 mg i. m. alle 3 Wochen, keine oralen Präparate
  - *Östrogene* [2766]

Prolaktinom

Allgemeines

Mit ca. 30 % häufigstes Hypophysenadenom; Progressionsrate von Mikro- zu Makroadenomen ist klein (bis 7 %); Höhe des Prolaktinspiegels korreliert in etwa mit der Tumorgröße

Diagnosestellung

Prolaktinspiegel > 150 µg/l

Differenzialdiagnose

- **Pseudoprolaktinom:** Prolaktin < 100 µg/l durch perihypophysären Tumor → Schädigung des Hypophysenstiels → verminderter Fluss des auf die Prolaktinsekretion inhibitorisch wirkenden Dopamins vom Hypothalamus in die Hypophyse [375]
- **sonstige:** geringe Prolaktinspiegelerhöhung auch bei verschiedenen systemischen Erkrankungen (Leber-, Niereninsuffizienz) und Medikamenten (Haloperidol, Verapamil u. a.), daher internistische/endokrinologische Abklärung wichtig

Therapieverfahren

- **primär bei Mikro- und Makroprolaktinomen:** Dopamin-Agonist Bromocriptin (Pravidel®), einschleichende Gabe, Beginn 1,25 mg abends, nach 3 Tagen 2,5 mg/d, alle 3 Tage um 2,5 mg steigern bis 3 × 2,5 mg/d; zu Beginn häufig Übelkeit, Erbrechen und orthostatische Dysregulation; evtl. lebenslange Therapie; alternativ Cabergolin (Dostinex®) 0,5 mg/Woche = 1 Tablette, nach 1 Monat ggf. steigern auf 1 mg/Woche
  - *Therapieeffekt:* Verkleinerung des Tumors, Suppression des Prolaktins
- bei Resistenz gegen oder Intoleranz von Dopamin-Agonisten, Pseudoprolaktinomen, zystischen Tumoren, zunehmender Raumforderung während der Schwangerschaft: Operation
- bei Residualtumor nach Operation und Makroadenomen mit weiterhin erhöhtem Prolaktinspiegel: stereotaktische fraktionierte Radiotherapie oder Radiochirurgie (s. o.)

Prognose

- **Mikroprolaktinom plus Dopamin-Agonist:** normaler Prolaktinspiegel in 80–90 %
- **Makroprolaktinom plus Dopamin-Agonist:**
  - *ohne Operation:* normaler Prolaktinspiegel in 60–80 %, signifikante Volumenreduktion in 60–70 %

STH-produzierende Tumoren

Diagnosestellung

- **STH im Serum:** Tagesprofil inkl. Nachtwerte; normale STH-Serumspiegel möglich; im oralen Glukosetoleranztest fehlende Suppression des STH, erhöhter Plasmaspiegel des insulin like growth factor (IGF-1)
- bei Diagnosestellung sind die meisten Tumoren Makroadenome, vom ersten Symptom bis zur Diagnose vergehen durchschnittlich 4–10 Jahre(!)
- **Differenzialdiagnose** (selten): ektope Produktion des STH releasing hormone (GH-RH) (z. B. Bronchialkarzinom, Karzinoid); dabei GH-RH-Plasmaspiegel erhöht!

Therapieverfahren

- **komplette Tumorresektion** wenn möglich, dann keine weitere spezifische Therapie
- **inkomplette Tumorresektion:** zusätzlich stereotaktische fraktionierte Radiotherapie oder Radiochirurgie; alternativ Somatostatin-Analoga: z. B. Octreotid (Sandostatin®) als Depotinjektion i. m. alle 28 Tage; Therapiekontrolle: STH und IGF-1-Werte

Prognose

- **allgemein:** günstig, wenn dauerhafte Senkung des STH-Plasmaspiegels < 2,5 ng/ml; Akromegalie wahrscheinlich mit erhöhtem Risiko für Kolonkarzinom und -Polypen (3–8-fach) assoziiert; 2–3-fach erhöhte Mortalität (vor allem durch Herz- und Gefäßerkrankungen, Tumoren)
- **nach Operation:** 5-Jahre-Remissionsrate 63 % [873], STH-Serumspiegel in 40–60 % normalisiert [740]

ACTH-produzierende Tumoren

Allgemeines

Bis 10 % aller Hypophysenadenome; F:M = 3–10:1

Differenzialdiagnose M. Cushing/Cushing-Syndrom

- **ACTH-abhängig** (80 %)
  - *hypophysäre ACTH-Produktion:* Adenom, Karzinom, primäre Hyperplasie
  - *ektope ACTH-Produktion:* kleinzelliges Bronchialkarzinom, Karzinoid, Schilddrüsenkarzinom
- **ACTH-unabhängig:** Nebennierenadenom,-karzinom, -hyperplasie, exogene Steroide

Zusatzdiagnostik

- **MRT:** in ca. 50 % kein eindeutiger Tumornachweis; 10–15 % mit „Empty-sella-Syndrom" verbunden; in 85 % Mikroadenom
- **Hormonbestimmung:**
  - *1. Nachweis des Hyperkortisolismus:* freies Kortisol im 24-Stunden-Urin, Low-dose-Dexamethason-Hemmtest [2766]
  - *2. Differenzierung ACTH-abhängiger von ACTH unabhängigem Hyperkortisolismus:* Plasma-ACTH
  - *3. Differenzierung Morbus Cushing von ektoper ACTH-Produktion:* High-dose-Dexamethason-Hemmtest, CRH-Stimulationstest
- **IPSS (= inferior petrous sinus sampling)** (= selektive bilaterale simultane ACTH-Bestimmung im Sinus petrosus inferior) bei fehlendem Adenomnachweis im MRT und nicht eindeutigem Hormonbefund im Serum: Mikroadenomlokalisation vor und nach CRH-Stimulation (zugleich auch Ausschluss ektoper ACTH-Sekretion) [2284]

Therapie-verfahren	Tumorresektion, ggf. stereotaktische fraktionierte Radiotherapie oder Radiochirurgie; wenn lokale Therapie nicht ausreichend: bilaterale Adrenalektomie
Prognose	■ **nach Operation:** Rezidivtumor ca. 10 % nach 4–14 Jahren, abhängig von Größe und Ausdehnung des Tumors [2486] ■ **persistierender Hyperkortisolismus** in ca. 30 % [2639]
Unterform	■ **Nelson's Syndrom:** aggressiv wachsender ACTH-produzierender Hypophysentumor mit starker Hautpigmentierung nach Adrenalektomie bei Morbus Cushing (in 25 %); Therapie: Operation, postoperative Radiotherapie oder Radiochirurgie grundsätzlich empfohlen, evtl. Octreotid

Hormoninaktive Hypophysentumoren

Allgemeines	Normale Plasmahormonspiegel oder Hypophyseninsuffizienz; gelegentlich leichte Hyperprolaktinämie aufgrund von Kompression des Hypophysenstiels durch den Tumor; im allgemeinen Makroadenome
Therapie-verfahren	■ **primär:** Tumorresektion; inkomplette Tumorresektion plus stereotaktische fraktionierte Radiotherapie, Radiochirurgie ■ **Rezidiv:** stereotaktische fraktionierte Radiotherapie, Radiochirurgie
Prognose	■ **nach Operation:** Residualtumor bei invasivem Adenom in ca. 25 %, Gesichtsfelddefekt in > 80 % verbessert ■ **nach Operation plus Radiotherapie:** Rezidivrate < 10 % [2712]

Akute Nekrose der Hypophyse („pituitary apoplexy")

Allgemeines	Akute Infarzierung eines Hypophysentumors mit Einblutung und nachfolgendem Ödem
Klinisches Bild	Akute stärkste Kopfschmerzen, Nackensteife, Nausea, Sehstörungen, Augenmuskellähmung, Visusverlust, Bewusstseinsstörung
Differenzial-diagnose	Subarachnoidalblutung aus basalem Aneurysma
Diagnose-stellung	CT, Liquor
Therapie-verfahren	Steroidgabe und Notfall-Operation

Kraniopharyngeom WHO °I

Allgemeines	Altersverteilung: ca. 40 % Kinder 5–15 Jahre, ca. 60 % Erwachsene; im Alter zunehmend
Pathologie	Epithelialer Tumor, wahrscheinlich ausgehend von Zellen der ehemaligen Rathke-Tasche, Ausdehnung entlang des Hypophysenvorderlappens nach sellär und supraselllär möglich; die Tumoren wachsen primär verdrängend, können auch in neurale Strukturen, vor allem den Hypothalamus einwachsen
Klinisches Bild	Visusstörungen (75 %), Hypophysenvorderlappeninsuffizienz (bei Kindern wichtig: → Wachstumsstillstand!) (70 %), bitemporale Hemianopsie (55 %), Verschluss-Hydrozephalus, Wachstum in Hypothalamus und III. Ventrikel (15 %)
Bildgebende Diagnostik	■ **CT:** meist zystisch (hypo-, iso-, hyperdens), randständig/intratumoral verkalkt; solide, meist isodense Tumoranteile reichern Kontrastmittel an; Arrosion der umliegenden knöchernen Strukturen (Dorsum sellae, Processus clinoideus) ■ **MRT:** heterogener Tumor mit abgrenzbarer Zyste; Kontrastmittel-Enhancement der nicht zystischen Tumoranteile, Verkalkungen
Weitere Diagnostik	■ **Endokrinologie:** Überprüfung der hypophysären Partialfunktionen wie bei Patienten mit Hypophysentumoren ■ **Ophthalmologie:** Gesichtsfeldprüfung
Therapie-verfahren	■ **Resektion:** ▪ *Risiko:* bei Operation großer Tumoren Erwachsener relativ hohe Mortalität, ebenfalls bei Rezidiv-Operation [4019],[4592]; wichtigste Todesursache: hypothalamisch-hypophysäre Störungen ▪ *Rezidive* in 20–33 % [3588] ▪ *postoperativ:* häufig Diabetes insipidus, ggf. Hormonsubstitution wie oben beschrieben; bei Kindern besonders Wachstumskontrolle, ggf. STH-Substitution ■ **stereotaktische Zystenpunktion** ggf. mit interner Drainage in das Ventrikelsystem (Rickham-Katheter), geeignet bei überwiegend zystischen Tumoren, häufig in Kom-

bination mit unmittelbar folgender stereotaktischer fraktionierter Strahlentherapie oder Radiochirurgie

- **stereotaktische fraktionierte Radiotherapie:**
  - *Indikation:*
    - nach erster stereotaktischer Punktion zunächst Beobachtung, bei erneuter Zystenfüllung Einleitung der stereotaktischen fraktionierten Radiotherapie unmittelbar nach 2. Punktion
    - bei Verschlechterung der Symptomatik während der Radiotherapie sofort neue Bildgebung, bei erneuter Zystenfüllung ggf. 3. Punktion und/oder Anpassung des radiotherapeutischen Zielvolumens
  - *Dosis:* Gesamtdosis 54 Gy, Einzeldosis 1,8 Gy [3675]

Nachsorge

Endokrinologie 2 Monate nach OP, mindestens 1-mal jährlich ophthalmologische Untersuchung

Prognose

- **Operation:** Rezidivrate 30 % bei Erwachsenen, 10-Jahres-Überlebensrate 68 % [559]
- **Radiotherapie:** lokale Tumorkontrolle nach 5 Jahren > 90 % [3675]

2.8.6 Metastasen

Zerebrale Metastasen

Häufigkeit

- **allgemein:** 10 % aller malignen Tumoren (populationsbasierte Analyse [277]), Häufigkeit in klinischen Serien bis zu 25 % aller Tumorpatienten [1321]; in ca. 40 % singuläre, in ca. 20 % 2 Metastasen; 11 % der Patienten mit Metastasenverdacht nach CT- und MRT-Kriterien haben anders geartete Läsionen (Abszess u. Ä.) [3066]
- **Häufigkeit von Primärtumoren:** Bronchialkarzinom (für 50 % aller Metastasen verantwortlich ( )), Mammakarzinom 15-20 %, gastrointestinale Tumoren, Melanom ( ) und urogenitale Tumoren für je 5-10 %, verantwortlich; bei 5–20 % der Patienten mit Hirnmetastasen ist kein Primärtumor nachweisbar
- **Risiko von Hirnmetastase(n) je nach Primärtumor:** malignes Melanom und kleinzelliges Bronchialkarzinom 40 %, nicht kleinzelliges Bronchialkarzinom 30 %, Mamma- und Nierenzellkarzinom 20 %, maligne Lymphome 2-5 %

Bildgebende Diagnostik

- **MRT** ( ): Methode der Wahl (20–25 % sensitiver als CT); typisch: multiple Läsionen an Mark-Rinden-Grenze; T1 iso- oder hypointens, Kontrastmittel-Enhancement, häufig ausgedehntes peritumorales Ödem; T2/FLAIR hyperintens; Melanommetastasen: u. U. signalreich in T1, signalarm in T2 durch paramagnetischen Effekt des Melanins; Metastasen gastrointestinaler Tumoren: oft signalarm in T2 (Mucin)
- **CT** ( ): hypo-, iso-, hyperdens (oft Melanom, Kolonkarzinom, Chorionkarzinom), in der Regel kontrastmittelaufnehmend, ausgeprägtes perifokales Ödem
- **[^{18}F]FDG-PET** ( ) zum Nachweis von Resttumor nach Bestrahlung bzw. zur Unterscheidung Strahlenfolge vs. Tumorrezidiv

Weitere Diagnostik

- **histologische Diagnose durch stereotaktische Biopsie ( ):** üblich bei solitärer Metastase (keine weiteren Metastasen im gesamten Körper), bei Tumorerkrankungen, die selten zerebral metastasieren (z. B. Prostatakarzinom oder Zervixkarzinom) sowie bei seit Jahren stabilem extrazerebralem Tumorbefund (kontrollierter Primärtumor, kein Nachweis von extrazerebralen Metastasen, z. B. Melanom oder Nierenzellkarzinom)
- **bei unbekanntem Primärtumor:** komplette Staginguntersuchung

Clinical Pathway (DGN)

HIRNMETASTASEN

Therapieverfahren (Leitlinie DGN [4447])

- **lokale Therapie**
  - *Resektion:* gesicherter Stellenwert im Therapiekonzept zusammen mit Ganzhirnbestrahlung; verlängert das mediane Überleben signifikant [3066],[4269]
    - Indikation: singuläre oder solitäre Metastase, guter Allgemeinzustand mit geringen neurologischen Defiziten, stabile extrakranielle Tumorerkrankung, strahlenresistenter Tumor, unbekannter Primärtumor, operativ gut zugängliche Läsion, Metastase mit Durchmesser > 3 cm, bei operativ gut zugänglichen Metastasen Resektion auch bei 2 oder 3 Metastasen zu erwägen
  - *Radiochirurgie:* Alternative zur Resektion; Radiochirurgie zusätzlich zur Ganzhirnbestrahlung verlängert das Gesamtüberleben signifikant gegenüber alleiniger Ganzhirnbestrahlung [2147],[142]

- Indikation: ≤3 Metastasen, Durchmesser jeweils ≤3 cm; Therapie der Wahl im Frühstadium der zerebralen Metastasierung, bei allen Lokalisationen möglich; geringere Mortalität und Morbidität als Operation
- Durchführung: Einzeitdosis 20 Gy; Kombination mit Ganzhirnbestrahlung ohne Dosisreduktion möglich, ebenso mehrfache Anwendung an verschiedenen Lokalisationen
- Alternative: bei singulärer Metastase oder V. a. Rezidiv stereotaktische Serienbiopsie mit gleichzeitiger I-125 Seedimplantation [3450]

- **Ganzhirnbestrahlung:** verbessert die lokale TU-Kontrolle, reduziert das Risiko von Hirnmetastasen-Rezidiven, hat keinen Einfluss auf die Überlebenszeit oder Zeit bis zur Pflegebedürftigkeit [3064],[1316],[2124]
  - *Indikation:*
    - primäre Ganzhirnbestrahlung ist wichtigste Therapiemodalität bei Patienten mit multiplen Hirnmetastasen ohne Option für Resektion oder Radiochirurgie
    - adjuvante Ganzhirnbestrahlung nach Komplettresektion oder Radiochirurgie von 1-3 Metastasen; hier im individuellen Fall auch Aufschub der Strahlentherapie bis zum Rezidiv möglich
    - prophylaktisch bei kleinzelligem Bronchialkarzinom, limited disease und extensive disease mit kompletter Remission nach Chemotherapie (GdE Ia [3822])
  - *Durchführung* (Gesamtdosis / Einzeldosis): 35 Gy/2,5 Gy) oder 30 Gy/3 Gy oder 40 Gy/2 Gy;. Dosierung ist von der Prognose abhängig (kleinere Einzeldosen bei guter Prognose); technisch einfach durchzuführen, daher rascher Behandlungsbeginn möglich [2896]
- **Chemotherapie:**
  - *Allgemeines:* Wahl der Substanz abhängig von Primärtumor; wichtiger Part bei kleinzelligem Bronchialkarzinom, Keimzelltumor des Hodens (kurativer Ansatz!), Lymphom; tritt bei anderen Tumoren in den Hintergrund gegenüber Resektion, Radiochirurgie und Ganzhirnbestrahlung; Kombination mit diesen Verfahren möglich
  - *Substanzen:*
    - bei nicht kleinzelligem Bronchialkarzinom Temozolomid [164] oder EGFR-Blocker [3756],[1484]
    - bei her2/neu-positivem Mammakarzinom Lapatinib und Capecitabine [2692a]
    - bei Tumoren mit Bevacizumab-Zulassung (Mamma, Lunge, Niere, Colon) Bevacizumab [374],[879]

Prognose

- **abhängig von Alter, Allgemeinzustand, extrakranieller Tumoraktivität** [1315]:
  - *Karnofsky-Index ≥ 70,* Alter < 65 Jahre, kontrollierter Primärtumor (kein dokumentierter Tumorprogress extrazerebral bzw. tumorspezifische Therapie in den letzten 12 Monaten), keine Fernmetastasen: mediane Überlebenszeit 7,1 Monate
  - *Karnofsky-Index < 70:* mediane Überlebenszeit 2,3 Monate
  - *alle anderen:* mediane Überlebenszeit 4,2 Monate
- längeres Überleben v.a. bei Mammakarzinom (in der besten Prognosegruppe medianes Überleben 25 Monate; [3879] und Keimzelltumoren möglich; hier auch Langzeitüberleben möglich
- abhängig von der Primärtumorhistologie beeinflussen neben dem Karnofsky-Index folgende Faktoren die Prognose (Graded Prognostic Assessment (GPA) [3879]:
  - Nicht kleinzelliges Bronchialkarzinom: Alter, extrakranielle Metastasen, Anzahl der Hirnmetastasen (1 vs. 2-3 vs. > 3)
  - Melanom: Zahl der Hirnmetastasen
  - Mammakarzinom: Subtyp (basal < LumA < Her2/neu+ < LumB) und Alter (> 60 Jahre vs. < 60 Jahre)
  - Nierenzellkarzinom: Zahl der Hirnmetastasen

Spinale Metastasen

Häufigkeit

5–10 % aller Patienten mit systemischem Tumor; Wirbelsäule häufigste Lokalisation von Knochenmetastasen (bis zu 75 %); Lage: 94–98 % extradural, 0,5–3,4 % intramedullär [3102]; symptomatische Metastasen lokalisiert thorakal > lumbal > zervikal

Primärtumor

Häufig Bronchialkarzinom, Mammakarzinom, Prostatakarzinom, Nierenzellkarzinom

Klinisches Bild

Initial: Schmerzen 80–93 % (lokal, radikulär), Paraparese 64–85 %, Paraplegie 3–19 %, Blasenstörungen ca. 50 %; jeder Tumorpatient mit neu auftretenden Rückenschmerzen ist auf eine spinale Metastase verdächtig!

Bildgebende Diagnostik

- **Nativ-Röntgen:** erst ab > 50 % Knochenverlust positiv, gibt Aussage über Stabilität der Wirbelsäule

- **MRT:** sensitivste Untersuchung, auch MRT der gesamten Wirbelsäule als Screening [4028]
- **CT:** wegen knöcherner Aufhärtungsartefakte ungeeignet bei intramedullären Metastasen; ggf. sinnvoll zum Nachweis ossärer Destruktionen

Clinical Pathway (DGN) Spinale Metastasen und Meningeosis neoplastica

Therapieverfahren (Leitlinie DGN [4447])

- **grundsätzlich:** Notfallindikation – sofortige Therapieeinleitung! [3189]
- **Steroide:** Therapieversuch mit hochdosierten Steroiden gerechtfertigt (Dexamethason 4 × 8 mg)
- **Resektion** bei Myelonkompression und/oder unbekannten Primärtumoren zur Sicherung der histologischen Diagnose; bei Myelonkompression ist Radiatio in Kombination mit Resektion der alleinigen Radiatio deutlich überlegen bezüglich der Wiedererlangung der Gehfähigkeit [3065]
- **Radiotherapie**
  - *Zielvolumen:* befallener Wirbelsäulenabschnitt + 1 Sicherheitswirbel kranial und kaudal
  - *Gesamtdosis* 30 Gy, Einzeldosis 3 Gy, alternativ Gesamtdosis 40 Gy, Einzeldosis 2 Gy; bei Patienten mit schlechten prognostischen Kriterien hypofraktionierte Therapie mit 2 × 8 Gy sinnvoll [2561]
- **Embolisation:** präoperativ zur Reduktion des Blutverlustes der nachfolgenden Operation, z. B. bei Nierenzellkarzinomen
- **Non-Hodgkin-Lymphome, Keimzelltumoren:** evtl. zusätzlich Chemotherapie

Prognose

- **therapieabhängig:** nach Radiotherapie Besserung der Schmerzen 85 %, selbstständig gehfähig < 50 %, Wiederherstellung autonomer Dysfunktion 40 % [2562]
- **histologieabhängig:**
  - *Bronchialkarzinom* (alle histologischen Formen zusammengenommen): mittlere Überlebenszeit ca. 3 Monate
  - *Mamma-, Prostata-, Thyroideakarzinom:* mittlere Überlebenszeit > 1 Jahr
  - *Lymphome:* insgesamt günstigerer Verlauf

Meningeosis neoplastica

Allgemeines Spätkomplikation fortgeschrittener Tumorerkrankungen, kann Zerebrum und Rückenmark betreffen

Häufigkeit Bei 4–15 % der soliden Tumoren (kleinzelliges Bronchialkarzinom 25 %, Mammakarzinom 5 %, Melanom 5–15 %, Magen-Darm-Karzinom), 5–15 % der Leukämien (besonders ALL bei Kindern bis zu 50 %), 7–15 % der Lymphome, 1–12 % der hirneigenen Tumoren (Germinom, PNET, Glioblastom, Ependymom); bei soliden Tumoren kombiniert in 42 % mit nodulärer leptomeningealer Infiltration, in 30–60 % mit intrakraniellen Metastasen [661],[1495]

Klinisches Bild Polyradikuläre Symptome (> 50 %), ZNS-Symptome (50 %), „meningitische" Symptome (10 %), häufig in Kombination [4397]

Bildgebende Diagnostik

- **MRT**: Methode der Wahl; knotige oder zuckergußartige Kontrastmittelanreicherung der Lepto- und/oder der Pachymeningen; evtl. Hydrozephalus; in 30–60 % zusätzliche Parenchymmetastasen!
- **CT-Myelografie** entbehrlich

Weitere Diagnostik

- **Liquoruntersuchung:** wenn möglich
  - *Zytologie:* maligne Zellen im Sediment, evtl. immunhistochemische Zelltypisierung
  - *Protein, Zellzahl, Laktat und Liquordruck* meist erhöht, Glukose vermindert
  - *Nachweis von Tumor-„Markern"* möglich, nur bei begründetem Verdacht sinnvoll: CEA (Tumoren von Gastrointestinaltrakt, Mamma, Lunge, Ovarien, Urogenitaltrakt), β-HCG (Choriokarzinom, embryonale Karzinome und Keimzelltumoren), AFP (Teratokarzinome, embryonale Karzinome, andere); unspezifische Marker sind: β-Glukoronidase, LDH-Isoenzym V, β2-Mikroglobulin

Diagnosestellung

- **Liquoruntersuchung** diagnostisch beweisend: maligne Zellen im Sediment; bei erster Punktion nur ca. 50–60 % positiv, daher ggf. Punktion noch 1–2-mal wiederholen [661]
- **Meningeosis-typische Kontrastmittelaufnahme in den Leptomeningen** auch ausreichend für die Diagnosestellung

Clinical Pathway (DGN) Spinale Metastasen und Meningeosis neoplastica

Therapieverfahren (Leitlinie DGN [4447])

- **Wahl der Therapie** sollte sich am Befallsmuster (knotig/solide vs. nichtadhärent mit frei flottierenden Tumorzellen im Liquor) sowie am Vorhandensein oder Fehlen ZNS-parenchymatöser und systemischer Metastasen orientieren
- **Radiotherapie:** Ganzhirnbestrahlung unter Einschluss der Meningen (Helmfeld) und/oder makroskopischer Tumor intraspinal, Gesamtdosis 30 Gy, Einzeldosis 3 Gy
- **intrathekale Chemotherapie:** Ziel klinische Stabilisierung/Besserung und Liquorsanierung
  - *Therapieschemata:*
    - Methotrexat anfänglich 2 × wöchentlich über intraventrikuläres Reservoir (10 % Infektionsrisiko); zusätzlich Folinsäure 15 mg 6 Stunden nach Gabe von MTX und alle 6 Stunden über 2 Tage
    - Tripeltherapie (MTX, AraC, Steroid) bei Meningeosis solider Tumoren nicht indiziert [1355]; bei fehlender Wirksamkeit Wechsel auf AraC oder Thiotepa 2×/Woche intraventrikulär
    - Liposomal verkapseltes AraC: nur für Meningeosis lymphomatosa zugelassen, aber auch bei Meningeosis solider Tumoren gleich wirksam wie MTX [1391], kann ohne Wirkungseinbuße auch lumbal appliziert werden [1392], Applikationsintervall 14 Tage
  - *Kontraindikation:* Liquorzirkulationsstörung
  - *Komplikationen:* in ca. 10 % aseptische Meningitis, Kopfschmerzen, Krampfanfälle; langfristig bei MTX evtl. schwere Leukenzephalopathie mit Demenz, vor allem bei Kombination mit Radiotherapie, bei liposomalem AraC Cauda-equina-Syndrom
  - Abbruch der Therapie bei verschlechtertem Liquorbefund oder klinischer Verschlechterung
- **systemische Chemotherapie:** Auswahl der Substanzen nach Wirksamkeit beim Primärtumor; wichtig bei Lymphomen; bei Mammakarzinom ist der Wert einer intraventrikulären Chemotherapie bei gleichzeitige sytemischer Chemotherapie umstritten [465]; bei im kontrastmittelgestützen MRT nachweisbaren knotigen leptomeningealen Metastasen ist die systemische Chemotherapie ein positiver prognostischer Faktor [1690]

Prognose

- **therapieabhängig** (alle Tumoren unterschiedlicher Histologie zusammengenommen):
  - *keine spezifische Therapie:* mittlere Überlebenszeit 1–2 Monate
  - *spezifische Therapie:* mittlere Überlebenszeit 4–7 Monate; 30–60 % sterben an systemischer Metastasierung bzw. Tumorprogression [661]
- **günstige prognostische Faktoren:** hämatologische Tumoren, Mammakarzinom, Karnofsky-Index ≥ 70, keine Eiweiß- und/oder Laktaterhöhung [1690]

2.9 Anfallserkrankungen

A. Schulze-Bonhage

2.9.1 Epilepsien

Allgemeines

Definitionen

- **epileptischer Anfall**: transiente Symptome (Veränderungen der Wahrnehmung, des Denkens oder des Verhaltens) aufgrund einer abnorm synchronisierten Entladung kortikaler Neuronenverbände
- **Status epilepticus:** lang (> 5 Minuten) andauernder, nicht spontan sistierender epileptischer Anfall
- **Epilepsie:** Erkrankungen des Gehirns mit einer Disposition zur Generierung epileptischer Anfälle und hieraus resultierenden neurobiologischen, kognitiven, psychologischen und sozialen Folgen; für die Diagnose einer Epilepsie ist erforderlich
  - das wiederholte Auftreten unprovozierter epileptischer Anfälle oder
  - das Auftreten eines epileptischen Anfalls mit zusätzlichen anhaltend veränderten Eigenschaften des Gehirns, die das Auftreten weiterer Anfälle wahrscheinlich machen [1198],[1198]
- **Epilepsiesyndrom:** Symptomkomplex (einschl. mehrerer Anfallstypen) mit einheitlichem klinischem Erscheinungsbild und Verlauf, jedoch uneinheitlicher Ätiologie

- **epileptische Enzephalopathie:** durch epileptische Aktivität verursachte anhaltende zerebrale Funktionsstörung

Ätiologie

- **idiopathische/genetische Epilepsien:** überwiegend polygen, seltener monogen vererbte Epilepsieformen (s. u.), z. T. altersgebundener Beginn, ohne morphologisches Korrelat
- **symptomatische/strukturell-metabolische Epilepsie:** lokalisationsbezogene, unspezifische Reaktion des Gehirns auf unterschiedliche Alterationen von Hirnstruktur und -physiologie (Dysgenesien des Hirnrinde, hypoxische/ischämische/traumatische/entzündliche Schädigungen, intrazerebrale Blutungen, Tumoren, degenerative und metabolische Störungen); bei fehlendem Läsionsnachweis „kryptogen“ genannt

Epidemiologie

Prävalenz 0,5–1,2 %, Inzidenz 50:100 000, häufigste Erstmanifestation im Kindesalter sowie nach dem 60. Lebensjahr

Pathophysiologie

Pathologische Entladungen kortikaler Neurone (paroxysmal depolarization shift = PDS) mit abnormer Synchronisation von Neuronenverbänden; bei genetisch bedingten Epilepsien z. T. aufgrund abnormer spannungs- oder transmittergesteuerter Ionenkanäle

Diagnostische Beschreibung [1092]

Entsprechend WHO ICIDH-2 (www.dimdi.de/static/de/klassi/icf/index.htm):

- **Achse 1:** semiologische Zeichen
- **Achse 2:** Anfallstyp
- **Achse 3:** Epilepsiesyndrom
- **Achse 4:** Ätiologie
- **Achse 5:** assoziierte Behinderungen

Klassifikation epileptischer Anfälle (mod. nach [435])

Die im Folgenden angeführte Anfallsklassifikation löst die frühere Einteilung in *„fokale“ Anfälle* (Anfälle mit lokalisationsbezogenem Beginn in einem umschriebenen kortikalen Areal), eingeteilt in *einfach-fokale Anfälle* mit erhaltenem Bewusstsein, *komplex-fokale Anfälle* bei Entwicklung einer Bewusstseinsstörung, und *sekundär generalisierte* Anfälle bei Übergang in eine bilaterale tonisch-klonische Phase und *„primär generalisierte“ Anfälle* (mit rascher Einbeziehung ausgedehnter Areale beider Hemisphären) ab.

- **motorische Anfälle:**
  - *Elementar-motorisch:*
    - tonisch (einschl. dyston, versiv, postural, Spasmus)
    - klonisch (ggf. mit regionaler Ausbreitung: Jackson-Anfälle; z.T. mit postiktaler Todd-Parese) ()
    - myoklonisch (auch negativ myoklonoisch)
    - atonisch
    - astatisch (mit Haltungsverlust)
  - *automotorisch* (koordinierte, repetitive unwillkürliche Bewegungsschablonen): oroalimentär/gestural/manuell/pedal/ hyperkinetisch/vokal/verbal/gelastisch
- **sensorische Anfälle** (falls anderen Phänomenen vorausgehend: *„Aura“*)
  - elementar-sensorisch: somatosensorisch (Kribbelparästhesien, Schmerz)/ visuell (Phosphene, Skotom)/auditorisch/olfaktorisch/gustatorisch/epigastrisch /cephal
  - komplex-sensorisch (experientiell): affektiv (z.B. Angst/Depression/Freude)/mnestisch (déjà vu/ jamais vu)/halluzinatorisch (uni/multimodal)/illusionär)
  - *Anmerkung:* Sensomotorische und autonome Phänomene werden spezifiziert hinsichtlich Lateralisierung (unilateral/symmetrisch oder asymmetrisch bilateral) und bezogen auf die beteiligte Körperregion (Arm, Bein, Gesicht, Rumpf)
- **dyskognitive Anfälle** mit Störungen im Bereich von Wahrnehmung, Aufmerksamkeit, Gedächtnis, Planung
- **autonome Anfälle:** Schwitzen, Blässe/Erröten, Tachy-/Bradykardie, Mydriasis, Erbrechen
- **unklassifizierte epileptische Anfälle**
- **postiktale Phänomene:** Symptome können für Minuten bis Stunden auftreten oder überdauern (Desorientiertheit, Aphasie/Anomie, Kopfschmerzen, vegetative Zeichen [Durst, Harndrang, Hustenreiz], Psychose, kognitive Störungen und Paresen)
- **Status epilepticus** (→ S. 664): lang anhaltender, nicht selbst limitierter Anfall oder wiederholte Anfälle ohne vollständige interiktale Restitution über 5 Minuten Dauer
  - *Sonderformen:* : Aura continua, Epilepsia partialis continua, dyskognitiver Status epilepticus, hemikonvulsiver Status epilepticus, Absence-Status, tonisch-klonischer Status epilepticus
  - Der bilateral tonisch-klonische Status epilepticus (→ S. 664) ist ein Notfall, der einer raschen Therapie bedarf (FLOWCHART_STATUS.DOC)

Klassifikation der Epilepsien und epileptischen Syndrome [1825]

- **fokale Epilepsien und Syndrome:**
  - *idiopathische fokale Epilepsien:*
    - benigne familiäre Neugeborenenanfälle
    - benigne Epilepsie des Kindesalters mit zentrotemporalen Spikes (Rolando-Epilepsie)
    - Epilepsie des Kindesalters mit okzipitalen Spikes
    - autosomal dominante nächtliche Frontallappenepilepsie
    - familiäre Temporallappenepilepsien
  - *asymptomatische fokale Epilepsien:*
    - limbische Epilepsie (mesiale Temporallappenepilepsie mit Hippokampussklerose/mit spezifischen anderen Ätiologien)
    - neokortikale Epilepsien:
      - Temporallappenepilepsie, Frontallappenepilepsie, Okzipitallappenepilepsie, Parietallappenepilepsie mit spezifischen Ätiologien
      - Rasmussen-Enzephalitis

- **generalisierte Epilepsien und Syndrome:**
  - *idiopathische generalisierte Epilepsien:*
    - benigne myoklonische Epilepsie des Kleinkindesalters
    - generalisierte Epilepsie mit Fieberkrämpfen + (GEFS+)
    - Epilepsie mit myoklonisch-astatischen Anfällen (Doose-Syndrom)
    - Absence-Epilepsie des Kindesalters (Pyknolepsie)
    - juvenile Absence-Epilepsie
    - juvenile myoklonische Epilepsie (Janz-Syndrom) (🎥)
    - Epilepsie mit (Aufwach-)Grand-mal-Anfällen
  - *symptomatische oder idiopathische Ätiologie:*
    - Othahara-Syndrom
    - Dravet-Syndrom (schwere myoklonische Epilepsie des Kindesalters)
    - West-Syndrom
    - Lennox-Gastaut-Syndrom
    - Hemikonvulsions-Hemiplegie-(HHE-)Syndrom
    - Epilepsie mit myoklonischen Absencen
  - *symptomatisch:*
    - progressive Myoklonus-Epilepsien (🎥)
    - andere
- **unklassifizierte Epilepsien und Syndrome** mit generalisierten und fokalen Anfällen:
  - Neugeborenenanfälle
  - Epilepsie mit kontinuierlichen Spikes und Waves im Slow-Wave-Schlaf (CSWS, [3830])
  - erworbene epileptische Aphasie (Landau-Kleffner-Syndrom)
  - Epilepsien mit spezifischen Triggerfaktoren für Anfälle (Reflexepilepsien)
  - sonstige nicht klar zuordenbare fokale oder generalisierte Anfälle, z. B. Schlaf-Grand-mal
- **situationsbezogene Anfälle** (Gelegenheitsanfälle):
  - Fieberkrämpfe
  - Anfälle provoziert durch metabolische Entgleisungen, Intoxikationen oder Infekte (z. B. Alkoholentzug, prokonvulsive Medikamente – z. B. trizyklische Antidepressiva, Neuroleptika, Antibiotika –, Eklampsie, Hypokalzämie, Hypoglykämie, nicht ketotische Hyperglykämie; akute Infektionen, z. B. Gastroenteritis)

Klinisches Bild: fokale Epilepsien

- **mesiale Temporallappenepilepsie** (🎥, 🎥):
  - *Ätiologie:* häufig Hippokampussklerose, Enzephalitis
  - *Klinisches Bild:*
    - in der frühen Kindheit häufig Fieberkrämpfe, Latenzphase bis zum Auftreten spontaner Anfälle
    - häufig Entwicklung von Störungen des deklarativen Gedächtnisses und Entwicklung einer Pharmakoresistenz
  - *Anfallssemiologie:*
    - Aura (> 80 %): epigastrisch, zephal, psychisch, gustatorisch, olfaktorisch
    - Verharren, starrer Blick, frühe orale Automatismen (Kauen, Schlucken, Schmatzen), ipsilaterale manuelle Automatismen (Nesteln), kontralaterale Tonisierung/Dystonie, vegetative Symptome, Bewusstseinsstörung (vor allem bei Beteiligung der sprachdominanten Hemisphäre), retrograde partielle oder komplette Amnesie
    - postiktal lange Reorientierungsphase, kognitive Beeinträchtigungen, Aphasie bei Einbeziehung der sprachdominanten Hemisphäre
    - Dauer 1–3 Minuten; Frequenz oft wöchentlich-monatlich, keine zirkadiane Bindung
- **neokortikale Temporallappenepilepsie** (🎥):
  - *Beginn* in Abhängigkeit von der Ätiologie (früh: Anlagestörungen der Hirnrinde, spät: bei vaskulärer oder tumoröser Ursache, neurodegenerativen Erkrankungen)
  - *Anfallssemiologie:*
    - Aura: auditorische Halluzinationen (Geräusche, Stimmen) oder Illusionen (Änderung von Lautstärke oder Entfernung), komplexe visuelle Auren (Mikropsie/Makropsie, Metamorphopsie, szenische Halluzinationen), vertiginöse Auren
    - Spracharrest (dominante Hemisphäre), frühe kontralaterale Tonisierung/Kloni, meist Propagation nach mesiotemporal (s. o.)
- **Frontallappenepilepsie:**
  - *Anfallssemiologie:* keine Aura, prädominante motorische Phänomene (Vokalisation, Tonisierungen, Kloni, hyperkinetische, proximal betonte Bewegungen und motorische Automatismen bei oft erhaltenem Bewusstsein), Dauer kurz (< 1 Minute), oft zirkadiane Bindung an den Schlaf, unmittelbare postiktale Reaktivität (🎥, 🎥)
    - CAVE: Verwechselungsgefahr mit psychogenen Anfällen
  - *Unterformen:*
    - Anfälle der primär motorischen Rinde: kontralaterale Kloni, postiktale Todd'sche Parese

  - dorsolaterale Anfälle: tonische Blickwendung, Version des Blickes/Kopfes/Körpers, kontralaterale Tonisierung, Spracharrest
  - supplementär motorische Anfälle: asymmetrische bilaterale tonische Haltungsschablone, Vokalisation bei erhaltener Wahrnehmung der Außenwelt
  - zinguläre Anfälle: komplexe, hypermotorische Automatismen, starrer Blick, orale Automatismen, Vokalisationen, vegetative Symptome (Mydriasis, Tachykardie)
  - frontopolare Anfälle: Verharren, Störung von Reaktivität und Aufmerksamkeit („Pseudo-Absence"), Wendebewegungen des Kopfes und der Augen, oft sekundäre Generalisierung
  - frontoorbitale Anfälle: olfaktorische Halluzinationen/Illusionen, komplexe motorische und gestische Automatismen, vegetative Symptome (Enuresis)
  - operkuläre Anfälle: epigastrische oder affektive Aura, orale Automatismen, laryngeale Symptome, Spracharrest, vegetative Symptome (z. B. Speichelfluss)
- **Parietallappenepilepsie:**
  - *Anfallssemiologie:*
    - somatosensible Aura (Parästhesien – z.T. mit Jackson-march, Schmerzen der kontralateralen Extremitäten), Alien-limb-Gefühl, visuelle Aura (komplexe Halluzinationen, Metamorphopsien), vertiginöse Aura (inferiorer Parietallappen)
    - perzeptive Sprachstörung, Dyslexie (bei Einbeziehung der sprachdominanten Hemisphäre)
    - entsprechend der Ausbreitung nach frontal Übergang in kontralaterale motorische Phänomene etc., nach temporal Übergang in einen komplex-fokalen Anfall mit Bewusstseinsstörung und weiteren typischen Symptome (s. o.)
- **Okzipitallappenepilepsie:**
  - *Anfallssemiologie:*
    - visuelle Aura:
      - elementar-visuell: farbige, sich bewegende Phosphene, Skotome/Amaurose
      - komplex-visuell (Makropsie, Mikropsie, Metamorphopsie, Palinopsie)
    - ipsilaterale Lidkloni, tonische Blickversion/Nystagmus (nach kontralateral)
    - in Abhängigkeit von der Propagation Übergang in Semiologien temporaler oder frontaler Anfälle
    - postiktal häufig ipsilaterale Kopfschmerzen, Übelkeit
- **Rasmussen-Enzephalitis** [394]: progrediente, initial perisylvisch betonte Atrophie einer Hemisphäre mit Entwicklung von einfach-fokalen motorischen Anfällen (z.T. Epilepsia partialis continua); Entwicklung einer Pharmakoresistenz, progrediente Hemiparese
  - *Ätiologie* ungeklärt, Nachweis von GluR-3-Antikörpern ist unspezifisch
  - *Therapie:* probatorisch Kortikosteroide, i. v. Immunglobuline und Plasmapherese; operative Behandlung (funktionelle Hemisphärektomie)

Klinisches Bild: idiopathisch generalisierte Epilepsien

- **Allgemeines:** Erstmanifestation meist im Kindes- und frühen Erwachsenenalter (bis 40 Jahre); auch intrafamiliäre Überlappung von Syndromen kindlicher und juveniler Absence-Epilepsie, juveniler Myoklonus-Epilepsie und der Epilepsie mit Grand-mal-Anfällen;
  CAVE: auch fokale Zeichen kommen semiologisch und im EEG vor
- **Absence-Epilepsien:**
  - *Erstmanifestation:* Beginn mit 4–10 Jahren (Absence-Epilepsie der Kindheit), 8–17 Jahren (juvenile Form)
  - *Anfallssemiologie:* paroxysmal einsetzende und endende Bewusstseinsstörung, oft mit geöffneten Augen, z.T. mit Blickdeviation nach oben, Lidmyoklonien;
    im EEG typische 3/s-Spike-Wave-Muster; Anfallsdauer: meist < 10 Sekunden
  - *Anfallsfrequenz:*
    - bei Absence-Epilepsie der Kindheit oft hoch („Pyknolepsie", Hunderte pro Tag)
    - bei juveniler Absence-Epilepsie seltenere, länger anhaltende Absencen
  - *Therapie:* gutes Ansprechen auf Pharmakotherapie (Ethosuximid, Valproat, Lamotrigin, Levetiracetam, Zonisamid), Absetzversuch nach 1–2-jähriger Anfallsfreiheit
- **juvenile myoklonische Epilepsien (Janz-Syndrom):**
  - *Erstmanifestation* mit 8–30 Jahren
  - *Anfallssemiologie:* brüske, meist proximal betonte, irreguläre Myoklonien; generalisierte tonisch-klonische Anfälle; zirkadiane Betonung frühmorgens, Provokation durch Schlafmangel, Flackerlicht

- *Therapie* lebenslang erforderlich (Valproat, Levetiracetam, Zonisamid; unterschiedliche Pharmakoresponsivität)

- **Epilepsien mit Grand-mal-Anfällen:**
  - *Erstmanifestation:* < 40 Jahre
  - Anfallssemiologie: generalisierte tonisch-klonische Anfälle häufig mit zirkadianer Bindung (Aufwachphase, Abend), Provokation durch Schlafmangel, Alkohol und Stress
    - *iktal:* ohne Aura Bewusstseinsverlust, Initialschrei, generalisierte Tonisierung, Sturz, generalisierte Kloni z.T. mit Zungenbiss (👁), Apnoe mit Zyanose, Mydriasis/lichtstarre Pupillen, Speichelfluss, oft Tachykardie (zentral oder reflektorisch) (🎥); fokale Betonungen motorischer Phänomene möglich
    - *postiktal:* häufig Urin- oder Stuhlabgang, Desorientiertheit, evtl. Agitiertheit oder Verlangsamung, Terminalschlaf, Muskelkater, Kopfschmerzen; Amnesie für den Anfall
  - Therapie: gutes Ansprechen auf medikamentöse Therapie (u. a. Valproat, Lamotrigin, Topiramat, Levetiracetam)

Epilepsien im Kindesalter

Syndrom-Bezeichnung	Alter bei Erstmanifestation	Verlauf	Anfallstypen	EEG
Othahara-Syndrom	bis 3. Lebensmonat	pharmakoresistent, Übergang in West-Syndrom	tonische Spasmen (oft in Clustern)	Burst-suppression-Muster
West-Syndrom	Säuglingsalter (3–12 Monate)	meist pharmakoresistent, z.T. Übergang in Lennox-Gastaut-Syndrom	kurze tonische axialbetonte „Spasmen": Blitz-, Nick-, und Salaam-Anfälle	Hypsarrhythmie: hochamplitudige Delta-Aktivität mit multifokalen Spikes/Sharp Waves
Lennox-Gastaut-Syndrom	Kleinkindalter (2–5 Jahre)	meist pharmakoresistent	atypische Absencen, tonische/atonische Anfälle, Grand-mal-Anfälle	„spike-wave variant": Sharp-Slow-Wave-Komplexe 2–2,5/s, Beta-Bursts 10–12/s im Schlaf
HHE-Syndrom	0,5–4 Jahre	pharmakoresistent, Entwicklung einer zerebralen Hemiatrophie	hemiklonische Status epileptici mit postiktaler anhaltender Parese, später weiter fokale Anfallstypen	Sharp Waves (2–3/s), Elektrodekrement-Muster
Rolando-Epilepsie	4–12 Jahre	gutes Ansprechen auf AED; Spontanremission (Pubertät)	schlafgebundene klonische hemifaziale Anfälle mit Speichelfluss	meist unilaterale zentrotemporale Sharp Waves, Zunahme im Schlaf
Absence-Epilepsie des Kindesalters	Schulalter (4–10 Jahre)	gutes Ansprechen auf AED; Spontanremission (Pubertät)	Absencen (hochfrequent) selten + Grand-mal-Anfälle, myoklonische Anfälle	generalisierte 3/s-Spike-Wave-Paroxysmen
juvenile Absence-Epilepsie	Schulalter-Pubertät (8–17 Jahre)	häufig Remission	Absencen oft + Grand-mal-Anfälle, myoklonische Anfälle	generalisierte 3–4/s-Spike-Wave-Paroxysmen
juvenile Myoklonus-Epilepsie (Janz-Syndrom)	Pubertät (8–30 Jahre)	lebenslange Therapie erforderlich	myoklonische Anfälle z.T. + Grand-mal-Anfälle	generalisierte Polyspike-Wave-Paroxysmen

Diagnosestellung

- **Diagnose „epileptischer Anfall":** direkte Beobachtung oder Eigen- und Fremdanamnese, Erhebung von Triggerfaktoren, postiktalen Zeichen (lateraler Zungenbiss (👁), Enuresis, Muskelkater, petechiale Blutungen bei generalisiert tonisch-klonischen Anfällen; mehrminütige Reorientierungsphase bei Anfällen mit Beteiligung des Temporallappens); gesichert bei simultaner Video-EEG-Registrierung mit Nachweis iktaler epileptischer Muster
- **Diagnose „Epilepsie":** mehrere gesicherte unprovozierte epileptische Anfälle oder ein Anfall und bildgebende/elektroenzephalografische Hinweise auf die Disposition für weitere Anfälle

Clinical Pathway (DGN) Erster epileptischer Anfall

Zusatzdiagnostik (Leitlinie DGN [1069])

- **zur differenzialdiagnostischen Klärung eines Anfallsereignisses** und zur Abgrenzung von psychogenen Anfällen, Synkopen, Tetanie, Kataplexie:
  - *Ruhe-Wach-EEG, Schlafentzugs-EEG, Langzeit-EEG:* interiktale unspezifische oder „spezifische" Herdbefunde (Spikes, Sharp Waves) ggf. mit Hinweis auf epileptogene Regionen, seltener Anfallsmuster (rhythmische Aktivität mit Evolution von Amplitude, Feld oder Frequenz); Sensitivät des 1. EEGs ca. 50 %, des Langzeit-EEGs 90 %; bei idiopathisch generalisierten Epilepsien (vor allem mit myoklonischen Anfällen) oft Photosensitivität
  - *beweisend:* simultane Video-EEG-Registrierungen habitueller Anfallsereignisse mit Nachweis iktaler EEG-Muster
  - *Labor:* bei Tonisierung/Kloni oft Anstieg der CK (bis zur Rhabdomyolyse); bei Temporallappenanfällen oft transienter Prolaktin-Anstieg (max. 20 Minuten postiktal)
  - *ggf. probatorische Behandlung* mit Antikonvulsiva
- **zur ätiologischen Klärung eines erstmaligen Krampfanfalls:**
  - *EEG* (→ S. 673): Nachweis epilepsietypischer Potenziale, Unterscheidung regionaler/bilateral ausgedehnter epileptischer Aktivität, ggf. Fokus-Lokalisation (als unspezifischer Verlangsamungsherd; unter Einbeziehung von Provokationsmethoden und Schlafregistrierungen bei ca. 90 % der Patienten in Form epilepsietypischer Spikes/Sharp Waves) [398]
  - *Dünnschicht-Kernspintomografie vorzugsweise mit 3T Feldstärke,* unter Verwendung axialer und koronarer, temporal angulierter Schichtungen in T2- und FLAIR-Wichtung oder T1/FLAIR/T2-3D-Datensätze zum Nachweis potenziell epileptogener Läsionen; (kortikale Dysplasien, Hippokampusatrophie, Tumoren, Kavernome, AV-Malformationen, posttraumatische oder ischämische Defekte); u.U. Nachweis postiktaler Veränderungen ( )
  - *CT* nur zum Nachweis von Verkalkungen, z. B. bei tuberöser Sklerose, hilfreich
  - *Liquoruntersuchung* nur bei gezieltem Verdacht: Enzephalitis, meningeale Tumoraussaat
  - *neurometabolische Diagnostik* ggf. zusätzlich bei Kindern
  - *genetische Marker bei monogen vererbten Epilepsien* (CAVE: nur 2 % aller idiopathischen generalisierten Epilepsien haben einen bekannten monogenen Erbgang [4411]; Polyphänie und Polygenie; Diagnostik zur genetischen Beratung oder zu wissenschaftlichen Fragestellungen):

Epilepsie-Syndrom	Erbmodus	Heterogenität	Bekannte Genlokalisation: Chromosomen-Lokus	Bekannter Gendefekt
Generalisierte Epilepsien				
generalisierte Epilepsie mit Fieberkrämpfen + (GEFS+)	autosomal-dominant oder oligogen	+	Typ 1: 19q13.1 Typ 2: 2q24 Typ 3: 5q31.1-q33.1 weitere Formen: 2q24 1p36	SCN1B (β1-Subunit) SCN1A (α-Subunit) GABARG2 (γ2-Subunit) SCN2A/1A (α-Subunit) (Subunits spannungsabhängiger Natriumkanäle bzw. des $GABA_A$-Rezeptors)
Severe Myoclonic Epilepsy of Infancy (Dravet-Syndrom)	sporadisch (De-novo-Mutationen)	+	2q24	SCN1A (80 %) GABARG2 (γ2-Subunit)
benigne familiäre Neugeborenenanfälle (BNFS)	autosomal-dominant	+	Typ 1: 20q13.2, BNFC mit Myokymie: 20q13.2 Typ 2: 8q24	KCNQ2 KCNQ2 KCNQ3 (α-Subunit spannungsabhängiger Kaliumkanäle vom M-Typ)
benigne familiäre infantile Anfälle		+	2q24 1q23	SCN2A (α-Subunit, spannungsabhängige Natriumkanäle) Na^+/K^+-ATPase
X-chromosomales West-Syndrom			Xq22.13 Xq22.13	ARX (Aristaless-rel. Homöobox-Gen) STK9 (Serin-Threonin-Kinase 9)
progressive Myoklonus-Epilepsie Typ Unverricht-Lundborg	autosomal-rezessiv	–	21q22.3	CSTB (Cystatin B)

Epilepsie-Syndrom	Erbmodus	Hetero-genität	Bekannte Genlokalisation: Chromosomen-Lokus	Bekannter Gendefekt
progressive Myoklonus-Epilepsie Typ Lafora	autosomal-rezessiv	+	6q24	EPM2A (80 %; Laforin/Protein-Thyrosin-Phosphatase)
MERRF-Syndrom MELAS-Syndrom	mitochondrial		tRNA	MTTK/MTTL1
autosomal-dominante juvenile Myoklonus-Epilepsie	autosomal-dominant	-	5q34-q35	$GABA_A1$ (α-Subunit)
benigne adulte familiäre Myoklonus-Epilepsie			8q23.3	?
Absence-Epilepsien	oligogen	+	kindl. Typ 1: 8q24 kindl. Typ 2: 5q31.1-q33.1 kindl. Typ 3: 3q27.1 juvenil: 3q26	? GABARG2 (γ2-Subunit) CLCN2 CLCN2 ($GABA_A$-Rezeptor/spannungsabhängige Kalziumkanäle) (fam. juvenile Myoklonus-Epilepsie)
juvenile Myoklonus-Epilepsie		+	6p12-p11 6p21 3q26	EFHC1-Protein BRD2 (RING3) (Transkriptions-Regulator) CLCN2 (spannungsabhängiger Chlorid- bzw. Kalziumkanal)
Epilepsie mit Aufwach-Grand-mal-Anfällen			3q26 10q25	CLCN2 (spannungsabhängiger Chloridkanal)
Generalisierte Epilepsie und paroxysmale Dyskinesie			10q22	KCNMA1 (Kalzium-sensitiver spannungsabhängiger Kaliumkanal)
Fokale Epilepsien				
Rolando-Epilepsie			15q24	?
autosomal-dominante nächtliche Frontallappenepilepsie (ADNFLE)	autosomal-dominant	+	Typ 1: 20q13.2-q13..3 Typ 2: 15q24 Typ 3: 1q21–22 Weitere: 8q11.2 3p22	CHRNA4 (α-subunit) ? CHRNB2 (β2-subunit) des neuronalen nikotinischen Acetylcholin-Rezeptors
familiäre laterale Temporallappenepilepsie (ADLTE)	autosomal-dominant	+	Chr. 18q+1q Chr. 10q23.33	LGI1
familiäre fokale Epilepsie mit variablen Foci	autosomal-dominant	+	Chr. 22q11–12 Chr. 2	?
Lissenzephalie Lissenzephalie/Miller-Dieker-Syndrom Lissenzephalie + zerebelläre Hypoplasie	X-chromosomal-dominant und de novo	+	Xq22.3–23 Chr. 17p13.3 Chr. 7q22	DCX LIS1/YWHAE RELN
periventrikuläre Heterotopien	X-chromosomal-dominant autosomal rezessiv	+	FNLA: Xq28 ARFGEF2: 20q13.13 3p21 13q14.21	Filamin-A Brefeldin-A-inhibiertes Guanin-Nukleotid-Exchance Protein ? ?
tuberöse Sklerose	autosomal-dominant	+	TSC1: 9q34 TSC2: 16q13	Hamartin Tuberin
Ringchromsosom-20-Syndrom	de novo		r20	?

Differenzialdiagnose

- **Synkope** (→ S. 295): evtl. typische Auslösesituationen (Aufstehen nach dem Sitzen, nächtlicher Gang zur Toilette, Blutabnahme), oft initiales „Schwarzwerden vor den Augen“; nur kurze Bewusstlosigkeit und sehr rasches Wiedererlangen von Bewusstsein und Orientierung, keine postiktale Verlangsamung oder Verwirrtheit; kurze bilaterale Myoklonien (konvulsive Synkope) und Urinabgang möglich

- **Drop attack** (→ S. 296): plötzlicher Sturz ohne Bewusstseinsverlust; Ursache meist ungeklärt
- **Hyperventilationstetanie** (→ S. 296): vorangehend oft Gefühl der Atemnot, oft kein Bewusstseinsverlust; auch im Intervall u. U. klinische/elektromyografische Zeichen der latenten Tetanie; CAVE: Hyperventilation kann auch einen epileptischen Anfall auslösen
- **paroxysmale Dyskinesien** (→ S. 373): dyston oder choreoathetotisch bei erhaltenem Bewusstsein, kurze Dauer; semiologisch von Frontallappenanfällen nicht sicher unterscheidbar
- **Narkolepsie** (→ S. 302): Patienten sind jederzeit weckbar; Sturz bei affektivem Tonusverlust ohne Bewusstseinstrübung
- **psychogene Anfälle** (→ S. 302): klinisch oft schwer abgrenzbar; oft polymorphe Semiologie mit Areaktivität oder hypermotorischen Bewegungen, häufig situative Trigger, oft lange statusartige Dauer (> 5 Minuten); unauffälliges EEG
  - CAVE: psychogene Anfälle treten nicht selten zusätzlich zu einer Epilepsie auf [3681],[4065]

Therapie

- **Therapie des akuten Anfalls:** Schützen vor Verletzungen, nach generalisiert tonisch-klonischen Anfällen ggf. stabile Seitenlage, medikamentöse Intervention nur bei langanhaltender Aura (Lorazepam 1 mg sublingual), bei in Serie auftretenden Anfällen oder Status epilepticus, Anwendung eines Zungenkeils obsolet
- **Therapie des Status epilepticus** siehe unter → Neurologische Intensivmedizin S. 664, FLOWCHART_STATUS

Allgemeine Maßnahmen

- **Beratung:**
  - *Vermeidung potenziell anfallsauslösender Situationen/Verhaltensweisen:* Schlafmangel/Störungen des Schlaf-Wach-Rhythmus, Alkohol, Flackerlicht/komplexe visuelle Reize mit hoher Änderungsrate, Intoxikationen (metabolisch und exogen), ggf. individuelle Auslösemechanismen (z. B. musikogene Anfälle, Lese-induzierte Anfälle)
  - *Beratung über medikamentöse Anfallsprophylaxe:* Erfolgschancen, potenzielle Nebenwirkungen
  - *Kontrolluntersuchungen*
  - *Berufswahl:* kein gewerbliches Führen von Verkehrsmitteln; Analyse der beruflichen Unfallgefährdung, Vermeidung von Schichtdienst (BG-Empfehlungen zur Beurteilung beruflicher Möglichkeiten von Personen mit Epilepsie http://fileserver.wolterskluwer.de/arbeitssicherheit/html/modules/bgi550599/550-599/bgi585.pdf)
  - *Sport:* Schwimmen nur unter Aufsicht, risikoreiche Sportarten (z. B. Bergsteigen, Tauchen, Flugsport) vermeiden; kein grundsätzlicher Einwand gegen Leistungssport
  - *Fahrtauglichkeit:* → S. 294
  - *genetische Beratung* im Einzelfall, falls gewünscht; Erkrankungsrisiko für Nachkommen abhängig von der Epilepsieform (erhöht vor allem bei idiopathischen Epilepsien), z. B.:
    - bei idiopathischer Epilepsie mit Absencen oder Aufwach-Grand-mal-Anfällen: 5–9 %
    - bei fokalen Epilepsien 2–4 %
- **Vermeidung anfallsprovozierender Medikamente:** u. a. Antibiotika (z. B. Penicillin i. v., Gyrasehemmer, Ofloxazin, Streptomycin intrathekal), klassische Neuroleptika, Clozapin, trizyklische Antidepressiva, Theophyllin, geringer auch manche Analgetika, Antineoplastika, östrogenhaltige Präparate
- **Impfungen:**
  - *unbedenklich:* Hepatitis, Typhus, Tetanus, Polio, FSME, Grippe, Masern, Diphtherie, Mumps
  - *erhöhte Komplikationsrate* bei Paratyphus, Cholera, Gelbfieber, Pertussis
- **Malariaprophylaxe:** bevorzugt Proguanil (Paludrine®)

Clinical Pathway (DGN) EPILEPSIE IM ERWACHSENENALTER

Medikamentöse Anfallsprophylaxe

- **Indikationsstellung** (Leitlinie DGN [1069]):
  - *grundsätzliche Behandlungsindikation:* in der Regel 2 unprovozierte Anfälle (Wiederholungsrisiko 30–80 %), v.a. bei Anfällen mit körperlicher Gefährdung, bei sozialen Konsequenzen (Berufsausübung, Fahrtauglichkeit)

  - *individuell zu erwägende Behandlungsindikation:* erster unprovozierter Anfall vor allem bei epilepsietypischer Aktivität im EEG und/oder zerebraler Läsion; wenig beeinträchtigende Anfälle (z. B. ausschließlich nächtlich auftretende oder ausschließlich einfach-partielle Anfälle); Oligoepilepsien mit sehr seltenen Anfällen
  - *in der Regel keine Behandlungsindikation:* ausschließlich provozierte Anfälle bei vermeidbaren Auslösemechanismen (Schlafmangel, Alkoholabusus); Fieberkrämpfe; akut symptomatische Anfälle im Rahmen von Schädel-Hirn-Traumata oder neurochirurgischen Eingriffen [3574]
- **antikonvulsive Therapie:** medikamentöse Dauerprophylaxe, bis für einen Zeitraum von mindestens 2 Jahren Anfallsfreiheit erzielt wird; in der Regel primär Monotherapie, bei unzureichendem Effekt unter individuell maximal verträglicher Dosis Wechsel auf alternative Präparate oder Kombinationsbehandlungen (CAVE: pharmakokinetische und pharmakodynamische Interaktionen → S. 761)
  - *Dosiswahl* nach klinischen Kriterien (Effektivität, Verträglichkeit)
  - *Wechsel zwischen verschiedenen Präparaten* gleichen Wirkstoffinhaltes ist aufgrund der klinisch unzureichenden Bioäquivalenz v.a. bei guter Behandlungssituation zu vermeiden (Gefahr von Anfallsrezidiven und Nebenwirkungen) [2182],[622],[3678]
- **Differenzialindikation der Antikonvulsiva:**
  - *idiopathisch generalisierte Epilepsien:* Valproat [2591], Lamotrigin, Levetiracetam, Phenobarbital, Topiramat (bei reiner Absence-Epilepsie auch Ethosuximid); ggf. Zonisamid
  - *fokale Epilepsien:* Lamotrigin, Oxcarbazepin, Carbamazepin [2590], Levetiracetam, Pregabalin, Valproat, Zonisamid, Topiramat, Gabapentin, Lacosamid, Eslicarbazepinacetat, Perampanel, Tiagabin, Clobazam; in Sonderfällen: Phenytoin, Phenobarbital, Vigabatrin, Felbamat
  - *unwirksam:*
    - bei Absencen oder myoklonischen Anfällen: Carbamazepin, Oxcarbazepin, Phenytoin, Vigabatrin, Gabapentin und Pregabalin
    - bei Grand-mal-Anfällen: Ethosuximid
  - *Orphan-drug-Zulassungen:* Rufinamid zur Behandlung des Lennox-Gastaut-Syndroms, Stiripentol zur Behandlung des Dravet-Syndroms
- **Kombinationstherapie** aufgrund möglicher Interaktionen (→ S. 761) in der Regel erst bei Monotherapie-Versagen
  - *günstige Kombinationen:* Substanzen mit geringem Interaktionspotenzial (z. B. Gabapentin/Pregabalin, Levetiracetam, Zonisamid, Lacosamid) oder günstigen Interaktionen (z. B. Lamotrigin und Valproat [3151])
  - *ungünstige Kombinationen:* Substanzen mit identischem Wirkmechanismus [1359] und ungünstigen pharmakodynamischen oder pharmakokinetischen Interaktionen (z. B. Phenytoin und Carbamazepin)
- **Wirksamkeit:** > 80 % der Patienten mit idiopathischen Epilepsien werden anfallsfrei, ca. 60 % der fokalen Epilepsien sind medikamentös kontrollierbar, hiervon 50 % in Monotherapie; Abhängigkeit des Therapieerfolges von der Ätiologie [3721], Therapieerfolg meist bereits unter der oder den ersten Therapie(n)
- **Beendigung der Anfallsprophylaxe:**
  - *Indikation* relativ, unter Berücksichtigung sozialer Risiken eines Anfallsrezidivs
    - fokale Epilepsien: günstigere Prognose bei mindestens 2-jähriger Anfallsfreiheit, non-läsioneller Epilepsie, initial niedriger Anfallsfrequenz und kurzer Epilepsiedauer
    - altersgebundene Epilepsien: gute Prognose, Ausnahme: hohes Rückfallrisiko bei juveniler Myoklonus-Epilepsie [3031]
  - *Verfahren:* langsames Ausschleichen (über Monate), bei idiopathischen Epilepsien ggf. unter Kontrolle des 24-Stunden-EEGs
  - *Risiko:* Anfallsrezidive syndromabhängig < 30–100 % (vgl. oben, Janz-Syndrom)

Chirurgische Therapie (Epilepsiechirurgie) [454],[1091], [1093]

- **Indikation:** fokale Epilepsien, die gegenüber mindestens 2 in maximal verträglicher Dosis gegebenen Antikonvulsiva pharmakorefraktär sind [2247]
- **Kontraindikationen:**
  - *absolut:* idiopathisch generalisierte Epilepsien
  - *relativ:* zu befürchtende postoperative neurologische/neuropsychologische Defizite, multifokale Epilepsien

- **prächirurgische Diagnostik** zur Lokalisation des epileptogenen Areals („Fokus") und Abschätzung operationsassoziierter Risiken (Leitlinie DGN [1069]):
  - *Video-Analyse lokalisierender und lateralisierender Aspekte der Anfalls-Semiologie* (z. B. Kloni, Tonisierung, Version, Automatismen, Dysphasie) → symptomatogenes Areal
  - *interiktale und iktale EEG-Registrierung* mit Oberflächenelektroden, ggf. auch mit intrakraniellen (subduralen oder intrazerebralen) Elektroden → irritatives Areal, Areal des Anfallsursprungs
  - *MRT:* Nachweis einer Strukturveränderung des Gehirns → potenziell epileptogene Läsion
    - MR-Spektroskopie: Nachweis verminderter NAA/Cholin-Quotienten
    - Diffusionstensorbildgebung: Nachweis abnormer Diffusibilität
  - *99mTc-Ethyl-Cysteinat-Dimer (ECD)-SPECT/Fluoro-Desoxy-Glucose (FDG)-PET* (→ S. 722; ,): Nachweis funktioneller Veränderungen (interiktale Hypoperfusion, interiktaler Hypometabolismus bzw. iktale Hyperperfusion)
  - *Iomazenil-SPECT/Flumazenil-PET:* Nachweis fokaler Minderungen der Benzodiazepinrezeptordichte
  - *Neuropsychologie:* Nachweis Epilepsie- und ggf. läsionsbedingter interiktaler Funktionsstörungen (z. B. Wortgedächtnisstörung bei linksseitiger Hippokampussklerose)
  - *fMRI, WADA-Test [4356]:* Lateralisierung der Sprachdominanz, der motorischen Steuerung und von Gedächtnisleistungen
  - *Elektrokortikografie:* Lagebestimmung des Fokus sowie eloquenter Kortexareale
- **Operationsmethoden:**
  - *resektive Verfahren:* 2/3-Temporallappenresektion, selektive Amygdalohippokampektomie, Lobektomie, Läsionektomie/individuell maßgeschneiderte Topektomie
  - *diskonnektierende Verfahren:* funktionelle Hemisphärektomie, Callosotomie, multiple subpiale Transsektionen
- **Operationsergebnisse:** bei temporalem Anfallsursprung in 50–80 % postoperative Anfallsfreiheit [4483], bei extratemporalen Epilepsien bis zu 60 % Anfallsfreiheit [4065], [1152],[3682] in Abhängigkeit u. a. von Ätiologie, Läsionsnachweis und Lokalisation des Fokus; zusätzlich häufig Reduktion der Anfallsfrequenz oder -schwere; postoperativ häufig Medikamentenreduktion oder ausschleichendes Absetzen möglich

Vagusnervstimulation [10],[1096]

- **Methode:** intermittierende Stimulation des linken N. vagus mithilfe eines subklavikulär implantierten, programmierbaren Schrittmachers
- **Wirkmechanismus:** Effekte über diffuse, noradrenerge Projektionssysteme des Hirnstammes
- **Indikation:** Pharmakoresistenz, fehlende Option eines epilepsiechirurgischen Eingriffes
- **Kontraindikationen** absolut: Z. n. Vagotomie; relativ: kardiale Rhythmusstörungen
- **Ergebnisse:** Effektivität vergleichbar der Add-on-Gabe eines zusätzlichen Antikonvulsivums; Vorteile: gute Tolerabilität, antidepressiver Effekt, keine kognitiven Nebenwirkungen

Tiefe Hirnstimulation (Thalamus-Stimulation) [1197]

- **Methode:** intermittierende bilaterale Hochfrequenzstimulation (130Hz) der Nn. anteriores thalami mithilfe eines am Stamm implantierten, programmierbaren Schrittmachers
- **Wirkmechanismus:** Modulation limbischer Netzwerke
- **Indikation:** Pharmakoresistenz, fehlende Option eines epilepsiechirurgischen Eingriffes
- **Ergebnisse:** Anfallsreduktion im Langzeitverlauf um ca. 35-50 %, bevorzugte Wirkung auf schwerere Anfallsformen; Nebenwirkungen: möglicherweise Depression und Gedächtnisstörungen

Komplikationen der Epilepsie

- **Morbidität beim einzelnen Anfall:** Verletzungen, Schädeltraumata mit Kontusionen, Wirbelfrakturen, Ertrinken beim Baden, kardiorespiratorische Störungen, sehr selten Rhabdomyolyse
- **Status epilepticus:** Strukturschädigungen des Gehirns, Hirnödem () mit z. T. hoher Letalität
- **erhöhte Mortalität aufgrund der Epilepsie [1292], [3765]:** unerwartete Todesfälle (SUDEP: sudden unexpected death in epilepsy aufgrund vegetativer Effekte von Anfällen bei 1:1000 Patienten)

- Entwicklung psychiatrischer affektiver und psychotischer Störungen mit erhöhter Suizidrate
- bei manchen Antikonvulsiva (Phenytoin, Phenobarbital, Vigabatrin) Langzeit-Schädigungen

Selbsthilfegruppen

- **Deutsche Epilepsievereinigung e.V.**, Zillestraße 102, D-10585 Berlin, Tel.: 030/3424414, Fax: 030/3424466, E-Mail: info@epilepsie.sh, Internet: www.epilepsie.sh
- **Landes-Selbsthilfegruppen:** www.epilepsie-online.de
- **Epilepsie Bundes-Elternverband e.V.**, S. Fey, Am Eickhof 23, 42111 Wuppertal, Tel./Fax 0202/2988465, E-Mail: kontakt@epilepsie-elternverband.de, Internet: www.epilepsie-elternverband.de

Informationszentrum

IZE der Deutschen Gesellschaft für Epileptologie, Reinhardtstraße 14, 10117 Berlin, Tel.: 0700/13141300 (0,12 Euro/Min.), Fax: 0700/13141399, E-Mail: ize@dgfe.info, Internet: www.izepilepsie.de

Spezielle Probleme bei Epilepsiekranken

Konzeptionsverhütung

- **orale Ovulationshemmer effektiv** unter Therapie mit Clobazam, Gabapentin, Lacosamid, Lamotrigin, Levetiracetam, Pregabalin, Topiramat <200 mg/d, Valproat, Vigabatrin, Zonisamid
- **orale Ovulationshemmer unzuverlässig** unter Therapie mit Carbamazepin, Oxcarbazepin, Phenobarbital, Phenytoin, Primidon, Topiramat >200 mg/d
- **orale Kontrazeptiva senken die Serumspiegel** von Levetiracetam, Lamotrigin und Oxcarbazepin (→ S. 761)

Schwangerschaft

- **Verlauf der Epilepsie in der Schwangerschaft:** kein Einfluss (60 %), Zunahme der Anfallsfrequenz (30 %; CAVE: häufig Compliance-Probleme), Abnahme der Anfallsfrequenz (15 %); Zunahme der Anfallshäufigkeit kann eine Gestose anzeigen; selten Erstmanifestation von Epilepsien
- **Risiko von Missbildungen** [1970],[4118],[2754],[4203]:
  - ohne Therapie gegenüber Gesunden ca. 2-fach erhöhtes Risiko
  - Monotherapie ca. 2–4-faches Risiko, Kombinationstherapie 10-faches Risiko
  - Risiko dosisabhängig, am höchsten bei Valproat
  - neuere Antikonvulsiva (Lamotrigin, Levetiracetam, Gabapentin und Topiramat): nach präliminären Daten aus Schwangerschaftsregistern kein höheres Risiko als AED der 1. Generation
- **Risiko kognitiver Beeinträchtigungen:** bei intrauteriner Valproat-Exposition IQ-Minderung von im Mittel 10 Punkten [2660]
- **Therapie:**
  - *präkonzeptionelle Folsäureprophylaxe* (≥400 µg/d)
  - *geplante Monotherapie* während der Schwangerschaft (z. B. mit Lamotrigin, Carbamazepin), während des 1. Trimenon möglichst niedrige Dosierung, Vermeidung von Valproat v.a. bei >1000 mg/d wegen Spina-bifida-Risikos (2 %); während der Schwangerschaft Wechsel der Medikation vermeiden
  - *Spiegelkontrolle:* je nach Substanz Absinken der Serumspiegel ab dem 2. Trimenon aufgrund veränderten Verteilungsvolumens, geringerer Albuminbindung und beschleunigter Elimination (CAVE: vor allem bei Lamotrigin), Dosiserhöhung bei Zunahme der Anfallsfrequenz
  - *Meldung bei EURAP empfohlen* bis spätestens 16. SSW (Europäisches Register für Schwangerschaften unter Antiepileptika): Vivantes Humboldt Klinikum, Am Nordgraben 2, 13509 Berlin, Tel.: 030/ 130 12 15 03, Fax: 030/ 130 12 15 12, E-Mail eurap.germany@charite.de
- **Entbindung:** in der Regel keine Indikation zur Sektio; Anfallsprophylaxe peripartal mit 5–10 mg/d Clobazam möglich; postpartal ggf. Reduktion transient erhöhter Medikamentendosierungen über 2–4 Wochen
- **Blutungsprophylaxe bei Neugeborenen** bei vorausgehender Behandlung mit Enzyminduktoren (Phenobarbital, Phenytoin, Carbamazepin): 1 mg Konakion i. m.
- **Stillen:** unbedenklich; selten Müdigkeit der Säuglinge unter Phenobarbital- oder Benzodiazepin-Therapie der Mutter

Behandlung von Epilepsien im Alter

- Pharmakotherapie unter Beachtung
  - *veränderter pharmakokinetischer und -dynamischer Parameter* (langsamere Elimination, geringere therapeutische Breite)
  - *erhöhter Bedeutung des Interaktionspotenzials* von Medikamenten bei Polymorbidität; Meidung von Enzyminduktoren und -hemmern

- Ätiologie-bedingt geringerer Anforderungen an die antikonvulsive Potenz
- **geeignete Antikonvulsiva:** u. a. Gabapentin, Lamotrigin [3438], ggf. Levetiracetam

Narkose und perioperative Behandlung

Möglichst exakte Fortführung der antikonvulsiven Therapie, Vermeidung von Valproat wegen Blutungsrisiko. CAVE: mögliche Spiegelschwankungen postoperativ, ggf. Coupierung postoperativer Anfallsserien durch Benzodiazepine (z. B. Clobazam) [3680]

Fahrtauglichkeit (mod. nach LL Fahrerlaubnisrecht)

Quelle: http://www.fahrerlaubnisrecht.de/Begutachtungsleitlinien/BGLL 3.9.6.htm

Erkrankungscharakteristika	Rechtslage bzw. Empfehlung
Führerschein der Gruppe 1 (Führerscheinklassen A, B, B + E, A1, B1, ML, T)	
Gelegenheitsanfall (einmalig), provoziert z. B. durch Alkohol, Schlafmangel, akute Erkrankungen ohne Hinweise auf strukturelle Hirnverletzungen bzw. beginnende Epilepsie	Fahreignung nach einer Beobachtungszeit von 3 Monaten und wenn bei Gelegenheitsanfall die auslösenden Bedingungen nicht mehr gegeben sind bzw. vermieden werden; bei Alkoholabhängigkeit zusätzliche Begutachtung erforderlich
Frühanfälle nach Hirnoperationen bzw. -verletzungen	Fahreignung nach 3-monatiger Beobachtungszeit
Epilepsie (unter medikamentöser und operativer Behandlung)	Fahreignung nach 1-jähriger Anfallsfreiheit, wenn kein wesentliches Rückfallrisiko anzunehmen ist
Epilepsie mit ausschließlich einfach fokalen Anfällne ohne Bewusstseinsstörung, ohne motorische, sensorische oder kognitive Behinderungen für das Führen eines Fahrzeuges, ohne relevante Ausdehnung der Anfallssymptomatik und ohne Übergang in komplex-fokale oder generalisierte Anfälle	Fahreignung nach mindestens 1-jähriger Verlaufsbeobachtung *CAVE: mögliche Fehlbeurteilung durch den Patienten selbst*
Epilepsie mit ausschließlich im Schlaf auftretenden Anfällen	Fahreignung nach mindestens 3-jähriger Beobachtungszeit
(ausschleichende) Beendigung einer antiepileptischen Therapie	Empfehlung: kein Führen von Kraftfahrzeugen während der Phase der Medikamentenreduktion sowie 3 Monate darüber hinaus
Führerschein der Gruppe 2 (Führerscheinklassen C, C + E, D, D + E, C1, C1 + E, D1, D1 + E, Fahrerlaubnis zur Fahrgastbeförderung)	
Gelegenheitsanfall	Fahreignung für Gruppe 2 nach 6-monatiger Beobachtungszeit bei Vermeidung der provozierenden Faktoren
einmaliger Anfall ohne Anzeichen für eine beginnende Epilepsie oder andere hirnorganische Erkrankung	Fahreignung für Gruppe 2 nach mindestens 2-jähriger Anfallsfreiheit
mehrfache unprovozierte Anfälle	Fahreignung für Gruppe 2 nur nach 5-jähriger Anfallsfreiheit ohne antiepileptische Medikation

- Abwesenheit interiktaler epilepsietypischer Entladungen im EEG ist nicht Voraussetzung für das Führen von Kraftfahrzeugen; subklinische Entladungsmuster bei idiopathisch generalisierten Epilepsien oder eine Zunahme interiktaler epilepsietypischer Potenziale bei fokalen Epilepsien können jedoch auf ein erhöhtes Rückfallrisiko hinweisen
- **Anfallsfreiheit *ohne* antiepileptische Medikation** wird lediglich für die Fahreignung für Gruppe 2 gefordert
- **maßgeblich für die individuelle Beurteilung** sind neben der Anfallsanamnese die Compliance, Verlässlichkeit der Anfallsdokumentation und Verträglichkeit der Therapie
- **Kontrolluntersuchungen** bei Fahrerlaubnisinhabern beider Führerscheingruppen in den ersten Jahren im jährlichen Abstand erforderlich

Clinical Pathway KRAFTFAHRTAUGLICHKEIT BEI EPILEPSIE

Degenerative Erkrankungen mit Leitsymptom Epilepsie

→ S. 319

2.9.2 Nicht epileptische Anfälle

Synkope

Definition Kurzer Bewusstseins- und Tonusverlust bedingt durch zerebrale Hypoperfusion

Klassifikation

- **neurogen:**
  - *orthostatische Synkope* (beim Aufstehen nach dem Sitzen, beim nächtlichen Gang zur Toilette) durch Volumenmangel oder venöses Pooling bedingt durch defizitäre orthostatische Regulation (Neuropathien, autonome Insuffizienz auch bei MSA, Parkinson-Syndrom oder Guillain-Barré-Syndrom), ggf. auch medikamentös bedingt (Antihypertensiva, niederpotente Neuroleptika)
  - **vasovagale (reflektorische) Synkope:**
    - emotional induziert bei Blutabnahme, Schmerz, Angst
    - längeres Stehen (neurokardiogene Synkope)
    - Miktionssynkope durch Abnahme des Sympathikotonus bei Miktion vor allem im Stehen
    - Trinken kalter Flüssigkeiten
    - Husten/Pressen/Lachen durch Valsalva-Manöver
    - Druck auf einen hypersensitiven Karotissinus
- **kardiogen:** Brady-/Tachyarrhythmien, Aorten- oder Mitralklappenstenose, obstruktive Kardiomyopathie, Vorhofmyxom, Lungenembolie
- **Synkope aus zerebrovaskulärer Ursache:** als Initialsymptom bei zerebralen Ischämien/Blutungen, selten beim Subclavian-Steal-Syndrom

Klinisches Bild

- **Prodromata:** Schwindel, „Leere im Kopf", Übelkeit, Schweißausbruch, Schwarzwerden vor Augen
- **Bewusstlosigkeit** mit Tonusverlust und Sturz, rasches Wiedererlangen von Bewusstsein und Orientierung (< 30 Sekunden), keine postiktale Verlangsamung oder Verwirrtheit; CAVE: kurze bilaterale asynchrone Myoklonien („konvulsive Synkope") und Urinabgang möglich

Clinical Pathway (DGN) DIAGNOSTIK BEI SYNKOPEN

Zusatzdiagnostik

- **kardiale Abklärung:**
  - *EKG, Langzeit-EKG:* Hinweise auf Lungenembolie, Rhythmusstörungen, evtl. Karotissinus-Druckversuch unter EKG- Überwachung (Asystolie/RR-Abfall > 55 mmHg systol. bei Massage des Glomus caroticum; CAVE: Auslösung einer Asystolie)
  - *Echokardiografie:* Mitralklappenprolaps, Vorhofthrombus/-Myxom
- **Doppler-Sonografie:** Stenosen im Vertebralis-/Basilarisgebiet, Subclavian-Steal-Syndrom
- **neurovegetative Untersuchung** (→ S. 577): Prüfung der orthostatischen Regulation (Schellong-Test, Kipptisch-Untersuchung)
- **EEG:** Ausschluss epilepsietypischer Potenziale
- **implantierbarer Eventrecorder:** bei therapierefraktären Synkopen unklarer Genese zur Indikationsüberprüfung einer Schrittmacherimplantation

Diagnosestellung

- **Diagnose „Synkope":** typisches klinisches Bild und pathologische Befunde in der Zusatzdiagnostik
- **Zuordnung zu einer der ätiologischen Formen** nicht immer möglich

Differenzialdiagnose Grand-mal-Anfall, atonischer Anfall, psychogener Anfall

Clinical Pathway (DGN) THERAPIE DER NEUROGENEN SYNKOPEN

Therapie/Prophylaxe

- **orthostatische Synkope:** → kardiovaskuläre Regulationsstörungen S. 577
- **kardiale Synkope:** kausal (z. B. Antiarrhythmika, Schrittmacher)
- **vasovagale/reflektorische Synkope:**
  - *Akuttherapie* nicht notwendig, da sich der Blutdruck- und Herzfrequenzabfall während der Synkope rasch normalisiert

- *Prophylaxe:* Physikalische Maßnahmen; Sympathomimetika (Midodrin [2474], Mineralkortikoide (Fludrocortison), 2-Kammer-DDD-Herzschrittmacher (→59 bis 84% asymptomatisch nach Implantation)

Fahrtauglichkeit Gleiche Grundsätze wie bei epileptischen Anfällen (→ S. 294)

Drop attack

Ätiologie Meist ungeklärt, in jeweils ca. 10% Kreislaufstörungen (Synkope), zerebrale Perfusionsstörungen (vor allem vertebrobasiläres Versorgungsgebiet)

Klinisches Bild Sturz aus dem Gehen oder Stehen meist nach vorn, ohne Warnsymptome, ohne Bewusstseinsverlust oder amnestische Lücke, evtl. ausgelöst durch Kopfdrehung oder -reklination; häufiger Frauen und ältere Patienten betroffen

Zusatzdiagnostik
- **Doppler-Sonografie:** (selten) funktionelle (von der Kopfposition abhängige) Einengung der A. vertebralis nachweisbar
- **EEG:**
  - *im Rahmen der Ausschlussdiagnostik (Epilepsie)*
  - Normalbefund oder verlangsamter, wenig modulierter, frontal betonter α-Rhythmus (unspezifisch)
- **Langzeit-EKG:** Nachweis kardialer Rhythmusstörungen
- **ENG/Audiogramm:** zur differenzialdiagnostischen Abklärung eines Morbus Menière

Diagnosestellung Klinisch anhand der Anamnese; die ätiologische Deutung im Rahmen einer vertebrobasilären Insuffizienz ist fraglich

Differenzialdiagnose
- Synkope (mit Bewusstseinsverlust)
- Stürze als Frühsymptom der progressiven supranukleären Lähmung
- atonische (epileptische) Anfälle, Kataplexie
- Tumarkin'sche Otolithenkrisen („vestibuläre drop attacks“): Stürze ohne Auslöser und ohne Vorwarnung bei erhaltenem Bewusstsein bei Patienten mit bekanntem Morbus Menière (→ S. 51), offenbar durch Druckschwankungen der Endolymphe

Therapie Nur bei Nachweis einer Kausalbeziehung zu bestimmten Ätiologien entsprechende Behandlung

Tetanie

Ursächliche Erkrankungen
- **normokalzämische Tetanie:** metabolische oder respiratorische (Hyperventilation) Alkalose
- **hypokalzämische Tetanie:** Hypoparathyreoidismus

Klinisches Bild Beginn mit Parästhesien perioral und an distalen Extremitäten, dann Karpopedalspasmen und „Karpfenmaulstellung“; bei Hyperventilationstetanie oft Gefühl der Luftnot und Angst; Dauer 5 Minuten bis zu Stunden

Untersuchung
- **Chvostek'sches Zeichen:** Zucken der mimischen Muskulatur bei Beklopfen des Fazialisstamms präaurikulär (Hinweis auf latente Tetanie)
- **Trousseau'sches Zeichen:** Auftreten einer Pfötchenstellung bei Stauung am Oberarm durch Blutdruckmanschette, Deutung wie Chvostek'sches Zeichen

Zusatzdiagnostik
- **Blutgasanalyse (BGA):** Nachweis des erniedrigten pCO_2, Alkalose
- **EMG:** repetitive Entladungen motorischer Einheiten (Doubletten und Tripletten)

Diagnosestellung
- **klinisch:** Symptomatik, Zeichen der latenten Tetanie

Differenzialdiagnose Fokale und generalisierte epileptische Anfälle bei Hypokalzämie

Therapie
- **im Anfall:** Rückatmung in Plastiktüte (CAVE: nicht über den Kopf ziehen!), Gabe von Sedativa bzw. Anxiolytika wegen Gefahr der Abhängigkeit vermeiden
- **Prophylaxe** bei HV-induzierter Tetanie: Psychotherapie, Entspannungstechniken

Hirnstammanfälle

Ursächliche Erkrankungen
Encephalomyelitis disseminata, vaskuläre Läsionen

Klinisches Bild
- **Formen:**
  - tonische, schmerzhafte Verkrampfung der Muskulatur, oft einseitig, z. T. ausgelöst durch abruptes Aufrichten oder Aufstehen, Hemiataxie mit gekreuzten Sensibilitätsstörungen
  - transiente Muskelatonie / Verharren
- **Dauer:** Sekunden bis < 1 Minute, Frequenz: mehrfach täglich

Zusatzdiagnostik
- **EEG:** Normalbefund

Differenzialdiagnose
Psychogene Anfälle

Therapie
Antikonvulsiva

Psychogene Anfälle [3341]

Ätiologie
Dissoziative Störung, häufig nach frühen Traumatisierungen und familiären Konflikten

Klinisches Bild
- **Erstmanifestation** oft in der Adoleszenz und im jungen Erwachsenenalter in Belastungssituationen, höhere Prävalenz bei Frauen (75 %)
- **Anfälle** oft polymorpher Semiologie; Formen:
  - *hypermotorisch* mit lebhaften, asymmetrisch-asynchronen Extremitätenbewegungen, Zittern, Sturz
  - *hypomotorisch* (seltener): areaktives Verharren/Zusammensinken
- häufig situatives Auftreten, geschlossene Augen, Weinen, Vermeidung von Verletzungen, lange Anfallsdauer (> 5 Minuten; Pseudo-Status), kein Ansprechen auf Antikonvulsiva

Zusatzdiagnostik
- **EEG:** Abwesenheit interiktaler Spikes/Sharp Waves in 85 %
- **Video-EEG**: charakteristische semiologische Elemente, kein Auftreten aus dem Schlaf, keine iktalen Anfallsmuster oder postiktalen EEG-Veränderungen; ggf. suggestive Provokation oder Beendigung dissoziativer Anfälle
- **Labor:** kein postiktaler Prolaktin-Anstieg

Diagnosestellung
- **klinisch:** Anamnese, fehlende Anfallsschilderung/Vermeidung detaillierter Beschreibungsversuche; psychiatrische Exploration, Provokationsversuch mit NaCl i.v.
- **Psychometrie:** häufig Borderline-Persönlichkeitszüge
- **Video-EEG**: elektroklinische Anfallsanalyse
- CAVE: psychogene Anfälle treten nicht selten zusätzlich zu einer Epilepsie auf [3676], [3681], u.a. bei Intelligenzminderung

Differenzialdiagnose
Epilepsie (s.o.; Verwechslungsmöglichkeit v.a. bei Temporal-/Frontallappenepilepsie, schreckinduzierten Anfällen), emotional getriggerte Stürze bei Kataplexie, paroxysmale Tachykardien

Therapie
- **Aufklärung** über nicht epileptische Natur der Anfallsereignisse in geeignetem Setting [1260]
- **Psychotherapie**
- Prognose: Ausheilung innerhalb von 1–2 Jahren in ca. 50 %

Migräne mit Aura

→ S. 587

2.10 Schlafstörungen

C. Nissen, A. Schulze-Bonhage und R. Rocamora*

Allgemeines

- in Industrieländern klagen ca. 20–30 % der Bevölkerung über Schlafstörungen, bei denen in etwa 50 % eine behandlungsbedürftige Erkrankung vorliegt
- die Neuauflage der Internationalen Klassifikation der Schlafstörungen (ICDS-2) umfasst 85 Schlafstörungen

Klinische Formen [124]

- **Insomnien:** Ein- und/oder Durchschlafstörungen
- **Schlafbezogene Atmungsstörungen:** Schlafapnoe- und Hypoventilationssyndrome
- **Hypersomnien:** primäre exzessive Tagesschläfrigkeit ohne anderweitige spezifische Erkrankung
- **Schlaf-Wach-Rhythmusstörungen**
- **Parasomnien:** unerwünschte physische Ereignisse oder Empfindungen, die beim Einschlafen, während des Schlafes oder beim Erwachen aus dem Schlaf auftreten
- **Schlafbezogene Bewegungsstörungen**

Klassifikation (ICSD-2)

- **I. Insomnien:**
  - akute (situativ bedingte) Schlafstörung
  - psychophysiologische Insomnie
  - paradoxe Insomnie (Fehlbeurteilung des Schlafzustands)
  - idiopathische Insomnie (seit Kindheit)
  - Insomnie bei psychiatrischen Erkrankungen
  - inadäquate Schlafhygiene
  - Insomnie bei körperlichen Erkrankungen
  - Insomnie bei Medikamenten- oder Substanzmissbrauch
- **II. Schlafbezogene Atmungsstörungen:**
  - zentrales Schlafapnoe-Syndrom (ZSAS): primär bei körperlichen Erkrankungen oder bei Gebrauch von Medikamenten
  - Cheyne-Stokes-Atmung (CSA)
  - höhenbedingte periodische Atmung
  - obstruktives Schlafapnoe-Syndrom (OSAS)
  - idiopathisches Alveoläres Hypoventilationssyndrom (einschl. Pickwick-Syndrom)
  - schlafbezogene Hypoventilation/Hypoxämie Syndrome bei Lungen-, neuromuskulärer oder muskuloskelettaler Erkrankung
- **III. Hypersomnien ohne Bezug zu schlafbezogenen Atmungsstörungen:**
  - Narkolepsie mit Kataplexie
  - Narkolepsie ohne Kataplexie
  - Narkolepsie bei körperlichen Erkrankungen
  - rezidivierende Hypersomnie (einschl. Kleine-Levin-Syndrom und menstruationsbezogene Hypersomnie)
  - idiopathische Hypersomnie mit prolongierter Schlafzeit
  - idiopathische Hypersomnie ohne prolongierte Schlafzeit
  - verhaltensbedingtes Schlafmangelsyndrom
  - Hypersomnie bei körperlichen oder psychiatrischen Erkrankungen, bei Gebrauch von Medikamenten oder psychoaktiven Substanzen
- **IV. Störungen des zirkadianen Schlafrhythmus:**
  - Syndrom der verzögerten Schlafphase
  - Syndrom der vorverlagerten Schlafphase
  - irreguläre Schlaf-Wach-Rhythmusstörung
  - freilaufende Schlaf-Wach-Rhythmusstörung bei Nicht-24-Stunden-Rhythmus
  - Störung des Schlaf-Wach-Rhythmus bei Zeitzonenwechsel (jet lag)
  - Störung des Schlaf-Wach-Rhythmus bei Schichtarbeit
- **V. Parasomnien:**
  - Schlaftrunkenheit
  - Schlafwandeln (Somnambulismus)
  - Pavor nocturnus
  - Verhaltensstörung im REM-Schlaf
  - rezidivierende isolierte Schlaflähmung
  - Alpträume
  - schlafbezogene dissoziative Störungen
  - Catathrenia (schlafbezogenes Stöhnen)
  - Exploding head syndrome
  - schlafbezogene Halluzinationen
  - schlafbezogene Essstörung
- **VI. schlafbezogene Bewegungsstörungen:**
  - Restless-Legs-Syndrom (RLS)
  - periodische Beinbewegungsstörungen (Periodic Leg Movement Disorder, PLMD)
  - nächtliche Wadenkrämpfe
  - Bruxismus

- **VII. isolierte Symptome, Normvarianten:**
  - Kurzschläfer
  - Langschläfer
  - Schnarchen
  - Sprechen im Schlaf
  - Einschlafzuckungen
- **VIII. andere Schlafstörungen:**
  - umgebungsbedingte Schlafstörung
- **Schlafstörungen im Kindesalter:**
  - verhaltensbedingte Insomnie der Kindheit (Schlafbeginn-Form oder Grenzen-Setzen- Form)
  - primäre Schlafapnoe der Kindheit
  - angeborenes zentrales Hypoventilationssyndrom (Undine-Syndrom)
  - Enuresis nocturna
  - Restless-Legs-Syndrom (RLS)
  - rhythmische Bewegungsstörung

Zusatzdiagnostik

- **Allgemeines**: Erfassung von schlafbezogenen Beschwerden, Schlafgewohnheiten, psychischen und organischen Erkrankungen, Familienanamnese sowie Medikamenten- und Substanzeinnahme
- **Anwendung von Fragebögen** zur Bewertung von gezielten Symptomen (DGSM: http://www.charite.de/dgsm/dgsm/fachinformationen_frageboegen.php)
  - *Schlaftagebuch* (→ Information über den Schlaf-Wach-Rhythmus und Verhaltensmuster)
  - *Epworth-Schläfrigkeitsskala* (→ Erfassung der Tagesschläfrigkeit)
  - *Pittsburgh Schlafqualitätsindex* (→ Erfassung der Schlafqualität)
  - *Münchner Parasomnie Screening* (→ Erfassung von Parasomnien und nächtlichen Verhaltensweisen)
- **Polysomnografie (PSG):**
  - *Ziel:*
    - Messung von Schlafkontinuität und Schlafarchitektur (Schlafstadien)
    - Evaluation organischer Schlafstörungen, einschließlich atem- oder bewegungsbezogener Schlafstörungen und Parasomnien
  - *Methodik:*
    - Messung neurophysiologischer Parameter (EEG, EOG, EMG, EKG, Atemexkursionen, Atemfluss, Sauerstoffsättigung, Beinbewegungen)
    - abhängig von der spezifischen Zielsetzung sind verschiedene Konfigurationen möglich:
      - einfache PSG wie o.g.
      - Video-PSG: Aufzeichnung des Verhaltens durch eine Infrarotkamera
      - Video-PSG mit zusätzlicher Montage von EEG-Elektroden im 10–20-System
      - PSG mit CPAP bzw. Bi-PAP Gerät zur Ermittlung des effektiven Drucks
      - Split-night-PSG: die erste Nachthälfte wird für die Diagnostik eines obstruktiven Schlafapnoe-Syndroms (OSAS) und die zweite Nachthälfte für die Titration des CPAP Geräts verwendet
- **kardiorespiratorische Polygrafie:**
  - *Ziel:* Diagnose von schlafbezogenen Atemstörungen
  - *Methodik:* Messung von mindestens folgenden Parameter: Atemexkursionen, Atemfluss, Sauerstoffsättigung und EKG oder Herzfrequenz
- **Multipler Schlaf-Latenz-Test (MSLT):**
  - *Ziel:* Messung der Tagesschläfrigkeit anhand der Schlaflatenz (< 8 Minuten pathologisch) und von Sleep-onset-REM (verfrühtes Auftreten von REM Schlaf, ≥ 2 pathologisch)
  - *Methodik:* 5 Schlafversuche (20 Minuten Dauer) am Tag im Abstand von 2 Stunden werden polysomnografisch (EEG, EOG, EMG und EKG) aufgezeichnet
- **Multipler Wachbleibetest (MWT):**
  - *Ziel:* Einschätzung der Fähigkeit, gezielt wach zu bleiben, normal: kein Einschlafen in 40 Minuten
  - *Methodik:* 4 Wachversuche (40 Minuten Dauer) am Tag im Abstand von 2 Stunden werden polysomnografisch abgeleitet (s. o.)
- **Aktigrafie:**
  - *Ziel:* Erfassung des Schlaf-Wach-Rhythmus über längere Zeiträume
  - *Methodik:* ambulante Langzeitregistrierung der Bewegungs- bzw. Ruheaktivität als Index für Schlaf-Wach-Rhythmizität

2.10.1 Insomnien

Psychophysiologische Insomnie [1630]

Definition Schlafstörung charakterisiert durch erhöhte körperliche, kognitive und emotionale Anspannung, die zu einer verminderten Leistungsfähigkeit während des Wachzustandes führt

Ätiologie Chronisches psychophysiologisches Hyperarousal wird postuliert [3359]

Klinisches Bild Ein- und Durchschlafstörungen, frühes Erwachen oder nicht erholsamer Schlaf, gemindertes Wohlbefinden tagsüber; Beginn der Beschwerden nach der Kindheit, häufiger bei Frauen; ohne Behandlung oft chronischer Verlauf

Zusatzdiagnostik Ausschluss von spezifischen körperlichen und psychiatrischen Erkrankungen, Schlaftagebuch, Polysomnografie bei Chronifizierung oder Therapieresistenz zum Ausschluss spezifischer organischer Schlafstörungen

Diagnosestellung
- Insomniesymptome > 1 Monat
- Anzeichen für schlafverhindernde Assoziationen: übertriebene Anstrengung einzuschlafen, erhöhtes Erregungsniveau vor dem Schlafengehen

Differenzialdiagnose Idiopathische Insomnie, paradoxe Insomnie, inadäquate Schlafhygiene, psychoreaktive Schlafstörung, zirkadiane Schlafrhythmusstörung, organische oder psychische Erkrankung, substanzinduzierte Störung

Therapie
- **nichtpharmakologisch** (Therapie der ersten Wahl): kognitive Verhaltenstherapie der Insomnie mit Verbesserung des schlafbezogenen Verhaltens, Stimuluskontrolle, Schlafrestriktion, Entspannungstechniken (z.B. Autogenes Training, Muskelrelaxation, Biofeedback) und Korrektur unangemessener Annahmen bzgl. Schlaf (z.B. Information über variablen individuellen Schlafbedarf anstelle der Annahme „jeder Mensch benötigt immer 8 Stunden Schlaf")
- **pharmakologisch:** kurze Anwendung (< 4 Wochen) von Benzodiazepinen oder Benzodiazepinrezeptor-Agonisten mit kurzer oder ultrakurzer Halbwertzeit (CAVE: Abhängigkeitsrisiko), Zoplicon (Ximovan®, 3,75–7,5 mg/Nacht), Zolpidem (Stilnox®, 5–10 mg/Nacht), retardiertes Melatonin (Circadin®, 2 mg zur Nacht, Zulassung > 55 J.);
  - *off-label:* sedierende Antidepressiva wie Trimipramin (Stangyl®, 10-50 mg zur Nacht), Mirtazapin (Remergil®, 7,5–15 mg zur Nacht), Doxepin (Aponal®, 5–50 mg zur Nacht), Trazodon (Thombran®, 25–100 mg zur Nacht), Antihistaminika wie Promethazin (Atosil®, 25-50 mg zur Nacht) oder niederpotente Neuroleptika wie Melperon (Eunerpan® , 25-50 mg zur Nacht), ggf. auch Quetiapin (Seroquel®, 12,5–100 mg zur Nacht)

DGN-Leitlinie www.dgn.org/-leitlinien-online.html [2634]

Paradoxe Insomnie [462]

Definition Subjektive Beschwerden über reduzierte Schlafdauer oder -qualität bei polysomnografisch unauffälligem Befund und Ausschluss spezifischer organischer, psychischer oder substanzbezogener Ursachen

Klinisches Bild Subjektive Insomnie ohne messbare pathologische Befunde (Anmerkung: möglicherweise assoziiert an mit Standardmethoden nicht fassbare subtile Arousalprozesse)

Zusatzdiagnostik
- **Polysomnografie:** Einschlaflatenz < 30 Minuten; Schlafzeit > 6,5 Stunden; normale Schlafarchitektur

Therapie Kognitive Verhaltenstherapie der Insomnie (s.o.), ggf. kurzfristige Einnahme von Hypnotika (s. o.)

2.10.2 Schlafbezogene Atmungsstörungen

Obstruktives Schlafapnoe-Syndrom (OSAS) [1511]

Allgemeines Häufigste Ursache von erhöhter Tagesschläfrigkeit

Definition (AASM, [20]) Häufiger als 15/h (bzw. 5/h bei zusätzlich vorliegender Tagesschläfrigkeit) auftretende Episoden von
- **Apnoe:** Reduktion des Luftflusses um > 90 %

- **Hypopnoe:** Reduktion des Luftflusses um ≥ 30 % und Abfall der O_2-Sättigung um > 4 %, oder Reduktion des Luftflusses um ≥ 50 % und Abfall der O_2-Sättigung um > 3 % oder
- **RERA** (Respiratory Effort Related Arousal) von ≥ 10 Sekunden Dauer im Schlaf

Epidemiologie 4 % der Männer und 2 % der Frauen mittleren Alters; Risikofaktor: Adipositas

Assoziierte Erkrankungen
- **Neurologische Erkrankungen mit gehäuftem Auftreten von schlafbezogenen Atmungsstörungen:** Multisystematrophie, Parkinson-Syndrom, ALS, autonome Neuropathien, Charcot-Marie-Tooth-Erkrankung, Poliomyelitis, Post-Polio-Syndrom, Myasthenia gravis, Muskelkrankheiten, Enzephalitis, Schlaganfall, Restless-Legs-Syndrom, Narkolepsie u. a.

Pathophysiologie Transiente mechanische Obstruktion der oberen Atemwege durch Tonusverlust der Pharynxmuskulatur, Fettgewebe oder anatomische Besonderheiten → obstruktive Apnoe → O_2-Sättigungsabfall → verstärkter Atemantrieb und Arousal (Weckreaktion)

Messparameter
- **AHI** (Apnoe-Hypopnoe-Index): Apnoe und Hypoapnoe/h (normal < 5/h)
- **RERAs** („respiratory effort related arousals")
- **RDI** („respiratory disturbance index"): AHI + RERAs

Graduierung
- **upper airway resistance syndrome (UARS):** obstruktives Schnarchen (Sonderform): AHI < 5; RERA-Index > 10 und erhöhte Tageschläfrigkeit
- **leichtes Schlafapnoe-Syndrom:** 5–15 Phasen von Apnoe/Hypopnoe/RERA pro Stunde (RDI = 5–15)
- **mittelgradiges Schlafapnoe-Syndrom:** RDI = 15–30
- **schweres Schlafapnoe-Syndrom:** RDI > 30

Klinisches Bild Erhöhte Tagesmüdigkeit und ggf. -schläfrigkeit, Schnarchen mit Atempausen; seltener morgendliche Kopfschmerzen, Mundtrockenheit, ggf. kognitive Leistungsminderung (Vergesslichkeit, Konzentrationsstörungen u. a.)

Komplikationen
- **Komorbidität mit kardio- und zerebrovaskulären Krankheiten:** arterielle Hypertonie, KHK, Schlaganfälle und pulmonale Hypertonie
- **relevant erhöhtes kardiovaskuläres Mortalitätsrisiko** bei schwerem OSAS; Prävalenz in der Akutphase des Schlaganfalls 45–70 % [291]

Zusatzdiagnostik
- **Ambulante Polygrafie, bei diagnostischer Unklarheit Polysomnografie:** Erhöhter AHI (s. Definition), durch Arousals fragmentiertes Schlafprofil

Diagnosestellung
- Erhöhte Tagesmüdigkeit und ggf. -schläfrigkeit, unerwünschter Tagesschlaf, nicht erholsamer Schlaf,; teils Aufwachen aufgrund von Atemanstrengung, Erstickungsgefühl im Schlaf; oder Partnerbericht über lautes Schnarchen oder Atempausen
- PSG: > 5 Apnoe, Hypopnoe oder RERAs pro Stunde

Differenzialdiagnose Einfaches Schnarchen, Laryngospasmus, gastroösophagealer Reflux, Dyspnoe, zentrales Schlafapnoe-Syndrom, alveoläres Hypoventilationssyndrom

Therapie
- **allgemein:** Verhaltensmaßnahmen: Gewichtsreduktion bei Adipositas, Schlafhygiene, Vermeidung von Alkohol, Sedativa und Hypnotika, ggf. Vermeidung der Rückenlage bei Lageabhängigkeit („ball in the back")
- **intraorale Geräte:** Ober- und Unterkieferschienen
- **nasale Beatmung:** Behandlung mit CPAP (continuos positive airway pressure) oder Bi-PAP (bi-level positive airway pressure) unter polysomnografischer Einstellung und Kontrolle
- **operative Verfahren** nur bei deutlichen anatomischen Auffälligkeiten (z. B. Adenoiden, Retrognathie)

Leitlinie (DGN) Leitlinie DGN [1339]

Zentrales Schlafapnoe-Syndrom [490]

Definition Zentralnervös bedingte rezidivierende Apnoe-Phasen (≥ 10 Sekunden) mit Sauerstoffentsättigung bei fehlendem Atemantrieb im Schlaf (Cheyne-Stokes-Atmung ist eine Sonderform der Störung)

Ätiologie Idiopathisch oder sekundär bei zerebrovaskulären oder kardialen Erkrankungen, medikamentös (v.a. Opioide)

Klinisches Bild Erhöhte Tagesmüdigkeit und ggf. -schläfrigkeit

Komplikationen Arterielle Hypertonie und kardiale Arrhythmien

Zusatzdiagnostik
- **Polysomnografie:** Überwiegen zentraler Apnoe-Phasen; reduzierte Schlafeffizienz; erhöhter Arousal-Index
- Langzeit-EKG, kardiale und respiratorische Funktion

Diagnosestellung
- exzessive Tagesmüdigkeit- und ggf. -schläfrigkeit; teils Aufwachen mit Atemnot
- PSG: ≥ 5 zentrale Apnoe pro Stunde

Differenzialdiagnose
Obstruktives Schlafapnoe-Syndrom (s.o.), schlafgebundener Laryngospasmus, zentrale alveoläre Hypoventilation (einschl. Pickwick-Syndrom)

Therapie
- **Behandlung der Grunderkrankung**, wenn möglich
- **bei Herzinsuffizienz:** Sauerstofftherapie, Bi-PAP oder CPAP

Idiopathisches alveoläres Hypoventilationssyndrom und schlafbezogene Hypoventilation/Hypoxämie-Syndrome

Definition
Ventilationsstörung mit resultierender arterieller Sauerstoffentsättigung im Schlaf bei Patienten ohne Lungenparenchymerkrankungen; primär oder sekundär

Ätiologie
- **neurologische Erkrankungen:** autonome Dysfunktion (Multisystematrophie, Diabetes mellitus), Läsionen im Bereich des Atmungskontrollsystems (Schlaganfälle, Poliomyelitis, Tumoren, Enzephalitis, posttraumatisch), neuromuskuläre Erkrankungen
- pulmonale Erkrankungen
- kardiale Erkrankungen
- **medikamentös:** Benzodiazepine, Barbiturate, Alkohol, Opioide

Pathophysiologie
Idiopathische ventilatorische Beeinträchtigung bei fehlendem zentralen Atemantrieb oder bei bekannter Ursache anderer Genese durch Erschöpfung der Atemmuskelpumpe in Form der sekundären Hypoventilation

Klassifikation
- kongenitales zentralalveoläres Hypoventilationssyndrom (Undine-Syndrom): angeborene Störung der medullären zentralen CO_2-Regulation
- **schlafbezogene Hypoventilation/Hypoxämie:** neurologische, pneumologische oder kardiologische Erkrankungen, die die Ventilation beeinträchtigen
- **Pickwick-Syndrom:** Sonderform eines alveolären Hypoventilationssyndroms, das mit einer obstruktiven Schlafapnoe bei massiv adipösen Patienten assoziiert ist; Polyzythämie, Cor pulmonale, respiratorische Insuffizienz

Klinisches Bild
Tagesmüdigkeit und ggf. -schläfrigkeit, häufige Schlafunterbrechungen, morgendlicher Kopfschmerz, Gedächtnis- und Konzentrationsstörungen

Zusatzdiagnostik
- **Polysomnografie:** typisches Atemmuster mit reduzierter Atemanstrengung; assoziierte Hypoxämie und Hyperkapnie
- Lungenfunktionsdiagnostik

Diagnosestellung
- **PSG:** im Schlaf SpO_2 < 90 % für > 5 Minuten; oder SpO_2 < 90 % für > 30 % der Totalschlafzeit; oder erhöhte arterielle $PaCO_2$
- kardiale, pulmonale, neurologische, idiopathische oder kongenitale Grunderkrankung bei sekundären Formen

Differenzialdiagnose
Obstruktives Schlafapnoe-Syndrom (s.o.), Lungenparenchymerkrankungen

Therapie
- Behandlung der Grunderkrankung wenn möglich
- Gewichtsreduktion bei Adipositas
- **nächtliche Sauerstofftherapie**, CPAP (continuos positive airway pressure) oder IPPV (intermittent positive pressure ventilation)

2.10.3 Hypersomnien

Narkolepsie [4536]

Definition
Erhöhte Tagesschläfrigkeit mit REM-Schlaf-Veränderungen

Klassifikation
- Narkolepsie mit Kataplexie
- Narkolepsie ohne Kataplexie
- symptomatische Narkolepsie bei Läsionen des Hypothalamus und oberen Hirnstamms

Epidemiologie
0,03–0,16 % der Bevölkerung, Beginn meist in der Adoleszenz oder bei jungen Erwachsenen, variiert jedoch von der früheren Kindheit bis ins hohe Alter

Genetik

- **klare genetische Komponente:** HLA-DQB1*0602 positiv bei 85–100 % der Patienten mit Narkolepsie-Kataplexie, bei ca. 40 % der Patienten mit Narkolepsie ohne Kataplexie
- Typisierung von eingeschränkter Aussagekraft aufgrund geringer Spezifität, da bis zu 33 % der Bevölkerung HLA-DQB1*0602-positiv sind

Pathophysiologie

Selektive Degeneration von Neuropeptid Orexin (Hypocretin) synthetisierenden Neuronen im dorsolateralen Hypothalamus, die das aktivierende retikuläre Arousalsystem (ARAS) stabilisieren [3528]

Klinisches Bild

- **Hypersomnie/Tagesschläfrigkeit** (obligat) mit imperativen Einschlafattacken
- **Kataplexie** (65–70 % der Patienten): plötzlich auftretender Tonusverlust der Gesichts- oder Kopfhaltemuskulatur oder der gesamten Körperhaltemuskeln, häufig durch starke Emotionen ausgelöst
- **Schlaflähmungen** beim Erwachen (bei 60 % der Patienten)
- **hypnagoge oder hypnopompe Halluzinationen** (lebhafte, wirklichkeitsnahe Fehlwahrnehmungen beim Einschlafen bzw. Aufwachen) bei 12–15 % der Patienten
- **komplette Tetrade** wird nur in weniger als 50 % der Fälle beobachtet (14–42 %)
- weitere Symptome:
  - *automatisches Verhalten (80 % der Patienten):* stereotype Handlungen, z. B. Aufstehen und Umhergehen, währenddessen der Patient wach zu sein scheint, jedoch mit anschließender Amnesie der Episode
  - fragmentierter Nachtschlaf (40–50 % der Patienten)

Zusatzdiagnostik

- **Polysomnografie:** Kurze Einschlaf- und REM-Schlaf Latenz-fragmentierter Schlaf mit vermehrten Arousals
- **multipler Schlaf-Latenz-Test:** verkürzte Schlaflatenz (< 8 Minuten) und Auftreten von verfrühten REM-Schlaf Phasen (Sleep-onset-REM, SOREM, ≥ 2 bei 5 MSLT-Durchgängen pathologisch)
- **MRT** zum Ausschluss einer Hypothalamus-/oberen Hirnstammläsion (u. a. Tumor, Entzündung, Ischämie)
- **HLA-Bestimmung** (s. o.)
- **Bestimmung von Hypocretin im Liquor**, eine Reduktion ist hochspezifisch nur für Narkolepsie mit Kataplexie (Hcrt-1 ≤ 110 pg/ml) [3370]

Diagnosestellung

- **Narkolepsie mit Kataplexie:** tägliche erhöhte Tagesschläfrigkeit für wenigstens 3 Monate und Kataplexie und positiver MSLT (s. o.) oder Hcrt-1-Erniedrigung im Liquor ≤ 110 pg/ml
- **Narkolepsie ohne Kataplexie:** tägliche erhöhte Tagesschläfrigkeit für wenigstens 3 Monate und positiver MSLT (s. o.) oder Hcrt-1 ≤ 110 pg/ml

Differenzialdiagnose

- **Hypersomnie/Tagesschläfrigkeit:** schlafbezogene Atmungsstörungen, idiopathische Hypersomnie, periodische Beinbewegungsstörung (PLMD → S. 370), Schlafmangelsyndrom, rezidivierende Hypersomnie, Medikamente und Drogen
  - *seltener:* Hypoglykämie, Hypothyreose, Raumforderung im ZNS, myotone Dystrophie (→ S. 550), Prader-Willi-Syndrom (muskuläre Hypotonie, Gewichtszunahme bei übermäßigem Appetit, Entwicklungsverzögerung), psychiatrische Störungen (Depression)
- **Kataplexie:** Synkope (→ S. 295), TIA, epileptische Anfälle (atonisch/astatische A.), „drop attacks" (→ S. 296), vestibuläre Störungen (Tumarkinsche Otolithenkrisen → S. 296), muskuläre Erkrankungen (u. a. periodische Lähmungen), dissoziative Störung
- **Schlaflähmung:** familiäre Schlaflähmung ohne weitere Symptome, sporadische Schlaflähmung (auch bei Gesunden)
- **hypnagoge Halluzinationen:** Psychosen, Delir (→ S. 22), epileptische Auren, sporadisch auch bei Gesunden

Therapie

- **Schlafhygiene**, ggf. mit geplantem Tagesschlaf zur Reduzierung des imperativen Schlafdrangs
- **Behandlung der Tagesschläfrigkeit:**
  - *Modafinil* (Vigil®) 200–400 (600) mg/d
  - *Natriumoxybat* (Xyrem®) 4,5–9 g zur Nacht, geteilt in 2 Dosen (BtM-pflichtig)
  - *Methylphenidat* (Ritalin®) 10–60 mg/d
- **Therapie der Kataplexie:**
  - *Natriumoxybat* (s. o.), bei schweren Kataplexien und Tagesschläfrigkeit Therapie der ersten Wahl

- *SSRI-Antidepressiva:* z. B. Fluoxetin (Fluctin®) 20–60 mg/d, Venlafaxin (Trevilor®) 37,5–300 mg/d)
- *trizyklische Antidepressiva:* Clomipramin (Anafranil®) 10–150 mg/d

Prognose Lebenslang andauernde Erkrankung, variable Intensität der Symptome im Verlauf, keine erhöhte Mortalität

Selbsthilfegruppe Deutsche Narkolepsie Gesellschaft (e. V.), Internet: http://www.dng-ev.de/

Idiopathische Hypersomnie [95]

Definition Exzessive Tagesschläfrigkeit mit lang andauernden, aber unerholsamen Tagesschlafepisoden

Klassifikation
- Idiopathische Hypersomnie mit prolongierter Nacht-Schlafzeit
- Idiopathische Hypersomnie ohne prolongierte Nacht-Schlafzeit

Ätiologie Unklar; familiäre Häufung, jedoch ohne HLA-Assoziation

Klinisches Bild Exzessive Tagesschlafdauer, manchmal mit Schlafattacken wie bei Narkolepsie (hier fragmentierter Schlaf)

Zusatzdiagnostik
- **Polysomnografie:** normale Schlafarchitektur mit verlängerter (> 10 Stunden) oder normaler Schlafdauer (6–10 Stunden)
- **Multipler Schlaf-Latenz-Test:** verkürzte Schlaflatenz (< 10 Minuten), < 2 SOREMs

Diagnosestellung
- Exzessive Tagesschläfrigkeit > 3 Monate
  - mit prolongierter Nacht-Schlafzeit (> 10 Stunden) oder
  - ohne prolongierte Nacht-Schlafzeit (6–10 Stunden)
- **Polysomnografie** schließt andere Auffälligkeiten aus
- **Multipler Schlaf-Latenz-Test:** Schlaflatenz < 10 Minuten; < 2 SOREMs

Differenzialdiagnose Tagesschläfrigkeit bei Narkolepsie (→ S. 302), atypische Depression

Therapie Schlafhygiene und (off label) Anwendung von Stimulanzien (→ S. 302) mit variablem Ansprechen

Rezidivierende Hypersomnie (Kleine-Levin-Syndrom und menstruationsbezogene Hypersomnie) [187],[3837]

Definition Kleine-Levin-Syndrom (KLS) und menstruationsbezogene Hypersomnie sind Formen von periodischen Episoden mit erhöhter Tagesschläfrigkeit zentraler Ursache (die Tage bis Wochen andauern) mit wochen- bis monatelangen Remissionen

Ätiologie Unbekannt, möglicherweise hypothalamische Dysfunktion

Epidemiologie KLS kommt häufiger bei Männern in der Adoleszenz vor; menstruationsbezogene Hypersomnie tritt Wochen bis Monate nach der Menarche auf

Klinisches Bild
- **Kleine-Levin-Syndrom:**
  - *periodische Hypersomnie:* Schlafdauer oft 18–20 Stunden am Tag
  - *periodische Verhaltensauffälligkeiten:* Polyphagie, Hypersexualität, aggressives Verhalten, kognitive Defizite und psychotische Symptome (z.B. Halluzinationen)
- **menstruationsbezogene Hypersomnie:** rezidivierende Hypersomnie-Episoden im Zusammenhang mit der Periode, Dauer typischerweise eine Woche mit schnellem Rückgang nach der Periode

Zusatzdiagnostik
- **Polysomnografie:** erhöhte Gesamtschlafdauer, Ausschluss atem- oder bewegnungsbezogener Schlafstörungen
- **Multipler Schlaf-Latenz-Test:** verkürzte Schlaflatenz

Diagnosestellung Rezidivierende Hypersomnie-Episoden (zwischen 2 Tagen und 4 Wochen), Rezidive wenigstens 1-mal im Jahr, Remission außerhalb der Episode

Differenzialdiagnose Tagesschläfrigkeit bei Narkolepsie (→ S. 302), idiopathische Hypersomnie, psychiatrische Störungen, v.a. Schizophrenie

Therapie
- **in der symptomatischen Periode:** ggf. Stimulanzien (→ Narkolepsie S. 302); CAVE: psychiatrische Auffälligkeiten möglich
- **Prophylaxe:** Lithium, Carbamazepin
- **menstruationsbezogene Hypersomnie:** orale Kontrazeptiva

Prognose Günstig (Spontanremission mit zunehmendem Alter)

2.10.4 Störungen des zirkadianen Schlafrhythmus

Zeitzonenwechsel (jet lag) [3474]

Definition
Schlafstörungen, Tagesschläfrigkeit oder psychische Auffälligkeiten aufgrund von schnellem Zeitzonenwechsel

Pathophysiologie
Zeitliche Diskrepanz zwischen der Ortszeit und der biologischen Rhythmik des Organismus (für mehrere Tage nach dem Flug)

Therapie
- möglichst lange Wachphasen und Lichtexposition in den Tagstunden der Ortszeit → schnellere Synchronisation
- sofortiges Anpassen sozialer Rhythmen an die neue Umgebung
- Vermeidung von Schlaf in den Tagstunden der Ortszeit
- vorübergehende Einnahme von Melatonin oder Hypnotika mit kurzer Halbwertszeit wie Zolpidem, Zoplicon oder Zaleplon (umstritten)

Zirkadiane Rhythmusstörungen [3475]

Pathophysiologie
Störung in der Synchronisierung des Schlaf-Wach-Rhythmus mit inneren und äußeren Zeitgebern oder Störung des zentralen Schrittmachers (Nucleus suprachiasmaticus im basalen Hypothalamus)

Typen
- **Syndrom der verzögerten Schlafphase:** Verlagerung der Schlafphase in die Morgenstunden mit Schwierigkeiten bei der Anpassung an die täglichen Aktivitäten, spätes Einschlafen und Aufwachen
- **Syndrom der vorverlagerten Schlafphase:** frühes Einschlafen und Aufwachen; Unfähigkeit, abends wach zu bleiben
- **Schlafstörung bei Abweichung vom 24-Stunden-Rhythmus:** zirkadianer Rhythmus von mehr als 24 Stunden; Merkfähigkeitsstörungen, Insomnie oder Tagesmüdigkeit

Komplikationen
Anpassungschwierigkeiten an die üblichen beruflichen oder sozialen Rhythmen

Zusatzdiagnostik
- **Aktigrafie:** Aufzeichnung einer konstanten Abweichung der Schlafphase vom normalen 24-Stunden-Tagesrhythmus
- **Polysomnografie:** normale Schlafarchitektur, verlängerte bzw. verkürzte Einschlaflatenz

Differenzialdiagnose
Affektive Störungen (Depression bzw. bipolare Störung)

Therapie
- **Melatonin** (Circadin®, 2 mg) 2 h vor dem gewünschten Schlafbeginn bei der verzögerten Schlafphase
- **Chronotherapie:** verhaltensorientierte Maßnahmen zur Veränderung und Stabilisierung der Schlafphasen (z. B. progressive Vor- oder Rückverlagerung der Einschlafzeit)
- **Lichttherapie:** Lichtexposition > 2500 Lux über 30 min am frühen Morgen oder späten Abend zur Veränderung und Stabilisierung der Schlafphasen

2.10.5 Parasomnien

Schlafwandeln (Somnambulismus)

Definition
Komplexe Verhaltensmuster mit Umhergehen aus dem Tiefschlaf (Stadium 3 und 4, selten 2) heraus

Epidemiologie
Höchste Inzidenz in der Kindheit (zwischen 4–8 Jahren), Prävalenz zwischen 1 und 15 % der Bevölkerung; Auftreten vor allem im ersten Drittel der Nacht; meist spontane Remission nach der Adoleszenz

Genetik
Familiär gehäuft; wenn beide Eltern betroffen, sind Erkrankungsrisiko der Nachkommen 60 %; HLA-DQB1 scheint ein genetischer Suszeptibilitätsfaktor zu sein [2323]

Pathophysiologie
Möglicherweise selektive Aktivierung des thalamozingulären Systems bei anhaltender Hemmung des thalamokortikalen Aktivierungssystems → gestörtes Aufwachen aus dem Tiefschlaf

Prädisponierende Faktoren
- Schlafentzug (vermehrter Tiefschlaf nach vorausgehendem Schlafentzug, Aufwachen aus dem Tiefschlaf), Stress, Fiebererkrankung, Alkoholkonsum, schlafbezogene Atmungsstörungen im Kindesalter [1510],[3144]
- Einnahme von Schlafmitteln, Neuroleptika, Benzodiazepinen, Antihistaminika, Stimulanzien (häufig bei Kombination)
- Schwangerschaft oder Menstruation

Klinisches Bild
Motorische Aktivität (z. B. Umhergehen), gestörte Wahrnehmung, eingeschränkte Urteilsfähigkeit, meist fehlende Reaktion auf äußere Reize, weitgehende Amnesie für die Episode; vermehrte Tendenz zur Fremd- und Selbstverletzung [635]

Zusatzdiagnostik
- **Polysomnografie mit Videoaufzeichnung:** Beginn der Episode in Schlafstadium 3 oder 4, meist nur erfassbar nach Schlafentzug und adäquater Stimulation im Tiefschlaf [3144]

Differenzialdiagnose Epilepsie mit komplex-partiellen Anfällen

Therapie
- **regelmäßiger Schlaf**, Vermeidung von Schlafentzug und von Störung während des Schlafs
- **nur bei Fremd- oder Eigengefährdung:** Entspannungstechniken oder Psychotherapie, Einsatz von trizyklischen Antidepressiva oder Clonazepam

Pavor nocturnus (Schlafterror)

Definition Plötzliches Erwachen mit lautem Schrei, begleitet von extremer Furcht, vegetativen Zeichen und prominenter motorischer Aktivität, fehlende Traumerinnerung, Auftreten überwiegend im ersten Nachtdrittel und aus dem NREM-Schlaf

Epidemiologie 3 % der Kinder, Persistenz bei < 1 % der Erwachsenen

Komplikationen Selbstverletzungen möglich

Diagnostik **Polysomnografie** mit zusätzlichen EEG-Elektroden (nach 10–20-System) und Videoüberwachung zum Ausschluss einer Epilepsie

Therapie Psychotherapie oder Entspannungstechniken, ggf. Clonazepam oder Trizyklika wie z. B. Trimipramin

Albträume

Definition Plötzliches Erwachen aus angsterfülltem Traum im REM-Schlaf, vollständige Traumerinnerung

Ätiologie Umstrittene Verbindung zu psychiatrischen Störungen; iatrogen: Medikamenten-assoziiert bei REM-Rebound (erhöhter Anteil von REM-Schlafphasen nach Absetzen von REM-Schlaf hemmenden Medikamenten wie z. B. Antidepressiva)

Zusatzdiagnostik
- **Polysomnografie** zum Nachweis der Bindung an den REM-Schlaf
- Ausschluss von internistischen, psychiatrischen oder medikamentös induzierten Störungen (z. B. durch L-Dopa, β-Blocker oder Antidepressiva)

Therapie Psychotherapie

Schlaflähmung, hypnopompe und hypnagoge Halluzinationen

Definition
- **Schlaflähmung:** beim Erwachen oder Einschlafen Unfähigkeit zur willkürlichen Bewegungsinitiation für wenige Minuten bei intaktem Sensorium
- **hypnagoge/hypnopompe Halluzinationen** (häufig mit Schlaflähmung assoziiert): visuelle, taktile oder akustische Halluzinationen beim Einschlafen/Erwachen

Pathophysiologie Schlaflähmung: REM-Schlaf-typische Atonie beim Schlaf-Wach-Übergang

Differenzialdiagnose Narkolepsie (→ S. 302) mit oder ohne Kataplexie

Therapie Aufklärung des Patienten über Gutartigkeit der Störung, Schlafhygiene, ggf. trizyklische Antidepressiva

Verhaltensstörung im REM-Schlaf (REM sleep behaviour disorder, RBD)

Ätiologie
- **akute Form:** vorübergehend; durch Alkohol- oder Benzodiazepin-Entzug, kann auch durch Medikamente induziert werden (vor allem Antidepressiva)
- **chronische Form:** Prädominanz bei Männern (80–90 %) im höheren Lebensalter; ca. 50 % der Fälle idiopathisch, ggf. erste Manifestation eines Parkinson-Syndroms. Etwa 40 % der Patienten mit RBD entwickeln nach 4 Jahren ein Parkinson-Syndrom

Pathophysiologie
- Störung der aktiven Hemmung spinaler α-Motoneurone im REM-Schlaf mit der Folge einer fehlenden Muskelatonie
- der supraspinale Mechanismus, verantwortlich für die REM-Schlaf Muskelatonie, entsteht im Perilocus coeruleus gelegenen α-Kern, der einen exzitatorischen Einfluss auf die medullären magnozellulären Neurone ausübt, die ihrerseits über den Tractus reticulospinalis die α-Motoneurone hyperpolarisieren

Klinisches Bild Im REM-Schlaf z. T. aggressives Verhaltensmuster im Rahmen von Traumerlebnissen, sofortige Reorientierung nach dem Erwachen, vollständige Traumerinnerung, Auftreten überwiegend in der zweiten Nachthälfte

Zusatzdiagnostik Polysomnografie mit Videoaufzeichnung: erhöhter submentaler EMG-Tonus und/oder exzessiver phasischer EMG-Tonus an Kinn oder Beinen, Aufzeichnung heftiger motorischer Bewegungen; Fehlen iktaler epileptischer Aktivität im REM-Schlaf

Therapie Clonazepam (Rivotril® 0,5–1 mg abends)

Andere Parasomnien

- **Katathrenie (schlafbezogenes Stöhnen)**: regelmäßiges, überwiegend im REM-Schlaf auftretendes exspiratorisches Stöhnen (oder monotone Stimmgebung)
  - *Differenzialdiagnose:* inspiratorischer nächtlicher Stridor
- **schlafbezogene Essstörung** (Sleep-related Eating Disorder): rezidivierende Episoden von Essen und Trinken, die im Rahmen einer unvollständigen Weckreaktion auftreten
  - *Differenzialdiagnose:* NES (night eating syndrome), bei dem die Patienten komplett wach und orientiert sind
- **exploding head syndrome:** Patienten erleben ein lautes, schmerzloses, explosionähnliches Geräusch beim Einschlafen oder Aufwachen
- **rhythmische Bewegungsstörung (rhythmic movement disorder):** rhythmische Bewegungen des Kopfes und Nackens (jactatio capitis nocturna), des Körpers (body rocking) oder der Beine während des Einschlafens und Leichtschlafs
- **schlafbezogene dissoziative Störung:** dissoziative Ereignisse, die beim Schlaf-Wach-Übergang oder kurz nach dem Aufwachen auftreten, Dauer Minuten bis Stunden
- **Panikattacken :** bis zu 2,5 % der Panikattacken treten exklusiv in der Nacht auf
- **Enuresis nocturna:** nur relevant nach dem 5. Lebensjahr und bei mehr als 2 Episoden pro Woche
  - *primäre Enuresis nocturna:* wenn keine Enuresis-freie-Episode länger als 6 Monate vorliegt; diese Kinder können neurologische Auffälligkeiten oder reduzierte nächtliche Vasopressin-Freisetzung haben
  - *sekundäre Enuresis nocturna:* Intervalle von mehr als 6 Monaten ohne Enuresis vorhanden; hier müssen ein Schlafapnoe-Syndrom, Epilepsie, neurologische, urologische oder psychische Störungen ausgeschlossen werden

Diagnostik Video-Polysomnografie mit 10–20 EEG-Elektroden-System

2.10.6 Schlafbezogene Bewegungsstörungen

Periodische Beinbewegungsstörung (PLMD)

→ S. 370

Restless-Legs-Syndrom (RLS)

→ S. 367

2.10.7 Schlafstörungen bei neurologischen Erkrankungen

Letale familiäre Insomnie [3316]

Definition Prion-Erkrankung mit progressiver spongiformer Enzephalopathie; initial Einschlafstörung, kompletter Schlafverlust in wenigen Monaten; Auftreten von spontanen Übergängen aus der Wachheit zu einem Schlafzustand mit ausagierten Träumen (status dissociatus)

Genetik Mutation im Codon 178 des Prion-Protein (PrP) Gen (PRNP) mit veränderter Expression des D178N Proteins

Pathologie Schwerer bilateraler Neuronenverlust mit reaktiver Gliose in den vorderen und dorsomedialen Thalamuskernen als Ausdruck einer familiären Prion-Erkrankung

Klinisches Bild Progressive Insomnie, autonome Dysregulation sowie endokrinologische und motorische Auffälligkeiten, Demenz

Zusatzdiagnostik
- **Polysomnografie:** Fehlen von Tiefschlaf, dissoziierter REM-Schlaf, Myoklonus und erhöhte Muskelaktivität
- **Liquorlabor:** Bestimmung von Protein 14-3-3 im Liquor (unspezifisch)
- **EEG:** Periodische Sharp-Wave-Komplexe

Differenzialdiagnose Alzheimer-Demenz, Creutzfeldt-Jakob Krankheit, Schizophrenie, Verhaltensstörung im REM-Schlaf

Therapie Schlafbezogene Verhaltensmaßnahmen (Verhinderung des Tagesschlafes, Regulierung der Tagesaktivitäten), Benzodiazepine oder Benzodiazepinrezeptor-Agonisten mit kurzer oder ultrakurzer Halbwertzeit, sedierende Neuroleptika

Verlauf Beginn in der 5. oder 6. Dekade, progressiver Verlauf mit Verschlechterung der Symptome, v.a. Zunahme von autonomen Störungen; Überlebenszeit meist 7–13 Monate, Prognose infaust

Schlafstörungen bei degenerativen Demenzen

- **Allgemeines:** Funktionsstörung der Schlafhomöostase und des zirkadianen Rhythmus, Schlaffragmentierung, Reduktion der Schlafeffizienz; abendliche Verwirrungszustände („sundowning") und nächtliches Umherwandern
- **Therapie:** Schlafhygiene, Lichttherapie; medikamentös: Melatonin (Circadin®, 2 mg), sedierende Neuroleptika wie z. B. Melperon, Dipiperon, Quetiapin, zurückhaltend mit Benzodiazepinen (Sturzgefahr, verstärkte kognitive Störungen)

Schlafstörungen bei Morbus Parkinson

- **Allgemeines:** bei Morbus Parkinson (→ S. 337) treten bei ca. 2/3 der Patienten Schlafstörungen auf: Schlafkontinuitätsstörungen mit fragmentiertem Nachtschlaf, Störungen der Schlafarchitektur, erhöhte Tagesmüdigkeit und -schläfrigkeit, „Schlafattacken" am Tag vor allem unter dopaminerger Medikation (Dopamin-Agonisten), Unbeweglichkeit während des Schlafes, Periodic Leg Movements in Sleep (PLMS), Periodic Limb Movement Disorder (PLMD), Verhaltenstörung im REM-Schlaf, nächtliche visuelle Halluzinationen, Tremor bei Schlafbeginn, Schlafapnoe
- **Therapie:** in Abhängigkeit von der im Vordergrund stehenden Schlafstörung (siehe unter Morbus Parkinson)

Schlafstörungen bei Epilepsien

- **Allgemeines:**
  - Schlaf und epileptische Aktivität beeinflussen sich gegenseitig
  - nächtliche epileptische Anfälle unterbrechen die Schlafkontinuität mit darauf folgender kognitiver Leistungsminderung und zusätzlichem Mangel an einer optimalen Anfallskontrolle
- **Einfluss von Schlafstadien auf die epileptische Aktivität:**
  - NREM-Schlaf erleichtert das Auftreten von Anfällen und interiktaler Aktivität
  - REM-Schlaf reduziert die Auftretenswahrscheinlichkeit epileptischer Anfälle
- **Therapie:** Schlafhygiene; Ausschluss von zusätzlichen Schlafstörungen wie z. B. obstruktives Schlafapnoe-Syndrom, Vermeidung von Antiepileptika, die Ein- oder Durchschlafstörungen begünstigen (z. B. Lamotrigin)

2.11 Degenerative Erkrankungen

2.11.1 Degenerative Erkrankungen mit Leitsymptom Demenz

K. Schmidtke

Allgemeines zu degenerativen und nichtdegenerativen Demenzerkrankungen [3603]

- **Prävalenz von Demenz** (→ S. 21): ca. 8 % bei allen Personen ≥ 65 Jahren, gut ein Drittel bei ≥ 90 Jahren, gut die Hälfte bei ≥ 100 Jahren
- **wesentliches definitorisches Kriterium** für „Demenz": dauerhafter Verlust der Selbstständigkeit infolge einer geistiger Leistungsstörung
- **Demenzkrankheiten i.e.S.:** prozesshafte Erkrankungen mit Leitsymptom Demenz, i.d.R. degenerativ oder hereditär-metabolisch
- **Ursache:** Hirnschädigungen gleich welcher Art, wenn genügend Neurone zerstört oder geschädigt sind

Klinisches Bild

- **Grundtypen demenzieller Syndrome** (→ S. 21; Überlagerungen kommen vor):
  - *kortikale Demenz:* kognitive Werkzeugstörungen wie Aphasie/Dysphasie, räumliche Verarbeitungs- und Orientierungsstörung, Apraxie, visuelle Agnosie, Störungen von Denk- und Urteilsvermögen, genuine Gedächtnisstörung (d. h. nicht Folge einer Konzentrationsstörung)
  - *subkortikale Demenz:* im Vordergrund dysexekutives Syndrom (→ S. 9), allgemeine Verlangsamung, Konzentrationsschwäche, Antriebsmangel, „Vergesslichkeit", diffuses kognitives Defizit
  - *frontale Demenz:* variabel zusammengesetzte Störungen des Denkens (v.a. abstraktes/planendes/urteilendes/selbstinitiiertes/anstrengendes Denken), des Antriebs (Handeln und Sprechen) und des Wesens (Störung von emotionaler Grundstimmung und Reaktion = Parathymie, z.T. Affektverflachung, Disinhibition, Soziopathie)
- **mögliche körperlich-neurologische Symptome bei Demenzerkrankungen (alphabetisch):**
  - *Alien-limb-Zeichen:* kortikobasale Degeneration (CBD, → S. 358)
  - *Anfälle:* siehe Krampfanfälle
  - *Anosmie/Hyposmie:* Morbus Alzheimer (→ S. 310), Parkinson-Demenz, frontaler Tumor
  - *Ataxie:* Morbus Creutzfeldt-Jakob (→ S. 224), Lues (→ S. 197), Vitamin-B_{12}-Mangel (→ S. 456), Morbus Wilson (→ S. 380), Wernicke-Korsakow-Syndrom, MS, paraneoplastische neurologische Syndrome

- *Augen- und Lidsymptome (Blickparese, Nystagmus, Störungen der Lidmotorik):* Progressive Supranukleäre Parese (PSP, → S. 355), Wernicke-Korsakow-Syndrom, mitochondriale Enzephalopathien (→ S. 424), Morbus Whipple (→ S. 199), zerebrale Sarkoidose (→ S. 255), MS
- *Dysarthrie, Dysphagie:* subkortikale arteriosklerotische Enzephalopathie (SAE, → S. 141), Kortikobasale Degeneration (CBD, → S. 358), Morbus Wilson (→ S. 380), MS
- *Dystonie:* Kortikobasale Degeneration (CBD, → S. 358); oft als Flexionsdystonie eines Arms; „useless arm"), Morbus Wilson (→ S. 380)
- *Gangstörung:* Normaldruck-Hydrozephalus (NPH, → S. 419), subkortikale arteriosklerotische Enzephalopathie (SAE, → S. 141), siehe auch Ataxie, MS
- *Halbseitensymptome:* subkortikale arteriosklerotische Enzephalopathie (SAE, → S. 141), Kortikobasale Degeneration (CBD, → S. 358), MS
- *Hyperkinesen:* M. Huntington (→ S. 360), Neuroakanthozytose (→ S. 364)
- *Hyperoralität:* Frontotemporale Demenz (FTD, → S. 315)
- *Hypokinese:* siehe Parkinson-Symptome
- *Inkontinenz, imperativer Harndrang: :* Normaldruck-Hydrozephalus (NPH, → S. 419), Frontotemporale Demenz (FTD, → S. 315), Lewy-Körperchen-Erkrankung (LBD, → S. 317), subkortikale arteriosklerotische Enzephalopathie (SAE, → S. 141), frontaler Tumor, MS
- *Kopfschmerzen:* subdurales Hämatom (SDH, → S. 486), zerebrale Vaskulitis, Tumor, CADASIL (→ S. 143), chronische Meningitis
- *Krampfanfälle:* symptomatische Demenzerkrankungen, Morbus Alzheimer (→ S. 310), Morbus Creutzfeldt-Jakob (→ S. 224), limbische Enzephalitis im Rahmen von autoimmunvermittelten demenziellen Syndromen
- *Muskelschwäche, -atrophie, Motoneuronerkrankung:* mitochondriale Enzephalopathien, Frontotemporale Demenz (FTD, → S. 315) mit Motoneuronerkrankung, Morbus Curschmann-Steinert (→ S. 550)
- *Myoklonien:* Morbus Alzheimer (→ S. 310), Lewy-Körperchen-Erkrankung (LBD, → S. 317), Kortikobasale Degeneration (CBD, → S. 358), Morbus Creutzfeldt-Jakob (→ S. 224)
- *Neuroleptika-Hypersensitivität (mit Parkinson-Syndrom):* Lewy-Körperchen-Erkrankung (LBD, → S. 317), Frontotemporale Degeneration (FTD, → S. 315) mit Beteiligung der Basalganglien
- *orthostatische Hypotonie:* Lewy-Körperchen-Erkrankung (LBD, → S. 317)
- *Parkinson-Symptome:* Lewy-Körperchen-Erkrankung (LBD, → S. 317), Progressive Supranukleäre Parese (PSP, → S. 355), Kortikobasale Degeneration (CBD, → S. 358), Frontotemporale Demenz (FTD, → S. 315) mit Beteiligung der Basalganglien, Parkinson-Demenz (im Spätstadium)
- *Polyneuropathie:* Vitamin-B_{12}-Mangel (→ S. 456), Alkoholabusus, Bleivergiftung, paraneoplastische neurologische Syndrome
- *Pupillomotorikstörung:* Lues (→ S. 197), anticholinerge Medikamente
- *Pyramidenbahnzeichen:* Progressive Supranukleäre Parese (PSP, → S. 355), Marklagererkrankung, MS, Vitamin-B_{12}-Mangel (→ S. 456), chronische Meningomyelitis (z. B. Borreliose, → S. 194), paraneoplastische neurologische Syndrome;selten bei Frontotemporaler Demenz (FTD, → S. 315)
- *REM-Schlaf-Störung (Schenck-Syndrom):* Lewy-Körperchen-Erkrankung (LBD, → S. 317)
- *Rigor:* wie Parkinson-Symptome (→ S. 337)
- *Sensibilitätsstörung einseitig:* Kortikobasale Degeneration (CBD, → S. 358)
- *Spastik:* siehe Pyramidenbahnzeichen
- *Tremor:* Morbus Parkinson (→ S. 337), Lewy-Körperchen-Erkrankung (LBD, → S. 317), Morbus Wilson (→ S. 380)

mögliche somatische Symptome bei symptomatischer Demenz:
- *kardial:* Hypo-/Hyperthyreose
- *Diarrhö:* Morbus Whipple (→ S. 199), Pellagra (→ S. 458), Hyperthyreose
- *Fieber:* Morbus Whipple (→ S. 199), Hyperthyreose, Autoimmunerkrankung
- *Gewichtsabnahme:* Hyperthyreose, Wernicke-Enzephalopathie (→ S. 453), Metastasen (→ S. 280), HIV-Enzephalopathie (→ S. 209), degenerative Erkrankung, Depression
- *Hautsymptome:* Morbus Addison, Pellagra (→ S. 458), Neurosarkoidose (→ S. 255), Schwermetallintoxikation

mögliche psychiatrische Symptome: Depression, schizophreniforme Psychosen, illusionäre Verkennungen/optische Halluzinationen, Capgras-Syndrom (→ S. 10), Verwirrtheit, wahnhafte/delirante Symptomatik, Frontalhirnsyndrom (→ S. 9), Persönlichkeitsveränderung, Antriebsmangel, Zwangssymptomatik, Reizbarkeit, Mutismus, Angst, Aggressivität

kognitive Symptome: siehe bei einzelnen degenerativen Erkrankungen

Zusatzdiagnostik

Basisprogramm:
- *Anamnese:* Eigen-, Fremd- und Familienanamnese
  - präzise Medikamenten-Anamnese (u. a. anticholinerge Medikamente, Psychopharmaka, Drogen, Vitamin D, Brom-, Selen- und Wismut-haltige Präparate)
- *neurologische, internistische und psychiatrische Untersuchung*
- *neuropsychologische Untersuchung*
- *Bildgebung:* CCT (nur bei Älteren) oder MRT
- *Labor:* Routinelabor plus CRP oder BSG, TSH, Lues-Serologie (nach Ermessen), Vitamin B_{12}, Kalzium, Phosphat

erweitertes Programm:
- *Liquor, Schilddrüsen-Antikörper, „Enzephalitis-Antikörper"*
- *MRT, SPECT oder PET*

- *elektrophysiologische Diagnostik:* EEG (→ S. 673) zur Abgrenzung organisch (Allgemeinveränderung, AV) vs. nicht organisch; meist normal bei FTD (→ S. 315), meist AV bei Morbus Alzheimer (→ S. 310) und diffusen Enzephalopathien
- *stationäre Beobachtung*
- *ggf. spezielle Laboruntersuchungen:* Lues- und Borrelienserologie bei entzündlichen Liquorveränderungen, HIV, Methylmalonat, Transcobalamin, Parathormon, Immunologie, Schwermetalle, Stoffwechselstörungen, antineuronale Antikörper
- *Genetik* möglich bei V. a. Morbus Huntington (→ S. 360), CADASIL (→ S. 143), erblicher AD und FTD (→ S. 315)

Differenzialdiagnose: Demenz bei nicht degenerativen Hirnerkrankungen

- **Subkortikale arteriosklerotische Enzephalopathie** und Multiinfarkt-Syndrom (→ S. 141)
- „strategische" Insulte: Ncl. caudatus, Capsula interna, Thalamus [343],[4054]
- **Normaldruck-Hydrozephalus** (→ S. 419)
- **zerebrale Vaskulitis** → S. 144 bei SLE (→ S. 158), Sneddon-Syndrom, isolierte ZNS-Angiitis
- **Tumoren** (→ S. 263) (u. a. dienzephal, frontal)
- Hormon-, Vitamin- und Elektrolytstörungen (u. a. Thyreoiditis, Hypo-/Hyperthyreose, subakute Wernicke-Enzephalopathie (→ S. 453), Hyponatriämie (→ S. 449) unter Medikamenten, Hyperkalzämie)
- **chronische Intoxikationen** (Metalle, Gifte, Medikamente, Alkohol)
- **Pseudodemenz** bei psychiatrischen Erkrankungen (z. B. Depression;)
- **seltene infektiöse Ursachen**, z. B. Lues (→ S. 197), AIDS (→ S. 209), progressive multifokale Leukenzephalopathie (PML) (→ S. 214), Morbus Whipple (→ S. 199)
- **seltene nicht infektiöse Ursachen**, z. B. Hashimoto-Enzephalopathie, limbische Enzephalitis (→ S. 246) (autoimmun inkl. paraneoplastisch), Creutzfeldt-Jakob-Erkrankung (→ S. 224), Sarkoidose (→ S. 255), mitochondriale Enzephalopathien (→ S. 424), Morbus Wilson (→ S. 380), spätmanifestierende erbliche Stoffwechselkrankheiten [767], Neuroakanthozytose (→ S. 364)
- **Demenz als Defektzustand**, z. B. nach zerebraler Hypoxie (→ S. 662), Meningitis (→ S. 177), Enzephalitis, Trauma (→ S. 476), Hirnödem, Bestrahlung, bei Wernicke-Enzephalopathie (→ S. 453), Multipler Sklerose (→ S. 227), Alkoholismus, Psychosen („Dementia praecox"), Hydrozephalus

Morbus Alzheimer (Alzheimer-Demenz, AD) [3600],[3606],[3614]

Disponierende Faktoren [391]

- **Prävalenz** mit dem Alter kontinuierlich zunehmend, über 65 J. ca. zwei Drittel der Demenzfälle, unter 65 Jahren wesentlich geringer
- F > M
- **Risikofaktoren für die sporadische Form der AD (> 99,9 % aller Fälle):**
  - *familiäre Belastung:* ein Elternteil oder Geschwister mit AD
  - *Vorliegen eines Apoε4-Allels:* Erkrankungsrisiko 2–3-fach erhöht, bei 2 Allelen > 10-fach; Apoε ist ein Lipid-Transportprotein, auch innerhalb von Neuronen aktiv; Gen auf Chromosom 19; neben dem häufigsten Allel Apoε3 gibt es die Typen 4 und 2, die mit einem oder zwei Allelen bei ca. 25 % der europäischen Bevölkerung vorkommen (Typ 3/3: ca. 55 %)
  - *weitere Gen-Polymorphismen* (ca. ein Dutzend) erhöhen oder senken das AD-Risiko jeweils gering (max. ca. 30 %), und erklären gemeinsam mit dem Apoε-Polymorphismus vermutlich das „familiäre" Risiko zum wesentlichen Teil
  - *niedriges Bildungsniveau, geistige Inaktivität, zerebrale Vorerkrankungen:* vermutlich durch reduzierte "kognitive Reserve"
  - frühe Ovariektomie
  - Hypercholesterinämie im mittleren Alter, Diabetes; Ursache ungeklärt

Genetik

- **hereditäre Fälle:** nur sehr wenige AD-Fälle stammen aus Familien mit i. e. S. autosomal-dominantem Vererbungsmuster; es liegen Mutationen des β-Amyloid-precursor-Protein-(β-APP-) Gens auf Chromosom 21, des Präsenilin-2-Gens auf Chromosom 1 oder (häufiger) Mutationen des Präsenilin-1-Gens auf Chromosom 14 vor; meist früher Krankheitsbeginn („early-onset"-Fälle); z.T. atypische Klinik mit Anfällen und Myoklonien (DD: Creutzfeldt-Jakob-Erkrankung → S. 224)
- **familiär gehäufte (aber dennoch „sporadische") Fälle:** s.o. unter „Risikofaktoren"
- **eineiige Zwillinge:** auch hier häufige Diskordanz in Bezug auf Auftreten von AD, vor allem in Bezug auf das Auftretensalter

Pathologie

- **Entstehung von Aβ1–42:** Aβ („Beta-Amyloid") entsteht durch Spaltung des Amyloid-Vorläufer-Proteins (APP), eines ubiquitären Membranproteins; durch Zusammenwirken von genetischen und metabolischen Faktoren ist das Gleichgewicht unterschiedlicher Abbauwege des APP hin zur Produktion von Aβ1–42 verschoben, das auf mehrfache Weise neurotoxisch wirkt (offenbar vor allem Komplexe aus wenigen Molekülen des Peptids [Oligomere]) und das auch die Bildung von Neurofibrillenbündeln begünstigt

- **Ablagerung** von aggregiertem Aβ in kortikalen Amyloid-Plaques sowie perivaskulär
- **Aggregation** von pathologisch hyperphosphoryliertem Mikrotubuli-assoziiertem Tau-Protein zu intraneuronalen Neurofibrillenbündeln (tangles oder paired helical filaments, „neurofibrilläre Degeneration")
- **neuritische Degeneration von Axonen**, teils diffus im Kortex (neuropil threads), teils im Bereich einer Untergruppe von Plaques („neuritische" Plaques); wichtigstes Korrelat der Demenz ist die resultierende *Synapsenverarmung*
  - Plaques und Neurofibrillenbündel kommen auch bei anderen Demenzen vor; „diffuse" Amyloid-Plaques ohne neuritische Degeneration sind auch bei nicht dementen Personen häufig
- **Nervenzellverluste**, besonders große Pyramiden-Neurone; im späteren Verlauf globale Hirnatrophie mit Betonung temporal/mediobasal und hippokampal; früh auch schon innere Hirnatrophie
- **cholinerge Deafferentierung** des Kortex durch neuronale Degeneration im Nucleus basalis Meynert
- **immunologische Prozesse** (u. a. Mikrogliaaktivierung) in der Spätphase der Plaquepathologie

Klinisches Bild

- **Beginn:** lange vor dem Stadium der Demenz lässt sich die Diagnose durch Nachweis „biologischer Marker" wahrscheinlich machen (Liquor-Neurochemie, FDG- und Amyloid-PET (→ S. 722)
- **Prodromalstadium:** manifeste Gedächtnisstörung und Einschränkung in komplexen Alltagsaufgaben = mild cognitive impairment (MCI); hohe Wahrscheinlichkeit für Übergang in AD bei „amnestischer" Ausprägung ohne erkennbare andere Ursache [3607]
- **Auftretensalter** der Demenz i.e.S. im Mittel ca. 78 Jahre; Fälle unter 65 Jahren werden als „präsenile AD" bezeichnet, klinisch nicht verschieden
  - *sporadische AD* ab ca. 50 Jahren
  - *familiäre Fälle mit Genmutationen* z.T. noch deutlich darunter
  - *bei Vorliegen eines Apoε4-Allels* im Mittel früheres Auftreten
- **Frühsymptome:** Störung v.a. anspruchsvollerer Alltagsaktivitäten, Gedächtnisstörung, räumliche Orientierungsstörung, Benennstörung (Wortfindungsstörung); bei einer Teilgruppe depressive Symptomatik als Erstsymptom, öfters auch Verwirrtheitszustände bei relativ geringer äußerer oder innerer Einwirkung als Erstsymptom, z.B. Narkosen, Infekte
- **im Verlauf:**
  - *kortikale Demenz* mit Kernsymptom der ausgeprägten Neugedächtnisstörung, visuell-räumlicher Verarbeitungsstörung (Abzeichnen, Schreiben, Rechnen, Uhrenlesen, Orientierung im Raum), und zunehmend inhaltsarmer, unpräziser, phrasenhafter Sprache
  - *psychiatrische Symptome:* in stark wechselnder Ausprägung, Abfolge und Zusammensetzung: Depression, Antriebsminderung, Unruhe, Agitiertheit, Angst, wahnhafte Symptomatik (vor allem Paranoia), wahnhafte Verkennungen, Störung des Schlaf-Wach-Rhythmus, Poriomanie (Wandertrieb)
- **lange gut erhalten:** Vigilanz, psychomotorisches Tempo, Persönlichkeit, Lebendigkeit und emotionaler Rapport im Dialog („gute Fassade")
- **Spätsymptome:** Abbau aller höheren Hirnleistungen, Sprachzerfall, Verlust alten Wissens
  - *relativ resistent:* Motorik, Sinneswahrnehmungen (außer Riechen)
- **körperlich-neurologische Symptome**:
  - *im Frühstadium:* ggf. Hyposmie, sonst keine Symptome (wenn doch: Diagnose fragwürdig!)
  - *im Spätstadium:* Inkontinenz, Gangstörung, Kachexie, ggf. Rigor, epileptische (meist generalisierte) Anfälle, Myoklonien
- **Krankheitsverlauf**: stetig progredient und letal, meist ca. 5–8 Jahre ab Diagnosestellung
- **wichtigste Variante der AD: posteriore kortikale Atrophie** [3611]: *präsenile* Erkrankung mit führender Störung der visuell-räumlichen Verarbeitung (z.T. auch der visuellen Gnosis), z.T. mit parietookzipital betonter Atrophie, auch als „visuelle Variante" der AD bezeichnet, im späteren Stadium Einmündung in AD-typisches Bild; Liquor und Pathologie wie bei AD

Zusatzdiagnostik

- **Neuropsychologie:** Nachweis des AD-typischen Profils
- **Labor:** Ausschlussdiagnostik (s.o.); kein sicherer biologischer Marker; Titer von Aβ-Peptiden Aβ1-40 und Aβ1-42 sowie Tau- und Phospho-Tau im Liquor und deren Quotienten zeigen unter Studienbedingungen eine der klinischen Diagnostik vergleichbare Sicherheit in der Abgrenzung gegen Kontrollen; diagnostische Sicherheit in der DD (allein oder „add-on" zu Klinik und CCT) ist unklar
- **EEG:** progrediente Verlangsamung, korreliert mit Krankheitsverlauf [61]

- **CT/MRT:** unauffällig, oder mediobasale temporale Atrophie mit Unterhornerweiterung, im Verlauf äußere und innere Atrophie, variabel in Ausmaß und Fokus, meist symmetrisch, oft frontotemporal betont
- **SPECT/PET:** Hypoperfusion/Hypometabolismus temporoparietal; Amyloid-PET zeigt Aβ-Ablagerungen schon im präklinischen Stadium, hohe prädiktive Wertigkeit, Methode bisher nur wissenschaftlich eingesetzt

Diagnosestellung Typische Anamnese und neuropsychologisches Profil mit höhergradiger Gedächtnisstörung und Störung des visuell-räumlichen Denkens, psychischer Befund, temporomedial betonte Hirnatrophie

Differenzialdiagnose

- **Demenz bei schwerer subkortikaler arteriosklerotischer Enzephalopathie** (SAE, → S. 141; CAVE: häufige Überlagerung SAE/AD) [4312],[3610]:

	Demenz bei SAE (→ S. 141)	Demenz bei Morbus Alzheimer (AD, → S. 310)
Begleitsymptome	fast immer langjähriger Hypertonus, typischerweise Gangstörung, imperativer Harndrang/Urininkontinenz, oft unspez. Schwindel und Hypokinese, fakultativ Pseudobulbärparese, TIAs, minor strokes, Stürze	im frühen Stadium neurologisch unauffällig bis auf evtl. Hyposmie; Patienten of lange körperlich rüstig und in der Lage, ausdauernd zu laufen; lange keine Störung der Miktion
Verlauf	kontinuierliche, evtl. nur langsame Verschlechterung, stufenförmige Verschlechterung (nur) bei lakunären Infarkten	kontinuierliches, u. U. rasches Voranschreiten
Prognose	Entwicklung einer schweren Demenz nur in einem Teil der Fälle	letztlich immer Entwicklung von schwerer Demenz, letaler Verlauf
Bildgebung	*ausgeprägte* SAE-Läsionen in Marklager und typischweise auch multiple lakunäre Defekte der tiefen Kerne; eine nur mäßige SAE ohne Lakunen ist in aller Regel ein Nebenbefund und nicht die Ursache einer Demenz!	Dilatation Seitenventrikel-Unterhörner; begleitende, auch deutliche SAE in Form von Marklagerläsionen möglich → je nach Ausprägung als Nebenbefund oder Hinweis für *Mischdemenz*
Typ der Demenz	Subkortikale Demenz	Kortikale Demenz
Leitsymptome	Verlangsamung/Unflüssigkeit im Denken, Handeln und Sprechen, Antriebsminderung, Erschöpfbarkeit, Auffassungsstörung, diffuse Minderung intellektueller Leistungen, keine „gute Fassade" – wirken krank, unspontan	im Vordergrund Störungen von Neugedächtnis, visuell-räumlichem Denken (Rechnen, Uhrenlesen, Zeichnen, Raumorientierung) sowie Wortfindungsstörung
wenig betroffen	Wiedererkennen von Gedächtnisinhalten, Raumorientierung, Uhrenlesen, Sprache; typischerweise „lichte Momente" bei anregenden Begegnungen	Antrieb, Wachheit, psychomotorisches Tempo, Persönlichkeit; Bild der „guten Fassade"
psychiatrische Symptome	fakultativ Depression, vor allem bei starker frontaler Marklagerschädigung auch Affektlabilität, Reizbarkeit, Minderung des Sprachantriebs, Disinhibition	fakultativ Depression im Vorstadium bis mittleren Stadium, über längere Zeit erhaltene Persönlichkeit, später auch Unruhe, Angst, Agitiertheit, Störung des Schlaf-Wach-Rhythmus, evt. Paranoia, „Wandertrieb" u. a. m.

- **frontotemporale Demenz (Morbus Pick)** (→ S. 315):

	Frontotemporale Demenz (Morbus Pick)	Morbus Alzheimer (AD)
Disposition	zumeist präsenile Demenz (< 65 Jahre), Altersgipfel ca. 58 Jahre, selten auch bei > 70-Jährigen, dominanter Erbgang bei 20–50 %	fast immer sporadisch, jedoch positive Familienanamnese bei ca. 30 %, Assoziation mit Apoε4, mit Alter stark zunehmende Inzidenz, selten bei unter 60-Jährigen
Leitsymptome	Wesensänderung, Antriebs- und Sprachantriebsstörung; bei temporalen Verlaufsformen: Störungen der Sprache	Amnesie, visuell-räumliche Störung, Benennstörung
psychiatrische Symptome	sehr variable Verhaltensauffälligkeiten, z. B. Logorrhö und Distanzminderung, bizarre Handlungen, und/oder emotionale Verflachung, progrediente Minderung des Sprachantriebs	fakultativ Depression im Vorstadium bis mittleren Stadium, über längere Zeit erhaltene Persönlichkeit; später auch Unruhe, Angst, Agitiertheit, Störung Schlaf-Wach-Rhythmus, evtl. Paranoia, „Wandertrieb" u. a. m.
neurologische Symptome	schon früh evtl. imperativer Harndrang/Inkontinenz, fakultativ auch Parkinson-Symptome, selten Assoziation mit ALS	initial evtl. Hyposmie, sonst keine Defizite; erst spät evtl. Rigor, Myoklonien, Anfälle, Gangstörung

	Frontotemporale Demenz (Morbus Pick)	Morbus Alzheimer (AD)
Neuropsychologie	diffuses Störungsbild, vor allem exekutive Leistungen betroffen; bei primär progressiver Aphasie stärker gestörte Sprachflüssigkeit und Grammatik als bei AD, bei semantischer Demenz Verlust allgemeinen Wissens über Objekte, Tiere und Wortbedeutungen	führend: Gedächtnisstörung, visuell-räumliche Störung; auch Wortfindungsstörung; später manuelle Apraxie
CT, SPECT, PET	typische, oft deutlich asymmetrische frontale und/oder temporale Hypoperfusion/ Hypometabolismus, im Verlauf auch Atrophie	temporoparietale Atrophie, Hypoperfusion und Hypometabolismus, frühe Dilatation der Seitenventrikel-Unterhörner
EEG	normal, selbst in späteren Stadien	zunehmende Verlangsamung des Grundrhythmus

■ **Pseudodemenz bei Depression** (; CAVE: Überlagerung AD – Depression nicht selten):

	Pseudodemenz bei Depression () (beachte: Depression nicht selten begleitend oder Vorläufersymptom bei M. Alzheimer)	Demenz bei Morbus Alzheimer (AD, → S. 310))
Verlauf	Demenzsymptomatik relativ akut, Schweregrad u. U. massiv, Ausprägung fluktuierend	Demenzsymptomatik allmählich progredient, konsistent
psychiatrische Symptome	Depression zu Beginn, durchgehend; evtl. „larviert", Anhedonie, Schlafstörung, Angst, Agitiertheit, Grübelzwang, Suizidgedanken	begleitende Depression kann im Vorstadium oder im frühen bis mittleren Stadium auftreten, auch Paranoia, andere Wahnsymptome
Therapieeffekt	wesentliche Besserung kognitiver Defizite nach antidepressiver Therapie oder Schlafentzug	keine wesentliche Besserung kognitiver Defizite unter antidepressiver Therapie
Verarbeitung	Tendenz zur Aggravation, Verzagtheit und Klagsamkeit, „ich weiß nicht"/„ich kann nicht"	Tendenz zur Dissimulation, gute Leistungs- und Testmotivation
Leitsymptome	im Vordergrund Antriebsmangel, subjektives Versagen, psychomotorische Verlangsamung	im Vordergrund Neugedächtnisdefizit, Störung des visuell-räumlichen Denkens
weitere Symptome	kaum eklatante Fehlleistungen, keine visuell-räumliche Denkstörung, Orientierung meist erhalten, dagegen globale Leistungsschwäche, Antriebsstörung	umschriebene Fehlleistungen (Verlaufen, Desorientiertheit, Fehlbedienung von Geräten), Wortfindungsstörung, Dyspraxie, zeitliche Desorientierung
eventuelle Wahnsymptomatik	eher synthym (Versündigung, Verschuldung ...)	eher paranoid (Bestehlung, Vergiftung ...)
Bildgebung	keine Besonderheiten, allenfalls Nebenbefunde	dysproportionale Dilatation der Seitenventrikel-Unterhörner

Therapie [3600], Leitlinie DGN [1909]

■ **Acetylcholinesterasehemmer (AChEH):**

- *Indikation:* Morbus Alzheimer und Mischdemenz, auch Lewy-Körperchen-Krankheit/Parkinson-Demenz; leichte und mittlere Stadien
  - Stadien:

Mini-Mental-State-Score	Stadium
ca. ≥ 20	leichte Demenz
10–19	mittelschwere Demenz
< 10	schwere Demenz

  - ab dem mittleren Stadium Hilfe für einfache Alltagsverrichtungen (waschen, anziehen ...) nötig
  - ab dem schweren Stadium Verlust aller, auch einfacher, Alltagskompetenzen
- *Substanzen/Aufdosierungsschema:*

Substanz	Anfangsdosis/d	Dosissteigerung/d	Zieldosis/d
Donepezil (Aricept® und Generika)	1 × 5 mg	nach 4 Wochen auf 10 mg	1 × 10 mg
Rivastigmin (Exelon® und Generika)	2 × 1,5 mg oder 1 × Pflaster 4,6 mg	– Kps.: Steigerung alle 2–4 Wochen um 2 × 1,5 mg – Pflaster: nach 4 Wochen 1 × 9,5 mg	2 × 6 mg oder 1 × Pflaster 9,5 mg, täglicher Wechsel!

Substanz	Anfangsdosis/d	Dosissteigerung/d	Zieldosis/d
Galantamin (Reminyl® und Generika	1 × 8 mg „einmal täglich“	Steigerung um 8 mg nach 4 Wochen	1 × 16, ggf. 1 × 24 mg

- *Wirkung:* im Mittel geringe, aber gesicherte Wirkung auf Kognition, Alltagskompetenz, Gesamteindruck und psychiatrische Begleitsymptome (GdE I für Donepezil [407], Rivastigmin [406] und Galantamin [2967]); Ansprechen nach ca. 6 Monaten klinisch evaluieren; Fortführung der Therapie ist (nur) bei ungebremster Progression nicht sinnvoll; individueller Wirksamkeitsnachweis durch Tests ist kaum möglich und muss nicht erbracht werden; Aussetzversuch kann Klarheit über anhaltenden Effekt bringen
- *Nebenwirkungen:* Übelkeit (ggf. Dosisminderung, Vorausgabe von Metoclopramid-Tropfen, kein Dimenhydrinat/Vomex), Gewichtsverlust, gelegentlich Agitiertheit und Schlafstörung, peripher-cholinerge Nebenwirkungen auf Miktion (Harndrang), Darm (Diarrhoe), Herzaktion, Schwitzen (gering bei Rivastigmin)
- *Kontraindikationen (z. T. nur relativ):* Bradykardie < 50/min, Sick-Sinus-Syndrom, AV-Block, Asthma, Epilepsie, aktive Magen-Darm-Ulzera, obstruktive Miktionsstörung
- *Vergleich der verschiedenen Substanzen:* bei Rivastigmin kaum Interaktionen (relevant z. B. bei Marcumar-Patienten), wenig peripher-cholinerge Nebenwirkungen, keine Dosisminderung bei Niereninsuffizienz, relativ häufig Übelkeit/Erbrechen bei oraler Gabe, wenig bei Pflasterapplikation

- **Memantine** (Axura®, Ebixa® und Generika):
  - *Indikation:* (nur) mittleres bis schweres Stadium, nur bei AD (Mini-Mental-Testwert < 20)
  - *Wirkung:* reguliert erhöhten Kalzium-Einstrom am NMDA-Glutamat-Rezeptor; in mehreren Studien mäßig wirksam in Bezug auf Kognition, Alltagsbewältigung und Gesamteindruck
  - *Verträglichkeit* i.A. sehr gut, Agitiertheit als NW möglich
  - *Dosierung:* 5 → 10 → 15 → 20 mg (wöchentliche Steigerung, Gabe 1 × morgens)
    - Dosisanpassung bei eingeschränkter Nierenfunktion:

GFR (ml/min)	Tagesdosis
< 50	10 mg, bei guter Verträglichkeit nach 7 Tagen 20 mg
< 30	10 mg

  - *Kombinationstherapie Memantine und AChEH* möglich, Hinweise für eine additive Wirksamkeit [3609]
- **Ginkgo:** Hinweis für Wirksamkeit in einzelnen Studien, keine ausreichende Datenlage für generelle Theraphieempfehlung
- **Sonstige**: keine ausreichende oder negative Datenlage für Vitamine, Nootropika, Lipidsenker, nichtsteroidale Antiphlogistika, Östrogen u. a. m.; neue Präparate in klinischen Studien s.u.
- **Therapie einzelner Symptome:**
  - *Depression:* Serotonin-Wiederaufnahme-Hemmer (CAVE: Hyponatriämie), andere SSRI, SNRI, keine Trizyklika
  - *psychotische Symptome:* Risperidon und Haloperidol (spezielle Zulassung), empfohlene Dosierung je ca. 1 × 0,5 bis 2 × 1 mg, CAVE: Hypokinese/Sturzgefahr bei hohen Dosen.
    - *CAVE:* wegen „paradoxer“ Reaktionen keine anticholinergen Medikamente (z.B. Promethazin), keine Benzodiazepine; Einzeldosen relativ kurzwirksamer Benzodiazepine (Lorazepam/Tavor®) bei Angst, Erregung möglich
  - *Schlafstörung, Störung des Schlaf-Wach-Rhythmus:* tags Aktivität, Spaziergänge etc., abends z. B. Melperon (ca. 25–75 mg), Mirtazapin (ab 7,5 mg); keine anticholinergen Medikamente oder Benzodiazepine
- **Soziotherapie, Psychoedukation:** angemessene (nach Form und Umfang) Aufklärung über die Diagnose, stabile, stressfreie Lebenssituation, ambulante Pflege, Nachbarschaftshilfe, Tagespflegegruppen, Demenzstationen im Pflegeheim; Hilfe für Angehörige durch ausführliche Information, Beratung, Kurse, Angehörigengruppen, Pflegever-

sicherung; Beratung über Fahrtauglichkeit, über Vorsorgevollmacht/Patientenverfügung

Innovative Therapieansätze

- **Immuntherapie:** kein ausreichender Beleg für die Wirksamkeit von aktiver Immunisierung gegen Aβ (mit Aβ-Fragmenten) oder passiver Immunisierung (präfabrizierte Antikörper gegen Aβ), mehrere laufende Studien, bisherige Studienergebnisse überwiegend negativ
- **Statine:** aufgrund von Hinweisen für *protektive* Effekte laufen aktuell Studien mit Simvastatin zur Verzögerung der Konversion vom Vorstadium MCI zur manifesten AD
- **nichtsteroidale Antiphlogistika (NSAR):** Hinweise für *protektive* Effekte von klassischen NSA bei früher jahrelanger Einnahme, vor allem Ibuprofen, die evtl. die Wirkung der Gamma-Sekretase beeinflussen und dadurch die Produktion von β-Amyloid A1-42 gegenüber dem alternativen Spaltprodukt A1-40 vermindern; bisher keine Behandlungsempfehlung, hohes NW-Risiko der NSA
- zahlreiche weitere Studien mit neuen Wirkstoffen [3495]

Selbsthilfegruppen

- **Deutsche Alzheimer Gesellschaft e. V.** (http://www.deutsche-alzheimer.de/)
- **Alzheimer-Angehörigen-Initiative** (http://www.alzheimerforum.de/) sowie dort aufgeführte Links

Frontotemporale Demenz (FTD) [1815],[3606]

Allgemeines [4081]

- **Synonyme:** FTD, Demenz vom Frontalhirn-Typ, Frontotemporale Degeneration, Frontalhirndemenz, Morbus Pick
- **Definition:** pathophysiologisch, genetisch und klinisch heterogene Gruppe progredienter letaler Erkrankungen mit Degeneration (v.a.) des frontalen und temporalen Kortex; stark wechselnder Befallsschwerpunkt und hochgradig variable Klinik, nur lose Korrelation von genetischem, histopathologischem und klinischem Phänotyp
- **„Pick-Kugeln" und ballonierte Neurone** nur bei Subtypen der FTD, scharfe begriffliche Abtrennung von „Morbus Pick" gegen FTD ist nicht möglich [1227]; Fälle ohne und mit Pick-Kugeln sind klinisch nicht unterscheidbar
- **ein- oder beidseitige temporale Lobäratrophien** sind Früh- und Sonderformen der FTD mit fokalem Befallsschwerpunkt und oft deutlich langsamerem Verlauf, die später in der Regel in eine typische FTD übergehen (s.u.)
- **klinisch und pathologisch Überlappung mit kortikobasaler Degeneration** (→ S. 358)

Epidemiologie

- **Häufigkeit:** ca. 5 % aller Demenzen, unter den präsenilen Demenzfällen (< 65 Jahre) nur etwas weniger häufig als Morbus Alzheimer; kein sicherer Geschlechterunterschied
- **Altersgipfel:** Ende des 6. Lebensjahrzehnts; Frühfälle (25.–40. Lebensjahr) und Spätfälle (> 70. Lebensjahr) kommen vor

Genetik

- **Mehrzahl der Fälle sporadisch**
- **20–50 % mit dominantem Erbgang**; 4 autosomal-dominant vererbte ursächliche Mutationen sind bekannt:
  - *Mutationen des Gens für das Tau-Protein* auf Chromosom 17 bei familiärer Form der FTD mit Parkinson-Symptomatik („FTD-P 17") [1414]
  - *Mutationen des Gens für das Progranulin-Protein* auf Chromosom 17 führt auf ungeklärtem Weg zu intrazellulären Ablagerungen von TDP-43 (TAR-DNA-bindendem Protein 43), einem primär nukleären Protein nicht genau geklärter Bedeutung; histologisch gleiche Fälle kommen aber auch ohne Progranulin-Mutation vor („FTD-U"-Typ der FTD, „TDP-43-Proteinopathie")
  - *Mutation mit Repeat eines Hexa-Nukleoitids* (GGGGCC) in einer nicht-codierenden Region des Chromosoms 9p21 (Gen C9ORF72): häufige Mutation bei familiärer FTD, ALS und kombinierter FTD/ALS, auch bei sporadischen Fällen; histologisch FTD-U mit TDP-43-Proteinopathie
  - *Mutationen des valosin-containing protein* führt ebenfalls zu einer Form der FTD-U, hier zusätzlich Einschlusskörperchenmyositis und Paget-Krankheit

Assoziierte Erkrankungen

- **sporadische ALS** ist fast immer eine TDP-43-Proteinopathie
- **Demenz beim ALS-Demenz-Komplex** (einige Prozent der ALS-Fälle) ist nahezu immer eine FTD-U mit Ablagerung von TDP-43; s.o., Genetik
- bei vielen FTD-Fällen Beteiligung von Motoneuronen auch ohne manifeste ALS

Pathologie

- **makroskopisch:** wechselnd ausgeprägte, oft asymmetrische Rindenatrophie frontal, temporal oder frontotemporal; Insula immer beteiligt, selten parietaler Kortex
  - *fakultativ* Beteiligung von motorischem Kortex und Basalganglien (besonders Kaudatum, Substantia nigra → Parkinson-Syndrom) sowie frontale Marklageratrophie und Ventrikelerweiterung
- **histologisch:**
  - *3 Grundtypen:*
    - ohne histologische Charakteristika
    - Tauopathie mit Pick-Körperchen oder mit andersgearteten intrazellulären Ablagerungen von Tau-Protein, oder als FTD-P 17
    - FTD-U (TDP-43-Proteinopathie), verschiedene Subtypen, mit oder ohne Progranulin-Mutation
  - *Nervenzellverluste* vornehmlich in Laminae I–III, subkortikale Gliose, fakultativ verschiedene Einschlusskörperchen, auch glial, und ballonierte chromatolytische Neurone

Klinisches Bild

- **führende frontale oder frontotemporale Atrophie**: Wesens-, Verhaltens-, Antriebs- und Sprachantriebsstörung, diffuses kognitives Defizit, inadäquater und indifferenter Affekt, fehlende Krankheitseinsicht, teilweise Unterscheidung in klinische Prägnanztypen möglich:

  - *Konvexitätstyp:* Antriebsarmut bis Apathie (z. T. „Pseudodepression"), Sprachverarmung bis Mutismus, Echolalie/Palilalie, Perseveration, Defizite von Denk-Flüssigkeit, Konzentration, Denk- und Urteilsvermögen
  - *Basaltyp:* Disinhibition, Unruhe, Hyperoralität, emotionale Labilität (z. B. Euphorie, Dysphorie, Angst, Indifferenz)
- **führende uni- oder bilaterale temporale Atrophie:** Varianten mit zunächst führender Störung der Sprache, die später in der Regel in eine globale FTD übergehen und – im Gegensatz zur AD – keine Störung von visuell-räumlichem Denken und Gedächtnis zeigen:
  - *primär progressive Aphasie*: führende linkstemporale Atrophie, Aphasie geht schon früh über Wortfindungsstörung hinaus, u. a. in Form einer transkortikal-sensorischen Aphasie; evtl. schon zu Beginn auch leichte Wesensänderung
  - *semantische Demenz* (→ S. 20): führende bitemporale Atrophie mit amnestischer Aphasie (Benennstörung), mit Verlust von Wissen über die Bedeutung von konkreten Begriffen und über Gestalt und Funktion von Objekten, und mit visuell-gnostischer Störung für Objekte und Gesichter
- **körperlich-neurologisch:** oft frühe Urininkontinenz, sonst oft lange keine somatischen Symptome, fakultativ: hypokinetisch-rigide Symptomatik, Pyramidenbahnzeichen bis hin zu Paresen [3608], in einigen Prozent Vollbild der ALS (s.o.), dagegen keine choreatischen Symptome und Myoklonien, nur ausnahmsweise Anfälle

Neuropsychologische Untersuchung

- **bei führender frontaler/frontotemporaler Atrophie** zunächst vor allem Auffälligkeiten des Verhaltens [1815], oft deutlich reduzierte Wortflüssigkeit, sonst initial oft wenig auffällige Testergebnisse, später „exekutives" Defizit bei allen Aufgaben, die selbstgesteuertes, zielgerichtetes, analytisches und mit Anstrengung verbundenes Denken erfordern
- **bei führender temporaler Atrophie:** Benennstörung, andere aphasische Symptome

Zusatzdiagnostik

- **CT/MRT:** häufig (nicht immer) frontal bis temporal betonte lobäre Atrophie, oft asymmetrisch, auch frontale Marklageratrophie, deutliche Dilatation von Seitenventrikel-Vorderhorn und Unterhorn, Caudatumkopf z. T. betroffen, Gyrus praecentralis meist intakt, Gyrus postcentralis, Wernicke-Areal, Okzipitalhirn nahezu immer intakt
- **EEG:** lange unauffällig (u. a. keine Allgemeinveränderung)
- **SPECT/PET:** deutliche Perfusionsminderung und Hypometabolismus frontotemporal, die über die in CT und MRT sichtbaren Atrophiezonen deutlich hinausgeht

Diagnosestellung

Klinisches Bild, Neuropsychologie, Bildgebung, ggf. SPECT, PET

Differenzialdiagnose

- **Morbus Alzheimer** (→ S. 310): dort fast immer früh ausgeprägte Gedächtnis- und Orientierungsstörung, visuell-räumliche Störung, keine frühe Wesensänderung und Verhaltensstörung, keine auffällig verschobene Affektlage oder Veränderung des Antriebs und Sprachantriebs, im CT anderer Atrophieschwerpunkt, im SPECT nicht frontotemporale, sondern parietotemporale Hypoperfusion. Im Liquor bei FTD keine AD-typische Konstellation (Aβ / Tau)
- **Kortikobasale Degeneration** (→ S. 358): Unterscheidung vor allem anhand asymmetrischer motorischer und sensibler Phänomene bei CBD
- **PSP** (→ S. 355), **Lewy-Körperchen-Erkrankung** (LBD, → S. 317) bei frühem hypokinetisch-rigiden Syndrom
- **sonstige:** frontale Atrophie bei Morbus Alzheimer (→ S. 310), bei Alkoholismus, frontale Läsionen, progressive Paralyse (entzündlicher Liquor; → S. 197), Psychosen, Frühstadium des Morbus Huntington (→ S. 360), Prozesse mit Läsion der präfronto-neostriatalen Schleifensysteme (z. B. Caudatus-Insult, Morbus Huntington (→ S. 360), thalamische Demenz bei Wernicke-Enzephalopathie (→ S. 453)

Therapie (Leitlinie DGN [1909])

- keine evidenzbasierte Therapie; Acetylcholinesterasehemmer/Antidementiva nicht wirksam
- symptomatische Psychopharmakotherapie mit SSRI und Neuroleptika bei Depression/Unruhe/Verhaltensstörungen
- CAVE keine konventionellen Neuroleptika selbst bei geringer Parkinson-Symptomatik

Lewy-Körperchen-Krankheit (LBD) [3606]

Definition

Demenz bei Präsenz zahlreicher Lewy-Körperchen (LBD = Lewy-Body-Demenz) in kortikalen und subkortikalen Nervenzellen, zum Teil ohne sonstige Pathologie, zum größeren Teil mit zahlreichen AD-typischen Plaques (aber nur wenigen Neurofibrillenbündeln); vermutlich zweithäufigste Demenz im Alter; LBD ist eine α-Synukleinopathie (s.u.), wie Morbus Parkinson (→ S. 337), autosomal-dominante Formen von PD, PD mit Demenz, Multisystematrophien und Morbus Hallervorden-Spatz

Assoziierte Erkrankungen

- **Morbus Alzheimer:** Überlappung durch Auftreten von Amyloid-Plaques in einem Gutteil der Fälle von LBD, nosologische und pathogenetische Beziehung zur AD unklar
- **Morbus Parkinson** (→ S. 337)**:** Überlappung in Bezug auf Lewy-Körperchen und Parkinson-Syndrom, letzteres bei LBD symmetrischer, seltener mit Tremor, weniger oder kaum DOPA-responsiv
- **Morbus Parkinson mit Demenz** (PDD, → S. 318):
  - *Überlappung* klinisch und pathologisch eng, aber nicht vollständig
  - *Unterscheidung* anhand einer willkürlich festgelegten zeitlichen Distanz zwischen Demenz und Parkinson-Syndrom: Demenz > 1 Jahr später = PDD, sonst LBD (sofern auch übrige Kriterien erfüllt)

Pathologie [1823] (👁)

- zahlreiche Lewy-Körperchen in Neuronen des Neokortex und limbischen Kortex, bestehen v.a. aus α-Synuklein, einem Protein mit unterschiedlichen Funktionen in Nervenzellen, auch in Gliazellen. Aggregate aus α-Synuklein-Molekülen wirken toxisch, u.a. auf präsynaptische Terminalen und postsynaptische Dendriten, genaue Mechanismen nicht geklärt
- Lewy-Körperchen auch im Striatum und sympathischem Grenzstrang, sowie im Hirnstamm (u. a. Ncl. coeruleus) und Ncl. basalis Meynert, mit der Folge einer profunden acetylcholinergen und noradrenergen Deafferentierung des Kortex
- neuritische Degeneration in Sektoren CA 2 und 3 des Hippokampus
- häufig, aber nicht immer, zahlreiche „diffuse" Amyloidplaques im Kortex, anders als bei AD jedoch nur wenige Fibrillenbündel und Nervenzellverluste

Operationale Diagnosekritierien [2652]

- **progrediente Demenz** (ggf. ohne besondere Gedächtnisstörung)
- **2 der folgenden Kriterien** sprechen für eine „wahrscheinliche", nur ein Kriterium für eine „mögliche" Demenz mit Lewy-Körperchen:
  - Fluktuationen, besonders von Aufmerksamkeit und Wachheit
  - wiederkehrende, ausgestaltete und später erinnerte visuelle Halluzinationen (spontan oder nach niedrigen L-DOPA-Dosen)
  - Parkinson-Symptome (nicht mehr als ein Jahr vor, oder aber erst nach dem Auftreten der Demenz, evtl. auch weitgehend fehlend)
- **unterstützende Zweitrang-Kriterien:** Schenk-Syndrom (REM-Schlaf-Störung mit Sprechen und Schreien im Schlaf, motorischem Ausagieren von Träumen), ausgeprägte Neuroleptika-Überempfindlichkeit, reduzierte dopaminerge Innervation des Striatums im Liganden-SPECT oder -PET
- **unterstützende Kriterien geringerer diagnostischer Wertigkeit:** häufige Stürze, Synkopen, vorübergehende Bewusstseinsstörung, autonome Störung mit orthostatischer Hypotension und früher Urininkontinenz, Wahnsymptomatik, nicht visuelle Halluzinationen, keine temporomediale Atrophie, pathologisches MIBG-SPECT des Herzens (infolge sympathischer Deafferentierung)

Klinisches Bild

- **Leitsymptome:** Kombination von kortikaler und subkortikaler Demenz, nur gering DOPA-responsive Parkinson-Symptomatik, visuelle Halluzinationen (Tiere/Personen; szenisch, lebhaft, gut erinnert), spontane Fluktuation der kognitiven Störung und der Vigilanz, z. T. mit reglosem Starren, phasenhafter Unansprechbarkeit
- **unterstützende Symptome** → „Operationale Diagnosekriterien"

Zusatzdiagnostik

- **CT, MRT** nicht wegweisend, meist auffällig geringe Hirnatrophie
- **SPECT/PET** (👁): z. T. charakteristische Perfusionsminderung/Hypometabolismus okzipital und parietal; dopaminerge Deafferentierung des Striatums im FP-CIT-Dopamin-Transporter-SPECT [2651] und im Fluor-DOPA-PET

Differenzialdiagnose [1443],[2427]

- **Morbus Parkinson** (→ S. 337): bei Eintritt der Demenz mehr als ein Jahr nach Parkinson-Symptomatik wird von „Morbus Parkinson mit Demenz" (PDD, → S. 318) gesprochen, vermutlich gutteils dieselbe Erkrankung; Parkinson-Syndrom bei LBD wenig DOPA-responsiv; bei LBD schon früh Zusatz-Symptome (s. o.), u. a. kortikale Demenzsymptome; bei LBD nur selten Ruhetremor und einseitiger Beginn
- **Morbus Alzheimer** (→ S. 310): rein kortikaler Demenztyp ohne frühe Apathie, Schläfrigkeit und Verlangsamung, keine LBD-typischen Erst- und Zweitrangsymptome (v.a. hypokinetisch-rigides Syndrom, Halluzinationen, frühe Inkontinenz), deutlichere temporo-medial betonte Atrophie
- **andere Erkrankungen mit hypokinetisch-rigidem Syndrom:**
  - *subkortikale arteriosklerotische Enzephalopathie (SAE)* (→ S. 141)

- *progressive supranukleäre Parese (PSP, → S. 355):* konjugierte Blickparese v.a. nach unten, Dysarthrophonie, Lidapraxie, Fallneigung, rein subkortikale Demenz, keine visuellen Halluzinationen
- *Multisystematrophie (MSA, → S. 352):* keine höhergradige kognitive Störung, keine visuellen Halluzinationen
- *kortikobasale Degeneration (CBD, → S. 358):* asymmetrische Symptomatik

Therapie

- **Versuch mit L-DOPA-Monotherapie** für Parkinson-Syndrom; Dopaminergika, Amantadin und andere Parkinson-Medikamente haben ein hohes Potenzial zur Auslösung von Halluzinationen
- **klassische Neuroleptika** kontraindiziert, Vorsicht auch mit Risperidon; Quetiapin geeignet, aber nicht zugelassen; Clozapin nicht sinnvoll, da zentral-anticholinerg wirksam
- **anticholinerg wirksame Medikamente** generell kontraindiziert, u. a. Promethazin, trizyklische Antidepressiva, Medikamente gegen Parkinson-Tremor, weitere Antihistaminika, Oxybutynin u. a. m.
- **Acetylcholinesterasehemmer** wirksam gegen Halluzinationen und kognitive Defizite, Versuch vor Gabe von Psychopharmaka, Zulassung für Rivastigmin bei „Parkinson-Demenz"; Memantine nicht zugelassen, Wirksamkeit nicht belegt [2650],[4638]

Demenz bei Morbus Parkinson [648]

Definition

Demenz, die mehr als ein Jahr nach Auftreten des motorischen Parkinson-Syndroms hinzutritt; oft erst nach vielen Jahren, Auftreten in ca. ein Drittel der Fälle; fließender Übergang von leichtergradiger exekutiver Störung („Bradyphrenie") zu Demenz; nosologisch enge Überlappung mit Lewy-Körperchen-Erkrankung (LBD, → S. 317)

Pathologie

Variabel: dopaminerge Deafferentierung des Striatums, Degeneration aminerger (Ncl. coeruleus) und cholinerger (Ncl. basalis Meynert) Projektionskerne sowie extranigraler dopaminerger Neurone, Alzheimer-typische Plaques und Fibrillenbündel, kortikale und subkortikale Lewy-Körperchen-Pathologie; insgesamt weite Überlappung mit LBD-Pathologie

Klinisches Bild

Gemischt kortikal-subkortikaler Demenztyp mit führendem dysexekutivem Syndrom (→ S. 9), oft von Depression überlagert; z.T. - abgesehen vom Zeitpunkt des Einsetzens - Vollbild einer LBD

Differenzialdiagnose

- **Lewy-Körperchen-Erkrankung** (→ S. 317)
- **koinzidenter Morbus Alzheimer** (→ S. 310): kortikaler Demenztyp mit ausgeprägter Gedächtnisstörung, amnestischer Aphasie, visuell-räumlicher Störung
- **progressive supranukleäre Parese** (→ S. 355), **kortikobasale Degeneration** (→ S. 358): abweichende körperlich-neurologische Symptomatik

Therapie

Kaum Ansprechen der kognitiven Störung auf DOPA, Versuch mit Acetylcholinesterasehemmern sinnvoll, Rivastigmin (Exelon®) in einer Studie wirksam und zugelassen [1080]; symptomatische Psychopharmakotherapie bei psychiatrischen Begleitsymptomen wie bei LBD (→ S. 317)

Demenz mit kortikalen argyrophilen Körnchen (Argyrophilic Grain Disease) [4116],[3601],[2287]

Allgemeines

- fraglich eigenständige degenerative Hirnerkrankung im höheren Alter aus der Gruppe der Tauopathien, mit Aggregaten von 4R-Tau-Protein in Dendriten limbischer Nervenzellen; in unterschiedlicher Ausprägung lagen diese Veränderungen in Autopsieserien bei 5–10 % vor; unklare Beziehung zum Morbus Alzheimer; kein Hinweis auf Heredität
- in einer Studie [3861] fanden sich argyrophile Körnchen in 38 % einer Serie mit ALS, in einer weiteren [3135] bei 100 % der Hundertjährigen (jeweils ohne Bezug zu Demenz)

Assoziierte Erkrankungen

Argyrophile Körnchen häufig begleitend bei anderen Tauopathien: Morbus Alzheimer, PSP, CBD, α-Synukleinopathien

Pathologie

- zahlreiche, durch Versilberungsmethoden darstellbare, aus phosphoryliertem Tau-Protein bestehende spindelförmige Ablagerungen in Dendriten von Nervenzellen von Hippokampus, limbischen Kortexarealen, Amygdala und Hypothalamus (nicht Neokortex)
- nur geringer Nervenzellverlust und geringe Atrophie von Hippokampus, entorhinalem Kortex
- Tau-positive Einschlusskörperchen auch in Astrozyten und als „coiled bodies" in Oligodendrozyten des limbischen Kortex
- zusätzlich häufig Alzheimer-typische Pathologie von jedoch zu geringer Ausprägung, um eine Demenz zu begründen [1889], und andere Varianten von Tau-Pathologie (Neurofibrillenbündel, PSP)

Klinisches Bild

Ungenau bestimmt, eher mäßiggradige, nicht immer zu Demenz führende kognitive Einbußen; initial Gedächtnisstörung, Veränderung von Affekt, Verhalten und Persönlichkeit, ggf. Wahnsymptomatik, später ggf. kortikale Werkzeugstörungen, z.T. Harninkontinenz, sonst keine körperlichen Symptome; mittleres Erkrankungsalter ca. 72 Jahre, rascher Verlauf über wenige Jahre [477],[3934]

Differenzialdiagnose

Klinische Abgrenzbarkeit vor allem gegen Morbus Alzheimer noch unklar; möglicherweise bei Argyrophilic Grain Disease stärkere emotionale Veränderung und geringere kognitive Werkzeugstörungen in frühen Krankheitsphasen

2.11.2 Degenerative Erkrankungen mit Leitsymptom Epilepsie

A. Schulze-Bonhage

Progressive Myoklonus-Epilepsien [354],[3738]

Allgemeines

Gruppe seltener, genetisch bedingter Erkrankungen mit Trias von myoklonischen Anfällen, tonisch-klonischen Anfällen und progressiven neurologischen Funktionsstörungen [3738]: Unverricht-Lundborg, Lafora-Krankheit, MERRF (→ S. 427), neuronale Ceroid-Lipofuscinose, Sialidosen; sehr selten: dentatorubropallidoluysianische Atrophie (DRPLA), neuroaxonale Dystrophie [1192]

Differenzialdiagnose

- **Epilepsie-Syndrome mit myoklonischen Anfällen:** juvenile Myoklonus-Epilepsie
- **progressive myoklonische Ataxie:** spinozerebelläre Degeneration (ADCA → S. 324), Zöliakie [384], Morbus Whipple (→ S. 199)
- **progressive Enzephalopathien mit Krampfanfällen:** juveniler Morbus Huntington (→ S. 360), Morbus Alzheimer (→ S. 310), Hyperglycinämie, Morbus Niemann-Pick Typ C (→ S. 438), GM2-Gangliosidose (→ S. 431), Morbus Gaucher Typ III (→ S. 433), Morbus Down mit seniler Myoklonusepilepsie [1333],[893], familiäre adulte Myoklonus-Epilepsien (FAME) 1-3 [881]

Myoklonus-Epilepsie Typ Unverricht-Lundborg (progressive Myoklonus-Epilepsie Typ 1 = EPM1; MIM 254800) [2269],[2344],[1914]

Epidemiologie

Häufigste Form progressiver Myoklonus-Epilepsien; Prävalenz in Finnland 1:20 000 Einwohner; weltweites Vorkommen

Genetik

Autosomal-rezessiv vererbt; Dodecamer repeat-Expansion im Promotor des Cystatin-B-Gens auf Chromosom 21q22.3 [2269] oder Missense-Mutationen → Expression inaktiver Cystein-Protease-Inhibitoren → unkontrollierte Apoptose durch Proteolyse

Pathologie

Neuronenverlust und Gliose, betont bei Körnerzellen (und Purkinje-Zellen) des Zerebellum, im medialen Thalamus, Hirnstamm und bei spinalen Motoneuronen; keine Einschlusskörperchen

Klinisches Bild

- Beginn um das 10. Lebensjahr (6–16 Jahre) mit oft morgendlich betonten, Stimulus-sensitiven, Aktions-aktivierten schweren Myoklonien, die in tonisch-klonische Anfälle übergehen können ()
- langsam progediente zerebelläre Ataxie, Koordinationsstörung und späte demenzielle Entwicklung

Zusatzdiagnostik

- **EEG:** generalisierte Polyspike-Wave-Komplexe, initial photoparoxysmale Reaktion, im Verlauf z.T. diffus verlangsamte Grundaktivität
- **evozierte Potenziale:** Riesen-SSEP
- **MRT:** Normalbefund oder leichte Atrophie
- **Mutationsnachweis:** Southern Blot aus Blut-Leukozyten [373]

Diagnosestellung

Klinisches Bild und positiver Gentest [2344] (→ S. 730)

Therapie

- **neuroprotektive Therapie** mit Antioxidanzien: N-Acetylcystein 4–6 g/d, [1802][SQ III]
- **antikonvulsive Therapie** mit Valproat [4318][SQ III], Levetiracetam [1334],[817],[2522][SQ III], Zonisamid [2250],[1831],[2021][SQ III], Piracetam oder Clonazepam
  - CAVE: Akzentuierung von Myoklonien durch Carbamazepin, Gabapentin, Lamotrigin [1335], Phenytoin, Tiagabin, Vigabatrin
  - Phenytoin kontraindiziert (wegen Gefahr einer progressiven Ataxie durch Purkinje-Zelltoxizität [1068])

Prognose

Sehr variabel, bei geeigneter Pharmakotherapie Überlebenszeit nach Diagnosestellung Jahrzehnte; im Verlauf schwere Dysarthrie, Bettlägerigkeit

Myoklonus-Epilepsie Typ Lafora (progressive Myoklonus-Epilepsie Typ 2 = EPM2A; MIM 254780) [2258]

Genetik

Autosomal-rezessiv vererbt, 80% Mutationen im Laforin-Gen (Glykogen-Synthase-Kinase 3 Serin-Phosphatase) auf Chromosom 6q24 [2726],[2445], weitere Genloci u.a. auf Chromosom 6p22 [665],[666], [3802] oder im Malin-Gen [1336]

Pathologie

Intraneuronal basophile zytoplasmatische Einschlüsse aus minderverzweigtem Polyglucosan (Lafora-Körperchen) [4307] in kortikalen Pyramidenzellen, im Nucleus dentatus, Hirnstamm, Thalamus sowie in Herz- und Skelettmuskel, Leber, ekkrinen Schweißdrüsen

Klinisches Bild

- Beginn um das 14. Lebensjahr (10–18 Jahre) mit Myoklonien, Okzipitallappenanfällen mit visuellen Halluzinationen oder Amaurose, atypischen Absencen oder tonisch-klonischen Anfällen bei variabler Intensität der Myoklonien
- rasch progressive Entwicklung von Dysarthrie, Ataxie und Demenz [3978]
- Spätsymptome: Rigor, Areflexie, Pyramidenbahnzeichen

Zusatzdiagnostik

- **EEG:** fokale und generalisierte Spike-Wave- und Polyspike-Wave-Komplexe (initial 3/s bis zu 6–12/s im Spätstadium), photoparoxysmale Reaktion, im Verlauf Verlangsamung der Grundaktivität
- **somatosensible evozierte Potenziale:** Riesenpotenziale (bei 1/3 der Patienten), später verzögerte Latenzen bei VEP und AEP
- **Hautbiopsie:** Nachweis von Lafora-Körperchen in ekkrinen Drüsen [626]
- **Mutationsnachweis**

Diagnosestellung

Klinik und Nachweis von Lafora-Körperchen in der Hautbiopsie; Mutationsnachweis (→ S. 730)

Therapie

- **Antikonvulsiva:** Valproat, Zonisamid [4601],[4345], Piracetam, Levetiracetam [4601], [439]SQ III
  - CAVE: Akzentuierung von Myoklonien durch Carbamazepin, Oxcarbazepin, Gabapentin, Pregabalin, Phenytoin, Tiagabin, Vigabatrin

Prognose

Ungünstig; Verlauf 2–10 Jahre, letal meist bis zum 20. Lebensjahr

MERRF-Syndrom

→ S. 427

Klinisches Bild

Epileptische Anfälle: photosensitive myoklonische Anfälle, generalisiert tonisch-klonische Anfälle

Zusatzdiagnostik

- **EEG:** generalisierte 2–5/s Spike-Wave-Komplexe, im Verlauf Verlangsamung der Grundaktivität, fokale Spikes

Therapie

Antiepileptische Therapie mit Levetiracetam, Zonisamid, CAVE: Valproat inhibiert Carnitin-Aufnahme; ggf. Coenzym Q, L-Carnitin, Antioxidanzien

2.11.3 Degenerative Erkrankungen mit Leitsymptom Ataxie

Ph. Ziefer und C. H. Lücking

Allgemeines [1600],[2106]

Klinisch heterogene Gruppe von oft genetisch bedingten Erkrankungen mit dem Leitsymptom einer progredienten Ataxie bedingt durch eine degenerative Funktionsstörung des Kleinhirns und seiner Verbindungen

Pathologie, Hauptmuster

- kortikale zerebelläre Atrophie
- olivopontozerebelläre Atrophie (👁): Degeneration von Pons, mittleren zerebellären Pedunkeln, Kleinhirn (Kortex, Kleinhirnkerne), Hirnstammkernen (vor allem Olive und Nucleus arcuatus), evtl. Putamen, Substantia nigra
- spinale/spinozerebelläre Atrophie

Klassifikation der Ataxien

- **hereditäre Ataxien**
  - *autosomal-rezessiv* (in der Regel Manifestation in 1.–2. Dekade)
    - Friedreich-Ataxie (→ S. 322)
    - familiäre Vitamin-E-Mangel-Ataxie (AVED, → S. 323)
    - früh-beginnende zerebelläre Ataxie (EOCA) mit erhaltenen Muskeleigenreflexen [1597],[2110]

  - zerebelläre Atrophie mit Lipidstoffwechselstörung: *Abetalipoproteinämie* (→ S. 501), *Morbus Refsum* (→ S. 500) zerebelläre Atrophie mit Lipidspeichererkrankung: GM2-Gangliosidose (→ S. 431), Sialidose, Adrenoleukodystrophie (→ S. 432), metachromatische Leukodystrophie (→ S. 436), zerebrotendinöse Xanthomatose (→ S. 324), Morbus Niemann-Pick (→ S. 438)
  - zerebelläre Atrophie mit Aminosäurestoffwechselerkrankung: Hartnup-Erkrankung (→ S. 459), Ahornsirup-Erkrankung
  - zerebelläre Atrophie mit DNA-Reperaturdefekt:
    - Ataxia teleangiectatica (Louis-Bar-Syndrom) (→ S. 323)
    - Ataxie mit okulomotorischer Apraxie: Typ 1 (AOA1) Beginn in 1. Dekade, zerebelläre Atrophie, okulomotorische Apraxie bis hin zu Ophthalmoplegie, schwere axonale Neuropathie, Dystonie und Chorea [2317]
    - Ataxie mit okulomotorischer Apraxie Typ 2 (AOA2): Beginn in der 2. Dekade, zerebelläre Atrophie, in der Regel sensomotorische Neuropathie, fakultativ okulomotorische Apraxie, Pyramidenbahnzeichen und Dystonie [149]
  - Ataxie mit Mutationen der Polymerase γ (POLG), sensible Neuropathie, Ophthalmoplegie, Epilepsie [{7711}]
  - es existiert eine Vielzahl weiterer seltener rezessiv vererbter Ataxie-Syndrome [4674],[150]
- *autosomal-dominant*
  - autosomal-dominante zerebelläre Ataxien (ADCA), spinozerebelläre Ataxien (SCA1–36), in der Regel Manifestation ab der 3. Dekade (→ S. 324)
  - episodische Ataxien (→ S. 326)
- *x-chromosomal*
  - fragiles X-assoziiertes Tremor-Ataxie-Syndrom (FXTAS) (→ S. 327)
  - weitere äußerst seltene rezessive Ataxien mit Beginn 1.–2. Dekade → S. 730

- **sporadische Ataxien**
  - *sporadische Ataxie im Erwachsenenalter* (SAOA → S. 328) ( ) mit langsamer Progredienz
  - *Multisystematrophie* mit im Vordergrund stehender zerebellärer Symptomatik (MSA-C → S. 352)
- **erworbene zerebelläre Ataxien:** bei Alkoholabusus, Intoxikationen (Phenytoin, Schwermetalle, Lithium), Hypothyreose, Vitamin-E- und -B_{12}-Hypovitaminose, fokalen Insulten und Tumoren der hinteren Schädelgrube, immunvermittelten Erkrankungen (Multiple Sklerose, Miller-Fisher-Syndrom, paraneoplastische Kleinhirndegeneration, Anti-Gliadin- und Anti-Glutamat-Decarboxylase-[GAD-]assoziierte Ataxie), infektiösen Erkrankungen (Varizella-Zoster-Virus, Epstein-Barr-Virus) und Prionerkrankungen

Rationelle Abklärung

Mögliche Erkrankung(en)	Diagnostik
Beginn vor dem 25. Lebensjahr, sporadisch oder Geschwister betroffen → autosomal-rezessive Ataxie wahrscheinlich	
Morbus Friedreich (→ S. 322) (am häufigsten)	molekulargenetischer Mutationsnachweis
wenn Gentest auf Morbus Friedreich negativ oder Nachweis einer Kleinhirnatrophie:	
Ataxie mit okulomotorischer Apraxie Typ 1 (→ AOA)	Albumin; molekulargenetischer Mutationsnachweis
Ataxie mit okulomotorischer Apraxie Typ 2 (→ AOA)	α-Fetoprotein; molekulargenetischer Mutationsnachweis
Vitamin-E-Mangel-Ataxie (→ S. 323)	Vitamin E
Morbus Refsum (→ S. 500)	Phytansäure
zerebrotendinöse Xanthomatose (→ S. 324)	Serumcholestanol
Ataxie mit Mutationen der Polymerase γ (→ POLG)	molekulargenetischer Mutationsnachweis
Beginn variabel und ähnliche Erkrankung bei einem Elternteil → autosomal-dominante Ataxie wahrscheinlich	
SCA (→ S. 324); häufige Formen: SCA 1, 2, 3, 6 in Deutschland SCA 3 und 6 >> SCA 1 und 2	molekulargenetischer Mutationsnachweis
Beginn nach dem 40. Lebensjahr, keine offensichtliche hereditäre Belastung → erworbene Ataxie wahrscheinlich	
alkoholische Kleinhirndegeneration	Leberwerte, MCV, CDT
andere toxische Kleinhirndegenerationen (Phenytoin, Lithium)	Serumspiegel
Paraneoplastische Kleinhirndegeneration	Antikörper v.a. Anti-Yo, Anti-Tr, mGlu MRT meist unauffällig; Tumorsuche, ggf. mit PET-CT
Creutzfeldt-Jakob-Erkrankung (→ S. 224)	MRT, Liquor
Multisystematrophie (→ S. 352),	Schellong-Test, MRT, MIBG-Szintigrafie
erworbene Vitaminmangel-Ataxien: B_1 (Wernicke-Enzephalopathie (→ S. 453), B_{12} (→ S. 456), E	Vitamin-Serumspiegel bzw. bei B_{12}: Holo-TC
GAD-Antikörper-assoziierte Ataxie	GAD-Antikörper
Fragiles X-assoziiertes Tremor-Ataxie-Syndrom (FXTAS, → S. 327; v.a. Männer)	MRT, molekulargenetischer Mutationsnachweis
Leptomeningeale Hämosiderose	MRT

Mögliche Erkrankung(en)	Diagnostik
bei fehlenden Hinweisen auf eine erworbene Ataxie bzw. eine MSA:	
Morbus Friedreich (→ S. 322), SCA 1-3,6,7,17	In 20 % molekulargenetischer Mutationsnachweis bei negativer Familienanamnese
Ausschlussdiagnose bei negativer Diagnostik:	
sporadische im Erwachsenenalter beginnende Ataxie (sporadic adult onset ataxia, SAOA) (→ S. 328)	

Therapie

- **medikamentös:**
  - **symptomatisch:** generell keine als wirksam erwiesene medikamentöse Therapie der Ataxie
    - Besserung der Ataxie unter Riluzol 2 ×50 mg bei diversen zerebellären Ataxien in kleiner Pilotstudie [3371] SQ Ib
  - **spezifische Therapien** bei wenigen Ataxien mit bekanntem Gendefekt etabliert:

Erkrankung	Therapie	Siehe ...
familiäre Vitamin-E-Mangel-Ataxie	Vitamin E	→ S. 323
zerebrotendinöse Xanthomatose	Chenodeoxycholsäure, Statine	→ S. 324
Abetalipoproteinämie	Vitamin E	→ S. 501
Morbus Refsum	phytansäurearme Diät	→ S. 500
Morbus Wilson	Cu^{2+}-arme Diät, , Penicillamin, Zink	→ S. 380
episodische Ataxie	Acetazolamid	→ S. 326
GAD-Antikörper-assoziierte Ataxie	Immunglobuline	

- **Physiotherapie:** Koordinationstraining [1819] SQIII

Selbsthilfegruppe

Deutsche Heredo-Ataxie Gesellschaft e.V., Hofener Str. 76, 70372 Stuttgart, Tel.: 07 11 / 55 04 644, Fax: 0711 / 84 96 628, Internet: www.ataxie.de

Friedreich-Ataxie [2127]

Epidemiologie

Prävalenz 3–4:100 000 Einwohner

Genetik

Autosomal-rezessiv vererbt; homozygote GAA-Repeat-Expansion (>66 bis 1300) im ersten Intron des FXN-Gens auf Chromosom 9q13 [605], in 2–4% *compound*-Heterozygotie mit Repeat-Expansion auf einem Allel und Punktmutation auf dem anderen Allel [808]

Pathologie [2127]

- **Degeneration** der Spinalganglien, spinozerebellärer Bahnen, der Hinterstränge, evtl. der Pyramidenbahn; Hypomyelinisation und axonale Degeneration sensibler Nerven
- **Zelluntergang** im Nucleus dentatus

Pathophysiologie

Verminderte Expression des für den Eisenstoffwechsel relevanten mitochondrialen Proteins Frataxin mit gewebespezifischer Vulnerabilität. [2127]

Klinisches Bild

- **typisches Bild:** Beginn um das 12. Lebensjahr (in der Regel vor dem 25. Lebensjahr) mit progredienter Ataxie, fehlenden Beineigenreflexen, Störung der Hinterstrangsensibilität und Entwicklung einer Dysarthrie
  - *atypische klinische Bilder* bei 25%: erhaltene ASR, Beginn teilweise deutlich jenseits des 25. Lebensjahrs[1020],[345]
- **kardiale Symptome:** hypertrophe Kardiomyopathie bei 70%, Reizleitungsstörungen [4418]
- **fakultative Symptome:** Hohlfuß, Kyphoskoliose (evtl. als erstes Symptom), Pyramidenbahnzeichen, distal betonte Muskelatrophie und -schwäche, Optikusatrophie, Okulomotorikstörung (Fixationsrucke, verminderte Fixationssuppression des vestibulookulären Reflexes), Hypakusis und Schwindel, Diabetes mellitus (10–20%), Einschränkung der räumlich-konstruktiven Praxie ohne weitere kognitive Defizite [1157]

Zusatzdiagnostik

- **Elektroneurografie:** Verminderung oder Fehlen der sensiblen Nervenaktionspotenziale bei normaler NLG (>40 m/s)
- **somatosensible evozierte Potenziale:** amplitudengemindert, mit oder ohne verlängerte periphere und (seltener) zentrale Latenzen

- **transkranielle Magnetstimulation (TMS):** evtl. verlängerte zentrale motorische Leitungszeit
- **Elektronystagmogramm:** Gegenrucke
- **EKG:** Überleitungsstörungen, Hypertrophiezeichen
- **MRT:** Schädel, geringe zerebelläre Atrophie v.a. der oberen Kleinhirnstiele; Halswirbelsäule mit Nachweis einer Rückenmarksatrophie [2603]
- **Labor:** Mutationsnachweis (→ S. 730), Blutzuckertagesprofil, HbA_{1c}

Diagnosestellung

- **klinische Zeichen** (Spezifität > 90 %, Sensitivität 70 %)**:** progrediente Ataxie, Beginn vor dem 25. Lebensjahr, fehlende Beineigenreflexe, Pyramidenbahnzeichen, Dysarthrie innerhalb von 5 Jahren nach Erkrankungsbeginn
- **und Mutationsnachweis**

Differenzialdiagnose

Vitamin E-Mangel-Ataxie; weitere rezessive Ataxien (s. o. unter „Klassifikation" → S. 320), v.a. die therapeutisch zu beeinflussenden Formen; hereditäre motorische und sensible Neuropathie (HMSN) Typ I und III

Therapie

- keine in kontrollierten Studien als wirksam erwiesene spezifische Therapie
  - antioxidative Therapie mit Idebenone (bis 30 mg/kg/d bei einem Körpergewicht unter 45 kg, bis 50 mg/kg/d bei einem Körpergewicht über 45 kg) in einer doppelblinden, kontrollierten Phase-III-Studie ohne Effekt auf die Ataxie [2506]
- **symptomatisch:**
  - kardiologische Behandlung der Kardiomyopathie
  - Physiotherapie, Logopädie, Hilfsmittelversorgung
  - *Ataxie:* keine Therapie von erwiesenem Erfolg

Verlauf

Rollstuhlpflicht nach etwa 15 Jahren, Tod im Durchschnitt 35 Jahre nach Symptombeginn, Todesursache in 60 % kardialer Genese [4164]

Ataxia teleangiectatica (Louis-Bar-Syndrom) [4285]

Definition

Hereditäre Multisystemerkrankung mit vorwiegend zerebellärer Neurodegeneration und okulokutanen Teleangiektasien; Beginn im Kindesalter

Genetik

Autosomal-rezessiv vererbt: Mutationen im ATM-Gen; mildere klinische Varianten bei Mutationen, die mit einer geringen residualen Aktivität des ATM-Proteins einhergehen (→ S. 730)

Pathophysiologie

ATM-Protein: zentrale Rolle in der zellulären Antwort auf DNA-Schäden, v.a. durch ionisierende Strahlung

Pathologie

Purkinje- und Körnerzellschwund im Kleinhirn; vermehrtes Auftreten von Chromosomenbrüchen

Klinisches Bild

- **neurologisch:** zerebelläre Ataxie im Kleinkindesalter beginnend (2.-3. Lebensjahr) mit verzögertem Gehenlernen; choreoathetotische Störungen (diese bei milden Verlaufsformen oft der Ataxie um Jahre vorausgehend), leichte Polyneuropathie (9.-10. Lebensjahr), Blickapraxie, Verzögerung der geistigen Entwicklung, Demenz (9.-10. Lebensjahr)

- **rezidivierende Infekte**, vorwiegend bronchopulmonal aufgrund Immunschwäche
- **Teleangiektasien:** Konjunktiven (Foto bei Wikipedia), Körperbeugen (ab 3.–5. Lebensjahr)
- **Endokrinopathie**: Diabetes mellitus II, Infertilität
- **erhöhte Neoplasieanfälligkeit** (Lymphome, Leukämie)

Zusatzdiagnostik

- **Labor:** IgA- und IgE-Mangel, α-Fetoprotein-Erhöhung, erhöhte Sensibilität von Lymphozyten und Fibroblasten gegenüber Bestrahlung (Lymphozyten-Radiosensitivitätsassay), molekulargenetische Diagnostik
- **MRT-Schädel:** Kleinhirnatrophie (wegen Strahlensensibilität möglichst keine Röntgenverfahren)

Therapie

Keine gesicherte kausale Therapie, daher symptomatisch, z. B. Behandlung von Infekten

Verlauf

- **progredienter Verlauf** mit Astasie, Abasie vor Erreichen der Adoleszenz bei klassischer Variante
- **Mediane Lebenserwartung** 20 Jahre

Familiäre Vitamin-E-Mangel-Ataxie (AVED) [3004]

Genetik

Autosomal-rezessiv vererbt; Mutationen des α-Tocopheroltransferprotein-Gens (TTPA) (→ S. 730)

Pathologie Faseruntergänge: Hinterstränge, Pyramidenbahn, periphere sensible Axonopathie mit Zeichen der Regeneration

Pathophysiologie Isolierte Vitamin-E-Defizienz durch gastrointestinale Absorptionsstörung

Klinisches Bild Entspricht dem der Friedreich-Ataxie (→ S. 322), Manifestation in der Regel vor dem 20. Lebensjahr (2–52) [1449]

Zusatzdiagnostik
- siehe Friedreich-Ataxie (→ S. 322)
- **Labor:** α-Tocopherol, Mutationsnachweis (→ S. 730)

Diagnosestellung
- **klinische Zeichen** der Friedreich-Ataxie (→ S. 322) ohne Kardiomyopathie oder Diabetes mellitus
- **Vitamin-E-Mangel** und **Mutationsnachweis**

Differenzialdiagnose Friedreich-Ataxie (→ S. 322), weitere rezessive Ataxien (s. o. unter „Klassifikation" → S. 320)

Therapie Hochdosiert Vitamin E (20 mg/kg KG/d p. o.) [3671]SQ IV, regelmäßige Kontrolle des Vitamin-E-Spiegels

Verlauf Bei fortgeschrittenem Verlauf kann nach Therapiebeginn lediglich die weitere Progredienz aufgehalten werden [2596]

Zerebrotendinöse Xanthomatose [1664]

Genetik Autosomal-rezessiv vererbt; Mutationen des Sterol-27-Hydroxylase-Gens (→ S. 730)

Pathologie Ablagerung von Cholesterol und Cholestanol v.a. im zentralen und peripheren Nervensystem

Pathophysiologie Ausfall der Sterol-27-Hydroxylase resultiert in erhöhten Cholesterolspiegeln durch verminderte Synthese von Chenodeoxycholsäure aus Cholesterol

Klinisches Bild Progrediente Ataxie, Pyramidenbahnzeichen, gemischte Polyneuropathie, kognitive Defizite, bilaterale Katarakt, Sehnenxanthome, chronische Durchfälle, Tachylalie. Manifestation selten vor 2.–3. Lebensdekade [4293]

Zusatzdiagnostik
- siehe Friedreich-Ataxie (→ S. 322)
- Labor: Serumcholestanol (Norm < 0,1 mg/dl), Mutationsnachweis (→ S. 730)

Diagnosestellung
- **klinische Zeichen:** bilaterale Katarakte, Sehnenxanthome, chronische Durchfälle
- **Labor:** erhöhtes Serumcholestanol

Differenzialdiagnose s. o. unter „Klassifikation" (→ S. 320)

Therapie
- Chenodeoxycholsäure (15 mg/kg auf 3 Dosen verteilt) [1664]SQ IV
- Simvastatin (30–40 mg/d), zusätzliche Hemmung der HMG-CoA-Reduktase [4294]SQ IV

Verlauf Nach Therapiebeginn Regredienz der spastisch-ataktischen Gangstörung

Autosomal-dominante zerebelläre Ataxie (ADCA) [2107]

Allgemeines
- **Genetik:**
  - *CAG-Trinukleotid-Expansion* (häufigster Mutationsmechanismus) bei SCA1, 2, 3, 6, 7, 17 und DRPLA
    - Länge der Trinukleotid-Wiederholung korreliert mit der Schwere der klinischen Ausprägung und invers mit dem Erkrankungsalter, ferner mit dem Auftreten nichtzerebellärer Symptome und der Progressionsgeschwindigkeit [2088]
  - *nicht kodierende Oligonukleotid-Expansionen* bei SCA8, 10, 12, 31
  - *konventionelle Mutationen* bei SCA5, 11, 13, 14, 15, 19, 20, 23, 27, 28
  - *chromosomale Lokalisierung* etabliert für SCA4, 18, 21, 25, 26, 30
- **Klinik:** heterogene Gruppe neurodegenerativer Erkrankungen charakterisiert durch progrediente Ataxie; Unterteilung in ADCA Typ I–III nach klinischem Syndrom (s. u.) [1599]
- **Symptombeginn:** in der Regel mit 30–50 Jahren;
  - *Beginn im höheren Erwachsenenalter* spricht für SCA6
  - *Beginn in der Kindheit* spricht für SCA7, 13, 25, 27 oder DRPLA.
  - der initialen Gangstörung bis etwa 5 Jahre vorausgehend Doppeltsehen, Sprechstörungen, Verschlechterung der Handschrift und episodischer Schwindel bei einem Sechstel der Patienten mit SCA1, SCA2, SCA3 und SCA6 [1397]

Epidemiologie

Prävalenz regional unterschiedlich, in Mitteleuropa 1–3:100 000; SCA1 (ca. 10 %), SCA2 (10–15 %), SCA3 (ca. 40 %) und SCA6 (ca. 15 %), SCA7, SCA8, SCA17 (jeweils über 1 %) machen hier einen Anteil von bis zu 80 % der ADCA aus [3642],[4216]

Pathologie

- **Typ I und II:** Bild entsprechend einer olivopontozerebellären ( ) oder spinozerebellären Atrophie, zusätzlich Degeneration von Striatum, Substantia nigra, Kortex möglich
- **Typ III:** reine Kleinhirnatrophie und evtl. Atrophie der unteren Olive

Typen und klinisches Bild

Die Darstellung wird bei der großen Zahl (zzt. 33) der zzt. beschriebenen dominanten zerebellären Ataxien beschränkt auf häufige und in Europa vorkommende Formen.

- **ADCA I:** progrediente zerebelläre Ataxie variabel assoziiert mit extrazerebellären Symptomen (Ophthalmoplegie, pyramidale und extrapyramidale Zeichen, periphere Neuropathie, Optikusatrophie, Demenz)
  - *SCA1:* progrediente Stand-, Gang- und Extremitätenataxie, Dysarthrie und zerebelläre Okulomotorikstörungen, ≥ 80 % mit Pyramidenbahnzeichen, Pallhypästhesie und Dysphagie, ein Drittel mit vertikaler Blickparese, Erkrankungsalter stark variabel (4–74 Jahre) [563]
  - *SCA2:* progrediente Stand-, Gang- und Extremitätenataxie, Dysarthrie, ausgeprägte Sakkadenverlangsamung charakteristisch, > 50 % Blickparese, Hypo-/Areflexie und Pallhypästhesie, häufig Halte- und Aktionstremor, durchschnittliches Erkrankungsalter 30 Jahre [563],[3641]
  - *SCA3 (Machado-Joseph-Erkrankung):* häufigste ADCA mit sehr variabler Ausprägung; progrediente Stand-, Gang- und Extremitätenataxie, Dysarthrie, häufig Blickparese, in der Regel keine Sakkadenverlangsamung; Ausprägung korreliert mit Anzahl der CAG-Wiederholungen (> 74: früher Beginn, pyramidale und extrapyramidale Zeichen (vor allem Rigor und Dystonie), < 71: später Beginn, Hypo-/Areflexie, Pallhypästhesie und Amyotrophie); L-Dopa-sensibles Restless-legs-Syndrom in ≥ 40 % [2515],[3620]
  - *SCA4:* Ataxie mit sensorischer axonaler Polyneuropathie und pyramidalen Zeichen, normale Augenbewegungen [1203]
  - *SCA8:* reduzierte Penetranz, sehr variabler Phänotyp, langsam progrediente zerebelläre Ataxie, spät Pyramidenbahnzeichen, leichte sensible Neuropathie, kognitive Defizite [1518]
  - *SCA12:* Tremor der oberen Extremitäten in der 4. Dekade, leichte zerebelläre, pyramidale und extrapyramidale Zeichen, spät Demenz [2938]
  - *SCA13:* Beginn meist in früher Kindheit, geistige Retardierung [1684]
  - *SCA17:* zerebelläre Ataxie (klinisch nicht unbedingt führend), komplexe Augenbewegungsstörungen, Dystonie, Chorea, Demenz, psychiatrische Auffälligkeiten, Erkrankungsalter variabel (3–53 Jahre) [3398],[1770]
  - *SCA19:* leichte Ataxie, Myoklonus, kognitive Defizite [737]
  - *SCA21:* Ataxie, extrapyramidale Zeichen [937]
  - *SCA23:* Ataxie, sensible Neuropathie, pyramidale Zeichen [4274]
  - *SCA27:* Ataxie, Tremor, orofaziale Dyskinesien [4247]
  - *SCA28:* Ataxie, Augenbewegungsstörungen, pyramidale Zeichen [588]
  - ***dentato-rubro-pallido-luysianische Atrophie (DRPLA):*** Ataxie, Choreoathetose, myoklonische Epilepsie bei frühem Beginn, Demenz [2145]
- **ADCA II** entsprechend ADCA I mit Pigmentdegeneration der Retina:
  - SCA7: Ataxie mit Nachtblindheit, Zentralskotom, langsamen Sakkaden und pyramidalen Zeichen; besonders deutliche Antizipation, Erkrankungsalter stark variabel (1–76 Jahre) [869]
- **ADCA III:** progrediente Ataxie mit rein zerebellärer Symptomatik (leichte pyramidale Zeichen):
  - *SCA5:* früher Beginn, langsame Progression [564]
  - *SCA6:* später Beginn (> 50 Jahre), allelisch mit dem Gen für die episodische Ataxie Typ 2 und familiäre hemiplegische Migraine [1435],[3935],[4653]
  - *SCA10:* mögliche Epilepsie, isoliert in Lateinamerika, dort häufig [4063]
  - *SCA11:* benigner Verlauf, Hyperreflexie [4564]
  - *SCA14:* langsam progredient, variabler Verlauf [3936]
  - *SCA15:* langsam progredient [4024]
  - *SCA31:* sehr später Beginn (Durchschnitt 61 Jahre), häufig in Japan [3536]

Zusätzliche Befunde

- bei Patienten mit vermuteter ADCA/SCA als Hinweis auf bestimmte SCA-Formen:

Zusatzbefund	*SCA-Typ*																			
	1	2	3	4	5	6	7	8	10	12	13	14	15	17	18	21	23	25	27	DRPLA
Polyneuropathie	+	80 %	+	+				+							+		+	+		
Pyramidenbahnzeichen	67 %	(+)	+	s	s	s	+	s		+										

Zusatzbefund	*SCA-Typ*																		
	1	2	3	4	5	6	7	8	10	12	13	14	15	17	18	21	23	25	27	DRPLA
Sakkadenverlangsamung	sp	fr					sp				fr									
Blickparese	+	+	+																	
Downbeat-Nystagmus						+								+						
Parkinson-Syndrom		+	+							+				+		+				
Dystonie			+											+						
Chorea	sp													+						+
Tremor		+						+		+			+			+			+	
Areflexie		spB		+														+		
Retinadegeneration							+													
Epilepsie									+					+						+
Migräne								+												
Demenz		frB					frB			+				frB						frB
Mentale Retardierung											++					+			+	
Myoklonus		+						+				+								+
Episodische Ataxie						+		+	und bei EA1, EA2 (S. 326)											

+ = vorkommend, (+) = gelegentlich vorkommend, s = selten, fr = früh, sp = spät, frB = bei frühem Beginn, spB = bei spätem Beginn

Zusatzdiagnostik

- **Elektrophysiologie:** SEP, TMS (Beteiligung spinaler langer Bahnen); ENG, evtl. Elektroretinogramm (ERG)
- **MRT:** Nachweis einer olivopontozerebellären Atrophie (👁) oder spinozerebellären Atrophie; zusätzliche Läsionen (Basalganglien, Mittelhirn) (→ MSA) S. 352)
- **molekulargenetische Untersuchung** mit Mutationsnachweis unter Einbeziehung der regionalen Häufigkeit (s. o.) (→ S. 730)

Diagnosestellung Klinisches Bild, positive Familienanamnese, Nachweis einer entsprechenden Mutation

Differenzialdiagnose Zahlreiche erworbene zerebelläre Ataxien (siehe Klassifikation: sporadische Ataxien)

Therapie

- **symptomatisch** (siehe Friedreich-Ataxie → S. 322);
- **SCA3:** Vareniclin (Champix®, Partialantagonist eines nikotinischen Azetylcholin-Rezeptors, zur Raucherentwöhnung zugelassen) verbessert Stand, Gang, rasche alternierende Bewegung, Schrittgeschwindigkeit (Class II Evidenz) [4641]
- **Versuch mit L-DOPA** bei hypokinetisch-rigiden Symptomen [553][SQ IV]

Verlauf Chronisch-progredient, oft Verlust der Gehfähigkeit und reduzierte Lebenserwartung (Ausnahme: normale Lebenserwartung bei SCA6 und 11)

Episodische Ataxien

Definition Autosomal-dominant vererbte Erkrankungen mit anfallsartig auftretenden Attacken oder Episoden von Gang-, Stand- und Extremitäten-Ataxie verursacht durch Ionenkanaldefekte

Genetik

- **episodische Ataxie Typ 1 (EA-1) (seltene Form):** bedingt durch Mutationen des Kaliumkanalgens KCNA1
- **episodische Ataxie Typ 2 (EA-2) (häufigste Form):** genetisch heterogen, in 60 % bedingt durch Mutationen in Untereinheiten des auf den zerebellären Purkinje-Zellen exprimierten spannungsabhängigen P/Q-Kalziumkanals (CACNA1A, CACNB4)
- **episodische Ataxien** Typ 3 (EA-3), Typ 4 (EA-4), Typ 5 (EA-5), Typ 6 (EA-6) und **sporadische paroxysmale zerebelläre Ataxien mit spätem Krankheitsbeginn** wurden bisher bei nur einzelnen Patienten oder in wenigen Familien beschrieben [1894]
- bei der spinozerebellären Ataxie Typ 6 (SCA6) und der familiären hemiplegischen Migraine liegen Mutationen in dem bei EA-2 vorwiegend betroffenen CACNA1A-Gen vor, klinisch finden sich Mischbilder [1893]

Klinisches Bild [3990]

- **EA-1:** kurze, meist Sekunden bis < 15 Minuten anhaltende Attacken mit Ataxie und Dysarthrie sowie initialer Steifigkeit und Schwäche; außerdem choreoathetotische Bewegungen
  - *Erstmanifestationsalter:* frühe Kindheit oder Adoleszenz; Prävalenz ca 0,2:100 000
  - *Frequenz:* bis zu 15-mal täglich
  - *Auslöser:* spontan oder körperliche Anstrengung, Erschrecken, plötzliche Bewegungen
  - *zwischen den Attacken:* häufig Myokymien der Gesichts- und Extremitätenmuskulatur [4258],[262]
- **EA-2:** Minuten bis Tage anhaltende, paroxysmale ataktische Episoden, häufig einhergehend mit Schwindel, Übelkeit, Gang- und Standataxie, Dysarthrie, Doppelbildern, Dystonie oder Hemiparesen
  - *Erstmanifestationsalter:* 2–20 Jahre
  - *Frequenz* von 1–2-mal pro Jahr bis zu mehrfach wöchentlich
  - *Auslöser:* Stress, körperliche Anstrengung, Alkohol, Koffein, Fieber
  - ca. 50 % der EA-2-Patienten leiden an Migraine [1892],[4000]
  - *zwischen den Episoden:* im Verlauf Entwicklung eines leichten zerebellären Syndroms, zentrale Okulomotorikstörungen (50 % Downbeat-Nystagmus), selten Dystonie [3876], myasthenische Symptome, epileptische Anfälle

Zusatzdiagnostik

- **Elektromyografie:** zwischen den Attacken spontane repetitive Entladungen (Myokymie, Neuromyotonie) bei EA-1
- **MRT:** Vermisatrophie bei EA-2 [4304]
- **Labor:** molekulargenetische Untersuchung mit Mutationsnachweis bei EA-2 (→ S. 730), ggf. Serum-Ammoniak-Spiegel und Aminosäuren im Urin

Diagnosestellung

Klinisches Bild, positive Familienanamnese, Provokationsversuch, ex juvantibus Therapie (versuch) mit Acetazolamid, Nachweis einer Mutation bei EA-2 (bei genetischer Heterogenität nicht in jedem Fall möglich)

Differenzialdiagnose

Vestibuläre Migräne (bei EA-2) ([3990] (→ S. 589), paroxysmale Dyskinesien (bei EA-1) (s. o.), vertebrobasiläre Insuffizienz, Morbus Menière (→ S. 51), Hartnup-Erkrankung (→ S. 459), Hyperammonämien (z. B. Carbamoylphosphatsynthase-Mangel)

Therapie

- **Vermeidung der Provokationsfaktoren** (s. o.)
- **Acetazolamid** (125 mg bis 2 × 500 mg/d) reduziert die Häufigkeit und Schwere der Attacken [1476],[1606]][SQ IV], nicht die Progression der Symptomatik zwischen den Attacken/Episoden [263]; bei EA2 wirksamer als bei EA1
- **4-Aminopyridin** (Fampridin → S. 783) (off label, als Fampyra® bei MS zugelassen), 3 × 5mg/d bei EA2 [3985] [SQ II]
- **Natriumkanalblocker:** Carbamazepin oder Valproat bei EA-1

Fragiles X-assoziiertes Tremor-Ataxie-Syndrom (FXTAS) [166]

Allgemeines

Neurodegenerative Erkrankung vorwiegend männlicher, älterer Träger der Prämutation im FMR1-Gen mit den Leitsymptomen Ataxie und Tremor; gehört zu den häufigsten, vererbten neurodegenerativen Erkrankungen der Männer

Genetik

X-chromosomal vererbt mit inkompletter Penetranz und variabler Expressivität. Trinukleotid-Expansion im Fragile X Mental Retardation 1-(FMR1-)Gen mit einer Länge von 55–200 CGG Repeats; > 200 Repeats verursachen das voll ausgeprägte Fragile X-Syndrom (Einzelfälle mit < 55 und > 200 CGG Repeats beschrieben)[1559]

Pathologie

Ausgeprägte Veränderungen im Marklager von Groß- und Kleinhirn, eosinophile intranukleäre Einschlüsse in Astrozyten und Neuronen des Gehirns und Rückenmarks, einschließlich autonomer Ganglien; Ausmaß der Einschlüsse eng korreliert mit der Zahl der CGG Repeats [1464]

Klinisches Bild

Kernsymptome: Bewegungstremor (Intentionstremor) und zerebelläre Ataxie (Gangataxie); häufig assoziiert mit hypokinetisch-rigidem Syndrom, Polyneuropathie und autonomer Dysfunktion, Demenz; durchschnittliches Manifestationsalter 60 (± 7) Jahre

Zusatzdiagnostik

- **MRT**: T2-Hyperintensitäten mittlere Kleinhirnstiele (Pedunculi cerebellares medii, = MCP-Zeichen), Corpus callosum, zerebellär und supratentorielles Marklager, globale Atrophie
- **Elektroneurografie:** erniedrigte sensible Nervenaktionspotenziale, herabgesetzte motorische und sensible Nervenleitgeschwindigkeiten
- **molekulargenetische Untersuchung** (→ S. 730)

Diagnosestellung [1188]

Klinische Kriterien				Radiologische Kriterien	
Diagnose	FMR1-Prämutation mit 55 – 200 CGG Repeats	*Hauptkriterien:* Intentionstremor Gangataxie	*Nebenkriterien:* Hypokinetisch-rigides Syndrom Arbeitsgedächtnisdefizit Störung exekutiver Funktionen	*Hauptkriterium:* MCP-Zeichen	*Nebenkriterien:* Zerebelläre T2-Hyperintensität Generalisierte Hirnatrophie
definitiv	+	gefordert: 1		gefordert: 1	
wahrscheinlich	+	gefordert: 2			
	+		gefordert: 1	gefordert: 1	
möglich	+	gefordert: 1			gefordert: 1

Differenzialdiagnose Multisystematrophie (MSA-C) (→ S. 352)

Therapie Keine kausale Therapie, keine etablierte symptomatische Therapie; Versuch mit Betablockern oder Primidon (Tremor) [1560]

Sporadische Ataxie des Erwachsenenalters (SAOA) [1598],[2108]

Allgemeines Heterogene Gruppe von Erkrankungen mit sporadischer, im Erwachsenenalter beginnender, langsam voranschreitender Ataxie, Prävalenz 8:100.000 [2832]

Klinisches Bild Zerebelläre Ataxie der Extremitäten und des Rumpfes () mit Beginn um das 50. Lebensjahr (> 25); mögliche Polyneuropathie und Babinski-Zeichen; keine Parkinson-Symptome oder autonomen Störungen

Zusatzdiagnostik

- **Laboruntersuchungen:**, MCV, Carbohydrat-defizientes Transferrin, γ-GT, Schilddrüsenwerte, Vitamin B_{12}, Vitamin E, α-Fetoprotein, Anti-GAD und Gliadin-Antikörper, antineurale Antikörper, ggf. Liquor bei V.a. entzündliche ZNS-Erkrankung, molekulargenetische Untersuchung auf SCA6 (→ S. 324), ggf. Morbus Friedreich (→ S. 322) und FXTAS (→ S. 327)
- **MRT:** isolierte Kleinhirnatrophie; Ausschluss einer infratentoriellen Raumforderung oder Fehlbildung, zerebrovaskulären Erkrankung im vertebrobasilären Stromgebiet oder MS
- **Ausschluss autonomer Störung** (→ S. 352)**:** neurovegetative Untersuchung, urologische Untersuchung

Differenzialdiagnose Multisystematrophie vom zerebellären Typ (→ S. 352), 25–30 % der SAOA-Patienten entwickeln innerhalb von 5 Jahren eine Multisystematrophie; erworbene Ataxien und genetisch bedingte Ataxien mit Beginn im Erwachsenenalter

Therapie Keine kausale Therapie bekannt, symptomatische Behandlung

Prognose Überwiegende Zahl der Patienten 10 Jahre nach Krankheitsbeginn noch gehfähig

2.11.4 Degenerative Erkrankungen der Motoneurone

S. Rübsamen, C. H. Lücking

Amyotrophe Lateralsklerose (ALS)

Definition Degenerative Erkrankung des kortikospinalen Trakts (1. Motoneuron) und der Hirnnervenkerne und spinalen Vorderhörner (2. Motoneuron), häufig als Multisystemdegeneration mit Beteiligung des frontotemporalen Kortex und des sensiblen Systems [4038]

Epidemiologie Inzidenz 1,5–2,6/100 000 Einwohner pro Jahr; Prävalenz 1,5–8,5/100 000 Einwohner [3402]

Genetik

- **sporadisch (sALS):** > 90 %; Genveränderungen als Risikofaktoren:

Genlokus	Details / Genprodukt / Referenz
6q12	vaskulärer Endothel-Wachstumsfaktor
6q21.3	Haemochromatose-Gen, Eisenmetabolismus
19q13.2	ApoE [ε4]

Genlokus	Details / Genprodukt / Referenz
mitochondriale DNA	[4440]
1p36.2	TARDBP-Gen [862]
16q12.1-16q12.2	FUS-Gen [2265]
6q21	FIG4 [730]
12q24.12	Ataxin-2-Gen [1066]
Chr. 22q12.2	NFH-Gen [83]
12q12–q13	Peripherin-Gen [1486],
Chr. 2p13	Dynactin-Gen [2823],
5q13	SMN 1-Genduplikation [423]
9p21.2	C9orf72-Gen*

* oft mit Familienanamnese für FTD, neuropsychologischen Auffälligkeiten, frühem und raschem Krankheitsverlauf, Prävalenz 5 %

- **familiär (fALS):** 5–10 %:

Typ	Genlokus / Genprodukt / Details
autosomal-dominante Formen mit variabler Penetranz	
fALS1	21q22 (Mutationen des Kupfer-Zink-Superoxid-Dismutase-(SOD1-)Gens), selten auch autosomal-rezessive Formen [3407]; ca. 20 % der fALS-Patienten
fALS3	18q21 [2537],[1581]
fALS4	juvenile Form, 9q34 (Sentaxin-Gen) [668],[3254],[696]
fALS 6	16q12.1-16q12.2 (FUS-Gen) [37],[4256]
fALS 7	20p13 [3534]
fALS 8	20q13.3 (VAPB-Gen) [2907]
fALS9	14q11.2 (ANG-Gen) [1329]
fALS 10	1p36.2 (TARDBP-Gen) mit und ohne FTD [2207],[717]
fALS12	10p13 (OPTN-Gen) [2601]
fALS14	9p13.3 (VCP-Gen) mit und ohne FTD [1916]
autosomal-rezessive Formen	
fALS2	juvenile Form, vor allem 1. Motoneuron betroffen, 2q32–34, (Alsin-Gen), [1542],[4590]
fALS5	juvenile Form, 15q15.1–21.1 [1681]
fALS16	juvenile Form, 19p13.3 (SIGMAR1-Gen) [84]
x-chromosomal-dominant	
fALS15	Xp11.21 (UBQLN2-Gen) [913]
ALS und frontotemporale Demenz	
ALSFTD1	9q21–q22 [1762]
ALSFTD2	9p13.2–21.3 (C9orf72-Gen) [4255], Prävalenz der Mutation wird mit 41 % der fALS angegeben [587]
ALS mit Parkinson und Demenz	
	17q21.1 (Tau-Gen) [4503]

Pathologie

Degeneration des 2. Motoneurons (α-Motoneurone spinal und im Bereich der kaudalen motorischen Hirnnerven; Sphinkterneurone und Augenmuskelnerven meist ausgenommen) mit axonalen Schwellungen (Spheroiden) und hyalinen, Ubiquitin-immunoreaktiven Einschlusskörperchen (Hirano, Bunina) sowie des 1. Motoneurons (Betz'sche Pyramidenzellen) im Motorkortex, in einzelnen Fällen auch der Spinalganglien und der Clarke-Säule. Atrophie im frontotemporalen Kortex [3139]

Ätiopathogenese

- **mögliche Mechanismen:** Glutamat-vermittelte Neurotoxizität, oxidativer Schaden, Astrozyten-vermittelte Neurotoxizität [2837], Veränderungen des Zytoskeletts, Entzündungsreaktionen, mitochondriale Pathologie
- **Proteinopathie mit Störung der intrazellulären Protein-Degradation durch das lysosomale Ubiquitin-Proteasom-System und konsekutiver Protein-Aggregation** als mögliche Ursache nahegelegt durch den Nachweis von TDP43- (transactive response-DNA-binding proteine), FUS- (fused in sarcoma), p62 und Ubiquilin2-immunoreaktiven Einschlusskörperchen nicht nur bei fALS-Patienten (Ausnahme: SOD1-assoziierte fALS) mit der entsprechenden Genmutation, sondern auch bei der sporadischen ALS und bei Patienten mit frontotemporaler Lobärdegeneration (FTLD) [2882],[914],[1348], [913]
- **Rauchen** = Risikofaktor für die Entwicklung einer sporadischen ALS [180]

Diagnostische Kriterien

- **El Escorial-Kriterien**, Airlie House Kriterien der World Federation of Neurology, revidierte Fassung (1998) [4562], www.wfnals.org;
  - *1. Ausschluss symptomatischer Ursachen*
  - *2. Graduierung:*

Diagnose	Schädigungszeichen des 1. und 2. Motoneurons in ...	Zusätzliche Bedingungen
sichere (definitive) ALS	3 von 4 Regionen*	
wahrscheinliche ALS	2 von 4 Regionen*	Schädigungszeichen des 1. MN müssen rostral der Schädigung des 2. MN liegen
wahrscheinliche laborunterstützte ALS	1 von 4 Regionen* oder nur des 1. Motoneurons in 1 Region*	plus Denervierungszeichen im EMG in mindestens 2 Extremitäten
mögliche ALS	1 von 4 Regionen*	

* *Regionen:* bulbär, zervikal, thorakal, lumbosakral

- **Awaji-Kriterien** [899]: erhöhen die Sensitivität der El Escorial-Kriterien [637]; vor allem bei Patienten mit bulbärem Beginn [2925]; Kriterien im Einzelnen:
  - *elektrophysiologisch nachgewiesene neurogene Veränderungen* gleichwertig mit klinischen Befunden
  - *Faszikulationen im EMG* äquivalent zu aktiven Denervierungszeichen (Fibrillationen, positive scharfe Wellen) im Kontext einer vermuteten ALS
  - *sonstige Kriterien* wie El Escorial-Kriterien

Klinisches Bild

- **Krankheitsbeginn** bei der sporadischen ALS um das 58. Lebensjahr (22–84 Jahre) [3465], bei der familiären ALS häufig früher
- **Krankheitsausprägung:** intial fast immer fokaler Beginn mit allmählicher Ausbreitung [3306]
  - *Primärmanifestation:* 25 % bulbär (→ ungünstige Prognose), 40–50 % obere Extremitäten (vor allem distal), 20–30 % untere Extremitäten; 2 % nur 1. MN, 20 % nur 2. MN; 20-25 % *überwiegend* 1. MN mit früherem Krankheitsbeginn und langsamerem Krankheitsverlauf [3867],[3466]; seltene Form: hemiplegische ALS („Mills-Syndrom“) [3269]
- **Symptome:**
  - *Motorik:* distal betonte Muskelschwäche und -atrophie; „split hand“-Phänomen (Thenar >> Hypothenar [3564]), Parese der kaudalen Hirnnerven (progressive Bulbärparalyse); Schwäche der Atemmuskulatur; Hyperreflexie, Pyramidenbahnzeichen, Spastik; Krampi; Faszikulationen (, ,)
    - nicht oder nur sehr selten betroffen: Augenmuskeln, Harnblasen- und Analsphinkter
    - Pseudo-Bulbäparalyse: emotionale Labilität mit pathologischem Lachen, Weinen; Gähnen; bulbäre Symptomatik mit Dysarthrie, Dysphagie und gesteigertem Masseterreflex
  - *Sensibilität:* in ca. 20 % Taubheit, Brennen, Schmerzen und in der Untersuchung Störungen des Lageempfindens, der Vibration, der Temperaturempfindung; 20–30 % pathologische Befunde bei neurophysiologischen Untersuchungen [1576]
  - *neuropsychologische Störungen:* in 30–50 % Störungen der Frontalhirnfunktionen (exekutive Dysfunktionen [→ S. 9] und der Temporalhirnfunktionen [Gedächtnis] [3365],[3621]); in ca. 5–15 % frontotemporale Demenz (→ S. 315) [3365], Überlappung mit FTLD-U bei Mutationen im TARDBP- und FUS-Gen [2261]
- **klinische Bewertungsskala:** ALS Functional Rating Scale (→ S. 824)

Zusatzdiagnostik

- **zur Bestätigung der Diagnose:**
  - *Nadel-EMG (obligat, Leitlinie DGN [2489]):* Nachweis einer frischen Denervierung und chronisch neurogener Veränderungen in den spinal und bulbär versorgten Muskeln
    - Empfehlung: Faszikulationspotenziale in Muskeln mit chronisch neurogenen Veränderungen, v.a. wenn sie eine komplexe Morphologie und einen erhöten Jitter aufweisen, gleichwertig mit Fibrillationspotenzialen und PSWs-Werten (siehe Awaji-Kriterien) [899]

- *Muskelultraschall* (→ S. 687, 👁, 👁): Messung der Echo-Intensität des Muskels und Nachweis von Faszikulationen; hohe Sensitivität und Spezifität für Befall des 2. Motoneurons; kann die Zahl der Nadel-EMG-Untersuchungen reduzieren [190]
- *TMS:* Nachweis verlängerter zentraler Leitungszeiten
- *SEP:* Ausschluss einer subklinischen Beteiligung sensibler (zentraler) Bahnen
  - mit der Diagnose vereinbar: abnorme sensible evozierte Potenziale in > 30 % [1337]
- *Gen-Mutationen:* bei V. a. familiäre ALS (fALS), genetische Diagnostik z. B. in der Neurologischen Universitätsklinik Ulm möglich

im Rahmen der Ausschlussdiagnostik:
- *Neurografie* (*obligat,* Leitlinie DGN [2489])*:* Ausschluss von Leitungsblöcken bei multifokaler motorischer Neuropathie
  - mit der Diagnose vereinbar: verminderte sensible Nervenleitgeschwindigkeit und erniedrigtes sensibles Aktionspotenzial des N. suralis in ca. 20 % [3234]
- *MRT:* Ausschluss einer (zervikalen) Myelopathie und einer kraniozervikalen Übergangsanomalie
- *Liquor:* Ausschluss einer chronischen Radikulopathie
  - mit der Diagnose vereinbar: leicht erhöhtes Eiweiß und Tau-Protein (Leitlinie DGN [2489])
- *Muskelbiopsie:* Ausschluss einer Einschlusskörperchenmyositis (in Einzelfällen)
- *Basislabor* (*obligat,* Leitlinie DGN [2489])*:* BSG, CRP, Diff BB, GOT, GPT, TSH, T3, T4, Vitamin B_{12} (Methylmalonsäure, Homocystein), Serumeiweiß- und Immunelektrophorese, Elektrolyte (Na^+, K^+, Ca^{2+}, Cl^-, PO_4^{3-}), Glucose, CK
  - mit der Diagnose vereinbar: leicht erhöhte CK (Leitlinie DGN [2489])
- *erweitertes Labor:* ACE, Hexosaminidase A und B, ANA, anti DNA-AK, anti Hu, anti-MAG, Anti-AchR, anti-MUSK, GM1-AK, Serologie (Lues, HIV, Borrelien)

im Rahmen der Basisdokumentation: Vitalkapazität, Körpergewicht (Body Mass Index)

Abklärung einer möglichen Paraneoplasie [1228] **bei:**
- *Motoneuronerkrankungen mit zusätzlichen Symptomen einer Enzephalomyelopathie* (zerebelläre Symptome, Anfälle, fokale Ausfälle, Sensibilitätsstörungen) → Anti-Hu-Antikörper bestimmen, falls positiv → Suche nach kleinzelligem Bronchialkarzinom und Prostatakarzinom
- *Nachweis einer Paraproteinämie oder Hinweise auf eine lymphoproliferative Erkrankung* → Knochenmarkbiopsie
- *Frauen mit deutlichen Schädigungszeichen des 1. Motoneurons* → Suche nach Mammakarzinom

Differenzialdiagnose

- **vorwiegend Schädigungszeichen des 1. Motoneurons:** HTLV-I-assoziierte Myelitis (tropische spastische Paraparese), familiäre spastische Spinalparalyse (→ S. 333), primäre Lateralsklerose (→ S. 332)
- **vorwiegend Schädigungszeichen des 2. Motoneurons:** spinale Muskelatrophie (→ S. 335), Poliomyelitis/Post-Polio-Syndrom (→ S. 567), multifokale motorische Neuropathie (→ S. 510), HMSN Typ II (→ S. 496), Hyperparathyreoidismus, Einschlusskörperchenmyositis (→ S. 567), Kennedy-Syndrom (→ S. 336) (🎥)
- **Schädigungszeichen des 1. und 2. Motoneurons:** zervikale Myelopathie (→ S. 402), HIV (→ S. 214), Borreliose (→ S. 194), Lues (→ S. 197), Hyper-/Hypothyreose, HMSN Typ V (→ S. 496), Paraneoplasien (→ S. 395), Strahlenmyelopathie, GM2-Gangliosidose (Hexosaminidase-A-Mangel) (→ Gangliosidosen S. 431), Adrenomyeloneuropathie (→ S. 432)

Clinical Pathway (DGN) Amyotrophe Lateralsklerose

Therapie

- **Riluzol** (Rilutek®), Glutamat-Antagonist, 2 × 50 mg/d verbessert die Überlebenszeit im Vergleich zu Placebo (GdE Ia [2720]), [342],[2254] und verlängert die Phase relativ geringer Behinderung um einige Monate [3373]
  - *Indikation* [156]*:* eindeutige oder wahrscheinliche ALS nach den Kriterien der World Federation of Neurology (s. o.), vor allem in frühen Krankheitsstadien (Symptome weniger als 5 Jahre) und bei guter Atemfunktion (FVC > 60 %; keine Tracheotomie)
  - *Nebenwirkungen:* Übelkeit, Erbrechen, Müdigkeit, Schwächegefühl, Transaminasenanstieg, Neutropenie (0,06 %), selten anaphylaktische Reaktionen
  - *Kontraindikationen:* Leberfunktionsstörungen oder Transaminasenerhöhung um > 3-Faches der Norm, Niereninsuffizienz (relative KI; keine Studien bisher)

  - *Überwachung:* Transaminasen im ersten Vierteljahr monatlich, danach im ersten Jahr 3-monatlich; bei Fieber Blutbildkontrolle (wegen Neutropenie)
  - *Behandlungskosten:* ca. 500 €/Monat
- **Medikament mit möglicher Wirksamkeit:** *Insulin-like growth factor I (rhIGF-I)* [2735][SQ Ia]; eine neue Studie an 330 Patienten zeigt nach 2 Jahren keinen Effekt [3872][SQ Ib]
- **Medikamente mit fehlendem Wirkungsnachweis:** Kreatin (5–10 g/d) [3749],[1482][SQ° Ib], Gabapentin (3 × 600 mg/d) [2721][SQ Ib], α-Antioxidanzien, z. B. Tocopherol (2 × 500 mg/d) [2989][SQ° Ia], Wachstumsfaktoren (glial derived neurotrophic factor, GDNF; brain derived neurotrophic factor, BDNF [18][SQ° Ib]; ciliary neurotrophic factor, CNTF [460][SQ Ia]), Aminosäuren [3058][SQ Ia], N-Acetylcystein [2471][SQ Ib], Pentoxifyllin [2670][SQ° Ib], Dextromethorphan [1465][SQ° Ib], Selegilin [2638][SQ Ib], [2288][SQ Ib], Lamotrigin [1056][SQ Ib], Topiramat [833][SQ° Ib], Levamisol [2960][SQ° Ib], Ganglioside [2255][SQ° Ib], Xaliproden [2671][SQ° Ib], Nimodipin [2724][SQ Ib]
- **aktuelle klinische Studien:** Übersicht bei [2140]; in einer Phase-2-Studie signifikante Verlangsamung des Krankheitsprozesses unter Dexpramipexol [832]
- **symptomatische Therapie** [2722]:
  - *Hypersalivation:* Unterdrückung mit Anticholinergika, z. B. niedrige Dosen von Amitriptylin 25–75 mg/d, Pirenzepin (Gastrozepin®), Scopolamin (Scopoderm-TTS®-Pflaster) einmal alle 2–3 Tage (GdE III)), oder durch Botulinum-Toxin-Injektionen in die Parotis [1363][SQ III]
  - *Dysphagie:*
    - Logopädie
    - Pyridostigmin (Mestinon®) in niedriger Dosierung (bis 3 × 60 mg)
    - PEG frühzeitig (bei beginnender Dysphagie und ausreichender Lungenfunktion, d. h. FVC [Forced Vital Capacity] > 50 %) → verbessertes Überleben [2293][SQ° Ia]
  - *Krämpfe:* Magnesium (z. B. Magnesium Verla® 3 × 1 Drg.), Chininsulfat (Limptar®) 1–2 × 200 mg/d (off-label, Leitlinie DGN [2489])
  - *Spastik* (selten relevant): Baclofen (z. B. Lioresal®), Tizanidin (z. B. Sirdalud®) (selten wirksam), Krankengymnastik (Leitlinie DGN [2489])
  - *begleitende Schmerzen des Bewegungsapparates:* NSAR, z. B. Celecoxib (Celebrex®), das im Tierversuch einen neuroprotektiven Effekt zeigt [2105] (Anwendungsbeschränkung beachten!), Opioide (Leitlinie DGN [2489])
  - Depression: Antidepressiva (z. B. Amitriptylin, SSRI) (Leitlinie DGN [2489])
  - *pathologisches Lachen und Weinen:* Amitriptylin 150 mg/d [3581]SQ Ib (in der DGN-Leitlinie 2005 als „nicht wirksam" eingestuft), Fluvoxamin 1–2 × 50 mg/d (off-label, Leitlinie DGN [2489]), Chinin in Kombination mit Dextramethorphan (off-label, Leitlinie DGN [2489])
  - *Laryngospasmus:* bei Zusammenhang mit gastroösophagealem Reflux Protonenpumpenhemmer (z. B. Pantozol 1 × 20-40 mg), Prokinetika (z. B. Metoclopramid) (Leitlinie DGN [2489])
  - *Dys-/Anarthrie:* Logopädie; Computer-unterstützte Kommunikationshilfen
    - Steuerung durch restliche Muskelaktivität
    - Brain-Computer-Interface mit Steuerung durch EEG-Potenziale [2901]
  - *alveolare Hypoventilation:* Verbesserung der Lebensqualität (Dyspnoe, Durchschlafstörungen, Tagesmüdigkeit, kognitive Leistungseinbußen) durch nichtinvasive Heimbeatmung [3146][SQ Ib], lebensverlängernd v. a. bei spinaler Symptomatik (Leitlinie DGN [2489])
  - *zähe Verschleimung:* Mucolytika (z. B. N-Acetylcystein), Flüssigkeitszufuhr, Gerät zur Hustenunterstützung („home suction device"), ggf. β-Blocker (z. B. Propanolol) (Leitlinie DGN [2489])
  - *konstante/präterminale Dyspnoe:* Morphin 2,5–5 mg alle 4 Stunden p. o. oder 1–2 mg s. c./i. v. (Leitlinie DGN [2489]); bei assoziiertem Asthma Clenbuterol (Spiropent® mite, 2 × 1 Tbl./d) bevorzugen, da dieses zusätzlich einen anabolen Effekt hat
  - *Thromboseprophylaxe:* Stützstrümpfe, ggf. niedermolekulare Heparine (Leitlinie DGN [2489])
  - Krankengymnastik, Ergotherapie, Logopädie

Verlauf

- **Mortalität** innerhalb von 3 Jahren 50 %, innerhalb von 6 Jahren 90 %
- **Indikatoren eines langsameren Verlaufs:**
  - Krankheitsbeginn vor dem 40. Lebensjahr: 3–4-mal längere Überlebenszeit [1055]
  - vorwiegender Befall des 1. Motoneurons [3867],[3466]

Selbsthilfegruppe

Deutsche Gesellschaft für Muskelkranke e. V. (DGM), Im Moos 4, 79112 Freiburg, Tel.: 07665/9447-0, Fax: 07665/9447-20, E-Mail: dgm-fr@t-online.de, Internet: www.dgm.org (auch für andere degenerative Motoneuronerkrankungen zuständig)

Primäre Lateralsklerose (PLS)

Definition

Isolierte Degeneration des 1. Motoneurons – kontrovers diskutiert, ob eigene Entität oder Unterform der ALS [4048]

Epidemiologie

Selten; eine Familie mit autosomal-dominanter Vererbung [1015]

Pathologie

Primäre, isolierte Degeneration von großen Pyramidenzellen des Motorkortex mit Degeneration der Pyramidenbahn; keine Beteiligung der Vorderhornzellen; kleine Einschlusskörperchen (Hirano, Bunina)

Diagnostische Kriterien [1055]

- **neuropathologisch gesicherte PLS:** klinische Diagnose und typischer neuropathologischer Befund
- **klinisch reine PLS:** Erkrankung des 1. Motoneurons, keine umschriebene Muskelatrophie, keine sichtbaren Faszikulationen, keine Denervierungszeichen im EMG innerhalb von 4 Jahren nach Krankheitsbeginn, Erkrankungsalter > 40 Jahre
- **ALS mit vorherrschendem Ausfall des 1. Motoneurons:** innerhalb der ersten 4 Jahre zusätzliche Befunde für das 2. Motoneuron und für geringe Denervierung im EMG, die die Diagnose ALS (noch) nicht rechtfertigen
- **PLS plus:** zusätzliche Zeichen von Demenz, Parkinsonismus, Hinterstrangsymptomen
- **symptomatische Lateralsklerose:** klinische Diagnose einer PLS bei Vorliegen eines paraneoplastischen Syndroms oder einer HIV-Infektion

Klinisches Bild [3221],[2318]

Ab 5. Dekade, schleichend beginnende, unilaterale oder symmetrische spastische Parese, in der Regel beinbetont, mit pseudobulbärer Dysarthrie (eher selten), später Dysphagie, pathologischem Lachen und Weinen; selten und spät Blasenstörungen (jedoch häufiger als bei der ALS)

Zusatzdiagnostik

- **EMG:** keine oder nur diskrete Denervierungszeichen
- **transkranielle Magnetstimulation (TMS):** fehlende oder verzögerte Muskelpotenziale
- **MRT:** mögliche Atrophie des Gyrus praecentralis; Ausschluss einer zervikalen Raumforderung oder periventrikulärer Herde
- **PET:** verminderte Glukoseutilisation in der Zentralregion
- **Liquor:** unauffällig

Differenzialdiagnose

ALS (→ S. 328; auch bei PLS klinisch, elektromyografisch und histopathologisch z. T. Mitbeteiligung des 2. Motoneurons, wenn auch nicht sehr ausgeprägt und wenig progredient), familiäre spastische Spinalparalyse (→ S. 333), funikuläre Myelose (→ S. 456), Borreliose (→ S. 194), Multiple Sklerose (→ S. 227), spinale Raumforderung, zervikale Myelopathie (→ S. 402), Myelitiden (Lues, HTLV-I, HIV) (→ S. 395), Intoxikationen (Konzo [Cassava-Wurzeln], Lathyrismus [Lathyrus sativus]), Adrenomyeloneuropathie (→ S. 432) [2572]

Therapie

- **symptomatische antispastische Therapie:** Baclofen, Tizanidin
- **kausal wirksame Therapie** derzeit nicht bekannt

Verlauf

Langsam progredient

Familiäre spastische Spinalparalyse (hereditary spastic paraplegia, HSP „Strümpell-Lorrain") [1019],[1600]

Definition

Vererbte spastische Paraparesen; Sammelbegriff für klinisch und genetisch heterogene Erkrankungen

Epidemiologie

Seltene Erkrankung; häufigster Gen-Lokus (ca. 50 % aller Familien): SPG 4 (2p21–24), Genprodukt Spastin

Genetik

Zurzeit 44 genetisch abgrenzbare Formen bekannt (70–80 % autosomal-dominant, 20 % autosomal-rezessiv, selten X-chromosomal gebunden), genetische Diagnostik z. B. in Bochum, Ulm, Hamburg, Regensburg, Rostock und Göttingen möglich (→ S. 737)

Pathologie

- Degeneration der gekreuzten Pyramidenbahnen, nach kaudalwärts zunehmend, oft auch des Tractus gracilis (Hinterstrang)
- variable, in der Regel geringe Degeneration des ungekreuzten, vorderen kortikospinalen Traktes und der spinozerebellären Bahnen

Klassifikation [1018]

Typ	Lokus auf Chromosom	Gen/Genprodukt	Klinik
X-chromosomal gebundene Formen			
SPG1	Xq28	Zelladhäsionsmolekül L1-CAM	meist komplexe HSP (mentale Retardierung, Hydrozephalus infolge Aquäduktstenose durch benachbartes Gen) [1929]
SPG2	Xq22	Proteolipid-Protein (PLP)	reine HSP und komplexe HSP (Optikusatrophie, Ataxie, Nystagmus), allelisch mit Pelizaeus-Merzbacher [3538]

Typ	Lokus auf Chromosom	Gen/Gen-produkt	Klinik
SPG16	Xq11.2	Gen unbekannt	komplexe HSP (zerebelläre Ataxie, sensibles Defizit, mentale Retardierung, Nystagmus, Optikusatrophie) [3932]
SPG34	Xq24-q25	Gen unbekannt	reine HSP, frühe Manifestation [2511]
autosomal-dominante Formen (16 Formen, 11 davon reine HSP)			
SPG3A	14q12-q21	Atlastin	reine HSP [4649]
SPG4	2p22-p21	Spastin	reine HSP (selten komplexe HSP, Demenz, Epilepsie) [2658]
SPG6	15q11.2-q12	NIPA1-Gen	reine HSP [3264]
SPG8	8q24	Strümpellin	reine HSP [4204]
SPG9	10q23.3–q34.2	Gen unbekannt	komplexe HSP (Katarakt, gastroösophagealer Reflux, Amyotrophie) [3726]
SPG10	12q13	KIF5A-Gen	reine HSP [2440]
SPG12	19q13	Gen unbekannt	reine HSP [3327]
SPG13	2q24–34	HSP60-Gen	reine HSP [1588]
SPG17	11q12–q14, variable Penetranz	Seipin	komplexe HSP (Amyotrophie der Hände [„Silver"-Syndrom]) [4527]
SPG19	9q33–q34	Gen unbekannt	reine HSP [4205]
SPG29	1p31.1-21.1	Gen unbekannt	komplexe HSP (Hypakusis, Hiatushernie, Hyperbilirubinämie) [2986]
SPG31	2p12	REEP1-Gen	reine HSP [4673]
SPG33	10q24.2	Protrudin	reine HSP [2552]
SPG36	12q23-q24	Gen unbekannt	komplexe HSP (periphere Neuropathie) [3672]
SPG37	8p21.1-q13.3	Gen unbekannt	reine HSP
SPG38	4p16-p15	CYP7B1	komplexe HSP (Amyotrophie der Hände [„Silver"-Syndrom], kognitive Störungen, Epilepsie, Hohlfuß) [2987],[4159]
SPG41	11p14.1-p11.2	Gen unbekannt	reine HSP [4647]
SPG42	3q25.31	SLC33A1	reine HSP [2405]
autosomal rezessiv (18 Formen)			
SPG5	8q12–13	Gen unbekannt	reine und komplexe HSP, häufig Blasenstörungen, leichte zerebelläre Symptome [1021]
SPG7	16q24.3	Paraplegin	reine HSP und komplexe HSP (Optikusatrophie, kortikale und zerebelläre Atrophie) [638]
SPG11	15q13–15	Spatacsin-Gen	reine HSP und komplexe HSP (mentale Retardierung, sensible Polyneuropathie, Dysarthrie, Nystagmus) [2460]; HSP-TCC (thin corpus callosum) beginnt vor dem 20. Lebensjahr mit kognitiven Störungen [3500], juveniler Parkinsonismus [148]
SPG14	3q27–28	Gen unbekannt	komplexe HSP (mentale Retardierung und motorische Neuropathie) [4268]
SPG15	14q22–24	ZFYVE26	komplexe HSP (distale Amyotrophie, zerebelläre Zeichen, schmales Corpus callosum, mentale Retardierung, Makulopathie, „Kjellin"-Syndrom) [1778], [1584]
SPG18	8p11.23	Gen unbekannt	komplexe HSP (mentale retardierung, Hypoplasie corpus callosum) [86]
SPG20	13q12.3	Spartin-Gen	komplexe HSP (mentale Retardierung, Dysarthrie, Kleinwuchs, distale Amyotrophie, „Troyer"-Syndrom) [255]
SPG21	15q22.31	Maspardin	komplexe HSP (mentale Retardierung, extrapyramidale Symptome, Katarakt, zerebelläre Zeichen, distale Amyotrophie, schmales Corpus callosum, „Mast"-Syndrom) [3793]
SPG23	1q24–32	Gen unbekannt	komplexe HSP (Pigmentanomalien, kognitive Störungen, Tremor, „Lison"-Syndrom) [436]
SPG24	13q14	Gen unbekannt	komplexe HSP (Dysarthrie) [1727]

Typ	Lokus auf Chromosom	Gen/Gen-produkt	Klinik
SPG25	6q23.3–24.1	Gen unbekannt	komplexe HSP (Glaukom, beidseitige Katarakt) [4670]
SPG26	12p11.1-12q14	Gen unbekannt	komplexe HSP (Dysarthrie, distale Amyotrophie, kognitive Beeinträchtigung, Zungentremor) [4504]
SPG27	10q22.1-10q24.1	Gen unbekannt	komplexe HSP (zerebelläre Ataxie, Polyneuropathie, mentale Retardierung, Mikrozephalie) [2667]
SPG28	14q21.3-q22.3	Gen unbekannt	reine HSP (Hohlfuß, Skoliose) [484]
SPG30	2q37.3	KIF1A-Gen	komplexe HSP (periphere Neuropathie, zerebelläre Zeichen) [2084],[1103]
SPG32	14q12-q21	Gen unbekannt	komplexe HSP (mentale Retardierung, pontine Dysraphie) [3937]
SPG35	16q21-q23	FA2H-Gen	komplexe HSP (kognitive Störungen, Epilepsie, Dysarthrie) [951],[952]
SPG39	19p13.2	PNPLA6-Gen	komplexe HSP (distaler Muskelatrophie) [3263]
SPG44	1q42.13	GJC2	komplexe HSP (Dysarthrie, Intensionstremor) [2991]
SPG45	10q24.3-q25.1	Gen unbekannt	komplexe HSP (mentale Retardierung) [1022]
SPG46	9p21.2-q21.12	Gen unbekannt	komplexe HSP (mentale Retardierung, schmales Corpus callosum) [482]
SPG48	7p22.1	KIAA0415	reine HSP, häufig Blasenstörungen [3818]

Klinisches Bild

- **reine Formen:** beinbetonte Spastik, variable Paresen; Urininkontinenz oder sensible Defizite möglich; Gangunfähigkeit meist erst spät (nach dem 60. Lebensjahr), meist normale Lebenserwartung
- **komplexe Formen:** zusätzlich Neuropathie, Optikusatrophie, zerebelläre Atrophie, Tremor, mentale Retardierung, kognitive Störungen, Epilepsie, juveniler Parkinsonismus (SPG11) [148],Verschmälerung des Corpus callosum (siehe „Klassifikation") [920]

Differenzialdiagnose

- **degenerative Erkrankungen:** primäre Lateralsklerose (→ S. 332), ALS (→ S. 328), HMSN Typ V (→ S. 496), SCA3 (→ S. 324), Pantothenate-Kinase-assoziierte Neurodegeneration (PKAN) (→ S. 382)
- **strukturelle Veränderungen in Schädel und Spinalkanal:** parasagittaler Tumor (Mantelkanten-Syndrom), zervikale Myelopathie (→ S. 402), spinale Raumforderungen, Syringomyelie (→ S. 404), Fehlbildungen der okzipitozervikalen Übergangsregion
- **entzündliche Erkrankungen:** Multiple Sklerose (→ S. 227), Borreliose (→ S. 194), HTLV-I-assoziierte Myelitis (→ S. 395), vakuoläre Myelopathie bei HIV-Infektion (→ S. 214), Meningomyelitis syphilitica (→ S. 197)
- **familiäre metabolische Erkrankungen:** Adrenomyeloneuropathie/Adrenoleukodystrophie (→ S. 432), Mitochondriopathie, metachromatische Leukodystrophie (→ S. 436), globoidzellige Leukodystrophie, Cerebrosid-β-Galaktosidase, GM2-Gangliosidose (= Hexosaminidase-A-Mangel) (→ S. 431), Abetalipoproteinämie (→ S. 501)
- **erworbene metabolische Erkrankungen:** funikuläre Myelose (→ S. 456)
- **Intoxikationen:** Konzo (Cassava-Wurzeln), Lathyrismus (Lathyrus sativus)

Therapie

- **keine kausal wirksame Therapie** bekannt
- **symptomatische antispastische Therapie:** Baclofen, Tizanidin; experimentelle symptomatische Therapie: Ritalin, Cannabis

Selbsthilfegruppe

Tom Wahlig Stiftung, Veghestrasse 22, 48149 Münster; Tel.: 0251-20079120, Fax: 0251-20079122, E-Mail: info@hsp-info.de; Internet: www.hsp-info.de/index.php

Spinale Muskelatrophien (SMA)

Definition

Symmetrische Muskelschwäche und -atrophie bei Degeneration von α-Motoneuronen spinal (und bulbär) infolge eines genetischen Defekts

Epidemiologie

Bei Kindern die häufigste letale autosomal-rezessive Erkrankung nach der zystischen Fibrose; Häufigkeit der autosomal-rezessiven Form ca. 1:10 000, der Überträger 1:40–1:60 Einwohner

Genetik

- **proximale spinale Muskelatrophien:**
  - *Typ I–III:* autosomal-rezessiv; bei 95 % der SMA Typ I–III homozygote Deletion des SMN-1-Gens auf Chromosom 5q13; motor-neuron-survival-Gen 1 (SMN 1, telomerisch gelegen [2339])

    - Schwere der Erkrankung determiniert durch Menge des SMN-Proteins voller Länge (vor allem unter Einschluss von Exon 7 [2458]): bei schwerer Verlaufsform (Typ I) in der Regel große Deletion, die z. T. das NAIP- und das p44-Gen mit einbezieht, bei Typ II und III z. T. Genkonversion eines SMN-1- in ein SMN-2-Gen, so dass zumindest eine Restfunktion erhalten bleibt
  - *Typ IV:*
    - autosomal-rezessiv (ca. 70 %; davon 30 % Mutation auf Chromosom 5q13) mit geringer Behinderung (proximal betont) und normaler Lebenserwartung
    - autosomal-dominant (ca. 30 %, genetischer Defekt unbekannt), Beginn in der 4. bis 6. Dekade, meist raschere Progredienz
- **distale spinale Muskelatrophie und Sonderformen:** Genetik im Einzelnen nicht geklärt

Klinische Klassifikation

- **proximale spinale Muskelatrophien:**
  - *Typ I = infantile Form (Werdnig-Hoffmann), schwerer Verlauf:* Beginn vor der Geburt oder innerhalb der ersten 6 Monate, Tod vor dem 3. Lebensjahr, klinisch Schwäche und Atrophie proximal und beinbetont, bulbäre und respiratorische Muskulatur mit betroffen; Hypotonie („floppy infant"), ausgefallene Muskeleigenreflexe
  - *Typ II = intermediärer Verlauf:* Beginn im Alter von 6–18 Monaten (Patienten lernen Sitzen, aber nicht Stehen und Gehen), Überleben über das 3. Lebensjahr hinaus, oft bis zur Adoleszenz, klinisch Schwäche und Atrophie proximal und beinbetont
  - *Typ III = juvenile Form (Kugelberg-Welander), milder Verlauf:* Beginn mit 18 Monaten bis 18 Jahren, Langzeitüberleben möglich, klinisch Schwäche und Atrophie proximal und beinbetont
  - *Typ IV = adulte Form:* Beginn nach dem 18. Lebensjahr, proximal betonte Paresen (Beine > Arme), selten bulbäre Symptome, keine relevante Beeinträchtigung der Atemmuskulatur, in der Regel normale Lebenserwartung
- **distale spinale Muskelatrophien** (10 % der SMA): Paresen distal betont, autosomal-rezessiv oder -dominant (meist Erwachsene)
- **Sonderformen:** extrem selten, Manifestationsalter 30–50 Jahre
  - *skapulohumerale spinale Muskelatrophie (Vulpian-Bernardt)*: autosomal-rezessiv, Beginn jenseits des 45. Lebensjahres in Schultergürtel und Oberarmen, asymmetrisch, langsam progredient (,)
  - *skapuloperoneale spinale Muskelatrophie (Brossard-Kaeser)*: meist autosomal-dominant

Diagnosestellung

Klinisches Bild und Mutationsnachweis [3558], genetische Diagnostik z. B. in Bonn und Rostock möglich (→ S. 737)

Therapie

- **keine kausal wirksame Therapie etabliert**
- **Behandlungskonzept der DGM** (Deutsche Gesellschaft für Muskelkranke, DGM) bezüglich Ateminsuffizienz, akuten Erkrankungen, Ernährungsproblemen, gastrointestinalen Störungen, orthopädischer Behandlung und Rehabilitation (DGM-Mitteilungen 2008 [2738])
- **neue Therapieansätze:**
  - *Normalisierung der SMN-1-Proteinmenge* durch Medikamentengabe:
    - Wirkung präklinisch nachgewiesen bei Histon-Deacytelase-Hemmer Natrium-Butyrat [673], Aclarubicin [138]), Hydroxyurea [693], Aminoglykoside [4553]
    - Wirkung präklinisch nachgewiesen, klinisch kein Effekt bei Valproat [4155], [4020],[2080]bzw. Riluzol [1544],[3458]
  - *SMN unabhängige Therapien*:
    Wirkung präklinisch nachgewiesen bei IGF-1 [473], CNTF [3784], Cardiotrophin [2365], Stammzelltransplantation [805],[806]

Spinobulbäre Muskelatrophie (Kennedy-Syndrom)

Definition

Degeneration der bulbären und spinalen Motoneurone ohne Beteiligung der kortikospinalen und kortikobulbären Neurone

Genetik

X-chromosomal gebunden (Chromosom Xq11–12), CAG-Expansion (> 40) im Androgenrezeptorgen, Repeatlänge hat keinen Einfluss auf Schwere der Erkrankung

Klinisches Bild

- **neurologische Symptome** ( ): Beginn um das 40. Lebensjahr in Gesichts- und Schlundmuskulatur (Faszikulationen im Gesicht; Dysphagie); proximale Muskelschwäche und -atrophie mit Faszikulationen, abgeschwächte Muskeleigenreflexe; Haltetremor
  - *nicht betroffen:* Augenmuskeln und Sphinktermuskulatur, Pyramidenbahn, Sensibilität (aber z. T. fehlendes oder erniedrigtes SNAP als Zeichen einer Spinalganglienbeteiligung), Kleinhirn
- **Symptome durch partielle Androgenrezeptorinsuffizienz:** Gynäkomastie, Hodenatrophie und Hochwuchs
- **assoziiert:** z. T. Diabetes mellitus

Zusatzdiagnostik

- **transkranielle Magnetstimulation (TMS):** normale kortikale Erregbarkeit (im Gegensatz zur ALS) [4348]

Diagnosestellung

Klinisch und über Nachweis der CAG-Expansion im Androgenrezeptorgen [2033],[2251], genetische Diagnostik z. B. in Würzburg und Ulm möglich (→ S. 737)

Verlauf

Langsam progredient, vereinbar mit Langzeitüberleben [658]

Sporadische Erkrankungen des 2. Motoneurons

Progressive Muskelatrophie Aran-Duchenne
Beginn um das 30.–50. Lebensjahr mit distalen, oft asymmetrischen Atrophien (Handmuskeln), Paresen und Faszikulationen, Krankheitsdauer 5–15 Jahre, sehr selten; unklar, ob eigene Entität oder Unterform der ALS, da Übergänge beschrieben wurden [2702],[4316]

Amyotrophische Diplegie der Arme
Vorwiegend Männer im Erwachsenenalter, symmetrische Atrophien und Schwäche der Oberarm- und Schultergürtelmuskeln ohne Ausbreitung auf die unteren Extremitäten; Differenzialdiagnose zum „man-in-the-barrel"-Syndrom (*zentrale* Paresen bei bilateralen Grenzzoneninfarkten von A. cerebri media und anterior); Beziehung zur ALS ungeklärt [4206]

Monomelische Amyotrophie Hirayama
Männer zwischen 20 und 30 Jahren (M:F = 5:1) ; fast ausschließlich obere Extremitäten betroffen, distale asymmetrische, meist einseitige Atrophie (,), Faszikulationen, Progredienz über Monate bis 2 Jahre, dann Stillstand, oft keine relevante funktionelle Beeinträchtigung; ursächlich wird neben einer milden Verlaufsform einer Motoneuronerkrankung auch zunehmend eine Kompression des unteren Halsmark mit Venenstauung und mikrovaskulären Veränderungen diskutiert [233],[3340]

2.12 Basalganglienerkrankungen

C. H. Lücking, F. Amtage, S. Hummel, M. Hornyak, B. Zucker und B. Hellwig*

Allgemeines

Akinetisch-rigide Bewegungsstörungen (Parkinson-Syndrome), abnorme unwillkürliche Bewegungen (Hyperkinesen und Dyskinesien: Chorea, Athetose, Ballismus, Tic, Tremor, Myoklonus) sowie abnorme Muskelkontraktionen (Dystonie) sind mit Erkrankungen der Basalganglien assoziiert. Neben Bewegungsstörungen werden auch kognitive Veränderungen beobachtet, vor allem Störungen von Frontalhirnfunktionen (z. B. Abulie), vermutlich infolge einer Unterbrechung kortiko-striato-thalamischer Neuronenkreise.

2.12.1 Erkrankungen mit akinetisch-rigidem Syndrom

Morbus Parkinson (idiopathisches Parkinson-Syndrom)

Definition
Klinisch-pathologisch definierte Erkrankung: asymmetrische, akinetisch-rigide Bewegungsstörung mit Ruhe- und Haltetremor sowie Störungen der Körperhaltung bei alpha-synuclein beinhaltenden Lewy-Körperchen mit assoziierter Degeneration umschriebener Neuronenpopulationen, vor allem der dopaminergen Neurone in der Substantia nigra pars compacta

Epidemiologie
Prävalenz 0,16 % der Bevölkerung mit zunehmender Prävalenz im höheren Lebensalter (1 % bei 60-Jährigen, 3 % bei 80-Jährigen); Inzidenz von Neuerkrankungen steigt bis zum 90. Lebensjahr [997]; F = M, mittleres Erkrankungsalter 55 Jahre (17–80 Jahre) [1728]; Erkrankungen vor dem 40. Lebensjahr vor allem beim autosomal-rezessiven Parkinson-Syndrom PARK2 [2482]; je jünger ein Patient, desto wahrscheinlicher ein genetischer Hintergrund

Ätiologie
- **Ursache für den Untergang der dopaminergen Neurone ungeklärt**, zunehmend erkannt werden genetische Faktoren [411] und neurotoxische Mechanismen. Wichtig Rollen spielen u. a. pathologische Proteinaggregation, beeinträchtigtes Ubiquitin-Proteasom-System, oxidativer und mitochondrialer Stress, gestörte intrazelluläre Signaltransduktion [4090]
- **genetische Faktoren** s. u.
- **Neurotoxine:** Erkrankungsrisiko erhöht nach Exposition gegenüber Pestiziden (z. B. Paraquat [2546], [2546] oder Lindan [3349]) oder Lösungsmitteln (z.B. Trichloräthylen [1430]); traumatische Hirnschädigung plus Paraqat-Exposition verdreifacht das Risiko [2332]
- **Tabakkonsum:** langdauerndes, mehr als intensives Rauchen vermindert das Risiko für eine Parkinson-Krankheit; zugrundeliegende Mechanismen ungeklärt [690]
- **häufige Traumata** (Boxer-Enzephalopathie) erhöhen das Risiko, am Morbus Parkinson zu erkranken [2449]
- **symptomatisches Parkinson-Syndrom:** siehe Differenzialdiagnose

Genetik
- **genetische Faktoren der Erkrankung:** bei 5–15 % der Parkinson-Patienten weitere Betroffene in der Familie; bisher 16 Gen-Loci (PARK 1 – PARK 16) für seltene, autosomal vererbte Formen des Morbus Parkinson beschrieben; für 12 Gen-Loci sind bisher die verantwortlichen Gene identifiziert, d. h., Veränderungen (Mutationen) in diesen Genen können die Krankheit auslösen [411],[943],[3021]

Genlokus	Chromosom	Genprodukt	Funktion	Referenzen (NCBI)[1]
autosomal-dominant vererbter Morbus Parkinson:				
PARK1 PARK4	4p14	Apha-synuclein	synaptische Funktion und Plastizität, neigt zur Aggregation, Hauptbestandteil der Lewy-Körper	OMIM 163890
PARK5	4p14	Ubiquitin carboxy-terminale Hydrolase-L1, UCH-L1	im Rahmen des Ubiquitin-Proteasom-Systems für das Ubiquitin-Recycling verantwortlich.	OMIM 191342
PARK8	12p11-q13	Leucin-rich repeat kinase 2, LRRK2	Kinase; Mutationen führen zu pathologisch verstärkter Proteinphosphorylierung. Häufigstes mit Parkinson assoziiertes Gen: verantwortlich für etwa 10-40 % (je nach Bevölkerung) der familiären und etwa 5 % der sporadischen Fälle	OMIM 609007
PARK11	2q36-37	GRB10-interacting GYF protein 2	unbekannt	OMIM 612003
PARK13	2p12	HTRA serine peptidase 2 (HTRA2/Omi)	mitochondriale Protease	OMIM 606441
autosomal-rezessiv vererbter Morbus Parkinson mit frühem Krankheitsbeginn:				
PARK2	6q25–27	Parkin	E3 Ubiquitin-Protein-Ligase: ubiquitiniert bestimmte Proteine mit vermuteten Auswirkungen auf Proteindegradation und Signalkaskaden (für bis zu 50 % der familiären und 10-15 % der sporadischen Fälle mit Beginn unter 45 Jahren verantwortlich)	OMIM 602544
PARK6	1p35–36	PINK 1[2]	mitochondriale Kinase	OMIM 608309
PARK7	1p36	DJ-1	antioxidative Eigenschaften	OMIM 602533
PARK9	1p36	ATP13A2[3]	neuronale, lysomale P-type ATPase, verantwortlich für Transmembran-Transporter	OMIM 610513
PARK 14	22q13.1	Phospholipase A2 (PLA2G6)[4]	Phospholipase A2 führt zu einer Freisetzung von Arachidonsäure und andere Fettsäuren. PLA2G6 ist eine kalziumunabhängige Phospholipase. Mutationen im PLA2G6-Gen verursachen auch Neurodegenerationen mit Eisenablagerungen (neurodegeneration with brain iron accumulation (NBIA))	OMIM 612953
PARK 15	22q12.3	F-box only protein 7 (FBXO7)[5]	FBXO7 ist eine Komponente der E3 Ubiquitin-Protein-Ligasen. Drei unterschiedliche Mutationen beschrieben (Italien, Dänemark, Iran)	OMIM 605648

[1] OMIM: Online Mendelian Inheritance in Man: http://www.ncbi.nlm.nih.gov/omim
[2] Dystonie, Hyperreflexie und psychiatrische Auffälligkeiten können vorkommen
[3] atypisches, axial betontes, bradykinetisch-rigides Parkinson-Syndrom mit Pyramidenbahnzeichen, supranukleärer vertikaler Blickparese und Demenz = Kufor-Rakeb-Syndrom)
[4] klinisch adult-onset Dystonie-Parkinsonismus mit Pyramidenbahnzeichen, Ruhetremor und gutem Ansprechen auf L-Dopa
[5] klinisch early-onset Parkinson-Syndrom mit Pyramidenbahnzeichen

- **häufig keine sicheren klinischen Unterscheidungsmerkmale** zwischen den genetischen und idiopathischen Parkinson-Formen; positive Familienanamnese und früher Krankheitsbeginn können auf eine genetische Form hinweisen
- **andere genetische Erkankungen**, die u.a. mit einem Parkinson-Syndrom einhergehen können (DYT3, DYT5, DYT12, SCA2, SCA3, SCA6, PKAN, Morbus Gaucher, Phenylketonurie [2089]
- **Perry-Syndrome/Purdy-Syndrom:** autosomal dominant vererbtes, rasch fortschreitendes Parkinson-Syndrom mit zentraler Hypoventilation, Depression und Gewichtsverlust; L-Dopa wenig wirksam; Tod in wenigen Jahren wegen Ateminsuffizienz [4482]
- **mitochondriale DNA Polymerase gamma A (PolgA)** [2500]: manche Patienten mit Mutationen in diesem Gen können neben einer chronisch progressiven externen Ophthalmoplegie (CPEO) auch ein Dopa-responsives Parkinson-Syndrom entwickeln
- **ferner als Risikofaktoren diskutiert:** Genvariationen, die nicht nur bei Erkrankten vorkommen (Polymorphismen), z. B. im α-synuclein- [2198], UCH-L1- [2559], tau- [2594] und „brain derived neurotrophic factor“ (BDNF)-Gen [2763], ebenso wie heterozygote Parkin-Mutationen und PINK 1-Mutationen

Pathologie

- Verlust und Degeneration von dopaminergen Neuronen vor allem in den ventrolateralen Anteilen der Substantia nigra pars compacta ( ) sowie von Neuronen im Locus coeruleus (noradrenerg), in den

Raphe-Kernen (serotoninerg), im Nucl. basalis Meynert (cholinerg), im dorsalen Vaguskern, im Bulbus olfactorius; in späteren Stadien auch im Cortex cerebri und in den peripheren sympathischen Ganglien; in den verbleibenden degenerierenden Neuronen Lewy-Körper (hyaline eosinophile Einschlusskörper), extrazelluläres Pigment, Mikroglia- und Astroglia-Aktivierung [488]

- Auftreten der Lewy-Körper (👁) in den verschiedenen Prädilektionsstellen gemäß einer Entwicklung, die im olfaktorischen System und im dorsalen Vaguskern beginnt und kaudorostral fortschreitet; dabei können unterschiedliche Stadien abgegrenzt werden (Braak-Stadien 1–3 = subklinisches, Braak-Stadien 4–6 = manifestes Parkinson-Syndrom) [487]; vergleichbare Veränderungen auch bei älteren Personen ohne Parkinson-Syndrom beschrieben, andererseits entsprechende Muster nicht bei jedem Parkinson-Patienten vorhanden [566],[1890]

Typen

- **Äquivalenz-Typ:** Akinese, Rigor und Tremor annähernd gleich ausgeprägt (🎥)
- **akinetisch-rigider Typ:** Tremor fehlt oder ist minimal
- **Tremordominanz-Typ:** Akinese und Rigor minimal (🎥, 🎥, 🎥, 🎥)
- **monosymptomatischer Ruhetremor** (seltene Variante)

Klinisches Bild: Motorische Symptome

- **Leitsymptomatik** (🎥, 🎥): Akinese (Bewegungsverarmung) mit Bradykinese (Bewegungsverlangsamung), Hypokinese (verminderte Bewegungsamplitude), Rigor, Ruhe- und/oder Haltetremor, Haltungsinstabilität (Verlust der Haltungsreflexe); zunächst halbseitig und armbetont, allmähliche Zunahme und Übergreifen auf die Gegenseite; gutes Ansprechen auf L-Dopa
- **Manifestationen der Akinese:**
  - *Kopfbereich:* Hypomimie; hypokinetische Dysarthrie mit Hypophonie, Dysprosodie, Tachyphasie (🎥) (Starthemmung und Stottern zu Sprechbeginn, Auslassen von Phonemen, Beschleunigung gegen Satzende) und Palilalie (unwillkürliches Wiederholen von Lauten oder Wörtern mit ansteigender Geschwindigkeit) (→ „Neuropsychologische Syndrome" S. 12); Dysphagie
  - *Extremitäten:* verminderte Mitbewegungen, reduzierte Finger-/Fußgeschicklichkeit (repetitives oder alternierendes Finger-/Fußklopfen, „Tapping"), Störung rasch alternierender Bewegungen (Bradydiadochokinese), Mikrografie; kleinschrittiger (schlurfender) Gang
  - *axial:* Schwierigkeiten beim Aufstehen und beim Umdrehen im Bett
- **Manifestationen des Tremors** (🎥, 🎥, 🎥, 🎥, 🎥):
  - *Typ I:* Ruhetremor oder Ruhe- und Halte-/Bewegungstremor der gleichen Frequenz von 4–6 Hz; typischerweise distaler Ruhetremor an den Händen („Pillendrehen"), aktivierbar durch emotionale oder mentale Anspannung (Kopfrechnen); auch an hängender Extremität beim Stehen und Gehen; in seltenen Fällen Ruhetremor auch an den unteren Extremitäten
  - *Typ II:* Ruhe- und Halte-/Bewegungstremor unterschiedlicher Frequenz, der bereits zu Krankheitsbeginn bestehen kann; Frequenzen des Haltetremors von 5–8 Hz
  - *Typ III:* reiner Halte-/Bewegungstremor von 5–8 Hz, der meist im Verlauf in Typ II übergeht
  - *kein Tremor* bei ca. 25 % der Patienten
  - *EMG:* in der Regel reziprok-alternierendes Muster bei polygrafischer Ableitung
- **Manifestationen des Rigors:** subjektiv Steifigkeitsgefühl, fakultativ ziehende Missempfindungen, Rückenschmerzen; objektiv bei passiven Bewegungen gleichförmig zäher Widerstand, evtl. mit Zahnradphänomen, unabhängig von der Geschwindigkeit der passiven Bewegung, aktivierbar durch Willkürbewegungen der kontralateralen Extremität
  - *Pendeltest:* Pendeln des Handgelenks (bei Schütteln des Unterarms durch den Untersucher) bzw. der Arme (bei Schütteln an den Schultern) oder Beine (Pendeln im Kniegelenk) verringert
  - *Wartenberg-Test* für die axiale Muskulatur: der Kopf des liegenden Patienten wird von der Unterlage abgehoben und plötzlich losgelassen: bei Rigor in der Nackenmuskulatur fällt der Kopf nicht oder nur langsam zurück
- **Haltungsinstabiltät** (Verlust der Haltungsreflexe): Fallneigung nach passiver Auslenkung („pull"-Test [🎥] oder „push and release"-Test) bei Ausschluss von primär vestibulären, zerebellären oder propriozeptiven Störungen
  - *„pull"-Test:* Zug an beiden Schultern nach hinten
  - *„push and release"-Test:* Patient drückt oder lehnt sich aktiv gegen die Hände des Untersuchers auf seinen Schulterblättern, dann plötzliche Wegnahme der Hände; aussagekräftiger im „on"-Stadium, geringere Habituation [1847]

- **Haltungsstörung:** Flexion der HWS/BWS; Adduktion der Arme im Schultergelenk, Flexion im Ellenbogen-, Hüft- und Kniegelenk
- **weitere/fakultative Symptome im Verlauf der Erkrankung:**
  - *Freezing:* abrupte Unterbrechung von Bewegungsabläufen, vor allem beim Gehen („freezing of gait", FOG), charakterisiert durch kleine, sich beschleunigende Schritte (Festination, Pro- und Retropulsion mit Sturzneigung) oder Trippeln auf der Stelle oder komplette Unbeweglichkeit; Starthemmung beim Gehen
    - Auftreten meist nach längerer L-Dopa-Therapie, überwiegend in off-Phasen, seltener in on-Phasen [1110]; teilweise oder vollständige Blockierung des Gehens, vor allem beim Starten, Wenden, Drehen, in Zielnähe, in räumlicher Enge, im offenen Raum oder in Stresssituationen
    - Nachweis durch Aufforderung zur Drehung auf der Stelle um 360° [3842]
    - Freezing lässt sich nicht mit den Kardinalsymptomen Akinese, Rigor, Tremor und Haltungsstörungen korrelieren, tritt auch bei atypischen und vaskulären Parkinson-Syndromen auf [3667]
    - Bildgebung: beidseits frontale und parietale Atrophien [2167]
  - *Sturzneigung und Stürze* bei 40-70 % der Parkinson-Patienten, häufiger bei Haltungsinstabilität, axialem Rigor, zunehmend mit Alter, Schwere der Erkrankung, Depression und Demenz; Ausdruck der Störung der posturalen Reflexe und der Schwierigkeit der Parkinson-Patienten, mehrere Aufgaben gleichzeitig zu lösen und dabei dem Stand/Gang die notwendige Bedeutung zu geben („posture second") [429]; erhebliches Verletzungsrisiko (Frakturen), Einschränkung der Alltagsbeweglichkeit, Verlust der Unabhängigkeit. Einschätzung des Sturzrisikos anhand von u.a. Tinetti Balance Score, Timed-up-and-go Test [2041] (→ Kapitel „Stürze" S. 53)
  - *dystone Haltungs- und Bewegungsstörungen:*
    - dystone Bewegungen der Extremitäten und/oder des Rumpfes
    - dystone Haltung: „striatale Hand" (Beugung in den Fingergrundgelenken, Streckung in den Interphalangealgelenken); ähnlich der „Thalamushand" beim Thalamussyndrom; „striataler Fuß" (Überstreckung der Großzeh, Beugung der übrigen Zehen, fakultativ Equinovarusstellung des Fußes) [197]
    - Kamptokormia: nach längerem Krankheitsverlauf zunehmende Vorbeugung des Rumpfes mit oder ohne Kopfbeugung während des Stehens und Gehens, die im Sitzen und besonders im Liegen aufgehoben ist (auch bei atypischem Parkinson-Syndrom (v.a. MSA) und Dystonien); Ursache:
      - axiale Dystonie mit Kontraktion der vorderen Rumpfmuskeln (vor allem M. rectus abdominis) [230] oder
      - axiale Myopathie [2949],[3890]; neuromuskuläre Veränderungen in der Rückenmuskulatur können auch sekundär Folge der Kamptokormie sein [2361]
      - Variante: Dropped-head Syndrom: isolierte Kopfbeugung
    - Pisa-Syndrom: seitliche Neigung des Rumpfes nach langem Sitzen und beim Stehen und Gehen, vor allem bei asymmetrischem Parkinson-Syndrom, kontralateral zur stärker betroffenen Seite; im EMG einseitige tonische Hyperaktivität in der ipsilateralen oder kontralateralen paravertebralen Muskulatur und des M. obliquus abdominis [4053],[948]
      - Ursache: axiale Dystonie, einseitige vestibuläre Störung [4321]
  - *fehlende Habituation von Glabella- und Blinkreflex*
  - *Augenbewegungsstörungen*: sakkadierte Blickfolge, Blicksprünge mit Treppensakkaden, Einschränkung der vertikalen Blickbewegung nach oben um weniger als 50 % ist möglich und unspezifisch [2433], siehe unter PSP (→ S. 355)

Klinisches Bild: nicht motorische Symptome

- **Allgemeines: Nichtmotorische Störungen**
  - können den motorischen Symptomen vorausgehen und werden häufig nicht richtig zugeordnet oder
  - treten meist erst im Verlauf der Erkrankung auf und können dabei stärker als die motorischen Störungen zur Beeinträchtigung der Patienten und zur Verminderung der Lebensqualität und Lebenserwartung beitragen [686]
  - sprechen kaum auf Dopaminergika an und erfordern eine symptombezogene Behandlung [4659]
  - können nach längerer L-Dopa-Therapie auch fluktuierend auftreten, häufiger assoziiert mit on-Phasen als mit off-Phasen [308]
  - Frequenz und Schwere lassen sich mit einem Fragebogen zu nicht-motorischen Störungen und einer graduierten Beurteilungsskala erfassen [3966]

- **Neuropsychiatrische Symptome:**
  - *Mild cognitive impairment (MCI)* bei ca. 25 % der Patienten, in 20 % schon früh nach Feststellung des Parkinson-Syndroms; betrifft vor allem Gedächtnis-, visuell-räumliche sowie Aufmerksamkeits- und exekutive Funktionen [35]
  - *Demenz:* bei 25–35 % der Parkinson-Patienten; Auftreten im Durchschnitt 10 Jahre nach Krankheitsbeginn, vereinzelt schon in den ersten Jahren; deutliche Zunahme der Prävalenz bis zu 75 % mit Alter, Erkrankungsdauer und -schwere [36],[3326]
    - Ursache wahrscheinlich zusätzliche Degeneration cholinerger Neurone (Nucl. basalis Meynert) [1705]; Rolle der kortikalen und subkortikalen Lewy-Körperchen unklar [2652]
    - Risikoindikatoren: hohes Alter, visuelle Halluzinationen, ausgeprägte Gangstörung und Haltungsinstabilität, vorherrschende akinetische Symptome, männliches Geschlecht [2954],[3720],[36]
    - klinisches Bild: im Vordergrund Störungen der exekutiven Funktionen (Handlungsplanung und Arbeitsgedächtnis [→Neuropsychologische Syndrome S. 8]), der Aufmerksamkeit sowie der visuell-räumlichen und sprachlichen Funktionen; Symptomatik weitgehend ähnlich der Demenz bei Lewy-Körperchen-Krankheit; Unterschiede zur Alzheimer-Demenz: Fluktuationen, visuelle und akustische Halluzinationen, Depression, Angst und Schlafstörungen [1299],[977],[598]
    - Messinstrumente: Mini-Mental-Status-Test (MMST), Parkinson Neuropsychometric Dementia Assessment (PANDA) [1960], Montreal Cognitive Assessment (MoCA) [2854],[726]
  - *Depression:* mit 25–50 % häufigstes neuropsychiatrisches Symptom [495],[2718], [3325], nicht selten kombiniert mit Demenz, Angst- und psychotischen Störungen; keine Beziehung zur Dauer und Schwere der Parkinson-Erkrankung, wohl aber zu Gang- und Haltungsstörungen ; kann bereits in frühen Stadien auftreten und zusätzlich zu den motorischen Symptomen die allgemeine Beeinträchtigung erheblich verstärken und zu einer intensiveren Parkinson-Therapie veranlassen [3305]; schwere Depressionen gehen häufig mit einer Alexithymie einher [3181]
    - Diagnosestellung dadurch erschwert, dass Symptome wie Schlafstörungen, Antriebslosigkeit, psychomotorische Verlangsamung, Konzentrationsstörungen und sexuelle Funtionsstörungen sowohl als Anteil der Parkinson-Krankheit wie auch der Depression auftreten können [686]
    - Diagnostik: alle bekannten Depressions-Skalen haben hinsichtlich Sensitivität und Spezifität ähnliche Aussagekraft [4513]
    - schwierige Abgrenzung einer Depression im Rahmen der neurodegenerativen Veränderungen mit frontokortikaler Dysfunktion von einer sekundären Reaktion (dysfunktionale Bewältigungsreaktion) auf motorische, emotional und soziale Belastung durch die Parkinson-Krankheit
  - *psychotische Symptome:* bei 16–40 % der Parkinson-Patienten [4516], am häufigsten als visuelle, aber auch als akustische, olfaktorische und taktile Halluzinationen sowie als unspezifische oder systematische Wahnvorstellungen [2587], mitunter auch als Eifersuchtswahn („Othello-Syndrom“ [609])
    - Risikofaktoren: vor allem Behandlung mit Dopaminergika (Halluzinationen wurden aber schon in der Zeit vor der L-Dopa-Therapie beobachtet [1163]), zusätzliche Risikofaktoren: Alter, Schwere der Erkrankung, Schlafstörungen, Demenz, Depression [4622]
    - Abgrenzung isolierter visueller Halluzinationen von Trugwahrnehmungen bei Sehstörungen („Charles Bonnet-Syndrom“) [1419]
  - *sonstige psychische Symptome:*
    - Apathie: Verlust von Emotion, Motivation, Interesse, Betroffenheit, Zielstrebigkeit ohne Demenz oder begleitende Depression bei 5–30 % der Parkinson-Patienten [2076]
    - Angststörungen: Panik, generalisierte Angst und soziale Phobien bei etwa 20–30 % mit und ohne Depression [974]
    - Alexithymie: Unfähigkeit, seine Gefühle wahrzunehmen und in Worte zu fassen; bei ca. 20 % der Parkinson-Patienten, auch ohne Depression [207]
  - *Verhaltensstörungen:*
    - Impulskontrollstörungen: pathologisches Spielen, Kaufen, Essen oder Hypersexualität; 3,5 - 13,6 % aller Parkinson-Patienten (ca. 1 % in der Normalbevölkerung); vor allem unter höheren Dosen von Dopamin-Agonisten (besonders D3-Rezeptor-Stimulation?), selten unter L-Dopa-Monotherapie; meist keine selbstständige Dosissteigerung; grundsätzlich reversibel nach Absetzen der Dopamin-Agonisten [1298],[3905],[121]
      - zusätzliche Risikofaktoren: früher Krankheitsbeginn, L-Dopa-Therapie, männliches Geschlecht, Rauchen, in der Vorgeschichte Zwänge, Verstimmungen, Alkoholerfahrung, Spielsucht in der Familie [4438]
    - dopaminerges Dysregulationssyndrom (DDS): zwanghafte Steigerung der dopaminergen Medikation, einschließlich L-Dopa und Apomorphin [2941],[1117]; selten kombiniert mit pathologischem Spielen [1298]
    - L-Dopa-Sucht: psychologische Abhängigkeit von häufig höchsten Tagesdosen, meist bei Patienten mit selbstständiger (bedarfsabhängiger) Dosierung [467]
    - sinnloses ständiges Wiederholen („punding“): putzen, horten, rechnen, zitieren, Sammlungen sortieren mit jeweils großer Intensität; bei etwa 17 % der Patienten unter hohen Dosen von dopaminerger Medikation; abzugrenzen von Zwangsideen und -handlungen (obsessions-compulsions) und Manie [417]
- **autonome Dysfunktion/vegetative Zeichen:**
  - *symptomatische orthostatische Hypotension* bei ca. 20 % der Parkinson-Patienten (gegenüber ca. 80 % der MSA-Patienten) [1526],

- *Harndrangbeschwerden* und leichtgradige Blasenentleerungsstörung
- *sexuelle Störungen:* erektile Dysfunktion bei ca. 60 % der Patienten gegenüber 35 % bei Kontrollpersonen, Ejakulationsstörungen, seltener Hypersexualität; ursächlich kommen auch körperliche und psychische Begleiterkrankungen und Nebenwirkungen von Medikamenten in Betracht [531]
- sonstige: Seborrhö, verminderte Tränensekretion, Temperaturdysregulation, kalte Hände, vermehrte oder verminderte Schweißsekretion

- **Neuropathien** in 30-40 %, häufig mit einem Vitamin-B_{12}-Mangel einhergehend, möglicherweise im Zusammenhang mit langjähriger L-Dopa-Behandlung [3270]
- **oro-gastro-intestinale Störungen** [3126]: Hypersalivation (70-80 %) als Folge von Schluckstörung, weniger von erhöhter Speichelproduktion; Schluckstörungen mit Aspirationsgefahr; Gastroparese mit Völlegefühl und Appetitlosigkeit; Obstipation; gestörte Defäkation
- **Riechstörungen** (Hyp-, Anosmie): bei 70–100 % der Parkinson-Patienten (bei Parkinson- und DJ-1-Parkinson nicht nachgewiesen [4273]), wahrscheinlich unabhängig von den anderen Parkinson-Symptomen; häufig bereits zu Beginn der Erkrankung, wenig beeinträchtigend; bei Anosmie (nicht bei Norm- oder Hyposmie) verstärkt autonome Störungen (z.B. orthostatische Dysregulation) [1432]; gehäuft auch bei Lewy-Körper-Demenz und Alzheimer-Demenz; geringer ausgeprägt bei MSA; nicht nachweisbar bei PSP und CBD [1693]
  - *Diagnostik:* psychophysischer Riechtest mit „Sniffin' Sticks"
- **Schlafstörungen** [3673](→ S. 298):
  - *Schlafstörungen aufgrund der gestörten Motorik*: nächtliche Akinese, Rigor, early-morning-Dystonie, seltener Tremor
  - *spezifische Schlafstörungen*: REM-Schlaf Verhaltensstörungen (→ S. 306), Restless-Legs-Syndrom (→ S. 367), periodische Beinbewegungen im Schlaf (→ S. 370), Insomnie, schlafbezogene Atmungsstörungen, exzessive Tagesschläfrigkeit, Schlafattacken (siehe Kapitel Schlafstörungen → S. 298)
  - *medikamentös bedingte Schlafstörungen*: Insomnie, Tagesschläfrigkeit, Schlafattacken, Restless-Legs-Syndrom
- **Fatigue:** 40-50 % der Parkinson-Patienten [112]; unabhängig, häufig aber in Verbindung mit Depression und Tagesschläfrigkeit
- **Schmerzen**: bei 40-70 % der Parkinson-Patienten
  - *primärer zentraler Schmerz* bei 10-30 % der Patienten (Störung in der Schmerzverarbeitung in Basalganglien, Thalamus, Kortex): schmerzhafte, brennende, stechende, juckende Empfindungen diffus oder umschrieben; mögliche Milderung durch L-Dopa; kann als Frühsymptom auftreten [3571]
  - *sekundäre Schmerzen* bei starkem Rigor, Dystonie, Dyskinesie, Restless-Legs-Syndrom; radikulär infolge Fehlhaltung und Veränderungen der Wirbelsäule; muskulär (Myogelosen, Tendopathien), arthrogen (HWS, Schultern [1527])
- **somatosensible Beschwerden:** Parästhesien, Dysästhesien.
- **ophthalmologische Störungen:** Verminderung der Sehkontrastsensitivität und Farbdiskrimination, Störungen des räumlichen Sehens, abnorme Augenlidbewegungen (verminderter Lidschlag, Blepharospasmus, Lidapraxie), Augenbewegungsstörungen (verminderte Sakkaden, sakkadierte Folgebewegungen, Konvergenzschwäche), Augentremor (oszillatorische Fixationsinstabilität) mit einer Frequenz von 5,7 Hz und mittlerer Amplitude von 0,27°, häufig schon in früher Krankheitsphase [1385], trockene Augen [403]

Stadien nach Hoehn und Yahr [1728]

I	einseitige Symptomatik, ohne oder mit allenfalls geringer Beeinträchtigung
II	beidseitige Symptomatik, keine Haltungsinstablität
III	geringe bis mäßige Behinderung mit leichter Haltungsinstabilität; Arbeitsfähigkeit (in Abhängigkeit vom Beruf) noch zum Teil erhalten
IV	Vollbild mit starker Behinderung, Patient kann aber noch ohne Hilfe gehen und stehen
V	Patient ist an Rollstuhl oder Bett gebunden und auf Hilfe Dritter angewiesen

Häufig werden so genannte „modifizierte Stadien nach Hoehn und Yahr" angewandt [1870], die allerdings für den klinischen Gebrauch nicht ausreichend validiert sind und deren Anwendung daher nicht empfohlen wird [1417]

Bewertungsskalen

- **Bewertungsskalen für motorische Symptome:** u. a. Unified Parkinson's Disease Rating Scale (UPDRS), revidierte Fassung der Movement Disorder Society (MDS-UPDRS) [1416]; Webster-Scale (→ S. 825), Northwestern University Disability Scale (NUDS), Freezing of gait Questionaire [1367]
- **Bewertungsskalen für nicht motorische Symptome:** z.B. Non-motor symptoms Scale (NMS-S) und -Questionnaire (NMS-Quest) [3966]
- **Lebensqualitätsbögen:** Parkinson's Disease Questionnaire (PDQ-39) [3113], short-form health survey (SF-36); Fragebogen zu psychosozialen Folgen (SCOPA-PS) [2571], Parkinson Fatigue Scale (PFS-16) [540]

Zusatzdiagnostik

- **pharmakologische Untersuchungen:** wahrscheinlich in der diagnostischen Aussage einer probatorischen Therapie nicht überlegen [747]
  - *L-Dopa-Test:*
    - Gabe der 1,5-fachen Morgendosis oder bei De-novo-Patienten von 100–200 mg L-Dopa (Madopar® LT) als Einzeldosis auf nüchternen Magen nach Vorbehandlung mit Domperidon (3 × 2 Tbl. Motilium® für mindestens 24 Stunden)
    - Auswertung: Beurteilung des Teils III der Unified Parkinson's Disease Rating Scale (UPDRS) vor und 30 Minuten nach Medikamenteneinnahme (bzw. im besten „on"); positiver Test bei Verbesserung > 30 %, eine fehlende Besserung des Tremors schließt ein idiopathisches Parkinson-Syndrom nicht aus
  - *Apomorphin-Test* [1318]
    - Vorbereitung: Domperidon (Motilium®) 3 × 20 mg (= 3 × 2 Tbl. oder 3 × 60 Tr.) für 24 Stunden
    - Durchführung: bei Behandlung mit L-Dopa möglichst vor der nächsten Einnahme oder während der „off"-Phase; Gabe von ansteigenden Dosen (1, 2, 3, 5, 7, 10 mg) Apomorphin s. c. mit jeweils > 3 Stunden Abstand bis maximal 10 mg oder bis zum Auftreten von Nebenwirkungen
    - Auswertung: siehe L-Dopa-Test; Beurteilung vor und 20, 40 und 60 Minuten nach Injektion; bei De-novo-Patienten positiver prädiktiver Wert 95 %, negativer prädiktiver Wert 65 %
- **Labor:** unauffällig; Ausschluss von Morbus Wilson bei jungen, akinetisch-rigiden Patienten
- **olfaktorische Testung:** Untersuchung der olfaktorischen Schwelle, Identifikation und Diskrimination mittels „sniffin' sticks"
  - Ausage: pathologischer Befund bei Morbus Parkinson oder Morbus Alzheimer in der Frühphase, bei MSA im Krankheitsverlauf, in der Regel nicht auffällig bei PSP und CBD
- **Tremoranalyse:** polygrafische Ableitung mit Oberflächen-EMG und Akzelerometer: Frequenzanalyse, Amplitude, Kohärenz, Frequenzänderung durch Gewichtsbelastung
- **neurophysiologische Untersuchungen** bei Schwierigkeiten in der Diagnostik und sicheren Zuordnung von Bradykinese, Rigor, autonomen Störungen oder zur Abgrenzung psychogener Symptome [4209]
- **Hirnparenchym-Sonografie** (→ S. 708): schon in frühen Krankheitsstadien Hyperechogenität der Substantia nigra (, erhöhter Eisengehalt, vermindertes Neuromelanin, aktivierte Mikroglia) beim idiopathischen Parkinson-Syndrom, auch bei Lewy-Körperchen-Erkrankung und kortikobasaler Degeneration, dagegen deutlich seltener bei MSA und PSP [349]
- **CT:** unauffällig, relevant nur unter differenzialdiagnostischem Aspekt (Hinweis auf Normaldruck-Hydrozephalus oder zerebrale Mikroangiopathie)
- **MRT**: Nachweis von Signalhyperintensitäten der weißen Substanz (Leukoaraiose), die signifikant mit Gang- und Haltungsstörungen bei Parkinson-Patienten assoziiert sind (im Gegensatz zu Akinese, Rigor oder Tremor) [453]; differenzialdiagnostische Abgrenzung von atypischen Parkinson-Syndromen mit charakteristischen MRT-Zeichen (MSA, PSP)
- **PET und SPECT** (,) (→ Neuronuklearmedizin S. 720)
  - *F-Dopa-PET oder FP-CIT-SPECT* zur Darstellung der nigro-striatalen dopaminergen Degeneration
    - Indikation: Unsicherheit der klinischen Diagnose eines idiopathischen Parkinson-Syndroms (Abgrenzung von essentiellem Tremor, zur Abgrenzung einer psychogenen, medikamentösen oder vaskulären Genese); gutes Kosten-Nutzen-Verhältnis, da bis zu 50 % der Patienten in der klinischen Praxis unnötig mit der Diagnose und dopaminergen Therapie belastet werden [4239]
  - *FDG-PET* zur Beurteilung des regionalen Glukosemetabolismus
    - Indikation: Abgrenzung gegenüber atypischen Parkinson-Syndromen (MSA, PSP, CBD); einer nuklearmedizinischen Bildgebung der Postsynapse (IBZM-SPECT) überlegen [1669]
- **Szintigrafie** (→ Neuronuklearmedizin S. 720): ^{123}I-MIBG-Szintigrafie des Herzens zeigt bei Parkinson-Patienten (v.a. mit autonomer Dysfunktion) sehr früh eine (postganglionäre) sympathische Denervierung des Herzens, im Gegensatz zu Patienten mit Multisystematrophie (→ S. 352) [507],[4141]
- **Polysomnografie** zur Differenzierung einer Schlafstörung
- **genetische Untersuchung** zu erwägen bei frühem Erkrankungsalter, positiver Familienanamnese und bestimmter ethnischer Herkunft (z.B. LRRK2-Mutationen bei nordafrikanischen Arabern); auch wenn bisher keine neuroprotektiven Substanzen zur Verfügung stehen, können Fragen der Familienplanung, Prognose, Berufswahl eine genetische Testung rechtfertigen [2086]

Clinical Pathway (DGN) PARKINSON-SYNDROME – DIAGNOSTIK

Diagnosestellung

- **vorrangig klinische Verdachtsdiagnose,** die durch die Zusatzdiagnostik gestützt, aber letztlich nur durch neuropathologische Untersuchung post mortem gesichert werden kann (bei Diagnosestellung durch Neurologen: 80 % der Verdachtsdiagnosen korrekt);
  - *„präklinisches" Stadium:* Hypoechogenität der SN, reduzierte F-Dopa Aufnahme in den Basalganglien
  - *„präsymptomatisches" Stadium:* autonome Störungen, Depression, Hyposmie und REM-Schlafstörungen [2088]
  - *motorische Frühzeichen:* Mikrografie, Muskelverspannungen, Hypophonie [4381], [2520]
- **klinische Kriterien der Queen Square Brain Bank** [1356],[1777]:
  - *1. Kriterium - Bradykinese und mindestens eines der folgenden Symptome:* Rigor, Ruhetremor, nicht anders erklärbare posturale Instabilität
  - *2. Kriterium - Ausschluss eines sekundären Parkinson-Syndroms:* anamnestisch, klinisch, bildmorphologisch
  - *3. Kriterium - Hinweise auf ein atypisches PS:* Nichtansprechen auf hohe Dosen L-Dopa, frühzeitige Störung des autonomen Nervensystems, zerebelläre Zeichen, Pyramidenbahnzeichen, ausgeprägter Antekollis, deutliche Dysphagie oder Dysarthrie, supranukleäre vertikale Blickparese, frühe posturale Instabilität und Stürze, Apraxie oder Aphasie, frühe Demenz, fluktuierende Vigilanz und Müdigkeit, frühe visuelle Halluzinationen, symmetrischer Beginn, rasche Progredienz der Erkrankung, okulogyre Krisen
  - *4. Kriterium - Hinweise auf das Vorliegen einer familiären Form*
  - *5. Kriterium - unterstützende Kriterien für ein IPS* (> 3 der folgenden Eigenschaften):
    - einseitiger Beginn und/oder persistierende Asymmetrie im Krankheitsverlauf, einschließlich der L-Dopa-induzierten Dyskinesien
    - Ruhetremor
    - eindeutig positives Ansprechen (> 30 % des UPDRS III) auf L-Dopa
    - klinischer Verlauf von 10 oder mehr Jahren
    - schwere L-Dopa-induzierte Dyskinesien.
  - *Zusätzliche unterstützende Befunde*: Hyposmie bei olfaktorischer Testung, Hyperechogenität der Substantia nigra in der Hirnparenchym-Sonografie [580]
- **Kriterien für das Vorliegen einer Parkinson-Demen**z [1081]:
  - *wahrscheinliche Parkinson-Demenz*:
    - beide Kernsymptome (Morbus Parkinson nach o.g. Kriterien; langsam progredientes demenzielles Syndrom, das zu Einschränkungen im täglichen Leben führt)
    - *plus* Beeinträchtigung in 2 der folgenden Domänen (Aufmerksamkeit; exekutive Funktionen, visuell-räumliche Funktionen, Gedächtnis, Sprache)
    - *plus* Fehlen von für eine Parkinson-Demenz untypischen Merkmalen (akute Verwirrtheit; Major Depression; wahrscheinliche vaskuläre Demenz)
    - Verhaltensmerkmale, die die Diagnose unterstützen: Apathie; Persönlichkeitsveränderungen; Halluzinationen; Wahn; verstärkte Tagesmüdigkeit
  - *Mögliche Parkinson-Demenz:* beide Kernsymptome (s.o.) liegen vor *plus* nur eine der o.g. Domänen ist betroffen *und* Fehlen von für eine Parkinson-Demenz untypischen Merkmalen; Verhaltensmerkmale stützen die Diagnose
  - *Unterscheidung von der Demenz mit Lewy-Körperchen* nur durch den zeitlichen Bezug zwischen motorischen Symptomen und Auftreten der Demenz (1-Jahres-Regel)

Differenzialdiagnose

- **Tremor:**
  - *Essenzieller Tremor* versus Parkinson-Tremor Typ II und Typ III
  - *monosymptomatischer Ruhetremor,* der auch nach Jahren keine weiteren Symptome aufweist
  - *Dystoner Tremor* versus Tremor-dominantes Parkinson-Syndrom: asymmetrischer Ruhetremor, der klinisch nicht vom Parkinson-Tremor zu unterscheiden ist; vermindertes Mitschwingen des Arms, aber keine eindeutige Bradykinese; geringe dystone Symptome; auch nach Jahren keine eindeutige Akinese; im SPECT „Scans Without Evidence of Dopaminergic Deficit" (SWEDDs)
    - SWEDDs-Patienten machen insgesamt etwa 10 % bei der Diagnose eines frühen Parkinson- Stadiums aus, darunter auch die Patienten mit asymmetrischem oder monosymptomatischem Ruhetremor [3632],[3703]

  - „Benigner Parkinson-Tremor“: Ruhetremor in Verbindung mit Bewegungstremor ohne weitere Parkinsonsymptome; wahrscheinlich heterogene Gruppe aus Tremor-dominantem Parkinson-Syndrom, essenziellem Tremor und dystonem Tremor [1927], [3248]
- **symptomatisches Parkinson-Syndrom** – vor allem akinetisch-rigide Symptomatik:
  - *unerwünschte Medikamentenwirkung („medikamentöses Parkinson-Syndrom“ ()):* Dopamin-D2-Rezeptor-Antagonisten (z. B. Neuroleptika); fraglich Kalziumkanal-Blocker (wie Flunarizin, Cinnarizin u. a., möglicherweise eher protektiv [313]); Valproat, Lithium, Dopaminentspeicherer (Reserpin, Tetrabenazin), α-Methyl-Dopa
  - *Intoxikationen:* MPTP (in synthetischen Drogen), Mangan, CO, Kohlenstoffdisulfid (CS_2), Methanol, Cyanid, Quecksilber
  - *Entzündung:* Folgezustand nach Enzephalitis lethargica (→ S. 261, wahrscheinlich durch Autoantikörper gegen Basalganglien-Zellen nach Streptokokken-Infekt), andere Enzephalitiden (z. B. AIDS-Enzephalopathie, FSME)
- **vaskuläres Parkinson-Syndrom:**
  - *akute Form* selten; Insulte im Putamen und Substantia nigra; im DAT-SPECT deutliche Reduktion der Dopamintransporter [1697]; Wirksamkeit von L-Dopa möglich
  - *chronische (progrediente) Form* (synonym „arteriosklerotischer Parkinsonismus“, „vaskulärer Pseudo-Parkinsonismus“, „lower body parkinsonism“): 3-6 % aller Parkinson-Syndrome; ätiologisch subkortikale arteriosklerotische Enzephalopathie
    - Unterschiede zum idiopathischen Parkinson-Syndrom: höheres Alter, kürzere Krankheitsdauer, stärkere Gangstörungen (ataktischer Gang), Haltungsstörungen, Stürze, frühe Demenz; zusätzlich Pyramidenbahnzeichen, pseudo-bulbäre Symptome, Inkontinenz; nur geringer Tremor und geringe Bradykinese der oberen Extremitäten; Freezing of gait (→ S. 340) ist nicht selten
    - Differenzialdiagnose: idiopathisches Parkinson-Syndrom mit vaskulären Läsionen (deutlich häufiger)
    - Bildgebung: im MRT diffuse Läsionen der weißen Substanz und/oder strategische subkorticale Infarkte; Aktivität im DAT-SPECT und IBZM-SPECT normal oder leicht reduziert
    - L-Dopa u.U. wirksam, aber meist nicht anhaltend [1966]
- **Trauma** (selten): schweres Schädel-Hirn-Trauma mit und ohne Mittelhirneinklemmung [2336]; multiple Traumata (Boxer-Enzephalopathie) erhöhen nur das Risiko, am Morbus Parkinson zu erkranken [2449]
- **atypisches Parkinson-Syndrom (Parkinson-plus-Syndrom) –** akinetisch-rigides Syndrom mit anderen neurologischen oder neuropsychologischen Defiziten:
  - *andere neurodegenerative Erkrankungen:* progressive supranukleäre Blickparese (PSP, Steele-Richardson-Olszewski) (→ S. 355), Multisystematrophie (MSA), v.a. MSA-P (striato-nigrale Degeneration) (→ S. 352), kortikobasale Degeneration (→ S. 358), Lewy-Körperchen-Krankheit (, → S. 317), familiäre Basalganglienverkalkung (→ S. 359), Hemiatrophie-Hemiparkinson-Syndrom, spinozerebelläre Atrophie (SCA 1, 2, 3, 17; → S. 324)
  - *bei juvenilen Patienten:* Morbus Wilson (→ S. 380), Pantothenat-Kinase-assoziierte Neurodegeneration (Hallervorden-Spatz-Erkrankung) (→ S. 382) oder andere Neurodegeneration mit Eisenablagerungen (NBIA), Neuroakanthozytosen (McLeod Syndrom, Choreoakanthozytose, Huntington-like-disease 2), juvenile Form des Morbus Huntington (Westphal-Variante) (→ S. 360), Pallidum-Degeneration, Dopa-responsive Dystonie (→ S. 378).
- **akinetisch-rigides Syndrom mit prominenter Demenz:** Lewy-Körperchen-Krankheit (, , → S. 317), Morbus Alzheimer (→ S. 310), Creutzfeldt-Jakob-Erkrankung (→ S. 224), familiäre Form der frontotemporalen Demenz (FTD) mit Parkinson-Symptomatik („FTD-P 17“); zerebrovaskuläre Erkrankung (Multi-Infarkte im Bereich der Basalganglien, subkortikale arteriosklerotische Enzephalopathie, SAE) (→ S. 141))
- **akinetisches Syndrom mit prominenter Gangstörung:** „lower body-Parkinsonismus“ bei vaskulärer Enzephalopathie (s.o.); frontale Gangstörung bei Normaldruck-Hydrozephalus (→ S. 419)
- **sonstige:** endogene Depression, Schulter-Arm-Syndrom, essenzieller Tremor

Clinical Pathway (DGN) Parkinson-Syndrome - Therapie

Medikamentöse Initialtherapie (Medikamente: → S. 771)

- **Zeitpunkt:**
  - Zahlreiche Verlaufsstudien legen nahe, die medikamentöse Behandlung zum Zeitpunkt der Diagnosestellung zu beginnen, zumal die Krankheitsprogression in den ersten Jahren besonders ausgeprägt ist [929]; da aber L-Dopa und Dopaminagonisten im Laufe der Behandlung häufig zu mehr oder weniger schweren Nebenwirkungen führen können (s.u. und Kapitel „Medikamente zur Behandlung motorischer Störungen"), sollte bei gering ausgeprägten Symptomen zunächst eine Behandlung mit Amantadin oder einem MAO-B-Hemmer erfolgen
  - Gesicherte neuroprotektive oder krankheitsmodifizierende Substanzen stehen derzeit nicht zur Verfügung, wenngleich eine entsprechende Wirkung für Rasagalin diskutiert wird [74]
- **Wahl des Medikaments** abhängig vor allem von Lebensalter, Begleiterkrankungen und von der Bedeutung der optimalen Symptomkontrolle für den Patienten (z. B. drohender Arbeitsplatzverlust)
  - *Patient unter 70 Jahre:* Vermeidung von L-Dopa-Monotherapie wegen möglicher Spätkomplikationen in Form von Wirkungsfluktuationen und Dyskinesien [3970]
    - akinetisch-rigider oder Äquivalenztyp:
      - bei geringer Symptomatik Beginn zunächst mit MAO-B-Hemmern (Selegilin, Rasagilin) oder/und Amantadin, wenn erforderlich Monotherapie mit Dopamin-Agonisten , bevorzugt retardierte Präparate oder Pflaster [3948],[3553]
      - bei unzureichender Symptomkontrolle frühe Kombinationstherapie mit L-Dopa
      - bei Unverträglichkeit der Dopamin-Agonisten Umstellung auf L-Dopa mit evtl. COMT-Hemmer, allerdings fördert ein *früher* additiver Einsatz von COMT-Hemmern eher das Auftreten von Dyskinesien [3949], daher sollte gleichzeitig eine entsprechende Dosisreduktion von L-Dopa erfolgen
      - bei Fluktuationen und Dyskinesien tiefe Hirnstimulation (STN) (s. u.)
    - Tremordominanztyp: Anticholinergika oder Budipin oder Dopamin-Agonist und/oder L-Dopa; Clozapin (off-label) nur initial wirksam
      - bei schwerer Ausprägung tiefe Hirnstimulation (STN, GPi, Vim) (s. u.)
  - *Patient über 70 Jahre:* eher Monotherapie mit L-Dopa in niedriger Dosierung (bis 400 mg/d), bei ungenügender Symptomkontrolle zusätzlich COMT-Hemmer (*CAVE*: Dyskinesien), ggf. Kombination mit Dopamin-Agonist und/oder MAO-B-Hemmer anstreben; Anticholinergika vermeiden
- **Dosierung:** angesichts der Langzeitkomplikationen von L-Dopa (Dyskinesien, Fluktuationen) und der noch nicht endgültig geklärten Frage der Toxizität von L-Dopa (→ S. 771) gilt der Grundsatz: so wenig wie möglich, aber so viel wie nötig zur guten Symptomkontrolle; Vermeidung von komplizierten und komplexen Dosierungen, da die Compliance der Parkinson-Patienten begrenzt ist [1493]
- **neue Substanzen**, die aktuell in Phase-III-Studien untersucht werden:
  - *Safinamide* (Dopamin-Wiederaufnahmehemmer, MAO-B-Hemmer, Na-Kanal-Blocker, hemmt Freisetzung von Glutamat) nicht eindeutig wirksam [3947]
  - *Nebicapone* (neuer COMT-Hemmer) ist wirksam [1173]
  - *IPX054 bzw IPX066* (neue retardierte L-Dopa-Präparate) mit gutem Effekt [1633], [1714]
  - *Adenosin 2A Rezeptor-Antagonisten* bei Dyskinesien wirksam: SYN115, Preladenant [1632], Istradefylline [2743],[3202]
  - *Agonisten am metabotropen Glutamat-5-Rezeptor* (antidyskinetisch): Mavoglurant (AFQ056) [348], Dipraglurant (ADX48621)
  - *Koffein* ist leicht symptomatisch wirksam [111] und wird auf neuroprotektive Wirkung untersucht
  - *Perampanel* (Antagonist am AMPA-Rezeptor) ist nicht wirksam [2334]
  - *Fipamezol* (alpha-2-Rezeptor Antagonist) fraglich antidyskinetisch wirksam [2388]
  - *Pardoprunox* (SLV308; partieller Dopaminagonist und 5HT-1A Agonist): symptomatisch wirksam [3503],[3288]
  - *Neurturin* (Gentherapie über Adenoviren-Vektor) im Striatum nicht hilfreich, Studien in Substantia nigra sind in Planung [2575]

Nichtmedikamentöse, nichtchirurgische Therapie

- **Physiotherapie:** keine ausreichend gesicherten Daten zur Wirksamkeit bzw. zum Vergleich verschiedener Methoden im Hinblick auf die Parkinson-Symptome [2047]; die Kombination von Physiotherapie, Wandern, Nordic Walking und Krafttraining bei kurz- und mittelfristigen Trainingsinterventionen (1-6 Monate) ergab positive Effekte auf Gang, Haltung, Gleichgewicht, Muskelkraft und in einigen Studien eine Verbesserung anderer Parkinson-Symptome und der Lebensqualität [3342]; kleinere kontrollierte Studien zeigen zumindest vorübergehende allgemeine Besserungen [1072], die Verminderung von Stürzen [3227] oder eine Verbesserung von bestimmten Störungen durch gezielte Therapieansätze (verbale Instruktionen, Einsatz von sensorischen Stimuli, Kraft- und Gleichgewichtstraining etc. [2046], Tai Chi verbessert das Gleichgewicht mit einer Reduktion der Stürze; BIG® Training (bewusst große Bewegungen durchführen)[1145],[1032]; Laufband-Training [2664]; Tanzen verbessert Rigor, Feinmotorik und Mimik [1657], Langzeiteffekte mit Reduktion vom Gesamt-UPDRS [1013]; zusätzliche Indikationen sind (sekundäre) Wirbelsäulen- und Gelenkbeschwerden
- **Ergotherapie:** keine hinreichende Evidenz, die Indikation einer Ergotherapie bei Parkinson-Patienten zu unterstützen oder abzulehnen [975][SQ Ia]
- **Logopädie:** Lee Silverman Voice Treatment (LSVT): Intensives Stimm- und Sprechtraining vor allem über Zunahme der Sprechlautstärke/Stimmvolumen („think loud, think shout") wirksam [3527], Effekt auch noch nach 2 Jahren nachweisbar [3278], kortikale Veränderungen unter LSVT im Sinne einer neuronalen Plastizität [3531], Verstärkung des Effekts unter gesteigertem Training (LSVT-X): 2 × pro Woche 1 Stunde über 8 Wochen plus häusliche Übungen [3884]

Chirurgische Therapie

- **tiefe Hirnstimulation (THS):** [1695],[532]
  - *Operationsindikation:* ausgeprägte off-Phasen, erhebliche Dyskinesien, schwerer Ruhe- und/oder Haltetremor, gravierende Nebenwirkungen der Medikamente
  - *Kontraindikationen:* ausgeprägte Hirnatrophie oder Mikroangiopathie, Demenz, Depression, Psychose, schwere Persönlichkeitsstörung; Altersgrenze von 75 Jahren umstritten [3459],[922]; Tendenz zur Stimulation in frühen Stadien [3688]
  - *Stimulationsorte/Differenzialindikation:*
    - Thalamus (Nucleus ventralis intermedius, Vim): therapieresistenter, schwerer, einseitiger, isolierter oder vorherrschender Ruhe- und Haltetremor (geringere neuropsychiatrische Nebenwirkungen als im STN)
    - Nucleus subthalamicus (STN): Voraussetzung = erhaltene Wirksamkeit von L- Dopa auf Akinese und Rigor; gilt aber nicht als absolutes Kriterium, da Effekte des präoperativen L-Dopa und der STN-Stimulation nicht immer kongruent [4623]
      - Indikation: Dyskinesien und off-Phasen mit uni- oder bilateral Akinese, Rigor, mit oder ohne Tremor ()
      - Wirkung: bei Patienten > 70 Jahre und Krankheitsdauer > 10 Jahre bessern sich Dyskinesien, nicht aber Rigor [3045]; geringere Wirkung auf axiale Symptome wie Gang- und Standstörungen und Haltungsinstabilität [3893]; Verringerung der Dyskinesien um durchschnittlich 54 %, der OFF-Phasen um 41 % und der Medikamentendosis um 49 %, zugleich nehmen die on-Phasen um durchschnittlich 4 Std. zu , wodurch insgesamt eine deutliche Besserung der Lebensqualität erzielt wird [934]; Stimulationseffekt über Jahre für Akinese, Rigor und Tremor weitgehend konstant, während die Gang- und Haltungsstörungen sich verschlechtern können
      - Nebenwirkungen/Komplikationen:
        - Mortalität 0–4,4 %, intrakranielle Blutung 0–2 %, Schlaganfall 0–2 %, Infektion 0–15 % [532]
        - neurologische Symptome (vor allem in der ersten 3 Monaten): Gangstörungen, Fallneigung, Dysarthrie, Hypophonie, Lid-Apraxie; Störungen der Sprechverständlichkeit wurden auch noch nach 1 Jahr beobachtet [4151]
        - psychiatrische Symptome: Hypomanie-Manie, Halluzinationen, transiente Verwirrtheit, Depression, Apathie, Aggressivität, erhöhte Suizidalität von 0,5-1 % [4341]
        - kognitive Störungen: Wortflüssigkeit, exekutive Funktionen
        - soziale Störungen: erschwerte Wiedereingliederung in Familie und Beruf [3688],[2213], [2092],[840],[365],[4407]
    - Globus pallidus internus (GPi):
      - Indikation: Akinese und Rigor mit ausgeprägten (L-Dopa-induzierten) Dyskinesien
      - Wirksamkeit ähnlich wie STN-Stimulation bei allerdings weniger neuropsychiatrischen Nebenwirkungen, aber auch geringerer Medikamentenreduktion [4331],[1214]; Gang- und Haltungsstörungen treten seltener oder erst später auf [3893]; bei gleichem primären Outcome allerdings Überlegenheit der STN-Stimulation [2946]
    - Subthalamus (Zona incerta/Radiatio praelemniscalis): Tremor, Akinese, Rigor [3158],[630]
    - Pedunculo-pontiner Nucleus: widersprüchliche Ergebnisse auf axiale Symptome (Sturzneigung, Gangstörung) [3919],[1574]; in Kombination mit Stimulation des Nucleus subthalamicus oder der kaudalen Zona incerta gute Wirkung auf axiale Symptome [1171],[2052]

- **stereotaktische Läsionen** nur noch in besonderen Fällen indiziert, z.B. bei erhöhtem Risiko für Infektionen bei Immunsuppression, bei infizierter Stimulationselektrode, bei Einwänden der Patienten gegen Implantate oder langdauernde Stimulatorkontrollen
  - *Nachteile* der ablativen Methode: unzureichender Effekt erfordert Nachoperation; bilaterale Läsionen führen zu erhöhten Komplikationen [532]
  - *Indikationen:*
    - Tremorbehandlung: Thalamotomie im Vim-Vop des kontralateralen Thalamus
    - Behandlung aller Achsensymptome (Akinese, Rigor, Tremor) und der L-Dopa-induzierten Dyskinesien: posteroventrolaterale Pallidotomie
- **Zelltransplantation:** Die Behandlung fortgeschrittener Parkinson-Syndrome mit intrastriataler Transplantation von embryonalen Mittelhirnzellen, fetalen oder adulten pluripotenten Stammzellen befindet sich weiterhin im experimentellen Stadium [2443]

Spezielle therapeutische Probleme

- **Wirkungsfluktuationen motorischer Funktionen** (wearing off/end-of-dose-akinesia, paroxysmale on-off-Phasen, biphasische Dyskinesien in An- und Abflutungsphase von L-Dopa) bei 40 % der Patienten nach 5 Jahren L-Dopa-Behandlung:
  - *pathophysiologische Hypothese* der Wirkungsfluktuationen: durch progrediente Abnahme der physiologischen Dopaminspeicher im Striatum (= dopaminerge Terminale) beginnen die physiologischerweise stabilen striatalen Dopaminspiegel zunehmend mit den L-Dopa-Plasmaspiegeln zu schwanken, was vermutlich Veränderungen der Rezeptorsignalketten (G-Proteine) zur Folge hat
  - *Maßnahmen:*
    - Stabilisierung von L-Dopa-Plasmaspiegeln: Verkürzung der L-Dopa-Dosierintervalle, Eiweißrestriktionsdiät, L-Dopa-Einnahmen getrennt vom Essen, Absetzen von Anticholinergica (Darmmotilitätsstörung), lösliches L-Dopa (Madopar® LT 125)
    - Einsatz von Dopamin-Agonisten (vor allem mit langer Halbwertszeit bzw. Rotigotin als Pflaster)
    - Einsatz von MAO-B- und COMT-Hemmern (weniger wirksam als Dopaminagonisten) [3968],[3969]
    - invasive Verfahren: kontinuierliche Applikation von L-Dopa in Gelform (Duodopa) per Pumpe über PEJ; Apomorphin subkutan als kontinuierliche Infusion (Pumpe) oder mit Pen im „off" [1265]
    - tiefe Hirnstimulation vor allem bei seitenbetonter Symptomatik (siehe oben)
- **L-Dopa-induzierte Dyskinesien:**
  - *On-Dyskinesien („peak-dose", „plateau")(choreoathetotisch)* ( ):
    - pathophysiologische Hypothese: Rezeptorhypersensitivität, pulsatile Rezeptorstimulation
    - *medikamentöse Therapie:* Maßnahmen zur kontinuierlicheren Rezeptorstimulation: Reduktion der L-Dopa-Dosen bei gleichzeitiger Steigerung der Dopamin-Agonisten-Dosis, Fraktionierung der L-Dopa-Gaben oder Übergang zu Dopamin-Agonisten-Monotherapie; Amantadin 3 × 100 mg/d [747]; Clozapin (12,5–75 mg/d) [1017]
    - *chirurgische Therapie:* bei Therapieresistenz und schwerer Behinderung tiefe Hirnstimulation (Nucleus subthalamicus, Globus pallidus internus)
  - *Off-Dystonie* ( ): „early morning"-Dystonie als vor allem schmerzhafte Fußdystonien → Retard-L-Dopa oder Dopamin-Agonist mit langer HWZ vor dem Schlafengehen; in der Akutsituation lösliches L-Dopa oder Apomorphin subkutan; Botulinum-Toxin
- **Wirkungsverlust („drug failure"):** Verbesserung der Resorption durch Eiweißrestriktion in der Nahrung, Einnahme vor den Mahlzeiten, lösliches L-Dopa, Domperidon (Motilium®); Bewegung
- **Freezing** (siehe oben, „Klinisches Bild: motorische Symptome"):
  - *medikamentöse Therapie:* MAO-B-Hemmer (Rasagilin®), Entacapon (Comtess®) (LARGO-Studie); im Einzelfall Besserung durch Orphenadrin (Norflex®) oder L-Threo-DOPS (in Deutschland nicht im Handel); wenn im „off" zu beobachten, v.a. beim Wenden bzw. Drehen und beim Starten, durch L-Dopa zu verbessern [3548]
  - *chirurgische Therapie*: tiefe Hirnstimulation [1172] hilft vor allem bei „off"-Freezing, weniger bei „on"-Freezing; in Einzelfällen STN-Stimulation mit 60-80 Hz wirksam [2776], Kombination mit Methylphenidat hilfreich [2777]

- *Manöver zur Überwindung von Freezing und Starthemmung („Cueing"):* visuelle Stimuli (Fuß der Begleitperson, Anti-Freezing-Stock, Bodenstreifen, Laserpointer, Anti-Freezing-Brille), auditorische Stimuli (Marschmusik, Metronom), eigene Kommandos (Startbefehl, lautes Zählen, „langer Schritt")

- **Stürze:** durch Optimierung der medikamentösen Behandlung oder durch stereotaktische Intervention nur begrenzt beeinflussbar; Donepezil (bis 10mg täglich) vermindert die Sturzhäufigkeit (Klasse II-Evidenz) [736]; Minderung der Sturzhäufigkeit durch Physiotherapie bisher nicht belegt [1477]
- **Kamptokormia** (👁): L-Dopa meist ohne Effekt, Botulinum-Toxin (M. rectus abdominis) in einzelnen Fällen wirksam [230]; bilaterale Nucl.-subthalamicus oder Globus pallidus internus-Stimulation mit widersprüchlichen Ergebnissen [612]; bei fokaler Myopathie der paravertebralen Muskulatur keine gesicherte Therapie; bei Myositis Versuch einer Kortisontherapie [2567]
- **ausgeprägter Tremor:** Differenzierung mit Tremoranalyse

Typ	Klinik	Therapie
I	Ruhetremor mit oder ohne Haltetremor (4–6 Hz):	1. Stufe: Patienten < 65 Jahre: Anticholinergika: Bornaprin (Sormodren®) 3–12 mg; Trihexiphenidyl (Artane®) 10–15 mg/d; Budipin (Parkinsan®) bis 60 mg/d Patienten > 65 Jahre: L-Dopa + Decarboxylase-Hemmer oder Dopamin-Agonist (Pramipexol (Sifrol®) [3174]) 2. Stufe: Propranolol (Dociton®) (40–240 mg) vor allem bei stark ausgeprägtem Haltetremor oder Clozapin (Leponex®) bis 75 mg p. o. [464] (off-label)
II	Ruhetremor (4–6 Hz) und höherfrequenter Haltetremor (5–8 Hz):	wie Typ I, plus evtl. höhere Dosen von Propranolol (Dociton®) 120–180 (bis 320) mg/d oder Primidon (Mylepsinum®) bis 250 mg/d (abends)
III	Haltetremor (5–8 Hz):	Propranolol (Dociton®) 120–180 (-240) mg/d oder Primidon (Mylepsinum®) bis 250 mg abends plus eventuell Anticholinergika, Dopaminergika oder Budipin

  - *bei schwerem Tremor, alle Typen:* stereotaktischer Eingriff mit tiefer Hirnstimulation in der ventrolateralen Kerngruppe (Vim/Vop) des Thalamus (selten alternativ Thalamotomie); bei gleichzeitiger Akinese und/oder Rigor tiefe Hirnstimulation im Nucleus subthalamicus
- **akinetische Krise:** akute Verschlechterung der akinetischen Symptomatik mit Immobilität, Dysphagie und vegetativer Symptomatik (Tachykardie, Blutdruckanstieg, Schwitzen), häufig durch Infekte und chirurgische Eingriffe ausgelöst [2980]
  - *allgemeine Maßnahmen:* Absetzen eventuell auslösender Medikamente (Neuroleptika, Kalziumantagonisten etc.; Liste siehe unter DD), Behandlung von Zweitkrankheiten (Exsikkose, gastrointestinale und pulmonale Infekte), ausreichende Kalorien- und Flüssigkeitszufuhr, Pneumonieprophylaxe (Atemtraining, evtl. Antibiotika), Thromboseprophylaxe, Dekubitusprophylaxe, Fiebersenkung
  - *spezifische Therapie:*
    - Amantadin i. v. (z. B. PK Merz®; 200 mg in 500 ml), Dosis 2–3 × 500 ml/d
    - wasserlösliches L-Dopa (Madopar® LT 125) oral oder über Magensonde, 4–6 × 125 mg/d; wenn nicht verfügbar: aufgelöste Tabletten oder Kapseln in analoger Dosis mit Vitamin C (2 g/l) als Antioxidans
    - Apomorphin s. c. als Bolus (2–10 mg) oder Dauerinfusion (initial 1–2 mg/h, Dosissteigerung um 0,5–2 mg/h alle 12 Stunden, maximal 10 mg/h), gleichzeitige Gabe von Domperidon sinnvoll
    - Gabe von Dopamin-Agonisten oral, über Magensonde oder Rotigotin-Pflaster
    - L-Dopa-Infusion 1–2 mg/kg KG und Stunde für 12–24 Stunden (Ampullen direkt von Hoffmann-La Roche; 125 mg L-Dopa in 250 ml 5 % Glukose lösen)
- **malignes L-Dopa-Entzugssyndrom:**
  - *Symptome:* etwa 48 Stunden nach Absetzen oder deutlicher Reduktion der L-Dopa-Medikation Hyperthermie, Akinese, Rigor, Bewusstseinstrübung, Blutdruckabfall, Tachykardie, Schwitzen
  - *Zusatzdiagnostik:* CK-Erhöhung, Transaminasenanstieg, Leukozytose
  - *Therapie:* analog zur akinetischen Krise, Fiebersenkung, bei deutlicher CK-Erhöhung Dantrolen i. v. (initial 2,5 mg/kg KG, dann 5–10 mg/kg KG/24 Stunden)

- **perioperative Behandlung:** nach Möglichkeit Regionalanästhesie (ohne Adrenalinzusatz); bei Allgemeinnarkose:
  - *präoperativ:* L-Dopa und Dopamin-Agonisten möglichst bis zum Morgen des OP-Tages, ggf. perioperativer Einsatz der Apomorphinpumpe oder des Rotigotin-Pflasters [4571]; keine Neuroleptika als Prämedikation; Ketamin in niedriger Dosierung (20 mg i. v.) kann bei guter präoperativer Sedierung Dyskinesien und Tremor vermindern/beseitigen [4566]
  - *postoperativ:*
    - respiratorische Probleme durch Thoraxrigidität (→ evtl. kontrollierte Beatmung)
    - orale Behandlung so früh wie möglich wieder aufnehmen
    - Überbrückung mit Amantadin-Infusion mit 200 mg in 500 ml NaCl 2–3 ×/d oder
    - wasserlösliches L-Dopa (Madopar® LT 125) über Magensonde, 4–6 × 125 mg/d; wenn nicht verfügbar: zermörserte, aufgelöste Tabletten oder Kapseln in analoger Dosis mit Vitamin C (2 g/l) als Antioxidans oder Levodopa-Gelsuspension (Duodopa®) über Duodenalsonde oder Apomorphinpumpe s.c. oder Rotigotin-Pflaster (Neupro®)
  - *häufige postoperative Komplikationen:* Stürze, Harnwegsinfektionen, Pneumonien

Therapie der nicht motorischen Symptome

- **Wirkungsfluktuationen nicht-motorischer Funktionen:** nach längerer L-Dopa-Therapie können auch nicht-motorische Störungen fluktuierend in den off-, weniger in den on-Phasen auftreten: Schmerzen, Paraesthesien, Akathisie (), Restless-Legs, Dyspnoe, autonome, kognitive und psychische Symptome
  - *Therapie:* Maßnahmen zur Stabilisierung des L-Dopa-Plasmaspiegels (s.o.) (allerdings können auch nicht-dopaminerge Mechanismen eine Rolle spielen [309]
- **Demenz:**
  - *Korrektur evtl. fördernder Faktoren:* Dehydratation, Herzinsuffizienz, chronische Infekte; Absetzen von Anticholinergika (auch Trizyklika)
  - *medikamentöse Behandlung:*
    - Acetylcholinesterase-Hemmer (Rivastigmin [Exelon®], Studienqualität I) für leichte bis mittelschwere Parkinsondemenz zugelassen [3724]; Parkinson-Symptome, v.a. Tremor, können sich zumindest vorübergehend verschlechtern [2529],[1080],[2435]
    - Memantin (Axura®, Ebixa®; off-label): mehrere positive Multicenter-Studien belegen Effekt bei Parkinson mit Demenz [2363],[1082], positiver Effekt auch auf REM-Schlaf-Verhaltensstörung [2301]
  - *nichtmedikamentöse Therapie:* Ergotherapie, kognitive Therapie in den Anfangsstadien; psychoedukative Programme für die Angehörigen
- **Depression:**
  - Depression in Zusammenhang mit Off-Phasen: Optimierung der Parkinsontherapie, antidepressive Wirkung von L-Dopa, Ropinirol, Pramipexol, Rotigotin
  - Depression ohne Zusammenhang mit Off-Phasen:
    - medikamentöse Therapie:
      - trizyklische Antidepressiva (Nortriptylin, Desipramin); CAVE: anticholinerge Wirkung mit Verminderung kognitiver Funktionen, deliranten Zuständen, cardialen und autonomen Störungen
      - selektive Serotonin-Wiederaufnahme-Hemmer (z. B. Paroxetin): gute Wirksamkeit bei geringen Nebenwirkungen [3348]; *CAVE*: Kombination mit MAO-B-Hemmern kontraindiziert
      - selektive Noradrenalin-Wiederaufnahmehemmer (z. B. Reboxetin)
      - selektive Serotonin- und Noradrenalin-Wiederaufnahmehemmer (Venlafaxin, Duloxetin): vergleichbare Wirkung wie SSRI [3348]; *CAVE*: Kombination mit MAO-B-Hemmern kontraindiziert
      - noradrenerge und spezifisch serotoninerge Antidepressiva (Mirtazapin)
      - Bupropion (Katecholamin-Reuptakt-Inhibitor): wirkt dopaminerg
      - Dopaminagonist: Pramipexol [280]
    - Schlafentzug, Psychotherapie, transkranielle Magnetstimulation: derzeit keine ausreichenden Studien
- **psychotische Symptome:** Halluzinationen (überwiegend visuell), Wahnvorstellungen, auch Agitiertheit und Agressivität
  - *Korrektur evtl. auslösender Faktoren:* Sehstörungen (bei visuellen Halluzinationen), Schlafstörungen, Infekt, Dehydrierung, Störung des Elektrolythaushalts, Herzinsuffizienz
  - *Reduzierung der Parkinson-Medikation* (minimal effektive Therapie anstreben): Reduktion oder Absetzen von zunächst Anticholinergika, dann Selegilin, Amantadin (CAVE: langsam ausschleichen wegen Möglichkeit eines Delirs), Dopamin-Agonisten, COMT-Hemmern, zuletzt Reduktion von L-Dopa
  - *atypische Neuroleptika* [1167] (wenn andere Maßnahmen nicht wirksam, aber strenge Indikationsstellung bei wahrscheinlicher Erhöhung der Mortalität [2582]):
    - Clozapin (Leponex®; D4-Antagonist) 12,5–25 mg zur Nacht, in schweren Fällen bis 100 mg, Hauptdosis abends
      - *CAVE*: 1–2 % Agranulozytoserisiko → wöchentliche Blutbild-Kontrollen in den ersten 18 Wochen, anschließend alle 4 Wochen; Anfallsrisiko → EEG-Kontrollen
    - Quetiapin (Seroquel®; 5-HT1-2-Antagonist) 50–250 mg/d, für diese Indikation in Deutschland nicht zugelassen; Wirksamkeit in jüngeren Studien nicht belegt [3724],[1254]; *CAVE*: Sedierung und orthostatische Hypotension
  - Rivastigmin: effektiv in der Behandlung von visuellen Halluzinationen [568],[3850]
- **Impulskontrollstörungen** wie pathologisches Spielen: Reduktion oder Absetzen der Dopaminagonisten; Amantadin (Class III) [4089]

- **Schlafstörungen:**
  - *Schlaffragmentierung:* Benzodiazepine oder Zolpidem, Zopiclon, Mirtazapin
  - *Restless-Legs-Syndrom* (→ S. 367) *oder periodische Beinbewegungen im Schlaf* („periodic leg movements in sleep" → S. 370): L-Dopa/Carbidopa (GdE Level B, 1 Class I Studie [4642]); Retard-L-Dopa oder Dopamin-Agonist mit langer HWZ, Clonazepam, Opioide
  - *REM-Schlaf-Verhaltenstörung:* Clonazepam, Dopamin-Agonisten, Melatonin (Level U), Rivastigmin [944]
  - *Atemstörungen:* Beseitigung von Atemwegsobstruktionen, Gewichtsabnahme, CPAP
  - *Halluzinationen:* Clozapin, Rivastigmin; psychotische Störungen: Clozapin, Quetiapin
  - *Tagesschläfrigkeit:* Modafinil (off-label) (GdE Level U, 2 Class I Studien [4642]); Koffein nicht wirksam [3199]
  - *Schlafattacken:* Umstellung der dopaminergen Therapie [199] vor dem Schlafengehen; bei Einschlafstörungen z. B. Zolpidem
- **Speichelfluss:** Schlucktherapie, vermehrtes Schlucken (Kaugummi, Lutschbonbon), Optimierung der dopaminergen Therapie, Anticholinergika (z. B. Biperiden, Scopolamin-Pflaster), Atropin-Tropfen sublingual (CAVE: Nebenwirkungen der Anticholinergika), Injektion von Botulinum-Toxin in die Speicheldrüsen (off-label), Amitriptylin
- **autonome Funktionsstörungen:**
  - *schwere orthostatische Hypotonie* als Folge der postganglionären Schädigung des autonomen Nervensystems: medikamentöse Therapie mit Domperidon (3 × 10–20 mg/d), Fludrocortison (0,1–0,5 mg/d) [3640] oder Midodrin (7,5–40 mg/d) und Etilefrin (bis 75 mg/d), Flüssigkeitszufuhr, Kompressionsstrümpfe und physikalische Therapie (→ Erkrankungen des autonomen Nervensystens S. 576)
  - *gesteigerte Schweißsekretion:* Anticholinergika z. B. Pirenzepin (CAVE: Nebenwirkungen); anfallsartige Schweißausbrüche: Betablocker
  - *Gastroparese:* Domperidon 3 × 10–20 mg/d
  - *Obstipation:* Flüssigkeit, körperliches Training, Vermeidung von anticholinergen Medikamenten, Macrogol (1-3 Beutel/d) (GdE Level C, 1 Class II Studie) [4642])
  - *urogenitale Störungen:* fachärztliche Therapie; bei Detrusorhyperaktivität Darifenacin (1-2 × 7,5 mg), Solifenacin (1-2 × 5 mg), Trospiumchlorid (2-3 × 10-20 mg); Harninkontinenz: Anticholinergika (keine randomisierten Studien) (CAVE: Verwirrtheit, kognitive Störungen)
  - *sexuelle Störungen*:
    - erektile Dysfunktion: Sildenafil 50 mg (GdE Level C, 1 Class II Studie) [4642], Tadalafil 10 mg, Vardenafil 10 mg; auch Apomorphin wirksam [531]
    - Hypersexualität: Reduktion der Dopaminagonisten [4642],[531]
- **Schmerzen:**
  - *primär zentrale Schmerzen*: L-Dopa bzw. Modifikation der dopaminergen Therapie
  - *sekundäre Schmerzen*: abhängig von der Ursache

Verlauf und Prognose

- **Krankheitsprogression** für alle Parkinson-Typen weitgehend identisch,
  - Tremor: geringere Progredienz im Vergleich zu Akinese und Rigor; bei Tremor-Patienten seltener Dyskinesien
  - *nach 10 Jahren* leiden bis zu 90 % aller Parkinson-Patienten unter Dyskinesien und bis zu 60 % unter motorischen Fluktuationen
  - *späterer Krankheitsverlauf* zunehmend geprägt von nicht-dopaminergen Mechanismen (kognitive Störungen, Stand- und Gangstörungen, Freezing, autonome Störungen) [4347],[2072],[2453]
- **Lebenserwartung** von Parkinson-Patienten im Vergleich zu Nicht-Parkinson-Patienten auch bei Berücksichtigung der Begleiterkrankungen vermindert: Mortalität von 35,7 % vs. 23,2 % in einem Beobachtungszeitraum von 6 Jahren [996]; verminderte Lebenserwartung vor allem nach 10-jährigem Krankheitsverlauf; im Alter von 70 Jahren ohne Demenz durchschnittliche Lebenserwartung von 8 Jahren, Demenz voraussichtlich in den letzten 3 Jahren [581]
  - *ungünstige Faktoren:* höheres Alter bei Krankheitsbeginn, männliches Geschlecht, Ausprägung der motorischen Störungen, psychotische Symptome, Demenz [1222]
- **Verlauf bis zur Pflegebedürftigkeit** im Mittel 20 Jahre; die Pflegebefürftigkeit wird häufig bestimmt duch Demenz und Depression [3358]
- **Parkinson-Demenz:** am seltensten bei frühem Erkrankungsbeginn (16 % nach im Mittel 16 Jahren) und Tremordominanz-Typ (32 % nach im Mittel 10 Jahren), am häufigsten bei hypokinetisch-rigidem Subtyp (61 % nach im Mittel 9 Jahren). Patienten mit Demenz sterben ca. 3. Jahre früher als andere. [3720]

Fahrtüchtigkeit [1257],[939]

Eindeutige Studien (Class 1) und entsprechende Empfehlungen (Level A) fehlen [819]; allgemein dürfte aber gelten:

- kein generelles Fahrverbot
- Fahrtauglichkeit abhängig vom Ausmaß der Beeinträchtigung durch: Verlangsamung der Motorik mit verlängerten Reflexzeiten, neuropsychologische Störungen (vor allem Frontalhirndemenz mit Einschränkung der Aufmerksamkeit, Konzentration und anderer zentral-exekutiven Funktionen), ausgeprägte und abrupt einsetzende Fluktuationen („on-off"-Phänomene, Freezing), Tagesmüdigkeit und plötzliches Einschlafen (primär oder infolge der Medikation, vor allem mit Dopamin-Agonisten), psychoorganische Veränderungen
- Störungen visueller Funktionen (Seh- und Kontrastschärfe, räumliches Sehen, visuelles Gedächtnis, Aufmerksamkeit) können zusätzlich die Fahrtauglichkeit einschränken [4184]
- Medikation und tiefe Hirnstimulation per se schließen Fahrtüchtigkeit nicht aus
- ggf. Fahrprobe oder Testung im Fahrsimulator mit regelmäßiger Wiederholung in 1–2-jährlichem Abstand

Selbsthilfegruppen

- **Deutsche Parkinson Vereinigung – Bundesverband e. V.**, Moselstraße 31, 41464 Neuss, Tel.: 02131/740270 (erreichbar: Mo–Fr 8.00–14.00 Uhr), Fax: 02131/45445, E-Mail: bundesverband@parkinson-mail.de, Internet: http://www.parkinson-vereinigung.de/
- **Junge Parkinson-Kranke – club U 40 (dPV)**, Kontakt: info.nds-n@parkinson-club-u40.de, Internet: http://www.parkinson-club-u40.de/

Lewy-Körperchen-Krankheit (Demenz vom Lewy-Körper-Typ, Lewy-Körper-Demenz)

- Die Lewy-Körperchen-Krankheit (→ S. 317) stimmt in zahlreichen Befunden mit der Parkinson-Krankheit, v.a. mit dem Parkinson-Syndrom mit Demenz überein: α-Synukleinopathie (👁), klinisches Syndrom, neuropathologischer Befund, Wirksamkeit von L-Dopa
- Unterschiede können bestehen im Zeitpunkt des Auftretens einzelner Symptome (Demenz, motorische Störungen), in der häufigen Überempfindlichkeit auf Neuroleptika, in der Reduktion striataler Dopamintransporter (SPECT) [2652]
- Da die abnormen neuronalen α-Synukleineinschlüsse (👁) die gemeinsame Pathologie darstellen, werden Demenz vom Lewy-Körper-Typ (DLB), Parkinson-Syndrom (PD) und Parkinson-Syndrom mit Demenz (PDD) auch unter der Bezeichnung „Lewy-Körperchen-Krankheit" zusammengefasst [2426]

Multisystematrophie (MSA)

Definition

Sporadisch auftretende neurodegenerative Erkrankung („α-Synukleinopathie") mit Befall zentral-motorischer, zerebellärer, pontin-medullärer und präganglionär autonomer Anteile des Nervensystems in jeder Kombination und mit entsprechend unterschiedlicher klinischer Ausprägung

Epidemiologie

Prävalenz 5–10:100 000, Inzidenz 0,5:100 000 pro Jahr; M = F; mittleres Erkrankungsalter 60 Jahre (34–83 Jahre) [4573]

Pathologie [4453]

- charakteristische oligodendrogliale zytoplasmatische Einschlusskörper („glial cytoplasmic inclusions"), die besonders für α-Synuklein, aber auch für einige andere Proteine wie Ubiquitin positiv sind; sie finden sich auch in Kernen und Zytoplasma von Neuronen
- Zelluntergang, reaktive Gliose, Eisenablagerung und Myelindegeneration in Putamen, Substantia nigra pars compacta, Pons, Medulla oblongata, Zerebellum, Intermediärsäule des Thorakalmarks und Nucleus onuf im Sakralmark

Pathogenese

Polymorphismen im α-Synuklein-Locus scheinen mit einem erhöhten Erkrankungsrisiko assoziiert zu sein [3647]; dies stützt die vermutete Bedeutung der zytoplasmatischen Einschlusskörper in Gliazellen und Neuronen; zusätzliche Hinweise auf eine Störung des basischen Myelin-Proteins zeigen eine Verwandtschaft mit demyelinisierenden Erkrankungen [4453]

Klassifikation [1378],[3991]

- **Multisystematrophie – Parkinson-Typ (MSA-P),** früher: striatonigrale Degeneration (SND); etwa 60 % (👁)
- **Multisystematrophie – zerebellärer Typ (MSA-C),** früher: olivo-ponto-zerebelläre Atrophie (OPCA); etwa 40 %
- Einordnung richtet sich nach der vorherrschenden Symptomatik, im Krankheitsverlauf können sich die Typen vermischen, besonders die MSA-C zeigt dann zunehmend Parkinson-Symptome

Klinisches Bild [3246],[3247], [4449],[4450]

- **Parkinson-Symptome:** meist symmetrische Akinese und Rigidität (initiale Asymmetrie in 50 % der Patienten [4573]; Haltungsinstabilität; Halte-und/oder Ruhetremor bei 25 % der Patienten [4573]; Flexionshaltung des Kopfes (dropped-head syndrome, 👁), Flexionshaltung des Rumpfes (Kamptokormia)
- **Pyramidenbahnsymptome:** Hyperreflexie, pathologische Reflexe, Spastik
- **zerebelläre Symptome:** Gang-, Stand-, Extremitäten-Ataxie; Dysarthrie, Okulomotorik-Störungen
- **autonome Symptome:** orthostatische Dysregulation in ca. 80 % [1526] (bei MSA-C häufiger als bei MSA-P [4451]), Blasen- und Mastdarminkontinenz, erektile Dysfunktion
- **kognitive Störungen:** eindeutige Zeichen einer Demenz bei etwa 20 %, auch schon in frühen Stadien; Frontalhirnzeichen mit ca. 30 % noch häufiger [541]
- **sonstige Symptome:** Augenbewegungsstörungen (sakkadische Folgebewegungen, hypometrische Sakkaden, gering verminderte Blickhebung > Blicksenkung > horizontale Blickwendung), inspiratorischer Stridor, Myoklonien (Stimulus-sensitiv); atypischer irregulärer Ruhe-, Halte- und Aktionstremor , Halte- und Aktionsmyoklonus, Dystonien (faziale Dystonie, Antekollis u. a.), REM-Schlaf-Verhaltensstörung, gesteigerte Tagesschläfrigkeit [2780], Depression (29 %) [3659]

Zusatzdiagnostik

- **neurovegetative Untersuchung** → Erkrankungen des autonomen Nervensystems S. 576
- **urologische Untersuchung** (Restharn, Zystometrie): Blasenstörung, zumeist atone Blase
- **Elektronystagmogramm:** sakkadierte Blickfolge und hypometrische Sakkaden in 65–70 %, square wave jerks
- **transkranielle Magnetstimulation:** Nachweis einer (subklinischen) Beteiligung des ersten Motoneurons
- **Elektromyogramm:** Nachweis von Denervierungszeichen im M. sphincter ani externus
- **somatosensible evozierte Potenziale:** Ausschluss einer zentralen Afferenzstörung (sehr untypisch für Multisystematrophie)
- **Liquordiagnostik:** alpha-Synuklein im Liquor bei MSA, M. Parkinson und Demenz mit Lewy-Körperchen erniedrigt [2758]
- **Hirnsonogramm:** Hyperechogentität im Putamen, meist normaler Befund in der Substantia nigra
- **MRT:** Verschmächtigung der Pars compacta der Substantia nigra, Hypointensität des Putamens in T2-Gewichtung, hyperintenser Saum an der Grenze zwischen Putamen und Capsula externa; Hyperintensitäten in den Kleinhirnstielen in T2-Gewichtung, kreuzförmige T2-Hyperintensität im Pons („hot-cross-bun-Zeichen", *CAVE*: nicht spezifisch, kommt auch bei SCA vor), zerebelläre und pontine Atrophie im fortgeschrittenen Stadium bei MSA-C; sehr typisch: im diffusionsgewichteten MRT gesteigerter ADC (regional apparent diffusion coefficient) im Putamen [2137] und im Pons sowie in den mittleren Kleinhirnstielen [3075]
- **SPECT** (👁, → S. 721)
  - ^{123}*I-IBZM-SPECT:* verminderte Dopamin-D2-Rezeptorendichte im Striatum
  - *DATSCAN-SPECT:* verminderter striataler Dopamintransporter [2589]
- **PET bei MSA-P** (👁, → S. 722)**:**
  - ^{18}*Fluor-Deoxyglucose:* Minderung des Glucose-Metabolismus im Putamen (v.a. MSA-P), Hirnstamm und Zerebellum (v.a. MSA-C); mit diesem Verfahren Unterscheidung gegenüber Morbus Parkinson, progressiver supranukleärer Blickparese und corticobasaler Degeneration [4043],[4068],[1669]
  - ^{11}*C-Racloprid bzw.* ^{18}*F-Desmethoxyfallyprid:* verminderte Dopamin-D2-Rezeptorendichte im Striatum infolge Degeneration postsynaptischer Neurone [3663]
- ^{123}**I-MIBG-Szintigrafie des Herzens:** überwiegend normale sympathische Innervation des Herzens (in Abgrenzung des Morbus Parkinson, teils aber auch pathologisch bei MSA [2137])
- **Behandlungsversuch mit L-Dopa plus Decarboxylasehemmer** über mindestens 3 Monate mit langsam steigender Dosierung bis 1000 mg/d; Wirksamkeitsnachweis durch mindestens 30 % Besserung des motorischen Teils (III) der UPDRS; Besserung bei 51 % der Patienten [4573]; CAVE: Verstärkung der orthostatischen Dysregulation durch L-Dopa

Diagnostische Kriterien (in Anlehnung an Second Consensus statement [1378])

- **mögliche Multisystematrophie:**
  - *sporadische, progrediente, im Erwachsenenalter (> 30 Jahre) auftretende Erkrankung* mit
    - Parkinson-Syndrom (Bradykinese mit Rigor, Tremor oder Haltungsinstabilität) = MSA-P oder mit
    - zerebellärem Syndrom (Gangataxie mit Dysarthrie, Extremitätenataxie oder Okulomotorikstörung) = MSA-C
  - *und mit wenigstens einem Symptom für eine autonome Störung* (sonst nicht erklärbare Blaseninkontinenz, häufige oder unvollständige Blasenentleerung, Erektionsstörung, signifikanter Blutdruckabfall, der nicht das Ausmaß wie bei der wahrscheinlichen MSA erreicht)
  - *und mit wenigstens einem Zusatzsymptom wie*
    - Stridor oder Hyperreflexie mit Babinski-Zeichen oder
    - bei MSA-P: rasch progredientem Parkinson-Syndrom, geringer Wirkung von L-Dopa, zerebellärem Syndrom, Haltungsinstabilität innerhalb von 3 Jahren, Dysphagie innerhalb von 5 Jahren, Atrophie von Putamen, mittlerem Kleinhirnstiel, Brücke oder Kleinhirn im MRT oder Hypometabolismus im Putamen, Hirnstamm oder Kleinhirn im FDG-PET

- ▸ bei MSA-C: Parkinson-Syndrom, Atrophie von Putamen, mittlerem Kleinhirnstiel oder Brücke, Hypometabolismus im Putamen im FDG-PET oder präsynaptischer striatonigraler dopaminerger Denervation im SPECT oder PET
- **wahrscheinliche Multisystematrophie:**
  - *sporadische, progrediente, im Erwachsenenalter (> 30 Jahre) auftretende Erkrankung* mit
    - ▸ Parkinson-Syndrom (siehe mögliche MSA) und geringer/fehlender Wirkung von L-Dopa = MSA-P oder
    - ▸ mit zerebellärem Syndrom (siehe mögliche MSA) = MSA-C
  - *und mit autonomen Störungen* als Blaseninkontinenz und erektiler Dysfunktion oder als orthostatischer Blutdruckabfall nach 3 Minuten Stehen um wenigstens > 30 mmHg systolisch oder > 15 mmHg diastolisch
- **gesicherte Multisystematrophie:** nur durch Nachweis von ausgedehnten α-Synuklein-positiven zytoplasmatischen Einschlusskörpern in der Glia und in Neuronen des Zentralnervensystems verbunden mit neurodegenerativen Veränderungen in striatonigralen und olivo-ponto-zerebellären Strukturen (siehe Pathologie)
- **zusätzliche Symptome für oder gegen die Diagnose MSA:**
  - *pro:* orofaziale Dystonie, ausgeprägter Antekollis, Kamptokormia ( ), Pisa-Syndrom, Kontrakturen an Händen oder Füßen, inspiratorisches Seufzen, schwere Dysphonie, schwere Dysarthrie, neues oder verstärktes Schnarchen, kalte Hände oder Füße, pathologisches Lachen oder Schreien, myoklonischer Halte-/Bewegungstremor
  - *kontra:* klassischer Ruhetremor, vertikale Blickparese, klinisch eindeutige Neuropathie, nicht medikamentös induzierte Halluzinationen, Beginn nach dem 75. Lebensjahr, Familienanamnese für Ataxie oder Parkinson-Syndrom, eindeutige Demenz, Marklagerläsionen wie bei Multipler Sklerose

Differenzialdiagnose

- **Morbus Parkinson** (→ S. 337): MSA mit großer Sicherheit vom Morbus Parkinson abgrenzbar durch Pyramidenbahnzeichen, zerebelläre Symptome, Fehlen einer schweren Demenz, schwacher oder fehlender Effekt von L-Dopa, Fehlen von L-Dopa induzierter Psychose [4450]
  - *MIBG-Szintigrafie:* postganglionäre sympathische Denervation des Herzens bei Morbus Parkinson
- **progressive supranukleäre Blickparese-Parkinsontyp (PSP-P)** (→ S. 355): asymmetrischer Beginn, Tremor, mäßiges Ansprechen auf L-Dopa (mitunter schwierige DD)
- **autosomal-dominante zerebelläre Ataxie** (SCA 2, 3, 17) (→ S. 324): Familienanamnese bei autosomal-dominantem Vererbungsmuster
- **Fragiles X-assoziiertes Tremor-Ataxie-Syndrom** (→ S. 327): X-chromosomaler Erbgang

Therapie

- **keine kausale Therapie bekannt;** im Tiermodell wirken Rasagilin bzw. Erythropoetin neuroprotektiv [3921],[2136]; Studien am Menschen zu Rasagilin sind negativ ausgefallen, Studien zu Rifampicin und Fluoxetin laufen gerade; Studie mit Lithium wurde abgebrochen, Riluzol und Minocycline nicht neuroprotektiv wirksam. Intravenöse/-arterielle Gabe von mesenchymalen Stammzellen kann Progression abmildern [2333]
- **symptomatisch:**
  - *Parkinson-Symptome:* → Morbus Parkinson (→ S. 337)

medikamentöse Therapie: 10–30 % der Patienten sprechen zumindest initial auf L-Dopa an (je nach Verträglichkeit bis > 1000 mg/d), ca. 10 % auch über Jahre; bei fehlender Wirkung von L-Dopa Versuch mit Dopamin-Agonisten (CAVE: diese können einen Anterokollis hervorrufen); eventuell zusätzlich oder als Monotherapie Amantadin 3 × 100–200 mg/d mit möglicher Wirkung auch auf die Ataxie; ggf. zusätzlich Domperidon (bis 3 × 20 mg/d) bei orthostatischer Dysregulation; Therapieversuch mit Paroxetin wirkt symptomatisch und antidepressiv [1258]; Clonazepam bei irregulärem Tremor

  - ▸ supportive Therapie mit Krankengymnastik, Ergotherapie und Logopädie und Hilfsmittelausstattung
  - ▸ perkutane endoskopische Gastrostomie (PEG) zur parenteralen Ernährung im fortgeschrittenen Krankheitsstadium; ggf. Tracheostomie bei schwerem Stridor
- *autonome Störungen:* → Erkrankungen des autonomen Nervensystems (→ S. 576)
- *fokale Dystonie:* → Botulinum-Toxin

- *Blasenstörungen:* medikamentöse Behandlungsversuch mit Trospiumchlorid 2–3 × 10–20 mg, Tolterodin 2 × 2 mg, Oxybutynin 2 × 2,5–5 mg/d; regelmäßige Restharnkontrolle; transurethraler oder suprapubischer Blasenkatheter oder Einmalkatheterismus, ggf. Botulinum-Toxin A

Verlauf

- **rasche Verschlechterung** innerhalb von 1–4 Jahren
- **nach 5 Jahren** sind mehr als 40 % deutlich behindert oder rollstuhlpflichtig
- **mittlere Überlebensdauer** < 9 Jahre (2–20 Jahre) [4451], Frauen überleben im Durchschnitt etwas kürzer als Männer, unabhängig vom klinischen Syndrom

Prognose

- **ungünstige prognostische Faktoren:** frühe autonome Störungen, kurzes Intervall von Krankheitsbeginn bis zu deutlicher Beeinträchtigung, höheres Alter bei Krankheitsbeginn [2942]

Progressive supranukleäre Blickparese (PSP) – Steele-Richardson-Olszewski-Syndrom [3271]

Allgemeines

- progrediente neurodegenerative Erkrankung („Tauopathie") mit meist symmetrischem, axial betontem akinetisch-rigidem Syndrom, vertikaler supranukleärer Blickparese, früh auftretenden Stürzen und fehlendem Ansprechen auf L-Dopa
- frühes klinisches Bild, Morphologie und Immunhistologie zeigen deutliche Überlappungen von PSP, CBD (→ S. 358) und frontotemporaler lobärer Degeneration (FTLD → S. 315), die als „Pick-Komplex" zusammengefasst werden

Epidemiologie

Inzidenz 5:100 000 für das Alter 50–99 Jahre; Prävalenz 5–6,5:100 000 Einwohner, M:F = 3:2, sporadisch, selten familiär, Erkrankungsalter 45–73 Jahre (Mittelwert: 63 Jahre) [2434]

Genetik

Polymorphismus des Exons 10 im Tau-Gen am Chromosom 17

Pathologie [3917],[3280]

- **Verlust von Nervenzellen und Gliose** in Nucleus subthalamicus, Globus pallidus (vor allem Pallidum internum), Substantia nigra (pars compacta und reticulata), periaquäduktalem Grau, Locus coeruleus, Colliculus superior, Tektum des Mittelhirns; pontine Kerne mit neurofibrillären Einschlusskörperchen („globose neurofibrillary tangles") mit Immunreaktivität gegen hyperphosphoryliertes Tau-Protein ( ) wie bei Morbus Alzheimer; häufige Beteiligung von Kaudatum, Putamen, zerebralem (frontalem und limbischem) Kortex, limbischem System, selten Kleinhirn
- **Tau-positive Ablagerungen** als neurofibrilläre „tangles", als Neuropilfäden („threads"), als Büschel in Astrozyten („tufted astrocytes") und als oligodendrogliale „coiled bodies" in den betroffenen Strukturen, vor allem STN, Pallidum und Substantia nigra ( ). Schwere und Ausbreitung der Tau-Ablagerungen stärker ausgeprägt beim Richardson-Syndrom als bei den anderen Formen der PSP [4509]
- **Verminderung der Neurotransmitter** Dopamin, Acetylcholin, Noradrenalin, GABA, Serotonin

Pathogenese

PSP gehört zu den „Tauopathien"; Pathogenese bislang unklar; Ablagerung von abnorm phosphoryliertem Tau-Protein (Tau-Isoform „4-repeat-Tau") in Neuronen und Gliazellen; wahrscheinlich genetische Prädisposition trotz des spontanen Auftretens, da signifikant mit dem H1-Tau-Haplotyp assoziiert [253]

Klassifikation [4509] [4510]

- **Richardson-Syndrom:** entspricht der klassischen Ausprägung des PSP (Haltungsinstabilität, Stürze, vertikale Blickparese, kognitive Störung innerhalb von 2 Jahren); weist die schwerste Tau-Pathologie auf
- **PSP-Parkinsonismus (PSP-P):** asymmetrischer Beginn, Tremor, initiales (meist) mäßiges Ansprechen auf L-Dopa, Extremitätendystonie
- **reine Akinese mit Gangblockaden (Pure Akinesia with Gait Freezing, PAGF):** Blockaden beim Gehen und deutliche Sprechstörungen stehen in den ersten 5 Jahren nach Erkrankungsbeginn ganz im Vordergrund der Beschwerden [4509],[4510]
- **Kombination mit kortikobasalem Syndrom (PSP-CBS):** Patienten mit asymmetrischer Dystonie, Apraxie und kortikaler Sensibilitätsstörung [4165],[4511]
- **Kombination mit progressiver nicht flüssiger Aphasie (PSP-PNFA)** und Sprech-Apraxie [1926],[4511]

Diagnostische Kriterien [2433]

Diese Diagnose-Kriterien sind veraltet, charakterisieren aber gut die häufigste Form der PSP (Richardson-Syndrom), während die PSP-P, PSP-PAGF, PSP-PNFA und PSP-CBS unberücksichtigt bleiben

- **mögliche PSP** (Richardson-Syndrom): progrediente Erkrankung nach dem 40. Lebensjahr; *entweder* vertikale supranukleäre Blickparese (nach oben und/oder nach unten) *oder* Verlangsamung vertikaler Sakkaden und ausgeprägte Haltungsinstabilität mit Stürzen bereits im ersten Erkrankungsjahr
- **wahrscheinliche PSP** (Richardson-Syndrom): progrediente Erkrankung nach dem 40. Lebensjahr; vertikale supranukleäre Blickparese (nach oben und/oder nach unten); ausgeprägte Haltungsinstabilität mit Stürzen bereits im ersten Erkrankungsjahr
- **sichere PSP** (Richardson-Syndrom): nur durch postmortale neuropathologische Untersuchung des Gehirns (s. Pathologie)

- kein Hinweis auf andere Erkrankungen zur Erkärung der Symptome
- **unterstützende Symptome:** symmetrische Akinese, proximal betonter Rigor, abnorme Kopfhaltung (Retrokollis), frühe Dysphagie und Dysarthrie, kognitive Störungen, fehlendes oder geringes Ansprechen auf L-Dopa
- **gegen die Diagnose sprechen:** frühe, ausgeprägte zerebelläre Störungen, Polyneuropathie, Aphasie oder Agnosie, sensorische Defizite, schwere autonome Dysfunktionen, frühe schwere Demenz, Alien-limb-Phänomen oder kortikale Sensibilitätsstörung;

Klinisches Bild: Leitsymptome

- **Leitsymptome** (Richardson-Syndrom): progrediente Erkrankung mit Beginn nach dem 40. Lebensjahr, meist symmetrische Akinese und proximal/axial betonter Rigor, Retrokollis, Stand-/Gangunsicherheit und Fallneigung mit häufigen Stürzen bereits im ersten Krankheitsjahr, supranukleäre vertikale Blickparese (s. u.), kognitive Störungen (s. u.), Dysphagie und Dysarthrie, Schlafstörungen; fehlendes oder schlechtes Ansprechen auf L-Dopa

Klinisches Bild: zusätzliche Symptome

- **okuläre Symptome:**
  - *Auftreten* meist erst im Verlauf der Erkrankung, durchschnittlich 4 Jahre nach Krankheitsbeginn [1515]
  - *vertikale Sakkadenstörung* nach oben und unten, einbezogen auch die Rückstellung der Augen durch schnelle Nystagmuskomponenten (= vestibuläre oder optokinetische Sakkaden → Deviation in Richtung der Musterbewegung bei Prüfung des OKN); Folge der Einbeziehung des Nucleus interstitialis Cajal im Mittelhirn
  - *vertikale Blickparese* (, ,) um mehr als 50 % nach oben und jede eindeutige Einschränkung nach unten [2433]
  - *im weiteren Verlauf* Haltestörung bei Seitblick (Rückdrift), Störung von horizontaler Blickwendung und Konvergenz ( )
  - *Augen-Kopf-Koordinierung* gestört; beim Blick zur Seite werden zuerst der Kopf und dann die Augen zum Blickziel gewendet; anhaltende Kopfdeviation bei VOR-Testung auf einem Drehstuhl [2228]
  - *meist lange erhalten:* Blickfolgebewegung, vestibulookulärer Reflex
  - *Blinkreflex:* „Flashing light" Test: bei Pupillenreflextestung wird ein Blinkreflex ausgelöst, der nicht habituiert
- **frontale Dysfunktion:** verminderte Wortflüssigkeit, beeinträchtigtes abstraktes Denken, Apathie, fehlende Kontrolle von automatisierten Bewegungsabläufen, Imitierungsneigung („Applauszeichen": nach Aufforderung, 3-mal die Hände zu klatschen, wird mehr als 3-mal oder endlos weitergeklatscht [1005]; findet sich aber auch bei 25 % der Parkinson-Patienten [41])
- **fakultative Symptome:**
  - *Aspekt:* „erstaunter Blick" bei retrahiertem Oberlid („Cowper-Zeichen"); Unfähigkeit zum Öffnen der Augen durch Blepharospasmus oder Lidapraxie ( ) (→ S. 42)
    - *Motorik:* Finger-Tapping: häufig mit kleinerer Amplitude schnell durchführbar, im Gegensatz zu Morbus Parkinson kein Dekrement der Amplitude; kleine, aber schnelle Schrift; „Raketen-Zeichen": bei Aufforderung aufzustehen, schnellt Patient in die Höhe
  - *psychische Symptome:* emotionale Labilität, Persönlichkeitsveränderungen
  - *sonstige neurologische Symptome:* Pyramidenbahnzeichen, Ruhetremor, Chorea, Gliederdystonie, respiratorische Dyskinesien, Myoklonus

Zusatzdiagnostik

- **MRT:** ausgeprägte Atrophie und Signalanhebung im Mittelhirn („Mickey-Mouse-Zeichen"), Abflachung der Vierhügelplatte, Atrophie von Putamen und Pallidum, Atrophie der oberen Kleinhirnstiele, Erweiterung des Aquädukts und dritten Ventrikels, in späteren Stadien Atrophie des Frontal- und Temporalhirns [3657]; fokale Atrophie des rostrodorsalen Anteils der Mittelhirnhaube („hummingbird sign", „penguin silhouette sign" im sagittalen MRT) [1488]
  - *zur Ausschlussdiagnostik:* Multi-Infarkte, Hydrozephalus, Mittelhirntumoren
- **SPECT** ( ) (→ S. 721):
  - *^{123}I-IBZM:* verminderte Bindung im Striatum infolge reduzierter Dichte der D2-Rezeptoren im Unterschied zu Morbus Parkinson (allerdings weder sehr sensitiv [3165] noch sehr spezifisch) und der FDG-PET unterlegen [1669]
  - *Dopamintransporter-Liganden:* Reduktion der präsynaptischen Dopamintransporter im Striatum [1800] (trennt nicht gegen Morbus Parkinson)

- **PET** ( ) (→ S. 722):
  - ^{18}*F-Fluorodeoxyglucose:* Hypometabolismus frontal und fronto-mesial (G. cinguli) bis an Zentralregion reichend und im Mesencephalon; trennt gegen MSA, Morbus Parkinson, Demenz mit Lewy-Körperchen und schwächer auch gegen kortikobasale Degeneration [4043],[1036],[1933],[1669]
  - ^{18}*F-Fluorodopa:* homogen verminderte Aufnahme sowohl im Kaudatum wie im Putamen im Gegensatz zu Morbus Parkinson [535]; Abgrenzbarkeit von PSP, MSA-P und Morbus Parkinson wurde von anderen infrage gestellt [3543]
  - ^{11}*C-Raclopride bzw.* ^{18}*F-Desmethoxyfallyprid:* verminderte D2-Rezeptor-Bindung im Striatum [3663]
  - ^{11}*C-Diprenorphin:* verminderte Opioid-Rezeptor-Bindung im Kaudatum und Putamen [570]
- **^{123}I-MIBG-Szintigramm:** i.d.R. normale sympathische Innervation des Herzens (wie bei MSA und CBD)
- **ENG:** Differenzierung der Augenbewegungsstörung
- **Trigemino-zervikaler Reflex (TCR):** im Gegensatz zum Parkinson-Syndrom und der MSA ist bei der PSP der TCR nicht auslösbar [3728]

Differenzialdiagnose

- **kortikobasale Degeneration** (→ S. 358): deutlich asymmetrische Dystonie und Apraxie („Alien limb"), selten supranukleäre Ophthalmoplegie, Überlappungen möglich (PSP mit kortikobasalem Syndrom)
- **frontotemporale (lobäre) Degeneration (FTLD):** die PSP kann mit frontalen Dysfunktionen beginnen [1942]
- **Morbus Parkinson** (→ S. 337): Hochblick kann etwas eingeschränkt sein; wenn mehr als 50 % und auch der Abwärtsblick eindeutig betroffen ist → Verdacht auf PSP
- **Multisystematrophie (MSA-P):** selten vertikale Blickparese, Stürze nicht im Vordergrund, frühe Flexionshaltung des Kopfes sowie autonome Dysregulation, Harninkontinenz früher als bei PSP
- **andere neurodegenerative Erkrankungen mit supranukleärer Blickparese:** Morbus Niemann-Pick Typ C (meist < 40 Jahre) (→ S. 438), spinozerebelläre Atrophie (SCA) Typ 1–3) mit Blickparesen und Bewegungsstörungen (→ S. 324), dentato-rubro-pallido-luysianische Atrophie (DRPLA)
- **primär vaskulär bedingte progressive Blickparese** (Basalganglien, innere Kapsel, Mittelhirn): Bildgebung (CT, MRT)
- **sonstige:** Normaldruck-Hydrozephalus, Mittelhirn-Tumoren, Morbus Whipple

Therapie

- **keine neuroprotektive Therapie bekannt** (Studie mit Lithium abgebrochen, Studie mit Valproat, Riluzol und Tideglusib negativ, Studie mit Rasagilin in Planung; erste Studie mit Coenzym Q 10 mit fraglichem neuroprotektivem Effekt [3903], derzeit Überprüfung in einer Phase-III-Studie; aktuelle Studie mit Danuvetide (Mikrotubulistabilisator)
- **Pharmakotherapie** von begrenztem Effekt, am ehesten noch auf Gangstörung und Rigidität
  - *dopaminerge Substanzen:* L-Dopa (bis zu 1000 mg/d), Dopamin-Agonisten initial partiell wirksam; Halluzinationen dosisbegrenzend; Hyperkinesen selten
  - *Amantadin* bis 3 × 100–200 mg, auch in Kombination mit L-Dopa oder Dopamin-Agonisten
  - *Amitriptylin* 25–150 mg/d (hilft bei Affektinkontinenz und psychomotorischer Verlangsamung)
  - *Coenzym Q10* 5 mg/kg KG/d in drei Einzeldosen
  - *Zolpidem* 5–10 mg/d; (vorübergehende) Besserung der Okulomotorik und der Bewegungsstörung [861]
- **Therapie spezieller Probleme:**
  - *Blickparese:* Prismenbrille
  - *Blepharospasmus:* Botulinum-Toxin (→ S. 779) für prätarsalen Blepharospasmus (Blepharospasmus vom Levatorinhibitionstyp)
- **supportive Therapie:** Krankengymnastik, Ergotherapie und Logopädie, psychosoziale Betreuung, ggf. Ernährung über gastro-jejunale Sonde.

Verlauf

Mittlere Überlebenszeit nach Symptombeginn für alle PSP-Typen zusammen 5,6 (2–16,6) Jahre [2434]; bei PSP-P günstigerer Verlauf [2942]

Prognose

Ungünstige prognostische Faktoren: höheres Alter bei Krankheitsbeginn, Beginn der Stürze im ersten Jahr, frühe Dysphagie [2434]

Selbsthilfegruppe

Deutsche PSP-Gesellschaft e.V., Philosophenweg 46, 47051 Duisburg, Tel./Fax: 0700-44533777, E-Mail: info@psp-gesellschaft.de, Internet: www.psp-gesellschaft.de

Kortikobasales Syndrom (CBS)/Kortikobasale Degeneration (CBD) [2175],[446]

Definitionen

- **Kortikobasales Syndrom:** ausgeprägt asymmetrisches hypokinetisch-rigides Syndrom mit Apraxie, kortikalen sensorischen Funktionsstörungen, Dytonie, Tremor und Myoclonus, Demenz und schlechtem Ansprechen auf L-Dopa
- **Kortikobasale Degeneration:** neuropathologisch definiert: asymmetrische Atrophie im frontoparietalen Kortex, in den Basalganglien und in der Substantia nigra; Ausmaß und Verteilung der Veränderungen gehen mit unterschiedlichen klinischen Syndromen einher: Richardson-Syndrom (→ S. 355), frontotemporale lobäre Degeneration (→ S. 315) oder primär progressive Aphasie [2176],[2417]

Epidemiologie

Seltene Erkrankung; sichere Daten über Prävalenz und Inzidenz liegen nicht vor; Erkrankungsalter 5. und 7. Lebensdekade, F:M=1:1

Genetik

Wahrscheinlich pathogenetische Rolle für das Microtubule-Associated Protein Tau (MAPT) auf Chromosom 17 (wie bei der PSP und FTLD)

Pathologie [2176],[446]

- **makroskopisch** asymmetrische, umschriebene kortikale Atrophie um den Sulcus centralis mit seitengleicher Verschmächtigung der Pedunculi cerebri und Blässe der Substantia nigra
- **mikroskopisch** Neuronenverlust und Gliose in diesen Regionen mit geschwollenen, ballonierten Neuronen, die ihre Anfärbbarkeit verloren haben („achromatisch") infolge einer intrazellulären Ablagerung von Neurofilament-Proteinen; tau-positive neuronale Ablagerungen, Neuropil-Fäden und gliale Einschlüsse in Form von glialen Knäueln („glial coils") und astrozytischen Plaques, die als spezifisch für die CBD eingestuft werden; evtl. mitbetroffen: Neurone im striato-pallido-thalamischen Schleifensystem sowie in Kleinhirnkernen
- **Verteilung** der Veränderungen unterschiedlich bei verschiedenen Syndromen [2175]:
  - *bei CBS* stärkere Pathologie im primär-motorischen und sensomotorischen Kortex und Putamen
  - *bei Richardson-Syndrom* stärkere Veränderungen vor allem in limbischen und Hirnstamm-Strukturen

Pathogenese

CBD gehört zu den „Tauopathien" (PSP, FTLD u. a.); aufgrund der Mutationen des MAPT-Gens kommt es zur Bildung des abnorm phosphoryliertem tau-Proteins mit Ablagerung in Neuronen und glialen Zellen; die genaue Pathogenese ist nicht bekannt

Klinisches Bild [447]

- **Leitsymptome:**
  - *ausgeprägt asymmetrisches hypokinetisch-rigides Syndrom* mit schlechtem Ansprechen auf L-Dopa
  - *einseitige idiomotorische Apraxie*, kortikal-sensorische Defizite und „Alien hand/limb"- Phänomen = Gefühl der Fremdheit und unwillkürliche exploratorische/manipulative Bewegungen einer Hand
  - *visueller oder sensorischer Hemineglect*
  - *einseitiger irregulärer Halte- und Aktionstremor*, selten Ruhetremor; stimulus-sensitiver Myoklonus
  - *einseitige Flexionsdystonie* des Arms mit Ausbreitung auf das Bein
  - *supranukleäre Augenbewegungsstörung* (sakkadierte Folgebewegungen, Sakkadenverlangsamung in alle Richtungen)
  - *Dysphasie*
  - *psychisch:* frontale/subkortikale Demenz, frontale Verhaltensstörungen, Depression
- **initial:** Klagen über einseitige Ungeschicklichkeit, Steifigkeit und Zucken eines Arms, weniger Störungen in einem Bein mit Gangschwierigkeiten, entsprechend Akinese, Rigidität und Apraxie im betroffenen Arm bzw. Bein, kaum Wirksamkeit von L-Dopa; selten Sensibilitätsstörungen, Dysarthrie oder Verhaltensauffälligkeit; gelegentlich Demenz als Frühsymptom
- **später:**
  - *progrediente Apraxie* mit zunehmender Beeinträchtigung der Alltagsmotorik
  - *beidseitige asymmetrische, progrediente akinetisch-rigide Symptomatik*
  - *irregulärer Halte- und Bewegungstremor* (6–8 Hz)
  - *Reflex- und Aktionsmyoklonus*
  - *sonstige Symptome:* fokale Dystonie, Blickparesen, Pyramidenbahnzeichen, Aphasie, Dysarthrie
  - *psychisch:* meist mäßiggradige frontale/subkortikale Demenz, Verhaltensstörungen (Enthemmung, Apathie, Impulsdurchbrüche, Reizbarkeit); visuell-räumliche Verarbeitungsstörung; Depression
  - *Überlappungen* eines „kortikobasalen Syndroms" mit der progressiven supranukleären Blickparese und dem Morbus Alzheimer beschrieben

Zusatzdiagnostik

- **Riechvermögen** intakt (wie bei PSP)
- **EEG:** Herdbefund kontralateral zur klinisch stärker betroffenen Seite
- **SSEP:** keine Riesenpotenziale trotz stimulus-sensitivem Myoklonus

- **Hirnparenchym-Sonografie:** deutliche Hyperechogenität in der Substantia nigra (wie bei idiopathischem Parkinson-Syndrom)
- **MRT:** oft zunächst unauffällig, im Verlauf asymmetrische frontoparietale kortikale Atrophie (vor allem prämotorische und supplementär-motorische Areale, kontralateral zur betroffenen Seite), fakultativ Signalauffälligkeit in der darunter liegenden weißen Substanz; normaler Hirnstamm [4474]
- **SPECT** (👁): in der ^{123}I-FPCIT-SPECT asymmetrische Reduktion der präsynaptischen Dopamintransporterdichte (keine sichere Trennung gegenüber anderen neurodegenerativen Parkinson-Syndromen)
- **^{18}F-FDG-PET** (👁): verminderter Glukosestoffwechsel (fronto-)parietal kontralateral zur betroffenen Seite, Trennung gegen MSA, Morbus Parkinson, Demenz mit Lewy-Körperchen und auch gegen progressive supranukleäre Blickparese möglich [4043],[1036], [1933],[1669]
- **Labor:** unauffällig (Ausschluss anderer Erkrankungen)

Diagnose-Kriterien [447]

- **Hauptkriterien:** schleichender Beginn *und* fortschreitender Verlauf
  - *plus* fehlende identifizierbare Ursache (z.B. Tumor, Infarkt)
  - *plus* kortikale Dysfunktion (Apraxie, alien limb, kortikaler Sensibilitätsverlust, Hemineglect, Tremor, Myoklonus, Aphasie) *und* extrapyramidale Dysfunktion (asymmetrischer Extremitaten-Rigor ohne Ansprechen auf L-Dopa, fokale Dystonie)
- **Unterstützende Kriterien:**
  - *neuropsychologische Testung* mit lateralisierter kognitiver Dysfunktion und meist erhaltener Lern- und Gedächtnisfunktion
  - *Bildgebung* mit fokaler oder asymmetrischer Atrophie im parietofrontalen Kortex
  - *SPECT/PET* mit fokaler oder asymmetrischer Hypoperfusion (parietofrontaler Kortex ggf. auch Basalganglien/Thalamus)

Differenzialdiagnose

- **Morbus Parkinson (→ S. 337):** L-Dopa-Responsivität; es fehlen Apraxie, Sensibilitätsstörung, Myoklonien, „Alien limb"-Zeichen, bei CBD normale postganglionäre sympathische Innervation
- **Frontotemporale lobäre Degeneration** (→ S. 315): typische Verhaltensauffälligkeiten, stärkere Demenz, Einzelfälle aber klinisch ununterscheidbar [1895],[2286], exekutive Dysfunktionen stärker ausgeprägt als bei CBD [1772], kann auch mit einer CBD-Pathologie einhergehen
- **Progressive supranukleäre Blickparese** (→ S. 355): symmetrischer axialer Rigor, frühe Stürze, vertikale Blickparese, keine kortikalen Zeichen, im Spätstadium typische MRT-Befunde; Richardson-Syndrom kann mit einer CBD-Pathologie einhergehen; dann setzt die vertikale Blickparese deutlich später ein als bei der PSP-Pathologie [2417]
- **MSA-P** (→ S. 352): keine kortikalen Symptome, keine Demenz

Therapie

- **keine kausal wirksame Therapie bekannt**
- Therapieversuch mit L-Dopa 300–2000 mg/d; Physiotherapie, Ergotherapie, Logopädie, kognitives Training
- Therapie spezieller Probleme:
  - *Myoklonus:* Clonazepam (Rivotril®) 2-6 mg/d
  - *Tremor:* Betablocker (Propranolol) bis max. 320 mg/d
  - *schmerzhafte Arm- und Handdystonie:* Botulinum-Toxin A, Baclofen (bis 40 mg/d)
- experimentelle Ansätze zur Hemmung der Protein-tau-Bildung [2916]

Verlauf

Fortschreiten zu schwerer Apraxie und zu rigider Immobilität innerhalb von 5–7 Jahren; mittlere Lebenserwartung von 8 (3–13) Jahren; Tod meist durch Aspirationspneumonie

Bilaterale striatopallidodentale Verkalkungen („Morbus Fahr") [2556],[2555]

Allgemeines

Symmetrische Verkalkungen von Basalganglien und Kleinhirn wurden mit sehr unterschiedlichen Bezeichnungen und Zuordnungen in der Literatur beschrieben; als eigenständige Krankheit wird der „Morbus Fahr" zunehmend infrage gestellt [2555] (in der Originalarbeit von Fahr wird ein Fall mit endokrinologischer Ursache der Verkalkungen beschrieben)

Epidemiologie

Keine genauen klinischen Daten über die Prävalenz; in großen CT-Serien in 6–7:1000 Basalganglienverkalkungen in allen Schweregraden, meist im Pallidum

Genetik

- autosomal-dominante, familiäre und sporadische Formen; kein gesicherter Gen-Locus

- Verkalkungen bei verschiedenen genetisch bedingten Erkrankungen (Hypothyreoidismus, Chromosom 11p; Pseudohypoparathyreoidismus, Chromosom 20q; Down-Syndrom, Chromosom 21q) sprechen gegen eine monogenetische Ursache

Ätiologie

Der genaue pathologische Prozess und die Ursache für die Vulnerabilität bestimmter Hirnstrukturen sind nicht geklärt; diskutiert werden entzündliche, metabolische und gefäßbedingte Faktoren

Pathologie

- nicht arteriosklerotische Verkalkung perivaskulär und in Adventia und Tunica media von Arterien, Venen und besonders Kapillaren, geringer im Zytoplasma von Gliazellen
- Prädilektionsorte: Nucleus dentatus, Mark des Kleinhirns, Nucleus ruber, Substantia nigra, Pallidum, Striatum, Nucleus lateralis thalami mit Pulvinar, Centrum semiovale, Capsula interna

Klassifikation [2555]

- **striopallidodentale Verkalkung:**
  - *primäre Form:* autosomal-dominant, familiär, sporadisch
  - *sekundäre Form:* endokrinologische Störungen, Entwicklungsstörungen, Toxine
- **bilaterale striopallidale Verkalkung:** physiologisches Altern, Entwicklungsstörungen, degenerative Erkrankungen, genetische, infektiöse, metabolische, neoplastische, toxische Ursachen
- **bilaterale zerebelläre Verkalkung**
  - *primäre Form:* idiopathisch
  - *sekundäre Form:* infektiöse und vaskuläre Ursachen

Klinisches Bild [2556]

Abhängig von der Lokalisation der Verkalkungen, korreliert nicht mit dem Ausmaß der Veränderungen in der Bildgebung

- **Basalganglien:** Parkinsonismus (ca. 60 %), Chorea und Athetose (ca. 20 %), Tremor, Dystonie, orofaziale Dyskinesie
- **Zerebellum:** Brady-/Dysdiadochokinese (ca. 20 %), Gangataxie, Dysarthrie
- **psychische Symptome:** hirnorganisches Psychosyndrom, Demenz, Depression, Psychosen
- **sonstige Symptome** (selten): Hirnnervenausfälle, zentrale Paresen

Zusatzdiagnostik

- **CT/MRT** ( ): Verkalkung der Basalganglien und der Kleinhirnkerne
- **SPECT/PET:** deutliche Perfusions- und Glucose-Metabolismus-Minderung in den Basalganglien, geringer auch im zerebralen Kortex
- **Serum:** Ca^{2+}, PO_4^{3-}, Parathormon (Veränderungen wie bei Hypoparathyreoidismus)
- **Urin:** Phosphatausscheidung

Diagnosestellung

Klinisches Bild mit Parkinsonismus, Demenz und Kleinhirnzeichen sowie der Nachweis der Verkalkungen in der Bildgebung

Therapie

- **bei Verkalkung bei Hypoparathyreoidismus oder Pseudohypoparathyreoidismus:** Korrektur des Kalziumspiegels; kann zu dramatischer Verbesserung der hypokinetisch-rigiden Symptome führen
- Kalziumantagonisten (Ca-Kanal-Blocker) wie Nimodipin ohne Effekt

2.12.2 Erkrankungen mit unwillkürlichen Bewegungen

Huntington-Erkrankung [295],[3480]

Synonyma

Veitstanz, Chorea major, Chorea Huntington (Erstbeschreiber: George Huntington, 1872); Bezeichnung „Huntington-Erkrankung" statt „Chorea Huntington", weil Chorea kein obligates Symptom

Definition

Autosomal-dominante Erkrankung mit psychischen/kognitiven Veränderungen und (meist hyperkinetischen) Bewegungsstörungen aufgrund eines progressiven, selektiven Neuronenverlusts mit Akzentuierung im Striatum

Epidemiologie

Prävalenz 4–8:100 000, F = M, Erkrankungsbeginn in der Regel zwischen 30–40 Jahren, große Streubreite (1.–7. Dekade)

Genetik [1796]

- **Vererbungsmodus:** autosomal-dominant mit vollständiger Penetranz (in 1–2 % Spontanmutationen)
- **CAG-Expansion** (> 39) im Huntington-Disease-(HD-)Gen (IT15) (Genprodukt: mutantes Huntingtin, ubiquitär exprimiert) auf Chromosom 4p16.3; je länger die CAG-Expansion, desto früher der Krankheitsbeginn
- **CAG-repeat-Zahl des normalen Allels** interagiert mit der mutierten verlängerten CAG-repeat-Zahl des anderen Allels: höhere normale Repeat-Zahlen schwächen den klinischen Schweregrad ab [231]
- **Antizipation** (zunehmend früherer Krankheitsbeginn in nachfolgenden Generationen), vor allem bei Vererbung der Mutation durch den Vater; Westphal-Variante

Pathologie [4339],[1546]

- **Gehirn:** globale Hirnatrophie, akzentuiert in den Basalganglien ( ); im Striatum von kaudal (Kaudatum-Schwanz) nach rostral (Kaudatum-Kopf) fortschreitender Neuronenverlust mit astrozytärer Gliose, medial und dorsal ausgeprägter als lateral und ventral; selektiver Neuronenverlust, striatale Projektionsneurone stärker oder früher affiziert als striatale Interneurone; die stärkeren Veränderungen im Striatum korrelieren mit dem Ausmaß der CAG-Expansion, früherem Krankheitsbeginn und Tod, die stärkere kortikale Beteiligung korreliert mit dem reduzierten Hirngewicht
- **Skelettmuskel:** Atrophie, mitochondriale Störungen mit verzögerter ATP-Synthese [3481]

Pathogenese

Mutation → expandierte Cystein-Adenin-Guanin-(CAG-)Sequenz im Exon 1 des HD-Gens (CAG kodiert für Glutamin) → Übersetzung in eine überlange Polyglutaminsequenz

- → **Konformationsänderung** mit abnormer Faltung des mutanten Huntingtin, falsches Schneiden des Proteins → Fragmente von mutantem Huntingtin akkumulieren zu neuronalen intranukleären und zytoplasmatischen Aggregaten
- → **Genexpressionsveränderungen** mit transkriptioneller Dysregulation → Hemmung des Proteinabbaus mittels Ubiquitin-Proteasom-System und mittels Autophagie → neuronale Dysfunktion und Zelltod [2283]
- → **endokrine Dysfunktionen** vermutlich infolge einer Störung der Hypothalamus-Hypophysen-Achse [1788]: hohe Spiegel von GH und IGFI (Korrelation mit Fortschreiten des motorischen und kognitiven Abbaus [3492]); erniedrigte Testosteron-Spiegel bei männlichen HD-Patienten; Insulin-Resistenz; erhöhte Cortisol- und Vasopressin-Spiegel im Plasma

Klinisches Bild [3091],[2164]

- **adulte Form/Symptombeginn im Erwachsenenalter (30–45 Jahre):**
  - *psychische Auffälligkeiten* (können den motorischen Störungen Jahre vorausgehen): zunehmende Irritierbarkeit, verminderte Kontrolle sozial unangemessenen Verhaltens, Verstärkung vorbestehender Persönlichkeitszüge, Angsstörungen, Depressivität, evtl. schizophreniforme Psychosen
  - *neuropsychologische Störungen*: von anfänglicher frontaler Dysfunktion bis im Verlauf zunehmender Demenz
  - *Hyperkinesen* (Chorea), abrupt einsetzend, kurzdauernd, unregelmäßig, nicht repetitiv, distal betont, oft in Verlegenheitsbewegungen eingebaut (🎥), im Verlauf vermehrt nach proximal und auf Rumpf und Gesicht (Grimmasieren) übergreifend, mit athetotischen und dystonen Komponenten (🎥); choreatische Bewegungen nehmen unter Stress zu, sistieren im Schlaf
  - *zunehmende Hypo- und Bradykinese, Rigidität, Dysphagie, Dysarthrie*
  - *Gangstörungen, Haltungsinstabilität*
  - *Augenbewegungsstörungen:* vor allem Sakkadeninitiierungsstörung; vermehrte Distraktionssakkaden
  - *Gewichtsabnahme bei Hypermetabolismus* (korreliert mit CAG-Repeat-Länge [232]
- **juvenile Form (Westphal-Variante, < 10 %; < 16 Jahre):** progressives hypokinetisch-rigides Syndrom, oft mit ausgeprägter Dystonie ohne choreatische Hyperkinesen, ausgeprägte Sakkadenverlangsamung oder -initiierungsstörung, zunehmender kognitiver Abbau; fakultativ: Sprachentwicklungsstörungen, zerebrale Krampfanfälle, Myoklonus, Ataxie
- **Spätform (20 %; > 50 Jahre):** vorwiegend Chorea und Gangstörungen, geringe kognitive und psychiatrische Störungen; relativ milder Verlauf

Untersuchung

- **„motorische Impersistenz":** die herausgestreckte Zunge kann weniger als 10 Sekunden gehalten werden
- **Gordon-Kniephänomen** (Westphal-Reflex): nach Auslösung des Patellarsehnenreflexes sinkt der Unterschenkel nur langsam ab
- **Sakkadenverlangsamung**
- **erhöhte Ablenkbarkeit –** Prüfung von Antisakkaden:
  - *Ausgangshaltung* wie bei Fingerperimetrie
  - *Aufforderung an den Patienten:* bei Wahrnehmung einer Fingerbewegung im peripheren Gesichtsfeld den *gegenseitigen*, nicht bewegten Finger ansehen („Antisakkaden")
  - *pathologisch:* Sakkaden zum bewegten Finger nicht unterdrückbar
- **Luria-Test** (vom Untersucher vorgeführt): fortlaufend nacheinander mit Faust, Handkante und flacher Hand auf den Tisch/Oberschenkel klopfen
- **neuropsychologische und psychiatrische Untersuchung**: psychomotorische Verlangsamung, frontal-exekutive Störungen, Gedächtnisstörungen, Abnahme von Sprachfluss und -verständnis, Schwierigkeiten bei Anwendung grammatikalischer Regeln und Rechenoperationen (frontostriatale Störung) [4062], räumlich-visuelle Störungen
- **Unified Huntington's Disease Rating Scale (UHDRS):** Anwendung zur Verlaufskontrolle/bei Therapiestudien [1794], im Internet zu bestellen bei http://www.huntington-study-group.org/Resources/UHDRS/tabid/67/Default.aspx

Zusatzdiagnostik

- **Gendiagnostik:** Nachweis der CAG-Expansion (> 39) im Huntington-Disease-Gen (EDTA-Blut), im Bereich zwischen 36 und 39 CAG-repeats keine vollständige Penetranz der Erkrankung; rechtliche Situation (neues Gendiagnostikgesetz seit 01.02.2010):
  - *keine pränatale Diagnostik* für sich spät manifestierende Erkrankungen; Situation für Präimplantationsdiagnostik und für Frühmanifestation von HD in Deutschland unklar

  - *Gendiagnostik* darf in einer Übergangsfrist bei symptomatischen Patienten nach Aufklärung durch den betreuenden Arzt und schriftlicher Einwilligung durchgeführt werden
  - *Genetische Beratung* ist verpflichtend durch einen dafür qualifizierten Arzt vor und nach jeder prädiktiven genetischen Untersuchung durchzuführen.
- **MRT/CT:** in frühen Stadien Volumenreduktion in allen Hirnregionen [3405]; Korrelation des klinischen Verlaufs mit Ausmaß der Atrophie/Volumenreduktion in Kaudatum und Putamen (Erweiterung der Vorderhörner der Seitenventrikel) bei präsymptomatischen und Patienten in frühen Stadien [228]
- **TRACK-HD** als Teil der EHDN-Initiative (European Huntington Disease Network) untersucht Erkrankungsprogression bei Patienten im frühen oder im asymptomatischen Stadium, eine longitudinale Analyse nach 12 und 24 Monaten zeigt diskrete messbare Unterschiede in beiden Gruppen im Vergleich zu Gesunden mittels quantitativer Bildgebung, motorischer und kognitiver Testung [4029] 10 bis 20 Jahre vor Erkrankungsbeginn; somit sind Messinstrumente (am ehesten eine Kombination aus klinischen, biochemischen und bildgebenden Biomarkern) für Krankheitsmodifikationsstudien zur möglichen Behandlung von präsymptomatischen Genträgern bzw. Patienten im frühen Stadium potenziell verfügbar
- **PET** ( ) (→ S. 722):
  - *^{18}F-FDG-PET:* deutliche Verminderung des striatalen Glukosemetabolismus bereits im präklinischen Stadium, im Spätstadium auch kortikal
  - *^{11}C-Racloprid-PET:* deutliche Reduktion der striatalen Dopamin-D2-Rezeptor-Bindung bereits im präklinischen Stadium
- **ENG:** Initiierungsstörung, Verlangsamung und vermehrte Richtungsfehler der Sakkaden
- **Blinkreflex:** verminderte Habituation der R2-Antwort
- **Long-Latency-Reflexe (LLR)** nach Medianus/Ulnaris-Reizung: LLR 2 amplitudengemindert
- **SEP:** Amplitudenminderung des kortikalen Primärkomplexes (N20/P25 oder N1/P1)

Diagnosestellung

Klinisches Bild und Familienanamnese (sporadische Fälle kommen vor), bestätigt durch Nachweis der CAG-Expansion (> 39) im HD-Gen

Differenzialdiagnose

- **Chorea mit Beginn im Erwachsenenalter mit positiver Familienanamnese [3632]:**
  - *Neuroakanthozytose-Syndrome* (→ S. 364)
  - *dentato-rubro-pallido-luysianische Atrophie* (DRPLA)
  - *Spinozerebelläre Ataxie (SCA) Typ 1, 2, 3* (= Machado-Joseph-Erkrankung)
  - *SCA17* (Huntington's Disease like 4 (HDL 4): Mutation des TATA box-binding proteins (TBP) [4134]
  - *Huntington's-Disease like 1 (HDL 1):* familiäre Prionerkrankung, Mutation im PRNP-Gen, autosomal-dominant
  - *Huntington's-Disease like 2 (HDL 2):* keine Mutation in HD-Gen, sondern Mutation mit CTG/CAG repeat Expansion in Junctophilin-3-Gen (JPH3), Klinik und Pathologie fast identisch mit HD, vor allem Afrikaner betroffen [2566]
  - *Huntington's-Disease like 3 (HDL 3):* autosomal-rezessiv, Gen bislang nicht identifiziert
  - *Neuroferritinopathie:* autosomal-dominant, Mutation in FTL Gen, Eisenablagerungen in den Basalganglien [4499]
- **Chorea mit Beginn im Erwachsenenalter ohne positive Familienanamnese:**
  - *medikamenten-/drogeninduziert:* Dopaminrezeptorantagonisten, L-Dopa, Dopaminagonisten, Phenytoin, Carbamazepin, , Valproinsäure, Lamotrigin, Flunarizin, Lithium, trizyklische Antidepressiva, Anti-Malaria-Medikamente, Steroide, Kontrazeptiva, Amphetamine, Kokain
  - *metabolische Störungen:* Elektrolytentgleisung, Hyperglykämie, rezidivierende Hypoglykämien, Hyperthyreose, Leberversagen, Porphyrie
  - *andere:* systemischer Lupus erythematodes (SLE) (→ S. 158) und Antiphospholipid-AK-Syndrom, Hashimoto-Thyreoiditis [3400], Steroid-responsive Enzephalopathie bei Autoimmunthyroiditis (SREAT), Polycythemia vera, schwangerschaftsinduzierte Chorea, nach kardiopulmonalem Bypass („post-pump-chorea"), idiopathische senile Chorea, frontotemporale Demenz (Morbus Pick) (→ S. 315), infektiöse Ursachen, strukturelle Läsionen der Basalganglien

- **Chorea mit Beginn vor dem 16. Lebensjahr:**
  - *hereditär:* in der Regel kein Morbus Huntington; benigne hereditäre Chorea (autosomal-dominant, TITF-1 Gen), infantile Stoffwechselstörungen (Glutarazidämie Typ I, Methylglutaconicazidurie Typ III, Lesh-Nyhan-Syndrom, Phenylketonurie, Cystinurie, Homocystinurie, Pelizaeus-Merzbacher u. a.), Morbus Wilson (→ S. 380), Pentothenat-Kinase-assoziierte Neurodegeneration (Hallervorden-Spatz-Erkrankung) (→ S. 382), L-Dopa-responsive Dystonie (→ S. 378), Rett-Syndrom, familiäre paroxysmale Dyskinesien
  - *nichthereditär:* Chorea Sydenham (→ S. 365), metabolische und immunologische Erkrankungen, s. o.

Therapie [3138]

- **keine kausale oder evidenzbasierte neuroprotektive Therapie bekannt**
- **Therapiestudien an Patienten:**
  - *medikamentös:* Coenzym Q10 600 mg/d mit positivem, nicht signifikantem Trend; Coenzym Q10 und Kreatin derzeit in Phase-III-Studien untersucht; die ungesättigte Fettsäure Ethyl-Icosapent zeigte keine Besserung der motorischen Symptome der Patienten nach 6-monatiger Therapie; Pridopidine-Behandlung ergibt eine leichte nicht signifikante motorische Verbesserung; Latrepirdin zeigt keinen verbessernden Effekt auf Kognition und Funktion
  - *embryonale Stammzelltransplantation ins Striatum:* Studien mit geringer Fallzahl mit meist nur begrenzter oder fehlender Wirkung [237],[2015]; laufende große klinische Studie des European Huntington's Disease Network (www.euro-hd.net)
- **hyperkalorische Ernährung**, breiige Konsistenz vor allem bei Schluckstörung; 6–8 Mahlzeiten pro Tag; leichtes Übergewicht verbessert häufig Chorea
- **Depressionen:** SSRI, Mirtazapin (zusätzlich gewichtssteigernd, günstig bei Anorexie infolge Chorea), Sulpirid (400–600 mg/d) (nahezu selektiver D2-Rezeptor-Antagonist); Vorsicht mit trizyklischen Antidepressiva wegen Verschlechterung der Hyperkinesen durch anticholinerge Wirkung
- **Hyperkinesen:**
  - *Indikation:* zurückhaltend behandeln (nur bei schwerer Ausprägung, mit deutlich reduzierter Selbstständigkeit; meist nur sozial, nicht funktionell beeinträchtigend; Neuroleptika verstärken die gleichzeitig bestehende Verarmung der Willkür- oder Ausdrucksmotorik; Hyperkinesen bilden sich im natürlichen Verlauf oft zurück)
  - *Präparate:* Tiaprid 2 × 50 mg bis 3 × 100 bis 4 × 300 mg/d (GdE Ib lt. DGN Leitlinie 2012); Guideline der AAN [181a]: Tetrabenazin (Level B) 2 × 12,5 mg bis 4 × 25 mg mit deutlichem Effekt (NW: Depression, Sedierung), Amantadin (Level B) 3–4 × 100 mg/d oder Riluzol (Level B) 200 mg/d, nicht aber 100 mg/d, mit mäßigem Effekt in den ersten Monaten (Level B); atypische Neuroleptika: Clozapin (Level U) bis 150 mg/d
  - *L-Dopa* bei benigner hereditärer Chorea [201]
  - *chirurgisch:* bilaterale tiefe Hirnstimulation des Globus pallidus internus in einzelnen Fällen erfolgreich [1971]
- **Impulskontrollstörung, vermehrte Reizbarkeit**: leicht: Escitalopram; stärker: atypische Neuroleptika, z.B. Olanzapin
- **aggressive Durchbrüche, schizophrene Psychose:** Haloperidol 5–10 mg/d (bei längerer Anwendung auf die mögliche Überlagerung der Chorea durch Spätdyskinesien achten); Alternative: Olanzapin; eine gute Verträglichkeit und dem Clozapin vergleichbare Wirksamkeit besitzt auch Amisulprid (100–200 mg/d)
- **kognitive Störungen:** Cholinesterase-Hemmer nicht wirksam [831]
- **Schlafstörungen/Unruhe:** bei leichteren Formen: Anxiolytika wie Buspiron, Hydroxycin, nichttrizyklische Antidepressiva (Mirtapazin), sedierende Neuroleptika. Benzodiazepine oder Benzodiazepinrezeptor-Agonisten (Zopiclon, Zolpidem)
- **Inkontinenz:** bei Dranginkontinenz Carbamazepin 200 mg/d häufig wirksam [756]
- **psychologische und psychosoziale Betreuung**
- Krankengymnastik, Logopädie, Huntingtonsessel (Halesworth chair), Sturzhelm

Verlauf

Überlebenszeit nach Diagnosestellung durchschnittlich 15–20 Jahre, Tod durch sekundäre Komplikationen

Fahrtüchtigkeit

Fahruntüchtigkeit in bis zu 50 % der Patienten; verlässliche Aussage nur durch Kombination verschiedener Untersuchungsmethoden: UHDRS (v.a. kognitiver Teil), Trail Making Test, Mini-Mental-State, Farbe-Wort-Interferenztest nach Stroop, 5-Punkt-Test nach Regard (weitere Untersuchungen s.o. und Kapitel „Neuropsychologische Syndrome"), ggf. Testung im Fahrsimulator [938]

Selbsthilfegruppen

- **Deutsche Huntingtonhilfe e. V.,** Börsenstraße 10, 47051 Duisburg, Tel.: 0203/229-15 (Mo–Fr 8:30–15:00 Uhr), Fax: 0203/229-25, E-Mail: dhh@dhh-ev.de, Internet: www.dhh-ev.de
- **Europäisches HD Netzwerk:** www.euro-hd.net

Neuroakanthozytose-Syndrome [519],[1595]

Definition

Klinisch und ätiologisch inhomogene Gruppe von Erkrankungen, gekennzeichnet durch die Kombination von Akanthozyten (Erythrozyten mit Stechapfelform) und progressiven Dyskinesen

Typen/Klinisches Bild [860], [4367]

Erbgang	Mutation	Genprodukt	Klinik
autosomal-rezessiv (Levine-Critchley-Syndrom)	Mutation im VPS13A-Gen auf Chromosom 9q21	Chorein (ChAc); wahrscheinlich 2 Formen: mit und ohne Lipoproteinanomalie (Levine-Critchley)	Beginn in 2.–4. Dekade mit orofazial betonten Hyperkinesen: Zungenprotrusion und -bisse charakteristisch, Tics, Dysarthrie, Verhaltensauffälligkeiten (sozialer Rückzug; Tendenz zur Selbstverstümmelung), im Verlauf zunehmende Glied- und Rumpfbeteiligung (dyston), distale Polyneuropathie mit ASR-Verlust und Fuß-/Hand-/Wadenmuskelatrophie, mesiale Temporallappenepilepsie [3560]
autosomal-rezessiv (PKAN → S. 382)	Mutation im Pantothenat-Kinase-Gen auf Chromosom 20p13	PANK2	Beginn im Kindesalter, typisch ist eine Retinopathie, Zungenprotrusion und -bisse, folglich Dysarthrie, MRT „eye of the tiger“ (👁) infolge Eisen in Globus pallidus; nicht alle Patienten weisen Akanthozyten auf. – Pantothenat-Kinase-assoziierte Neurodegeneration (Hallervorden-Spatz-Syndrom) (s. u.)
autosomal-dominant	Huntington's Disease-like 2 (HDL2): Mutation im Junctophilin-3-Gen (JPH3) mit CTG/CAG repeat expansion auf Chomosom 16q24.3 mit 41–58 triplet repeats bei Betroffenen [2565]	Junctophilin	fast identisch mit der Huntington-Erkrankung; nicht alle Patienten weisen Akanthozyten auf
X-chromosomal (McLeod-Syndrom):	Xp21.1-Mutation in XK Gen	XK-Protein ist ein Transportprotein	Beginn < 30. Lebensjahr mit Chorea, oft unter orofazialer Beteiligung, leichtem neuropsychologischem Defizit; vorausgehend häufig psychische Auffälligkeiten (Depressionen, Halluzinationen); Kell-Blutgruppen-Antigene auf Erythrozyten schwach exprimiert; erhöhte Serum-CK; milde, oft subklinische Myopathie; fakultativ dilatative Kardiomyopathie

Zusatzdiagnostik

- **Blutausstrich:** in 3 unabhängingen Wiederholungen > 4 % Akanthozyten; Akanthozytose wesentlich deutlicher nach Verdünnung 1:1 in 0,9 % NaCl; dann Choreinbestimmung im Erythrozyten (ChAc) Bestimmung des Kell/Kx-Blutgruppenphänotyps, XK-Gen und ChaC-Gen;
- **Adressen:**
  - *Chorein:* Prof. A. Danek, Klinikum der Universität München, Neurologische Klinik und Poliklinik, Großhadern Marchioninistraße 15, D-81377 München. Tel.+49 89 7095 6676, Fax +49 89 7095 6671, danek@lmu.de
  - *Kell/Kx- Blutgruppenphänotyps, XK-Gen:* Prof. H. Jung, Universitäts-Spital Zürich, Klinik für Neurologie, Frauenklinikstrasse 26, CH-8091 Zürich, Telefon +41 (0)44 255 55 11, Telefax +41 (0)44 255 43 80
  - *ChaC-Gen:* MGZ Medizinisch Genetisches Zentrum, Bayerstraße 3-5, D-80335 München. Tel. +49 (0)89/30 90 886-0, Fax +49 (0)89/30 90 886-66, info@mgz-muenchen.de
- **Serum:** CK-Erhöhung
- **NLG:** axonale Polyneuropathie
- **EKG:** Überleitungsstörung, Hypertrophiezeichen (McLeod)
- **MRT** (Voxel-basiert): Atrophie des Nucleus caudatus und des Putamens [1800]

Chorea minor (Sydenham-Chorea) [2867]

Definition

Vermutlich autoimmunologische Erkrankung vorwiegend von Kindern infolge einer Infektion mit α- oder β-hämolysierenden Streptokokken mit meist nach 5–15 Wochen sistierenden choreatischen Hyperkinesen

Epidemiologie

Sinkende Inzidenz in entwickelten Ländern, F:M = 2:1, Patienten meist 5–15 Jahre alt

Ätiologie

- Spätkomplikation nach Streptokokkenerkrankungen (Angina, rheumatisches Fieber, Endokarditis; bis zu 6 Monaten nach Infekt), Autoimmun-Antwort gegen neuronale Oberflächenantigene [517] der Basalganglien mit Bildung von Anti-Basalganglien-Antikörpern (ABGA), die sich bei der Mehrzahl der Patienten mit Sydenham-Chorea nachweisen lassen [738]
- nach neuere Daten auch für andere Basalganglienerkrankungen (Gilles-de-la-Tourette-Syndrom (→ S. 385), PANDAS (paediatric autoimmune neuropsychiatric disorders associated with streptococcal infections), Enzephalitis lethargica (→ S. 261) [3656] Hinweise auf multifaktorielle Ursachen (unabhängig von einem Autoimmungeschehen nach Streptokokkeninfektion): genetische Heterogenität zusammen mit Umwelt- und Lebensstil-Einflüssen

Klinisches Bild

- **motorische Symptome:** in der Regel generalisierte Chorea, seltener (< 20 %) Hemichorea oder fokale Chorea, Auftreten von Tics
- **neuropsychiatrische Symptome:** Depression, erhöhte Reizbarkeit oder Labilität, attention deficit hyperactivity disorder (ADHS), Zwangsideen oder Zwangshandlungen [2528]

Zusatzdiagnostik

- **Labor:** Antistreptolysin-Titer (AST), kann normal sein; Anti-Basalganglien-Antikörper (ABGA)
- **Bildgebung:** MRT eventuell Signalanhebung im Striatum in T2-Gewichtung; PET: reversibler striataler Glukosehypermetabolismus ()

Diagnosestellung

Klinisch; keine beweisende Zusatzuntersuchung

Differenzialdiagnose

Gilles-de-la-Tourette-Syndrom (→ S. 385), PANDAS (paediatric autoimmune neuropsychiatric disorders associated with streptococcal infections)

Therapie

- **Akuttherapie:** 3 × 1 Mio. I.E. Penicillin oral für 10 Tage, dann Prophylaxe mit 1 × 1,2 Mio. I.E./Monat für 5 Jahre
- **symptomatische Therapie der Chorea** nur selten nötig; Neuroleptika, Tiaprid (Tiapridex®; 150–300 mg/d), Valproat (Orfiril®; 20 mg/kg/d)

Verlauf

Üblicherweise Rückbildung innerhalb von 5–15 Wochen; bei bis zu 20 % erneut Symptome, z. B. in Schwangerschaft (Chorea gravidarum) oder durch Kontrazeptiva [2867]

Spätdyskinesie (tardive Dyskinesie) [3895]

Definition

Persistierende oder reversible abnorme unwillkürliche Bewegungen, die in Zusammenhang mit längerer Behandlung mit Neuroleptika oder dem Absetzen von Neuroleptika nach Langzeitbehandlung auftreten

Disponierende Faktoren

Höheres Alter, Geschlecht (F > M), Diagnose (affektive > schizophrene Psychosen)

Pathophysiologie

Ungeklärt; diskutiert werden eine striatale Dopaminrezeptorhypersensibilität, eine verzögerte Freisetzung von Neuroleptika aus Neuromelaninbindung in der Substantia nigra sowie eine verminderte GABA- und Opiatbildung im indirekten Schenkel des Basalganglienprojektionssystems

Klinisches Bild

- **tardive Dyskinesie:** unwillkürliche, repetitive, oft stereotype Bewegungen vor allem im Bereich von Wangen, Mund und Zunge, aber auch Rumpf und Extremitäten (, , ,)
- **tardive Dystonie:** unwillkürliche, tonische, oft stereotype Bewegungen im Gesicht (Blepharospasmus) und Nacken (Torti-/Retrokollis) oder Extremitäten
- **tardive Akathisie** (→ S. 25,): Gefühl der inneren Unruhe mit der Unfähigkeit, ruhig zu sitzen oder zu stehen ()
- **seltene Formen:** tardive Tics, tardiver Myoklonus, tardiver Tremor

Differenzialdiagnose

Idiopathische faziobukkolinguale Hyperkinesen im höheren Lebensalter; senile Chorea

Therapie

- **Prävention:** strenge Indikationsstellung für Neuroleptika
- **symptomatische Behandlung:**
  - *Dopamin-Rezeptorenblocker reduzieren* bzw. vermeiden (GdE III [797],[1969],[2647])
  - *atypische Neuroleptika*, z. B. Clozapin (Leponex®) (GdE IV [292],[3823],[3888],[4039])
  - *Tetrabenazin* (Nitoman®) (GdE III [1865],[2975])

- *Vitamin E* (u. a. placebokontrollierte Studien [64],[63],[62],[2271],[2447] zeigten signifikante Wirkung, Meta-Analyse [3847] nicht)
- Benzodiazepine, Kalziumkanal-Blocker, Reserpin, Lithium, Naloxon ((GdE IV [1765], [2647],[2648],[3845],[3846],[3848])
- *Botulinum-Toxin* bei störenden Fokalsymptomen (z. B. Retrokollis, Blepharospasmus) (GdE IV lt. Leitlinie DGN [4332])
- *tiefe Hirnstimulation* in ausgewählten, therapieresistenten Fällen, GdE III [858], [1499]

Hemiballismus [4473]

Definition

Schleudernde Hyperkinesen einer Körperseite (meist armbetont) mit großer Bewegungsamplitude (🎥, 🎥) infolge einer Läsion des Nucleus subthalamicus (Corpus Luysii) oder seiner Verbindungen (Striatum, Pallidum, Thalamus)

Ursächliche Erkrankungen

Meist Ischämie, seltener Raumforderung oder Entzündung im Bereich des Nucleus subthalamicus, unerwünschte Wirkung von Phenytoin oder L-Dopa, Läsion im Rahmen der stereotaktischen Operation (STN-Stimulation)

Klinisches Bild

Proximal betonte, schleudernde Bewegungen (🎥, 🎥), einseitig von Arm oder/und Bein; häufig durch Vorinnervation ausgelöst oder verstärkt; keine Kontrolle über die ausfahrenden Bewegungen (Verletzungsgefahr); Sistieren im Schlaf und bei (medikamentöser) Vigilanzminderung

Zusatzdiagnostik

MRT oder CT des Schädels zum Nachweis einer umschriebenen Läsion

Diagnosestellung

Klinisch: proximale betonte halbseitige Hyperkinese (🎥, 🎥), meist akuter Beginn

Therapie [3567]

- **Akutbehandlung:** Biperiden i. v. (probatorisch) 5–10 mg; Clonazepam i. v. 1–2 mg
- **Folgebehandlung (p. o.):** Haloperidol ≤20 mg/d + Diazepam *oder* Valproinsäure ≤2000 mg/d + Diazepam *oder* Tetrabenazin ≤300 mg/d + Diazepam *oder* Haloperidol + Valproinsäure + Diazepam *oder* Haloperidol + Valproinsäure + Tetrabenazin + Diazepam

Verlauf

Abhängig von Ursache der Läsion; in der Regel (75 %) gute spontane Rückbildung in Wochen oder wenigen Monaten

Startle-Syndrome [129],[2620]

Definition

Syndrome, die durch eine betonte Zusammenschreckreaktion (startle response) gekennzeichnet sind

Typen/ Klinisches Bild

- **primäres Syndrom (Hyperekplexie):** seltene, meist autosomal-dominant vererbte Erkrankung infolge einer Mutation im Gen (GLRA1) für die α-Untereinheit des inhibitorischen Glycinrezeptors auf Chromosom 5q [3755]; in einigen Familien assoziiert mit einer spastischen Parese
  - *klinisches Bild:* perinatal erhöhter Muskeltonus (steifes Baby), der sich innerhalb der ersten 6 Monate weitgehend normalisiert, assoziiert mit einer ausgeprägten und niederschwelligen Schreckreaktion auf plötzliche Reize, die persistiert und die zum Versteifen und zu Stürzen führt. Neigung zu bilateralen Beinmuskelzuckungen
- **Startle-Epilepsie:** klinisch-phänomenologisch definierte Gruppe von ätiologisch inhomogenen Epilepsiesyndromen, bei denen durch unerwartete Stimuli ausgelöste komplexe partial-motorische Anfälle durch eine Startle-Reaktion eingeleitet werden; beschrieben bei diffusen Hirnschäden, Down-Syndrom, Hexosaminidase-Mangel, Sturge-Weber-Syndrom
- **symptomatische Formen:** bei Stiff-person-Syndrom (→ S. 251), Tourette-Syndrom (→ S. 385), Creutzfeldt-Jakob-Erkrankung (→ S. 224), Morbus Tay-Sachs, Arnold-Chiari-Malformation (→ S. 416), Läsionen in der Region des Nucleus pontis caudalis der Formatio reticularis des Hirnstamms, Drogenentzug
- **kulturgebundene Reaktionsmuster:** Latah (Malaysia, Indonesien), Jumping Frenchmen of Maine (französisch-kanadische Holzfäller), Myriachit (Sibirien)

Klinisches Bild

- **startle response:** physiologisches Reaktionsmuster, auslösbar durch einfache (unerwartete) sensorische Reize (vor allem akustische); reproduzierbar, selbst nach Vorwarnung
- **motorische Reaktion:** rascher (30–40 ms) reflektorischer Augenschluss, Verteidigungshaltung von Rumpf und Extremitäten (Flexion)

Zusatzdiagnostik

- **Gendiagnostik:** bei Hyperekplexie Nachweis einer Mutation im Glycin-Rezeptor-Gen GLRA1 (EDTA-Blut)
- **EMG:** gesteigerte frühe Komponente (30–50 ms) der startle response
- **EEG** bei Startle-Epilepsie: Epilepsie-Potenziale?
- **Bildgebung:** bei Hyperekplexie Normalbefund, bei Startle-Epilepsie Läsionen je nach Grundkrankheit

Therapie

- **Hyperekplexie:** Clonazepam in geringer Dosierung (0,1 mg/kg KG), Valproat 20 mg/kg KG/d
- **Startle-Epilepsie:** antikonvulsive Therapie mit Clonazepam oder Carbamazepin

Restless-Legs-Syndrom (RLS) [1061]

Definition

- **führendes Symptom:** Bewegungsdrang, begleitet von oder verursacht durch unangenehme, oft schmerzhafte Missempfindungen in den Beinen (Brennen, Kribbeln etc.), die in Ruhesituationen und vor allem am Abend und in der Nacht auftreten und sich durch Bewegung lindern lassen
- bei mittelschwerem oder schwerem RLS meist erhebliche Ein- und Durchschlafstörungen
- Schlafstörungen und/oder z. T. schmerzhafte Missempfindungen sind meist der Grund für ärztliche Konsultation

Diagnostische Kriterien (International RLS Study Group [103])

- **essenzielle Kriterien (obligatorisch):**
  - Bewegungsdrang der Beine (ggf. auch der Arme), meist in Verbindung mit unangenehmen Missempfindungen der betroffenen Extremität(en)
  - Auftreten bzw. Verstärkung dieser Beschwerden in Ruhesituationen
  - Besserung bzw. Beseitigung der Beschwerden durch Bewegung
  - Zunahme der Beschwerden abends oder nachts
- **unterstützende Kriterien**
  - positive Familienanamnese
  - Ansprechen auf dopaminerge Therapie
  - periodische Beinbewegungen (im Wachzustand oder im Schlaf; periodic leg movements (PLM → S. 370)
- **assoziierte Merkmale**
  - *klinischer Verlauf:* kann erheblich variieren, in der Regel schleichend, üblicherweise progredient
  - *Schlafstörungen:* bedürfen als wichtiges Begleitsymptom spezieller Aufmerksamkeit in der Behandlung; meist sind sie der Grund, dass Patienten ärztliche Hilfe in Anspruch nehmen
  - *körperliche Untersuchung:* meistens unauffällig (bei idiopathischem RLS)

Epidemiologie

- **Prävalenz** 5–10 %, steigt mit zunehmendem Alter an, F:M = 1,5–2:1; Prävalenz behandlungsbedürftiger RLS Fälle wird auf 2–3 % geschätzt [104],[1590]
- Erkrankung wird häufig nicht erkannt, nur 12,5 % der Betroffenen werden von ihrem Primärarzt diagnostiziert [1673]

Genetik

- **Prävalenz** des idiopathischen RLS unter Angehörigen ersten Grades von RLS-Patienten 3–5-mal so hoch wie bei Personen ohne RLS
- **Assoziationsstudien:** genetische Risikovarianten in 6 genomischen Regionen, MEIS1, BTBD9, SCOR1/MAP2K4, PTPRD undTOX3 [4533]
- **MEIS 1 und SCOR1** haben eine wichtige Funktion in der embryonalen Entwicklung des zentralen Nervensystems, die Rolle dieser Gene im Zusammenhang mit dem RLS ist noch nicht bekannt [3651], [4531],[4533],[4532]

Ätiologie/Pathophysiologie

- **Ursache weiterhin ungeklärt**; Hinweise auf Beteiligung des dopaminergen und opioidergen Systems; Hinweise auf verminderten zerebralen Eisenspeicher, Störung des Eisenstoffwechsels
- **elektrophysiologisch:** Übererregbarkeit spinaler Bahnen mit Disinhibition im Bereich des Hirnstammes; Dysfunktion der dopaminergen A11-Neurone im hinteren Hypothalamus, die als Quelle des spinalen Dopamins gelten, wird diskutiert [751]
- **PET- und SPECT-Untersuchungen** mit widersprüchlichen Ergebnissen, derzeit kein Hinweis auf strukturelle ZNS-Veränderung oder Rezeptor-Dysfunktion [1116]; MR-volumetrische und Diffusion-Tension Imaging Untersuchungen weisen auf veränderte subkortikale sensorimotorische Verarbeitung hin [1116],[4194]

Assoziierte Erkrankungen

- **Periodische Beinbewegungen im Schlaf** (PLMS → S. 370), Neuropathien (vor allem Small-fiber-Neuropathie), rheumatische Erkrankungen (rheumatoide Arthritis, Sjögren-Syndrom, Sklerodermie [1674]), Diabetes mellitus, COPD, MS, Migräne
- **depressive Störungen und Angststörungen** sowie ADHS bei Kindern überzufällig häufig (je nach Erkrankung 2–4-fach höhere Prävalenz als in der Allgemeinbevölkerung)

Klassifikation [2973]

- **idiopathisches (primäres) RLS:** keine weitere Erkrankung als Ursache des RLS bekannt
- **symptomatisches (sekundäres) RLS:**
  - *internistische Erkrankungen:* häufig bei dialysepflichtiger Niereninsuffizienz (ca. 30 %), Eisenmangel und niedrig normaler Serum Ferritin-Wert (≤ 45 ng/ml)
  - *neurologische Erkrankungen:* erhöhte Inzidenz u. a. bei Neuropathien infolge Stoffwechselerkrankungen, hereditären Neuropathien (z. B. Charcot-Marie-Tooth), spinozerebellären Ataxien, Morbus Parkinson

- *Schwangerschaft* (bis zu. 25 % der Schwangeren), Symptome meistens im letzten Trimenon
- *Kinder:* Prävalenz auf 1-2 % geschätzt [3141]
- *medikamentös:* Auftreten oder Verstärkung eines RLS durch Medikamente, z. B. Neuroleptika, Antidepressiva (trizyklische Antidepressiva, SSRI etc.), Lithium, Metoclopramid möglich

Klinisches Bild

- **Erkrankungsalter** von frühem Kindesalter bis über 80 Jahre, in 10–20 % Beginn schon in der Kindheit oder im Jugendalter [2769],[4383]
- **Leitsymptome:** Bewegungsdrang und Missempfindungen der Beine (Spannungsgefühl, Ziehen, Schmerzen), die in Ruhe (z. B. lange Autofahrten, Kinobesuch), vor allem aber in der Nacht auftreten
- **Begleit- und Folgeerscheinungen**: oft erhebliche psychosoziale Belastung durch ausgeprägte Schlafstörungen, ständige Unruhe, Gereiztheit, Müdigkeit und Anspannung, sozialer Rückzug, Minderung der Lebensqualität [104], erhöhte Prävalenz von kardiovaskulären Erkrankungen [1590]

Schweregradskala

International Restless Legs Syndrome Study Group Rating Scale (IRLS): validierte Selbstbeurteilungsskala mit 10 Fragen (erfasst sowohl die RLS-Symptomatik wie auch deren Konsequenzen), Original (englisch) unter http://www.mapi-trust.org/services/questionnairelicensing/cataloguequestionnaires/65-irls, deutsche Version in der Leitlinie DGN [4144]

Zusatzdiagnostik [4143]

- **Elektromyografie und Elektroneurografie:** Nachweis von Polyneuropathien
- **Labor:** Ausschluss sekundärer RLS-Formen, vor allem eines Eisenmangels (Blutbild, Ferritin, Nierenretentionswerte, ggf. TSH, Schilddrüsenhormone, Vitamin B_{12} und Folsäure); erniedrigte Ferritin-Werte sind mit stärkeren Symptomen assoziiert [1240], [4387]
- **Polysomnografie;** Indikationen: atypisches RLS, Patienten mit Tagesmüdigkeit als Leitsymptom, Kinder/junge Patienten mit einem schweren RLS, Patienten mit RLS und zusätzlichen schlafbezogenen Atmungsstörungen, gutachterliche Stellungnahme; der Nachweis von PLM im Schlaf ist nicht obligat
- **L-Dopa-Test** mit 100 mg L-Dopa in den Abendstunden: Sensitivität 88 %, Spezifität 100 %; durch den Test in 90 % korrekte Diagnosestellung [3939]

Diagnosestellung

Klinische Diagnose; Zusatzuntersuchungen können sekundäre Formen von primären Formen abgrenzen; Diagnosestellung erfolgt anhand der Diagnosekriterien des International RLS Study Group (s. oben)

Differenzialdiagnose [4143]

- **überwiegend sensible bzw. Schmerzsymptome und/oder Bewegungsstörung:** Polyneuropathien, Radikulopathien, venöse Erkrankungen der Beine, „Painful legs and moving toes“-Syndrom (🎥), chronische Schmerzsyndrome anderer Ätiologie, benigne Muskel-/Wadenkrämpfe, Einschlafmyoklonien, Akathisie (🎥), generalisierte innere Unruhe z. B. im Rahmen einer psychischen Erkrankung
- **überwiegend Schlafstörung und/oder Tagesmüdigkeit:** Schlafapnoe-Syndrom, Periodic Limb Movement Disorder (PLM im Schlaf (< 10/h) ohne subjektive RLS-Symptomatik)

Clinical Pathway (DGN)

RESTLESS-LEGS-SYNDROM

Therapie [4144]

- **Allgemeines:** die Therapie ist symptomatisch, ursächliche Behandlung bei einigen sekundären Formen möglich (z. B. Nierentransplantation, Eisenmangel); Cochrane Meta-Analysen von RCTs zeigen eine ausreichende, jedoch moderate Wirksamkeit der Dopaminagonisten und von L-Dopa in der Behandlung des RLS [3646],[3645],[1760],[1760]
  - *Indikation:* Leidensdruck des Patienten (schwere Schlafstörungen und/oder Bewegungsdrang)
  - *Kombinationen* möglich, aber in Studien bislang nicht untersucht
  - *zugelassene Substanzen:* L-Dopa (Restex®), Ropinirol (Adartrel®), Pramipexol (Sifrol®), Rotigotin (Neupro® Pflaster)
  - *nicht zugelassene Substanzen:* Ergolin-verwandte Dopamin-Agonisten Cabergolin und Pergolid sind wirksam beim RLS, aber aufgrund der Gefahr einer Herzklappenfibrose Therapie der 3. Wahl

- *nach klinischer Erfahrung wirksam, aber off-label* (nicht dopaminerge Substanzen): Opioide (in Therapiestudien bislang kaum untersucht), Gabapentin (bis 1800 mg), Pregabalin (bis 450 mg) [102],[1310]
- *evidenzbasierte Empfehlungen* der RLS Task Force der Movement Disorder Society [4145]

- **Therapie der 1. Wahl:** dopaminerge Substanzen
  - *L-Dopa mit peripherem Decarboxylasehemmer* (z. B. Restex®) 100–300 mg [334], bei Dosierungen > 300 mg/d erhöhtes Risiko einer Augmentation (s.u.) [1310]
    - RLS mit Einschlafstörungen: 100–200 mg L-Dopa eine Stunde vor dem Schlafengehen
    - RLS mit Durchschlafstörungen: 100–200 mg retardiertes L-Dopa zusätzlich
    - intermittierende Beschwerden (z. B. während der Dialyse): 50–100 mg L-Dopa in löslicher Form (z. B. Madopar LT) bei Einsetzen der Beschwerden
    - Beschwerden am Tag: primäre Therapie mit einem Dopamin-Agonisten
  - *Dopamin-Agonisten* bei Patienten mit kontinuierlichen Symptomen, die tägliche Behandlung brauchen; einschleichend dosieren
    - Dosierungen: Pramipexol 0,088–0,56 mg; Ropinirol 0,25–4 mg; Rotigotin 1-3 mg/24h Pflaster
    - Nebenwirkungen → S. 772, v.a. Übelkeit (ggf. initial Domperidon bis zu 3 × 20 mg), Benommenheit, Blutdruckschwankungen; Impulskontrollstörungen bei ca. 7 % [4342]; spezifische Nebenwirkungen der ergolinen Dopamin-Agonisten beachten
    - Einschlafattacken bei RLS seltener als bei Parkinson-Patienten, Patienten müssen jedoch aufgeklärt werden
- **Therapie der 2. Wahl:** bei Kontraindikation/unzureichendem Ansprechen auf Dopaminergika
  - *Opiate (off-label):* kontrollierte Studie nur mit Oxycodon; Dosierung wie in der Schmerztherapie, jedoch individuell und symptomorientiert; Nebenwirkungen: Sedierung, Obstipation, Übelkeit, Schlafapnoe-Syndrom
  - *Antiepileptika* als Mono- oder Kombinationstherapie (off-label); Dosierung: Gabapentin bis 1800 mg/d, Pregabalin bis 450 mg/d

Spezielle therapeutische Probleme

- **Augmentation:** in zeitlichem Zusammenhang mit der medikamentösen Behandlung auftretende rasche Zunahme der Beschwerden (oft innerhalb von wenigen Monaten) nach meistens initial gutem Ansprechen
  - *Symptome:* tageszeitlich früheres Einsetzen der RLS-Beschwerden, allgemeine Intensitätszunahme, kürzere Latenz bis zum Auftreten der Symptome in Ruhe oder Einbeziehung anderer Körperteile, v.a. der Arme, nach Beginn einer medikamentösen Therapie [1309]
  - *Labor:* bei Patienten mit Augmentation signifikant häufiger niedrige Ferritin-Werte [4146],[1240]; bei diesen Patienten sollte vor oder parallel zur Medikamentenumstellung eine intensive Eisensubstitution oral oder intravenös versucht werden
  - *Therapie:* bei schwerer Augmentation Umstellung der Therapie [1308] auf einen anderen Dopamin-Agonisten; probatorisch evtl. zusätzliche Gabe von Antiepileptika, z. B. Gabapentin oder von (niedrigpotenten) Opiaten (jeweils off-label); beide Therapieoptionen sind lediglich Experten-Empfehlungen
- **Therapie der komorbiden Depression:** bei leicht- bis mittelschwer ausgeprägter Depression zuerst RLS ausreichend behandeln, bei schwerer Depression beide Erkrankungen parallel behandeln [1758],[1759]
- **Störungen der Impulskontrolle** wie z.B. Kauf-, Spiel- oder Esssucht, Libidosteigerung als Nebenwirkung der Dopaminaginsten auch bei RLS in ca. 7 % [4342]
  - *Therapie:* Reduktion oder Absetzen der Dopaminagonisten, Umstellung auf Medikamente aus anderen Substanzgruppen (s.o.)

Verlauf

In der Regel chronisch-progredient, kann jedoch (besonders zu Beginn der Erkrankung) nur milde ausgeprägt und von wochen- bis monatelangen weitgehend symptomfreien Intervallen unterbrochen sein; Therapiebedürftigkeit meist erst zwischen dem 50. und 60. Lebensjahr; bei sekundären Formen nach Behandlung der Grunderkrankung (z. B. Nierentransplantation, Eisensubstitution) vollständige Remission möglich

Selbsthilfegruppe

Deutsche Restless Legs Vereinigung RLS e. V., Schäufeleinstraße 35, 80687 München, Tel: 089/55 02 88 80, E-Mail: info@restless-legs.org, Internet: www.restless-legs.org

Periodische Beinbewegungen im Schlaf (periodic leg movements in sleep, PLMS)

Allgemeines

- **Definition:** Repetitive Bewegungen der Beine, die von kurzdauernder Frequenzerhöhung der EEG-Aktivität (Arousals) oder Aufwachepisoden begleitet sein können [1816]
- kein eigenständiges Krankheitsbild, motorisches Phänomen, kommt bei älteren gesunden Personen und bei verschiedenen Erkrankungen vor, klinische Relevanz nicht geklärt

Ätiologie

Nicht geklärt, wahrscheinlich Beteiligung dopaminerger Mechanismen

Epidemiologie

Altersabhängige Prävalenz von 4 % im jüngeren Lebensalter mit Zunahme der Häufigkeit bis zu 30 % der über 50-Jährigen

Assoziierte Erkrankungen

- **PLMS bei schlafassoziierten Erkrankungen:** am häufigsten (80–90 %) bei Restless-Legs-Syndrom (→ S. 367), auch bei Narkolepsie (45-65 %) (→ S. 302), Schlafapnoe-Syndrom, REM-Schlaf-Verhaltensstörung (70 %)
- **PLMS bei nicht schlafassoziierten Erkrankungen:** Berichte über erhöhte Anzahl von PLMS bei einer Reihe von Erkrankungen, z. B. essenzielle arterielle Hypertonie, Atemwegserkrankungen, terminale Niereninsuffizienz, Parkinson-Syndrom, fraglich bei MSA, Syringomyelie, Gilles-de-la-Tourette-Syndrom, juveniler Fibromyalgie, posttraumatischer Belastungsstörung, Alkoholkrankheit, unter Einnahme von Antidepressiva

Klinisches Bild

Stereotype Bewegungen, Dorsalflexionsbewegungen im Sprunggelenk bzw. der Großzehe, bei stärkerer Ausprägung zusätzliche Beugung im Knie- und Hüftgelenk, ein- oder beidseitig, symmetrisch oder alternierend

- *Auftreten von periodischen Beinbewegungen im Wachzustand* (periodic leg movements in wake – PLMW) ist pathologisch

Zusatzdiagnostik

- **EMG:** Registrierung mit Oberflächenelektroden über dem Muskelbauch des M. tibialis anterior in 2–4 cm Abstand an beiden Beinen

Diagnosestellung

- **polysomnografische Kriterien:** Muskelaktivität von 0,5–10 Sekunden Dauer und einer Amplitude von mindestens 25 % des Kalibrierwertes, mindestens 4 Beinbewegungen in Abstand von 5–90 Sekunden [1816],[125],[4672]; als klinisch relevant wird im allgemeinen ein PLMS > 10/h Schlafzeit angesehen

Differenzialdiagnose

Einschlafmyoklonien, fragmentarischer Myoklonus, REM-Schlaf-Verhaltensstörung, nächtliche paroxysmale Dystonie, nächtliche epileptische Anfälle

Therapie

- **Indikation:** subjektive Beeinträchtigung durch Schlafstörungen
- bislang keine größeren kontrollierten Studien; aktuelle Empfehlungen anhand der PLMS-Ergebnisse der polysomnografischen RLS-Studien [1673],[4305], in denen unter abendlicher Gabe von niedrigdosiertem L-Dopa oder Dopamin-Agonisten eine dosisabhängige, sofort eintretende Suppression der PLMS gezeigt wurde
- Versuch einer dopaminergen Therapie in Analogie zum RLS

Painful legs and moving toes-Syndrom

Definition

Schmerzen in den Füßen oder Beinen und unwillkürliche Bewegungen der Zehen

Ätiologie

Nicht eindeutig geklärt, aber häufig in Zusammenhang mit peripherer Neuropathie, traumatischer Nervenläsion oder Radikulopathie [1623]

Klinisches Bild

Initial und vorherrschend Schmerzen ein- oder beidseitig in den Füßen oder Beinen, im Verlauf zusätzlich unwillkürliche Bewegungen in einem oder in mehreren Zehen (🎥) [3321]

Differenzialdiagnose

Restless-Legs, Radikulo- und Neuropathie

Therapie

Unbefriedigend; Versuch mit Medikamenten wie bei neuropathischen Schmerzen

Verlauf

Selten Spontanremissionen

Dystonien

Definition

- **unwillkürliche repetitive Muskelkontraktionen,** länger anhaltend oder kürzer dauernd, die Glieder und/oder Rumpf in abnorme Haltungen zwingen (tonische Dystonie) oder zu dystonen Bewegungen führen (phasische Dystonie)
- **charakteristisch:** Besserung der Symptome durch sensorische Tricks („geste antagoniste")

Epidemiologie

Prävalenz der primären Dystonien ca. 33:10 000, davon fokale Dystonien ca. 90 % [2931]; Gesamtprävalenz mit sekundären Dystonien ca. 40:100 000; in neueren Studien höhere Prävalenz von ca. 1800:100 000 für Erwachsene zwischen 50 und 89 Jahren mit primären/sekundären Dystonien [4452]

Pathopysiologie

- **allgemein:** funktionelle Störungen in sensomotorischen Regelkreisen auf verschiedenen Ebenen des ZNS durch unterschiedliche Ursachen
  - *primäre Dystonie und Dystonie-plus-Syndrome:* Funktionsstörungen ohne Nervenzellverlust
  - *sekundäre Dystonien:* strukturelle Schädigung des Gehirns, vor allem der Basalganglien → Störung der physiologischen reziproken Inhibition (defekte absteigende Modulation der reziproken Hemmung → exzessive Ko-Kontraktion antagonistischer Muskeln während Willkürbewegungen mit Kontraktionen in physiologischerweise nicht aktiven Muskeln und spontane Ko-Kontraktionsspasmen); abnorme Plastizität führt zu gestörter Repräsentation von Körperregionen im sensomotorischen Kortex, dadurch erschwerte gezielte Innervation einzelner Körperpartien
- **fokale Dystonien** (👁): Phänotyp = Genotyp plus äußere Faktoren (z. B. Trauma, Infektion, Überbeanspruchung bei Stenotypistinnen oder Musikern); mögliche Grundlagen: Veränderungen im sensomotorischen Kortex, verminderte laterale „center-around"-Hemmung im motorischen Kortex, Überlappung von motorischen Feldern, Fehlen der reziproken Hemmung antagonistischer Muskeln (Ko-Kontraktion)

Klassifikation

- **nach Ätiologie:**
  - *primäre Dystonie* (hereditär, idiopathisch); Dystonie als einziges klinisches Zeichen (außer Tremor); bei den primären Dystonien werden derzeit 21 verschiedene Dystonieformen genetisch unterschieden (DYT 1–21, → S. 371); bei dieser Einteilung handelt es sich um eine Aufzählung monogener Dystonieformen nach der Reihenfolge ihrer Entdeckung
  - *sekundäre Dystonie* (symptomatisch): strukturelle Läsionen, vaskulär, Infektionen, Stoffwechselstörungen, Drogen, Medikamente, Traumen, psychogen
  - *Dystonie bei heredodegenerativen Erkrankungen*: X-linked Parkinson-Dystonie-Syndrom, hepatozerebrale Degeneration (Morbus Wilson), (→ S. 380), Pantothenat-Kinase-assoziierte Neurodegeneration (Hallervorden-Spatz-Erkrankung)
  - *Dystonie-plus-Syndrome*: häufig genetisch bedingt, größere Übereinstimmung mit den primären Dystonien: Myoklonus-Dystonie, L-Dopa-responsive Dystonie (= plus Parkinsonismus)
- **nach Manifestationsalter:**
  - *early-onset-Dystonien*, die in der Kindheit oder Jugend beginnen: selten, häufig monogene Ursache, meist progredienter Verlauf mit Beginn in einer Gliedmaße und Überspringen auf Rumpf und andere Gliedmaße
  - *adult oder late-onset- Dystonien* mit Beginn im Erwachsenenalter: häufiger, meist fokal auf Nacken, Hals oder Arm begrenzt, scheinen meist sporadisch vorzukommen [2085]
- **nach topischer Verteilung:** unabhängig von der Ätiologie verlagert sich die Dystonie mit höherem Erkrankungsalter zunehmend von kaudal nach rostral
  - *fokal* (auf eine Körperregion begrenzt): Blepharospasmus, oromandibuläre Dystonie, spasmodische Dysphonie, Torticollis spasmodicus, Schreibkrampf, Fußdystonie (👁)
  - *segmental* (auf 2 benachbarte Körperregionen begrenzt): kraniale, axiale, brachiale bzw. krurale Dystonie
  - *multifokal* (auf 2 nicht benachbarte Körperregionen begrenzt)
  - *halbseitig*: Arm und Bein (ipsilateral)
  - *generalisiert*: krurale Dystonie und mindestens eine weitere segmentale Dystonie
- **nach Bewegungsart:** phasisch, tonisch, myoklonisch, fixiert (schmerzhaft)
- **klinisch-genetische Klassifikation** der primären Dystonien und Dystonie-plus-Syndrome in Anlehnung an [3592], The Canadian Mov Disorder Group, www.cmdg.org

Abkürzung	Dystonieform	Klinische Zeichen	Erbgang*	Genort	Genprodukt
DYT1	primäre Torsionsdystonie (TD) mit frühem Beginn	TD beginnt meist in einer Extremität; häufige Generalisierung (👁)	AD	9q34	Torsin 1A
DYT2	autosomal-rezessive TD	früh beginnende, generalisierte oder segmentale TD	AR	unbekannt	unbekannt
DYT3	X-chromosomales Dystonie-Parkinson Syndrom „Lubag"	generalisierte oder segmentale TD mit Parkinsonismus	XR	Xq13.1	Gentranskriptionsfaktor TAF 1
DYT4	„Nicht-DYT1"-TD, späterer Beginn	häufig zervikale und kraniale Dystonie, Dysphonie	AD	unbekannt	unbekannt

Abkürzung	Dystonieform	Klinische Zeichen	Erbgang*	Genort	Genprodukt
DYT5a DYT5b (DYT 14)	Dopa-responsives Dystonie-Parkinson-Syndrom	früh beginnende Dystonie, häufig Parkinsonismus im Verlauf, tageszeitliche Symptomschwankungen und Ansprechen auf L-Dopa	AD AR	14q22.1-q22.2 11p	GTP-Zyklo-hydrolase-I Tyrosinhydroxylase
DYT6	gemischte TD mit Beginn im frühen Erwachsenenalter	hauptsächlich segmentale TD	AD	8p11.21	THAP1
DYT7	fokale TD mit Beginn im Erwachsenenalter	Tortikollis, Schreibkrampf, Dysphonie, Blepharospasmus	AD	18pter-p11.32	unbekannt
DYT8	paroxysmale dystone Choreoathetose (→ S. 373)	Attacken von Dystonie/Choreoathetose, durch Stress, Alkohol etc. ausgelöst	AD	2q34	Myofibrillogenese-dysregulator I PNKD
DYT9	paroxysmale Choreoathetose mit episodischer Ataxie und Spastizität (→ S. 373)	Attacken von Dystonie, Parästhesien, Doppelbilder, durch Stress oder Alkohol ausgelöst, im Intervall spastische Paraplegie	AD	1p34-p22	SLC2A1
DYT10	paroxysmale kinesiogene dystone Choreoathetose (→ S. 373)	Attacken von Dystonie/Choreoathetose, durch plötzliche Bewegung ausgelöst	AD	16p11.2-q.1	PRRT2
DYT11	Myoklonus-Dystonie	schnelle, blitzartige Zuckungen und Dystonien der oberen Körperhälfte, Ansprechen auf Alkohol	AD	7q21.3	ε-Sarkoglykan
DYT12	Dystonie-Parkinson-Syndrom mit raschem Beginn	akuter oder subakuter Beginn von (generalisierter) Dystonie mit Parkinsonismus, bulbäre Zeichen, psychische Symptome	AD	19q13	ATPIA3
DYT13	segmentale Dystonie mit Beginn im Jugend- oder frühen Erwachsenenalter	segmentale Dystonie vor allem der oberen Körperhälfte, milder Verlauf	AD	1p36.32-p36.12.13	unbekannt
DYT 14	Dopa-responsive generalisierte Dystonie	generalisierte Dystonie und Parkinsonismus	AD	14q13	unbekannt
DYT15	Myoklonus-Dystonie	Tremor oder Myoklonien und TD der oberen Körperhälfte, variables Ansprechen auf Alkohol	AD	18p11	unbekannt
DYT16	generalisierte TD mit frühem Beginn	generalisierte TD, axial betont, oromandibulär (risus sardonicus) selten Parkinsonismus	AR	2q31.2	Stressantwort-protein PRKRA
DYT-17	primäre fokale Torsionsdystonie		AR	20p11.22-q13.12	
DYT 18	paroxysmale belastungsinduzierte Dyskinesie oder paroxysmale belastungsinduzierte Dystonie	episodische Bewegungsstörungen, begleitet von Epilepsie, leichte Entwicklungsverzögerung	AD	1p34.2	SLC2A1
DYT 19	nicht klassifiziert		AD		
DYT 20	Paroxysmale nicht kinesiogene Dyskinesie 2	Attacken von unwillkürlichen Bewegungen, spontan in Ruhe auftretend, ausgelöst durch Kaffee, Alkohol, Stress, Dauer zwischen Minuten und Stunden, mehrfach täglich	AD	2q31	
DYT 21	nicht klassifiziert		AD	2q14.3-q21.3	

* Erbgang: AD = autosomal-dominant, AR = autosomal-rezessiv, XR = X-chromosomal-rezessiv

Klinisches Bild Auftreten in Ruhe, meist aber bewegungsinduziert, nicht selten schmerzhaft, verstärkt unter Stress und Ermüdung, geringer ausgeprägt im Schlaf, sekundäre Kontrakturen, Verbesserung durch bestimmte Manöver (geste antagoniste); kontinuierliche oder fluktuierende (paroxysmal, diurnal) Manifestation

Selbsthilfegruppe Deutsche Dystonie-Gesellschaft, Geschäftsstelle: Rissener Landstraße 85, 22587 Hamburg, Tel.: 040/875602, Fax: 040/87082804, E-Mail: info@dystonie.de, Internet: www.dystonie.de

Generalisierte Dystonie/Torsionsdystonie [1067]

Allgemeines Generalisierte Dystonien sind in der Regel primär, häufig familiär und treten vor allem bei Kindern auf

Pathologie Pathologisch-anatomisch bisher keine eindeutigen Befunde; Dysfunktion bisher ohne identifiziertes morphologisches Substrat

Genetik

- **autosomal-dominante Form (DYT1):**
  - *Genetik:* Koppelung mit Chromosom 9q34, Mutation (Deletion von 3 Basenpaaren, GAG) im Torsin-A-Gen (TorsinA: ATP bindendes Protein, „Chaperon" aus der Familie der Heat-shock-Proteine [3013],[510]), unvollständige Penetranz (30–40%); in allen ethnischen Gruppen, besonders viele Betroffene unter Ashkenazi-Juden
  - *klinisches Bild*: Beginn um das 10. Lebensjahr (4.–43. Lebensjahr), Generalisierung in der Regel innerhalb von 3 Jahren [2184],[2585]; Krankheitsverlauf variabel, nur etwa 1/3 der Erkrankten entwickelt die schwerste Form der DYT1-Dystonie

Klinisches Bild Langsame, kraftvolle, überwiegend drehende Bewegungen von Kopf, Schultergürtel und Rumpf mit Einbeziehung der Extremitäten; oft Beginn in den Beinen; Generalisierung innerhalb von Jahren, häufig Gangstörung bis zur Gangunfähigkeit

Zusatzdiagnostik

- **Labor:** Ausschluss Morbus Wilson (→ S. 380)
- **Bildgebung:** Ausschluss struktureller Läsionen
- **Elektrophysiologie:** keine beweisenden Befunde einzelner oder kombinierter Untersuchungsmethoden mit Reflexstudien oder transkranieller Magnetstimulation (TMS): reziproke Inhibition an den Armen, kortikale oder kutane silent period, intracorticale Inhibition oder Ko-Kontraktion antagonistischer Muskeln (häufiger Befund)
- **PET:** im ^{11}C-Raclopride-PET Reduktion der Dopamin-D2-Rezeptoren im Striatum schon im präklinischen Stadium [195]
- **Genetik:** Suche nach DYT1-Mutation bei generalisierter Torsionsdystonie mit Beginn bis zum 26. Lebensjahr oder positiver Familienanamnese für Torsionsdystonie [513]

Diagnosestellung Klinisches Bild und Genetik

Therapie

- **Allgemeines:** nur mäßige Erfolge
- **Pharmakotherapie:**
  - *L-Dopa/Dopamin-Agonisten:* Monotherapieversuch bei Kindern und Erwachsenen bis 750 mg/d L-Dopa (erfolgreich bei L-Dopa-sensitiver Dystonie; siehe dort, manchmal auch bei anderen Dystonien)
  - *Trihexiphenidyl* einschleichend mit 1–2 mg/Woche bis vereinzelt zu hohen Dosen; mittlere Dosis 40(!) mg (10–120 mg) (GdE III [567],[1130],[1131],[4158])
  - *Baclofen* in hohen Dosen, auch intrathekal; mittlere Dosis 90 mg (40–180 mg) (GdE III [953],[1218],[1219],[1471],[1472],[2848],[4366])
  - *andere:* Carbamazepin (GdE IV), Clonazepam, Lorazepam (GdE IV), Tetrabenazin (GdE IV [196],[1865],[1866],[1871])
  - *Tripeltherapie:* Trihexiphenidyl, Tetrabenazin, Pimozid (GdE IV [2586])
- **stereotaktische Operation:**
  - *tiefe Hirnstimulation* (Pallidum internum bilateral), v.a. bei Kindern mit DYT-1-Mutation indiziert (GdE Ib) [4303],[2231]
  - *Thalamotomie (VL)* in einzelnen Fällen erfolgreich, häufig verzögerter Wirkungseintritt (GdE IV [141],[620],[2180],[2974],[4049],[4586],[4603])

Verlauf Progredient; häufig Gangstörung bis zur Gangunfähigkeit

Paroxysmale Dyskinesien [910]

Definition Attackenweise auftretende, transiente Hyperkinesen (Chorea, Athetose, Dystonie, Ballismus) unterschiedlicher Ätiologie ohne gesichertes pathologisches Korrelat

Typen/Klinisches Bild [4195],[544],[4666]

- **paroxysmale kinesiogene Dyskinesie (PKD)**
  - *Unterformen:*
    - idiopathische Form: autosomal-dominant (paroxysmale kinesiogene Choreoathetose, DYT 10, Mutatationen im PRRT2-Gen auf Chromosom 16 [695] s. Kap. Dystonie), familiär oder sporadisch: durch rasche Willkürbewegungen oder Schreck

ausgelöste Dyskinesien in Form von Dystonie, Chorea, Athetose, Ballismus von meist kurzer (<5 Minuten) Dauer, einseitig oder bilateral; fakultativ sensorische Prodromi (Aura); häufige Attacken (evtl. >100/d); kein Bewusstseinsverlust oder Schmerz; Beginn um das 20. Lebensjahr (1,5–57. Lebensjahr), bei Patienten mit idiopathischen Formen oft vor dem 10. Lebensjahr; familiäre (vor allem Männer betroffen) und sporadische Formen (kein Geschlechtsunterschied) ; Kombination mit familiären benignen nicht-febrilen Krampfanfällen

    - symptomatische Form (selten): bei vaskulären Insulten (Thalamus), Trauma, Enzephalitis, MS, endokriner Störung
  - *Verlauf:* benigne, Abnahme der Anfallsfrequenz nach dem 35. Lebensjahr möglich
  - *Therapie:* sehr gutes Ansprechen auf Na^+-Kanal-Blocker (z.B Carbamazepin oder Phenytoin), gutes Ansprechen auf Clonazepam
- **paroxysmale nicht kinesiogene Dyskinesie (PNKD)**
  - *Unterformen:*
    - idiopathische Form: autosomal-dominant (paroxysmale dystone Choreoathetose, DYT 8; (→ S. 370), Mutationen im myofibrillogenesis regulator 1-[MR-1-]Gen, Bedeutung unklar [545]); familiär oder sporadisch: spontan auftretende, einseitige oder bilaterale, nicht durch Willkürbewegungen oder körperliche Anstrengung oder Schlaf ausgelöste Dyskinesien, in der Regel von dystonem oder dyston-athetoidem Charakter und längerer (Minuten bis Tage) Dauer; Attackenfrequenz 1 pro Jahr bis 4 pro Tag; Beginn um 20. Lebensjahr (1.–50. Lebensjahr); Auslöser: Stress, Ermüdung, Emotionen, Menstruation, Alkohol, Kaffee; fakultativ Prodromi (Schweißausbruch, Kopfschmerzen, Flush)
    - symptomatische Form (selten): Insult, Migräne, Trauma, Enzephalitis, MS
  - *Verlauf:* gelegentlich Verbesserung im Erwachsenenalter
  - *Therapie:* mäßiges Ansprechen auf Medikamente, am ehesten auf Substanzen, die die GABAerge Neurotransmission verstärken (Clonazepam); geringe Wirkung von Carbamazepin oder Phenytoin, gegebenenfalls Versuch mit Azetazolamid, Gabapentin, Anticholinergika oder L-Dopa
- **paroxysmale belastungsinduzierte Dyskinesie (paroxysmal exertion-induced dyskinesia, PED):** seltener als PKD und PNKD; idipathische Form autosomal-dominant, DYT 18, Mutationen im SLC2A1-Gen, das für den Glukose-Transporter 1 (GLUT1) kodiert [4007]; daneben familiäre, sporadische und symptomatische (Hirntrauma) Formen: Dyskinesien (dyston) vor allem der Beine nach körperlicher Anstrengung (Gehen, Rennen) oder Kälteexposition; Attackendauer von wenigen Minuten bis Stunden; Frequenz: 1/d – 1/Monat; keine Prodromi; Beginn meist in der Kindheit (1.–30. Lebensjahr); mögliche Kombination mit epileptischen Anfällen, neuropsychologischen Defiziten, mentaler Retardierung und Migräne
  - *Pathophysiologie* (Hypothese): eingeschränkter Glukose-Transport ins Gehirn, verstärkt unter Belastung (GLUT1-Defizienz); entsprechend verminderte Glukose im Liquor im Vergleich zum Blutspiegel
  - *Therapie:* ketogene Diät mit deutlicher Verbesserung oder vollständiger Remission der Dyskinesie (und anderer neurologischer Symptome); Verbesserung auch durch Antikonvulsiva [4666]
- **paroxysmale Dyskinesie mit episodischer Ataxie und Spastik:** idiopathische Form: autosomal-dominant, DYT9, Mutationen im SLC2A1-Gen (allelische Erkrankung mit PED (DYT18) [4410]; belastungsinduzierte Dyskinesie mit langsam progredienter spastischer Paraparese und Ataxie
- **paroxysmale hypnogene Dyskinesie (PHD):** choreoathetoide Bewegungen im Schlaf, kurze Dauer (Minuten); meist familiär (AD); wird auch als Form einer Frontallappen-Epilepsie mit gutem Ansprechen auf Antiepileptika gesehen

Zusatzdiagnostik

- **EEG:** Normalbefund, keine Epilepsie-typischen Potenziale
- **Bildgebung:** Normalbefund oder (bei symptomatischen Formen) Läsionen im Bereich des Striatums oder Thalamus (kontralateral) zur Dyskinesie

Diagnosestellung

Klinisches Bild, unauffälliger neurologischer Befund zwischen den Attacken und Ausschluss einer Epilepsie

Oromandibuläre Dystonie

Definition
Unwillkürliches, krampfhaftes Schließen oder Öffnen von Mund und Kiefer

Ätiologie
Idiopathisch oder sekundär nach Traumen (Gesichts-Kiefer-Verletzungen, Zahnbehandlung) bei möglicher Prädisposition

Klinisches Bild
- häufig ausgelöst durch Sprechen oder Kauen; Mund und Kiefer werden krampfhaft geschlossen, die Lippen zum Fischmund geformt; oder Mund und Kiefer werden aufgerissen, die Zunge vorgestreckt, das Platysma verkrampft; Augenlider und obere Gesichtsmuskulatur werden nicht einbezogen
- Dauer bis zu 1 Minute, Auftreten unregelmäßig über den Tag; die Verkrampfungen sistieren nicht vollständig im Schlaf
- Schlafstörungen, Verletzungen mit Kieferluxationen oder Lippen- und Zungenbiss

Therapie
Botulinum-Toxin A (→ S. 779); Trihexiphenidyl; Tetrabenazin

Blepharospasmus [1565]

Definition
Fokale Dystonie mit unwillkürlicher Kontraktion der Mm. orbiculares oculi und teilweise anderer periorbitaler Muskeln ohne Übergreifen auf die Gesichtsmuskulatur

Epidemiologie
Prävalenz 3–4:100 000 in Europa; F:M = 2,3:1; Krankheitsbeginn ca. 55. Lebensjahr

Klassifikation
- **primäre Form (idiopathischer oder „benigner essenzieller Blepharospasmus"):** keine nachweisbare Ätiologie
- **sekundäre Form (symptomatischer Blepharospasmus):** nachweisbare neurologische oder ophthalmologische Erkrankung oder ZNS-Läsion (Basalganglien, Hirnstamm oder Thalamus)

Ätiologie
Genetische (autosomal-dominant, geringe Penetranz) mehr als äußere Faktoren; erhöhtes Risiko in Familien mit Dystonie oder Tremor, nach traumatischen oder anderen Augenerkrankungen; beim Parkinson-Syndrom häufiger Blepharospasmus und Lidapraxie (bei progressiver supranukläer Blickparese)

Typen
- **I:** klonischer Typ ()
- **II:** tonischer Typ (,)
- **III:** palpebraler Typ [3324]

Klinisches Bild
- unwillkürliches, krampfhaftes Zusammenkneifen beider Augen, mitunter einseitig beginnend, provoziert u. a. durch Anstrengung, helles Licht, Fernsehen, Lesen, Wind, Rauch, verstärkt bei trockenen Augen; unterdrückbar z. B. durch Berühren der Augenbraue („geste antagoniste") oder weites Mundöffnen
- im Krankheitsverlauf zunehmend häufiger (alle 15–20 Sekunden) und stärker (Sekunden bis Minuten) bis zur funktionellen Blindheit; kein vollständiges Sistieren im Schlaf; Schlafstörungen [3731]

Zusatzdiagnostik
- **Blinzel-Frequenz:** > 27/min in Ruhe, geringer während Unterhaltung (normal 10–20/min)
- **Elektrophysiologie:**
  - *Blinkreflex* (R2) gesteigert mit anschließenden Blink-Oszillationen
  - *EMG:* tonische Daueraktivität im palpebralen Anteil des M. orbicularis oculi sowie fehlende Willkürinnervation im M. levator palpebrae bei Typ III
- **MRT:** Nachweis von Ursachen für symptomatischen Blepharospasmus
- **PET:** widersprüchliche Befunde; im ^{18}F-FDG-PET gesteigerter Glukoseumsatz im Thalamus und Pons oder im Kaudatum und mehreren kortikalen Arealen

Diagnosestellung
Klinisches Bild und Vorgeschichte mit familiärer Belastung (Dystonie) und Augenerkrankungen

Differenzialdiagnose
- **Lidapraxie** (DD zu Typ III, Differenzierung therapierelevant):

	Blepharospasmus Typ III	Lidapraxie
Verhalten bei manueller Öffnung des Augenlids	spürbarer Widerstand, Augenlid lässt sich schlecht öffnen, bleibt nicht offen	Augenlid leicht zu öffnen, bleibt bis zur nächsten Kontraktion des M. orbicularis oculi offen („Zwickauer Augenzeichen" [3324]
Verhalten bei Aufforderung, die Augen zu öffnen	Innervation des M. levator palpebrae superioris mit geringem oder ohne klinischen Effekt; Innervation des M. frontalis	M. levator palpebrae inaktiv, bei geschlossenen Lidern kompensatorische Kontraktion den M. frontalis (Stirnfalten), ohne die Augen öffnen zu können [1077] (→ S. 42)

	Blepharospasmus Typ III	Lidapraxie
EMG	– palpebraler Anteil des M. orbicularis oculi: in Ruhe tonische Daueraktivität – M. levator palpebrae: fehlende Willkürinnervation	– palpebraler Anteil des M. orbicularis oculi: geringfügige oder keine Aktivität ().

- **ophthalmologische Störungen:** Photophobie („Photo-Okulodynie") mit *Schmerzen* in den Augen durch Licht und (sekundärem) Lidschluss; ursächlich Erkrankungen der Iris oder des vorderen Augenabschnitts, aber auch bei Migräne, Meningitis, Subarachnoidalblutung, Schädel-Hirn-Trauma, Neurasthenie; andere ophthalmologische Erkrankungen (lokale Irritation, Albinismus, tapetoretinale Degeneration)
- **motorische Störungen:** Myotonie, okuläre Myasthenie (→ S. 570), Spasmus hemifacialis (hier „Babinski-2-Zeichen": bei Kontraktion des M. orbicularis oculi gleichzeitiges Anheben der Augenbraue) [3323], Tetanus (→ S. 200), Akinese, Tics, Stereotypien, psychogener Lidschluss, verschiedene Formen der Lidöffnungsapraxie (→ S. 42)

Therapie

- **Typ I , II und III:** Botulinum-Toxin A in Augenlider (orbitaler und/oder prätarsaler Anteil des M. orbicularis oculi) [1078] (GdE Ib) (→ S. 779), orale Medikation wie Trihexiphenidyl meist nur wenig wirksam; bei Therapieresistenz ggf. vollständige oder partielle Myektomie der M. orbicularis oculi [135]
- **Lidöffnungsapraxie:** Brillen mit Bogen zum Anheben und Halten des Augenlids; evtl. operative Verkürzung der Levator-Sehne

Verlauf

Chronische Erkrankung; ca. 10 % spontane Remission in der ersten 5 Jahren; deutliche Einschränkung der Lebensqualität; Neigung zu reaktiver Depression; Ausbreitung der Dystonie in einem Drittel der Patienten in den ersten 5 Jahren (deutlich häufiger als bei anderen fokalen Dystonien) [39]

Blepharospasmus plus faziale Dystonie, Blepharospasmus plus oromandibuläre Dystonie (Meige-Syndrom)

Synonym

Brueghel's-Syndrom [2584]: irreführend, da der Maler wohl eher einen gähnenden Müßiggänger („De Gaper") dargestellt hat

Definition

Kombination von Blepharospasmus und Dystonie der Gesichtsmuskulatur oder oromandibuläre Dystonie; Beginn im Erwachsenenalter [2666]

Klinisches Bild

- beidseitiger Blepharospasmus, häufig ausgelöst durch Sprechen oder Kauen
- dystone Bewegungen der unteren Gesichtsmuskulatur einschließlich Platysma
- oromandibuläre Dystonie mit krampfhaftem Öffnen oder Schließen von Mund und Kiefer

Therapie

Botulinum-Toxin A (→ S. 779), Trihexiphenidyl, Tetrabenazin, tiefe Hirnstimulation (Pallidum internum) bei Therapieresistenz (GdE III [3317])

Torticollis spasmodicus [1869]

Ätiologie

- **ungeklärt; häufigste fokale Dystonie**
- **hereditär:** in einigen Familien autosomal-dominant vererbter Tortikollis (DYT7) mit Locus auf Chromosom 18p [2368]
- **symptomatisch** bei Morbus Wilson, anderen Basalganglienläsionen, Syringomyelie, zerebralem Lupus erythematodes, Borreliose

Assoziierte Erkrankungen

- **essenzieller Tremor:** Kopftremor z. T. Jahre vor Entwicklung des Tortikollis
- **Dystonien an anderen Körperregionen**
- **Schilddrüsenerkrankungen** (noduläre Struma, Thyreoiditis), Koinzidenz bei Frauen 25 %
- **sekundäre Probleme:** Dysphagie, Zervikalsyndrom, Wurzelsyndrom, zervikale Myelopathie

Klinisches Bild

Tortikollis (), Laterokollis (), Retro-, Anterokollis (, ,); tonischer, phasischer, „myoklonischer" Tortikollis, Tortikollis mit unterlagertem Tremor (dystoner Tremor); im Frühstadium oft richtungswechselnd; nicht selten kommt es zu Schluckbeschwerden und -schwierigkeiten; oft erhebliche psychische und soziale Belastungen in Abhängigkeit von der Art und Ausprägung der Dystonie [3563] sowie deutliche Einschränkung der Lebensqualität [2815]

Untersuchung

- **geste antagoniste:** Anlegen der Hand an der nicht abgewandten Gesicht-/Kopfseite führt zur Verminderung des Tortikollis (,)

- **andere Manöver (Tricks):** Hinterkopf anlehnen, Hand am Hinterkopf halten, symmetrisches Armvorhalten, auf der Stelle treten u. a. (individuell von Patienten gefunden)
- **Gegendruckphänomen:** Druck entgegen dem Tortikollis führt zur Verminderung der Dystonie
- **Entlastungsreflex:** rasche passive Kopfdrehung in Richtung des Tortikollis im Liegen führt zu unwillkürlicher, langsamer Nachkontraktion des dystonen M. sternocleidomastoideus

Zusatzdiagnostik

- **Labor:** Schilddrüsenwerte; Serum-Kupfer und Coeruloplasmin zum Ausschluss eines Morbus Wilson (→ S. 380)
- **CT/MRT** der hinteren Schädelgrube und der HWS
- **EMG:** Identifizierung der beteiligten Muskeln (Botulinum-Toxin-Therapie)

Differenzialdiagnose

- **zentralnervöser Schiefhals:** Morbus Wilson, akute oder tardive (medikamenteninduzierte) Dystonie, Raumforderungen in der hinteren Schädelgrube
- **kompensatorischer Schiefhals:** bei essenziellem Kopftremor, Trochlearisparese, kongenitalem Pendelnystagmus
- **sonstige:** Schiefhals bei Erkrankungen der HWS und des kraniozervikalen Übergangs oder bei Fibrosierung eines M. sternocleidomastoideus (Caput obstipum (👁)), HWS-Syndrom, Sandifer-Syndrom (Nacken-Kopf-Torsionsspasmen bei Hiatushernie), psychogener Schiefhals (posttraumatischer schmerzhafter Torticollis) (siehe Kapitel „Somatoforme Störungen“ → S. 386))

Therapie

- **medikamentös:**
  - *1. Wahl:* Botulinum-Toxin A (> 60 % Erfolgsquote, Wirkungsbeginn nach 1–6 Tagen, Wirkungsmaximum nach 3–16 Tagen, Wirkungsdauer 8–60 Tage) [1872] (GdE Ib), Literatur → S. 779
  - *2. Wahl:* Trihexiphenidyl (GdE IIa [502])
  - *3. Wahl:* Versuch mit Tetrabenazin, Baclofen, Diazepam, Carbamazepin, Mexiletin (450–1200 mg/d) (GdE IV [2481],[2955])
- **chirurgisch:**
  - *selektive periphere Denervierung nach Bertrand* (distale Neurotomie von Ästen des N. accessorius zum M. sternocleidomastoideus und von Rr. dorsales C1 bis C6) bei therapierefraktärer zervikaler Dystonie und eindeutiger Identifizierung der betroffenen Muskulatur, Erfolg begrenzt durch Reinnervationsvorgänge und Beteiligung weiterer zervikaler Muskeln, keine prospektiven Langzeitergebnisse (GdE III [371],[504], [2824])
  - tiefe Hirnstimulation: Pallidum internum (GdE III [415],[1791],[479]), N. subthalamicus (GdE III [2998])
- **Physiotherapie:** Behandlung der Dystonie und der häufigen Nackenschmerzen
- **psychotherapeutische Betreuung:** Ängste, Depressionen, Rückzugtendenzen

Verlauf

Anfänglich progredient, im weiteren Ausprägungsfluktuation, Spontanremissionen möglich (10–23 %)

Selbsthilfegruppe

Bundesverband Torticollis e. V., Eckernkamp 39, 59077 Hamm, Tel.: 02389/536988, Fax: 02389/536289, E-Mail: BVTorti@aol.com, Internet: http://www.bvtorticollis.de/

Aufgabenspezifische Dystonie

Definition

Bei bestimmter Tätigkeit auftretende fokale Dystonie, meist der Hand und der Finger

Epidemiologie

Prävalenz in der Gesamtbevölkerung 1: 3400, unter Musikern 1: 200 [3670]

Genetik

bei fokaler Dystonie findet sich bei 25 % der Familienmitglieder Dystonien, bei Musiker-Dystonie bei 10 % mit verschiedenen Formen (vorwiegend Schreibkrampf); Beziehungen zu DYT1- und DYT7-Dystonieformen [3591]

Formen

- **Schreibkrampf:** beim Schreiben zunehmende Finger- und/oder Handgelenkbeugung, -streckung, manchmal assoziiert mit Schreibtremor (🎥, 🎥)
- **Musikerkrampf:** bei Pianisten, Gitarristen, Streichern, Flötisten Verkrampfung einzelner oder mehrerer Finger beim Spielen; bei Bläsern Verkrampfung der perioralen Muskulatur
- **Sportlerkrampf:** Verkrampfung der Hand und/oder des Armes z. B. beim Tennis- oder Golfspiel („yip“)

Zusatzdiagnostik

- **EMG-Polygrafie:** Nachweis einer Ko-Kontraktion von Beugern und Streckern initial und während der auslösenden Tätigkeit

Diagnosestellung

Klinisch anhand des typischen Bildes

Differenzialdiagnose

Peripher neurogene Störungen, akinetisch-rigides Syndrom, primärer Schreibtremor, Überlastungssyndrome bei einseitigen Tätigkeiten, psychogen

Therapie

- **ergotherapeutische Behandlung:** z. B. beim Schreiben auf Schreibposition, Stiftwahl, Stifthaltung achten; bei Musikern individuelle Veränderung am Instrument, Retrainingsverfahren mit Einfluss auf den sensomotorischen Kortex [3409], temporäre Immobilisierung der betroffenen Hand bzw. einzelner Finger (GdE IV [607],[3222],[3689], [608])
- **transkutane elektrische Stimulation (TENS)** [4109]
- **Botulinum-Toxin A** (GdE IIb) (Literatur → S. 779)
- **Trihexiphenidyl** (GdE IV lt. Leitlinie DGN [4332])

Verlauf

Bereits zu Beginn oder im weiteren Verlauf können vor allem zum Schreibkrampf zusätzliche Symptome auftreten: Schreibtremor, Haltetremor des Arms, Dystonie bei anderen Tätigkeiten mit der Hand, Schmerzen, Karpaltunnel-Syndrom; spontane Remissionen sind eher selten

Spasmodische Dysphonie

Klinisches Bild

Aktionsinduzierte fokale Dystonie der inneren Larynxmuskeln, die zu einer Stimmstörung führt

Typen

- **Adduktor-Typ:** gepresst klingende Stimme und Abbrüche bei der Stimmbildung durch phasische oder tonische Kontraktion der Stimmlippenschließer; ca. 30 % haben zusätzlich einen Stimmtremor [2029]
- **Abduktor-Typ:** flüsternde und hauchende Stimme mit viel Luftverbrauch bei Kontraktion der Stimmlippenöffner (seltenere Form)

Diagnosestellung

Klinisch und HNO-ärztlich

Differenzialdiagnose

Hyperfunktionelle Dysphonie („Muskelspannungs-Dysphonie"): psychogen oder kompensatorisch bei Stimmbandveränderungen; bulbäre und pseudobulbäre Dysarthrie, Stimmbandlähmung bei Abduktor-Typ, Stimmtremor

Therapie

Botulinum-Toxin A (GdE IIb), (→ S. 779): Applikation transkutan EMG-gesteuert durch die Membrana cricothyroidea oder transoral endoskopisch in die Stimmlippen; beim Adduktor-Typ auch Injektion in den M. thyroarytenoideus, zusätzlich in den M. interarytenoideus bei assoziiertem Stimmtremor [2029]; Thyroplastik Typ II bei Therapieresistenz [3527]

Dopa-responsive Dystonie (Dopa-responsives Dystonie-Parkinson-Syndrom, Segawa-Syndrom) [2932],[3711]

Allgemeines

Primäre Dystonie, die meist im Kindesalter einsetzt und sich zunächst vor allem beim Gehen als Fuß-Bein-Dystonie manifestiert, auffällige tageszeitliche Schwankungen und Besserung nach dem Schlaf aufweist und durch geringe L-Dopa-Gaben (lebenslang) gebessert werden kann; im weiteren Verlauf Parkinson-Symptome, die selten einzige Krankheitsmanifestation sein können

Genetik

- **autosomal-dominante Form (Segawa, DYT 5a)**, häufig: unterschiedliche Mutationen in allen 6 Exons des GTP-Cyclohydrolase-I-Gens auf Chromosom 14[1817], nur bei etwa 50 % der Patienten nachweisbar [265]
- **autosomal-rezessive Form (DYT 5b)**, selten: Mutationen im Tyrosinhydroxylase-Gen [2485] auf Chromosom 11; weiterhin Mutationen im Parkin-Gen beschrieben [4052]; beide Gene kodieren für Enzyme, die zur Synthese von Dopamin benötigt werden, wodurch sich das gute Ansprechen auf L-Dopa erklärt
- **andere Formen:** heterozygote Mutation des Sepiapterin-Reduktase-Gens (SPR); 6-Pyruvoyl-Tetrahydropterin-Synthase-Defizit; weiteres familiäres Auftreten [3631]

Epidemiologie

5–10 % aller Patienten mit primärer Dystonie; Frauen 2–4-mal häufiger betroffen

Pathophysiologie

- heterozygote Mutationen im Gen der GTP-Cyclohydrolase I (Schrittmacherenzym der Tetrahydrobiopterinsynthese) → Mangel an Tetrahydrobiopterin (THB) (Cofaktor der Tyrosinhydroxylase, Schrittmacherenzym der Dopaminsynthese) → verminderte Dopaminsynthese; normale Funktion des sensomotorischen Kortex

- Tagesschwankungen wahrscheinlich über Mehrverbrauch von THB bei Aktivität zu erklären
- höhere GTP-Cyclohydrolaseaktivität bei Männern, Frauen häufiger symptomatisch

Pathologie

Verminderung der Tyrosin-Immunoreaktivität im Striatum als Hinweis auf eine Störung der dopaminergen Afferenzen bei normaler Zellzahl in der Substantia nigra pars compacta (Zellen oft hypopigmentiert); im Übrigen unauffälliger Hirnbefund

Klinisches Bild

- Beginn im Kindesalter (1–16, Mittel 6 Jahre) mit allmählicher Entwicklung einer Gangstörung, die auf eine Beindystonie zurückgeht; abnorme Fußhaltung (equinovarus), Steppergang, posturale Instabilität, Fallneigung ()
- Dystonie am Abend deutlich stärker und nach Ruhe weniger ausgeprägt
- im Verlauf ggf. Ausdehnung: axiale Dystonie (verstärkte Lendenlordose, Skoliose, Retro-/Tortikollis) > Beindystonie > Armdystonie; keine schwere generalisierte Dystonie
- im weiteren Verlauf fakultativ Bradykinesie, Hypomimie, Rigidität mit Zahnradphänomen, selten Ruhetremor; selten okulogyre Spasmen
- gute Rückbildung aller Symptome mit niedrigen Dosen L-Dopa ohne Wirkungsverlust und ohne Fluktuationen auch nach jahrzehntelanger Behandlung

Untersuchung

Lebhafte bis gesteigerte Muskeleigenreflexe, „striatale Zehen“ (Dorsalextension der Großzehe spontan oder nach Plantarreizung)

Zusatzdiagnostik

- **L-Dopa-Test**
- **Labor:** Serum, Urin: Ausschluss Morbus Wilson (→ S. 380)
- **CT, MRT, F-Dopa-PET:** Normalbefunde (Ausschluss anderer Ursachen)
- **Liquor:** Tetrahydrobiopterin- und Hydroxyvanillinsäure-(HVA-)Minderung

Differenzialdiagnose

Torsionsdystonie, spastische Paraplegie, hereditäre spinale Ataxie (→ S. 324), juveniler Parkinsonismus (→ S. 337), Pantothenat-Kinase-assoziierte Neurodegeneration (Hallervorden-Spatz-Erkrankung) (→ S. 382)

Diagnosestellung

Verdacht durch klinisches Bild und Effekt von L-Dopa, Bestätigung durch Mutationsnachweis oder Aktivitätsverminderung der GTP-Cyclohydrolase I

Therapie

L-Dopa einschleichend bis zu einer maximalen Dosis von 3 × 200 mg L-Dopa/d; voller Effekt nach wenigen Tagen, gelegentlich auch erst nach Monaten

Verlauf

Progredient, aber über Jahrzehnte völlig reversibel unter L-Dopa-Behandlung; normale Lebenserwartung

Myoklonus-Dystonie (DYT 11) [1317]

Genetik

- autosomal-dominant, reduzierte Penetranz, variable Expression; Mutation im D2-Dopaminrezeptor-Gen auf Chromosom 11q23 bei einer Familie beschrieben [2087]; anderer beschriebener Genort Chromosom 7q21–31 [2933], bestätigt bei 4 weiteren Familien [202]
- Mutationen im ε-Sarkoglykan-Gen bei einer Untergruppe von Patienten mit Myoklonus-Dystonie als ursächlich für die Erkrankung identifiziert [512]
- maternales „Imprinting“ (es erkranken in fast allen Fällen nur diejenigen, die die Mutation vom Vater geerbt haben) [2811]
- sporadische Formen [1652]

Pathophysiologie

Elektrophysiologische Studien sprechen für subkortikalen Ursprung der Myoklonien [3444]

Klinisches Bild

- **proximale bilaterale Myoklonien**, meistens axial- und armbetont (obere Körperhälfte), assoziiert mit leichter Dystonie, meist zervikal und/oder Schreibkrampf; mittleres Erkrankungsalter 9 Jahre (0,5–38 Jahre)
- **deutliches Ansprechen der Myoklonien auf Einnahme von Alkohol**, weniger der Dystonie
- **psychiatrische Symptome:** Zwangsstörungen, Alkoholabhängigkeit, Depressionen

Zusatzdiagnostik

Polygrafie: synchrone oder asynchrone arrythmische, seltener rhythmische Bursts, Frequenz < 10 Hz, Burst-Dauer ca. 50–150 ms

Diagnosestellung

Klinisches Bild und Alkohol-Sensitivität

Therapie

- **Myoklonien:** Clonazepam
- **Dystonie:** je nach Schweregrad Botulinum-Toxin, Trihexiphenidyl, Tetrabenazin, tiefe Hirnstimulation (Globus pallidus internus, Thalamus (Vim) (GdE III [1498]

Sekundäre (symptomatische) Dystonien

Ätiologie [1867] Medikamenteninduziert (Neuroleptika) tardive Dystonie (+ tardive Dyskinesie [→ S. 365]), neurodegenerative Erkankungen mit Beteiligung der Basalganglien (z.B. Parkinson-Syndrom, Morbus Huntington), metabolische Störungen (z.B. Morbus Wilson [→ S. 380], Aminosäuren-/Lipidstoffwechselstörungen), entzündliche und vaskuläre Erkrankungen des ZNS, Tumoren des ZNS, Schädel-Hirn-Traumen, zerebrale Anoxie, periphere Traumen, sympathische Reflexdystrophie (CRPS)

Epidemiologie ca. 20 % aller Dystonien; bei generalisierten Dystonien in ca. 45 %, bei Dystonien mit Beginn im Kindesalter in ca. 30 % symptomatische Ursachen nachweisbar

Hinweise auf eine sekundäre Dystonie Neurologische Auffälligkeiten über das dystone Symptom hinaus, Hemidystonie, Beinbeteiligung beim Erwachsenen, rasche Progredienz beim Erwachsenen ()

Zusatzdiagnostik
- **Screening-Tests** zum Nachweis von metabolischen, entzündlichen oder vaskulären Erkrankungen
- **CT oder MRT** zum Nachweis vaskulärer, atrophischer, raumfordernder oder entzündlicher Veränderungen

Therapie In Abhängigkeit von der Ausprägung: medikamentös, Botulinum-Toxin, chirurgisch

Hepatozerebrale Degeneration (Morbus Wilson) [4525]

Allgemeines Autosomal-rezessive Erkrankung des Kupferstoffwechsels, die infolge von Defekten im Kupfertransport-Molekül zu Schäden vor allem in der Leber (Zirrhose), in den Basalganglien (Dystonie, Tremor, akinetisch-rigides Syndrom) und im Kleinhirn (Ataxie) wie auch in anderen Organen führt; eine rechtzeitige Behandlung kann Schädigungen vermeiden oder verringern

Epidemiologie Prävalenz für Homozygote ca. 1:30 000, für Heterozygote ca. 1:100; Inzidenz: 15–30:1 000 000 pro Jahr; F = M; Manifestationsalter durchschnittlich 19 Jahre (7–37 Jahre) [2513]

Genetik Autosomal-rezessiv; Chromosom 13q14.3; Mutationen in einer Kupfer-transportierenden ATPase (ATPase7B-Gen); derzeit sind etwa 200 Mutationen bekannt; Fragen zur Genotyp-Phänotyp-Korrelation werden kontrovers diskutiert [3735]

Pathologie Im Putamen und seltener im Nucleus dentatus dunkle Verfärbung und Verschmälerung, häufig faserige Auflockerung und Zystenbildung; Übergreifen der Veränderungen auf innere und äußere Kapsel, Klaustrum und Pallidum; im Marklager (betont im Stirnhirn) status spongiosus; Veränderungen der Glia in den Basalganglien, im Hirnstamm und in der Rinde [3111]

Pathophysiologie Gestörter Kupferstoffwechsel (positive Kupferbilanz) aufgrund eines Kupfertransportenzymdefekts mit verminderter biliärer Exkretion von Kupfer und verminderter Kupferinkorporation in Coeruloplasmin → Anstieg des freien Cu^{2+} im Serum → toxische Effekte über freies Kupfer oder Cu^{2+}-Proteine und Kupferablagerungen in Leber, ZNS, Auge, Niere (tubulärer Schaden), Knochen (Osteoporose, Arthropathie), Herz (Rhythmusstörungen) und Blut

Klinisches Bild
- **hepatische Verlaufsform:** Beginn meist in der Kindheit bis zur Pubertät mit Anämie, Leukopenie oder Thrombozytopenie sowie hämolytischen und hepatisch-ikterischen Schüben, im weiteren Verlauf Flapping-Tremor (Asterixis); Fettleber, akute oder chronische Hepatitis, Leberzirrhose oder fulminantes Leberversagen [1165]
- **neurologische Verlaufsform:** Beginn meist erst nach der Pubertät
  - *Frühsymptome:* häufig psychische Auffälligkeiten und vorübergehende Symptome wie Tremor und Störungen beim Schreiben, Sprechen oder Schlucken
  - *im weiteren Verlauf* progrediente Symptomatik [2513],[1165]: Dysarthrie, Dysphagie, Ataxie, Gangstörungen, Dystonie, Bradykinese, Rigor, Ruhe- und Bewegungstremor, Dyskinesien (,), Feinmotorikstörungen; Hypersalivation; seltener Spastik
  - *Spätmanifestation* choreoathetotische Bewegungsstörungen (Westphal-v. Strümpell-Pseudosklerose)
  - *epileptische Anfälle* in ca. 8 %; generalisierte und/oder fokale Anfälle können in allen Phasen der Erkrankung auftreten [3216]
- **Augensymptomatik:** fast obligat Kayser-Fleischer-Kornealring (Kupferablagerung in der Descemet-Membran am Limbus der Kornea), seltener Kupferkatarakt (Sonnenkatarakt)
- **neuropsychologische Symptome:** vor allem kognitive Defizite
- **psychiatrische Symptome** (bei 10 % der Wilson-Patienten vorherrschend): Affektlabilität, Depression, Psychosen (Manie), Verhaltensstörungen [1654]
- **sonstige Symptome:** Amenorrhö, Spontanaborte, Hämaturie, Proteinurie, renal-tubuläre Azidose, Gelenkbeschwerden, Herzrhythmusstörungen

Zusatzdiagnostik

- **Labor:**
  - *Coeruloplasmin* erniedrigt (< 20 mg/dl); CAVE: bei 5 % der Patienten mit Morbus Wilson liegt der Coeruloplasminspiegel über 20 mg/dl (allerdings *defektes* Coeruloplasmin); Kontrazeptiva können normalen Coeruloplasminspiegel vortäuschen
  - *freies Serum-Cu^{2+}* erhöht (> 15 µg/dl)
    - CAVE: Gesamt-Serum-Cu^{2+} erniedrigt (< 12 µmol/l) außer in Phasen akuter Hämolyse
    - Berechnung des freien Serum-Cu^{2+}: Differenz von Gesamt-Serum-Cu^{2+} (in µg/dl) und 3 × dem Serum-Coeruloplasmin (in mg/dl)
  - *Urin-Cu^{2+}* (24-Stunden-Urin) deutlich erhöht (> 250 µg/d), Bestimmung der Kupferausscheidung im 6-Stunden-Sammelurin auf eine Testdosis von 500 mg D-Penicillamin
  - *Leber- und Nierenwerte*
  - *Leberbiopsie:* Leber-Cu^{2+}-Gehalt stark erhöht (> 250 µg/g Trockengewicht)
  - *Mutationsnachweis* im EDTA-Blut nicht routinemäßig wegen Vielzahl der bekannten Mutationen und der Größe des Gens
- **Radiokupfertest (^{64}Cu-Kinetik):** intravenöser nuklearmedizinischer Test vor allem für die Diagnose im frühen Alter bei unklaren Laborparametern (Institut für Laboratoriumsmedizin, klinische Chemie und molekulare Diagnostik, Universität Leipzig)
- **Spaltlampenuntersuchung:** Kayser-Fleischer-Kornealring; kann auch bei anderen Lebererkrankungen auftreten
- **neurophysiologische Diagnostik** (sensibel, motorisch, akustisch, visuell evozierte Potenziale, EEG) vor allem für Verlaufsuntersuchungen geeignet [1686]
- **MRT** ( ): ca. 50 % unauffällig; im Putamen Signalanhebung in T2-gewichteten Bildern (Gliose) neben Signalminderung (Cu^{2+}); im Pallidum Signalminderung (Cu^{2+}); häufig Mittelhirnatrophie mit Signalanhebung im Tegmentum („face of the giant panda"); fakultativ Hirnatrophie (20 %)
- **transkranielle Sonografie (TCS):** Nachweis einer Hyperechogenität im Linsenkern als mögliche Folge einer Kupferablagerung, korreliert mit der Schwere der Erkrankung; sensitiver als MRT [4382]
- **[^{18}F]-FDG-PET:** verminderter Glukosestoffwechsel vor allem im Striatum und Zerebellum, auch nach erfolgreicher Therapie noch nachweisbar, „metabolic scar" [1685]

Diagnosestellung

Klinisches Bild, erhöhtes Kupfer im Serum, dysproportionale Verminderung von Serum-Coeruloplasmin und Gesamt-Serum-Kupfer, deutlich vermehrte Kupferausscheidung im Urin, Kupferablagerungen im Gewebe (Leber, Kayser-Fleischer-Kornealring)

Therapie

- **kupferarme Diät:** Verzicht auf u. a. Schokolade, Kakao, Leber, Pilze
- **Standardtherapie** (umstritten vor allem wegen der Nebenwirkungen von D-Penicillamin mit v.a. möglicher Verschlechterung der neurologischen Symptomatik) [2343], [1064]:
  - *neurologisch-asymptomatisches Stadium:* Zink oder/und D-Penicillamin
  - *neurologisch-symptomatisches Stadium:* Zink oder/und D-Penicillamin oder Trien, besser Tetrathiomolybdat (Trien und Tetrathiomolybdat in Deutschland nicht im Handel) [514]
  - *fulminante neurologische und/oder hepatische Symptomatik:* Lebertransplantation
  - *lebenslange Erhaltungstherapie* mit Zink, Penicillamin (oder Trien)
- **medikamentöse Therapie:**
  - *Prinzipien:*
    - kupferchelierende Pharmaka zur Erhöhung der renalen Kupferausscheidung (D-Penicillamin, Trien = Triethylentetramin-Dihydrochlorid, Tetrathiomolybdat)
    - Verminderung der Kupferresorption (Zinkacetat, Zinksulfat, Trien, Tetrathiomolybdat)
  - *Substanzen:* D- Penicillamin und Zink; Zink gilt als nebenwirkungsärmer [841], aber in der Initialphase als weniger wirksam
    - Zink-Acetat (Wilzin Kapseln à 25 und 50 mg) 50 mg eine Stunde vor den Mahlzeiten
      - Therapiekontrolle: sinkende Kupferexkretion im 24-Stunden-Urin (< 125 µg); Zinkplasmaspiegel (1500–3000 µg/l)

- D-Penicillamin: 15–20 mg/kg KG, vor den Mahlzeiten; Beginn mit 150–300 mg, wöchentliche Steigerung um 300 mg bis gegebenenfalls 1200–1500 (max. 2400) mg/d; zusätzlich 25 mg Vitamin B_6/d (wegen Anti-Peroxidase-Effekt von Penicillamin) + 20 mg Prednison (wegen allergischer Nebenwirkungen, ca. 2 Wochen)
  - Nebenwirkungen akut: Fieber, Leukopenie, Thrombopenie, Proteinurie; kann initial zur (deutlichen) Verschlechterung der neurologischen Symptome führen
  - Nebenwirkungen chronisch: Granulozytopenie, Lupus, Goodpasture-Syndrom, Myasthenia gravis, Arthralgien
  - Kontrolle: Anstieg der Cu^{2+}-Ausscheidung im Urin (3–5-fach); negative Kupferbilanz; freies Serum-Kupfer < 15 µg/dl
  - weitere Kontrollen: Temperatur, BB, Urinanalyse 1–2-täglich
- Trien: Alternative bei Penicillamin-Unverträglichkeit, seit 1985 von der FDA zugelassen, bisher nicht in Deutschland
- Tetrathiomolybdat: als initiale Therapie bei neurologischer Symptomatik empfohlen, in Deutschland nicht im Handel

- **chirurgische Therapie:** Lebertransplantation bei fulminantem Leberversagen oder dekompensierter Leberzirrhose; auch bei augeprägten neurologischen Symptomen und kompensierter Leberfunktion [3683]

Verlauf

- **juvenile Form:** Verlauf unbehandelt 5–7 Jahre; Tod meist durch intravasale Hämolyse, akutes Leberversagen, Ösophagusvarizenblutung
- **adulte Form:** unbehandelt chronische Verläufe über 10–40 Jahre mit zunehmender neurologischer Symptomatik (Morbus Wilson und hepatische Enzephalopathie); Tremor, Gang- und Sprechstörungen sprechen im Vergleich zur Dystonie besser auf die Therapie an [565]; bei früher und konsequenter Behandlung können Krankheitsmanifestationen verhindert werden, deshalb sollten alle Familienangehörigen von Wilson-Patienten untersucht werden

Selbsthilfegruppe

Verein Morbus Wilson e. V., Meraner Straße 17, 83024 Rosenheim, Tel.: 08031/249230, Fax: 08031-43 876, E-Mail: Morbus.Wilson@t-online.de, Internet: http://www.Morbus-Wilson.de

Pantothenat-Kinase assoziierte Neurodegeneration (PKAN) [1644]

Synonyme

- Hallervorden-Spatz-Erkrankung, neuroaxonale Dystrophie, Neurodegeneration mit Hirn-Eisenablagerung (NBIA = Neurodegeneration with Brain Iron Accumulation)
- HARP-Syndrome (hypoprebetalipoproteinemia, acanthocytosis, retinitis pigmentosa, pallidal degeneration) ist Teil der PKAN-Erkrankungen [713]

Definition

Klinisch-anatomisch definierte Erkrankung mit Eisenablagerungen in Globus pallidus (GP), Substantia nigra (SN) und Nucleus ruber sowie axonaler Dystrophie und vorherrschend motorischen Symptomen und Demenz

Epidemiologie

Prävalenz 1–3:1 000 000

Genetik

Autosomal-rezessiv vererbt, Mutationen im Pantothenat-Kinase-Gen (PANK2) auf Chromosom 20p13 [4651] werden bei den meisten Patienten mit typischer Klinik, v.a. bei solchen mit frühem Krankheitsbeginn, gefunden [1645],[4092]; zusätzliche Mutation führt zu einem Lipoproteindefekt (HARP) [713]

Pathologie

- **makroskopisch:** rot-braune („rostige") Verfärbung des medialen Globus pallidus und der Substantia nigra durch exzessive Eisen- und Neuromelaninablagerung
- **mikroskopisch:** Gliose, Myelinverlust mit axonalen Schwellungen (Spheroiden) und leichtem Neuronenverlust, Ablagerungen von α-Synuclein in Neuronen und Gliazellen, ebenso tau-Protein-Ablagerungen (Tauopathie) (siehe AD, MSA, PSP)

Pathogenese

Vermehrte Eisenspeicherung führt zum Anstieg von freien Radikalen und dadurch zur oxidativen Schädigung (ähnlicher Mechanismus wie z. B. beim Parkinsonismus)

Klinisches Bild

- **Kinder oder Jugendliche:** Beginn < 20. Lebensjahr, in der Regel zwischen 7. und 12. Lebensjahr; Erstmanifestation mit Gangstörung oder Beindystonie und mit psychischen Auffälligkeiten; im weiteren Verlauf Bewegungsstörungen (Dystonie, Choreoathetose, Tremor), rigide Muskeltonuserhöhung, Hyperreflexie, mentale Retardierung oder progressive Demenz; Retinitis pigmentosa oder Optikusatrophie (HARP)
- **Erwachsene:** Parkinson-plus-Syndrom (+ Demenz, + Hyperreflexie, + prominente Dystonie)

Zusatzdiagnostik

- **MRT:** in T2-gewichteten Bildern „Tigerauge-Zeichen" (👁): zentrale Signalhyperintensität (Gliose?) zusammen mit Signalabschwächung im Globus pallidus; Hypointensität auch in der Substantia nigra und im Nucleus ruber (Eisenablagerungen)
  - die typischen MRT-Veränderungen finden sich bei allen Patienten mit PANK2-Mutation [1645]
- **Labor:** Ausschluss Morbus Wilson; Nachweis einer Akanthozytose (HARP)
- **Genetik:** Mutationen im PANK2-Gen

Diagnosestellung Klinisches Bild und MRT, Nachweis einer Mutation im PANK2-Gen

Differenzialdiagnose Neuroferritinopathie (autosomal-dominant vererbt, Defekt am Chromosom 19, abnorme Eisen- und Ferritin-Speicherung, klinisch akinetisch-rigides oder choreoathetotisches Syndrom), kortikobasale Degeneration (→ S. 358) bei Erkrankung im Erwachsenenalter

Therapie

- **kausal:** erste Bemühungen, den Defekt des Enzyms Pantothenat-Kinase zu behandeln, sonst keine kausale Therapie bekannt; Eisenchelator wie Deferoxamin ohne Effekt
- **Hypokinese:** L-Dopa
- **Hyperkinesen:** Trihexiphenidyl (Artane®)

Verlauf Rasche Progredienz bei Erkrankung vor dem 10. Lebensjahr, mittlere Krankheitsdauer 11 (8–18) Jahre

Tremor

→ S. 27

Myoklonus

Definition Plötzlich einsetzende, unwillkürliche, willkürlich nicht unterdrückbare kurze Muskelzuckungen aufgrund einer aktiven Muskelkontraktion (positiver Myoklonus) oder aufgrund einer Inhibierung von Muskelkontraktionen (negativer Myoklonus = Asterixis)

Ätiologie/Klassifikation [2668]

- klinisch nach den beteiligten Muskeln als fokal, multifokal oder generalisiert; nach Sitz des Generators (mit elektrophysiologischen Zusatzuntersuchungen lokalisierbar) als kortikal, subkortikal und spinal; nach Provokationsmechanismen (spontan, aktionsinduziert, reflektorisch); nach Ätiologie mit entsprechenden Zusatzuntersuchungen:
- **physiologische Myoklonien:** Einschlaf-, Aufwach-, Schreck-Myoklonien („startle-reaction"), Singultus, nach starker körperlicher Anstrengung
- **hereditäre Myokloniesyndrome:** essenzielle Myoklonie, Myoklonus-Dystonie (DYT11) (s. o.), Hyperekplexie (Startle-Syndrom)
- **sporadische idiopatische Myoklonien:** essenzielle Myoklonie, Hyperekplexie, Myoklonien bei Restless-legs-Syndrom
- **Epilepsie mit Myoklonien:** juvenile Epilepsien, progressive Myoklonusepilepsie u. a.(→ S. 319)
- **symptomatische Myoklonien:** ()
  - *hypoxische und posthypoxische Myoklonien:* Lance-Adams-Syndrom (→ S. 384)
  - *bei neurodegenerativen Erkrankungen:* Morbus Wilson (→ S. 380), Morbus Huntington (→ S. 360, S. 224), Morbus Alzheimer (→ S. 310), progressive supranukleäre Lähmung (→ S. 355), Multisystematrophie (→ S. 352), kortikobasale Degeneration (→ S. 358), Myoklonus-Dystonie, spinozerebelläre Degeneration
  - *bei entzündlichen ZNS-Erkrankungen:* benigne Hirnstammenzephalitis, subakute sklerosierende Panenzephalitis, Herpes-Enzephalitis (→ S. 203), Enzephalitiden bei Mumps-, Coxsackie-, HIV-, Lues-Infektion (→ S. 197) Creutzfeldt-Jacob-Erkrankung (→ S. 224)
  - *bei Neoplasien:* Opsoklonus-Myoklonus-Syndrom
  - *bei Intoxikationen:* Amitriptylin, Lithium, Haloperidol, Thallium, Organophosphate
  - *bei metabolischen Enzephalopathien* (hepatisch, renal) (→ S. 444)
  - *bei toxischen Enzephalopathien:* Brom, Wismut, Schwermetalle, DDT, Kokain, LSD, Cannabis, Strychnin, Opiate, L-Dopa, Trizyklika, MAO-Hemmer, Lithium, Penicilline, Cephalosporine, Etomidate
  - *bei physikalischen Enzephalopathien:* Hitzschlag, Dekompressions-Kompressionstrauma
  - *bei fokalen zerebro-spinalen Läsionen* (Tumor, Trauma, Ischämie); olivo-dentato-rubrale Läsion: Gaumensegelmyoklonie(Gaumensegeltremor → S. 27)

Typen

	kortikal	subkortikal	spinal
Dauer der EMG-Aktivität	Bursts < 75	< 100 ms	> 100 ms
Verteilung	fokal, distal betont oder multifokal	generalisiert	segmental oder fokal
Reizabhängigkeit	reiz- oder bewegungsgetriggert	spontan	spontan, oft rhythmisch
korreliertes EEG-Potenzial	+ (vor der myoklonischen Zuckung)	–	–
Riesen-SEP (Amplitude > 12 µV)	+	–	–

Klinisches Bild Spektrum von kaum erkennbaren bis stark ausgeprägen Muskelzuckungen mit brüsken Bewegungen; meist mehrere benachbarte Muskeln synchron beteiligt; spontan, reflektorisch oder bewegungsinduziert; singulär oder repetitiv, z.T. rhythmisch; fokal, generalisiert, auch symmetrisch auftretend

Zusatzdiagnostik [2668]

- **EMG-Polygrafie mit Oberflächenelektroden:** Dauer der Muskelaktivität; Innervationspausen (negativer Myoklonus)
- **Medianus-SEP:** Riesenpotenziale bei kortikalen Myoklonien
- **„backward averaging":** Registrierung und Aufsummierung des EEGs vor Erscheinen eines Myoklonus im EMG zum Nachweis einer Korrelation bei kortikalen Myoklonien
- **Bereitschaftspotenzial** (Negativierung über dem prämotorische Cortex 1–2 s vor der Bewegung): fehlt bei Myoklonus (im Gegensatz zum psychogenen Myoklonus)
- **MRT** (kranial/spinal) bei Verdacht auf symptomatische Myoklonien

Differenzialdiagnose

Abgrenzung von Spasmen (Spasmus hemifacialis), Tremor, Klonus, Tics; psychogener Myoklonus (→ S. 391)

Therapie (angelehnt an [4554])

- **kortikal:** Valproat bis 2400 mg, Piracetam 8-24 g, Clonazepam 4-10 mg, Levetiracetam bis 3000 mg
- **subkortikal-supraspinal:** Clonazepam 4-10 mg
- **spinal:** Clonazepam 4-10 mg, Levetiracetam bis 3000 mg
- **peripher:** evtl Botulinumtoxin

Lance-Adams-Syndrom [2280]

Ätiologie

Hypoxische Hirnschädigung

Ursächliche Läsion(en)

Ungeklärt, am ehesten diffus oder fokal in Nucleus subthalamicus, medialen Raphekernen, Thalamus

Klinisches Bild [2280]

- **Myoklonien**: Aktions- und Intentionsmyoklonien, generalisiert oder regional oder segmental begrenzt, in den beteiligten Muskeln synchron, Provokation durch somatosensible Reize, willkürliche und unwillkürliche Bewegungen (z. B. Gähnen)
- **Asterixis** (negativer Myoklonus = Innervationspausen > 100 ms) → Stürze
- fakultativ: zerebelläre Ataxie

Zusatzdiagnostik

- **CT und MRT:** posthypoxische kortikale und Marklagerschädigung
- **PET:** im ^{18}F-FDG-PET Hypermetabolismus im ventrolateralen Thalamus und im pontinen Tegment [1264]

Therapie

Piracetam (Nootrop®) hochdosiert (bis 24 g/d); Clonazepam, Valproinsäure, Levetiracetam

Essenzieller Myoklonus [1133]

Genetik

Hereditär (z. T. autosomal-dominant vererbt) oder idiopathisch (→ s. o.)

Klinisches Bild

- **Beginn** in der Kindheit, gutartiger Verlauf, keine anderen Symptome
- **fokale, segmentale, multifokale oder generalisierte Myoklonien**, Verstärkung durch Willküraktivität, Suppression durch Alkohol

Therapie

Anticholinergica (Trihexyphenidyl/Artane® 40–60 mg/d), evtl. Tetrabenazin (Nitoman®), Benzodiazepine, Propranolol

Tics

Definition

Kurze, nicht zweckgebundene, meist stereotype, periodisch auftretende, unwillkürliche, koordinierte Muskelkontraktionen, die zu Bewegungen (motorische Tics) oder Lautäußerungen (vokale Tics) führen; den Tics geht häufig das Gefühl einer Anspannung voraus, anschließend folgt das Gefühl der Erleichterung; können willentlich kurzzeitig unterdrückt werden

Klassifikation

- **nach Erscheinungsbild:**
  - *einfache (elementare) Tics:* nur wenige Muskelgruppen (Blinzeln, Zwinkern, Stirnrunzeln, Kopfrucken, Schulterzucken; Räuspern, Grunzen, Hüsteln, Schnüffeln, etc.) betroffen; bei bis zu 10-15 % aller Grundschüler zu beobachten [3383]
  - *komplexe Tics* entsprechen koordinierten Bewegungsabfolgen (Trippeln, Nesteln, Echopraxie; Schnalzen, Stöhnen, Koprolalie, Echolalie, Palilalie)
- **nach Ursache:**
  - *primäre Tics* (häufig): Ticstörung ohne Grund-/Begleiterkrankung
  - *sekundäre Tics* (selten): bei Erkrankungen wie Neuroakanthozytose, Morbus Wilson, Morbus Huntington, Down-Syndrom und Chorea minor, nach CO-Intoxikation, Enzephalitis, Schädel-Hirn-Trauma, Schlaganfall oder drogen- und medikamenteninduziert
  - *psychogene Tics* (relativ selten)

Differenzialdiagnose Myoklonien (gegenüber einfachen Tics): bei Tics begrenztes „Repertoire" an Bewegungen

Therapie Psychoedukation, Verhaltenstherapie; bei chronischem Tic medikamentöse Therapie wie beim Gilles-de-la-Tourette-Syndrom

Verlauf Im Kindesalter häufig transient; Übergang in chronischen Tic; häufig belastungsabhängig

Gilles-de-la-Tourette-Syndrom [2233], [2490], Leitlinie DGN [2819]

Definition Chronische Tic-Erkrankung, klinisch durch das Auftreten häufiger, nicht rhythmischer, multipler motorischer oder vokaler Tics gekennzeichnet, assoziiert mit Verhaltensauffälligkeiten

Ätiologie
- meist genetisch bedingt; wahrscheinlich komplexes Vererbungsmuster mit verschiedenen Kandidatengenen (SLITRK1-Gen, L-Histidin-Decarboxylase-Gen, IMMP2L-Gen, NLGN4X-Gen, CNTNAP2-Gen)
- möglicher Zusammenhang mit Anti-Basalganglien-Antikörper (ABGA) wie bei PANDAS (paediatric autoimmune neuropsychiatric disorders associated with streptococcal infections) und Sydenham-Chorea (→ S. 365) [1045]
- selten als sekundäre Tic-Erkrankung (s. o.)

Epidemiologie Prävalenz 1:100–300 bei Kindern und Jugendlichen [3383], M:F = 4:1, Erstmanifestation im Mittel im 7. Lebensjahr (90 % 2.–15. Lebensjahr); spontane Besserung in der Adoleszenz bei etwa 90 % [2116]

Diagnostische Kriterien
- Beginn vor dem 18. Lebensjahr
- multiple motorische und mindestens ein vokaler Tic
- Erkrankungsdauer > 1 Jahr
- Fluktuationen der Tics im Verlauf
- Ausschluss anderer Erkrankungen

Klinisches Bild
- **Tics:** Beginn häufig mit *einfachen* motorischen (meist Gesicht und Kopf) und vokalen Tics (Räuspern, Schniefen, Schreien, Spucken u.a.), im Verlauf Ausweitung zu komplexen Tics: motorisch mit scheinbar absichtlich/zweckgerichteten Bewegungen, auch Echopraxie, Kopropraxie, und vokal mit Echolalie, Koprolalie, Palilalie
  - den Tic-Bewegungen geht in der Regel ein subjektives Spannungsgefühl voraus („premonitory urge"); auch sensorische Missempfindungen vor der Tic-Bewegung („sensorischer Tic")
  - die Tics sind willkürlich (meist nur kurzzeitig) unterdrückbar; die Intensität schwankt und vermindert sich im Erwachsenenalter deutlich; positive Familienanamnese für Tics
- **assoziierte psychopathologische Auffälligkeiten** bei 70-80 % der Patienten: Zwangsstörung, gesteigerte Impulsivität, disruptives, aggressives Verhalten, Aufmerksamkeitsdefizite/Hyperaktivität (häufigste Komorbidität im Kindesalter), selbstverletzendes Verhalten, affektive Störungen, Angststörung, Persönlichkeitsstörungen

Zusatzdiagnostik
- **elektrophysiologische Diagnostik:** fehlendes Bereitschaftspotenzial im Gegensatz zu willkürlicher Bewegung; EEG und SEP in der Regel unauffällig
- **MRT:** evtl. Asymmetrien im Putamen/Globus pallidus [3799]
- **PET:** verminderter Glukosemetabolismus paralimbisch, Striatum und orbital-präfrontal

Differenzialdiagnose
- **einfache Tics:** Myoklonien, fokale Dystonie (Blepharospasmus [ ], phasischer Torticollis etc.), Chorea (vor allem Sydenham), paroxysmale Dyskinesien (vor allem kinesiogene), Spasmus hemifacialis
- **komplexe Tics:** dissoziative Bewegungsstörungen, Manierismen, Zwangshandlungen, allgemeine Hyperaktivität, Stereotypien, fokale epileptische Anfälle, Akathisie ( ), Restless-Legs-Syndrom (→ S. 367)
- chronische motorische Tic-Störung: Fehlen von vokalen Tics
- chronische vokale Tic-Störung: selten, keine motorischen Tics
- transiente Tic-Störung: Dauer weniger als 1 Jahr; geringe, meist von den Kindern selbst unbemerkte motorische Tics

Therapie
- **allgemein:** vor einer medikamentösen Therapie zunächst Behandlungsversuch mit Psychotherapie/Verhaltenstherapie [4279]]
- **Pharmakotherapie** (alles außer Haloperidol off-label; eindeutige Therapieempfehlungen lassen sich aus den vorhandenen Daten nicht ableiten): [3393]
  - *Zielsymptom Tics (realistisches Ziel ist eine Tic-Reduktion um etwa 50 %):*
    - Neuroleptika in der niedrigsten wirksamen Dosis: Haloperidol 10-15 mg/d (stärkere Nebenwirkungen), Risperidon 2–6 mg/d (GdE Ib [972],[1368]), Sulpirid 200–1000 mg/d

(GdE IV [3382]), Pimozid 1–6 mg/d, Tiaprid bis 600 mg/d, Ziprasidone (GdE IV [3494]), Aripiprazol 10-30 mg/d (GdE IIa [2437]); kontrollierte multizentrische Studie aus China bei Kindern, in der Aripiprazol mit Tiaprid verglichen wurde, mit vergleichbarem therapeutischen Effekt
  - sonstige: Clonidin 0,15–0,45 mg/d, vor allem wenn zusätzlich „attention deficit/ hyperactivity disorder" vorliegt (GdE IIa [4130]), Pergolid 0,15–0,45 mg/d (GdE 1b [1369]), Topiramat (GdE 1b [1868]), Tetrabenazin bis 75 mg/d
- *Zielsymptom Zwangsstörung*: SSRI Mittel der 1. Wahl wie Fluoxetin (20-60 mg), Fluvoxamin (bis 200 mg, ab dem 8. LJ zugelassen), Sertralin (bis 200 mg); für das Trizyklikum Clomipramin (bis 200 mg) längste Erfahrungen, aber anticholinerge NW

- **Psychotherapie:** Psychoedukation mit dem Ziel, Tics im Alltag besser zu managen, „Comprehensive Behavioral Intervention für Tics" (CBIT) [3800], Verhaltenstherapie „Habit Reversal Training" (HRT) oder „Exposure and Response Prevention Training"(HRPT) führen zu einer Tic-Reduktion um ca. 30 % (GdE III [3140])
- **chirurgisch:** in therapieresistenten Einzelfällen tiefe Hirnstimulation (Pallidum internum, Thalamus) (GdE III [2516],[51],[4448])

Verlauf

Mehrzahl der Tics sistiert nach der Pubertät; 30–40 % der Patienten haben als Erwachsene keine Tics mehr, 30 % gebesserte, 30 % etwa unveränderte (mitunter verstärkte) Tics

Selbsthilfegruppe

Tourette-Gesellschaft Deutschland e. V. c/o Prof. Dr. A. Rothenberger, von-Siebold-Straße 5, 37075 Göttingen, Tel.: 0551/396727, Fax: 0551/398120, E-Mail: info@tourette.de, Internet: www.tourette.de

2.13 Somatoforme (psychogene) Störungen der Motorik

C. H. Lücking und A. Hufschmidt

Allgemeines

Definition

- **somatoforme Störungen:** „medizinisch unerklärte Körpersymptome"; in der Neurologie handelt es sich dabei vor allem um Störungen der Motorik, der Sensibilität und Sensorik und der Bewusstseinslage, hinzukommen Schmerz und autonome Störungen
- **somatoforme Bewegungsstörungen:** Störungen des normalen Bewegungsmusters, die nicht durch körperliche Ursachen oder bekannte pathophysiologische Mechanismen erklärt, sondern auf psychische und psychosoziale Belastungen zurückgeführt werden können; im Gegensatz zur Simulation oder Aggravation liegt keine willkürliche Kontrolle der körperlichen Symptomatik vor, die Bewegungen erfolgen daher unwillkürlich

Terminologie

- somatoforme Störung (als Überbegriff); Konversionsstörung (nachweisbare körperliche Symptomatik, pseudoneurologische Symptome); Somatisierungsstörung (Beschwerden, organzentrierte Funktionsstörung) [1974]; traditionelle Bezeichnungen: u. a. psychogene Störung, funktionelle Störung, psychische Überlagerung
- Simulation und Aggravation: *bewusste* Täuschung, die Symptome unterliegen der willkürlichen Kontrolle; bei der Simulation wird häufig ein psychisches Anliegen, bei der Aggravation ein bestimmtes Ziel (Arbeitsunfähigkeit u.a.) verfolgt
- international wird die Bezeichnung „psychogenic disorders" beibehalten [1566]

Ätiopathogenese

- **multifaktorieller Entstehungsprozess** mit zahlreichen psychosozialen und neurobiologischen Einflussfaktoren (psychosozialer Stress, Persönlichkeit, soziales Lernen, Krankheitswissen und -erfahrung, soziale Verstärker, Geschlecht, genetische Disposition, neurobiologische Vermittlungsprozesse) [1974]
- **funktionelle Bildgebung:** bei Konversionsstörungen Verminderung der Aktivität in spezifischen kortikalen und subkortikalen Arealen (frontal und subkortikale motorische Schleifen bei psychogenen Lähmungen, somatosensorischer Kortex bei psychogener Anästhesie, visueller Kortex bei psychogener Blindheit); gleichzeitig Aktivierung in limbischen Strukturen, was für eine Modulation der sensomotorischen Repräsentation im Rahmen von affektiven und stressassoziierten Schutzmechanismen spricht, die ohne bewusste Kontrolle ablaufen [4349]

Epidemiologie

- **Prävalenz-Studien** fehlen; ca. 3–4 % in einer Ambulanz für Bewegungsstörungen [4093]; 2–25 % bei den Patienten einer Neurologischen Klinik [2741]; bei Kindern und Jugendlichen vor allem Dystonie, Tremor und Gangstörungen [3702].
- **Kombination von somatoformer Bewegungsstörung mit organischen neurologischen Symptomen** oder anderer organischer Bewegungsstörung in ca. 15 % [1564]

Klinisches Bild/ Differenzialdiagnose zu organischen Syndromen

- **allgemein:** Diagnose setzt ausreichend Erfahrung mit Bewegungsstörungen voraus; positive Diagnose anstelle von Ausschlussdiagnose; psychische und psychosoziale Konflikte beweisen nicht die Diagnose, ihr Fehlen schließt bei sonst „typischen" Symptomen die Diagnose nicht endgültig aus; häufig nur durch Verlaufsbeobachtung zu sichern

- **häufigste somatoforme Bewegungsstörungen:** Tremor, Dystonie, Myoklonus, Gangstörungen, Parkinsonismus, Tics
- **anamnestische Kriterien:**

Somatoforme Störung	Differenzialdiagnose
plötzlicher Beginn	zerebrale Ischämie, Enzephalitis
vorausgehendes geringfügiges Trauma, für das Schadensersatz gesucht wird	berechtigter Anspruch
rasche Entwicklung bis zur maximalen Behinderung	Morbus Wilson, rapid-onset Dystonie-Parkinson-Syndrom
Remissionen und plötzliche Rezidive	Tics, medikamenteninduzierte Dystonie und Tremores
psychiatrische Symptomatik	auch bei organischen Bewegungsstörungen
umschriebene Behinderung	fokale oder segmentale Dystonie
Beschäftigung im medizinischen Bereich	zufälliges Zusammentreffen

- **klinische Kriterien:**

Somatoforme Störung	Differenzialdiagnose
Abweichen der Symptome von bekannten organischen Syndromen	
ungewöhnliche und komplexe Bewegungsabläufe	thalamische und subthalamische Läsionen, Morbus Wilson
variable Ausprägung der Symptome (Ausmaß, Verteilung, Behinderung) während der Untersuchung	Ausgestaltung/Fehlverarbeitung von organischen Symptomen
Inkonstanz der Symptomatik	paroxysmale Dyskinesien
Zunahme bei Anspannung und unter Beobachtung	Tremor, Tics, Dystonie
Rückgang der Symptome bei Ablenkung	Tremor, Ausgestaltung organischer Symptome z. B. wegen Nicht-Akzeptanz bei Voruntersuchungen
Änderung und Angleichung von Frequenz und Art der Bewegung durch willkürliche Bewegungen der kontralateralen Hand (vor allem bei psychogenem Tremor)	
Kokontraktion antagonistischer Muskeln (Voraussetzung für psychogenen Tremor)	Dystonie, Rigor bei Parkinson-Syndrom
Selbstverletzungen	generalisierte Tic-Erkrankung
extrem langsamer Bewegungsablauf	Parkinson-Syndrom, Frontalhirnsyndrom

- **psychische Kriterien:**

Somatoforme Störung	Differenzialdiagnose
prämorbide psychische Symptome	auch bei organischen Syndromen (Koinzidenz)
psychischer Stress, Angst, Depression	Begleiterkrankung bei Parkinson-Syndrom (Depression) oder generalisiertem Tic (Zwangssymptomatik), psychische Belastung durch organische Erkrankung
„belle indifférence“	ruhiges Annehmen einer ernsten organischen Erkrankung
sekundärer Krankheitsgewinn	auch bei organischen Störungen

  - psychische Diagnostik muss Beschwerden, Affekte, psychische Konflikte, psychische Struktur, biografische Belastungen, soziale und kulturelle Faktoren der Patienten berücksichtigen

Zusatzdiagnostik

- **polygrafische Untersuchung des Tremor** (s. u., psychogener Tremor → S. 389)
- **Bereitschaftspotenzial bei Myoklonus und Tic** zum Nachweis einer geplanten Bewegung

- **CT/MRT** zum Ausschluss organischer Schäden
- **PET/SPECT** zum Ausschluss einer Basalganglienerkrankung

Diagnostisches Vorgehen

- **Probleme der Diagnostik [1677],[1974],[1396]:**
  - Schwierigkeiten in der Diagnostik organischer, vor allem idiopathischer Bewegungsstörungen (kein Goldstandard für die klinische und Zusatzdiagnostik)
  - somatoforme und organische Symptome können nebeneinander bestehen [3281]; eindeutige Abgrenzung somatoformer von organischen Symptomen im Einzelfall sehr schwierig oder unmöglich
  - Unsicherheit in der Zuordnung als „typisch psychogen" oder „typisch organisch" z. B. bei der „posttraumatischen Dystonie" (mit und ohne komplexes regionales Schmerzsyndrom, CRPS)
  - 5–10% Fehldiagnosen; Patienten mit psychiatrischer Vorgeschichte werden häufiger fehldiagnostiziert (diagnostische Voreingenommenheit) [2510]
  - bei Diskrepanz zur Neuroanatomie Vorliegen eines organischen „Kerns" mit somatoformer Ausgestaltung nicht ausgeschlossen
  - ungewöhnliche oder inkonsistente Symptome müssen nicht immer somatoform sein
  - erkennbare und „geeignete" psychische Konflikte sind nicht beweisend für eine psychogene Ursache der Symptome
  - Verhaltensauffälligkeiten können Ausdruck einer Verarbeitungsstörung der organischen Symptome sein; die so genannte „la belle indifférence" kann irreführen
- **allgemeine Prinzipien für das diagnostische Vorgehen:**
  - korrekte Benennung der Symptome
  - korrekte Diagnose begleitender somatischer/psychiatrischer Erkrankungen
  - initial eher das Gesicht wahrende somatische Erklärungen (Muskelverspannungen, Schonhaltung, Angst, Schmerzen, Anspannung, Hyperventilation u. a. entsprechend der Symptomatik)
  - Vermeidung einer frühen, unbedachten, unvermittelten Mitteilung einer „psychogenen" Ursache der Störungen
  - Vermeidung von negativ verstehbaren Aussagen zur Natur der Beschwerden
  - wiederholte adäquate körperliche Untersuchungen
  - Vermeidung von invasiven oder belastenden Untersuchungen
  - allmähliche Einführung von Vorstellungen, dass und wie der Körper auf psychosozialen Stress reagieren kann
  - behutsame Erklärung und Begründung, dass eine psychische/seelische Ursache für die Symptome verantwortlich sein dürften
  - Einbeziehung von Psychiater/Psychotherapeut für die Diagnostik zugrunde liegender psychopathogener Mechanismen
  - abschließende Diagnose als „somatoforme" oder „funktionelle Störung", Vermeidung von „psychogene Störung"

Therapie

- **Datenlage:** vergleichende Untersuchungen verschiedener Therapiemethoden (tiefenpsychologisch, kognitiv-verhaltenstherapeutisch) liegen nicht vor; Verhaltenstherapie und Biofeedback nach EBM-Kriterien möglicherweise wirksam (AWMF-Leitlinie [223])
- **Pharmakotherapie** nicht gesichert wirksam, in einzelnen Fällen Antidepressiva
- **Physiotherapie** mit „Brücken" zu und „Wiedererlernen" von normalen Bewegungen
- Betreuung, Kontrolluntersuchungen durch Neurologen

Häufige allgemeine Fehler in der Diagnostik und Therapie (AWMF Leitlinien [223],[224])

- Verwechslung von somatoformer Störung mit Simulation und Aggravation („eingebildete" Beschwerden)
- Übersehen einer Depression und anderer relevanter psychischer Störungen
- unbedachte (siehe AWMF-LL http://www.uni-duesseldorf.de/AWMF/ll/051-001.htm) Mitteilung der Diagnose „psychogene Störung" an den Patienten
- Ausweitung der organmedizinischen Diagnostik zur „Beruhigung" des Patienten
- unvorbereitete Überweisung an den Fachpsychotherapeuten
- Nichteinbeziehen der Körpersymptomatik in die (Psycho-)Therapie
- ausschließliche Behandlung mit Psychopharmaka

Prognose

- **ungünstige prognostische Indikatoren:** längere Dauer der Symptomatik, psychiatrische Begleiterkrankungen, Beginn der abnormen Bewegungen scheinbar ohne äußeren Anlass, fehlende Einsicht in die psychische Genese [1161], unerfüllte Entschädigungsansprüche und Rechtsstreitigkeiten [3320]; Komorbidität mit Depression und Angststörungen kann Prognose aber auch verbessern [1715]
- Alter, Geschlecht, Intelligenz und Art der Bewegungsstörung spielen im Gegensatz zu den geläufigen Auffassungen prognostisch möglicherweise keine wesentliche Rolle [4512]

Psychogener Tremor

Definition
Vorwiegend Halte- und Bewegungstremor, selten Ruhetremor

Epidemiologie
Häufigkeit etwa 2 % aller Tremorpatienten; F:M = 3:1; 25–50 % aller psychogenen Bewegungsstörungen

Pathophysiologie
Möglicherweise Störungen der Wahrnehmung eigener willkürlicher Bewegungen [1044]; für das Erleben der willkürlich durchgeführten Bewegungen als unwillkürlich kann eine verminderte Aktivität in der rechten temporo-parietalen Verbindung und im sensomotorischen Cortex verantwortlich sein [4340]

Klinisches Bild
- **Lokalisation:** zu Beginn vor allem an den Händen (beidseitig oder Gebrauchshand), Aussparung der Finger; häufig schon früh Ausbreitung auf andere Körperregionen; auch als isolierter Kopf-oder Stimm-Tremor, nicht selten als Gaumensegeltremor [3904]
- **zeitlicher Verlauf:** häufig plötzlicher Beginn, rasche Verschlechterung bis zu starker Behinderung; spontane Remissionen und Rezidive
  - starke spontane Schwankungen von Frequenz, Amplituden und Richtung
  - erhebliche Diskrepanz zwischen der Selbsteinschätzung der Tremorzeit über den Tag im Vergleich zur objektiven Registrierung [3041]
- Sistieren des Tremors bei völliger Entspannung der beteiligten Muskeln
- Verlangsamung der Willkürbewegungen
- assoziiert: andere somatoforme Störungen (35 %), Zeichen einer Depression (14 %)
- vorausgehend häufig Arbeits- oder andere Unfälle; laufende Gerichts- oder Rentenverfahren (20 %) [385]

Untersuchung
- **Allgemeines:** jede einzelne der klinischen Untersuchungen beweist nicht eine psychogene Ursache, auch die Gesamtheit der klinischen Befunde besitzt keine ausreichende Sensitivität und Spezifität, daher ist fast immer eine polygrafische Tremoranalyse erforderlich [3701]
- **deutliche Ablenkbarkeit** mit Verminderung oder Sistieren des Tremors durch schnelle oder komplizierte Bewegungen der Gegenseite [2226] oder schwierige Rechenaufgaben
- **Suggestibilität:**
  - Zunahme des Tremors unter Hyperventilation nach vorausgehendem Hinweis: „stärkere Atmung verstärkt den Tremor"
  - Abnahme des Tremors durch Vibration auf der Stirn (Stimmgabel) nach vorausgehendem Hinweis „Vibration verbessert den Tremor" [2034]
- **Änderung und Angleichung der Frequenz** des psychogenen Tremors an die Frequenz einer vorgegebenen (Metronom), willkürlichen rhythmischen Bewegung der kontralateralen Hand
- **Ko-Kontraktion der beteiligten antagonistischen Muskeln,** vor allem bei Tremorbeginn; die dadurch hervorgerufene Versteifung des entsprechenden (Hand-)Gelenks erleichtert die Produktion und erhöht die Frequenz des Tremors

Zusatzdiagnostik
- **polygrafische Tremoranalyse:**
  - deutliche Schwankungen der Amplituden und Frequenzen (4–10 Hz);
  - bei bilateralem Tremor häufig Rechts-links-Kohärenz;
  - simultane tonische Kontraktion antagonister Muskeln (Ko-Kontraktion)
  - Zunahme (statt Abnahme) der Tremoramplitude unter Gewichtsbelastung;
  - Tapping mit der kontralateralen Hand in vorgegebenem Rhythmus führt zu einer Frequenzangleichung (Entrainment) des psychogenen Tremors (oder starken Frequenzvariation)
- **psychiatrische und tiefenpsychologische Exploration**

Diagnosestellung
Plötzlicher Beginn, Spontanremissionen, Ablenkbarkeit, Suggestibilität; Nachweis der Ko-Kontraktion; psychische Belastung; polygrafische Tremoranalyse

Differenzialdiagnose
Gesteigerter physiologischer oder essenzieller Tremor, bei stärkerer Ausprägung auch zerebellärer Tremor, essenzieller Gaumensegeltremor (Ohrclick) , dystoner Kopftremor

Therapie
Krankengymnastik mit systematischen dekontrahierenden Übungen; Psychotherapie; Vermeidung von (krankheitsbestätigenden) Medikamenten

Prognose
Trotz Therapie über längere Sicht insgesamt eher ungünstige Prognose, wenn der Tremor länger als ein Jahr besteht; in 80–90 % bestehen Tremor oder andere Bewegungsstörungen weiter [385],[2654]

Psychogene Dystonie

Allgemeines
Prävalenz der psychogenen Dystonie wird heute eher unterschätzt [3658]; während die Deutung als psychogen in früheren Jahren dominierte und auch die Therapie beherrschte, wurde in den letzten 3 Jahrzehnten nur von einer organischen Ursache ausgegangen [2583]

Epidemiologie
Häufigkeit etwa 5 % aller Dystonie-Patienten; 20-50 % aller psychogenen Bewegungsstörungen [3655]

Klinisches Bild/ Differenzialdiagnose zu organischen Syndromen [2285],[3655]
- **Allgemeines:** Die Diagnose einer *organischen* Dystonie beruht ebenso wie die Abgrenzung einer *psychogenen* Dystonie (fast) ausschließlich auf klinischen Kriterien. Die Diagnostik wird daher wesentlich von der Erfahrung, Intuition und Einstellung des Untersuchers zur Rolle von psychischen Faktoren für die Krankheitsgenese bestimmt

- **Unterscheidungskriterien:**

Psychogene Dystonie	Organische Dystonie
plötzlicher Beginn	allmähliche Entwicklung
häufig Beginn nach geringem Trauma	Trauma selten in der Vorgeschichte
rasche Progredienz	allmähliche Entwicklung
Remissionen und Rezidive	Remissionen und Rezidive selten
erhebliche Fluktuationen in der Ausprägung	wenig Veränderungen, außer paroxysmale Dystonie und L-Dopa-responsive Dystonie
Abhängigkeit von Umgebung (Beobachtung)	wenig Einfluss der Umgebung
Einfluss von Anspannung, Ablenkung, Zuspruch	Einfluss von Anspannung, Ablenkung, Zuspruch gering ausgeprägt
Lokalisation bevorzugt in den Beinen	Lokalisation eher obere Extremitäten und Kopf/Rumpf, Ausnahme L-Dopa-responsive Dystonie
fixierte dystone Haltung vor allem der Extremitäten ( )	Extremitäten meist mobil oder mobilisierbar
keine Anwendung von sensorischen Tricks (geste antagoniste)	Wirksamkeit von sensorischen Tricks meist vom Patienten selbst entdeckt
ungewöhnliche motorische Bewegungsmuster	überwiegend bekannte dystone Bewegungsabläufe
häufig erhebliche Schmerzen im Bereich der Dystonie (zusammen mit CRPS)	Form der sekundären Dystonie
vorausgehende psychische Auffälligkeiten/Somatisierungstendenz	auch bei organischen Dystonien möglich
psychischer Stress zu Beginn	psychischer Stress selten zu erkennen
deutliche Zeichen von Angst, Depression, Persönlichkeitsstörung	geringe Ängstlichkeit und Depression möglich

- **häufigste Formen:**
  - fixierte Dystonie (nur in ca 10 % organisch)
    - an einer oder mehreren Extremitäten (mit oder ohne Trauma) ( )
    - zusammen mit CRPS Typ I (nach Trauma)
    - posttraumatischer schmerzhafter Torticollis [3462]
  - Blepharospasmus [3700]

Zusatzdiagnostik

- **Labor:** Ausschluss Morbus Wilson
- **L-Dopa-Test:** Nachweis einer L-Dopa-responsiven Dystonie
- **Genetik:** Ausschluss von DYT 1
- **Elektrophysiologie:**
  - **EMG:** häufig fehlende Ko-Kontraktion antagonistischer Muskeln
  - **Blinkreflex**: normal bei psychogenem Blepharospasmus
- **CT/MRT:** Ausschluss zerebraler Läsionen
- **psychiatrische und tiefenpsychologische Exploration**

Diagnostische Kriterien [4512]

- **klinisch nachgewiesen:** Fehlen der Symptomatik im unbeobachteten Zustand oder Abklingen der Symptomatik unter Psychotherapie und/oder Placebo
- **klinisch sehr wahrscheinlich:** Abweichung von bekannten Dystonieformen oder Widersprüchlichkeit in der Untersuchung zusammen mit entweder psychischen Symptomen, Somatisierungszeichen oder psychiatrischer Störung
- **wahrscheinlich:** Abweichung oder Widersprüchlichkeit in der Untersuchung oder psychogene Symptome oder vielfache Somatisierung
- **möglich:** erkennbare emotionale oder affektive Störung

Therapie

Multidisziplinäre Therapie durch Neurologen, Psychotherapeuten und Physiotherapeuten; medikamentöse und chirurgische Therapie vermeiden

Prognose

Etwa 20 % teilweise oder vollständige Rückbildung nach Jahren multidisziplinärer Therapie; fixierte Dystonien mit und ohne Schmerzsyndrom (CRPS) zeigen schlechtere Prognose [3660]

Psychogener Myoklonus

Definition

Kurze, rasche, einfache oder komplexere Bewegung einzelner oder mehrerer Muskeln; spontan, bewegungsinduziert oder reflektorisch; verstärkt unter psychischem Stress;

Epidemiologie

Myoklonien gehören zusammen mit Tremor und Dystonien zu den häufigen psychogenen Bewegungsstörungen; Frauen > Männer

Klinisches Bild (🎥)

- plötzlicher Beginn im Erwachsenenalter, vorausgehender Stress, wechselnde Ausprägung und Lokalisation, verzögerte Reaktion auf Stimuli, verlängerte Latenz (im Vergleich zum organischen Reflexmyoklonus), Modifikation oder Sistieren durch Ablenkung, spontane Remissionen
- psychische Faktoren wie Angststörung, Depression, Panikattacken, Persönlichkeitsstörungen können unabhängig sein
- klinisch häufig nicht sicher abgrenzbar von bekannten Formen des Myoklonus (→ S. 383); psychogener Reflexmyoklonus tritt gelegentlich schon auf, bevor der Reflexhammer die Haut berührt

Zusatzdiagnostik

- **Elektromyografie:** Dauer der Muskel-Bursts von mehr als 70 ms und triphasisches Agonist-Antagonist-Muster sprechen für einen psychogenen Myoklonus
  - psychogener „Reflex-Myoklonus" hat eine Latenzzeit von über 100 ms, einen langdauernden Muskel-Burst, variable Aktivierungsmuster und ein fehlendes kortikales Riesenpotenzial
- **Elektroenzephalografie:** Ableitung des Bereitschaftspotenzials über 1-2 ms vor Myoklonusbeginn (Bereitschaftspotenziale finden sich vor geplanten Bewegungen); Nachweis des Potenzials spricht für einen psychogenen Myoklonus [4066],[1564]

Diagnose

Klinisches Bild und Zusatzdiagnostik

Differenzialdiagnose

- klinisch phänomenologisch ist der psychogene nicht vom organischen Myoklonus und vom Tic abzugrenzen
- verschiedene Formen des physiologischen, essenziellen und sekundären Myoklonus (→ S. 383); einfache und komplexe Tics, Startle-Syndrom, Chorea, Restless-Legs-Syndrom

Therapie

Psychotherapie und neurologische Kontrolle

Psychogene Gangstörung

Epidemiologie

Psychogene Gang- und Standstörung bei ca. 1,5 % der neurologischen Patienten [2352] und 8–10 % der Patienten mit psychogenen Bewegungsstörungen [4002]; isoliert oder zusammen mit anderen psychogenen Bewegungsstörungen [248]

Klinisches Bild/Differenzialdiagnose zu organischen Syndromen [2352],[1643]

Psychogene Gangstörung	Differenzialdiagnose
extreme Verlangsamung und Verzögerung der Bewegungen	Gangapraxie, Parkinsonismus, Hypothyreose
bizarr, maniriertes Gangbild (🎥)	Chorea
enorme Anstrengung und Ermüdung beim Gehen mit Stöhnen und Seufzen	Myotonie, Myasthenie
plötzliches Einknicken der Beine, ohne oder mit Stürzen (🎥)	periodische Lähmung
bizarre Körperhaltung mit Vorbeugung des Rumpfes („Kamptokormia") (🎥)	Parkinson-Syndrom, Multisystematrophie
Pseudoathetose (Selbst-Destabilisierung aus dem Rumpf)	Rumpfdystonie
unsicherer und vorsichtiger Gang mit steifen Gelenken; „fear of falling" gait [2234]	Stiff-person-Syndrom; organische Gleichgewichtsstörungen
breitbeiniger Gang mit ausgestreckten Armen („Gang auf dem Eis", „Seiltänzergang")	Polyneuropathie, Hinterstrangsymptomatik
grobschlägiger Tremor der Beine, des Rumpfes und/oder der Arme	Intentionstremor, Multiple Sklerose, zerebelläre Ataxie
starkes Schwanken im Stehen („psychogener Romberg") (🎥) und Gehen, Besserung bei Ablenkung, Unfähigkeit zu stehen (Astasie) und/oder zu gehen (Abasie); „Basostasophobie"	orthostatischer Tremor, Astasie-Abasie-Syndrom: Läsion des Kleinhirns und der Brückenhaube

- **weitere Merkmale:**
  - ungestörter Gang in unbeobachteten Situationen
  - (hemi-)paretisch, ataktisch, dyston anmutendes Gangbild
  - appellativer Charakter und Leidensdemonstration (Energieaufwand, Mimik, Stöhnen, Griff ans Bein, Einkrallen der Zehen)
  - Persönlichkeitsstörungen, primärer und sekundärer Krankheitsgewinn müssen nicht erkennbar sein
  - Angststörung und/oder Depression

Zusatzdiagnostik

- **„Chair test"** (Paul Blocq 1888): ungestörtes Vorwärts- und Rückwärtsfahren in einem Drehstuhl auf Rollen [2958]
- **Polygrafie des Tremors:** Ausschluss eines organischen Tremors, v.a. des orthostatischen Tremors (14–18 Hz)
- **Plattform-Untersuchung:** Nachweis einer psychogenen Standstörung
- **CT/MRT:** Ausschluss von Läsionen vor allem in den Basalganglien und Kleinhirn

Diagnosestellung

Klinisch „charakteristische" Symptome, keine organische Symptomatik, Unterstützung durch psychiatrische Exploration und Zusatzdiagnostik

Therapie

Betreuung durch Neurologen, Physiotherapie (Gangschulung, „Brückenbau" zu normalem Gehen), Psychotherapie

Prognose

Bei über 6–12 Monate unveränderter Gangstörung ungünstig [4002]

Psychogene Lähmung

Allgemeines

Psychogene Lähmungen (,) treten als Mono-, Hemi-, Para- oder Tetraparesen auf, sind insgesamt selten und häufiger nach vorausgehendem Trauma; sie stellen meist eine schwerwiegende Beeinträchtigung dar, die aufwendige diagnostische und therapeutische Maßnahmen nach sich zieht. Die Abgrenzung gegenüber Simulation und Aggravation ist bei Lähmungen oft schwierig.

Epidemiologie

Inzidenz 3,9/100 000/Jahr [3963], Anteil der Krankenhausaufnahmen in einer neurologischen Universitätsklinik in Schweden 0,85 % [399]; unter psychogenen motorischen Störungen (Aufnahmen in einem tertiären Zentrum) 48 % psychogene Lähmungen vs. 52 % psychogene abnorme Bewegungen [818]; in einem Querschnittzentrum ca. 0,3 % psychogene posttraumatische Querschnittslähmungen [252], F:M ca. 4:1 [3963]

Ätiologie/ Komorbidität

- **Ätiologie:** in der Regel Konversionsstörung [2367], z.T. unmittelbar dem Auftreten der Lähmung vorangehende Unfälle [2367]
- **Komorbidität** [252],[399],[1564]: häufig psychiatrische Erkrankungen (Depression, generalisierte Angststörung, Panikstörung, Somatisierungsstörung, Persönlichkeitsstörungen), vorangehende belastende Lebensereignisse; niedriger sozioökonomischer Status, geringe Schulbildung; Angehörige mit schweren organischen Erkrankungen

Klinisches Bild/ Untersuchung [2822],[1396], [886]

- **generell:** normaler Reflexbefund, keine pathologischen Reflexe, in kurzem Zeitraum fluktuierende Schwäche oder bei der Kraftprüfung abrupt nachlassende Kontraktion („give way"-Schwäche), normale Motorik im Schlaf [4563]; im Vergleich zu organisch bedingten Lähmungen signifikant geringere Bereitschaft, psychische Faktoren als mögliche Ursache zu akzeptieren [1564]
- **Hinweise auf psychogene (und simulierte) Armlähmungen ():**
  - normale Mitbewegungen des Armes beim Gehen
  - bei rascher Drehbewegung des Rumpfes wird der Arm nicht durch die Fliehkraft abduziert, sondern an den Rumpf gepresst
  - beim liegenden Patienten fällt der senkrecht angehobene und hinter den Drehpunkt des Schultergelenks gebrachte Arm nicht neben den Kopf, sondern neben den Rumpf
  - passive angehobene und dann entlastete Arme fallen langsamer (Vermeidung von Verletzung) im Vergleich zur schlaffen Lähmung
  - Verschränkung der Finger beider vorgehaltener pronierter Hände (linke Finger rechts von den rechten Fingern): Aufforderung, schnell den jeweils vom Untersucher berührten Finger zu bewegen, führt zu vielen Fehlern
  - Adduktionszeichen (siehe psychogene Beinlähmung)
  - Verschwinden der Schwäche bei Ablenkung (z. B. Prüfung von Zahlenerkennen auf der Hand beim Armhalteversuch bzw. beim Romberg-Test)
  - Abwehrbewegung auf Schmerzreiz (nach vorausgehender Ablenkung); DD Fluchtreflex
  - ungestörte Bewegungen beim Ankleiden

- **Hinweise auf psychogene (und simulierte) Handlähmung:**
  - Faustschluss bei psychogener Fallhand führt zu einer normalen Koinnervation der Handstrecker
  - Erkennenlassen einer Münze (mit Hinweis auf erhaltenes Gefühl) zeigt ungestörte Fingermotorik
- **Hinweise auf psychogene (und simulierte) Beinlähmungen** [2125]:
  - *Fußhebung und -senkung* im Liegen aufgehoben, dagegen Zehen- und Fersenstand erhalten
  - *psychogene Fußheberlähmung:* im Stehen Druck oder (sanfter) Stoß vor die Brust, Palpation der reflektorischen Aktivierung der Fußheber
  - *Hoover-Zeichen* (1908) [1751]: bei Gesunden und bei einseitiger organischer Beinlähmung wird bei Aufforderung, im Liegen das (gelähmte) Bein anzuheben, das andere Bein (die Ferse) gegen die Unterlage gedrückt (synergistische Stabilisierung), was bei psychogener Lähmung nicht nachweisbar ist (da insgesamt kein Krafteinsatz erfolgt)
    - Variante: bei Anhebung des gesunden Beins wird das psychogen gelähmte Bein (Ferse) gegen die Unterlage gedrückt
    - Variante: wird ein Bein in der Hüfte gebeugt, wird das andere normalerweise und auch bei psychogener Lähmung gestreckt (physiologischer gekreuzter Streckreflex nach Sherrington)
    - Verwertbarkeit: inkonsistente Ergebnisse u. a. bei Schmerzen oder Verständnisschwierigkeiten
  - *Adduktionszeichen:* bei isolierter Prüfung wird das psychogen gelähmte Bein gegen Widerstand nicht adduziert; bei Aufforderung, beide Beine gegen Widerstand zu schließen, zeigt sich in der Regel eine beidseitige Adduktion (da einseitiger hoher Krafteinsatz schwierig); gilt auch für psychogene Armlähmung mit beidseitiger Anpressung der Arme an den Rumpf
- **Hinweise auf psychogene Hemiparese:**
  - normale Mitbewegungen des paretischen Armes beim Gehen
  - Unfähigkeit, den Kopf zur gelähmten Seite zu drehen (zuständig für diese Bewegung ist aber der M. sternocleidomastoideus der Gegenseite!)
- **Hinweise auf psychogene Querschnittslähmung** (👁): keine Spastik, unauffälliger Reflexbefund (CAVE: Reflexabschwächung bei lange bestehender psychogener Lähmung möglich), Diskrepanz zwischen im Liegen und beim Stehversuch feststellbarer Schwäche, bei Tetraplegie Arme in Streckposition neben dem Rumpf, unauffällige Trophik, kein Dekubitus, wechselnde Höhe des sensiblen Querschnitts oder erhaltene Sensibilität, erhaltener Analsphinkter-Tonus, intakte Blasenentleerung ohne Restharn
  - *„Spinal Injuries Center"-Test* [4614]: in Rückenlage Aufforderung, das Bein bzw. die Beine anzuheben, dann Aufstellen des Beins auf die Unterlage durch den Untersucher
    - bei psychogener Parese kann das Bein im Liegen nicht angehoben werden, bleibt aber stehen, wenn es auf der Unterlage aufgestellt wird
    - bei organisch bedingter Parese kann das Bein im Liegen nicht angehoben und nicht gehalten werden, wenn es auf der Unterlage aufgestellt wird

Zusatzdiagnostik

- **motorisch evozierte Potenziale** [1876] (CAVE: bei leichten organisch bedingten Lähmungen u.U. unauffällig [2697])
- **somatosensorische evozierte Potenziale:** Nachweis bzw. Ausschluss einer begleitenden Afferenzstörung
- **Restharnbestimmung** bei V. a. psychogene Querschnittslähmung
- **Polysomnografie oder einfache Videoaufnahmen im Schlaf:** Nachweis normaler Bewegungen der „paretischen" Gliedmaßen [4563],[1858]
- **funktionelle Kernspintomografie (fMRI):** unterschiedliche Aktivierungsmuster bei simulierten Lähmungen (kontralaterale motorische Supplementärregion) und Lähmungen im Rahmen einer Konversionssymptomatik (Putamen und Gyrus cinguli [= Fortsetzung des Gyrus parahippocampalis nach okzipital] bds., Gyrus frontalis inferior links, linke Inselrinde) [3964]
- **SPECT mit 99Tc-ECD:** verminderter zerebraler Blutfluss kontralateral zur psychogenen Parese in Thalamus und Basalganglien; Normalisierung nach klinischer Besserung [4350]

Diagnosestellung Eine verlässliche Diagnose setzt die Ausschöpfung aller notwendigen Untersuchungsmöglichkeiten und wiederholte Kontrollen voraus, da nicht selten erst verzögert eine organische Ursache erkennbar wird [1694]

Therapie Siehe unter „Allgemeines“; ggf. gezielte neurologische Rehabilitationsbehandlung

2.14 Rückenmarkserkrankungen

A. Hufschmidt

Allgemeines

Spinale Syndrome → S. 57

Modifizierte Nurick-Klassfikation [2929] der Behinderung

Grad	Behinderung
0	keine klinischen Zeichen
I	radikuläre Zeichen oder Symptome ohne spinale Beteiligung
II	spinale Beteiligung, normale Gehfähigkeit
III	leichte Gehbehinderung, arbeitsfähig
IV	durch Gehbehinderung arbeitsunfähig
V	nur mit Hilfe gehfähig
VI	rollstuhlabhängig oder bettlägrig

Zusatzdiagnostik

- **elektrophysiologische Diagnostik** zur Abgrenzung zentral vs. peripher bzw. zur Etagenlokalisation
  - *somatosensibel evozierte Potenziale* (→ S. 690f.)
  - *transkranielle Magnetstimulation* (→ S. 697): Verlängerung der zentralmotorischen Leitungszeit (ZML)
  - *visuell evozierte Potenziale:* disseminierter entzündlicher Prozess
- **Bildgebung:**
  - *Kernspintomografie (MRT* → S. 717*):* Darstellung in allen 3 Raumebenen (vor allem sagittal → Übersicht über größere Abschnitte des Rückenmarkskanals), Darstellung auch von intramedullären Prozessen, MR-Myelografie („Wasserbilder“) zur Darstellung des Subarachnoidalraums; ggf. spinale MR-Angiografie; u. U. Schädel-MRT zur Darstellung eines disseminierten entzündlichen Prozesses (vor allem MS)
    - spinale MR-Angiografie: nur bei hohem technischem Aufwand (Feldstärke, KM-Konzentration, Zeitfenster nach Injektion) sinnvoll [585]; für die meisten Fragestellungen ist ein MRT mit KM ausreichend
  - *CT:* Wirbelkanalstenosen, Osteolysen, Raumforderungen
  - *Myelografie* (nur noch als ergänzende Diagnostik, wenn MRT/CT-Schnittbildverfahren nicht ausreichend bzw. nicht durchführbar sind sowie ggf. präoperativ): Rückenmarks- oder Wurzel-Kompression bei bestimmten Haltungen (Funktionsmyelografie) bzw. nur im Stehen (Belastungsmyelografie); Nachweis der Kommunikation von Zysten mit dem Liquorraum; gleichzeitige Gewinnung von Liquor (s. u.); in der Regel Kombination mit anschließendem CT (CT-Myelogramm); Details → S. 719
  - *Nativ-Röntgen:* kraniozervikale Anomalien (basiläre Impression u. a., → S. 417), Weite des Spinalkanals, degenerative/traumatische Veränderungen, Destruktionen der Bogenwurzeln, Wirbelgleiten (Funktionsaufnahmen)
  - *Knochen-Szintigramm:* Darstellung abhängig vom Ausmaß der Osteogenese und von der Durchblutung; Darstellung von traumatischen und degenerativen Veränderungen und von Osteolysen; Probleme bei der Unterscheidung zwischen tumorösen und degenerativen Veränderungen
  - *spinale Angiografie:* enger Indikationsbereich, Darstellung von arteriovenösen Malformationen oder Blutungsquellen (evtl. in gleicher Sitzung Embolisation), präoperative Darstellung der A. radicularis magna Adamkiewicz
- **Liquordiagnostik** (→ S. 711)

- **Labor:** BSG, Entzündungszeichen, ANA und Antiphospoholipid-AK (→ SLE), ACE, Neopterin, löslicher IL2-Rezeptor im Serum (→ Morbus Boeck), Aquaporin-4-Ak (→ Neuromyelitis optica (→ S. 240) und NMO-Spektrum Disease (→ S. 240))
- **sonstige:** CT-Thorax(→ Sarkoidose), Schirmer-Test und evtl. Speicheldrüsenbiopsie (→ Sjögren-Syndrom)

Differenzialdiagnose

- **Ursachen einer akuten oder subakuten nicht kompressiven Myelopathie:** zur relativen Häufigkeit wenig Daten [890],[1888]; 17–21 % bleiben ätiologisch ungeklärt
  - *Querschnittsmyelitis (6–45 %)* (→ S. 396)
  - *demyelinisierende Erkrankungen (21–43 %):* vor allem Encephalomyelitis disseminata (→ S. 227), Neuromyelitis optica (→ S. 240) und NMO-Spektrum Disease (NMOSD, → S. 240), subakute Myelooptikoneuropathie (SMON) (→ S. 242)
  - *Vaskulitis (17 %):* Lupus erythematodes (SLE; → S. 158), Sjögren-Syndrom [891], Mischkollagenose [3081],[4406], Panarteriitis nodosa (→ S. 152), Lues spinalis (→ S. 197; auch als Myelitis)
  - *spinale Ischämie (12–14 %)* (→ S. 399)
  - *arteriovenöse Malformation* (AVM, → S. 401) → intramedulläre oder subarachnoidale Blutung; Ischämie durch venöse Stauung; Stauungsischämien des Zervikalmarks durch cerebrale AVM möglich [2063]
  - *Strahlenmyelopathie (4 %)* (→ S. 401): subakute Formen kommen vor
  - *metabolische Myelopathien:* funikuläre Myelose (→ S. 456), subakute hepatische Myelopathie nach portokavaler Shuntanlage (→ S. 402) [1908],[2680]
  - *medikamentöse/toxische Myelopathien:* Heroin-Myelopathie [1507]; nach Penicillin-Injektion (retrograde Injektion in die Iliakalgefäße → Rückenmark?) [235]; „Demaskierung“ eines subklinischen Vitamin-B_{12}-Mangels durch Lachgas-Narkose mit konsekutiver funikulärer Myelose [2569]
  - *Myelopathie nach intrathekaler Medikamentengabe* [2118] durch Granulome an der Katheterspitze, lokale toxische Effekte
  - *paraneoplastisch [1202]:* Anti-Amphiphysin, Anti-Hu [2390]; nekrotisierende Myelopathie u. a. bei Morbus Hodgkin [1780] entspricht wahrscheinlich einer spinalen bzw. spinal beginnenden Form der hämorrhagischen Leukenzephalomyelitis (Hurst-Enzephalitis) (→ S. 258); in Einzelfällen virale Genese durch Nachweis von HSV-2 wahrscheinlich [2842]
  - *intravaskuläres Lymphom* [2223]
- **Ursachen einer chronischen nicht kompressiven Myelopathie:**
  - *chronische Myelitiden:* primär chronische spinale Verlaufsform einer MS, HIV-Myelopathie (→ S. 214), Borreliose (→ S. 194), Sarkoidose (→ S. 255), HTLV-I-assoziierte Myelitis (tropische spastische Paraparese)
  - *degenerative Erkrankungen:* spastische Spinalparalyse (→ S. 333), spinale Muskelatrophie (→ S. 335), amyotrophe Lateralsklerose (→ S. 328), Morbus Friedreich (→ S. 322), spinozerebelläre Ataxien (→ S. 324)
  - *ischämische Myelopathie durch durale AV-Fistel* (→ S. 401): häufige Sphinkterstörungen, evtl. Vorderhornbeteiligung; evtl. fluktuierender Verlauf
  - *Strahlenmyelopathie* (→ S. 401)
  - *Syringomyelie* (→ S. 404)
  - *Hirayama-Syndrom:* Flexionsmyelopathie mit Amyotrophie der distalen oberen Extremitäten [1972]
  - *metabolische Myelopathien:*
    - Adrenomyeloneuronopathie (→ S. 432): vor allem jüngere Patienten, assoziierte Sehstörungen, zerebrale Herde im MRT und Laborveränderungen entsprechend einem Morbus Addison
    - hepatische Myelopathie (→ S. 402): chronisch progrediente Spastik ohne Sphinkterstörungen
    - Kupfer-Mangel-Myelopathie [3589] durch Gastrektomie (Einzelfallberichte); mikrozytäre Anämie, Serum-Kupfer und Coeruloplasmin vermindert, Liquor-Kupfer vermindert (bei Morbus Wilson erhöht), klinisch Hinterstrang- und Pyramidenbahnstörungen; Therapie: orale Substitution (keine Zink-Kombipräparate da Kupfermangel verstärkend), ggf. Kupfersulfat i.v. 1mg/d (nur über Internationale Apotheke erhältlich)
  - *alkoholische Myelopathie* [3482] (Einzelfallberichte)

- **Erkrankungen, die eine (akute oder chronische) Myelopathie bzw. Querschnittssymptomatik vortäuschen können:**
  - *Mantelkanten-Syndrom* durch bilateralen A.-cerebri-anterior-Infarkt oder Tumor (Falxmeningeom)
  - *Lériche-Syndrom* (Verschluss der Aortenbifurkation): kalte, pulslose Beine
  - *Guillain-Barré-Syndrom* (→ S. 505)

Clinical Pathway MANAGEMENT DER AKUTEN UND SUBAKUTEN NICHT-KOMPRESSIVEN MYELOPATHIE nach [1261], [2039],[2194]

Therapie der akuten Querschnittslähmung [970]

- **allgemein:**
  - *Blasenkatheter* (evtl. suprapubisch)
  - *Thromboseprophylaxe* mit niedermolekularem Heparin
  - *regelmäßige Lagerung* (alle 2–3 Stunden)
  - *Schmerztherapie* (falls notwendig), z.B. mit Metamizol (Opioide vermeiden wegen obstipierender Wirkung)
  - *Verdauungsregulation*, z.B. durch Glycerin-Supp. jeden 2. Tag oder Prostigmin 3–4 × 0,5 mg s.c.
- **spezifisch:** siehe unter den jeweiligen Krankheitsbildern

Fahrtauglichkeit [1451]

- **Gruppe 1** (vor allem PKW, Motorrad) abhängig von der Ausprägung der Symptomatik, nach neurologischer/nervenärztlicher Untersuchung
- **Gruppe 2** (vor allem LKW, Busse): „... nur in seltenen Fällen und bedarf der Begründung."

Selbsthilfegruppe Fördergemeinschaft der Querschnittsgelähmten in Deutschland e.V., Silcherstraße 15, 67591 Mölsheim, Tel.: 06243/5256, Fax: 06243/905920, E-Mail: FGQ-Moelsheim@t-online.de, Internet: www.fgq.de

2.14.1 Nicht kompressive Rückenmarkserkrankungen

Myelitis/Querschnittsmyelitis (QM)

Allgemeines In der englischsprachigen Literatur teilweise Zusammenfassung entzündlicher *und* nicht entzündlicher akuter Myelopathien unter dem Begriff „transverse myelitis"

Epidemiologie Inzidenz 0,13:100 000 Einwohner und Jahr [361]

Klassifikation

- **nach Lokalisation:**
  - *Leukomyelitis* (weiße Substanz): vor allem para-/postinfektiöse Myelitiden
  - *Poliomyelitis* (graue Substanz): vor allem durch Enteroviren (Poliomyelitis-, Coxsackie-, ECHO-Virus), FSME-Virus (isolierte Myelitis-Rarität)
  - *Querschnittsmyelitis i.e.S.*: ätiologisches Spektrum wie Leukomyelitis
  - *Konus-Myelitis* [3209]
- **nach zeitlichem Verlauf:**
  - *akute Myelitis:* Vollbild innerhalb von Stunden bis wenigen Tagen
  - *subakute Myelitis:* Vollbild innerhalb 2–6 Wochen
  - *chronische Myelitis:* Vollbild nach 6 Wochen

Ätiologie [130]

- **QM im Rahmen einer akuten Meningoenzephalitis:** Herpes-simplex-, und VZ-Virus (siehe unter den entsprechenden Meningoenzephalitiden), akute Neuroborreliose (absolute Rarität)
- **isolierte QM (ohne Meningoenzephalitis):**
  - *erregerbedingt:*
    - viral (Abgrenzung gegen parainfektiöse Genese bei vielen Erregern ungeklärt): Masern (SSPE), VZV (→ S. 204), HIV; CMV, JCV [3941] (nur bei immunsupprimierten Patienten;)
      - sehr selten: Masern, Mumps, Röteln, Hepatitis C [152]
    - bakteriell (sehr selten, in der Regel chronische Verläufe): Borreliose [2966], Tuberkulose, Lues
    - sonstige: Bilharziose [625]
  - *parainfektiös:* wahrscheinlich lokalisierte Form der akuten disseminierten Enzephalomyelitis (ADEM, → S. 242) [82]; auslösender Erreger lässt sich sehr selten isolieren; klinisch wahrscheinlich bei Vorliegen eines freien Intervalls zwischen Infekt und Myelitis; Abgrenzung gegen direkte virale Schädigung jedoch bei vielen Erregern ungeklärt
    - viral: beschrieben bei VZV, HSV (vor allem HSV-2), CMV [1381], EBV [753],[1500], Adenoviren, ECHO, Mumps, Hepatitis A [4179]
    - bakteriell: Mycoplasma pneumoniae [91],[1413] (relativ am häufigsten, aber insgesamt sehr selten); Raritäten: Chlamydia psittaci, Neurobrucellose (rezidivierende QM) [2195]
    - bakteriell/toxisch: Tetanus [243]
  - *bei Autoimmunerkrankungen:*
    - Neuromyelitis optica (→ S. 240) und NMO-Spektrum Disease (NMOSD, → S. 240)
    - Lupus erythematodes (SLE; → S. 158 [2178],[2753]): Häufigkeit 1–3,2 %, Auftreten als Initialmanifestation (50 %) oder innerhalb der ersten 5 Jahre
      - Befunde: Neuritis N. optici (48 %), pathologisches MRT (56–70 %), pathologischer Liquor (63 %), Antiphospholipid-Ak (64 %), positive ds-DNA (40 %)
      - Prognose: 50 % komplett erholt, 29 % partiell erholt, 21 % ungebessert oder verschlechtert

  - sonstige: Sjögren-Syndrom [891], Mischkollagenose (mixed connective tissue disease) [3081], [4406],[2390]
  - Anti-Ro/SSA (rezidivierende QM [1789])
  - Colitis ulcerosa [3308]
- *paraneoplastisch*: s. o. unter „Allgemeines", „Differenzialdiagnose" (S. 395)
- *nach Impfungen (extrem selten):* H1N1 [3537], Rabies [2253], Influenza [256], Hepatitis B [1824], [3747], Tetanus [3311], Pocken, bei Poliomyelitis-Impfung meist durch Virulenz des Impfstamms (direkte Virusinfektion; orale Polio-Vakzine [OPV] wird in Deutschland nicht mehr empfohlen)
- *Sarkoidose* (→ S. 255) [4264]: wenn spinale Beteiligung, dann nicht selten als Erstmanifestation; im MRT multiple über 1-3 Segmente ausgedehnte Läsionen häufig mit „kompakter" KM-Aufnahme; Liquor-ACE meist normal
- *sonstige:* Morbus Behçet (→ S. 256) [1605] (perivaskuläre Enzephalomyelitis)

Pathologie

Läsionen oft über mehr als ein Segment ausgedehnt und symmetrisch; zystische Läsionen ähnlich einer Syringomyelie im Verlauf möglich [4415]; mikroskopisch perivenöse Entmarkung, polymorphzellige Infiltration der Meningen und Makrophagen-Infiltrate des Parenchyms; Vaskulitis kleiner arachnoidaler Gefäße

Pathophysiologie

- **direkte Schädigung spinaler Neurone durch Viren,** z. B. bei AIDS oder SSPE
- **„Bystander-Effekt":** Schädigung der Neurone durch Virus-induzierte Zytokine, die eine lokale Immunantwort auslösen
- **„molecular mimicry":** Auslösung einer Autoimmunantwort durch Kreuzreaktionen zwischen Virus- und Myelin-Antigen

Diagnostische Kriterien der parainfektiösen Querschnittsmyelitis [4137]

- **Einschlusskriterien:**
  - sensible, motorische oder autonome Störungen, die auf das Rückenmark bezogen werden können
  - bilaterale Symptome und/oder Ausfälle
  - klare sensible Obergrenze
  - Ausschluss einer Raumforderung durch MRT oder Myelografie (CT nicht ausreichend)
  - Nachweis entzündlicher Veränderungen: Liquorpleozytose und/oder Eiweißerhöhung und/oder erhöhter IgG-Index und/oder Gadolinium-Anfärbung
    - wenn keines dieser Kriterien erfüllt ist → Wiederholung des MRT und der Liquordiagnostik zwischen dem 2. und dem 7. Tag nach Symptombeginn
  - Nadir zwischen dem 4. und 21. Tag nach Symptombeginn
- **Ausschlusskriterien:**
  - Bestrahlung der Wirbelsäule innerhalb der letzten 10 Jahre
  - Verteilung der Ausfälle entsprechend einem A.-spinalis-anterior-Syndrom
  - abnorme flow-voids an der Oberfläche des Rückenmarks, passend zu einer arteriovenösen Malformation
  - serologischen oder klinischen Zeichen einer Kollagenose (Sarkoidose, Morbus Behçet, Sjögren-Syndrom, SLE, Mixed connective tisue disease etc.)
  - entzündliche ZNS-Manifestationen

Klinisches Bild

- **allgemein:**
  - *aszendierende Querschnittssymptomatik* meist bis thorakal, hyperästhetisches Band oder Spontanschmerzen an der Obergrenze (oft interskapular); je nach Ätiologie unterschiedliche Betroffenheit sensibler und motorischer Bahnen (siehe DD)
  - *autonome Störungen:* Dranginkontinenz oder Harnverhalt, Stuhlinkontinenz oder Obstipation, Sexualfunktionsstörungen, Bradykardie bei Läsionen oberhalb Th6
- **klinische Charakteristika je nach Ätiologie:**
  - *Zoster-Myelitis:* mit und ohne [1663] kutane Manifestation; vor allem Vorderhornbefall, seltener Befall der langen Bahnen; DD: lokale Metastasen in Assoziation mit segmentalem Herpes zoster
  - *Herpes-Myelitis:* Erreger HSV-2 (z. T. mit Auftreten eines Herpes genitalis assoziiert); Lokalisation vor allem im Konus, daher früh im Verlauf Blasen-Mastdarm-Störung; sensible Ausfälle im Vordergrund oder ausschließlich; Fälle mit aszendierender nekrotisierender Myelopathie beschrieben [2844], die z. T. der paraneoplastischen Myelopathie bei Morbus Hodgkin zugrunde liegen [1780]
  - *Enteroviren (Polio, Coxsackie, ECHO):* schlaffe Paresen im Vordergrund (Vorderhornbefall)
    - Poliomyelitis anterior (→ S. 206): Beginn als fieberhafter Infekt, meningitisches Vorstadium, auf der Höhe des 2. Fiebergipfels unregelmäßig (z. B. asymmetrisch) verteilte schlaffe Paresen; selten nach Impfung bzw. Kontakt mit frisch Geimpften durch Virulenz des Impfstamms (Impfung in Deutschland nicht mehr empfohlen)

- *postinfektiöse (parainfektiöse) Myelitis:* Latenzphase (5 Tage bis 6 Wochen) nach Infektion; klinisch vor allem Ausfälle der langen motorischen Bahnen; in der Regel monophasischer, selten rekurrierender Verlauf
- *Myelitis bei systemischem Lupus erythematodes (SLE; → S. 158):* meist im 1. Jahr, in ca. der Hälfte der Fälle als erste klinische Manifestation [890]; Subtypen mit Befall der grauen bzw. der weißen Substanz, erstere oft mit initialem Fieber und Harnverhalt und schlechterer Prognose [409]
- *Myelitis bei Sjögren-Syndrom* [890]*:* zentromedulläre, vermutlich vaskulär bedingte Läsion

Untersuchung

- **neurologisch:** Reflexstatus (inkl. Analreflex), Motorik, Sensibilität (inkl. Reithosenbereich und perianal; Augenmerk auf sensible Querschnittssymptomatik), Frage nach Blasen-/Mastdarmfunktion; Erhebung des ASIA-Scores (→ S. 488)
- **allgemein:** Dyspnoe (Zwerchfellbeteiligung), Hautausschlag (Zoster), orale oder genitale Ulzera (Morbus Behçet), Sicca-Symptomatik (Sjögren-Syndrom), Uveitis/Retinitis, Livedo reticularis, Lymphknotenschwellungen, Zeichen einer Pleuritis/Perikarditis

Zusatzdiagnostik

- **MRT** ( ): entzündliche Herde, Ödem, Schrankenstörung, Ausschluss Raumforderung; Schädeldarstellung (zerebrale Beteiligung)
- weitere Diagnostik siehe unter „Allgemeines“, „Zusatzdiagnostik“

Diagnosestellung

Klinisches Bild, MRT (Ausschluss komprimierender Läsionen, ggf. Nachweis von intraspinalen Signalveränderungen) und entzündlicher Liquorbefund

Differenzialdiagnose

- **Erstmanifestation einer Encephalomyelitis disseminata** (→ S. 227) [890],[802], [1618]:

	Querschnittsmyelitis und NMO/ NMOSD	Spinale MS ( )
Klinik	sensomotorische Ausfälle	vor allem sensible Ausfälle
Lokalisation der Läsion	zentral, symmetrisch	eher dorsolateral, asymmetrisch
Ausdehnung	> 2 Segmente	1-2 Segmente
Anzahl der Läsionen	singuläre Läsion	u. U. multiple Läsionen
intrathekale IgG-Synthese	meist fehlend	meist nachweisbar (97 %)

- **spinale Ischämie** (s.u.): meist in Form eines A.-spinalis-anterior-Syndroms, Entwicklung der Symptome innerhalb von maximal 4 Stunden [4137]
- **Guillain-Barré-Syndrom** (→ S. 505): Beine meist stärker betroffen als Arme, Reflexe abgeschwächt (aber auch möglich bei fulminanter Querschnittsmyelitis mit Beteiligung der grauen Substanz), Blasen-/Mastdarmstörungen selten
- **andere Erkrankungen:** siehe unter → akute Myelopathie S. 395

Therapie

- **alle (symptomatisch):** Low-dose-Heparinisierung, Krankengymnastik, Lagerung, Blasentraining
- **virale Myelitis:**
  - *HSV-, VZV-assoziiert:* Acyclovir (Zovirax®), Famciclovir (Famvir®), bereits bei Verdacht behandeln
  - *CMV-assoziiert* (→ S. 205)*:* Ganciclovir oder/und Foscarnet [2605] i.v.
- **idiopathische/parainfektiöse Myelitis** [1468] [SQ III]**:**
  - *Patienten mit ASIA Grad A* (→ S. 488; keine motorischen oder sensiblen Funktionen in den Segmenten S4–S5): Kombinationstherapie, sofern Infektion abgegrenzt wurde:
    - Methylprednisolon: 1000 mg/d für 3–5 Tage *plus*
    - Cyclophosphamid (→ S. 787): 750–1000 mg/m² KO i. v. *plus*
    - Plasmapherese (→ S. 796): an 5 alternierenden Tagen Austausch des 1,1-fachen Plasmavolumens
  - *Patienten besser als ASIA Grad A:* Methylprednisolon (Dosis s. o.) *plus* Plasmapherese
- **postvakzinale Myelitis:** Kortikosteroide (→ S. 784)
- **Myelitis bei Lupus erythematodes:**
  - *Methylprednisolon* (Urbason®) 4 × 250 mg/d i. v. (Beginn möglichst innerhalb der ersten 24 Stunden) für 3 Tage *und* Cyclophosphamid-(Endoxan®-) Stoßtherapie (→ S. 787) 600 mg/m² KO i. v. in 3 Dosen initial im Abstand von mindestens 3–4 Tagen (CAVE: Differenzialblutbild-Kontrolle zwischen den Gaben, 2. Gabe nur geben,

wenn der Leukozyten-Abfall nicht zu groß ist; die 3. Gabe ist oft wegen Leukopenie nicht möglich) und in monatlichem Abstand für 3–12 Monate [274],[1602]; Erhaltungstherapie mit Cyclophosphamid ist wirksamer als die mit Methylprednisolon [275][SQ II, [4149]]

- *Rituximab* (MabThera); Einzelberichte bei SLE [4595],[689] bzw. NMO [3705]
- *Antikoagulation* auch bei Lupus-antikoagulans-positiven Fällen ohne Wirkungsnachweis [2001][SQ Ia]

- **Myelitis bei Sjögren-Syndrom:** Einzelberichte über Wirkung von Prednison und Cyclophosphamid (→ S. 787) [4508]
- **Neuromyelitis optica** → S. 240, NMO – Spektrum Disease (NMOSD) → S. 240

Verlauf [2194]
- monophasischer Verlauf in 75–90%; rekurrierende Formen mit Abgrenzung zur MS beschrieben [1949],[3033],[3768]
- 50% der Patienten sind vorübergehend paraplegisch, fast alle haben Blasenstörungen
- Dauer der Progressionsphase 4–21 Tage [4137], Dauer der Erholungsphase bis zu 2 Jahren

Prognose [2194]
- 1/3 erholt sich mit geringen oder keinen Defiziten (ohne Hilfen gehfähig), 1/3 behält mäßige, 1/3 schwere Ausfälle
- negative Indikatoren: rasche Progression zum Nadir innerhalb von Stunden, spinaler Schock, sensible Obergrenze im Zervikalbereich [1014], Nachweis von Protein 14-3-3 in der Akutphase [1827]

Meldepflicht
Bei Poliomyelitis-Verdacht, -Erkrankung und Tod (§6 Infektionsschutzgesetz, www.gesetze-im-internet.de/ifsg/index.html)

Akute spinale Ischämie (akute Myelomalazie)

Anatomie: Gefäßversorgung des Rückenmarks
- **Gefäße:**
  - *A. spinalis anterior:* kranial gebildet aus 2 Ästen der Aa. vertebrales, Zuflüsse aus dem Truncus thyreocervicalis → A. cervicalis ascendens (meist in Höhe C 6/7), aus Interkostalarterien und aus der A. radicularis magna (Adamkiewicz) in Höhe Th9–L2
    - A. sulcocommissuralis: ca. 200 Arterien, die von der A. spinalis anterior nach dorsal ins Rückenmark eindringen; vor der vorderen Kommissur in unregelmäßiger Reihenfolge Wendung nach rechts oder links
  - *Vasocorona:* zirkumferent und transsegmental verlaufende Anastomosen zwischen der A. spinalis anterior und den Aa. spinales posteriores
  - *Aa. spinales posteriores* aus den Aa. cerebelli posteriores inferiores (PICA) oder aus den Aa. vertebrales, ferner wichtiger Zufluss aus der A. radicularis magna
  - *Rr. spinales* der Radikulararterien, Aufzweigung in dorsalen und ventralen Wurzelast (die A. radicularis magna ist eine große Radikulararterie)
- **Stromgebiete:**
  - *zervikal:* bis Mitte Halsmark, Zufluss aus dem Truncus thyreocervikalis und costocervikalis und den Aa. vertebrales
  - *thorakal:* Mitte Halsmark bis ca. Th 4, Zufluss aus der Segmentarterie C6/7
  - *lumbal:* ab Th 4 abwärts, Zufluss aus der A. radicularis magna
- **„letzte Wiesen"** (zwischen den Versorgungsgebieten):
  - *in Längsrichtung (kraniokaudal)* bei Th 8/9 [704]
  - *im Rückenmarksquerschnitt* in der zentralen grauen Substanz und im Beinareal der Pyramidenbahn bzw. des Tractus spinothalamicus

Ursächliche Erkrankungen
- **Prozesse der Aorta abdominalis (40%)** [704]:
  - dissezierende Aneurysmen, luetische Arteriitis, Thrombose
  - *Operationen* mit thorakaler oder abdominaler Aortenabklemmung (25%) [3496]
    - Risikofaktoren: Operation von Aneurysmata der A. iliaca communis mit temporärer intraoperativer bilateraler Okklusion der A. hypogastrica für >30 Minuten (die A. hypogastrica entspringt aus der A. iliaca interna und versorgt u. a. die Innenseite des Beckens und ist von dort an der Versorgung des lumbosakralen Spinalkanals beteiligt), perioperativer hämorrhagischer Schock
    - Prophylaxe: Liquordrainage (→ 80% Risikoreduktion für spinale Ischämie [807][SQ Ib], [2053][SQ Ia])
- **systemische Ursachen:** *Blutdruckabfall* (11% [3496]), Anämie, Embolien, Dekompressions-Erkrankung (→ S. 492, Stickstoffembolie), Polyzythämie
- **Verschluss einer Radikulararterie:** iatrogen (Katheter), thrombotisch, vaskulitisch, mechanisch durch Spondylose
- **Dissektion der A. vertebralis** (kraniales Ursprungsgefäß der A. spinalis ant.)
- **kardioembolisch**
- **Bestrahlung** (→ S. 401), meist chronische, selten subakute Querschnittssymptomatik
- **Mikroangiopathie:** Diabetes, Panarteriitis nodosa, meningovaskuläre Syphilis

- **Kompression rückenmarksversorgender Gefäße:** medianer Bandscheibenvorfall, Tumoren, Traumata, chiropraktische Manöver (→ Dissektion der A. vertebralis)
- **spinale Durafistel** (s. u.): Ischämie durch venöse Kongestion; wichtige DD, da kausal behandelbar
- **toxische/allergische Ursachen:** Kontrastmittel
- **fibrokartilaginäre Embolie:** retrograder Transport von Emboli aus einem Bandscheibenvorfall in die A. spinalis anterior, meist zervikal; oft vorangehende thorakale/abdomielle Druckerhöhung [4126]

Klinisches Bild

- **Schmerzen**, gürtelförmig; häufiges Initialsymptom
- **zeitlicher Verlauf:** selten vorausgehende TIA, Entwicklung der Symptome oft langsamer als bei zerebraler Ischämie, maximal 4 Stunden [4137]
- **vaskuläre Syndrome:**
  - *A.-spinalis-anterior-Syndrom:* gürtelförmige Parästhesien und Schmerzen (vordere Kommissur), dissoziierte Sensibilitätsstörung kaudal der Läsion (Tractus spinothalamicus), initial schlaffe, dann spastische Paraparese (motorische Bahnen), Sphinkterstörungen, Potenzstörungen, schlaffe Paresen und Atrophien in Höhe des betroffenen Segments (Vorderhorn)
    - Spezialfall: Man-in-the-barrel-Syndrom = Parese beider Arme im Rahmen eines A.-spinalis-anterior-Syndroms
  - *A.-spinalis-posterior-Syndrom:* Hinterstrangstörung, Paraparese (evtl. führend) [3981], Sphinkterstörungen, evtl. Rückenschmerzen (assoziierter Wirbelkörperinfarkt)
  - *Syndrom der A. sulcocommissuralis:* halbseitiges A.-spinalis-anterior-Syndrom (Vorderhornsyndrom ipsilateral, Syndrom der vorderen Kommissur und dissoziierte Sensibilitätsstörung kaudal kontralateral der Läsion)
  - *A.-radicularis-magna-Syndrom:* Querschnittssyndrom (evtl. komplett) thorakal
- **Höhenlokalisation der ischämischen Läsionen** im Gegensatz zum Wasserscheiden-Konzept (s. o. unter „Anatomie") am häufigsten hochzervikal (C2–C3) und thorakolumbal (Th10–L1), seltener im oberen Thorakalmark (Th2–Th3) [4417]

Zusatzdiagnostik

- **MRT** () [2212],[2444], evtl. MR-Angiografie**:**
  - *Darstellung des ischämischen Areals* oft erfolglos, mit hochauflösendem MRT aber möglich: Diffusionsstörung (DWI-MRT) nach 3 Stunden [1271] für ca. eine Woche, danach vor allem Signalanhebung in T2-gewichteten Bildern; u. U. Kontrastmittelaufnahme; Darstellung von vaskulären Malformationen
  - *indirekte Zeichen:* Wirbelkörperinfarkt (vor allem bei A.-spinalis-posterior-Syndrom [4015]); erweiterte Venen (→ arteriovenöse Malformation)
  - *Ausschluss komprimierender Prozesse*
- **Liquoruntersuchung** (→ S. 711): Ausschluss entzündlicher Ursachen
- **Labor:** Lues-, Vaskulitis-Serologie
- **evozierte Potenziale/TMS:** Beteiligung afferenter und efferenter Bahnen
- **spinale Katheter-Angiografie** nur bei V. a. arteriovenöse Malformation (sonst ohne Konsequenzen)

Diagnosestellung

Klinisches Bild und MRT; falls MRT unauffällig: per exclusionem

Differenzialdiagnose

→ akute Myelopathie S. 395

Therapie

- **keine kontrollierten Studien**
- **Blutdrucküberwachung:** ausreichenden Perfusionsdruck herstellen/erhalten
- **Beseitigung der Ursache, falls möglich**, z. B. Hypovolämie, Anämie, Raumforderungen, arteriovenöse Malformationen, Caisson-Erkrankung
- **Therapie der Ischämie:** keine Verfahren mit gesicherter Wirkung bekannt; tierexperimentelle Befunde mit protektiver Wirkung u. a. von 1-Aminocyclopropancarboxyl-Säure [4193], COX-Inhibitoren [1763], GDNF [725], Sildenafil (Viagra) [2081], Hyperthermie [4645]
- **Sekundärprophylaxe** mit ASS in Analogie zum Hirninfarkt, aber ohne Evidenzbasis

Prognose

- in größeren Serien [2870],[3496] 18–41 % selbstständig gehfähig, 25–30 % gehfähig mit Hilfe, 20–57 % rollstuhlabhängig, 9–22 % im Krankenhaus verstorben
- unabhängige Prädiktoren einer schlechten Prognose: schweres initiales Defizit, weibliches Geschlecht [2870], Einbeziehung des Konus [892]

Spinale vaskuläre Malformationen

Übersicht [4101],[4103], Leitlinie DGN [4102]

Typ	Spinale durale AV-Fistel*	Spinale AV-Malformation	Spinales Kavernom
Pathologie	erworbener arteriovenöser Kurzschluss zwischen duraversorgenden Gefäßen und oberflächlichen Rückenmarksvenen; Nidus am Durchtritt der Radikularvene durch die Dura	intra- oder perimedulläres Angiom, gespeist aus rückenmarksversorgenden Arterien (A. spinalis ant., A. spinalis post.), Drainage in Rückenmarksvenen**	Mikroblutungen, umgebende Gliose
Schädigungsmechanismus	venöse Stauung	intramedulläre oder subarachnoidale Blutungen, venöse Stauung, seltener Raumforderung, selten Steal-Effekt	Blutung, blutungsbedingte Raumforderung
Klinik	Erstmanifestation im Alter > 40 Jahre, M >> F; langsam progrediente (seltener akute oder schubförmige) aufsteigende Querschnittssymptomatik mit Sphinkterstörungen, Vorderhornsyndrom in segmentaler Verteilung, Schmerzen (1/3 der Patienten)	Erstmanifestation im Alter < 30 Jahre, Querschnittssymptomatik mit akuten Verschlechterungen und Remissionen	Querschnittssymptomatik mit akuten Verschlechterungen
MRT	Darstellung der Drainagevenen (,):	Lokalisation des Nidus ( )	Nachweis von Hämosiderin und umgebender Gliose
Therapie	Operation, (Embolisation)	Embolisation, (Operation)	Operation

* frühere Bezeichnung: angiodysgenetische Myelomalazie (Foix-Alajouanine-Syndrom)
** Sonderform: kutaneomeningospinale Angiomatose (Cobb-Syndrom): spinales Angiom plus kutanes Angiom im zugehörigen Dermatom

Zusatzdiagnostik

- **MRT mit KM** (,): Darstellung von erweiterten Venen, intramedullärem Ödem, Hämosiderin
- **CT:** Nachweis von Blutungen und Verkalkungen (Kavenome)
- **Angiografie** (selektive spinale DSA, evtl. in Embolisationsbereitschaft;): Klassifikation der AVM und bei geplanter Embolisation Nachweis, dass die zuführende Arterie nicht die A. spinalis anterior versorgt

Diagnosestellung

Verdachtsdiagnose mit MRT, Bestätigung und genaue Klassifikation mit konventioneller Angiografie

Therapie

- Embolisation und/oder Operation in Abhängigkeit von Typ, Lage und Größe

Strahlenmyelopathie [357]

Allgemeines

- **kritische Dosis** ab 40 Gy; in empfindlicheren Arealen jedoch auch Strahlenmyelopathien bei 20 Gy beschrieben; Risiko < 5 % bei 45–50 Gy in Einzeldosen von 1,8–2 Gy [1509]; dosisabhängiges Risiko im Zervikalmark 45 Gy → 0,03 %, 50 Gy → 0,2 %, 59,3 Gy → 5 %
- **regional unterschiedliche Strahlenempfindlichkeit des Myelons:** weiße Substanz > graue Substanz, thorakal > zervikal und lumbal; am häufigsten betroffene Region: Th4 und angrenzende Segmente (Grenzstromgebiet)

Pathologie

- transitorische Form: Demyelinisierung
- chronische Form (delayed radiation myelopathy): Gefäßveränderungen (hyaline Verquellung, Nekrosen mit Extravasaten, Fibrose), venöse Exsudation [2956]; Axonauftreibungen, Demyelinisierung; vorwiegend weiße, erst im späteren Verlauf graue Substanz befallen

Klassifikation [890]

- **transitorische Form:** Latenz 10–16 Wochen nach Bestrahlung; v.a. Sensibilitätsstörungen, Lhermitte-Zeichen, fast immer spontane Rückbildung innerhalb von 2–9 Monaten
- **chronische Form (delayed radiation myelopathy):** Latenz 6 Monate bis 5 Jahre nach Bestrahlung, schleichend progredient

Klinisches Bild

- **initial** Reizerscheinungen (Parästhesien, Schmerzen) in segmentaler Verteilung, Lhermitte-Zeichen
- **klinische Syndrome** (→ S. 57): Vorderhornsyndrom, A.-spinalis-anterior-Syndrom, inkomplettes oder komplettes Querschnittssyndrom, bei lumbaler Bestrahlung rein motorisches Kauda-Syndrom

Zusatzdiagnostik
- **MRT** (oft unauffällig!): intramedulläre Signalanhebung in T2-Gewichtung, im Frühstadium mit Schwellung und KM-Aufnahme, später umschriebene Atrophie, evtl. assoziierte T1-Verlängerung in den umgebenden Wirbelkörpern (Fettmark)
- **EMG:** Myokymien in der paravertebralen Muskulatur

Diagnosestellung Identität des Bestrahlungsfeldes mit der klinisch betroffenen Region und Ausschluss anderer Ursachen (MRT, Liquor)

Differenzialdiagnose Metastasen (→ S. 281), meningeale Tumoraussaat, paraneoplastische nekrotisierende Myelopathie; weitere unter → akute Myelopathie S. 395 bzw. → chronische Myelopathie S. 395

Therapie Einzelfallberichte über Erfolge mit Methylprednisolon-Stoßtherapie [1330], hyperbarer Oxygenierung [146]; widersprechende Berichte zu Antikoagulation [1389],[2126],[1591]

Prophylaxe
- Hyperfraktionierung der Therapie, Dosisbegrenzung <50,4 Gy (Zervikal- und Thorakalmark) [1907], [1906]
- tierexperimentell prophylaktische Wirksamkeit von Wachtumsfaktoren (IGF-1, bFGF) [2895],[2897]

Verlauf Oft schubförmig; Progredienz innerhalb von Tagen oder Wochen; Vollbild meist innerhalb eines Jahres; transitorische Schädigungen (oft mit kurzer Latenz) entsprechen der frühen Form (s. o.)

Hepatische Myelopathie [603],[4596]

Pathologie Demyelinisierung der lateralen Pyramidenbahn [3851]; portosystemischer Shunt scheint eine wichtige Rolle zu spielen [2849]

Klinisches Bild Chronisch-progrediente spastische Paraparese ohne Sphinkterstörungen; subakute Formen nach portokavaler Shuntanlage [1908],[2680]

Zusatzdiagnostik
- **Motorisch evozierte Potenziale (MEP):** sensitiv; Aufdeckung subklinischer Pyramidenbahnbeteiligung [2849]
- **MRT:** T2-Signalhyperintensität der Pyramidenbahn [801]

Therapie Behandlung der Grunderkrankung; Besserung nach Lebertransplantation [801],[594],[234]

Arachnoiditis/Arachnopathie

Ätiologie Meist ungeklärt; symptomatische Formen bei Subarachnoidalblutung, nach bakterieller Meningitis, Tuberkulose, Lues, intrathekaler Gabe von Medikamenten und Kontrastmitteln (vor allem ölige), wiederholten Bandscheibenoperationen

Pathologie Verdickung und Adhäsionen der Arachnoidea meist lumbosakral

Klinisches Bild *radikuläre Schmerzen* und Ausfälle sakral betont, oft bilateral, bei zervikalem Befall (Pachymeningeosis hypertrophicans bei Lues) sekundäre Myelopathie durch Einschnürung

Zusatzdiagnostik
- **Liquor:** evtl. lymphozytäre Pleozytose, Eiweißerhöhung, positiver Queckenstedt-Versuch
- **MRT:** verbackene Nervenwurzeln, Verwachsungen mit der Arachnoidea
- **Myelografie/Myelo-CT:** Füllungsdefekte der Wurzeltaschen, Verkürzung des Arachnoidalsacks

Therapie Steroide kaum wirksam, operative Revision bei Einschnürungen des Rückenmarks (Pachymeningeosis hypertrophicans, Zystenbildungen), ansonsten symptomatisch

2.14.2 Kompressive Rückenmarkserkrankungen

Zervikale Myelopathie

Ätiologie Anlagebedingte Enge des Spinalkanals; chronische Polyarthritis, Morbus Bechterew; akute Verschlechterungen bei vorbestehender Enge durch HWS-Distorsionen (vor allem Retroflexionstraumen)

Pathophysiologie
- **diskogene zervikale Myelopathie:** Kompression des Rückenmarks durch Bandscheibenprotrusionen oder -vorfälle, am häufigsten HWK 5/6 und 6/7
- **spondylogene (vertebragene) zervikale Myelopathie:** Kompression des Rückenmarks durch verkalkte Teile des hinteren Längsbandes, des Anulus fibrosus und durch ventrale und dorsale Osteophyten („hard disc"); Schwerpunkt der osteochondrotischen Veränderungen meist in Höhe HWK 5/6 und HWK 6/7 bzw. kranial und kaudal von Blockwirbeln
- **Arachnopathie:** Kompression des Rückenmarks durch verdickte Arachnoidea bei Tbc, Lues (Pachymeningitis cervicalis)

Klinisches Bild
- **chronisch-progrediente Querschnittssymptomatik**, Beine >> Arme betroffen, v.a. spastisch-ataktische Gangstörung, seltener sensible Querschnittssymptomatik (häufige

Diskrepanz: Läsionshöhe > Höhe des sensiblen Querschnitts), selten Sphinkterstörungen; Lhermitte-Zeichen

- **radikuläre Ausfälle** (Schmerzen, Paresen, Atrophien, Sensibilitätsstörungen) durch assoziierte Foraminalstenosen (oft fehlend)
- **lokal:** Zwangshaltung des Kopfes, Bewegungseinschränkung der HWS; lokale Symptome können gänzlich fehlen!

Untersuchung

- **Suche nach sensiblem Querschnitt:** Oberflächensensibilität oder „Sprung" in der Vibrationsempfindung bei sukzessiver Prüfung an den Dornfortsätzen
- **Reflexbefund:** Suche nach einem „Sprung" im Reflexniveau; Masseterreflex (bei spinaler Ursache der Reflexsteigerung ausgespart)

Graduierung

Japanese Orthopaedic Association (JOA) Score (→ S. 827)

Zusatzdiagnostik

- **MRT** (👁): Nachweis der spinalen Enge mit evtl. umschriebener Myelonschädigung (T2 hyperintens), evtl. Funktions-MRT (in Inklination und Reklination)
- **zervikale Myelografie** in Inklination und Reklination (Funktionsmyelografie): Nachweis einer positionsabhängigen Kompression bei Schrittmacherträgern bzw. bei nicht eindeutigem MRT-Befund
- **Röntgen HWS in 4 Ebenen** (in Einzelfällen): Sagittaldurchmesser des Spinalkanals (kritisch: 12 mm), degenerative Veränderungen; Schrägaufnahmen (→ Foraminalstenosen), Funktionsaufnahmen
- **sensibel evozierte Potenziale (SEP) und TMS:** (evtl. subklinische) Beteiligung afferenter/efferenter Bahnen
- **EMG** bei assoziierten radikulären Symptomen
- **Restharnbestimmung**

Diagnosestellung

Kernspintomografisch oder (selten, in Zweifelsfällen) myelografisch

Differenzialdiagnose

- **subkortikale arteriosklerotische Enzephalopathie (SAE):** häufige Ursache einer spastisch-ataktischen Gangstörung bei älteren Menschen
- **spinale Raumforderungen** (→ S. 407), vor allem langsam wachsende (Meningeom, Neurinom)
- **amyotrophe Lateralsklerose** (→ S. 328): ebenfalls Kombination von Atrophien und spastischen Zeichen; Vorderhornschädigung jedoch im Allgemeinen auch im Bereich der Beine bzw. im Hirnnervenbereich, kein oder minimales sensibles Defizit
- **chronische spinale Verlaufsform einer MS** (→ S. 227) : klinische, elektrophysiologische (visuell evozierte Potenziale, akustisch evozierte Hirnstammpotenziale) und evtl. kernspintomografische Suche nach supraspinalen Manifestationen; Liquoruntersuchung
- **weitere:** → chronische Myelopathie S. 395

Therapie (Leitlinie DGN [2488])

- **konservativ:** Vermeidung von Extrembewegungen (vor allem Reklination), Ruhigstellung (vor allem nachts) mit Schanz-Krawatte maximal 2 Monate, Analgetika/Antiphlogistika, Physiotherapie (Haltungsübungen), ergonomische Gestaltung des Arbeitsplatzes
  - *Indikation:* geringe Funktionsstörungen (JOA > 13–14 [→ S. 827]), geringe oder fehlende Progredienz, höheres Lebensalter
  - *Überwachung:* klinische Kontrollen initial in 6-wöchigem, später in 6-monatigem Abstand, MRT nach 3–6 Monaten
- **operativ:**
  - *Voraussetzung:* eindeutige Zuordnung von klinischer Symptomatik zu morphologischen Befunden
  - *Indikation:*
    - absolut: progrediente Querschnittssymptomatik, autonome Störungen (z. B. Blasenstörungen)
    - relativ: in Einzelfällen bei deutlicher Zervikalkanalstenose und jüngerem Lebensalter auch prophylaktische Operation
    - zurückhaltend (OP-Prognose ungünstiger) bei Alter ≥ 70 Jahre, bei Verschlechterung einer vorbestehenden Myelopathie durch Trauma, bei erheblich reduziertem Rückenmarksquerschnitt, schon länger bestehender schwerer Gangstörung (JOA < 7, S. 827)

- *Technik:*
  - anteriorer Zugang (ggf. mit Diskektomie/Korporektomie) bei Kompression von vorne (medianer Vorfall, ventrale Osteophyten, Längsbandverkalkung) und Stenose über 1–2 Segmente;
    - bei radikulären Symptomen Kombination mit Foraminotomie
    - bei Instabilität Kombination mit Fusion
  - posteriorer Zugang bei Kompression von dorsal und mehrsegmentalen Stenosen
- *Ergebnisse* [1034] (gebessert – unverändert – verschlechtert):
  - vordere Dekompression 55 – 27 – 18 %, nach einer neueren retrospektiven Studie Besserungsrate bei anteriorer Dekompression + Fusion 93 % [1418], bei über 70-Jährigen 58 % bei allerdings 35 % OP-bedingten Komplikationen [2477]
  - hintere Dekompression (= Laminektomie) 37 – 25 – 37 %

Verlauf

Meist langsam progredient über Jahre; akute Verschlechterungen bei Traumata

Prognose

- **allgemein:** abhängig von der Dauer der Anamnese: je kürzer die Dauer der Symptome, desto besser die Rückbildungstendenz
- **therapieabhängig:**
  - *konservativ vs. operativ:* kurzzeitig nach OP besser, nach 1 und 2 Jahren keine signifikanten Unterschiede (Meta-Analyse [1231][SQ Ia]); auch bei Patienten mit langsam progredienten Symptomen und leichten bis mäßigen Defiziten (JOA-Score ≥ 12 [→ S. 827]) nach 2 Jahren keine Unterschiede [1945][SQ Ib]; insgesamt keine verlässlichen Daten zur Nutzen-Risiko-Abwägung der Operation
  - *prädiktive Faktoren für günstige Prognose bei konservativer Behandlung:* höheres Alter, normale zentral-motorische Leitungszeit, Myelonquerschnitt > 70 mm^2 [1947][SQ Ib], [1946][SQ Ib] mm
  - *prädiktive Faktoren für günstige Prognose bei Operation:* fehlende oder flaue (vs. scharf begrenzte) T2-Signalhyperintensität im Myelon [2392][SQ Ia]

Syringomyelie

Definitionen

- **Syringomyelie:** flüssigkeitsgefüllte Höhlenbildung im Rückenmark (evtl. mit sekundärem Anschluss an den Zentralkanal)
- **Hydromyelie:** Dilatation des Zentralkanals (z. T. aber synonym mit Syringomyelie verwendet)

Ätiologie

Obstruktionen des Foramen magnum (Arnold-Chiari-Malformation, basiläre Impression), Arachnoiditis (nach Entzündungen, Blutungen, Traumata, Operationen), zervikale Spinalkanalstenose (degenerativ [2069] oder posttraumatisch [3103]), intramedulläre Blutungen und Tumoren

Pathologie

Durchgehende oder gekammerte Höhle im Bereich des Hinterhorns und der vorderen Kommissur; Lokalisation zervikal, thorakal, selten lumbosakral, bulbär (Syringobulbie;), teilweise Kommunikation mit dem Zentralkanal; sekundär (Druckwirkung) Degeneration von Rückenmarksbahnen

Pathophysiologie

Mehrere, z.T. sich widersprechende Hyopthesen:

- **hydrodynamische Theorie:** Blockade der Foramina Magendii und Luschkae → Fortleitung von Liquor-Druckwellen in den Zentralkanal [1311]
- **„Ventil"-Theorie:** Einengung des Foramen magnum bei Tonsillenprolaps oder anderen Stenosen; bei intrakranieller Drucksteigerung (Husten, Valsalva) setzt sich der Druck nicht in den spinalen Subarachnoidalraum fort → Zunahme des intra-/extramedullären Druckgradienten [4507]
- **„Kolben"-Theorie:** bei Arnold-Chiari-Malformation pulssynchrone Verschiebung der Kleinhirntonsillen nach kaudal → systolische Druckwelle im spinalen Subarachnoidalraum → Schädigung durch pulssynchrone Kompression/Dekompression des Rückenmarks [2961]
- **Obstruktion des Subarachnoidalraums** (z. B. am Foramen magnum oder durch posttraumatische Enge oder Verklebungen) → Liquordruck-Gradient über der Obstruktion → bei Druckerhöhung kranial der Obstruktion (z. B. durch Husten, Pressen) → Kollaps der Venen oberhalb und Dilatation der Venen und Kapillaren unterhalb der Obstruktion → partielle Störung der Blut-Hirn-Schranke unterhalb der Obstruktion und Vergrößerung der perivaskulären Räume → Parenchymschädigung [2374],[672]

Klassifikation [2711]

- **I. Kommunizierende Syringomyelie** (Dilatation des Zentralkanals): bei kommunizierendem Hydrozephalus, bei komplexen Übergangsanomalien (Arnold-Chiari Typ 2, Enzephalozele), Dandy-Walker-Malformation
- **II. Nicht kommunizierende Syringomyelie**
  - zentrale / parazentrale Syrinx: bei Arnold-Chiari-Malformation, bei basilärer Impression, bei spinaler Arachnoiditis (posttraumatisch, postmeningitisch), bei extramedullärer Kompression (Spondylose, Tumoren, Zysten), tethered cord, erworbener Tonsillenherniation (Hydrozephalus, intrakranielle Raumforderungen, Kraniosynostose)
  - primäre parenchymale Kavitationen: posttraumatisch, postischämisch, nach intramedullären Blutungen
- **III. Atrophische Kavitationen** (Syringomyelie e vacuo)
- **IV. Neoplastische Kavitationen** ()

Klinisches Bild

- **zentral-neuropathische Schmerzen** (oft erstes Symptom), v.a. im Schultergürtel, v.a. in Arealen mit gestörter Sensibilität
- **zentromedulläres Syndrom** (→ S. 59):

- *sensible Störungen:* segmental oder polysegmental ein- oder beidseitig verteilte dissoziierte Sensibilitätsstörung (Läsion der vorderen Kommissur) → schmerzlose Verletzungen/Verbrennungen
- *vegetativ-trophische Störungen:* Anhidrose, Ödeme, Nagelveränderungen, schlechte Wundheilung, neurogene Arthropathie
- *motorische Störungen:* segmental verteilte schlaffe Paresen und Atrophien mit Reflexausfällen (Vorderhornläsion bzw. Läsion des Eigenreflexbogens); zentrale (spastische) Paresen (Pyramidenbahnläsion)

- **Wirbelsäulenveränderungen:** Kyphoskoliose der BWS, Hyperlordose der HWS und LWS
- **bei Syringobulbie:** Nystagmus, (meist einseitige) Hirnnervenausfälle N. VIII bis XII, Schmerzen im Trigeminusgebiet

Zusatzdiagnostik

- **MRT:** Methode der Wahl, sowohl zur Darstellung der Höhle als auch von ggf. assoziierten Übergangsanomalien; mit Kontrastmittelgabe (wegen DD intramedulläre Zyste bei Tumor)
  - *flusssensitive Sequenzen* (cardiac-gated CINE-MRT) → Darstellung von Verklebungen
- **elektrophysiologische Diagnostik** (EMG, SSEP, TMS) zur Erfassung einer evtl. subklinischen Schädigung von Vorderhornbereich bzw. aufsteigenden/absteigenden Bahnen
- **Myelo-CT** ggf. präoperativ zu der Frage, ob die Syrinx mit dem Liquorraum kommuniziert und ob sie gekammert ist

Diagnosestellung

Klinisches Bild und MRT-Befund

Differenzialdiagnose

- **Hydromyelie:** Aufweitung des Zentralkanals, oft asymptomatisch
- **intraspinale Tumoren** (→ S. 407) (Hämangioblastom, Ependymom, Astrozytom) mit begleitender Zystenbildung, daher MRT mit Kontrastmittel
- **sonstige:** → chronische Myelopathie S. 395

Therapie

- **operativ** bei Progredienz der klinischen Symptomatik (bei Obstruktion des Foramen magnum auch evtl. aus prophylaktischer Indikation); dabei Schmerzen z. T. gut gebessert, neurologische Defizite seltener gebessert; Rekonstruktion des subarachoidalen Liquorflusses (Laminektomie, Duraerweiterungsplastik und vor allem Adhäsiolyse) ist wirksamer als Shunt-Operationen (GdE III [2329],[3054],[947],[3733])
  - *Syringomyelie mit Obstruktion des Foramen magnum* (z. B. bei assoziierter Arnold-Chiari-Malformation): Korrektur des Tonsillenprolaps durch Foramen-magnum-Dekompression (subokzipitale Kraniektomie, Laminektomie HW1/2 und Duraplastik) [70][SQ III]
    - Spezialfall kommunizierende Syringomyelie und Hydrozephalus: ventrikuloperitonealer Shunt oder endoskopische Ventrikulostomie des III. Ventrikels [2748], [584],[1646]
  - *Syringomyelie ohne Obstruktion des Foramen magnum* (z. B. posttraumatisch)
    - MR-tomografisch (s. o.) Suche nach einer Störung des subarachnoidalen Liquorflusses; falls nachgewiesen → Rekonstruktion des Liquorflusses [2329],[2328] (s. o.); falls erfolglos:
    - Syringostomie (syringopleurale/syringosubarachnoidale Drainage); bei ca. 50 % Verhinderung der Progression aber 16 % z. T. schwerwiegende Komplikationen [3733]
  - *Tumor-assoziierte Zysten:* Tumorresektion oder Fensterung [3206]
  - *posttraumatische Syringomyelie:* bei progredienter Klinik Lösung arachnoidaler Verklebungen (wirksamer als Syringostomie) [523],[69],[1136]
  - *atrophische Kavitationen:* keine Operation
- **konservativ:** Schmerztherapie, Physiotherapie, Behandlung assoziierter Skelettveränderungen (v. a. Skoliose)

Verlauf

Variabel (stationär oder progredient); bei Wirbelsäulentraumen oder Drucksteigerung (Husten) plötzliche, evtl. anhaltende Verschlechterung der Ausfälle; schlechte Heilungstendenz bei Verletzungen und Infektionen in trophisch gestörten Arealen

Selbsthilfegruppe

Deutsche Syringomyelie und Chiari Malformation e.V., Im Palmengarten 6, 67112 Mutterstadt, Tel. 06234-3020365, info@dscm-ev.de, Internet: www.deutsche-syringomyelie.de

Dysraphische Störungen

→ S. 414

Spinale epidurale Blutung

Ätiologie

- **nicht iatrogen:** Gerinnungsstörungen bzw. vaskuläre Malformationen, Leukosen [266], Trauma, Schwangerschaft [838], Hypertonie [3878]; viele Fälle ohne erkennbare Ursache
- **iatrogen:** Antikoagulationsbehandlung/Thrombolyse, ASS, Periduralkatheter, Implantation von Hinterstrang-Stimulationselektroden, Lumbalpunktion

Pathologie

Blutung aus epiduralen Venenplexus (Unterschied zum kranialen Epiduralhämatom!), seltener aus arteriovenösen Malformationen

Klinisches Bild [2189]

Initial akute heftige Schmerzen in Höhe der Blutung („coup de poignard"), danach u. U. erst schmerzfreies Intervall von Minuten bis Tagen, nachfolgend radikuläre und spinale Ausfälle bis zum Querschnittssyndrom; chronische Fälle mit ischialgiformen Schmerzen beschrieben [4267]

Zusatzdiagnostik

- **MRT:** im T1-Bild hypo-, iso- oder hyperintens, im T2-Bild inhomogen hyperintens [1277]

Differenzialdiagnose

- **spinale subdurale Blutung:** viel seltener als spinale epidurale Blutung; klinisch nicht unterscheidbar
- **spinale Subarachnoidalblutung:** u. U. Ausweitung zur intrakraniellen Subarachnoidalblutung mit entsprechenden Symptomen [2189], spinale Symptomatik nicht unterscheidbar
- **spinaler epiduraler Abszess:** Kontrastmittelaufnahme der Randzone

Therapie

- **operative Ausräumung nach Korrektur einer evtl. Gerinnungsstörung**, auch bei verzögertem Eingriff (> 36 Stunden) gute Erfolgsaussichten [844]
- **konservatives Vorgehen möglich**, wenn zum Zeitpunkt der Diagnosestellung die Ausfallssymptomatik rückläufig ist [1010]; möglicherweise günstigere Spontanprognose bei länger ausgedehnten (= weniger umschrieben komprimierenden) Hämatomen [1481]

Prognose [2394]

- **krankheitsbedingte Mortalität** 5,7 %;
- **Operation:** Komplikationsrate 2,9 %, postoperativ komplette Erholung bei 88,9 % der Patienten mit präoperativ inkomplettem, bei 37,5 % der Patienten mit komplettem Querschnittssyndrom; Ergebnisse bei früher Intervention signifikant besser
- **Prädiktoren einer schlechten Prognose:** schwere Ausfälle, Progressionsphase < 12 Stunden, langstreckiges Hämatom, Nachweis eines Myelonödems im MRT [2436]

Spinaler epiduraler Abszess [3129],[3328],[865]

Ätiologie

Staphylococcus aureus (50–90 %; je nach Örtlichkeit davon bis zu 40 % MRSA), Streptokokken, E. coli, Pseudomonas aeruginosa; selten: Tuberkelbakterien, Brucellen, Pilze, Anaerobier

Epidemiologie

0,2–2 Fälle/10 000 Aufnahmen im Krankenhaus, M:F = 1:0,56

Disponierende Faktoren

- **allgemein:** Diabetes mellitus (Furunkel!), Traumata, i. v.-Drogenabusus, Alkoholismus, Immunsuppression (iatrogen, HIV), Sepsis, Endokarditis, Harnwegsinfekte, Hämodialyse [4558]
- **lokal:** Operationen, Periduralkatheter, epidurale Elektroden

Pathogenese

- **Infektionswege:**
  - *fortgeleitet* nach Spondylitis/Spondylodiszitis, Psoasabszess, Dekubitus (ca. 1/3); selten: Fisteln aus dem Verdauungstrakt (Ösophagus, Darm)
  - *hämatogen* bei Hautinfektionen, dentalen Infektionen, Pneumonie (ca. 50 %)
  - *lokale Infektion* nach Periduralkatheter (vor allem nach Applikation von Steroiden), Lumbalpunktionen, Operationen
- **sekundäre spinale Ischämien** durch Thrombose leptomeningealer Gefäße möglich [4217]

Klinisches Bild

Lokaler Klopfschmerz der Wirbelsäule (fast immer vorhanden, einziges Symptom bei ca. 1/3, Initialsymptom bei 71 %), Lokalisation lumbal > thorakal > zervikal [4351],[475]; Fieber (ca. 50–66 %), CRP-Erhöhung, radikuläre/spinale Ausfälle [836], Blasenstörungen

Zusatzdiagnostik

- **MRT:** epidurale, T2-hyperintense, meist über 3–4 Segmente ausgedehnte Raumforderung, meist dorsal gelegen
- **Labor:** BSG, CRP, Leukozytose (kann fehlen), Blutkulturen (positiv bei ca. 60 %) [836]
- **CT-gesteuerte perkutane Nadelaspiration** zur Erregersicherung bei negativen Blutkulturen
- **Liquor** (in der Regel zur Diagnosestellung nicht erforderlich und, wenn der Abszess angestochen wird, behaftet mit dem Risiko einer Erregeraussaat in den Subararchnoidalraum → Meningitis): Schrankenstörung, mäßige granulo-/lymphozytäre Pleozytose, evtl. Stoppliquor mit deutlicher Eiweißerhöhung; Liquorkultur positiv in < 25 %

Diagnosestellung

MRT-Befund und Erregernachweis in der Abszess- oder Blutkultur

Therapie [865]

- **konservative Therapie**:
  - *Indikation:*
    - hohes OP-Risiko oder Plegie für mehr als 24–36 Stunden oder sehr ausgedehnte bzw. gekammerte (chirurgisch nicht sanierbare) Abszesse
    - bekannter Erreger und leichtes, nicht progredientes Defizit
  - *Therapie:* Antibiose (≥ 6 Wochen, Therapieüberwachung mit CRP), Steroide bei ausgedehnter Schwellung und progredienter Klinik zur Überbrückung der Wartezeit bis zur Operation; Immobilisation [475]
- **Operation**
  - *Indikation:* progrediente Defizite ≤ 36 Stunden oder unergiebige Erregerdiagnostik [3868]
  - *Therapie:* Dekompression über interlaminären Zugang und Eiterentleerung, ggf. Anlage von epiduralen Drainagen nach kranial und kaudal; Saug-Spüldrainage verbessert die Ergebnisse nicht [2448][SQ III]

Komplikationen

Sepsis, Meningitis, Wirbelkörper-Osteomyelitis (80 %), Sinterungsfrakturen beteiligter Wirbelkörper

Prognose

- **therapieunabhängig:** Mortalität 5–15 %, kein Unterschied in der Prognose zwischen iatrogenen und spontanen Erkrankungen; negative prognostische Faktoren: Alter > 70 J., Diabetes mellitus, MRSA
- **bei konservativer Therapie** in entsprechend selektiertem Kollektiv vergleichbare Ergebnisse wie bei OP [3772]
- **bei operativer Therapie:** 25-75 % gute Erholung; prognostisch ungünstige Faktoren: hohe BSG, Schwere der initialen motorischen Ausfälle, Verzögerung der chirurgischen Intervention [2216],[1983]

Spinale Tumoren

Epidemiologie

Inzidenz 3–10:100 000 Einwohner pro Jahr

Pathologie

- **Häufigkeit nach Alter** [2912]:
  - *Kinder:* Missbildungstumoren, Sarkome, Ganglioneurome, Sympathikoblastome
  - *Jugendliche:* Sarkome, Gliome
  - *Erwachsene:* Neurinome, Meningeome (👁), Ependymome, Lipome; im Senium: Meningeome, Metastasen (👁)
- **Lokalisation:**
  - *intradural intramedullär:*
    - Ependymome: bei Erwachsenen 40–60 % der spinalen Tumoren; Disposition bei Patienten mit Neurofibromatose Typ 2, multilokulärer Befall möglich; histologisch: i.d.R. WHO°II, seltener myxopapilläre E. WHO°I, Subependymome WHO°I, anaplastische E. WHO°III [476]
    - Astrozytome: bei Erwachsenen 35–45 % der spinalen Tumoren; Disposition bei Patienten mit Neurofibromatose (→ S. 409) Typ 1, seltene Fälle nach Radiatio [3361],[1450]
    - Hämangioblastome (👁, 👁); bei Erwachsenen 3–6 % der spinalen Tumoren; Lokalisation intramedullär oder intradural extramedullär (Nervenwurzeln), multilokulärer Befall möglich, v.a. bei Patienten mit von Hippel-Lindau-Syndrom (→ S. 412); langsam wachsend und häufig für lange Zeit asymptomatisch [128], potenzielle Quelle intramedullärer Blutungen
    - sonstige: Dermoide (👁), Epidermoide, Teratome, Lipome (mehrheitlich assoziiert mit dysraphischen Störungen), Gangliogliome, Schwannome, Neurofibrome (👁)
  - *intradural extramedullär:* Neurinome, Meningeome, Angiome, selten Ependymome [2071]
  - *extradural:* Metastasen, Sarkome

Klinisches Bild

- **initial** oft segmentale oder diffuse Schmerzen (vor allem nachts); Lhermitte-Zeichen
- **spinale Ausfälle** (je nach Tumorlokalisation, → spinale Syndrome S. 57); Obergrenze des sensiblen Defizits meist einige Segmente unterhalb des Prozesses; akute Verschlechterungen durch Blutungen (vor allem Ependymome)
- **radikuläre Ausfälle** (wichtig zur klinischen Höhenlokalisation)

Zusatzdiagnostik

- **MRT** (👁, 👁; T1-isointens, T2-hyperintens): Tumorausdehnung und Beziehung zum Rückenmark, Nachweis von Zysten/Syrinx bei Hämangioblastomen, Suche nach Wirbelkörperbefall
- **CT:** ergänzend zum MRT vor allem zur Darstellung knöcherner Veränderungen
- **Knochenszintigramm:** Suche nach Wirbelmetastasen; bei dieser Fragestellung aber dem MRT unterlegen, da Abgrenzung tumoröse vs. degenerative Veränderungen oft schwierig
- **Röntgen-Nativ:** Osteolysen, Aufweitungen der Foramina intervertebralia, Verkalkungen, Knochenneubildungen, Angiomwirbel; bei Vorliegen von CT-/MRT-Diagnostik meist entbehrlich

- **sensibel evozierte Potenziale (SEP), TMS:** Beteiligung afferenter/efferenter Bahnen, evtl. Beitrag zur Höhenlokalisation
- **EMG** (→ S. 680) bei radikulären Ausfällen
- **Liquoruntersuchung** (→ S. 711): Eiweißerhöhung („Stoppliquor"), Nachweis von Tumorzellen
  - CAVE: bei kompletter Obstruktion des Spinalkanals Gefahr der Volumenverschiebung (→ Zunahme der spinalen Ausfälle) durch Lumbalpunktion
  - *Queckenstedt-Versuch:* Kompression der Vv. jugulares am Hals → prompter Druckanstieg des lumbalen Liquors; heute bei Vorliegen eines MRT obsolet
- **Myelografie** nur bei spezieller Fragestellung indiziert: Kommunikation von zystischen Anteilen mit dem Liquorraum; anschließendes CT-Myelogramm

Diagnosestellung

Klinisches Bild und bildgebende Verfahren

Differenzialdiagnose

Akute (→ S. 395) bzw. chronische (→ S. 395) nicht kompressive Myelopathien, spinaler Abszess, spinale Blutung

Therapie

- **kausal:**
  - *extramedulläre Tumoren:* Operation
  - *intramedulläre Tumoren*
    - Ependymome: Operation, bei inkompletter Resektion Bestrahlung (in Analogie zum zerebralen E., ohne Evidenzbasis); bei Rezidiv PDGF-exprimierender Ependymome Versuch mit Imatimib [1135]
    - Astrozytome:
      - WHO°I-II: Resektion in der Mehrzahl der Studien ohne Einfluss auf die Prognose [2727],[2710],[2062], teilweise Trend zu negativem Einfluss [2728],[2727]; Radiatio ohne Einfluss auf die Überlebenszeit [2727]
      - WHO°III–IV: Einfluss der Resektion ungesichert; Bestrahlung (50 Gy, fraktioniert in Dosen von 1,5–2 Gy) mit signifikantem Einfluss auf die Überlebenszeit [2727]; bei Rezidiv Versuch mit Temozolomid [2067] oder PCV [1680]
    - Hämangioblastome: bei symptomatischen Tumoren Operation [128], evtl. präoperative Embolisation [3388],[401]
    - Lipome: Operation symptomatischer Tumoren; optimales Ausmaß der Resektion umstritten [1944],[3035], bei Assoziation mit Dysraphie meist in Kombination mit Duroplastie [2830]
  - *spinale Metastasen* (👁): → S. 281
- **symptomatisch:** bei akuter und subakuter Rückenmarkskompression Dexamethason (Fortecortin®) initial 40 mg als Bolus, dann je nach Schwere der Ausfälle 8–32 mg/d p. o.

Verlauf

Progredient (Geschwindigkeit je nach Art des Tumors); plötzliche Verschlechterungen durch Gefäßkompression oder Blutungen möglich

Prognose

- **extramedulläre Tumoren:**
  - *Neurinome* meist kurativ operabel
  - *Meningeome:* 97 % makroskopisch komplett resezierbar, aber auch in dieser Gruppe 6 % Rezidive [3859]
- **intramedulläre Tumoren:**
  - *Ependymome:*
    - Resezierbarkeit: komplett 71-83 % [476],[1573]; nach Lokalisation: Conus-E. 40 %, andere Lokalisationen 97 % [677]; nach Histologie: nicht-myxopapilläre E. 97 %, myxopapilläre E. 42 % [677]; postoperativ stabil oder gebessert 86 % [476]; Rezidive 9 %, v.a. bei myxopapillären E. [476] und bei inkompletter Resektion
    - 5-Jahres-Progressionsfreiheit nach OP 70-89 % [677],[476], 10-Jahres-Progressionsfreiheit 75-84 % [476],[1573]; nach inkompletter Resektion und Bestrahlung (5 und 10 Jahre) 59 % [4460]
    - 5-Jahres-Überlebenszeit nach Operation 83,3-97 %, 10-Jahres-Überlebenszeit 83-91 % [2121], [1573]; nach OP und Bestrahlung 5 Jahre 83 %, 10 Jahre 75 % [4363]
    - Bestrahlung: bei spinalen E. kein nachgewiesener Effekt auf die Prognose; insignifikante klinische Verbesserung bei inkomplett resezierten E. [677]
  - *Astrozytome:*
    - 5-Jahres-Überlebensrate nach OP und Bestrahlung 54-59 % [3390],[1940],[1771], bei nur niedriggradigem A. 79 % [1940]; 10-Jahres-Überlebensrate 39-52 % [1771],[1940]; 10-Jahres-Überlebensrate in Abhängigkeit vom histologischen Typ: pilozytisches A. 81 %, diffuses fibrilläres A. 15 % [1450]; mediane Überlebenszeit bei high grade A. 10 Monate [1940]; kein Einfluss der OP [1450] bzw. der Bestrahlung auf die Überlebensrate [2062]
    - 5-Jahres-Progressionsfreiheit 38-58 % [3521],[3390],[1771], 10-Jahres-Progressionsfreiheit 26 % [1771]

- *Hämangioblastome:* 32-60 % postoperativ klinisch gebessert [3053],[4386], 67-85 % kurativ operabel [3053],[2834], nach 6 Monaten 22 % gebessert und 78 % stabil [474], Rezidivrate bei makroskopisch kompletter Resektion 13 % [3759]

Spinale epidurale Lipomatose (SEL) [1148]

Allgemeines

Seltene Erkrankung (2005: 107 Fälle [1210]) mit Hypertrophie des epiduralen Fettgewebes mit konsekutiver Einengung des Spinalkanals; asymptomatische Formen beschrieben [3145]

Ätiologie

Langzeitbehandlung (> 5 Jahre) mit Steroiden (75 % der SEL), Hypothyreose, Hyperprolaktinämie, Adipositas, wiederholte epidurale Steroid-Injektionen [2644],[3512]; idiopathisch

Klinisches Bild

Rückenschmerzen, mit zeitlichem Abstand dazu langsam progrediente (sehr selten akute [2454]) sensomotorische Querschnittssymptomatik, selten Sphinkterstörungen; bei lumbaler Lokalisation radikuläre Symptome, selten Kauda-Symptomatik [2432]

Zusatzdiagnostik

- **MRT** (👁): ausgedehntes Fettgewebe (T1-hyperintens) von > 7 mm Dicke vor allem im dorsalen und lateralen Epiduralraum, Lokalisation ausschließlich thorakal (58–61 %) oder lumbal (39–42 %)
- **Endokrinologie:** Suche nach Morbus Cushing, Hyperprolaktinämie

Therapie

- **konservativ:** Reduktion der Steroiddosis (falls möglich), Gewichtsreduktion
- **chirurgisch** nur bei Versagen der konservativen Therapie: Laminektomie und Resektion des Fettgewebes

2.15 Fehlbildungen und perinatal erworbene Störungen

H. Kimmig

2.15.1 Neurokutane Syndrome (Phakomatosen)

Allgemeines

Meist genetisch bedingte, selten sporadisch auftretende Fehlbildungen der Keimblätter in der Embryogenese, betreffend vorwiegend neuroektodermales Gewebe (Haut, Nervensystem, Auge) mit fleckförmiger Verteilung der Veränderungen (phakos = Linse, Fleck)

Neurofibromatose (NF) (Morbus von Recklinghausen)

Epidemiologie

Prävalenz der NF-1 20–30:100 000, der NF-2 2–3:100 000

Klassifikation [3346]

Periphere NF (NF-1), zentrale NF (NF-2), gemischte periphere und zentrale NF (NF-3), NF-Variante (NF-4), segmentale NF (NF-5), nur Café-au-lait-Flecken (NF-6), spätmanifeste NF (NF-7), weitere nicht klassifizierbare NF; die beiden häufigsten Formen NF-1 und NF-2 werden nachfolgend erläutert

Genetik

- **Erbgang** autosomal-dominant mit 100 % Penetranz, variabler Expressivität; Neumutationen in ca. 50 %; Manifestation vorwiegend in der 2.–3. Lebensdekade
- **verantwortliches Gen** bei Neurofibromatose-1 (NF-1) auf Chromosom 17 (17q11.2), bei NF-2 (mit intrakraniellen Tumoren) auf Chromosom 22 (22q11-q13)
- **Genprodukte** (Neurofibromin bei NF-1; Schwannomin, Merlin bei NF-2) sind Tumor-Suppressor-Proteine

Pathologie

- **NF-1:**
  - *Haut:* Café-au-lait-Flecken, Neurofibrome (👁), Lisch-Knötchen (pigmentierte Iris-Hamartome)
  - *assoziierte Tumoren:* Optikusgliom (15 %), weitere ZNS-Tumoren wie Meningeome des Rückenmarks, Angiome, Hamartome; Ganglioneurom, Glomustumor
  - *Skelett/Rückenmark:* Knochenzysten (→ pathologische Frakturen), Knochendefekte am Schädel, Pubertas praecox, Skoliose, Syringomyelie
  - *ZNS:* Hydrozephalus, Intelligenzminderung
  - *Gefäßsystem:* Hypertonie durch sekundäre Nierenarterienstenosen, extra- und intrakranielle Gefäßstenosen, Aneurysmen [3375]
  - *Malignome:* maligne Transformation der Neurofibrome bei 5 % und erhöhtes Malignomrisiko: Wilms-Tumor, myeloische Leukämie, Rhabdomyosarkom, Phäochromozytom (0,5–1 %), Magen- und Mammakarzinom sowie weitere primäre Neoplasien
- **NF-2:** 5–10 % der Fälle von Neurofibromatose; meist bilaterale Akustikusneurinome (aber auch N. V, Spinalwurzeln betreffend), Meningeome, Gliome
  - *Haut:* seltener Café-au-lait-Flecken, kutane Neurofibrome

Diagnostische Kriterien [2860]

- **NF-1:** Patienten, die 2 oder mehr der folgenden Merkmale haben:
  - 6 oder mehr Café-au-lait-Flecken mit > 5 mm größtem Durchmesser bei präpubertären, > 15 mm bei postpubertären Patienten
  - 2 oder mehr Neurofibrome jedweden Typs oder ein plexiformes Neurofibrom
  - hyperpigmentierte Makulae in der Axilla oder der Inguinalregion
  - Optikusgliom (👁)

  - 2 oder mehr Lisch-Knötchen
  - eine knöcherne Läsion: Dysplasie des Sphenoids oder Ausdünnung der Kortikalis eines langen Röhrenknochens mit/ohne Pseudarthrose
  - ein Verwandter ersten Grades mit NF-1 nach den vorstehenden Kriterien
- **NF-2:** Patienten, die eines der folgenden Merkmale haben:
  - bilaterale Akustikustumoren im CT oder MRT oder einseitiger Akustikustumor und ein Verwandter ersten Grades mit NF-2
  - ein Verwandter ersten Grades mit NF-2 und 2 der folgenden Merkmale: Neurofibrom, Meningeom, Gliom, Schwannom, präsenile Katarakt

Klinisches Bild

- **Haut:** Café-au-lait-Flecken, multiple knotige Neurofibrome, Lisch-Knötchen
- **ZNS:** Hydrozephalus, Intelligenzminderung, epileptische Anfälle, zerebelläre oder spinale Symptome, Syringomyelie
- **PNS:** Hirnnervenausfälle (Sehstörung, Hörstörung, Doppelbilder, Gesichtslähmung etc.), periphere Nervenläsion, Polyneuropathie
- **Skelett:** pathologische Frakturen, Knochendefekte am Schädel, Pubertas praecox, Skoliose
- **innere Organe**: Hypertonie durch sekundäre Nierenarterienstenosen, extra- und intrakranielle Gefäßstenosen, Aneurysmen, Wilms-Tumor, myeloische Leukämie, Rhabdomyosarkom, Phäochromozytom, Magen- und Mammakarzinom sowie weitere primäre Neoplasien

Untersuchung

- **dermatologisch:** Suche nach Hautmanifestationen
- **ophthalmologisch:** Lisch-Knötchen

Zusatzdiagnostik

- **Schädel-MRT** (v.a. bei Hypakusis, Schwindel → Akustikusneurinom)
- **Wirbelsäulen-MRT** bei Hinweis auf Schädigung langer Bahnen

Therapie

Entfernung symptomatischer Tumoren; ABI (auditory brainstem implant) kann akustische Orientierung und Lippenlesen verbessern [2814]

Komplikationen

vor allem bei NF-2 häufig Ertaubung und beidseitiger Vestibularisausfall, beidseitige Fazialisparesen, Sehstörungen, multiple periphere und zentrale Lähmungen, Epilepsie

Selbsthilfegruppe

Bundesverband Neurofibromatose - Von Recklinghausen Gesellschaft e.V., Martinistraße 52/Haus O 54, 20246 Hamburg, Tel.: 040/46092414, Fax: 040/5277462, E-Mail: info@bv-nf.de, Internet: www.bv-nf.de

Tuberöse Sklerose (TSC) (Morbus Bourneville-Pringle)

Allgemeines

Autosomal-dominant erbliche, im Kindesalter beginnende Erkrankung mit zerebralen Tumoren und kardialen Veränderungen

Epidemiologie

Prävalenz 3–5:100 000

Genetik und Pathogenese

- **Erbgang** autosomal-dominant (Erkrankungsrisiko für Kinder von Merkmalsträgern 50 %) mit variabler Penetranz, genetisch heterogen, 50–80 % Neumutationen
- **verantwortliche Gene:** TSC1 auf Chromosom 9 (9q34) und TSC2 auf Chromosom 16 (16p13.3)
- **Pathogenese:** Mutation des TSC1-TSC2 Proteinkomplexes → verminderte Hemmung von mTOR (mammalian target of rapamycin – zentraler Regulator von Zellwachstum, -teilung, Angiogenese) → vermehrtes Zellwachstum → (meist niedrig maligne) Tumore

Pathologie

- **Haut:** Fehlen von Melanozyten, fibromatöse Veränderungen (Fibroma pendulans)
- **ZNS:** zerebrale Tubera (noduläre Hamartome des Kortex), Heterotypien (umschrieben verwischte Zytoarchitektonik) und Heterotopien (im Marklager verstreute Inseln grauer Substanz), Makro- oder Mikrogyrien, periventrikuläre Gliaknötchen und Verkalkungen, intrazerebrale Tumoren
- fakultativ Hydrocephalus occlusus, Nierentumoren, Rhabdomyome des Herzens (siehe auch: Diagnostische Kriterien)

Diagnostische Kriterien [3437]

- **beweisend:** Tubera der Hirnrinde, subependymale Knoten, Hamartome der Retina, faziale Angiofibrome, Nagelfalzfibrome (gestielte Fibrome, die unter den Nägeln hervorragen = Koenen-Tumoren), fibröse Stirnplaque, multiple Angiomyolipome der Niere
- **wahrscheinlich:** Riesenzellastrozytom des ZNS, einzelnes Hamartom der Retina, konfettiartige weiße Flecken der Haut, einzelnes Angiomyolipom der Niere, multiple Rhabdomyome des Herzens, Lymphangiomyomatose der Lunge, Rektumpolypen
- **Verdacht:** epileptische Anfälle, hypomelanotische Flecken, Nierenzysten, solitäres Rhabdomyom des Herzens, Spontanpneumothorax, Chylothorax, Wabenlunge, lochartige Schmelzdefekte der Zähne, Zahnfleischfibrome, Schilddrüsenadenom, Angiomyolipom (Nebenniere, Gonaden, Leber), Knochenzysten, Hyperostosen

Klinisches Bild

- **Haut:** hypomelanotische Flecken, Adenoma sebaceum (= Angiofibrome im Gesicht; ab 3. Lebensjahr, 90 % bei > 4 Jahre), Chagrinleder-Flecken (subepidermale Fibrose, ab 10. Lebensjahr, 20–70 % je nach Alter), subunguale Angiofibrome (Koenen-Tumoren), Café-au-lait-Flecken, weiche gestielte Fibrome (vor allem Hals, Nacken), Portwein-Hämangiome
- **ZNS:** epileptische Anfälle (80 %, oft schon im Säuglingsalter), Minderbegabung (50 % der Patienten mit Anfällen), Autismus (> 20 %), selten Spastik, sehr selten Choreoathetose, zerebelläre oder spinale Symptome
- **Augen:** Hamartome der Retina (Visusverlust selten, kaum Progredienz), seltener Angiofibrome der Augenlider, Megalocornea, Glaukom, Kolobome, Iridozyklitis, Sektordepigmentierung der Iris, Ziliarkörper-Tumoren, Katarakt, Glaskörperblutung
- **Zähne:** Gingiva-Hyperplasie, punktförmige Zahnschmelzdefekte
- **innere Organe:** Rhabdomyome (Herz, 50 %), Angiomyolipome der Niere (> 10. Lebensjahr), Nierenkarzinome (selten), Zysten (Pleura, Knochen), Zysten und Lymphangiomyomatose der Lunge (< 1 %)

Zusatzdiagnostik

- **EEG:** Anfallsbereitschaft? Hypsarrhythmie im Säuglingsalter, Spike-Wave-Muster beim Erwachsenen, Herdbefunde
- **Bildgebung** (👁): Schädel-CT (paraventrikuläre Kalkherde); Schädel-MRT (Nachweis kortikaler Läsionen)
- **internistische Abklärung:** Sonografie zum Nachweis kardialer und renaler Tumoren
- **ophthalmologische Abklärung:** Augenmanifestationen (umschriebene Iris-Depigmentierungen, Hamartome der Chorioidea)
- **dermatologische Abklärung:** Hautmanifestationen

Therapie

- **symptomatisch:** Antikonvulsiva (→ S. 761), Entfernung raumfordernder oder symptomatisch gewordener Tumoren
- **Everolimus** [550] (Votubia®): zugelassen bei Patienten ab 3 Jahren mit subependymalem Riesenzellastrozytom bei TSC, die eine Therapie benötigen, für die ein chirurgischer Eingriff nicht angemessen ist
- *Wirkung:* spezifischer Inhibitor von mTOR; deutliche und unter Therapie anhaltende Reduktion des Tumorvolumens und der Häufigkeit epileptischer Anfälle
  - *Dosierung:*

≤ 1,2 qm KOF	2,5 mg/d (in Tablettenform)
1,3 bis 2,1 qm KOF	5,0 mg/d
≥ 2,2 qm KOF	7,5 mg/d

  - *Nebenwirkungen:* Infektionen, Blutbildveränderung, Geschmacksstörung, Pneumonitis, Stomatitis, Hautausschlag u.a.
- **Ausblick**: Behandlung mit Rapamycin (Sirolimus) zur Verkleinerung von Angiomyolipomen, mehrere laufende Studien [412]; erste positive Effekte konnten bereits in Phase-I- und -II-Studien sowie Fallserien gezeigt werden [3507]

Prognose

Verkürzte Lebenserwartung; Todesursachen: Status epilepticus, Riesenzellastrozytom, Niereninsuffizienz, Nierenkarzinom, blutende Angiomyolipome

Selbsthilfegruppe

Tuberöse Sklerose Deutschland e. V., Im Brückfeld 15, 65207 Wiesbaden, Tel.: 0611/469-2707
Fax: 0611/469-2708, E-Mail: buero@tsdev.org, Internet: www.tsdev.org

Enzephalofaziale Angiomatose (Sturge-Weber-Syndrom)

Allgemeines

Neuroektodermaldysplasie mit Hämangiombildung im Gesicht, an Meningen und Chorioidea

Epidemiologie

Prävalenz 2–4:100 000; nur selten familiär gehäuft

Pathogenese

Mangelnde Differenzierung des embryonalen Gefäßplexus mit Stehenbleiben von Gefäßkonvoluten (dünnwandige, erweiterte Kapillaren und Venen) → Minderdurchblutung → Atrophie und Verkalkung

Pathologie

Kapilläre und venöse Angiome im Bereich der Leptomeninx, der gleichseitigen Gesichtshaut (besonders im Ausbreitungsgebiet des N. V) und der Aderhaut des gleichseitigen Auges; vermutlich Minderdurchblutung des Gehirns im Bereich der Gefäßfehlbildungen mit kortikaler und subkortikaler Gliose und Verkalkung, Hemiatrophie

Klinisches Bild

- **Hautmanifestationen:** Naevus flammeus (kutanes Hämangiom) oder Portwein-Naevus im Gesicht (vor allem V 1), unilateral; der Befall des Augenlids zeigt den zerebralen Befall an (meningeale Angiome)
- **neurologische Manifestationen:** epileptische Anfälle, Verzögerung der intellektuellen Entwicklung, oft Hemiparese und Hypotrophie der entsprechenden Gliedmaßen

Zusatzdiagnostik

- **Röntgen Schädel:** geschlängelte Verkalkungen; Hemiatrophie des Schädels, girlandenförmige, kalottennahe Verschattungen (Verkalkungen)
- **Schädel-CT:** girlandenförmige, gyrale Verkalkungen, Hemiatrophie, nach Kontrastmittelgabe Darstellung flächenhafter leptomeningealer Angiome
- **EEG:** Anfallsbereitschaft, Herdbefunde
- **ophthalmologische Abklärung:** Chorioidea-Angiom, Hemianopsie, Netzhautablösung, Glaukom

Differenzialdiagnose

Andere Phakomatosen, isolierte AV-Angiome

Therapie

- **antiepileptische Medikation**
- **Lasertherapie** (z. B. Farbstofflasertherapie kutaner Hämangiome; photodynamische Therapie mit Verteporfin bei Chorioidea-Hämangiom)
- **chirurgisches Vorgehen** bei therapierefraktären Fällen zu erwägen, sofern das Angiom einseitig ist und vollständig entfernt werden kann [194]

Komplikationen

Kongenitales Glaukom, Subarachnoidalblutung (selten), schwierige Einstellung der Epilepsie

Selbsthilfegruppe

Interessengemeinschaft Sturge-Weber-Syndrom e. V., c/o Ulrike Anders-Kokegei, Holzwickeder Straße 101a, 44309 Dortmund, Tel.: 0231/722 59 54, Fax: 0231/200 94 12, Internet: www.sturge-weber.de

Von-Hippel-Lindau-Syndrom

Allgemeines

Zerebelloretinale Hämangioblastomatose: Angiomatosis retinae mit Hämangioblastom des Kleinhirns (Lindau-Tumor) und viszeralen zystischen Veränderungen

Epidemiologie

Prävalenz 1:39 000, M = F

Genetik

- **Erbgang** autosomal-dominant, Penetranz > 90 %, bis 20 % Neumutationen
- **verantwortliches Gen:** VHL auf Chromosom 3 (Genort: 3p26-p25), ein Tumor-Suppressor-Gen
- **Genprodukt:** Teil eines Proteinkomplexes, der HIF (hypoxia-inducible factor) hemmt; HIF wiederum kontrolliert Gene, die in Zellteilung und Neovaskularisation involviert sind

Assoziierte Erkrankungen

Polyzythämie (Erythropoietin-Produktion durch die Angiome)

Pathologie [2881]

- **Angiomatosis retinae (47 %) = Hauptläsion 1:** klinisch akuter, schmerzloser Visusverlust; ophthalmoskopisch Tumor mit versorgendem Gefäßpaar
- **Hämangioblastom des ZNS (52 %) = Hauptläsion 2:** Lokalisation in der hinteren Schädelgrube (80 %), spinal (15 %)
- **Nebenläsionen:** Nierenzysten, Nierenzellkarzinom (30 %), Phäochromozytom (23 %), Pankreaszysten/-zystadenome (17 %), Zystadenome des Nebenhodens (3 %)

Diagnostische Kriterien

- Vorhandensein der Hauptläsionen 1 plus 2 *oder*
- Vorhandensein der Hauptläsion 1 oder 2 plus einer Nebenläsion *oder*
- Vorhandensein der Hauptläsion 1 oder 2 plus positiver Familienanamnese
- ggf. auch Vorhandensein einer Nebenläsion plus positiver Familienanamnese

Klinisches Bild

- **ZNS:** Hämangioblastom im Kleinhirn, Hirnstamm, Myelon; Hirndruckzeichen mit Kopfschmerz, Übelkeit, Gangstörung, Schluckstörung, Okulomotorikstörung, spinale Symptome
- **Augen:** retinales Angiom → Sehstörung, Netzhautablösung, Erblindung
- **innere Organe**: Nierenzysten, -tumoren, Phäochromozytom → Blutdruckkrisen, Kopfschmerz, Schwindel, Herzrasen etc.

Zusatzdiagnostik

- **zerebrale Bildgebung** ( ): zerebelläre Hämangioblastome; Angiografie (Darstellung der Gefäßmissbildungen)
- **ophthalmologische Abklärung:** Ophthalmoskopie in Mydriasis (Nachweis von Hämangioblastomen der Retina), Glaukom-Nachweis

- **internistische Abklärung:** CT Abdomen (Pankreas- und Nierenzysten, Nierenkarzinom), Katecholamine im 24-Stunden-Urin, Sonografie der Testes (zystische Veränderungen in Nebenhoden)

Differenzialdiagnose Isolierte zerebelläre Hämangioblastome, AV-Angiome

Therapie
- **retinale Angiome:** Laserkoagulation [3596]
- **zerebelläre Hämangioblastome:** operative Entfernung, auch Bestrahlung mit Gamma-Knife oder Linearbeschleuniger (Cyber-knife) möglich

Prognose Abhängig von Auftreten und Verlauf metastasierender Nierenkarzinome

Selbsthilfegruppe Verein für von der von Hippel-Lindau (VHL) Erkrankung betroffene Familien e. V., Gerhard Alsmeier, Rembrandtstraße 2, 49716 Meppen, Tel.: 05931/929552, E-Mail: info@hippel-lindau.de, Internet: www.hippel-lindau.de/

Klippel-Trénaunay-Syndrom

Allgemeines Synonym: Angioosteohypertrophie-Syndrom; hämangiomatöse Fehlbildung (vermutlich im Rahmen einer embryonalen Entwicklungsstörung) vor allem an Extremitäten, Varizenbildung und partieller Riesenwuchs

Epidemiologie Selten, M > F, kein Vererbungsmodus gesichert

Pathologie Naevus flammeus seit Geburt, meist eine ganze Extremität betreffend, kapilläre Ektasien der papillären Dermis, Vermehrung von Venolen in Dermis und Subkutis, kapilläre und kavernöse Angiome, arteriovenöse Anastomosen; Längenriesenwuchs im Gliedmaßenbereich; selten Beteiligung des Nervensystems (spinale oder intrakranielle Angiome, arteriovenöse Fisteln)

Klinisches Bild
- **allgemein:** ausgeprägter Naevus flammeus seit oder kurz nach Geburt, Ausbildung variköser Venektasien in der Kindheit, Umfangs- und Längendifferenz zur nicht befallenen Extremität, Weichteil- und Knochenatrophie der betroffenen Extremität, trophische Hautstörungen, Gangrän, Thrombophlebitiden, tiefe Venenthrombosen, embolische Ereignisse
- **neurologisch:** fokalneurologische Defizite (Minderperfusion bei AV-Fistel, intrazerebrale Blutungen), Epilepsie

Zusatzdiagnostik
- **MRT/MR-Angiografie/konventionelle Angiografie:** Nachweis von Gefäßmalformationen und arteriovenösen Anastomosen

Therapie
- **allgemein:** Physiotherapie, Lymphdrainage, Kompressionsverbände, chirurgische Intervention (vor allem Unterbinden von arteriovenösen Anastomosen), Psychotherapie (Steigerung des Selbstwertgefühls, Vermeidung von Isolation)
- **Nervensystem:** Behandlung der AV-Malformationen (endovaskuläre Embolisation, neurochirurgische Intervention → S. 131), antiepileptische Prophylaxe

Selbsthilfegruppe Bundesverband Angeborene Gefäßfehlbildungen e.V. Blötter Weg 85, 45478 Mülheim an der Ruhr, Tel.: 0208/51130, E-Mail: koester@angiodysplasie.de, Internet: www.angiodysplasie.de

Neurokutane Melanose (neurokutane Melanozytose) (Virchov-Rokitansky-Touraine-Syndrom)

Allgemeines Seltene, nicht erbliche Phakomatose mit behaarten, pigmentierten Riesennävi, Melanose der Meningen und evtl. assoziierten Störungen (Dandy-Walker-Syndrom [3665], Syringomyelie, Myelomeningozele)

Diagnostische Kriterien [1235]
- Nävus oder diffuse melanotische Pigmentierung eines Hautareals mit mehr als 20 cm Durchmesser
- keine maligne Transformation der pigmentierten Region
- keine Hinweise auf ein malignes Melanom außerhalb des ZNS

Klinisches Bild
- neurologisch: Hydrozephalus [52] (u. U. mit Makrozephalie), epileptische Anfälle, mentale und motorische Einschränkungen
- Hauterscheinungen: meist nur ein Nävus, meist im Rumpfbereich, stark behaart („Tierfellnävus"), oft Ausdehnung in die unteren Extremitäten (Badehosen-Areal), selten im Kopfbereich

Komplikationen Maligne Transformation bei Melanose der Meningen (40–50 %); metastatische Absiedlungen im Peritoneum über Shunt [589]

Therapie Symptomatisch: Shuntversorgung bei Hydrozephalus, Antikonvulsiva

2.15.2 Entwicklungsstörungen des Großhirns

Migrationsstörungen

Allgemeines

Gestörte Einwanderung von pluripotenten neuroektodermalen Zellen aus der periventrikulären Matrix zum Kortex

Heterotopie

- **Pathologie:** Aggregate von im Marklager versprengten Neuronen und Gliazellen, teils girlandenförmig oder knotig und makroskopisch sichtbar
- **Typen:**
  - *girlandenförmige Heterotopien:* subkortikale Lage, Hinweis auf eine Störung der Rindenentwicklung
  - *knotige Heterotopien:* subependymale Lage, ohne obligate Störung der Rindenentwicklung
- **Klinisches Bild:** vereinzelte Heterotopien ohne klinische Bedeutung; es wurden aber auch Paresen, epileptische Anfälle und Minderbegabungen beschrieben

Pachygyrie

- **Definition:** fehlerhafte Entwicklung der Großhirnrinde (nur wenige breite und plumpe Furchungen der Hirnoberfläche)
- **Klinisches Bild:** fokale neurologische Defizite, Debilität, epileptische Anfälle

Polymikrogyrie

- **Definition:** Vermehrung von Hirnwindungen, die klein sind und Differenzierungsstörungen aufweisen
- **Klinisches Bild:** Bewegungsstörungen, geistige Behinderung, Anfälle

Agyrie

- **Definition:** Fehlen von Großhirnwindungen
- **Klinisches Bild:** schwere geistige und motorische Behinderung

Lissenzephalie

- **Allgemeines:** Prävalenz 2–5:100 000; mehr oder weniger glatte Großhirnoberfläche (gr. lissos = glatt) und mangelhafte Ausbildung der Kortexschichten infolge Migrationsstörung; Oberbegriff für eine Reihe verschiedener Ausprägungen dieser Erkrankung: isolierte Lissenzephalie-Sequenz, Miller-Dieker-Syndrom, Normen-Robert-Syndrom (sehr selten), Fukuyama-Syndrom, Walker-Warburg-Syndrom
- **Ätiologie:** Spontanmutationen oder Deletionen auf Chromosom 17 (rezessiv vererbt), embryonale Virusinfektion, Sauerstoffmangel
- **klinisches Bild:** schwere geistige Behinderungen und Bewegungsstörungen, Ernährungsprobleme, hohe Anfälligkeit für Lungenentzündungen
- **Diagnosestellung:** pränatal mittels Ultraschall, Amniozentese; postnatal mit MRT
- **Prognose:** viele Betroffene sterben bereits in den ersten beiden Lebensjahren

Porenzephalie

Allgemeines

Umschriebene Höhlenbildung und zystische Defekte als Ergebnis der ausgeprägten Einschmelzungsneigung des unreifen Gehirns; die zerebralen Pseudozysten können mit dem Subarachnoidalraum oder dem Ventrikel kommunizieren

Typen

- **nekrotisch-enzephaloklastische Porenzephalie:** Folge einer Durchblutungsstörung, Pseudozyste
- **dysraphisch-schizenzephale Porenzephalie:** im Zusammenhang mit einer dysraphischen Störung

Klinisches Bild

Je nach Lokalisation und Ausdehnung Bewegungsstörung, Anfälle

Balkenagenesie

Allgemeines

- Kommissurenfehlbildungen können den Balken und das Septum betreffen
- partieller oder kompletter Balkenmangel entsteht im 3. Embryonalmonat
- assoziiert sein können: Mikro-, Makrozephalien, Gesichtsdysplasien, Fehlbildungen von Extremitäten und Skelett, Meningeome, Lipome, Fibrome, Schädelasymmetrien

Klinisches Bild

Entwicklungsverzögerung in ca. 50 %, epileptische Anfälle, Zerebralparese; die Anomalie kann auch klinisch stumm bleiben (Zufallsbefund im CT)

Zusatz-diagnostik

- MRT ( ), CT

2.15.3 Dysraphische Fehlbildungen

Allgemeines

Verschlussstörungen des Neuralrohres, rostral oder kaudal betont; mangelhafte Gehirn- oder Rückenmarksanlage oder Hemmung der Schließungsprozesse der Neuralplatte; Entstehung in der frühen Embryonalentwicklung

Anenzephalie

Epidemiologie

Inzidenz 0,1–0,7:1000 Geburten

Allgemeines Fehlende Schädelkalotte, aplastisches Großhirn, Anlage von Mittelhirn und Pons, normaler Gesichtsschädel („Krötenkopf“)

Zusatzdiagnostik Abnorme Bewegungsmuster im Ultraschall und Schädelaplasie ermöglichen frühe Diagnosestellung und folglich Abbruch der Schwangerschaft (da nicht überlebensfähig); wie bei allen Neuralrohrdefekten erhöhtes α-Fetoprotein im Serum und bei Amniozentese (14.–16. SSW)

Meningoenzephalozele

Allgemeines Lokale, median gelegene Vorwölbung von Meningen und Gehirnanteilen, von intakter Haut bedeckt

Spina bifida

Pathologie Dysraphische Störungen im Bereich der Wirbelsäule und des Rückenmarks:

- **Rachischisis:** fehlender Neuralrohrschluss mit unbedeckter Neuralplatte
- **Meningozele:** Protrusion von Dura und Arachnoidea, zystische Schwellung bei normaler Lage des Rückenmarks im offenen Spinalkanal
- **Myelomeningozele:** Protrusion des Rückenmarks oder der Cauda equina samt Arachnoidea bei knöchernem und duralem Defekt
- **Spina bifida occulta:** knöcherner Schließungsdefekt bei normaler Lage von Myelon und Meningen
- **Diastematomyelie:** Protrusion eines Knochenkamms oder eines fibrösen Bandes in den Spinalkanal, Gefahr der Traktionsmyelopathie
- **„tethered cord“**: Adhäsion von Myelon oder Nervenwurzeln am Spinalkanal mit Traktionsläsionen

Epidemiologie

- Prävalenz der Spina bifida 1:1000
- Prävalenz der Spina bifida occulta 1 % (geschätzt, da meist asymptomatisch)

Ätiologie Multifaktoriell: genetische Faktoren, exogene Einflüsse (Schwellenwerteffekt; tierexperimentell durch Röntgenstrahlen, Vitaminmangel, Alkohol, Tabak, Clomifen, Valproinsäure)

Klinisches Bild

- **Lokalisation:** meist lumbosakral
- bei gedeckter Dysraphie oft Hypertrichose, Pigmentstörung, Nävus, Fistel
- **sensomotorische Querschnittssymptomatik** (→ S. 60), mehr oder weniger stark ausgeprägt, abhängig vom Grad der Missbildung und Höhenlokalisation
- Hydrozephalus (→ S. 419), erhöhtes Infektionsrisiko, sekundäre Skelettdeformitäten und Kontrakturen

Zusatzdiagnostik

- **pränatal:** Amniozentese (α-Fetoprotein-Erhöhung)
- **Röntgen der Wirbelsäule:** dorsale Bogendefekte
- **WS-MRT, Myelografie:** Nachweis einer Meningen-, Myelon-Mitbeteiligung

Differenzialdiagnose Geburtstraumatischer Querschnitt, spinale Tumoren (→ S. 407), Spinalis-anterior-Syndrom (→ S. 400), Entzündungsfolgen

Therapie

- **Spina bifida aperta:** operativer Verschluss innerhalb 24–36 Stunden post partum
- **„tethered cord“**: Verlaufskontrollen und frühzeitige Operation
- **Hydrozephalusentwicklung:** ventrikuloperitonealer oder -atrialer Shunt
- **Blasenstörung:** intermittierende Katheterisierung
- **sekundäre Deformitäten:** orthopädische Behandlung

Selbsthilfegruppe Arbeitsgemeinschaft Spina bifida und Hydrocephalus (ASbH) e. V., Grafenhof 5, 44137 Dortmund, Tel.: 0231/861050-0, Fax: 0231/861050-50, E-Mail: asbh@asbh.de, Internet: www.asbh.de

Dandy-Walker-Syndrom

Allgemeines Embryonale Störung mit zystischer Erweiterung des IV. Ventrikels, Kleinhirnwurmdysgenesie und Atresie der Foramina Luschkae und Magendii

Epidemiologie Inzidenz 2:100 000 Geburten

Pathologie Störung in der frühen Embryonalentwicklung, Dysgenesie des Kleinhirnwurms, oft auch des Balkens, faziale und kardiovaskuläre Fehlbildungen, Verschluss der Foramina Luschkae und Magendii

Klinisches Bild Hydrozephalus (bei 77 % bereits innerhalb des 1. Lebensjahr), vergrößerter Kopfumfang bei Hydrozephalus (90 %), verzögerte motorische Entwicklung, geistige Retardierung, zerebelläre Symptome (15 %), gelegentlich epileptische Anfälle, Hautangiome, kardiovaskuläre Fehlbildungen

Zusatzdiagnostik
- **Ultraschall:** beim Neugeborenen Erweiterung des IV. Ventrikels
- **zerebrale Bildgebung** (👁): zystisch vergrößerter IV. Ventrikel, Dysplasie des Kleinhirns, Dysplasie des Balkens

Therapie Liquorableitung über Shunt

Prognose
- Mortalität 10 %, abhängig von assoziierten Missbildungen
- 50 % der operierten Kinder erreichen einen IQ > 80

Arnold-Chiari-Malformation (ACM)

Allgemeines Frühembryonale Missbildung des kraniozervikalen Übergangs mit rhombenzephalen, mesenzephalen, dienzephalen und telenzephalen Missbildungen (Abb. 4)

Epidemiologie Inzidenz 1:25 000 Geburten

Pathogenese Störung der frühen Organogenese (5.–6. Embryonalwoche) → Verlagerung von Kleinhirnanteilen in den oberen Zervikalkanal → Liquorabflussstörungen/Aquäduktstenose durch Herniation von Kleinhirnanteilen → in 2/3 Hydrozephalusbildung, Überdehnung von kaudalen Hirnnerven und oberen Zervikalnerven

Typen
- **Typ I:**
  - oft erst im Erwachsenenalter symptomatisch (40.–50. Lebensjahr)
  - *assoziierte Erkrankungen:* Syringomyelie (→ S. 404), kraniozervikale Übergangsanomalien
  - *Symptome:* kaudale Hirnnervenausfälle, (nicht dystoner) Tortikollis, Kopfschmerzen, Schwindel, Downbeat-Nystagmus
  - *Therapie:* okzipitale Dekompression und/oder Shunt
- **Typ II:** wie I, zusätzlich telenzephale Missbildungen und lumbosakrale Meningo-/Myelozele
  - *assoziierte Erkrankungen:* Syringomyelie (20 %) oder Hydromyelie (40 %) durch Verschluss der Foramina Luschkae und Magendii
  - *Symptome:* Hydrozephalus (→ S. 419) kurz nach der Geburt
  - *Therapie:* Operation der lumbosakralen Meningo-/Myelozele, frühzeitiger Shunt, okzipitale Dekompression
- **Typ III:** wie II, zusätzlich okzipitale/zervikale Enzephalozele und zervikale Spina bifida; schwerste Form der ACM, geringe Lebenserwartung; Therapie wie bei Typ II

Zusatzdiagnostik
- **Röntgen Schädel nativ:** Abflachung der hinteren Schädelgrube, erweitertes Foramen magnum
- **Schädel-MRT** (👁): Herniation der Kleinhirntonsillen in den Zervikalkanal, Syringomyelie, Enzephalozele, Meningozele

Differenzialdiagnose MS (→ S. 227), Tumor hintere Schädelgrube/Halsmark

Therapie Shuntanlage bei Hydrozephalus; subokzipitale Dekompression bei Hirnstammdysfunktion und Paresen kaudaler Hirnnerven (Schluck- und Atemstörungen, Tetra- oder Paraspastik)

Selbsthilfegruppe Deutsche Syringomyelie und Chiari Malformation e.V. Palmengarten 6, 67112 Mutterstadt, Tel.: 06234-3020365, E-Mail: info@dscm-ev.de, Internet: www.deutsche-syringomyelie.de/

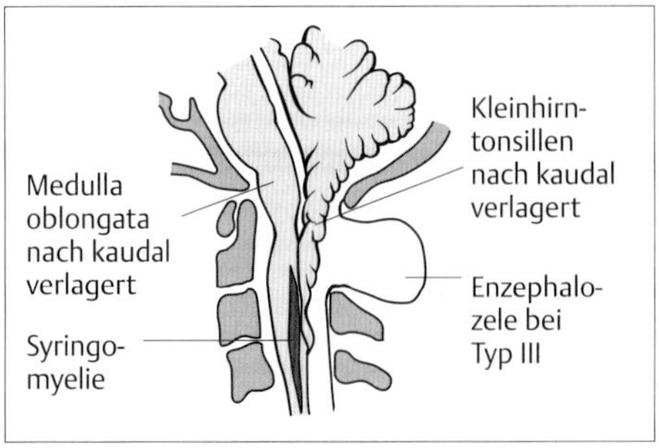

Abb. 4: Arnold-Chiari-Malformation.

Kraniostenosen

Übersicht

Typ/Anteil an Kraniostenosen gesamt	Vorzeitige Verknöcherung von
Dolichozephalie (Langschädel), Skaphozephalie (Kahnschädel) (56 %)	Sagittalnaht
Plagiozephalie (Schiefkopf mit unsymmetrischem Schädel) (13 %)	Koronarnaht unilateral
Akrozephalie (Turm- oder Spitzschädel) (12 %)	Koronarnaht bilateral
Oxyzephalie (Spitzkopf) (15,8 %)	allen Nähten

Klinisches Bild Verschiebung der Schädelproportionen, z. T. später Entwicklungsstörungen, Krampfanfälle, Hirndruckzeichen

2.15.4 Anomalien des kraniozervikalen Überganges

Arnold-Chiari-Malformation (ACM)

→ S. 416

Platybasie

Definition Abplattung der Schädelbasis, Winkel zwischen Clivus und vorderer Schädelgrube > 143 Grad (Abb. 5A); isoliert ohne sicheren Krankheitswert

Atlasassimilation

Definition Verschmelzung des vorderen Atlasbogens mit dem Vorderrand des Foramen magnum (und evtl. des hinteren Bogens mit dem Hinterrand des Foramen magnum (Abb. 5B), dabei evtl. Spina bifida des Atlasbogens), oft asymptomatisch, bisweilen aber Kompression der Medulla oblongata

Basiläre Impression

Definition Einstülpung der Umgebung des Foramen magnum in die hintere Schädelgrube, Verschmälerung des Foramen magnum und Kranialverlagerung des Dens (Abb. 5C), evtl. mit Irritation der Medulla oblongata

Assoziierte Erkrankungen Arnold-Chiari-Malformation (s. o.)

Klinisches Bild

- **Schmerzen** okzipital, zervikal
- Halsmarkläsion, basale Hirnnervenausfälle, seltener Schwindel, Nausea, Diplopie, (nicht dystoner) Tortikollis

Zusatzdiagnostik

- **Röntgen Schädel nativ:** Denshochstand, d. h., die Densspitze überragt
  - *die Chamberlain'sche Linie* (Hinterrand des harten Gaumens – Hinterrand des Foramen magnum) um mehr als 5 mm
  - *die McGregor-Linie:* Hinterrand des harten Gaumens – tiefster Punkt der Okzipitalschuppe um > 7 mm
  - *die Bimastoidlinie* im a-p-Bild
- **Hirnstammdiagnostik:** AEP, ENG, Hirnstammreflexe

Therapie Konservativ (Krankengymnastik, physikalische Maßnahmen, z. B. Halsmanschette); bei Hirnstamm-, Kleinhirnsymptomen und/oder Ausfall kaudaler Hirnnerven: Dekompression durch Resektion des Os occipitale

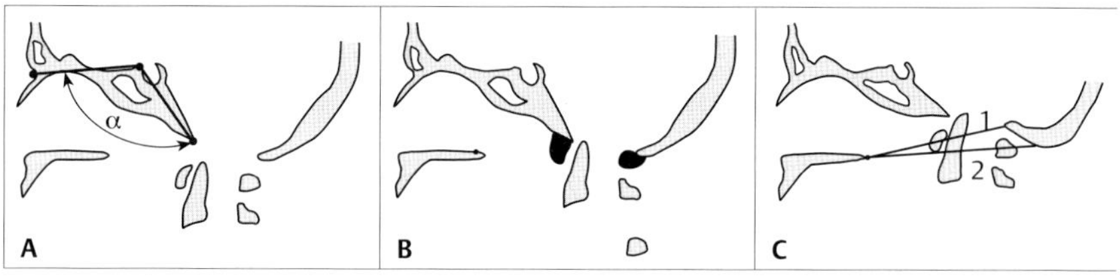

Abb. 5: Übergangsanomalien. **A** Platybasie: der Winkel Nasenwurzel – Tuberculum sellae – Vorderrand des Foramen magnum beträgt mehr als 143°. **B** Atlasassimilation: Einengung des Foramen magnum und Kranialverlagerung des Dens axis. **C** Basiläre Impression: der Dens überragt die Chamberlain'sche Linie (1) um 5 mm bzw. die McGregor-Linie (2) um 7 mm.

Klippel-Feil-Syndrom

Allgemeines
Familiär gehäuft vorkommende embryonale Entwicklungsstörung mit zervikaler Blockwirbelbildung (meist 2–3 Wirbel), evtl. mit zervikaler Spina bifida

Pathogenese
Ausbleiben der segmentalen Differenzierung zervikaler Wirbelkörper in der Embryogenese

Assoziierte Erkrankungen
Spina bifida, Atlasassimilation, Gaumenspalte, Syringomyelie, angeborene Taubheit, Herzfehler u. a.

Klinisches Bild
- **Habitus:** kurzer Hals, niedriger Haaransatz, Schulterhochstand, Schiefhals, Beweglichkeitseinschränkung der HWS
- **neurologisch:** evtl. Spastik, Minderbegabung, gelegentlich radikuläre Parästhesien und Schmerzen der oberen Extremitäten

Zusatzdiagnostik
- **HWS-Röntgen (4 Ebenen)**
- **bei V. a. Myelonkompression:** Wirbelsäulen-MRT, sSEP, transkranielle Magnetstimulation

Therapie
Physikalische Maßnahmen; bei Myelonkompression operative zervikale Dekompression

Selbsthilfegruppe
KFS Betroffene & Angehörige e.V. Gimritz 6, 06108 Halle/Saale, Tel.: 0345/6905563, E-Mail: info@klippel-feil-syndrom.de, Internet: www.klippel-feil-syndrom.de

2.15.5 Perinatal erworbene Störungen

Infantile Zerebralparese

Allgemeines
- prä- > peri- > postnatal erworbene, nicht progrediente Hirnschädigung mit im Vordergrund stehender Bewegungsstörung (Spastik (80 %) > Dyskinesie > Ataxie)
- bei der statischen Enzephalopathie sind aber Variabilität und Veränderungen möglich, beruhend z. B. auf motorischer Entwicklung (Verbesserung bis zum 7. Lebensjahr) und Wachstum (Verschlechterung im pubertären Wachstumsschub)
- je schwerer die motorische Störung, desto häufiger bestehen zusätzlich geistige Behinderung (30–40 %) und Epilepsie (ca. 40 %)

Epidemiologie
Prävalenz 1–2:1000 Geburten (besonderes Risiko für Frühgeborene < 1500 g)

Ätiologie
> 50 % pränatale Ursachen (z. B. intrauteriner Insult, Infektion, Anoxie); maximal 15 % perinatale Ursachen (z. B. Asphyxie unter der Geburt), ferner: Meningitis beim Säugling, selten Kernikterus/Rhesusinkompatibilität

Pathologie
- **periventrikuläre Leukomalazie**, Korrelation zur spastischen Diparese
- **kongenitale Infarkte, porenzephaler Defekt**, Korrelation zu Hemiparesen
- **zentrale Fehlbildungen**, z. B. Schizenzephalie (zerebrale Spaltbildung mit polymikrogyralem Kortex)
- **Stammganglienläsionen** bei Kernikterus

Klinisches Bild
- **Verteilung:** spastische Hemiparese, spastische Tetraparese, armbetont oder beinbetont, symmetrisch oder asymmetrisch
- **Typ:** spastisch, ataktisch, dyskinetisch; Mischformen; hypertone, hypotone Muskulatur, persistierende primäre Reaktionen (z. B. Moro-Reflex); häufig nicht die „klassische" Spastik der Erwachsenenneurologie
- **Schweregrad** (nach WHO):

Grad I	kaum funktionelle Beeinträchtigung
Grad II	freies Gehen
Grad III	kein freies Gehen bis zum Alter von 5 Jahren
Grad IV	keine selbstständige Fortbewegung, schwere Beeinträchtigung der Handfunktionen

Zusatzdiagnostik
- **Sonografie durch die Fontanelle:** Nachweis von periventrikulären Leukomalazie-Herden, von porenzephalen Defekten, Infarkten und Fehlbildungen (z. B. Schizenzephalie)
- **MRT ()**, zusätzlich Nachweis eines Kernikterus

Diagnosestellung
In der Regel nicht ohne Berücksichtigung des klinischen Verlaufs möglich, eine prädiktive „Sicherheit" besteht mitunter nicht vor dem 5. Lebensjahr

Zusatzdiagnostik
Virologie (z. B. CMV), EEG, Stoffwechselscreening; Schädel-MRT; Sehfunktionsprüfung, Hörfunktionsprüfung

Differenzialdiagnose Hydrozephalus, Fehlbildungen der hinteren Schädelgrube (Dandy-Walker-, Arnold-Chiari-Malformationen, zerebelläre Anlagestörungen), degenerative Erkrankungen, spastische Spinalparalyse

Therapie
- **Physiotherapie, Ergotherapie und Logopädie** (mit Zieldefinition), Hilfsmittelversorgung
- **orthopädische Betreuung:** Versorgung mit Orthesen, Kontrolle der Hüftentwicklung, Operation (?)
- **Augen- und HNO-ärztliche Betreuung**
- **gastroenterologische Mitbetreuung:** Schluckstörungen, Refluxerkrankung, Aspiration, Sondenernährung?
- **bei im Vordergrund stehender Spastik:** Botulinum-Toxin A (definiertes funktionelles oder pflegerisches Ziel), intrathekale Baclofen-Gabe, selektive dorsale Rhizotomie

Selbsthilfegruppe Bundesverband für Körper- und Mehrfachbehinderte e.V., Brehmstraße 5–7, 40239 Düsseldorf, Tel.: 0211/64004-0, Fax: 0211/64004-20, E-Mail: info@bvkm.de, Internet: www.bvkm.de

2.16 Störungen der Liquordynamik

O. Stich und H. Kimmig

Normaldruck-Hydrozephalus (NPH)

Ätiologie
- **idiopathischer NPH (iNPH):** Ursache kann nicht eruiert werden; gehäufte Assoziation mit arteriellem Bluthochdruck, zerebrovaskulären Schäden und Diabetes mellitus; Entwicklung chronisch progredient (Monate bis Jahre)
- **sekundärer NPH (sNPH):** Arachnopathie nach spontaner oder traumatischer Subarachnoidalblutung, Meningitis oder postoperativ (z. B. Tumorresektion), Meningeosis neoplastica, Schädelbestrahlung; Entwicklung häufig relativ rasch (Tage bis Wochen)

Epidemiologie Prävalenz 30:100 000, Inzidenz 10:100 000 pro Jahr; M:F ca. 2:1 (eigene Schätzungen); Altersverteilung bei iNPH mit Gipfel im 6.–7. Lebensjahrzehnt (ca. 25 % < 50 Jahre); sNPH weitgehend altersunabhängig

Pathogenese (hypothetisch)
- **Grundlagen:**
  - intrazerebrale Liquorabflusswege frei, extrazerebrale Wege zur Resorption (Hydrocephalus communicans) oder Resorption selbst (Hydrocephalus mal-/aresorptivus) gestört
  - Resorption normalerweise vor allem durch die Pacchioni-Granulationen entlang des Sinus sagittalis superior, bei Druckerhöhung auch vermehrt entlang der Durascheiden der Hirnnerven und spinalen Wurzeln, ferner transependymal
- **erhöhter Widerstand bei Resorption** im Bereich der Arachnoidea → Einstellung eines Gleichgewichts zwischen Liquorproduktion und -resorption auf erhöhtem Niveau
- **pulsatile Druckerhöhungen** (u. a. B-Wellen, Pulsationen des Plexus chorioideus) mit Wirkung auf die Ventrikelwand → Ventrikelerweiterung und transependymaler Übertritt von Liquor ins periventrikuläre Hirngewebe (histopathologisch: Ruptur des Ependyms) → Schädigung von Marklagerfasern
- **verminderte Elastizität des Hirngewebes**
- **häufige Koinzidenz des iNPH** mit Morbus Alzheimer, Morbus Parkinson oder subkortikaler arteriosklerotischer Enzephalopathie

Klinisches Bild
- **Leitsymptome:** Trias aus Gangstörung, Demenz und Blasenstörung (s. u.)
- **Gangstörung** (> 85 %): langsam, kleinschrittig, breitbasig, unsicher, am Boden haftend, Fuß-vor-Fuß-Gehen ist nicht möglich („frontale Gangstörung", „Gangapraxie" bzw. „-dyspraxie")
  - Gang oft deutlich gebessert, wenn sich der Patient abstützen kann
  - im Liegen meist gute Beweglichkeit der Beine
  - im fortgeschrittenen Stadium auch Stehen und Sitzen erschwert → Bettlägrigkeit
- **sonstige motorische Störungen (fakultativ):** Antagonisten-Mitinnervation, Tremor, Muskeltonuserhöhung und erhöhtes Reflexniveau, Einbeziehung auch der oberen Extremitäten → Störungen u. a. des Schreibens
- **Demenz** (60–80 %) (→ S. 21): meist relativ gering ausgeprägt; initial subkortikal-frontale Demenz mit Störungen der Aufmerksamkeit, des Arbeitsgedächtnisses, des psychomotorischen Tempos und der Konzentration, Minderung von Antrieb und Interesse, Rechen- und visuell-räumliche Orientierungsstörungen; in schweren Fällen akinetischer Mutismus
  - *psychiatrische Symptome (fakultativ):* Apathie, Agitiertheit, Halluzinationen, Depressivität, Konfabulationen, delirante Bilder
- **Blasenstörungen** (30–60 %) (→ S. 579): imperativer Harndrang; Inkontinenz meist Spätsymptom, Defäkation nur selten betroffen

- **fakultativ:** Kopfschmerzen, Augenbewegungsstörungen (sakkadierte Blickfolgebewegung, verminderte VOR-Suppression)

Zusatzdiagnostik

- **Bildgebung** (CT, MRT) (👁): Erweiterung der inneren Liquorräume mit Ballonierung der Vorder- und Temporalhörner der Seitenventrikel, offene oder sogar weite basale Zisternen, Aquädukt und IV. Ventrikel frei, suprasylvisch enge kortikale Sulci, periventrikuläre Diapedesezeichen (vor allem um die Vorder- und Hinterhörner; „Polkappen"), Ausdünnung des Corpus callosum
  - zusätzliche vaskuläre Läsionen sprechen nicht gegen das Vorliegen eines iNPH
  - *MRT-gestützte Liquorflussmessungen (Phasenkontrast-MRT):* breiter Überlappungsbereich zwischen NPH-Patienten und Kontrollen, klinische Wertigkeit unklar
- **Probe-Liquorentlastung** (→ S. 711):
  - *Entnahme von 30–50 ml Liquor* mit großlumiger Nadel (z.B. 19 G; in der Regel kein postpunktionelles Liquorunterdrucksyndrom); wenn keine Besserung der Symptome innerhalb von 2–4 Tagen → einmalige Wiederholung der LP; Aussagewert der LP: hoch bei positivem, gering bei negativem Effekt [4360]; Eröffnungsdruck meist normal, laborchemisch evtl. leichte Gesamteiweiß-Erhöhung
    - alternativ: Dauerableitung des Liquors über 3 Tage (150-300 ml/d) über Lumbaldrainage
  - *Ganguntersuchung* vor/nach Entlastung (Schrittweite, Geschwindigkeit), z.B. Tinetti Gait Score (→ S. 817) bzw. Tinetti Balance Score
  - *neuropsychologische Kurztests* vor/nach Entlastung (MMST wenig geeignet):
    - Wortflüssigkeit: Zahl der Nennung von Mädchen- bzw. (bei der 2. Untersuchung) Jungennamen in 2 Minuten
    - serielle Subtraktion: 100 minus 7 bzw. (bei der 2. Untersuchung) 100 minus 8; Zeit bis zum Unterschreiten von 50 (Fehler müssen korrigiert werden)
    - verbales Gedächtnis: Lernen einer Liste von 8 Worten (3-mal Wort für Wort nachsprechen), dann reproduzieren; Zahl der richtig genannten Worte
- **Elektronystagmografie:** sakkadierte Blickfolgebewegung, verminderte VOR-Suppression
- **EEG:** Allgemeinveränderungen unterschiedlichen Grades
- **SPECT und PET:** globale zerebrale Durchblutung unspezifisch vermindert, ebenso zerebraler Sauerstoffverbrauch, zerebrale Glukoseutilisation, zerebrales Blutvolumen
- **kontinuierliche intrakranielle Liquordruckmessung:** keine dauerhafte Erhöhung des intrakraniellen Drucks, oft aber am Oberrand der Norm (10–15 cm H_2O) und > 10 % B-Wellen in der 24-Stunden-Ableitung, heute ohne relevante klinische Rolle in der prä-OP-Abklärung
- **Messung des Liquorabflusswiderstands** bei Flüssigkeitsinfusion in den Liquorraum, heute zumeist unter ventrikulärer Druckmessung zur Prädiktion des Shunt-Ergebnisses

Differenzialdiagnose

- **„Gangapraxie":**
  - *Morbus Alzheimer* (→ S. 310): lange vorausgehende Demenz, in der Bildgebung suprasylvisch eher weite Sulci, evtl. mit Betonung parietal; Untersuchung der liquordiagnostischen Alzheimer-Parameter
  - *Morbus Binswanger* (→ S. 141): anamnestisch oft flüchtige fokale neurologische Defizite; verwaschenes oder dysarthrisches Sprechen, Affektstörungen
  - *Parkinson-Syndrom* (→ S. 337): ähnliche Gangstörung vor allem bei der vaskulären Form mit Betonung der unteren Extremität („lower body parkinsonism")
  - *„senile Gangstörung":* oft durch kardiovaskuläre Faktoren, Medikamente, Nachlassen der Sehkraft, Tiefensensibilitätsstörungen und Angst vor dem Fallen bedingt; darüber hinaus besteht im Alter eine Tendenz zur Gangverlangsamung, Kleinschrittigkeit und reduzierten Haltungsanpassung, ähnlich der beim NPH und den 3 vorgenannten Erkrankungen („gemeinsame Endstrecke")
- **aufgeweitete Ventrikel in der Bildgebung:**
  - *Verschluss-Hydrozephalus (Hydrocephalus occlusus):* Verlegung des Liquorabflusses im Bereich von Foramen Monroi, Aquädukt oder Foramina Luschkae und Magendii (z. B. kongenital, durch Blutungen, Entzündungen mit Verklebungen, kraniozervikale Übergangsanomalien, Tumoren)
    - klinisches Bild: subakut einsetzende Kopfschmerzen, Übelkeit, Nackensteife, Bewusstseinstrübung; vorübergehend evtl. lageabhängig oder fluktuierend (intermittierende Liquorabflussstörungen); Stauungspapille kann bei akuter Entwicklung oder im hohen Lebensalter fehlen
    - Zusatzdiagnostik: CT; CAVE: Lumbalpunktion wegen Einklemmungsgefahr kontraindiziert
    - Therapie: Shunt-Operation

- *kompensierter Stauungs-Hydrozephalus:* frühkindlicher Stauungs-Hydrozephalus mit Gleichgewicht zwischen Liquorproduktion und -resorption auf einem erniedrigten Niveau; evtl. Dekompensation des Gleichgewichts im Erwachsenenalter
  - Zusatzdiagnostik: Röntgen Schädel nativ („Wolkenschädel"), Schädel-MRT (periventrikuläre Hyperintensitäten), Liquordruckmessung
- *Hydrocephalus e vacuo:* Aufweitung der Ventrikel nach Gewebeuntergang, kein erhöhter Hirndruck

Clinical Pathway (DGN) NORMALDRUCK-HYDROZEPHALUS

Therapie

- **wiederholte Lumbalpunktionen** bei lang anhaltender Besserung nach jeder einzelnen Punktion, vor allem bei nicht operablen Patienten regelmäßige klinische Verlaufskontrollen erforderlich
- **Operation** bei nur kurzem beschwerdefreiem Intervall zwischen Entlastungspunktionen: Ventrikulo-peritonealer oder -atrialer Shunt mit *verstellbarem* Mittel- oder Hochdruck-Ventil oder hydrostatischem Ventil; regelmäßige Shunt-Nachsorge-Untersuchungen erforderlich
  - *prognostische Faktoren für den Erfolg der Operation:*
    - günstig: Probe-Lumbalpunktion/-ableitung mit Besserung, im Vordergrund stehende Gangstörung, keine Demenz, enge suprasylvische Sulci im CT, keine kortikale Atrophie, keine Mikroangiopathie, vermehrtes Auftreten von B-Wellen in der Druckmessung
    - ungünstig: im Vordergrund stehende Demenz, keine Gangstörung, Erweiterung der suprasylvischen Sulci im CT (kortikale Atrophie), Anamnesedauer > 2–3 Jahre
  - *Behandlungsergebnisse:* seit 1970 Verbesserung der Ergebnisse durch verbesserte präoperative Diagnostik, v.a. beim iNPH (40–50 % auf 70-90 % Erfolgsrate), bis zu 83 % Gangverbesserung nach 6 Monaten, subjektive Verbesserung in bis 96 %, jüngere Patienten (< 75 Jahre) profitieren häufiger als ältere, Effekt der Shunt-Versorung auch noch nach fünf Jahren nachweisbar [1950], auch Patienten mit Koinzidenz von iNPH und zerebraler Mikroangiopathie können von Shunt-Versorgung profitieren [4113]
  - *Komplikationen* (5–30 % der Patienten): Shunt-Infektionen (evtl. Antibiotika-Prophylaxe), Shunt-Dysfunktion, 11 % subdurale Hygrome bzw. Hämatome (vor allem bei älteren Menschen, durch relative Shunt-Überfunktion), bei 8 % Shunt-Revision im 1. Jahr erforderlich [2495]
  - *postoperativer Verlauf:*
    - Gangstörung, imperativer Harndrang und Antriebsminderung sprechen am besten an
    - Abnahme der Ventrikelweite nur bei ca. 50 % der operierten Patienten
    - periventrikuläre Dichteminderungen können abnehmen

Idiopathische und sekundäre intrakranielle Hypertension (Pseudotumor cerebri, PTC)

Allgemeines Erhöhter intrakranieller Druck ohne Zeichen einer intrakraniellen Raumforderung; keine nosologische Einheit (gemeinsame pathogenetische Endstrecke verschiedener Erkrankungen z.T. heterogener bzw. unbekannter Ätiologie)

Epidemiologie Inzidenz 1-3:100 000 (bei übergewichtigen Frauen im gebärfähigen Alter 20:100 000); F:M = 8:1

Ätiologie/ Klassifikation [942]

- **Idiopathische intrakranielle Hypertension (IIH)**
  - *gesicherte Faktoren:* Übergewicht, rasche Gewichtszunahme
  - *ungesicherte Faktoren:*
    - endokrinologische Störungen: Nebenniere (Morbus Addison, Morbus Cushing, Hyperaldosteronismus), Schilddrüse (Hypothyreose), Hypophyse (Hypophysenadenom, Akromegalie), Nebenschilddrüse (Hypoparathyreoidismus), polyzystisches Ovariensyndrom
    - hämatologische Störungen: Anämie (Eisenmangel, perniziöse Anämie, Polycythaemia vera)
    - metabolische Störungen: Enzymdefekte (Galaktosämie, Anti-Chymotripsin-Mangel), Mukoviszidose, Hyper-/Hypovitaminosen (Vitamin A, D)
- **Sekundäre intrakranielle Hypertension (SIH)**, Ursachen: Liquorüberproduktion (Plexuspapillom), Liquorzirkulationsstörung (kraniozervikale Übergangsanomalie, spinaler Tumor), Liquorresorptionsstörung bei Sinusobstruktion (Sinusthrombose, durale AV-Fistel, Tumor, Metastase) oder venöser Druckerhöhung (Rechtsherzversagen, chronische Atemwegserkrankung), obstruktives Schlafapnoe-Syndrom, pathologische Liquorzusammensetzung (Guillain-Barré-Syndrom, Morbus Behçet, Lupus erythematodes, spinale Tumoren); Medikamente: Antibiotika (Tetrazykline, Nalidixinsäure, Chinolone, Nitrofurantoin, Sulfamethoxazol), Psychopharmaka (Chlorpromazin, Fluoridazin, Lithium); orale Kontrazeptiva, Phenytoin, Indometazin, Retinoide, α-Interferone, Amiodaron, Tamoxifen, Danazol, Ciclosporin, Cimetidin, Kortikosteroide

Klinisches Bild

- **Leitsymptome:** Kopfschmerz, Stauungspapille und fluktuierende Sehstörung

- **Kopfschmerz** (75–100 %): meist pulsierend, frontal oder okzipital-nuchal betont, häufig einseitiger Beginn, manchmal retrobulbärer Schmerz oder Augenbewegungsschmerz; meist Besserung nach Lumbalpunktion
- **meist beidseitige Stauungspapille** (90-100 %)
- **visuelle Symptome:**
  - *Visusverschlechterung* (50 %), progredient durch Vergrößerung des blinden Flecks, Einengung des monokulären Gesichtsfelds
  - gelegentlich episodisches Verschwommensehen, mono- oder binokulär von ca. 1 Minute Dauer („transiente Obskuration"), auch kurze Photopsien oder/und Doppelbilder (30 %)
- **akzessorische Beschwerden:** Übelkeit und Erbrechen, Tinnitus, Nackensteife, Hirnnerven-Ausfälle (ein- oder beidseitige Abduzensparese)

Zusatzdiagnostik

- **Fundoskopie mit Fotodokumentation/Perimetrie/Visus:** meist beidseitige Stauungspapille, vergrößerter blinder Fleck oder Gesichtsfeldeinschränkungen
  - Papillenprominenz und Optikusscheidenphänomen können mit Ultraschall (B-Bild) dargestellt werden
  - Optische Kohärenztomografie (OCT): eingeschränkte Sensitivität bei beginnender Papillenatrophie
- **Sonografie der Optikusscheide:** Durchmesserzunahme des proximalen N. opticus von > 5,8 mm Dicke zeigt akuten oder chronischen Hirndruck (> 20 mmHg) an (Sensitivität 90-95 %, Spezifität 80-100 %) (👁) [1604]
- **MRT und MR-Venografie:** Ausschluss einer intrakraniellen Raumforderung, normal weites oder sogar enges Ventrikelsystem, „empty sella"-Phänomen, erweiterter perineuraler Liquorsaum des N. opticus, Darstellung einer venösen Abflussstörung (Sinusthrombose/-obstruktion [77], → S. 91); bei V.a. auf eine ursächliche AV-Fistel ggf. konventionelle Angiografie
- **lumbale Liquordruckmessung** (Seitenlage): 20–25 cm H_2O = grenzwertig, > 25 cm H_2O = sicher pathologisch, unauffälliger laborchemischer und zellulärer Liquorbefund
  - *Beachte:* eine postpunktionelle Einklemmung ist bei IIH trotz erhöhten Drucks sehr selten
- ggf. Abklärung spezifischer Ursachen (siehe Ätiologie/Klassifikation)

Clinical Pathway (DGN) Idiopathische intrakranielle Hypertension

Therapie

- **Liquordrucksenkung** durch regelmäßige Entlastungspunktionen; medikamentös (off-label); interne Liquorableitung (lumbo-peritoneal mit Schwerkraft-Ventil, ventrikulo-peritoneal), Optikusscheidenfensterung; optionale Stent-gestützte Angioplastie, *essenziell ist eine konsequente Gewichtsreduktion*, ggf. Adipositas-Chirurgie
- **Stufentherapie** (nach Leitlinie DGN [4572]):

Stufe	Befunde	Maßnahmen
Stufe 1	leichte Stauungspapille	konsequente Gewichtsreduktion – Acetazolamid (2 × 250 bis 2 × 1000 mg/d), – ggf. zusätzlich Furosemid 20–80 mg/d – alternativ: Topiramat (25–200 mg/d)
Stufe 2	mäßige Stauungspapille und/oder leichte Visusminderung ohne rasche Progredienz	wie Stufe 1, zusätzlich: – wiederholte Liquorentlastungspunktionen
Stufe 3	schwere Stauungspapille und/oder rasch progrediente Visusminderung und Gesichtsfelddefekt	wie Stufe 1 und 2, zusätzliche Optionen: – bei drohendem Visusverlust: 4 × 8 mg Dexamethason – Shunt-Versorgung – Optikusscheidenfensterung – ggf. Stent-gestützte Angioplastie*

* Stent-gestützte Angioplastie: bei Vorliegen einer Sinusobstruktion UND Druckgradient proximal zur Stenose [77]

Follow-up

- neurologische und ophthalmologische Verlaufskontrollen initial alle 2-4 Wochen, bei stabiler Symptomatik alle 3-6 Monate
- bei hohem Liquordruck und ophthalmologischen Symptomen individuell engmaschigere Kontrollen (z.B. 2-tägig)

Idiopathisches Liquorunterdrucksyndrom

Synonyma

spontane intrakranielle Hypotension (SIH), Aliquorrhö (Schaltenbrand 1938)

Pathogenese

Häufig ungeklärt; diskutierte Mechanismen:

- **Liquorverlust** durch okkulte, häufig thorakal oder cervikothorakal lokalisierte Duradefekte, z.B. im Bereich von Wurzeltaschen, nach leichten Traumen oder Valsalva-Manöver (z.B. Husten), Prädisposition Marfan-Syndrom, (meist traumatische) Liquorfistel
- Hypothese einer reduzierten Liquorproduktion/erhöhten -resorption nicht belegt

Klinisches Bild

- **Kopfschmerzen in aufrechter Position** (wie postpunktioneller Kopfschmerz; selten paradoxer Kopfschmerz im Liegen, Dauerkopfschmerz), teils vorausgehende interskapuläre oder zervikale Schmerzen, leichter Meningismus, Übelkeit, Erbrechen, unsystematischer Schwindel
- **selten:** Hirnnervenausfälle (N. abducens), Tinnitus und Innenohr-Tieftonschwerhörigkeit (möglicherweise durch Änderung des intralabyrinthären Drucks)
- Erstmanifestation durch chronisches subdurales Hygrom oder -Hämatom möglich (SDH wurde gefunden bei 17/40 SIH-Patienten [2266][SQ III], SIH bei 3/141 Patienten mit SDH [3578][SQ III])

Zusatzdiagnostik

- **Liquoruntersuchung:**
  - *Liquordruck* ≤ 6 cm H_2O im Liegen (scheinbare „punctio sicca") oder < 60 cm H_2O im Sitzen, selten normaler Liquoreröffnungsdruck
  - ggf. leichte (lymphozytäre) Pleozytose (durch meningeale Irritation), Proteinerhöhung (reaktiv oder durch reduzierten lumbalen Liquorfluss), normaler Glukose-Quotient
  - *Zytologie:* differenzialdiagnostische Abgrenzung zur Meningeosis neoplastica
- **MRT** (👁, 👁): in 80 % diffuse Verdickung der Meningen mit Kontrastmittelaufnahme durch Hyperämie; Reduktion der Ventrikelgröße (bzw. Ventrikelkollaps); Hygrome; kaudale Hirnstammverlagerung wie bei Chiari-I-Malformation, scheinbare Hypophysen-Vergrößerung, spinal erweiterte Venenplexus
- **KM-gestützte Dünnschicht-CT- oder MRT-Myelografie** (Darstellung des Liquorlecks)
- evtl. Radioisotopen-Zisternografie mit intrathekalem Indium 111 zum Nachweis von Duradefekten

Differenzialdiagnose

- **des klinischen Bildes:** postpunktioneller Kopfschmerz
- **des MRT-Befundes:** Meningeosis neoplastica (→ S. 282), meningeale Reaktion nach Liquorpunktion, Operation, Trauma, ältere Subarachnoidalblutung (→ S. 103); chronische Entzündung (Tuberkulose (→ S. 189), Lues (→ S. 197), Sarkoidose (→ S. 255), Wegener-Granulomatose (→ S. 155), idiopathische hypertrophe Pachymeningitis)

Therapie [968],[3986]

- **medikamentös:** Koffein 3-4 × 200–300 mg/d; Theophyllin 3 × 280–350 mg/d; Gabapentin 3 × 300 mg/d
- **epiduraler „blood patch":** Injektion von 10–30 ml Eigenblut nach der loss-of-resistance-Technik, auch ohne Lokalisation des Duralecks wirksam, da multisegmentale Verteilung
  - *bei Kontraindikation gegen Eigenblut:* ggf. patch mit 0,9 % NaCl oder Dextran
  - *bei Lokalisation des Lecks:* epidurale Injektion von Fibrinkleber (CT-gesteuert) oder chirurgischer Verschluss (Naht, Clip)
- Bettruhe, Mineralo-/Glukokortikoide oder Flüssigkeitszufuhr ohne sicheren Effekt

Verlauf

Meist monophasisch; komplette Remission innerhalb von Wochen bis Monaten

Komplikationen

Chronifizierte (lageunabhängige) Kopfschmerzen, Hygrome, Subduralhämatome (durch Abriss von Brückenvenen), selten Sinusvenenthrombose

2.17 Metabolische Erkrankungen

2.17.1 Mitochondriale Erkrankungen

F. Amtage und M. Kottlors*

Allgemeines

Definition

Zu den mitochondrialen Erkrankungen im eigentlichen Sinne werden nur die Erkrankungen gezählt, die einen Defekt in der oxidativen Phosphorylierung aufweisen

Epidemiologie

Prävalenz 9,2:100 000 [3552], klinische Manifestation in jedem Lebensalter möglich, am häufigsten innerhalb der ersten 2 Lebensdekaden

Genetik [875]

- **maternaler Erbgang:**
  - Mütter vererben ihre Mitochondrien und damit ihre mitochondriale (mtDNA) Mutation (Punktmutationen) an ihre Kinder, nur Töchter vererben die Mutation weiter, sehr selten Vererbung auch durch den Vater
- **sporadisches Auftreten:** singuläre mtDNA-Deletionen treten fast immer sporadisch auf, werden jedoch von klinisch betroffenen Müttern in 4 % auf die Nachkommen vererbt [715]
- **autosomal-dominanter und -rezessiver Erbgang:**
  - kernkodierte Mutationen im Adenin-Nukleotid-Translokator 1- (ANT1-), C10orf2/PEO1 (Twinkle-) und Polymerase-Gamma-Gen bzw. Untereinheiten (POLG1, POLG2) führen zu multiplen Deletionen oder Depletion der mtDNA
  - andere nukleäre DNA-Defekte beeinträchtigen die Komplexe I-IV der Atmungskette, die Coenzym Q10-Biosynthese, die mitochondriale Translation, den mitochondrialen Import und die Synthese der mitochondrialen Lipidmembranen

Pathophysiologie

- **Störung der mitochondrialen Energiegewinnung** durch Punktmutationen/Deletionen in der mitochondrialen DNA oder Depletion der mtDNA Moleküle → Symptome vor allem in Organen mit hoher Stoffwechselaktivität (Skelettmuskel, Myokard, ZNS, visuelles System, Innenohr, Pankreas, Niere und Leber)
- **hohe Variabilität der phänotypischen Expression** wegen der zufälligen Verteilung (replikative Segregation) von Mitochondrien mit mutierter mtDNA und normaler mtDNA auf verschiedene Zellen/ Gewebe (Heteroplasmie)
  - *Organmanifestation* wird bestimmt vom
    - Energieumsatz des jeweiligen Gewebes
    - Prozentanteil mutierter mtDNA im jeweiligen Organ
- **medikamentös induzierte mitochondriale Myopathie** durch antivirale Therapie (Zidovudin: Depletion der Mitochondrien-DNA)

Klinische Syndrome

- **klinische Symptomkombinationen, die an eine Mitochondriopathie denken lassen:** proximale Muskelschwäche mit belastungsabhängiger Komponente, Ptose und externe Ophthalmoplegie (in der Regel ohne Doppelbilder!), Polyneuropathie, psychomotorische Retardierung/Demenz, Krampfanfälle (+/– Myoklonus), Innenohrschwerhörigkeit, Migräne, Ataxie, Retinadegeneration, Diabetes mellitus, Kardiomyopathie
  - wegen des breiten Spektrums von Symptomen, die bei Mitochondriopathien vorkommen können, sollte die Verdachtsschwelle bei hinweisenden Symptomen niedrig sein
- **abgrenzbare klinische Syndrome mit Mutationen der mtDNA:**
  - Myoklonus-Epilepsie und ragged red fibres (MERRF)
  - Mitochondriale Myopathie und Enzephalopathie, Laktatazidose und stroke-like episodes (MELAS)
  - Neurogene Ataxie und Retinopathia pigmentosa (NARP)
  - Leber'sche Optikusatrophie (Leber hereditary optic neuropathy, LHON)
  - Maternal vererbtes (inherited) Leigh Syndrom (MILS)
  - Mitochondriale chronisch progressive externe Ophthalmoplegie (mtCPEO)
  - Multiple symmetrische Lipomatose (MSL)
  - Mitochondrialer Diabetes und Taubheit (MIDD)
  - Pearson-Syndrom (PS): Panzytopenie, Ataxie, Tremor, Muskelhypotonie
  - Mitochondriale Myopathie (MM)
  - Kearns-Sayre-Syndrom (KSS)
- **abgrenzbare klinische Syndrome mit Mutationen der nukleären DNA:**
  - *autosomal-dominant:*
    - Chronisch progressive externe Ophthalmoplegie (CPEO)
    - Leigh-Syndrom (LS)
    - Autosomal-dominante Optikusatrophie und Taubheit (ADOAD)
    - Pontozerebelläre Hypoplasie (PCH)

- ▸ Myoklonus-Epilepsie und ragged red fibres (MERRF)
- ▸ Optikusatrophie, Polyneuropathie, auditorische Neuropathie (OPA)
- *autosomal-rezessiv:*
  - ▸ Chronisch progressive externe Ophthalmoplegie (CPEO)
  - ▸ Leigh-Syndrom (LS)
  - ▸ Mitochondriale neuro-gastro-intestinale Enzephalomyopathie (MNGIE)
  - ▸ Mitochondriales, rezessives Ataxie-Syndrom (MIRAS)
  - ▸ Juvenile spinozerebelläre Ataxie und Epilepsie (SCAE)
  - ▸ Alpers-Syndrom (Enzephalopathie mit psychomotorischer Regression, Epilepsie, Leberversagen)
  - ▸ Infantile spinozerebelläre Ataxie (IOSCA)
  - ▸ Sensible ataktische Neuropathie, Dysarthrie und Ophthalmoparese (SANDO)
  - ▸ Diabetes insipidus, Diabetes mellitus, Optikusatrophie, Taubheit (DIDMOAD)
  - ▸ Leukenzephalopathie mit bilateral striataler Beteiligung und Laktatazidose (LBSL)
- *X-chromosomal:*
  - ▸ Taubheit-Dystonie-Syndrom (DDS)
- *Vererbungsmodus nicht bekannt:*
  - ▸ Coenzym Q10-Defizienz (heterogen)
  - ▸ Dilatative Kardiomyopathie mit Ataxie (DCMA)
  - ▸ Myoklonus-Epilepsie, Myopathie und sensible Ataxie (MEMSA)

- eine signifikante Anzahl von Patienten mit einer Störung der mitochondrialen Atmungskette (vor allem Patienten mit Enzephalopathien) lassen sich diesen Syndromen nicht zuordnen; auch sind Überlappungen zwischen diesen klinisch-labortechnisch definierten Syndromen häufig
- **Phänotypen einer POLG-Mutation** variieren stark: CPEO mit/ohne Parkinsonismus, Alpers-Syndrom, SANDO, MIRAS, MEMSA, SCAE; MERRF- und MELAS- ähnliche Krankheitsbilder [2725]

Zusatzdiagnostik

- **Labor:**
  - *Serum (ungestaute Blutentnahme):* Ruhe-Laktat (erhöht bei < 50 %), Lactat/Pyruvat-Koeffizient erhöht, Ketonkörper, CK (moderat erhöht),
  - *endokrinologische Untersuchungen:* Diabetes mellitus, Schilddrüse
  - *Liquor:* Laktaterhöhung, evtl. Proteinerhöhung
- **Schädel-CT:** hypodense Läsionen (kortikal, Basalganglien) und Verkalkungen, vor allem in den Basalganglien; evtl. kortikale/zerebelläre Atrophie
- **MRT:** unspezifische Hyperintensitäten in T2-gewichteten Bildern, vor allem in den Basalganglien und kortikal, globale Hirnatrophie
- **Herz-Echo:** Kardiomyopathie?
- **Elektrophysiologie:**
  - *EEG mit Fotostimulation:* Allgemeinveränderung (Grundrhythmus-Verlangsamung), fokale langsame Wellen oder Spitzenpotenziale
  - *EMG:* normal oder diskrete myopathische Zeichen, selten neurogene Veränderungen; normales EMG trotz signifikanter Muskelschwäche spricht für metabolische (z. B. mitochondriale) Myopathie
  - *Elektroneurografie:* vorwiegend axonale, distale Polyneuropathie
  - *EKG und Langzeit-EKG:* Rhythmusstörungen, Herzschrittmacher-Indikation
- **Belastungstests:**
  - *Fahrradergometrie:* erhöhtes Laktat und erhöhter Laktat/Pyruvat-Quotient im venösen (oder besser arteriellen) Blut
  - *Fasten:* erhöhtes Laktat im venösen Blut
- **Muskelbiopsie:**
  - *lichtmikroskopisch:* Gomori-Trichrom-Färbung: „ragged-red-fibres" in > 4 % der Muskelfasern, bei ca. 30 % der Patienten nicht nachweisbar
  - *histochemisch:*
    - ▸ Cytochrom-C-Oxidase (COX): Mosaik COX-positiver und -negativer Fasern oder allgemeine Abnahme der COX-Aktivität; höhere Sensitivität als Gomori-Trichrom-Färbung
    - ▸ Succinatdehydrogenase (SDH): Nachweis subsarkolemmaler Mitochondrienakkumulationen; allgemeine Abnahme der SDH-Aktivität bei Komplex-II-Defekt
  - *elektronenmikroskopisch:* abnorme Mitochondrien-Morphologie, u. a. mit parakristallinen Einschlüssen in Mitochondrien

- *biochemisch:* Enzymaktivitätsbestimmung; reduzierte Aktivitäten der Atmungskettenkomplexe I, III und/oder IV; Bestimmung von Coenzym-Q10
- **ophthalmologischer Status:** Retinopathia pigmentosa, Optikusatrophie
- **HNO-Befund:** Innenohrschwerhörigkeit
- **molekulargenetische Untersuchungen**:
  - *mtDNA:* Nachweis von Deletionen (z.B. Kearns-Sayre-Syndrom) oder Punktmutationen (z.B. mtDNA Punktmutation 8993, 8344, 3243) aus Muskelgewebe; Deletionsnachweis kann primär aus EDTA-Blut (wegen Heteroplasmie deutlich weniger sensitiv), Mundschleimhautabstrichen oder auch Urin versucht werden; bei negativem Befund ggf. erweitertes Mutationsscreening (z.B. Sequenzierung der mtDNA-tRNA-Gene, Sequenzierung des gesamten mitochondrialen Genoms)
  - *Genanalyse der POLG* / nukleärer Mutationen können aus EDTA-Blut erfolgen
  - *Patienten mit einem Mosaik-Muster (SDH/COX)* in der Muskelbiopsie sollten eine mtDNA-Sequenzierung erhalten
- **pränatale Diagnostik:**
  - *bei mtDNA-Mutationen nicht möglich* (evtl. bei mtDNA-Mutation an Position 8993 und 3243 in spezialisierten Zentren [481])
  - *bei nukleären Mutationen* möglich

Clinical Pathway (DGN)

MITOCHONDRIALE ERKRANKUNGEN

Therapie (Leitlinie DGN [2159])

- **allgemein:** leichtes (aerobes) körperliches Ausdauertraining [4034],[1905], engmaschige Kontrolle bei Narkosen (Gefahr der Laktatazidose), kardiale Kontrolle, endokrinologische Therapie (Diabetes, Schilddrüse), ophthalmologische Therapie (Oberlidsuspensions-OP, Katarakt-OP), Hörgeräte (Innenohrschwerhörigkeit)
  - *Verschlechterung der Symptomatik bei Fieber* (bevorzugt Gabe von Paracetamol, Ibuprofen)
  - *Vermeidung von Medikamenten, die die Symptomatik verschlechtern können:* Barbiturate, Aminoglykoside, Chloramphenicol, Tetrazykline, Oxazolidinone, Ringer-Laktat-Lösung, Valproat, Phenytoin, Fibrate, Statine, Biguanide, Amiodaron, Neuroleptika
- **Pharmakotherapie:** Wirksamkeit bei mitochondrialen Erkrankungen unzureichend belegt [714],[1190]
  - *Coenzym Q* (Ubichinon®) 15 mg/d, steigern auf 300 mg/d in 4 Wochen
  - *Succinat bei Komplex I-Defizienz:* bis 6 g/d
  - *Vitamin B_2* (Riboflavin®): 10–100 mg/d (vor allem mt-tRNALeu Mutation T3250C)
  - *Ibendenon:* Coenzym Q10 Analogon; 900–2250 mg/d
  - *Levocarnitin* (Biocarn®, L-Carn®) 2–4 g/d bei Carnitinmangel
  - *bei schwerer Lakatazidose* im Einzellfall Bicarbonat, Dialyse, Dichloracetat
  - *schlaganfallähnliche Episoden bei MELAS:* Versuch mit L-Arginin [2131]
  - Kreatinmonohydrat ohne sicheren Effekt, bei CPEO kein Effekt [2111],[2160]
  - evtl. Versuch mit Thiamin (Vitamin B_1, 100–500 mg/d), Vitamin E (200–400 I.E./d), Nicotinamid (50–75 mg/kg/d), α-Liponsäure (200–600 mg/d), Folsäure
- **bei Krampfanfällen:** Lamotrigin, Topiramat, Levetiracetam, Gabapentin, Zonisamid, Vigabatrin
  - kontraindizidert: Valproat
  - vermeiden: Phenytoin, Carbamazepin, Oxcarbazepin
- **bei Parkinson-Syndrom:** L-Dopa/Carbidopa
- **kardiale Rhythmusstörungen:** Schrittmacherimplantation

Prognose

- **progredienter Verlauf**, bestimmt durch Prozentanteil der mutierten mtDNA/Wildtyp-mtDNA
- **Todesursachen:**
  - *Kardiomyopathie* → Herzinsuffizienz, Reizleitungsstörungen
  - *Myopathie* → Ateminsuffizienz, Sekundärerkrankungen
  - *zentrale Atemstörung* → respiratorische Insuffizienz

Chronisch progressive externe Ophthalmoplegie (CPEO) [3116]

Genetik

Bei 70 % der Patienten mit CPEO singuläre Deletion der mtDNA, selten maternaler, autosomal-dominanter oder -rezessiver Erbgang [925]

Klinisches Bild

- Erkrankungsbeginn typischerweise < 20. oder > 50. Lebensjahr; juvenile Erkrankung oft mit Kleinwuchs assoziiert; bilaterale (evtl. auch asymmetrische oder unilaterale) Ptose, Einschränkung der Augenbewegungen in alle Blickrichtungen (am häufigsten beim

Blick nach oben), oft ohne Doppelbilder; häufig diskonjugierter Blick; Symptombeginn allmählich, langsam progressiver oder stationärer Verlauf

- fakultative Symptome mit Kontinuum zum Kearns-Sayre-Syndrom: ZNS-Symptome (Ataxie, Demenz, Tremor, Parkinson-Syndrom, Taubheit), proximale Myopathie mit Dysphagie, Polyneuropathie, kardiale Reizleitungsstörungen, Kardiomyopathien, Pigmentretinopathie, Optikusatrophie, Innenohrschwerhörigkeit (CPEO plus)
- Sonderform: Sensible ataktische Neuropathie, Dysarthrie und Ophthalmoparese (SANDO) (POLG-Mutation>>Twinkle-Mutation), selten zusätzlich auch Dysphagie oder Myopathie

Zusatzdiagnostik

- **Muskelbiopsie:** Gomori-Trichrom-Färbung und Cytochrom-C-Oxidase
- **molekulargenetische Untersuchung** an Muskelgewebe: singuläre Deletionen der mtDNA, selten Duplikationen; seltener Punktmutationen (mtDNA A3243G)
  - *bei maternalem oder sporadischem Erbgang:* mtDNA-tRNA-Gene
  - *bei Nachweis multipler Deletionen oder autosomal-dominantem Erbgang:* nukleäre Gene POLG1, C10orf2/PEO1 (Twinkle), RRM2B, SLC25A4 (ANT1), OPA1, POLG2 [2450]; *autosomal-rezessiv:* POLG1

Diagnosestellung Klinisches Bild, Histologie, evtl. Nachweis von Deletionen und typischen Punktmutationen (besonders mtDNA-Punktmutation A3243G)

Differenzialdiagnose Kearns-Sayre-Syndrom (s. u.): zusätzlich Retinopathie und erhöhtes Liquoreiweiß

Therapie → S. 426

Kearns-Sayre-Syndrom (KSS) [1745],[2774]

Genetik In der Regel singuläre mtDNA Deletionen (biochemisch vor allem Komplex I und IV betroffen)

Diagnostische Kriterien

- **obligat:** Krankheitsbeginn in Kindheit/Jugend (<20 Jahre), Retinopathia pigmentosa und externe Ophthalmoplegie mit Ptosis
- **zusätzlich** sollte ein erhöhtes Liquoreiweiß von mindestens 1 g/l, kardiale Reizleitungsstörungen oder eine zerebelläre Ataxie vorliegen
- **fakultativ:** Kleinwuchs, proximale Myopathie, endokrinologische Störungen, Schwerhörigkeit, axonale Polyneuropathie und kognitive Störungen

Zusatzdiagnostik

- **Labor:** Laktat- und Eiweißerhöhung (>1 g/l) im Liquor, zerebraler Folsäuremangel (5-Methyltetrahydrofolat-Defizienz im Liquor)
- **Muskelbiopsie:** Gomori-Trichrom-Färbung und Cytochrom-C-Oxidase
- **molekulargenetische Untersuchung** von Muskel (Suche nach mtDNA-Deletion); bei multiplen Deletionen: nukleäre Gene POLG1, RRM2B, evtl. PEO1 (Twinkle), OPA1, SLC25A4 (ANT1), POLG2
- **MRT** bei ZNS-Beteiligung: zerebelläre/globale Hirnatrophie, Marklagerhyperintensitäten
- **Elektrophysiologie** zum Nachweis einer subklinischen ZNS-Beteiligung: somatosensibel evozierte Potenziale, akustisch evozierte Hirnstammpotenziale, transkranielle Magnetstimulation

Diagnosestellung Klinisches Bild und entweder pathologische Laktatwerte oder pathologische Muskelbiopsie oder Nachweis einer mtDNA-Deletion („common deletion")

Therapie → S. 426; bei zerebralem Folsäuremangel im Liquor Therapie mit Folinsäure (passiert die Blut-Hirn-Schranke)

MERRF-Syndrom (Myoklonus-Epilepsie mit ragged red fibres) [353],[1276]

Genetik

- Maternal vererbt oder sporadisch; oft (70–80 %) Punktmutation an mtDNA 8344 (A → G im Lysin-tRNA-Gen) [1577], nicht alle Punktmutationen an mtDNA A8344G führen zum MERRF-Phänotyp

Klinisches Bild

- **typische Symptome**
  - *Erkrankungsbeginn* in jedem Alter (5–75 Jahre, bevorzugt 2. und 3. Dekade)
  - *Myoklonus* (→ S. 383): oft induziert durch Aktion, Geräusche, visuelle Reize
  - *Ataxie:* Gang-, Stand- und Extremitätenataxie
  - *Krampfanfälle:* verschiedene Typen (fokale, photosensitive GM, Sturzanfälle)

- **fakultative Symptome:** Innenohrschwerhörigkeit, Optikusatrophie, Demenz, Kopfschmerzen, mitochondriale Myopathie (mild, proximal), Fußdeformitäten, periphere Neuropathie, zervikale Lipome, Kardiomyopathie (1/3 der Patienten)
- Retinopathia pigmentosa fehlt bei allen bislang bekannten Patienten mit Punktmutation an mtDNA 8344

Zusatzdiagnostik

- **Muskelbiopsie:** Gomori-Trichrom-Färbung und Cytochrom C-Oxidase, ragged red fibers
- **molekulargenetische Untersuchung** am Muskel speziell mit Suche nach mtDNA Punktmutation an Position A8344G (seltener T8356C, G8363A, G8361A) und weiteren mt-tRNA-Genen; gelegentlich Mischbild aus MERRF und MELAS mit Nachweis der mtDNA Punktmutation an Position A3243G, selten auch autosomal rezessive POLG1-Mutationen [4238]
- **Labor:** fakultativ Serum- und Liquor-Laktat erhöht
- **MRT** bei ZNS-Beteiligung: Atrophie von Kleinhirn, Kleinhirnstielen, Pons [1832]
- **EEG:** Allgemeinveränderung, im Verlauf weitere Verlangsamung der Grundaktivität, generalisierte 2–5/s Spike-Wave-Komplexe im Anfall, fokale spikes, epileptiforme Muster vor allem okzipital)
- **somatosensibel evozierte Potenziale:** Riesen-SEPs
- **EKG/TTE:** bei V.a. Kardiomyopathie

Diagnosestellung

Klinisches Bild und entweder pathologische Muskelbiopsie oder Nachweis einer Mutation

Therapie

- Allgemeines: → S. 426; v.a. Coenzym Q10
- bei Myoklonien Clonazepam (Rivotril®); antiepileptische Therapie mit Levetiracetam, Topiramat, Zonisamid

MELAS-Syndrom (Myopathie, Enzephalopathie, Laktatazidose und „stroke-like episodes") [3077]

Genetik/Biochemie

- in der Regel (80 %) Punktmutation an mtDNA 3243 (A → G im Leucin-tRNA-Gen), aber nicht alle Punktmutationen an mtDNA 3243 führen zum MELAS-Phänotyp; seltener Punktmutation mtDNA T3271C
- biochemisch niedrige Aktivität von Komplex I und IV; wahrscheinlich Ausdruck einer allgemeinen Depression der Translation/Transkription von mtDNA

Klinisches Bild

- **typische Symptome:**
  - *bei Kindern:* normale frühkindliche Entwicklung, episodisches Erbrechen, fokale/sekundär generalisierte Krampfanfälle und wiederkehrende akute neurologische Defizite, migräneartige Kopfschmerzen, Myopathie
  - *bei Erwachsenen:* schlaganfallähnliche Episoden vor dem 40. Lebensjahr und episodisches Erbrechen infolge einer Laktatazidose, Myopathie, Enzephalopathie mit Demenz und zerebralen Anfällen
- **fakultative Symptome:** Retinopathia pigmentosa, Kleinwuchs, Innenohrschwerhörigkeit, Hemiparese, Hemianopsie, Kopfschmerzen, endokrine Symptome, Ataxie, Diabetes mellitus, Kardiomyopathie
- **typischerweise fehlen:** progressive externe Ophthalmoplegie, Optikusatrophie, Myoklonien, periphere Neuropathie

Zusatzdiagnostik

- **Labor:** Laktat in Serum und Liquor erhöht, aber nicht bei allen Patienten; normale Werte schließen MELAS nicht aus
- **Muskelbiopsie:** Gomori-Trichrom-Färbung und Cytochrom-C-Oxidase; starke Anfärbung der Succinatdehydrogenase in der Wand kleiner Blutgefäße
- **molekulargenetische Untersuchung** an Muskel v.a. auf die mtDNA-Punktmutation an Position 3243 und 3271 und weiteren mt-tRNA-Genen, *MT-ND1-6*; nukleäre Mutationen im POLG1-Gen [926]
- **MRT:** hyperintense Läsionen kortikal parieto-okzipital und im subkortikalen Marklager ohne Beziehung zu Gefäßversorgungsgebieten, isoliert oder in Kombination mit Verkalkungen in den Basalganglien
- **EKG/TTE:** bei V.a. Kardiomyopathie

Diagnosestellung

Klinisches Bild und entweder pathologische Laktatwerte oder pathologische Muskelbiopsie oder Nachweis einer Mutation

Therapie

- Allgemeines → S. 426.

- L-Arginin i.v. bei schlaganfallähnlichen Episoden, orale Langzeitgabe möglicherweise protektiv wirksam [2130]; ggf. Cortison gegen das vasogene Ödem [3421]
- kontraindiziert: Valproat

NARP (Neuropathie, Ataxie, Retinitis pigmentosa) und MILS (maternal vererbtes Leigh-Syndrom)

Genetik

- mtDNA-Punktmutation T8993G/C und geringe Heteroplasmie führen zu NARP (bei einem Heteroplasmiegrad > 90 % entsteht im frühen Kindesalter ein maternal vererbtes Leigh-Syndrom [MILS])
- das Gen kodiert Untereinheit 6 von Komplex V der Atmungskette (ATP6-Gen); weitere Punktmutation: T9185C

Klinisches Bild

- **axonale Neuropathie, zerebelläre Ataxie und Pigmentretinopathie (NARP)**
- **fakultativ** pyramidale und extrapyramidale Störungen, Kardiomyopathie, epileptische Anfälle, kognitive Einbußen bis zur Demenz, proximale Muskelschwäche, Taubheit
- **maternal vererbtes Leigh-Syndrom (MILS):** schwere Krankheitsverläufe mit Entwicklungsverzögerung, perinataler Asphyxie, Ataxie, generalisierter Muskelschwäche („floppy infant") und Laktatazidose
- Familien mit NARP- und MILS-Phänotypen kommen vor, Übergänge fließend

Zusatzdiagnostik

- **molekulargenetische Untersuchung:** mtDNA-Mutation an Position 8993 >> 9185
- **MRT:** symmetrische Läsionen der Basalganglien, Kleinhirn und Hirnstamm bei MILS, ggf. Kleinhirnatrophie bei NARP
- **EKG/TTE:** bei V.a. Kardiomyopathie
- **Muskelbiopsie:** häufig keine ragged red fibers

Therapie

- **Allgemeines** → S. 426
- **bei neuropathischen Schmerzen** (→ S. 612)/**epileptischen Anfällen:** Gabapentin, Pregabalin, (Carbamazepin, Oxcarbazepin)
- **bei Dystonie:** Trihexyphenidyl, Tetrabenazin, Gabapentin, Botulinum-Toxin

Hereditäre Leber-Optikus-Neuropathie (Leber Hereditary Optic Neuropathy, LHON) [2888],[4368]

Genetik

- ausschließlich maternale Vererbung, variable Expression, inkomplette Penetranz
- meist homoplasmische Punktmutationen der mtDNA: G11778A (*MT-ND4;* am häufigsten; ausschließlich bei Patienten mit hereditärer Leber-Optikus-Neuropathie), G3460A (*MT-ND1*), T14484C (*MT-ND6*), die alle zu Aminosäuresubstitutionen im Komplex I der Atmungskette führen
- **starkes Rauchen** als Manifestationsfaktor [2075]

Klinisches Bild

Manifestation im 10.–50. Lebensjahr (80 % Männer, 20 % Frauen) von akutem/subakutem, meist schmerzlosen Visusverlust bilateral (meist synchron oder mit einem Intervall von Tagen bis Monaten), zentral betontes Skotom, Blau-Gelb-Schwäche, Papillenschwellung

- fakultativ: Tremor, Dystonie, zerebelläre Ataxie
- ca. 50 % der Frauen mit hereditärer Leber-Optikus-Neuropathie aufgrund einer 11778-Mutation entwickeln eine Multiple-Sklerose-ähnliche Erkrankung [1596]

Zusatzdiagnostik

- **visuell evozierte Potenziale** früh verändert: amplitudengemindert, mäßig verlangsamt (primär axonale Schädigung)
- **ophthalmologische Untersuchung:** Fundoskopie, Perimetrie, Farbkontrastsehen
- **Lumbalpuktion** zur Abgrenzung hinsichtlich entzündlicher ZNS-Erkrankungen, in Einzelfällen auch oligoklonale Banden im Liquor bei LHON
- **molekulargenetische Untersuchung:** Nachweis einer der mtDNA-Punktmutationen
- **bildgebende Verfahren:** meist Normalbefund, selten Marklagerläsionen
- **EKG:** bei V.a. Präexzitationssyndrom

Diagnosestellung

Klinisches Bild und Nachweis der mtDNA-Punktmutation in EDTA-Blut

Differenzialdiagnose

Autosomal-dominante Optikusatrophie mit Taubheit (ADOAD, mit Mutationen im OPA1-Gen), Encephalomyelitis disseminata, AION bei Arteriitis temporalis

Therapie

- **kausal:** keine etablierte Therapie; Versuch mit Coenzym Q (Ubichinon®) 80–300 mg/d oral und Riboflavin (Vitamin B_2) 100 mg/d oral, Vitamin C (750 mg/d)
- positive Wirkung von Idebenone [2112], EMA-Zulassung beantragt
- **Alkohol- und Nikotinkarenz** auch bei Anlageträgern
- Kortikosteroide und Vitamin B_{12} ohne Effekt

Mitochondriale neurogastrointestinale Enzephalomyopathie (MNGIE)

Genetik

Autosomal-rezessiv vererbt und beruht oft auf nukleären Mutationen im Thymidin-Phosphorylase-Gen ECGF1 (TYMP). Selten POLG1- oder RRM2B-Mutationen

Klinisches Bild

Gastrointestinale Motilitätsstörung (Pseudoobstruktion) mit Erbrechen und Malnutrition, externe Ophthalmoplegie und Ptosis, sensomotorische Polyneuropathie, asymptomatische Leukenzephalopathie; additiv Myopathie, Optikusatrophie, Taubheit, Dysarthrie, Dysphonie, Ataxie, Tremor

Zusatzdiagnostik

- **Muskelbiopsie:** ragged-red fibres, COX-negative Fasern
- **MRT:** Leukenzephalopathie
- **Labor:** Serum- und Urinkonzentrationen von Thymidin (Serum > 3 µmol/l) und Desoxyuridin (Serum > 5 µmol/l), Bestimmung der Thymidin-Phosphorylase-Aktivität in Leukozyten (Muskellabor der Klinik und Poliklinik für Neurologie der Universität Halle, www.medizin.uni-halle.de/index.php?id=32)
- **Molekulardiagnostik (EDTA-Blut):** TYMP, POLG1, RRM2B

Therapie

- **keine spezifische Therapie bekannt**
- **Dialyse** [4593] sowie Diuretika zur Reduktion von akkumuliertem Thymidin und Deoxyuridin sind nicht erfolgreich
- **allogene Stammzelltransplantation** reduziert Thymidinspiegel, war mit hoher Mortalität behaftet [1716]
- Behandlung neuropathischer Schmerzen (z.B. Gabapentin)
- **PEG-Anlage** kann sinnvoll und notwendig sein bei schwerer Kachexie

Coenzym-Q10-Defizienz

Genetik

Hetereogene Defekte, die die Biosynthese von Coenzym Q10 beeinflussen

Klinisches Bild

Belastungsintoleranz, Myopathie, Myoglobinurie, Enzephalomyopathie, Epilepsie, (zerebelläre) Ataxie, infantile Enzephalomyopathie, Kardiomyopathie, optische Neuropathie, Leigh-Syndrom mit Kleinwuchs, Taubheit

Zusatzdiagnostik

- **biochemische Untersuchung** der Atmungskettenkomplexe und Coenzym Q10 im Muskel
- **molekulargenetische Untersuchung** von PDSS1, PDSS2, COQ2, COQ9, ETFDH, APTX, CABC1

Therapie (Leitlinie DGN [2159])

- **hochdosierte Coenzym-Q10-Supplementation** 500–1000 mg/d
- **bei ETFDH-Defekt** Kombinationstherapie aus Coenzym Q10 + Riboflavin 50-100 mg/d

2.17.2 Lipidspeicherkrankheiten

H. Prießmann und F. Heinen

Klassifikation [78]

Erkrankungen	Betroffenes Lipid	Lokalisation der Schädigung	Klinisches Bild (variabel)	OMIM
Pelizaeus-Merzbacher-Erkrankung	Proteolipide Funktionsstörung	axonale Schädigung, ZNS, Leukodystrophie	Nystagmus, Verlust der Kopfkontrolle, Pyramidenbahnzeichen, Kleinhirnschädigung, muskuläre Hypotonie, Spastizität, Ataxie, Neuropathie, Stridor	312080
X-chromosomale spastische Paraplegie			allelische Form der Erkrankung mit milderer Verlaufsform	312920
Adrenoleukodystrophie	langkettige Fettsäuren (VLCFA)	Peroxisomen, Störung eines Transportproteins	X-chromosomal-rezessiv, progressive spinale Symptome, Nebenniereninsuffizienz	300100
Cerebrosidosen/Sulfatidosen				
Morbus Gaucher	Cerebroside	Histiozyten Makrophagen	pathologische Frakturen, variable Neurologie	230800
Morbus Krabbe	Cerebroside	Oligodendrozyten Demyelinisierung	Entwicklungsrückschritte, Taubheit, Blindheit	245200
Morbus Fabry	Glykosphingolipid	Lysosomen	Visuseinschränkung, Angiokeratome, Ablagerungen in Gefäßwänden, Herz- und Nierenschädigung	301500

Erkrankungen	Betroffenes Lipid	Lokalisation der Schädigung	Klinisches Bild (variabel)	OMIM
metachromatische Leukodystrophie	Sulfatide	Markscheiden Demyelinisierung → *Leukodystrophien*	schlaffe Lähmungen	250100
Gangliosidosen				
GM1-Gangliosidosen	Ganglioside	Lysosomen, Neuronen	Entwicklungsrückschritte, Makulafleck, Dysmorphien	230500
GM2-Gangliosidosen – Morbus Tay-Sachs – Morbus Sandhoff		ZNS, Retina	Entwicklungsrückschritte, muskuläre Hypotonie, kirschroter Makulafleck, Schreckhaftigkeit	272800 268800
Sphingomyelinosen				
Morbus Niemann-Pick	Sphingomyelin	Lysosomen	Hepatosplenomegalie, variable Neurologie	257200
Ceroidlipofuszinosen				
neuronale Ceroidlipofuszinosen (z. B. Morbus Kufs, Morbus Batten etc.)	Ceroide, Lipofuszinablagerungen	Neuronen, Gliazellen, Kortex, Basalganglien, Zerebellum	10 Untergruppen, Epilepsie, Erblindung, zerebelläre Symptome, Verhaltensauffälligkeiten	256730

Morbus Pelizaeus-Merzbacher (OMIM 312080)

Definition *Leukodystrophien*
Störungen des Aufbaus und der Funktion des Myelins, hierdurch Degenerationsprozesse v.a. der weißen Substanz des ZNS

Genetik
X-chromosomal-rezessiv Xq22.2, hochkonservierte Genregion; Mutationen/Duplikationen im Proteolipidprotein (PLP) eines wichtigen Myelinbestandteils; Mutation führt zu Funktionsverlust, fehlerhafter Proteinfaltung, toxischer Wirkung des Proteins, Überexpression

Epidemiologie
Prävalenz (ungefähre Angaben) 0,1–1:100 000

Pathophysiologie
Myelin besteht zu 50 % aus Proteolipidprotein (PLP), neben der Dysmyelinisierung führen die Mutationen zur Störung des intrazellularen Transportes des Proteins, eine Störung des gesamten axonalen Transportes wird angenommen; → axonale Schädigung [1303]

Klinisches Bild
- Jungen sind betroffen (X-chromosomal-rezessiv); Konduktorinnen können milde Symptome zeigen
- **Formen nach klinischem Verlauf:**

	Klassische Form	Konnatale Form	Übergangsform
Alter bei Symptombeginn	frühe Kindheit, Säuglingsalter	Säuglingsalter, erste Lebenswochen	Beginn variabel
Verlauf	Tod im Jugendalter	rasch progredient, Tod im ersten Lebensjahrzehnt	variabler Verlauf, unterschiedliche Ausprägung

- **Symptome:**
  - erste Symptome: Verlust der Kopfkontrolle, Nystagmus (kann sich im Verlauf zurückbilden)
  - Verlust von motorischen Fähigkeiten (klassische Form), Ausbleiben der motorischen Entwicklung (konnatale Form), Optikusatrophie, Hypotonie, Spastik, progressive Pyramidenbahn- und Kleinhirnschädigung, Stridor, zerebrale Krampfanfälle, mentale Retardierung

Zusatzdiagnostik
- **MRT des Gehirns:** diffuse Hyperintensität der weißen Substanz im T2 gewichteten Bild (👁)

Diagnosestellung
Klinisches Bild, Leukenzephalopathie (MRT), Molekulargenetik

Therapie
- **symptomatisch,** bislang keine spezifische Therapie bekannt
- Enzymersatztherapie wegen der häufig bestehenden Überexpression nicht sinnvoll
- im Tiermodell: Vermeidung der axonalen Schädigungen durch neuroprotektive Therapien (Kaliumkanalblocker); Transplantation von Oligodendrozytenvorstufen

X-chromosomale spastische Paraplegie Typ 2 (OMIM 312920)

Spastische Paraplegie Typ 2 ist eine zum Morbus Pelizaeus-Merzbacher auftretende allelische Form der Erkrankung; der Verlauf ist milder; Krankheitsbeginn in der Kindheit, Phänotyp variabel: Schwäche und Spastik der unteren Extremitäten, fakultativ Nystagmus, Optikusatrophie, zerebelläre Symptome und mentale Retardierung

Adrenoleukodystrophie/Adrenomyeloneuropathie [2801],[2802]

Enzymdefekt

ATP-bindendes Transportprotein über Zellmembran der Peroxisome (ABC-Transporter-Gen)

Genetik

- Erbgang X-chromosomal mit variabler Penetranz, unterschiedliche Phänotypen innerhalb einer Familie werden beobachtet, Mutation Xq28, meist Punktmutationen, keine Genotyp-Phänotyp-Korrelation
- Unterscheidung von 7 Phänotypen: infantile ALD (schwerste Form), adoleszente ALD (zerebrale und spinale Symptome bei Jugendlichen), Adrenomyeloneuropathie (progressive spinale Symptome bei jungen Männern), adulte ALD, familiärer Morbus Addison (ohne Neurologie), asymptomatische Verläufe, chronische, nicht progrediente Verläufe bei heterozygoten Frauen

Epidemiologie

Prävalenz 1:20 000 Männer

Pathophysiologie

Mutation führt zur Dysfunktion des Transportproteins → Störung der β-Oxidation sehr langkettiger Fettsäuren (very long chain fetty acids, VLCFA) → Akkumulation in Peroxisomen → Ablagerung in Nebennierenrinde, weißer Substanz, Zellmembranen

Klinisches Bild

- **Infantile ALD (35 %)** (klassische Form)
  - *charakteristisch:* Alter bei Symptombeginn: 4–10 Jahre, Jungen mit Lernbehinderung, Verhaltensauffälligkeiten, Wahrnehmungsstörungen, Gangstörungen, Nebenniereninsuffizienz (Hautpigmentierung)
  - *neurologisch* (schwerste Form): demenzieller Abbau, Tetraspastik, Pseudobulbärparalyse, Ataxie, kortikaler Blindheit, Ertaubung, progressive Degeneration der weißen Substanz; initial nicht inflammatorisch, nach Beginn der inflammatorischen Komponente rasche Progression
  - *Nebenniereninsuffizienz:* Bronzefärbung der Haut, beginnend an der oralen Mukosa und perimammillär
- **Adrenomyeloneuropathie AMN (50 %):** häufigste Form der ALD, junge Männer betroffen, etwas leichtere Verlaufsform, langsamer Progress der neurolgischen Symptome, Nebenniereninsuffizienz, Gangstörungen, Spastik, kognitive Einschränkungen, Depressionen, Sphinkterdysfunktionen, Impotenz; mehr als 65 % der Konduktorinnen (heterozygote Frauen) entwickeln mit zunehmendem Alter ebenfalls Symptome (Myelopathie, motorische Einschränkungen), Symptombeginn ab 50. Lebensjahr, langsamere Verläufe; die inflammatorische Verlaufsform tritt nicht auf

Zusatzdiagnostik

- **Biochemie:** langkettige (C22-C26-)Fettsäuren im Blut erhöht; Bestimmung aus 0,5 ml EDTA-Plasma (zentrifugiert und abgenommen), z. B. in der Universitäts-Kinderklinik Göttingen, http://www.paediatrie2.med.uni-goettingen.de
- **Labor:** Veränderungen entsprechend einem Morbus Addison (Na^+ und Cl^- im Serum erniedrigt, K^+ erhöht, Ausscheidung von 17-Hydroxyketosteroiden vermindert und fehlende Stimulierbarkeit durch ACTH)
- **MRT:** Demyelinisierungsherde in Gehirn (vor allem parietookzipitales Marklager) und Rückenmark; Kontrastmittelaufnahme (Enhancement) in Läsionsstellen (T1 Wichtung, Gadolinium) weist auf Inflammationsprozesse hin
- **molekulargenetische Diagnostik** (einzige Möglichkeit, heterozygote Frauen sicher zu identifizieren); falsch negative Enzymdiagnostik möglich

Diagnosestellung

Klinisches Bild und erhöhte Konzentration langkettiger Fettsäuren (VLCFA) in Blut und Fibroblasten-Kultur, Molekulargenetik

Therapie

- **allogene Stammzelltransplantation:** positive Effekte für Heranwachsende mit neurologischen Frühzeichen (langsamerer Verlauf)
- **Substitutionstherapie der Nebenniereninsuffizienz**
- **Therapieversuche** mit Glyceroltrioleat/Glyceroltrierucat („Lorenzos Öl"), Angebot an langkettigen Fettsäuren reduziert enzymatische Produktion; schlechte Liquorgängigkeit, möglicherweise sinnvoll vor Entwicklung neurologischer Symptome
- **experimentell:** Knochenmarktransplantation, Gentherapie

Verlauf

- **infantile Form:** zunehmende neurologische Degeneration bis zum Tod meist vor dem 10. Lebensjahr
- **AMN:** langsamere Progression über mehrere Jahrzehnte

Morbus Gaucher (OMIM: 230800)

Allgemeines
Häufigste lysosomale Speicherkrankheit, gehört zur Gruppe der Cerebrosidosen, es werden 3 Typen unterschieden

Enzymdefekt
Defekt der Glukocerebrosidase (β-Glukosidase)

Genetik
Erbgang autosomal-rezessiv, Mutation Chromosom 1q21, bis zu 200 Mutationen bekannt

Pathophysiologie
- intrazelluläre Akkumulation von Glycosylceramid (wichtiger Bestandteil der Zellmembranen) in Histiozyten, Makrophagen, Entstehung von „Gaucher-Zellen" in Leber, Milz, Knochenmark, Lymphknoten und (seltener) Lunge
- durch Milz- und Knochenmarkinfiltration entstehen die Initialsymptome (Blutungsneigung, Knochenschmerzen, Oberbauchbeschwerden); Neuronenverlust, Gliose

Formen

<table>
<tr><th>Typ</th><th>I</th><th>II</th><th colspan="3">III</th></tr>
<tr><td>Bezeichnung</td><td>nicht neuropathische Form
juvenil</td><td>akut-neuropathische Form
infantil</td><td colspan="3">subakut-neuropathische Form
juvenil und adult</td></tr>
<tr><td>Inzidenz</td><td>1:40 000</td><td>1:100 000</td><td colspan="3">1:50 000–1:100 000</td></tr>
<tr><td>Alter bei Symptombeginn</td><td>Krankheitsbeginn in jedem Alter möglich, meist jedoch erstes Lebensjahrzehnt</td><td>Säuglingsalter (2.–3. Lebensmonat)</td><td colspan="3">meist 2–3. Lebensjahr</td></tr>
<tr><td rowspan="3">klinisches Bild</td><td rowspan="3">(Hepato-)Splenomegalie mit Hypersplenismus, Panzytopenie, Blutungsneigung, Infektanfälligkeit, Skelettbeteiligung mit Osteolyseherden (Phalangen, Wirbelsäule), Knochenschmerzen, Knochenauftreibung, (Erlenmeyerkolben-Auftreibung am distalen Femur), pathologischen Frakturen, Hüftkopfnekrosen, Minderwuchs; bei Erwachsenen erhöhtes Risiko für maligne Myelome, monoklonale Gammopathien
keine neurologischen Symptome</td><td rowspan="3">normale Neugeborenenzeit, dann zunehmende Hepatomegalie (vorgewölbtes Abdomen), Gedeihstörung, Erbrechen, Dysphagie, Trismus, Stridor, Kachexie, therapieresistente Infektionen
Neurologie: rasche Progredienz der neurologischen Symptome: schwere psychomotorische Retardierung, Augenmuskellähmungen, Opisthotonus, zerebrale Krampfanfälle, Kontrakturen, rasche zerebrale Atrophie, Hirnstammbeteiligung</td><td colspan="3">Fieber unklarer Genese, Hepatosplenomegalie, Panzytopenie, Blickparesen, zerebrale Krampfanfälle, mentale Retardierung, Ataxie, Sprachschwierigkeiten</td></tr>
<tr><td>III A</td><td>III B</td><td>III C</td></tr>
<tr><td>Myoklonien, myoklonische Anfälle, demenzielle Symptome</td><td>horizontale Blickparese</td><td>kardiovaskuläre Kalzifikationen, Klappenstenosen</td></tr>
<tr><td>Verlauf</td><td>chronischer Verlauf, Lebenserwartung etwas reduziert, Komplikationen durch Blutung, Milzruptur</td><td>Tod meist vor 2. Lebensjahr, keine Therapie bekannt</td><td colspan="3">langsamerer Verlauf; durch Knochenbeteiligung (Femurkopfnekrosen, pathologische Frakturen), Immobilisierung (Rollstuhl)</td></tr>
</table>

Zusatzdiagnostik
- **Labor:** Anämie, Thrombopenie (initial < 80 000, im Verlauf geringere Thrombozytenzahlen), Leukopenie (seltener), Erhöhung der Transaminasen und Cholestaseparameter, Erhöhung der sauren Phosphatase, ACE, Lysozym (lysosomale Parameter), Ferritin
- **Bildgebung:** Nachweis der Knochenläsionen in Röntgendiagnostik (Femur, Kieferknochen, Hüfte); Knochendichtemessung
- Knochenmark und Leberbiopsie: Nachweis von „Gaucher-Zellen"
- **Fibroblastenkultur/Leukozyten:** verminderte Glukocerebrosidase-Aktivität
- **molekulargenetische Diagnostik**

Diagnosestellung
Klinisches Bild und Nachweis der verminderten Glukocerebrosidase-Aktivität in Leukozyten oder Fibroblasten-Kultur

Therapie
- **Enzymersatztherapie (Therapie der Wahl für Morbus Gaucher Typ I):** intravenös durch rekombinant hergestellte und modifizierte Glukosidasen Imiglucerase oder Velaglucerase alfa (humane Glucocerebrosidase, Zulassung seit 2010), die spezifisch in die Makrophagen aufgenommen werden können → deutliche Symptomreduktion bei Typ I und III, kein Effekt auf neurologische Symptome (Blut-Hirn-Schranke); lebenslange Therapie erforderlich

- *Enzymersatztherapie mit Taliglucerase alfa* (rekombinante humane Glucocerebrosidase aus Pflanzenzellen): in Studien gute Effektivität und Sicherheit; bislang (Stand 06/2012) noch keine Marktzulassung
- *orale Substitutionstherapie* in Entwicklung (Phase-II-Studien)

- **Substratreduktionstherapie** (Miglustat®): orale Therapie mit guten Effekten bei Typ I, durch Passage der Blut-Hirn-Schranke auch Effekte auf neurologische Symptome berichtet, Zulassung für Patienten, für die eine Enzymersatztherapie nicht infrage kommt (venöse Zugangssituation, Patientenwille, etc.)
- noch experimentell: Gentherapie, Chaperone
- **symptomatische Therapie:** Bisphosphonate → Senkung des Risikos pathologischer Frakturen, Splenektomie → Reduktion des Hypersplenismus (CAVE: nach Splenektomie verstärkte Knochenprozesse, deshalb Teilsplenektomie empfohlen), Analgesie (kein Aspirin, Blutungsneigung), Impfungen (Pneumokokken etc.), orthopädische Betreuung, Tumorvorsorge

Selbsthilfegruppe Gaucher Gesellschaft Deutschland e.V., Ferschweiler Strasse 15, 54668 Holsthum, Tel.: 0700 / 443 00 443, Fax: 03212 1238706, E-Mail: mail@ggd-ev.de, Internet: www.ggd-ev.de oder www.gaucher-gesellschaft.de

Morbus Krabbe [4016],[4280] (OMIM: 245200)

Allgemeines Seltene Cerebrosidose, eine lysosomale Leukodystrophie, nach dem Alter bei Symptombeginn werden 2 Formen unterschieden

Enzymdefekt Defekt der β-Galaktocerebrosidase

Genetik Erbgang autosomal-rezessiv, Mutation GALC-Gen auf Chromosom 14q31, über 40 Mutationen sind bekannt, eine Genotyp-Phänotyp-Korrelation besteht teilweise

Epidemiologie Inzidenz 1:100 000

Pathophysiologie Lysosomale Erkrankung: Defekt der β-Galaktocerebrosidase → Anreicherung von Galaktosylceramid und Percychorin vor allem in Mikrogliazellen/Monozyten („Globoid-Zellen"), Schädigung durch Speicherung des Substrates und toxische Wirkung → Schädigung der Oligodentrozyten → Demyelinisierung, auch periphere Nerven betroffen

Formen

Bezeichnung	Globoidzell-Leukodystrophie Infantile Form	Globoidzell-Leukodystrophie Late-onset-Form (selten)
Alter bei Symptombeginn	erste 6 Lebensmonate (> 90 % der Fälle)	– späte infantile Form: Monate bis 4 Jahre – juvenile Form: 4–19 Jahre – adulte Form: > 20 Jahre
klinisches Bild	Entwicklungsrückstand, generalisierte Muskeltonuserhöhung, häufiges Erbrechen, vermehrte Irritabilität, nachfolgend Opisthotonus, Spastik, Blindheit und Optikusatrophie, Schluckbeschwerden, Kachexie, Polyneuropathie, Muskeleigenreflexe nicht mehr auslösbar	spastische Tetraparese, Optikusatrophie, fakultativ Polyneuropathie, spinozerebelläre Symptome, selten Demenz
Verlauf	Tod meist im ersten Lebensjahr	sehr variabel; Überleben bis zu 50 Jahren

Zusatzdiagnostik

- **Biochemie:** β-Galaktocerebrosidase-Mangel in EDTA-Blut oder Fibroblasten-Kultur; Bestimmung: 4 ml EDTA-Blut (ungekühlt), z. B. in Tübingen http://www.medizin.uni-tuebingen.de/kinder/de/laborleistungen/neurometabolisches-labor/
- **MRT:** T2-Signalanhebung der periventrikulären weißen Substanz; U-Fasern, Balken und Fornix ausgespart
- **Liquor:** Eiweißerhöhung (700–4500 mg/l)
- **evozierte Potenziale** (alle Modalitäten): pathologisch verlängerte Latenzen
- **Elektroneurografie:** Nervenleitgeschwindigkeit reduziert
- **molekulargenetische Diagnostik** aus Leukozyten oder Fibroblastenkulturen
- pränatale Diagnostik möglich

Diagnosestellung Klinisches Bild, Leukenzephalopathie (MRT) und Nachweis des β-Galaktocerebrosidase-Mangels in EDTA-Blut oder Fibroblasten-Kultur, molekulargenetische Untersuchung

Therapie

- **symptomatische Patienten:** keine etablierten Therapien bekannt, Spasmolytika, palliativmedizinische Betreuung

- **präsymptomatische Patienten** Therapie mit hämatopoetischen Stammzelltransplantationen (auch Nabelschnurstammzellen) scheint Verlauf bei frühem Behandlungsbeginn zu bessern [1108]

Morbus Fabry (OMIM: 301500)

Enzymdefekt Mangel oder Funktionsstörung von α-Galaktosidase A

Genetik Erbgang X-chromosomal-rezessiv; Mutation X-q 22; verschiedene Mutationen (fehlerhaftes Spleißen), mehrere allelische Krankheitsvarianten bekannt (klassische Form, renale oder kardiale Verlaufsform), heterozygote Frauen können Symptome aufweisen

Epidemiologie Prävalenz 1:40 000 bis 117 000 Männer

Pathophysiologie Mangel an α-Galaktosidase A, einer lysosomalen Hydrolase → Störung des Fettabbaus, Anhäufung von Glykosphingolipiden (Ceramid-Trihexosid) in Geweben, glatten Muskelzellen, Endothel von Blutgefäßen, Organfunktionsstörungen, Herzinfarkt, Schlaganfall, Niereninsuffizienz

Klinisches Bild

- **Familienanamnese:** vorzeitige Nierenerkrankungen (Dialyse), frühe Todesfälle, Herzschrittmacher, Schlaganfälle und Herzinfarkte
- **Symptombeginn** im Kindes- und Jugendalter möglich, häufig Erwachsenenalter; aufgrund der unspezifischen Symptomatik kommt es intermittierend zu langer Latenz zwischen Symptombeginn und Diagnosestellung
- **richtungsweisend:** Angiokeratome und Augenbefunde
- **Kindheit/Jugendalter:** episodische Schmerzkrisen (Fabry-Krisen), Akroparästhesien (brennende, kribbelnde Schmerzen an Händen und/oder Füßen, Missempfindungen) Dauer von mehreren Tagen möglich, Anhidrose/Hypohidrose mit der Folge verminderter Wärmetoleranz, auch Hyperhydrosis wird beobachtet; *Angiokeratome* („Blutwarzen", kleine rötlich-violette Flecke auf der Haut; Prädilektionsstellen sind Nabelgegend, Becken, Skrotum); unklare Fieberschübe, kolikartige Abdominalbeschwerden (DD Appendizitis), Hornhaut- und Linsentrübungen, initial diffus, später spiralförmig von einem Punkt ausgehend, geschlängelte Gefäße an Bindehaut und Retina, Katarakt
- **Erwachsenenalter** (zusätzlich zu Symptomen des Kindes- und Jugendalters): Nierenerkrankungen (frühe Dialysepflicht), Herzerkrankungen, Kardiomegalie, Herzrhythmusstörungen, Schwindel, Schlaganfälle
- Neurologische Komplikationen, Schwerhörigkeit und Tinnitus
- **Konduktorinnen:** Symptome können in unterschiedlicher Ausprägung auftreten; Parästhesien, diskrete Hornhauttrübung, diskrete Angiokeratome, Schwindelepisoden; Lebenserwartung kaum reduziert; gravierende Komplikationen (kardiovaskulär, renal) werden jedoch auch beobachtet

Zusatzdiagnostik

- **Enzymatik:** Messung der α-Galaktosidase A Aktivität in Leukozyten und Fibroblasten, kein Nachweis des Heterozygotenstatus von Konduktorinnen durch Enzymatik möglich
- **Molekulargenetik**
- **Urin:** Proteinurie (ab 20. Lebensjahr), Mikrohämaturie, Nachweis doppelbrechender Substanzen im Urinsediment (Ceramide)
- **EKG:** Veränderungen, Blockbilder, Tachykardien
- **pränatale Diagnostik** aus Amniozentese und Chorionzottenbiopsie möglich

Diagnosestellung Klinisches Bild, Nachweis des α-Galaktosidase-A-Mangels in Leukozyten und Fibroblasten, Nachweis der Abbauprodukte (Ceramid-Trihexosid) in Urin und Plasma, Molekulargenetik

Therapie

- **Enzymersatztherapie** mit Agalsidase (Fabrazyme®, Replagal®) möglich, intravenöse Gabe des Enzyms alle 14 Tage, damit deutliche Reduktion der Krankheitskomplikationen erreichbar [1089]
- **Therapie der Nieren- und Herzbeteiligung** (ACE-Hemmer, AT_1-Antagonisten etc.), Dialyse, Nierentransplantation (im Transplantat entstehen keine erneuten Ablagerungen)
- **Analgesie** bei Schmerzzuständen und Parästhesien

Verlauf

- **klassische Form:** Komplikationen durch kardiovaskuläre oder renale Schädigungen, Lebenserwartung ohne Therapie etwa halbiert
- **kardiale oder renale Verlaufsform:** Restaktivität des Enzyms vorhanden, Beginn im Erwachsenenalter, nur kardiale oder renale Symptome, langsamerer Verlauf

Selbsthilfegruppe Morbus Fabry Selbsthilfegruppe e.V., Guilleaumestr. 13, 51065 Köln, Tel.: 0221 222 73 93, Mobil: 0177 641 97 11, Internet: http://www.fabry-selbsthilfegruppe.de

Metachromatische Leukodystrophie [1361],[220],[221],[1362] (OMIM: 250100)

Enzymdefekt Mangel an Arylsulfatase A

Genetik Erbgang autosomal-rezessiv, Mutation 22q13.31, 5 allelische Varianten bekannt

Epidemiologie Inzidenz 1: 100 000 Lebendgeborene

Pathophysiologie Enzymmangel → Sulfatidspaltung nicht möglich → Störung des Abbaus von Sulfatiden zu Cerebrosiden → Ablagerung und generalisierte Demyelinisierung im zentralen und peripheren Nervensystem, metachromatische Granula in Gliazellen und Makrophagen → sekundäre Schädigung der Axone

Formen

	Infantile Form	Juvenile Form	Adulte Form (15 % der Fälle)
Alter bei Symptombeginn	6.–24. Lebensmonat	ab 4. Lebensjahr	nach der Pubertät (21–63 Jahre), meist um 40. Lebensjahr
klinisches Bild	normale Neugeborenenzeit, dann psychomotorische Regression, Verlust von bereits erworbenen Fähigkeiten, progressive Gangstörung, Ungeschicklichkeit, Spastik, Hypotonie, Muskelschwäche, zunächst mit Pyramidenbahnzeichen, später mit Verlust der Muskeleigenreflexe (Dysfunktion des oberen und unteren Motoneurons), Polyneuropathie, Schmerzen, Verlust der Sprache, Schluckstörungen, Erbrechen fakultativ: Ataxie, Bulbärparalyse, Optikusatrophie, Blindheit, Tetraplegie, Dezerebrierungssymptome	intermediärer Verlauf mit Symptomen der infantilen und adulten Form, Diagnose oft in ersten Schuljahren durch Verhaltensauffälligkeiten, schlechte Schulleistungen, Vergesslichkeit, Halluzinationen, Gangstörungen, Nystagmus, Tremor	häufig Beginn mir psychiatrischen Symptomen (Differenzialdiagnose: Schizophrenie/ Depression) progressive Demenz, Bewegungs- und Haltungsstörungen treten erst im Anschluss auf, symmetrische, distal betonte sensomotorische Polyneuropathie, Cholezystitis, Gallenblasendysfunktion Alkohol- und Drogenmissbrauch sind mögliche Begleiterscheinungen
Verlauf	zunehmende Verschlechterung, Bettlägerigkeit, Kontrakturen, Blindheit Komplikationen durch Aspiration, Kachexie, Infektionen, Tod Monate bis Jahre nach Diagnosestellung	Endstadium ähnlich der infantilen Form, Erwachsenenalter kann erreicht werden.	fortschreitender Verlust der kognitiven und motorischen Funktionen, Verlauf über mehrere Jahrzehnte

Zusatzdiagnostik

- **Histologie:** Nachweis metachromatischer Granula in Schwann-Zellen und Makrophagen
- **MRT:** T2-hyperintense Signalgebung im gesamten Marklager; U-Fasern ausgespart
- **Biochemie:** Verminderung oder Fehlen von Arylsulfatase-A-Aktivität in Leukozyten und Fibroblasten
  - *Bestimmung:* 4 ml EDTA-Blut (ungekühlt), z. B. in Tübingen, neurometabolisches Labor der Universitäts-Kinderklinik, Adresse: http://www.medizin.uni-tuebingen.de/kinder/de/laborleistungen/neurometabolisches-labor/
  - *CAVE*: Pseudomangel, Normvariante in der Bevölkerung mit erniedrigtem Arylsulfatase A Level bei gesunden Personen, Unterscheidung durch Mituntersuchung der Eltern
- **Liquor:** Eiweißerhöhung (750–2500 mg/l)
- **Urin:** erhöhte Ausscheidung von Sulfatiden
- **evozierte Potenziale:** pathologisch verlängerte Latenzen (alle Modalitäten)
- **Elektroneurografie:** NLG-Verlangsamung
- **Biopsie eines peripheren Nervs:** Nachweis metachromatischer Granula in Schwann-Zellen und Makrophagen
- **Pränataldiagnostik** ist möglich (enzymatische Untersuchung der gewonnenen Zellen)

Diagnosestellung Klinisches Bild, Leukenzephalopathie (MRT) und Nachweis der verminderten Arylsulfatase-A-Aktivität in Leukozyten und Fibroblasten

Therapie
- **keine etablierte Therapie bekannt**
- **symptomatische Therapie** durch Spasmolytika, Sondenernährung, Krankengymnastik
- Knochenmarkstransplantationen oder allogene hämatopoetische Stammzelltransplantationen bei juveniler und adulter Form in Einzelfällen vor Beginn der Symptomatik wirksam
- Substratreduktionstherapie in Einzelberichten wirksam
- Enzymersatztherapie in klinischer Erprobung (Phase I), Gentherapie in experimenteller Entwicklung

GM1-Gangliosidosen (OMIM: 230500)

Epidemiologie Inzidenz 1:100 000 bis 1:200 000 Lebendgeborene

Formen

Typ	I	II	III
Bezeichnung	GM1 infantile Form*	GM1 juvenile Form	GM1 adulte Form
Enzymdefekt	β-Galactosidase		
Mutation	Mutationen im β-Galaktosidase-Gen 3p 21.33		
	R482H, R208C	R201C	I51T
Erbgang	autosomal-rezessiv		
Alter bei Symptombeginn	0–6 Monate	7 Monate – 3 Jahre	3–30 Jahre
Verlauf	< 2 Jahre	1–5 Jahre	10–30 Jahre
klinisches Erscheinungsbild	Entwicklungsstillstand und -rückschritte, spinozerebelläre Degeneration, Epilepsie, kirschroter Makulafleck (50 %), Optikusatrophie (Blindheit), Hepatosplenomegalie, Dysmorphien (Gesicht, Skelett)	normale Entwicklung bis Symptombeginn, Entwicklungsrückschritte, Epilepsie, Dysmorphiestigmata mit geringerer Ausprägung als bei Typ I, kirschroter Makulafleck bei juveniler Form seltener	
ZNS	generalisiert betroffen, mental schwer retardiert, Pyramidenbahnzeichen		lokalisierte Ausfälle, evtl. mental retardiert, extrapyramidale Symptome (Dystonie)
Histologie	diffuse Hirnatrophie, Neuronen mit multiplen membranösen Zytoplasmakörperchen, Einschlüsse in Gliazellen		
Diagnostik	Lymphozytenvakuolen (nicht obligat), Oligosaccharide (Urin), Enzymatik (Leukozyten, Fibroblasten)		
Therapie	symptomatisch, keine kausale Therapie bekannt, Substratreduktiontherapie, Gentherapie und Chaperone in Entwicklung (Tiermodell)		

(*) die frühere Bezeichnung „amaurotischen Idiotie" ist heute obsolet und wird nicht mehr verwendet

GM2-Gangliosidosen (OMIM: 272800)

Epidemiologie
- Heterozygoten-(Überträger-)Häufigkeit in der Normalbevölkerung 1:300
- Häufigkeit in der französisch-kanadischen Bevölkerung auf 1:14 erhöht, hier werden Screeningprogramme zur Erkennung heterozygoter Träger durchgeführt

Pathologie Histologie: geschwollene Neurone mit Speichermaterial (Gangliosiden) in Lysosomen des gesamten Nervensystems

Formen

Bezeichnung	GM2 Variante B	GM2 Variante O	GM2 Variante AB
Eigenname	Tay-Sachs-Syndrom	Sandhoff-Jatzkewitz-Variante	Aktivator-Mangel
Prävalenz	1:201 000	1:384 000	keine Angaben, Einzelfälle
Enzymdefekt	Hexosaminidase A	Hexosaminidase A und B	mangelnde Bildung des GM-Aktivator-Komplexes, Hex A und B normal
Mutation	HEX-A Gen	HEX-B Gen	GM2A Gen
Erbgang	autosomal-rezessiv		
Alter bei Symptombeginn	infantile Formen: 3.–5. Lebensmonat adulte Formen: späte Kindheit bis Erwachsenenalter		3–5. Lebensmonat keine adulte Form bekannt

Klinisches Bild [426]

- frühe Formen der 3 Varianten sind klinisch nicht zu unterscheiden
- normale Neugeborenenzeit, verstärkte Schreckreaktionen auf Reize als erstes Zeichen, leichte Paresen ab 3. bis 5. Lebensmonat, Gangstörungen, Sprachstörungen, Syndrom des 2. Motoneurons, verlangsamte Reaktionen, Verlust von bereits erlernten motorischen und mentalen Fähigkeiten, Pyramidenbahnzeichen, Wachstumsverzögerung, Muskelschwund, Inkontinenz, evtl. kirschroter Makulafleck, Blindheit
- generalisierte Beteiligung der grauen Substanz v.a. bei infantiler Form
- Beteiligung der viszeralen Organe nur bei Sandhoff-Jatzkewitz-Variante (Hepatosplenomegalie, Kardiomegalie)

Zusatzdiagnostik

- **Messung der Enzymaktivität** in Plasma, Serum und/oder Fibroblasten (Goldstandard)
- **molekulargenetische Untersuchungen**
- **Blutbild:** Lymphozytenvakuolen (bei Morbus Sandhoff nicht obligat)
- **Urin:** Oligosaccharide
- **MRT:** Veränderungen der weißen Substanz, globale Atrophiezeichen, Zeichen der Kleinhirnatrophie im weiteren Verlauf

Diagnosestellung

Klinisches Bild, Leukenzephalopathie (MRT) und Nachweis des β-Hexosaminidasemangels oder Molekulargenetik

Therapie

- **keine kausale Therapie möglich**
- **symptomatische Therapie**
- Enzymersatztherapie bislang nicht erfolgreich, hämatopoetische Stammzelltransplantation wohl ohne Effekt auf Klinik und Lebenserwartung, Knochenmarkstransplantationen und Gentherapie im Erprobungsstadium

Verlauf

Komplikationen durch Bronchopneumonie, Aspirationen durch eingeschränkten Hustenreflex, letal im Alter von 2–5 Jahren (früher Symptombeginn weist auf schweren Verlauf hin)

Morbus Niemann-Pick [820],[3767],[4213] (OMIM: 257200)

Allgemeines

Genetisch heterogene Gruppe von Speichererkrankungen

Genetik

- **Gruppe 1 (frühere Typen A, B):** autosomal-rezessiv vererbt, Mutation des Gens für saure Sphingomyelinase (ASM), Chromosom 11, grundlegender Defekt ist der Mangel dieses Enzyms
- **Gruppe 2 (frühere Typen C, D):** autosomal-rezessiv vererbt, es existieren 2 Genloci, grundlegender Defekt liegt in Störung des intrazellulären Cholesterol-Transportes

Formen

- Unterteilung der Gruppen 1und 2 nach Alter bei Symptombeginn und Schwere der Symptomatik in akut (A), subakut (S) und chronisch (C)

Typ	Gruppe 1 (Saure Sphingomyelinase-Defizit)			Gruppe 2 (intrazelluläre Transportstörung)	
	I A	I S	I C	II S	II C
Frühere Bezeichnung	A	B	E	C/D	
Genetik	autosomal-rezessive Mutationen im Gen für saure Sphingomyelinase (Chromosom 11)			autosomal-rezessive Mutationen, 2 Genloci: 1. Mutationen im NPC1-Gen (am häufigsten, 95 %) (Chromosom 18) 2. Mutationen im NPC2-Gen (HE1 Gen) (Chromosom 14)	
Defekt	keine Restaktivität des Enzyms in retikuloendothelialen Zellen; Akkumulation von Sphingomyelin	verminderte Restaktivität des Enzyms (ca. 4 %) in retikuloendothelialen Zellen; Akkumulation von Sphingomyelin	bislang unbekannt	Mutationen am NPC1-Gen → Störung des intrazellulären Transportes von LDL-Cholesterin Mutationen am NPC2-Gen (HE1 Gen) → Veränderung eines Cholesterin-bindenden Proteins	

Typ	Gruppe 1 (Saure Sphingomyelinase-Defizit)			Gruppe 2 (intrazelluläre Transportstörung)	
	I A	I S	I C	II S	II C
Frühere Bezeichnung	A	B	E	C/D	
Pathologie	Neuronenverlust; ballonierte, blasse, schaumzellige Neurone, vor allem in Mittelhirn, Rückenmark und Zerebellum, schwere Myelinopathie	Leberschädigung, Schaumzellen und Fibrose in Leber		Neuronenverlust mit Gliose; ballonierte Neurone mit PAS-positiven Einschlüssen, neurofibrillären Tangles und geschwollenen Axonen, vor allem in Kortex, Hippokampus, Mittelhirn, Basalganglien und Thalamus; neurofibrilläre Tangles gleichen ultrastrukturell und immunhistochemisch den Alzheimer'schen	nur eine Familie beschrieben
Alter bei Symptombeginn	Kinder im 1. Lebensjahr	Beginn der Hepatosplenomegalie in früher Kindheit, initial keine neurologischen Symptome	Erwachsene	Pre/perinatal (< 3 Monate) früh-infantil (3 Monate-2 Jahre) spät-infantil (2-6 Jahre) juvenil (6-15 Jahre) adult (> 15 Jahre)	Erwachsene
klinisches Bild	akute neuropathische Form, Hepatosplenomegalie; neurologisch: Apathie, Bewegungsarmut, axiale Hypotonie, Pyramidenbahnzeichen, Erblindung, 25 % roter Makulafleck	chronische nicht neuropathische Form, Hepatosplenomegalie, Minderwüchsigkeit, roter Makulafleck, zunehmender Hypersplenismus und Verschlechterung der Lungenfunktion; viszerale Symptome, kaum Neurologie	Hepatosplenomegalie, variable Neurologie	motorische Ungeschicklichkeit/Verlangsamung, Kleinhirnbeteiligung, Dystonie, Ataxie, supranukleäre Blickparese (vertikal) (Krankheitskennzeichen!), demenzielle Entwicklung, fakultativ Chorea, Krampfanfälle, psychiatrische Probleme, Depressionen (Erwachsene)	Demenz, extrapyramidale Symptome, variable Hepatosplenomegalie
Verlauf	Tod im Alter von 2–3 Jahren	Überleben bis ins Erwachsenenalter	keine genaue Charakterisierung	variabler Verlauf, früher Beginn weist auf schweren Verlauf hin	keine genaue Charakterisierung

Zusatzdiagnostik [3070]

- **Knochenmarksbiopsie:** vakuoläre Speicherzellen, „Niemann-Pick-Zellen" (große Schaumzellen)
- **Biochemie:** verminderte Aktivität der lysosomalen sauren Sphingomyelinase und verminderte LDL-stimulierte Cholesterinveresterung
  - *Bestimmung der Sphingomyelinase* aus Fibroblasten, z. B. in Tübingen, neurometabolisches Labor der Universitäts-Kinderklinik: http://www.medizin.uni-tuebingen.de/kinder/de/laborleistungen/neurometabolisches-labor/
- **Labor:** pathologisches Lipidprofil

Diagnosestellung

- klinisches Bild und Knochenmarksbiopsie (Speicherzellen im Knochenmark), Chitotriosidase-Aktivität, evtl. Bestätigung durch Enzymassays
- pränatale Diagnose durch molekulargenetische Untersuchungen möglich (Mutationen in NPC1- oder NPC2-Gen)
- für Niemann-Pick Typ C wurde ein „Verdachts-Index" entwickelt, dieser ist online verfügbar: http://www.npc-si.com/

Therapie

- **Niemann-Pick Typ IIS (ehem. Typ C):** orale Substratregulationstherapie (Miglustat, Zavesca®) zur Verzögerung oder Besserung neurologischer Symptome seit Januar 2009 zugelassen; gute Effekte für spät-infantile und juvenile Formen, Passage der Blut-Hirn-Schranke [3144a]
  - *Dosierung* für Jugendliche 3 × 200 mg p.o., Dosierung für Kinder < 12 Jahre nach Körperoberfläche (siehe Tabelle), Anpassung an Nierenfunktion erforderlich

Körperoberfläche (m^2)	Empfolene Dosierung Miglustat (tägliche orale Gabe)
> 1,25	3 × 200 mg
> 0,88-1,25	2 × 200 mg
> 0,73-0,88	3 × 100 mg
> 0,47-0,73	2 × 100 mg
< 0,47	1 × 100 mg

- *gastrointestinale Nebenwirkungen* (häufig) können durch Ernährungsanpassung oder vorübergehende Dosisreduktion gemildert werden

- **Niemann-Pick Gruppe 1 (Typ A/B):** weiterhin keine Behandlung bekannt, die den Beginn oder den Verlauf der neurologischen Symptome hinauszögert bzw. mildert oder die Lebenserwartung verlängert.
  - *Enzymersatztherapie* durch rekombinante humane saure Sphingomyelinase (rhASM) in klinischer Erprobung (Phase II in Vorbereitung, Stand: April 2012)
- **Niemann-Pick Gruppe 2 (Typ C):**
  - *Lebertransplantation* bei Leberversagen, Senkung des freien Cholesterins durch Medikamente, hierdurch aber keine Änderung im klinischen Verlauf
  - Knochenmarkstransplantationen: kein Einfluss auf den Verlauf der neurologischen Symptome
  - intrauterine Stammzelltransplantationen: nur passagerer Effekt
  - weitere Therapiestrategien (hämatopoetische Stammzelltransplantation, Tamoxifentherapie, Gentherapie) in Erprobung (Tiermodell)

Selbsthilfegruppe

Niemann-Pick Selbsthilfegruppe e. V., Hindenburgstraße 25/2, 71106 Magstadt, E-Mail: info@niemann-pick.de, Internet: http://www.niemann-pick.de

Ceroidlipofuszinosen (OMIM: 256730)

Allgemeines

- heterogene Gruppe progressiver neurodegenerativer Erkrankungen
- charakteristisch bei allen Formen: Speicherung autofluoreszierender Lipidpigmente (Lipofuszin) in Neuronen und Gliazellen
- klassische Einteilung der Ceroidlipofuszinosen (CLN) nach dem Alter bei Symptombeginn ermöglicht eine Orientierung, wird aber zunehmend durch die genetische Zuordnung abgelöst; die Nummerierung der CLN (1–10) erfolgt nach der historischen Reihenfolge der Erstbeschreibungen
- durch verschiedene Mutationen innerhalb eines Gens entstehen unterschiedliche klinische Ausprägungen, in den folgenden Tabellen wird der klassische klinische Phänotyp beschrieben

Genetik

Typ	Gen	Chromosom	Eigennamen	Vererbung
CLN1	PPT1-Gen	1p32	Morbus Santavuori-Haltia	autosomal-rezessiv
CLN2	TPP1-Gen	11p15	Morbus Jansky-Bielschowsky	
CLN3	CLN3-Gen	16p12	Morbus Batten, Morbus Vogt-Spielmeyer	
CLN4	Unbekannt	unbekannt	Morbus Kufs Morbus Parry	autosomal-rezessiv autosomal-dominant
CLN5	CLN5-Gen	13q21	finnische Variante	autosomal-rezessiv
CLN6	CLN6-Gen	15q21	indisch-iberische Variante	
CLN7	MFSD8-Gen	4q28	türkische Variante	
CLN8	CLN8-Gen	8p23	nordische Epilepsie	
CLN9	unbekannt CLN9	unbekannt		
CLN10	Cathepsin D-Gen (CTSD)	11p15	Cathepsin-D-defiziente CLN	

Manifestationsformen [2177]

Form	Infantile Form	Spätinfantile Form	Juvenile Form	Adulte Form
Eigenname	Morbus Santavuori-Haltia	Morbus Jansky-Bielschowsky (CLN2)	Morbus Batten, Morbus Vogt-Spielmeyer	Morbus Kufs, Batten-Kufs-Syndrom
Bezeichnung	CLN1	CLN2, CLN5, CLN6, CLN7, CLN8, CLN9	CLN3	CLN4

Form	Infantile Form	Spätinfantile Form	Juvenile Form	Adulte Form
Enzymdefekt	Palmitoylprotein-Thioesterase	Pepstatin-insensitive Peptidase (CLN2) unbekannte Membranproteine (CLN 5–8) evtl. Modulator Ceramidsynthese (CLN9)	Membranprotein im Proteolipidstoffwechsel	heterogen
Biochemie	Speicherung von autofluoreszierenden Lipidpigmenten oder Ceroid; Akkumulation der Sphingolipid-aktivatorproteine A und C (infantile Formen) bzw. der Untereinheit C der mitochondrialen ATP-Synthase (übrige Formen)			
Alter bei Symptombeginn	Säuglingsalter bis 2. Lebensjahr	2–7 Jahre	ab Vorschulalter	variabel
klinisches Bild allgemein	Koordinationsstörungen, Verhaltensänderungen, Depressionen, Halluzinationen, Sprachschwierigkeiten, schleichender Verlust erworbener Fähigkeiten, (Myoklonus-)Epilepsie, progrediente Erblindung (Retinopathie, Optikusatrophie), Nystagmus, extrapyramidale Symptome, Dezerebration			
klinisches Bild speziell	Entwicklungsrückschritte, Mikrozephalie, ausgeprägte Gehirnatrophie, Visusverlust, Epilepsie, rasche Progredienz, letal im Kleinkindalter	progrediente Ataxie, zerebrale Krampfanfälle, Retinitis pigmentosa, letal im Schulalter, bzw. Adoleszenz	Retinitis pigmentosa, langsame Regression, Epilepsiekrankheit, Schlafstörungen, parkinsonoider Rigor, Halluzinationen, letal zwischen 20. und 40. Lebensjahr	keine Augenbeteiligung! Regression, Myoklonus-Epilepsie, Ataxie, pyramidale und extrapyramidale Symptome, breite Variabilität klinischer Merkmale **Typ A**: progressive Myoklonus-Epilepsie **Typ B**: Symptomschwerpunkt Verhaltensauffälligkeiten, Bewegungsstörungen

Zusatzdiagnostik

- **Biopsien** aus Haut, Rektum, Gehirn, (Elektronen-)Mikroskopie mit Nachweis der veränderten Ultrastruktur (fingerprint, granulär oder gekrümmt), vakuolisierte Lymphozyten bei der juvenilen Form (Morbus Batten) z. T. lichtmikroskopisch nachweisbar, Enzymdiagnostik z. T. möglich
- **MRT:** hypointense Darstellung des Thalamus, Signalanhebung in weißer Substanz

Diagnosestellung Klinisches Bild, Gewebekulturen, Elektronenmikroskopie mit Nachweis der Lipidpigmente, MRT, Nachweis der Entzymaktivität, ggf. Molekulargenetik

Therapie Symptomatisch, keine kausale Therapie bekannt

2.17.3 Sonstige metabolische Erkrankungen

A. Harloff und B. Hellwig*

Porphyrie

Allgemeines Neurologische Symptome sind nur bei hepatischen Porphyrien, aber nicht bei erythropoetischen Formen beschrieben

Übersicht

Bezeichnung	Erbgang	Im Urin erhöht	Im Stuhl erhöht	Photodermatosen	Koliken, neurol.-psychiatrische Symptome
Erythropoetische Porphyrien					
kongenitale Porphyrie	AR	URO	KOPRO	+++	–
erythropoetische Protoporphyrie	AD	–	PROTO	++	–
Hepatische Porphyrien					
δ-Aminolävulinat-Dehydratase-Mangel	AR	ALA, KOPRO	–	–	++
akute intermittierende Porphyrie	AD	ALA, PBG, (URO, KOPRO)		–	+++
Porphyria variegata	AD	ALA, PBG, (URO), KOPRO	KOPRO, PROTO	++	++

Bezeichnung	Erbgang	Im Urin erhöht	Im Stuhl erhöht	Photodermatosen	Koliken, neurol.-psychiatrische Symptome
hereditäre Koproporphyrie	AD	ALA, PBG, (URO), KOPRO	KOPRO	+	+
Porphyria cutanea tarda	AD oder erworben	URO	KOPRO	++	–

AD = autosomal-dominant; AR = autosomal-rezessiv; ALA = δ-Amino-Laevulinsäure; KOPRO = Koproporphin; PBG = Porphobilinogen; PROTO = Protoporphyrin; URO = Uroporphyrin

Akute intermittierende Porphyrie

Definition

Erbliche Störung des Hämstoffwechsels der Leber (Mutation des Gens der Porphobilinogendeaminase), die intermittierend – ausgelöst z. B. durch Infektionen, Alkohol, Nikotin oder Medikamente – zu einer pathologischen Erhöhung von neurotoxischen Stoffwechselprodukten der Hämsynthese und typischen klinischen Erscheinungen führt

Genetik

Autosomal-dominant vererbt; Mutation am Genlocus 11q23.3, F:M = ~2:1

Epidemiologie

- Prävalenz je nach Population 5-10:100 000 Prävalenz bei psychisch Kranken deutlich höher [3962]
- Prävalenz in einer Studie von 108 Patienten in Neurologischen Kliniken in Nordwestrussland mit akuter Enzephalopathie oder akuter schmerzhafter/autonomer Polyneuropathie ~10 % [3152]

Auslöser der Attacken

- Menstruation (häufigster Auslöser bei Frauen) Gravidität, Alkohol (häufig), Nikotin, Fasten/Hypoglykämie, Infektionen
- **Medikamente:** es gibt zahlreiche Medikamente, die eine Attacke potenziell auslösen können, von anderen Betroffenen wiederum vertragen werden
  - *ausführliche Listen mit „sicheren“ und „unsicheren“ Medikamenten:*
    - www.drugs-porphyria.org
    - www.porphyrie.de
    - www.porphyria-europe.com
  - *„unsichere“ Medikamente (Auswahl):*Narkotika (z. B. Enfluran, Etomidat), Muskelrelaxanzien, Lokalanästhetika, Sedativa, Antikonvulsiva (Barbiturate, Carbamazepin, Phenytoin, Clonazepam, Valproat, Primidon), Neuroleptika, Antidepressiva, Anticholinergika, Antihypertonika (Nifedipin, Prazosin, Clonidin, Methyldopa, Hydralazin), Ergotaminderivate, Sympathomimetika, Analgetika und Antiphlogistika (Diclofenac), Hormone (Östrogene und Progesteron), orale Antidiabetika (Sulfonylharnstoffe), Clofibrat, Theophyllin, Antibiotika (Sulfonamide, Erythromycin, Griseofulvin)
  - *„sichere“ Medikamente (Auswahl):*
    - Antikonvulsiva: Gabapentin
    - Narkotika: Lachgas, Halothan, Propofol
    - Sedativa: Clomethiazol, Chloralhydrat, Paraldehyd, Lorazepam
    - Neuroleptika: Chlorpromazin, Phenothiazine
    - Analgetika: ASS, Paracetamol, Indomethazin, Ibuprofen, Morphin und -derivate
    - Antidiabetika: Insulin, Biguanide
    - Antihypertonika: Betablocker, Diazoxid, Reserpin, Nitroglycerin
    - Hormone: Glukokortikoide, Thyroxin
    - Antibiotika: Penicilline, Cephalosporine

Klinisches Bild

- erste Symptome meist nach der Pubertät, Erkrankungsgipfel im 3. Lebensjahrzehnt
- **typisches Bild**: akuter Beginn mit (Reihenfolge!)
  - *ZNS-Symptomen* (meist leichte Verhaltensauffälligkeiten), danach rasche
  - *Affektion des autonomen Nervensystems* (Bauchkoliken); innerhalb 1 Woche Abklingen der Schmerzen und
  - *Entwicklung einer rasch progredienten motorischen Polyneuropathie*
  - *CAVE:* bei ZNS-Symptomen + Polyneuropathie immer an Porphyrie denken!
- **neurologisch/psychiatrisch:**
  - *ZNS-Beteiligung:* hirnorganisches Psychosyndrom (Ängstlichkeit, Unruhe, Verwirrtheit Schlaflosigkeit), Bewusstseinsminderung, Depression, Halluzinationen, fokale Krampfanfälle, Gesichtsfelddefekte, positives Babinski-Zeichen
  - *Polyneuropathie:* schwer, rasch (über Tage) progredient, axonal und vorwiegend motorisch vor allem mit Beteiligung der Streckermuskulatur der Hände und Arme,

teilweise Beteiligung der Atemmuskulatur, Parästhesien sowie Rücken- und/oder Gliederschmerzen
  - *Hirnnervenbeteiligung:* Bulbärparalyse mit Dysarthrie und Dysphagie, Fazialisparese, Augenmuskelparesen
- **allgemein/internistisch:** autonome Neuropathie oft mit heftigen Bauchschmerzen ohne peritonitische Zeichen, Darmmotilitätsstörung (Erbrechen, Obstipation, Ileus)
  - *Aktivierung des Sympathikus* (Hypertonie, Tachykardie) → Indikator für Aktivität der Erkrankung
  - *Arrhythmien* → Zeichen der schweren autonomen Beteiligung (CAVE: Herzstillstand)
  - *Urin* → typischerweise rotes Nachdunkeln
  - *Hyponatriämie* durch SIADH (→ S. 668), Oligurie, keine Photodermatosen

Zusatzdiagnostik

- **Urin** (kühl und dunkel sammeln): Porphyrine (δ-Amino-Laevulinsäure und Porphobilinogen) deutlich (meist um das 10-Fache) erhöht
- **Stuhl:** Porphyrine im Normbereich (Differenzialdignostik zu Porphyria variegata und Koproporphyrie)
- **Liquor:** Normalbefund oder leichte Eiweißerhöhung
- **Heparinisiertes Blut:** Bestimmung der Aktivität der Porphobilinogen-Desaminase
- **Molekulargenetik:** ggf. bei der Subvariante der akut intermittierenden Porphyrie mit normaler erythrozytärer Porphobilinogen-Desaminase

Diagnosestellung

Nachweis von hohen δ-Amino-Laevulinsäure-(ALA-) und Porphobilinogenkonzentrationen im Urin

Differenzialdiagnose

- **andere akute Porphyrien:** Porphyria variegata und hereditäre Koproporphyrie mit Photodermatosen, Porphyrine im Stuhl deutlich erhöht
- **sekundäre Porphyrien** durch Leberschäden, Hepatitis, Cholestase, Eisen- und Bilirubinstoffwechselstörungen, HIV-Infektion, Neoplasien oder toxisch durch Blei oder Hexachlorbenzol, Differenzierung durch Analysen von Porphyrinvorläufern und Porphyrinen in Urin und Heparinblut
- **Guillain-Barré-Syndrom:** ebenfalls vorwiegend motorische Neuropathie, Rücken- und Gliederschmerzen, oft autonome Beteiligung, → Urin normal, typische Liquorkonstellation, selten hirnorganische Symptome

Therapie [3962]

- **Intensivmedizinische Überwachung**
- **Beseitigung von Triggerfaktoren**, Absetzen potenziell auslösender Medikamente
- **Suppression der Hämbiosynthese:** Glukose hochdosiert 300–500 g/d i.v./24 h (→ Hemmung der gesteigerten ALA-Synthese-Aktivität) mit Pyridoxinhydrochlorid 200–300 mg/d und Vitamin-B_1-Substitution
- **Gabe von Hämarginat (Normosang®, Blutprodukt)** bei schwerem Verlauf und neurologischen Ausfällen: 3 mg/kg KG/d i.v./d in 100 ml Humanalbumin (5-20 %) als Kurzinfusion über 15 min an bis zu 4 aufeinanderfolgenden Tagen (→ Hemmung der ALA-Synthese)
- **symptomatische Maßnahmen:**
  - *Elektrolyte und Volumen ausgleichen*
  - *Schmerzen:* ASS, Gabapentin, Opioide
  - *psychiatrische Symptome:* Diazepam, Lorazepam, Chlorpromazin
  - *Tachykardie/Hypertonie:* Propranolol, Metoprolol, Valsartan
  - *Krampfanfälle:* Ausgleich der Hyponatriämie bei SIADH (→ S. 668), Diazepam, Gabapentin
  - *Ileussymptomatik:* Neostigmin
  - *Erbrechen:* Chlorpromazin, Chloralhydrat, Ondansetron,
  - forcierte Diurese, evtl. Beatmung

Screening

- **großzügige Indikation** für Screening des Urins bei neurologischen Patienten mit akuter Enzephalopathie oder schmerzhafter/autonomer Polyneuropathie oder unklaren abdominalen Beschwerden, vor allem bei psychiatrischen Auffälligkeiten und jüngeren Patienten (20–40 Jahre)
- **Screening vor der Pubertät** bei allen Patienten mit bekannter familiärer Belastung
- frühe Diagnose und Prophylaxe für Morbidität und Mortalität entscheidend

Prophylaxe

- **Entscheidend:** Auslöser vermeiden durch regelmäßige Zufuhr von Kohlenhydraten, Fasten/Hungerzustände vermeiden (ggf. Traubenzucker mitführen), kein Alkohol-, Ni-

kotin- oder Cannabiskonsum, niedrig dosierte Kontrazeptiva/LHRH-Analoga gegen Zyklusschwankungen
- **in schweren Fällen** regelmäßige Hämin-Infusionen, Ultima-Ratio-Therapie: Lebertransplantation
- **bei Manifestation > 50 Jahre:** Ausschluss eines Lebertumors, jährlich Ultraschall und α-Fetoproteinbestimmung (10 % der Patienten mit akuter Porphyrie sterben an hepatozellulärem Karzinom) [2008]

Prognose
- Prädiktoren einer ungünstigen Prognose: Muskelschwäche, Bewusstseinsminderung, Hyponatriämie, Beatmungspflichtigkeit und Bulbärparalyse → Intensivbehandlung erforderlich [2008],
- erhöhtes Risiko für hepatozelluläres Karzinom und für hypertensive Nierenschäden [3962]

Selbsthilfegruppen
- **Porphyrieausweis:** kostenlos beziehbar unter www.orphan-europe.com
- **Selbsthilfegruppe Akute Porphyrie e.V.:** www.akuteporphyrie.de
- **Porphyrie-Selbsthilfe:** www.porphyrie-selbsthilfe.de

2.17.4 Erworbene metabolische Erkrankungen

A. Harloff, B. Hellwig*, P. Behrens* und G. Steinfurth*

Elektrolytentgleisungen

Hyperkaliämie
- **Definition:** Serumkalium > 5,2 mmol/l, Symptome jedoch meist erst > 6,0 mmol/l, lebensbedrohlich ab 6,5 mmol/l. Relevant ist v.a. Geschwindigkeit der Elektrolyverschiebung!
- **Ursachen:** Artefakt bei langer venöser Stauung bei Blutentnahme, übermäßige externe Zufuhr (z. B. Obst bei Niereninsuffizienz) und interne Freisetzung (Azidose, diabetisches Koma, Digitalisintoxikation, Myolyse, Hämolyse, Katabolismus, Tumorzerfall), verminderte K^+-Ausscheidung (akutes Nierenversagen, chronische Niereninsuffizienz, Morbus Addison), iatrogen (ACE-Hemmer, AT-II-Antagonisten, Triamteren, Spironolacton, Co-trimoxazol)
- **klinisches Bild:** Parästhesien, schlaffe Paresen, Verwirrtheit, Koma, Hör- und Geschmacksstörungen, Frösteln, Bradykardie, Arrhythmie, Hypotonie
- **typische EKG-Veränderungen:** überhöhte zeltförmige T-Welle, QRS-Verbreiterung, QT-Intervall verkürzt, P-Welle abgeflacht, Kammerflattern- oder –flimmern, Asystolie
- **Therapie:** K^+ senken durch
  - *leichte Form* (K^+ < 6,0 mmol/l): Absetzen kaliumretinierender Medikamente, Verminderung der Kaliumzufuhr
  - *schwere Form* (K^+ > 6,0 mmol/l und EKG-Veränderungen):
    - Ausgleich einer metabolischen Azidose mit Natriumbicarbonat (nicht bei Ketoazidose); wenn Base Excess (BE) zweistellig: zu infundierende Menge = negativer BE × 0,3 × kg KG,
    - Ionenaustauscher (CPS-Pulver 4 × 1 Beutel/d, Resonium A) p. o, *Glukose* 200 ml 20 % mit 20 I. E. Altinsulin über 30 min zusammen mit Vitamin B_1
    - Induktion von Durchfall (Lactulose, Sorbit, Mannit), forcierte Diurese bei Niereninsuffizienz (Furosemid hochdosiert + NaCl-Infusionen), β-Sympathomimetika inhalativ
  - *Ultima Ratio:* Dialyse bei akutem Nierenversagen und chronischer Niereninsuffizienz

Hypokaliämie
- **Definition:** Serumkalium < 3,4 mmol/l, lebensbedrohlich ab < 3,0 mmol/l; relevant ist auch hier v.a. Geschwindigkeit der Elektrolytverschiebung!
- **Ursachen:**
  - *reduzierte Zufuhr, starkes Schwitzen,intestinale Verluste* (Erbrechen, Durchfälle, Laxanzienabusus, gastrointestinale Fisteln, Morbus Conn)
  - *renale Verluste* (Diuretika, renale Tubulopathie, Polyurie, sekundärer Hyperaldosteronismus bei Leberzirrhose, Morbus Cushing, Kortisontherapie)
  - *veränderte Verteilung* (Alkalose, Insulin, β_2-Sympathomimetika)
  - *Herzinsuffizienz, Alkoholismus*
  - *CAVE:* bei Azidoseausgleich, Blutzuckersenkung und Flüssigkeitsverlust immer mit Hypokaliämie rechnen; häufig kontrollieren und frühzeitig und vorher substituieren
- **klinisches Bild:**
  - *neurologisch:* Apathie, Verwirrtheit, Unruhe, Parästhesien, schlaffe Paresen, Koma

- *internistisch:* Anorexie, Obstipation bis Ileus, Hypotonie, Hypoventilation (durch metabolische Alkalose und kompensatorische CO_2-Retention), Herzrhythmusstörungen, Polyurie (durch ADH-Resistenz), Isosthenurie, Tubulusnekrosen
- **typische EKG-Veränderungen:** Abflachung der T-Welle, ST-Senkung, Extrasystolen.
- **Therapie:**
  - *leichte Form* (K^+ > 3 mmol/l): Ernährung mit Obst und Beseitigung der Ursache, Kaliumbrausetabletten p. o. (2–3 × 40 mmol/d)
  - *schwere Form* (K^+ < 3 mmol/l, potenziell lebensbedrohlich durch Herzrhythmusstörungen): 10–20 mmol/h i. v. über zentralen Venenkatheter (maximale Tagesdosis 3 mmol/kg KG) unter EKG-Monitoring und regelmäßiger Kaliummessung; CAVE: venentoxisch (auf ausreichende Verdünnung achten)
  - *bei sekundärem Hyperaldosteronismus:* Spironolacton (Aldactone®) 50–100 mg/d

Hypernatriämie [65]

- **Definition:** Serumnatrium > 145 mmol/l, Symptome oft erst bei schwerer Hypernatriämie (Na^+ > 160 mmol/l)
- **Ursachen:**
  - *hypertone Dehydratation:* defekter Durstmechanismus mit Exsikkose (bewusstlose, verwirrte oder alte Menschen), Verlust hypotoner (Na^+-armer) Flüssigkeit (z.B. Polyurie nach akutem Nierenversagen,bei Hyperkalzämie, Diabetes insipidus oder Diabetes mellitus, Fieber, starkem Schwitzen, Erbrechen, Diarrhö, Exsikkose, Schluckstörung, forcierter (osmotischer) Diurese (Mannit), Sondenkost, Peritonealdialyse)
  - *hypertone Hyperhydratation:* v.a. durch Zufuhr hypertoner Na^+-haltiger Infusionen (incl. Na^+-Bicarbonat), Morbus Conn und Cushing; Gabe von Fludrocortison, Fosfomycin, Humanalbumin
- **Differenzialdiagnose:**
  - *Zentraler Venendruck (ZVD) niedrig → Hypovolämie:*
    - Urin-Osmolalität > 800 mosm/kg: extrarenaler Flüssigkeitsverlust, mangelnde Zufuhr
    - Urin-Osmolalität < 800 mosm/kg: renaler Wasserverlust
      - Minirin-Test (Gabe von ADH): Anstieg der Urin-Osmolalität = zentraler Diabetes insipidus, kein Anstieg = nephrogener Diabetes insipidus oder Diabetes mellitus
  - *ZVD erhöht → Hypervolämie*
- **klinisches Bild:** Fieber, Durst, Mundtrockenheit, erschwertes Schlucken und Sprechen, Schwäche, erhöhter Hautturgor, Tachykardie, Hypotonie, Erbrechen; neurologisch: Apathie, Schwindel, Rigor, Muskelkrämpfe, Ataxie, epileptische Anfälle, Delir, Koma
- **Therapie der hypertonen Dehydratation:**
  - *Zufuhr von Glukose 5 %,* notwendige Menge in Litern = (Serum-Na^+–142)/142 × kg KG × 0,6; bei schwerer Hypernatriämie von > 160 mmol/l initial auch NaCl 0,9 %
  - *CAVE:* langsamer Na^+-Ausgleich (< 0,5 mmol/h) wegen Gefahr der osmotischen Demyelinisierung und Hirnödem/Hirndruck, daher langsamen Ausgleich über 2-3 Tage anstreben
- **Therapie der hypertonen Hyperhydratation:** Gabe von Furosemid und Spironolacton

Hyponatriämie [65]

- **Definition:** Serumnatrium < 135 mmol/l, symptomatisch meist erst < 125 mmol/l, Serumnatrium < 110 mmol ggf. asymptomatisch bei Entwicklung über einige Tage oder länger
- **Ursachen/Diagnostik** (Clinical Pathway): Bestimmung der Serumosmolarität, des ZVD und des Na^+ im Urin (< 20 mmol/l extrarenale, > 20 mmol/l renale Ursache)
  - *hyperosmolar (> 285 mosmol/kg KG):* direkt nach Mannitinfusion, Hyperglykämie
  - *isoosmolar (280–285 mosmol/kg KG):* Artefakt z.B. bei Hyperlipidämie oder Hyperproteinämie bei Multiplem Myelom
  - *hypoosmolar (< 280 mosmol/kg KG):*
    - Zentraler Venendruck (ZVD) normal (= isovolämisch): Kortisonmangel, Addison-Krise (nach Hypophysen-OP), Hypothyreose, SIADH, unter Carbamzepin, Oxcarbazepin, Antiphlogistika
    - ZVD erniedrigt (= hypovolämisch): Volumenmangel
      - Urin-Na^+ < 20: Diarrhö, Erbrechen, Fieber, Verbrennung, Peritonitis, Trauma
      - Urin-Na^+ > 20: Diuretika, Aldosteronmangel, zerebrales Salzverlustsyndrom
    - ZVD erhöht (= hypervolämisch): Ödeme
      - Urin-Na^+ < 20: Herzinsuffizienz, Leberzirrhose, nephrotisches Syndrom
      - Urin-Na^+ > 20: Niereninsuffizienz

- **klinisches Bild** je nach Form:
  - *allgemein:*
    - bei Flüssigkeitsverlust (ZVD niedrig): Hypotonie, Exsikkose, Tachykardie
    - bei Flüssigkeitsretention (ZVD hoch): Ödeme, Herzinsuffizienz
  - *neurologisch* (→ hyponatriämische Enzephalopathie S. 449): epileptische Anfälle, Delir, Bewusstseinstrübung, fokale Ausfälle
- **Therapie** je nach Ursache: bei Morbus Addison bzw. Hypothyreose Hormonsubstitution, bei SIADH Flüssigkeitsbeschränkung, bei Volumenmangel Substitution Na^+-haltiger Flüssigkeit, bei Überwässerung Gabe von Diuretika; *wichtig:* Vorsichtsmaßnahmen bezüglich der Geschwindigkeit des Ausgleichs beachten (→ hyponatriämische Enzephalopathie S. 449)
  - *Abschätzung der Infusionsmenge:* 1 Liter einer Infusionslösung ändert die Serum-Na^+-Konzentration um den Wert (Infusatkonzentration Na^+ – Serumkonzentration Na^+)/(Gesamt-Körperwasser + 1) [65]
  - *Umrechnung der Natriumkonzentration von Prozent in mmol/l:* 10 % NaCl = 1710 mmol/l, 5 % = 855 mmol/l, 3 % = 513 mmol/l, 0,9 % = 154 mmol/l
  - *Errechnung des Gesamt-Körperwassers:* Körpergewicht in kg × Wassergehalt; Schätzwerte für Wassergehalt:

	Frauen	Männer
Kinder	0,6	0,6
Erwachsene (nicht ältere)	0,5	0,6
ältere Erwachsene	0,45	0,5

  - *praktische Anwendung:* das Volumen V (in Liter) einer 5 % (= 855 mmol/l) NaCl-Lösung, das notwendig ist, um das Serum-Na^+ um X mmol/l anzuheben, errechnet sich nach: V5 % NaCl = X* (Gesamt-Körperwasser + 1)/(855 – Serum-Na^+); Alternative: Berechnung mit NATRIUM-RECHNER
  - *CAVE: zu rascher Ausgleich* durch Korrektur nach o. g. Formel und Übersehen zusätzlicher Faktoren, die das Serum-Na^+ anheben:
    - „verdeckte Natriumgabe“: Azidose-Ausgleich (Na^+-Bicarbonat-Gabe), Mannit, HAES, Humanalbumin
    - endogene Verschiebungen: BZ-Ausgleich bei diabetischer Entgleisung (Einstrom von Glukose und K^+ in die Zellen, Ausstrom von Na^+), Gabe von Mineralo-/Glukokortikoiden (Verstärkung der Na^+-Rückresorption), Exsikkose

Urämische Enzephalopathie [569]

Ätiologie

Akute oder dekompensierte chronische Niereninsuffizienz vor allem wenn rasch progredient, mit Funktionsstörung des Gehirns infolge Urämie, Thiaminmangel, Dialyse, Transplantatabstoßung, Bluthochdruck, Flüssigkeits- und Elektrolytverschiebungen oder Toxizität von Medikamenten

Klinisches Bild

- **psychoorganische Symptome:** *Kopfschmerzen,* Aufmerksamkeits-, Gedächtnis- und Konzentrationsstörungen, Bewusstseinstrübung bis zum Koma, Verwirrtheit/Delir, visuelle Halluzinationen, Symptome typischerweise stark fluktuierend (z.T. innerhalb von Stunden)
- **motorische Symptome:** „twitch-convulsive syndrome“: arrhythmische, unilateral oder bilateral symmetrische Zuckungen von Teilen von Muskeln, ganzen Muskeln, ganzen Extremitäten; seitenwechselnde Hemiparese (bei bis zu 45 %), Hyperreflexie und positiver Babinski-Reflex; Intentionstremor, Muskeltonuserhöhung, Chorea, Gegenhalten, Asterixis, Meningismus (bei ca. 30 %) [569]
- **meist generalisierte, gelegentlich fokale epileptische Anfälle** (35 %)

Zusatzdiagnostik

- **Labor:** Harnstoff, Kreatinin, Ca^{2+}, Mg^{2+}
- **EEG:** Grundrhythmus-Verlangsamung frontal betont, bilaterale Spikes und Sharp-Wave-Komplexe bei ca. 15 %, nonkonvulsive epileptische Anfälle [569]

Diagnosestellung

Klinisches Bild und erhöhte oder ansteigende Nierenretentionswerte, Symptome sind bei akutem Nierenversagen meist ausgeprägter

Therapie

- **Dialyse:** Reduktion der Urämie; Prophylaxe der Dialyse-Encephalopathie durch Verwendung Aluminium-freier Dialysate, Vermeidung Aluminium-basierter Phosphatbinder, ggf. Deferoxamingabe
- **Thiaminsubstitution** bei Hämodialyse-Patienten, da wahrscheinlich erhöhter Verbrauch
- **Transplantatniere:** eventuell notwendige Anpassung der Immunsuppression prüfen
- **Elektrolytkorrektur:** von Hyper- und Hyponatriämie, Hypokalzämie und Hypomagnesiämie ausgleichen, Dysequilibrium-Syndrom gleicht sich spontan aus
- **Medikamente:** Dosisanpassung oder Absetzen von Substanzen, die renal eliminiert werden
- **antikonvulsive Behandlung** (→ S. 761):
  - *Phenytoin:* Halbwertszeit verkürzt, niedrige Plasmaspiegel sind bereits wirksam (Hypalbuminämie, nicht albumingebundener Anteil vergrößert)
  - *Phenobarbital:* Kumulationsgefahr; Abfall der Plasmakonzentration unter Dialyse

Komplikationen Status epilepticus, hypertensive Krisen/hypertensive Enzephalopathie, posteriores reversibles Enzephalopathie-Syndrom (PRES, → S. 96)

Hepatische Enzephalopathie

Definition

- Potenziell reversible, akute oder chronische globale Hirnfunktionsstörung infolge einer Lebererkrankung
- minimale hepatische Enzephalopathie (MHE): Unterform ohne offensichtliche neurologische Symptome, aber mit kognitiven Defiziten in neuropsychologischen Tests.

Ursächliche Erkrankungen

- **Leberzirrhose** oder andere chronische Lebererkrankungen mit portosystemischer Kurzschlussverbindung; je nach untersuchter Population haben 20–80 % der Patienten mit Leberzirrhose eine minimale bis manifeste hepatische Enzephalopathie [1637]
- **akutes Leberversagen** (Hepatitis, Knollenblätterpilzvergiftung)
- **Reye-Syndrom:** Multisystemerkrankung bei Kindern bis 12 Jahren in Verbindung mit viralen Infekten und Salicylaten

Auslösende Faktoren Exazerbation durch Medikamente (Sedativa, Analgetika, Inhalationsanästhetika, Diuretika), gastrointestinale Blutungen, Infektionen, erhöhte Proteinzufuhr, Obstipation, Niereninsuffizienz, Exsikkose, Störungen des Elektrolyt- und Säure-Basen-Haushalts

Pathophysiologie Störung des oszillatorischen zerebralen Netzwerkes [1637] durch Synergismus von

- **endogenen Toxinen**, die von der Leber ungenügend aus dem Pfortaderblut eliminiert/entgiftet werden, vor allem Ammonium als Schlüsseltoxin, das vermutlich die Empfindlichkeit des Gehirns für andere einwirkende Substanzen erhöht, ferner Mercaptane, kurz- und mittelkettige Fettsäuren, Phenole
- **Veränderungen von physiologischen Neurotransmitter-Konzentrationen** (GABA, Serotonin, Katecholamine) und Bildung „falscher" Neurotransmitter (Octopamin) durch Aminosäuren-Imbalance
- **Veränderung von Neurotransmitter-Rezeptoren** ($GABA_A$-/Benzodiazepin-Rezeptoren, Serotonin-Rezeptoren)

Klinisches Bild

- **Leitsymptome:** Vigilanzstörung, hirnorganisches Psychosyndrom, Asterixis („flapping tremor")
- **Stadienabhängig (West-Haven-Kriterien)** [1166]

Symptom	Stadium 0	Stadium 1	Stadium 2	Stadium 3	Stadium 4
psychischer Befund	normal	unkonzentriert, ängstlich, euphorisch	desorientiert, lethargisch, persönlichkeitsverändert	somnolent, stuporös, völlig desorientiert	komatös
Asterixis	–	selten	irregulär	häufig	ständig
EEG-Grundrhythmus	normal	7–8/s	5–7/s	3–5/s	< 3/s
arterieller Ammoniak-Spiegel (nüchtern)	< 150 µg/dl	151–200 µg/dl	201–250 µg/dl	251–300 µg/dl	> 300 µg/dl

Zusatzdiagnostik

- **Labor:** Serum-Ammoniak
- **EEG:** mit zunehmender Schwere [3957]
  - *Grundrhythmus-Verlangsamung:* korreliert mit Anstieg des Serum-Ammoniaks

- *triphasische Deltawellen:* symmetrisch und synchron, mit fronto-temporalem Amplitudenmaximum, okzipital um 30–150 ms verspätet („fronto-occipital time-lag")
- *irreguläre bilateral-asynchrone Delta-Aktivität*
- *Amplitudendepression*

Diagnosestellung

Klinisch; nur mäßige Korrelation zwischen neurologischen Veränderungen und Ammoniak-Spiegel, da vermutlich zahlreiche andere Faktoren wie Hyponatriämie, inflammatorische Zytokine oder Sedativa vom Benzodiazepintyp für die Auslösung des Krankheitsbildes verantwortlich sind [1637]

Therapie

- **Beseitigung von auslösenden Faktoren:**
  - *Korrektur* von Hypokaliämie, Alkalose, Hypovolämie, Hyponatriämie
  - *Behandlung von Infektionen*
- **Beschränkung der Proteinzufuhr:**
  - *bei akuter Exazerbation* proteinarme Diät (20–30 g/d) bis zur neurologischen Besserung
  - *danach* Diät mit reduziertem Eiweißanteil (empirische Empfehlung 1-1,2 g/kg KG/d und Bevorzugung pflanzlicher Eiweiße)
- **ausreichende Kalorienzufuhr** in Form von Kohlenhydraten und Lipiden, mindestens 1600 kcal/d (→ Vermeidung eines proteinkatabolen Stoffwechsels); Zusatz von Folsäure (1 mg/d) und Vitamin K (10 mg/d)
- **Magen-/Darmreinigung** (→ Vermeidung der Stickstoffaufnahme über den Darm):
  - *Spülungen, Einläufe*
  - *nicht resorbierbare Disaccharide (Lactulose oder Lactilol)* → abführende Wirkung, pH-Verschiebung in den sauren Bereich und damit Reduktion der Synthese und Resorption von Ammoniak, vermehrte Stickstoffbindung; Dosis 15-30 ml 2 ×/d, Therapie sollte nicht länger als 6 Monate dauern
  - *probiotische Substanzen:* aktuelle Meta-Analyse suggerierte einen möglichen Effekt auf die Optimierung der Darmflora [1746]
  - *nicht resorbierbare Antibiotika:*
    - Rifaximin (Zulassung in Deutschland wahrscheinlich 2012): Verbesserung von psychometrischen Tests, der Lebensqualität und der Fahrtüchtigkeit bei Patienten mit MHE [4643]
    - Bislang Neomycin (Bykomycin®) initial 6–8 g/d, als Dauerbehandlung maximal 2 g/d; Nebenwirkungen: 1–3 % resorbiert (Hauptproblem: Oto- und Nephrotoxizität!)
    - Reserveantibiotikum: Metronidazol (Clont®) 2–3 × 200–400 mg/d
- **Flumazenilgabe:** signifikant besserer kurzfristiger Benefit bei Gabe von Flumazenil (Anexate®; Benzodiazepin-Antagonist) bei Patienten mit durch Leberzirrhose verursachter hepatischer Enzephalopathie, kein Einfluss auf die Mortalität [107]
- **keine gesicherte Evidenz:** Gabe von verzweigtkettigen Aminosäuren: z. B. Comafusin Hepar® 500–1000 ml/d [108], Gabe von oder Bromocriptin (Pravidel®), Vorteil der routinemäßigen parenteralen oder enteralen Ernährung, Wirkung der oralen Gabe von Nahrungsergänzungsmittel auf Morbidität, Mortalität oder hepatische Enzephalopathie bei Patienten mit Lebererkrankung im Endstadium [2156]; Substitution eines Zinkmangels wahrscheinlich sinnvoll, bislang nur Hinweise für positiven Effekt der oralen Gabe von L-Ornithin-L-Aspartat [4643]
- **Lebertransplantation** als Ultima Ratio, genauer Effekt noch unklar: deutliche Besserung, aber keine vollständige Normalisierung der neuropsychologischen Defizite [2384]

Dauertherapie/ Prophylaxe

- **Primärprophylaxe:** Alkoholabstinenz, Screening auf Ösophagusvarizen bei Hochrisikopatienten, Hepatitis-B-Impfung, keine Acetylsalicylsäure bei Kindern
- **Ernährung:** proteinarm (50–80 g/d), Vitaminsubstitution (Folsäure, Vitamin K), verzweigtkettige Aminosäuren wie zwei Probiotika verbesserten in randomisiert-kontrollierten Studien signifikant die MHE [4643]
- **regelmäßiger Stuhlgang**, Lactulose 10–30 ml/d 2 ×/d und Rifaximin (ab 2012 vermutlich auch in Deutschland on-label) zu empfehlen bei Patienten mit episodischer hepatischer Enzephalopathie in der Vorgeschichte
- **CAVE:** Verzicht auf Thiaziddiuretika, Analgetika, Benzodiazepine, Alkohol

Hyponatriämische Enzephalopathie

Ätiologie

- **Erhöhtes Risiko für hyponatriämische Enzephalopathie:** Kinder, Frauen
- **spezielle neurologische Ursachen für Hyponatriämie:** Meningitis, Enzephalitis, Schlaganfall, Hirnabszess, Schädel-Hirn-Trauma, hypoxischer Hirnschaden (führen zur Ausschüttung von antidiuretischem Hormon [ADH] = Arginin-Vasopressin), Carbamazepin, Oxcarbazepin, iatrogene Applikation hypotoner Infusionslösungen bei hospitalisierten Patienten [2791]
- **sonstige Ursachen:** → Hyponatriämie S. 445

Pathophysiologie

- **Störung des Natriumhaushalts** durch
  - *reduzierte glomeruläre Filtrationsrate*
  - *renale Hypoperfusion* oder
  - *exzessive ADH-Ausschüttung* (= Antidiuretisches Hormon, Arginin-Vasopressin) durch hämodynamische Stimuli (Hypovolämie, Hypervolämie, Hypotension) oder durch nicht hämodynamische Stimuli (siehe oben: neurologische Ursachen)
- **Folge:** reduzierte Ausscheidung von freiem Wasser → konsekutiver Einstrom von Wasser entlang des Konzentrationsgradienten in das Hirngewebe mit Hirnödem und Hirndruckerhöhung → neurologische Ausfälle

Klinisches Bild

- **leichte Hyponatriämie bis 130 mmol/l** meist asymptomatisch, vor allem wenn sie sich langsam entwickelt
- **akute Hyponatriämie** (Verlust von >12 mmol/l/d): mit Entwicklung eines akuten Hirnödems Kopfschmerz, Übelkeit, Erbrechen, Vigilanzstörung, Schwäche, Tremor, Delir, epileptische Anfälle
- **subakute/chronische Hyponatriämie** (Entwicklung in mehr als 2 Tagen): Persönlichkeitsveränderungen, Verwirrtheit, Gangstörungen, Stupor, epileptische Anfälle
- **zusätzliche wahrscheinlich unterschätzte Komplikation:** neurogenes Lungenödem (Ayus-Arieff-Syndrom), rasch reversibel durch Behandlung der hyponatriämischen Enzephalopathie, unbehandelt potenziell fatal [2792]

Prophylaxe

- **Allgemeines:** Identifikation von Patienten und Situationen mit erhöhtem Risiko für eine Hyponatriämie
- **Medikamente:** Vorsicht bei typischen Medikamenten wie Thiaziddiuretika, Cyclophosphamid, Vincristin, Morphin, SSRI, Carbamazepin und Oxcarbazepin
- **Infusionstherapie:**
  - Applikation von isotonischen 0,9 % NaCl-Lösungen
  - keine Routineapplikation von unphysiologischen, hypotonen Infusionslösungen/freiem Wasser (z. B. 5 % Glukoselösungen)
  - CAVE: geändertes Vorgehen bei renalen Konzentrationsstörungen, Diabetes insipidus, extrarenalen Verlusten von freiem Wasser oder bei Patienten mit Hypernatriämie

Therapie [2791],[2595] [2792]

- **Allgemeines:**
  - rasche Behandlung und Monitoring auf einer Intensivstation; verzögerte Natriumnormalisierung (z.B. nur durch verringerte Zufuhr von Flüssigkeit) ist Hauptursache für schlechtes outcome
  - Substitutionstherapie mit Na^+ sollte sich nach neurologischen Symptomen und nicht rein nach Serum-Na^+-Spiegeln richten
- **bei akutem Hirnödem** (Vigilanzminderung, Atemstillstand, Krampfanfälle):
  - *Bolus einer 3 %igen NaCl-Lösung über 10 Minuten* (2 ml/kg KG, maximaler Bolus 100 ml)
  - *Bolus ggf. einmalig wiederholen* (Dosierung wie oben, maximal 100 ml)
  - *Ziel:* Anstieg des Serum-Na^+ um 4-6 mmol/l in ersten 1-2 Stunden; hyponatriämische Encephalopathie ist unwahrscheinlich, wenn dadurch keine klinische Besserung; weitere Behandlung s. u.
- **bei leichten Symptomen** (Kopfschmerzen, Übelkeit, Apathie):
  - *3 %ige NaCl-Lösung über Infusomat* unter Monitorbedingungen (Erwachsene 50–100 ml/h, Kinder 1 ml/kg KG/h
  - *Kontrolle des Serum-Na^+ alle 2 Stunden*; Ziel: Anhebung um 4–8 mmol/l in den ersten 4 Stunden
  - *Beendigung der Infusion*, sobald der Patient symptomfrei ist oder ein akuter Anstieg des Serum-Na^+ von 10 mmol/l in den ersten 5 Stunden erreicht wurde
  - Ausgleich der Hyponatriämie in den ersten 48 Stunden sollte 15-20 mmol/l nicht überschreiten
  - Normonatriämie oder Hypernatriämie vermeiden

Osmotische Demyelinisierung (frühere Bezeichnung: Zentrale pontine oder extrapontine Myelinolyse) [3509]

Ätiologie

- **zu rascher Ausgleich einer Hyponatriämie** von Serum-Na^+ < 125 mmol/l; Risiko v. a. bei lange andauernder Hyponatriämie größer
  - *häufig in Zusammenhang mit:* Lebererkrankungen (z. B. bei Alkoholismus), Mangelernährung, Lebertransplantation, Polydipsie, Einnahme von Diuretika, Gastroenteritis, Hyperemesis, Verbrennungen, SIADH, Carbamazepin, Oxcarbazepin (→ S. 668)

Assoziierte Erkrankungen

Wernicke-Enzephalopathie und Marchiafava-Bignami-Syndrom

Pathologie

Osmotische Demyelinisierung:

- **vorwiegend pontin (50 %):** Entmarkung zentral in der Brücke, histologisch Demyelinisierung bei Erhalt der Ganglienzellen ohne wesentliche entzündliche Veränderungen (ähnlich Marchiafava-Bignami-Erkrankung)
- **vorwiegend extrapontin (20 %):** Entmarkung im Zerebellum, Putamen, periventrikulär, Thalamus, Balken, Capsula interna u. a.
- **pontine und extrapontine Manifestation (30 %)**

Pathophysiologie

- lang anhaltende Serum-Hyponatriämie → Verlust von Elektrolyten und konsekutiv von interstitieller Flüssigkeit in den extrazellulären Raum zur Regulierung des Zellvolumens
- schnelle Korrektur der Hyponatriämie → Hirndehydratation und Schrumpfen der Hirnzellen → Myelinschädigung durch osmotische Demyelinisierung („zentrale pontine Myelinolyse")
- im Pons hohe Dichte kreuzender und absteigender Nervenbahnen, die ein enges Geflecht bilden, sodass Flüssigkeitsverschiebungen möglicherweise dadurch besonders schlecht toleriert werden

Klinisches Bild

- **Beginn** meist 2–5 Tage nach Ausgleich der Hyponatriämie
- **Leitsymptome:** Bewusstseinstrübung bis zum Koma, bilaterale Pyramidenbahnzeichen
- **psychoorganische Symptome:** Verwirrtheit, Erregtheit, pathologisches Lachen/Weinen, Mutismus
- **neurologische Symptome:** Dysarthrie und Dyphagie, spastische Tetraparese, Pseudobulbärparalyse, Locked-in-Syndrom, Okulo- und Pupillomotorikstörungen, Bewegungsstörungen (Parkinsonismus, Dystonie, Myoklonien) bei extrapontiner Form [2595]

Zusatzdiagnostik

- **MRT** (Veränderungen häufig erst nach einigen Wochen nachweisbar): T1-hypointense, nicht kontrastmittelaffine, nicht raumfordernde Läsionen, T2-hyperintense Läsionen, oft dreiecksförmig in der Mitte des Pons unter Aussparung der ventralen Anteile; Verteilung ähnlich wie bei Hirnhypoxie; Ausdehnung der Läsionen korreliert nicht mit Schwere der Erkrankung [1326]
- **Elektrophysiologie:**
  - *akustisch evozierte Hirnstammpotenziale:* häufig früh pathologisch
  - *EEG:* generalisierte und fokale Veränderungen, andauernd und paroxysmal, Burst-suppression-Muster, Niedrigvoltage
- **Liquor:** meist normal, evtl. leichte Eiweißerhöhung

Diagnosestellung

Klinisches Syndrom bei entsprechender Elektrolytkonstellation, unterstützt durch Nachweis von MRT-Veränderungen

Differenzialdiagnose

- **Basilaristhrombose** (→ S. 88): oft fluktuierender Verlauf in den ersten 48 Stunden
- **Wernicke-Enzephalopathie** (→ S. 453): in 30 % assoziiert; keine Pyramidenbahnzeichen
- **hyponatriämische Enzephalopathie** (→ S. 449): klinisches Bild, Elektrolytbefunde und MRT

Therapie

Nur supportive Therapie, keine spezifische Therapie bekannt

Prophylaxe

Ausgleich des Serum-Na^+ um 10 mmol/l/24 h und um 15-20 mmol/l/48 h [2791],[2595] (Berechnung mit Natrium-Rechner bzw. Formel für Infusionsmenge → Hyponatriämie S. 445)

Verlauf

Typischerweise zweigipflig: initiale Beschwerden der hyponatriämischen Enzephalopathie oft deutlich gebessert, danach sekundäre Verschlechterung bei Entwicklung der osmotischen Demyelinisierung

Prognose

- individuelle Prognose schwierig, da weder Klinik noch Bildgebung gute Prädiktoren sind
- komplette Erholung und schwere Verläufe möglich; in einer kleineren Studie von 34 Patienten starben 2, 10 behielten Behinderungen, 11 hatten Defizite, wurden jedoch Selbstversorger, 11 Patienten erholten sich vollständig [2595]

Marchiafava-Bignami-Syndrom

Allgemeines

Sehr seltene, zunächst nur über die Pathologie definierte Erkrankung mit Entmarkung des Balkens, möglicherweise eine Variante der zentralen pontinen Myelinolyse

Ätiologie

Unbekannt; sehr häufig (aber nicht immer) mit Alkoholismus assoziiert, daher wird auch ein nutritiver Faktor oder ein Zusammenhang mit Elektrolytstörungen diskutiert

Pathologie

- **Entmarkung des Balkens**
- **extrakallosale symmetrische Läsionen** in den zentralen Anteilen der vorderen und hinteren Kommissur und im Brachium pontis möglich, seltener in den Hintersträngen, oberen Kleinhirnschenkeln und im Centrum semiovale; Aussparung der Capsula interna, der Corona radiata und des Zerebellums

Klinisches Bild

Sehr variabel: Frontalhirnsyndrom (→ S. 9), progredienter demenzieller Abbau, Dysarthrie, Tetraparese, Pyramidenbahnzeichen, Stand- und Gangstörungen, epileptische Anfälle, Inkontinenz, symptomatische Psychosen, Bewusstseinsstörungen bis zum Koma; Augenmuskel- und Blickparesen sind nicht typisch

Zusatzdiagnostik

- **MRT** (👁): symmetrische Hyperintensität in T2, FLAIR oder Diffusion-gewichteten Sequenzen des Balkens, im periventrikulären Marklager oder Diffusionsstörung des Kortex [1326]

Diagnosestellung

Disposition und MRT-Befund, Ausschluss anderer Ursachen

Differenzialdiagnose

- **Wernicke-Enzephalopathie** (→ S. 453): zusätzlich Augenmotilitätsstörungen

Therapie

Aufgrund der Seltenheit keine kontrollierten Studien, lediglich Einzelfallberichte unter anderem mit Besserung unter (hochdosierter) Kortisongabe und unter Thiamingabe

Verlauf

- **sehr variabel:** akute und chronische Verläufe; Remissionen möglich
- **negativer Prädiktor:** in einer kleinen Fallserie von 6 akut erkrankten Patienten waren ein reduzierter ADC des Balkens in der Diffusionsgewichtung und kortikale Diffusionsstörungen mit schlechtem Outcome verbunden [2681]

Neurologische Störungen bei Hypophosphatämie

Ätiologie

Respiratorische Alkalose (Sepsis, Alkoholentzug), Tumor, renal-tubuläre Dysfunktion bei Alkoholabusus (bis zu 50 % der Patienten), Sepsis, unter Behandlung der diabetischen Ketoazidose, „Refeeding"-Hypophosphatämie bei parenteraler Kohlenhydrat-Substitution ohne PO_4^{3-}-Substitution (→ Steigerung der intrazellulären Phosphorylierung, PO_4^{3-}-Shift von extra- nach intrazellulär), verminderte Zufuhr, verminderte intestinale Absorption (Vitamin-D-Mangel), vermehrte Ausscheidung (Hyperparathyroidismus, Dialyse, tubuläre Azidose) [542]

Klinisches Bild

- **neuromuskuläre Störungen:**
  - *Rhabdomyolyse*
  - *akute Paralyse mit Areflexie:* schlaffe Paresen sämtlicher Muskeln, proximal betont mit Einschluss von Gesichts- und Schlundmuskulatur, mit Beteiligung der glatten Muskulatur (Herzinsuffizienz, gastrointestinale Dysfunktion bis paralytischer Ileus), Atemlähmung; zusätzlich verminderte Empfindung für alle Qualitäten; Neuropathie
- **Enzephalopathie:** Verwirrtheit, Delir, Anfälle, Koma

Zusatzdiagnostik

Klinische Symptome meist erst bei Serum-PO_4^{3-} < 0,35 mmol/l (normal 0,9–1,5 mmol/l)

Differenzialdiagnose

- **neuromuskuläre Symptomatik:** Guillain-Barré-Syndrom (→ S. 505)
- **zentralnervöse Symptomatik:** Wernicke-Enzephalopathie (→ S. 453)

Therapie

- Bei schwerer Hypophosphatämie PO_4^{3-}-Substitution 15 mg/kg KG verteilt auf 3–4 Portionen/d p. o (bevorzugte Gabe) oder intravenös in Abhängigkeit von Körpergewicht und PO_4^{3-}-Spiegel (15 mmol/l über 2 Stunden ggf. bis zu 3-mal in 24 Stunden wiederholen) [542]
- **CAVE:** Anstieg von PO_4^{3-} und Kalium sowie Abfall von Kalzium bei zu rascher Substitution

2.18 Erkrankungen durch Vitaminmangel oder -überdosierung

A. Harloff

Allgemeines

- **Vitaminmangel:** Erkrankungen des Nervensystems durch Mangelversorgung mit einem essenziellen organischen Nahrungsinhaltsstoff, der als Konsequenz von speziestypischen Mutationen nicht synthetisiert werden kann
- **Ursachen:** unzureichendes Angebot in der Nahrung, unphysiologisch hoher Bedarf, genetische/erworbene Defekte der Resorption/Verwertung, zunehmend häufigere Ursache: Magenverkleinerungs- oder intestinale Bypass-Operationen bei Adipositas
- **gefährdet sind:** vor allem Alkoholiker, Patienten mit Essstörungen (Anorexie, Bulimie) bzw. Resorptionsstörungen, Patienten im Rahmen der Intensivbehandlung, Patienten mit konsumierenden Erkrankungen
- **Vitaminbedarf:** empfohlene Dosierungen des täglichen Vitaminbedarfs für Erwachsene nach den gültigen EU-Richtwerten (90/496/EEC):

Vitamin	Dosis
A (Retinol)	800 µg (≈ 2,640 IU)
B_1 (Thiamin)	1,2 mg
B_2 (Riboflavin)	1,6 mg
B_3 (Niacin)	18 mg
B_5 (Pantothensäure)	6 mg
B_6 (Pyridoxin)	2 mg
B_7 (Biotin)	0,15 mg
B_9 (Folsäure)	200 µg
B_{12} (Cobalamin)	1 µg
C (Ascorbinsäure)	60 mg
D (Calciferol)	5 µg
E (Tocopherole)	10 mg
Phyllochinone	0,08 mg

- **Vitaminüberdosierung:** Erkrankungen durch Akkumulation vor allem der fettlöslichen Vitamine A, D, E und K

Vitamin A (Retinol)

Allgemeines

- **Eigenschaften:** fettlösliches Vitamin, vorherrschende Form: Retinol
- **Funktion:** entscheidend für Sehvermögen (vor allem für Nachtsehen), embryonale Entwicklung und Wachstum, Integrität des Immunsystems, Epithelzellproliferation und -reparatur
- **Quelle:** Vitamin A in Tierprodukten: Fisch, Fleisch, Eier, angereicherte Milch; Provitamin A (= Beta-Carotin) auch in dunklem Gemüse, Früchten und pflanzlichen Ölen

Ätiologie

- **Hypovitaminose:** Mangelernährung (Vitamin-A-Mangel bei 15–92 % der Kinder in Entwicklungsländern!), intestinale Malabsorption (Abetalipoproteinämie (→ S. 501), Sprue, zystische Fibrose), Lebererkrankungen, Diabetes mellitus, Hypothyreose
- **Hypervitaminose:** durch Nahrungszusatz oder prophylaktische Einnahme von Vitamin A (z. B. Dosierungen > 10 000 IU/d bei Schwangeren sind potenziell teratogen)

Pathologie

- **Kornea/Haut:** epitheliale Metaplasie
- **ZNS:** Optikusatrophie und degenerative Veränderungen infolge Hirndruck (Liquorresorptionsstörung)

Klinisches Bild

- **Hypovitaminose:**
  - *Augen, Haut:* Xerophthalmie, Korneaschädigung (Ulzerationen, Keratomalazie), Nachtblindheit, selten Optikusatrophie; Hand: follikuläre Hyperkeratose
  - *Kinder:* erhöhte Infektanfälligkeit, benigne intrakranielle Hypertension, selten Krampfanfälle (durch Malabsorption bei Säuglingen mit Cholestase oder zystischer Fibrose)
  - *Abetalipoproteinämie* (→ S. 501; vor allem Folge der Vitamin-A- und E-Resorptionsstörung): Gedeihstörung in früher Kindheit, progressive Polyneuropathie und spinozerebelläre Ataxie und Retinitis pigmentosa im Verlauf

- **Hypervitaminose:**
  - *akute Toxizität:* Kopfschmerzen, Sehstörungen, Anorexie mit Bauchschmerzen und Erbrechen, Polyneuropathie
  - *chronische Toxizität:* Appetitverlust, Hyperostosen, erhöhte Rate von Frakturen der Hüftknochen bei Frauen, kraniofaziale Anomalien beim Fetus, Leberschädigung, Pseudotumor cerebri (→ S. 421)

Zusatzdiagnostik

Messung der Dunkeladaptation; Spaltlampenuntersuchung: Detektion von Korneaschäden, Messung des Serum-Retinolspiegels (Norm: ≥ 30 µg/dl oder ≥ 1,05 µmol/l)

Diagnosestellung

- **subklinischer Mangel:** Serumretinol < 30 µg/dl (< 1,05 µmol/l)
  - CAVE: Serumretinol z. B. bei Infekten oder Eisenmangel reduziert [259]
- **manifester Mangel:** Serumretinol < 20 µg/dl (< 0,7 µmol/l)
- **Goldstandard:** Relative Dose Response Test (RDR-Test) mit Verabreichung von Retinyl-Ester und Messung des Anstiegs des Serumretinols nach 5 Stunden

Therapie

- **Vitamin-A-Mangel:** 30 000 IU Vitamin A/d
  - *bei akutem Korneaschaden* 20 000 IU/d für 5 Tage
- **Abetalipoproteinämie:** Vitamin A 10 000–15 000 IU/d und Vitamin-E-Substitution (100 mg/kg KG/d oder ≤ 4–6 g/d bei Erwachsenen) [1459]
- **Vitamin-A-Überdosierung:** Zufuhr stoppen, Überdosierung vor allem bei Schwangeren vermeiden

Verlauf

- **isolierter Vitamin-A-Mangel:** chronisch progredient; alle Symptome sind (wenn nicht zu weit fortgeschritten) unter hochdosierter Vitamin-A-Gabe reversibel
- **Abetalipoproteinämie:** unter Vitamin-A- und -E-Substitution Verhinderung einer Progression der Retinopathie, bereits manifeste Schäden sind auch hier irreversibel [410]

Vitamin-B_1-(Thiamin-)Mangel/Wernicke-Enzephalopathie

Allgemeines

- **Eigenschaften:** wasserlösliches Vitamin
- **Funktion:** aktive Form: Thiaminpyrophosphat; Coenzym bei Glukose- und Lipidstoffwechsel, Synthese von Aminosäuren und Neurotransmittern
- **Quelle:** Schweinefleisch, Leber, Vollkornprodukte, Hülsenfrüchte, Resorption enteral
- **Bedarf:** 1,4 mg/d; Körpervorräte an Thiamin nur 25–30 mg; ausreichend für 2–3 Wochen

Epidemiologie

- hohe Prävalenz von ca. 1–3 % in Autopsiestudien (D: 0,3–0,8 % [3708]), > 80 % davon sind Alkoholiker → klinisch wird die Erkrankung häufig übersehen!
- ca. 20 % der Patienten in einer Notaufnahme haben einen klinischen oder subklinischen Thiaminmangel [2557]

Ätiologie

- **potenziell jede Malnutrition**, die für 2–3 Wochen anhält
- **Alkoholabusus** (Ursache: Kalorienzufuhr durch Alkohol statt durch vitaminhaltige Nahrung, Malresorption, reduzierte Speicherfähigkeit der Leber, erhöhter Thiaminbedarf für den Alkoholmetabolismus)
- **sonstige Risikokonstellationen:** schwere Sepsis, Verbrennungen, ätiologisch ungeklärte Herzinsuffizienz oder Laktatazidose, chronisches Nierenversagen (Hämodialyse), Magenverkleinerungs- und intestinale Bypassoperationen bei Adipositas, rezidivierendes Erbrechen (auch Hyperemesis gravidarum!), parenterale Langzeiternährung und chronische Diarrhö, Krebserkrankungen und Chemotherapeutika, systemische Erkrankungen wie AIDS [2128]
- **CAVE: iatrogene Auslösung** einer Wernicke-Enzephalopathie durch parenterale Gabe von konzentrierten Glukoselösungen bei Patienten mit Thiaminmangel z. B. auf der Intensivstation → immer zusätzliche Gabe von B-Vitaminen!

Pathologie

- **makroskopisch** (👁): symmetrische, z. T. hämorrhagische Läsionen im Bereich des Thalamus und Hypothalamus periventrikulär, der Corpora mammillaria, des Mittelhirns periaquäduktal, des Bodens des 4. Ventrikels (Region des Vaguskerns und der Vestibulariskerne) und des Kleinhirnwurms (rostraler Abschnitt)
- **mikroskopisch** (👁): Partialnekrosen mit Gewebevakuolisierung und prominenten Blutgefäßen, Astrozytose und Mikrogliaproliferation

Klinisches Bild

- **Wernicke-Enzephalopathie** (→ S. 453): Trias aus Bewusstseinstrübung/Verwirrtheit (ca. 80 %) mit Augenbewegungsstörungen (ca. 30 %) und Ataxie (ca. 20 %); CAVE: Vollbild der klassischen Trias ist nur bei ca. 10 % der Patienten vorhanden
  - *Augenbewegungsstörungen (🎥):* Nystagmus, Blickparesen, Augenmuskellähmungen (vor allem der konjugierten Augenbewegungen oder Abduktion), Ptose
  - *Ataxie (🎥):* Rumpfataxie (Gang und Stand), selten Zeigeataxie, sehr selten Dysarthrie
- **Korsakow-Syndrom** (→ S. 463): Übergang aus der Wernicke-Enzephalopathie bei einem Teil der Patienten; amnestisches Syndrom mit neu aufgetretener anterograden Amnesie und Konfabulationen, aber verhältnismäßig gut erhaltenen intellektuellen

Leistungen; Manifestation auch isoliert in Form subakuter Episoden ohne vorausgegangene Wernicke-Enzephalopathie möglich

- **weitere Symptome des Vitamin-B_1-Mangels:**
  - *neurologisch:* distal betonte, vorwiegend demyelinisierende und mild ausgeprägte Polyneuropathie, Krampfanfälle, Choreoathetose, Hörverlust, Hypothermie
  - *allgemein-körperlich:* Störung kardiovaskulärer Funktionen (Herzinsuffizienz, Tachykardie, orthostatische Hypotonie, Belastungsdyspnoe) [3708]; bei Patienten mit ätiologisch ungeklärter Herzinsuffizienz sollte ein Thiaminmangel diskutiert und im Zweifel probatorisch behandelt werden [2557]

Zusatzdiagnostik

- **MRT:** bilateral-symmetrische, in der T2-Gewichtung hyperintense, Gadolinium-aufnehmende Läsionen in Corpora mamillaria, Thalamus, Hirnstamm: periventrikulär und Tectum mesencephali
- **Labor:**
  - *Vollblut:* Thiamindiphosphat-Konzentration in Erythrozyten; Funktionstest: Transketolaseaktivität in Erythrozyten (vermindert; > 15 % Steigerung der Aktivität unter Thiamindiphosphat-Zusatz weist auf einen Mangelzustand hin)
  - *Serum:* Pyruvat/Laktat erhöht (geringe Spezifität)
  - *obsolet:* Messung des Thiaminspiegels

Diagnosestellung

- **klinisches Bild** (auch klinisches Ansprechen auf Thiamingabe) und/oder typische MRT-Veränderungen, ggf. bestätigt durch die Labordiagnostik
- keiner der verfügbaren laborchemischen Tests kann eine Wernicke-Enzephalopathie beweisen [3708]; laborchemisch werden nur die Patienten mit extrem niedrigen Thiaminspiegeln erfasst, die ohnehin eine Wernicke-Enzephalopathie entwickeln werden

Therapie

- **Indikation:** *sehr niedrige Verdachtsschwelle!* → möglichst frühe Thiaminbehandlung in ausreichender Dosierung, vor allem bei allen Alkoholikern (Mangelernährten) mit einem der folgenden Symptome: akute Vigilanzminderung, Verwirrtheit, Gedächtnisstörung, Ophthalmoplegie, Ataxie, Hypothermie mit Hypotension
  - *in England neben Thiamin standardmäßige Gabe von Vitamin B_2, B_6, C und Nicotinamid* (Pabrinex®) [4098]
  - *gleichzeitige Mg^{2+}-Gabe* bei Hypomagnesiämie empfehlenswert, da Mg^{2+} Cofaktor Thiamin-abhängiger Enzyme ist
- **optimale Art, Dauer und Dosis der Substitution ungeklärt;** Empfehlung der European Federation of Neurological Societies 2010 [1300]:
  - Gabe von 200 mg Thiamin intravenös *vor* der Gabe einer höherkonzentrierten Glukoselösung
  - bei V.a Thiaminmangel Applikation von 3 × 200 mg/d als Kurzinfusion i.v. (Gefahr anaphylaktischer Reaktionen bei schneller i.v. Gabe) statt i.m.
  - Beginn einer normalen Ernährung und Thiaminsubstitution, bis keine Besserung mehr erkennbar ist
- **Risiken:**
  - insgesamt ist parenterale und orale Applikation sehr sicher
  - *Nebenwirkungen oder Intoxikationen* bei parenteralen Dosen von > 400 mg Thiamin möglich
  - *anaphylaktische Reaktion* selten (1:1–5 Mio), vor allem bei schneller Injektion und bei höheren Tagesdosen (z.B. 500 mg) [795] [2557]

Verlauf

- **nach Thiamingabe:**
  - *Augenbewegungsstörungen:* rasche Besserung innerhalb weniger Tage, oft innerhalb Stunden; Horizontalnystagmus kann als Residuum bleiben
  - *Ataxie:* rasche Besserung innerhalb von Wochen, oft (> 50 %) leichte Residualstörung
  - *amnestische Störungen:* eher unklar, Rückbildung nur langsam (Monate) und nur bei etwa 20 % vollständig
- **unbehandelt** führt die Wernicke-Enzephalopathie bei bis zu 20 % zum Tod [1607],[1608] und bei 85 % der Überlebenden zum Korsakow-Syndrom [4302]

Vitamin-B_1-(Thiamin-)Mangel: Beriberi

Allgemeines

Beriberi beruht wie die Wernicke-Enzephalopathie auf einem Thiaminmangel. Der Unterschied besteht darin, dass der Vitaminmangel durch die Ernährung mit geschältem Reis entsteht, da Thiamin in der Schale enthalten ist. Deshalb kommt diese Form vor allem in Asien und häufig bei Kindern vor. Im Gegensatz zur Wernicke-Enzephalopathie stehen kardiale und periphere neurologische Defizite im Vordergrund.

Ätiologie
Einseitige Ernährung (geschälter Reis in Asien, Alkoholismus), Gastrektomie, Magen- und Dünndarmchirurgie bei Adipositas [2128]

Pathologie
Axonale Degeneration und segmentale Demyelinisierung peripherer Nerven, Chromatolyse von Spinalganglien und Vorderhornzellen; Rechtsherzdilatation, Perikarderguss, Milzschwellung, „Muskatnussleber"

Assoziierte Erkrankung
Strachan-Syndrom: Trias von Hinterstrangataxie, Optikusatrophie und Innenohrschwerhörigkeit; teilweise reversibel durch hochdosierte Thiamintherapie; große Epidemie infolge Mangelernährung in Cuba 1992/93 [3401]

Klinisches Bild
- **neurologisch:** langsam nach proximal fortschreitende *sensomotorische Polyneuropathie* (durch axonale Degeneration mit Zerstörung von Axon und Myelinscheide), asymptomatisch oder mit Dysästhesien und Schmerzen der Füße (burning feet; Hyperpathie), Verlust der Tiefensensibilität (Beriberi = Schaf; so wurde die Krankheit wegen des wackligen, Schaf-ähnlichen Ganges der Erkrankten genannt), Abschwächung der Muskeleigenreflexe der Beine
- **kardiovaskulär:** Tachykardie, Belastungsdyspnoe, Herzinsuffizienz evtl. mit Ödemen

Zusatzdiagnostik
- **Elektroneurografie** (→ S. 683): axonale Polyneuropathie
- **Labor** (Vollblut): wie bei Wernicke-Enzephalopathie (s.o.)

Diagnosestellung
Klinisches Bild: klinische Besserung nach Thiamingabe (Blutdruckanstieg, Rückgang von Herz- und Atemfrequenz, Zunahme der Diurese, Abnahme der Herzgröße innerhalb von 12 Stunden nach Therapiebeginn), Transketolaseaktivitätsmessung

Therapie
wie bei Wernicke-Enzephalopathie

Verlauf
Morbidität und Mortalität abhängig vom Grad der Herzinsuffizienz bei chronischem Vitaminmangel; unter adäquater und rascher Thiaminsubstitution bei akuter Erkrankung in der Regel gute Rückbildung der Ausfallserscheinungen (vgl. Cuba-Epidemie, s. o.)

Vitamin-B_6-(Pyridoxin-)Mangel

Allgemeines
- **Eigenschaften:** wasserlösliches Vitamin, aktive Form: Pyridoxalphosphat
- **Funktion:** Coenzym der Synthese vieler Neurotransmitter wie Dopamin und Serotonin, der Decarboxylierung von Glutamat zu Gamma-Aminobutyrat (GABA), der Umwandlung von Tryptophan zu Niacin, der Metabolisierung von Homozystein
- **Quelle:** Fleisch, Fisch, Leber, Getreide, Kartoffeln, Reis, Mais, grünes Gemüse, Bananen, Nüsse; Bedarf 2 mg/d
- **Mangelzustände** selten, Reserven für 2–6 Wochen

Ätiologie
- **genetisch bedingt:** Gendefekt auf Chromosom 5q31
- **ungenügende Zufuhr, erhöhter Verbrauch** z. B. Schwangerschaft, Alkoholabusus, mangelhafte Resorption, pyridoxinantagonistisch wirkende Pharmaka (Isoniazid [INH], Hydralazin, Penicillamin)

Pathologie
Myelinverlust in peripheren Nerven, peripher-zentrale Axonopathie, Schwellung zentraler Neurone (z. B. Betz-Zellen im Motorkortex) mit exzentrischer Kernlage und Nissl-Substanz-Verlust

Klinisches Bild
- **Hypovitaminose:**
  - *Neuropathie* mit distal betonten Parästhesien, Brennschmerzen, Paresen und Pallhypästhesie (durch gestörte Sphingosin-Synthese)
  - *therapierefraktäre Krampfanfälle* vor allem bei Säuglingen (durch Glutamatakkumulation bei verminderter GABA-Synthese [1447]
  - *Hyperhomozysteinämie:* ein 25 % höherer Homozysteinspiegel war mit einem 20 % höheren Schlaganfallrisiko assoziiert [537]
  - *sonstiges:* Nausea, Inappetenz, Cheilosis, Stomatitis, seborrhoische Dermatitis, hypochrome mikrozytäre Anämie
- **Hypervitaminose** (Schwellendosis: 150 mg/d bei chronischer Überversorgung, > 600 mg/d akut): Sensibilitätsstörung durch rein sensible Polyneuropathie oder Schädigung der Ganglien der Hinterhörner oder spinaler Afferenzen [1662], Lichtempfindlichkeit

Zusatzdiagnostik
- **Plasma:** verminderte Pyridoxalphosphatkonzentration (Norm: 30–80 µg/l)
- **Urin:** verminderte Pyridoxinsäureexkretion (< 1,0 mg/d)
- **Funktionstest:** gestörter Tryptophanabbau mit Zunahme der Ausscheidung von Tryptophanmetaboliten (Kynurensäure, Xanthurensäure etc.) im Urin nach Tryptophan-Belastung; verminderte Aktivität der Transaminasen in den Erythrozyten (reflektiert nicht die Körperreserven; daher keine sichere Korrelation zum Vitamin-B_6-Status)

Diagnosestellung

Klinisches Bild und Nachweis eines verminderten Pyridoxalphosphatspiegels im Plasma bzw. einer verminderten Pyridoxinsäureexkretion im Urin, Besserung der Symptome nach Vitamin-B_6-Gabe

Therapie

- **bei Pyridoxin-induzierten epileptischen Anfällen:** Pyridoxinhydrochlorid (z. B. Vitamin B_6 ratiopharm®) initial 100–200 mg/d i. v., Erhaltungstherapie 2–200 mg/d
- **bei Polyneuropathie:** Pyridoxinhydrochlorid (Vitamin B_6) initial 100 mg/d i. v./i. m. für 3 Wochen, danach Erhaltungstherapie 30 mg/d (CAVE: chronische Überdosierung, s. o.!)
- **Hyperhomozysteinämie:** Einnahme von Vitamin B_6, B_{12} und Folsäure senkt den Homozysteinspiegel aber nicht das Risiko kardiovaskulärer Ereignisse oder eines Schlaganfalls [537]

Verlauf

- **epileptische Anfälle:** sofortige Suppression durch Vitamin-B_6-Substitution
- **Polyneuropathie:** nur langsame, oft unvollständige Rückbildung

Vitamin-B_{12}-(Cobalamin-)Mangel/funikuläre Myelose

Allgemeines

- **Eigenschaften:**
  - wasserlösliches Vitamin; aktive Form: Methyl-Cobalamin und Adenosyl-Cobalamin
  - intestinale Übertragung von B_{12} auf den Intrinsic Factor (IF), der von Parietalzellen des Magens gebildet wird
  - Bindung dieses Komplexes an IF-Rezeptoren im terminalen Ileum mit konsekutiver Resorption
  - Freisetzung von Vitamin B_{12} in den Erythrozyten und Übertragung auf Transcobalamin = Bildung von Holotranscobalamin (Holo-TC)
  - Holo-TC bindet maximal 30 % des zirkulierenden Vitamin B_{12} und zirkuliert bis zur zellulären Aufnahme in der Blutbahn
- **Funktion:**
  - *Methyl-Cobalamin:* Coenzym für DNA-Synthese (Mangel → Akkumulation von Homozystein)
  - *Adenosyl-Cobalamin:* Coenzym für den Abbau verzweigtkettiger Aminosäuren (Mangel → Akkumulation von Methylmalonsäure)
- **Stadien des Vitamin-B_{12}-Mangels:** 1. Speicherentleerung, 2. metabolisch-funktionelle Störung, 3. klinische Manifestation
- **Stoffwechsel:** enterale Resorption max. 1-2 µg/d, täglicher Verbrauch 1 µg, Speicher in der Leber ca. 1-2000 µg, Körperspeicher von Vitamin B_{12} reichen für ca. 3 Jahre
- **Quelle:** fehlt in Pflanzen; Leber, Fleisch, Fisch, Eier, Milch, Bakterien

Ätiologie

- **chronische Resorptionsstörungen:** atrophische Gastritis (mit oder ohne Antikörper gegen intrinsic factor), Magen-/Dünndarmresektion, operative Verkleinerung des Magens bei Adipositas [3803], Sprue, Morbus Crohn, Pankreasinsuffizienz, Helicobacter-pylori-Infektion, Parasiten (Fischbandwurm), chronischer Alkoholismus, genetische Defekte
- **vermehrter Verbrauch:** Schwangere und stillende Frauen, ältere Menschen, Kachexie
- **verminderte Zufuhr:** strikte Veganer, chronischer Alkoholismus
- **Medikamentennebenwirkung:** Protonenpumpenhemmer und H_2-Blocker, Lachgasinhalation (N_2O; → Oxidation von Cob-(I) zu Cob-(III))
  - Vitamin-B_{12}-Mangel als Folge der L-Dopa- Langzeittherapie bei Parkinson-Patienten bislang nicht in randomisiert-kontrollierten Studien nachgewiesen [4114]
- **sonstige Risikogruppen:** Menschen mit neurodegenerativen und psychiatrischen Erkrankungen, Nierenerkrankungen, Autoimmunerkrankungen, HIV

Pathologie

- **Rückenmark:** subakute, kombinierte Degeneration von Hintersträngen und Seitensträngen; früh Vakuolisierung der Markscheiden, später auch Axonverlust und Gliose; beginnt im unteren Zervikal-/oberen Thorakalmark (funikuläre Myelose)
- **supraspinal:** gelegentlich Demyelinisierungsherde im Nervus opticus/Chiasma sowie im Marklager des Gehirns
- **peripher:** selten Demyelinisierung in peripheren Nerven

Klinisches Bild

- **neurologische Symptome** (bei ca. 50 % der Patienten mit manifestem Vitamin-B_{12}-Mangel): subakut auftretende Störung der Tiefensensibilität mit spinaler Ataxie, Paresen, Störungen der Oberflächensensibilität, Schmerzen, pathologische Reflexen, fehlende (Polyneuropathie) oder gesteigerte Muskeleigenreflexe (Beteiligung der Pyramidenbahn), Gangstörung, Obstipation (42 %), Libido- und Potenzstörungen bei Männern, Blasenstörungen
  - *möglicher Risikofaktor für Auftreten zerebraler Ischämien* wegen konsekutiver Hyperhomozysteinämie (s. o. Kap. Pyridoxinmangel)
- **gastrointestinale Symptome:** Hunter-Glossitis (glatte, rote Zunge; Zungenbrennen), Ikterus und Anstieg von LDH und Bilirubin (klassisch), mukokutane Ulzera (selten), Magenschmerzen, Durchfall, Gewichtsverlust (fraglich)
- **hämatologische Veränderungen:** makrozytäre Anämie ist ein später Indikator des Vitamin-B_{12}-Mangels (nur bei ca.70 %), 1/3 hyperchrom, sonst normo- oder hypochrom, hypersegmentierte Granulozyten (häufig), isolierte Leukopenie, Thrombopenie, Panzy-

topenie (selten), hämolytische Anämie, thrombotische Mikroangiopathie (Schistozyten) (sehr selten)

- **psychische Symptome:** Depression, Antriebsminderung, symptomatische Psychose (paranoid-halluzinatorisch), kognitive Einschränkungen

Zusatzdiagnostik

- **Labor:**
  - *Transporter*: Holo-Transcobalamin (Holo-TC) mittels Immunoassay; erniedrigter Serumspiegel ist frühester (aber bislang am wenigsten getesteter [624]) Marker des beginnenden Vitamin-B_{12}-Mangels noch vor Auftreten potenziell irreversibler klinischer oder hämatologischer Symptome; pathologisch: < 50 pmol/l und vor allem < 35 pmol/l [1691]; falsch hohe Werte bei Niereninsuffizienz möglich
  - *Metaboliten:*
    - Methylmalonsäure im Serum erhöht (> 271 nmol/l) (hohe Sensitivität, spezifischer als Homozysteinbestimmung, teuer)
    - Homozystein im Plasma erhöht (> 25 µmol/l) (hohe Sensitivität, geringe Spezifität, falsch positive Befunde durch falsche Probenbearbeitung oder fehlende Kühlung/verzögerten Transport)
  - *Vitamin B_{12} im Serum* erniedrigt (< 150 ng/l); CAVE: geringe Sensitivität, geringer prädiktiver Wert; Werte > 300 ng/l schließen zellulären Vitamin-B_{12}-Mangel nicht aus; führt zu einer Unterschätzung der Prävalenz des Vitamin-B_{12}-Mangels)
  - *Gastrin im Serum:* wenn erhöht (> 200 ng/l) = Hinweis auf atrophische Gastritis
  - *Blutbild:* makrozytäre, hyperchrome Anämie; CAVE: kann fehlen bei Patienten mit gleichzeitigem Eisenmangel und entsprechender Mikrozytose oder bei Vorbehandlung mit Folsäure
    - Schilling-Test obsolet
- **Gastroskopie:** histologischer Nachweis der atrophischen Gastritis und Untersuchung auf Malabsorption
- **Elektrophysiologie:**
  - *Tibialis-SEP* (immer deutlich pathologisch, meist fehlendes Potenzial): Nachweis der Hinterstrangläsion
  - *transkranielle Magnetstimulation:* verlängerte zentralmotorische Latenz als Nachweis einer Pyramidenbahnschädigung
  - *Suralis-Neurografie:* verlangsamte NLG als Nachweis einer peripheren Beteiligung
- **MRT** (👁, 👁): in T2-Gewichtung hyperintense Signalgebung der Hinterstränge und des subkortikalen, periventrikulären Marklagers, bei Kindern auch Hirnatrophie

Clinical Pathway Diagnostik (nach [1691])

<table>
<tr><td rowspan="2">○ Holo-TC > 50 pmol/l</td><td colspan="3">○ keine Nierenfunktionseinschränkung</td><td>B_{12}-Mangel unwahrscheinlich</td></tr>
<tr><td>○ Nierenfunktionseinschränkung</td><td>○ MMA > 271 nmol/l</td><td>○ MMA-Abfall nach B_{12}-Substitution</td><td>intrazellulärer B_{12}-Mangel</td></tr>
<tr><td rowspan="3">○ Holo-TC 36-50 pmol/l</td><td colspan="3">○ MMA < 271 nmol/l</td><td>B_{12}-Mangel unwahrscheinlich</td></tr>
<tr><td rowspan="2">○ MMA > 271 nmol/l</td><td colspan="2">○ keine Nierenfunktionseinschränkung</td><td>metabolisch manifester B_{12}-Mangel</td></tr>
<tr><td>○ Nierenfunktionseinschränkung</td><td>○ MMA-Abfall nach B_{12}-Substitution</td><td>metabolisch manifester B_{12}-Mangel</td></tr>
<tr><td rowspan="3">○ Holo-TC < 35 pmol/l</td><td rowspan="2">○ MMA > 271 nmol/l</td><td colspan="2">○ keine Nierenfunktionseinschränkung</td><td>metabolisch manifester B_{12}-Mangel</td></tr>
<tr><td>○ Nierenfunktionseinschränkung</td><td>○ MMA-Abfall nach B_{12}-Substitution</td><td>intrazellulärer B_{12}-Mangel</td></tr>
<tr><td colspan="3">○ MMA < 271 nmol/l</td><td>B_{12}-Depletion</td></tr>
</table>

Diagnosestellung

Klinisches Bild und Nachweis eines verminderten Holo-Transcobalaminspiegels und/oder erniedrigten Vitamin-B_{12}-Spiegels und erhöhten Methylmalonsäurespiegel im Serum

Therapie

- keine Evidenz-basierten Studien, v.a. nicht bei assoziierten neurologischen Symptomen [1691]

- **Vitamin-B_{12}-Substitution:**
  - *parenteral:* wegen Unabhängigkeit von der Resorption primär parenteral initial 1000 µg/d i. m. für 5 Tage, dann 1 × 1000 µg/Woche i. m. für 3 Monate, dann 1000 µg i. m./Monat für weitere 3 Monate [3345] oder auf Dauer bei persistierender Ursache
  - *oral* (1 % wird enteral unabhängig vom Intrinsic Factor aufgenommen):
    - bei mangelnder Zufuhr (= prophylaktische Gabe bei Risikopopulationen) und Malabsorption 125–500 µg/d p. o.
    - bei perniziöser Anämie [139] 1000 µg/d p. o.
- **wichtig: Kombination mit Folsäure** zu Behandlungsbeginn

Prognose

- sensible Ausfälle bilden sich schneller zurück als motorische innerhalb der ersten 6 Wochen
- weniger als 50 % der Patienten erholen sich komplett, bei ca. 10 % persistieren mittelschwere bis schwere Behinderungen; Erholung mit zunehmendem Alter schlechter
- entscheidend für die Prognose ist die möglichst frühzeitige Diagnose und Substitution [3345]; Risikopatienten für einen Vitamin-B_{12}-Mangel regelmäßig (z. B. alle 2–3 Jahre) testen

Vitamin-B_9-(Folsäure-)Mangel

Allgemeines

- **Eigenschaften:** wasserlösliches B-Vitamin
- **Funktion:** essenzielles Coenzym der Purin- und Pyrimidinsynthese, Erythropoese und Methionin-Regeneration
- **Quelle:** vor allem in dunkelgrünem Blattgemüse, Vollkorn- und Tierprodukten; Bedarf 200 µg/d

Ätiologie

- **ungenügende Zufuhr:** Alkoholismus, Anorexie, Malabsorption
- **gesteigerter Bedarf:** Schwangerschaft, Anämie, Dialyse
- **Medikamenteninteraktionen:** Methotrexat, Amethopterin, Pyrimethamin, Trimethoprim, Mercaptopurin, Phenytoin, Phenobarbital, Carbamazepin, Valproinsäure

Pathologie

Degeneration von Hinter- und Vorderseitensträngen, Leukenzephalopathie mit fokaler perivaskulärer Demyelinisierung

Klinisches Bild

- **neurologisch/psychiatrisch:** sensible Polyneuropathie, Restless-legs-Syndrom, häufiger schwere und therapierefraktäre Depression (doppelt so häufig wie bei B_{12}-Mangel [3345]); wegen konsekutiver Hyperhomozysteinämie möglicher Risikofaktor für Auftreten zerebraler Ischämien (→ S. 455)
- **allgemein/internistisch:** makrozytäre, hyperchrome Anämie; seltener als bei Vitamin-B_{12}-Mangel [3345]
- **in der Schwangerschaft:** Neuralrohrdefekte bei unzureichender Zufuhr

Zusatzdiagnostik

- **Serum-Spiegel** (normal: 4–20 ng/ml), Hyperhomozysteinämie kann Hinweis auf Folsäuremangel sein
- **Histidin-Belastungstest (Figlu-Test):** orale Gabe von Histidin → erhöhte Ausscheidung von Formiminoglutamat im Urin bei Folsäuremangel

Diagnosestellung

Klinisches Bild und Nachweis eines erniedrigten Folsäurespiegels oder pathologischer Histidinbelastungstest

Therapie

- **bei Folsäuremangel:** Folsäure (als Injektionslösung oder Tabletten) 15 mg/d i. m. oder 2–3 × 5 mg/d p. o. für mindestens 6 Monate
- **zur Vorbeugung von Neuralrohrdefekten** (in USA 1/1000 Geburten) prophylaktische Gabe in der Schwangerschaft bereits bei geplanter Schwangerschaft, da sich das Neuralrohr bereits in 3. SSW schließt > 400 µg/d [4362], bei 5 mg/d werden 85 % der Neuralrohrdefekte verhindert [4361]
- **bei Hyperhomozysteinämie:** siehe Pyridoxinmangel (→ S. 455)

Verlauf

- **Anämie:** Entwicklung innerhalb von Wochen (je nach Speicher); nach Substitution (hochdosiert i. m.) nach ca. 48 Stunden effiziente Erythropoese
- **neurologische Symptome** entwickeln und bessern sich langsamer innerhalb der ersten 3 Monate nach Substitution
- **psychiatrische Symptome:** Folsäuregabe verbesserte eine schwere Depression in 2/3 randomisiert-kontrollierten Studien [2841]

Vitamin-B_3-(Niacin-)Mangel: Pellagra

Allgemeines

- **Eigenschaften:** wasserlösliches Vitamin, Vorläufer ist Tryptophan
- **Funktion:** essenzieller Bestandteil von NAD^+ und $NADP^+$, wichtig für Elektronenübertragung bei Glykolyse, im Zitratzyklus und in der Atmungskette
- **Quelle:** Nahrung: Hefe, Eier, Kleie, Erdnüsse, Fleisch, Geflügel, Fisch, Vollkornprodukte, Gemüse; Bedarf 18 mg/d; körpereigene Synthese: aus Tryptophan mit Vitamin B_2 und B_6

Ätiologie

- **mangelnde Zufuhr von Nikotinsäure (Niacin) oder Tryptophan:** *Alkoholismus*, einseitige Ernährung (z. B. in Ländern mit Mais und Hirse als Hauptnahrungsmittel), Anorexie
- **Resorptionsstörungen:** chronische Diarrhö (z. B. chronische Kolitis), Pankreasinsuffizienz, Hartnup-Erkrankung, Parasiten
- **mangelnde Synthese:** Karzinoid-Syndrom (ausschließliche Synthese von Tryptophan zu Serotonin), INH-Behandlung (INH = Niacinanalogon), 5-Fluoruracil, Azathioprin, Phenobarbital (hemmen Umwandlung von Tryptophan zu Niacin)

Pathologie

Chromatolytische Veränderungen vor allem in großen Nervenzellen (Motorkortex, Hirnstamm, Rückenmark); Hinterstrangdegeneration (vor allem Fasciculus gracilis Goll); experimenteller Pyridoxinmangel ruft ähnliche Veränderungen hervor

Klinisches Bild

- **klassische Trias der Pellagra: Diarrhö, Dermatitis, Demenz** (bzw. organisches Psychosyndrom)
- **gastrointestinal (meist Erstsymptom):** Appetitlosigkeit, Übelkeit, Erbrechen, Bauchschmerzen, vermehrte Salivation; Diarrhö (durch Schleimhautveränderung des Gastrointestinaltrakts); Malnutrition und Kachexie sind Folge der Malabsorption
- **dermatologisch (charakteristisch):** bilateral symmetrische Dermatitis (pelle agra = verdickte „rauhe Haut" an sonnenlichtexponierten Stellen, in 77–97 % am Handrücken), Schmetterlingserythem im Gesicht (berührungsschmerzhaftes Erythem mit Übergang in exsudative Eruptionen), bei 1/3 Lippen, Zunge und Mundschleimhaut entzündet und schmerzhaft, Dysphagie bei schwerer Glossitis
- **neurologisch:**
  - *Prodromalsymptome:* Schlaflosigkeit, Erschöpfung, Irritabilität, Nervosität, Ängstlichkeit, Depression, Apathie, Gedächtnisstörungen
  - Rigor (vor allem Nacken, Arme), Tremor, spastische Paresen; periphere Neuritis und Myelitis; Müdigkeit und Schlaflosigkeit
  - *später:* Enzephalopathie mit Verwirrtheit, Gedächtnisverlust, Psychosen
  - *fortgeschrittenes Stadium:* Delir, Stupor, Koma und Tod

Zusatzdiagnostik

Serumspiegel von Niacin, Tryptophan, NAD^+ und $NADP^+$; N- Methylnicotinamid-Ausscheidung im Urin (Niacin-Metabolit) vermindert auf < 3 mg/24 h (< 1,5 mg/24 h spricht für schweren Niacinmangel)

Diagnosestellung

- Anamnese (Mangelernährung?) und klinische Untersuchung (Photodermatose), Effekt der Substitution; kein beweisender biochemischer Test
- Diagnosestützend: verminderte Serumspiegel von Niacin, Tryptophan, NAD+ und NADP+, evtl. verminderte Ausscheidung von Niacin-Metaboliten

Therapie

- **Niacin** (Nicobion®) initial 3 × 200 mg/d p. o. oder 2–4 × 25 mg/d i. v.; Erhaltungsdosis 1–3 × 100 mg.
- **bei deutlichen neurologischen Ausfällen oder gastrointestinalen Symptomen** Substitution höher dosiert: 3–4 × 1000 mg/d
- **zusätzlich** zur Niacinsubstitution Gabe von B-Vitaminen, Zink, Magnesium und kalorienreiche Ernährung empfehlenswert [1656]

Prognose

- **bei frühzeitiger Behandlung** ausgezeichnete Prognose mit vollständiger Rückbildung:
  - rasche Besserung der ZNS-Störung (1–2 Tage)
  - etwas langsamere Besserung der Schleimhautveränderungen (3–14 Tage)
- **unbehandelte Pellagra** schreitet allmählich fort und kann innerhalb von 4–5 Jahren aufgrund der massiven Mangelernährung, rezidivierenden Infekte und neurologischen Beschwerden zum Tod führen

Hartnup-Syndrom

Ätiologie

Autosomal-rezessiv vererbter Gendefekt (aktuell > 20 Mutationen bekannt) mit beeinträchtigtem Transport neutraler Aminosäuren über epitheliale Zellen in die renalen Tubuli oder die Darmmukosa; Folge ist vermutlich ein Mangel an Tryptophan und dessen Metaboliten

Pathologie

Keine postmortalen Untersuchungen vorliegend

Prävalenz

1 : 30 000 in Europa

Klinisches Bild

Grad der Ausprägung sehr heterogen:

- **überwiegend asymptomatisch** = Hartnup-Funktionsstörung
- **symptomatisch** = Hartnup-Erkrankung mit Photodermatose (Pellagra-artiger Hautausschlag, selten Acrodermatitis enterohepatica), Diarrhö, Polyneuropathie, zerebellärer Ataxie, organischem Psychosyndrom (→ S. 24); somit sehr ähnlich wie Pellagra/Niacinmangel (→ S. 458)
- **selten schwere Manifestation** in der Kindheit mit progressiver Neurodegeneration und Tod in der Adoleszenz

Zusatzdiagnostik Methylnicotinamid-Konzentration im Urin

Diagnosestellung Verminderte Nikotinsäuremetaboliten im Urin

Therapie Parenterale Niacinsubstitution: z.B. Nicobion® 200 mg/d

Verlauf Teilweise langsame Rückbildung

Vitamin-E-(α-Tocopherol-)Mangel

Allgemeines

- **Eigenschaften:** fettlösliches Vitamin
- **Funktion:** aktive Form α-Tocopherol, das über VLDL (= very low density lipoprotein) und über das α-Tocopherol-Transportprotein (ATT) in die Leber transportiert wird; effektivstes lipidlösliches Antioxidanz (Schutz der Membranen vor freien Radikalen/Schäden durch Lipidperoxidation)
- **protektive Effekte:**
  - höhere Vitamin-E-Plasmaspiegel reduzieren nicht das Schlaganfallrisiko [3692]
  - kein Schutz vor Morbus Alzheimer [4630]
- **Quelle:** Gemüse und Früchte; Nüsse und Salatöle; große Speichervorräte vorhanden (bei Erwachsenen Symptome erst nach 10–20 Jahren Malabsorption); empfohlene Tagesdosis 10 mg

Ätiologie

- **Abetalipoproteinämie (Bassen-Kornzweig-Syndrom)**→ S. 501
- **cholestatische Lebererkrankung der Säuglinge**
- **Malabsorptionsstörungen:** zystische Fibrose, Kurzdarmsyndrom, kombinierte variable Immundefizienz (CVID) mit Enteropathie, Zöliakie
- **familiärer isolierter Vitamin-E-Mangel (= ataxia with vitamin E deficiency,** → S. 323**):** autosomal-rezessive Erkrankung mit Mutation im α-Tocopherol-Transportprotein-Gen 8q13 → Defekt der Inkorporation von α-Tocopherol in VLDL in der Leber bei normaler intestinaler Resorption; vor allem in Mittelmeerländern verbreitet

Pathologie Degeneration der Hinterstränge und evtl. der spinozerebellären Bahnen, fokaler Verlust von Spinalganglienzellen, dystrophe Axone, distale axonale Polyneuropathie, zytoplasmatische Einschlusskörperchen im Muskel

Klinisches Bild

- **Hypovitaminose:** progressive spinozerebelläre Degeneration mit zerebellärer Ataxie (→ S. 320), proximal betonte Paresen, Areflexie der unteren Extremitäten, positives Babinski-Zeichen, Lage- und Vibrationssinnstörung, selten myoklonische Dystonie, Dysarthrie, Intentions- und Kopftremor, Retinitis pigmentosa
- **Hypervitaminose:**
  - 800–1200 mg/d: Hemmung der Thrombozytenfunktion und Blutungen
  - > 1200 mg/d: Kopfschmerzen, Müdigkeit, Übelkeit, Durchfall, Muskelkrämpfe, Schwäche, Verschwommensehen, gonadale Dysfunktion

Zusatzdiagnostik

- **Labor:** Serum-Tocopherolspiegel (normal 4,7–20,3 μg/ml); Werte abhängig vom Lipidspiegel im Serum
- **MRT:** flächige, diffuse Marklagerhyperintensitäten in T2-Gewichtung [200]

Diagnosestellung Nachweis eines erniedrigten Tocopherolspiegels

Therapie

- **familiärer isolierter Vitamin-E-Mangel:** 800 mg Vitamin E/d
- **andere Formen:** 100–200 IU/kg KG/d p. o. oder 1–2 mg/kg KG/d i. v. [3855]
- **unwirksam** bei Morbus Alzheimer oder leichten kognitiven Einschränkungen (Prävention oder Behandlung) [1830], Motoneuronerkrankungen/ALS [2989]; keine Senkung des Risikos für Prostatakarzinom oder sonstige bösartige Tumoren bei prophylaktischer Einnahme von Vitamin E und C

Verlauf

- **bei angeborenen Störungen:** Symptome nach 2–3 Jahren; Besserung unter Substitution nach 18–36 Monaten
- **familiärer isolierter Vitamin-E-Mangel:** Vitamin E 800 mg/d verbessert die Ataxie nur mäßig, jedoch gut den Intentions- und Kopftremor [1290]
- **retinale Degeneration bei Abeta- oder Hypobetalipoproteinämie:** Beginn einer kombinierten Vitamin-E- und -A-Therapie vor dem 2. Lebensjahr kann die retinale Degeneration abschwächen [731]
- **bei erworbenen Störungen** Symptome nach ca. 10 Jahren, langsame Besserung unter Substitution

2.19 Alkohol- und drogeninduzierte Erkrankungen

K. Schmidtke, T. J. Feuerstein und C. H. Lücking

Akute Alkohol-Intoxikation

→ S. 471

Alkoholentzugsdelir

Disponierende Faktoren

Alkoholentzug nach langfristigem erheblichen Abusus, auch im Rahmen interkurrenter Erkrankungen (Infekte, Gastritis, Unfälle); auch relativer Entzug (= verminderter Konsum), selten auch unter fortgesetztem Alkoholkonsum (Kontinuitätsdelir)

Pathophysiologie

- **im Gesamtorganismus:** u. a. Dehydratation und Elektrolytentgleisung durch Hyperhidrosis, Erbrechen, Fieber, verminderte Flüssigkeitsaufnahme, evt. auch inadäquate ADH-Sekretion
- **im ZNS:**
  - *erhöhte Glutamatrezeptordichte* bei chronischem Alkoholismus; im Entzug Enthemmung der glutamatergen Transmission über NMDA-Rezeptoren → Krampfanfälle möglich
  - *verminderte GABAerge Hemmung* → Agitiertheit, Anfallsneigung

Klinisches Bild [4488]

- **Prädelir (=Alkohol-Entzugssyndrom):** nur Halluzinationen oder leichtere vegetative und psychische Symptome: Tremor (7-12 Hz), Übelkeit, Kopfschmerzen, Tachykardie, Tachypnoe, Schwitzen, Gesichtsrötung, Hypotonie oder Hypertonie, Ängstlichkeit, evtl. depressive Verstimmung, Reizbarkeit; fakultativ Entzugsanfälle
- **Delir:** *Bewusstseinsstörung* (Eintrübung, Desorientiertheit, Unruhe) plus *psychosenahe Symptome* (Suggestibilität, Verkennungen, Halluzinationen) plus *vegetative Entgleisung* (Fieber, Schwitzen, Tachycardie, Hypertonie, Tremor)
- **Komplikationen:** Organversagen, Infekte, metabolische und hypertensive Entgleisung, Arhythmie, Dekompensation von Alkohol-bedingten Organschäden

Untersuchung

- **allgemein:** Symptome der sympathischen Übererregung (Tachykardie, Mydriasis, Schwitzen, evtl. Blutdrucksteigerung), Suche nach Hämatomen vor allem im Kopfbereich (Stürze), Rhinoliquorrhö (im Zusammenhang mit Schädel-Hirn-Trauma), Zungenbisswunde (durch epileptischen Anfall,), sonstige Verletzungen, Urinabgang (Entzugsanfall), äußerliche und Labor-Zeichen des Alkoholismus
- **neurologisch:** Hyperreflexie, Myoklonien, Tremor (Hände, Kopf)
- **psychiatrisch:** Halluzinationen (optisch, taktil, akustisch), Suggestibilität

Zusatzdiagnostik

- Thorax, EKG, Labor (wiederholt): Elektrolyte einschl. Mg^{2+}, BSG/CRP, Blutbild, Leberwerte, Pankreaswerte, CK wegen der Gefahr einer Rhabdomyolyse
- CCT/Liquor/EEG usw. bei unklarer Diagnose oder Hinweis auf Begleiterkrankungen

Diagnosestellung

Klinisch (Frühdiagnose und früher Behandlungsbeginn für den Verlauf entscheidend)

Differenzialdiagnose

Intoxikationen (u. a. zentrales anticholinerges und serotonerges Syndrom, → S. 466), Entzugsdelir anderer Art (Medikamente, vor allem Benzodiazepine), posttraumatisches Syndrom nach Schädel-Hirn-Trauma, postiktaler Zustand nach epileptischem Anfall, Wernicke-Enzephalopathie, Enzephalitis, metabolisch induzierter Verwirrtheitszustand (z. B. Sepsis/Pneumonie, thyreotoxische Krise, hepatische Enzephalopathie, Hypoglykämie, Hyponatriämie oder unter Carbamazepin/Oxcarbazepin/SSRI/Diuretika u.v.m.; → S. 22)

Allgemeintherapie [4488], Leitlinie DGN [2604]

- **Grundsatz:** das Vollbild des Alkohol-Delirs ist ein lebensbedrohlicher Zustand, der eine spezifische, leitliniengerechte Therapie auf einer Intensivstation erfordert; nur leichte Verläufe ohne parenterale Therapie können auf einer Normalstation behandelt werden
- **Flüssigkeitsbilanzierung:** Positiv-Bilanz 0,5-3 l/d, Ziel: ZVD-Anstieg um 5 cm H_2O, maximal auf 12 cm H_2O; CAVE: Hyperhydratation (→ Hirnödem, bei gleichzeitiger Hyponatriämie Gefahr der zentralen pontinen Myelinolyse (→ S. 450)
- **Elektrolytsubstitution:**
  - *K^+:* 40–80 mmol/d bei intakter Nierenfunktion (Problem: Magenverträglichkeit bei häufig assoziierter Gastritis)
  - *Na^+:* maximal 0,5 mmol/l/h, bis 130 mmol/l erreicht sind [1611]; CAVE: bei rascherer Korrektur einer Hyponatriämie Gefahr der zentralen pontinen Myelinolyse
  - *Mg^{2+}:* Mg^{2+}-Citrat oder Mg^{2+}-Aspartat 3 × 100 mg/d
- **Vitaminsubstitution:**
  - *Vitamin B_1* (Betabion®) 100 mg/d (= 1 Amp.) i. m., *vor* Glukose-Gabe (s. u.)
  - *Vitamin B_6* 1-3 × 20-40 mg/d p. o.
- **prophylaktische Therapie:** Protonenpumpenhemmer, Sekretolytika wie z. B. Acetylcystein (Fluimucil®)
- **Intubation** bei pO_2 < 65 mmHg
- **kontraindiziert:**
  - *Glukose-Zufuhr vor Vitamin-B_1-Substitution:* Gefahr der Auslösung einer Wernicke-Enzephalopathie

- *Gabe von Alkohol* kommt nur für die perioperative Delirprophylaxe bei Alkoholismus infrage, nicht zur Therapie bei schon vorhandenen Delir- oder Prädelir-Symptomen [4200]
- *Neuroleptika als Monotherapie:* höhere Letalität
- *niederpotente Neuroleptika:* vorzugsweise nicht anticholinerg wirksame (Melperon, Pipamperon), bei anticholinerg wirksamen Substanzen (*Levomepromazin (Neurocil®), Opiate, Anticholinergika z. B. Atropin)* Gefahr des zentralen anticholinergen Syndroms (→ S. 466)

Spezifische Therapie (Leitlinie DGN [2604])

- **Stufentherapie:**
  - *Prädelir:*
    - Clomethiazol (Distraneurin®) anfangs 4 × 2 Kapseln, Reduktion je nach Klinik, Ziel: leichter Schlaf, aus dem der Patient gut erweckbar ist (Nebenwirkungen und Kontraindikationen s.u.)
    - Alternative: Monotherapie mit einem oral gegebenen Benzodiazepin, z.B. anfangs 4–6 × 10 mg Diazepam, dann tägliche Reduktion um 10 %
  - *Vollbild des Delirs:*
    - empfohlene Kombinationen: Clomethiazol oder Benzodiazepin plus Neuroleptikum (Haloperidol), in der Regel parenteral, mit kontinuierlicher Dosisanpassung nach klinischem Zustand; Haloperidol i.v. ist jedoch wegen kardialer NW (Erregungsleitungsstörungen) problematisch
    - Zusatztherapie nach Zielsymptomen (s. Tabelle)
- **Behandlung nach Zielsymptomen:**

	Unruhe	Epileptische Anfälle	Vegetative Symptome	Psychotische Symptome
Clomethiazol	++	+	(+)	–
Benzodiazepine	++	++	(+)	–
Clonidin	(+)	–	++	–
Carbamazepin	+	++	+	(+)
Haloperidol	(+)	–	–	++
β-Blocker	(+)	–	++	–

- **eingesetzte Medikamente:**
  - *Clomethiazol* (Distraneurin®): GABA-erg, sedierend, anxiolytisch, antikonvulsiv, autonome Funktionen stabilisierend; in Österreich und der Schweiz nicht zugelassen
    - Dosierung (CAVE: Nieren- und Leberinsuffizienz; Bioverfügbarkeit nimmt im Alter zu):
      - oral: 2-3 Kps. oder 10 ml Mixtur (1 Kps. = 192 mg, 1 ml Mixtur = 31,5 mg) alle 3 Stunden, Maximaldosis 12 g/d
      - Infusionslösung nicht mehr im Handel
    - Vorteile: breites Wirkungsspektrum, hohe Wirksamkeit
    - Risiken und Nebenwirkungen: Atemdepression, verstärkte Bronchialsekretion, Hemmung des Hustenreflexes, Tachykardie, allergische Hautreaktionen, Übelkeit, Hypotonie, Kumulation, starkes Abhängigkeitspotenzial (daher keine Verschreibung bei ambulanter Therapie)
    - relative Kontraindikationen: *kardiopulmonale Vorerkrankungen*, beginnende Pneumonie, Leber- und Niereninsuffizienz
    - Interaktionen: bei Kombination mit Benzodiazepinen oder Barbituraten unberechenbare Potenzierung, bei Kombination mit Alkohol (Kontinuitätsdelir) kritischer Blutdruckabfall möglich; Verstärkung der Wirkung durch Cimetidin
  - *Benzodiazepine* (→ S. 810): GABA-erg, sedierend, antikonvulsiv, anxiolytisch
    - Dosierung:
      - Lorazepam (Tavor®) bis 8 mg/12 h in Einzeldosen von 2-3 mg i. v. oder p. o. oder im Perfusor; mittellang wirksam, keine Kumulation
      - Diazepam bis 60 mg/d; lang wirksam, Kumulationsrisiko bei Älteren, Leberinsuffizienz
      - Midazolam (Dormicum®) bis 20 mg/h im Perfusor; kurzwirksam
  - *Clonidin* (Catapresan®): vegetativ dämpfend, aber wenig sedierend; keine Atemdepression; Non-Responder bekannt; CAVE: Blutdruckabfall, Bradykardie
    - Dosierung: 0,3 - 2,4 mg/d bei i. v. Gabe (nur unter Intensivbedingungen)
    - Interaktionen: bei Kombination mit
      - Haloperidol i. v. in hohen Dosen → Verstärkung der arrhythmogenen Wirkung
      - β-Blockern → Bradykardie, AV-Block
  - *Carbamazepin* (→ S. 763): antikonvulsiv, sedierend, nur bei Prädelir empfohlen
      - Dosierung: 600-1600 mg/d

- *Haloperidol* (→ Neuroleptika S. 807): antipsychotisch, wenig sedierend, nicht als Monotherapie; Nebenwirkungen u.a. Senkung der Krampfschwelle, kardiale Rhythmusstörung
  - Dosierung: 3-6 mal 5-10 mg/d
- *β-Blocker* (z. B. Propranolol 2-4 × 40 mg/d p. o.), vegetativ dämpfend

Clinical Pathway (DGN) ALKOHOLENTZUGSDELIR

Komplikationen
- **internistische Komplikationen:** Hypokaliämie, Hypoglykämie, Hypotonie, Pneumonie (Aspiration!), gastrointestinale Blutungen
- **häufigste Todesursache:** Herzversagen
- **Korsakow-Syndrom**, wenn dem Delir eine unerkannte und unbehandelte Wernicke-Enzephalopathie unterlagert ist (akut entstandene Amnesie mit Desorientiertheit und Konfabulationen)

Verlauf Unbehandelt: Mortalität 20-30 %

Selbsthilfegruppe Anonyme Alkoholiker Interessengemeinschaft e. V, gemeinsames Dienstbüro: Postfach 11 51, 84122 Dingolfing, Tel.: 08731/32573-0, Fax: 08731/32573-20, E-Mail erste-hilfekontakt@anonyme-alkoholiker.de, Internet: www.anonyme-alkoholiker.de

Alkohol-Enzephalopathie [2992],[3826],[4301]

Pathophysiologie
- toxische Wirkung des Alkohols und seines Metaboliten Acetaldehyd auf Neurone und Markscheiden vermutet
- Veränderung der neuronalen Signalübertragung auf den Ebenen von Rezeptoren, Ionenkanälen und Second-messenger-Systemen

Klinisches Bild
- **Auftreten** vor allem bei älteren Personen; keine klare Dosis-Wirkungs-Beziehung, in der Regel nur nach langem, schweren Alkoholabusus, zumindest teilweise reversibel
- **kognitive Defizite:** vor allem Störungen der Frontalhirn-Funktionen (Urteils- und Abstraktionsvermögen, Flexibilität, Arbeitsgedächtnis), aber auch diffuse Beeinträchtigung
- Persönlichkeitsveränderung mit Gleichgültigkeit, emotionaler Labilität
- ggf. Wahnentwicklung (vor allem Eifersuchtswahn), Psychosen, Alkoholhalluzinose
- Alkohol-Demenz i.e.S. ist selten und muss stets gegen andere Demenzursachen abgegrenzt werden (s. u.)

Zusatzdiagnostik
- **CT/MRT:** frontal betonte Atrophie von Hirnrinde und Marklager mit Erweiterung der inneren und äußeren Liquorräume
- **SPECT:** frontal betonte globale Hypoperfusion

Differenzialdiagnose
- **koinzidente Hirnerkrankungen:** z. B. Morbus Alzheimer (→ S. 310), zerebrale Insulte, zerebrale Mikroangopathie (→ S. 141)
- **sekundäre Alkoholfolgeerkrankungen:** Wernicke-Enzephalopathie (Amnesie und ggf. Demenz → S. 453), Pellagra; hepatische Enzephalopathie, paralleler Medikamentenabusus, reaktiv-psychische Faktoren, Schädel-Hirn-Verletzungen durch Anfälle und Stürze, hypoxische Epsioden (im Alkoholrausch) und hypoglykämische Episoden (Alkohol senkt den Blutzucker, vor allem bei latentem Diabetes Gefahr nächtlicher Hypoglykämie)

Therapie Entgiftung und Abstinenz, suchttherapeutisch und ggf. durch Acamprosat unterstützt, kalorien- und eiweißreiche Ernährung, prophylaktisch stets Thiamin-(Vitamin-B_1-) und Nikotinamidgaben sowie weitere Vitamine (B_6, B_{12}, Folat)

Prognose Bei Alkoholabstinenz partielle bis weitgehende Erholung über Monate; partielle Reversibilität auch der CT/MRT-Veränderungen

Wernicke-Enzephalopathie

→ S. 453

Korsakow-Syndrom [2153],[4302]

Definition Korsakow-Syndrom = Defektsyndrom nach abgelaufener Wernicke-Enzephalopathie (Polioencephalitis haemorrhagica superior = Thiamin-(B_1-)Hypovitaminose) bei Malnutrition und Malabsorption alkoholischer oder nichtalkoholischer Genese, → S. 453)

Pathologie
- ausgedehnte Nervenzellverluste in den Corpora mammillaria, im Hypothalamus und Thalamus, vor allem in unspezifischen Assoziationskernen und limbischen Relaiskernen (Ncl. dorsomedialis, anterior und dorsolateralis, mediales Pulvinar u. a.), außerdem Läsionen des Fornix-Endabschnittes, des Tektums (Vierhügelplatte) und des periaquäduktalen Graus
- Hirnrinde nicht direkt betroffen

Pathophysiologie
- **Schädigung der Corpora mammillaria und des Ncl. anterior thalami** → amnestisches Syndrom
- **Schädigung thalamischer Kerne** → diffuse kognitive Defizite bis zur thalamischen Demenz, vor allem durch Schädigung des Nucleus dorsomedialis thalami → Diskonnektion des Frontalhirns mit Apathie und anderen Defiziten (→ S. 9)

Klinisches Bild Variabel ausgeprägte, meist schwere antero- und retrograde Gedächtnisstörung (Amnesie), Antriebsminderung, diffuse kognitive Defizite und ggf. Frontalhirnsyndrom, Konfabulationsneigung meist nur in der Frühphase

Zusatzdiagnostik im chronischen Stadium
- **MRT:** Mammillarkörperatrophie; keine periventrikulären Ödeme wie bei Wernicke-Enzephalopathie (👁)
- **SPECT/PET:** frontal betonter Hypometabolismus

Diagnosestellung Vorausgegangene Wernicke-Enzephalopathie, diese kann jedoch subakut oder schubweise auftreten, akute fokale neurologische Defizite sind in vielen Fällen nicht apparent oder nicht dokumentiert; residuale Gangataxie und Blickrichtungsnystagmus; neuropsychologische Untersuchung; evtl. MRT

Differenzialdiagnose Amnestisches Syndrom anderer Genese (→ S. 10), Morbus Alzheimer, Alkohol-Enzephalopathie, Pellagra

Prognose
- **nach Abklingen der akuten Wernicke-Enzephalopathie** bei sofortiger Gabe von Thiamin (B_1) in ca. 50 % der Fälle partielle bis vollständige Besserung binnen 1 Jahr
- **im chronischen Stadium** Defizite konstant und therapierefraktär, Konfabulationsneigung abklingend; selbstständige Lebensführung meist nicht möglich; wenn Alkoholismus vorlag, sistiert dieser in der Regel

Alkoholbedingte Kleinhirnatrophie

Pathologie Charakteristischer Verlust von Purkinje-Zellen v.a. im Vermis superior, auch in Kleinhirn-Hemisphären

Pathophysiologie Späte Folge des chronischen Alkoholabusus; Thiamin-Mangel scheint eine Teilursache zu sein

Klinisches Bild Stand- und Gangataxie, Arm- und Handkoordination klinisch kaum betroffen

Differenzialdiagnose (alkoholische) Polyneuropathie; Tabes dorsalis

Therapie Thiamin-Substitution, meist jedoch ohne wesentliche klinische Besserung

Alkoholische Polyneuropathie

→ S. 503

Alkoholmyopathie

→ S. 569

Drogeninduzierte Erkrankungen

Allgemeines
- **akute Intoxikationen:** → S. 465
- **Komplikationen**
  - *bei i. v.-Abusus:* Thrombophlebitis, Infektionen mit Hepatitis B, HIV, Endokarditis (oft Koagulase-positive Staphylokokken oder Pilze) → septisch-embolische Herdenzephalitis, Injektion von Fremdmaterial → Hirnabszesse (oft Pilze), Lungenembolien (Fremdkörper oder Luft), Glomerulonephritis, Tetanus, Tbc
  - *lagerungsbedingte Komplikationen:* Druckläsionen des N. radialis, N. ischiadicus, N. peroneus, Kompression der A. carotis [1903] (selten), Rhabdomyolyse → u. U. akutes Nierenversagen
  - *Komplikationen durch protrahiertes Koma:* Hyp-/Anoxie (→ S. 662)

Cannabis
- **akute Intoxikation** → S. 473

- **Komplikationen:** Auslösung von schizophrenen Symptomen und Psychosen möglich, kognitive Defizite fraglich bei erheblichem Abusus, wahrscheinlich reversibel, „amotivationales Syndrom“ unbewiesen [907]

Kokain [2270]

- **akute Intoxikation** → S. 472
- **Komplikationen:**
  - *ischämische Insulte* [863] durch
    - Vasospasmen der großen und mittleren Gefäße (meist innerhalb von 3 Stunden nach Einnahme)
    - Vaskulitis der kleinen Gefäße (→ S. 97), Ischämien u. U. mit Latenz von Tagen/Wochen zur letzten Einnahme [2690]
  - *intrazerebrale Blutungen* durch arterielle Hypertension; wegen der kurzen HWZ ist die Blutdrucksteigerung oft bei Aufnahme nicht mehr nachweisbar
  - *epileptische Anfälle* bis zum Status epilepticus, Myoklonien, Rhabdomyolyse [1305], [4310] → u. U. akutes Nierenversagen, hypertensive Krisen, Plexusparese (allergisch-entzündlich), Migräneanfälle

Heroin

- **akute Intoxikation** → S. 471
- **Komplikationen:**
  - zerebrale Anoxie durch Atemdepression/verzögerte Reanimation → u. a. Läsionen des Globus pallidus; Rhabdomyolyse [2708],[4310] (→ u. U. akutes Nierenversagen)
  - Plexusparese (allergisch-entzündlich [905],[2708]), ischämische Infarkte und spinale Myelopathie (selten; Pathomechanismus unklar)
  - toxische (?) spongiforme Leukenzephalopathie mit 1-2 Wochen Latenz, meist nach Heroin-Inhalation (Verunreinigungen?) [4555], im MRT symmetrischer Marklagerbefall mit Kleinhirnbeteiligung, meist letal
  - sekundäre Schädigung durch HIV, Infektionen, septische Embolien

Amphetamine/ Ecstasy

- **akute Intoxikation** → S. 472
- **Komplikationen:** ischämische Insulte durch Spasmen oder Vaskulitis (→ S. 97), Herzinfarkt (durch Koronarspasmen), intrakranielle Blutungen (Mechanismen wie Kokain) [2782],[4611]

Phenylcyclidin (PCP), „Angel dust“

- **Komplikationen:** Intrakranielle Blutungen, ischämische Insulte durch Spasmen, Rhabdomyolyse; hypertensive Enzephalopathie beschrieben

Lysergsäure-diethylamid (LSD)

- **Komplikationen:** Vasospasmen (Ergotamin-Derivat) → Infarkte, Myoklonien (toxische Enzephalopathie)

2.20 Intoxikationen

A. Hufschmidt und T.J. Feuerstein

2.20.1 Allgemeines

Klinische Syndrome bei Intoxikationen („Toxidrome“) [4337]

Sympathomimetisches Syndrom

- **Klinik:** Tachykardie, Hypertension, Schwitzen, Mydriasis, Agitiertheit, epileptische Anfälle
- **Auslöser:** Amphetamine, Kokain, Methylxanthine, MAO-Hemmer

Cholinerges Syndrom

- **Klinik:**
  - *muskarinische Symptome:* Bradykardie, Gefäßdilation, Blutdrucksenkung, Salivation, Tränenfluss, Bronchialsekretion und Bronchospasmus, Schwitzen, Erbrechen, Urin- und Stuhlabgang, Miosis, Akkommodationsstörung
  - *nikotinische Symptome:* Tachykardie, Hypertension, Faszikulationen, Tremor, tonisch-klonische Krämpfe, Muskelschwäche, Parästhesien, Sprachstörungen, Müdigkeit, Verwirrtheit, Bewusstseinsstörungen, Atemlähmung
- **Auslöser:** Acetylcholin, Pilocarpin, Carbachol, Pyridostigmin, Tabak, Organophosphate, Carbamate

Anticholinerges Syndrom

- **Klinik:**
  - *peripher:* Tachykardie, Hyperthermie, Harnverhalt, Obstipation, trockene gerötete Haut, verminderte Speichel-, Schweiß- und Schleimsekretion, Mydriasis
  - *zentral (zentrales anticholinerges Syndrom, ZAS):* Schwindel, Dysarthrie, evtl. Pyramidenbahnzeichen, Bewusstseinstrübung oder Agitiertheit, Halluzinationen, paradoxe Reaktion auf Sedativa
- **Auslöser:** Atropin, trizyklische Antidepressiva, Neuroleptika, Opiate, Histamin-H_2-Rezeptor-Antagonisten
- **Therapie:** Physostigmin (Anticholium®) 0,04 mg/kg KG bis maximal 1 Amp. (= 2 mg) über 5 Minuten i. v., bei Besserung 3 Amp. über 3 Stunden im Perfusor; Wirkung nach 15 Minuten, HWZ 20 Minuten

Opiatsyndrom

- **Klinik:** Hypotension, Hypoventilation, Miosis bei reaktiven Pupillen, fehlende Fluchtreflexe, Bewusstseinstrübung bis zum Koma
- **Auslöser:** Morphin, Heroin ( ) u. a.

Hypnotika-Syndrom

- **Klinik:** Bewusstseinstrübung, verminderter Muskeltonus, Hypotension, Hypoventilation
- **Auslöser:** Sedativa, Hypnotika, Ethanol

Serotonin-Syndrom

- **Klinik:** Agitiertheit, Bewusstseinstrübung, Mydriasis, Schwitzen, Übelkeit, Erbrechen, Verwirrtheit, Hyperthermie, Tachykardie, Tachypnoe, Tremor, Rigor, Hyperreflexie, Myoklonien, epileptische Anfälle
- **Auslöser:** L-Tryptophan, LSD, Serotonin-Wiederaufnahme-Hemmer, MAO-Hemmer

Leitsymptome [4337]

- **Ataxie:** Ethanol, Antiepileptika, Hypnotika, organische Lösungsmittel
- **Chorea:** Phenytoin, Anabolika, Amphetamine, Methylphenidat, Kokain, Cimetidin
- **Dystonie:** Neuroleptika, Metoclopramid, trizyklische Antidepressiva, Kokain, Phenytoin, Carbamazepin, Felbamat, Chloroquin
- **epileptische Anfälle:**
  - *in der Intoxikation:* zyklische Antidepressiva, Kokain, Theophyllin, Amphetamine, Kohlenmonoxid, Lokalanästhetika, MAO-Hemmer, Neuroleptika, Salicylate, Antihistaminika, Antiarrhythmika, Chloroquin, Ciclosporin, Ergotamine, LSD, Phencyclidin, sekundär bei Hypoglykämie
  - *im Entzug:* Ethanol, Barbiturate, Benzodiazepine
- **Faszikulationen:** Organophosphate (Frühsymptom), Lithium
- **Fötor:**
  - *nach Alkohol:* Ethanol, Isopropanol
  - *nach faulen Eiern:* Hydrogen-Sulfide
  - *nach bitteren Mandeln:* Cyanide
  - *nach Knoblauch:* Organophosphate, Carbamate, Arsen
- **Hyperthermie:** Anticholinergika, Salicylate, NSAR, Amphetamine, LSD, Kokain, Phencyclidin, Meskalin, MAO-Hemmer, zyklische Antidepressiva, Phenothiazine und Butyrophenone, Diphenhydramin
- **Hyperventilation:** Toxine, die zu einer metabolischen Azidose führen; Methanol, Ethylenglycol, Paraldehyd, Salicylate, Kohlenmonoxid, sekundär nach Rauchvergiftung
- **Hypothermie:** Hypnotika, Neuroleptika, Cholinergika, Kohlenmonoxid
- **Hypoventilation:** Sedativa, Barbiturate, Benzodiazepine, Opiate, Ethanol, Organophosphate
- **Kälteallodynie:** Ciguatera (besondere Form einer Fischvergiftung, s.u. unter „Intoxikatinen durch tierische Gifte")
- **Miosis:** Barbiturate, Chloraldurat, Opiate, Benzodiazepine, Ethanol, Cholinergika
- **Muskeltonuserhöhung, Hyperreflexie:** Phenothiazine, trizyklische Antidepressiva, Phencyclidin, irreversible MAO-Hemmer, Strychnin
- **Mydriasis:** Anticholinergika, Sympathikomimetika, Hypoglykämie, MAO-Hemmer, LSD
- **Myoklonien:** Cadmium, Phencyclidin, zyklische Antidepressiva, MAO-Hemmer, Blei, organische Quecksilberverbindungen
- **Parkinson-Syndrom:** Neuroleptika, Tetrabenazin, Reserpin, Methyldopa, Lithium, Phenothiazin-Antiemetika, Disulfiram, Antihistaminika, SSRI (selten), Mangan, Quecksilber, Valproat, fraglich Kalziumkanalblocker; MPTP (synthetische Droge), Mangan, CO, Methanol, Cyanid, Quecksilber

- **Tremor:**
  - *Haltetremor:* Betamimetika, Kokain, Amphetamine, Amantadin, Phenytoin, Valproinsäure, zyklische Antidepressiva, Lithium, Ciclosporin
  - *Aktionstremor:* Alkohole, Sedativa und Hypnotika, Antiepileptika, organische Lösungsmittel, Lithium
- **Wärmeallodynie:** Ciguatera (besondere Form einer Fischvergiftung; s.u. unter „Intoxikatinen durch tierische Gifte")

Diagnostik und Basistherapie

ALS- (Advanced life support)-Maßnahmen (ABCDE-Regel)

- **Airway:** Atemwege inspizieren (Substanzreste, Erbrochenes, Speichelfluss/trockene Schleimhäute, Verätzungen)
- **Breathing:** Atemgeruch, -frequenz, Auskultation der Lunge, O_2-Sättigung
- **Circulation:** Puls, Blutdruck, Temperatur, Zentralisierung, EKG
- **Disability (Neurostatus):** Vigilanz, Agitiertheit, Halluzinationen, Pupillen, Seh-/Hörstörungen, Tonus, Reflexe, Krampfanfälle
- **Exposure:** Körpertemperatur, Haut-/Schleimhautveränderungen, Einstichstellen, Fremdanamnese (Medikamente/Chemikalien in der Umgebung gefunden?)

Neurologische Untersuchung

Bei komatösen Patienten → S. 647

Labordiagnostik

- **Basislabor:** Glukose, Alkohol, Blutgasanalyse, Elektrolyte, Harnstoff, Serumosmolalität, Blutbild (Hämolyse?), CK (Rhabdomyolyse?)
- **Plasma-Osmolalität/osmotische Lücke:**
  - *Berechnung*: Plasma-Osmolalität in mosmol/kg = 2 × Na^+ (mmol/l) + Glukose (mg/dl)/18 + Harnstoff (mg/dl)/6
  - *osmotische Lücke* = gemessene minus errechnete Plasma-Osmolalität
  - *Aussage:* osmotische Lücke > 5 mosmol/kg bei Vergiftungen mit osmotisch aktiven Substanzen, Laktatazidose, Hyperglykämie, Niereninsuffizienz, Diabetes insipidus
- **gezielte Labordiagnostik:** quantitative Bestimmung von CO-Hb, Met-Hb, Salicylaten, Paracetamol
- **toxikologische Untersuchung** von Blut (> 10 ml EDTA- oder Zitrat-Blut + > 10 ml Nativblut), Urin (> 50 ml), Magenlavage (> 50 ml)
  - CAVE: viele gebräuchliche Drogenscreenings decken im Wesentlichen illegale Drogen ab → Spektrum des hausüblichen Drogenscreenings in Erfahrung bringen!

Szene-Namen

ALPHABETISCHE LISTE

Antidote

- **probatorisch** Naloxon (0,4–2 mg i. v.) und Flumazenil (Anexate®) 0,3–2 mg i. v.
- **spezifische Antidote** (Auswahl):

Toxin(e)	Antidot	Handelsname
Anticholinergika	Physostigmin	Anticholium®
Benzodiazepine	Flumacenil	Anexate®
Blausäure, Cyanide, Nitrile, Schwefelwasserstoff	4-Dimethylaminophenol	4-DMAP®
Botulismus-Toxin	Botulismus-Antitoxin	Botulismus-Antitoxin Vaccines®
Knollenblätterpilz	Silibinin-C-2',3-bis(hydrogensuccinat)	Legalon® SIL
Kupfer, Blei, Quecksilber, Zink	Penicillamin	Metalcaptase® (nur oral)
Nitrate, Nitrite, organische Amine, oxydierende organische Lösungsmittel	Toloniumhydrochlorid	Toluidinblau
Opioide	Naloxon	Naloxon®
Organophosphate	Atropinsulfat	Atropinsulfat
Organophosphate	Obidoximchlorid	Toxogonin®
Quecksilber	DMPS	Dimaval®
Thallium, Caesium	Eisen(III)-Hexacyanoferrat(II)	Antidotum Thallii-Heyl®

- Antidotarium der Roten Liste: http://www.rote-liste.de/Online/texte/anhang/antidotarium.pdf

Giftinformationszentren

Aktualisierte Liste

- **Deutschland, Österreich, Schweiz:** http://www.giz-nord.de/giznord/links/giftlinks.html
- **weltweit:** http://www.eapcct.org/index.php?page=links

Deutschland

	Telefon	Fax	E-Mail	Internet
Berlin:	(0 30) 1 92 40	(0 30) 3 06 86-7 21	mail@giftnotruf.de	www.giftnotruf.de
Bonn	(02 28) 1 92 40	(02 28) 2 87-3-32 78	gizbn@ukb.uni-bonn.de	www.giftzentrale-bonn.de
Erfurt	(03 61) 73 07 30	(03 61) 7 30 73 17	ggiz@ggiz-erfurt.de	www.ggiz-erfurt.de
Freiburg	(07 61) 1 92 40	(07 61) 27 04 45 70	giftinfo@uniklinik-freiburg.de	www.giftberatung.de
Göttingen	(05 51) 3 83 18-0	(05 51) 3 83 18-81	giznord@giz-nord.de	www.giz-nord.de
Homburg/Saar	(0 68 41) 1 92 40	(0 68 41) 1 62 84 38	giftberatung@uniklinikum-saarland.de	www.uniklinikum-saarland.de/giftzentrale
Mainz	(0 61 31) 1 92 40, Infoline: (0 61 31) 23 24 66	(0 61 31) 23 24 68	mail@giftinfo.uni-mainz.de	www.giftinfo.uni-mainz.de
München	(0 89) 1 92 40	(0 89) 41 40-24 67	tox@lrz.tum.de	www.toxinfo.org
Nürnberg	(09 11) 3 98 24 51	(09 11) 3 98 21 92	giftnotruf@klinikum-nuernberg.de	

Quelle: http://www.rote-liste.de

Ausland

	Telefon	Fax	Internet
Wien	+ 43-1-406-4343	+ 43-1-404-004225	www.meduniwien.ac.at/viz/
Zürich	+ 41-44 251 51 51, Notrufnummer nur für die Schweiz: 145 + 41-44 251 66 66	+ 41-1 252 88 33	www.toxi.ch

2.20.2 Medikamenten-Intoxikationen

Benzodiazepin-Intoxikation

Klinisches Bild

- **neurologisch:** Muskelschwäche, Ataxie, Schwindel, Dysarthrie, Amnesie, Atemdepression (vor allem in Kombination mit Ethanol), Somnolenz bis Koma
- **psychisch:** Verwirrtheit (v.a. ältere Patienten), selten paradoxe Reaktionen (Schreianfälle vor allem bei Kindern; Alpträume, Angst oder hypomanisches Verhalten bei Erwachsenen)

Therapie

- Induktion von Erbrechen, bei Bewusstseinstrübung Magenspülung; Aktivkohle (etwa 20-fache Menge des eingenommenen Benzodiazepins)
- **Flumazenil** (Anexate®) initial 0,2 mg i. v. innerhalb von 15 Sekunden, nach jeweils 60 Sekunden evtl. weitere 0,1 mg bis zu einer Gesamtdosis von 1 mg
  - *Nebenwirkungen:* Übelkeit, Erbrechen, Angst, Blutdruckschwankungen, Krampfanfälle, Benzodiazepin-Entzugssymptome

Neuroleptika-Intoxikation

Toxische Dosis

- eine schwere Intoxikation können z. B. folgende akute Dosen erzeugen:
  - *Levomepromazin* (z. B. Neurocil®): 500–1000 mg
  - *Chlorprothixen* (z. B. Truxal®): 400–600 mg
  - *Clozapin* (z. B. Leponex®): 600–1500 mg

Klinisches Bild

- **allgemein:** Mundtrockenheit, Hypothermie, Tachy- oder Bradykardie, Rhythmusstörungen, EKG-Veränderungen (QT-Verlängerung, T-Abflachung), Blutdrucklabilität, Cholestase, Delir gefolgt von Koma
- **neurologisch:** Atemdepression, Harnverhalt, malignes neuroleptisches Syndrom (= Akinese, Rigor, Hyperthermie, Tachykardie, Tachypnoe, → S. 670), Krampfanfälle

Therapie

- **Magenspülung** nur kurz nach Einnahme wirksam; Induktion von Erbrechen wegen der antiemetischen Wirkung nicht erfolgversprechend
- **bei Blutdruckabfall:** Volumensubstitution, evtl. α-Sympathomimetika wie Midodrin (Gutron®); CAVE: Adrenalin wirkt bei durch Neuroleptika blockierten α-Rezeptoren β-mimetisch = gefäßdilatierend („Adrenalinumkehr")
- **gegen anticholinerge Symptome:** Physostigmin (Anticholium®) 1–2 mg i. v., evtl. wiederholen (→ zentrales anticholinerges Syndrom S. 466)
- **gegen Krampfanfälle:** Benzodiazepine (→ S. 810)
- **gegen extrapyramidale Nebenwirkungen:** Biperiden (Akineton®) i. v., Dopamin-Agonisten
- forcierte Diurese und Dialyse unwirksam (Plasmaeiweißbindung, rasche Verteilung im Gewebe)

Intoxikation mit tri-/tetrazyklischen Antidepressiva

Toxische Dosis 1–2 g können bei den meisten trizyklischen Antidepressiva eine schwere Intoxikation erzeugen

Klinisches Bild

- **anticholinerge Symptome:** Mundtrockenheit, Mydriasis, Harnverhalt, Ileus, Hyperthermie
- **kardiovaskuläre Symptome:** Herzrhythmusstörungen (AV-Block, Kammerflimmern), Blutdruckabfall
- **neurologisch:** Krampfanfälle, Myoklonien, Koma bei erhaltenen Reflexen, Atemdepression
- **psychisch:** Delir, paranoid-halluzinatorische Psychose, Manie

Therapie

- **Giftentfernung:** frühzeitige Magenspülung, Aktivkohle (pro 1 g eines trizyklischen Antidepressivums 25 g Kohle)
- **gegen Herzrhythmusstörungen** bei schwerer Intoxikation prophylaktische Schrittmacherversorgung, bei ventrikulären Extrasystolen und Tachykardie β-Blocker
- **gegen Blutdruckabfall:** Volumensubstitution, evtl. Adrenalin
- **gegen anticholinerge Symptome:** Physostigmin (Anticholium®) (→ zentrales anticholinerges Syndrom S. 466), bei Harnverhalt Katheterisierung
- **bei epileptischen Anfällen:** Benzodiazepine (→ S. 810), Phenytoin oft wenig wirksam
- **unwirksam:** Hämodialyse, Hämoperfusion

SSRI-Intoxikation

Klinisches Bild Serotonin-Syndrom (→ S. 466): *Serotonin-Syndrom* bei Vergiftung mit selektiven Serotonin-Wiederaufnahme-Inhibitoren (SSRI): Hyperthermie, Übelkeit, Erbrechen, Verwirrtheit, Unruhe, Tremor, Myoklonien, evtl. Krampfanfälle

Therapie

- **symptomatisch:** Kühlung, Blutdrucksenkung, Benzodiazepine gegen Agitiertheit
- **spezifisch:** in schweren Fällen Cyproheptadin (Peritol®) 4-6 × 4-8 mg [1377] ggf. zermörsert über Magensonde

Lithium-Intoxikation

Relation Spiegel/Klinik Bei > 1,0 mmol/l Nebenwirkungen, > 1,5 mmol/l Intoxikationszeichen, > 3,5 mmol/l vitale Bedrohung; Risikofaktoren: eingeschränkte Nierenfunktion, Vorbehandlung mit Thiazid-Diuretika

Klinisches Bild

- **allgemein:** Polydipsie, Polyurie, Inappetenz, Bauchkrämpfe, Erbrechen, Diarrhö, Anstieg der Leberwerte, Arrhythmie, Hypotension
- **neurologisch:** zerebelläre Symptome (Tremor, Nystagmus (typisch: Downbeat-Nystagmus), Opsoklonus, Dysarthrie, Ataxie), Myoklonien, Asterixis, Faszikulationen, Parkinsonoid, Choreoathetose, Krampfanfälle
- **psychisch:** Halluzinationen, Koma

Therapie Na^+-Substitution (NaCl), Beschleunigung der Lithium-Ausscheidung (Acetazolamid, Aminophyllin), forcierte Diurese, ggf. Dialyse

Barbiturat-Intoxikation

Toxische Dosis

- mäßige Intoxikation bei 5–10-facher hypnotischer Dosis, schwere Intoxikation bei 15–20-facher hypnotischer Dosis; potenzierende Wirkung von Alkohol!
- bereits im gebräuchlichen Dosisbereich Atemdepression; bei älteren Patienten muss u.U. einer Hypoxie durch Beatmung vorgebeugt werden

Klinisches Bild

- **leichte Intoxikation:** Somnolenz, Desorientiertheit, Affektlabilität, verwaschene Sprache, Gangunsicherheit, Nystagmus, Atemdepression, negativ inotrope Wirkung
- **mäßige Intoxikation:** Sopor oder Koma, Areflexie, schlaffer Tonus, gut reagierende Pupillen
- **schwere Intoxikation:**
  - initial evtl. Rigor; Hyperreflexie, vorübergehend Dezerebrationshaltung (Persistenz = Hinweis auf anoxische Enzephalopathie)
  - Koma, schlaffer Muskeltonus, periphere Areflexie, erhaltene Pupillenreflexe (präfinal jedoch hypoxisch bedingte paralytische Dilatation), Fehlen von Korneal- und Würgreflex, Babinski-Zeichen, Tachykardie, Hypotension, Hypothermie
  - *final* Atemlähmung mit respiratorischer Azidose und Herz-Kreislauf-Versagen

Therapie

- **Basismaßnahmen:** zentraler Zugang, Bekämpfung der Hypovolämie
- **Giftentfernung:**
  - *kooperationsfähige Patienten:* Induktion von Erbrechen und Gabe von Aktivkohle (ca. 10-fache Menge des Barbiturats)
  - *nicht kooperationsfähige Patienten:* Magenspülung unter Atropinprophylaxe oder nach Intubation
- **forcierte Diurese mit Alkalisierung des Urins** (z. B. Trometamol langsam i. v.), evtl. Dialyse bei Nierenversagen
- **bei Ateminsuffizienz** Intubation, Tracheotomie bei Beatmung > 3–4 Tage
- **bei Hypotonie** Schocklagerung, Volumensubstitution, Azidoseausgleich (Na^+-Citrat, $NaHCO_3$), Katecholamine

Phenytoin-Intoxikation

Ursache

Meist schleichende Intoxikation durch falsche Dosierung der Medikamente oder Akkumulation (HWZ spiegelabhängig [bei höheren Spiegeln längere HWZ], bei 300 mg/d: ca. 31 Stunden!)

Toxischer Spiegel

- Intoxikationserscheinungen ab einem Serumspiegel von ca. 25–30 mg/l; bei einem Verteilungsvolumen von Phenytoin von 0,6 l/kg KG wird ein Serumspiegel von 25–30 mg/l bereits bei der akuten intravenösen Zufuhr von 1000 mg erreicht
- Wirkungsverstärkung durch systemische Azol-Antimykotika, Isoniazid, Chloramphenicol, Cimetidin, Cumarinderivate

Klinisches Bild

- **zerebelläre Symptome:** Blickrichtungsnystagmus *(Frühsymptom!)*, Gang- und Rumpfataxie, später Extremitätenataxie, Dysarthrie; irreversible Kleinhirnatrophie bei länger bestehender Überdosierung
- **sonstige neurologische Symptome:** Kopfschmerzen, Pyramidenbahnzeichen, extrapyramidale Störungen, Polyneuropathie, Faszikulieren
- **psychische Symptome:** Müdigkeit, Unruhe, Gereiztheit, delirante Zustände
- **kardiale Symptome:** Rhythmusstörungen bis zur Asystolie, Herzinsuffizienz

Therapie

- **bei akuter Intoxikation:**
  - *Magenspülung und Gabe von Aktivkohle*
  - *Cholestyramin* (Quantalan®):
    - *Wirkung:* Unterbrechung des enterohepatischen Kreislaufs → schnellere Senkung des Serumspiegels
    - *Dosis:* initial 6 × 4 g (1 Beutel = 4 g) für 5 Tage, dann nach Serumspiegel
    - *Nebenwirkungen:* Anfallsinduktion bei zu rascher Senkung des Spiegels, gastrointestinale Beschwerden, Transaminasen-Anstieg, verminderte Resorption fettlöslicher Vitamine → Hypovitaminosen bei mehrwöchiger Gabe, daher dann prophylaktische Vitamin-Substitution
- **bei chronischer Intoxikation:** mehrtägiges Aussetzen der Medikation

Carbamazepin-Intoxikation

Toxischer Spiegel Intoxikationserscheinungen ab einem Serumspiegel von ca. 20 µg/ml, Abbauhemmung z.B. durch Erythromycin und Cimetidin

Klinisches Bild
- **neurologisch:** Bewusstseinstrübung bis zum Koma, epileptische Anfälle, Atemdepression, Ataxie, Hyperkinesen (choreatisch, myokloniform), Augenbewegungsstörungen, Mydriasis
- **internistisch:** Herzrhythmusstörungen, Blutdruckabfall, Erbrechen, selten Hyperglykämie

Therapie
- **Giftentfernung** (Erbrechen, Magenspülung) auch noch nach vielen Stunden sinnvoll
- **Physostigmin** (Anticholium®) 1–2 mg i. v., evtl. wiederholen (→ zentrales anticholinerges Syndrom S. 466)
- **bei Krampfanfällen:** Benzodiazepine (→ S. 810), CAVE: Atemdepression

Amantadin-Intoxikation

Ursachen Oft schleichende Intoxikation durch Akkumulation bei Nierenfunktionseinschränkung (die Substanz wird komplett renal eliminiert; Dosisanpassung nach GFR → S. 774); Diuretika (z. B. Thiazide) können zu toxischen Plasmakonzentrationen von Amantadin führen

Klinisches Bild Verwirrtheit, Myoklonien, Asterixis, Tremor, akute Psychose im Rahmen eines zentralen anticholinergen Syndroms (→ S. 466), epileptische Anfälle

Therapie
- **Giftentfernung** (bei akuter Intoxikation): Magenspülung, Kohle, forcierte Diurese, Senkung des Urin-pH-Werts
- **Physostigmin** (Anticholium®) 1–2 mg i. v., evtl. wiederholen (→ zentrales anticholinerges Syndrom S. 466)
- **bei Krampfanfällen** Benzodiazepine (→ S. 810)

Opioid-Intoxikation (akute)

Toxische Dosis
- Intoxikationserscheinungen bei Morphin ab einer oralen Dosis von ca. 100 mg bzw. einer parenteralen Dosis von ca. 25 mg; diese Angaben beziehen sich auf eine akute Intoxikation eines Nicht-Toleranten, ein Toleranter verträgt Dosen, die für einen Nicht-Toleranten absolut letal sind
- niedrigere Intoxikationsschwelle bei Kindern, Patienten mit Hypothyreose, Morbus Addison, eingeschränkter Leberfunktion

Klinisches Bild
- **allgemein:** verminderte Atemfrequenz u.U. mit Zyanose, Hypothermie, Blässe, trockene Haut, Bradykardie, Hypotonie, Bronchospasmen, Blasen-/Darmspasmen, Obstipation, Schock bei hypoxischer Gefäßschädigung
- **neurologisch:** Miosis, Atemdepression, bei ausgeprägter Hypoxie Mydriasis, Hypo-/Areflexie, Pyramidenbahnzeichen, Krampfanfälle
- **psychisch:** Euphorie, Somnolenz, Koma

Komplikationen Koma, Atemstillstand, Lungenödem, Azidose, Hirnödem; Lagerungssschäden Haut und von Nerven/Plexus (👁)

Therapie
- **Giftentfernung:**
  - *bei oraler Einnahme:* Magenspülung (evtl. mit Kaliumpermanganatlösung, rosafarben) wg. Gastroparese auch nach Stunden noch wirksam
  - *bei Injektion (außer i. v.):* Umspritzung mit 1 mg verdünntem Adrenalin
- **Antagonisierung:** Naloxon (Naloxon®) 0,4–2,0 mg i. m. oder i. v. (Wirkdauer 30–90 Minuten, Wiederholungen möglich – Naloxon hat eine kürzere Halbwertszeit als Morphin!); NW Blutdrucksteigerung
- **supportive Maßnahmen** wie bei Barbituratvergiftung (→ S. 470)
- **kontraindiziert:** Phenothiazinderivate, Scopolamin

2.20.3 Drogen-Intoxikationen

Alkohol-Intoxikation

Toxischer Spiegel Intoxikationserscheinungen ab einem Serumspiegel von 1,4 Promille

Klinisches Bild Erregung, Enthemmung, bei noch höheren Konzentrationen Somnolenz bis Koma mit Verlust der Eigenreflexe bei noch erhaltenen Pupillenreaktionen, heiße Haut, Körperkerntemperatur erniedrigt, Hypoglykämie, Hyperventilation; Foetor alcoholicus meist diagnostisch wegweisend

Therapie
- **Basistherapie:** Freihalten der Atemwege, Aufrechterhaltung der Körpertemperatur, Magenspülung
- **bei Erregungszuständen:** 5–10 mg Haloperidol (Haldol®) i. m.; *kontraindiziert:* Barbiturate, Opiate
- **bei Koma:** Infusion von 10 %iger Glukose, evtl. Infusion von hypertoner Mannitlösung zur Vorbeugung gegen Hirnödem

Amphetamin-Intoxikation

Substanzen
- **Amphetamin, Methamphetamin**
- **„Ecstasy"** = Sammelbegriff für mehrere Amphetaminderivate, u. a. Methylendioxymethamphetamin (MDMA), Methylendioxyethylamphetamin (MDEA) und Methylendioxyamphetamin (MDA) [4094]

Toxische Dosis Intoxikationserscheinungen ab einer Dosis von 50–70 mg Amphetamin, rasche Toleranzentwicklung (Extremdosen bei Toleranz 1 g i. v. alle 2–3 Stunden!)

Klinisches Bild
- **allgemein:** Inappetenz, Mundtrockenheit, Schlafstörungen, Pollakisurie, Hyperthermie, Hyperhidrose, Tachyarrhythmie, Hypertonie, Tachypnoe, Brustschmerzen, Palpitationen
- **neurologisch:** Mydriasis, Tremor, Übelkeit, Erbrechen, Nystagmus, Ataxie, unsystematischer Schwindel, Krampfanfälle
- **psychisch:** Euphorie, Agitiertheit, Angstzustände, Suizidimpulse, paranoid-halluzinatorische Psychosen, Delir

Komplikationen
- Herzrhythmusstörungen, hypertone Krise (→ intrazerebrale/subarachnoidale Blutungen), reversibles zerebrales Vasokonstriktions-Syndrom (→ S. 97), Krampfanfälle, Koma
- **Todesfälle bei Ecstasy** durch Trias Hyperthermie, Rhabdomyolyse und disseminierte intravasale Gerinnung [4094]

Therapie Haloperidol (Haldol®), Diazepam, Senkung des Urin-pH-Wertes (z. B. mit Ammoniumchlorid), selektive Serotonin-Wiederaufnahme-Inhibitoren (SSRI) können die neurotoxischen Wirkungen von Ecstasy auf 5-HT-Neurone im Gehirn verhindern

Kokain-Intoxikation

Toxische Dosis Intoxikationserscheinungen ab einer Dosis von 150 mg (geschnupft)

Klinisches Bild
- **allgemein:** Hyperthermie, Hyperhidrose, blasse Haut, Hypertonie, Tachykardie, Arrhythmie
- **neurologisch:** Mydriasis, Tremor, Myoklonien, choreatische Hyperkinesen, Krampfanfälle
- **psychisch:** Euphorie, Aggressivität, Distanzlosigkeit, Halluzinationen, Delir

Komplikationen Rhabdomyolyse mit Nierenversagen, disseminierte intravasale Gerinnung [3424], reversibles zerebrales Vasokonstriktions-Syndrom (→ S. 97), selten intrazerebrale/subarachnoidale Blutungen; Koma, Atemstillstand

Therapie
- **hypertensive Entgleisung:** Nitrate, Ca^{2+}- Antagonisten, Betablocker
- **epileptische Anfälle:** vorrangig Benzodiazepine

Gamma-Hydroxy-Buttersäure-Intoxikation (GHB) [140]

Allgemeines
- Partydroge, oft in Kombination mit anderen Drogen genommen; Szene-Namen „Liquid Ecstasy", „Soap"
- Aufnahme oral, farb- und geruchlos (→ Nutzung als K.o.-Tropfen!), geringe therapeutische Breite, HWZ 20–60 Minuten, Wirkdauer 1–4 Stunden; Kombination mit Alkohol potenziert die Wirkung
- als Arzneimittel BtM-pflichtig (Anwendung bei Heroin- und Alkoholentzug, als Narkosemittel und bei Kataplexie im Rahmen der Narkolepsie)

Substanzen Gamma-Hydroxy-Buttersäure (GHB); Prodrugs: Gamma-Butyrolacton (GBL), 1,4-Butandiol (1,4-BD); keine chemische oder pharmakologische Verwandtschaft mit Ecstasy

Toxische Dosis 1–2 g rufen einen Rausch hervor, 2,5–3 g Übelkeit, Myoklonien und Bradykardie, 3–4 g Bewusstseinsverlust, > 4 g Atemdepression

Klinisches Bild Rauschähnliche Zustände (ähnlich Alkohol; Kopfschmerzen, Schwindel, Übelkeit, Erbrechen; in höheren Dosen Vigilanzstörung bis zum Koma, Myoklonien und epileptische Anfälle, Bradykardie bis Herz-Kreislauf-Stillstand, Atemdepression bis Atemstillstand); rasches Erwachen ohne wesentliche Nachwirkungen, Amnesie für den Rausch; kein Ansprechen auf Naloxon oder Flumazenil

Therapie

- **symptomatisch**, ggf. Intubation und Beatmung, bei Bradykardie Atropin und Schrittmacherindikation prüfen, bei epileptischen Anfällen Benzodiazepine
- **laut Fachinfo Antagonisierung mit Physostigmin**; bei bradykarden Rhythmusstörungen jedoch kritisch zu sehen

Cannabis-(Marihuana-, Haschisch-)Intoxikation

Toxische Dosis Intoxikationszeichen ab einer Dosis von 15–30 mg Δ9-Tetrahydrocannabinol

Klinisches Bild

- **allgemein:** Tachykardie, Hypertonie, Asthma, Mundtrockenheit, Hunger/Durst, Schwindel, Kopfschmerzen, Oberbauchbeschwerden, Konjunktivitis, Laryngitis, Hyperthermie
- **neurologisch:** Somnolenz, Standataxie, Muskelschwäche
- **psychisch:** Euphorie, Erregung (Entspannung nur nach niedrigen Dosen), halluzinatorische Psychosen, Verwirrtheit, Angst; bei hohen Dosen Depression, Stupor

Komplikationen Allergie; bei chronischem Gebrauch „antimotivationales Syndrom"

Therapie Propranolol (Dociton®), Neuroleptika für Tage bis Wochen (vollständige Ausscheidung erst nach einem Monat)

Halluzinogen-Intoxikation

Substanzen LSD (Lysergsäurediethylamid), Mescalin (3,4,5-Trimethoxyphenethylamin), Psilocybin (4-Phosphoryloxy-*N,N*-dimethyltryptamin)

Toxische Dosis Intoxikationserscheinungen bei LSD ab einer Dosis von 0,1–0,2 mg, bei Meskalin 4–8 g

Klinisches Bild

- **allgemein:** Hyperthermie, Piloerektion, Tachykardie, Hypertonie, Schwitzen (= sympathomimetische Effekte), Übelkeit
- **neurologisch:** Mydriasis, Hyperreflexie, Tremor, Parästhesien, Schwindel
- **psychisch:** Wahrnehmungsstörungen, Erregung, Angst, akute und chronische paranoid-halluzinatorische Psychosen, Flash-back-Syndrom (häufig nur Sekunden bis Minuten, tritt Tage bis Jahre nach letzter Applikation auf), Tobsuchtsanfälle

Komplikationen Krampfanfälle, langdauernde Panikattacken bzw. psychotische Episoden, Verletzungen durch Fehleinschätzungen

Therapie symptomatisch: Benzodiazepine, Antihypertensiva

2.20.4 Sonstige Intoxikationen

Schwermetall-Vergiftungen

Blei

- **Quelle(n):** gewerblich (Bleistaub bei Verhüttung, Industrieabgase, Batterieherstellung), (alte) Farben, Mennige (Rostschutz), ayurvedische Medikamente, Verunreinigungen von Cannabis, Wasserrohre, Keramikglasur
- **Symptome:** periphere Vasokonstriktion, gastrointestinale Symptome („Bleikoliken"), schwärzlicher Rand am Zahnfleisch durch PbS („Bleisaum"), akute oder chronische (je nach Exposition) Enzephalopathie, ambetonte rein motorische Neuropathie, mikrozytäre Anämie mit basophiler Tüpfelung, Hyperurikämie
- **Diagnosestellung:** erhöhte δ-Amino-Lävulinsäure- und Koproporphyrin-III-Ausscheidung im Urin; ggf. EDTA-Mobilisationstest: 3 × 25 mg/kg KG EDTA in 24 h, pathologisch: Anstieg der Blei-Ausscheidung auf > 500 mg/24 h
- **Therapie:** DMPS (Dimaval®), bei chronischer Vergiftung D-Penicillamin (Metalcaptase®)

Anorganisches Quecksilber

- **Quelle(n):** Inhalation von Industriestaub, Herstellung von Thermometern, Batterien, Spiegeln
- **Symptome:**
  - *akut:* Erbrechen, Koliken, tubuläre Nephropathie
  - *chronische Exposition:* zerebelläres Syndrom, organisches Psychosyndrom, ängstliche Unruhe („Erethismus mercurialis"), Kopfschmerzen, konzentrische Gesichtsfeldeinschränkung, Hörstörungen, schmerzhafte Polyneuropathie, Myopathie, Erytheme der Haut, Anämie, Anorexie, Stomatitis,

Gingivitis, Zahnausfall, Organbeteiligung (Niere, Lunge, Gastrointestinaltrakt), Akrozyanose ggf. mit Hautnekrosen, Malignome
- **Therapie:** DMPS (Dimaval®), D-Penicillamin (Metalcaptase®)

Organische Quecksilberverbindungen [2010]

- **Quelle(n):** Verzehr von belasteten Fischprodukten, industrielle Umweltbelastung („Minamata-Krankheit"); Aufnahme auch transdermal und per Inhalation
- **Symptome:** Tremor (Extremitäten, Zunge, Lippen), Verwirrtheit, cerebelläres Syndrom, Choreoathetose, psychische Veränderungen (Antriebsstörung, Depression); Einsetzen meist mit einer Latenz von Wochen bis Monaten!
- **Therapie:** DMPS (Dimaval®) steigert die Ausscheidung von Methylquecksilber beim Menschen [749]

Arsen

- **Quelle(n):** kontaminiertes Wasser (v.a. in der dritten Welt), pflanzliche Medikamente, Tee, Enthaarungsmittel [1146]; industriell: Galvanisierbetriebe; historisch: Herbizide, Pestizide
- **Symptome:**
  - *akut:* Übelkeit/Erbrechen, Koliken, blutige Durchfälle, Enzephalopathie, Myoglobinurie, Nierenversagen
  - *chronische Exposition:* Gewichtsverlust, Alopezie, (reaktive) Polyglobulie, Mees´sche Nagelbänder (weiß, quer verlaufend), Arsenkeratosen (warzenartige Hyperkeratosen an Handflächen und Fußsohlen), Melanose der Haut, schmerzhafte Polyneuropathie mit Beteiligung der Atemmuskulatur (Einsetzen mit Latenz von Wochen), Persönlichkeitsstörungen, Malignome
- **Therapie:** Magenspülung, DMPS (Dimaval®, off label), Austauschtransfusion bei massiver Hämolyse

Mangan

- **Quelle(n):** Mn-Staub in Bergwerken und bei Arbeit mit Mangan-Erz, Vorkommen in Düngemitteln, Feuerwerkskörpers; iatrogen bei landauernder parenteraler Ernährung mit Mn-Supplement [4135]
- **Symptome:**
  - *akut:* Pneumonie (Mn-Staub), Verwirrtheit, Halluzinationen
  - *chronische Exposition:* Enzephalopathie (mit Antriebsstörung, Zwangssymptomen, Persönlichkeitsveränderungen), Parkinson-ähnliche Symptome, Dystonie, Myoklonien, Pyramidenbahnzeichen
- **Therapie:** Chelatbildner (EDTA; keine Wirkung auf die neurologischen Symptome); symptomatisch L-Dopa (Ansprechen der dystonen Form besser als der akinetisch-rigiden)

Thallium

- **Quelle(n):** industriell (Glasverarbeitung, Galvanisierbetriebe), Enthaarungsmittel, Rattengift (historisch)
- **Symptome:**
  - *akut:* Übelkeit, Erbrechen, selten Diarrhö, Verwirrtheit, Halluzinationen, psychiatrische Störungen [4156], nachfolgend rasch progrediente schmerzhafte sensible Polyneuropathie, Optikusatrophie [3085]; nach Wochen Alopezie und Mees´sche Nagelbänder (weiß, quer verlaufend)
  - *chronische Exposition:* schmerzhafte sensible axonale Polyneuropathie, Optikusatrophie [3085]
- **Therapie:** Magenspülung, Bindung von Thallium im GI-Trakt durch KCl oder Eisen(III)-Hexacyanoferrat(II) (Antidotum Thallii-Heyl®); Laxantien, Dialyse

Kohlenmonoxid-(CO-)Intoxikation

Allgemeines

- **Vergiftungsquellen:** Autoabgase (5–20 Vol% CO), Rauch (≤10 Vol% CO), defekte Gasbrenner/Öfen/Kamine
- CAVE: bei Rauchgasvergiftungen auch oft Beteiligung von Cyaniden und Reizgasen

Pathophysiologie

Bindung an Hämoglobin (→ Carboxyhämoglobin) mit 300-mal stärkerer Affinität als O_2; Einflussfaktoren: CO-Konzentration, Expositionszeit, Atemzeitvolumen, O_2-Bedarf

Klinisches Bild

- **allgemein:** Belastungsdyspnoe, pektanginöse Beschwerden bis zum Herzinfarkt, Blutdruckabfall, Nierenversagen
- **neurologisch:** Kopfschmerzen, Muskelschwäche, extrapyramidale Störungen, epileptische Anfälle, Vigilanzstörung bis zum Koma, Atemstillstand
  - *verzögerte CO-Enzephalopathie:* neurologische Verschlechterung nach Wochen (Antriebsstörungen, extrapyramidale Störungen, fokale Epilepsie), im MRT bilateral-symmetische konfluierende Marklagerherde; Fallberichte über spontane Besserung des klinischen Bildes und der Marklagerveränderungen [2249],[674]

Zusatzdiagnostik

Labor: CO-Hb (Bestimmung aus venösem Blut unter Luftabschluss, bzw. aus Atemluft mit Prüfröhrchen), Säure-Basen-Status, Herzenzyme

Therapie

- **Beatmung** mit 100 % O_2, bzw. 95 % O_2/5 % CO_2 (Carbogen)
- **hyperbare O_2-Therapie** in Überdruckkammer (bisher nicht evidenzbasiert)
  - *Indikation:*
    - CO-Hb > 40 % oder Vigilanzstörung oder andere neurologische Symptome
    - CO-Hb > 20 % bei Schwangeren
    - anhaltende kardiale Ischämiezeichen
  - *Adressen und Telefonnummern* von Druckkammer-Zentren in Deutschland, Schweiz, Österreich www.gtuem.org/33
- **Korrektur der Azidose**
- **Therapie des Hirnödems** (Osmotherapie)

Pflanzen-Vergiftungen

Grünpflanzen

Substanz	Quelle	Wirkung / Besonderheiten
Aconitin	Blauer Eisenhut	Na^+-Kanalöffner → Missempfindungen, Mundbrennen, Brechdurchfall, starke Schmerzen, Anästhesie der Haut, Arrhythmie, Atemlähmung
Cicutoxin	Wasserschierling	nicht-kompetitiver $GABA_A$-Rezeptorantagonist [3568] → Brennen im Mund, Schwindel, Übelkeit, Erbrechen, Mydriasis, Tachykardie, Diarrhö, epileptische Anfälle, Atemlähmung, Rhabdomyolyse, Nierenversagen
Coniin	Gefleckter Schierling	nikotinartige Wirkung (s.u.); zusätzlich curareartige Wirkung an der Muskulatur
Cytisin	Goldregen (Samen, Blüten)	nikotinartige Wirkung an Ganglien und im ZNS: Tachykardie, Hypertension, Faszikulationen, Tremor, tonisch-klonische Krämpfe, Muskelschwäche, Parästhesien, Sprachstörungen, Müdigkeit, Verwirrtheit, Bewusstseinsstörungen, Atemlähmung; Intoxikationen verlaufen selten tödlich, da die Patienten nach Verzehr von Pflanzenteilen fast immer erbrechen und somit nur geringe Mengen von Cytisin resorbiert werden
[S]-Hyoscyamin, Atropin (= Racemat aus [S]- und [R]-Hyoscyamin), Scopolamin	Tollkirsche (Beeren; alle Pflanzenteile von Atropa belladonna enthalten jedoch Alkaloide); [S]-Hyoscyamin auch in Alraune, Bilsenkraut, Engelstrompete und Stechapfel	muskarinisch-anticholinerg → Tachykardie, Hyperthermie, Harnverhalt, Obstipation, trockene gerötete Haut, verminderte Speichel-, Schweiß- und Schleimsekretion, Mydriasis, Schwindel, Dysarthrie, Bewusstseinstrübung oder Agitiertheit (Wutanfälle), Halluzinationen
Rhoeadin	Klatschmohn	Bauchschmerzen, Durchfall, symptomatische Psychose
Solanin	Korallenbäumchen, Nachtschattengewächse (giftige Beeren von bittersüßem und schwarzem Nachtschatten und dem Korallenbäumchen)	schleimhautreizend („inflammatory bowel disease"), ZNS-toxisch (unbekannter Mechanismus): Kopfschmerzen, Angst, Muskellähmung; die Kartoffel enthält Solanin in allen Pflanzenteilen, besonders jedoch in der Blüte und der auskeimenden Knolle; der Solaningehalt der Kartoffelknolle sinkt durch Kochen erheblich – wasserlösliches Solanin tritt in das Kochwasser über
Spartein	Besenginster	nikotinartige Wirkung (wie Cytisin, s.o.)
Taxin	Eiben (Nadeln und Samen)	Mundtrockenheit, Schwindel, Diarrhö, Arrhythmien und Kreislaufversagen, Tod durch Atemlähmung; intensivmedizinische symptomatische Therapie; ernsthafte Vergiftungen jedoch äußerst selten, da ausgerechnet der verlockend wirkende rote Samenmantel frei von Alkaloiden ist; dies trifft nicht auf den schwarzen Samenkern zu; der müsste jedoch gründlich zerkaut werden, um eine Resorption der Alkaloide zu ermöglichen
Tropinon	judenkirschartige Giftbeere	wie Hyoscyamin (s.o.)

Pilze

Übersicht

Substanz	Quelle	Wirkung
Ibotensäure, Muscimol (Abbauprodukt)	Fliegenpilz, Pantherpilz	$GABA_A$-Rezeptoragonismus → Schwindel, Übelkeit, Muskelzittern, Spasmen, Ataxie, toxische Psychose, dann tiefer Schlaf
Muskarin	Risspilze, Trichterlinge	peripher parasympathomimetisch → Bradykardie, Gefäßdilation, Blutdrucksenkung, Salivation, Tränenfluss, Bronchialsekretion und Bronchospasmus, Schwitzen, Erbrechen, Urin- und Stuhlabgang, Miosis, Akkommodationsstörung

Botulismus

→ S. 201

Intoxikationen durch tierische Gifte

Meerestiere

Substanz	Quelle	Wirkung
Ciguatoxin	Dinoflagellaten im Plankton tropischer Meeresgebiete, die von Fischen aufgenommen werden	Offenhaltung spannungsabhängiger Na^+-Kanäle → Ciguatera: akut Übelkeit, Erbrechen, abdominale Koliken, Duchfall; mit Latenz (12-48 h) periorale Parästhesien und Kälte-/Wärme-Allodynie, dann rasch progrediente sensomotorische (incl. Hirnnerven und Atemmuskulatur) und autonome Neuropathie, kann für Wochen bis Monate persistieren
Tetrodotoxin	symbiotische lebende Bakerien in/an Kugelfischen und anderen Meeres- und Landtieren mit hoher Tetrodotoxin-Resistenz	Blockade spannungsabhängiger Na^+-Kanäle; bei leichter Vergiftung Paraesthesien im Mundbereich, höhere Dosen führen zu Atemlähmung
Saxitoxin	wie Ciguatoxin, aber Aufnahme durch Muscheln	Blockade spannungsabhängiger Na^+-Kanäle, Klinik wie Ciguatera

Kreuzotter

- **Wirkung:** mehrere Polypeptide mit proteolytischer, fibrinolytischer, thrombozytenaggregationshemmender Wirkung
- **Klinisches Bild:** lokale Reaktion (Blutung, Ödem, Muskelnekrose), anaphylaktische Reaktionen, Hämolyse, Rhabdomyolyse; selten neurotoxische Effekte (Vigilanzstörung, Schwindel); Todesfälle aufgrund der geringen übertragenen Giftmenge sehr selten
- **Therapie:** Immobilisation der betroffenen Extremität, Behandlung des allergischen Schocks, Schlangengift-Immunserum (Vipera Tab vom Schaf®), Tetanus-Impfschutz

2.21 Traumatische Schädigungen

A. Hufschmidt und C. H. Lücking

2.21.1 Traumatische Schädigungen im Bereich des Schädels

Schädel-Hirn-Trauma (SHT)

Ätiologie Verkehrsunfälle (40–50 %), Stürze (20–30 %), Sport (bis 35 %), Überfall, Schussverletzungen (USA: 5–10 %)

Epidemiologie In Deutschland 200–300 pro 100 000 Einwohner pro Jahr, d. h. 150 000–250 000, davon 27 000–40 000 schwere SHT

Ältere Definitionen

- **Schädelprellung:** Schädeltrauma ohne Bewusstseinsverlust und ohne neurologische Ausfälle
- **Commotio cerebri (Gehirnerschütterung):** SHT mit Bewusstseinsverlust < 1 Stunde, Amnesie < 8 Stunden und evtl. mit postkommotionellem Verwirrtheitszustand über mehrere Stunden
- **Contusio cerebri:** SHT mit traumatischer Hirnsubstanzschädigung
- **postkontusionelles Syndrom** (posttraumatische Enzephalopathie): unscharf definierter Symptomkomplex mit Hirnleistungsstörungen (Konzentration, Aufmerksamkeit, u. U. umschriebene Hirnwerkzeugstörungen), Antriebsstörung, u. U. hirnorganischer Wesensänderung (Reizbarkeit, verminderte Affektkontrolle); häufig assoziiert mit Kopfschmerzen

Klassifikation

- **nach klinischem Schweregrad und Glasgow Coma Scale (GCS):**

Grad	GCS	Klinik
Grad I = leichtes SHT	15–13	Bewusstlosigkeit/Bewusstseinstrübung < 1 Stunde, EEG-Veränderungen für maximal 24 Stunden
Grad II = mittelschweres SHT	12–9	Bewusstlosigkeit/Bewusstseinstrübung < 24 Stunden
Grad III = schweres SHT	8–3	Bewusstlosigkeit > 24 Stunden und/oder Hirnstammzeichen

- **nach Art der Schädigung:**
  - *diffus:* diffuse axonale Schädigung (DAI, s. u.), diffuses Hirnödem, globale Ischämie
  - *lokal:* Epiduralhämatom, Subduralhämatom, intrazerebrales Hämatom, Kontusionsherd(e)
- **nach Eröffnung/Nicht-Eröffnung des Liquorraums:** geschlossenes (gedecktes)/offenes Schädel-Hirn-Trauma (Kommunikation zwischen Liquorraum und Außenwelt)

Pathologie/Pathophysiologie

- **primär-traumatische Hirnschädigungen (als unmittelbare Traumafolge):**
  - *diffuse axonale Schädigung (diffuse axonal injury, DAI* [57]*):* wichtigste Frühschädigung, ggf. ohne Darstellung im CT/MRT
    - Pathomorphologie: in den ersten Tagen „retraction balls" nach Axonzerreißungen, nach einigen Wochen multiple Anhäufungen von Mikroglia in der weißen Substanz, nach Monaten Degeneration langer Bahnen im Hemisphärenmarklager, Hirnstamm und Rückenmark
    - Entstehungsmechanismus: im Winkel zur Sagittalebene wirkende Beschleunigungen → Scherverletzung (dabei häufiger auch Abscherung kleiner Gefäße → kleine punktförmige Blutungen) und Schädigung des Zytoskeletts, vor allem des axonalen Transports, Membranschäden mit nachfolgendem Kalzium-Influx und Wassereinstrom (→ Schwellung des Axons)
    - Lokalisation: deszendierend je nach Schwere: Hemisphärenmarklager → Balken → rostraler Hirnstamm
  - *fokale Schädigungen* = Akzelerations/Dezelerationsverletzungen (Coup und Contre-coup) → Kontusionsherde, Hämatome
  - *Gefäßläsionen*
- **sekundär-traumatische Hirnschädigungen (als mittelbare Traumafolge)**
  - *Mechanismen:* Blutdruckabfall (10–15 % der Verletzten) und/oder Hypoxämie (15–20 % der Verletzten) und/oder intrakraniell Drucksteigerung (→ Hirndruck S. 652) bzw. lokaler Druck (Hämatome) → Ischämie → durch gleichzeitigen Hypermetabolismus lokale Laktatazidose → Entleerung der ATP-Speicher →
    - Versagen energieabhängiger Ionenpumpen → Na^+- und Cl^--Einstrom in die Zellen → Wassereinstrom
    - Freisetzung von Glutamat → Anstieg der intrazellulären Ca^{2+}-Konzentration → vermehrte Synthese von Phosphorylasen, von proteolytischen Enzymen (→ DNA-Fraktionierung) und von Phospholipase A (→ Zellmembranschädigung)
    - humorale Faktoren: Interleukin-1-Ausschüttung → Einwanderung von neutrophilen Granulozyten
  - *Bedeutung für den Verlauf* [705]:
    - initale Hypotension < 90 mmHg bei initialem GCS ≤ 8 → Zunahme der Mortalität um 150 %
    - initiale Hypoxie $paO_2 \leq 60$ mmHg: Anstieg der Mortalität von 27 auf 33 %

Klinisches Bild

- **leichtes Schädel-Hirn-Trauma** (Grad I):
  - *initiale Bewusstlosigkeit* (kann fehlen), dabei schlaffer Tonus
  - *amnestische Lücke:* meist nur orthograde Amnesie (für den Unfallhergang), evtl. kurze retrograde Amnesie, anterograde Amnesie meist für die Dauer des posttraumatischen Verwirrtheitszustands (s. u.); amnestische Lücke kann ohne eine Bewusstlosigkeit auftreten, wird aber von den Patienten oft als solche angegeben
  - *amnestisches Syndrom:* wiederholte gleichlautende Fragen; Unfähigkeit, 3 Begriffe nach 5 Minuten zu reproduzieren
  - *posttraumatischer Verwirrtheitszustand* mit Aufmerksamkeitsstörung, Bewusstseinstrübung, motorischer Unruhe, Desorientiertheit (u. U. mehrere Stunden)
  - *verwaschene Sprache, Gangunsicherheit, emotionale Labilität (grundloses Weinen)*
  - *Allgemeinsymptome:* Kopfschmerzen, Schwindel, Erbrechen
  - *Posttraumatisches („postcommotionelles") Syndrom:* anhaltende Kopfschmerzen, Schwindel, Reizbarkeit, vermehrte Ermüdbarkeit, orthostatische Beschwerden
- **mittelschweres/schweres Schädel-Hirn-Trauma** (Grad II und III): protrahierte Bewusstseinsstörung (kann fehlen bei z. B. penetrierenden Verletzungen), fokale Ausfälle, epileptische Frühanfälle, Hirnnervenausfälle, evtl. Hirndruckzeichen, evtl. Einklemmungszeichen mit Zeichen des Mittelhirnsyndroms (, ,) (→ S. 2)

Untersuchung

- **Erstuntersuchung am Unfallort:** Basisuntersuchung (ABC-Regel, **A**irways, **B**reathing, **C**irculation), Glasgow Coma Scale (GCS, → S. 817, auf dem Transport wiederholen), Pupillen (Weite, Symmetrie, Reflexe), Bewegungen aller 4 Extremitäten
- **Untersuchung in der Klinik:**
  - *allgemein:*
    - Vitalfunktionen: Atmung, freie Atemwege, Puls, Blutdruck, Temperatur
    - Inspektion: Hämatome, Blutung aus Nase oder Gehörgang, Enophthalmus
    - Palpation des Schädels, der Orbitaränder, der Jochbögen und des Oberkiefers auf der Suche nach Frakturen und Hämatomen
    - Begleitverletzungen suchen: Thorax, Abdomen, Wirbelsäule
  - *neurologisch:*
    - Bewusstseinslage: Glasgow Coma Scale (→ S. 817)
    - Pupillen: Suche nach einseitiger Pupillenerweiterung oder einseitiger Einschränkung der Lichtreaktion als Folge einer N.-oculomotorius-Schädigung durch tentorielle Herniation; Seitenzuordnung: meist ipsilateral zur Raumforderung, in 10 % der Fälle kontralateral (vor allem bei Subduralhämatomen [→ S. 485])

- Reflexbefund/Motorik: motorische Halbseitensymptome kontralateral oder (bei Druck des Hirnschenkels gegen den kontralateralen Tentoriumrand („Kernohan notch" oder „tentorial notch" [2983],[60]) ipsilateral zur Raumforderung
- Untersuchung komatöser Patienten: → S. 648

Zusatzdiagnostik

- **CT:**
  - *Indikation unabhängig vom Schweregrad:* bei Schädelfrakturen, sekundärer Eintrübung, fokal-neurologischen Ausfällen, epileptischen Anfällen, geplanter Sedierung/Relaxation (da danach nur eingeschränkte klinische Beurteilbarkeit), bei allen Patienten mit einer mehr als 24 Stunden anhaltenden Bewusstseinstrübung (GCS < 15 [→ S. 817])
  - *ein CT zum Ausschluss/Nachweis einer neurochirurgisch interventionsbedürftigen Läsion sollte durchgeführt werden,* wenn eine (oder mehrere) der folgenden Bedingungen erfüllt sind (Kanadische Schädel-CT-Regel [3943]):
    - GCS < 15 zum Zeitpunkt 2 Stunden nach Trauma
    - Verdacht auf offene oder imprimierte Schädelfraktur
    - Hinweise auf Schädelbasisfraktur (Hämatotympanon, Brillenhämatom, Battle's Sign (Hämatom über dem Mastoid), Rhino-/Otoliquorrhö)
    - zweimaliges oder häufigeres Erbrechen
    - Alter ≥ 65 Jahre
  - *ein CT zum Ausschluss/Nachweis einer klinisch relevanten, aber nicht neurochirurgisch interventionsbedürftigen Läsion sollte durchgeführt werden,* wenn eine oder mehrere der folgenden Bedingungen vorliegen (Kanadische Schädel-CT-Regel [3943]):
    - retrograde Amnesie mehr als 30 Minuten
    - gefährlicher Unfallmechanismus (Fußgänger, der von Auto angefahren wurde; herausgeschleuderter Fahrzeuginsasse, Sturz > 1 m Höhe bzw. 5 Stufen)
  - *eine (signifikante oder insignifikante) Läsion im CT ist nicht zu erwarten,* wenn *keine* der folgenden Bedingungen vorliegt: Kopfschmerzen, Erbrechen, Alter > 60 Jahre, Intoxikation, Kurzzeitgedächtnisstörung, Verletzungszeichen oberhalb der Klavikula, epileptischer Anfall [1641]
  - *mögliche Befunde* (👁): Frakturen, Kontusionsherde, Hämatome, Hirnödem (👁), Lufteinschlüsse als Hinweis auf offenes Schädel-Hirn-Trauma
  - *Kontrollen:* bei bewusstlosen Patienten und/oder Verletzungszeichen im initialen CT innerhalb von 8 Stunden [936], bei klinischer Verschlechterung und üblicherweise nach 7 Tagen
- **Röntgen Schädel** in 2 Ebenen, bei entsprechendem Verdacht weitere Röntgen-Nativ-Diagnostik (Dens, HWS, Orbita); geringe Sensitivität (38 %), Spezifität 95 %; Wert bei leichtem SHT fraglich (GdE Ia [1736])!
- **Röntgen HWS** bei Hinweisen auf HWS-Begleitverletzungen: Nackenschmerzen, Einschränkung der HWS-Beweglichkeit, radikuläre Schmerzen/Symptome
- **MRT:** Nachweis der diffusen axonalen Verletzung (DAI) (mitunter auch bei leichtem SHT [2739],[3561]); bessere Darstellung der hinteren Schädelgrube, jedoch erst nach ca. 3 Tagen mit Auftreten von Hämoglobinabbauprodukten gute Abgrenzung von Blutungen [1193]
  - *DTI (diffusion tensor imaging)* (→ S. 719)*:* Nachweis von axonalen Schäden im Corpus callosum oder im Marklager auch bei leichten SHT mit unauffälligem CT und MRT [4500]; geeignet auch für Verlaufsuntersuchungen mit prognostischem Aussagewert über bleibende Schäden [4388]
  - *Hirnvolumenmessung:* vermindertes Hirnvolumen in Abhängigkeit von der Schwere des SHT, aber auch nach leichtem SHT im Vergleich zu Kontrollpersonen [2373]
- **Labor:** Blutbild, Gerinnung, Elektrolyte, ggf. Alkoholspiegel im Blut
- **EEG:** bei komatösen Patienten, zur Verlaufskontrolle bei Kontusionen (👁, 👁, 👁, 👁), als Alternative zum CT bei unkomplizierter Schädelprellung/Commotio, Nachweis von (Trauma-unabhängigen) Zeichen gesteigerter Anfallsbereitschaft
- **evozierte Potenziale:** sSEP bei V. a. zusätzliche Querschnittssymptomatik, bei schwerem Schädel-Hirn-Trauma zur Beurteilung der Prognose; akustisch evozierte Hirnstammpotenziale bei Hirnstammkontusionen
- **Doppler-Sonografie** bei V. a. Gefäßdissektion, bei traumatischer Subarachnoidalblutung zum Nachweis von Spasmen
- **Angiografie/MR-Angiografie** evtl. bei Sinusverletzung, Gefäßdissektion, traumatischer Karotis-Sinus-cavernosus-Fistel

- **konsiliarische Untersuchungen:**
  - *HNO:* bei V. a. Hämatotympanon, Rhino-/Otoliquorrhö
  - *Augen:* bei Visusstörungen, Augenmotilitätsstörungen (V. a. Orbitafraktur)

Sofortmaßnahmen

- **Lagerung:** initial stabile Seitenlage (CAVE: Überstreckung des Kopfes bei HWS-Verletzungen, ggf. Vakuummatratze und Halskrawatte [„stiff neck"]); generell: Effekt der spinalen Immobilisation ungesichert (GdE Ia [2245])
- **Transport:** 30° Oberkörper-Hochlagerung (→ Verbesserung des venösen Abstroms), jedoch nicht bei instabilem Kreislauf (→ Abfall des zerebralen Perfusionsdrucks möglich), Kopf nicht abknicken (→ venöse Abflussbehinderung)
- **Oxygenierung sicherstellen, Vermeidung einer Hypoxie** (GdE Ia [318]): Atemwege freimachen/freihalten; Beatmung mit 100 % O2 6 l/min über Maske oder 3 l/min über Nasensonde, Ziel = Sättigung > 95 %; keine „prophylaktische" Hyperventilation [4538]
  - *primäre Intubation* bei GCS < 9 oder bei Verletzungen, die eine rasche Verschlechterung der Spontanatmung befürchten lassen (Mittelgesichtsverletzungen, hoher Querschnitt) [4538]
- **Kreislaufstabilisierung, Vermeidung einer Hypotonie** (GdE Ia [318]): Ziel mindestens 120 mmHg systolisch [4538]
  - *Stufe 1:* Volumenersatz (Ringer, NaCl 0,9 %) über peripher-venösen Zugang, keine hypotonen Lösungen (Glukose 5 %, Ringer-Laktat; → Verstärkung eines Hirnödems!)
  - *Stufe 2:* ggf. vasoaktive Substanzen: Adrenalin (Suprarenin®), Noradrenalin (Arterenol®), Dobutamin (Dobutrex®)
- **Analgosedierung** mit Opioid (Fentanyl, Sufentanyl) und kurzwirksamen Sedativa/Narkotika (Midazolam, Propofol); bei spontan atmenden Patienten zurückhaltende Indikation; CAVE: blutdrucksenkende Wirkung!
- **Wundversorgung:** Fremdkörper belassen [936] (Entfernung kann eine bisher tamponierte Blutung verstärken), offene Verletzungen steril feucht abdecken

Krankenhaus-Aufnahme / -Entlassung (SIGN-LL [3706])

- **Kriterien für Krankenhaus-Aufnahme** (1 Kriterium genügt): initiale Vigilanzstörung (GCS < 15), epileptischer Frühanfall, fokale Zeichen/Ausfälle, Hinweise auf Schädelfraktur (Liquorrhoe, Hämatotympanon, tastbare Stufe, postaurikuläres oder periorbitales Hämatom), sekundärer Bewusstseinsverlust, schwere oder anhaltende Kopfschmerzen, wiederholtes (> 1×) Erbrechen, posttraumatische Amnesie > 5 min, retrograde Amnesie > 30 min, riskanter Unfallmechanismus, Gerinnungsstörung bzw. Antikoagulantien-Einnahme, signifikante Begleiterkrankungen, fehlende häusliche Überwachungsmöglichkeit, Einnahme von Thrombozytenaggregationshemmern, Wiedervorstellung mit neuen Symptomen
- **Kriterien für Entlassung aus dem Krankenhaus** (alle Kriterien müssen erfüllt sein): keine Vigilanzstörung, normales Essen und Trinken (ohne Erbrechen) möglich, Patient entweder mobil und selbstständig oder angemessene häusliche Überwachung für ≥ 24 h gewährleistet, Befunde (Bildgebung etc.) liegen vor, schriftliche und mündliche Information über Beobachtung und mögliche Maßnahmen, Zugang zu einem Telefon, erreichbare Nähe einer medizinischen Einrichtung, Transport nach Hause gewährleistet
- **Kriterien für Verlegung in eine neurochirurgische Klinik:** persistierendes Koma (GCS ≤ 8), Verwirrtheit für > 4 h, sekundäre Eintrübung, fokale Zeichen, epileptischer Anfall ohne komplette Erholung, Schädelimpressionsfraktur, V.a. penetrierende Verletzung, Liquorrhoe oder Hinweise auf Schädelbasisfraktur

Therapie: leichtes Schädel-Hirn-Trauma

- **Allgemeines:** i. v. Flüssigkeitszufuhr, Nahrungskarenz
- **symptomatische Therapie** von Kopf- und Nackenschmerzen, Übelkeit, orthostatischen Beschwerden
- **Überwachung;** nach 24 h klinisch-neurologische Kontrolle und EEG, bei unauffälligen Befunden und subjektiver Beschwerdefreiheit Entlassung aus dem Krankenhaus
- Bettruhe ohne signifikanten Effekt auf die Erholung [900]

Therapie: mittelschweres und schweres Schädel-Hirn-Trauma

- **Aufrechterhaltung optimaler kardiovaskulärer, respiratorischer und metabolischer Bedingungen:**
  - *Blutdruckeinstellung:* s. o. unter „Sofortmaßnahmen"
  - *O_2-Sättigung* > 90 %, paO_2 > 60 mmHg
  - *Normothermie, Normoglykämie* (100–150 mg/dl)
- **Hirndrucktherapie** (→ S. 655) bei ICP > 20 mmHg [4078]; Benefit von Hirndruckmonitoring ungesichert (GdE < I [1230])

- *Ziel:* Stabilisierung des zerebralen Perfusionsdrucks (CPP = MAP-ICP) bei 50–70 mmHg [4076]; Gefahr des ARDS (adult respiratory distress syndrome) bei CPP > 70 mmHg
- *Daten zu einzelnen Verfahren:*
  - Oberkörper-Hochlagerung 30° ohne Abknicken des Kopfes oder Kompression der Jugularvenen (GdE IV [318])
  - Mannitol (GdE Ia [4358]): Datenlage für Applikation am Unfallort unzureichend, Verminderung der Mortalität im Vergleich mit Pentobarbital möglich, im Vergleich zu hypertoner NaCl-Lösung unter Mannitol wahrscheinlich höhere Mortalität [4358]; Mannitol-Behandlung unter ICP-Monitoring besser als nach klinischen Parametern gesteuert (ohne ICP-Monitoring Gabe nur bei Einklemmungssymptomatik empfohlen [936]); Serum-Osmolalität > 320 mOsm/l und Hypovolämie sollten vermieden werden, intermittierende Bolusgabe wahrscheinlich wirkungsvoller als kontinuierliche Gabe [4074]
  - hypertone NaCl-Lösung: schwache Evidenz; Mortalität möglicherweise geringer als unter Mannitol [936]
  - Barbiturate: kein Beleg für positiven Effekt (GdE Ia [3377]); der durch Barbiturate induzierte Blutdruckabfall (bei 1/4 der Patienten) wirkt dem Effekt der ICP-Senkung auf die zerebrale Perfusion entgegen; Einsatz allenfalls in der Eskalationstherapie bei Versagen der medikamentösen und chirugischen Hirndrucktherapie und wenn ohne Blutducksenkung durchführbar [4079]
  - Hyperventilation (HV): Frequenz 20 Atemzüge/Minute bei Erwachsenen [936] (Kinder: 25), Ziel: pCO_2 30-35 mmHg (GdE III lt. BTF-LL[4075])
    - in Kombination mit THAM (Trometamol) möglicherweise Risikoreduktion für Tod oder schwere Behinderung (RR 0,87); positiver Effekt nicht erwiesen [3575]
    - prophylaktische HV innerhalb der ersten 5 Tage, v.a. innerhalb der ersten 24 Stunden nicht empfohlen [4080], verschlechtert die Prognose (Reduktion des zerebralen Blutflusses → Ischämien) [2809]
  - Hypothermie: Zieltemperatur von 32–33 °C [2649]
    - Effekt: möglicherweise Reduktion der Mortalität bzw. der Wahrscheinlichkeit eines ungünstigen Verlaufs, in hochwertigen RCTs aber keine signifikanten Effekte [4021]
    - Nebenwirkungen: Arrhythmien, Abnahme des Herzminutenvolumens, Gerinnungsstörungen, Immunsuppression, Wundheilungsstörungen
  - operative Dekompression (Entlastungskraniektomie ggf. mit Duraerweiterungsplastik):
    - bei Kindern Reduktion von Mortalität und Behinderung (GdE Ia [3485])
    - bei Jugendlichen bis 18 Jahre Therapieoption bei nicht medikamentös beherrschbarem Hirndruck [3485]
    - bei Erwachsenen laufende randomisierte Studie (RESCUEicp [1809]), bisherige Ergebnisse aus nicht randomisierten Studien bzw. Studien mit historischen Kontrollgruppen lassen einen positiven Effekt auf den outcome vermuten [3485], allerdings bei erhöhter Rate intrakranieller Komplikationen (verzögerte Hämatome, Subduralhämatome) [3237]; derzeit keine Empfehlung [936]
  - Steroide *kontraindiziert* (GdE Ia [94],[936]): Behandlung mit Methylprednisolon für 48 Stunden führt zu einer Zunahme der Mortalität (Odds Ratio 1,15; MRC CRASH-Studie) [1047]
  - Eskalation bei therapieresistenter Hirndruckerhöhung (GdE IV [318]):
    - kurzfristige forcierte Hyperventilation ($paCO_2$ 25–30 mmHg)
    - Hochdosis-Barbituratttherapie
    - operative Entlastung: Hämatomausräumung oder osteoklastische Kraniotomie

Anfallsbehandlung/ -prophylaxe (→ S. 761)

- *Indikationen:*
  - nur nach manifesten epileptischen Anfällen oder
  - bei Hochrisikopatienten (z. B. penetrierende Verletzungen, gleichzeitige HWS-Verletzungen), jedoch für maximal 1 Woche [4073]
- *Wirkung:* kein Einfluss auf die Entwicklung einer posttraumatischen Epilepsie (GdE Ia [3574],[669])
- *Medikamente:* Phenytoin und Carbamazepin gesichert wirksam, Valproinsäure ebenfalls, jedoch möglicherweise mit höherer Mortalität assoziiert (GdE Ia [4073])

- **neurochirurgische Behandlung:**
  - *supratentorielle Parenchymläsionen:* operative Entlastung [556]; Indikation (1 Bedingung genügt):
    - progrediente neurologische, auf die Läsion zu beziehende Verschlechterung oder therapierefraktäre ICP-Erhöhung oder Masseneffekt im CT
    - GCS 6–8 (frontale oder temporale Kontusionen > 20 cm^3 und Mittellinienverlagerung > 5 mm oder zisternale Kompression im CT)
    - Läsionen > 50 cm^3
  - *infratentorielle Parenchymläsionen oder Hämatome:* operative Entlastung [555]; Indikation (1 Bedingung genügt):
    - durch die Blutung verursachte Ausfälle
    - raumfordernder Effekt (Kompression des IV. Ventrikels bzw. der basalen Zisternen) oder Verschluss-Hydrozephalus
  - *sonstige:* Epiduralhämaton (→ S. 485), akutes Subduralhämatom (→ S. 485), Kalottenfrakturen (→ S. 484)
- **Analgesie,** CAVE: Abschwächung der Schmerzreaktion als Kriterium der Bewusstseinslage
- **Ernährung:** Gewichtsverlust ohne Ernährung 15 %/Woche; Verzicht auf Ernährung innerhalb der ersten Woche erhöht die Mortalität [4072], frühe enterale Ernährung verbessert Überlebensrate und Ausmaß der Erholung (GdE Ia [3096]); daher ausreichende kalorische Ernährung spätestens am 7. Tag, möglichst frühzeitig enteral [4588]; Nahrungszufuhr im Umfang von 100–140 % des Grundumsatzes
- **Thromboseprophylaxe** mit niedermolekularem Heparin und Kompressionsstrümpfen [4077], nach LL DGN [318] erst ab dem 2. Tag nach Trauma
- **allgemeine Maßnahmen:** Blasenkatheter; Behandlung von Gerinnungsstörungen, Überprüfung des Tetanus-Schutzes, Kontrakturprophylaxe; früh einsetzende psychosoziale Betreuung reduziert die postkontusionellen Symptome und die sozialen Folgen nach 6 Monaten [4354]
- **Verfahren mit unzureichender Evidenzlage:**
  - *Amphetamine:* im Tierversuch erfolgreich, beim Menschen Routineanwendung noch nicht empfohlen [1229]
  - *Antifibrinolytika* (Aprotinin, Tranexamsäure, ε-Aminocapronsäure, rekombinanter aktivierter Faktor VIIa (rFVIIa)) [3095]
  - *β-Blocker:* retrospektive Studien [1822],[469],[811]$^{SQ\ IIa}$ zeigen eine deutliche Reduktion der Mortalität, Mechanismus unklar; Datenlage unzureichend [2036]
  - *Hyperbare Sauerstofftherapie:* gepoolte Daten aus 4 Studien zeigen eine Reduktion der Mortalität (NNT = 7), aber nur Trend zu verbessertem Outcome der Überlebenden; Routineanwendung wegen methodischer Mängel der Studien nicht empfohlen [336]
  - *Kalziumantagonisten:* Wirksamkeit nur bei traumatischer Subarachnoidalblutung erwiesen, schädigende Effekte bei Nicht-tSAB-Patienten möglich [2292]
  - *Progesteron:* möglicherweise Verbesserung der Prognose [4580],[1935]
- **Verfahren in Erprobung:** neuroprotektive Therapie mit Radikalfängern (Antioxidanzien)
- **unwirksame Verfahren:** Zufuhr von Mg^{2+} (GdE Ia [169]), NMDA-Antagonisten [4518]

Überwachung bei schwerem SHT

- **Vitalfunktionen:** EKG, arterieller Blutdruck über arteriellen Zugang (zugleich vereinfachte Möglichkeit der Blutgasanalyse), O_2-Sättigung (Pulsoxymetrie; Ziel > 95 %), Blutgase (Ziel: paO_2 > 60–75 mmHg, $paCO_2$ > 30–35 mmHg), ZVD, Temperatur
- **neurologischer Status:** Bewusstseinslage anhand der Glasgow Coma Scale (→ S. 817), Pupillenreflexe
- **Labor:** Hb/Hkt (→ extrakranieller Blutverlust), Elektrolyte und Serumosmolarität (→ Diabetes insipidus oder SIADH → S. 668), Glukose, Gerinnung
- **EEG-Monitoring** durch kontinuierliche Spektralanalyse, Darstellung als Kaskadendiagramm
- **evozierte Potenziale:** Verlaufskontrolle der Medianus-SEP und der akustisch evozierten Hirnstammpotenziale
- **Hirndrucksonde:**
  - *Indikation* [318]:
    - bei Vorliegen von raumfordernden Läsionen mit deutlichem Masseneffekt (Mittellinienverschiebung > 5 mm)
    - bei unauffälligem CT, wenn 2 der folgenden Kriterien vorliegen:
      - Beuge- oder Strecksynergismen am Unfallort (auch unilateral)
      - therapierefraktäre arterielle Hypotension (RR_{syst} < 90 mmHg)
      - Alter > 40 Jahre

- *Dauer der Überwachung:* mindestens 3 Tage; wenn in dieser Zeit keine erhöhten ICP-Werte gemessen wurden, kann die Sonde entfernt werden

Frühe Komplikationen

- **Hirnödem**: Entwicklung innerhalb der ersten 24 Stunden, Maximum nach 2–3 Tagen; → Verschlechterung der zerebralen Perfusion, evtl. Einklemmung
- **epileptische Anfälle:** „Frühanfälle" bei ca. 20 % der schweren Schädel-Hirn-Traumen, bei 10–15 % Übergang in eine posttraumatische Epilepsie; Therapie s. o.
- **Hydrozephalus:** vor allem nach traumatischer SAB (Hydrocephalus aresorptivus) oder nach Ventrikelblutungen (Hydrocephalus occlusus); klinisch Verschlechterung der Bewusstseinslage, Diagnosestellung durch Vergleich der Ventrikelweite im CT mit Voraufnahmen
- **Elektrolytstörungen:** Hypokaliämie (durch Katecholaminausschüttung), Diabetes insipidus oder Syndrom der inadäquaten ADH-Sekretion (SIADH, → S. 668)
- **Duraverletzung:**
  - *Diagnostik:* Lufteinschlüsse im CT bzw. Rhino-/Otoliquorrhö, Nachweis von β-trace-Protein bzw. β2-Transferrin im Sekret
  - *Therapie:* prophylaktische Antibiose, bei Persistenz oder größeren Defekten operative Therapie
- **Meningitis** nach offenem Schädel-Hirn-Trauma, Therapie vor Erregernachweis mit Flucloxacillin (Staphylex®) 3 × 4 g/d plus Cefotaxim (Claforan®) 3 × 3–4 g/d
- **Verschlechterung der zerebralen Situation durch extrazerebrale Komplikationen:** Hb-Abfall durch (z. B. retroperitoneale) Einblutungen, Gerinnungsstörungen, Pneumonie, Sepsis, Fettembolie
- **posttraumatischer benigner paroxysmaler Lagerungsschwindel** (→ S. 48)
- **zerebrale Infarkte** (territorial, Wasserscheide) vor allem bei intrakranieller Hypertension [2570]

Späte Komplikationen

- **chronisches Subduralhämatom** (→ S. 486): auch nach leichtem SHT, besonders im Alter; wird häufig zu spät erkannt [2625]
- **Karotis-Sinus-cavernosus-Fistel:** einseitiger (pulsierender) Exophthalmus
- **Hypophysen-Vorderlappen-Insuffizienz** [3628]
- **posttraumatische Epilepsie** vor allem nach Kontusionen; meist fokale und/oder sekundär generalisierte Anfälle
- **chronisches posttraumatisches Syndrom:**
  - *Definition:* > 3 Monate persistierende, nicht durch adäquat schwere morphologische Verletzungen erklärbare Beschwerden
  - *Therapie:*
    - posttraumatischer Kopfschmerz: Entspannungstechniken, trizyklische Antidepressiva, z. B. Amitriptylin
    - posttraumatische Belastungsstörung nach SHT: kognitive Verhaltenstherapie wirksam (GdE Ia [3866])
    - neurasthenisch-depressives Syndrom: Psychotherapie (Verhaltenstherapie, Stressbewältigungstraining), neuropsychologische Therapie (Leistungs-, Ausdauertraining), Soziotherapie (Hilfe bei Wiedereingliederung), SSRI
    - kognitive Störungen: Therapie mit Rivastigmin® [3782], off-label
- **sonstige:** Dekubitalulzera, Lagerungsschäden (vor allem N. peroneus, N. ischiadicus, N. radialis), Critical-illness-Polyneuropathie (→ S. 503)

Rehabilitationsmaßnahmen [3163]

- **Physiotherapie:** graduell gesteigerte Übungstherapie, Bewegungsinduktionstherapie (constraint-induced movement therapy, CIMT), stimulierende Umgebung
- **Technische Hilfsmittel:** Laufband, Stehtrainer, elektrische/magnetische Stimulation, computergestützte neuropsychologische Trainingsverfahren
- **Amantadin:** Beschleunigung der funktionellen Erholung bei traumatisch-apallischem Syndrom oder minimally conscious state [1353][SQ Ib], allerdings ist der Effekt zeitlich an die Substanzeinnahme gebunden [1353]

Verlauf

Siehe Abb. 6

Prognose

- **allgemein:** bei leichtem SHT (GCS bei Aufnahme 15, keine neurologischen Auffälligkeiten) Mortalität 0,1 %, pathologische Befunde im CT 8 %, interventionsbedürftig 0,9 % [66][SQ Ia]
- **nach initialem Status:**
  - GCS 3 am Unfallort → Mortalität 80 %, relativ gute Erholung (GOS 4–5) 8–10 % [4071]

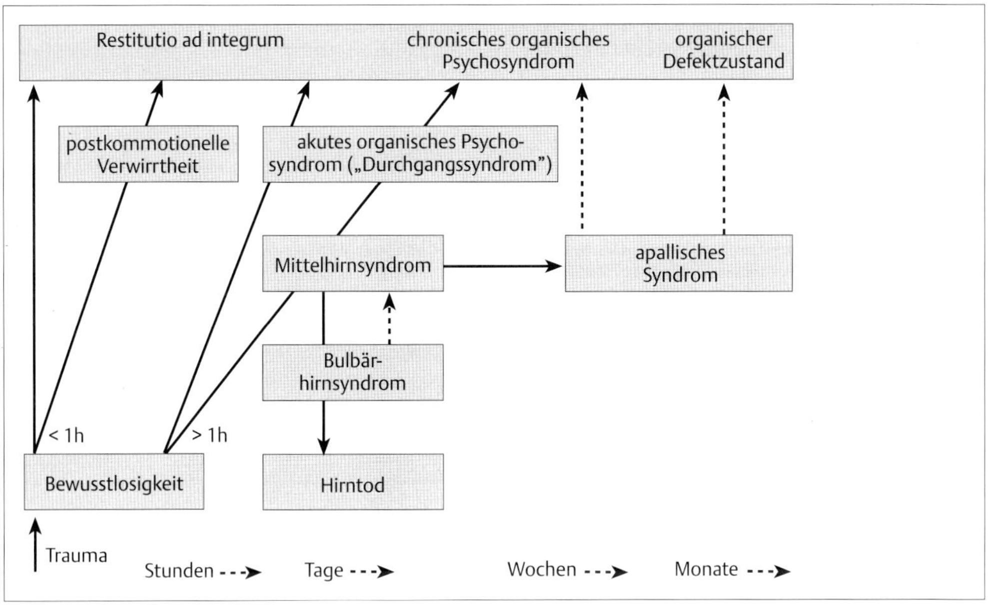

Abb. **6**: Verlaufsformen bei Schädel-Hirn-Trauma.

- GCS 13–15: meist vollständige Erholung in Wochen bis zu einem Jahr; in 10–15% persistierendes posttraumatisches Syndrom, möglicherweise auf dem Boden traumatischer Schädigung (Nachweis z. B. im DTI → S. 719)

- **nach klinischen Zeichen im Verlauf** [3168]
  - *nach 6 Stunden:* beidseits starre Pupillen oder fehlender VOR → 95% Mortalität; Beuge-Streck-Synergismen bei Schmerzreizen → 63% Mortalität; Strecksynergismen bei Schmerzreiz oder keine Reaktion → 83% Mortalität
  - *nach 24 Stunden:* beidseits starre Pupillen → 91% Mortalität
- **nach Liquorveränderungen:**.
  - *tau-Protein:* erhöhte Werte mit schlechterem Verlauf verbunden [2993]
  - *NSE* (Neuronen-spezifische Enolase): korreliert (bei Kindern) signifikant mit der Schwere des Traumas; niedrige Werte sprechen für bessere Erholung [707]
  - *NGF* (nerve growth factor): höhere Werte gehen mit besserer Erholung einher [707]
- **nach Komadauer und Alter** [623]:
  - *21–50 Jahre:* Komadauer 3 Tage → 90% Wiedererlangung des Bewusstseins, 5 Tage → 70%, 7 Tage → 50%, > 12 Tage → 0%
  - *über 50 Jahre:* Komadauer 3 Tage → 70% Wiedererlangung des Bewusstseins, 4 Tage → 25%, > 5 Tage → 0%
- **nach Medianus-SEP** [4635] bei erhaltenen Nackenantworten:
  - *Skalpantwort beidseits erhalten, Interpeak-Latenz N13-N20 < 6,8 ms:* 70% gering oder mäßig behindert, 13% schwer behindert, 16% apallisch oder verstorben
  - *Skalpantwort beidseits erhalten, Interpeak-Latenz N13-N20 ein- oder beidseitig verlängert auf > 6,8 ms:* 32% gering/mäßig behindert, 33% schwer behindert, 35% apallisch/verstorben
  - *Skalpantwort einseitig fehlend:* 9% gering oder mäßig behindert, 20% schwer behindert, 71% apallisch oder verstorben
  - *Skalpantwort beidseitig fehlend:* 3% schwer behindert, 97% apallisch oder verstorben
- **nach EEG-Reaktivität** auf lautes Geräusch und Schmerzreiz, 48–72 Stunden nach dem Trauma [1522]: erhaltene EEG-Reaktivität → 92% nicht bis mäßig behindert, fehlende EEG-Reaktivität → 93% schwer behindert, apallisch oder verstorben
- **nach Medianus-SEP und EEG-Reaktivität** [1522]: Interpeak-Latenz N13-N20 bds. pathologisch verlängert *und* fehlende Reaktivität auf lautes Geräusch und Schmerzreiz im EEG 48–72 Stunden nach dem Trauma → 98% richtige Vorhersage eines ungünstigen Verlaufs (GOS 1–3)

- **nach akustisch evozierten Hirnstammpotenzialen**
  - *Fehlen aller Wellen:* nicht für die Prognose verwertbar (vorbestehende Hörstörung, Schallleitungsstörung wie z. B. Hämatotympanon, oder Kochlealäsion)
  - *Fehlen von Welle IV/V:* infauste Prognose [3956]

Graduierung des Outcome

Glasgow Outcome Scale (GOS; → S. 818)

Leitlinien

- **Deutsche Gesellschaft für Unfallchirurgie (federführend) (2011):** S3-Leitlinie Polytrauma/Schwerverletzten-Behandlung http://www.awmf.org/leitlinien/detail/ll/012-019.html
- **Deutsche Gesellschaft für Neurologie (2008):** Leitlinie „Leichtes Schädel-Hirn-Trauma" [317] und „Schweres Schädel-Hirn-Trauma" [318]
- **Deutsche Gesellschaft für Neurochirurgie (2007):** Leitlinie „Schädel-Hirn-Trauma im Erwachsenenalter" http://www.awmf.org/leitlinien/detail/ll/008-001.html
- **Brain Trauma Foundation** (2007): http://tbiguidelines.org/glHome.aspx
- **Scottish Intercollegiate Guidelines Network (SIGN; 2000):** www.sign.ac.uk/guidelines/fulltext/46/index.html

Selbsthilfegruppen

- **Bundesverband „Schädel-Hirnpatienten in Not e. V."**, Bayreuther Str. 33, 92224 Amberg, Tel.: 09621/64800, Fax: 09621/63663, E-Mail: mailto:Schaedel-Hirn@t-online.de, Internet: www.schaedel-hirnpatienten.de
- **Selbst-Hilfe-Verband für neurologisch Erkrankte und Unfallopofer e. V.**, Kantstraße 15, 89522 Heidenheim, Tel.: 07321/5552-2, Fax: 07321/5552-4, E-Mail: SHV-GSS@t-online.de
- **Verein Patienten im Wachkoma – PIW e. V.**, Am Heshahn 4, 51702 Bergneustadt, Tel.: 02261/9494-44, Fax: 02261/9494-45, Internet: www.piw-ev.de; E-Mail: PiW-eV@t-online.de

Schädelfrakturen

Kalottenfraktur

- **Zusatzdiagnostik:** Röntgen, CT mit Knochenfenster ( )
- **Komplikation:** Verletzung einer Meningealarterie (vor allem temporale Frakturen; → Epiduralhämatom → S. 485), daher immer weitere Abklärung mit CT
- **Therapie [554]:**
  - *operative Hebung* bei Impressionsfrakturen von mehr als Kalottendicke
  - *konservative Behandlung* bei Impressionsfrakturen < 1 cm ohne Duraverletzung, ohne signifikante intrakranielle Blutung, ohne Beteiligung des Sinus frontalis, kosmetische Deformierung, Infektion oder Verschmutzung der Wunde

Schädelbasisfrakturen

- **frontobasale Frakturen:**
  - *Typen:*
    - hohe frontobasale Fraktur (Escher Typ I): Gewalteinwirkung auf das obere Stirnbein → Stirnbeinimpression, Ausstrahlung der Fraktur in die Frontobasis, Beteiligung der Nebenhöhlen
    - mittlere frontobasale Fraktur (Escher Typ II): Gewalteinwirkung auf die Region der Nasenwurzel → Impressionsfraktur von Stirnhöhle und Siebbein
  - *klinisches Bild:* Brillenhämatom, Blutung aus Nase und Mund, Anosmie, Liquorfistel (→ Rhinoliquorrhö, Lufteinschlüsse im CT)
  - *Prozedere bei Oto-/Rhinoliquorrhö:*
    - Oberkörper hochlagern,
    - bereits bei Verdacht prophylaktische Antibiotikagabe (z. B. Cefotaxim 2 × 1–2 g/d oder Cefotiam 2–3 × 1–2 g/d) [318]
    - wenn nach einer Woche kein spontanes Sistieren → operativer Verschluss
- **laterobasale Frakturen** (Felsenbeinfrakturen): evtl. Trommelfelleinriss, Hämatotympanon, Ausfälle der Hirnnerven V, VII (→ S. 542) und VIII, Oto-/Rhinoliquorrhö
  - *Felsenbeinlängsfraktur:*
    - Bruchlinie: entlang der Vorderkante der Felsenbeinpyramide (durch das Dach der Paukenhöhle) ins Mastoid oder in die Schläfenbeinschuppe
    - klinisches Bild: Schalleitungsschwerhörigkeit, Trommelfellzerreißung → Blutung aus dem Gehörgang, Fazialisparese (20 %)
    - Zusatzdiagnostik: CT (Knochenfenster)
  - *Felsenbeinquerfraktur:*
    - Bruchlinie: quer durch die Felsenbeinpyramide, d. h. durch Labyrinth (äußere Querfraktur) oder inneren Gehörgang (innere Querfraktur) und die mediale Wand der Paukenhöhle
    - klinisches Bild: Hämatotympanon, Fazialisparese (50 %), Labyrinthausfall, Innenohrschädigung, Rhinoliquorrhö (Liquorabfluss über Paukenhöhle und Tube)
    - Zusatzdiagnostik: CT (Knochenfenster)
  - *Therapie:* OP-Indikation orientiert sich im Wesentlichen am Vorliegen einer Liquorfistel

Gesichtsschädelfrakturen

- **Mittelgesichtsfrakturen:**
  - *Typen:*
    - Mittelgesichtsfraktur Le Fort I: Bruchlinie oberhalb des harten Gaumens durch Nasen- und Kieferhöhle
    - Mittelgesichtsfraktur Le Fort II: Absprengung der Maxilla und der knöchernen Nase; Brillenhämatom

    - Mittelgesichtsfraktur Le Fort III: Bruchlinie durch den interorbitalen Raum, den Orbitaboden, die laterale Orbitawand und den Jochbogen → Absprengung des Mittelgesichts von der Schädelbasis; Brillenhämatom
  - *Therapie:* chirurgisch interdisziplinär (kieferchirurgisch, HNO-ärztlich, neurochirurgisch)
- **Orbitabodenfraktur** („blow-out-fracture") (): Enophthalmus, Absinken des Bulbus → Doppelbilder; Monokelhämatom
  - *Therapie:*
    - asymptomatische Frakturen: konservativ; Schneuzverbot!
    - symptomatische Frakturen: operativ (Rekonstruktion des Orbitabodens nach Reposition der Weichteilhernie und der Knochenfragmente); bei Kompression des N. opticus Dekompression innerhalb der ersten 6 Stunden nach Visusverschlechterung

Epiduralhämatom (EDH)

Ätiologie

- traumatisch: arterielle Blutung (80 %), meist aus A. meningea media, seltener Läsionen von Duravenen oder Sinus sagittalis/transversus; häufig nur umschriebene temporale Gewalteinwirkung ohne (längere) Bewusstlosigkeit/Bewusstseinstrübung (Grad I) mit Commotio oder Contusio cerebri
- nicht-traumatisch (sehr selten): Gerinnungsstörungen, Sinusthrombose, Schädel- und Durametastasen, Sinusitis sphenoidalis, Sichelzellanämie

Assoziierte Läsionen

Kontusionsherde (40 %), subdurale/intrazerebrale Hämatome (28 %)

Lokalisation

Temporal (70 %), frontal (17 %), parietal (13 %)

Klinisches Bild

- Kopfschmerzen, Halbseitenzeichen (60–75 %) (davon ipsilateral 7–10 %, „Kernohan notch"), Pupillenerweiterung auf der Seite des EDH (40 %), epileptische Anfälle (5–10 %)
- verzögertes Auftreten des EDH mit sekundärer Eintrübung bei ca. 1/3 der Patienten [2158]
  - CAVE: spätes Auftreten eines EDH ist mit ungünstigerer Prognose assoziiert [2158], daher engmaschige Kontrolle bei Risikopatienten

Zusatzdiagnostik

- **Röntgen Schädel:** Fraktur (85 %)
- **CT** (): bikonvexes, glatt begrenztes Hämatom, das nicht die Suturen übergreift (Unterschied zum akuten SDH); Darstellung der Fraktur
  - CAVE: bei bis zu 26 % war das initiale CT unauffällig [982]!

Therapie (GdE Ia [557])

- **operative Entlastung**
  - *bei GCS < 9 und Anisokorie* notfallmäßig, u.U. in der Notaufnahme [3833]
  - *bei Volumen > 30 cm³* unabhängig von der Vigilanz
- **konservative Behandlung** unter klinischer und CT-Kontrolle bei Volumen < 30 cm³ und < 15 mm Dicke und Mittellinienverlagerung < 5 mm und GCS > 8 ohne fokale Zeichen

Akutes Subduralhämatom (SDH)

Ätiologie

- **traumatisch:** Verletzung von kortikalen Venen oder Arterien, Brückenvenen, -arterien, Sinus bei meist schwerer Gewalteinwirkung
- **nicht-traumatisch:** Liquorunterdruck, Durafistel, Sinusthrombose, Aneurysmablutungen, myeloproliferative Erkrankungen

Assoziierte Läsionen

Meist Kombination mit schwerer primär traumatischer Hirnschädigung, evtl. mit Epiduralhämatom

Lokalisation

Supratentoriell temporal oder frontobasal (80 %), frontoparietal (10 %); infratentoriell (2 %)

Klinisches Bild

Progrediente Bewusstseinstrübung (meist keine oder nur geringe Aufhellung nach dem Trauma), ipsilaterale Pupillenerweiterung (> 50 %), Halbseitenzeichen, epileptische Anfälle (10–15 %); Größe im Gegensatz zum Epiduralhämatom wegen der meist venösen Blutungsquelle selbstlimitierend

Zusatzdiagnostik

- **Röntgen Schädel:** Frakturen (60–65 %)
- **CT/MRT** (,): sichelförmiges oder plankonvexes Hämatom

Therapie (GdE Ia [558])

- **operative Entlastung** bei
  - *SDH > 10 mm Dicke oder Mittellinienverlagerung > 5 mm unabhängig von der Vigilanz*
  - *SDH < 10 mm und Mittellinienverlagerung < 5 mm und GCS < 9,* wenn (1 Bedingung genügt):
    - GCS sich zwischen Trauma und Aufnahme um ≥ 2 Punkte verschlechtert
    - Aniokorie vorliegt
    - ICP > 20 mmHg
- ICP-Monitoring bei GCS < 9

Chronisches Subduralhämatom

Ätiologie

- Trauma (80 %), Einnahme von ASS (16 %), Gerinnungsstörungen/Antikoagulanzien-Therapie (6 %), Alkoholismus (11 %) [3980], spontane intrakranielle Hypotension (SIH): SDH wurde gefunden bei 17/40 SIH-Patienten [2266] [SQ III], SIH bei 3/141 Patienten mit SDH [3578] [SQ III]
- **iatrogen:** Shunt-Überfunktion z. B. bei Normaldruck-Hydrozephalus (→ Senkung des intrakraniellen Drucks), Liquordrainage, Ventrikulostomie des III. Ventrikels [3732], längere Kortisonbehandlung
- **disponierende Faktoren:** Alter, Hirnatrophie (→ Zug an Brückenvenen), Vorliegen von Arachnoidalzysten (auch jüngere Patienten) [2787]

Pathologie/ Pathophysiologie

- primär Verletzung von kortikalen Venen oder (selten) Arterien, Brückenvenen, Sinus
- sekundär Proliferation der duralen Grenzfläche → Neomembranen [2331] mit pathologischer Kapillarpermeabilität

Klinisches Bild

- **mittleres Intervall** zwischen Trauma und klinischer Manifestation 49 Tage [1328]
- **häufig:** progrediente Kopfschmerzen (50 %) und psychische Veränderungen (35 %)
- **seltener:** fokale Ausfälle, flüchtige TIA-ähnliche Symptome, epileptische Anfälle, Pupillenerweiterung
- **selten:** (bei infratentorieller Lokalisation [1943],[3933]) vestibuläre und andere Hirnstammsymptome

Zusatzdiagnostik

- **EEG:** fokale Suppression (40–50 %)
- **CT** (, mit akuten Anteilen): plankonvexes oder bikonvexes Hämatom, je nach Alter des Hämatoms hyperdens → isodens → hypodens
- **MRT:** im akuten Stadium T2-hypointens (Desoxy-Hb), im Verlauf von Wochen T2-hyperintens (MetHb), chronisch T1- und T2-hypointens (Hämosiderin)

Therapie

- **Operation** bei raumfordernden SDH
  - *Methoden:*
    - *Bohrlochtrepanation mit Drainage:* bei unseptierten SDH; beste Nutzen/Risiko-Relation [4419] (Empfehlungsstärke C); weniger Rezidiv-Operationen [2408]
    - *Nadeltrepanation in Lokalanästhesie:* Durchbohrung der Kalotte mit Handbohrer, der Dura mit Nadel; nur bei flüssigen Hämatomen; Nachteil: keine Drainage
    - *Kraniotomie ggf. mit Membranektomie und Drainage:* Therapie letzter Wahl bei Rezidiv (Empfehlungsstärke C) GdE Ia [4419], bei organisierten/septierten Hämatomen
  - *Mobilisation* (Gehen) am Tag der Operation → Prophylaxe von Komplikationen [2232]
  - *Kontrollen:* CT postoperativ, Nachuntersuchung nach 2–4 Wochen und ggf. erneute CT-Kontrolle [1001]
- **konservative Behandlung** bei Hämatomen < Kalottenbreite, möglich noch bei Hämatomen bis 12 mm Dicke [4009]
  - *Gabe von Dexamethason* (Fortecortin®) umstritten; hypothetische Wirkung über die Hemmung der Ausbildung von Membranen an den Hämatomrändern
  - *Kontrolle:* CT nach 7 Tagen oder bei klinischer Verschlechterung [1001]
- **epiduraler Blut-Patch** bei SDH infolge Liquorunterdruck-Syndrom [3578],[2266]
- **Rezidivprophylaxe:** postoperative Drainage > 3 Tage [4610], Vorbehandlung mit Dexamethason bei Bohrlochtrepanation [352] [SQ III]
- **Anfallsprophylaxe:** keine kontrollierten Studien [3301]

Prognose

- 89 % gut erholt [2786], Rezidivrate 14 % [241],[3910]
- Risikofaktoren für Rezidiv: gekammerte SDH, bilaterale SDH [4125], frontobasale SDH, Mittellinienverlagerung > 5 mm und frisches subdurales Blut im Schädelbasisbereich im Kontroll-CT [3910]

Traumatische Subarachnoidalblutung (tSAB) [1956]

Epidemiologie

Im CT erkennbare tSAB bei 20–40 % der Patienten mit schwerem Schädel-Hirn-Trauma

Ätiologie

Rupturen von Arterien und Brückenvenen, diffuse Blutungen aus Kontusionsherden

Pathophysiologie

Ischämische Schäden über Spasmen (gleicher Zeitverlauf wie bei aneurysmatischer SAB)

Klinisches Bild

- **Vasospasmen** → sekundäre Verschlechterung von Bewusstseinslage und/oder fokalen Defiziten
- **Verlauf:** häufig sekundäre Zunahme der tSAB 12–48 Stunden nach Trauma [1134]

- **Entwicklung eines Hydrozephalus** (12 %); Risikofaktoren: Alter, intraventrikuläres Blut, Ausdehnung der tSAB [4106]

Diagnosestellung

- **CT oder MRT** (susceptibility-weighted imaging, SWI): Signalauslöschung, empfindlicher als CT [4569]
- Spasmennachweis mit transkranieller Doppler-Sonografie (→ Spasmen S. 110)

Therapie

Nimodipin; Einsatz umstritten: positive Ergebnisse mit Senkung des Anteils von Patienten mit ungünstigem Verlauf (GOS [→ S. 818] 1–3) um 27 % [153] bzw. 46 % [1594] und relatives Risiko (RR) für letalen Ausgang 0,59 (0,37–0,94) (Cochrane-Review an gepoolten Daten [2292]), aber nach einer systematischen Übersicht *keine* Senkung der Mortalität durch Nimodipin [4283]

Prognose

Vorliegen einer tSAB = eigenständiger (unabhängig von der Schwere des Traumas) *ungünstiger prognostischer Faktor:* Mortalität 3-mal höher und ungünstiger Verlauf = GOS (→ S. 818) 1–3 nach 6 Monaten um 22-100 % häufiger [153],[3022]

2.21.2 Traumatische Schädigungen von Wirbelsäule und Rückenmark

Wirbelsäulentrauma und Wirbelfrakturen [452]

Trauma-Typen

- Flexions-, Extensions-, Rotations- und Stauchungstraumen, nicht selten kombiniert
- Beschleunigungsverletzung/Schleudertrauma der HWS (→ S. 643)

Fraktur-Typen

- **Flexionsfrakturen:**
  - *Kompressionsfraktur:* Fraktur der Vorderkante → Keilwirbel; stabil
  - *Berstungsfraktur:* Zerreißung der Hinterkante, ventrale Höhenabnahme; häufig Dislokation von Fragmenten in den Spinalkanal → neurologische Ausfälle
  - *Tränentropfen-(„teardrop"-)Fraktur:* Riss des vorderen Längsbandes, Abriss eines tränenförmigen Fragmentes der vorderen unteren Endplatte, Dislokation des Wirbelkörpers in den Spinalkanal; völlig instabil → 80 % Querschnittslähmungen
  - *Schipper-Fraktur:* knöcherner Ausriss des Lig. interspinale (Dornfortsatzfraktur); stabil
  - *anteriore (Sub-)Luxation:* Zerreißen des hinteren Längsbandes → Ventralkippung und evtl. Ventralverschiebung eines Wirbelkörpers; Stabilität abhängig vom Ausmaß der Verkippung und Verschiebung
  - *bilaterale Facettengelenkluxation:* Distraktion der dorsalen Ligamente → Dislokation des oberen Wirbels nach vorne → oft neurologische Ausfälle
- **Extensionsfrakturen:**
  - *anteriore Avulsionsfraktur:* Ausriss eines anteroinferioren oder anterosuperioren Teils der Deckplatte durch Zug am vorderen Längsband
  - *Erhängungsfraktur:* beidseitige Bogenwurzelfraktur HW2
    - Typ I (65 %): nicht disloziert, Bandscheibe HW2/3 intakt
    - Typ II (30 %): Ventralverlagerung von HW 2 um > 3 mm oder Knick > 15°, Zerreißung der Bandscheibe, instabil
    - Typ III (5 %): wie Typ II, plus ein- oder beidseitige Dislokation der Facettengelenke, sehr instabil
- **Rotationsfrakturen:**
  - *einseitige Facettengelenksblockade:* in 1/3 mit Fraktur des Gelenkfortsatzes → Einengung des Neuroforamens
- **Frakturen des atlantookzipitalen Übergangs:**
  - *Fraktur der Okzipitalkondylen:* → oft letale Hirnstammkompression
  - *Atlasfrakturen:* meist keine neurologischen Ausfälle, da der Durchmesser des Spinalkanals größer wird
    - Typ I: vorderer Atlasbogen (oft mit Densfraktur kombiniert)
    - Typ II: hinterer Atlasbogen
    - vorderer und hinterer Atlasbogen („Jefferson-Fraktur"): oft mit Ausriss des Lig. transversum atlantis, instabil
    - Typ IV: Fraktur der Massa lateralis
    - Typ V: Fraktur des Processus transversus
- **Frakturen des atlantoaxialen Gelenks:**
  - *atlantoaxiale Dislokation:* ventral, dorsal oder lateral; durch Trauma, rheumatoide Arthritis, kongenital
  - *atlantoaxiale Subluxation:* durch Trauma oder rheumatoide Arthritis; oft mit Densfraktur kombiniert
- **Frakturen des Dens axis:** Einteilung nach Anderson und D'Alonzo
  - *Typ I:* knöcherner Ausriss der Ligg. alaria, Fraktur schräg durch die Densspitze; selten
  - *Typ II:* Querfraktur der Densbasis, instabil (👁)
  - *Typ III:* Fraktur des Axiskörpers, oft mit Beteiligung der atlantoaxialen Gelenkfläche, meist nach ventral disloziert; instabil
  - *Erhängungsfraktur:* siehe unter Extensionsfrakturen

Zusatzdiagnostik

- **Nativ-Röntgen-Diagnostik** als Screening
- **CT** zur Darstellung von Frakturen, Dislokationen, Einengungen der Wurzelkanäle bzw. des Spinalkanals (Wirbelkörper-Hinterkante)
- **MRT** vor allem zur Weichteildarstellung (Ligamente, Bandscheiben) und zur Darstellung des Rückenmarks

Indikation für Bildgebung HWS

- **NEXUS-Kriterien [1732] für Verzicht auf Bildgebung:** keine Schmerzempfindlichkeit der Dornfortsätze, keine neurologischen Ausfälle, normale Bewusstseinslage, keine Intoxikation, keine schmerzhaften Verletzungen anderswo (die die Aufmerksamkeit ablenken könnten); bei 4309 Patienten, die alle Kriterien erfüllten, wurden lediglich 8 (0,19 %) knöcherne Verletzungen gefunden, davon 2 (0,05 %) klinisch relevante
- **Canadian C-spine rule (CCR)** [3944] → Algorithmus
- **Vergleich** [3942]: Sensitivität CCR 99.4 %, NEXUS 90.7 %; Spezifität CCR 45.1 %, NEXUS 36.8 %

Instabilitätskriterien

- **HWS und obere BWS:** > 3,5 mm horizontale Verschiebung oder > 11° Angulierung zwischen 2 benachbarten Wirbeln
  - *bei vorderer Kantenabsprengung* Möglichkeit einer Flexions-Teardrop-Fraktur prüfen (→ Instabilität)
- **untere BWS und LWS:**
  - *3-Säulen-Modell:* Verletzung von 2 Säulen → Instabilität
    - vordere Säule: vorderes Längsband, vordere 2/3 von Wirbelkörper und Bandscheibe
    - mittlere Säule: hinteres Längsband, hinteres Drittel von Wirbelkörper und Bandscheibe
    - hintere Säule: Wirbelbogen, Ligg. interspinales, Ligg. flava, Kapseln der Intervertebralgelenke
  - *sonstige Instabilitätskriterien:* Beteiligung der Wirbelkörperhinterkante, posttraumatische Kyphose > 30°, begleitende Rippenfrakturen oder Sternumfraktur, Frakturdislokation

Contusio spinalis und traumatische Querschnittssymptomatik

Definitionen

- **spinaler Schock:** akutes Querschnittssyndrom mit Ausfall aller motorischen, sensiblen und autonomen Funktionen unterhalb der Läsion
- **Commotio spinalis:** keine morphologischen Veränderungen im CT oder MRT; komplette Rückbildung der Symptome innerhalb von 72 Stunden [3167]
- **Contusio spinalis:** bleibende Ausfälle i. S. eines Querschnittssyndroms
- **Spinal Cord Injury without Radiographic Abnormality (SCIWORA)**

Epidemiologie

Inzidenz 3–5:100 000 Einwohner pro Jahr, M:F = 5:1

Klinisches Bild

- **initial** (im spinalen Schock) schlaffe Para-/Tetraparese, Ausfall der Sensibilität und der autonomen Funktionen (Harnverhalt bei akontraktilem Detrusor, neurogener Ileus)
- **im Verlauf** spinale Querschnittssymptomatik entsprechend dem Läsionsmuster (→ spinale Syndrome S. 57), evtl. radikuläre Schmerzen/Ausfälle
- **autonome Störungen:**
  - *bei Läsionen oberhalb Th9–10* Blasenstörungen, Darmmotilitätsstörungen, Erektionsstörungen, Temperaturregulationsstörungen (gestörte Kontrolle des thermoregulatorischen Schwitzens)
  - *bei Läsionen oberhalb Th6 zusätzlich* autonome Dysreflexie → Bradykardie, Blutdruckregulationsstörungen (orthostatische Hypotension, Blutdruckkrisen bei voller Blase bzw. vollem Darm)

Graduierung

- **ASIA-(American Spinal Injury Association-)Skala:**

Grad	Definition	
A	komplett	keine motorischen oder sensiblen Funktionen in den Segmenten S4–S5
B	inkomplett	sensible, aber keine motorischen Funktionen erhalten unterhalb des Querschnittsniveaus und in den Segmenten S4–S5
C	inkomplett	motorische Funktionen erhalten unterhalb des Querschnittsniveaus und mehr als die Hälfte der Kennmuskeln unterhalb des Querschnittsniveaus haben einen Kraftgrad < 3/5

Grad	Definition	
D	inkomplett	motorische Funktionen erhalten unterhalb des Querschnittsniveaus und mindestens die Hälfte der Kennmuskeln unterhalb des Querschnittsniveaus haben einen Kraftgrad ≥ 3/5
E	normal	normale sensible und motorische Funktionen

- **kompletter Erhebungsbogen** unter www.asia-spinalinjury.org/elearning/ISNCSCI_Exam_Sheet_r4.pdf

Untersuchung

Reflexstatus, Motorik, Sensibilität (vor allem Suche nach einem sensiblen Querschnitt – Reithosenbereich, Perianalregion [Unterschied ASIA Grad A und B; hohe prognostische Bedeutung, s.u.]), Analreflex, Sphinktertonus, Füllungszustand der Blase, Darmgeräusche; reine Zwerchfellatmung spricht für Zervikalmarkschädigung (Details bei [4391])

Zusatzdiagnostik

- **Röntgen-Nativaufnahmen** der gesamten Wirbelsäule in 2 Ebenen, Dens-Spezialaufnahme (durch den geöffneten Mund), evtl. Schrägaufnahmen bei V. a. Gelenkfortsatzfrakturen; wenn unauffällig → Funktionsaufnahmen (Flexion/Extension) auf der Suche nach pathologischer Beweglichkeit
- **CT**: Darstellung von Frakturen (Knochenfenster); intra- und extramedulläre Blutungen
- **MRT** ( ): Darstellung einer Markkompression bzw. von intramedullären Läsionen (signalintens in T2-gewichteten Bildern), von diskoligamentären Verletzungen
- **somatosensibel evozierte Potenziale** bei Patienten, die klinisch nicht beurteilt werden können (Koma, Sedierung/Relaxation), und zur Verlaufskontrolle
- **motorisch evozierte Potentiale transkranielle Magnetstimulation** zur Beurteilung einer Schädigung der motorischen Bahnen bei nicht eindeutigem klinischen Befund
- **Doppler-Sonografie** und ggf. MR-Angiografie bei V. a. traumatische Vertebralisdissektion
- **Restharnbestimmung**

Therapie im Akutstadium

- **Transport nur in stabilisiertem Zustand:** Vakuum-Matratze, Two-part-Halskrause; Effekt der spinalen Immobilisation aber ungesichert (GdE Ia [2245])
  - *Beendigung der Immobilisation* (LL ACNS [1545]) bei unauffälligen Nativ-Röntgenaufnahmen und entweder unauffälligen Funktionsaufnahmen (bei bewusstseinsgetrübten Patienten unter Durchleuchtung) oder unauffälligem MRT innerhalb von 48 Stunden nach dem Trauma
- **Methylprednisolon** (Urbason solubile®)-Behandlung nach dem NASCIS-III-Schema [489][SQ Ib] in Leitlinien [1545],[792] nicht mehr generell empfohlen: Wirksamkeit unzureichend belegt [3764] [SQ Ia],[1776][SQ Ia],[3179] [SQ Ib],[2877] und erhöhte Komplikationsrate, v.a. bei Ausdehnung der Therapie auf 48 Stunden [1804],[1545]
  - *Durchführung* [489]: Methylprednisolon 30 mg/kg KG als Bolus über 15 Minuten i. v., danach 0,9 % NaCl über 45 Minuten, danach Methylprednisolon 5,4 mg/kg KG/h i. v. (Perfusor)
  - *Therapiedauer* je nach Frühzeitigkeit des Therapiebeginns:
    - bei Beginn innerhalb von 3 Stunden nach Trauma: für 24 Stunden
    - bei Beginn 3–8 Stunden nach Trauma: für 48 Stunden
  - *mögliche Komplikationen:* schwere Laktazidose bei polytraumatisierten Patienten [1624], akute Steroid-Myopathie [3236], erhöhte Rate pulmonaler Komplikationen
- **GM-1-Ganglioside** (in Deutschland nicht verfügbar) ohne signifikante Wirkung [1327][SQ Ib], nach Cochrane-Analyse [716][SQ Ia] nicht empfohlen
- **Kreislaufstabilisierung:** Aufrechterhaltung eines arteriellen Mitteldrucks > 85-90 mmHg [1545]
  - *bei geringer Urinausscheidung* evtl. Dopamingabe (Anfangsdosis 2 µg/kg KG/min)
  - *bei Bradycardie* 0,25–0,5 mg Atropin s. c.
- **Blasenkatheter** oder intermittierende Katheterisierung
- **Sauerstoffgabe** (Ziel: SaO_2 > 95 %)
- **Schmerzlinderung,** z. B. Metamizol 2–5 ml in 250 ml 0,9 % NaCl bis zu 4×/d; Opioide vermeiden wg. gestörter Darmmotorik
- **operative Stabilisierung** [171]
  - *notfallmäßige Indikation:* Raumforderung oder Luxation oder Instabilität mit inkompletter Lähmung oder mit progredienten Ausfällen oder mit komplettem Querschnitt < 24 Stunden

- *dringliche Indikation:* Raumforderung oder Luxation oder Instabilität ohne neurologische Ausfälle oder mit komplettem Querschnitt > 24 Stunden
- **keine orale Ernährung** wegen Darm-Hypotonie
- **regelmäßige Umlagerung** (en bloc) alle 2-3 Stunden
- **Rehabilitation:** falls möglich, frühzeitige (d.h. bei Stabilisierung der Herz-Kreislauf-Situation) Verlegung in ein Querschnittzentrum

Prophylaxe von frühen Komplikationen

- **Thromboseprophylaxe** bei schweren motorischen Ausfällen mit Nadroparin (Fraxiparin®) gewichtsadaptiert oder Enoxaparin (Clexane®) 40 mg/d *und* Kompressionsstrümpfen, Cavaschirm bei anhaltender Emboliegefahr trotz Antikoagulation oder Kontraindikationen gegen Antikoagulation (LL AANS/CNS [1545]), ggf. im postakuten Stadium orale Antikoagulation
- **Pneumonie:** frühe operative Stabilisierung, 2-stündliches Umlagern (falls möglich), Atemgymnastik, Feuchtvernebler, Sekretolytika; bei Patienten mit hohem Querschnitt hohes Risiko, daher regelmäßige Sputumkulturen auch *vor* Entwicklung einer Pneumonie (→ sofortige gezielte Antibiose möglich)
- **paralytischer Ileus:** bei Subileus Ceruletid (Takus®) 2 mg/kg KG/min i.v. und Distigminbromid (Ubretid®) 0,01 mg/kg KG/d i.m.
- **Magen-Darm-Ulzera:** Diagnosestellung bei gestörter viszeraler Sensibilität u.U. schwierig (keine Schmerzen!), daher Magensonde; Prophylaxe mit H_2-Blockern (z.B. Ranitidin 300 mg/d); bei Hb-Abfall Gastroskopie
- **Dekubitalulzera:** regelmäßige Umlagerung (2-stündlich), Spezialmatratzen
- **autonome Dysreflexie:** bei Läsionen oberhalb Th6 mögliche lebensbedrohliche autonome Störungen (Hypertonie, Bradykardie, Arrhythmie etc.) durch externe oder interne abdominale Reizungen (Katheter, Blasenspülung, diagnostische Eingriffe, Entzündungen etc.); Vermeidungen auslösender Stimuli [3690]

Späte Komplikationen

- **posttraumatische Syringomyelie** (→ S. 404), bei 4-5 %, Latenz 6 Monate bis mehrere Jahre
- **heterotope Ossifikationen (Myositis ossificans circumscripta):** neurogen bedingte paraartikuläre Verknöcherungen nach zervikalen und thorakalen Rückenmarksverletzungen (20 %) meist innerhalb der ersten 6 Monate [3690]

Rehabilitation von Querschnittslähmungen [2114]

- **Physiotherapie:** vor allem bei inkompletten Querschnittssyndromen Förderung der erhaltenen motorischen Funktionen und Vermeidung von Spastik, Muskelatrophien und Kontrakturen
- **spezielle Techniken:** Laufbandtraining zur Förderung eines „normalen" Aktivierungsmusters der Beinmuskulatur, funktionelle elektrische Stimulation (FES)
- **Strategien zur Förderung des Nervenfaserwachstums** (laufende experimentelle Studien am Menschen)

Prognose [769]

- **nach initialem Defizit:** ASIA-Grad C/D 84,0 %, ASIA-B 46,6 %, ASIA-A 12,8 % deutliche Erholung
- **nach Lokalisation:** Erholung bei zervikaler besser als bei thorakaler Schädigung
- **nach initialem Defizit und Lokalisation:** ASIA-A+zervikale Schädigung 15 %, ASIA-A +thorakale Schädigung 7 % deutliche Erholung; kein Unterschied bei ASIA B-D

Leitlinien

- **American Association of Neurological Surgeons (AANS) & Congress of Neurological Surgeons (CNS) [1545]:** www.spineuniverse.com/pdf/traumaguide/finished1116.pdf
- **National Guideline Clearinghouse (NGC)** [792]: www.guideline.gov/content.aspx?id=14889

Selbsthilfegruppen

- **Fördergemeinschaft der Querschnittsgelähmten in Deutschland e.V.**, Silcherstr. 15, 67591 Mölsheim, Tel. 06243 - 52 56 / Fax. 06243 - 90 59 20, E-Mail: fgq-moelsheim@t-online.de, www.fgq.de
- **Verband der Hirn-, Rückenmark und Nervenverletzten e.V.**, Ebertstraße 1, 67063 Ludwigshafen, Tel./Fax: 0621/604412, E-Mail: walter-becker@vdhrn.de, Internet: www.vdhrn.de/index.htm

Schleudertrauma der HWS

→ S. 643

Traumatische Schädigungen von peripheren Nerven

Siehe unter den jeweiligen Nerven → Erkrankungen des peripheren Nervensystems S. 513

2.21.3 Schäden durch physikalische Einwirkungen

Elektrotrauma [1628]

Allgemeines

- **Niederspannungsunfälle** → vorwiegend Reizwirkung (s. u.)
- **Hochspannungsunfälle** (> 1000 V, > 3 A) → vorwiegend Verbrennungen/Verkochungen
- **Blitzschlagverletzung:** Spezielles siehe folgenden Abschnitt

Pathophysiologie

- **Reizwirkung:** Erregung von Nerven und Muskeln, ggf. mit Membranschädigungen
  - *Herz:* Reizbildungs- und Reizleitungsstörungen → Vorhofflattern und -flimmern, Kammerflimmern (vor allem bei Wechselstrom)
  - *Skelettmuskel:* phasische (Gleichstrom) oder tetanische (Wechselstrom) Muskelkontraktionen (→ Muskel- und Sehnenrisse, Knochenbrüche, Hypoxie durch Kontraktion der Atemmuskulatur); der Stromleiter kann u. U. durch die Muskelkontraktion nicht mehr losgelassen werden
- **thermische Wirkung:** Entwicklung von Wärme im stromdurchflossenen Gewebe → Nekrosen, u. U. Schock, Azidose, Hyperkaliämie, Nierenversagen

Klinisches Bild

- **allgemein:** s. o. unter Pathophysiologie
- **neurologisch:**
  - *Kopf:* Benommenheit, evtl. Bewusstseinsverlust, epileptische Anfälle, mit Latenz einsetzende aseptische Meningitis durch Wärmeschädigung der Meningen
  - *Rückenmark:* Reiz- und Ausfallssymptome bis hin zu komplettem Querschnittssyndrom, selten progrediente Ausfälle durch adhäsive Arachnoiditis
  - *peripheres Nervensystem:* Parästhesien, Schmerzen, Paresen
- **Spätfolgen:** Motoneuron-Erkrankung, mittlere Latenz 44 Monate [534],[1855], extrapyramidale Bewegungsstörungen, [2705], tonische Rückenmarksanfälle [1773]

Therapie

- **symptomatisch:** ggf. Reanimation, Defibrillation, Therapie von Verbrennungen, Fasziotomie und ggf. Amputation bei ausgedehnter Muskelnekrose [606]

Blitzschlagverletzung [701]

Klinisches Bild

- **sofort eintretend, vorübergehend:**
  - *Herzstillstand* (Asystolie oder Kammerflimmern)
  - *Koma* oft rückbildungsfähig innerhalb von einigen (bis zu 10) Tagen
  - *Keraunoparalyse (Blitzlähmung):* Extremitätenparese (meist Para-) ohne Sphinkterbeteiligung, Sensibilitätsstörung, periphere Vasokonstriktion (→ Blässe, Zyanose); Dauer meist ≤ 1 h
- **sofort eintretend, anhaltend:**
  - *allgemein-körperlich:* Hautläsionen (👁), thermische Effekte, Rhabdomyolyse mit Nierenversagen, Kompartment-Syndrome
  - *neurologisch:* anoxische Enzephalopathie (durch Herzstillstand), petechiale und parenchymale Blutungen (vor allem Basalganglien und Hirnstamm), Hirninfarkte (kontrovers diskutiert), zerebelläre Störungen mit späterer Entwicklung einer Kleinhirnatrophie, Läsionen der Sehrinde (Halluzinationen) [2096], spinale Symptome [698]
- **verzögert einsetzend:** Polyneuropathie, Motoneuron-Erkrankung [534],[1855], extrapyramidale Bewegungsstörungen, [2705] neuropsychologische Störungen (unabhängig von zerebraler Hypoxie: Konzentrationsstörungen, emotionale Labilität, leichte Beeinträchtigung von Gedächtnisleistung und Aufmerksamkeit [4254]), Uveitis, Katarakt [1640], psychiatrische Folgeerkrankungen (Depression, posttraumatische Belastungsstörung)
- **Sekundärschäden:** Trommelfellperforation (durch Druck/Explosion)

Zusatzdiagnostik

- **MRT:** Zeichen der verschiedenen Hirnschädigungen, im Verlauf Kleinhirnatrophie (vor allem Lobus anterior) [700]

Therapie

Neurologisch-psychiatrische Nachsorge und Rehabilitation

Prognose

Mortalität unterschiedlich je nach betroffenem Körperteil, alle zusammen 18–30 % [799], [186]; auch massive Stromschläge (100 Mio. V) können mit guter Remission überlebt werden; entscheidend: Dauer des Herzstillstandes und Qualität der Erstversorgung

Hitzschlag/Insolation (Sonnenstich)

Ätiologie

- **Hitzschlag:** körperliche Anstrengung und/oder passive Erwärmung → Wärmestauung mit Erhöhung der Kerntemperatur > 40°C

- **Insolation:** isolierte Sonnenbestrahlung des Kopfes

Pathophysiologie

- **Dehydrierung** (kritische Zustände bei Verlust von 10 % des Körpergewichts) → Tachykardie, Kollaps; bei Wasserverlust durch Schwitzen gleichzeitig Salzverlust!
- **Hyponatriämie** → Krampi, Kopfschmerzen, Schwindel, Müdigkeit
- **Sonneneinstrahlung auf den Kopf** → meningeale Reizung, Hirnödem

Klinisches Bild

- **allgemein:** Schwächegefühl, Tachykardie, Gesichtszyanose
- **neurologisch:** Kopfschmerzen, Desorientiertheit, delirante Zustände, epileptische Anfälle, Koma

Komplikationen kardiale Dekompensation, SIRS (systemic inflammatory response syndrome), Rhabdomyolyse mit akutem Nierenversagen, Lactatazidose, Hyperkalzämie, disseminierte intravasale Gerinnung

Therapie

- **physikalische Kühlung:** Entfernen von Kleidungsstücken, Einsprühen der Haut mit lauwarmem Wasser, Kältekissen (falls verfügbar) auf Hals, Axillen und Leisten
- **Sauerstoffgabe** (4 l/min)
- **Volumensubstitution** mit 0,9 % NaCl-Lösung, Ausgleich von Elektrolytstörungen
- ggf. Anfallsprophylaxe; ggf. Prophylaxe einer Rhabdomyolyse: Volumengabe, Furosemid, Mannitol, Natriumbicarbonat (Alkalisierung des Urins)

Dekompressionserkrankung (Taucherkrankheit, Caisson-Krankheit)

Epidemiologie [2104] Inzidenz 1 pro 5463 Tauchgänge (schwere Dekompressionserkrankung: 1 pro 20 291 Tauchgänge), bis zu 8-fach erhöhtes Risiko bei unerfahrenen Tauchern; 27 % mit schweren neurologischen Ausfällen

Pathophysiologie

- Druckentlastung → Entstehung von Gasblasen ($N_2 \gg O_2$) → Gasembolien, vor allem in fettreichen Geweben (Gehirn, Knochenmark)
- Obstruktion epiduraler spinaler Venen (Mechanismus unklar) → Stauungsinfarkte

Disponierende Faktoren Erhöhter Hämatokrit (> 48 %) [2889], offenes Foramen ovale (Korrelation mit der Größe) [4127]

Klinisches Bild

- **Zeitpunkt:** sofort bis einige (maximal 24) Stunden nach Dekompression
- **allgemein:** Dyspnoe, Zyanose, Muskel- und gelenknahe Knochenschmerzen, Schock
- **neurologisch:** spinale Ausfälle (häufig segmentale Dissoziation motorischer und sensibler Ausfälle [4115]), Schwindel, seltener zerebrale Symptome (Kopfschmerzen, Bewusstseinsstörungen, Herdsymptome)

Therapie

- **Transport:** Dauer = kritischer prognostischer Faktor; bei Hubschraubertransport maximale Flughöhe 300 Fuß über Ausgangspunkt [2508]
- **O_2-Gabe, Rekompression in einer Druckkammer, langsame Dekompression** (GdE III [335])
- **medikamentöse Therapie:** Tenoxicam (in der Schweiz als Tilcotil® zugelassen) vermindert die Zahl der notwendigen Druckkammerbehandlungen, kein nachgewiesener Einfluss auf den outcome (GdE III [335])
- **Informationen über Verfügbarkeit von Druckkammern:**
  - *Divers Alert Network (DAN) Hotline für Tauchunfälle in Deutschland*: Tel. +49 (0)431 5409 1441 (Stichwort: „Tauchunfall")
  - *DAN Europa Hotline für Tauchunfälle und Notrufe weltweit:* Tel. +39 06 4211-8685 oder +39 06 4211-5685 (Stichwort: „Tauchunfall")
  - *Gesellschaft für Tauch- und Überdruckmedizin e. V.*, Internet: www.gtuem.org/

Prophylaxe Einhaltung der Auftauchzeiten

Höhenkrankheit (altitude sickness)

Disponierende Faktoren Flüssigkeitsverlust, Alkohol, Infekte, Schlafmittel, kardiovaskuläre oder pulmonale Vorerkrankungen

Pathophysiologie

- **Hypoxie:** in 2000–3500 m Höhe reduzierter paO_2 bei normaler O_2-Sättigung, oberhalb 3500 m Abfall der O_2-Sättigung; Verstärkung der Hypoxie im Schlaf und bei körperlicher Anstrengung
- **Hirnödem** (high altitude cerebral edema, HACE) durch capillary leak syndrome und Flüssigkeitsretention

- **Anpassungsmechanismen:**
  - Erhöhung des Minutenvolumens (O_2-Sensoren im Glomus caroticum) → erhöhter paO_2 und erniedrigter $paCO_2$, letzteres bremst wiederum den Atemantrieb
  - erhöhte Bicarbonatausscheidung durch die Niere → Normalisierung des Blut-pH
  - sympathische Aktivierung →
    - erhöhtes Herzminutenvolumen
    - pulmonale Vasokonstriktion → pulmonale Hypertension → HAPE und Rechtsherzbelastung
  - Anstieg der Hämoglobin-Konzentration (initial durch Hämokonzentration, innerhalb von Tagen bis Wochen durch erhöhte Erythropoietinbildung)
  - zerebrale Vasodilatation → Störung der zerebralen Autoregulation

Klinisches Bild

- **akute Bergkrankheit (acute mountain sickness, AMS):** Beginn innerhalb von 48 Stunden bei Aufstieg > 2500 m mit Kopfschmerzen (frontal, pulsierend), Inappetenz, Übelkeit, Schwäche, Schlaflosigkeit, verminderte Urinausscheidung; bei > 5000 m (meist asymptomatische) Retinablutungen
- **Höhenhirnödem (high altitude cerebral edema, HACE):** Gangataxie, psychische Veränderungen (akutes hirnorganisches Psychosyndrom → Fehleinschätzungen); selten Hirnnervenausfälle (III, VI)
- **allgemein:** Tachykardie, Salz- und Wasserretention → *Lungenödem (high altitude pulmonary edema, HAPE)* und periphere Ödeme (Gesicht, Knöchel)

Zusatzdiagnostik

- **MRT:** erhöhte T2-Signalintensität im Splenium corporis callosi
- Pulsoximetrie nicht empfohlen, da die O_2-Sättigung nicht mit der Klinik korreliert

Prophylaxe

- Aufstieg bei Gebirgswanderungen um maximal 300 m/d bzw. bis (absolut) maximal 2500 m, Übernachten auf geringerer Höhe
- Akklimatisierung durch Aufenthalt in 2000–2500 m Höhe für 2–4 Tage
- siehe auch Merkblatt des Auswärtigen Amtes

Therapie

- bei HAPE oder HACE rascher Abtransport unter 2500 m
- O_2-Gabe (wenn verfügbar), Acetazolamid 2 × 250 mg (Prophylaxe: 2 × 125 mg beginnend 24 Stunden vor dem Aufstieg), Dexamethason bei HACE (4 × 4 mg), Antiemetika

Prognose

Meist Restitutio ad integrum; bei HACE u.U. Persistenz der Ataxie für Tage nach dem Abstieg

2.22 Polyneuropathien

F. X. Glocker und M. Kottlors

Polyneuropathien: Allgemeines

Definition

Schädigung mehrerer peripherer Nerven durch einen systemischen Prozess; im Gegensatz hierzu steht die Mononeuropathie nach Trauma, im Rahmen eines Engpasssyndromes, durch Entzündung oder durch Ischämie (z. B. Mononeuritis diabetica)

Ätiologie

- **hereditäre Polyneuropathien:**
  - *„reine" Polyneuropathien:* hereditäre motorische und sensible Neuropathien (HMSN); hereditäre sensible und autonome Neuropathien (HSAN; → S. 500), hereditäre Neuropathie mit Neigung zu Druckparesen (HNPP, tomakulöse Neuropathie)
  - *Polyneuropathien mit zusätzlichen neurologischen Symptomen:* Friedreich-Ataxie (→ S. 322), Ataxia teleangiectatica (→ S. 323) (Louis-Bar-Syndrom), akute intermittierende Porphyrie (→ S. 441), familiäre Amyloidose, Morbus Krabbe (adulter Beginn möglich, oft begleitende Paraspastik [2538]), metachromatische Leukodystrophie, Adrenoleukodystrophie/Adrenomyeloneuropathie (→ S. 432), globoidzellige Leukodystrophie, Morbus Fabry, Abetalipoproteinämie (→ S. 501) (Bassen-Kornzweig-Erkrankung), Analphalipoproteinämie (Tangier-Krankheit), Choreoakanthozytose (→ S. 364)
- **erworbene Polyneuropathien**
  - *bei Stoffwechselerkrankungen:* Diabetes mellitus, Hypoglykämie, Urämie, Gicht, Hepatopathie, Hypothyreose, Akromegalie, Hyperlipidämie
  - *paraneoplastisch:* z. B. bei Bronchialkarzinom, Mammakarzinom, Ovarialkarzinom, Lymphom, Magenkarzinom, Kolonkarzinom (→ S. 248)
  - *bei Paraproteinämie:* benigne monoklonale Gammopathie, multiples Myelom, Makroglobulinämie Waldenström
  - *bei Kollagenosen* (→ S. 158): Lupus erythematodes, Sklerodermie, rheumatoide Arthritis, „mixed connective tissue disease", Morbus Sjögren

- *bei Vaskulitiden* (→ S. 144): Wegener-Granulomatose, Polyarteriitis nodosa, allergische Granulomatose Churg-Strauss, Kryoglobulinämie (oft bei Hepatitis C), Hypersensitivitätsangiitis
- *Malnutrition/Resorptionsstörung* (→ S. 452): Vitamin-B_1-Mangel, Niacin-Mangel (Pellagra), Pantothensäure-Mangel, Vitamin-B_{12}-Mangel (Bestimmung der Methylmalonsäure [MMS] oder Holo-Transcobalamin [Holo-TC, kostengünstiger als MMS], beide Parameter sensitiver als B_{12}-Bestimmung im Hinblick auf einen Vitamin-B_{12}-Mangel), Vitamin-B_6-Intoxikation, Vitamin-E-Mangel, Sprue, Zöliakie
- *toxisch (Auswahl):* Alkohol, Acrylamid, Arsen, Barium, Benzin, Benzol, Blei, Cadmium, DDT, Dioxin, Ethylenoxid, Methylbromid, n-Hexan, Organophosphate, PCB, Quecksilber, Schwefelkohlenstoff, Thallium, Triarylphosphat, Trichloräthylen, Triorthokresylphosphat
- *medikamentös:* → Medikamenten-induzierte Polyneuropathie S. 503
- *entzündlich/infektiös:* Neuroborreliose (assoziiert mit Acrodermatitis chronica atrophicans), Botulismus, Brucellose, CMV-Infektion, Diphtherie, HIV-Infektion, Hepatitis C, Lepra ( ), Leptospirose, Lues, Masern, Meningokokken-Sepsis, Mononukleose, Mumps, Paratyphus, Rickettsiosen, Ruhr, Typhus, Toxoplasmose, Varizella-Zoster-Infektion
- *weitere immunologisch bedingte Neuropathien:* Guillain-Barré-Syndrom, chronisch-entzündliche demyelinisierende Polyradikuloneuropathie (CIDP), parainfektiös, Serumkrankheit, multifokale motorische Neuropathie mit Leitungsblöcken
- *sonstige:* Sarkoidose, Polyzythämia vera, Critical-illness-Neuropathie-Myopathie, chronisch-entzündliche Darmerkrankungen (Colitis ulcerosa, Morbus Crohn) [1438]

Klinisches Bild: Prototyp

- **Beginn** schleichend mit mehr oder weniger rascher Progredienz; überwiegend symmetrisch, distal- und beinbetont
- **Sensibilitätsstörungen** in „socken- und handschuhförmiger" Verteilung; Parästhesien, evtl. Brennschmerzen; frühzeitige Verminderung des Vibrationsempfindens
- **motorische Ausfälle**, oft beginnend mit Fußheberschwäche; Muskelatrophie zunächst distal (kleine Fuß-/Handmuskeln, M. extensor digitorum brevis meist zuerst betroffen), im weiteren Verlauf auch der Unterschenkel und -arme; frühzeitiger Ausfall des Achillessehnenreflexes
- **trophische Störungen** an Haut, Nägeln; gestörte Schweißsekretion

Ätiologische Differenzialdiagnose nach klinischen Kriterien

- **distal-symmetrische Manifestation:** Diabetes mellitus (→ S. 501), Alkohol, Medikamente, hereditäre Neuropathien (HMSN, HSAN; → S. 500), Vitaminmangel (B_{12}, B_6, B_1, E), Urämie, paraneoplastische Neuropathien, paraproteinämische Polyneuropathien
- **distal-symmetrische und proximale Manifestation:** Guillain-Barré-Syndrom, CIDP, Porphyrie
- **Mononeuritis multiplex/Schwerpunktneuropathie:** Diabetes mellitus (→ S. 501), Kollagenosen (→ S. 158) (Lupus erythematodes, rheumatoide Arthritis, „mixed connective tissue disease", Morbus Sjögren), Vaskulitiden (→ S. 144), schwere arterielle Verschlusskrankheit (Ischämie der Vasa nervorum), Sarkoidose (→ S. 255), Amyloidose (→ S. 504), hereditäre Neuropathie mit Neigung zu Druckparesen, infektiös (z. B. Neuroborreliose [Radikuloneuritis] (→ S. 194), HIV, CMV, Herpes zoster, Hepatitis B und C, Lepra (→ S. 512,), Leptospirose), Bleiintoxikation (N. radialis, N. peroneus)
- **akuter Beginn:** Guillain-Barré-Syndrom (→ S. 505), Serumkrankheit (z. B. nach Impfung), toxisch (z. B. Arsen, Diphtherie), Neuroborreliose (→ S. 194), Botulismus (→ S. 201), Medikamenten-induziert (z. B. Goldtherapie, Disulfiram, Nitrofurantoin), Porphyrie (→ S. 441), paraneoplastisch (→ S. 243), Critical-illness-Neuropathie-Myopathie (→ S. 503), Diabetes mellitus (Multiplex-Typ), Urämie
- **rein/vorwiegend motorisch:** Guillain-Barré-Syndrom (→ S. 505), Porphyrie (→ S. 441), Diphtherie, Diabetes mellitus (diabetische Amyotrophie) (→ S. 501), hereditäre Neuropathien (HMSN), tomakulöse Neuropathie; (→ S. 496), multifokale motorische Neuropathie mit Leitungsblöcken („GM1-Neuropathie", → S. 510), nach Blei-Intoxikation, medikamentös (z. B. Vincristin, Dapson)
- **rein/vorwiegend sensibel:** Diabetes mellitus, Vitamin-B_{12}-Mangel (→ S. 456), Malabsorptions-Syndrome (Sprue, Zöliakie), Pyridoxin-(Vitamin-B_6-)Intoxikation, primäre biliäre Zirrhose, chronische Hepatopathien, paraneoplastische sensible Neuropathie, hereditäre sensible und autonome Neuropathien (HSAN; → S. 500), Adrenoleukodystrophie/Adrenomyeloneuropathie, Lepra (→ S. 512), Amyloidose (→ S. 504), Urämie, toxisch/medikamentös (z. B. Thallium, Cisplatin, Taxol, Metronidazol, Phenytoin, Penicillin)
- **starke autonome Beteiligung möglich:** Diabetes mellitus, Porphyrie (→ S. 441), Guillain-Barré-Syndrom (→ S. 505), Amyloidose (→ S. 504), Alkohol (→ S. 503), Botulismus (→ S. 201), hereditäre sensible und autonome Neuropathien (HSAN; → S. 500), paraneoplastische Neuropathien, HIV-assoziierte Polyneuropathie (→ S. 209), akute Pandysautonomie

- **Schmerzen („burning feet", Krämpfe):** Diabetes mellitus (→ S. 501), Alkohol (→ S. 503), Vitamin-B_1- und Pantothensäure-Mangel, paraneoplastische sensible Neuropathie, hereditäre sensible und autonome Neuropathie (HSAN I; → S. 500), Morbus Fabry (→ S. 501), Vaskulitiden, Guillain-Barré-Syndrom (→ S. 505), CIDP (→ S. 509), Hypothyreose, Urämie, HIV-Infektion (→ S. 209), CMV-Infektion, medikamentös-toxisch (z. B. Arsen, Gold, Sulfonamide, antiretrovirale Substanzen)
- **evtl. mit Hirnnervenbeteiligung:** Guillain-Barré-Syndrom (→ S. 505; vor allem VII) bzw. Polyneuritis cranialis, Miller-Fisher-Syndrom (Ophthalmoplegie; → S. 508), Neuroborreliose (VII; → S. 194), Sarkoidose (VII; → S. 255), Diabetes mellitus (III, VI, VII; → S. 501), Diphtherie (III, V, IX), Botulismus (III; → S. 201), viral (z. B. Mononukleose, Masern, Mumps), paraneoplastisch, Porphyrie, Vaskulitiden (→ S. 144, hereditäre Neuropathien (VIII, Taubheit; → S. 496) u. a.

Ätiologische Differenzialdiagnose nach elektrophysiologischen Kriterien

- **demyelinisierende Neuropathie:** neurografisch deutliche Verlangsamung der Nervenleitgeschwindigkeit, evtl. Nachweis von Leitungsblöcken, evtl. fehlende F-Wellen
  - *entzündliche Neuropathien:* Guillain-Barré-Syndrom (→ S. 505); chronisch-entzündliche demyelinisierende Polyneuropathien (CIDP), motorische Neuropathie mit Leitungsblöcken, chronisch-entzündliche Neuropathie bei Paraproteinämie, entzündliche Neuropathie bei HIV-Infektion (→ S. 209)
  - *hereditäre Neuropathien* (→ S. 496): HMSN Typ I (Charcot-Marie-Tooth Typ I), HMSN Typ III (Déjérine-Sottas), teilweise bei HMSN Typ IV (Refsum), metachromatische Leukodystrophie, Morbus Krabbe
  - *metabolische Neuropathien:* Diabetes mellitus (→ S. 501), Urämie (gelegentlich)
  - *medikamentös-toxische Neuropathien:* Amiodaron, Gold, Perhexilinmaleat, Procainamid, Tacrolimus
  - *sonstige:* Diphtherie, paraneoplastische Neuropathien (gelegentlich)
- **axonale Neuropathie** (👁): deutlicher Nachweis von pathologischer Spontanaktivität im Elektromyogramm und/oder Zeichen eines neurogenen Umbaus, neurografisch deutlich verminderte Amplitude des motorischen Summenpotenzials bei allenfalls gering verlangsamter Nervenleitgeschwindigkeit
- **„gemischte" (axonale und demyelinisierende) Neuropathie:** weitaus am häufigsten (z. B. in der Mehrzahl der diabetischen und alkoholischen Neuropathien)
- **„small-fiber" Neuropathie** (vorwiegender Befall der marklosen und dünner markhaltiger Fasern, z. B. HSAN, Amyloidose (→ S. 504), Diabetes mellitus, Morbus Fabry (→ S. 501)): pathologische Temperatur- und Schmerzschwellen, pathologische sympathische Hautantwort

Clinical Pathway (DGN) Diagnostik bei Neuropathien

Basisdiagnostik

- **Elektrophysiologie:**
  - *sensible Neurografie* eines Arm- und Beinnerven (z. B. N. ulnaris, N. suralis)
  - *motorische Neurografie* (→ S. 683) inclusive F-Wellen eines Arm- und Beinnerven (z. B. N. ulnaris, N. peroneus), ggf. Erb- und Wurzelstimulation (proximaler Leitungsblock?)
  - *Elektromyogramm (EMG,* → S. 680) aus M. tibialis anterior und/oder M. extensor digitorum brevis, falls pathologisch, zusätzlich EMG aus kleinem Handmuskel (z. B. M. abductor digiti minimi) und/oder M. extensor digitorum communis
  - *evozierte Potenziale (SEP, Magnetstimulation)* zum Nachweis einer proximalen peripheren und/oder zusätzlichen zentralen Läsion
  - *evtl. neurovegetative Diagnostik* (→ S. 576)
- **notwendige Laboruntersuchungen:** Nüchtern-Blutzucker, HbA_{1c}, Blutsenkung, CRP, rotes und weißes Blutbild mit Differenzial-BB, Leberwerte, Nierenwerte, Elektrolyte, CK (wichtig, da u. a. häufig bei hereditären Neuropathien leicht erhöht), Eiweiß- und Immunelektrophorese (Immunfixation), Schilddrüsenwerte, Vitamin-B_{12}-Spiegel (bzw. Holo-TC oder MMS s. o.), Folsäure

Erweiterte Diagnostik

Untersuchung/Test	Abklärungsziel
Liquor, evtl. GM1-, GQ1b-Antikörper, Borrelien-Serologie, Virologie bei ZZ-Erhöhung im Liquor (EBV, CMV, VZV, HSV)	Polyradikulitis, Polyneuritis
Kupfermangel im Serum ausschließen (falls B_{12} und Holo-Transcobalamin normal), da Kupfermangel eine identische Symptomatik verursachen kann); Caeruloplasmin	Funikuläre Myelose, Vitamin-B_{12}-Mangel

Untersuchung/Test	Abklärungsziel
ANA, ANCA, Cardiolipin-AK, Rheumafaktor, Kryoglobuline, Hepatitis C, IgA, IgG, IgM (→ S. 144)	Vaskulitis, Kollagenose
Hepatitis-Serologie	Hepatopathie
Bence-Jones-Protein, Anti-MAG-AK (nur bei IgM-Paraproteinämie), Röntgen (Schädel, Wirbelsäule)	Paraproteinämien
Röntgen-Thorax, antineuronale Antikörper (anti-Hu, anti-CV2/CRMP5, anti-Amphiphysin, anti-Ma2), Onko-PET, Knochenmarksbiopsie	Paraneoplasien
ACE, IL-2, Neopterin im Serum	Sarkoidose
Rektumschleimhautbiopsie	Amyloidose
Cholesterin, Triglyzeride, Lipidelektrophorese	Lipidstoffwechselstörung
Uro- und Koproporphyrine, Porphobilinogen, δ-Aminolaevulinsäure	Porphyrie
Arsen, Quecksiber, Thallium, Blei	Intoxikation
Phytansäure	Morbus Refsum
Arylsulfatase A	metachromatische Leukodystrophie
überlangkettige Fettsäuren	Adrenoleukodystrophie
Vitamin E	Abetalipoproteinämie
Alpha-Galactosidase	Morbus Fabry

- **molekulargenetische Untersuchung** (→ S. 730), insbesondere bei V. a. hereditäre demyelinisierende Neuropathie (HMSN1A, HMSNX) und tomakulöse Neuropathie (HNPP)
- **Nerven-/Muskelbiopsie** (👁):
  - *Indikation* zur Nerven-/Muskelbiopsie bei ätiologisch ungeklärter Neuropathie, vor allem bei Verdacht auf entzündlichen/vaskulitischen Prozess (verzichtbar, wenn bereits eine systemische Vaskulitis bekannt ist), Amyloidose oder Speichererkrankung
    - ▸ bei V. a. hereditäre Neuropathie ist in der Regel keine Nervenbiopsie nötig
  - *Biopsiestelle:* in der Regel der N. suralis, für Muskelbiopsie (👁) mittelschwer betroffenen Muskel auswählen, z. B. M. quadriceps femoris, M. biceps brachii, M. triceps brachii, M. gastrocnemius
  - *Nebenwirkungen:* bis zu 30 % der Patienten klagen nach Nervenbiopsie über protrahierte Schmerzen und/oder Missempfindungen im entsprechenden Dermatom
- **evtl. Stanzbiopsie der Haut** zur Bestimmung der intraepidermalen Nervenfaserdichte (proximaler Oberschenkel, distaler Unterschenkel) bei V. a. „small fiber"-Neuropathie [4325] [2309],[1095]

Symptomatische Therapie

- **Basismedikation** zur Behandlung von neuropathiebedingten Schmerzen: → S. 612
- **zusätzlich oder primär bei Brennschmerzen:** α-Liponsäure (vor allem bei diabetischer Polyneuropathie) 600 mg/d i. v. als Kurzinfusion über 30 Minuten für 2 Wochen, dann orale Weiterbehandlung mit 600 mg morgens 30 Minuten vor dem Frühstück
- **zusätzlich oder primär bei krampfartigen Schmerzen (Krampi):** Wechselfußbäder, Chininsulfat + Theophyllin-Ethylendiamin (Limptar®) 1–2 Tbl. abends vor dem Schlafengehen

Kausale Therapie

Behandlung der zugrunde liegenden Erkrankungen, siehe dort

2.22.1 Hereditäre Polyneuropathien

Allgemeines

Die Einteilung der hereditären motorischen und sensiblen Neuropathien (HMSN) ist klinisch und genetisch unterschiedlich. In der klinischen Literatur wird meist noch die Einteilung nach Dyck und Lambert (HMSN I–VII) verwendet. Die genetische Klassifikation orientiert sich an den Erstbeschreibern und unterscheidet 4 Gruppen von Charcot-Marie-Tooth-Erkrankungen (CMT 1–4 mit zahlreichen Subtypen). Aus neurophysiologischen Erwägungen ist zunächst eine Unterscheidung von demyelinisierendem und axonalem Typ wichtig, um eine gezielte genetische Diagnostk veranlassen zu können. Patienten, die aufgrund der gemessenen Nervenleitgeschwindigkeit dazwischen liegen, werden dem intermediären Typ zugeordnet

Klassifikation (mod. nach [2205] [3110])

Formen	Erbmodus	Genlokus	Gen	OMIM Acc. Nr.	Anmerkung
HMSN, demyelinisierender Typ (NLG Arme <35 (38) m/s, NLG Beine <30 m/s)					
CMT1A	AD	17p11.2–12	PMP22	118220	typischer CMT-Phänotyp (👁), Beginn 2.–3. Dekade, ca. 75 % aller CMT1-Patienten
CMT1B	AD	1q22–23	MPZ	118200	Verlauf schwerer als CMT1A, Beginn 1.–2. Dekade, ca. 5 % aller CMT1-Patienten
CMT1C	AD	16p13.1-p12.3	LITAF/SIMPLE	601098	typischer CMT-Phänotyp
CMT1D	AD	10q21.1–22.1	EGR2	607678	Verlauf schwerer als CMT1A, Beginn 1.–2. Dekade
CMT1E	AD	17p11.2–12	PMP22	118300	CMT 1A + Tremor und Taubheit
CMT1F	AD	8p21	NEFL	607734	früher Beginn, schwerer Verlauf
CMT 1	AD	14q32	Fibulin 5	604580	Beginn 3.-6. Dekade, 10 % Makuladegeneration
CMT4A-J	AR	sehr selten, Beginn kongenital oder frühe Kindheit, klinisch von Déjérine-Sottas-Syndrom und kongenitaler Hypomyelinisation meist nicht abgrenzbar			
HMSN, axonaler Typ (NLG Arme >38 m/s, NLG Beine >35 m/s)					
CMT2A1	AD	1p35-36	MFN2	118210	wahrscheinlich relativ häufig, meist milderer Verlauf
CMT2A2	AD	1p35-36	KIF1B	118210	typischer CMT-Phänotyp
CMT2B	AD	3q13-q22	RAB7	600882	vorwiegend sensibel, Ulzera, wie HSAN
CMT2C	AD	12q23-q24	unbekannt	606071	früher Beginn, Stimmband- und Atemmuskulatur mitbeteiligt
CMT2D	AD	7p14	GARS	601472	Beginn 2.–3. Dekade, vorwiegend motorisch und obere Extremitäten, DD distale spinale Muskelatrophie
CMT2E	AD	8p21	NEFL	607684	Beginn 2.–3. Dekade, typischer CMT-Phänotyp
CMT2F dHMN	AD	7q11-23	HSBP1(HSP27)	606595	Beginn 2.–3. Dekade, typischer CMT-Phänotyp
CMT2G	AD	12q12-q13.3	unbekannt	608591	Beginn 2. Dekade, typischer CMT-Phänotyp
CMT2K	AD, AR	8q13	GDAP1	607831	früher Beginn, schwerer Verlauf, Stimmbandlähmung, evt. Pyramidenbahnbeteiligung
CMT2L	AD	12q24	HSBP8(HSP22)	608014	Beginn 2.–3. Dekade, typischer CMT-Phänotyp
CMT2M	AD	19p13	DNM2	602378	Beginn kongenital bis 4. Dekade, früh Katarakt
CMT2N		16q22	AARS	613287	Beginn 1.-6. Dekade, evt. asymmetrisch
AR-CMT2	AR	Evt. Mutation im Lamin A/C-Gen, sehr selten, Beginn Kindheit bis 4. Dekade, evtl. Beteiligung proximaler Muskeln, mögliche Pyramidenbahn- oder Stimmbandbeteiligung			
HMSN, intermediärer Typ (NLG Arme ca. 35–45 m/s, NLG Beine ca. 30–40 m/s)					
DI-CMTA	AD	10q24.1-q25.1	unbekannt	606483	Beginn 1. Dekade, typischer CMT-Phänotyp
DI-CMTB	AD	19p12-p13.2	unbekannt	606482	Beginn 1. Dekade, typischer CMT-Phänotyp
DI-CMTC	AD	1p34-p35	unbekannt	608323	Beginn 1.-6. Dekade, typischer CMT-Phänotyp
DI-CMTD	AD	1q22-q23	MPZ	607791	typischer CMT-Phänotyp, auch proximale Paresen möglich
CMT X1	XR/XD	Xq13.1	GJB1(Cx32)	302800	typischer CMT-Phänotyp, ca. 10 % aller CMT-Patienten
CMTX2	XR	Xp22.2	unbekannt	302801	Beginn 1. Dekade, mentale Retardierung
CMTX3	XR	Xq26-q28	unbekannt	302802	Beginn 2. Dekade, Pyramidenbahnzeichen

Formen	Erbmodus	Genlokus	Gen	OMIM Acc. Nr.	Anmerkung
CMTX4 (Cowchock)	XR	Xq24-q26	unbekannt	310490	Beginn 1. Dekade, Taubheit, mentale Retardierung

NLG = Nervenleitgeschwindigkeit, AD = autosomal-dominant, AR = autosomal-rezessiv, XR = X-chromosomal-rezessiv, XD = X-chromosomal-dominant, PMP = peripheres Myelinprotein, MPZ = Myelinprotein Zero, LITAF/SIMPLE = lipopolysaccharide-induced tumor necrosis factor/small integral membrane protein of lysosome endosome, EGR = early growth responses, NEFL = neurofilament light polypeptide, dHMN = distale hereditäre motorische Neuropathie, GDAP = Ganglioside-induced differentiation-associated Protein, DNM = Dynamin, AARS = Alanyl-tRNA-Synthetase, AR-CMT = autosomal-rezessive CMT, MFN2 = mitofusin 2, KIF1B = kinesin motor protein 1B, RAB7 = ras related RAB7, GARS = glycyl-tRNA synthetase, HSBP1/HSP27 = small heat shock protein 27, HSBP8/HSP22 = small heat shock protein 22, GJB1/Cx32 = gap junction protein 1/Connexin 32, DI-CMT = dominanter intermediärer Typ der CMT

Hereditäre Neuropathie Typ I nach Dyck (demyelinisierender Typ der HMSN)

Allgemeines

- hypertrophische, demyelinisierende Form der HMSN, häufigste hereditäre Neuropathie
- Übergangsformen zwischen demyelinsierendem und axonalem Typ möglich (intermediärer Typ)
- genetisch gesicherte Fälle einer CMT1A mit zentraler Mitbeteiligung (Leukenzephalopathie, Pyramidenbahnzeichen) beschrieben [3030]
- dominant vererbte Formen werden als CMT1, die sehr seltenen rezessiv vererbten Formen als CMT4 und die X-chromosomalen Formen als CMTX klassifiziert

Pathologie

Peripherer Nerv: Zwiebelschalenformationen, De- und Remyelinisierung, Hypertrophie des Perineuriums, sekundäre axonale Degeneration

Klinisches Bild

- **Erkrankungsbeginn:** 5.–20. Lebensjahr, je früher der Beginn, desto langsamer die NLG
- **motorische Ausfälle:** distal betonte Atrophien () und später Paresen, peroneal betont (), Storchenbeine (), Steppergang
- **sensible Ausfälle** immer vorhanden, jedoch vom Patienten kaum wahr genommen oder wenig ausgeprägt
- **autonome Störungen:** kühle Unterschenkel und Füße, Livedo reticularis, trophische Störungen (Haarausfall, Verhornungsstörungen, Arthropathie, selten Frakturen, selten Ulzerationen), Pupillenstörungen, verminderte spontane Variabilität der Herzfrequenz
- **Deformitäten:** Fußdeformitäten (Hohlfuß (), Spreizfuß)

Untersuchung

Areflexie, tastbare Verdickungen peripherer Nerven (N. auricularis magnus unter dem Platysma und über der unteren Hälfte des M. sternocleidomastoideus, N. ulnaris im Sulcus, N. suralis zwischen dem lateralen und medialen Gastrocnemius im unteren Unterschenkeldrittel, N. peroneus am Fibulaköpfchen)

Zusatzdiagnostik

- **Neurografie** (→ S. 683)**:** deutliche NLG-Verlangsamung, meist gleichmäßige Verzögerung über allen Nervenabschnitten, normale Potenzialkonfiguration und üblicherweise keine Leitungsblöcke (im Gegensatz zur CIDP)
- **EMG** (→ S. 680)**:** chronisch-neurogene Umbauzeichen, wenig Spontanaktivität
- **Sonografie** (, → S. 686)**:** generalisiert verdickte Nerven, z. B. Querschnittsfläche des N. medianus am Handgelenk > 15 mm² (Norm < 11)
- **evozierte Potenziale:**
  - *akustisch evozierte Hirnstammpotenziale:* evtl. verlängerte Interpeak-Latenz I–II
  - *visuell evozierte Potenziale:* evtl. verzögerte P 100
- **Labor:** CK (falls erhöht, auch Familienangehörige untersuchen)
- **Molekulargenetik** (→ S. 730)**:** bei klinischem V. a. HMSN I ist Genetik in ca. 90 % der Fälle positiv: 75 % CMT1A mit Mutation im PMP22-Gen (Duplikation), 10 % CMTX (keine Vater-Sohn-Vererbung!) mit Punktmutation im GJB1/Cx32-Gen, 5 % CMT1B mit Punktmutation im MPZ-Gen
- **Biopsie:** siehe Pathologie

Sonderform

- **Roussy-Lévy-Syndrom** [2296]: autosomal-dominant vererbte Neuropathie entsprechend der HMSN I (genetisch meist CMT1A oder CMT1B) mit zusätzlich essenziellem Tremor und folgenden fakultativen Befunden: flüchtige Pyramidenbahnzeichen, Sphinkterstörungen, Skelettanomalien; sehr langsame Progredienz

Hereditäre Neuropathie Typ II nach Dyck (axonaler Typ der HMSN)

Definition

Neuronale Form der HMSN, axonaler Typ der Charcot-Marie-Tooth-Erkrankung

Pathologie Distal betonte axonale Degeneration mit geringgradiger (sekundärer) segmentaler Demyelinisierung und dementsprechend sehr vereinzelten Zwiebelschalenformationen

Klinisches Bild Ähnlich bzw. von HMSN Typ I klinisch nicht unterscheidbar; Erkrankungsbeginn 20.– 40. Lebensjahr

Untersuchung Keine verdickten (hypertrophen) Nerven tastbar

Zusatzdiagnostik

- **Neurografie** (→ S. 683): nur geringe NLG-Verlangsamung (> 35 m/s an den Beinen, > 38 m/s an den Armen)
- **EMG** (→ S. 680): Nachweis von pathologischer Spontanaktivität und meist deutliche neurogene Umbauzeichen
- **Molekulargenetik** (→ S. 730) aufgrund der Heterogenität oft unergiebig: in 20 % Punktmutation im MFN2-Gen (Untersuchung sehr teuer, ca. 3000 Euro), 10 % Punktmutation im GJB1/Cx32-Gen, 5 % Punktmutation im MPZ-Gen [2600]
- **Biopsie:** siehe Pathologie

Differenzialdiagnose

- **bei fehlenden sensiblen Ausfällen** und normaler Suralis-Neurografie an distale spinale Muskelatrophie denken (rein motorische Variante der CMT)
- **bei Kombination von Storchenbeinen und Scapula alata** an DD Davidenkow-Syndrom denken

Hereditäre motorische und sensible Neuropathie Typ III nach Dyck (HMSN III, Déjérine-Sottas-Syndrom (DSS), kongenitale Hypomyelinisation)

Allgemeines

- hypertrophische Neuropathie, unter genetischem Aspekt als schwerste Verlaufsform der HMSN I zu klassifizieren
- klinisch meist gut abgrenzbar durch sehr frühen Erkrankungsbeginn in der Kindheit und Schweregrad der Behinderung
- dominante Formen mit verschiedenen Mutationen (PMP22, MPZ, EGR2, NEFL, GDAP1) sind bekannt; rezessive Form wurde beschrieben (CMT 4F)

Pathologie De-, Re- und Hypomyelinisierung, Zwiebelschalenbildung, u. U. nur kleinkalibrige Fasern (< 4 µm) erhalten

Klinisches Bild

- **Erkrankungsbeginn:** 1.–10. Lebensjahr
- **verzögerte motorische Entwicklung**
- **motorische Ausfälle**, distal betont, mit Ausbildung von Krallenfüßen und -händen
- **Sensibilitätsstörungen:** frühzeitig Parästhesien und sensible Defizite mit ausgeprägter Gangstörung infolge der Afferenzstörung
- **fakultativ** Kyphoskoliose, areaktive Pupillen und Nystagmus, Oligophrenie

Untersuchung Verdickung der peripheren Nerven

Zusatzdiagnostik

- **Neurografie** (→ S. 683): hochgradige NLG-Verlangsamung (immer < 10 m/s)
- **Liquor:** evtl. Eiweißvermehrung bis 2000 mg/l
- **Molekulargenetik** (→ S. 730)
- **Biopsie:** siehe Pathologie

Verlauf Rasche Progression, frühzeitig Gangunfähigkeit, häufig bereits rollstuhlabhängig in 2.–3. Lebensdekade

Hereditäre Neuropathie mit Neigung zu Druckparesen

Synonym HNPP (**h**ereditary **n**europathy with **p**ressure **p**alsy), tomakulöse Neuropathie

Pathologie Segmentale Demyelinisierung, internodale wurstförmige (= tomakulöse) Verdickung der Markscheiden

Klinisches Bild Erstmanifestation meist in 2.–3. Lebensdekade; ohne erinnerliches Trauma, nach Bagatelltrauma oder nach Druckeinwirkung auftretende, schmerzlose, rezidivierende periphere Nervenlähmungen (N. ischiadicus [2507], N. peroneus, N. radialis, N. ulnaris, N. medianus, Armplexus u. a.); evtl. Fußdeformität; evtl. milde generalisierte Neuropathie

DD bei oberer Armplexusläsion Hereditäre neuralgische Amyotrophie (HNA, → S. 500) [3952], sporadische neuralgische Schulteramyotrophie (Schmerzen!, → S. 521)

Zusatzdiagnostik

- **Neurografie** (→ S. 683): mäßige Verlangsamung der Nervenleitgeschwindigkeit (auch an klinisch nicht betroffenen Nerven) und Nachweis von Leitungsblöcken
- **EMG** (→ S. 680): in der Regel nur geringe pathologische Spontanaktivität, evtl. Umbauzeichen

- **Molekulargenetik** (→ S. 730) diagnostisch entscheidend; >90% mit Nachweis einer Deletion im PMP22-Gen, selten Punktmutation im PMP22-Gen, Mutation im Cx32-Gen oder Mutation im MPZ-Gen [2524]
- **Biopsie:** untergeordnete Bedeutung; nur indiziert, wenn bei klinischem Verdacht Genetik negativ ist; Befunde siehe unter Pathologie

HMSN IV (Morbus Refsum)

Genetik

Autosomal-rezessiv vererbt; genetisch heterogen, 45% mit Mutationsnachweis auf Chromosom 10p13 (PAHX-Gen)[4487]; weiterer Genort (PEX7-Gen) bekannt [4222]

Klinisches Bild

Beginn in der Kindheit bis 20. Lebensjahr; Nachtblindheit mit Retinitis pigmentosa, zerebelläre Ataxie, Anosmie, Innenohrschwerhörigkeit, Ichthyosis, Diabetes mellitus, Kardiomyopathie, Skelettveränderungen; Polyneuropathie meist erst im fortgeschrittenen Krankheitsstadium)

Zusatzdiagnostik

Phytansäure im Serum erhöht (normal <0,3 mg/100 ml), im Liquor deutliche Eiweißerhöhung, NLG-Verlangsamung (teils <10 m/s)

Therapie

Phytansäurearme Diät

Hereditäre sensible und autonome Neuropathien (HSAN)

Allgemeines

Sehr seltene, genetisch determinierte Erkrankungen, bei denen sensible und autonome Störungen durch bevorzugten Befall dünner markhaltiger und markloser Fasern im Vordergrund stehen

Klinische Einteilung

- **HSAN I:** Akrodystrophische Neuropathie; Beginn 2.-4. Dekade, vermindertes Temperatur- und Schmerzempfinden, Spontanschmerzen, Anhidrosis, Ulzerationen, im Verlauf auch motorische Ausfälle
- **HSAN II:** Infantile, armbetonte sensible Neuropathie (Morbus Morvan); Beginn in früher Kindheit, alle sensiblen Qualitäten betroffen; Ulzerationen, keine Schmerzen, Hyperhidrose, Akroosteolysen
- **HSAN III:** Familiäre Dysautonomie (Riley-Day-Syndrom); Beginn kongenital, Analgesie, orthostatische Hypotension, Schluckstörungen, Kornealulzera, Skoliose
- **HSAN IV:** CIPA (congenital insensitivity to pain with anhidrosis, Swanson-Syndrom); Beginn kongenital, Analgesie, Anhidrose, mentale Retardierung
- **HSAN V:** wie Typ IV, nur Schweißsekretion partiell erhalten
- **HSAN VI:** Beginn kongenital, schwere psychomotorische Retardierung, Tod vor dem 2. Lebensjahr
- **Sonstige:** mäßige Verlangsamung der Nervenleitgeschwindigkeit (auch an klinisch nicht betroffenen Nerven) und Nachweis von Leitungsblöcken

Genetische Einteilung [3110],[871], [3372],[2090], [2828],[3331]

Formen	Erbmodus	Genlokus	Gen	OMIM Acc. Nr.
HSAN I A	AD, AR, XR	9q22.1-q22.3	SPTLC1	162400
HSAN 1B	AD	3p24	SPTLC2	608088
HSAN 1C	AD	14q24	Atlastin1	605713
HSAN 1D	AD	14q11	DNMT1	606439
HSAN 1E	AD	19p13		614116
HSAN II	AR	12p13.33	WNK1/HSN2	201300
HSAN IIB	AR	5p15	FAM134B	613115
HSAN IIC	AR	2q37	ATSV (KIF1A)	601255
HSAN III	AR	9q31-33	IKBKAP	223900
HSAN IV	AR	1q21-q22	Tyrosinkinase A Rezeptor-Gen für NGF (NTRK1)	256800
HSAN V	AR	1p13	NGF-b	608654
HSAN VI	AR	6p12	Dystonin	113810

Hereditäre neuralgische Amyotrophie (HNA)

Genetik

Autosomal-dominant mit hoher Penetranz, ca. 50% mit Punktmutation oder Duplikation im SEPT9-Gen auf Chromosom 17q25 [1587],[4210]

Klinisches Bild

Erstmanifestation meist 2.–3. Lebensdekade; Beschwerdeentwicklung wie bei sporadischer Plexusneuritis, oft auslösendes Ereignis eruierbar (Überanstrengung, grippaler Infekt, Trauma, Geburt etc.), initial starke Nacken-/Schulterschmerzen, dann Lähmungen und sensible Defizite oder Reizerscheinungen im Bereich des oberen und/oder unteren Armplexus; gelegentlich inkomplette Rückbildung; einige Patienten weisen Dysmorphien auf (Epikantus, Hypotelorismus)

Diagnosestellung Anamnese von über Jahre rezidivierenden Ereignissen mit Seitenwechsel und Auftreten gleicher Beschwerden bei Familienangehörigen

Therapie Im Akutstadium wirken Steroide und Antiphlogistika schmerzlindernd

Abetalipoproteinämie (Bassen-Kornzweig-Syndrom)

Genetik Autosomal-rezessiv vererbt, obgleich M > F betroffen

Pathophysiologie Unzureichende Resorption von Vitamin E (α-Tocopherol) → sehr niedrige α-Tocopherol-Plasmaspiegel (→ S. 460)

Klinisches Bild [2719],[1934] Von Geburt an Steatorrhö und Gedeihstörung; in der 2. Lebensdekade progressive Polyneuropathie (sensibel und axonal betont) und spinozerebelläre Ataxie (Differenzialdiagnose: Morbus Friedreich → S. 322)

Therapie Sehr hohe Dosen Vitamin E: 100 mg/kg KG/d p. o.

Verlauf Unter Therapie keine weitere Progression, z. T. Symptombesserung

Morbus Fabry (Morbus Anderson-Fabry)

Allgemeines Prävalenz in Deutschland 1:60 000, X-chromosomal-rezessiv vererbte Lipid-Speichererkrankung; Fehlen der lysosomalen α-Galaktosidase → Akkumulation von Glykosphingolipiden (vor allem Ceramidtrihexosid) in Niere, Myokard, Neuronen, Kornea und Gefäßwänden

Klinisches Bild [492]

- **neurologisch:**
  - *schmerzhafte (small fiber-)Polyneuropathie* mit Parästhesien und teils brennenden, teils einschießenden Schmerzen in Händen und Füßen, provoziert durch Temperaturänderungen, Fieber, Stress, körperliche Anstrengung, beginnend im Schulalter, Hypo- oder Anhidrose
    - bei unverstandener small fiber-Neuropathie an DD Morbus Fabry denken, da vermutlich deutlich unterdiagnostiziert [4044]
  - *zerebrovaskuläre Ereignisse* (Ischämien, Blutungen), ca. 1–2 % der juvenilen Insulte sind durch Morbus Fabry verursacht [3397]
  - *unspezifische Symptome:* Kopfschmerzen, Schwindel, hirnorganisches Psychosyndrom
- **nicht neurologisch:** Angiokeratome der Haut (kleine Gefäßektasien mit leichter Hyperkeratose vor allem im „Badehosenbereich"), Hornhauttrübung, Niereninsuffizienz mit renalem Hypertonus, Herzrhythmusstörungen, Klappenvitien und linksventrikuläre Hypertrophie, Übelkeit/Erbrechen, Diarrhö

Diagnosestellung Nachweis des α-Galaktosidase-Mangels (1 ml Serum), Mutationsanalyse (2 ml EDTA-Blut)

Therapie Enzymsubstitution mit α-Galaktosidase A = Agalsidase α (Replagal®, Fabrazyme®) 0,2 mg/kg KG i. v. alle 14 Tage → partielle Besserung der neuropathischen Beschwerden [4133],[4185], der Kardiomyopathie, der Nierenfunktion [3583],[3582],[1710],[4632][SQ Ib]

2.22.2 Erworbene Polyneuropathien

Polyneuropathien bei Diabetes mellitus

Allgemeines

- häufigste Ursache einer Polyneuropathie, durchschnittliches Auftreten 8 Jahre nach Beginn des Diabetes
- Risiko einer diabetischen Polyneuropathie korreliert positiv mit Alter, Gewicht, Körpergröße, Dauer des Diabetes, anderen diabetesbedingten Störungen (Retinopathie, Albuminurie, Hypertonie), Ausmaß und Dauer der Hyperglykämien

Pathogenese Nicht geklärt, wahrscheinlich multifaktoriell [268],[2349],[2098]:

- **vaskuläre Hypothese** mit ischämischer Nervenschädigung, gestützt durch bioptischen Nachweis von Endothelzellproliferationen und Kapillarveränderungen der Vasa nervorum
- **metabolische Hypothese,** gestützt durch Besserung der Symptomatik oder Sistieren der Progredienz nach Korrektur der Stoffwechselentgleisung
- **immunologische Hypothese,** gestützt durch Nachweis entzündlicher Infiltrate in autonomen Ganglien

Klinische Bilder

- **symmetrische Formen:**
  - *distale symmetrische sensomotorische Polyneuropathie:* häufigste Form; oft sensible Symptomatik im Vordergrund, Schmerzen (bei Affektion der dünnkalibrigen Fasern), Parästhesien und Ausfall des Achillessehnenreflexes (bei Affektion der markhaltigen Fasern)
  - *proximal betonte motorische Neuropathie* (diabetische Amyotrophie): progrediente Schwäche, meist Oberschenkelmuskulatur und Hüftbeuger betroffen, häufig spontane Rückbildung; bei fehlender Rückbildung DD Vorderhornerkrankung
- **asymmetrische Formen:**
  - *asymmetrische proximale diabetische Neuropathie (Multiplex-Typ):* meist bei oral eingestelltem Diabetes, akutes oder subakutes Auftreten, oft von Schmerzen begleitet, häufiger an den unteren Extremitäten, dann meist betont im Versorgungsgebiet des N. femoralis, selten als schmerzhafte Armplexusparese; sensible Ausfälle können fehlen, gute spontane Rückbildungstendenz über Monate, raschere Rückbildung nach Therapie mit Immunglobulinen ist beschrieben [3530]
  - *diabetische Radikulopathie:* thorakoabdominale Radikulopathie oder lumboradikuläres Syndrom, häufig die Wurzel L3, L4 oder L5 betreffend; vermutlich wird die Diagnose zu selten gestellt, da oft asymptomatische Diskopathien als ursächlich angenommen werden und nur bei Patienten mit blander LWS-Bildgebung die Diagnose im Ausschlussverfahren gestellt wird; Spontanprognose günstig
- **autonome Polyneuropathie:** trophische Störungen, Anhidrose, Kreislaufregulationsstörung, Gastroparese, Obstipation, nächtliche Diarrhö, Blasenstörung, Impotenz, Osteoarthropathie
- **kraniale Mononeuropathie:** am häufigsten Okulomotoriusparese, oft schmerzhaft, meist ohne Pupillenbeteiligung (DD: „pupil sparing palsy"), in seltenen Fällen bei Aneurysma der A. communicans posterior, das meist zu einer Pupillenerweiterung (Mydriasis) führt), seltener N. abducens und N. facialis betroffen

Zusatzdiagnostik

- **Labor:** Blutzuckertagesprofil, Fructosamine, HbA_{1c}
- **EMG** (→ S. 680)/**Neurografie** (→ S. 683): bei distal symmetrischer Form vorwiegend NLG-Verlangsamung entsprechend einer überwiegend demyelinisierenden Neuropathie, weniger ausgeprägter Nachweis einer axonalen Schädigung im EMG; bei den asymmetrischen Formen ausgeprägte axonale Schädigungszeichen
- **Liquorpunktion** bei (diabetischer) Radikulopathie und zur DD einer CIDP (s. u.)

Differenzialdiagnose

Gehäuftes Auftreten einer CIDP (→ S. 509) bei Diabetes mellitus (CIDP-DM); Möglichkeit v.a. bei Diskrepanz von Ausmaß der Polyneuropathie bei guter Diabeteseinstellung und gleichzeitiger Liquor-Eiweiß-Erhöhung bedenken [1445],[229]; histologisch jedoch abweichend von einer typischen CIDP mit Demyelinisierung hier vorwiegend ischämische Schädigung der Nerven, die offensichtlich langsam verläuft und dadurch – abweichend von den sehr schmerzhaften ischämischen Mononeuritiden - nur wenig oder keine Schmerzen verursacht [1304]

Therapie

- **gute Diabeteseinstellung**
- **α-Liponsäure** 600 mg/d initial i. v., danach p. o.; wahrscheinlich Wirkung auf neurografische Parameter; Wirkung auf Beschwerdesymptomatik nicht nachgewiesen [3339], [4656] [3175]
- **ggf. Behandlung eines Vitamin-D-Mangels:** vermutlich unabhängiger Risikofaktor bei der Entwicklung einer diabetischen Neuropathie [3751],[3853]
- **bei neuropathischen Schmerzen:** → S. 612; Pregabalin 2 × 300 mg/d effektiv schmerzlindernd [175],[516]
- **bei autonomen Störungen:** → S. 576

Prognose

Symmetrische Formen lassen sich durch gute Blutzuckereinstellung im Tempo der Progredienz oft aufhalten, asymmetrische Formen und die kraniale Mononeuropathie bilden sich meist spontan gut zurück

Polyneuropathie bei Alkoholismus

Allgemeines Nach dem Diabetes mellitus häufigste Ursache einer Polyneuropathie, nicht selten vergesellschaftet mit anderen alkoholabhängigen Erkrankungen wie Hepatopathie, Kleinhirndegeneration, Wernicke-Enzephalopathie oder Demenz; > 10 % der Alkoholiker leiden unter einer klinisch manifesten Polyneuropathie, deren Schwere mit der Menge des Alkoholkonsums korreliert

Pathologie Primärer Axonuntergang mit sekundärer Demyelinisierung

Pathogenese [684],[2885], [2135] [2674]

- **direkte toxische Einwirkung** des Alkohols → vorwiegend axonaler Typ
- **Malnutrition** (häufig mit erniedrigten Vitamin-B-Spiegeln vergesellschaftet, pathogenetische Bedeutung ungeklärt) → vorwiegend demyelinisierender Typ

Klinisches Bild

- Einsetzen der Symptome über Wochen bis Monate, gelegentlich auch relativ akuter Beginn innerhalb von Tagen möglich
- symmetrische, distal- und beinbetonte Neuropathie, sensible und motorische Ausfälle, sensible Reizerscheinungen („burning feet"), Druckschmerzhaftigkeit der langen Beinnerven, Muskelkrämpfe, Gangataxie; Mononeuropathien (Druckparesen); seltener prominente autonome Störungen (häufig Hyperhidrosis palmar und plantar)
  - *DD:* bei fehlenden sensiblen Ausfällen und proximaler Betonung der Schwäche an äthyltoxische Myopathie denken, die akut bis subakut auftreten kann

Zusatzdiagnostik

- **Labor:** Hinweise auf Alkoholismus: oft erhöhte Transaminasen, hauptsächlich Gamma-GT (DD Medikamenten-induziert, z. B. NSAR), erhöhtes MCV im Blutbild, erhöhtes CDT (carbohydratdefizientes Transferrin); CDT ist auch nach kurzer Abstinenz noch erhöht, somit geeignet, gegenüber nicht alkoholischen Leberwerterhöhungen zu differenzieren

Therapie Alkoholkarenz, Substitution von Vitamin-B-Komplex ohne Alkoholkarenz wahrscheinlich wirkungslos [724]

Prognose Gute Erholung bei Aufrechterhaltung der Abstinenz, jedoch erst nach Monaten mit Einsetzen der Reinnervation bei axonaler Schädigung

Polyneuropathien bei Vitaminmangel

→ S. 452

Medikamenten-induzierte Polyneuropathien

Auslösende Substanzen (Auswahl) Amiodaron, Amitriptylin, antiretrovirale Substanzen, Bortezomib [4426], Carboplatin, Chloramphenicol, Chlorjodhydroxychinolin, Chloroquin, Cisplatin, Colchicin, Dapson, Disulfiram, Econazol [307], Etoposid, Gentamicin, Gold, Hydralazin, Imipramin, Indometacin, Interferone, Isoniazid, Lachgas, Linezolid [1651], Lipidsenker (v.a. Statine können neben einer Myopathie auch Neuropathien mit CIDP-ähnlichem Verlauf auslösen) [3001], Lithium, Metronidazol, Nitrofural, Nitrofurantoin, Penicillin, Perhexilinmaleat, Phenytoin, Procainamid, Propafenon, Pyridoxin, Sulfasalazin [2398], Tacrolimus, Taxol, Thalidomid, TNF-alpha-Blocker, Vinblastin, Vincristin

Klinisches Bild Typischerweise distal symmetrische Polyneuropathie mit deutlicher sensibler Betonung, teilweise sehr schmerzhaft (z. B. antiretrovirale Substanzen, hier Abgrenzung gegenüber der ebenfalls sehr schmerzhaften HIV-induzierten Polyneuropathie schwierig oder unmöglich)

Zusatzdiagnostik

- **EMG** (→ S. 680)/**Neurografie** (→ S. 683): überwiegend Nachweis einer axonalen Schädigung
  - *Ausnahmen:* bei Amiodaron, Perhexilinmaleat und Statinen vorwiegend demyelinisierender Schädigungstyp möglich

Prognose Schwere der Polyneuropathie dosisabhängig, nach Absetzen des Medikamentes bei Auftreten der ersten Symptome in der Regel gute Rückbildung

Critical-illness-Polyneuropathie (CIP) und -Myopathie (CIM)

Epidemiologie Auftreten bei bis zu 70 % der Patienten mit Sepsis oder Multiorgan-Versagen, die länger als 2 Wochen beatmet werden

Pathophysiologie Ungeklärt; diskutierte Mechanismen: autotoxisch, Dysfunktion der Muskelmembran, Dauergabe von Pancuronium/Steroiden, überhöhte Kohlenhydratzufuhr, septische Entzündungsreaktion [1790],[2305]

Klinisches Bild

- symmetrische Paresen, beginnend an den unteren Extremitäten, evtl. proximal betont; in schweren Fällen Einbeziehung der oberen Extremitäten und der Gesichtsmuskulatur; Muskelatrophie; fehlende oder geringe sensible Ausfälle
  - *Bemerkung:* Kennen und Erkennen der Erkrankung wichtig, um unnötige belastende diagnostische Prozeduren zu vermeiden
- klinische und elektrophysiologische Differenzierung, ob eine CIP oder eine CIM vorliegt, ist schwierig; meist dürfte beides vorliegen [2050]

Zusatzdiagnostik

- **EMG** (→ S. 680)**:** massive Spontanaktivität in Form von Fibrillationspotenzialen, positiven scharfen Wellen, komplexen repetitiven Entladungen; Myopathie-typische Potenziale
  - CAVE: keine Muskeln untersuchen, die vom N. ulnaris und N. peroneus versorgt werden wegen möglicher Druckschädigung durch lange Bettlägrigkeit und Kachexie; rumpfnahe Muskeln immer mit untersuchen

Differenzialdiagnose Guillain-Barré-Syndrom, anoxische Myelopathie, multiple Druckläsionen

Therapie

- keine spezifische Therapie bekannt
- prophylaktisch Muskelrelaxanzien möglichst vermeiden, optimierte Blutzuckersteuerung, bedarfsoptimierte parenterale Ernährung

Prognose Gute Rückbildungstendenz, wenn die Grunderkrankung überlebt wird, jedoch bei schweren Verläufen deutliche Residuen möglich [688],[1502]

Polyneuropathie bei Lebererkrankungen

Epidemiologie Prävalenz bei Hepatitis 16 %, bei Lebercirrhose 60–70 %, unabhängig davon, ob eine äthyltoxische Ursache vorliegt

Pathologie Axonale Degeneration mit wahrscheinlich sekundärer Demyelinisierung; primäre Demyelinisierung bei primär biliärer Zirrhose möglich, nekrotisierende (Immunkomplex-) Vaskulitis bei Kryoglobulinämie bei chronischer Hepatitis C

Klinisches Bild Vorwiegend distal symmetrische, sensibel betonte Neuropathie, häufig autonome Störungen (45 % mit Beteiligung des N. vagus), 25 % der Patienten mit Kryoglobulinämie-assoziierter PNP weisen eine „small fiber"-Neuropathie auf

Zusatzdiagnostik Hepatitisserologie, Kryoglobuline, neurovegetative Funktionsuntersuchungen (→ S. 578)

Prognose

- **bei Vagus-Beteiligung** Mortalität in 4 Jahren 30 %
- **ohne Vagus-Beteiligung** Mortalität in 4 Jahren 6 %

Polyneuropathie bei Urämie

Epidemiologie Prävalenz 15–30 (–50) % der Dialysepatienten

Pathologie Primäre Axonschädigung mit sekundärer Demyelinisierung; Pathogenese nicht sicher bekannt, evtl. ischämisch

Klinisches Bild Subakuter, seltener auch akuter Beginn mit sensiblen Reizerscheinungen; nächtliche Wadenkrämpfe, evtl. Restless-Legs-Symptomatik (→ S. 367), aufsteigende sensomotorische Ausfälle

Therapie Besserung nach Nierentransplantation oder durch intensivierte Hämodialyse

Paraneoplastische Polyneuropathie

→ S. 248

Polyneuropathie bei Amyloidose

Immunhistochemische Klassifikation der Amyloidosen [2256]

- **AL-Amyloidose** (Nachweis von kappa- und lambda-Leichtketten) bei Plasmazellerkrankungen (multiples Myelom)
- **AA-Amyloidose** (Nachweis von Amyloid-A-Protein) bei chronisch entzündlichen Erkrankungen (rheumatoide Arthritis, Vaskulitiden, Kollagenosen, Tuberkulose)
- **AF-Amyloidose** (Nachweis von Transthyretin, TTR); siehe Tabelle „Familiäre Formen"
- **sonstige** (negativer immunhistochemischen Nachweis); seltene familiäre Formen

Pathophysiologie
Durch Fehlfaltung von Proteinen entstehen unlösliche fibrilläre Proteine, die sich in Geweben und Organen ablagern und dort zu schweren Fehlfunktionen führen können; z. B. im Rahmen von Malignomen, chronischen Infektions- oder Systemerkrankungen oder genetisch bedingt [2256]

Pathologie
Untergang dünner markhaltiger und primär markloser Axone, später auch Untergang dicker markhaltiger Axone; Amyloidablagerungen im Endoneurium und perivasal sowie in viszeralen Organen, vor allem Darm und Herz

Klinisches Bild
- symmetrisch, vorwiegend sensibel und distal betont ( ), schmerzhaft, autonome Beteiligung bei 75 %, häufig Karpaltunnel-Syndrom
- **Varianten:** isolierte autonome Neuropathie mit Blasen- und Mastdarmstörung und orthostatischer Hypotension wurde beschrieben [344],[4138],[4262]

Familiäre Formen [3160]

Typ	Erbgang	Genlokus/Protein	Klinisches Bild
I (Andrade)	AD	18q11.2-q12.1 Transthyretin	Beginn in den Beinen mit schmerzhaften Dysästhesien, schwere autonome Störungen bei frühem Beginn, Tod nach 7–10 Jahren
II (Indiana)	AD	18q11.2-q12.1 Transthyretin (andere Punktmutationen als Typ I)	Beginn in den Armen ( ), v.a. mit Karpaltunnel-Syndrom; generalisierte Polyneuropathie, sehr variabler Verlauf
III (Iowa)	AD	11q23.3 Apolipoprotein A-1	ähnlich Typ I
IV	AD	9q32-q34 Gelsolin	Beginn in der 4. Dekade mit kranialen Neuropathien (v.a. VII, teils auch V, VIII, XII)

Diagnosestellung
Biopsie (Nerv, Rektum, Niere), molekulargenetische Diagnostik (→ S. 730)

Therapie
Behandlung der Orthostase-Störung, zugelassen zu medikamentösen Therapie der Amyloidneuropathie vom Transthyretin-Typ ist Tafamidis® (Vyndaquel) 20 mg/die [3161], verhindert die Transthyretin-Aufspaltung in Monomere → Verlangsamung des Krankheitsverlaufs; Lebertransplantation bei familiären Formen, ggf Immunsuppression bei erworbenen Formen [344],[1345],[2439]

Polyneuropathie bei Porphyrie

Typen, Auslöser, Diagnostik etc.
→ Porphyrie S. 441

Klinisches Bild [89],[1784]
- Manifestation einer peripheren Neuropathie bei akuter intermittierender Porphyrie meist wenige Tage nach Beginn der abdominalen und zentralnervösen Symptome
- klinisches Bild ähnlich wie bei akuter Polyradikulitis (GBS): distale symmetrische Parästhesien, Sensibilitätsstörungen (50 %), proximale asymmetrische Paresen, Hirnnervenausfälle (50 %), autonome Störungen (Fieber, Leukozytose, Tachykardie, Hypertonie)

2.22.3 Entzündliche und immunvermittelte Polyneuropathien

Schematische Klassifikation
Siehe Abb. 7

Guillain-Barré-Syndrom (GBS)

Allgemeines
- akute und subakute Polyradikuloneuritiden, die innerhalb von Tagen bis 4 Wochen das Krankheitsmaximum erreichen und typischerweise demyelinsierend, motorisch betont und überwiegend symmetrisch sind (ca. 70 %, „klassisches GBS")
- gemischte (20 %) und rein axonale Formen (10 %) mit und ohne sensible Beteiligung kommen vor (AMAN, AMSAN,)

Ätiologie/ Pathogenese
Hypothese: durch eine Infektion getriggerte, zunächst physiologische Immunreaktion führt im Sinne einer Kreuzreaktion zu einer Antikörperbildung gegen peripheres Myelin und/oder Axonmembran („molecular mimicry"); eine darüber hinaus gehende Bedeutung von T-Lymphozyten und proinflammatorischen Zytokinen (z. B. TNF-α, Interferon γ, Interleukin 12) [2244] sowie der GM1-Antikörper wird vermutet [2241],[830],[101]

Disponierende Faktoren
1–3 Wochen vorausgehende Atemwegsinfekte (vor allem Mycoplasma pneumoniae), Gastroenteritiden (vor allem Campylobakter jejuni; anamnestisch Diarrhö, positiver Antikörpernachweis bei 32 %), CMV-, VZV- und Epstein-Barr-Virus-Infektionen, Operationen, Traumata, Schwangerschaft, selten Impfungen

Klinisches Bild
- **initial:** sensible Reizerscheinungen mit Parästhesien und/oder Schmerzen (ca. 90 % [2805]), Beginn in den Beinen, später auch obere Extremitäten

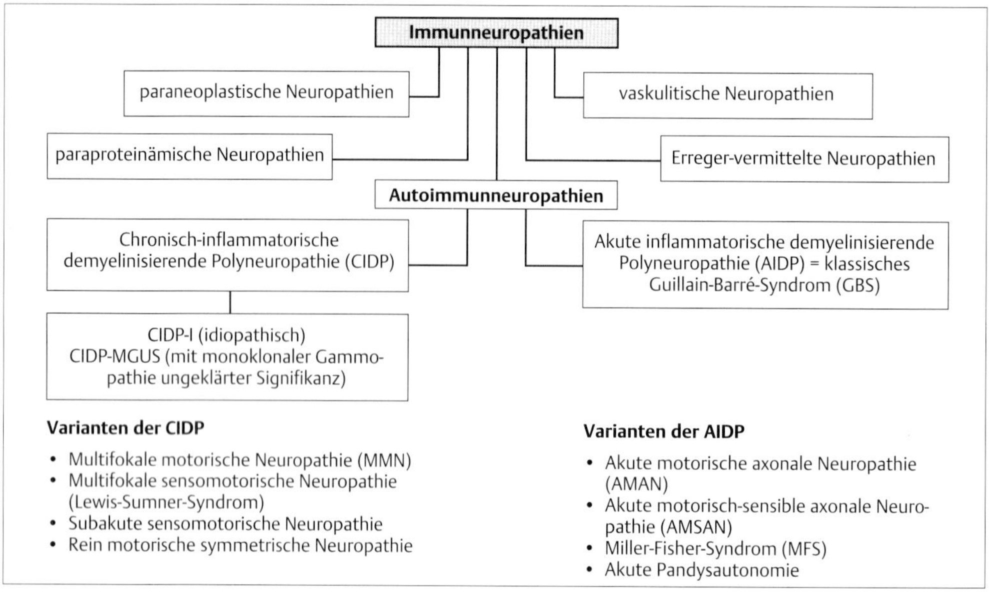

Abb. **7**: Immunneuropathien.

- *atypischer Beginn* möglich, z. B. mit Schluckstörung und proximalen Armparesen oder im Vordergrund stehender proximaler Paraparese

- **Paresen:** schlaff, meist symmetrisch aufsteigend innerhalb von Tagen, seltener innerhalb von Stunden oder 2–3 Wochen (Landry-Paralyse), Atemstörung durch Zwerchfellbeteiligung
- **Reflexe:** Verlust der Muskeleigenreflexe (können gelegentlich zu Erkrankungsbeginn noch auslösbar sein)
- **Hirnnervenausfälle:** ca. 50 % Fazialisparese, oft beidseitig
- **sensible Ausfälle** meist gering, Fälle mit ausgeprägter sensibler Beteiligung und ansonsten typischem GBS kommen jedoch vor
- **autonome Störungen** (häufigste Todesursache) durch Beteiligung afferenter und efferenter autonomer Fasern
  - *Einteilung nach Lichtenfeld* [2395]:
    - exzessive Sympathikusaktivierung: Hypertonie, Agitiertheit, Schwitzen
    - verminderte Sympathikusaktivierung (durch Beteiligung des Grenzstrangs = myelinisierte präganglionäre Efferenzen) → orthostatische Hypotonie
    - exzessive Parasympathikusaktivierung (durch Blockierung myelinisierter Afferenzen) → Bradykardie, „facial flushing“
    - verminderte Parasympathikusaktivierung (durch Vagusbeteiligung) → Tachykardie, Sphinkterstörungen
    - gesteigerte/verminderte ADH-Freisetzung → SIADH (→ S. 668) bzw. Diabetes insipidus
  - *Risiko-Indikatoren für Bradykardie/Asystolie:* Tetraplegie, ausgeprägte propriozeptive Störungen, erhöhte Blutdruckvariabilität
  - *Auslöser einer Bradykardie/Asystolie:* Absaugen, Bulbusdruck, Seufzerbeatmung, Pressen, Kieferöffnen
- **selten zentrale Symptome** durch enzephalitische Mitbeteiligung; SIADH bzw. Diabetes insipidus

Zusatzdiagnostik

- **Liquor:** Eiweißerhöhung bis 10 000 mg/l, Zellzahl normal (zytoalbuminäre Dissoziation) oder bis 50/µl
  - *beachte:* in der 1. Erkrankungswoche bei bis zu 50 % der Patienten normaler Liquor!
- **Neurografie** (→ S. 683): verlängerte F-Wellen-Latenz, verlängerte distale motorische Latenzen, deutlich verlangsamte Nervenleitgeschwindigkeit (15–30 m/s), häufig Nachweis von Leitungsblöcken und verminderter MAP-Amplitude
  - *beachte:* in den ersten Tagen können die Neurografien noch normal sein

- **EMG** (→ S. 680): Nachweis von pathologischer Spontanaktivität 2–3 Wochen nach Erkrankungsbeginn als Ausdruck der sekundären axonalen Schädigung; prognostische Aussagen: siehe dort
- **elektrische und magnetische Fazialisdiagnostik:** auch bei klinisch intaktem Fazialis finden sich pathologische Befunde gelegentlich früher als in den Extremitätenneurografien (ursächlich ist möglicherweise der ausgedehnte Kontakt des Nervs mit dem Liquor)
- **EKG:** Rhythmusstörung, AV-Block
- **neurovegetative Diagnostik:**

Test	Kriterium	Aussage
Herzfrequenzvarianz	respiratorische Herzfrequenzvariabilität	fehlt bei parasympathischer Denervierung
Orthostasereaktion	Herzfrequenzanstieg um 10–30/min	fehlt bei sympathischer Denervierung
Reaktion auf Schmerzreize	RR_{syst}-Anstieg um 10–30 mmHg	fehlt bei sympathischer Denervierung
Reaktion auf Dopamin 2–4 µg/kg KG/min	RR_{syst}-Anstieg um >> 20 mmHg	Hinweis auf sympathische Denervierung (Denervierungshypersensitivität)

- **Serologie:** Bestimmung der Antikörper meistens verzichtbar, bei schwierigen Differenzialdiagnosen im Einzelfall sinnvoll:

Antikörper	Assoziation
GM1, GD1a	axonale Formen des GBS und Campylobacter-Infekt
GQ1b	Miller-Fisher-Syndrom, Bickerstaff-Enzephalitis [4519],[2058]
GD1b	sensibel-ataktische GBS-Variante
GT1a, GM1b	GBS mit bulbärer Symptomatik
Campylobacter-Serologie	ungünstigere Prognose (s.u.)

- **repetitive hochfrequente Stimulation** (vor allem bei initial niedrigen Amplituden): Inkrement bei Botulismus

Differenzialdiagnose

- **andere Erkrankungen:** spinale Prozesse (Querschnittsmyelitis [→ S. 396], spinale Raumforderung [→ S. 407], spinale Ischämie [→ S. 399]), viral (EBV, CMV, FSME, HIV, Polio, VZV, Herpes simplex, Hepatitis B), bakteriell (Botulismus [→ S. 201], Diphtherie, Mykoplasmen-Infekt), paraneoplastisch [→ S. 248]); meist deutliche sensible Beteiligung), Critical-Illness-Neuropathie-Myopathie (→ S. 503), Vaskulitiden, akute Myopathien, Myasthenia gravis (→ S. 570), Elektrolytstörungen, Porphyrie, Intoxikationen
- **wichtig: Konstellation, die an der Diagnose eines GBS zweifeln lässt:** Fieber bei Erkrankungsbeginn, ausgeprägte Asymmetrie der Paresen, Blasenstörung, deutliche sensible Beteiligung (evtl. mit sensiblem Niveau), deutliche Zellzahlerhöhung im Liquor (> 50/µl)

Clinical Pathway (DGN) THERAPIE AKUTER UND CHRONISCHER IMMUNVERMITTELTER NEUROPATHIEN UND NEURITIDEN

Therapie (Leitlinie DGN [3863])

- **Allgemeines:**
  - *Immunglobuline und Plasmapherese sind gleich wirksam* [3162],[4227],[1782]; Kombination beider Verfahren bringt keinen Vorteil; Steroide sind ohne Effekt, haben möglicherweise sogar einen negativen Einfluss [1784]
  - *intensivmedizinische Behandlung/Überwachung* bei vegetativen Symptomen und/oder Einschränkung der Vitalkapazität
- **Immunglobuline** (→ S. 795):
  - *Indikation:* schwerer, noch progredienter Verlauf, Erkrankungsdauer < 4 Wochen
  - *Anwendung:* Dosierung 0,4 g/kg KG/d für 5 Tage; Kontraindikation: IgA-Mangel (→ anaphylaktische Reaktionen)
- **Plasmapherese** (→ S. 796): gleichwertig zu Immunglobulinen; außerdem bei Kontraindikation, Komplikation oder Unverträglichkeit der Immunglobulintherapie (GdE Ia [3286])

- **symptomatische Therapie:**
  - *Thromboseprophylaxe* (→ S. 743)
  - *Beatmung* bei progredienter Ateminsuffizienz (Abfall der Vitalkapazität auf 25 % des Normalwertes)
    - Normalwerte: Männer: VK = 25 ml × Größe (cm), Frauen: 20 ml × Größe (cm)
  - *autonome Symptome:* Hypertonie → Clonidin, Nifedipin; Tachykardie → Propranolol; Rhythmusstörungen (Bradykardie, Bradyarrhythmie, AV-Block 2., 3. Grades) → passagere Schrittmacherversorgung
  - *Schmerzen:* Antiphlogistika, Antidepressiva, Antiepileptika (z. B. Carbamazepin, Pregabalin), Opiate

Verlauf

Erreichen des Beschwerdemaximums (Plateau) in der Regel innerhalb von 3–4 Wochen, Rückbildung der Lähmungen in umgekehrter Reihenfolge der Entstehung nach 2–4 Wochen nach der Plateauphase; 1 Jahr nach Erkrankungsbeginn: 46 % vollständige Erholung, 42 % milde Residuen, 4 % mit mäßiger und 6 % mit schwerer Restsymptomatik [697]; Übergang in rezidivierendes Guillain-Barré-Syndrom in 2–5 %

Prognose

- **Gesamtmortalität** 2–3 % [109], bis zu 20 % mit bleibenden neurologischen Defiziten [1782]
- **ungünstige Faktoren:** Alter > 60 Jahre, vorangegangener Campylobacter-Infekt [2981], Nachweis erhöhter GM1-Antikörper-Titer, neurografisch initial niedrige Amplituden der Muskelaktionspotenziale und/oder elektromyografisch ausgeprägte *axonale* Schädigungszeichen nach 2–3 Wochen

Selbsthilfegruppen

- **Bundesverband Deutsche GBS-Vereinigung e. V.**, Tel.: 0365-55201990, Fax: 0365-55201995, E-Mail: mailto:kontakt@gbs-shg.de, Internet: www.gbs-shg.de
- **GBS-Initiative e. V.**, Monschauer Straße 44, 41068 Mönchengladbach, Tel.: 02161/5615569, Fax 02161/5615578, E-Mail: info@gbs-selbsthilfe.de, Internet: www.gbsinfo.de/

Miller-Fisher-Syndrom

Klinisches Bild

- vorangehender febriler Infekt, Ophthalmoplegie, evtl. mit Pupillenbeteiligung, schwere sensible Ataxie, Areflexie
- im Verlauf Übergang zum Guillain-Barré-Syndrom möglich bzw. im Verlauf eines Guillain-Barré-Syndroms Übergang zum Miller-Fisher-Syndrom möglich oder auch Entwicklung einer Bickerstaff- Enzephalitis (→ S. 257) [170]

Untersuchung

Verlust der Muskeleigenreflexe, Pallhypästhesie/-anästhesie, fixierte Bulbi, evtl. fehlende Lichtreaktion

Zusatzdiagnostik

- **Liquor:** im Verlauf Eiweißerhöhung
- **Serum:** Nachweis von Anti-GQ1b-Antikörpern
- **EMG** (→ S. 680)/**Neurografie** (→ S. 683): Zeichen einer vorwiegend axonalen Neuropathie, vorwiegend sensible Nerven betroffen [3426]

Differenzialdiagnose

- **Polyneuritis cranialis:** multiple Hirnnervenausfälle (DD Borreliose)

Prognose

Meist günstiger als beim typischen GBS

Akute Pandysautonomie

Immunvermittelte Erkrankung des autonomen Nervensystemes, die sich über wenige Tage bis 2 Monate entwickelt im Sinne einer Polyneuritis mit bevorzugtem/ausschliesslichem Befall des autonomen Nervensystems und als Variante des Guillain-Barré-Syndromes gilt

Klinisches Bild

Orthostatische Hypotonie, Miktionsstörungen, Störungen von Speichel- und Schweißsekretion

Therapie

Immunglobuline [1648]

Elsberg-Syndrom

Allgemeines

Radikulitis der Cauda equina; als eigenständige Entität umstritten

Ätiologie

Inhomogen: Variante des Guillain-Barré-Syndroms; symptomatische Formen bei Borreliose, Herpes-simplex-Typ-2-Infektionen (Herpes genitalis), CMV-Infektion sowie bei HIV-Infektion [4598]

DD: lumbosakrale Radikulpathie bei Diabetes mellitus (hierbei jedoch normale Zellzahl im Liquor)

Klinisches Bild

Sensibilitätsstörungen, Paresen und Blasenstörung mit Harnverhalt entsprechend einem Kauda-Syndrom

Zusatzdiagnostik

- **Liquor:** Pleozytose, Schrankenstörung; Zytologie und Zellmarker-Untersuchung zum Ausschluss einer Meningeosis carcinomatosa/leukaemica
- **Bildgebung:** Ausschluss einer Raumforderung

Verlauf — Subakut, in der Regel voll reversibel (wie Guillain-Barré-Syndrom); in der Originalbeschreibung chronisch progredient über Monate bis Jahre

Chronische inflammatorische demyelinisierende Polyneuropathie (CIDP)

Synonym — Chronische Polyneuritis, chronisches Guillain-Barré-Syndrom

Pathologie — De- und Remyelinisierung, vor allem große Fasern, von Faszikel zu Faszikel sehr unterschiedlich ausgeprägt, evtl. mononukleäre Infiltration und/oder Zwiebelschalenformationen; häufig auch Nachweis einer Degeneration von unmyelinisierten, kleinkalibrigen Fasern [472]

Pathogenese
- bisher nicht ausreichend geklärt; im Gegensatz zum GBS und MFS nur selten Infekt-assoziiert
- wahrscheinlich spielen sowohl zelluläre Faktoren als auch humorale Immunfaktoren eine Rolle [2138]
- gehäuftes Auftreten bei Patienten mit Diabetes mellitus wurde berichtet [229]

Klinisches Bild — Definitionsgemäß in Abgrenzung zum akuten GBS mindestens über 8 Wochen (evtl. Monate bis Jahre) progrediente distale *und* proximale vorwiegend symmetrische Muskelschwäche, Parästhesien und andere Sensibilitätsstörungen (gelegentlich deutlich armbetont); selten: rein sensible oder rein motorische Symptomatik, Stauungspapillen (Liquorabflussstörung bei hohem Eiweiß?), verdickte Nerven, Hirnnervenbeteiligung

Zusatzdiagnostik
- **EMG** (→ S. 680)/**Neurografie** (→ S. 683): inhomogen verlangsamte NLG und verminderte Summenpotenziale, Leitungsblock oder abnorme Dispersion des motorischen Summenpotenzials (im Gegensatz zur HMSN I), verlängerte distale Latenzen, F-Wellen verzögert oder fehlend
- **Liquor:** Eiweißerhöhung (in 90 % der Fälle), erhöhter IgG-Index (10 %), Pleozytose (10 %)
- **Labor:**
  - *Immunelektropherese, Immunfixation* zum evtl. Nachweis einer monoklonalen Gammopathie, ggf. wiederholte Untersuchung, da erst sekundäres Auftreten möglich
  - *Anti-MAG-Antikörper* (Bestimmung nur sinnvoll bei nachgewiesenem IgM-Paraprotein)
  - *GM1-Antikörper* (sind jedoch ohne prognostische oder therapeutische Konsequenz)
  - *ggf. antineuronale Antikörper* (anti-Hu, anti-CV2/CRMP5, anti-Amphiphysin, anti-Ma2) (bei rascher Progredienz und schwerer Afferenzstörung)
- **Biopsie:** Notwendigkeit zur Diagnosesicherung umstritten; sichere Indikationen:
  - *zur Abgrenzung gegen eine Vaskulitis* des peripheren Nervensystems
  - *bei nachgewiesenem Paraprotein* mit Frage nach Vorliegen einer AL-Amyloidose im Einzelfall indiziert [2059]

Differenzialdiagnose — HMSN I (→ S. 496), diabetische Neuropathie (→ S. 501), Vaskulitiden (→ S. 144), Kollagenosen, Amyloidose (→ S. 504), Leukodystrophien (Adreno-, metachromatische, globoidzellige), Lues (→ S. 197), HIV-Infektion (→ S. 209)

Clinical Pathway (DGN) — THERAPIE AKUTER UND CHRONISCHER IMMUNVERMITTELTER NEUROPATHIEN UND NEURITIDEN

Therapie [4221]
- **Akuttherapie (Induktionstherapie):** Glukokortikoide, Immunglobuline und Plasmapherese sind gleichermaßen wirksam und Mittel der 1. Wahl [4245]; initiale Therapieform wird individuell entschieden, z. B. primär Immunglobuline bei begleitendem Diabetes, Thromboseneigung oder Osteoporose; ansonsten auch unter ökonomischen und praktischen Aspekten Therapiebeginn mit Steroiden
  - *Glukokortikoide* [1027] (→ S. 784) 1–1,5 mg/kg KG/d oral bis zur klinischen Besserung, dann Dosisreduktion um 5 mg alle 2 Wochen; alternativ hochdosierte Pulstherapie, z. B. mit 500 mg (250-1000 mg) Prednison i. v. für 5 Tage einmal im Monat soll früher wirken und weniger cushingoide Nebenwirkungen haben [4244],[1049]
  - *Immunglobuline* (zugelassen ist Gamunex®) (→ S. 795) 0,4 g/kg KG/d i. v. für 5 Tage [1552],[4232]; Beurteilung der Wirksamkeit frühestens nach 2 Zyklen im Abstand von 3-4 Wochen [2304]
  - *Plasmapherese* [1026],[1551] (→ S. 796) bei besonders raschen Verläufen in Betracht zu ziehen
  - *bei Nonrespondern* Alternativtherapie (Wechsel von Immunglobulinen auf Plasmapherese oder vice versa) und/oder Kombinationstherapie mit Steroiden
- **Langzeittherapie (Remission-erhaltende Therapie):**
  - *Grundsatz:* möglichst niedrige Dosis/Frequenz der initial erfolgreichen Therapie (Leitlinie DGN [3863])

- *Kombinationstherapie von Glukokortikoiden und Azathioprin* (off-label, → S. 786) [1783] unter sukzessiver Steroidreduktion
  - bei dauerhaftem Steroidbedarf immer Osteoporoseprophylaxe erforderlich mit Vitamin D und Kalzium; bei Risikogruppen zusätzlich Bisphosphonate
- *subkutane Immunglobulingabe* als Langzeittherapie wahrscheinlich wirksam [2326], [2139] [1593]

- **Eskalationstherapie** bei inadäquatem Ansprechen oder hohen Erhaltungsdosen (Leitlinie DGN [3863]):
  - *bei Therapieresistenz* Besserung unter Cyclophosphamid [1387], Ciclosporin A [2619], Mycophenolatmofetil, Methotrexat und Rituximab [1783] beschrieben
  - bei schwersten Verläufen möglicherweise autologe Stammzelltransplantation wirksam [4292],[4291]

Verlauf Ca. 2/3 aller Patienten sprechen auf die initiale Immuntherapie an (64 % auf Steroide, 78 % auf intravenöse Immunglobuline, 56 % auf Plasmapherese) [757]

Multifokale motorische Neuropathie mit Leitungsblöcken (MMN) [480],[2341],[3056]

Allgemeines Wird als eigenständige Entität oder regionale Variante der CIDP mit ausschließlichem Befall motorischer Fasern angesehen [3530],[3515],[3268],[2385]

Klinisches Bild Über Monate bis Jahre fortschreitende asymmetrische Paresen, ggf. Atrophien und Ausfall der Muskeleigenreflexe, häufig Faszikulationen und Muskelkrämpfe, Hirnnervenbeteiligung möglich, Aussparung des ersten Motoneurons; allenfalls leichte Sensibilitätsstörungen; zu Beginn kann ausschließlich eine motorische Mononeuropathie, z. B. des N. ulnaris bestehen

Zusatzdiagnostik

- **Neurografie** (→ S. 683)**:** Nachweis vorwiegend proximaler Leitungsblöcke [1885], daher Neurografie immer einschließlich elektrischer Nervenwurzelstimulation durchführen; der fehlende Nachweis von Leitungsblöcken spricht nicht zwingend gegen eine MMN
- **Sonografie** (→ S. 686)**:** Nachweis segmental verdickter Nerven bei MMN und MADSAM [3018],[3562]
- **Serum:** IgM-GM1-Antikörper-Titer deutlich erhöht bei 30 % der Patienten; mäßige oder leichte Titererhöhungen sind unspezifisch und kommen bei unterschiedlichen Neuropathien und auch bei der ALS vor
- **Liquor:** Normalbefund oder leichte Eiweißerhöhung

Differenzialdiagnose Vor allem beginnende amyotrophe Lateralsklerose (→ S. 328)

Clinical Pathway (DGN) Therapie akuter und chronischer immunvermittelter Neuropathien und Neuritiden

Therapie

- **Immunglobuline** [2342]: in Deutschland ist Kiovig® zugelassen; initial Dosierung wie bei CIDP; oft Langzeitgabe erforderlich (z. B. 1 g/kg KG einmal monatlich, bzw. Zeitintervall entsprechend Wirkdauer); möglichst früher Therapiebeginn nach Diagnosestellung verbessert wahrscheinlich die Prognose [643]
- **wiederholte kurzfristige hochdosierte Cyclophosphamid-Therapie (off-label)**
- Steroide, Azathioprin, Mycophenolatmofetil und Plasmapherese wirkungslos

Prognose

- **bei geringer oder fehlender Muskelatrophie** gutes Ansprechen auf Immunglobuline innerhalb von Tagen bis wenigen Wochen. Fehlendes Ansprechen auf Therapie spricht gegen die Diagnose und für das Vorliegen einer degenerativen Erkrankung (spinale Muskelatrophie, beginnende ALS)

Paraproteinämische Polyneuropathie

Ätiologie

- **Neuropathie mit Nachweis von Paraproteinen ohne erkennbare Ursache** (monoklonale Gammopathie unbestimmter Signifikanz, CIDP-MGUS)
  - *Sonderform: distale aquirierte demyelinisierende symmetrische Polyneuropathie (DADS)* [2006] in 2/3 assoziiert mit monoklonaler IgM-kappa-Gammopathie mit Anti-MAG-Ak
- **Neuropathien mit Nachweis von Paraproteinen im Rahmen internistischer Grunderkrankungen:** Multiples Myelom, Morbus Waldenström, Lymphome, Morbus Castleman, Kryoglobulinämie
  - *Sonderform: osteosklerotisches Myelom*, oft Überlappung mit POEMS-Syndrom (Polyneuropathie, Organomegalie, Endokrinopathie, M-Protein und „skin changes"): nach Radiotherapie bei solitärem Myelom, Chemotherapie bei multiplen Myelomen, autologe Stammzelltransplantation [27]; im Un-

terschied zur CIDP ist die Demyelinisierung gleichmässig über den gesamten Nerv verteilt und der Axonverlust ausgeprägter [2626],[2855]

Pathogenese

Teilweise noch ungeklärt; Kreuzreaktion von monoklonalen Immunglobulinen mit Glykoproteinen und Glykolipiden der peripheren Nerven

Klinisches Bild

Meist wie bei klassischer CIDP (→ S. 509); bei IgM-Gammopathien oft motorische Defizite stärker ausgeprägt mit sehr distaler Betonung (Hände und Füße)

Zusatzdiagnostik

- wie bei CIDP (→ S. 509)
- zusätzlich hämatologische Abklärung

Therapie

- wie bei CIDP (→ S. 509)
- IgG- und IgA-Gammopathien unterscheiden sich im Ansprechen auf Therapie nicht von der klassischen CIDP[27]; IgM-Gammopathien sprechen insgesamt schlechter auf Therapie an
- Rituximab (Anti-CD20-monoklonaler Antikörper): bisher widersprüchliche Aussagen zur Wirksamkeit [3396],[1429],[529],[333],[332]; wahrscheinlich wirksam [48]; bei Therapieresistenz ggf. Kombinationstherapie mit dem Nukleosidanalogon Fludarabin [2179]

Verlauf

- chronisch progredient oder rezidivierend; relativ benigner Verlauf bei der Hälfte aller Patienten
- Entwicklung einer lymphoproliferativen Erkrankung erst im Verlauf möglich [3783], daher regelmäßige hämatologische Kontrollen nötig

Vaskulitische Polyneuropathie

Definition

Immunvermittelte Erkrankungen des peripheren Nervensystems, bei denen die Schädigung der Nerven durch eine Entzündung der Blutgefäße ( ) bedingt ist

Pathologie

Autoimmunreaktion gegen unbekanntes Antigen (exprimiert auf Endothelzellen der Vasa nervorum), pathologisch meist Immunkomplexvaskulitis mit Befall epineuraler Gefäße (Blut-Nerven-Schranke nur in endoneuralen Gefäßen); ca. 25 % der vaskulitischen Neuropathien

Klassifikation

- **Neuropathien bei systemischen Vaskulitiden** (entzündlich-rheumatische Genese, Malignome, medikamenten-induziert)
- **nichtsystemische vaskulitische Neuropathie (NSVN)**

Grunderkrankungen

- **Häufigkeit der Vaskulitis-assoziierten Neuropathie** (modifiziert nach [1702])

Diagnose	Neuropathiehäufigkeit
Rheumatoide Arthritis	1–20 %
Rheumatoide Arthritis mit systemischer Vaskulitis	40–75 %
Lupus erythematodes	6–21 %
Sjögren-Syndrom	10–23 %
Churg-Strauss-Syndrom	50–75 %
Wegener Granulomatose	11–40 %
Polyarteriitis nodosa	50–75 %
Sklerodermie	14 %
Vaskulitis bei Hepatitis B und C (überwiegend mit Kryoglobulinen assoziiert)	19 %
Vaskulitis bei Kryoglobulinämie	7–60 %
Riesenzellarteriitis	14 %
Takayasu-Arteriitis	selten
Sarkoidose	selten
HIV-Infektion	2 %

Klinisches Bild

- akute oder subakute, meist schmerzhafte Monoparese, z. B. des N. peronaeus oder tibialis, nachfolgend weitere umschriebene sensomotorische Ausfälle im Versorgungsgebiet einzelner peripherer Nerven bis zum Bild einer Schwerpunktneuropathie
- im späteren Stadium durch multiple Nervenausfälle symmetrisch imponierende Neuropathie
- initiale Symptomatik unter dem Bild einer distal symmetrischen Neuropathie möglich

- Kryoglobulin-assoziierte Neuropathie in bis zu 25 % der Fälle als „small-fiber" Neuropathie

Zusatzdiagnostik

- **Labor:** Auffälligkeiten (BSG-Erhöhung, ANA) sporadisch und unspezifisch; Komplementumsatz bei systemichem Prozess
- **Liquor:** geringe Pleozytose und Eiweißerhöhung möglich
- **Biopsie:** segmentaler Befall möglich, Nachweis von Gefäßwandinfarkten beweisend, starker Hinweis bei Infiltration mit Entzündungszellen in Kombination mit axonaler Zellschädigung

Diagnosesicherung

Nur durch Muskel-/Nervenbiopsie ( ) möglich; bei gesicherter systemischer Grunderkrankung Nervenbiopsie entbehrlich

Therapie [4346]

- **bei systemischer Vaskulitis** entsprechend der Behandlung der rheumatologischen Grunderkrankung [1492].
- **bei Neuropathie als Hauptmanifestation der Systemerkrankung** ist eine Cyclophosphamid-Pulstherapie indiziert [1425]
- **für die nicht systemische vaskulitische Neuropathie (NSVN)** liegen keine kontrollierten Studien vor
  - analog zu anderen immunvermittelten Neuropathien initiale Behandlung mit Glukokortikoiden (Dosierung wie bei CIDP)
  - Mittel- und langfristig Versuch mit Azathioprin, Methotrexat oder Tacrolimus
  - bei unzureichendem Effekt Therapie mit Cyclophosphamid
- **bei Vorliegen einer Hepatitis B oder C** antivirale Therapie mit Interferon-α und Ribaviron

Prognose

Abhängig vom Grundleiden; bei NSVN besser als bei Neuropathien im Rahmen systemischer Vaskulitiden; bei NSVN 30 % Rezidivquote, 60 % mit residuellen neuropathischen Schmerzen [774]

Polyradikuloneuropathie bei Borreliose

Klinisches Bild

- **kraniale Neuropathie**, meist als bilaterale Fazialisparese; wenn Fazialis nur einseitig betroffen, dann Abgrenzung gegen idiopathische Fazialisparese notwendig (Liquor, Borrelienserologie; beides kann in der sehr frühen Krankheitsphase [noch] unauffällig sein; dann im Zweifelsfall auf Verdacht behandeln bzw. Verlaufsuntersuchung durchführen)
- **schmerzhafte Polyradikuloneuritis (Bannwarth-Syndrom)**, häufig; immer nach Bauchdeckenparese suchen, da thorakale Radikulopathie isoliert auftreten kann
- **periphere symmetrische Neuropathie** ist selten und tritt meist im Spätstadium (Stadium III) auf, in Europa in der Regel zusammen mit einer Acrodermatitis chronica atrophicans; die periphere Neuropathie kann rein motorisch sein

Pathologie

Axonale Degeneration, genaue Ursache unklar; eine durch das Bakterium ausgelöste Immunreaktion gegen Myelinantigene wird vermutet

Zusatzdiagnostik und Therapie

→ Borreliose S. 194

Polyneuropathie bei Lepra

Allgemeines

Mycobakterium leprae befällt vorwiegend Haut und periphere Nerven; neben typischen neurokutanen Krankheitsformen wie L. tuberculoides ( ) und L. lepromatosa ( ) gibt es auch eine isolierte Mononeuritis oder Mononeuritis multiplex ( )

Pathologie

Vor allem bei der L. lepromatosa perivaskuläre-lymphozytäre Infiltrate des Epi- und Endoneuriums der oberflächlichen sensiblen Nervenendigungen, später des ganzen distalen Nervs; knotenförmige Vernarbungen

Klinisches Bild

Anfänglich uncharakteristischen Schmerzen und Paraesthesien, später umschriebene Sensibilitätsstörungen und Anhidrose; zunehmend auch motorische Ausfälle einzelner peripherer Nerven vorwiegend an den distalen Extremitäten ( ), vereinzelt auch der Hirnnerven ( ); tastbare Verdickung der Nervenstämme, häufig verbunden mit charakteristischen Hautveränderungen: scharf begrenzte rötlich-violette Flecken (L. tuberculoides,) oder gelblich-braune Knoten (Leprome,) bei der L. lepromatosa

Diagnosestellung

Klinisches Bild, Hautbiopsie, PCR

Therapie

Antibiotikakombination von Dapson, Clofazimin und Rifampicin

Verlauf

Trophische Störungen und Verletzungen aufgrund der Sensibilitätsstörungen führen zu Ulzerationen; als Folge Mutilationen der Akren an Händen und Füßen ( )

2.23 Periphere Nervenläsionen

F. X. Glocker und M. Kottlors

Periphere Nervenläsionen: Allgemeines

Klassifikation [3840]

- **Neurapraxie:** passagere Leitungsstörung (bis zu mehreren Wochen) ohne relevante strukturelle Veränderungen der Nervenfasern
- **Axonotmesis:** Kontinuitätsunterbrechung einzelner oder aller Axone eines Nervs; die bindegewebigen Hüllen bleiben erhalten, ein Neuaussprossen ist in der Regel möglich
- **Neurotmesis:** Kontinuitätsunterbrechung von Axonen und bindegewebigen Hüllen; ein gezieltes axonales Neuaussprossen ist in der Regel nicht möglich

Klinische Zeichen einer peripheren Nervenläsion

- **motorisch:** Parese, (neurogene) Atrophie ( ), Atonie, Reflexverlust
- **sensibel:** Ausfall/Störung aller sensiblen Qualitäten oder Reizsymptome (Parästhesien, Dysästhesien, Allodynie)
- **vegetativ:** Störung von Schweißsekretion, Hauttemperatur, Hautbeschaffenheit, Behaarung, Nagelwachstum, Aföldi-Zeichen (Atrophie der Fingerkuppe, stärkere Wölbung des Nagels, Ausziehung des Nagelbetts nach vorne,)

Graduierung der Parese

MRC-Skala (→ S. 816)

Zusatzdiagnostik

- **Elektroneurografie** (→ S. 683):
  - *motorisch:* Amplitudenminderung des motorischen Summenpotenzials, Verlangsamung der Nervenleitgeschwindigkeit
  - *sensibel:* Amplitudenminderung des sensiblen Nervenaktionspotenzials, Verlangsamung der Nervenleitgeschwindigkeit
- **EMG** (→ S. 680): gelichtetes Aktivitätsmuster, pathologische Spontanaktivität ( ) (fibrillieren, positive scharfe Wellen, pseudomyotone Entladungen), neurogene Umbauzeichen (Potenzialvergrößerung, vermehrte Polyphasie)
- **Sonografie:** Darstellung des Nervs z. B. bei Engpasssyndromen (Karpaltunnel-Syndrom, Kubitaltunnel-Syndrom, Meralgia parästhetica, Morton-Neuralgie etc.) [2020] (,); Darstellung von Tumoren peripherer Nerven, z.B. Schwannomen ( )[4501]
- **Bildgebung** (MR/CT) bei Frage nach Kompression, tumoröser Infiltration

Unterscheidung Wurzelläsion/ Plexusläsion bzw. periphere Nervenläsion

- **klinisch:** Zuordnung nach Segmenten oder Ausfallmuster entsprechend den peripheren Nerven
- **elektromyografisch:** wie oben, zusätzlich paravertebrale Ableitung: Denervierungszeichen dort sprechen für Läsion der Wurzel oder der Vorderhornzelle
- **elektroneurografisch:** erhaltene sensible Nervenaktionspotenziale bei sensiblem Defizit sprechen für Wurzelläsion (supraganglionär), ausgefallene für Plexus- oder periphere Nervenläsion (infraganglionär)
- **Besonderheiten:**
  - *bei diabetischen Plexopathien und neuralgischer Amyotrophie* (Plexusneuritis) sind die Nervenwurzeln oft mitbeteiligt
  - *bei lateraler oder extraspinaler radikulärer Kompression* Mitbeteiligung des Spinalganglions möglich (sehr schmerzhaft!), dann ebenfalls Ausfall des SNAP

Therapie

- **Krankengymnastik:** Kräftigungstraining, Kontrakturprophylaxe, Erhaltung der passiven Gelenkbeweglichkeit
- **Elektrostimulation** zur Atrophieprophylaxe: nur bei vorübergehendem komplettem oder fast komplettem motorischem Ausfall; Wirkung umstritten
- **Neurolyse; ggf. Nerveninterponate** nur bei wenigen Nerven (siehe dort) und über kurze Strecke möglich
- **Muskeltransfer** zur Funktionsverbesserung

2.23.1 Wurzelläsionen

Allgemeines

Segmentale Versorgung

■ **motorisch:**

Muskel	Nerv	Segmente (**klinisch führend**)
Schultergürtel		
M. sternocleidomastoideus	N. accessorius	C1–3
M. trapezius	N. accessorius	C2–4
Zwerchfell	N. phrenicus	C3–5
Mm. splenii capitis	Rr. dorsales	C3–8
Mm. rhomboidei	N. dorsalis scapulae	C4–6
M. supraspinatus	N. suprascapularis	C4, **5, 6**
M. infraspinatus	N. suprascapularis	C4, **5, 6**
M. teres minor	N. axillaris	C5–6
M. deltoideus	N. axillaris	C**5**, 6
M. teres maior	Nn. subscapulares	C5–6
M. subscapularis	Nn. subscapulares	C5–7
M. serratus anterior	N. thoracicus longus	C5, 6, **7**
M. pectoralis maior	Nn. thoracici ventrales	C5, **6, 7,** 8, Th1
M. latissimus dorsi	N. thoracodorsalis	C6–8
Arm		
M. biceps brachii	N. musculocutaneus	C5, **6**
M. brachioradialis	N. radialis	C5, **6**
M. abductor pollicis longus	N. radialis	C7–8
M. extensor carpi radialis longus	N. radialis	C6–8
M. extensor carpi radialis brevis	N. radialis	C6–8
M. supinator	N. radialis	C5, **6,** 7
M. pronator teres	N. medianus	C6, **7**
M. flexor carpi radialis	N. medianus	C7–8
M. flexor digitorum profundus	N. medianus, N. ulnaris	C7 – Th1
M. extensor carpi ulnaris	N. radialis	C7–8
M. opponens pollicis	N. medianus	C7–8
M. abductor pollicis brevis	N. medianus	C7–8
M. triceps brachii	N. radialis	C**7,** 8
Mm. extensor pollicis longus und brevis	N. radialis	C7–8
M. pronator quadratus	N. medianus	C7–8
M. flexor pollicis longus	N. medianus	C8–Th1
M. flexor carpi ulnaris	N. ulnaris	C8–Th1
Mm. interossei	N. ulnaris	C8–Th1
M. flexor pollicis brevis, Caput superficiale	N. medianus	C8–Th1
M. flexor pollicis brevis, Caput profundum	N. ulnaris	C8–Th1
M. abductor digiti V	N. ulnaris	C8–Th1
M. adductor pollicis	N. ulnaris	C8–Th1
Rumpf		
Bauchmuskeln	Rr. ventrales der Spinalnerven	
M. erector trunci	Rr. dorsales der Spinalnerven	
Bein		
M. iliopsoas	N. femoralis	L1–4
M. quadriceps femoris	N. femoralis	L2, **3, 4**

Muskel	Nerv	Segmente (**klinisch führend**)
Mm. adductores	N. obturatorius	**L2, 3,** 4
M. tibialis anterior	N. peroneus	L4, **5**
M. tibialis posterior	N. tibialis	**L5**, S1
M. glutaeus medius und minimus	N. glutaeus superior	L4, **5,** S1
M. extensor digitorum longus	N. peroneus	L5–S1
M. extensor hallucis longus	N. peroneus	**L5,** S1
M. extensor hallucis brevis	N. peroneus	L5–S1
M. glutaeus maximus	N. glutaeus inferior	L5, **S1,** S2
M. biceps femoris	N. tibialis	L5–S2
M. semitendinosus	N. tibialis	L5–S2
M. semimembranosus	N. tibialis	L5–S2
M. triceps surae	N. tibialis	L5, **S1,** S2
M. flexor digitorum longus	N. tibialis	S1–2
M. abductor hallucis	N. tibialis	S1–3

- **sensibel:** Abb. 8 → S. 516

Wurzelsyndrome, Arm

Klinische Zeichen einer zervikalen Wurzelkompression

Mehr oder weniger ausgeprägtes Zervikalsyndrom, segmentale Blockierung, Auslösung eines ausstrahlenden Schmerzes bei komplexen HWS-Bewegungen (z. B. bei Reklination und Neigung zur betroffenen Seite), segmentale motorische und sensible und evtl. autonome Ausfälle entsprechend der Wurzelversorgung

- **Besonderheiten:**
  - *Abrenzung Radikulopathie C8/Th1 gegen Ulnarisläsion:* Beugung im Daumenendglied bei C8/TH1-Syndrom mitbetroffen (M. flexor pollicis longus ist C8/Th1, jedoch vom N. medianus versorgt)
  - *Abgrenzung C5- gegen C6-Radikulopathie:* Unterarmpronation (C6, C7) bei C5-Schaden intakt, Unterarmsupination (C5, C6) betroffen

Segmente

Segment	Sensible/autonome Störung	Kennmuskeln	Reflexe
C4	Schulter	Zwerchfell	
C5 (👁)	lateral über der Schulter	M. deltoideus, M. supra-/infraspinatus (👁) (M.biceps brachii)	Deltoidreflex
C6 (👁)	Radialseite des Ober- und Unterarmes bis zum Daumen	M. brachialis, M. biceps brachii (👁), M. brachioradialis, (M. serratus anterior) (M. deltoideus)	Bizepsreflex (BSR) Brachioradialisreflex (BRR)
C7	ulnarseitig vom C6-Dermatom zum 2.–4. Finger	M. triceps brachii, M. pronator teres, M. pectoralis maior (👁), M. serratus anterior, (Fingerextensoren)	Trizepsreflex (TSR)
C8	ulnar von C7 zum Kleinfinger (evt. Horner-Syndrom)	(Fingerflexoren, M. triceps brachii), Hypothenar,	(TSR, Trömner)
Th1	Oberarm-Unterseite evt. Horner-Syndrom	kleine Handmuskeln, Hypothenar	(Trömner)

Therapeutische Prinzipien

→ S. 628

Wurzelsyndrome, Bein

Klinische Zeichen einer lumbosakralen Wurzelkompression

- **Lumbago:** synonym „Hexenschuss“, lumbale Rückenschmerzen ohne Ausstrahlung
- **Glutealgie, Ischialgie, Lumboischialgie:** *dorsale Schmerzausstrahlung* bei Kompression der Wurzeln L5 und/oder S1
- **Femoralgie, Leistenschmerz:** *ventrale Schmerzausstrahlung* bei Kompression der Wurzeln L1 bis L4

a

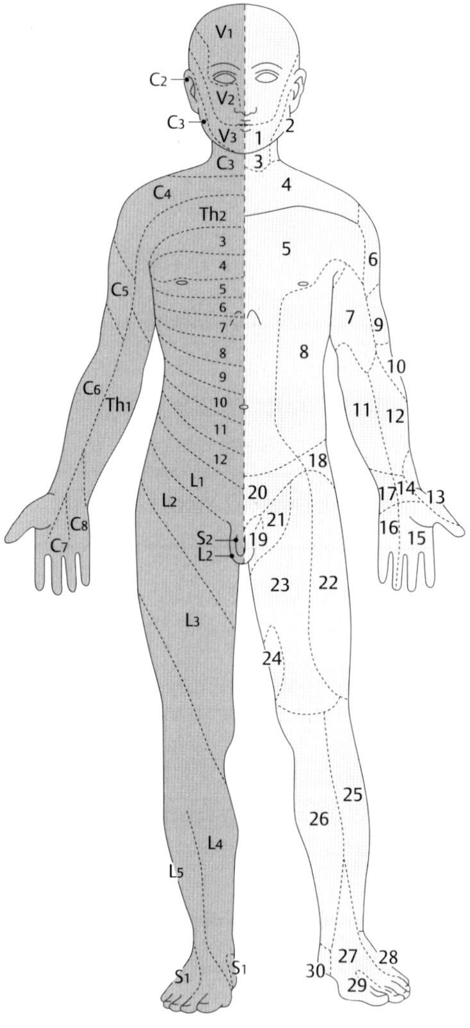

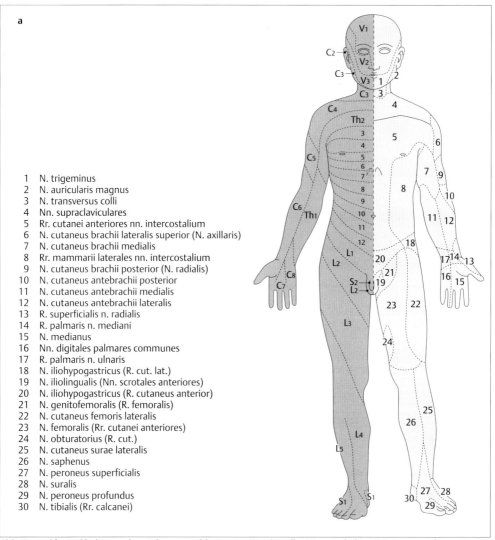

1 N. trigeminus
2 N. auricularis magnus
3 N. transversus colli
4 Nn. supraclaviculares
5 Rr. cutanei anteriores nn. intercostalium
6 N. cutaneus brachii lateralis superior (N. axillaris)
7 N. cutaneus brachii medialis
8 Rr. mammarii laterales nn. intercostalium
9 N. cutaneus brachii posterior (N. radialis)
10 N. cutaneus antebrachii posterior
11 N. cutaneus antebrachii medialis
12 N. cutaneus antebrachii lateralis
13 R. superficialis n. radialis
14 R. palmaris n. mediani
15 N. medianus
16 Nn. digitales palmares communes
17 R. palmaris n. ulnaris
18 N. iliohypogastricus (R. cut. lat.)
19 N. ilioinguinalis (Nn. scrotales anteriores)
20 N. iliohypogastricus (R. cutaneus anterior)
21 N. genitofemoralis (R. femoralis)
22 N. cutaneus femoris lateralis
23 N. femoralis (Rr. cutanei anteriores)
24 N. obturatorius (R. cut.)
25 N. cutaneus surae lateralis
26 N. saphenus
27 N. peroneus superficialis
28 N. suralis
29 N. peroneus profundus
30 N. tibialis (Rr. calcanei)

Abb. **8a** und **b**: Radikuläre und periphere sensible Innervation (Quelle: Mumenthaler, Läsionen peripherer Nerven, 6. Aufl.).

- **dorsale und ventrale Schmerzausstrahlung** oft bei mediolateralem bis lateral reichendem Bandscheibenvorfall LWK 4/5 mit gleichzeitiger Kompression von L4 und L5 oder bei weiter kranial lokalisierter polyradikulärer Kompression, z. B. Spinalkanalstenose
- **bei lateralen/extraspinalen Bandscheibenvorfällen** häufig ausgeprägte Beinschmerzen, nur geringe Rückenschmerzen
- **motorische und sensible Störungen** entsprechend der segmentalen Wurzelversorgung

Segmente

Segment	Sensibilitätsdefizit	Kennmuskeln	Reflexe
L2	unterhalb des Leistenbandes	M. iliopsoas, Adduktoren	Adduktorenreflex
L3	Streckseite und Innenseite des Oberschenkels bis zum Knie (nie unterhalb)	M. quadriceps femoris, (M. rectus femoris), M. iliopsoas, Adduktoren	Patellarsehnenreflex (PSR)

b

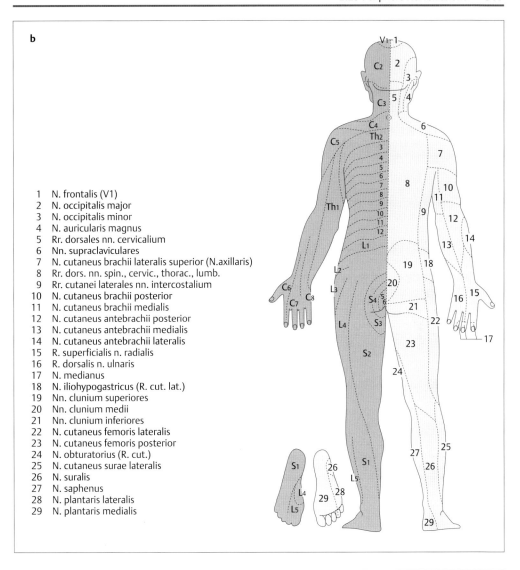

1 N. frontalis (V1)
2 N. occipitalis major
3 N. occipitalis minor
4 N. auricularis magnus
5 Rr. dorsales nn. cervicalium
6 Nn. supraclaviculares
7 N. cutaneus brachii lateralis superior (N.axillaris)
8 Rr. dors. nn. spin., cervic., thorac., lumb.
9 Rr. cutanei laterales nn. intercostalium
10 N. cutaneus brachii posterior
11 N. cutaneus brachii medialis
12 N. cutaneus antebrachii posterior
13 N. cutaneus antebrachii medialis
14 N. cutaneus antebrachii lateralis
15 R. superficialis n. radialis
16 R. dorsalis n. ulnaris
17 N. medianus
18 N. iliohypogastricus (R. cut. lat.)
19 Nn. clunium superiores
20 Nn. clunium medii
21 Nn. clunium inferiores
22 N. cutaneus femoris lateralis
23 N. cutaneus femoris posterior
24 N. obturatorius (R. cut.)
25 N. cutaneus surae lateralis
26 N. suralis
27 N. saphenus
28 N. plantaris lateralis
29 N. plantaris medialis

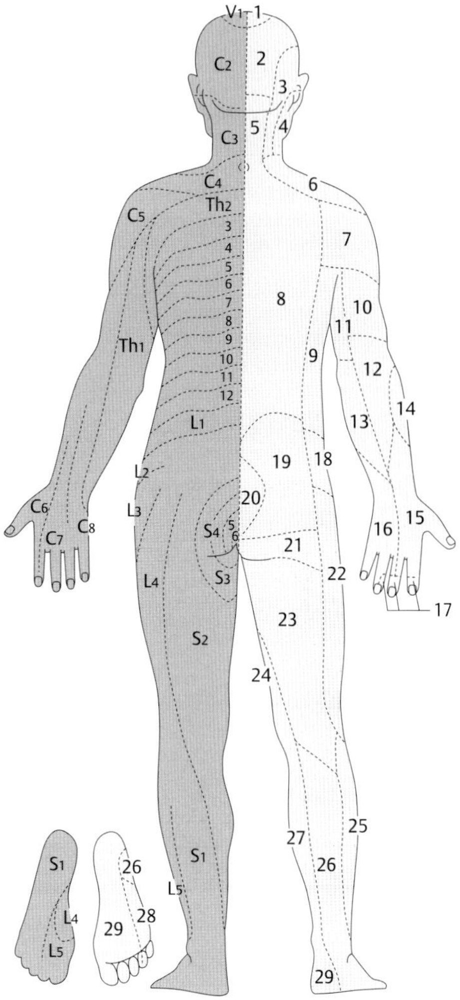

Segment	Sensibilitätsdefizit	Kennmuskeln	Reflexe
L4	Außenseite des Oberschenkels über die Patella zur Unterschenkel-Innenseite und Tibiavorderkante	M. quadriceps femoris, (M. vastus lateralis), M. iliopsoas, (M. tibialis anterior)	Patellarsehnenreflex (PSR)
L5	oberhalb des Knies am lateralen Kondylus zur Außenseite des Unterschenkels und Fußrücken bis zur Großzehe	M. glutaeus medius, M. extensor hallucis longus, M. tibialis posterior, M. extensor digitorum brevis	Tibialis-posterior-Reflex (TPR), da oft inkonstant auslösbar von geringer klinischer Relevanz
S1	Außenseite des Oberschenkels und Unterschenkels, über den äußeren Malleolus zur Kleinzehe	M. triceps surae, M. biceps femoris, M. glutaeus maximus	Achillessehnenreflex (ASR)

Ursachen → S. 630

Wurzelausriss

Klinisches Bild Radikuläres Defizit (👁), oft Deafferentierungsschmerz (Mitschädigung des Hinterhorns und/oder des Tractus spinothalamicus), meist zusätzlich mehr oder weniger schwere Plexusläsion

Zusatzdiagnostik
- **Elektroneurografie** (→ S. 683): erhaltenes sensibles Nervenaktionspotenzial bei gleichzeitiger schwerer Sensibilitätsstörung
- **EMG:** Denervierungszeichen paravertebraler Muskeln
- **MRT:** Liquoraustritt in den Epiduralraum und in die Wurzelscheiden
- **Myelografie mit Myelo-CT** (👁): Austritt von Kontrastmittel, Nachweis „leerer" Wurzeltaschen

Therapie
- **kausal:** Naht der Vorderwurzeln ohne eigentlichen Erfolg, da retrograde Neuronschädigung besteht, allenfalls bei sehr umschriebener Läsion im Neuroforamen
- **symptomatisch:** DREZ-(dorsal root entry zone)-Operation (→ S. 806) als Schmerztherapie

2.23.2 Plexusläsionen

Armplexusschädigung

Anatomie des Plexus brachialis Abb. 9

- **Primärstränge:** Truncus superior (C5, 6), Truncus medius (C7), Truncus inferior (C8, Th1)
- **Sekundärstränge (Seitenstränge):**
  - *alle dorsalen Äste der Primärstränge:* → Fasciculus posterior → N. axillaris, N. radialis
  - *ventrale Äste des Truncus superior und medius:* → Fasciculus lateralis → N. musculocutaneus, N. medianus (C5–C7)
  - *ventrale Äste des Truncus inferior:* → Fasciculus medialis → N. medianus (C8–Th1), N. ulnaris

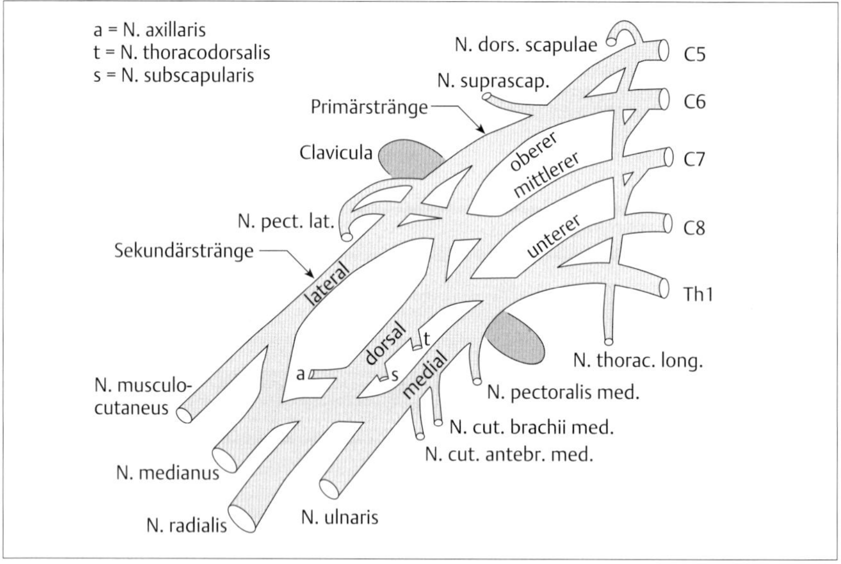

Abb. **9**: Anatomie des Plexus brachialis.

Läsionen der Primärstränge (Trunci)
- **obere Armplexusläsion (Duchenne-Erb) C5–C6:**
  - *motorische Ausfälle:* Abduktoren und Außenrotatoren der Schulter (Hand einwärtsrotiert), Beuger des Ellenbogens, M. supinator
  - *sensible Ausfälle:* Außenseite der Schulter und radialer Unterarm
- **mittlere Armplexusläsion C7 (tritt praktisch nie isoliert auf):**
  - *motorische Ausfälle:* M. triceps brachii, M. pectoralis, lange Fingerbeuger
  - *sensible Ausfälle:* mittlere Finger
- **untere Armplexusläsion (Déjerine-Klumpke) C8–Th1:**

- *motorische Ausfälle:* kleine Handmuskeln und lange Fingerbeuger (→ Krallenstellung der Langfinger), Handbeuger
- *sensible Ausfälle:* ulnare Hand und ulnare Unterarmseite
- *Horner-Syndrom*

Läsionen der Sekundärstränge (Faszikel)

- **dorsaler Faszikel:**
  - *motorische Ausfälle:* M. deltoideus, M. triceps, Hand- und Fingerstrecker, (M. brachioradialis)
  - *sensible Ausfälle:* lateraler Oberarm und radialer Unterarm
- **lateraler Faszikel:**
  - *motorische Ausfälle:* M. biceps brachii, M. pronator teres, (M. brachioradialis, Hand- und Fingerflexoren)
  - *sensible Ausfälle:* radialer Unterarm und radiale Handseite
- **medialer Faszikel:**
  - *motorische Ausfälle:* Mm. interossei und ulnare Mm. lumbricales, Thenar, ulnare Hand- und tiefe Fingerflexoren
  - *sensible Ausfälle:* ulnare Handkante

Differenzialdiagnose

- **Mitbeteiligung des N. dorsalis scapulae** (Rhomboidei-Parese) und/oder N. thoracicus longus (Serratus anterior-Parese) spricht für eine sehr proximale, wurzelnahe Schädigung, da diese Nerven sehr früh abgehen
- **zusätzlicher oder ausschließlicher Wurzelausriss** ( ) (s. o.) muss abgeklärt werden, da Prognose und operative Möglichkeiten dann wesentlich schlechter sind

Therapie

- **Grundsatz:** Ergebnis eines optimal verlaufenden operativen Eingriffes ist immer schlechter als die spontane Reinnervation
- **Operation** (Neurolyse, Nerventransplantation; bei Wurzelausriss Nerventransfer = Verbindung des distalen Wurzelstumpfes mit dem N. accessorius, einem oder mehreren Interkostalnerven oder anderen Nerven [2902]):
  - *Indikation:* obere Plexusläsionen; bei unteren Plexusläsionen nur mit dem Ziel einer sensiblen Schutzfunktion, da eine motorische Reinnervation nicht zu erwarten ist
  - *Zeitpunkt:*
    - nach 4 Monaten, wenn bis dahin keine relevante Reinnervation vorliegt
    - wenn Reinnervation nur im EMG nachweisbar ist → 2 Monate zuwarten, wenn bis dahin nicht funktionell wirksam → Operation
- **Ersatzoperationen:**
  - *Prinzip:* Verlagerung der Ansätze intakt gebliebener Muskeln, sodass sie Funktionen paretischer Muskeln übernehmen
  - *Indikation:* Plexusschäden (vor allem unterer Plexus), Muskelzerstörungen, Polio, Aplasien einzelner Muskelgruppen
  - *Voraussetzungen:* Spendermuskel vorhanden und entbehrlich, Gelenkbeweglichkeit erhalten, Lernfähigkeit/-willigkeit des Patienten (z. B. zu testen über das präoperative „Auftrainieren" des zu transplantierenden Muskels)
- **Schmerztherapie** [636] (→ S. 612):
  - *konservativ:* Carbamazepin, Oxcarbazepin, Gabapentin, Pregabalin, trizyklische Antidepressiva, Opioide, transkutane elektrische Nervenstimulation (TENS) (→ S. 806)
  - *operativ:* epidurale elektrische Stimulation, DREZ-Operation (→ S. 806), in therapierefraktären Fällen ggf. „deep brain stimulation" [3008]

Engpass-Syndrome der oberen Thoraxapertur (Thoracic-outlet-Syndrom, TOS)

Syndrome

- **Skalenus-Syndrom:** Engstelle, die dorsal vom M. scalenus medialis, ventral vom M. scalenus anterior und kaudal von der 1. Rippe begrenzt wird (hintere Skalenuslücke); Dekompensation bei Haltungsstörung des Schultergürtels, zusätzlicher Halsrippe oder abnorm dicker Muskelbäuche der Skaleni (z. B. bei Sportlern, Asthmatikern)
  - *Besonderheit:* Durch die hintere Skalenuslücke ziehen Armplexus und A. subclavia, nicht jedoch die V. subclavia, die durch die vordere Skalenuslücke zieht und an dieser Stelle praktisch nie komprimiert wird
- **Kostoklavikuläres Syndrom:** Engstelle zwischen 1. Rippe und Klavikula mit möglicher Kompression des Armplexus sowie V. und A. subclavia

- **Pectoralis-minor-Syndrom** (Hyperabduktionssyndrom, Hyperelevationssyndrom): Engpass unter dem Hypomochlion des Pektoralisansatzes und des Korakoids

Klinisches Bild

- **neurologische Symptome durch Schädigung des Plexus brachialis:** Schulter-Arm-Schmerzen mit Parästhesien im Versorgungsbereich des unteren Armplexus (vorwiegend C8/Th1), Auslösung bzw. Beschwerdezunahme bei Belastung; Andauern der Kribbelparästhesien nach Beendigung der Belastung für wenige Minuten („Release-Phänomen"); selten und nur in der Spätphase Auftreten motorischer Ausfälle, dann typischerweise Atrophie von Thenar und M. interosseus dorsalis I
- **angiologische Symptome:**
  - *durch Kompression der A. subclavia:* Kältegefühl und Zyanose der Hand bei Elevation des Armes, Pulsverlust der A. radialis, poststenotische Aneurysma-Bildung → Thrombenbildung → embolische Verschlüsse von Fingerarterien, evtl. Raynaud-Phänomen
  - *durch Kompression der V. subclavia* („Thoracic-inlet-Syndrom"): Schweregefühl, Blau- und Dickwerden der Hände, Schmerzen, akute Venenthrombose

Untersuchung

Provokationsmanöver, ggf. mit Auskultation über der Supraklavikulargrube (Stenosegeräusch), geben ergänzende Hinweise zur Anamnese, sind jedoch auch teilweise bei Gesunden positiv:

- **Adson-Test:** Verlust des Radialispulses nach tiefem Einatmen bei Kopfdrehung und Reklination nach ipsilateral
- **Probe nach Wright (Hyperabduktionsmanöver):** der Arm wird passiv in Elevation und Hyperabduktion gebracht
- **Probe nach Erb („Lasègue" des Armes):** Seitneigung des Kopfes nach kontralateral sowie Abduktion und Retroflexion des Armes mit Pronation und Extension im Ellbogengelenk
- **Roos-Manöver:** im Sitzen werden die Ellbogen bis auf Schulterhöhe angehoben und die Schultern nach hinten gezogen. Dann wird der Patient für 2 Minuten zum repetitiven Faustschluss angehalten; Abblassung der Hände und Kribbeln können auf ein TOS hinweisen

Zusatzdiagnostik

- **MRT-HWS:** Ausschluss einer radikulären Kompression C8 und Th1
- **Nativ-Röntgen:** Halsrippe, vergrößerter Querfortsatz HWK 7, Kallusbildung nach Klavikulafraktur, rudimentäre 1. Rippe oder Exostose
- **Ulnaris-Neurografie/EMG:** verkleinertes sensibles Nervenaktionspotenzial bei Reizung am Kleinfinger und Minderung des motorischen Summenpotenzials über dem Hypothenar und Thenar; Denervierungszeichen in den kleinen Handmuskeln
- **Medianus-Neurografie:** Ausschluss eines Karpaltunnel-Syndroms, da nicht selten nächtliche und lageabhängige Schmerzen berichtet werden
- **Neurografie des N. cutaneus antebrachii medialis:** verkleinertes sensibles Nervenaktionspotenzial im Seitenvergleich als Folge der Truncus-inferior-Schädigung
- **Ulnaris-SSEP** in Abduktionsstellung und Normalstellung; ggf. Amplitudenminderung in Abduktion
- **MRT obere Thoraxapertur:** Nachweis eines fibrösen Bandes vom Querfortsatz HWK 7 zur 1. Rippe [3034] als rudimentäre Halsrippe, Ausschluss eines Tumors im Plexusbereich und der Lungenspitze
- **Doppler-Sonografie der A. brachialis:** Zeichen des kompletten Verschlusses der A. subclavia beim Adson-Manöver bzw. bei Zug am Arm nach hinten unten (Sistieren des Flusses unter Hyperelevation und Hyperabduktion nicht spezifisch)
- **Angiografie/Venografie:** bei im Vordergrund stehenden vaskulären Beschwerden

Diagnosestellung

Schwierig; nur bei typischem klinischem Bild und passenden neurophysiologischen, morphologischen und angiologischen Veränderungen mit einiger Sicherheit möglich [4030]

Differenzialdiagnose

Zervikales Wurzelsyndrom C8 oder Th1 (daher im MR oder CT immer auch transversale Bildgebung des Zwischenwirbelraumes Th1/Th2 notwendig), Plexusläsionen anderer Genese, Armvenenthrombose, Morbus embolicus

Therapie

- **grundsätzlich konservativ:** Physiotherapie mit dem Ziel Haltungsoptimierung, Kräftigung des Schultergürtels, Mobilisation der Skapula, Dehnung der Skalenus- und Pektoralismuskulatur
- **Operation** ist selten indiziert (über supraclavikulären Zugang Resektion der 1. Rippe und der Skaleni, ggf. Resektion einer Halsrippe) [4326]; in den USA Diagnosestellung

und Operation auffallend häufiger bei Patienten mit privater Unfall- oder Krankenversicherung! [699]

Neuralgische Amyotrophie

Synonyma
Armplexusneuritis, Plexusneuritis, neuralgische Schulteramyotrophie, Parsonage-Turner Syndrom

Ätiologie
Meist nicht eruierbar; Seruminjektionen (serogenetische Neuritis), i. v. Drogenabusus, postinfektiös (Mononukleose, Zytomegalie, Klebsiellenpneumonie), postoperativ oder nach Intensivbehandlung, bei Kollagenosen, bei Morbus Hodgkin, selten hereditär (→ S. 500) [4608]

Lokalisation
- meist oberer Armplexus (), meist dominante Seite, 25 % beidseitig, oft Beteiligung des M. serratus anterior, sensible Ausfälle meist gering
- seltener: Beteiligung des N. accessorius, des unteren Plexus, des Zwerchfells oder Manifestation im Bereich des Beinplexus

Klinisches Bild
Akut einsetzende, heftigste Schmerzen, Stunden bis Tage (gelegentlich mehrere Wochen), später proximal betonte Paresen und Atrophien () [4189]

Differenzialdiagnosen
Radikuläre Kompression (vor allem C5–7), Borreliose, diabetische Mononeuritis, Zoster-Radikulitis, Pancoast-Tumor, hereditäre neuralgische Amyotrophie bei rezidivierenden Attacken (SEPT9-Mutation)

Zusatzdiagnostik
- **MRT HWS** (Ausschluss einer radikulären Kompression), MRT Plexus brachialis
- **EMG/NLG:** Läsionsnachweis, Ausdehnung, Differenzierung Plexus/Wurzel, Prognose
- ggf. Lumbalpunktion (V. a. Borreliose oder virale Genese)

Therapie (Akutstadium)
- **Prednison** 1–1,5 mg/kg KG für 1 Woche (bzw. solange Schmerzen bestehen), dann Dosis alle 2 Tage halbieren (GdE IV [4157])
- **nichtsteroidale Antiphlogistika**, z. B. Diclofenac 3 × 50 mg, Indometacin 3 × 50 mg
- **ggf. schmerzdistanzierende und/oder membranstabilisierende Therapie** wie bei chronisch neuropathischem Schmerz (→ S. 612)

Verlauf
- Besserung der Schmerzen nach 1–2 (4) Wochen
- Besserung der Paresen bis zu 2 Jahren
- 10 % rezidivierend (virale Genese?)

Beinplexusschädigung

Ätiologie
Traumatisch (hintere Beckenringfraktur), Psoasabszess, Psoashämatom, Neoplasie im kleinen Becken, Diabetes mellitus (meist mit führender Femoralis-/Obturatorius-Schädigung), iatrogen (Aortenersatz-OP, Kolonresektion, Hüftgelenksersatz)

Klinisches Bild
Meist ist wie bei der Ischiadicusläsion der peroneale Anteil stärker betroffen; oft ist die Differenzierung zwischen Ischiadicus- und Beinplexusschädigung schwierig; daher sorgfältige Suche nach einer Glutealparese (ggf. EMG)

Radiogene Plexusschädigung

Pathophysiologie
Sklerose der perineuralen Gefäße, Narbenstrikturen eher weniger anzuschuldigen; die Häufigkeit radiogener Spätschäden wird sich vermutlich durch moderne Bestrahlungstechniken deutlich reduzieren [2496]

Klinisches Bild
- **Latenz** zwischen Bestrahlung und Auftreten der Symptome: 5–10 (–20) Jahre, schleichender Verlauf, Sensibilität wenig oder nicht betroffen
- **typische Manifestationen:**
  - *axiale Schwäche mit Kamptokormie* oder Fallkopf nach Bestrahlung bei Hodgkin-Lymphom
  - *schleichende Armplexusparese* nach Axillabestrahlung bei Mamma-Ca
  - *schleichende Beinplexusparese* nach Bestrahlung eines Seminoms
- **Schmerzen** sprechen eher für Rezidiv mit tumoröser Infiltration

Differenzialdiagnose
Tumoröse Infiltration, hierfür sprechen: Schmerzen, Latenz unter 6 Monaten, Horner-Syndrom; daher immer MRT zum Tumor-Ausschluss indiziert

Therapie
Versuch mit Marcumar nicht gerechtfertigt (keine Studien, theoretischer Ansatz mit dem Ziel der Thromboseverminderung); Kortison (außer bei akuter Strahlenreaktion) ohne Effekt

2.23.3 Läsionen einzelner peripherer Nerven

N. phrenicus (C3–C5)

Versorgungsgebiet	Zwerchfell (Zwerchfellatmung)
Ursächliche Erkrankungen	*Bronchialkarzinom*, Plexusneuritis, Lymphome, Thymome, Thymektomie, perioperative Hypothermie bei Herzoperation, Sarkoidose; beidseitige Läsionen kommen meist nur bei hohem zervikalem Querschnitt vor
Klinisches Bild	Verminderte Zwerchfellatmung, Kompensation über Interkostalmuskulatur
Untersuchung	Atrophie der Nackenmuskeln bei radikulärer Ursache (C4-Läsion), Perkussion der Lungengrenzen vergleichend bei In- und Exspiration (verminderte oder aufgehobene Zwerchfellbeweglichkeit)
Zusatzdiagnostik	■ **Durchleuchtung:** paradoxe Zwerchfellbeweglichkeit ■ **Phrenikus-Neurografie** (meist technisch schwierig wegen Volumenleitung)
Therapie	Keine bekannt; Voraussetzung für Zwerchfellschrittmacher ist ein *intakter* N. phrenicus, somit meist nur bei zentraler Zwerchfellparese in Betracht zu ziehen

N. dorsalis scapulae (C4–C6)

Versorgungsgebiet	M. levator scapulae und Mm. rhomboidei (Heben des Schulterblatts und Anpressen des Angulus inferior an den Brustkorb)
Ursächliche Erkrankungen	Traumatische Armplexusparesen, dabei ist eine Beteiligung des N. dorsalis scapulae Hinweis auf eine sehr proximale Läsion, selten als Kompressionssyndrom bei hypertrophem M. scalenus medius
Klinisches Bild	Schmerzen am medialen Schulterblattrand (👁)
Untersuchung	■ **Fehlstellung des Schulterblatts:** Angulus inferior nach außen rotiert, Margo medialis etwas weiter von der Wirbelsäule entfernt (👁; wird oft mit Scapula alata infolge einer Trapeziusparese verwechselt) ▪ *Ausgleich* bei Arm-Elevation ▪ *Provokation* durch Kreuzung der Arme hinter dem Rücken bei nach hinten gedrückten Schultern ■ **Kraftprüfung der Mm. rhomboidei:** Hände auf die Hüften stützen und Ellenbogen nach hinten drücken
Therapie	Evtl. Ersatzoperation; wichtig vor allem Kooperationsfähigkeit des Patienten

N. suprascapularis (C4–C6)

Versorgungsgebiet	M. supraspinatus (Armabduktion und -außenrotation) und M. infraspinatus (Armaußenrotation)
Ursächliche Erkrankungen	Plexusneuritis, Schuss-, Schnittverletzungen, Frakturen der Skapula (unter Mitbeteiligung der Inzisur), Nerventumor (Ganglion), Armplexusparesen (dabei Hinweis auf Läsion des oberen Primärstranges)
Klinisches Bild	■ **Atrophie** des M. supra- und infraspinatus, die Spina scapulae ist deutlicher sichtbar ■ häufig dumpfer Schmerz in der lateralen Schulterregion, Abduktions- und Außenrotationsbewegung des Oberarms sind eingeschränkt ■ **Sonderform:** Incisura-scapulae-Syndrom (s. u.)
Therapie	Neurolyse oder Ersatzoperation

Incisura-scapulae-Syndrom

Definition	Läsion des N. suprascapularis (C4–C6) in der Incisura scapulae
Ätiologie	Wiederholter Zug der Schulter nach vorne, langdauerndes „Überkopfarbeiten", Traumen mit nachfolgender Narbenbildung
Klinisches Bild	Wie N. suprascapularis
Untersuchung	Schmerzprovokation: Arm der betroffenen Seite auf die andere Schulter legen, Ellenbogen bis zur Horizontalen heben, Zug am Ellenbogen (durch den Untersucher) zur gesunden Seite (Cross-body-Test)

Zusatzdiagnostik EMG mit Nachweis von Denervierungszeichen im M. supra-/infraspinatus

Therapie Operativ, ggf: Entfernung des Ganglions, Durchtrennung des Lig. transversum scapulae superius

N. subscapularis (C5–C7)

Versorgungsgebiet M. subscapularis und M. teres maior (Innenrotatoren des Oberarms)

Ätiologie Vor allem traumatische Schädigungen (isolierte Läsion kommt kaum vor)

Klinisches Bild Patienten können sich schlecht mit der Hand an der unteren Rückenpartie kratzen oder die Hand frei über der Lumbalgegend in der Luft hin und her bewegen; bei Parese der Muskeln können der M. pectoralis major, der M. latissimus dorsi und die vordere Portion des M. deltoideus als Innenrotatoren aushelfen

Untersuchung Kraftprüfung (Innenrotation des Oberarms), Palpation des M. subscapularis tief in der Axilla bei Innenrotation im Seitenvergleich

Therapie Keine bekannt; Ersatzoperationen sind nicht erforderlich

N. thoracicus longus (C5–C7)

Versorgungsgebiet M. serratus anterior (Fixieren des Schulterblatts am Thorax bei Elevation des Arms)

Ätiologie
- **neuralgische Schulteramyotrophie** (DD radikuläre Schädigung von C6 und/oder C7), zervikale Radikulitis
- **mechanische Nervenkompression:** Tragen von Lasten, Rucksack, Gipskorsett, Abduktionsschiene
- **iatrogen:** Entfernung von axillären Lymphknoten, Thorakotomie
- **parainfektiös:** Diphtherie, Fleckfieber, Typhus

Klinisches Bild Behinderung der Elevation des Armes über die Horizontale, bei Liegestütz oder Schieben eines Gegenstandes nach vorne

Untersuchung Scapula alata (,): Margo medialis des Schulterblatts steht vom Thorax ab und liegt näher an der Mittellinie, Angulus inferior zur Mittellinie hin rotiert; bei Elevation des Arms nach vorne und gegen Widerstand wird das Abstehen der Scapula alata verstärkt

- **DD der Scapula alata:** Schulterblattfehlstellung bei Parese der Mm. rhomboidei oder bei Trapeziusparese (mittlerer Anteil), beginnende Muskeldystrophie (einseitige Scapula alata als Frühsymptom)

Zusatzdiagnostik EMG (M. serratus anterior) zum Nachweis von Denervierungszeichen

Therapie Ersatzoperation: Fixierung der Scapula durch Faszienstreifen an der 9. Rippe oder Verankerung mit einem Faserbündel aus dem M. latissimus dorsi

N. thoracodorsalis (C6–C8)

Versorgungsgebiet M. latissimus dorsi und (inkonstant) M. teres maior (beide: Adduktion und Innenrotation des Oberarms)

Ätiologie Plexusläsionen (Faszikulus posterior)

Klinisches Bild Der gestreckte und innenrotierte Arm kann nicht kräftig nach hinten gehoben und zur Mittellinie gedrückt werden

Untersuchung
- Kraftprüfung des M. latissimus dorsi: Schürzengriff bzw. in Bauchlage Drücken der gestreckten Arme nach hinten und zur Mittellinie
- Schulter steht etwas höher

Therapie Therapie nicht erforderlich wegen Ersatzfunktion durch M. teres maior und (evtl.) M. pectoralis maior

N. axillaris (C5–C6)

Versorgungsgebiet M. deltoideus (Oberarmabduktion) und M. teres minor, sensibles Areal lateral über dem M. deltoideus

Ätiologie Schulterluxation, seltener Humeruskopffraktur, Scapulafraktur, Druckparese (z. B. Gipsbett)

Klinisches Bild

Abduktion, Elevation und Zirkumduktion des Arms nach hinten sind vermindert; erhebliche motorische Behinderung; sekundäre Probleme durch Kapselschrumpfung und Schmerzen bei „hängender Schulter“

Differenzialdiagnose

- **Inaktivitätsatrophie** bei schmerzhafter Schultersteife oder Rotatorenmanschettenruptur (keine Denervierungszeichen im EMG)
- **C5-Syndrom oder Teilläsion des oberen Armplexus**

Therapie

Neurolyse oder Nerveninterponat, Ersatzoperation über M. latissimus dorsi, M. pectoralis major (hinterer Zugang), wenn nach 8-16 Wochen keine Reinnervation (ca. 50 % Erfolg)

N. musculocutaneus (C5–C6)

Versorgungsgebiet

M. coracobrachialis (Innenrotation des Armes), M. brachialis (Beugung im Ellenbogengelenk), M. biceps brachii (caput longum und breve) (Beugung und Supination des Unterarmes)

Ätiologie

Läsionen sind selten: Trauma, forcierte Rückhand beim Tennis, Lagerung in Narkose

Läsionen und klinische Bilder

- **proximale Läsion:** Einschluss des M. coracobrachialis → Schwäche der Armelevation, sonst wie distale Läsion
- **distale Läsion:** ausgeprägte Beugeschwäche im Ellenbogengelenk in Supinationsstellung; in Mittelstellung zwischen Supination und Pronation teilweise Kompensation durch M. brachioradialis; Supinationsschwäche

Therapie

Je nach Ursache und Lokalisation operative Revision oder konservativ mit Krankengymnastik

N. radialis (C5–C8)

Versorgungsgebiet

- **Abgang der Rr. musculares am Oberarm (Rückseite):**
  - *Mm. triceps brachii und anconaeus* (Strecken im Ellenbogen)
- **Abgang der Rr. musculares am Oberarm, distales Drittel lateral:**
  - *M. brachioradialis* (Mitbeteiligung bei Flexion des Ellenbogens)
  - *M. extensor carpi radialis longus* (Strecken [und Radialabduktion] im Handgelenk)
- **Abgang der Rr. musculares am Unterarm, proximale Hälfte:**
  - *M. extensor carpi radialis brevis* (Strecken (und Radialabduktion) im Handgelenk)
  - *M. supinator* (Supination des Vorderarmes und der Hand)
  - *M. extensor digitorum communis* (Extension der Fingergrundgelenke)
  - *M. extensor carpi ulnaris* (Strecken [und Ulnarabduktion] des Handgelenks)
- **Abgang der Rr. musculares am Unterarm, distale Hälfte:**
  - *M. extensor digiti minimi* (Kleinfingerstrecker)
  - *M. abductor pollicis longus* (Abduktion Grundphalanx I)
  - *M. extensor pollicis longus* (Extension der distalen Daumenphalanx)
  - *M. extensor pollicis brevis* (Extension der proximalen Daumenphalanx)
  - *M. extensor indicis* (Extension des Zeigefingers)

Läsionen und klinische Bilder

- **Läsion in der Axilla** („Krückenlähmung“):
  - *klinisches Bild:* Ausfall aller radialisversorgten Muskeln einschließlich des M. triceps brachii → Parese der gesamten Streckermuskulatur des Armes (Ellenbogen, Handgelenk, Finger) und des M. brachioradialis
- **Läsion am Oberarm:**
  - *Ursachen:* OA-Schaftfrakturen, Drucklähmung („Parkbanklähmung“;)
  - *klinisches Bild:* Ausfall aller radialisversorgten Muskeln am Unterarm (), M. triceps brachii wenig betroffen oder intakt; bei Läsionen am distalen Oberarm kann auch der M. brachioradialis ausgespart sein
  - *Therapie:* Revision, ggf. mit Metallentfernung, wenn nach 5–6 Monaten keine Reinnervationszeichen
- **Läsion unter dem M. supinator (R. profundus)** (Supinatorlogensyndrom):
  - *Ursachen:* Radiusköpfchenfraktur, -luxation, Monteggia-Fraktur, idiopathisch
  - *klinisches Bild* (,): Parese der Strecker am Unterarm mit Aussparung des M. extensor carpi radialis longus und brevis; evtl. isoliertes Schmerzsyndrom im Bereich des Ellbogens und des Unterarmes (dann schwierig gegen eine Epicondylitis radialis abgrenzbar)
  - *Therapie:* Neurolyse bei ausbleibender Reinnervation nach 3–4 Monaten oder bei therapierefraktären Schmerzen ohne neurologische Ausfälle, jedoch mit MR-tomografischem Nachweis einer R.-profundus-Affektion [1164]
- **R. superficialis (Cheiralgia paraesthetica):**
  - *Ursachen:* Tendovaginitis des M. abductor pollicis longus, häufige Pro-/Supinationsbewegungen, Druck durch Uhrarmband, Diabetes mellitus

- *klinisches Bild:* Sensibilitätsstörungen und evtl. Handrückenschmerzen zwischen Daumen und Zeigefinger

N. medianus (C7–Th1)

Versorgungsgebiet

- **Abgang der Rr. musculares am Unterarm:**
  - *Mm. pronator teres et quadratus* (Pronation des Vorderarmes und der Hand)
  - *M. flexor carpi radialis* (Volarflexion des Handgelenks nach radial)
  - *M. palmaris longus* (reine Volarflexion des Handgelenks)
  - *M. flexor digitorum superficialis* (Beugung der Mittelphalanx der Finger)
  - *M. flexor digitorum profundus (II–III)* (Beugung des Endgliedes von II und III)
  - *M. flexor pollicis longus* (Beugung der distalen Daumenphalanx)
- **Abgang der Rr. musculares an der Hand:**
  - *M. flexor pollicis brevis (Caput superficiale)* (Beugung der Grundphalanx des Daumens)
  - *M. abductor pollicis brevis* (Abduktion des Metakarpale I)
  - *M. opponens pollicis* (Rotation und Opposition des Daumens)
  - *Mm. lumbricales I–II* (Flexion im Grundgelenk, Extension der Interphalangealgelenke II und III)

Innervationsanomalien

- **Verbindung vom N. medianus zum N. ulnaris (Martin-Gruber-Anastomose):**
  - Mitversorgung des M. adductor pollicis und des M. interosseus dorsalis I durch den N. medianus
  - *Neurografie:* Potenzial über dem Thenar bei Reizung des proximalen N. medianus höher als bei distaler Reizung
    - *CAVE:* bei Ulnarisreizung kann das proximal kleinere Potenzial zur irrtümlichen Diagnose eines Leitungsblockes im Rahmen eines Sulcus ulnaris-Syndromes führen
- **Verbindung vom N. ulnaris zum N. medianus:**
  - *Neurografie:*
    - Potenzial über dem Thenar bei Reizung des proximalen N. medianus kleiner als bei distaler Reizung
    - Potenzial über dem Hypothenar bei Reizung des proximalen N. ulnaris größer als bei distaler Reizung

Läsionen und klinische Bilder

- **Läsion am Oberarm:**
  - *Ursachen:* Humerusfraktur, Drucklähmung im Schlaf („paralysie des amants") oder bei Oberarm-Blutleere, Reizung durch einen Processus supracondylaris humeri, selten direktes Trauma
  - *klinisches Bild:* Ausfall der Pronatoren, Ulnarabduktionsstellung des Handgelenks (Ausfall des M. flexor carpi radialis), „Schwurhand" bei intendiertem Faustschluss (Ausfall der tiefen Beuger I–III), positives Flaschenzeichen (ungenügende Abspreizung des Daumens beim Versuch, eine Flasche zu umfassen durch Ausfall des M. abductor pollicis brevis), erschwerte Daumen-Kleinfinger-Opposition (Ausfall des M. opponens pollicis)
  - *Therapie:* konservativ oder operativ abhängig von Ursache und Verlauf
- **Läsion in Höhe der Ellenbeuge:**
  - *Ursachen:* Überstreckungsbrüche, iatrogen nach Venenpunktion
  - *klinisches Bild:* wenn M. pronator teres mitbetroffen wie Läsion am Oberarm
  - *Therapie:* konservativ oder operativ abhängig von Ursache und Verlauf
- **Läsion unter dem M. pronator teres** (Pronator-teres-Syndrom):
  - *Ursachen:* forcierte Pro-/Supinationsbewegungen des Unterarms (Schraubendrehen, Bogenschützen), Kompression durch Lacertus fibrosus oder Sehne des M. flexor digitorum superficialis (Superfizialisarkade)
  - *klinisches Bild:* Druckschmerz am M. pronator teres, Parästhesien der Medianus-versorgten Finger, selten auch Paresen der Medianus-versorgten Unterarm- und Handmuskeln
  - *Zusatzdiagnostik:* Verzögerung der Medianus-NLG im Bereich der Kompression
  - *Therapie:* operative Revision bei Kompression durch Lacertus fibrosus
- **Läsion am Unterarm (N. interosseus anterior)** (Interosseus-anterior-Syndrom = Kiloh-Nevin-Syndrom):
  - *Ursachen:* Frakturen, oft auch spontan, bei Plexusneuritis
  - *klinisches Bild:* Ausfall der tiefen Beuger I und II und des M. pronator quadratus, kein sensibles Defizit
  - *Untersuchung:* Umknicken des Zeigefinger-Endgliedes beim Spitzgriff, fehlende Beugung des Daumenendgliedes (wird oft als Sehnenabriss verkannt)
  - *Therapie:* operative Revision bei posttraumatischen Fällen und bei rascher Progredienz

- **Läsion am Handgelenk:**
  - *Ursachen:* Schnittverletzungen, distale Radiusfrakturen, Luxationsfrakturen der Handwurzelknochen, Karpaltunnel-Syndrom (s. u.)
  - *klinisches Bild:* Thenaratrophie, Sensibilitätsstörungen im Medianus-Versorgungsgebiet (meist funktionell relevanter als der motorische Ausfall)
  - *Therapie:* bei unklaren Verhältnissen (Schnitt) Primär- oder frühe Sekundärnaht (bis zu 2 Wochen); ggf. Neurolyse; Nerveninterponat je nach Ursache bzw. Alter des Patienten
- **Läsion an der Handinnenfläche:**
  - *Ursache:* Mitbeteiligung des N. medianus bei „Radfahrerlähmung" des N. ulnaris, siehe dort
  - *klinisches Bild:* Thenaratrophie, sensibles Defizit möglich
  - *Therapie:* Schonung

Karpaltunnel-Syndrom (KTS)

Disponierende Faktoren

Hypothyreose, Akromegalie, Gravidität, Stillzeit, Gewichtszunahme, nach Frakturen, Myelom, Amyloidose, Gichttophi, Sehnenscheidenverdickung mit schnellendem Finger, chronische Polyarthritis, Dialyse

Klinisches Bild

Nächtliche Schmerzen und Parästhesien (Brachialgia paraesthetica nocturna), Sensibilitätsstörungen (dadurch gestörte Feinmotorik); Schmerzauslösung auch durch monotone oder repetitive Tätigkeiten (Telefonieren, Stricken, Auto fahren etc.); motorische Ausfälle spät und funktionell wenig relevant

Untersuchung

- **laterale Thenaratrophie**
- **Provokationstests** [1179]**:**
  - *Hoffmann-Tinel'sches Klopfzeichen* über der Palmarseite des Handgelenks
  - *Phalen-Test:* bei aufgestützen Ellenbogen Hände fallenlassen (Palmarflexion) → Parästhesien; alternativ wird die Hand vom Untersucher forciert palmarflektiert
  - *manueller Kompressionstest:* Druck auf den distalen Karpalkanal (zwischen Thenar und Hypothenar) durch beide Daumen des Untersuchers → Parästhesien

Zusatzdiagnostik

- **Neurografie** (→ S. 683):
  - Verlängerung der distalen motorischen Latenz des N. medianus
  - Verlangsamte sensible NLG des N. medianus
  - normale sensible und motorische Ulnarisneurografie (DD Polyneuropathie wenn Ulnarislatenz ebenfalls verlängert)
  - *CAVE: Innervationsanomalie:* bei Martin-Gruber-Anastomose ziehen anteilig oder alle motorischen Medianusfasern *nicht* durch den Karpaltunnel (rein sensibles KTS)
- **EMG** (→ S. 680): Denervierungszeichen im M. abductor pollicis brevis
  - *bei hochgradiger/vollständiger Thenaratrophie* kann ein KTS als Schädigungsursache durch normales EMG des M. pronator quadratus belegt werden (Medianus-versorgter Muskel der am weitesten distal, jedoch vor Karpaltunnel liegt)
- **Sonografie**: Nachweis der Nervenkompression und ggf. der prästenotischen Auftreibung, Nachweis von Normvarianten und Anomalien, die wichtig sein können zur OP-Planung (Tenosynovitis, Ganglion, bifider N. medianus, atypische Gefäße etc.), sodass Neurografie und Sonografie in Kombination die beste Diagnostik darstellen [2020],[3019]; frühe postoperative Kontrolle bei persistierenden Beschwerden, da sich die Nervenmorphologie postoperativ schneller normalisiert als die Nervenleitgeschwindigkeit [1062]

Clinical Pathway (DGN)

Karpaltunnelsyndrom

Therapie

- **operativ:** Durchtrennung des Retinaculum flexorum (Lig. carpi transversum), offen oder endoskopisch [3643], bei Synovitis ggf. Synoviektomie der Beugersehnen
  - *Indikation:* bei sehr störenden nächtlichen Schmerzen, andauernden Sensibilitätsstörungen und einer distalen motorischen Latenz von > 6 ms, da im allgemeinen keine spontane Remission für längere Zeit zu erwarten ist (Ausnahme KTS bei Schwangerschaft) und die operative der konservativen Behandlung überlegen ist [3754],[4281]
- **konservativ:**
  - *dorsale Unterarmschiene in Mittelstellung* oder Handgelenkstütze für die Nacht gleichermaßen wirksam [877]

- *evtl. Prednison oral* 20 mg/d über 2 Wochen, danach 10 mg/d über 2 Wochen [675]
- *lokale Kortikoid-Injektionen* bewirken zumindest vorübergehend (4 Wochen) eine Symptombesserung; sind jedoch einer operativen Therapie unterlegen [1785]; Vergleiche mit anderen konservativen Methoden liegen nicht vor (GdE Ia [2588]); pragmatisches Vorgehen: Anwendung in Ausnahmefällen (z. B. Gravidität oder Zeitüberbrückung bis zum OP-Termin)

N. ulnaris (C8–Th1)

Versorgungsgebiet

- **Abgang der Rr. musculares kurz distal des Sulcus ulnaris:**
  - *M. flexor carpi ulnaris* (Volar- und Ulnarflexion des Handgelenks)
  - *M. flexor digitorum profundus (IV–V)* (Flexion der Fingerendglieder IV und V)
- **Abgang der Rr. musculares an der Hohlhand:**
  - *M. palmaris brevis (R. superficialis)* („Hautmuskel" am Kleinfingerballen)
  - *M. abductor digiti minimi (R. profundus)* (Abduktion des Kleinfingers)
  - *M. opponens digiti minimi (R. profundus)* (Opposition des Kleinfingers)
  - *M. flexor digiti minimi brevis (R. profundus)* (Flexion des Kleinfingers im Grundgelenk)
  - *Mm. lumbricales III–IV (R. profundus)* (Flexion im Grundgelenk und Extension Interphalangealgelenke der Finger III und IV)
  - *Mm. interossei (R. profundus)* (Ad- und Abduktion der Finger, Beugung der Grundphalangen, Streckung der Mittel- und Endphalangen)
  - *M. adductor pollicis (R. profundus)* (Adduktion des Daumens)
  - *M. flexor pollicis brevis (Caput profundum) (R. profundus)* (Flexion des Daumengrundgelenks)

Innervationsanomalie

Selten Abweichung des sensiblen Areals (nur Kleinfinger oder Einschluss der Ulnarseite des Mittelfingers)

Clinical Pathway (DGN)

ULNARISNEUROPATHIE AM ELLENBOGEN

Läsionen und klinische Bilder

- **Läsion in der Axilla, am Oberarm:**
  - *Ursachen:* Trauma, Mitläsion anderer Plexusanteile
  - *klinisches Bild:* wie Läsion im Sulcus, ggf. Mitbeteiligung des N. cutaneus antebrachii medialis
- **Läsion am Ellbogen [205]:**
  - *Ätiologie:*
    - Sulcus ulnaris-Syndrom: Druck (während Narkose, Aufstützen), direktes Trauma
    - Kubitaltunnel-Syndrom: Kompression unten dem M. flexor carpi ulnaris durch die Aponeurose am Eingang des Kubitaltunnels durch längere maximale Beugung oder häufige Beuge-/Streckbewegungen
    - Ulnarisspätlähmung (sekundäre Ulnarisläsion): bei Arthropathie, nach Frakturen, Ganglion, Morbus Paget, Akromegalie etc.
  - *klinisches Bild:*
    - Parese der langen Fingerbeuger IV und V (Beugung der Endglieder), Parese und Atrophie der kleinen Handmuskeln, Krallenstellung der Finger IV und V (,)
      - Ursache der Krallenstellung: Hyperextension im Grundgelenk und Beugung der Mittel- und Endgelenke durch Ausfall der Mm. interossei III und IV und der Mm. lumbricales (→ Ausfall der Beugewirkung im Grundgelenk, Ausfall der Streckwirkung im Interphalangealgelenk) und Überwiegen des M. flexor digitorum superficialis (→ Beugung der Mittelphalanx) und des M. extensor digitorum (→ Streckung der Grundgelenke)
    - Thenar klinisch ausgespart oder nur wenig betroffen, Sensibilitätsstörungen des Kleinfingers und der Ulnarseite des Ringfingers sowie der angrenzenden Teile der Hand
  - *Untersuchung:* Hoffmann-Tinel'sches Zeichen und Luxation/Luxierbarkeit des Nervs im Sulkusbereich, Froment-Zeichen (Flexion des Daumenendgliedes durch langen Daumen-Flexor beim Festhalten eines Blattes Papier durch Ausfall des M. adductor pollicis), „signe de la chiquenaude" (Schwächung der Nasenstüberbewegung durch Ausfall der Mm. interossei), Hyperextension des Daumens im Grundgelenk durch Ausfall des M. flexor pollicis brevis („signe de Jeanne")
  - *Zusatzdiagnostik:*
    - Neurografie: NLG-Verlangsamung über dem Sulkus (> 15 m/s im Vergleich zur NLG am Unterarm) bzw. „Latenzsprung" bei sukzessiv weiter nach proximal verschobener Reizung über dem Sulcus
    - EMG: Denervierungszeichen in den N. ulnaris-versorgten kleinen Handmuskeln

    - Bildgebung (MRT, Sonografie): Nachweis von Nervenödem, Neurom, sonografischer Nachweis der Luxation des Nerven über den Epicondylus medialis bei maximaler Unterarmbeugung
  - *Therapie:* Schonung (Ellenbogen nicht längere Zeit gebeugt halten, nicht aufstützen, Polsterung in der Nacht etc.), bei Therapieresistenz oder deutlichen sensomotorischen Ausfällen operative Revision mit ggf. Dekompression und ggf. partieller Epikondylektomie
    - zusätzliche Nervenverlagerung nach volar bringt keine Vorteile, vermehrt jedoch Komplikationen [285],[284],[1346],[3190]
- **Läsion am Handgelenk:**
  - *Ursachen:* Schnittverletzungen
  - *klinisches Bild:* Paresen wie bei Läsion im Sulkus (jedoch lange Fingerbeuger IV und V nicht betroffen), Aussparung der Sensibilität an der Dorsalseite
  - *Untersuchung:* Ausfall der Ulnaris-versorgten Handmuskeln, Sensibilität erhalten im Versorgungsgebiet des R. dorsalis (Dorsalseite von Kleinfinger und Ringfinger [ulnarseitig] sowie angrenzende Teile des Handrückens und des distalsten Unterarms)
  - *Zusatzdiagnostik:* Elektroneurografie (distale motorische Latenz > 3,4 ms)
- **Läsion an der Handwurzel/in der Loge de Guyon** (Syndrome de la loge de Guyon): Läsion im fibrösen Kanal vor der Teilung in die beiden Endäste
  - *Ursachen:* Ganglion, Traumen, chronischer Druck („Radfahrerlähmung")
  - *klinisches Bild:* Atrophie der kleinen Handmuskeln mit Aussparung des Hypothenar, evtl. auch der Muskeläste zu den Mm. interossei IV und V und Mm. lumbricales (→ fehlende Krallenstellung); sensibles Defizit selten
  - *Therapie:* bei Druckschädigung Schonung, ansonsten operativ mit Spaltung des Lig. carpi palmare

N. ilioinguinalis

→ S. 618

N. genitofemoralis

→ S. 618

N. femoralis (L1–L4)

Versorgungsgebiet

- **Abgang der Rr. musculares im kleinen Becken:**
  - *M. pectineus (auch N. obturatorius), M. iliacus* (Beugen und Innenrotation der Hüfte)
  - *M. iliopsoas* (Beugen der Hüfte)
- **Abgang der Rr. musculares distal des Leistenbandes:**
  - *M. sartorius* (Flexion, Adduktion und Außenrotation der Hüfte)
  - *M. quadriceps femoris* (Kniestreckung [und Hüftbeugung])

Ätiologie

- **retroperitoneale Hämatome** (bei Marcumar-Behandlung; dabei ist ungeklärt, ob die Femoralisläsion durch Kompression oder durch Ischämie oder Kombination von beidem im Rahmen eines Kompartment-Syndroms entsteht)
- **sonstige:** iatrogen bei Hüftoperationen, Mononeuritis bei Diabetes

Klinisches Bild

- **funktionell relevant:** Quadrizeps- und Iliopsoasparese, „beim Gehen gibt das Knie nach"; besonders behindernd auf unebenem Boden und beim Treppensteigen
- **funktionell nicht relevant:** Ausfälle des M. sartorius, M. pectineus und M. iliacus

Zusatzdiagnostik

EMG, Ultraschall, Becken-CT

Differenzialdiagnose

Ruptur der Patellarsehne (ohne adäquates Trauma möglich) ( )

Therapie

Operative Ausräumung eines Hämatoms bei Marcumar-Therapie auch bei sehr großen Blutungen umstritten, da die Blutungen großflächig sind, sich nur unzureichend stillen lassen und rasch nachlaufen

Prognose

Bei Hämatomen meist günstig, wenngleich die Erholung mehrere Monate beanspruchen kann; auch Femoralisläsionen nach Hüft-OP (meist Traktionsschaden) haben eine gute Spontanprognose

N. saphenus

Saphenusneuropathie

- **Ursachen:** Kompression im Hunter'schen Kanal, Phlebitis der V. saphena magna, Shunt (Dialysepatienten) zwischen der A. femoralis und der V. saphena magna
- **Symptome:** Schmerzen im distalen Oberschenkel und Unterschenkel, beim Gehen zunehmend
- **Untersuchung:** Druckschmerz des N. saphenus medial im distalen Drittel des Oberschenkels, umgekehrtes Lasègue-Zeichen positiv
- **Therapie:** Injektion von Hydrocortison, Spaltung des Hunter'schen Kanals

Neuropathia patellae

- **Ursache:** Irritation des R. infrapatellaris am Durchtritt durch die Faszie unmittelbar proximal des Condylus medialis (idiopathisch, nach Knie-TEP, nach Arthroskopie, nach Venenstripping)
- **Symptome:** Schmerzen und Parästhesien medial und distal des Knies
- **Zusatzdiagnostik:** Röntgen (Fehlstellung der Patella), Nervensonografie
- **Therapie:** entzündungshemmend, evtl. Entzündungsbestrahlung

N. obturatorius (L2–L4)

Versorgungsgebiet

- **M. obturatorius externus, M. pectineus** (auch N. femoralis), **M. adductor brevis** (Adduktion des Oberschenkels)
- **M. adductor longus** (auch N. femoralis), **M. adductor magnus** (auch N. ischiadicus) (Adduktion des Oberschenkels)
- **M. gracilis** (Adduktion des Oberschenkels, Innenrotation und Flexion im Kniegelenk)

Ätiologie

Beckenfrakturen, -tumoren (Ovar, Colon sigmoideum), Uterusextirpation, Appendizitis, Obturatoriushernien (Howship-Romberg-Syndrom, s. u.), Metastasen im Foramen obturatorium, Schwangerschaft, Entbindung (Druck des kindlichen Kopfes)

Klinisches Bild

- Parästhesien im Versorgungsgebiet (distale Oberschenkelinnenseite), Schmerzen (Leistenbeuge, Perineum, Hüfte, Knie [Gelenkast aus dem R. posterior]), Schonhaltung (Beugung im Knie- und Hüftgelenk, Innenrotation)
- **Howship-Romberg-Syndrom:** Schmerzen und Missempfindungen an der Innenseite des Oberschenkels und Knies bei Obturatoriushernie

Differenzialdiagnose

Wurzelläsion L2–L4, Hüftgelenksprozesse, aseptische Knochennekrosen am unteren Schambeinast bzw. juvenile Osteochondrose des Beckens (van-Neck-Syndrom)

Zusatzdiagnostik

EMG, Ultraschall, Becken-CT

Therapie

je nach Ursache; ggf. chirurgische Entlastung des Nervs

N. cutaneus femoris lateralis

→ Meralgia paraesthetica S. 617

N. glutaeus superior (L4–S1)

Versorgungsgebiet

- **M. glutaeus medius, M. glutaeus minimus** (Abduktion des Oberschenkels und Innenrotation bei leichter Beugestellung)
- **M. tensor fasciae latae** (Abduktion im Hüftgelenk)

Ätiologie

Spritzenlähmung nach intraglutäaler Injektion, lokales Trauma

Klinisches Bild

Trendelenburg-Zeichen (Abkippen der Hüfte vom Standbein weg), gestörte Abduktion und Innenrotation des Hüftgelenks

Differenzialdiagnose

Partielle Läsion der Wurzel L5

Therapie

Bei erhaltenem M. glutaeus maximus kann ein Teil des Muskels vom Ursprung und vom Ansatz nach ventral verschoben werden, um sodann den Ansatz direkt am Trochanter maior zu fixieren

N. glutaeus inferior (L5–S2)

Versorgungsgebiet

M. glutaeus maximus (Strecken der Hüfte)

Ätiologie

Spritzenlähmung nach intraglutäaler Injektion, lokales Trauma

Klinisches Bild

Hochgradige Behinderung der Streckung in der Hüfte

Therapie

Bei direkter Durchtrennung Nervennaht möglich

Spritzenlähmung [2822]

Formen

- **Läsion des N. glutaeus superior bzw. (seltener) des N. glutaeus inferior:** Parese unmittelbar nach Injektion einsetzend, Ausfallsbild siehe unter den entsprechenden Nerven; meist innerhalb von 1–2 Jahren funktionell gut gebessert
- **Läsion des N. ischiadicus:** Sofortschmerz („Stromschlag"), anschließend sensible und motorische Ausfälle (bei 10 % freies Intervall von Stunden oder Tagen); Prognose je nach Schwere des Defizits, oft bleibende Ausfälle
- **arterielle Injektion (Nicolau-Syndrom):** akut einsetzender Schmerz, lokale Schwellung, livide Hautverfärbung mit Fortschreiten zur Nekrose

N. ischiadicus (L4–S3)

Versorgungsgebiet Ischiokrurale Muskeln und sämtliche Muskeln des Unterschenkels und des Fußes; Teilung in die Endäste N. tibialis und N. peroneus auf wechselnder Höhe am Oberschenkel vor der Fossa poplitea

Ätiologie Blutungen, Entzündungen, Traumen, iatrogen nach Hüft- und Kniegelenksoperation durch Traktion, Druck oder Schädigung der Vasa nervorum; Spritzenlähmung, Piriformis-Syndrom (→ S. 641)

Klinisches Bild Bei komplettem Ausfall bleiben für die Kniebeugung nur der M. sartorius und M. gracilis übrig, bei intakten Gesäßmuskeln und intakten Adduktoren am Oberschenkel ist das Gehen aber noch eben möglich

N. tibialis (L5–S3)

Versorgungsgebiet

- **Abgang der Rr. musculares am Unterschenkel (Rückseite):**
  - *M. gastrocnemius, M. plantaris, M. soleus* (Plantarflexion des Fußes und Kniebeugung)
  - *M. tibialis posterior* (Supination des Fußes)
  - *M. popliteus* (Supination und Plantarflexion des Fußes)
- **Abgang der Rr. musculares an der Fußsohle:**
  - *kleine Fußmuskeln* (Spreizen und Beugen der Zehen)

Ätiologie Drucklähmungen bei Frakturen des Oberschenkels, des Unterschenkels, der Knöchelregion (Tarsaltunnel-Syndrom, s. u.), Baker-Zyste

Klinisches Bild

- **motorische Ausfälle abhängig von Läsionsort**
  - *Läsion in der Kniekehle:* Fußsenker- und Zehenbeugerparese → Behinderung des Abrollens und Abstoßens des Fußes beim Gehen; Zehenstand und Hüpfen nicht möglich
  - *Läsion distal der Unterschenkelmitte:* Atrophie der kleinen Fußmuskeln, oft Entwicklung eines Krallenfußes
- **sensible Ausfälle** der Fußsohle und lateralen Fußkante
- **trophische Störungen möglich,** da der Nerv einen hohen Anteil an autonomen Fasern hat

Therapie Chirurgische Exploration bei Kenntnis des Läsionsortes möglich

Tarsaltunnel-Syndrom

Ätiologie

- **symptomatische Form:** nach distalen Unterschenkelfrakturen, nach Kalkaneusfraktur, Kompression des N. tibialis unter dem Retinaculum flexorum an der Medialseite des Sprunggelenks unmittelbar vor Aufteilung in seine Endäste (N. plantaris medialis und lateralis)
- **idiopathische Form:** wahrscheinlich selten, begünstigt durch Valgusstellung des Kalkaneus und abgeflachtes Längsgewölbe des Fußes

Klinisches Bild Fußschmerzen und/oder brennende Missempfindungen an der Fußsohle, Parese der kleinen Sohlenmuskeln, Gefühlsstörung an der Fußsohle; analog zum Karpaltunnel-Syndrom Exazerbation der Beschwerden in Ruhe und nachts, Linderung durch Bewegen der Füße und des Fußgelenks

Untersuchung Hoffmann-Tinel-Zeichen über dem Tarsaltunnel positiv; durch maximale Fußeversion und Dorsalflexion von Fuß und Metatarsophalangealgelenken über 5–10 Sekunden Auslösung oder Verstärkung des typischen Beschwerdebildes

Zusatzdiagnostik

- **Neurografie:** motorische und sensible Leitungsverlangsamung über dem Tarsaltunnel, später auch Denervierungszeichen im M. abductor hallucis

- **Nervenblockade:** Infiltration proximal vom Tarsaltunnel, idealerweise nach vorausgegangener neurografischer Nervenlokalisation

Therapie

Ggf. Korrektur der Fußhaltung, Steroidinjektionen in den Tarsaltunnel, bei unbefriedigendem Erfolg operative Freilegung und Dekompression nach vorausgegangener MR-Bildgebung

N. peroneus communis (L4–S1)

Versorgungsgebiet N. peroneus profundus

- **Abgang der Rr. musculares am Unterschenkel:**
  - *M. tibialis anterior* (Dorsalextension des Fußes)
  - *M. extensor digitorum longus* (Extension der Endphalangen und des Fußes)
  - *M. extensor hallucis longus* (Extension der Großzehe)
  - *M. peroneus tertius* (Extension der Grundphalangen)
- **Abgang der Rr. musculares am Fußrücken:**
  - *M. extensor digitorum brevis*
  - *M. extensor hallucis brevis*

Versorgungsgebiet N. peroneus superficialis

- **Abgang der Rr. musculares am Unterschenkel:** M. peroneus longus, M. peroneus brevis (Pronation des Fußes)
- **Innervationsanomalie:** Akzessorischer N. peroneus profundus (18–25 %) verläuft hinter der Fibula und hinter dem Außenknöchel und versorgt den M. extensor digitorum brevis; Vortäuschung eines Leitungsblocks bei Messung der Peroneus-NLG
  - *Diagnostik:* Erregbarkeit des M. extensor digitorum brevis bei Reiz hinter dem Außenknöchel

Ätiologie

Drucklähmung/Durchtrennung bei distaler Oberschenkelfraktur, Unterschenkelfraktur mit Ödem, Lagerung bei Operation, Druckläsion am Fibulaköpfchen (langes Knien oder Hocken; „Erdbeerpflückerlähmung"), Gewichtsabnahme; Tumor/Ganglion (👁)

Klinisches Bild

- **Fuß-, Zehenheber- und Eversionslähmung,** → „Steppergang", evtl. Entwicklung einer Spitzfußkontraktur
- **bei fehlenden Schmerzen** reine Druckparese wahrscheinlich, jedoch in ca. 5 % Ganglion ursächlich (elektrophysiologisch nicht abgrenzbar [4606]), daher ergänzende Sonografie sinnvoll
- **bei begleitenden lokalen Schmerzen** immer Bildgebung der Kniekehle mit Frage nach Tumor/Ganglion erforderlich

Differenzialdiagnose

Asymmetrisch beginnende Polyneuropathie mit peronealer Betonung, zentrale Paresen mit Betonung der Fußheber, peroneal betonte Ischiadikusläsion

Therapie

- **bei Druckläsion:** Spontanverlauf abwarten, da (abhängig von Ursache und Patientenalter) oft gute Rückbildung, evtl. operative Revision
- **bei Nachweis eines Ganglions:** immer Operation indiziert (häufig Rezidive)
- **bei Durchtrennung:** Nervennaht
- **bei fehlender Erholung, unabhängig von der Ursache:** mechanische Hilfsmittel (Peroneus-Innenschuh) oder motorische Ersatzoperation (Verlagerung des M. tibialis posterior auf die Streckseite)

A.-tibialis-anterior-Syndrom (Kompartment-Syndrom)

Definition

- **akute ischämische Nekrose der Fuß- und Zehenstrecker** infolge (subakuter) Obstruktion der A. tibialis anterior oder der A. poplitea durch Trauma, Operation, extreme Belastung beim Marschieren; evtl. Schwellung, Muskelischämie, Muskelnekrose
- **sekundäre Druckläsion** des N. peroneus profundus (vorderes Kompartment-Syndrom) oder Mitbetroffensein der Peroneusloge des N. peroneus superficialis (laterales Kompartment-Syndrom)

Klinisches Bild

Intensive Schmerzen prätibial mit Schwellung, nach Stunden auftretende Schwäche der Extensoren

Therapie

Frühzeitige Faszienspaltung

Prognose

Abhängig vom Grad der Muskelnekrose und Schädigung des N. peroneus

2.24 Hirnnervenerkrankungen

H. Kimmig und F. X. Glocker

Allgemeines

Basisprogramm Diagnostik

In Abhängigkeit von der Fragestellung:

- **Schädel-Röntgen**: Fraktur
- **Schädel-CT:** Fraktur, Blutung, Tumor
- **Schädel-MRT:** Ischämie, Tumor, Entzündung
- **Neurosonografie:** vertebrobasiläres Stromgebiet
- **Liquoruntersuchung** (→ S. 711): Entzündung, Tumorzellen
- **Labor:** Blutbild, BSG, CRP, BZ, HbA_{1c},Vitamin B_1

N.-olfactorius-Läsion (I) (Geruchssinnstörungen)

Anatomie

- **Riechschleimhaut** mit Stützzellen, Drüsen, in deren Sekret Aromastoffe gelöst werden, und den bipolaren Riechzellen (1. Neuron; peripher in Riechhaaren endend; nach zentral Bündelung zu ca. 20 Fila olfactoria auf jeder Seite, die den eigentlichen Riechnerv darstellen – N. olfactorius)
- **Fila olfactoria** (syn. Nn. olfactorii; Gesamtheit bildet den N. olfactorius) → Lamina cribrosa → Bulbus olfactorius (vorgelagerter Endhirnanteil mit Mitral-, Büschel-, Körnerzellen; 1. Synapse)
- **Tractus olfactorius** = Neuriten des 2. Neurons (Mitral- und Büschelzellen); Aufzweigung in
  - *Stria olfactoria lateralis* → Corpus amygdaloideum, Gyrus semilunaris, Gyrus ambiens (Area praepiriformis) → Gyrus parahippocampalis
  - *Stria olfactoria medialis* → Area septalis (subcallosa) und Commissura anterior → Verbindung zur kontralateralen Seite und zum limbischen System

Definitionen

- **Hyp-/Anosmie:** verminderte oder fehlende Geruchsempfindung
- **Parosmie:** Verkennen wahrgenommener Gerüche
- **Kakosmie:** Empfinden unangenehmer, stinkender Gerüche

Ursächliche Erkrankungen

Schädelbasistrauma (Abriss der Nn. olfactorii, Contusion des Bulbus olfactorius), virale Infektion, basale Meningitiden, Schädigung des Neuroepithels durch Rhinitis, Inhalation toxischer Stoffe, Bestrahlung, Olfaktorius-Meningeom, Morbus Paget, Diabetes mellitus, neurotoxische Substanzen (Ethanol, Amphetamine, Kokain, Aminoglykoside, Tetracyclin, Rauchen), zentrale Läsionen im Temporallappen (Anosmie, Geruchshalluzinationen, epileptische Uncinatusanfälle), Aplasie des Bulbus olfactorius (i. R. des Kallmann-Syndroms = hypogonadotroper Hypogonadismus), Schizophrenie (olfaktorische Halluzinationen)

Klinisches Bild

- Patienten klagen häufiger über Geschmacksstörung beim Essen als über eigentliche Riechstörungen
- einseitige Läsionen werden oft nicht wahrgenommen

Untersuchung

- **Geruchsproben** getrennt für jede Seite anbieten, gegenseitige Nasenöffnung zudrücken (Patient hält die Augen geschlossen)
- **Trigeminusreizstoffe** (z. B. Ammoniak, Essigsäure) ggf. zur Abgrenzung einer Verlegung der Nasenatmung oder primären Schädigung der Nasen- und Riechschleimhaut oder zur Abgrenzung nicht organischer Symptome bzw. Simulation

Zusatzdiagnostik

- **Geruchsprüfung:** standardisierter Geruchsprobentest, Wahrnehmungsschwellentest, olfaktorisch evozierte Potenziale
- **Ursachenabklärung:**
  - *Basisdiagnostik* (→ S. 532): Schädel-CT/MRT/Röntgen, Neurosonografie, Liquor
  - *HNO-Untersuchung:* Verlegung der Nasenhöhlen?
  - *EEG* bei anfallsartig auftretenden Parosmien: epileptogener Fokus?

Therapie

- **bei rhinogener Ursache:** Behandlung der Grundkrankheit
- **bei neurogener Ursache:** keine wirksame Therapie

Prognose

- nach Schädel-Hirn-Trauma erholen sich nur 10 % (partiell oder vollständig)
- bei Influenza kann durch Rezeptordestruktion durch das Virus ein permanenter Ausfall auftreten

N.-opticus-Läsion (II)

Anatomie

- **Sehbahn:** photochemische Reaktion in den Zapfen und Stäbchen der Retina (1. Neuron) → bipolare Zellen (2. Neuron) und Ganglienzellen (3. Neuron) → deren Axone bilden den Sehnerv → Chiasma opticum (Fasern der temporalen Retina verlaufen ipsilateral, Fasern der nasalen Retina kreuzen im Chiasma auf die Gegenseite) → Tractus opticus → Corpus geniculatum laterale (4. Neuron) → kortikales Sehzentrum der Sehrinde um die Fissura calcarina des Okzipitallappens

- **Pupillenreflexbogen:** Fasern des Tractus opticus gelangen ohne Umschaltung im Corpus geniculatum laterale in den Hirnstamm (Area praetectalis) → Umschaltung in den parasympathischen Edinger-Westphal-Kern beidseits → Ganglion ciliare → M. sphincter pupillae

Ursächliche Erkrankungen

- **ischämische Erkrankungen:**
  - *Zentralarterienverschluss:* Amaurosis (fugax) durch arterioarterielle Thrombembolien bei Arteriosklerose der ipsilateralen A. carotis oder durch lokal arteriosklerotischen Prozess in der Zentralarterie
  - *Zentralvenenverschluss:* massenhaft radiäre Stauungsblutungen um die Papille, erweiterte Venen, Bulbusschmerzen
  - *anteriore ischämische Optikusneuropathie* mit nachfolgender Atrophie
- **Druckläsionen:**
  - *Tumoren:*
    - direkt als Druckläsion bei Optikusgliom ( ), parasellären Tumoren
    - indirekt über die Entstehung einer Stauungspapille bei entfernter liegenden Tumoren (Zeitbedarf: Stunden bis Tage) → Optikusatrophie → langsame Visusminderung und Erblindung;
    - direkt und indirekt: Foster Kennedy-Syndrom mit ipsilateraler Optikusatrophie und kontralateraler Stauungspapille bei ipsilateraler, langbestehender Raumforderung
  - *Traumata:* Druck durch Hämatom, Knochenfragmente
- **Entzündungen:**
  - *Papillitis N. optici* mit Papillenödem und bereits initial starker Visusminderung, Schmerzen im Augenbereich und bei Bulbusbewegungen
  - *Retrobulbärneuritis* (→ S. 240): wie Papillitis, aber normaler Papillenbefund („der Patient sieht nichts, der Arzt sieht nichts")
  - *Arteriitis temporalis* (→ S. 149): einseitige Amaurosis, ältere Patienten

Klinisches Bild

- **akute Visus- und Gesichtsfelddefekte** werden häufig von den Patienten nur unscharf als allgemeine Sehstörung wahrgenommen
- **langsam progrediente Ausfälle** werden lange nicht bemerkt
- Augenschmerzen oder frontale Kopfschmerzen selten

Untersuchung

- **Visusprüfung:**
  - *quantitativ:* mit Leseprobentafel (Zahlen, Buchstaben, Landolt-Ringe, Snellen-Haken, Bilder), dabei Ausgleich von Refraktionsanomalien durch die üblicherweise benutzte Brille
  - *halb-quantitativ* (bei ausgeprägter Visusstörung): Lesen von Schlagzeilen, Fingerzählen, Wahrnehmung von Lichtschein prüfen
- **Gesichtsfeldprüfung:** monokulär und binokulär; Prüfung der 4 Gesichtsfeldquadranten mit seitlichen Fingerbewegungen, einzeln und jeweils 2 simultan (Extinktion, Neglect)
- **Inspektion des Augenhintergrundes** mit Stabophthalmoskop:
  - *Refraktionsanomalien* von Patient und Arzt ausgleichen
  - Patient auf fernen Punkt fixieren lassen
  - *kein Mydriatikum verwenden* (diagnostische Bedeutung der Pupillenweite und -reaktion)
  - *Beurteilung:* Randschärfe und Prominenz der Papille, peripapilläre Gefäße, Einblutungen; Angabe der Papillenprominenz in Dioptrien

Zusatzdiagnostik

- **Basisdiagnostik** (→ S. 532): Schädel-CT/MRT/Röntgen, Neurosonografie (arteriosklerotische Veränderungen in A. carotis interna, A. ophthalmica), Liquor
- **EEG:** Herdbefunde bei Ischämie oder Druckläsion durch Tumor
- **VEP:** Latenzverzögerung, z. B. bei Neuritis
- **ophthalmologische Diagnostik:** Visus, Perimetrie, Augenfundus
- **konventionelle zerebrale Angiografie** bei V. a. Aneurysma und zur Beurteilung der distalen A. carotis interna und A. ophthalmica

Differenzialdiagnose

- **Visusstörungen:**
  - *akuter einseitiger Visusverlust (Amaurosis)* bei Zentralarterienverschluss, Zentralvenenverschluss, Karotisverschluss, Trauma (Fraktur im Canalis opticus), Arteriitis temporalis (→ S. 149)
  - *akuter beidseitiger Visusverlust*:
    - Top-of-the-basilar-Syndrom (→ S. 89) oder frischer, einseitiger Posteriorinsult bei vorbestehendem, nicht diagnostiziertem, altem Posteriorinsult auf der Gegenseite, bisweilen assoziiert mit visueller Anosognosie (Wahrnehmungsstörung für die Erblindung = Anton-Syndrom → S. 19)
    - beidseitige Retinaischämie bei Aortenbogensyndrom
    - plötzliche Entlastung eines Hydrozephalus

  - *subakuter Visusverlust:* Retrobulbärneuritis, Papillitis, Anämie, Methylalkoholvergiftung, Tabak-Alkohol-Amblyopie, Tumor, Karotis-Aneurysma
- **Gesichtsfelddefekte:**
  - *bitemporale Hemianopsie* bei Läsion der kreuzenden, von der nasalen Retina stammenden Fasern im Chiasma (Hypophysentumor, Kraniopharyngeom)
  - *homonyme Hemianopsie* durch Läsion des Tractus opticus oder Posteriorinfarkt
  - *obere Quadrantenanopsie* durch Läsion der lateralen Sehstrahlung im Temporallappen
  - *untere Quadrantenanopsie* durch Läsion medialer Sehstrahl-Fasern
  - *altitudinale oder sektorförmige Gesichtsfelddefekte* durch Infarkte im N. opticus (anteriore oder posteriore ischämische Optikusneuropathie, AION, PION)
- **Papillenveränderungen:**
  - *Stauungspapille:*
    - Ursachen: intrakranielle Drucksteigerung durch Tumoren (in 70–80 % aller Stauungspapillen, je jünger der Patient, desto häufiger entsteht bei einem Hirntumor eine Stauungspapille), Pseudotumor cerebri (→ S. 421), Entzündungen (Hirnabszess, Tuberkulose, Meningitis, Enzephalitis), subdurale Blutung, Hydrocephalus internus
    - Klinik: anfangs keine Sehstörung, Vergrößerung des blinden Flecks entsprechend dem peripapillären Ödem, Sehstörungen erst im Spätstadium der Atrophie; bei längerem Bestehen mehr als 3 dpt Prominenz
    - Pathogenese: Fortsetzung des erhöhten intrakraniellen Drucks in die Sehnervscheiden
  - *Papillitis:* schon zu Beginn starke Sehverschlechterung bis zu transienter Erblindung, mit dumpfem retrobulbärem Druckgefühl (Zunahme bei Druck auf das Auge und bei Augenbewegungen), Papille gerötet, unscharf begrenzt, Prominenz etwa 1 bis maximal 3 dpt; bei längerem Bestehen Atrophie
  - *retrobulbäre/retropapilläre Neuritis:*
    - Ursachen: Multiple Sklerose (→ S. 227), Nasennebenhöhlen-Entzündungen, systemische Infektionen, Diabetes mellitus, Malignome; Intoxikation durch Ethambutol, Methylalkohol oder schlecht fermentierten Tabak (Cyanidvergiftung via Tabakrauch)
    - Klinik: im Akutstadium unauffälliger Papillenbefund; Ausfälle zunächst durch Befall des makulopapillären axialen Bündels, die temporale Atrophie wird erst nach 2 Wochen sichtbar; meist einseitiger Befall; doppelseitiger Befall bei chronischer, retrobulbärer Neuropathie (Tabak-Alkohol-Amblyopie, Intoxikationsamblyopie; hier temporale Atrophie meist schon bei Erstuntersuchung erkennbar)
  - *Retinopathie bei maligner Hypertonie:* enge Silberdrahtarterien, Blutungen, Exsudate
  - *Zentralvenenverschluss:* massenhaft radiäre Blutungen um die Papille, erweiterte und geschlängelte Venen
  - *ischämische Optikusneuropathie:* bei papillennahem Sitz des Sehnervinfarkts Ödem und radiäre Blutungen, bei axialem Sitz Zentralskotom und geringe Veränderungen mit deszendierender Atrophie nach 2 Wochen; klinisch plötzliche starke Sehverschlechterung bis Erblindung
    - NAION = nicht arteriitische Form der anterioren ischämischen Optikusneuropathie
    - arteriitische AION bei z. B. Arteriitis temporalis, PAN, SLE u. a.
    - PION = Infarkt im posterioren Sehnervabschnitt, Ausschlussdiagnose
  - *Drusenpapille:* rundliche Hyalinablagerungen bewirken eine bleibende Papillenrandunschärfe; angeboren oder bei chronischer Sehnerverkrankung
    - Papillendrusen verursachen in der Regel keine funktionellen Ausfälle; tiefliegende Drusen können gelegentlich durch Druckatrophie gewisse Nervenfaserdefekte mit entsprechenden Skotomen verursachen, der Visus wird davon aber in der Regel nicht beeinträchtigt
- **visuelle Halluzinationen** (Charles Bonnet-Syndrom → S. 19) bzw. positive spontane visuelle Phänomene bei Läsionen im Bereich der gesamten Sehbahn vom Auge bis zu Sehrinde (Katarakt, Glaukom, Makuladegeneration, Optikusneuropathie, ischämische homonyme Gesichtsfelddefekte); im hemianopischen Feld bei frischem Insult
- **Farbsinnstörungen:** Rot-Grün-Blindheit (angeboren und bei Tabak-Alkohol-Amblyopie), Gelbsehen bei Digitalis-Intoxikation

Therapie

- **bei Ischämie:**
  - positive Einzelfallberichte für intraarterielle und intravenöse Lyse im Zeitfenster der akuten Schlaganfallbehandlung [2927]
  - intra-arterielle rtPA Lyse nach > 10h nicht besser als konservative Behandlung mit Azetazolamid, Bulbusmassage und Hämodilution [3686]
  - Thrombozytenfunktionshemmer (Acetylsalicylsäure 250 mg/d), ggf. Karotis-Operation, Antikoagulanzien (→ S. 745)
- **bei Druckläsion:** Tumorentfernung, Steroide, z. B. Dexamethason (Fortecortin®) 16–24 mg/d
- **bei Pseudotumor cerebri** → S. 421
- **bei Arteriitis temporalis** → S. 149
- **bei Multipler Sklerose** → Retrobulbärneuritis S. 240

N.-oculomotorius-Parese (III)

Anatomie

- **motorischer Anteil:**
  - *Kernkomplex* paramedian im Mittelhirn mit Anteilen für den ipsilateralen M. rectus medialis, M. rectus inferior und M. obliquus inferior, für den kontralateralen M. rectus superior und unpaarmedian für den M. levator palpebrae
  - *zentraler Verlauf* gemeinsam mit den parasympathischen Fasern (s. u.) durch das Mesenzephalon nach ventral
  - *Austritt* aus dem Hirnstamm als N. oculomotorius in der seitlichen Fossa interpeduncularis → neben der A. basilaris und zwischen A. cerebelli superior und A. cerebri posterior → Sinus cavernosus → Fissura orbitalis superior → Augenhöhle
- **parasympathischer Anteil:** Edinger-Westphal-Kern → Verlauf mit dem N. oculomotorius, Abzweigung zum Ganglion ciliare → postganglionäre Fasern zu den inneren Augenmuskeln (M. ciliaris, M. sphincter pupillae)

Ursächliche Erkrankungen

- **nur äußere Augenmuskeln betroffen:** Ischämie (meist mit Schmerzen, gute Prognose), Diabetes mellitus
- **nur innere Augenmuskeln betroffen:** Kompression (parasympathische Fasern verlaufen im äußeren Teil des Nervs, daher v.a. bei Druckläsion betroffen), z. B. einseitige Mydriasis bei beginnender Hirnstammeinklemmung
- **innere und äußere Augenmuskeln betroffen:** höhergradige Kompression oder Ischämie

Ätiologie nach Läsionsort

- **nukleär:** kongenitale Hypoplasie, Infarkte (Nothnagel-, Benedikt-, Weber-Syndrom; → S. 66)
- **Hirnstammbereich** (faszikulär): vaskuläre Erkrankungen, Tumoren
- **subarachnoidal:** Aneurysma (A. cerebri posterior, selten A. basilaris) (→ S. 137), Meningitis, Infarkt, Tumor, Komplikation bei neurochirurgischen Eingriffen
- **Tentoriumkante:** tentorielle Herniation (→ S. 653), Pseudotumor cerebri (→ S. 421), Trauma
- **Sinus cavernosus, Fissura orbitalis superior:** Aneurysma, Fistel, Thrombose, Tumoren (Hypophyse, Meningeom, Nasopharynxkarzinom, Metastasen), Nerveninfarkt (in Zusammenhang mit Diabetes, Hypertonie), Sinusitis, Herpes zoster, Tolosa-Hunt-Syndrom (→ S. 609)
- **Orbita:** Trauma
- **ungeklärte Lokalisation:** infektiöse Mononukleose und andere virale Infektionen, Migräne, nach Immunisierung

Klinisches Bild

Bulbusabweichung nach außen unten, Ptose, Mydriasis, einseitige absolute Pupillenstarre

Untersuchung (N. III, IV, VI)

- Blick geradeaus in die Ferne, auf Parallelität der Augenachsen bzw. auf Schielen achten
- langsame Blickfolge (Stäbchen als Blickziel) in horizontaler, vertikaler und schräger Richtung bis zu den Extremstellungen der Augen, dort eine Zeitlang halten, auf Blickrichtungsnystagmus achten
- **angeborenes Begleitschielen:** keine Zunahme der Fehlstellung, meist keine Doppelbilder, bei monokulärer Prüfung keine wesentliche Bewegungseinschränkung
- **„paralytisches" Schielen und frische Augenmuskelparese:** Doppelbilder, Zunahme der Fehlstellung beim Blick in Zugrichtung des paretischen Muskels
- **Identifizierung des paretischen Muskels** (Abb. 10):
  - *mit Lichtquelle:* Kornea-Spiegelbildchen bei Fixation einer möglichst fernen, punktförmigen Lichtquelle; direkte Beobachtung der Bulbusabweichung dadurch, dass das Spiegelbildchen sich am paretischen Auge aus der Mitte der Pupille verschiebt

- *mit Abdecktest:* nacheinander das eine und dann das andere Auge abdecken; wenn der Patient das Verschwinden des weiter außen stehenden Doppelbildes meldet, hat man das paretische Auge abgedeckt
- *mit Stäbchen:* bei Horizontalbewegung vertikal und bei Vertikalbewegungen horizontal gehaltenes Stäbchen; Angabe der Extremstellung, in der die Doppelbilder maximal auseinanderweichen (= Zugrichtung des paretischen Muskels)
- *mit Rot-Grün-Brille:* beim Betrachten einer Lichtquelle durch eine Rot-Grün-Brille sieht der Patient bei ausreichender Fusion ein gelbes und bei unvollständiger Fusion getrennt ein rotes und grünes Licht
  - bei Parese des M. rectus lateralis sind die Bilder, bezogen auf die Brille, ungekreuzt, und bei einer Parese des M. rectus medialis gekreuzt (vgl. Abb. 10)
  - bei Paresen in der Vertikalen weist das weiter außen (oben beim Hochblick und unten bei gesenktem Blick) stehende Bild das paretische Auge aus

Zusatzdiagnostik

- **Basisdiagnostik** (→ S. 532): Schädel-CT/MRT/Röntgen, Neurosonografie, Liquor
- **zerebrale Angiografie:** Aneurysma (→ S. 137)

Differenzialdiagnose der externen Opthalmoplegie (mit Ptose)

- **Augenmuskelparesen** bei Schädigung der Hirnnerven III, IV und VI (s. o.)
- **Miller-Fisher-Syndrom** (→ S. 508): rasch auftretende evtl. vollständige beidseitige externe Ophthalmoplegie (innere Augenmuskeln zumeist weniger betroffen), zusätzlich Ataxie und Areflexie
- **Hirnnervenbeteiligung beim Guillain-Barré-Syndrom** (→ S. 505): Augenmuskelparesen (häufig beginnend mit Ptose), Fazialisparese
- **Myasthenia gravis** (→ S. 570): tageszeit- und belastungsabhängige Ptose, häufig beidseitig, Doppelbilder bis hin zur kompletten Ophthalmoplegie
- **Lambert-Eaton-Syndrom** (→ S. 253): Augenmuskeln in der Regel wenig betroffen
- **dysthyreote okuläre Myopathie:** Exophthalmus kann fehlen; fibrotische restriktive Myopathie, betroffen vor allem M. rectus inferior (Vortäuschung einer Heberparese); bei Spreizung des Augenlids und Blick zur Seite u. U. verdickte Gefäße und Muskeln sichtbar
  - *Zusatzdiagnostik:* Schilddrüsenfunktion, Orbitaschichtung im CT (verdickte Muskeln)
  - *Therapie:* Hormonsubstitution
  - *Prognose* häufig gut mit Rückbildung unter Therapie über Monate und Jahre
- **myotone Dystrophie** (→ S. 550): Ptose besonders häufig, weitere okulomotorische Störungen (Sakkadenverlangsamung, sakkadierte Blickfolgebewegung) meist subklinisch
- **okulopharyngeale Muskeldystrophie:** autosomal-dominant, Häufung bei französisch-kanadischen Familien
- **chronisch-progressive externe Ophthalmoplegie (CPEO)** (→ S. 426)
- **Kearns-Sayre-Syndrom** (→ S. 427)
- **okuläre Myositis:** schmerzhafte Augenmuskelparese (häufig nur ein Muskel) mit skleralen Injektionen, kaum Ptose, vor allem bei rheumatischen Erkrankungen; Augenmuskelverdickung im Orbita-CT

Therapie

Behandlung der Grunderkrankung, häufig Erholung innerhalb von mehreren Monaten; bei Persistenz Einbau von Prismen in Brillengläser, ggf. operative Korrektur

N.-trochlearis-Parese (IV)

Anatomie

- **motorischer Kern** für den kontralateralen M. obliquus superior in der oberen Brücke, unterhalb des Okulomotorius-Kerns, in Höhe der Colliculi inferiores
- **Faseraustritt** dorsal unterhalb der Vierhügelplatte mit Kreuzung im Velum medullare superior, Verlauf um den Hirnstamm nach ventral, zusammen mit N. III → Sinus cavernosus → Fissura orbitalis superior → Augenhöhle → Innervation des M. obliquus superior

Ätiologie nach Läsionsort

- **nukleär und faszikulär:** Aplasie, mesenzephale Blutung oder Infarkt, Trauma, Demyelinisierung, Komplikation nach neurochirurgischen Eingriffen
- **peripher:** am häufigsten traumatisch, weiteres siehe N. oculomotorius

Klinisches Bild

- **Hauptfunktion** des M. obliquus superior ist die Senkung des Auges in Adduktionsstellung nach nasal unten (Abb. 10)
- **Bulbusabweichung** nach oben (bei Primärstellung), schräge Doppelbilder
- **kompensatorische Kopfhaltung** mit Einstellung des paretischen Auges in den oberen temporalen Quadranten (Kopfneigung und -drehung zur gesunden Seite, Kinnsenkung)
- Höherstand des paretischen Auges bei Kopfneigung zur paretischen Seite (Bielschowsky-Phänomen)

Untersuchung, Zusatzdiagnostik, Differenzialdiagnose → N. oculomotorius S. 535

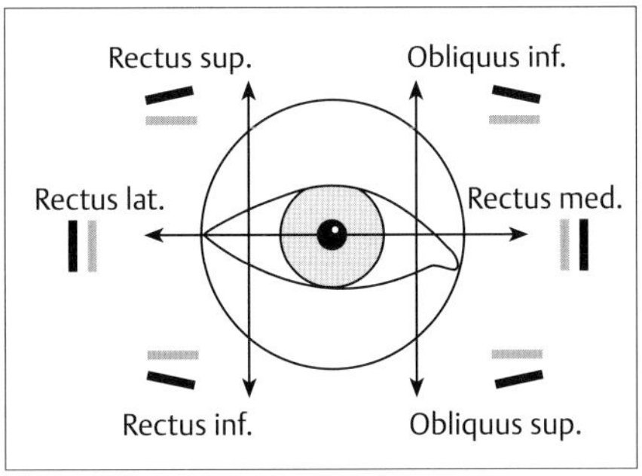

Abb. **10**: Stand der Doppelbilder (schwarzer Balken – Bild des paretischen Auges) bei Lähmung der diversen Augenmuskeln.

N.-abducens-Parese (VI)

Anatomie Motorischer Kern für den ipsilateralen M. rectus lateralis dorsal in der unteren Brücke, Faseraustritt ventral am pontomedullären Übergang, gemeinsamer Übertritt der Hirnnerven III, IV und VI via Sinus cavernosus und Fissura orbitalis superior in die Orbita → M. rectus lateralis

Ätiologie nach Läsionsort

- **nukleär:** Aplasie bei Moebius-Syndrom (→ S. 39; beidseitige Abduzens- und Fazialisparese), Stilling-Türk-Duane-Syndrom (→ S. 39; autosomal vererbte Lähmung der geraden Augenmuskeln mit Bulbusretraktion und Lidspaltenverengung), andere kongenitale Lähmungen, Infarkt (Foville-Syndrom mit kontralateraler Hemiparese), Tumoren (Ponsgliom, zerebelläre Tumoren), Wernicke-Enzephalopathie (→ S. 453)
- **Hirnstammbereich** (faszikulär): Infarkt, Demyelinisierung, Tumor
- **peripher:** häufig ungeklärt; Ischämie bei Diabetes mellitus, Neoplasmen, weiteres siehe N. oculomotorius

Klinisches Bild Bulbusabweichung des paretischen Auges nach nasal, Kopfdrehung zur Seite der Parese (👁), horizontale Doppelbilder (Abb. 10)

Untersuchung, Zusatzdiagnostik, Differenzialdiagnose → N. oculomotorius S. 535

Pupillenstörungen

→ S. 42

Endokrine Ophthalmopathie (endokrine Orbitopathie)

Allgemeines Autoimmunkrankheit der Augenmuskeln und des orbitalen Bindegewebes, meist in Zusammenhang mit Schilddrüsenerkrankungen (vor allem Morbus Basedow); tritt unabhängig von der Schilddrüsenfunktion auf, am häufigsten jedoch bei Hyperthyreose

Klinisches Bild Exophthalmus (👁), Ophthalmoplegie, Lidödem, seltener Lidschlag (Stellwag'sches Zeichen), sichtbarer Skleralstreifen bei Blick geradeaus (Dalrymple'sches Zeichen), Zurückbleiben des Oberlids bei Blicksenkung (Graefe'sches Zeichen)

Stadieneinteilung

I	Oberlidretraktion, Konvergenzschwäche
II	zusätzlich Chemosis, Lidschwellung, Tränenfluss, Photophobie, retrobulbäres Druckgefühl
III	zusätzlich Exophthalmus
IV	zusätzlich Sehverschlechterung und Diplopie infolge Augenmuskelbeteiligung
V	zusätzlich Lagophthalmus mit Keratitis e lagophthalmo
VI	Sehverlust durch Affektion des N. opticus

Zusatzdiagnostik

- **Labor:** Schilddrüsenhormone, -Antikörper
- **Bildgebung:** Ultraschalluntersuchung, MRT der Orbita zur Darstellung von Verdickungen der äußeren Augenmuskeln

Therapie

Behandlung der Schilddrüsenerkrankung; bei schwerem Verlauf Steroidbehandlung, ggf. Radiotherapie (kontrovers diskutiert), orbitale Dekompression

Verlauf

Meist gutartig; unabhängig von der Hyperthyreose kommt es meist zur Rückbildung der Symptome

Idiopathische entzündliche Orbitopathie [3484] (Pseudotumor orbitae)

Allgemeines

Dritthäufigste orbitale Erkrankung (10 %; nach endokriner Orbitopathie, lymphoproliferativen Erkrankungen); Tolosa-Hunt-Syndrom (Orbitaspitzensyndrom) als Sonderform; M=F; mittleres Alter 45 J. (breite Streuung)

Pathologie

- **Pathogenese** unklar, Immungeschehen wahrscheinlich
- **Histologie:** gemischte Infiltrate (Lymphozyten, Plasmazellen, Granulozyten, Makrophagen), Bindegewebevermehrung, Perivaskulitis

Klinisches Bild

Periorbitales Ödem (75 %), Schmerz (70 %; retroorbitaler Druck, ipsilateraler Kopfschmerz, Augenbewegungsschmerz; Diskrepanz von hoher Schmerzintensität und initial mildem Befund), rotes Auge (50 %), Doppelbilder (35 %), Exophthalmus (30 %), Bindehautchemosis (30 %), Visusminderung, selten Erblindung, Ptosis, abnormaler Fundus, Uveitis (selten), exsudative Netzhautablösung, Makulaödem; Sekundärkomplikation: Engwinkelglaukom

Differenzialdiagnose

Endokrine Orbitopathie,Orbitaphlegmone (Blutkulturen, Breitband-Antibiose, CT Orbita/NNH), Vaskulitiden (Morbus Wegener, Polyarteriitis nodosa, Riesenzellarteriitis, Churg-Strauss), Sarkoidose, systemisch-rheumatische Erkrankungen (selten), Neoplasien (z.B. Lymphome), Sinus-cavernosus Fistel, Trauma

Zusatzdiagnostik

- **Labor:** Routinlabor, Leber-, Nierenwerte, CRP, BSG, Eiweißelektrophorese, ACE, TSH, TRAK, TPO, ANA, ANCA, ggf. Anti-Ds-DNA-Antikörper, Rheumafaktor, Borrelien, Lues, HIV)
- **MRT Orbita** () mit KM, koronare Schichten
- **Liquor** bei chronischen, schweren Verläufen
- **Biopsie** bei chronischen Verläufen

Therapie

- **NSAR** bei milder Symptomatik
- **Glukokortikosteroide** (Prednisolon 1-1,5 mg/kg KG), rasche Verbesserung innerhalb 24 Std.; bei Ansprechen langsame Reduktion über 4-6 Wochen (Vorbeugung Frührezidiv!)
- **Strahlentherapie:** bei ungenügender Wirkung der Steroide, Gesamtdosis 15-30 Gy, appliziert in Einzelfraktionen à 2 Gy
- **Immunsuppressiva:** bei ungenügender Wirkung der Steroide oder der Bestrahlung, z. B. Infliximab oder Adalimumab (TNF-a-Inhibitoren), Rituximab, Methotrexat (15-25 mg/Woche), Mycophenilat-Mofetil, Azathioprin, Cyclophosphamid, Ciclosporin
- **chirurgische Resektionen**, insbes. bei sklerosierenden Prozessen

Verlauf

Akut (am häufigsten; Stunden bis Tage), subakut (Tage bis Wochen), chronisch (Monate); Rezidive bei der Hälfte der Patienten

N.-trigeminus-Läsion (V)

Anatomie

- **Trigeminus-Kerngebiete:**
  - *Nucleus tractus mesencephalicus n. trigemini:* pontin bis mesenzephal gelegen, enthält Zellen, deren Fasern zu den Muskelspindeln der Kaumuskulatur und zu Druckrezeptoren ziehen (einzige sensible Fasern, deren Zellen nicht in einem Ganglion, sondern direkt im Gehirn liegen)
  - *Nucleus sensorius principalis n. trigemini:* im Pons gelegen, Fasern für Berührung, Diskrimination
  - *Nucleus spinalis n. trigemini:* Medulla oblongata bis oberes Zervikalmark; Fasern für Schmerz, Temperatur; zwiebelschalenförmige, somatotopische Anordnung im Gesicht (periorale Repräsentation im kranialen Abschnitt, anschließende Hautbezirke weiter kaudal)
  - *Nucleus motorius n. trigemini:* pontin gelegen; große multipolare Nervenzellen für die Kaumuskulatur
- **Ganglion trigeminale (Gasseri):** entspricht den Spinalganglien, enthält pseudounipolare Ganglienzellen, deren periphere Fortsätze zu den Rezeptoren für Berührung, Diskrimination, Druck sowie für Schmerz und Temperatur ziehen
  - *zentrale Fortsätze* enden im Nucleus sensorius principalis n. trigemini (Berührung, Diskrimination) und im Nucleus spinalis n. trigemini (Schmerz, Temperatur)
  - *periphere Fortsätze* bilden die 3 folgenden Nerven:

- **N. ophthalmicus (V1):**
  - *Hautsensibilität* von Stirn, Augenregion und Nasenrücken sowie Konjunktiva und Kornea
  - *Übernahme sekretorischer Fasern* für die Tränendrüsen vom N. intermedius
  - *Abgabe sympathischer Fasern*, die er vom Ganglion ciliare erhält, für die Mm. tarsales (2. Lidheber) und den M. orbitalis (Parese → Enophthalmus beim Horner-Syndrom)
- **N. maxillaris (V2):**
  - *Hautsensibilität* im Bereich Oberkiefer und vordere Schläfe, Oberkieferzähne und der Schleimhäute von Gaumen, seitliche Mundhöhle
- **N. mandibularis (V3):**
  - *Hautsensibilität* im Bereich Unterlippe und Kinn, Unterkieferrand bis vorderer Ohrabschnitt und seitliche Schläfe, sensible Fasern von Zunge, Mundboden, Zähnen des Unterkiefers
  - *Abgabe von Geschmacksfasern* aus dem N. lingualis → Chorda tympani
  - *motorische Fasern* für die Mm. masseter, temporalis, pterygoideus, digastricus, vorderer mylohyoideus, M. tensor veli palatini, M. tensor tympani

Ursächliche Erkrankungen

- **periphere Läsion:** Schädelfrakturen, Meningitis, Tumoren (Trigeminus-Neurinom, *Malignome im Rachenbereich*), Aneurysmata, Prozesse im Sinus cavernosus, Polyneuritis cranialis, Diabetes mellitus, MS, Kollagenosen, Morbus Boeck, Sinusitis, Zahnerkrankung/Zahnlosigkeit, Intoxikationen (Trichloräthylen, Stilbamidin, Allopurinol)
- **Kerngebiete:** vaskuläre Prozesse, Tumor, Enzephalitis, MS, Lues, Amyloidose, Sarkoidose, Syringobulbie, basiläre Impression

Klinisches Bild

- **Sensibilitätsstörungen** entsprechend dem Versorgungsgebiet, evtl. Parästhesien
- **Keratitis neuroparalytica:** trophische Störung bei Trigeminus-Neuropathie = Folge der Läsion V/1 mit Sensibilitätsstörung und trophischer Störung, zentrale Korneaerkrankung evtl. mit Geschwür
  - *DD:* Fazialisparese führt zu Ceratitis e lagophthalmo mit Erkrankung des Korneaunterrandes und evtl. Dauerschmerz
- **Trigeminus-Neuralgie** → S. 605

Untersuchung

Kornealreflex, Sensibilität, Druckdolenz der Nervenaustrittspunkte, Motorik (M. masseter, M. temporalis beidseits, Beobachtung der Symmetrie bei langsamem Kieferöffnen mit Verschiebung zur paretischen Seite bei einseitiger Parese des M. pterygoideus lateralis)

Zusatzdiagnostik

- **Basisdiagnostik** (→ S. 532): Schädel-CT/MRT/Röntgen, Neurosonografie, Liquor
- **neurologische Lokalisationsdiagnostik:** Trigeminus-SEP, EMG, Hirnstammreflexe (Blinkreflex, Masseter-Reflex, Masseter-Inhibitor-Reflex)
- **Ursachenabklärung:** HNO-, zahnärztliche Untersuchung

Therapie

Behandlung der Grunderkrankung

Spasmus hemimasticatorius (hemimastikatorischer Spasmus)

Assoziierte Erkrankungen

Hemiatrophia faciei

Pathophysiologie

Irritation durch Gefäßschlingen, bislang nicht bewiesen

Klinisches Bild

phasische (vor allem M. masseter) und/oder tonische (vor allem M. temporalis) Kontraktionen der Kaumuskulatur, Hemmung durch willkürliche Mundöffnung

Therapie

Carbamazepin, Phenytoin, Botulinum-Toxin

N.-facialis-Parese

Anatomie

- **motorisches Kerngebiet** ventrolateral in der Brückenhaube
- **Verlauf innerhalb des Hirnstammes** um den Abduzenskern (inneres Fazialisknie), vor Austritt aus dem Hirnstamm Hinzutreten des N. intermedius
- **Eintritt in das Felsenbein** (Meatus acusticus internus) gemeinsam mit dem N. vestibulocochlearis
- **intraossärer Verlauf** durch die 3 Segmente des Canalis facialis (Pars labyrinthica, Pars tympanica, Pars mastoidea)
- **Austritt** durch das Foramen stylomastoideum, Aufteilung in die motorischen Endäste mit Versorgung der mimischen Muskulatur, des Platysmas, des M. stylohyoideus und des M. digastricus (Venter posterior)
- **anatomische Besonderheiten**, die Hinweise auf den Läsionsort im peripheren Nervenverlauf geben:

Nerv	Ort des Ab-/Zugangs	Funktion
N. petrosus maior (N. intermedius)	Pars labyrinthica (Ganglion geniculi)	sekretorische Fasern für Tränen- und Nasendrüsen

Nerv	Ort des Ab-/Zugangs	Funktion
N. stapedius (N. facialis)	Pars tympanica	M. stapedius (bei Ausfall Hyperakusis)
Chorda tympani (N. intermedius)	Pars mastoidea	sekretorische Fasern für Gl. sublingualis und Gl. submandibularis, Geschmacksfasern der vorderen 2/3 der Zunge
N. auricularis posterior (motorisch: N. facialis, sensibel: N. intermedius)	unterhalb des Foramen stylomastoideum	M. auricularis posterior, Sensibilität am Gehörgang

Lähmungstypen

- **zentral ():** Stirnrunzeln intakt und Augenschluss komplett, da die supranukleäre Versorgung des Stirnastes bihemisphärisch ist; tritt praktisch nie isoliert auf, gelegentlich kann die Mitbeteiligung des Armes jedoch diskret sein
- **peripher:** Ausfall/Schwäche des Stirnastes, Bell'sches Phänomen s. u., evtl. Hyperakusis, evtl. Geschmacksstörung; nukleäre, im Kerngebiet der Brücke gelegene Läsionen (tumorös, vaskulär, entzündlich) zeigen meist zusätzlich eine Abduzensparese und evtl. eine gekreuzte Hemiparese (Foville-Syndrom, Millard-Gubler-Syndrom)

Periphere Fazialisparese

Allgemeines

- > 80 % der einseitigen Gesichtslähmungen sind „idiopathisch“
- Ziel jeder Diagnostik ist, die verbleibenden 20 % mit anderer Ursache zu identifizieren, da diese eine andere Therapie benötigen
- eine simultan auftretende bilaterale Gesichtslähmung schließt eine idiopathische Genese aus

Ätiologie/ursächliche Erkrankungen

- **idiopathisch** (Bell'sche Lähmung)
- **entzündlich:** Neuroborreliose (), Zoster oticus (), Polyradikulitis (Guillain-Barré-, Miller-Fisher-Syndrom), basale Meningitis (Bakterien, Viren, Pilze), Otitiden (akut, chronisch, Morbus Wegener), Mastoiditis, Parotitis, sonstige (Lues, HIV, Diphtherie, Poliomyelitis, Zytomegalie, Epstein-Barr, Lepra ()), Sarkoidose/Heerfordt-Syndrom (Augensymptome und Parotisschwellung), Multiple Sklerose (Hirnstammherde)
- **traumatisch:** Geburtslähmung (meist bei Zangengeburten), Felsenbeinfrakturen (20 % bei Längsfrakturen, 50 % bei Querfrakturen),
- **neoplastisch:** Akustikusneurinom, Parotistumoren, Cholesteatom, Ponsgliom, Glomus-jugulare-Tumor, Meningeosis leucaemica und carcinomatosa
- **toxisch/medikamentös** (z. B. Ciclosporin A)
- **degenerativ** (ALS, Bulbärparalyse, Muskeldystrophien)
- **kongenital:** Moebius-Syndrom, Osteopetrose (hereditäre Obliteration der Neuroforamina), familiär [2146]
- **iatrogen** (kieferchirurgische und HNO-Eingriffe)
- **sonstige:** diabetische Mononeuropathie (DD idiopathisch/Hirnstammlakune), Melkersson-Rosenthal-Syndrom, Syringobulbie, Porphyrie, Amyloidose

Typische Ätiologien der bilateralen peripheren Fazialisparese

Neuroborreliose (), Guillain-Barré- und Miller-Fisher-Syndrom, Polyradiculitis cranialis, Sarkoidose/Heerfordt-Syndrom, Meningeosis carcinomatosa, Meningeosis leucaemica, Meningoradikulitis, Wegener-Granulomatose, Periarteriitis nodosa, Neurofibromatose Typ II, Melkersson-Rosenthal-Syndrom, Moebius-Syndrom, bilaterale Ponsläsionen

Klinisches Bild

- **Motorik:** Stirnrunzeln unmöglich/vermindert, verstrichene Nasolabialfalte, Mundastschwäche, Platysma paretisch ()
- **Bell'sches Phänomen:** der Versuch des Augenschlusses führt zur Hebung des Bulbus mit Sichtbarwerden der Sklera aufgrund der Lidschlussschwäche und des Lagophthalmus (Mitte)
- **signe des cils:** Wimpern beim Zusammenkneifen der Augen auf der leicht paretischen Seite besser sichtbar
- **assoziiert:** evtl. Geschmacksstörung, Hyperakusis, Tränensekretionsstörung
- **Spät-Symptome:** Synkinesien (,) (pathologische Mitbewegungen), Kontrakturen, Krokodilstränen (beim Essen, durch Fehleinsprossung von Fasern der Speicheldrüsen in die Tränendrüsen), Geschmacksschwitzen (wahrscheinlich Fehlinnervation oder ephaptische Erregungsübertragung zwischen Fasern der Chorda tympani und dem N. auriculotemporalis, einem durch die Parotis ziehenden Ast des N. mandibularis des N. trigeminus)

Idiopathische Fazialisparese (Bell'sche Lähmung)

Epidemiologie

Weitaus häufigste Ursache (> 80 % aller Fazialisparesen); Inzidenz ca. 20–25/100 000 pro Jahr

Disponierende Faktoren
Vorausgegangener grippaler Infekt, Zugluft, Diabetes mellitus, Hypertonie, Schwangerschaft

Klinisches Bild
Immer einseitig; prodromal retroaurikuläre Schmerzen (50 %), Geschmacksstörung in den vorderen 2/3 der Zunge (30-50 %) [1775], Hyperakusis (10 %); 30–50 % entwickeln eine komplette Parese, gelegentlich Angabe sensibler Störungen im Gesicht als Folge einer veränderten Muskelinnervation und in der Regel nicht Zeichen einer Trigeminusbeteiligung

Untersuchung
Mimische Muskulatur, Geschmacks- und Gehörprüfung, Eruptionen an der Ohrmuschel und am äußeren Gehörgang ( ) (N. intermedius, Ganglion geniculi) suchen wegen DD Zoster oticus als Ursache der Fazialisparese; deswegen immer otoskopieren; evtl. Schirmer-Test

Klinische Differenzialdiagnose

Untypisch für eine idiopathische Fazialisparese	Differenzialdiagnose
anhaltende Schmerzen (retro-)aurikulär, Tragusschmerz	Zosterinfektion
Bläschen (evt. nur im Gehörgang)	Zosterinfektion
Zervikalgien	Neuroborreliose
Schwindel	Hirnstammprozess
einseitige Hörstörung/Tinnitus	Kleinhirnbrückenwinkelprozess
Parotisschwellung/-resistenz	Parotistumor
sensibles Defizit	Polyneuritis, Hirnstammprozess

Zusatzdiagnostik

- **Fazialisneurografie** [1401],[2696],[3414] (→ S. 698):
  - *bereits bei Erkrankungsbeginn* immer Untererregbarkeit des N. facialis bei kanalikulärer Magnetstimulation nachweisbar bei gleichzeitig noch normaler elektrischer Reizung am Mastoid
  - *mit Eintreten der Waller'schen Degeneration* nach 3–7 Tagen: bei elektrischer Reizung am Mastoid Reduktion des motorischen Summenpotenzials im Seitenvergleich entsprechend dem Ausmaß der axonalen Schädigung; prognostische Aussage 12 Tage nach Erkrankungsbeginn:
    - Reduktion auf > 10–20 % → günstige Prognose
    - Reduktion auf < 5 % → gelegentlich noch gute Rückbildung, meist jedoch Defektheilung [1113], [2541]
  - *elektrophysiologische Abgrenzung idiopathische Fazialisparese gegen andere Formen:* gegen eine idiopathische Fazialisparese sprechen
    - eine normale ipsilaterale kanalikuläre Erregbarkeit in den ersten 3 Tagen
    - ein pathologischer Befund auf der klinisch gesunden Seite (→ weitere Abklärung mit Liquoruntersuchung)
- **Borrelien-Serologie**, da eine monosymptomatische Neuroborreliose (→ S. 194) weder klinisch noch elektrophysiologisch sicher abgegrenzt werden kann; bei Kindern besonders hoher Anteil Borrelien-induzierter peripherer Fazialisparesen
- **Liquorpunktion** notwendig, wenn der V. a. eine nicht idiopathische Ursache besteht, wenn die Möglichkeit der elektrophysiologischen Differenzierung nicht gegeben ist oder andere anamnestische/klinische Hinweise auf eine symptomatische Fazialisparese bestehen
  - *bei Kindern* sollte immer eine Lumbalpunktion erfolgen, da die elektrophysiologische Differenzierung unzuverlässig ist [1774]

Clinical Pathway (DGN)
IDIOPATHISCHE FAZIALISPARESE (BELL'S PALSY)

Therapie (Leitlinie DGN [1650])

- **Prednison:** Wirksamkeit belegt [4006]
  - *empfohlene Dosierung:* 2 × 25 mg p. o. täglich über 10 Tage [4006], alternativ 1–2 mg/kg KG p. o. für 7 Tage (meist 100 mg/d), dann alle 2 Tage um 25 mg reduzieren
  - *früher Therapiebeginn wichtig*, Behandlungsbeginn in der 2. Woche nur sinnvoll bei sekundärer Verschlechterung
  - *Kontraindikation:* immunsupprimierte Patienten (HIV, Malignome)
  - *Kombinationstherapie* Prednisolon + Dextran + Pentoxifyllin („Stennert-Schema") wird in HNO-Kliniken durchgeführt [3809]; die dafür notwendige 10-tägige stationäre Behandlung ist bei unzureichender Studienqualität (keine Kontrollgruppe) medizinisch und ökonomisch fragwürdig [1755]
- **Aciclovir** bei idiopathischer Fazialisparese nicht wirksam [4006]
- **Prophylaxe von Hornhautulzerationen:** Augensalbe, Silikon-Augenklappe, Uhrglasverband (vor allem nachts), bei schweren Paresen mit elektrophysiologisch ausgeprägter axonaler Schädigung bereits frühzeitig Goldimplantat in das Oberlid, ggf. zusätzlich Zügelplastik bei ausgeprägtem Lagophthalmus

- **Krankengymnastik** der mimischen Muskulatur; wichtige psychologische Bedeutung, bisher kein Wirksamkeitsnachweis nach EBM-Kriterien [4064],[621]
- **bei starken Synkinesien** im Defektstadium evtl. Botulinum-Toxin
- **Elektrotherapie** nicht empfehlenswert (kein Wirkungsnachweis, evtl. sogar Begünstigung der Fehlinnervation mit Entwicklung von Synkinesien)
- **plastische Operationen** selten indiziert, ggf. bei schwerwiegender Defektheilung oder ausbleibender Reinnervation frühestens nach Ablauf von 12 Monaten

Verlauf Beginnende Remission in 4–6 Wochen (85 %), Defektheilungen (10–15 %), Rezidive selten (< 5 %); Prognose der Fazialisparese bei Schwangeren ist ungünstiger [1376]

Nicht idiopathische periphere Fazialisparesen

- **Zoster oticus** (→ S. 204,): Affektion des Ganglion geniculi des N. intermedius, sekundäre Einbeziehung des N. facialis; klinisches Bild wie idiopathische Fazialisparese, jedoch meist wesentlich ausgeprägtere ohrnahe Schmerzen, häufiger Hyperakusis und Geschmacksstörungen; zusätzlich Herpesbläschen, evtl. nur im äußeren Gehörgang (N. intermedius) (→ S. 204)
  - *Therapie:* Aciclovir 5 × 400–800 mg p. o. oder 3 × 5 mg/kg KG i. v. für 7 Tage
    - alternativ Valaciclovir 3 × 1000 mg p. o. über 7 Tage oder Famciclovir 3 × 250 mg/d p. o. über 7 Tage
    - bei immunkompetenten Patienten Kombination des Virustatikums mit Prednison 1-2 mg/kg KG
  - *Prognose:* etwas ungünstiger als bei idiopathischer Fazialisparese
- **Neuroborreliose** (→ S. 194): gelegentlich Beginn mit einseitiger Fazialisparese; oft elektrophysiologischer (Magnetstimulation) Nachweis einer subklinischen Schädigung auf der Gegenseite; 50 % der Patienten entwickeln eine bilaterale Fazialisparese ()
  - *Therapie:* wie Neuroborreliose, evtl. zusätzlich Prednisolon 1–2 mg/kg KG für 1–2 Wochen
  - *Prognose:* günstig, sehr selten Defektheilung
- **Polyradiculitis cranialis, Guillain-Barré-Syndrom** (→ S. 505), **Miller-Fisher-Syndrom** (→ S. 508): selten klinisch einseitig; nahezu immer auch pathologische Fazialisneurografie auf der Gegenseite
  - *Prognose:* günstig
- **traumatische Fazialisparesen:** Felsenbeinquerfrakturen (50 % mit Fazialisparese), Felsenbeinlängsfrakturen (20 % mit Fazialisparese); Frühparesen (direkte Traumafolge), Spätparesen (Hämatom, Ödem)
  - *Prognose:* entscheidend ist der Paresegrad, weniger die Frakturrichtung oder der Zeitpunkt der Parese; klinisch inkomplette Paresen haben gute Spontanprognose
  - *Therapie:* bei kompletten Frühparesen (evtl. mit knöcherner Dislokation) frühzeitige operative Dekompression im Einzelfall sinnvoll, ansonsten konservativ mit Steroiden (z. B. 100–150 mg Prednisolon für 2 Wochen, dann ausschleichen)
    - bei fehlender Reinnervation nach 12 Monaten operative Neurolyse
    - bei Defektheilungen evtl. plastische Operation: Anastomose N. XII → N. VII, Translokation eines Masseterlappens auf die Gesichtsmuskulatur, Muskeltransfer (z. B. Gracilis-Plastik)
- **Fazialisparesen bei tumorösen Prozessen:**
  - *Kleinhirnbrückenwinkel-Tumoren* (→ S. 272):
    - Ursache: meist Akustikusneurinome, seltener Meningeome oder Lipome
    - klinisches Bild: schleichender oder subakuter Beginn; Fazialisparese selten primäres Symptom; vorausgehende Hörstörung und Tinnitus führen jedoch oft noch nicht zur Abklärung; begleitende Symptome: Schwindel, Nystagmus, Gangstörung, evtl. Trigeminusläsion
    - Therapie: operativ oder radiochirurgisch
  - *Parotistumoren:* schleichender Beginn; meist bei malignen oder semimalignen Tumoren progrediente Parese; bei operativer Sanierung kann der Nerv häufig nicht erhalten werden
  - *Meningeosis carcinomatosa/leucaemica* (→ S. 282): ein-oder beidseitige Fazialisparese nicht selten erster Hinweis auf ein Rezidiv
  - *postradiogen* nach radiochirurgischer Therapie von Akustikusneurinomen, DD Tumorrezidiv [4399]
- **weitere Ursachen** [1988]:
  - *Mastoiditis, Otitis media:* evtl. mit Cholesteatom, dann schlechtere Prognose
  - *bakterielle oder tuberkulöse Meningitis* (→ S. 189)
  - *Moebius-Syndrom:* angeborene Kernaplasie mit beidseitiger Fazialis- und Abduzensparese; Varianten: isolierte bilaterale Fazialisparese bzw. motorische Kernaplasien der Hirnnerven III–XII
  - *Sarkoidose* (→ S. 255) mit Heerfordt-Syndrom (Gesichtsschwellung mit Parotitis, Uveitis, oft bilaterale Fazialisparese); Fazialisparese durch granulomatöse Entzündung im proximalsten Nervenabschnitt nach Austritt aus dem Hirnstamm (kanalikuläre Magnetstimulation in der Frühphase normal); Therapie: Steroide
  - *Melkersson-Rosenthal-Syndrom (s. u.)*

Melkersson-Rosenthal-Syndrom

Genetik

Wahrscheinlich dominanter Erbgang

Klinisches Bild

- **Gesichtsschwellung**, v.a. Mundbereich (Cheilitis granulomatosa), Landkartenzunge (Lingua plicata); monosymptomatische Verläufe mit isolierter Lidschwellung sind beschrieben [3307]
- **Fazialisparesen:** rezidivierend, oft beidseitig, bereits im Kindes-/Jugendalter
- CAVE: Phänotyp mit isolierter Gesichtslähmung kommt vor, daher bei rezidivierenden Paresen an DD Melkersson-Rosenthal-Syndrom denken

Therapie

Steroide oder bei mehreren Rezidiven chirurgische Dekompression des N. facialis in seinem intraossären Verlauf (Einzelfallberichte) [1023]

Spasmus hemifacialis (Hemispasmus facialis)

Ätiologie

- **Kompression des N. facialis proximal in unmittelbarer Nähe des Hirnstamms:**
  - *durch Arterie oder Vene:* 90 %
    - A. cerebelli posterior inferior (PICA): 40 %
    - A. cerebelli anterior inferior (AICA): 20 %
  - *durch AV-Malformation, Aneurysma, Arachnoidalzyste oder Tumor (Akustikusneurinom, Lipom, Hirnstammgliom)* 2–5 %
- **Multiple Sklerose** (selten)

Pathophysiologie

Chronische Nervenkompression → ephaptische Erregungsausbreitung im Bereich der Kompression; möglicherweise zusätzliche sekundäre Veränderungen im Kern des N. facialis mit nukleärer Hyperexzitabilität

Disponierende Faktoren

M:F = 1:2, mittleres Lebensalter

Klinisches Bild

Einschießende, tonische und synchrone Verkrampfungen der fazialisversorgten Muskulatur einer Gesichtsseite (🎥); Beginn im M. orbicularis oculi (DD einseitig beginnender Blepharospasmus); im fortgeschrittenen Stadium Platysma immer mitbeteiligt; in der Regel keine Fazialisparese, selten diskretes Signe des cils

Zusatzdiagnostik

- **Fazialisastneurografie:** pathognomonischer Befund mit Nachweis von so genannten indirekten (ephaptischen) Reizantworten bei Reizung des Ramus temporalis bzw. Ramus mandibularis des N. facialis und Ableitung vom M. mentalis bzw. M. orbicularis oculi
- **EMG:** spontane, in mehreren Muskeln synchrone Bursts ableitbar
- **MRT mit/ohne Kontrastmittel** immer indiziert zum Ausschluss einer Raumforderung oder arteriovenösen Malformation

Therapie

- **Botulinum-Toxin:** Therapie der 1. Wahl; risikoarm, guter Therapieerfolg in über 80 % der Fälle; ephaptische Reizantwort im erfolgreich injizierten M. orbicularis oculi meist nicht mehr nachweisbar [1399]; Injektionen sind üblicherweise alle 16–20 Wochen erforderlich
- **vaskuläre Dekompression des N. facialis (Jannetta-Operation):** ausgedehnter operativer Eingriff
  - *Indikation:* Vorliegen einer deutlichen axonalen Schädigung und eines angiografischen (evtl. MR-angiografischen) Nachweises einer Gefäßschlinge
  - *Erfolgsrate:* 70–90 % [276],[4650]
  - *Komplikationen:* irreversible Schädigung des N. vestibulocochlearis, Fazialisparese; Rezidive möglich
- **Carbamazepin:** initial wirksam; einschleichende Dosierung 600–1200 mg/d; in der Regel allmählicher, z. T. rascher Wirkungsverlust

Faziale Myokymie

Ursächliche Erkrankungen

Multiple Sklerose, Hirnstammtumoren, Polyradiculitis cranialis, Cholesteatom

Pathophysiologie

Entstehung durch chronische Schädigung im gesamten Verlauf des Nervs möglich (→ S. 26)

Klinisches Bild

Wogende, wurmartige Bewegungen der fazialen Muskulatur einer Gesichtsseite (🎥), im Schlaf persistierend

Zusatzdiagnostik
- **EMG:** typischer Befund mit repetitiven und gruppierten Entladungen (Doublets, Multiplets) (→ S. 26), im Unterschied zum Spasmus hemifacialis keine EMG-Synchronisation in unterschiedlichen Muskeln

Therapie
Meist nicht erforderlich, evtl. Versuch mit Carbamazepin

N.-vestibulocochlearis-Läsion (VIII)

Anatomie
- **N. cochlearis:** Cortisches Organ → Ganglion spirale → Meatus acusticus internus und Kleinhirnbrückenwinkel → Medulla oblongata → Nuclei cochleares → überwiegend gekreuzte Projektion im Lemniscus lateralis zum Corpus geniculatum laterale, im Nebenschluss auch zum Colliculus inferior → Hörstrahlung im hinteren Schenkel der Capsula interna → Gyri temporales transversi (Area 41 im oberen Temporallappen); wegen der bilateralen weitverzeigten Projektion führen Läsionen der Hörbahn oberhalb der Hörkerne selten zu klinisch relevanten Hörstörungen
- **N. vestibularis:** Bogengangs- und Otolithenapparat → Meatus acusticus internus → Hirnstammeintritt seitlich in die kaudale Brücke → Vestibulariskernkomplex → Umschaltung auf:
  - vestibulospinale Projektionen zu Motoneuronen und Interneuronen im Rückenmark (reflexhafte Gleichgewichtsregulation)
  - vestibulookulomotorische Projektionen auf die Augenmuskelkerne (vestibulookulärer Reflex, VOR) und zum Flocculus (Unterdrückung des VOR)
  - vestibulothalamokortikale Projektionen zum Hinterrand der Körperfühlsphäre im Parietallappen und evtl. zum Temporallappen (Wahrnehmung und Kontrolle der Eigenbewegung)

Ursächliche Erkrankungen
- **Hörminderung:** Virusinfektion (Mumpsvirus, Varicella-Zoster-Virus), vaskuläre Ursachen (A. labyrinthi, A. auditiva), Trauma (Baro-, Schädeltrauma mit Ruptur des ovalen oder runden Fensters, Pyramidenquerfraktur), MS (→ S. 227), Tumoren der Schädelbasis, Akustikusneurinom (beginnend mit Tinnitus; → Seite 169), Ostitis deformans Paget, Glomus-jugulare-Tumor (Tinnitus, pulssynchrones Geräusch), Stoffwechselerkrankungen (Morbus Refsum, Morbus Niemann-Pick [→ S. 438]), Friedreich-Ataxie (→ S. 322), basale Meningitis, Lues (→ S. 197), Cogan-Syndrom (Vaskulitis mit Insulten, Krampfanfällen, Neuropathie, progrediente Gehörstörung); toxisch (Aminoglykoside)
- **Tinnitus:** regelmäßiges, ständig vorhandenes Geräusch (Pfeifen, Rauschen etc.), evtl. idiopathisch im Alter, bei erhöhtem intrakraniellem Druck, Kleinhirnbrückenwinkeltumor, Morbus Menière
- **chronischer Tinnitus:**
  - neuronale Aktivität in verschiedenen Gehirnarealen ist verändert
  - Tinnitus-Entstehung infolge von Hörstörungen ähnlich Schmerzmodell, Gehirn versucht die Hörstörung zu kompensieren und regelt die Aktivität in der zentralen Hörbahn hoch, die übermäßige Aktivität in der zentralen Hörbahn wird dann als Tinnitus wahrgenommen [2294],[59],[1050],[2913]
- **pulssynchrones Geräusch:** AV-Angiom, Sinus-cavernosus-Fistel, Glomus-jugulare-Tumor, ohrnahe arterielle Stenose
- **Gleichgewichtsstörungen:** → S. 46

Untersuchung
- **kochleärer Anteil:**
  - Prüfung auf grobe Hörstörungen (Fingerreiben, Uhrticken)
  - *Weber-Versuch:* binauraler Vergleich der Knochenleitung mit 440-Hz-Stimmgabel; angeschlagene Stimmgabel auf Schädelmitte aufsetzen, deutliche „Lateralisierung" des Tons nach rechts oder links ist pathologisch
    - Mittelohrschädigung: → im kranken Ohr lauter wahrgenommen
    - Innenohrschädigung: → im kranken Ohr leiser wahrgenommen
  - *Rinne-Versuch:* monauraler Vergleich von Luft- und Knochenleitung; Aufsetzen der Stimmgabel auf das Mastoid, bis der Knochenschall abgeklungen ist, danach sofort vor das Ohr halten
    - Normalhörigkeit und Innenohrschädigung: der Ton wird über die (bessere) Luftleitung noch ca. 30 Sekunden gehört („Rinne positiv")
    - Mittelohrschädigung: der Ton wird vor dem Ohr kürzer oder gar nicht mehr gehört („Rinne negativ", Knochenleitung besser als Luftleitung)
- **vestibulärer Anteil:** Blickstabilisierung, Gleichgewichtsregulation und Wahrnehmung der Eigenbewegung werden bei der Routineuntersuchung bei Prüfung der Augenmotilität (Spontannystagmus, Blickrichtungsnystagmus, Provokationsnystagmus durch z.B. 20 s Kopfschütteln, Kopf-Impuls-Test, s. o.), und bei den Koordinationsprüfungen (Romberg-Versuch; Unterberger-Tretversuch, Barany-Zeigeversuch) erfasst

Zusatzdiagnostik
- **Basisdiagnostik** (→ S. 532): Schädel-CT/MRT/Röntgen, Neurosonografie, Liquor
- HNO-Untersuchung, Ton-Audiogramm, akustisch evozierte Hirnstammpotenziale (AEHP)
- **Lagerungsprobe** nach Hallpike (Seitenlagerung des Patienten, Kopf um 45° nach oben gedreht; stellt den posterioren Bogengang senkrecht; zum Nachweis eines benignen paroxysmalen Lagerungsnystagmus (→ S. 48), Kopf-Impuls-Test (→ Kap. Schwindel S. 46)

- **Elektronystagmogramm:** Nachweis von Spontannystagmus, Testung des vestibulookulären Reflexes, kalorische Testung des gleichseitigen Labyrinths, Hinweise auf Hirnstammläsion durch Blickfolge-, Sakkaden- und Blickhaltefunktionsuntersuchungen

Therapie

- **bei akuten kochleovestibulären Störungen** antiphlogistisch-rheologische Infusionen (Schema nach Stennert [Prednisolon, Dextran 40, Pentoxifyllin] [2704][SQ III]): niedriger Evidenzlevel, keine kontrollierten Studien
- **bei chronischem Tinnitus** akustische CR-Neuromodulation (coordinated reset); durch Wechsel zwischen aktiver akustischer Stimulation und gezielten Pausen entsteht eine Desynchronisation der Nervenzellverbände, der Tinnitus wird leiser oder verschwindet [4051],[4050]
- **bei akutem Schwindel** → S. 46
- **sonstige:** abhängig von der Ursache; antibakterielle/virustatische Behandlung bei Infektionen, Operation bei Akustikusneurinom, radiologisch-interventionell bei Gefäßmissbildung oder Fistel

N.-glossopharyngeus-Läsion (IX)

Anatomie

- **Allgemeines:** N. glossopharyngeus, N. intermedius, N. vagus und kranialer Anteil des N. accessorius werden auch als vagales System bezeichnet: gemischte Nerven, die den Nucleus ambiguus (motorisches Kerngebiet) und solitarius gemeinsam haben
- **Austritt** der Nn. IX und X zusammen mit der Vena jugularis und dem N. XI durch das Foramen jugulare
- **motorische und sensible Innervation** der Schlundschnürer im oberen Abschnitt und des Gaumensegels
- zusätzlich Geschmacksfasern vom Zungengrund, sensible Fasern vom Mittelohr und viszeral-afferente Fasern vom Glomus caroticum

Ursächliche Erkrankungen

Schädelbasisfraktur, Sinus-sigmoideus-Thrombose, Tumoren der hinteren Schädelgrube, Aneurysmen der A. vertebralis und basilaris (→ S. 137), Meningitis, kraniale Neuropathien, Bulbärparalyse (→ S. 546), Syringobulbie (→ S. 404), postoperativ (Karotis-Operation, Neck dissection, Tonsillektomie)

Klinisches Bild

Verlust der Geschmacksempfindung (Ageusie) im hinteren Zungendrittel; Fehlen des Würgreflexes; Anästhesie und Analgesie im oberen Anteil des Pharynx, im Tonsillenbereich und am Zungengrund; leichte Dysphagie; Herabhängen des Gaumensegels auf der gelähmten Seite

Untersuchung

Inspektion von Gaumensegel und Rachenhinterwand im entspannten Zustand und bei Innervation, Phonation („A") → evtl. Verschiebung der Rachenhinterwand zur gesunden Seite (Kulissenphänomen), fehlende Hebung des Gaumensegels auf der paretischen Seite; Prüfung der Sensibilität des Gaumens und der Rachenhinterwand

Zusatzdiagnostik

- **Basisdiagnostik** (→ S. 532): Schädel-CT/MRT/Röntgen, Neurosonografie, Liquor

N.-vagus-Läsion (X)

Anatomie

- **Kerne:** Nucleus ambiguus (motorisches Kerngebiet) et solitarius (gemeinsam mit N. IX und kranialem Anteil des N. XI)
- **Austritt** der Nn. IX und X zusammen mit der Vena jugularis und dem N. XI durch das Foramen jugulare
- **motorische Innervation** des Gaumensegels, der Schlundschnürer im mittleren und unteren Abschnitt und der Kehlkopfmuskeln
- **sensible Innervation** der Ohrmuschel und der Hinterwand des äußeren Gehörgangs
- **vegetative Innervation** von Brust- und Baucheingeweiden

Ursächliche Erkrankungen

- **intrakraniell:** Tumoren, Blutung, Thrombose, MS, Lues, ALS, Syringobulbie, Meningitis, Aneurysma, Schädelbasisfraktur bis ins Foramen jugulare (Läsion von N. IX, X, XI = Siebenmann-Syndrom = Foramen-jugulare-Syndrom)
- **peripher:** Neuritiden (Alkohol, Diphtherie, Blei, Arsen), Tumor, Trauma, Aortenaneurysma, Tapia-Syndrom (Läsion von N. IX, X, XII durch extrakranielles Aneurysma der A. carotis), Schilddrüsen-Operation

Klinisches Bild

Sprech- und Schluckstörung, näselnde Sprache durch Gaumensegelparese, heisere Stimme bei Rekurrensparese, Dyspnoe bei beidseitiger Rekurrensparese, Tachykardie und Arrhythmie

Untersuchung

Wie bei N. glossopharyngeus

Zusatzdiagnostik

- **Basisdiagnostik** (→ S. 532): Schädel-CT/MRT/Röntgen, Neurosonografie, Liquor
- **HNO-Abklärung:** Nachweis einer Rekurrensparese; den Schluckakt behindernde Raumforderung
- **Virusserologie** (→ S. 711)

- **internistische Abklärung** bei einseitiger Rekurrensparese (mediastinale/bronchiale Tumoren, Aortenbogen-Aneurysma etc.)
- **Neurovegetative Untersuchung:** Valsalva-Manöver, Kipptischuntersuchung, Herzfrequenzanalyse

Therapie

- **Behandlung der Grundkrankheit**
- **bei Rekurrenslähmung:** Stimmschulung
- **bei beidseitiger Rekurrenslähmung:** oft Tracheotomie
- **Schlucktraining** (Logopädie) (→ S. 55)

Prognose

- **einseitige Rekurrenslähmung:** Normalisierung des Sprechens innerhalb von Wochen
- **beidseitige komplette Vagusläsion** führt rasch zum Tod (Asphyxie durch komplette Larynxparalyse, kardiopulmonale Komplikationen)

N.-accessorius-Parese (XI)

Anatomie

- **Radices spinales:** Motoneurone C2–C5 → Schädeleintritt via Foramen occipitale magnum → Wiederaustritt via Foramen jugulare → M. sternocleidomastoideus und obere Anteile des M. trapezius
- **Radices craniales:** Vereinigung mit dem Vagus (funktionelle Einheit)

Ursächliche Erkrankungen

- **intrakranielle Läsionen:** Polyneuritis cranialis, progressive Bulbärparalyse (→ S. 330)
- **Läsion an der Schädelbasis:** Tumoren, Übergangsanomalien, Frakturen in das Foramen jugulare (Siebenmann-Syndrom: Läsion der Hirnnerven IX bis XI) bzw. der okzipitalen Kondylen, Schädelbasistumoren, Anomalien des kraniozervikalen Übergangs
- **Läsion am Hals:** Lymphknotenbiopsien (oft nach Abgang des Astes zum M. sternocleidomastoideus), Traumen

Klinisches Bild

Schultertiefstand, Schaukelstellung der Skapula, eingeschränkte Kopfdrehung (vor allem im Liegen), Schulterschmerzen und Bewegungseinschränkung (sekundär ggf. Periarthropathia humeroscapularis)

Untersuchung

- **M. trapezius:** Hochziehen beider Schultern gegen Widerstand
- **M. sternocleidomastoideus:** Kopfdrehung gegen Widerstand, Palpation des Muskels der Gegenseite

Zusatzdiagnostik

- **Basisdiagnostik** (→ S. 532): Schädel-CT/MRT/Röntgen, Neurosonografie, Liquor
- **EMG** (→ S. 680): Denervierungszeichen, neurogener Umbau

Therapie

Krankengymnastik; Neurolyse bzw. Rekonstruktion bei iatrogenen Läsionen aussichtsreich innerhalb von 6 Monaten [310][SQ III]

N.-hypoglossus-Parese (XII)

Anatomie

Motoneurone im Nucleus hypoglossus der Medulla oblongata → Hirnstammaustritt zwischen unterer Olive und Pyramide → Schädelaustritt via Canalis hypoglossi → Zungen- und Unterzungenbeinmuskeln

Ursächliche Erkrankungen

- **nukleär:** progressive Bulbärparalyse, Syringobulbie, Poliomyelitis, vaskuläre Störungen
- **peripher:** Schädelbasisfraktur, Aneurysma, Karotis-Operation, Tumor, toxische Substanzen (Blei, Alkohol, Arsen, CO)

Klinisches Bild

- **einseitige nukleäre oder periphere Läsion:** Abweichen der Zunge zur kranken Seite hin (,) (Schub der intakten Muskeln), evtl. leicht dysarthrische Sprechstörung, Atrophien und Faszikulationen; Schlucken weitgehend erhalten
- **einseitige supranukleäre Läsion:** Parese geringer (zusätzliche ipsilaterale kortikale Repräsentation), keine Atrophien oder Faszikulationen
- **beidseitige Läsion:** Sprechen und Schlucken deutlich gestört (sowohl bei peripherer als auch bei nukleärer Läsion)

Untersuchung

Inspektion der Zunge in der Mundhöhle, Beobachtung von Atrophien (Fältelungen) oder Faszikulationen; Zunge gerade herausstrecken, nach links und rechts bewegen lassen

Zusatzdiagnostik

- **Basisdiagnostik** (→ S. 532): Schädel-CT/MRT/Röntgen, Neurosonografie, Liquor
- **EMG:** Denervierungszeichen

Therapie

Bei einseitiger Läsion keine Therapie nötig, bei beidseitiger Läsion ggf. Magensonde

Bulbärparalyse

Ursächliche Läsion(en)

Bilaterale Läsion der motorischen Hirnnervenkerne V, VII, IX, X, XII; als progressive Bulbärparalyse (→ S. 330; bulbäre Verlaufsform der amyotrophen Lateralsklerose)

Symptome

- **Schluckstörungen** (→ S. 55): Neigung zum Verschlucken → Gefahr der Aspiration
- **Dysarthrie** (→ S. 15) („bulbäre Sprache"): schleppend, „schwere Zunge"; Kaustörungen
- Zwangsweinen/Zwangslachen

Untersuchung

Atrophie und evtl. Faszikulieren der Zungenmuskulatur, eingeschränkte oder aufgehobene Beweglichkeit des Gaumensegels, Masseterreflex nicht auslösbar

Differenzialdiagnose

Pseudobulbärparalyse: bilaterale Läsion der kortikobulbären Bahnen, z. B. mikroangiopathisch bedingt, häufig apoplektiform einsetzend, ebenfalls mit Dysphagie, Dysarthrie, Zwangslachen und -weinen, aber ohne Zungenatrophie und Faszikulationen

Schädelbasis-Syndrome

Syndrom	Einseitige Hirnnervenausfälle	Sonstige Ausfälle
Foster Kennedy-Syndrom	II	ipsilaterale Atrophie, kontralaterale Stauungspapille
mediales Keilbeinflügelsyndrom	I	+ Exophthalmus (👁) + Tractus-Hemianopsie
laterales Keilbeinflügelsyndrom	II, III, IV, V1, VI	+ Exophthalmus (👁)
Klivuskantensyndrom	III	+ Tractus-Hemianopsie + ipsi- oder kontralaterale Hemiparese
Fissura-orbitalis-superior-Syndrom	III, IV, V1, VI	
Sinus-cavernosus-Syndrom	III, IV, V1, VI	+ Exophthalmus
Gradenigo-Syndrom (Felsenbeinspitzen-Syndrom)	VI, V1(2,3), VIII, (III, IV; VII)	
Kleinhirnbrückenwinkel-Syndrom	VIII, V1/2, VII, VI	(+ Hemiataxie)
Siebenmann-Syndrom (Foramen-jugulare-Syndrom)	IX, X, XI	
Tapia-Syndrom	IX, X, XII	+ kontralaterale motorische und sensible Hemiparese
Collet-Siccard-Syndrom	IX–XII	
Villaret-Syndrom	IX–XII	+ Horner-Syndrom
Garcin-Syndrom[1]	V–XII*	

[1] von verschiedenen Autoren uneinheitlich angegeben

2.25 Myopathien und neuromuskuläre Erkrankungen

M. Kottlors und F. X. Glocker

Allgemeines

- **Ätiologie** heterogen (hereditär, entzündlich, metabolisch, endokrin, toxisch)
- **gemeinsames klinisches Merkmal:** Muskelschwäche, Muskelatrophie und Muskelhypotonie

Klinisches Bild im typischen Fall

- **Muskelschwäche,** generalisiert, seltener fokal, oft symmetrisch, Facies myopathica
- **Muskelatrophie,** auch (Pseudo-) Hypertrophie
- **Muskeleigenreflexe** können normal, abgeschwächt oder bei hochgradiger Parese auch fehlend sein
- **Muskelschmerzen** (variabel)
- keine sensiblen Defizite
- meist chronischer Verlauf

Graduierung der Paresen

MRC-Skala (→ S. 816)

Differenzialdiagnose

- **Allgemeines:** die Entwicklung in den letzten Jahren zeigt, dass eine Korrelation zwischen Genotyp und Phänotyp oft nicht möglich ist; man geht darüber hinaus davon aus, dass modifizierende Gene den Phänotyp einer Mutation mitbestimmen

- **nach Verteilungstypen** (da die klinischen Kriterien sich vielfach überlappen, werden jeweils nur die typischen Myopathie-Formen angegeben):
  - *Becken- und Schultergürtel:* Becker-Kiener Muskeldystrophie, Duchenne-Muskeldystrophie, Gliedergürteldystrophien, myotone Dystrophie Typ II (PROMM)
  - *distale Muskulatur:* myotone Dystrophie Typ I, Miyoshi-, Welander-, Markesbery-, Nonaka-, Laing-Myopathie, Einschlusskörpermyopathie, myofibrilläre Myopathie
  - *faziale Muskulatur:* fazioskapulohumerale Muskeldystrophie, Myasthenia gravis, myotone Dystrophie, okulopharyngeale Muskeldystrophie, Mitochondriopathien
  - *äußere Augenmuskeln und Ptosis:* Myasthenia gravis, myasthenes Syndrom, Mitochondriopathien, okulopharyngeale Muskeldystrophie
- **nach zeitlichem Verlauf:**
  - *akuter/subakuter Beginn* bei Dermato- und Polymyositis und den meisten medikamentös-toxischen Myopathien
  - *schleichender Beginn* bei hereditärer Myopathie und Einschlusskörpermyositis, -myopathie; motorische Meilensteine erfragen
  - *episodische Paresen:* Myasthenia gravis, Ionen-Kanalerkrankungen einschließlich nicht dystropher Myotonien, primärer Hyperaldosteronismus (Conn-Syndrom; therapierefraktäre Hypertonie)
- **nach klinischen Merkmalen und Laborwerten:**
  - *Schmerzen/Krampi:* bei vielen hereditären Myopathien, nur bei ca. 1/3 der entzündlichen Myopathien
  - *Paresen:* generelle Verteilung der Paresen (proximal/distal/fazial/axial), v.a. wenn innerhalb einer Familie konstant
  - *Kontrakturen; Skelettanomalien*
  - *Perkussionsmyotonie; Dekontraktionsstörung nach Faustschluss; Rippling des Muskels*
  - *Doppelbilder/externe Ophthalmoplegie:* primär bei Myasthenia gravis, Mitochondriopathie, okulopharyngealer Muskeldystrophie, jedoch auch bei weiteren selteneren Erkrankungen
  - *Myoglobinurie:* Hinweis auf eine metabolische Myopathie, v.a. wenn die Muskelbiopsie im Intervall wenig Pathologie zeigt; jedoch auch bei vielen anderen Myopathien
  - *Kreatinkinase (CK:)* kann sich im Verlauf einer muskulären Erkrankung deutlich verändern und gibt nur einen groben Hinweis
    - CK kann auch bei Myopathien normal sein
    - Erhöhungen können auch bedingt sein durch körperliche Betätigung (um das 2-3-fache der Norm), neurogene Schädigungen (bis zum 10-Fachen der Norm [659]), Makro-CK-ämie (meist auch die CK MB erhöht)
  - *Kardiomyopathie (KMP):* CAVE, kann isoliert auftreten oder sich erst im Verlauf manifestieren
- **Differenzialdiagnose nach Elektromyogramm** (→ S. 680):
  - *Allgemeines:* häufig kann das EMG den klinischen Verdacht einer Myopathie stützen (ohne jedoch spezifisch zu sein); hinweisende Befunde:
    - kleine polyphasische Potenziale
    - pathologische Rekrutierung: dichtes Aktivitätsmuster bereits bei mäßiger Willkürinnervation („vorzeitige Interferenz")
    - myopathische Verteilung der Punkteschar bei der quantitativen Interferenzmusteranalyse
  - *pathologische Spontanaktivität* (Fibrillationspotenziale, positive scharfe Wellen) bei: Poly-/Dermatomyositis, Einschlusskörpermyositis, progressiver Muskeldystrophie, myotoner Dystrophie Typ I und II, Critical-illness-Myopathie-Neuropathie, nach therapeutischer Botulinum-Toxin-Injektion
  - *myotone Entladungen im EMG* bei allen Formen der Myotonie, evtl. bei Glykogenose Typ II, periodischen Lähmungen

Basisdiagnostik

- **Allgemeines:**
  - *erste diagnostische Schritte* können vom Hausarzt, bzw. niedergelassenen Neurologen durchgeführt werden
  - *Indikation zur Muskelbiopsie oder zur genetischen Untersuchung* sollte in einem der 26 von der Gesellschaft für Muskelkranke zertifizierten Zentren erfolgen
- **Elektrophysiologie:**
  - *Elektromyografie:* grundsätzlich sollten Muskeln *einer Körperseite* ausgewählt werden, um ggf. die Biopsie auf der Gegenseite durchzuführen; mehrere Muskeln unter-

suchen, proximal und distal; myografierte Muskeln frühestens nach 6 Wochen biopsieren
- *repetitive Stimulation:* Dekrement bei Myasthenia gravis (→ S. 570), Inkrement bei Lambert-Eaton-Sydrom (→ S. 253)
- *Elektroneurografie:* Frage nach begleitender Neuropathie

- **Muskelsonografie:** erhöhte Echogenität, verbreitertes subkutanes Fettgewebe (→ Festlegung des Biopsieortes)
- **EKG und Echokardiografie**
- **Labor:** CK (CAVE: erhöht nach körperlicher Betätigung; fälschlich hoch bei Makro-CK-ämie (= hohe CK-MB ohne kardiale Anamnese), BB, BSG, LDH, SGPT, SGOT, TSH, Na^+, K^+, Kalzium, PO_4^{3-}, Vitamin D (Myopathie durch sekundären Hyperparathyreoidismus), evtl. alkalische Phosphatase
- **Medikamentenanamnese** wegen medikamentös bedingter Muskelschwäche oder CK-Erhöhung
- **Familienanamnese/Untersuchung:** zur Abgrenzung hereditär vs. entzündlich: wenigstens über Hausarzt Vorbefunde/CK von Verwandten, im Zweifelsfalle Verwandte selbst untersuchen; Konsanguinität in der Familie erfragen
- **molekulargenetische Diagnostik:**
  - *primär* bei klinischen Hinweisen für Myotone Dystrophie Typ I und II, okulopharyngeale Muskeldystrophie, fazioskapulohumerale Muskeldystrophie, Duchenne-Muskeldystrophie; bei bekannter Mutation in der Familie
  - *Genchip* mit Erfassung der häufigsten Myopathien in Entwicklung
  - *genetische Beratung durch Facharzt für Humangenetik* zwingend

Zusatzdiagnostik (fakultativ)

- LAER-(lactate-ammonia-exercise ratio-)Test bei metabolischen Myopathien (Glykogenosen, Myoadenylat-Deaminase-Mangel)
  - CAVE: erhöhtes Risiko eines Kompartment-Syndroms bei Anlegen einer Blutdruckmanschette zur Durchführung des Tests (sog. Ischämie-Test) [2414]
- **Ergometer-Test** bei V. a. mitochondriale Myopathie:
  - Abnahme Basiswert Laktat und Pyruvat
  - Ergometerbelastung für 10–15 Minuten
  - Abnahme von Laktat-Spiegel mehrfach während und mehrfach nach der Belastung
  - pathologisch: abnorm hoher oder verfrühter Laktat-Anstieg (fehlender Anstieg = kein Ausschluss!), Laktat/Pyruvat-Quotient, verspätete Normalisierung des Laktats
- **Kernspintomografie:** T1, T2 u. STIR-Sequenz (fettunterdrückende Sequenz) zur Festlegung des Biopsieortes und Erkennung typischer Muster der betroffenen Muskulatur
- **Sonografie:** Erkennung von Atrophie, Hypertrophie, Fetteinlagerung, fibrösem Umbau, Faszikulationen; Festlegung des Biopsieortes
- **Lungenfunktionsprüfung** (restriktive Ventilationsstörung)
- **Muskelbiopsie** (letzter diagnostischer Schritt; → S. 738):
  - Biopsie eines mittelgradig betroffenen Muskels (nach Klinik, Ultraschall, MRT)
  - möglichst Biopsie eines Muskels, dessen morphometrische Daten bekannt sind: M. quadriceps, M. biceps brachii, M. deltoideus, M. gastrocnemius
  - keine vorherige EMG-Untersuchung des zu biopsierenden Muskels
  - Transport des Muskelpräparates bis zu einer Stunde auf einem mit NaCl getränkten Läppchen möglich; Absprache mit Myopathologielabor über Gewebeversand bei längeren Strecken
  - bei nicht passender Klinik oder neuen Aspekten Re-Biopsie
  - bei isolierten Myalgien und unauffälligem neurologischen Status nur in 2 % diagnostische Zuordnung durch eine Muskelbiopsie möglich [1187]
  - bei CK < 1000 U/l und unauffälligem klinischem und elektromyografischem Befund ist die Muskelbiopsie meist unauffällig

Clinical Pathway (DGN)

DIAGNOSTIK VON MYOPATHIEN

Therapie (allgemein)

- **Physiotherapie,** v.a. zur Verhinderung von Kontrakturen
- **Hilfsmittelversorgung**
- **Atmung:**
  - *jährliche Kontrolle* der respiratorischen Parameter
  - *Pneumokokkenimpfung* bei < 50 % der Vitalkapazität
  - *frühe Antibiose* bei respiratorischen Infekten

  - *nächtliche Beatmung* vermindert die 1-Jahres-Mortalität [151]
- **kardiale Vorsorgeuntersuchung** und Therapie
- **Behandlung von Schluckstörungen:** keine randomisierten kontrollierten Studien [1708]
- **medikamentöse Therapie (je nach Erkrankung):** Immunsupression, Kreatinmonohydrat, β_2-Mimetika, Diuretika
- **Bewegungsapparat:**
  - *Osteoporoseprophylaxe* und -therapie
  - *orthopädische Therapie:* Skolioseoperation, Achillesehnenverlängerung; Schienen zur Spitzfußprophylaxe
  - *Fixation der Skapula:* im Einzelfall Verbesserung der Funktion; keine randomisierten kontrollierten Studien, viele unterschiedliche Techniken [2988]
- **Information zu geplanten und laufenden Studien**, v.a. Gentherapie-Studien: www.treat-nmd.de, http://clinicaltrials.gov/ct2/home

Selbsthilfegruppe
Deutsche Gesellschaft für Muskelkranke e. V. (DGM), Im Moos 4, 79112 Freiburg, Tel.: 07665/9447-0, Fax: 07665/9447-20, E-Mail: dgm-fr@t-online.de, Internet: www.dgm.org

2.25.1 Myotone Erkrankungen

Myotone Dystrophie Typ I (Curschmann-Steinert)

Epidemiologie
Prävalenz 1:10 000 (häufigste dystrophische Myopathie bei Erwachsenen), M:F = 1:1, zunehmend häufiger durch Verfügbarkeit der genetischen Diagnostik diagnostiziert [3770]

Genetik
- **Vererbungsmodus** autosomal-dominant mit unvollständiger Penetranz
- **CTG-Expansion** (n 50 ≥4000 Repeats) im Myotonin-Protein-Kinase-Gen (DMPK) auf Chromosom 19q13.3; Schwere der Erkrankung korreliert mit der Länge der CTG-Expansion
- **Antizipation:** zunehmend schwerer Krankheitsverlauf bei nachfolgenden Generationen, Erstgeborene erkrankter Mütter haben ein Risiko für eine kongenitale myotone Dystrophie von 3–9 %, das für weitere Kinder auf 20–37 % steigt [533],[1793],[2122], v.a. bei einer Expansion des Triplets > 1 Kilobase [2523]

Pathophysiologie
- Expandierte CTG-Repeats (bzw. CCTG-Repeats bei der proximalen myotonen Myopathie/Myotonen Dystrophie Typ II) → Akkumulation von prä-mRNAs → Veränderung der Funktion RNA-bindender Proteine, sodass die weitere RNA-Prozessierung beeinflusst wird und die multiple Symptomatik entsteht [1267]

Klinisches Bild
- **Erkrankungsbeginn** kongenitale Form (< 1 Jahr), infantile Form (1–10 Jahre), Form des frühen Erwachsenenalters (11–20 Jahre), Erwachsenenform (21–40 Jahre) [2122]
- **Muskelatrophien:** vor allem M. sternocleidomastoideus, Gesichtsmuskulatur (→ Facies myopathica), Ptose, distale Extremitätenmuskulatur (Hand- und Fußmuskeln)
- **Myotonie:** generalisiert, unterschiedlich stark ausgeprägt, häufig klinisch wenig relevant
- **Störungen seitens der glatten Muskulatur:** Schluckbeschwerden, Gallenblasenentleerungsstörungen, insuffiziente Uteruskontraktionen
- **kardiale Störungen:** Reizleitungsstörungen, selten Kardiomyopathie
- **endokrine Störungen:** testikuläre Atrophie, abnorme Glukosetoleranz, Schilddrüsenerkrankungen
- **Stirnglatze**
- **Veränderungen am Auge:** Katarakt, Netzhautdegenerationen, Hornhautläsionen
- **kognitive Beeinträchtigung** deutlicher mit zunehmender Repeat-Länge [145]
- **sonstige neurologische Störungen:** teils ausgeprägte Tagesmüdigkeit, gelegentlich periphere Neuropathie, Persönlichkeitsstörungen, psychomotorische Verlangsamung

Zusatzdiagnostik
- **Elektromyogramm** (→ S. 680): kleine, polyphasische Potenziale, myotone Entladungen, Fibrillationspotenziale, positive scharfe Wellen
- **Molekulargenetik:** Nachweis der CTG-Expansion (Humangenetik der Universität Würzburg, www.humgen.biozentrum.uni-wuerzburg.de)
- **EKG:** Reizleitungsstörungen
- **Spaltlampenuntersuchung:** Katarakt
- **MRT Schädel:** evtl. Leukenzephalopathie (Ursache nicht geklärt)
- **Labor:** CK, γ-GT, HBA1C, Hormonstatus, evt. Hypogammaglobulinämie [3427]

- **Muskelbiopsie** (nur in Zweifelsfällen und zum Ausschluss anderer Myopathien): Typ-I-Faser-Atrophie, zentralständige Kerne, Ringbinden (zirkulär verlaufende Fasern), fokale Infiltrate

Diagnosestellung
Klinisches Bild, EMG-Befund (myotone und myopathische Zeichen) und Gendiagnostik

Differenzialdiagnose
- **myotone Dystrophie Typ II** (Proximale Myotone Myopathie; PROMM) (→ S. 551) [3353]
- **myotone Dystrophie Typ III:** Beschreibung bisher einer Familie, die sowohl für den DM-I- als auch für den DM-II-Locus negativ ist (Muskelschwäche distal und proximal, myotone Zeichen, frontotemporale Demenz, keine Stirnglatze, Katarakt, Diabetes mellitus, normale kardiale Funktion); Linkage zu Chromosom 15q21–24 [2316]
- Myotonia congenita, distale Myopathien, fazioskapulohumerale Muskeldystrophie

Therapie
- **Paresen/Atrophien:** keine kausale Behandlung bekannt, Physiotherapie; Kreatinmonohydrat ohne Verbesserung der Muskelkraft (GdE Ib [4047][SQ Ib], [4378][SQ Ib])
- **myotone Beschwerden** (selten therapiebedürftig); nur ausnahmsweise unter strenger kardiologischer Kontrolle Behandlung mit Flecainid oder Propafenon vertretbar
- **augenärztliche Kontrolle** jährlich; bei Katarakt operative Therapie
- **Tagesmüdigkeit:** Modafinil für diese Indikation nicht mehr zugelassen und widersprüchliche Studienlage, Ritalin alternativ off label [4226]
- **kardiologische Kontrolle** auch bei asymptomatischen Genträgern halbjährlich [1483]; bei Reizleitungsstörungen (evtl. prophylaktische) Schrittmachertherapie [2314]
- **genetische Beratung**
- **endokrinologische Behandlung:** Diabetes mellitus, Hypothyreose, Hypogonadismus, Hormonsubstitution bei Hypogonadismus [1610]
- **CAVE: Medikamente (Risiko = Reizleitungsstörungen):** Trizyklika, Propranolol, Digoxin, Procainamid, Sedativa

Prognose
Lebenserwartung verkürzt durch kardiale und respiratorische Komplikationen (durchschnittliche Lebenserwartung infantile Form 43 Jahre, frühe Erwachsenenform 48 Jahre, adulte Form 55 Jahre, milde Form 64 Jahre) [2616]

Myotone Dystrophie Typ II (proximale myotone Myopathie, PROMM) [3353]

Allgemeines
Elektrophysiologisch und histopathologisch der myotonen Dystrophie Typ I sehr ähnlich, klinisch aber gut zu unterscheiden; die Myotonie steht klinisch im Hintergrund, häufig ist die elektromyografische Untersuchung mit Nachweis myotoner Entladungen jedoch der Schlüssel zu Diagnosefindung

Genetik
Autosomal-dominant vererbt, Antizipation [3627]; CCTG-Repeat Expansion (n 75–1100 Repeats) auf Chromosom 3q2.1, Zink-Finger-Protein 9 (ZNF9) [2431]

Klinisches Bild
- **Beginn** meist zwischen dem 20. und 50. Lebensjahr; keine feste Reihenfolge der Symptome; keine kongenitale Form
- **muskuläre Symptome:** proximale Schwäche mit Schwerpunkt der Quadrizepsmuskulatur, M. triceps brachii an den oberen Extremitäten oft am deutlichsten betroffen, häufig fluktuierend; keine oder geringe Atrophien, Wadenhypertrophie, Muskelschmerzen, Druckschmerzhaftigkeit der Muskulatur, klinische Zeichen der Myotonie, Krampi, kardiale Störungen (Reizleitungsstörungen, selten Kardiomyopathie), oft chronische Lumbalgien
- **sonstige Manifestationen:** Katarakt, Aktionstremor (oft einseitig, fluktuierend), Hodenatrophie, Hypothyreose, Hörstörungen, Diabetes, Tagesmüdigkeit seltener und geringer als bei der myotonen Dystrophie Typ I
- **PROMM-Varianten:** isolierte Rhabdomyolyse, CK-Erhöhung mit Myalgien ohne neurologische Ausfälle

Zusatzdiagnostik
- **EMG:** myotone Salven (80 %) (), weniger häufig als bei myotoner Dystrophie Typ I oder fehlend [4605]
- **MRT-Kopf:** symmetrische Signalveränderungen im Marklager wie bei Leukenzephalopathie, oft ohne klinisches Korrelat
- **Labor:** CK-Erhöhung (70 %), γ-GT-Erhöhung (60 %), evt Hypogammaglobulinämie
- **Muskelbiopsie:** leichtes myopathisches Gewebesyndrom, vereinzelt neurogene Veränderungen bis hin zu Fasertypengruppierung, selten Ringbinden, Kernhaufen
- **EKG:** Reizleitungsstörungen; Risiko für plötzlichen Herztod gering erhöht [3653]

- **Molekulargenetik:** CCTG-Expansion auf Chromosom 3q (Humangenetik der Universität Würzburg, www.humgen.biozentrum.uni-wuerzburg.de)

Diagnosestellung

- klinisches Bild *und* EMG oder Nachweis passender EMG-Veränderungen bei einem gleichfalls betroffenen Familienmitglied
- Gendiagnostik (→ S. 730)

Differenzialdiagnose

- **andere Myopathien:** myotone Dystrophie Typ I (s. o.); Polymyositis (→ S. 567)
- **häufige Fehldiagnosen bei Vorliegen einer PROMM:** Spondylarthritis, Alkoholismus (wegen γ-GT-Erhöhung), Bandscheibenvorfall (wegen Muskelschmerzen und Lumbalgien), Fibromyalgie

Therapie

- **keine kausal wirksame Therapie bekannt**
- **Kreatinmonohydrat:** keine Verbesserung der Muskelkraft, bei einigen Patienten aber wirksam gegen die Muskelschmerzen (GdE Ib, [3633][SQ Ib])
- **CAVE:** Steroide, Schmerzmedikation oder membranstabilisierende Medikamente verschlechtern häufig die Symptomatik [3352][SQ IV]; depolarisierende Muskelrelaxanzien zur Narkoseeinleitung vermeiden

Prognose

Verlauf benigner als bei myotoner Dystrophie Typ I

2.25.2 Nicht dystrophische Myotonien und episodische Lähmungen

Allgemeines

Die beiden Krankheitsgruppen gehen auf pathologische Veränderungen der muskulären Natrium-, Clorid-, Kalium- und Kalziumkanäle zurück („Kanalerkrankungen"); sie werden durch unterschiedliche, teils bekannte Genmutationen verursacht; mit Ausnahme der hypokaliämischen Lähmungen zeigen sie charakteristischerweise im EMG myotone Entladungen [3351]

Klassifikation

- **Chloridkanal-Erkrankung:** Myotonia congenita Thomsen, Myotonia congenita Becker
- **Natriumkanal-Erkrankungen:**
  - *Paramyotonia congenita*
  - *kaliumsensitive Myotonie*
  - *hyperkaliämische periodische Paralyse*
  - *familiäre hypokaliämische periodische Paralyse*
  - *familiäre normokaliämische periodische Paralyse*
- **Kalziumkanal-Erkrankung:**
  - *familiäre hypokaliämische periodische Paralyse*
- **Kaliumkanal-Erkrankung:**
  - *Andersen-Syndrom*

Chloridkanal-Erkrankungen: Myotonia congenita (Typ Thomsen/Typ Becker)

Klassifikation/ Genetik

- **Typ Thomsen:** autosomal-dominant; Chromosom 7q35 (Prävalenz: 1:400 000)
- **Typ Becker:** autosomal-rezessiv; Chromosom 7q35 (Prävalenz: 1:25 000)

Pathophysiologie

Punktmutationen oder Deletionen im Gen des Chloridkanals (CLCN1), durch welche die Chloridleitfähigkeit der Skelettmuskelfaser vermindert wird und die Erschlaffung und Kontraktion der Muskelfaser gestört ist [2123]

Klinisches Bild

- **Manifestationsalter** beim Typ Thomsen meist bereits in früher Kindheit, beim Typ Becker erst zwischen 10 und 14 (bis 30) Jahren
- **myotone Reaktion** (ausgeprägt, generalisiert) nach Willkürinnervation und bei Beklopfen der Muskulatur, Steife der Muskulatur vor allem nach längerem Sitzen, plötzliches Hinstürzen durch Schreckreaktion wegen Muskelsteife, fluktuierende Symptomatik im Verlauf mit symptomfreien Phasen, Verstärkung der Myotonie durch Hypothyreose und Schwangerschaft
- **Muskulatur:** athletischer Körperbau, kaum Muskelatrophien (im Gegensatz zur myotonen Dystrophie Typ I), Kontrakturen der Wadenmuskulatur, beim Typ Becker auch Paresen der Unterarmmuskulatur im Verlauf und Kontrakturen von Schultern und Ellenbogen

Untersuchung

Perkussionsmyotonie (👁), warm-up (Verschwinden der Myotonie nach mehreren Kontraktionen), Lid-lag

Zusatzdiagnostik

- **EMG:** typische myotone Entladungen (🎥), aber keine Denervierungszeichen; CK meist normal bis 2-fach erhöht; Muskelbiopsie entbehrlich (zeigt meist unspezifische Muskelfaserhypertrophie)

Diagnosestellung Typisches klinisches Bild und EMG-Befund, obligat genetische Testung wenn differenzialdiagnostisch Natriumkanal-Erkrankung in Erwägung gezogen wird (Empfehlung Leitlinie DGN [3634], Prof. Lehmann-Horn, Ulm)

Therapie

- (wenn nötig) Flecainid 2 × 50–100 mg/d; Propafenon 2 × 150–300 mg/d, kardiologische Voruntersuchung und Kontrollen, 2. Wahl Carbamazepin retardiert bis 3 × 200 mg/d (Leitlinie DGN [3634])
- **bei Narkosen** keine depolarisierenden Muskelrelaxanzien
- **in der Schwangerschaft** kein Fenoterol zur Wehenhemmung

Prognose Lebenserwartung normal; auch im Verlauf meist wenig behindert

Natrium-, Kalium- und Kalziumkanal-Erkrankungen

Genetik Autosomal-dominant vererbt

Pathophysiologie

- **Mutationen im Gen des Natriumkanals:** Chromosom 17q23 → unter Kälte, Kaliumgabe und nach Muskelarbeit primäre Übererregbarkeit und nachfolgend Untererregbarkeit (→ Lähmung); die Myotonie entsteht durch einen leicht vermehrten Natriumeinstrom, die Parese bei massivem Natriumeinstrom mit Depolarisation und Unerregbarkeit der Membran (Kontinuum, durch das es auch zu überlappenden Phänotypen kommen kann) [1937]
- **Mutationen im Kaliumkanal:** sowohl Hypo- als auch Hyperkaliämie führen zur Depolarisation der Zellmembran

Klinisches Bild

- **Paramyotonia congenita Eulenburg** (Natriumkanal-Mutationen): Symptomatik ab Geburt, Myotonie bei Kälteexposition, verstärkt durch Muskelarbeit (paradoxe Myotonie, Schwäche bei anhaltender Kälteexposition, u. U. für Stunden), distale Atrophie möglich
- **Kaliumsensitive Myotonien** (Verstärkung der Myotonie durch Gabe von Kalium; Natriumkanal-Mutationen): keine Paresen; klinisch oft schwierig gegen Chloridkanalerkrankungen abzugrenzen, Chloridkanalerkrankungen zeigen aber keine Kaliumempfindlichkeit
  - *Myotonia fluctuans:* myotone Steife der Muskulatur, die während oder nach Muskelarbeit oder durch Zufuhr von K^+ einsetzt; keine oder geringe Kälteempfindlichkeit [3355]
  - *Acetazolamid-sensitive Myotonie:* Sonderform der Myotonia fluctuans mit gutem Ansprechen auf Acetazolamid
  - *Myotonia permanens:* kontinuierliche schwere, meist von Geburt an vorhandene Myotonie
- **dyskaliämische Lähmungen:** Gruppe von hereditären Erkrankungen mit Mutationen im Natrium-, Kalium- und Kalziumkanal, denen pathophysiologisch eine Depolarisation und damit Unter- oder Unerregbarkeit der Membran und damit fluktuierende Paresen gemeinsam ist
  - *Hyperkaliämische periodische Paralyse* mit oder ohne Myotonie oder Paramyotonie (Natriumkanal-Mutationen): oft mit fehlender Kohlenhydrataufnahme oder in der 2. Nachthälfte auftretend
    - typischer Auslöser der Lähmung: Ruhe nach körperlicher Belastung
    - in der Attacke Myotonie, respiratorische Probleme, Hyperkaliämie
    - im Intervall fluktuierende Schwäche
    - nur bei einer bestimmten Mutation Myopathie und permanente Schwäche [1938]
  - *familiäre hypokaliämische periodische Paralyse* (Kalziumkanal-Mutationen/Natriumkanal-Mutationen): fluktuierende Schwäche im Intervall, während der Attacke Hypokaliämie und schwere Lähmungen, selten myotone Entladungen, progressive permanente Schwäche mit Myopathie bei einigen Mutationen
  - *familiäre normokaliämische periodische Paralyse* (Natriumkanal-Mutationen): sehr selten. Klinik wie hypokaliämische periodische Paralyse, jedoch Serumkalium im Intervall und in der Attacke normal [4300]
  - *Andersen-Syndrom (Kalium-Kanal-Mutationen):* Trias von periodischen Lähmungen, ventrikuläre Arrhythmien, Dysmorphiezeichen

Zusatzdiagnostik

- **EMG** (→ S. 680): bei Zimmertemperatur je nach Erkrankung myotone Salven, dichtes Aktivitätsmuster; in der Phase der Muskelsteifheit untersuchen
  - *myotone Salven* bei kaliumsensitiven Myotonien 20 Minuten nach körperlicher Betätigung
  - *während des Anfalls* elektrische Stille als Folge einer Dauerdepolarisation

- *dyskaliämische Paresen*: Nachweis myotoner Entladungen spricht für hyper- und gegen hypokaliämische Form (Leitlinie DGN [3634])
- *bei Abkühlung* passagere Zunahme der myotonen Entladungen, später elektrische Stille [2487] bei der Paramyotonie; zum EMG Extremität kühlen

- **Labor:** CK leicht bis 10-fach erhöht; Kalium iktal und interiktal
- **genetische Diagnostik:**
  - *bei kaliumsensitiven Myotonien* obligat, da Therapieempfehlung von Art der Mutation abhängig
  - *bei dyskaliämischen Lähmungen* molekulargenetische Diagnostik in SCN4A und KCNJ2
  - *bei hyperkaliämischer periodischer Paralyse*
- **Kaliumbelastungstest oder Ergometrie** bei kaliumsensitiven Natriumkanalmyotonien unter intensivmedizinischer Überwachung (z. B. 1 Tablette Kalinor-Brause; nicht bei Myotonia permanens)
- **Ruhe-EKG** zum Ausschluss eines Long QT-Syndroms und ventrikulärer Arrhythmien

Diagnosestellung

Anamnese, klinische Beobachtung, Elektromyografie, Genetik (Prof. Lehmann-Horn, Ulm, http://www.uni-ulm.de/med/medneurophysiology/erkrankungen/formblaetter-fuer-genetik.html)

Therapie/ Prophylaxe

- **Paramyotonia congenita Eulenburg und kalium-sensitive Myotonien**: Propafenon 2 × 150–300 mg, Flecainid 2 × 50–100 mg langfristig oder 2–3 Tage vor Belastung, 2. Wahl Carbamazepin (Leitlinie DGN [3634])
  - *Acetazolamid-sensitive Myotonie:* Acetazolamid (Diamox®) 2–4 × 500 mg/d, Vermeidung einer Hyperkaliämie, Hypothermie, Hypoglykämie
- **hyperkaliämische periodische Paralyse mit oder ohne Myotonie oder Paramyotonia congenita:**
  - *leichte Attacke:* Kohlenhydratzufuhr (2 g/kg KG) und leichte Bewegung
  - *schwerere Attacke:* Inhalation eines β-Mimetikums (Aktivierung der Na^+/K^+-Pumpe) 3 Hübe 1,3 mg Metaprotenerol, nach 15 Minuten wiederholbar, 2 Hübe 0,18 mg Albuterol oder 2 Hübe 0,1 mg Salbutamol; Thiaziddiuretika (25–50 mg) zur Senkung des Kaliumspiegels, Acetazolamid 2 × 500 mg; Kalziumgluconat 0,5–2 g i. v. (Leitlinie DGN [3634])
  - *Prophylaxe:*
    - 1. Wahl: Hydrochlorothiazid 25 mg jeden 2. Tag bis 75 mg täglich unter Kontrolle des Kaliumspiegels i. S. (Kaliumspiegel sollte 3,0 mmol/l nicht unterschreiten, Natriumwert sollte über 135 mmol/l liegen); CAVE: bei Senkung des Kaliumspiegels, z. B. durch kontinuierliche Einnahme eines Thiaziddiuretikums, kann die myotone Symptomatik zunehmen (Leitlinie DGN [3634]); Dichlorphenamid (über interationale Apotheke) [3526]
    - 2. Wahl: Acetazolamid (Diamox®) 2–4 × 250 mg je nach Verträglichkeit; ein permanent niedrig normaler bis leicht erniedrigter K^+-Spiegel im Serum ist das erwünschte Therapieziel, dem nicht mit Kaliumgaben gegengesteuert werden darf; CAVE: Gabe von Kalium i. v. oder oral kontraindiziert
- **hypokaliämische periodische Paralyse:**
  - *prophylaktisch* salzarme Kost; ständige Bewegung; Acetazolamid (Diamox®) so niedrig wie möglich (z. B. 125 mg jeden 2. Tag bis 2 × 250 mg/d) und gleichzeitige Kaliumgabe, Dichlorphenamid (über interationale Apotheke) [3526], Spironolacton (100-200 mg/die) oder Eplerenon (25-50 mg/die) (Leitlinie DGN [3634])
  - *bei Attacken* und evtl. auch im Intervall (Kaliumspiegel häufig kontrollieren) Kalinor Brause® [1938]
- **normokaliämische periodische Paralyse:** Vermeidung von Hyperkaliämien, prophylaktisch Acetazolamid (Diamox®)

2.25.3 Muskeldystrophien

Muskeldystrophie Typ Duchenne

Epidemiologie

Häufigste hereditäre Myopathie, 1:3300 bis 1:4500 männliche Geburten, davon 1/3 Neumutationen

Genetik

- X-chromosomal-rezessiv vererbt (Chromosom Xp21): 60-70 % Deletionen, 5–10 % Duplikationen, 30 % Punktmutationen im Dystrophin-Gen
- 2/3 haben die Mutation von der Mutter geerbt, die Konduktorin ist
- 1/3 Neumutationen, zu 50 % durch ein Keimzellmosaik der Mutter bedingt; diese Mütter haben ein Risiko von etwa 10 %, ein zweites muskeldystrophes Kind zu bekommen [1478]

Pathophysiologie

Dystrophin stellt zusammen mit den Dystrophin-assoziierten Proteinen die Verbindung zwischen dem kontraktilen Element und der extrazellulären Matrix her; bei der Muskeldystrophie Typ Duchenne fehlt es oder ist höchstgradig vermindert, wodurch es zu mechanisch, sekundär entzündlich und metabolisch bedingter Schädigung kommt

Pathologie

- **histologisch:** dystrophes Bild mit Faserkalibervariation, Phagozytose und entzündlicher Mitreaktion mit Fibrose und fettigem Umbau
- **immunhistochemisch:** Nachweis von weniger als 5 % Dystrophin-positiven Fasern (👁) mit verschiedenen Antikörpern und fehlendem Nachweis von Dystrophin im Western Blot

Klinisches Bild

- **Manifestationsalter:** häufig verspätetes Laufalter, Probleme beim Aufstehen und Treppensteigen, deutliche Schwäche im 5. Lebensjahr
- **Verteilung:** proximal- und beckengürtelbetonte Paresen (bei erhaltenen Reflexen), im weiteren Verlauf Schwäche der Schulter- und Oberarmmuskulatur und zuletzt der distalen Muskulatur; Verlust der Gehfähigkeit im 8.–14. Lebensjahr, Gesichtsmuskulatur bis in spätere Krankheitsstadien gut erhalten
  - *Pseudohypertrophie der Waden*, seltener auch M. deltoideus, Zunge
  - *Kardiomyopathie* bei ca. 60 % der über 18-Jährigen
- **respiratorische Einschränkung** durch Atemmuskelschwäche und Skoliose
- **nicht progrediente kognitive Defizite,** vor allem im Kurzzeitgedächtnis [4479]

Untersuchung

Trendelenburg-Hinken, Hyperlordose, Erheben aus der gebückten Haltung mithilfe der Arme durch Abstützen am eigenen Körper (Gowers-Zeichen)

Diagnosestellung

- **Screening:** Serum-CK (Erhöhung mehr als 10-fach)
- **bei sporadischem Auftreten**: bei hoher CK zuerst genetische Untersuchung (zumindest auf Deletionen/Duplikationen); Muskelbiopsie u. Western Blot; Befunde siehe „Pathologie"
- **bei Diagnoseverdacht** vor einer Muskelbiopsie Versuch der Diagnosesicherung männlicher Verwandter: DNA-Untersuchung (Humangenetik der Universität Würzburg, www.humgen.biozentrum.uni-wuerzburg.de); nach histologischer Diagnosestellung einer Dystrophinopathie genetische Bestätigung
- **Identifikation von Konduktorinnen:**
  - *CK-Erhöhung* nur bei 70 % der Konduktorinnen
  - *Muskelschwäche, dilatative Kardiomyopathie oder Wadenhypertrophie* bei ca. 19 % der Konduktorinnen
  - *genetischer Nachweis* s. o.

Therapie

- **supportiv:** Physiotherapie, orthopädische Operationen (Korrektur von Kontrakturen, Wirbelsäulenaufrichtung [654]), nichtinvasive Heimbeatmung
- **Steroide:**
  - *Deflazacort* 0,9 mg/kg KG/d oder Prednison/Prednisolon 0,75 mg/kg KG/d verbessert die Muskelkraft und die Funktion über einen Zeitraum von 3 Monaten und auch 2 Jahren und verzögert den Verlust der Gehfähigkeit (GdE Ia [2806],[2558]); zusätzliche Gabe von Ciclosporin ohne Benefit [2077]
    - Beginn der Behandlung im Alter von 4–6 Jahren und Weiterführung bis zum Verlust der Gehfähigkeit, evtl. länger; Windpockenimpfung, evtl. Tuberkuloseimpfung in Hochrisikopopulationen vor Therapie
    - Nebenwirkungen: Gewichtszunahme, Verhaltensauffälligkeiten, Cushingoid, Katarakt, Wirbelkörperfrakturen, Stimmungsveränderungen
- **Gen-Therapie im Rahmen von Studien;** Ziel ist die Wiederherstellung der Expression des Dystrophins, auch in verkürzter Form; die Durchführung setzt die Kenntnis der entsprechenden Mutation voraus; zurzeit sind mehrere Studien teils schon in der Phase I/IIa:
  - *Adeno-assoziierte virale Vektoren:* Einschleusen eines Mini-Dystrophin-Gens (http://genetherapy.unc.edu/)
  - *Antisense-Oligonukleotide:* Ausschalten von Exonen (exon skipping) (http://clinicaltrials.gov/ct/gui/show/NCT00159250?order=1)
  - *Read-through stop-codon-Strategien:* „Überlesen" eines Stop-Codons (http://clinicaltrials.gov/ct/show/NCT00264888?order=3)

- **regelmäßige kardiologische Kontrolle** bei Diagnosestellung und dann mindestens alle 2 Jahre, ab dem 10. Lebensjahr jährlich oder öfter [577]; präsymptomatische Behandlung einer Kardiomyopathie mit ACE-Hemmer und evtl. Betablocker
- **orthopädische Versorgung**
- **regelmäßige respiratorische Kontrollen:** Lungenfunktion, Peak Cough Flow, Polysomnografie bei klinischem Verdacht auf nächtliche Hypoventilation
- **nichtinvasive Heimbeatmung** bei (nächtlicher) Hypoventilation, Ateminsuffizienz
- **triggerfreie Narkose** wegen Narkosekomplikationen
- genetische Beratung der Familienangehörigen

Prognose
Mehrzahl der Patienten verstirbt in der 3. Lebensdekade (respiratorische Insuffizienz, Kardiomyopathie, Infekte); deutliche Verbesserung der Lebenserwartung und Lebensqualität mit Einführung der nichtinvasiven Heimbeatmung

Patienteninformation
Information zu Therapieempfehlungen für Patienten und Angehörige: http://www.treat-nmd.de/dateien/treatnmd/downloads/Behandlungsstandards_DMD.pdf

Muskeldystrophie Typ Becker-Kiener

Epidemiologie
1:27 000 männliche Geburten

Genetik
X-chromosomal-rezessiv vererbt (Chromosom Xp21), gleicher Genort wie Muskeldystrophie Typ Duchenne (→ S. 554); jedoch führt die Mutation meist zu keiner Leserasterstörung (70 % in-frame Mutationen, 16 % frameshift Mutationen) (80 % verkürztes Protein, 5 % verlängertes Protein und 15 % verringerte Menge des Proteins)

Klinisches Bild
- **Verteilung:** Befall der gleichen Muskeln wie bei MD Typ Duchenne (👁, 👁)
- **Verlauf:** deutlich langsamerer Verlauf als bei MD Typ Duchenne; Erkrankungsbeginn 5.–20. Lebensjahr, jedoch gelegentlich wesentlich früher oder später, langsame Progredienz über Jahrzehnte, Gehunfähigkeit in 3.–4. Lebensdekade, gelegentlich deutlich später
- **Spektrum:** milde Formen (asymptomatische CK-Erhöhung, Myalgien, Myoglobinurie); isolierte Quadrizepsmyopathie oder Kardiomyopathie; im 5.–20. Lebensjahr auftretende Beckengürtelform; Intermediärtyp (Formen, die dem Verlauf des Duchenne-Typs ähneln)

Diagnosestellung
Siehe Muskeldystrophie Typ Duchenne

Überwachung
- **kardiale Kontrollen** bei Diagnosestellung und dann mindestens alle 5 Jahre [577]; bei schwerer kardialer Beteiligung Herztransplantation erwägen
- **Kontrolle der respiratorischen Funktion;** ggf. Heimbeatmung

Therapie
- **Kreatinmonohydrat:** Loading dose 2 × 5 g/d, nach 2 Wochen 2 × 2 g/d; leichter, aber signifikanter Effekt auf Kraft und Aktivitäten des täglichen Lebens [4377][SQ Ib]
- **Albuterol:** 2 × 4 mg/d konnte in einer Pilotstudie die Muskelkraft, aber nicht die Funktion verbessern (GdE IIb[1232][SQ IIb])
- **genetische Beratung der Familienangehörigen,** v.a. Beratung von asymptomatischen männlichen Verwandten und Heterozygoten (wegen Narkosekomplikationen und Herzbeteiligung)
- **gentherapeutische Studien:** siehe Duchenne-Muskeldystrophie (http://clinicaltrials.gov/ct2/show/NCT00592553?term=becker&rank=1)

Prognose
Lebenserwartung herabgesetzt durch kardiale Mitbeteiligung und respiratorische Komplikationen, Tod durchschnittlich im 5.–6. Lebensjahrzehnt; bei Beginn der Symptomatik nach dem 30. Lebensjahr Gehfähigkeit bis in das 6. und 7. Jahrzehnt

Fazioskapulohumerale Muskeldystrophie

Epidemiologie
Prävalenz bis 1:20 000; dritthäufigste Myopathie im Erwachsenenalter

Genetik
- Deletion von Repeats auf Chromosom 4q35, autosomal-dominant, ca. 10 % Neumutationen; 70–95 % Penetranz bis 30. Lebensjahr, selten später
- pathogen sind nur Deletionen, die mit gewissen Telomervarianten verbunden sind: Haplotypenanalyse hinsichtlich Haplotyp A oder B nur bei grenzwertiger Kontraktion der Repeats < 36 Kilobasen und zusätzlich nicht passender Familienstruktur oder zusätzlich nicht passendem Phänotyp oder zusätzlich junge Patienten im reproduktiven Alter [2351]

Pathologie

Ein Multiprotein-Suppressor-Komplex bindet an den mutierten D4Z4 Locus, was zur Überexpression benachbarter Gene führt [1288]; histologisch Faseratrophie ohne Fasertypenprädominanz, Faserhypertrophie, häufig entzündliche Infiltrate perivaskulär oder endomysial

Klinisches Bild

- **Verlauf:** Beginn meist im 2.–3. Jahrzehnt; kindliche Manifestationsformen in 4 % mit deutlicher Progression [2103])
- **Verteilung:** Beginn im Gesicht (u. U. Bell'sches Phänomen, Pfeifen behindert, M. masseter, M. temporalis und extraokuläre Muskulatur ausgespart) oder im Schultergürtelbereich mit Scapula alata; M. deltoideus oft ausgespart bzw. hypertroph; häufig Asymmetrie der Atrophien, klinische Variabilität, seltene Formen [4585]:
  - *monomelische Symptomatik* [4192]
  - *Beckengürtelschwäche* als Initialsymptom [3063]
  - *axiale Myopathie* als monosymptomatische Form (bent spine syndrome) [2173]
  - *Aussparung des Gesichts* („skapuloperonealer Typ") [1162]
- **nicht muskuläre Defizite:** Schmerzen und Fatigue häufig [206], Innenohrschwerhörigkeit in < 10 %, Retinadegeneration

Diagnosestellung

Klinisches Bild, autosomal-dominanter Erbgang und Genanalyse (Deletion auf Chromosom 4q35; Einschränkungen siehe unter „Genetik")

Zusatzdiagnostik

- **bei negativer Genanalyse:** Muskelbiopsie
- **kardiale Überwachung:** bei ca. 10 % Arrhythmien und selten Kardiomyopathie [2259] ohne Abhängigkeit von Deletionsgröße und Muskelschwäche [4148]
- **EMG:** myopathisch; nicht selten auch chronisch neurogene Veränderungen, jedoch keine Faszikulationen

Therapie

- **β2-Agonist Albuterol:** leichter positiver Effekt auf Muskelmasse und Faustschluss in einer Studie [2079]$^{SQ\,II}$; kein Effekt auf Schmerzen und Fatigue [4225]$^{SQ\,Ib}$
- **Kreatinmonohydrat:** loading dose 2 × 5 g/d, nach 2 Wochen 2 × 2 g/d; leichter, aber signifikanter Effekt auf Kraft und Aktivitäten des täglichen Lebens [4377]$^{SQ\,Ib}$
- Prednison: kein Effekt [4056]$^{SQ\,III}$

Verlauf

Variabel; gelegentlich Antizipation; jedoch auch möglich, dass Folgegeneration geringer betroffen ist; teilweise kaum Beschwerden bis zur 5.–6. Lebensdekade, gelegentlich rasche Progredienz mit deutlicher Behinderung bereits in der 2.–3. Lebensdekade oder Tod im Jugendalter [3016]

Gliedergürteldystrophien

Allgemeines

Die Gruppe der Gliedergürteldystrophien (limb-girdle muscular dystrophies, LGMD) umfasst progressive Erkrankungen der quergestreiften Muskulatur, die einem autosomal-rezessiven oder autosomal-dominantem Erbgang folgen und meist im Beckengürtelbereich beginnen. Die Klassifikation orientiert sich am Erbgang: autosomal-rezessiv (LGMD 2A-N; LGMD 2C-F werden auch als Sarkoglykanopathien bezeichnet) und autosomal-dominant (LGMD 1A-G) [579]. Klassifikation von manchen Autoren bei LGMD 2D und 2E sowie LGMD 2L und M unterschiedlich. Nicht dieser Gruppe werden die X-chromosomalen Dystrophinopathien und die fazioskapulohumerale Muskeldystrophie zugeordnet. Die genaue Zuordnung ist teils genetisch möglich, teils immunzytochemisch

Übersicht

Typ	Klinisches Bild	Genetik/Genprodukt
autosomal-dominante Gliedergürteldystrophien (ca. 10 % der LGMD [578]*)* (wichtigste Differenzialdiagnose: fazioskapulohumerale Muskeldystrophie)		
LGMD 1A	selten, Erkrankungsbeginn 18–35 Jahre, jedoch variabel; Beginn im Beckengürtel oder distal, Schwäche der Gesichtsmuskulatur möglich; Dysarthrie, langsame Progression; histologisch rimmed vacuoles und/oder myofibrilläre Myopathie [3716]; allelisch zu spheroid body myopathy	Chr. 5q31], Genprodukt Myotilin
LGMD 1B	relativ häufig, weltweit verbreitet; Erkrankungsbeginn 4–38 Jahre; Beginn im Beckengürtel oder distal, Schwäche der Gesichtsmuskulatur möglich; langsame Progression; häufig kardiale Beteiligung; Phänotypen mit dem singulären oder kombinierten Bild der Emery-Dreifuss Muskeldystrophie (EDMD2), der LGMD, der Lipodystrophie, der isolierten oder mit einer Quadrizepsmyopathie kombinierten Kardiomyopathie mit Reizleitungsstörung oder autosomal rezessiven CMT2A (→ S. 496) [4224]; allelisch zu mandibulärer Dysplasie mit Lipodystrophie und Hutchinson-Gilford Progerie Syndrom	Chr. 1q21.2, Genprodukt Lamin A/C, (selten auch autosomal-rezessiv), immunhistochemisch meist normale Expression von Lamin A/C

Typ	Klinisches Bild	Genetik/Genprodukt
LGMD 1C	selten, aber weltweit verbreitet; Erkrankungsbeginn oft im Kindesalter; proximale Muskelschwäche und Muskelkrämpfe, teils distal; Progression sehr unterschiedlich; kardiale Symptomatik häufig; Phänotypen mit isolierter Hyper-CK-ämie, Muskelschmerzen ohne Muskelschwäche oder Rippling muscle disease [3844]; allelisch zu familiärer hypertropher Kardiomyopathie (CMH 1)	Chr. 3p25.3 (selten auch autosomal-rezessiv) (Genort allelisch mit familiärer Rippling muscle disease [377]); Genprodukt Caveolin-3 im Western Blot vermindert
LGMD 1D	Einzelfallbeschreibung, Herzbeteiligung	Linkage-Analyse, Chr. 6q23 (OMIM 602067)
LGMD 1 E	selten; proximale Muskelschwäche; kardiale Arrythmien	Linkage-Analyse, Chr. 7q (OMIM 603511)
LGMD 1 F	Einzelbeschreibung; Atrophien, Kontrakturen, Wadenhypertrophie	Linkage-Analyse, Chr. 7q32.1–32.2 (OMIM 608423)
LGMD 1G	proximale Schwäche; eine brasilianische Familie beschrieben	Linkage-Analyse, Chr. 4q21 (OMIM 609115)
LGMD 1H	selten; Erkrankungsbeginn 39-50 J.; variable proximale Schwäche	Linkage-Analyse, Chr. 3p251-p23 (OMIM 613530)
Autosomal-rezessive Gliedergürteldystrophien (ca. 90 % der LGMD)		
LGMD 2A	häufig; Erkrankungsbeginn meist um 10. Jahr (2–40 J.); Beginn im Beckengürtelbereich, jedoch skapulohumerale Schwäche als Erstsymptomatik, faziale Muskulatur ausgespart, keine kardiale Symptomatik, Muskelschmerzen möglich; Phänotyp auch mit isolierter Hyper-CK-ämie	vielfältige Mutationen auf Chr. 15q15.1, 70 % private Mutationen; meist Calpain-3-Verminderung im Western Blot; CAVE: Calpain teils sekundär vermindert bei Dystrophinopathie, LGMD 1C, LGMD 2 B, 2I und 2J [1139]
LGMD 2B	häufig; Erkrankungsbeginn 20. Lebensjahr (bis selten hohes Alter) [2102]; Erstmanifestation im Beckengürtelbereich; frühe Beteiligung der Wadenmuskulatur; frühe Kontrakturen, sehr hohe CK; keine kardiale Symptomatik; allelisch mit distaler Myopathie mit Atrophie der Wadenmuskulatur (Miyoshi Myopathie); interfamiliäre Variabilität. Proximodistaler Typ (35 %), Hyper-CK-ämie, schmerzhafte distale Schwellung der unteren distalen Extremität (ein- und beidseitig) [2892]	viele Mutationen auf Chr. 2p13.2; immunzytochemisch (oder im Western Blot) Fehlen oder Verminderung von Dysferlin mit Unsicherheiten wegen sekundärer Verminderung bei anderen Myopathien
LGMD 2C	relativ selten; Erkrankungsbeginn 3.–12. Jahr, variable Progression, Duchenne-ähnliche Verläufe kommen vor; Beginn im Beckengürtel, faziale Muskulatur später mitbetroffen, Zungen- und Wadenhypertrophie; CK 5–100-fach erhöht	Chr. 13q12; immunzytochemisch Fehlen von γ-Sarkoglykan
LGMD 2D	relativ selten; breites Spektrum von Duchenne-ähnlichen Verläufen bis asymptomatisch, evtl. nur Belastungsintoleranz; Beckengürtelmuskulatur primär betroffen, faziale Muskulatur ausgespart	Chr. 17q21.33; immunzytochemisch Verminderung oder Fehlen von α-Sarkoglykan (CAVE: sekundär)
LGMD 2E	relativ selten; breites Spektrum von Duchenne-ähnlichen Verläufen bis asymptomatisch, evtl. nur Belastungsintoleranz; Beckengürtelmuskulatur primär betroffen	Chr. 4q12; immunzytochemisch starke Verminderung von β-Sarkoglykan mit Fehlen von α-, γ- und δ-Sarkoglykan
LGMD 2F	relativ selten; schwerer und früh beginnender Verlauf	Chr. 5q33.3; δ-Sarkoglykan fehlt mit sekundärer Verminderung von α-, β-, γ Sarkoglykan immunzytochemisch
LGMD 2G	Einzelbeschreibungen (brasilianischer Herkunft); Manifestationsalter 9.–15. Jahr, Schwäche der Fußdorsalextensoren häufig frühes Symptom	Chr. 17q11 [2778]; Genprodukt Telethonin
LGMD 2H	nur bei Hutterern in Nordamerika; Manifestationsalter 8.–27. Jahr; zuerst Beckengürtel, später Schultergürtel und auch faziale Muskulatur betroffen; allelisch mit sarcotubulärer Myopathie	Chr. 9q33.1, Genprodukt TRIM32
LGMD 2 I	sehr häufig; proximale Schwäche. Wadenhypertrophie, häufig Herzbeteiligung, frühe respiratorische Einschränkung; Initialsymptomatik häufig Muskelschmerzen und Myoglobinurie; allelische schwere Verlaufsform stellt die kongenitale Muskeldystrophie 1C (MDC 1C) dar; blande Verlaufsform mit CK-Erhöhung und Myalgien möglich.	Chr. 19q13.32; Genprodukt Fukutin related protein; meist homo- oder heterozygote Mutation C826A; im Western Blot teils Reduktion von α2-Laminin; immunzytochemisch Verminderung von α-Dystroglykan; Diagnose durch Sequenzierung.
LGMD 2 J	selten; Titinopathie als Gliedergürteldystrophie; häufigste Form der Titinopathie ist die distale Muskeldystrophie mit Fußheberschwäche vom finnischen Typ [1541]; allelisch mit dilatativer Kardiomyopathie 1G	Chr. 2q31.2; Genprodukt Titin
LGMD 2K	Beginn in der 1. Lebensdekade mit proximaler Schwäche und mentaler Retardierung; allelisch zu Walker-Warburg-Syndrom [257],[752]	Chr. 9q34.1; Mutationen im Protein O-Mannosyltransferase 1 Gen (POMT1); α-Dystroglykan vermindert

Typ	Klinisches Bild	Genetik/Genprodukt
LGMD 2L	Beginn 11–50 Jahre, Schwerpunkt der Schwäche im M. quadriceps [1882]; selten distale Schwäche der unteren Extremitäten	Chr. 11p14.3; Genprodukt Anoctamin 5; (OMIM 611307)
LGMD 2M	allelisch mit Fukuyama-Muskeldystrophie [1410]	Chr. 9q31; Genprodukt Fukutin; α-Dystroglykan fast fehlend (OMIM 611588)
LGMD 2N	milde Form des Gliedergürteltyps [390], allelisch zu Walker-Warburg-Syndrom	Chr. 14q24.3; Mutationen im POMT2-Gen); α-Dystroglykan vermindert
LGMD 2O	milde Form des Gliedergürteltyps, allelisch zu Walker-Warburg-Syndrom	Chr. 1p34.1; Mutationen im POMGnT1-Gen
LGMD 2P	frühkindliche Manifestation	Chr. 3p21; Genprodukt Dystroglycan

AD = autosomal-dominant, AR = autosomal-rezessiv, Chr. = Chromosom

- **klinisches Erscheinungsbild einer Gliedergürteldystrophie, aber nicht in der o.g. Klassifikation:**
  - *Valosin-containing-protein-(VCP-)Myopathie* (Synonym: Inclusion Body Myopathy with Paget Disease of the Bone and Frontotemporal Dementia: IBMPFD) (Chr. 9p13.3-p12): autosomal-dominant; proximale Schwäche; Beginn 3.–4. Lebensdekade; Morbus Paget und demenzielle Entwicklung variabel; alkalische Phosphatase bei Morbus Paget erhöht; in der Muskelbiopsie Einschlusskörper
  - *Muskeldystrophie mit Mutation im Laminin-α2-Gen (Merosin):* klinisch kongenitale Muskeldystrophie, aber auch in Form einer LGMD
  - *Muskeldystrophie mit Mutationen im Kollagen VI-Gen:* klinisch eine LGMD (Bethlem-Myopathie)
  - *X-chromosomale vererbte Myopathie und Kardiomyopathie (Danon's disease):* Mutationen im LAMP-2-Gen; bioptisch Vakuolen mit Zelldebris

Diagnosestellung Muskelbiopsie, Zuordnung immunzytochemisch bzw. primär genetisch (LGMD 1B; LGMD 2I)

Therapie
- **symptomatisch;** ggf. Überwachung des kardialen Befundes
- **Gentherapie:** Phase I/IIa für die LGMD2C mit Adeno-assoziiertem viralem Vektor (http://www.genethon.fr)

Myofibrilläre Myopathien

Allgemeines Klinisch heterogene Gruppe von Erkrankungen, die morphologisch charakterisiert ist durch den Nachweis von kongophilen amorphen, granulären und hyalinen Strukturen, bestehend aus Intermediärfilamenten: rimmed vacuoles, filamentäre Einschlüsse in der Biopsie; immunhistochemisch findet sich eine ektopische Ansammlung multipler Proteine (Desmin, αB Cristallin, Myotilin, Dystrophin, β-Amyloid Precursor Protein, Neural Cell Adhesion Protein, Plectin, Filamin C) (Syn.: Surplus-Myopathie) [3717]; weitere Myofibrilläre Myopathien: BCL2-associated athanogene 3 (BAG3; MFM6)

Übersicht

Erkrankung	Klinik	Genlocus/Erbgang/Protein
Desminopathie (MFM1)	Beginn 2.–3. Lebensdekade; meist distale Schwäche; Kardiomyopathie und maligne Arrythmien häufig und frühzeitig; allelisch mit Kaeser Scapuloperonealer Myopathie	Chr. 2q35/AD und AR/ Desmin
Myotilinopathie (MFM3)	siehe Gliedergürteldystrophien	Chr. 5q31/AD/Myotilin
ZASPopathie (MFM4)	Beginn 4.–7. Lebensdekade; proximale oder distale Schwäche; allelisch mit distaler Myopathie Markesbery	Chr. 10q23.2/AD/Z-line alternatively spliced PDZ motif-containing protein
αB-Cristallinopathie (MFM2)	proximale, gelegentlich distale Schwäche; Arrhythmien	Chr. 11q22.3-q23.1/AD/αB Cristallin
Filamin-C-Myopathie (MFM5)	Beginn 4.–6. Lebensdekade	Chr. 7q32.1/AD/Filamin C

AD = autosomal-dominant, AR = autosomal-rezessiv, Chr. = Chromosom, MFM = Myofibrilläre Myopathie

Diagnosestellung Charakteristischer Biopsiebefund und genetischer Mutationsnachweis (Humangenetik der Universität Würzburg, http://www.humgen.biozentrum.uni-wuerzburg.de/)

Distale Myopathien

Allgemeines Heterogene Gruppe von Muskelerkrankungen mit primärer oder vorwiegender Manifestation an den distalen Extremitäten; auch Gendefekte, die klinisch meist zu einer proximalen Myopathie führen, können eine distale Myopathie bedingen

Übersicht

Typ	Klinisches Bild	Genetik/Genprodukt
myofibrilläre Myopathien	häufig als distale Myopathie; Variabilität zwischen proximal und distal innerhalb einer Familie möglich	siehe myofibrilläre Myopathien
distale Myopathie Typ Welander	Beginn mit >40 Jahren in den Unterarmen und Händen, später Fußheber; selten Übergreifen auf proximale Muskelgruppen [468], vorwiegend schwedische Bevölkerung	Chr. 2p13, AD
distale Myopathie finnischer Typ, tibial muscular dystrophy (TMD) (Udd Myopathie)	Beginn in der 4.–6. Dekade in den Extensoren der Unterschenkel; im Verlauf können auch proximale Muskelgruppen betroffen sein; allelisch zu LGMD 2J	Chr. 2q31, AD; Genprodukt Titin [1541]; Chr. 2q31
distale Myopathie Markesbery	Fußheber und Fingerstrecker betroffen; allelisch mit myofibrillärer Myopathie mit Mutationen im ZASP-Gen	Chr. 10q22.2, AD; Z-line alternatively spliced PDZ-motif containing protein
hereditäre Einschlusskörpermyopathie (HIBM2) (Distale Myopathie Nonaka)	Beginn in der 2.–3. Dekade im Bereich der Fuß- und Zehenheber [2919]; Muskelschwäche deutlich progredient unter Aussparung des M. quadriceps femoris, aber Verlust der Gehfähigkeit; histologisch meist rimmed vacuoles	Chr. 9p12-p11, AR; Mutationen im Gen der UDP-N-acetylglucosamine2-epimerase/N-acetylmannosamine Kinase (GNE Gen) [2911]
distale Myopathie Miyoshi	Beginn meist in der 2., aber auch in der 3. Dekade in der Wadenmuskulatur; belastungsabhängige Myalgien in der Wadenmuskulatur kommen vor; auch als Dysferlinopathie mit vorwiegender Schwäche der Fußheber vorkommend [1820]; CK ↑↑↑ (10–100-fach)	Chr. 2p13 [290] und Chr. 10 [2422], AR; Immunzytochemie: bei einem Teil der Patienten Fehlen von Dysferlin; Nachweis im Western Blot; sekundäre Verminderung von Calpain 3
distale Myopathie Laing (MPD1)	Beginn in der Kindheit oder dem frühen Erwachsenenalter mit Schwäche der Fuß- und Zehenextensoren und Scapula alata	Chr. 14q12, AD [2267] und sporadisch; Mutationen im myosin heavy chain 7-Gen

AD = autosomal-dominant, AR = autosomal-rezessiv, Chr. = Chromosom

Differenzialdiagnose

Weitere Myopathien mit auch distaler Manifestation:

- **LGMD 2G** (siehe Gliedergürtelmyopathien)
- **MPD2:** distale Myopathie mit Stimmbandschwäche und pharyngealer Schwäche, Genprodukt Matrin3; Chr. 5q31, AD
- **distale Myopathie mit Morbus Paget** mit Link zu Chr. 9 [4355]
- **Mutationen im Nebulin-Gen** auf Chr. 2q21.2-q22, AR [4373]
- Distale Myopathie Miyoshi-like, Anoctamin-Gen, Ck 3× bis 100× erhöht, Chr. 11p14.3
- weitere seltene Formen: http://neuromuscular.wustl.edu/musdist/distal.html

Zusatzdiagnostik

Serum-CK, Muskelbiopsie

Differenzialdiagnose

- FSHD, LGMD, Myositis, myotone Dystrophie, Emery-Dreifuss-MD, Glykogenosen, erworbene und hereditäre Neuropathien

Hereditäre Einschlusskörpermyopathie (hereditäry inclusion body myopathy, HIBM)

Allgemeines

Abgrenzung zur sporadischen Einschlusskörpermyopathie durch fehlende/geringe entzündliche Infiltration und negative Familienanamnese

Klassifikation und Klinik

- **IBM2: autosomal-rezessive Form (quadriceps sparing myopathy)**: mit Mutationen im GNE-Gen auf Chr 9p12-p11; [1059]; allelisch zu distaler Myopathie Nonaka; Beginn in der peronealen Muskulatur und später Einbeziehung der Kniebeuger und Handextensoren; Aussparung der Kniestrecker; nicht betroffen: äußere Augenmuskeln
- **IBM3: autosomal-dominante Form auf Chr. 17p13.1:** nicht progressive infantile und progressive adulte Formen; Muskelschwäche, Ptosis und Kontrakturen; Mutationen im Gen in der schweren Kette des Myosins (MyHC IIa) [2599]

- **VCP-Mutationen:** siehe Gliedergürteldystrophien

Zusatzdiagnostik

- **Muskelbiopsie:** Nachweis von „rimmed vacuoles" in Muskelfasern mit elektronenmikroskopisch filamentären Einschlüssen in Vakuolen und Muskelkernen (Größe 16–18 nm) ohne entzündliche Infiltrate (jedoch selten auch GNE-Mutationen mit entzündlichen Infiltraten [2689] und auch als nekrotisierende Myopathie beschrieben [2803])

Muskeldystrophien mit Frühkontrakturen und Kardiomyopathie (Emery-Dreifuss)

Allgemeines

Heterogene Muskelerkrankung mit Frühkontrakturen, humeroperoneal betonter Muskelschwäche und einer Kardiomyopathie, die sich meist als Reizleitungsstörung manifestiert [4416]; Kontrakturen zeitlich häufig vor Muskelschwäche; Prävalenz 1:100 000

Genetik

- **EMD1:** X-chromosomal-rezessiv, Mutationen im Sta-Gen auf Chromosom Xq28, Protein Emerin
- **EMD2/3:** autosomal-dominant/autosomal-rezessiv, viele verschiedene Mutationen im Lamin A/C-Gen auf Chromosom 1q21.2 [461], allelisch zur Gliedergürteldystrophie LGMD 1B (phänotypisch überlappende Formen möglich)
- **EMD4/EMD5:** Mutationen im Synaptic nuclear envelope protein 1-Gen (Chr. 6q25, autosomal-dominant) und Synaptic nuclear envelope protein 2-Gen (Chr. 14q23, autosomal-dominant) [4646]
- **EMD6:** Mutationen im Four-and-a-half-LIM Protein 1-Gen; autosomal-rezessiv; Xq26.3 (FHL-Gen) [1505]

Klinisches Bild

- **Symptombeginn** neonatal bis in der 1. Dekade, selten in der 4. Dekade, mit großer interfamiliärer Variabilität; EMD1: selten auch Frauen durch skewed X-Inaktivierung betroffen
- **muskuläre Symptome:** Frühkontrakturen der Achillessehne, der Ellenbeugen und der Nackenstrecker, später der gesamten Wirbelsäule, häufig der langsam progredienten humero-peroneal verteilten Muskelschwäche vorangehend; CK normal bis leicht erhöht
- **kardiale Symptome:** Reizleitungsstörungen und Kardiomyopathien (bei der EMD1 auch bei ca. 10 % der Konduktorinnen); teilweise isoliert nur kardiale Manifestation

Diagnosestellung

- **bei V. a. X-chromosomale Form:** primär Gendiagnostik, bei negativem Ergebnis Muskelbiopsie und Immunzytochemie (Emerin fehlend)
- **bei V. a. autosomal-dominante und -rezessive Form** (typische Klinik, Emerin normal, fehlende Mutation im X-Chromosom): Gendiagnostik auf Mutationen im Lamin A/C-Gen

Therapie

- **kardiale Überwachung,** ggf. Schrittmacher-Implantation (bei X-chromosomalem Erbgang sollten auch weibliche Verwandte untersucht werden), Vorbeugung kardioembolischer Komplikationen
- **Kontrakturen:** nicht immobilisationsbedingt; Prophylaxe nicht möglich, Operation eher nicht angezeigt [1079][SQ IV]

Okulopharyngeale Muskeldystrophie

Genetik

Autosomal-dominanter Erbgang mit GCG-Repeatvermehrung (kodiert für Alanin) im PABPN1-Gen auf Chromosom 14q11 [494]; selten autosomal-rezessiv

Pathologie

Histologisch dystropher Prozess mit „rimmed vacuoles" und elektronenmikroskopisch charakteristischen intranukleären Einschlüssen (Einschlüsse entsprechen verändertem PABPN1-Gen-Produkt) [4199]

Klinisches Bild

Erstsymptome in der 5.–6. Lebensdekade, meist beidseitige Ptosis, später Dysphagie, erst als Spätsymptom externe Ophthalmoplegie; Schulter- und Beckengürtelmuskulatur kann mitbetroffen sein; CK 2–3-fach erhöht

Diagnosestellung

Bei typischem klinischem Bild primär genetische Untersuchung (Humangenetik der Universität Würzburg (www.humgen.biozentrum.uni-wuerzburg.de), sonst zuerst Muskelbiopsie

Differenzialdiagnose

Mitochondriale Myopathien, myotone Dystrophie, IBM3, Myasthenia gravis, Ptosis senilis, Kennedy-Syndrom

Therapie

Symptomatisch; bei schwerer Dysphagie krikopharyngeale Myotomie [3100][SQ III], jedoch mit Verschlechterung eines Drittels der Patienten innerhalb von 3 Jahren [766]; Blepharoplastik mit gutem Langzeiterfolg [3389][SQ III]

Idiopathische Hyper-CK-ämie mit und ohne Muskelschmerzen

Definition
CK-Erhöhung bis ca. 1000 U/l ohne klinisches Defizit; unklar, ob wirklich eine Entität; teils unspezifische muskuläre Beschwerden; kann auch familiär vorkommen [611]

Klinisches Bild
Häufig Muskelschmerzen und vorzeitige Ermüdung

Zusatzdiagnostik
- **CK-Isoenzym-Elektrophorese** zum Ausschluss einer Makro-CK (oft dann auch CK-MB-Anteil erhöht)
- **Ausschluss anderer Ursachen** der CK-Erhöhung, v.a. Medikamentenanamnese (→ S. 548)
- Bestimmung TSH, Elektrolyte, Antinukleäre Antikörper (Vaskulitis!)
- Elektromyografie, kardiale Abklärung, Bestimmung der CK der Angehörigen, da eine präsymptomatische Myopathie vorliegen kann
- CAVE: asymptomatische Trägerin bei X-chromosal-rezessivem Erbgang; hier genetische Abklärung v.a. hinsichtlich Duchenne/Becker-Muskeldystrophie anstreben [2459]

Prognose
Bei nur diskreten Veränderungen im EMG und unauffälliger Histologie sehr gute Prognose hinsichtlich neurologischem Defizit; Muskelschmerzen bleiben in ca. einem Drittel bestehen [3329]; Narkosearzt über CK-Erhöhung informieren!

Kongenitale Myopathien mit Strukturanomalien

Allgemeines
- heterogene Gruppe von Erkrankungen, die sich jeweils über charakteristische morphologische Kennzeichen in der Histologie definieren (hier nur häufigste Krankheitsbilder aufgeführt)
- Manifestation meist im 1. Lebensjahr; sporadische adulte Formen kommen aber vor
- Schweregrad der Erkrankungen kann stark variieren; der Verlauf ist meist nicht oder nur sehr langsam progredient

Übersicht

Bezeichnung	Klinik (zusätzlich zur Myopathie)	Histopathologie	Gen/Genlocus/Erbgang/Protein
Central-core-Myopathie	Manifestation im Säuglings- bis selten Erwachsenenalter; Skelettanomalien, Mitralklappenprolaps, Disposition zur malignen Hyperthermie	rundliche „cores" in zentralen Faserbereichen mit fehlender oxidativer Enzymaktivität in der Mehrzahl der Typ-I-Fasern und Degeneration der Myofibrillen	RYR1/Chr. 19q13.2/AD, selten AR/Ryanodinrezeptor (Humangenetik Würzburg, www.humgen.biozentrum.uni-wuerzburg.de)
Nemaline-Myopathie	kongenitale Formen bis selten adulte Formen mit breitem klinischen Spektrum (👁)	lichtmikroskopisch Nachweis von „rods" (aus Z-Streifen-Material) = weinrote Stäbchen in der Trichrom-Färbung in längsgeschnittenen Fasern	1. ACTA1/Chr. 1q42/AD, AR/skelettales α-Actin 2. TPM3/Chr. 1q21-23/AD, AR/α-Tropomyosin 3. TPM2/Chr. 9q13/AD/β-Tropomyosin 4. TNNT1/Chr. 19q13/AR/Troponin T 5. NEB/Chr. 2q21.2-22/AR/Nebulin 6. sporadisch, Einzelfallbeschreibungen
zentronukleäre (myotubuläre) Myopathie	Manifestation im Säuglings- oder Kindesalter, selten bei Erwachsenen; auch Frauen können bei der XL-Mutation betroffen sein	Nachweis überwiegend zentralständiger Kerne mit fibrillenfreiem Hof; generalisierte Muskelfaserhypotrophie; Enzymhistochemie: in zentralen Faserbereichen Zunahme oxidativer Enzymaktivität	1. MTM1/Chr. Xq28/XL/Myotubularin 2. DNM2/19q13/AD; sporadisch/Dynamin2 3. BIN1/Chr. 2q14/AR/Amphiphysin 4. sporadisch, Einzelfallbeschreibungen (DM1 und RYR1-Mutationen ausschließen)
sarkotubuläre Myopathie	Manifestation kongenital, im Kindesalter, selten bei Erwachsenen	Dilatation des sarkoplasmatischen Retikulums	TRIM32/Chr. 9q31-34/AR; allelisch zur LGMD 2H
Multiminicore-Myopathie	generalisierte Schwäche und Hypotonie von Geburt an, gelegentlich Ptose oder Ophthalmoplegie, kardiale Anomalien	Nachweis multifokaler Defekte mit einer Minderung oxidativer Enzyme in Typ-I- und Typ-II-Fasern; elektronenmikroskopisch Nachweis der Cores mit Verminderung oder Fehlen der Mitochondrien	1. SEPN1/1p36/AR/Selenoprotein 2. RYR1/Chr. 19q13.1/AD, selten AR/Ryanodinrezeptor (bei Patienten mit externer Ophthalmoplegie) (Humangenetik Würzburg, www.humgen.biozentrum.uni-wuerzburg.de)
Fasertypendysproportion		Typ-I-Fasern deutlich kleiner als Typ-II-Fasern	1. ACTA1/CHR. 1q42/AD/AR, sporadisch/skelettales α-Aktin 2. SEPN1/Chr. 1p36/AR/Selenoprotein 3. CFTD2/Chr. Xq13.1-q22.1/XL

Chr. = Chromosom, AD = autosomal-dominant, AR = autosomal-rezessiv, XL = X-chromosomal

Differenzialdiagnose

- **weitere kongenitale Myopathien, für die im Einzelfall Genloci beschrieben sind:** Cap Disease (TPM2, AR), Fingerprint-Myopathie, Reducing body myopathy, Myosin storage myopathy (MYH7 Gen-Mutationen, allelisch zu Laing-Myopathie), Myopathie mit tubulären Aggregaten, Zebra body myopathy

Kongenitale Muskeldystrophien

Allgemeines

Klinisch durch bereits bei Geburt vorhandene Muskelschwäche und im weiteren Verlauf sich anschließende Progredienz charakterisierte Erkrankung, die sich histologisch durch dystrophe Veränderungen in der Muskelbiopsie auszeichnet; zusätzlich bestehen variable zerebrale Veränderungen und Missbildungen der Augen

Übersicht: häufigste kongenitale Muskeldystrophien

Bezeichnung	Klinik (zusätzlich zur Myopathie)	Histopathologie	Gen/Genlocus/Erbgang/Protein
Merosinopathie	respiratorische Insuffizienz, zerebrale Veränderungen der weißen Substanz	Laminin α2 negativ (meist mit Mutation im LAMA2-Gen); selten partieller Laminin-α2-Verlust	LAMA2/Chr. 6q22/AR/Laminin α2
Ullrich kongenitale Muskeldystrophie	Hyperlaxizität der distalen Gelenke und proximale Kontrakturen, rigid spine, distale Schwäche	teils Abschwächung von Collagen VI, veränderte Überlappung von Collagen IV und VI in der konfokalen Mikroskopie	Col6A1, Col6A2, Col6A3/Chr. 21q22, 21q22, 2q37/AR, AD/Collagen VI
Rigid-spine-Syndrom	Axiale Rigidität, Skoliose, respiratorische Insuffizienz	nur gelegentlich Minicores	1. SEPN1/Chr. 1q36/AR/Selenoprotein 2. Lamin AC/Chr. 1q21; Multisystem Selenoprotein_Defizienz/Chr. 9p22.2/AR/SBP2
kongenitale Muskeldystrophien mit abnormaler Glykosilierung von α-Dystroglycan 1/2/3/4. Walker-Warburg-Syndrom 5. Muskel-Auge-Gehirn Erkrankung (Santavuori) 6. Fukuyama	teils schwere zerebrale Beteiligung, Augenveränderungen; bei der MDC1C keine zerebrale Malformation	α-Dystroglykan und Laminin α2 im Muskel vermindert	1. POMT1/Chr. 9q34.1/AR/O-Mannosyltransferase 1 2. POMT2/Chr. 14q24.3/AR/O-Mannosyltransferase 2 3. FKRP/Chr. 19q13.3/AR/Fukutin-related protein 4. FKTN/Chr. 9q31-33/AR/Fukutin 5. POMGnT1/Chr. 1p32-p34/AR/O-linked Mannose beta1,2-N-Acetylglucosaminyltransferase

Chr. = Chromosom, AD = autosomal-dominant, AR = autosomal-rezessiv

Diagnosestellung

Klinisches Bild und Muskelbiopsie; Genetik teils möglich

2.25.4 Metabolische Myopathien

Myoadenylat-Deaminase-Mangel (MAD-Mangel)

Epidemiologie

Häufigste metabolische Myopathie, 1–2% aller unselektierten Muskelbiopsien (Signifikanz unklar), 8% aller Biopsien bei Myalgien, häufig sekundär bei anderen Myopathien [3469]

Genetik

Punktmutationen auf Chromosom 1p21-p13, autosomal rezessiv

Klinisches Bild

- Erstmanifestation meist im Erwachsenenalter mit vorzeitiger Ermüdung bei Belastung, Muskelschmerzen und Krampi, Aussparung der Gesichts- und Augenmuskeln
- fakultativ: leichte diffuse Muskelatrophie bei 50%, Druckschmerz der Muskulatur bei 50%, CK-Erhöhung bei 50%, myopathische Zeichen im EMG bei 50%; selten Rhabdomyolyse

Zusatzdiagnostik

- **LAER-Test (lactate-ammonia-exercise-ratio)** (→ S. 549):
  - *Messung von Laktat- und Ammoniak-Anstieg* nach Belastung

- *Interpretation:* positiv, wenn Laktat normal ansteigt (Verifizierung der Belastung) und der Ammoniak-Anstieg deutlich reduziert ist
- **Biopsie:** enzymhistochemisch verminderte oder fehlende Myoadenylat-Deaminase-Aktivität (Routinehistologie und Elektronenmikroskopie unauffällig)

Diagnosestellung

- Biopsie: histochemischer und biochemischer Nachweis des MAD-Mangels
- wenn histologisch ein myopathischer dystrophischer Prozess vorliegt, ist der MAD-Mangel sekundär/koinzidentiell zu sehen [4296]

Verlauf

Bei primärem MAD-Mangel außer belastungsabhängigen Muskelschmerzen, die oft therapierefraktär sind, keine Beeinträchtigung

Glykogenose Typ II (Saure-Maltase-Mangel)

Genetik

Autosomal-rezessiv vererbt; Mutationen im Gen für die saure α-Glukosidase auf Chromosom 17q23

Pathophysiologie

Fehlen der sauren Maltase führt zu Störung im Glykogenabbau und abnormer generalisierter Glykogenspeicherung mit Kardiohepatomegalie (außer adulte Form)

Klinisches Bild

- **frühkindliche Form (Pompe-Krankheit):** Beginn 2.–6. Lebensmonat; Schwäche, Hypotonie, kardiale und respiratorische Störungen, schlechte Prognose, Tod innerhalb der ersten beiden Lebensjahre; DD: spinale Muskelatrophie Werdnig-Hoffmann
- **kindlich-juvenile Form:** Beginn 2.–15. Lebensjahr; verzögerte motorische Entwicklung, proximal betonte Schwäche, Tod meist vor dem 20. Lebensjahr
- **adulte Form:** Beginn im Erwachsenenalter; proximale Muskelschwäche, die vor allem die unteren Extremitäten und die Rumpfmuskulatur betrifft, meist begleitende Muskelatrophie, nach ca. 10–15 Jahren werden erwachsene Patienten rollstuhlpflichtig, frühzeitig Schwäche der Atemmuskulatur (auch isoliert), selten Hepatomegalie, selten Makroglossie, variable CK-Erhöhung (normal bis 15-facher Normwert), Fälle mit isolierter CK-Erhöhung und Muskelschmerzen kommen vor

Zusatzdiagnostik

- **Biochemie:** Nachweis des Enzymdefektes in Muskelgewebe, Fibroblastenkultur oder primär Leukozyten [218]; Bestimmung der Aktivität der sauren Maltase (EDTA-Blut 10 ml) (Adresse Villa Metabolica, Universitätskinderklinik Mainz, Langenbeckstraße 1, 55131 Mainz) oder Trockenblut
- **Muskelbiopsie:** vakuoläre Myopathie mit PAS-positiver, lysosomaler Glykogenspeicherung
- **Genetik:** Nachweis verschiedener Mutationen auf Chromosom 17q23 (Labor „genetikum", Wegenerstraße 15, 89231 Ulm; http://www.genetikum.de/); pränatale Diagnostik möglich
- **EMG:** myopathisch, evtl. mit myotonen Entladungen
- **kardiale Diagnostik**

Diagnosestellung

Klinisches Bild und biochemischer Nachweis der Aktivitätsminderung der sauren α-Glukosidase im Muskelgewebe oder in Lymphozyten; Genetik

Therapie

- **Enzymersatz:** rekombinante humane α-1,4-Glukosidase (Myozyme)
  - *Dosis:* 20 mg/kg KG i. v. über 4 Stunden alle 2 Wochen
  - *Wirkung:* Besserung der Atmung erreichbar. Einfluss auf motorische Parameter bei Erwachsenen weniger ausgeprägt, teilweise fehlend
  - *Nebenwirkungen:* auch nach mehr als einjähriger Therapie Auftreten von infusionsbedingten allergischen Reaktionen, sodass bei jeder Behandlung eine entsprechende Überwachung und ggf. notfallmäßige Intervention gewährleistet sein muss (http://www.erasmusmc.nl/klinisch-genetica/research/pompe-center/?lang=en)
- **symptomatische Therapie der Atemstörung** (evtl. Heimbeatmung)

Glykogenose Typ V (Muskelphosphorylase-Mangel, McArdle-Erkrankung)

Genetik

Autosomal-rezessiv vererbt, Chromosom 11q13; häufigste Glykogenose

Pathophysiologie

Muskelphosphorylase-Mangel führt dazu, dass Muskelglykogen nicht mehr zu Glukose-1-Phosphat abgebaut werden kann

Klinisches Bild

Beginn in Kindheit oder Erwachsenenalter, belastungsinduzierte Muskelkrämpfe und bretttharte Kontrakturen, belastungsinduzierte und im fortgeschrittenen Stadium auch bleibende Muskelschwäche; „second-wind"-Phänomen; Myoglobinurie und Risiko der Rhabdomyolyse nach starker körperlicher Belastung

Zusatzdiagnostik

- **Labor:** leichte CK-Erhöhung, fehlender Laktat-Anstieg im LAER-Test (lactate-ammonia-exercise-ratio); Myoglobinurie
- **EMG:** kontrakter Muskel nach repetitiver Reizung (10–50 Hz über 2 Minuten) elektromyografisch „stumm" (im Gegensatz zu Krampi, Spasmen)

Diagnosestellung

Histochemischer und/oder biochemischer Nachweis des Enzymmangels im Biopsat (,), DNA-Test aus Leukozyten (Sensitivität 90 % [1063])

Differenzialdiagnose

- **weitere Defekte, die zu einer Glykogenose mit muskulärer Symptomatik führen können:** Mangel an Amylo-1,6-Glukosidase; Forbes Disease; Mangel an Amylo-1,4–1,6-Transglukosidase; Mangel an Phosphofruktokinase, Tarui-Erkrankung; Phosphorylase-b-Kinase-Mangel; Phosphoglyzeratkinasemangel; Laktatdehydrogenasemangel

Therapie

Leichtes körperliches aerobes Training (GdE Ia [3245]); keine signifikante Besserung durch medikamentöse Therapie [3244]

Verlauf

Benigne: keine Progredienz, bei angepasster körperlicher Belastung keine wesentliche Behinderung

Myopathien durch Defekte im Fettsäurestoffwechsel

Definition

Heterogene Erkrankungsgruppe, die durch eine Störung im Fettsäurestoffwechsel definiert ist und histologisch durch eine vermehrte Akkumulation von Lipiden gekennzeichnet sein kann; man unterscheidet hereditäre und erworbene Lipidosen; sehr seltene Erkrankungen

Klassifikation

- **hereditäre Formen :**
  - *Carnitin-Palmitoyl-Transferasemangel-II Mangel (CPT-II Mangel):* Chromosom 1p32, autosomal-rezessiv; infantile (hepatische) Form mit hepatomuskulokardialer Beteiligung, adulte (muskuläre) Form mit episodischer Rhabdomyolyse/Myoglobinurie
  - *Mittelketten-(MCAD)/Langketten- (LCAD) und Sehr-Langketten- Acyl-CoA-Dehydrogenase-Defekt (VLCAD-Defekt):* im Kindesalter hepatische Symptome und Reye-like-Syndrom, im Erwachsenenalter klinisch häufig nicht von CPT-II-Mangel zu unterscheiden
  - *Lipidspeichermyopathien:*
    - primärer Carnitinmangel: Defekt des Plasma-Carnitin Transporters OCTN2, Beginn meist in der Kindheit, Reye-like-Syndrom (rezidivierende Episoden von Muskelschwäche, Hepatopathie, Enzephalopathie, hypoketotischer Hypoglykämie, Beginn bis in das 7. Lebensjahrzehnt möglich
    - Multipler-Acyl-CoA-Dehydrogenase-Defekt: neonatale und kongenitale Formen mit und ohne Anomalien; Erwachsennenform mit proximaler Parese und Schwäche der Nackenbeuger und fakultativ rezidivierenden Pankreatitiden, Hypoglykämien, Hyperamonämien und Enzephalopathie; Verbesserung der Symptomatik durch Riboflavin
    - primärer Conezym-Q10-Mangel: Mutationen in Genen, die an der Biosynthese von Coenzym-Q10 beteiligt sind (COQ2, PDSS1, PDSS2, CABC1; COQ9); neben metabolischen Syndromen eine isolierte Myopathie mit Gliedergürtelschwäche
    - Neutralfettspeicherung mit Myopathie (NLSDM) oder mit Ichtiosis (NLSDI): bei der NLSDM Mutationen im PNPLA2-Gen, bei der NLSDI mit Mutationen im ABHD5-Gen, kongenitale Ichthyosis mit Myopathie
- **erworbene Formen:**
  - *endokrin:* Diabetes mellitus, Morbus Cushing, Hypothyreose; Leber-, Nierenversagen
  - *entzündlich:* Polymyositis, HIV-Infektion
  - *medikamentös-toxisch:* Steroide, Alkohol, Valproinsäure, Chloroquin, Vitamin-E-Mangel, Ibuprofen, Zidovudin

Klinisches Bild

- Muskelschwäche und Muskelschmerzen, episodisch auftretend, intermittierende Rhabdomyolyse mit Myoglobinurie (häufig nach physischer Belastung, Infektion oder Nahrungskarenz)
- bisweilen Multiorganerkrankung mit Leber-, Nieren- und ZNS-Beteiligung
- im Intervall häufig normaler klinischer Befund und normales EMG

Diagnostik

- **Labor:** freies und Gesamt-Carnitin in Serum und Urin, organische Säuren im Urin, β-Oxidationsintermediate in Serum und Muskelgewebe (sekundärer Carnitinmangel bei β-Oxidationsdefekten möglich) (Tandem-Massen-Spektroskopie)
- **Gendiagnostik** für die häufigste Mutation des CPT-II-Mangels möglich (Muskellabor der Neurologischen Universitätsklinik Halle, www.medizin.uni-halle.de/neuro/)

Therapie

- **Diät** mit niedrigem Fett- und hohem Kohlenhydratanteil, mittelkettige Triglyzeride, Vermeidung von Fastenperioden
- **bei Carnitinmangel** L-Carnitin
- **bei Riboflavin-responsiver Fettsäureoxidationsstörung** Riboflavin 10–100 mg/d p. o. (GdE IV)

Mitochondriale Myopathien

→ metabolische Erkrankungen S. 424

2.25.5 Myositiden

Allgemeines

Heterogene Krankheitsgruppe entzündlicher Muskelerkrankungen. Inzidenz von Dermatomyositis, Einschlusskörpermyositis und Polymyositis ca. 1:100 000. Die Einschlusskörpermyositis ist die häufigste entzündliche Myopathie ab dem Alter von 50 Jahren. Übergänge von der Polymyositis zur Einschlusskörpermyositis möglich, daher im Verlauf Diagnose und Therapie in Frage stellen.

Klassifikation

- Dermatomyositis (häufig)
- sporadische Einschlusskörpermyositis (s-IBM)
- Polymyositis (selten)
- Nekrotisierende Myositis
- Overlap-Syndrom bei Kollagenosen
- Myositiden bei Systemerkrankungen
- fokale Myositiden
- okuläre Myositiden

Dermatomyositis (DM), Polymyositis (PM)

Epidemiologie

- **Dermatomyositis:** häufigste entzündliche Muskelerkrankung in den Industrieländern, F:M = 2:1, Erkrankungsgipfel 5.–6. Dekade
- **Polymyositis:** unter Berücksichtigung histologischer Kriterien seltener als die Dermatomyositis und Einschlusskörpermyositis [4228]

Assoziierte Erkrankungen

- **Malignome** initial oder im Verlauf auftretend:
  - *Dermatomyositis:* bei > 30 % der Patienten mit DM meist Ovarialkarzinom, Lungenkarzinom, Pankreaskarzinom, Magenkarzinom, Kolonkarzinom, Non-Hodgkin-Lymphom
  - *Polymyositis:*bei 15 % der Patienten mit PM Non-Hodgkin-Lymphom, Lungenkarzinom, Blasenkarzinom [1707]

Pathologie

- **Dermatomyositis** : überwiegend perivaskuläre und perifaszikuläre Infiltrate aus CD4-positiven T-Zellen, Ablagerung des „C5b9-membranolytic-attack-complex" an den Muskelkapillaren als frühe spezifische Veränderung, elektronenmikroskopische Endothelzelleinschlüsse in Form sog. undulierender Tubuli
- **Polymyositis:** endomysiales Infiltrat bestehend aus CD8-positiven T-Lymphozyten und Makrophagen, das nicht nekrotische MHC-I exprimierende Muskelfasern invadiert, jedoch auch humorale Komponente [491]

Klinisches Bild

- **proximal betonte Schwäche,** bei der Dermatomyositis akut, bei der Polymyositis subakut auftretend, beginnend im Bereich der unteren Extremitäten, dann Ausbreitung auf die proximale Muskulatur der oberen Extremitäten, Schwäche der Nackenmuskulatur, der Schlundmuskulatur und der Kehlkopfmuskulatur, keine Muskelfaszikulationen; Gewichtsverlust
- **asymmetrischer Beginn** initial möglich, selten fokale Manifestation, z. B. im Bereich eines Armes
- **Myalgien** in bis zu 50 %, evtl. druckschmerzhafte Muskulatur
- **Herzbeteiligung:** Reizleitungsstörungen, Kardiomyopathie
- **typische Hautveränderungen bei DM:** heliotropes Erythem im Gesicht, Rötungen und Teleangiektasien im Bereich der Lider, De- und Hyperpigmentationen und Teleangiektasien im Bereich des Halses und an den Streckseiten der Extremitäten, atrophe Hautareale an den Fingergelenken (Kollodiumflecke), Teleangiektasien und Hyperkeratosen am Nagelfalz
- **pulmonale Beteiligung:** bis 10 % interstitielle Lungenerkrankung
- **Overlap-Syndrom:** Myositis und Sklerodermie, systemischer Lupus erythematodes, rheumatoide Arthritis, Mischkollagenose, Sjögren-Syndrom

Zusatzdiagnostik

- **Labor:** CK meist deutlich erhöht (kann jedoch bei chronischen Verläufen oder im inaktiven Stadium normal sein), GOT, GPT, BSG, CRP teils normal
- **Serologie**: ANA, RF, AMA, Nachweis von myositisspezifischen Antikörpern Mi-2 bei der Dermatomyositis, Jo-1 bei der Polymyositis mit Lungenbeteiligung, Anti-SRP- Antikörper (signal recognition particle)

- **EMG:** Kombination von pathologischer Spontanaktivität (Fibrillationspotenziale und positiven scharfen Wellen) mit myopathischen Einheiten typisch (im Akutstadium der Mehrzahl der Fälle), pseudomyotone Entladungen; EMG unauffällig in ca. 10 %
- **Kernspintomografie:** Nachweis eines Muskelödems im T2-Bild, in fettunterdrückenden Sequenzen (STIR-Sequenzen) Differenzierung von Fett und Ödem; Verlaufsbeurteilung von Umbauvorgängen, Atrophien
- **Muskelsonografie** an Zentren mit entsprechender Erfahrung
- **Biopsie** aus einem deutlich betroffenen Muskel, durch MRT lokalisiert
- **Tumorsuche**

Diagnosestellung

- **bioptisch und durch Verlauf**
  - CAVE: Unterscheidung von Polymyositis und Einschlusskörpermyositis nicht immer möglich [3652], daher nicht auf nur bioptischen Befund verlassen, wenn Klinik und Ansprechen auf die Therapie nicht passt

Differenzialdiagnose

- **hereditäre Einschlusskörpermyopathie** (histologisch häufig Übergänge!), v.a., wenn in der primären Biopsie nur wenig entzündliche Anteile und die Erkrankung auf die Therapie nicht anspricht, daher bei fehlendem Ansprechen der Immunsuppression Rebiopsie erwägen mit der Frage Einschlusskörpermyositis [657]
- **Nekrotisierende Myositis (NM):** eigenständige Entität [120]; klinisch nicht von Polymyositis zu unterscheiden; histopathologisch nekrotische Areale ohne entzündliches Infiltrat und ohne Hochregulation von MHC-I, v.a. wenn SRP-Antikörpern positiv, dann häufig Tumor-assoziiert; Exposition zu myotoxischen Medikamenten

Clinical Pathway (DGN) MYOSITIS

Therapie (Leitlinie DGN [4485])

- **Therapie- und Therapiedauer:** prinzpiell ist die immunsupressive Therapie anfänglich für einen Zeitraum von 1–3 Jahren ausgelegt; Therapie mit Immunsuppressiva in Zusammenarbeit mit einem Rheumatologen
- **Prednison:** Beginn mit 1–2 mg/kg KG/d für 2-4 Wochen, nach Eintritt einer deutlichen Besserung innerhalb von 1–3 Monaten vorsichtige Dosisreduktion (z. B. 5 mg wöchentlich der Tagesdosis), Kontrollwert ist die Muskelkraft, CK-Wert fällt unter Prednison häufig rasch; die 4-wöchige Hochdosis-Dexamethasongabe führt zu häufigeren Rezidiven als die tägliche Gabe von Prednison [4214]
- **Kombinationsbehandlung zur Cortisoneinsparung** bei schwerer Ausprägung**:** 1. Wahl: Azathioprin (off-label): 2–3 mg/kg KG/d, 2. Wahl: MTX (off-label) 10 mg (-25 mg) p.o./ Woche oder s.c. unter Folatschutz
- **intravenöse Immunglobuline** (off-label) bei Versagen der Behandlung mit Kortison und Azathioprin oder MTX [852]
- **Alternativen i. R. freier Heilversuche, v.a. bei extramuskulärer Manifestation:** Cyclophosphamid (off-label) alle 4 Wochen 600 mg/qm i. v. oder 1-2 mg/kg KG/d p.o. oder Ciclosporin A (off-label), Mycophenolat Mofetil, Tacrolimus, (Ciclosporin bei internistischer Begleitmanifestation bzw. Overlap-Syndrom), Rituximab, Alemtuzumab, Infliximab, TNF-alpha-Blocker Etanercept
- **interdisziplinäre Behandlung** (Neurologe, Rheumatologe, Pulmologe, Kardiologe)
- **Krankengymnastik** mit aktiven Übungen, jedoch keine exzentrischen Übungen [97]

Verlauf und Prognose

Unter immunsuppressiver Therapie erreichen bei der DM und PM 40 % der Patienten eine Remission, bei 43 % eine Verbesserung, bei 17 % eine Verschlechterung der klinischen Symptomatik [2568]

Sporadische Einschlusskörpermyositis (sIBM)

Epidemiologie

Erkrankungsbeginn meist > 50 Jahre, häufigste entzündliche Myopathie im Alter > 50 Jahre (jedoch Manifestationen vor dem 20. Lebensjahr bekannt)

Pathologie

Überwiegend endomysiale lymphozytäre Infiltrate (prädominant T8-Zellen) aber auch humorale Komponente [1737], myopathisches Gewebesyndrom, elektronenmikroskopisch Nachweis intravakuolärer und/oder intranukleärer Filamentstrukturen (sog. rimmed vacuoles); in der Muskelbiopsie bei der hereditären Einschlusskörpermyopathie wenig/keine entzündlichen Infiltrate ()

Klinisches Bild

Schleichender Beginn, anfänglich myalgische Beschwerden, Primärmanifestation Fingerflexoren, Fußheber, Kniestrecker und Schluckmuskulatur, deutliche Asymmetrie, keine Faszikulation der Muskulatur, oft deutliche Atrophien der beteiligten Muskeln, Muskeleigenreflexe normal oder abgeschwächt; Herz nicht betroffen

Zusatzdiagnostik
- **Labor:** CK meist erhöht (kann jedoch bei chronischen Verläufen oder im inaktiven Stadium normal sein), GOT, GPT, BSG, CRP teils normal
- **EMG** unauffällig in ca. 10 %
- **Biopsie** aus einem deutlich betroffenen Muskel, durch MRT lokalisiert
- **Tumorsuche**

Diagnosestellung
Bioptisch und durch Verlauf

Clinical Pathway (DGN)
Myositis

Therapie (Leitlinie DGN [4485])
- **Intravenöse Immunglobuline** (off-label) 2 g/kg KG über 5 Tage, dann nach 4-6 Wochen 1g/kg KG; Therapieversuch unter genauer klinischer Kontrolle über ein halbes Jahr, bei Ansprechen Weiterführen der Therapie, bei Nichtansprechen Therapieversuch gemäß der PM und DM
- **interdisziplinäre Behandlung** (Neurologe, Rheumatologe, Pulmologe, Kardiologe)
- **Krankengymnastik** mit aktiven Übungen, jedoch keine exzentrischen Übungen [97]

Verlauf und Prognose
Im Gegensatz zur Poly- und Dermatomyositis weitgehend therapieresistent; wegen der schlechten Prognose erscheint trotz widersprüchlicher Lage der Literatur ein kontrollierter Therapieversuch gerechtfertigt

Myositiden bei Systemerkrankungen

Ursächliche Erkrankungen
Sarkoidose (bei 20–54 % der Fälle, → S. 255), Hyperthyreose, paraneoplastisch, Vaskulitiden (→ S. 144), Toxoplasmose (→ S. 218), Lues (→ S. 197), Tuberkulose; Abstoßungsreaktion nach Transplantation

Typen
- **akute Form** bei Sarkoidose: Schmerzen, leichte Schwäche, oft Schluckstörung, epitheloidzellige Granulome in der Muskelbiopsie nachweisbar, vorübergehend gutes Ansprechen auf Steroidtherapie; falls erfolglos, dann Versuch mit Azathioprin
- **chronische Form:** vor allem Frauen > 50 Jahre; schleichende, proximal- und beinbetonte Muskelschwäche, kaum Schmerzen

Diagnosestellung
Bei Sarkoidose bioptisch: granulomatöse Infiltrate, Epitheloidzellen, Langerhans'sche Riesenzellen

Fokale Myositis

Ätiologie
Unbekannt

Klinisches Bild
Schwellung und meist Schmerzen von einem Muskel vorwiegend der unteren Extremität; CK und BSG meist normal [3824]

Diagnosestellung
MRT (auf den Muskel oder eine Muskelgruppe begrenzte Signalanhebung), Biopsie

Differenzialdiagnose
Mesenchymale Tumoren (Sarkome), Infektion, neurogene Hypertrophie, granulomatöse Myositis, noduläre Myositis, Pseudohypertrophie

Prognose
Meist selbstlimitierend, selten Übergang in Polymyositis [3824],[3825]

Therapie
Meist nicht notwendig; falls notwendig, Kortison [3824][SQIV]

Okuläre Myositis

Typen
- **akute exophthalmische Form:** einseitige Schmerzen, Augenmuskelparesen, Ptose, Lidödem, konjunktivale Injektion, Protrusio bulbi, Visusverlust
- **chronische Form:** Doppelbilder, wenig entzündliche Reaktion

Zusatzdiagnostik
- **Orbita-Dünnschicht-CT:** Verdickung der Muskeln; endokrinologische Abklärung

Therapie
Steroide; Bestrahlung

2.25.6 Medikamentös-toxisch induzierte Myositiden/Myopathien; nekrotisierende Myopathie

Allgemeines

Inwieweit eine blande Myopathie vor der Gabe der u.g. Substanzen vorgelegen hat und erst durch die Gabe getriggert wurde, ist oft nicht zu beantworten und kann teils nur durch den Verlauf gezeigt werden

Ätiologie

- **nur Myopathie/Myalgien** (Auswahl): Statine, Steroide (s. u.), Zidovudin (Abgrenzung gegen HIV-induzierte Myopathie schwierig), Chloroquin, Colchizin, Betablocker, Ciclosporin, Vincristin, d-Penicillamin, Interferon-α, Phenytoin, Alkohol, Amiodaron, Cimetidin, Levodopa, Ezetimib, ACE-Hemmer
- **zusätzlich Rhabdomyolyse/Myoglobinurie:** Lipidsenker (besonders bei gleichzeitiger Niereninsuffizienz), ε-Aminocapronsäure, Amphetamine, Barbiturate, Heroin, Kokain
- **Neoplasie**

Klinisches Bild

- **Schwäche und Muskelschmerzen**
  - *bei statininduzierter Myopathie* kann die Beschwerdesymptomatik nach Absetzen der Statine andauern; die myotoxische Wirkung der Statine kann durch enzyminduzierende Substanzen verstärkt werden (z. B. Barbiturate, Phenytoin, Dexamethason, Carbamazepin)

Zusatzdiagnostik

- **EMG:** häufig, aber nicht obligat myopatische Veränderungen, meist keine Spontanaktivität
- **Muskelbiopsie:** nekrotische Muskelfasern, makrophagozytäre Reaktion, regenerierende Fasern
- **bei spezifischem Verdacht:**
  - *bei V. a. nekrotisierende Myopathie* bei Neoplasie: Anti-SRP-Antikörper [1672]
  - *bei V. a. auf statininduzierte Myopathie* Untersuchung der MHC-I-Expression auf Muskelzellen [2872]
- **HIV-Test**

Therapie

Absetzen des auslösenden Agens; bei statininduzierter CK-Erhöhung bei mehr als 5-fach erhöhter CK [4095],[990],[3062]

Steroidmyopathie

Ätiologie

Auslösung vor allem durch fluorierte Steroide; signifikante Beziehung zwischen kumulativer Dosis und Auftreten der Myopathie

Klinisches Bild

- **Zeitpunkt** ca. 1 Woche bis 4 Monate nach Therapiebeginn, meist rasch einsetzend
- **Muskelschwäche** (👁) proximal betont, mit Beteiligung der Nackenbeuger und der Atemmuskulatur; auch ausschließlicher Befall der Atemmuskulatur möglich
- **Besserung** innerhalb von 3 Monaten nach Absetzen

Therapie

Evtl. Austausch fluorierter gegen nicht fluorierte Steroide; Physiotherapie

Prognose

Komplette Remission nach Absetzen

Alkohol-Myopathie

Ätiologie

Direkter toxischer Effekt und Malnutrition werden diskutiert

Klinisches Bild

- **akute Verlaufsform:** Entwicklung einer über Stunden bis Tage rasch progredienten proximalen, gelegentlich asymmetrischen Schwäche, lokale Schwellung der Extremitätenmuskulatur charakteristisch, ausgeprägte Myalgien, Rhabdomyolyse, Myoglobinurie, mäßige bis deutliche CK-Erhöhung, Hypokaliämie und Hypophosphatämie
- **chronische Verlaufsform:** häufiger, wenig schmerzhaft, Schwäche proximal betont mit Muskelatrophien, oft begleitende Polyneuropathie (siehe nekrotisierende Myopathie)

Prognose (beide Formen)

Besserung durch Alkohol-Abstinenz

Myoglobinurie

Pathophysiologie

Akute Schädigung der Skelettmuskulatur (Rhabdomyolyse, 👁) die zur Myoglobinurie führt

Klinisches Bild

Generalisierte oder fokale Muskelschwäche, hohe CK, Myoglobinurie

Ursächliche Erkrankungen Carnitin-Palmitoyl-Transferase-II-Mangel, Muskeldystrophien, maligne Hyperthermie (👁), Myositiden, Muskelglykogenosen, Myoadenylat-Deaminase-Mangel, Central-Core-Erkrankung, Crush-Verletzung, Status epilepticus, Delir, Tetanus, Sepsis, Toxine und Medikamente (Alkohol, Heroin, Lipidsenker, Anästhetika, Neuroleptika, Benzodiazepine, Amiodaron, Schlangengifte)

Diagnostik CK, Myoglobin, Blutgasanalyse, Elektrolyte

Therapie Behandlung des drohenden Nierenversagens auf der Intensivstation

Rhabdomyolyse

→ Neurologische Intensivmedizin, S. 669

2.25.7 Myasthenische Erkrankungen

Myasthenia gravis

Epidemiologie Inzidenz 0,25–2:100 000, Prävalenz bis maximal 20:100 000, F:M = 3:2, Erkrankungsgipfel für Frauen in 2.–3. und für Männer in 5.–6. Lebensdekade; familiäre autoimmune Myasthenia gravis in 3–5 %

Ätiologie

- **genetische Disposition:** hierfür spricht eine Assoziation mit HLA-B8 u. DR3
- **vorausgehender Virusinfekt** in 10 %
- **Veränderungen des Thymus** (bei 65 % in Form der Thymushyperplasie, bei 10–12 % in Form eines Thymoms) scheinen primär eine wichtige Rolle zu spielen; bei Autoimmunmyasthenie können mit großer Regelmäßigkeit im veränderten Thymus ortsfremde Myoidzellen nachgewiesen werden, die Acetylcholinrezeptoren tragen; diese Acetylcholinrezeptoren werden möglicherweise von den im Thymus ständig neugebildeten T-Lymphozyten als Autoantigen erkannt; diese T-Zellen würden dann aktiviert und in die Peripherie auswandern, um die Bildung von AChR-Antikörpern zu induzieren, die an den postsynaptischen Anteil des peripheren Acetylcholinrezeptors binden [4443]
- **Antikörper gegen Muskel-spezifische Rezeptor-Tyrosinkinase** (MuSK-Antikörper)
- **paraneoplastisch** bei Thymomen (10–12 % der Patienten mit Mysthenia gravis haben ein Thymom) [4506]; Anti-Titin-Antikörper (MGT-30) bei Patienten jünger als 60 Jahre sind häufig mit einem Thymom assoziiert (→ S. 243) [4334]
- **Antikörper gegen Lipoprotein-Related-Protein 4** (LPR4) in einer Untergruppe der ACh-Rezeptor-AK und Muskel-rezeptor-Tyrosinkinase-AK-negativen Gruppe [4644]
- **Triggerung durch Penicillamin oder Chloroquin** bei Patienten mit rheumatoider Arthritis

Pathophysiologie

- **Bindung von polyklonalen Auto-Antikörpern an postsynaptische ACh-Rezeptoren** → Abnahme der verfügbaren ACh-Rezeptoren an der neuromuskulären Endplatte durch
  - *Komplementaktivierung* → Läsion der postsynaptischen Membran
  - *Abbau von ACh-Rezeptoren*
  - *Blockierung der Bindungsstelle* durch angelagerte Antikörper
- **Antikörper gegen Muskel-spezifische Rezeptor-Tyrosinkinase:** Interferenz mit Agrin-vermittelter Clusterung von Acetylcholinrezeptoren an der Endplatte [1723]

Assoziierte Erkrankungen Thyreoiditis, Hyperthyreose, Hypothyreose, endokrine Orbitopathie (mit und ohne M. Basedow), Kollagenosen (systemischer Lupus erythematodes, Dermatomyositis, rheumatoide Arthritis, Sjögren-Syndrom), Sarkoidose

Klassifikation

- **modifizierte Klassifikation nach Myasthenia Gravis Foundation of America MGFA** [2618], Leitlinie DGN [4486],[4132]

Klasse I	rein okuläre Myasthenie, beschränkt auf äußere Augenmuskeln und Lidschluss
Klasse II	leicht- bis mäßiggradige generalisierte Myasthenie mit Einbeziehung anderer Muskelgruppen, oft einschließlich der Augenmuskeln
Klasse III	mäßiggradige generalisierte Myasthenie, oft einschließlich der Augenmuskeln
Klasse IV	schwere generalisierte Myasthenie
Klasse V	Intubationsbedürftigkeit mit und ohne Beatmung (Nasensonde ohne Beatmung Klasse IVb)

- **Subgruppen der Klassen II–IV:**
  - *A:* Betonung der Extremitäten und/oder Gliedergürtel, geringe Beteiligung oropharyngealer Muskelgruppen
  - *B:* besondere Beteiligung oropharyngealer und/oder der Atemmuskulatur, geringere oder gleichstarke Beteiligung der Extremitäten oder rumpfnaher Muskelgruppen

Klinisches Bild

- **Muskelschwäche**, belastungsabhängig, proximal betont, mit Beteiligung der Nackenmuskulatur, gelegentlich auch asymmetrisch, selten distaler Beginn [2861], selten nur respiratorische Insuffizienz, typischerweise Zunahme im Tagesverlauf; selten auch Symptomatik mit Schwerpunkt morgens; variabler Verlauf mit Fluktuation der Muskelschwäche über Monate bis Jahre; Exazerbation durch Allgemeininfekt; Muskelatrophien kommen nach langem Krankheitsverlauf vor, bei der MUSK-AK-positiven Myasthenie schon früh im Krankheitsverlauf; Muskeleigenreflexe sind erhalten; keine sensiblen Defizite

- **okuläre Symptome** (oft Initialbeschwerden;): Doppelbilder, Ptose; nur bei 10–20 % bleibt die Myasthenie innerhalb der ersten 2 Jahre auf die okuläre Symptomatik beschränkt; bei der MUSK-AK-positiven Myasthenia gravis selten okuläre Symptome
- **bulbäre Symptome:** Schluckstörung, Dysarthrie, Kauschwäche
- **bei MUSK-AK-positiver Myasthenia gravis:** häufiger bulbopharyngeale Symptome, evtl. nur „dropped head“

Untersuchung

- **Simpson-Test:** Absinken der Augenlider bei Aufwärtsblick über eine Minute
- **Eisbeuteltest:** Eis in einen Gummihandschuh und über 2 Minuten auf das ptotische Auge vermindert die Ptosis deutlich; gute Sensitivität und hohe Spezifität [839]
- **Myasthenie-Score:** → S. 828

Zusatzdiagnostik

- **Gabe von Cholinesterasehemmer als Diagnostikum** ():
  - *Dosierung:*
    - schriftliche Aufklärung über Indikation, Prozedere und Risiken
    - Edrophonium (Tensilon®; Edrophonium über die Europäische Apotheke) (10 mg auf 10 ml NaCl 0,9 % aufziehen), 2 mg i. v. als Testdosis, nach 1 Minute bei Verträglichkeit (CAVE: muskarinische Nebenwirkungen wie Bradykardie, Hypotonie, Bronchospasmus) Applikation von weiteren 3 mg und dann weiteren 5 mg; die Wirkung setzt üblicherweise nach 30–45 Sekunden ein
    - Neostigminsulfat (Neostigmin®) 0,5 mg (Wirkungseintritt nach 20 Minuten) (i. v., off-label)
    - alternativ bei älteren Patienten 30–60 mg Mestinon® oder Kalymin® oral, Beurteilung nach 45–60 Minuten
  - *Kontraindikation:* Ateminsuffizienz, bradykarde Herzrhythmusstörungen, Asthma bronchiale
  - *Antidot:* 1 Amp. Atropin bereithalten; Notfallkoffer griffbereit
  - *Auswertung:* klinische Kontrolle (z. B. Besserung der Ptose oder der Doppelbilder; Fotodokumentation) und repetitive Reizung
- **EMG mit repetitiver Reizung** (3 Hz) über 2 Sekunden
  - *Auswertung:* Abnahme der Amplitude des motorischen Summenpotenzials des 5. Reizes im Vergleich zum 1. Reiz; ein Flächendekrement von mehr als 10 % oder ein Amplitudendekrement von 12-15 % ist pathologisch; Verschwinden des Dekrements nach Gabe eines Cholinesterasehemmers; typisch ist die „Decrescendo-Crescendo“-Kurve: positiver Test bei 20 % mit okulärer und 80 % mit generalisierter Myasthenie
  - *Reizorte:*
    - N. accessorius am Hinterrand des M. sternocleidomastoideus (Ableitung vom M. trapezius; wird von Patienten am besten toleriert, da rein motorischer Nerv, wenig schmerzhaft [3687])
    - N. axillaris am Erb'schen Punkt (Ableitung vom M. deltoideus)
    - N. facialis am Foramen stylomastoideum (Ableitung vom M. orbicularis oculi)
    - N. ulnaris am Handgelenk (Ableitung vom Hypothenar; häufig negative Resultate, da Symptomatik oft proximal betont ist)
    - Stimulation mehrerer Nerven erhöht die Sensitivität der Untersuchung
- **Einzelfaser-EMG:** erhöhter Jitter
- **Antikörper-Diagnostik:**
  - *Acetylcholin-Rezeptor-Antikörper:* bei okulärer Form erhöhte Titer nur in 60–80 % (und oft nur geringgradig), bei generalisierter Form bei mehr als 80 % (und meist deutlich)
  - CAVE: negativer Acetylcholin-Rezeptor-Antikörper nach Immunsupression
  - *Antikörper gegen muskelspezifische Tyrosinkinase (MuSK-*AK): bei 50 % der Acetylcholin-Rezeptor-Antikörper negativen Patienten mit generalisierter Myasthenie; häufiger bei Patienten mit bulbopharyngealem Schwerpunkt [1723]

- *Anti-Titin-(MGT-30)-Antikörper:* Marker für paraneoplastische Myasthenie bei Thymom vor allem bei Patienten jünger als 60 Jahre [549],[4334]; Musk-AK-positive Myasthenia gravis nur sehr selten mit Thymom assoziiert [2350]
- *Screening auf Autoimmunerkrankungen* wie Thyreoiditis, rheumatoide Arthritis, systemischer Lupus erythematodes, entzündliche Darmerkrankungen, perniziöse Anämie, Morbus Bechterew, Pemphigus vulgaris, Glomerulonephritis

- **MRT oder Spiral-CT Thorax mit Kontrastmittel:** Frage nach Thymom und Hinweis für Malignität [3478]
- **Labor:** Liquor mit Frage entzündliche ZNS-Erkrankung; Schilddrüsenhormone; CK; Glukosetagesprofil, Nierenparameter
- **Muskelbiopsie:** auch bei positiven Acetylcholin-Rezeptor-Antikörpertiter und deutlichen myopathischen Zeichen in der Elektromyografie, da begleitende Myositis vorliegen kann
- Kraniales CT- oder MRT bei okulärer Myasthenie zum Ausschluss einer Raumforderung und unklarer Vordiagnostik
- **PET mit Fluor-desoxyglukose (FDG):** Nachweis versprengter Thymomreste

Diagnosestellung

Klinik, typisches Dekrement bei repetitiver Reizung, positiver Tensilon-Test und/oder Antikörpernachweis

Differenzialdiagnose

- **nach elektrophysiologischen Befunden:**
  - *Dekrement nach repetitiver Stimulation* ist typisch, aber nicht spezifisch für die Myasthenia gravis; weitere Erkrankungen, die ein Dekrement zeigen können: Lambert-Eaton-Syndrom, myotone Erkrankungen (→ S. 550), periodische Lähmungen, Glykogenose Typ V (→ S. 564), Mitochondriopathien (→ S. 424)
  - *myopathische EMG-Veränderungen* bei Patienten ohne Antikörpernachweis sollten zu einer Muskelbiopsie Anlass geben
- **nach klinischen Befunden:** mitochondriale Myopathie, okulopharyngeale Muskeldystrophie, Lambert-Eaton-Syndrom, fazioskapulohumerale Muskeldystrophie, IBM3, Radikulitis cranialis, Schilddrüsendysfunktion, Botulismus, Bulbärparalyse (S. 546), familiäre Myasthenie

Clinical Pathway (DGN)

MYASTHENIA GRAVIS

Therapiegrundsätze (Leitlinie DGN [4486])

- **Therapiewahl** richtet sich nach dem Schweregrad, nicht nach dem Antikörpertiter
- **Therapieoptionen:**
  - *Cholinesterasehemmer*
  - *Immunsuppressiva:* früher Einsatz von Kortison/Immunsuppressiva kann die Progression der okulären zur generalisierten Myasthenia gravis reduzieren [2230]; im gebärfähigen/reproduktiven Alter müssen Frauen und Männer eine Kontrazeption einhalten
  - *Thymektomie*
- **Therapieziel:** Remission und Arbeitsfähigkeit bei geringen oder ohne Nebenwirkungen durch die Immunsuppression; erster protrahierter Absetzversuch frühestens nach 2 Jahren Beschwerdefreiheit

Praktische Therapie

- **Pyridostigmin** (Mestinon®): Dosierung nach Wirkung, z. B. 30–60 mg p. o. alle 4–5 Stunden, Tageshöchstdosis 360 mg, bei Morgentief abends retardiertes Pyridostigmin (Mestinon retard®); Abenonium-Chlorid (Mytelase®) 5–10 mg p. o., Wirkungsmaximum nach 6–8 Stunden; schlechteres Ansprechen der Cholinesteraseinhibitoren bei MuSK-Antikörper-positiver Myasthenie
- **Kortikosteroide:** z. B. Methylprednisolon (Urbason®) beginnend mit 15–20 mg/d und einer Zieldosis von ca. 1 mg/kg KG/d (einschleichend, da zu Beginn Verschlechterung der Myasthenie auftreten kann); alternativ Beginn mit 1 mg/kg KG/d und höherem Risiko einer initialen Verschlechterung. Therapie bis Rückbildung, dann langsame Reduktion unter klinischer Kontrolle; die präoperative Gabe von Steroiden hat keinen Einfluss auf das Ergebnis der Thymektomie (GdE III [4658][SQIII])
- **Azathioprin** (Imurek®) (zugelassen für die Behandlung der Myasthenia gravis in Deutschland) = Standardtherapie bei mittelschwerer und schwerer Myasthenie, initial nur in Kombination mit Kortison [3026]
  - *Dosis* 2–3 mg/kg KG/d, Erhaltungsdosis 1–2,5 mg/kg KG; Reduktion der benötigten Kortisondosis bei Therapie länger als ein Jahr GdE1b [3025][SQ1b]

- *Zielgrößen:* Leukozyten 3500–4000/µl, Lymphozyten 800– <1000/µl, MCV >100 fl (Femtoliter); bei Leukozyten <3200/µl Medikamentenpause

- **Eskalationstherapie** bei Unverträglichkeit oder fehlender Wirkung von Steroiden und Azathioprin an mit der Myasthenia gravis erfahrenen Zentren:
  - *Ciclosporin* (Sandimmun®, off-label) 2–4 mg/kg KG/d (und später 2–2,5 mg/kg KG/d) (Spiegelkontrolle), signifikante Verbesserung klinischer Parameter und Senkung des Acetylcholinrezeptor-Antikörper Spiegels [739]
  - *Mycophenolat Mofetil* (CellCept®, off-label): Beginn mit 2 × 500 mg/d und Steigerung nach 2 Wochen auf 2 × 1 g/d, Wirkungseintritt nach 2 Wochen bis 5 Monaten; Kontrollen wie Azathioprin; Spiegelbestimmung; Vorteil: Kombinierbarkeit mit Allopurinol; keine Wirksamkeit als add-on zu Steroiden i. Vgl. zu Placebo (GdE Ib [3520]SQIb, [2689]SQIII)
  - *Cyclophosphamid* (Endoxan®, off-label) kontinuierlich oder als Hochdosis-Therapie (GdE Ib [882])
  - *Methotrexat* (off-label): keine randomisierten Studien; Dosis entsprechend anderen Indikationen 7,5–15 mg oral/i. m./i. v. einmal wöchentlich, unter Folatschutz
  - *Tacrolimus* (off-label): 0,1 mg/kg KG kann eine Reduktion/Absetzen von Steroiden und Ciclosporin herbeiführen (GdE III [3187]SQ III)
  - *Rituximab* (off-label): bei therapieresistentem Verlauf 1000 mg 2-mal im Abstand von 14 Tagen (GdE IV [664])
  - *Plasmapherese:*
    - bei MuSK-Ak-negativer Myasthenie im Vergleich zu Kortison allein nicht besser wirksam (GdE Ia [1293])
    - bei MuSK-Ak-positiver Myasthenie wirksam (GdE IIb [1125]SQ IIb, [3519]SQ IIb)
  - *intravenöse Immunglobuline* (z. B. 0,4 g/kg KG/d über 5 Tage): keine Vorteile gegenüber Plasmapherese oder Kortison im Langzeitverlauf (GdE 1a [1294]); Einsatz bei Versagen der immunsupressiven Therapie im Einzelfall (GdE IV [1424])

- **Thymektomie** (offen oder videothorakoskopisch [2698]); Indikation:
  - *grundsätzlich:*
    - bei Thymomnachweis (in jedem Alter)
    - unabhängig vom CT/MRT-Nachweis eines Thymoms bei generalisierter Myasthenie GdE II [1485]SQIa bei Patienten ab 15 Jahre bis 50 Jahre, möglicherweise auch bei Patienten älter als 50 Jahre wirksam [4167] SQ III
  - *optional:*
    - bei unzureichendem Effekt der medikamentösen Therapie bei okulärer und AChR-AK-negativer Myasthenie
    - bei kürzlich erst diagnostizierte okulärer Myasthenie mit Übergang in generalisierte Myasthenie (GdE IIb [1125]SQ IIb, [3519]SQ IIb)
    - bei thymektomierten Patienten: Entfernung von Thymusrestgewebe (thorakoskopisch; Nachweis im MRT), kann zu Verbesserung führen [3185]SQ III
  - *prognostische Indikatoren für Thymektomie:*
    - *positive Indikatoren:* Erkrankungsdauer < 1-2 Jahre, Alter < 50 Jahre
    - *negativer Indikator:* bei MuSK-positiver Myasthenie hat die Thymektomie keinen Effekt

- **Vermeidung von Faktoren, die zur Verschlechterung der Myasthenie führen** (nicht vollständige Liste):
    - Medikamente, die symptomverstärkend wirken können: Muskelrelaxanzien (Überempfindlichkeit!), Magnesium, Antibiotika (Aminoglykoside, Makrolide, Tetrazykline, Gyrasehemmer, hochdosiert Penicillin), Lokalanästhetika (Ester-Typ), Antiarrhythmika, evtl. Phenytoin, Gabapentin, Carbamazepin, Benzodiazepine, Barbiturate, Lithium, β-Blocker, Kalziumantagonisten, D-Penicillamin, Chloroquin, Neuroleptika, trizyklische Antidepressiva, Anti-Malaria-Mittel, Kortikosteroide, Statine, Interferon-α, orale Kontrazeptiva, Schilddrüsenhormone, Diuretika, Morphin-Präparate
    - Vermeidung einer Hypokaliämie (z. B. nutritiv)
    - Vermeidung extremer äußerer Temperaturen (GdE IV [1139])
  - *bei zyklusabhängiger gravierender Verschlechterung prämenstruell* Progesteron

- **spezielle Probleme:**
  - *Impfungen:* Grippeschutzimpfung empfohlen, Totimpfstoffe unter Beachtung der Notwendigkeit empfohlen; keine Lebendimpfstoffe bei Immunsuppression
  - *myasthenische Krise:* s. u.
  - *Myasthenie und Schwangerschaft:*
    - *allgemein:* Myasthenie während der Schwangerschaft in 39 % verbessert, in 42 % unverändert und in 19 % verschlechtert [298]
    - *Medikation: orale* Cholinesterasehemmer während der Schwangerschaft in mittlerer Dosierung möglich (und zugelassen, „strenge Indikationsstellung")[298]
    - Azathioprin 6 Monate vor und während der Schwangerschaft kontraindiziert, da im Tierversuch teratogen (in klinischen Studien jedoch nicht [110]); keine Immunsuppressiva und Zytostatika
    - Kortikosteroide in niedriger Dosierung mit geringer Missbildungsrate behaftet [1239]

- myasthenische Krise: Immunglobulingabe (off-label) [1941]; Plasmapherese
- Stillzeit: Cholinesterasehemmer nur in niedriger Dosierung, wegen gastrointestinaler Nebenwirkungen, Kortikosteroide möglich (Leitlinie DGN [4486]); kein Azathioprin, Ciclosporin oder MTX wegen Immunsuppression beim Kind; auch in der Muttermilch sind Acetycholinrezeptor-AK, weshalb vom Stillen abgeraten wird
- neonatale Myasthenie: in 10–50% der Fälle [1128]; keine Korrelation zwischen Nachweis von mütterlichen Azetylcholin-Rezeptor-AK und Auftreten von neonataler Myasthenie [298]

Selbsthilfegruppe Deutsche Myasthenie Gesellschaft e.V., Langemarckstraße 106, 28199 Bremen, Tel.: 0421/592060, Fax: 0421/508226, E-Mail: dmg-info@t-online.de, Internet: www.dmg-online.de

Myasthenische Krise

Auslöser Myasthenie verstärkende Medikamente (s.o.), Begleiterkrankungen, v.a. Sepsis; häufig gehen der Krise Schwankungen im Schweregrad der Myasthenie voraus, in deren Verlauf mehrfach die Dosis des Cholinesterase-Hemmers erhöht oder reduziert wird; Mortalität 5% [1863]

Klinisches Bild

- **progrediente Muskelschwäche** mit Dyspnoe und tracheobronchialer Sekretstauung durch Beteiligung der Atemmuskulatur
- **vegetative Beleiterscheinungen:** Schwitzen, Tachykardie, Speichelfluss
- Entwicklung über Tage oder selten auch perakut; meist in den ersten Jahren einer Erkrankung

Differenzialdiagnose Botulismus, Organophosphat-Intoxikation, Schlangenbisse, Überdosierung von Cholinesterase-Hemmern

Überwachung

- auf Intensivstation: Vitalkapazität, O_2-Sättigung

Therapie

- **ggf. Myasthenie-verstärkende Medikamente absetzen**
- **Neostigmin-Perfusor** 4–8 (–25) mg/24 h, zuvor Bolus von 0,5 mg
  - *Begleitmedikation* Atropin 3–6 × 0,25–0,5 mg s.c./d gegen muskarinische Nebenwirkung von Neostigmin
- **Immunsuppression** (→ S. 784): Prednison 100 mg/d, evtl. einschleichender Beginn mit 25 mg/d wegen möglicher initialer Verschlechterung; bei bereits intubierten Patienten sofort Beginn mit hochdosierter Prednison-Therapie (100–1000 mg/d), nach Stabilisierung Azathioprin (→ S. 786)
- **konsequente Infektbehandlung:** Cephalosporine der 3. Generation
  - *CAVE myasthenieverstärkende Antibiotika:* Aminoglykoside, Tetrazykline, hochdosiert Penicillin
- **Plasmapherese/Immunglobuline**: keine Überlegenheit eines Verfahrens gegenüber dem anderen (Leitlinie DGN [4486]); Immunadsorption verkürzt die Liegedauer im Vergleich zur Plasmapherese [1420]
- **Immunadsorption:** Vorteil i. Vgl. zur Plasmapherese ist die geringere Volumenverschiebung
- **Indikation zur Beatmung:** VK < 15 ml/kg KG; Atemzugvolumen < 5 ml/kg KG; Atemfrequenz > 35/min; pO_2 < 80 mmHg; pCO_2 > 50 mmHg

Differenzialdiagnose: cholinerge Krise

- **Ursachen:**
  - *Überdosierung der Cholinesterasehemmer*
  - *versäumte Reduktion der Cholinesterasehemmer* nach erfolgreicher Immunsuppression
- **Symptome:** Unruhe, Schwitzen, Miosis, Diarrhö, Muskelkrämpfe, Spasmen
- **klinische Differenzierung myasthenische vs. cholinerge Krise:** cholinerge Krise extrem selten, DD gelegentlich nicht möglich, dann Edrophonium-Test (s.o.); Interpretation: klinische Besserung → myasthenische Krise; keine Besserung oder Verschlechterung → cholinerge oder insensitive Krise; bei Verschlechterung Testabbruch und 1–3 mg Atropin i.v.
- **Therapie der cholinergen und der insensitiven Krise:** unter Intensivüberwachungsbedingungen und in Intubationsbereitschaft Cholinesterase-Hemmer vorübergehend absetzen, 6 × 1–2 (–8) mg Atropin i.v./d je nach Ausprägung der muskarinischen Nebenwirkungen (nach Pupillen dosieren); Optimierung der immunsuppressiven Therapie, ggf. auch Plasmapherese

Kongenitale Myasthenie

Gruppe von sehr seltenen Erkrankungen, die durch verschiedene angeborene und autosomal-dominant oder -rezessiv vererbte nicht immunogen vermittelte Defekte der neuromuskulären Übertragung gekennzeichnet sind [1090]; Manifestation bis in das Erwachsenenalter möglich; häufig Skelettanomalien [1609]

Lambert-Eaton-Syndrom

→ Paraneoplastische Erkrankungen, S. 253

Botulismus

→ Botulismus S. 201

2.25.8 Erkrankungen mit abnormer Muskelaktivität

Myotone Erkrankungen

→ S. 550

Muskelkrampf (Krampus)

Ursächliche Erkrankungen und disponierende Faktoren

Vorderhornerkrankungen, Polyneuropathien, zahlreiche Myopathien, periphere arterielle Verschlusskrankheit, Leberzirrhose, Urämie, körperliche Anstrengung, Alkohol, Medikamente (Bronchospasmolytika, Neuroleptika, Chinidin, INH, orale Kontrazeptiva, Betablocker, Morphinpräparate, Statine), Schlafentzug, Dehydratation, Elektrolytstörungen, endokrine Erkrankungen (Hyperthyreose, Morbus Addison), Schwangerschaft

Pathophysiologie

Nicht sicher geklärt; Auftreten von Krämpfen nach Spinalanästhesie und peripherer Nervenblockade sprechen für einen distalen Entstehungsort

Klinisches Bild

Sichtbare, palpable, schmerzhafte Kontraktion eines Muskels oder von Teilen eines Muskels, spontan auftretend oder nach Willkürinnervation, eingeleitet oder begleitet von Faszikulieren; Auftreten nicht korreliert mit Stärke der auslösenden Kontraktion, kann durch passive Dehnung des Muskels beendet werden

Zusatzdiagnostik

- **EMG:** normales Aktivitätsmuster während des Krampus
- **Doppler-Sonografie der Beinarterien**

Differenzialdiagnose

Myalgie-Faszikulations-Krampus-Syndrom (s. u.)

Therapie

- **Magnesium-Präparate** (z. B. Magnesium Verla® 3 × 1 Drg.)
- **Chininsulfat** (z. B. Limptar®) 1–2 Tbl. zur Nacht; Wirksamkeit bei nächtlichen Beinkrämpfen (ohne kausale Begleitkerkrankung) erwiesen; strenge Nutzen-/Risikoabwägung wegen möglicher immunvermittelter Thrombozytopenie [2543]
- Carbamazepin, Phenytoin, Baclofen

Stiff-person-Syndrom

→ Paraneoplastische Erkrankungen, S. 251

Myalgie-Faszikulations-Krampus-Syndrom / Neuromyotonie (Isaacs-Syndrom)

Allgemeines

Erkrankungen der peripheren Nerven und/oder der neuromuskulären Übertragung mit allgemeiner Hyperexzitabilität der Nerven und klinisch und /oder annamnestischer unwillkürlicher Aktivität von Bereichen der Muskulatur; Übergang von einem Myalgie-Faszikulations-Krampus-Syndrom über die Neuromyotonie (Isaacs-Mertens-Syndrom) hin zu einem Morvan-Syndrom (→ S. 247)

Synonyma

cramp-fasciculation syndrome, benign motor neuron disorder

Pathophysiologie

- **erworben:** fakultativ-paraneoplastische VGKC-Komplex-Antikörper (gegen das paranodale Kaliumkanal-assoziierte Protein CASPR2) mit konsekutiver elektrischer Instabilität [2276],[1828], sehr selten bei anti-Hu-Antikörpern (immer paraneoplastisch)
- **hereditär:** Mutationen im KCNA1-Gen [3310],[2070] (→ hereditäre Ataxien S. 320)

Klinisches Bild [2884]

- Beginn in der 3.–7. Lebensdekade; schmerzhafte Muskelkrämpfe und Faszikulationen, betont an den Extremitäten, Zunahme bei Belastung, oft begleitend leichte axonale Polyneuropathie; lokale Begrenzung der Faszikulationen möglich
- bei der Assoziation mit VGKC-Komplex-Antikörpern stimulussensitive Hyperexzitabilität,vermehrtes Schwitzen, Insomnie, Myoklonien; Dysästhesien
- Muskelsteifheit (👁, 👁), undulierende spontane Muskelkontraktionen; Zuckungen (vorzugsweise distal und Hirnnervenbereich); Krampi und Myokymien verstärkt nach

Kontraktionen, bei Hyperventilation und unter Ischämie; abnorme Haltung von Händen und Füßen (persistierende Flexion oder Extension der Finger/Zehen); evtl. Schwitzen; Persistenz im Schlaf, unter Narkose und bei peripherer Nervenblockade; selten Übergang in ein Morvan-Syndroms (→ S. 247) [3447]

Zusatzdiagnostik

- **EMG:** Nachweis von Faszikulationen, *Fehlen* von ausgeprägten axonalen Schädigungszeichen (Fibrillationspotenziale und positive scharfe Wellen); evtl. Nachweis von Nachentladungen („afterdischarges") nach repetitiver Stimulation; Auschluss Motoneuronerkrankung
- Sistieren der Aktivität nach Blockade der neuromuskulären Übertragung mit Curare beim Isaacs-Syndrom
- **Suche nach weiteren Autoimmunerkrankungen** (Thyreoiditis, Diabetes mellitus, Myasthenia gravis)
- **Bestimmung der VGKC-Komplex-Antikörper** bei entsprechender Klinik (nur in < 40 % positiv)
- **Tumorsuche:** kleinzelliges Bronchial-Ca, Thymom, (Hodgkin)-Lymphome [4041]

Therapie

- **symptomatisch:** Carbamazepin, Phenytoin
- **immunsuppressiv:** v.a. bei Assoziation mit VGKC-Komplex-Antikörpern gutes Ansprechen auf Steroide, Immunglobulingabe oder Plasmapherese [96],[2846],[4220]SQ IV

Verlauf

- **Übergang in eine maligne Motoneuronerkrankung** möglich (selten nach Jahren)
- **bei VGKC-Komplex-Antikörper-assoziierten Syndromen** Entwickung einer zusätzlichen axonalen sensomotorischen Neuropathie, Neuromyotonie oder eines Morvan-Syndroms (→ S. 247) möglich

Rippling muscle disease

Genetik

Autosomal-dominant (Linkage zu Chr. 3p25) auftretende Erkrankung, Mutationen im Caveolin-3-Gen; die gleiche Mutation ruft verschiedene Phänotypen hervor wie Hyper-CK-ämie, LGMD 1C, distale Myopathie und Rippling muscle disease [4560]

Pathophysiologie

Postsynaptischer Defekt wird wegen elektrischer Stille postuliert

Assoziierte Erkrankung

Myasthenia gravis [2817]

Klinisches Bild

Durch Druck und Dehnung ausgelöste, über den Muskel sichtbar wandernde Kontraktionswelle, Muskelsteife, belastungsinduzierte Muskelschmerzen, krampfartige Schmerzen; Wadenhypertrophie [4343]

Diagnosestellung

Typisches klinisches Bild und elektromyografische Stille trotz Bewegungseffekt des Muskels; Gentest möglich (Chromosom 3p25) [377]

Differenzialdiagnose

Syndrom der peripheren Hyperexzitabilität assoziiert mit VGKC-Antikörpern (→ S. 247)

2.26 Erkrankungen des autonomen Nervensystems

S. Braune

Allgemeines

Anatomische/physiologische Grundlagen

- **Rezeptoren:** arterielle Barorezeptoren, kardiopulmonale Rezeptoren, Chemorezeptoren, viszerale Rezeptoren → Afferenzen vor allem via N. glossopharyngeus und N. vagus
- **zentralnervöse Strukturen:** Zentren wie Nucleus tractus solitarius, ambiguus, dorsalis nervi vagi, rostrale-ventrolaterale Medulla, Hypothalamus-Hypophyse, kortikal v.a. im Bereich der Inseln beidseits sowie frontobasal, intermediolaterale Säule des Rückenmarks
- **neuronale Efferenzen:**
  - *sympathische Efferenzen* präganglionär über intermediolaterale Säule zum Grenzstrang und postganglionär zu Auge, Herz, Niere, Nebenniere, arteriellen Widerstands- und venösen Kapazitätsgefäßen, Blase, Schweißdrüsen, Sexualorgan
  - *parasympathische Efferenzen* im N. oculomotorius zum Auge, im N. vagus zu Herz, Gastrointestinaltrakt, Sexualorgan, Blase
- **hormonale Aktivität:** Hypophysenvorderlappen → Nebenniere; Hypophysenhinterlappen

Ätiologie

- **primäre Erkrankungen des autonomen Nervensystems** = idiopathische Genese im Rahmen einer neurodegenerativen Erkrankung bzw. eines angeborenen Enzymdefektes:
  - *isolierte autonome Insuffizienz* (frühere Bezeichnung: idiopathische orthostatische Hypotonie, Bradbury-Eggleston-Syndrom): vorwiegend postganglionäres Schädigungsmuster
  - *autonome Insuffizienz bei Morbus Parkinson* (→ S. 337) (Prävalenz unklar, 14–70%): deutliche postganglionäre Schädigung, Beteiligung präganglionärer Anteile unklar
  - *autonome Insuffizienz bei Multisystematrophie* (→ S. 352) (MSA) (97%): MSA-P (striatonigrale Degeneration, SND), MSA-C (olivopontozerebelläre Atrophie, OPCA), Shy-Drager-Syndrom, Mischformen; vorwiegend präganglionäres Schädigungsmuster
  - *hereditäre motorische und sensible Neuropathie (HMSN)* (→ S. 496) Typ I und II
  - *hereditäre sensible autonome Neuropathie (HSAN) Typ III* (Riley-Day-Syndrom, familiäre Dysautonomie), Typ IV, Typ V
  - *familiäre Amyloidose mit Neuropathie* (→ S. 504)
  - *Dopamin-β-Hydroxylase-Mangel:* seltene Erkrankung; posturale Hypotonie bereits in der Kindheit, neurologisch unauffällig, evtl. geringgradige Ptose; fehlender Nachweis von Noradrenalin und Adrenalin im Serum, deutlich erhöhte Dopamin-Spiegel
  - *Morbus Fabry* (→ S. 501): X-chromosomal vererbte Glykolipid-Lysosomen-Speicher-Krankheit durch Mutation des α-Galaktosidase-Gens mit Einlagerung von Ceramidtrihexosid im Gewebe
  - *posturales Tachykardie-Syndrom (POTS):* Orthostase-abhängige Tachykardie mit Schwindel und präsynkopalen oder synkopalen Bewusstseinsstörungen durch beinbetonte Schädigung postganglionärer sympathischer Efferenzen unklarer Genese [1845]
- **sekundäre Erkrankungen des autonomen Nervensystems** = Beteiligung des autonomen Nervensystems im Rahmen einer Grunderkrankung:
  - *präganglionäre Schädigung:* Myelonschädigung kranial von Th5, Hirnstamm-/Dienzephalonschädigung (Trauma, Raumforderung, Insult), toxisch (Alkohol, Phenothiazine, Barbiturate, Antidepressiva), Tetanus
  - *postganglionäre Schädigung:* Diabetes mellitus (→ S. 501), Alkoholmissbrauch (→ S. 503), primäre Amyloidose, akute entzündliche Neuropathie/Guillain-Barré-Syndrom (→ S. 505), akute Porphyrie (→ S. 441), paraneoplastisch (zusammen mit Lambert-Eaton-Syndrom oder sensibler Neuropathie), AIDS-related Complex (ARC), AIDS, toxisch (Cisplatin, Vincristin, Amiodaron, Acrylamid, Schwermetalle, organische Lösungsmittel), traumatisch (Plexusläsionen), akute panautonome Neuropathie, Chagas-Krankheit

Klinisches Bild

Alle systemischen Erkrankungen des autonomen Nervensystems zeigen nachfolgende Symptome in unterschiedlich deutlicher Ausprägung und Kombination: kardiovaskuläre Regulationsstörungen (orthostatischer Schwindel, Synkopen → S. 295), gastrointestinale Motilitätsstörungen (Völlegefühl, Übelkeit, Obstipation, Gewichtsverlust), Blasenstörungen (Inkontinenz, Harnverhalt), Erektionsstörungen/retrograde Ejakulation, Störungen der Sudomotorik (Hypo-/Anhidrosis), Akkommodationsstörungen, Kältegefühl an den Akren

Therapie

Grundsätzlich symptomorientiert, siehe bei den einzelnen Syndromen

Neurogene kardiovaskuläre Regulationsstörungen

Ätiologie

→ Allgemeines S. 576

Klinisches Bild

Orthostatischer unsystematischer oder Schwankschwindel, orthostatische synkopale Ereignisse (Schwarzwerden vor Augen) oder präsynkopale Symptome (Flimmern vor Augen), Spannungsgefühl oder beidseitige Schmerzen im Schulter-/Nackenbereich („coat-hanger pain“), allgemeine Abgeschlagenheit und Müdigkeit, Kältegefühl an den Akren; bei posturalem Tachykardie-Syndrom (POTS) zusätzlich subjektiv Orthostase-abhängiges Herzrasen

Diagnosestellung

- **orthostatische Hypotonie:** Messung des Blutdrucks nach 4 Minuten Liegen und über 3 Minuten nach dem Aufstehen; pathologischer Befund bei
  - *Abfall des systolischen Blutdrucks* um mindestens 20 mmHg oder
  - *Abfall des diastolischen Blutdrucks* um mindestens 10 mmHg innerhalb der 3-minütigen Stehzeit [155]
- **posturales Tachykardie-Syndrom (POTS):** Messung der Herzfrequenz nach 4 Minuten Liegen und über 5 Minuten nach dem Aufstehen, pathologischer Befund bei Herzfrequenzanstieg über 120/min bzw. bei einem Anstieg um mindestens 30/min gegenüber dem Ruhewert über mindestens 50% der Messzeit [2475]
- **vasovagale Synkope (neurokardiogene Synkope** → S. 295): Kipptischuntersuchung mit 30–45 Minuten Stehzeit bzw. bis zum Synkopeneintritt, pathologisch bei zeitgleichem Abfall von Herzfrequenz und Blutdruck; falls negativ bei typischer Klinik evtl. nachfolgend zusätzlich medikamentöse Provokation mit z. B. Glyceroltrinitrat (Nitrolingual®) 1 Hub sublingual

Zusatzdiagnostik

- **Testung kardiovaskulärer Regulationsmechanismen:** nichtinvasive kontinuierliche Messung von Blutdruck und Herzfrequenz (Finapres®-Methode) unter standardisierten Bedingungen während:
  - *aktiver und passiver (Kipptisch) Orthostase über mindestens 90 Sekunden*
  - *tiefem Atmen mit 6 Atemzyklen/min*
  - *Valsalva-Manöver über 15 Sekunden*
  - *isometrischer Muskelkontraktion über maximal 3,5 Minuten*
  - *Kopfrechnen über maximal 1 Minute*
- **Testung der kardialen Innervation:**
  - *Herzfrequenzvariabilität* bei tiefem Atmen → vagale Innervation
  - *Analyse der Herzfrequenzvariation* mittels Time-domain-Analyse → sympathische und parasympathische Innervation
  - *Myokardszintigrafie* mit Metaiodobenzylguanedin (MIBG) → funktionelle Integrität der postganglionären sympathischen Efferenzen des Herzens
- **Noradrenalin-Bestimmung** in Ruhe und unter standardisierter Belastung (je nach Labor verschieden, z. B. Orthostase, Ergometrie)

Clinical Pathway (DGN)

DIAGNOSTIK BEI SYNKOPEN

Differenzialdiagnose

- **medikamentös induzierte orthostatische Hypotonie:** Antihypertensiva, Vasodilatanzien, Phenothiazine, Butyrophenone, tri- und tetrazyklische Antidepressiva, Dopamin-Agonisten, L-DOPA, Selegilin
- **nicht neurogene orthostatische Hypotonie:**
  - *relativer Volumenmangel* durch insuffiziente Zufuhr oder vermehrten Verlust von Flüssigkeit, Dialyse-assoziierte Hypotonie
  - *Minderung der kardialen Auswurfleistung* durch Infarkt, Herzinsuffizienz, Rhythmusstörungen, konstriktive Perikarditis, Perikarderguss, Klappenstenosen
  - *Bettruhe* über längere Zeit (ab 3–7 Tage)
  - *endokrinologische Erkrankungen:* Hypothyreose, Nebenniereninsuffizienz, Hypophysenvorderlappeninsuffizienz, Hypoaldosteronismus, adrenogenitales Syndrom, ADH-Hypersekretion (Schwartz-Bartter-Syndrom, in 80 % mit kleinzelligem Bronchialkarzinom vergesellschaftet)
- **vasovagale Synkope (neurokardiogene Synkope):** u. a. durch Angst oder Schmerz reflektorisch erhöhter Sympathikotonus → Vasokonstriktion, Tachykardie, verstärkte linksventrikuläre Kontraktilität → Aktivierung von Mechanorezeptoren im linken Vorhof → Impulse zu dorsalem Vaguskern → reflektorische Vagotonuserhöhung → Bradykardie und Hypotonie

Therapie

- **kausal:**
  - *Dopamin-β-Hydroxylase-Mangel:* Substitution mit L-threo-Dihydroxyphenylserin (L-threo-DOPS, Noradrenalin-Vorläufer): 2 × 100–300 mg/d p. o. (nicht im Handel, Hersteller Fa. Sumitomo, Japan, Niederlassung in London)
  - *sekundäre Formen:* Therapie der Grunderkrankung, falls möglich
  - *diabetische autonome Polyneuropathie:* α-Liponsäure (Thioctacid®) 600 mg/d i. v. über 21 Tage, danach 600 mg/d p. o.
- **symptomatisch:**
  - *orthostatische Hypotonie:* die Auswahl der therapeutischen Maßnahmen hängt von der individuellen Symptomkonstellation und dem Schweregrad ab
    - physikalische Maßnahmen:
      - Erhöhung des intravasalen Volumens: salzreiche Kost (1200 mg/d) und nächtliche Oberkörperhochlagerung um ≥ 12° bei ausreichender Flüssigkeitszufuhr von 2–3 l/d
      - Verringerung der orthostatischen Umverteilung des Blutvolumens: langsames Aufstehen, Überkreuzen der Beine im Stehen, Hockstellungen, 6–8 kleine Tagesmahlzeiten bei postprandialer orthostatischer Dysregulation, maßangepasste Stützstrumpfhosen
    - Pharmakotherapie:
      - Sympathomimetika tagsüber bis ca. 17 Uhr, alle 3–4 Stunden: Etilefrin (Effortil®) (direkt und indirekt sympathomimetisch) bis 75 mg/d oder Midodrin (Gutron®) (direkt sympathomimetisch) 7,5–40 mg/d [2474],[4567]
      - Mineralkortikoide: Fludrocortison (Astonin H®): 0,1–0,5 mg/d

- CAVE: initiale Hypersensibilität auf Sympathomimetika, Flüssigkeitsüberladung, Exazerbation der nächtlichen Hypertension, wobei systolische Blutdruckwerte bis 180 mmHg akzeptabel erscheinen
- *posturales Tachykardie-Syndrom (POTS):* β-Blocker, z. B. Propranolol (Dociton®, off-label) 30–160 mg/d je nach klinischem Ansprechen, evtl. zusätzlich Fludrocortison (Astonin H®) 0,1–0,2 mg/d, Midodrin (Gutron®) 2–5 (–10) mg 3–6 ×/d
- *vasovagale Synkope (neurokardiogene Synkope):*
  - allgemeine Maßnahmen: Aufklärung über die Gutartigkeit der Erkrankung, Erlernen, Prodromi zu erkennen, Vermeiden von Auslösesituationen, Absetzen synkopenfördernder Medikamente, Kompressionsstrümpfe, evtl. unterstützende psychosomatische Mitbetreuung
  - Orthostase-Training: initial mittels Kipptisch, dann unterstützt durch Anlehnen an eine Wand 2-mal täglich über 30–45 Minuten oder bis präsynkopale Symptome auftreten über 1–4 Wochen; fast 100 %iger Erfolg [945],[1040],[3344]
  - β-Blocker (off-label) (Wirkprinzip: Abnahme der Kontraktilität des Myokards und → verminderte Aktivierung der Mechanorezeptoren); placebokontrollierte Studie [2525] mit Atenolol 50–100 mg/d → 62 % (Placebo 5 %) nach einem Monat beschwerdefrei; vorzugsweise bei begleitender Hypertonie und wenn adrenerge Stimuli als Auslöser vermutet werden
  - sonstige: Midodrin (Gutron®) 7,5–45 mg/d [3098],[3502] oder Fludrocortison (Astonin H®) 0,1–0,2 mg/d oder SSRI (off-label) (Paroxetin 20 mg/d [946])

Clinical Pathway (DGN) Therapie neurogener Synkopen

Verlaufskontrolle Körpergewicht, Frequenz von Synkopen („Anfallskalender"), Standzeit ohne Symptome, 24-Stunden-Blutdruck-Monitoring

Neurogene gastrointestinale Motilitätsstörungen

Ätiologie → Allgemeines S. 576

Klinisches Bild Vorzeitiges Völlegefühl, Übelkeit, Erbrechen, abdominales Druckgefühl, Obstipation, Gewichtsverlust

Zusatzdiagnostik Röntgen-Abdomen nativ, Röntgen-Breischluck mit Follow-up-Bildern oder Magenentleerungsszintigrafie mit ^{99m}TC markierter Testmahlzeit

Diagnosestellung Nachweis einer inkompletten Magenentleerung und/oder verlängerten Passagezeit (Gastroparese, chronische Pseudoobstruktion)

Differenzialdiagnose

- **medikamentös induziert** als anticholinerge Nebenwirkung u. a. bei trizyklischen Antidepressiva
- **mechanische Obstruktion** des Magen-Darm-Traktes

Therapie

- **Umstellung der Ernährung:** suffiziente Flüssigkeitszufuhr
- **medikamentös:** pflanzliche Laxanzien mit Aloe und/oder Sennae, Lactulose 3–4 × 5–30 g/d, Domperidon (Motilium®) 3 × 10 mg/d (fördert die Motilität primär von Ösophagus und Magen), Macrogol (Movicol®) 0,5–1 Btl./d (nicht resorbierbares Gel, erhält den Feuchtigkeitsgehalt des Darminhaltes), Erythromycin 3 × 250 mg/d (fördert als Motilin-Analogon die Motilität)

Neurogene Blasenstörungen

Neuroanatomische und physiologische Grundlagen

- **Reflexbögen:**
  - *supraspinale Verschaltungen:*
    - Gyrus frontalis superior/Lobus paracentralis → pontine Kerne: bewusste Blasenkontrolle
    - Zerebellum (Vorderwurm, Nucleus fastigii) → pontine Kerne
  - *Spinobulbospinaler Reflex:* sensible Afferenzen vom M. detrusor → Pons → motorische Efferenzen zum M. detrusor
  - *Detrusor-Sphinkter-Reflex:* sensible Afferenzen vom M. detrusor → Nucleus pudendus (Onuf's Kern) im Conus medullaris → motorische Efferenzen via N. pudendus zum M. sphincter externus urethrae
  - *Sphinkter-Kortex-Sphinkter-Reflex:* sensible Afferenzen vom Sphinkter externus → spinokortikale Afferenzen und kortikospinale Efferenzen → motorische Efferenzen via N. pudendus zum M. sphincter externus urethrae
- **periphere Innervation der Blase:**
  - *Efferenzen:*
    - M. detrusor: sympathische Efferenzen via N. hypogastricus aus Th11 bis L2 überwiegend zum Blasenhals und Trigonum („Sphincter internus"), parasympathische Efferenzen aus S2 bis S4 via N. pelvicus überwiegend zum Blasenkörper; Detrusorkontraktion mittels Acetylcholin
    - M. sphincter externus urethrae: via N. pudendus aus S3 bis S5
  - *Afferenzen:* Blasenwand (M. detrusor) via N. pelvicus, Urethra via N. pudendus

Ätiologie

→ Allgemeines S. 576

Klassifikation

- **Blasenstörung bei Läsion(en) kranial des Conus medullaris:**
  - *klinisches Bild:* Inkontinenz, imperativer Harndrang, Pollakisurie
  - *Pathomechanismen* (Mischformen möglich):
    - Detrusor-Hyperreflexie: kein Restharn, urethraler Fluss und Sphinkteren regelrecht; keine Komplikationen
    - Detrusor/Sphinkter-Dyssynergie: Restharn normal oder erhöht: urethraler Fluss mit Stakkato-Miktion; Komplikationen: hoher Detrusordruck → Aufstau → Niereninsuffizienz (rascher als bei der Detrusor-Areflexie)
- **Blasenstörung bei Läsion(en) des Conus medullaris, der Cauda equina und/oder der peripheren Innervation:**
  - *klinisches Bild:* erschwerter Miktionsbeginn, Pressmiktion, Inkontinenz ohne Harndranggefühl
  - *Ursache* Detrusor-Areflexie: Restharn stark erhöht, urethraler Fluss fraktioniert; Komplikationen: Überdehnung, Aufstau → Niereninsuffizienz (langsamer als bei der Detrusor-/Sphinkter-Dyssynergie)

Untersuchung

Ausschluss von Nebenwirkungen durch anticholinerge Medikamente, Spasmolytika, β-Blocker, Kalziumantagonisten; bei Männern Prostatapalpation zum Ausschluss einer Urethraobstruktion; Motorik, Reflexstatus, Sensibilität (Konus-Syndrom, Kauda-Syndrom?), Kremasterreflex (L1–L2), Tonus des M. sphincter ani externus (S3/S4), Bulbokavernosus-Reflex (S3–S5), Analreflex (S3–S5)

Zusatzdiagnostik

- **Urinstatus, Nierenfunktionswerte:** (→ Ausschluss Blaseninfekt, Nierenaffektion)
- **Restharnmenge:** normal < 80 ml (→ Detrusorfunktion, Aufstau)
- **Zystoskopie, Sonografie** (→ Ausschluss Tumor, Auslassobstruktion, Steine, Fisteln)
- **urodynamische Zystometrie** (→ Detrusorfunktion, Detrusor-/Sphinkter-Koordination, Urethra-Druck-Flussmessung)
- **EMG** des M. sphincter externus urethrae oder (einfacher und ebenso sensitiv) M. sphincter ani externus (beide vom N. pudendus aus S3–S5 versorgt)
- **Pudendus-SEP** (→ S. 692)

Clinical Pathway (DGN)

NEUROGENE BLASENSTÖRUNGEN

Therapie

- **bei V. a. medikamentöse Ursache:** Umsetzen oder Verzicht auf die angeschuldigte Substanz, wenn klinisch möglich
- **bei erhöhten Restharnmengen unabhängig von der Genese:** Selbst-/Fremdkatheterisierung 3–4 ×/d
- **bei Detrusorschwäche:** symptomatisch mit Einlagen, Condom-Urinal, medikamentös Bethanecholchlorid (Myocholine-Glenwood®, direktes Parasympathomimetikum) 25–50 mg bis 4 ×/d, Distigminbromid (Ubretid®, Cholinesterasehemmstoff) 3 × 5 mg/d
- **bei Detrusor-Hyperreflexie oder Detrusor-Sphinkter-Dyssynergie:**
  - *symptomatisch:* Einlagen, Condom-Urinal, Miktion in regelmäßigen Abständen, evtl. durch Beklopfen induziert
  - *medikamentös (Muskarinrezeptor-Antagonisten, alphabetisch geordnet):*

Substanz (Handelsname)	Dosis	Ergänzungen
Darifenacin (Emselex®)	1 × 7,5 oder 15mg/d	präferentieller M3-Antagonist (bezüglich NW klinisch kein Vorteil)
Fesoterodin (Toviaz®)	1 × 4 oder 8 mg/d	Prodrug; aktiver Metabolit 5-OH-Methyltolterodin (wie Tolterodin)
Flavoxat (Urispas®)	3–4 × 200 mg/d	vorwiegend papaverinartige direkte spasmolytische Wirkung, wenig anticholinerg wirksam; nach NICE-LL nicht empfohlen [2857]
Oxybutynin (Dridase®, Kentera® Pflaster)	3 × 5 mg/d transdermal 2×/Woche	auch papaverinartige direkte spasmolytische Wirkung; Retardform zu bevorzugen [2519] [SQ Ia]; ≥ 10 mg/d wegen deutlicheren NW nicht empfohlen [2045]
Solifenacin (Vesicur®)	1 × 5 oder 10mg/d	präferentieller M3-Antagonist; bessere Wirkungs-/Nebenwirkungsrelation als unretardiertes Tolterodin [2519] [SQ Ia]
Tolterodin (Detrusitol®)	2 × 1–2 mg/d	Prodrug; aktiver Metabolit 5-OH-Methyltolterodin (wie Fesoterodin); Retardform zu bevorzugen [2519] [SQ Ia]; geringere anticholinerge NW als Oxybutynin [2519] [SQ Ia]

Substanz (Handelsname)	Dosis	Ergänzungen
Trospiumchlorid (Spasmex®, Spasmolyt®)	2-3 × 10–20 mg/d	M1- und M3-Antagonist

- Nebenwirkungsraten generell ähnlich bei Darifenacin 7.5 mg/d, Fesoterodin 4 mg/d, Oxybutynin transdermal 3,9 mg/d, Solifenacin 5 mg/d, Tolterodin 4 mg/d und Trospiumchlorid 40 oder 60 mg/d [2045]SQ Ia
- *bei Therapieresistenz:* multilokuläre Injektion des M. detrusor vesicae subendothelial mit 100 -300 U Botulinum-Toxin A [3691],[2083] alle 6-12 Monate

- **alle: bei Harnwegsinfekten:**
  - *Antibiose* nur bei Symptomatik und/oder systemischen Infektzeichen
  - *Prophylaxe:* Ansäuerung des Urins mit Methionin (Acimethin®) 3 × 0,5–1 g/d oder Methenaminhippurat (Urotractan®) 2 × 1 g/d

Selbsthilfegruppen

- **Inkontinenz Selbsthilfe e.V.**, Berliner Straße 13–15, 35415 Pohlheim, Tel./Fax: 06403/9697933, E-Mail: info@inkotreff.de, Internet: www.inkontinenz-selbsthilfe.com
- **Selbsthilfeverband Inkontinenz e.V.**, Geschäftsstelle Augsburg, Bahnhofstraße 14, 86150 Augsburg, Tel.: 0821/31983790, Fax: 0821/31983791, E-mail: verwaltung@selbsthilfeverband-inkontinenz.org, Internet: http://www.selbsthilfeverband-inkontinenz.org

Neurogene Störungen der männlichen Sexualfunktion

Ätiologie

Myelopathien, Konus-/Kauda-Syndrom, Plexus-sacralis-Läsionen, Neuropathien (besonders bei Diabetes mellitus), systemische Erkrankungen mit Beteiligung des autonomen Nervensystems (z. B. Morbus Parkinson, MSA), Läsionen des Hypothalamus, unerwünschte medikamentöse Wirkung

Klinisches Bild

Verminderte Libido, Erektionsstörungen (erhaltene Spontanerektionen = Hinweis auf psychogene Störung), retrograde Ejakulation

Zusatzdiagnostik

- **Nachweis einer Erektionsstörung:** nächtliche Tumeszenzmessungen in einem Schlaflabor
- **Nachweis der retrograden Ejakulation:** Nachweis von Spermatozoen in einer postkoitalen Urinprobe
- **Nachweis einer systemischen Erkrankung des autonomen Nervensystems:** siehe bei den einzelnen Systemen
- **Ausschluss nicht neurogener Ursachen:**
  - *endokrinologische Ursache:* Schilddrüsenfunktion, Diabetes mellitus (HbA_{1c}), Prolaktin, Testosteron
  - *andrologische Ursache:* Induratio penis plastica, Hodenatrophie, Hodentumor, benigne Prostatahyperplasie, Prostatitis, Prostatakarzinom
  - *vaskuläre Ursache:*
    - Schwellkörperinjektionstest mit intrakavernöser Injektion von Prostaglandin E1 (Caverject®, Viridal®) oder Gabe von Sildenafil zur Differenzialdiagnose zwischen vaskulärer und neurogener Ursache (Ansprechen auf Prostaglandin bzw. Sidenafil spricht für neurogene Ursache)
    - bei fehlendem Ansprechen auf beide genannten Maßnahmen ggf. Pharmakokavernosometrie und Pharmakokavernosografie
    - selektive Arteria-pudenda-interna-Angiografie nur bei Verdacht auf Gefäßmissbildung oder bei geplanten interventionellen Maßnahmen sinnvoll
  - *psychogene Ursachen, anamnestische Hinweise:* plötzlicher Beginn (ohne erkennbaren organischen Auslöser), Fortbestehen nächtlicher Spontanerektionen, vorausgehende belastende Lebensereignisse, Fluktuationen und Situationsabhängigkeit (Partnerkontakt vs. Masturbation), keine körperlichen Risikofaktoren oder Medikamente, Alkohol, Drogen, Alter unter 50 Jahren

Diagnosestellung

Objektiver Nachweis einer Erektions- oder Ejakulationsstörung (s. o.) mit Zuordnung der Genese

Therapie

- **Prüfung der Notwendigkeit** je nach subjektivem Leidensdruck
- **Therapie der Grunderkrankung**, evtl. Medikamentenumstellung bei medikamentöser Ursache, psychopharmakologische oder psychotherapeutische Interventionen
- **bei neurogener Erektionsstörung:**
  - *Phosphodiesterasehemmer (PDE-5-Hemmer):* Wirkung über Hemmung des Abbaus von cGMP im Corpus cavernosum (cGMP löst eine Entspannung der glatten Muskulatur im Corpus cavernosum aus)
    - Nebenwirkungen: Kopfschmerzen, Flush-Symptomatik, verstopfte Nase und Dyspepsie und bei Tadalafil zusätzlich Rückenschmerzen; kardiale Komplikationen bei Vorerkrankung
    - Kontraindikationen: KHK, kongestive Herzinsuffizienz, niedriger Blutdruck, eine komplexe antihypertensive Therapie und Medikamente/Erkrankungen, die die HWZ der Phospodiesterasehemmer verlängern, z. B. Nitrate, dekompensierte Leberinsuffizienz
    - Substanzen: Wirksamkeit in bis zu ca. 80 % jeweils ca. 30 Minuten nach Einnahme
      - *Sildenafil* (Viagra®): Dosierung 25–100 mg p. o.
      - *Vardenafil* (Levitra®): Dosierung 10–20 mg p. o.
      - *Tadalafil* (Cialis®): Dosierung 10–20 mg p. o.
  - *Apomorphin-SL* (UPRIMA®): Effekt via Hypothalamus, Dosierung 2–3 mg sublingual, ca. 30 Minuten vor Geschlechtsverkehr; deutlich weniger wirksam in direkten Vergleich mit Sildenafil; Nebenwirkung Übelkeit

  - *Yohimbin* (Yocon-Glenwood®, Yohimbin „Spiegel"®): zentraler Alpha-2-Antagonist, Dosierung 3 × 5–10 mg/d als Dauermedikation; heute nur noch in Einzelfällen indiziert, Wirksamkeit 30 %
  - *lokale Pharmakotherapie* (MUSE, SKAT)
    - MUSE = medical urethral system for erection: Prostaglandin E1 Alprostadil (MUSE®), 250–1000 µg intraurethrale Selbstapplikation der Pellets nach kontrollierter individueller Titration
    - SKAT = Schwellkörperautoinjektionstherapie: Prostaglandin E1 Alprostadil (Caverject®, Viridal®) 1,25 bis max. 40 µg intrakavernöse Selbstinjektion nach kontrollierter individueller Titration
- **bei vaskulär bedingter Erektionsstörung:** Vakuumpumpen, operative Intervention mit Ligatur venöser Gefäße bzw. Rearterialisation

Selbsthilfegruppe

- **Selbsthilfegruppe Erektile Dysfunktion**, Weiherweg 30A, 82194 Gröbenzell, Tel.: 08142/597099, Fax: 03212/1061943, E-Mail: kontakt@impotenz-selbsthilfe.de, Internet: http://www.impotenz-selbsthilfe.de

Störungen der Sudomotorik

Anatomie/Physiologie

Steuerung der Thermoregulation in der Area hypothalamica posterior mit der Kerntemperatur als Sollwert; zusätzlich emotionale sudomotorische Aktivierung → sympathische Efferenzen zu ekkrinen Schweißdrüsen mit Acetylcholin als Hauptüberträgerstoff

Klassifikation und Ätiologie

- **primäre Hyperhidrosis:** ungeklärt (zumeist lokal fazial, axillär, palmar, plantar); günstige Prognose mit zumeist Rückbildung im Alter über 50 Jahre
- **sekundäre Hyperhidrosis:** u. a. bei Infekten, Neoplasien, endokrinologischen Erkrankungen (zumeist generalisiert)
- **Hypo-/Anhidrosis:** Polyneuropathien mit autonomer Beteiligung mit unregelmäßigem Verteilungsmuster, Multisystematrophie und isolierte autonome Insuffizienz mit jeweils generalisierter Verteilung, Läsionen des sympathischen Grenzstrangs mit Verteilung im oberen Quadranten oder eine untere Extremität betreffend

Klinisches Bild

Hypo- oder Anhidrosis: regional (oberer Quadrant, Betonung der Extremitäten oder des Stammes) bzw. generalisiert *oder* Hyperhidrosis: lokal (fazial, axillär, palmar, plantar) bzw. generalisiert

Zusatzdiagnostik

- **Thermoregulations-Test:**
  - *Prinzip:* Stimulation der sudomotorischen Temperaturregulation im ZNS durch Erhöhung der Kerntemperatur durch Lindenblütentee und 1000 mg ASS oder in einer Wärmekammer mit Erfassung der Schweiß-Antwort durch den Farbumschlag von auf der Haut aufgetragenem Alazarin-Natriumsulfat
  - *Auswertung:* semiquantitativ; Verteilungsmuster der prä- und postganglionär vermittelten Schweiß-Antwort
- **sympathische Hautantwort (mSSR, magnetic evoked sympathetic skin response):**
  - *Prinzip:* Untersuchung sympathischer Efferenzen anhand einer durch Schweißsekretion hervorgerufenen Spannungsänderung („galvanischer Hautreflex")
  - *Methodik:*
    - Reizung am besten mittels zervikaler Magnetstimulation (beste Reproduzierbarkeit und geringere Habituation); grundsätzlich kann auch jede andere Reizmodalität (z. B. elektrisch am Arm, akustisch) gewählt werden
    - Ableitung mit Oberflächenelektroden von palmar und plantar; Referenz = Hand- bzw. Fußrücken; Filterung 0,5–2000 Hz
  - *Aussage:* Funktionstest zur Untersuchung kleinkalibriger Fasern z. B. im Rahmen einer Polyneuropathie; Differenzierung zwischen zentraler und peripherer Störung durch zusätzliche Untersuchung des quantitativen Sudomotor-Axon-Tests (QSART, s. u.) möglich
  - *Grenzwerte* [2412]:

Parameter	Grenzwert	
Palmar		
Armlänge (Akromion – Fingerspitze Dig III)	74 cm	75–84 cm
Latenz	1,52 s	1,66 s
maximale Seitendifferenz	0,1 s	
Amplitude	> 0,7 mV	
Plantar		
Beinlänge (Spina iliaca – Fußsohle)	89–103 cm	104–118 cm
Latenz	2,24 s	2,44 s
maximale Seitendifferenz	0,14 s	
Amplitude	> 0,2 mV	

- **quantitativer Sudomotor-Axonreflex-Test (QSART)** (in Deutschland kein Gerät zugelassen)
  - *Prinzip:* Stimulation postganglionärer sympathischer Efferenzen zu Schweißdrüsen mittels perkutaner Iontophorese von Acetylcholin unter Ausnutzung des Axonreflexes
  - *Auswertung:* Latenz und Quantität der Sudomotorantwort

Therapie

- **primäre Hyperhidrosis:**
  - *lokal (palmar oder axillär):* topische Antihidrotika basierend auf Aluminiumverbindungen (→ mechanische Blockade der Sekretion); intrakutane Botulinum-Toxin-A-Injektionen mit bis zu 9 Monaten Wirkdauer [2866],[3463],[3637]; in verzweifelten Fällen Grenzstrangausschaltung
  - *generalisiert:* systemisch Bornaprin (Sormodren®) 2–6 mg/d, Salbei-Extrakte (Salvysat® Bürger Drg.) 3–4 ×/d 100–300 mg
- **sekundäre Hyperhidrosis:** Therapie der Grunderkrankung, symptomatisch wie primäre Hyperhidrosis; bei Hypo-/Anhidrosis keine Therapie

Pupillenstörungen

→ S. 42

2.27 Schmerz

M. Bär und S. Braune

Allgemeines

Während der *akute* Schmerz meist eindeutig zugeordnet und gezielt behandelt werden kann, spielen beim *chronischen* Schmerz multifaktorielle Ursachen eine große Rolle, die ein komplexeres Behandlungsschema erfordern. Schmerztherapie umfasst entsprechend der Vielfalt der Ursachen und Symptome sowohl körperliche als auch psychische Behandlungsmethoden, die häufig durch soziotherapeutische Maßnahmen ergänzt werden müssen

Klassifikation nach Pathophysiologie

- **nozizeptiver Schmerz** (Nozizeptor = freie Endigung des peripheren nozizeptiven Neurons):
  - *somatischer Schmerz:* Ursprung von Haut, Knochen, Muskeln, Sehnen
  - *viszeraler Schmerz:* Ursprung von inneren Organen, Pleura, Peritoneum
- **neuropathischer Schmerz** [1071]:
  - *periphere Läsionen:* Poly-/Mononeuropathie, Nervenkompression, Neurome, Plexusläsion, Stumpfschmerz nach Amputation, sympathische Reflexdystrophie (→ S. 620)
  - *proximale/zentrale Läsionen:* Wurzelausriss, Läsion des Tractus spinothalamicus/Thalamus
  - *kombinierte periphere/zentrale Läsionen:* akute herpetische/postherpetische Neuralgie, sympathisch unterhaltenes Schmerzsyndrom, Meningomyelo-/radikulopathie
- **psychogener Schmerz:** somatoforme Schmerzstörung, dissoziative Störung (Konversion), endogene Psychosen

Klassifikation nach Schmerzdauer

- **akuter Schmerz:**
  - *Dauer:* < 1 Monat; > 1 Monat: chronifizierender Schmerz
  - *Charakteristika:* Auslöser ist eine spezifische Erkrankung oder ein Trauma; biologisch sinnvolle Warnfunktion; physiologische vegetative Reizantwort, endet mit Heilung der Erkrankung
- **chronischer Schmerz:**
  - Dauer > 6 Monate oder primäre Schmerzerkrankung oder über die erwartete normale Heilungszeit hinausgehend
  - *Charakteristika:* selbstständige Erkrankung, fehlende biologische Funktion („sinnlos"), abklingende oder fehlende vegetative Aktivität
  - *somatische Risikofaktoren:* Narbenbildung unter Einbezug neuraler Strukturen, Sensibilisierung des peripheren und/oder zentralen nozizeptiven Systems bei Verletzungen, Entzündungen nervaler Strukuren selbst
  - *psychische Risikofaktoren* der Chronifizierung [1620]
    - Vermeidungsverhalten bei sozialen und körperlichen Aktivitäten
    - Durchhaltestrategien im Sinne habitueller Überforderung trotz stärkster Schmerzen
    - nicht verbales Ausdrucksverhalten: Signalisieren von Schmerzen durch Mimik, Gestik, Körperhaltung, Stimmlage, Betonung
    - Ignorieren durch Ablenkung
    - Depressivität vor Schmerzbeginn

Terminologie

- **Allodynie:** Schmerzauslösung durch einen Reiz, der normalerweise keinen Schmerz verursacht (Beispiel: leichte Berührung löst einen brennenden Schmerz aus)

- **Anaesthesia dolorosa:** quälende lokale Schmerzen bei Ausfall der Oberflächensensibilität
- **Kausalgie:** kontinuierlicher brennender Schmerz mit Allodynie und Hyperpathie im schmerzhaften Areal nach traumatischer Nervenläsion, oft begleitet von vaso- und sudomotorischer Dysfunktion und nachfolgenden trophischen Störungen
- **Dysästhesie:** unangenehme abnorme Empfindung
- **Parästhesie:** nicht unangenehme abnorme Empfindung
- **Hyperästhesie:** verstärkte Empfindung nicht schmerzhafter Reize
- **Hyperalgesie:** verstärkte Schmerzempfindung schmerzhafter Reize
- **Hyperpathie:** verstärkte Empfindung eines Reizes und v.a. repetitiver Reize bei erhöhter Empfindungsschwelle, häufig als explosiver Schmerz mit schlechter Reizlokalisation, mit Latenz zum Reiz, mit Irradiations- und Nachklingphänomenen
- **Neuralgie:** Schmerz im Ausbreitungsgebiet eines Nervs (= projizierter Schmerz), häufig weit distal vom Läsionsort wahrgenommen
- **übertragener Schmerz:** bei Erkrankungen innerer Organe in segmental zugeordneten Dermatomen (Head-Zone) und Myotomen (MacKenzie-Zone) empfundener Schmerz, häufig mit Hyperalgesie und Allodynie im entsprechenden Hautareal und erhöhtem Muskeltonus im zugeordneten Myotom
- **pseudoradikulärer Schmerz:** Schmerzausstrahlung von grob segmentalem Charakter, häufig ausgehend von artikulären Geweben und ligamentären Strukturen der Wirbelsäule
- **Phantomschmerz:** im amputierten Körperglied empfundene permanente oder paroxysmale unangenehme Empfindungen, oft schmerzhafte Verkrampfungen

Symptom-orientierte Anamnese

- **zeitliche Dimension:** Beginn, Verlauf (abnehmend, zunehmend, fluktuierend, anfallsweise)
  - *bei fluktuierendem oder anfallsweisem Verlauf:* Frequenz, Dauer, Synchronisation (mit Tageszeit, Jahreszeit, Menstruation)
- **räumliche Dimension:** wo? (betroffene Körperregion), wie umschrieben/ausgedehnt? wohin ausstrahlend?
- **kausale Dimension:**
  - *ursprünglicher Auslöser des Schmerzes*
  - *Einflüsse auf den Schmerz:* was löst den Schmerz aus, was verbessert, was verschlimmert ihn?
  - *Auswirkungen des Schmerzes:* Begleitsymptome, biografische/soziale Auswirkungen
- **Charakter:**
  - *sensorische Qualitäten:* z. B. bohrend, brennend, pulsierend, ziehend, stechend, drückend
  - *emotionale Qualitäten:* z. B. zermürbend, vernichtend
- **Intensität:** visuelle Analogskala (VAS) oder Graduierung 0–10; Reaktion des Patienten (Abbruch der Arbeit, Hinlegen)
- **iatrogene Faktoren:** bisherige Therapie (→ medikamenteninduzierte Probleme, Abhängigkeit, Operationsfolgen), ärztliche Erklärungen
- **subjektive Dimension:** eigene Erklärungsmodelle, Schuldzuschreibungen, Stellenwert des Schmerzes in der Biografie des Patienten
- **Chronifizierungfaktoren:**
  - *Überzeugungen:* „Alles oder Nichts"-Haltung („Ich muß erst völlig schmerzfrei werden, dann ..."), Ohnmacht („Ich kann nichts gegen die Schmerzen tun, nur der Arzt kann mir helfen")
  - *Verhaltensweisen:* sozialer Rückzug, Angabe extremer Schmerzintensitäten, forderndes Verhalten
  - *Emotionen:* Stress, Depression, Angst
  - *Familie:* Überprotektion oder ablehnende Haltung des Partners, mangelnde Unterstützung bei der Wiederaufnahme von Aktivitäten
  - *Arbeitsplatz:* schlechte Arbeitsbedingungen, Schichtarbeit, Desinteresse des Arbeitgebers, laufendes Rentenverfahren

Selbsthilfegruppen

- **Deutsche Schmerzliga e. V.**, Adenauerallee 18, 61440 Oberursel, Tel.: 0700/375375-375, Fax: 0700/375375-38, E-Mail: info@schmerzliga.de, Internet: www.schmerzliga.de
- **Deutsche Schmerzhilfe e. V.**, Sietwende 20, 21720 Grünendeich, Tel.: 04142/810-434, Fax: 04142/810-435, E-Mail: geschaeftsstelle@schmerzhilfe.org, Internet: www.schmerzhilfe.de

- **Vereinigung für chronische Schmerzpatienten e. V.**, Nachtigallweg 2, 75365 Calw-Stammheim, Tel.: 07051/7172, Fax: 07051/77826, E-Mail: schmerzpatienten@t-online.de

2.28 Kopf- und Gesichtsschmerzen

M. Bär und H. Kaube

Allgemeines

Klassifikation

- Die diagnostischen Kriterien für die nachfolgend dargestellten Kopf- und Gesichtsschmerzen entsprechen denen der Internationalen Klassifikation von Kopfschmerzerkrankungen, die 2003 in 2. Auflage von der International Headache Society (IHS) veröffentlicht wurde. Als eine Neuerung wurde die Gruppe der trigemino-autonomen Kopfschmerzerkrankungen eingeführt, zu der neben dem Clusterkopfschmerz weitere Kopfschmerzen gehören, die von autonomen parasympathischen Symptomen im Kopfbereich begleitet werden
- **Links zur IHS-Klassifikation:**
  - **englisch:** http://ihs-classification.org/en/
  - **deutsch:** http://ihs-classification.org/de/02_klassifikation/

Epidemiologie

- **Lebenszeitprävalenz:** ca. 70 % für alle Arten von Kopfschmerzerkrankungen
- **Punktprävalenz:** 20–40 % der Bevölkerung
- **Prävalenz bei Schulkindern:** 10–15 %

Anamnese

Beschreibung der Schmerzen anhand Alter bei der Erstmanifestation, Frequenz/Periodizität, Schmerzdynamik (z. B.schlagartig, progressiv, intermittierend), Dauer, Intensität, Qualität, Lokalisation (z. B. Seitenbetonung), Triggerfaktoren, Prodromi, Begleitsymptome, familiäre Belastung, aktuelle Kopfschmerzmedikation/Begleitmedikation

Clinical Pathway (DGN)

DIAGNOSTIK BEI KOPFSCHMERZEN

Spannungskopfschmerz

Epidemiologie [3967]

- **Prävalenz:** weltweit ca. 42 %, in Europa ca. 80 %, in Nordamerika ca. 30 %, in Asien ca. 24 %
- **Lebenszeitprävalenz:** episodischer Typ 30–80 %, chronischer Typ 2–3 % der Bevölkerung
- **Geschlechtsverteilung:** M:F = 1,5:1
- **Altersverteilung:** Erstmanifestation am häufigsten in der 2. Lebensdekade; Prävalenz beim episodischen Typ gleich in allen Altersgruppen, beim chronischen Typ Zunahme mit dem Alter

Genetik [3456]

- **episodischer Spannungskopfschmerz und chronischer Spannungskopfschmerz:** Kombination genetischer und umweltabhängiger Faktoren
- **sporadische Form des episodischen Spannungskopfschmerzes:** fast nur umweltbedingte Faktoren
- dreifach erhöhtes Risiko für chronischen Kopfschmerz vom Spannungstyp bei Verwandten 1. Grades [3457]

Disponierende Faktoren/Auslöser

Psychosozialer Stress, muskuläre Fehlbelastung (z. B. unphysiologische Arbeitshaltung), Funktionsstörung des Kauapparates, Schlafdefizit, fieberhafte Infekte, Medikamentenmissbrauch

Assoziierte Erkrankungen

Bei chronischem Spannungskopfschmerz: depressive Störungen, Angsterkrankung, Panikstörung [1931]

Pathophysiologie (hypothetisch) [1281],[1168]

- **Prinzip:** individuell variable Interaktionen zwischen peripheren Veränderungen der perikranialen/zervikalen myofaszialen Schmerzempfindlichkeit/Muskelspannung und der deszendierenden zentralen Kontrolle trigeminaler/zervikaler nozizeptiver Neurone
- **körperlicher und/oder psychischer Stress** → erhöhter nozizeptiver Input aus muskulären Triggerpunkten und vorübergehend beeinträchtigte zentrale Schmerzmodulation → Kopfschmerzattacke
- **emotionale Faktoren** → Schwächung des endogenen antinozizeptiven Systems über das limbische System und Erhöhung des Muskeltonus
- **häufige oder dauerhafte Einwirkung peripherer/zentraler Störungen** → Sensibilisierung zentraler nozizeptiver Neurone und verminderte Aktivität des antinozizeptiven Systems → Circulus vitiosus → Chronifizierung

Diagnostische Kriterien der International Headache Society (IHS) [2963]

- **episodischer Kopfschmerz vom Spannungstyp:**
  - *Häufigkeit*: sporadische Form < 1 Tag/Monat; häufige Form ≥ 1 Tag und ≤ 15 Tage/Monat über mindestens 3 Monate
  - *Dauer:* unbehandelt 30 Minuten bis 7 Tage
  - *Charakteristika (mindestens 2):* beidseitige Lokalisation, drückend oder beengend, nicht pulsierend („Schraubstock-", „Band-", „Helmgefühl"), leichte bis mittlere

Schmerzintensität, keine Verstärkung durch körperliche Routineaktivitäten wie Gehen oder Treppensteigen
- *Begleitsymptome (maximal 1):* Lichtüberempfindlichkeit oder Lärmüberempfindlichkeit, nicht beides; keine Übelkeit oder Erbrechen (Appetitlosigkeit möglich)
- *Begleitbefund:* normale oder erhöhte Schmerzempfindlichkeit der perikranialen Muskulatur bei manueller Palpation

- **chronischer Kopfschmerz vom Spannungstyp:**
  - *Häufigkeit:* durchschnittlich ≥ 15 Tage/Monat über ≥ 3 Monate
  - *Dauer:* über Stunden anhaltend oder kontinuierlich vorhanden
  - *Charakteristika (mindestens 2):* wie oben
  - *Begleitsymptome (maximal 1):* wie oben, jedoch milder ausgeprägt, milde Übelkeit möglich
  - *Begleitbefund:* wie oben

Differenzialdiagnose

- **symptomatische Ursachen:** Hypertonie, chronische Sinusitis, Medikamenten-Nebenwirkungen (Nitrate, Kalziumantagonisten, Koffein, Hormonpräparate u. a.), Analgetika-induzierter Kopfschmerz, posttraumatischer Kopfschmerz, intrakranielle Raumforderung, chronisches Subduralhämatom, chronische Meningitis, Arteriitis temporalis, chronisches Glaukom, Schlaf-Apnoe-Syndrom, Sinus-Venenthrombose, Hydrocephalus occlusus, idiopathische intrakranielle Hypertension, Liquorunterdrucksyndrom, kraniozervikale Übergangsanomalien, oromandibuläre Dysfunktion
- **andere primäre Kopfschmerzen:** Migräne (nicht selten Kombinationskopfschmerz!)
- **Warnsymptome, die weitergehende Diagnostik erfordern:** Änderung der bisherigen Kopfschmerzsymptomatik, Auftreten fokal-neurologischer Symptome, Persönlichkeitsveränderungen, epileptische Anfälle oder Synkopen, Fieber und Nackensteifigkeit, heftiger, bisher nicht bekannter Kopfschmerz

Therapie (Leitlinie EFNS [329]), (Leitlinie DGN [3975]),[1528], [1281]

- **Grundsätze:** Führen eines Kopfschmerztagebuchs; Exploration und Beratung zur Vermeidung von Attacken-auslösenden Faktoren; Medikamente stellen nur einen Teil der Behandlung dar
- **episodische Form:**
  - *medikamentöse Behandlung:* (GdE:Ia/Ib lt.LL DGN/DMKG [3975]),[1528] ASS 500–1000 mg oder Paracetamol 1000 mg [3928][SQ Ib], Ceiling-Effekt bei 1500 mg/d, oder Ibuprofen 400–600 mg (max. 1200 mg/d) oder Diclofenac 12,5 – 25 mg oder Naproxen (Proxen®) 500 mg (max. 1000 mg/d) oder Metamizol 500–1000 mg (GdE Ia [3276]) oder 2 Tbl. à ASS 250 mg+Paracetamol 200 mg+Coffein 50 mg (Thomapyrin®) [964][SQ Ib]; Einnahmefrequenz auf maximal 3 Tage in Folge und maximal 10 ×/Monat begrenzen; sollten häufigere Einnahmen notwendig sein, empfiehlt sich eine Therapie entsprechend der chronischen Form; Triptane sind ohne Effekt
  - *topische Behandlung:* Pfefferminzöl großflächig auf beide Schläfen/Nackenregion [1404][SQ Ib]
  - *Prophylaxe:*
    - Akupunktur ohne Einfluss auf die Häufigkeit des episodischen Spannungskopfschmerzes [4462]
    - Botulinum-Toxin A beim episodischen Spannungskopfschmerz nicht wirksamer als Placebo (GdE Ia [1124])
- **chronische Form:**
  - *nichtmedikamentöse Behandlung:*
    - systematische Beratung zur Beeinflussung ungünstiger Aspekte der Lebensführung (überzogene Tagesstrukturierung, Termindruck, überhöhte Leistungsanforderungen, unphysiologische Körperhaltungen, Bewegungsmangel, Schlafmangel u. a.)
    - Ausdauertraining (Joggen, Schwimmen, Radfahren) 2–3×/Woche
    - verhaltensmedizinische Behandlung (wirksam bei ca. 40 % der Patienten) (GdE Ia [3265]): progressive Relaxation nach Jacobson, Stressbewältigungstraining, EMG-Biofeedback (GdE Ia [2880]), kognitive Techniken; in Kombination mit Amitriptylin effektivste Prophylaxe (wirksam bei ca. 65 % der Patienten) [1744][SQ Ib] ; Effekte können auch ohne weitere Therapeutenkontakte über Jahre anhalten [3093]
    - Physiotherapie:
      - kraniozervikales Training über 6 Wochen (isometrische Belastungs-/Ausdauerübungen) zeigte nach 6 Monaten eine signifikant bessere Wirkung auf Häufig-

keit, Intensität und Dauer der Kopfschmerzen sowie Medikamentengebrauch als konventionelle Physiotherapie [4234][SQ Ib]
  - ▷ standardisiertes 8-wöchiges Übungsprogramm senkte signifikant Attackenhäufigkeit, nicht aber deren Intensität, Dauer und Medikamentengebrauch, v.a. bei Frauen und chronischem Spannungskopfschmerz, unabhängig vom Vorliegen druckschmerzhafter perikranialer Muskulatur [4124][SQ Ib]
- Methoden ohne sicheren Wirksamkeitsnachweis:
  - ▷ manualmedizinische Methoden: schwache Evidenz für kurzzeitige Besserungseffekte (GdE Ib) [3198],[530],[208]
  - ▷ Akupunktur: Verumakupunktur reduziert signifikant Kopfschmerzhäufigkeit im Vergleich mit unbehandelten Patienten, ist aber nur knapp signifikant wirksamer als Scheinakupunktur (GdE Ia [2410])
  - ▷ TENS, Massagen: schwache Evidenz für kurzzeitige Reduktion der Kopfschmerzintensität auf der Basis weniger, qualitativ unzureichender Studien (GdE Ib) [530],[208]

- *medikamentöse Behandlung/Prophylaxe:* indiziert bei Kopfschmerzfrequenz > 10 Tage/Monat, > 12 Stunden/d und > 3 Monate, wenn Verhaltensmodifikationen bzw. Entspannungsübungen nicht ausreichen; keine regelmäßige Analgetikaeinnahme (Gefahr eines medikamenteninduzierten Kopfschmerzes)
  - Amitriptylin bzw. Amitriptylin-oxid (off-label) (GdE Ia bzw. Ib lt. DGN [3975], [1281],[1841]): 1. Woche 10–25 (Amitriptylin-oxid 15–30) mg zur Nacht; 2. Woche 20–50 (30–60) mg, 3.–4. Woche 30–75 (45–90) mg; ab 5. Woche (wenn erforderlich) nach Nebenwirkungen und Erfolg bis maximal 150 (120) mg/d; Wirkung erst nach ca. 4–8 Wochen sicher abschätzbar; wirksam bei ca. 40 % der Patienten, unabhängig von antidepressivem Effekt
  - Tizanidin 4 mg ergänzend zu Amitriptylin 20 mg: in den ersten 3 Wochen in einer offenen, randomisierten Studie schnellerer Wirkeintritt als Amitriptylin alleine [376][SQ IIb]
    - ▷ wenn wirksam: Weiterführung mindestens 6, maximal 9 Monate, dann über 4–8 Wochen ausschleichen; bei Rezidiv erneute Behandlung über 9–12 Monate; bei erneutem Rezidiv zusätzliche Verhaltenstherapie obligat
    - ▷ wenn unwirksam (Beurteilung frühestens nach 8 Wochen!) oder bei Kontraindikation: Doxepin 50–150 mg/d, Clomipramin 75–150 mg/d, Imipramin 30–150 mg/d; Dosierungsschema wie Amitriptylin (GdE Ib lt. DGN [3975]), alles off-label
  - Mirtazapin (off-label): 15–30 mg/d waren in einer ersten Studie wirksam [330][SQ Ib]
  - Venlafaxin (off-label): 150 mg/d (75mg/d im ersten Monat) über 12 Wochen reduzierten die Zahl der Kopfschmerztage um 45 % (Placebo 19 %) [4664][SQ Ib]
  - Medikamente ohne sicheren Wirksamkeitsnachweis:
    - ▷ Sulpirid 200–400 mg/d, Moclobemid 300 mg/d (beide off-label): ohne verlässlichen Wirksamkeitsnachweis (GdE IV lt. DMKG [3119])
    - ▷ Selektive Serotonin-Wiederaufnahme-Hemmer (SSRI): Studien mit einer Behandlungsdauer bis zu 2 Monaten zeigten keine Überlegenheit zu Placebo bzw. eine geringere Wirksamkeit als trizyklische Antidepressiva (GdE Ia [2751])
    - ▷ Tizanidin 4–16 mg/d (off-label), widersprüchliche Evidenzlage [1211],[2829],[3529][SQ jeweils Ib]
    - ▷ Topiramat (off-label) zeigte in einer offenen Studie in einer Dosierung von 100 mg/d ab Woche 13 bei 73 % der Patienten eine 50 %ige Reduktion der Kopfschmerztage [2274][SQ IV]
- *invasive Therapien:*
  - Botulinum-Toxin A (off-label) (→ S. 779): aktuelle Studien zeigen bei primären Endpunkten keine signifikant bessere Wirkung als Placeboinjektionen GdE Ia [1124],[3777],[3974][SQ jeweils Ib]
  - Nervenblockaden: eine einmalige bilaterale Blockade des N. occipitalis major mit Lokalanästhetikum und Steroid war in einer offenen Studie mit 15 Patienten wirkungslos [2348][SQ IV]

Verlauf

- **Übergang von episodischen in chronischen Spannungskopfschmerz:** bei ca. 80 % der Patienten mit chronischem Spannungskopfschmerz Übergang aus episodischem Spannungskopfschmerz über einen Zeitraum von durchschnittlich 10 Jahren; bei ca. 20 % unmittelbarer Übergang in die chronische Verlaufsform [3885]
- **Rückkehr in die episodische Verlaufsform** im Spontanverlauf bei bis zu 57 % [3570]

Migräne

Epidemiologie

- **Prävalenz:** 6–8 % für Männer, 12–24 % für Frauen; 4–5 % für Kinder/Jugendliche (F:M=1:1)
- **Erstmanifestation:** Gipfel zwischen 15.–25. Lebensjahr, nach dem 40. Lebensjahr sehr selten
- **höchste Prävalenz:** 25.–55. Lebensjahr

Genetik [4456]

- **Einordnung als Erbkrankheit** aufgrund von epidemiologischen Untersuchungen und Zwillingsstudien sehr wahrscheinlich, wobei mehrere Genloci involviert sein müssen; Anteil der erblichen Kom-

ponente an der Disposition zur Erkrankung ca. 40–50 %; zusätzlich spielen Umwelteinflüsse bzw. epigenetische Faktoren eine wichtige Rolle
- **familiär-hemiplegische Migräne:** Ionenkanalkrankheiten, die bei einfacher Migräne keine Rolle spielen
  - *Typ 1:* Mutationen des Gens CACNA1A auf Chromosom 19p13 (kodiert für Untereinheit neuronaler P/Q-Kalziumkanäle)
  - *Typ 2:* Mutationen des Gens ATP1A2 auf Chromosom 1q21-31 (kodiert für α2-Untereinheit von neuronalen Natrium-Kalium-Pumpen)
  - *Typ 3:* Mutationen des Gens SCN1A auf Chromosom 2q24 (kodiert einen spannungsabhängigen neuronalen Natriumkanal [950])
- **Migräne mit/ohne Aura:** genomweite Assoziationsstudien haben Gene mit Funktionen zur Glutamat-Homöostase, des Lipoproteinrezeptors LRP1 und von TRP8 (Kälte- und Schmerzsensor) aufgezeigt [1357],[2399],[685]

Pathophysiologie [79],[3511], [2630]

- **Kopfschmerz:** Aktivierung von Hirnstammstrukturen (periaquäduktales Grau, Nucl. dorsalis raphe, Locus coeruleus), Aktivierung der freien Nervenendigungen afferenter trigeminaler Fasern an duralen Gefäßen → (pulsierender) Kopfschmerz unter Beteiligung des parasympathischen Systems nach Freisetzung vasodilatorischer Neuropeptide (z. B. vasoactive intestinal peptide, VIP and calcitonin-gene-related peptide, CGRP) → Vasodilation → erhöhte Transmission des Nucl. caudalis spinalis N. trigemini
- **Begleitsymptomatik (Übelkeit, Erbrechen, Licht-/Geräuschempfindlichkeit):** Herabsetzung endogener antinozizeptiver Hirnstammfunktionen
- **Aura:** langsame Ausbreitung einer Depolarisationswelle, meist beginnend vom Okzipitalpol; Veränderung kortikaler neuronaler Aktivität („cortical spreading depression")
- **Prodromi**: Stunden bis Tage vor Aura und Kopfschmerz treten limbisch/dienzephal vermittelte Symtome auf: Gähnen , Heißhunger, Polyurie, Stimmungsschwankungen

Assoziierte Erkrankungen

- **Depression und Angsterkrankungen, Panikattacken:** Komorbidität nachgewiesen; bei Migräne mit Aura höheres Risiko als bei Migräne ohne Aura [3257],[2948]
- **Epilepsie:** keine bis geringgradige Komorbidität [528],[2354]
- **zerebrale Ischämie bei Frauen < 55 Jahre:** Migräne als unabhängiger Risikofaktor (ca. 1,7-fach erhöhtes Risiko) nur bei Migräne mit Aura, langjähriger Dauer und hoher Attackenzahl; deutliche Zunahme des Risikos bei zusätzlichen vaskulären Risikofaktoren wie Hypertonie, Rauchen, Einnahme hormoneller Antikonzeptiva [2237],[670],[983] [SQ III]
- **Oberbauchbeschwerden, Magenentleerungsstörung, Synkopen, orthostatische Dysregulation, Fibromyalgiesyndrom:** erhöhte Prävalenz wahrscheinlich [2239],[217],[4085],[1818]

Diagnostische Kriterien der International Headache Society (IHS) [2963]

- **Prodromi (fakultativ):** Ankündigungs-/Vorbotensymptome bei ca. 80 % der Patienten Stunden bis 1–2 Tage vor einer Migräneattacke mit oder ohne Aura (Müdigkeit, Stimmungslabilität, Heißhunger, Hypo-/Hyperaktivität, vermehrtes Gähnen, Sprachstörungen, Schwierigkeiten beim Lesen/Schreiben u. a.) [1364],[3249]
- **Migräne ohne Aura (85–90 %):**
  - *Dauer:* unbehandelt 4–72 Stunden
  - *Charakteristika (mindestens 2):* einseitig (60 %), pulsierend, mittlere oder starke Schmerzintensität, Verstärkung durch/Vermeidung von körperliche(n) Routineaktivitäten
  - *Begleitphänomene (mindestens 1):* Übelkeit und/oder Erbrechen, Licht- und Geräuschempfindlichkeit
  - *Verlauf:* wenigstens 5 vorangegangene Attacken
  - Ausschluss symptomatischer Ursachen
- **Migräne mit Aura (10–15 %):**
  - *allgemein:* wiederkehrende Erkrankung mit anfallsweise auftretenden reversiblen fokalen neurologischen Symptomen, die sich allmählich über 5–20 Minuten entwickeln und weniger als 60 Minuten anhalten; in der Regel folgen Kopfschmerzen wie bei Migräne ohne Aura, gelegentlich ohne deren Merkmale oder sogar vollständig fehlend
  - *Verlauf:* wenigstens 2 vorangegangene Attacken
  - Ausschluss symptomatischer Ursachen
- **typische Aura mit Migränekopfschmerz:**
  - *Aurasymptome (mindestens 1)*: vollständig reversible visuelle Symptome mit positiven (z. B. flackernde Lichter, Punkte, Linien) und/oder negativen Merkmalen (Sehverlust), vollständig reversible sensible Symptome mit positiven (d. h. Kribbelmissempfindungen) und/oder negativen Merkmalen (d. h. Taubheitsgefühl), vollständig reversible dysphasische Sprachstörung; keine motorische Schwäche
  - *Auracharakeristika (mindestens 2):* homonyme visuelle und/oder einseitige sensible Symptome, wenigstens ein Aurasymptom entwickelt sich allmählich über ≥ 5 Minuten hinweg und/oder verschiedene Aurasymptome treten nacheinander in Abständen von ≥ 5 Minuten auf, jedes Symptom hält ≥ 5 Minuten und ≤ 60 Minuten an

  - *Kopfschmerz:* erfüllt Kriterien für Migräne ohne Aura, beginnt während der Aura oder folgt innerhalb von 60 Minuten
- **typische Aura mit Kopfschmerzen, die nicht einer Migräne entsprechen:**
  - *Aurasymptome und -charakteristika:* wie oben
  - *Kopfschmerz:* erfüllt nicht die Kriterien einer Migräne ohne Aura, beginnt während der Aura oder folgt innerhalb von 60 Minuten
  - *Ausschluss symptomatischer Ursachen* (z. B. TIA) wichtig
- **typische Aura ohne Kopfschmerz:**
  - *Aurasymptome und -charakteristika:* wie oben
  - *Kopfschmerz:* fehlt
  - selten als ausschließliche Manifestationsform von Beginn an; häufiger als Verlaufsform bei Patienten mit anfänglich typischem Migränekopfschmerz, der sich mit zunehmendem Lebensalter verändert oder verschwindet
- **familiäre hemiplegische Migräne (FHM):**
  - *Aurasymptome und -charakteristika:* wie oben sowie zusätzlich vollständig reversible motorische Schwäche
  - *Kopfschmerz:* erfüllt Kriterien für Migräne ohne Aura, beginnt während der Aura oder folgt innerhalb von 60 Minuten
  - *Genetik:* wenigstens ein Verwandter 1. oder 2. Grades mit Attacken, die die gleichen Kriterien erfüllen
  - teilweise zusätzlich Symptome wie bei Migräne vom Basilaristyp, Liquorpleozytose, Verwirrtheitszustände; Triggerung durch leichte Schädel-Hirn-Traumen möglich
- **sporadische hemiplegische Migräne:**
  - *Kriterien* wie bei familiärer Form, aber ohne Auftreten bei Verwandten 1. oder 2. Grades [4097]
  - *Prävalenz* ungefähr wie familiäre Fälle (ca. 0,01 %)
  - *Ausschluss symptomatischer Ursachen zwingend* (Bildgebung, Liquordiagnostik)
- **Migräne vom Basilaristyp:**
  - *Aurasymptome (mindestens 1):* Dysarthrie, Schwindel, Tinnitus, Hörminderung, Doppeltsehen, Sehstörungen gleichzeitig sowohl im temporalen als auch nasalen Gesichtsfeld beider Augen, Ataxie, Bewusstseinstörung bis zum tiefen Koma [1302], [1302], simultane bilaterale Parästhesien; keine motorische Schwäche (→ hemiplegische Migräne)
  - *Auracharakteristika (mindestens 1):* wenigstens ein Aurasymptom entwickelt sich allmählich über ≥ 5 Minuten hinweg und/oder verschiedene Aurasymptome treten nacheinander in Abständen von ≥ 5 Minuten auf, jedes Symptom hält ≥ 5 Minuten und ≤ 60 Minuten an
  - *Kopfschmerz:* erfüllt Kriterien für Migräne ohne Aura, beginnt während der Aura oder folgt innerhalb von 60 Minuten
- **Migräne mit prolongierter Aura:** selten; mindestens ein Aurasymptom dauert länger als 60 Minuten und weniger als eine Woche; fehlender Nachweis pathologischer Befunde in der Bildgebung (als eigenständige Migränevariante in neuer IHS-Klassifikation aufgegeben)
- **Migräne mit akutem Aurabeginn:** Aurasymptome entwickeln sich in weniger als 5 Minuten; Ausschluss einer TIA notwendig (als eigenständige Variante in neuer IHS-Klassifikation aufgegeben)
- **retinale Migräne:**
  - *Symptome:* vollständig reversible, monokuläre, positive und/oder negative visuelle Phänomene (Flimmern, Skotome oder Blindheit) in Verbindung mit Kopfschmerzen wie bei Migräne ohne Aura, die während oder innerhalb von 60 Minuten danach beginnen, normaler opthalmologischer Untersuchungsbefund außerhalb der Attacke
  - *Ausschluss von symptomatischen Ursachen* (Amaurosis fugax, retinale Ischämie) wichtig [1487]
- **chronische Migräne**: Kopfschmerz an ≥15 oder mehr Tagen pro Monat, davon wie bei Migräne ohne Aura an ≥ 8 Tagen/Monat über > 3 Monate hinweg, ohne dass ein Medikamentenübergebrauch besteht [2962]
- **Status migraenosus:** anamnestisch für den Patienten typische Atacke einer Migräne ohne Aura, aber > 72 Stunden anhaltend und von starker, erheblich beeinträchtigender Intensität; Unterbrechung durch Schlaf bleibt unberücksichtigt, ebenso kurze Unterbrechungen durch Medikation; häufig in Verbindung mit Medikamentenübergebrauch
- **Migränöser Infarkt:** Hirninfarkt im Ablauf einer typischen Migräne mit Aura, wobei ein oder mehrere Aurasymptome für > 60 Minuten persistieren und in der Bildgebung ein ischämischer Infarkt in einem relevanten Hirnareal nachweisbar ist
- **ophthalmoplegische „Migräne“** (,): wird jetzt unter die kranialen Neuralgien eingeordnet; pathophysiologisch eher Hinweise für rezidivierende demyelinisierende Neuropathie (Gadolinium-Aufnahme im MRT) [2281]
  - *Symptome:* migräneähnliche Kopfschmerzen mit oder gefolgt von einer Parese eines oder mehrerer Augenmuskeln (N. III > N. VI >> N. IV); Kopfschmerz oft > 1 Woche, Latenz zwischen Kopfschmerz

und Beginn der Ophthalmoplegie bis zu 4 Tagen, Parese kann den Kopfschmerz um Tage überdauern
- *Ausschluss Tolosa-Hunt-Syndrom und anderer symptomatischer Ursachen* notwendig

Triggerfaktoren (Auslöser)/ aggravierende Faktoren [2025]

Bei etwa 30 % der Patientinnen Östrogenabfall (prämenstruell, Ovulation, Pillenpause); Verschiebung innerer Zyklen (unregelmäßige Mahlzeiten, Schlaf-/Wachphasenwechsel, Wechsel des Stressniveaus (z.B. Wochenendmigräne), Medikamente (Nitrate, Kalziumantagonisten, Dipyridamol, Sildafenil), Umwelt (Lärm, Kälte, Flackerlicht, Höhe), gelegentlich Nahrungsmittel (Rotwein, Schokolade, Käse, Südfrüchte)

Zusatzdiagnostik (Leitlinie DGN [962])

- **zerebrale Bildgebung** nur bei neurologischen oder psychopathologischen Auffälligkeiten, atypischen Symptomen und klinischem Verlauf, ausgeprägter Patientenangst vor schwerwiegenden ursächlichen Erkrankungen
- **EEG:** indiziert nur bei Verdacht auf assoziierte epileptische Symptomatik; häufig unspezifische und nicht beweisende paroxysmale oder generalisierte Dysrhythmie [11] [SQ IIb]

Differenzialdiagnose [1402]

- **andere Kopfschmerzsyndrome:**
  - *Spannungskopfschmerz* (→ S. 585): geringere Beeinträchtigung, keine Schmerzverstärkung bei körperlicher Anstrengung/Kopfschütteln
  - *Clusterkopfschmerz* (→ S. 594), s. u.: Schwerpunkt retroorbital, temporal, mehrfache, kürzere Attacken pro Tag, höchste Schmerzintensität, Bewegungsdrang, lokale autonome Funktionsstörungen (ipsilateral Nasenkongestion, Lakrimation, Rötung des Auges, Lidödem und Ptosis)
- **symptomatische Kopfschmerzen:**
  - *allgemein – Symptome, die an Migräne zweifeln lassen:* Kopfschmerzdauer unter 2 Stunden (mit Ausnahme bei kindlicher Migräne), nie Seitenwechsel der Kopfschmerzen, Erstmanifestation nach dem 40. Lebensjahr, jahrelange Beschwerdefreiheit zwischen den Attacken, nur wenige Minuten andauernde Skotome, Fieber als Begleitsymptom, ungewöhnlich schwere Kopfschmerzattacke, anhaltende Müdigkeit, allgemeine Erschöpfbarkeit
  - *Subarachnoidalblutung* (→ S. 103): fehlende Prodromi, perakutes Einsetzen meist heftigster Kopfschmerzen, Bewusstseinstrübung, Meningismus
  - *zerebrale Blutung* (→ S. 98): Kopfschmerz meist diffus, fokale Ausfälle, Bewusstseinstrübung, Psychosyndrom
  - *Sinus-Venenthrombose* (→ S. 91): allmählich progrediente, manchmal fluktuierende neurologische Defizite und Bewusstseinslage, vaskuläre Risikofaktoren (Pille, Rauchen, Wochenbett), dumpf-drückender Kopfschmerzcharakter
  - *TIA, ischämischer Insult, Karotisdissekat:* leere Migräneanamnese von Patient und Familie, kein „Wandern" der kortikalen Funktionsstörung (z. B. Aphasie nach Verschwinden des Skotoms), akut einsetzendes neurologisches Defizit bzw. progrediente/fluktuierende Defizite, Schmerzen an der lateralen Halspartie (Dissekat), Bewusstseinstrübung, höheres Lebensalter, vaskuläre Risikofaktoren, Herzrhythmusstörungen
  - *CADASIL-Syndrom* (→ S. 143): familiäre Belastung mit vaskulärer Enzephalopathie ohne Hypertonus, MR-Befund einer Leukenzephalopathie; bei Manifestationsalter unter 40 Jahren z. T. auch MRT-Normalbefunde
  - *akute Glaukomattacke:* häufiger nachts; Augentränen, praller Bulbus, Visusminderung

Therapie der Migräneattacke Leitlinie DGN [962],[1120], [1529]

- **allgemeine Maßnahmen:** Reizabschirmung, körperliche Entspannung, Hinlegen, lokale Eisbehandlung, Schlaf
- **medikamentöse Behandlung:**
  - *allgemein:* Akutmedikation ≤ 10 Tage/Monat und ≤ 3 Tage hintereinander wegen Gefahr medikamenteninduzierter Kopfschmerzen (→ S. 600), ansonsten Prophylaxe-Therapie s. u.
  - *bei Ankündigungssymptomen:* Domperidon (Motilium®) 30 mg und/oder ASS 500 mg p. o.
  - *leichte bis mittelschwere Migräneattacke* (GdE Ia/Ib lt. DGN/DMKG [962],[1529]): Metoclopramid 20 mg p. o. oder rektal, oder Domperidon 30 mg p. o. (verbessert Resorption und Wirkung des Analgetikums); nach 15 Minuten ASS 1000 mg als Brauselösung bzw. Kautablette oder Ibuprofen 400–800 mg p. o. oder Diclofenac-K (Voltaren®Migräne) 50–100 mg p. o. oder Naproxen (Proxen®) 500–1000 mg p. o. oder Paracetamol 1000 mg p. o. bzw. rektal oder Metamizol 1000 mg p. o. [1408],[4170] [jeweils SQ Ib] oder 2 Tbl. à ASS 250 mg+Paracetamol 200 mg+Coffein 50 mg (Thomapyrin®)

- *mittelschwere bis schwere Migräneattacke:*
  - 5HT 1B/1D-Agonisten („Triptane") (GdE Ia lt. DGN [962],[2643],[1170]):
    - Einnahme:
      - bessere und nachhaltigere Wirkung bei früher Einnahme [573],[1764]
      - nie zusammen mit oder nach Ergotaminen einnehmen
      - bei Unwirksamkeit der ersten Gabe ist eine zweite Dosis innerhalb der gleichen Attacke sinnlos
      - bei Wirkungslosigkeit eines Triptans kann ein anderes Triptan wirksam sein
      - bei initialer Besserung, aber Wiederauftreten des Kopfschmerzes nach 2–24 Stunden (bei 15–40% der Patienten) ist eine zweite Gabe in der Regel wirksam; initiale Kombination mit lang wirksamem NSAR (Naproxen) kann bei manchen Patienten Wiederauftreten der Kopfschmerzen verhindern [3834],[496][jeweils SQ Ib]; die Kombination von Paracetamol und Rizatriptan war jedoch nicht wirksamer als Rizatriptan alleine [1243][SQ Ib]
    - Wirkung: im Gegensatz zu Ergotamin zu jedem Zeitpunkt innerhalb der Attacke, außer bei subkutaner Applikation während der Aura [294],[2964][SQ Ib]; auch auf Übelkeit und Erbrechen; deutliche Kopfschmerzlinderung nach 2 Stunden bei > 70% der Patienten
    - Nebenwirkungen:
      - Übelkeit, Schwächegefühl, Engegefühl in Brust/Hals, Schwindel, Schläfrigkeit, Parästhesien
      - Triptane können wie Ergotamin zu Medikamenten-induzierten Kopfschmerzen führen (Einsatz an maximal 10 Tagen/Monat)
      - indikationsgerechte Therapie mit Triptanen führt nicht zu einer erhöhten Rate an Herzinfarkten oder Schlaganfällen [1561],[4384][SQ III]
    - Kontraindikationen:
      - koronare Herzkrankheit, Koronarspasmen, zerebrovaskuläre Ereignisse in der Anamnese, arterielle Verschlusskrankheit, unzureichend eingestellte Hypertonie; Schwangerschaft
      - aus Sicherheitsgründen keine Einnahme während der Aura, bei Patienten mit Migräne vom Basilaristyp, hemiplegischer Migräne, ophthalmoplegischer „Migräne"
    - Substanzen im Einzelnen:
      - Sumatriptan (generisch und Imigran®) 50–100 mg p. o.; bei initial starker Übelkeit mit Erbrechen oder Durchfall Gabe als Nasenspray (10, 20 mg), oder 6 mg s. c. (schnellster Wirkungseintritt: ca. 10 Minuten), ggf. Wiederholung nach 2–4 Stunden; maximal 300 mg p. o. oder 12 mg s. c. innerhalb von 24 Stunden
      - Zolmitriptan (generisch und AscoTop®) 2,5–5 mg p. o. (1 Tbl. = 2,5 oder 5 mg) oder Schmelztbl. oder 5 mg Nasenspray (Wirkeintritt ca. 30 Minuten [683][SQ Ib]); maximal 15 mg/24 Stunden; wirksam bei einem Teil der Patienten, die nicht auf Sumatriptan ansprechen
      - Naratriptan (generisch und Formigran® (rezeptfrei), Naramig®) 2,5 mg (= 1 Tbl.) p. o., Wiederholung frühestens nach 4 Stunden; maximal 5 mg in 24 Stunden; verzögerter Wirkungseintritt: bis zu 4 Stunden; weniger wirksam als Sumatriptan, aber geringere Rate an wiederkehrenden Kopfschmerzen [3750][SQ Ia]
      - Rizatriptan (MAXALT®) 10 mg p. o. (Tbl. 5/10 mg), auch als Schmelztbl., Wiederholung frühestens nach 2 Stunden; maximal 20 mg in 24 Stunden; schneller Wirkungseintritt: ca. 30 Minuten; Dosisreduktion auf 5 mg bei gleichzeitiger Behandlung mit Propranolol
      - Almotriptan (Almogran®, Dolortriptan® (rezeptfrei) 12,5 mg p. o. (=1 Tbl.); Wiederholung frühestens nach 2 Stunden; maximal 25 mg in 24 Stunden; sehr niedrige Nebenwirkungsrate bei mit Sumatriptan vergleichbarer Wirksamkeit
      - Eletriptan (Relpax®) 20–40 mg p. o. (Tbl. 20/40 mg); Wiederholung frühestens nach 2 Stunden; maximal 80 mg in 24 Stunden; schneller Wirkungseintritt: ca. 30 Minuten; wirksam bei einem Teil der Patienten mit Unverträglichkeit/fehlendem Ansprechen auf Sumatriptan [1144][SQ Ib]
      - Frovatriptan (Allegro®) 2,5 mg p. o. (= 1 Tbl.); Wiederholung frühestens nach 2 Stunden; maximal 5 mg in 24 Stunden; verzögerter Wirkungseintritt: bis zu 4 Stunden; aber niedrigere Rate an wiederkehrenden Kopfschmerzen [3461][SQ Ia]
    - Wirksamkeits- und Verträglichkeitsvergleich (GdE Ia [1170]) bezogen auf Referenzsubstanz Sumatriptan 100 mg (2-Stunden-Ansprechrate 59%, Schmerzfreiheit nach 2 Stunden 29%, anhaltende Schmerzfreiheit 20%, Konsistenz der Wirksamkeit, d. h. Ansprechen bei 2 von 3 Attacken, 67%; – schlechter als Referenz, = gleich wie Referenz, + besser als Referenz, ++ deutlich besser als Referenz):

Substanz	Dosis mg	Schmerzfreiheit nach 2 Stunden	Anhaltende Schmerzfreiheit	Wirkkonsistenz	Verträglichkeit
Almotriptan	12,5	=	+	+	++
Eletriptan	20	–	–	=	=
	40	=/+	=/+	=	=
	80	+(+)	+	+	–
Frovatriptan	2,5	=	+	+	++
Naratriptan	2,5	–	+	+	++
Rizatriptan	5	=	=	=	=
	10	+	+	++	=
Sumatriptan	50	=	=	=/–	=
	25	–	=/–	–	+
Zolmitriptan	2,5	=	=	=	=
	5	=	=	=	=

- Mutterkornalkaloide (GdE Ib/IIa [962],[3779]):
  - Allgemeines: weniger wirksam als die Triptane; evtl. sinnvoll bei sehr langen Attacken, bei gehäuftem Wiederauftreten des Kopfschmerzes innerhalb einer Attacke; erhöhtes Risiko vaskulärer Ereignisse [4384]
  - Anwendung: 15 Minuten nach Einnahme von Metoclopramid Gabe von Ergotamintartrat (Ergo-Kranit® akut) 2 mg p. o. (für rascheren Wirkeintritt in Wasser auflösen oder im Mund zerkauen), einmalige Wiederholung nach 4–6 Stunden, maximal 4 mg/Attacke, kumulative Wochendosis maximal 6 mg; als rektale Darreichungsform bzw. Dosieraerosol in Deutschland nicht mehr verfügbar
- *Klinik-/Praxisbehandlung:*
  - Metoclopramid 10 mg i. m./i. v. und ohne Wartezeit ASS (Aspisol®) 1000 mg i. v. oder Sumatriptan 6 mg s. c. (GdE Ib lt. DGN [962]); Paracetamol 1000 mg i. v. war in einer Studie nicht besser als Placebo [2347]^SQ Ib^
  - Metamizol 1000 mg i. v. (langsame Injektion wegen Blutdruckabfall mit Schocksymptomatik!), wirksame Alternative (GdE Ia [3276])
  - Valproinsäure i. v. (off-label) 300–1200 mg war in einer offenen Studie bei ca. 60 % der Patienten wirksam [3945]^SQ IV^, in einem RCT waren 800 mg Valproat i. v. fast gleich wirksam wie 1000 mg ASS i. v.[2355]^SQ Ib^, in einer randomisierten, kontrollierten, nicht verblindeten Studie war 500 mg Valproat i. v. der Behandlung mit 1 mg Dihydroergotamin/10 mg Metoclopramid i. m. gleichwertig aber besser verträglich [1043]^SQ Ib^
  - Dihydroergotamin in parenteraler Form in Deutschland nicht mehr verfügbar
- *Status migraenosus* [1403]^SQ IV^:
  - stationäre Behandlung
  - Metoclopramid 10 mg i. v. und ASS 1000 mg i. v.
  - Sedierung mit Levomepromazin 3 × 25 mg p. o. und Diazepam 3 × 10 mg p. o. über 2 Tage, dann schrittweise Reduktion
  - Behandlung mit Steroiden: z. B Prednisolon i. v. 100–250 mg an 1–2 Tagen

Clinical Pathway (DGN) THERAPIE DER MIGRÄNE

Prophylaxe

- **Ziel:** mindestens 50 %ige Reduktion von Attackenhäufigkeit, -dauer und -intensität (evtl. unrealistische Erwartungshaltungen des Patienten korrigieren), Vermeidung eines medikamenteninduzierten Dauerkopfschmerzes
- **Voraussetzung:** Führen eines Kopfschmerztagebuchs über mindestens 4 Wochen
- **Kombination medikamentöser und nichtmedikamentöser Verfahren** immer anstreben
- **allgemeine Maßnahmen:**
  - Regulierung von Schlaf-Wach-Rhythmus, Nahrungszufuhr, Tagesablauf
  - regelmäßiger Ausdauersport
  - Vermeidung von Auslösefaktoren
- **medikamentöse Prophylaxe, allgemein** (Leitlinie DGN [962],[1406])
  - *Indikation:*
    - hoher Leidensdruck und Einschränkung der Lebensqualität
    - mehr als 2 Migräneattacken im Monat
    - häufige Migräneattacken > 72 Stunden

- ▸ Migräneattacken mit unzureichendem Ansprechen und/oder nicht tolerablen Nebenwirkungen einer adäquaten Akuttherapie
- ▸ Medikamenteneinnahme an mehr als 10 Tagen/Monat
- ▸ Migräneattacken mit subjektiv stark belastenden Auren (Migräne vom Basilaristyp, hemiplegische Migräne, prolongierte Auren u. a.)
- ▸ erlittener migränöser Hirninfarkt
- *Substanzauswahl:* Orientierung am Nebenwirkungsspektrum bzw. Nutzung von günstigen Wirkungen auf Begleiterkrankungen (z. B. β-Blocker bei Hypertonie, KHK; Flunarizin bei Schlafstörung)
- *Medikamente 1. Wahl:*
  - ▸ β-Rezeptoren-Blocker (GdE Ia [962],[2411]) Metoprolol 50–200 mg; langsam aufdosieren, z. B.: 1. Woche 0–0–50 mg, 2. Woche 50–0–50 mg, 3. Woche 50–0–100 mg, ab 4. Woche 100–0–100 mg *oder* Propranolol 40–240 mg; langsam aufdosieren, z. B.: 1. Woche 0–0–40 mg, 2. Woche 40–0–40 mg, 3. Woche 40–0–120 mg, ab 4. Woche 120–0–120 mg; wahrscheinlich wirksam: Bisoprolol 5–10 mg, Atenolol 10-50 mg und Nebivolol 5 mg [4565],[4212],[3565][SQ jeweils Ib]
  - ▸ Kalziumantagonist Flunarizin (GdE Ia lt. DGN [962]) 5–10 mg; z. B.: 1. Woche 5 mg zur Nacht, 2. Woche 10 mg zur Nacht
  - ▸ Antikonvulsivum Topiramat (Topamax®) 50–100 mg/d (GdE Ia [734],[967]); langsame Aufdosierung um 25 mg/Woche; auch bei chronischer Migräne wirksam [3778][SQ Ib]
  - ▸ Antikonvulsivum Valproinsäure (off-label, aber erstattungsfähig) (GdE Ia [962], [734]) 500–600 mg/d
  - ▸ Petasitesrhizom (Pestwurz) (GdE Ib lt. DGN [962]), [966],[2428],[1740] (Petadolex®) 3 × 50 mg/d (1 Kps. = 25 mg) im 1. Monat, danach 2 × 50 mg
- *Medikamente 2. Wahl:*
  - ▸ Antidepressivum Amitriptylin (GdE Ib lt DGN [962]), [4117][SQ Ia] 50–75 mg/d (off-label); langsame Aufdosierung: 10–25 mg/Woche; indiziert bei gleichzeitigem Vorliegen von chronischen Spannungskopfschmerzen, Schlafstörungen, Depression, Colon irritabile mit hoher Stuhlfrequenz
  - ▸ Sartane, z. B. Candesartan 16mg, (off label) [4154][SQ 1b], Reduktion der Migränetage um 50 % bei 40,4 % vs 3,5 % der Patienten
  - ▸ Antidepressivum Venlafaxin (off-label) 75–150 mg/d; wirksam in einer Studie [3015]
  - ▸ NSAR Naproxen (GdE Ib lt DGN [962]) 2 × 250–500 mg/d
  - ▸ Tanacetum parthenium (Mutterkraut, Matronenkraut oder Knopfkamille; engl. feverfew): als CO_2-Extrakt wirksam, als Medikament in dieser Form derzeit nicht erhältlich [3120],[965][jeweils SQ Ib]
  - ▸ Botulinum-Toxin A: leichter bis moderater Effekt bei chronischer Migräne [1840][SQ1b]; perikraniell an 31 vordefinierten Injektionsorten insgesamt 150-200 Einheiten Botox
  - ▸ Substanzen ohne sicheren Wirksamkeitsnachweis:
    - ▹ Magnesium: widersprüchliche Studien [3083],[3122][SQ jeweils Ib], Tagesdosis 2 × 300 mg (off-label); neben β-Blockern einziges in der Schwangerschaft einsetzbares Präparat
    - ▹ ASS: relativ schwache prophylaktische Wirksamkeit [2402][SQ Ia], [341][SQ Ib], 300 mg/d; vor allem indiziert zur (Rezidiv-) Prophylaxe eines migränösen Infarktes bei Patienten mit häufigen und ausgeprägten Migräneauren
    - ▹ Riboflavin (Vitamin B_2): nur ein RCT publiziert mit gutem Effekt [3638][SQ Ib]; 400 mg/d; als Arzneimittel nur 10-mg-Tbl. verfügbar (off-label); alternativ als frei verkäufliches Nahrungsergänzungsmittel erhältlich
    - ▹ Coenzym Q10 (Nahrungsergänzungsmittel) [3522]
    - ▹ Dihydroergotamin sollte wegen zweifelhafter prophylaktischer Wirksamkeit und hohem Risiko eines medikamenteninduzierten Kopfschmerzes nicht mehr eingesetzt werden [1406]
    - ▹ Botulinum-Toxin A: bei episodischer Migräne und chronischem Spannungskopfschmerz nicht wirksamer als Placebo (SQ1b [1840])
- *Dauer bis zur Beurteilung des Therapieeffekts* 8–12 Wochen; wenn wirksam Weiterführung 6–9 Monate, danach Ausschleichen und Beurteilung des Spontanverlaufs, ggf. Wiederbeginn

- **medikamentöse Prophylaxe bei menstrueller Migräne:** „klassische" Prophylaxe meist unwirksam; Kurzzeitprophylaxe, beginnend 5 Tage vor erwarteter Regelblutung bis Ende der Blutung:
  - *Naproxen* 2 × 500 mg [3510][SQ Ib]
  - *Triptane:* Sumatriptan 2 × 25 mg, Naratriptan 2 × 1 mg, Frovatriptan 2 × 2,5 mg über 5–6 Tage sind ebenfalls wirksam (für diese Indikation off-label) [2887],[3776],[2553][jeweils SQ Ib], allerdings muss mit gehäuftem Auftreten von Migräneattacken nach Ende der Regelblutung gerechnet werden
  - *Östrogenpflaster-Therapie* kann zu Reboundeffekten nach Absetzen führen [2512][SQ Ib]
  - *kontinuierliche Kontrazeptiva-Einnahme:* ohne Pillenpause können mit östrogenhaltigen einphasigen Kombinationspräparaten (p. o.), ovulationsinhibitorischen Gestagenen (Cerazette®) und mit dem vaginalen kontrazeptiven System Nuvaring® menstruationsabhängige Attacken verhindert werden

- **nichtmedikamentöse Prophylaxe** (Leitlinie DGN [962]), [2898],[602]:
  - *Verhaltenstherapie:* folgende Verfahren zeigen eine der medikamentösen Prophylaxe gleichwertige Wirksamkeit: progressive Muskelrelaxation nach Jacobson; thermales Finger-Biofeedback; kognitiv-behaviorales Schmerzbewältigungstraining; muskuläres (EMG-)Biofeedback (GdE Ia [602],[2879],[136])
  - *Sport:* aerobe Ausdauersportarten wie Schwimmen, Joggen, Radfahren sind wirksam (SQ1b [4263])
  - *Akupunktur:* „klassische" und „Schein"-Akupunktur zeigen eine der medikamentösen Prophylaxe vergleichbare Wirkung (GdE Ia [1085])
  - *Homöopathie:* nach derzeitiger Studienlage nicht wirksam (GdE Ia [1104],[4359])
  - *HWS-Manipulationen:* keine sichere Evidenz für über kurzzeitige Besserungseffekte hinausgehende Wirksamkeit (GdE Ia [530],[208])
- **interventionelle Verfahren:**
  - *subkutane bilaterale Stimulation des N. occipitalis major* bei chronischer Migräne [3775]
  - *Verschluss eines offenen Foramen ovale:* Wirksamkeit nicht belegt; auch die aktuell publizierte MIST-Studie bestätigt zwar die hohe Prävalenz von Migräne mit Aura und Vorliegen eines Rechts-links-Shunts, die Intervention führte jedoch weder zum Sistieren der Migräneattacken noch zu einer signifikanten Attackenreduktion (GdE Ia [3698],[992])

Verlauf

- „Heilung" durch derzeitige Therapien nicht möglich, bei konsequenter Anwendung aller verfügbaren Mittel und guter Compliance zufriedenstellende Besserung für die meisten Patienten erreichbar
- **Beeinflussbare Risikofaktoren für eine Chronifizierung:** Übergewicht, Schnarchen, Schlafstörungen, gleichzeitige andere Schmerzerkrankung, Rauchen, Kopf- und HWS-Verletzungen, Verarbeitung belastender Lebensereignisse [3569]

Selbsthilfegruppe

Migräne-Liga Deutschland: www.migraeneliga-deutschland.de, E-Mail: info@migraeneliga-deutschland.de

Clusterkopfschmerz

Definition

Nach der überarbeiteten Klassifikation der Internationalen Kopfschmerzgesellschaft [2963] wird der Clusterkopfschmerz in die Gruppe der so genannten trigemino-autonomen Kopfschmerzen eingeordnet, zu der aufgrund klinischer Gemeinsamkeiten auch die episodische und chronische paroxysmale Hemikranie sowie das SUNCT-Syndrom (short-lasting unilateral neuralgiform headache with conjunctival injection and tearing) gehören

Synonyme

- Bing-Horton-Neuralgie, Erythroprosopalgie, Histaminkopfschmerz
- **ursprünglich gesondert aufgefasste Krankheitsbilder:** Nasoziliaris-Neuralgie (Charlin-Syndrom), Neuralgie des Ganglion spheno-(pterygo-)palatinum (Sluder-Neuralgie), Vidianus-Neuralgie, Neuralgie des N. petrosus superficialis maior

Epidemiologie [1196]

- Lebenszeitprävalenz 0,1–0,2 %; M:F = 3–4:1
- Beginn des episodischen Clusterkopfschmerzes bei ca. 80 % in der 3. Lebensdekade
- episodische Form überwiegt mit ca. 80 %
- korrekte Diagnosestellung erfolgt im Durchschnitt erst 7 Jahre nach Krankheitsmanifestation
- ca. 50 % der Patienten mit Erstkonsultation bei HNO-/Zahnarzt werden fälschlicherweise operiert [245]

Genetik

Familiäre Belastung nur bei 2–7 %; genetische Faktoren sind bei der Krankheitsentstehung wahrscheinlich beteiligt; aktuell wurde ein Zusammenhang von Erkrankungsrisiko und dem G1246A-Polymorphismus des Hypocretin-Rezeptor-2-Gens nachgewiesen [3262]

Pathophysiologie [2630]

- **zentrale Dysregulation im Hypothalamus,** womit die zirkadiane Rhythmik und jahreszeitliche Häufung von Clusterepisoden erklärt werden kann → Aktivierung des kaudalen nozizeptiven trigeminalen Kernkomplexes im Hirnstamm und Stimulation parasympathischer Kerngebiete (Nucl. salivatorius superior) → Kopfschmerz mit autonomen Begleitsymptomen
- **sekundäre bzw. unspezifische Phänomene:** vaskuläre Veränderungen mit Dilatation basaler Hirnarterien und Veränderungen in der orbitalen Phlebografie

Diagnostische Kriterien der International Headache Society (IHS) [2963]

- **Clusterkopfschmerz (CK):**
  - **A.** wenigstens 5 Attacken, die die Kriterien B–D erfüllen
  - **B.** starke oder sehr starke einseitig orbital, supraorbital und/oder temporal lokalisierte Schmerzen, die unbehandelt 15–180 Minuten anhalten
  - **C.** Begleitend wenigstens eines der nachfolgenden Charakteristika: ipsilaterale konjunktivale Injektion und/oder Lakrimation, ipsilaterale nasale Kongestion und/oder Rhinorrhö, ipsilaterales Lidödem, ipsilaterales Schwitzen im Bereich der Stirn oder

des Gesichtes, ipsilaterale Miosis und/oder Ptosis, körperliche Unruhe oder Agitiertheit
    - **D.** Attackenfrequenz zwischen 1 Attacke jeden 2. Tag und 8/d
- **episodischer Clusterkopfschmerz:**
    - **A.** alle Kriterien für Clusterkopfschmerz
    - **B.** wenigstens 2 Clusterperioden mit einer Dauer von 7–365 Tagen, die durch Remissionsphasen von ≥ 1 Monat Dauer voneinander getrennt sind
- **chronischer Clusterkopfschmerz:**
    - **A.** alle Kriterien für Clusterkopfschmerz
    - **B.** Attacken treten > 1 Jahr ohne Remissionsphasen auf oder die Remissionsphasen halten < 1 Monat an

Auslöser/ Triggerfaktoren

- Alkohol, Histamin, Nitroglyzerin, bestimmte Kalziumantagonisten wie z. B. Nifedipin; Relaxation, körperliche Anstrengung, Höhenaufenthalte, Blendlicht, Flimmer-/Flackerlicht, Parfums, organische Lösungsmittel
- Auslöser/Triggerfaktoren nur während der Clusterperiode wirksam, in Remissionsphasen ohne Effekt

Klinisches Bild [2963],[246], [4252]

- **Beginn:** ohne Prodromi, unvermittelt einsetzend, innerhalb weniger Minuten maximale Intensität erreichend; bei über 50 % aus dem Schlaf heraus, meist innerhalb von 60–90 Minuten nach dem Einschlafen; 2. Gipfel zwischen 13 und 15 Uhr
- **Lokalisation:** streng einseitig, orbital, frontoorbital, orbitotemporal, gelegentlich Ausstrahlung zu Kiefer, Rachen, Ohr, Nacken; seitenkonstant, selten Seitenwechsel zwischen den Episoden (12 %)
- **Qualität:** unerträglich, „vernichtend", bohrend, brennend, „glühendes Messer" im Auge, „brennender Dorn" in der Schläfe
- **Patientenverhalten:** ruheloses Umhergehen („pacing around"), Schaukeln mit dem Oberkörper, Druck auf das betroffene Auge mit Daumen oder Zeigefinger, Kopfschlagen auf Tisch oder Wand [421]
- **Attackendauer:** 15 Minuten bis 3 Stunden, gelegentlich v.a. bei Frauen auch länger
- **Attackenfrequenz:** 1–8/d; selten weniger als jeden 2. Tag bzw. mehr als 3–4 Attacken/d
- **Periodizität:** Häufung im Frühjahr und Herbst (ca. bei der Hälfte der Patienten); durchschnittlich 1 Episode pro Jahr (bei episodischer Verlaufsform); Periodendauer durchschnittlich 2–12 Wochen; freies Intervall (Remissionsphase) im Mittel 6–24 Monate
- **vegetative Begleitsymptome:** siehe Diagnosekriterium C; bei über 95 % von wahrnehmbarer Ausprägung; zusätzlich Lärm-/Lichtempfindlichkeit, Übelkeit, nur selten Erbrechen, Bradykardie; einzelne Attacken können mit autonomen Symptomen ohne Kopfschmerz auftreten [2360]
- **Aura:** bei ca. 10 % der Patienten visuelle Aura

Zusatzdiagnostik (Leitlinie DGN [2633]), [1153]

- **notwendig:** ausführliche Anamnese und neurologischer Status unter besonderer Berücksichtigung der Lokalregion und des ophthalmischen Astes des N. trigeminus
- **ggf. Neurografie:** Blinkreflex (bei klinischem Hinweis auf Schädigung V1, wenn pathologisch, dann weitere Diagnostik)
- **ggf. Ausschluss Glaukom**
- **bildgebende Diagnostik bei Erstmanifestation:**
    - *CCT der Schädelbasis* (Ausschluss eines knochendestruierenden Prozesses an der Schädelbasis)
    - *MRT des Schädels mit kraniozervikalem Übergang*, ggf. MRT-Angiografie (Ausschluss mittelliniennaher Prozesse mit Beteiligung des Sinus cavernosus, z. B. Hypophysentumor, parasellläres Meningeom, ACI-Aneurysma, AVM u. a.)
- **im Einzelfall erforderlich:** bildgebende Diagnostik bei auffälliger neurologischer Untersuchung, Auftreten in hohem Alter (Erstmanifestation > 60 Jahre), untypischer Symptomatik, Symptomänderung, verändertem Ansprechen auf Therapie:
    - *CCT/MRT-Untersuchung:* s. o.
    - *Liquoruntersuchung* (Ausschluss entzündliche Erkrankungen)
- **iatrogen ausgelöste Attacke** (in Zweifelsfällen): 1 mg Nitroglyzerin sublingual löst nach 10–60 Minuten in der Regel eine Attacke aus; Voraussetzung: aktive Clusterepisode, keine medikamentöse Prophylaxe, keine spontane Attacke in den letzten 8 Stunden, keine Einnahme vasokonstriktorischer Substanzen in den letzten 24 Stunden

Differenzialdiagnose

- **Differenzialdiagnose kurzdauernder unilateraler Kopfschmerzen:**

	Clusterkopfschmerz	Paroxysmale Hemikranie	SUNCT-Syndrom	Idiopathisch stechender KS
Geschlecht m:w	3–4:1	1:3	4:1	1:6–7
Prävalenz	0,1–0,2 %	0,02 %	extrem selten	2 % und höher
Alter	28–30	20–40	20–50	44–50
Charakter	bohrend, stechend	stechend	stechend	stechend
Intensität	extrem hoch	sehr hoch	mäßig bis hoch	leicht bis mäßig
Lokalisation	periorbital	orbital, temporal	orbital, temporal	1. Trigeminusast
Attackendauer	15–180 min	2–30 min	5–240 s	1–10 s
Attackenfrequenz	1–8/d	5–40/d	3–200/d	1 pro Jahr bis 50/d
autonome Symptome	++	++	+	–

- **andere Kopf-/Gesichtsschmerzsyndrome:**
  - *Migräne* (→ S. 587): seltenere, längere Attacken (4–72 Stunden), häufig Ruhebedürfnis des Patienten, pochend-pulsierende Schmerzen, keine feste Seitenlokalisation, Sonderform: Clustermigräne
  - *zervikogener Kopfschmerz:* von okzipital ausgehend, mechanische Auslösbarkeit
  - *Trigeminus-Neuralgie* (→ S. 605): nur Sekunden andauernde, blitzartig einschießende Attacken; meist 2./3. Trigeminusast betroffen, mechanische Triggerpunkte, nicht nachts, kaum vegetative Begleitsymptome; Einzelfälle mit beiden Syndromen („Cluster-Tic")
  - *Zoster-/postherpetische Neuralgie* (→ S. 615): konstanter Brennschmerz mit überlagerten Paroxysmen, meist im Stirnbereich, Berührungsempfindlichkeit des betroffenen Hautareals
  - *atypischer Gesichtsschmerz* (→ S. 610): überwiegend Frauen, Dauerschmerz, Punctum maximum Wange/Oberkiefer, vage Beschreibungen, keine anatomische Zuordnung
  - *Raeder*-Syndrom (→ S. 609): supraorbitaler Schmerz, Horner-Syndrom
  - *Tolosa-Hunt-Syndrom* (→ S. 609): Dauerkopfschmerz, Augenmuskelparesen
- **symptomatische Kopf-/Gesichtsschmerzen:**
  - *Glaukomanfall:* Augen- und Kopfschmerzen, Sehverschlechterung, Übelkeit und Erbrechen; objektiv Gefäßinjektion, Pupillenstarre, keine Ptosis
  - *Arteriitis temporalis* (→ S. 149): höheres Lebensalter, dumpf-brennende Schmerzen temporal; verdickte Arteria temporalis; allgemeines Krankheitsgefühl, beschleunigte BSG
  - *sonstige:* paraselläre Hypophysentumoren/Meningeome, Aneurysmen/Dissekate der A. carotis interna (Übersicht über symptomatische Clusterkopfschmerz-Ursachen in [3874],[1153])

Therapie: akute Clusterkopfschmerz-Attacke (Leitlinie DGN [2633])

- **allgemeine Maßnahmen:** Beratung über Krankheitsbild, Erkennen und Vermeiden von Auslösefaktoren (Alkohol, Medikamente)
- **ambulant/stationär:** bei bekanntem, typischem Clusterkopfschmerz ambulant; bei Suizidalität, bei Therapieproblemen und ggf. zur erstmaligen Sauerstofftherapie stationär
- **Überweisung zu einem spezialisierten Zentrum** bei atypischer Klinik, Versagen der Standardtherapie, Indikationsstellung zu invasiven Verfahren
- **medikamentöse Behandlung:**
  - *Sauerstoff-Inhalation* (GdE Ib [3624]) 7-15 l/min 100 % O_2 über 15–20 Minuten mittels Gesichtsmaske in sitzender vornübergebeugter Haltung bei Attackenbeginn; Besserung von ca. 60–70 % der Attacken nach 7–10 Minuten; aus dem Schlaf heraus weniger wirksam; O_2-Inhalationsgeräte (auch tragbare für den Arbeitsplatz) sind verordnungsfähig (Attest und Verordnung als Muster unter www.dmkg.de zum Ausdrucken/Download verfügbar)
  - *Sumatriptan* (GdE Ia lt. DGN/EFNS [2633],[2631]) (Imigran®-Inject, Sumavel®, Sumatriptan Hormosan®) 6 mg s. c. (Autoinjektor) → Beendigung von über 75 % der Attacken innerhalb von 5–20 Minuten; bei vielen Patienten sind auch 3 mg s. c. ausreichend (nicht gleichzeitig bei Prophylaxe mit Ergotamintartrat oder Methysergid) Do-

sis maximal 2 × 6 mg s. c./d; in Langzeitstudien wurde von Patienten diese Maximaldosis teilweise um das Vielfache überschritten, ohne dass ein Wirkverlust oder Komplikationen auftraten [1409][SQ III]; Nasenspray (Imigran®Nasal 20 mg) ist deutlich weniger effektiv, ca. 47 % Schmerzfreiheit nach 30 Minuten, ggf. aber sinnvoll bei längeren Attacken [4251][SQ Ib]
- *Zolmitriptan* (GdE Ib [745],[3287]) (AscoTop® 5 mg/Dosis Nasenspray) 5–10 mg intranasal sind ähnlich gut wirksam wie Sumatriptan s.c
- *Lidocain-Lösung (4 %)* (GdE Ib lt. DGN/EFNS [2633],[2631]) (Xylocain® 4 % Lösung; Xylocain® Pump-Spray; off-label) nasale Instillation von 1 ml Lösung bzw. 2–4 Hüben ipsilateral durch Patienten bei um 45 Grad rekliniertem, 30–40 Grad zur betroffenen Seite geneigtem Kopf; Ansprechrate nur ca. 25–30 %, aber keine systemischen Nebenwirkungen

Prophylaxe (Leitlinie DGN [2633]), [2631]

- **Indikation:** aufgrund der hohen Attackenhäufigkeit während einer Clusterepisode generell empfohlen; Fortführung der Medikation bis ca. 14 Tage über die letzte Attacke hinaus
- **medikamentöse Therapie:**
  - *Medikamente 1. Wahl:*
    - Verapamil (GdE Ib lt. DGN/EFNS [2633],[2631])
      - Dosierung: initial 2 × 120 mg oder 1 × 240 mg ret; weitere Dosissteigerung um 80 mg alle 7 Tage, bei Tagesdosen über 480 mg Steigerung in 40-mg-Schritten; im Einzelfall Dosen bis 960 mg [422] mit EKG und Blutdruck-Kontrollen jeweils 7–10 Tage nach letzter Dosiserhöhung (CAVE: AV-Block > I°, absolute Bradykardie, Verlängerung der QTc-Dauer, Schenkelblockbilder)
      - Wirkung durchschnittlich erst nach 1 Woche bei ausreichender Dosis, daher eingeschränkt für kurze Cluster-Perioden (< 1 Monat) geeignet; zur Überbrückung bis Wirkeintritt vorübergehend Gabe von Prednison (s. u.); häufig kein komplettes Sistieren der Attacken, aber bei ca. 70 % Linderung der Attackenschwere
      - Toleranzentwicklung reversibel nach Therapiepause
    - Prednison-/Prednisolon-Stoßtherapie (GdE III lt. EFNS [2631] (off-label) sinnvoll zur Überbrückung bis Wirkeintritt von Verapamil oder für kurze Cluster-Episoden (< 2 Monate)
      - Dosierung: beginnend mit 100 mg p. o. über 2–5 Tage (alternativ auch 250–500 mg i. v. morgens), ausschleichende Reduktion alle 3-4 Tage um 10-20 mg; wirksam bei ca. 70–80 %
  - *Medikamente 2. Wahl:*
    - Lithium (GdE Ib lt. DGN/EFNS [2633],[2631]) als Retardpräparat (z. B. Quilonum® retard 450 mg = ca. 12,2 mmol), beginnend mit 1 × 1 Tbl. morgens, nach 4–5 Tagen 2 × 1 Tbl., wöchentlich Serum-Spiegelbestimmung (morgens nüchtern nach 12 Stunden Einnahmepause; Zielwert 0,6–1,2 mmol/l, toxische Grenze > 1,2 mmol/l); aufgrund zahlreicher Nebenwirkungen Reservemedikament bevorzugt für chronische Verlaufsform; Kombination mit Verapamil möglich
    - Methysergid (GdE III/IV lt. EFNS [2631]) (nur noch in unretardierter Form über internationale Apotheke!, off-label) langsam einschleichend von 1 × 1 mg bis zur Erhaltungsdosis von 3 × 2–4 mg/d; Wirkung nach durchschnittlich 3–7 Tagen; maximale Therapiedauer 3–6 Monate (Gefahr retroperitonealer, kardialer, pleuraler Fibrosen!; Inzidenz ca. 1:20000), daher sinnvoll bei kurzen Cluster-Episoden; Mindestpause bis zur Wiederaufnahme 1 Monat; Erfolgsrate 20–70 %
    - Topiramat (GdE IV lt. DGN/EFNS [2633]), [2631] (Topamax®, off-label) in offenen Studien/Fallserien in Dosierungen von 100–200 mg, teilweise auch höher, wirksam; einschleichend mit 25 mg/Woche bis Wirkung (nach ca. 2–3 Wochen) bzw. Verträglichkeitsgrenze
    - Ergotamintartrat (GdE III lt. EFNS [2631]) (Ergo-Kranit® Migräne, off-label) 2–4 mg in 2 Tagesdosen oral; bei initialer Übelkeit begleitend in den ersten Tagen Metoclopramid 3 × 20–30 Tropfen; Prophylaxedauer maximal 4 Wochen, in der Regel kein Rebound; Weiterführen der Therapie bei erneuter Episode; Sistieren der Attacken bei ca. 70 %
    - Valproinsäure (GdE IV lt. EFNS [2631]) (off-label) beginnend mit 5–10 mg/kg KG, Steigerung alle 4–7 Tage um 5 mg/kg bis ca. 20 mg/kg KG; Effekt teilweise erst nach 2–4 Wochen; dritte Wahl bei Versagen etablierter Medikamente
    - Gabapentin (off-label) 900 mg in offener Fallserie wirksam [2320][SQ IV]
    - Melatonin (off-label) 10 mg am Abend war in einem RCT bei der Hälfte der Patienten wirksam [2357][SQ Ib]
- **invasive Therapieverfahren:** bei Versagen der medikamentösen Therapieverfahren; spezialisierten Zentren mit multidisziplinärem Behandlerteam vorbehalten
  - *Leitungsanästhesie des N. occipitalis major* mit Lokalanästhetikum und Steroid führt zum Teil zu mehrwöchiger Schmerzfreiheit [122][SQ Ib],[2364][SQ1B]
  - *uni- oder bilaterale, elektrische Stimulation des N. occipitalis major* durch implantierte Elektroden führt bei > 60 % zu positiven Effekten auf Attackenhäufigkeit und -schwere; der Effekt trat z. T. erst nach mehrwöchiger Stimulationsdauer auf (GdE IV [1884])

- *Neuromodulation des Ganglion sphenopalatinum* mit einem implantierbaren Stimulator führt bei 67 % der Patienten zu einer signifikanten Schmerzreduktion (< 15 min) und Reduktion der Attackenfrequenz bei 70 % der Patienten um 50 % (ATI-System, [3639],[157])
- *nicht destruiernde Erwärmung (42 °C) des Ganglion sphenopalatinum* (gepulste Radiofrequenztherapie)
- *Tiefenhirn-Stimulation* des posterioren, inferioren Hypothalamus ; ca. 50–75 % der operierten Patienten zeigten eine signifikante klinische Besserung, wird in Deutschland zurzeit nicht empfohlen [2358],[288][jeweils SQ IV]
- destruierende Verfahren (z. B. perkutane Thermokoagulation oder Glyzerol-Rhizolyse des Ganglion Gasseri,) sollten nicht mehr eingesetzt werden

- **unwirksam:** nichtopioide, opioide Analgetika; Carbamazepin, Phenytoin; β-Blocker; Thymoleptika, Neuroleptika; TENS, Akupunktur, Biofeedback, Entspannungsverfahren, Stressbewältigungstechniken, Psychotherapie

Verlauf/ Prognose

- **korrekte Diagnosestellung**: im Durchschnitt erst 2,5 Jahre nach Krankheitsbeginn
- **Spontan-Remission:** episodischer Clusterkopfschmerz bis 40 %, chronischer Clusterkopfschmerz bis 17 %; später Beginn, männliches Geschlecht und episodischer Verlauf über > 20 Jahre sind prognostisch ungünstige Faktoren
- **Änderung der Periodizität**
  - *primär episodischer Clusterkopfschmerz:* 80 % der Patienten behalten diese Verlaufsform auch nach 15 Jahren Krankheitsdauer, bei 12 % Übergang in eine chronische Verlaufsform
  - *primär chronischer Clusterkopfschmerz:* > 50 % der Patienten behalten diese Form auch nach 10 Jahren noch, nur bei ca. 10 % Remissionsphasen von > 3 Jahren
- **Prophylaxe** (s. o.) beeinflusst nicht die Prognose

Selbsthilfegruppe

Bundesverband der Selbsthilfegruppen für an Clusterkopfschmerz Erkrankte und deren Angehörige: www.clusterkopf.de, E-Mail: info@clusterkopfschmerz.de

Paroxysmale Hemikranie [1405]

Epidemiologie

Sehr seltenes Krankheitsbild, Prävalenz 0,02 %; F:M = 7:1; Beginn meist 20.–40. Lebensjahr

Pathophysiologie

Unbekannt; wahrscheinlich ähnliche Mechanismen wie bei Clusterkopfschmerz; mittels funktioneller Bildgebung wurde auch bei dieser Form eines trigemino-autonomen Kopfschmerzes eine spezifische Aktivierung des posterioren, inferioren Hypothalamus nachgewiesen [2612]

Diagnostische Kriterien der International Headache Society (IHS) [2963]

- **A.** mindestens 20 Attacken, die B–E erfüllen
- **B.** starke einseitig orbital, supraorbital und/oder temporal lokalisierte Schmerzattacken, die 2–30 Minuten anhalten
- **C.** Begleitend wenigstens eines der nachfolgenden Charakteristika: ipsilaterale konjunktivale Injektion und/oder Lakrimation, ipsilaterale nasale Kongestion und/oder Rhinorrhö, ipsilaterales Lidödem, ipsilaterales Schwitzen im Bereich der Stirn oder des Gesichtes, ipsilaterale Miosis und/oder Ptosis
- **D.** Attackenfrequenz > 5/d über mindestens die Hälfte der Zeit hinweg, auch wenn Perioden mit einer niedrigeren Frequenz vorkommen können
- **E.** Attacken kann durch therapeutische Dosen von Indometacin komplett vorgebeugt werden

Klinisches Bild [744]

- **Schmerzattacken** streng einseitig, seitenkonstant, bei hoher Frequenz leichter Dauerschmerz; Schmerzintensität extrem, messerstichartig stechend-schneidend oder pulsierend; oft verstärkte Schmerzempfindlichkeit im betroffenen Gebiet zwischen den einzelnen Attacken; plötzlicher (paroxysmaler) Beginn; maximale Schmerzintensität wird innerhalb von Sekunden bis max. 1 Minute erreicht
- **Lokalisation** meistens orbital, periorbital und temporal, teilweise aber auch frontal und okzipital; Ausstrahlung Richtung Unterkiefer, HWS und Schulter beschrieben
- **Frequenz** meist 10 (5–40)/d, Dauer 2–30 Minuten, selten über 45 Minuten
- **Periodizität** ähnlich wie bei Clusterkopfschmerz, jahreszeitliche Bindungen aber nicht typisch
- **Verlaufsformen:** unterschieden wird eine episodische (ca. 20 %) und chronische (ca. 80 %) Verlaufsform, dabei gelten die gleichen Kriterien wie für den Clusterkopfschmerz (→ S. 594)
- **Provokation** manchmal durch Anteflexion/Rotation des Kopfes, äußeren Druck auf Querfortsätze HWK 2,4,5 oder den N. occipitalis major; Triggerbarkeit selten auch durch Alkohol möglich
- **Begleitsymptome** wie Clusterkopfschmerz
- **Patientenverhalten:** Patienten bleiben in der Regel im Bett liegen, verhalten sich ruhig oder krümmen sich vor Schmerzen

Zusatzdiagnostik

- Wie bei Clusterkopfschmerz; symptomatische Formen möglich [445]
- Indometacin-Test (oral oder i.m.)

Differenzialdiagnose

- **andere trigemino-autonome Kopfschmerzen:** → S. 596
- **symptomatische Kopf-/Gesichtsschmerzen:** DD siehe unter Clusterkopfschmerz → S. 594

Therapie (Leitlinie DGN [2632]),[2631], [745]

- **Indometacin** (off-label); Dosierung individuell austitrieren, Beginn: 3 × 25 mg bis 3 × 50 mg (maximal 250–300 mg/d, dann 4–6 Tagesdosen); ggf. zusätzlich Magenschutz mit Protonenpumpenhemmer; Wirkeintritt: 24–48 Stunden → nach 10–14 Tagen Dosisreduktion auf individuelle Erhaltungsdosis; in Langzeituntersuchung mittlere effektive Dosis initial 50–100 mg, im Verlauf Dosisreduktion bei 42 % der Patienten um bis zu 60 % möglich [3042]
- **Alternativen bei Unverträglichkeit von Indometacin** [1121],[3734]**:** Verapamil (off-label), Acetylsalicylsäure, Naproxen, Diclofenac; aktuell positive Einzelfallberichte zu Topiramat (off-label) [763],[595]
- **Blockaden des N. occipitalis major:** widersprüchliche Ergebnisse [161],[67][jeweils SQ IV]
- **unwirksam:** Sumatriptan [846],[162][jeweils SQ IV], Carbamazepin, O_2-Inhalation u. a. (siehe unter Clusterkopfschmerz)

Verlauf

- Vorstadium mit mehrmonatigen Remissionen über mehrere Jahre möglich
- Spontanremissionen wahrscheinlich selten; einzelne Patienten bleiben aber rezidivfrei nach Absetzen von Indometacin, so dass ein jährlicher Auslassversuch gerechtfertigt ist [445]

Selbsthilfegruppe

wie Clusterkopfschmerz (→ S. 594)

SUNCT-Syndrom (Short-lasting Unilateral Neuralgiform headache attacks with Conjunctival injection and Tearing) (Leitlinie DGN [2632]),[1405]

Epidemiologie

Extrem selten; betroffene Altersgruppe: 20.–50. Lebensjahr; F:M = ca. 1:1,5

Pathophysiologie

Unbekannt; wie beim Clusterkopfschmerz ist mittels funktioneller Bildgebung eine Aktivierung des posterioren Hypothalamus nachgewiesen worden [763]; symptomatische Verursachungen durch Erkrankungen der Hypophyse und der hinteren Schädelgrube sind beschrieben

Diagnostische Kriterien der International Headache Society (IHS) [2963]

- **A.** wenigstens 20 Attacken, die B–E erfüllen
- **B.** einseitige, orbital, supraorbital oder temporal lokalisierte Attacken von stechender oder pulsierender Qualität, die 5–240 Sekunden andauern
- **C.** begleitende ipsilaterale konjunktivale Injektion und Lakrimation
- **D.** Attackenfrequenz 3–200/d
- **E.** nicht auf eine andere Erkrankung zurückzuführen

Klinisches Bild

- **Schmerzattacken** streng einseitig, meist seitenkonstant (bei ca. 20 % Seitenwechsel zu beobachten, Einzelfälle mit bilateralen Attacken), auf das Versorgungsgebiet des 1. Trigeminusastes begrenzt, Schmerzintensität mittel bis schwer, Charakter stechend brennend, schneidend, schießend, lanzinierend oder elektrisierend („neuralgiform"); Ausstrahlung möglich in Gesicht, Hinterkopf, Nase, Kiefer und Zähne
- **Schmerztypen:** einzelne Stiche, Gruppen von Stichen, „Sägeblattmuster" ohne Rückkehr auf das Ausgangsniveau, intermittierender Dauerschmerz
- **Dauer:** im Mittel 50 s; Varianten von 1 bis 600 s
- **Frequenz** durchschnittlich bis zu 60/d, manchmal bis 60/h; bei ca. 50 % nur am Tag, bei ca. 40 % sowohl nachts als auch tagsüber, bei ca. 10 % nur nachts
- **Verlaufsformen: episodische** Form mit aktiven Phasen über Tage bis Monate und Remissionsphasen von mindestens einem Monat Dauer, chronische Form
- **Provokation:** in der Regel spontanes Auftreten; Triggerung durch Stimulierung trigeminaler Versorgungsgebiete möglich (Kauen, kalte Zugluft, Zähneputzen, Husten, Gähnen u.a.); keine Refraktärperiode zwischen den Schmerzparoxysmen (Abgrenzung zur Trigeminusneuralgie!)
- **Begleitsymptome:** ausgeprägte Lakrimation und konjunktivale Injektion einige Sekunden nach dem Schmerz, bei manchen Patienten auch nur eines der Symptome; seltener: nasale Kongestion, Rhinorrhö oder Lidödem

Differenzialdiagnose

- **andere trigemino-autonome Kopfschmerzen:** → S. 596
- **Trigeminus-Neuralgie** (→ S. 605): höheres Lebensalter, höhere Attackenfrequenz aber kürzere Attackendauer, fehlende autonome Begleitsymptome, Triggerung durch Kauen, Sprechen, Kälte, leichte Berührung; typischerweise Refraktärperiode nach Triggerung; überwiegend 2. oder 3. Trigeminusast betroffen; in der Regel effektive Therapie durch Carbamazepin

Zusatzdiagnostik

- **MRT des Schädels mit kraniozervikalem Übergang:** sekundäre SUNCT-Syndrome bei Gefäßmalformationen des Hirnstamms (kavernöses Hämangiom, zerebellopontine arteriovenöse Malformation) und Prolaktinom der Hypophyse sind beschrieben
- **Indometacintest:** zur differenzialdiagnostischen Abgrenzung der paroxysmalen Hemikranie

Therapie [2613],[2631], [763],[4515], [3419]

- **Allgemeines:** kontrollierte Therapiestudien liegen aufgrund der geringen Fallzahlen nicht vor, eine sicher wirksame Therapie ist nicht bekannt, Indometacin ist nicht wirksam
- **Kurzprophylaxe** (zur raschen Reduktion des Leidensdrucks nach Diagnosestellung): Lidocain i.v. führt relativ zuverlässig zu mehrere Stunden bis Tagen anhaltender Schmerzlinderung (GdE IV [2581])
- **Dauerprophylaxe:**
  - Lamotrigin: zur Zeit Mittel der Wahl (off-label; Tagesdosis 100–400 mg)
  - Topiramat (off-label; Tagesdosis 50–300 mg), Gabapentin (off-label; Tagesdosis 1800–2400 mg), Carbamazepin (off-label; Tagesdosis 400–1200 mg)
- Einzelfallbericht über erfolgreiche Tiefenhirnstimulation im Hypothalamus [2359]

Kopfschmerz bei Medikamentenübergebrauch (chronischer medikamenteninduzierter Kopfschmerz)

Definition [2963]

Durch regelmäßige Schmerzmitteleinnahme (Missbrauch) ausgelöste Kopfschmerzen; davon abzugrenzen sind akut (< 12 h) durch andere Medikamente oder Substanzen (z. B. Nitrate, Dipyridamol, Histamin, Glutamat, Kokain, Kohlenmonoxid) induzierte Kopfschmerzen

Epidemiologie

Prävalenz in der deutschen Allgemeinbevölkerung ca. 0,2-1 % [1999],[3976]; F:M = 3-4:1; dritthäufigste Kopfschmerzursache

Assoziierte Faktoren

Übergewicht, niedriger sozialer Status, Nikotinabusus, Medikamentenabhängigkeit [3570],[1270],[3976]

Risikofaktoren

Einnahme von Tranquilizern, chronische muskuloskelettale, gastrointestinale Beschwerden, Depression, Angststörung [1549]

Pathophysiologie [835],[2682]

Unklar; wahrscheinlich u. a. genetische Disposition (erhöhtes Risiko bei Patienten mit Migräne und Spannungskopfschmerz, die Analgetika aufgrund anderer Indikationen, z. B. rheumatologische Erkrankung, erhalten [247]); möglicherweise Senkung der Schmerzschwelle, Beeinflussung von Schmerzrezeptoren in Gefäßwänden; Abhängigkeit von psychotropen Substanzen in Kombinationspräparaten (Coffein, Codein); Erwartungs- und Versagensängste („prophylaktische" Einnahme vor wichtigen beruflichen/gesellschaftlichen Herausforderungen); Selbstverstärkung der Chronifizierung durch „Bekämpfung" des Entzugsschmerzes mit häufigerem/höher dosiertem Substanzgebrauch; funktionelle Bildgebung zeigt eine persistierende Hypoaktivität im orbitofrontalen Kortex, was die These gestörter frontostriataler neuronaler Verbindungen unterstützt, wie sie auch bei Abhängigkeitserkrankungen und krankhafter Adipositas vermutet werden [592],[1280],[1269],[1322]

Diagnostische Kriterien [2963]

- **allgemein:** Kopfschmerzen an mindestens 15 Tagen/Monat, Entwicklung bzw. deutliche Verschlechterung während des Übergebrauchs, Kopfschmerzremission oder Rückkehr zum früheren Auftretensmuster innerhalb von 2 Monaten nach Absetzen der Substanz (letzteres Kriterium ist für die Diagnosestellung nicht zwingend erforderlich) [2962]
- **Analgetika-/Opioidmissbrauch:** Substanzeinnahme an ≥ 15 Tagen/Monat über ≥ 3 Monate; Kopfschmerzcharakteristika (mindestens eines): bilateral, drückend/beengend (nicht pulsierend), leicht oder mittelschwer
- **Ergotaminmissbrauch:** Substanzeinnahme an ≥ 10 Tagen/Monat über ≥ 3 Monate; Kopfschmerzcharakteristika (mindestens eines): bilateral, drückend-einengend, leicht oder mittelschwer
- **Triptanmissbrauch:** Substanzeinnahme an ≥ 10 Tagen/Monat über ≥ 3 Monate; Kopfschmerzcharakteristika (mindestens eines): vornehmlich einseitig, pulsierend, mittelschwer oder stark, verstärkt durch körperliche Routineaktivitäten; Begleitsymptome (mindestens eines): Übelkeit und/oder Erbrechen, Photophobie und Phonophobie

Klinisches Bild [2403]

- **bei Analgetika/Opioiden:** holozephal-diffuser, dumpf-drückender Schmerz ohne vegetative Begleitsymptome, Entwicklung durchschnittlich nach 4,8 Jahren Substanzmissbrauch; kritische Einnahmemenge ca. 114 Einzeldosen/Monat
- **bei Ergotaminen:** pulsierend-klopfender Kopfschmerz, teilweise mit Übelkeit, oft schon in der 2. Nachthälfte einsetzend, Entwicklung durchschnittlich nach 2,7 Jahren, kritische Einnahmemenge ca. 37 Einzeldosen/Monat
- **bei Triptanen:** chronischer migräneähnlicher Kopfschmerz; bei ca. 20 % der Patienten zunächst Zunahme der Attackenfrequenz, dann Entwicklung nach durchschnittlich ca. 1,7 Jahren; kritische Einnahmemenge am niedrigsten (ca. 18 Einzeldosen/Monat)

Zusatzdiagnostik

Im Einzelfall zerebrale Bildgebung, Liquoruntersuchung bei atypischer Symptomatik, Auffälligkeiten bei der neurologischen Untersuchung, Spätmanifestation im Alter

Therapie EFNS-Leitlinie 2011 [1122],

- **Voraussetzung:** Motivierung des Patienten, Aufklärung über Möglichkeit, Verlauf und Ergebnisse einer Entzugsbehandlung, sinnvolle Behandlungsalternativen
- **Kopfschmerzkalender**, Bilanzierung aller eingenommenen Präparate
- **multidisziplinäre Behandlung** durch Neurologen und Psychologen

DGN-Leitlinie [954]

- **ambulanter Entzug** bei Substanzeinnahme ohne gleichzeitigen Tranquilizer- oder Opioid-Abusus, hohe Eigenmotivation des Patienten, gute Unterstützung durch soziales Umfeld
  - *gute Aufklärung* führt bei guter Compliance bereits auch ohne Entzug zu nachhaltiger Reduktion der Schmerzmitteleinnahme [1456],[3422]
- **tagesklinischer Entzug** bei begleitender Depression, Angststörung oder anderen chronischen Schmerzen
- **stationärer Entzug** bei langjährigem medikamenteninduziertem Kopfschmerz; gleichzeitigem Übergebrauch psychotroper Substanzen oder von Opioiden; erfolglosen „Selbst"-Entzugsbehandlungen; Angst, am Arbeitsplatz auszufallen; ungünstigen familiären Begleitumständen; begleitender Depression
- **pragmatisches Vorgehen:**
  - *abruptes Absetzen* aller Kopfschmerzmittel; Opioide und Tranquilizer ausschleichend reduzieren
  - *Behandlung der Entzugssymptome:*
    - Übelkeit/Erbrechen: Metoclopramid 3 × 20 Tropfen/3 × 1 Supp. oder Domperidon 3 × 10 mg p. o., ggf. parenterale Flüssigkeitssubstitution
    - Entzugskopfschmerzen:
      - bei mittelstarken Kopfschmerzen z.B. Ibuprofen 2 × 200-400 mg/d oder Naproxen 2 × 500 mg/d p. o. über wenige Tage
      - bei starken Kopfschmerzen ASS 500–1000 mg i.v.
      - in Einzelfällen Prednison 100 mg/d über 5 Tage (Überlegenheit gegen Placebo nicht belegt [442]SQ:Ib
  - *parallel Einleitung einer Prophylaxe* der zugrunde liegenden primären Kopfschmerzerkrankung; diese kann nach Entzug wieder wirksam sein, auch wenn sie davor nicht hilfreich war [4634]; bei Patienten mit chronischer Migräne und Medikamentenübergebrauch kann eine Prophylaxe mit Topiramat oder Onabotulinumtoxin A die Zahl der Medikamenten-Einnahmetage unter die kritische Schwelle senken, sodass bei guter Compliance und engmaschiger therapeutischer Betreuung auf eine Entzugsbehandlung zunächst verzichtet werden kann [954]SQ:Ia
  - *begleitende Verhaltenstherapie* verbessert bei Patienten mit komplexer Komorbidität wahrscheinlich die Effektivität [1463],[2826], [2615],[1462]
- **Entzugsverlauf:** übliche Zeitdauer der Entzugssymptomatik 2–6 Tage u. a. mit Intensitätssteigerung der Kopfschmerzsymptomatik; Triptanentzug relativ kurz (ca. 4 Tage bei 80 %), meist mit geringerer Begleitsymptomatik; deutlich längere und schwerere Entzugssymptomatik bei Analgetika [2000]

Prognose [1123]

- **Rückfallquote** im ersten Jahr ca. 30 %, nach 4 Jahren ca. 40 %; d. h., das erste Jahr ist für die weitere Prognose entscheidend; durch intensive Schulung und Nachbetreuung kann die Rückfallquote deutlich gesenkt werden [1320]
- **Prädiktoren für erhöhtes Rückfallrisiko:** langjährige Kopfschmerzerkrankung, Spannungskopfschmerz, Übergebrauch von Ergotamin-, Kombinationspräparaten oder Opioiden, vorangegangene multiple Prophylaxeversuche

Zervikogener Kopfschmerz (auf Erkrankungen der Halswirbelsäule zurückzuführender Kopfschmerz) [1407],[3992],[449]

Allgemeines

- **Definition:** symptomatische oder sekundäre Kopfschmerzen mit teilweise uniformem klinischem Bild trotz heterogener Ursachen
- in der neu überarbeiteten IHS-Klassifikation sind hinsichtlich Kausalität wesentlich strengere operationalisierte Kriterien für den zervikogenen Kopfschmerz festgelegt worden als in der früheren Fassung [2963],[2428]
- „zervikogener Kopfschmerz" nach den Kriterien von Sjaastad [3814],[163] beschreibt ein kontrovers diskutiertes, pathophysiologisch ungeklärtes Nacken-/Kopfschmerzsyndrom mit migräneähnlichen Charakteristika, aber obligat mechanischer Auslösbarkeit [3182], wobei nur das Teilkriterium der Beseitigung durch eine diagnostische Blockade Eingang in die neuen Kriterien der IHS (s. u.) gefunden hat, nicht aber die klinischen Kriterien
- neben dem zervikogenen Kopfschmerz sind Kopfschmerzen durch eine retropharyngeale Tendinitis bzw. eine kraniozervikale Dystonie inzwischen als kausal eigenständig abgrenzbar klassifiziert

Ursächliche Erkrankungen

- **akzeptiert für das Kriterium B der neuen IHS-Kriterien:** Entwicklungsstörungen des kraniovertebralen Überganges und der oberen Halswirbelsäule, Tumoren des kraniozervikalen Überganges und der oberen Halswirbelsäule (primäre Tumoren, multiples Myelom), Morbus Paget des Schädels mit sekundärer basilärer Impression, Osteomyelitis der oberen zervikalen Wirbelkörper, rheumatoide Arthritis der oberen HWS, Morbus Bechterew der oberen HWS, traumatische Subluxation der oberen HWK; retropharyngeale Tendinitis, kraniozervikale Dystonien (jetzt getrennt klassifiziert)

- **nicht allgemein akzeptiert:** zervikale Bandscheibenerkrankungen und Spondylosis, HWS-Beschleunigungsverletzung

Pathophysiologie [449],[315]

Reizung der sensiblen Nervenwurzel C2 bzw. des N. occipitalis maior (Nacken-/Hinterkopfschmerzen); Schmerzprojektion nach frontal vermutlich über anatomische Verbindungen zwischen den spinalen Kerngebieten des N. trigeminus und den oberen Zervikalsegmenten

Diagnostische Kriterien der International Headache Society (IHS) [2963]

- **A.** Schmerz, der von seinem zervikalen Ursprung in einen oder mehrere Bereiche des Kopfes und/oder des Gesichtes projiziert wird und die Kriterien C und D erfüllt
- **B.** eine Störung oder Läsion in der Halswirbelsäule oder den Halsweichteilen, die als valide Ursache von Kopfschmerzen bekannt oder allgemein akzeptiert ist, wurde klinisch, laborchemisch und/oder mittels Bildgebung nachgewiesen
- **C.** der Nachweis, dass der Schmerz auf eine zervikogene Störung oder Läsion zurückzuführen ist, beruht auf wenigstens einem der folgenden Kriterien:
  - 1. Nachweis klinischer Zeichen, die eine zervikale Schmerzquelle nahelegen
  - 2. Beseitigung des Kopfschmerzes nach diagnostischer Blockade einer zervikalen Struktur bzw. des versorgenden Nervens unter Verwendung einer Placebo- oder anderen adäquaten Kontrolle
- **D.** der Kopfschmerz verschwindet innerhalb von 3 Monaten nach erfolgreicher Behandlung der ursächlichen Störung oder Läsion

Klinisches Bild

- **allgemein:** die aufgeführten klinischen Merkmale sind unspezifisch; beweisende Zeichen für eine zervikogene Ursache der Kopfschmerzen im Sinne des Kriteriums C1. der IHS gibt es bislang nicht
- **Lokalisation:** einseitig oder beidseitig im Nacken/Hinterkopf; Ausstrahlung von nuchal nach okzipital, frontal, temporal, orbital
- **Qualität:** dumpf-ziehender Dauerschmerz mit attackenartiger Verstärkung, selten ausschließlich paroxysmales Auftreten
- **Dauer:** Stunden bis Tage
- **Provokation:** in der Regel Auslösung bzw. Verstärkung durch Kopfbewegungen, längeres Beugen, Strecken des Kopfes; manchmal durch Husten, Niesen; bei paroxysmaler Form oft keine Auslöser
- **Begleitsymptome:**
  - Schluckstörung mit Kloßgefühl, Schwindel; diffuser Begleitschmerz in ipsilateraler Schulter oder Arm, nicht radikulär
  - möglich: ipsilateral Tränenfluss, Rhinorrhö, periorbitales Ödem, Übelkeit, Erbrechen, Photophobie, Phonophobie

Untersuchung

- **keine verlässlichen und validen klinischen Tests**, die das Kriterium C1. der IHS erfüllen
- **unspezifische Befunde:** Schonhaltung, eingeschränkte HWS-Beweglichkeit, Muskelhartspann, muskuläre Triggerpunkte, Druckempfindlichkeit HWK 2 mit Schmerzprovokation (CAVE: Flexion der Halswirbelsäule bei Patienten mit rheumatoider Arthritis vermeiden → Kompression der Medulla durch nicht mehr vom Lig. transversum am Atlas fixierten Dens axis möglich; Todesfälle beschrieben)

Zusatzdiagnostik

- **Röntgen/CT/MR:** Beeinträchtigung der Beweglichkeit bei Funktionsaufnahmen; Steilstellung, Knickbildung; über Osteochondrose und Spondylose hinausgehende kongenitale, posttraumatische, entzündliche, neoplastische Veränderungen
- **Nervenblockade des N. occipitalis maior und minor bzw. der Facettengelenke C2/C3** reduziert in manchen Fällen den Kopfschmerz während der Attacke; diagnostisch bestätigend, wenn 2-malig unter Placebokontrolle auch in nicht anästhesierten Regionen eine deutliche Schmerzreduktion auftritt

Therapie [3992]

- **Behandlung der Grunderkrankung,** falls möglich
- **ansonsten symptomatisch (keine kontrollierten Studien, alles off-label):** Analgetika, Antiphlogistika und Muskelrelaxanzien, trizyklische Antidepressiva, Antikonvulsiva, Physiotherapie, Wärme-/Kälteapplikation; Muskelentspannungstechniken (Jacobson), Verhaltenstherapie
- **Blockaden** von N. occipitalis maior, Wurzel C2, Facettengelenken nur zur differenzialdiagnostischen Abgrenzung, zeigen selten längeranhaltende Effekte
- **manuelle Therapie:** bislang nur unzuverlässige Wirksamkeitsnachweise [3197] GdE Ia

- **operative Eingriffe** nur zur Behandlung der Grunderkrankung; zu neuroablativen Verfahren keine kontrollierten Untersuchungen

Idiopathischer stechender Kopfschmerz

Synonyme
Eispickelschmerz (ice-pick headache), Jabs-and-jolts-Syndrom, periodische Ophthalmodynie

Epidemiologie
Lebenszeitprävalenz ca. 2 %; typisches Alter bei Erkrankungsbeginn zwischen 44. und 50. Lebensjahr; Frauen:Männer = 6–7:1 [3296],[3044]

Assoziierte Erkrankungen
Komorbidität mit Migräne, Clusterkopfschmerz und anderen Kopfschmerzarten; Auftreten dann meistens auf der dabei üblicherweise betroffenen Seite [3295],[999]

Pathophysiologie
Unbekannt; hypothetisch: Störung im zentralen Schmerzkontrollsystem [3718]

Diagnostische Kriterien der IHS
- **A.** Kopfschmerz in Form einzelner Stiche oder einer Serie von Stichen, die die Kriterien B-D erfüllen
- **B.** ausschließlich oder vorrangig auf das Versorgungsgebiet des ersten Trigeminusastes (Orbital-, Schläfen- oder Scheitelregion) beschränkt
- **C.** die einzelnen Stiche halten nur wenige Sekunden an und wiederholen sich mit einer unregelmäßigen Frequenz von einem Stich bis zu vielen pro Tag
- **D.** keine Begleitsymptome
- **E.** nicht auf eine andere Erkrankung zurückzuführen

Klinisches Bild
- **Charakter:** phasenweise auftretende uni- oder multifokale schmerzhafte Stiche, wenige Sekunden andauernd, auch statusartige Attacken bis zu einer Woche beschrieben [2598]
- **Lokalisation** meist auf einer Kopfseite, teilweise auch bilateral
  - Lokalisation und Seite kann wechseln
  - Lokalisation außerhalb des Trigeminusversorgungsgebiets möglich (retroaurikulär, parietal, okzipital) [2598],[3760]
- **Auslöser:** spontan oder emotionaler Stress, helles Licht, Kopfbewegungen, Haltungsänderungen

Diagnosestellung
Anamnese, klinisches Bild, Ausschluss symptomatischer Ursachen

Zusatzdiagnostik
MRT mit kraniozervikalem Übergang; ophthalmologische Untersuchung bei bevorzugt unifokal orbitaler Schmerzlokalisation (Glaukom, Blepharitis) [3043]

Differenzialdiagnose
- **trigemino-autonome Kopfschmerzen** (→ S. 596)
- Pinealistumoren, Kolloidzysten und andere Raumforderungen im Bereich des III. Ventrikels, Arnold-Chiari-Malformation, basiläre Impression, Phäochromozytom

Therapie
Unkontrollierte Studien; Kurzzeitprophylaxe mit Indometacin (75–150 mg/d) effektiv bei ca. 2/3 der Patienten [2886],[1268]; Einzelfallberichte über Wirksamkeit von Etoricoxib [2934], Nifedipin [1852], Gabapentin [1238]

Verlauf
Überwiegend sporadischer irregulärer Verlauf mit großer Variabilität der Attackenfrequenz (1 pro Jahr bis 50/d), selten chronischer Verlauf [3044]

Primärer (benigner) Hustenkopfschmerz

Epidemiologie
Lebenszeitprävalenz (im Laufe des Lebens betroffen) ca. 1 %; Männer > Frauen; Manifestationsalter meist > 40 Jahre [4389]

Pathophysiologie
Sensibilisierung von Rezeptoren, die zur intrakraniellen Druckregulierung dienen [3294]? Liquor-Hypervolämie [4390]?

Diagnostische Kriterien der International Headache Society (IHS) [2963]
- **A.** Kopfschmerz, der die Kriterien B und C erfüllt
- **B.** der Kopfschmerz beginnt plötzlich und hält 1 Sekunde bis 30 Minuten an
- **C.** der Schmerz wird ausgelöst durch Husten, Pressen und/oder Valsalva-Manöver oder tritt ausschließlich in Verbindung damit auf
- **D.** nicht auf eine andere Erkrankung zurückzuführen

Klinisches Bild
- **Kopfschmerz** diffus, mäßig stark, scharf/stechend, in der Regel okzipital, aber auch frontal oder temporal, meist beidseitig, bei ca. 30 % seitenbetont ohne begleitende Übelkeit; Dauer bei ca. 10 % auch > 30 Minuten [4389]
- **direkter zeitlicher Zusammenhang mit der Hustenattacke** (Sekunden bis wenige Minuten); auch durch andere Valsalva-Manöver (Lachen, Bücken, Pressen, Gewichtheben) auslösbar

Zusatzdiagnostik
MRT zur Ausschlussdiagnostik (siehe DD) bei erstmaligem Auftreten, da bei ca. 40-60 % der Patienten eine symptomatische Ursache vorliegt

Differenzialdiagnose [3060],[692]
- Kopfschmerzen anderer Genese (Migräne, intrakranieller Druck, meningeale Reizung) können durch Husten verstärkt werden
- **strukturelle Ursache:** kraniospinale Übergangsanomalie (Arnold-Chiari-Missbildung Typ 1); Raumforderung in der hinteren Schädelgrube

Therapie
- **Expositionsprophylaxe** durch antitussive Therapie, Infektprävention (Influenza-Impfung), Absetzen von Husten provozierenden Medikamenten (ACE-Hemmer) [3060]
- **Indometacin** (off-label) als Kurzzeitprophylaxe: 3 × 25–50 mg/d (bei ca. 75 % wirksam) [2614]SQIV
- **lumbale Liquorentnahme** (ca. 40 ml, ggf. einmalig wiederholt) führte bei 6 von 14 Patienten zu anhaltender Symptomfreiheit, 6 der 8 Non-Responder profitierten von Indometacin [3294]SQIV
- **Acetazolamid** (off-label) 1125–2000 mg/d (Beginn mit 3 × 125 mg, Steigerung um 125–250 mg alle 2 Tage) war in einer Studie bei 4 von 5 Patienten (alle auch Indometacin-Responder) wirksam [4390]SQIV

Verlauf
Gute Prognose; meistens Spontanremissionen bei 80 % innerhalb von 6 Monaten bis 2 Jahren [4023],[692]

Primärer (benigner) Kopfschmerz bei körperlicher Anstrengung

Epidemiologie
Lebenszeitprävalenz (im Laufe des Lebens betroffen) ca. 12 %, meist jüngere Patienten, F:M=1,4:1, Beginn im Mittel bei ca. 25 Jahren [3813]

Pathophysiologie
Unklar; vermutet werden ähnliche Mechanismen wie beim Hustenkopfschmerz

Komorbidität
Migräne bei fast der Hälfte der Patienten [3813],[692]

Diagnostische Kriterien der International Headache Society (IHS) [2963]
- **A.** pulsierender Kopfschmerz, der die Kriterien B und C erfüllt
- **B.** Kopfschmerz, der 5 Minuten bis 48 Stunden anhält
- **C.** der Schmerz wird hervorgerufen durch körperliche Anstrengung oder tritt ausschließlich während oder nach einer solchen auf
- **D.** nicht auf eine andere Erkrankung zurückzuführen

Klinisches Bild
- **Kopfschmerz** pulsierend-pochend, mäßig stark, auch einseitig; bei Jugendlichen auch nicht pulsierender Charakter von unter 5 Minuten Dauer [692]
- **Auftreten** bei verschiedensten Arten körperlicher Belastung, bevorzugt bei hohen Temperaturen oder in großen Höhen.
- **Subtyp:** „Gewichtheber-Kopfschmerz", der aber auch Gemeinsamkeiten mit dem Hustenkopfschmerz hat.

Differenzialdiagnose
- **Subarachnoidalblutung/Dissektion**; bei erstmaligem Auftreten Ausschluss notwendig!
- **Migräne** (durch körperliche Belastung ausgelöst)
- **kardiale Ischämie:** bei Patienten mit KHK kann diese Kopfschmerzform einziges Symptom einer kardialen Ischämie sein [2429]

Therapie
- **allgemein:** Meiden der auslösenden Ursache bzw. begünstigenden Umgebungsbedingungen, nur langsame Belastungssteigerung
- **medikamentös:** Indometacin (off-label) 3 × 25 mg bis 3 × 50 mg/d vor der körperlichen Belastung; bei manchen Patienten auch Naproxen, Ergotamintartrat, Propranolol, Methysergid prophylaktisch wirksam

Primärer Kopfschmerz bei sexueller Aktivität („Orgasmus-/Koitus-Kopfschmerz") [1808],[3812]

Epidemiologie
Lebenszeitprävalenz (im Laufe des Lebens betroffen) ca. 1 %; M:F = 3–5:1, familiäre Disposition möglich; Erkrankungsbeginn im Mittel zwischen 35. und 40. Lebensjahr [1248],[3061]

Disponierende Faktoren
Arterielle Hypertonie, Adipositas, schlechte körperliche Kondition, psychosozialer Stress

Assoziierte Erkrankungen
Häufig gleichzeitiges Vorliegen einer Migräne (oder positive Familienanamnese), eines Spannungskopfschmerzes, eines Kopfschmerzes durch körperliche Aktivität [1248],[3780]

Klassifikation/Pathophysiologie
- **Präorgasmuskopfschmerz:** vermutet werden Mechanismen ähnlich wie beim episodischen Spannungskofschmerz (Muskelanspannung → veränderte intrakranielle Nozizeption)
- **Orgasmuskopfschmerz:** vermutet werden hämodynamische Faktoren (Blutdruckanstieg → Störung der intrakraniellen Autoregulation → intrakranieller Druckanstieg); Triggerung durch psychosoziale Faktoren

Diagnostische Kriterien der International Headache Society (IHS) [2963]
- **1. Präorgasmuskopfschmerz:**
  - **A.** dumpfer Schmerz in Kopf und Nacken, der mit dem Gefühl einer Muskelkontraktion im Nacken und der Kaumuskulatur einhergeht und das Kriterium B erfüllt
  - **B.** tritt während sexueller Aktivität auf und verstärkt sich mit zunehmender Erregung
  - **C.** nicht auf eine andere Erkrankung zurückzuführen
- **2. Orgasmuskopfschmerz:**
  - **A.** plötzlich auftretender starker („explosiver") Kopfschmerz, der das Kriterium B erfüllt
  - **B.** Kopfschmerz tritt während des Orgasmus auf
  - **C.** nicht auf eine andere Erkrankung zurückzuführen

Klinisches Bild

- **Auftreten** variabel, nicht bei jedem Geschlechtsverkehr, manche Patienten erleben nur eine Episode im Leben
- **präorgastischer Kopfschmerz** zu Beginn meist bilateral dumpf-drückend, langsam zunehmende Intensität, aber deutlich niedriger im Vergleich zum Orgasmuskopfschmerz
- **orgastischer Kopfschmerz** kommt häufiger vor, tritt explosionsartig und sehr heftig auf, meist bilateral, mit Maximum frontal oder okzipital; autonome Begleitsymptome wie Übelkeit, Erbrechen, Gesichtsblässe oder -rötung sind möglich; Dauer Minuten bis 3 Stunden, gelegentlich prolongiert über Tage leichter, dumpfer Kopfschmerz [3061],[1119]
- **ein lage- bzw. haltungsabhängiger Kopfschmerz nach dem Koitus** wird inzwischen als spontanes Liquorunterdrucksyndrom aufgefasst

Differenzialdiagnose

Subarachnoidalblutung, Gefäßdissektion; Einnahme von Sildenafil (Viagra®)

Zusatzdiagnostik

Bei erstmaligem Auftreten CT und ggf. Liquorpunktion zum Ausschluss einer Subarachnoidalblutung sowie Duplexsonografie und ggf. MRT zum Ausschluss einer Gefäßdissektion erforderlich

Therapie [1808]; [1250]

- **allgemein:** nach Ausschluss symptomatischer Ursachen Aufklärung über Benignität des Kopfschmerzes und Zusammenhang mit psychosozialen Belastungsfaktoren oft ausreichend
- **Verhaltensänderung:** beim präorgastischen Kopfschmerz Reduktion der muskulären Anspannung, evtl. Muskelentspannungsübungen, beim orgastischen Typ sexuelle Abstinenz zu Zeiten psychosozialer Belastungen
- **medikamentös (keine kontrollierten Studien):** Indometacin (off-label) 50–100 mg vor dem Koitus [1119]; Naratriptan (Naramig®; off-label) 2,5 mg 2 Stunden vor dem Geschlechtsverkehr [1119]; bei Versagen der Akuttherapie Prophylaxe mit Propranolol (off-label)/Metoprolol (off-label) 40–200 mg/d (Nebenwirkung: u. U. Potenzstörungen bei Männern!) [3194],[1250]

Verlauf

Bei ca. 75 % episodischer, bei ca. 25 % chronischer Verlauf. Auch bei chronischem Verlauf Spontanremissionen bei ca. 70 % innerhalb von 3 Jahren; manchmal treten nach Jahren Rezidive auf, oft im Zusammenhang mit psychosozialem Stress [3780],[1250]

Kältebedingter Kopfschmerz

Epidemiologie

Lebenszeitprävalenz (im Laufe des Lebens betroffen) ca. 15 % [3297]

Klassifikation und diagnostische Kriterien der International Headache Society (IHS) [2963]

- **Typ 1: KS durch äußeren Kältereiz**
  - **A.** diffuser und/oder nicht pulsierender Kopfschmerz, der die Kriterien C und D erfüllt
  - **B.** Anwesenheit eines externen Kältereizes am Kopf
  - **C.** Kopfschmerz entwickelt sich während eines Kältereizes
  - **D.** Kopfschmerz verschwindet nach Beseitigung des Kältereizes
- **Typ 2: KS durch Einnahme oder Inhalation eines Kältereizes („Ice-cream-headache")**
  - **A.** akuter, frontaler nicht pulsierender Kopfschmerz, der die Kriterien C und D erfüllt
  - **B.** Kältereiz an Gaumen und/oder hinterer Pharynxwand als Folge der Aufnahme kalter Speisen oder Getränke bzw. der Inhalation von kalter Luft
  - **C.** der Kopfschmerz entwickelt sich sofort und ausschließlich nach einem Kältereiz
  - **D.** der Kopfschmerz verschwindet innerhalb von 5 Minuten nach Beseitigung des Kältereizes

Klinisches Bild

- **Auftreten** üblicherweise rasch nach Kälteexposition (10–20 s), selten später
- **Lokalisation** bei Schlucken von Eis ipsilateral zum Gaumenkontakt, sonst Stirnmitte bzw. bilateral; Migräne-Patienten lokalisieren Schmerz oft auch in der bei Migräneattacken betroffenen Region

Therapie

Expositionsprophylaxe

Trigeminus-Neuralgie

Allgemeines

Nach den Kriterien der IHS Unterteilung in eine „klassische" (früher idiopathische) Trigeminus-Neuralgie, zu der auch die Fälle mit Nachweis eines pathologischen Gefäß-Nerv-Kontakts zählen (im eigentlichen Sinne also auch „symptomatisch") und eine „symptomatische" Trigeminus-Neuralgie mit klinisch meist identischer Symptomatik, aber Nachweis einer anderen ursächlichen strukturellen Läsion

Epidemiologie

Inzidenz 4–5 Neuerkrankungen/100 000 Einwohner pro Jahr; bei unter 40-Jährigen nur ca. 0,2/100 000, bei über 75-Jährigen 25/100 000 Einwohner pro Jahr; Prävalenz 40/100 000, F:M = 3:2, Erkrankungsgipfel 7.–8. Lebensdekade; leichte Seitenprävalenz für rechts [2003]; familiäre Form als Einzelfälle beschrieben [3839]

Symptomatische Ursachen

Multiple Sklerose (2–3 % aller Fälle von Trigeminus-Neuralgie [1904]), Raumforderungen im Kleinhirnbrückenwinkel (Akustikus-Neurinome, Metastasen), Angiome, Hirnstammischämien [2472]

Pathophysiologie

Hypothesen wurden meist über empirisch gefundene Therapieansätze entwickelt

- **mikrovaskuläre Kompression:** Impulsübergang von markscheidenhaltigen Berührungsfasern (A β) auf marklose Schmerzfasern (C) durch Schädigung der Myelinscheiden im Bereich pathologischer Gefäß-Nerv-Kontakte (Ephapsen-Hypothese) bzw. Sensibilisierung zentraler Interneurone nach axonaler Degeneration über gleichartige Mechanismen (Deafferentierungshypothese); intraoperativ findet sich bei ca. 80 % ein Gefäß-Nerv-Kontakt durch die A. cerebelli superior

- **Störung im trigeminovaskulären System:** Unterbrechbarkeit des Triggermechanismus durch pharmakologische Blockade des Ganglion cervicale superius
- **zentralnervöse Störung („epileptiforme Störung"):** Versagen zentral-inhibitorischer Mechanismen, stabilisierbar durch Antikonvulsiva

Diagnostische Kriterien der International Headache Society (IHS) [2963]

- **Klassische Trigeminus-Neuralgie:**
  - **A.** paroxysmale Schmerzattacken von Bruchteilen einer Sekunde bis zu 2 Minuten Dauer, die einen oder mehrere Äste des N. trigeminus betreffen und die Kriterien B und C erfüllen
  - **B.** der Schmerz weist wenigstens eines der folgenden Charakteristika auf:
    - 1. Starke Intensität, scharf, oberflächlich, stechend
    - 2. Ausgelöst über eine Triggerzone oder durch Triggerfaktoren
  - **C.** die Attacken folgen beim einzelnen Patienten einem stereotypen Muster
  - **D.** klinisch ist kein neurologisches Defizit nachweisbar
  - **E.** nicht auf eine andere Erkrankung zurückzuführen
- **Symptomatische Trigeminus-Neuralgie:**
  - **A.** wie oben, aber zusätzlich: mit oder ohne Dauerschmerz zwischen den Paroxysmen
  - **B.** und **C.** wie oben
  - **D.** Nachweis einer ursächlichen Läsion anders als einer vaskulären Kompression mittels spezieller Untersuchungsmethoden und/oder operativer Exploration der hinteren Schädelgrube

Klinisches Bild

- **Lokalisation**: bei der klassischen Form am häufigsten 2. (ca. 18 %) und 3. Ast (ca. 15 %), auch in Kombination (36–40 %), selten isoliert der 1. Ast (< 5 %) betroffen; selten beidseitig (ca. 3–5 %); bei der klassischen Form niemals Seitenwechsel, bei der symptomatischen Form Befall des 1. Astes und beidseitiges Auftreten häufiger
- **Periodik:** im Beginn oft Episoden über Wochen bis Monate mit Remissionen, im Verlauf immer kürzere beschwerdefreie Intervalle
- **Auslösung:** spontan; durch Berührung in „Triggerzonen", z. B. Nasolabialfalte, Kinnpartie; durch Alltagsbetätigungen wie Waschen, Rasieren, Kauen, Rauchen, Sprechen, Zähneputzen; gelegentlich auch durch intensive Geschmacksreize, helles Licht, laute Geräusche; Refraktärphase bei der klassischen Form nach Schmerzauslösung, bei chronischen Verläufen manchmal persistierender dumpfer Hintergrundschmerz; bei der symptomatischen Form fehlt die Refraktärphase zwischen den Paroxysmen
- **reflektorische Zuckung/Spasmen der Gesichtsmuskulatur** („Tic douloureux")
- **autonome Reaktionen:** gelegentlich ipsilaterale Gesichtsrötung, Augentränen; Gewichtsverlust, Exsikkose durch Vermeidung von Essen und Trinken bei länger dauernden Schmerzphasen
- **neurologischer Untersuchungsbefund:** bei klassischer Form unauffällig; sensibles Defizit spricht für symptomatische Genese

Zusatzdiagnostik (Leitlinie DGN [1220])

- **MRT** zum Ausschluss von Tumoren, Entmarkungsherden o. a.
- **elektophysiologische Diagnostik:** Blinkreflex, Masseter-Reflex, Trigeminus-SEP pathologisch bei 80 % der Patienten mit symptomatischer gegenüber 30 % der Patienten mit idiopathischer Trigeminus-Neuralgie [828])
- bei **Hinweisen auf symptomatische Trigeminus-Neuralgie** (atypische Schmerzschilderung, persistierender Schmerz zwischen den Attacken, pathologischer Untersuchungsbefund, ungewöhnlich junges Erkrankungsalter, bilateraler Befall) ggf. zusätzlich:
  - *Darstellung knöcherner Strukturen* durch radiologische Nativdiagnostik oder CT
  - *Ausschluss Multiple Sklerose* bei Alter < 50 Jahre (MRT, Liquor, Elektrophysiologie)
  - *konsiliarische Untersuchung* durch HNO, Zahnarzt, Kieferchirurg/-orthopäde
- **bei geplanter Janetta-OP** nach Rücksprache mit dem Operateur Gefäßdarstellung mit hochauflösenden MRT- und MRA-Techniken incl. 3D-Darstellung [2319]; die Sensitivität liegt dabei bei > 90 %, die Spezifität aber deutlich niedriger, da bei bis zu 50 % der Patienten auch kontralateral und bei bis zu einem Drittel asymptomatischer Personen Gefäß-Nerven-Kontakte zur Darstellung kommen [2717]

Differenzialdiagnose

- **Glossopharyngeus-Neuralgie** (→ S. 608): Schmerzen im Zungengrund, Tonsillennische, Gaumen
- **N.-intermedius-Neuralgie:** Schmerzen im Trommelfell, äußeren Gehörgang, Teilen der Ohrmuschel

- **Aurikulotemporalis-Syndrom:** präaurikulärer Schmerz, brennend, lokale Hautrötung, Geschmacksschwitzen, vorangehende Parotiserkrankung
- **Clusterkopfschmerz** (→ S. 594)**:** Schmerz periorbital, längere Attacken, ausgeprägtere vegetative Begleitsymptome, Männer zwischen 20–40 Jahren
- **Post-Zoster Neuralgie** (→ S. 615): Allodynie, Hypästhesie, neuropathischer Dauerschmerz
- **„atypischer" Gesichtsschmerz** (→ S. 610): Dauerschmerz, jüngere Patienten
- **Sinus-cavernosus-Syndrom:** begleitende Augenmuskelparesen
- **Pyramiden-Spitzen-Syndrom (Gradenigo):** Abduzensparese
- **myofasziales Syndrom:** umschriebene muskuläre Triggerpunkte
- **Sjögren-Syndrom:** Xerostomie, Parotisvergrößerung, Polyarthritis

Clinical Pathway (DGN) TRIGEMINUS-NEURALGIE: DIAGNOSTIK UND THERAPIE

Therapie (Leitlinie DGN [1220]),[827]

- **allgemein:**
  - *klassische Form:* primär konservatives Vorgehen mit prophylaktischer Medikation; zunächst Monotherapie ausschöpfen, erst dann Kombinationen versuchen. Dosisanpassung bei nachlassender Wirkung (Enzyminduktion bei Antikonvulsiva!)
  - *bei Versagen bzw. Nachweis symptomatischer Ursachen* invasive/operative Verfahren, Radiochirurgie
  - Patienten vor sinnlosen Eingriffen im Zahn-/Kiefer-Bereich bewahren!
- **medikamentöse Therapie:**
  - *Medikamente 1. Wahl:*
    - Carbamazepin (GdE Ia [4492]): number needed to treat (NNT) 1,8; beginnend mit 200–400 mg (ältere Patienten: 100–200 mg) retardiert, Steigerung um 100–200 mg alle 5 Tage bzw. 50 mg täglich (Compliance!) bis 800 mg, bei Bedarf bis 1600 mg bzw. Verträglichkeitsgrenze (Serum-Spiegelkontrollen); initiale Ansprechrate ca. 90 %, langfristig ca. 50 %
    - Oxcarbazepin (GdE Ib [1058],[2853]): vergleichbar gut wirksam wie Carbamazepin; Aufdosierung wie Carbamazepin; erforderliche Tagesdosen 900–1800 mg; bessere kognitive Verträglichkeit als Carbamazepin, keine Autoenzyminduktion, aber häufiger Hyponatriämie [1961]; in offenen Studien auch wirksam bei Therapieresistenz auf Carbamazepin [1437],[4628]
  - *Medikamente 2. Wahl:*
    - Phenytoin (off-label) (keine randomisierten kontrollierten Studien [RCT] verfügbar (GdE IV [4491],[3797]): vorteilhaft für die rasche Symptomkontrolle durch i. v. Aufsättigung (250 mg als Infusion, max. 25 mg/min) [703]SQ IV; alternativ oral: beginnend mit 100 mg abends, täglich um 100 mg steigern bis 300 mg, bei Bedarf in 25–50-mg-Schritten bis 500 mg (Serum-Spiegelkontrollen)
    - Baclofen (off-label) (nur 1 RCT mit 10 Patienten [1262],[3796]SQ Ib): NNT 1,4 beginnend mit 3 × 5 mg, steigern um 5 mg alle 3 Tage bis durchschnittlich 60 mg Erhaltungsdosis, maximal bis 80 mg (3–6 Tagesdosen); Einsatz in der Regel in Kombination mit Carbamazepin oder Oxcarbazepin
    - Lamotrigin (off-label) (nur 1 RCT mit Lamotrigin als Zusatzmedikation zu Carbamazepin oder Phenytoin [3796],[4627]SQ Ib; Wirksamkeit dennoch zweifelhaft (GdE Ia[4493]): NNT 2,1 beginnend mit 25 mg, zur Vermeidung allergischer Hautreaktionen nur langsame Steigerung um 25 mg alle 2 Wochen bis maximal 400 mg/d; durch langsamen Wirkeintritt eingeschränkte Praktikabilität
    - Valproinsäure (off-label) (nur unkontrollierte Studie [3084]SQ IV): stufenweise Aufdosierung bis 3000 mg/d, verzögerter Wirkeintritt
    - Gabapentin (zugelassen für neuropathische Schmerzen): nur unkontrollierte Studien/Fallberichte [3808],[2051],[3857]jeweils SQ IV; Dosierungsbereich 900–3600 mg/d
    - Pregabalin (zugelassen für neuropathische Schmerzen): nur offene, prospektive Studie [2944] SQ IV; Dosierungen von 150–600 mg/d wirksam bei 74 % der Patienten
    - Topiramat (off-label): nur Fallberichte [3858],[3806]SQ IV; Dosierungen von 50–200 mg/d
    - Levetiracetam (off-label): bislang eine offene prospektive Pilot-Studie [1925] SQ III bzw. eine add-on-Studie [2737] SQ:IV mit Dosierungen von bis zu 4 g/d
    - Pimozid (Orap®; off-label): nur 1 RCT [2324]SQ Ib; wirksam in Dosierungen von 4–12 mg; strenge Indikation (Krisenintervention bei therapierefraktären Fällen) aufgrund möglicher schwerwiegender Nebenwirkungen (hochpotentes Neuroleptikum)
    - Misoprostol (off-label; als Monopräparat in Deutschland nicht mehr verfügbar): nur offene, unkontrollierte Studien [3314],[976]SQ IV; nur bei MS-Patienten untersucht und wirksam in Dosierungen um 3 × 200 µg/d
    - Kombinationen sinnvoll; untersucht sind Kombinationen von Carbamazepin oder Phenytoin mit Baclofen oder Lamotrigin
    - Unwirksam: Tizanidin (GdE Ia [4589]), Mexiletin
    - Auslassversuche: bei Erstmanifestation nach 4–6-wöchiger Symptomfreiheit, bei Rezidiven nach 6–8 Monaten, jeweils langsam über 4–8 Wochen ausschleichend

- **chirurgische Therapie:**
  - *etablierte Verfahren:* perkutane, destruktive Eingriffe im/am Ganglion Gasseri, mikrovaskuläre Dekompression des N. trigeminus im Kleinhirnbrückenwinkel, stereotaktische Radiochirurgie des N. trigeminus in der Eintrittszone am Hirnstamm
  - *Datenlage:* trotz jahrzehntelanger Anwendung liegen keine hochwertigen randomisierten, kontrollierten Studien zur Effektivität oder vergleichende Untersuchungen untereinander bzw. zur medikamentösen Therapie vor (GdE Ia[4628]); Daten zu Therapieerfolgen und Komplikationen stammen aus wenigen qualitativ guten prospektiven, teilweise retrospektiven Studien
- **Vergleich invasiver Therapieverfahren** [4031][SQ Ia]

Verfahren	Thermokoagulation des Ganglion gasseri	Glycerin-Rhizotomie des Ganglion gasseri	Ballon-Kompression des Ganglion gasseri	Mikrovaskuläre Dekompression der A. cerebelli superior (→ S. 608)	Partielle Rhizotomie des N. trigeminus
Fälle	6705	1217	759	1417	250
initiale Schmerzlinderung	98 %	91 %	93 %	98 %	92 %
Rezidivquote	20–23 %	54 %	21 %	15 %	18 %
Sensibilitätsstörungen	98 %	60 %	72 %	2 %	100 %
leichte Dysästhesien	9–14 %	11 %	14 %	0,2 %	5 %
schwere Dysästhesien	2–10 %	5 %	5 %	0,3 %	5 %
Anaesthesia dolorosa	0,2–1,5 %	1,8 %	0,1 %	0 %	1 %
Anästhesie der Kornea	3–7 %	3,7 %	1,5 %	0,05 %	3 %
motorisches Trigeminus-Defizit	7–24 %	1,7 %	66 %	0 %	0 %
perioperative Morbidität	0,6–1,2 %	1 %	1,7 %	10 %	10 %
perioperative Mortalität	0 %	0 %	0 %	0,6 %	0,6 %

- **weitere invasive Therapieverfahren:**
  - *Kryoneurolyse:* Ansprechrate ca. 80 %, Wirkdauer Wochen, mehrfache Anwendung möglich, nebenwirkungsarm
  - *ganglionäre lokale Opioid-Analgesie (GLOA)* am Ganglion cervicale superius (→ S. 805): nach Serien-Blockaden mit Buprenorphin wurden anhaltende Remissionen beobachtet, kontrollierte Studien fehlen, Wirkmechanismus unklar [1076]
  - *N. occipitalis-Blockade* (mit Lidocain und Dexamethason): in experimenteller Studie bei 6 von 8 Patienten wirksam, Effektdauer einige Tage bis 2 Monate [1936]
- **stereotaktische Radiochirurgie (Gamma-Knife®):** im Bereich der Austrittszone des N. trigeminus; bislang häufig bei voroperierten oder therapierefraktären Patienten eingesetzt; Wirkeintritt verzögert innerhalb 3 Monaten, initial ca. 75 % schmerzfrei, nach 3 Jahren nur noch ca. 50 %; Langzeitergebnisse über mehr als 5 Jahre wie bei den anderen Verfahren liegen nur wenige vor; nach 5 Jahren sind noch ca. 40 %, nach 10 Jahren ca. 30 % mit oder ohne zusätzliche Medikamente schmerzfrei [1579],[2148]; kontrollierte Studien fehlen; verglichen mit anderen ablativen Verfahren geringste Komplikationsrate [2452][SQ Ia]
- **obsolete Verfahren:** Exhairesen peripherer Nervenäste, lokale Nerven-/Triggerpunktblockaden, nicht thermokontrollierte Elektrokoagulation nach Kirschner, retroganglionäre Rhizotomie nach Spiller und Frazier, Traktotomie nach Sjöqvist, parapontine Rhizotomie nach Dandy
- **pragmatisches therapeutisches Vorgehen:**
  - *medikamentöse Therapie*
  - *bei Unverträglichkeit/Unwirksamkeit:*
    - Patienten mit niedrigem OP-Risiko: mikrovaskuläre Dekompression nach Janetta
    - Patienten mit erhöhtem OP-Risiko: Thermokoagulation, Ballon-Mikrokompression
  - *bei symptomatischer Form durch MS*: Thermokoagulation, Glyzerin-Rhizotomie [3142]; bei Versagen Radiochirurgie [4669]

Verlauf und Prognose

- im Frühstadium häufig Remissionen über Wochen bis Monate (deshalb Auslassversuche der Medikation gerechtfertigt; stufenweise Reduktion nach 4–6-wöchiger Beschwerdefreiheit)
- Verlauf für den einzelnen Patienten nicht vorhersehbar, in der Regel jedoch progredient; ca. 29 % mit nur einer Episode im Leben, ca. 28 % mit 3 und mehr Episoden [2003]

Glossopharyngeus-Neuralgie

Definition

Analog zur Trigeminus-Neuralgie Unterscheidung in „klassische“ und „symptomatische“ Glossopharyngeus-Neuralgie

Epidemiologie

Inzidenz: < 1/100 000 pro Jahr, ca. 75-mal seltener als die Trigeminus-Neuralgie; Altersgipfel 5.-6. Lebensdekade [547]

Pathophysiologie

wie Trigeminus-Neuralgie

Symptomatische Ursachen Kleinhirnbrückenwinkeltumor, Karotis-Aneurysma, peritonsillärer Abszess, Tumoren von Tonsillen/Zungengrund, Multiple Sklerose

Klinisches Bild
- **Charakter:** paroxysmale, einseitige oder beidseitige (ca. 12–25 % [3455],[2004]) Schmerzattacken von Bruchteilen einer Sekunde bis zu 2 Minuten von scharf-stechender starker Qualität; bei der symptomatischen Form Dauerschmerz zwischen den Paroxysmen möglich
- **Lokalisation:** Zungengrund, Tonsillenloge, Pharynx, unterhalb des Kieferwinkels, im Ohr
- **Triggerung:** Sprechen, Kauen, Schlucken, Husten, Gähnen, kalte Getränke/Speisen
- **autonome Begleitsymptome:** Gesichtsrötung, Bradykardie, selten kardiale Synkopen (benachbarte viszeromotorische Kerngebiete des N. vagus)
- **neurologische Befunde:** unauffällig bei der klassischen Form; bei der symptomatischen Form sensibles Defizit im Versorgungsbereich des Nervs möglich

Zusatzdiagnostik
- **Blockierung der Triggerzone** durch Oberflächenanästhesie (z. B. Xylocain®-Pumpspray) des Mund-/Rachenraumes
- **MRT** des Schädels
- **HNO-ärztliche** Konsiliaruntersuchung

Differenzialdiagnose
- **N.-laryngeus-superior-Neuralgie:** Schmerz im Kehlkopf, Zungenbein
- **N.-intermedius-Neuralgie:** Schmerz im äußeren Gehörgang, präaurikulär, im Mastoid, evtl. begleitende Störungen von Geschmack, Tränen-, Speichelsekretion; evtl. Zosterbläschen im Gehörgang

Therapie [1249]
- **medikamentös** analog zur Trigeminus-Neuralgie
- **operativ:** Dekompression nach Janetta (A. vertebralis, A. cerebelli posterior inferior): Früherfolge: > 90 %, Schmerzfreiheit nach 4 Jahren bei 60 %-90 %, in einer Langzeitstudie nach 10 Jahren bei ca. 60 %; Morbidität: 1-10 %, meist nur leichte Heiserkeit, Schluckstörung, [3067],[3506],[1177],[1968]
- andere invasive Techniken: perkutane thermale Rhizotomie
- Herzschrittmacher bei therapierefraktären kardialen Synkopen [1862]

Verlauf und Prognose Üblicherweise milde Ausprägung der Symptome; spontane monate- bis jahrelange Remissionen bei > 70 %; durchschnittliche jährliche Rezidivrate für eine zweite Episode ca. 3,6 %; nur ca. 25 % benötigen eine operative Therapie [2004]

Raeder-Syndrom

Definition Schmerzen, evtl. auch Parästhesien im Versorgungsbereich des N. supraorbitalis des 1. Trigeminusastes mit ipsilateralem Horner-Syndrom (ohne Enophthalmus und Schweißsekretionsstörung)

Epidemiologie < 100 Fälle beschrieben; Erstbeschreibung durch Raeder 1924 [3260]

Ätiologie
- **migränöser Typ** entspricht Clusterkopfschmerz
- **symptomatischer Typ** bei Aneurysmen/Dissektionen der A. carotis interna, Tumoren der mittleren Schädelgrube, Infektionen der Felsenbeinspitze, Schädel-Hirn-Trauma mit Frakturen

Klassifikationen
- **pathophysiologische Klassifikation:**
  - *migränöser Typ* = Clusterkopfschmerz
  - *symptomatische Formen*
- **Klassifikation** nach Grimson und Thompson [1479]:
  - *I:* Hirnnervenbeteiligung II bis VI, symptomatische Genese (vor allem paraselläre RF)
  - *II:* migränöser Typ = Clusterkopfschmerz
  - *III:* längere Attacken (Beziehung zu Schädel-Hirn-Traumata, Hypertonie, lokalen Entzündungen)

Klinisches Bild Einseitiger supraorbitaler Schmerz, Horner-Syndrom (homolateral), Dysästhesien im Bereich des N. supraorbitalis

Zusatzdiagnostik CT, MRT, Angiografie, Liquordiagnostik: Suche nach ursächlicher Erkrankung

Therapie
- **migränöser Typ** wie Clusterkopfschmerz
- **symptomatischer Typ** entsprechend der Ätiologie (s. o.)

Tolosa-Hunt-Syndrom

Ätiologie Unbekannt; symptomatische Formen bei Kollagenosen (rezidivierende Verläufe)

Pathologie

Unspezifische granulomatös-lymphozytäre Entzündung im Bereich der Orbitaspitze und des Sinus cavernosus

Diagnostische Kriterien der International Headache Society (IHS) [2963]

- **A.** einzelne oder mehrere Episoden mit einem einseitigen Schmerz im Bereich der Orbita, die unbehandelt einige Wochen andauern
- **B.** Lähmung des 3., 4. und/oder 6. Hirnnervs oder mehrerer dieser Hirnnerven und/oder Nachweis von Granulomen mittels MRT oder Biopsie
- **C.** die Lähmung tritt zeitgleich mit dem Schmerzbeginn oder innerhalb von 2 Wochen nach Schmerzbeginn auf
- **D.** Schmerz und Lähmungen verschwinden innerhalb von 72 Stunden nach Beginn einer adäquaten Kortikosteroidtherapie
- **E.** andere Ursachen können durch geeignete Untersuchungen ausgeschlossen werden

Klinisches Bild

- **Schmerz** akut oder subakut einsetzend, ständig, bohrend im und um das Auge
- **Ophthalmoplegie** mit mehr oder minder starker Beteiligung der Nerven III, IV oder VI und in jeder Kombination; Pupille dilatiert und träge, dilatiert und fixiert, ausgespart oder auch miotisch
- sensible Ausfälle im Bereich V/1 möglich; sehr selten: Beteiligung des N. opticus

Zusatzdiagnostik

- **MRT ohne/mit Kontrastmittel:** pathologische Strukturen in T1 zu Muskel isointens, in T2 zu Fett isointens
- **CT mit Kontrastmittel:** Hyperdensität und Kontrastmittelanfärbung im Sinus cavernosus und in der Fissura orbitalis superior
- **Liquordiagnostik** zum Ausschluss entzündlicher ZNS-Erkrankungen bzw. eines Lymphoms
- **augenärztliche Konsiliaruntersuchung**
- **regelmäßige Verlaufsuntersuchungen** (klinisch und ggf. mittels wiederholter Bildgebung, Liquor- und anderer Laboruntersuchungen) zur Absicherung der Diagnose werden in den ersten Jahren empfohlen [1221]

Differenzialdiagnose

- **Ausschlussdiagnose,** da sichere Abgrenzung von anderen Erkrankungen durch Bildgebung und Ansprechen auf Steroide nicht verlässlich [1221]
- **schmerzhafte Ophthalmoplegie** bei Diabetes mellitus, Sinus-cavernosus-Thrombose (→ S. 91), Tumoren (→ S. 263), Aneurysmen (→ S. 137), Sinusitis ethmoidalis, Zoster (→ S. 615), Arteriitis cranialis (→ S. 149), Augenmuskelmyositis, AV-Fistel, Hypophysenadenom, Aspergillose (→ S. 215), Morbus Wegener (→ S. 155), Lues (→ S. 197), Lymphom (→ S. 274), Sarkoidose, basale Meningitis, idiopathische kraniale Polyneuropathie, ophthalmoplegische „Migräne“

Therapie

- **Prednison** 80–100 mg/d für ca. 14 Tage, dann über 8–12 Wochen ausschleichen; bei Rezidiv erneuter Behandlungsversuch mit Steroiden; bei fehlendem Ansprechen auf Steroide Überprüfung der Diagnose! [2101],[1585],[1586] jeweils SQ IV
- Methotrexat und Azathioprin werden alternativ bei rezidivierenden Attacken empfohlen [1585],[3828] jeweils SQ IV

Verlauf

- **spontan:** Remission (komplett oder mit Residuen) bei ca. 80 % der Patienten nach durchschnittlich 8 Wochen, Rezidive nach Monaten oder Jahren möglich (Häufigkeit 20–40 %)
- **unter Therapie mit Steroiden:** Schmerzfreiheit meist innerhalb von 3 Tagen, Rückbildung der Ophthalmoplegie entgegen der IHS-Kriterien selten innerhalb von 72 h [778], meist über viele Tage, Wochen oder Monate, gelegentlich auch unvollständig; Verkürzung der Symptomphasen auf durchschnittlich 5 Wochen
- **Rezidive** in der Regel erneut mit Steroiden behandelbar

Anhaltender idiopathischer („atypischer“) Gesichtsschmerz

Definition

Anhaltender Gesichtsschmerz ohne die klassischen Charakteristika der kranialen Neuralgien und nicht auf eine andere Erkrankung zurückführbar

Epidemiologie

Lebenszeitprävalenz in Deutschland ca. 0,03 % [2808]; 60–90 % Frauen; Altersgipfel: 4. Lebensdekade, Altersspanne 30–80 Jahre [1160],[3121],[2152]

Ätiologie

Unklar; oft vorausgehende Verletzung oder Operation von Gesicht, Zähnen, Kiefer, aber ohne persistierend pathologischen Lokalbefund

Assoziierte Erkrankungen

Häufig begleitende psychische Erkrankung (Depression, Persönlichkeitsstörung, Psychose); teilweise zusätzliche Schmerzsyndrome wie chronische Rückenschmerzen, Migräne, Reizdarm-Syndrom [1159]

Pathophysiologie

Hypothesen: Konversionsstörung, Störung des trigeminonozizeptiven Systems, zentrale Schmerzregulationsstörung („Phantomschmerz“ des N. trigeminus)

Diagnostische Kriterien der International Headache Society (IHS) [2963]

- **A.** Gesichtsschmerz, der täglich auftritt und in der Regel den ganzen Tag bzw. die meiste Zeit des Tages vorhanden ist und die Kriterien B und C erfüllt
- **B.** der Schmerz ist anfangs auf ein begrenztes Gebiet einer Gesichtshälfte beschränkt, sitzt tief und ist schwer zu lokalisieren
- **C.** der Schmerz wird nicht begleitet von einem sensiblen Defizit oder anderen körperlichen Befunden
- **D.** Untersuchungen einschließlich Röntgendiagnostik des Gesichtes und des Kiefers zeigen keine relevanten pathologischen Befunde

Klinisches Bild

- **Dauerschmerz** mittelgradiger Intensität mit tageszeitlichen Intensitätsänderungen und intermittierenden Exazerbationen; oft Verschlimmerung durch Kälte; Patienten meist noch voll im Haushalt und Beruf tätig, häufig dazu diskrepante Schilderung als „unerträglich"; Schlaf selten durch Schmerz beeinträchtigt
- **Qualität:** oft Angabe mehrerer unterschiedlicher Qualitäten wie bohrend, brennend, stechend, drückend, pulsierend; manchmal affektive Beschreibung wie „quälend", „zermalmend". Angabe von Dysästhesien/Parästhesien, subjektivem Taubheits-/Schwellungsgefühl
- **Lokalisation:** am häufigsten periorbital, in der Wange, infraorbital im Bereich der Nasolabialfalte; 2/3 einseitig, 1/3 beidseitig, Seitenwechsel möglich; Tendenz zur Ausbreitung in andere Gesichts-/Halsregionen
- keine Zuordnung zum Versorgungsgebiet eines peripheren Nerven oder einer Spinalwurzel, keine Triggerpunkte, keine Provokationsmechanismen, keine neurologischen Defizite im Bereich der Hirnnerven
- klinisches Bild häufig durch Sekundärschädigungen bei vorangegangenen Eingriffen verschleiert

Zusatzdiagnostik

- **Ausschluss symptomatischer Ursachen:** zahnärztliche, HNO-ärztliche, augenärztliche, psychiatrische Untersuchung
- **Labordiagnostik:** immunologische Marker (für Lupus erythematodes, Sjögren-Syndrom, Panarteriitis nodosa), Borrelien-/Lues-/Toxoplasmose-/HIV-Titer, ACE, Vitamin B_{12}, Liquoruntersuchung
- **Elektrophysiologie:** Blink-/Masseter-Reflex [1835], Trigeminus-EP [1834], Quantitative Sensorische Testung (QST) [1224]
- **Bildgebung:** CT/MRT des Schädels

Differenzialdiagnose

- **Trigeminus-Neuralgie** (→ S. 605): paroxysmal, Triggerpunkte, dermatomgebunden
- **Clusterkopfschmerz** (→ S. 594): scharf abgegrenzte Attacken über 15–180 Minuten, 1–8 ×/d, autonome Begleitsymptome
- **paroxysmale Hemikranie** (→ S. 598): scharf abgegrenzte Attacken von 5–20 Minuten Dauer, etwa 5–30 ×/d, autonome Begleitsymptome
- **myofasziales Syndrom** (Costen-Syndrom/Temporomandibular-Syndrom): umschriebene Triggerpunkte der Kau- und Gesichtsmuskulatur, Kiefergelenksdysfunktion
- **Anästhesia dolorosa:** sensibles Defizit, vorangegangener neurochirurgischer Eingriff
- **Läsionen des N. trigeminus** („Trigeminus-Neuropathie"): abgeschwächter Kornealreflex, Denervierungszeichen der Muskulatur im EMG, Trigeminus-SEP pathologisch
- **zönästhetische Gefühlsstörung:** Hinweise für Psychose, oft bizarre Beschreibungen („Würmer unter der Haut")

Therapie (GdE IV) [3074], (Leitlinie DGN [3862])

- **allgemein:** Aufklärung über den Ausschluss einer ernsthaften Erkrankung, Anerkennung eines realen, nicht eingebildeten Schmerzes; Vermeidung weiterer operativer Eingriffe; Medikamente ausreichend lange, in der Regel mindestens 6–8 Wochen beibehalten, bei Erfolglosigkeit wieder ausschleichen
- **medikamentös** (basierend auf Expertenmeinungen)**:** Amitriptylin 10–150 mg/d (Einmalgabe als Retard-Präparat zur Nacht) [1516],[3740] [jeweils SQ IV], Clomipramin (off-label) 25–150 mg, Doxepin (off-label) 10–150 mg/d (Gabe zur Nacht), Venlafaxin (off-label; Trevilor®) 75 mg/d mit mäßigem Effekt[1223] [SQ Ib], Duloxetin 60 mg/d (bei begleitender Depression) [4333], Carbamazepin/Oxcarbazepin bis zur Verträglichkeitsgrenze, Phenytoin 3–4 × 100 mg, positive Fallberichte zu Gabapentin (off-label), 1200–2400 mg/d [3549] [SQ IV], Pregabalin (off-label) 150-300 mg/d, Topiramat (off-label) 100–200 mg/d [4329] [SQ IV], Baclofen (off-label) einschleichend (5–10 mg-Schritte) bis 80 mg
- **nichtmedikamentös:** transkutane Nervenstimulation (TENS), Hypnose [43] [SQ Ib], Entspannungsverfahren, Verhaltenstherapie zur Schmerzbewältigung, N. occipitalis-Blockade (experimentell) gering wirksam [1936]

Verlauf Im Einzelfall nicht vorhersehbar; symptomfreie Intervalle werden spontan oder auch unter Behandlung beobachtet; Therapieerfolg wesentlich von Compliance abhängig

Komplikationen Chronifizierung und Verschlechterung durch erneute operative Eingriffe

2.29 Neuropathische Schmerzsyndrome

S. Braune

Allgemeines

Definition

- Schmerzen durch Schädigung oder Dysfunktion neuronaler Strukturen des peripheren und/oder zentralen Nervensystems
- nach der Definition der International Association for the Study of Pain (IASP), zuletzt 1994 überarbeitet, umfasst die Bezeichnung „neuropathisch" auch durch Schädigung des zentralen Nervensystems entstandene Schmerzen; die im Deutschen noch gebräuchliche Unterscheidung zwischen „neurogenem" Schmerz (= Oberbegriff) und „neuropathischem" (peripher-neurogenem) Schmerz wird in der englischsprachigen Literatur nicht mehr vorgenommen [2691]

Ätiologie

- **periphere fokale Nervenschädigungen:** traumatische Nerven-/Plexusläsionen, Radikulopathien/Radikulitis, Neuritis, Ganglionitis, Engpasssyndrome, Mononeuropathien, neuralgische Schulteramyotrophie, Phantomschmerz, CRPS I +II
- **periphere generalisierte Nervenschädigungen:** metabolische (Diabetes mellitus, Vitaminmangel, Amyloidose), entzündliche (HIV, Borrelien-Infekt), toxische (Alkohol, Chemotherapeutika, Arsen, Thallium, Chloramphenicol), hereditäre, entzündlich/immunologische und paraneoplastische Polyneuropathien
- **zentrale Schädigungen:** traumatische/entzündliche Rückenmarksläsion, Thalamusinfarkt, Syringomyelie, Hirntumoren

Pathophysiologie [758],[1071], [1439],[2676], [1864]

- **persistierende Funktionsänderung im zentralen und/oder peripheren nozizeptiven System** (Übererregbarkeit, Spontanaktivität, pathologische Perzeption) über Mechanismen der Neuroplastizität:
  - *pathologische Spontanaktivität* in Nervenendigungen/Neuromen
  - *ephaptische Erregungsübertragung zwischen Nervenfasern* unterschiedlicher sensorischer Modalitäten
  - *sympathisch-afferente Koppelungen*
  - *Hypersensitivität von Hinterhornneuronen („wind-up")* durch nozizeptive Erregung über glutamaterge NMDA-Rezeptoraktivierung
  - *veränderte Neuropeptidsynthese* in Spinalganglienneuronen bei Fehlen von axonal retrograd transportierten Signalsubstanzen aus den innervierten Organen („target derived factors")
  - *biochemische Funktionsänderungen* in Neuronen von Hinterhorn, Hirnstamm und Thalamus nach durch Nervenverletzung induzierter Transskription von Genen („immediate early genes" z. B. c-Fos, c-Jun), deren Proteinprodukte über DNA-Koppelung die Transkription weiterer Zellgene, die z. B. Rezeptorproteine, Neurotransmitter, endogene Opioide kodieren, kontrollieren
  - *Veränderungen im neuronalen Chemokinsystem*: z. B. CCL2, CXCL12, CX3CL1 [1448],[4463]
  - *Verminderung spinaler segmentaler und supraspinal deszendierender Hemmung* durch strukturelle Läsionen
  - *Spontanaktivität/Hypersensitivität spinaler/supraspinaler (z. B. thalamischer) Neurone*
  - *abnorme Erregungsverarbeitung denervierter Neurone* nach Bildung neuer Synapsen („sprouting")
  - *Veränderung der Somatotopie* in Kerngebieten und kortikalen Projektionsfeldern („Kortikalisierung")

Klinisches Bild

- **Schmerzcharakteristik:**
  - *spontane Schmerzen: unspezifisch mit variabler Ausprägung*: brennend, stechend, ziehend, elektrisierend, kribbelnd, nadelnd
  - *evozierte Schmerzen/schmerzhafte Missempfindungen:* Hyperästhesien, Parästhesien, Dysästhesien, Allodynie, Hyperalgesie, Hyperpathie
  - *Schmerzdynamik:* permanent fluktuierende Intensität, paroxysmal, z. T. repetitiv
- **Lokalisation:**
  - *Versorgungsgebiet einzelner peripherer Nerven* (schmerzhafte Mononeuropathien): Post-Zoster-Neuralgie (→ S. 615), Trigeminus-Neuralgie (→ S. 605), Karpaltunnel-Syndrom (→ S. 526), neuralgische Schulteramyotrophie, diabetische Mononeuropathie, Meralgia paraesthetica, Ilioinguinalis-/Iliohypogastrikus-Syndrom, Spermatikus-Neuralgie
  - *Versorgungsgebiet mehrerer peripherer Nerven* (schmerzhafte Polyneuropathien, Plexusläsionen)
  - *Versorgungsgebiet einer/mehrerer Nervenwurzel(n) (schmerzhafte Radikulopathien):* Bandscheibenvorfall, traumatische Läsionen mit radikulärer Schädigung, Zoster-Neuralgie, Borreliose
  - *schmerzhafte Hemisyndrome* bei zentralen neuropathischen Schmerzen

- **sensible, motorische, autonome Defizite** im jeweiligen Versorgungsgebiet entsprechend den betroffenen neuronalen Strukturen
- **Komorbidität:** Angst, Depression, Schlafstörung

Zusatzdiagnostik [825],[829], Leitlinie DGN [4395]

- **Analyse der Schmerztypologie:** Beurteilung nach Ausdehnung, Charakteristik/Qualität, Intensität, Dauer, Frequenz, Provokatoren mit Verstärkung bzw. Linderung, Einfluss auf Aktivitäten im Alltag, Einfluss auf Lebensqualität und Schlaf
- **Differenzierung nozizeptiv vs. neuropathisch** mit Fragebogen http://www.pain-detect.de/
- **Quantifizierung der Schmerzstärke** mittels visueller Analogskala oder numerischer (meist 10-stufiger) Ratingskala
- **Untersuchung der Schmerzschwellen (Quantitativ Sensory Testing)**: Kälteschmerzschwelle, Hitzeschmerzschwelle, mechanische Schmerzschwelle, dynamische mechanische Allodynie
  - *pathogenetische Klassifikation*, darauf aufbauend [3399]:

	Sensorische Deafferenzierung	Periphere Sensibilisierung	Zentrale Sensibilisierung
Kalt- und Warm-Sensibilität	↓	+/-	+/-
Hitzeschmerz-Sensibilität	↓	↑	+/-
Pinprick-Sensibilität	↓	↑	↑↑
Dynamische mechanische Allodynie	+/-	(↑)	↑

- **Quantifizierung der Schmerzqualität** mittels Hamburger Schmerzadjektiv-Liste
- **Neurografie, quantitativer Sudomotor-Axonreflex, Laser-evozierte Potenziale**
- **morphometrische Bestimmung der Innervationsdichte von C-Fasern** mittels Stanzbiopsie der Haut am Sprunggelenk: Histologischer Nachweis der Läsion kleinkalibriger C-Fasen bei V.a. Small-fibre-Neuropathie [2309],[1095]
- **psychosomatische/psychiatrische Zusatzdiagnostik**

Clinical Pathway (DGN) THERAPIE NEUROPATHISCHER SCHMERZEN

Allgemeine Therapieprinzipien

- **realistische Therapieziele mit dem Patienten besprechen:** Schmerzreduktion > 50 %, verbesserter Nachtschlaf, Erhalt der Alltagskompetenz, Arbeitsfähigkeit
- **Patienteninformation zum Behandlungsablauf:**
  - dass ggf. erst nach Einsatz mehrerer Monotherapeutika das Behandlungsziel zu erreichen ist, ggf. eine Kombinationstherapie notwendig wird
  - Beurteilung der Wirkung erst nach 2–4 Wochen unter ausreichender Dosierung des jeweiligen Medikamentes
  - mögliche unerwünschte Wirkungen
- **pathogenetisch orientierte Therapie** (vgl. pathogenetische Klassifikation, s.o.) [4561]:
  - *sensorische Deafferenzierung:* Na^+-Kanalblocker (trizyklische Antidepressiva, CBZ, LTG); keine Lokaltherapie
  - *periphere Sensibilisierung*: Steroide, NSAR; Lokaltherapie (Lidocain, Capsaicin)
  - *zentrale Sensibilisierung:* Ca^{2+}-Kanal Modulatoren (Gabapentin, Pregabalin)

2.29.1 Schmerzsyndrome nach Läsionen des peripheren Nervensystems

Allgemeines

Ätiologie → S. 612

Klinisches Bild Bein- und distal betonte symmetrische Schmerzen unterschiedlicher Charakteristik, nicht belastungsabhängig, Details → S. 612

Therapie [213], Leitlinie DGN [278],[3796]

- **medikamentös (systemisch):**
  - *trizyklische Antidepressiva* (→ S. 808): kontrollierte Studien überwiegend für diabetische Polyneuropathie (NNT = 2,4)
    - Amitriptylin initial 10–25 mg retardiert zur Nacht, Steigerung wöchentlich um 10–25 mg bis Wirkeintritt, maximal bis 150 mg

  - Imipramin initial 25–50 mg tagsüber (vor 16 Uhr), Steigerung wöchentlich um 25–50 mg bis maximal 200 mg/d
  - Clomipramin 25 mg, initial auch als Infusionsbehandlung unter stationären Bedingungen (antriebssteigernd, keine abendliche Gabe)
  - Desipramin (off-label) 25–200 mg tagsüber (vor 16 Uhr)
  - Doxepin (off-label) 30–150 mg, schlafanstoßend
- *neuronale Natriumkanal-Blocker:*
  - Carbamazepin: einschleichende Aufdosierung mit 200 mg retardiert in wöchentlichen Intervallen bis Wirkeintritt (maximale Dosierung je nach Wirkung bzw. Verträglichkeit 800–1600 mg); NNT für diabetische Polyneuropathie 3,3
  - Lamotrigin (off-label): Startdosis 25 mg/d, zur Vermeidung schwerwiegender Nebenwirkungen extrem langsame Aufdosierung (max. 25 mg/Woche) bis 200 mg/d; wirksam bei HIV-assoziierter Polyneuropathie [3791][SQ Ib], nach LL nicht wirksam bei diabetischer Polyneuropathie [4315]
  - Phenytoin: NNT bei diabetischer Polyneuropathie 2,1, Dosis 200–400 mg/d, akute Exazerbationen können durch i. v.-Gabe kupiert werden (15 mg/kg KG über 2 Stunden infundiert [2640][SQ Ib])
  - Mexiletin (off-label): widersprüchliche Studienergebnisse bei diabetischer Polyneuropathie; Überlegenheit gegen Placebo erst ab 675 mg (NNT = 10); 750 mg bei Schmerzen nach Nervenverletzung wirksamer als Placebo [655][SQ Ib]
- *neuronale Kalziumkanal-Blocker:*
  - Gabapentin: NNT für diabetische Polyneuropathie 3,7, für postherpetische Neuralgie 3,2; Dosis 1200–3600 mg/d, im Vergleich mit Amitriptylin bei diabetischer Polyneuropathie kein signifikanter Unterschied [2779][SQ Ib], [238][SQ Ia]; wirksam auch bei schmerzhaftem Guillain-Barré-Syndrom [3032][SQ Ib]
  - Pregabalin (Lyrica®): in Dosierungen von 150–600 mg/d (abhängig von der Nierenfunktion) wirksam bei postherpetischer Neuralgie und diabetischer Polyneuropathie [1024],[3468][jeweils SQ Ib]
- *selektive Serotonin-Wiederaufnahme-Hemmer (SSRI):*
  - Paroxetin (off-label) 40 mg, wirksam bei diabetischer Polyneuropathie (NNT = 2,9)
  - Citalopram (off-label) 40 mg, schlecht wirksam bei diabetischer Polyneuropathie (NNT = 7,7)
  - Fluoxetin unwirksam
- *duale Serotonin-/Noradrenalin-Wiederaufnahme-Hemmer (SNRI):*
  - Venlafaxin (off-label) wirksam bei schmerzhafter diabetischer Polyneuropathie; Beginn mit 37,5 mg/d, Steigerung alle 2–3 Wochen bis 150 mg bis 225 mg/d (NNT = 4,5) [3795],[3442][jeweils SQ Ib]
  - Duloxetin wirksam bei schmerzhafter diabetischer Polyneuropathie (60 mg/d, NNT 5,8; 120 mg/d, NNT 5,7) [4008]
- *Opiode* (→ S. 798) unter kontrollierten Bedingungen nach Versagen der gängigen Behandlungsmethoden [506]
  - Tramadol: 100–400 mg (Retardpräparate), wirksam bei schmerzhafter Polyneuropathie verschiedener Ätiologie; guter Effekt auch auf Allodynie (NNT = 3,5) (GdE Ia) [1012]
  - Oxycodon: 20–60 mg, wirksam bei diabetischer Neuropathie (NNT = 2,6) [4402], [1379],[4403][jeweils SQ Ib]
  - Morphin: 90–120 mg/d (Retardpräparate), wirksam bei unterschiedlichen peripheren Neuropathien (NNT = 2,2–2,9) [3267],[2531]
- *Cannabinoide:*
  - Tetrahydrocannabinol (Dronabinol®): beginnend mit 2,5 mg/d, langsame Dosistitration bis maximal 40 mg/d; wirksam in einer Studie mit ätiologisch unterschiedlichen neuropathischen Schmerzen [1990][SQ Ib]
- *NMDA-Antagonisten:*
  - Dextrometorphan (in Deutschland nur in freiverkäuflichen Antitussiva erhältlich, z. B. Hustenstiller-ratiopharm® 30 mg/Kapsel; off-label); in durchschnittlicher Dosierung von 380 mg wirksam bei diabetischer Polyneuropathie (NNT = 1,9)
  - Amantadin (off-label): als Infusion (200 mg) wirksam bei neuropathischen Schmerzen nach tumorchirurgischen Eingriffen [3233][SQ Ib] und bei diabetischer Polyneuropathie [126][SQ Ib]
- *L-Dopa-Präparate* (off-label): 300 mg wirksam in einer Studie bei diabetischer Polyneuropathie [1107][SQ Ib]

- **medikamentös (topisch):**
  - *Lidocain* (Xylocain®-Gel 5% bzw. EMLA® Creme [enthält zusätzlich Prilocain]) unter Okklusivverband über 8–24 Stunden bzw. Lidocain-Pflaster, wirksam bei postherpetischer Neuralgie [3440],[1297]jeweils SQ Ib und anderen fokalen Neuropathien [2665]SQ Ib
  - *Capsaicin* (Dolenon Liniment®) 0,025–0,075% 4–5 ×/d über mindestens 4 Wochen, wirksam bei diabetischer Polyneuropathie (NNT = 5,9), nach Nervenläsionen (NNT = 3,5), bei postherpetischer Neuralgie (NNT = 5,3); initiales Brennen und Jucken lässt sich durch zuvor aufgetragenes Lokalanästhetikum abmildern
  - *Isosorbiddinitrat-Spray* (TD Spray Iso Mack®; off-label): 30 mg (1 Sprühstoß) abends vor dem Schlafengehen auf beide Füße aufgesprüht wirksam bei diabetischer Neuropathie [4613]SQ Ib
- **nichtmedikamentös:**
  - *TENS* (→ S. 806): bei diabetischer Polyneuropathie Wirksamkeit nachgewiesen, NNT 2,2 [2215]SQ Ib
  - *epidurale spinale Elektrostimulation* bei schwerer, sonst therapierefraktärer diabetischer Polyneuropathie, Ansprechrate bis 80% [4067]SQ Ib
  - *psychologisches Schmerzbewältigungstraining*
  - *Physio-/Ergotherapie* zur Funktionsverbesserung bei sensomotorischen Defiziten, Beeinflussung vegetativer Fehlregulationen, Linderung sekundärer muskuloligamentärer Schmerzen und Fehlfunktionen
  - *Psychotherapie:* verhaltensorientierte Verfahren im Rahmen des biopsychosozialen Krankheitsverständnisses zur Verbesserung von Schmerzbewältigung, Lebensqualität, Compliance
  - *komplementäre Therapien:* Akupunktur, Elektrostimulation, Phytotherapie, Magnetbehandlung, Nahrungsergänzungsmittel und Geistheilung nicht wirksam [3154]

Post-Zoster-Neuralgie (postherpetische Neuralgie)

Definition
Persistierende oder intermittierende Schmerzen, die länger als 90 Tage nach Beginn der Hautmanifestationen anhalten

Epidemiologie
Inzidenz von Post-zoster-Neuralgie 0.43 bis 1.33 pro 1000 Patientenjahre in Deutschland [4191]; ca. 10–20% aller Patienten mit Zoster, dabei Alterskorrelation: Patienten > 60 Jahre: ca. 50%, > 80 Jahre: ca. 80%

Ursächliche Erkrankung
- **akuter Zoster („Gürtelrose", „Gesichtsrose")** (→ S. 204): reaktivierte Varizella-Zoster-Virus-Infektion im Spinalganglion mit dadurch verursachter Ganglionitis, Myelitis, Radikulitis, Neuritis, Vaskulitis, Dermatitis im entsprechenden Dermatom
- **Auslöser:** Immundefizienz (Alter, Malignome, AIDS, „stressful life events", Immunsuppressiva)
- **prädiktive Faktoren für postherpetische Neuralgie:** Schmerzbeginn vor Hautmanifestationen, starke Hautveränderungen, Zoster ophtalmicus, initial starke Schmerzen

Pathophysiologie [1372],[3554]
Diskutierte Mechanismen: persistierende, abnorme Sensibilisierung von C-Faser-Nozizeptoren, Defektheilung nervaler Strukturen peripher und zentral mit Neurom-Bildung, Spontanentladungen spinaler Neurone nach Deafferentierung, spinale Disinhibition afferenter Impulse durch Schädigung/Untergang spinaler Neurone, Verlust der physiologischen spinalen Inhibition von C-Faser-Impulsen durch Aβ- und Aδ-Faser-Impulsen nach Schädigung v.a. myelinisierter Nerven; persistierende virale/immunologische Aktivität

Klinisches Bild
- kontinuierlicher, quälender Brennschmerz und/oder paroxysmal einschießende, stechende Schmerzen länger als 90 Tage nach Beginn der Hautmanifestationen
- Dysästhesie, Allodynie (> 70% der Patienten), Hyperästhesie, Hyperpathie, teilweise auch hypästhetische Areale
- narbige Hautveränderungen mit Pigmentanomalien im befallenen Dermatom

Zusatzdiagnostik
Bei fehlendem Effloreszenzstadium („Zoster sine herpete") zum Ausschluss symptomatischer Ursachen bzw. bei spinaler Symptomatik (Liquor, MRT)

Diagnosestellung
Klinisch-anamnestisch

Differenzialdiagnose
- **klassische Trigeminus-Neuralgie** (→ S. 605): fehlender Dauerschmerz, keine sensiblen Defizite
- **symptomatische Trigeminus-Neuralgien** (→ S. 605)
- **Raeder-Syndrom** (→ S. 609)
- **N.-intermedius-Neuralgie:** symptomatische Form durch Zoster, Effloreszenzen im Gehörgang!
- **kostovertebrale Schmerzsyndrome:** fehlende Hautveränderungen

Therapie [3796],[4491], [279],[1003][jeweils SQ Ia]

- **Allgemeines:** → neuropathischer Schmerz S. 612 und → Deafferentierungsschmerz S. 619
- **systemisch:**
  - *trizyklische Antidepressiva* (GdE Ia[1003]), [3796][SQ Ia] (NNT = 2,3):
    - Allgemeines: analgetischer Effekt schon in niedrigen Dosen bis 75 mg; Substanzwechsel bei Nebenwirkungen oder Wirkungslosigkeit von mindestens 75 mg nach mindestens 2 Wochen Therapie
      - Wichtig: Aufklärung über Indikation (Zielsymptom Schmerz, nicht Depression) und Wirkungslatenz (Nebenwirkungen sofort, Hauptwirkung nach 1–2 Wochen)
      - Beachte: bei Kombination von trizyklischen Antidepressiva mit Carbamazepin und Phenytoin durch Enzyminduktion beschleunigter Abbau der Antidepressiva → niedrige Serumspiegel, daher unter Spiegelkontrolle der Antidepressiva höhere Dosierung notwendig
    - Amitriptylin: initial 25 mg retardiert (bei Patienten > 65 Jahre 10 mg) zur Nacht, Steigerung wöchentlich um 25 mg (10 mg) bis Wirkeintritt, maximal bis 150 mg
    - Imipramin: initial 25–50 mg (vor 16 Uhr), Steigerung wöchentlich um 25–50 mg bis maximal 200 mg/d
    - Clomipramin: 25–150 mg, initial auch als Infusionsbehandlung unter stationären Bedingungen (antriebssteigernd, keine abendliche Gabe)
    - Desipramin (off-label) 25–200 mg tagsüber (vor 16 Uhr)
  - *Ionenkanal-Blocker:*
    - Gabapentin (GdE Ia[1003])(NNT = 3,2 [3439],[3347][SQ Ib]): Beginn mit 300 mg abends oder 3 × 100 mg, wöchentliche Steigerung um 300–600 mg bis 2400 mg/d, verteilt auf 3 Tagesdosen; in Studien bis 3600 mg
    - Pregabalin (GdE Ib [1003]) (NNT = 3,3): seit Juli 2004 neu für die Indikation periphere neuropathische Schmerzen zugelassen; in Dosierungen von 150–600 mg/d (abhängig von Nierenfunktion) wirksam bei postherpetischer Neuralgie [1024], [3468][jeweils SQ Ib]
    - Carbamazepin (GdE IV): einschleichende Aufdosierung mit 200 mg retardiert in wöchentlichen Intervallen bis Wirkeintritt (Maximaldosis je nach Wirkung bzw. Verträglichkeit 800–1600 mg)
    - Phenytoin (GdE IV): 200–400 mg/d in 3 Dosen
      - Beachte: bei Kombination mit Carbamazepin durch Enzyminduktion beschleunigter Abbau der Antidepressiva → niedrige Serumspiegel, daher unter Spiegelkontrolle der Antidepressiva höhere Dosierung notwendig
    - Topiramat: eindrucksvoller Fallbericht, bei dem unter Topiramatbehandlung auf zuvor notwendige Opioide verzichtet werden konnte [1233]
  - *Opioide:*
    - Allgemeines: strenge Indikationsstellung, erst nach Versagen der Standardtherapie; Voraussetzungen: gute Compliance, regelmäßige Verlaufskontakte, Schmerztagebuch
    - Substanzen:
      - Oxycodon (NNT = 2,5): 20–60 mg/d
      - Tramadol (NNT = 4,7): 100–400 mg/d [483][SQ Ib]
    - nur ein Teil der Patienten spricht auf Opioide an → Austestung; ggf. auch Versuch mit anderen Opioiden (Tilidin, Fentanyl, Morphin), am besten in retardierter Form
  - *unwirksam:* Dextromethorphan, Memantine [2875],[1057],[3524][SQ jeweils Ib]
- **lokal:**
  - *Capsaicin transdermal:* Qutenza® Pflaster 8 % transdermal über 30-60 min nach zuvor Auftragen von Lokalanästhetika alle 60 bis 90 Tage [239],[240],[1829] Link oder Capsaicin Creme 0,05 % (Dolenon® Liniment; NNT: 5,3, Capsamol® Salbe), 2–4×/d
  - *Lidocain:Gel/Salbe* 5 % (Xylocain®) unter Okklusivverband [1003]) [3440],[3441] oder Pflaster (Versatis® 5 % entspricht 700mg/Pflaster) [2406],[1296] (GdE Ia[SQ Ib]; alternativ EMLA® Creme (enthält Lidocain und Prilocain)
  - *transkutane Nervenstimulation (TENS):* zwar ohne validen Wirksamkeitsnachweis (GdE Ia [2659],[632]), wegen geringer Nebenwirkungen Versuch jedoch gerechtfertigt
- **intrathekal:** Methylprednisolon 60 mg (+ 3 ml 3 % Lidocain) einmal wöchentlich für maximal 4 Wochen; bei Patienten mit > 1 Jahr Krankheitsdauer in der Nachbeobachtungsperiode (2 Jahre) signifikante, anhaltende Schmerzlinderung [2168][SQ Ib]

- **invasiv:**
  - *epidurale spinale Elektrostimulation:* bei ca. 70 % der Patienten signifikante Schmerzreduktion
  - *Dorsal-Root-Entry-Zone- Läsion:* bei ca. 20–50 % signifikante Schmerzreduktion
  - *Sympathikusblockaden; periphere Nervenblockaden in Serie* (umstritten); in offenen Studien schlechte Langzeitergebnisse [3300][SQ IV]

Prophylaxe [4570]

- **aktive Immunisierung:** Reduktion der Inzidenz der Neuralgie um 67 % [1920],[3523]
- **antivirale Medikamente:** möglichst frühzeitiger Beginn; dann reduzieren Valaciclovir, Famciclovir und Brivudin [4398] das Risiko eines Schmerzsyndroms, Aciclovir möglicherweise (Details → S. 204)
- **Analgetika** nicht systematisch untersucht; unter Berücksichtigung der pathophysiologischen Erkenntnisse zur Chronifizierung von Schmerzen ist eine frühzeitige möglichst effektive Analgesie aber zu empfehlen
- **Antidepressiva:** prophylaktisch wirksam in der bisher einzigen Studie [486][SQ Ib] mit 25 mg/d Amitriptylin gleich zu Beginn der Zoster-Erkrankung (Reduktion der Prävalenz nach 6 Monaten um 50 %)
- **Sympathikusblockaden:** innerhalb 6 Wochen nach Erkrankungsbeginn gute bis sehr gute Schmerzlinderung; Verhinderung einer Neuralgie bei frühzeitiger Anwendung wahrscheinlich, bisher aber nicht kontrolliert nachgewiesen
- **wiederholte Injektionen paravertebral** mit 0,25 % Bupivacain und 40 mg Methylprednisolon alle 2 Tage über 7 Tage [1911]

Prognose 50 % Spontanremission innerhalb von 3 Monaten; weitere 25 % innerhalb von 12 Monaten; Verläufe über Jahre möglich, Abnahme der Remissionsrate mit der Dauer des Verlaufs

Trigeminus-Neuralgie

→ S. 605

Phantomschmerz

Definition Schmerzsyndrom, das in den amputierten Körperpartien der Extremitäten wahrgenommen wird

Pathophysiologie Anhaltende, zumeist chronische periphere neuronale Schmerzsignale → Induktion neuroplastischer Veränderungen

Klinisches Bild Attackenhaft auftretende, Minuten bis Tage anhaltende schneidende, brennende, krampfartige Schmerzen, mit zumeist spontanem Auftreten, aber auch Triggerung durch Blasen-/Mastdarm-Füllung/-Entleerung, sexuelle Aktivität, klimatische Veränderungen

Therapie

- **systemisch:**
  - *Tizanidin* (off-label) 12 mg/d [4344][SQ Ib]
  - *Gabapentin* 900–1800 mg/d [458][SQ Ib]
  - *retardiertes Morphin* 70–300 mg/d [1807][SQ Ib]
  - *Calcitonin (off-label)* als Infusion in der postoperativen Frühphase [1854][SQ Ib]: 200 IU/d (Kurzinfusion über 30–60 Minuten für 2–5 Tage); Schmerzfreiheit bis 75 %, Rezidivrate nach 1 Jahr 38 %; Langzeitergebnisse stehen noch aus
- **invasiv:**
  - *epidurale Elektrostimulation* (→ S. 803) [2219][SQ IV]: 40–70 % Responder, Langzeiterfolge 20–50 % [2707][SQ IV]
  - *Thermokoagulation der Hinterwurzeleintrittszone* (→ DREZ S. 806) [3300][SQ IV]: als Ultima Ratio, Erfolgsrate 40–80 %, Langzeiteffekte sehr variabel
  - *transkutane elektrische Nervenstimulation (TENS)* (→ S. 806): bei Phantomschmerz, Plexusläsion, Anästhesia dolorosa; Anwendung auch im kontralateralen Segment möglich; ca. 2/3 Responder, z. T. Wirkungsverlust nach Langzeitanwendung [2675][SQ IIb]
  - *Elektrokrampftherapie (EKT)* (Einzelfallberichte) [3298]

Prophylaxe Perioperative Regional-, Epidural- oder Spinalanästhesien: widersprüchliche Studien [236],[1857],[2551],[2904],[3006],[3150][SQ jeweils Ib]

Verlauf Spontanremissionen in 10–20 % der Fälle

Meralgia paraesthetica

Epidemiologie Inzidenz 4,3/10 000 pro Jahr [4246]; Männer > Frauen = 3:1; mittleres Lebensalter (50-55 Jahre)

Ätiologie Kompression des N. cutaneus femoris lateralis am Durchtritt durch das Leistenband, Verletzungen des Nervs (Spongiosaentnahme, Hüftoperationen)

Disponierende Faktoren Hängebauch, Schwangerschaft, Anstrengungen, Bettlägerigkeit, Korsett, enge Hosen („Jeanskrankheit")

Assoziierte Erkrankung Karpaltunnel-Syndrom [4246]

Klinisches Bild Brennende Schmerzen (Vorder-/Außenseite des Oberschenkels) und sensible Missempfindungen, provoziert durch Streckung im Hüftgelenk; 10 % beidseits

Untersuchung Lokaler Druckschmerz 2 Querfinger medial der Spina iliaca anterior superior, umgekehrtes Lasègue-Zeichen positiv

Diagnosestellung Klinisches Bild und probatorische Lokalanästhesie an der Durchtrittsstelle des Nervs

Zusatzdiagnostik Sensible NLG [3727]; SEP des N. cutaneus femoris lateralis und ventralis [800], v.a. vor operativer Neurolyse empfohlen [3810]

Differenzialdiagnose L3/4-Syndrom (PSR abgeschwächt) (→ S. 515), Koxarthrose, pseudoradikuläres Schmerzsyndrom

Therapie [1494] Vermeidung von Streckbelastungen im Hüftgelenk; Vermeidung enger Kleidung, Abwarten (hohe Rate spontaner Remissionen); Gewichtsreduktion; Antiphlogistika, Lokalanästhetika-Blockaden in Serie; Kortison lokal; Neurolyse (Erfolgsrate korreliert mit eindeutigem pathologischem Befund der SEP, Seitendifferenz N1 > 8 ms; [3810]), Kryoanalgesie des Nerven nahe der Spina iliaca anterior mit Ausschaltung kleinkalibriger Nervenfasern

Verlauf Spontanremission in 25 %, Besserung bei konservativer Therapie ca. 90 %

Notalgia paraesthetica

Allgemeines Notalgie (Rückenschmerz) durch Druckschädigung der Rr. dorsales bei rechtwinkligem Durchtritt durch die autochthone Rückenmuskulatur, z. T. assoziiert mit Polyneuropathien und mit Multiple-endokrine-Neoplasien-(MEN-)Syndrom Typ 2A [878]; familiäre Fälle beschrieben; teilweise auch durch degenerative Wirbelsäulenveränderungen bedingt

Klinisches Bild Par-, Dysästhesien, Juckreiz im Versorgungsgebiet der Rr. dorsales der Spinalnerven Th2–Th6/B (handtellergroßes Areal zwischen Dornfortsätzen und Schulterblatt); meist einseitig

Untersuchung Evtl. bräunliche Pigmentierung, Hypästhesie und Schweißsekretionsstörung im angegebenen Areal

Zusatzdiagnostik
- **EMG:** Denervierungszeichen in der paravertebralen Ableitung
- **Hautbiopsie:** subepidermale Amyloid-Ablagerungen

Therapie Lokal: Capsaicin [4544], EMLA-Gel [2313], Physiotherapie und therapeutischer Ultraschall [3266]; medikamentös: Oxcarbazepin [3541]

Ilioinguinalis-/Iliohypogastrikus-Syndrom

Definition Schmerzsyndrom bei Kompression/Läsion des N. iliohypogastricus und/oder des N. ilioinguinalis

Ursächliche Erkrankungen Herniotomien, selten nach Nephrektomie oder Appendektomie bei retrozökalem Appendix, retroperitoneale Tumoren, paranephritische Abszesse

Klinisches Bild Schmerzen, Sensibilitätsstörungen (Leiste, Skrotum/Labia maiora, proximale Oberschenkelinnenseite)

Untersuchung
- **sensibles Defizit N. ilioinguinalis:** Haut über der Symphyse, der Peniswurzel, den proximalen Anteilen des Skrotums bzw. der Labia maiora und an der Oberschenkelinnenseite
- **sensibles Defizit N. iliohypogastricus:** kranial der medialen 2/3 des Leistenbandes und Region der Spina iliaca anterior superior
- **Schonhaltung:** Gang vornübergebeugt, Schmerzentlastung durch leichte Beugung und Innenrotation des Oberschenkels

Therapie Infiltration mit Lokalanästhetika und Steroiden, Neurolyse, Rhizotomie [3590]

Spermatikus-Neuralgie

Definition Schmerzsyndrom bei Kompression/Läsion des N. genitofemoralis

Ätiologie Herniotomie

Klinisches Bild

- **Schmerzen** mit Projektion in den Hoden
- **Sensibilitätsstörungen** im Versorgungsbereich des N. genitofemoralis: Haut der Oberschenkelvorderseite unterhalb des Leistenbandes in der medialen Hälfte
  - *Ramus femoralis:* lateraler Teil dieser Zone
  - *Ramus genitalis:* medialer Teil dieser Zone, Haut des Skrotums, Hüllen des Hodens

Untersuchung Ausfall des Kremasterreflexes

Therapie

- **Neurolyse** bei definiertem Kompressionsort; bei iatrogener Läsion: je eher, desto besser die Erfolgschancen [2192]
- **Lokalanästhetika** bei Kompression im Bereich des Leistenbandes
- **Carbamazepin oder Baclofen** bei spontanem Schmerz ohne mechanische Auslösung
- **Rhizotomie** [3590] in therapieresistenten Fällen nach vorangehender diagnostischer Wurzelblockade

2.29.2 Schmerzsyndrome nach Läsionen des zentralen Nervensystems

Allgemeines

Definition Zentral (spinal/zerebral) generierte Schmerzen nach Schädigung nervaler Strukturen meist des nozizeptiven Systems

Ätiologie

- **Hirninfarkte** (1,5–8 % der Patienten) bei Läsion im Thalamus (9 %), bei Wallenberg-Syndrom 9–83 %
- **Multiple Sklerose** bei Beteiligung der unten genannten Strukturen
- **Myelopathie** nach Trauma und/oder Kompression: bei 30–50 % der Patienten mit erheblichen Konsequenzen für Lebensqualität und soziale Integration

Pathophysiologie

- Verlust des inhibitorischen Einflusses von retikulären Anteilen des Thalamus
- Verlust der durch Kälte aktivierten spinothalamischen Fasern → zentrale Disinhibition
- Imbalance von nozizeptivem und antinozizeptivem System

Klinisches Bild

- Schmerzentwicklung im zentralen Versorgungsgebiet unterschiedlicher Charakteristik, immer zusammen mit anderen Sensibilitätsdefiziten (Hypästhesie, Hypothermie, Hypoalgesie), gelegentlich Positivsymptome wie Dysästhesien, Allodynie; Schmerzen entwickeln sich zumeist innerhalb von 1–6 Monaten nach dem ursächlichen Ereignis

Therapie

- **medikamentös:**
  - *trizyklische Antidepressiva (NNT = 1,7):* Amitriptylin 25–150 mg/d, Clomipramin 25–150 mg/d, Imipramin 50–150 mg/d, Desipramin (off-label); 25–150 mg/d
    - Beachte: bei Kombination von trizyklischen Antidepressiva mit Carbamazepin und Phenytoin durch Enzyminduktion beschleunigter Abbau der Antidepressiva → niedrige Serumspiegel, daher unter Spiegelkontrolle der Antidepressiva höhere Dosierung notwendig
  - *Antikonvulsiva:*
    - Carbamazepin (off-label) 800–1600 mg/d (NNT = 3,4)
    - Clonazepam (off-label) 1,5–6 mg/d
    - Pregabalin 150–600 mg [3771]
    - Gabapentin 900–1800 mg/d, wirksam bei Rückenmarksläsionen [4032][SQ Ib], Einzelfallberichte, u. a. auch zur Langzeittherapie bei traumatischen Rückenmarksläsionen [1973],[2687],[3550],[3235][SQ IV]
    - Lamotrigin (off-label) 25 mg–400 mg/d, wirksam bei Schmerzen nach Schlaganfall und inkompletter spinaler Läsion [4297],[1189][jeweils SQ Ib]
    - Phenytoin (off-label) 200–400 mg/d ohne validen Wirksamkeitsnachweis
    - Valproat (off-label) 600–1200 mg/d (unwirksam in einer Studie zu zentralen Schmerzen nach Rückenmarksverletzung [995][SQ Ib])
  - *Baclofen* (off-label) (ohne validen Wirksamkeitsnachweis) beginnend mit 3 × 5 mg, Steigerung um 5 mg alle 3 Tage bis maximal 80 mg/d
  - *Mexiletin* (off-label) 150–900 mg/d, zuvor Probebehandlung mit Lidocain-Infusion unter Intensiv-Monitoring (unwirksam in einer Studie zu zentralen Schmerzen nach Rückenmarksverletzung [718][SQ Ib])
  - *Opioide:* Tramadol, Morphin, Oxycodon mit inkonsistentem Wirknachweis
  - *Cannabinoide:* Tetrahydrocannabinol (Dronabinol®) 2,5–40 mg/d wirksam bei zentralen Schmerzen durch Multiple Sklerose [4017][SQ Ib]
- **nichtmedikamentös:**
  - *psychologische Verfahren:* Verhaltenstherapie zur Erarbeitung von Coping-Strategien [3232][SQ III], Entspannungstechniken [923], Biofeedback

- *epidurale Elektrostimulation* (→ S. 803) [2219][SQ IV]: bei Phantomschmerzen, Plexusläsionen (40–70 % Responder, Langzeiterfolge 20–50 %); Wurzelausriss; unbefriedigende Resultate bei Rückenmarksverletzungen mit Spastik und Schmerzen [2707][SQ IV], Kontraindikation: komplette Querschnittssymptomatik
- *Elektrostimulation des Motorkortex (MCS):* derzeit noch experimentelles Verfahren mit Responder-Rate von ca. 50 % bei Patienten mit Post-Stroke-Schmerzen, Phantomschmerzen, Gesichtsneuralgien [631],[1031],[2891],[4166][SQ jeweils IV]

2.29.3 Schmerzsyndrome mit Beteiligung des autonomen Nervensystems

Komplexes regionales Schmerzsyndrom (complex regional pain syndrome, CRPS / Sympathische Reflexdystrophie, SRD)

Synonyme

Morbus Sudeck, Algodystrophie, Kausalgie

Pathophysiologie

Ungeklärt; diskutierte Faktoren:

- Sensibilisierung von spinalen Wide-dynamic-range-(WDR-)Afferenzen via Low-threshold-Rezeptoren und Nozizeptoren
- Hypersensibilität somatosympathischer Reflexe
- Kopplung der Aktivität sensibler und sympathischer Fasern
  - *peripher* direkt über eine Aktivierung adrenerger Rezeptoren auf sensiblen Afferenzen bzw. indirekt über das vaskuläre Bett
  - *spinal* über Summationsmechanismen des Inputs von Aβ-Afferenzen und Aδ- bzw. C-Schmerzfasern
- Antikörper-vermittelte Autoimmunpathogenese wird neuerdings diskutiert [418]

Klassifikation [3911]

- **CRPS Typ I** (sympathische Reflexdystrophie), ohne Nervenläsion
- **CRPS Typ II** (Kausalgie), wie Typ I, jedoch zusätzlich Vorliegen einer peripheren Nervenläsion

Klinisches Bild [434]

Symptom-Trias (s. u.) mit Einbeziehung des sympathischen, sensiblen und motorischen Nervensystems über das Verteilungsmuster eines peripheren Nervs oder Wurzelsegmentes hinausgehend (, , ,)

Diagnostische Kriterien (Leitlinie DGN [405])

- **1. Schmerzen** anhaltend, zumeist brennend und in der Tiefe lokalisiert, Erleichterung durch Kühlung oder Hochlagerung; durch das initiale Trauma nicht erklärt
- **2. mindestens 1 Symptom aus 3 der 4 folgenden Kategorien in der Anamnese:**
  - Hyperalgesie (Überempfindlichkeit für Schmerzreize); „Hyperaesthesie" (Überempfindlichkeit für Berührung, Allodynie)
  - Asymmetrie der Hauttemperatur (> 1,5 °C Seitendifferenz an den Akren); Veränderung der Hautfarbe
  - Asymmetrie im Schwitzen; Ödem
  - reduzierte Beweglichkeit, Dystonie, Tremor, „Paresen" (im Sinne von Schwäche); Veränderungen von Haar oder Nagelwachstum
- **3. mindestens 1 Symptom aus 2 der 4 folgenden Kategorien muss zum Zeitpunkt der Untersuchung vorliegen:**
  - Hyperalgesie auf spitze Reize (z. B. Zahnstocher); Allodynie; Schmerz bei Druck auf Gelenke/Knochen/Muskeln
  - Asymmetrie der Hauttemperatur; Veränderung der Hautfarbe
  - Asymmetrie im Schwitzen; Ödem
  - reduzierte Beweglichkeit, Dystonie, Tremor, „Paresen" (im Sinne von Schwäche); Veränderungen von Haar oder Nagelwachstum
- **4. eine andere Erkrankung erklärt die Symptomatik nicht hinreichend**

Zusatzdiagnostik

- **Temperaturmessung** an den Akren im Seitenvergleich; positiv bei systematischem Temperaturunterschied (> 1,5 °C an allen Akren einer Seite)
- **3-Phasen-Skelettszintigrafie:** im Seitenvergleich vermehrte, gelenknahe Anreicherungen in der Mineralisationsphase (ca. 50 –80 % Sensitivität, ca. 95 % Spezifität)
- **Röntgen nativ der distalen Extremitäten:** im Seitenvergleich diffuse oder gelenknahe Kalksalzminderung
- **Ischämietest:** mehr als 50 %ige Schmerzreduktion unter Blutleere bei SRD; Methodik:
  - Feststellung des Ausgangsschmerzniveaus auf beliebiger Skala
  - Anbringen einer Blutdruckmanschette mit Watteunterpolsterung ca. 3 Querfinger proximal von Hand- bzw. Sprunggelenk

- Erzeugen einer Blutleere der distalen Extremität durch Auswickeln von distal kommend mit einer elastischen Binde
- Aufpumpen der Manschette auf deutlich suprasystolische Druckwerte
- Überprüfung der Wirkung bezüglich Schmerz und Beweglichkeit
- Öffnen der Manschette und Gegenprüfung des Wiedereintretens der Symptomatik

- **diagnostische Sympathikolyse:** Guanethidin- oder Grenzstrang-Blockade (Methodik: s. u.)
- **Ausschluss unterhaltender Mechanismen:** z. B. Schmerzen bei HWS-Syndrom, Osteomyelitis, periphere Nervenläsionen/-kompressionen

Diagnosestellung

- klinisches Bild, Temperaturmessung und Ischämietest
- bei diagnostischer Unsicherheit 3-Phasen-Skelettszintigrafie und/oder diagnostische Sympathikolyse

Clinical Pathway (DGN) SYMPATHISCHE REFLEXDYSTROPHIE (SRD)

Therapie

- **Schonung,** d. h. Vermeidung von Schmerzinduktion [1180]
- **physikalisch:** Physio- und Ergotherapie inkl. Eisbehandlung und Bewegen im kalten Wasser unter Schmerzvermeidung , Spiegeltherapie, Lymphdrainage
- **medikamentös:**
  - *Schmerztherapie wie bei neuropathischen Schmerzen* mit Trizyklika (keine kontrollierten Studien), Gabapentin 1200–3600 mg/d [4215], Opiaten (hierzu keine kontrollierten Studien)
  - *Bisphosphonate nach Frakturen* [804],[53][SQIb]: Alendronat 40 mg/d über 8 Wochen [2550], Clodronat 300 mg/d i. v. über 10 Tage [4261], Pamidronat 60 mg i. v. einmalig [3385]
  - *Steroide:* Methylprednisolon 30 mg/d über 4 Wochen, 86 % der Patienten zeigten eine signifikante Verbesserung des CRPS I [1963], oder 1,5 mg/kg KG über 5–7 Tage, dann ausschleichend über 2 Wochen
  - *Immunglobuline (IVIG)* [1412],[1411]
- **invasiv** (vergleichende Untersuchungen zwischen den nachgenannten Verfahren liegen nicht vor):
  - *Guanethidin-Blockade* in Blutleere, 1. Wahl wegen geringer Invasivität und geringerem Risiko; Substanz aber derzeit in Deutschland nicht verfügbar, kann über Auslandsapotheke bezogen werden; Studienlage uneinheitlich, zumeist Fallstudien [3097]
    - Methodik: Erzeugung von Blutleere wie bei Ischämietest, Guanethidin (Ismelin®) 1,25–2,5 mg in 10 ml 0,9 % NaCl im Bolus i. v., nach ca. 1 Minute 15 ml 0,9 % NaCl im Bolus i. v., Serie von 3–7 Blockaden in 2–3 Tagen Abstand je nach klinischem Ansprechen
  - *Stellatum- bzw. lumbale Grenzstrangblockade:* risikoreicher als Guanethidin-Blockaden; nach 4 Blockaden alle 2–3 Tage kann eine Entscheidung über das Ansprechen getroffen werden
    - „konventionelle“ Stellatumblockade: Blockaden mit 1 %igen Lokalanästhetika, evtl. unter Röntgenkontrolle (→ S. 805): besseres Ansprechen bei Beginn innerhalb von 4 Wochen [48], Studienlage uneinheitlich [651]
    - ganglionäre lokale Opioid-Analgesie (GLOA) (→ S. 805) mit 30 µg Buprenorphin
  - *Plexusblockade* kontinuierlich über 10 Tage mit Lokalanästhetika: 3. Wahl, bei Therapieresistenz als Ultima Ratio
  - *Ketamindauerinfusion* über 4 Tage zur Schmerztherapie (keine Funktionsverbesserung!)
  - *Spinal cord stimulation:* wohl Wirkverlust innerhalb von 5 Jahren [2028]
  - *Psychotherapie, Schmerzbewältigung:* im Rahmen des biopsychosozialen Krankheitsmodells Ausschluss psychiatrischer Komorbiditäten, verhaltenstherapeutische Verbesserung von Schmerzbewältigung, Lebensqualität und Compliance

Prognose Unklar; ein früher Therapiebeginn und ein gutes Ansprechen auf Sympathikolysen scheinen prognostisch günstig zu sein

Sympathisch unterhaltenes Schmerzsyndrom

Synonym Sympathetically Maintained Pain (SMP)

Pathophysiologie Wahrscheinlich ähnlich den der SRD zugrunde gelegten Hypothesen, primär sympathisch-sensibles Coupling → Noradrenalin-induzierte Aktivierung von Schmerzfasern [1357]

Klinisches Bild Schmerzsymptomatik (brennende Spontanschmerzen, Allodynie), die durch Applikation von Lokalanästhetika an den sympathischen Ganglien sistiert, zusätzlich sensible Symptome wie bei SRD, Schwellung, trophische Störungen und motorische Symptome sind seltener; kann auch zusammen mit anderen Schmerzsyndromen auftreten

Zusatzdiagnostik
- **diagnostische Sympathikusblockade** → Verschwinden der Schmerzen
- **Elektroneurografie:** Nachweis einer peripheren Nervenläsion

Differenzialdiagnose
Abgrenzung zur SRD z. T. nicht sicher möglich; Schmerzen werden häufig eher oberflächlich empfunden, isolierte periphere Nervenläsion praktisch immer vorangehend, häufig kein signifikanter Temperaturunterschied an den Akren, Ischämie-Test häufig negativ

Diagnosestellung
Klinisches Bild und Effekt einer (diagnostischen) Sympathikolyse

Therapie und Prognose
Wie SRD

Post-Sympathektomie-Schmerz [2185]

Ätiologie
Auftreten in 30–50 % nach Sympathektomie bei Patienten mit vorbestehenden Schmerzsyndromen; Häufigkeit nach Sympathektomie wegen pAVK unbekannt, wegen Hyperhidrosis in etwa 6 % mit nur passagerer milder Ausprägung

Pathophysiologie
Unklar; aktuelle Hypothese: durch die Axotomie bei der Sympathektomie erfolgt auch eine Deafferentierung viszeraler Afferenzen, die zusammen mit den sympathischen Efferenzen im Grenzstrang verlaufen → Übererregbarkeit dieser peripheren Fasern und von Wide-dynamic-range-Neuronen; Cofaktor: vorbestehende Sensibilisierung vor allem der spinalen Neurone aufgrund des primären Schmerzsyndroms

Klinisches Bild
- **Latenz:** Beginn wenige Tage bis Wochen nach Sympathektomie
- **Schmerz** tief, stechend und/oder oberflächlich brennend; Hyperästhesie, Allodynie; subjektive Angabe einer neuen Schmerzqualität im Vergleich zum Schmerz, der zur Intervention führte
- **Lokalisation:** überwiegend auf den proximalen Anteil der betroffenen Extremität begrenzt
- gelegentlich Hyperhidrosis im Schmerzareal im Gegensatz zum anhidrotischen distalen Teil der Extremität

Diagnosestellung
Anhand von Anamnese und klinischem Bild

Therapie
- **kein standardisiertes Therapiekonzept**
- **potenziell wirksam:**
  - *zentral wirksame Analgetika und Narkoanalgetika*
  - *peripher und zentral wirksame Substanzen:* Phenytoin, Carbamazepin
  - *peripher wirksame Substanzen:* Mexiletin
- häufig therapieresistent gegenüber NSAR und Opioiden

2.30 Funktionsstörungen ungeklärter Zuordnung

M. Bär und A. Hufschmidt

Transiente globale Amnesie (TGA) (amnestische Episode) [3617]

Pathophysiologie
Funktionsstörung des hippokampalen Systems; Hypothesen:
- **venöse Stauung** (Auslösung durch Anstrengung, v.a. Valsalva-Manöver; erhöhte Inzidenz von insuffizienten Venenklappen der V. jugularis interna bei TGA-Patienten [3664],[3999],[2868]), häufiger bei solchen mit auslösendem Ereignis [2745]
- **ähnlicher Pathomechanismus wie Migräne** („spreading depression"); aufgrund von Fall-Kontroll-Studien ist TGA jedoch nicht als Migräne-Aura zu deuten [3605]
- **paradoxe Embolien** (persistierendes Foramen ovale, PFO)

Assoziierte Erkrankungen
- **Migräne und Spannungskopfschmerz**
- **offenes Foramen ovale:** erhöhte Prävalenz bei TGA-Patienten [2113], kausaler Zusammenhang fraglich (Leitlinie DGN [3514])
- **psychiatrische Erkrankungen** incl. Alkoholismus [3038], bei Frauen Assoziation mit ängstlichen Persönlichkeitsmerkmalen [3243]
- **zerebrovaskuläres Risikoprofil** entsprechend dem einer gesunden Population [1098]

Diagnostische Kriterien (Leitlinie DGN [3513])
- akut beginnende und ausgeprägte Neugedächnisstörung
- Dauer mindestens 1 Stunde, Rückbildung innerhalb von 24 Stunden
- Fehlen fokal-neurologischer Symptome und zusätzlicher kognitiver Defizite
- Fehlen einer Bewusstseinsstörung oder Desorientierung zur Person
- kein vorangehendes Trauma oder Epilepsie

Klinisches Bild
- **Auslösende/bahnende Faktoren:** physischer oder emotionaler Stress, Kälte [80], Geschlechtsverkehr

- **Amnesie**, akut einsetzend, anterograd und (variabel) retrograd, allmählich remittierend, bei sonst normaler Kognition und Vigilanz; mittlere Dauer 6–8 Stunden; anschließend Amnesie für diese Phase
- **Begleitsymptome** (fakultativ): Übelkeit, Schwindel, Kopfschmerz, Benommenheit, andere vegetative Symptome (Schwitzen, Tachykardie, Blässe, Diarrhö, Polyurie)
- **atypische Befunde, die eine weitere Abklärung auslösen sollten:** Alter < 40 Jahre, zusätzliche kognitive Defizite, Vigilanzstörung, psychische Auffälligkeiten (außer Beunruhigung, Ratlosigkeit), Verhaltensauffälligkeiten, häufig rezidivierende Attacken, sehr kurze (< 1 h) oder sehr lange (> 24h) amnestische Phase, nach Abklingen nur partielle Amnesie für die Attacke

Untersuchung

Wiederfinden der Minuten zuvor vor den Augen des Patienten versteckten Uhr, Wiedererkennen zuvor genannter Wörter bzw. gezeigter Gegenstände; Ausschluss einer Sprachstörung (Gegenstände benennen lassen, Anweisungen ausführen)

Zusatzdiagnostik

- **Labor:** Glukose, Elektrolyte
- **MRT:** bei > 50 % der Patienten in diffusionsgewichteten Bildern (dunkel in ADC) punktförmige Läsionen vor allem im lateralen Hippocampus (), optimaler Zeitpunkt 2 Tage nach Beginn der TGA [3557]; kein Unterschied in Klinik oder Prognose zwischen Patienten mit und ohne Läsionen im MRT [4198]
- **SPECT:** Minderperfusion im Hippokampus beidseits, z. T. auch neokortikal und in den Basalganglien [3616],[3983]
- **EEG:** Theta- und Deltawellen temporal [3617]

Differenzialdiagnose

- **transiente epileptische Amnesie** im Rahmen von komplex-partiellen Anfällen: meist kürzere (< 1 Stunde), frequentere Attacken, keine ständig wiederholten Fragen während der Attacke, prolongierte retrograde Amnesie nach der Attacke
- **thromboembolische transiente Amnesie:** im Rahmen von TIA im hinteren Stromgebiet, dabei evtl. Vigilanzstörung, Ataxie, Halbseitenzeichen, Hemianopsie, Nystagmus, Dysarthrie
- **sonstige:** transiente Amnesie bei Commotio cerebri, Intoxikationen, Hypoglykämie, zerebraler Angiografie, Initialstadium einer Herpes-Enzephalitis (oft mit Fieber, Bewusstseinstrübung); psychogen (meist nur retrograde Amnesie, oft Desorientierung auch zur Person und zur eigenen Biografie)

Therapie

Keine kausale Therapie bekannt; Beruhigung des Patienten und der Angehörigen, stationäre Überwachung bis zum Abklingen der Symptomatik, evtl. kurze schriftliche Aufklärung in Sichtweite des Patienten anbringen

Verlauf

- **leichte kognitive Störungen** für Wochen nach dem Ereignis möglich, vor allem bei wiederholter TGA [2275],[1726],[2043]; keine Residuen im Langzeitverlauf [1856] [SQ Ia]
- **zweite Episode** bei 10–18 % [3516]

Chronisches Erschöpfungssyndrom (chronic fatigue syndrome, CFS) / Myalgische Enzephalomyelitis [2396]

Ätiologie

- **organische Hypothese** (Übersicht bei [2143]); Indizien:
  - *neuroendokrinologische Befunde:* Herunterregulation der Hypothalamus-Hypophysen-Nebennieren-Achse → Hypokortisolismus (bei Depression eher Hochregulation)
  - *Hinweise auf autonome Störungen* (pathologische Orthostasereaktion)
  - *immunologische Auffälligkeiten* (erhöhte CD8+-T-Zellen, verminderte Funktion von „Natural killer"-Zellen)
  - *Assoziation mit infektiösen Erkrankungen:* Ak-Titer gegen Mycoplasmen, Coxsackie B, HHV-6, Chlamydia pneumoniae häufiger als in einer Normalpopulation [2894]
  - *MRT-morphologische Befunde:* punktförmige subkortikale Hyperintensitäten der weißen Substanz im T2-Bild [796],[2289]
- **psychosomatische Hypothese:** Deutung als somatisierte Angstneurose aufgrund der Parallelität der Symptomatik [2243]

Epidemiologie

Epidemisches und sporadisches Auftreten; Prävalenz < 1 % der Normalbevölkerung, F > M (6:1), Maximum zwischen dem 20. und 40. Lebensjahr [613]

Diagnostische Kriterien [1275]

- **Hauptkriterium:** persistierende Müdigkeit oder leichte Ermüdbarkeit für mindestens 6 Monate, die
  - nicht durch eine andere Erkrankung erklärt werden kann
  - neu aufgetreten ist
  - nicht Folge einer chronischen Belastungssituation ist

- nicht deutlich durch Bettruhe zu beheben ist
- so ausgeprägt ist, dass die durchschnittliche Leistungsfähigkeit deutlich reduziert ist
- **Nebenkriterien** (mindestens 4 Nebenkriterien müssen mit oder nach dem Beginn der Müdigkeit eingesetzt und für mindestens 6 Monate angehalten haben):
  - Halsschmerzen
  - schmerzhafte zervikale oder axilläre Lymphknoten
  - Muskelschmerzen
  - wandernde, nicht entzündliche Arthralgien
  - neu aufgetretene Kopfschmerzen
  - Konzentrationsschwierigkeiten und Störungen des Kurzzeitgedächtnisses
  - keine Erholung durch Schlaf
  - verlängerte (>24 Stunden) generalisierte Müdigkeit nach früher tolerierten Beanspruchungen
- **Ausschlusskriterien:**
  - *aktive Erkrankung,* die chronische Müdigkeit erklären kann, z.B. Hypothyreose, Schlafapnoe, Narkolepsie
  - *nicht ausgeheilte Vorerkrankung,* z.B. Malignom, chronische Hepatitis
  - *psychiatrische Erkrankungen,* aktuell oder anamnestisch bekannt, z.B. Depression, Zyklothymie, Schizophrenie, Halluzinosen, Demenz, Anorexia nervosa, Bulimie
  - *Alkohol- oder Drogenmissbrauch* innerhalb von 2 Jahren vor Einsetzen der Symptomatik bzw. zu irgendeinem Zeitpunkt danach

Untersuchung

Nicht eitrige Pharyngitis, tastbare oder schmerzempfindliche Lymphknoten

Zusatzdiagnostik

- **im Rahmen der Ausschlussdiagnostik:** Blutbild, Differenzialblutbild, BSG, Urinstatus, Harnstoff, Kreatinin, Elektrolyte, Glukose, Ca^{2+}, PO_4^{3-}, TSH, Transaminasen, alkalische Phosphatase, CK, Gesamteiweiß, Elektrophorese; bei entsprechenden klinischen Hinweisen ggf. zusätzlich ANA, Kortisol i.S., Rheumafaktor, Immunglobuline, Tine-Test, Borrelien-, Hepatitis- und HIV-Serologie, Gluten-Ak; ggf. CT/MRT

Differenzialdiagnose

Im Prinzip jede schwere Erkrankung, vor allem maligne Tumoren, Autoimmun- und andere granulomatöse Erkrankungen (MS, Kollagenosen, systemische Vaskulitiden, Sarkoidose), hämatologische Grunderkrankungen, lokalisierte oder systemische Infektionen, HIV-bedingte Krankheitsbilder, primär psychiatrische Krankheitsbilder (Depression, Psychose, Schizophrenie), neuromuskuläre Erkrankungen (Myasthenie, entzündliche oder metabolische Myopathien), endokrine Erkrankungen (Hypothyreose, Hypoparathyreoidismus, Addisonsche Erkrankung, Cushing-Syndrom, Diabetes mellitus), Stoffwechsel- und Elektrolytveränderungen (absolute oder funktionelle Hypovitaminosen, Selenmangel), Drogen- und Medikamentenabhängigkeit (Alkoholismus, Schmerzmittelabusus, Tranquilizer, Betäubungsmittel)

Therapie

- **kognitive Verhaltenstherapie** (GdE Ia [3219]) **und dosiertes körperliches Training** (GdE Ia [4470]) sind effektiv
- **Hydrocortison**: begrenzter, zumindest vorübergehender Effekt [750],[2653][SQ jeweils Ib]
- trizyklische Antidepressiva und NSAR (gegen Myalgien, Arthralgien, Kopfschmerzen) ohne gesicherten Wirksamkeitsnachweis

Prognose

- **Besserung** innerhalb von 18 Monaten bei 20%
- **Prädiktoren für günstigen Verlauf:** subjektives Gefühl einer Kontrolle der Symptome, kurze Anamnese, Fehlen eines somatischen Erklärungsmodells beim Patienten [4277]

Selbsthilfegruppe

Bundesverband Chronisches Erschöpfungssyndrom (CFS/CFIDS/ME) – Fatigatio e.V., Albrechtstr. 15, 10117 Berlin, Tel.: 030/3101889-0, Fax: 030/3101889-20, Internet: http://www.fatigatio.de, E-mail: info@fatigatio.de

Fibromyalgie-Syndrom (FMS) (generalisierte Tendomyopathie, GTM)

Definition

- **klinisch definierter Symptomenkomplex unbekannter Ätiologie** mit polytoper Schmerzhaftigkeit des Bewegungsapparates sowie begleitenden vegetativen Störungen und psychischen Auffälligkeiten; bislang keine international akzeptierten Diagnosekriterien
- **primäres/sekundäres FMS:** das American College of Rheumatology (1990) [4551] und die aktuelle interdisziplinäre S3-Leitlinie (2008) [225] empfehlen, die Unterscheidung zwischen primärem und sekundärem FMS nicht mehr vorzunehmen; statt dessen soll das FMS zusammen mit der möglicherweise ursächlichen Grunderkrankung diagnostisch kodiert werden; obligat ist jedoch die Überprüfung der Diagnose FMS unter der Behandlung der Grunderkrankung

Epidemiologie

Prävalenz 1–2% bei Erwachsenen der Gesamtbevölkerung; M:F = 1:4 bis 1:6; familiäre Häufung wurde beobachtet [184],[4617]

Pathophysiologie

(Übersicht in interdisziplinärer S3-Leitlinie 2008 [225] www.uni-duesseldorf.de/WWW/AWMF/ll/041-004.htm)

- **weitgehend ungeklärt**
- **aktuelles biopsychosoziales Pathogenese-Modell:** physikalische und/oder biologische und/oder psychosoziale Stressoren führen bei entsprechender genetischer und lerngeschichtlicher Prädisposition zu vegetativen, endokrinen und zentralnervösen Reaktionen, aus denen die individuell heterogenen Symptome des Fibromyalgiesyndroms entstehen
- **Laborbefunde:**
  - Störung der Hypothalamus-Hypophysen-Nebennierenachse; Störung des Wachtumshormonsystems; Erhöhung proinflammatorischer und Verminderung antiinflammatorischer Zytokine; Erhöhung von Substanz P im Liquor; Veränderungen des dopaminergen/serotoninergen Systems
  - Ursache-Wirkungs-Relation und Spezifität dieser Befunde sind noch ungeklärt
- **psychophysikalische Untersuchungen:** Störung der zentralen Schmerzverarbeitung im Sinne einer zentralen Augmentation (verminderte zentrale Hemmung oder negative kognitiv-affektive Bewertung peripherer Reize)
- **psychische Faktoren:**
  - *gesicherte Risikofaktoren:* affektive Störungen, Somatisierungsstörungen, physische und psychische Stressoren am Arbeitsplatz
  - *keine gesicherten Risikofaktoren:* andere psychosoziale Belastungen (Kindheitsbelastungen, belastende Lebensereignisse im Erwachsenenalter, Alltagsbelastungen)

Assoziierte Erkrankungen

Karpaltunnel-Syndrom (→ S. 526) [3099][SQ III]; Migräne, Spannungskopfschmerz, Reizdarmsyndrom, chronisches Müdigkeitssyndrom 2–3-mal häufiger als bei gesunden Kontrollpersonen [1998],[4439],[34][SQ III]

Diagnostische Kriterien (American College of Rheumatology) [4551]

Die Kriterien definieren eine Subgruppe von Patienten aus einem klinischen Kontinuum chronischer Schmerzen in mehreren Körperregionen („chronic widespread pain"), stellen aber nur einen Aspekt des Fibromyalgie-Syndroms dar; ebenso wichtig sind die vegetativen/psychischen Störungen [225]

- **Anamnese:** generalisierte Schmerzen (d. h. linke und rechte Körperhälfte, Ober- und Unterkörper, Achsenskelett)
- **Schmerzen** an mindestens 11 von 18 definierten „tender points" (👁) auf Fingerdruck (9 auf jeder Körperhälfte):
  - Ansätze der subokzipitalen Muskeln
  - Querfortsätze HWK 5–7
  - Mitte Oberrand des M. trapezius
  - M. supraspinatus
  - Knorpel-Knochen-Grenze der 2. Rippe
  - Epicondylus radialis (2 cm distal)
  - Regio glutaea lateralis (oberer äußerer Quadrant)
  - Trochanter major
  - mediales Fettpolster des Kniegelenks proximal der Gelenklinie
- **aktualisierter Kriterienkatalog:** 2010 veröffentlichte das ACR vorläufige, noch nicht international validierte Diagnosekriterien, die statt „Tender points" 19 Schmerzregionen auflisten, aus denen ein Schmerzindex („widespread pain index") errechnet wird, sowie eine Symptomskala mit Schweregradeinteilung etablieren („symptom severity scale"), über die sich ein Score berechnen lässt, der die vegetativen und funktionellen Begleitsymptome berücksichtigt [4550]. Für klinische Studien und epidemiologische Untersuchungen wurden diese Kriterien 2011 modifiziert [4549].

Klinisches Bild

- **Schmerzen** an den Sehnenansätzen und im Sehnenverlauf, Ausstrahlung in die Muskulatur, Auftreten meist beidseitig
- **zusätzlich** fast immer
  - *vegetative Symptome:* kalte Akren, Hyperhidrosis, trockener Mund, orthostatische Beschwerden, Dermografismus
  - *funktionelle Störungen:* Schlafstörungen, Morgensteifigkeit, Müdigkeit, gastrointestinale Beschwerden, Globusgefühl, funktionelle Atembeschwerden, Parästhesien, funktionelle Herzbeschwerden, Dysmenorrhö

Untersuchung

- **Anamnese** mit Erfassung der häufig assoziierten vegetativen und psychischen Nebensymptome, Begleiterkrankungen, psychosozialer Belastungsfaktoren
- **Druckschmerz** der Sehnenansätze, der Sehnen und der Muskulatur, Dehnungs- und Belastungsschmerz, Schmerzabnahme in Ruhe, Muskelverspannungen
- **Tender points** [4551]**:** s. o.
- **Kontrollpunkte** sollten nicht schmerzhaft sein, schließen aber das Vorliegen einer Fibromyalgie nicht aus, da sie bei bis zu 2/3 der Patienten mit erfüllten Kriterien für eine

Fibromyalgie druckschmerzhaft sind [4548]: Stirnmitte (links und rechts identisch), Volarseite der Unterarmmitte, Daumennagel, Oberschenkelmitte vorne
- **diagnostische Sicherheit** bei konsequenter Anwendung der Kriterien bei ca. 80% [2056][SQ Ib]

Zusatzdiagnostik

- **Ausschlussdiagnostik:** BSG, CRP, kleines Blutbild, CK, Kalzium, TSH; nur bei klinischen Hinweisen für entzündlich-rheumatische Erkrankungen ergänzende Labortests auf z. B. Autoantikörper
- **psychiatrisch-psychotherapeutische Untersuchung** bei schwerwiegenden psychosozialen Belastungen, aktuellen/früheren psychiatrischen Behandlungen, schwerwiegenden biografischen Belastungsfaktoren, gestörter Krankheitsverarbeitung

Diagnosestellung [225]

- **anhand symptombasierter Kriterien:** chronische Schmerzen in mehreren Körperregionen und Steifigkeits- und Schwellungsgefühl der Hände oder Füße oder Gesicht und Müdigkeit und Schlafstörungen
- **fakultativ** Überprüfung der Tender points nach den ACR-Kriterien, wobei der Nachweis von mindestens 11 von 18 palpatorisch druckschmerzhaften Tender points für die klinische Diagnose nicht zwingend erforderlich ist

Differenzialdiagnose

Die Diagnose einer anderen Erkrankung schließt die Diagnose eines Fibromyalgiesyndroms nicht aus:

- **chronisches Erschöpfungssyndrom (CFS)** (→ S. 623)
- **rheumatologische Erkrankungen:** vor allem Kollagenosen
- **somatoforme psychische Störungen**
- **Alkoholabhängigkeit**
- Sarkoidose (→ S. 255), Morbus Crohn, Colitis ulcerosa
- endokrine Erkrankungen: Hypothyreose, Hyperparathyreoidismus
- Myopathie
- Post-Polio-Syndrom (→ S. 206) [4153]

Therapie [225]

- **Allgemeines:** hausärztlich koordinierte Behandlung bei Beteiligung verschiedener Facharztgruppen; enge Einbeziehung des Patienten in Diagnostik und Therapie; Bevorzugung aktivierender Therapieverfahren; im Langzeitverlauf Stärkung von Selbstverantwortung und Eigenaktivität anstreben; regelmäßige Überprüfung der Therapieeffekte (und ggf. der Diagnose!); zunächst ambulante Therapie, bei therapierefraktärem Verlauf (teil-)stationäre multimodale Behandlung in speziellen Einrichtungen mit abgestimmtem multimodalem Therapiekonzept
- **realistische Therapieziele:** Verbesserung/Erhalt der Alltagsfunktionen, Adaptation an Beschwerden im Alltag, Beschwerdereduktion
- **Basistherapie:**
  - Patientenschulungsprogramme, kognitiv-verhaltenstherapeutische und operante Schmerztherapie
  - individuell angepasstes aerobes Ausdauertraining
  - medikamentöse Therapie (bevorzugt Amitriptylin)
  - Diagnostik und Therapie begleitender körperlicher und psychischer Erkrankungen
- **Therapiemaßnahmen im Einzelnen:**
  - *Patienteninformation/Patientenschulung* als Einzelgespräch und/oder Gruppenkurs mit Erläuterung des „biopsychosozialen Modells“, der Symptomatik, der möglichen wirksamen Therapieoptionen
  - *Medikamente:*
    - Antidepressiva:
      - Amitriptylin (beginnend mit 10 mg zur Nacht, ggf. wöchentliche Steigerung bis 75 mg), zumindest über 2–3 Monate wirksamer als Placebo (GdE Ia [1636])
      - Fluoxetin 20-60 mg/d, Paroxetin 20 mg/d (beide off-label) wirksamer als Placebo, Citalopram nicht (GdE Ia [1636])
      - Duloxetin (off label) 60–120 mg/d wirksamer als Placebo (GdE Ia [1636])
    - Antikonvulsiva:
      - Gabapentin (Neurontin®, off-label) in Dosierungen von 1200-2400 mg/d wirksam (GdE Ia [2772])
      - Pregabalin (Lyrica®, off-label) wirksamer als Placebo, Dosierungsempfehlung 300-450 mg/d (GdE Ia [2771])
      - Lacosamid: unzureichende Datenlage (GdE Ia [1649])

- Opioide:
  - Tramadol 50–400 mg/d (GdE IIb lt. S3-Leitlinie [225]); andere Opioide nicht kontrolliert untersucht
- 5-HT3-Rezeptor-Antagonisten:
  - Tropisetron (Novaban®, off-label) 5 mg/d über 10 Tage wirksamer als Placebo [1141][SQ Ib]; in einer offenen Studie über 4 Wochen betrug die Schmerzreduktion durchschnittlich 50 % [1631][SQ III]
- Dopamin-Agonisten:
  - Pramipexol 4,5 mg/d in einer Studie wirksam [1742][SQ Ib]
- Analgetika und Muskelrelaxanzien:
  - ohne gesicherte Wirkung; probatorisch bei akuter Schmerzexazerbation: z. B. Paracetamol bzw. Tetrazepam, Tolperison [3186][SQ IV]
- unwirksam/nicht empfehlenswert laut S3-Leitlinie [225]: Ibuprofen, Naproxen, Prednison, Moclobemid, Zopiclon, Zolpidem, Bromazepam, Olanzapin, Valacyclovir, Wachstumshormon, Dehydroepiandrosteron, Calcitonin

- *medizinische Trainingstherapie:* aerobes Ausdauertraining (Jogging, Walking, Radfahren, Schwimmen) und/oder allmählich gesteigertes Krafttraining (zur Verbesserung der Compliance und Motivation mit professioneller Anleitung bzw. in Gruppen) → verbesserte Fitness, geringere Schmerzempfindlichkeit und gesteigertes allgemeines Wohlbefinden (GdE Ia [575],[1635])
- *Balneo- und Spa-Therapie:* kurz- und mittelfristige Reduktion von Schmerzen und Steifigkeit, Verbesserung der Lebensqualität (GdE IIb lt. S3-Leitlinie [225])
- *Ganzkörperwärmetherapie:* ergänzend zu anderen Therapien wirksam
- *Massage:* bei krisenhaften Verschlechterungen der Symptomatik im Rahmen eines multimodalen Therapiekonzepts zu erwägen; Gefahr der Verstärkung passiver Behandlungserwartungen
- *Entspannungsverfahren:* nur integriert in multimodale Therapieansätze sinnvoll, als Monotherapie sind autogenes Training und progressive Muskelentspannung nicht wirksam, Biofeedback mit uneinheitlichen Ergebnissen
- *Psychotherapie:* empfohlen für Patienten mit maladaptiver Krankheitsbewältigung (z. B. Katastrophisieren, inadäquates körperliches Vermeidungsverhalten, dysfunktionale Durchhaltestrategien), stark von Alltagsstress/interpersonalen Problemen abhängiger Beschwerdenausprägung, komorbiden psychischen Störungen; kognitive und operante Verhaltenstherapie sind gesichert wirksam (Verbesserung schmerzassoziierter Verhaltensweisen, Bewältigungsstrategien, allgemeiner körperlicher Funktionsfähigkeit) (GdE Ia [363])
- *multidisziplinäre biopsychosoziale Behandlungsprogramme:* Effektivität in ambulantem und (teil-)stationärem Setting zwischenzeitlich valide belegt; indiziert bei Patienten mit anhaltenden Beeinträchtigungen in Beruf, Haushalt, sozialem Leben unter Basistherapie (GdE Ia lt. S3-Leitlinie [225])
- *komplementäre und alternative Verfahren:*
  - Homöopathie: wirksamer als Placebo hinsichtlich Reduktion der Schmerzpunkte und Schmerzempfindlichkeit und Verbesserung der Lebensqualität in einer Studie mit individualisierter Dosierung [319][SQ Ib]
  - Akupunktur: widersprüchliche Studienlage; nicht als Monotherapie empfehlenswert (GdE Ia lt. S3-Leitlinie [225],[2636])

- CAVE:
  - *unnötige Operationen* sind bei Patienten mit Fibromyalgie-Syndrom signifikant häufiger (Bandscheibenoperationen, Hysterektomie, andere gynäkologische Operationen)
  - *hohe Rate an Nocebo-Effekten bei medikamentöser Therapie* (im Vergleich zu anderen chronischen Erkrankungen) (GdE Ia [2736])

Verlauf

- **Beginn** meist in der 4. Lebensdekade, Maximum in der 5.–6. Lebensdekade, selten bei Patienten > 75 Jahre
- **Verlauf** schubförmig progredient oder chronisch progredient, seltener remittierend
- **im Langzeitverlauf** persistierende Beschwerden, aber bei einem Teil der Patienten bessere Adaptation an die Beschwerden

Selbsthilfegruppe

Deutsche Fibromyalgie-Vereinigung (DFV) e. V., Waidachshoferstraße 25, 74743 Seckach, Tel.: 06292/928758, Fax: 06292/92876, E-Mail: fibromyalgie-fms@t-online.de, Internet: www.fibromyalgie-fms.de

Multiple Chemical Sensitivity (MCS)

Definition

Polysymptomatische funktionelle Beschwerden in Zusammenhang mit Umweltgiften

Ätiologie (Hypothesen)

- **psychologisch/psychiatrisch:** „Nozeboeffekt" [440] durch Zusammenwirken von negativer Erwartung, klassischer Konditionierung durch Geruchs- oder Geschmackswahrnehmungen, Verstärkung durch das soziale Umfeld; psychiatrische Erkrankungen (oft dem MCS-Syndrom viele Jahre vorausgehend) signifikant häufiger als in einer Normalpopulation [1054]
- **„environmental overload":** Summation von immunologischen oder direkt toxischen Effekten von Umweltschadstoffen/Nahrungsmitteln
- **Sensibilisierungsmodelle auf neurophysiologischer Basis** („limbic kindling", „time-dependent sensitization"): enge Verbindungen zwischen Bulbus olfactorius und limbischem System mit besonderer Vulnerabilität gegenüber Noxen als zugrunde liegender Mechanismus

Klinisches Bild

In einer deutschen Multicenter-Studie [1054] keine charakteristischen Symptomkonstellationen; berichtet werden Geruchsempfindlichkeit, Kakosmie, Nahrungsmittelunverträglichkeit; neurologisch: zahlreiche unspezifische Symptome, am häufigsten Kopfschmerzen, Konzentrationsstörungen, Gedächtnisprobleme, Sprachstörungen, Hör- und Gleichgewichtsstörungen, Schwindel, Gangstörungen

Differenzialdiagnose

Chronic fatigue syndrome (CFS), Fibromyalgie-Syndrom, Schlaf-Apnoe-Syndrom, neoplastische Erkrankungen oder andere konsumierende Allgemeinerkrankungen; somatoforme Störungen, Phobie, Panikstörung

Therapie

Psychotherapie, v.a. Verhaltenstherapie

2.31 Neuroorthopädische Erkrankungen

M. Bär

Zervikaler Bandscheibenvorfall/Zervikobrachialgie/zervikale Radikulopathie

Epidemiologie

M:F = 2–3:1 (operierte Patienten), Altersgipfel: 4./5. Lebensdekade; Verteilung 60 % monoradikulär, 40 % polyradikulär

Pathophysiologie

- **betroffene Segmente:** HW 6/7 > HW 5/6 > HW7/BW1 >> HW4/5 (Schwerpunkt der degenerativen Veränderungen im Bereich der kaudalen Bewegungssegmente: größere Bewegungsexkursionen am Übergang zur relativ starren BWS, hohe Druckbelastung durch Kopfgewicht)
- **Degeneration** im Bereich der physiologisch angelegten intradiskalen Horizontalspalten → Ausfall des osmotischen Funktionssystems → zunehmende Protrusion/Prolaps des Nucleus pulposus durch den Faserring und Aneinanderrücken der Wirbelkörper mit osteophytärer Reaktion der Processus uncinati, Subluxation der Facettengelenke → knöcherne Einengung der Foramina intervertebralia
- **Kompression der Nervenwurzeln** durch Bandscheibengewebe allein („soft disc") oder durch zusätzliche Spondylarthrose („hard disc")

Klinisches Bild

- **Schmerzen:** meist plötzliches Auftreten von Nacken-Schulterschmerzen nach Drehbewegungen des Kopfes, nach längerer Kyphosestellung z. B. beim Lesen, Schreibtischarbeit, morgens beim Aufwachen; ziehend-reißende radikuläre Schmerzausstrahlung in Arm und Hand, Verschlimmerung in der Nacht und durch Positionswechsel
- **radikuläre sensomotorische Defizite** (→ zervikale Wurzelsyndrome S. 515,), selten Zeichen des spinalen Kompressionssyndroms (→ zervikale Myelopathie S. 402)
- **häufige Begleitsymptome:** Hinterkopf- und Stirnkopfschmerzen, diffuser Schwindel, Tinnitus, nuchale Parästhesien, Gereiztheit, Abgeschlagenheit

Untersuchung

- **Anamnese:** Zeitverlauf, vorausgegangene Beschwerden und Erkrankungen (Traumen, operative Eingriffe), Husten-, Press-, Niesschmerz, Miktionsstörungen
- **neurologische Untersuchung** mit Beachtung der Stellung, Klopfschmerzhaftigkeit und Bewegungseinschränkung der Wirbelsäule: z. B. Fehlstellung (Steif-/Schiefhaltung des Kopfes), Druckdolenz der okzipitalen Nervenaustrittspunkte, der Nacken-/Hals-/Schultermuskulatur, der Dorn-/Querfortsätze, Prüfung des Kinn-Sternum-Abstandes bei Vor-/Rückneigung, durch Kopfbewegungen provozierbare radikuläre Reizsymptome, Nervendehnungszeichen, Neck-Compression-Test (Provokation radikulärer Symptome durch axialen Druck mit Rotation und Neigung zur schmerzhaften Seite hin), Extensionstest (Schmerzlinderung durch axialen Zug am Kopf im Sitzen), Lhermitte-Zeichen; Reflexabschwächungen, Paresen der Kennmuskeln (), sensible Störungen vor allem der Algesie, Inspektion der Haut auf herpetiforme Läsionen

Zusatzdiagnostik

- **CT in Dünnschichttechnik ggf. mit knöcherner Rekonstruktion** bei anhaltender Symptomatik, Vorliegen von sensomotorischen Defiziten oder Erwägung einer Operati-

(Leitlinie DGN [3177])

on; vor allem zur Darstellung knöcherner Veränderungen im Abgangsbereich der Nervenwurzel

- **MRT in sagittaler und transversaler Schichtung** bei unklarem CT- Befund und klinisch eindeutig radikulärer Symptomatik; zusätzlich sagittale Übersicht des Spinalkanals; 3D-T2*-MRT erreichen bei der Darstellung der Wurzelverhältnisse verglichen mit der CT-Myelografie eine bis zu 90%ige Verlässlichkeit; 2D-Gadolinium-Bilder bringen keinen zusätzlichen Gewinn [287][SQ IIa]
- **zervikale Myelografie und CT-Myelografie:** bei Versagen der vorgenannten Methoden trotz eindeutiger klinischer Symptomatik
- **HWS-Nativ-Röntgen in 4 Ebenen:** als Ergänzung zur MRT bei gezielter Fragestellung: Nachweis von Instabilität, Spondylodiszitis, Osteodestruktionen, knöchernen Fehlbildungen
- **EMG** aus den Kennmuskeln unter Einbeziehung der paravertebralen Muskulatur: zum Nachweis einer subklinischen motorischen Affektion und der lokalisatorischen Zuordnung zu einem bestimmten zervikalen Segment, Differenzierung zwischen akuten und eher chronisch neurogenen Veränderungen sowie gegen Plexusneuritiden (neuralgische Schultermyatrophie; → S. 521)
- **Basislabor** mit Entzündungsparametern BSG, CRP, Blutbild (Spondylodiszitis), Eiweißelektrophorese, Ca^{2+}, PO_4^{3-}, Harnsäure, Glukose (diabetische Radikulopathie)
- **im Einzelfall erforderlich:**
  - *sensible Neurografie* zur Abgrenzung einer Radikulopathie gegen eine Armplexusläsion
  - *Blutserologie:* Borreliose, Varizella-Zoster-Virus
  - *Liquordiagnostik* mit Serologie: Polyradikulitis bei Borreliose, Zoster, Mycobacterium tuberculosis, Meningeosis neoplastica
  - *Restharnbestimmung*
  - *Knochenszintigrafie* bei V. a. auf Osteolysen
  - *CT-gesteuerte Punktion* zum Erregernachweis bei V. a. Spondylodiszitis

Diagnosestellung

Klinisches Bild und ergänzende Diagnostik (Korrelation von Klinik und Bildgebung oft gering)

Differenzialdiagnose

Facettensyndrom (→ S. 638), Tendopathien der Dorn-/Querfortsätze, Skalenus-Syndrom (→ S. 519), Pancoast-Tumor (Hornersyndrom!), Periarthropathia humeroscapularis (→ S. 642), neuralgische Schulteramyotrophie (→ S. 521), zervikale Plexusneuritis/Radikulitis (Zoster, Borreliose), Dissektion der A. vertebralis (→ S. 125), Subclavian-Steal-Syndrom (→ S. 121), spinale Tumoren (→ S. 407), Syringomyelie (→ S. 404), Epicondylitis radialis humeri, Karpaltunnel-Syndrom (→ S. 526), Sulcus-ulnaris-Syndrom (→ S. 527)

Clinical Pathway (DGN)

ZERVIKALE RADIKULOPATHIE

Konservative Therapie (Leitlinie DGN [3177]),[463]

- **Allgemeines:** Wirksamkeit konservativer Verfahren im Vergleich zum in der Regel günstigen Spontanverlauf bislang nicht überzeugend belegt (GdE Ia [1806])
- **Physiotherapie/balneophysikalische Anwendungen:**
  - *schmerzadaptierte Mobilisation* mit gezielter Kräftigung der Hals-/Schultergürtelmuskulatur zeigt gute Kurz- und Langzeiteffekte (GdE Ia [2011])
  - *Ruhigstellung/Entlastung durch mittelharte Halskrawatte* über 3-6 Wochen mit anschließender angeleiteter Entwöhnung ist Physiotherapie über 6 Wochen gleichwertig [2209][SQ:Ib]
  - *Intermittierende/kontinuierliche Traktions-/Extensionsbehandlung; Wirksamkeit nicht valide belegt (GdE Ia [1455])*
  - *Myotonolyse* durch Wärmeanwendungen (Fango, heiße Rolle); bislang kein überzeugender Wirksamkeitsnachweis (GdE Ia [1490]
- **Schmerztherapie:**
  - *Analgetika, Antiphlogistika, Flupirtin* (Katadolon®) für begrenzten Zeitraum (2–3 Wochen); im subakuten und chronischen Stadium eingeschränkt wirksam (GdE Ia [3087])
  - *Wärme-/Eisanwendungen* paravertebral (2–3 ×/d für 10–20 Minuten)
  - *therapeutische Lokalanästhesie* (Triggerpunktinfiltration, auch im chronischen Stadium wirksam (GdE Ia [3087]), intra-/subkutane Quaddelung als „Gegenirritation")

- *CT-gesteuerte transforaminale epidurale Steroid-/Lokalanästhetika-Injektionen* bei schwerer Symptomatik im Einzelfall unter strenger Risiko-/Nutzenabwägung wirksam (GdE Ia [627],[40])
- **Muskelrelaxanzien:** Tetrazepam (Musaril®), Tizanidin (Sirdalud®), Tolperison (Mydocalm®) nur kurzfristig (2–3 Wochen); im subakuten Stadium unzureichende Wirksamkeitsnachweise (GdE Ia [3087])
- **manuelle Therapie (Mobilisation, Manipulation):** bei akuten und subakuten Nackenschmerzen ohne radikuläre Ausstrahlung kurzfristig, fraglich mittelfristig wirksam; bessere Wirkung in Verbindung mit Übungsbehandlung (GdE Ia [1489],[2716]), bei akuten radikulären Syndromen kontraindiziert [2208]
- **Akupunktur:** mäßige Evidenz für zumindest kurzfristige Beschwerdelinderung bei chronischen Beschwerden mit/ohne radikuläre Symptomatik (GdE Ia [4150])
- **multidisziplinäre biopsychosoziale Behandlung** bei chronifizierten Verläufen; Wirksamkeit jedoch bislang unzureichend belegt (GdE Ia [1984],[1806])
- **Massagebehandlung**: Wirksamkeit bislang ungeklärt (GdE Ia [1592])
- **Elektrotherapie**: unzureichende Belege für Wirksamkeit (GdE Ia [2196])
- **Botulinum-Toxin-A-Injektionen:** im chronischen Stadium nicht wirksamer als Kochsalz-Injektionen (GdE Ia [2291])
- **Patientenschulungen:** bislang kein Wirksamkeitsnachweis (GdE Ia[1555])

Operative Therapie (Leitlinie DGN [3177]),[463]

- **Allgemeines:** zurückhaltende Indikationsstellung, da nach derzeit verfügbarer Evidenz Langzeitergebnisse nicht sicher besser als bei konservativer Behandlung (GdE Ia [2903], [627])
- **Indikation:** Symptome der Rückenmarkskompression, schwere periphere Paresen (Kraftgrad <3/5 auf der MRC-Skala; → S. 816) ohne Rückbildungstendenz innerhalb von 3 Wochen, >8–12 Wochen therapieresistentes radikuläres Schmerzsyndrom mit passendem Befund in der Bildgebung
- **Methoden:**
  - *ventrale Diskektomie* in mikrochirurgischer Technik mit oder ohne interkorporelle Spondylodese mit autologem Knochenspan (alternativ Interponate aus Titan oder Kunststoff; in Ausnahmefällen Knochenzement); eine zusätzliche Spondylodese ist ohne gesicherten Zusatznutzen hinsichtlich Schmerzlinderung und Erfolgsrate bezüglich Eintreten einer stabilen Wirbelkörperfusion (GdE Ia [1849],[627])
  - *selektiver dorsolateraler Zugang* mit Foraminotomie (nach Frykholm), partieller Facettektomie bei lateralem/intraforaminalem Prolaps
  - *perkutane Nukleotomie* bei nicht sequestrierten Vorfällen (Vorteil gegenüber offenen Verfahren bislang nicht belegt)
  - *endoskopische Verfahren:* noch nicht ausreichend standardisiert; in einer aktuellen, kontrollierten, randomisierten Studie war die endoskopische posteriore Foraminotomie der konventionellen anterioren Diskektomie mit Fusion bei lateralen Bandscheibenvorfällen über eine 2-jährige Nachbeobachtungszeit gleichwertig [3449][SQ Ib]

Prophylaxe

Versorgung mit Pufferabsätzen und Vermeidung axialer Stauchungstraumen (Reiten, Kopfsprung), Arbeitsplatzberatung (Vermeidung von häufigen Drehbewegungen); alle Empfehlungen ohne sicheren Wirksamkeitsnachweis [1806]

Prognose

- **Spontanverlauf:** bis 75 % befriedigende Besserungen innerhalb von 5 Jahren [3258][SQ III]
- **bei konservativer Therapie:** 75 % gute Besserung innerhalb 4 Wochen; 10–30 % aller Patienten mit Radikulopathie unterziehen sich einer Operation; Rezidivquote bei konservativer Therapie ca. 30 % [522], [3258],[3505][SQ jeweils III]
- **bei operativer Therapie:** gute Besserung je nach Studiendesign (Untersucher-Bias!) bei 40–90 % (Übersicht bei [2903]); in prospektiver Studie mit verblindeter Befunderhebung [3505][SQ III] 26 % mit postoperativ weiterhin schweren Schmerzen; keine sichere Korrelation zwischen Schweregrad radikulärer Ausfälle, präoperativer Beschwerdedauer, zusätzlichen knöchernen Veränderungen und Therapieerfolg [2498][SQ III]; in prospektiver, randomisierter Studie mit verblindeter Befunderhebung war eine schnellere Beschwerdelinderung durch operative Behandlung zu erzielen, aber nach 1 Jahr war kein signifikanter Unterschied zur konservativ behandelten Kontrollgruppe mehr nachweisbar [3107][SQ Ib]

Lumbaler Bandscheibenvorfall/Lumboischialgie/lumbale Radikulopathie

Definitionen

- **Lumbago/Lumbalgie:** umschriebener, heftiger, drückend-ziehender Schmerz vertebral und paravertebral; akutes Auftreten („Hexenschuss") häufig beim Bücken, Wiederaufrichten, Körperdrehungen, Lastenheben, in 2/3 aber ohne eruierbaren Anlass; nur 1–2 % dieser Patienten entwickeln Ischialgie oder lumbales Wurzelsyndrom
- **Lumboischialgie:** akuter oder chronischer, meist ziehend-reißender Schmerz mit radikulärer Ausstrahlung in Gesäß und/oder Bein, verstärkt durch intradurale Drucksteigerung (Husten, Niesen, Pressen)
- **lumbales Wurzelsyndrom** (→ S. 515): motorische und/oder sensible Defizite im Kennmuskel bzw. Dermatom einer lumbalen Wurzel (am häufigsten L5)

- **pseudoradikuläres Syndrom:** Schmerzausstrahlung diffuser und selten über das Knie hinaus in den Unterschenkel

Epidemiologie

Punktprävalenz von Rückenschmerzen in Deutschland 30-40 %, 1-Jahres-Prävalenz 60-70 %, Lebenszeit-Prävalenz über 80 % [3594],[3595],[3684]; Ischialgie-Prävalenz in internationalen Studien je nach Studienpopulation 1.2 % - 43 % [2150]

Disponierende Faktoren

Fehlhaltung, Haltungskonstanz (unabhängig von Schwere der körperlichen Belastung); geringe körperliche Fitness; schwach ausgebildete Rumpfmuskulatur

Pathologie

- **Bandscheiben-Protrusion:** Vorwölbung des Nucleus pulposus im Anulus fibrosus
- **Bandscheiben-Prolaps:** Vorfall des Nucleus pulposus durch den perforierten Anulus fibrosus in den Epiduralraum
- **Bandscheiben-Sequester:** abgerissene Anteile des prolabierten Nucleus pulposus im Epiduralraum

Pathophysiologie

- Flüssigkeits-/Elastizitätsverlust des Nucleus pulposus (alters- und belastungsbedingt) und Rissbildungen im Anulus fibrosus (durch Alterung und Torsions- und Scherkräfte bedingt) → Protrusion/Prolaps → mechanische Kompression von Nervenwurzeln mit ischämischer/neurogen-entzündlicher Reaktion → Ischialgie/sensomotorische Defizite
- begleitende Fehlstellung/Fehlbelastung/degenerative Veränderungen knöcherner, ligamentärer und/oder artikulärer Strukturen → zusätzliche lokal nozizeptive/pseudoradikuläre Schmerzen, z. T. verstärkt über reflektorische Muskelverspannungen

Klinisches Bild

- **Lokalschmerz** lumbosakral
- **radikuläre Schmerzen**, evtl. pseudoradikuläre Schmerzen (tief, dumpf-brennend, schlecht lokalisierbar, selten unterhalb des Knies; Begleitparästhesien möglich, kein sensibles Defizit), evtl. zusätzlich myofasziale Schmerzen (lokal und übertragen)
- **Wurzel-/Kauda-Syndrom** (→ S. 515, S. 61)

Clinical Pathway (DGN)

LUMBALE RADIKULOPATHIE

Untersuchung

- **Anamnese:**
  - *Symptom-Anamnese:* Erfassung von Lokalisation, Qualität, Stärke, Dauer, Auslösemechanismus, Provozierbarkeit, Ausstrahlung, Erstmanifestation oder bereits rezidivierendem Auftreten der Schmerzen, sensomotorischen Defiziten, etwaigen Begleitsymptomen (Fieber, Nachtschweiß u. a.), vegetativen Störungen (Blasen-, Mastdarmfunktion, Erektionsstörungen)
  - *Grunderkrankungen:* Frage nach Karzinomerkrankungen, Traumata, chronischen Infektionen, entzündlichen Gelenkserkrankungen, Steroidtherapie, Osteoporose
  - *disponierende/chronifizierende Faktoren:* Assessment psychosozialer Faktoren und emotionaler Befindlichkeit obligat, da diese Faktoren den Verlauf am stärksten beeinflussen (depressive Störungen, passive Schmerzbewältigungsstrategien, Unzufriedenheit mit dem Beruf, Rentenbegehren, Somatisierungsneigung u. a.)
- **Inspektion:** Hautoberfläche (Zoster-Effloreszenzen), Fehlhaltung (👁, 👁), Beckenschiefstand, Trendelenburg-Zeichen, Steilstellung/Hyperlordose, Stufe in den Dornfortsätzen (Spondylolisthese)
- **radikuläre Reizzeichen:** Lasègue-Zeichen (bzw. umgekehrtes Lasègue-Zeichen bei Reizung der Wurzeln L4 und oberhalb), gekreuztes Lasègue-Zeichen, Bragard-Zeichen (unterhalb des Winkels, bei dem bei Prüfung des Lasègue-Zeichens Schmerzen angegeben werden, Dorsalflexion des Fußes → Schmerzprovokation; auch zur Abgrenzung gegen einen Dehnungsschmerz der ischiocruralen Muskulatur), Druckschmerzhaftigkeit der Valleix-Punkte
- **Körperhaltung:** Finger-Boden-Abstand, Rumpfneigung zur Gegenseite entlastet die Wurzel bei lateralem Vorfall (👁, 👁), Rumpfneigung zur selben Seite entlastet die Wurzel bei medialem Vorfall, Hyperextension bei Bandscheibenvorfall meist schmerzfrei, bei Frakturen, Facettensyndrom oder Entzündungen schmerzhaft
- **neurologischer Status:** Untersuchung der Muskeleigenreflexe an den Beinen, der Kraft der Kennmuskeln und der Oberflächensensibilität (vor allem der Algesie, die aufgrund der geringeren Überlappung der Dermatome eher betroffen ist als die Ästhesie)
- **bei V. a. funktionelle Überlagerung:** Sitzen mit langgestreckten Beinen prüfen; Wurzeldehnung entspricht der bei Prüfung des Lasègue-Zeichens; schmerzloser Langsitz bei positivem Lasègue-Zeichen spricht für funktionelle Überlagerung
- **Kombination funktioneller Tests** erhöht die diagnostische Sicherheit (GdE Ia [4229])

Zusatzdiagnostik [729],[4249],

- **LWS-Nativ-Röntgen in 3 Ebenen:** v.a. bei Patienten > 50 Jahre, vorangegangenem Trauma, Fieber, Steroidtherapie, aktueller/anamnestischer Tumorerkrankung; Darstellung von degenerativen Veränderungen, Verschmälerung des Zwischenwirbelraumes, Osteolysen, osteoporotischen Frakturen

- **Basislabor** mit Entzündungsparametern BSG, CRP, Blutbild, Eiweißelektrophorese (Spondylodiszitis), Glukose, HbA_{1c} (diabetische Radikulopathie)
- **im Einzelfall erforderlich:**
  - *LWS-CT* (👁): primär nur bei Paresen oder Blasen-/Mastdarmstörungen indiziert, sonst bei therapieresistenter, anhaltender Symptomatik (in der Regel nach 6-8-wöchiger Therapieresistenz): Ausschluss/Nachweis einer Wurzelkompression, knöcherne Veränderung im Abgangsbereich der Nervenwurzel
    - CAVE: bei Gesunden < 60 Jahre in 20-30 % asymptomatische Bandscheibenvorfälle [1902]; postoperativ waren in einer prospektiven Studie mit Bildgebung alle 3 Monate innerhalb von 2 Jahren bei 23 % der Patienten Rezidive nachweisbar, die aber bei 56 % asymptomatisch waren [2322]
    - CAVE: nicht indizierte Untersuchungen führen durch Nachweis von klinisch bzw. therapeutisch nicht relevanten pathologischen Befunden regelmäßig zur Verunsicherung von Patienten [2747]
  - *LWS-MRT* (👁): evtl. ergänzend bei unklarem CT-Befund, V.a. Raumforderung, entzündliche Veränderungen (ggf. zusätzliche Kontrastmittelgabe) (GdE Ia [2491])
  - *erweiterte Blutserologie:* Borreliose, Herpes zoster
  - *Liquordiagnostik* mit Serologie und ggf. Zytologie: Polyradikulitis, Borreliose, Meningeosis neoplastica
  - *Myelografie und CT-Myelografie:* zum Nachweis funktioneller Einschränkung bei engem Spinalkanal, segmentaler Instabilität, Torsionsskoliose, postoperativen Veränderungen und bei belastungsabhängiger Symptomatik (Myelografie im Stehen, unter Gewichtsbelastung) bzw. bei Claudicatio spinalis
  - *EMG* einschließlich der paravertebralen Muskulatur: zum Nachweis einer subklinischen motorischen Affektion (vor allem bei schmerzbedingt eingeschränkter Beurteilbarkeit der Muskelkraft) und für die lokalisatorische Zuordnung zu einer radikulären bzw. polyradikulären Schädigung (Abgrenzung gegen Plexusläsion); im Verlauf zur Erfassung einer Reinnervation bei fehlender klinischer Erholung
  - *sensible Neurografie:* zur differenzialdiagnostischen Abgrenzung einer peripheren Nervenläsion v.a. von Plexus lumbalis- oder Plexus-sacralis-Prozessen
  - *somatosensibel und motorisch evozierte Potenziale:* zur differenzialdiagnostischen Abgrenzung entzündlicher Radikulopathien
  - *Knochenszintigramm* bei V. a. Osteolysen, Tumorerkrankung

Diagnosestellung

Klinisches Bild und zur Klinik passender CT/MRT-Befund eines Bandscheibenvorfalls

Differenzialdiagnose

Facettensyndrom (→ S. 638), ISG-Syndrom (→ S. 639), Piriformis-Syndrom (→ S. 641), Arachnoiditis, lumbosakrale Plexusneuritis (Zoster, Borreliose), Meningeosis neoplastica (→ S. 282), spinale Tumoren (→ S. 407) (Neurinome, Ependymome), Metastasen (→ S. 281), Morbus Bechterew, Spondylodiszitis (→ S. 637), spinale epidurale Abszesse (Staphylokokken, Pseudomonas), projizierte Schmerzen von Beckenorganen und Retroperitoneum

Therapie: Lumbago

Aufklärung über Benignität und gute Prognose, Ermunterung zur Aufrechterhaltung körperlicher Aktivität, individuell abgestimmte nichtmedikamentöse (z.B. lokale Wärme, Entspannungsverfahren) bzw. medikamentöse Therapie (z.B. NSAR, Muskelrelaxanzien), Früherkennung von Chronifizierungsfaktoren und entsprechende Therapiesteuerung (GdE Ia [560], www.awmf.org/leitlinien/detail/ll/nvl-007.html)

Therapie: Lumboischialgie/lumbales Wurzelsyndrom, konservativ [727],[728], [729],[4249], (Leitlinie DGN [1398])

- **Indikation:** immer indiziert, solange keine absolute Indikation für einen chirurgischen Eingriff (s. u.) vorliegt; es gibt keine Belege dafür, dass ein operativer Eingriff nach einem erfolglosen mehrwöchigen konservativen Behandlungsversuch zu schlechteren Behandlungsergebnissen führt als ein sofortiger Eingriff (GdE Ia [68],[1358])
- **Ergebnisse:** Erfolgsquote 80–90 %, nach 1 Jahr bei ca. 75 % partielle oder komplette Rückbildung von Prolaps/Protrusion, „Auflösung" von Sequestern im CT [576],[3685], am ehesten bei sequestrierten Vorfällen, am wenigsten bei breitbasigen Protrusionen [576]

- **Maßnahmen im Einzelnen:**
  - *Aufklärung* über Benignität der Erkrankung („bis zu 90 % der Patienten unter konservativer Behandlung innerhalb von 4–6 Wochen ausreichend gebessert bzw. arbeitsfähig") (GdE Ia [3089]) kann bereits zu Besserung der Befindlichkeit, geringerer Inanspruchnahme medizinischer Leistungen, effektiveren Selbstbehandlungsstrategien führen (GdE Ia [1094])
  - *Verhaltensmaßregeln:*
    - schmerzlindernde Verhaltensweisen: z. B. nicht länger als 20 Minuten sitzen, keine Lasten > 10 kg heben
    - Alltagsaktivitäten möglichst wenig einschränken → schnellere Erholung; in der Regel kann innerhalb der ersten 2 Wochen wieder mit Spaziergängen, Radfahren, Schwimmen begonnen werden (GdE Ia [68])
    - Bettruhe nach Möglichkeit vermeiden bzw. maximal für 2–3 Tage, da eher nachteilig im Vergleich zu aktivem Verhalten (GdE Ia [1704],[1550])
  - *Medikamente* (CAVE: *alleinige medikamentöse Behandlung ohne o. g. Empfehlungen an den Patienten führt zu schlechterer Erholung und Gefahr der Chronifizierung*):
    - Antiphlogistika, Analgetika: keine substanzspezifischen Unterschiede in der Wirksamkeit belegt (GdE Ia [3392],[3149])
    - Muskelrelaxanzien im Akutstadium, kurzfristig eingesetzt, wirksam (GdE Ia [4250])
    - trizyklische Antidepressiva bei chronischen Schmerzen wahrscheinlich wirksam, SSRI nicht (GdE Ia [3900],[4196])
    - Antikonvulsiva: Gabapentin ist bei chronischen radikulären Schmerzen wahrscheinlich wirksam, Topiramat nicht. (GdE Ia [3149])
    - Opioide: bei chronischen Rückenschmerzen wirksam, für akute Rückenschmerzen/Ischialgien fehlen aussagekräftige Untersuchungen (GdE Ia [727],[928],[3149])
    - Steroide in oraler oder parenteraler Applikation bei akuter radikulärer Symptomatik wahrscheinlich kurzzeitig wirksam (GdE Ia [727],[3149])
    - Infliximab (monoklonaler Antikörper gegen TNF-α) in einer Studie bei radikulären Schmerzen nicht wirksamer als Placebo [2157][SQ Ib]
  - *nichtmedikamentöse konservative Therapie:*
    - Physiotherapie/Übungsbehandlung: spezifische Rücken-Übungen (Flexion, Extension, Kräftigung von Bauch-/Rückenmuskulatur, Stretching, Aerobic, McKenzie-Behandlung u. a.) sind in der Akutphase nicht effektiver als Inaktivität oder passive Maßnahmen und sollten daher erst nach Abklingen der akuten Symptomatik im Sinne einer Sekundärprävention zum Einsatz kommen (GdE Ia [1642],[721]); auch bei chronischen Rückenschmerzen wahrscheinlich wirksam (GdE Ia [4241])
    - physikalische Therapie: Kälte- (zur Schmerzlinderung in den ersten Tagen) oder Wärme-Applikation (zur Muskeldetonisierung) sind kurzzeitig und begrenzt effektiv (GdE Ia [1247]); Diathermie, Ultraschall, Bewegungsbad: Wirksamkeit nicht valide untersucht
    - Massage: wahrscheinlich wirksam im subakuten/chronischen Stadium in Kombination mit Übungsbehandlung (GdE Ia [1283])
    - manuelle Therapie: sicher und effektiv nur bei Patienten ohne radikuläre Symptome in den ersten 4 Wochen (GdE Ia [68]); spinale Manipulation/Mobilisation ist jedoch nicht effektiver als andere (risikoärmere!) konservative Behandlungsmethoden (GdE Ia [204],[3446])
    - Traktionsbehandlung: ohne sicheren Wirksamkeitsnachweis (GdE Ia [748])
    - Akupunktur: für akute Rückenbeschwerden bislang kein überzeugender Wirksamkeitsnachweis (GdE Ia [1284]); bei chronischen Rückenschmerzen sind Verum-Akupunktur und Schein-Akupunktur gleich wirksam, beide jeweils einer Standardtherapie überlegen [521],[1530][SQ jeweils Ib]
    - TENS: Wirksamkeit bei chronischen Rückenschmerzen nicht belegt (GdE Ia [4241];[2049])
    - Niedrig-Energie-Laser-Therapie: unzureichende Datenlage zur Beurteilung der Wirksamkeit (GdE Ia [4241],[4609])
    - lumbale Stützkorsette: zur Akutbehandlung nicht gesichert wirksam (GdE Ia [4233]
  - *Injektionsbehandlungen:*
    - bei akuter Radikulopathie sind transforaminale epidurale Steroidinjektionen zur raschen Schmerzreduktion wirksam, positiver Effekt auf funktionelle Beeinträchigung oder Notwendigkeit eines operativen Eingriffs nicht sicher belegt (GdE Ia [339],[3730],[3381],[181])
    - bei nicht radikulären Schmerzen > 1 Monat Dauer epidurale Injektionen mit Lokalanästhetika/Steroiden unzureichend validiert (GdE Ia [3894])

- ▸ bei chronischen radikulären Schmerzen (> 3 Monate) sind kaudale, laminäre und transforaminale epidurale Steroidinjektionen wahrscheinlich kurzzeitig wirksam, langfristige Effekte nicht belegt (GdE Ia [3055a],[786],[551]); ein aktueller RCT konnte bei caudaler Applikation auch keine kurzzeitigen Wirkungen nachweisen [1833][SQ Ia]
- *Multidisziplinäre Behandlungsprogramme:* im chronischen Stadium sind Kombinationen aus Physiotherapie, Verhaltenstherapie, Entspannungsübungen, Bewegungstraining und Gesundheitsunterweisungen effektiv (GdE Ia [1524],[1679],[4241])

Therapie: Lumboischialgie/lumbales Wurzelsyndrom, chirurgisch [1358])

- **Indikation:** Kauda-Syndrom mit Paraparese und/oder Blasen-/Mastdarm-Lähmung; hochgradige/progrediente Paresen von funktionell bedeutsamen Muskeln (Kraftgrad < 3/5 auf der MRC-Skala, → S. 816), relativ indiziert bei therapierefraktären Schmerzen trotz ausreichend intensiver konservativer Behandlung über mindestens 4 Wochen (in der Regel 8–12 Wochen)
- **Methoden:**
  - *offen-chirurgische Verfahren:*
    - ▸ Methode: Hemilaminektomie und mikrochirurgische Entfernung des Prolaps bzw. Sequesters bzw. Ausräumen des Bandscheibenfachs; alleinige Entfernung von Prolaps bzw. Sequester führt neben kürzerer OP-Dauer wahrscheinlich auch zu rascherer Arbeitsfähigkeit und geringeren Schmerzrezidiven, aber auch zu höherer Rate an Rezidiv-Prolapsen (GdE Ia [4405])
      - ▹ mikrochirurgische vs. konventionelle Technik: Studienergebnisse nicht sicher verschieden; Wahl des Operationsverfahrens mehr von der jeweiligen Erfahrung des Chirurgen abhängig machen [3191][SQ III]
      - ▹ Einsatz eines tubulären Zugangssystems bei Mikrodiskektomie ohne Vorteil gegenüber konventionellem Zugang mit Muskelretraktor [191],[192][SQ jeweils Ia]
    - ▸ günstigster Zeitpunkt: individuelle Entscheidung von Patient und Behandler, da hierzu keine validen Kriterien vorliegen [193]
    - ▸ Ergebnisse: effektive klinische Besserung (bei sorgfältiger Indikationsstellung) bei bis zu 90 % der Patienten, die nicht auf konservative Therapie ansprechen; Rezidivquote 2-18 %, davon 80 % innerhalb der ersten 5 Jahre [2645],[1319]; im Langzeitverlauf Vorteil der Operation gegenüber der konservativen Behandlung nicht sicher belegt (GdE Ia [1850])
    - ▸ Erfolgsprognose: bio-psychosoziale Faktoren für ein schlechteres Ergebnis sind niedriges Bildungsniveau, höhere präoperative Schmerzen, berufliche Unzufriedenheit, lange Krankschreibung, passives Vermeidungsverhalten, Ängstlichkeit, Depessivität und Somatisierung (GdE IIa [912],[660])
    - ▸ Komplikation: postoperative Diszitis (→ S. 637) 0,1–3 %
  - *minimal-invasive Verfahren:*
    - ▸ allgemein: zumindest teilweise noch als experimentell einzustufen; eine belastbare Datengrundlage, die eine Einsatzempfehlung für die Routineversorgung rechtfertigt, existiert derzeit nicht (GdE Ia [2492])
    - ▸ perkutane transforaminale endoskopische Nukleotomie:
      - ▹ Indikation: sequestrierte/nicht sequestrierte Bandscheibenvorfälle
      - ▹ Ergebnisse: Vorteile gegenüber Standard-Mikrodiskektomie bislang nicht mit ausreichender Evidenz nachgewiesen (GdE Ia [2873])
    - ▸ perkutane Laser-Diskektomie: unzureichende Datenlage zur Bewertung der Effektivität im Vergleich zu Standardverfahren (GdE Ia [1358],[3804])
    - ▸ Chemonukleolyse (nur noch selten eingesetzt):
      - ▹ Indikation: Bandscheibenprotrusion oder nicht sequestrierter Bandscheibenprolaps bei Patienten, die Alternative zu offen-chirurgischem Eingriff wünschen
      - ▹ Ergebnisse: besser als Placebo, jedoch schlechter als Diskektomie; erfordert mehr Zweiteingriffe; Ergebnisse einer Diskektomie nach fehlgeschlagener Chemonukleolyse vermutlich schlechter als nach primärer Diskektomie
      - ▹ Komplikationsrate vermutlich geringer als bei Diskektomie
    - ▸ spinale Neurostimulation (Spinal Cord Stimulation, SCS, → S. 803): Wirksamkeit beim „failed back surgery syndrome" ausreichend gut belegt (GdE Ia [3792])
- **postoperative Rehabilitation** (GdE Ia [2994]):
  - *keine Empfehlung einer Einschränkung der Alltagsaktivitäten* (kein Beleg für die Notwendigkeit, sich nach der ersten Bandscheibenoperation einschränken zu müssen)
  - Wirksamkeit verschiedener Behandlungsstrategien und günstigster Zeitpunkt unklar
  - intensive Übungsbehandlung, beginnend 4–6 Wochen postoperativ, führt schneller als schonende Übungen zur Verbesserung des funktionellen Status und Wiedereingliederung in das Berufsleben, ohne die Rate von Rezidiven/Re-Operationen zu erhöhen; hinsichtlich der Langzeitergebnisse unterscheiden sich beide Strategien nicht
  - Training unter professioneller Anleitung ist nicht gesichert effektiver als selbständige häusliche Übungsbehandlung
  - multidisziplinäre Behandlungsprogramme sind nicht gesichert effektiver als eine Standardtherapie
  - postoperative Nachbehandlungsprogramme, die speziell auf die Wiedereingliederung in das Berufsleben abzielen, sind für noch Erwerbstätige möglicherweise effektiver als eine Standardtherapie
- **kontraindiziert:** manuelle Therapie bei neurologischen Defiziten
- **obsolet:** intraglutäale Injektionen steroidhaltiger Analgetikazubereitungen (→ subkutane Fettgewebenekrosen)

Prophylaxe

- **Maßnahmen:** Ausgleich von Beinlängendifferenzen (Schuhsohlenerhöhung), ggf. Gewichtsreduktion, Haltungsschulung (Keilkissen) und Körperwahrnehmungsschulung, Arbeitsplatzberatung (Vermeiden von häufigen Torsionsbewegungen), Freizeitsport (Wandern, Schwimmen, Radfahren, Ski-Langlauf); Einlagen für Schuhe sind nicht präventiv wirksam (GdE Ia [3483])
- **Wirksamkeit:**
  - *multidisziplinäre biopsychosoziale Rehabilitationsprogramme* in Kombination mit Arbeitsplatzbegehungen zur Sekundärprophylaxe wahrscheinlich wirksam (GdE Ia [1984])
  - *„Rückenschulen" für Berufstätige*, die im beruflichen Umfeld durchgeführt werden, zur Sekundärprophylaxe bei chronischen und rezidivierenden Verläufen wahrscheinlich wirksam (GdE Ia [1703])
  - *arbeitsplatzorientierte Behandlungsprogramme* für arbeitsunfähige Berufstätige mit subakuten und chronischen Rückenschmerzen können die Zahl der Krankheitstage reduzieren (GdE Ia [3547]), v.a. bei Patienten, die mit ihrer beruflichen Tätigkeit unzufrieden sind oder bei denen ein Arbeitsplatzverlust droht [3912][SQ Ia]
  - *spezifische Rücken-/Rumpf-Gymnastik mit Kräftigungsübungen:* zur Primärprävention bzw. Rezidivprophylaxe von Rückenschmerzen gesichert wirksam (GdE Ia [396], [721])
  - *Trainingsprogramme zum rückenschonenden Heben* und Bewegen von Lasten auch unter Verwendung von geeigneten Hilfsmitteln (z.B. Lifter): kein präventiver Effekt (GdE Ia [4275])
  - *lumbale Stützkorsette*: weder für die Primär- noch die Sekundärprävention gesichert wirksam (GdE Ia [4233],[396]

Lumbale Spinalkanalstenose/Claudicatio spinalis

Epidemiologie

Betroffen vor allem mittleres bis höheres Lebensalter, M > F; zunehmende Bedeutung durch steigende Lebenserwartung: Zunahme der Operationen bei über 65-Jährigen in den USA von 1979 bis 1992 um das 8-Fache [743]; z.T. erhebliche alltagsrelevante Behinderungen bei geriatrischen Patienten [4119]

Pathophysiologie [3196],[1331]

- konstitutionelle oder durch Degeneration/Trauma/Infektion/operativen Eingriff im Bewegungssegment entstandene knöchern-ligamentäre Stenose der Recessus laterales und/oder des Spinalkanales, teilweise mit einer Olisthesis (auch eine alleinige degenerative Olisthesis ist als Ursache einer Stenose möglich) einhergehend → bewegungs- und belastungsabhängige, meist multisegmentale Schmerzen bzw. sensomotorische Defizite, wobei neben mechanischen Irritationen der Nervenwurzeln auch eine arterielle Ischämie bzw. venöse Abflussbehinderung der Vasa nervorum als symptomverursachend diskutiert werden
- funktionelle Zunahme der Stenose bei Lordorsierung durch stärkere Bandscheibenprotrusionen, Einfaltungen der intraspinalen Ligamente sowie Annäherung benachbarter Intervertebralgelenke; entsprechende Verminderung durch kyphosierende Haltung

Klinisches Bild

- **Stadium 1 – Claudicatio intermittens spinalis:** intermittierende Dysbasie nach bestimmter Gehstrecke mit ein- oder beidseitig, auch assymetrisch in die Beine ausstrahlenden Schmerzen, flüchtigen sensomotorischen Defiziten, Schwere-/Schwächegefühl, nächtlichen Krämpfen, reversibel durch Kyphosierung der LWS (Vorbeugen des Rumpfes, Hinsetzen); Schmerzen beim Bergabgehen, Besserung beim Bergaufgehen (im Gegensatz zur Claudicatio bei AVK); Radfahren über längere Strecken eher möglich als Gehen
- **Stadium 2 – intermittierende Paresen:** Verkürzung der schmerzfreien Gehstrecke, Schmerzen in Rückenlage bei lordosierter LWS, persistierende sensible Defizite, Reflexausfälle und intermittierende Paresen
- **Stadium 3 – persistierende, progrediente Paresen** bei teilweise zurückgehenden Schmerzen (Schädigung/Ausfall der Schmerzfasern)

Untersuchung [4012],[172], [2005]

- **im frühen Stadium** meist unaufälliger neurologischer Untersuchungsbefund, pathologische Befunde evtl. erst nach symptominduzierenden Funktionstests (z.B. Schmerzen im Oberschenkel nach lumbaler Extension für ≥ 30s); breitbasiges Gangbild und pathologischer Romberg-Test stützen die Diagnose
- bei einseitiger Betonung von Rezessusstenosen und gleichzeitigem Bandscheibenprolaps evtl. positives Lasègue-Zeichen und radikulär akzentuierte senso-motorische Defizite

Zusatzdiagnostik

- **MRT der LWS:** Darstellung einer knöchernen/bandscheibenbedingten Spinalkanalstenose, von alternativen Ursachen der Symptomatik (Raumforderungen, Tethered cord, entzündliche meningeale Veränderungen); alternativ CT der LWS
- **motorisch evozierte Potentiale:** im Einzelfall bei polysegmentalen Stenosen Identifikation der klinisch relevanten Stenose [271],[3723]
- **Funktions-/Belastungs-Myelografie mit anschließendem Myelo-CT** (👁) v.a. zur OP-Planung; Ausprägung des Befundes in der Bildgebung korreliert jedoch kaum mit der Intensität der klinischen Symptomatik [2446],[3807],[3774]

Diagnosestellung [4012]

Typische Anamnese und Nachweis der spinalen Enge im CT/MRT (👁) oder Myelo-CT; CAVE: asymptomatische lumbale Stenosen finden sich in bis zu 28 % der Erwachsenen-Population [1883]

Differenzialdiagnose

- **„buttock claudication":** belastungsabhängige Ischämie der Cauda equina durch Stenose der A. iliaca oder ihrer Äste (vor allem der A. hypogastrica) → proximale belastungsinduzierte Schmerzen und Parästhesien, die nicht auf die für die Claudicatio spinalis typische Entlastungshaltung ansprechen
- **neurogene Claudicatio** bei spinalen Angiomen, Lériche-Syndrom (Aortenbifurkations-Syndrom), spinalen Tumoren (→ S. 407)
- **Claudicatio intermittens bei pAVK:** Schmerzlinderung bereits beim Stehenbleiben, typische Risikofaktoren, fehlende Fußpulse, fehlende Besserung auf Entlastung der LWS

Therapie [1331],[4404], [4405]

- **Allgemeines:** aufgrund des initial nicht vorhersehbaren Spontanverlaufs zunächst immer konservatives Vorgehen, unabhängig davon, ob mono- oder multisegmentale Stenosen vorliegen [3049]
- **konservative Therapie:**
  - *Indikation:* grundsätzlich primäre Therapie, auch bei mono- oder multisegmentalen Stenosen, da der Spontanverlauf nicht vorhersehbar ist und mit längeren, beschwerdefreien Intervallen bzw. Stagnation einhergehen kann [1554],[340],
  - *Methoden* wie bei lumbalem Bandscheibenvorfall (bislang ohne gesicherten Wirksamkeitsnachweis) (GdE Ia [4136],[1331]):
    - akut: Analgetika, Antiphlogistika, balneophysikalische Anwendungen; ergänzende Gabe von Gabapentin kann wirksam sein [4582]
    - nach Abklingen akuter Beschwerden Physiotherapie zur Entlastung und Stabilisierung des betroffenen Segments (Flexionsübungen, Stärkung der Rumpfmuskulatur), ggf. Flexionskorsett; kaudale epidurale Lokalanästhetika-/Steroidinjektionen können zu über Monate anhaltenden Symptomverbesserungen führen (GdE Ia [786])
- **operative Therapie**
  - *Wirksamkeit:* Überlegenheit der operative Therapie gegenüber der konservativen belegt [210]$^{\text{SQ IIb}}$, [2539]$^{\text{SQ Ib}}$, [4436]$^{\text{SQ Ib}}$, [211]$^{\text{SQ III}}$, [4434],[4435]$^{\text{SQ Ib}}$
  - *Indikation:* nach Versagen konservativer Behandlungsmethoden über 8–12 Wochen oder initial schon starken Schmerzen, progredienten sensomotorischen Defiziten bei kongruenten klinischen und radiologischen Befunden
  - *Methode:* Dekompressionslaminektomie mit Abtragung von Dornfortsätzen, Wirbelbögen, Ligamenta flava und Anteilen der Facettengelenke
    - alternativ interlaminäre Techniken mit Schonung der Mittellinienstrukturen: bilaterale Fensterung bzw. unilaterale Fensterung mit unterschneidender Dekompression zur Gegenseite
    - bei Segmentinstabilität (häufig bei zusätzlicher Olisthesis, Skoliose) evtl. mit Fusion, kann den Therapieerfolg verbessern (GdE Ib [4404]), Art der Fusionsmethode ohne Einfluss auf das Langzeitergenis [42]$^{\text{SQ Ib}}$
  - *Ergebnisse* in überwiegend retrospektiven Untersuchungen in 50-80 % gut (GdE III [4404])
    - positive präoperative Ergebnisprädiktoren:
      - monosegmentale Stenose und degenerative Olisthesis (besser als multisegmentale Stenosen) [3049]$^{\text{SQ Ia}}$
      - isolierte degenerative Olisthesis [3080]$^{\text{SQ Ib}}$
    - negative präoperative Ergebnisprädiktoren: Depressivität, kardiovaskuläre Begleiterkrankungen, Gangstörungen, Skoliose (GdE Ia [33])
    - transforaminale, endoskopische Operationsverfahren: bislang keine validen Vergleichsstudien [2645]

Verlauf

Ca. 20-40 % der konservativ behandelten Patienten mit leichter bis mäßiggradiger Symptomschwere unterziehen sich im Verlauf von 2 bis 10 Jahren einer Operation, von den verbleibenden erfahren 50-70 % eine Beschwerdebesserung (GdE IV [4404])

Infektiöse Spondylodiszitis

(Co-Autor: C. Bogdan)

Definition

Infektion der Bandscheibe (= Diszitis) mit Ausbreitung auf die benachbarten Wirbelkörper (= Spondylitis = Osteomyelitis der Wirbelkörper); engl. oft als *„vertebral osteomyelitis"* bezeichnet; isolierte Spondylitis oder Diszitis selten

Epidemiologie

Inzidenz 0,4-5/100 000 bzw. ca. 10 Fälle pro 100 000 Krankenhausaufnahmen, 3-5 % aller Osteomyelitiden [4178], [810], [3849]; möglicherweise deutlich häufiger

Erreger

- **Bakterien:** bei spontanem Auftreten ca. 50 (30–80) % Staphylococcus aureus, 20–40 % gramnegative Bakterien (vor allem Enterobakterien [E. coli, seltener Proteus, Serratia, Klebsiella spp.], HACEK-Gruppe [Hämophilus (Aggregatibacter) aphrophilus, Actinobacillus (Aggregatibacter) actinomycetemcomitans, Eikenella corrodens, Kingella kingae], Pseudomonas aeruginosa, Salmonella enterica, Brucella spp., Pasteurella multocida; Bacteroides spp., Fusobacterium spp.), 5–20 % Streptokokken (z. B. S. pyogenes, S. agalactiae, Viridans-Streptokokken [S. sanguis, S. bovis], Enterokokken), 3–5 % Staphylococcus epidermidis [2918],[582]; Erregerverteilung variiert in Abhängigkeit von der Ätiopathogenese (s. u.)
- **„spezifische" Spondylodiszitis (Skeletttuberkulose, Spondylitis tuberculosa, Pott´s disease):** Mycobacterium-tuberculosis-Komplex
- **selten: Pilze** (z. B. Candida albicans, Aspergillus fumigatus)
- **sehr selten:** Parasiten (z. B. Echinococcus cysticus)

Ätiologie/ Pathogenese

- **endogene (spontane) Spondylodiszitis:** hämatogene (oder lymphogene) Aussaat ausgehend von einem wirbelkörperfernen Streuherd (z.B. Herz [Endokarditis/Bakteriämie]; Haut [z.B. Ulzera, Furunkel]; Harnwege [bei ♂ >60 J. Prostatitis!]; Mundhöhle [Zahnstatus!Atemwege], Pneumonie; Darm [z.B. infektiöse Enteritis; Cholecystitis; Divertikulitis, exulzeriertes Coloncarcinom]); Fokus oftmals nicht definierbar; seltener Infektion per continuitatem fortgeleitet
- **exogene Spondylodiszitis:**
  - *wirbelsäulennahe Injektionen* (häufig; z. B. Nervenwurzelblockaden, Facettendenervierungen, Periduralanalgesien, intrakutane Injektionen [„Quaddeln"], Epiduralkatheter)
  - *operative Eingriffe an der Wirbelsäule* (z. B. mikro- oder makrochirurgische Eingriffe an der Bandscheibe; 0,1–3 % der lumbalen Bandscheiben-Operationen; bei zervikalen Bandscheiben-Operationen sehr selten)
    - Früh-Spondylodiszitis: 5–14 Tage nach Operation
    - Spät-Spondylodiszitis: 4–8 Wochen nach Operation
  - *diagnostische Eingriffe* (selten): Lumbalpunktion, Myelografie, translumbale Angiografie
  - *Tierbisse* (selten)
- **„aseptische Spondylodiszitis":** Fremdkörperreaktionen; auch vorgetäuscht durch falsch negative Befunde bei anaeroben Keimen, Fehlpunktion

Disponierende Faktoren

Diabetes mellitus, Adipositas, Multimorbidität, Alter, i. v. Drogenabusus; Immunsuppressiva, HIV, Sichelzellanämie; operative Eingriffe; Wirbelsäulentraumata

Klinisches Bild

Rückenschmerzen (nachts oft verstärkt; Stauchungsschmerz [Autofahren!]), subfebrile Temperaturen oder Fieber (nicht obligat!), evtl. neurologische Symptome; betroffene Regionen LWS (ca. 60 %) > BWS (ca. 30 %) > lumbosakraler oder thorakolumbaler Übergang (ca. 10 %); selten HWS

Untersuchung

Schonhaltung; Klopfschmerz der Dornfortsätze, lokaler Druckschmerz (ggf. gering oder fehlend); schmerzhafte Beugung und Wiederaufrichtung; eingeschränkte Wirbelsäulenbeweglichkeit

Zusatzdiagnostik

- **Labor:** Entzündungszeichen (BSG oft >80 mm/h; CRP-Erhöhung; positive Blutkultur; evtl. Leukozytose), Erhöhung der alkalischen Phosphatase (80 %)
- **Bildgebung:**
  - *MRT* = Verfahren der Wahl, aussagefähig frühestens 1 Woche nach Erkrankungsbeginn: Läsionen T1-hypointens, später T2-hyperintens (👁), Kontrastmittelgabe zur Differenzierung degenerativer Veränderungen; Sensitivität und Spezifität >90 % [3898], [3849]
  - *CT* zur Darstellung der knöchernen Destruktionen; nach Kontrastmittelgabe gute Darstellung paravertebraler Abszedierungen
  - *ggf. PET mit Fluor-18-Fluorodeoxyglucose* zur Unterscheidung zwischen beginnender Spondylodiszitis und degenerativen Veränderungen an den Endplatten der Wirbelkörper [3849]
- **Erregernachweis** muss erzwungen werden; am besten vor Therapiebeginn durch Blutkulturen und intraoperative Probenentnahme; CT-gesteuerte Feinnadelpunktion (geringere Sensitivität)

Diagnosestellung

Klinisches Bild, Wirbelsäulenveränderungen in der Bildgebung, Erregernachweis in der Blutkultur oder im Probenmaterial

Differenzialdiagnose Wirbelkörper(kompressions)frakturen; degenerative Wirbelsäulenprozesse, Diskushernien, M. Scheuermann; abakterielle/sterile/primär chronische Osteomyelitis (z. B. SAPHO-Syndrom); rheumatoide Arthritis, Spondyloarthropathien (z. B. Morbus Bechterew); Malignome (Wirbelkörpermetastasen; Plasmozytom)

Therapie

- **Grundprinzip:** Ruhigstellung des betroffenen Wirbelsäulenabschnitts, antibiotische Therapie, evtl. Debridement und Dekompression des Spinalkanals; Analgetikatherapie
- **Ruhigstellung:** Lastenverteilung auf nicht betroffene Wirbelgelenke durch reklinierende Orthesen mit dadurch möglicher voller Mobilisierung des Patienten; bei größeren Defekten der ventralen Säule, Infektion der unteren LWS oder des lumbosakralen Übergangs Bettruhe für mindestens 6 Wochen, Mobilisierung bei radiologisch sichtbarem Beginn der knöchernen Durchbauung
- **Antibiose:** bisher kaum kontrollierte Studien [1452],[3950]; grundsätzlich Kombinationstherapie; Beginn erst nach Abnahme von mehreren Blutkulturen (3 × 2); hohe Bakterizidie und Gewebe-/(Knochen-)gängigkeit sind kritisch; Betalaktamase-stabile Substanzen (ohne separaten Betalaktamase-Inhibitor) sind zu bevorzugen; Therapiedauer minimal 6 Wochen (initial immer i. v. für mindestens 2 Wochen, danach oral für mindestens 4 Wochen; manche Autoren empfehlen bis 6 Wochen nach Normalisierung der Entzündungsparameter)
  - *kalkulierte Initialtherapie bei endogener Spondylodiszitis* (S. aureus und Enterobakterien):
    - Cefuroxim (Zinacef®) 3 × 2(-4) g i. v./d oder Cefotaxim (Claforan®) 3 × 4 g i. v./d oder Ceftriaxon (Rocephin®) 2 × 2 g i. v./d (oder Ampicillin/Sulbactam [Unacid®] 3-4 × 2-3 g i. v./d oder Amoxicillin plus Clavulansäure [Augmentan®] 3 × 2,2 g i. v./d)
    - *plus*
    - Fosfomycin (3 × 5 g i. v./d) oder Rifampicin (Rifa®) (1 × 600 mg i. v./d) oder Levofloxacin (1–2 × 0,5 g i. v./d)
    - CAVE: In der kalkulierten Initialtherapie kein Einsatz von Clindamycin (ca. 20–25 % Resistenzen bei S. aureus; unzuverlässig wirksam bei HACEK-Bakterien)
  - *kalkulierte Initialtherapie bei postoperativer Spondylodiscitis* (u. a. Methicillin-empfindliche [MSSA/MSSE] oder -resistente [MRSA/MRSE] Staphylococcus aureus- oder S.-epidermidis-Stämme, Pseudomonas aeruginosa):
    - Meropenem (Meronem®; 3 × 2 g i. v./d) oder Ceftazidim (Fortum®; 3 × 2 g i. v./d) oder Cefepim (Maxipime®; 2 × 2 g i. v./d)
    - *plus*
    - Vancomycin (2 × 1 g i. v./d) oder Linezolid (Zyvoxid®; 2 × 600 mg p. o./d)
  - *nach Vorliegen der mikrobiologischen Diagnose* erregerspezifische Therapie unter Berücksichtigung von Antibiogramm, Knochen- und Gewebegängigkeit; beim häufigen MSSA:
    - Cefazolin (Elzogram®; 3 × 2 g i. v./d) oder Flucloxacillin (Staphylex®; 3 × 2 g i. v./d)
    - *plus*
    - Fosfomycin (3 × 5 g i. v./d) oder Rifampicin (Rifa®) (1 × 600 mg i. v./d) oder Levofloxacin (1–2 × 0,5 g i. v./d) oder Clindamycin (Sobelin®) (3 × 600 mg i. v./d)
- **operativ:** Nekroseentfernung und Spondylodese (eine ventrale instrumentelle Stabilisierung und Fusion mit autologem Knochenmaterial ermöglicht eine frühere Mobilisierung als die dorsale Stabilisierung [2418][SQ Ib])
  - *Indikation:*
    - raumfordernde Wirkung bzw. neurologische Ausfälle, Instabilität, intraspinale Raumforderung, Sepsis
    - fehlende Fusionsreaktion, fortschreitende Destruktion oder
    - ausbleibende klinische Besserung nach 4–6-wöchiger konservativer Therapie

Komplikationen Epidurale Spinalabszesse, paravertebrale Abszesse, sekundäre Erregeraussaat (Psoas-Abszess, Osteomyelitis, Endokarditis, Sepsis), neurologische Dauerschäden (z. B. motorische Defizite, Hypästhesien), Wirbelkörperdestruktion

Prophylaxe der postoperativen Spondylodiszitis Perioperative Antibiotikagabe („single shot"), Wirkung nicht erwiesen

Facettensyndrom

Definition Pseudoradikuläres Schmerzsyndrom, ausgehend von den Gelenkfacetten der Interpedunkulargelenke; früher als eigenständiges Schmerzsyndrom umstritten [1842], aufgrund neuerer neuroanatomischer, neurophysiologischer und biomechanischer Untersuchungen heute allgemein akzeptiert [448],[2545]

Epidemiologie

Prävalenz bei heterogenen Patientenpopulationen mit unspezifischen Rückenschmerzen im Lumbalbereich 21-40 % [866], Thorakalbereich 34–48 % [1137], Zervikalbereich 36–54 % [1137]

Pathophysiologie

Gelenkdistorsionen/degenerative Gelenkveränderungen/chronische Fehlbelastungen → durch freie Nervenendigungen von Gelenkkapsel, Synovia und Periost der Interpedunkulargelenke über mediale Äste des Ramus dorsalis des Spinalnerven vermittelte nozizeptive Schmerzen

Klinisches Bild

- **allgemein:** diffus-flächiger, tief empfundener, häufig stechend-brennender Schmerz, im Bereich der LWS meist durch Hyperlordosierung provozierbar; einschießender Charakter bei Fehlbewegungen
- **HWS:** bewegungsabhängig, provoziert durch axiale Stauchung und Drehung in Richtung der muskulären Verspannung; Schmerzausstrahlung C3,4 → Nacken, C5,6 → Schulter, Arm
- **BWS:** „heller" Schmerz in der Brustwand, bewegungsabhängig (Rotation, Reklination), Überlagerung durch anhaltenden muskulären Spannungsschmerz
- **LWS:** Schmerzausstrahlung: obere LWS → Beckenkamm, Kreuzbeinkante, Leiste; untere LWS → Iliosakralgelenkregion, Trochanter, Oberschenkelrückseite, Sitzbein, Unterschenkel (selten)

Untersuchung

- evtl. Nachweis einer Blockierung im Bewegungssegment mittels manuell-segmentaler Untersuchungstechniken, Rüttel- und Klopfschmerz über den betroffenen Segmenten
- zuverlässige Untersuchungstechniken zur Abgrenzung von anderen schmerzauslösenden spinalen Strukturen gibt es nicht; auch korrelieren weder die klinischen noch die bildgebenden Befunde mit den Ergebnissen einer diagnostischen Facettengelenksblockade [2545]

Zusatzdiagnostik

Röntgen der WS in 2 Ebenen: Fehlstellung, Spondylarthrose (kein zwingendes Kriterium für Diagnosestellung)

Diagnosestellung

- **vergleichende diagnostische Blockade** mit 2 unterschiedlich lang wirkenden Lokalanästhetika zu 2 verschiedenen Untersuchungszeitpunkten bzw. eine zusätzliche Placebo-Testung mit physiologischer Kochsalzlösung
  - *Techniken:* intraartikuläre Injektion unter Durchleuchtung mit Lagekontrolle durch Kontrastmittel oder gezielte Lokalanästhesie der beiden mittleren Äste des Ramus dorsalis unter Durchleuchtung
  - *positive Beurteilung* bei mindestens 80 %iger Schmerzreduktion durch Messung mit validierten Skalen und Befähigung zur Durchführung zuvor schmerzhaft eingeschränkter Bewegungen
- Einzelblockaden zeigen eine hohe Rate an falsch-positiven Resultaten (zervikal 27–63 %, thorakal 42–58 %, lumbal 17-49 %)[2545]
- früher empfohlene Provokationstests mit z. B. hypertoner NaCl-Lösung sind unzuverlässig [3697],[2545]

Therapie

- **nichtinvasiv:** Manipulations-Techniken bei akut aufgetretener Segmentblockade, manuelle Mobilisierung unter Entlastung bei längerdauernder Symptomatik mit allmählichem Belastungsaufbau, Üben und Trainieren der Beckenaufrichtung unter Vermeidung der Lordosebelastung
- **invasiv:**
  - *Facettenblockade:*
    - intraartikuläre Injektion von Lokalanästhetika und Steroiden nach vorangegangener erfolgreicher diagnostischer Blockade unter o.g. Kriterien; Evidenz für Wirksamkeit im Lumbalbereich gering, für den Zervikalbereich unzureichend, für den Thorakalbereich fehlend (GdE Ia [2544])
    - Blockade der medialen Äste des Ramus dorsalis mit langwirksamen Lokalanästhetika (beigemischte Steroide ohne zusätzlichen Effekt); befriedigende Evidenz für mindestens 3-monatige Besserung zervikal (GdE Ia [1137]), thorakal (GdE Ia [212]) und lumbal (GdE Ia [866])
  - *perkutane Thermokoagulation* der medialen Äste des Ramus dorsalis des Spinalnerven: mäßige Evidenz für über 6-monatige Besserung im zervikalen (GdE Ia [1137]) und lumbalen Bereich (GdE Ia [866]); für den thorakalen Bereich fehlen valide Studien (GdE Ia [212])

Iliosakralgelenk-Syndrom

Definition

Pseudoradikuläres Schmerzsyndrom, ausgehend vom Iliosakralgelenk

Epidemiologie Prävalenz bei Patienten mit unspezifischen Rückenbeschwerden 10–38 % [2544]

Disponierende Faktoren/Ätiologie [1225] Degenerative Veränderungen des ISG und der lumbosakralen WS mit sekundärer Fehlbelastung der ISG; Haltungsschwäche, einseitige Belastungen, mangelnder Trainingszustand der Bauch- und Rückenmuskulatur; Sturz auf das Gesäß, Trauma durch KFZ-Heckaufprall, unvorhergesehener Tritt in ein Loch; gehäuftes Auftreten nach lumbalen Fusionsoperationen [2534]

Pathophysiologie Potenziell schmerzauslösende Strukturen nicht nur intraartikulär, sondern auch im Bereich der periartikulären Ligamente [4025],[4026]

Klinisches Bild Schmerzen im Bereich Sakrum, Gesäß, dorsolateraler Ober- und Unterschenkel; Provokation durch Heben von Lasten und Aufrichten aus dem Bücken, längeres Stehen; Schmerzzunahme im Tagesverlauf

Untersuchung

- **Einzeltests** nur eingeschränkt verlässlich; in Kombination höhere Validität (GdE Ia [1580],[4027])
- **Mennell'sches Manöver:** Patient umfasst in Seitenlage sein Knie auf der (untenliegenden) gesunden Seite (Hüftbeugung) → Schmerzprovokation durch Retroflexion des Beines auf der betroffenen Seite; Druckschmerz über dem betroffenen ISG
- **Vorlaufphänomen:** Untersucher legt am stehenden Patienten beide Hände von hinten auf Darmbeinkamm, Daumen auf die Spina iliaca posterior superior beidseits → bei Rumpfbeuge des Patienten mit gestreckten Knien ipsilateraler Hochstand des Daumens auf der betroffenen Seite
- **Federtest:** Patient in Bauchlage, Druck mit dem Daumen auf die Spina iliaca posterior superior nach ventral → Schmerzangabe im betroffenen ISG; Gegenprobe: Druck auf das benachbarte Sacrum führt zur Entlastung

Diagnosestellung

- Injektion von Lokalanästhetikum mit Kontrastmittel in das klinisch betroffene Gelenk mit radiologischer Kontrolle
- positive Testbeurteilung bei mindestens 80%iger Schmerzreduktion und Befähigung zur Durchführung zuvor schmerzhaft eingeschränkter Bewegungen
  - CAVE: ca. 20-54 % falsch positive Resultate bei nur einmaliger, unkontrollierter Testung, daher vergleichende Blockaden mit kurz- und langwirksamem Lokalanästhetikum bzw. Placebo-Injektion (physiologische NaCl-Lösung) für verlässliche Diagnosestellung erforderlich [2544]

Differenzialdiagnose Sakroiliitis infektiöser/immunologischer Genese, überlagerndes Wirbelgelenksfacetten-Syndrom, überlagerndes ligamentäres Syndrom, beginnender Morbus Bechterew

Therapie [1225]

- **akut:** Antiphlogistika, Wärme-/Kälteapplikation; intraartikuläre Injektion von Lokalanästhetika kombiniert mit Steroiden bewirkt bei einigen Patienten mehrere Monate anhaltende Besserungen (allerdings keine validen Studien zur Wirksamkeit (GdE Ia [3454])); bessere Ergebnisse bei zusätzlicher Einbeziehung periartikulärer ligamentärer Strukturen in die Injektionsbehandlung [2504],[471]; für die Thermokoagulation der das Iliosakralgelenk innervierenden Nervenfasern nur schwache Evidenz (GdE Ia [3454])
- **postakut:** lokal manuelle Anwendungen; Übungsbehandlung zur Kräftigung der Beckenmuskulatur und verbesserten dynamischen Haltungskontrolle; muskulärer Ausgleich zwischen Rumpf und unteren Extremitäten; ggf. Orthesen bzw. Gurte zur Beckenstabilisierung/Entlastung der Iliosakralgelenke

Verlauf Chronisch-rezidivierend in Abhängigkeit von Belastungsvermeidung, konsequentem Rückentraining

Kokzygodynie [708],[144]

Definition Ziehende, stechende Schmerzen in der Steißbeinregion mit wechselnder Ausstrahlung

Epidemiologie < 1 % aller Patienten mit Rückenschmerzen; F:M=5:1

Disponierende Faktoren Adipositas

Ätiologie

- **idiopathisch (ca. 30 %)**
- **traumatisch:** postpartal, nach Stauchungstraumen, Frakturen, Dislokation
- **postoperativ:** z. B. Rektumoperation
- **chronische Mikrotraumen:** „television bottom"
- **Raumforderungen:** kaudal dislozierter Bandscheibenvorfall (selten), Kaudatumoren, ossäre Missbildungen, Prozesse der Nachbarorgane (Rektumkarzinom), Metastasen
- **entzündliche Prozesse der Nachbarorgane:** Anus, Uterus, Prostata, anorektale Fisteln, Gelenke

- **Arachnoiditis:** unterer Subarachnoidalraum als „Schlammfang" z. B. früher nach Gabe von öligen Kontrastmitteln bei Myelografie
- **orthopädische Erkrankungen:** Dislokation/Arthrosis deformans der Facettengelenke, Morbus Bechterew
- **psychische Störungen:** z. B. depressive Störung mit Somatisierung

Pathophysiologie Unbekannt; diskutiert werden u.a. traumatisch bedingte Instabilität des Steißbeins, überlastete Bandstrukturen, chronische muskuläre Verspannungen der umgebenden Beckenmuskulatur

Klinisches Bild Quälende, ziehend-brennende Schmerzen, belastungsabhängig, provoziert durch längeres Sitzen auf harter Unterlage, längeres Stehen, Vornüberbeugen, Heben, Defäkation, Geschlechtsverkehr; meist keine Sphinkter- und Erektionsstörungen

Untersuchung Schmerzprovokation durch Palpation des Steißbeins von außen oder transrektal, bidigitales Bewegen des Steißbeins zum Nachweis abnormer Beweglichkeit

Zusatzdiagnostik

- **Röntgenaufnahmen** im Stehen und Sitzen (schmerzauslösende Position), vor allem seitlicher Strahlengang; mehr als 50 % der Patienten zeigen Instabilitäten/Deformitäten, ca. 15 % einen abnormen dorsalen Knochensporn am letzten Steißbein-Segment [2533]
- **CT/MRT:** Ausschluss pathologischer Prozesse in kaudaler Wirbelsäule, Beckenregion
- gynäkologische und chirurgische Untersuchung

Therapie

- Meiden schmerzauslösender Körperpositionen, Bewegungsabläufe; Sitzring, Gelkissen
- Lokale Wärme-Applikation, Sitzbäder
- Antiphlogistika
- Manuelle Mobilisation der kokzygealen Bänder; intrarektale Manipulation von Steißbein und Beckenbodenmuskulatur [2532]
- Transkutane Nervenstimulation (TENS)
- Infiltrationen der Steißbeinregion mit Anästhetikum/Prednisolon lokal oder epidural über Sakralkanal
- Steißbeinresektion in therapierefraktären Fällen

Verlauf

- **multimodale konservative Therapie:** in unkontrollierten Fallserien befriedigende Besserungen bei bis zu 80 % der Patienten [1981]
- **operative Therapie:** in einem Review operativer Fallserien (ca. 60 % posttraumatische, ca. 30 % idiopathische Schmerzsyndrome) Erfolgsquoten bis 85 %; Ergebnisse bei spinaler oder rektaler Vorerkrankung schlechter; Komplikationsrate ca. 11 %, überwiegend Wundinfektionen [1981],[2040]

Spondylolisthesis

Pathologie Verlängerung oder Unterbrechung der Interartikularportion der Lumbalwirbel (in 80 % LWK 5); davon abzugrenzen ist die degenerativ bedingte Olisthesis bzw. Pseudospondylolisthesis, die in der Regel zusammen mit einer Spinalkanalstenose einhergeht

Klinisches Bild Meist symptomlos; wenn klinisch manifest, dann Kreuzschmerzen, vor allem nach längerem Sitzen oder Tragen von Lasten, beidseitige Ischialgien im chronischen Stadium

Untersuchung Evtl. Stufe in den Dornfortsätzen; vorspringender, gelegentlich etwas lockerer, druckempfindlicher Dornfortsatz des Gleitwirbels

Zusatzdiagnostik Röntgen LWS mit Funktionsaufnahmen; CT (Knochenfenster)

Therapie Bei starken Beschwerden Versuch mit Korsett, evtl. Spondylodese

Piriformis-Syndrom

Allgemeines

- **Engpasssyndrom des N. ischiadicus und/oder des N. glutaeus inferior** an der Durchtrittsstelle zwischen M. piriformis und Foramen infrapiriforme, Einzelfallbeschreibungen, Ätiologie uneinheitlich; Existenz des Syndroms wird teilweise angezweifelt [1571],[1752]
- **mögliche Prädisposition** durch anatomische Variante mit Nervenfaserverlauf durch den Muskel bzw. seinen Sehnenansatz, bei anteriorer Lage des Muskels, abnormen Faszienverhältnissen, doppelt angelegtem Muskel; Anomalien allerdings in der Normalbevölkerung genauso häufig wie bei operierten Patienten [3838]

Disponierende Faktoren Akute/chronisch rezidivierende Gesäßtraumen, statische Fehlbelastung (z. B. Beinlängendifferenz), muskuläre Überlastung (Sport), Bettlägerigkeit

Pathophysiologie Hypothetisch: epineurale Irritation/Kompression des Nerven durch den lokal verhärteten/geschwollenen Muskel oder andere bindegewebige Strukturen

Klinisches Bild

Schmerzen im Gesäß im Sitzen, beim Umdrehen von der Seite auf den Rücken, Ausstrahlung in den dorsalen Oberschenkel, Sakrum, Hüfte

Untersuchung [1752]

- **Inspektion:** spontane Außenrotationsstellung des Oberschenkels in Rückenlage, Atrophie des M. glutaeus maximus (selten)
- **Lasègue** häufig positiv
- **Palpationsschmerz** des Gesäßes zwischen Sakrum und Trochanter major, des M. piriformis bei rektaler Untersuchung, Suche nach einem „Triggerpunkt"
- **Freiberg-Manöver:** kräftige passive Innenrotation des gestreckten Oberschenkels am liegenden Patienten (→ Dehnung des Muskels)
- **Manöver nach Pace:** aktive Oberschenkelabduktion und -außenrotation des sitzenden Patienten gegen Widerstand (→ aktive Anspannung des Muskels)
- **Manöver nach Beatty:** Patient in Seitenlage, schmerzhafte Seite nach oben, Hüfte gebeugt, Knie des oben liegenden Beines ruht auf der Unterlage; Schmerzauslösung durch aktives Anheben des Knies einige Zentimeter von der Unterlage (→ Anspannung des Muskels)
- **FAIR-Test:** *F*lexion, *A*dduktion und *I*nnen-*R*otation im Hüftgelenk in Rücken- oder Seitenlage wirkt schmerzauslösend (→ Anspannung des Muskels)

Zusatzdiagnostik [2078],[1787]

- **H-Reflex-Messung von N. tibialis und N. peronaeus:** Ableitung in Normalposition und während des FAIR-Tests mit Nachweis einer Latenzzunahme [1199]
- **EMG des M. glutaeus maximus:** Denervierungszeichen (wg. Schädigung des N. gluteus inferior)
- **MEP des N. ischiadicus:** verzögerte motorische Nervenleitgeschwindigkeit [671]
- **MRT:** Ausschluss entzündlicher/raumfordernder Prozesse im kleinen Becken, Darstellung des M. piriformis im Seitenvergleich, ggf. Nachweis einer Atrophie des M. glutaeus maximus; Darstellung des N. ischiadicus (MR-Neurografie) [1186],[2383]

Diagnosestellung

Typischer Untersuchungsbefund und Hinweise in der Zusatzdiagnostik

Differenzialdiagnose

Entzündliche/raumfordernde Prozesse im kleinen Becken, vertebragen ausgelöste radikuläre/pseudoradikuläre Schmerzen, ISG-Syndrom, Kokzygodynie, Koxarthrose

Therapie [2078],[1787]

- **Methoden:**
  - *Korrektur zugrunde liegender biomechanischer Faktoren:* Beinlängenkorrektur, adaptierte Sitzgelegenheiten, Korrektur von begünstigender Fehlhaltung, Überbelastung, Bewegungsabläufen
  - *Physiotherapie:* gezielte Dehnübungen des Muskels und Erarbeiten eines Heimprogramms; Ultraschall-, Kälteanwendungen („Spray-Stretch-Technik": Kältespray auf den Triggerpunkt, danach gezielte Dehnungsbehandlung)
  - *medikamentös:* Antiphlogistika, Antikonvulsiva, Lokalanästhetika-/Steroidinjektionen in den muskulären Triggerpunkt; auch Botulinum-Toxin-Injektionen wahrscheinlich wirksam (GdE Ia [4393])
  - *chirurgische Exploration:* Neurolyse mit ggf. Dissektion von einengenden sehnigen, muskulären, sekundär narbigen Strukturen
- **Wirksamkeit:** Fallstudie über 10 Jahre mit >900 Patienten (durchschnittliche Verlaufsbeobachtung 10 Monate): bei Kombinationstherapie aus i.m. Steroid-/Lokalanästhetika-Injektionen (meist nur 1× erforderlich) und intensiver Physiotherapie (2-3×/Woche über 1-3 Monate) → bei ca. 80% der Patienten Symptomlinderung von mindestens 50% [1199]

Periarthropathia humeroscapularis (PHS)

Definition

Schmerzhafte Funktionsstörung des subakromialen Nebengelenks

Ätiologie

Verschleißerscheinungen der Rotatorenmanschette und langen Bizepssehne

Klassifikation und Pathologie

- **PHS simplex (funktionell):** Peritendinitis, Bursitis acromialis, Insertionstendopathie
- **PHS deformans (strukturell):** PHS calcificans/adhaesiva
- **PHS destructiva:** Rotatorenmanschettenruptur, Bizepssehnenruptur

Klinisches Bild

Lokalisierter, bewegungsabhängiger Schulterschmerz, schmerzhafte Bewegungseinschränkung („painful arc") bei Abduktion zwischen 60 und 120°, Schmerzzunahme bei gleichzeitiger Innenrotation, diffuser Armschmerz, keine Parästhesien, nächtlicher Schmerz nur bei Liegen auf erkrankter Seite, Schultersteife („frozen shoulder") in fortgeschrittenem Stadium

Untersuchung

- **Prüfung von Abduktion und Innenrotation** bei passiv fixiertem Schulterblatt
- **Druckschmerz** um das Subakromialgelenk, am Ansatz der langen Bizepssehne
- **Bizepssehnenruptur:** tastbarer retrahierter Muskelbauch

Zusatzdiagnostik

- **Sonografie:** Darstellung der Rotatorenmanschette und ihrer Strukturveränderungen
- **Röntgen:** wolkige Verkalkungen um die Bursa subacromialis, am Sehnenansatz des M. supraspinatus; Kalkdepots oberhalb des Tuberculum majus humeri, manchmal in die Bursa eingebrochen
- **MRT:** Darstellung von Weichteilstrukturen mit degenerativen Veränderungen, Sehnenrupturen
- **Arthrografie:** bei Rotatorenmanschettenruptur Kommunikation der Bursa mit dem Schultergelenksspalt

Differenzialdiagnose

- **entzündliche Arthritiden, Bursitis subacromialis**
- **zervikobrachiales Syndrom:** diffuser Schulter-Nackenschmerz, radikulärer Armschmerz mit neurologischen Defiziten, durch HWS-Bewegungen auslösbarer Schmerz, nächtlicher Schmerz unabhängig von Schlafposition
- **Supraspinatus-Syndrom:** schmerzhafte Bewegungseinschränkung („painful arc")
- **neuralgische Schulteramyotrophie** (→ S. 521): akuter Beginn, Paresen
- **Parkinson-Syndrom** (→ S. 337): Schulterschmerz oft Frühzeichen als Folge von verminderten Armbewegungen und rigidem Muskeltonus

Therapie

- **konservativ** [1653]: kurzzeitige Ruhigstellung im Akutstadium, Antiphlogistika systemisch und lokal, Analgetika, lokale Kälteanwendungen, schmerzfreie passive Bewegungsübungen; anschließend Bewegungserweiterung durch gelenknahe Mobilisation, Zentrierung des Humeruskopfes über gelenknahes Training der Außenrotatoren, Aufschulung der interskapulären Muskulatur, Erlernen der Skapuladynamik und Stabiliät, Mobilisation der Brustwirbelsäule
- **operativ:** Dekompression des subakromialen Raumes (z. B. Resektion des Ligamentum coracoacromiale); Bizepssehnennaht bei jungen Patienten; Rotatorenmanschettennaht (in der Regel arthoskopisch) [3012]

Beschleunigungsverletzung/Schleudertrauma der HWS

Epidemiologie

Inzidenz (geschätzt) 1–2:1000 Personen pro Jahr in Industrieländern

Ätiologie (Leitlinie DGN [4061])

- **Unfallmechanismen** z. B. unvorhergesehener Heckaufprall (Kraftverkehr), rückwärtiger Sturz ins Kletterseil (Bergsteigen), kräftiger Tritt von hinten in den Rücken (Sport) →
- **Beschleunigungsimpuls** (brüsk, passiv aufgezwungen, typischerweise unerwartet von dorsal auf die meist nicht isometrisch vorinnervierte Nackenmuskulatur einwirkend) →
- **Translation,** im Endabschnitt der Bewegung auch Retroflexion der HWS meist mit nachfolgendem weniger kräftigem Gegenschwung nach ventral
- **ähnlicher Mechanismus** bei von ventral oder seitlich einwirkenden Beschleunigungskräften
- **Geschwindigkeit:** relative Änderung der Fahrzeuggeschwindigkeit von 8 km/h oder weniger nicht hinreichend, um eine nennenswerte HWS-Verletzung zu erzeugen; auch findet sich kein „Schleudermechanismus" (unfallmechanische Untersuchungen)
- **aktiv erzeugte Be- oder Entschleunigungskräfte** (z. B. forciertes Anfahren oder aktive Vollbremsung) reichen nicht aus, um ein HWS-Beschleunigungstrauma hervorzurufen

Pathophysiologie

- Translations-, Hyperflexions-, Hyperextensionsbewegungen bzw. rotatorische Auslenkungen von HWS und Kopf → Stauchung und Zerrung der Halsorgane → Funktionsstörungen/Mikro-/Makroläsionen knöcherner, arthroligamentärer, bindegewebiger Strukturen, von Muskeln, Gefäßen, Nerven, spinalen Strukturen
- psychische Faktoren: erlebnisreaktive Momente, individuell unterschiedliche Traumaverarbeitungsmechanismen spielen eine wesentliche Rolle bei Ausprägung und Dauer der Symptomatik sowie der Entstehung psychischer/kognitiver Auffälligkeiten (ein bei freiwilligen Probanden durchgeführtes Experiment mit durch akustische und taktile Reize (Erschütterung, aber kein Beschleunigungsimpuls) simuliertem Auffahrunfall, anschließender Demonstration zweier (zuvor bereits artifiziell) beschädigter Fahrzeuge konnte bei 20 % der Teilnehmer einen über Tage bis einige Wochen anhaltenden typischen Symptomenkomplex wie nach realem Trauma auslösen. [642]

Klassifikation

- **Allgemeines:** international gebräuchlich ist die Schweregradeinteilung in Anlehnung an die Quebec Task Force, in Deutschland erfolgt die Einteilung oft in Anlehnung nach Erdmann; über 90 % aller Fälle sind den Schweregraden 0–II beider Klassifikationen zuzuordnen
- **Klassifikation der Quebec Task Force** [3887], übernommen aus Leitlinie DGN [4061]

Schweregrad	0	I	II	III	IV
Klinisches Erscheinungsbild	keine HWS-Beschwerden, keine objektivierbaren Ausfälle	HWS-Beschwerden in Form von Schmerzen, Steifigkeitsgefühl oder Überempfindlichkeit, keine objektivierbaren Ausfälle	HWS-Beschwerden wie unter I **und** muskuloskelettale Befunde (Bewegungseinschränkung, palpatorische Überempfindlichkeit)	HWS-Beschwerden wie unter I **und** neurologische Befunde (abgeschwächte oder aufgehobene Muskeleigenreflexe, Paresen, sensible Defizite	HWS-Beschwerden wie unter I **und** HWS-Fraktur oder -Dislokation

  - „HWS-Beschwerden" = Beschwerden, die sich auf die vordere (Hals-) oder hintere (Nacken-) zervikale Muskulatur oder den nicht muskulären Bewegungsapparat beziehen; innerhalb aller Schweregrade wird eine Beschwerdedauer von weniger als 4 Tagen, 4–21 Tagen, 22–45 Tagen, 46–180 Tagen und mehr als 6 Monaten (chronisch) unterschieden
- **Klassifikation Erdmann/Keidel** [1100],[2016], übernommen aus Leitlinie DGN [4061] → Klassifikation HWS-Schleudertrauma
- **Vergleichbarkeit:** näherungsweise Erdmann 0 = QTF 0, Erdmann I = QTF I/II, Erdmann II = QTF II, Erdmann III = QTF III/IV, Erdmann IV hat keine gute QTF-Entsprechung

Klinisches Bild [2017]

- **Latenz** bis zu maximal 48 Stunden bis zum Auftreten von Symptomen, ca. 30 % initial beschwerdefrei, Beschwerdemaximum oft erst nach Tagen
- **zervikozephale Symptome (80–100 %):** Nackenschmerz mit Einbezug lateraler und ventraler Halspartien, Ausstrahlung nach okzipital, interskapulär, in die Schulter, nach thorakal; okzipitotemporal betonter Kopfschmerz
- **vegetative Symptome (70 %):** Hyperhidrose, Kältegefühl, Übelkeit, orthostatische Dysregulation
- **kognitive/psychische Symptome (60 %):** Konzentrations-, Aufmerksamkeits-, Merkfähigkeitsstörungen, rasche Ermüdbarkeit, Reizbarkeit, Ängstlichkeit, Ein- und Durchschlafstörungen, Kfz-Phobie; strukturelle Schädigung nicht nachgewiesen [3170], [3635]
- **brachiale Symptome:** Schmerzen (25 %); Parästhesien, „Einschlafgefühl", subjektive Kraftminderung, Schwere- und Schwellungsgefühl der Hände (20 %)
- **sensorische Symptome:** Sehstörungen (20 %; Sternchen-, Schleier-, Schattensehen), Hörstörungen (20 %; „Wattegefühl", Hörminderung, Tinnitus)
- **sonstige:** Schluckbeschwerden, Kloßgefühl (10 %)
- **chronische Symptomatik:** individuelles Mischbild der initialen Symptome, wechselnde Ausprägung [2943]:
  - *Schmerzsyndrom:* Zervikalsyndrom, Zervikozephalgie, Zervikobrachialgie
  - *vegetatives Syndrom:* orthostatische Dysregulation, Hyperhidrose, Schwindel, Tremor, Tinnitus
  - *neurasthenisches Syndrom:* Irritabilität, Konzentrationsstörungen, Schlafstörung, Erschöpfbarkeit, Leistungsminderung
  - *depressives Syndrom:* Affektlabilität, Antriebsminderung, Ängstlichkeit, reduziertes Befinden

Untersuchung

- **Anamnese:** Unfallhergang, vorhergesehener/unvorhergesehener Aufprall, Richtung des Aufpralls, Kopfstellung im Moment des Aufpralls, subjektive Symptomatik mit Zeitpunkt des Auftretens, zeitliche Dynamik (vor allem im Hinblick auf Begutachtung!); nach Möglichkeit Fremdanamnese, bei gutachterlichen Fragestellungen Einsicht in Befunde des Erstuntersuchers (D-Arzt), Polizeiprotokolle; vorbestehende/aktuelle Erkrankungen zum Zeitpunkt des Traumas
- **körperliche Untersuchung:** Bewegungseinschränkung/Fehlhaltung des Kopfes; Druckdolenz, Hämatom des M. sternocleidomastoideus; Inspektion auf Prellmarken am Kopf (→ Kontaktverletzung?)
- **neurologische Untersuchung:** kompletter Neurostatus inkl. klinischer Gleichgewichtsprüfung
- **psychiatrischer Befund** (v.a. Erfassung einer Angst- oder depressiven Störung, akuten Belastungsreaktion)

Zusatzdiagnostik (Leitlinie DGN [4061])

- **allgemein:**
  - Vermeidung erkennbar überflüssiger diagnostischer Maßnahmen im Interesse eines günstigen Spontanverlaufs und einer möglichst geringen Belastung und Verunsicherung des Verletzten
  - Versuch einer frühestmöglichen Einstufung nach dem Verletzungsschweregrad
- **Nativ-Röntgen:** HWS in 2 Ebenen von Occiput bis Th1 mit Dens-Zielaufnahme; bei persistierender Schmerzsymptomatik nach 3 Tagen Funktionsaufnahmen in Ante-/Retro-/Lateroflexion bei segmentalen Störungen, Schrägaufnahmen bei Zervikobrachialgie bzw. radikulären Zeichen
- **spinales MRT oder CT:** bei Hinweisen auf schwerwiegenderes Trauma, fokalneurologische Auffälligkeiten, relevante makroskopische Weichteilverletzung oder Raumforderung; bei Schmerzen > 4 Wochen ohne sonstigen Nachweis struktureller Läsion zum sicheren Ausschluss einer Weichteilverletzung
- **nur bei begründetem V. a. Verletzung des Nervensystems bzw. des Vestibularapparates:**
  - *SEP, MEP*
  - *EMG* (nach 2–3 Wochen)
  - *NLG, F-Welle:* Abgrenzung zwischen peripheren und radikulären Nervenläsionen
  - Beurteilung der Blasenfunktion
  - Otoskopie und thermische Labyrinthprüfung
- **nur in besonderen Ausnahmefällen erforderlich:**
  - *Liquoranalyse* (V. a. entzündliche Erkrankungen)

- *Doppler-/Duplexsonografie* der großen Halsarterien: bei Dissektionsverdacht
- *Angio-CT, MR-Angio, Angiografie:* bei Dissektionsverdacht
- *zerebrale Bildgebung* (CT, MRT)

- **nicht empfohlen:**
  - *funktionell bildgebende Verfahren* (SPECT, PET, fMRT, brain mapping): wegen zu breiter Streuung der Befunde nicht für individuelle Diagnostik geeignet [3170],[3171]
  - ENG, EEG, neurootologische Untersuchung, AEP, VEP, wenn keine visuellen oder vestibulokochleären Reiz- oder Ausfallserscheinungen vorliegen

Differenzialdiagnose

- **radikuläre/medulläre Symptomatik:** Bandscheibenprotrusion-/prolaps (→ S. 515); spinales epidurales Hämatom
- **Armsymptomatik:** Thoracic outlet-Syndrom (→ S. 519), Schulterverletzung, sympathische Reflexdystrophie (→ S. 620)
- **Schluckbeschwerden, zervikales „Kloßgefühl“:** retropharyngeales Hämatom, Schilddrüseneinblutung
- **Schwindel:** posttraumatischer benigner paroxysmaler Lagerungsschwindel (→ S. 48)
- **mit Latenz auftretende neurologische Defizite:** Dissektion hirnversorgender Arterien (→ S. 125) → Thrombembolien; intrakranielle Blutung
- **psychische Anpassungsstörung, posttraumatische Belastungsstörung**

Therapie (Leitlinie DGN [4061])

- **Allgemeines:**
  - Beruhigung, Ermutigung und frühzeitige Aktivierung sind prognosebestimmende Therapieprinzipien
  - Vermeidung einer bedenklichen therapeutischen Haltung mit inadäquater Warnung vor bleibenden Spätschäden und/oder zu früher Stellung einer ungünstigen Prognose [3971]
  - Patienten zur Beibehaltung ihrer üblichen Alltagsaktivitäten ermutigen, Krankschreibung und zu lange Ruhigstellung vermeiden (→ ungünstigerer Verlauf [466],[814][SQ jeweils Ib])
  - Therapieempfehlungen basieren überwiegend auf Erfahrungswerten und Expertenempfehlungen; die Studienlage ist quantitativ und qualitativ unzureichend für gesichert evidenzbasierte Empfehlungen (GdE Ia [4284],[4059])
- **ohne strukturelle Läsion:**
  - *akute/subakute Phase:*
    - Immobilisation allenfalls kurzfristig (akute Schmerzphase), zügig aktivieren
    - Ruhigstellung mit Schanz-Krawatte, Camp-Kragen möglichst kurz; eher ungünstiger Einfluss auf Dauer und Ausmaß der Schmerzen in den ersten 6 Wochen [1332],[3625][SQ Ib]
    - medikamentöse Therapie: Analgetika, Antiphlogistika (< 4 Wochen), Myotonolytika (< 2 Wochen); zur Wirksamkeit von Methylprednisolon i.v. bislang nur eine Studie [3115][SQ Ib]
    - Physiotherapie: Wärme, Massagen, Lockerung der Nackenmuskulatur, isometrische Übungen, passive und aktive Bewegungsübungen, progressive Relaxation nach Jacobson; im Verlauf Kräftigungsübungen, Haltungsaufbau [4266][SQ Ib]; keine passiven mobilisierenden Maßnahmen in Akutphase [809][SQ III]
    - roborierende Maßnahmen: vegetative Stabilisierung (Wechselduschen, Sport, geregelter Tagesablauf, ausreichend Nachtschlaf, Meiden von Genussmitteln)
    - Krankschreibungen nur kurzfristig, bei Bedarf wiederholt, basierend auf individuellen körperlichen Befunden
    - konsequente psychische Führung (Psychagogik) unter Hinweis auf die fast immer günstige Prognose, im Bedarfsfall engmaschige Wiedervorstellungen
    - zügige Regulierung evtl. Rechtsstreitigkeiten [2997]
    - frühzeitige berufliche Reintegration
  - *chronische Phase (> 6 Monate):*
    - medikamentöse Therapie (entspricht Empfehlung beim Spannungskopfschmerz): Amitriptylin (Saroten) bis 25–0–75 mg/d, Amitriptylin-Oxid (Equilibrin®) bis 0–0–90 mg/d
    - psychologische Therapie: Verhaltenstherapie, Stressbewältigungstraining, Entspannungsverfahren, Hirnleistungstraining für Konzentration, Kognition, Gedächtnis

  - Soziotherapie: berufliche Rehabilitation (u. a. Arbeitserprobung, stufenweise berufliche Wiedereingliederung)
  - Multimodale, interdisziplinäre Therapieprogramme: widersprüchliche Evidenzlage (GdE Ia [4058])
  - invasive Therapie: bei entsprechender Klinik (→ S. 638) perkutane Facetten-Denervierung mittels Thermokoagulation (strenge Indikationsstellung nach doppelblinder, placebokontrollierter Testung) [2456]SQ Ib;[2371]SQ Ia
- **bei struktureller Läsion:** neurochirurgisch-orthopädische Behandlungsmaßnahmen entsprechend der Läsion (z. B. operative Stabilisierung bei Fraktur, Bandruptur; spinale Dekompression bei Myelonkompression); Antikoagulation bei Dissektion (→ S. 125)

Prognose

- **Verlauf:** mittlere Rückbildungszeit der Beschwerden für alle Schweregrade ca. 1 Monat; chronische Beschwerden (> 6 Monate) bei ca. 10–20 % [4005]SQ III
- **Prädiktoren für verzögerte Erholung** (GdE Ia [633],[4517]): weibliches Geschlecht, höheres Alter, initial ausgeprägte Kopf-/Nackenschmerzen, neurologische Reiz-/Ausfallssymptome, Kälte-Hyperalgesie [4514], symptombedingte Alltagseinschränkungen, Depressivität und/oder ausgeprägte passive Copingstrategien [633], niedriges Selbstbewusstsein, hohe posttraumatische Stressbelastung, prätraumatische Kopfschmerzerkrankung/Nackenschmerzen (unsicher), frühere Heckkollisionen, früheres Schädel-Hirn-Trauma [2017]SQ III, forensische/sozialmedizinische Belange (Schmerzensgeld-, Schadensersatz-, Rentenansprüche, Fragen der Arbeitsunfähigkeit) [3169],[2997],[2017]

Myofasziales Schmerzsyndrom

Allgemeines

Schmerzsyndrom ausgehend von umschriebenen Triggerpunkten eines oder mehrerer Muskeln mit reproduzierbarem Ausstrahlungsmuster; kein eigenständiges Krankheitsbild, meist Nebendiagnose bei chronischen Erkrankungen des Bewegungsapparates, jedoch große praktische Bedeutung

Disponierende Faktoren/ Auslöser

- **mechanische Faktoren:** Trauma, Überbelastung, Fehlbelastung, Immobilisation, Fehlhaltung/Fehlstellung (durch Beinverkürzung, Beckenasymmetrie, Skoliose), Fehlbewegungsstereotypien
- **entzündliche/degenerative Erkrankungen** des Bewegungsapparates
- **endokrine/metabolische Störungen** (Hypothyreose, Menopause)
- **psychische Belastungen** (Schlafdefizit, emotionaler Stress)

Pathophysiologie (Hypothese) [2203]

- muskuläre Überlastung → abnorme Freisetzung von Acetylcholin → anhaltende Depolarisation der postsynaptischen Membran mit konsekutiver Freisetzung und inadäquater Wiederaufnahme von Ca^{2+}-Ionen im sarkoplasmatischen Retikulum → anhaltende Kontraktion der Sarkomere → Beeinträchtigung der lokalen Blutzirkulation → Erniedrigung von pO_2 und ATP → Hypoxie, Freisetzung vasoneuroaktiver Substanzen mit Nozizeptorsensibilisierung/Stimulation der Acetylcholinfreisetzung → herabgesetzte Schmerzschwelle/Spontanschmerz/übertragener Schmerz durch Konvergenzmechanismen in Hinterhornneuronen
- mikroanalytischer Nachweis erhöhter Konzentrationen von Entzündungsmediatoren (z. B. Bradykinin), Katecholaminen (Serotonin, Norepinephrin), Zytokinen (Interleukin-6 beta, Tumornekrosefaktor-α) und Neuropeptiden (Substanz P, CGRP) in Triggerpunkten [3736]

Diagnostische Kriterien [3787]

- **Hauptkriterien:**
  - *regionale* Schmerzen
  - Schmerzangaben in einem *Areal*, in dem ein durch einen Triggerpunkt ausgelöster übertragener Schmerz zu erwarten ist
  - palpabler, *verhärteter Strang* in einem zugänglichen Muskel
  - sehr *umschriebene Empfindlichkeit* an einem Punkt dieses Muskelstrangs (Triggerpunkt)
  - merklich *eingeschränkte Muskelbeweglichkeit*
- **Nebenkriterien:**
  - *Reproduzierbarkeit* der geklagten Schmerzen durch Druck auf den empfindlichen Muskelpunkt
  - *Auslösbarkeit einer lokalen Muskelzuckung* durch Stimulation des Triggerpunktes
  - *Schmerzreduktion durch Muskeldehnung* oder durch Injektion von Lokalanästhetikum in den Triggerpunkt

Klinisches Bild

- **Anamnese:** akuter Beginn der Schmerzen nach muskulärer Überlastung; allmählicher Beginn nach wiederholter einseitiger Belastung; Ruheschmerz im fortgeschrittenen Stadium
- **typische Lokalisationen:** Temporomandibularregion (Costen-Syndrom), subokzipitale Muskulatur, M. supraspinatus (Supraspinatus-Syndrom), Mm. rhomboidei, M. piriformis (Piriformis-Syndrom [→ S. 641]), M. quadratus lumborum
- **Schmerzausstrahlung:** charakteristischer Zusammenhang von lokalisiertem Muskelschmerz und Ausstrahlungsmuster (Referenzzone)
- **Triggerpunkt-Eigenschaften:** umschriebene Druckempfindlichkeit; dort auslösbares „jump sign" beim Patienten; tastbare Muskelzuckung („twitch response") bei mechanischer Stimulation des Triggerpunktes
- **muskuläre Dysfunktion:** Schmerzauslösung durch passive Dehnung des Muskels über sein eingeschränktes Bewegungsausmaß hinaus sowie bei aktiver Anspannung gegen Widerstand; eingeschränkte maximale Willkürinnervation
- **vegetative Störungen** von Vaso- und Sudomotorik im Bereich von Triggerpunkt und Referenzzone bei chronischem Verlauf

Untersuchung

- Identifizierung eines oder mehrerer muskulärer Triggerpunkte nach den o. g. Kriterien; problematisch ist dabei die niedrige Interrater-Übereinstimmung, die teilweise durch Algorimeter verbessert werden kann [2833],[1194]
- Erfassung möglicher auslösender Ursachen durch Untersuchung von Haltung, Bewegungsablauf, Gelenkspiel, Muskelrelief
- probatorische Behandlung des Triggerpunktes (s. u.)

Zusatzdiagnostik

- häufig Spontanaktivität der motorischen Endplatte (Rauschen) im Nadel-EMG des aktiven Triggerpunkts [1766],[3788]
- Ausschluss behandelbarer neoplastischer, entzündlicher, ischämischer, degenerativer, nervaler Strukturveränderungen

Differenzialdiagnose

- **radikuläre Schmerzsyndrome lumbal** (→ S. 515), **zervikal** (→ S. 515): segmentbezogen, zusätzliche neurologische Defizite
- **pseudoradikuläre Schmerzsyndrome**
  - gelenkbezogene Triggerpunkte: nur selten Ruheschmerz, steifes Gelenkspiel vs. elastisches Gelenkspiel; harter Endpunkt vs. weicher Endpunkt (Position, wo schmerzbedingt die Bewegung nicht mehr weitergeführt werden kann)
  - ligamentäre Triggerpunkte: Schmerzauslösung durch länger beibehaltene Position bzw. in Ruhe, Besserung durch schonende Bewegung
- **Head'sche Zonen:** Hinweise auf Erkrankung innerer Organe
- **Fibromyalgie** (→ S. 624): druckschmerzhafte „Tender points" am Übergang vom Muskel zur Sehne bzw. am Sehnenansatz an typischerweise anderer Lokalisation, meist beidseits, häufig generalisiert, ohne Auslösbarkeit eines übertragenen Schmerzes
- **Insertionstendopathien** (z. B. „Tennis-Ellenbogen"): typischerweise einseitig an oberer > unterer Extremität, anamnestisch mechanische Fehl-/Überbeanspruchung eruierbar, umschriebener Druckpunkt am Sehnenansatz/-ursprung

Therapie

- **allgemein:** Deaktivierung der Triggerpunkte mit gleichzeitiger Korrektur der auslösenden Ursachen durch ein vom Patienten zunehmend selbstständig durchzuführendes Übungs- und Trainingsprogramm (zeitliche Dimension: 6–12 Monate)
- **Probebehandlung mit Identifizierung der Triggerpunkte**
  - *nichtinvasiv:*
    - Kälteapplikation (Eis/Kältespray) auf den Triggerpunkt, nachfolgend gezielte Dehnbehandlung
    - ischämische Kompression durch direkten kontinuierlich zunehmenden Druck auf den Triggerpunkt über 1–2 Minuten bis zum Sistieren des Schmerzes
    - therapeutischer Ultraschall gleich wirksam wie Triggerpunkt-Infiltration [1109]
  - *invasiv:*
    - Infiltration des Triggerpunktes mit 1–2 ml eines Lokalanästhetikums (Lidocain 0,5–1 %, Bupivacain 0,125 %), anschließend Muskeldehnung; CAVE: kein über „trockene" Nadelung hinausgehender Effekt nachweisbar (GdE Ia [834],[4129])
    - Botulinum-Toxin A (off-label): widersprüchliche Studienlage (GdE Ia [1721],[331],[2714]); Einsatz nur bei therapierefraktären Beschwerden durch erfahrene Anwender sinnvoll
- **physiotherapeutisches Übungsprogramm:**
  - *Fazilitations- und Inhibitionstechniken:* propriozeptive neuromuskuläre Fazilitation (PNF), postisometrische Relaxation, Muskelenergietechniken
  - funktionelle Bewegungslehre/Haltungsschulung
  - Muskelaufbautraining/Konditionstraining
  - Einüben von Muskeldehnungstechniken (morgendliches „stretching")
- **balneophysikalische Anwendungen:** zu Beginn der Behandlung bzw. bei Rezidiven während der Behandlung (Verführung zur Passivität vermeiden!)
- **Medikamente:** Antiphlogistika (Diclofenac 50–150 mg/d, Ibuprofen 400–1200 mg/d) nur vorübergehend bei Schmerzspitzen
- **psychologische Entspannungstechniken:** Muskelrelaxation nach Jacobsen

2.32 Neurologische Intensivmedizin

W.-D. Niesen, T. Els*, A. Hufschmidt und C. H. Lücking

2.32.1 Allgemeines: Koma und Hirntod

Koma

Ätiologie

- **nach Häufigkeit bei primär unklarer Ursache** [293]: metabolische Entgleisungen (36 %), zerebrovaskuläre Ereignisse (34 %), Intoxikationen mit Sedativa und/oder Alkohol (30 %)
- **nach neurologischen Befunden** [293]
  - *ohne fokale/lateralisierende Zeichen:*
    - ohne Meningismus: Anoxie, metabolische, endokrinologische und Elektrolytstörungen, Intoxikationen, Sepsis, Hyper-/Hypothermie, postiktaler Zustand, Hydrozephalus, Schädel-Hirn-Trauma, Wernicke-Enzephalopathie
    - mit Meningismus: Subarachnoidalblutung, Meningitis, Enzephalitis, Blutung in der hinteren Schädelgrube, Meningeosis carcinomatosa

- *mit fokalen oder lateralisierenden Zeichen:* Tumor, Blutung, Ischämie, subdurales/epidurales Hämatom, Sinus-Venenthrombose, Enzephalitis

Klinisches Bild

→ Bewusstseinsstörungen S. 1

Untersuchung: allgemein

- **Fremdanamnese**
- **Allgemeinzustand:** Traumazeichen, Zungenbiss ( ), Hinweise für Alkohol-/Drogenabusus, für vorangegangenes Erbrechen, Exsikkose, Kachexie, Verwahrlosung
- **Kreislauf (Puls, Blutdruck):**
  - *Hypotonie:* bei Schock z. B. infolge von Herzinfarkt, Sepsis, Intoxikationen, Anaphylaxie, Volumenmangel (Exsikkose, Blutverlust)
  - *Hypertonie:* bei Hirndruck, Schlaganfall (Ischämie/Blutung), Guillain-Barré-Syndrom mit CO_2-Retention, Gestose, bestimmten Intoxikationen (Kokain, Amphetamine, Kohlenmonoxid)
- **Temperatur:**
  - *erhöht:* bei Meningitis/Enzephalitis, Sepsis, Hitzschlag
  - *vermindert:* bei Unterkühlung, Alkohol-/Barbituratintoxikation, Schock, Hypothyreose
- **Haut:** Anämie, Zyanose, Ikterus, rosiges Kolorit bei CO-Vergiftung, Hämatome im Schädelbereich, Exanthem (→ Meningoenzephalitis, Meningokokkensepsis, Gerinnungsstörungen), Hyperpigmentierung (Morbus Addison), bullöses Exanthem (Barbituratintoxikation, Heroinintoxikation, Anaphylaxie, Porphyrie), mit AIDS assoziierte Hauterscheinungen (Kaposi-Sarkom, anogenitaler Herpes, orale Candidiasis)
- **Fötor:** Alkohol, Erbrochenes, Diabetes (Geruch nach frischen Äpfeln oder Aceton), Urämie (Uringeruch), Leberversagen (Ammoniakgeruch); *wichtiger Suchtest bei Intoxikationen!* (Alkohol, Lösungsmittel, Detergenzien, Insektizide)
- **kardiovaskuläres System:** Herzgeräusche (Klappenerkrankungen, Endokarditis), Karotis-Strömungsgeräusche, Splitterblutungen im Nagelbett (Endokarditis, Vaskulitiden)
- **Abdomen:** Traumazeichen, Hepato-/Splenomegalie (portokavaler Shunt), Aszites (Leberzirrhose), pulsierende Resistenz (Aortenaneurysma)

Untersuchung: neurologisch

- **Bewusstseinsstörung** (→ S. 1):
  - *Definitionen:*
    - Benommenheit: wach, verlangsamte Reaktionen
    - Somnolenz: schläfrig, leicht erweckbar, verzögerte Reaktion auf verbale, prompte und gezielte Reaktion auf Schmerzreize
    - Sopor: erschwert erweckbar, deutlich verzögerte oder fehlende Reaktion auf verbale Reize; verzögerte, noch gerichtete Abwehr von Schmerzreizen
    - Koma: nicht erweckbar, Augen bleiben geschlossen
  - *Gradeinteilung des Komas:*

Grad	GCS (S. 817)	Schweregrad	Klinik
I	≥ 9	leichtes Koma	fehlende Antwort auf verbale Reize, noch gezielte Abwehr auf Schmerzreize; prompte Pupillenreaktion, positiver VOR
II	7–8	mittleres Koma	ungerichtete Abwehr von Schmerzreizen; verzögerte Pupillenreaktion; positiver VOR
III	5–6	schweres Koma	keine Abwehrbewegungen; Muskeltonuserhöhung und Beuge-Streck-Synergismen (spontan oder auf Reiz); träge bis fehlende Pupillenreaktion; negativer VOR
IV	≤ 4	tiefes Koma	Strecksynergismen ( ) von Extremitäten und Rumpf (spontan und auf Reiz), zunehmend schlaffer Muskeltonus; Pupillenreaktion und VOR negativ

- **Meningismus** (DD zervikogene Bewegungseinschränkung [Nackensteife]: meist *alle* Bewegungen betroffen, also auch Drehung); kann verschwinden bei tiefem Koma, kann fehlen bei Kindern und älteren Patienten
- **Atmung:**
  - *Atemstörungen bei zerebralen Läsionen:*

Atmungstyp	Lokalisation der Läsion
Cheyne-Stokes-Atmung (periodische Zu- und Abnahme der Atemtiefe evtl. mit apnoeischen Phasen)	Hemisphären bilateral subkortikal, Dienzephalon

Atmungstyp	Lokalisation der Läsion
zentrale neurogene Hyperventilation (schnell, oberflächlich; „Maschinenatmung")	Mittelhirn (→ S. 3), rostraler Hirnstamm
apneustische Atmung (Pause bei voller Inspiration)	mittlerer und kaudaler Hirnstamm
langdauernde Hypoventilation oder Apnoe (Undines Fluch)	kaudale Medulla oblongata
Cluster-Atmung (unregelmäßige Pausen), Schnapp-Atmung	kaudaler Hirnstamm
ataktische Atmung (irreguläre Atemzüge von wechselnder Tiefe)	Formatio reticularis in der dorsomedialen Medulla

- *Atemstörungen bei metabolischen und pharmakologischen Einflüssen:*
  - Hypoventilation:
    - primär (zentral) bei Intoxikation mit Sedativa, Anoxie, Hypoglykämie
    - sekundär (Kompensation einer metabolischen Alkalose) bei Erbrechen, Diuretikabehandlung, Morbus Cushing, Conn-Syndrom
  - Hyperventilation:
    - primär (zentral) bei Salicylatintoxikation, Leberkoma, Sepsis mit gramnegativen Erregern
    - sekundär: Kompensation einer metabolischen Azidose (diabetisches Koma, Urämie, Laktatazidose, Intoxikationen mit Säuren oder Substanzen mit sauren Metaboliten wie Methanol, Äthylenglykol, Paraldehyd, Salicylsäure) und sonstige (Pneumonie, Asthma, Herzvitien, Thyreotoxikose)
- *sonstige Ursachen für Atemstörungen:*
  - Hyperventilation: Hyperventilationssyndrom (→ S. 296), Schock, Multiorganversagen
  - Hypoventilation: neuromuskuläre Schädigungen (critical illness neuropathy, Phrenikusschädigung, Myasthenie, Guillain-Barré-Syndrom, ALS), Myopathien (langdauernde Lähmungen, Hypophosphatämie, Magnesiummangel), Schlafapnoe-Syndrom

- **Augen-Fundus:** Stauungspapille, hypertensive Retinopathie; *CAVE: keine medikamentöse Pupillenerweiterung, da Wegfall einer wichtigen klinischen Überwachungsmöglichkeit!* (s. u.)
- **Augen-Motilität:**
  - Stellung der Bulbi (konjugiert/diskonjugiert), spontane Bulbusbewegungen (schwimmende Bulbusbewegungen bei Einschlafen oder leichter Bewusstseinsstörung)
  - *Augenbewegungsstörungen bei zerebralen Läsionen* → S. 36

Zeichen	Lokalisation der Läsion
retraktorischer Nystagmus, Konvergenznystagmus	Mesencephalon (Tegmentum), Aquädukt
Blickdeviation zur Läsion (durch Blickparese zur Gegenseite der Läsion, → S. 37)	Hemisphäre (Ausfall der supranukleären Fasern vor der Kreuzung)
Blickdeviation zur Gegenseite der Läsion	- Hemisphäre (Irritation bei Epilepsie oder frischer Blutung, nur Minuten bis Stunden) - Hirnstamm (Ausfall der supranukleären Fasern nach der Kreuzung oder PPRF)
Blickdeviation nach unten („Phänomen der untergehenden Sonne")	Diencephalon bilateral, rostrales Mesencephalon (→ vgl. Parinaud-Syndrom S. 37)
skew deviation (Hertwig-Magendie, → S. 38)	Pons, Diencephalon
ocular bobbing (intermittierende rasche konjugierte Blicksenkung mit langsamer Rückstellung)	pontomedullärer Übergang, Kleinhirn
Seesaw-Nystagmus	Diencephalon
Downbeat-Nystagmus (→ S. 834)	Medulla oblongata, Vestibulozerebellum
Upbeat-Nystagmus (→ S. 834)	Medulla oblongata oder pontomesenzephales Tegmentum

- **vestibulookulärer Reflex (VOR):**
  - *Auslösung als Puppenkopfphänomen: bei* passiver Drehung oder Inklination/Reklination des Kopfes Kompensationsbewegung der Bulbi, wie um ein imaginäres Ziel im Raum zu fixieren
    - auslösbar bei komatösen Patienten mit intaktem Hirnstamm
    - nicht auslösbar bei wachen Patienten im Hellen, bei ausgedehnten Hirnstammläsionen, bei Intoxikationen (Sedativa, Alkohol, Carbamazepin, Botulismus/Muskelrelaxanzien) und bei vorbestehendem Labyrinthausfall

- *kalorische Reizung mit kaltem Wasser:*
  - Nystagmus zur Gegenseite bei wachen Patienten
  - nur tonische konjugierte Deviation zum gereizten Ohr durch Ausfall der schnellen Komponente des Nystagmus bei komatösen Patienten
  - diskonjugierte Reaktion mit lediglich Abduktion des Auges auf der gereizten Seite bei zusätzlicher Läsion des Fasciculus longitudinalis medialis
  - kompletter Ausfall der kalorischen Erregbarkeit bei Läsion der paramedianen pontinen Formatio reticularis PPRF (DD pharmakologische Einflüsse)
- **Pupillen** (→ S. 42)**:** Größe, Symmetrie, Reaktion
  - *Pupillenstörungen bei strukturellen Läsionen:*

Pupillenstörung	Lokalisation der Läsion
ipsilaterales Horner-Syndrom	Medulla oblongata
ipsilaterales Horner-Syndrom (+ Hemi-Anhidrose oder Anhidrose im Gesicht)	Hypothalamus (z. B. bei oberer Einklemmung) oder Wand der A. carotis → Läsion des Plexus sympathicus
ipsilaterale Mydriasis	peripher (N. III) → Läsion des parasympathischen Okulomotoriusanteils
fixierte Dilatation	Diencephalon (zentrale Einklemmung)
mittelweit; fehlende Lichtreaktion bei anhaltender Konvergenzreaktion und positivem spinoziliaren Reflex (s. u.)	Mittelhirn (Tegmentum) → Unterbrechung des Reflexbogens
Miosis, Lichtreaktion erhalten	Pons (Tegmentum) → Unterbrechung deszendierender sympathischer Fasern oder Thalamus (selten)

  - *Pupillenstörungen bei metabolischen und pharmakologischen Einflüssen:*
    - weit, starr: Anoxie, Anticholinergika (Atropin, trizyklische Antidepressiva)
    - mittelweit, starr: Gluthetimid-Intoxikation
    - weit, reagibel: Sympathomimetika, Entzugssyndrome (Alkohol, Opiate)
    - eng: Opiat-Intoxikation (Lichtreaktion erhalten), Barbiturate, Chloraldurat, metabolische Enzephalopathien, Cholinesterase-Hemmer (z. B. Insektizide)
    - eng, deutliche Lichtreaktion: hepatisches Koma, urämisches Koma, andere metabolische Ursachen
- **spinoziliarer Reflex** (👁 C): schmerzhaftes Kneifen der Haut an Schulter oder Nacken → ipsilaterale Pupillenerweiterung, positiv bei intakter sympathischer Efferenz
- **Kornealreflex (CR):** fehlender CR im Koma oder bei lokalen Ursachen
- **Blinzelreflex (visuell und akustisch):** erhaltener Reflex als Hinweis auf allenfalls leichtes Koma
- **Lidreflex:** bei geschlossenen Augen leichtes Bestreichen der Wimpern → leichtes Zusammenkneifen der Lider; erhaltener Reflex als Hinweis auf allenfalls leichtes Koma
- **Drohreflex** (rasche Handbewegung in Richtung der passiv geöffneten Augen → Lidschlag): meist erloschen, erhaltener Reflex spricht aber nicht gegen ein Koma bzw. beweist nicht ein Bewusstsein [4259] (→ S. 1)
- **Würgreflex, Hustenreflex:** Ausfall bei medullärer Schädigung
- **Motorik:**
  - *Haltung im Liegen:* spontanes Einnehmen einer „Schlafstellung", Schlucken und Gähnen sprechen für oberflächliche Bewusstseinsstörung; akut paretische Gliedmaßen liegen breitflächig auf der Unterlage („breites Bein")
  - *Spontanmotorik:* Wälzen, Nesteln; Seitenunterschiede und Differenziertheit der motorischen Entäußerungen beobachten; Beugehaltung, Beuge-Streck-Haltung, Streckkrämpfe weisen auf Hirnstammschädigung hin
  - *unwillkürliche motorische Entäußerungen:* fokale Anfallsaktivität, Myoklonien (→ metabolische Ursachen, Anoxie)
- **Reflexe:** Auslösbarkeit (fehlende Reflexe im spinalen Schock, bei Critical-illness-Neuropathie, oft im Bulbärhirnsyndrom bzw. bei Hirntod), Seitenunterschiede, pathologische Reflexe

Zusatzdiagnostik bei Koma ungeklärter Ätiologie

- **Labor:** Blutgase, Glukose, Blutbild, Gerinnungswerte, Elektrolyte, Kreatinin, Harnstoff, CK, Transaminasen, Drogenscreening
- **Bildgebung** (CT oder MRT inkl. CT/MR-Angiografie): Hirnödem, Blutung, Infarkt, andere fokale Läsionen, Hinweise für Liquoraufstau, Sinus-Venenthrombose, Vaskulitis, Enzephalitis, Gefäßverschlüsse (v.a. A. basilaris)

- **Doppler-/Duplexsonografie:** Basilaristhrombose, Verschlüsse anderer großer Arterien
- **Liquoruntersuchung** (→ S. 711), wenn kein Hinweis auf erhöhten Hirndruck besteht bzw. die basalen Zisternen im CT/MRT frei darstellbar sind
- **EKG:** Hinweise auf abgelaufenen Infarkt (→ anoxisches Koma)
- **EEG:** epileptiforme Aktivität, Herdhinweise, Abschätzung der Komatiefe

EEG-Monitoring (→ S. 673)

- **Indikationen/Fragestellungen:**
  - Abschätzung der Komatiefe bzw. der Prognose (s. u.)
  - Status epilepticus zur Verlaufskontrolle, vor allem bei Sedierung und Relaxation zur Aufdeckung eines bioelektrischen Anfallsstatus (Anfallsmuster im EEG ohne klinisch sichtbare Manifestation, „nicht konvulsiver Status")
  - Abgrenzung organisches vs. psychogenes Koma bzw. Locked-in-Syndrom (→ S. 7): bei den letzteren beiden normaler α-Rhythmus mit normaler Blockierbarkeit bei Sinnesreizen
- **Befunde:**
  - *Arousal-Reaktion:*
    - Definition: Reaktion auf äußere Reiz (Schmerz, akustisch, Vorname) mit Aktivierung von meist bilateralen hohen δ-Wellen über Sekunden oder Minuten („paradoxe Delta-Aktivierung") (,)
    - Ursache: vor allem bei posttraumatischem Koma
    - prognostische Aussage: meist gutes Zeichen des baldigen Erwachens und guter Rückbildung ( )
  - *triphasische Wellen:*
    - Definition: mittel- bis hochgespannte triphasische Wellen, Frequenz von 1,5–2,5 Hz, bilateral synchron und symmetrisch über beiden Hemisphären
    - Ursachen: typisch für hepatisches Koma, auch urämisches Koma, Intoxikationen, Herpes-simplex-Enzephalitis ( ), zerebrale Anoxie, Creutzfeldt-Jakob-Erkrankung ( )
    - prognostische Aussage: ungünstig bei Leberkoma und Intoxikationen
  - *generalisierte paroxysmale Muster* ( ):
    - Definition: in Gruppen oder Serien auftretende Komplexe aus Spike- und Polyspike-Aktivität mit hohen Deltawellen (mit und ohne klinischen Zeichen wie Myoklonien)
    - Ursachen: bei allen Komaformen, besonders bei anoxischem Koma; meist durch Antikonvulsiva zu durchbrechen
    - prognostische Aussage: ungünstig, Ausnahme posttraumatisches Koma
  - *Alpha-Koma:*
    - Definition: Koma mit Alpha-Rhythmus im EEG mit diffuser Ausbreitung oder frontalem Amplitudenmaximum ohne Blockierung, Desynchronisation oder Frequenzzunahme bei Stimulation
    - Ursachen: Hirnstammläsionen (s. u.), hypoxische Enzephalopathie, Medikamenten-Intoxikationen
    - ursächliche Läsion(en): pontomesenzephaler Übergang oder weiter kaudal
    - Differenzialdiagnose: Locked-in-Syndrom: okzipitales Maximum, Blockierung bei Reizen
    - prognostische Aussage:
      - bei hypoxischer Hirnschädigung: ungünstig, wenn das Alpha-EEG erst am 2. Tag nach Hypoxie auftritt oder > 24 Stunden persistiert; günstig, wenn das Alpha-EEG kurz nach der Hypoxie auftritt und sich innerhalb 24 Stunden zurückbildet oder wenn Hirnstammreflexe erhalten sind
      - bei Hirnstammläsionen: Prognose sehr ungünstig
      - bei Intoxikationen: Prognose günstig
  - *Spindel-Koma:*
    - Definition: im Koma EEG-Muster der Schlafstadien C–D (Schlafspindeln, Vertexzacken), bei Reizung oft Aktivierung bilateral synchroner Deltawellen
    - Ursachen: fokale Läsionen (s. u.), Intoxikationen, hypoxischer Hirnschaden, Schädel-Hirn-Trauma
    - ursächliche Läsion(en): Unterbrechung aszendierender retikulo-thalamo-kortikaler Bahnen
    - prognostische Aussage: bei Schädel-Hirn-Trauma günstig, sonst nur günstig bei intakten Hirnstammreflexen
  - *Burst-suppression-Muster:*
    - Definition: Wechsel zwischen Strecken mit isoelektrischem oder niedrigamplitudigem (< 20 µV) Kurvenverlauf und Ausbrüchen langsamer höhergespannter bzw. epileptiformer Potenziale ( )
    - klinisches Korrelat: Bulbärhirnsyndrom
    - Ursachen: ätiologisch unspezifisch (Enzephalitis, hypoxische Hirnschädigung, Intoxikationen, Hirndruck)
    - prognostische Aussage: infauste Prognose, Ausnahmen: bei Intoxikationen, bei posttraumatischem Hirnödem, in den ersten Stunden nach hypoxischer Hirnschädigung Erholung möglich
  - *Suppression:*
    - Definition: anhaltende und fortschreitende Verlangsamung und Abflachung unter 10–20 µV; keine Reaktion auf äußere Stimuli ( )
    - Ursache: vor allem Ausfall des Kortex bei Anoxie und foudroyantem Hirnödem
    - prognostische Aussage: sehr ungünstig, meist Vorläufer des isoelektrischen EEGs ( )

- **EEG-Klassifikation bei Koma** (nach Young et al. [4604]): mit höherem Stadium wird die Prognose zunehmend ungünstiger; Subkategorie A jeweils günstiger als Subkategorie B

Stadium	Kategorie	Subkategorie
I	Delta/Theta > 50 % der Ableitung (Nicht-Theta-Koma)	A. Reaktivität auf externe Reize B. fehlende Reaktivität
II	triphasische Wellen	
III	Burst-suppression-Muster	A. mit epileptiformer Aktivität B. ohne epileptiforme Aktivität
IV	Alpha-/Theta-/Spindelkoma (areaktiv)	
V	epileptiforme Aktivität (nicht in Burst-Suppression)	A. generalisiert B. fokal/multifokal
VI	Suppression	A. 10–20 µV B. < 10 µV

EP-Monitoring (→ S. 688)

- **akustisch evozierte Hirnstammpotenziale** (→ S. 693): Verlaufskontrolle bei supra- oder infratentoriellen Raumforderungen; nur verwertbar, wenn Welle I darstellbar (wenn nicht: Hinweis für Mittelohrschädigung (z. B. Hämatotympanon) oder Innenohrschädigung)
- **somatosensible evozierte Potenziale** (→ S. 689): Ausschluss zusätzlicher peripherer oder spinaler Läsionen bei komatösen Patienten, Abschätzung der Prognose eines Komas (→ S. 662)
- **kognitiv evozierte Potenziale:** P 300, N 400, Mismatch Negativity (MMN)

Differenzialdiagnose

- **psychogene Bewusstseinsstörung:**
  - *für organische Ursachen sprechen:* schwimmende Bulbusbewegungen, langsames Heruntersinken der Augenlider nach passivem Öffnen, Grundrhythmus-Verlangsamung im EEG
  - *gegen organische Ursachen sprechen:* erhaltener Lid-Reflex bei fehlender Reaktion auf Schmerzreize, erhaltener optokinetischer Nystagmus, erhaltene Alpha-Blockierung im EEG bei (passivem) Augenöffnen (DD: Locked-in-Syndrom!), Fixation des eigenen Spiegelbildes in vorgehaltenem Spiegel, negativer Falltest der Hand (passiv hochgehaltene Hand fällt nicht auf das Gesicht)
- **akinetischer Mutismus** (→ S. 6): wache Patienten (Blickkontakt möglich), jedoch keine motorischen oder verbalen Äußerungen
- **Locked-in-Syndrom** (→ S. 7): erhaltene Lidbewegungen und evtl. vertikale Augenbewegungen, normale Alpha-Reagibilität im EEG
- **apallisches Syndrom** (→ S. 3,): Augen geöffnet, kein Blickkontakt, generalisierte Tonuserhöhung, keine Willkürmotorik, Massenbewegungen, orale Automatismen

Prognose [4635]

- **Koma bei Schädel-Hirn-Trauma:** → S. 482
- **anoxisches Koma:** → S. 662
- **nicht traumatisches Koma, unabhängig von der Ursache:**
  - *schlechte Prognose* (mit hoher Wahrscheinlichkeit letaler Ausgang oder apallisches Syndrom):
    - klinische Zeichen:
      - nach 24 Stunden fehlende Kornealreflexe oder Pupillenreaktionen,
      - nach 48 Stunden fehlende motorische Reaktion, nach 7 Tagen fehlende schwimmende Bulbusbewegungen
    - evozierte Potenziale [1195]: in den initialen Medianus-SEP beidseits fehlende Skalpantwort, stark veränderte bis fehlende akustisch evozierte Potenziale früher und mittlerer Latenz
  - *günstige Prognose* (mit großer Wahrscheinlichkeit Erwachen, kein apallisches Syndrom) [1195]:
    - klinisches Zeichen: Pupillenreaktion auf Licht
    - evozierte Potenziale: vorhandene akustisch evozierte Potenziale mittlerer und später (N 100) Latenz und Mismatch Negativity

Selbsthilfegruppen

Siehe Schädel-Hirn-Trauma, → S. 484

Intrakranielle Drucksteigerung (Hirndruck), Hirnödem (Leitlinie DGN [1939])

Definition

Erhöhung des intrakraniellen Drucks (intracranial pressure, ICP) > 20 mmHg

Typen des Hirnödems

- **Allgemeines:** Konzept der Hirnödementwicklung nach der klassischen Unterscheidung in vasogen und zytotoxisch aktuell im Wandel – folgende Mechanismen der Hirnödementwicklung werden diskutiert
- **extrazellulär:**
  - *vasogen:* durch die Störung/Zusammenbruch der Blut-Hirn-Schranke vermehrter Austritt von Flüssigkeit in das Interstitium (vornehmlich perifokales Ödem bei Tumoren, entzündlichen Prozessen, aber auch als Teil der Ödementstehung bei Kontusionen und traumatischem Hirnödem)
  - *osmotische Überlast:* durch Freisetzung von Makromolekülen im Bereich geschädigten Hirngewebes (Kontusion, aber auch fokale Ischämie) mit Entstehung eines osmotischen Gradienten oder durch andere osmotische Störungen (Hyponatriämie, SIADH)
  - durch vermehrtes intravaskulares Blutvolumen infolge Störung der Autoregulation
- **intrazellulär:**
  - *zytotoxisch:*
    - Gewebeschädigung → anfallendes exzitatorisches Glutamat → vermehrter Einstrom von Ca^{2+} und Na^+ → Verschiebung von Wasser nach intrazellulär infolge erhöhter Na^+/K^+-Permeabilität
    - Energiemangel → Versagen energieabhängiger Membranpumpen → Na^+- und Wassereinstrom (Ursachen: Ischämie, Hypoxie, Intoxikationen, metabolische Störungen, aber auch Hauptmechanismus bei traumatischer Hirnschädigung)
  - *Astrozyten-Schwellung:* Astrozyten hauptverantwortlich für intrazelluläres Hirnödem, da Verhältnis Astrozyten:Neuronen (20:1), Astrozyten entfernen das durch Gewebeschädigung freigesetzte exzitatorische Glutamat aus extrazellulären Raum – an die gliale Glutamataufnahme ist die Na^+- und Wasseraufnahme gekoppelt mit glialer Schwellung; Astrozytenschwellung; zusätzlich eng gekoppelt an die Wasserhomöostase, die über Aquaporin-4-Kanäle am Fuß der Astrozyten reguliert wird

Pathophysiologie

- **1. Circulus vitiosus:** Hypoxie → Ödem → Hirndruckanstieg → Abfall des zerebralen Perfusionsdrucks und venöse Abflussstörung → Verstärkung der Hypoxie
- **2. Circulus vitiosus:** Hypoxie und Hyperkapnie → anaerobe Glykolyse → Laktatanreicherung → Freisetzung von H^+-Ionen → Azidose → Vasodilatation → Zunahme des zerebralen Blutvolumens → Hirndruckanstieg → Abfall des zerebralen Perfusionsdrucks → Verstärkung der Hypoxie
- **Kompartiment-Model:**
  - *Kompartimente:* Gewebekompartiment, Niederdruckkompartimente (Blutkompartiment venös, Liquorkompartiment), Hochdruckkompartiment (Blutkompartiment arteriell)
  - Zunahme Gewebekompartiment durch Hirnödem mit Hirndruckanstieg → Kompression der Niederdruckkompartimente:
    - Ventrikelkompression (bei fokalen Prozessen hierdurch ggf. Liquorabflussstörung mit Aufstau und Akzentuierung der Hirndrucksymptomatik)
    - Behinderung des venösen Abflusses → Verstärkung des Hirnödems → Hirndruckanstieg →
    - Kompromittierung des Hochdruckkompartimentes: Minderung der Hirndurchblutung (CBF) → sekundäre Schädigung durch Minderperfusion → Zunahme des Hirnödems, bei fokalen Prozessen Kompression des gesunden Gewebekompartiments mit Zunahme der Schädigung des Hirngewebes

Klinisches Bild

- **ICP 20–30 mmHg:** Kopfschmerzen (vor allem morgens), verstärkt bei Husten/Niesen/ Valsalva, Erbrechen teils im Schwall mit oder ohne vorangehende Übelkeit, Hypertonie und Bradykardie („Cushing-Reflex"), Sehstörungen (Vergrößerung des blinden Flecks durch Stauungspapille) bei chronischem Hirndruck, vor Bewusstseinstrübung oftmals starke psychomotorische Unruhe/Agitation bis hin zu deliranten Bildern
- **ICP 30–40 mmHg:** Bewusstseinstrübung (Sopor)
- **ICP 40–50 mmHg:** Koma mit Cheyne-Stokes Atmung, Pupillen weit, lichtstarr, Atemlähmung, Strecksynergismen (🎥, s. u. unter „Einklemmungssyndrome")

Einklemmungssyndrome

- **zinguläre Herniation** (👁 B1): einseitige Verlagerung des Gyrus cinguli unter die Falx, oft mit Abklemmung der A. pericallosa → Infarzierung frontomedial → Frontalhirnsyndrom (→ S. 9)
- **lateralisierte transtentorielle Herniation** (👁 B2): Herniation des Uncus gyri parahippocampalis über den Tentoriumrand, Kompression des ipsilateralen N. oculomotorius (→ Pupillenerweiterung), des Mittelhirns (→ Mittelhirnsyndrom (👁) → S. 2) und des kontralateralen Hirnschenkels (→ ipsilaterale Pyramidenbahnzeichen)
- **zentrale transtentorielle Herniation** (Mittelhirneinklemmung, 👁, A1): initial dienzephale Störungen (Cheyne-Stokes-Atmung, Temperaturregulationsstörungen), dann Mittelhirnsyndrom (👁) (→ S. 2) (🎥) evtl. mit Progression zum Bulbärhirnsyndrom (→ S. 2), evtl. Diabetes insipidus; Traktion der A. chorioidea anterior (→ Infarzierung im hinteren Schenkel der Capsula interna) bzw. der A. cerebri posterior (→ Infarzierung okzipital und im Thalamus)
- **foraminale Herniation** (Bulbärhirneinklemmung, 👁 A2, B4): Herniation der Kleinhirntonsillen ins Foramen magnum und Kompression der Medulla oblongata → Bulbärhirnsyndrom (→ S. 2), Atemstörungen, Blutdruckabfall

Überwachung

- **intrakranieller Druck** (intracranial pressure, ICP): < 15 mmHg normal, 15–25 mmHg kritisch, > 25 mmHg hoch-pathologisch, jedoch große Spanne (20–80 mmHg), bei der es klinisch zu Einklemmungszeichen kommen kann
- **zerebraler Perfusionsdruck** (cerebral perfusion pressure, CPP): CPP = MAP-ICP (mittlerer arterieller minus mittlerer intrakranieller Druck), normal > 50 mmHg, Therapieziel > 70 mmHg bei Messung MAP auf kardialem Niveau, > 60 mmHg bei Messung auf Monroi-Niveau; jedoch bislang noch kein sicherer optimaler CPP bei Hirndruck bekannt
- **metabolische/respiratorische Kontrollparameter (Sollbereiche):** ZVD (6–12 cm H_2O), Glukose (100–150 mg/dl), Serum-Na^+ (135–145 mmol/l), Serumosmolalität (280–300 mosmol/l), paO_2 (> 90 mmHg), SO_2 (> 95 %), $paCO_2$ (35–40 mmHg), pH-Wert (7,4–7,5), Temperatur (< 38,0 °C)
- **Hirndruckkurve:**
  - *A-Wellen:* plötzlicher Anstieg, Plateau für einige Minuten, plötzlicher Abfall; physiologisch vorhanden, gehäuft bei Erschöpfung der intrakraniellen Reserveräume
  - *B-Wellen:* langsamer, rampenförmiger ICP-Anstieg über Hyperkapnie z. B. bei periodischer Atmung
  - *C-Wellen:* blutdruckkorreliert, bei kompletter Erschöpfung der Reserveräume
- **therapiebedürftige ICP-Veränderungen:** anhaltende Druckerhöhung > 20 mmHg, A-Wellen

Hirndruckmessung

- **nichtinvasive Methoden:**
  - *Fundoskopie:* Ausmaß der Stauungspapille; Nachteile: Stauungspapillen entwickeln sich erst innerhalb von Tagen nach der Drucksteigerung, sind nicht zum kontinuierlichen Monitoring, nicht zur Erfassung von Druckspitzen geeignet
  - *CT:* Ausmaß des Ödems, Abgrenzbarkeit der basalen Zisternen, Abgrenzbarkeit der äußeren Liquorräume
  - *transkranielle Doppler-Sonografie:*
    - arterieller Pulsatilitätsindex = Quotient (systolische Maximalfrequenz – enddiastolische Frequenz)/Mittelfrequenz, normal 0,7–1; gute Korrelation mit dem ICP (Anstieg bei ICP-Anstieg)
      - Fehlerquellen: Stenosen, atherosklerotisches Flussprofil, veränderte Beschallungswinkel durch Massenverlagerung, Änderungen des Flussverhaltens durch Änderung von Kreislaufparametern und Blutviskosität
      - Problem: arterielles Flussprofil koppelt erst sehr spät (teilweise bei ICP > 50 mmHg) an den intrakraniellen Druck an
    - venöser Doppler: entsprechend Kompartimentmodell bei generalisiertem Hirnödem mit erhöhtem Hirndruck Kompression der mittelliniennahen V. basalis Rosenthal mit Anstieg der maximalen Frequenzen, „Bloodpooling" auf die großen Sinus mit Anstieg der maximalen Frequenzen – gute Korrelation mit ICP; bei fokalem Hirnödem mit Hirndruckanstieg typische venöse Veränderungen nachweisbar
  - *transkranielle B-Bildsonografie*: über Darstellung des III. Ventrikels () Messung der Ventrikelweite/-kompression und Verlagerung der Mittellinie (); beim malignen Mediainfarkt zeigt eine Mittellinienverlagerung > 3 mm in ersten 16 Stunden eine schlechte Prognose an, bei ICB ist eine Mittellinienverlagerung ebenfalls mit schlechter Prognose vergesellschaftet
  - *Sonografie der N. opticus-Scheide ():* Steigerung des intrakraniellen Druckes → Verlagerung von Liquor in den Subarachnoidalraum der Opticusscheide → Erweiterung der Opticusscheide (meist direkt hinter der Papille, da hier am dünnsten); Messung 3 mm hinter Papille
    - Weite < 5, 8 mm: negativer prädiktiver Wert für ICP > 20 mmHg von 100 %
    - Weite > 5, 8 mm zeigt pathologischen ICP an (lineare Korrelation mit dem ICP [1006])
- **invasive Hirndruckmessung:**
  - *Allgemeines:* Empfehlungen für die Messung des intrakraniellen Drucks bestehen lediglich schweres Schädel-Hirn-Trauma; für alle anderen intrakraniellen Pathologien keine Empfehlungen, die Empfehlungen für das Schädel-Hirn-Trauma werden übertragen
  - *Indikation:*
    - Bewusstseinsstörung mit einem Glasgow Coma Score ≤ 8 mit intrakranieller Pathologie
    - Glasgow Coma Score ≤ 8 mit unauffälligem CCT und zusätzlich 2 Kriterien:
      - Alter > 40 Jahre

      - ▹ therapierefraktäre Hypotonie mit < 90 mmHg sys
      - ▹ uni- oder bilaterale Beuge- oder Strecksynergismen () (=15 % Risiko einer relevanten ICP-Steigerung)
    - wenn klinische Verlaufskontrollen bei Patienten mit Hirndruck nicht möglich sind (Patient aufgrund steigenden Hirndrucks bereits komatös)
    - bei Sedierung und ggf. Relaxation im Rahmen der Stufentherapie bei erhöhtem Hirndruck
    - bei Hirndruckzeichen (z. B. Aufhebung der basalen Zisternen) im initialen CT mit passender Klinik
    - postoperativ nach Behandlung von intrakraniellen Hämatomen
  - *Wahl der Methode:*
    - Ventrikelkatheter (Messung des Liquordrucks) bestes Messinstrument für den intrakraniellen Druck, keine Aussage über lokale Druckgradienten
    - Parenchymsonden weniger invasiv, aber häufig beeinflusst durch lokale Druckgradienten, Abgleich mit zweiter Messmethode (z. B. CCT, Ultraschall sinnvoll)
  - *über Ventrikelkatheter* wenn ohnehin Liquordrainage notwendig ist
    - Nachteile/Fehlerquellen: nur initiale Druckmessung möglich (Druckmessung im Verlauf nur nach Abklemmen der Drainage aussagekräftig); Überdrainage und Kollaps des Ventrikelsystems führt zur Messung von falsch niedrigen Drücken
    - Ventrikelkatheter mit zusätzlicher Drucksonde lösen das Problem der fehlenden Verwertbarkeit bei kollabiertem Ventrikelsystem
    - Komplikationen: Infektion; Risiko täglich zunehmend ab dem 10. Tag exponentiell steigend, daher tägliche Liquorkontrolle inkl. Laktatmessung und ggf. Mikrobiologie
  - *intraparenchymal:* geringeres Infektionsrisiko und kleinerer Parenchymdefekt als Ventrikelkatheter gute Reliabilität der Messwerte, jedoch mit zunehmender Zeit Drift der Messwerte, Problem der Messung lokaler Druckgradienten
  - *epidural:* heute obsolet

Therapie: allgemein

- **Ziel:** Senkung des intrakraniellen Druckes und Aufrechterhaltung/Optimierung des zerebralen Perfusionsdruckes (CCP); der optimale CPP ist nicht für alle Patienten mit erhöhtem ICP gleich, aber:
  - Therapieziel CPP > 60 mmHg ist dem Therapieziel ICP < 30 mmHg überlegen
  - CPP < 50 mmHg sind dauerhaft zu vermeiden
  - prolongierte Phasen mit ICP > 25 mmHg sind oft mit einer schlechten Prognose vergesellschaftet
- **Stufenschema:** siehe Abb. 11

Therapie: Basismaßnahmen (Leitlinie DGN [1939])

- **allgemeine Therapiemaßnahmen/-ziele:**
  - *Oberkörper hochlagern* (15–30°), hierbei lässt eine Oberkörperhochlage von 15° einen optimierten CPP zu, der aber beim individuellen Patienten sorgfältig überprüft werden sollte
    - CAVE: nicht im Schock oder bei Hypovolämie (→ Abfall des zerebralen Perfusionsdrucks!)
  - *optimierter Abfluss* über die Jugularvenen sichern (keine Inklination oder Torsion des Kopfes gegen den Rumpf → Hirndruckanstieg!); falls erforderlich, En-bloc-Lagerung vornehmen
  - *Normovolämie* (ZVD 6–12 mmHg, Laktat < 1,5 mmol/l), Vermeidung ischämischer/hypoxischer Phasen durch Hypotonie, Elektrolytausgleich
  - *Normotonie bis allenfalls leichte Hypertonie* (vorsichtige Blutdrucksenkung bei exzessiv hypertonen Blutdruckwerten > 200 mmHg), CAVE:
    - hypertensiver, mittlerer arterieller Druck (MAD) mit deutlich erhöhtem CPP führt zu „mechanischer Vasodilatation" mit Anstieg des zerebralen Blutvolumens (CBV) und Hirndruckanstieg
    - hypotoner MAD mit zu niedrigem CPP führt zur regulatorischen Vasodilatation (um CBF konstant zu halten) mit Anstieg des CBV und Hirndruckanstieg
  - *Normoglykämie (BZ < 120 mg/dl):* strenge Normoglykämie (< 110 mg/dl) verbessert den klinischen Verlauf von intensivpflichtigen Patienten gegenüber Patienten mit erhöhten Blutzuckerspiegeln (110–150 mg/dl) [4223]; *CAVE*: Hypoglykämien verschlechtern die Prognose und sind zu vermeiden
  - *Normothermie:* erhöhte Körpertemperatur bei intensivpflichtigen Patienten führt zu einem längeren Intensivaufenthalt, höherer Mortalität und schlechterem klinischem Verlauf [973]

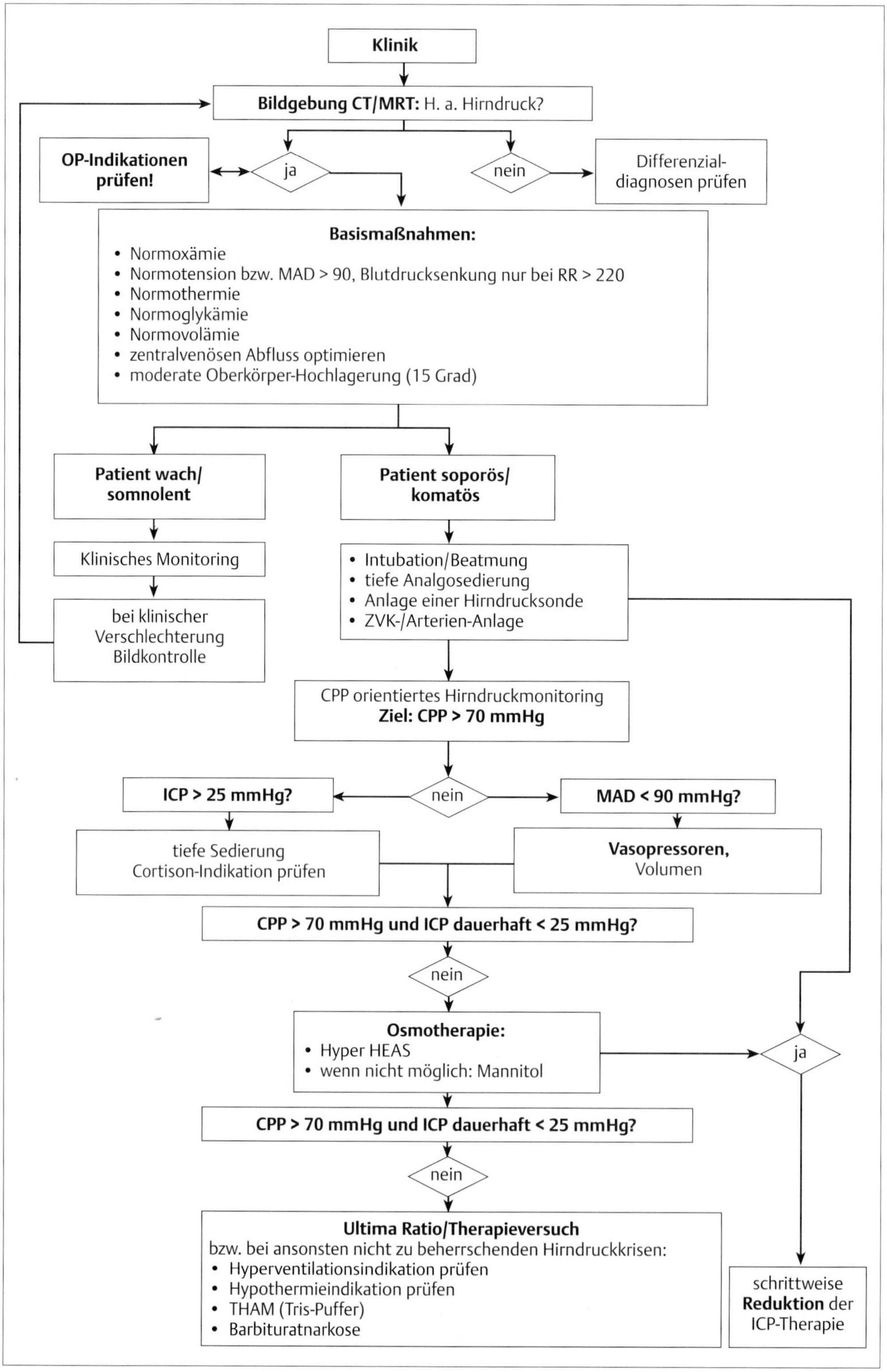

Abb. **11**: Stufenschema der Hirndrucktherapie.

- **Vermeidung hirndrucksteigernder Faktoren:**
  - *allgemein:* Fieber (aggressiv therapieren!), Husten, Absaugen, Flachlagerung (zur ZVD-Messung!), Umlagern/Transportieren, Unruhe, Schmerz, epileptische Anfälle, Strecksynergismen (🎥), Inklination oder Reklination des Kopfes gegen den Rumpf
  - *kardial/respiratorisch:* Hypertension und Hypotension (s.o.), Hypoventilation (CO_2-Anstieg und Vasodilatation mit Erhöhung des CBV), PEEP (positive end-expiratory pressure) > 10 mbar vermeiden, jedoch können zur Aufrechterhaltung der Oxygenierung unter ICP-Monitoring auch höhere PEEP-Werte toleriert werden, erhöhter ZVD (Sollbereiche s. o. unter „Überwachung")
  - *metabolisch:* Hyperglykämie, Hyponatriämie (Sollbereiche s.o. unter „Überwachung")
  - *medikamentös:* einige Narkosemittel (Halothan, Isofluran, evtl. Lachgas und Fentanyl), Vasodilatanzien (Kalziumantagonisten, Nitroglycerin, Dihydralazin/Nepresol®)
- **Anfallsprophylaxe:** Phenytoin, Carbamazepin, Valproat, aufgrund geringerer Medikamenteninteraktionen auch Levetiracetam (i. v. Medikation vorhanden), nur bei sicherem Anfall oder epilepsietypischen Potenzialen im EEG; prophylaktische Gabe verhindert keine Früh- oder Spätepilepsie

Therapie: erweiterte Maßnahmen (Leitlinie DGN [1939])

- **Aufrechterhaltung des zerebralen Perfusionsdruckes** (CPP = MAP-ICP) durch induzierte Hypervolämie (kristalloide Lösungen, kolloidale Lösungen), CAVE: Herzinsuffizienz, ggf. zusätzlich Einsatz von Katecholaminen; für differenzierten Volumen- und Katecholamineinsatz hämodynamisches Monitoring mittels PiCCO-System sinnvoll
- **Sedierung, Analgesie und Beatmungstherapie,** evtl. bis Burst-suppression im EEG
  - *Indikation:* respiratorische Insuffizienz und/oder GCS ≤ 8, fehlende Schutzreflexe
  - *Rationale:*
    - 1. Schmerz, Unruhe und „Gegenatmen" gegen den Respirator erhöhen den Hirndruck
    - 2. tiefe Analgosedierung reduziert den metabolischen Bedarf (Senkung des zerebralen Sauerstoffverbrauchs) und damit den zerebralen Blutfluss → Reduktion des arteriellen Blutvolumens mit ICP-Senkung
    - 3. Antikonvulsive und neuroprotektive Wirkung
  - *Medikamente:* Kombination Opiat und Sedativum z. B. Kombinationen von Sufentanil, Midazolam, Propofol, zusätzliche Kombination mit Ketamin bzw. S-Ketamin möglich
    - *CAVE:* Ketamin steigert den MAD und somit den CPP – bei Bolus-Applikation durch Erhöhung des CBV passagere Hirndrucksteigerung möglich, daher Eindosierung erforderlich, dann wirkt sich MAD-Steigerung vorteilhaft auf den CPP aus; bei Kindern zeigt Ketamin ICP-Senkung, Ketamin v.a. vorteilhaft bei paralleler pulmonaler Problematik
    - falls unzureichend ggf. Barbiturat (s. u.) [803]
  - *Therapiekontrolle:* Sedierungstiefe wird mittels Richmond Agitation Sedation Scale (RASS) überprüft (Zielwert -5); Suffizienz der Analgesie kann auch beim beatmeten Patienten mit der Behavioural Pain Scale (BPS) geprüft werden (Zielwert von 3) [1846],[3729],[3078]

Therapie von Hirndruckspitzen

- **Osmotherapie:**
  - *Indikation* ursachenspezifisch je nach Ätiologie des Hirndrucks:
    - raumfordernder ischämischer Hirninfarkt: Osmotherapie mit Glycerol empfohlen (Senkung der Krankenhausletalität GdE Ia [3362]), aber CAVE: ausgeprägter Reboundeffekt; Mannit nicht empfohlen, ggf. bei ICP-Spitzen [346]; kleinere Fallserien belegen Effekt von hypertoner NaCl-Stärke-Infusion (z.B: HyperHaes)
    - zerebrale Massenblutung: Mannit vor OP
    - Schädel-Hirn-Trauma: Mannit bei Hirndruckspitzen (ICP-Messung notwendig) [3379], alternativ hypertone NaCl-Stärke Infusion [3555]
  - *Ziel:* rasches Erreichen eines osmotischen Gradienten mit Anstieg der Serumosmolalität bis auf 320 mosmol/l
  - *Wirkung:* Steigerung des zerebralen Blutflusses, Reduzierung des extrazellulären Volumens (gilt für intaktes wie verletztes Hirngewebe), Verminderung der Blutviskosität
  - *Applikation:* als Bolusapplikation deutlich effektiver (im Vergleich zur Infusion) durch höheren osmotischen Gradienten
  - *Dosierung: keine prophylaktische Therapie und keine starren Dosierungsintervalle,* sondern ICP-orientierte Applikation mit Behandlung von ICP-Spitzen, Dosierung bei Mannit, Sorbit und Glycerol nach Serumsomolarität bis 320 mosm, hypertone NaCl-Stärke-Lösung wird nach Serum-Natrium bis

155 mmol/l dosiert, hypertone NaCl oft auch noch bei Versagen einer Mannitol-Behandlung wirksam, daher ggfs. Kombination
- *Substanzen:*

	Mannit	Sorbit	Hypertone NaCl-Stärke-Lösung	Glycerol*
Präparate	(Mannitol® 10/15/20 %, Osmofundin® 10/15 %, Osmosteril® 10/20 %)	Sorbitol® 40, Tutofusin® S 40	HyperHaes® NaCl 7,5 %.10 %	Glycerosteril® 10 %
Dosierung	0,5–0,75 g/kg KG als Bolus, dann nach ICP , max. 4-6×/d	0,5–0,75 g/kg KG über 20 Minuten i. v. dann nach ICP max. 4-6×/d	1–3 ml/kg KG Steuerung nach Serum-Natrium (< 155 mmol/l)	i. v.: 50 g über 4 Stunden* oral: Glycerol 85 % 0,5–1 g/kg KG 1:1 mit Zitronensaft und H_2O
Wirkungslatenz	10 Minuten	20–30 Minuten	ca. 10 Minuten	(keine Daten)
Wirkungsdauer	2–3 Stunden	2–3 Stunden	2-3 Stunden	2 Stunden
Besonderheiten (bei allen relative KI kardiogener Schock!)	NW: Volumenbelastung KI: Niereninsuffizienz	NW: BZ-Anstieg; Volumenbelastung KI: Fruktoseintoleranz, Leberfunktionsstörung	NW: Hypernatriämie, Anaphylaxie, hohe Volumen-belastung KI: Oligurie/ Nierenversagen, Leberfunktionsstörung	NW: hohe Volumenbelastung, BZ-Anstieg KI: Darmatonie, Hämolyse

* Glycerol erreicht bei i. v. Gabe nicht gewünschten Anstieg der Serumosmolalität, evtl. Kombination mit Glycerol oral oder Mannit notwendig

- *CAVE:*
  - bei gestörter Blut-Hirn-Schranke Rebound-Effekt durch Übertritt in das Hirngewebe
  - bei fokaler Raumforderung Volumenverschiebung → Herniation durch Volumenabnahme des gesunden Hirngewebes, da die Osmotherapeutika vor allem auf gesundes Gewebe wirken
- *sonstige Nebenwirkungen:* Blutdruckanstieg, Erhöhung der Serumosmolalität, Hypovolämie
- *Kontraindikationen:* Niereninsuffizienz, dekompensierte Herzinsuffizienz, Lungenödem
  - bei Oligo-/Anurie Vortestung: Gabe von 0,2 g Mannitol/kg KG über 5 Minuten sollte zu einer Diurese von mindestens 40–50 ml/h führen

- **Hyperventilation:** Maßnahme zur kurzfristigen Coupierung von ICP-Spitzen durch gezielte Senkung des pCO_2 auf 30–34 mmHg
  - *Indikation:* Schädel-Hirn-Trauma, Tumoren, Enzephalitis, evtl. bei Parenchymblutungen, hypoxischem/ischämischem Hirnödem; ***keine prophylaktische Anwendung!***
  - *Wirkung:* Vasokonstriktion, Abnahme des zerebralen Blutvolumens und des zerebralen Blutflusses, Blutumverteilung in maximal dilatierte, ischämische Areale (inverse steal), Reduktion der ischämischen Azidose
    - Wirkungsbeginn nach 30 s, am wirkungsvollsten kurzfristiger (20–30 Minuten) Einsatz gegen akute Hirndruckkrisen (ICP-Monitoring!), bei Dauer-HV maximale Wirkung nach 2 Stunden, nach 72–96 Stunden nur noch wenig effektiv; primär wirkungslos bei ausgeprägter Azidose
  - *Nebenwirkungen:* Blutdrucksenkung, Rebound
  - *Rel. Kontraindikationen:* ischämische Insulte und Subarachnoidalblutung; hier bewirkt Vasokonstriktion aufgrund von Vasospasmus oder Gefäßverschluss u. U. eine Verschlechterung der Durchblutung daher nur hier nur kurzfristig als Ultima Ratio-Therapie
- **Barbiturate:**
  - *Indikation:* Schädel-Hirn-Trauma (Wirkung auf den intrakraniellen Druck nachgewiesen, Verbesserung des Outcome nicht nachgewiesen (GdE Ia [3377],[3378]), hypoxisches Hirnödem
  - *Wirkung:* Abnahme von zerebralem Blutfluss (CBF) und zerebralem Blutvolumen (CBV), Verminderung des Sauerstoff- und Glukoseverbrauches, Abfangen freier Radikale, NMDA-Rezeptor-Antagonismus, Hypothermie, antikonvulsive Wirkung
  - *Dosierung:* bei Druckspitzen Thiopental 500–1000 mg (4–7 mg/kg KG), evtl. Perfusor 3–5 mg/kg/h unter EEG-Monitoring
  - *Überwachung:* ICP-, MAP-, ZVD-, Temperatur- und CPP-Monitoring, fakultativ invasives kardiales Monitoring; EEG (Burst-suppression-Muster)
    - Abbruch der Therapie, wenn kein Effekt auf den ICP nachweisbar, bei Abfall des zerebralen Perfusionsdrucks (CPP), bei Komplikationen (ARDS, Sepsis, Leberversagen)
    - Beendigung der Therapie, wenn ICP für 24 Stunden < 20 mmHg
  - *Nebenwirkungen:* Abfall des Herzzeitvolumens → Blutdruckabfall → Verminderung des CPP; Leberfunktionsausfall, Leukozytensuppression mit nachfolgender Sepsis, Behinderung der mucoziliaren Clearance → Pneumonie, Immunsuppression
- **THAM (Tri-hydroxy-methyl-Aminomethan):** Ultima Ratio
  - *Wirkung:* Alkalose → Vasokonstriktion, evtl. zusätzlich Penetration ins Hirngewebe und Ausgleich der dortigen Azidose
  - *Dosierung:* Testdosis 1 mval/kg KG über 10 Minuten, bei Ansprechen 60 mval über 2 Stunden i. v., Base Excess (BE) maximal 10

- **Etomidat:**
  - *Wirkung:* ICP-Senkung durch Verminderung des CBF und des O_2-Verbrauchs, wirkt zytoprotektiv
  - *Dosierung:* bei Druckspitzen Etomidat 15–20 mg, evtl. Perfusor 0,3–0,5 mg/kg/h
  - *Nebenwirkungen:* Suppression des adrenergen Systems → Blutdruckabfall
- **Hypothermie:** milde Hypothermie (34–35 °C) oder moderate Hypothermie (32–34 °C) für 2–3 Tage beim malignem Infarkt ggf. für die Dauer der maximalen Schwellungsneigung; Hypothermie konnte bei verschiedenen Erkrankungsbildern zuverlässig eine Senkung des ICPs nachweisen, jedoch nicht immer mit Verbesserung des Outcomes
  - *Indikationen:*
    - hypoxische Enzephalopathie: frühzeitige Hypothermie verbessert Outcome nach Reanimation signifikant, daher als Therapiestandard in Leitlinien eingegangen (→ S. 662)
      - Protokoll: Ziel 34 °C innerhalb von 2-4 Stunden, Hypothermie über 24 Stunden, Wiedererwärmung über weitere 24 Stunden bzw. nach CCT-Kontrolle und ICP
  - *keine sichere Indikation:*
    - maligner Mediainfarkt: bei frühzeitigem Einsatz der milden Hypothermie (34 °C) sinkt Mortalität von 70 % auf ca. 40 %, inwieweit funktionelles Outcome verbessert wird ist unklar; möglicherweise. als zusätzliche neuroprotektive/antiödematöse Therapie zur Hemikraniektomie wirksam [1075]; Anwendung nur im Rahmen von klinischen Studien; CAVE: Rebound bei Wiedererwärmung, daher Wiedererwärmung mit ca. 1 °C/24 h
    - Schädel-Hirn-Trauma: primärer Einsatz nur bei sehr begrenztem Patientenkollektiv empfohlen [755]
  - *als Ultima Ratio:* zur Hirndrucksenkung auch bei allen anderen Ursachen der Hirndrucksteigerung in Betracht zu ziehen, CAVE; bei intrakraniellen Blutungen - Hypothermie kann zu Gerinnungsstörung und Thrombozytenfunktionsstörungen führen
  - *Wirkung:* Verminderung des zerebralen Metabolismus, Minderung des Sauerstoff- und Glukoseverbrauchs, Verminderung der Hirndurchblutung, Verminderung der Freisetzung exzitatorischer Aminosäuren, Stabilisierung der Blut-Hirn-Schranke
  - *Nebenwirkungen:* Reizleitungsstörungen am Herzen, Gerinnungsstörungen, Thrombozytenfunktionsstörung, Infekte (vor allem hohes Pneumonierisiko), Dekompensation des Hirnödems bei zu schneller Erwärmung

Therapie: weitere Maßnahmen

- **Steroide**, z. B. Dexamethason (Fortecortin®)
  - *Indikation:* Tumoren, Metastasen, Enzephalitis (Wirkung hier nicht nachgewiesen), Meningitis
  - *Kontraindikationen:* Schädel-Hirn-Trauma [93],[895], Hirninfarkt [2922],[3238], intrazerebrale Blutung [3201]
  - *Wirkung:* Abnahme der Gefäßpermeabilität, der Liquorproduktion und der Aktivität lysosomaler Enzyme, Zunahme der Na^+/K^+-ATPase-Aktivität, Abfangen freier Radikale, Effekt zeitlich begrenzt
    - Wirkungslatenz 6–12 Stunden, maximaler Effekt nach 1–2 Tagen
  - *Nebenwirkungen*: Verschlechterung der Abwehrlage mit häufigeren Infektionen, Wundheilungsstörungen, Hyperglykämie
  - *Dosierung:* Dexamethason bis 4 × 8 mg/d
- **Liquordrainage**
  - *Liquorableitung von Ventrikelliquor:* effektive Maßnahme zur ICP-Senkung; Indikation bei Hydrocephalus occlusus oder malresorptivus [941],[1365]
  - *lumbale Liquorableitung* nur bei nachgewiesener Kommunikation der Liquorräume sowohl zur ICP-Messung [3877] als auch zur ICP-Senkung [4169] möglich
  - *Kontraindikation*: ausgeprägte Blutungsneigung, lateralisierende Prozesse mit Mittellinienverlagerung und Aufstau des kontralateralen Seitenventrikels – Entlastung führt zu deutlicher Zunahme der Verlagerung mit Torquierung des Hirnstamms
- **operative Entlastung akut raumfordernder Prozesse** kann sowohl supra- als auch infratentoriell indiziert sein falls operativ gut zugängig und keine Kontraindikationen (z. B. bei SHT operative Entlastung extraaxialer raumfordernder Blutungen);
  - *Kontraindikation/fehlende Indikation*: schlechte Gesamtprognose, Hinweise auf schwere zerebrale Schädigung, limitierende Begleiterkrankung, Risiko durch Komplikationen des Eingriffes überwiegt den Nutzen
- **Dekompressionskraniektomie** (uni- oder bilateral mit Dura-Erweiterungsplastik); Indikationen:
  - *maligner Mediainfarkt:* frühzeitige, prophylaktische Hemikraniektomie < 36 h nach Infarkteintritt senkt bei Patienten ≤ 60 Jahre mit drohendem malignem Mediainfarkt die Mortalität von 80 % auf ca. 20 % und verbessert signifikant das funktionelle Outcome der Patienten (absolute Risikoreduktion für einen mRS > 3 von 22,7 %) [4202], möglicherweise zusätzlicher Nutzen durch eine begleitende Hypothermie [1075]
  - *raumfordernder Kleinhirninfarkt:* subokzipitale Entlastung ist vor Eintritt einer Hirnstammkompression indiziert nach Ausschluss eines ausgedehnten Hirnstamminfarktes oder einer Hirnstammschädigung; alleinige Anlage einer EVD unzureichend
  - *Schädel-Hirn-Trauma:* nach Ausschöpfung aller konservativen Maßnahmen [4469], Patienten < 60 Jahre, GCS bei Aufnahme > 3

- bifronto-temporo-parietale Kraniektomie nicht empfohlen (führte in der DECRA-Studie zwar als Rescue-Therapie zu einer effektiven ICP-Senkung, beeinflusste jedoch die Letalität nicht und verschlechterte das klinische Ergebnis [798])
- Hemikraniektomie zur Dekompression bei SHT wird aktuell untersucht

- *Kontraindikation der Dekompressionskraniektomie:* bereits initiale Pupillenstörung (Einklemmung), ausgeprägte Hirnstammschädigung, hypoxisches Hirnödem

Hirntod [4539],[4540],[4541]

Definition [4540]

- Zustand des irreversiblen Erloschenseins aller Funktionen des Groß- und Kleinhirns sowie des Hirnstammes (Ausfall der gesamten Hirnfunktionen) bei einer durch kontrollierte Beatmung noch aufrechterhaltenen Herz- und Kreislauffunktion
- wird ein äußeres sicheres Todeszeichen festgestellt, so ist damit auch der Hirntod nachgewiesen

Voraussetzungen für die Feststellung des Hirntodes

- **Nachweis einer akuten schweren (primären oder sekundären) Hirnschädigung**
  - *sekundäre = indirekte Hirnschädigung,* meist metabolisch, als Folge einer anderen körperlichen Schädigung wie z. B. einem Herzinfarkt, kardiogenen Schock etc.
- **Ausschluss von:** Intoxikation, Sedierung, neuromuskulärer Blockade, Hypothermie, Kreislaufversagen (systolischer Blutdruck ≤ 80 mmHg), metabolischer, endokriner oder entzündlicher Erkrankung als möglicher Ursache oder Mitursache
  - *zulässige Sedativa-Spiegel* [299]*:* Thiopental < 30 µmol/l (6 mg/dl), Diazepam und Midazolam < 50 ng/ml
- **Richtlinie** (Link zum Text): www.baek.de/downloads/Hirntodpdf.pdf

Pathologie

- keine typischen oder beweisenden Befunde; überwiegend ischämische Veränderungen, in einem Drittel aber nur von geringem Ausmaß sowohl in den Hemisphären wie auch im Hirnstamm
- aufgrund der jetzt früheren Hirntodfeststellung im Rahmen der Transplantationsprotokolle findet sich die früher beschriebene Totalnekrose des Gehirns („Respirator-Gehirn") nicht mehr, damit trägt der neuropathologische Befund nicht entscheidend zur Diagnose bei [4494]

Klinische Kriterien

- **Feststellung durch 2 unabhängige Untersucher,** die mehrjährige Erfahrung in der Intensivtherapie von Patienten mit Hirnschädigungen haben und die nicht dem Transplantations-Team angehören
  - *Ausnahme:* indirekter Nachweis durch äußere sichere Todeszeichen durch jeden approbierten Arzt möglich
- **Koma**
- **fehlende Reaktion auf Schmerzreize** einschließlich des Trigeminusgebiets
- **lichtstarre mittel- bis maximal weite Pupillen**
- **fehlender vestibulookulärer Reflex** (Prüfung des Puppenkopfphänomens bzw. kalorische Reizung; Wartezeit zwischen den Spülungen der beiden Seiten: 5 Minuten)
- **fehlender Kornealreflex**
- **fehlender Pharyngeal- (Berührung im Rachen) und Trachealreflex (Hustenreflex beim Absaugen)**
- **fehlende Spontanatmung**
  - *Nachweis durch Apnoe-Test* [2227],[4495]:
    - klinisch:

1.	Hypoventilation (25 % des Ausgangsvolumens) mit reinem Sauerstoff bis pCO_2 = 45–50 mmHg bzw. pO_2 > 200–400 mmHg
2.	Insufflation von 6–8 l O_2 durch den Tubus und
3.	Diskonnektion von der Beatmungsmaschine
4.	Dokumentation durch serielle (in Abständen von 2–3 Minuten) Blutgasanalyse, Anstieg des pCO_2 während der Diskonnektionsperiode auf mindestens 60 mmHg
5.	Keine spontane Atembewegung bei genauer Beobachtung zu erkennen

    - alternativ Apnoe-Test am Beatmungsgerät [3704]:

1.	Präoxygenierung mit 100 % Sauerstoff und Hypoventilation bis pCO_2 45-50 mmHg
2.	Anhebung des PEEP-Niveaus,
3.	Ausschalten der Apnoeventilation
4.	Umstellung des Beatmungsgerätes in CPAP-Spontanatmungsmodus mit apnoeischer Oxygenierung über PEEP
5.	Dokumentation serieller Blutgasanalysen bis pCO_2 > 60 mmHg
6.	Keine spontanen Atembewegungen durch Beatmungsgerät registriert oder klinisch erkennbar

- *Einschränkung:* Hypothermie, Sedativa, neuromuskuläre Blockade, Störungen des Säure-Basen-Haushalts und bei Patienten, die an eine Hyperkapnie von $pCO_2 \geq 45$ adaptiert sind → Nachweis des Funktionsausfalls des Hirnstamms zusätzlich durch apparative Untersuchung (evozierte Potenziale u. a.) notwendig
- **nicht in den Kriterien der Bundesärztekammer aufgeführt:** fehlende Tagesrhythmik der Körpertemperatur; Poikilothermie
- **nicht gegen die Diagnose sprechen:**
  - *spinale Reflexe:* Plantarreflex, plantarer Fluchtreflex, Muskeldehnungsreflexe, Bauchhautreflexe
  - *spinal generierte Bewegungen der Extremitäten:* Finger- und Zehenbewegungen, Beugebewegungen von Armen und Beinen, komplexe Bewegungen = Lazarus-Zeichen [3533]
  - *hochfrequente Myoklonien des Zwerchfells* = „respiration-like movements"
  - Muskelaktivität in kranialen Muskeln (Muskelaktivität im EEG bei Ableitung mit Nadelelektroden), Blutdruckanstieg, Fieber, Fehlen eines Diabetes insipidus, Fortbestehen einer Schwangerschaft

Nachweis der Irreversibilität

	Primäre supratentorielle Hirnschädigung	Primäre infratentorielle Hirnschädigung	Sekundäre Hirnschädigung
Erwachsene und Kinder ab 3. Lebensjahr	Beobachtungszeit mindestens 12 Stunden *oder* ergänzende Untersuchung [1]	EEG oder Nachweis des Zirkulationsstillstandes zwingend, keine Beobachtungszeit	Beobachtungszeit mindestens 3 Tage *oder* ergänzende Untersuchung [1]
reife Neugeborene	mindestens 72 Stunden; bei beiden Untersuchungen eine ergänzende Untersuchung[1] obligat[2]		
Säuglinge und Kleinkinder bis 3. Lebensjahr	mindestens 24 Stunden; bei beiden Untersuchungen eine ergänzende Untersuchung[1] obligat[2]		

[1] EEG, AEHP oder Nachweis des zerebralen Zirkulationsstillstandes
[2] Ausnahme: ein Perfusionsszintigramm muss als ergänzende Untersuchung nur einmal, nämlich nach der zweiten klinischen Untersuchung durchgeführt werden

Clinical Pathway HIRNTODDIAGNOSTIK

Apparative Diagnostik [935],[1629], [4541]

- **EEG-Ableitung** (→ S. 673) **zum Nachweis eines isoelektrischen EEGs** ():
  - *Dauer:* kontinuierlich über 30 Minuten
  - *Montage:* Klebe- oder Nadelelektroden, mindestens 8 Kanäle, EKG-Mitregistrierung, im Ableiteprogramm auch Abgriffe mit doppeltem Elektrodenabstand (z. B. F3-P3)
  - *Übergangswiderstände* (einschließlich Referenzelektrode): 1–10 kOhm, dokumentiert zu Beginn und Ende der Aufzeichnung
  - *Prüfung der Funktionstüchtigkeit* der Verstärkerkanäle durch manuelle Auslösung von Elektrodenartefakten zu Beginn der Ableitung
  - *Verstärkung:* 2 μV/mm, Eichung mit 20 μV zu Beginn und Ende der Ableitung
  - *Filtereinstellungen:*
    - untere Grenzfrequenz: 0,53 Hz (Zeitkonstante 0,3 s)
    - obere Grenzfrequenz: 70 Hz
    - zur Erfassung langsamer Wellen mindestens 10 Minuten Registrierung mit einer unteren Grenzfrequenz von 0,16 Hz oder niedriger (Zeitkonstante ≥ 1 s)
  - *Muskelartefakte:* vereinzelte und auch länger anhaltende Muskelaktivität im EEG vor allem über der Temporalregion (besonders auch bei Nadelableitung) spricht nicht gegen Hirntod ()
- **Doppler-Sonografie** (→ S. 698):
  - *nur durch erfahrenen Untersucher*
  - *Nachweis eines Pendelflusses* in den extra- und intrakraniellen hirnversorgenden Gefäßen
    - Fehlen von Signalen bei transkranieller Beschallung nur verwertbar, wenn derselbe Untersucher zuvor eindeutigen Fluss dokumentiert hat (transtemporale Durchschallbarkeit)
  - *zweimalige Untersuchung* kontinuierlich über 30 Minuten oder 2-mal im Abstand von mindestens 30 Minuten
  - *Beachte:* trotz irreversibel erloschener Gesamtfunktion des Gehirns kann eine Zirkulation teilweise erhalten sein, z. B. bei großen Schädel-Hirn-Verletzungen oder bei sekundären Hirnschäden; bei

größeren knöchernen Defekten (traumatisch oder iatrogen im Rahmen einer Hemikraniektomie) fehlende Ankopplung des arteriellen Flusssignals an den intrakraniellen Druck und daher fehlender Nachweis eines zerebralen Zirkulationsstillstandes

- **zerebrale Perfusionsszintigrafie:** mit HMPAO in verschiedenen Ansichten (evtl. auch tomografisch) fehlende Darstellung der zerebralen Gefäße, der Perfusion und der Anreicherung im Hirngewebe
  - *Qualitätskontrolle* in vitro durch Nachweis der Markierungsausbeute (> 90 %) mittels Dünnschichtchromatografie und durch Nachweis einer physiologischen Verteilung des Radiopharmakons in Thorax und Abdomen
- **akustisch evozierte Hirnstammpotenziale** (AEHP → S. 693):
  - *Reizparameter:* Klickreize 100 µs Dauer, Sog-/Druckreize getrennt gemittelt oder nur Sogreize; Schalldruck 95 dB HL, kontralateral mit 65 dB verrauschen
  - *mit Hirntod vereinbare Muster:*
    - konsekutiver Verlust aller Wellen (CAVE: beidseitiges Hämatotympanon!)
    - konsekutiver Verlust der Wellen III–V mit einseitig oder beidseitig erhaltenen Wellen I oder I und II
    - isoliert erhaltene Wellen I oder I und II
- **somatosensible evozierte Potenziale** (SSEP → S. 689) (nur einsetzbar bei primär supratentoriellen bzw. sekundären Hirnschädigungen und Alter > 2 Jahre; nicht verwertbar bei Halsmarkschädigung):
  - *mit Hirntod vereinbare Muster:*
    - Ausfall der N13 bei Fehlen eines kortikalen Primärkomplexes
    - Abbruch der Far-field-Potenziale nach der N11/P11 bei extrakranieller Referenz und Ableitung über dem sensiblen Kortex
- **Angio-CT mit Perfusions-CT:** Nachweis des Zirkulationsstillstandes, wenn klinische und sonstige Zusatzdiagnostik eingeschränkt oder nicht beweisend ist [3250]
- **zerebrale Angiografie:** Nachweis des zerebralen Zirkulationsstillstandes; Durchführung zur Hirntoddiagnostik rechtlich nicht statthaft, da potenziell noxisch; vertretbar lediglich zur Abklärung einer behandelbaren Erkrankung (z. B. Hämatom)

2.32.2 Spezielle Krankheitsbilder

Zerebrale Anoxie/anoxische Enzephalopathie

Ätiologie

- **kardial:** Herzinfarkt, Kammerflimmern, Asystolie, Schock, Lungenembolie
- **respiratorisch:** Erstickung (Aspiration, Ertrinken, Strangulation, Kompression oder Obstruktion der Trachea)
- **toxisch:** Kohlenmonoxid (CO), Cyanid
- **peripher neurogen/myogen:** Lähmung der Atemmuskulatur bei Guillain-Barré-Syndrom, myasthene Krise, Poliomyelitis, Muskelerkrankungen
- **zentral:** Hirnstamminfarkte oder -blutungen (durch Atemstillstand oder Erbrechen + fehlende Schutzreflexe → Aspiration), Epilepsie, Trauma
- **Hirnödem/Hirndruck:** Unterbindung der zerebralen Perfusion

Pathologie

- **histologisch:** Totalnekrosen (Untergang aller Zellelemente) oder selektive Nekrosen der Nervenzellen, vasogenes und zytotoxisches Ödem, postakut Proliferation von Mikroglia und Astrozyten, dann Markscheidendegeneration
- **vulnerable Regionen:** Pallidum, Nucleus subthalamicus, Hippokampus, Kortex mit parietookzipitaler Betonung, Kleinhirnrinde
- **pathophysiologische Mechanismen:** Exzitotoxizität (Überstimulation durch exzitatorische Neurotransmitter), Membranschädigung durch freie Radikale, Ca^{2+}-Einstrom in zytotoxischer Konzentration, Laktat-Akkumulation

Klinisches Bild

- **Erstsymptome:** Konzentrationsstörungen, Ataxie, Kopfschmerzen; bei persistierender Anoxie Bewusstseinsverlust innerhalb von Sekunden
- **in der Akutphase** Koma, Dekortikationshaltung (Beuge-Streck-Haltung) bzw. Dezerebrationshaltung (generalisierte Streckhaltung) bei Schmerzreizen, Myoklonien
- **in der postakuten Phase** (wenn die Anoxie überlebt wird) je nach Schwere der Schädigung:
  - *akutes organisches Psychosyndrom* → Restitutio ad integrum oder Residualzustand
  - *apallisches Syndrom* (→ S. 3,)
  - *sonstige postanoxische Syndrome:* Lance-Adams-Syndrom (→ S. 384), Korsakow-Syndrom, akinetisch-rigides Syndrom (mittlere Latenz 3 Monate nach Anoxie, vor allem Patienten > 30 Jahre) oder bzw. in Kombination mit generalisierter Dystonie ( ) mit Hirnnervenbeteiligung (Monate bis Jahre nach Anoxie) [388]

- **verzögerte anoxische Enzephalopathie** (selten; am häufigsten nach CO-Vergiftung): nach initial guter Erholung nach einem Intervall von 2 Tagen bis 3 Wochen zunehmende Verwirrtheit, evtl. Agitiertheit, dann progrediente Verschlechterung mit oft letalem Ausgang
  - *histologisch:* demyelinisierender Prozess im Bereich des Marklagers
  - *Therapie:* keine kausale Therapie bekannt

Zusatzdiagnostik

- **Blutgase:** bei/unmittelbar nach Hypoxie pO_2 erniedrigt, pCO_2 erhöht, Azidose
- **Elektrophysiologie:** EEG (s. u.) und Medianus-SEP zur Abschätzung der Prognose
- **Bildgebung (CT, MRT)** (👁): diffuses Hirnödem, evtl. Grenzzoneninfarkte, nach einigen Tagen Schrankenstörung (→ evtl. hämorrhagische Transformation), bilaterale Pallidumnekrosen (im MRT T1-hypointens, T2-hyperintens), im Verlauf von wenigen Wochen generalisierte Rindenatrophie und Ventrikelerweiterung
- **Liquor:** neuronenspezifische Enolase (NSE), Referenzbereich 5–20 µg/l, z. T. deutlich erhöhte Werte, jedoch unspezifisch (siehe Prognose)

Diagnosestellung

- **im Akutstadium:** klinisches Bild (Koma ohne fokale Zeichen, Dekortikations- oder Dezerebrationshaltung oder evtl. Myoklonien) und passende Veränderungen der Blutgase
- **postakut:** anhand der Anamnese *oder* retrospektiv durch Nachweis eines apallischen Syndroms mit Anoxie-typischen morphologischen Veränderungen *oder* durch Nachweis charakteristischer postanoxischer Syndrome (s. o.)

Differenzialdiagnose des postanoxischen Komas

- **postiktaler Zustand:** u. U. Zeichen eines vorangegangenen Anfalls (Zungenbiss, 👁); in der Regel rasche spontane Besserung
- **Basilaristhrombose** (→ S. 88): meist vorangehend fluktuierende fokale Ausfälle, fluktuierende Vigilanzstörung, meist auch fokale Zeichen im Koma
- **sonstige:** Intoxikationen (→ S. 465), metabolische Störungen oder Elektrolytentgleisungen

Therapie

- **primäres Behandlungsziel:** Wiederherstellung der Blutzirkulation und der Atmung
- **Hypothermie:** bei einem Kollektiv von Patienten mit Kammerflimmern, Zirkulationsstillstand zwischen 5 und 15 Minuten und Erreichen einer spontanen Zirkulation innerhalb von 60 Minuten wurde mit moderater Hypothermie (32–34 °C, erreicht innerhalb von 8 Stunden, aufrechterhalten für 24 Stunden) eine signifikante Vergrößerung des Anteils an Patienten mit günstigem Verlauf (55 % vs. 39 %) und eine signifikante Senkung der Mortalität (41 % vs. 55 %) erreicht [1814][SQ Ib]
- **Kontrolle bzw. Therapie zusätzlich noxisch wirkender Faktoren:** Hirnödem (→ S. 655), epileptische Anfälle, Fieber, Hyperglykämie, Hyperosmolarität

Prognose (Leitlinie DGN [1575])

- **CAVE:** innerhalb der ersten 24 h nach Reanimation (v.a. bei Einsatz der Hypothermie) keine klinische Zeichen oder Untersuchungsergebnisse, die sicher eine schlechte Prognose anzeigen [3101],[3420],[1266]
- **nach Anoxie von 3–5 Minuten** bleibende Schäden, längere Toleranz bei gleichzeitiger Hypothermie (Ertrinken in Eiswasser) und bei Kindern
- **bei Ende der Anoxie** auslösbare Hirnstammreflexe → gute Prognose
- **nach 30-tägiger Komadauer** versterben ca. 70 % innerhalb von 6 Jahren, je ca. 15 % bleiben apallisch bzw. erlangen innerhalb von 5 Monaten das Bewusstsein wieder [3545]
- **Indikatoren für eine schlechte Prognose** (mit hoher Wahrscheinlichkeit letaler Ausgang oder apallisches Syndrom) sind:
  - *langdauernde Reanimation* (> 30 min)
  - *Komadauer* über 48 Stunden [3168]
  - *klinische Zeichen* (PR = Pupillenreaktion, CR = Kornealreflex, VOR = vestibulookulärer Reflex (Kalorik), VOR (Puppenkopf-Phänomen), MR = motorische Reaktion):
    - 24 h nach Komaeintritt ohne therapeutische Hypothermie: CR fehlend *oder* von PR, CR, VOR und MR zwei fehlend [2377],[4629]; mit Hypothermie innerhalb 72 h nicht sicher [3420]
    - 24 h nach Reanimation ohne therapeutische Hypothermie: spontane generalisierte Myoklonien (Cave: Medikamenteneffekte); mit Hypothermie nicht sicher verwertbar [3420]
    - 3 Tage nach Komaeintritt fehlende MR oder Strecksynergismen (🎥) [2377]
    - 7 Tage nach Komaeintritt keine schwimmenden Bulbusbewegungen [2377]

- *EEG* [3957] (→ S. 652): folgende Befunde, wenn sie später als 24 Stunden nach Ende der Hypoxie erhoben wurden und Medikamenteneinwirkung ausgeschlossen ist: Alpha-EEG im Rahmen eines Alpha-Komas (Ausnahme: bei erhaltenen PR, CR und VOR günstigere Prognose), persistierendes Burst-suppression-Muster, periodische generalisierte Spike- und Polyspike-Wave-Gruppen, aperiodische bilateral synchrone Polyspike-Wave-Gruppen mit Myoklonien, anhaltende Verlangsamung und Abflachung unter 10–20 µV, isoelektrisches EEG
- *Medianus-SEP:* beidseitiger Ausfall des kortikalen Antwortpotenzials (N20) nach 48-72 Stunden ist mit einer schlechten Prognose verknüpft [4629], Aussagekraft nach therapeutischer Hypothermie unsicher; bei einseitigem Ausfall oder Latenzverzögerung keine prognostische Einschätzung möglich [4490]
- *Neuronen-spezifische Enolase (NSE)* im Serum > 33 µg/l [4629], nur in Verbindungen mit anderen Prognoseparametern zu verwerten; cut-off-Werte unter vorausgegangener therapeutischer Hypothermie nicht bekannt
- *bildgebende Verfahren:* keine ausreichenden Untersuchungen über zusätzlichen diagnostischen Wert von CT, MRI oder PET

Status epilepticus (Grand mal)

Definition (Leitlinie DGN [3412])

Kontinuierlicher epileptischer Anfall mit einer Mindestdauer von 5 Minuten bei generalisiert-tonisch-klonischen Anfällen und von 20–30 Minuten bei fokalen Anfällen oder Absencen, oder eine Sequenz von einzelnen epileptischen Anfällen in kurzen Abständen, zwischen denen klinisch oder elektroenzephalografisch keine vollständige Restitution erfolgt

Ätiologie [908]

In absteigender Häufigkeit: Absinken des Antikonvulsivaspiegels > chronische ZNS-Erkrankungen > zerebrovaskuläre Erkrankungen/Läsionen > metabolische Störungen > Alkoholentzug- und intoxikation sowie Drogen-/Medikamentenentzug oder-intoxikation > hypoxische Hirnschädigung > Infektionen zerebral (Meningitis, Enzephalitis) und allgemein > Tumoren > idiopathische Epilepsie > Schädel-Hirn-Trauma (selten)

Pathophysiologie

- **Versagen der GABAergen Inhibition, Dysregulation der glutamatergen Exzitation** mit massiver Freisetzung exzitatorischer Aminosäuren → Ca^{2+}-Einstrom in die Neurone → Zellschädigung (hierbei vulnerabelste Zellen neokortikal, thalamisch, hippokampal)
- **zerebraler Hypermetabolismus** → Zunahme des zerebralen Blutflusses → vasogenes Hirnödem
- **systemische Auswirkungen:**
  - *exzessive Muskelarbeit/-anspannung* → Frakturen, metabolische Azidose, Laktatazidose, Hyperthermie, CK-Anstieg, evtl. Rhabdomyolyse → akutes Nierenversagen, Elektrolytstörungen (Hyperkaliämie, Hyponatriämie)
  - *Ventilationsstörung* → respiratorische Azidose, Hypoxie
  - *massive Katecholaminausschüttung* → hypertensive Entgleisung, akute Herzinsuffizienz bis akutes Herzversagen, Herzrhythmusstörungen, pulmonaler Hypertonus, neurogenes Lungenödem
  - *capillary leak, DIC* → Multiorganversagen

Klinisches Bild

Entsprechend einem generalisierten epileptischen Anfall; in manchen Fällen vorausgehende Phase mit für einen gegebenen Patienten ungewöhnlich vielen/häufigen Anfällen; im Verlauf zunehmend nur noch klinisch abortive Entäußerungen

- **3 Stadien des Status epilepticus:**
  - *initiale Phase:* entspricht den ersten 10 min eines Status mit noch relativer Wahrscheinlichkeit eines spontanen Sistieren des Status epilepticus
  - *etablierter Status:* entspricht den ersten 30 min - max. 60 min mit Statuspersistenz trotz Initialtherapie mit Benzodiazepinen
  - *refraktärer Status:* Status trotz Initial- und Sekundärtherapie, Dauer von > 30-60 min
- **subtle Status:** Sonderform des refraktären Status mit persistierender Anfallsaktivität im EEG und elektromechanischer Entkopplung mit nur noch abortiven Entäußerungen bis hin zu dem klinischen Bild eines Komas ohne klinisch sichtbare Anfallsphänomene, oft nur subtile Zeichen wie periorbitale Myoklonien oder geringen Myoklonien der distalen Extremitäten

Differenzialdiagnose

- **psychogener Anfallsstatus:** klinisch in manchen Fällen nicht unterscheidbar, EEG durch Muskelartefakte schwer auswertbar, aber keine Epilepsie-typischen EEG-Muster
- **Streck-Synergismen oder Beuge-Streck-Synergismen** im Rahmen eines Einklemmungssyndroms (→ S. 653): tonisch, Verstärkung bei Schmerzreizen, klinische Hinweise auf Mittelhirn- oder Bulbärhirnsyndrom (→ S. 2)

- **hypoxische Enzephalopathie** (→ S. 662): posthypoxische Frühmyoklonien, später Übergang in Lance-Adams-Syndrom (→ S. 384); oft stimulus-sensitive periorale und Extremitäten-Myoklonien (→ S. 383)
  - *CAVE:* posthypoxisch sind auch epileptische Anfälle oder ein Status epileptischer Anfälle häufig
- **septische, metabolische, toxische Enzephalopathie**: ebenfalls häufig mit stimulus-sensitiven Myoklonien (→ S. 383)
- **Tetanus** (→ S. 200): erhaltenes Bewusstsein, reizinduzierte Spasmen

Clinical Pathway (DGN) Status generalisiert tonisch-klonischer Anfälle

Therapie

- **Prähospitalphase:** immer Einsatz von Benzodiazepinen, Lorazepam am wirksamsten [3214], bei fehlendem i.v. Zugang auch intranasale und bukkale Applikation (Lorazepam, Midazolam) oder rektale Applikation (Diazepam) möglich [2847]
- **Allgemeinmaßnahmen:** Anlage eines stabilen i.v. Zuganges, ausreichende Flüssigkeitssubstitution mit Vollelektrolytlösung, ggf. Glukose 40 % 60 ml bei Hypoglykämie, zusätzlich 100 mg Thiamin substituieren, Herz-Kreislauf-Monitoring, Pulsoxymetrie, immer Verlegung auf eine Intensivstation; Sauerstoffinsufflation, ggf. Intubation und Beatmung;Azidosebehandlung, Hirnödembehandlung (→ S. 655)
- **Stufentherapie mit engem Zeitfenster** [4142] (Abb. 12, bei Unwirksamkeit jeweils Einsatz der nachfolgend genannten Substanz; näheres zu den Therapiestufen s. u.)
  - *Merke:* häufig scheitert das frühe Durchbrechen eines Status epilepticus an einer insuffizienten Therapie – 1. unzureichende Dosierung, 2. zu langsame Applikation!
- **in der Stufentherapie eingesetzte und sonstige Substanzen** [383],[4142]:
  - *Initialtherapie:* Benzodiazepine (→ S. 810):
    - Lorazepam (Tavor®): empfohlene Initialtherapie mit höchster Evidenz, im Vergleich zu Diazepam überlegene Wirksamkeit [3214]
      - Vorteil: durch hohe Lipophilie sehr rascher Wirkeintritt, gute antikonvulsive Wirksamkeit, breite Verfügbarkeit NW: Sedation, Hypotonie, atemdepressive Wirkung, Toleranzentwicklung

Wirkstoff	Lorazepam	Diazepam	Clonazepam	Midazolam
Üblicher Handelsname	Tavor®	-	Rivotril®	Dormicum®
i.v. Dosierung	Initial 2-4 mg entsprechend 0,05 mg/kg KG (2 mg/min)	Initial 10-20 mg entsprechend 0,15 mg/kg KG (5 mg/min)	Initial 1-2 mg entpsrechend 0,015 mg/ kg KG (0,5 mg/min)	Initial 0,2 mg/kg KG
Maximaldosis	0,1 mg/kgKG	30 mg	3 mg	s.u.
Alternative Applikation	Bei Kindern/ Jugendlichen bukkale Gabe 0,05 mg/kg KG- 4 mg gleichwertig	Rektale Gabe 10-20 mg max. 30 mg möglich	-	Intranasale oder bukkale Gabe 5-10 mg, max. 20 mg möglich
Wirkdauer	12 h	15-30 min	Ähnliche Pharmakokinetik wie Lorazepam	Kurze HWZ daher kontinuierlich oft erforderlich
Besonderheiten	Benzodiazepin der 1.Wahl; laut Fachinfo gekühlte Lagerung, *aber* Studien zeigen Haltbarkeit ungekühlt bis 60 d	-	Möglichkeit der kontinuierlichen Applikation als Perfusor 10 mg/d	Einsatz als Narkosemedikament bei refraktären Status 0,1-0,5 mg/kg KG/h EEG-gesteuerte Ausdosierung

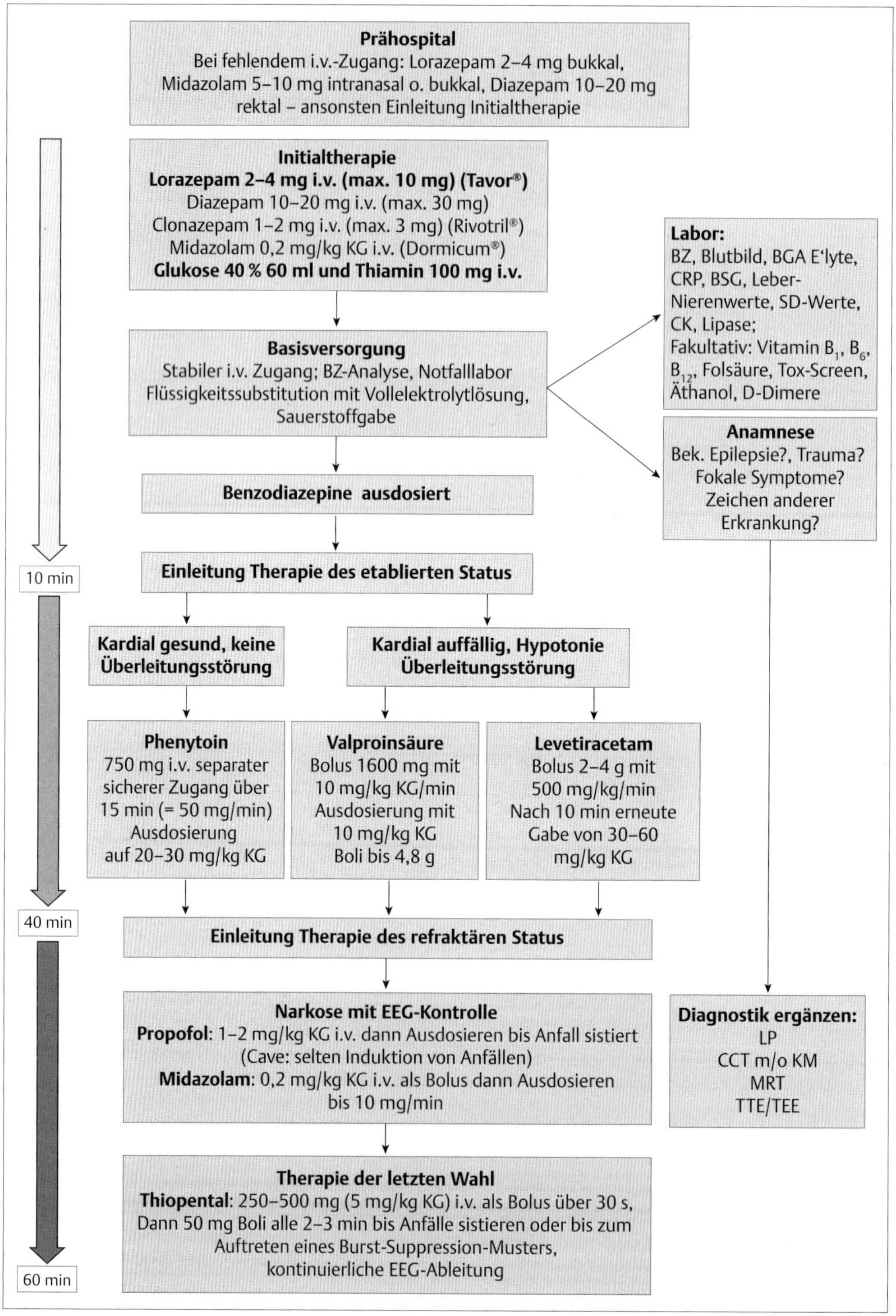

Abb. **12**: Stufentherapie des Status epilepticus.

- *Therapie des etablierten Status epilepticus:*

Wirkstoff	Phenytoin (→ S. 768)	Valproinsäure (→ S. 770)	Levetiracetam (→ S. 766)	Phenobarbital (→ S. 767)
Üblicher Handelsname	Phenhydan® (Infusionskonzentrat)	Orfiril®, Ergenyl®	Keppra® [2746]	Luminal®
i.v. Dosierung	initial 750 mg Bolus und Ausdosierung entsprechend 20 mg/ kg KG mit max. 50 mg/min	initial Bolus von ca. 1600 mg entsprechend 20-30 mg/kg KG mit max. 10 mg/kg KG/min	initaler Bolus 2-4 g entsprechend 30-60 mg/kg KG mit max. 500 mg/min	5-10 mg/kg KG max 100 mg/min
Maximaldosis	30 mg/kg KG	nach 10 min erneut 10 mg/kg KG – max. 4,8 g (Ausdosierungen bis 8 g beschrieben)	nach 10 min erneute Gabe 30-60 mg/kg KG	1,5 g kumulativ entsprechend 20 mg/kg KG höhere Dosen unter Beatmung möglich
Erhaltungstherapie	bei Sistieren des Status nach initalem Bolus Ausdosierung auf 20 mg/kg KG über folgenden 6 h – Zielspiegel 20-25 µg/ml	nach Spiegel – angestrebt 100-120 µg/ml, Erhaltungsdosis max 6 g/d	kein Zielspiegel bekannt Erhaltung mit 2 × 2-3 g/d	Zielspiegel 30-50 µg/ml
Nebenwirkung	Purple Glove-Syndrom, bei Paravasat Gewebenekrosen, Hypotonie in bis 50 %, bradykarde Herzrhythmusstörung mit Überleitungsstörung (AV-Blockierung), Bradykardie v.a. aufgrund des Lösungsvermittlers	Valproat-Enzephalopathie, Leberenzymblockade (Cave: Ammoniak-Erhöhung → Ammoniak-Spiegel – Transport auf Eis), akute Pankreatitis (Lipase-Kontrolle), Gerinnungsbeeinträchtigung, Übelkeit-Erbrechen	leichte Vigilanzminderung, Agitation, Hyperkinesen, Thrombozytpopenie bis KM-depression, Übelkeit, Erbrechen	Dosierung, die zur Statustherapie erforderlich i.d.R. atemdepressiv, kardiozirkulatorisch depressiv, Immunsuppressiv; Akkumulation bei zeitgleicher Valproatgabe durch Leberenzym-Blockade → toxischer Spiegel
Besonderheiten	Vorteil: nicht sedierend, nicht atemdepressiv, gute antikonvulsive Wirkung; immer über sicheren, separaten i.v. Zugang optimal zentral; immer unter EKG- und RR-Monitoring	Off-label; Kontraindikation bei Mitochondriopathie; Vorteil: nicht sedierend, gute periphere Anwendbarkeit, keine kardiozirkulatorischen NW	Off-label;Vorteil: keine Medikamenteninteraktion, gute periphere Anwendbarkeit, keine kardiozirkulatorische oder atemdepressive NW, 1:1 Umsetzung auf orale Therapie	Gabe in Intubationsbereitschaft, Ausdosierung unter EEG-Kontrolle bis Burst-Suppression; traditionelle Substanz mit viel klinischer Erfahrung

- *Therapie des refraktären Status epilepticus* immer in Intubation und unter künstlicher Beatmung

Wirkstoff	Midazolam	Propofol	Thiopental
Üblicher Handelsname	Dormicum®	-	Trapanal®
i.v. Dosierung	s.o.	Loading-Dose 1-2 mg/kg KG	initialer Bolus 250-500 mg entsprechend 5 mg/kg KG
Maximaldosis	s.o.	Ausdosieren bis Status sistiert	Ausdosierung mittels 50 mg Boli alle 2-3 min bis Status sistiert

Wirkstoff	Midazolam	Propofol	Thiopental
Erhaltungstherapie	s.o.	1-15 mg/kg KG/h nach EEG mit Burst-Suppression, nach 12 h Anfalls-suppression Abdosierung auf 50 % und Ausschleichen über weitere 12 h	i.d.R 3-7mg/kg KG benötigt um ein Burst suppression-Muster im EEG zu erreichen
Nebenwirkung	s.o.	Atem- und Kreislaufdepression, Propofol-Infusionssyndrom (selten, v.a. Kinder und Hochdosistherapie) → Kontrolle CK und Laktat; Anfallsinduktion (daher EEG-Kontrolle)	kardiodepressiv mit negativer Inotropie, stark atemdepressiv, Immunsuppression mit häufigen Infekten, Akkumulation mit toxischen Spiegeln bei Leberenzymblockade
Besonderheiten	s.o.	Wirkung über GABA-Rezeptor-Stimulation; Vorteil: hohe Lipophilie mit schnellem Wirkeintritt, keine Akkumulation, gute Steuerbarkeit	lange klinische Erfahrung, gute Status-Kontrolle; *CAVE*: oft Akkumulation

- *ultima ratio-Therapie:*
  - Lidocain: wenn keine atemdepressive Wirkung erwünscht ist, nur geringe Erfahrung beim therapierefraktären Status; Bolus von 1-2 mg/kg KG und Infusionsrate von 1-4 mg/kg KG/h [883]
  - Ketamin: NMDA-Antagonist; in der Spätphase des Status epilepticus Hochregulation postsynaptischer NMDA-Rezeptoren mit hohem antikonvulsiven Potential von Ketamin im Tierexperiment, nur wenig klinische Erfahrung, unterschiedliche Dosierung von 0,3-5,8 mg/kg KG/h [424]
  - Magnesiumsulfat i.v.: gute Wirksamkeit bei eklamptischen Status epilepticus
  - Isofluran: nicht hepatotoxisch, keine Kontraindikation bei akuter intermittierender Porphyrie
  - Clomethiazol: v.a. bei alkoholentzugsinduziertem Anfallsstatus
  - Hypothermie: tierexperimentelle Daten belegen eine gute antikonvulsive Wirkung der Hypothermie beim Status epilepticus, klinisch nur Einzelerfahrungen
  - Etomidat
- **auf Komorbiditäten achten (relative Kontraindikationen):** Herzrhythmusstörungen (Phenytoin), Lebererkrankungen (Valproat), schwere pulmonale Erkrankungen (Benzodiazepine)

Syndrom der inadäquaten ADH-Sekretion (SIADH, Schwartz-Bartter-Syndrom)

Ätiologie

- **Erkrankungen:** Maligne Tumoren (v.a. kleinzelliges Bronchialkarzinom, Pankreas-Ca, Magen-Ca, Lymphom), Hirntumoren, Schädel-Hirn-Trauma, Subduralhämatom, Subarachnoidalblutung, Hydrozephalus, Meningitis/Enzephalitis/Hirnabszess, AIDS, Hirnoperationen, Polyradikulitis
- **Medikamente**, die die Freisetzung von ADH stimulieren bzw. die Wirkung von ADH verstärken: SSRIs, trizyklische Antidepressiva, Carbamazepin, Clofibrate, Vincristine, Nikotin, Neuroleptika, Cyclophosphamid, Nichtsteroidale Antiphlogistika; Vasopressin-Analoga

Pathophysiologie

Entkoppelte hypophysäre ADH-Freisetzung → Wasserretention, Hyponatriämie

Klinisches Bild

Appetitlosigkeit, Übelkeit, Erbrechen, Kopfschmerzen, evtl. Wasserintoxikation mit Bewusstseinsstörung, epileptische Anfälle, keine Ödeme

Zusatzdiagnostik

- **Serum-Na^+** < 130 mval/l, Serum-Osmolarität < 275 (normal: 285–295 mosmol/l), Urin-Osmolarität > Serum-Osmolarität
- **Urin-Na^+** > 25 mval/l oder Na^+-Ausscheidung im Urin trotz Hyponatriämie

Differenzialdiagnose

- **zerebrales Salzverlustsyndrom vor allem nach Subarachnoidalblutung:** renaler Salz- *und* Wasserverlust → Hypovolämie (Unterscheidung zum SIADH, bei dem sich eine Normovolämie findet); Therapie mit Na^+- und Wassersubstitution und Fludrocortison 0,2–0,4 mg/d; Unterscheidung:

	Hydrierungszustand	Serum-Na^+	Urin-Na^+	Serum-Osmolarität
Syndrom der inadäquaten ADH-Sekretion (SIADH, → S. 668)	Normovolämie	niedrig	> 20 mmol/l	vermindert
zerebrales Salzverlustsyndrom	Hypovolämie	niedrig	> 20 mmol/l	vermindert

- **Clinical Pathway** DIFFERENZIALDIAGNOSE DER HYPONATRIÄMIE

Therapie

- **Flüssigkeitsrestriktion** auf 0,5–1 l/d (*Kontraindikation:* SIADH nach Subarachnoidalblutung oder Ischämie, Therapie hier: Lithium 300 mg/d p. o., Demeclocyclin/Ledermycin® 900–1200 mg/d oder Phenytoin 500–750 mg/d)
- **Tolvaptane (Samsca®):**
  - *Wirkmechanismus:* Nicht-Peptid-Antagonist am Vasopressin-2-Rezeptor, erhöht die Ausscheidung von freiem Wasser mit konsekutiver Steigerung der Serum-Na^+-Konzentration (Cave: kein Grapefruitsaft, steigert Digoxinspiegel)
  - *Dosierung:* 15 mg/d, max. 60 mg/d, Gabe unter engmaschiger Natrium-Kontrolle [3666],[355]
- **Zufuhr isotoner NaCl-Lösung ist zwecklos!**

Zentraler Diabetes insipidus

Ätiologie

Läsionen des Hypothalamus bei Schädel-Hirn-Trauma, Subarachnoidalblutung, Tumoren, Meningitis, granulomatöser Entzündung bei Morbus Boeck, nach neurochirurgischen Eingriffen (vor allem Hypophysen-Operationen)

Pathophysiologie

- **zentraler Diabetes insipidus:** verminderte ADH-Sekretion → renaler Wasserverlust, Hypernatriämie, Exsikkose
- **renaler Diabetes insipidus:** fehlendes Ansprechen der Nieren auf ADH

Klinisches Bild

Polyurie (Ausscheidung 200–500 ml/h), verminderte Fähigkeit zur Konzentration des Urins und zur Reduktion der Urinproduktion bei verminderter Flüssigkeitszufuhr

Zusatzdiagnostik

- **spezifisches Gewicht des Urins** < 1002 g/l
- **Serum-Na^+** und Serum-Osmolarität (normal: 285–295 mosmol/l) erhöht
- **Urin-Na^+** < 10 mval/l, Urin-Osmolarität sehr niedrig

Differenzialdiagnose

Osmotische Diurese z. B. bei Diabetes mellitus (hohe Urinosmolarität), polyurisches Nierenversagen

Therapie

Vasopressin (Pitressin®) in Einzelgaben zu 0,5 ml s. c. oder i. m. *oder* Desmopressin (Minirin®) 2–8 µg/d s. c. (1 ml = 4 µg) oder als Nasenspray 10–40 µg/d (1 Stoß = 10 µg)

Zentrales Fieber

Ätiologie

Läsionen in Hypothalamus, Mittelhirn, Hirnstamm

Klinisches Bild

- hohes Fieber, erhöhter Blutdruck (DD Sepsis: Blutdruckabfall!)
- **meist fehlend:** Tachykardie, Schüttelfrost bei Temperaturanstieg, Schwitzen bei Temperaturabfall

Therapie

- **physikalisch:** Abdecken mit feuchten Tüchern, Ventilation, Kühlung der Infusionslösungen
- **medikamentös:** stufenweise Paracetamol → Metamizol (Novalgin®) 1–5 g/d → Chlorpromazin (Megaphen®) 50–400 mg/d
- **Ultima Ratio: „lytischer Cocktail"** mit Metamizol (Novalgin®) 500 mg (= 1 Amp.), Promethazin (Atosil®) 25 mg (= 1 Amp.) und Pethidin (Dolantin®) je nach Alter 25–100 mg (1 Amp. = 50 mg) in 100 ml NaCl-Lösung über 3–4 Stunden
  - CAVE: vor allem bei älteren Patienten kritischer Blutdruckabfall und lang anhaltende Vigilanzstörungen möglich

Rhabdomyolyse

Definition

Akute, ausgedehnte Nekrose des Muskelgewebes mit Freisetzung von Myoglobin, Kreatinkinase (CK), K^+, PO_4^{3-}, Harnsäure (👁)

Ätiologie

- **physikalisch/traumatisch:** Verbrennungen, ausgedehnte Quetschungen (z. B. bei Verschüttung), Hyperthermie, Erfrierung, Elektrotrauma
- **Koma mit ischämischer Muskelnekrose** („coma/muscle crush syndrome“) bei Intoxikationen u. a. mit Alkohol, Barbituraten, Heroin, Kokain, Antidepressiva, Kohlenmonoxid
- **exzessive Muskelaktivität:** Krampfanfall, sportliche Überlastung bei Untrainierten („Marschmyoglobinurie“), Tetanus, motorische Unruhe bei deliranten Zuständen, maligne Hyperthermie (→ S. 671)
- **Elektrolytstörungen:** Hypokaliämie, Hyponatriämie
- **endokrine Störungen:** thyreotoxische Krise, diabetische Ketoazidose
- **Infektionen:** viele Virusinfektionen (u. a. Herpes-simplex-, Echo-, Adeno-, Influenza-Viren), Typhus, Legionellose; Sepsis
- **Medikamente:** Amiodaron (Cordarex®), Bupivacain, Carbenoxolon, Clofibrat, Diazepam, ε-Aminocapronsäure, Halothan, Lovastatin (Mevinacor®) vor allem in Kombination mit Ciclosporin oder Gemfibrozil, Meprobamat, Suxamethonium
- **Neuroleptika:** → malignes Neuroleptika-Syndrom S. 670
- **Drogen:** Amphetamine, Heroin, Phencyclidin („Angel dust“)
- **Toxine:** Organophosphate, Schlangen- und Insektengifte

Disponierende Erkrankungen

Dystrophische Myopathien, Myositiden, viele metabolische Myopathien

Klinisches Bild

- akute generalisierte Muskelschwäche, Muskelschmerzen, -schwellungen (→ u. U. Kompartment-Syndrome)
- kraniale und pharyngeale Muskeln selten einbezogen
- blande Verlaufsformen kommen vor

Komplikationen

- **Hyperkaliämie** → kardiale Rhythmusstörungen
- **Myoglobin-Freisetzung** → Tubulusnekrose → Nierenversagen
- **disseminierte intravasale Gerinnung**

Zusatzdiagnostik

- **CK-Erhöhung** auf > 10 000 U/l
- **Myoglobin im Urin:** wird nur bei ca. 50 % erhöht gefunden, da Ausscheidung nur für wenige Stunden, Screening mit Teststreifen (positiv bei Abwesenheit einer Hämaturie); Bestimmung zur Diagnosestellung nicht erforderlich
- **Elektrolyte:** K^+, PO_4^{3-}, Kalzium
- **EMG:** pathologische Spontanaktivität

Diagnosestellung

Klinisches Bild und entweder akute CK-Erhöhung oder (schwere Fälle, Myoglobingehalt > 1 g/l) Braunfärbung des Urins

Therapie

- **Intensivbehandlung**
- **Ausgleich der Elektrolytstörungen:** Hyperkaliämie (→ S. 444), Hypokalzämie, Azidose
- **Steigerung der Diurese:** Rehydrierung, Furosemid (Lasix®) oder Mannitol, Alkalisierung des Urins mit Bicarbonat und/oder Acetazolamid (Ziel: Urin-pH-Wert 7–8)
- **Hämodialyse** bei Bedarf

Malignes Neuroleptika-Syndrom

Disponierende Faktoren

Dehydratation, Agitiertheit, Eisenmangel, hirnorganische Vorerkrankungen, affektive Psychosen

Pathophysiologie

Blockade von Dopaminrezeptoren in den Basalganglien (→ Muskeltonuserhöhung, Hyperthermie), im Hypothalamus (→ Hyperthermie) und im Rückenmark (→ Blutdruckregulationsstörungen)

Klinisches Bild [3739]

- **extrapyramidale, vegetative und psychische Störungen:** Parkinson-Symptomatik, Fieber, Dystonie, Tachykardie, Schwitzen, Hypo-/Hypertension, Tachypnoe, Sialorrhö, Koma
- **Latenz:** 45 Minuten bis 65 Tage nach Beginn der Medikation (Mittel: 4,8 Tage)

Zusatzdiagnostik

- **Labor:** Leukozytose (70 %), CK-Anstieg (92 %), Transaminasen-Erhöhung, metabolische Azidose

Differenzialdiagnose

Malignes L-Dopa-Entzugssyndrom (→ S. 349, gleiches klinisches Bild); Intoxikation mit Ecstasy, Serotonin-Syndrom (Einnahme von SSRI, MAO-Hemmern, trizyklischen Antidepressiva), Katatonie („katatones Dilemma“ = Schwierigkeit der Abgrenzung Katatonie vs. malignes Neuroleptika-Syndrom)

Therapie

- **Allgemeinmaßnahmen:** Absetzen aller Neuroleptika, Intensivbehandlung
- **medikamentöse Therapie** (Einzelfallberichte; Meta-Analyse medikamentöser Behandlungen [3490]): Amantadin 200 mg/d i. v. [859],[2161],[2162], Bromocriptin 5–30 mg/d p. o., Dantrolen (Dantamacrin®) 2,5 mg/kg KG i. v. über 15 Minuten, danach 7,5 mg/kg KG über 24 Stunden
- **Elektrokrampftherapie** [3559]

Prophylaxe

Nach abgelaufener Erkrankung keine Neuroleptika für mindestens 2 Wochen, vorzugsweise niederpotente Neuroleptika oder evtl. Clozapin

Verlauf Rückbildung in 4–40 Tagen (Mittel 14 Tage), Rezidive vor allem bei Wiederansetzen einer neuroleptischen Medikation innerhalb von 2 Wochen; Mortalität 22 %

Komplikationen Dehydratation, Infektionen, Rhabdomyolyse, Nierenversagen, Ateminsuffizienz

Maligne Hyperthermie (MH)

Allgemeines Seltene Narkosekomplikation bei disponierten Personen (Erwachsene: 1/50 000 bis 1/150 000 Narkosen)

Genetik Genetisch heterogen, ca. 50 % Mutationen am Ryanodin-Rezeptor-Gen

Disponierende Faktoren

- **disponierende Erkrankungen:** bei 30 % der MH-Patienten Myopathien oder muskuloskelettale Veränderungen: Central-core-Erkrankung, dystrophische Myopathien, Myotonia congenita, hyperkaliämische periodische Lähmung, kongenitale Fasertypen-Disproportion
- **Triggerung** durch
  - *depolarisierende Muskelrelaxanzien:* Succinylcholin
  - *Inhalationsnarkotika:* Halothan, Isofluran, Enfluran, Methoxyfluran, Desfluran, Sevofluran
  - *als sichere Substanzen* gelten: Pancuronium, Atracurium, Vecuronium, Alcuronium, Lachgas, Etomidate, Barbiturate, Benzodiazepine, Morphinderivate

Pathophysiologie Interaktion zwischen Triggersubstanzen und alteriertem Ca^{2+}-Kanal → massiver Ca^{2+}-Zustrom aus dem endoplasmatischen Retikulum ins Myoplasma → Aktivierung der Aktin-Myosin-ATPase → Kontraktur

Klinisches Bild

- **Manifestation inkonstant,** d. h., die Patienten haben u. U. vorangehende Narkosen komplikationslos überstanden; Auftreten bis zu 24 Stunden nach der Narkose möglich
- **Warnsymptome:**
  - *Anstieg des endexpiratorischen CO_2-Partialdrucks auf > 45 mmHg bzw. der CO_2-Konzentration auf > 10 %* („maligne Hyperkapnie")
  - *unerklärte Tachykardie/Tachyarrhythmie* (Verwechslungsmöglichkeit: zu oberflächliche Narkose)
- **Vollbild:** generalisierte Tonuserhöhung (trotz Relaxation!), Hyperthermie, Blutdruckabfall, Zyanose

Zusatzdiagnostik

- **CK-Bestimmung** als Screening-Test bei Angehörigen von MH-Patienten, nicht als Ausschlussdiagnostik
- **Kontraktur-Test:** Kontrakturauslösung bei Exposition einer Biopsie aus dem M. vastus medialis mit Halothan und (als Kontrolle) mit Coffein

Diagnosestellung

- **Verdacht:** unerklärter Anstieg der endexpiratorischen CO_2-Konzentration oder unerklärte Tachykardie
- **Vollbild:** klinisch

Differenzialdiagnose Sepsis, malignes Neuroleptika-Syndrom durch Prämedikation mit Neuroleptika, malignes L-Dopa-Entzugssyndrom (durch Absetzen von L-Dopa bei Parkinson-Patienten, → S. 349), hypoxische Hirnschädigung, Thyreotoxikose, Phäochromozytom, Hitzschlag (kein Rigor!)

Therapie

- **triggernde Substanzen absetzen**
- **spezifische Therapie:** Dantrolen (Dantamacrin®) (→ S. 781) initial 2,5–10 mg/kg KG über 15 Minuten i. v., danach 7,5–10 mg/kg KG über 24 Stunden für mindestens 1 Tag
- **symptomatische Therapie:** 3–5-fache Hyperventilation mit 100 % O_2, Oberflächenkühlung unter Gabe von Chlorpromazin (Verhindern des Kältezitterns), Heparinisierung
- **kontraindiziert:** Lidocain, Verapamil, Digitalis, α- und β-Sympathomimetika

Komplikationen Disseminierte intravasale Gerinnung, metabolische Azidose, Elektrolytentgleisung (Hyperkaliämie, Hyperkalzämie), Myoglobinurie bis zur Rhabdomyolyse () (→ akutes Nierenversagen), Lungenödem

Fettembolie

Ursächliche Erkrankungen Frakturen von Röhrenknochen, Schock, Herzmassage

Klinisches Bild Mit Latenz (12 Stunden bis 5 Tage) nach Trauma einsetzende Ateminsuffizienz, Enzephalopathie, Hautpetechien

Zusatzdiagnostik Blutgase (pO_2 < 60 mmHg), Lungenperfusionsszintigrafie, Fundoskopie (Blutungen, Ödem), CT (Hirnödem, später hypodense Läsionen)

Therapie Beatmung (PEEP)

Sonstige Erkrankungen

→ Alkoholentzugsdelir S. 461

→ Basilaristhrombose S. 88

→ Guillain-Barré-Syndrom S. 505

→ Herpes-Enzephalitis S. 203

→ Intoxikationen S. 465

→ Intrazerebrale Blutung S. 98
→ Meningitis (bakterielle) S. 177
→ Myasthene Krise S. 574
→ Schädel-Hirn-Trauma S. 476
→ Schlaganfall S. 68
→ Septische Enzephalopathie S. 189
→ Sinusthrombose S. 91
→ Subarachnoidalblutung S. 103
→ Tetanus S. 200
→ Wernicke-Enzephalopathie

3 Diagnostische Methoden

3.1 EEG

S. Hummel

Physiologische Grundlagen

Generator-struktur(en)

Exzitatorische und inhibitorische postsynaptische Potenziale der Zellkörper und großen Dendriten der Pyramidenzellen

Frequenzbänder

Alphawellen	8–13 Hz
Betawellen	14–40 Hz
Thetawellen (Zwischenwellen)	4–7 Hz
Deltawellen	0,5–3,5 Hz

Technik

Registrierung

- **Definitionen:**
  - *Zeitkonstante:* die Zeit, während der eine angelegte Spannung U auf den Wert U/e (e = 2,718...) sinkt; 1/e = ca. 37 %
  - *Grenzfrequenz:* die Frequenz, bei der die Empfindlichkeit 70,7 % des Maximalwertes beträgt (–3 db); Grenzfrequenz = 1/(2 × π × Zeitkonstante)
- **übliche Einstellungen bei Polygrafie:**

	Verstärkung (µV/cm)	t (s)	f_{hoch} (Hz)	f_{tief} (Hz)
EEG	70	0,3	0,53	70
EOG	200	1,6	0,1	70
EMG	200	0,01	16	300
EKG	1000	1,6	0,1	70
Atmung	1000	1,6	0,1	70

t = Zeitkonstante, f_{hoch} = Grenzfrequenz des Hochpassfilters, f_{tief} = Grenzfrequenz des Tiefpassfilters

- **weitere Parameter:** Übergangswiderstand < 5 kOhm, Papiergeschwindigkeit bzw. Darstellung auf dem Bildschirm 3 cm/s

Elektroden-positionierung

Nach dem Internationalen 10–20-System (Abb. 13)

Ableitungen

- **Referenz-Ableitung:** Ableitung gegen eine gemeinsame Referenz (z. B. Ohr, Mastoid)
  - alle Signale enthalten als gemeinsame Komponente das Potenzial der Referenzelektrode
  - Lokalisation durch Potenzialmaximum, keine Phasenumkehr
- **bipolare Ableitung:** Spannungsdifferenzen der beiden Elektroden werden registriert, synchrone Potenzialschwankungen der beiden Elektroden werden nicht oder mit verminderter Amplitude registriert; Möglichkeit der Lokalisation eines Potenzialmaximums über Phasenumkehr
- **Ableitung gegen Average Reference:** Durchschnittspotenzial aller Skalpelektroden als Referenz; großflächige Potenzialschwankungen (die mehr oder weniger alle Elektroden tangieren) werden nicht registriert
- **Quellenableitung:** Referenz ist der Mittelwert der Potenziale der unmittelbar umgebenden Elektroden, welche jeweils noch mit 1/s (s = Entfernung von der differenten Elektrode) gewichtet werden
- **Intrakranielles EEG in der prächirurgischen Epilepsiediagnostik:** kortikale Ableitung (grid und strip), Sphenoidalableitung, Tiefenelektroden,), Stereo-EEG (multiple stereotaktisch implantierte Tiefenelektroden) [870]

EEG-Registrierung

- Durchlaufen mehrerer Ableiteschemata: unipolar (gegen ipsilaterales Ohr bzw. gegen rechtes/linkes Ohr), bipolar (Längs-, Querreihen), Quellenableitung; digitalisiertes EEG ermöglicht beliebige Montagen post hoc aus den Rohdaten; Gesamt-Ableitung nicht kürzer als 20 Minuten
- **Hyperventilation** für 3 Minuten, Registrierung der post-HV-Phase für 2 Minuten

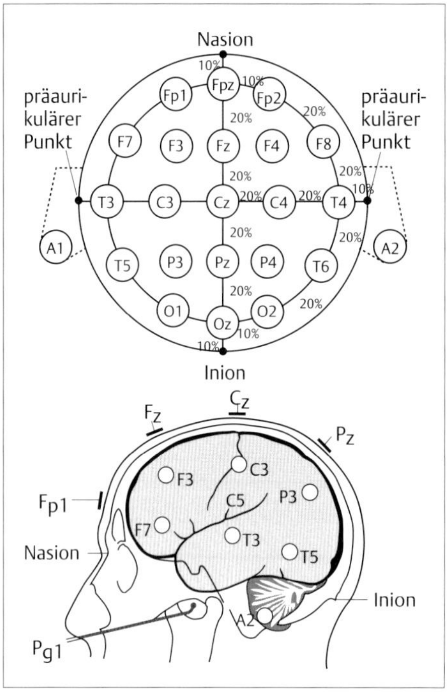

Abb. **13**: Elektrodenpositionen nach dem Internationalen 10–20-System und anatomische Beziehungen.

- **Fotostimulation** zum Nachweis einer Fotosensibilität, z. B. bei primär generalisierten Epilepsien (👁)
- **bei bewusstseinsgetrübten Patienten** Reaktivitätsprüfungen

Befundung

- **Beschreibung** folgender Charakteristika: Frequenzen, Amplituden, Graphoelemente, Lokalisation, Reaktivität, Symmetrie (Amplitude, Frequenz), Synchronizität (Wellen, Bursts)
- **klinische Angaben** zum Krankheitsbild unerlässlich, da z. B.
  - die Akuität der klinischen u./o. Laborveränderungen zum Ableitezeitpunkt für die Interpretation wichtiger ist als der Absolutwert
  - langsame Änderungen von Stoffwechselparametern (BZ, Leber- und Nierenwerte) sich anders auswirken als akute
  - zentral wirksame Medikamente erheblichen Einfluss auf die EEG-Aktivität haben können

Archivierung

Aufbewahrungsfrist für Papierkurven und digitale Archivierung 10 Jahre, für zugehörige Befunde 20 Jahre

EEG bei Gesunden

EEG-Typen

- **Alpha-Typ:** vorherrschende Alphawellen, Maximum parietookzipital, Blockierung bei Öffnen der Augen („Berger-Effekt"), Amplitude 40–100 µV, Frequenzschwankungen um 0,5–1/s; Seitendifferenz der Amplituden bis 30 % (Abb. 14A)
- **Beta-Grundrhythmusvariante:** vorherrschende Betawellen, diffus verteilt oder Maximum frontopräzentral, Amplitude 20–30 µV, Blockierung bei Öffnen der Augen (Abb. 14B)
- **flaches EEG:** nur nach Augenschluss kurze Gruppen von Alpha- und Betawellen
- **4–5/s (Theta)-Grundrhythmus-Variante:** unter Entspannung Übergang von einem Alpha-Rhythmus in regelmäßige 4–5/s-Wellen, Maximum okzipital und temporal, Blockierung durch sensorische Reize
- **unregelmäßiges EEG:** Schwankungsbreite des Alpha-Grundrhythmus um 2–3/s, temporal vermehrt Thetawellen

Physiologische Formationen

- **im Wachzustand:**
  - *Alpha-Rhythmus:* okzipital betont, Blockierung bei geöffneten Augen
  - *Lambdawellen* (👁): monophasische positive steile Wellen, < 50 µV, okzipital betont; Beziehung zu Augenbewegungen
  - *µ-Rhythmus* (Arkadenrhythmus, 👁): arkadenförmig, 7–11/s, < 50 µV, zentral lokalisiert; Abschwächung durch Bewegungen (auch gedachte oder beabsichtigte)

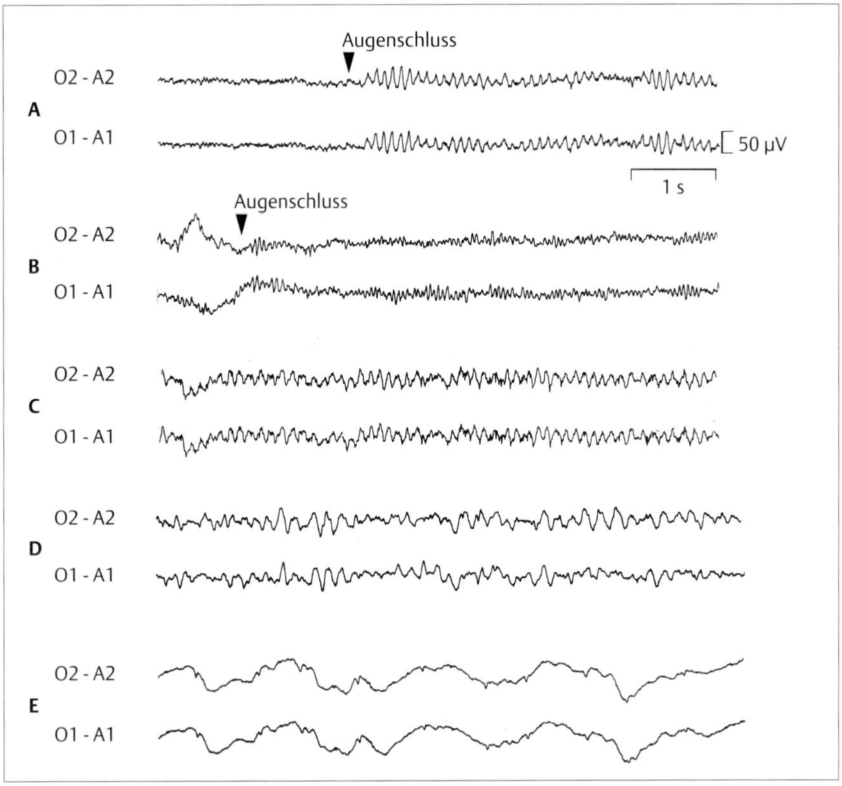

Abb. **14**: Normaler (A, B) und veränderter Grundrhythmus (C–E) im EEG: **A** = normales EEG vom Alpha-Typ (10/s), **B** = EEG vom Beta-Typ (21/s), **C** = leichte Allgemeinveränderung (8/s), **D** = mittelschwere Allgemeinveränderung (6,5/s), **E** = schwere Allgemeinveränderung (0,5–1/s).

- **im Schlaf:**
  - *Schlafspindeln*(Bild)*:* ca. 14/s, frontal bis okzipital, um 50 µV, Schlafstadium 2
  - *Vertexwellen* (Bild)*:* steile Wellen mit negativem Beginn, Maximum zentral, Schlafstadium 2 und REM
  - *K-Komplexe* (Bild)*:* langsame Welle, manchmal mit steilen Anteilen, um 200 µV, vertexbetont; im Schlaf spontan oder als Antwort auf Reize, Schlafstadium 2–3
  - *positive okzipitale scharfe Transienten des Schlafes (POSTS)* (Bild)*:* steile Transienten mit einem Maximum über der Okzipitalregion und einem positiven Maximum gegenüber umliegenden Hirnregionen, Auftreten während des leichten Schlafs isoliert oder repetitiv, Amplituden unter 50 µV

Aktivierungsmethoden Hyperventilation (Hypokapnie → Verengung der zerebralen Gefäße)/Fotostimulation (Bild), Schlaf, Schlafentzug

Schlafstadien im EEG nach Rechtschaffen/Kales

Stadium	Spontan-EEG	EEG bei Reizen
1 (sehr leichter Schlaf) (Bild)	Alpha-Verlangsamung und Abflachung, frontal betonte flache Thetawellen	visuelle Blockierung verringert oder paradoxe Aktivierung bei Augenöffnen
2 (leichter Schlaf) (Bild)	höheramplitudige Thetawellen, Schlafspindeln	K-Komplexe (Bild), Vertexwellen (Bild)
3 (mitteltiefer Schlaf) (Bild),	Deltawellen im Wechsel mit Thetawellen	breite K-Komplexe (Bild), Delta-Aktivierung
4 (tiefer Schlaf)	kontinuierliche Deltawellen	–
REM (Traumschlaf) (Bild)	hochfrequente, flache Aktivität, Augenartefakte, Vertexwellen, Sägezahnwellen	Vertexwellen (Bild)

Physiologische/ psychophysiologische Einflüsse

- **Alter:** ontogenetische Entwicklung über langsame Wellen, hohe Amplituden, geringe Kohärenz (im Kleinkind- und Kindesalter) zu Beschleunigung, Abnahme der Amplituden, Zunahme der Kohärenz im Erwachsenenalter (18.–20. Lebensjahr); starke Hyperventilations-Veränderungen im Kindesalter
- **Bewusstseinszustand:**
  - *„aktives EEG":* Desynchronisation mit raschen, irregulären Frequenzen und Amplitudenreduktion
  - *„passives EEG" (wache Entspanntheit):* Alpha-Rhythmus mit höherer Amplitude

Normalvarianten

Steile Transienten, die epilepsietypischen Potenzialen ähnlich sehen können (modifiziert nach Rosenow [3413])

	14 & 6 Hz positive „spikes" (👁)	6 Hz „spike and wave"	„Wicket-spike" (👁)	„small sharp spike" (👁)	Psychomotorische Variante RMTD (👁)	SREDA (👁)
Frequenz (Hz)	14 & 6	5–7	6–12	sporadisch	4–7 Hz	(3–) 5–6 Hz gel. auch schneller
Verteilung	(retro)temporal	generalisiert	temporal	weites Feld, temporales Maximum	temporal	generalisiert
Form	monophasisch	biphasisch: „small spike and large wave"	monophasisch, μ-ähnlich	< 50 μV, < 50 ms	gekerbt, harmonisch; abrupter Beginn und Schluss	abrupter Beginn und Schluss
Bewusstseinslage	Wach, Schlafstadien I und II	Wach, Schlafstadium I	Wachheit/ Schlafstadium I	Schlafstadien I und II	Schlafstadium I	Wachheit/Schlafstadium I/Hyperventilation
Alter	Teenager	Teenager	Erwachsene	Erwachsene	junge Erwachsene	Erwachsene > 40 Jahre/im Alter
Dauer	< 1 s	< 1 s	0,5–2 s „Cluster"	sporadisch	1–10 s	5–80 s
Bemerkungen	ähneln mesiotemporalen negativen „spikes"	„phantom spike and wave" (FOLD and WHAM)		Syn.: „BETS" (benign epileptiform transient of sleep)		„subclinical rhythmic electrographic discharge of adults"
rel. Häufigkeit	1 %	1 %	1–2 %	20 %	1 %	selten

Pathologisches EEG

Diffuse Veränderung über allen Hirnregionen (Abb. 14)

Typ	EEG-Morphologie	klinische Korrelate
leichte Allgemeinveränderung (AV)	verlangsamte Alphawellen 7–8/s und eingestreute Thetawellen (Abb. 14C)	evtl. psychoorganisches Syndrom
mittelschwere Allgemeinveränderung	Thetawellen 4–7/s, frontal und temporal auch niedrige Deltawellen (Abb. 14D)	Somnolenz
schwere Allgemeinveränderung	Deltawellen, z. T. von schnellen Frequenzen überlagert (Abb. 14E)	Koma

Einfluss von Medikamenten auf das EEG

- **Barbiturate:**
  - *therapeutische Dosis:* schnelle Frequenzen von 15–35 Hz vorwiegend über den vorderen Regionen
  - *höhere Dosis:* Zerfall des Alpha-Rhythmus und langsamere Aktivität (Übergang zum Schlaf)
  - *hohe Dosis:* zunehmende Verlangsamung (→ S. 470), Burst-Suppression-Muster (👁), Nulllinie
- **Neuroleptika** (Phenothiazine, Thioxanthene, Butyrophenone, Clozapin):
  - *therapeutische Dosis:* Aktivierung mit leichter Verlangsamung der Alpha-Tätigkeit, Zunahme langsamerer und höherer Wellen, Abnahme der Beta-Frequenzen

- *akute Intoxikation:* vorherrschend langsame Wellen mit generalisierter paroxysmaler Aktivität (→ S. 468)

- **Antidepressiva** (Trizyklika, SSRI):
  - *therapeutische Dosis:* Zunahme von langsamen Frequenzen (Theta), Verlangsamung /Abnahme der Alpha-Tätigkeit
  - *akute Intoxikation:* überwiegend unregelmäßige 8–10 Hz-Aktivität, keine Reaktivität auf äußere Reize, diffuse paroxysmale Veränderungen einschließlich steilen und spitzen Potenzialen (→ S. 469)
- **Benzodiazepine:**
  - *therapeutische Dosis:* deutliche Zunahme der Beta-Frequenzen, Verminderung und Abflachung der Alpha-Aktivität, geringe Zunahme der Theta-Tätigkeit
  - *akute Intoxikation:* vorherrschend schnelle, areaktive Tätigkeit (→ S. 468), Abflachung bis zur Nulllinie
- **Amphetamine:**
  - *therapeutische Dosis:* Zunahme der Beta- und Alpha-Frequenzen, diffuse Abflachung
  - *akute Intoxikation:* diffuse Verlangsamung ohne paroxysmale Gruppen (→ S. 472)
- **Hydantoine:**
  - *therapeutische Dosis:* vermehrte langsame Wellen, keine Zunahme der schnellen Frequenzen
  - *akute Intoxikation:* ausgeprägte diffuse Delta-Aktivität und paroxysmale langsame Wellen (→ S. 470)
- **Carbamazepin, Oxcarbazepin:**
  - *therapeutische Dosis:* vermehrt langsame Wellen und/oder Zunahme der paroxysmalen Aktivität mit steilen Wellen
  - *akute Intoxikation:* diffuse Verlangsamung (→ S. 471)
- **Opioide:**
  - niedrige Dosis: allenfalls leichte Verlangsamung der Alpha-Aktivität und gelegentlich paroxysmale Veränderungen

Einfluss metabolischer Störungen auf das EEG

- **Blutgase:**
  - *O_2-Sättigung:* bei < 40 % Grundrhythmus-Verlangsamung
  - *Hyperkapnie:* Grundrhythmus-Verlangsamung, Amplitudenzunahme
- **Elektrolyte:**
  - *Hypernatriämie, Hypo-/Hyperkaliämie:* wenig Einfluss
  - *Hyponatriämie:* Grundrhythmus-Verlangsamung, rhythmische Deltawellen
  - *Hypokalzämie:* Grundrhythmus-Verlangsamung, generalisierte epilepsietypische Potenziale
- **Glukose:**
  - *Hypoglykämie:* Blutzucker 50 mg/100 ml Grundrhythmus-Verlangsamung auf 7–8/s, Blutzucker < 30 mg/100 ml 2–3/s Deltawellen; ferner bilateral synchrone Deltawellen, epilepsietypische Potenziale und Herdbefunde
  - *Hyperglykämie:* BZ 400–500 mg/100 ml paroxysmale Dysrhythmie und steile Abläufe, epilepsietypische Potenziale, Herdbefunde
  - *Ketoazidose:* Unterdrückung epilepsietypischer Aktivität
- **Leberinsuffizienz**
  - Verlangsamung und triphasische Deltawellen
  - Verlangsamung und steile Theta-Ausbrüche
- **Temperatur:**
  - *Hyperthermie 39–42 °C:* Grundrhythmus-Verlangsamung bis zum Delta-Rhythmus, Amplitudenzunahme
  - *Hypothermie:* Amplitudenreduktion, Grundrhythmus-Verlangsamung
  - *Schilddrüse:* Hypothyreose frühe Amplitudenabnahme (vor Grundaktivitäts-Verlangsamung)
- **Grundaktivitäts-Verlangsamung ferner bei:** Addison-Krise, akuter intermittierender Porphyrie (→ S. 441), Wernicke-Enzephalopathie (→ S. 453), Vitamin-B_{12}-Mangel (→ S. 456)

Herdstörungen (Abb. 15) [2914]

Typ	EEG-Morphologie	klinische Korrelate
Alpha-Verlangsamung	fokale Verlangsamung des Alpha-Rhythmus innerhalb des Alpha-Spektrums	z. B. Posterior-Infarkt oder andere vaskuläre Läsionen, Migräne mit Aura, Rückbildungsstadium nach schwereren Herdbefunden
Theta-Herdstörung	fokale Verlangsamung im Theta-Frequenzbereich, oft im Durchgangsstadium zum/vom Delta-Fokus (s. u.) Abb. 15A)	wie Delta-Herdstörung (s. u.)
Delta-Herdstörung	fokales Auftreten von Deltawellen, im Zentrum des Fokus oft langsamer, unregelmäßiger und flacher; bei frontalen und temporalen Foci oft Überleitung zur Gegenseite (Abb. 15B)	perifokales Ödem bei Tumor, Ischämie, Migräne mit Aura etc.
fokale Suppression	weitgehender Ausfall der kortikalen Spontanaktivität (Abb. 15C)	Media-Totalinfarkt, schwere Blutung, schwere Kontusion, epi-/subdurales Hämatom
fokale epileptische Erregungssteigerung „spezifischer Herd“	Herdstörung mit epilepsietypischen Potenzialen, Lokalisation oft durch Phasenumkehr in den bipolaren Ableitungen (Abb. 15D); Spikes → eher kortikaler Fokus steile Abläufe → eher subkortikaler Fokus	Tumor, Blutung, Ischämie, Dysplasie etc.
Breach-Rhythm	fokale spannungsbetonte Beta- oder Alpha-/Beta-Mischaktivität am Rande von Defekten der Dura/Schädelkalotte	Kalotten-/, Duradefekt
fokale Spindel-Verminderung	im Schlaf-EEG	z. B. vaskuläre Läsionen

Einfluss morphologischer Läsionen auf das EEG

Art/Lokalisation der Läsion	EEG-Befunde
graue Substanz des Kortex	fokale Amplitudendepression
subkortikale weiße Substanz	fokale polymorphe Deltawellen
Basalganglien/Thalamus	ausgedehnte polymorphe Deltawellen ipsilateral oder fortgeleitete intermittierend-rhythmische monomorphe Delta-Aktivität (IRDA) ipsilateral betont oder generalisiert
infratentoriell	> 50 % ohne EEG-Veränderung

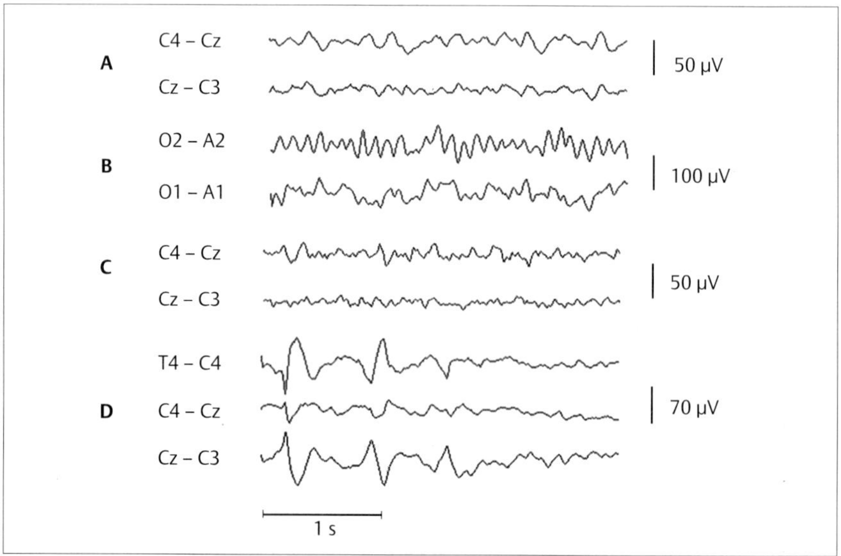

Abb. **15**: Typen von Herdstörungen im EEG: **A** = Theta-Herdstörung über C4, **B** = Delta-Herdstörung über O1, **C** = fokale Suppression über C3, **D** = fokale epileptische Erregungssteigerung über Cz.

Art/Lokalisation der Läsion	EEG-Befunde
infratentoriell mit Kompression des Okzipitallappens oder vertebrobasilär/posteriorer Gefäße	polymorphe Deltawellen über hinteren Hirnregionen
infratentoriell mit Dilatation des III. Ventrikel bei Hydrozephalus	intermittierend-rhythmische Delta-Aktivität (IRDA) oder Theta-Aktivität
sehr ausgedehnt in weißer Substanz einer Hemisphäre und subkortikaler grauer Substanz (Basalganglien/Zwischenhirn)	polymorphe Delta-Aktivität (PDA) über einer Hemisphäre oder bilateral mit ipsilateraler Betonung und intermittierend-rhythmische Delta Aktivität (IRDA) oder frontal betont (FIRDA)
ausgedehnte Zerstörung von Kortex und weißer Substanz einer Hemisphäre mit sekundärer Schädigung subkortikaler grauer Substanz und des Hirnstammes	ipsilateral weitgehende Amplitudendepression, kontralateral Kombination von polymorphen Deltawellen und intermittierend-rhythmischer Delta-Aktivität (IRDA)
Hirnödem (z. B. Trauma, Tumor, Infarkt)	diffuse oder fokale Verlangsamung
Hirntod	isoelektrisches EEG (Ableitung bei höherer Verstärkung)

EEG bei Epilepsie

- **iktale Veränderungen = epilepsietypische Potenziale** (Abb. 16)
  - *Sharp-Wave:* steile Welle von 70–200 ms Dauer
  - *Spike:* meist negatives Spitzenpotenzial 20–70 ms Dauer
  - *Spike-Wave Komplex:* Kombination von spitzer mit langsamer Welle (Abb. 16A–C)
  - *periodische lateralisierte epileptische Entladung* (periodic lateralized epileptiform discharge, PLED) (Abb. 16D)

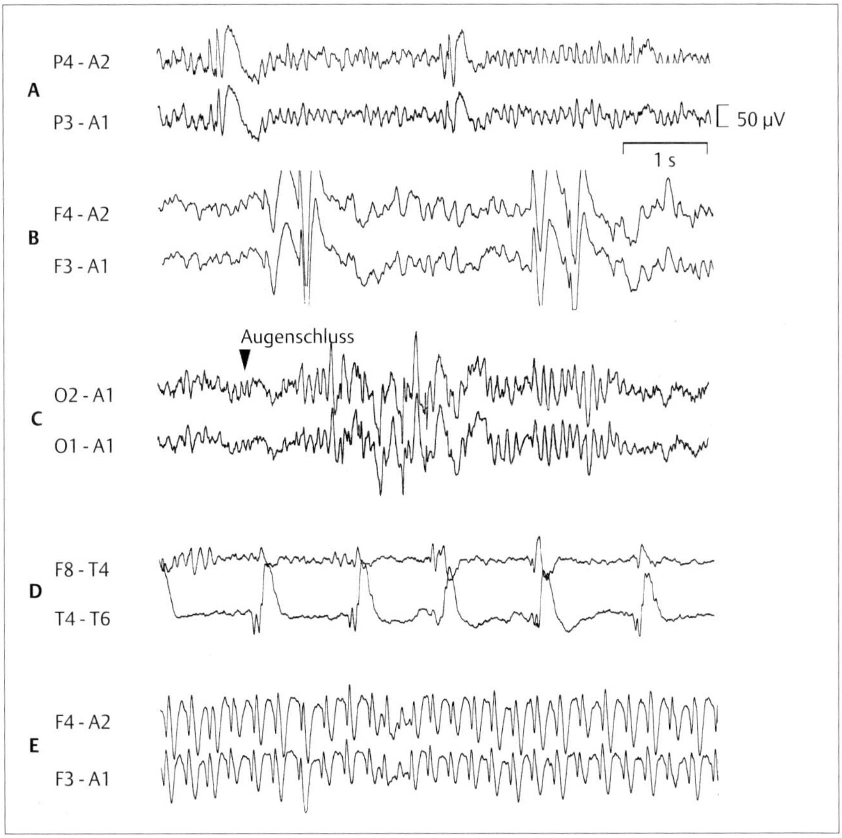

Abb. **16**: Epilepsietypische Potenziale im EEG: **A** = isolierte Sharp-Slow-Wave-Komplexe, **B** = hochamplitudige Spike-Wave-Komplexe, **C** = irreguläre Spike-/Polyspike-Wave-Komplexe nach Augenschluss, **D** = PLEDs (periodic lateralized epileptiform discharges) temporal rechts, **E** = 3,5/s Spike-Wave-Muster bei Petit-mal-Status.

- **interiktale Veränderungen** können bei seltenen epileptischen Anfällen (z. B. bei symptomatischer Epilepsie) fehlen, während sie bei Pyknolepsie meist vorliegen
- **klinische Zuordnung:**
  - *fokale Epilepsien:*
    - iktal: epilepsietypische Potenziale mit Amplituden- und/oder Frequenzdynamik, mit oder ohne Ausbreitung
    - interiktal: fokale steile Wellen, rhythmische Thetawellen
  - *generalisierte Epilepsien:* bilaterale epilepsietypische Potenziale (z. B. 3/s Spike-Wave bei Absencen-Epilepsie des Kindesalters [Abb. 16E], Polyspike-Wave bei Epilepsien mit Myoklonien [Abb. 16C])
- **Event-Recording:** neue Software ermöglicht eine automatische post-hoc-Analyse von (Langzeit-) EEG-Daten mit mittlerweile ca. 70-80 % Sensitivität, z. B. IdentEvent® [2023]

EEG auf der neurologischen Intensivstation (→ S. 647)

- **Einsatzmöglichkeiten des EEG-Monitoring:**
  - *Diagnostik neuronaler Dysfunktion unter Ischämie und Hypoxie* in einem reversiblen Stadium (selektive Vulnerabilität der kortikalen Schichten III und V; enge Kopplung des Scalp-EEG an den zerebralen Metabolismus)
  - *Diagnostik neuronaler Schädigung/Erholung,* wenn klinische Kriterien nicht anwendbar sind (→ EEG bei Koma S. 652) (👁, 👁, 👁)
  - *Erkennen nicht konvulsiver Anfälle/Status*
  - *Erkennen epilepsietypischer Aktivität unter Relaxanzien/Sedativa*
  - *Ausschluss epilepsietypischer Aktivität* bei anfallsähnlichen motorischen Entäußerungen (spinale Myoklonien u. a.)
- **zusätzliche technische Möglichkeiten:**
  - *digitalisiertes Realzeit-EEG (DEEG):*
    - on-line/Post-hoc-Filterung, Möglichkeit der Remontage
    - Korrelation mit anderen digitalisierten physiologischen Daten (intrakranieller Druck, zerebraler Perfusionsdruck u. a.)
  - *quantitatives EEG (QEEG):* Transformierung von DEEG-Signalen in Frequenz- und Amplitudenspektren mit verschiedenen Darstellungsmöglichkeiten
    - Vorteile: Datenkompression, Möglichkeit der visuellen Langzeit-Darstellung, Trendanalysen, leichte Erkennbarkeit deutlicher EEG-Veränderungen über längere Zeitspannen auch durch Nicht-Experten
    - Nachteile: Artefakte werden nicht als solche erkannt, einzelne Ereignisse nicht erfasst
  - *Hirntoddiagnostik* (👁, 👁): → neurologische Intensivmedizin S. 660

3.2 Elektromyografie/Elektroneurografie

F. X. Glocker

3.2.1 Elektromyografie (EMG)

Prinzip

- Registrierung der elektrischen Aktivität eines Muskels in der Regel mit konzentrischer Nadelelektrode, die quer zum Faserverlauf direkt in den Muskel eingestochen wird
- Ableitung extrazellulär durch Messung einer Spannungsdifferenz zwischen differenter und indifferenter Elektrode; üblicherweise triphasisches Potenzial mit positiv-negativ-positiver Auslenkung, das der Erregung einer Muskelfaser über eine Strecke von ca. 10 mm entspricht [2487]

Konventionelles Nadel-EMG

Allgemeines

- semiquantitatives Routine-Verfahren, das als Fortsetzung der klinischen Untersuchung aufzufassen ist, wobei in dem zu untersuchenden Muskel mindestens 2 Hauteinstiche erfolgen und pro Einstich 5 verschiedene Nadelpositionen beurteilt werden
- ausschließlich Benutzung von Einwegnadeln aus Gründen der Qualität und der Infektionsvermeidung
- die EMG-Nadel erfasst einen Radius von 2 mm, eine motorische Einheit hat einen Radius von ca. 15 mm
- die Anstiegssteilheit (rise time) bei der Einzelpotenzialanalyse sollte ≤ 0,5 ms sein
- bei Aufforderung zur Innervation Gegendruck erzeugen, ansonsten sehr schmerzhaft (Nadel kann sich verbiegen)

Auswertung

- **Einstichwiderstand:** erhöht bei fibrosierter Muskulatur, erniedrigt bei Steroidtherapie, bei Lipomen

- **Einstichaktivität:**
  - *normal:* Dauer bis ca. 300 ms, durch mechanische Erregung der Muskelfasern bedingt
  - *verlängert* bei neurogener Schädigung (frühzeitig vor dem Auftreten von pathologischer Spontanaktivität), bei Myositiden, bei Myotonien
  - *fehlend* bei extramuskulärer Nadelposition, bei fibrosierter Muskulatur, nach Kompartment-Syndrom mit Muskelnekrosen, bei Lipomen
- **Spontanaktivität:**
  - *Endplattenrauschen, Endplattenpotenziale:* physiologische Spontanaktivität, Nadelposition oft schmerzhaft
  - *Fibrillationspotenziale* ():
    - Entstehung: regelmäßige spontane Entladungen einzelner Muskelfasern
    - Aussage: Auftreten bei neurogenen Läsionen nach Eintreten der Waller'schen Degeneration sowie bei verschiedenen Muskelerkrankungen (z. B. Myositiden und Muskeldystrophien); Nachweis an mehr als 3 von 10 untersuchten Stellen immer pathologisch
  - *positive scharfe Wellen:* Haifischzahn-ähnliche Potenzialform ()
    - Entstehung bei Nadelposition im Bereich nekrotischer oder degenerierter Muskelfasern
    - Auftreten üblicherweise gemeinsam mit Fibrillationspotenzialen und ebenfalls regelmäßig anmutend
  - *Faszikulationen:* Potenzialform von willkürlicher Aktivität nicht unterscheidbar
    - Entstehung: unregelmäßige spontane Entladungen einzelner motorischer Einheiten (bei oberflächlicher Lage mit bloßem Auge sichtbar)
    - Aussage: in Verbindung mit Fibrillationspotenzialen und positiven scharfen Wellen typisch für Vorderhorn-/Vorderwurzelschädigung, gelegentliches Vorkommen auch bei peripher gelegenen Nervenläsionen, nicht jedoch bei Myopathien; Vorkommen auch bei Gesunden (besonders in Wadenmuskulatur und M. orbicularis oculi oder generalisiert als benigne Faszikulationen)
  - *Myokymien* (→ S. 26): repetitive und gruppierte Entladungen in Form von einzelnen Potenzialen, Doublets, Triplets oder Multiplets mit einer Frequenz von 2–60 Hz für eine Dauer von bis zu einigen Sekunden und Wiederholung derselben Salve nach wenigen Sekunden elektrischer Stille; seltener niederfrequente uniforme Entladungen mit 1–5 Hz [918],[1696],[2503]; Persistenz im Schlaf, keine Beeinflussbarkeit durch Willküraktivität
    - Entstehung möglich durch umschriebene Läsionen im gesamten Bereich des peripheren Neurons
    - Aussage: Vorkommen bei Tetanien, Neuromyotonie, nach peripheren Nervenläsionen (v.a. nach radiogenen Plexusläsionen [3425],[3953]), als faziale Myokymie [1720],[2074],[3259], bei GBS, Multipler Sklerose, Raumforderungen im Hirnstamm- und Kleinhirnbrückenwinkel-Bereich
  - *komplexe repetitive Entladungen* (CRDs, pseudomyotone Entladungen, „bizarre high frequency discharges") (): abrupt beginnende synchrone Aktivität mehrerer Muskelfasern, die einen polyphasischen Komplex bilden, der sich uniform wiederholt („Maschinengewehr-Salven") und dann plötzlich abbricht
    - Entstehung der Entladungen wahrscheinlich in den Muskelfasern, da durch Curare nicht blockierbar [3354]
    - Aussage: Auftreten immer pathologisch, jedoch unspezifischer Befund; Vorkommen bei länger dauernden neurogenen Läsionen und Myopathien (besonders bei Polymyositis)
  - *myotone Entladungen* (): durch Einstich, nach Willküraktivität, nach Perkussion oder spontan auftretende Entladungssalven, die im Gegensatz zu den pseudomyotonen Entladungen eine Modulation der Amplitude mit typischem Decrescendo aufweisen; die einzelnen Potenziale ähneln in ihrer Form Fibrillationspotenzialen oder positiven scharfen Wellen
    - Entstehung in Folge einer Instabilität der Muskelmembran; gelegentlich kann die Differenzierung zwischen myoton und pseudomyoton auch für den Geübten schwierig sein
    - Aussage: Vorkommen bei myotoner Dystrophie Curschmann-Steinert, Myotonia congenita, Paramyotonia congenita, hyperkaliämischer periodischer Lähmung, Morbus Pompe und selten bei anderen Erkrankungen
- **Aktivitätsmuster** (Interferenzmuster): grobe Beurteilung der Anzahl der rekrutierten motorischen Einheiten und ihrer Entladungsfrequenz unter maximaler und submaximaler Willküraktivität bei standardisierter Kippgeschwindigkeit (Zeitablenkung) des Aufzeichnungsgerätes (100 ms/Div); Beurteilung kann eingeschränkt sein durch unzureichende Mitarbeit (z. B. Schmerzhemmung)
  - *mögliche Befunde:* dichtes Aktivitätsmuster, gemischtes (gelichtetes) Aktivitätsmuster, Einzeloszillationen, fehlende Willküraktivität
  - *bei Gesunden:* dichtes Aktivitätsmuster mit Amplituden von 2–5 mV, gelegentlich auch > 8 mV (z. B. im M. tibialis anterior, kleine Handmuskeln)
  - *bei chronisch neurogenen Prozessen:* Einzeloszillationen oder gelichtetes Aktivitätsmuster als Ausdruck des Verlustes motorischer Einheiten sowie überhöhte Amplituden als Folge des neurogenen Umbaus
  - *bei myopathischen Prozessen:* bereits bei geringerer Kraftentfaltung dichtes Aktivitätsmuster als Folge der frühzeitigen Rekrutierung von motorischen Einheiten sowie erniedrigte Amplituden (< 1 mV)

- **Entladungsrate** unmittelbar nach Eintritt des Nervenschadens erhöht: wer bei einer Nerventeilschädigung maximal anspannen will, hat Entladungsraten bis 40/s; Entladungsraten > 20/s immer pathologisch [3674]
  - Merke: bei psychogenen Lähmungen keine erhöhte Entladungsrate!
- **Potenziale motorischer Einheiten:** hohe Variabilität; beurteilt werden Dauer, Amplitude und Phasenzahl; bei Verdacht auf myopathischen oder chronisch neurogenen Prozess wird ein quantitatives Verfahren (Einzelpotenzialanalyse, Interferenzmusteranalyse, s. u.) angeschlossen; bei niedriger Innervation (Schwelleninnervation) zur Einzelpotenzialbeurteilung liegen die normalen Potenzialamplituden zwischen 0,4 und 2,0 mV.

Befundinterpretation

- **akute („frische", „aktive") Denervierung:** Fibrillationspotenziale und positive scharfe Wellen
- **chronische Denervierung:** Faszikulationen, komplexe Entladungen, große polyphasische Potenziale („neurogener Umbau"), gelichtetes Aktivitätsmuster

Anwendungsbeschränkungen

- **Antikoagulation und relevante Gerinnungsstörungen** sind Kontraindikationen für ein Nadel-EMG; bei zwingender Indikation kann evtl. kleiner Hand- oder Fußmuskel untersucht werden
- infektiöse Erkrankungen nicht mehr relevant, da obligate Benutzung von Einwegnadeln

Quantitative Einzelpotenzialanalyse

Prinzip

- **Aufzeichnung von mindestens 20 Einzelpotenzialen** bei geringer Willküraktivität an verschiedenen Stellen des Muskels; jedes Potenzial wird 4-fach reproduziert und hinsichtlich Potenzialdauer und Phasenzahl quantitativ ausgewertet

Auswertung

- **Einstellungen:** Kippgeschwindigkeit 10 ms/Div, Verstärkung 0,1 mV/Div
- **Polyphasie:** Potenziale mit mehr als 4 Durchgängen durch die Grundlinie sind polyphasisch
- **Polyphasierate** beim Gesunden < 15 %, im M. tibialis anterior gelegentlich höher (bis 20 %) [2068]

Einschränkung Trotz computergestützter Aufzeichnung und Auswertung sehr aufwendiges Verfahren, das gute Kooperation des zu Untersuchenden voraussetzt

Quantitative Interferenzmusteranalyse [3902],[4520]

Prinzip

- Aufzeichnung des Interferenzmusters (Aktivitätsmusters) über 1 Sekunde und automatische Berechnung des Quotienten aus der Zahl der Umkehrpunkte („turns") und der mittleren Amplitude
- pro Nadelposition wird bei 4 verschiedenen leichten bis submaximalen Kraftgraden aufgezeichnet
- es werden an 5 verschiedenen Nadelpositionen insgesamt 20 Punkte aufgezeichnet und in das installierte Diagramm mit altersbezogenen Normhüllkurven eingetragen

Auswertung 3 oder mehr Punkte außerhalb der Normhüllkurve sind pathologisch

Vorteile

- Differenzierung zwischen normal, myopathisch und neurogen ist besser möglich als mit der quantitativen Einzelpotenzialanalyse [2905]
- geringer Zeitaufwand, weniger abhängig von der Mitarbeit des Patienten

Einzelfaser-EMG [3901],[4328]

Prinzip Mit spezieller Einzelfaserelektrode Ableitung von Entladungen einzelner Muskelfasern bei leichter Willküraktivität oder nach Stimulation

Auswertung Beurteilt werden die Faserdichte und der „Jitter" (Variabilität des Entladungsintervalls von Muskelfasern einer motorischen Einheit)

Anwendung Erfassung neuromuskulärer Übertragungsstörungen

Makro-EMG

Prinzip Mit einer Makroelektrode (mit integrierter Einzelfaserelektrode) werden bei verschiedenen Kraftgraden möglichst alle Muskelfasern einer motorischen Einheit registriert und gegen eine Referenz außerhalb des Muskels abgeleitet

Auswertung Relativ genaue Bestimmung der Größe einer motorischen Einheit [2913]

3.2.2 Elektroneurografie

Prinzip

Bestimmung der distalen motorischen Latenz (aufgrund der Leitungsverzögerung an der motorischen Endplatte wird für den distalen Abschnitt keine motorische Nervenleitgeschwindigkeit errechnet), der motorischen und sensiblen Nervenleitgeschwindigkeit sowie der F-Wellen-Latenz; Untersuchung bei konstanter Hauttemperatur von 34 °C, da die Leitungsgeschwindigkeit mit sinkender Temperatur abnimmt (ca. 2 m/s pro Grad Celsius)

Motorische Neurografie

Methodik

- **Stimulation** mit Oberflächenelektroden zumindest an 2 Stellen
  - *bei Verdacht auf proximale Läsion* und Frage nach Leitungsblöcken zusätzlich proximale Stimulationsorte
  - *Wurzelstimulation* (Hochvoltstimulator) zu allen Zielmuskeln möglich
- **Stimulationsorte** häufig untersuchter Nerven (abgeleiteter Muskel)
  - *N. medianus* (M. abductor pollicis brevis): Handgelenk, Ellbeuge, Oberarm, Axilla, Erb
  - *N. ulnaris* (M. abductor digiti minimi): Handgelenk, distaler Sulkus, Oberarm, Erb
  - *N. radialis* (z. B. M. extensor pollicis longus): distales Humerusdrittel, Axilla, Erb
  - *N. peroneus* (M. extensor digitorum brevis): Fußgelenk, distales Caput fibulae, Fossa poplitea
  - *N. tibialis* (M. abductor hallucis): Fußgelenk, Fossa poplitea
  - *N. femoralis* (M. rectus femoris): Leistenband
- **Ableitung** mit Oberflächenelektroden vom Zielmuskel (differente Elektrode über dem Muskelbauch, indifferente Elektrode distal über der zugehörigen Sehne)

Auswertung

- **distale motorische Latenz (DML), Nervenleitgeschwindigkeit (NLG):** Normwerte s. u.
- **Amplitude des motorischen Antwortpotenzials (MAP)** in mV (Messung von Grundlinie zum negativen Peak); wesentliche Ursachen einer MAP-Minderung:
  - *technischer Fehler* (submaximale Reizung)
  - *Axonverlust*
  - *Leitungsblock* (MAP-Minderung um 50 % bei maximaler Zunahme der Potenzialdauer auf 130 %)
  - *neuromuskuläre Übertragungsstörung*
  - *Innervationsanomalie*
  - *Phasenauslöschung durch Chronodispersion* (führt im Gegensatz zum Leitungsblock zu keiner Functio laesa)
- **F-Wellen-Untersuchung:** indirekte Reizantwort durch antidrome Erregung der Vorderhornzellen bei supramaximaler peripherer Reizung
  - *Berechnung der F-Wellen-Geschwindigkeit (FWG):* 2 × D/(F-Wellen-Latenz – DML – 1 ms) (für obere Extremität: D = Distanz Reizort–C7, für untere Extremität: D = Distanz Reizort–Th12; DML = distale motorische Latenz; – 1 ms entspricht der angenommenen zentralen Verzögerung)
  - *Aussage:* grobes Maß für die Integrität proximaler Nervenabschnitte, häufig frühzeitig fehlend bei Polyradikulitis Guillain-Barré

Normwerte der motorischen und sensiblen Neurografie [2068]

Nerv	Distale motorische Latenz (ms)[2]	Motorische NLG (m/s)[3]	Sensible NLG (m/s)[3]	F-Wellen-Latenz (ms)[2]	F-Wellen-Geschw. (m/s)[3]
N. medianus	4,2	48	44 (Finger-Handgelenk)	31 (Handgelenk)	56
N. ulnaris	3,4	49 (Unterarm)	44 (Finger-Handgelenk)	32 (Handgelenk)	55
N. radialis → M. extensor pollicis longus[1] [4152]	5,6	50 (Oberarm)	44 (Finger-prox. Handgelenk)		
N. radialis → M. triceps brachii[1], je nach Distanz	21,5 cm: 5,3 26,5 cm: 5,8 31,5 cm: 6,3				
N. axillaris → M. deltoideus[1], je nach Distanz	15,5 cm: 5,1 18,5 cm: 5,3				
N. suprascapularis → M. supraspinatus[1], je nach Distanz	8,5 cm: 3,2 10,5 cm: 3,2				

Nerv	Distale motorische Latenz (ms)[2]	Motorische NLG (m/s)[3]	Sensible NLG (m/s)[3]	F-Wellen-Latenz (ms)[2]	F-Wellen-Geschw. (m/s)[3]
N. suprascapularis → M. infraspinatus[1], je nach Distanz	14 cm: 4,2 17 cm: 4,4				
N. musculocutaneus → M. biceps brachii[1], je nach Distanz	20 cm: 5,8 24 cm: 5,9 28 cm: 6,0				
N. tibialis	6,2	41		je nach Körpergröße: 160 cm: 52,7 175 cm: 56,9 193 cm: 61,2	44
N. peroneus	5,6	40		je nach Körpergröße: 160 cm: 54,5 175 cm: 58,0 193 cm: 63,6	43
N. suralis			40 (antidrom)		
N. saphenus [3958]			40 (orthodrom, Unterschenkel)		
N. femoralis → M. rectus femoris, je nach Distanz	14 cm: 4,6 30 cm: 7,2				

[1] Reizung am Erb'schen Punkt
[2] obere Normgrenze = MW + 2SD
[3] untere Normgrenze = MW – 2SD
[4] NLG = Nervenleitgeschwindigkeit
[5] DML = distale motorische Latenz

Sensible Neurografie

Methodik

- Untersuchung orthodrom (Reizung distal, Ableitung von proximalem Nervenabschnitt) oder antidrom (Reiz proximal, Ableitung distal)
- Reizung und Ableitung mit Oberflächenelektroden (Ableitung mit Nadelelektroden liefert in unklaren Fällen genauere Ergebnisse [2487], Methode ist aber wesentlich aufwendiger und invasiv)

Auswertung Nervenleitgeschwindigkeit (auf Hauttemperatur von 34 °C achten) und Amplitude des sensiblen Nervenaktionspotenzials (SNAP); Seitenvergleich des SNAP meist aussagekräftiger als Absolutwert der Amplitude

Normwerte Tabelle s. o. unter „motorische Neurografie“

Repetitive Stimulation

Prinzip Test zur Untersuchung von neuromuskulären Übertragungsstörungen, wobei eine Amplitudenzunahme (Inkrement) oder Amplitudenabnahme (Dekrement) bewertet wird

Methoden

- **3-Hz-Stimulation:** Routinemethode zur Abklärung einer Myasthenia gravis (→ S. 570)
- **hochfrequente Stimulation (10–50 Hz):** Bedeutung bei der Diagnostik des Lambert-Eaton-Syndroms und des Botulismus; oft verzichtbar, da meist bereits bei Einzelreiz nach maximaler Willkürinnervation eine pathologische Amplitudenzunahme (mindestens Verdoppelung im Vergleich zur Untersuchung in Ruhe) gefunden wird [915]

H-Reflex-Untersuchung (Hoffmann-Reflex)

Prinzip Reizung des N. tibialis in der Kniekehle mit niedriger Reizstärke, Ableitung vom M. soleus mit Oberflächenelektroden; der so ausgelöste H-Reflex entspricht einem monosynaptischen spinalen Reflex infolge elektrischer Erregung der Muskelspindelafferenzen

Aussage Beurteilung proximaler Nervenabschnitte und der Erregbarkeit der α-Motoneurone

Obere Grenzwerte [3954]

Körpergröße in cm	H-Reflex-Latenz (M. soleus)
147–160	32,0 ms
163–175	34,0 ms
178–193	34,2 ms
maximale Seitendifferenz: Latenz 2,2 ms, Amplitude 50 %	

Hirnstammreflexe

Aussage

Beurteilung der trigemino-fazialen und trigemino-trigeminalen Bahnen; die kombinierte Untersuchung der verschiedenen Hirnstammreflexe hat eine gute lokalisatorische Aussagekraft bei Hirnstammläsionen [1753]

Blinkreflex

- **Reizung** des N. supraorbitalis mit Oberflächenelektroden
- **Ableitung** mit differenter Elektrode über dem inferioren Anteil des M. orbicularis oculi bds., mit indifferenter Elektrode am lateralen Augenwinkel (oder Nasenspitze)
- **Reizantworten:**
  - *frühe ipsilaterale Reizantwort (R1):* oligosynaptische pontine Bahn
  - *späte bilaterale Reizantwort (R2ipsi, R2contra):* polysynaptischer Verlauf über die kaudale Medulla oblongata

Masseterreflex

- **Reizung:** Schlag auf Kinnspitze mit triggerndem Reflexhammer
- **Ableitung:** differente Elektrode über Muskelbauch des Masseter (ca. 2,5 cm oberhalb des Unterkieferrandes), indifferente Elektrode unterhalb des Angulus mandibulae (oder lateraler Augenwinkel)
- **Reizantwort:** bilateral; monosynaptische pontomesenzephale Bahn

Masseter-Hemmreflex (Masseter-silent period, Kieferöffnungs-Reflex)

- **Reizung:** mechanisch (wie bei Masseterreflex) oder elektrisch (N. mentalis) bei maximaler Vorinnervation
- **Ableitung:** wie bei Masseterreflex
- **Reizantworten:**
  - *bilaterale frühe silent period (SP1):* Verlauf über den mittleren Pons
  - *späte silent period (SP2):* Verlauf wahrscheinlich pontomedullär

Normwerte Hirnstammreflexe [1400],[1754], [2068],[2979]

	Latenz (Obergrenze)	Maximale Seitendifferenz	Dauer (MW ± SD)
Blinkreflex			
R1	12,1 ms	2,1 ms	
R2ipsi	41,6 ms	6,5 ms	
R2contra	42,5 ms	7,1 ms	
Masseterreflex			
Alter bis 40 Jahre	8,6 ms	0,5 ms	
Alter über 40 Jahre	9,8 ms	0,5 ms	
Masseter-Hemmreflex			
SP1	15 ms	2 ms	20 ± 4 ms
SP2	65 ms	6 ms	40 ± 15 ms

3.3 Nerven- und Muskelsonografie

F. X. Glocker, M. Reinhardt, A. Hetzel, E. P. Wilder-Smith

Allgemeines

Diagnostische Wertigkeit

Die Nerven- und Muskelsonografie hat sich Dank der überragenden technischen Entwicklung zu einer sehr brauchbaren und praktisch relevanten komplementären Methode in der Diagnostik von neuromuskulären Erkrankungen entwickelt. Bei Nervenkompressionssyndromen, v.a. postoperativen Beurteilungen ist sie der Neurografie überlegen, da die morphologischen rascher als die neurografischen Veränderungen nachweisbar sind. Die sonografische Beurteilung der Muskulatur kann bei pathologischem EMG den geeigneten Biopsieort aufzeigen, eignet sich jedoch im Gegensatz zum EMG bisher nicht zur Differenzierung zwischen einem primär neurogenen resp. myogenen Prozess. Die Sonografie kann daher EMG und Neurografie sicherlich nicht ersetzen, jedoch im Einzelfall diagnostisch weiterhelfen.

Technische Grundlagen

Hochwertige Breitband-Linearschallköpfe mit mindestens 10 MHz Emissionsfrequenz werden zur Muskel- und Nervensonografie eingesetzt, wobei das Gerät auch die Option der farbkodierten Duplexsonografie zur Darstellung von Gefäßen mit langsamen Fluss oder Vaskulisierung der Strukturen anbieten sollte. Da zur Abgrenzung häufig bewegte Bilder abgespeichert werden sollen, wird eine digitale Bilddokumentation vorausgesetzt.

Je höher die Frequenz (MHz) des Schallkopfes, desto besser die Auflösung jedoch unter Verlust der Eindringtiefe. Für oberflächlich gelegene Nerven (< 2 cm Tiefe) sollte ein > 10-MHz-Linearschallkopf verwendet werden, für tiefer gelegene Nerven (z.B. N. ischiadicus), eignet sich ein 5-8-MHz-Schallkopf.

Nervensonografie

Sonografische Charakteristika von Nerven

- **transversal:** rundliche oder ovale Struktur mit gepunkteter, wabenartiger Echotextur, die beim leichten Kippen der Sonde die Echogenität in Abgrenzung zu den Sehnen kaum verändert (👁); insgesamt echoreicher als Muskulatur, jedoch echoärmer als Sehnen
- **longitudinal**: parallel verlaufende echoreiche Linien (äussere echoreiche Begrenzung = Epineurium, innere Linien = Perineurium und den Faszikel unterteilende Septen), getrennt durch diskontinuierliche schwarze Linien (Endoneurium) mit geringerer Beweglichkeit als Sehen und Faszien [4501],[3333]

Indikationen

- **Engpasssyndrome:** Karpaltunnel-Syndrom (v.a. auch nach erfolgloser Operation, da sich der sonografische Befund viel rascher normalisiert als die Neurografie), Kubitaltunnel-Syndrom, Peroneusparese (5 % intraneurales Ganglion), Meralgia parästhetica, Tarsaltunnel-Syndrom, proximale Kompressionssyndrome der großen Armnerven, Ramus infrapatellaris des N. saphenus
- **Raumforderungen:** Morton-Neuralgie, Schwannome, Neurofibrome
- **traumatische Schädigungen:** Plexus brachialis, grosse Arm- und Beinnerven
- **Neuropathien:** Immunneuropathien (CIDP, MMN), HMSN I, Lepra

Befunde

- **Karpaltunnel-Syndrom:**
  - *Transversalschnitt:* maximal zulässige Nervenfläche im Karpaltunnel-Eingang auf Höhe des Os pisiforme 0,11 cm^2. (77,6 % Sensitivität; 86,8 % Spezifität) [1234]; Normwert-Korrektur mit Einbeziehung des Handgelenkumfanges liefert wahrscheinlich zuverlässigere Werte [746]
    - Alternative: Berechnung des Abflachungsindexes durch Vergleich der Transversalschnitte innerhalb und proximal vom Karpaltunnel (Abb. 17 [1062]) oder Berechnung eines Quotienten der Flächen distal und proximal (Wrist-Forearm-Ratio ≥ 1,4 [1722],[1930] ist pathologisch)
  - *Longitudinalschnitt (👁):* Nerv am Eingang des Karpaltunnel sanduhrförmig aufgetrieben (geringer auch am Ausgang), Nervenechodensität reduziert, faszikuläre Textur vermindert, Durchblutung des N. medianus erhöht [4501]
- **Kubitaltunnel-Syndrom**
  - *Transversalschnitt:*
    - maximale Fläche des N. ulnaris proximal des Kubitaltunneleingangs im Sulcus ulnaris bei Gesunden 0,10 cm^2 (85 % Sensitivität; 46-100 % Spezifität [316])

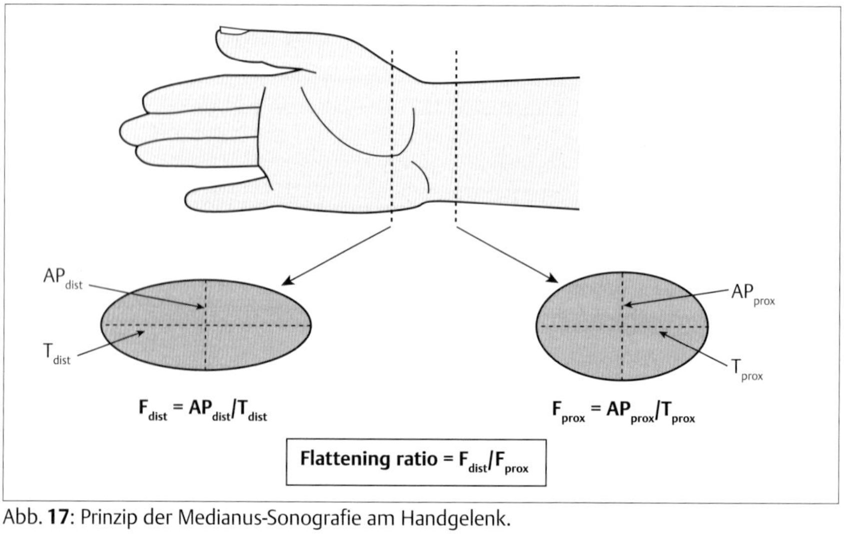

Abb. **17**: Prinzip der Medianus-Sonografie am Handgelenk.

    - Flächenquotient N. ulnaris Nervenfläche distal des Kubitaltunneleingangs / Nervenfläche distales Unterarmdrittel = Swelling Ratio (≥ 1,5 ist pathologisch; Sensitivität 100 %, Spezifität 97 %) [316]
  - *Longitudinalschnitt:* Nerv am Eingang des Kubitaltunnels sanduhrförmig aufgetrieben, Nervenechodensität reduziert, faszikuläre Textur vermindert
  - *dynamische Aufnahmen* bei maximaler Ellbogenflexion zum Nachweis einer Luxation mit partiellem oder komplettem Übertritt des Nerven über den Epicondylus medialis
- **Peroneusläsion am Fibulaköpfchen:** bis zu 5 % durch intraneurales Ganglion verursacht; Diagnosestellung durch Darstellung hypoechogener, avaskulärer oft ausgedehnter zystischer Auftreibungen des N. peroneus communis mit rostraler Ausdehnung vom Fibulaköpfchen (👁); Nachweis einer Nervenschwellung proximal des Engpasses im Vergleich zum unkomprimierten Nerven
- **Raumforderungen:** Darstellung in 2 Ebenen, Ausdehnung messen, in beiden Ebenen Kontakt zum Nerven darstellen, am besten mit Videosequenz/Farbduplexsonografie
  - *Beurteilungskriterien:*
    - Schwannome/Neurinome und Neurofibrome: gut abgrenzbare, rundliche Raumforderungen mit echoreichem Rand und dorsaler Schallverstärkung mit Lagebeziehung zu einem Nerven (👁)
    - Zystische Komponenten kommen häufiger bei Schwannomen vor
    - Morton-Neurome zuverlässig an Hand der ovalen, klar abgegrenzten, hypoechogenen Struktur plantar der Metatarsalköpfe diagnostzierbar [3050]
- **Traumatische Schädigungen:**
  - *Transversalschnitte* proximal und distal der Läsion sowie in Höhe der Läsion; mindestens 2 cm des normalen Nervs darstellen
  - *Longitudinalschnitte* mit Farbduplex und Videodokumentation; auf Nervenkontinuität, Nervenkompression, Hämatome und Muskeltrauma achten
  - *Beurteilungskriterien:*
    - Nervenläsion: Verlust des Signals und damit der Kontinuität des Epineuriums
    - Amputationsneurome: bulböse echoarme Verdickung mit Kontakt zum Nervenstumpf
- **Immunneuropathien**
  - *generell:* bei demyelinisierenden Neuropathien Nerven dicker als bei axonalen Neuropathien dargestellt
  - *CIDP und MNN:* polysegmentale Nervenverdickungen der zervikalen Wurzeln, gelegentlich auch der mehr distal gelegenen Nervenabschnitte [4501]
  - *Lepra:* typische multisegmentale vergrößerte Nerven mit fokaler Hyperämie[1861]
  - *CMT1a* an den typischen starken generalisierten Nervenvergrößerungen leicht erkennbar (👁) [4624]

Muskelsonografie

Sonografische Charakteristika

Die gesunden Muskeln sind ausgeprägt echoarm und zeigen im Longitudinalschnitt auf Grund der Anordnung der echoreichen Aponeurose und Septen (Epi- und Perimysium) ein typisches fischgrätenartiges Muster; im Transversal- und Longitudinalschnitt je nach Anatomie echoarme Subcutis und ausgeprägter Knochenschatten

Befund-interpretation [3333]

Mehr oder weniger homogene Anhebung des Muskelsignales in Folge mesenchymaler Veränderungen (Entzündung, Muskelödem, Fibrose, fettiger Umbau, Einblutung, Kalkablagerungen); diese erhöhte Echogenität findet sich entsprechend der Ausbreitung des pathologischen Prozesses häufig nur in einzelnen Muskelgruppen

- *Befundbeschreibung:*
  - 1. Quantitative Parameter: Dicke der Subkutis, Muskeldurchmesser (👁), Muskelquerschnittsfläche, Muskel-/Fett-Quotient
  - 2. Semiquantitative Beschreibung der Muskelechogenität:

Grad 1	Normalbefund
Grad 2	erhöhte Echogenität der Muskulatur, normales Knochenecho
Grad 3	erhöhte Echogenität der Muskulatur, abgeschwächtes Knochenecho
Grad 4	erhöhte Echogenität der Muskulatur, fehlendes Knochenecho

- 3. Abnorme Bewegungen (z. B. Faszikulationen); Dokumentation mit M-Mode (,) [3556],[4454]

Indikationen

- Objektivierung einer Muskelpathologie bei Beschwerden und unauffälligem klinischem Untersuchungsbefund
- Nachweis traumatischer Veränderungen
- Festlegung eines geeigneten Biopsieortes
- Nachweis generalisierter Faszikulationen (,) einschl. der Rücken-, Bauch- und Kaumuskulatur
- Steuerung von Injektionen und Infiltrationen

3.4 Evozierte Potenziale

M. Kofler

Allgemeines

Definition

Aufzeichnung von Spannungsänderungen im Nervengewebe (periphere afferente Nervenfasern, Rückenmark, Hirnstamm, Großhirnrinde), bei transkranieller Stimulation im Muskel, die in engem zeitlichem Zusammenhang als Antwort auf einen transienten externen Reiz entstehen

Prinzip

- Ableitung von Potenzialen in unmittelbarer Nähe von Generatorstrukturen („Near-field-Potenziale"), oder von solchen, die an „elektrischen Grenzflächen" (Richtungsänderung oder Ende einer Nervenbahn, oder Eintritt in ein Medium mit einer unterschiedlichen elektrischen Leitfähigkeit) entstehen („Far-field-Potenziale")
- **afferente Systeme** (z. B. somatosensibel, akustisch, visuell evozierte Potenziale): Reizung in der Peripherie (peripherer Nerv oder Rezeptor), Ableitung zentral (z. B. Armplexus, Rückenmark, kortikales Projektionsfeld)
- **efferente Systeme** (z. B. motorisch evozierte Potenziale): Reizung zentral (transkraniell und spinal, elektrisch oder magnetisch), Ableitung peripher (über Zielmuskel)
- **endogene Systeme** (z. B. Ereignis-korrelierte Potenziale wie P300, MMN, N400): Reizung in der Peripherie (akustisch, visuell, somatosensibel), Ableitung zentral (kortikale „Erkennung" und „Verarbeitung")

Methodik

- **Reize:** Stimuli mit kurzer Dauer und genau definiertem Beginn und Ende (z. B. elektrische Rechteckimpulse, akustische Klickimpulse, visuelle Schachbrett-Kontrastumkehrreize), da nur solche Reize ausreichend gut synchronisierte afferente Impulswellen und damit auch ausreichend gut synchronisierte Antwortpotenziale auslösen können
- **Ableitung** an definierten und standardisierten Ableitpunkten (z. B. über Armplexus, über kortikalen Projektionsarealen); Möglichkeit der genaueren Lokalisierung einer Leitungsstörung durch Ableitung auf mehreren Etagen entlang der afferenten oder efferenten Nervenbahn und Bewertung von Latenzdifferenzen („Interpeak-Latenzen")
- **Averaging:** zur Verbesserung des Signal-Rausch-Verhältnisses werden alle akzeptablen Reizantworten in einem gemeinsamen Speicher digital summiert und durch ihre Anzahl dividiert, sodass sich die konstant nach dem Reiz auftretenden Antworten gut darstellen, während sich die zufällig verteilte Hintergrundsaktivität durch Phasenverschiebung herausmittelt
- **Reproduzierbarkeit:** zur Dokumentation der Reproduzierbarkeit werden zumindest 2 Ableitungen innerhalb derselben Sitzung durchgeführt und die entsprechenden Kurven übereinandergelagert dargestellt
- **Artefakte:**
  - *physiologisches Rauschen:* Hintergrund-EEG, Herz (EKG und Schrittmacher), Augenbewegungen (EOG), Zungenbewegungen, Muskelaktivität, Hautpotenziale, Pulsartefakt, Atmungsbewegungen
  - *Umgebungsrauschen:* Verstärkergrundrauschen, Elektrodenrauschen, Elektrodenbewegungsartefakte, elektrostatische Artefakte, 50/60 Hz Wechselstrom, Transformatorbrummen, medizinische Geräte, Monitore, Elektrokauter, Television, Radio, Fluoreszenzlicht

Standards

Mindestanforderungen für die Untersuchung von evozierten Potenzialen und Empfehlungen für die Ausbildung wurden von der Deutschen Gesellschaft für Klinische Neurophysiologie überarbeitet und publiziert [548]; ferner existieren aktuelle Empfehlungen der International Federation of Clinical Neurophysiology (IFCN) [824]

Pathologische Korrelate von Veränderungen der evozierten Potenziale

- **axonale Schädigung:** Amplitudenreduktion oder kompletter Ausfall der Potenziale
- **demyelinisierende Schädigung:** Latenzzunahme, evtl. Verbreiterung und Verplumpung, Amplitudenreduktion, gelegentlich kompletter Ausfall der Potenziale
- **indirekte Beeinflussung:** Potenzialkonfiguration gelegentlich beeinflusst durch schädigungsbedingten Wegfall inhibitorischer oder exzitatorischer Afferenzen zu den EP-Generatorstrukturen

Somatosensibel evozierte Potenziale (SEP)

Methodik

- **Reiz:** elektrische Rechteckimpulse, Dauer 0,2 ms, Stimulationsfrequenz 3–6 Hz (Vermeiden von ganzzahligen Teilern von 50 Hz, um Wechselstrom-Interferenz zu vermeiden); Stimulationsintensität: 2–3-fache sensible Schwelle, 10–20 % über motorischer Schwelle, zur „biologischen Kalibrierung" vorzugsweise maximale Amplitude des sensiblen Nervenaktionspotenzials erreichen
- **Ableitung:**
  - *Montage:* je nach Modalität diverse Ableit- und Referenzpunkte
  - *Filter:* periphere Reizantworten: 10–10 000 Hz, spinale Reizantworten: 20–3000 Hz, kortikale Reizantworten: (0,5–) 5–3000 Hz
  - Analysezeit: 50–200 ms, Mittelung: 500–2000 Antwortpotenziale

Auswertung

Latenzbestimmung jeweils zum Peak, Interpeak-Latenzen von Peak zu Peak, Amplitudenbestimmung jeweils von Peak zu folgendem Tal, Seit-zu-Seit-Amplituden-Differenzen

Physiologische und technische Einflüsse

- **Alter:** nicht signifikante Zunahme der kortikalen Latenzen zwischen 20 und 60 Jahren
- **Geschlecht:** kürzere zentrale Leitungszeit bei Frauen
- **Körpergröße:** lineare Zunahme der kortikalen Latenzen bei konstanter zentraler Leitungszeit mit zunehmender Körpergröße
- **Körpertemperatur:** Zunahme aller Latenzen bei abnehmender Körpertemperatur
- **Reizfrequenz:** Amplitudenabnahme der postsynaptischen spinalen Potenziale (> 10 Hz) und kortikalen Potenziale (> 5 Hz)
- **Reizintensität:** Amplitudenzunahme der kortikalen Potenziale bei Zunahme der Reizintensität

Somatosensibel evozierte Potenziale vom N. medianus (Medianus-SEP)

Methodik

- **Reiz:** N. medianus am Handgelenk
- **Montage:**
  - *Erb'scher Punkt:* EPi (= Fossa supraclavicularis ipsilateral), mögliche Referenzpositionen: EPc (kontralateraler Erb'scher Punkt), Fz (nach internationalem 10–20-System), C5s (Dornfortsatz des 5. Halswirbels)
  - *zervikal:* C5s (Dornfortsatz des 5. Halswirbels), mögliche Referenzpositionen: Ss (Fossa jugularis), Ca (Schildknorpel), EPc (kontralateraler Erb'scher Punkt), Fz (nach internationalem 10–20-System)
  - *kortikales Projektionsareal:* Cc' (c = kontralateral), entsprechend C3' nach rechtsseitiger Stimulation bzw. C4' nach linksseitiger Stimulation (C3' = 2 cm hinter C3, C4' = 2 cm hinter C4 nach internationalem 10–20-System); mögliche Referenzpositionen: Fz (nach internationalem 10–20-System), nc (non-zephale Referenz)

Potenziale und Generatorstrukturen (Abb. 18)

- **Plexus-Potenziale:**
  - *N9* bei Ableitung EPi (Erb'scher Punkt ipsilateral) – EPc (kontralateral), EPi – Fz
  - *P9* bei Ableitung C5s – EPc, C5s – Ss, C5s – Ca bzw. bei jedweder Ableitung zephal – non-zephal
- **zervikale Potenziale:**
  - *N11:* entspricht Hinterwurzel bzw. Hinterwurzeleintrittszone bzw. Hinterstrang („near-field")

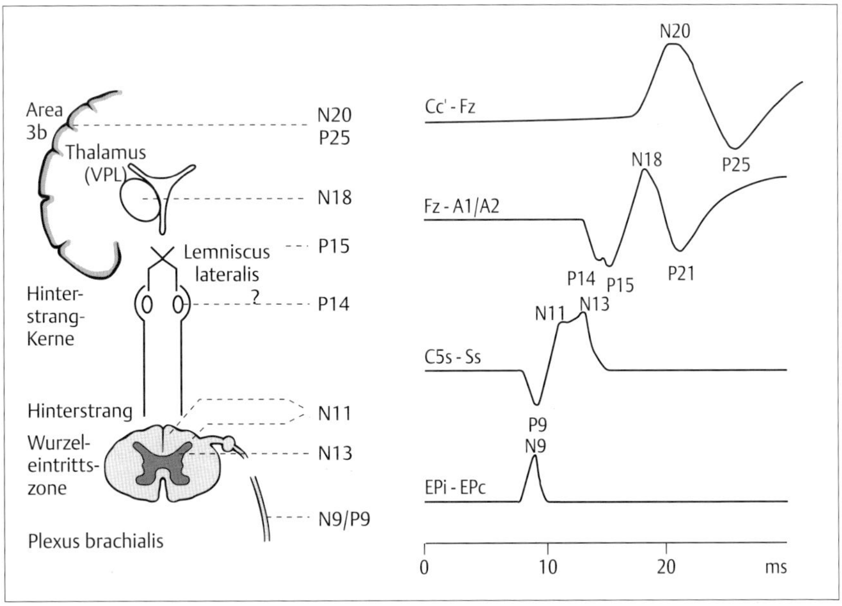

Abb. **18**: Potenziale und Generatorstrukturen der Medianus-SEP.

- *N13:* entspricht dem postsynaptischen Potenzial der grauen Substanz im Zervikalmark mit Amplitudenmaximum in Höhe jener Segmente, in denen der Hauptanteil der jeweiligen Afferenzen eintritt („far-field")
- *P14:* entspricht wahrscheinlich zervikomedullärem Übergang bzw. Nucleus cuneatus
- *P15:* entspricht Lemniscus medialis (von P14 nicht immer zu trennen)
- *N18:* entspricht Nucleus VPL des Thalamus (Ableitungen zephal gegen non-zephal)

- **kortikale Potenziale:**
  - *parietales Potenzial N20/P25:* entspricht einem tangentialen Generator in Area 3b, zum Teil auch einem radialen Generator in Area 1
  - *zentrales Potenzial P22:* entspricht einem radialem Generator in Area 1 und/oder Area 4
  - *frontales Potenzial P21-N24:* entspricht dem parietalen Potenzial N20/P25, von frontal abgeleitet
  - *frontales Potenzial N30:* entspricht einem Potenzial, das möglicherweise mit der supplementär-motorischen Area assoziiert ist (oft N24 überlagernd)

Obere Grenzwerte

Einfache Latenzen (bis 180 cm Körpergröße)	N9 (Erb)	N11 (C5s)	N13 (C5s)	N20 (Skalp)
Latenz (ms)	12,4	14,6	16,1	22,1
Seitendifferenz der Latenz	0,6	0,9	0,8	0,6
Amplitude [peak – peak] (µV)	2,20 – 14,06		0,47 – 5,31	1,51 – 7,47
Seitendifferenz der Amplitude (µV)	3,6		1,6	3,3
Interpeak-Latenzen	N9-N13	N9-N20	N13-N20	
Interpeak-Latenz (IPL) (ms)	4,1	10,7	7,2	
Seitendifferenz der IPL (ms)	0,9	0,6	1,0	

Typische Befunde

- **periphere Medianusläsion, Läsion des Plexus brachialis** (→ S. 518): N9 amplitudenreduziert oder fehlend, je nach Schwere der Läsion nachfolgende Potenziale normal, amplitudenreduziert oder fehlend
- **Läsion proximal des Plexus brachialis, Zervikalwurzel** (→ S. 515), **z. B. Guillain-Barré-Syndrom** (→ S. 505): N9 normal, je nach Schwere der Läsion nachfolgende Potenziale amplitudenreduziert oder fehlend
- **zervikales Mark, graue Substanz, z. B. Syringomyelie** (→ S. 404): N9 und N11 normal; N13 amplitudenreduziert oder fehlend; P14, P15, N18, N20 normal
- **zervikales Mark, weiße Substanz:**
  - *Demyelinisierung* (z. B. Multiple Sklerose, funikuläre Myelose, zervikale Myelopathie): N9, N11 und N13 normal, selten Ausfall von N13; P14, P15, N18, N20 verzögert
  - *axonale Schädigung* (z. B. vaskuläre Läsion, traumatische Läsion, Raumforderung): N9, N11 und N13 normal; N18, N20 amplitudenreduziert oder fehlend
- **Hirnstammprozesse** (vaskuläre Läsion, traumatische Läsion, Raumforderung): N9, N11 und N13 normal; P14, P15, N18, N20 je nach Lokalisation und Ausmaß normal, amplitudenreduziert oder verzögert
- **Thalamus** (z. B. vaskuläre Läsion): N9, N11, N13, P14, P15 normal; N18 und N20 verzögert und/oder amplitudenreduziert oder fehlend
- **Capsula interna** (z. B. vaskuläre Läsion): N20 verzögert, evtl. amplitudenreduziert oder fehlend
- **somatosensorischer Kortex** (vaskuläre Läsion, traumatische Läsion): N20 amplitudenreduziert oder fehlend
- **Fettembolie-Syndrom:** möglicher Doppelgipfel über dem Kortex durch Dissoziation von N18 und N20
- **Chorea Huntington** (→ S. 360): Abflachung und Verplumpung von N20 und nachfolgenden Peaks
- **Hypothermie:** Interpeak-Latenzzunahme N13 – N20 um 0,1 ms/°C
- **Hirntod:** N20 beidseits fehlend
- **Myoklonus:** (N20-)P25-N34 Riesenpotenziale (> 8–10 µV) bei kortikalem Myoklonus
- **degenerative Erkrankungen, z. B. Multisystematrophie, progressive supranukleäre Blickparese:** Amplituden N20-P25 und P25-N34 und P21-N30 überhöht

Somatosensibel evozierte Potenziale vom N. tibialis (Tibialis-SEP)

Methodik

- **Reiz:** N. tibialis retromalleolär oder in der Kniekehle
- **Montage:**
  - *sakral:* S1 über Os sacrum, mögliche Referenzpositionen: T6s (Dornfortsatz des sechsten Brustwirbels), Ic (kontralaterale Spina iliaca anterior superior)

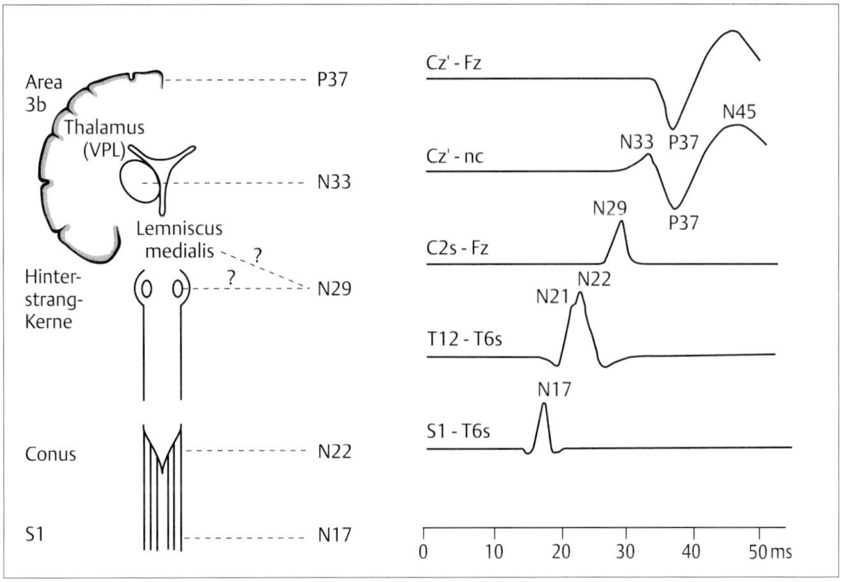

Abb. **19**: Potentiale und Generatorstrukturen der Tibialis-SEP.

- *lumbal:* T12 (Dornfortsatz des 12. Brustwirbels), mögliche Referenzpositionen: T6s (Dornfortsatz des 6. Brustwirbels), Ic (kontralaterale Spina iliaca anterior superior)
- *zervikal:* C2s (Dornfortsatz des 2. Halswirbels), mögliche Referenzposition: Fz (nach internationalem 10–20-System)
- *kortikales Projektionsareal* bei „klassischer" sagittaler Ableitung: Cz' (2 cm hinter Cz nach internationalem 10–20-System), mögliche Referenzpositionen: Fz (nach internationalem 10–20-System), nc (non-zephale Referenz); bei „alternativer" transversaler Ableitung: ipsilaterales gegen kontralaterales Handfeld (= C3' gegen C4' bei linksseitiger Stimulation, C4' gegen C3' bei rechtsseitiger Stimulation)

Potenziale und Generatorstrukturen (Abb. 19)

- **Wurzel-Potenzial:** afferente R-Welle = N17 bei Ableitung S1–T6s, S1–Ic; efferente (reflektorische) A-Welle analog zum H-Reflex, wenn als Stimulationsintensität eine „H-Wellen-Intensität" gewählt wird; bei höherer Stimulationsintensität wird sie durch Kollision gelöscht
- **Konus-Potenzial:** S-Welle = N22 bei Ableitung T12–T6s, T12–Ic; durch Aktivierung von Ia-Afferenzen (je nach Lokalisation der Stimulationselektrode)
- **zervikales Potenzial:**
  - *N29* entspricht wahrscheinlich Ncl. gracilis oder zervikomedullärem Übergang (Far-field-Volumenleitung im Foramen magnum)
  - *N33* (Ableitungen zephal gegen non-zephal) entspricht VPL des Thalamus
- **kortikale Potenziale:** P37-N45 entspricht primärem sensorischen Kortex

Obere Grenzwerte [3955]

- **einfache Latenzen:**

	N17 (S1)	N22 (Th 12)	N29 (C2s)	P37 (Skalp)
Latenz (ms)	21,4	25,8	34,3	43,9
Latenz pro m Körpergröße (ms/m)	keine Normwerte	15,1	keine Normwerte	25,9
Seitendifferenz der Latenz (ms)	1,5	1,2	1,9	2,1
Amplitude (baseline – peak, µV)	0,05 – 0,80	0,15 – 1,10	0,15 – 1,25	0,35 – 5,20
Seitendifferenz der Amplitude (µV)	0,5	0,5	0,5	2,5

- **Interpeak-Latenzen:**

	N17-N22	N22-N29	N29-P37	N22-P37
Interpeak-Latenz (ms)	6,0	10,4	12,9	21,3
Latenz pro m Körpergröße (ms)	keine Normwerte	keine Normwerte	keine Normwerte	12,2
Seitendifferenz der IPL (ms)	2,7	2,4	2,8	3,5

Typische Befunde

- **periphere Tibialisläsion, Läsion des Plexus lumbosacralis** (→ S. 518): N17, N22 fehlend, je nach Schwere der Läsion nachfolgende Potenziale normal, amplitudenreduziert oder fehlend; Interpeak-Latenz N22 – P37 normal
- **Polyneuropathie** (→ S. 493): N17, N22-zumeist fehlend, P37 verzögert, Interpeak-Latenz N22 – P37 zumeist nicht bestimmbar, daher nur von beschränktem Nutzen
- **thorakolumbales Mark, graue Substanz, z. B. Konus-Läsion, Syringomyelie** (→ S. 404): N17 normal, N22 amplitudenreduziert oder fehlend, N29, N33, P37 normal
- **„tethered cord syndrome“:** Maximum der N22 nach kaudal verlagert
- **Rückenmarksläsion, weiße Substanz:**
  - *Demyelinisierung* (z. B. Multiple Sklerose, funikuläre Myelose, zervikale Myelopathie): N17 und N22 normal; N29, N33, P37 verzögert
  - *axonale Schädigung* (z. B. vaskuläre Läsion, traumatische Läsion, Raumforderung): N17 und N22 normal; N29, N33, P37 amplitudenreduziert oder fehlend
  - *Differenzierung komplettes/inkomplettes Querschnittssyndrom:* kompletter Querschnitt: Unterbrechung rostral von N22; inkompletter Querschnitt: Latenzzunahme/Amplitudenreduktion von P37, Interpeak-Latenzzunahme N22-P37
- **Hirnstammprozesse** (vaskuläre Läsion, traumatische Läsion, Raumforderung): N17, N22 und N29 normal; N33, P37 je nach Lokalisation und Ausmaß normal, amplitudenreduziert oder fehlend
- **Thalamus** (z. B. vaskuläre Läsion): N17, N22 und N29 normal; N33 und P37 verzögert und/oder amplitudenreduziert oder fehlend
- **Capsula interna** (z. B. vaskuläre Läsion): P37 verzögert, evtl. amplitudenreduziert oder fehlend
- **somatosensorischer Kortex** (vaskuläre Läsion, traumatische Läsion): P37 amplitudenreduziert oder fehlend
- **Hypothermie:** Interpeak-Latenzzunahme N22-P37 um 0,1 ms/°C
- **Hirntod:** P37 beidseits fehlend
- **Myoklonus:** P37-N45 Riesenpotenziale (> 8–10 µV) bei kortikalem Myoklonus

Somatosensibel evozierte Potenziale vom N. trigeminus (Trigeminus-SEP)

Methodik

- **Reiz:** elektrische Rechteckimpulse am Mundwinkel, alternierende Polarität zur Reduktion des Stimulusartefaktes, Stimulationsintensität: unter motorischer Schwelle
- **Montage:** kortikales Projektionsareal: C5', C6' (2 cm hinter C5 bzw. C6 nach internationalem 10–20-System), Referenzposition: Fz (nach internationalem 10–20-System)

Potenziale und Generatorstrukturen

P9 entspricht thalamischem Potenzial, Ursprung von N13, P19 und N27 ungeklärt

Obere Grenzwerte [3955]

- **einfache Latenzen:**

	N13	P19	N27
Latenz (ms)	14,7	22,3	32,5
Seitendifferenz der Latenz (ms)	1,3	1,9	2,3
Seitendifferenz der Amplitude N13/P19 (µV)		1,86	

Typische Befunde

- **P19 verzögert, amplitudenreduziert oder fehlend** bei 80 % der Patienten mit symptomatischer gegenüber 30 % der Patienten mit idiopathischer Trigeminus-Neuralgie [828], bei Kleinhirnbrückenwinkeltumor (knapp 50 %), beim Wallenberg-Syndrom

Somatosensibel evozierte Potenziale vom N. pudendus (Pudendus-SEP)

Methodik

- **Reiz:** elektrische Rechteckimpulse an Penis oder Klitoris; Stimulationsintensität: 2–3-fache sensible Schwelle
- **Montage:** lumbal: T12 (Dornfortsatz des 12. Brustwirbels), mögliche Referenzpositionen: T6s (Dornfortsatz des 6. Brustwirbels), Ic (kontralaterale Spina iliaca anterior superior); kortikales Projektionsareal: Cz' (2 cm hinter Cz nach internationalem 10–20-System); Referenzposition: Fz (nach internationalem 10–20-System)

Potenziale und Generatorstrukturen

- **Konus-Potenzial:** N13 bei Ableitung T12-T6s, T12-Ic; zumeist mit Oberflächenelektroden nicht ableitbar, besser mit Epiduralelektroden
- **kortikale Potenziale:** P40 entspricht primärem sensorischen Kortex

Obere Grenzwerte [3955]

	N13	P40
Mann: Latenz (ms)	14,9	43,1
Frau: Latenz (ms)	–	47,1

Typische Befunde

- **Verzögerung der P40** bei peripheren Neuropathien (vor allem diabetische Polyneuropathie), bei MS und bei erektiler Dysfunktion

Akustisch evozierte Hirnstammpotenziale (AEHP)

Methodik

- **Reiz:**
  - Klickreiz durch elektrische monophasische Aktivierung einer Membran, je nach Phase Auslenkung der Membran, je nach Auslenkung Druck- oder Sogreiz
  - *Reizdauer:* 0,1–0,2 ms
  - *Stimulationsfrequenz:* 10–20 Hz (Vermeiden von ganzzahligen Teilern von 50 Hz, um Wechselstrom-Interferenz zu vermeiden)
  - *Stimulationsintensität:* 80 dB über subjektiver Hörschwelle (= 80 dB SL [sensory level], kontralaterale Vertäubung durch 40 dB nHL (normal hearing level) weißes Rauschen
- **Montage:** ipsilaterales Ohrläppchen oder Mastoid (Ai oder Mi); kontralaterales Ohrläppchen oder Mastoid (Ac oder Mc); Ohrläppchen besser zur Bestimmung der Welle I als Mastoid; Referenzposition: Cz (nach internationalem 10–20-System)
- **Filter:** Filter 100–3000 für AEHP, optimal für Welle I; Filter 10–1500 für Hirnstamm-Audiometrie, optimal für Welle V
- **Analysezeit:** 10 ms für frühe Hirnstammpotenziale; > 10 ms bei Neugeborenen, schweren Neuropathien, Ableitungen nahe der Hörschwelle 50–200 ms für späte Antworten
- **Mittelung:** 1000–2000 Antwortpotenziale

Potenziale und Generatorstrukturen (Abb. 20)

- **I:** N. acusticus in der Cochlea
- **II:** Hörnerv außerhalb des Hirnstammes, als Far-field-Potenzial beim Austritt des N. acusticus aus dem Meatus acusticus internus entstehend
- **III:** Nucleus cochlearis ipsilateral zur Stimulation und/oder afferente Fasern zum Nucleus olivaris superior und/oder Far-field-Potenzial vom N. acusticus
- **IV/V:** Nucleus olivaris superior kontralateral oder bilateral und/oder Lemniscus lateralis kontralateral oder bilateral und/oder Far-field-Potenzial der Fasern in den Striae medullares und/oder postsynaptisches Potenzial ausgelöst durch Neurone erster Ordnung (d. h. im Ncl. cochlearis)

Physiologische Einflüsse

- **Alter:** Zunahme aller Latenzen um ca. 0,3 ms zwischen 25 und 67 Jahren
- **Geschlecht:** kürzere Latenz der Welle V (bis 0,2 ms) bei Frauen
- **Reizpolarität:** Sogreize besser geeignet zur Ableitung der Welle I, liefern höhere „Ansprechrate" von Abnormitäten bei Hochtonhörstörungen; Druckreize besser geeignet zur Ableitung der Welle V, bessere Auftrennung des IV/V-Komplexes
- **Reizfrequenz:** > 20 Hz, Zunahme aller Latenzen, Abnahme der Amplitude der Welle I (und III)

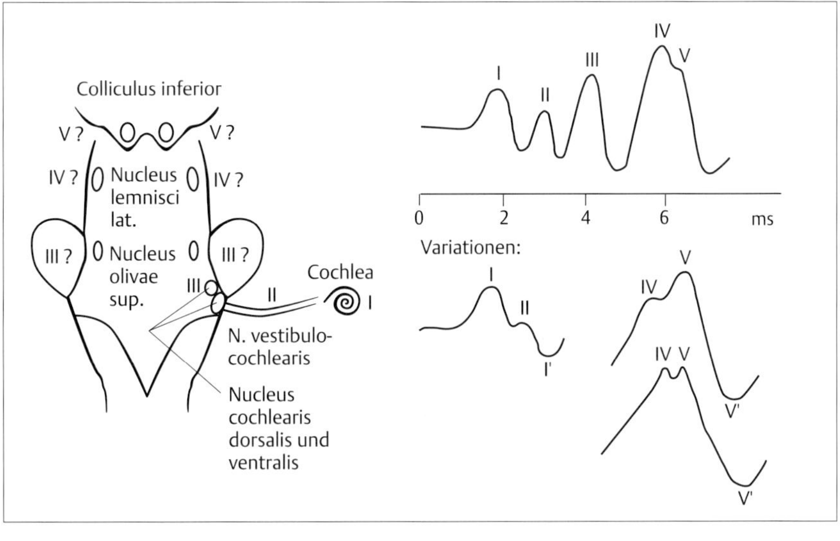

Abb. **20**: Potenziale und Generatorstrukturen der AEHP.

- **Schallintensität (dB):** Amplitudenabnahme und Latenzverlängerung aller Komponenten; Welle V relativ am „stabilsten", daher auch Verwendung für Hirnstamm-Audiometrie

Obere und untere Grenzwerte (eigene Werte)

- **Reizbedingung:** 80 dB über der subjektiven Hörschwelle, Sogreize
- **einfache Latenzen:**

	I	III	V
Latenz (ms)	1,1–1,9	3,2–4,0	4,9–6,0
Seitendifferenz (ms)	0,3	0,3	0,3

- **Interpeak-Latenzen:**

	I–III	III–V	I–V
Interpeak-Latenz (ms)	1,6–2,6	1,4–2,3	3,3–4,6
Seitendifferenz (ms)	0,39	0,34	0,50

Typische Befunde

- **Leitungsstörung:** Latenzzunahme aller Wellen unter Beibehaltung normaler Interpeak-Latenzen; Amplitudenreduktion aller Peaks
- **kochleäre Dysfunktion, Hochtonhörstörung, Presbyakusis, ototoxische Medikation:** Latenzzunahme der Welle I; Interpeak-Latenzabnahme I–III und I–V; Amplitudenreduktion der Welle I; Reduktion der Amplitudenratio I/V
- **kochleäre Dysfunktion, Tieftonhörstörung:** keine Veränderungen der AEHP
- **retrokochleäre Dysfunktion, z. B. diabetische Neuropathie:** meist bilaterale Interpeak-Latenzzunahme I–III
- **retrokochleäre Dysfunktion, z. B. Akustikusneurinom, Kleinhirnbrückenwinkeltumor:** ipsilaterale Interpeak-Latenzzunahme I–III; evtl. zusätzlich Amplitudenreduktion der Wellen III–V; evtl. Ausfall aller Wellen bei retrograder Degeneration im Rahmen vaskulärer Minderversorgung, evtl. kontralaterale Interpeak-Latenzzunahme III–V bei Tumorgröße über 2–4 cm
- **Hirnstammläsion, z. B. ischämisch, traumatisch, neoplastisch:** jeweils nach Lokalisation und Ausmaß Wellen III–V verzögert und/oder amplitudenreduziert; z. B. Wallenberg-Syndrom: AEHP normal oder Latenzzunahme und Amplitudenreduktion der Wellen III–V
- **Hirnstammdysfunktion bei Multipler Sklerose** (→ S. 227): Latenzzunahme der Wellen III–V; Interpeak-Latenzzunahme III–V; Amplitudenreduktion der Wellen III–V (auch isoliert)
- **supratentorielle Raumforderung:** Amplitudenreduktion der Welle V; Latenzzunahme der Welle V
- **Bulbärhirnsyndrom** (→ S. 2): sequenzielle Amplitudenreduktion der Wellen V, später Welle IV, dann Welle III, II, I; Wellen II und I können erhalten bleiben (Zusatzdiagnostik im Rahmen der Hirntodbestimmung)
- **Hirndruck** (Monitoring): Abnahme der Amplitude, Zunahme der Latenz der Welle V

Visuell evozierte Potenziale (VEP) durch Schachbrett-Kontrastumkehr-Reize (Pattern-VEP, P-VEP)

Methodik

- **Kontrastumkehr:** durch alternierendes schwarz-weißes Schachbrettmuster: empfohlene Feldgrößen für Ganzfeld-Stimulation > 8°; empfohlene Feldgrößen für Halbfeld-Stimulation > 10–16°; Kästchengröße zur Stimulation der zentralen Retina 12'–16' oder 28'–32', zur Stimulation der peripheren Retina 50'–90'; Kontrast zwischen schwarzen und weißen Kästchen 50–80 %; mittlere Lumineszenz des Stimulationsfeldes > 100 cd/m²; mittlere Hintergrundslumineszenz 20–40 cd/m²; Blickfixierung für Ganzfeld-Stimulation im Bildschirm-Zentrum; Blickfixierung für Halbfeld-Stimulation 1° exzentrisch im nicht stimulierten Feld; Reizfrequenz 0,5–2 Hz, vorzugsweise Dezimalzahl, um Wechselstrominterferenz zu vermeiden
- **Montage (nach Queen Square-System):**
  - *orientierende 1-Kanal-Ableitung (Ganzfeldstimulation):* kortikales Projektionsareal: MO (5 cm über Inion); Referenzposition: MF (12 cm über Nasion)
  - *3-Kanal-Ableitung (Ganzfeldstimulation):* kortikales Projektionsareal: MO (5 cm über Inion); LO, RO (5 cm lateral von MO); Referenzposititon: MF (12 cm über Nasion)
  - *4-Kanal-Ableitung (Ganzfeldstimulation) mit Elektroretinogramm:* C (Kornea oder unteres Augenlid); Referenzposititon: Gegenseite (CAVE: Polarität: Negativität nach unten!)

- *5-Kanal-Ableitung (Halbfeldstimulation):* kortikales Projektionsareal: MO (5 cm über Inion); LO, RO (5 cm lateral von MO); LT, RT (10 cm lateral von MO); Referenzposititon: MF (12 cm über Nasion)
- **Stimulation:** monokulär mit korrigiertem Visus
- **Filter:** 0,5–300 Hz
- **Analysezeit:** 300–500 ms
- **Mittelung:** 100–200 Antwortpotenziale

Potenziale und Generatorstrukturen

- **P-ERG:** N35 (früher: Welle a; amakrine Zellen), P50 (früher: Welle b; retinale Ganglienzellen), N95 (früher: Welle c; retinale Ganglienzellen)
- **VEP:** N75 (visueller Kortex), P100 (visueller Kortex), N145 (visueller Kortex)
- **Interpeak-Latenz:** P50–P100
- **Amplituden:** N75–P100, P100–N145 (VEP); N35–P50, P50–N95 (P-ERG)
- **Amplitudenratio:** N75–P100/N35–P50

Physiologische und technische Einflüsse

- **Alter:** Latenzzunahme der P100 um ca. 4 ms zwischen 20 und 60 Jahren
- **Geschlecht:** kürzere Latenz der P100 bei Frauen
- **Reizfrequenz:** Amplitudenmaximum der P100 zwischen 5–8 Hz
- **Lumineszenz:** Latenzzunahme und Amplitudenreduktion der P100 bei Lumineszenzabnahme
- **Kontrast:** Amplitudenreduktion der P100 bei Kontrastabnahme
- **Feldgröße:** Amplitudenzunahme der P100 bei Zunahme des stimulierten Gesichtsfeldes
- **Kästchengröße:** bei fovealer Stimulation Amplitudenzunahme der P100 mit kleineren Kästchen; bei parafovealer Stimulation Amplitudenzunahme der P100 mit größeren Kästchen; Latenzzunahme bei Kästchen < 15' oder > 2°
- **Kontrastumkehrzeit:** Drehspiegel 5 ms; Monitor 20 ms, daher Latenzzunahme der P100 um 7–10 ms
- **„paradoxe Lateralisierung":** bei Halbfeldstimulation liegt Amplitudenmaximum der P100 ipsilateral zum stimulierten Feld (Orientierung des Generatorpotenzials variabel)
- **Aufmerksamkeit:** Amplitudenreduktion bei verminderter Aufmerksamkeit oder insuffizientem Fixieren
- **Pupillenweite:** Änderungen entsprechend der Lumineszenz, Gefahr der falsch negativen Befunde bei Mydriasis, Gefahr der falsch positiven Befunde bei Miosis
- **Variation:** physiologische W-Form der P100 bei prominenter frontaler Negativität mit ähnlicher Latenz wie okzipitale P100, Summationseffekt lässt Doppelpeak vermuten

Obere Grenzwerte (eigene Werte)

- **Latenz der P100:** 115 ms, Seitendifferenz: 10 ms

Typische Befunde, Läsionsorte

- **Makuladegeneration:** ERG-Amplitudenreduktion
- **Glaukom:** ERG-Amplitudenreduktion, Latenzzunahme der P100
- **Optikusneuritis:** ERG unauffällig; akut: Amplitudenreduktion der P100 proportional zur Visusminderung; chronisch: bei fokaler Demyelinisierung verzögertes, normal konfiguriertes Antwortpotenzial, bei dissoziierter Demyelinisierung verplumptes, amplitudenreduziertes Antwortpotenzial
- **prächiasmatische Dysfunktion:** Verteilung eines abnormen Befundes in beiden Halbfeldern desselben Auges
- **retrochiasmatische Dysfunktion:** Verteilung eines abnormen Befundes im selben Halbfeld beider Augen; monoculäre Ganzfeldstimulation führt hierbei durch Summation der Potenziale zweier Halbfelder häufig zu pathologischer W-Form der P-100 (CAVE: physiologische W-Form!)
- **Chiasmaprozesse:** Latenzzunahme oder Ausfall der P100 zu Halbfeldstimulation der temporalen Gesichtsfelder beider Augen
- **laterale Sellaprozesse:** Latenzzunahme oder Ausfall der P100 zu Halbfeldstimulation des jeweiligen nasalen Gesichtsfeldes
- **Multiple Sklerose** (→ S. 227): sichere MS: 84 % der Kontrastumkehr-VEPs abnorm; wahrscheinliche MS: 62 % der Kontrastumkehr-VEPs abnorm; fragliche MS: 36 % der Kontrastumkehr-VEPs abnorm
- **kortikale Blindheit:** unauffällige P-VEPs möglich
- **Myoklonus-Epilepsie** (→ S. 427), **fotosensitive Epilepsie:** Amplitudenzunahme der P100

Visuell evozierte Potenziale (VEP) zu Blitz-Reizen (Flash-VEP, F-VEP)

Methodik

- **Reiz:** Stimulation monokulär,
  - *transienter Reiz:* weißes Blitzlicht oder LED-Lichtreiz, Reizfrequenz 0,1–2 Hz, vorzugsweise Dezimalzahl, um Wechselstrominterferenz zu vermeiden
  - *Flackerlicht-Stimulation:* Reizfrequenz 30–40 Hz
- **Montage (nach Queen Square-System):**
  - *F-VEP 1(–3)-Kanal-Ableitung:* kortikales Projektionsareal MO (5 cm über Inion); Referenzposition MF (12 cm über Nasion); optional LO, RO (5 cm lateral von MO)
  - *F-ERG:* LL (lower lid); Referenzposition Gegenseite (CAVE: Polarität: Negativität nach unten!)
- **Filter:** 0,5–300 Hz

- **Analysezeit:** 500–1500 ms
- **Mittelung:** 100–200 Antwortpotenziale

Potenziale und Generatorstrukturen

- **F-ERG:** Welle a (Rezeptorschicht), Welle b (Müller-Zellen), Welle c (retinales Pigmentepithel); Maß für Responsivität rezeptiver Strukturen (Zapfen und Stäbchen) der gesamten Retina
- **F-VEP:** Wellen I–VII (Latenzen 40–280 ms, Welle IV bei ca. 120 ms, Generatorstrukturen nicht im Detail bekannt); große interindividuelle Variabilität von Form und Latenzen, kaum beeinflusst durch Aufmerksamkeit, Augenschluss, Refraktionsverhältnis; abhängig von Lumineszenz; Latenzzunahme im Alter > 55 Jahre

Anwendung

Quantifizierung der umfassenden Erregbarkeit retinaler Strukturen und der Impuls-Überleitung zu kortikalen Projektionsfeldern bei Undurchführbarkeit von P-VEP (z. B. bei Bewusstseinstrübung, Koma, Sedierung, mangelnder Kooperationsbereitschaft, Unfähigkeit zur Blickfixierung, intraoperativem Monitoring)

P300

Methodik

- **Prinzip und Indikation:** Quantifizierung von Aufmerksamkeit, bewusste Diskriminierung und Kategorisierung von Reizqualitäten, v.a. im Rahmen der Demenzabklärung
- **Reiz:** randomisierte Abfolge von ca. 80 % häufigen Reizen (sollen nicht beachtet werden), ca. 20 % seltenen Reizen (Target) (sollen beachtet werden), Interstimulusintervall randomisiert, ca. 1500 ms; z. B. akustische Reize unterschiedlicher Tonhöhe (z B. 1000 Hz versus 2000 Hz, jeweils 65 dB nHL, 50 ms Dauer, 10 ms Anstieg und Abfall), akustische Reize unterschiedlicher (emotioneller) Bedeutung (z. B. Vorname des Untersuchten versus Kunstwort), visuelle Reize, elektrische Reize an verschiedenen Lokalisationen
- **Montage:** kortikale Projektionsareale: Fz, Cz, Pz (nach internationalem 10–20-System); evtl. mehr Mapping-Positionen; Referenzposition: A1/A2, infraorbital (Augenbewegungen)
- **Filter:** 0,1–30 (–100) Hz
- **Analysezeit:** (500–) 1000 (–1500) ms, 100 ms Vorlaufzeit vor Stimulus
- **Mittelung:** 50–100 Antwortpotenziale, Reizantworten zu häufigen und seltenen Stimuli getrennt

Potenziale und Generatorstrukturen

- **N1, N100:** Latenz 80–120 ms; frontozentrales Maximum, Reizantwort auf häufige und seltene Reize
- **N2, N200:** Latenz 200–250 ms; Reizantwort auf seltene Reize
- **P3, P300:** Latenz 300–400 ms (mit Alter zunehmend); Reizantwort auf seltene Reize; P3a; (frontales Maximum), P3b (temporales Maximum; zu verwertendes Potenzial)

Typische Befunde

- **Demenz:** Latenzzunahme als Indikator für kognitive Verlangsamung, Amplitudenreduktion zentral, parietal, temporal, okzipital; Amplitudenzunahme frontal
- **Schizophrenie:** Amplitudenreduktion, bei Hebephrenie frontale Amplitudenreduktion
- **traumatisches apallisches Syndrom in Remission:** Verminderung der Amplitudenreduktion im Verlauf korrelierend mit Remissionsstadium

Mismatch Negativity, MMN

Methodik

- **Prinzip und Indikation:** unbewusste, „prä-attentive" Diskriminierung von Reizqualität, Nachweis einer Gedächtnisspur für Töne; v.a. geeignet für bewusstseinsbeeinträchtigte und schwer kognitiv gestörte Patienten, Neugeborene und Kleinkinder
- **Reiz:** randomisierte Abfolge von ca. 90 % häufigen Reizen, ca. 10 % seltenen Reizen, Interstimulusintervall ca. 1500 ms; z. B. akustische Reize unterschiedlicher Tonhöhe, Dauer, Lautstärke, Lokalisation, Timbre
- **Montage:** kortikale Projektionsareale: Fz, Cz, F3, F4 (nach internationalem 10–20-System); evtl. mehr Mapping-Positionen; Referenzposition: A1/A2 und Nase, infraorbital (Augenbewegungen)
- **Filter:** 0,1 (0,3) - 30 (100) Hz
- **Analysezeit:** (500–) 1000 ms, 100 ms Vorlaufzeit vor Stimulus
- **Mittelung:** 200–300 Antwortpotenziale, Reizantworten zu häufigen und seltenen Stimuli getrennt; arithmetische Differenz der Reizantworten zu häufigen und seltenen Stimuli

Potenziale und Generatorstrukturen

- **MMN:** Latenz 130 bis 250 (–300) ms; supratemporaler auditorischer Kortex

Typische Befunde

- **Koma:** MMN fehlt bei schwerer Störung, Vorhandensein ist prädiktiv für Erholung

N400

Methodik

- **Prinzip und Indikation:** Diskriminierung von kongruenten und inkongruenten Wörtern im Rahmen von Sprachaufgaben; Nachweis eines rezeptiven Vokabulars bei Demenz, schweren Bewusstseinsstörungen, Aphasie, Schizophrenie
- **Reiz:** Abfolge von 50 % „richtigen" und 50 % „falschen" Sätzen, meist akustisch präsentiert; z. B. „Ich trinke meinen Kaffee mit Milch/Socken"; Wortpaare, z. B. „Boot-Schiff" versus „Boot-Katze"
- **Montage:** kortikale Projektionsareale: P3, P4 (nach internationalem 10–20-System); evtl. mehr Mapping-Positionen; Referenzposition: A1/A2
- **Filter:** 0,1–30 (100) Hz

- **Analysezeit:** 1000 ms, 100 ms Vorlaufzeit vor Stimulus
- **Mittelung:** 50–200 Antwortpotenziale pro Reizkategorie getrennt

Potenziale und Generator-strukturen

- **N400:** Latenz 250 bis 400 ms; zentroparietales Maximum, rechts- > linkshemisphärisch

Typische Befunde

- N400 fehlt bei Unfähigkeit, kongruente von inkongruenten Wörtern zu diskriminieren

Transkranielle Magnetstimulation (TCS, TMS)/ motorisch evozierte Potenziale (MEP)

Prinzip

Untersuchung zentraler motorischer Efferenzen im Kortikospinaltrakt

Methodik

- **transkranielle Stimulation (magnetisch):**
  - Entladung eines Kondensators führt zu Stromfluss in einer Spule, der ein Magnetfeld induziert, welches in einem elektrisch leitenden Medium (= Gehirn, Rückenmark, peripherer Nerv) wiederum einen Stromfluss mit entgegengesetzter Flussrichtung induziert
  - Aktivierung des rechtshemisphärischen Motorkortex mit Stromflussrichtung in der Spule im Uhrzeigersinn, des linkshemisphärischen Kortex mit Stromfluss im Gegenuhrzeigersinn
  - Stimulation über dem Motorkortex mit fast ausschließlich indirekter Aktivierung (I-Wellen) von Pyramidenbahn-Zellen über zerebrale Interneurone: damit 2–4 ms längere Latenz der MEPs als bei direkter elektrischer Stimulation (D-Wellen = direkte Erregung der Pyramidenbahnzellen)
- **spinale Stimulation (elektrisch und magnetisch):** Aktivierung der Spinalwurzeln beim Durchtritt durch das Foramen intervertebrale; zur Ableitung von MEPs erfolgt Stimulation in Höhe des Austritts der jeweilig korrespondierenden Spinalwurzeln des Zielmuskels
- **Auswertung:** zentrale motorische Leitungszeit (ZML) = Differenz der zentralen und spinalen Latenz, beinhaltet peripheren Nervenanteil vom Vorderhorn bis zum Durchtritt durch Foramen intervertebrale (d. h. Länge variabel, sakral > zervikal)
- **Ableitung** über dem Zielmuskel (Muskelbauch gegen Muskelsehne), zumeist kein Averaging nötig
- **Reproduzierbarkeit:** zumindest 4–6 Wiederholungen

Physiologische Einflüsse

- **Willkürinnervation:**
  - Abnahme der MEP-Latenz nach transkranieller Stimulation durch minimale Willkürinnervation des Zielmuskels (5–10 % der Maximalkraft ausreichend) → höheres spinales Exzitationsniveau → kürzere zeitliche Summation → früheres Erreichen der Erregungsschwelle
  - Willkürinnervation entlegener Muskeln → unspezifische Aktivierung propriospinaler Systeme („Jendrassik-Manöver") → höheres Exzitationsniveau → ebenfalls Verkürzung der zentralen motorischen Leitungszeit, jedoch geringerer Effekt als bei Aktivierung des Zielmuskels
  - Zunahme von Amplitude, Fläche, Dauer und Komplexität der Antwortpotenziale durch vermehrte Rekrutierung von Motoneuronen
- **Körperposition:** unterschiedliches Exzitationsniveau von Extensoren und Flexoren z. B. im Liegen, Sitzen oder Stehen
- **Körpergröße:** lineare Latenzzunahme mit zunehmender Körpergröße nach spinaler Stimulation; Latenzzunahme mit zunehmender Körpergröße nach transkranieller Stimulation; geringerer Einfluss auf zentrale motorische Leitungszeit, jedoch mehr zu den unteren, kaum zu den oberen Extremitäten
- **Alter:** nur geringe Latenzzunahme mit höherem Alter, vor allem periphere Verzögerung
- **Körpertemperatur:** Latenzzunahme mit abnehmender Körpertemperatur

Obere Grenzwerte [3955]

	M. abductor digiti minimi	M. biceps brachii	M. tibialis anterior
kortikomuskuläre Latenz (ms)	23,0	13,3	36,7
zentral-motorische Leitungszeit (ZML) (ms)	8,5	7,0	19,1

Mechanismen pathologischer Befunde

- **fehlende oder amplitudenreduzierte Muskelantworten:** (partielle) Unterbrechung der Impulsweiterleitung aufgrund einer strukturellen Läsion oder Degeneration des Kortikospinaltrakts, ausgeprägte Amplitudenreduktion oder Dispersion deszendierender D- bzw. I-Wellen im Kortikospinaltrakt, ausgeprägte Verminderung der Exzitabilität von Motoneuronen, vermehrte präsynaptische Inhibition kortikospinaler Nervenendigungen im Rückenmark
- **verzögerte Muskelantworten:** Verlangsamung der Impulsweiterleitung in den dickmyelinisierten Fasern des Kortikospinaltrakts, Rekrutierung nur der dünn-myelinisierten langsam leitenden Motoneurone, ausgeprägte Amplitudenreduktion oder Dispersion deszendierender D- bzw. I-Wellen im Kortikospinaltrakt
- **Verbreiterung von Muskelantworten:** vermehrte zeitliche Dispersion, sofern I-Wellen noch in der Lage sind, Motoneurone zu erregen
- **Verkürzung von Muskelantworten:** Reduktion der Anzahl von Neuronen im Kortikospinaltrakt, Reduktion der Anzahl von deszendierenden D- bzw. I-Wellen im Kortikospinaltrakt, Reduktion der Erregbarkeit von Motoneuronen

Typische Befunde

- **Multiple Sklerose** (→ S. 227): in der Regel asymmetrische Abnormität, Latenzzunahme bis auf das Doppelte, Zunahme der ZML, Amplitudenreduktion bis zum völligen Ausfall der Muskelantwort, Verbreiterung der Muskelantwort
- **Erkrankung des 1. und 2. Motoneurons (amyotrophe Lateralsklerose, ALS):** in der Regel symmetrische Abnormität, geringe Latenzzunahme, geringe Zunahme der ZML, Amplitudenreduktion bis zum völligen Ausfall der Muskelantwort, Amplitudenreduktion auch nach spinaler Stimulation, Verkürzung der Muskelantwort
- **Schlaganfall:** in der Regel nur an klinisch betroffener Seite, Latenzzunahme, Zunahme der ZML, Amplitudenreduktion oder völliger Ausfall der Muskelantwort, Verkürzung der Muskelantwort
- **zervikale Myelopathie** (→ S. 402): in der Regel bilaterale Abnormität, mäßige Latenzzunahme, mäßige Zunahme der ZML, mäßige Amplitudenreduktion, selten völliger Ausfall der Muskelantwort, üblicherweise distale Muskulatur der oberen Extremitäten mehr betroffen als proximale
- **Rückenmarksverletzung** (→ S. 488): in der Regel bilaterale Abnormität, seltener Latenzzunahme, seltener Zunahme der ZML, meist ausgeprägte Amplitudenreduktion, häufig völliger Ausfall der Muskelantwort
- **hereditäre spastische Paraparese** (→ S. 333): normale Muskelantworten oder bilateraler Ausfall der primären Muskelantworten (späte Muskelantworten über kortikobulbospinale Bahnen)
- **psychogene Paresen:** normale Latenzen und Amplituden

Elektrische und magnetische Fazialisneurografie

Prinzip

Untersuchung des N. facialis und des gesichtsassoziierten motorischen Kortex in 3 getrennten Abschnitten durch extra- und intrakranielle Stimulationsorte mit dem Ziel der besseren Läsionslokalisation

Methodik

- **Stimulationsorte:**
  - *am Foramen stylomastoideum* elektrisch (ElStim) → periphere Latenz
  - *im Fazialiskanal* magnetisch mit parietookzipitaler Spulenposition (CanStim) → transossäre Laufzeit (TOLZ) = CanStim minus ElStim
  - *Kortex* magnetisch über kontralateralem motorischen Projektionsareal (CxStim) → kortikoproximale Laufzeit (CPLZ) = CxStim minus CanStim
- **Ableitung** vom M. nasalis (alternativ M. orbicularis oculi, M. mentalis) mit Oberflächenelektroden

Typische Befunde

- **zentrale Fazialisparese:** CanStim immer normal
- **idiopathische Fazialisparese** (→ S. 540): CanStim immer pathologisch mit Ausfall oder hochgradiger Reduktion des Muskelaktionspotenzials (MAP)
- **Polyradiculitis cranialis:** erhaltenes MAP nach CanStim in der Frühphase, verlängerte CPLZ, pathologischer Befund oft auch auf der klinisch intakten Gegenseite

Obere Grenzwerte (eigene Werte)

	Latenz (ms)
ElStim*	5,1
CanStim*	6,4
CxStim	14,7
TOLZ	1,9
CPLZ	9,9

* Amplitudenunterschiede > 50 % im Seitenvergleich pathologisch

3.5 Neurovaskuläre Ultraschalldiagnostik

M. Reinhard und A. Hetzel

Allgemeines

Physikalische Grundlagen

- **Prinzip:** Ultraschall mit einer Frequenz von 2–10 MHz macht unter Benutzung des Doppler-Effektes den Blutfluss hörbar und stellt Gewebe und Gefäße im Ultraschall-Bild dar

- **Dopplerfrequenz-Shift (DF) und Strömungsgeschwindigkeit (V):** V darf prinzipiell nur bei eingestellter Winkelkorrektur (nur möglich mit der Duplexsonografie) angegeben werden
  - *Nachteile der Angabe in V:* zusätzlicher Messfehler durch Winkelbestimmung, kleine Messfehler bei Winkeln >60° führen zu großen Fehlern der V-Messung; bei gestörter Strömung (intrastenotisch, Gefäßkrümmung) ist der Winkel zwischen Schallstrahl und Mehrzahl der Strömungsvektoren unbekannt
  - *bei Stenosen* sind die am besten reproduzierbaren Ergebnisse bei Bestimmung der jeweils höchstmöglichen systolischen und diastolischen Maxima der DF (nicht der V) zu erreichen
  - *Umrechnung DF (kHz) in V (cm/s), Zahlen gerundet:*

Beschallungswinkel	1 kHz Dopplerfrequenz-Shift entspricht einer Strömungsgeschwindigkeit (V) von		
	bei 2-MHz-Sonde	bei 4-MHz-Sonde	bei 5-MHz-Sonde
0° (=ohne Winkelkorrektur)	39 cm/s	19 cm/s	15 cm/s
30°	44 cm/s	22 cm/s	18 cm/s
45°	54 cm/s	27 cm/s	22 cm/s
60°	77 cm/s	39 cm/s	31 cm/s

Methodik

- **Ultraschall-Erzeugung:** piezo-elektrischer Ultraschall-Transducer konvertiert elektrische Energie in Ultraschall und umgekehrt
  - *bei kontinuierlicher Schallemission (continuous wave, CW)* ohne tiefenselektive Sende- und Empfangselemente
  - *Transducer mit gepulster Schallemission (pulsed wave, PW)* ermöglichen über die Wahl der Pulsdauer, Ruhezeit und Torschaltung für den Empfang eine tiefenselektive Untersuchung

Ultraschall-Verfahren

- **Doppler-Verfahren:** Höhe der Frequenzverschiebung des empfangenen gegenüber dem ausgesandten Ultraschall durch den Doppler-Effekt (Dopplerfrequenz Δf) ist proportional zur Blutströmungsgeschwindigkeit, zur Sendefrequenz und zum Winkel zwischen Schallstrahl und Blutströmungsrichtung (cosinus α)
  - *Signalverarbeitung:* Spektrumanalyse in Fast-Fourier-Transformation, dabei werden komplexe Doppler-Signale in kurze Zeitabschnitte zerlegt und in ein Spektrum mit Dichteverteilung transformiert, meist in Form eines Frequenzzeitspektrums
  - *Anwendungen der unterschiedlichen Schallsonden:*
    - 8 MHz CW: Doppler-Sonografie der periorbitalen Arterien und Venen
    - 4 MHz CW, PW: Doppler-Sonografie der hirnversorgenden Halsarterien
    - 2 MHz PW: intrakranielle Doppler-Sonografie und Doppler-Sonografie des Aortenbogens von supraklavikulär
- **Pulsecho-Verfahren (B-Bild):** gepulstes Echo-Verfahren = brightness-mode durch Helligkeitsmodulation eines Bildpunktes entsprechend der Signalintensität und Empfängerfunktion; Abtastung (scanning) durch parallele Abtastung (linear array) oder durch zeitversetzte Aussendung (phased array)
  - *Anwendungen der unterschiedlichen Schallsonden:*
    - B-Bild 10-18 MHz: Nervensonografie, Muskelsonografie
    - B-Bild 3,5–10 MHz: supraaortale Arterien
    - B-Bild 1,5–3,5 MHz: intrakranielle Untersuchung und Parenchymdarstellung
    - Kombination: Duplex-Sonografie meist mit PW-Doppler-Sonografie, z. B. 5–10 MHz B-mode + 5 MHz PW-Doppler oder 2 MHz B-Bild + 2 MHz PW-Doppler, meist in Form von Triplex mit farbkodierter Doppler-Angiografie mit getrennt wählbaren Sendefrequenzen aller drei Modalitäten (Multifrequenz-Sonden), *CAVE*: bei Dopplerfrequenz-Werten Sendefrequenz beachten.
- **farbkodierte Duplex-Sonografie** (Echtzeit-farbkodierte Doppler-Angiografie, color-flow-imaging): Darstellung der mittleren Doppler-Frequenz im gesamten Untersuchungsbereich; nach Farbkodierung stellt sich das durchströmte Lumen dar (Doppler-Angiografie)
- **Power-Duplex-Sonografie:** Echtzeit-Darstellung der maximalen Doppler-Power unabhängig von der Flussgeschwindigkeit und -richtung → höhere Flusssensitivität bei Verzicht auf Information bezüglich Flussgeschwindigkeit und -richtung, z. B. zur Darstellung von Pseudookklusionen
- **Perfusionssonografie:** semiquantitative Erfassung der zerebralen Mikroperfusion in bislang meist nur einer Ebene (mitthalamisch, real-time Verfahren in Entwicklung), Boluskinetik eines Ultraschallkontrastmittels wird mittels Harmonic imaging und Pulsinversionstechnik erfasst und als Perfusionsmaß benutzt (z. B. „time-to-peak-intensity"); bislang noch kein Routineeinsatz, Anwendung vorwiegend bei akuter zerebraler Ischämie zur Erfassung des Perfusionsdefizits, auch Anwendung bei ICB, Tumoren
- **Sonothrombolyse:** s. Kap. Therapie (→ S. 755)

Untersuchungstechnik

Untersuchungstechnik extrakraniell

- **CW-Doppler-Sonografie (4-/8-MHz)**
  - *Untersuchung der Periorbital-Arterien* mit Kompressionstechnik der A. temporalis/A. facialis; Zunahme der Doppler-Frequenzen unter Kompression bedeutet Interna-versorgte Periorbital-Arterien (= orthograd), Abnahme oder Strömungsumkehr unter Kompression bedeutet Externa-versorgte Periorbital-Arterien (= retrograd; retrogra-

de Periorbitaläste als Hinweis auf hämodynamisch wirksame Stenosen oder Verschlüsse der A. carotis interna)
  - *Untersuchung der A. carotis communis proximal im Seitenvergleich:* Minderung des enddiastolischen Doppler-Shifts um mindestens 30 % entspricht einer „Externalisierung“ der A. carotis communis als Hinweis auf eine hochgradige Stenose oder Verschluss der ipsilateralen A. carotis interna
  - *kontinuierliche Untersuchung der A. carotis communis mit der 4-MHz-CW-Doppler-Sonde im Bereich der Karotisbifurkation:* Differenzierung der A. carotis externa/interna nach Strömungsprofil und durch alternierende A. temporalis-Kompression, mit einem deutlichen Effekt an der A. carotis externa und nur einem geringen an der A. carotis interna; bewegliche Sondenführung auf der Karotisbifurkation entlang der A. carotis interna bis submandibulär
  - *Untersuchung der A. vertebralis im Atlasschlingenabschnitt* durch Aufsetzen der 4-MHz-Sonde kaudal und dorsal des Mastoids
  - *supraklavikulär bei Untersuchung der proximalen A. carotis communis, A. subclavia und des Vertebralis-Abgangs sowie der distalen A. subclavia*
- **B-Bild und farbkodierte Doppler-Angiografie:** Darstellung von
  - *arteriosklerotischen Wandveränderungen* und von Stenosen mit weniger als 50 % lokaler Lumenreduktion
  - *Plaquemorphologie:*
    - Länge und Dicke sowie Längspulsationen (erhöhtes Rupturrisiko)
    - Binnenechogenität, Oberfläche: bei einer stenosierenden echoarmen Plaque mit *heterogenem* Binnenecho erhöhtes Schlaganfallrisiko (retrospektiv Odds Ratio mit zunehmenden Stenosegrad 9–13, prospektiv bei mittelgradiger Stenose Odds Ratio 5 [46],[45]); bei komplett echoarmer Plaque oder heterogener Plaque mit mehr als 50 % echoarmen Anteilen Hazard Ratio prospektiv 6,4 für ipsilateralen Schlaganfall [4121]; irreguläre Plaqueoberfläche (bei nicht-stenosierenden Plaques) ist mit signifikant erhöhtem Risiko zerebral-ischämischer Ereignisse assoziiert (ca. 3-fach) [3208]; aufgrund von Verkalkungen etc. Plaquemorphologie nur in ca. 80 % der Fälle bestimmbar; kalzifizierte stenosierende Plaques sind möglicherweise mit einem geringeren Ischämierisiko assoziiert
  - *Intima-Media-Dicke der A. carotis communis:* Risiko vaskulärer Ereignisse ab Dicke von 0,8 mm erhöht, pro 0,1 mm Zunahme der Dicke ca. 10 % Risikozunahme [2457]
  - *sonstigen Wandveränderungen*
    - Dissekate: echoarm und exzentrisch; Sensitivität und Spezifität für extrakranielle Karotis-Dissektion ca. 95 % [338]; für A. vertebralis (v.a. V3-Segment) wahrscheinlich geringere Aussagekraft; intrakranielle Dissekate können nur als Stenose erfasst werden
    - Vaskulitiden:
      - echoarm und konzentrisch: kleine Gefäße, z. B. „Halo“ bei Arteriitis temporalis [3336]
      - moderat echogen, konzentrisch oder auch exzentrisch: große Gefäße, z. B. A. axillaris bei Large-Vessel-Riesenzallerteriitis, A. carotis communis bei Morbus Takayasu

Untersuchungstechnik intrakraniell

- **transkranielle PW-Doppler-Sonografie (2 MHz):** durch tiefenselektive und flussrichtungsselektive Untersuchung unter Berücksichtigung der Sondenposition und -richtung können basale Hirnarterien differenziert werden
  - *Untersuchung:* die basalen Hirnarterien können über verschiedene Fenster beschallt werden:
    - transtemporal: gesamter Circulus arteriosus Willisii sowie die Hauptstämme der großen Hirnarterien in ihrem supratentoriellen Abschnitt
    - transorbital: Karotis-Siphon sowie A. cerebri anterior
    - transnuchal: intrakranielle Abschnitt der A. vertebralis und A. basilaris
  - *Aussage:* Feststellung
    - intrakranieller Stenosen (s. u.)
    - proximaler und distaler Verschlüsse intrakranieller Arterien
    - hämodynamischer Folgen hochgradiger Obstruktionen der extrakraniellen hirnversorgenden Arterien
- **transkranielle farbkodierte Duplexsonografie (1,5–2,5 MHz):** basale Hirnarterien werden im anatomischen Bezug zur Schädelbasis und dem Mesenzephalon eindeutig differenziert
  - *Untersuchung:* Beschallungsfenster wie TCD, häufigere Durchschallungsprobleme

- *Aussage:* genauere topische Zuordnung verbessert Aussagekraft, kleineres Messvolumen verbessert Spezifität und verschlechtert Sensitivität
- **Kontrastmittel-gestützte transkranielle farbkodierte Duplexsonografie (2–2,5 MHz):**
  - *Technik:* i. v.-Verabreichung von lungengängigen Ultraschallkontrastmitteln (Polysaccharide, stabilisieren kleine Luftbläschen < 8 µm) (SonoVue®) → Verbesserung des Signal-Rausch-Abstandes
  - *Aussage:* Nachweis von > 50 %igen Stenosen der basalen Hirnarterien mit > 95 %iger Sensitivität

Untersuchung der Vasomotorenreserve

- **Prinzip:** Anstieg von pCO_2 → Vasodilatation, daher Korrelation von pCO_2 und Blutflussgeschwindigkeit (gemessen über Doppler-Frequenzen) der A. cerebri media, pCO_2-Antwortkurve linear zwischen 30 und 60 mmHg, Anstiegssteilheit von 2–4 % pro mmHg pCO_2
- **Methodik:**
  - *Hyperkapnie* durch CO_2-Rückatmung oder durch Einatmung einer 5–7 %igen CO_2-Gasmischung für 90-120 s
  - *Messung* der endtidalen pCO_2 in Ausatemluft
  - *Berechnung der normierten CO_2-Reaktivitität* in %Änderung Blutflussgeschwindigkeit pro Δ mmHg endtidaler pCO_2 (%/mmHg) oder der %Änderung Blutflussgeschwindigkeit alleine
  - *Vereinfachte Variante:* Apnoetest durch Luftanhalten (Breath-Holding Test), Messung des prozentualen Blutflussanstiegs nach 30 s und Berechnung des relativen Blutflussanstiegs pro Zeit Apnoe (Breath-Holding-Index [BHI] in %/s); als Screening-Test auf erhaltene Vasomotorenreserve gut geeignet
  - *Alternativmethode:* Carboanhydrase-Hemmer Acetazolamid (Diamox) 15 mg/kg KG i. v. und Messung des Blutflussanstieges nach 15 min.
  - *Hypokapnie* durch Hyperventilation (im klinischen Alltag nicht angewandt)
- **Beurteilung der Vasomotorenreserve:**
  - *normierte CO_2-Reaktivität:*

normal	1,5–4 %/mmHg CO_2
eingeschränkt	1–1,5 %/mmHg CO_2
deutlich eingeschränkt	0,5–1,0 %/mmHg CO_2
erschöpft	0 – < 0,5 %/mmHg CO_2

  - *Breath-Holding-Index:* normal: ≥ 0,69 %/s, pathologisch: < 0,69 %/s
- **Aussage:**
  - Befunde entsprechen der Kollateralkapazität des Circulus arteriosus Willisii; durch gleichzeitige kontinuierliche Blutdruckmessung steigt die Aussagekraft [1699]
  - aufgehobene CO_2-Reaktivität ist ein unabhängiger Prädiktor für zerebrale Ischämien bei Patienten mit asymptomatischer hochgradiger ACI-Stenose oder Verschluss (Odds Ratio bis 14,4) [2759],[3335]

Emboliedetektion

- **Prinzip:** im Blut fließende kleine solide Teilchen oder Gasbläschen (Embolie bzw. Ultraschallkontrastmittel) reflektieren deutlich mehr Ultraschallenergie als Erythrozyten, sodass ein hyperintenses Signal mit 5–25 dB entsteht, das mittels TCD ableitbar ist
- **Methodik:** Detektion von spontanen Emboliesignalen mit bilateraler transtemporaler Ableitung (ACM und/oder ACP) über mindestens 30 Minuten
- **Beurteilung:** Anzahl der Emboliesignale pro Gefäß
  - *normal 0/h*, jeder Nachweis von Mikroemboliesignalen ist pathologisch (viele Studien benützen nur das ja/nein-Kriterium bei Monitoring-Zeiten von 1–2 Stunden)
  - *Ausnahme:* Patienten mit künstlicher Herzklappe mit großem Anteil kavitationsbedingter Gasbläschen = wahrscheinlich keine pathologische Signifikanz
- **Aussage:** über die topische Verteilung kann eine arterioarterielle (nur ein Gefäß mit Embolien) oder eine kardiale Emboliequelle (bilaterale Embolien vorderes und hinteres Stromgebiet) nachgewiesen werden
  - *Patienten mit symptomatischer ACI-Stenose:* Odds Ratio 4,7 für TIA oder Schlaganfall bei generellem Nachweis von Mikroemboliesignalen unabhängig ob mittelgradige oder hochgradige Stenose (≥ 50 % nach Ultraschallkriterien) [2578]

- *Patienten mit asymptomatischer ACI-Stenose:* Auftreten von Mikroemboliesignalen (MES) = signifikanter Prädiktor für zerebrale Ischämien (Odds Ratio 8,1) [2759], bzw. in prospektiver Multicenter-Studie jährliche Schlaganfallrate 3,6 % bei MES-positiven Patienten versus 0,7 % bei anderen [2577]

Nachweis paradoxer Embolien

- **Prinzip:** Übertritt von Kontrastmittel auf Vorhofebene bei offenem Foramen ovale oder Vorhofseptumdefekt führt zu zahlreichen hyperintensen Signalen in der A. cerebri media
- **Methodik:** nicht lungengängiges Ultraschallkontrastmittel (10 ml) wird in die V. cubitalis injiziert; Detektion von Emboliesignalen (ES) transtemporal, am besten in liegender Position
- **Beurteilung:** Latenz und Anzahl der Emboliesignale pro Gefäß (semiquantitativ)
  - *normal:* keine MES
  - *Rechts-links-Shunt auf Herzebene:* Cluster-artige ES (meist nach < 10 s, aber auch bis nach 20 s; bei ventil-offenem F. ovale nur bei Valsalva-Manöver (Wiederholung falls zuerst ohne ES); einzelne MES nach > 12-14 s können auch durch herznahe pulmonale Shunts bedingt sein
- **Aussage:** Differenzierung spontaner und induzierter Shunts, wobei mit großer Sicherheit (besser als transthorakale Echokardiografie) R-l-Shunts auf Herzebene bzw. in Herznähe erkannt werden; unter guten Untersuchungsbedingungen sensitiver als TEE

Befunde bei extrakraniellen Stenosen/Verschlüssen

Anwendung

- **direkter oder indirekter Nachweis von Verschlussprozessen hirnversorgender Arterien**
- **frühe Klärung der Ätiologie zerebraler Ischämien** (hämodynamisch, kardio- und arterioarteriell embolisch, atherothrombotisch und mikroangiopathisch)
- **Planung der spezifischen Akuttherapie und Sekundärprophylaxe** (→ S. 83)
- **präoperative Bildgebung,** um Endarterektomie der ACI ohne i. a. Angiografie durchzuführen (in Zentren mit enger Zusammenarbeit zwischen Gefäßchirurgie und neurovaskulärem Ultraschall-Labor)

Stenosekriterien: A. carotis (Abb. 21)

- **allgemein:**
  - Graduierung des Stenosegrades (Methode stets angeben):
    - lokaler Stenosegrad (nach ECST-Studie): Lumen intrastenotisch / lokaler Gefäßdurchmesser im Carotisbulbus , sonografisch langjährig validiert
    - distaler Stenosegrad (nach NASCET-Studie): Lumen intrastenotisch / distales Lumen in %; wg. Uniformität mit angiografischen Studien seit 2010 von der DEGUM empfohlen [183]
    - Umrechnung der Stenosegrade: NASCET % = (ECST % – 40 %) × 1,67
  - insgesamt spielen für die Graduierung einer relevanten Interna-Abgangsstenose *ausschließlich* hämodynamische Kriterien eine Rolle, die bildmorphologische Berechnung der Lumeneinengung ist nur bei fehlendem Schallschatten und gering- bis mittelgradigen Stenosen möglich
- **direkte Kriterien:** → Tabelle S. 704
  - *systolische Maximalfrequenz* im Stenosebereich (besser als Maximalgeschwindigkeit, s. o.)
  - *Stenose-Indizes:* vor allem im angloamerikanischen Sprachraum verbreitet; allein kein sinnvolles Kriterium, Baustein im Gesamtkontext der Stenosegraduierung; sinnvoll vor allem bei Tandemstenosen (absolute Maximalfrequenz unterschätzt die Stenose), generalisiert hohen Frequenzen (Hyperperfusion, enggestellte Gefäße), Verlaufsbeobachtungen (Ratio nicht geräteabhängig)

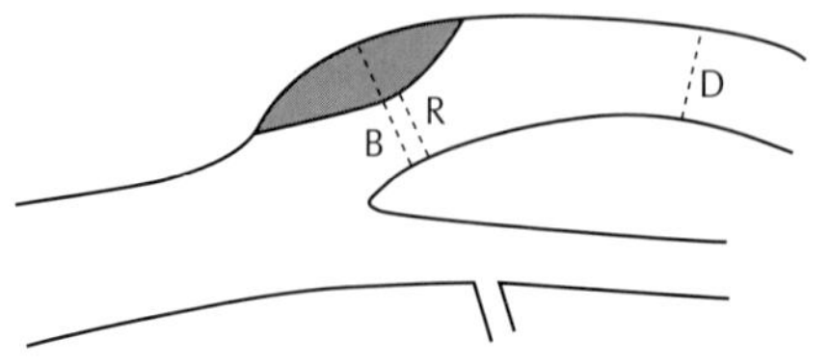

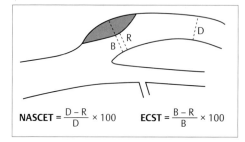

$$\text{NASCET} = \frac{D - R}{D} \times 100 \qquad \text{ECST} = \frac{B - R}{B} \times 100$$

Abb. **21**: Graduierung des Stenosegrades an der A. carotis interna nach NASCET und ECST. R = Restdurchmesser, B = Bulbusdurchmesser, D = distaler Durchmesser.

- ICA/CCA – Index („carotid ratio"): Quotient zwischen maximaler systolischer Dopplerfrequenz intrastenotisch vs. prästenotisch in der A. carotis communis ca. 3 cm vor der Bifurkation [2765]
- ICA/ICA – Index („mean velocity ratio"): Quotient zwischen intensitätsgewichteter „mean velocity" intrastenotisch vs. poststenotisch [3282]; hier wird der wichtige poststenotische Fluss berücksichtigt

- **indirekte Kriterien:**
  - *oben erwähnte Veränderungen* (s. Untersuchungstechnik) an den Ophthalmica-Ästen und A. carotis communis
  - *poststenotische Turbulenz* mit abnehmender Strömungsbeschleunigung
  - *Spektrumverbreiterung und Strömungsinhomogenitäten*
  - *submandibuläres Ausmaß* der Minderung der Strömungsgeschwindigkeit im Seitenvergleich;
  - poststenotischer Durchmesser ist bei hochgradigen Stenosen in 10–15 % der Fälle vermindert (Ratio ACI submandibulär zu ACC < 0,42, d. h. in der Regel < 3 mm), was dann für einen guten „cross-over flow" und ein ca. 3-fach geringeres Ischämierisiko spricht [3436]

Stenosegraduierung an der proximalen A. carotis interna

- Kriterien zur Beurteilung des Stenosegrades der proximalen A. carotis interna nach lokalem (ECST) und distalem Stenosegrad (NASCET) (angelehnt an DEGUM [183]) → s. Tabelle
- **Angabe des Stenosegrades** je nach Ausprägung der verschiedenen Stenosekriterien in vollen Zehnerzahlen, bei Bedarf in Zehner-Zwischenschritten (z. B. 80 %, 80–90 %); exaktere Angabe = Scheingenauigkeit
- intrastenotische systolische Maximalfrequenzen höher als dem Stenosegrad entsprechend vor allem bei:
  - *kontralateralem ACI-Verschluss* und bestehendem „cross-over flow" (ca. 20 % der Maximalfrequenz abziehen)
  - Versorgung des Mediastromgebietes überwiegend über die Stenose (fehlende intrakraniale Kollateralen)
- **Sonderfall In-Stent-Re-Stenosen:**
  - *Stenosegrad* bei In-Stent-Stenosen meint generell den distalen Stenosegrad (NASCET; bei Stents distaler = lokaler Stenosegrad, da keine physiologische Erweiterung im Bulbus)
  - *Flussgeschwindigkeiten im Stent* prinzipiell höher (Stentmaterial) → klassische Flussgeschwindigkeitskriterien um ca. 30-50 % höher anzusetzen (z.B. 15 kHz oder > 450 cm/s winkelkorrigiert bei In-Stent-Stenose = hochgradig)
  - *indirekte Kriterien* für hämodynamische Wirksamkeit immer berücksichtigen

Aussagekraft

- **kombinierte Anwendung direkter und indirekter Kriterien:** bei ausreichender Erfahrung hohe diagnostische Sicherheit in der Diagnostik von Makroangiopathien im Bereich der extrakraniellen Karotisbifurkation (gleichwertig zur selektiven zerebralen Angiografie, z. B. für hochgradige Stenosen (Sensitivität 96 %, Spezifität 99 %) oder Verschlüsse (97 % bzw. 99 %) [1700])
- **Einzel-Indizes:** geringere Sensitivität und Spezifität (um 90 %), beste Trennschärfe zur Bestimmung hochgradiger Stenosen (teils über 95 %) hat der ICA/ICA-Index

Stenosekriterien: andere extrakranielle hirnversorgende Gefäße

Keine angiografisch in größeren Studien validierten Stenosekriterien zur prozentualen Graduierung; in der Regel ausreichende Einschätzung anhand direkter und indirekter hämodynamischer Kriterien (weitgehend vergleichbar denen im Bereich der ACI) in mittel- und hochgradige Stenosen

Stenosegraduierung an der proximalen A. carotis interna

Bezeichnung gemäß DEGUM-Vorschlag; bezieht sich auf distalen Stenosegrad	**Distaler Stenosegrad**	**Lokaler Stenosegrad**	Farb-B-Bild	Prästenotisch	Intra-/direkt poststenotische Flussgeschwindigkeiten	Maximalfrequenz intrastenotisch (-geschwindigkeit) (kHz-Angaben: keine Winkelkorrektur)	Poststenotisch Submandibulär	Kollateralen	ICA/CCA - Index	ICA/ICA - Index (mean velocity)
gering stenosierende Plaques	10 %	40-50 %	B-Bild, maximale Länge und Dicke ausmessen, ggf. Planimetrie	-	Aufhebung der physiologischen Frequenzminderung im Bulbus	systolisch ca. 4 kHz (120 cm/s winkelkorrigiert)	-	-	< 1,5	≤ 1,3
geringgradige Stenose	20-40 %	50-60 %	Alias-Effekt	-	geringfügige Frequenzzunahme, keine wesentlichen Strömungsstörungen	systolisch ca. 5 kHz (150 cm/s winkelkorrigiert)	-	-	> 1,5 ab > 60 % lokal	> 2 ab > 60 % lokal
mittelgradige Stenose	50 %	70 %	Alias-Effekt	-	Erhöhung der systolischen und diastolischen Maximalfrequenz, Spektrumverbreiterung, beginnende Strömungsstörung poststenotisch	systolisch ca. 7 kHz (200 cm/s winkelkorrigiert)	-	-	≥ 2	> 3
mittel- bis hochgradige Stenose	60 %	75 %	Konfetti-Zeichen kann positiv sein (Zusatzkriterium)	-	starke lokale Frequenzzunahme mit gestörtem akustischem Signal, Strömungsstörung poststenotisch	systolisch ca. 8,5 kHz (250 cm/s winkelkorrigiert) diastolisch ca. < 3 kHz (< 100 cm/s winkelkorrigiert)	noch keine Seitendifferenz der ACI submandibulär	keine Auffälligkeiten der Augenarterien	≥ 2	> 3
hochgradige Stenose	70 %	80 %	Konfetti-Zeichen oft positiv (Zusatzkriterium)	A. carotis communis: vermindertes und pulsatileres Dopplersignal (cave bei ACE-Stenose ausgeprägter)	starke lokale Frequenzzunahme mit stärker gestörtem akustischem Signal und deutlicher Strömungsstörung poststenotisch	systolisch ca. 10 kHz (300 cm/s winkelkorrigiert) diastolisch ca. > 3 kHz (> 100 cm/s winkelkorrigiert)	Flussminderung submandibulär, aber Seitendifferenz nicht mehr als 50 % und Absolutwert systolisch noch >1,5 kHz (> 50 cm/s winkelkorrigiert)	Augenarterien: im Seitenvergleich vermindert, Nullfluss oder retrogrades Signal mit Abnahme bei Externa-Kompression	≥ 4	> 5

Bezeichnung gemäß DEGUM-Vorschlag; bezieht sich auf distalen Stenosegrad	**Distaler Stenosegrad**	**Lokaler Stenosegrad**	Farb-B-Bild	Prästenotisch	Intra-/direkt poststenotische Flussgeschwindigkeiten	Maximalfrequenz intrastenotisch (-geschwindigkeit) (kHz-Angaben: keine Winkelkorrektur)	Poststenotisch Submandibulär	Kollateralen	ICA/CCA - Index	ICA/ICA - Index (mean velocity)
sehr hochgradige Stenose	80 %	90 %	Konfetti-Zeichen oft positiv (Zusatzkriterium)	A. carotis communis: vermindertes und pulsatileres Dopplersignal (cave bei ACE-Stenose ausgeprägter)	starke lokale Frequenzzunahme mit ausgeprägt gestörtem akustischem Signal und ausgeprägter poststenotischer Strömungsstörung	systolisch 12-15 kHz (350 bis > 400 cm/s winkelkorrigiert) diastolisch ca. > 3 kHz (>100 cm/s winkelkorrigiert)	stark verminderte systolische Strömungsgeschwindigkeit (absolut systolisch winkelkorrigiert <50 cm/s; ca. <1,5 kHz ohne Winkelkorrektur), Seitendifferenz um 50% oder mehr, deutlich verminderte Pulsatilität	Augenarterien: im Seitenvergleich stark vermindert, Nullfluss oder retrogrades Signal mit Abnahme bei Externa-Kompression (A. temp. sup., A.facialis), intrakraniale primäre Kollateralen (cave: sofern angelegt)	≥ 4	> 10
höchstgradige Stenose	90 %	95 %	kein Konfetti-Zeichen *Sonderfall: Pseudookklusion:* nur noch einzelne Pixel im proximalen Abschnitt, kein distales Lumen mehr nachweisbar	A. carotis communis: vermindertes und pulsatileres Dopplersignal	variables Stenosesignal mit Intensitätsminderung, nur geringe poststenotische Strömungsstörung	variabel (Spencer-Kurve) systolisch 2-18 kHz (100-500 cm/s winkelkorrigiert) diastolisch ca. > 3 kHz (>100 cm/s winkelkorrigiert)	95 %: noch messbares distales Fluss-Signal, stark vermindert: systolisch winkelkorrigiert < 30 cm/s, ca. < 1 kHz ohne Winkelkorrektur; bei > 95 % Stenose pseudovenös/parabelförmiger Fluss in noch erkennbarem distalem Lumen		≥ 4	> 10

Befunde bei intrakraniellen Stenosen/Verschlüssen

Befunde je nach Stenosegrad

- **Stenosen:**

Lokaler Stenosegrad	Indirekte Kriterien		Direkte Kriterien			
	prästenotisch	poststenotisch	intrastenotisch	systolische Maximalfrequenz	mittlere Dopplerfrequenz	- ACM-/ACI-Index - SPR*
mittelgradige Stenose	keine Auswirkungen	unauffällig oder geringe Turbulenzen	keine oder geringe Störung des Dopplerspektrums	ACM, distale ACI: ≥ 4 kHz; ACA, ACP, AV, AB: ≥ 3 kHz	ACM, distale ACI: > 2,5 kHz; ACA, ACP, AV, AB: > 2 kHz	≥ 2
hochgradige Stenose	*extrakraniell:* oft unauffällig, bei proximaler M1-Stenose (und hypoplastischem ipsilateralem ACA1-Segment) verminderter, pulsatiler Fluss. Ausnahme AV vor PICA-Abgang: Pulsatilitätszunahme extrakraniell ist die Regel *intrakraniell:* prästenotisch vermindertes, pulsatiles Signal	deutlich verminderte systolische Dopplerfrequenzen, deutlich verminderte Pulsatilität	starke lokale Frequenzzunahme mit ausgeprägt gestörtem akustischen Signal („musical murmurs"; niedrigfrequente Anteile mit hoher Intensität = „Stampfen")	ACM, distale ACI: ≥ 6 kHz: ACA, ACP, AV, AB: ≥ 4,5 kHz	ACM, distale ACI: > 3 kHz; ACA, ACP, AV, AB: > 2,5 kHz	≥ 3

* ACM/ACI-Index: Flussgeschwindigkeiten winkelkorrigiert; SPR-Ratio: Stenose zu Prä-Stenose-Ratio im selben Gefäß, gilt für mittlere Strömungsgeschwindigkeiten ohne Winkelkorrektur [4648]

- *sonstige Kriterien für das Vorliegen einer Stenose:*
  - Seitendifferenz > 1 kHz oder ca. > 40 cm/s
  - umschriebene Strömungsbeschleunigung > 1 kHz oder ca. > 40 cm/s
- **Verschlüsse:**

	Extrakraniell	Intrakraniell	Farbduplex
A. cerebri media	*M1-Verschluss* regelmäßig mit vermindertem, pulsatilem Signal in der ipsilateralen ACI *distalere Verschlüsse* ohne sichere Auswirkung.	Verschluss distales M1-Segment: time mean < 0,5 kHz, Media-Hauptast: time mean < 1 kHz, Pulsatilität erhöht; weiter periphere Verschlüsse oft ohne Effekt; erhöhte Dopplerfrequenzen anderer intrakranieller Gefäße (z. B. ACA u. P2-Segment als leptomeningeale Kollateralen bei M1-Verschluss)	große intrakranielle Gefäße: fehlende Farbdarstellung bei gleichzeitig eindeutiger Darstellbarkeit anderer intrakranieller Gefäße (ggf. mit Kontrastmittel)
distale A. carotis interna	*Verschluss vor Ophthalmica-Abgang:* fehlender diastolischer Fluss und stark verminderte Dopplerfrequenzen, retrograde Augenarterien *Verschluss nach Ophthalmica-Abgang:* diastolischer Restfluss vorhanden, orthograde Augenarterien	ggf. cross-over flow über A. communicans anterior oder Füllung des ipsilateralen Siphons über A. communicans posterior	
A. vertebralis	distale Verschlüsse meist mit pulsatilem Signal V1–3 (bds. bei Verschlussprozess der A. basilaris)	V4 kontralateral funktionell erhöht	
A. basilaris	proximale Verschlüsse meist mit pulsatilem Signal V1–3 bds.	Versorgung ACP über ACI, retrogrades P1-Segment	

ACM = A. cerebri media, ACA = A. cerebri anterior, ACI = A. carotis interna, ACP = A. cerebri posterior, AV = A. vertebralis, AB = A. basilaris

Aussagekraft

Feststellung intrakranieller Stenosen mit einer Sensitivität/Spezifität von 90% möglich, Kriterien nach Möglichkeit kombinieren, Hämatokrit und extrakranielle Flussgeschwindigkeiten beachten; die transkranielle Duplexsonografie erlaubt eine genauere räumliche Zuordnung von Stenosen (z. B. distale ACI versus Mediahauptstamm versus Mediahauptast), wegen des kleineren sample volumes niedrigere Sensitivität in der Farbduplexsonografie

Ultraschall zur Hirntoddiagnostik

Prinzip

Steigender intrakranieller Druck führt zu einer typischen Abfolge der Änderung des intrakraniellen Strömungsprofils durch Abnahme des diastolischen zerebralen Perfusionsdruckes (CPP) mit steigendem intrakraniellen Druck (ICP) gemäß der Formel CPP=ABP-ICP (Abb. 22)

Untersuchungstechnik

- **Technik:** Extra- und transkranielle Duplexsonografie ist der reinen Dopplersonografie vorzuziehen da bessere räumliche Zuordnung und Gefäßidentifikation extra- und intrakraniell; Kontrastmittelgabe (z. B. Sonovue®) möglich
- **Einstellungen:** Verstärkung (gain) erhöhen bis Bildschirm mit Artefaktpunkten gefüllt; Sendeleistung (power) maximal erhöhen, dabei auch kurzzeitig Überschreitung von 200 mW; Messvolumen (sample volume) bei intrakranieller Ableitung ≥ 15 mm; Wandfilter ≤ 50 Hz (um Pendelfluss oder kleine systolische Spitzen nicht zu übersehen)

Kriterien zerebraler Zirkulationsstillstand

- **biphasische Strömung (Pendelströmung, oszillierende Strömung):** gleiche Ausprägung (auf die Fläche bezogen) der ante- und retrograden Komponente [4336]; alternativ: Maximalfrequenz der retrograden mindestens 1/3 der antegraden Komponente [4481]
- **kleine systolische Spitzen:** maximale Amplitude 50 cm/s (1,25 kHz bei 2 MHz Sendefrequenz), Dauer < 200 ms und kein diastolisches Signal im restlichen Herzzyklus; Ursache = kleine Verschiebungen der Blutsäule und Wandpulsationen ohne relevanten Strömungseffekt; Kombination mit Pendelsignal häufig durch atembedingte Modulation des Blutdruckes

Kriterien nach Bundesärztekammer 1998 [4541]

In der Methode speziell erfahrener Untersucher, Dokumentation einer der folgenden Befunde *beidseitig mindestens 2-mal im Abstand von 30 min:*

- **1. Biphasische Strömung** in den Aa. cerebri mediae, Aa. carotides internae intrakraniell, sowie in den übrigen beschallbaren intrakraniellen Arterien und in den extrakraniellen Aa. carotides internae und Aa. vertebrales.
- **2. Fehlen der Strömungssignale bei transkranieller Beschallung** der Hirnbasisarterien kann nur dann als sicheres Zeichen eines zerebralen Kreislaufstillstandes gewertet werden, wenn „derselbe Untersucher einen Signalverlust bei zuvor eindeutig ableitbaren intrakraniellen Strömungssignalen dokumentiert hat *und* an den extrakraniellen hirnversorgenden Arterien ebenfalls ein zerebraler Kreislaufstillstand nachweisbar ist." (Richtlinien der Bundesärztekammer)
- **Fehlermöglichkeiten / Probleme:**
  - *kein Strömungssignal auffindbar:* auf ausreichenden Blutdruck achten, bei fehlender Darstellung eines Signals ggf. medikamentöse kurzdauernde Anhebung des Blutdruckes (RR systol. > 80 mmHg)
  - *kein verwertbares Strömungssignal intrakraniell:* nur dann als Kriterium für einen zerebralen Kreislaufstillstand zu verwenden wenn „derselbe Untersucher einen Signalverlust bei zuvor eindeutig ableitbaren intrakraniellen Strömungssignalen dokumentiert hat *und* an den extrakraniellen Arterien ebenfalls ein zerebraler Kreislaufstillstand nachweisbar ist" (Richtlinien der Bundesärztekammer [4541], s.u.)
  - *falsch positive Befunde* äußerst selten (≤ 1 %), treten nur bei Nichtbeachtung der Kriterien auf
  - *falsch negative Befunde:* Hemikraniektomie, größere Schädelknochendefekte, Ventrikeldrainagen: Infolge der Abnahme des zerebralen Ödems nach mehreren Tagen und der beginnenden Gewebsnekrose kann es bei klinischem Hirntod und atypisch lange erhaltener kardiovaskulärer Funktion zu einer Reperfusion des zerebralen Kreislaufs kommen, was jedoch nur funktionslosen arteriovenösen Shunts entspricht. Außerdem: ausgeprägte Tachykardie kann diastolische Restperfusion vortäuschen, funktionslose Shunts bei spontanen oder posttraumatischen AV-Fisteln.
  - *Säuglinge* bis zum vollendeten 6. Lebensmonat: TCD zur Hirntoddiagnostik wegen der offenen Fontanelle nicht anwendbar

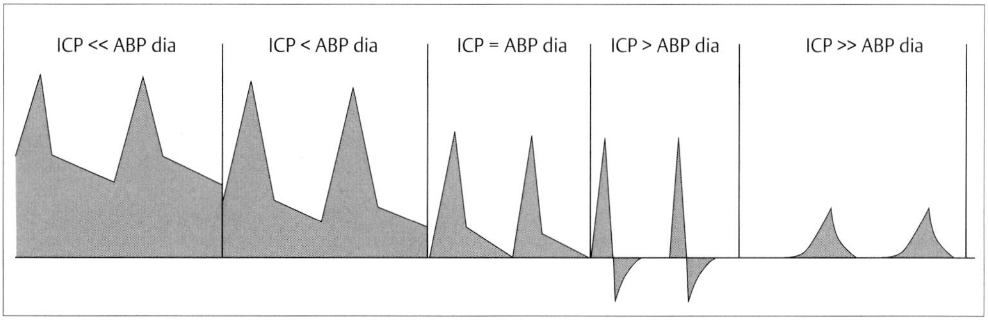

Abb. **22**: Bei massiver Erhöhung des intrakraniellen Druckes kommt es zur Abnahme zunächst des diastolischen, im Verlauf des systolischen Flusses, schließlich zum Pendelfluss und zuletzt zum Auftreten nur kleiner systolischer Spitzen, abhängig von der Höhe des systolischen Blutdruckes. Die beiden letzten Stadien entsprechen dem zerebralen Zirkulationsstillstand. ICP = intrakranieller Druck, ABP dia = diastolischer Blutdruck

3.6 Parenchymsonografie

M. Reinhard und W.-D. Niesen

Parenchymsonografie bei Parkinson-Erkrankungen

Prinzip

- **Hyperechogenität**
  - *der Substantia nigra* durch erhöhte Eiseneinlagerung und erhöhten Ferritingehalt, verminderten Neuromelanin-Gehalt und aktivierte Mikroglia [4633] bei Morbus Parkinson; in 7-14 % auch bei gesunden Probanden vorhanden
  - *des Nucleus lentiformis* durch Kupferablagerungen häufiger bei atypischen Parkinson-Syndromen (70-80 %) als beim idiopathischen Morbus Parkinson (10-20 %)
- **Weite des III. Ventrikels > 10 mm** relativ typisch für PSP versus andere Parkinson-Syndrome
- **weitere darstellbare Strukturen** ohne hohe differenzierende Eigenschaft zwischen Parkinson-Syndromen:
  - *Erweiterung der Seitenventriklel:* häufig bei PSP, aber auch bei anderen Parkinson-Syndromen
  - *Hyperechogenität des Ncl. caudatus:* häufig bei Morbus Parkinson und MSA, sehr häufig bei PSP und CBD
  - *serotonerge Hirnstamm-Raphe:* reduzierte Echogenität häufig bei Morbus Parkinson mit Depression

Indikationen

- **etabliert:** Parkinson-Syndrom als fakultative Zusatzdiagnostik (Abgrenzung Morbus Parkinson vs. MSA vs. PSP); spezielle Ultraschallkenntnisse in der Hirnparenchymsonografie erforderlich
- **experimentell (keine Routineindikation):** Essenzieller Tremor (→ S. 28) vs. Parkinson-Tremor, Dystonie (→ S. 370), Morbus Wilson (→ S. 380), Morbus Huntington (→ S. 360), Restless-Legs-Syndrom (→ S. 367)

Geräteeinstellung

- 1,5-3,5 Mhz phased array Schallkopf, transtemporales Fenster – in Abhängigkeit vom Schallfenster bevorzugt 3,0-3,5 MHz, Tiefe 14-16 cm, Zoom erst für genauere Einstellung/Ausmessen, dynamic range 45-55 dB, *contour amplification medium or high, harmonic imaging* nicht benutzen, da keine Daten diesbezüglich
- 10-20 % haben unzureichendes Schallfenster
- idealerweise labor-/gerätespezifische Normwerte verwenden

Untersuchungsablauf

- **1. Beurteilung der Qualität des Schallfensters:** gut, ausreichend, nicht ausreichend, Anpassung der Sendefrequenz
- **2. Mittelhirnebene (orbitomeatal):** Aufsuchen der ipsilateralen Substantia nigra (SN), Planimetrie im Zoom-Modus
  - *Anmerkung:* Hyperechogenität der SN ist nicht durch Signalhelligkeit definiert sondern durch die Fläche der SN als quantifizierbarer Wert
- **3. Thalamusebene:** Aufsuchen des 3. Ventrikels, Messen der Weite des 3. Ventrikels, Suche nach Hyperechogenität des kontralateralen Nucleus lentiformis (LN); normalerweise ist dieser nicht darstellbar (= isoechogen im Vergleich zum umliegenden Hirngewebe); Versuch der Darstellung des Nucleus lentiformis und Beurteilung dessen Echogenität (ggf. auch Planimetrie)

Beurteilung [4379]

- Substantia nigra:
  - *normal:* schwach echogen, Fläche < 0,20 cm²
  - *moderate Hyperechogenität:* definiert durch Fläche 0,20-0,24 cm²
  - *deutliche Hyperechogenität:* definiert durch Fläche ≥ 0,25 cm² (👁)
- Nucleus lentiformis:
  - *Grad 1 (normal):* nicht darstellbar
  - *Grad 2:* moderate Hyperechogenität
  - *Grad 3:* starke Hyperechogenität (👁)
- **Interpretation:** Bewertung in Zusammenschau SN und LN-Ergebnis und Weite III. Ventrikel (👁)

❍ SN mindestens unilateral ≥ 0,25 cm²	❍ LN Grad 1		spricht für Morbus Parkinson, gegen MSA oder PSP
❍ SN bilat. ≥ 0,25 cm²	❍ LN uni-/bilateral Grad 2 oder 3	❍ weite III. Ventrikel < 10 mm	spricht für kortikobasale Degeneration
❍ SN bilateral normal	❍ LN bilateral Grad 2 oder 3	❍ weite III. Ventrikel < 10 mm	spricht für MSA, gegen PSP und gegen Morbus Parkinson
		❍ weite III. Ventrikel > 10 mm	spricht für PSP, gegen MSA und gegen Morbus Parkinson

SN= Substantia nigra; LN=Ncl. lentiformis

Befunde

- **idiopathischer Morbus Parkinson** (→ S. 337):
  - *hyperechogene Substantia nigra* (SN) bei 91-100 % (deutlich hyperechogen bei 80 %, moderat bei 20 %), oft asymmetrisch, ausgeprägter kontralateral zur klinisch deutlicher betroffenen Seite
    - Ausmaß der Hyperechogenität korreliert nicht mit Schwere
    - ausgeprägte beidseitige Hyperechogenität häufiger bei early-onset Morbus Parkinson und seltener bei tremordominantem Morbus Parkinson [4380]
  - *hyperechogener Ncl. lentiformis* nur in 10-20 % bei Morbus Parkinson, differenzierendes Merkmal bei Unterscheidung von atypischen Parkinson-Syndromen (s.u.)
- **atypische Parkinson-Syndrome** (MSA (→ S. 352)/PSP (→ S. 355): hyperechogener Ncl. lentiformis (70-80 %) als Hauptbefund (v. a. MSA u. PSP; auch häufig bei Lewy-Körperchen-Erkrankung und kortikobasaler Degeneration)
  - *Lewy-Körperchen Erkrankung* (→ S. 317): symmetrisch ausgeprägte SN-Hyperechogenität in gleicher Häufigkeit wie beim idiopathischen Parkinson-Syndrom
  - *MSA* (→ S. 352): allenfalls leicht erhöhte Häufigkeit einer hyperechogenen SN
  - *PSP* (→ S. 355): weite III. Ventrikel > 10 mm relativ typisch für PSP; bei Unterform PSP-P leicht erhöhte Häufigkeit einer hyperechogenen SN (ca. 20 %)
  - *kortikobasale Degeneration* (→ S. 358): sehr häufig (88 %) ausgeprägte beidseitige SN-Hyperechogenität [347]
- **Differenzierung zwischen Morbus Parkinson und MSA/PSP:** bei MSA/PSP hyperechogener Ncl. lentiformis in Kombination mit häufig normaler Substantia nigra (> 90 %ige Sicherheit)
- **gesunde ältere Menschen:** hyperechogene Substantia nigra (7-14 %); assoziiert mit einer Verlangsamung der motorischen Funktion [350]; bei deutlich hyperechogener Substantia nigra (mindestens einseitig) 17-fach erhöhtes Risiko für Parkinson-Diagnose in den nächsten 3 Jahren [349];
- **Schizophrene:** hyperechogene SN assoziiert mit erhöhtem Risiko für Neuroleptika-induziertes Parkinsonoid [1836]

B-Bild-Sonografie von intrazerebralen Blutungen

Indikation

Verdacht auf intrazerebrale Blutung zur bettseitigen Akutdiagnostik (kein Ersatz für CT), Verlaufsmonitoring von intrazerebralen Blutungen, sonografisches Monitoring während der Anlage von Blutungsdrainagen, Verlaufsbeobachtung subduraler Hämatome

Untersuchungstechnik

Transtemporale B-Bildsonografie: deutlich echoreiche Strukturen im ansonsten eher echoarmen bis mäßig echoreichen Hirnparenchym ( ); durch die Ausmessung der Blutungsausdehnung in einer axialen und koronaren Ebene kann analog zu CT-Messungen das Blutungsvolumen nach folgender Formel abgeschätzt werden: [Höhe*Breite*Tiefe]/2 in cm^3

Aussagekraft

- **hohe Sensitivität und Spezifität** von 90-95 % [2627]
- **problematisch:**
  - Darstellung sehr kleiner, kortexnaher oder perakuter Blutungen unter Antikoagulation, bei denen sich noch kein Gerinnsel gebildet hat
  - Differenzierung primäre intrazerebrale Blutung vs. hämorrhagische Transformation eines Infarktes nicht sicher möglich [3712]

B-Bild-Sonografie zur Bestimmung der Mittellinienverlagerung (MLV)

Indikation

Raumfordernder Prozess, meistens raumfordernder maligner Mediainfarkt, auch raumfordernde Blutung, v.a. zur Verlaufsbeurteilung

Untersuchungstechnik

- Transtemporale B-Bild-Sonografie ( ) mit Darstellung des III. Ventrikels in der thalamischen Ebene (Kippung des vorderen Anteils der Schallsonde um 10° nach kranial)
- III. Ventrikel erscheint als parallele Doppelkontur in rostral-dorsaler Ausrichtung, eine zusätzlich hilfreiche Leitstruktur ist die dorsal des dritten Ventrikels mittig gelegene und oft verkalkte (echoreiche) Epiphyse
- Bestimmung des Abstands (in mm) der Mitte des III. Ventrikels von der Hautoberfläche sowohl von der linken (A) als auch der rechten (B) Schläfe
- Messung der Verschiebung des III. Ventrikels mittels der Formel MLV = (A − B)/2 ( )

Aussagekraft

- sehr gute Korrelation mit der MLV des CCT [3960]

- bei Patienten mit großem Mediainfarkt starben diejenigen an einem malignen Infarkt, die sonografisch eine MLV von ≥ 2,5, 3,5 bzw. 4,0 mm nach 16, 24, bzw. 32 Stunden aufwiesen; hoher prädiktiver Wert für die Prognose innerhalb der ersten 24 Stunden nach Infarkt [1340]
- Beachte: nach Hemikraniektomie und den damit verbundenen Verschiebungen kann als Verlaufsparameter lediglich der Abstand zur Mitte des III. Ventrikels von der gesunden Hirnhälfte aus gemessen werden

B-Bild-Sonografie zur Bestimmung der Ventrikelweite

Indikation

Detektion einer hydrozephalen Konstellation ohne Möglichkeit der Ursachenzuordnung, hierbei vorwiegend Einsatz als Verlaufsparameter zur Detektion einer hydrozephalen Entwicklung bei Neurointensivpatienten (nach intraventrikulärer Blutung); Marker der Atrophie bei der Multiplen Sklerose

Untersuchungstechnik

- **Transtemporale B-Bild-Sonografie mit Darstellung des III. Ventrikels** in der thalamischen Ebene (Kippung des vorderen Anteils der Schallsonde um 10° nach kranial)
  - III. Ventrikel erscheint als parallele Doppelkontur in rostral-dorsaler Ausrichtung, eine zusätzlich hilfreiche Leitstruktur ist die dorsal des III. Ventrikels mittig gelegene und oft verkalkte (echoreiche) Epiphyse
  - Bestimmung des Abstandes (in mm) zwischen den Innenseiten der Doppellinienstruktur des III. Ventrikels
- **Transtemporale Darstellung der Vorderhörner des Seitenventrikels in der thalamischen Ebene** in meato-orbitaler Schnittführung
  - Bestimmung des Abstandes (in mm) zwischen der Innenseite des Septums im Lot zur Vorderhornspitze
- **Transtemporale Darstellung der Seitenventrikel in der Cella-media-Ebene** oberhalb der thalamischen Ebene (axiale Schichtführung)
  - Messung immer des kontralateralen Seitenventrikels mittig im Lot zum Schallkopf – Bestimmung des Abstandes (in mm) von der Innenseite des Ventrikelseptums zur Innenseite der Außenbegrenzung des Seitenventrikels

Normwerte

- Normwerte altersabhängig:
  - III. Ventrikel: < 60 J.: ≤ 7 mm; > 60 J.: ≤ 9 mm
  - Seitenventrikel: < 60 J.: ≤ 19 mm; > 60 J.: ≤ 22 mm

Aussagekraft

- sehr hohe Übereinstimmung mit der Ventrikelweite im CCT und hohe Interobserver-Übereinstimmung [3713],[314]
- gute Detektion einer hydrozephalen Konstellation
- Patienten mit MS zeigen im Langzeitverlauf eine Zunahme der Ventrikelweite und Patienten mit höheren EDSS-Scores weisen eine höhere Ventrikelweite auf; korreliert mit der Hirnatrophie [1964]

Optikusscheiden-Sonografie zur Hirndruckbestimmung

Prinzip

Ein erhöhter intrakranieller Druck führt aufgrund der normalerweise freien Kommunikation des Liquors zwischen Subarachnoidalraum und Optikusscheiden binnen Minuten (wesentlich rascher als Stauungspapille) zu einer Dilatation der Sehnervenscheiden. Die Optikusscheidensonografie hat als punktuell durchzuführende Methode die geringste Störanfälligkeit und ist anderen sonografischen Methoden zur Hirndruckbestimmung (Pulsatilität, Hirnvenensonografie) wahrscheinlich überlegen. Möglicherweise auch zur Verlaufsuntersuchung bei Pseudotumor cerebri geeignet. Im Vergleich zu hochaufgelösten MRT-Sequenzen zeigt der Ultraschall eine geringere Präzision bei wiederholter Messung bei aber insgesamt guter Korrelation der Methoden [3925],[2262]

Untersuchungstechnik

- Duplexsonografie, Linearsonde, geringe Sendenergie (mechanischer Index MI = 0,1-0,3) um Schädigungen v.a. der Augenlinse zu vermeiden
- Messung des Durchmessers der Optikusscheide 3 mm dorsal der Bulbushinterwand im B-Mode-Bild (👁)

Aussagekraft

- beidseitige Durchmesserzunahme der Optikusscheide im Ultraschall auf > 5,8 mm Dicke zeigt akuten oder chronischen Hirndruck (> 20 mmHg) an (Sensitivität 90-95 %, Spezifität 80-100 %) [1604]
- falsch-positive Befunde oft nur unilateral bei anderweitig bedingter Sehnervenverdickungen (z.B. akute Optikusneuritis, Tumor, Sarkoidose, Blutungen/Traumata des Sehnervs)

3.7 Liquordiagnostik

O. Stich, S. Rauer und R. Kaiser*

Liquorpunktion

Prozedere bei Lumbalpunktion (LP)

- **Aufklärung und schriftliches Einverständnis** bei elektiver LP erforderlich
- **Lagerung:** sitzend oder in Seitenlage (notwendig bei Druckmessung) mit maximaler Beugung der LWS
- **Orientierung:** Dornfortsätze unmittelbar unter und über der Verbindungslinie zwischen den Beckenkämmen markieren (entsprechen im Allgemeinen den Dornfortsätzen LW 3 und 4); nicht oberhalb LW 2/3 punktieren (Konus reicht bei > 90 % bis LW 1/2)
- **Hygienemaßnahmen:** gründliche Desinfektion der Haut, sterile Handschuhe, Mundschutz zwingend indiziert, wenn beim Untersucher oder Assistenzpersonal (Atemwegs-)Infekte vorliegen und/oder wenn ein Medikament/Kontrastmittel intrathekal appliziert wird (bei seltenen Infektionen stammen die Keime meist aus der Nasopharynx-Flora des Untersuchers [4287]!)
- **Lokalanästhesie** entbehrlich, da nur für die Haut wirksam; der eigentliche Schmerz entsteht aber bei Kontakt mit Periost, Dura und (evtl.) Wurzel
  - bei Applikation eines Lokalanästhetikums (2 ml Lidocainlösung, 1–2 %) muss der Patient über mögliche Überempfindlichkeitsreaktionen aufgeklärt werden
- **Auswahl der Nadel:**
  - *diagnostische Punktion* mit atraumatischer Kanüle („Sprotte-Nadel") und kleinem Lumen (20-24 G)
  - *technisch schwierige und therapeutische Punktion* (NPH → S. 419, IIH → S. 421) inkl. Messung des Liquoreröffnungsdruckes mit konventioneller Nadel und größerem Lumen (18-19 G)
- **Punktion:** Einführen der mit einem Mandrin versehenen Nadel in der Mittellinie zwischen den Dornfortsätzen des 3. und 4. oder 4. und 5. Lendenwirbelkörpers, bei V.a. Blutung Entnahme als 3-Gläser-Probe
- **Prophylaxe des postpunktionellen Syndroms** [1118]:
  - *Reinsertion des Mandrins* vor Entfernen der Punktionsnadel [3982][SQ Ib]; [618],[1307],[4003]
  - *Orientierung der Nadel:* bei „traumatischen" Nadeln Nadelöffnung so einstellen, dass sie parallel zur Verlaufsrichtung der Durafasern (kraniokaudal) liegt (Leitlinie DGN [968],[4545][SQ Ib])
  - *ohne sicheren Effekt:* Bettruhe (1–24 Stunden) [969][SQ IIb], prophylaktische epidurale Injektion eines Eigenblut-Clots

Eingriffsfolgen und Komplikationen

- **Häufigkeit** nach Leitlinie DGN [968]:
  - *bei konventionellen Nadeln in Abhängigkeit von der Kanülenstärke:*

Kanülenstärke	Postpunktionelle Beschwerden
16-19G	> 70 %
20–22 G	20–30 %; bei 20-G-Nadel: Kopfschmerzen (2–20 %), Schwindel (12 %), Übelkeit, Brechreiz und Erbrechen (19 %), in seltenen Fällen Doppelbilder, Tinnitus und Hörverlust, subdurales Hämatom oder Hygrom [957]
24 - 27 G	5-12 %

  - *bei atraumatischen Nadeln:* Inzidenz von postpunktionellen Kopfschmerzen im Vgl. zu konventionellen Nadeln geringer (ca. 12 %) [3987]
- **zusätzliche Risikofaktoren für postpunktionelle Kopfschmerzen:** weibliches Geschlecht, jüngeres Alter, niedriger BMI, positive Kopfschmerzanamnese
- **Komplikationen** (sehr selten): bakterielle Meningitis, spinaler Abszess mit konsekutivem Querschnittssyndrom, radikuläre Schäden, größere Blutungen, dauerhafte lokale lumbale Schmerzen, Einklemmung

Kontraindikationen

- **Hirndruck:** bei klinischem Verdacht auf Hirndruck reicht ein unauffälliger Papillenbefund *nicht* aus, um gefahrlos zu punktieren; CT erforderlich
- **Entzündung an der Punktionsstelle**
- **Blutungsgefahr:** bei pathologischer Blutungszeit (auch bei Vorbehandlung mit ASS; normal bis 6 Minuten), Thrombozytopenie (< 50 000 relative Kontraindikation, < 20 000 absolute Kontraindikation) oder Thrombozytenfunktionsstörung, PTT-wirksamer Heparinisierung, Marcumarisierung mit Quickwerten unter 50 % (INR > 1,8), therapeutisch wirksame moderne Antikoagulatien: Dabigatran (Absetzen 1-3 Tage vor LP in Abhängigkeit von der Nierenfunktion), Rivaroxaban (Bestimmung Faktor Xa)

Andere Punktionsverfahren

- **Indikation:** wenn mittels lumbalen Zugangs kein Liquor gewonnen werden kann, technisch bedingt z. B. nach Wirbelsäulenoperation, bei lokalen Entzündungen, Tumoren oder Osteochondromen an der Punktionsstelle bzw. zur Kontrastmittelgabe (Darstellung der Obergrenze eines kompletten Kontrastmittelstopps)
- **Vorteil:** kein postpunktionelles Syndrom
- **Komplikationen:** Verletzung von Rückenmark bzw. Medulla oblongata und/oder Gefäßen, deshalb sehr strenge Indikationsstellung
- **Methoden:**
  - *laterale Zervikalpunktion in Höhe HW1/2:* Durchführung unter Bildwandlerkontrolle in Bauchlage mit dorsalflektiertem Kopf
  - *Subokzipitalpunktion/zisternale Punktion (mediale Subokzipitalpunktion):* nur in Ausnahmefällen, wenn laterale Zervikalpunktion nicht möglich, da Komplikationsrisiko des letzteren Verfahrens ge-

ringer; Einführung der Nadel streng median zwischen dem ersten Dornfortsatz und der Hinterhauptsschuppe bei gut fixiertem Kopf unter Bildwandlerkontrolle, bis sich Liquor aspirieren lässt; Abstand zwischen Dura und Medulla oblongata 1,5–2,5 cm, sodass die Nadel nie tiefer als 7,5 cm eingestochen werden sollte (ggf. geringere Einstichtiefe!); über die mögliche Komplikation einer Suboccipitalblutung oder einer Atem-/Kreislaufstörung muss aufgeklärt werden

Normwerte

- **Druck** bei lumbaler Punktion 6–20 cm H_2O (5–15 mmHg) im Liegen; im Sitzen, bei subokzipitaler bzw. HW1/2-Punktion keine Normwerte bekannt
- **Zellen:** < 5/µl
- **Zellbild:** Lymphozyten/Monozyten 7:3 bis 9:1
- **Liquoreiweiß**: grober Parameter der Blut-Liquorschranke; Normwert: Gesamt-Protein < 450 mg/L
- **Albumin-Quotient (QAlb):** Bevorzugter Marker der Schrankenfunktion
  - *Altersabhängigkeit QAlb = (4 + Alter/15) × 10^{-3})*

Alter	Obere Normgrenze
< 15 Jahre	$5{,}0 \times 10^{-3}$
15 - < 40 Jahre	$6{,}5 \times 10^{-3}$
40 - < 60 Jahre	$8{,}0 \times 10^{-3}$
60 - < 80 Jahre	$9{,}3 \times 10^{-3}$

- **Immunglobuline:**
  - *IgG-Index*: pathologisch > 0,7 → intrathekale IgG-Synthese (Berechnung s. u.)
  - *Reiber-Formel/Diagramm:* normal: keine IgG-, IgM- oder IgA-Synthese nachweisbar; pathologisch: Syntheserate > 0 %; signifikant > 10 %
  - *erregerspezifischer Antikörper-Index (Antikörper-Index):* → S. 713
- **Glukose:** Liquor/Serum-Quotient: normal > 0,5, rasche Änderung im Verlauf einer entzündlichen Erkrankung, wird immer seltener eingesetzt zugunsten der Laktatbestimmung
- **Laktat:**
  - *Referenzbereich* alters- und methodenabhängig

Alter	Referenzbereich
≤ 15 Jahre	1,1-1,8 mmol/L
16 - 50 Jahre	1,5-2,1 mmol/L
> 51 Jahre	1,7-2,6 mmol/L

  - deutlich erhöhte Werte bei *eitriger Meningitis* (Bakterien, Pilze), Ventrikulitis, Meningeosis neoplastica, Mitochondriopathien, unspezifisch leicht erhöht auch bei Ischämie (Infarkt), Hypoxie, ICB, SAB

Pathologische Befunde: allgemein

Allgemeines

Alle Befunde sind abhängig vom Erkrankungsstadium

Anmerkung: autochton oder artifiziell blutiger Liquor kann die quantitativen Parameter (Zellzahl, Gesamteiweiß, Q_{Alb}, lokale Ig-Synthese, IgG-Index) verfälschen (physiologisch 200 bis 400-fach höherer Protein- bzw. Immunglobulin-Gehalt im Serum im Vgl. zum Liquor!)

Zellen

- **„Reizpleozytose“:** 5–30 Zellen/µl, vorwiegend Lymphozyten, seltener Granulozyten
  - *Ursachen:* artifiziell (nach vorangehender Liquorpunktion), Multiple Sklerose, nach epileptischem Anfall, bei Hirninfarkt, Blutung und bei Hirntumoren; geringe Zellzahl auch bei Varizella-Zoster-Ganglionitis, viralen Meningoenzephalitiden, mykotischer Meningitis und in der sehr frühen Phase infektiologischer Prozesse jedweder Ätiologie
- **signifikante Pleozytose:** Zellzahl > 30/µl
  - *< 500 Zellen/µl:* akute virale Meningitis, mykotische Meningitis, tuberkulöse Meningitis, Neuroborreliose, Neurosyphilis, Hirnabszess, und in der sehr frühen Phase infektiologischer Prozesse jedweder Ätiologie
  - *> 500 Zellen/µl:* eitrige (granulozytäre) Meningitis
- **Liquor-Zellbild (pathologische Zellen):** aktivierte Lymphozyten, Plasmazellen, aktivierte Monozyten (Makrophagen), Granulozyten, Eosinophile, Erythrozyten, Erythrophagen, Siderophagen, Tumorzellen (veränderte Kern-Plasma-Relation, Hyper- und Polychromasie)

Schrankenstörung

- **Ursachen einer Schrankenstörung (mit oder ohne Pleozytose):**

Ausprägung ($Q_{Alb} \times 10^{-3}$)	Mögliche Ursachen
leicht (< 10)	Multiple Sklerose, amyotrophe Lateralsklerose, alkoholtoxische Polyneuropathie
mittelgradig (10–20)	aseptische Meningoenzephalitiden, Hirninfarkt, diabetische Radikulo-Polyneuropathie
schwer (> 20)	Polyradikulitis (Guillain-Barré-Syndrom), Neuroborreliose, eitrige Meningitis, tuberkulöse Meningitis, Herpes-Enzephalitis, „Stoppliquor“

Immunglobuline quantitativ

- **IgG-Index** = (IgG-Quotient = IgG Liquor/Serum)/(Albumin-Quotient = Albumin Liquor/Serum), normal < 0,7
- **Reiber-Formel** = Berechnung des Anteils intrathekal produzierter Immunglobuline (IgG, IgM, IgA), bei Syntheserate > 10 % *signifikante* intrathekale Immunglobulin-Synthese
- **Ursachen einer intrathekalen Immunglobulin-Synthese:**

Erkrankung	Ig-Klasse		
	IgG	IgM	IgA
Multiple Sklerose	++	(+)	(+)
virale Meningoenzephalitis*	+	+	+
SSPE	++	-	-
FSME*	(+)	++	(+)
HIV-Enzephalitis	+	-	-
Neurosyphilis	++	+	+
Neuroborreliose (akut)	+	++	(+)
Neuroborreliose (chronisch)	++	(+)	+
Neurotuberkulose	(+)	-	++
Hirnabszess	(+)	(+)	+
Non-Hodgkin-Lymphom	(+)	+	(+)

* stadienabhängig

Immunglobuline qualitativ

- **oligoklonale Banden (OKB):** empfindlichster Marker einer autochthonen Immunreaktion im ZNS (bei gesunden Probanden sind i.d.R. keine OKB im Liquor nachweisbar); *nicht* spezifisch für MS oder eine andere entzündliche Erkrankung; meistens bei chronischen oder subakuten Prozessen
  - *Bestimmung nicht erforderlich*, wenn
    - IgG-Index < 0,40 und IgG-Syntheserate = 0
    - IgG-Index > 0,80 und/oder IgG-Syntheserate > 10 %, da in diesen Fällen das Fehlen oder der Nachweis der Banden keine zusätzliche Information (intrathekale IgG-Synthese) liefert (Ausnahme: sehr akute Prozesse, hier polyklonale IgG-Synthese mit fehlenden IgG-OKB möglich)

Spezifischer Antikörper-Index (AI) Liquor/Serum

- **Allgemeines:** derzeit bestes serologisches Kriterium zum spezifischen Nachweis einer Infektion des Nervensystems bei vermutetem Erreger; der AI allein lässt keine Aussage über Akuität/Floridität der Infektion zu
- **Berechnung:** (IgG-Antikörpertiter-Liquor/IgG-Antikörpertiter-Serum)/(IgG-Konzentration Liquor/Serum), analog auch für IgM
- **Grenzwert:** methodenabhängig; bei Antikörperbestimmungen im ELISA sind AI Werte > 2 meist als pathologisch einzustufen (negativ: < 1,5; Graubereich 1,5–2)
- **MRZ-Reaktion:** bei MS ist bei ca. 90 % der AI für Masern, Röteln und Herpes zoster („MRZ“) sowie andere Erreger erhöht ohne Vorliegen einer akuten ZNS-Infektion durch diese Erreger (polyklonale Aktivierung)

Pathologische Befunde: spezielle Erkrankungen

Liquor nach Blutungen

- **Liquorentnahme;** bei Punktion eines blutigen Liquors im Rahmen der SAB-Abklärung und bei V. a. artifizielle Blutbeimengung unmittelbar danach ein Segment höher nachpunktieren (nur sinnvoll, wenn im Sitzen punktiert wurde)

- **Xanthochromie:** ab 4 Stunden nach Blutung, deutlich nach 6–8 Stunden (CAVE: Erythrozyten lysieren nach > 2 Stunden auch in vitro bei artifizieller Blutbeimengung; rascher Transport erforderlich)
- **Nachweis von Hämoglobin im Liquor:** spektralphotometrische Messung des Liquor-Überstandes bei 415 nm
  - *Normwerte für die Extinktion:*

Extinktion	Deutung
< 0,025	normal
0,025–0,05	Stichblutungen
0,05–0,1	Sickerblutungen (Oxy-Met-Hämoglobin)
> 0,1	i.d.R. Hinweis auf subarachnoidale oder intrazerebrale Blutung

  - *Sensitivität bei Subarachnoidalblutung:* in den ersten 2 Wochen 100 %, bis zu 3 Wochen 70 %, bis zu 4 Wochen 40 %
  - *Differenzierung zwischen artifiziell traumatischer Blutung und SAB:*
    - 3-Gläser-Probe (Abnahme der Blutbeimengung im 3. Glas bei artifizieller Blutbeimengung), Liquorüberstand nach Zentrifugation in der Regel klar bei artifizieller Blutbeimengung (aber auch bei ganz frischer SAB!)
    - vergleichende spektralphotometrische Bestimmung des Hämoglobins (400–550 nm) im zentrifugierten Liquor und im verdünnten Serum; bei artifizieller Blutung gleiche Extinktionskurve in Liquor und Serum, frühestens 6 Stunden nach einer SAB im Liquor zusätzlicher Extinktionspeak bei 450 nm (= durch Hämoglobinabbau entstehendes Bilirubin) [2813]
- **Reizpleozytose:** 2 Stunden nach Blutung, initial lympho-granulo-monozytär, nach 24 Stunden Verschwinden der Granulozyten
- **Erythrophagen:** 4–18 Stunden bis ca. 1 Woche nach Blutung (CAVE: können sich selten auch bei artifizieller Blutbeimengung finden) (,)
- **Siderophagen:** ab 4 Tage bis maximal 6 Monate nach Blutung ( )

Liquor bei Entzündungen

- **diagnostische Kriterien:**
  - *entzündlicher Prozess allgemein:* mindestens eine der folgenden Bedingungen:
    - Gesamtzellzahl: > 30/µl (Ausnahme: ganz frühe Stadien)
    - Nachweis aktivierter Lymphozyten
    - Nachweis einer humoralen Immunreaktion
  - *chronische Meningitis:* (meist lymphozytäre) Pleozytose > 50 Zellen/µl über mehr als 4 Wochen
- **typische Konstellationen** (Anhaltspunkte):
  - *virale/bakterielle Meningitis (Konstellationen sind abhängig vom Krankheitsstadium):*

	Bakteriell	Viral
Zellzahl/µl	> 500	< 500
Zellbild	Granulozyten > Lymphozyten	Lymphozyten > Granulozyten (in der Frühphase Granulozyten > Lymphozyten)
Gesamt-Eiweiß (mg/L)	> 2000	< 2000
Albumin-Quotient ($\times 10^{-3}$)	> 20	< 20
Glukose-Quotient	< 0,5	> 0,6
Laktat (mmol/L)	> 3,5	< 3,5

  - *tuberkulöse Meningitis* (→ S. 189): buntes Zellbild mit polymorphkernigen Leukozyten, Monozyten, Lymphozyten, meist deutliche Schrankenstörung mit Albuminquotienten von 15–50 × 10^{-3}, intrathekale Synthese von IgA > IgM und IgG, erniedrigter Glukosequotient, PCR diagnoseweisend
  - *Neuroborreliose/Neurolues* (→ S. 197): meist lymphozytäre Pleozytose (10–500 Zellen/µl), bei Neuroborreliose zahlreiche aktivierte Lymphozyten mit Rosettenbildung, je nach Entzündungsstadium mäßige bis hochgradige Schrankenstörung (Albuminquotient 10–50 × 10^{-3}), Dreiklassensynthese von Immunglobulinen: bei akuter Verlaufsform IgM >> IgG und IgA, bei chronischer Verlaufsform IgG >> IgA und IgM, normaler Glukosequotient.
    - CXCL 13 (ein Chemokin) im Liquor: möglicherweise Marker für akute Neuroborreliose, Nutzen für die Routinediagnostik aber noch nicht durch prospektive Studien belegt [3593]
  - *MS* (→ S. 227): intrathekale IgG-Synthese, geringfügige Pleozytose (meist < 20 Zellen/µl, sehr selten bis 50/µl, dann häufig spinale Herde vorhanden), gelegentlich diskrete Blut-Liquor-Schrankenstörung (Q_{Alb} bis 12 × 10^{-3}); in ca. 90 % positive MRZ-Reaktion

- *Pilzinfektionen* (→ S. 215): oft nur geringfügige Pleozytose (5–100 Zellen/µl), anfangs überwiegend Granulozyten, später vorwiegend Lymphozyten, mäßige bis deutliche Schrankenstörung ($10–30 \times 10^{-3}$), gelegentlich intrathekale Immunglobulinsynthese (IgA, IgG), erniedrigter Glukosequotient
- *Parasitosen* (→ S. 221): unspezifischer Befund; variable Pleozytose, gelegentlich vermehrt eosinophile Granulozyten, je nach Ausmaß der ZNS Beteiligung leichte bis mäßige Schrankenstörung, kaum intrathekale Immunglobulinsynthese

Liquor bei Meningeosis neoplastica

Pathologische Zellen, häufig Laktat deutlich erhöht, intrathekale Immunglobulinsynthese (v.a. IgG und IgM) möglich

Liquor bei degenerativen Erkrankungen (Morbus Alzheimer)

- **Hauptindikation:** Ausschluss einer entzündlichen ZNS-Erkrankung
- **Bestimmung von Tau- und phospho-Tau-Protein und der β-Amyloidprotein - Fragmente β1–42 (Aβ42) und β1–40 (Aβ40)** (S3-Leitlinie Demenzen [1909]):
  - *Versendung* in Polypropylen-Röhrchen erforderlich
  - *kombinierte Bestimmung (Aβ42, Tau und phospho-Tau)* ist der Einzelanalyse zur Abgrenzung der Alzheimer-Demenz gegenüber gesunden Personen überlegen (Empfehlungsgrad B, Evidenzebene II; S3-Leitlinie Demenzen [1909]), erreicht aber noch keine ausreichende Trennschärfe zur Abgrenzung innerhalb der einzelnen Demenzgruppen und sind nicht als Verlaufsparameter geeignet
  - *Kombination aus erhöhtem phospho-Tau und erniedrigten Aβ1-42* bei Morbus Alzheimer (90 %), frontotemporaler Demenz (28 %), Lewy-Körperchen-Demenz (47 %), vaskulärer Demenz (27 %), corticobasaler Degeneration (38 %) und psychiatrischen Erkrankungen (9 %)[3650]
  - *Aβ42/Aβ40-Ratio (Beta-Amyloid-Ratio):* Risikoindikator für Morbus Alzheimer wenn < 1,0; möglicherweise höhere Spezifität hinsichtlich Abgrenzung Morbus Alzheimer gegen vaskuläre Demenz, Lewy-body-Demenz und andere nicht-Alzheimer-Demenzen (Sensitivität und Spezifität jeweils ca. 80 %) [3886]
  - *Referenzwerte:*
    - Tau-Protein:

Alter	Grenzwert
21–50 Jahre	300 ng/L
51–70 Jahre	450 ng/L
71–93 Jahre	500 ng/L

    - phospho-Tau-Protein: < 61 ng/L
    - Aβ42: altersunabhängig > 500 ng/L
    - phospho-Tau/Aβ1-42-Quotient [2518]:

Fragestellung	Optimaler cutoff	Sensitivität	Spezifität
Abgrenzung Morbus Alzheimer von gesunden Kontrollen	58	86 %,	97 %
Abgrenzung Morbus Alzheimer von nicht-Alzheimer-Demenzen	83	80 %,	73 %

    - *Beta-Amyloid-Ratio [(Aβ1-42/Aβ1-40)*10]: normal ≥ 1*

Nachweis von Liquor in Sekreten (Liquorrhö)

- **Nachweis von β-trace Protein** (> 0,5 mg/L) in Nasensekret gilt als Hinweis für eine Liquorfistel
- **Nachweis von β-2-Transferrin** (Asialo-Transferrin) ist bei fehlendem Nachweis dieses Proteins im Serum beweisend für eine Liquorbeimengung
  - *Einschränkung:* bei Alkoholikern können geringe Mengen von Asialo-Transferrin auch im Blut nachweisbar sein
- **Bestimmungen von Glukose oder K+** als Screeningmethode heute obsolet

3.8 Neuroradiologische Diagnostik

J. Spreer* und I. Mader

Konventionelle Röntgendiagnostik

Indikationen

- Knochenarrosion, -destruktion, -neubildung durch Tumoren (z. B. Nebeneinander von osteolytischen und osteoplastischen Metastasen bei Mammakarzinom), entzündliche Prozesse, Stoffwechselerkrankungen, Fehlbildungen (z. B. akzessorische Rippen)
- Wirbelsäulenverletzungen:
  - *Nachweis von Wirbelfrakturen und Dislokationen*, in der Regel ergänzende Abklärung durch Computertomografie
  - *Funktionsaufnahmen in Inklination und Reklination* zum Nachweis einer Instabilität (CAVE: nur unter strengster Überwachung)
- OP-Planung und -dokumentation, z. B. Ausschluss Segmentierungsstörung bei lumbalen Bandscheiben-Operationen

Computertomografie (CT)

Prinzip

Die von einer rotierenden Röntgenröhre emittierte Strahlung durchdringt das Untersuchungsobjekt in unterschiedlichen Projektionen und wird von Detektoren erfasst. Heutzutage werden überwiegend Mehrschicht-CT-Geräte mit mehreren nebeneinander angeordneten Detektorenringen verwendet. Die Grauwerte der resultierenden Schnittbilder repräsentieren die Absorption der Röntgenstrahlung in den einzelnen Bildpunkten. Durch Variation der Lage und Weite des Grauwertfensters können verschiedene Gewebe auch retrospektiv optimiert dargestellt werden (z. B. Weichteilfenster, Knochenfenster). Quantitative Dichtemessungen (in Hounsfield-Einheiten) erlauben Gewebecharakterisierung

- **Dichtewerte** (Hounsfield-Einheiten):

Gewebe	Dichte
Luft	−1000
Fett	−60 bis -80
Wasser	0
Liquor	5 bis 15
weiße Substanz	25 bis 35
graue Substanz	30 bis 45
geronnenes Blut	70 bis 90
kompakter Knochen	> 250

- **Vorteile:** hohe Sensitivität für akute Blutungen, pathologische Veränderungen der Knochen, Verkalkungen, Luft; polytraumatisierte und Intensivpatienten sind gut zu überwachen (im Gegensatz zu MRT); breite Verfügbarkeit, relativ kostengünstig, relativ kurze Untersuchungszeiten
- **Nachteile:** Strahlenbelastung, begrenzter Weichteilkontrast, Aufhärtungsartefakte (durch Änderung des Röntgenstrahlenspektrums beim Durchdringen dichter Gewebe, z. B. nahe der Schädelbasis), Rückenmark schlecht beurteilbar
- **Indikationen CT vs. MRT** → S. 717

Spezielle CT-Techniken

- **Spiral-CT:**
  - Vorteil: schnelle Erfassung großer Volumina
  - kontinuierliche Datenakquisition, während das Untersuchungsobjekt gleichmäßig durch die Untersuchungseinheit bewegt wird
  - sekundäre Berechnung von Schnittbildern in allen Ebenen aus dem Volumendatensatz
  - Qualität der Aufnahmen wird u. a. durch den sog. „pitch", d. h. das Verhältnis von Schichtkollimation zu Tischvorschub, bestimmt
- **Angio-CT:**
  - kontinuierliche Datenakquisition während der Passage eines intravenös applizierten Kontrastmittelbolus durch das Untersuchungsvolumen → kontrastreiche Darstellung der Gefäße in Schnittbildern
  - sekundäre Berechnung von dreidimensionalen Rekonstruktionen
  - Nachweisgrenze für Aneurysmen ca. 2 mm [1183]

- **Perfusions-CT:** sequenzielle Akquisitionen einer oder mehrerer Schichten während der Passage eines intravenös applizierten Kontrastmittelbolus → Berechnung verschiedener Perfusionsparameter wie time-to-peak (TTP), mittleres zerebrales Blutvolumen (CBV), zerebraler Blutfluss (CBF); grauwert- oder farbkodierte Darstellung in Parameter-Karten

Magnetresonanztomografie (MRT)

Synonyme Kernspintomografie (KST), magnetic resonance imaging (MRI)

Prinzip Die Atomkerne von einigen Elementen (abhängig von Massen- und Ordnungszahl) besitzen ein Drehmoment, den so genannten Kernspin. Als bewegte elektrische Ladungen richten sie sich in einem starken äußeren Magnetfeld aus. Die Spins rotieren mit einer charakteristischen Frequenz (sog. Larmorfrequenz), die proportional zur Stärke des äußeren Magnetfeldes ist. Bei Einstrahlung von hochfrequenten elektromagnetischen Wellen (Radiowellen) der Larmorfrequenz besteht Resonanz, die Atomkerne werden in einen energiereicheren Zustand überführt. Während der Rückkehr in ihren Ausgangszustand (= Relaxation) strahlen sie wiederum hochfrequente elektromagnetische Wellen ab, aus denen Schnittbilder berechnet werden. Der Bildkontrast wird einerseits durch Gewebeeigenschaften, andererseits durch Untersuchungsparameter bestimmt. Da biologische Gewebe zum größten Teil aus Wasser bestehen, Wasserstoff also das mit Abstand häufigste Element im menschlichen Körper ist, erfolgt die medizinische MRT-Bildgebung nahezu ausschließlich über die Darstellung von Protonen

Allgemeines

- **Vorteile:** hoher Weichteilkontrast, multiplanare Darstellungsmöglichkeiten, keine Strahlenbelastung
- **Nachteile**: kompakter Knochen wird unzureichend dargestellt; relativ hohe Kosten
- **Kontraindikationen:** magnetische metallische Fremdkörper, vor allem Herzschrittmacher, Tiefenhirnstimulatoren, Innenohr-Hörprothesen; Klaustrophobie
- **Indikationen MRT vs. CT:**

	CT	MRT*
Intrakraniell		
SHT, akut	+++	(+)
SHT, subakut	+	+++
ZNS-Fehlbildungen	+	+++
Tumoren	+	+++
Enzephalitis*	+	+++
Abszess	++	+++
Infarkt	++	+++
Blutung akut	+++	+
Blutung subakut/chronisch	+	+++
Gefäßmalformationen	+	++
Sinusthrombose	++	+++
Stoffwechselerkrankungen	+	+++
meningeale Erkrankungen	+	+++
Schädelbasisprozesse	+++	+++
spinal		
Bandscheibenprotrusion, -prolaps	++	+++
Spondylitis, Spondylodiszitis	+	+++
Frakturen	+++	+
Fehlbildungen	+	+++
Blutung, akut	(+)	++
Blutung subakut/chronisch	(+)	+++
Gefäßmalformationen	(+)	++
Myelitis*	–	+++
medullärer Infarkt	–	+++
intradurale Tumoren	(+)	+++
extradurale Tumoren	+	+++
meningeale Erkrankungen	(+)	+++

– = nicht geeignet, (+) = nur in Ausnahmefällen geeignet * zur DD der Marklager- und Myelonläsionen siehe Tabelle

Gängige Untersuchungssequenzen

- **T1-Gewichtung** (👁, mittleres Bild): gute anatomische Abbildung, hohe Sensitivität für Blut in bestimmten Abbaustadien, Fett; nach Kontrastmittelgabe hohe Sensitivität für pathologische Prozesse mit gestörter Blut-Hirn-Schranke; proteinarme Flüssigkeiten (z. B. Liquor) in der Regel signalarm
- **T2-Gewichtung** (👁, linkes Bild): hohe Sensitivität für pathologische Prozesse, geringe Spezifität; proteinarme Flüssigkeiten (z. B. Liquor) in der Regel signalreich
- **FLAIR (fluid attenuated inversion recovery;** 👁, linkes Bild): Kontrast ähnlich wie T2-Gewichtung, Signal von Flüssigkeiten wird jedoch unterdrückt
- **T2*-gewichtete Gradientenecho-Sequenzen** (👁, rechtes Bild): hohe Sensitivität für Störungen des Magnetfeldes z. B. durch Blutabbauprodukte

Darstellung in den verschiedenen MRT-Sequenzen

- **Gewebe** (1 = signalarm, 5 = signalreich):

	Liquor	Graue Substanz*	Weiße Substanz*	Fett	Ödem	Kalk
T1	1	2	4	5	1	1–5
T2	5	4	2	5	5	1
FLAIR	1	3	2	5	5	1

* nach Abschluss der Myelinisierung

- **Blut** (Angaben iso-, hyper-, hypointens jeweils im Vergleich zu normaler grauer Substanz):

Stadium	Biochemische Form	T1	T2
hyperakut (Stunden)	OxyHb in Erythrozyten	isointens	hyperintens
Akut (Stunden bis Tage)	DeoxyHb in Erythrozyten	iso- bis hypointens	hypointens
früh subakut (Tage)	MetHb in Erythrozyten	hyperintens	hypointens
spät subakut (bis Mon.)	MetHb extrazellulär	hyperintens	hyperintens
alt (bis Jahre)	Ferritin, Hämosiderin	iso- bis hypointens	hypointens

DD der Marklagerläsionen

Differenzialdiagnose der Marklagerläsionen im MRT ⧉

Spezielle MR-Techniken

- **Fett-Suppression:** bei T1- oder T2-Gewichtung möglich; z. B. zur Darstellung Kontrastmittel-anreichernder Läsionen der Schädelbasis
- **MR-Angiografie** (👁, Bild c): nichtinvasive Darstellung von Gefäßen mit flusssensitiven Messsequenzen; neue MRA-Techniken erlauben eine Zeitauflösung von bis zu ein Bild pro Sekunde; unterschiedliche Verfahren:
  - *„Time of flight“:* Signal wird weniger von der Flussgeschwindigkeit beeinflusst, ist jedoch abhängig von der Gefäßgeometrie
  - *Phasenkontrast-Angiografie:* weitgehend unabhängig von Gefäßgeometrie, jedoch abhängig von der Flussgeschwindigkeit
  - *Kontrastmittel-Angiografie:* besserer Kontrast, kürzere Akquisitionszeit, Zeitauflösung
- **Magnetisationstransfer-Bildgebung:**
  - *Prinzip:* Erfasst Wechselwirkungen zwischen Wasserprotonen und in Makromolekülen gebundenen Protonen; quantifizierbar; gegenüber konventionellen T1-Sequenzen verminderter Kontrast zwischen grauer und weißer Substanz, verstärkte Kontrastmittelanreicherung
  - *Anwendung:* z. B. zur Charakterisierung von Läsionen bei MS
- **Diffusions-Gewichtung** (👁, Bild a,b):
  - *Prinzip:* Der Effekt zweier nacheinander applizierter entgegengesetzter Magnetfeldgradienten hebt sich bei stationären Spins auf, bei bewegten nicht; dadurch Signalanhebung bei eingeschränkter Diffusion, die zu stationären Spins führt.
  - *Anwendung* vor allem zur Frühdiagnostik von Infarkten; Diffusionsstörung (= Signalanhebung) auch bei Entzündungen, zellreichen Tumoren wie z. B. Lymphomen, Epidermoiden/Cholesteatomen
  - *Quantifizierung* der Diffusion durch Berechnung von ADC-Werten (apparent diffusion coefficient)

- **Perfusions-MRT** (, Bild c,d):
  - *Prinzip:* ähnlich wie bei der Perfusions-CT (s. o.) werden die Signaländerungen in seriellen MR-Akquisitionen einer oder mehrerer Schichten während der Passage eines intravenös applizierten Kontrastmittelbolus erfasst; Berechnung von Parameterkarten (TTP, CBV, CBF)
  - *Anwendung:* v.a. Schlaganfall-Diagnostik
- **Funktionelle MRT:**
  - *Prinzip:* neuronale Aktivität ruft lokale metabolische und vaskuläre Veränderungen hervor (neurovaskuläre Koppelung); physiologische Überkompensation des vermehrten Sauerstoffbedarfs → Verminderung von Deoxy- gegenüber Oxy-Hämoglobin → Signalanstieg in suszeptibilitätsempfindlichen MR-Sequenzen (BOLD = blood oxygen level dependent Kontrast)
  - *Anwendung:* z. B. präoperative Lokalisation funktioneller Areale
- **Diffusion Tensor Imaging (DTI):**
  - *Prinzip:* Applikation mehrerer Diffusionsgradienten in verschiedenen Raumrichtungen → Darstellung der Vorzugsrichtung der Diffusion in den einzelnen Bildpunkten = Hinweise auf den Faserverlauf
  - *Anwendung:* Ermittelung von Faserverbindungen zwischen verschiedenen Hirnarealen (sog. „fiber tracking")
- **MR-Spektroskopie:**
  - *Prinzip:* „chemische Verschiebung" – die Resonanzfrequenzen von Protonen unterscheiden sich in Abhängigkeit von ihrer molekularen Umgebung
  - *Anwendung:* nichtinvasiver Nachweis bestimmter Metabolite, z. B. Cholin, N-Acetylaspartat, Kreatin, Laktat; charakteristische Spektroskopiebefunde bei einigen Stoffwechselerkrankungen (z. B. Morbus Canavan)
  - *spektroskopische Bildgebung:* Kombination der Spektren aus verschiedenen Messvolumina → Erstellung von Schnittbildern, in denen Metabolitenkonzentrationen als Grau- oder Farbwerte kodiert werden

Katheter-Angiografie

Prinzip

- für die neuroradiologische Diagnostik in aller Regel als selektive intraarterielle digitale Subtraktions-Angiografie (DSA) über transfemoralen Zugang in Seldinger-Technik: Vorführen eines Katheters in das gewünschte Gefäß, nach intraarterieller Kontrastmittelinjektion Anfertigung von Röntgenaufnahmen in einer oder 2 (biplanare Anlagen) Ebenen (, linkes Bild)
- Rotationsangiografie erlaubt dreidimensionale Nachberechnungen, wichtig zur Planung operativer oder endovaskulärer Eingriffe (, rechtes Bild)

Indikationen

- Abklärung intrakranieller oder spinaler vaskulärer Erkrankungen, wenn therapierelevant und mittels nichtinvasiver Verfahren nicht ausreichend zu diagnostizieren (vor allem Blutungen, Gefäßverschlüsse bzw. Stenosen)
- Im Rahmen der Verbesserung nicht oder wenig invasiver Techniken der Gefäßdarstellung (Ultraschallverfahren, CT-Angiografie, MR-Angiografie) zunehmend seltener angewendet.

Kontraindikationen

Kontrastmittelallergie; bei vitaler Indikation ggf. medikamentöse Vorbehandlung und Überwachung (s. u.); Schwangerschaft; Niereninsuffizienz; Gerinnungsstörung; Hyperthyreose

Risiken

- Embolien, Vasospasmen, Gefäßverletzungen (Dissektion), Blutungen an der Punktionsstelle, unerwünschte Kontrastmittelwirkungen
- **Inzidenz zerebraler Komplikationen:** reversible neurologische Symptomatik 3,1 %, permanent 0,4 % [971]; in der Regel inapparente Diffusionsstörungen bei 23 % der intraarteriellen Angiografien [328]
- **erhöhtes Risiko** bei Patienten mit vaskulären Risikofaktoren, langer Untersuchungsdauer

Myelografie

Prinzip

Kontrastdarstellung der liquorhaltigen Räume: nach Punktion (lumbal, gelegentlich subokzipital oder bei HWK 1/2) Entnahme von Liquor, dann Injektion eines jodhaltigen Röntgenkontrastmittels, Zielaufnahmen unter Durchleuchtung (, links); anschließende Computertomografie (Myelo-CT) der Zielregion (, rechts)

Indikationen

- präoperative Ergänzungsuntersuchung (nicht Primärdiagnostik!) bei durch nichtinvasive Schnittbilddiagnostik nicht ausreichend zu klärenden Befunden
- Abklärung von spinalen Prozessen bei Kontraindikationen gegen MRT (z. B. Herz-Schrittmacher)
- bei V. a. Instabilität Funktionsaufnahmen in In- und Reklination, u. U. mit Gewichtsbelastung

- Suche nach Liquorleck z. B. bei Liquorrhö nach Schädelbasisfraktur, Liquorunterdrucksyndrom

Technik

- Punktion lumbal in Höhe LW 2/3 oder tiefer (LW 3/4, 4/5, 5/SW 1) bzw. zervikal (subokzipital oder HW 1/2) und Injektion von 10–15 ml Kontrastmittel

Kontraindikationen

Einklemmungsgefahr, Allergie gegen Röntgenkontrastmittel; Schwangerschaft

Nebenwirkungen und Risiken

Kopfschmerzen, Übelkeit, Erbrechen, Infektion, Meningitis, Anfälle, Kontrastmittelunverträglichkeit, Nervenverletzung, Gefäßverletzung, Querschnittslähmung

Kontrastmittel

Röntgen-Kontrastmittel

- **Prinzip:** Röntgen-Kontrastmittel (KM) absorbieren Röntgenstrahlung
- **Substanzen:** Abkömmlinge von trijodierter Benzoesäure; für neuroradiologische Untersuchungen (CT, Myelografie, Angiografie) nahezu ausschließlich Verwendung nichtionischer nephrotroper KM (Ausscheidung zu 85 % renal, Plasma-HWZ bei intakter Nierenfunktion ca. 1–3 Std.), partiell plazentagängig, 0,5 % in der Muttermilch
- **Nebenwirkungen:** 75 % der NW in ersten 5 Minuten; keine klassische anaphylaktische, sondern anaphylaktoide Reaktion, da fast nie AK gegen KM nachzuweisen; erhöhtes Risiko u. a. bei: früheren KM-Nebenwirkungen, Asthma, KHK, Allergien, Niereninsuffizienz, Diabetes mellitus
  - *Inzidenz:*
    - leicht (Hitzegefühl, Übelkeit, Erbrechen, Urtikaria): 1:30–1:600
    - mittelschwer (Schüttelfrost, Blutdruckabfall, Tachykardie, schwere Urtikaria, starkes Erbrechen): 1:1700–1:10 000
    - schwer/lebensbedrohlich (Behandlung auf Intensivstation): 1:168 000–1:2 000 000
- **Kontrastmittel-Nephropathie:** Anstieg Serum-Kreatinin um mehr als 25 % oder 0,5 mg/dl über Ausgangswert innerhalb von 3 Tagen nach KM-Applikation bei Ausschluss anderer Ursachen
  - *erhöhtes Risiko* bei höherem Alter, vorbestehender Nierenschädigung, Diabetes mellitus, Dehydratation, multiplem Myelom, Leberdysfunktion, Schleifendiuretika, ACE-Hemmern/AT_1-Blockern u. a.
- **Prophylaxe**:
  - *bei manifester KM-Unverträglichkeit:* falls KM-Untersuchung unvermeidlich, Vorbehandlung mit Glukokortikoiden (z. B. 250 mg Methylprednisolon i. v. am Morgen des Untersuchungstages), H_1- und H_2-Antagonisten (Clemastin 2 mg, Cimetidin 200 mg langsam i.v. 30 Minuten vor KM-Gabe), ggf. anästhesiologische Überwachung
  - *bei Risikofaktoren für Kontrastmittelnephropathie (s. o.) und Serumkreatinin über 1,2 mg/dl:* Absetzen von Diuretika, ACE-Hemmern; parenteral Flüssigkeit; Acetylcystein 600 mg 2 × tgl. p. o. am Tag vor der Untersuchung und am Untersuchungstag; ggf. Rücksprache mit Nephrologen
  - *Schilddrüse:* Hyperthyreose kann Wochen bis Monate nach KM-Gabe auftreten, z. B. bei autonomen Adenomen; 15 % der behandlungsbedürftigen Hyperthyreosen sind KM-induziert
    - CAVE: Struma, geplante Radiojodtherapie, geplanter Schilddrüsenfunktionstest
    - Prophylaxe: vor KM Natriumperchlorat (Irenat®) 40–50 Tropfen 2 Stunden vor Jodexposition, danach für 1 Woche 20 Tropfen täglich + Thiamazol (Favistan®) 5 mg/d

MR-Kontrastmittel

- **Prinzip:** paramagnetische Substanzen (Chelatkomplexe seltener Erden, z. B. Gadolinium) → Verkürzung der Relaxation → Signalanstieg in T1-gewichteten Sequenzen, Signalabfall in T2*-gewichteten Sequenzen
- **Ausscheidung** vorwiegend renal; MR-Kontrastmittel sind plazentagängig und können in die Muttermilch übertreten
- **Nebenwirkungen:** Nephrogene systemische Fibrose, potenziell letal verlaufend, bei Patienten mit Niereninsuffizienz sowie vor und nach Lebertransplantation, Häufigkeit bei terminal niereninsuffizienten Patienten 2–5 % [389]; andere allergoide Unverträglichkeitsreaktionen sind wie bei Röntgenkontrastmitteln möglich, jedoch seltener; keine Beeinflussung der Schilddrüsenfunktion
- **neue Entwicklungen:** ultrakleine Eisenpartikel (ultrasmall particles of iron oxid, USPIO) werden von Makrophagen phagozytiert und erlauben somit vermutlich spezifischere Aussagen zu pathologischen, z. B. entzündlichen ZNS-Prozessen [3959]

3.9 Neuronuklearmedizin

P. T. Meyer und W. A. Weber

Hintergrund

Nuklearmedizin

- **Definition:** Nuklearmedizin beschäftigt sich mit der Anwendung offener radioaktiver Stoffe zur Diagnostik und Therapie in der Medizin; bei Anwendung in der Neurologie steht die Diagnostik im Vordergrund. Es handelt sich weniger um eine strukturelle Bildgebung (wie z. B. CT und MRT), sondern um eine hierzu komplementäre funktionelle bzw. molekulare Bildgebung, wobei funktionelle/molekulare Veränderungen den strukturellen Veränderungen zeitlich häufig erheblich vorausgehen
- **Ziel:** Visualisierung und Quantifizierung mittels dreidimensionaler Schnittbildgebung (SPECT und PET; s. u.). von

  - *regionalen zerebralen Prozessen* (z. B. Blutfluss, Glukosemetabolismus) und
  - *molekularen Zielstrukturen* (z. B. Neurotransmitterrezeptoren und -transporter)
- die konventionelle planare Szintigrafie spielt nur eine untergeordnete Rolle

Prinzipien der Diagnostik

- **Prinzip der (neuro-)nuklearmedizinischen Bildgebung:** Registrierung der von (in der Regel intravenös injizierten) Radiopharmaka ausgehenden Gammastrahlung → räumliche und zeitliche Abbildung der Verteilung der Radiopharmaka und damit ihrer Zielstrukturen/-prozesse im Körper
- **Radiopharmaka**: im Körper physiologischerweise vorkommende Substanzen, deren Derivate oder synthetische Verbindungen; Charakteristika:
  - *Teilnahme an dem jeweils interessierenden Zielprozess* mit hoher Spezifität
  - *Markierung mit instabilen Radionukliden* für die nuklearmedizinische Anwendung
  - *Aussendung der Strahlung* nach dem Gesetz des radioaktiven Zerfalls; die physikalische Halbwertszeit typischer Nuklide liegt im Bereich von Minuten bis Stunden:

Nuklid	Halbwertszeit
^{15}O	2,04 Minuten
^{11}C	20,4 Minuten
^{18}F	109,8 Minuten
^{99m}Tc	6,02 Stunden
^{123}I	13,2 Stunden

- **Messungen unter Steady-state-Bedingungen** entscheidend; Voraussetzungen:
  - *Konstanz des Zielprozesses und ggf. interferierender physiologischer Parameter* während der Messung
  - *keine pharmakologischen Effekte des applizierten Radiopharmakons* → keine Veränderungen von Zielprozess oder -struktur (z. B. Rezeptorverfügbarkeit, Blutfluss)
  - Verwendung von Radiopharmaka in aller Regel in *Spurenmengen* (d. h. ng bis wenige µg) und bei sehr hoher spezifischer Aktivität (d. h. relativ geringer Anteil des nicht radioaktiven Pharmakons in der Injektionslösung)
  - aufgrund der genannten Eigenschaften werden die entsprechenden Radiopharmaka auch als SPECT- bzw. PET-*Tracer* bezeichnet (sog. *Radioindikator*- oder *Tracer*-Methode)

Einzelphotonenemissionscomputertomografie (single-photon emission computed tomography, SPECT) und SPECT/CT

Prinzip

- **Markierung** der Tracer mit Gammastrahlern (^{99m}Tc, ^{123}I, ^{111}In)
- **Erfassung der Strahlung** mittels um den Patientenkopf rotierender Detektorköpfe (meist 2 oder 3)
  - Elemente der Detektorköpfe:
    - Kollimatoren (Bleisepten) → Festlegung der Richtung des Strahlungseinfalls zum Detektorkopf (meist orthogonal)
    - Szintillationskristall → Umwandlung der einfallenden Gammastrahlung in sichtbares Licht
    - zahlreiche Photomultiplier → Umwandlung des vom Szintillationskristall emittierten Lichtes in elektrische Impulse
  - **elektronische und digitale Nachbearbeitung:** Umrechnung der registrierten Impulse in zweidimensional ortsaufgelöste Zerfallsereignisse des entsprechenden Nuklids
- **Berechnung der dreidimensionalen Radioaktivitäts- und damit Tracerverteilung** im untersuchten Objekt aus den Objektansichten aller Abtastwinkel mittels der gefilterten Rückprojektion oder iterativer Rekonstruktionsverfahren
- **SPECT/CT:** zunehmend verbreitete Kombinationsgeräte aus SPECT (funktionelle bzw. molekulare Bildgebung) und CT (strukturelle Bildgebung) ermöglichen eine sog. Hardware-Bildfusion; mögliche Vorteile in der neurologischen Anwendung:
  - genauere räumliche Zuordnung von Traceranreicherungen mit geringer anatomischer Information (z. B. Hirntumordiagnostik, Liquorraumszintigrafie)
  - Aufdeckung einer artifiziellen Minderspeicherung durch zerebrale Atrophie
  - optimierte Schwächungskorrektur
- **Kompensation der Abschwächung** der Gammastrahlung durch den Patientenkörper durch rechnerische Abschwächungskorrektur oder direkte Messung der Strahlungsabschwächung mit sog. *low-dose* CT (SPECT/CT)

Tracer

- **klinisch etablierte SPECT-Tracer und ihre Zielprozesse/-strukturen** (Auswahl):

Tracer	Zielprozess/-struktur
[^{99m}Tc]Exametazime ([^{99m}Tc]HMPAO)	zerebraler Blutfluss
[^{99m}Tc]Ethylcysteindimer ([^{99m}Tc]ECD)	zerebraler Blutfluss
[^{123}I]Iodobenzamide ([^{123}I]IBZM)	Dopamin-D2/D3-Rezeptor (postsynaptisch)
[^{123}I]Ioflupane ([^{123}I]FPCIT)	Dopamintransporter (DAT) (präsynaptisch)
[^{123}I]Iod-α-methyl-L-tyrosin ([^{123}I]IMT)	Aminosäuretransport (L-Typ)
[^{123}I]Iomazenil ([^{123}I]IMZ)	$GABA_A$/Benzodiazepin (BZD)-Rezeptor
[^{111}In]Diethylentriaminpentaessigsäure ([^{111}In]DTPA)	Liquorraum

Vorteile/ Nachteile

- **Vorteile:**
  - *ubiquitäre Verfügbarkeit*, da günstige Kamerasysteme und aufgrund der relativ langen physikalischen Halbwertszeit kommerziell verfügbare SPECT-Tracer
  - *geringer logistischer Aufwand*
- **Nachteile:**
  - *geringe Ortsauflösung* (8–12 mm)
  - *relativ geringe Sensitivität* → eingeschränkte Möglichkeit einer zeitaufgelösten Datenaquisition und tracerkinetischen Modellierung der Verteilungsvorgänge zur absoluten Quantifizierung, zur Auswertung werden daher überwiegend semiquantitative Verteilungs-/Bindungsindizes verwendet
  - *Strahlenexposition* (s. u.)

Indikationen s. u.

Positronenemissionstomografie (PET) und PET/CT

Prinzip

- **Markierung der Tracer** mit Positronenstrahlern (^{11}C, ^{15}O, ^{18}F)
- **Erfassung der Strahlung** mittels eines das Objekt umgebenden PET-Detektorringes
  - das freigesetzte Positron geht mit einem Elektron des umgebenden Gewebes eine Paarvernichtung ein, durch die 2 Gammaquanten mit einer Energie von jeweils 511 keV entstehen, die in nahezu 180° zueinander emittiert werden
  - treffen diese Gammaquanten in Koinzidenz (d. h. quasi-zeitgleich) auf gegenüberliegende Detektoren (Szintillationskristalle mit nachgeschalteten Photomultipliern), kann auf einen Zerfall des Nuklids auf der gedachten Verbindungslinie (*line of response*) beider Detektoren geschlossen werden (sog. elektronische Kollimation im Gegensatz zur SPECT)
  - Umrechnung der registrierten Impulse in Zerfallsereignisse des Positronenstrahlers mittels elektronischer und digitaler Nachbearbeitung
- **Rekonstruktion der dreidimensionalen Tracerverteilung** im untersuchten Objekt in Analogie zur SPECT (gefilterte Rückprojektion, iterativer Verfahren)
- **PET/CT:** Kombinationsgeräte aus PET und CT, diese haben *stand-alone* PET-Systeme weitgehend abgelöst (siehe auch SPECT/CT)
  - *höherer diagnostischer Nutzen für allgemein-onkologische Fragestellungen* etabliert
  - bezüglich *Nutzen für neurologische Applikationen:* siehe SPECT/CT
- **Kompensation der Abschwächung** der Gammastrahlung durch den Patientenkörper durch rechnerische Abschwächungskorrektur oder durch direkte Messung der Strahlungsabschwächung mittels einer um das Objekt rotierenden $^{68}Ge/^{68}Ga$-Quelle oder einer sog. *low-dose* CT (PET/CT)

Tracer

- **klinisch etablierte PET-Tracer und ihre Zielprozesse/-strukturen** (Auswahl):

Tracer	Zielprozess/-struktur
[^{15}O]Wasser	zerebraler Blutfluss
[^{18}F]Fluordeoxyglukose ([^{18}F]FDG)	Hexokinase (zerebraler Glukosemetabolismus)
[^{11}C]Raclopride	Dopamin-D2/D3-Rezeptor
[^{18}F]Desmethoxyfallypride ([^{18}F]DMFP)	Dopamin-D2/D3-Rezeptor
[^{18}F]Fluor-DOPA	aromatische L-Aminosäuredecarboxylase (Dopaminsynthese)
[^{11}C]Methionin ([^{11}C]MET)	Aminosäuretransport (L-Typ) (und Proteinsynthese)
[^{18}F]Fluorethyltyrosin ([^{18}F]FET)	Aminosäuretransport (L-Typ)
[^{11}C]Flumazenil ([^{11}C]FLU)	$GABA_A$/Benzodiazepin(BZD)-Rezeptor
[^{11}C]Pittsburgh compound B ([^{11}C]PIB) (diverse ^{18}F-markierte Tracer in der Zulassung)	fibrilläres Amyloid-beta (Plaques)

Vorteile/ Nachteile

- **Vorteile:**
  - *relativ hohe räumliche Auflösung* (4–6 mm)
  - *hohe Sensitivität* mit der Möglichkeit zeitaufgelöster kinetischer Messungen der Tracerverteilung
  - *exakte Schwächungskorrektur*; somit ideal geeignet zur absoluten Quantifizierung interessierender Parameter (z. B. Blutfluss, Glukosemetabolismus oder Rezeptordichte, von besonderem Interesse für die Forschung)
  - *theoretisch nahezu unlimitierte Tracervielfalt* durch Markierung mit ^{11}C und ^{18}F
- **Nachteile:**
  - *begrenzte kommerzielle Verfügbarkeit* von ^{18}F-markierten Tracern
  - *aufwendige Vor Ort-Synthese* (Zyklotron, Radiochemielabor) von ^{15}O- und ^{11}C-markierten Tracern (kurze physikalische Halbwertszeit)
  - *Strahlenexposition* (s. u.)
  - *hoher logistischer Aufwand* (arterielle Blutproben, komplexe Auswertungen) im Fall quantitativer Messungen

Indikationen s. u.

Spezielle PET-Techniken

- **Aktivierungs-PET:** Kartierung von funktionellen Hirnarealen mittels wiederholter PET-Messungen von zerebralem Blutfluss, Glukoseutilisation oder Rezeptorbindung unter Stimulations- und Referenzbedingungen; z. B. motorische, sprachliche oder kognitive Stimulation zum *Brain Mapping* eloquenter Hirnareale zur Planung neurochirurgischer Eingriffe
- **PET/MRT:** kombiniertes System aus PET und MRT, befindet sich aktuell in der Entwicklung; mögliche Anwendungen in der Neurologie u.a.:
  - genauere räumliche Zuordnung von Traceranreicherungen mit geringer anatomischer Information (z. B. Hirntumordiagnostik/stereotaktische Neurochirurgie)
  - Partialvolumenkorrektur bei zerebraler Atrophie
  - simultane PET und MR-Spektroskopie/fMRT

Patientenvorbereitung

Aufklärung

- **pharmakologische Nebenwirkungen:** bei Applikation von nuklearmedizinischen Tracern ist nicht mit relevanten Nebenwirkungen zu rechnen, da keine pharmakologischen Dosen verabreicht werden (anders als bei Kontrastmitteln); dies gilt auch für die Verwendung von ^{123}I-markierten Tracern bei Patienten mit sog. Jodallergie oder Schilddrüsenfunktionsstörungen; Kontrastmittelallergie ist keine Kontraindikation
- **Strahlenexposition**:
  - *Allgemeines:* die Strahlenexposition üblicher nuklearmedizinischer Untersuchungen liegt in der Größenordnung der natürlichen Strahlenexposition eines Jahres (in der BRD ca. 2,1 mSv/a); das damit assoziierte strahlenbiologische Risiko kann nach heutigem Kenntnisstand v.a. bei älteren Patienten und angesichts des therapeutischen Nutzens bei korrekter Indikationsstellung vernachlässigt werden
  - *rechtfertigende Indikation* ist von einem nach StrSchV fachkundigen Arzt zu stellen (in der Regel Nuklearmediziner), dem hierfür notwendige Informationen zur Verfügung zu stellen sind (vor allem Anamnese, Voruntersuchungen, diagnostische und therapeutische Relevanz)
  - *effektive Dosis* typischer neuronuklearmedizinischer Untersuchungen:

Untersuchung	Effektive Dosis
Nuklearmedizinische Untersuchungen	
[^{99m}Tc]HMPAO/[^{99m}Tc]ECD-SPECT	5–6 mSv
[^{123}I]IBZM-SPECT	6,3 mSv
[^{123}I]FPCIT-SPECT	4,4 mSv
[^{123}I]IMT-SPECT	1,4 mSv
[^{111}In]DTPA-Liquorszintigrafie	0,5 mSv
[^{18}F]FDG-PET	3,8 mSv
[^{11}C]MET-PET	1,3 mSv
[^{18}F]FET-PET	4,1 mSv
[^{11}C]PIB	1,8 mSv
Vergleichswerte	
Röntgen Thorax	0,02 mSv
Röntgen LWS	1,3 mSv
CCT	2,3 mSv
CT Abdomen	10 mSv

- **Zeitaufwand:** je nach eingesetztem Tracer muss vor einer SPECT-/PET-Akquisition eine Gleichgewichtseinstellung bzw. Umverteilung des Tracers in vivo abgewartet werden (Minuten bis Stunden); bei der anschließenden Messung müssen die Patienten ruhig liegen, um Bewegungsartefakte zu vermeiden
  - *typische Wartezeiten zwischen Injektion und Akquistion:*

Untersuchung	Wartezeit
[^{99m}Tc]ECD/HMPAO	45–90 Minuten
[^{123}I]FPCIT	180 Minuten
[^{123}I]IBZM	90 Minuten
[^{18}F]FDG	40–60 Minuten
[^{123}I]IMT/[18F]FET	0–20 Minuten

- *typische klinische Messzeiten:*

Untersuchung	Wartezeit
Blutfluss-/Rezeptor-SPECT	30–45 Minuten
[^{18}F]FDG-PET	10-20 Minuten
Aminosäure-PET/-SPECT	20–40 Minuten
[^{18}F]FDG-Ganzkörper-PET/CT	30 Minuten

- **Prämedikation:**
  - *bei Schmerzsyndromen oder Klaustrophobie* (weniger relevant als bei der MRT) ggf. Analgesie oder Sedierung; zur Vermeidung von Interaktionen mit der Tracer-Aufnahme vorher Rücksprache mit dem Nuklearmediziner und Applikation erst vor Positionierung in der Kamera
  - *bei ^{123}I-makierten Tracern* Blockade der Jodaufnahme der Schilddrüse zur Reduktion der Strahlenexposition (z. B. 1000 mg Perchlorat p. o., mindestens 30 Minuten vor Injektion)
- **physiologische Stimuli:** vor allem bei [^{18}F]FDG-PET und Blutflussmessungen sind Standardbedingungen einzuhalten (typisch: Augen auf bei reduziertem Licht, reduzierte Umgebungsgeräusche, Vermeidung von Bewegungen und Sprache) → Vermeidung von physiologischen Stoffwechsel-/Blutflusssteigerungen in entsprechenden Hirnarealen
- **Nüchternheit:** [^{18}F]FDG-PET und Aminosäure-PET/-SPECT: mindestens 4–6 Stunden Nüchternheit (idealerweise über Nacht), bei [^{18}F]FDG-PET bei Diabetikern Blutzuckereinstellung (Ziel BZ < 140 mg/dl) unter üblicher Therapie
- **Medikamente:**
  - *Allgemeines:* zahlreiche SPECT- und PET-Tracer gehen eine kompetetive Bindung an Transport- und Rezeptormoleküle ein; eine Bindungskompetition mit endogenen oder exogenen Kompetitoren ist zu vermeiden; daher *vor allem bei zentralnervös wirksamen Medikamenten* im Zweifelsfall Rücksprache mit dem Nuklearmediziner
  - *Pausieren von Medikamente* soweit klinisch vertretbar 5 Medikamenten-Halbwertszeiten (d. h. in der Regel mehrere Tage) vor Tracer-Applikation; Beispiele:
    - [^{123}I]IBZM: Dopamin-Agonisten und Dopamin-Antagonisten (Neuroleptika) absetzen, aber auch diverse andere Substanzen (z. B. Metoclopramid, Cinnarizin/Flunarizin, Amphetamin, Methylphenidat); aufgrund der kurzen Plasmahalbwertszeit ist eine Pausierung von L-Dopa über Nacht ausreichend
    - [^{123}I]FPCIT: typische Parkinson-Medikamente scheinen nicht mit der [^{123}I]FPCIT-Bindung zu interferieren, bei Follow-up-Studien sollte aber eine vergleichbare Medikation vorliegen; Interferenzen sind zu erwarten bei SSRI (Paroxetin, Sertralin), Amphetamin, Methylphenidat, Kokain, Benzatropin, Buproprion, Mazindol/Phentermin, Modafinil, Fentanyl, Ketamin, Isofluran

Hypokinetisch-rigide Syndrome

Anwendungen

- **Untersuchung der Integrität nigrostriataler Neurone** bzw. Sicherung einer Neurodegeneration der Substantia nigra pars compacta mittels der [^{123}I]FPCIT-SPECT (DaTSCAN®) oder [^{18}F]FDOPA-PET in klinisch unklaren Fällen [864]; Indikationen:
  - *Abgrenzung gegenüber Tremor-/Parkinson-Syndromen ohne Neurodegeneration der Substantia nigra p.c.* mit sehr hoher diagnostischer Genauigkeit (> 90 %) [324],[4323] (z. B. essenzieller oder psychogener Tremor, DOPA-responsive Dystonie, medikamentöses Parkinsonoid, vaskuläres Parkinson-Syndrom) [2455]
  - *Frühdiagnose* z. B. bei hereditären Formen
  - *Objektivierung des Schweregrades und Progresses* der Neurodegeneration [324]
- **Untersuchung der striatalen Dopamin-D2-Rezeptordichte** (vornehmlich postsynaptisch) mittels der [^{123}I]IBZM-SPECT bzw. [^{11}C]Raclroprid- oder [^{18}F]DMFP-PET; Indikationen:
  - *Nachweis eines Rezeptorverlustes bzw. einer striatalen Neurodegeneration* bei der Multisystematrophie (MSA-C/MSA-P), progressiven supranukleären Blickparese (PSP) und ggf. kortikobasalen Degeneration (CBD) im Gegensatz zum M. Parkinson [4240]; entsprechend einer aktuellen Meta-Analyse scheint der diagnostische Nutzen der [^{123}I]IBZM-SPECT für diese Fragestellung aber limitiert zu sein [4323]

- **Untersuchung des zerebralen Glukosemetabolismus** mittels der [^{18}F]FDG-PET zum Nachweis einer striatalen, kortikalen und zerebellären Beteiligung/Neurodegeneration [4265],[1036] (👁, 👁, 👁, 👁); eine direkte prospektive Vergleichsstudie ergab eine eindeutige Überlegenheit der [^{18}F]FDG-PET (diagnostische Genauigkeit > 90 %) gegenüber der [^{123}I]IBZM-SPECT (diagnostische Genauigkeit ca. 75 %) für die Trennung atypischer Parkinson-Syndrome vom Morbus Parkinson, zudem erlaubt die [^{18}F]FDG-PET eine Differenzierung zwischen verschiedenen atypischen Parkinson-Syndromen mit sehr hoher Spezifität (> 90 %) [1669]
- **Beurteilung der Integrität postganglionärer sympathischer Neurone** des autonomen Nervensystems mittels [^{123}I]Metaiodobenzylguanidine-([^{123}I]MIBG-)-Szintigrafie:
  - Befunde: beim Morbus Parkinson häufig Verlust der kardialen adrenergen Neurone; hingegen bei MSA-, PSP- und CBD-Patienten meist normaler Befund
  - im Gegensatz zu einer früheren Meta-Analysen mit sehr hoher Sensitivität und Spezifität (90 %/95 %; Morbus Parkinson als positiver Befund definiert) [505] kommt eine aktuelle Meta-Analyse [4140] zu einer weniger guten Aussagekraft dieser Methode (89 %/77 %), sodass ihr tatsächlicher Nutzen kritisch zu bewerten ist
  - *CAVE*: diverse Einflussfaktoren (zahlreiche Medikamente, Abschwächungsartefakte durch Mammae) und Begleiterkrankungen (Diabetes mellitus/Neuropathien, kardial) führen zu einer verminderten [^{123}I]MIBG-Speicherung

Typische Befundmuster

Erkrankung	Präsynaptische striatale dopaminerge Marker [^{123}I]FPCIT/[^{18}F]DOPA	Postsynaptische striatale dopaminerge Marker [^{123}I]IBZM/[^{11}C]Racloprid	Zerebraler Glukosestoffwechsel [^{18}F]FDG
Morbus Parkinson (👁, 👁)	asymmetrisch reduziert (stark betont im Putamen)	normal (initial erhöht)	(relativer) Hypermetabolismus des Putamens und ggf. des Zerebellums und Motorkortex; variabel ausgeprägter Hypometabolismus okzipital, temporoparietal und des posterioren Gyrus cinguli/Precuneus (v.a. in Assoziation mit demenzieller Entwicklung)
MSA (👁)	symmetrisch reduziert	symmetrisch reduziert	Hypometabolismus im Striatum (v.a. bei MSA-P), Pons und Zerebellum (v. a. bei MSA-C)
PSP (👁)	symmetrisch reduziert (Ncl. caudatus frühzeitig mitbetroffen)	symmetrisch reduziert (initial oft nur gering)	Hypometabolismus mesial/mittelliniennah frontal, in prämotorischen Arealen, im Hirnstamm und ggf. im Thalamus und Ncl. caudatus
CBD (👁)	asymmetrisch reduziert	möglicherweise reduziert (asymmetrisch)	asymmetrisch reduziert parietal, frontal (Prä-/Motorkortex), Striatum
essenzieller Tremor, psychogenes Parkinson-Syndrom, medikamentöses Parkinsonoid (👁, 👁)	normal	normal (ggf. reduziert bei medikamentöser Kompetition)	im Wesentlichen normal
vaskuläres Parkinson-Syndrom	normal bis reduziert (ggf. fokaler Defekt, Lakune)	normal bis reduziert (ggf. fokaler Defekt, Lakune)	uneinheitlich, ggf. diffuser Hypometabolismus, teils fokale Defizite kortikal wie subkortikal (Infarkte/Lakunen)

Hyperkinetische Syndrome

Morbus Huntington

- **Anwendungen** (nur noch geringe Bedeutung der nuklearmedizinischen Diagnostik seit Einführung der humangenetischen Diagnostik) [4240]:
  - *striataler Glukosemetabolismus, Blutfluss und Dopaminrezeptordichte* bereits im präsymptomatischen Stadium deutlich reduziert, daher möglicher Einsatz der PET und SPECT in Zweifelsfällen (Bestätigung der striatalen Neurodegeneration) (👁)

- *Therapiekontrolle* (z. B. neuroprotektive oder -restaurative Ansätze) mittels hochauflösender quantitativer Verfahren
- *Differenzialdiagnostik:*
  - reversibler striataler Hypermetabolismus bei Chorea minor Sydenham (👁)
  - Normalbefund bei benigner hereditärer Chorea
  - Hypometabolismus bei Neuroakanthozytose-Syndromen

Morbus Wilson

Hypometabolismus striatal und bei ausgeprägten Fällen auch thalamisch und kortikal sowie verminderte striatale Dopamintransporter- und Dopamin-D2-Rezeptor-Verfügbarkeit infolge Kupferablagerung, mit der Klinik korrelierend und nach D-Penicillamin-Therapie reversibel (ggf. zur Verlaufskontrolle geeignet) [3586]

Demenzen

Anwendungen

- **Untersuchung der regionalen zerebralen Glukoseutilisation** mittels [^{18}F]FDG-PET: etablierter klinischer Stellenwert bei der Früh- und Differenzialdiagnose von Demenzen mit hoher diagnostischer Genauigkeit (> 90 %) [4265],[2800],[1683] (👁, 👁, 👁, 👁, 👁, 👁)
- **Differenzialdiagnostik zwischen Morbus Alzheimer und Demenz mit Lewy-Körperchen** mittels [^{123}I]FPCIT-SPECT (DaTSCAN®) mit hoher diagnostischer Genauigkeit (> 85 %) [2651],[4055]
- **Amyloid-beta (Aβ)-Bildgebung** [2920],[1837]:
  - Bestandteil der Forschungskriterien zur Definition der präklinischen Alzheimer-Erkrankung (neben [^{18}F]FDG-PET, Liquordiagnostik und MRT) [3880] sowie der diagnostischen Kriterien des *mild cognitive impairment* (MCI) infolge Alzheimer-Erkrankung [90] und der Alzheimer-Demenz [2657]
  - präklinisches Stadium: Nachweis einer zerebralen Aβ-Pathologie bereits 10-15 Jahre vor der manifesten Alzheimer-Demenz; der Anteil kognitiv-gesunder Kontrollen mit positivem Aβ-PET steigt somit von Einzelfällen im Alter < 50 Jahre auf > 30 % mit > 80 Jahren, häufiger bei APOE ε4-Trägern bzw. bei positiver (v.a. maternaler) Familienanamnese [2794],[3443],[3332],[2799]
  - Mild cognitive impairment (MCI): Patienten mit positivem Aβ-PET haben eine deutlich höhere Konversitionsrate zur manifesten Alzheimer-Demenz als solche mit negativem Aβ-PET [2957],[1838]
  - manifeste Alzheimer-Demenz: bis auf seltene Ausnahmen Aβ-positiver PET-Befund (👁, 👁)
  - mögliche Anwendung der Aβ-PET auch zur Therapiekontrolle bei anti-Amyloid-Therapien [3369]
  - mehrere kommerziell vertreibbare ^{18}F-markierte Liganden befinden sich aktuell in der Zulassung (z.B. [^{18}F]Florbetaben, [^{18}F]Flutemetamol, [^{18}F]Florbetapir)
- Blutfluss-SPECT zur Demenzdiagnostik aufgrund der Überlegenheit der PET weitgehend obsolet

Typische Befundmuster

(Befundmuster bei PSP, CBD und Morbus Huntington siehe oben)

Erkrankung	Zerebraler Glukosestoffwechsel [^{18}F]FDG	Integrität nigrostriataler Neurone [^{123}I]FPCIT/ [^{18}F]DOPA	Amyloid-beta-Bildgebung v.a. [^{11}C]PIB
Morbus Alzheimer (👁, 👁)	Hypometabolismus im Precuneus/ posterioren Gyrus cinguli (frühzeitig), temporoparietal (oft asymmetrisch) und frontal (spät); Aussparung primärer Kortexareale, Striatum, Zerebellum	normal	erhöht (in frontalen, temporalen und parietalen Assoziationskortizes sowie im Precuneus/posterioren Gyrus cinguli)
Demenz mit Lewy-Körperchen (DLB) und Morbus Parkinson mit Demenz (PDD) (👁)	sehr ähnlich zum Morbus Alzheimer aber unter Einbeziehung des okzpitalen/primären visuellen Kortex	reduziert	bei DLB meist erhöht, bei PDD hingegen meist nicht erhöht
frontotemporale Lobärdegeneration (FTLD) (👁, 👁)	– frontotemporale Demenz (FTD): Hypometabolismus mesiofrontal, dorsolateral frontal und ggf. temporal und parietal (spät) – semantische Demenz (SD): Hypometabolismus temporal bzw. temporopolar (häufig linksbetont) – primär progressive (nicht-flüssige) Aphasie (PPA/PNFA): Hypometabolismus links frontal (v.a. Operculum und Insel), temporal und parietal (perisylvisch)	normal bis reduziert (in Abhängigkeit von der zugrunde liegenden Pathologie)	i.d.R. nicht erhöht (bei der sog. logopenen Aphasie [LPA] meist erhöht)

Erkrankung	Zerebraler Glukosestoffwechsel [18F]FDG	Integrität nigrostriataler Neurone [123I]FPCIT/ [18F]DOPA	Amyloid-beta-Bildgebung v.a. [11C]PIB
vaskuläre Demenz	uneinheitlich, oft diffuser Hypometabolismus (mit absoluter Quantifizierung fassbar), teils fokale Defizite (Infarkte/Lakunen), Beteiligung primärer Kortexareale, Striatum und Zerebellum	variabel, abhängig von vaskulären Läsionen (Korrelation mit CT/MRT notwendig)	nicht erhöht
sog. Pseudodemenz bei Depression (👁)	unauffällig (individuelle Analyse), ggf. geringer Hypometabolismus (mesio-)frontal	normal	nicht erhöht

Auswertung

- **Korrelation mit struktureller Bildgebung** obligat zur Erkennung von Speicherdefiziten infolge struktureller Defekte (z. B. ausgeprägte Atrophie, Infarkte, Hygrome)
- **visuelle Befundung** durch erfahrenen Untersucher
- **Voxel-basierte statistische Vergleiche** mit Kontrollkollektiven
- **Ausblick:** zahlreiche weitere SPECT-/PET-Tracer zurzeit in der Erprobung: z. B. Acetylcholinesterase ([11C]MP4A), $\alpha_4\beta_2$-nikotinischer ([18F]F-A-85380) und M2-muskarinischer ([18F]FP-TZTP) Acetylcholinrezeptor

Hirntumoren

Methoden

- **Aminosäure-PET ([11C]MET, [18F]FET)** (hat die früher häufig eingesetzte [18F]FDG-PET weitgehend verdrängt) [4257],[694],[2290]
  - *Vorteil von Aminosäure-Tracern gegenüber der [18F]FDG:* geringe physiologische Hirnaufnahme und damit hoher Tumorkontrast
  - *Nutzen der [18F]FDG-PET limitiert* durch relativ häufige falsch negative (relativ geringe Speicherung selbst bei höhergradigen Gliomen) und falsch positive (Speicherung in Abszessen und diverse niedriggradige Tumorentitäten) Befunde; im Folgenden wird daher nur auf den Einsatz der Aminosäure-PET eingegangen, auch wenn die [18F] FDG-PET mit den o.g. Einschränkungen bei den genannten Indikationen eingesetzt wurde [694],[2700]
- **Einsatz von SPECT limitiert** (z. B. zur Bestimmung des Biopsieortes oder der Tumorausdehnung) durch geringere Auflösung

Anwendungen

- **nichtinvasives Grading:**
  - Wertigkeit der Aminosäure-PET/-SPECT zum Grading von Gliomen umstritten; wird aktuell untersucht
  - auch bei niedriggradigen Gliomen meist (ca. 80 %) erhöhte Aminosäure-Aufnahme → Einsatz der Aminosäure-PET/-SPECT zur Abgrenzung gegenüber nicht neoplastischen Läsionen
  - Ausmaß der Aufnahme von [18F]FET korreliert mit der biologischen Aggressivität und Prognose von niedriggradigen Gliomen [1209],[1208]
- **Biopsieplanung:** traditionell wurde [18F]FDG-PET zur Biopsieplanung eingesetzt (gute Korrelation der [18F]FDG-Aufnahme mit dem histologischen Grading bzw. einer malignen Transformation) (👁); hier hat sich die Aminosäure-PET durchgesetzt (erheblich verbesserte Wahl des diagnostisch optimalen Biopsieortes auch gegenüber der MRT [3073])
- **Ausdehnungsdiagnostik:** Aminosäure-PET zur Ausdehnungsdiagnostik zur Operations- oder Bestrahlungsplanung ist der MRT überlegen (👁):
  - Aufnahme von radioaktiv markierten Aminosäuren auch in Tumorregionen ohne eine Störung der Blut-Hirn-Schranke
  - in der MRT oft schwierige Abgrenzung zwischen Begleitödem und nicht Kontrastmittel-aufnehmenden Tumoranteilen
- **Therapiekontrolle/Rezidivdiagnostik** (👁, 👁):
  - hohe und fokale Aminosäure-Aufnahme spricht für vitales Tumorgewebe bzw. zeigt ein Rezidiv an
  - geringe und diffus-homogene Anreicherungen spricht für posttherapeutische Veränderungen (Strahlennekrose, Gliose)

    - im Vergleich mit der MRT (schwierige Abgrenzung zwischen posttherapeutischen Verändungen und vitalem Tumorgewebe) bietet die Aminosäure-PET wahrscheinlich eine deutlich höhere Spezifität [3256]
- **Einschränkung:** die oben gemachten Aussagen gelten in erster Linie für neuroepitheliale Tumoren bzw. Gliome
    - zerebrale Metastasen: in Abhängigkeit vom Ursprungsgewebe deutliche Heterogenität der Speicherung ()
    - unbehandelte ZNS-Lyphome: in der Regel sehr hohe [^{18}F]FDG-Speicherung → Einsatz der [^{18}F]FDG-PET zur Differenzierung von ZNS-Lymphomen gegenüber Toxoplasmose bei HIV-Patienten ()
- **präoperatives Brain Mapping:** zur Operationsplanung in einigen Zentren präoperative Aktivierungs-PET mit [^{18}F]FDG oder [^{15}O]Wasser zur Kartierung funktioneller Hirnareale, vor allem Sprache und Motorik [2701] ()

Epilepsie

Anwendungen

- **präoperative Fokuslokalisation** (vor allem bei nicht wegweisendem/unauffälligem Ergebnis in der MRT) mittels
    - *Nachweis eines interiktalen Hypometabolismus (Hypoperfusion) bzw. iktalen Hypermetabolismus (Hyperperfusion)*
    - *Nachweis von Veränderungen des Rezeptorbesatzes* des epileptogenen Hirnareals mittels Darstellung des $GABA_A$/BZD-Rezeptors mit [^{11}C]FLU-PET

Typische Befundmuster

- **mesiale Temporallappensklerose** (häufigste Ursache der Temporallappen-Epilepsie):
    - *interiktal* typischerweise mesiotemporaler Hypometabolismus (PET) bzw. Hypoperfusion (SPECT; interiktal deutlich weniger aussagekräftig als PET), die häufig über den eigentlich epileptogenen Fokus hinausreichen und so eher einer Fokus-Lateralisation denn einer Lokalisation entsprechen [2699],[4521] ()
    - *iktale* SPECT mit Tracer-Injektion im Anfall (optimalerweise innerhalb von 45 Sekunden nach Anfallsbeginn) unter Video-EEG-Monitoring: Abbildung der iktalen Hyperperfusion; die SPECT-Akquisition selbst kann dann bis zu Stunden nach dem Anfall erfolgen; deutlich erhöhte diagnostische Aussagekraft der SPECT (Subtraktionsbildanalyse: iktal – interiktal) [2890],[940],[4420],[4626] ()
    - zusätzlicher Nutzen der [^{11}C]FLU-PET gegenüber der [^{18}F]FDG-PET und iktalen SPECT nicht endgültig belegt, obschon Areale mit verminderter $GABA_A$/BZD-Rezeptordichte den epileptogenen Fokus oft deutlich umschriebener darstellen [1683],[1415],[896]
- **Epilepsie mit extratemporalem Fokus:**
    - *iktale/interiktale SPECT*: Hyperperfusion iktal und ggf. Hypoperfusion interiktal
    - *[^{11}C]FLU-PET:*
        - *Nachweis von Reduktionen der GABAA/BZD-Rezeptordichte*
        - *Nachweis von Rezeptorerhöhungen* (vor allem bei Bandheterotopien, kortikalen Malformationen/Dysplasien) [3350]
    - *[^{18}F]FDG-PET:* im Vergleich zur Temporallappen-Epilepsie und iktalen/interiktalen SPECT geringere Aussagekraft [1000],[640],[2117],[2061]

Zerebrale Perfusionsstörungen

Anwendungen

- **Allgemeines:** Einsatz der u. g. Methoden heute im Wesentlichen im Rahmen wissenschaftlicher Studien aufgrund der einfacheren Durchführung/Logistik, Vielseitigkeit und Aussagekraft anderer Methoden wie der MRT
- **akutes Stadium der zerebralen Ischämie:** Darstellung des Blutflusses mittels SPECT noch vereinzelt eingesetzt zur Prognoseabschätzung/Therapieentscheidung (z. B. Kraniotomie, Lysetherapie) [367],[368]
- **Darstellung der ischämischen *Penumbra* (akut/subakut):** quantitative Darstellung von Perfusion, O_2-Extraktion und O_2-Metabolismus mit PET oder Abbildung des $GABA_A$/BZD-Rezeptor-Besatzes (als Marker der neuronalen Integrität) mittels PET/SPECT (vor allem im Rahmen von wissenschaftlichen Studien) [1660]
- **Abschätzung der hämodynamischen Relevanz von Gefäßveränderungen/-stenosen:**
    - *quantitative PET-Messung der O_2-Extraktion* (Goldstandard): eine erhöhte O_2-Extraktion belegt eine hämodynamische und somit prognostische Relevanz von Gefäßprozessen/-stenosen (sog. *misery perfusion* bei erhöhter O_2-Extraktion; normal 40–50 %)

- *Ermittlung der zerebralen Perfusionsreserve (CPR)* (als Surrogatmarker der O_2-Extraktion) mittels der Blutfluss-PET/-SPECT unter Einatmung von CO_2 (Carbogengas) oder Infusion des Carboanhydrasehemmers Acetazolamid (1000 mg) als vasodilatatorische Stimuli (methodisch erheblich einfacher) (,)
  - *absolute CPR-Ermittlung* mittels PET nach Acetazolamid-Gabe, normal: +30–40 %, < 10 % pathologisch [2876]
  - *CAVE*: nur Darstellung von Blutflussasymmetrien mit der SPECT → Gefahr von falsch negativen Befunden bei generalisierten/bilateralen Prozessen

Weitere Anwendungen

Liquor-Szintigrafie

- **Indikationen:**
  - Beurteilung der Liquorzirkulation
  - Feststellung einer Liquorleckage (Rhino- oder Otoliquorrhö)
  - Feststellung möglicher Zirkulationsstörungen vor intrathekaler Chemotherapie (ggf. Tracer-Gabe über Ventrikelport; z. B. vor Chemotherapie beim Medulloblastom)
- **Methodik:** intrathekale Injektion von [^{111}In]DTPA; multiple planare und ggf. SPECT/CT-Aufnahmen bis 72 Stunden p. i.; bei V. a. Liquorleckage Einlage von Tamponaden mit Rückmessung der Radioaktivität zur Bestätigung der Leckage

Hirntod-diagnostik

- **Indikation:** nichtinvasive Bestätigung des zerebralen Perfusionsstillstandes
- **Methodik:** Radionuklidangiografie (Frühaufnahmen) sowie planarer Spätaufnahmen (ggf. SPECT) nach Injektion von [^{99m}Tc]HMPAO
  - *CAVE:*
    - ausreichender systemischer Blutdruck ist sicherzustellen
    - keine Gabe von Barbituraten oder anderen die zerebrale Perfusion reduzierenden Pharmaka
    - erhöhte Anforderungen an Qualitätskontrolle
- **Auswertung:** positiv bei vollständig fehlendem Tracerübertritt nach intrakranial in Früh- und Spätaufnahmen

Entzündungs-diagnostik

Verschiedene entzündliche Hirnerkrankungen wie die paraneoplastische limbische Enzephalitis, Herpes-simplex-Enzephalits oder HIV-Enzephalopathie können im Akutstadium mit regionaler Hyperperfusion ([^{99m}Tc]HMPAO) und Hypermetabolismus ([^{18}F]FDG) einhergehen (ggf. Hypoperfusion/-metabolismus im Verlauf), welche zur frühen Diagnosestellung und Verlaufskontrolle hilfreich sein können (,)

Allgemeine nuklearmedizinische Diagnostik

Mit besonderer Relevanz für die Neurologie:

- **[^{18}F]FDG-PET/CT** bei Verdacht auf Paraneoplasie und/oder zerebrale Metastasierung zur Suche eines unbekannten Tumors und zum Staging (,)
- **[^{99}mTc]MDP/HDP-Knochenszintigrafie** zum Ausschluss/Bestätigung von Knochenmetastasen bei V. a. Paraneoplasie und/oder Hirnmetastasen
- **[^{99}mTc]Pertechnetat-Szintigrafie** zur Diagnostik von Schilddrüsenfunktionsstörungen bei TSH-Erniedrigung und/oder Herzrhythmusstörungen (vor allem Vorhofflimmern)
- **[^{99}mTc]MIBI/Tetrofosmin-Myokard-SPECT** mit ergometrischer oder pharmakologischer Belastung zum Ausschluss einer hämodynamisch relevanten KHK bei entsprechendem Risikoprofil bzw. mit der Frage nach möglicher kardialer Emboliequelle (hypokinetische Areale in der *gated*-SPECT)
- **Vitamin-B_{12}-Resorptionstest (Schilling-Test)** aktuell nicht mehr verfügbar

3.10 Molekulare genetische Diagnostik

Ph. Ziefer

Allgemeines

Das Gesetz über genetische Untersuchungen beim Menschen (Gendiagnostikgesetz – GenDG http://www.gesetze-im-internet.de/gendg/index.html) regelt die Voraussetzungen für genetische Untersuchungen sowie die Verwendung genetischer Proben und Daten verbindlich. Insbesondere für die Durchführung prädiktiver genetischer Untersuchungen, also solcher, welche das Ziel der Abklärung einer Anlageeigenschaft für eine Erkrankung vor Ausbruch der Erkrankung haben, gelten seit dem 01.02.2012 neue Voraussetzungen.

Voraus-setzungen

- **ausdrückliche und schriftliche Einwilligung** der betroffenen Person in die Untersuchung und die Gewinnung der dafür erforderlichen genetischen Probe gegenüber der verantwortlichen ärztlichen Person *(§ 8 GenDG).*
- **diagnostische genetische Untersuchungen** sind allen Ärztinnen und Ärzten erlaubt. Nach Vorliegen des Untersuchungsergebnisses sollte eine qualifizierte genetische Beratung angeboten werden. Wird eine nicht behandelbare genetische Eigenschaft mit Bedeutung für eine Erkrankung oder gesundheitliche Störung festgestellt, muss eine genetische Beratung angeboten werden *(§ 10 Abs. 1 GenDG).*
- **prädiktive genetische Diagnostik** nur durch Fachärztinnen oder Fachärzte für Humangenetik oder andere Ärztinnen oder Ärzte, die sich beim Erwerb einer Facharzt-, Schwerpunkt- oder Zusatzbezeich-

nung für genetische Untersuchungen im Rahmen ihres Fachgebietes qualifiziert haben *(§ 7 Absatz 1, GenDG).*
- **Kontaktaufnahme mit Labor** vor Probenentnahme zur Absprache der geplanten Diagnostik sowie der Art und Menge des benötigten Materials empfohlen

Molekulargenetische Diagnostik [3046],[4668]

Definition Anwendung molekulargenetischer Methoden zum direkten oder indirekten Nachweis einer Mutation

Methodik
- **direkte DNA-Diagnostik** = direkter Nachweis der Mutation, wenn diese bekannt ist
  - *Methode:* Anreicherung des zu untersuchenden Genabschnitts mit einer spezifischen Polymerase-Kettenreaktion (PCR), Untersuchung des PCR-Produktes nach Mutationen (unterschiedliche Methoden: Fragmentanalyse, diagnostischer Restriktionsverdau, Sequenzierung, allelspezifische Oligonukleotid-Hybridisierung)
- **indirekte DNA-Diagnostik** = Verfolgung der Vererbung der die Mutation enthaltenden genomischen Region in einer Familie, wenn lediglich die chromosomale Lokalisation eines Gens bekannt ist
  - *Methode:* Familienuntersuchung von mehreren erkrankten und gesunden Angehörigen, Analyse mittels PCR von hochpolymorphen Loci (sog. Mikrosatelliten-Marker), die mit dem unbekannten Genort eng gekoppelt sind

Material 2 × 5–10 ml EDTA-Blut; Versand bei Raumtemperatur

Molekularzytogenetische Diagnostik

Definition Anwendung molekularzytogenetischer Methoden zum Nachweis numerischer und größerer struktureller Chromosomenaberrationen (Deletionen, Duplikationen), z. B. bei Duchenne-Muskeldystrophie, Neurofibromatose Typ 1 und tuberöse Sklerose Typ 2

Methodik
- **Fluoreszenz-in-situ-Hybridisierung (FISH):** Kultivierung von Blutlymphozyten und Präparation der Chromosomen, dann Sichtbarmachung von DNA-Abschnitten und deren Position innerhalb der Chromosomen durch Hybridisierung markierter DNA-Sonden

Material 2–5 ml Heparin-Blut, sofortiger und ungekühlter Versand

Genetisch bedingte neurologische Erkrankungen

Übersicht

Erbkrankheit	OMIM[1]	Erbgang	Genlokus	Gen/Genprodukt	Molekulargenetik
Nicht ataktische Bewegungsstörungen					
Chorea Huntington	143100	AD	4p16.3	Huntingtin	ja[2]
Choreoakanthozytose	200150	AR	9q21	VPS13A	ja[2]
Huntington-ähnliche Erkrankung 1	603218	AD	20pter-p12	PRNP	ja[2]
Huntington-ähnliche Erkrankung 2	606438	AD	16q24.3	Junctophilin-3	ja[2]
Torsionsdystonie, generalisierte (DYT1)	128100	AD	9q34	Tor1A	ja[2]
autosomal rezessive Dystonie (DYT2)	224500	AR			
Dystonie-Parkinson Syndrom (Lubag, DYT3)	314250	XR	Xq13.1	TAF1	ja[2]
Dystonie mit spasmodischer Dysphonie (DYT4)	128101	AD			
Dopa-responsive Dystonie (Segawa, DYT5a)	600225	AD	14q22.1-q22.2	GTP-Zyklohydrolase 1	ja[2]
Dopa-responsive Dystonie (DYT5b)	191290	AR	11p15.5	Tyrosinhydroxylase	ja[2]
Torsionsdystonie gemischten Typs (DYT6)	602629	AD	8p21-q22	THAP1	ja[2]
fokale Dystonie des Erwachsenenalters (DYT7)	602124	AD	18p		
paroxysmale dystone Choreoathetose (DYT8)	118800	AD	2q35	Myofibrillogenese regulator-1	ja[2]
paroxysmale Choreoathetose mit episodischer Ataxie und Spastizität (DYT9)	601042	AD	1p		
paroxysmale kinesiogene Choreoathetose (DYT10)	128200	AD	16p11.2	PRRT2	
Myoklonusdystonie (DYT11)	159900	AD	7q21	ε-Sarkoglykan	ja[2]
Dystonie-Parkinson-Syndrom mit akutem Beginn (RDP, DYT12)	128235	AD	9q13	ATP1A3	ja[2]
multifokale segmentale Dystonie (DYT13)	607671	AD	1p36.3-p36.1		

Erbkrankheit	OMIM[1]	Erbgang	Genlokus	Gen/Genprodukt	Molekulargenetik
Myoklonusdystonie (DYT15)	607488	AD	18p11		
frontotemporale Demenz mit Parkinson (DDPAC)	600274	AD	17q21.1	MAPT	ja[2]
dentatorubropallidoluysiane Atrophie (DRPLA)	607462	AD	12p13.31	Atrophin 1	ja[2]
Parkinson-Syndrom (PARK1)	168601	AD	4q21	α-Synuclein	ja[2]
Parkinson-Syndrom, autosomal rezessives juveniles (PARK2)	600116	AR	6q25.2-q27	Parkin	ja[2]
Parkinson-Syndrom (PARK3)	602404	AD	2p13		
Parkinson-Syndrom (PARK4)	605543	AD	4q21	α-Synuclein	
Morbus Parkinson (PARK5)	191342	AD	4p14	UCHL1	
Morbus Parkinson, juvenil (PARK6)	608309	AR	1p36	PINK1	ja[2]
Morbus Parkinson (PARK7)	606324	AR	1p36	DJ1	ja[2]
Morbus Parkinson (PARK8)	607060	AD	12p11.2-q13.1	LRRK2/Dardarin	ja[2]
Morbus Parkinson (PARK10)	606852	AD	1p		
Morbus Parkinson (PARK11)	607688	AD	2q36-q37		
Morbus Wilson	277900	AR	13q14.3-q21.1	Cu-bindende ATPase	ja[2]
Tourette-Syndrom	137580	AD	13q31	SLITRK1	ja[2]
Tremor, familiärer essenzieller 1 (ETM1)	190300	AD	3q13		
Tremor, familiärer essenzieller 2 (ETM2)	602134	AD	2p25-p22		
Hallervorden-Spatz-Syndrom	234200	AR	20p12.3-p13	PANK2	ja[2]
Ataxien					
Abetalipoproteinämie (Bassen-Kornzweig)	200100	AR	4q22-q24	Triglyzeridtransferprotein	ja[2]
Ataxia telangiectatica (Louis-Bar)	208900	AR	11q22.3	ATM	ja[2]
Friedreich-Ataxie	229300	AR	9q13	Frataxin	ja[2]
Friedreich-Ataxie 2	601992	AR	9p23-p11	FRDA2	
spastische Ataxie Charlevoix-Saguenay	270550	AR	13q12.12	SACS	ja[2]
Ataxie mit okulomotorischer Apraxie und Hypoalbuminämie (EAOH)	208920	AR	9p21.1	APTX	ja[2]
früh beginnende zerebelläre Ataxie mit erhaltenen Muskeleigenreflexen (EOCA)	212895	AR			
fragiles X-assoziiertes Tremor-Ataxie-Syndrom	300623	X	Xq27.3	FMR1	ja[2]
episodische Ataxie mit Myokymien (EA-1)	160120	AD	12p13	KCNA1	ja[2]
episodische Ataxie 2 (EA-2)	108500	AD	19p13	CACNA1A	ja[2]
infantile spinozerebelläre Ataxie (IOSCA)	271245	AR	l0q24	C10ORF2	ja[2]
spinozerebelläre Ataxie 1 (SCA1)	164400	AD	6p23	Ataxin-1	ja[2]
spinozerebelläre Ataxie 2 (SCA2)	183090	AD	12q23–24.1	SCA2	ja[2]
spinozerebelläre Ataxie 3, Machado-Joseph-Erkrankung (SCA3)	109150	AD	14q24	MJD 1	ja[2]
spinozerebelläre Ataxie 4 (SCA4)	600223	AD	16q22.1	PLEKHG4	ja[2]
spinozerebelläre Ataxie 5 (SCA5)	600224	AD	11q13	β-III-Spectrin	ja[2]
spinozerebelläre Ataxie 6 (SCA6)	183086	AD	19p13	CACNA1A	ja[2]
spinozerebelläre Ataxie mit Retinadegeneration (SCA7)	164500	AD	3p12–13	Ataxin-7	ja[2]
spinozerebelläre Ataxie 8 (SCA8)	603680	AD	13q21	ATXN8OS/ATXN8	ja[2]
spinozerebelläre Ataxie 10 (SCA10)	603516	AD	22q13	ATXN10	ja[2]
spinozerebelläre Ataxie 11 (SCA11)	604432	AD	15q15.2	Tau-Tubulinkinase 2	ja[2]
spinozerebelläre Ataxie 12 (SCA12)	604326	AD	5q31-q33	PPP2R2B	ja[2]
spinozerebelläre Ataxie 13 (SCA13)	604326	AD	19q13.3-4	KCNC3	ja[2]
spinozerebelläre Ataxie 14 (SCA14)	605361	AD	19q13.4	Proteinkinase Cγ	ja[2]
spinozerebelläre Ataxie 15 (SCA15)	606658	AD	3p26-p25	ITP-Rezeptor 1	ja[2]
spinozerebelläre Ataxie 17 (SCA17)	607136	AD	6q27	TBP	ja[2]

Erbkrankheit	OMIM[1]	Erbgang	Genlokus	Gen/Genprodukt	Molekulargenetik
spinozerebelläre Ataxie 18 (SCA18)	607458	AD	7q22-q32		
spinozerebelläre Ataxie 19 (SCA19)	607346	AD	1p21-q21		
spinozerebelläre Ataxie 20 (SCA20)	608687	AD	11p13-q11		
spinozerebelläre Ataxie 21 (SCA21)	607454	AD	7p21.3-15.1		
spinozerebelläre Ataxie 23 (SCA23)	610245	AD	20p13	Prodynorphin, PDYN	ja[2]
spinozerebelläre Ataxie 25 (SCA25)	608703	AD	2p21-13		
spinozerebelläre Ataxie 26 (SCA26)	609306	AD	19p13.3		
spinozerebelläre Ataxie 27 (SCA27)	609307	AD	13q34	FGF14	ja[2]
spinozerebelläre Ataxie 28 (SCA28)	610246	AD	18p11.21	AFG3L2	ja[2]
spinozerebelläre Ataxie 31 (SCA31)	117210	AD	16q22.1	Puratrophin-1	ja[2]
dentatorubropallidoluysiane Atrophie (DRPLA)	607462	AD	12p13.31	Atrophin 1	ja[2]
Ataxie mit okulomotorischer Apraxie 1 (AOA1)	208920	AR	9p13.3	Aprataxin	ja[2]
Ataxie mit okulomotorischer Apraxie 2 (AOA2)	606002	AR	9q34	Senataxin	ja[2]
Vitamin-E-Mangel-Ataxie (AVED)	277460	AR	8q13.1-q13.3	α-Tocopherol-transferprotein	ja[2]
zerebelläre Ataxie vom Cayman-Typ	601238	AR	19p13.3	Caytaxin	
zerebrotendinöse Xanthomatose	213700	AR	2q33-qter	Sterol-27-Hydroxylase	ja[2]
spinozerebelläre Ataxie, X-chromosomal (SCAX1)	302500	XR	Xp11.21-q21.3		
Motoneuronerkrankungen					
amyotrophe Lateralsklerose, familiär (ALS 1)	105400	AD	21q22.1	Cu, Zn-Superoxiddismutase	ja[2]
amyotrophe Lateralsklerose, familiär (ALS 2)	205100	AR	2q33	Alsin	ja[2]
amyotrophe Lateralsklerose, familiär (ALS 3)	606640	AD	18q21		
amyotrophe Lateralsklerose, familiär juvenil (ALS 4)	602433	AD	9q34	Senataxin	ja[2]
amyotrophe Lateralsklerose, familiär (ALS 5)	602099	AR	15q15.1-q21.1		
amyotrophe Lateralsklerose, familiär (ALS 6)	608030	AD	16q12		
amyotrophe Lateralsklerose, familiär (ALS 7)	608031	AD	20p13		
amyotrophe Lateralsklerose, familiär (ALS 8)	608627	AD	20q13.33	VAPB	ja[2]
amyotrophe Lateralsklerose mit frontotemporaler Demenz	105550	AD	9q21-q22		
Arthrogryposis multiplex congenita (infantile SMA)	301830	XR	Xp11.23	UBA1	ja[2]
primäre Lateralsklerose, juvenile	606353	AR	2q33	Alsin	ja[2]
Sjögren-Larsson Syndrom	270200	AR	17p11.2	Fettaldehydhydrogenase	ja[2]
spastische Spinalparalyse, MASA-Syndrom (SPG1)	303350	XR	Xq28	L1CAM	ja[2]
spastische Spinalparalyse (SPG2)	312920	XR	Xq22	Proteolipid Protein	ja[2]
spastische Spinalparalyse (SPG3)	182600	AD	14q11-q21	Atlastin	ja[2]
spastische Spinalparalyse (SPG4)	182601	AD	2p22-p21	Spastin	ja[2]
spastische Spinalparalyse (SPG5A)	270800	AR	8p12-q13		ja[2]
spastische Spinalparalyse (SPG6)	600363	AD	15q11.1	NIPA1	ja[2]
spastische Spinalparalyse (SPG7)	602783	AR	16q24.3	Paraplegin	ja[2]
spastische Spinalparalyse (SPG8)	603563	AD	8q24.13	KIAA0196	ja[2]
spastische Spinalparalyse (SPG10)	604187	AD	12q13	Kinesin-5A	ja[2]
spastische Spinalparalyse (SPG11)	604360	AR	15q21.1	Spatacsin	ja[2]
spastische Spinalparalyse (SPG13)	605280	AD	2q33.1	HSP60	ja[2]
spastische Spinalparalyse (SPG17)	270685	AR	11q13	BSCL2	ja[2]
spastische Spinalparalyse (SPG20)	275900	AR	13q12.3	Spartin	ja[2]

Erbkrankheit	OMIM[1]	Erbgang	Genlokus	Gen/Genprodukt	Molekulargenetik
spastische Spinalparalyse, Mast-Syndrom (SPG21)	608181	AR	15q21-q22	Maspardin	ja[2]
spastische Spinalparalyse, Mast-Syndrom (SPG31)	610250	AD	2p11.2	REEP1	ja[2]
spastische Spinalparalyse, Mast-Syndrom (SPG33)	610244	AD	10q24.2	ZFYVE27	ja[2]
spinale Muskelatrophie Werdnig-Hoffmann (SMA1)	253300	AR	5q11.2-q13.3	SMN1	ja[2]
spinale Muskelatrophie, intermediäre (SMA2)	253550	AR	5q11.2-q13.3	SMN1	ja[2]
spinale Muskelatrophie Kugelberg-Welander (SMA3)	253400	AR	5q11.2-q13.3	SMN1	ja[2]
spinale Muskelatrophie, distale (dHMN2)	158590	AD	12q24-qter	Hitzeschockprotein 22kD	
spinobulbäre Muskelatrophie (Kennedy-Syndrom)	313200	XR	Xq21.3	Androgenrezeptor	ja[2]
Muskeldystrophien					
fazioskapulohumerale Dystrophie	158900	AD	4q35	FSHMD1A	ja[2]
Muskeldystrophie Gliedergürtel Typ 1A	159000	AD	5q31	Myotilin	ja[2]
Muskeldystrophie Gliedergürtel Typ 1B	159001	AD	1q21.2	Lamin A/C	ja[2]
Muskeldystrophie Gliedergürtel Typ 1C	607801	AD	3p25	Caveolin-3	ja[2]
Muskeldystrophie Gliedergürtel Typ 2A	253600	AR	15q15.1-q21.1	Calpain-3	ja[2]
Muskeldystrophie Gliedergürtel Typ 2B	253601	AR	2p13.3-p13.1	Dysferlin	ja[2]
Muskeldystrophie Gliedergürtel Typ 2C	253700	AR	13q12	γ-Sarkoglykan	ja[2]
Muskeldystrophie Gliedergürtel Typ 2D	600119	AR	17q21	α-Sarkoglykan (Adhalin)	ja[2]
Muskeldystrophie Gliedergürtel Typ 2E	600900	AR	4q12	β-Sarkoglykan	ja[2]
Muskeldystrophie Gliedergürtel Typ 2F	601287	AR	5q33	δ-Sarkoglykan	ja[2]
Muskeldystrophie Gliedergürtel Typ 2I	607155	AR	19q13.3	FKRP	ja[2]
McLeod Syndrom	314850	XR	Xp21.2-p21.1	XK	ja[2]
Muskeldystrophie, Duchenne/Becker	310200	XR	Xp21.2	Dystrophin	ja[2]
Muskeldystrophie, Emery-Dreifuß I	310300	XR	Xq28	Emerin	ja[2]
Muskeldystrophie, Emery-Dreifuß II	181350	AD	1q21.2	Lamin A/C	ja[2]
Muskeldystrophie, Emery-Dreifuß III	604929	AR	1q21.2	Lamin A/C	ja[2]
Muskeldystrophie, Fukuyama	253800	AR	9q31	Fukutin	ja[2]
Muskeldystrophie mit Merosindefizienz (MDC1A)	607855	AR	6q22-q23	Laminin α2	ja[2]
Muskeldystrophie, okulopharyngeale	164300	AD	14q11.2-q13	polyA-bindendes Protein-2	ja[2]
Muskeldystrophie und Epidermolysis bullosa simplex	226670	AR	8q24	Plectin	ja[2]
Bethlem-Myopathie	158810	AD	21q22.3, 2q37	Kollagen 6A1, 6A2, 6A3	ja[2]
Desmin-Myopathie, primäre	601419	AD/AR	2q35	Desmin	ja[2]
Einschlusskörperchen-Myopathie 1	147420	AD			
Einschlusskörperchen-Myopathie 2	600737	AR	9p12-p11		
Einschlusskörperchen-Myopathie 3	605637	AD	17p13.1	Myosin H2A	
maligne Hyperthermie 1	145600	AD	19q12-q13.2	Ryanodinrezeptor (RYR1)	ja[2]
maligne Hyperthermie 2	154275	AD	17q11.2-q24		
maligne Hyperthermie 3	154276	AD	7q21		
maligne Hyperthermie 4	600467	AD	3q13.1		
maligne Hyperthermie 5	601887	AD	1q32		
Myopathie, distale rezessive (Miyoshi)	254130	AR	2p13.3-p13.1	Dysferlin	
Myoadenylatdesaminase-Mangel	102770	AR	1p21-p13	AMPD1	ja[2]

Erbkrankheit	OMIM[1]	Erbgang	Genlokus	Gen/Genprodukt	Molekulargenetik
myotubuläre Myopathie	310400	XR	Xq28	MTM1/MTMX	ja[2]
Nemalin-Myopathie 1	161800	AD	1q22-q23	Tropomyosin-3	ja[2]
Nemalin-Myopathie 2 (Aktin-Myopathie)	256030	AD/AR	1q42.1	α1 Actin	
Nemalin-Myopathie, rezessive	161650	AR	2q22	Nebulin	
Zentralfibrillenmyopathie	117000	AD	19q12-q13.2	Ryanodinrezeptor	ja[2]
Myotone Erkrankungen					
Brody Myopathie	601003	AR	16p12	SR Ca ATPase	
chondrodystrophe Myotonie (Schwartz-jampel)	255800	AR	1p36.1	Perlecan	ja[2]
hyperkaliämische periodische Paralyse	170500	AD	17q23.1-q25.3	Natriumkanal (SCN4A)	ja[2]
hypokaliämische periodische Paralyse	170400	AD	17q23.1-q25.3, 1q32, 11q13–14	CACNLIA3, SCN4A, KCNE3	ja[2]
myotone Dystrophie 1 (Curschmann-Steinert)	160900	AD	19q13.2-q13..3	DMPK	ja[2]
myotone Dystrophie 2, PROMM (Ricker)	602668	AD	3q13.3-q24	Zinkfingerprotein 9	ja[2]
Myotonia congenita (Thomsen)	160800	AD	7q35	Chloridkanal (CLCN1)	ja[2]
generalisierte Myotonie (Becker)	255700	AR	7q35	Chloridkanal (CLCN1)	ja[2]
Paramyotonia congenita (v. Eulenburg)	168300	AD	17q23.1-q25.3	Natriumkanal (SCN4A)	ja[2]
Kongenitale myasthene Syndrome (CMS)					
präsynaptisches CMS (1a) mit episodischer Apnoe	254210	AR	10q11.2	Cholin-Acetyltransferase	
synaptisches (CMS 1c)	603034	AR	3p25	Acetylcholinesterase (COLQ)	
myasthenes Syndrom, kongenitales postsynaptisches (CMS 1d)	608931	AR	17p12–11, 17p13-p12, 11p11.2-p11.1	AChR Untereinheiten β, ε, Rapsyn	ja[2]
myasthenes Syndrom, kongenitales, slow-channel (CMS 2a)	601462	AD	2q24–32, 17p12 -11, 2q33–34, 17p13–12	AChR Untereinheit α, β, δ, ε	
myasthenes Syndrom, kongenitales, fast-channel	608930	AR	2q33–34, 2q24–32, 17p13–12	AChR Untereinheit α, δ, ε	
myasthenes Syndrom, kongenitales	603967	AD	17q23.1-q25.3	SCN4A	
Neuropathien					
Amyloidneuropathie, familiäre	176300	AD	18q11.2-q12.1	Transthyretin	ja[2]
Charcot-Marie-Tooth 1A (HMSN I)	118220	AD	17p11.2	peripheres Myelinprotein 22	ja[2]
Charcot-Marie-Tooth 1B (HMSN I)	118200	AD	1q22	Peripheres Myelinprotein 0	ja[2]
Charcot-Marie-Tooth IC (HMSN I)	601098	AD	16p13.3-p12	LITAF	ja[2]
Charcot-Marie-Tooth ID (HMSN I)	607678	AD	10q21.1-q22.1	EGR2	ja[2]
Charcot-Marie-Tooth IF (HMSN I)	607734	AD	8p21	NEFL/Neurofilament Protein	ja[2]
Charcot-Marie-Tooth 2A (HMSN II)	118210	AD	1p36.2	KIF1B/MFN2	ja[2]
Charcot-Marie-Tooth 2B (HMSN II)	600882	AD	3q21	RAB7 GTPase	ja[2]
Charcot-Marie-Tooth 2B1 (HMSN II)	605588	AR	1q21.2-q21.3	Lamin A/C	ja[2]
Charcot-Marie-Tooth 2B2 (HMSN II)	605589	AR	19q13.3		
Charcot-Marie-Tooth 2C (HMSN II)	606071	AD			
Charcot-Marie-Tooth 2D (HMSN II)	601472	AD	7p15	Glycyl-tRNA Synthetase	ja[2]
Charcot-Marie-Tooth 2E (HMSN II)	607684	AD	8p21	NEFL/Neurofilament Protein	ja[2]

Erbkrankheit	OMIM[1]	Erbgang	Genlokus	Gen/Genprodukt	Molekulargenetik
Charcot-Marie-Tooth 2F (HMSN II)	606595	AD	7q11-q21	Hitzeschockprotein 27kD	ja[2]
Charcot-Marie-Tooth 2G (HMSN II)	608591	AD	12q12-q13.3		
Charcot-Marie-Tooth 2K (HMSN II)	607831	AR	8q13-q21.1	GDAP1	ja[2]
Charcot-Marie-Tooth 4A (HMSN I)	214400	AR	8q13-q21.1	GDAP1	ja[2]
Charcot-Marie-Tooth 4B1 (HMSN I)	601382	AR	11q22	Myotubularin-verw. Prot.-2	ja[2]
Charcot-Marie-Tooth 4B2 (HMSN I)	604563	AR	11q15	SBF2	ja[2]
Charcot-Marie-Tooth 4C (HMSN I)	601596	AR	5q32	KIAA1985	ja[2]
Charcot-Marie-Tooth 4D (HMSN I)	601455	AR	8q24.3	NDRG1	ja[2]
Déjérine-Sottas-Syndrom, CMT 4F (HMSN III)	145900	AD	17p11.2-p12	PMP22	ja[2]
		AR	19q13.1-q13.2	Periaxin	ja[2]
		AR, AD	1q21.3-q23	Myelin-Glykoprotein 0	ja[2]
		AD	10q21.1-q22.1	ERG2	ja[2]
Charcot-Marie-Tooth X1 (HMSN I)	302800	XD	Xq13.1	Connexin 32	ja[2]
Charcot-Marie-Tooth X2 (HMSN II)	302801	XR	Xp22.2		
Charcot-Marie-Tooth X3 (HMSN II)	302802	XR	Xq26		
Charcot-Marie-Tooth X5	311070	XR	Xq22-q24	PRPS1	ja[2]
Morbus Refsum	266500	AR	10pter-p11.2, 6q22-q24	PAHX, Peroxin-7	
Porphyrie, akute intermittierende	176000	AD	11q23.3	Porphobilinogendeaminase	
tomakulöse Neuropathie (HNPP)	162500	AD	17p11.2	PMP22	ja[2]
neuralgische Amyotrophie (HNA)	162100	AD	17q25	SEPT9	ja[2]
chronische neuralgische Amyotrophie (HNA2)		AD			
chronische neuralgische Amyotrophie (HNA3)		AD	nicht 17q25		
hereditäre sensorische Neuropathie 1 (HSN1)	162400	AD	9q22.1-q22.3	SPTLC1	ja[2]
hereditäre sensorische Neuropathie 2 (HSN2)	201300	AD	12p13.33	HSN2	ja[2]
Phakomatosen					
Neurofibromatose 1 (v. Recklinghausen)	162200	AD	17q11.2	Neurofibromin	ja[2]
Neurofibromatose 2	607379	AD	22q12.2	Merlin	ja[2]
tuberöse Sklerose 1	191100	AD	9q34	Hamartin (TSC1)	ja[2]
tuberöse Sklerose 2	191092	AD	16q13.3	Tuberin (TSC2)	ja[2]
von-Hippel-Lindau-Erkrankung	608537	AD	3p26–25	VHL-Tumorsuppressorgen	ja[2]
Epilepsien					
benigne familiäre Neugeborenenkrämpfe (EBN1)	121200	AD	20q13.3	KCNQ2	ja[2]
benigne familiäre Neugeborenenkrämpfe (EBN2)	121201	AD	8q24	KCNQ3	
benigne familiäre Neugeborenenkrämpfe (EBN3)	608217	AD	5 inv (p15q11)		
Fieberkrämpfe, familiäre (FEB1)	602476	AD	8q13-q21		
Fieberkrämpfe, familiäre (FEB2)	602477	AD	19p13.3		
Fieberkrämpfe, familiäre (FEB4)	604352	AD	5q14		
Frontallappenepilepsie, nächtliche Typ1	600513	AD	20q13.2-q13.3	nAChR α-4 Untereinheit	ja[2]
Frontallappenepilepsie, nächtliche Typ2	603204	AD	15q24		
Frontallappenepilepsie, nächtliche Typ3	605375	AD	1q21	nAChR β-2 Untereinheit	ja[2]

Erbkrankheit	OMIM[1]	Erbgang	Genlokus	Gen/Genprodukt	Molekulargenetik
generalisierte Epilepsie mit Fieberkrämpfen	604233	AD	19q13.1, 5q31.1-q33.1, 2q24, 2q23-q24.3	SCN1B, GABRG2, SCN1A, SCN2A	ja[2]
Hyperekplexie, hereditäre	149400	AD	5q32	GlyzinR α-4 Untereinheit	ja[2]
myoklonische Epilepsie mit „ragged red fibers" (MERRF)	545000	MT		MTTK	ja[2]
mitochondriale Enzephalomyopathie, Laktat-Azidose und „stroke-like episodes" (MELAS)	540000	MT		MTTL1	ja[2]
Myoklonus-Epilepsie, progressive (Unverricht-Lundborg)	254800	AR	21q22.3	Cystatin-B	ja[2]
Myoklonus-Epilepsie, progressive (Lafora, EPM2A)	254780	AR	6q24	Laforin (EPM2A)	ja[2]
Myoklonus-Epilepsie, progressive (Lafora, EPM2B)	608072	AR	6p22.3	Malin (NHLRC1)	
Myoklonus-Epilepsie, juvenile (janz)	606904	AR	5q34-q35, 3q26-qter, 2q22-q23	GABRA1, CLCN2, CACNB4	
Myoklonus-Epilepsie, juvenile 1 (EJM1)	254770	AD	6p12-p11	EFHC1	ja[2]
Myoklonus-Epilepsie, juvenile 2 (EJM2)	604827	AD	15q14		
Myoklonus-Epilepsie, juvenile 3 (EJM3)	608816	AD	6p21		
Myoklonus-Epilepsie (X-chromosomal mit geistiger Behinderung und Spastik)	300432	X	Xp22.13	ARX	ja[2]
Rolando-Epilepsie	117100	AD	15q		
Partialepilepsie mit variablen Foci	604364	AD	22q11-q12		
Temporallappenepilepsie, laterale	600512	AD	10q24	LGI1	ja[2]
Demenzielle Erkrankungen					
Morbus Alzheimer 1(AD1)	104760	AD	21q21	APP	ja[2]
Morbus Alzheimer 2 (AD2)	104310	AD	19q13.2	ApoE	ja[2]
Morbus Alzheimer 3 (AD3)	607822	AD	14q24.3	Präsenilin 1	ja[2]
Morbus Alzheimer 4 (AD4)	606889	AD	1q31-q42	Präsenilin 2	ja[2]
Creutzfeld-Jakob-Erkrankung	123400	AD	20pter-p12	Prionprotein	ja[2]
Gerstmann-Sträussler-Scheinker-Syndrom	137440	AD	20pter-p12	Prionprotein	ja[2]
frontotemporale Demenz (M. Pick, FTDP17)	600274	AD	17q21-q22	Mikrotubuli-assoziiertes Protein tau	ja[2]
Mitochondriale Erkrankungen					
Leber'sche hereditäre Optikusatrophie (LHON)	535000	MT		MTND1, MTND4, MTND6, MTCYB	ja[2]
myoklonische Epilepsie mit „ragged red fibers" (MERRF)	545000	MT		MTTK	ja[2]
mitochondriale Enzephalomyopathie, Laktat-Azidose und „stroke-like episodes" (MELAS)	540000	MT		MTTL1	ja[2]
Neuropathie, Ataxie, Retinitis pigmentosa (NARP)	551500	MT		MTATP6	ja[2]
Diabetes-Taubheits-Syndrom	520000	MT			ja[2]
Kearns-Sayre-Syndrom (KSS)	530000	MT		MTTL2	ja[2]
Leigh-Erkrankung	256000	MT		MTATP6	ja[2]
Lipidspeicher- und Stoffwechselkrankheiten					
Adrenoleukodystrophie	300100	XR	Xq28	ABCD1	ja[2]
Canavan-Erkrankung	271900	AR	17pter-p13	Aspartoacylase	ja[2]
Ceroidlipofuszinose 1, infantile	256730	AR	1p32	Palmitoylthioesterase-1	ja[2]
Ceroidlipofuszinose 2, spät-infantile	607998	AR	11p15.5	CLN2	ja[2]
Ceroidlipofuszinose 3, juvenile	607042	AR	16p12.1	CLN3	ja[2]
Ceroidlipofuszinose 4, adulte (Kufs)	204300	AR	1p32	Palmitoylthioesterase-1	

Erbkrankheit	OMIM[1]	Erbgang	Genlokus	Gen/Genprodukt	Molekulargenetik
Ceroidlipofuszinose 5, spät-infantil	256731	AR	13q21.1-q32	CLN5	
Globoidzell-Leukodystrophie (Morbus Krabbe)	245200	AR	14q31	β -Galaktocerebrosidase	ja[2]
Glykogenose II (Morbus Pompe)	232300	AR	17q25.2-q25.3	Alpha-Glukosidase	ja[2]
Glykogenose V (McArdle)	232600	AR	11q13	Glykogenphosphorylase	ja[2]
Glykogenose VII (Tarui)	232800	AR	12q13.3	Phosphofruktokinase	
GM2-Gangliosidose I (Morbus Tay-Sachs)	272800	AR	15q23-q24	Hexosaminidase A	ja[2]
GM2-Gangliosidose II (Morbus Sandhoff)	268800	AR	5q13	Hexosaminidase (A+) B	ja[2]
GM2-Gangliosidose AB-Variante	272750	AR	5q31.3-q33.1	GM2-Aktivatorprotein	ja[2]
GMl-Gangliosidose	230500	AR	3p21.33	β-Galaktosidase 1	
Hallervorden-Spatz-Syndrom	234200	AR	20p12.3-p13	PANK2	ja[2]
α-Mannosidose	248500	AR	19cen-q12	α-Mannosidase	
β-Mannosidose	248510	AR	4q22-q25	β-Mannosidase	
Menkes-Syndrom	309400	XR	Xq13.3	Cu-transportierende ATPase	ja[2]
metachromatische Leukodystrophie	250100	AR	22q13.31-qter	Arylsulfatase A	ja[2]
Morbus Gaucher	230800	AR	1q21	Glukocerebrosidase	ja[2]
Mukopolysaccharidose I (Scheie)	607016	AR	4pl6.3	α-L-Iduronidase	ja[2]
Mukopolysaccharidose II (Hunter)	309900	XR	Xq28	Iduronat-2-sulfatase	ja[2]
Niemann-Pick Erkrankung Typ A	257200	AR	11p15.4-p15.1	Sphingomyelin PDE 1	ja[2]
Niemann-Pick Erkrankung Typ C	257220	AR	18q11-q12	NPC1	ja[2]
Pelizaeus-Merzbacher Erkrankung	312080	XR	Xq22	Proteolipidprotein-1	ja[2]
zerebrotendinöse Xanthomatose	213700	AR	2q33-qter	Sterol-27-Hydroxylase	ja[2]
Malformationen und geistige Retardierung					
Angelman-Syndrom	105830	AD, DN	15q11-q13	E6 assoz. Ubiquitin-Ligase	ja[2]
Coffin-Lowry-Syndrom	303600	XD	Xp22.2-p22.1	Ribosomale S6 Kinase 2	ja[2]
Fragiles-X-Syndrom A	309550	XR	Xq27	FMR1	ja[2]
Fragiles-X-Syndrom E	309548	XR	Xq27	FMR2	ja[2]
Heterotypie, periventrikuläre noduläre	300049	XD	Xq28	Filamin-A	ja[2]
Lissenzephalie 1	247200	AD	17p13.3	LIS-1	ja[2]
Lissenzephalie, X-chromosomal	300121	DN, XD	Xq22.3-q23	Doublecortin (DCX)	ja[2]
Morbus Alexander	203450	DN, AD	17q21	GFAP	ja[2]
Miller-Dieker-Lissenzephalie-Syndrom	247200	AD	17p13.3	LIS-1 + 14–3-3-epsilon?	ja[2]
mentale Retardierung, X-chromosomal (MRX16)	300458	XR	Xq28	MECP2	ja[2]
Phenylketonurie	261600	AR	12q24.1	Phenylalanin-hydroxylase	
Prader-Willi-Syndrom	176270	AD	15q11-q13		ja[2]
Sonstige					
Migräne, familiäre hemiplegische	141500	AD	19p13	CACNL1A4	ja[2]
CADASIL	125310	AD	19p13.1–13.2	Notch3	ja[2]

AR = autosomal rezessiv, AD = autosomal dominant, XR = X-chromosomal rezessiv, XD = X-chromosomal dominant, DN = De-novo-Mutation

[1] Die OMIM-Nummer (Online Mendelian Inheritance in Man) verweist auf die Einträge des über das Internet zugänglichen Kataloges erblicher Krankheitsbilder (www.ncbi.nlm.nih.gov/omim/)

[2] Diagnostiklaboratorien, in denen die jeweilige Diagnostik angeboten wird, finden sich in der Online-Datenbank des Bundesverbands Deutscher Humangenetiker: www.hgqn.org, europaweit unter www.eurogentest.org

3.11 Muskelbiopsie

M. Kottlors

Technik

Entnahme

- Entnahme kann bei Erwachsenen in Lokalanästhesie erfolgen
- Haut- und Unterhautfettgewebe darf mit Lokalanästhetikum infiltriert werden, der Muskel selbst jedoch nicht
- keine Elektrokoagulation vor Entnahme des Muskelgewebes
- Entnahme eines mindestens 0,5 × 2 cm großen Muskelfaserbündels schonend ohne Zug und Quetschung, da sonst Artefakte die histologische Beurteilung erschweren können
- Stanzbiopsie eignet sich wegen des geringen Biopsatmaterials oft nicht zur Primärdiagnostik, kann aber bei eingeschränkter Fragestellung im Einzelfall ausreichen (z. B. Verlaufsuntersuchung bei Myositis, Untersuchung von Angehörigen bei hereditärer nicht genetisch zu definierender Muskelerkrankung mit gezielter Fragestellung)

Fixierung

Da die histologischen Untersuchungen am Kryostatschnitt durchgeführt werden, darf der entnommene Muskel nicht in Formol fixiert werden; am sichersten ist die vorherige Kontaktaufnahme mit dem Labor, um Transportbedingungen und Termin abzusprechen

Auswertung

Färbungen/ Histochemische Untersuchungen

Methode	Aussage
Hämatoxylin-Eosin	Faserkalibervariation myopathisch (👁, A), gruppenförmige Atrophie neurogen (👁, B), Faserdegeneration und -regeneration, Bindegewebsvermehrung
Gomori-Trichrom-Färbung	Nachweis von ragged-red-fibers bei Mitochondriopathie
Oilred-O-Färbung	Nachweis von Lipidspeicherung z. B. Fettsäureoxidationsstörung
PAS-Reaktion	Nachweis von Glykogenspeicherung (👁, D)
Kongo-Rot-Färbung	Amyloidablagerung
COX-Reaktion	Nachweis mitochondrialer Cytochrom-C-Oxidase
SDH-Reaktion	Nachweis mitochondrialer Succinatdehydrogenase
ATPase-Reaktion	pH 4,2: Typ-I-Fasern dunkel, pH 9,4: Typ-II-Fasern dunkel, Gruppierung bei neurogenen Erkrankungen
MAD-Reaktion	histochemischer Nachweis der Myoadenylatdesaminase
Phosphorylase-Reaktion	histochemischer Nachweis der Phosphorylase (👁, D)
Saure-Phosphatase-Reaktion	Nachweis von Makrophagen (👁, C)

Immunhistochemische Untersuchungen

Charakterisierung verschiedener Muskeldystrophien oder Myopathien mit kommerziell erhältlichen Antikörpern durch Nachweis der fehlenden Expression/Überexpression von Muskelproteinen (z. B. Dystrophin- [👁, A–C], Sarkoglykan-, Merosin-, Myotilin- u. a. Antikörper)

Western Blot

Nachweis des vermindert exprimierten oder in der Größe veränderten Proteins (z. B. des Dystrophins bei der Becker Muskeldystrophie)

Biochemische Untersuchungen

Messung der Enzymaktivitäten in Muskelgewebe vor allem bei Verdacht auf Atmungskettendefekte und Fettsäureoxidationsstörungen

DNA-Analyse

Prinzipiell in EDTA-Blut; bei mitochondrialen Mutationen Analyse im Muskelgewebe sinnvoll wegen unterschiedlichem Anteil der mitochondrialen DNA in den Geweben

Elektronenmikroskopie

Ultrastruktureller Nachweis der Pathologie

Beurteilung

- prinzipielle Frage ist die Unterscheidung zwischen neurogenen und myopathischen Prozessen:
  - *neurogener Prozess* (👁, B): Einzelfaseratrophien (anguläre Fasern); bei chronischen Prozessen felderförmige Atrophie und Fasertypengruppierung (type grouping)

  - *myopathischer Prozess:* vermehrte Faserkalibervariation (👁, A)
- zuerst Beurteilung der histochemischen Färbungen, dann gezielter Einsatz von immunhistochemischen Färbungen, Western Blot, biochemischen Untersuchungen und Elektronenmikroskopie
- je mehr klinische Information der Befunder hat (u. a. Erbgang), umso gezielter kann die Biopsie analysiert werden

4 Therapieverfahren

4.1 Verfahren zur Schlaganfallbehandlung und -prophylaxe

M. Reinhard, C. Taschner, A. Hetzel und J. Spreer*

4.1.1 Thrombozytenfunktionshemmer (TFH)

Allgemeines

Indikationen

- **Primärprävention:**
  - aus neurovaskulärer Sicht keine sichere allgemeine Indikation; in großer Meta-Analyse kein Nutzen [1612]
  - *bei stenosierender und nicht-stenosierender Makroangiopathie der A. carotis oder A. vertebralis:*
    - nordamerikanische Leitlinien empfehlen: ASS (75-325 mg/d) → Senkung der koronaren Morbidität, kein Nutzen für zerebral-ischämische Ereignisse [537]
    - deutsche S3-LL Carotis-Stenose [1039]: ASS bei asymptomatischer Karotisstenose
  - *Behandlungsalternative zur Antikoagulation* bei Vorhofflimmern ohne begleitende Risikofaktoren bei unter 75-Jährigen (ASS 300 mg) (CHA2DS2-VAsc ≤1); geringe Wirksamkeit → S. 114)
- **Sekundärprophylaxe bei transienten oder persistierenden fokal-neurologischen Defiziten nach zerebraler Ischämie** (arterioarterielle Embolie, Mikroangiopathie; bei kardialer Emboliequelle und absoluter Kontraindikation gegen orale Antikoagulation)
- **Prophylaxe nach Rekanalisation:**
  - *nach TEA:* langfristig Monotherapie ASS
  - *nach Stent-geschützter Dilatation zervikaler oder intrakranieller Gefäße:* mind. 4 Wochen kombiniert Clopidogrel und ASS, danach Monotherapie meist mit ASS

Acetylsalicylsäure (ASS)

Wirkungsmechanismus

- Hemmung der kollageninduzierten Thrombozytenaggregation über irreversible Blockade der Cyclooxygenase Typ 1 (Thromboxan-A2-Synthese)
- Wirklatenz 3–5 Tage (Verkürzung durch Loading dose, s. u.); Wirkdauer entsprechend der Lebensdauer der Thrombozyten 8–10 Tage

Wirkung in klinischen Studien

- **Primärprophylaxe:**
  - *Männer:* ASS 325 mg → relative Risikoreduktion (RRR) für koronare Ereignisse um 44 % bei Alter > 50 Jahre, kein Effekt auf zerebrale Ischämien [2]
  - *Frauen:* RRR für zerebrale Ischämien um 24 % (aber Number needed to treat = 5000), Herzinfarktrate erst ab Alter > 65 Jahre gesenkt [3356]; absolute Risikoreduktionen sehr gering
  - *Männer und Frauen:* bei Vorhofflimmern durch ASS 325 mg RRR für ischämische Schlaganfälle oder systemische Embolie um 42 % im Vergleich zu Placebo [3]
- **Sekundärprophylaxe:**
  - *frühe Sekundärprophlyaxe* nach frischer Ischämie: RRR um 23 % für frühe Re-Ischämie in den ersten 2-4 Wochen unabhängig vom Schlaganfalltyp (3,1 % auf 2,4 %), dabei geringe Zunahme symptomatischer intrakranieller Blutungen von 0,8 % auf 1,0 %, also Netto-Benefit [3518]
  - *langfristige Sekundärprophylaxe:* nach TIA oder Schlaganfall
    - für vaskuläre Trias (Schlaganfall oder Herzinfarkt oder vaskulärer Tod) RRR um 13 % versus Placebo (Meta-Analyse [100]
    - für zerebrovaskuläre Ereignisse allein ähnliche Zahlen (z. B. ESPS-Studie RRR=18 % vs. Placebo für Re-Ischämie [960])
    - bei Vorhofflimmern ASS 300 mg RRR=14 % für Schlaganfälle (nicht signifikant vs. Placebo) [5]
    - Nutzen auch bei *mikroangiopathischem* Schlaganfall (RRR = 14 % [176])

Aspirin-Resistenz („Aspirin-Non-Responder")

- **Allgemeines:** ca. 15–30 % der Patienten zeigen unter ASS-Einnahme einen normalen Plättchenfunktionstest (Frauen ca. 1,5-mal häufiger, wahrscheinlich auch Patienten mit Niereninsuffizienz häufiger); laut aktueller Meta-Analyse keine sichere Dosisabhängigkeit
- **Diagnostik:** verschiedene Tests zur Plättchenfunktion vorhanden, Methodik insgesamt umstritten, klassische Methode der Aggregometrie (z. B. ADP-induzierte), einfachere In-vitro-Blutungszeit-Bestimmung (z. B. mittels PFA-100 ©, Multiplate©)

- *Indikation zur Testung:* im Einzelfall bei Verdacht auf ASS-Non-Responder (Kosten PFA-100 Test ca. 25 €, Einflussfaktoren beachten), prospektive klinische Evidenz für routinemäßige Testung fehlt
- **Auswirkungen:** bei Non-Respondern Odds Ratio (OR) = 3,85 für vaskuläre Ereignisse, OR = 3,78 für zerebrovaskuläre Ereignisse (Meta-Analyse [2186]); Zugabe von Clopidogrel zu ASS bei ASS-Non-Respondern wahrscheinlich ohne Nutzen (OR weiterhin mit 3,74 für vaskuläre Ereignisse erhöht, da evtl. Salicylat-Anteil von ASS über Lipoxygenase-Stoffwechsel bei Non-Respondern direkt proaggregatorisch)

Dosierung

- **Dosis:** 50–325 mg/d p. o. nach Leitlinie AHA/ASA [6],[450],[3470], nach DGN-Leitlinie 50–150 mg (Kernempfehlung: 100 mg)
  - für einzelne Indikationen im Ersatz zur Antikoagulation ist ggf. die Dosierung zu wählen, die äquivalent zur Antikoagulation gezeigt wurde (z. B. PFO, Vorhofflimmern) (C), DGN-Leitlinien empfehlen aber aufgrund Annahme einer Analogie zur dosisunabhängigen Gesamtwirkung in Meta-Analysen ASS 100 mg als generelle Standarddosis
- **Dosisabhängigkeit der Wirkung:**
  - klinisch: zwischen 50 und 500 mg keine Dosisabhängigkeit bezüglich Verhinderung von zerebralen Ischämien allgemein in Meta-Analyse [100]
  - laborchemisch: in Vergleichsstudie an KHK-Patienten formal volle COX-1-abhängige Aggregationshemmung schon mit 81 mg täglich, auf andere Aggregationsmarker zusätzliche vermutlich nicht COX-1-abhängige Wirkung durch Dosis von 162 mg; klinische Signifikanz fraglich [1519]
- **initiale Loading-Dosis von ASS (160-) 300 mg oral** (für noch raschere Wirkung i. v.) sinnvoll (ESO-Leitlinien), da bei täglicher oraler Gabe von 50–100 mg Wirklatenz von 3–5 Tagen

Nebenwirkungen

- **allgemein:** gastrointestinale Symptome (24,3 %), allergische Reaktionen, Bronchospasmen, Na^+- und Wasserretention
- **Blutungsrisiko:**
  - *Dosisabhängigkeit:* bei > 162 bis 325 mg pro Tag erhöht (ca. 50 % höher, vorwiegend gastrointestinale Blutungen) bei allgemein nicht besserer sekundärprophylaktischer Wirkung als geringere Dosis [4122]
  - *intrakranielle Blutungen:* um ca. 10–20 % erhöhtes relatives Risiko, absolutes Risiko jedoch gering, beträgt unter ASS 0,02 % pro Jahr; wesentliche Risikofaktoren für ICB: Dosis > 325 mg/d (Risiko ca. 2–3-fach höher), unbehandelter Hypertonus (ca. 3–4-fach höher), Alter > 75 Jahre (ca. 4-fach höher) [1444]

Kontraindikationen

Hämorrhagische Diathese, ASS-sensitives Asthma bronchiale (5 bis 10 % der Asthmatiker), chronische Atemwegsinfektion, Magen- und Zwölffingerdarmulzera (nach Karenzzeit Wiederbeginn zusammen mit Protonenpumpen-Inhibitor möglich), Glukose-6-Phosphat-Dehydrogenase-Mangel, schwere Nieren- und Leberfunktionsstörungen, nicht suffizient behandelte Herzinsuffizienz

Interaktionen

- **erhöht die Konzentration von** Digoxin, Barbituraten, Lithium, oralen Antidiabetika
- **verstärkt die Wirkung von** Methotrexat, Trijodthyronin und Sulfonamiden
- **vermindert die Wirkung von** Aldosteron-Antagonisten, Schleifendiuretika, Antihypertonika, Urikosurika

Acetylsalicylsäure plus Dipyridamol retard

Präparat

Im neurovaskulären Bereich nur in Kombination als Dipyridamol ret. 200 mg + 25 mg ASS (Aggrenox)

Wirkungsmechanismus

- Dipyridamol retard (bessere Wirkung da gleichmäßige Resorption) hemmt Phosphodiesterase V, erhöhte cGMP und cAMP-Spiegel in Thrombozyten, Hemmung der Adenosin-Aufnahme, auch Wirkung als arterieller Vasodilator; zusätzlich pleiotrope vasoprotektive Effekte, z. B. Hemmung der „shear-stress" induzierten Plättchenaggregation, was ASS alleine nicht kann
- **Wirklatenz:** für volle ASS-Wirkung mehrere Tage (s. o.), insgesamt aber umstritten, für Dipyridamol-Anteil unbekannt, wohl ähnlich; Loading mit ASS vor Aggrenox-Beginn ohne Evidenz

Wirkung in klinischen Studien (Sekundärprophylaxe)

- **Aggrenox vs. ASS alleine:** relative Risikoreduktion (RRR) = 22 % für zerebrale Re-Ischämie (Meta-Analyse [1557])
  - *frühe Sekundärprophylaxe* mit Aggrenox nach Ischämie/TIA innerhalb 7 Tagen sicher und tendenziell weniger Ereignisse als mit ASS 100 mg/d, aber keine signifikante Überlegenheit [916]
  - *auch bei mikroangiopathischem Schlaganfall* Vorteil gegenüber ASS-Monotherapie (RRR = 32 %) [176]
- **Aggrenox vs. Low-dose-ASS (50 mg):** besonderer Benefit für Reduktion zerebraler Re-Infarkte bei zusätzlicher TIA oder Schlaganfall vor qualifizierendem Ereignis (RRR = 45 %), Myokardinfarkt (RRR = 38 %), Rauchern (RRR = 41 %) (Subgruppen-Analysen aus der ESPS-2-Studie [3472]); entgegen dieser retrospektiven Daten der ESPS-Studie in Meta-Analyse kein zusätzlicher Benefit der Kombination bei Hochrisikopatienten ([1557]; in Studie an japanischen Patienten kein Vorteil gegenüber ASS 81 mg/d [4187]
- Vergleich mit Clopidogrel s. u.

Nebenwirkungen

- **Blutungen** im Vergleich zu ASS-Monotherapie nicht signifikant häufiger; im direkten Vergleich mit Clopidogrel vermehrt Blutungen (s. u.)
- **Kopfschmerz:** vor allem initial bei 30–50 % der Patienten, langfristig Kopfschmerz ca. doppelt so häufig wie unter ASS, 5-mal häufiger als unter Clopidogrel; meist leicht bis mittel, anfänglicher Kopfschmerz klingt meist in 3–5 Tagen ab

- *Prozedere:* ggf. initial für 1–2 Wochen verminderte Dosis mit 1 Kapsel Aggrenox zur Nacht, dann aber Zugabe von ASS 50–100 mg notwendig; Paracetamol als Schmerzmittel ohne sicheren Effekt, alternativ Versuch mit Metamizol

Clopidogrel

Präparat

In Deutschland als Iscover© oder Plavix© erhältlich, Generika seit 2008 verfügbar; Clopidogrel ersetzt Ticlopidin vorwiegend wegen der geringeren Neutro- und Thrombopenierate

Wirkungsmechanismus

- **Wirkung:** Hemmung der ADP-induzierten Fibrinogenbrückenbildung zwischen Thrombozyten
- **Wirklatenz:** 3–5 Tage (Verkürzung durch loading dose, s. u.)

Wirkung in klinischen Studien (Sekundärprophylaxe)

- **Clopidogrel vs. ASS:**
  - bei vaskulär-symptomatischen Patienten (zerebral, koronar oder peripher)
    - für zerebralen Infarkt relative Risikoreduktion (RRR) gegenüber ASS 325 mg = 7,3 % (nicht signifikant)
    - für Trias Schlaganfall oder Herzinfarkt oder vaskulärer Tod RRR gegenüber ASS 325 mg = 8,7 % (leicht signifikant, absolutes jährliches Risiko 5,3 % vs. 5,83 %) (CAPRIE-Studie[13])
  - bei pAVK-Patienten: RRR = 23,8 % für vaskuläre Ereignisse, dabei aber kein Effekt für Schlaganfall allein als Endpunkt; andere signifikante Post-hoc-Subgruppenanalysen: Diabetes RRR = 12 %, alter Myokardinfarkt RRR = 22 %, jeweils für vaskuläre Ereignisse insgesamt
- **Clopidogrel vs. ASS+Dipyridamol ret.:** bei Patienten mit Schlaganfall bezüglich Re-Schlaganfall gleichwertig; bislang publizierte Subgruppen (Risikoscore, Zeitpunkt des Beginns nach qualifizierendem Ereignis, Mikro- vs. Makroangiopathie) ohne signifikanten Unterschied, ca. 15 % mehr schwere Blutungen unter ASS+Dipyridamol ret., 42 % mehr intrazerebrale Blutungen unter ASS+Dipyridamol (signifikant), ca. 6-mal häufiger Kopfschmerzen [3471]
- **Kombination Clopidogrel plus ASS:**
  - *Clopidogrel plus ASS vs. nur ASS:*
    - Gesamtgruppe Patienten mit manifester Gefäßerkrankung (zerebral, koronar oder peripher) oder multiplen Risikofaktoren: kein Unterschied bezüglich vaskulärer Ereignisse aber weniger Schlaganfälle
    - Untergruppe symptomatische Patienten profitiert leicht mit RRR = 17 % für vaskuläre Ereignisse [386]
    - Patienten mit Mikroangiopathie profitieren nicht [326]
  - *Clopidogrel plus ASS vs. nur Clopidogrel:* kein signifikanter Benefit der Kombination bezüglich Rate zerebral-ischämischer Ereignisse bei vaskulärem Hochrisikokollektiv mit überwiegend mikroangiopathischen Insulten und hoher Rate an Diabetikern (MATCH-Studie [958]); Ergebnisse sind nicht linear übertragbar auf Kollektiv mit vorwiegend arterioarterieller Risikoquelle [116]
- **frühe Sekundärprophylaxe nach zerebraler Ischämie mit Clopidogrel:**
  - *Clopidogrel Monotherapie* im Vergleich mit ASS+Dipyridamol ret. gleich wirksam (PROFESS-Studie)
  - *Kombination Clopidogrel plus ASS vs. ASS alleine:* Meta-Analyse aus kleineren Studien zeigte RRR = 34 % für 90-Tages-Risiko vaskulärer Ereignisse (grenzwertig signifikant) [2032]; keine frühen Vergleichsdaten der Kombination vs. Clopidogrel-Monotherapie
    - „instabile Plaque"-Situation: Kombination führt bei höhergradiger extra- oder intrakranieller Stenose zur stärkeren Abnahme von Mikroemboliesignalen als ASS alleine in Frühphase und Abnahme von frühen Re-Infarkten [4556]
    - nach Stent-Einlage Kombination vorübergehend obligat (→ S. 758)

Dosierung

1 × 75 mg/d, bei Akutbehandlung Loading dose von 300 mg

Nebenwirkungen

- **Blutungen:**
  - *Clopidogrel versus ASS 325 mg:* GI-Blutungen seltener als unter ASS (0,49 %/Jahr; vgl.: ASS: 0,71 %/Jahr), intrakranielle Blutungen 0,31 %/Jahr (kein Unterschied zu ASS)
  - *Clopidogrel versus ASS+Dipyridamol (s. o.):* weniger ICB, wahrscheinlich weniger schwere Blutungen
  - *Kombination Clopidogrel+ASS versus ASS:* mittelschwere Blutungen 2,1 vs. 1,3 %/Jahr, schwere Blutungen kein Unterschied, ICB-Rate jeweils 0,3 % [387]
  - *Kombination Clopidogrel+ASS versus Clopidogrel:* bei Kollektiv mit hohem Anteil mikroangiopathischer Infarkte ca. verdoppelte Rate lebensbedrohlicher und intrakranieller Blutungen der Kombination versus Monotherapie (MATCH-Studie) [958]
- **sonstige:** gastrointestinale Beschwerden (Diarrhö ca. 1,3-mal häufiger als unter ASS), Thrombozytopenie (0,2 %), Neutropenierisiko nicht signifikant erhöht, Hepatitis, cholestatischer Ikterus, Transaminasenanstieg (häufig), allergische Hautreaktionen (ca. 1,3-mal häufiger als unter ASS), immunologische Reaktion (Serumkrankheit, Glomerulonephritis, Anaphylaxie; sehr selten)

Clopidogrel-Resistenz

- **Allgemeines:** Clopidogrel ist ein „Prodrug", das hepatisch via Cytochrom p450 p3a4 aktiviert wird; ca. 30–50 % der Patienten sind „low-responder" oder „non-responder" [644]; bei Patienten mit Myokardinfarkt und Stent-Einlage signifikant erhöhte Re-Ischämie-Rate bei Clopidogrel-Resistenz, zum Schlaganfall keine Daten vorliegend [2611]
- **Risikofaktoren** (75 mg Dosis): höheres Alter, hohes Körpergewicht, Rauchen, Diabetes
- **Test** z. B. mittels Multiplate-Gerät
- bislang keine Evidenz für Outcome-Besserung neurovaskulärer Patienten durch den Test, in einer Studie bei supraaortaler Stent-Anlage bei Non-Respondern erhöhte Komplikationsrate [2818]

Kontra-Indikationen Hämorrhagische Diathese, Blutungsneigung, Organläsionen mit Blutungsneigung, hämorrhagischer Insult in der Akutphase

Interaktionen
- **verminderte Clopidogrel-Wirkung** durch regelmäßige, mehrmals tägliche Ibuprofen-Einnahme (kompetitiv)
- Senkung der Thienopyridin-Konzentration durch Antazida

Sonstige Thrombozytenfunktionshemmer

Cilostazol
- **Präparat:** in Deutschland als Pletal© nur für Indikation pAVK ab Stadium II zugelassen
- **Wirkungsmechanismus:** Phosphodiesterase-III-Hemmer (cAMP-Produktion sinkt), Senkung der Thromboxan-B2-Produktion, arterieller Vasodilator, pleiotrope antientzündliche/endothelprotektive Effekte, durch antiproliferative Effekte auf glatte Gefäßmuskelzellen wahrscheinlich eigenen schützenden Effekt auf Re-Stenoserate nach Carotis-Stent [4584]
- **klinische Wirkung:**
  - 2 × 100 mg/d im Vergleich mit Placebo nach Schlaganfall RRR = 42 % für Re-Infarkt (post hoc: Diabetiker RRR = 64 %, Hypertoniker RRR = 58 % [3761])
  - Vergleich mit ASS: in asiatischer Population nach arterio-arterieller zerebraler Ischämie signifikante Senkung Schlaganfall-Risiko (Ischämie + Blutung) um RRR = 33 % vs. ASS, ICB-Risiko dabei entscheidend mit RRR=74 %, weniger Ischämien (RRR=20 %), auch vaskuläre Ereignisse insgesamt geringer (kombiniert RRR=28 %) [1967]
    Studien zur Kombination ASS+Cilostazol laufen
- **Nebenwirkungen:** Kopfschmerzen (20 %), Dyspepsie (10 %), Schwindel (10 %), Palpitationen (10 %), Tachykardien (6 %), kardiale Ereignisse nicht erhöht, Blutungsrisiko entspricht Placebo [1967],[4188]

Glykoprotein-IIb/IIIa-Antagonisten
- **Einsatz** beim akuten Schlaganfall zur Vermeidung von frühen Reokklusionen oder bei Thrombosen im Rahmen von Interventionen (z.B. nach Aneurysma-Coiling [3360]}, als Lytikum alleine nicht sinnvoll; kein Routineeinsatz, keine Zulassung; Kombination mit rtPA in reduzierter Dosierung nicht ausreichend untersucht
  - *Abiciximab:* systemische Infusion bei akuter zerebraler Ischämie ohne Effekt auf funktionelle Erholung aber mit ca. 10-fach höherer zerebraler Blutungsrate im Vergleich zu Placebo [55]
  - *Tirofiban* im Mittel > 9 Stunden nach Ischämiebeginn ohne Effekt auf funktionelle Erholung, aber ohne relevant erhöhte Blutungsrate [3773]
  - *Lotrafiban* p.o. zusätzlich zu ASS bei Patienten mit KHK oder Schlaganfall ohne Effekt auf vaskuläre Ereignisse insgesamt, aber höhere vaskuläre Todesrate (BRAVO-Studie [4122])

Thromboxan-Prostaglandin-Rezeptor-Antagonisten Terutroban versus ASS in Sekundärprophylaxe nach cerebraler Ischämie: kein Unterschied bzgl. jeglicher Re-Ereignisse, einzig geringe Blutungen diskret häufiger unter Terutroban; insgesamt somit negative Studie [485]

Neue ADP-Antagonisten
- Ticagrelor und Prasugrel in der Sekundärprophylaxe nach Schlaganfall bislang nicht untersucht

4.1.2 Antikoagulation

Heparinisierung: unfraktioniertes Heparin (UFH)

Wirkungsmechanismus Als Heparin-AT-III-Komplex Antagonist von Thrombin und Faktor Xa

Dosierungen und Indikationen
- **niedrige Dosierung** (2 × 5000 I. E. bis 2 × 7500 I. E./d s. c.) zur Prophylaxe von tiefen Beinvenenthrombosen nach Schlaganfall indiziert (A)
- **mittlere Dosierung** (2 × 12 500 I. E./d s. c.) z. B. bei Risikopatienten für Thrombosen, in Deutschland nicht üblich ohne PTT-Kontrolle
- **hohe Dosierung** (PTT-wirksame Vollheparinisierung) Erhöhung auf das 2-Fache des PTT-Ausgangswertes; generelle Vollheparinisierung bei akuter zerebraler Ischämie ohne gesicherten Nutzen [1504], Einsatz in bestimmten Hochrisikokonstellationen: frisches Dissekat der hirnversorgenden Arterien mit hochgradiger Stenose oder Verschluss (C), intrakardiale und intraluminale Thromben (B), frische vertebrobasiläre Gefäßverschlüsse und eingeschränkter poststenotischer Blutfluss (C); nach inkompletter i. a. Lyse mit umspülten Restthromben (B) und bei Sinus-Venenthrombose (A)

Komplikationen bei akutem ischämischem Hirninfarkt
- **hohe Dosierung (i. v.):**
  - *parenchymatöse Blutungen* 2–4 %, davon 50 % mit Verschlechterung des neurologischen Status
  - *hämorrhagische Transformation* (hämorrhagischer Infarkt) 10–25 %, bei kardialen Embolien bis 50 %, selten mit klinischer Verschlechterung
  - *extrazerebrale Blutungen* 2–3 %
- **mittlere und niedrige Dosierung:** symptomatische intrakranielle Blutungen in 1,8 % bzw. 0,7 % (ohne Heparin 0,3 %)[1826],[1504]

Antagonisierung
- **Protaminsulfat** (Protamin® i. v., 1000 I. E. Protaminsulfat binden 1000 I. E. Heparin, im Notfall Antagonisierung der in den letzten 4 Stunden gegebenen Heparin-Einheiten; CAVE: Überdosierung wirkt selbst antikoagulatorisch, NW anaphylaktische Reaktionen, Risiko erhöht vor allem bei Fischeiweiß-

allergie und Behandlung mit NPH-Insulin, dann langsame Verabreichung; wenn 2 Stunden nach Absetzen des Heparins eine Blutung noch persistiert → weitere Gabe von Protaminsulfat

Nebenwirkungen

- **Heparin-induzierte Thrombozytopenie** (HIT; Typ 1 ca. 10 %, Typ 2 ca. 1-3 %) (→ S. 166)
  - *CAVE:* regelmäßige Kontrolle der Thrombozyten-Zahl unter Heparin-Therapie obligat (bei unfraktionierter Vollheparinisierung vor Beginn, am Tag 1 und dann alle 3 Tage in den ersten 3 Wochen)
- gelegentlich allergische Reaktionen, Hautnekrosen, vorübergehende Alopezie bei längerer Anwendung, selten Hyperkaliämie (Hemmung der Aldosteronsynthese); Transaminasenerhöhung (sehr häufig), Osteoporose (bei Dauertherapie > 3 Monate)

Probleme

- **Gerinnungsdiagnostik unter Heparinisierung:**
  - *aussagekräftig:* AT III, Protein S, Protein C, Mutationen Faktor II und V, Antiphospholipid-AK, Anticardiolipin-AK
  - *nicht aussagekräftig:* alle Einzelfaktoren, APC-Resistenz, Lupus-Antikoagulans
- **ungenügender Anstieg der PTT bei Heparinisierung:**
  - *AT-III-Mangel* (häufigste Ursache); AT III kann auch unter Heparinisierung bestimmt werden (s. o.)
  - *erhöhter Faktor-VIII-Spiegel* (z. B. bei Infekten) → Dissoziation zwischen Heparinspiegel (evtl. im therapeutischen Bereich) und PTT (evtl. im subtherapeutischen Bereich), daher direkte Bestimmung von Heparin
  - *Medikamenteninteraktionen:* Nitroglycerin i.v. schwächt Heparin-Wirkung ab, ebenso Trizyklika, Antihistaminika, Chinin. Wirkverstärkung durch Propranolol.

Kontraindikationen

- **absolut (für hohe Dosierung):** extrakranielle (vor allem gastrointestinal) und intrakranielle Blutungen (außer bei Sinusvenenthrombose), Abortus imminens, unmittelbar nach Spinalanästhesie bzw. Liquorpunktion (2 Stunden), großer frischer Infarkt (z. B. > 50 %iger Mediainfarkt in den ersten 3 Wochen)
- **relativ:** schwere zerebrale Mikroangiopathie, akute hypertensive Enzephalopathie, nicht behandelbarer Hypertonus

Heparinisierung: niedermolekulares Heparin (NMH)

Präparate

Substanz	Präparat	Konzentration (Anti-Xa-Einheiten/0,1 ml)
Dalteparin	Fragmin® P	1250
Enoxaparin	Clexane®	1000
Nadroparin*	Fraxiparin®	950

Wirkungsmechanismus

Antagonist vor allem von Faktor Xa, weniger von Thrombin; längere HWZ als UFH → Gabe 1–2-mal täglich s. c.; schlechtere Steuerbarkeit, aber bei gewichtsadaptierter Gabe 2 ×/d stabilere Wirkstoffspiegel als i. v. Gabe von unfraktioniertem Heparin, niedrigere Rate von HIT

Dosierungen und Indikationen

Dosis	Indikation(en)	Bemerkungen
niedere Dosierung: 50 I. E./kg KG/d; orientierende Dosierungen für Enoxaparin: *< 50 kg:* 1 × 2000 E (0,2 ml = 20 mg) *50–70 kg:* 1 × 3000 E (0,3 ml) *> 70 kg:* 1 × 4000 E (0,4 ml) alternativ Nadroparin, Certoparin, Dalteparin (Dosierungen und Anti-Xa Aktivität/ml variierend, siehe Fachinformationen)	– Prophylaxe der tiefen Beinvenenthrombose	Vergleich Low-dose-NMH mit UFH (2–3 × 5000 I. E./d): effektiver bezüglich Reduktion venöser Thrombembolien bei gleicher Blutungsrate [3763]
mittlere Dosierung: Enoxaparin: 2 × 50 I. E./kg KG/d alternativ Nadroparin, Certoparin, Dalteparin	– Prophylaxe der tiefen Beinvenenthrombose bei Hochrisikopatienten (z. B. bei Para-/Hemiplegie) – Vorbereitung von Stent-Implantationen (→ S. 758) – Alternative zu unfraktioniertem Heparin bei erhöhtem Blutungsrisiko	im Vergleich zu ASS 160 mg/d bei frischem, vorwiegend intrakraniell-makroangiopathischem Insult ohne sicheren Vorteil bzgl. früher Re-Ereignisrate [4557]
hohe Dosierung: Enoxaparin: 2 × 100 I. E./kg KG/d oder Nadroparin: 2 × 85 I. E./kg KG/d, bei ≥ 105 (Enoxaparin) bzw. ≥ 90 kg (Nadroparin) in der Regel keine weitere Dosissteigerung	– Alternative zu unfraktioniertem Heparin bei Einleitung einer Marcumarisierung („bridging therapy" [1958]) – Alternative zu unfraktioniertem Heparin zur therapeutischen Antikoagulation	*TAIST-Studie:* im Vergleich zu ASS niedrigere Rate tiefer Beinvenenthrombosen, aber erhöhtes intrakranielles Blutungsrisiko; Gesamt-Outcome gleich [297]

- **keine generelle Indikation bei akutem ischämischen Insult** außer zur Prophylaxe tiefer Beinvenenthrombosen in niedriger Dosierung (s. o.)

Antagonisierung, Nebenwirkungen, Therapiekontrolle

- **Antagonisierung** mit Protamin nur bis ca. 60–75 % der Wirkung möglich (Dosierung gemäß Fachinformationen), keine volle Antagonisierung wie bei unfraktioniertem Heparin erreichbar
- **Heparin-induzierte Thrombozytopenie (HIT):** 10-mal seltener als unter UFH
- **Blutungsrisiko bei akuter zerebraler Ischämie:**
  - *niedrige und mittlere Dosierung:* kein erhöhtes Risiko intrazerebraler Blutungen
  - *hohe Dosierung:* im Vergleich zu ASS signifikant erhöhtes Risiko intrazerebraler Blutungen (Odds Ratio 7,15) laut TAIST-Studie [297]
- **Gerinnungsdiagnostik** nicht routinemäßig erforderlich; wenn, dann über Anti-Xa-Spiegel 3 Stunden nach Applikation („Vollheparinsierung": Ziel 0,5–1,2 anti-Xa/ml)

Kontraindikationen

- **für hochdosierte Gabe** siehe Kontraindikationen der PTT-wirksamen Heparinisierung mit UFH
- **Vorsicht bei Niereninsuffizienz:** Kumulation möglich (Dosis-Reduktion, Kontrolle von Anti-Xa-Spiegel)
- **bei Adipositas** Gefahr der Akkumulation

Orale Antikoagulation

Präparate und Wirkmechanismus

- **Vitamin-K-Antagonisten (VKA):**
  - *Wirkmechanismus:* Hemmung der Synthese der Faktoren II, VII, IX und X sowie von Protein C und S
  - *Substanzen:* Phenprocoumon (Marcumar®, Phenpro-ratiopharm®, Falithrom® Tbl. 3 mg), Halbwertszeit 150 Stunden. Angloamerikanisch gebräuchlich: Warfarin (Tbl. 5 mg, Coumadin®), HWZ 35–45 Stunden
- **„neue orale Antikoagulanzien":**
  - *Pharmakologie und Vergleich mit Vitamin-K-Antagonisten (VKA):*

Präparat	Mechanismus	HWZ und Elimination	Studienlage versus VKA INR 2-3 bei Vorhofflimmern (Primär-/Sekundärprophylaxe)
Dabigatran (Pradaxa©)	Oraler Thrombininhibitor (univalente kompetitive direkte Inhibition von freiem und thrombusgebundenem Thrombin)	HWZ 13 Stunden, bei reduzierter Krea-Clearance länger, Elimination 80 % renal	2 × 150 mg/d in RELY-Studie VKA überlegen: jeglicher Schlaganfall / systemische Embolie 1,11 %/Jahr vs. 1,69 %/Jahr, schwere Blutungen gleich mit 3,11 %/Jahr vs. 3,36 %/Jahr aber weniger ICB (0,10 % vs 0,38 %/Jahr); bei 2 × 110 mg/d Schlaganfall/Embolien 1,53 %/Jahr, schwere Blutungen weniger mit 2,71 %/Jahr, ICB 0,12 %/Jahr [789]
Rivaroxaban (Xarelto©)	Oraler Faktor Xa-Inhibitor („Xaban")	HWZ 5-13 Stunden je nach Lebensalter, nur geringer Einfluss von Körpergewicht auf Plasmakonzentration, Metabolisierung 2/3 hepatisch (Hälfte davon über Niere, Hälfte über Darm ausgeschieden) und 1/3 unverändert direkt renal	20 mg/d (15 mg/d bei Krea-Clearance 30-49 ml/min) in ROCKET-AF-Studie bei Vorhofflimmern (Primär-/Sekundärprophylaxe) im Vergleich mit VKA INR-Ziel 2-3 überlegen: Schlaganfall (ischämisch / ICB) oder systemische Embolie 1,7 %/Jahr vs. 2,1 %/Jahr, schwere Blutungen gleich (3,11 %/Jahr vs. 3,36 %/Jahr) aber weniger tödliche Blutungen (0,2 % vs. 0,5 %/Jahr) und weniger ICB (0,5 % vs. 0,7 %/Jahr [3069])
Apixaban (Eliquis©)	Oraler Faktor Xa-Inhibitor („Xaban")	HWZ 12 Stunden Elimination hepatisch (ca 25 %) und renal (ca. 25 %), Ausscheidung unverändert über Stuhl ca. 50 %	2 × 5 mg/d in ARISTOTLE-Studie VKA INR-Ziel 2-3 überlegen: Schlaganfall (ischämisch / ICB) oder systemische Embolie 1,3 %/Jahr vs. 1,6 %/Jahr, schwere Blutungen 2,1 % vs. 3,1 %/Jahr, ICB 0,2 % vs. 0,5 %/Jahr [1458]

  - *Vergleich mit ASS:* Apixaban (2 ×5 mg/d) bei Patienten mit Vorhofflimmern aber keiner Einnahmeindikation für VKA (niedriger CHADS2 score, Patient ablehnend, *nicht* erhöhtes Blutungsrisiko) (AVERROES-Studie): Schlaganfall oder systemische Embolie 1,6 % (Apixaban) vs. 3,7 %/Jahr (ASS), schwere Blutung 1,4 % vs. 1,2 %/Jahr, ICB 0,2 % vs. 0,3 %/Jahr [788], bei Subgruppe Patienten mit vorangehendem Schlaganfall/TIA Apixaban tendenziell noch besser (Schlaganfall oder sytemische Embolie in 2,4 % versus 9,2 %/Jahr [961])

Zulassung, Dosierung

- **Phenprocoumon:**
  - *Standarddosierung nach Ziel*-INR 2–3 (= mittlere Intensität) (A); bei Patienten > 75 Jahre bzw. mit höherem Blutungsrisiko strikte Einstellung auf INR 2,0–2,5 sinnvoll (B)
  - *Beginn* nach TIA sofort, bei kleinem Infarkt nach 5 Tagen, mittelgroßer Infarkt nach ca. 10-14 Tagen, großer Infarkt (≥ 50 % Mediastromgebiet) nach 3 Wochen

  - *„Bridging"-Vollheparinisierung* zu Beginn (da initial erhöhte Gerinnbarkeit): Verzicht vertretbar bei Beginn mit der Erhaltungsdosis und falls keine embolische Hochrisikosituation vorliegt; keine randomisierte Studienevidenz [215]
- **Dabigatran:** Zulassung für Vorhofflimmern zur Primärprophylaxe (CHADS-Score ≥ 1 oder sonstige Risikofaktoren) und Sekundärprophylaxe nach TIA/stroke
  - *Standard-Dosierung:* 2 × 150 mg/d p.o., maximale Wirkung nach 2 Stunden
  - *reduzierte Dosierung:* 2 × 110 mg/d p.o. bei Alter ≥ 80 Jahre, Ko-Medikation mit Verapamil (evtl. auch Amiodaron), Alter 75-80 Jahre mit geringem thromboembolischen Risiko und hohem Blutungsrisiko, Gastritis, Ösophagitis, gastro-ösophagealer Reflux, Kreatinin-Clearance 30-50 ml/min, allgemein als hoch eingestuftes Blutungsrisiko (→ HAS-BLED-Score S. 748), geringes Körpergewicht, Ko-Medikation mit ASS, Clopidogrel oder NSARs, Nachweis einer erhöhten Dabigatran-Exposition im Gerinnungstest (s.u.)
- **Rivaroxaban:** Zulassung für Vorhofflimmern in Primärprophylaxe (CHADS-Score ≥1 oder sonstige Risikofaktoren) und Sekundärprophylaxe
  - *Standard-Dosierung:* 1 × 20 mg/d p.o., maximale Wirkung nach 2-4 Stunden
  - *reduzierte Dosierung:* 1 × 15 mg/d p.o. bei Kreatinin-Clearance 30-49 ml/min; bei 15-29 ml/min. erhöhte Spiegel, vorsichtige aber noch mögliche Anwendung
- **Apixaban:** Zulassung: für Vorhofflimmern in Primärprophylaxe (CHADS-Score ≥ 1 oder sonstige Risikofaktoren) und Sekundärprophylaxe
  - *Standard-Dosierung:* 2 × 5 mg/d p.o., maximale Wirkung nach 3-4 Stunden
  - *reduzierte Dosierung:* 2 × 2,5 mg/d wenn ≥ 2 der folgenden 3 Faktoren erfüllt sind: Alter ≥ 80 Jahre, Körpergewicht ≤ 60 kg, Serum-Kreatinin ≥ 1,5 mg/dl

Differenzialindikation bei Vorhofflimmern

- **Allgemeines:** neue Antikoagulantien sind den VKA im Mittel überlegen bzgl. Blutungsrisiko (v.a. ICB-Risiko), weniger bis nicht bzgl. Reduktion embolischer Ereignisse; Nachteil derzeit fehlende Routineoption zur Gerinnungsdiagnostik, teils fehlende Antagonisierbarkeit (Dabigatran) und somit erschwerte Therapie bei Blutungen oder Lyseindikation bei zerebraler Ischämie
- **Ersteinstellung bei für beide Substanzgruppen geeigneten Patienten:** Aufklärung; primär neues Antikoagulans aufgrund besseren Nutzen-Risiko-Profils (s.a. DGN-Leitlinien und europäische kardiologische Leitlinien [600]), alternativ zunächst VKA falls gute Einstellbarkeit realistisch erscheint (idealerweise mit Coagucheck / Schulung Selbsteinstellung) und Evaluation nach 6 Monaten bzgl. Stabilität des Ziel-Bereichs (Begründung: bei guter Einhaltung des INR-Zielbereichs auf > 70 % der Zeit wahrscheinlich kein relevanter Vorteil mehr für neue orale Antikoagulanzien, allerdings ist die ICB-Rate zumindest bei Dabigatran dennoch konsistent niedriger [4369])
- **Indikationen zur Einstellung auf neue Antikoagulanzien (Vorschlag):**
  - *stark schwankende INR-Werte* mit Zielbereich < 60 % der Werte (mit oder ohne ischämisches Ereignis)
  - *Annahme eines erhöhten zerebralen Blutungsrisikos unter Antikoagulation* (relevante Mikroangiopathie, mehrere Mikroblutungen, Zustand nach ICB unter VKA); erhöhtes *extrakranielles* Blutungsrisiko unter Antikoagulation kein Grund zur Umstellung auf neues Antikoagulans, v.a. wenn gastrointestinal
  - *zerebrale Ischämie trotz VKA gut im Zielbereich:* teilweise Eskalation auf Dabigatran empfohlen [963], andererseits keine Hinweise auf eine bessere Verminderung von zerebral-ischämischen Ereignissen nach TIA/Stroke durch neue OAK, auch nicht für Dabigatran 2 × 150 mg täglich [959]
- **Datenlage zum Vergleich innerhalb der neuen oralen Antikoagulanzien:**
  - *kein gesicherter Vorteil einer Substanz* [600]; nur indirekte Vergleichsanalysen ohne individuelle Patientendaten
  - mit Dabigatran 2 × 150 mg möglicherweise weniger embolische Ereignisse als mit Rivaroxaban, in Sekundärprophylaxe numerisch aber kein Unterschied
  - mit Dabigatran 2 × 110 mg und Apixaban gleichviel embolische Ereignisse aber weniger schwere (inkl. intrazerebrale) Blutungen als Rivaroxaban [1601]
  - insgesamt möglicherweise bestes Nutzen-Risiko-Verhältnis für Apixaban bzw. Dabigatran 2 × 110 mg täglich [1601],[3626]
- **Differenzialindikation zwischen den neuen Antikoagulanzien (Vorschlag):**
  - *hohes Embolierisiko:* kein eindeutiger Vorteil für eine Substanz
  - *hohes Blutungsrisiko:* eher Dabigatran 2 × 110 mg oder Apixaban
  - *KHK:* eher Rivaroxaban oder Apixaban

- *grenzwertige Nierenfunktion (GFR um 30-40 ml/min):* eher Rivaroxaban oder Apixaban in reduzierter Dosis
- *grenzwertige Leberfunktion:* eher Dabigatran oder Apixaban

Sonstige Indikationen

Anmerkung: neue Antikoagulantien für neurovaskuläre Indikationen außerhalb Vorhofflimmern nicht evaluiert und derzeit (noch) nicht eingesetzt

- **Vorhof-/Ventrikelthromben:** Phenprocoumon INR 3–4 in Abstimmung mit Kardiologie (A)
- **künstliche Herzklappen:** Phenprocoumon INR 2–3,5 in Absprache mit Kardiologie (A)
- **PFO plus Vorhofseptum-Aneurysma ≥ 11 mm:** Phenprocoumon INR 2-3 für 1–3 Jahre (C); Indikation insgesamt fraglich, da in prospektiver Studie diese Subgruppe nicht von Antikoagulation versus ASS 325 mg profitierte [1747]
- **nicht kardiogene zerebrale Ischämien:**
  - *allgemein:* noch keine Erfahrungen / Zulassung für neue orale Antikoagulantien bei anderen neurovaskulären Indikationen, daher Folgendes vorerst für VKA gültig
  - *Sekundärprophylaxe arterioarterieller Ischämien:* Phenprocoumon (INR 1,4–2,8) (lediglich) gleich wirksam wie ASS [2750], bzw. in der ESPRIT-Studie geringer Vorteil vaskulärer Ereignisse inkl. zerebral welcher durch eine erhöhte Blutungsrate aber komplett aufgewogen wird [1558] (A)
  - *Dissektionen hirnversorgender Arterien:* im ersten Halbjahr bei hochgradiger Stenose oder Verschluss (INR 2–3), keine prospektive Studie (C)
  - *hochgradige intrakranielle Stenosen:* kein genereller Nutzen [711]
  - *Verschluss der A. carotis interna:* im Einzelfall bei slow-flow / sicher frischem Verschluss (C)
  - *frischer Verschluss der A. vertebralis:* im Einzelfall bei slow-flow intrakraniell (C)
  - *junge Patienten mit Thrombophilie:* nachgewiesener Protein C-/S-Mangel, Antithrombin-Mangel, homozygote Faktor-V-Mutation und ansonsten kryptogene Schlaganfallursache (INR 2–3) (C), bei TBVT als Ursache auch neues Antikoagulans möglich

Therapiekontrolle

- **Phenprocoumon:** Mittels INR = International Normalized Ratio in 2-4-wöchentlichen Abständen, initial häufiger
- **neue orale Antikoagulanzien allgemein:** keine Notwendigkeit einer regelmäßigen Gerinnungskontrolle; keine allgemein anerkannten Routine-Tests; klinische Aussagekraft der Gerinnungstests nicht gut validiert; Nierenwerte sollten mindestens einmal jährlich, bei Kreatinin-Clearance < 50 ml/min 2-3-mal jährlich bestimmt werden
- **Dabigatran:**
  - *aPTT:* hilfreich zur Bestimmung einer überschießenden Gerinnungshemmung; aPTT > 80 Sekunden im Talspiegel zeigt diese an (dann Dosisreduktion oder Dabigatran-Spiegelbestimmung erwägen)
  - *Thromboplastin-Zeit (INR):* erhöht, aber zu wenig sensitiv
  - *Thrombin-Zeit:* Hinweis auf gerinnungshemmende Restaktivität; normale TZ = Abwesenheit einer klinisch relevanten Wirkung von Dabigatran; Vorschlag Thrombolyse-Grenze (rtPA bei akuter cerebrale Ischämie) Grenzwert < 4-fach des oberen Referenzwertes, keine Evidenzgrundlage [3926]
  - *Hemoclot®-Thrombin-Inhibitor-Test* (Bezug über www.coachrom.com): quantitative Bestimmung des Dabigatran-Spiegels im Plasma (modifizierte Thrombinzeit), nicht als Schnelltest verfügbar, Vorschlag Thrombolyse-Grenze (rtPA bei akuter zerebrale Ischämie) < 50 ng/ml, keine Evidenzgrundlage [3926]
  - *ECARIN-clotting Zeit (ECT):* misst die Aktivität eines direkten Thrombininhibitors; direkte Korrelation mit der Dabigatran-Plasma-Konzentration; 3-4-fach verlängerte ECT = Hinweis auf erhöhtes Blutungsrisiko
- **Rivaroxaban:**
  - *chromogene Anti-Faktor Xa-Aktivität* (ca. 2 Stunden nach Gabe als Spitzenspiegel oder direkt vor Einnahme als Basalspiegel): Kalibration mit Rivaroxaban-Standard erforderlich, mit Heparin-Standard wird der Spiegel überschätzt; in individueller Nutzen-Risiko-Abwägung wenn Rivaroxaban-Spiegel < 100 ng/ml (Apixaban < 10 ng/ml) oder Anti-Xa < 2-fach oberer Referenzwert oder im Einzelfall Fehlen o.g. Werte aber normale PTZ und aPTT (unsicherer), Thrombolyse zu erwägen [3926]
  - *sonstige:* INR-Wert kann erhöht sein ohne dass ein erhöhtes Blutungsrisiko besteht (v.a. bei Verwendung von POCT-Geräten), PTT kann normal sein trotz erhöhtem Blutungsrisiko

- **Apixaban:** wie Rivaroxaban.

Antagonisierung

- **Phenprocoumon:**
  - *bei INR < 5 ohne Blutung:* nächste 1–3 Gaben pausieren, anschließend reduzierte Dosis weiter, engmaschige INR-Kontrollen
  - *bei INR > 5 ohne Blutung:* VKA absetzen, INR täglich bestimmen und Wiederbeginn, wenn Zielbereich erreicht ist; je nach Blutungsgefahr vor allem bei VKA mit langer HWZ (Phenprocoumon) 1–2 mg Phytomenadion (Konakion®) per os (= 0,1–0,2 ml) oder i. v. (innerhalb von 12 Stunden wirksam), bei INR > 9 immer 5-10 mg Phytomenadion p. o. (= 0,5-1 ml Konakion) und tägliche INR-Kontrolle
  - *relevante Blutung:* sofort 1000–3000 I. E. Prothrombin-Komplex (PPSB) (1 I. E./kg KG hebt Quick-Wert um 1 %) oder fresh frozen plasma (FFP, Volumenbelastug höher) und Vitamin K_1 10–20 mg i. v. über mehrere Tage
- **Dabigatran:** vergleichsweise kurze Halbwertszeit
  - *PPSB* im Tierversuch in hohen Dosen wirksam (besser als FFP), beim Menschen 50 I. E./kg KG nicht wirksam [1048]
  - *Aktivkohle* wenn Gabe kurz vorangehend (kann Resorption verhindern)
  - *rekombinanter Faktor VIIa* kann im Tiermodell die Blutungszeit normalisieren
  - *praktisches Vorgehen:* solange keine andere Evidenz Gabe von PPSB oder rFVII im Einzelfall erwägen bei lebensbedrohlichen Blutungen und falls keine lokale Blutungskontrolle; im Notfall auch Dialyse (60 % Reduktion der Wirkung) erwägen, jedoch eingeschränkt praktikabel da Sheldon-Katheter erforderlich
- **Rivaroxaban:** im Notfall bei lebensbedrohlichen Blutungen PPSB 50 I. E./kg KG; in einer Studie an Gesunden gut wirksam auch bei hoher Dosis von Rivaroxaban [1048]
- **Apixaban:** keine Erfahrungen, analog zu Rivaroxaban ebenfalls Versuch mit PPSB

Blutungsrisiko

- **Vitamin-K-Antagonisten (VKA):**
  - *bei INR < 3:* intrazerebrale Blutungen 0,2 % pro Jahr (ca. doppelt so häufig wie bei ASS); größere extrazerebrale Blutungen: Risiko tendenziell (ca. 30 %) aber nicht signifikant erhöht gegenüber ASS 325 mg; kleinere extrazerebrale Blutungen (Haut, Muskel, Zahnfleisch, stillbares Nasenbluten) ca. 1,5-mal häufiger als unter ASS [2750]
  - *bei INR > 3:* intrazerebrale Blutungen 0,4 % pro Jahr, größere extrazerebrale Blutungen 1,2 % pro Jahr vs. 0,7 % in der Placebogruppe; kleinere extrazerebrale Blutungen 8 % pro Jahr vs. 4 % in der Placebogruppe; kumulativ 20 % Blutungen in den ersten 5 Jahren
  - *Abschätzung bei Vorhofflimmern mit dem HAS-BLED-Score* (differenziert nicht das zerebrale Blutungsrisiko und berücksichtigt nicht das Vorliegen einer zerebralen Mikroangiopathie); für die neuen oralen Antikoagulanzien nicht validiert
    - Berechnung [3153]

Risikofaktor	Punkte
Hypertonie (systolischer Blutdruck > 160 mmHg)	1
Abnormale Nieren- oder/und Leberfunktion	1 oder 2
Schlaganfall in der Vorgeschichte	1
Blutung in der Vorgeschichte oder Prädisposition (Thrombopenie etc.)	1
Labiler INR (< 60 % im Zielbereich)	1
Erhöhtes Alter	1
Drogen oder/und Alkohol	1 oder 2

    - Bewertung: Werte von ≥ 3 zeigen hohes Risiko an für schwere Blutungsereignisse (3 Punkte: 3,7 %/ Jahr, 4 Punkte: 8,7 %/Jahr)
    - im Internet frei verfügbare Online-Rechner berechnen CHA2DS2VASc und HAS-BLED-Score gemeinsam aus
- **Dabigatran:**
  - *intrakranielle Blutungen:* ca. 0,1 %/Jahr unter Studienbedingungen sowohl bei 2 × 110 als auch 2 × 150 mg; im randomisierten Vergleich mit VKA (bei INR 2-3) um ca. 70 % geringer; unabhängig vom Alter
  - *schwere extrakranielle Blutungen:* gastrointestinal unter 2 × 110 mg gleich, unter 2 × 150 mg um ca. 50 % höher als mit VKA; nicht gastrointestinal um ca. 20 % niedriger als VKA für beide Dosierungen
    - *Cave* gastrointestinale Blutungen bei Patienten ≥ 75 Jahren unter Dabigatran generell häufiger (auch unter 2 × 110 mg) [1052]
- **Rivaroxaban:**
  - *intrakranielle Blutungen:* mit 0,5 %/Jahr versus 0,7 %/Jahr unter VKA INR 2-3 signifikant niedriger
  - *schwere extrakranielle Blutungen:* Hb-relevante Blutungen 2,8 %/Jahr (22 % relativ häufiger als VKA), gastrointestinale Blutungen ca. 1/3 häufiger (3,2 % vs. 2,2 %/Jahr); dagegen insgesamt kritische (0,8 %/ Jahr) oder tödliche (0,2 %/Jahr) Blutungen um ca. 30-50 % geringer als unter VKA (a.e. aufgrund niedrigerer intrakranieller Blutungsrate)
- **Apixaban:**
  - *intrazerebrale Blutungen:* 0,2 %/Jahr in ARISTOTLE-Studie versus 0,5 %/Jahr unter VKA (bei INR 2-3)
  - *schwere extrakranielle Blutungen:* um ca. 20 % niedriger als VKA (bei INR 2-3) bis auf Gastrotinestinalblutungen (gleich häufig wie VKA); in AVERROES-Studie keine erhöhte Blutungsrate gegenüber ASS

Sonstige Nebenwirkungen

- **Phenprocoumon:** Hautnekrosen, Urtikaria, Dermatitis, Übelkeit, Appetitlosigkeit, Erbrechen; bei Langzeitbehandlung Haarausfall (< 1 %), Osteoporose (< 1 % nach längerer Anwendung, bei Prädisposition Prophylaxe mit Kalzium + Vitamin D)
- **Dabigatran:** ca. 10 % mit Dyspepsie, Übelkeit, abdominale Schmerzen, Durchfall, Sodbrennen aufgrund Weinsäuregalenik, nach einigen Tagen Besserung möglich; ggf. Protonenpumpenhemmer; gelegentlich Hautausschlag, Pruritus, Transaminasenerhöhung
  - *Herzinfarktrate* unter Dabigatran in Meta-Analyse verschiedener randomisierter Studien (meist versus VKA oder Enoxaparin) gering höher (ca. 30 %) [4186], andere ischämische Myokardereignisse aber gleich häufig [1738]; Nachanalyse von RE-LY zeigt zudem keinen signifikanten Unterschied mehr bei Patienten mit Vorhofflimmern (bei aber bestehendem Trend) [790]
- **Rivaroxoban:** < 10 %: Pruritus, Hautrötung, Schwindel, Kopfschmerzen, Synkope, Anämie, Tachykardie, Hypotonie, Symptome kleiner Blutungen; < 1 %: Transaminasenanstieg, Ödeme, Müdigkeit
- **Apixaban:** Übelkeit, Transaminasenerhöhungen

Spezifische Behandlungssituationen/Probleme

- **Phenprocoumon:** individuelles Ansprechen variabel
  - *ungenügender Abfall des INR-(Quick-)Wertes unter Marcumargabe:* Medikamenteninteraktionen (s. u.), postoperativ, kardiale Rekompensation, Diurese, Diarrhö, Adipositas, Hypothyreose, Schock
  - *stark schwankende INR-Werte:*
    - Aufklärung über Vitamin-K-Gehalt verschiedener Nahrungsmittel mit dem Ziel einer pro Tag stabilen Vitamin-K-Zufuhr; wenn unzureichend:
    - Selbstmessung (z. B. mit CoaguChek®): Zielbereich besser erreicht, Patienten zufriedener, aber kein Effekt auf Nutzen/Risiken in großer randomisierter Studie bei wöchentlicher Selbstmessung im Vgl. mit monatlicher ärztlicher Kontrolle nachgewiesen [2610]
    - Alternative: Umstellung auf neues Antikoagulans
- **Dabigatran:**
  - *Umstellung Dabigatran auf Voll-Heparin:* 24 Stunden nach letzter Dosis
  - *Umstellung Voll-Heparin auf Dabigatran:* zum Zeitpunkt der nächsten Gabe des bisherigen Präparates an dessen Stelle (NMH), bzw. zum Zeitpunkt Stop Perfusor (UFH)
  - *Umstellung von VKA auf Dabigatran:* Absetzen der VKA-Therapie, erste Gabe von Dabigatranetexilat sobald INR < 2,0
  - *operativer Eingriff:* Absetzen mindestens 24 Stunden vor einem chirurgischem Eingiff/invasiver Intervention (falls Kreatinin-Clearance vermindert auf < 50 ml/min 2-3 Tage, bei hohem Blutungsrisiko Zeiten ca. verdoppeln); Notfalleingriffe ≥ 12 Stunden nach letzter Einnnahme
  - *Rückumstellung auf Marcumar bei progredienter Niereninsuffizienz:*

Kreatinin-Clearance	Beginn VKA vor Absetzen Dabigatran
> 50 ml/min	3 Tage
31-50 ml/min.	2 Tage
15-30 ml/min.	1 Tag.

- **Rivaroxaban:**
  - *Umstellungen von/zu Heparin:* wie Dabigatran
  - *Umstellung von VKA auf Rivaroxaban:* Beginn sobald INR ≤ 2,0 (in Fachinfo sogar ab ≤ 3,0 empfohlen).
    - *CAVE:* sobald Rivaroxaban begonnen ist INR nicht mehr voll aussagekräftig (kann falsch hoch sein)
  - *Umstellung Rivaroxaban auf VKA:* Gabe von Rivaroxaban bis INR ≥ 2,0 (cave INR-Messung immer 24 Stunden nach letzter Rivaroxaban-Gabe)
- **Kombination mit ASS:**
  - *VKA+ASS:* Risiko schwerer Blutungen erhöht um ca. 50 % (intrakraniell) bzw. ca. 80 % (systemisch) [1589]
  - *neue Antikoagulanzien+ASS:* Blutungsrisiko wahrscheinlich erhöht, absolutes Risiko aufgrund der geringeren Blutungsrate unter neuen Antikoagulanzien geringer; bei obligater ASS-Indikation Gabe eines neuen Antikoagulans mit niedriger Blutungsrate erwägen (vorzugsweise Apixaban oder Dabigatran 2 × 110 mg/d) sinnvoll

Kontraindikationen

- **allgemein:**
  - *absolut:* Blutungen, schlecht eingestellter Hypertonus, schwere zerebrale Mikroangiopathie (ausgedehnte Marklagerläsionen mit OR 12,9 für ICB bei Sekundärprophylaxe in Fall-Kontroll-Studie [3827]), zerebrale Amyloidangiopathie, hämorrhagische Diathese, schwere Leber-/Nierenschäden, Endokarditis lenta, Schwangerschaft, frisch operierte Patienten
  - *relativ:* Hypertonie, mäßige zerebrale Mikroangiopathie, Mikroblutungen [4190], schlecht kontrollierter/insulinpflichtiger Diabetes, dekompensierte Herzinsuffizienz, Non-Compliance, Alter > 80 Jahre, laufende Behandlung mit Thrombozytenfunktionshemmer, spezifische andere Medikamente (s. u.); erhöhte Sturzgefahr ist in aller Regel kein Ausschlusskriterium [1088]
- **substanzspezifisch:**
  - *Phenprocoumon:* Schwangerschaft
  - *Dabigatran:* gleichzeitige Behandlung mit systemisch verabreichtem Ketoconazol, Ciclosporin, Itraconazol oder Tacrolimus; schwere Lebererkrankung; Kreatinin-Clearance < 30 ml/min., Schwangerschaft
  - *Rivaroxoban:* Kreatinin-Clearance < 15 ml/min, Schwangerschaft; mäßige oder schwere Lebererkrankung, Azol-Antimykotika oder HIV-Proteaseinhibitoren (z. B. Ritonavir) nicht empfohlen (Wirkverstärkung von Rivaroxaban)
  - *Apixaban:* Kreatinin-Clearance < 15 ml/min, schwere Lebererkrankung, Schwangerschaft

Interaktionen

- **Phenprocoumon:**
  - *Wirkungsverstärkung* durch Phenylbutazon und -derivate, Chloralhydrat, Chloramphenicol, Thyroxin und -derivate, Glukagon, Chinidinderivate, Neomycin, Cholestyramin, Nalidixinsäure, Sulfinpyrazon, Indometacin, Tolbutamid, Sulfonamide, Diazoxid, Antibiotika, Anabolika, Clofibrat, Salicylate, Allopurinol, Dibenzepine, Mercaptopurin, Methylphenidat, MAO-Hemmer
  - *Wirkungsverminderung* durch Carbamazepin, Phenytoin, Barbiturate, Glutetamid, Griseofulvin, Glukokortikoide, Kontrazeptiva, Rimactan, Meprobamat
  - *Medikamente mit keinen/wenig Interaktionen:*
    - Analgetika: Morphine und -derivate, Metamizol, Paracetamol
    - Antiphlogistika: Diclofenac, Ibuprofen
    - Sedativa: Benzodiazepine
- **Dabigatran:** keine Nahrungsmittelinteraktionen;
  - *Wirkungsverstärkung* durch P-Glykoproteinhemmer (Amiodaron, Chinidin, Verapamil, Clarithromycin); nicht kombinieren mit systemisch verabreichtem Ketoconazol, Itraconazol, Ciclosporin oder Tacrolimus!
  - *Wirkungsverminderung* durch Protonenpumpenhemmer
- **Rivaroxaban / Apixaban:**
  - *Wirkungsverstärkung durch* Ketoconazol, Itraconazol, Voriconazol, Posaconazol, HIV-Proteaseinhibitoren (z. B. Ritonavir), Clarithromycin, Fluconazol
  - *Wirkungsverminderung* durch CYP3A4-Induktoren wie Barbiturate, Carbamazepin, Phenytoin, Johanniskraut, Rifampicin

Besonderes

Besonders auch bei neuen Antikoagulanzien gute Adhärenz zur Einnahme essenziell aufgrund relativ kurzer Halbwertszeit. Bei ambulanter Behandlung müssen die Patienten einen Ausweis über die Antikoagulanzien-Therapie bei sich tragen, v.a. auch bei neuen Antikoagulanzien deren Einsatz derzeit nicht im Routinegerinnungslabor zuverlässig erkennbar ist!

4.1.3 Sonstige medikamentöse Therapie in der Schlaganfallprophylaxe

Antihypertensiva

Primärprophylaxe der zerebralen Ischämie

RRR durch antihypertensive Therapie ca. 30–50 %; präventiver Effekt abhängig vom Ausmaß der Blutdrucksenkung

- **Empfehlungen:**
  - bei entsprechender Toleranz und fehlenden Kontraindikationen (z. B. hämodynamisch schlecht kompensierter Karotis-Verschluss) Senkung auf < 120/80 mmHg empfohlen (A)
  - zusätzlich zur antihypertensiven Therapie stets Modifikation von Life-Style-Faktoren (kochsalzarme DASH-Diät, „dietary approaches to stop hypertension"), Ausdauersport (3 × 30 min pro Woche) miteinbeziehen (A)
  - Wahl der Antihypertensiva im Einzelfall auch wesentlich abhängig von Begleiterkrankungen
- **Studienlage:**
  - *generell:* keine gesicherten Unterschiede zwischen Thiazid-Diuretika, ACE-Hemmer, AT_1-Antagonisten und Kalziumantagonisten; Gruppenunterschiede in der ALLHAT-Studie, die z. B. bessere Wirksamkeit von Thiazid-Diuretikum versus ACE-Hemmer zeigen, sind durch unterschiedlich ausgeprägte Blutdrucksenkung limitiert (C) [25] und wurden in einer Studie mit gleicher Blutdrucksenkung nicht reproduziert [4528]; insgesamt ist auch die ca. 30 % höhere Rate von neu aufgetretenem Diabetes mellitus unter Thiazid-Diuretika-Monotherapie versus ACE-Hemmer [25] und ein damit verbundenes ca. 3-fach erhöhtes vaskuläres Risiko zu beachten [4278]
  - *Alpha-Blocker:* schlechtere Schlaganfallprävention (auch schlechtere kardiale Prävention) als andere Antihypertensiva (A) [22]
  - *β-Blocker* sind anderen Standard-Antihypertensiva in der Primärprävention von Schlaganfällen unterlegen (A) [2413]
  - *Kalziumkanalantagonisten* möglicherweise wirksamer als ACE-Hemmer-Monotherapie in der Schlaganfallprimärprophylaxe [3897]
  - *Sartane* bei Patienten mit linksventrikulärer Hypertrophie (Re-Modelling) besser schlaganfallprophylaktisch als β-Blocker (A) (LIFE-Studie, [2082]), ebenso besteht auch eine bessere Prophylaxe des Entstehens von Vorhofflimmern
    - kein signifikanter Vorteil von Telmisartan vs. Ramipril für Schlaganfälle (vaskuläre Patienten ohne Herzinsuffizienz, 79 % davon ohne vorangehende zerebrale Ischämie) (ONTARGET-Studie [4619][SQ Ib] Empfehlungsstärke A)

Primärprophylaxe der intrazerebralen Blutung

- **unter mindestens einem Thiazid-Diuretikum** bei isolierter systolischer Hypertonie RRR = 54 % [3104]
- **unter ACE-Hemmer plus Thiazid-Diuretikum** RRR = 50 % versus Placebo für ICB in Kollektiv mit vorangehend überwiegend zerebraler Ischämie (A) [679]

Sekundärprophylaxe der zerebralen Ischämie

- **klinische Wirkung:**
  - antihypertensive Therapie reduziert das Re-Ischämie-Risiko um 24 % (GdE Ia, Empfehlungsstärke A)
  - antihypertensive Therapie reduziert das Re-Ischämie-Risiko bei Patienten mit und ohne Hypertonie gleichermaßen, daher großzügige Indikationsstellung auch bei grenzwertiger Hypertonie (Blutdruck 130–140/85–90 mmHg) unter Beachtung von Kontraindikationen (z. B. persistierender Gefäßverschluss)
- **Studienlage:** beste Substanz strittig, da insgesamt wenig Daten; Wahl der Antihypertensiva nach Begleiterkrankungen sinnvoll; entscheidend ist das Ausmaß der Blutdrucksenkung (daher Kombinationstherapien überlegen, s. u.), in zweiter Linie evtl. auch pleiotrope Effekte von ACE-Hemmern und Sartanen
  - *Thiazid-Diuretika alleine:* hohe RRR = 32 % (GdE Ia, Empfehlungsstärke A)
  - *ACE-Hemmer alleine und β-Blocker alleine:* nicht signifikante RRR = 7 % für Re-Schlaganfälle bei aber insgesamt wenig Daten und daher begrenzter Aussagekraft; Ramipril reduziert vaskuläre Endpunkte allgemein signifikant nach Schlaganfall um RRR = 24 % (B) (HOPE-Studie [4618])
  - *Kombination von ACE-Hemmer und Thiazid-Diuretikum:* derzeit beste Evidenz bei Vergleich gegen Placebo (RRR = 45 %) (GdE Ia, Empfehlungsstärke A) [3293]
  - *Sartane* wahrscheinlich besser wirksam als Kalziumantagonisten (GdE Ib) (MOSES-Studie [3654]), aber nicht besser als ein allgemeines antihypertensives Therapieregime
    - Telmisartan versus Placebo zusätzlich zur sonstigen antihypertensiven Therapie war in der PROFESS-Studie nicht von eindeutigem Vorteil (GdE Ib, Empfehlungsstärke A)
    - Telmisartan versus Ramipril allgemein siehe Primärprophyalxe (ONTARGET-Studie, dort 21 % Patienten mit vorangehender TIA/Stroke, aber keine Subgruppen-Analyse bislang)

Sekundärprophylaxe der intrazerebralen Blutung

ACE-Hemmer plus Thiazid-Diuretikum: RRR = 49 % versus Placebo nach ICB für weiteres zerebrales Ereignis (Ischämie oder Blutung) (A) [679]

Statine (HMG-CoA-Reduktase-Hemmer)

Indikationsstellung

Meist zur Verhinderung vaskulärer (vor allem koronarer) Ereignisse insgesamt; es besteht aber auch ein signifikanter Effekt auf Schlaganfälle

Empfehlungen

Aktuelle Empfehlungen des amerikanischen National Cholesterol Education Program (NCEP-ATP III) (http://www.nhlbi.nih.gov/guidelines/cholesterol/index.htm) nach der Höhe des LDL-Cholesterin-Spiegels sowie des vor allem koronar definierten vaskulären Risikoprofils

Risikofaktoren	KHK-Äquivalente (werden wie Vorliegen einer KHK gewertet)
– Alter ≥ 45 Jahre Männer oder ≥ 55 Jahre Frauen – KHK-Familienanamnese (Vater < 55 Jahre, Mutter oder andere Verwandte 1. Grades < 65 Jahre) – Raucher – HDL < 40 mg/dl – Hypertonie	– Diabetes mellitus – symptomatische Karotisstenose (mind. mittelgradig) – pAVK – Bauchaortenaneurysma – multiple Risikofaktoren mit 10-Jahres-KHK-Risiko > 20 %*

* Rechner http://hp2010.nhlbihin.net/atpiii/calculator.asp?usertype=prof

- **Empfehlung:**

Risikoprofil	Einsatz von Statin	
	möglich	empfohlen
keine KHK und 0–1 vaskuläre Risikofaktoren	LDL > 160 mg/dl	LDL > 190 mg/dl
keine KHK, ≥ 2 vaskuläre Risikofaktoren (10-Jahres-KHK-Risiko < 20 %)	LDL > 130 mg/dl	LDL > 160 mg/dl
KHK, Z. n. Herzinfarkt, oder 10-Jahres-KHK-Risiko> 20 % (z. B. bei Diabetes)	LDL > 70 mg/dl	LDL > 100 mg/dl

  - *alle:* nicht medikamentöse Maßnahmen (Diät, Gewichtsreduktion und körperlicher Aktivität)

Primärprophylaxe der zerebralen Ischämie

- Prinzipielle Indikationsstellung gemäß o. g. Leitlinien
- **Studienlage:** in Meta-Analyse RRR = 21 % für Schlaganfall allgemein bei hoher Korrelation mit Ausmaß der LDL-Cholesterin-Senkung (pro 10 % LDL-Senkung RRR = 15,6 %) (→ Senkung des LDL-Cholesterin-Spiegels von zentraler Bedeutung) [118]; dabei keine Erhöhung des Risikos zerebraler Blutungen; beste Datenlage für Simvastatin, Pravastatin und Atorvastatin
- **Überlegenheit** eines Statins im Sinne besserer Wirksamkeit bei gleicher LDL-Senkung ist nicht erwiesen, insgesamt ist das Ausmaß der Cholesterin-Senkung entscheidend; auch die pleiotropen vaskuloprotektiven Effekte der Statine (plaquestabilisierend, perfusionsfördernd durch Besserung von Endothelfunktion und NO-Verfügbarkeit, antioxidativ, antiinflammatorisch, immunmodulatorisch) sind überwiegend durch Hemmung der HMG-Co-A-Reduktase bedingt und daher dosisabhängig, analog zur LDL-Cholesterin-Senkung, zu sehen [1086]
- CAVE: plötzliches Absetzen von Statinen kann aufgrund der vaskuloprotektiven Effekte das vaskuläre Risiko vorübergehend überproportional erhöhen
- **Pharmakokinetik:** starke Wirkung von Statinen wird aufgrund nicht linearer Pharmakokinetik schon bei niedriger Dosis erreicht; anschließende Dosis-Verdoppelungen senken das Risiko jeweils nur um ca. 6 % („rule of 6"); myopathische Nebenwirkungen dagegen bei höherer Dosierung zumindest für Simvastatin (bei 80 mg/d) wahrscheinlicher, für Atorvastatin oder Pravastatin Dosisabhängigkeit bislang nicht beobachtet [179]
- **Dosisäquivalenz:** Statine unterscheiden sich in ihrer Wirkstärke pro Dosis, nicht aber in ihrem Wirkungsmechanismus; Äquipotenzdosen: [3092]

Substanz	Äquipotenzdosis
Atorvastatin	10 mg
Pravastatin	40 mg
Simvastatin	20 mg
Fluvastatin	80 mg
Rosuvastatin	5 mg

  - Verordnung von Statinen unter Berücksichtigung der Metabolisierung (d. h. bei Multimedikation eher Pravastatin = CYP3A4-Stoffwechsel neutral)
- **alternative Lipidsenker:** Fenofibrat reduzierte bei Diabetikern die Rate an koronaren Ereignissen, zeigte aber keine signifikante Minderung an Schlaganfällen [2012]

Sekundärprophylaxe der zerebralen Ischämie

- **Indikation:**
  - *bei Erfüllung o. g. ACEP-Kriterien* gilt die Indikation schon aus koronarer/primärprophylaktischer Sicht
  - *Schlaganfall-spezifische Indikation:* Patienten mit zerebraler Ischämie (auch TIA) auch ohne sonstige Risikofaktoren: Statingabe bei LDL-Cholesterin-Werten > 100 mg/dl (Ziel: Senkung auf Werte < 100 mg/dl); Evidenz besteht formal für Atorvastatin 80 mg (A) aufgrund der derzeit die validesten Daten bietenden SPARCL-Studie [114], wahrscheinlich ist aber die Senkung des LDL-Cholesterins wichtiger als der Einsatz eines spezifischen Statins (C)

- **Studienlage:**
  - *Meta-Analyse [4282]:* für Schlaganfälle allgemein in der Sekundärprophylaxe RRR = 12 % (Empfehlungsstärke A, GdE Ia), für zerebrale Ischämien RRR = 20 %,
    - für ICB relative Risikoerhöhung um 73 %, die den positiven Nutzen mindert, aber nicht aufwiegt
  - *einzelne Studien:*
    - SPARCL-Studie: Atorvastatin 80 mg versus Placebo RRR = 16 % für Re-Schlaganfall (NNT = 46 über 5 Jahre), RRR = 23 % für Re-Schlaganfall oder TIA
    - Heart-Protection-Studie (HPS) mit Simvastatin 40 mg: in der Gesamtgruppe der Patienten (Einschlusskriterien. alter Schlaganfall/TIA, oder Diabetes / andere vaskuläre Verschlusskrankheit) signifikanter Effekt auf Auftreten zerebraler Ischämien (RRR = 28 %, unabhängig vom Ausgangs-LDL-Wert) [775]
- **Risko intrazerebraler Blutungen:** generelle Erhöhung durch Statine bei Einsatz in der Sekundärprophylaxe zerebraler Ischämien (s. o.), wobei die absolute Risiko-Erhöhung gering ist; wahrscheinlich haben Patienten mit ICB als Einschlusskriterium ein höheres Blutungsrisiko unter Statin als Placebo [1434], weswegen allein aus der Indikation „ICB" heraus keine Statintherapie erfolgen sollte (ggf. aber aus koronarer Indikation in niedrigerer Dosierung)
- **Zeitpunkt des Beginns nach ischämischem Ereignis:** eine Statin-Medikation sollte beim akuten Schlaganfall nicht beendet werden, da Hinweise auf eine dadurch erhöhte Wahrscheinlichkeit früher neurologischer Verschlechterung, größerer Infarktausdehnung und schlechteren 90-Tages-Outcomes bestehen [420]; zudem haben Patienten, die zum Zeitpunkt der zerebralen Ischämie ein Statin einnehmen, ein besseres Outcome als Patienten ohne Statin-Medikation [2593]; eine möglichst baldige Statintherapie bei entsprechender Indikation ist zu empfehlen (C)

Lysetherapie bei akuter zerebraler Ischämie [1474]

Allgemeines

- **Fachkompetenz:** Anwendung durch einen speziell in der neurologischen Intensivmedizin erfahrenen Arzt, Auswertung der Bildgebung durch einen in der Analyse von Schlaganfalluntersuchungen geschulten Arzt
- **Quellen:** nordamerikanischen Leitlinie [54], deutschen Zulassung für rtPA (Fachinformation Alteplase), europäische Leitlinien [29] soweit möglich, letztere beinhalten aber keine ausführliche Darlegung der Ein- und Ausschlusskriterien
- **Schlaganfall-CT versus multimodales MRT:**
  - *MRT und CT* gleichermaßen zur Diagnostik und Indikationsstellung bei Patienten mit V.a. akute zerebrale Ischämie geeignet
  - *multimodale CT und MRT:* Verbesserung der Diagnostik (CAVE: keine Verzögerung der Therapie!); vaskuläre Bildgebung gefordert bei geplanter endovaskulärer Schlaganfallbehandlung (medikamentös oder mechanisch)

Einschlusskriterien

- **supratentorielles Stromgebiet:**
  - *signifikante neurologische Symptome* (untere Grenze NIH-Stroke-Score ca. ≥ 4 Punkte, im Einzelfall auch geringer; max. ca. 25 Punkte; auch darüber als individueller Heilversuch, falls keine ausgeprägten Infarktfrühzeichen)
  - *Alter 18 bis ≤ 80 Jahre*
    - > 80-Jährige profitieren wahrscheinlich ähnlich, haben aber insgesamt unabhängig von der Lyse eine höhere Mortalität, somit individueller Off-label-Einsatz unter Berücksichtigung von biologischem Alter und Komorbidität; in randomisierter Studie (rtPA vs. Placebo) bei > 80-Jährigen kein Anhalt für verminderten Nutzen im Vergleich zu ≤ 80-Jährigen [3517]
    - Patienten < 18 Jahre: Einzelfallentscheidung off-label durch erfahrenes Zentrum (in Fallberichten erfolgreiche Anwendung)
  - *Notfall-Labor* (Glukose, BB mit Thrombozyten, Gerinnung) vorhanden
  - *Zeitfenster* (Ereigniszeitpunkt ist stets letzter gesicherter Zeitpunkt ohne Defizit):
    - < 4,5 Stunden bis Beginn der intravenösen Lysetherapie
    - < 6 Stunden bis Beginn der intravenösen Lysetherapie im Einzelfall (off-label); randomisierte IST-3-Studie mit CT-basierter Lyse bis 6 Stunden zeigt geringen aber signifikanten Benefit [3517]
- **Basilaris-Stromgebiet:**
  - *progrediente oder fluktuierende Hirnstammsymptomatik* mit deutlichen Ausfallerscheinungen, NIH-Obergrenze gilt nicht, da aufgrund Vigilanzminderung oft sehr hohe Werte
  - *keine vitalen Kontraindikationen* (Prognose bei Vollbild ohne Lyse sehr schlecht)
  - *Zeitfenster:*
    - i. a. Lyse: kein striktes Zeitfenster, da häufig fluktuierender Verlauf; bei Koma länger als 4 Stunden und/oder Tetraparese länger als 6 Stunden Lyse nicht mehr erfolgversprechend
    - reine i. v. Lyse: formal 4,5 Stunden (on-label), später als individueller Heilversuch

Ausschlusskriterien

- **supratentorielles Stromgebiet:**
  - *klinische Ausschlusskriterien:*
    - NIH-Stroke-Score > 25 Punkte (ggf. individueller Heilversuch für i.v./i.a. Lyse)

- spontane ausgeprägte Besserung: wenn NIH-SS dann < 4 Punkte oder komplette Rückbildung *und* kein Gefäßverschluss, bei weiter noch signifikantem NIH-SS dennoch Lyse, ebenso bei weiterhin persistierendem Gefäßverschluss und klinischen Symptomen; indivuelle Nutzen-Risiko-Abwägung; Grenze umstritten [2871]
- *bildgebende Ausschlusskriterien:*
  - Blutung, maligner Hirntumor
  - eindeutige Demarkierung des Infarkts im CCT (Hypodensität) bzw. MRT (T2-Wichtung)
  - schwere zerebrale Mikroangiopathie (Risiko ca. 3-fach erhöht für symptomatische intrazerebrale Blutung, daher Lyseindikation kritisch prüfen; in europäischer Zulassung kein Ausschlusskriterium, amerikanische Leitlinien ohne Aussage) [2883]
    - einzelne Mikroblutungen in T2*-Sequenzen im MRT erhöhen das Blutungsrisiko nur gering, bei multiplen (> 4) Mikroblutungen ungeklärt [1181]
  - ausgeprägte Frühzeichen im CCT (verminderter Kontrast zwischen grauer und weißer Substanz, Ödem) in > 1/3 des Mediastromgebiets erhöhen das Risiko symptomatischer zerebraler Blutungen; europäische Zulassung ist entsprechend NINDS-Studie ohne dieses Ausschlusskriterium; es besteht trotzdem ein positiver funktioneller Behandlungseffekt von rtPA [1028]; amerikanische Leitlinien setzen für 3-Stunden-Fenster 1/3 *der Hemisphäre* als Grenze (multilobuläre Ischämie); bei Anwendung von MRT sind Signalanhebungen in der FLAIR-Wichtung als analog zu CT-Frühzeichen anzusehen
  - Diffusionsstörung im MRT in > 1/3 des Mediastromgebiets: noch nicht etabliert, aber Risiko für symptomatische zerebrale Blutung dabei 5,8-fach erhöht unabhängig vom Zeitfenster; Nutzen-Risiko sehr kritisch prüfen [3801]; andere Multicenter-Studie nahm 50 % des Mediastromgebiets als Grenze für Lyse im 3–6-Stunden-Fenster [4088]
- *sonstige:*
  - *erhöhtes Blutungsrisiko zerebral:* Schädel-Hirn-Trauma oder neurochirurgischer Eingriff < 3 Monate, vorausgegangene intrakranielle Blutung (unabhängig vom Zeitpunkt), V. a. SAB, Aneurysma, unkontrollierbare Hypertonie (RR_{syst} > 185 und RR_{diast} > 110 mmHg, anhaltende Notwendigkeit aggressiver i.v.-Blutdrucksenkung), Antikoagulation bzw. INR > 1,7 (amerikanische Leitlinien; in Europa bei jeder INR-Erhöhung, v.a. bei > 1,5 Vorsicht), Vorbehandlung mit ASS in Europa zugelassen, mit Clopidogrel off-label ohne Risikoerhöhung möglich, ASS+Clopidogrel Blutungsrisiko cerebral tendenziell höher (kritisch abwägen), falls Heparin in letzten 48 Stunden: PTT muss normal sein (< 40 s), Thrombozyten < 100 000/µl
  - *erhöhtes Blutungsrisiko extrazerebral:* gastrointestinale oder urogenitale Blutung < 3 Wochen, „große" Operation < 2 Wochen, kurz zurückliegende Gefäßpunktion an nicht komprimierbaren Stellen (V. subclavia oder V. jugularis, in Einzelfällen dennoch off-label erwägen; Einschränkung gilt nicht für liegende Katheter), Lumbalpunktion ≤ 7 Tage (in Einzelfällen dennoch erwägen), Myokardinfarkt < 3 Monate, Hinweise auf manifeste oder kurz zurückliegende schwere extrazerebrale Blutung oder akutes Trauma (Fraktur), Erkrankungen mit Blutungsrisiko (Aortendissektion, Ösophagusvarizen, gastroduodenale Ulzera innerhalb der letzten 3 Monate nachgewiesen, aktive Hepatitis, nekrotisierende Pankreatitis, chronisch entzündliche Darmerkrankungen, bekannte hämorrhagische Diathese), intramuskuläre Injektion < 6 Stunden; traumatische externe Herzmassage in den letzten 10 Tagen
  - Blutzucker < 50 mg/dl oder > 400 mg/dl
  - Krampfanfall mit postiktalem residuellem neurologischem Defizit bzw. akuter Grand-mal-Anfall (bei nachgewiesener frischer Ischämie Lyse als individueller Heilversuch empfohlen laut europäischen Leitlinien)
  - Hirninfarkt < 3 Monate (im Einzelfall bei kleinem Vorinfarkt und Latenz > 6 Wochen bei schwerem neuem Defizit off-label erwägen), TIA vorangehend kein Hinderungsgrund
  - Diabetes mellitus und früherer Schlaganfall (europäische Zulassung; in amerikanischen Leitlinien nicht aufgeführt, s.u.: Off-label Thrombolyse)
  - sonstige schwere Erkrankung mit erheblicher Einschränkung der Lebenserwartung/Blutungsrisiko (z. B. nicht kurativ behandelte maligne Tumoren)
  - V. a. septische Embolie, bakterielle Endokarditis, Perikarditis
  - Schwangerschaft (SS-Test) positiv, Entbindung in letzten 10 Tagen

- **Basilaris-Stromgebiet:**
  - *Klinik:* NIH-Skala gilt nicht; Kontraindikationen wie bei supratentorieller Lyse kritisch prüfen, ggf. Inkaufnahme einer Blutung falls ultima ratio-Situation
  - *CT/MRT:* Blutung oder Tumor, demarkierter ausgedehnter Hirnstamminfarkt (demarkierter isolierter Kleinhirninfarkt in Anbetracht der Spontanprognose nur relative Kontraindikation)
- **Off-label Thrombolyse:** viele der genannten Kontraindikationen sind *nicht* evidenzbasiert sondern beruhen auf präemptiven Ein-/Ausschlusskriterien der Lyse-Zulassungsstudien; Outcome bei Protokollverletzungen in der Regel nicht schlechter [2688]
  - *Diabetes und früherer Schlaganfall:* signifikanter Benefit der Lyse [2734]
  - *inzidentelle Aneurysmen:* kein erhöhtes SAB-Risiko unter rtPA-Gabe [1046]
  - *Alter > 80 Jahre:* Nutzen der Lyse nicht vermindert [3517]
  - *Gebrauch von i.v. Antihypertensiva, Blutdruck > 185/> 110 mmHg:* erhöhte Vorsicht aber möglich [2688]
  - *Vitamin-K-Antagonisten subtherapeutisch (< 1,7):* erhöhte Vorsicht aber möglich [3448]; bei INR ≥ 1,7 mechanische Thrombektomie bei großem Gefäßverschluss anstreben, im absoluten Einzelfall Normalisierung mit PPSB und i.v. Lyse (Einzelfallbeschreibungen)
  - *epileptischer Anfall bei Symptombeginn:* kann Hinweis auf Basilaristhrombose sein, keine Kontraindikation gegen Lyse bei Ischämienachweis / Nachweis eines Gefäßverschlusses. [2688]
  - *Hyperglykämie:*
    - BZ > 180 mg/dl erhöht unabhängig das Risiko für symptomatische ICB (OR 2,9), auch bei Nicht-diabetikern [76]

  - BZ > 400 mg/dl keine Daten, Thrombolyse hierbei nur in Nutzen-Risiko-Abwägung und unter strenger Blutzucker-Kontrolle
- *Hypoglykämie:* keine Daten, bei Infarktnachweis Lyse wahrscheinlich vertretbar.
- *Lyse bei Wake-Up-Stroke:* wenn keine Frühdemarkierung in FLAIR-Wichtung ist Ischämie-Beginn sehr wahrscheinlich (83 %) innerhalb der letzten 4,5 Stunden [4086], bei entsprechendem Mismatch daher ggf. Lyse in individueller Nutzen-Risiko-Abwägung MRT-basiert; CT-basierte Wake-Up Stroke Lyse bei fehlender Demarkierung wahrscheinlich ebenfalls möglich [281]
- *Empfehlung:* im Einzelfall strikte Nutzen/Risiko-Abwägung (Schwere des zu erwartenden Defizits versus Art und Anzahl der „Kontraindikationen"); Expertise vorausgesetzt; strikte Aufkärung von Patient und Angehörigen notwendig

- **Stroke Mimics** (→ S. 71): in mehreren Serien einer akzidentellen i.v.-Thrombolyse keine zerebrale Blutung beschrieben, jedoch ein Patient mit Angioödem [1508],[1226],[4163],[702]

i. v. Lyse mit rtPA

- **Substanzen:**
  - *Alteplase (rtPA, recombinant tissue plasminogen activator):* einzige zugelassene Substanz
  - *Pro-Urokinase* für i. a. Lyse nicht mehr erhältlich, rtPA wahrscheinlich gleichwertig
  - *Streptokinase* obsolet aufgrund hoher Blutungsrate
  - *Desmoteplase* in kleinen randomisierten Studien, nicht aber in Phase-III-Studie wirksam
  - *Tenecteplase* in Phase-IIb-Studie im Vergleich mit Alteplase mit deutlich besserer Reperfusionsrate und besserem Outcome [3057], Phase-III-Studie ausstehend, derzeit noch keine Anwendung und Zulassung.
- **Applikation:** unter Monitorüberwachung einmalige Gabe von rtPA 0,9 mg/kg KG i. v., davon 10 % als Bolus, den Rest über 1 Stunde, maximal 90 mg; PTT-wirksame Heparinisierung (bzw. auch ASS oder Clopidogrel) erst > 24 Stunden nach i. v. Lyse (Ausnahme i. v. Lyse nach Basilaristhrombose s. u.)
- **Checkliste:** Thrombolyse-Checkliste
- **Effekte:**
  - *Outcome nach 3 Monaten* in der rtPA-Gruppe signifikant besser
  - *adjustiertes Quotenverhältnis für guten Outcome* (= modified Rankin Scale ≤ 1) bei Lyse-Beginn 0–90 Minuten nach Ereignis: 2,8; 91–180 Minuten: 1,6; 181–270 Minuten: 1,4; > 270 Minuten: kein signifikanter Benefit, aber erhöhtes Risiko für Tod: Odds Ratio 1,45 [1535]; in anderen Zahlen: durch i. v. Thrombolyse innerhalb von 0–90 Minuten wird der Prozentsatz an Patienten mit gutem Outcome (mRS ≤ 1) von 29 % auf 41 % erhöht, 91–180 Minuten von 30 % auf 43 %; besonderer Benefit durch möglichst frühen Beginn
  - größter Benefit für unter 75-jährige Patienten mit maximal mittelschwerem Defizit (NIH-SS < 20 Punkte), konstant positiver Effekt über alle Gruppen hinweg (Diabetiker, Adipöse, Hypertoniker etc.)
  - große Anwendungsbeobachtung (SITS-MOST) bestätigt guten Effekt bei noch niedrigerer Blutungsrate als in den Zulassungsstudien [4357]
  - *bei Basilaristhrombose* Effekt einer i. v. Lyse gegeben, Diagnose aber nur durch MR-Angiografie gestellt, Vollheparinisierung vor und nach Lysetherapie erwägen [2416]
  - *Lyse bei erweitertem Zeitfenster:* im 3–4,5-Stunden-Fenster geringer, aber signifikanter Benefit; ECASS-III-Studie mit CT-Selektion: günstiges Outcome (mRS Skala 0–1) in 52,4 % vs. 45,2 %, OR 1,34; bei MRT-basierter Selektion (Mismatch zwischen Diffusions- und Perfusionsstörung von 20 %) Hinweise auf Benefit und Sicherheit der i. v. Lysetherapie bis 6 Stunden in gleichem Ausmaß wie bei Patienten im 3-Stunden-Fenster (off-label, keine Zulassung, keine randomisierten Studien bislang) [4088]

Ultraschall-unterstützte Thrombolyse (Sonothrombolyse)

- derzeit kein Standardverfahren
- **Technik:** externe transtemporale Applikation von 2-MHz-Ultraschall (handelsübliches TCD-Gerät) über 2 Stunden mit Beginn der i. v. rtPA-Lyse
  - *zusätzliche Gabe von Ultraschall-Kontrastmittel* (microbubbles) führt wahrscheinlich zu nochmaliger Verbesserung des Effekts [2755]
- **Effekte:** in randomisierter geblindeter Studie bei Mediaverschlüssen höhere anhaltende frühe Rekanalisation (nach 2 Stunden 38 % vs. 13 %), 90-Tages-Outcome mit Trend zu Vorteil, aber aufgrund Gruppengröße nicht signifikant [99]
- **Blutungsrate** bei hochfrequentem Ultraschall (1–2 MHz) nicht erhöht, jedoch bei Anwendung niedrig frequenten Ultraschalls (300 kHz)

Lokale i. a. Lyse mit rtPA oder Urokinase

- **technisches Vorgehen:** nach diagnostischer Angiografie Platzierung eines großlumigen Katheters in der A. vertebralis bzw. A. carotis, koaxial Sondierung des verschlossenen Gefäßes, lokale Applikation des Fibrinolytikums in und proximal des Thrombus, maximale Dosis entsprechend i. v.-Applikation (rtPA 0,9 mg/kg KG; Urokinase max. 1 000 000 I. E.); Eingriff meist in Narkose, unter Vollheparinisierung
- **Effekte:**
  - *vorderes Stromgebiet:* PROACT II = randomisiert Prourokinase oder Placebo intraarteriell in A. cerebri media; Ergebnisse: signifikant besserer Outcome nach 3 Monaten (Punktwert in der Modified Rankin Scale ≤ 2 bei 40 % vs. 25 %) [1282]
  - *vertebrobasiläres Stromgebiet:* keine randomisierte Studie, wesentlich abhängig von Rekanalisation [1540] (14 von 19 Patienten, bei denen durch intraarterielle Lyse Rekanalisierung erreicht wurde, überlebten; jedoch keiner der 24 Patienten ohne Rekanalisierung). Rekanalisation bei 65 % der Patienten in Meta-Analyse, Überleben bei 45 % [2415], Vollheparinisierung nach Lyse direkt fortführen
  - *A. ophthalmica:* bei akuter Erblindung durch Verschluss der A. centralis retinae zeigt eine retrospektive, nicht randomisierte Studie [3597] besseren Outcome nach intraarterieller lokaler Thrombolyse im Vergleich zu konservativer Therapie, jedoch z. Zt. keine ausreichende Evidenz für generelle Therapieempfehlung [2915]; prospektive Vergleichsstudie (EAGLE) ohne Nutzen bei allerdings spätem Beginn nach im Mittel 12,8 Stunden

Lokale i. a. Lyse mit GPIIb/IIIa-Antagonisten

- **i.v. Gabe:** in Phase III Studie bei fehlender Wirksamkeit mit erhöhter Rate symptomatischer intrakranieller Blutungen assoziiert [55]
- **i.a. Gabe:** vereinzelte monozentrische Studien mit sehr niedriger Aussagekraft [927],[2677]; Routineeinsatz zur intraarteriellen Thrombolyse daher nicht empfohlen (A), erhöhtes Blutungsrisiko beachten

Kombinierte i. v. Lyse + i. a. Intervention (sog. „Bridging"-Konzept)

- **Applikation:** Beginn mit intravenöser Lyse unmittelbar nach Indikationsstellung (max. 0,6 mg rtPA pro kg KG, davon 15 % als Bolus, bis zu 60 mg als Infusion über 30 Minuten) während der Vorbereitung der intraarteriellen Lyse; oder GPIIb/IIIa-Antagonisten i. v. gefolgt von rtPA i. a. plus ggf. mechnischen Extraktionsverfahren [2839] (B)
- **Studien:** randomisierte Doppelblindstudie (35 Patienten) i. v. + i. a. rtPA versus Placebo-i. a.-rtPA [2382]: mehr Rekanalisierungen, aber kein signifikanter Unterschied im Outcome; in der IMS II-Studie wurden einarmig Patienten mit Bridging-Verfahren behandelt, Blutungsraten und Haupt-Outcome-Werte waren nicht verschieden von rtPA-Patienten der NINDS-Studie [28]; eine große randomisierte Studie (IMS III) mit Vergleich i.v. Lyse alleine vs. zusätzliche i.a. Intervention inkl. verschiedener (teils wahrscheinlich wenig nützlicher) mechanischer Devices wurde abgebrochen wegen Nicht-Überlegenheit des kombinierten Vorgehens; weitere Studien in Planung

Mechanische Thrombektomie-Verfahren

- **Allgemeines:** mechanische Verfahren zur Thrombusextraktion werden zunehmend zum Standard bei intra-arteriellen Therapieansätzen; generell im Vergleich zur i.a. Lyse verbesserte Rekanalisationsrate, aber kein verbessertes 90 Tage Outcome nachgewiesen
- **distale Thrombektomie:** ein Mikrokatheter (0,18-0,27 inches) wird am Thrombus vorbei gebracht. Über den Mikrokatheter wird ein System platziert welches bei Rückzug den Thrombus mobilisiert und so aus der verschlossenen Arterie entfernen soll. Diese distalen Systeme sind vielgestaltig (Bürste, Körbchen, Spirale, Spirale mit Nylonfäden u.v.m.). Die Gefahr bei diesem Vorgehen ist die Thrombusmigration bei Rückzug des Systems in nicht betroffene Gefäßterritorien.
  - *Studienlage:*
    - MERCI-Trial = mechanische Thrombolyse bei 151 Patienten mit akutem Schlaganfall, Verschluss größerer proximaler hirnversorgender Gefäße, 8-Stunden-Zeitfenster, ungeeignet für intravenöse Lyse; Rekanalisation bei 46 %; klinisch relevante prozedurale Komplikationen 7,1 %, intrakranielle Blutungen 7,8 %; besserer Outcome nach 90 Tagen, wenn Rekanalisation erreicht werden konnte (mRS ≤ 2 mit Rekanalisierung 46 %, ohne Rekanalisierung 10 %; Mortalität 32 % versus 54 % [3836])
    - Multi MERCI-Trial (Nachfolgestudie); zusätzlich zu obigen Einschlusskriterien wurden auch Patienten nach nicht erfolgreicher i. v. Lyse eingeschlossen und ein modifiziertes Thrombektomie-Device verwendet; tendenziell bessere Ergebnisse (höhere Rekanalisationsrate, besserer Outcome) als bei MERCI, aber nicht signifikant
- **proximale Thrombusaspiration (Penumbra System):** Ein wandverstärkter Mikrokatheter (0,26-0,57 inches) wird proximal des Thrombus platziert. Der Thrombus wird unter konstanter Aspiration und gleichzeitiger Fragmentierung mit einem speziellen Mikrodraht (Seperator) von proximal nach distal aus dem verschlossenem Gefäß entfernt.
  - *Studienlage:* Penumbra Pivotal Trial = prospektive, multizentrische Registerstudie bei 125 Patienten mit akutem ischämischem Schlaganfall mit Verschluss größerer, intrakranieller Hirngefäße im 8-Stunden-Zeitfenster, mittlerer NIHSS 17,6; Rekanalisationsrate (TIMI 2/3) 81,6 %, symptomatische intrakranielle Blutungen:11,2 %; gutes klinisches Outcome (mRS ≤ 2) bei lediglich 25 %; Mortalitätsrate 32,8 % [31]
- **Stentretriever:** Wie bei der distalen Thrombektomie wird der Thrombus mit einem Mikrokatheter passiert. Über den Mikrokatheter wird ein selbstexpandierender Stent, welcher an einem Mikrodraht befestigt ist, so platziert, dass der Thrombus vollständig durch den Stent überdeckt ist. Der Stent komprimiert durch seine Radialkraft den Thrombus, darüber hinaus wird der Thrombus zum Teil durch die Stentmaschen hindurch in den Stent inkorporiert. Nach einer kurzen Wartezeit von 3-5 Minuten wird der Thrombus durch Rückzug des Stents mobilisiert und unter Aspiration in den Zugangskatheter (lange Schleuse, Intermediärkatheter oder Ballonkatheter) geborgen.
  - Studienlage: Eine Vielzahl unterschiedlicher Systeme sind gegenwärtig im klinischen Gebrauch und Gegenstand diverser Studien (Solitaire FR, Covidien, Trevo, Stryker Neurovascular, Revive,Micrus, Pulse, Penumbra, Aperio, Acandis, Preset,Phenox...)
    - RECOST Studie: prospektive, monozentrische Studie mit dem Solitaire FR, Verschluss grosser, intrakranieller Gefäße im 6-Stunden-Zeitfenster, mittlerer NIHSS: 14,7; Rekanalisationsrate (TICI 3) 84 %, gutes klinisches Outcome (mRS ≤ 2) bei 54 %, Mortalitätsrate 12 %
- **Vergleich der distalen Thrombektomie versus Thrombusaspiration versus Stentretriever:** bei akuten Verschlüssen großer intrakranieller Gefäße im 6-Stunden-Zeitfenster Rekanalisationrate mit dem Stentretriever signifikant höher als bei distaler Thrombektomie (69 % vs. 30 %), klinisches Outcome signifikant besser (mRS ≤ 2 58 % versus 33 %) (SWIFT Trial) [3540] SQ Ib
- **Komplikationen der mechanischen Verfahren:** Thrombusfragmentierung und Thrombembolie, Vasospasmus, selten Dissektion, sehr selten Ruptur mit SAB, allgemeine Risiken der intraarteriellen Angiografie
- **Zulassung:** Die Devices selbst sind CE zertifiziert und können zur endovaskulären Schlaganfallbehandlung eingesetzt werden, allerdings handelt es sich dabei wie bei der i.a. Intervention allgemein um einen individuellen Heilversuch (DGN-Leitlinie 2012), der klinische Nutzen der Stentretriever konnte aber im Vergleich zur distalen Thrombektomie belegt werden (SWIFT-Studie, s.o.); RCT der Stentretriever im Vergleich zur i.v. Lyse sind in Planung

Kombination i.a. Intervention mit akuter Stent-Angioplastie

- **bei atherothrombotischen Basilaris-Verschlüssen** auf dem Boden hochgradiger Stenosen erhöht die Akut-Stentung wahrscheinlich die anhaltende Rekanalisierungsrate und verbessert die Prognose [3889]
- **bei akutem proximalem ACI-Verschluss und simultanem Mediahauptstamm-Verschluss** Akut-Stentung der ACI mit nachfolgender Lyse oder mechanischer Rekanalisation wahrscheinlich vorteilhaft

[2869]. Auch Akut-Stentung unter Bridging-Lyse-Bedingungen möglich, hierbei jedoch beste Form der Thrombozytenaggregationshemmung in Bezug auf Nutzen (Vermeidung In-Stent-Thrombose) und Risiko (Blutung) ungeklärt; bei 14 Patienten keine Stent-Thrombose bei Gabe von ASS 500 mg i.v. alleine und Vermeidung von Clopidogrel in den ersten 24 Stunden [3039]

Differenzialindikation i. a. Intervention vs. alleinige i. v. Lyse

- **Vorteile i. a. Intervention:** höhere lokale Konzentration des Fibrinolytikums, geringere systemische Wirkung, Möglichkeit der zusätzlichen mechanischen Thrombolyse und Akut-Stentung (s. o.)
- **Nachteile i. a. Intervention:** Invasivität (Risiken Thrombembolie, Dissektion, Ruptur, allgemeine Risiken der intraarteriellen Angiografie), Zeitbedarf bis zum Beginn der Lyse (vor allem durch die meist erforderliche Anästhesie)
- **Vergleich der Methoden, Grundregel:** je proximaler ein Verschluss, desto mehr Thrombusmaterial und desto geringer die Erfolgsaussichten für eine i. v. Lyse; Problem ist die hohe frühe Re-Verschlussrate nach transienter partieller Rekanalisation (ca. 1/3 der Patienten [98])
- **Studie zum Vergleich der beiden Verfahren** bislang nur für Mediahauptstamm-Verschluss (dense Media-Zeichen) in 2 benachbarten Zentren (eines nur i.a., eines nur i.v. Lyse): gutes Outcome bei i.a. Lyse in 53 %, bei i.v. Lyse in 23 % [2624], aber in der IMS-III Studie i.a. Intervention (im Bridging-Verfahren) ohne Überlegenheit (Studie abgebrochen, s.o.)
- **Ergebnisse je nach Lokalisation des Verschlusses:**
  - *distaler Mediahauptstamm-Verschluss:* auch mit i.v. Lyse wahrscheinlich gute Rekanalisationsrate bei MR-basierter Selektion bis 6 Stunden [3428]
  - *Mediaast-Verschluss (M2-Segment):* gute Erfolge mit i.v. Lyse [4574]
  - *proximaler ACI-Verschluss und simultaner Mediahauptstamm-Verschluss:* mit i.v. Lyse alleine schlechte Rekanalisationsrate [4574], andere Serie zeigte bei simultanen distalen Mediaverschlüssen i.v. Lyse mit gleich hoher Rekanalisationsrate [3445],
  - *Tandem distaler ACI-/Mediahauptstamm-Verschluss* bei relevantem Mismatch i.a. Lyse zu bevorzugen, jedoch auch i.v. Lyse erfolgreich einsetzbar [4087]
  - *Karotis-T-Verschluss:* mit i.v. Lyse frühe Rekanalisation nur selten (6 %) zu erreichen [3535], aber auch mit i.a. Lyse nur geringe Erfolgsrate [185], zusätzliches mechanisches Vorgehen mit höherer Rekanalisationsrate
  - *Basilaris-Verschluss:* keine direkte Vergleichsstudie, in umstrittener retrospektiver Meta-Analyse Rekanalisationsrate mit i.a. Lyse höher, Outcome gleich [2415]

Nebenwirkungen

- **symptomatische intrakranielle Blutung:**
  - *intravenöse Lyse im 3-Stunden-Fenster:* 5,9 % (vs. 1,1 % in der Placebogruppe) [1535]; in SITS-MOST Anwendungsbeobachtung nach 24 h 1,9 % (cave unterschiedliche Definitionen), Risiko letaler Einblutung nach 24 Stunden 0,28 % [4357]
    - CAVE: Blutdruck-Anstieg während der Lyse = Hinweis auf Einblutung!
    - Faktoren, die das Blutungsrisiko beeinflussen: Ausmaß der Frühzeichen im CCT (funktioneller Benefit aber wahrscheinlich auch bei > 1/3 Mediaterritorum-Frühzeichen [1028]), Ausmaß der Diffusionsstörung, erhöhter Schweregrad, erhöhtes Alter, Vormedikation mit ASS plus Clopidogrel, ausgedehnte zerebrale Mikroangiopathie, wahrscheinlich multiple Mikroblutungen (siehe bildgebende Ausschlusskriterien), erhöhter Blutdruck, erhöhter Blutzucker
  - *intravenöse Lyse im 3–4,5-Stunden-Fenster:* symptomatische intrakranielle Blutungen 2,4 vs. 0,2 % [1537]
  - *intraarterielle Lyse:* nach Verum häufiger symptomatische Blutungen (10 % vs. 2 %) [1282]; Blutungrisiko in einer Vergleichsstudie tendenziell (nicht signifikant) höher bei i.a. Lyse als bei i.v. Lyse (7 % vs. 2 %) [2624]
- **extrakranielle Blutung:** bei Einhaltung von Kontraindikationen sehr selten transfusionspflichtige Blutung
  - *bei intravenöser Lyse:* schwere Blutung < 0,5 %, leichte Blutungen 23 % [154]
  - *bei intraarterieller Lyse:* Blutung allgemein ca. 7 % (vor allem an Punktionsstelle) [1282]
- **Angioödem [3003]:**
  - *Häufigkeit* ca. 1-2 %, unter ACE-Hemmer signifikant häufiger (Bradykinin-Abbau gehemmt)
  - *Klinik:* ca. 30-120 Minuten nach Start der rtPA-Gabe orolinguales, oft unilaterales Angioödem (häufiger auf von Ischämie betroffener Körperseite) meist von Lippe und Zungen; prophylaktische orale Inspektion während und nach Lyse!
  - *Verlauf* häufiger gutartig, kann bei Progress nach oropharyngeal aber zur akuten Asphyxie und Intubationspflichtigkeit führen (*CAVE:* bei progredienten Symptomen und rascher Ausweitung nach enoral frühzeitig intubieren!); mehrere Todesfälle beschrieben, Nottracheotomie unter Lyse oft kritisch
  - *Therapie:* Methylprednisolon 250-500 mg rasch i.v., H1+H2-Blockade (z. B. Cimetidin [5 mg/kg KG, ca. 200–400 mg] und Clemastin [2 mg] i.v.)

4.1.4 Operative und interventionelle Verfahren

Karotis-Operation (Karotis-Thrombendarteriektomie/Karotis-Eversionsendarteriektomie)

Indikationen

→ Schlaganfall-Kapitel S. 68

Operationsmethoden

- **Thrombendarteriektomie (TEA):** Längseröffnung der distalen A. carotis communis bis in die A. carotis interna mit Ausschälen der Gefäßwand bis zur Adventitia, Verschluss mit/ohne Patch-Erweiterungsplastik

- **Eversionsendarteriektomie:** Absetzen der A. carotis interna, Eversion bis zum distalen Ende der obstruierenden Plaque bringt Plaque auf die Außenseite und ermöglicht so die Entfernung der arteriosklerotisch veränderten Wandschichten; elongiertes Gefäß kann verkürzt werden, anschließend Reinsertion
- Vergleich mit Stent-geschützter Angioplastie → S. 758

Prozedere

- **Operabilität** und Operationsrisiko klären; häufig invasive/nichtinvasive Behandlungsbedürftigkeit einer koronaren Herzerkrankung (hohe Koinzidenz mit Karotisstenose!)
- **Operationsbereitschaft** des Patienten klären
- **Komplettierung der internistischen oder kardiologischen Diagnostik**
- **Schädel-CT-**Ausgangsbefund:
  - nach akutem großem Infarkt mit deutlich eingeschränkter Selbstständigkeit („disabling stroke“) zur Planung des OP-Zeitpunktes bei allerdings relativer OP-Indikation
- **Katheter-Angiografie** obsolet, non-invasive Techniken wie CT- oder MR-Angiografie sind bevorzugt einzusetzen; Karotis-Operation ohne Angiografie reduziert das Gesamtrisiko um 20–30 %. Anwendung im Einzelfall zur Differenzierung Pseudo-Okklusion versus Verschluss bei inkonklusiver sonografischer Diagnostik und CTA/MRA
- **Behandlung mit Thrombozytenfunktionshemmern:**
  - *präoperativ:* Gabe von ASS 100 mg sollte perioperativ fortgeführt werden, Clopidogrel spätestens 5 Tage vor der Operation auf ASS 100 mg umstellen, bei Hochrisikopatienten Operation unter ASS plus Clopidogrel erwägen
  - *postoperativ* Thrombozytenfunktionshemmer auf Dauer
- **Operationszeitpunkt:**
  - *bei reversibler Ischämie* und *bei Infarkt* mit geringem Defizit (minor stroke, non-disabling stroke, im Regelfall morphologisch < 30 % des Mediastromgebiets) möglichst bald nach Abschluss der präoperativen Diagnostik
  - *bei deutlichem Defizit (disabling stroke) und großem Infarkt (Grenze: ca. > 30 % des Mediastromgebiets)*: nach > 3 Wochen (Indikation und Zeitpunkt nicht durch Studien gesichert) wegen des erhöhten perioperativen Einblutungsrisikos, generell besteht Studienevidenz nur für Patienten ohne behinderndes Defizit durch vorherige ischämische Ereignisse, im Einzelfall ist jedoch vorrangig die Bedeutung eines weiteren Ereignisses für die Lebensqualität des Patienten relevant für die Entscheidung zur Rekanalisation

Komplikationen

- **symptomatische ACI-Stenosen:**
  - **insgesamt:** Tod < 1 %, schwerer Insult oder Tod 3,7 %, alle Insulte oder Tod 7 % [3430], Hyperperfusionssyndrom in ca. 1 % (→ S. 96,)
  - *Subgruppen* [3431],[3430]:
    - Frauen: Risiko perioperativer Ischämie/Tod höher (HR 1.5)
    - ältere Patienten: perioperative Letatliät nicht generell höher, evtl. bei > 80 Jahre (OR 1.8 in [457]
    - weitere Risikoindikatoren (perioperativer Schlaganfall oder Tod): kontralateraler ACI-Verschluss (HR 2.2), ulcerierter Plaque (HR 1.4), hemisphäral statt okuläres Ereignis (ca. HR 2), vorherige TIA/Schlaganfall (HR 1.6), insuffiziente intrakranielle Kollateralversorgung (ca. 4-fach), mäßige vs. ausgeprägte zerebrale Mikroangiopathie (ca. 2-3 fach)
- **asymptomatische ACI-Stenosen:** Risiko insgesamt geringer; perioperatives Schlaganfall- und Todesrisiko geringer (perioperativer Tod/Schlaganfall 2,9 % [662])

Prognose

- **bei Operation von Stenosen:** dauerhaft (5 Jahre) offen > 95 %, ipsilaterale Infarkte ab 2. Monat < 1 % pro Jahr

Stent-geschützte perkutane Angioplastie der A. carotis (stentprotected percutaneous angioplasty of the carotid artery, SPAC)

Indikationen

→ Karotis-Operation (→ S. 757); zusätzlich distale (intrakranielle) Stenosen; für die primärprophylaktische SPAC analog der operativen ACST-Studie noch keine evidenzbasierten Daten (SPACE-2-Studie läuft)

Studienlage Operation vs. Stent

- **allgemein:** mehrere randomisierte Multicenter-Studien zum Vergleich Stent versus OP bei symptomatischer Stenose (SPACE, EVA-3S, ICSS, CREST); Qualität dieser Studien ist umstritten (z.B. bzgl. Expertise der Stent-Interventionalisten) (S3-LL Carotis-Stenose [1039])
- **SPACE-Studie** [3366] in Deutschland, Österreich, Schweiz: 1200 Patienten mit symptomatischer ACI-Stenose randomisiert für Karotis-Endarterektomie (CEA) oder Stent
  - *Ergebnis:* kein signifikanter Unterschied bezüglich Tod oder ipsilateralem Schlaganfall nach 30 Tagen (6,3 % OP vs. 6,8 % Stent)
  - *Subgruppe:* signifikant geringere periprozedurale Komplikationsrate bei OP versus SPAC bei älteren Patienten (> 68 Jahre) [3946]
  - *Re-Stenoserate nach 2 Jahren:* nach Stenting 10,7 %, nach OP 4,6 % [1038]
  - SPACE-II (Vergleich der Methoden bei asymptomatischen Patienten) läuft seit 2008
- **Meta-Analyse** (16 RCTs, 7572 Patienten [456]): erhöhte peri-procedurale (120 Tage) Schlaganfall-assoziierte Morbidität und Mortalität für stentgeschützte PTA vs. Thrombendarteriektomie bei Patienten ≥ 70 J.; bei < 70 J. kein Unterschied im Outcome
- **CaRESS-Studie (1-Jahres-Ergebnisse):**
  - *Subgruppe:* bei Hochrisikopatienten (schwere kardiopulmonale Erkrankung, Re-Stenose, vorangehende zervikale Radiatio, Alter > 80 Jahre) wahrscheinlich Vorteil für SPAC wegen niedrigerer perioperativer Komplikationsrate [4581]; dieses Ergebnis steht bezüglich des Alters in Widerspruch zur o.g. Studien

Differenzialindikation Karotis-OP versus Stent

- **symptomatische Stenose** (S3-LL Karotis-Stenose [1039]):
  - *OP-Risiko:* bei normalem OP-Risiko CEA = Methode der Wahl, bei hohem OP-Risiko Karotis-Stent als Alternative zu erwägen in Zentren mit dokumentierter Schlaganfallrate/Letalität von < 6 %
  - *sonstige Indikationen:* Stentbehandlung zu erwägen bei Restenosen nach CEA, radiogenen Stenosen, hochzervikalen Stenosen, Tandemstenosen mit höhergradiger intrakranieller Stenose oder höhergradiger intrathorakaler Stenose, kontralateraler Parese des N. laryngeus recurrens; Voraussetzung: Durchführung in erfahrenen Zentrum unter Einhaltung der Qualitätskriterien
- **asymptomatische Stenose** (S3-LL Karotis-Stenose[1039]): Karotis-Stent alternativ zu erwägen, wenn Indikation zur invasiven Behandlung besteht und Bedingungen für eine CEA erschwert (Stenose an chirurgisch nicht erreichbarer Stelle, Restenose nach CEA, radiogene Stenose) und Komplikationsrate des Zentrums < 3 %

Vorbehandlung

- **bei elektiven Eingriffen:** 3 Tage ASS 100 mg und Clopidogrel 75 mg p.o und niedermolekulares Heparin in halbtherapeutischer Dosis (z. B. Enoxaparin 2 × 50 I. E./kg KG/d)
- **bei Notfalleingriffen:** Schnellaufsättigung ASS 500 mg i. V. und Clopidogrel 300–600 mg p. o. bzw. über Magensonde

Prozedere

- über endovaskulären Zugang (in der Regel transfemoral) Platzierung eines großlumigen Katheters in der ACC; koaxial über einen Mikrodraht Positionieren des Stents
- in der Regel Nachdilatation mit Ballon (→ das atheromatöse Material wird in die Wand gepresst)
- bei höchstgradigen Stenosen u. U. Vordilatation erforderlich
- proximale oder distale Protektionssysteme (Schirmchen, Ballons u. a.) sollen Risiko thrombembolischer Komplikationen vermindern, Nutzen nicht belegt
- Eingriff in der Regel unter Vollheparinisierung

Komplikationen Thrombembolie, Dissektion, Blutung, allgemeine Angiografiekomplikationen

Nachbehandlung Clopidogrel 75 mg/d und ASS 100 mg/d für 3 Monate (DGN: „1–3 Monate"), ASS 100 mg/d auf Dauer

- *bei wiederholter Re-Stenose nach Stent* im Einzelfall Zugabe von Cilostazol aufgrund antiproliferativer Effekte erwägen

Stent-geschützte perkutane Angioplastie intrakranieller Gefäße

Vor- und Nachbehandlung Wie bei Karotis-Stent

Prozedere

- wie bei Karotis-Stent, jedoch Platzierung eines Führungskatheters in der distalen ACI bzw. A. vertebralis
- verschiedene Techniken: „Wingspan-Konzept": koaxial Vorführen eines Ballons und Vordilatation; zur Minimierung des Perforations-/Dissektionsrisikos Unterdilatation (80 % des ursprünglichen Gefäßdurchmessers); anschließend Einlegen eines gering überdimensionierten selbstexpandierenden Stents [26]; alternativ zu selbstexpandierenden werden ballonexpandierbare Stents verwendet

Indikationen, Ergebnisse Sehr strenge Indikationsstellung auch bei symptomatischer Stenose; Option bei weiteren Ereignissen unter wirksamer doppelter Thrombozytenaggregationshemmung mit ASS und Clopidogrel; bisher eine randomisierte Studie bei symptomatischen Patienten (SAMMPRIS [710]) mit erhöhter Mortalitäts- und Schlaganfallrate in den ersten 30 Tagen im Interventionsarm

Extra-/intrakranieller Bypass

Allgemeines

- **Benefit** in der großen randomisierten EC-IC-Bypass-Studie nicht nachgewiesen [1], auch bei strengerer Indikation (nur Patienten mit sehr schlechter hämodynamischer Kompensation in randomisierter Studie) kein Benefit innerhalb von 2 Jahren wahrscheinlich aufgrund hoher periprozeduraler Ischämie-Rate in OP-Gruppe von 14,4 % [3207]
- **Indikation** daher eine individuelle interdisziplinäre Entscheidung, stark abhängig von der Verfügbarkeit eines erfahrenen Neurochirurgen mit niedriger Komplikationsrate; andere Indikationen (Bypässe im hinteren Stromgebiet) nur in spezialisierten Zentren

Formen

- **Typ I Standard-Flow Bypass** bei ACI-Verschluss (A. temporalis superficialis auf perisylvischen M3-Ast): 20-70 ml/min; erfahrene Zentren berichten über kombinierte Morbidität/Mortalität < 5 %; Langzeit-Offenheit > 90 %
- **Typ II Intermediate Flow Bypass** bei operativem Verschluss der A. cerebri media (Temporalis plus Radialis- oder Saphena-Interponat auf M2-Ast) 60-100 ml/min
- **Typ III High flow** bei ACI-Verschluss (A. carotis externa – Saphena-Interponat- M1-2-Übergang): 100-200 ml/min.; Offenheit 80-85 %
- **hinteres Stromgebiet:** meist A. occipitalis auf PICA oder AICA oder A. temporalis auf A. cerebri posterior oder A. cerebelli superior; erhöhte periprozedurale Mortalität bei stabiler Situation 5 %, Morbidität 7 %, bei instabiler Klinik 15 % / 26 % [219]
- **Enzephalomyosynangiose / piale Synangiose:** STA und perivaskuläres Gewebe wird auf Pia gelegt ohne direkten Bypass: niedrige periprozedurale Komplikationsrate (bei Moya-Moya, s.u.)

Indikationen

- **Verschlussprozesse der A. carotis interna:**
  - *Voraussetzungen:* ACI-Verschluss oder inoperable/nicht-stentbare Stenose, Alter < 70 Jahre, rezidivierende TIAs / Minor Strokes, kein schweres persistierendes Defizit (mRS < 3), keine Symptomfreiheit unter konservativer Therapie (ASS, evtl. Antikoagulation, Blutdruck hochnormal), erschöpfte hämodynamische Reserve (aufgehobene CO_2-Reserve im TCD / Acetazolamid-Reserve im MRT oder

SPECT; CAVE spontane Besserung der Hämodynamik bei Erstdiagnose innerhalb von 3-6 Monaten möglich); interdisziplinäre Einzelfallentscheidung
  - *digitale Subtraktionsangiografie* präoperativ obligat um ‚size match' zwischen möglichem Donor und Empfängergefäß zu prüfen.
- **Verschlussprozesse vertebrobasilär:** hohes Risiko, daher Indikation im Einzelfall bei progredienter Klinik, konservativ therapierefraktär, endovaskulär nicht angehbar; nur in Zentrum mit ausgewiesener Expertise
- **Moya-Moya-Syndrom:** Bypass-Risiko erhöht da multiple Stenosen, komplexe Hämodynamik, Gefäßwandveränderungen; in erfahrenen Zentren akzeptable Rate an Komplikationen (Morbidät / Mortalität < 10 %),
  - *bei Kindern* auch indirekter Bypass (Enzephalomyosynangiose / piale Synangiose: STA und perivaskuläres Gewebe wird auf Pia gelegt ohne direkten Bypass): weniger Komplikationen, Aussprossen neuer Gefäße bereits nach 2 Wochen; bei Kindern gut wirksam, bei Erwachsenen wahrscheinlich ebenfalls [3916]

Okkludierende endovaskuläre Verfahren

Indikationen

Verschluss zerebraler oder spinaler erkrankter Gefäße mit potenziellem Blutungsrisiko (Aneurysmen, AVM, AV-Fisteln)

Materialien

- **Coils:** Platinspiralen unterschiedlicher Länge, Stärke und Konfiguration ohne oder mit bioaktiven Zusätzen, die die Thrombogenität erhöhen sollen [327]; verschiedene elektrolytische, thermische und mechanische Ablösemechanismen; zur endovaskulären Ausschaltung von Aneurysmen, auch bei Durafisteln, AVM u. a
  - *Datenlage:* bisher eine RCT mit Nachweis dass Hydrogel-beschichtete Coils die Wiedereröffnungsrate Coil-embolisierter Aneurysmen im Vergleich zu Platincoils senken [4465]
- **Flüssigembolisate:** z. B. visköse Alkoholemulsionen, Cyanoacrylate, Dimethylsulfoxid-Abkömmlinge; durch Änderungen der Konzentration können die Viskosität und die Zeit bis zum Aushärten beeinflusst werden; Haupteinsatzgebiet: AVM, AVF
- **Partikel:** resorbierbare (z. B. Polyvinylalkohol)/nicht resorbierbare (z. B. Acryl-Copolymere): zur präoperativen oder palliativen Embolisation gefäßreicher Tumoren (Glomustumor, juveniles Rachenfibrom, Meningeom)
- **Ballons:** nicht ablösbare zur Protektion des Trägergefäßes beim Coiling breitbasiger Aneurysmen („Remodelling"); ablösbare zum definitiven Gefäßverschluss (z. B. fusiforme, nicht selektiv therapierbare Aneurysmen; Voraussetzung: ausreichende Kollateralversorgung)
- **Stents:** Protektion des Trägergefäßes beim Coiling breitbasiger Aneurysmen
- **Flow diverter:** sehr engmaschige Stents, die allein durch Flussumstellung im Aneurysma einen Aneurysmaverschluss induzieren können; Indikation bei schwer coilbaren Aneurysmen (z. B. parophtalmische Riesenaneurysmen)
- **intraaneurysmale Flow diverter:** Implantate aus Metallgeweben (Nitinol, Platin) welche über einen Mikrokatheter direkt in Aneurysmen platziert werden können

Durchführung

Intrakranielle Interventionen in aller Regel in Narkose; Antikoagulation während und nach dem Eingriff wird unterschiedlich gehandhabt

Neuroprotektion beim akuten ischämischen Schlaganfall

Medikamentöse Neuroprotektion

- **Allgemeines:** trotz zahlreicher positiver tierexperimenteller Studien bis heute keine Substanz mit zweifelsfrei nachgewiesener Wirkung beim Menschen, keine Substanz zugelassen, derzeit keine Empfehlung zur Behandlung von Hirninfarkt-Patienten mit Neuroprotektiva (A) [3566]
- **möglicherweise wirksam:**
  - *Citicolin* (Vorläufermolekül von Phosphatidylcholin, Wirkweise unklar) in Meta-Analyse aus 4 kleineren Studien mit geringem Wirknachweis, vor allem bei früher Gabe und Dosis von 2000 mg/d per os [867], Phase-III-Studie (ICTUS) aber negativ
  - *Albumin:* derzeit Phase-III-Studie in Nordamerika (ALIAS)
- **kein Wirksamkeitsnachweis in klinischen Studien** [1380]:
  - *NXY-059* (Radikalfänger) (A): Phase-III-Studie negativ nach positiver Phase-II-Studie
  - *zahlreiche andere Substanzen:* u. a. Magnesium (A), Nimodipin (A), Kortikosteroide (A), Hämodilution, Antioxidanzien, GABA-Agonisten, NMDA-Antagonisten, Leukozyteninhibitoren
- Kritik an vielen Studien ist der zu späte Zeitpunkt der Verabreichung der Substanzen im Verhältnis zum Ischämiebeginn

Andere Maßnahmen

- **moderate Hypothermie** bei raumfordernden supratentoriellen Infarkten (C) (→ S. 85)
- **Hemikraniektomie** bei malignem Mediainfarkt (A) (→ S. 85)
- Behandlung von Fieber > 37,5 °C (A)

4.2 Antikonvulsiva

A. Schulze-Bonhage, T. J. Feuerstein und A. Hufschmidt*

Allgemeines

Übersicht

Substanz (alphabetisch)	Einnahmen pro Tag	Übliche Tagesdosis (Erwachsene)	Übliche wirksame Serumkonzentrationen	Dauer bis zum Steady state
Carbamazepin (CBZ)	3 (retard: 2)	600–1800 mg	6–12 µg/ml	4 Tage
Clobazam (CLB)	1–3	10–40 mg	–	4 Tage
Clonazepam (CZP)	1–2	2–6 mg	0,02–0,06 µg/ml	5 Tage
Eslicarbazepin-Acetat (ESL)	1–2	800–1200 mg	-	5 Tage
Ethosuximid (ESM)	2	500–1500 mg	50–150 µg/ml	10 Tage
Gabapentin (GBP)	3–4	1800–4800 mg	(2–12 µg/ml)	1–2 Tage
Lacosamid (LCM)	2	200-400 mg	–	4 Tage
Lamotrigin (LTG)	1–2	150–1000 mg	3–12 µg/ml	5–10 Tage
Levetiracetam (LEV)	2–3	750–3500 mg	–	2 Tage
Oxcarbazepin (OXC)	2–3 (retard: 2)	900–2700 mg	10–25 µg/ml (MHD)	3 Tage
Perampanel (PER)	1	4–12 mg	-	14 Tage
Phenobarbital (PB)	1	50–200 mg	15–30 µg/ml	14–21 Tage
Phenytoin (Diphenylhydantoin, DPH)	1–2	200–500 mg	10–25 µg/ml	5–7 Tage
Pregabalin (PRE)	2–3	150-600 mg	-	2 Tage
Primidon (PRI)	1	500–1000 mg	8–12 µg/ml	1–2 Tage (PRI) 14–21 Tage (PB)
Retigabin (RET)	3	600-1200 mg	-	3 Tage
Rufinamid (RUF)	2	400-1200 mg	–	2 Tage
Stiripentol (STP)	2–3	–	–	1 Tag
Tiagabin (TGB)	3	30–60 mg	–	2 Tage
Topiramat (TPM)	2	100–400 mg	–	5 Tage
Valproat (VPA)	1–2	1200–5000 mg	80–120 µg/ml	2–6 Tage
Vigabatrin (VGB)	1–2	2000–4000 mg	Spiegel irrelevant	entfällt
Zonisamid (ZNS)	1–2	200-600 mg	10-40 µg/ml	2 Wochen

Interaktionen mit häufig gebrauchten anderen Medikamenten

- **aktive Interaktionen:** Wirkung von Antikonvulsiva auf andere Pharmaka (Auswahl)

... hebt (↑)/ senkt (↓) den Spiegel von:	CBZ	DPH	ESL	ESM	LTG	OXC	PB	PRI	RET	RUF	TPM	VPA
Antiarrhythmika	↓	↓					↓	↓				
Amitriptylin	↓	↓					↓	↓			↑	↑
Atorvastatin	↓	↓					↓	↓				
Chinidin	↓	↓					↓	↓				
Chloramphenicol	↓ ↑	↓					↓	↓				↓ ↑
Cimetidin							↓	↓				
Citalopram	↓	↓					↓					↑
Kortikosteroide	↓	↓						↓				
Cumarine	↓	↓	↓				↓	↓				
Ciclosporin A	↓						↓					
Digitalispräparate	↓	↓					↓	↓	↑		↓	

... hebt (↑)/ senkt (↓) den Spiegel von:	CBZ	DPH	ESL	ESM	LTG	OXC	PB	PRI	RET	RUF	TPM	VPA
Diltiazem							↓	↓				
Doxycyclin	↑											
Folsäure	↓	↓					↓	↓				
Fluconazol	↓	↓										
Fluoxetin	↓	↓						↓				
Furosemid		↓										
Haloperidol	↓	↓		↓			↓	↓				
Kontrazeptiva	↓	↓	↓		↓	↓	↓	↓		↓	↓	
Lithium	↑	↑										
Methotrexat	↓	↓					↓	↓				↓
Ondansetron	↓	↓					↓	↓				
Paracetamol	↓	↓					↓	↓				
Paroxetin	↓	↓					↓	↓				↑
Pyridoxin	↓	↓					↓	↓				
Quetiapin	↓	↓					↓	↓			↓	
Sertralin	↓											
Simvastatin	↓	↓					↓	↓				
Temozolomid												↑
Theophyllin	↓	↓					↓	↓				
Verapamil							↓	↓				
Vitamin D	↓	↓					↓	↓				
Vitamin K	↓	↓					↓	↓				

- *keine aktiven Interaktionen bekannt bei:* Benzodiazepinen, GBP, LEV, PRE, VGB

- **passive Interaktionen:** Wirkung anderer geläufiger Pharmaka auf Antikonvulsiva (Auswahl)

Pharmakon	hebt (↑)/senkt (↓) den Spiegel von ...												
	CBZ	DPH	ESM	GBP	LEV	LTG	OXC	PB	PRI	TGB	TPM	VPA	ZNS
Aciclovir		↓										↓	
Aluminium-OH	↓	↓		↓		↓		↓					
ASS		(↑)					↓					↑	
Azetazolamid	↓							↓	↑				
Amitritpylin		(↑)							(↑)				
Carbapeneme [2545a]												↓↓	
Chloramphenicol		↑						↑					
Ciclosporin A													↑
Cimetidin	↑	↑	↑	(↑)						↑		↑	
Ciprofloxazin	↑	↑						↑	↑				
Cisplatin	↓	↓											
Diclofenac		↓											
Diltiazem	↑	↑											
Disulfiram		↑											
Erythromycin	↑									↑			
Ethanol		↑↓						↑				(↑)	
Fluconazol	↑	↑											
Fluoxetin	↑	↑										↑	
Folsäure		↓											
Haloperidol	(↑)												
Imipramin	↑	↑						(↑)					
Isoniazid	↑	↑							↑			↑	

Pharmakon	hebt (↑)/senkt (↓) den Spiegel von ...												
	CBZ	DPH	ESM	GBP	LEV	LTG	OXC	PB	PRI	TGB	TPM	VPA	ZNS
Interferone								↑					
Kalziumantagonisten	↑						(↓)						
Methotrexat		(↑)										↓	
Olanzapin	↓	↓						↓	↓				
Omeprazol	↑	↑											
Östrogene					↓	↓	↓						
Paracetamol						(↓)							
Paroxetin		↓											
Phenylbutazon		↑ ↓											
Quetiapin	↑*												
Risperidon	↑	↑										↑	↓
Sertralin	(↑)	↑				↑						(↑)	
Sulfonamide		↑											
Sumatriptan											↑		
Theophyllin	↓	↓						↓	↓			↑	
Ticlopidin	↑	↑											
Verapamil	↑	↑											
Vinblastin		↓											

* Epoxid

- *keine passiven Interaktionen bekannt bei:* Benzodiazepinen, PRE, VGB
- **Interaktionen von Antikonvulsiva untereinander:** siehe Tabelle S. 764
- *keine aktiven oder passiven Interaktionen bekannt bei:* GBP, PRE

Carbamazepin (CBZ)

Präparate
- **Tegretal®** Tbl. 200 mg, retard Tbl. 200 mg/-400 mg, Suspension (zuckerfrei) 5 ml = 100 mg
- **Timonil®** Tbl. 200/-400 mg, retard Tbl. 150 mg/-300 mg/-400 mg/-600 mg, Saft, 5 ml = 100 mg
- **Generika**

Wirkungsmechanismus Blockade hochfrequenter Entladungen spannungsabhängiger Natriumkanäle

Indikationen Partielle Anfälle und sekundär generalisierte tonisch-klonische Anfälle, Mittel 1. Wahl bei familiärer nächtlicher Frontallappenepilepsie

Dosierung
- **Eindosierung:** bei Erwachsenen alle 3–5 Tage um 150–200 mg erhöhen bis zur individuell maximal verträglichen und wirksamen Dosis
- **übliche Dosis:** Erwachsene 600–1800 mg/d (individuelle Ausdosierung bis an die Verträglichkeitsgrenze), Kinder 10 mg/kg bis zu 20–40 mg/kg; Verteilung auf 2 Tagesdosen (Retard-Präparate) bzw. 3-malige Gabe (unretardierte Präparate)

Nebenwirkungen
- **neurologisch:** Müdigkeit, Schwindel, Nausea, Verschwommensehen/Doppelbilder, Nystagmus, Ataxie, Hyperkinesen
- **psychisch:** stimmungsstabilisierende Wirkung
- **allgemein:** Allergie, Osteopathie, Hepatopathie, meist leichtgradige Leukopenie (> 3000/µl keine Notwendigkeit der Dosisreduktion), Hypothyreose, kardiale Rhythmusstörungen, Lupus erythematodes, Syndrom der inadäquaten ADH-Sekretion mit Hyponatriämie; Teratogenität

Kontrollen Blutbild, Serum-Na^+ und Leberwerte vor Beginn der Behandlung sowie 3-monatlich

Interaktionen Beschleunigter Abbau von trizyklischen Antidepressiva, Ovulationshemmern u. a. Substanzen (durch Enzyminduktion von Cytochrom P450)

Intoxikation → S. 471

Clonazepam (CZP)

Präparate
- **Rivotril®** Tbl. 0,5 mg/-2 mg, Injektionslösung 1 Amp. 1 ml = 1 mg, Lösung 1 ml = 25 Tropfen = 2,5 mg

Wirkungsmechanismus Steigerung der $GABA_A$-ergen Inhibition

Indikationen Reservemedikament zur Kombinationstherapie myoklonischer Anfälle (CAVE: Toleranzentwicklung) sowie zur Behandlung eines Status epilepticus

Interaktionen von Antikonvulsiva untereinander:

Wirkung von:	Wirkung auf: CBZ	CZB	DPH	ESM	GBP	LCM	LEV	LTG	OXC	PB	PRE	PRI	RUF	STM	STP	TGB	TPM	VGB	VPA	ZNS
CBZ	↓	↓	↑ ↓	↓		↓		↓	↓	(↓)		(↓)	↓	↓		↓	↓		↓	↓
CZB	(↑)	–	(↑)																(↑)	
DPH	↓	↓	–	↓		↓		↓	(↓)	(↑ ↓)		(↑ ↓)	↓			↓	↓		↓	↓
ESM			(↑)	–						(↑)									↓	
GBP					–															
LCM						-														
LEV			(↑)				–													
LTG	(↑)*							–												
OXC			↑					↓	–	(↑)							(↓)			
PB	↓	↓	(↑ ↓)	↓		↓		↓	↓	–			↓			↓	↓		↓	↓
PRE											–									
PRI	↓	↓	(↑ ↓)	↓		↓		↓	↓			–	↓			↓	↓		↓	↓
RUF	(↓)		(↑)					(↓)		(↑)			–							
STM			↑											-						
STP	↑	↑	↑							↑		↑			–				↑	
TGB																–			↓	
TPM			↑														–		(↓)	
VGB			↓										↓					–		
VPA	↑ *		(↑ ↓)					↑		↑		↑	↑						–	
ZNS	↓ *		(↑)					(↑)												–

* Epoxid

Dosierung Erwachsene: 2–6 mg/d (ca. 0,2 mg/kg KG); Kinder: 0,03–0,1 mg/kg

Nebenwirkungen
- **neurologisch:** Müdigkeit, Verlangsamung, muskuläre Hypotonie, Ataxie
- **psychisch:** Gereiztheit, Entzugssyndrome, kognitive Beeinträchtigung
- **allgemein:** Hypersekretion (Speichel, Bronchialsekret), bei i. v. Gabe Atemdepression

Kontrollen Nicht erforderlich

Clobazam (CLB)

Präparate
- **Frisium®** Tbl. 10 mg/-20 mg

Wirkungsmechanismus Steigerung der $GABA_A$-ergen Inhibition

Indikationen Reservemedikament zur Behandlung partieller, sekundär generalisierter und myoklonischer Anfälle

Dosierung Erwachsene: 10–40 mg/d; Kinder: 10–20 mg/d

Nebenwirkungen Ähnlich Clonazepam, geringer ausgeprägt

Eslicarbazepin-Acetat (ESL) [1366],[322]

Präparate
- **Zebinix®** Kps. 800 mg

Wirkungsmechanismus Blockade hochfrequenter Entladungen spannungsabhängiger Natriumkanäle (analog zu Oxcarbazepin)

Indikationen Add-on-Therapie partieller und sekundär generalisierter tonisch-klonischer Anfälle bei Erwachsenen

Pharmakologie Desacetylierung zur Wirksubstanz S-licarbazepin; hepatische Glucuronidierung, renale Elimination

Dosierung
- **Eindosierung:** bei Erwachsenen Erhöhung um 400 mg/Woche bis zur individuell maximal verträglichen und wirksamen Dosis
- **üblicher Dosisbereich:** 800-1200 mg/d

Nebenwirkungen
- **neurologisch:** Schwindel, Übelkeit/Erbrechen, Verschwommensehen/Doppelbilder, Koordinationsstörung, Erschöpfung, Kopfschmerz
- **allgemein:** in höheren Dosierungen Hyponatriämie

Interaktionen
- **Starke Enzyminduktoren** sowie Valproat reduzieren die Serumspiegel um 30-50 %
- **Reduziert** Konzentrationen von Warfarin sowie von Gestagenen und Östrogenen

Ethosuximid (ESM)

Präparate
- **Petnidan®** Kps. 250 mg, Saft 5 ml = 1 Messlöffel = 250 mg
- **Suxilep®** Kps. 250 mg

Wirkungsmechanismus Blockade spannungsabhängiger T-Typ-Kalziumkanäle

Indikationen Absencen

Dosierung
- **Eindosierung:** bei Erwachsenen Erhöhung um 250 mg/Woche bis zur individuell maximal verträglichen und wirksamen Dosis
- **übliche Dosis:** Erwachsene 500–1500 mg/d, Kinder 20–30 mg/kg

Nebenwirkungen
- **neurologisch:** Müdigkeit, Kopfschmerzen, Schwindel
- **psychisch:** psychotische Episoden
- **allgemein:** Nausea, Erbrechen, Magenbeschwerden, Singultus, Urtikaria; Stevens-Johnson-Syndrom, systemischer Lupus erythematodes, Eosinophilie, Knochenmarkdepression; Teratogenität

Gabapentin (GBP)

Präparate
- **Neurontin®** Kps. 100 mg/-300 mg/-400 mg/-600 g/-800 mg
- **Generika**

Wirkungsmechanismus Verstärkte GABA-Freisetzung infolge Transportumkehr, verminderte Glutamat-Synthese, Hemmung des Ca^{2+}-Einstroms durch die α2δ-Untereinheit von spannungsabhängigen Ca^{2+}-Kanälen [1324], Hyperpolarisation als Agonist von K_{ATP}-Kanälen [4011]

Indikationen Partielle Anfälle mit oder ohne sekundäre Generalisierung in Add-on-Therapie (GdE Ia [2592]) oder Monotherapie ([2692][SQ Ib], GdE Ia [379])

Pharmakologie Resorption limitiert und interindividuell stark schwankend [1360], Elimination ausschließlich renal

Dosierung
- **Eindosierung:** bei Erwachsenen alle 2 Tage um maximal 400 mg erhöhen bis zur individuell maximal verträglichen und wirksamen Dosis
- **üblicher Dosisbereich:** 1800–4800 mg/d (individuelle Ausdosierung bis an die Verträglichkeitsgrenze); Verteilung auf mindestens 3 Tagesdosen von je maximal 1200 mg

Nebenwirkungen
- **neurologisch:** Müdigkeit, Benommenheit, Schwindel, Übelkeit, Kopfschmerzen, Myoklonien
- **allgemein:** Dyspepsie, Obstipation, Gewichtszunahme

Interaktionen Keine

Lacosamid (LCM)

Präparat
- **Vimpat®** Tbl. 50/-100 mg/-150 mg/-200 mg; Sirup 15 mg/ml, Infusionslösung 10 mg/ml

Wirkungsmechamismus Blockade langsam inaktivierender Natriumkanäle [1106]

Indikationen Add-on-Therapie partieller Anfälle mit oder ohne sekundäre Generalisierung [321] ab 16 Jahre

Pharmakologie Vollständige orale Resorption, 15 % Plasmaproteinbindung, z. T. hepatische Desmethylierung, renale Elimination

Dosierung
- **Eindosierung:** bei Erwachsenen wöchentlich um 50–100 mg steigern bis zur individuell wirksamen und verträglichen Dosis
- **üblicher Dosisbereich:** 200–400 mg/d, Verteilung auf 2 Tagesdosen

Nebenwirkungen
- **neurologisch:** Schwindel, Ataxie, Verschwommensehen, Übelkeit, Müdigkeit, Kopfschmerz

Lamotrigin (LTG)

Präparat
- **Lamictal®** Tbl. 5 mg /-25 mg /-50 mg/-100 mg/-200 mg
- **Generika**

Wirkungsmechanismus Blockade hochfrequenter Entladungen spannungsabhängiger Natriumkanäle sowie von Kalziumkanälen, Steigerung der Kationenströme dendritischer h-Kanäle [3188]

Indikationen Partielle Anfälle mit/ohne Generalisierung (GdE Ia [2692],[3277]), [1008][SQ Ib], primär generalisierte Anfälle, Lennox-Gastaut-Syndrom ab 4 Jahren

Dosierung
- **Eindosierung:** bei Erwachsenen initial 1 Monat 5 oder 12,5 mg/d, anschließend Erhöhung um 25 mg/Woche bis zur individuell maximal verträglichen und wirksamen Dosis (*extrem langsame Eindosierung!*)
- **üblicher Dosisbereich:** Erwachsene 200–600 mg/d, Kinder 5–15 mg/kg

Nebenwirkungen
- **allergische Reaktionen:**
  - *Symptome:* Frühsymptome Fieber und Lymphknotenschwellung, Exantheme, bis zum Stevens-Johnson-Syndrom, Lyell-Syndrom
  - *Inzidenz:* Exanthem 3 %, schwerwiegende (stationär behandlungsbedürftige) Hautreaktionen bei Erwachsenen 1:1000, bei Kindern bis 12 Jahren 1:100–1:300; meist in den ersten 2–8 Wochen
  - *Risikofaktoren:* hohe Anfangsdosierung, Kombinationsbehandlung mit Valproat
- sonstige: Doppelbilder, Nausea, Tremor, Schlafstörungen, Kopfschmerzen

Kontrollen Nicht erforderlich

Interaktionen
- **Enzyminduktoren** reduzieren die Serumspiegel um ein Drittel
- **Retigabin:** Lamotrigin reduziert die RET-Clearance um 13 %; RET beschleunigt den Metabolismus von Lamotrigin
- verminderte renale Elimination von Digoxin; Verlängerung der Wirksamkeit von Anästhetika; Bilirubin-Bestimmungen können erhöht ausfallen

Levetiracetam (LEV)

Präparat
- **Keppra®** Filmtabletten 250 mg/-500 mg/-750 mg/-1000 mg, Infusionslösung 100 mg/ml
- **Generika**

Wirkungsmechanismus Modulation der Transmitterfreisetzung über Bindung an das synaptosomale Protein SV2A [2505]

Indikationen
- Mono- und Add-on-Therapie von partiellen Anfällen und sekundär generalisierten Anfällen [3766][SQ Ib], [653][SQ Ib], [3109],[2793],[3679]; juvenile myoklonische Epilepsie
- Wirkhinweise bei idiopathisch generalisierten Epilepsien und im Status epilepticus

Dosierung
- **Eindosierung:** bei Erwachsenen initial 500–1000 mg, Steigerung zur individuell maximal verträglichen und wirksamen Dosis innerhalb weniger Tage möglich
- **üblicher Dosisbereich:** 750–3500 mg/d; Verteilung auf 2–3 Tagesdosen

Nebenwirkungen
- **neurologisch:** Müdigkeit, Schwindel
- **psychisch:** Reizbarkeit, psychotische Episoden
- **allgemein:** Asthenie

Interaktionen keine

Oxcarbazepin (OXC)

Präparate
- **Timox®** Tbl. 150 mg/-300 mg/-600 mg
- **Trileptal®** Tbl. 150 mg/-300 mg/-600 mg
- **Apydan extent®** Tbl. 150 mg/-300 mg/-600 mg
- **Generika**

Wirkungsmechanismus Blockade hochfrequenter Entladungen spannungsabhängiger Natriumkanäle

Pharmakologie Reduktion zu 10,11-Dihydro-10-Hydroxy-Carbazepin (MHD) als wirksamer Metabolit

Indikationen Partielle Anfälle [381][SQ Ib] und sekundär generalisierte tonisch-klonische Anfälle [732][SQ Ib], [380]

Dosierung
- **Eindosierung:** bei Erwachsenen alle 3–5 Tage um 150–300 mg erhöhen bis zur individuell maximal verträglichen und wirksamen Dosis
- **übliche Dosis:** Erwachsene 900–2700 mg/d, Kinder 10 mg/kg bis zu 30 mg/kg; Verteilung auf 2–3 Tagesdosen

Nebenwirkungen Wie Carbamazepin, oft bessere ZNS-Verträglichkeit, geringere Allergierate, 30 % Kreuzallergie mit CBZ, altersabhängig verstärkte Neigung zu Hyponatriämien

Interaktionen Verminderte Wirksamkeit oraler Ovulationshemmer möglich [1149]

Perampanel (PER) [2187]

Präparat
- **Fycompa®** Filmtbl. 2 mg,/-4 mg,/-6 mg/-8 mg/-10 mg/-12 mg

Wirkungsmechanismus Non-kompetitive Hemmung von AMPA-Rezeptoren

Indikationen Add-on-Therapie fokaler und sekundär generalisierte tonisch-klonischer Anfälle für Patienten ab 12 Jahren

Dosierung
- **Eindosierung:** 1–2-wöchentliche Steigerung um 2 mg
- **übliche Dosis:** 4-12 mg/Tag, Einmalgabe

Nebenwirkungen
- **neurologisch:** Schwindel, Müdigkeit, Gangstörung, Erschöpfung

Interaktionen Noch nicht bekannt

Phenobarbital (PB)

Präparate
- **Luminal®** Tbl. 100 mg, Luminaletten® Tbl. 15 mg, Injektionslösung 200 mg/ml

Wirkungsmechanismus Verstärkung der $GABA_A$-ergen Inhibition

Indikationen Generalisierte tonisch-klonische Anfälle, mit Einschränkung auch myoklonische Anfälle, tonische Anfälle, fokale Anfälle

Dosierung
- **Eindosierung:** bei Erwachsenen Steigerung um 50 mg/Woche bis zur individuell verträglichen und wirksamen Dosis; Gabe in einer Abenddosis kann besser verträglich sein
- **übliche Dosis:** Erwachsene 50–200 mg/d, Kinder 3–4 mg/kg

Nebenwirkungen
- **neurologisch:** Müdigkeit, Verlangsamung, Dysarthrie, Ataxie, Nystagmus
- **psychisch:** Verwirrtheit, Reizbarkeit, Agressivität, Depression, erhebliche kognitive Beeinträchtigungen (Gedächtnisdefizite, Lernstörung, IQ-Beeinträchtigung), bei Kindern häufig hyperkinetisches Syndrom
- **allgemein:** Dupuytren'sche Kontraktur u. a. Bindegewebserkrankungen, Osteopathie (Vitamin-D-Mangel), Obstipation, Impotenz, selten megaloblastäre Anämie (Folsäuremangel); Teratogenität, Blutungsneigung bei Neugeborenen (Vitamin-K-Mangel)

Interaktionen Starker Enzyminduktor; Serumkonzentrationen hepatisch eliminierter Antikonvulsiva werden erheblich gesenkt, orale Ovulationshemmer sind unwirksam

Phenytoin (Diphenylhydantoin, DPH)

Präparate
- **Phenhydan®** Tbl. 100 mg, zur Injektion 1 Amp. 5 ml = 250 mg, zur Infusion 1 Infusionskonzentrat-Amp. 50 ml = 750 mg

Wirkungsmechanismus
Blockade hochfrequenter Entladungen spannungsabhängiger Natriumkanäle

Indikationen
Partielle Anfälle, generalisierte tonisch-klonische Anfälle

Dosierung
- **Eindosierung:** bei Erwachsenen direkt mit der erwarteten Erhaltungsdosis (z. B. 300 mg/d; kein „Einschleichen")
  - *bei Bedarf:*
    - 750 mg per inf. in Stunden oder
    - orale Schnellaufsättigung mit initial 600 mg/d, täglich um 100 mg/d reduzieren bis zur Erhaltungsdosis von ca. 300 mg/d
- **Ziel:** verträgliche Serumspiegel bis maximal 25 µg/ml; vorsichtige Dosisanpassung: nach der Phase der Eindosierung (schnell oder mit geschätzter Erhaltungsdosis) vorsichtig in 25-mg-Schritten wegen nichtlinearer Pharmakokinetik und langer Halbwertszeit; Erhaltungsdosis bei Kindern 5–8 mg/kg

Nebenwirkungen
- **neurologisch:** Müdigkeit, Kopfschmerzen, Schwindel, Doppelbilder, Nystagmus, irreversible zerebelläre Ataxie/Atrophie, Dysarthrie, hochdosiert Dyskinesien (vor allem Kinder), Myoklonien, Exazerbation epileptischer Anfälle, Polyneuropathie
- **psychisch:** innere Unruhe
- **allgemein:** Allergie (Lyell-Syndrom, LE), Gingivahyperplasie, Hyperpigmentierung, Hirsutismus, Akne, Osteopathie, Gesichtsdysmorphie, Dupuytren'sche Kontraktur, Hypothyreose, abnorme Glukosetoleranz, Leberschädigung, Lupus erythematodes, megaloblastäre Anämie, lokale Reizerscheinungen bei i. v. Gabe; Teratogenität

Kontrollen
Blutbild, Leberwerte, Serumspiegel (Kleinhirntoxizität!), bei Jugendlichen alkalische Phosphatase vor Beginn, später halbjährlich

Interaktionen
Starker Enzyminduktor; Serumkonzentrationen hepatisch eliminierter Antikonvulsiva werden erheblich gesenkt, orale Ovulationshemmer sind unwirksam

Intoxikation
→ S. 470

Pregabalin (PRE) [3678a]

Präparat
- **Lyrica®** Kps. 25 mg/-50 mg/-75 mg/-100 mg/-150 mg/-200 mg/-300 mg

Wirkungsmechanismus
Hemmung des Ca^{2+}-Einstroms durch Modulation der $\alpha_2\delta$-Untereinheit spannungsabhängiger Ca^{2+}-Kanäle

Indikationen
Erwachsene: partielle Anfälle mit oder ohne sekundäre Generalisierung (Add-on-Therapie) (GdE Ia [188], [382],[1245],[1246])

Pharmakologie
Lineare Resoptionskinetik, Elimination ausschließlich renal

Dosierung
- **Eindosierung:** bei Erwachsenen alle 2–3 Tage um 75 mg erhöhen bis zur individuell maximal verträglichen und wirksamen Dosis
- **üblicher Dosisbereich:** 150–600 mg; Verteilung auf mindestens 2 Tagesdosen

Nebenwirkungen
- **neurologisch:** Müdigkeit, Benommenheit, Schwindel, Ataxie, Übelkeit, Kopfschmerzen, Tremor, Myoklonien [1799]
- **allgemein:** Ödeme, Gewichtszunahme

Interaktionen
Keine

Primidon (PRI)

Präparate
- **Liskantin®** Tbl. 250 mg, Saft 5 ml = 125 mg
- **Mylepsinum®** Tbl. 250 mg
- **Resimatil®** Tbl. 250 mg
- **Generika**

Indikationen
- als Antikonvulsivum weitgehend obsolet, Reservemedikament; im Übrigen ähnlich Phenobarbital, zu dem es metabolisiert wird
- reduziert einen Valproat- oder Lamotrigin-induzierten Tremor

Dosierung
- **Eindosierung:** bei Erwachsenen Steigerung um 62,5 mg/Woche bis zur individuell verträglichen und wirksamen Dosis; 1 × tägliche Gabe am Abend
- **übliche Dosis:** Erwachsene 500–1000 mg/d, Kinder 10–20 mg/kg

Nebenwirkungen und Interaktionen
Wie Phenobarbital (s. o.), zusätzliche ZNS-Nebenwirkungen durch Primidon selbst

Retigabin (RET) [3195],[527],[1244]

Präparat
Trobalt® Filmtabl. 50mg/-100 mg/-200 mg/-300mg/-400 mg (*seit Juli 2012 in Deutschland nicht mehr im Handel)*

Wirkungsmechanismus
Öffnung spannungsabhängiger Kaliumkanäle (KCNQ Kv7.2/3)

Indikationen
Add-on-Therapie fokaler und sekundär generalisierte tonisch-klonischer Anfälle für Patienten ab 18 Jahren

Pharmakologie
Orale Bioverfügbarkeit 60 %, 80 % Plasmaproteinbindung, hepatische Metabolisierung, renale Elimination

Dosierung
- bei Erwachsenen wöchentlich um maximal 150 mg erhöhen bis zur individuell maximal verträglichen und wirksamen Dosis
- **üblicher Dosisbereich:** 600-1200 mg/d (individuelle Ausdosierung bis an die Verträglichkeitsgrenze); Verteilung auf 3 Tagesdosen

Nebenwirkungen
- **neurologisch:** Schwindel, Müdigkeit, Erschöpfung, Koordinationsstörung, Dysarthrie, Doppelbilder/ Verschwommensehen; kognitive Störungen (Aufmerksamkeit, Sprache, Denken), Konfusion, Übelkeit
- **allgemein:** Harnverhalt, Dysurie, Verfärbung des Urins; QT-Zeit-Verlängerung

Rufinamid (RUF)

Präparat
- **Inovelon®** Tbl. 100 mg/-200 mg/-400 mg

Wirkungsmechanismen
- Blockade hochfrequenter Entladungen spannungsabhängiger Natriumkanäle
- Minderung glutamaterger Effekte am mGluR5-Rezeptor

Indikationen
Add-on-Therapie bei Lennox-Gastaut-Syndrom ab 4 Jahren [1395]

Pharmakologie
Wesentlich bessere orale Resorption bei Einnahme mit Nahrung, 34 % Plasmaproteinbindung, hepatische Hydrolyse, renale Elimination

Dosierung
- **Eindosierung:** bei Kindern Steigerung um 10 mg/kg alle 1–2 Wochen, bei Erwachsenen Steigerung um 200 mg/Woche bis zur individuell verträglichen und wirksamen Dosis, 2 × tägliche Gabe; jeweils halbe Dosierungen unter VPA-Komedikation
- **übliche Dosis:** Erwachsene 400–1600 mg/d, Kinder 30–60 mg/kg/d

Nebenwirkungen
- **neurologisch:** Müdigkeit/Erschöpfung, Kopfschmerz, Schwindel, Übelkeit, Tremor

Interaktionen [3108]
- **Valproat-Komedikation** erhöht den Serumspiegel durch Enzyminhibition um 25–70 %
- **Enzyminduktoren** (Carbamazepin, Phenytoin, Phenobarbital, Primidon) und Vigabatrin senken die Serumspiegel um 20–46 %
- **Minderung der Wirkspiegel** von Benzodiazepinen, Carbamazepin, Lamotrigin
- **Erhöhung der Wirkspiegel** von Phenobarbital und Phenytoin
- **Minderung der Wirkspiegel** von Östrogenen und Gestagenen

Stiripentol (STP)

Präparat
- **Diacomit®** Kps./Beutel 250 mg/-500 mg

Wirkungsmechanismen
- Inhibition der Aufnahme von GABA in Synaptosomen, Vermehrung $GABA_A$-erger postsynaptischer Effekte [3180],[3242]
- bislang unsichere Evidenz für intrinsische antiepileptische Effektivität

Indikationen
Add-on Therapie bei Dravet-Syndrom [720]

Pharmakologie
Resorption nahrungsabhängig, nichtlineare Pharmakokinetik (Clearance sinkt bei hoher Dosis), starker Enzyminhibitor (CYP1A2, CYP3A4)

Dosierung
- **übliche Dosis:** Kinder 50 mg/kg KG/d

Nebenwirkungen
- **neurologisch:** Müdigkeit, Verlangsamung, Ataxie, Doppelbilder, Erregberkeit
- **allgemein:** Appetitmangel, Bauchschmerz, Leberhypertrophie, Neutropenie

Interaktionen
Anstieg der Plasmakonzentrationen hepathisch metabolisierter AED (CBZ, CLB, DPH, PB, VPA)

Kontrollen
Leberwerte, Blutbild

Tiagabin (TGB)

Präparat
- **Gabitril®** Tbl. 5 mg/-10 mg/-15 mg

Wirkungsmechanismus
Selektiver GABA-Reuptake-Hemmer

Indikationen Add-on-Therapie von partiellen Anfällen mit oder ohne Generalisierung [3473],[4197][SQ Ib], [3094]

Dosierung
- **Eindosierung:** bei Erwachsenen initial 2 × 5 mg, wöchentlich um 5 mg erhöhen bis zur individuell maximal verträglichen und wirksamen Dosis
- **üblicher Dosisbereich:** 30–60 mg/d, Verteilung auf 3 Tagesdosen

Nebenwirkungen
- **neurologisch:** kognitive Beeinträchtigung, non-konvulsiver Status epilepticus, Schwindel, Müdigkeit, Tremor
- **psychisch:** emotionale Labilität, Asthenie, Depression, psychotische Episoden
- **allgemein:** Diarrhö

Topiramat (TPM)

Präparat
- **Topamax®** Filmtbl. 25 mg/-50 mg/-100 mg/-200 mg
- **Generika**

Wirkungsmechanismen Verminderung der glutamatergen Transmission (Kainat-Rezeptor), Inhibition spannungsabhängiger Natriumkanäle, Verstärkung der GABAergen Inhibition, geringe Carboanhydrase-Hemmung

Indikationen
- **Monotherapie** bei Erwachsenen und bei Kindern ab 2 Jahre [189]
- **Add-on-Therapie:** primär generalisierte tonisch-klonische Anfälle, fokale Anfälle, Lennox-Gastaut-Syndrom [1910]

Dosierung
- **Eindosierung:** bei Erwachsenen Steigerung um 25 mg/Woche bis zur individuell maximal verträglichen und wirksamen Dosis
- **üblicher Dosisbereich:** 50–400 mg, Verteilung auf 2 Tagesdosen

Nebenwirkungen
- **neurologisch:** häufig kognitive Beeinträchtigung [1801], Verlangsamung, Aphasie, Schwindel, Parästhesien, Müdigkeit
- **psychisch:** Apathie, Psychose
- **ophthalmologisch:** akute Myopie, sekundäres Engwinkelglaukom, Glaukom-Anfälle
- **allgemein:** Anorexie, Gewichtsabnahme, Erhöhung der Leberwerte, selten (ca. 1,5 %) Nierensteine (ausreichende Flüssigkeitszufuhr erforderlich), Oligohidrose; Teratogenität

Interaktionen Steigerung der Phenytoin-Konzentration, verminderte Wirksamkeit oraler Ovulationshemmer möglich [986], Wechselwirkung mit Metformin (Antidiabetikum)

Valproat (Valproinsäure, VPA)

Präparate
- **Convulex®** Kps. 150 mg/-300 mg/-500 mg, Retardtbl. 300 mg/-500 mg, Tropflösung 1 ml = 300 mg
- **Ergenyl®** Tbl. 150 mg/-300 mg/-500 mg, Ergenyl® retard Tbl. 300 mg, Ergenyl® chrono Tbl. 300 mg/-500 mg, Lösung 1 ml = 300 mg
- **Orfiril®** Tbl. 150 mg/-300 mg/-600 mg, retard Tbl. 300 mg, Saft 5 ml = 300 mg, Injektionslösung 1 Amp. = 300 mg
- **Convulsofin®** Tbl. 300 mg
- **Leptilan®** Tbl. 150 mg/-300 mg/-600 mg
- **Generika**

Wirkungsmechanismus Multiple Mechanismen, u. a. Verstärkung GABAerger Hemmung, Inhibition spannungsabhängiger Kalziumkanäle

Indikationen Mittel der 1. Wahl bei generalisierten Anfällen wie Absencen, Impulsiv-Petit-mal, Aufwach-Grand-mal; zusätzlich wirksam bei partiellen Anfällen, BNS-Anfällen, Lennox-Gastaut-Syndrom, unklassifizierbaren Anfällen

Dosierung
- **Eindosierung:** bei Erwachsenen alle 2–5 Tage um 300 mg erhöhen bis zur individuell maximal verträglichen und wirksamen Dosis; Kinder 20–60 mg/kg, meist 20–30 mg/kg

Nebenwirkungen
- **neurologisch:** Tremor, Schwindel, Erbrechen
  - *akute Valproinsäure-Enzephalopathie* [300]: unter im therapeutischen Bereich liegenden Serumspiegeln meist innerhalb der ersten Wochen nach Therapiebeginn Bewusstseinstrübung, Zunahme der Anfallsfrequenz, Dysarthrie, Asterixis; im EEG Allgemeinveränderung, gruppierte hochgespannte Theta-/Deltawellen; Pathogenese unbekannt, NH_3-Anstieg nur bei einem Teil der Patienten
- **psychisch:** Müdigkeit, Unruhe, Irritabilität, reversibles demenzielles Syndrom
- **allgemein:** Nausea, Erbrechen, idiosynkratische Hepatotoxizität bis hin zum Leberkoma (s. u.), symptomatisches von-Willebrand-Jürgens-Syndrom, Thrombozytopenie, Faktor-I- und -XIII-Mangel, Gewichtszunahme, Haarausfall, polyzystisches Ovariensyndrom, Magen-Darm-Beschwerden, Pankreatitis; Teratogenität (u. a. dysraphische Syndrome)
  - *Leberkoma* (bei Erwachsenen 1:37 000, bei Kindern < 2 Jahre 1:500 bei VPA-Polytherapie, 1:7000 bei Monotherapie):
    - Risikopatienten: Kinder unter 2 Jahren mit Kombinationsbehandlung, Patienten mit Lebererkrankungen, nichtendokrinen Pankreaserkrankungen, Gerinnungsstörungen, familiärer Belastung mit metabolischen Erkrankungen
    - Symptome: Apathie, Inappetenz, Ataxie, Transaminasenanstieg, Ammoniakanstieg, Koagulopathie
    - Überwachung:
      - in den ersten 4 Wochen klinische und Laborkontrolle in 2-wöchentlichem Abstand

  - ▹ danach monatliche Kontrolle von Transaminasen und Thrombozyten
- ▸ Diagnostik: bei Verdacht Blutungszeit, Fibrinogenspiegel
- ▸ Therapie: VPA absetzen, Carnitin 100 mg/kg KG/d i. v., ausschließlich parenterale Ernährung mit verzweigtkettigen Aminosäuren

Kontrollen Transaminasen, Pankreas-Amylase, Bilirubin, Quick, PTT, Blutbild vor Beginn der Behandlung, 3-monatliche Kontrollen; ggf. Zusatzdiagnostik zum Ausschluss einer neurometabolischen Erkrankung

Vigabatrin (VGB)

Präparat
- **Sabril®** Tbl. 500 mg, Pulver 500 mg

Wirkungsmechanismus Irreversible Hemmung der GABA-Transaminase

Indikationen
- **Erwachsene:** mit Einschränkung zur Add-on-Therapie bei partiellen Anfällen mit oder ohne sekundäre Generalisierung [1503][SQ Ib]
- **Kinder:** Mittel der 1. Wahl beim West-Syndrom [168][SQ Ib], Lennox-Gastaut-Syndrom im Rahmen einer tuberösen Sklerose [719][SQ Ib]; übriger Einsatz nur unter regelmäßigen perimetrischen Kontrollen

Dosierung
- **Eindosierung:** bei Erwachsenen Steigerung um 500 mg/Woche bis maximal 4000 mg/d; Dosisverteilung auf 1–2 Tagesdosen

Nebenwirkungen
- **neurologisch:** bei ca. 30 % der Patienten irreversible konzentrische Gesichtsfeldeinschränkungen, Sedierung, Ataxie, Parästhesien, bei Kindern hyperkinetisches Syndrom
- **psychisch:** Depression, Psychosen (auch bei raschem Absetzen)
- **allgemein:** Gewichtszunahme, Nausea

Kontrollen Engmaschige perimetrische Untersuchungen erforderlich (3-monatlich), ggf. Elektroretinogramm

Interaktionen Absinken der Phenytoin- und Rufinamid-Serumkonzentration um ca. 20 %

Zonisamid (ZNS)

Präparat
- **Zonegran®** Hartkapseln 25 mg/-50 mg/-100 mg

Wirkungsmechanismus Modulation spannungsabhängiger Natrium- und T-Typ-Kalziumkanäle, Reduktion der präsynaptischen Glutamat-Freisetzung, Anhebung der hippokampalen GABA-Freisetzung, Reduktion des GABA-Abtransports und Verstärkung des Glutamat-Abtransports aus dem synaptischen Spalt, Carboanhydrase-Inhibition, Radikalfänger

Indikationen
- **Erwachsene:** partielle Anfälle mit oder ohne sekundäre Generalisierung [526],[1151],[1150],[3476],[3677]
- Wirksamkeitshinweise auch bei idiopathisch generalisierten Epilepsien einschließlich Epilepsien mit myoklonischen Anfällen [1678]

Dosierung
- **Eindosierung:** Steigerung um 50 mg/Woche bis zur individuell maximal verträglichen und wirksamen Dosis
- **üblicher Dosisbereich:** 200–500 mg, Verteilung auf 1–2 Tagesdosen

Nebenwirkungen
- **neurologisch:** Somnolenz, Schwindel, Ataxie, Müdigkeit, kognitive Beeinträchtigung
- **psychisch:** Reizbarkeit, Unruhe
- **allgemein:** Appetitlosigkeit, Nausea, Gewichtsabnahme; selten Nierensteine (0,2–2,6 %), Oligohidrose

Interaktionen Abfall der Serumkonzentration bei Komedikation mit Enzyminduktoren; in Einzelfällen Anstieg der LTG-Serumkonzentration

4.3 Medikamente zur Behandlung motorischer Störungen

C. H. Lücking, T. J. Feuerstein, F. Amtage, S. Hummel, A. Hufschmidt, B. Hellwig*

4.3.1 Antiparkinson-Medikamente

L-Dopa-Präparate

Präparate
- **L-Dopa + Benserazid:** *Generika;* Madopar® 125 mg/-250 mg Tbl., 62,5 mg/-125 mg Hartkapseln, Madopar® LT 125 mg Tbl., Madopar® Depot 125 mg Hartkapseln, PK-Levo 100/25 mg Tbl.
- **L-Dopa + Carbidopa:** *Generika;* Nacom® 100/25 mg/-250/25 mg Tbl., Nacom® 100/25 mg retard/-200/50 mg retard Tbl., isicom® 100/25 mg/-250/25 mg Tbl.
  - *Duodopa®-Gel* (L-Dopa 2000 mg + Carbidopa 500 mg/100 ml) zur kontinuierlichen intestinalen Verabreichung

- **L-Dopa + Carbidopa + Entacapon:** Stalevo® 50/12,5 /200 mg, Stalevo® 75/18,75/200 mg, Stalevo® 100 mg/25 mg/200 mg, Stalevo® 125/31,25/200 mg, Stalevo® 150/37,5/200 mg,Stalevo® 175/43,75/200mg, Stalevo® 200/50/200 mg Filmtbl.

Wirkung

- **gut beeinflusst:** Akinese > Rigor > Tremor
- **weniger beeinflusst:** Gangstörung, Haltungsinstabilität, Dysarthrie, vegetative Störungen
- **Verlangsamung der Krankheitsentwicklung** am ehesten durch die Symptombehandlung
- **Toxizität:** weiterhin umstritten; eine Einschränkung der Indikation einer L-Dopa-Therapie ist aber wegen der guten Wirksamkeit nicht berechtigt; allerdings sollte sich die Dosierung nach dem therapeutischen Effekt richten [2387],[2959],[3055]

Indikationen

Morbus Parkinson, Restless-Legs-Syndrom, neurodegenerative Erkrankungen mit Parkinson-Syndrom, Dopa-responsive Dystonien, Holmes-Tremor

Pharmakokinetik

- **HWZ** der unretardierten Präparate 50–120 Minuten,
- **Gabe p.o. mit nicht liquorgängigem Decarboxylasehemmer** (Benserazid, Carbidopa) → Verminderung der peripheren Umwandlung in Dopamin und der damit verbundenen Nebenwirkungen (orthostatische Regulationsstörungen, Übelkeit, Arrhythmien)
- **Gabe getrennt von Mahlzeiten** begünstigt die Passage ins ZNS, da L-Dopa mit anderen Aminosäuren um die Carriersysteme der Bluthirnschranke konkurriert
- **retardierte Präparate:** langsame gastrointestinale Freisetzung, niedrigere Absorptionsrate (70 % von unretardiert), niedrigere Blutspiegelgipfel, längere therapeutische Blutkonzentrationen
- **Domperidon** bis 3 × 20 mg vermindert gastrointestinale Nebenwirkungen und orthostatische Hypotension unter L-Dopa [3640]
- **Coffein** vor L-Dopa-Einnahme beschleunigt den Wirkungseintritt und steigert die Wirkung [906]

Dosierung

L-Dopa 100–1000 mg/d, selten höher; gegebenenfalls Kombination von retardiertem mit nicht retardiertem L-Dopa zur Verkürzung der Wirkungslatenz

Nebenwirkungen

- **während der Therapie:**
  - *neurologisch:*
    - Dystonien, Hyperkinesen und Wirkungsfluktuationen (wearing off-Phänomene) je nach Therapiedauer; Einsetzen in Abhängigkeit von der Dosierung; vereinzelt bereits nach 6 Monaten, meistens nach 3–5 Jahren, bei 60–80 % nach 10 Jahren [4236],[1132]; Auftreten von Dyskinesien korreliert invers mit dem Manifestationsalter der Erkrankung[2202]
    - Schlafstörungen, Inkontinenz, Schwitzen
  - *psychisch:* Unruhe, Ängstlichkeit, Aggressivität, Halluzinationen, hypomanische Zustände, Hypersexualität
  - *allgemein:* Übelkeit, Arrhythmien, Tachykardie, hypotone orthostatische Regulationsstörungen (30 %), passagere Blutbildveränderungen
- **Absetzen von L-Dopa:** abruptes Absetzen kann malignes L-Dopa-Entzugssyndrom bewirken (→ S. 349); langsames Absetzen über 3–5 Tage in der Regel unproblematisch

Kontrollen

- **bei Patient mit Engwinkelglaukom** regelmäßige Kontrollen des Augeninnendrucks

Kontraindikationen

- **absolut:** schwere Herz-, Leber-, Nieren- und Knochenmarksinsuffizienz, gleichzeitige Gabe von MAO-A-Hemmern (14 Tage Karenz) oder von Reserpin
- **relativ:** Engwinkelglaukom, Thyreotoxikose, Tachykardien

Interaktionen

Reserpin, Neuroleptika; proteinreiche Nahrung und Antazida vermindern die L-Dopa-Wirkung; L-Dopa verstärkt die Wirkung von Katecholaminen

Dopamin-Agonisten

Übersicht

Substanz	D1-Rezeptor[1]	D2-Rezeptor[1]	D3-Rezeptor[1]	Äquivalenzdosis (mg)	Anfangsdosis	Zieldosis[2]	HWZ (h)
L-Dopa (zum Vergleich)	+	+	+	100 mg	3 × 62,5 mg	300–500 mg	2–3
Bromocriptin	(+)	++	+	10 (–15)	3 × 2,5 mg	10–30 mg[3] bzw. bis 80 mg[4]	3–6
Lisurid	(+)	+++	++	1	3 × 0,1 mg	0,6–1,6 mg[3] bzw. bis 4,5 mg[4]	2–3
Pergolid	+	+++	+++	1	1 × 0,05 mg	0,75–5 mg	7–16
Ropinirol[5]	0	+++	+++	2–4	3 × 0,25 mg	3–9 mg bis 24mg	4–10
Ropinirol retardiert	0	+++	+++	2–4	2 mg	6–24 mg	

Substanz	D1-Rezeptor[1]	D2-Rezeptor[1]	D3-Rezeptor[1]	Äquivalenzdosis (mg)	Anfangsdosis	Zieldosis[2]	HWZ (h)
Cabergolin	+	+++	++	1,4	1 × 1 mg	2–6 mg	> 24, bis 65
α-Dihydroergocryptin	(+)	+++	?	20–40	2 × 5 mg	60–120 mg	10–16
Pramipexol[5]	0	+++	+++	1	3 × 0,088 mg	1,5–3,5 mg	8,5–12
Pramipexol[5] retardiert	0	+++	+++	1	0,26 mg	3,15 mg	8-12
Apomorphin[5]	+	++	+	3–5	1–4 mg	–	0,5
Rotigotin[5]	+	+++	+++	4 mg/24 h	2 mg/24 h	6–16 mg/24 h	5-7
Piribedil[5]	0	+++	++	60–90	50 mg	150–250 mg	12-21

[1] + = Agonist, (+) = Partial(ant)agonist, 0 = geringe Affinität
[2] Richtwerte, die nach individueller Erfordernis zu unter- oder überschreiten sind
[3] Kombinationstherapie
[4] Monotherapie
[5] nicht-Ergolin-verwandter Dopamin-Agonist

Präparate

- **Nicht-Ergolin-verwandte Dopamin-Agonisten:**
  - *Ropinirol: Generika;* Requip® Tbl. 0,25 mg/-0,5 mg/-1 mg/-2 mg/-5 mg, Requip Modutab® Retard Tbl. 2 mg/-4 mg/-8 mg; Adartrel® Tbl. 0,25 mg/-0,5 mg/-2 mg (nur für RLS zugelassen)
  - *Pramipexol:* Sifrol® Tbl. 0,088 mg/-0,18 mg/-0,35 mg/-0,7 mg (bis 0,54 mg für RLS zugelassen); Sifrol® Retardtabletten 0,26 mg/-0,52 mg/-1,05 mg/-1,57 mg/-2,10 mg/-2,62 mg/-3,15 mg
  - *Rotigotin:* Neupro®, Leganto® 1mg/24 h, 2 mg/24 h, 4 mg/24 h, 6 mg/24 h, 8 mg/24 h; transdermales Pflaster (im Kühlschrank lagern!); Neupro® transdermales Pflaster 1 mg/24 h, 2 mg/24 h, 3 mg/24 h (im Kühlschrank lagern!)
  - *Piribedil:* Clarium® Retard-Tbl. 50 mg
  - *Apomorphin:* APO-go® Amp. 10 mg/ml Injektionslösung für s. c. Bolusinjektion oder kontinuierliche s. c. Infusion mit Mini- und/oder Injektionspumpe; APO-go® Pen 10 mg/ml Injektionslösung zur intermittierenden Bolusinjektion
- **Ergolin-verwandte Dopamin-Agonisten (Mittel der 2. Wahl, s. u.):**
  - *Bromocriptin: Generika;* Pravidel® Tbl. 2,5 mg, Kps. 5 mg/-10 mg, Kirim® Tbl. 2,5 mg, 5T Tbl. (5 mg)
  - *Lisurid:* Dopergin® Tbl. 0,2 mg, 0,5 mg
  - *Pergolid: Generika* Tbl. 0,05 mg/-0,25 mg/-1 mg
  - *Cabergolin: Generika;* Cabaseril® Tbl. 1 mg/-2 mg
  - *α-Dihydroergocryptin:* Almirid Cripar® jeweils Kps. 5 mg, Tbl. 20 mg / 40 mg

Wirkung

- **Differenzialindikation:** je nach Präparat unterschiedlicher Einfluss auf D1-, D2- und D3-Rezeptoren, unterschiedliche Halbwertszeiten (s. Tabelle); bisher keine vergleichenden Studien, die eine rationale Differenzialtherapie begründen könnten; Unterschiede in der Applikationsart, Halbwertszeit und Verträglichkeit bestimmen die individuelle Therapieentscheidung; nach einer präklinischen Studie an Ratten [3220] sind D1/D2-Agonisten wirksamer als reine D2-Agonisten; D3-Agonisten möglicherweise wirksamer bei Depressionen
- **therapeutischer Effekt** [1237]: insgesamt geringere Wirkung auf die Parkinson-Symptome als L-Dopa, aber auch weniger Spätkomplikationen (Dyskinesien, Wirkungsfluktuationen); anderes Nebenwirkungsspektrum [3970]
  - *wirksam als symptomatische Monotherapie und als Zusatztherapie*: Piribedil, Pramipexol, Pramipexol retard, Ropinirol, Rotigotin, Cabergolin, Pergolid, wahrscheinlich auch Ropinirol retard
  - *wirksam zur Vermeidung/Verzögerung von motorischen Fluktuationen*: Pramipexol und Cabergolin
  - *wirksam zur Vermeidung/Verzögerung von Dyskinesien*: Pramipexol, Ropinirol, Ropinirol retard, Cabergolin, wahrscheinlich auch Pergolid
- **psychotrope Effekte:** antidepressiver Effekt von Pramipexol [280] und Ropinirol [3338] beschrieben; Rotigotin verbessert die Schlafqualität [4147]

Indikationen

- **Parkinson-Syndrom**
  - *Monotherapie:* initiale Therapie bei Parkinson-Patienten < 70 Jahre, da weniger Spätkomplikationen (Wirkungsfluktuationen, Dyskinesien) als bei L-Dopa auftreten [3970], für Bromocriptin aber nicht nachgewiesen [2007]; Wirkungsvorteil der Präparate mit kontrollierter Freisetzung (Requip Modutab® Retard, Pramipexol retard und Neupro®) bisher nicht bewiesen
  - *Kombinationstherapie:* zusätzlich zu L-Dopa und/oder anderen Antiparkinson-Medikamenten

- **Restless-Legs-Syndrom:** Ropinirol (Adartrel®, Ropinirol dura®) 1,5–4 mg/d, Pramipexol (Sifrol®) 0,18–0,54 mg/d, Rotigotin (Neupro®) 1–3 mg/d [2951],[2950]

Dosierung

Siehe Übersicht

Nebenwirkungen

- **Ergolin-verwandte vs. nicht-Ergolin-verwandte Dopamin-Agonisten:** wegen möglicher Herzklappenfibrosen unter Ergolin-verwandten Dopamin-Agonisten (v.a. Pergolid und Cabergolin; s.u.) werden diese nur noch als Mittel 2. Wahl empfohlen, wenn etwa die nicht-Ergolin-verwandten Agonisten nicht ausreichend wirken oder deutliche Nebenwirkungen zeigen [4631],[3551]
- **neurologisch:** vermehrte Schläfrigkeit, Schlafattacken (u. a. bei Pramipexol, Ropinirol, Rotigotin, aber auch für andere Dopamin-Agonisten und L-Dopa beschrieben) [1306]
- **psychisch:** Schlafstörungen, Psychosen (Eifersuchtswahn, Verfolgungswahn), Verwirrtheit, Zwangsstörungen, Impulskontrollstörungen (z. B. pathologisches Spielen/Kaufen/Essen, Hypersexualität), Halluzinationen
- **allgemein:** gastrointestinale Störungen, Singultus, Hypotonie, Arrhythmie, Ödeme, Verschlimmerung einer koronaren Herzkrankheit; Rotigotin: lokales Erythem, Juckreiz
  - *nur Ergolin-verwandte Dopamin-Agonisten:* digitale Vasospasmen mit Akroparästhesien, Raynaud-Symptomatik, Erythromelalgie, pleuropulmonale und retroperitoneale Fibrose, Herzklappenfibrosen

Kontrollen

- **zu Therapiebeginn, später jährlich:** Röntgen-Thorax, EKG, Blutbild, Leber- und Nierenwerte
- **bei Ergolin-verwandten Dopamin-Agonisten:** außerdem vor Therapiebeginn kardiologische Untersuchung inkl. transthorakale Echokardiografie, später halbjährlich körperliche Untersuchung mit Auskultation von Herz und Lunge, jährlich transthorakale Echokardiografie [1051]

Kontraindikationen

- Überempfindlichkeit gegen Mutterkornalkaloide (Ergolin-verwandte); relative Kontraindikationen: schwere kardiale Erkrankung, Leber- und Niereninsuffizienz, Schwangerschaft
- **bei Ergolin-verwandten Dopamin-Agonisten** zusätzlich Herzklappenerkrankungen beliebiger Ätiologie, Vorgeschichte mit Fibrosen (Herzklappen, pleuropulmonal, retroperitoneal) unter Therapie mit Ergotamin-Präparaten; bei unauffälligem kardialem Befund ist eine Umstellung von einem ergolinen auf einen nicht-Ergolin-verwandten Dopamin-Agonisten nicht erforderlich [1051]

Interaktionen

- **Wirkungsverminderung** durch Dopamin-Antagonisten (z. B. Neuroleptika, Metoclopramid)
- **Wirkungsverstärkung** durch Medikamente mit hoher Plasma-Eiweißbindung, die Dopamin-Agonisten aus dieser verdrängen (→ Dosisreduktion notwendig), z. B. Bromocriptin durch Erythromycin und Octreotid, Ropinirol durch Östrogene, Cabergolin durch Erythromycin

NMDA-Antagonisten

Präparate

- **Amantadin:** *Generika;* PK-Merz® 100/-150 mg Filmtbl., PK-Merz-Infusion® (500 ml = 200 mg),
- **Budipin:** Parkinsan® 10 mg/-20 mg Tbl.

Wirkung

- **Amantadin:** NMDA-Rezeptor-Kanalblocker geringer Affinität
- **Budipin:** fördert die Dopamin-Freisetzung und hemmt die Wiederaufnahme, MAO-Hemmer, stimuliert die Dopa-Decarboxylase, niederaffiner unkompetitiver NMDA-Antagonist

Indikationen

- **Morbus Parkinson:**
  - Amantadin als Add-on-Therapie, bei Fluktuationen und als Monotherapie auch bei De-novo-Patienten; Wirksamkeit aber nicht eindeutig belegt [822]; Amantadin reduziert die Dauer der Dyskinesien [904],[843]
  - Budipin als Monotherapie oder add-on-Therapie wirkt gegen die Kardinalsymptome Tremor [3883], Rigor und Akinese [3230]
- **Hirnleistungsstörungen** und postkomatöse Zustände: Amantadin zur Steigerung der Vigilanz zugelassen
- **Multiple Sklerose:** Amantadin gegen frühzeitige Ermüdbarkeit [2201] (off-label)

Dosierung

Substanz	Anfangsdosis	Zieldosis*	HWZ (h)
Amantadin	2 × 100 mg	2–3 × 100–200 mg	10–30
Budipin [1839],[2109]	3 × 10 mg	3 × 10–20 mg	Ca. 31

* Richtwerte, die nach individueller Erfordernis zu unter- oder überschreiten sind

- **bei eingeschränkter Nierenfunktion** Dosisreduktion, z. B. für Amantadin:

GFR (ml/minn)*	Dosis
80–60	2 × 100 mg
60–50	2 × 100 mg und 1 × 100 mg an alternierenden Tagen
50–40	1 × 100 mg

GFR (ml/minn)*	Dosis
30–20	200 mg 2 ×/Woche
20–10	100 mg 3 ×/Woche

* Abschätzung der GFR über die Kreatinin-Clearance CLKr = [(140–Alter) × Gewicht in kg]/(72 × Serum-Kreatinin in mg/100 ml) oder mit GFR-Rechner (glomeruläre Filtrationsrate)

Nebenwirkungen

- **Amantadin:**
  - *neurologisch:* Schwindel, Sehstörungen, Schlafstörungen (Einnahme nicht nach 16 Uhr!), Verwirrtheit, Kopfdruck, Übelkeit; Senkung der Krampfschwelle, Myoklonien/Asterixis
  - *psychisch:* paranoid-gefärbte exogene Psychosen, Unruhe, Müdigkeit
  - *allgemein:* Übelkeit, Ödeme, Hypotonie, Livedo reticularis, supraventrikuläre Tachykardie, Verlängerung der QT-Zeit, Harnretention bei Prostatahypertrophie, Mundtrockenheit
- **Budipin:** zusätzlich Kammertachykardien (Torsade de pointes) → Kammerflimmern

Kontrollen

	Amantadin	Budipin
bei Therapiebeginn	EKG* vorher und nach 1 und 3 Wochen; Blutbild und Nierenwerte	EKG* vorher und nach 1 und 3 Wochen
bei Dosiserhöhung	EKG* vorher und 2 Wochen nachher	EKG* vorher und 1 und 3 Wochen nachher
jährlich	EKG*; Blutbild und Nierenwerte	EKG*
Kriterien für Therapieabbruch bzw. primären Ausschluss von der Therapie	QTc-Vorwert > 420 ms oder QTc-Anstieg um > 60 ms oder auf QTc-Zeit > 480 ms	
spezielles		Elektrolyte, vor allem bei Behandlung mit Diuretika, Erbrechen/Durchfall, Nierenerkrankungen

* EKG mit Bestimmung der frequenzkorrigierten QT-Zeit (QT_c)

Kontraindikationen

- **Amantadin:** Niereninsuffizienz (→ Dosisreduktion, s. o.), Schwangerschaft; relative Kontraindikation: vorbestehende Verwirrtheit, Prostatahypertrophie, Nierenfunktionsstörung, Engwinkelglaukom, schwere kardiale Leiden, QTc-Zeit > 420 ms, fortgeschrittene Demenz, Behandlung mit Antidepressiva, delirante Syndrome, hirnorganisches Psychosyndrom oder Epilepsie in der Anamnese
- **Budipin:** Herzinsuffizienz Stadium NYHA IV, Kardiomyopathie, Myokarditis, AV-Block II° und III°, Bradykardie (< 55/min), Hypokaliämie, Hypomagnesiämie, QTc > 420 ms, angeborenes QT-Syndrom in der Familie, anamnestisch ventrikuläre Arrhythmien, Myasthenia gravis

Interaktionen

- **Amantadin:** Wirkungsverstärkung und Verstärkung der Nebenwirkungen von Barbituraten, Neuroleptika, Anticholinergika, L-Dopa und Dopamin-Agonisten; Reduktion der Plasmaclearance von Amantadin durch Diuretika
- **Budipin:** keine Kombination mit *Domperidon*, Amantadin, vielen Antiarrhythmika, Neuroleptika, Amitriptylin, Antihistaminika u. a.

Monoaminooxidase-B-(MAO-B-)Hemmer

Präparate

- **Selegilin:** *Generika;* Movergan® 5 mg/-10 mg Tbl., Antiparkin® 5 mg Tbl.; Xilopar® 1,25 Schmelztbl.
- **Rasagilin:** Azilect® 1 mg Tbl.

Wirkung

- **pharmakologisch:** Verzögerung des Dopamin-Abbaus, unter Selegilin stimulierender Amphetamin-Effekt (Abbau zu (–)-Amphetamin, das schwächer als (+)-Amphetamin wirkt); Rasagilin wird nicht zu Amphetaminen metabolisiert
- **klinisch:** krankheitsmodifizierende Wirkung (Neuroprotektion) von Selegilin [3028] und von Rasagilin in den Studien TEMPO [24] und ADAGIO: für 1 mg Rasagalin /Tag (nicht aber für 2 mg / Tag) wurde ein signifikant positiver Effekt auf die Motorik [3291] und auf die Aktivitäten des täglichen Lebens (ADL, UPDRS II) [3290] gezeigt ; offene Extension von TEMPO-Studie zeigt Effektivität und gute Verträglichkeit [2381]; außerdem Anwendung von Rasagilin bei motorischen Fluktuationen und Dyskinesien (LARGO-Studie [3289])

Indikationen

- **Selegilin:** Monotherapie bei De-novo-Patienten und als Kombinationstherapie
- **Rasagilin:** Monotherapie bei De-novo-Patienten; als Kombinationstherapie bei motorischen Fluktuationen (zugelassen) und Dyskinesien (off label) (LARGO-Studie [3289])

Pharmakokinetik

Wirkungsdauer mehrere Tage, Serum-HWZ wegen Irreversibilität der MAO-B-Blockade irrelevant; Selegilin wird abgebaut zu (–)-Amphetaminen (→ bei längerer Gabe Depletion der Noradrenalin-Speicher →

Störung der orthostatischen Blutdruckregulation); bessere Pharmakokinetik bei Resorption über die Mundschleimhaut (Selegilin Schmelztablette)

Dosierung

- **Selegilin:** 1–2 × 5 mg/d (1,25–2,5 mg/d, Selegilin Schmelztablette)
- **Rasagilin:** 1 × 1 mg/d

Nebenwirkungen

- **neurologisch:** Verstärkung der L-Dopa-Nebenwirkungen
- **psychisch:** Angst, Schlaflosigkeit, Verwirrtheit, Halluzinationen; Einschränkung der Verkehrstauglichkeit möglich
- **allgemein:** orthostatische Hypotension, Übelkeit, Schwitzen; in 2 Studien [323],[2335] unter Selegilin 10 mg/d erhöhte Mortalität, deren Ursache letztlich nicht geklärt werden konnte; andere Studien wie DATATOP konnten diese Beobachtung nicht bestätigen [2386]

Kontrollen

Bei Behandlungsbeginn EKG, Leber- und Nierenwerte

Kontraindikationen

Schwangerschaft, Hypertonie, Thyreotoxikose, Phäochromozytom, Engwinkelglaukom, Prostataadenom mit Restharnbildung, Tachykardie, Arrhythmien, schwere koronare Herzkrankheit, Psychosen, fortgeschrittene Demenz, Behandlung mit Fluoxetin oder Fluvoxamin, mit anderen MAO-Hemmern, mit Pethidin oder mit Tetrabenazin

Interaktionen

Verstärkt die Wirkung von zentraldämpfenden Pharmaka, Alkohol und Amantadin und die Nebenwirkungen von Anticholinergika; Interaktionen mit Antidepressiva (auch z.B. Johanniskraut), nach Gabe von Fluoxetin 5-wöchentlicher Sicherheitsabstand; Interaktion mit Tetrabenazin (Behandlung frühestens 2 Wochen nach Absetzen eines MAO-Hemmers);

Entacapon erhöht die Clearance von Rasagalin um 28 %

Catechol-O-Methyltransferase (COMT)-Hemmer

Präparate

- **Entacapon:** Comtess® 200 mg, Filmtbl.; auch in der Kombination mit L-Dopa und Carbidopa als Stalevo®
- **Tolcapon:** Tasmar® 100 mg Filmtabl., eingeschränkt zugelassen (in Kombination mit L-Dopa; bei Patienten, die auf Entacapon nicht ansprechen bzw. Entacapon nicht vertragen)

Wirkung

- **pharmakologisch:** Hemmung der O-Methylierung von L-Dopa zu 3-OMD in der Peripherie (Tolcapon ist peripher und zentral, Entacapon nur peripher wirksam)
- **klinisch:** Verlängerung der Wirkung von L-Dopa; Tolcapon möglicherweise wirksamer in der Verlängerung der „on"-Zeit als Entacapon [72]; Tolcapon verbessert Schlafqualität [1033]

Indikationen

Kombination mit L-Dopa bei Patienten mit Wirkungsfluktuationen [3272],[4400]

Pharmakokinetik

Eliminations-HWZ 30 min (Entacapon), 2 Stunden (Tolcapon), Ausscheidung über Niere (Entacapon 10–20 %, Tolcapon 60 %) und Fäzes (Entacapon 80–90 %, Tolcapon 40 %)

Dosierung

- **Entacapon** 200 mg mit jeder L-Dopa-Einnahme; maximale Tagesdosis 10 Tabletten (2000 mg)
- **Tolcapon** 3 × 100(–200) mg jeweils zusammen mit L-Dopa
- **Reduktion von L-Dopa** (um 15-25 %) bei Auftreten von Nebenwirkungen (vor allem Dyskinesien) nach der zusätzlichen Gabe von COMT-Hemmer

Nebenwirkungen

- **neurologisch:**
  - *Dyskinesien;* frühe Gabe von Entacapon mit L-Dopa/Carbidopa (Stalevo®) führt zu einem früheren Auftreten von Dyskinesien (STRIDE-PD-Studie [3949])
  - *Übelkeit, orthostatische Störungen, Schlafstörungen;* in Einzelfällen Symptome eines malignen Neuroleptika-Syndroms
- **psychisch:** Verwirrtheit, Halluzinationen
- **allgemein:** Appetitlosigkeit, Diarrhö (in 10 %), Gelbfärbung des Urins (harmlos), Anstieg der Transaminasen; Hepatitis mit vereinzelt fulminantem Verlauf unter Tolcapon (führte im November 1998 zum Beschluss der EU-Kommission, die Zulassung von Tasmar® ruhen zu lassen; seit 2005 wieder eingeschränkte Zulassung)

Kontrollen

- **Entacapon:** Kontrolle der Leberfunktionen nicht vorgeschrieben
- **Tolcapon:**
  - *Transaminasen* vor Therapiebeginn und alle 2 Wochen im ersten Behandlungsjahr, anschließend alle 4 Wochen für 6 Monate, dann alle 8 Wochen
  - *Therapieabbruch* bei Anzeichen, die die Entwicklung eines Leberversagens nahe legen (z. B. Ikterus, dunkler Urin, Pruritus, Lethargie etc.), oder bei Anstieg der GOT und/oder GPT über die obere Grenze des Normbereichs

Kontraindikationen schwere Leber- oder Niereninsuffizienz (Kreatinin-Clearance < 30 ml/min)

Interaktionen
- möglicherweise erhöhte Serumspiegel von anderen Medikamenten, die von der COMT metabolisiert werden (α-Methyldopa, Dobutamin, Apomorphin, Adrenalin, Isoprenalin)
- Interaktionen mit Warfarin möglich (Gerinnungswerte überwachen)
- Vorsicht bei Kombination mit selektiven Noradrenalin-Wiederaufnahme-Hemmern (Desipramin, Maprotilin, Venlafaxin)

Anticholinergika

Übersicht

Substanz	Anfangsdosis/d	Zieldosis/d*
Biperiden	3 × 1,25 mg	6–12 mg
Bornaprin	3 × 1 mg	6–12 mg
Procyclidin	3 × 1,25 mg	2–15 mg
Trihexiphenidyl	3 × 1 mg	6–15 mg

* Richtwerte, die nach individueller Erfordernis zu unter- oder überschreiten sind

Präparate
- **Biperiden:** Akineton® Tbl. 2 mg, Akineton® retard Tbl. 4 mg, Injektionslösung Amp. 1 ml = 5 mg
- **Bornaprin:** Sormodren® Tbl. 4 mg
- **Metixen:** Tremarit® Tbl. 5 mg, Tremaril® Tbl. 5 mg
- **Procyclidin:** Osnervan® Tbl. 5 mg
- **Trihexiphenidyl:** Artane® Tbl. 2 mg/-5 mg, Artane® retard Kps. 5 mg, Parkopan® Tbl. 2/5 mg

Wirkung Blockade zentraler und peripherer Muskarin-Rezeptoren, klinische Wirkung bei Morbus Parkinson vor allem auf Tremor und Rigor

Indikationen Morbus Parkinson, medikamentös bedingte extrapyramidale Symptome, Dystonien (v.a. Trihexyphenidyl, off-label), Intoxikation durch Nikotin oder organische Phosphorverbindungen; Vermeidung bei Patienten > 65 Jahre wegen der Beeinträchtigung kognitiver Funktionen

Dosierung Siehe Übersicht; langsame Steigerung in mehrtägigen Abständen

Nebenwirkungen
- **allgemein:** Miktionsbeschwerden (Harnverhalt), Obstipation, Übelkeit, Glaukom, Abnahme der Schweißdrüsensekretion, Hautrötung, Akkommodationsstörungen, Mundtrockenheit, bei parenteraler Applikation Blutdrucksenkung möglich; Missbrauch möglich!
- **neurologisch:** Schwindel, Gedächtnisstörungen, Dyskinesien, Ataxie, Seh-, Sprechstörungen
- **psychisch:** Müdigkeit, Benommenheit, kognitive Beeinträchtigung, Erregung, Angst, Delir

Kontrollen Bei Behandlungsbeginn EKG, Leber- und Nierenwerte

Kontraindikationen
- **absolut:** Prostatahypertrophie, Engwinkelglaukom, mechanische Stenosen im Bereich des Magen-Darm-Kanals, Megakolon
- **relativ:** demenzielle Symptome, Verwirrtheit, Blasenentleerungsstörungen mit Restharnbildung, Tachyarrhythmie, erhöhte Krampfbereitschaft

Interaktionen Verstärkung der anticholinergen Wirkung von Antihistaminika und Spasmolytika, Verstärkung der zentralnervösen Wirkung von Pethidin, Verstärkung von L-Dopa-Dyskinesien und Neuroleptika-bedingten Spätdyskinesien möglich

4.3.2 Medikamente zur Therapie von Hyperkinesen

Allgemeines

Definitionen der Hyperkinesen → S. 25

Verschreibung Die Mehrzahl der Medikamente sind für diese Indikation off-label (→ S. 810)!

Differenzialtherapie

- **choreatische Hyperkinesen:** Tiaprid (Tiapridex®) 3 × 100–200 mg/d, Sulpirid (Dogmatil®) 400–600 mg/d, Tetrabenazin (Nitoman®) 3 × 25–50 mg/d), andere Neuroleptika in der niedrigsten effektiven Dosis (Haloperidol/Haldol®, Pimozid/Orap®, Clozapin/Leponex®, Elcrit®, Risperidon/Risperdal®); Clonazepam (Rivotril®) 1–6 mg/d; Riluzol (Rilutek®) 200 mg/d
- **Dystonien:** L-Dopa/Decarboxylase-Hemmer (Madopar®, Nacom®; bis 3 × 200 mg/d) bei L-Dopa-sensitiven Dystonien; Trihexiphenidyl (Artane®) bis zur Verträglichkeitsgrenze, z. B. bis 30 mg/d, Tetrabenazin (Nitoman®) bis 150 mg/d, Baclofen (Lioresal®) bis 3 × 30 mg/d, Clonazepam (Rivotril®) bis 3 × 3 mg/d; Triple-Therapie: Kombination Tetrabenazin (Nitoman®) 3 × 25 mg/d *plus* Pimozid (Orap®) bis 25 mg/d *plus* Trihexyphenidyl (Artane®) bis 30 mg/d; lokale Botulinum-Toxin-Injektionen
- **Tics/Tourette-Syndrom:** Neuroleptika (Risperidon/Risperdal® 2–6 mg/d, Haloperidol/Haldol® 2–15 mg/d, Pimozid/Orap® 2–18 mg/d, Fluphenazin/Dapotum® 2–15 mg/d), Tiaprid/Tiapridex® bis 600 mg/d, Clonidin/Catapresan® 0,1–0,4 mg/d, Clonazepam/Rivotril® 2–6 mg/d, Aripiprazol/Abilify® 10–20 mg/d, Metoclopramid/Paspertin® 10–40 mg/d; Topiramat 50-150 mg/d, selektive Serotonin-Wiederaufnahme-Hemmer (SSRI) bei Zwangsstörung, z. B. Fluvoxamin (Fevarin®) 100 mg/d, Fluoxetin (Fluctin®) 20 mg/d, Sertralin bis 200 mg/d
- **Myoklonien:** L-5-Hydroxy-Tryptophan (Levothym®), Beginn mit 4 × 25 mg, Steigerung bis 4 × 500 mg; Kombination mit 5-HT-Wiederaufnahme-Hemmer (z. B. Paroxetin) möglich und sinnvoll; Piracetam (Nootrop®) 7,2–16 g/d p. o., Valproinsäure (z. B. Ergenyl®) 15 mg/kg KG/d bis zu einer Gesamtdosis von 2 g/d, Clonazepam (Rivotril®) 0,5–20 mg/d p. o., Tetrabenazin (Nitoman®) 12,5–150 mg/d p. o., Levetiracetam (Keppra®) 2–4 g/d

Tiaprid

Präparat — *Generika;* Tiapridex® Tbl. 100 mg; Injektionslösung 1 Amp. = 2 ml = 100 mg

Wirkung — Dopamin-D2-Rezeptor-Antagonist niedriger Affinität

Indikationen — Morbus Huntington, Spätdyskinesien; off-label: Hemiballismus, Tics/Tourette-Syndrom

Pharmakokinetik — HWZ ca. 3 Stunden, Elimination renal

Dosierung

- **Tagesdosis** 300–1000 mg
- **bei eingeschränkter Nierenfunktion:**

Kreatinin-Clearance (ml/min)	Dosis (% der normalen Tagesdosis)
50–80	75
10–50	50
< 10	25

Nebenwirkungen

- **neurologisch:** Schläfrigkeit, Blepharoptosis, selten Dyskinesien (Antidot: Biperiden)
- **allgemein:** Amenorrhö, Galaktorrhö, leichte Blutdrucksenkung

Kontraindikationen — Myasthenia gravis, Lambert-Eaton-Syndrom

Interaktionen — Wirkungsverstärkungen bzw. Wechselwirkungen mit weiteren Psychopharmaka, mit Aminoglykosiden, Spectinomycin, Anästhetika; mit Pharmaka, die die neuromuskuläre Übertragung beeinflussen; Wirkungsverstärkung nicht depolarisierender Muskelrelaxanzien

Sulpirid

Präparate — *Generika;* Dogmatil® Kps. 50 mg, Dogmatil® forte Tbl. 200 mg, neogama® Kps. 50 mg, neogama® forte Tbl. 200 mg, Meresa® Kps. 50 mg, Meresa® forte Tbl. 200 mg

Wirkung — Dopaminrezeptorantagonist (D3 > D2 >> D1), antidepressive Wirkung in niedriger Dosis (150–200 mg/d), Verbesserung und Beschleunigung der antidepressiven Wirkung von Paroxetin, neuroleptische Wirkung in höheren Dosen (300–800 mg/d)

Indikationen — Schizophrenie; depressive Verstimmungen; off-label: Hyperkinesen, Tics/Tourette-Syndrom

Dosierung Einschleichend, meist nicht mehr als 3 × 50 mg/d

Nebenwirkungen
- **allgemein:** Gewichtszunahme, Herzrhythmusstörungen, Amenorrhö, Galaktorrhö
- **neurologisch/psychiatrisch:** Einschlafstörungen, Erregungszustände, Mundtrockenheit; in höheren Dosen Parkinsonoid, Frühdyskinesien

Kontrollen Leber- und Nierenwerte, bei Patienten mit erhöhter Anfallsneigung EEG

Kontraindikationen Epilepsie, Manie, Phäochromozytom; Vorsicht bei Patientinnen mit Mammakarzinom in der Anamnese (hohe Prolaktinspiegel begünstigen Mamma-Tumoren)

Interaktionen Verstärkung der Wirkung anderer zentraldämpfender Pharmaka, Abschwächung der Wirkung von Antihypertensiva

Tetrabenazin

Präparat Nitoman® Tbl. 25 mg

Wirkung Reversible Hemmung der Aufnahme von Monoaminen (Dopamin, Serotonin, Norepinephrin) in die Vesikel der präsynaptischen Nervenendigungen durch Bindung an den vesikulären, monoaminergen Transporter VAMT 2; nur unwesentliche Blockierung der dopaminergen D2-Rezeptoren

Indikationen
- Morbus Huntington [1795], Spätdyskinesien
- off-label: Tics, Gilles de la Tourette-Syndrom, Dystonien, Myoklonus, Tremor, Hemiballismus

Pharmakokinetik Halbwertszeit von Tetrabenazin 6 Stunden, des wirksamen Metabolits α-Dihydrotetrabenazin 10 Stunden; Elimination renal, auch in der Muttermilch nachweisbar

Dosierung Tagesdosis 50–75 mg (maximal 150–200 mg), beginnend mit 12,5 mg/d, steigern alle 3–5 Tage um 12,5 mg auf zunächst 3 × 25 mg/d

Nebenwirkungen
- **neurologisch/psychiatrisch:** am häufigsten Depression, Benommenheit/Müdigkeit, Parkinsonismus, Schlaflosigkeit, Nervosität, Angst; einzelne Berichte über malignes neuroleptisches Syndrom
- **allgemein:** vermehrter Speichelfluss, Dysphagie

Kontraindikation Gleichzeitige Einnahme von MAO-Hemmern; Depression; prolaktinabhängige Tumoren, Phäochromozytom

Interaktionen Wirkungsabschwächung von L-Dopa; Wirkungsverstärkung von Neuroleptika und Alkohol; bei Kombination mit MAO-Hemmern schwere Nebenwirkungen möglich (mindestens 2-wöchiger Abstand zwischen Absetzen eines MAO-Hemmers und Behandlung mit Tetrabenazin)

Botulinum-Toxine

Präparate
- **Botox®**(FDA-Nomenklatur: onabotulinumtoxinA):1 Injektionsflasche = 50 / 100 / 200 E Botulinum-Toxin A
- **Dysport®** (FDA-Nomenklatur: abobotulinumtoxinA):1 Injektionsflasche = 500 E Botulinum-Toxin A
- **Xeomin®** (FDA-Nomenklatur: incobotuliumtoxinA):1 Injektionsflasche = 100 E Botulinum-Toxin A
- **Neurobloc®:** Injektionsflaschen mit 2500/-5000/-10 000 E Botulinum-Toxin B

Wirkung
- **reversible Blockade der neuromuskulären Übertragung:** nach spezifischer Aufnahme in die cholinergen Terminalen Hemmung der Acetylcholin-Freisetzung durch Interaktion mit den vesikulären Freisetzungsmechanismen (Botulinum-Toxin A: Proteolyse von SNAP-25; Botulinum-Toxin B: Proteolyse von VAMP)
- **Nachlassen und Aufhebung der Wirkung** durch Bildung von Antikörpern selten (1,3 % der Patienten mit onabotulinumtoxinA bei multiplen Indikationen in Meta-Analyse [2865])

Indikationen
- **zugelassene Anwendungen:**
  - *Botulinum-Toxin A:* Blepharospasmus (GdE Ib [2930],[3218],[3504]), Spasmus hemifacialis (GdE Ib [2703],[4600]), Torticollis spasmodicus (GdE Ib [502],[503],[520], [2476],[2947],[3173]), Spastik der oberen Extremität (Botox®, Dysport® und Xeomin®), Spitzfußstellung bei infantiler Zerebralparese (Botox®, Dysport®), Detrusorhyperakivität bei MS und nach Rückenmarksverletzung

- *Botulinum-Toxin B:* zervikale Dystonie (NeuroBloc®) (GdE Ib [502],[503],[520],[2476],[2947],[3173]), Patienten mit Antikörpern gegen Botulinum-Toxin A
- **faktische Anwendungen** (off-label):
  - *andere fokale Dystonien:* Schreibkrampf (GdE IIb [768],[4168],[4537]), Musiker-Krampf (GdE II [3669], spasmodische Dysphonie (GdE Ib [4475]), dystoner Tremor (GdE IV), Spastik (GdE Ib [1156],[1813],[2142],[3790],[3832],[4013])
  - *sonstige:* Fazialis-Synkinesien (GdE III [470],[3394]
- **Erprobungsphase:** schwere Tremorformen [1873]; ausgeprägter Halte- und Bewegungstremor bei Multipler Sklerose (Class III Evidenz) [4230]

Pharmakokinetik

Wirkungslatenz 1–6 Tage, Wirkungsdauer 8–60 Tage [1872]

Dosierung

- **allgemeines:**
  - *Angabe der biologischen Aktivität* in Mäuseeinheiten (mouse-units; MU)
  - *CAVE:* in der klinischen Anwendung entspricht eine MU Botox® einer MU Xeomin®, nicht aber einer MU Dysport®!
  - *Umrechnungsfaktor Botox®/Dysport®* ca. 1:3 bis 1:45; Verhältnis ändert sich bei Abweichungen von den durch die Hersteller empfohlenen Verdünnungen
- **Dosis** je nach Größe des zu injizierenden Muskels (Dosistabellen)
- **Verdünnungen** je nach erwünschtem Effekt (Spastik: große Volumina wegen erwünschter hoher lokaler Diffusion; Schreibkrampf: kleine Volumina zur gezielten Injektion kleiner Muskeln)

Nebenwirkungen

- **neurologisch:** lokale Überdosierung, systemische Ausbreitung oder retrograder Transport in periphere Nerven → Paresen und Übergreifen auf benachbarte Muskeln (z. B. Lagophthalmus, Doppelbilder, Sehstörungen durch parasymphatische Nebenwirkung, Dysarthrie, Schluckstörungen, Kopfhalteschwäche etc.), in der Langzeitanwendung: Muskelatrophien
- **allgemein:** Hämatom, lokale Infektion, allergische Reaktionen

Kontraindikationen

Erkrankungen der neuromuskulären Übertragung (jedoch einzelne Erfahrungsberichte ohne Komplikationen bei Myasthenia gravis [1147]), ausgeprägte Myopathien; Schwangerschaft und Stillzeit; gleichzeitige Applikation von Aminoglykosid-Antibiotika, Spectinomycin; Polymyxine, Tetracycline und Lincomycin nur mit Vorsicht

Interaktionen

Wirkungsverstärkung (u. U. unkalkulierbar) von Medikamenten, die die neuromuskuläre Übertragung hemmen

4.3.3 Antispastika und Myotonolytika

Allgemeines

Übersicht

Substanz	HWZ (Stunden)	Anfangsdosis/d	Maximaldosis*
Baclofen	3-4	2 × 5 mg	4 × 30 mg, bis 150 mg/d
Tizanidin	3–5	3 × 2 mg	3 × 12 mg
Dantrolen	4–12	2 × 25 mg	4 × 50 mg**
Tolperison	2–5	1-3 × 50 mg, 1 × 150 mg	3 × 150 mg
Tetrazepam	15	1 × 25 mg	4 × 50 mg
Cannabinoide	4 - 36 und länger	1 Sprühstoß/die, Titrationsphase	12 Sprühstöße

* Richtwerte, die nach individueller Erfordernis zu unter- oder überschreiten sind
** Dosis bei Spastik! (bei maligner Hyperthermie (→ S. 671) höhere Dosis, siehe dort)

Wirkung

Wirkung auf die Spastik ist bei vielen Präparaten entweder nicht sehr ausgeprägt und/oder mit deutlichen Nebenwirkungen verbunden, das wurde im Rahmen von doppelblinden, randomisierten, placebokontrollierten Studien vor allem für Baclofen, Tizanidin und Benzodiazepin gezeigt [2767]

Baclofen

Präparate — *Generika;* Lioresal® 5 mg/-10 mg/-25 mg Tbl.; Lioresal intrathecal® 0,05 mg/1 ml Injektionslösung, Lioresal intrathecal® 10 mg/20 ml und 10 mg/5 ml Infusionslösung

Wirkung — $GABA_B$-Agonist, vor allem auf spinaler Ebene → Hemmung mono- und polysegmentaler Reflexe; eigenständige analgetische Wirkung

Indikationen
- **spinale und zerebrale Spastik,** in erster Linie zur Verbesserung der passiven Beweglichkeit (Pflege, Kontrakturprophylaxe); Verbesserung der Gehfähigkeit nur selten erreichbar
- spinale Automatismen und (schmerzhafte) einschießende Flexorenspasmen
- off-label: neuropathische Schmerzen, Stiff-person-Syndrom, Dystonie, Trigeminus-Neuralgie

Pharmakokinetik — Plasma-HWZ 3–4 Stunden, unveränderte Exkretion über die Nieren (→ Dosisreduktion bei Niereninsuffizienz)

Nebenwirkungen
- **neurologisch:** Schwächung der verbliebenen Willkürkraft, Tremor, Muskelschmerzen, Müdigkeit, Parästhesien, Ataxie, Schwindel, Nystagmus, Blasenentleerungsstörungen
  - *Überdosierung:* Koma, Atemdepression, fokale oder generalisierte Krampfanfälle (CAVE: niedrigere Schwelle bei Epileptikern)
- **psychisch:** Benommenheit, Depression, Euphorie, Halluzinationen, Konzentrationsstörungen
- **allgemein:** Exantheme, gastrointestinale Störungen, Hypotonie, Hyperthermie

Kontraindikationen — Terminale Niereninsuffizienz; relative Kontraindikationen: zerebrale Anfallsleiden (unter Anfallsprophylaxe vertretbar), schwere Leberfunktionsstörung, Ulzera des Magen-Darm-Traktes, Verwirrtheitszustände, Psychosen, Bulbärparalyse, eingeschränkte Lungenfunktion, Morbus Parkinson (→ Verschlechterung)

Interaktionen — Verstärkung der blutdrucksenkenden Wirkung von Antihypertensiva und der zentral sedierenden und muskelrelaxierenden Wirkung entsprechender Medikamente

Tizanidin

Präparat — Sirdalud® 2 mg/-4 mg/-6 mg Tbl.

Wirkung — α_2-Agonist, vorwiegend supraspinaler Angriffspunkt; Dämpfung gesteigerter Eigenreflexe

Indikationen — Spastik und peripher bedingte schmerzhafte Muskelverspannungen

Dosierung
- **Spastik:** initial 3 × 2 mg p. o., Dosissteigerung in halbwöchentlichen bis wöchentlichen Abständen bis maximal 36 mg/d, Dosisreduktion bei Einschränkung der Leber-/Nierenfunktion
- **peripher bedingte Muskelverspannungen:** 3 × 2–4 mg/d p. o.

Nebenwirkungen
- **neurologisch:** Kopfschmerzen, Schwindel, Muskelschwäche, Mundtrockenheit; Beeinträchtigung des Reaktionsvermögens
  - *höhere Dosen:* Akkommodationsstörungen, Ataxie, Verwirrtheitszustände
- **psychisch:** Müdigkeit, Schlafstörungen, Verwirrtheit
- **allgemein:** Blutdruckabfall, Bradykardie, Magen-Darm-Störungen, Allergien, Anstieg der Leberwerte

Kontrollen — Leber- und Nierenwerte, EKG

Kontraindikationen — Säuglinge und Kinder; relative Kontraindikationen: Myasthenia gravis, Herz-/Kreislaufinsuffizienz, Koronarinsuffizienz, Leber- und Nierenfunktionsstörungen; bei Anfallspatienten Gabe nur unter antikonvulsiver Therapie

Interaktionen — Verstärkung der Wirkung von Antihypertonika und Diuretika, orale Kontrazeptiva können den Plasmaspiegel von Tizanidin erhöhen

Dantrolen

Präparate — Dantamacrin® 25 mg/-50 mg Hartkapseln, Dantrolen® i. v. Trockensubstanz mit Lösungsmittel (20 mg)

Wirkung Direkte Wirkung am Muskel durch Hemmung der elektromechanischen Kopplung; klinisch trotz Abnahme der spastischen Tonuserhöhung funktionelle Verschlechterung möglich, daher kritische Indikationsstellung

Indikationen Spastik, maligne Hyperthermie, malignes L-Dopa-Entzugssyndrom

Pharmakokinetik Inkomplette Absorption aus dem Gastrointestinaltrakt, HWZ 7 Stunden, langsame Metabolisierung in der Leber und Exkretion des unveränderten Medikamentes und seiner Metaboliten über die Nieren

Dosierung
- **Spastik:** initial 2 × 25 mg, wöchentliche Steigerung je nach Wirkung und Verträglichkeit, maximal 4 × 50 mg
- **malignes L-Dopa-Entzugssyndrom:** bis 4 × 100 mg
- **maligne Hyperthermie:** 2,5 mg/kg KG i. v. innerhalb von 5 Minuten, ggf. Wiederholung in 5-Minuten-Abständen bis zu einer Gesamtdosis von 10 mg/kg KG/d, selten bis 40 mg/kg KG/d
  - CAVE: extravasale Applikation (→ Gewebsnekrosen!)

Nebenwirkungen
- **neurologisch:** Muskelschwäche bei zu hoher Dosierung, Euphorie, Müdigkeit, Schwindel
- **allgemein:** hepatotoxisch (0,1–0,2 % tödlicher Verlauf nach 60 Tagen Behandlung, 1 % Veränderungen der Leberwerte), gastrointestinale Beschwerden, Thrombophlebitis, Leukopenie, aplastische Anämie

Kontrollen Leberwerte

Kontraindikationen Lebererkrankungen, eingeschränkte Lungenfunktion, schwerer Herzmuskelschaden; relative Kontraindikation: amyotrophe Lateralsklerose

Interaktionen Tranquilizer können die muskelrelaxierende Wirkung von Dantrolen verstärken; gleichzeitige Gabe von Östrogen erhöht das Risiko einer Leberschädigung

Tolperison

Präparat Mydocalm® Tbl. 50 mg, Viveo® Tbl. 150 mg

Wirkung Natriumkanal-Blocker (strukturverwandt mit Lidocain); membranstabilisierender Effekt, Hemmung mono- und polysynaptischer spinaler Reflexe, keine Wirkung an der Endplatte

Indikationen Spastik und peripher bedingte schmerzhafte Muskelverspannungen

Pharmakokinetik 100 % oral resorbiert, 80 % bei first-pass-Effekt eliminiert, HWZ 2,5 Stunden

Nebenwirkungen
- **neurologisch:** Schwindel, Mundtrockenheit, Muskelschwäche; *nicht sedierend*
- **allgemein:** Magenbeschwerden, Blutdrucksenkung, allergische Symptome

Kontraindikationen Myasthenia gravis

Tetrazepam

Präparate *Generika;* Musaril® 50 mg Tbl., Musaril® primo 25 mg Tbl.

Wirkung Wirkung auf spinaler Ebene auf $GABA_A$-Rezeptoren als Benzodiazepinrezeptor-Agonist: Hemmung mono- und polysynaptischer Reflexe

Indikationen Schmerzreflektorische Muskelverspannungen, Spastik

Nebenwirkungen
- **neurologisch:** Müdigkeit, Schwindel, Kopfschmerzen, Muskelschwäche, Gangunsicherheit, Dysarthrie; bei abruptem Absetzen Schlafstörungen und Entzugsanfälle
- **psychisch:** *Benzodiazepin-Abhängigkeit (!)*, paradoxe Reaktionen (Erregungszustände), depressive Verstimmung

Kontraindikationen Myasthenia gravis und andere myasthene Erkrankungen, Ataxien, Schlaf-Apnoe-Syndrom, schwere Leberschäden, COPD, Medikamenten-, Drogen-, Alkoholabhängigkeit

Interaktionen Wirkungsverstärkung von Alkohol, zentral-sedierenden Medikamenten und anderen Muskelrelaxanzien

Cannabinoide

Präparat
- **Sativex® Spray zur Anwendung in der Mundhöhle** (CAVE: BTM-Verordnung); Zusammensetzung: Delta-9-Tetrahydrocannabinol/Cannabidiol
- **Dronabinol® Lösung** (nicht zugelassen); Zusammensetzung: Tetrahydrocannabinol (THC)

Wirkung
Partieller Agonist am CB_1- und CB_2- Rezeptor, Nachahmung der Wirkung von Endocannabinoiden, damit Regulation der Wirkung von Neurotransmittern, z.B. Reduktion der Glutamat-Wirkung

Indikation
Mittelschwere bis schwere Spastik bei MS als Zusatzbehandlung

Pharmakokinetik
T_{max} 60 min, HWZ 4-36 Stunden und länger, hohe individuelle Variabilität der pharmakokinetischen Parameter, biphasische Elimination

Dosierung
Titrationsphase: Beginn mit 1 Sprühstoß abends, langsame Aufdosierung mit jeweils 2 Tagesdosen, Abenddosis höher, max 12 Sprühstöße/d, Abstand zwischen Sprühstößen ≥ 15 Min.

Nebenwirkungen
- **neurologisch:** Schwindel, Müdigkeit, mnestische Störungen, Dissoziation, Halluzinationen, Depression, Euphorie
- **allgemein:** Magenbeschwerden, Anorexie, Konstipation,

Kontraindikationen
Schizophrenie, Psychose, andere erbliche psychiatrische Störung außer Depression

4.3.4 Sonstige Medikamente

Fampridin (4-Aminopyridin)

Präparat
Fampyra® 10mg Retardtabletten

Wirkung
- **pharmakologisch:** Kaliumkanalblocker; durch Verlängerung der Repolarisation Verstärkung der Aktionspotentialbildung in demyelinisierten Axonen
- **klinisch:** Erhöhung der Geh-Geschwindigkeit bei MS durchschnittlich um ca. 25 % im 25 Fuß-G-Test

Indikationen
Gehbehinderung bei MS (EDSS 4-7)

Pharmakokinetik
Vollständige gastroenterale Resorption, lineare Pharmakokinetik, terminale Eliminations-HWZ ca 6 h, renale Elimination

Dosierung
2 × 10 mg Retardtabletten, Abstand von 12 h

Nebenwirkungen
- **neurologisch:** Schwindel, Kopfschmerzen, Krampfanfälle, Schlafstörungen
- **allgemein:** Übelkeit, Erbrechen, Dyspnoe

Kontraindikationen
Anfallsleiden, Niereninsuffizienz (Kreatinin-Clearance < 80ml/min)

4.4 Antiemetische Therapie

A. Hufschmidt

Medikamente

Wirkstoffgruppe	Substanzen	Anfangsdosis	Wirkdauer (h)	Wichtige Nebenwirkungen
Dopamin-Rezeptor-Antagonisten	Domperidon (Motilium®; Generika)	10–20 mg p. o.	8	Müdigkeit, Frühdyskinesien (vor allem Kinder) und Spätdyskinesien (Einzelfälle), Prolaktinerhöhung bei längerer Anwendung; hochpotente Neuroleptika zugelassen „nach Ausschöpfung aller anderen Behandlungsmöglichkeiten“
	Metoclopramid (Paspertin®, MCP)	20 mg p. o.	8	
	Alizaprid[1,2,3] (Vergentan®)	10–25 mg p. o., 5–10 mg i. v.	8–12	
	Haloperidol (Haldol®, CAVE: NW → S. 807)	1–3 mg p. o., i.m. oder i. v., als Infusion 0,005–0,025 mg/kg KG/Std.	12	
	Droperidol[3,4] (Xomolix®)	Infusionslösung (1 ml = 2,5 mg) 0,5–1 mg i. v.	12	
	Perphenazin (Decentan® CAVE: NW → S. 807)	4 mg p.o.	8-12	

Wirkstoffgruppe	Substanzen	Anfangsdosis	Wirkdauer (h)	Wichtige Nebenwirkungen
Antihistaminika	Dimenhydrinat (Vomex A®, Vomacur®, Superpep®)	150 mg p. o., 50–75 mg i. v.	8	Sedierung, anticholinerge NW (Mundtrockenheit, Blasenentleerungsstörungen, Obstipation, Tachykardie, Verwirrtheit, Erhöhung des Augeninnendrucks)
	Diphenhydramin	Einzeldosis 20–40 mg i.v., maximal 120 mg/d	4-6	
	Promethazin (Atosil®, Proneurin®, Generika)	20–25 mg p. o./i. v.	8–12	
Muskarinrezeptor-Antagonisten	Scopolamin (Scopoderm TTS®, über internationale Apotheke)	1 Pflaster/d	48	anticholinerge NW (Mundtrockenheit, Blasenentleerungsstörungen, Obstipation, Tachykardie, Verwirrtheit, Erhöhung des Augeninnendrucks)
5-HT3-Rezeptor-Antagonisten	Ondansetron[1,2,3] (Zofran®, Generika)	4–8 mg p. o., 4 mg i. v.	8	Kopfschmerzen, Obstipation, extrapyramidale NW (selten), Blutdruckabfall; CAVE: QT_c-Zeit-Verlängerung unter Ondansetron; Dosis bei i.v.-Gabe maximal 16 mg (siehe www.bfarm.de)
	Granisetron[1,2,3] (Kevatril®, Generika)	3 mg i. v.	8	
	Dolasetron[1,3] (Anemet®)	50 mg p. o., 12,5 mg i. v.	12	
	Palonosetron[1] (Aloxi®)	500 µg p.o. oder 250 µg i.v. vor Chemotherapie	40	
	Ingwerwurzelstock (Zintona®)	500 mg alle 4 h	?	nebenwirkungsarm
Neurokinin-1 (NK1)-Rezeptor-Antagonisten	Aprepitant[1] (EMEND®)	vor Chemotherapie 125 mg p.o.	?	Kopfschmerzen, Schwindel, Müdigkeit, Singultus, Inappetenz, gastrointestinale Störungen
	Fosaprepitant[1] (IVEMEND®)	vor Chemotherapie 115 mg i.v	?	

[1,2,3,4] Zulassungsbeschränkung auf Antiemesis bei:
[1] Chemotherapie,
[2] Strahlentherapie,
[3] postoperativem Erbrechen,
[4] Erbrechen unter Therapie mit Morphinderivaten

Sonstige Verfahren

- **Akupunktur**: wirksam bei Übelkeit/Erbrechen unter Chemotherapie (GdE Ia [1129])
- **Akupressur** am Punkt P6 (Innenseite des Handgelenks): bei postoperativem Erbrechen vergleichbar wirksam wie medikamentöse Antiemetika (GdE Ia [2325]); bei Schwangerschaftserbrechen [2921][SQ Ib]

4.5 Immunsuppressiva/-modulatoren

S. Rauer und R. Kaiser*

Glukokortikoide

Übersicht

Kortikoid	Handelsname	Glukokortikoid-wirkung	Mineralokortikoidwirkung	Äquivalenzdosis mg
Hydrocortison	z. B. Hydrocortison®	1,0	1,0	30
Prednisolon	z. B. Decortin-H®	4–5	0,6	7,5
6-Methylprednisolon	z. B. Urbason®	4–5	0	6
Dexamethason	z. B. Fortecortin®	30	0	1,5

Immunologische Wirkung

- **Reduktion** von: durch Antigene und Mitogene induzierter Lymphozytenproliferation, Zytotoxizität von Effektor-T-Lymphozyten und Natural-Killerzellen, Migration von T-Lymphozyten zum Ort der Antigenpräsentation, Immunglobulinsynthese, Lymphokinproduktion, Antigenpräsentation auf entsprechenden Zellen, Phagozytoseleistung von Makrophagen, MHC-Expression auf Makrophagen, Prostaglandinsynthese in Makrophagen, Fc-Rezeptoren auf Makrophagen
- **Förderung** der Rückverteilung von Lymphozyten in Lymphknoten, Milz und Knochenmark

Pharmakokinetik

Bioverfügbarkeit nach oraler Gabe (Prednisolon) 85–95 %, Plasma-HWZ 2–5 Stunden, biologische HWZ 12 Stunden, Abbau in der Leber

Dosierung

- **bei Behandlung eines akuten MS-Schubes:** morgendliche Einmalgabe von 500–2000 mg über 3–5 (in Einzelfällen bis 10) Tage

- **sonstige:** siehe entsprechende Krankheitsbilder; Anfangsdosis meist 100 mg (Methyl-) Prednisolon/d verteilt auf eine morgendliche und eine mittägliche Einnahme, Dosisreduktion in Abhängigkeit vom Krankheitsverlauf; bei > 10-wöchiger Steroidtherapie Osteoporoseprophylaxe; ggf. Magenschutz (Protonenpumpenhemmer)

Nebenwirkungen

- **endokrin:** iatrogenes Cushing-Syndrom (Schwellendosis: 10 mg Methylprednisolon), Atrophie der Nebennierenrinde, Steroid-Diabetes oder Entgleisung eines vorhandenen Diabetes
- **Blutbild:** Leukozytose (durch vermehrte Knochenmarksausschüttung und verlängerte HWZ) mit relativer Lymphopenie (→ erhöhtes Infektrisiko, Exazerbation einer Tuberkulose)
- **Ulcus ventriculi et duodeni:** ggf Prophylaxe
- **Osteoporose:** Prophylaxe bei Steroidlangzeitgabe erforderlich
- **Elektrolytstörungen:** Hypokaliämie (Herzrhythmusstörungen), Salz-/Wasserretention (Ödeme, arterielle Hypertonie)
- **erhöhte Thromboseneigung:** ggf. Prophylaxe
- **Gewichtszunahme, Appetitsteigerung**
- **Hautveränderungen:** Akne, Striae, Hirsutismus
- **Auge:** Katarakt, Glaukom, Papillenödem
- **Nervensystem:** Euphorie, Depression, exogene Psychosen, Tremorverstärkung
- **Muskel:** Steroidmyopathie, Verschlechterung myasthener Symptomatik zu Beginn der Behandlung

Überwachung

- **vor einer systematischen Langzeittherapie:** Routinelabor inkl. Differenzialblutbild, Urinstatus, Blutzuckertagesprofil bzw. HbA_{1c}, Röntgen-Thorax, bei Magenbeschwerden Gastroskopie, Augenuntersuchung mit Druckmessung
- **im 1. Monat wöchentlich** Blutbild, Blutzucker, Elektrolyte
- **ab 2. Monat monatlich** Untersuchung auf: Cushing-Facies, Gewichtszunahme, arterielle Hypertonie, Fieber, Infektionen, Ulkus-Symptome, Teerstuhl, Rückenschmerzen, Elektrolyte, Glukosurie
- **vierteljährlich:** Urinsediment, Urinkultur, Kalziumausscheidung im Urin, BSG, Blutbild, ophthalmoskopische Untersuchung
- **jährlich:** Röntgen-Thorax (bei Tbc-Anamnese erste Kontrolle nach 6 Monaten)

Kontraindikationen [2144]

- **absolut:** aktive Tbc, schwere bakterielle (ausgenommen bakterielle Meningitis) und virale Infektionen (z. B. Gefahr einer generalisierten Zoster-Infektion vor allem bei Patienten mit zuvor negativer VZV-Serologie), systemische Pilzinfektionen, schwerer Diabetes mellitus, Ulcus ventriculi, schwere Hypertonie, schwere Osteoporose, Thrombosen, Psychosen
- **relativ:** mäßig ausgeprägter Diabetes mellitus, Thromboseneigung, Schwangerschaft, Herzinsuffizienz, chronische Niereninsuffizienz, inaktive Tbc

Interaktionen

- **verlängerte HWZ** bei Albuminmangel und Hypothyreose
- **verkürzte HWZ** bei gleichzeitiger Therapie mit Phenytoin und Phenobarbital durch erhöhte metabolische Clearance (Enzyminduktion)

Allgemein

Kontrollen vor Therapiebeginn Blutbild, Diff.-BB, Leberenzyme, Bilirubin, Kreatinin, Urinstatus, CRP, Röntgen-Thorax und γ-Interferon-Test oder Tine-Test (Tbc?), HIV-Serologie, Schwangerschaftstest; eingehende Aufklärung und schriftliche Einverständniserklärung des/r Betroffenen

Umstellung von Immuntherapeutika Empfohlene Mindestlatenzen (Monate) (modifiziert nach Leitlinie DGN [1426]):

	Umstellung auf								
Umstellung von	IFNβ 1a/b	Glatiramerazetat	Azathioprin	Fingolimod	Natalizumab	Mitoxantron	Methotrexat	andere IS/NAB	Studienmedikamente
IFNβ 1a/b	–	k.A.	0[1]	0[1]	0[1]	0[1]	k.A.[10]	k.A.	k.A.
Glatiramerazetat	k.A.	–	0[1]	0[1]	0[1]	0[1]	k.A.[10]	k.A.	k.A.
Azathioprin	0[1,6]	0[1,6]	–	3-6[2,6]	3[2,6]	k.A.[5]	k.A.	k.A.	k.A.
Fingolimod	1[1]	1[1]	2-3[1]	–	2[2,6]	2-3[2]	k.A.	k.A.	k.A.
Natalizumab	0[6,8]	0[6,8]	k.A.	2-3[2,6]	–	2-3[2,6]	k.A.	k.A.	k.A.
Mitoxantron	0[1,6]	0[1,6]	k.A[5]	3-6[2,6]	6[2,6,9]	–	k.A.	k.A.	k.A.
Methotrexat	k.A.	k.A.	k.A.[5]	3-6[2]	3[2]	k.A.[5,7]	–	k.A.	k.A.
andere IS/NAB	k.A.	k.A.	k.A.[5,7]	6[2,3]	6[2,3,7]	6[2,3]	k.A.	–	k.A.

Umstellung von	Umstellung auf IFNβ 1a/b	Glatiramer-azetat	Azat-hioprin	Fingo-limod	Natalizu-mab	Mitoxan-tron	Metho-trexat	andere IS/NAB	Studienme-dikamente
Studienmedika-mente	k.A.	k.A.	k.A.	3-6[2,4]	k.A.[2]	k.A.[5]	k.A.	k.A.	–

k.A. = keine Angabe
IS/NAB = Immunsuppressiva/monoklonale Antikörper
[1] Blutbild und Differenzialblutbild kontrollieren
[2] kompletten Immunstatus (Differenzialblutbild, CD4+-T-Zellen, CD8+-T- Zellen, CD19-B-Zellen) kontrollieren
[3] gilt (auch) für Rituximab und Alemtuzumab
[4] Studienmedikamente wie z.B. BG12, Teriflunomid, Laquinimod, Daclizumab
[5] Effekte der Therapie auf das Blutbild bzw. die Leber/Nierenwerte und die kardiovaskuläre Funktion (letztere besonders bzgl. Fingolimod und Mitoxantron bedeutsam) sollten abgeklungen sein
[6] Ausgangs-MRT erforderlich (bzw. besonders empfohlen)
[7] gilt (auch) für Ciclosporin A, Cyclophosphamid
[8] direkte Anschlusstherapie empfohlen, Differenzialblutbild und Leberwerte kontrollieren
[9] diese Umstellung wird nur in Ausnahmefällen empfohlen
[10] hierzu finden sich in den DGN-Leitlinien (LL DGN [1426]) keine Angaben; aus immunpathophysiologischer Sicht bestehen jedoch gegen eine rasche Umstellung keine Bedenken, sofern Blutbild, Differenzialblutbild und Leber/Nierenwerte unauffällig sind.

Impfungen (→ S. 239)

- **Lebendimpfstoffe** kontraindiziert
- **Totimpfstoffe** prinzipiell möglich, allerdings eingeschränkter bis aufgehobener Impferfolg; gegebenenfalls Titerkontrollen
- **passive Impfungen** mit Hypergammaglobulinen sind bei seronegativen (ungeschützten) Personen im Expositionsfall zu empfehlen

Azathioprin (Imurek® und Generika)

Wirkmechanismus und immunologische Wirkungen

Wird im Körper zu 6-Mercaptopurin verstoffwechselt und führt als Nukleosidanalogon zu einer Suppression der DNA/RNA-Synthese; Suppression sowohl der antikörperabhängigen als auch der zellulär vermittelten Immunreaktionen, Inhibition der Monozytenfunktion

Indikationen

Häufig als „Steroidsparer" bei chronischen Autoimmunerkrankungen eingesetzt

- **zugelassene Indikationen:** Myasthenia gravis (→ S. 570), schubförmige Multiple Sklerose (→ S. 227), wenn Immunmodulatoren nicht vertragen werden oder Kontraindikationen gegen diese bestehen, LE, Morbus Behcet
- **off – label Einsatz** verbreitet z. B. bei: zerebraler Vaskulitis, Sarkoidose, (CIDP)

Pharmakokinetik

Bioverfügbarkeit nach oraler Gabe 90 %, Eliminationshalbwertzeit ca. 5 Stunden, Abbau vorwiegend in den Erythrozyten zu Thioharnsäure, Wirkungseintritt nach 4–6 Wochen

Dosierung

2–3 mg/kg KG/d (Erfahrungswerte); einschleichend dosieren, Beginn mit 25 mg/d, Steigerung um 25 mg alle 3 Tage

Therapiekontrolle

Angestrebte Leukozytenzahl 3500–4000/µl (bei gleichzeitiger Glukokortikoidgabe: 6000–8000/µl [2133]) und Makrozytose (MCV > 100 µm³); angestrebte Lymphozytenzahl 1000/µl

Umstellung auf/von andere/n Immuntherapien

→ S. 785

Nebenwirkungen

- **Blutbild:** Leukopenie > Anämie > Thrombopenie (18 %)
  - *Prozedere bei Leuko-/Thrombopenie:*

Blutbild	Prozedere
Leukopenie < 4000/µl:	Kontrolle nach 2–3 Wochen
Leukopenie < 3500/µl:	Dosisreduktion oder 2 Tage Medikamentenpause und dann Dosisreduktion
Leukopenie < 2500/µl	Medikamentenpause
Thrombopenie	Absetzen für 3–4 Tage, dann Kontrolle; hämatologische Abklärung

- **bei angeborenem Thiopurinmethyltransferase-(TPMT-)Mangel** starke myelosuppressive Wirkung, verstärkt bei gleichzeitiger Gabe von TPMT hemmenden Substanzen (wie z. B. Olsalazin, Mesalazin oder Sulfasalazin)
  - bei ca. 10 % der Bevölkerung ist aufgrund einer heterozygoten TPMT-Defizienz mit Vergiftungserscheinungen bei Standarddosierungen zu rechnen,

  - daher sollte bei schneller Verschlechterung des Blutbildes oder bei rascher Eindosierung ein Gentest zur Prüfung einer möglichen Mutation im Thiopurinmethyltransferase (TPMT)-Gen erfolgen
- gastrointestinale Nebenwirkungen (13 %), Anstieg der Leberwerte (6 %), Allergie/Idiosynkrasie (< 0,5 %)
- **Infektionen:** keine erhöhte Anfälligkeit, aber u. U. schwererer Verlauf; in der Literatur keine konkreten Empfehlungen zu der Frage der Weiterbehandlung unter Infekten; pragmatische Empfehlung: 1 Woche absetzen
- **Teratogenität:** bislang kein durch Studien gesicherter Hinweis für eine erhöhte Teratogenität [2856]; nach DGN-Leitlinie (LL DGN [1426]) müssen Frauen und Männer unter der Therapie empfängnisverhütende Maßnahmen treffen; Patienten sollten bis zu 6 Monate nach der letzten Einnahme keine Kinder zeugen bzw. nicht schwanger werden (LL DGN [1426])

Überwachung

- Gentest zur Prüfung einer möglichen Mutation im Thiopurinmethyltransferase(TPMT)-Gen wird nicht mehr generell empfohlen (s.o.) (LL DGN [1426])
- Blutbild, Differenzialblutbild, Leberenzyme, Bilirubin, Nierenretentionswerte im ersten Monat wöchentlich, im 2. und 3. Monat 2-wöchentlich, 4.–6. Monat 4-wöchentlich, danach vierteljährlich

Kontraindikationen

Impfung mit Lebendimpfstoffen, Niereninsuffizienz, Stillen

Interaktionen

- **Senkung** des Phenytoin-Spiegels
- **Anstieg** des Azathioprin-Spiegels durch Allopurinol: Dosisreduktion von Azathioprin auf 25 %
- **weitere Interaktionen:** Tabelle bei [2133]

Methotrexat (MTX)

Wirkmechanismus und immunologische Wirkungen

- Hemmung der Dihydrofolat-Reduktase sowie der Folsäure-abhängigen De-novo-Synthese von Purin und Thymidylat (Antimetabolit)
- Hemmung verschiedener Enzyme des Folatstoffwechsels
- in niedriger Dosierung überwiegend antiinflammatorisch und immunmodulatorisch

Indikationen

- **immunsuppressive Langzeittherapie**, z. B. wenn Azathioprin nicht vertragen wird, bei neuroimmunologischen Erkrankungen (off-label)
- **intrathekale Gabe:** bei Meningeosis neoplastica sowie primär im ZNS lokalisierte Non-Hodgkin-Lymphome vor Radiotherapie
- bei chronisch progredienter MS (off-label) günstiger Effekt lediglich auf die Funktion der oberen Extremitäten in einer Dosierung von 7,5 mg/Woche über 2 Jahre gezeigt [1440]

Pharmakokinetik

Bioverfügbarkeit nach p. o. Applikation 60 %, Proteinbindung 50-70 %; Abnahme der Plasmakonzentration triphasisch mit Halbwertszeiten von 0,75, 2–3,5 und 27 Stunden; Ausscheidung großteils unverändert über die Nieren, schlecht liquorgängig

Dosierung

7,5–15 mg/Woche p. o. (in der Rheumatologie werden bis 30 mg/Woche eingesetzt) in Abhängigkeit von Wirksamkeit und Verträglichkeit; begleitende Einnahme von Folsäure (5–10 mg/Woche) 24–48 Stunden nach jeder MTX-Gabe reduziert die Nebenwirkungen

Nebenwirkungen

- **häufig**: Appetitlosigkeit, Übelkeit, Brechreiz, gelegentlich Durchfall und ein vorübergehender Anstieg von Leberwerten auf das 2–3-Fache der Norm in den ersten Monaten
- **gelegentlich**: Schleimhautgeschwüre, Kopfschmerzen, Schwindel, Benommenheit, Störung der Blutbildung und Wundheilung
- **selten:** Nebenwirkungen an der Haut (inkl. Lichtüberempfindlichkeit), Funktionsstörung der Nieren, Infektneigung, Haarausfall, allergische Reaktionen und bei hochdosierter Langzeittherapie Leberfibrose

Kontrollen

Differenzialblutbild, Leber- und Nierenwerte

Kontraindikationen

Funktionsstörung der Nieren, Leber, des blutbildenden Systems, erhöhter Alkoholkonsum, schwere Infekte, Schwangerschaft, Stillzeit, Geschwüre des Magen-Darm-Traktes und Allergien auf das Medikament

Interaktionen

- keine gleichzeitige Gabe von Medikamenten, die ebenfalls einen Mangel an Folsäure verursachen (z. B. Sulfonamide, Co-Trimoxazol)
- keine gleichzeitige Gabe von Rheuma-Medikamenten bzw. nichtsteroidalen Antirheumatika (kann zu erheblicher Leberbelastung führen)

Cyclophosphamid (Endoxan®)

Wirkmechanismus und immunologische Wirkungen

Alkylierung von Guanin führt zur Bildung von DNA-Crosslinks und zur Hemmung der DNA-Replikation, konsekutive Hemmung der Lymphozytenproliferation, im sehr niedrigen Dosisbereich Verminderung der Suppressor-T-Zellen, im mittleren Dosisbereich Verminderung der B-Zellen und der Antikörpersynthese; Verminderung der Zahl zytotoxischer T-Zellen

Indikationen (off-label)

- **MS:** 2. Wahl als erweiterte Eskalationstherapie (off-label), wenn Mitoxantron nicht mehr gegeben werden kann; Versuch nur bei rasch fortschreitenden schubförmig oder chronisch progredienten Verläufen nach strenger individueller Abwägung (z. B. Anstieg des EDSS um ≥ 1 Punkt, drohende Gehunfähigkeit); Therapiebeginn erst nach ausführlicher klinischer, elektrophysiologischer und neuroradiologischer Dokumentation

- **andere:** zerebrale Vaskulitis, ADEM, CLIPPERS, CIDP (→ S. 509), Myasthenia gravis, andere schwer verlaufende autoimmunvermittelte Erkrankungen des zentralen und peripheren Nervensystems

Pharmakokinetik
Rasche Resorption, HWZ: 4–6 Stunden; in 24 Stunden werden 30 % unverändert ausgeschieden; dringt nicht durch die intakte Blut-Hirn-Schranke

Intermittierende Hochdosistherapie
- **Dosis:** 400–600 mg/m^2 KO (entspricht 10–15 mg/kg KG) in 500 ml 0,9 % NaCl i. v. alle 4–8 Wochen; Gesamtlebensdosis maximal 50 g, Malignomrisiko steigt ab 20 g
- **Begleittherapie:**
  - *Antiemesis:* 5 mg = 1 Kps. Tropisetron (Navoban®) 1–2 Stunden vor Therapie
  - *Zystitisprophylaxe:* Mesna (Uromitexan®), Dosierung: 20 % der Endoxan-Dosis als Bolus jeweils 0, 4 und 8 Stunden nach der Endoxan-Gabe
  - *intravenöse Flüssigkeitszufuhr:* 500 ml NaCl oder Sterofundin vor Therapie, 2000 ml nach Therapie
- **Therapiekontrolle:** Senkung der Leukozytenzahl auf die Hälfte des Ausgangswertes (Zielbereich: ca. 3000–4000/µl); keine Therapie bei Leukozyten unter 4000/µl

Nebenwirkungen
- **Anovulation/Azoospermie**, bei 2 mg/kg KG nach 6 Monaten (zunächst reversibel), nach 12 Monaten irreversible Sterilität, keine Beeinflussung von Libido und Potenz
  - *Konsequenz:* Männer vor Therapie über Möglichkeit der Spermakonservierung beraten
- **erhöhtes Infektionsrisiko**, v.a. hämorrhagische Zystitis (Risikofaktor für Blasen-Ca)
- **Teratogenität**, daher Ausschluss einer Schwangerschaft vor Therapiebeginn
- **gastrointestinale Beschwerden** mit Schleimhautulzera, Erbrechen und Übelkeit
- **Knochenmarksdepression**, erhöhte Leukämierate
- **Nephrotoxizität:** Prophylaxe mit Mesna (Uromitexan®) (s. o.)
- **Kopfschmerzen**
- **Alopezie**

Überwachung
- **zu Beginn der Therapie:** Ausschluss von Schwangerschaft, akuten Infekten, HIV-Infektion, Tuberkulose
- **vor jedem Therapiezyklus:** Blutbild, Elektrolyte, Leber- und Nierenwerte, Urinstatus
- **regelmäßig:** Blutbild und Leberenzyme zunächst wöchentlich, nach 1 Monat alle 2–4 Wochen

Kontraindikationen
Schwangerschaft, Stillzeit, floride Infektionen, v.a. Cystitis, schwere Nierenfunktionsstörung

Interaktionen
- **Allopurinol:** Gefahr der Agranulozytose
- **Chloraldurat:** Anstieg des Cyclophosphamid-Spiegels, Kumulationsgefahr
- **orale Diabetika/Insulin:** Hypoglykämiegefahr
- **Phenytoin:** verringerte Wirksamkeit (Senkung des Phenytoin-Spiegels)

Mitoxantron (Ralenova®)

Wirkmechanismus und immunologische Wirkungen
Antracendion-Derivat führt zu DNA-Interkalation und konsekutiven DNA-Strangabbrüchen; außerdem werden Topoisomerase-II-induzierte DNA-Reparaturmechanismen gehemmt; bewirkt Zelltodinduktion mehr bei B- als bei T-Lymphozyten; bei der experimentellen allergischen Enzephalomyelitis (EAE) 10–20-fach wirksamer als Cyclophosphamid

Wirkung bei MS (→ S. 227)
Signifikante Senkung der Schubrate und des EDSS bei progressiv-schubförmiger und sekundär chronischer MS [1616],[1617],[1041]

Indikationen (→ S. 232)
- **Therapieversuch bei rasch fortschreitenden schubförmigen und sekundär chronisch progredienten Verläufen der MS** (EDSS 3–6)
  - rasche Progression definiert durch 2 Schübe und/oder die Verschlechterung um 1 EDSS-Punkt in 18 Monaten
- **Patienten mit EDSS > 6:** bei rasch progredienter MS unter strenger Berücksichtigung der Kontraindikationen Einsatz im Einzelfall zu rechtfertigen (off-label) (LL DGN [1426])
- **PPMS:** in Ausnahmefällen bei rascher Progredienz als individueller Heilversuch, jedoch geringe Erfolgsaussichten (off-label) (LL DGN [1426])

Pharmakokinetik
Plasma-HWZ nach intravenöser Applikation (3 Phasen/Kompartiment-Modell): α- Phase 0,14 h, β-Phase 3 h, γ-Phase 36-215 h; hohe Eiweißbindung (80 %), rasche Verteilung ins Gewebe, im Gehirn ca. 500-fach geringere Anreicherung als in Leber und Milz, vorwiegend hepatische Elimination

Anwendung
- **vor Therapiebeginn:**
  - *schriftliche Aufklärung*
  - *ausführliche klinische Dokumentation* (EDSS und MSFC) bei Beginn und im Verlauf
  - *Routinelabor*, bei Risikopatienten oder bei anamnestischen Anhaltspunkten: HIV-Test, Hepatitis B- und C-Serologie
  - *Echokardiografie, EKG*
  - *Röntgen-Thorax* nicht älter als 6 Monate
  - *MRT nativ und mit KM* nicht älter als 12 Monate
  - männliche Patienten müssen vor Therapiebeginn auf die Möglichkeit einer Spermakonservierung aufmerksam gemacht werden
- **Dosierungsschema** [1421], (LL DGN [1426]):

- *Dosis:* in 3-monatlichen Abständen 12 mg/m² KO in 250 ml 0,9 % NaCl oder 5 % Lävulose i. v., Mindestinfusionsdauer von 30 Minuten darf nicht unterschritten werden (Kardiotoxizitätsrisiko korreliert mit der Peak-Plasma-Konzentration [3020])
- *Dosisanpassung* bei wiederholten Gaben in Abhängigkeit vom Blutbild (Leuko/Lymphopenie); ggf. Rücksprache mit einem hämatologisch-onkologisch erfahrenen Arzt
- *Induktionstherapie* mit monatlichen Infusionen in Kombination mit 1 g Methylprednisolon kann bei besonders schweren Verläufen z. B. über 3 Monate sinnvoll sein (GdE Ib) [1041] (LL DGN [1426])
- Therapie zunächst für 1 Jahr vornehmen, bei Krankheitsstabilisierung (im 2. Behandlungshalbjahr kein neuer Schub, EDSS stabil, keine neuen MRT-Herde) Dosisreduktion auf 5 mg/m² KO (GdE IV); alternativ Deeskalation auf eine Basistherapie (Interferon-β 1a/b oder Glatirameracetat); keine Studiendaten zur Deeskalation
- *kumulative Gesamtdosis:* 140 mg/m² KO (Kardiomyopathierisiko bis zu dieser Dosis 0,2 % [1349]); die Gabe über eine Gesamtdosis von 100 mg/m² KO sollte nur in Rücksprache mit einem MS-Zentrum erfolgen

- **Begleittherapie:** Antiemesis mit Tropisetron (Navoban®) 1 Kps. à 5 mg 1–2 Stunden vor Therapie, gegebenenfalls nach der Infusion wiederholen

Umstellung auf/von andere/n Immuntherapien → S. 785

Nebenwirkungen

- **akut:** lokal toxisch bei paravenöser Injektion, Schleimhautentzündungen Übelkeit, Erbrechen, Diarrhö
  - *Maßnahmen bei Paravasat* (LL DGN [1426]): Infusion stoppen; über den Zugang möglichst viel des Paravasats aspirieren; Zugang ziehen; bei großen Paravasaten oder Hautblasen transkutan abpunktieren; anschließend Dimethylsulfoxid (DMSO) 99 % mit Watteträger auf das gesamte Hautgebiet alle 3-4 Stunden über 3-14 Tage auftragen; Extremität über 24-48 Stunden kühlen und hochlagern; bei progredienter Nekrose frühzeitig chirurgisches Konsil
- **langfristig:**
  - *kardiotoxisch* (akute Arrhythmie, Herzinsuffizienz, nicht-spezifische ST-T Wellen-Auffälligkeiten) ab einer kumulativen Gesamtdosis von 100 mg/m² KO; ca. 2 % Risiko einer asymptomatischen LVEF-Reduktion um > 10 %
  - *sonstige:* sekundäre meist passagere Amenorrhö (Risiko scheint mit dem Alter zu steigen), Einzelfälle von anhaltender Knochenmarksuppression; Leukämie-Risikoangaben weisen hohe Variabilität auf

Überwachung

- **Differenzialblutbild** an den Tagen 7, 14 und 21 sowie 3–7 Tage vor der nächsten Infusion (dann zusätzlich Serumchemie inkl. Leber/Nierenwerten)
- **EKG** vor jedem Zyklus
- **klinische Dokumentation:** EDSS und MSFC
- **thransthorakale Echokardiografie** vor der Behandlung, dann halbjährlich; ab einer Kumulativdosis von 100 mg/m² KO vor jeder Infusion; in den DGN-Leitlinien 2012 wird eine Echokardiografie vor jeder Mitoxantrongabe empfohlen (LL DGN [1426])
- **Abbruch der Therapie**: Abfall der LVEF > 10 % im Herzecho

Kontraindikationen, Behandlungseinschränkungen

Akute Arrythmien, linksventrikuläre Ejektionsfraktion (LVEF) < 50 %, klinisch manifeste Herzinsuffienz, Vorbehandlung mit kardiotoxischen Medikamenten, vorausgegangene Mediastinalbestrahlung, Schwangerschaft, Stillzeit, schwere Leber-oder Niereninsuffizienz, floride/chronisch rezidivierende Infekte, Neutropenie < 1500/μl

Interaktionen

Verstärkung der Hyperurikämie bei gleichzeitiger Gabe von Sulfonamiden und bestimmten Diuretika

Interferon-β (IFN-β 1a/1b) (Avonex®, Betaferon®, Extavia®, Rebif®)

Immunologische Wirkungen

- **pleiotrope Wirkung:** antagonistische Wirkung zu γ-Interferon u. a. durch Hemmung der Synthese von γ-IFN, dadurch:
  - verminderte Expression von MHC-II-Molekülen auf antigenpräsentierenden Zellen (wichtig für die Interaktion von T-Lymphozyten und Zielzellen)
  - verminderte Sekretion von potenziell myelintoxischen und entzündlich wirksamen Mediatoren aus Makrophagen (IL-1, IL-6, TNF-α) sowie verminderte Expression von Fc- und C-3-Rezeptoren
  - Verbesserung der Funktion von Suppressor-T-Lymphozyten
  - *weitere Wirkungen:* Induktion antiinflammatorischer Zytokine (IL-10 und TGF-β), Hemmung der T-Zellproliferation, Blockade von Metalloproteinasen und Chemokinen, „Abdichtung“ der Bluthirnschranke

Wirkung bei MS (→ S. 227)

- **Wirksamkeit im Vergleich zu Placebo nach 2 Jahren bei RRMS:** Reduktion der Schubrate (29–34 %), Reduktion mittelschwerer und schwerer Schübe (29–49 %), Zunahme des Anteils schubfreier Patienten (43–100 %), Reduktion aktiver Läsionen im MRT (52–87 %), Verringerung der Krankheitsprogression
- **Wirksamkeitsvergleich der Präparate untereinander** aufgrund unterschiedlicher Studiendesigns erschwert:
  - *Betaferon® und Rebif®44 im direkten Vergleich wirksamer als Avonex®* über einen Studienzeitraum von bis zu 24 Monaten in lediglich teilverblindeten Studien [1016],[3699],[3036][SQ I]
  - *Betaferon® vs. Copaxone® bzw. Rebif® vs. Copaxone® :* bezüglich primärer klinischer Endpunkte keine Unterschiede [2709],[2935]
  - *Rebif®22 vs. Avonex®:* kein Unterschied bzgl. Schubrate innerhalb von 24 Monaten und Dauer bis zum Auftreten eines ersten Schubes unter Behandlung [1667]

Indikationen (→ S. 232)

- **Zulassung**
  - *schubförmige Verlaufsform (RRMS):* Avonex®, Betaferon®, Extavia®, Rebif®
  - *sekundär chronische Verlaufsform (SPMS):* Betaferon®, Extavia®, Rebif® (letzteres nur zugelassen, sofern noch überlagerte Schübe auftreten)
  - *Alter:* ab dem 12. Lebensjahr; Ausnahme Rebif®44: ab 16. Lebensjahr
- **nach erstem Schub (CIS)** und hohem Risiko für das Auftreten einer klinisch gesicherten MS**:** Avonex®, Betaferon®, Extavia®, Rebif®
- **bei schubförmiger Verlaufsform:** vgl. MS-Kapitel

Anwendung

- **Dosierung:**
  - *IFN-β-1a:* Avonex® 1 × 30 µg i. m./Woche, Rebif® 3 × 22/44 µg s. c./Woche
  - *IFN-β-1b (Betaferon® und Extavia®):* 250 µg s. c. jeden 2. Tag
- **Therapie-Beginn:** bei subkutaner Injektion sollten die ersten 6 Applikationen mit der halben Dosis erfolgen; Steigerung innerhalb von 4–6 Wochen auf die Zieldosis, je nach Verträglichkeit
- **Begleitmedikation:** bei grippalen Symptomen ½-1 Stunde vor und ggf. zusätzlich 2 Stunden nach der Injektion Ibuprofen 400-800 mg p. o..oder Paracetamol 500-1000 mg p.o.

Therapiekontrolle und Überwachung

MS-Kapitel → S. 233

- **Antikörper:**
  - *neutralisierende Antikörper (NAB)* gegen IFN-β-1a/b (kreuzreagierend) im Verlauf bei einem Teil der Patienten; in zunehmender Häufigkeit bei Avonex®, Betaferon®, Extavia®, Rebif® [3415],[3137], [370]
  - *Abnahme der Wirksamkeit von IFN-β-1a/b* unabhängig vom Präparat bei anhaltend hohen NAB-Konzentrationen [3870]
  - *Empfehlung der EFNS-Task Force* [3869]:
    - NAB-Tests bei allen mit IFN-β-1a/b therapierten Patienten nach 12 und 24 Monaten Behandlungsdauer (Untersuchung sollte im spezialisierten Labor mittels eines validierten Funktionstestes erfolgen)
      - NAB-Referenzlabor (Neurologische Klinik und Institut für Klinische Chemie und Laboratoriumsdiagnostik der Universität Düsseldorf) testet unabhängig vom verwendeten Präparat auf neutralisierende Antikörper bei Therapieresistenz nach einer Behandlungsdauer von 18 Monaten (PDF-Formular für Probenversand unter http://www.neurologie.uni-duesseldorf.de/willkommen/NAB-Anforderungsformular.pdf)
    - bei negativem Ergebnis kann auf weitere Tests verzichtet werden
    - bei positivem Ergebnis sollten die Untersuchungen im 3–6-Monatsabstand wiederholt werden; Konsequenz bei Bestätigung des positiven Ergebnisses:
      - nach EFNS-Task Force: Unterbrechung der Therapie
      - nach LL DGN 2012 [1426] individuelle Entscheidung über eine Fortführung der Interferonbehandlung anhand klinischer Kriterien (Verträglichkeit, Schubzahl, Krankheitsprogression) unter Zuhilfenahme des MRT
- **Labor:** Routinelaborparameter und Immunfixation (Abgrenzung einer Gammopathie, die in einem Fall zu einem letal verlaufenden Capillary-Leak-Syndrom führte (LL DGN [1426]) vor Therapiebeginn, dann 4-wöchentlich Routinelaborparameter über 3 Monate, anschließend bei stabilen Werten vierteljährlich
- **Abbruchkriterien:** MS-Kapitel → S. 233

Umstellung auf/von andere/n Immuntherapien

→ S. 785

Nebenwirkungen

Häufig grippale Symptome mit allgemeinem Krankheitsgefühl, Fieber, Schüttelfrost, Kopf- und Gliederschmerzen (Behandlung s. o.), bei s.c. Applikation lokale Hautreaktionen (Rötung, Entzündung, selten auch Nekrosen), allergische Reaktionen, Autoimmunthyreoitiden, Depressionen

Kontraindikationen und Behandlungseinschränkungen

Überempfindlichkeit gegen β-Interferon, Schwangerschaft (→ S. 238), monoklonale Gammopathie, Alpha-1-Antitrypsinmangel (→ Capillary-leak-Syndrom), schwere Depression, nicht kontrollierbares Anfallsleiden, schwere Leber/Nierenfunktionsstörungen

Interaktionen

Nicht bekannt

Glatirameracetat (Copaxone®)

Immunologische Wirkung

Synthetisches Polypeptidgemisch in festem molaren Verhältnis aus den Aminosären Alanin, Glutaminsäure, Lysin und Tyrosin mit einem ähnlichen chemischen Aufbau wie das Myelin-Basen-Protein (MBP); Wirkmechanismus nicht vollständig geklärt; als pleiotrope Wirkungen auf das Immunsystem werden u. a. diskutiert: Verschiebung des Verhältnisses von Th1-zu Th2-Lymphzyten mit konsekutivem Überwiegen des antiinflammatorischen Zytokinmusters, Induktion regulatorischer Immunzellen, Induktion der Produktion von neurotrophen Faktoren (z.B. BDNF), „Neutralisierung" MBP-spezifischer Immunzellen

Wirkung bei MS [1917],[1918]

- **signifikante Reduktion der Schubrate** im Vergleich zu Placebo um 32 % (p = 0,002)
- **signifikante Verringerung der Progression** der Erkrankung im Vergleich zur Placebogabe (Verschlechterung = 1,5 Punkte im EDSS: Placebo 41,6 %, Glatirameracetat: 21,6 %, p = 0,001)
- **deutliche Verlängerung des Intervalls bis zum ersten Schub** nach Therapiebeginn im Vergleich zu Placebo (+ 45 %, p = 0,057)

- **in Vergleichsstudien gleich gut wirksam wie Rebif® 44** [2709] **und Betaferon®** [2935]

Indikationen (→ S. 232)

- **schubförmige Verlaufsform der MS** (RRMS) ≥ 2 Schübe pro Jahr
- **nach erstem Schub** (CIS) und hohem Risiko für das Auftreten einer klinisch gesicherten MS ab dem 12. Lebensjahr

Dosierung

1 × 20 mg s. c./d

Nebenwirkungen

- **Hautreaktionen** (bis zu 70 %) mit schmerzhaften Erythemen, Juckreiz, Quaddeln
- **systemische „Postinjektionsreaktion" (SPIR)** (bei bis zu 31 % im Lauf der Behandlung) mit Brustenge, Palpitationen, „flush", Angstgefühl; Dauer 30 Sekunden bis 2 Minuten
- **lokale Lipoatrophie**
- **selten anaphylaktoide Reaktionen,** auch nach mehrmonatiger Behandlung [304]
- sehr selten: Infektionen, Lymphadenopathie, Leberwerterhöhung, Erbrechen, Tremor, Gewichtszunahme, Sehstörungen

Umstellung auf/von andere/n Immuntherapien

→ S. 785

Fingolimod (Gilenya®) [1979],[765]

Modifiziert nach LL DGN [1426] und Herstellerempfehlungen

Wirkmechanismus und immunologische Wirkung

Sphingosin-1-Phosphat (S1P1)-Rezeptormodulator; die in vivo phosphorylierte Substanz führt zur Internalisierung der S1P1-Rezeptoren auf T-Lymphozyten, wodurch deren Egress aus den Lymphknoten (reversibel) gehemmt wird; dadurch wird der Anteil der enzephalitogenen T-Lymphozyten reduziert; gewebeständige Lymphozyten dagegen werden nicht beeinflusst, wodurch der allenfalls geringe immunsuppressive Effekt der Substanz erklärt wird; des Weiteren wurden Effekte an Glia-, dendritischen- und endothelialen Zellen gezeigt

Pharmakokinetik

Resorption nach oraler Gabe innerhalb von 12-16 Stunden; Eliminations-HWZ 6-9 Tage; Abbau über Cyp P450 4F2 und Cyp P450 3A4

Wirkung bei MS

- **Schubrate:** 54 % Reduktion gegenüber Placebo nach 2 Jahren; 52 % Reduktion gegenüber β-Interferon 1a (30 µg i.m. einmal pro Woche = Avonex®) über 1 Jahr
- **Behinderungsprogression:** 37 % Reduktion der über 6 Monate bestätigten Behinderungsprogression gegenüber Placebo über 2 Jahre
- **MRT:**
  - T2-Läsionen: 74 % Reduktion neuer bzw. sich vergrößernder Läsionen gegenüber Placebo über 2 Jahre; 35 % Reduktion gegenüber Avonex® nach 1 Jahr
  - KM-aufnehmende Läsionen: 82 % Reduktion gegenüber Placebo über 2 Jahre; 55 % gegenüber Avonex® über 1 Jahr

Indikation

RRMS (Eskalationsbehandlung und bei hochaktiven Verläufen als Primärtherapie) (→ S. 232)

Dosierung

0,5 mg oral 1 × täglich

Umstellung von/auf andere/n Immuntherapien

→ S. 785

Untersuchungen vor Therapie

- **Routinelabor** inkl. Differenzialblutbild; Frauen: Schwangerschaftsausschluss
- **Infektiologie:** Varizellen-, Hepatitis-B/C-und HIV-Serologie; bei anamnestischen Hinweisen Tuberkulose-Diagnostik (inkl. Röntgen-Thorax)
- **Impfstatus:** VZV-seronegative Patienten müssen vor Therapiebeginn geimpft werden (Lebendimpfstoff); Therapiebeginn frühestens 4 Wochen nach Impfung
- **MRT (nativ und mit KM):** nicht älter als 3-6 Monate
- **EKG:** nicht älter als 4 Wochen
- **ophthalmologische Untersuchung:** bei Risikopatienten für ein Makulaödem (Diabetiker oder Uveitis in der Vorgeschichte) obligat; bei allen anderen empfohlen
- **dermatologische Untersuchung:** empfohlen für Patienten mit erhöhtem Hautkrebsrisiko

Kardiale Überwachung bei Therapiebeginn

<table>
<tr><th>Erste 6 Stunden</th><th>Zur 6. Stunde (eine Bedingung genügt!)</th><th>Maßnahmen</th></tr>
<tr><td rowspan="2">► 12-Kanal-EKG und RR-Messung vor Erstgabe und nach 6 Stunden
► stündliche RR-Messung und Herzfrequenz
► kontinuierliches Echtzeit EKG Monitoring wird während 6-Stunden Periode empfohlen</td><td>❍ Herzfrequenz anhaltend auf niedrigstem gemessenem Wert</td><td>► verlängerte Überwachung von mindestens 2 Stunden
► Fortführung der Überwachung bis Anstieg Herzfrequenz</td></tr>
<tr><td>❍ Herzfrequenz < 45 spm
❍ QT_c interval >500 ms
❍ Persistierend neues Auftreten eines AV-Blocks II° (Mobitz Typ I (Wenkebach)) oder höher</td><td rowspan="2">► verlängerte Überwachung, mindestens über Nacht, bis Klärung</td></tr>
<tr><td colspan="2">❍ AV-Block III° zu jeglicher Zeit während Überwachung</td></tr>
</table>

- **erneute kardiale Überwachung** nach folgenden Therapieunterbrechungen notwendig:
  - einen Tag oder mehrere Tage während der ersten 2 Behandlungswochen
  - mehr als 7 Tage während der 3. und 4. Behandlungswoche
  - mehr als 2 Wochen nach einem Behandlungsmonat
  - falls die Unterbrechung kürzer ist als hier aufgeführt, kann die Behandlung mit der nächsten Dosis ohne weitere Überwachung fortgesetzt werden
- Erstgabe-Monitoring auch bei der 2. Dosis wiederholen, wenn unter der Erstgabe bradyarrhythmie bedingte Symptome auftraten, die einer medikamentösen Behandlung bedurften

Kontrollen unter Therapie

- **Blutbild- und Differenzialblutbild:** nach 2 und 4 Wochen; anschließend alle 3-6 Monate; bei Lymphopenie < 200/µl mit Bestätigung nach 2 Wochen Fingolimod absetzen; wieder ansetzen, wenn absolute Lymphozytenzahl über 600/µl
- **Leberwerte (GOT, GPT, GGT):** nach 2 und 4 Wochen
  - *bei Anstieg um das 5-fache des oberen Normgrenzwertes* wöchentliche Kontrollen inkl. Serum-Bilirubin und alkalischer Phosphatase; ggf. Therapieunterbrechung
  - *bei wiederholtem Anstieg um das 5-Fache des oberen Normgrenzwertes* dauerhaft abgesetzen
- **klinisch neurologische Untersuchungen:** empfohlen nach 1 Monat; anschließend alle 3 Monate
- **MRT:** 1× jährlich empfohlen
- **ophthalmologische Untersuchung:** routinemäßig nach 3-4 Monaten zur Abgrenzung eines Makulaödems (macht dauerhaften Therapieabbruch erforderlich); jederzeit bei Sehstörungen, die nicht durch eine Optikusneuritis bedingt sind; bei Diabetikern und Patienten mit Uveitis in der Vorgeschichte halbjährliche Kontrollen empfohlen
- **pulmonologische Untersuchung:** bei Hinweisen auf Lungenfunktionsstörungen
- **dermatologische Untersuchung:** nach 1 Jahr bei Risikopatienten für Hauttumoren

Maßnahmen unter Therapie

- **Schubbehandlung:** Kortisonhochdosistherapie und ggf. Plasmapherese (führt nicht zur Reduktion des Serumspiegels) unter Beibehaltung der Fingolimod-Gabe möglich
- **Impfungen**: eingeschränkter Impferfolg bei aktiven Immunisierungen mit Totimpfstoffen bis zu 2 Monate nach Absetzen zu erwarten; keine Impfungen mit Lebendimpfstoffen (→ S. 239)
- **Infektionen:** unverzüglich Diagnostik und Therapie einleiten; v.a. bei Verdacht auf (Re)-Aktivierung von Viren der Herpesgruppe (Herpes zoster, HSV-Enzephalitis)
- **Anzeichen von Immunkomprommittierung:** z,B. Infekthäufung, Aktivierung latenter Viren, opportunistische Infektionen macht sofortiges Absetzen erforderlich
- **Therapieunterbrechung:** wenn > 2 Wochen, Maßnahmen wie bei Therapiebeginn erforderlich
- **Therapiedauer:** Sicherheitsdaten basieren im Wesentlichen auf 2-jährigen Studiendaten Expositionszeiten über 7 Jahre liegen mit kleineren Fallzahlen vor; die DGN-Leitlinien (LL DGN [1426]) empfehlen nach 2 Jahren in Abhängigkeit von der individuellen Wirksamkeit und Verträglichkeit sowie den dann verfügbaren Sicherheitsdaten nach erneuter Aufklärung über die Weiterbehandlung zu entscheiden. Die 4-Jahresdaten der FREEDOM-Study ergaben bei anhaltender Wirksamkeit keine neuen Sicherheitsaspekte (vorgestellt auf dem AAN 2012)

Nebenwirkungen/ Komplikationen

Lymphopenie (s.o.); Erhöhung der Leberwerte (s.o.); Makulaödem (s.o.); transiente Bradykardie (s.o.), Infekte des unteren Respirationstraktes; 2 letale Verläufe mit Herpesinfektionen (HSV1 und VZV) innerhalb der Zulassungsstudien aufgetreten (allerdings unter der (höheren) Dosis von 1,25 mg/d) [765],[1979], 2 letale Verläufe mit Hämotophagozytosesyndrom (HPS) (Information vom Hersteller)

Kontraindikationen

Schwere Leberinsuffizienz (Child-Pugh C); Malignome, chronische und schwere Infektionen, angeborene oder erworbene Immundefizienz; Schwangerschaft und Stillzeit (→ S. 238); AV-Block II° und III°; chronische Atemwegserkrankungen (COPD); Makulaödem

- **relative Kontraindikationen:**
  - Patienten mit erhöhtem Risiko einer schwerwiegenden Herzrhythmusstörung: AV-Block II°, Typ Mobitz 2 oder höhergradige AV-Blockierungen, Sick-Sinus-Syndrom oder sinuatrialer Block, signifikante QT-Verlängerungen (QTc >450/470 ms [männlich/weiblich]), Patienten, die folgende Antiarrhythmika erhalten: Klasse Ia (z.B. Chinidin, Disopyramid) oder Klasse III (z.B. Amiodaron, Sotalol)
  - Patienten mit gleichzeitiger Behandlung von Herzfrequenz verlangsamenden Medikamenten, z.B. Beta-Blocker, Kalziumkanalblocker (z.B. Verapamil, Diltiazem o. Ivabradin), Digoxin, Cholinesterasehemmer oder Pilocarpin
  - Patienten, die eine signifikante Bradykardie schlecht vertragen: anamnestisch bekannte symptomatische Bradykardie oder rezidivierende Synkopen, bekannte ischämische Herzerkrankung, cerebrovaskuläre Erkrankungen, anamnestisch bekannter Myokardinfarkt, kongestive Herzinsuffizienz, anamnestisch bekannter Herzstillstand, unkontrollierte Hypertonie, schwere unbehandelte Schlafapnoe

Natalizumab (Tysabri®) [3183], (LL DGN [1426])

Wirkmechanismus

Humanisierter monoklonaler Antikörper, blockiert Alpha-4-Integrin auf potenziellen Entzündungszellen, wodurch ihre Bindung an VCAM-1 gehemmt wird und es konsekutiv zu einer verminderten Invasion dieser Zellen ins ZNS kommt; dieser Mechanismus ist u. a. für die „Immunüberwachung" des Nervensystems von Bedeutung

Wirksamkeit

2-Jahres-Daten (im Vgl. zu Placebo): 68 % Schubratenreduktion, 54 % Reduktion der EDSS-Progression, 92 % Reduktion KM-aufnehmender Läsionen im MRT, 83 % Reduktion neuer/sich vergrößernder T2-Läsionen

Indikationen

RRMS (Eskalationsbehandlung und bei hochaktiven Verläufen als Primärtherapie (→ S. 232)

Kontraindikationen

- **eingeschränkte Immunkompetenz**, festgestellt durch [1423]:
  - **klinische Parameter:** Progressive multifokale Leukenzephalopathie (PML) vorliegend oder in der Vorgeschichte; Organtransplantation mit aktueller Immunsuppression; systemische Pilzinfektionen mit Candida und Aspergillus innerhalb der letzten 6 Monate (außer Soor und Hautpilzen); aktive und chronische bzw. chronisch-rezidivierende Infektionen (z. B. Harnwegsinfektionen Lungenentzündung, Tbc); Infektionen mit Herpes-simplex- oder Varizella-Zoster-Virus in den letzten 3 Monaten, andere opportunistische Infektionen in den letzten 3 Monaten, HIV-Infektion; chronisch aktive Hepatitis
  - **Laborparameter:** Grenzwerte von Immunzellen = Neutrophile < 1500/µl, Lymphozyten < 1000/µl, CD4+ < 500/µl, CD8+ < 250/µl
- **aktive Malignome** (mögliche Ausnahmen: behandeltes Carcinoma in situ; mehr als 5-10 Jahre Rezidivfreiheit bei behandeltem Karzinom; reseziertes Basaliom)
- **Alter < 18**; nach kleineren Fallserien bestehen jedoch keine zusätzlichen Risiken
- **Schwangerschaft, Stillzeit** (→ S. 238)
- **Unverträglichkeit** gegen den Wirkstoff oder Begleitstoffe

Dosierung

300 mg i. v. alle 4 Wochen

Pharmakokinetik

Maximale Plasmakonzentrationen 110 ± 52 µg/ml; mittlere Plasmaspiegel 23-29 µg/ml; mittlere Plasmahalbwertszeit 16 ± 4 Tage; persitierende neutralisierende Antikörper erhöhen die Elimination des Wirkstoffes um das Dreifache

Umstellung auf/von andere/n Immuntherapien

→ S. 785

Maßnahmen vor Therapiebeginn

- **standardisierte Dokumentation**, dass die Kriterien für den Einsatz erfüllt sind
- **ausführliche Aufklärung** (Formblatt) und schriftliches Einverständnis
- **Labor:** Routinelabor inkl. Differenzialblutbild; empfehlenswert: Status von CD4+/CD8+-T-Zellen, CD19+-B-Zellen, NK-Zellen, Serologie von Hepatitis B und C, HIV und VZV
- **Schwangerschaftsausschluss** bei Frauen
- **MRT-Schädel** nativ und mit KM < 3 Monate alt

Maßnahmen unter Therapie

- **Blutbild** alle 3-6 Monate; bei Auffälligkeiten zusätzlich Differenzialblutbild
- **klinischer Infektausschluss** vor jeder Infusion
- **Leberwerte** (GOT, GPT, GGT) 4 Wochen nach Behandlungsbeginn, dann alle 3 Monate; bei Anstieg über das 3-fache der oberen Normgrenze passager absetzen; bei erneutem Anstieg (über das 5-Fache der oberen Normgrenze) dauerhaft absetzen
- **klinisch neurologische Kontrolluntersuchungen**: vierteljährlich
- **Anti-JCV-Ak-Status** bei JCV-negativen Patienten jährlich, bei positiven s.u.
- **MRT-Schädel** in den ersten beiden Jahren jährlich; ob anschließende höherfrequente MRT-Untersuchungen (z. B. in 6-Monats-Abständen) zur besseren Risikokontrolle (PML) beitragen, ist derzeit nicht sicher belegt; eine bessere Beurteilbarkeit von Veränderungen der zerebralen Läsionslast im Verlauf ist dadurch jedoch zumindest zu erwarten.
- **Schubbehandlung:** Schübe sind unter Natalizumabbehandlung selten zu erwarten; hochdosierte Steroidgabe unter Therapiefortführung möglich (→ S. 231)
  - *NAb-Antikörperbestimmung* erwägen (Wirkverlust?)
  - *bei untypischer Schubsymptomatik* niedrigschwellige PML-Abgrenzung
- **Weiterbehandlung nach 24 Monaten:** prüfen, ob Therapie weiterhin wirksam ist und Immunkompetenz vorliegt, Behandlungsalternativen abwägen und mit Patient/in erörtern, schriftliche Aufklärung über ansteigendes PML-Risiko unter Erörterung des individuellen Risikos (JC-Antikörperstatus? Vorbehandlung mit Immunsuppressiva?); Therapiepausen außerhalb von Studien nicht zu empfehlen
- **Beendigung der Therapie:** 4-6 Monate nach Absetzen häufig rascher Wiederanstieg der Krankheitsaktivität mit z. T. überschießendem Ausmaß (Reboundeffekt?) [1638],[2937],[305]

Natalizumab-Antikörper (NAb)

- **Allgemeines:** persistierende Nab bei ca. 6 %, persistierende NAbs führen zu weitgehendem Wirkverlust und erhöhtem Risiko von Infusionsreaktionen; maximales Risiko der NAb-Bildung etwa nach der 3. Infusion; nach der 9. Infusion keine Erstantikörperbildung mehr
- **Kontrollen:**
  - *nach 6 Monaten* routinemäßig (von einigen Autoren empfohlen), positive Befunde nach 4-6 Wochen kontrollieren
  - *bei V. a. Wirkverlust* bzw. verzögerter Infusionsreaktion
- **Prozedere:** Serumabnahme vor der Infusion; Versand per Post ohne Kühlung in das Liquorlabor der Universitätsklinik Bochum (Info unter: http://neurologie.klinikum-bochum.de/)

Therapie-assoziierte PML (→ S. 214)

- **Risikoabschätzung:**
  - *abhängig von Behandlungsdauer und immunsuppressiver Vorbehandlung (IS)* [433]:
    - wenn Anti-JCV-Ak-Status negativ: ≤ 1:5000
    - wenn Anti-JCV-Ak-Status positiv: siehe Tabelle

Dauer der Natalizumab-Exposition	Keine Vortherapie mit IS	Vortherapie mit IS
1-24 Monate	~ 1 : 2500	~ 1 : 833
25-48 Monate	~1 : 384	~ 1 : 120

- *abhängig von JC-Virus-Antikörperstatus* (in einem von Biogen Idec entwickelten, allgemein verfügbarem Test gemessen, als weitere Möglichkeit zur Risiko-Stratifizierung von der EMA zugelassen): Seroprävalenz in der Normalbevölkerung: 50-60 %, Serokonversionsrate von 2-3 %/Jahr; bei negativen Patienten jährliche Kontrollen empfohlen
- **Prozedere bei klinischem und/oder bildmorphologischem Verdacht:** Natalizumab sofort absetzen und Diagnostik einleiten (JCV-PCR im Liquor, gegebenenfalls wiederholt in einem Referenzlabor (z.B. http://www.uniklinik-duesseldorf.de/unternehmen/institute/institut-fuer-virologie/diagnostik/) durchführen; Klinik und MRT engmaschig kontrollieren)
- **Behandlung** (off-label) [1668]:
  - *Plasmapherese oder Immunadsorption* zur Entfernung des Medikamentes und Erzielung einer frühestmöglichen Immunrekonstitution
  - *5-HT2-Antagonisten (Mirtazapin und Mefloquin)* werden probatorisch eingesetzt, da sie die Virusaufnahme in die Oligodendrozyten hemmen sollen; bislang allerdings kein eindeutiger Wirkungsnachweis (→ S. 214)
- **Prognose** [4289],[1977]: Letalität 20-30 %, nach 6-9 Monaten bei den Überlebenden 7-33 % milde, 33-50 % mäßige, 33 % schwere Behinderungen
  - *negative prognostische Faktoren:* höheres Alter, höherer Ausgangs-EDSS, größere Ausdehnung der PML-Läsionen im MRT (unilobär vs. multilobär), größere Zeitspanne vom Auftreten der Erstsymptome bis zur Diagnoesestellung

Inflammatorisches Immunrekonstitutionssyndrom (IRIS) [1667]

- **Auftreten** bei der Mehrzahl der PML-Patienten innerhalb von Tagen bis Wochen nach Absetzen bzw. „Auswaschen" von Natalizumab mittels Plasmapherese (deren Einfluss auf das Risiko einer IRIS-Entwicklung ungeklärt ist); kann zu schwerwiegenden Komplikationen bis hin zu tödlichen Verläufen führen
- **Therapie:** Steroide hochdosiert, intensivmedizinische Maßnahmen

Nebenwirkungen

Leberwerterhöhung (s.o.), allergische Reaktionen, Kopfschmerzen, Gelenkschmerzen, Auftreten neutralisierender Antikörper (s. o.)

Komplikationen

- **PML** (s.o.)
- **anaphylaktische Reaktionen:** 0,8 %, Risiko sinkt nach der 3. Infusion deutlich
- **malignes Melanom:** Einzelfallberichte, kausaler Zusammenhang nicht gesichert [2810]

Neue Medikamente

Medikamente in klinischer Phase-III-Prüfung, bei denen eine Zulassung zu erwarten ist bzw. geprüft wird

Oral applizierbare Immunmodulatoren

- **Fumarsäre** (Dimethylfumarat, BG12); Immunmodulator und antientzündlich u.a. durch Induktion von T-Zellapoptose, möglicherweise über den anti-oxidativen Nrf2-Signalweg auch neuroprotektiv; Zulassung 2013 wahrscheinlich; Ergebnisse der DEFINE-Studie wurden auf dem ECTRIMS 2011 präsentiert:
  - *Wirkung (im Vergleich zu Placebo):* Schubrate: 48-53 % Reduktion jährlich, Reduktion der Behinderungsprogression über 3 Monate 34-38 %, Reduktion neuer T2-Läsionen im MRT 74-85 %; Reduktion neuer KM-aufnehmender Läsionen 73-90 %
  - *Nebenwirkungen:* Diarrhö, Übelkeit, abdominale Schmerzen, Hautrötungen; opportunistische Infektionen oder Malignome: bislang keine
- **Laquinimod (Chinolin):** Immunmodulator, möglicherweise neuroprotektiv, hemmt u. a. die Migration von Lymphozyten ins ZNS [782]; Zulassungsantrag von der FDA mit der Forderung nach weiteren Phase-III-Studien zurückgestellt
  - *Wirkung (im Vergleich zu Placebo):* Reduktion der Schubrate 23 %, Reduktion der kumulativen Anzahl KM-aufnehmender Läsionen im MRT 40,6 %; im Vergleich zu Avonex® geringere Schubratenreduktion und geringere Effekte auf MRT-Aktivität, aber mögliche neuroprotektive Effekte: bessere Reduktion der Behinderungsprogression und der Hirnatrophie als Avonex® (BRAVO-Studie, präsentiert auf dem ECTRIMS 2011)
  - *Nebenwirkungen:* Kopfschmerz, Nasopharyngitis, Rückenschmerzen, Leberenzymerhöhung (vorübergehend)
- **Teriflunomid:** Immunmodulator, blockiert die Dehydroorotat-Dehydrogenase, ein Schlüsselenzym der De-novo-Pyrimidinsynthese; führt nach tierexperimentellen Daten zur Hemmung der T-Zell-Aktivierung; Ergebnisse der Phase-III-Studie (TEMSO) inklusive Extensionsstudie [2936], vorgestellt auf dem ECTRIMS 2011, Zulassung 2013 wahrscheinlich (in den USA 2012 für die Baistherapie der RRMS zugelassen)
  - *Wirkung (im Vergleich zu Placebo):* Reduktion der Schubrate 31 %, Verbesserung der EDSS-Progression 24-30 %; in Vergleichsstudie ähnlich wirksam wie Avonex® (TENERE-Studie; laut Pressemitteilung von Genzyme)
  - *Nebenwirkungen:* Infekte der oberen Atemwege, Erhöhung der Leberwerte, leichter Haarausfall, Rückenschmerzen

Monoklonale Antikörper gegen B-Zellen

(Depletion CD20-positiver B-Zellen):

- **Rituximab** (MabThera®): chimärer monoklonaler Antikörper; Zulassung für MS wurde nicht beantragt, da humanisierte bzw. humane Antikörper (Ocrelizumab, Ofatumumab s.u.) entwickelt werden, die bei besserer Wirksamkeit weniger Nebenwirkungen haben sollen
  - *Wirkung:* in Phase-I/II-Studien Sistieren der Krankheitsaktivität im MRT über 12 Monate und signifikante Reduktion der Schubrate [270],[1634]
  - *Nebenwirkungen:* leichte Infusionsreaktionen 5,9 %, anaphylaktische Reaktionen 2,4 %; Infektionen: 3,8 % milde und 3,7 % schwere; PML-Risiko 5 auf 100 000 Patienten mit rheumatoider Arthritis [754]

- **Ocrelizumab:** humanisierter monoklonaler Antikörper; Studienergebnisse über 24 Wochen; Ergebnisse waren in einer 96-wöchigen Extensionsstudie stabil [1978]; Phase-III-Studien: OPERA I und II laufen
  - *Wirkung (im Vergleich zu Placebo):* Reduktion *der Schubrate:* 73-80 %, Reduktion KM-aufnehmender Läsionen im MRT 89-96 %
- **Ofatumumab:** humaner monoklonaler Antikörper; Ergebnisse einer 24-wöchigen Phase I/II Pilotstudie [3854] (im Vergleich zu Placebo): Reduktion KM-aufnehmender MRT-Läsionen 99,8 %; ähnlicher Effekt bzgl. neuer bzw. sich vergrößernder T2-Läsionen; vermutlich hoch wirksam bei RRMS

Weitere monoklonale Antikörper

- **Daclizumab** (Zenapax®) bindet an die α-Kette des Interleukin-2-Rezeptors (CD25), der bei der Aktivierung und Proliferation von T-Zellen Bedeutung hat; durch einen konsekutiven Anstieg des löslichen IL-2 kommt es zu einer Zunahme und Aktivierung immunregulatorischer „natural killer" (NK)-Zellen im Liquor und in der Peripherie; Ergebnisse der klinischen Phase-II-Studie gegen Placebo (600 Patienten, SELECT) [1383]
  - *Wirkung (im Vergleich zu Placebo):* Reduktion der Schubrate 50-54 %, Reduktion der Behinderungsprogression 42-57 %, Reduktion KM-anreichernder Läsionen im MRT 79-86 %, Reduktion neuer T2-Läsionen 70-79 %
  - *Nebenwirkungen/Komplikationen:* leichte Infektionen des oberen Respirationstraktes und des Urogenitaltraktes, Hautreaktionen (bis hin zum Stevens Johnson-Syndrom) (4-15 %), Leberenzymanstieg bis über das 5-Fache der oberen Norm (4 %); 1 Todesfall durch Mesenterialarterienverschluss infolge eines unerkannten Psoasabszesses
- **Alemtuzumab** (Lemtrada®): monoklonaler anti-CD52-Antikörper, führt innerhalb von Stunden zur Depletion von fast allen im peripheren Blut vorhandenen Immunzellen (Ausnahme: neutrophile Granulozyten und hämatopoetische Stammzellen); hoch wirksamer Antikörper mit relevantem Risikoprofil; zukünftiger Einsatz vermutlich in der erweiterten Eskalationstherapie der RRMS; Zulassung 2013 möglich
  - *Wirkung:* Reduktion der Schubrate gegenüber Rebif-44® über 2 Jahre 55 % (CARE-MS I Studie) [771], bezüglich Behinderungsprogression: in CARE-MS I Studie kein signifikanter Unterschied zu Rebif-44® über 2 Jahre (8 % vs. 11 %); nach Angaben von Genzyme zeigte sich in der CARE-MS-II-Studie aber über 6 Monate eine signifikante Reduktion der Behinderungsprogression gegenüber Rebif-44® um 42 %; relative Reduktion KM-aufnehmender Herde im MRT gegenüber Rebif-44® 43 % [771]
  - *Risiken/Nebenwirkungen:* Autoimmun-Thyreoiditis (20 %); Immunthrombozytopenie (6 Fälle in der CAMMS223-Studie (2,8 %) [770]; ein Patient verstarb an intrakranieller Blutung, ein weiterer an Herzversagen bei kardiologischer Vorerkrankung); Autoimmun-Nephritis (3 Fälle; davon 2 nierentransplantiert); Infektionen (v.a. obere Atemwege und Harnwegsinfekte); Einzelfälle von pulmonaler Tbc und VZV-Meningitis

Immunglobuline

Immunologische Wirkungen

- **Wirkmechanismus im Einzelnen ungeklärt**, mögliche pleiotrope Mechanismen [1025]: antiidiotypische Antikörper im Spenderpool inaktivieren pathologische Antikörper; durch die immunregulatorische Wirkung von antiidiotypischen Antikörpern. Suppression der Antikörpersynthese in Plasmazellen und Suppression der Aktivität von T-Helferzellen; Blockade der Fc-Rezeptoren auf Effektorzellen des Immunsystems, Hemmung der Aufnahme aktivierter Komplementfaktoren (Anaphylatoxine, Adhärenzfaktoren, Chemotaxine, Perforine) durch Zielzellen durch Bindung von C3b und C4b an die Fc-Fragmente von iv-IgG, Modulation der Synthese und Freisetzung von Zytokinen und Zytokinantagonisten

Indikationen

- **Guillain-Barré-Syndrom**
- **CIDP:** Wirksamkeit in einer Studie (Grad-Ib-Evidenz) nachgewiesen [1781]; Gamunex® und Privigen® zugelassen
- **MMN:** IVIGs wirksam [850]; Kiovig® zugelassen
- **„off-label"-Indikationen in der Neurologie** (Übersicht bei [3909],[3071]): Myasthenia gravis (→ S. 570), Polymyositis, (→ S. 567), Multiple Sklerose (→ S. 227), therapieresistente Epilepsie bei Kindern, Chorea Sydenham [4364]
- **Therapieversuch evtl. sinnvoll (bei Versagen anderer Behandlungen) [3071]:** Dermatomyositis, Lambert-Eaton-Myasthenie-Syndrom (LEMS); (adjuvante) Behandlung bei therapierefraktären neuropathischen Schmerzen und/oder CRPS [1874],[1411]; Post-polio-Syndrom (positive Effekte möglich, aber kein gesicherter Wirksamkeitsnachweis [2151]

Pharmakokinetik

Halbwertszeit 21 Tage

Dosierung

0,4 g/kg KG/d i.v. über 3–5 Tage; subkutane Applikation einzelner Produkte möglich

Therapiekontrolle

Klinischer Effekt; bei Polyneuropathien auch elektrophysiologische Effekte messbar

Nebenwirkungen

Sehr selten allergische Reaktionen u. a. durch Immunkomplexbildung: Zyanose, Tachykardie, Dyspnoe, Temperaturanstieg; bei bis zu 5 % Myalgien, Fieber, Kopfschmerzen, Flushreaktionen, Hirninfarkte bei zu hoher Serumviskosität, sehr selten aseptische Meningitis

Überwachung

- **Laborkontrollen vor Therapie**
  - *Serumviskosität, Kryoglobuline* [849]: keine IgG-Gabe bei pathologischen Parametern: erhöhtes Risiko für zerebrale Infarkte
  - *IgA-Mangel:* erhöhtes Risiko für allergische Reaktionen wegen möglicher Antikörper gegen geringe Mengen von IgA in der Immunglobulinpräparation

- *Produkt- und patientenbezogene Chargendokumentation* laut Transfusionsgesetz beachten

Kontraindikationen IgA-Mangel, gemischte Kryoglobulinämie, Überempfindlichkeit gegen homologe Immunglobuline; CAVE: bei hohem Alter, vorbestehender Niereninsuffizienz, Diabetes mellitus, Z. n. Herzinfarkt

Interaktionen Lebendimpfstoffe: Inaktivierung bis zu 3 Monate nach Anwendung von Immunglobulinen

Plasmapherese und Immunadsorption

Verfahren

- **Zell-Separation** = Zentrifugation
- **Plasma-Separation** = Filterung; Eiweißersatz notwendig
- **Immunadsorption** = gezielte Antikörper-Entfernung durch hydrophobe Bindung; kein Eiweißersatz notwendig

Indikationen (off-label) [1525] Akute Polyradikulitis (GBS) (→ S. 505), durch hochdosierte Steroide nicht beeinflussbare schwere MS-Schübe (→ S. 227), ADEM (→ S. 242), NMO bzw. NMOSD (→ S. 240), Lambert-Eaton-Myasthenie-Syndrom (LEMS), Chorea Sydenham, Paraproteinämie-assoziierte Neuropathien (MGUS assoziierte CIDP, MAG-Antikörper assoziierte PNP), Natalizumab assoziierte PML

Kontraindikationen

- **Pneumonie:** beginnende Pneumonie → Plasmapherese hinausschieben, manifeste Pneumonie → Plasmapherese abbrechen

Komplikationen [3212]

- **prozedurale:** arterieller Zugang, Allergien, Gerinnungsstörungen durch Depletion, Bronchospasmen
- **immunologische:** Sepsis, opportunistische Infektionen
- **Häufigkeit von Komplikationen:** schwere (bis 14 %): Sepsis, Thrombosen, Blutdruckabfall; letale: 0,1–2 %

4.6 Schmerztherapie

A. Hufschmidt, S. Braune und T.J. Feuerstein

Allgemeines

Während der *akute* Schmerz meist eindeutig zugeordnet und gezielt behandelt werden kann, spielen beim *chronischen* Schmerz auf Grundlage des bio-psycho-sozialen Modells organische und nicht organische Faktoren der Schmerzentstehung eine individuell unterschiedlich gewichtete Rolle. Die Schmerztherapie umfasst deshalb somatisch als auch psychisch orientierte Behandlungsmethoden sowie soziotherapeutische Maßnahmen. Dieses Kapitel beschränkt sich bewusst auf primär somatisch orientierte Behandlungsmethoden.

4.6.1 Medikamentöse Schmerztherapie

Nicht-Opioid-Analgetika

Allgemeines zur Therapie Nichtsteroidale Antirheumatika (NSAR) werden oft zu lange und in zu hohen Dosen verordnet; deshalb bei unzureichender Schmerzlinderung innerhalb von 7 Tagen auf andere Substanzen bzw. Methoden umsetzen!

Wirkungsmechanismus

- **NSAR (nichtsteroidale Antirheumatika, NSAID = non-steroidal anti-inflammatory drugs) saure antiphlogistische Analgetika und Coxibe:** Hemmung der Cyclooxygenase (COX) → Hemmung der Prostaglandinsynthese → herabgesetzte Erregbarkeit der Nozizeptoren; Anreicherung der sauren NSAID im entzündeten Gewebe
  - *Wirkungen der Cyclooxygenase:*
    - *Konstitutive COX I:* Mukosaschutz, Thrombozytenaggregation, (Entzündungsmediation)
    - *Induzierbare COX II:* Entzündungsmediation *(im ZNS jedoch konstitutiv exprimiert)*
    - *beide:* fördern Nierendurchblutung, Reparationsvorgänge (Wundheilung), Fieber durch PGE2 im Hypothalamus (**O**rganum **V**asculosum **L**aminae **T**erminalis = OVLT)
  - *zentral:* wahrscheinlich Hemmung der Substanz-P-Transmission
- **nicht saure antipyretische Analgetika:** COX-Hemmung relativ schwach, doch leichte Passage ins ZNS mit dortiger partieller COX-Hemmung; keine COX-Hemmung in entzündlichem Gewebe
  - *Paracetamol:* Hauptwirkmechanismus zentrale COX-Hemmung; bei Überdosierung schwere Leberschädigung, die am ersten Tag zunächst relativ unauffällig verläuft (Antidot: N-Acetylcystein); Kontraindikation: Glukose-6-Phosphat-Dehydrogenasemangel, der Verfügbarkeit von Glutathion vermindert

■ **Flupirtin:** selektiver neuronaler K^+-Kanal-Öffner; spinale Hemmung aufsteigender nozizeptiver Impulse; analgetisch und muskelrelaxierend (durch Hemmung mono- und polysynaptischer Reflexe); Wirkungsstärke von 100 mg vergleichbar mit 50 mg Tramadol bzw. 50 mg Pentazocin; keine Toleranzentwicklung

Übersicht: Substanzklassen, Substanzen

Gruppe	Untergruppe	Substanz	HWZ (Stunden)	Maximale Tagesdosis (mg)
saure antiphlogistische Analgetika	Salicylate	Acetylsalicylsäure (z. B. Aspirin®, Generika)	0,3	4000
	Propionsäurederivate	Dexibuprofen (z. B. Deltaran®, Dolomagon®)	2–3	1200
		Dexketoprofen (z. B. Sympal®)	1–2,7	75
		Ibuprofen (z. B. Imbun®, Brufen®, Generika)	2	3600
		Ketoprofen (z. B. Gabrilen®)	2	300
		Naproxen (z. B. Dolormin® GS)	14	1000
		Tiaprofensäure (z. B. Surgam®)	1,5–2,7	600
	Arylessigsäurederivate	Aceclofenac (z. B. Beofenac®)	4	200
		Acemetacin (Rantudil®, Generika)	4,5	300
		Diclofenac (z. B. Voltaren®, Generika)	2	200
		Indometacin (Generika)	6	200
		Nabumeton (Relifex®)	22,5-29,8	2000
		Proglumetacin (Protaxon forte®)	6-11	600
	Anthranilsäurederivate	Etofenamat (Rheumon® Creme, Lotio, i.m.)	?	1000 (i.m.)
	Oxicame	Meloxicam (Mobec®; Generika) (COX-II- >> COX-I-Hemmer)	20	15
		Piroxicam[3] (Generika)	14–160	20
Coxibe		Celecoxib (z. B. Celebrex®, Onsenal®) (COX-II-Hemmer)	8–12	400
		Etoricoxib (z. B. Arcoxia®) (COX-II-Hemmer)	22	120
nicht saure antipyretische Analgetika	Anilinderivate	Paracetamol[1] (z. B. ben-u-ron®, Generika)	2	6000
	Pyrazolderivate	Metamizol[1] (z. B. Novalgin®, Generika)	3	6000
		Phenazon[1] (z. B. Eu-Med®, Migräne-Kranit®)	11–12	400
		Phenylbutazon[2] (z. B. Ambene®)	75	600
		Propyphenazon[1] (z. B. DEMEX® bzw. als Kombination in Optalidon N®)	1,5	1200
Flupirtin[1]		Katadolon® Kps. 100 mg, Trancopal® Dolo Kps. 100 mg, Katadolon® inject Injektionslösung, Trancolong® Retardtabletten 400 mg	7–11	900

[1] nicht antiphlogistisch
[2] nur noch zugelassen für akute Schübe des Morbus Bechterew, der rheumatoiden Arthritis und für den akuten Gichtanfall
[3] nur noch zugelassen für die symptomatische Behandlung einer aktivierten Arthrose, rheumatoiden Arthritis oder des Morbus Bechterew

- komplette Tabelle mit Nebenwirkungen und Interaktionen

Einsatz bei Risikopatienten

- **ältere Patienten** [30]: Mittel der 1. Wahl ist Paracetamol, maximal 4g/d
- **Risikopatienten für Herzinfarkt/Schlaganfall [30]:** NSAR generell kritisch (v.a. Diclofenac), geringstes Risiko bei Naproxen; erhöhtes Herzinfakt-Risiko bei COX-II-Hemmern, CAVE Antagonismus von Ibuprofen gegenüber ASS als Thrombozytenfunktionshemmer
- **Ulkusanamnese:** Prophylaxe mit Omeprazol 20 mg/d (H_2-Antagonisten nicht ausreichend!), Bevorzugung von COX-II-Hemmern bzw. nicht sauren Analgetika
- **Vorschädigung der Nieren:** Kontraindikation; wenn überhaupt NSAR, dann engmaschige Überwachung, ausreichende Flüssigkeitszufuhr
- **Blutungsrisiko** (Hemmung der Thrombozytenaggegation unerwünscht): kein ASS, kein Diclofenac, Vorsicht bei allen anderen sauren (s. Übersicht) antiphlogistischen Analgetika
- **Schwangerschaft:** Diclofenac und Ibuprofen im 1. und 2. Trimenon unter strenger Indikationsstellung; im 3. Trimenon Kontraindikation für alle NSAR (Ductus arteriosus Botalli wird durch Prostaglandine offengehalten)
- **Kinder und Jugendliche:** ASS bei fieberhaften Erkrankungen nur, wenn andere Maßnahmen nicht wirken (CAVE: Reye-Syndrom!)

Opioid-Analgetika

Rezeptorwirkungen [1252]

Rezeptor	Zentrale Wirkungen	Periphere Wirkungen
μ	Analgesie, Atemdepression, Euphorie, Hypothermie	Miosis, Obstipation, Bradykardie, Harnretention
κ	Analgesie, Sedierung, Dysphorie	Miosis
δ	Analgesie, Atemdepression, Dysphorie, Halluzinationen	Obstipation

Klinische Wirkungen (Morphin)

- **zentral:** analgetisch, sedierend, euphorisierend, anxiolytisch, atemdepressiv (verminderte CO_2-Empfindlichkeit), antitussiv, passager emetisch/in höherer Konzentration antiemetisch, parasympathomimetisch (Miosis, Bradykardie, Tonisierung der glatten Muskulatur), vermehrte Freisetzung von ADH
- **peripher:** Tonuszunahme der glatten Muskulatur (Gallengänge, Harnblasen-Detrusor und -sphinkter → Harnverhalt, evtl. Reflux), Abnahme der Motilität (Obstipation), Histaminfreisetzung durch Morphin und Pethidin (→ Urticaria, Schwitzen, Juckreiz nach Morphininjektion), Tonusverminderung der Blutgefäße (→ Blutdruckabfall)

Regeln für die Behandlung mit Opioiden

- **orale oder transdermale Applikation**, wann immer möglich
- **individuelle Dosisanpassung** bis zum Erreichen ausreichender Schmerzkontrolle, evtl. Dosistitration (oral mit nicht retardierten Präparaten oder i.v unter Intensivüberwachung) zur schnelleren Ermittlung des Bedarfs (bei Morphin orale Dosis ca. i.v. Dosis × 2-3)
- **regelmäßige Einnahme** unabhängig von aktueller Schmerzstärke, ggf. zusätzlich Medikation gegen „Durchbruchsschmerzen“ in der Einstellungsphase oder bei Tumorschmerzen
- **regelmäßige Arztkontakte** im Therapieverlauf
- **Kontrolle des Therapieerfolgs** (Schmerztagebuch) und ggf. Dosisänderung bzw. Ausschleichen bei unzureichender Wirksamkeit (< 25 % Schmerzlinderung)
- **Prophylaxe von Nebenwirkungen** (s. u.)
- **Kombination** mit peripher wirkenden Analgetika bzw. mit nicht-medikamentösen (v.a. kognitiv-verhaltenstherapeutischen) Verfahren sinnvoll

Opioide bei nicht-tumorbedingten Schmerzen (S3-LL [226])

- **Datenlage zur Langzeitanwendung von Opioid-Analgetika (3 Wochen bis 3 Monate):**
  - *belegt:* Wirksamkeit bezüglich Verbesserung der Schlafqualität, bezüglich Analgesie und körperlicher Funktionalität bei neuropathischen Schmerzen, Gelenkschmerzen, Rückenschmerzen; bei unselektiertem Krankengut signifikante Effekte nur bei Kombination mit nicht-medikamentösen Maßnahmen
  - *nicht belegt:* Verbesserung der Lebensqualität
  - *keine mit der Anwendungsdauer zunehmende Schmerzlinderung*
- **Datenlage zur Dauertherapie mit Opioid-Analgetika (> 3 Monate):**
  - *nur insignifikante Effekte*
  - *nicht belegt:* Überlegenheit von Opioid-Analgetika gegenüber Nicht-Opioid-Analgetika, Überlegenheit von Opioid-Analgetika der Stufe WHO III gegenüber Stufe II (jedoch mehr Nebenwirkungen bei Stufe III)
  - *Ausschlusskriterien:* Schwangerschaft, Stillzeit, psychische Instabilität, (schweres) Schlafapnoe-Syndrom, Abhängigkeitserkrankung, unkontrollierte Einnahme (auch bei kognitiver Beeinträchtigung), bestimmte Schmerzarten (primäre Kopfschmerzen, ausschließlich in Attacken auftretende Schmerzen, funktionelle/somatoforme Schmerzen, Abhängigkeit von situationsabhängigen psychischen Befindlichkeiten)

- **allgemeine Regeln:**
  - *nur retardierte Präparate*
  - *Risikoaufklärung:* Nebenwirkungen, körperliche Abhängigkeit, Interaktion mit anderen zentralwirksamen Medikamenten, u. U. eingeschränkte Fahrtauglichkeit
  - *Konsultationen* in der Anfangsphase mindestens monatlich, dabei Feststellung von Grad der Analgesie, Nebenwirkungen, Grad der Behinderung, Verhaltensänderungen in Richtung einer psychischen Abhängigkeit (Sammeln von Medikamenten, unkontrollierte Einnahme)
  - Überprüfung der Wirksamkeit bzw. der Überlegenheit gegenüber Nicht-Opioid-Analgetika nach 6 Wochen und ggf. Beendigung der Therapie (Dosisreduktion nicht schneller als 10 %/d)
  - *Dosisänderung* nur durch den Arzt

Verordnung

- **Gesetzliche Regelungen:**
  - *BtMG (Gesetz über den Verkehr mit Betäubungsmitteln)* von 1981 http://www.gesetze-im-internet.de/btmg_1981/BJNR106810981.html
  - *BtMVV (Verordnung über das Verschreiben, die Abgabe und den Nachweis des Verbleibs von Betäubungsmitteln)* von 1998 http://www.gesetze-im-internet.de/btmvv_1998/BJNR008000998.html
- **Menge:** Tageshöchstmengen gelten nicht mehr; Verschreibungshöchstmenge von jeweils 2 Substanzen darf innerhalb von 30 Tagen verordnet werden; in Einzelfällen bei dauerbehandelten Patienten Überschreitung der Höchstmengen möglich, dann Kennzeichnung mit „A“ für „Ausnahme“
- **Rezept:**
  - *Betäubungsmittel-Rezepte* auf Anforderung vom Bundesgesundheitsamt (Bundesopiumstelle, Genthiner Str. 38, 10785 Berlin); Ausstellung mit Schreibmaschine bzw. Nadeldrucker möglich
  - *3-fach:* Teil 1 und 2 für die Apotheke, Teil 3 verbleibt beim Arzt und muss 3 Jahre aufbewahrt werden; weitere Möglichkeiten der ärztlichen Dokumentation: Karteikarten, BtM-Bücher, Computer
  - *erforderliche Angaben:*
    - Name, Vorname, Geburtsdatum des Patienten, Datum
    - Name des Betäubungmittels: Präparat oder „generic name“
    - Betäubungsmittel-Gehalt nach Gewicht, falls nicht schon in der Arzneimittelbezeichnung enthalten:
      - Ampullen, Tabletten, Supp.: je abgeteilte Form
      - Tropfflasche: je Packungsinhalt
    - Stückzahl
    - Signatur (Einnahmeanweisung) oder Vermerk „Gem. schriftl. Anw.“
    - Name des Arztes, Berufsbezeichnung, Adresse, Telefonnummer
  - offensichtliche Fehler können von der Apotheke nach Rücksprache korrigiert werden
  - Notfall-Verschreibung auf Normalrezept oder auf einem Blatt Papier möglich, Kennzeichnung als „Notfall-Verschreibung“, BtM-Rezept mit Markierung „N“ innerhalb eines Tages nachreichen
  - kombinierte Verordnung von 2 Medikamenten auf einem Rezept möglich
  - Kombination mit Verschreibung von Laxanzien möglich und sinnvoll

Applikationsformen

- **oral:** Methode der Wahl und in den meisten Fällen ausreichend; bei unzureichender Analgesie immer zunächst Dosiserhöhung (s. Tabelle; kein Grund, auf eine andere Applikationsform umzusteigen); Wirklatenz (v. a bei Retard-Präparaten) beachten
  - *bei Schluckproblemen* vorzugsweise transdermale Applikation; Alternativen:
    - sublinguale Applikation: Fentanyl-Lutschtabletten (Actiq®), Buprenorphin (Temgesic® sublingual)
    - Tropfen: Morphin-Tropfen (z. B. Oramorph®), Methadon-Tropfen (L-Polamidon®), Dolantin®-Tropfen
    - Morphin-Retard-Granulat (sondenfähig)
    - Suppositorien (s. u.)

- **transdermal:** patientenfreundlich, relativ geringe Spiegelschwankungen
  - *Applikationsintervall:*

Substanz	Präparat	Wirkdauer
Fentanyl	Alle Präparate	3 Tage
Buprenorphin	Norspan®	1 Woche
	Transtec®	3,5 Tage (2 Pfl./Wo.)
	Generika	3 Tage

  - *Äquivalenzdosen:*

Morphin	Fentanyl-Pflaster	Buprenorphin-Pflaster
60 mg/d p. o.	25 µg/h	35 µg/h

  - *Probleme:* Wirkungslatenz bei der ersten Gabe 10–20 Stunden, schlechte Steuerbarkeit → Gefahr der Atemdepression
- **Nasenspray:** Fentanyl (Instanyl®, PecFent®), nur zugelassen für Durchbruchsschmerzen bei Tumorpatienten
- **Zäpfchen:** bei Schluckproblemen; höhere Bioverfügbarkeit; bei Morphin Äquivalenz orale Dosis vs. Suppositorien 1:1
  - *Präparate:* z. B. MSR® Supp. (10/20/30 mg), Dolantin® Supp. (100 mg), Tramadol® Supp. (100 mg)
  - *Problem:* keine retardierten Präparate verfügbar
- **i. v., i. m., s. c.:** in der Akuttherapie (z. B. postoperative Schmerzen), bei Behandlung von Schmerzparoxysmen und bei Problemen mit oraler Gabe (Erbrechen, Schluckstörungen) sinnvoll; Behandlung der terminalen Atemnot [1900][SQ Ia]
  - *kontinuierliche subkutane Infusion* = Dauergabe durch prozessorgesteuerte Pumpe mit der Möglichkeit der Bolusgabe bei Schmerzspitzen
  - *„patient-controlled analgesia" (PCA):* i.v., subkutane oder peridurale (off-label) Zufuhr durch prozessorgesteuerte Pumpe mit der Möglichkeit der Bolusgabe bei Schmerzspitzen, Anwendung vor allem bei postoperativen und Tumorschmerzen
- **intrathekal** → S. 803

Niederpotente Opioide (WHO Stufe 2)

Substanz	Wirkdauer (Stunden)	Äquivalentdosis zu 10 mg Morphin i. v. bzw. 30 mg Morphin p. o.	Ceiling-Effekt bei	Verschreibbare Höchstmenge (mg)
Codein (codi OPT® Tbl., ferner in Mischpräparaten, z. B. Dolviran®, Gelonida®, talvosilen®)	4	200 mg	300 mg	–
Dihydrocodein (z. B. DHC®, Paracodin®)*	4 (ret. 8–12)	200 mg p. o.	240 mg	–
Meptazinol (Meptid®)	2–3	100 mg i. v.	600 mg	–
Tilidin + Naloxon (Valoron® N)**	3 (ret. 8–12)	100–120 mg p. o.	600 mg	–
Tramadol (z. B. Tramal®)	2–4 (ret. 8–12)	100 mg i. m./s. c., 150 mg p. o.	400 mg p. o., 300 mg i. v./i.m.	–

* nur bei opiatabhängigen Patienten BtM-verschreibungspflichtig
** in Tropfenform BtM-verschreibungspflichtig

Hochpotente Opioide (WHO Stufe 3)

Substanz	Wirkdauer (Stunden)	Äquivalentdosis zu 10 mg Morphin i. v. bzw. 30 mg Morphin p. o.	Ceiling-Effekt bei	Verschreibbare Höchstmenge (mg) in 30 Tagen[1]
Buprenorphin (Temgesic®, Transtec® TTS, Norspan®-Pflaster)	2–3 (i. v./i. m.-Gabe)	0,4 mg i. m., 0,4–1 mg s. l. [transdermal: 60 mg Morphin/d p. o. = ein 35 µg/h-Pflaster]	4–5 mg/d p. o	800
Fentanyl (Fentanyl®, Durogesic®/Fentadolon® Pflaster, Actiq®[2]/Effentora®[2] Lutschtabletten, Instanyl®[2]/ PecFent®[2]Nasenspray)	2–4 (Lutschtabletten)	[transdermal: 60 mg Morphin/d p. o. = ein 25 µg/h-Pflaster] Lutschtabletten: 600 µg	–	500
Hydromorphon (Dilaudid®, Palladon®)	2–3	1,5 mg i. m., 3 mg p. o.	–	5000
Methadon (L-Polamidon®)	5–7	2,5–5 mg i. m., p. o.	–	3000
Morphin (z. B. MST®, MSI®, MSR®; Painbreak® Brausetabletten)	2–4 (ret. 8–12, continus long 24)	10 mg i. v., i. m. 10–15 mg s. c., 30 mg p. o.	–	20 000
Oxycodon (Oxygesic®; in Fixkombination mit Naloxon: Targin®)	Oxygesic: 6–10, Targin: 12	bei Umstellung Morphin → O.: 15 mg p. o. (1:1,5) bei Umstellung O. → Morphin: 30 mg p. o. (3:1)	– / 80 mg[3]	15 000
Pethidin (Dolantin®, Dolcontral® Supp)	2–4	100–150 mg i. m., 300 mg p. o.	–	10 000
Piritramid (Dipidolor®)	2–4	15–30 mg i. m.	–	6 000
Tapentadol (Palexia®)[4]	10-12 (nur ret. verfügbar)	60-100 mg p.o.		18 000

[1] bis zu 2 der aufgeführten Substanzen dürfen in der Höchstmenge verschrieben werden
[2] nur zur Behandlung von Durchbruchsschmerzen bei Tumorpatienten zugelassen
[3] nur Targin®, durch Naloxon-Effekt
[4] Wirkung über µ-Rezeptor-Agonismus und Noradrenalin-Wiederaufnahmehemmung – unklar!

Kombinationstherapie

- **sinnvolle Kombination:** Opioid + Nicht-Opioid-Analgetikum; retardiertes (als Basismedikation) und rasch wirksames Opioid (als Not-Medikation) – möglichst gleiche Substanz; Kombination reiner Agonisten möglich, evtl. additive Wirkung
- **ungünstige Kombination:** reine Agonisten (Morphin) + Partialantagonisten (Buprenorphin, Pentazocin)

Nebenwirkungen

- **neurologisch/psychisch:** Sedierung und kognitive Beeinträchtigung (→ Beeinträchtigung des Reaktionsvermögens; Einschränkung der Fahrtauglichkeit gilt jedoch nicht generell, muss im Einzelfall beurteilt werden), Schwindel, Kopfschmerzen, Krampfanfälle, Hypothermie; Abhängigkeitsentwicklung
- **spasmogene Nebenwirkungen** (nicht bei Pethidin, Tilidin, gering bei Tramadol): Obstipation, Spasmen der Pankreas- und Gallengänge (→ Koliken)
- **anticholinerge Nebenwirkungen** (geringer bei Buprenorphin): Mundtrockenheit, Miosis
- **Nebenwirkungen durch Histaminfreisetzung** (nur bei Morphin und Pethidin): Urticaria, Schwitzen, Juckreiz

Behandlung/Prophylaxe von Nebenwirkungen

- **Atemdepression:** Überwachung, evtl. Antagonisierung mit Naloxon
- **Übelkeit/Erbrechen:** *Prophylaxe vor Beginn der Opioid-Medikation* z. B. mit Haloperidol (Haldol®) 3 × 2–5 Tr., Domperidon (Motilium®) bis 3 × 40 mg p. o.; Behandlung stufenweise mit Dimenhydrinat (Vomex A®) Supp. 3–4/d oder Triflupromazin (Psyquil®) Supp. 1–2/d → Ondansetron (Zofran®) bis 3 × 8 mg/d, evtl. Kombination mit Dexamethason; Toleranzentwicklung innerhalb weniger Tage
- **Obstipation:** *Prophylaxe vor Beginn der Opioid-Medikation!*, keine Toleranzentwicklung; viel Flüssigkeit (vor allem Obstsäfte), dann stufenweise
  - 1. Macrogol (Movicol®) 2–3 Btl./d oder Lactulose (Bifiteral®, Laxomundin®) 1–2 × 5–10 g oder Agiolax® 1–2 TL/d
  - 2. Bisacodyl (Dulcolax®) Supp. oder Microklist®
  - 3. Methylnaltrexon (Relistor®; µ-Antagonist) 0,15 mg/kg KG s.c [4091],[3192][SQ Ib], nur in der Palliativtherapie zugelassen
  - 4. manuelle Ausräumung

Spezielle Probleme

- **Abhängigkeitsentwicklung:**
  - *physische Abhängigkeit* (= Auftreten von Entzugssymptomen bei plötzlichem Absetzen) in der Regel zu erwarten, daher Dosisreduktion nicht rascher als 10 %/d
  - *psychische Abhängigkeit* (= Ergebnis einer Konditionierung Schmerz → Medikamenteneinnahme → Analgesie = Belohnung): Risiko bei Schmerzpatienten und lege artis-Therapie sehr gering [3193]
- **Toleranzentwicklung:** nachlassende Wirkung bei gleicher Dosis
  - *für den analgetischen Effekt* gering, d. h. zunehmender Opioidbedarf spricht eher für eine Progredienz des Schmerzleidens als für eine Toleranzentwickung
  - *für Nebenwirkungen:*
    - schnelle Toleranzentwicklung (Tage) für Übelkeit, Sedierung, Euphorie
    - langsame Toleranzentwicklung (Wochen) für Atemdepression
    - keine oder geringe Toleranzentwicklung für Obstipation und Miosis
- **ungenügende Wirksamkeit oder intolerable Nebenwirkungen:** ggf. Wechsel der Substanz („Opioidrotation", „opioid-switching"), z. B. von Morphin auf Methadon; bisher nur unkontrollierte Studien [3241], jedoch fast alle mit positivem Ergebnis
  - ungenügende Wirksamkeit bei Genpolymorphismus bei ca. 10 % der Patienten, F > M
- **Opioid-Entzugssyndrom:**
  - *Symptome:* Gähnen, Gänsehaut („cold turkey"), Frieren, Schwitzen, Nasen- und Tränenfluss, Ruhelosigkeit, Schlafstörungen, Muskelzuckungen, Mydriasis, diffuse Schmerzen, Übelkeit, Erbrechen, Durchfall, leicht erhöhte Temperatur, erhöhte Atemfrequenz, Blutdrucksteigerung; Dauer der akuten Symptomatik 8-10 Tage, Persistenz von Schlafstörungen, Unruhe, diffusen Schmerzen u.U. für mehrere Wochen
  - *Prophylaxe/Therapie:* kein abruptes Absetzen der Therapie, sondern allmähliche Dosisreduktion um 10 %/d [226]; CAVE Naloxon-haltige Präparate (Valoron®, Targin®) bei Abhängigen; ggf. Substitution mit langwirksamem Opioid, z.B. Methadon (Einschränkungen bei Drogenabhängigen beachten!)

Sonstige analgetisch wirksame Substanzen

Trizyklische Antidepressiva (→ S. 808)

- **Wirkungsmechanismus:** über deszendierende serotoninerge und noradrenerge schmerzhemmende Bahnen; Wirkung unabhängig von der antidepressiven Wirkung; Wirkungslatenz nur 3–7 Tage
- **Indikation:** neuropathische Schmerzen nach peripheren und zentralen Läsionen (→ S. 612)
- **Dosierung:** „analgetische" Dosis in der Regel niedriger als antidepressive Dosis
  - *Amitriptylin (Saroten®), Amitriptylinoxid (Equilibrin®):* Beginn mit 10–25 mg zur Nacht, Steigerung bis maximal 150 mg/d
    - Beachte: bei Kombination von trizyklischen Antidepressiva mit Carbamazepin Enzyminduktion von Cytochrom P450 durch Carbamazepin → beschleunigter Abbau der Antidepressiva → niedrige Serumspiegel, daher unter Spiegelkontrolle der Antidepressiva höhere Dosierung notwendig
  - *Clomipramin (Anafranil®)* -Infusionsbehandlung: Tag 1: Infusion von 1 Amp. à 25 mg, Tag 2: 2 Amp. etc. bis Tag 6: 6 Amp.; ab Tag 7 täglich Austausch von je 1 Amp. gegen 1 Tbl. 25 mg
- **Überwachung:** bei älteren Patienten EKG vor Therapiebeginn und in der Aufdosierungsphase
- **Nebenwirkungen:** Sedierung, Blutdrucksenkung, Mundtrockenheit, Gewichtszunahme, Auslösung von Glaukomanfällen, Harnverhalt; 30 % der Patienten haben leichtere Nebenwirkungen, 4 % Therapieabbrüche wegen Nebenwirkungen
- **Kontraindikationen:** Glaukom, Prostatahyperplasie, Herzrhythmusstörungen

SNRI (→ S. 809)

- **Venlafaxin (Trevilor®, Generika):** off-label; wirksam bei neuropathischen Schmerzen (NNT 3.1 [3464] [SQ Ia]) und Spannungskopfschmerz [4665] [SQ Ib]
  - **Dosierung:** Beginn mit 37.5 mg/d, Maximaldosis 225 mg; bei GFR < 30 ml/Min Dosisreduktion auf 50 %
- **Duloxetin (Cymbalta®):** Wirksam und zugelassen bei schmerzhafter diabetischer Polyneuropathie (NNT: 6 [2497]; gleichwertig mit Amitriptylin bei geringeren Nebenwirkungen [2009]), wirksam (aber off-label) bei Fibromyalgie (NNT: 8 [2497]) [SQ Ia], ferner Kniegelenksarthrose [680],[681] [SQ jeweils Ib], chronischen Rückenschmerzen [3816] [SQ Ib] (Wirksamkeit < 3 Monate [3815] [SQ Ib])
  - **Dosierung** Beginn mit 30 mg/d, Maximaldosis 120 mg/d

Kanalblockierende Substanzen (→ S. 761)

- **Antikonvulsiva:**
  - *Substanzen:* Carbamazepin/Oxcarbazepin (Na^+), Lamotrigin (Na^+ und Ca^{2+}), Phenytoin (Na^+), Gabapentin (Ca^{2+}), Pregabalin (Ca^{2+})
  - *Wirkungsmechanismus:* Minderung der pathologischen (zu hohe Frequenz, zu niedrige Schwelle) Aktionspotenziale, z. T. Hemmung ektopischer Erregungsbildung
  - *Wirksamkeit* → S. 612
- **Ziconotid (Prialt®)** [3303] [SQ Ia]: nur intrathekal, sehr langsame Titrierung erforderlich; keine Kombination mit intrathekaler Chemotherapie; Kombination mit Morphin wirksam [4413] [SQ IIa]
  - *Wirkungsmechanismus:* N-Typ-Ca^{2+}-Kanal-Blocker an primären nozizeptiven Afferenzen im Hinterhorn
  - *Nebenwirkungen:* Schwindel (42 %), Übelkeit (30 %), Nystagmus (23 %), Verwirrtheit (25 %), Gangstörungen (16 %), Gedächtnisstörungen (13 %), Verschwommensehen (14 %), Kopfschmerzen (12 %), Schwäche (13 %), Erbrechen (11 %), Somnolenz (10 %)

Topisch applizierbare Substanzen

- **Capsaicin:**
  - *Wirkungsmechanismus:* Vanilloid-Rezeptor (TRPV1)-Agonist, wirkt als Substanz-P-Depletor (initiale Ausschüttung → Brennschmerz, danach Depletion → Analgesie)
  - *Indikation:* Zulassung bei peripher neuropathischen Schmerzen bei Nicht-Diabetikern
  - *Dosierung:*
    - Creme (0,075 %), Anwendung viermal täglich für mindestens 4 Wochen
    - Pflaster mit 179 mg (Qutenza®): einmalige Anwendung (30-60′), nicht im Gesicht, bei Ansprechen anhaltende Wirkung für 2-3 Monate
- **EMLA-Gel** („eutetic mixture of local anaesthetics"): zugelassen nur für Lokalanästhesie, Erfahrungen bei Zoster-Neuralgie und bei schmerzhaften Polyneuropathien
- **Lidocain** 5 % Pflaster (Versatis®) bei Zoster-Neuralgie (zugelassen)

Baclofen (Lioresal®) (→ S. 781)

- **Indikation:** Zugelassen für schwere spinale oder zerebrale Spastik, Nebeneffekt gegen begleitende Schmerzen; off-label: Trigeminus-Neuralgie (→ S. 605)
- **Dosierung bei p.o.-Gabe:** Beginn mit 2–3 × 5 mg, Steigerung bis zur Toleranzgrenze

Lokalanästhetika (intravenöse systemische Gabe)

- **Substanzen:** Lidocaine, Mexiletin, Tocainid
- **Indikation:** neuropathische Schmerzen (→ S. 612)

Ketamin, Esketamin (Ketanest®)

- **Wirkungsmechanismus:** Phenylcyclidin-(PCP-)Derivat; Kanalblockade des NMDA-Rezeptors
- **klinische Wirkungen:** Analgesie, Amnesie, Sympathikusaktivierung (→ Anstieg von Herzfreuenz und Blutdruck), Übelkeit, Erbrechen, Schwindel, Senkung der Krampfschwelle; in der Aufwachphase Halluzinationen
- **Indikationen:**
  - *Anästhesiologie und Notfallmedizin:* Narkoseeinleitung und -durchführung; als Ko-Analgetikum bei Regionalanästhesien; als Analgetikum in der Notfallmedizin
  - *Schmerztherapie:* bei postoperativem Schmerz (GdE Ia [320]), als Ko-Analgetikum in Kombination mit Morphin bei Tumorpatienten (0,5 mg/kg p. o. alle 12 Stunden [2306][SQ Ib] bzw. 0,25-0,5 mg/kg i. v. als langsamer Bolus [2686][SQ Ib])

Calcitonin (Karil®)

- Wirkungsmechanismus: unklar
- **Indikation:** Phantomschmerzen im Akutstadium (off-label); bei osteolytischen Metastasen keine nachgewiesene Wirksamkeit (GdE Ia [2597])
- **Dosierung:** 100–200 I. E. i. v. oder in 1–2 Einzeldosen s. c. oder i. m.
- **Nebenwirkungen:** Übelkeit, Durchfall, Gesichtsrötung (Flush), selten verstärkte Diurese

4.6.2 Invasive Schmerztherapie

Kontinuierliche intrathekale Medikamentengabe über Pumpensysteme

Methode [1453] Testphase mit Einmalgabe über LP oder mit externer Pumpe, dann i.d.R. Implantation einer subkutanen elektronisch gesteuerten Pumpe oder Gasdruckpumpe (programmierbar oder mit fester Rate) (meist am Bauch) mit Reservoir und intrathekalem Katheter; von extern durch Arzt programmierbar; Möglichkeit der Bolusgabe durch den Patienten bei Schmerzspitzen (Dosis und Mindestabstand durch den Arzt einstellbar); Pumpenfüllung je nach Medikamentenbedarf nach wenigen Wochen bis mehreren Monaten, Aggregatwechsel alle 5-8 Jahre; zugeführte Medikamente: Opioide, Ziconotid, Lokalanästhetica, Clonidin (meist in Kombination mit Morphin oder Lokalanästhetica), Baclofen

Wirksamkeit Signifikante (≥ 50 %) Schmerzlinderung nach 6 Monaten bei nicht-malignen Erkrankungen bei 38-100 % [2544],[4176][SQ Ia]; intraventrikuläre Applikation bei Schmerzen maligner Ursache [2315] wahrscheinlich der neuroaxialen nicht unterlegen [258]

Nebenwirkungen Übelkeit/Erbrechen (33 %), Harnverhalt (24 %), Pruritus (26 %), Sedierung, Atemdepression, hypogonadotroper Hypogonadismus (abhängig von den unter „Methode" genannten Medikamenten)

Komplikationen Technische Komplikationen (40 %) [3380], späte" Atemdepression durch zentrale Ausbreitung im Rahmen der Liquorzirkulation, Granulome der Katheterspitze, Meningitis, Infektionen in Nachbarschaft der Pumpe bzw. im Reservoir, Toleranzentwicklung (5,8 %) [4534][SQ III], Durafistel nach Katheterentfernung

Epidurale Rückenmarksstimulation(ERS/SCS = spinal cord stimulation) [227]

Synonyma Epidurale elektrische Hinterstrangstimulation, dorsal column stimulation (DCS), spinal cord stimulation (SCS)

Wirkungsmechanismus Freisetzung endogener Opioide (Effekt durch Naloxon blockierbar!), segmentale Hemmung der Hinterhornzellen, Aktivierung zentraler Hemmsysteme über aszendierende Bahnen

Methode [4535] Bei wachem Patienten Einführung einer oder mehrerer mehrpoliger Elektrode(n) epidural über Hohlnadel unter Röntgenkontrolle in 2 Ebenen in den epiduralen Spinalkanal (bei Schmerzen der oberen Körperhälfte in Höhe C2–Th2, bei Schmerzen der unteren Körperhälfte in Höhe Th 5–L 1/2); Teststimulation für 4–6 Tage (Parästhesien müssen sich mit dem Schmerzareal decken, Schmerz muss deutlich reduziert sein), bei Erfolg dauerhafte Implantation, Stimulator unter der Bauchhaut

Indikationen (AWMF-LL [227])
- **Empfehlungsstärke A** für therapierefraktäre Angina pectoris und pAVK Stadium IIb-III
- **Empfehlungsstärke B** für CRPS I und Postdiskektomiesyndrom (Failed Back Surgery Syndrome, FBSS)
- **offene Empfehlung** für CRPS II
- **positive Fallstudien** zu anderen neuropathischen Schmerzen: Postzosterneuralgie, diabetische Neuropathie, Phantom-/Stumpfschmerz (→ S. 619), Schmerzen bei inkomplettem Querschnitt, bei Plexusläsionen und Wurzelausriss

Wirksamkeit
- **Schmerzen bei CRPS I:** Erfolgsquote nach erfolgreicher Teststimulation 39 % (SCS + Krankengymnastik) vs. 6 % (Krankengymnastik allein) [2026][SQ Ib], stabiler Effekt nach 2 Jahren [2027], kein Unterschied mehr nach 5 Jahren [2028],
- **Postdiskektomieschmerzen:** Erfolgsquote 48 % [2217][SQ Ib], über 2 Jahre stabil [2218][SQ Ib]
- Schmerzen und Durchblutungsstörungen bei nicht operativ behandelbarer, kritischer arterieller Verschlusskrankheit (GdE Ia [4183])

Komplikationen/ Probleme [227] Infektion 3,7-11 %, Elektrodenmigration 11-34 %, Elektrodenbruch 0,8-13,4 %, Schmerzen im Bereich des Impulsgebers 3 %, neurologische Defizite 0,9 %, Ineffektivität trotz erfolgreicher Teststimulation 5-13 %

Periphere Nervenstimulation über implantierte Elektroden

Methode Nach Teststimulation ultraschall-gesteuerte Implantation von Elektroden perineural, u.U. von beiden Seiten (Stimulation per „cross talk")

Wirksamkeit Kleine Fallserien; neuropathische Schmerzen nach peripheren Nervenläsionen [1797] [2744], CRPS II [2733], Occipitalneuralgie [3819] [3820]

Deep brain stimulation (DBS)

Leitlinien NICE-Leitlinien [2859] www.nice.org.uk/guidance/IPG382 (chronischer Schmerz) bzw. [2858] www.nice.org.uk/guidance/IPG381 (trigeminoautonome Schmerzen)

Stimulationsorte
- **Thalamus bzw. periventrikuläre/periaquäduktale graue Substanz** (Thalamus vor allem bei Deafferentierungsschmerzen, periaquäduktales/periventrikuläres Grau bei Nozizeptorenschmerzen)
- ipsilateraler posteriorer Hypothalamus bei Clusterkopfschmerz (→ S. 594)

Wirksamkeit [414]
- **nach Stimulationsorten:** Langzeiteffekt bei Stimulation der periventrikulären/periaquäduktalen Graus (PVG/PAG) 79 %, PVG/PAG plus innere Kapsel/Thalamus 87 %, Thalamus allein 58 %
- **nach Indikationen:** nozizeptiver Schmerz signifikant besser beeinflusst als neuropathischer (63 % vs. 47 %), lumbosakrale Radikulopathie 91 %, failed back surgery-Syndrom 78 %, Tumorschmerzen 65 %, Rückenschmerz 54 %, Polyneuropathie/Radikulopathie 52 %, bei Probestimulation 50 % (von denen jedoch nur 58 % nach Implantation anhaltend profitieren), Schmerzen nach Wurzel-/Plexusläsionen 50 %, Phantomschmerz 44 %, Thalamussyndrom 31 %, Post-Zoster-Neuralgie 36 %, Anaesthesia dolorosa 29 %, Schmerzen bei Querschnittssyndrom 10 %, Post-stroke-pain

Komplikationen (Übersicht bei [2859]): Blutungen 3,8 %, blutungsbedingte Mortalität 1,1 %, Infektionen (extra- und intrakranial) 7 %, Hardware-Probleme (Stimulator, Elektroden) 7 %, Einzelfälle mit neuem neuropathischem Schmerz, Stimmungsänderungen, Dysarthrie, epileptischen Anfällen

Epidurale Motorkortex-Stimulation (motor cortex stimulation, MCS)

Methode (EFNS-LL [826]) Präoperativ Teststimulation mit repetitiver transkranieller Magnetstimulation [137][SQ Ib], Zugang über Bohrloch oder frontoparietale Kraniotomie (geringeres Risiko eines epiduralen Hämatoms); Lokalisation des Sulcus centralis durch MRT-geleitete Neuronavigation und intraoperative kortikale Stimulation mit EMG-Ableitung; Implantation von 1-2 jeweils 4-poligen Elektroden über der motorischen Repräsentation des schmerzenden Areals parallel oder orthogonal zum S. centralis, postoperative Optimierung der Stimulus-Parameter

Wirkungsmechanismus Aktivierung deszendierender schmerzhemmender kortiko-thalamischer Bahnen, Verminderung der affektiven Beteiligung durch Aktivierung des orbitofrontalen cingulären Kortex, evtl. verstärkte Sekretion von Endorphinen

Wirksamkeit (großenteils Fallserien, 1 RCT mit kleiner Fallzahl [2338]; Übersicht bei [826], Metananalyse bei [2401]): Erfolgsrate (> 50 % Schmerzerleichterung) bei (zentralem oder peripherem) neuropathischem Gesichtsschmerz 60 %, bei zentralem Schmerz nach Schlaganfall 50 %; Einzelfallberichte über Wirksamkeit bei Phantomschmerz, Plexus- oder peripheren Nervenläsionen, Rückenmarksläsionen und CRPS

Komplikationen Technische Probleme (Batterieversagen), epileptische Anfälle, Wundinfektionen, Sepsis, epidurales Hämatom, Induktion von Schmerzen durch MCS

Stellatumblockade

Methode Unter Intensiv-Monitoring (EKG, Blutdruck, Intubationsbereitschaft) Injektion von 2–3 ml Lokalanästhetikum 1–2 cm lateral des Ringknorpels; bei neurolytischer Therapie (Alkohol-, Phenol-Neurolyse) CT-gesteuert

Indikationen Eskalationstherapie bei komplexem regionalem Schmerz-Syndrom (complex regional pain syndrome, CRPS), → S. 620) oder sympathisch unterhaltenem Schmerzsyndrom (SMP) im Bereich der Arme, Schmerzen bei akutem Zoster im Kopf- und Armbereich

Nebenwirkungen Nasenkongestion, Hämatom; bei rechtsseitiger Blockade Blockierung der sympathischen Efferenzen zum rechten Herzen, Sinusknoten und AV-Knoten; bei linksseitiger Blockade Blockierung der sympathischen Efferenzen zum linken Herzen, Abnahme von pektanginösen Beschwerden

Komplikationen Transiente Rekurrensparese (CAVE: *nie simultane beidseitige Injektion!*), intravasale/intradurale Injektion, epileptische Anfälle (< 0,1 %), Pneumothorax, transiente Blockade des N. phrenicus

Kontraindikationen Gegenseitige Parese des N. recurrens oder N. phrenicus, Lungenresektion der Gegenseite oder insgesamt eingeschränkte Lungenfunktion, höhergradiger AV-Block

Lumbale Grenzstrangblockade

Methode Injektion von 10 ml Lokalanästhetikum in Höhe L1–L3 ca. 5 cm lateral der Dornfortsätze über 3–4 Etagen einseitig; bei neurolytischer Therapie (Alkohol-, Phenol-Neurolyse) unter CT-Kontrolle

Indikationen Eskalationstherapie bei komplexem regionalem Schmerz-Syndrom (complex regional pain syndrome, CRPS), → S. 620) oder sympathisch unterhaltenem Schmerzsyndrom (SMP) im Bereich der Beine, arterielle Verschlusskrankheit

Nebenwirkungen/Komplikationen Blutdruckabfall durch Vasodilatation, Parästhesien, Hypästhesie (N. genitofemoralis, N. iliohypogastricus) für bis zu 1 Woche (5–18 %), sexuelle Störungen bei beidseitiger Blockade (2–9 %), Punktion der Aorta oder der V. cava, Pneumothorax, Nierenpunktion

Kontraindikationen Isolierter aortoiliakaler Verschluss, fortgeschrittene Gangrän, therapieresistentes Unterschenkel-/Fußödem

Guanethidinblockade

Substanz nicht in Deutschland, z.Zt. auch international nicht verfügbar

Ganglionäre lokale Opioid-Analgesie (GLOA) [2530]

Lokale Opioidapplikation (Buprenorphin) am Ganglion stellatum bzw. Ganglion cervicale superius; Wirkung über Bindung an Opioidrezeptoren in sympathischen Ganglien und Hemmung der noradrenergen Transmission; keine breite klinische Etablierung

Ablative / destruierende Verfahren

Facettendenervierung („radiofrequency denervation") Thermokoagulation des R. dorsalis der Spinalwurzel nach probatorischer Lokalanästhesie; Anwendung bei Facettensyndrom (→ S. 638); vorübergehende Linderung von pseudoradikulärem Schmerz und von Zervikobrachialgien

Chemoneurolyse Nervennahe Injektion von 0,5–2,5 ml Ethanol (50–96 %) bzw. Phenol (5–10 % in 1:1 Glycerin-Wasser-Mischung); Wirkungsdauer 3 Wochen bis 6 Monate; Anwendung bei umschriebenen Schmerzen bei malignem Grundleiden z. B. im Versorgungsbereich von Interkostalnerven (Rippenmetastasen), von sakralen Kauda-Fasern bei voraussichtlicher Überlebenszeit maximal ein Jahr; strenge Indikationsstellung bei nicht malignen Schmerzen (Facettensyndrom, Narben-, Neuromschmerzen); wenig wirksam bei Deafferentierungsschmerz

Kryoneurolyse Einbringen einer Kältesonde (–70° bis –120°) in Nervennähe, Anwendung bei Trigeminus-Neuralgie (→ S. 605), Indikationen ansonsten wie bei Chemoneurolyse; Wirkdauer Wochen, bei mehrfacher Anwendung bis 1 Jahr

DREZ-Operation (dorsal root entry zone coagulation)	10–20 Koagulationen in ca. 2–3 mm Tiefe des Rückenmarks und 2–3 mm Abstand entlang der Fissura posterolateralis; Anwendung bei Deafferentierungsschmerz bei Wurzelausriss, weniger günstige Ergebnisse bei postherpetischer Neuralgie, Phantomschmerzen und Stumpfschmerzen; grundsätzlich gute Ergebnisse bei segmental begrenzten Schmerzen, schlechte Ergebnisse bei infraläsionalen Schmerzen [3794]
Perkutane Rhizotomie	Thermokoagulation der Hinterwurzel mit 55–70 °C für 120 Sekunden; Methode ebenfalls irreversibel; Anwendung bei Tumorschmerzen, Gesichtsschmerzen im Versorgungsgebiet des N. V und IX (Neuralgie, maligne Infiltration)
Rhizotomie (Hinterwurzeldurchtrennung) [1007],[2442], [3200]	Offene Operation nach probatorischer Blockade bzw. Elektrostimulation in situ (konventionelle Rhizotomie) oder selektive Durchtrennung der schmerzleitenden Fasern in der ventralen Hinterwurzeleintrittszone (selektive Rhizotomie nach Sindou); Anwendung bei malignen Schmerzen der Thorax- und Bauchwand, Schmerzen durch Plexusinfiltration, Kinder mit spastischer Paraplegie; ablative Methode; in Deutschland kaum noch angewandt
Chordotomie	Einseitige Durchtrennung des Tractus spinothalamicus (offen) oder in Lokalanästhesie perkutane Hochfrequenz-Thermokoagulation nach probatorischer Elektrostimulation; wird kaum noch durchgeführt

4.6.3 Sonstige Verfahren der Schmerztherapie

Transkutane elektrische Nervenstimulation (TENS)

Wirkungsmechanismus
- **„Gate-control"-Theorie:** segmentale Hemmung der Hinterhornzellen über Aβ-Afferenzen
- **weitere Theorien:** Aktivierung polysegmentaler spinaler Hemmsysteme, Änderung der Erregbarkeit peripherer Nerven

Indikationen
Neuropathische Schmerzen, muskuloskelettale Schmerzen (außer Kreuzschmerzen)

Wirksamkeit
- Schmerzen bei diabetischer Polyneuropathie [1913]SQ Ib (Empfehlungsstärke B lt. AAN [1004]), chronische muskuloskelettale Schmerzen (GdE Ia [1919]), geringer Effekt bei Wehenschmerzen (GdE Ia [993])
- kein Wirkungsnachweis nach Cochrane-Analysen bei Tumorschmerzen (GdE Ia [3376]), Phantom- und Stumpfschmerzen (GdE Ia [2820]), akuten Schmerzen (GdE Ia [4375]), Schmerzen bei Kniegelenksarthrose (GdE Ia [3460]), ebenfalls nicht empfohlen bei chronischen Rückenschmerzen („negative" Empfehlungsstärke A lt. AAN [1004] und NVL Kreuzschmerz [560]), Fibromyalgie (AWMF-LL [225])

Anwendung
- **Lokalisation:** über dem Schmerzareal, entlang des Dermatoms, am Nervenhauptstamm, im entsprechenden Areal der nicht betroffenen Seite bei Phantomschmerzen, *nicht* über dem Karotissinus
- **Parameter:** Intensität 10–39 mA, Hochfrequenz 50–150 Hz bzw. Niederfrequenz 2–10 Hz, mono- oder biphasische Impulse, Einzelreize von 10–30 µs
- **Dauer:** 2–3 × 20 Minuten

Kontraindikationen
Herzschrittmacher, lokale Sensibilitätsstörungen (Gefahr von Verbrennungen)

Nebenwirkungen
Hautreizung, Muskelkater bei Reizung über der motorischen Schwelle

Repetitive transkranielle Magnetstimulation (rTMS)

Methode	Hochfrequente (10 Hz) repetitive unterschwellige transkranielle Magnetstimulation; tägliche Stimulationsperioden von ≥ 20 Minuten (≥ 1000 Impulse) bis zu mehreren Wochen; Wirkungsmechanismus vermutlich wie epidurale Motorkortex-Stimulation
Wirksamkeit	(Meta-Analysen bei [2401],[2369]): mäßiger Effekt (30 % Schmerzlinderung bei ca. 50 % der Patienten); Erfolgsrate geringer als bei invasiver Motorkortex-Stimulation (45 % vs. 73 %) [2401]SQ Ia, Einsetzen der Wirkung nach einigen Tagen (1 Sitzung), Wirkdauer 1-2 Wochen [2055]; Ansprechen auf rTMS ist wahrscheinlich prädiktiv für Ansprechen auf MCS [137]SQ Ib
Nebenwirkungen [3406]	Insgesamt selten: Kopfschmerzen, Schmerzen an der Kopfhaut, Übelkeit, transiente Hörstörungen; epileptische Anfälle bei Beachtung der Sicherheitsstandards [4396] sehr selten

Transkranielle Gleichstromstimulation (tDCS)

Methode	Anodale Stimulation über dem primären Motorkortex mit 1-2 mA für 20 Minuten/d in Behandlungszyklen von 5 Tagen

Wirksamkeit

Fallberichte über Wirksamkeit bei Trigeminusneuralgie, Schmerzen nach Schlaganfall, Rückenschmerzen, Fibromyalgie [159] [4208], Schmerzen nach Contusio spinalis [2401], bei MS [2785], orofazialen [158] und viszeralen Schmerzen; Wirkungsdauer 3-4 Wochen [159]

Nebenwirkungen

Leichte Müdigkeit, seltener Kopfschmerzen und Übelkeit, Parästhesien; selten Juckreiz unter der Elektrode, lokale Muskelkontraktionen, lokale reversible Exantheme durch unzureichende Elektrodenkontakte

Akupunktur

Wirkungsmechanismus

- **segmentale Hemmung von Hinterhornneuronen** durch (nicht schmerzhafte) Reizung von Nervenendigungen der Gruppe II und III in der Muskulatur
- **deszendierende Hemmung von Hinterhornneuronen** durch Aktivierung antinozizeptiver Bahnen von Mittelhirn (periaquäduktales Grau und Raphekernen) und Hypothalamus

Wirksamkeit

- **nachgewiesen** bei Migräne-Prophylaxe (GdE Ia [2409]), episodischem und chronischem Spannungskopfschmerz (GdE Ia [2410]), chronischen Rückenschmerzen [1530][SQ Ib] (wirksamer als konventionelle Standardtherapie), Schmerzen bei Knie- und Hüftgelenksarthrose [4542][SQ Ib], Übelkeit/Erbrechen unter Chemotherapie (GdE Ia [1129])
  - keine Wirkunterschiede zwischen Verum-Akupunktur und Sham-Akupunktur bei Migräne, Spannungskopfschmerzen und Rückenschmerzen
- **ungesichert** bei Krebsschmerzen [3027], akuten Zahnschmerzen[1105], Schmerzen bei Epicondylitis [1466], HWS-Syndrom [4461], [4150], Schulterschmerzen [1467]
- **nicht nachgewiesen** bei Fibromyalgie (GdE Ia [2636])

Nebenwirkungen [2673]

Unerwünschte Wirkungen gesamt 7,8 %, im Einzelnen: Nadelschmerz 3,9 %, Hämatom an der Einstichstelle 2,3 %, Blutung in 1,6 %, Kreislaufprobleme 0,4 %, vergessene Nadeln 0,3 %; schwerwiegende unerwünschte Therapiewirkungen oder Komplikationen selten: Kollaps, Pneumothorax, Erysipel, Kniegelenkinfektion, Auslösung von Krampfanfall oder Asthmaanfall

4.7 Psychopharmaka

C. H. Lücking und T. J. Feuerstein

Neuroleptika/Antipsychotika

Rezeptor-Wirkungen

- **anti-dopaminerg**: Blockade der prä- und postsynaptischen D_2-Rezeptoren (präsynaptisch: Steigerung der Transmitterfreisetzung; postsynaptisch: Blockade der dopaminergen Neurotransmission) (z. B. Olanzapin, Sulpirid) und der D_4-Rezeptoren (z. B. Clozapin)
- **anti-cholinerg**:Blockade der Muskarinrezeptoren M_1–M_4 (z. B. Thioridazin, Olanzapin; Clozapin jedoch agonistisch an M_4-Rezeptoren)
- **anti-adrenerg**: Blockade der α_1-Adrenorezeptoren (z. B.Clozapin, Risperidon, Levomepromazin)
- **anti-histaminerg**: Blockade der H_1-Rezeptoren (vor allem Levomepromazin, Clozapin, Quetiapin)
- **anti-serotonerg**: Blockade der 5-HT_{2A}-Rezeptoren (vor allem Olanzapin, Risperidon, Clozapin)

Einteilung und Anwendungsbereich

- **hochpotente Neuroleptika:**
  - *Substanzen:* Amisulprid, Aripiprazol, Benperidol, Clozapin, Flupentixol, Fluphenazin, Haloperidol, Olanzapin, Perphenazin, Quetiapin, Risperidon, Ziprasidon
  - *Anwendung* bei akuten psychotischen Syndromen und akuten manischen Phasen (paranoide und paranoid-halluzinatorische Zustände)
- **mittelpotente Neuroleptika:**
  - *Substanzen:* Perazin, Zuclopenthixol
  - *Anwendung* bei Schizophrenien und akuten Erregungszuständen
- **niederpotente Neuroleptika:**
  - *Substanzen:* Chlorprothixen, Levomepromazin, Melperon, Pipamperon, Sulpirid, Thioridazin
  - *Anwendung* bei psychomotorischer Erregtheit und ängstlicher Agitiertheit

Nebenwirkungen

- Sedierung, Frühdyskinesie, Parkinsonoid, Ausschaltung der Wärmeregulation, malignes Neuroleptika-Syndrom (→ S. 670), Akathisie, Spätdyskinesie (🎥, 🎥, 🎥), Gewichtszunahme, Verschlechterung eines vorbestehenden Diabetes mellitus, Hyperlipidämie, Steigerung der Prolaktinausschüttung, Hypotonie und (sekundäre) Tachykardie, negative Inotropie am Herzen, Cholestase; seltener Thrombosen, Agranulozytose (selten), Leukopenie, Anämie
- **Clozapin:** *kein* Parkinsonoid; Agranulozytose (0,8 % im ersten Jahr, 0,91 % in den ersten 1,5 Jahren) [113], Delir (Blockade von Muskarinrezeptoren im ZNS), Hypersalivation (Aktivierung vom Muskarin-M_4-Rezeptoren), selten (vor allem bei zerebraler Vorschädigung) epileptische Anfälle
  - *Prozedere:* BB-Kontrollen wöchentlich bis Woche 18, dann monatlich
    - Leukozyten < 3500 → Blutbildkontrolle 2 ×/Woche
    - Leukozyten < 3000 oder Neutrophile Granulozyten < 1500 → Abbruch der Behandlung

Kontraindikationen Agranulozytose, Cholestase, malignes Neuroleptika-Syndrom (→ S. 670)

Intoxikation → S. 468

Einzelsubstanzen [2272]

Generic-Bezeichnung	Präparate z. B.	Tagesdosis p. o. (mg)	Sedierend
Phenothiazine			
Fluphenazin	Dapotum®, Lyogen®	3–20	(+)
Levomepromazin	Neurocil®	100–600	++
Perazin	Taxilan®	75–1000	(+)
Perphenazin	Decentan	8–48	(+)
Thioridazin	Melleril®	75–600	+
Thioxanthene			
Chlorprothixen	Truxal®	100–400	+
Flupentixol	Fluanxol®	3–20	+
Sonstige trizyklische Stoffe			
Clozapin	Leponex®, Elcrit®	100–600	++
Zotepin	Nipolept®	200–450	++
Butyrophenone			
Benperidol	Glianimon®	2–20	–
Bromperidol	Impromen®	5–30	–
Haloperidol	Haldol®	2–30	(+)
Melperon	Eunerpan®	75–400	(+)
Diphenylbutylpiperidine			
Fluspirilen	Imap®	(nur als Depot)	–
Pimozid	Orap®	2–16	–
Benzamide			
Sulpirid	Solian®	50–800	–
Sonstige			
Risperidon	Risperdal®	4–6	+
Olanzapin	Zyprexa®	10–20	+
Quetiapin	Seroquel	300–600	++
Ziprasidon	Zeldox®	40–160	–
Pipamperon	Dipiperon®	40-360	++
Zuclopenthixol	Ciatyl Z®	25-75	++
Aripiprazol	Abilify®	10-30	(+)

Antidepressiva

Wirkung auf Zielstrukturen Blockade der Monoamin-Transporter, der Monoamin-Oxidase oder präsynaptische Blockade Freisetzungs-hemmender Rezeptoren → Steigerung der Neurotransmission der Monoamine, vor allem von Noradrenalin und Serotonin

Klinische Wirkungen Antidepressiv (Latenzzeit von ca. 2–3 Wochen bis zum Wirkungseintritt), analgetisch (vor allem tri-/tetrazyklische Antidepressiva)

Nebenwirkungen Anticholinerge Effekte der trizyklischen Antidepressiva (Mundtrockenheit, Tachykardie, Obstipation, Harnretention), evtl. delirante Zustände (→ zentrales anticholinerges Syndrom S. 466); tetrazyklische Antidepressiva zeigen kaum, selektive Serotonin-Wiederaufnahme-Inhibitoren keine antimuskarinischen Wirkungen

Kontraindikationen Glaukom, Urinretention bei Prostatahypertrophie

Intoxikation → S. 469; chininartige Wirkungen von trizyklischen Antidepressiva für kardiale Wirkungen wie Verlängerung der Überleitung bis zum AV-Block verantwortlich

Einzelsubstanzen [428],[2035]

Generic-Bezeichnung	Präparate z. B.	Tagesdosis p. o. (mg)
Trizyklische Antidepressiva geordnet nach zunehmend antriebssteigernder Wirkung		
Amitriptylin	Laroxyl®, Saroten®	50–150
Amitriptylinoxid	Equilibrin®	90–300
Clomipramin	Anafranil®	50–150
Desipramin	Petylyl®	50–150
Dibenzepin	Noveril®	120–720
Doxepin	Aponal®	30–150
Imipramin	Tofranil®	50–150
Trimipramin	Stangyl®	75–225
Tetrazyklische Antidepressiva		
Maprotilin	Ludiomil®	75–150
Selektive Serotonin-Wiederaufnahme-Inhibitoren (SSRI)		
Fluoxetin	Fluctin®	20–40
Fluvoxamin	Fevarin®	100–300
Paroxetin	Seroxat®	20–50
Citalopram	Cipramil®	20–40
Escitalopram	Cipralex®	10–20
Sertralin	Gladem®, Zoloft®	50-200
Monoaminooxydasehemmer		
Moclobemid (reversibler Antagonist)	Aurorix®	300
Tranylcypromin (irreversibler Antagonist)	Jatrosom®	5–30
α_2-Adrenozeptor-Antagonisten		
Mirtazapin	Remergil®	15–45
Mianserin	Tolvin®	30–90
Selektiver Noradrenalin- und Dopaminrückaufnahme-Inhibitor (SNDRI)		
Bupropion	Elontril®	150-300
Selektive Serotonin-/Noradrenalin-Wiederaufnahme-Inhibitoren (SSNRI)		
Venlafaxin	Trevilor®	75–150
Duloxetin	Cymbalta®	60
Melatonerge Agonisten		
Agomelatin	Valdoxan®	25-50

Antimanika: Lithium

Pharmakologische Effekte Beeinflussung des Phosphoinositolstoffwechsels durch Li^+-Ionen, Austausch mit Na^+-Ionen an der Zellmembran; eine mechanistische Begründung für die klinische Wirkung ergibt sich hieraus jedoch nicht

Klinische Wirkungen Antimanisch, prophylaktisch bei bipolarer Störung und rezidivierender depressiver Störung; neben Lithium werden auch Carbamazepin (→ S. 763) und Valproat (→ S. 770) als Stimmungsstabilisatoren eingesetzt; vgl. Beschreibung unter Antikonvulsiva (→ S. 761)

Dosierung

- **Beginn** 3 × 1/2 Tbl. (1 Tbl. Quilonum retard® = 450 mg)
- **Spiegel:** antimanisch: 1,0 nmol/l; Prophylaxe: 0,6–0,8 mmol/l
- **Spiegelkontrolle** 12 Stunden nach der letzten Einnahme (HWZ: 20–22 Stunden)

Überwachung EKG (T-Abflachung), Nierenwerte, Schilddrüsenfunktion

Interaktionen Li^+-Spiegel steigt bei Na^+-armer Diät oder Gabe von Saluretika, nichtsteroidalen Antiphlogistika, ACE-Hemmern und selektiven Serotonin-Wiederaufnahme-Inhibitoren

Nebenwirkungen Müdigkeit, feinschlägiger Tremor, Muskelschwäche, Magenbeschwerden, Polydipsie, Polyurie, Gewichtszunahme, Ödeme

Komplikationen Euthyreote Struma (bei 10 %)

Kontraindikationen Niereninsuffizienz, schwere Herzinsuffizienz, Schwangerschaft

Intoxikation → S. 469

Tranquilizer

Rezeptorwirkung

- **Benzodiazepine:** fördern die Wirkung von GABA am $GABA_A$-Rezeptor
- **Opipramol:** unklar
- **Buspiron:** Serotonin-($5\text{-}HT_{1A}$-)-Rezeptoragonist
- **Promethazin:** Histamin-(H_1-)-Rezeptoragonist

Klinische Wirkungen

Benzodiazepine: sedativ, muskelrelaxierend, anxiolytisch, antikonvulsiv

Nebenwirkungen

Störung der Auffassung, der Aufmerksamkeit; Verlangsamung des Denkens; Ataxie, Schläfrigkeit; bei Präparaten mit kurzer Halbwertszeit treten nach längerem Gebrauch intensivere Entzugserscheinungen auf, die möglicherweise mit höherem Suchtpotenzial einhergehen

Kontraindikationen

Myasthenia gravis, Alkohol- und Schlafmittelvergiftungen, Medikamentenabhängigkeit

Intoxikation

→ S. 468; Atemdepression in Kombination mit Ethanol

Einzelsubstanzen

Generic-Bezeichnung	Präparat z. B.	HWZ (Stunden)	Wirksame Metabolite (HWZ)	Tagesdosis p. o. (mg)	Äquivalenzdosis (mg) [264]
Benzodiazepine					
Alprazolam	Tafil®	12–15	+	0,5–3	0,5
Bromazepam	Lexotanil®	15–28	+	3–6	6
Brotizolam	Lendormin®	4–8	+	0,125–0,25	0,125
Chlordiazepoxid	Librium®	10–15	++ (50–90)	5–50	10
Clobazam	Frisium®	18–42	++ (36–80)	20–30	10–15
Clonazepam	Rivotril®	30–40	+	1,5–2,0	1–4
Diazepam	Valium®	20–40	++ (50–80)	2–30	2–5
Dikalium-Chlorazepat	Tranxilium®	12	++ (25–82)	10–30	5–10
Flunitrazepam*	Rohypnol®	10–30	+	0,5–2	0,5
Flurazepam	Dalmadorm®	1–2	++ (50–200)	15–30	15
Lorazepam	Tavor®	10–20	–	0,5–5,0	1
Lormetazepam	Noctamid®	10–14	(+)	0,5–2,0	0,5–1
Midazolam	Dormicum®	1,5–2,5	(+)	7,5–15	?
Nitrazepam	Mogadan®	18–30	+	5–10	2,5–5
Oxazepam	Adumbran®	6–15	–	10–60	5–15
Prazepam	Demetrin®	10–20	++ (50–90)	10–30	10
Temazepam	Planum®	5–13	(+)	10–20	10–20
Triazolam	Halcion®	2–4	(+)	0,125–0,25	0,125
Benzodiazepin-Analoga					
Zopiclon	Ximovan®	5–6	(+)	7,5	
Zolpidem	Stilnox®	1,5–4	(+)	10	
Zaleplon	Sonata®	1	-	10	
Sonstige Tranquilizer					
Opipramol	Insidon®	6–9	(+)	100–300	
Buspiron	Bespar®	2–3	-	10–60	
Promethazin	Atosil®	10–12	-	25–200	

* BtM-verschreibungspflichtig

4.8 Off-label-Verschreibung

A. Hufschmidt und C. H. Lücking

Rechtslage

- **Rechtsgrundlage:** Urteil des Bundessozialgerichts vom 19. März 2002 zur Verordnungsfähigkeit von Arzneimitteln außerhalb der Zulassung (Az.: B 1 KR 37/00 R)

- **Ausnahmen** möglich unter folgenden Voraussetzungen (Zitat): „*Die Verordnung eines Medikaments in einem von der Zulassung nicht umfassten Anwendungsgebiet kommt deshalb nur in Betracht, wenn es*
  - *(1) um die Behandlung einer schwerwiegenden (lebensbedrohlichen oder die Lebensqualität auf Dauer nachhaltig beeinträchtigenden) Erkrankung geht, wenn*
  - *(2) keine andere Therapie verfügbar ist und wenn*
  - *(3) aufgrund der Datenlage die begründete Aussicht besteht, dass mit dem betreffenden Präparat ein Behandlungserfolg (kurativ oder palliativ) erzielt werden kann. Damit Letzteres angenommen werden kann, müssen Forschungsergebnisse vorliegen, die erwarten lassen, dass das Arzneimittel für die betreffende Indikation zugelassen werden kann. Davon kann ausgegangen werden, wenn entweder*
    - *- die Erweiterung der Zulassung bereits beantragt ist und die Ergebnisse einer kontrollierten klinischen Prüfung der Phase III (gegenüber Standard oder Placebo) veröffentlicht sind und eine klinisch relevante Wirksamkeit respektive einen klinisch relevanten Nutzen bei vertretbaren Risiken belegen*
    - *- oder außerhalb eines Zulassungsverfahrens gewonnene Erkenntnisse veröffentlicht sind, die über Qualität und Wirksamkeit des Arzneimittels in dem neuen Anwendungsgebiet zuverlässige, wissenschaftlich nachprüfbare Aussagen zulassen und auf Grund deren in den einschlägigen Fachkreisen Konsens über einen voraussichtlichen Nutzen in dem vorgenannten Sinne besteht.*“
- **Schlussfolgerung:**
  - Übergang der Produkthaftung auf den verschreibenden Arzt und Beweislastumkehr bei Auftreten von Nebenwirkungen
  - Regressforderungen der Kostenträger, u.U. mit langer Verzögerung

Praktische Konsequenzen

Zur Vermeidung oder Verminderung des Haftungsrisikos:

- die Wahl des Off-label-Präparates muss anhand von evidenzbasierten Studien gerechtfertigt sein
- die schriftliche Dokumentation soll enthalten:
  - die genaue klinische Symptomatik, die Ziel der Behandlung ist
  - den Nachweis, dass entsprechende Standardpräparate nicht gewirkt haben oder nicht zur Verfügung stehen
  - die Aufklärung des Patienten über
    - die Gründe für die Verordnung des Off-label-Präparats
    - Wirkung und Risiken des Off-label-Präparats
    - Wirkung und Risiken von alternativen Off-label-Präparaten
    - Auswirkungen eines Verzichts auf medikamentöse Behandlung
  - die Einverständniserklärung des Patienten

Betroffene Medikamente

Alphabetische Ordnung; kein Anspruch auf Vollständigkeit der Substanzen und Indikationen; Quelle: Rote Liste online (www.rote-liste.de) Stand Sept. 2012

Substanz	Zugelassene neurologische Indikationen	Off-label-Indikationen
Acetazolamid	– „Ödeme unterschiedlicher Genese, Epilepsie“	– episodische Ataxie – hyper- und hypokaliämische periodische Lähmung – idiopathische intrakranielle Hypertension (Pseudotumor cerebri)
Acetylcholinesterasehemmer (Donepezil, Galantamin, Rivastigmin)	– leichte bis mittelschwere Alzheimer-Demenz – Exelon®: Demenz bei M. Parkinson	– alle anderen Demenzformen
Amantadin	– Parkinson-Syndrome, akinetische Krise – Frühdyskinesie, Akathisie, Parkinsonoid (einige Präparate) – Vigilanzminderung bei postkomatösen Zuständen (einige Präparate)	– Multiple Sklerose (Fatigue-Syndrom) – neuropathische Schmerzen, – Trigeminus-Neuralgie

Substanz	Zugelassene neurologische Indikationen	Off-label-Indikationen
Azathioprin	- schubförmige MS, wenn Therapie mit Beta-Interferonen nicht möglich - generalisierte Myastenia gravis - Lupus erythematodes - Dermatomyositis - Polymyositis - Morbus Behçet - Kombination mit Glukokortikosteroiden zur Glukokortikosteroid-Einsparung	- vaskulitische Neuropathien - primäre ZNS-Vaskulitis - Neurosarkoidose
Baclofen	- Spastizität (spinal und zerebral)	- neuropathische Schmerzen - Trigeminus-Neuralgien - Stiff-person-Syndrom - Dystonien
Betahistin	- „Funktionsstörungen des Vestibularapparates mit Leitsymptom Schwindel", Morbus Menière	- Tagesdosen > 36 mg
Botulinum-Toxin	- *Botulinum-Toxin A:* Blepharospasmus, Spasmus hemifacialis, Torticollis spasmodicus,, Spastik der oberen Extremität nach Schlaganfall (Botox®, Dysport® und Xeomin®), Spitzfußstellung bei infantiler Zerebralparese (Botox®, Dysport®), Detrusorhyperakivität bei MS und nach Rückenmarksverletzung, Hyperhidrose (Botox®), chronische Migräne (Botox®), - *Botulinum-Toxin B:* zervikale Dystonie (NeuroBloc®), Patienten mit Antikörpern gegen Botulinum-Toxin A	- Schreibkrampf, Musiker-Krampf, spasmodische Dysphonie, dystoner Tremor - Fazialis-Synkinesien - Zulassungsstudien für Bein-Spastik laufen
Bromocriptin	- idiopathische und postenzephalitische Parkinson-Krankheit in Monotherapie oder als Zusatzmedikation zur Levodopa-Behandlung (nicht alle Präparate)	- Restless-Legs-Syndrom
Cabergolin	- Therapie 2. Wahl zur Behandlung des Morbus Parkinson als Monotherapie oder als Zusatztherapie (mit Levodopa/Decarboxylasehemmern), wenn Therapie mit Nicht-Ergotamin-Dopamin-Agonist nicht wirksam oder unverträglich ist	- Restless-Legs-Syndrom
Calcitonin	- keine	- neuropathische Schmerzen, CRPS
Carbamazepin	- Epilepsien: einfache und komplexe partielle Anfälle; Grand mal, gemischte Epilepsieformen - Trigeminus-Neuralgie - Glossopharyngeus-Neuralgie - schmerzhafte diabetische Neuropathie - nicht epileptische Anfälle bei MS wie z. B. Trigeminus-Neuralgie, tonische Anfälle; paroxysmale Dysarthrie und Ataxie, paroxysmale Parästhesien und Schmerzanfälle - Anfallsverhütung beim Alkoholentzugssyndrom	- neuropathischer Schmerz und Dyästhesien (nicht diabetogen) - „Krampus-Syndrom" - Vestibularis-Paroxysmie
Ciclosporin	- keine	- Sarkoidose - Myasthenia gravis - Polymyositis/Dermatomyositis
Clonazepam	- Erwachsenenepilepsien; Ampullen: alle Formen der Status epilepticus - Epilepsie des Säuglings- und Kindesalters, v.a. Petit Mal-Epilepsien	- Tremor - choreatische Hyperkinesen - Dystonien - Tics
Clonidin	- Symptome sympathoadrenerger Hyperaktivität (Tremor, Tachykardie, Hypertonie, Schwitzen, Unruhe, Tachypnoe) im Rahmen des akuten Alkoholentzugssyndroms (Paracefan® i. v.)	- Tic-Erkrankungen
Clozapin	- Psychosen im Verlauf eines Morbus Parkinson nach Versagen der Standardtherapie (nicht alle Präparate)	- Tremor - choreatische Hyperkinesen
Cyclophosphamid	- Lupus erythematodes, Sklerodermie, systemische Vaskulitiden	- Multiple Sklerose - Myositis - (per)akute neuroimmunologische Erkrankungen (z. B. ADEM, Devic-Syndrom, Hurst-Enzephalitis)

Substanz	Zugelassene neurologische Indikationen	Off-label-Indikationen
α-Dihydroergocryptin	- Morbus Parkinson bei Patienten ohne Fluktuationen im Krankheitsbild als Monotherapie oder in Kombination mit Levodopa	- Restless-Legs-Syndrom
Doxepin	- leichte Entzugssyndrome bei Alkohol-, Arzneimittel- oder Drogenabhängigkeit - funktionelle Organbeschwerden (nicht alle Präparate)	- Kopfschmerz
Ephedrin	- keine	- Narkolepsie
Fampridin (4-Aminopyridin)	- Verbesserung der Gehfähigkeit von erwachsenen Patienten mit Multipler Sklerose	- Episodische Ataxie Typ 2 - Upbeat-, Downbeat-Nystagmus
Fluoxetin	- keine	- Kopfschmerz - neuropathische Schmerzen - Trigeminus-Neuralgien - Tics
Gabapentin	- Epilepsie (Mono- und Zusatztherapie) - periphere neuropathische Schmerzen	- Tremor - Spastik bei MS
Haloperidol	- organisch bedingte Psychosen - delirante und andere exogene-psychotische Syndrome - akute psychomotorische Erregungszustände - Tic-Erkrankungen (z. B. Gilles-de-la-Tourette-Syndrom - Erbrechen „nach Ausschöpfung aller anderen Behandlungsmöglichkeiten"	- Schwindel - choreatische Hyperkinesen
Ibuprofen	- akute Kopfschmerzphasen bei Migräne mit und ohne Aura	- „grippeartige" Nebenwirkungen bei MS-Schubprophylaxe mit Interferon-beta
Immunglobuline	- Guillain-Barré-Syndrom - CIDP (Gamunex®) - Multifokale motorische Neuropathie (Kiovig®)	- Multiple Sklerose - Lambert-Eaton-Syndrom - Poly-, Dermatomyositis - Chorea Sydenham - CRPS - Stiff-person-Syndrom - (per)akute neuroimmunologische Erkrankungen (z. B. ADEM, Devic-Syndrom, Hurst-Enzephalitis, ZNS-Vaskulitis), wenn Immunsuppressiva kontraindiziert sind
Indometacin	- keine	- chronisch paroxysmale Hemikranie
Lamotrigin	- Mono- und Zusatztherapie bei Epilepsie: partielle Anfälle, generalisierte Anfälle, primäre Anfälle, sekundäre tonisch-klonische Anfälle - Anfälle bei Lennox-Gastaut-Syndrom	- neuropathische Schmerzen - Trigeminus-Neuralgien
L-Dopa	- Morbus Parkinson, Parkinson-Syndrome (idiopathisch und symptomatisch, Ausnahme medikamentös verursachte) - Restless-Legs-Syndrom (Restex®)	- motorische Neurorehabilitation - Dysexekutivsyndrome - L-Dopa-responsive Dystonie
Lioresal	- Spastik zerebraler oder spinaler Genese	- Trigeminusneuralgie
Lisurid	- Kombination mit Levodopa bei Patienten mit Parkinson-Syndrom (mit Ausnahme der medikamentös bedingten Form)	- Restless-Legs-Syndrom
Memantin	- moderate bis schwere Alzheimer-Demenz	- alle anderen Demenzformen
Methotrexat	- Karzinome im Kopf-Hals-Bereich (palliative Monotherapie im metastierten Stadium oder bei Rezidiven) - Non-Hodgkin-Lymphome von intermediärem oder hohem Malignitätsgrad im Erwachsenenalter (in Kombination mit anderen Zytostatika) - intrathekal zur Prophylaxe und Therapie der Meningeosis leucaemica - Primäre ZNS-Non-Hodgkin-Lymphome vor Radiotherapie - ZNS-Tumoren	- Multiple Sklerose - Myositis - Neurosarkoidose - in immunsuppressiven Regimen anderer neuroimmunologischer Erkrankungen (i. d.R. um Steroide „einzusparen") - Meningeosis carcinomatosa
Methylprednisolon	- Dermatomyositis - chronischer diskoider und subakut kutaner Lupus erythematodes	- Neuritis vestibularis - idiopathische Fazialisparese - Stiff-person-Syndrom - andere neuroimmunologische Erkrankungen

Substanz	Zugelassene neurologische Indikationen	Off-label-Indikationen
Metoprolol	- Migräneprophylaxe (nicht alle Präparate)	- Tremor
Mexiletin	- keine	- Myotonie, kongenitale vom Typ Becker - Paramyotonia congenita
Mitoxantron (Ralenova®)	- Eskalationstherapie bei rasch progredienter schubförmiger oder sekundär-chronisch progredienter MS	- primär chronisch-progrediente MS
Modafinil	- exzessive Schläfrigkeit bei Narkolepsie	- Fatigue bei Multipler Sklerose und anderen Erkrankungen
Mycophenolatmofetil	- keine	- Myasthenie - Myasthenia gravis - Immunneuropathien - andere neuroimmunologische Erkrankungen (in der Regel um Steroide „einzusparen“)
Oxcarbazepin	- Epilepsien: fokale Anfälle mit oder ohne sekundärer Generalisierung in Mono- und Kombinationstherapie	- neuropathische Schmerzen - Trigeminus-Neuralgien
Paroxetin	- keine	- neuropathische Schmerzen, Trigeminus-Neuralgien - Myoklonien
Pergolid	- Therapie 2. Wahl zur Behandlung des Morbus Parkinson als Monotherapie oder als Zusatztherapie mit Levodopa/Decarboxylasehemmern, wenn Therapie mit Nicht-Ergotamin-Dopamin-Agonist nicht/nicht ausreichend wirksam, unverträglich oder kontraindiziert	- Restless-Legs-Syndrom
Primidon	- partielle Anfälle mit und ohne Generalisation zu tonisch-klonischen Anfällen - primär generalisierende tonisch-klonische Anfälle - Absencen, myoklonische Anfälle des Jugendlichen	- Tremor
Pimozid	- keine	- neuropathische Schmerzen - Trigeminus-Neuralgien - Tic-Erkrankungen - choreatische Hyperkinesen - Dystonien
Piracetam	- chronische hirnorganisch bedingte Leistungsstörungen im Rahmen eines therapeutischen Gesamtkonzeptes bei demenziellen Syndromen (Gedächtnisstörungen, Konzentrationsstörungen, Denkstörungen, vorzeitige Ermüdbarkeit und Antriebs- und Motivationsmangel, Affektstörungen) Nicht alle Präparate: - postanoxische Myoklonus-Syndrome als chronischem Folgezustand einer hypoxischen Schädigung des Gehirns - unterstützende Behandlung von postkommotionellen Syndromen (Schwindel, Kopfschmerzen)	- Myoklonusepilepsie
Quetiapin	- keine	- medikamentöse Psychosen unter L-Dopa-Therapie
Reboxetin	- keine	- motorische Neurorehabilitation - Dysexekutivsyndrome
Risperidon	- schwere chronische Aggressivität bei Demenz - psychotische Symptome bei Demenz (nicht alle Präparate)	- Tic-Erkrankungen - choreatische Hyperkinesen
Rituximab (MabThera®)	- keine	- Neuromyelitis optica (NMO, Devic-Syndrom) und Neuromyelitis optica spectrum disease (NMOSD) - Multiple Sklerose
Selegilin	- Monotherapie bei Morbus Parkinson in der Frühphase sowie in Kombination mit Levodopa	- Narkolepsie
Sulpirid	- peripher labyrintherer Schwindel, z. B. Morbus Menière, peripherer Lage-, Dreh- und Schwankschwindel	- Tic-Erkrankungen - choreatische Hyperkinesen

Substanz	Zugelassene neurologische Indikationen	Off-label-Indikationen
Tetrabenazin	- Chorea Huntington - mittelschwere bis schwere Spätdyskinesien, die auf andere Therapie nicht angesprochen haben	- Dystonien - Myoklonien - Tics - Hemiballismus
Tiapridex	- Neuroleptika-induzierte Spätdyskinesien v.a. orobukkolingual - Chorea Huntington	- Tic-Erkrankungen - Dystonien - Hemiballismus
Topiramat	- Monotherapie bei neu diagnostizierter Epilepsie oder zur Umstellung auf Monotherapie - Zusatztherapie bei fokalen epileptischen Anfällen mit oder ohne sekundärer Generalisierung, primär generalisierten tonisch-klonischen Anfällen und epileptischen Anfällen beim Lennox-Gastaut-Syndrom - Migräneprophylaxe bei Erwachsenen, wenn eine Therapie mit Betablockern nicht indiziert ist, nicht erfolgreich war oder nicht vertragen wurde	- neuropathische Schmerzen, Trigeminus-Neuralgien - idiopathische intrakranielle Hypertension (Pseudotumor cerebri)
Valproat	- generalisierte Anfälle (Absencen, myoklonische Anfälle und tonisch-klonische Anfällen), fokale und sekundär-generalisierte Anfälle - Kombinationsbehandlung bei anderen Anfallsformen, z. B. fokalen Anfällen mit sekundärer Generalisation, wenn diese Anfallsformen auf die übliche antiepileptische Behandlung nicht ansprechen intravenös: - 3. Wahl im Status generalisierter konvulsiver Anfälle (Grand-mal-Status), wenn unter der initialen Behandlung mit Benzodiazepinen plus Phenytoin (Therapie der 1. Wahl) sowie nach einer anschl. Behandlung mit Phenobarbital (Therapie der 2. Wahl) keine endgültige Beendigung der Anfallsaktivität erreicht werden konnte - 1. Wahl im Status generalisierter nonkonvulsiver Anfälle (Absence-Status) als Alternative zur Behandlung mit Benzodiazepinen - 2. Wahl im Status konvulsiver und nonkonvulsiver einfach- und komplex-fokaler Anfälle, wenn unter der initialen Behandlung mit Benzodiazepinen (Therapie der 1. Wahl) keine endgültige Beendigung der Anfallsaktivität erreicht werden konnte	- neuropathische Schmerzen - Trigeminus-Neuralgien - Myoklonien - Migräneprophylaxe
Verapamil	- keine	- Clusterkopfschmerz

5 Anhang

5.1 Klinische Bewertungsskalen

A. Hufschmidt

MRC-(Medical Research Council-)Skala (Muskelkraft) [2663]

Anwendung Graduierung der Kraft bei zentralen und peripheren Paresen

Graduierung

Kraftgrad	Definition
0	keine Kontraktion
1	tastbare Zuckung und Spur einer Kontraktion
2	aktive Bewegung möglich unter Aufhebung der Schwerkraft
3	aktive Bewegung möglich gegen die Schwerkraft
4	aktive Bewegung möglich gegen Widerstand
5	normale Kraft

Tinetti Balance Score [4110]

Anwendung Graduierung der Standfunktion

Graduierung

	0	1	2
Gleichgewicht im Sitzen	neigt sich oder verrutscht auf dem Stuhl	stabil, sicher	
Aufstehen	nicht möglich ohne Hilfe	möglich mit Hilfe der Arme	möglich ohne Zuhilfenahme der Arme
Versuche aufzustehen	nicht möglich ohne Hilfe	möglich, aber nach mehr als einem Versuch	erhebt sich im ersten Versuch
Gleichgewicht sofort nach dem Aufstehen (erste 5 s)	unsicher (schwankt, bewegt die Füße, ausgeprägte Neigung des Rumpfes)	sicher mit Gehhilfe oder anderen Objekten zur Unterstützung	sicher ohne Gehhilfe oder andere Unterstützung
Gleichgewicht im Stehen	unsicher	sicher aber breitbasig (Hacken sind mehr als 10 cm voneinander entfernt) oder mit Gehhilfe	engbasig ohne Unterstützung
Stoßtest (Patient steht mit geschlossenen Füßen; Untersucher schiebt den Patienten mit der Handfläche 3 Mal an mit leichtem Druck auf das Sternum)	beginnt umzufallen	schwankt, sucht nach Unterstützung, aber fängt sich allein	sicher
Gleichgewicht mit geschlossenen Augen	unsicher	sicher	
Drehen um 360 Grad	unregelmäßige Schrittfolge, unsicher	regelmäßige Schrittfolge, sicher	
Hinsetzen	unsicher (verschätzt sich in der Distanz, lässt sich in den Stuhl hineinfallen)	benutzt die Arme zur Hilfe oder keine glatte Bewegungsabfolge	sicher, glatte Bewegungsabfolge

Auswertung Angabe der Gesamtpunktzahl (maximal 16)

Tinetti Gait Score [4110]

Anwendung Graduierung der Gangfunktion

Anleitung Patient steht neben dem Untersucher; Gehen durch den Raum oder den Gang entlang, zunächst mit der üblichen Geschwindigkeit, dann in raschem, aber sicherem Tempo unter Benutzung der gewohnten Gehhilfe

Graduierung

Test		0	1	2
Ganginitiierung/Losgehen		Zögern oder mehrfache Startversuche	unmittelbar, ohne Zögern	
rechtes Schwungbein	Schrittlänge	wird nicht bis vor das Standbein gesetzt	wird vor das Standbein gesetzt	
	Schritthöhe	wird nicht vollständig vom Boden genommen	wird vollständig vom Boden genommen	
linkes Schwungbein	Schrittlänge	wird nicht bis vor das Standbein gesetzt	wird vor das Standbein gesetzt	
	Schritthöhe	wird nicht vollständig vom Boden genommen	wird vollständig vom Boden genommen	
Symmetrie der Schrittfolge		Schrittlänge rechts und links nicht gleichmäßig (ungefähre Schätzung)	Schrittlänge rechts wie links erscheint gleichmäßig	
Kontinuität der Schrittfolge		Anhalten oder diskontinuierliche Schrittfolge	Schrittfolge erscheint kontinuierlich	
Richtung der Wegstrecke (Abschätzung nach Beobachtung beider Beine über eine Strecke von etwa 3 Metern)		beträchtliche Abweichung	mittlere oder leichte Abweichung oder mit Unterstützung durch eine Gehhilfe	gerade, ohne Unterstützung durch eine Gehhilfe
Rumpf		beträchtliches Schwanken oder Benutzung einer Gehhilfe	kein Schwanken aber Beugung von Knie oder Hüfte, Ausbreiten der Arme beim Gehen	kein Schwanken, keine Beugung, Arme werden nicht zur Hilfe genommen, keine Benutzung einer Gehhilfe
Basis beim Gehen		Hacken sind voneinander entfernt	Hacken berühren sich beim Gehen nahezu	

Auswertung Angabe der Gesamtpunktzahl (maximal 12)

Glasgow Coma Scale [4057]

Anwendung Graduierung der Komatiefe

Graduierung

Augenöffnen	beste motorische Antwort	verbale Antwort
1 nicht	1 keine	1 keine
2 bei Schmerzreiz	2 Strecksynergismen	2 unverständlich
3 auf Aufforderung	3 Beugesynergismen	3 inadäquat
4 spontan	4 ungezielt nach Schmerzreiz	4 verwirrt
	5 gezielt nach Schmerzreiz	5 orientiert prompt
	6 gezielt nach Aufforderung	

Aussage Summe > 7 = leichtes, 7–6 = mittelschweres Koma, < 6 = tiefes Koma; Angabe aller 3 Zahlenwerte jedoch sinnvoll (z. B. „GCS 1–2–1")

Glasgow Outcome Scale [1897]

Anwendung Graduierung des Outcome nach schweren Hirnschädigungen jeglicher Genese

Graduierung

Grad	Definition
1	Tod ohne Wiedererlangen des Bewusstseins nach der Hirnläsion
2	apallisches Syndrom
3	schwere Behinderung: Patient ist auf Hilfe Dritter angewiesen aufgrund körperlicher und/oder geistiger Behinderung
4	mäßige Behinderung: Patient ist im Alltag unabhängig mit Hilfsmitteln, kann öffentliche Verkehrsmittel benutzen, in einer beschützten Werkstätte arbeiten – ist aber deutlich behindert
5	geringe Behinderung; Rückkehr ins normale Leben mit leichten neurologischen Ausfällen

Karnofsky-Skala (Karnofsky performance scale, KPS) [1989]

Anwendung Graduierung der Behinderung, ursprünglich für Tumorpatienten definiert, aber auch auf Behinderungen aufgrund anderer Erkrankungen übertragbar

Graduierung

Grad	Definition
100 %	normal, keine Beschwerden oder Krankheitszeichen
90 %	geringfügige Symptome, normale Lebensführung möglich
80 %	Symptome, die eine normale Lebensführung mit Anstrengung zulassen
70 %	Selbstversorgung noch möglich
60 %	Selbstversorgung mit gelegentlicher Hilfe noch möglich
50 %	auf häufige Hilfe angewiesen
40 %	behindert und pflegebedürftig, noch nicht hospitalisiert
30 %	schwer behindert, hospitalisiert
20 %	schwer krank, hospitalisiert
10 %	moribund

Barthel-Index [2526]

Anwendung Graduierung der Selbstständigkeit nach Schlaganfall

Graduierung

Leistung	ohne Hilfe	mit Hilfe
Essen (muss geschnitten werden = Hilfe)	10	5
Baden	5	0
Körperpflege (Gesicht waschen, Haare kämmen, Zähne putzen etc.)	5	0
Anziehen	10	5
Darmkontrolle (gelegentliche Inkontinenz oder Notwendigkeit von Einläufen/Zäpfchen = Hilfe)	10	5
Blasenkontrolle (gelegentliche Inkontinenz oder Hilfe mit Katheter/Urotip = Hilfe)	10	5
auf die Toilette gelangen	10	5
in den Stuhl/ins Bett gelangen (minimale Hilfe = 10; kann sitzen, braucht aber maximale Hilfe zum Umsteigen= 5)	15	5–10
Fortbewegung (wenn gehunfähig, dann imstande den Rollstuhl selbstständig zu bewegen)	15	10
Treppensteigen (unabhängig mit Hilfsmitteln = 10)	10	5

Aussage

- **Summe = 100:** selbstständig
- **Summe 60–95:** selbstständig mit minimaler Hilfe
- **Summe < 60:** abhängig

Rankin-Skala [3283],[4248]

Anwendung Graduierung des Outcome nach Hirninfarkten

Graduierung ■ **Rankin-Skala:**

Score	Definition
0	keine Symptome
1	Symptome, aber keine signifikante Behinderung; kann alle Pflichten und Aktivitäten ausführen
2	leichte Behinderung; kann nicht mehr alle früheren Aktivitäten ausführen, ist aber in der Lage, komplett selbstständig zu leben
3	mäßige Behinderung; braucht etwas Hilfe, kann aber ohne Hilfe gehen
4	mäßige bis schwere Behinderung; kann nicht ohne Hilfe gehen, braucht Hilfe bei den täglichen Verrichtungen
5	schwere Behinderung; bettlägrig, inkontinent, braucht ständige Hilfe und Überwachung

■ **Modifizierte Rankin-Skala (mRS):**

Score	Definition
0	keine Symptome
1	Symptome, aber keine signifikante Behinderung; kann alle gewöhnlichen Aktivitäten ausführen
2	leichte Behinderung; kann nicht mehr alle früheren Aktivitäten ausführen, ist aber in der Lage, komplett selbstständig zu leben
3	mäßige Behinderung; braucht etwas Hilfe, kann aber ohne Hilfe gehen
4	mäßige bis schwere Behinderung; braucht Hilfe bei den täglichen Verrichtungen und klann nicht alleine gehen
5	schwere Behinderung; bettlägrig, inkontinent, braucht ständige Hilfe und Überwachung
6	tot

National Institute of Health (NIH) Stroke Scale [536]

Anwendung Graduierung des Defizits bei Schlaganfall

Item		0	1	2	3	4
1a.	Vigilanz (0–3)	wach	somnolent	soporös	komatös	
1b.	Orientierung (0–2)	kennt sein/ihr Alter und den Monat	nur eines	keines		
1c.	Kooperation (0–2)	öffnet/schließt Augen/Faust auf Aufforderung	nur eines	keines		
2.	Blickbewegungen (0–2)	normal	partielle Blickparese	komplette Blickparese		
3.	Gesichtsfelder (0–3)	unauffällig	partielle Hemianopsie	komplette Hemianopsie	blind	
4.	Fazialisparese (0–3)	keine	diskret	partiell	komplett	
5.	Motorik – linker Arm (0–4)	kein Absinken	Absinken	kein Halten gegen die Schwerkraft	kein Versuch gegen Schwerkraft	keine Bewegung
	Motorik – rechter Arm (0–4)	kein Absinken	Absinken	kein Halten gegen die Schwerkraft	kein Versuch gegen Schwerkraft	keine Bewegung
6.	Motorik – linkes Bein (0–4)	kein Absinken	Absinken	kein Halten gegen die Schwerkraft	kein Versuch gegen Schwerkraft	keine Bewegung
	Motorik – rechtes Bein (0–4)	kein Absinken	Absinken	kein Halten gegen die Schwerkraft	kein Versuch gegen Schwerkraft	keine Bewegung
7.	Extremitätenataxie (0–2)	keine	in Arm oder Bein	in Arm und Bein		
	Schweregrad der Ataxie pro Extremität (0–2)	keine	leichte	schwere		
8.	Sensibilität (0–2)	normal	partiell, subjektiv seitenunterschiedlich	komplett, keine Berührungswahrnehmung		
9.	Aphasie (0–3)	keine	leicht	schwer	komplett	
10.	Dysarthrie (0–2)	keine	leicht bis mäßig	unverständlich oder schlechter		
11,	Neglect (0–2)	keiner	partiell	komplett		

Anleitung

Item		Anweisungen
1a.	Vigilanz	Koma: maximale Punktzahl (3 Punkte) Intubation, aber wach/erweckbar: gestische und okuläre Reaktion bewerten
1b.	Orientierung	Patient darf schreiben Korrektur wird als „falsch" gewertet Aphasie = 2, Dysarthrie o. Ä. = 1 Koma: maximale Punktzahl (2 Punkte)
1c.	Kooperation	Pantomime erlaubt; nur erster (auch unvollständiger) Versuch gilt Koma: maximale Punktzahl (2 Punkte) Aphasie: ggf. pantomimische Aufforderungen
2.	Blick-bewegungen	Koma: Ausgangsposition der Augen bei okulozephalen Reflex bewerten (0–2 Punkte) Aphasie: Gesicht des Untersuchers als Blickziel (Blickkontakt bei Positionswechsel des Untersuchers?) anbieten N.-III-, -IV- oder -VI-Parese = 1, konjugierte Parese = 1; ggf. okulozephalen Reflex prüfen
3.	Gesichtsfelder	Koma: Schreckreaktion bewerten (falls beidseits vorhanden 0, falls nur einseitig erhältlich, 2 Punkte, falls – wie bei Komatösen in der Regel der Fall – beidseits keine Reaktion 3 Punkte) Aphasie: Schreckreaktion prüfen Amaurose eines Auges: nur das Gesichtsfeld des gesunden Auges bewerten Blindheit = 3 Extinktion = 1
4.	Fazialisparese)	Koma: maximale Punktzahl (3 Punkte) Aphasie: ggf. pantomimische Aufforderungen, ggf. mit Reaktion auf Schmerzreiz prüfen fragliche Befunde oder Verstreichung der Nasolabialfalte = 1; deutliche Befunde = 2; bds. Parese oder Parese von Mund- und Stirnast = 3
5.	Motorik -Arm	Arme 10 Sekunden testen Koma: maximale Punktzahl (4 Punkte) Aphasie: ggf. pantomimische Aufforderungen; falls Bewegungen nicht imitiert werden, jeweilige Gliedmaße passiv in Position bringen und gestisch bzw. durch Laute motivieren, aber keine Schmerzreize einsetzen Amputation, Fraktur o.Ä. = 0
6.	Motorik -Bein	Beine 5 Sekunden testen Koma: maximale Punktzahl (4 Punkte) Aphasie: ggf. pantomimische Aufforderungen
7.	Extremitäten-ataxie	muss über paresebedingte Unsicherheit hinausgehen Koma: 0 Punkte Aphasie: ggf. pantomimische Aufforderungen; Bewegungen ggf. auch passiv durchführen, aber die aktive, nicht assistierte Durchführung bewerten; falls diese auch nach mehrfacher Anleitung (pantomimisch und passiv) nicht erfolgt, „keine Ataxie" (0 Punkte) vergeben
8.	Sensibilität	Hände und Füße gelten nicht Koma: 0 Punkte Aphasie = 0–1, ggf. Schmerzreaktion prüfen schwerste Dysarthrie: ggf. Antworten aufschreiben lassen beidseitige Befunde = 2
9.	Aphasie	zusätzlich spontane Sprachproduktion und Nachsprechen bewerten, ggf. schriftliche Kommunikation Koma: maximale Punktzahl (3 Punkte) Intubation, aber wach/erweckbar: schreiben lassen Erblindung: Gegenstände tasten und benennen lassen
10.	Dysarthrie	keine Sprachproduktion oder Koma = 2 Intubation, aber wach/erweckbar: 9 Punkte angeben, Grund „Intubation" Erblindung: Wortliste vorlesen und nachsprechen lassen Aphasie: ggf. Artikulation der erhaltenen sprachlichen Leistungen bewerten; falls diese völlig unzureichend sind, Maximalpunktzahl (2) vergeben
11.	Neglect	Koma: maximale Punktzahl (2 Punkte) Erblindung: nur die sensible Testung werten (falls normal, 0 Punkte) Schwerste Dysarthrie: ggf. Antworten aufschreiben lassen Beachte: Ein Neglect liegt nur dann vor, wenn die zu beurteilende Sinnesmodalität bei einseitiger Prüfung nicht seitendifferent gestört ist CAVE: ein sensorischer Neglect im Gesichtsfeld wird, falls vorhanden, auch beim Item 3 (Gesichtsfeld) mitbewertet Extinktion = 1 bei Hemihypästhesie/-anopsie die jeweils andere Modalität beurteilen

Expanded Disability Status Scale (EDSS) (Kurtzke-Skala) [2240]

Anwendung

- Graduierung des Defizits bei MS; derzeit die am weitesten verbreitete Skala für klinische Verlaufsbeobachtungen und Therapiestudien
- bei 2 Untersuchern Abweichungen bis zu 1 Punkt möglich; ab einem Score >5 relative Ungenauigkeit der Skala v.a. für Änderungen der Funktionsfähigkeit der oberen Extremitäten

Funktionelle Systeme (FS)

Punkte	Definition
1. Pyramidenbahn (Kraftmaße nach der MRC-Skala, → S. 816):	
0	normal
1	abnorme Befunde ohne Behinderung
2	minimale Behinderung
3	leichte oder mittelschwere Paraparese oder Hemiparese (5 bis 3); schwere Monoparese (3 bis 1)
4	ausgeprägte Paraparese oder Hemiparese (3 bis 1); mittelschwere Tetraparese (4 bis 2); Monoplegie (0)
5	Paraplegie, Hemiplegie, ausgeprägte Tetraparese (2 bis 1)
6	Tetraplegie
9	unbekannt
2. Kleinhirn:	
0	normal
1	abnorme Befunde ohne Behinderung
2	leichte Ataxie (benötigt keine Hilfe), erkennbarer Tremor
3	mäßige Rumpf- oder Extremitätenataxie (benötigt Stock, Abstützen an Wänden etc. Funktion zeitweise erschwert)
4	schwere Extremitätenataxie (benötigt Stützen oder Hilfsperson, Funktion konstant erschwert)
5	Unfähigkeit zu koordinierten Bewegungen infolge Ataxie
9	unbekannt
2a. Kleinhirn Zusatzbefunde (bezüglich Kraft):	
0	Schwäche beeinflusst Untersuchungsergebnisse nicht
1	Schwäche (Grad 3 oder schwächer bei Pyramidenbahnfunktion), beeinflusst Untersuchung
9	unbekannt
3. Hirnstamm:	
0	normal
1	abnorme Untersuchungsbefunde
2	mäßiger Nystagmus oder anderweitig leichte Behinderung
3	ausgeprägter Nystagmus, deutliche Paresen von äußeren Augenmuskeln, mäßige Funktionsstörungen anderer Hirnnerven
4	deutliche Dysarthrie oder andere ausgeprägte Funktionsstörungen
5	Unfähigkeit zu sprechen oder zu schlucken
9	unbekannt
4. Sensorium:	
0	normal
1	Abschwächung von Vibrationssinn oder Zahlen-Erkennen an einer oder 2 Extremitäten
2	leichte Verminderung von Berührungs-, Schmerz- oder Lageempfindung; und/oder mäßige Abschwächung des Vibrationssinnes in einer oder 2 Extremitäten; oder Verminderung entweder des Vibrationssinnes oder des Zahlen-Erkennens allein an 3 oder 4 Extremitäten
3	mäßige Verminderung von Berührungs-, Schmerz- oder Lageempfindung sowie/oder Verlust der Vibrationsempfindung in einer oder 2 Extremitäten; oder leichte Verminderung von Berührungs- oder Schmerzempfindung sowie/oder mäßige Verminderung in allen propriozeptiven Tests in 3 oder 4 Extremitäten
4	deutliche Verminderung von Berührungs-, Schmerzempfindung und Propriozeption an einer oder kombiniert an einer oder 2 Extremitäten; oder mäßige Verminderung von Berührungs- oder Schmerzempfindung sowie/oder schwere Einschränkung der Propriozeption in mehr als 2 Extremitäten
5	weitgehender Sensibilitätsverlust in einer oder 2 Extremitäten; oder mäßige Verminderung der Berührungs- oder Schmerzempfindung und/oder Verlust der Propriozeption am größten Teil des Körpers

Punkte	Definition
6	weitgehender Sensibilitätsverlust unterhalb des Kopfes
9	unbekannt
5. Blasen- und Mastdarmfunktionen (Bewertung der schlechteren Funktion)	
0	normal
1	leichtes Harnverhalten, leichter Harndrang
2	mäßig ausgeprägtes Harn- und/oder Stuhlverhalten. Mäßig ausgeprägter imperativer Harn- bzw. Stuhldrang. Seltene Harninkontinenz. Gelegentliche Verwendung von Laxanzien, intermittierend Selbstkatheterisierung, manuelle Blasen- bzw. Darmentleerung
3	häufige Urininkontinenz
4	beinahe konstante Katheterisierung und konstante Verwendung von Hilfsmitteln zur Stuhlentleerung
5	Verlust der Blasenfunktion
6	Verlust von Blasen- und Darmfunktion
9	unbekannt
6. Sehfunktionen:	
0	normal
1	Skotom, Visus größer als 1,2
2	schwächeres Auge mit Skotom und Visus 1,2 bis 0,6
3	schwächeres Auge mit ausgedehntem Skotom, oder mäßige Gesichtsfeldeinschränkung, aber mit maximalem Visus 0,6 bis 0,4
4	schwächeres Auge mit deutlicher Gesichtsfeldeinschränkung und maximalem Visus von 0,4 bis 0,2; Grad 3 plus maximalem Visus des besseren Auges 0,6 oder weniger
5	schwächeres Auge mit maximalem Visus unter 0,2. Grad 4 plus maximaler Visus des besseren Auges von 0,6 oder weniger
6	Grad 5 plus maximaler Visus des besseren Auges von 0,2 oder weniger
9	unbekannt
7. zerebrale Funktionen:	
0	normal
1	Stimmungsschwankungen
2	leichte organische Wesensveränderung
3	mäßiggradige organische Wesensveränderung
4	ausgeprägte organische Wesensveränderung
5	schwere Demenz
9	unbekannt
8. andere Funktionen:	
0	keine
1	andere neurologische Befunde, die auf die MS zurückzuführen sind
9	unbekannt
Zusatzbefund Spastizität:	
0	nicht vorhanden
1	vorhanden
9	unbekannt

Bewertung

EDSS	Definition
0	normale neurologische Untersuchung (Grad 0 in allen funktionellen Systemen)
1,0	keine Behinderung, minimale Abnormität in einem funktionellen System
1,5	keine Behinderung, minimale Abnormität in mehr als einem FS
2,0	minimale Behinderung in einem FS (ein FS Grad 2, andere 0 oder 1)
2,5	minimale Behinderung in 2 FS (2 FS Grad 2, andere 0 oder 1)
3,0	mäßiggradige Behinderung in einem FS (ein FS Grad 3, andere 0 oder 1) oder leichte Behinderung in 3 oder 4 FS (3 oder 4 FS Grad 2, andere Grad 0 oder 1), aber voll gehfähig
3,5	voll gehfähig, aber mit mäßiger Behinderung in einem FS (Grad 3) und ein oder 2 FS Grad 2; oder 2 FS Grad 3; oder 5 FS Grad 2 (andere 0 oder 1)
4,0	gehfähig ohne Hilfe und Rast für mindestens 500 m. Aktiv während ca. 12 Stunden pro Tag trotz relativ schwerer Behinderung (ein FS Grad 4, übrige 0 oder 1)

EDSS	Definition
4,5	gehfähig ohne Hilfe und Rast für mindestens 300 m. Ganztägig arbeitsfähig. Gewisse Einschränkung der Aktivität, benötigt minimale Hilfe, relativ schwere Behinderung (ein FS Grad 4, übrige 0 oder 1)
5,0	gehfähig ohne Hilfe und Rast für mindestens 200 m. Behinderung schwer genug, um tägliche Aktivität zu beeinträchtigen. Ein FS Grad 5, übrige 0 oder 1; oder Kombination niedrigerer Grade, die aber über die Stufe 4,0 geltenden Angaben hinausgehen.
5,5	gehfähig ohne Hilfe und Rast für etwa 100 m. Behinderung schwer genug, um normale tägliche Aktivität zu verunmöglichen (FS Äquivalente wie Stufe 5,0)
6,0	bedarf intermittierend, oder auf einer Seite konstant, der Unterstützung (Krücke, Stock, Schiene) um etwa 100 m ohne Rast zu gehen. (FS Äquivalente Kombination von mehr als 2 FS Grad 3 plus)
6,5	benötigt konstant beidseits Hilfsmittel, um etwa 20 m ohne Rast zu gehen. FS Äquivalente wie 6,0
7,0	unfähig, selbst mit Hilfe mehr als 5 m zu gehen. Weitgehend an den Rollstuhl gebunden. Bewegt Rollstuhl selbst und transferiert ohne Hilfe (FS-Äquivalente Kombination von mehr als 2 FS Grad 4 plus, selten Pyramidenbahn Grad 5 allein)
7,5	unfähig, mehr als ein paar Schritte zu tun. An den Rollstuhl gebunden. Benötigt Hilfe für Transfer. Bewegt Rollstuhl selbst, vermag nicht den ganzen Tag im Rollstuhl zu verbringen. Benötigt eventuell motorisierten Rollstuhl (FS-Äquivalente wie 7,0)
8,0	weitgehend an Bett oder Rollstuhl gebunden; pflegt sich weitgehend selbstständig. Meist guter Gebrauch der Arme (FS-Äquivalente Kombinationen meist von Grad 4 plus in mehreren Systemen)
8,5	weitgehend ans Bett gebunden, auch während des Tages. Einiger nützlicher Gebrauch der Arme, einige Selbstpflege möglich (FS-Äquivalente wie 8,0)
9,0	hilfloser Patient im Bett. Kann essen und kommunizieren (FS-Äquivalente sind Kombinationen, meist Grad 4 plus)
9,5	gänzlich hilfloser Patient. Unfähig zu schlucken oder zu kommunizieren (FS-Äquivalente sind Kombinationen von fast lauter Grad 4 plus)
10	Tod infolge MS

Mini-Mental State [1216]

Anwendung Neuropsychologischer Kurztest, vor allem für Verlaufsbeobachtungen geeignet

Test

1. Orientierung (max. 10 Punkte)		Jahreszeit ( ) Wochentag ( ) Datum: Tag ( ) Monat ( ) Jahr ( ) Bundesland ( ) Stadt ( ) Straße oder Stadtteil ( ) Einrichtung ( ) Stockwerk oder Station ( )
2. Sprache/Benennen (max. 2 Punkte)	2 Gegenstände zeigen und benennen lassen	z. B. Bleistift ( ) Armbanduhr ( )
3. Sprache/Nachsprechen (max. 1 Punkt)	langsam und deutlich nur einmal vorsprechen: „Ich sage jetzt etwas und möchte, dass Sie es mir nachsprechen:“	z. B. „Die Katze sitzt auf dem Dach.“ ( )
4. Kurzzeitgedächtnis (max. 3 Punkte)	„Ich nenne Ihnen jetzt 3 Gegenstände. Wenn ich alle 3 genannt habe, möchte ich, dass Sie diese wiederholen. Versuchen Sie, sich die 3 Gegenstände einzuprägen, weil ich Sie in einigen Minuten wieder danach fragen werde.“ 3 Gegenstände im Abstand von einigen Sekunden nennen. Bewertet wird der erste Versuch. Bei Fehler oder Auslassungen bis maximal 5-mal wiederholen. Zahl der Wiederholungen notieren.	z. B. Uhr ( ) Pfennig ( ) Boot ( )
5. Aufmerksamkeit/Konzentration (max. 5 Punkte)	serielle Subtraktion 100–7 ...	93 ( ) 86 ( ) 79 ( ) 72 ( ) 65 ( )
6. Gedächtnis/Erinnern (max. 3 Punkte)	die unter 4. genannten Gegenstände wiederholen lassen	z. B. Uhr ( ) Pfennig ( ) Boot ( )

7. Lesen (max. 1 Punkt):	„Lesen Sie diese Seite und tun Sie, was darauf steht." – Aufforderung zu lesen geben: „SCHLIESSEN SIE DIE AUGEN"	( )
8. Räumlich-konstruktive Praxie (max. 1 Punkt)	Figur abzeichnen	( )
9. Schreiben (max. 1 Punkt)	„Schreiben Sie einen vollständigen Satz auf ein Blatt Papier" Der Satz muss ein Subjekt und ein Prädikat enthalten.	( )
10. Mehrschrittige Aufforderung (max. 3 Punkte)	„Ich gebe Ihnen jetzt ein Blatt Papier. Bitte nehmen Sie es in die rechte Hand. Falten Sie das Papier in der Mitte und legen Sie es dann auf den Fußboden." Das Blatt muss dem Patienten in der Mittellinie übergeben werden. Es kann das vorher benutzte Papier benutzt werden.	rechte Hand ( ) falten ( ) Fußboden ( )

Auswertung 25–30 Punkte: keine Demenz, 22–24 Punkte: mäßige Demenz, < 16 Punkte: schwere Demenz

Amyotrophic Lateral Sclerosis Functional Rating Scale (ALSFRS) [14],[649]

Anwendung Graduierung der Schwere des Befalls und Verlaufskontrolle bei ALS

Graduierung

Grad	Definition
1. Sprache:	
4	normal
3	hörbare Sprechstörung
2	kann sich mit Wiederholungen verständlich machen
1	Sprache wird mit nicht verbaler Kommunikation kombiniert
0	keine verständliche Sprache
2. Speichelfluss:	
4	normal
3	leichter aber eindeutiger Speichelüberschuss im Mund, evtl. nächtlicher Ausfluss von Speichel
2	mäßiger Speichelüberschuss, evtl. minimaler Speichelfluss aus dem Mund
1	deutlicher Speichelüberschuss, Speichelfluss aus dem Mund
0	deutlicher Speichelfluss aus dem Mund, braucht ständig Zellstoff oder Taschentuch
3. Schlucken:	
4	normale Essgewohnheiten
3	erste Probleme beim Essen, gelegentliches Verschlucken
2	Änderungen in der Zusammensetzung der Kost
1	braucht zusätzliche Nahrung über Sonde
0	Ernährung ausschließlich parenteral oder über Sonde
4. Handschrift:	
4	normal
3	langsam oder wackelig, alle Worte lesbar
2	nicht alle Worte sind lesbar
1	kann den Stift halten, aber nicht schreiben
0	kann den Stift nicht halten
5a. Essen schneiden und Besteck handhaben – Patienten ohne PEG:	
4	normal
3	etwas langsam und ungeschickt, kommt aber ohne Hilfe zurecht
2	kann die meisten Speisen schneiden, wenn auch langsam und ungeschickt, braucht etwas Hilfe
1	Speisen müssen von jemandem geschnitten werden, kann aber immer noch langsam selbst essen
0	muss gefüttert werden
5b. Essen schneiden und Besteck handhaben – Patienten mit PEG:	
4	normal
3	ungeschickt, kann aber alle Handgriffe eigenständig ausführen
2	braucht Hilfe bei Benutzung von Deckeln und Verschlüssen
1	kann nur minimal selbst mithelfen
0	kann an keiner Stelle mithelfen

Grad	Definition
6. Anziehen und Körperpflege:	
4	normal
3	unabhängig, Selbstversorger, aber mit Mühe oder abnehmender Effizienz
2	braucht intermittierend Hilfe oder Hilfsstrategien
1	braucht Hilfe
0	völlig unselbstständig
7. Umdrehen im Bett und Bettdecke zurechtziehen:	
4	normal
3	etwas langsam und ungeschickt, aber selbstständig
2	kann sich selbstständig umdrehen oder die Bettdecke zurechtziehen, aber mit großer Mühe
1	kann zum Umdrehen bzw. Zurechtziehen der Bettdecke ansetzen, aber die Bewegungen nicht vollenden
0	hilflos
8. Gehen:	
4	normal
3	beginnende Gangstörung
2	geht mit Hilfe
1	kann Beine bewegen, aber nicht gehen
0	keine willkürlichen Beinbewegungen
9. Treppensteigen:	
4	normal
3	langsam
2	leichte Unsicherheit oder Ermüdung
1	braucht Hilfe
0	kein Treppensteigen möglich
10. Atmung:	
4	normal
3	Dyspnoe bei minimaler Belastung (z. B. Gehen)
2	Ruhedyspnoe
1	intermittierende (z. B. nächtliche) Beatmung
0	auf ständige Beatmung angewiesen

Webster Rating Scale [4412]

Anwendung Verlaufsbeurteilung bei Morbus Parkinson; keine Seitendifferenzierung

Graduierung

Grad	Definition
1. Bradykinesie der Hände:	
0	keine Beeinträchtigung
1	angedeutete Verlangsamung der Supinations-Pronationsbewegung, beginnende Schwierigkeiten beim Arbeiten mit Werkzeugen, Zuknöpfen, Essen und Schreiben
2	mittelgradige Verlangsamung der Supinations-Pronationsbewegung auf einer oder beiden Seiten, mittelgradige Beeinträchtigung der Feinmotorik; Schreibfluss verlangsamt, Mikrografie
3	schwere Verlangsamung und Aufhebung der Supinations-Pronationsbewegung, Unfähigkeit zum Zuknöpfen, Essen und Schreiben, erhebliche Schwierigkeit bei der Benützung von Gegenständen
2. Rigidität:	
0	keine
1	angedeutete Rigidität in der Nacken- und Schultermuskulatur und in den Arm- und Beinmuskeln einer oder beider Seiten mit oder ohne Zahnradphänomen
2	mittelgradige Rigidität in der Nacken- und Schultermuskulatur und in den Arm- und Beinmuskeln einer oder beider Seiten mit deutlichem Zahnradphänomen
3	schwere, kaum überwindbare Rigidität in der Nacken- und Schultermuskulatur und in den Arm- und Beinmuskeln einer oder beider Seiten mit ausgeprägtem Zahnradphänomen

Grad	Definition
3. Haltung:	
0	normale Haltung, Kopf weniger als 10 cm nach vorne flektiert
1	Leichte Rumpfbeugung, Kopf nach vorne gebeugt bis zu 10 cm
2	deutliche Rumpfbeugung, Kopf nach vorne bis zu 15 cm gebeugt; ein oder beide Arme angewinkelt, unterhalb der Hüfte
3	schwere Rumpfbeugung, Kopf mehr als 15 cm nach vorne gebeugt; ein oder beide Arme angewinkelt, Hände oberhalb der Hüfte, Finger in Grundgelenken gebeugt, die Endphalangen gestreckt (Thalamushand); beginnende oder deutliche Flexion der Knie
4. Mitschwingen der oberen Extremitäten:	
0	beide Arme werden gut mitgeschwungen
1	ein oder beide Arme schwingen vermindert mit
2	ein Arm schwingt nicht mit
3	beide Arme schwingen nicht mit
5. Gang:	
0	gutes Gehen mit 50- bis 100-cm-Schritten, müheloses Umdrehen ohne Zwischenschritte
1	Gehen verlangsamt, Schritte verkürzt auf 30–50 cm, Umdrehen verlangsamt mit 1–2 Zwischenschritten
2	schleppender Gang, Schritte verkürzt auf 15–30 cm, Aufschlagen der Fersen, Umdrehen mit mehr als 2–3 Zwischenschritten
3	schlürfender Gang mit Schritten unter 15 cm, Startschwierigkeiten, Blockierungen, Pulsionen, Umdrehen mit mehr als 3 Zwischenschritten
6. Tremor:	
0	kein Tremor
1	intermittierend auftretender, durch psychische Faktoren aktivierter Tremor mit Amplituden unter 2,5 cm an ein oder beiden Armen und/oder Beinen und/oder Kopf und Gesicht
2	konstanter Tremor der Extremitäten, Amplituden schwankend unterhalb 10 cm, durch Willkürinnervation vorübergehende Unterdrückung
3	konstanter, nicht unterdrückbarer Tremor der Extremitäten mit Amplituden über 10 cm
7. Facies:	
0	normal, lebhafte Mimik, keine Starre
1	angedeutete Immobilität, Mund bleibt geschlossen; beginnende Anzeichen von Angst oder Depression
2	mäßige Immobilität; Emotionen brechen erst bei einer merklich erhöhten Schwelle durch, Lippen stehen zeitweise offen; mäßige Anzeichen von Angst und Depression; Speichelfluss kann vorhanden sein
3	maskenhaftes Gesicht, Mund offen; eventuell schwerer Speichelfluss
8. Seborrhö:	
0	keine
1	leichter Fettglanz im Gesicht und auf der Kopfhaut
2	deutlich fettige Haut mit Schuppenbildung
3	starke Seborrhö mit dickem Sekret auf der Gesichts- und Kopfhaut
9. Sprache:	
0	klar, laut, mit Resonanz
1	beginnende Heiserkeit mit Verminderung der Modulation und Resonanz, gutes Stimmvolumen und leichte Verständlichkeit
2	deutliche Heiserkeit, monotone Stimme, zögernde und stotternde Sprechweise (Logoklonien), schwer verständlich
3	heisere, flüsternde, z. T. ersterbende und unverständliche Sprache
10. Selbstständigkeit:	
0	keine Beeinträchtigung
1	noch praktisch vollständige Selbstständigkeit, aber in gewissem Maße beim Ankleiden behindert
2	Alltagsbeweglichkeit deutlich vermindert mit Hilfsbedürftigkeit beim Aufrichten und Umdrehen im Bett; großer Zeitaufwand für Körperpflege, Ankleiden, Essen etc.
3	im Wesentlichen auf fremde Hilfe angewiesen beim Ankleiden, Körperpflege, Essen, Fortbewegung etc.

Japanese Orthopaedic Association (JOA) Score

Anwendung Graduierung der Behinderung bei zervikaler Myelopathie

Graduierung

Grad	Definition
Motorische Funktion	
Finger	
0	unfähig, selbst mit Löffel und Gabel zu essen; unfähig, selbst große Knöpfe zu knöpfen
1	fähig, sich selbst mit Löffel und Gabel zu ernähren, jedoch ungeschickt
2	Schreiben möglich, wenngleich sehr ungeschickt; große Knöpfe können geknöpft werden
3	Schreiben etwas eingeschränkt, aber möglich; Manschettenknöpfe können geknöpft werden
4	Normal
Schulter und Oberarm Kraftgrad (1–5 von 5) des M. deltoideus oder des M. biceps brachii (der schwächere Muskel ist zu werten)	
–2	Kraftgrad 2 oder geringer
–1	Kraftgrad 3
–0,5	Kraftgrad 4
0	Kraftgrad 5
Untere Extremität	
0	nicht in der Lage, aufzustehen und zu gehen
0,5	fähig aufzustehen, jedoch nicht zu gehen
1	unfähig, selbst auf ebenem Untergrund ohne Gehhilfe zu gehen
1,5	fähig, ohne Unterstützung zu gehen, bei jedoch unsicherem Gangbild
2	fähig, auf ebenem Untergrund frei zu gehen; Treppensteigen nur mit Unterstützung
2,5	Treppangehen ohne Unterstützung; Treppabgehen nur mit Unterstützung möglich
3	rasches Gehen möglich, jedoch etwas unsicheres Gangbild
4	normal
Sensibilität	
Obere Extremität	
0	vollständiger Verlust der Berührungs- und Schmerzempfindung
0,5	bis 50 %ige Sensibilitätsminderung und/oder erhebliche Schmerzen oder Taubheit
1	bis 40 %ige Sensibilitätsminderung und/oder mäßige Schmerzen oder Taubheit
1,5	Taubheitsgefühl ohne sensibles Defizit
2	normal
Stamm	
0	vollständiger Verlust der Berührungs- und Schmerzempfindung
0,5	bis 50 %ige Sensibilitätsminderung und/oder erhebliche Schmerzen oder Taubheit
1	bis 40 %ige Sensibilitätsminderung und/oder mäßige Schmerzen oder Taubheit
1,5	Taubheitsgefühl ohne sensibles Defizit
2	normal
Untere Extremität	
0	vollständiger Verlust der Berührungs- und Schmerzempfindung
0,5	bis 50 %ige Sensibilitätsminderung und/oder erhebliche Schmerzen oder Taubheit
1	bis 40 %ige Sensibilitätsminderung und/oder mäßige Schmerzen oder Taubheit
1,5	Taubheitsgefühl ohne sensibles Defizit
2	normal
Blasenfunktion	
0	Harnretention und/oder Inkontinenz
1	Gefühl der unvollständigen Blasenentleerung und/oder Nachtröpfeln und/oder spärlicher Urinstrahl und/oder nur teilweise erhaltene Kontinenz
2	verzögerte Blasenentleerung und/oder Pollakisurie
3	normal

Quelle: JOA (Japanese Orthopaedic Assiciation). Scoring system (17-2) for cervical myelopathy. J Jpn Orthop Ass 1994; 68: 490–503

Auswertung Angabe der Gesamtpunktzahl (maximal erreichbare Punktzahl bei Normalbefund: 17)

Myasthenie-Score [372]

Anwendung Verlaufs- und Therapiekontrolle bei Myasthenie

Graduierung

Ausprägung der Schwäche	ohne Symptome	gering	mäßig	stark
Scorewertscala	0	1	2	3
Extremitäten- und Rumpfmuskulatur				
Armvorhalten (s) (90°, stehend)	> 240	90–240	10–90	< 10
Beinvorhalten (s) (45°, Rückenlage	> 100	30–100	0–30	0
Kopfheben (s) (45°, Rückenlage)	> 120	30–120	0–30	0
Vigorimetertest (% Dekrement nach 10 maximalen Faustschlüssen)	< 15	15–30	30–75	> 75
Vitalkapazität (l) (maximale Exspiration nach maximaler Inspiration)	♂ > 3,5 ♀ > 2,5	2,5–3,5 1,8–2,5	1,5–2,5 1,2–1,8	< 1,5 < 1,2
Faziopharyngeale Muskulatur				
Gesichtsmuskulatur	normal	minimale Schwäche (Lidschlusstest)	Lidschluss inkomplett	Amimie
Kauen	normal	Kauschwäche (Ermüdung während des Essens)	nur zerkleinerte Kost möglich	Magensonde
Schlucken	normal		inkompletter Gaumenschluss (häufiges Verschlucken, nasale Sprache)	Magensonde
Augenmuskulatur				
Doppelbilder (s)	> 60	10–60	0–10	spontan
Ptosis (s)	> 60	10–60	0–10	spontan

Aussage Gesamtpunktzahl dividiert durch Zahl der durchgeführten Tests; 0 = keine myasthenischen Symptome, 3 = schwerste myasthenische Symptome

5.2 Tabellen zur neurologischen Begutachtung

nach Widder und Gaidzik [4480] und „Anhaltspunkte für die ärztliche Gutachtertätigkeit" [561]

Gehirn

Commotio cerebri MdE in der gesetzlichen UV bei mit subjektiven Beschwerden [3649]:

	100 %	50 %	30 %	20 %
leicht	für 2-6 Wochen	dann für 2-6 Wochen		dann für 1-3 Monate
mittelschwer	für 1-2 Monate	dann für 2-3 Monate	dann für 2-3 Monate	dann für 2-4 Monate
schwer	für 2-4 Monate	dann für 3-6 Monate	dann für 3-6 Monate	dann für 4-8 Monate

Hirnschäden

	MdE in % ges. UV1[1]	MdE in % BVG[2] GdB-SchwbG[3]	Invaliditätsgrad priv. UV[4]
Hirnschäden			
– mit geringer Leistungsbeeinträchtigung (sich im Alltag gering auswirkend)	10–20	30–40	
– mit mittelschwerer Leistungsbeeinträchtigung (sich im Alltag deutlich auswirkend)	30–50	50–60	
– mit schwerer Leistungsbeeinträchtigung	60–100	70–100	
– mit Koordinations- und Gleichgewichtsstörungen – je nach Ausmaß der Störung der Ziel- und Feinmotorik einschl. Schwierigkeiten beim Gehen und Stehen	30–100	30–100	
Hirnorganische Psychosyndrome			
– leicht (im Alltag sich gering auswirkend)	20–40	30–40	
– mittelgradig (im Alltag sich deutlich auswirkend)	40–50	50–60	
– schwer	60–100	70–100	
Zentrale vegetative Störungen (z. B. Kopfschmerzen, Schwindel, Schlafstörungen, vasomotorische Störungen)			
– leicht	10–20	30	
– mittelgradig (auch mit vereinzelten synkopalen Anfällen)	20–30	40	
– mit häufigeren Anfällen oder schwereren Auswirkungen auf den Allgemeinzustand	30–40	50	
Hirnschäden mit Koordinations- und Gleichgewichtsstörungen zerebellärer Ursache – je nach Gebrauchsfähigkeit der Gliedmaßen	30–100	30–100	
Hirnschäden mit kognitiven Leistungsstörungen (z. B. Aphasie, Apraxie, Agnosie)			
– leicht (z. B. Restaphasie)	0–30	30–40	
– mittelgradig (z. B. mittelgradige kombinierte Aphasie)	40–60	50–80	
– schwer (z. B. globale Aphasie)	70–100	90–100	
Hirnschäden mit Teillähmungen und Lähmungen			
– leicht (Restlähmungen und Tonusstörungen der Gliedmaßen)	30	30	
– mittelgradig	40–80		
– schwer (fast vollständig bis vollständig)	60–80		
– vollständig (Hemiplegie)		100	
Hemiparesen			
– Obere Extremität im täglichen Leben einsetzbar, jedoch Störung der Feinmotorik, Gehfähigkeit nur leicht behindert		30–40	
– Obere Extremität im täglichen Leben einsetzbar, jedoch Störung der Feinmotorik, Gehfähigkeit selbstständig für kurze Strecken		50	
– Obere Extremität unterstützend zu gebrauchen, Gehfähigkeit nur leicht behindert		60–70	
– Obere Extremität unterstützend zu gebrauchen, Gehfähigkeit selbstständig für kurze Strecken		70–80	
– Obere Extremität plegisch bzw. völlig gebrauchsunfähig, Gehfähigkeit für kurze Strecken		80–90	
– Obere Extremität plegisch bzw. völlig gebrauchsunfähig, keine Gehfähigkeit, allenfalls Stehen für Transfer		100	
Epileptische Anfälle (je nach Art, Schwere, Häufigkeit und tageszeitlicher Verteilung)			
– sehr selten (große Anfälle mit Pausen von mehr als 1 Jahr; kleine Anfälle mit Pausen von Monaten)	30–40	40	
– selten (große Anfälle mit Pausen von Monaten; kleine Anfälle mit Pausen von Wochen)	40–50	50–60	
– mittlere Häufigkeit (große Anfälle mit Pausen von Wochen; kleine Anfälle mit Pausen von Tagen)	50–60	60–80	
– häufig (große Anfälle wöchentlich oder Serien von generalisierten Krampfanfällen, von fokal betonten oder von multifokalen Anfällen; kleine Anfälle täglich)	70–100	90–100	

	MdE in % ges. UV1[1]	MdE in % BVG[2] GdB-SchwbG[3]	Invaliditätsgrad priv. UV[4]
– nach 3 Jahren Anfallsfreiheit bei weiterer Notwendigkeit antikonvulsiver Behandlung (wegen fortbestehender Anfallsbereitschaft)[5]	20	30	

[1] Minderung der Erwerbsfähigkeit in der gesetzlichen Unfallversicherung
[2] Minderung der Erwerbsfähigkeit nach dem Bundesversorgungsgesetz (BVG)
[3] Grad der Behinderung nach dem Schwerbehindertengesetz (SchwbG)
[4] Invaliditätsgrad in der privaten Unfallversicherung
[5] Ein Anfallsleiden gilt als abgeklungen, wenn ohne Medikation 3 Jahre Anfallsfreiheit besteht. Ohne nachgewiesenen Hirnschaden ist dann keine MdE bzw. GdB mehr anzunehmen.

Sehorgan

	MdE in % ges. UV	MdE in % BVG GdB-SchwbG	Invaliditätsgrad priv. UV
Verlust oder Blindheit beider Augen	100	100	100
Verlust oder Blindheit eines Auges bei intaktem zweitem Auge	25	30	50
– bei Visus 0,4 auf dem besseren Auge	50	50	
Lähmung des Oberlides			
– mit Herabsinken ohne Sehbehinderung	0-10		
– mit Herabsinken und Sehbehinderung	10-30	10-20	
Augenmuskellähmung an einem Auge			
– ohne wesentliche Störung des zweiäugigen Sehens	10	10	
– mit erheblicher Störung des zweiäugigen Sehens	20	10-25	
– mit Notwendigkeit der Okklusion eines Auges	30	30	
Totale Halbseitenblindheit beidseits			
– homonym	40	40	60
Homonymer Quadrantenausfall beidseits			
– in der oberen Gesichtshälfte	20	20	25
– in der unteren Gesichtshälfte	30	30	35

Kopf

	MdE in % ges. UV	MdE in % BVG GdB-SchwbG
Schädel		
Schädelnarben am Hirnschädel mit erheblichem Verlust von Knochenmasse ohne Funktionsstörung des Gehirns, einschließlich entstellender Wirkung	10–40	30
Parese des N. fazialis		
– kosmetisch nur wenig störend, einseitig	10	0–10
– ausgeprägtere Restparese oder Kontrakturen	20	20–30
– komplette Lähmung oder entstellende Kontraktur	30	40
– beidseitig, je nach Ausprägung	30-50	50
Sensibilitätsstörungen im Gesicht		
– leicht		0–10
– ausgeprägt, den oralen Bereich einschließend		20–30
Störungen von Geruchs- und Geschmacksvermögen		
Völliger Verlust des Riechvermögens (mit der damit verbundenen Beeinträchtigung der Geschmackswahrnehmung)	10	15
Völliger Verlust des Geschmacksinns	10-20	10

Sprech- und Schluckstörungen

	MdE in % BVG GdB-SchwbG
Dysarthrie	
– mit gut verständlicher Sprache	10
– mit schwer verständlicher Sprache	20–40
mit unverständlicher Sprache	50
Schluckstörungen	
– ohne wesentliche Behinderung der Nahrungsaufnahme	0-10
– mit erheblicher Behinderung der Nahrungsaufnahme (Einschränkung der Kostform, verlängerte Essdauer)	20-40
– mit häufiger Aspiration und erheblicher Beeinträchtigung der Kräfte und des Ernährungszustandes	50-70

Rückenmark und Wirbelsäule

	MdE in % ges. UV	MdE in % BVG GdB-SchwbG	Invaliditätsgrad priv. UV
Halsmark			
Vollständige Halsmarkschädigung mit vollständiger Lähmung beider Beine und Arme und Störungen der Blasen-/Mastdarmfunktion	100	100	100
Unvollständige Halsmarkschädigung mit gewichtigen Teillähmungen beider Arme und Beine und mit Störungen der Blasen-/Mastdarmfunktion	80–100	80–100	80–100
Unvollständige, leichte Halsmarkschädigung mit beidseits geringen motorischen und sensiblen Ausfällen, ohne Störungen der Blasen-/Mastdarmfunktion	30–60	30–60	30–60
Brustmark/Konus/Cauda			
Unvollständige Brustmark-, Lendenmark- oder Kaudaschädigung mit Teillähmung beider Beine und Störungen der Blasen-/Mastdarmfunktion	60–80	60–80	60–80
Unvollständige Brustmark-, Lendenmark- oder Kaudaschädigung mit Teillähmung beider Beine, ohne Störungen der Blasen-/Mastdarmfunktion	30–60	30–60	30–60
Vollständige Lähmung der Beine (Paraplegie)	100	100	
Harninkontinenz			
– leichter Harnabgang bei Belastung	0–10	0–10	
– mit nächtlichem Einnässen	10–30		
– Harnabgang tags und nachts	20–40	20–40	
– völlige Harninkontinenz, je nach Begleiterscheinungen	50–100	50–70	
Blasenentleerungsstörungen			
– leichten Grades (geringe Restharnbildung, Nachträufeln)	10	10	
– stärkeren Grades (erhebliche Restharnbildung, schmerzhaftes Wasserlassen, Notwendigkeit manueller Entleerung)	20–40	20–40	
– mit Notwendigkeit regelmäßigen Katheterisierens oder Dauerkatheter	50	50	
Stuhlinkontinenz			
– mit seltenem, nur unter besonderen Belastungen auftretendem unwillkürlichem Stuhlabgang	10	10	30
– häufigerer Stuhlabgang	20–40	20–40	
– völliger Funktionsverlust des Schließmuskels	30–50	≥50	
– in Kombination mit Blasenstörungen	30–100		
Störungen der Sexualfunktion			
– relative Erektionsstörung	10–20		
– komplette Erektionsstörung	30–40		
Degenerative Veränderungen der Wirbelsäule, Bandscheibenschäden			
– ohne Bewegungseinschränkung oder Instabilität		0	
– mit geringen funktionellen Auswirkungen (Verformung, rezidivierende oder anhaltende Bewegungseinschränkung oder Instabilität geringen Grades, seltene und kurzdauernd auftretende leichte Wirbelsäulensyndrome)		10	

	MdE in % ges. UV	MdE in % BVG GdB-SchwbG	Invaliditätsgrad priv. UV
– mit mittelgradigen funktionellen Auswirkungen in einem Wirbelsäulenabschnitt (Verformung, häufig rezidivierende oder anhaltende Bewegungseinschränkung oder Instabilität mittleren Grades, häufig rezidivierende oder Tage andauernde Wirbelsäulensyndrome)		20	
– mit schweren funktionellen Auswirkungen in einem Wirbelsäulenabschnitt (Verformung, häufig rezidivierende oder anhaltende Bewegungseinschränkung oder Instabilität schweren Grades, häufig rezidivierende und Wochen andauernde ausgeprägte Wirbelsäulensyndrome)		30	
– mit mittelgradigen bis schweren funktionellen Auswirkungen in zwei Wirbelsäulenabschnitten		30–40	
– mit besonders schweren Auswirkungen (z.B. Versteifung großer Teile der Wirbelsäule, anhaltende Ruhigstellung durch Rumpforthese, die drei Wirbelsäulenabschnitte umfasst)		50–70	

Polyneuropathien

	MdE in % ges. UV	MdE in % BVG GdB-SchwbG
– sehr leicht (klinisch nur gering in Erscheinung tretend mit leichten sensiblen Störungen einschl. Reizerscheinungen)	< 10	* s.u.
– leicht (sensible Störungen einschl. Reizerscheinungen und beginnende distale motorische Störungen, die insgesamt die Geh- und Stehfähigkeit noch nicht relevant beeinträchtigen)	10	* s.u.
– leicht bis mittelschwer (sensible Störungen einschl. beeinträchtigender Reizerscheinungen und/oder leichte motorische Störungen mit leichtgradiger Auswirkung auf die Geh- und Stehfähigkeit)	20	* s.u.
– mittelschwer (ausgeprägte sensible Störungen und/oder sensible Reizerscheinungen und distal betonte motorische Störungen mit deutlicher Auswirkung auf die Geh- und Stehfähigkeit)	30	* s.u.

* Einschätzung von motorischen Ausfällen in Analogie zu peripheren Nervenläsionen; bei sensiblen Ausfällen Auswirkungen auf die Feinmotorik berücksichtigen

Arm

rechts = Gebrauchsarm, links = Gegenarm

	MdE in % ges. UV	MdE in % BVG GdB-SchwbG	Invaliditätsgrad priv. UV
Armplexus			
Totaler Ausfall des Armplexus	75	80	1/1 Arm
Ausfall des oberen Armplexus	40-50	50	4/10 Arm
Ausfall des unteren Armplexus	50-60	60	5/10 Arm
Einzelne Armnerven			
Ausfall des N. axillaris	30	30	2/10 Arm
Ausfall des N. thoracicus longus	20–25	20	1/7–2/10 Arm
Ausfall des N. musculocutaneus	20–25	20	3/10 Arm
Ausfall des N. radialis – ganzer Nerv	30	30	4/10Arm
Ausfall des N. radialis – mittlerer Bereich	25	20	3/10 Arm
Ausfall des N. radialis – distal	20	20	2/10 Arm
Ausfall des N. ulnaris – proximal	25	30	7/20 Arm
Ausfall des N. ulnaris – distal	20	30	2/10 Arm
Ausfall des N. medianus – proximal	35	40	7/20 Arm
Ausfall des N. medianus – distal	25	30	2/10 Arm

	MdE in % ges. UV	MdE in % BVG GdB-SchwbG	Invaliditätsgrad priv. UV
Ausfall des N. medianus – sensibel	20		
Ausfall der Nn. radialis + axillaris	60	50	
Ausfall der Nn. radialis + ulnaris	50–60	50	6/10 Arm
Ausfall der Nn. radialis + medianus	60	50	7/10 Arm
Ausfall der Nn. ulnaris + medianus	60	50	6-7/10 Arm
Ausfall der Nn. radialis + ulnaris + medianus in Schulterhöhe	75		
Ausfall der Nn. radialis + ulnaris + medianus im Unterarmbereich	60	60	

Bein

	MdE in % ges. UV	MdE in % BVG GdB-SchwbG	Invaliditätsgrad priv. UV
Totaler Ausfall des Plexus lumbosacralis / Gebrauchsunfähigkeit eines Beines	75	80	1/1 Bein
N. obturatorius	10		
N. glutaeus superior	20	20	5/20 Bein
N. glutaeus inferior	20	20	5/20 Bein
N. cutaneus femoralis lat.	0–10	10	1/20 Bein
N. femoralis	30–40	40	5/10 Bein
N. ischiadicus proximal mit N. glutaeus inferior	60–70	60	8/10 Bein
N. ischiadicus proximal ohne N. glutaeus inferior	50		
N. ischiadicus distal (Nn. peroneus communis + tibialis)	45	50	6/10 Bein
N. peroneus communis	20	30	3/10 Bein
N. peroneus superficialis	15	20	1/20 Bein
N. peroneus profundus	20	30	5/20 Bein
N. tibialis	25	30	7/20 Bein

Muskelkrankheiten

	MdE in % BVG GdB-SchwbG
mit geringen Auswirkungen (vorzeitige Ermüdung, gebrauchsabhängige Unsicherheiten)	20–40
mit mittelgradigen Auswirkungen (zunehmende Gelenkkontrakturen und Deformitäten, Aufrichten aus dem Liegen nicht mehr möglich, Unmöglichkeit des Treppensteigens)	50–80
mit schweren Auswirkungen (bis zur Geh- und Stehunfähigkeit und Gebrauchsunfähigkeit der Arme)	90–100

6 Literatur

1. Failure of extracranial-intracranial arterial bypass to reduce the risk of ischemic stroke. Results of an international randomized trial. The EC/IC Bypass Study Group. N Engl J Med 1985; 313 (19):1191–1200.
2. Findings from the aspirin component of the ongoing Physicians' Health Study. N Engl J Med 1988; 318(4):262–264.
3. Stroke Prevention in Atrial Fibrillation Study. Final results. Circulation 1991; 84(2):527–539.
4. Results of a randomized controlled trial of carotid endarterectomy for asymptomatic carotid stenosis. Mayo Asymptomatic Carotid Endarterectomy Study Group. Mayo Clin Proc 1992; 67 (6):513–518.
5. Secondary prevention in non-rheumatic atrial fibrillation after transient ischaemic attack or minor stroke. EAFT (European Atrial Fibrillation Trial) Study Group. Lancet 1993; 342 (8882):1255–1262.
6. Collaborative overview of randomised trials of antiplatelet therapy–I: Prevention of death, myocardial infarction, and stroke by prolonged antiplatelet therapy in various categories of patients. Antiplatelet Trialists' Collaboration. BMJ 1994; 308(6921):81–106.
7. Medical aspects of the persistent vegetative state (1). The Multi-Society Task Force on PVS. N Engl J Med 1994; 330(21):1499–1508.
8. Medical aspects of the persistent vegetative state (2). The Multi-Society Task Force on PVS. N Engl J Med 1994; 330(22):1572–1579.
9. Risk factors for stroke and efficacy of antithrombotic therapy in atrial fibrillation. Analysis of pooled data from five randomized controlled trials [published erratum appears in Arch Intern Med 1994 Oct 10;154(19):2254]. Arch Intern Med 1994; 154 (13):1449–1457.
10. A randomized controlled trial of chronic vagus nerve stimulation for treatment of medically intractable seizures. The Vagus Nerve Stimulation Study Group. Neurology 1995; 45(2):224–30.
11. Practice literaturemeter: the electroencephalogram in the evaluation of headache (summary statement). Report of the Quality Standards Subcommittee of the American Academy of Neurology. Neurology 1995; 45(7):1411–3.
12. Practice literaturemeters: assessment and management of patients in the persistent vegetative state (summary statement). The Quality Standards Subcommittee of the American Academy of Neurology. Neurology 1995; 45(5):1015–1018.
13. A randomised, blinded, trial of clopidogrel versus aspirin in patients at risk of ischaemic events (CAPRIE). CAPRIE Steering Committee. Lancet 1996; 348(9038):1329–39.
14. The Amyotrophic Lateral Sclerosis Functional Rating Scale. Assessment of activities of daily living in patients with amyotrophic lateral sclerosis. The ALS CNTF treatment study (ACTS) phase I-II Study Group. Arch Neurol 1996; 53(2):141–7.
15. Collaborative systematic review of the randomised trials of organised inpatient (stroke unit) care after stroke. Stroke Unit Trialists' Collaboration. BMJ 1997; 314(7088):1151–9.
16. The 5-year risk of MS after optic neuritis. Experience of the optic neuritis treatment trial. Optic Neuritis Study Group. Neurology 1997; 49(5):1404–13.
17. Randomised double-blind placebo-controlled study of interferon beta-1a in relapsing/remitting multiple sclerosis. PRISMS (Prevention of Relapses and Disability by Interferon beta-1a Subcutaneously in Multiple Sclerosis) Study Group. Lancet 1998; 352 (9139):1498–504.
18. A controlled trial of recombinant methionyl human BDNF in ALS: The BDNF Study Group (Phase III). Neurology 1999; 52 (7):1427–1433.
19. Final consensus statement of the Royal College of Physicians of Edinburgh Consensus Conference on atrial fibrillation in hospital and general practice, 3–4 September 1998. Br J Haematol 1999; 104(1):195–6.
20. Sleep-related breathing disorders in adults: recommendations for syndrome definition and measurement techniques in clinical research. The Report of an American Academy of Sleep Medicine Task Force. Sleep 1999; 22(5):667–689.
21. The American College of Rheumatology nomenclature and case definitions for neuropsychiatric lupus syndromes. Arthritis Rheum 1999; 42(4):599–608.
22. Major cardiovascular events in hypertensive patients randomized to doxazosin vs chlorthalidone: the antihypertensive and lipid-lowering treatment to prevent heart attack trial (ALLHAT). ALLHAT Collaborative Research Group. JAMA 2000; 283 (15):1967–1975.
23. [Escalating immunomodulatory therapy of multiple sclerosis. 1st supplement: December 2000]. Nervenarzt 2001; 72(2):150–7.
24. A controlled trial of rasagiline in early Parkinson disease: the TEMPO Study. Arch Neurol 2002; 59(12):1937–1943.
25. Major outcomes in high-risk hypertensive patients randomized to angiotensin-converting enzyme inhibitor or calcium channel blocker vs diuretic: The Antihypertensive and Lipid-Lowering Treatment to Prevent Heart Attack Trial (ALLHAT). JAMA 2002; 288(23):2981–2997.
26. Stenting of Symptomatic Atherosclerotic Lesions in the Vertebral or Intracranial Arteries (SSYLVIA): study results. Stroke 2004; 35 (6):1388–1392.
27. European Federation of Neurological Societies/Peripheral Nerve Society Guideline on management of literatureproteinemic demyelinating neuropathies. Report of a joint task force of the European Federation of Neurological Societies and the Peripheral Nerve Society. J Peripher Nerv Syst 2006; 11(1):9–19.
28. The Interventional Management of Stroke (IMS) II Study. Stroke 2007; 38(7):2127–2135.
29. Guidelines for management of ischaemic stroke and transient ischaemic attack 2008. Cerebrovasc Dis 2008; 25(5):457–507.
30. Pharmacological management of persistent pain in older persons. J Am Geriatr Soc 2009; 57(8):1331–1346.
31. The penumbra pivotal stroke trial: safety and effectiveness of a new generation of mechanical devices for clot removal in intracranial large vessel occlusive disease. Stroke 2009; 40(8):2761–2768.
32. Summary of the Updated American Geriatrics Society/British Geriatrics Society clinical practice guideline for prevention of falls in older persons. J Am Geriatr Soc 2011; 59(1):148–157.
33. Aalto TJ, Malmivaara A, Kovacs F et al. Preoperative predictors for postoperative clinical outcome in lumbar spinal stenosis: systematic review. Spine (Phila Pa 1976) 2006; 31(18):E648-E663.
34. Aaron LA, Buchwald D. Chronic diffuse musculoskeletal pain, fibromyalgia and co-morbid unexplained clinical conditions. Best Pract Res Clin Rheumatol 2003; 17(4):563–574.
35. Aarsland D, Bronnick K, Williams-Gray C et al. Mild cognitive impairment in Parkinson disease: a multicenter pooled analysis. Neurology 2010; 75(12):1062–1069.
36. Aarsland D, Kurz MW. The epidemiology of dementia associated with Parkinson disease. J Neurol Sci 2010; 289(1–2):18–22.
37. Abalkhail H, Mitchell J, Habgood J, Orrell R, de BJ. A new familial amyotrophic lateral sclerosis locus on chromosome 16q12.1–16q12.2. Am J Hum Genet 2003; 73(2):383–389.
38. Abbott AL. Medical (nonsurgical) intervention alone is now best for prevention of stroke associated with asymptomatic severe carotid stenosis: results of a systematic review and analysis. Stroke 2009; 40(10):e573-e583.
39. Abbruzzese G, Berardelli A, Girlanda P et al. Long-term assessment of the risk of spread in primary late-onset focal dystonia. J Neurol Neurosurg Psychiatry 2008; 79(4):392–396.
40. Abdi S, Datta S, Trescot AM et al. Epidural steroids in the management of chronic spinal pain: a systematic review. Pain Physician 2007; 10(1):185–212.
41. Abdo WF, van Norden AG, de Laat KF et al. Diagnostic accuracy of the clapping test in Parkinsonian disorders. J Neurol 2007; 254 (10):1366–1369.
42. Abdu WA, Lurie JD, Spratt KF et al. Degenerative spondylolisthesis: does fusion method influence outcome? Four-year results of the spine patient outcomes research trial. Spine (Phila Pa 1976) 2009; 34(21):2351–2360.
43. Abrahamsen R, Baad-Hansen L, Svensson P. Hypnosis in the management of persistent idiopathic orofacial pain–clinical and psychosocial findings. Pain 2008; 136(1–2):44–52.

44. Abrey LE, Ben-Porat L, Panageas KS et al. Primary central nervous system lymphoma: the Memorial Sloan-Kettering Cancer Center prognostic model. J Clin Oncol 2006; 24(36):5711–5715.
45. AbuRahma AF, Thiele SP, Wulu JT, Jr. Prospective controlled study of the natural history of asymptomatic 60% to 69% carotid stenosis according to ultrasonic plaque morphology. J Vasc Surg 2002; 36(3):437–442.
46. AbuRahma AF, Wulu JT, Jr., Crotty B. Carotid plaque ultrasonic heterogeneity and severity of stenosis. Stroke 2002; 33(7):1772–1775.
47. Achiron A, Kishner I, Dolev M et al. Effect of intravenous immunoglobulin treatment on pregnancy and postpartum-related relapses in multiple sclerosis. J Neurol 2004; 251(9):1133–1137.
48. Ackerman WE, Zhang JM. Efficacy of stellate ganglion blockade for the management of type 1 complex regional pain syndrome. South Med J 2006; 99(10):1084–1088.
49. Ackermann H, Bilda K, Fheodoroff K et al. Neurogene Sprech- und Stimmstörungen (Dysarthrie/Dysarthrophonie). In: Diener HC, Weimar C, Berlit P, Deuschl G, Gold R, Hacke W et al., editors. Leitlinien für Diagnostik und Therapie in der Neurologie. 5 ed. Stuttgart - New York: Thieme; 2012 p. 1072–1077.
50. Ackermann H, Ziegler W. [Akinetic mutism–a review of the literature]. Fortschr Neurol Psychiatr 1995; 63(2):59–67.
51. Ackermans L, Duits A, Van Der LC et al. Double-blind clinical trial of thalamic stimulation in patients with Tourette syndrome. Brain 2011; 134(Pt 3):832–844.
52. Acosta FL, Jr., Binder DK, Barkovich AJ, Frieden IJ, Gupta N. Neurocutaneous melanosis presenting with hydrocephalus. Case report and review of the literature. J Neurosurg 2005; 102(1 Suppl):96–100.
53. Adami S, Fossaluzza V, Gatti D, Fracassi E, Braga V. Bisphosphonate therapy of reflex sympathetic dystrophy syndrome. Ann Rheum Dis 1997; 56(3):201–204.
54. Adams HP, Jr., del ZG, Alberts MJ et al. Guidelines for the early management of adults with ischemic stroke: a guideline from the American Heart Association/American Stroke Association Stroke Council, Clinical Cardiology Council, Cardiovascular Radiology and Intervention Council, and the Atherosclerotic Peripheral Vascular Disease and Quality of Care Outcomes in Research Interdisciplinary Working Groups: the American Academy of Neurology affirms the value of this guideline as an educational tool for neurologists. Stroke 2007; 38(5):1655–1711.
55. Adams HP, Jr., Effron MB, Torner J et al. Emergency administration of abciximab for treatment of patients with acute ischemic stroke: results of an international phase III trial: Abciximab in Emergency Treatment of Stroke Trial (AbESTT-II). Stroke 2008; 39(1):87–99.
56. Adams HPJr, Bendixen BH, Kappelle LJ et al. Classification of subtype of acute ischemic stroke. Definitions for use in a multicenter clinical trial. TOAST. Trial of Org 10172 in Acute Stroke Treatment. Stroke 1993; 24:35–41.
57. Adams JH, Graham DI, Murray LS, Scott G. Diffuse axonal injury due to nonmissile head injury in humans: an analysis of 45 cases. Ann Neurol 1982; 12(6):557–63.
58. Adamus G. Autoantibody targets and their cancer relationship in the pathogenicity of literatureneoplastic retinopathy. Autoimmun Rev 2009; 8(5):410–414.
59. Adjamian P, Sereda M, Hall DA. The mechanisms of tinnitus: perspectives from human functional neuroimaging. Hear Res 2009; 253(1–2):15–31.
60. Adler DE, Milhorat TH. The tentorial notch: anatomical variation, morphometric analysis, and classification in 100 human autopsy cases. J Neurosurg 2002; 96(6):1103–1112.
61. Adler G. [The EEG as an indicator of cholinergic deficit in Alzheimer's disease]. Fortschr Neurol Psychiatr 2000; 68(8):352–356.
62. Adler LA, Edson R, Lavori P et al. Long-term treatment effects of vitamin E for tardive dyskinesia. Biol Psychiatry 1998; 43 (12):868–72.
63. Adler LA, Peselow E, Duncan E, Rosenthal M, Angrist B. Vitamin E in tardive dyskinesia: time course of effect after placebo substitution. Psychopharmacol Bull 1993; 29(3):371–4.
64. Adler LA, Peselow E, Rotrosen J et al. Vitamin E treatment of tardive dyskinesia. Am J Psychiatry 1993; 150(9):1405–7.
65. Adrogue HJ, Madias NE. Hypernatremia. N Engl J Med 2000; 342 (20):1493–9.
66. af Geijerstam JL, Britton M. Mild head injury - mortality and complication rate: meta-analysis of findings in a systematic literature review. Acta Neurochir (Wien) 2003; 145(10):843–850.
67. Afridi SK, Shields KG, Bhola R, Goadsby PJ. Greater occipital nerve injection in primary headache syndromes–prolonged effects from a single injection. Pain 2006; 122(1–2):126–129.
68. Agency for Health Care Policy and Research. Acute low back problems in adults: assessment and treatment. Clin Pract Guidel Quick Ref Guide Clin 1994; 14:iii-iv, 1–25.
69. Aghakhani N, Baussart B, David P et al. Surgical treatment of posttraumatic syringomyelia. Neurosurgery 2010; 66(6):1120–1127.
70. Aghakhani N, Parker F, Tadie M. [Syringomyelia and Chiari abnormality in the adult. Analysis of the results of a cooperative series of 285 cases]. Neurochirurgie 1999; 45 Suppl 1:23–36.
71. Agid R, Andersson T, Almqvist H et al. Negative CT angiography findings in patients with spontaneous subarachnoid hemorrhage: When is digital subtraction angiography still needed? AJNR Am J Neuroradiol 2010; 31(4):696–705.
72. Agid Y, and the Entacapone To Tolcapone Switch Study Investigators. Entacapone to tolcapone switch: Multicenter double-blind, randomized, active-controlled trial in advanced Parkinson's disease. Mov Disord 2007; 22(1):14–19.
73. Agnew A, Frucht SJ, Louis ED. Supine head tremor: a clinical comparison of essential tremor and spasmodic torticollis patients. J Neurol Neurosurg Psychiatry 2012; 83(2):179–181.
74. Ahlskog JE, Uitti RJ. Rasagiline, Parkinson neuroprotection, and delayed-start trials: still no satisfaction? Neurology 2010; 74 (14):1143–1148.
75. Ahmed AI, Eynon CA, Kinton L, Nicoll JA, Belli A. Decompressive craniectomy for acute disseminated encephalomyelitis. Neurocrit Care 2010; 13(3):393–395.
76. Ahmed N, Davalos A, Eriksson N et al. Association of admission blood glucose and outcome in patients treated with intravenous thrombolysis: results from the Safe Implementation of Treatments in Stroke International Stroke Thrombolysis Register (SITS-ISTR). Arch Neurol 2010; 67(9):1123–1130.
77. Ahmed RM, Wilkinson M, Parker GD et al. Transverse sinus stenting for idiopathic intracranial hypertension: a review of 52 patients and of model predictions. AJNR Am J Neuroradiol 2011; 32(8):1408–1414.
78. Aicardi J. The inherited leukodystrophies: a clinical overview. J Inherit Metab Dis 1993; 16:733–743.
79. Akerman S, Holland PR, Summ O, Lasalandra MP, Goadsby PJ. A translational in vivo model of trigeminal autonomic cephalalgias: therapeutic characterization. Brain 2012.
80. Akkawi NM, Agosti C, Grassi M et al. Weather conditions and transient global amnesia. A six-year study. J Neurol 2006; 253 (2):194–198.
81. Aktas O, Hartung HP. Neuromyelitis and more: the unfolding spectrum of aquaporin 4-related neurological diseases. J Neurol 2009; 256(11):1906–1908.
82. al Deeb SM, Yaqub BA, Bruyn GW, Biary NM. Acute transverse myelitis. A localized form of postinfectious encephalomyelitis. Brain 1997; 120(Pt 7):1115–22.
83. Al-Chalabi A, Andersen PM, Nilsson P et al. Deletions of the heavy neurofilament subunit tail in amyotrophic lateral sclerosis. Hum Mol Genet 1999; 8(2):157–164.
84. Al-Saif A, Al-Mohanna F, Bohlega S. A mutation in sigma-1 receptor causes juvenile amyotrophic lateral sclerosis. Ann Neurol 2011; 70(6):913–919.
85. Al-Tamimi YZ, Bhargava D, Feltbower RG et al. Lumbar drainage of cerebrospinal fluid after aneurysmal subarachnoid hemorrhage: a prospective, randomized, controlled trial (LUMAS). Stroke 2012; 43(3):677–682.
86. Al-Yahyaee S, Al-Gazali LI, De JP et al. A novel locus for hereditary spastic literatureplegia with thin corpus callosum and epilepsy. Neurology 2006; 66(8):1230–1234.
87. Albers GW, Amarenco P, Easton JD, Sacco RL, Teal P. Antithrombotic and thrombolytic therapy for ischemic stroke. Chest 2001; 119(1 Suppl):300S-320S.
88. Albers GW, Thijs VN, Wechsler L et al. Magnetic resonance imaging profiles predict clinical response to early reperfusion: the diffusion and perfusion imaging evaluation for understanding stroke evolution (DEFUSE) study. Ann Neurol 2006; 60(5):508–517.
89. Albers JW, Fink JK. Porphyric neuropathy. Muscle Nerve 2004; 30(4):410–422.
90. Albert MS, DeKosky ST, Dickson D et al. The diagnosis of mild cognitive impairment due to Alzheimer's disease: recommendations from the National Institute on Aging-Alzheimer's Association workgroups on diagnostic guidelines for Alzheimer's disease. Alzheimers Dement 2011; 7(3):270–279.
91. Albucher JF, Lauque D, Geyer I et al. [Transverse myelitis caused by Mycoplasma pneumoniae infection]. Rev Neurol (Paris) 1995; 151(5):350–3.
92. Albuquerque FC, Fiorella D, Han P, Spetzler RF, McDougall CG. A reappraisal of angioplasty and stenting for the treatment of vertebral origin stenosis. Neurosurgery 2003; 53(3):607–614.
93. Alderson P, Roberts I. Corticosteroids in acute traumatic brain injury: systematic review of randomised controlled trials. BMJ 1997; 314(7098):1855–9.

94. Alderson P, Roberts I. Corticosteroids for acute traumatic brain injury. Cochrane Database Syst Rev 2005;(1):CD000196.
95. Aldrich MS. The clinical spectrum of narcolepsy and idiopathic hypersomnia. Neurology 1996; 46(2):393–401.
96. Alessi G, De Reuck J, De Bleecker J, Vancayzeele S. Successful immunoglobulin treatment in a patient with neuromyotonia. Clin Neurol Neurosurg 2000; 102(3):173–5.
97. Alexanderson H, Lundberg IE. The role of exercise in the rehabilitation of idiopathic inflammatory myopathies. Curr Opin Rheumatol 2005; 17(2):164–171.
98. Alexandrov AV, Grotta JC. Arterial reocclusion in stroke patients treated with intravenous tissue plasminogen activator. Neurology 2002; 59(6):862–867.
99. Alexandrov AV, Molina CA, Grotta JC et al. Ultrasound-enhanced systemic thrombolysis for acute ischemic stroke. N Engl J Med 2004; 351(21):2170–2178.
100. Algra A, van GJ. Cumulative meta-analysis of aspirin efficacy after cerebral ischaemia of arterial origin. J Neurol Neurosurg Psychiatry 1999; 66(2):255.
101. Allen D, Giannopoulos K, Gray I et al. Antibodies to peripheral nerve myelin proteins in chronic inflammatory demyelinating polyradiculoneuropathy. J Peripher Nerv Syst 2005; 10(2):174–180.
102. Allen R, Chen C, Soaita A et al. A randomized, double-blind, 6-week, dose-ranging study of pregabalin in patients with restless legs syndrome. Sleep Med 2010; 11(6):512–519.
103. Allen RP, Picchietti D, Hening WA, Trenkwalder C, Walters AS, Montplaisi J. Restless legs syndrome: diagnostic criteria, special considerations, and epidemiology. A report from the restless legs syndrome diagnosis and epidemiology workshop at the National Institutes of Health. Sleep Med 2003; 4(2):101–119.
104. Allen RP, Walters AS, Montplaisir J et al. Restless legs syndrome prevalence and impact: REST general population study. Arch Intern Med 2005; 165(11):1286–1292.
105. Alonso-Navarro H, Fernandez-Diaz A, Martin-Prieto M, Ruiz-Ezquerro JJ, Lopez-Alburquerque T, Jimenez-Jimenez FJ. Tremor associated with chronic inflammatory demyelinating peripheral neuropathy: treatment with pregabalin. Clin Neuropharmacol 2008; 31(4):241–244.
106. Alrawi A, Trobe JD, Blaivas M, Musch DC. Brain biopsy in primary angiitis of the central nervous system. Neurology 1999; 53(4):858–60.
107. Als-Nielsen B, Gluud LL, Gluud C. Benzodiazepine receptor antagonists for hepatic encephalopathy. Cochrane Database Syst Rev 2004;(2):CD002798.
108. Als-Nielsen B, Koretz RL, Kjaergard LL, Gluud C. Branched-chain amino acids for hepatic encephalopathy. Cochrane Database Syst Rev 2003;(2):CD001939.
109. Alshekhlee A, Hussain Z, Sultan B, Katirji B. Guillain-Barre syndrome: incidence and mortality rates in US hospitals. Neurology 2008; 70(18):1608–1613.
110. Alstead EM, Ritchie JK, Lennard-Jones JE, Farthing MJ, Clark ML. Safety of azathioprine in pregnancy in inflammatory bowel disease. Gastroenterology 1990; 99(2):443–6.
111. Altman RD, Lang AE, Postuma RB. Caffeine in Parkinson's disease: a pilot open-label, dose-escalation study. Mov Disord 2011; 26(13):2427–2431.
112. Alves G, Wentzel-Larsen T, Larsen JP. Is fatigue an independent and persistent symptom in patients with Parkinson disease? Neurology 2004; 63(10):1908–1911.
113. Alvir JM, Lieberman JA, Safferman AZ, Schwimmer JL, Schaaf JA. Clozapine-induced agranulocytosis. Incidence and risk factors in the United States. N Engl J Med 1993; 329:162–167.
114. Amarenco P, Bogousslavsky J, Callahan A, III et al. High-dose atorvastatin after stroke or transient ischemic attack. N Engl J Med 2006; 355(6):549–559.
115. Amarenco P, Bogousslavsky J, Caplan LR, Donnan GA, Hennerici MG. New approach to stroke subtyping: the A-S-C-O (phenotypic) classification of stroke. Cerebrovasc Dis 2009; 27(5):502–508.
116. Amarenco P, Donnan GA. Should the MATCH results be extrapolated to all stroke patients and affect ongoing trials evaluating clopidogrel plus aspirin? Stroke 2004; 35(11):2606–2608.
117. Amarenco P, Hauw JJ. [Edematous cerebellar infarction. A clinico-pathological study of 16 cases]. Neurochirurgie 1990; 36 (4):234–241.
118. Amarenco P, Labreuche J, Lavallee P, Touboul PJ. Statins in stroke prevention and carotid atherosclerosis: systematic review and up-to-date meta-analysis. Stroke 2004; 35(12):2902–2909.
119. Amarenco P, Levy C, Cohen A, Touboul PJ, Roullet E, Bousser MG. Causes and mechanisms of territorial and nonterritorial cerebellar infarcts in 115 consecutive patients. Stroke 1994; 25 (1):105–112.
120. Amato AA, Barohn RJ. Inclusion body myositis: old and new concepts. J Neurol Neurosurg Psychiatry 2009; 80(11):1186–1193.
121. Ambermoon P, Carter A, Hall WD, Dissanayaka NN, O'Sullivan JD. Impulse control disorders in patients with Parkinson's disease receiving dopamine replacement therapy: evidence and implications for the addictions field. Addiction 2011; 106 (2):283–293.
122. Ambrosini A, Vandenheede M, Rossi P et al. Suboccipital injection with a mixture of rapid- and long-acting steroids in cluster headache: a double-blind placebo-controlled study. Pain 2005; 118(1–2):92–96.
123. Ameri A, Bousser MG. Cerebral venous thrombosis. Neurol Clin 1992; 10(1):87–111.
124. American Academy of Sleep Medicine. International classification of sleep disorders. Diagnostic and coding manual. 2 ed. Westchester, IL: American Academy of Sleep Medicine; 2005.
125. American Sleep Disorder Association. Recording and scoring leg movements. The Atlas Task Force. Sleep 1993; 16(8):748–759.
126. Amin P, Sturrock ND. A pilot study of the beneficial effects of amantadine in the treatment of painful diabetic peripheral neuropathy. Diabet Med 2003; 20(2):114–118.
127. Amlie-Lefond C, Kleinschmidt-DeMasters BK, Mahalingam R, Davis LE, Gilden DH. The vasculopathy of varicella-zoster virus encephalitis. Ann Neurol 1995; 37:784–790.
128. Ammerman JM, Lonser RR, Dambrosia J, Butman JA, Oldfield EH. Long-term natural history of hemangioblastomas in patients with von Hippel-Lindau disease: implications for treatment. J Neurosurg 2006; 105(2):248–255.
129. Andermann F, Andermann E. Excessive startle syndromes: startle disease, jumping, and startle epilepsy. [Review] [48 refs]. Adv Neurol 1986; 43:321–338.
130. Andersen O. Myelitis. Curr Opin Neurol 2000; 13(3):311–6.
131. Anderson CS, Huang Y, Wang JG et al. Intensive blood pressure reduction in acute cerebral haemorrhage trial (INTERACT): a randomised pilot trial. Lancet Neurol 2008; 7(5):391–399.
132. Anderson GD, Lin YX, Berge C, Ojemann GA. Absence of bleeding complications in patients undergoing cortical surgery while receiving valproate treatment. J Neurosurg 1997; 87 (2):252–256.
133. Anderson GL, Limacher M, Assaf AR et al. Effects of conjugated equine estrogen in postmenopausal women with hysterectomy: the Women's Health Initiative randomized controlled trial. JAMA 2004; 291(14):1701–1712.
134. Anderson LL, Vilensky JA, Duvoisin RC. Review: neuropathology of acute phase encephalitis lethargica: a review of cases from the epidemic period. Neuropathol Appl Neurobiol 2009; 35 (5):462–472.
135. Anderson RL, Patel BC, Holds JB, Jordan DR. Blepharospasm: past, present, and future. Ophthal Plast Reconstr Surg 1998; 14 (5):305–317.
136. Andrasik F. Behavioral treatment of migraine: current status and future directions. Expert Rev Neurother 2004; 4(3):403–413.
137. Andre-Obadia N, Peyron R, Mertens P, Mauguiere F, Laurent B, Garcia-Larrea L. Transcranial magnetic stimulation for pain control. Double-blind study of different frequencies against placebo, and correlation with motor cortex stimulation efficacy. Clin Neurophysiol 2006; 117(7):1536–1544.
138. Andreassi C, Jarecki J, Zhou J et al. Aclarubicin treatment restores SMN levels to cells derived from type I spinal muscular atrophy patients. Hum Mol Genet 2001; 10(24):2841–9.
139. Andres E, Loukili NH, Noel E et al. Vitamin B12 (cobalamin) deficiency in elderly patients. CMAJ 2004; 171(3):251–259.
140. Andresen H, Stimpfl T, Sprys N, Schnitgerhans T, Müller A. Liquid Ecstasy – ein relevantes Drogenproblem. Dtsch Ärztebl 2009; 105(36):599–603.
141. Andrew J, Fowler CJ, Harrison MJ. Stereotaxic thalamotomy in 55 cases of dystonia. Brain 1983; 106(Pt 4):981–1000.
142. Andrews DW, Scott CB, Sperduto PW et al. Whole brain radiation therapy with or without stereotactic radiosurgery boost for patients with one to three brain metastases: phase III results of the RTOG 9508 randomised trial. Lancet 2004; 363 (9422):1665–1672.
143. Andrews PI, McNamara JO. Rasmussen's encephalitis: an autoimmune disorder?. [Review] [46 refs]. Curr Opin Neurobiol 1996; 6(5):673–678.
144. Andromanakos NP, Kouraklis G, Alkiviadis K. Chronic perineal pain: current pathophysiological aspects, diagnostic approaches and treatment. Eur J Gastroenterol Hepatol 2011; 23(1):2–7.
145. Angeard N, Gargiulo M, Jacquette A, Radvanyi H, Eymard B, Heron D. Cognitive profile in childhood myotonic dystrophy type

1: is there a global impairment? Neuromuscul Disord 2007; 17 (6):451–458.
146. Angibaud G, Ducasse JL, Baille G, Clanet M. [Potential value of hyperbaric oxygenation in the treatment of post-radiation myelopathies]. Rev Neurol (Paris) 1995; 151(11):661–6.
147. Angstwurm K, Borges AC, Halle E, Schielke E, Weber JR. [Neurological complications of infective endocarditis]. Nervenarzt 2004; 75(8):734–741.
148. Anheim M, Lagier-Tourenne C, Stevanin G et al. SPG11 spastic literatureplegia. A new cause of juvenile parkinsonism. J Neurol 2009; 256(1):104–108.
149. Anheim M, Monga B, Fleury M et al. Ataxia with oculomotor apraxia type 2: clinical, biological and genotype/phenotype correlation study of a cohort of 90 patients. Brain 2009; 132(Pt 10):2688–2698.
150. Anheim M, Tranchant C, Koenig M. The autosomal recessive cerebellar ataxias. N Engl J Med 2012; 366(7):636–646.
151. Annane D, Orlikowski D, Chevret S, Chevrolet JC, Raphael JC. Nocturnal mechanical ventilation for chronic hypoventilation in patients with neuromuscular and chest wall disorders. Cochrane Database Syst Rev 2007;(4):CD001941.
152. Annunziata P, Marroni M, Francisci D, Stagni G. Acute transverse myelitis and hepatitis C virus. Infez Med 2005; 13(1):45–47.
153. Anonymous. A multicenter trial of the efficacy of nimodipine on outcome after severe head injury. The European Study Group on Nimodipine in Severe Head Injury. J Neurosurg 1994; 80(5):797–804.
154. Anonymous. Tissue plasminogen activator for acute ischemic stroke. The National Institute of Neurological Disorders and Stroke rt-PA Stroke Study Group [see comments]. N Engl J Med 1995; 333:1581–1587.
155. Anonymous. Consensus statement on the definition of orthostatic hypotension, pure autonomic failure, and multiple system atrophy. [Review] [0 refs]. J Neurol Sci 1996; 144(1–2):218–219.
156. Anonymous. Practice advisory on the treatment of amyotrophic lateral sclerosis with riluzole: report of the Quality Standards Subcommittee of the American Academy of Neurology. Neurology 1997; 49(3):657–659.
157. Ansarinia M, Rezai A, Tepper SJ et al. Electrical stimulation of sphenopalatine ganglion for acute treatment of cluster headaches. Headache 2010; 50(7):1164–1174.
158. Antal A, Paulus W. A case of refractory orofacial pain treated by transcranial direct current stimulation applied over hand motor area in combination with NMDA agonist drug intake. Brain Stimul 2011; 4(2):117–121.
159. Antal A, Terney D, Kuhnl S, Paulus W. Anodal transcranial direct current stimulation of the motor cortex ameliorates chronic pain and reduces short intracortical inhibition. J Pain Symptom Manage 2010; 39(5):890–903.
160. Antinori A, Arendt G, Becker JT et al. Updated research nosology for HIV-associated neurocognitive disorders. Neurology 2007; 69(18):1789–1799.
161. Antonaci F, Pareja JA, Caminero AB, Sjaastad O. Chronic paroxysmal hemicrania and hemicrania continua: anaesthetic blockades of pericranial nerves. Funct Neurol 1997; 12(1):11–15.
162. Antonaci F, Pareja JA, Caminero AB, Sjaastad O. Chronic paroxysmal hemicrania and hemicrania continua: lack of efficacy of sumatriptan. Headache 1998; 38(3):197–200.
163. Antonaci F, Sjaastad O. Cervicogenic headache: a real headache. Curr Neurol Neurosci Rep 2011; 11(2):149–155.
164. Antonadou D, Paraskevaidis M, Sarris G et al. Phase II randomized trial of temozolomide and concurrent radiotherapy in patients with brain metastases. J Clin Oncol 2002; 20(17):3644–3650.
165. Anxionnat R, de Melo Neto JF, Bracard S et al. Treatment of hemorrhagic intracranial dissections. Neurosurgery 2003; 53 (2):289–300.
166. Apartis E, Blancher A, Meissner WG et al. FXTAS: New insights and the need for revised diagnostic criteria. Neurology 2012; 79(18):1898–1907.
167. Appel GB, Contreras G, Dooley MA et al. Mycophenolate mofetil versus cyclophosphamide for induction treatment of lupus nephritis. J Am Soc Nephrol 2009; 20(5):1103–1112.
168. Appleton RE, Peters AC, Mumford JP, Shaw DE. Randomised, placebo-controlled study of vigabatrin as first-line treatment of infantile spasms. Epilepsia 1999; 40(11):1627–33.
169. Arango MF, Mejia-Mantilla JH. Magnesium for acute traumatic brain injury. Cochrane Database Syst Rev 2008;(4):CD005400.
170. Aranyi Z, Kovacs T, Sipos I, Bereczki D. Miller Fisher syndrome: brief overview and update with a focus on electrophysiological findings. Eur J Neurol 2012; 19(1):15–3.
171. Spinales Trauma (Leitlinie). http://www.uni-duesseldorf.de/WWW/AWMF/II/nchir009.htm; 1999.
172. Arbit E, Pannullo S. Lumbar stenosis: a clinical review. Clin Orthop Relat Res 2001;(384):137–143.
173. Arbusow V, Strupp M, Dieterich M et al. Serum antibodies against membranous labyrinth in patients with "idiopathic" bilateral vestibulopathy. J Neurol 1998; 245(3):132–136.
174. Arendt G, Eggers C, Furrer H, Husstedt IW, Maschke M. Diagnostik und Therapie HIV-1-assoziierter neurologischer Erkrankungen. In: Diener HC, Weimar C, Berlit P, Deuschl G, Gold R, Hacke W et al., editors. Leitlinien fur Diagnostik und Therapie in der Neurologie. 5 ed. Stuttgart - New York: Thieme; 2012 p. 560–569.
175. Arezzo JC, Rosenstock J, LaMoreaux L, Pauer L. Efficacy and safety of pregabalin 600 mg/d for treating painful diabetic peripheral neuropathy: a double-blind placebo-controlled trial. BMC Neurol 2008; 8:33.
176. Ariesen MJ, Algra A, Kappelle LJ. Antiplatelet drugs in the secondary prevention after stroke: differential efficacy in large versus small vessel disease? A subgroup analysis from ESPS-2. Stroke 2006; 37(1):134–138.
177. Arima H, Hart RG, Colman S et al. Perindopril-based blood pressure-lowering reduces major vascular events in patients with atrial fibrillation and prior stroke or transient ischemic attack. Stroke 2005; 36(10):2164–2169.
178. Arima H, Tzourio C, Anderson C et al. Effects of perindopril-based lowering of blood pressure on intracerebral hemorrhage related to amyloid angiopathy: the PROGRESS trial. Stroke 2010; 41(2):394–396.
179. Armitage J. The safety of statins in clinical practice. Lancet 2007; 370(9601):1781–1790.
180. Armon C. Smoking may be considered an established risk factor for sporadic ALS. Neurology 2009; 73(20):1693–1698.
181. Armon C, Argoff CE, Samuels J, Backonja MM. Assessment: use of epidural steroid injections to treat radicular lumbosacral pain: report of the Therapeutics and Technology Assessment Subcommittee of the American Academy of Neurology. Neurology 2007; 68(10):723–729.
181a. Armstrong MJ, Miyasaki JM. Evidence-based guideline: pharmacologic treatment of chorea in Huntington disease: report of the guideline development subcommittee of the American Academy of Neurology. Neurology 2012; 79(6):597–603.
182. Arnaud L, Haroche J, Malek Z et al. Is (18)F-fluorodeoxyglucose positron emission tomography scanning a reliable way to assess disease activity in Takayasu arteritis? Arthritis Rheum 2009; 60(4):1193–1200.
183. Arning C, Widder B, von Reutern GM, Stiegler H, Gortler M. [Revision of DEGUM ultrasound criteria for grading internal carotid artery stenoses and transfer to NASCET measurement]. Ultraschall Med 2010; 31(3):251–257.
184. Arnold LM, Hudson JI, Hess EV et al. Family study of fibromyalgia. Arthritis Rheum 2004; 50(3):944–952.
185. Arnold M, Nedeltchev K, Mattle HP et al. Intra-arterial thrombolysis in 24 consecutive patients with internal carotid artery T occlusions. J Neurol Neurosurg Psychiatry 2003; 74(6):739–742.
186. Arnoldo BD, Purdue GF, Kowalske K, Helm PA, Burris A, Hunt JL. Electrical injuries: a 20-year review. J Burn Care Rehabil 2004; 25(6):479–484.
187. Arnulf I, Zeitzer JM, File J, Farber N, Mignot E. Kleine-Levin syndrome: a systematic review of 186 cases in the literature. Brain 2005; 128(Pt 12):2763–2776.
188. Arroyo S, Anhut H, Kugler AR et al. Pregabalin add-on treatment: a randomized, double-blind, placebo-controlled, dose-response study in adults with partial seizures. Epilepsia 2004; 45(1):20–27.
189. Arroyo S, Squires L, Wang S, Twyman R. Topiramate: effective as monotherapy in dose-response study in newly diagnosed epilepsy. Epilepsia 2002; 43(S7):24.
190. Arts IM, Overeem S, Pillen S et al. Muscle ultrasonography: a diagnostic tool for amyotrophic lateral sclerosis. Clin Neurophysiol 2012; 123(8):1662–1667.
191. Arts M, Brand R, van der KB, Nijeholt G, Peul W. Does minimally invasive lumbar disc surgery result in less muscle injury than conventional surgery? A randomized controlled trial. Eur Spine J 2011; 20(1):51–57.
192. Arts MP, Brand R, van den Akker ME et al. Tubular diskectomy vs conventional microdiskectomy for the treatment of lumbar disk herniation: 2-year results of a double-blind randomized controlled trial. Neurosurgery 2011; 69(1):135–144.
193. Arts MP, Peul WC. Timing and minimal access surgery for sciatica: a summary of two randomized trials. Acta Neurochir (Wien) 2011; 153(5):967–974.

194. Arzimanoglou AA, Andermann F, Aicardi J et al. Sturge-Weber syndrome: indications and results of surgery in 20 patients. Neurology 2000; 55(10):1472–9.
195. Asanuma K, Ma Y, Okulski J et al. Decreased striatal D2 receptor binding in non-manifesting carriers of the DYT1 dystonia mutation. Neurology 2005; 64(2):347–349.
196. Asher SW, Aminoff MJ. Tetrabenazine and movement disorders. Neurology 1981; 31(8):1051–4.
197. Ashour R, Tintner R, Jankovic J. Striatal deformities of the hand and foot in Parkinson's disease. Lancet Neurol 2005; 4(7):423–431.
198. Askalan R, Laughlin S, Mayank S et al. Chickenpox and stroke in childhood: a study of frequency and causation. Stroke 2001; 32 (6):1257–1262.
199. Askenasy JJ. Sleep disturbances in Parkinsonism. J Neural Transm 2003; 110(2):125–150.
200. Aslam A, Misbah SA, Talbot K, Chapel H. Vitamin E deficiency induced neurological disease in common variable immunodeficiency: two cases and a review of the literature of vitamin E deficiency. Clin Immunol 2004; 112(1):24–29.
201. Asmus F, Horber V, Pohlenz J et al. A novel TITF-1 mutation causes benign hereditary chorea with response to levodopa. Neurology 2005; 64(11):1952–1954.
202. Asmus F, Zimprich A, Naumann M et al. Inherited Myoclonus-dystonia syndrome: narrowing the 7q21-q31 locus in German families. Ann Neurol 2001; 49(1):121–4.
203. Assareh A, Mather KA, Schofield PR, Kwok JB, Sachdev PS. The genetics of white matter lesions. CNS Neurosci Ther 2011; 17 (5):525–540.
204. Assendelft WJ, Morton SC, Yu EI, Suttorp MJ, Shekelle PG. Spinal manipulative therapy for low back pain. Cochrane Database Syst Rev 2004;(1):CD000447.
205. Assmus H, Antoniadis G, Bischoff C et al. Cubital tunnel syndrome - a review and management guidelines. Cent Eur Neurosurg 2011; 72(2):90–98.
206. Association Francaise contre les Myopathies (AFM). La monographie Myoline „dystrophie musculaire facio-scapulo-humerale". Evry Cedex: 1998.
207. Assogna F, Palmer K, Pontieri FE et al. Alexithymia is a non-motor symptom of Parkinson disease. Am J Geriatr Psychiatry 2012; 20(2):133–141.
208. Astin JA, Ernst E. The effectiveness of spinal manipulation for the treatment of headache disorders: a systematic review of randomized clinical trials. Cephalalgia 2002; 22(8):617–623.
209. Astner ST, Theodorou M, Dobrei-Ciuchendea M et al. Tumor shrinkage assessed by volumetric MRI in the long-term follow-up after stereotactic radiotherapy of meningiomas. Strahlenther Onkol 2010; 186(8):423–429.
210. Athiviraham A, Yen D. Is spinal stenosis better treated surgically or nonsurgically? Clin Orthop Relat Res 2007; 458:90–93.
211. Atlas SJ, Keller RB, Wu YA, Deyo RA, Singer DE. Long-term outcomes of surgical and nonsurgical management of sciatica secondary to a lumbar disc herniation: 10 year results from the maine lumbar spine study. Spine 2005; 30(8):927–935.
212. Atluri S, Datta S, Falco FJ, Lee M. Systematic review of diagnostic utility and therapeutic effectiveness of thoracic facet joint interventions. Pain Physician 2008; 11(5):611–629.
213. Attal N, Cruccu G, Baron R et al. EFNS guidelines on the pharmacological treatment of neuropathic pain: 2010 revision. Eur J Neurol 2010; 17(9):1113–1e88.
214. Auburtin M, Wolff M, Charpentier J et al. Detrimental role of delayed antibiotic administration and penicillin-nonsusceptible strains in adult intensive care unit patients with pneumococcal meningitis: the PNEUMOREA prospective multicenter study. Crit Care Med 2006; 34(11):2758–2765.
215. Audebert HJ, Schenk B, Tietz V, Schenkel J, Heuschmann PU. Initiation of oral anticoagulation after acute ischaemic stroke or transient ischaemic attack: timing and complications of overlapping heparin or conventional treatment. Cerebrovasc Dis 2008; 26(2):171–177.
216. Auer LM, Deinsberger W, Niederkorn K, Gell G, Kleinert R. Endoscopic surgery versus medical treatment for spontaneous intracerebral hematoma: a randomized study. J Neurosurg 1989; 70:530–535.
217. Aurora S, Kori S, Barrodale P, Nelsen A, McDonald S. Gastric stasis occurs in spontaneous, visually induced, and interictal migraine. Headache 2007; 47(10):1443–1446.
218. Ausems MG, Lochman P, van Diggelen OP, Ploos van Amstel HK, Reuser AJ, Wokke JH. A diagnostic protocol for adult-onset glycogen storage disease type II. Neurology 1999; 52(4):851–3.
219. Ausman JI, Diaz FG, Mullan S, Gehring R, Sadasivan B, Dujovny M. Posterior inferior to posterior inferior cerebellar artery anastomosis combined with trapping for vertebral artery aneurysm. Case report. J Neurosurg 1990; 73(3):462–465.
220. Austin J, Armstrong D, Fouch S et al. Metachromatic leukodystrophy (MLD). VIII. MLD in adults: diagnosis and pathogenesis. Arch Neurol 1968; 18:225–240.
221. Austin JH. Metachromatic form of diffuse cerebral sclerosis. III. Significance of sulfatide and other lipid abnormalities in white matter and kidney. Neurology 1960; 10:470–483.
222. Averbuch-Heller L, Tusa RJ, Fuhry L et al. A double-blind controlled study of gabapentin and baclofen as treatment for acquired nystagmus. Ann Neurol 1997; 41(6):818–825.
223. AWMF. Dissoziative Störung der Bewegung und Empfindung / Konversionsstörung (ICD-10 F44.4–7). AWMF-Leitlinien-Register 2006; http://www.uni-duesseldorf.de/AWMF/ll/051-007.htm.Ref ID: 4916
224. AWMF. Somatoforme Störungen im Überblick. AWMF-Leitlinien-Register 2006; http://www.uni-duesseldorf.de/AWMF/ll/051-001.htm.Ref ID: 6115
225. Definition, Pathophysiologie, Diagnostik und Therapie des Fibromyalgiesyndroms. www.awmf.org/leitlinien/detail/ll/041-004.html; 2008.
226. Langzeitanwendung von Opioiden bei nicht tumorbedingten Schmerzen (LONTS). Leitlinie der Deutschen Gesellschaft zum Studium des Schmerzes (DGSS) gemeinsam mit 14 wissenschaftlichen Fachgesellschaften und der Deutschen Schmerzhilfe (Patientenverband). Düsseldorf: http://www.awmf.org/leitlinien/detail/ll/041-003.html; 2009.
227. Epidurale Rückenmarkstimulation zur Therapie chronischer Schmerzen. Leitlinien der Deutschen Gesellschaft für Anästhesiologie und
Intensivmedizin, Dt. Ges. für Kardiologie, Dt. Ges. für Neurochirurgie, Dt. Ges. für Neuromodulation, Dt. Ges. für Neurologie, Dt. Ges. für Psychologische Schmerztherapie und Forschung, Dt. Ges. zum Studium des Schmerzes, Dt. Ges. für Schmerztherapie, unter Beteiligung von
Deutsche Interdisziplinäre Vereinigung für Schmerztherapie, Berufsverband Deutscher Schmerztherapeuten, European Federation of Neurological Societies. http://www.awmf.org/leitlinien/detail/ll/041-002.html; 2010.
228. Aylward EH, Codori AM, Rosenblatt A et al. Rate of caudate atrophy in presymptomatic and symptomatic stages of Huntington's disease. Mov Disord 2000; 15(3):552–60.
229. Ayyar DR, Sharma KR. Chronic inflammatory demyelinating polyradiculoneuropathy in diabetes mellitus. Curr Diab Rep 2004; 4(6):409–412.
230. Azher SN, Jankovic J. Camptocormia: pathogenesis, classification, and response to therapy. Neurology 2005; 65(3):355–359.
231. Aziz NA, Jurgens CK, Landwehrmeyer GB et al. Normal and mutant HTT interact to affect clinical severity and progression in Huntington disease. Neurology 2009; 73(16):1280–1285.
232. Aziz NA, van der Burg JM, Landwehrmeyer GB, Brundin P, Stijnen T, Roos RA. Weight loss in Huntington disease increases with higher CAG repeat number. Neurology 2008; 71 (19):1506–1513.
233. Baba Y, Nakajima M, Utsunomiya H et al. Magnetic resonance imaging of thoracic epidural venous dilation in Hirayama disease. Neurology 2004; 62(8):1426–1428.
234. Baccarani U, Zola E, Adani GL et al. Reversal of hepatic myelopathy after liver transplantation: fifteen plus one. Liver Transpl 2010; 16(11):1336–1337.
235. Bacci R, Mathis I, Baduini G. Acute transverse myelopathy caused by penicillin injection. Eur Neurol 1975; 13(6):555–9.
236. Bach S, Noreng MF, Tjellden NU. Phantom limb pain in amputees during the first 12 months following limb amputation, after preoperative lumbar epidural blockade. Pain 1988; 33:297–301.
237. Bachoud-Levi AC, Gaura V, Brugieres P et al. Effect of fetal neural transplants in patients with Huntington's disease 6 years after surgery: a long-term follow-up study. Lancet Neurol 2006; 5(4):303–309.
238. Backonja M, Glanzman RL. Gabapentin dosing for neuropathic pain: evidence from randomized, placebo-controlled clinical trials. Clin Ther 2003; 25(1):81–104.
239. Backonja M, Wallace MS, Blonsky ER et al. NGX-4010, a high-concentration capsaicin patch, for the treatment of postherpetic neuralgia: a randomised, double-blind study. Lancet Neurol 2008; 7(12):1106–1112.
240. Backonja MM, Malan TP, Vanhove GF, Tobias JK. NGX-4010, a high-concentration capsaicin patch, for the treatment of postherpetic neuralgia: a randomized, double-blind, controlled study with an open-label extension. Pain Med 2010; 11(4):600–608.
241. Baechli H, Nordmann A, Bucher HC, Gratzl O. Demographics and prevalent risk factors of chronic subdural haematoma: results of a large single-center cohort study. Neurosurg Rev 2004; 27(4):263–266.

242. Bagert BA, Marder E, Stuve O. Chronic cerebrospinal venous insufficiency and multiple sclerosis. Arch Neurol 2011; 68 (11):1379–1384.
243. Bahemuka M. Acute transverse myelopathy complicating tetanus. Postgrad Med J 1981; 57(669):443–4.
244. Bähr O, Hermisson M, Rona S et al. Intravenous and oral levetiracetam in patients with a suspected primary brain tumor and symptomatic seizures undergoing neurosurgery: the HELLO trial. Acta Neurochir (Wien) 2012; 154(2):229–235.
245. Bahra A, Goadsby PJ. Diagnostic delays and mis-management in cluster headache. Acta Neurol Scand 2004; 109(3):175–179.
246. Bahra A, May A, Goadsby PJ. Cluster headache: a prospective clinical study with diagnostic implications. Neurology 2002; 58 (3):354–361.
247. Bahra A, Walsh M, Menon S, Goadsby PJ. Does chronic daily headache arise de novo in association with regular use of analgesics? Headache 2003; 43(3):179–190.
248. Baik JS, Lang AE. Gait abnormalities in psychogenic movement disorders. Mov Disord 2007; 22(3):395–399.
249. Bain PG. Dystonic tremor presenting as parkinsonism: long-term follow-up of SWEDDs. Neurology 2009; 72(16):1443–1445.
250. Bain PG. Task-specific tremor. Handb Clin Neurol 2011; 100:711–718.
251. Bain PG, Findley LJ, Thompson PD et al. A study of hereditary essential tremor. Brain 1994; 117 (Pt 4):805–824.
252. Baker JH, Silver JR. Hysterical literatureplegia. J Neurol Neurosurg Psychiatry 1987; 50(4):375–382.
253. Baker M, Litvan I, Houlden H et al. Association of an extended haplotype in the tau gene with progressive supranuclear palsy. Hum Mol Genet 1999; 8(4):711–715.
254. Baker MR, Das M, Isaacs J, Fawcett PR, Bates D. Treatment of stiff person syndrome with rituximab. J Neurol Neurosurg Psychiatry 2005; 76(7):999–1001.
255. Bakowska JC, Jupille H, Fatheddin P, Puertollano R, Blackstone C. Troyer syndrome protein spartin is mono-ubiquitinated and functions in EGF receptor trafficking. Mol Biol Cell 2007; 18 (5):1683–1692.
256. Bakshi R, Mazziotta JC. Acute transverse myelitis after influenza vaccination: magnetic resonance imaging findings. J Neuroimaging 1996; 6(4):248–50.
257. Balci B, Uyanik G, Dincer P et al. An autosomal recessive limb girdle muscular dystrophy (LGMD2) with mild mental retardation is allelic to Walker-Warburg syndrome (WWS) caused by a mutation in the POMT1 gene. Neuromuscul Disord 2005; 15 (4):271–275.
258. Ballantyne JC, Carwood CM. Comliteraturetive efficacy of epidural, subarachnoid, and intracerebroventricular opioids in patients with pain due to cancer. Cochrane Database Syst Rev 2005;(1):CD005178.
259. Ballew C, Bowman BA, Sowell AL, Gillespie C. Serum retinol distributions in residents of the United States: third National Health and Nutrition Examination Survey, 1988–1994. Am J Clin Nutr 2001; 73(3):586–593.
260. Baloh RW, Honrubia V. Clinical Neurophysiology of the Vestibular System. Oxford: University Press; 2001.
261. Baloh RW, Jacobson K, Honrubia V. Horizontal semicircular canal variant of benign positional vertigo. Neurology 1993; 43 (12):2542–2549.
262. Baloh RW, Jen JC. Genetics of familial episodic vertigo and ataxia. Ann N Y Acad Sci 2002; 956:338–345.
263. Baloh RW, Winder A. Acetazolamide-responsive vestibulocerebellar syndrome: clinical and oculographic features. Neurology 1991; 41(3):429–433.
264. Bandelow B, Bleich S, Kropp S. Handbuch Psychopharmaka. Göttingen - Bern - Toronto - Seattle: Hogrefe; 2000.
265. Bandmann O, Wood NW. Dopa-Responsive Dystonia - The Story so Far. Neuropediatrics 2002; 33(1):1–5.
266. Banerjee R, Stanley J, Palumbo M. Spinal epidural hematoma induced by leukemia. Orthopedics 2004; 27(8):864–866.
267. Banerjee S, McCutchan JA, Ances BM et al. Hypertriglyceridemia in combination antiretroviral-treated HIV-positive individuals: potential impact on HIV sensory polyneuropathy. AIDS 2011; 25(2):F1-F6.
268. Bansal V, Kalita J, Misra UK. Diabetic neuropathy. Postgrad Med J 2006; 82(964):95–100.
269. Banwell B, Krupp L, Kennedy J et al. Clinical features and viral serologies in children with multiple sclerosis: a multinational observational study. Lancet Neurol 2007; 6(9):773–781.
270. Bar-Or A, Calabresi PA, Arnold D et al. Rituximab in relapsing-remitting multiple sclerosis: a 72-week, open-label, phase I trial. Ann Neurol 2008; 63(3):395–400.
271. Baramki HG, Steffen T, Schondorf R, Aebi M. Motor conduction alterations in patients with lumbar spinal stenosis following the onset of neurogenic claudication. Eur Spine J 1999; 8 (5):411–416.
272. Barbe MT, Liebhart L, Runge M et al. Deep brain stimulation of the ventral intermediate nucleus in patients with essential tremor: stimulation below intercommissural line is more efficient but equally effective as stimulation above. Exp Neurol 2011; 230(1):131–137.
273. Barbe MT, Liebhart L, Runge M et al. Deep brain stimulation in the nucleus ventralis intermedius in patients with essential tremor: habituation of tremor suppression. J Neurol 2011; 258 (3):434–439.
274. Barile L, Lavalle C. Transverse myelitis in systemic lupus erythematodes - the effect of iv pulse methylprednisolone and cyclophosphamide. J Rheumatol 1992; 19:370–372.
275. Barile-Fabris L, riza-Andraca R, Olguin-Ortega L et al. Controlled clinical trial of IV cyclophosphamide versus IV methylprednisolone in severe neurological manifestations in systemic lupus erythematosus. Ann Rheum Dis 2005; 64(4):620–625.
276. Barker FG2, Jannetta PJ, Bissonette DJ, Shields PT, Larkins MV, Jho HD. Microvascular decompression for hemifacial spasm. J Neurosurg 1995; 82(2):201–10.
277. Barnholtz-Sloan JS, Sloan AE, Davis FG, Vigneau FD, Lai P, Sawaya RE. Incidence proportions of brain metastases in patients diagnosed (1973 to 2001) in the Metropolitan Detroit Cancer Surveillance System. J Clin Oncol 2004; 22(14):2865–2872.
278. Baron R, Binder A, Birklein F et al. Pharmakologische nicht interventionelle Therapie chronisch neuropathischer Schmerzen. In: Diener HC, Weimar C, Berlit P, Deuschl G, Gold R, Hacke W et al., editors. Leitlinien für Diagnostik und Therapie in der Neurologie. 5 ed. Stuttgart - New York: Thieme; 2012 p. 771–783.
279. Baron R, Tölle TR, Schepelmann K, Birklein F. Postzosterische Neuralgie. In: Diener HC für die Kommission Leitlinien der DGN, editor. Leitlinien für Diagnostik und Therapie in der Neurologie. Stuttgart: Thieme; 2003 p. 347–350.
280. Barone P, Poewe W, Albrecht S et al. Pramipexole for the treatment of depressive symptoms in patients with Parkinson's disease: a randomised, double-blind, placebo-controlled trial. Lancet Neurol 2010; 9(6):573–580.
281. Barreto AD, Martin-Schild S, Hallevi H et al. Thrombolytic therapy for patients who wake-up with stroke. Stroke 2009; 40 (3):827–832.
282. Barrow DL, Spector RH, Braun IF, Landman JA, Tindall SC, Tindall GT. Classification and treatment of spontaneous carotid-cavernous sinus fistulas. J Neurosurg 1985; 62(2):248–256.
283. Bartels E, Knauth M. [Transcranial color-coded duplex ultrasonography of arteriovenous malformations]. Rofo 2006; 178 (1):64–70.
284. Bartels RH, Termeer EH, van der Wilt GJ et al. Simple decompression or anterior subcutaneous transposition for ulnar neuropathy at the elbow: a cost-minimization analysis–Part 2. Neurosurgery 2005; 56(3):531–536.
285. Bartels RH, Verhagen WI, van der Wilt GJ, Meulstee J, van Rossum LG, Grotenhuis JA. Prospective randomized controlled study comparing simple decompression versus anterior subcutaneous transposition for idiopathic neuropathy of the ulnar nerve at the elbow: Part 1. Neurosurgery 2005; 56(3):522–530.
286. Barthel A. Herpes zoster. In: Henkes H, Kölmel HW, editors. Die entzündlichen Erkrankungen des Zentralnervensystems. Landsberg: Ecomed Verlag; 1993 p. 1–23.
287. Bartlett RJ, Hill CR, Gardiner E. A comparison of T2 and gadolinium enhanced MRI with CT myelography in cervical radiculopathy. Br J Radiol 1998; 71(841):11–9.
288. Bartsch T, Pinsker MO, Rasche D et al. Hypothalamic deep brain stimulation for cluster headache: experience from a new multicase series. Cephalalgia 2008; 28(3):285–295.
289. Bartynski WS. Posterior reversible encephalopathy syndrome, part 1: fundamental imaging and clinical features. AJNR Am J Neuroradiol 2008; 29(6):1036–1042.
290. Bashir R, Britton S, Strachan T et al. A gene related to Caenorhabditis elegans spermatogenesis factor fer-1 is mutated in limb-girdle muscular dystrophy type 2B. Nat Genet 1998; 20 (1):37–42.
291. Bassetti C, Aldrich M. Night time versus daytime transient ischaemic attack and ischaemic stroke: a prospective study of 110 patients. J Neurol Neurosurg Psychiatry 1999; 67(4):463–467.
292. Bassitt DP, Louza Neto MR. Clozapine efficacy in tardive dyskinesia in schizophrenic patients. Eur Arch Psychiatry Clin Neurosci 1998; 248(4):209–11.
293. Bates D. The management of medical coma. J Neurol Neurosurg Psychiatry 1993; 56:589–598.
294. Bates DSAS. Subcutaneous sumatriptan during the migraine aura. Neurology 1994; 44:1587–1592.

295. Bates G, Harper PS, Jones L. Huntington's Disease. Oxford: Oxford University Press; 2002.
296. Bath PM, Bath FJ, Smithard DG. Interventions for dysphagia in acute stroke. Cochrane Database Syst Rev 2000;(2):CD000323.
297. Bath PM, Lindenstrom E, Boysen G et al. Tinzaparin in acute ischaemic stroke (TAIST): a randomised aspirin-controlled trial. Lancet 2001; 358(9283):702–10.
298. Batocchi AP, Majolini L, Evoli A, Lino MM, Minisci C, Tonali P. Course and treatment of myasthenia gravis during pregnancy. Neurology 1999; 52(3):447–52.
299. Bätz B, Besser R, Flemming IHHJ et al. Empfehlungen der Deutschen Gesellschaft für Klinische Neurophysiologie (Deutsche EEG-Gesellschaft) zur Bestimmung des Hirntodes. Z EEG-EMG 1994; 25:163–166.
300. Bauer J, Elger CE. Die akute Valproinsäure-Enzephalopathie. Akt Neurol 1993; 20:16–21.
301. Bauer J, Elger CE, Hans VH et al. Astrocytes are a specific immunological target in Rasmussen's encephalitis. Ann Neurol 2007; 62(1):67–80.
302. Baumann G, Stangl V, Klein-Weigel P, Stangl K, Laule M, Enke-Melzer K. Successful treatment of thromboangiitis obliterans (Buerger's disease) with immunoadsorption: results of a pilot study. Clin Res Cardiol 2011; 100(8):683–690.
303. Baumgarten BU, Röllinghoff M, Bogdan C. Ehrlichien. Dtsch Ärztebl 2000; 97(38):2456–2462.
304. Baumgartner A, Stich O, Rauer S. Anaphylactic reaction after injection of glatiramer acetate (Copaxone(R)) in patients with relapsing-remitting multiple sclerosis. Eur Neurol 2011; 66 (6):368–370.
305. Baumgartner A, Stich O, Rauer S. Clinical and radiological disease reactivation after cessation of long-term therapy with natalizumab. Int J Neurosci 2012; 122(1):35–39.
306. Baumhackl U, Franta C, Retzl J, Salomonowitz E, Eder G. A controlled trial of tick-borne encephalitis vaccination in patients with multiple sclerosis. Vaccine 2003; 21 Suppl 1:S56-S61.
307. Baxter CG, Marshall A, Roberts M, Felton TW, Denning DW. Peripheral neuropathy in patients on long-term triazole antifungal therapy. J Antimicrob Chemother 2011; 66(9):2136–2139.
308. Bayulkem K, Lopez G. Nonmotor fluctuations in Parkinson's disease: clinical spectrum and classification. J Neurol Sci 2010; 289(1–2):89–92.
309. Bayulkem K, Lopez G. Clinical approach to nonmotor sensory fluctuations in Parkinson's disease. J Neurol Sci 2011; 310(1–2):82–85.
310. Bazner UM, Braun V, Richter HP, Antoniadis G. [Management of iatrogenic lesions of the spinal accessory nerve.]. Nervenarzt 2005; 76(4):462–466.
311. Bazzano LA, He J, Ogden LG et al. Dietary intake of folate and risk of stroke in US men and women: NHANES I Epidemiologic Follow-up Study. National Health and Nutrition Examination Survey. Stroke 2002; 33(5):1183–9; discussion 1183–9.
312. Beauchet O, Annweiler C, Verghese J, Fantino B, Herrmann FR, Allali G. Biology of gait control: vitamin D involvement. Neurology 2011; 76(19):1617–1622.
313. Becker C, Jick SS, Meier CR. Use of antihypertensives and the risk of Parkinson disease. Neurology 2008; 70(16 Pt 2):1438–1444.
314. Becker G, Bogdahn U, Strassburg HM et al. Identification of ventricular enlargement and estimation of intracranial pressure by transcranial color-coded real-time sonography. J Neuroimaging 1994; 4(1):17–22.
315. Becker WJ. Cervicogenic headache: evidence that the neck is a pain generator. Headache 2010; 50(4):699–705.
316. Beekman R, Visser LH, Verhagen WI. Ultrasonography in ulnar neuropathy at the elbow: a critical review. Muscle Nerve 2011; 43(5):627–635.
317. Beer R, Brugger P, Etlin T, Kampfl A, Keidel M, Wallesch C-W. Leichtes Schädel-Hirn-Trauma. In: Kommission "Leitlinien der Deutschen Gesellschaft für Neurologie", editor. Leitlinien für Diagnostik und Therapie in der Neurologie. 4 ed. Stuttgart - New York: Thieme; 2008 p. 727–731.
318. Beer R, Cesnulis E, Engelhard K et al. Schweres Schädel-Hirn-Trauma. In: Kommission "Leitlinien der Deutschen Gesellschaft für Neurologie", editor. Leitlinien für Diagnostik und Therapie in der Neurologie. 4 ed. Stuttgart - New York: Thieme; 2008 p. 733–739.
319. Bell IR, Lewis DA, Brooks AJ et al. Improved clinical status in fibromyalgia patients treated with individualized homeopathic remedies versus placebo. Rheumatology (Oxford) 2004; 43 (5):577–582.
320. Bell RF, Dahl JB, Moore RA, Kalso E. Perioperative ketamine for acute postoperative pain. Cochrane Database Syst Rev 2006;(1): CD004603.
321. Ben-Menachem E, Biton V, Jatuzis D, bou-Khalil B, Doty P, Rudd GD. Efficacy and safety of oral lacosamide as adjunctive therapy in adults with partial-onset seizures. Epilepsia 2007; 48 (7):1308–1317.
322. Ben-Menachem E, Gabbai AA, Hufnagel A, Maia J, Almeida L, Soares-da-Silva P. Eslicarbazepine acetate as adjunctive therapy in adult patients with partial epilepsy. Epilepsy Res 2010; 89 (2–3):278–285.
323. Ben-Shlomo Y, Churchyard A, Head J et al. Investigation by Parkinson's Disease Research Group of United Kingdom into excess mortality seen with combined levodopa and selegiline treatment in patients with early, mild Parkinson's disease: further results of randomised trial and confidential inquiry [see comments]. BMJ 1998; 316(7139):1191–1196.
324. Benamer HT, Patterson J, Wyper DJ, Hadley DM, Macphee GJ, Grosset DG. Correlation of Parkinson's disease severity and duration with 123I-FP-CIT SPECT striatal uptake. Mov Disord 2000; 15(4):692–698.
325. Benavente O, Hart R, Koudstaal P, Laupacis A, McBride R. Oral anticoagulants for preventing stroke in patients with non- valvular atrial fibrillation and no previous history of stroke or transient ischemic attacks. Cochrane Database Syst Rev 2000; (2):CD001927.
326. Benavente OR, Hart RG, McClure LA, Szychowski JM, Coffey CS, Pearce LA. Effects of clopidogrel added to aspirin in patients with recent lacunar stroke. N Engl J Med 2012; 367(9):817–825.
327. Bendszus M, Bartsch AJ, Solymosi L. Endovascular occlusion of aneurysms using a new bioactive coil: a matched pair analysis with bare platinum coils. Stroke 2007; 38(10):2855–2857.
328. Bendszus M, Koltzenburg M, Burger R, Warmuth-Metz M, Hofmann E, Solymosi L. Silent embolism in diagnostic cerebral angiography and neurointerventional procedures: a prospective study. Lancet 1999; 354(9190):1594–1597.
329. Bendtsen L, Evers S, Linde M, Mitsikostas DD, Sandrini G, Schoenen J. EFNS guideline on the treatment of tension-type headache - report of an EFNS task force. Eur J Neurol 2010; 17 (11):1318–1325.
330. Bendtsen L, Jensen R. Mirtazapine is effective in the prophylactic treatment of chronic tension-type headache. Neurology 2004; 62(10):1706–1711.
331. Benecke R, Heinze A, Reichel G, Hefter H, Gobel H. Botulinum type A toxin complex for the relief of upper back myofascial pain syndrome: how do fixed-location injections compare with trigger point-focused injections? Pain Med 2011; 12(11):1607–1614.
332. Benedetti L, Briani C, Grandis M et al. Predictors of response to rituximab in patients with neuropathy and anti-myelin associated glycoprotein immunoglobulin M. J Peripher Nerv Syst 2007; 12(2):102–107.
333. Benedetti L, Franciotta D, Beronio A et al. Rituximab efficacy in CIDP associated with idiopathic thrombocytopenic purpura. Muscle Nerve 2008; 38(2):1076–1077.
334. Benes H, Kurella B, Kummer J, Kazenwadel J, Selzer R, Kohnen R. Rapid onset of action of levodopa in restless legs syndrome: a double-blind, randomized, multicenter, crossover trial. Sleep 1999; 22(8):1073–81.
335. Bennett MH, Lehm JP, Mitchell SJ, Wasiak J. Recompression and adjunctive therapy for decompression illness: a systematic review of randomized controlled trials. Anesth Analg 2010; 111 (3):757–762.
336. Bennett MH, Trytko B, Jonker B. Hyperbaric oxygen therapy for the adjunctive treatment of traumatic brain injury. Cochrane Database Syst Rev 2004;(4):CD004609.
337. Benninger DH, Gandjour J, Georgiadis D, Stockli E, Arnold M, Baumgartner RW. Benign long-term outcome of conservatively treated cervical aneurysms due to carotid dissection. Neurology 2007; 69(5):486–487.
338. Benninger DH, Georgiadis D, Gandjour J, Baumgartner RW. Accuracy of color duplex ultrasound diagnosis of spontaneous carotid dissection causing ischemia. Stroke 2006; 37(2):377–381.
339. Benny B, Azari P. The efficacy of lumbosacral transforaminal epidural steroid injections: a comprehensive literature review. J Back Musculoskelet Rehabil 2011; 24(2):67–76.
340. Benoist M. The natural history of lumbar degenerative spinal stenosis. Joint Bone Spine 2002; 69(5):450–457.
341. Bensenor IM, Cook NR, Lee IM, Chown MJ, Hennekens CH, Buring JE. Low-dose aspirin for migraine prophylaxis in women. Cephalalgia 2001; 21(3):175–183.
342. Bensimon G, Lacomblez L, Meininger V. A controlled trial of riluzole in amyotrophic lateral sclerosis. ALS/Riluzole Study Group. N Engl J Med 1994; 330:585–591.
343. Benson DF, Cummings JL. Angular gyrus syndrome simulating Alzheimer's disease. Arch Neurol 1982; 39(10):616–20.

344. Benson MD. Familial amyloidotic polyneuropathy. Trends in Neurosci 1989; 12:88–92.
345. Berciano J, Infante J, Garcia A, Polo JM, Volpini V, Combarros O. Very late-onset Friedreich's ataxia with minimal GAA1 expansion mimicking multiple system atrophy of cerebellar type. Mov Disord 2005; 20(12):1643–1645.
346. Bereczki D, Mihalka L, Szatmari S et al. Mannitol use in acute stroke: case fatality at 30 days and 1 year. Stroke 2003; 34 (7):1730–1735.
347. Berg D. Hyperechogenicity of the substantia nigra: pitfalls in assessment and specificity for Parkinson's disease. J Neural Transm 2011; 118(3):453–461.
348. Berg D, Godau J, Trenkwalder C et al. AFQ056 treatment of levodopa-induced dyskinesias: results of 2 randomized controlled trials. Mov Disord 2011; 26(7):1243–1250.
349. Berg D, Seppi K, Behnke S et al. Enlarged substantia nigra hyperechogenicity and risk for Parkinson disease: a 37-month 3-center study of 1847 older persons. Arch Neurol 2011; 68 (7):932–937.
350. Berg D, Siefker C, Ruprecht-Dorfler P, Becker G. Relationship of substantia nigra echogenicity and motor function in elderly subjects. Neurology 2001; 56(1):13–17.
351. Berge E, Sandercock P. Anticoagulants versus antiplatelet agents for acute ischaemic stroke. Cochrane Database Syst Rev 2002; (4):CD003242.
352. Berghauser Pont LM, Dammers R, Schouten JW, Lingsma HF, Dirven CM. Clinical factors associated with outcome in chronic subdural hematoma: a retrospective cohort study of patients on pre-operative corticosteroid therapy. Neurosurgery 2011.
353. Berkovic SF, Carpenter S, Evans A, et al. Myoclonus Epilepsy and ragged-red fibres (MERRF). 1. A clinical, pathological, biochemical, magnetic resonance spectrographic and positron emission tomographic study. Brain 1989; 112:1231–1260.
354. Berkovic SF, Cochius J, Andermann E, Andermann F. Progressive Myoclonus Epilepsies: Clinical and Genetical Aspects. Epilepsia 1993; 34:19–30.
355. Berl T, Quittnat-Pelletier F, Verbalis JG et al. Oral tolvaptan is safe and effective in chronic hyponatremia. J Am Soc Nephrol 2010; 21(4):705–712.
356. Berlis A, Petschner F, Botefur IC, Spreer J. Wegener granuloma in the fourth ventricle. AJNR Am J Neuroradiol 2003; 24 (3):523–525.
357. Berlit P. Pathogenese und Klinik der Strahlenfolgen am zentralen Nervensystem unter besonderer Berücksichtigung der Strahlenmyelopathie. Nervenheilk 1989; 8:86–88.
358. Berlit P. Neurologische Manifestation von Kollagenosen und Vaskulitiden. Akt Neurol 2000; 27:405–11.
359. Berlit P. Zerebrale Vaskulitis. Nervenarzt 2004; 75(8):817–828.
360. Berlit P, Baumgärtel M, Hellmich B et al. Zerebrale Vaskulitis. In: Diener HC, Weimar C, Berlit P, Deuschl G, Gold R, Hacke W et al., editors. Leitlinien für Diagnostik und Therapie in der Neurologie. 5 ed. Stuttgart - New York: Thieme; 2012 p. 406–427.
361. Berman M, Feldman S, Alter M, Zilber N, Kahana E. Acute transverse myelitis: incidence and etiologic considerations. Neurology 1981; 31(8):966–71.
362. Bermel RA, Weinstock-Guttman B, Bourdette D, Foulds P, You X, Rudick RA. Intramuscular interferon beta-1a therapy in patients with relapsing-remitting multiple sclerosis: a 15-year follow-up study. Mult Scler 2010; 16(5):588–596.
363. Bernardy K, Fuber N, Kollner V, Hauser W. Efficacy of cognitive-behavioral therapies in fibromyalgia syndrome - a systematic review and metaanalysis of randomized controlled trials. J Rheumatol 2010; 37(10):1991–2005.
364. Bernat JL. Current controversies in states of chronic unconsciousness. Neurology 2010; 75(18 Suppl 1):S33–S38.
365. Berney A, Vingerhoets F, Perrin A et al. Effect on mood of subthalamic DBS for Parkinson's disease: a consecutive series of 24 patients. Neurology 2002; 59(9):1427–1429.
366. Bernit E, Pouget J, Janbon F et al. Neurological involvement in acute Q fever: a report of 29 cases and review of the literature. Arch Intern Med 2002; 162(6):693–700.
367. Berrouschot J, Barthel H, Hesse S, Koster J, Knapp WH, Schneider D. Differentiation between transient ischemic attack and ischemic stroke within the first six hours after onset of symptoms by using 99mTc-ECD-SPECT. J Cereb Blood Flow Metab 1998; 18(8):921–929.
368. Berrouschot J, Barthel H, von KR, Knapp WH, Hesse S, Schneider D. 99m technetium-ethyl-cysteinate-dimer single-photon emission CT can predict fatal ischemic brain edema. Stroke 1998; 29(12):2556–2562.
369. Berry MP, Jenkin DT, Keen CW, Nair BD, Simpson WJ. Radiation treatment for medulloblastoma. A 21-year review. J Neurosurg 1981; 55:43–51.
370. Bertolotto A. Neutralizing antibodies to interferon beta: implications for the management of multiple sclerosis. Curr Opin Neurol 2004; 17(3):241–246.
371. Bertrand CM. Selective peripheral denervation for spasmodic torticollis: surgical technique, results, and observations in 260 cases. Surg Neurol 1993; 40(2):96–103.
372. Besinger UA, Toyka KV, Heininger K et al. Long-lerm Correlation of Clinical Course and Acetylcholine Receptor Antibody in Patients with Myasthenia gravis. Grob D, editor. [377], 812–815. 1981. New York, The New York Academy of Sciences. Annals of the Ney York Academy of Sciences.
373. Bespalova IN, Adkins S, Pranzatelli M, Burmeister M. Novel cystatin B mutation and diagnostic PCR assay in an Unverricht-Lundborg progressive myoclonus epilepsy patient. Am J Med Genet 1997; 74(5):467–71.
374. Besse B, Lasserre SF, Compton P, Huang J, Augustus S, Rohr UP. Bevacizumab safety in patients with central nervous system metastases. Clin Cancer Res 2010; 16(1):269–278.
375. Besser M. Criteria for medical as opposed to surgical treatment of prolactinomas. Acta Endocrinol 1993; 129:27–30.
376. Bettucci D, Testa L, Calzoni S, Mantegazza P, Viana M, Monaco F. Combination of tizanidine and amitriptyline in the prophylaxis of chronic tension-type headache: evaluation of efficacy and impact on quality of life. J Headache Pain 2006; 7(1):34–36.
377. Betz RC, Schoser BG, Kasper D et al. Mutations in CAV3 cause mechanical hyperirritability of skeletal muscle in rippling muscle disease. Nat Genet 2001; 28(3):218–9.
378. Beutner KR, Friedman DJ, Forszpaniak C, Andersen PL, Wood MJ. Valaciclovir compared with acyclovir for improved therapy for herpes zoster in immunocompetent adults. Antimicrob Agents Chemother 1995; 39(7):1546–53.
379. Beydoun A. Monotherapy trials of new antiepileptic drugs. Epilepsia 1997; 38 Suppl 9:S21–31.
380. Beydoun A, Sachdeo RC, Kutluay E, McCague K, D'Souza J. Sustained efficacy and long-term safety of oxcarbazepine: one-year open-label extension of a study in refractory partial epilepsy. Epilepsia 2003; 44(9):1160–1165.
381. Beydoun A, Sachdeo RC, Rosenfeld WE et al. Oxcarbazepine monotherapy for partial-onset seizures: a multicenter, double-blind, clinical trial. Neurology 2000; 54(12):2245–51.
382. Beydoun A, Uthman BM, Kugler AR, Greiner MJ, Knapp LE, Garofalo EA. Safety and efficacy of two pregabalin regimens for add-on treatment of partial epilepsy. Neurology 2005; 64 (3):475–480.
383. Beyenburg S, Bauer J, Elger CE. [Therapy of generalized tonic-clonic status epilepticus in adulthood]. Nervenarzt 2000; 71 (2):65–77.
384. Bhatia KP, Brown P, Gregory R et al. Progressive myoclonic ataxia associated with coeliac disease. The myoclonus is of cortical origin, but the pathology is in the cerebellum. [Review]. Brain 1995; 118:1087–1093.
385. Bhatia KP, Schneider SA. Psychogenic tremor and related disorders. J Neurol 2007; 254(5):569–574.
386. Bhatt DL, Flather MD, Hacke W et al. Patients with prior myocardial infarction, stroke, or symptomatic peripheral arterial disease in the CHARISMA trial. J Am Coll Cardiol 2007; 49 (19):1982–1988.
387. Bhatt DL, Fox KA, Hacke W et al. Clopidogrel and aspirin versus aspirin alone for the prevention of atherothrombotic events. N Engl J Med 2006; 354(16):1706–1717.
388. Bhatt MH, Obeso JA, Marsden CD. Time course of postanoxic akinetic-rigid and dystonic syndromes. Neurology 1993; 43 (2):314–317.
389. Bhave G, Lewis JB, Chang SS. Association of gadolinium based magnetic resonance imaging contrast agents and nephrogenic systemic fibrosis. J Urol 2008; 180(3):830–835.
390. Biancheri R, Falace A, Tessa A et al. POMT2 gene mutation in limb-girdle muscular dystrophy with inflammatory changes. Biochem Biophys Res Commun 2007; 363(4):1033–1037.
391. Bickel H. Epidemiologie und Gesundheitsökonomie. In: Wallesch CWFH, editor. Demenzen. Stuttgart: Thieme; 2005 p. 1–15.
392. Bien C, Rüegg S, Schmzutzhard E, Sturzenegger M. Immunvermittelte Erkrankungen der grauen ZNS-Substanz sowie Neurosarkoidose. In: Diener HC, Weimar C, Berlit P, Deuschl G, Gold R, Hacke W et al., editors. Leitlinien für Diagnostik und Therapie in der Neurologie. 5 ed. Stuttgart - New York: Thieme; 2012 p. 476–487.
393. Bien CG, Elger CE. [Recent insights into Rasmussen encephalitis]. Nervenarzt 2005; 76(12):1470, 1472–1480, 1484.
394. Bien CG, Granata T, Antozzi C et al. Pathogenesis, diagnosis and treatment of Rasmussen encephalitis: a European consensus statement. Brain 2005; 128(Pt 3):454–471.

395. Bien CG, Vincent A, Barnett MH et al. Immunopathology of autoantibody-associated encephalitides: clues for pathogenesis. Brain 2012; 135(Pt 5):1622–1638.
396. Bigos SJ, Holland J, Holland C, Webster JS, Battie M, Malmgren JA. High-quality controlled trials on preventing episodes of back problems: systematic literature review in working-age adults. Spine J 2009; 9(2):147–168.
397. Biller J, Feinberg WM, Castaldo JE et al. Guidelines for carotid endarterectomy: a statement for healthcare professionals from a Special Writing Group of the Stroke Council, American Heart Association. Circulation 1998; 97(5):501–9.
398. Binnie CD, Stefan H. Modern electroencephalography: its role in epilepsy management. Clin Neurophysiol 1999; 110 (10):1671–97.
399. Binzer M, Andersen PM, Kullgren G. Clinical characteristics of patients with motor disability due to conversion disorder: a prospective control group study. J Neurol Neurosurg Psychiatry 1997; 63(1):83–88.
400. Biondi A, Le JL, Capelle L, Duffau H, Marsault C. Fatal hemorrhagic complication following endovascular treatment of a cerebral arteriovenous malformation. Case report and review of the literature. J Neuroradiol 2006; 33(2):96–104.
401. Biondi A, Ricciardi GK, Faillot T, Capelle L, Van ER, Chiras J. Hemangioblastomas of the lower spinal region: report of four cases with preoperative embolization and review of the literature. AJNR Am J Neuroradiol 2005; 26(4):936–945.
402. Biousse V, nglejan-Chatillon J, Touboul PJ, Amarenco P, Bousser MG. Time course of symptoms in extracranial carotid artery dissections. A series of 80 patients. Stroke 1995; 26(2):235–239.
403. Biousse V, Skibell BC, Watts RL, Loupe DN, Drews-Botsch C, Newman NJ. Ophthalmologic features of Parkinson's disease. Neurology 2004; 62(2):177–180.
404. Birk K, Ford C, Smeltzer S, et al. The clinical course of multiple sclerosis during pregnancy and the puerperium. Arch Neurol 1990; 47:738–742.
405. Birklein F, Baron R, Gradl G et al. Diagnostik und Therapie komplexer regionaler Schmerzsyndrome (CRPS). In: Diener HC, Weimar C, Berlit P, Deuschl G, Gold R, Hacke W et al., editors. Leitlinien für Diagnostik und Therapie in der Neurologie. 5 ed. Stuttgart - New York: Thieme; 2012 p. 784–795.
406. Birks J, Grimley Evans J, Iakovidou V, Tsolaki M. Rivastigmine for Alzheimer's disease. Cochrane Database Syst Rev 2000;(4): CD001191.
407. Birks JS, Melzer D, Beppu H. Donepezil for mild and moderate Alzheimer's disease. Cochrane Database Syst Rev 2000;(4): CD001190.
408. Birnbaum J, Hellmann DB. Primary angiitis of the central nervous system. Arch Neurol 2009; 66(6):704–709.
409. Birnbaum J, Petri M, Thompson R, Izbudak I, Kerr D. Distinct subtypes of myelitis in systemic lupus erythematosus. Arthritis Rheum 2009; 60(11):3378–3387.
410. Bishara S, Merin S, Cooper M, Azizi E, Delpre G, Deckelbaum RJ. Combined vitamin A and E therapy prevents retinal electrophysiological deterioration in abetalipoproteinaemia. Br J Ophthalmol 1982; 66(12):767–770.
411. Biskup S, Gerlach M, Kupsch A et al. Genes associated with Parkinson syndrome. J Neurol 2008; 255 Suppl 5:8–17.
412. Bissler JJ, McCormack FX, Young LR et al. Sirolimus for angiomyolipoma in tuberous sclerosis complex or lymphangioleiomyomatosis. N Engl J Med 2008; 358(2):140–151.
413. Bitnun A, Richardson SE. Mycoplasma pneumoniae: Innocent Bystander or a True Cause of Central Nervous System Disease? Curr Infect Dis Rep 2010; 12(4):282–290.
414. Bittar RG, Kar-Purkayastha I, Owen SL et al. Deep brain stimulation for pain relief: A meta-analysis. J Clin Neurosci 2005; 12 (5):515–519.
415. Bittar RG, Yianni J, Wang S et al. Deep brain stimulation for generalised dystonia and spasmodic torticollis. J Clin Neurosci 2005; 12(1):12–16.
416. Bizzoco E, Lolli F, Repice AM et al. Prevalence of neuromyelitis optica spectrum disorder and phenotype distribution. J Neurol 2009; 256(11):1891–1898.
417. Black KJ, Friedman JH. Repetitive and impulsive behaviors in treated Parkinson disease. Neurology 2006; 67(7):1118–1119.
418. Blaes F, Tschernatsch M, Braeu ME et al. Autoimmunity in complex-regional pain syndrome. Ann N Y Acad Sci 2007; 1107:168–173.
419. Blaich A, Hellwig B, Bogdan C. [Tetanus following an abrasion injury]. Dtsch Med Wochenschr 2006; 131(17):979–981.
420. Blanco M, Nombela F, Castellanos M et al. Statin treatment withdrawal in ischemic stroke: a controlled randomized study. Neurology 2007; 69(9):904–910.
421. Blau JN. Behaviour during a cluster headache. Lancet 1993; 342:723–725.
422. Blau JN, Engel HO. Individualizing treatment with verapamil for cluster headache patients. Headache 2004; 44(10):1013–1018.
423. Blauw HM, Barnes CP, van Vught PW et al. SMN1 gene duplications are associated with sporadic ALS. Neurology 2012; 78 (11):776–780.
424. Bleck T, Quigg M, Nathan BR, et al. Electroencephalographic effects of ketamine treatment for refractory status epilepticus. Epilepsia 2002; 43 Suppl. 1:S282.
425. Blehm C, Vishnu S, Khattak A, Mitra S, Yee RW. Computer vision syndrome: a review. Surv Ophthalmol 2005; 50(3):253–262.
426. Bley AE, Giannikopoulos OA, Hayden D, Kubilus K, Tifft CJ, Eichler FS. Natural history of infantile G(M2) gangliosidosis. Pediatrics 2011; 128(5):e1233-e1241.
427. Bley TA, Reinhard M, Hauenstein C et al. Comparison of duplex sonography and high-resolution magnetic resonance imaging in the diagnosis of giant cell (temporal) arteritis. Arthritis Rheum 2008; 58(8):2574–2578.
428. Blier P. Possible neurobiological mechanisms underlying faster onset of antidepressant action. J Clin Psychiatry 2001; 62 Suppl 4:7–11.
429. Bloem BR, Grimbergen YA, van Dijk JG, Munneke M. The "posture second" strategy: a review of wrong priorities in Parkinson's disease. J Neurol Sci 2006; 248(1–2):196–204.
430. Blomstedt P, Fytagoridis A, Tisch S. Deep brain stimulation of the posterior subthalamic area in the treatment of tremor. Acta Neurochir (Wien) 2009; 151(1):31–36.
431. Blomstedt P, Sandvik U, Linder J, Fredricks A, Forsgren L, Hariz MI. Deep brain stimulation of the subthalamic nucleus versus the zona incerta in the treatment of essential tremor. Acta Neurochir (Wien) 2011; 153(12):2329–2335.
432. Bloom HJG, Bessell EM. Medulloblastoma in adults: a review of 47 patients treated between 1952 and 1981. Int J Radiat Oncol Biol Phys 1990; 18:763–772.
433. Bloomgren G, Richman S, Hotermans C et al. Risk of natalizumab-associated progressive multifocal leukoencephalopathy. N Engl J Med 2012; 366(20):1870–1880.
434. Blumberg H, Griesser H-J, Hornyak M. Neurologische Aspekte der Klinik, Pathophysiologie und Therapie der sympathischen Reflexdystrophie. Nervenarzt 1991; 62:205–211.
435. Blume WT, Luders HO, Mizrahi E, Tassinari C, van Emde BW, Engel J, Jr. Glossary of descriptive terminology for ictal semiology: report of the ILAE task force on classification and terminology. Epilepsia 2001; 42(9):1212–1218.
436. Blumen SC, Bevan S, bu-Mouch S et al. A locus for complicated hereditary spastic literatureplegia maps to chromosome 1q24-q32. Ann Neurol 2003; 54(6):796–803.
437. Blumenthal DT, Won M, Mehta MP et al. Short delay in initiation of radiotherapy may not affect outcome of patients with glioblastoma: a secondary analysis from the radiation therapy oncology group database. J Clin Oncol 2009; 27(5):733–739.
438. Blunt SB, Lane RJ, Turjanski N, Perkin GD. Clinical features and management of two cases of encephalitis lethargica. Mov Disord 1997; 12(3):354–359.
439. Boccella P, Striano P, Zara F et al. Bioptically demonstrated Lafora disease without EPM2A mutation: a clinical and neurophysiological study of two sisters. Clin Neurol Neurosurg 2003; 106(1):55–59.
440. Bock KW, Birbaumer N. Multiple Chemical Sensitivity. Schädigung durch Chemikalien oder Nozeboeffekt. Dtsch Ärztebl 1990; 95:91–94.
441. Bodenburg S, Kawski S. Die Behandlung von Störungen des Handelns und Planens. In: Kasten E, Schmid G, Eder R, editors. Effektive neuropsychologische Behandlungsmethoden. Bonn: Deutscher Psychologen-Verlag; 1998.
442. Boe MG, Mygland A, Salvesen R. Prednisolone does not reduce withdrawal headache: a randomized, double-blind study. Neurology 2007; 69(1):26–31.
443. Boecker H, Weindl A, Brooks DJ et al. GABAergic dysfunction in essential tremor: an 11C-flumazenil PET study. J Nucl Med 2010; 51(7):1030–1035.
444. Boeer A, Voth E, Henze T, Prange HW. Early heparin therapy in patients with spontaneous intracerebral haemorrhage. J Neurol Neurosurg Psychiatry 1991; 54:466–467.
445. Boes CJ, Dodick DW. Refining the clinical spectrum of chronic paroxysmal hemicrania: a review of 74 patients. Headache 2002; 42(8):699–708.
446. Boeve BF. The multiple phenotypes of corticobasal syndrome and corticobasal degeneration: implications for further study. J Mol Neurosci 2011; 45(3):350–353.
447. Boeve BF, Lang AE, Litvan I. Corticobasal degeneration and its relationship to progressive supranuclear palsy and frontotemporal dementia. Ann Neurol 2003; 54 Suppl 5:S15-S19.

448. Bogduk N. The zygapophysial joints. Clinical Anatomy of the Lumbar Spine and Sacrum. New York: Churchill Livingstone; 2005 p. 29–38.
449. Bogduk N, Govind J. Cervicogenic headache: an assessment of the evidence on clinical diagnosis, invasive tests, and treatment. Lancet Neurol 2009; 8(10):959–968.
450. Bogousslavsky J, Kaste M, Skyhoj Olsen T, Hacke W, Orgogozo JM. Risk factors and stroke prevention. European Stroke Initiative (EUSI). Cerebrovasc Dis 2000; 10 Suppl 3:12–21.:12–21.
451. Bogousslavsky J, Van MG, Regli F. Middle cerebral artery pial territory infarcts: a study of the Lausanne Stroke Registry. Ann Neurol 1989; 25(6):555–560.
452. Bohndorf K, Imhof H. Radiologische Diagnostik der Knochen und Gelenke. Stuttgart-New York: Thieme; 1998.
453. Bohnen NI, Muller ML, Zarzhevsky N et al. Leucoaraiosis, nigrostriatal denervation and motor symptoms in Parkinson's disease. Brain 2011; 134(Pt 8):2358–2365.
454. Boling W, Olivier A. The current state of epilepsy surgery. Curr Opin Neurol 1998; 11(2):155–61.
455. Bolton CF, Young GB, Zochodne DW. The neurological complications of sepsis. Ann Neurol 1993; 33(1):94–100.
456. Bonati LH, Lyrer P, Ederle J, Featherstone R, Brown MM. Percutaneous transluminal balloon angioplasty and stenting for carotid artery stenosis. Cochrane Database Syst Rev 2012; 9: CD000515.
457. Bond R, Rerkasem K, Cuffe R, Rothwell PM. A systematic review of the associations between age and sex and the operative risks of carotid endarterectomy. Cerebrovasc Dis 2005; 20(2):69–77.
458. Bone M. Gabapentin monotherapy in postamputation phantom limb and stump pain: a randomised, double-blind Placebo-controlled study. Eur J Anaesthesiol 2001; 18 (Suppl 2):A 454.
459. Bonfa E, Golombek SJ, Kaufman LD et al. Association between lupus psychosis and anti-ribosomal P protein antibodies. N Engl J Med 1987; 317(5):265–71.
460. Bongioanni P, Reali C, Sogos V. Ciliary neurotrophic factor (CNTF) for amyotrophic lateral sclerosis/motor neuron disease. Cochrane Database Syst Rev 2004;(3):CD004302.
461. Bonne G, Mercuri E, Muchir A et al. Clinical and molecular genetic spectrum of autosomal dominant Emery-Dreifuss muscular dystrophy due to mutations of the lamin A/C gene. Ann Neurol 2000; 48(2):170–80.
462. Bonnet MH, Arand DL. Physiological activation in patients with Sleep State Misperception. Psychosom Med 1997; 59(5):533–540.
463. Bono CM, Ghiselli G, Gilbert TJ et al. An evidence-based clinical guideline for the diagnosis and treatment of cervical radiculopathy from degenerative disorders. Spine J 2011; 11(1):64–72.
464. Bonuccelli U, Ceravolo R, Salvetti S et al. Clozapine in Parkinson's disease tremor. Effects of acute and chronic administration. Neurology 1997; 49(6):1587–90.
465. Boogerd W, van den Bent MJ, Koehler PJ et al. The relevance of intraventricular chemotherapy for leptomeningeal metastasis in breast cancer: a randomised study. Eur J Cancer 2004; 40 (18):2726–2733.
466. Borchgrevink GE, Kaasa A, McDonagh D, Stiles TC, Haraldseth O, Lereim I. Acute treatment of whiplash neck sprain injuries. A randomized trial of treatment during the first 14 days after a car accident. Spine 1998; 23(1):25–31.
467. Borek LL, Friedman JH. Levodopa addiction in idiopathic Parkinson disease. Neurology 2005; 65(9):1508.
468. Borg K, Ahlberg G, Anvret M, Edstrom L. Welander distal myopathy–an overview. Neuromuscul Disord 1998; 8(2):115–8.
469. Borges N, Sarmento A, Azevedo I. Comment on "Beta-blocker exposure is associated with improved survival after severe traumatic brain injury". J Trauma 2007; 62(6):1537–1538.
470. Boroojerdi B, Ferbert A, Schwarz M, Herath H, Noth J. Botulinum toxin treatment of synkinesia and hyperlacrimation after facial palsy. J Neurol Neurosurg Psychiatry 1998; 65(1):111–4.
471. Borowsky CD, Fagen G. Sources of sacroiliac region pain: insights gained from a study comparing standard intra-articular injection with a technique combining intra- and peri-articular injection. Arch Phys Med Rehabil 2008; 89(11):2048–2056.
472. Bosboom WM, Van den Berg LH, Dieks HJ et al. Unmyelinated nerve fiber degeneration in chronic inflammatory demyelinating polyneuropathy. Acta Neuropathol (Berl) 2000; 99(5):571–8.
473. Bosch-Marcé M, Wee CD, Martinez TL et al. Increased IGF-1 in muscle modulates the phenotype of severe SMA mice. Hum Mol Genet 2011; 20(9):1844–1853.
474. Bostrom A, Hans FJ, Reinacher PC et al. Intramedullary hemangioblastomas: timing of surgery, microsurgical technique and follow-up in 23 patients. Eur Spine J 2008; 17(6):882–886.
475. Bostrom A, Oertel M, Ryang Y et al. Treatment strategies and outcome in patients with non-tuberculous spinal epidural abscess–a review of 46 cases. Minim Invasive Neurosurg 2008; 51 (1):36–42.
476. Bostrom A, von LM, Hartmann W et al. Surgery for spinal cord ependymomas: outcome and prognostic factors. Neurosurgery 2011; 68(2):302–308.
477. Botez G, Schultz C, Ghebremedhin E, Bohl J, Braak E, Braak H. [Clinical aspects of "argyrophilic grain disease"]. Nervenarzt 2000; 71(1):38–43.
478. Bots ML, Launer LJ, Lindemans J et al. Homocysteine and short-term risk of myocardial infarction and stroke in the elderly: the Rotterdam Study. Arch Intern Med 1999; 159(1):38–44.
479. Botzel K, Steude U. [First experiences in deep brain stimulation for cervical dystonia]. Nervenarzt 2006; 77(8):940–945.
480. Bouche P, Moulonguet A, Younes-Chennoufi AB et al. Multifocal motor neuropathy with conduction block: a study of 24 patients. J Neurol Neurosurg Psychiatry 1995; 59:38–44.
481. Bouchet C, Steffann J, Corcos J et al. Prenatal diagnosis of myopathy, encephalopathy, lactic acidosis, and stroke-like syndrome: contribution to understanding mitochondrial DNA segregation during human embryofetal development. J Med Genet 2006; 43(10):788–792.
482. Boukhris A, Feki I, Elleuch N et al. A new locus (SPG46) maps to 9p21.2-q21.12 in a Tunisian family with a complicated autosomal recessive hereditary spastic literatureplegia with mental impairment and thin corpus callosum. Neurogenetics 2010; 11 (4):441–448.
483. Boureau F, Legallicier P, Kabir-Ahmadi M. Tramadol in post-herpetic neuralgia: a randomized, double-blind, placebo-controlled trial. Pain 2003; 104(1–2):323–331.
484. Bouslam N, Benomar A, Azzedine H et al. Mapping of a new form of pure autosomal recessive spastic literatureplegia (SPG28). Ann Neurol 2005; 57(4):567–571.
485. Bousser MG, Amarenco P, Chamorro A et al. Terutroban versus aspirin in patients with cerebral ischaemic events (PERFORM): a randomised, double-blind, literaturellel-group trial. Lancet 2011; 377(9782):2013–2022.
486. Bowsher D. The effects of pre-emptive treatment of postherpetic neuralgia with amitriptyline: a randomized, double-blind, placebo- controlled trial. J Pain Symptom Manage 1997; 13 (6):327–31.
487. Braak H, Del TK. Invited Article: Nervous system pathology in sporadic Parkinson disease. Neurology 2008; 70(20):1916–1925.
488. Braak H, Ghebremedhin E, Rub U, Bratzke H, Del TK. Stages in the development of Parkinson's disease-related pathology. Cell Tissue Res 2004; 318(1):121–134.
489. Bracken MB, Shepard MJ, Holford TR et al. Administration of methylprednisolone for 24 or 48 hours or tirilazad mesylate for 48 hours in the treatment of acute spinal cord injury. Results of the Third National Acute Spinal Cord Injury Randomized Controlled Trial. National Acute Spinal Cord Injury Study. JAMA 1997; 277(20):1597–1604.
490. Bradley TD, McNicholas WT, Rutherford R, Popkin J, Zamel N, Phillipson EA. Clinical and physiologic heterogeneity of the central sleep apnea syndrome. Am Rev Respir Dis 1986; 134 (2):217–221.
491. Bradshaw EM, Orihuela A, McArdel SL et al. A local antigen-driven humoral response is present in the inflammatory myopathies. J Immunol 2007; 178(1):547–556.
492. Brady RO, Schiffmann R. Clinical features of and recent advances in therapy for Fabry disease. JAMA 2000; 284(21):2771–5.
493. Bragoni M, Altieri M, Di Piero V, Padovani A, Mostardini C, Lenzi GL. Bromocriptine and speech therapy in non-fluent chronic aphasia after stroke. Neurol Sci 2000; 21(1):19–22.
494. Brais B, Bouchard JP, Xie YG et al. Short GCG expansions in the PABP2 gene cause oculopharyngeal muscular dystrophy. Nat Genet 1998; 18(2):164–7.
495. Brand S, Dodel R, Hautzinger M, Grunder G, Althaus A, Schneider F. [Depression in Parkinson's disease. Assessment and treatment]. Nervenarzt 2007; 78(6):715–727.
496. Brandes JL, Kudrow D, Stark SR et al. Sumatriptan-naproxen for acute treatment of migraine: a randomized trial. JAMA 2007; 297(13):1443–1454.
497. Brandt T. Diagnosis and thrombolytic therapy of acute basilar artery occlusion: a review. Clin Exp Hypertens 2002; 24(7–8):611–622.
498. Brandt T, Dieterich M. Vestibular paroxysmia: vascular compression of the eighth nerve? Lancet 1994; 343(8900):798–9.
499. Brandt T, Huppert D, Hecht J, Karch C, Strupp M. Benign paroxysmal positioning vertigo: a long-term follow-up (6–17 years) of 125 patients. Acta Otolaryngol 2006; 126(2):160–163.
500. Brandt T, Orberk E, Weber R et al. Pathogenesis of cervical artery dissections: association with connective tissue abnormalities. Neurology 2001; 57(1):24–30.

501. Brandt T, Steinke W, Thie A, Pessin MS, Caplan LR. Posterior cerebral artery territory infarcts: clinical features, infarct topography, causes and outcome. Multicenter results and a review of the literature. Cerebrovasc Dis 2000; 10(3):170–182.
502. Brans JW, Lindeboom R, Snoek JW et al. Botulinum toxin versus trihexyphenidyl in cervical dystonia: a prospective, randomized, double-blind controlled trial. Neurology 1996; 46 (4):1066–72.
503. Brashear A, Lew MF, Dykstra DD et al. Safety and efficacy of NeuroBloc (botulinum toxin type B) in type A-responsive cervical dystonia. Neurology 1999; 53(7):1439–46.
504. Braun V, Richter HP. Selective peripheral denervation for the treatment of spasmodic torticollis. Neurosurgery 1994; 35 (1):58–62; discussion 62–3.
505. Braune S. The role of cardiac metaiodobenzylguanidine uptake in the differential diagnosis of parkinsonian syndromes. Clin Auton Res 2001; 11(6):351–355.
506. Braune S. Stellenwert der Opioide bei der Therapie neuropathischer Schmerzen. Akt Neurol 2003; 30:442–450.
507. Braune S, Reinhardt M, Schnitzer R, Riedel A, Lücking CH. Cardiac uptake of [123I]MIBG seliteraturetes Parkinson's disease from multiple system atrophy. Neurology 1999; 53(5):1020–1025.
508. Braune S, Siekmann R, Vaith P, Lücking CH. Primary antiphospholipid-antibody-syndrom and cerebral ischemia: report on acute intervention in two cases and literature review with emphasis on therapeutic options. Rheumatology Int 1993; 13:169–174.
509. Braus DF, Schwechheimer K, Muller-Hermelink HK, Schwarzkopf G, Volk B, Mundinger F. Primary cerebral malignant non-Hodgkin's lymphomas: a retrospective clinical study. [Review] [41 refs]. J Neurol 1992; 239(3):117–124.
510. Breakefield XO, Blood AJ, Li Y, Hallett M, Hanson PI, Standaert DG. The pathophysiological basis of dystonias. Nat Rev Neurosci 2008; 9(3):222–234.
511. Breit S, Wachter T, Schols L et al. Effective thalamic deep brain stimulation for neuropathic tremor in a patient with severe demyelinating neuropathy. J Neurol Neurosurg Psychiatry 2009; 80(2):235–236.
512. Bressman SB. Dystonia: phenotypes and genotypes. Rev Neurol (Paris) 2003; 159(10 Pt 1):849–856.
513. Bressman SB, Sabatti C, Raymond D et al. The DYT1 phenotype and guidelines for diagnostic testing. Neurology 2000; 54 (9):1746–52.
514. Brewer GJ. Neurologically presenting Wilson's disease: epidemiology, pathophysiology and treatment. CNS Drugs 2005; 19 (3):185–192.
515. Brex PA, Ciccarelli O, O'Riordan JI, Sailer M, Thompson AJ, Miller DH. A longitudinal study of abnormalities on MRI and disability from multiple sclerosis. N Engl J Med 2002; 346(3):158–164.
516. Bril V, England J, Franklin GM et al. Evidence-based guideline: Treatment of painful diabetic neuropathy: report of the American Academy of Neurology, the American Association of Neuromuscular and Electrodiagnostic Medicine, and the American Academy of Physical Medicine and Rehabilitation. Neurology 2011; 76(20):1758–1765.
517. Brilot F, Merheb V, Ding A, Murphy T, Dale RC. Antibody binding to neuronal surface in Sydenham chorea, but not in PANDAS or Tourette syndrome. Neurology 2011; 76(17):1508–1513.
518. Brilstra EH, Rinkel GJ, van der GY, van Rooij WJ, Algra A. Treatment of intracranial aneurysms by embolization with coils: a systematic review. Stroke 1999; 30(2):470–476.
519. Brin MF. Acanthocytosis. In: Goetz CG, Tanner CM, Aminoff MJ, editors. Handbook of Clinical Neurology. Amsterdam: Elsevier; 1993.
520. Brin MF, Lew MF, Adler CH et al. Safety and efficacy of NeuroBloc (botulinum toxin type B) in type A-resistant cervical dystonia. Neurology 1999; 53(7):1431–8.
521. Brinkhaus B, Witt CM, Jena S et al. Acupuncture in patients with chronic low back pain: a randomized controlled trial. Arch Intern Med 2006; 166(4):450–457.
522. British Association of Physical Medicine. Pain in the neck and arm: a multicentre trial of the effects of physiotherapy. Br Med J 1966; 5482:253–8.:253–8.
523. Brodbelt AR, Stoodley MA. Post-traumatic syringomyelia: a review. J Clin Neurosci 2003; 10(4):401–408.
524. Broderick JP, Adams HP, Jr., Barsan W et al. Guidelines for the management of spontaneous intracerebral hemorrhage: A statement for healthcare professionals from a special writing group of the Stroke Council, American Heart Association. Stroke 1999; 30(4):905–15.
525. Broderick JP, Brott TG, Duldner JE, Tomsick T, Huster G. Volume of Intracerebral Hemorrhage. A Powerful and Easy-to-Use Predictor of 30-Day Mortality. Stroke 1993; 24:987–993.
526. Brodie MJ, Duncan R, Vespignani H, Solyom A, Bitenskyy V, Lucas C. Dose-dependent safety and efficacy of zonisamide: a randomized, double-blind, placebo-controlled study in patients with refractory partial seizures. Epilepsia 2005; 46(1):31–41.
527. Brodie MJ, Lerche H, Gil-Nagel A et al. Efficacy and safety of adjunctive ezogabine (retigabine) in refractory partial epilepsy. Neurology 2010; 75(20):1817–1824.
528. Brodtkorb E, Bakken IJ, Sjaastad O. Comorbidity of migraine and epilepsy in a Norwegian community. Eur J Neurol 2008; 15 (12):1421–1423.
529. Broglio L, Lauria G. Worsening after rituximab treatment in anti-mag neuropathy. Muscle Nerve 2005; 32(3):378–379.
530. Bronfort G, Nilsson N, Haas M et al. Non-invasive physical treatments for chronic/recurrent headache. Cochrane Database Syst Rev 2004;(3):CD001878.
531. Bronner G, Vodusek DB. Management of sexual dysfunction in Parkinson's disease. Ther Adv Neurol Disord 2011; 4(6):375–383.
532. Bronstein JM, Tagliati M, Alterman RL et al. Deep brain stimulation for Parkinson disease: an expert consensus and review of key issues. Arch Neurol 2011; 68(2):165.
533. Brook JD, McCurrach ME, Harley HG et al. Molecular basis of myotonic dystrophy: expansion of a trinucleotide (CTG) repeat at the 3' end of a transcript encoding a protein kinase family member [published erratum appears in Cell 1992 Apr 17;69 (2):385]. Cell 1992; 68(4):799–808.
534. Brooks BR. Risk factors in the early diagnosis of ALS: North American epidemiological studies. ALS CARE Study Group. Amyotroph Lateral Scler Other Motor Neuron Disord 2000; 1 Suppl 1:S19-S26.
535. Brooks DJ, Ibanez V, Sawle GV et al. Differing patterns of striatal 18F-dopa uptake in Parkinson's disease, multiple system atrophy, and progressive supranuclear palsy. Ann Neurol 1990; 28 (4):547–55.
536. Brott T, Adams HP, Jr., Olinger CP et al. Measurements of acute cerebral infarction: a clinical examination scale [see comments]. Stroke 1989; 20(7):864–870.
537. Brott TG, Halperin JL, Abbara S et al. 2011 ASA/ACCF/AHA/AANN/AANS/ACR/ASNR/CNS/SAIP/SCAI/SIR/SNIS/SVM/SVS guideline on the management of patients with extracranial carotid and vertebral artery disease. A report of the American College of Cardiology Foundation/American Heart Association Task Force on Practice Guidelines, and the American Stroke Association, American Association of Neuroscience Nurses, American Association of Neurological Surgeons, American College of Radiology, American Society of Neuroradiology, Congress of Neurological Surgeons, Society of Atherosclerosis Imaging and Prevention, Society for Cardiovascular Angiography and Interventions, Society of Interventional Radiology, Society of NeuroInterventional Surgery, Society for Vascular Medicine, and Society for Vascular Surgery. Circulation 2011; 124(4):e54–130.
538. Brouwer MC, McIntyre P, de GJ, Prasad K, van de BD. Corticosteroids for acute bacterial meningitis. Cochrane Database Syst Rev 2010;(9):CD004405.
539. Brown P. New clinical sign for orthostatic tremor. Lancet 1995; 346(8970):306–307.
540. Brown RG, Dittner A, Findley L, Wessely SC. The Parkinson fatigue scale. Parkinsonism Relat Disord 2005; 11(1):49–55.
541. Brown RG, Lacomblez L, Landwehrmeyer BG et al. Cognitive impairment in patients with multiple system atrophy and progressive supranuclear palsy. Brain 2010; 133(Pt 8):2382–2393.
542. Brunelli SM, Goldfarb S. Hypophosphatemia: clinical consequences and management. J Am Soc Nephrol 2007; 18 (7):1999–2003.
543. Brunn A, Nacimiento W, Sellhaus B, Muller HD, Buss A, Schroder JM. Acute onset of hemorrhagic leukoencephalomyelitis (Hurst) in the spinal cord. Clin Neuropathol 2002; 21(5):214–219.
544. Bruno MK, Hallett M, Gwinn-Hardy K et al. Clinical evaluation of idiopathic paroxysmal kinesigenic dyskinesia: new diagnostic criteria. Neurology 2004; 63(12):2280–2287.
545. Bruno MK, Lee HY, Auburger GW et al. Genotype-phenotype correlation of paroxysmal nonkinesigenic dyskinesia. Neurology 2007; 68(21):1782–1789.
546. Brusaferri F, Candelise L. Steroids for multiple sclerosis and optic neuritis: a meta- analysis of randomized controlled clinical trials. J Neurol 2000; 247(6):435–42.
547. Bruyn GW. Glossopharyngeal neuralgia. Cephalalgia 1983; 3 (3):143–157.
548. Buchner H, Claßen J, Haupt WF, Kunesch E, Milnik V, Paulus W. Empfehlungen für die Ausbildung "Evozierte Potenziale"- Min-

destanforderungen für die Durchführung - Indikationen, Fehlerquellen und Befunde. Klin Neurophysiol 2008; 10:10–18.
549. Buckley C, Newsom-Davis J, Willcox N, Vincent A. Do titin and cytokine antibodies in MG patients predict thymoma or thymoma recurrence? Neurology 2001; 57(9):1579–82.
550. Budde K, Gaedeke J. Tuberous sclerosis complex-associated angiomyolipomas: focus on mTOR inhibition. Am J Kidney Dis 2012; 59(2):276–283.
551. Buenaventura RM, Datta S, Abdi S, Smith HS. Systematic review of therapeutic lumbar transforaminal epidural steroid injections. Pain Physician 2009; 12(1):233–251.
552. Buettner UW, Zee DS. Vestibular testing in comatose patients. Arch Neurol 1989; 46(5):561–563.
553. Buhmann C, Bussopulos A, Oechsner M. Dopaminergic response in Parkinsonian phenotype of Machado-Joseph disease. Mov Disord 2003; 18(2):219–221.
554. Bullock MR, Chesnut R, Ghajar J et al. Surgical management of depressed cranial fractures. Neurosurgery 2006; 58(3 Suppl): S56-S60.
555. Bullock MR, Chesnut R, Ghajar J et al. Surgical management of posterior fossa mass lesions. Neurosurgery 2006; 58(3 Suppl): S47-S55.
556. Bullock MR, Chesnut R, Ghajar J et al. Surgical management of traumatic parenchymal lesions. Neurosurgery 2006; 58(3 Suppl):S25-S46.
557. Bullock MR, Chesnut R, Ghajar J et al. Surgical management of acute epidural hematomas. Neurosurgery 2006; 58(3 Suppl): S7–15.
558. Bullock MR, Chesnut R, Ghajar J et al. Surgical management of acute subdural hematomas. Neurosurgery 2006; 58(3 Suppl): S16-S24.
559. Bulow B, Attewell R, Hagmar L, Malmstrom P, Nordstrom CH, Erfurth EM. Postoperative prognosis in craniopharyngioma with respect to cardiovascular mortality, survival, and tumor recurrence. J Clin Endocrinol Metab 1998; 83(11):3897–904.
560. Nationale Versorgungsleitlinie Kreuzschmerz. http://www.awmf.org/leitlinien/detail/ll/nvl-007.html; 2011.
561. Bundesministerium für Gesundheit und Soziale Sicherung. Anhaltspunkte für die ärztliche Gutachtertätigkeit im sozialen Entschädigungsrecht und nach dem Schwerbehindertenrecht (Teil 2 SGB IX). 2005.
562. Burchard G-D, Bialek R, Schönfeld C, Nothdurft HD. Aktuelle Malariaprophylaxe. Dt Ärztebl 1996; 93(30):1532–1537.
563. Bürk K, Abele M, Fetter M et al. Autosomal dominant cerebellar ataxia type I clinical features and MRI in families with SCA1, SCA2 and SCA3. Brain 1996; 119(Pt 5):1497–1505.
564. Burk K, Zuhlke C, Konig IR et al. Spinocerebellar ataxia type 5: clinical and molecular genetic features of a German kindred. Neurology 2004; 62(2):327–329.
565. Burke JF, Dayalu P, Nan B, Askari F, Brewer GJ, Lorincz MT. Prognostic significance of neurologic examination findings in Wilson disease. Parkinsonism Relat Disord 2011; 17(7):551–556.
566. Burke RE, Dauer WT, Vonsattel JP. A critical evaluation of the Braak staging scheme for Parkinson's disease. Ann Neurol 2008; 64(5):485–491.
567. Burke RE, Fahn S. Double-blind evaluation of trihexyphenidyl in dystonia. Adv Neurol 1983; 37:189–92.:189–92.
568. Burn D, Emre M, McKeith I et al. Effects of rivastigmine in patients with and without visual hallucinations in dementia associated with Parkinson's disease. Mov Disord 2006; 21 (11):1899–1907.
569. Burn DJ, Bates D. Neurology and the kidney. J Neurol Neurosurg Psychiatry 1998; 65(6):810–821.
570. Burn DJ, Rinne JO, Quinn NP, Lees AJ, Marsden CD, Brooks DJ. Striatal opioid receptor binding in Parkinson's disease, striatonigral degeneration and Steele-Richardson-Olszewski syndrome, A [11C]diprenorphine PET study. Brain 1995; 118(Pt 4):951–8.
571. Burns JD, Huston J, III, Layton KF, Piepgras DG, Brown RD, Jr. Intracranial aneurysm enlargement on serial magnetic resonance angiography: frequency and risk factors. Stroke 2009; 40 (2):406–411.
572. Burry K. Risks and benefits of estrogen plus progestin in healthy postmenopausal women. Principal results from the Women's Health Initiative randomized controlled trial. Curr Womens Health Rep 2006; 2(5):331–332.
573. Burstein R, Collins B, Jakubowski M. Defeating migraine pain with triptans: a race against the development of cutaneous allodynia. Ann Neurol 2004; 55(1):19–26.
574. Burton JM, O'Connor PW, Hohol M, Beyene J. Oral versus intravenous steroids for treatment of relapses in multiple sclerosis. Cochrane Database Syst Rev 2009;(3):CD006921.
575. Busch AJ, Barber KA, Overend TJ, Peloso PM, Schachter CL. Exercise for treating fibromyalgia syndrome. Cochrane Database Syst Rev 2007;(4):CD003786.
576. Bush K, Cowan N, Katz DE, Gishen P. The natural history of sciatica associated with disc pathology. A prospective study with clinical and independent radiologic follow-up. Spine 1992; 17(10):1205–1212.
577. Bushby K, Muntoni F, Bourke JP. 107th ENMC international workshop: the management of cardiac involvement in muscular dystrophy and myotonic dystrophy. 7th-9th June 2002, Naarden, the Netherlands. Neuromuscul Disord 2003; 13 (2):166–172.
578. Bushby KM. Making sense of the limb-girdle muscular dystrophies. Brain 1999; 122(Pt 8):1403–20.
579. Bushby KM, Beckmann JS. The 105th ENMC sponsored workshop: pathogenesis in the non-sarcoglycan limb-girdle muscular dystrophies, Naarden, April 12–14, 2002. Neuromuscul Disord 2003; 13(1):80–90.
580. Busse K, Heilmann R, Kleinschmidt S et al. Value of combined midbrain sonography, olfactory and motor function assessment in the differential diagnosis of early Parkinson's disease. J Neurol Neurosurg Psychiatry 2012; 83(4):441–447.
581. Buter TC, van den HA, Matthews FE, Larsen JP, Brayne C, Aarsland D. Dementia and survival in Parkinson disease: a 12-year population study. Neurology 2008; 70(13):1017–1022.
582. Butler JS, Shelly MJ, Timlin M, Powderly WG, O'Byrne JM. Nontuberculous pyogenic spinal infection in adults: a 12-year experience from a tertiary referral center. Spine (Phila Pa 1976) 2006; 31(23):2695–2700.
583. Buttmann M, Metz I, Brecht I, Bruck W, Warmuth-Metz M. Atypical chronic lymphocytic inflammation with pontocerebellar perivascular enhancement responsive to steroids (CLIPPERS), primary angiitis of the CNS mimicking CLIPPERS or overlap syndrome? A case report. J Neurol Sci 2013; 324(1–2):183–186.
584. Buxton N, Jaspan T, Punt J. Treatment of Chiari malformation, syringomyelia and hydrocephalus by neuroendoscopic third ventriculostomy. Minim Invasive Neurosurg 2002; 45(4):231–234.
585. Byrne JV. Investigating vascular myelopathy–when can magnetic resonance angiography replace digital subtraction angiography? Nat Clin Pract Neurol 2008; 4(5):244–245.
586. Byrne JV, Sohn MJ, Molyneux AJ, Chir B. Five-year experience in using coil embolization for ruptured intracranial aneurysms: outcomes and incidence of late rebleeding. J Neurosurg 1999; 90(4):656–663.
587. Byrne S, Elamin M, Bede P et al. Cognitive and clinical characteristics of patients with amyotrophic lateral sclerosis carrying a C9orf72 repeat expansion: a population-based cohort study. Lancet Neurol 2012; 11(3):232–240.
588. Cagnoli C, Mariotti C, Taroni F et al. SCA28, a novel form of autosomal dominant cerebellar ataxia on chromosome 18p11.22-q11.2. Brain 2006; 129(Pt 1):235–242.
588a. Cairncross G, Berkey B, Shaw E et al. Phase III trial of chemotherapy plus radiotherapy compared with radiotherapy alone for pure and mixed anaplastic oligodendroglioma: Intergroup Radiation Therapy Oncology Group Trial 9402. J Clin Oncol 2006; 24(18):2707–2714.
588b. Cairncross G, Wang M, Shaw E et al. Phase III trial of chemotherapy for anaplastic oligodendroglioma: long-term results of RTOG 9402. J Clin Oncol 2013; 31(3):337–343.
589. Cajaiba MM, Benjamin D, Halaban R, Reyes-Mugica M. Metastatic peritoneal neurocutaneous melanocytosis. Am J Surg Pathol 2008; 32(1):156–161.
590. Calabrese LH, Dodick DW, Schwedt TJ, Singhal AB. Narrative review: reversible cerebral vasoconstriction syndromes. Ann Intern Med 2007; 146(1):34–44.
591. Calabrese LH, Gragg LA, Furlan AJ. Benign angiopathy: a distinct subset of angiographically defined primary angiitis of the central nervous system. J Rheumatol 1993; 20(12):2046–2050.
592. Calabresi P, Cupini LM. Medication-overuse headache: similarities with drug addiction. Trends Pharmacol Sci 2005; 26 (2):62–68.
593. Calcagno A, Baietto L, De Rosa FG et al. Posaconazole cerebrospinal concentrations in an HIV-infected patient with brain mucormycosis. J Antimicrob Chemother 2011; 66(1):224–225.
594. Caldwell C, Werdiger N, Jakab S et al. Use of model for endstage liver disease exception points for early liver transplantation and successful reversal of hepatic myelopathy with a review of the literature. Liver Transpl 2010; 16(7):818–826.
595. Camarda C, Camarda R, Monastero R. Chronic paroxysmal hemicrania and hemicrania continua responding to topiramate: two case reports. Clin Neurol Neurosurg 2008; 110(1):88–91.

596. Camdessanche JP, Antoine JC, Honnorat J et al. Paraneoplastic peripheral neuropathy associated with anti-Hu antibodies. A clinical and electrophysiological study of 20 patients. Brain 2002; 125(Pt 1):166–175.
597. Camdessanche JP, Jousserand G, Ferraud K et al. The pattern and diagnostic criteria of sensory neuronopathy: a case-control study. Brain 2009; 132(Pt 7):1723–1733.
598. Camicioli R, Fisher N. Progress in clinical neurosciences: Parkinson's disease with dementia and dementia with Lewy bodies. Can J Neurol Sci 2004; 31(1):7–21.
599. Camm AJ, Kirchhof P, Lip GY et al. Guidelines for the management of atrial fibrillation: the Task Force for the Management of Atrial Fibrillation of the European Society of Cardiology (ESC). Eur Heart J 2010; 31(19):2369–2429.
600. Camm AJ, Lip GY, De CR et al. 2012 focused update of the ESC Guidelines for the management of atrial fibrillation: An update of the 2010 ESC Guidelines for the management of atrial fibrillation * Developed with the special contribution of the European Heart Rhythm Association. Eur Heart J 2012; 33 (21):2719–2747.
601. Campbell BC, Christensen S, Levi CR et al. Comparison of computed tomography perfusion and magnetic resonance imaging perfusion-diffusion mismatch in ischemic stroke. Stroke 2012; 43(10):2648–2653.
602. Evidence-based guidelines for migraine headaches: behavioral and psychological treatments. AAN Guideline: http://www.aan.com/professionals/practice/pdfs/gl0089.pdf; 2000.
603. Campellone JV, Lacomis D, Giuliani MJ, Kroboth FJ. Hepatic myelopathy. Case report with review of the literature. Clin Neurol Neurosurg 1996; 98(3):242–6.
604. Campi A, Ramzi N, Molyneux AJ et al. Retreatment of ruptured cerebral aneurysms in patients randomized by coiling or clipping in the International Subarachnoid Aneurysm Trial (ISAT). Stroke 2007; 38(5):1538–1544.
605. Campuzano V, Montermini L, Molto MD et al. Friedreich's ataxia: autosomal recessive disease caused by an intronic GAA triplet repeat expansion [see comments]. Science 1996; 271 (5254):1423–1427.
606. Cancio LC, Jimenez-Reyna JF, Barillo DJ, Walker SC, McManus AT, Vaughan GM. One hundred ninety-five cases of high-voltage electric injury. J Burn Care Rehabil 2005; 26(4):331–340.
607. Candia V, Elbert T, Altenmuller E, Rau H, Schafer T, Taub E. Constraint-induced movement therapy for focal hand dystonia in musicians. Lancet 1999; 353(9146):42.
608. Candia V, Schafer T, Taub E et al. Sensory motor retuning: a behavioral treatment for focal hand dystonia of pianists and guitarists. Arch Phys Med Rehabil 2002; 83(10):1342–1348.
609. Cannas A, Solla P, Floris G, Tacconi P, Marrosu F, Marrosu MG. Othello syndrome in Parkinson disease patients without dementia. Neurologist 2009; 15(1):34–36.
610. Cantu C, Pineda C, Barinagarrementeria F et al. Noninvasive cerebrovascular assessment of Takayasu arteritis. Stroke 2000; 31 (9):2197–202.
611. Capasso M, De Angelis MV, Di MA et al. Familial idiopathic hyper-CK-emia: an underrecognized condition. Muscle Nerve 2006; 33(6):760–765.
612. Capelle HH, Schrader C, Blahak C et al. Deep brain stimulation for camptocormia in dystonia and Parkinson's disease. J Neurol 2011; 258(1):96–103.
613. Capelli E, Zola R, Lorusso L, Venturini L, Sardi F, Ricevuti G. Chronic fatigue syndrome/myalgic encephalomyelitis: an update. Int J Immunopathol Pharmacol 2010; 23(4):981–989.
614. Caplan L. Proximal extracranial disease in Posterior Circulation Disease. Boston: Blackwell Science Inc.; 1996.
615. Caplan LR. Management of patients with lumbar discs herniations with radiculopathy. Eur Neurol 1994; 34(2):114–119.
616. Caplan LR. Dissections of brain-supplying arteries. Nat Clin Pract Neurol 2008; 4(1):34–42.
617. Caplan LR, Wityk RJ, Glass TA et al. New England Medical Center Posterior Circulation registry. Ann Neurol 2004; 56(3):389–398.
618. Carbajal R, Simon N, Olivier-Martin M. [Post-lumbar puncture headache in children. Treatment with epidural autologous blood (blood patch)]. Arch Pediatr 1998; 5(2):149–52.
619. Carcopino X, Raoult D, Bretelle F, Boubli L, Stein A. Managing Q fever during pregnancy: the benefits of long-term cotrimoxazole therapy. Clin Infect Dis 2007; 45(5):548–555.
620. Cardoso F, Jankovic J, Grossman RG, Hamilton WJ. Outcome after stereotactic thalamotomy for dystonia and hemiballismus. Neurosurgery 1995; 36(3):501–7; discussion 507–8.
621. Cardoso JR, Teixeira EC, Moreira MD, Favero FM, Fontes SV, Bulle de Oliveira AS. Effects of exercises on Bell's palsy: systematic review of randomized controlled trials. Otol Neurotol 2008; 29 (4):557–560.
622. Carius A, Schulze-Bonhage A. [Changing lamotrigine preliteraturetions in epilepsy patients. Experiences of a university epilepsy outpatient centre]. Nervenarzt 2010; 81(4):423–434.
623. Carlsson CA, Essen Cv, Lofgren J. Factors affecting the clinical course of patients with severe head injuries. 1. Influence of biological factors. 2. Significance of posttraumatic coma. J Neurosurg 1968; 29:242–251.
624. Carmel R. Subclinical cobalamin deficiency. Curr Opin Gastroenterol 2012; 28(2):151–158.
625. Carod Artal FJ, Vargas AP, Horan TA, Marinho PB, Coelho Costa PH. Schistosoma mansoni myelopathy: clinical and pathologic findings. Neurology 2004; 63(2):388–391.
626. Carpenter S, Karpati G. Sweat gland duct cells in Lafora disease: diagnosis by skin biopsy. Neurology 1981; 31:1564–1568.
627. Carragee EJ, Hurwitz EL, Cheng I et al. Treatment of neck pain: injections and surgical interventions: results of the Bone and Joint Decade 2000–2010 Task Force on Neck Pain and Its Associated Disorders. Spine 2008; 33(4 Suppl):S153–S169.
628. Carrera E, Schmidt JM, Oddo M et al. Transcranial Doppler ultrasound in the acute phase of aneurysmal subarachnoid hemorrhage. Cerebrovasc Dis 2009; 27(6):579–584.
629. Carrie C, Laaset C, Alapetite C et al. Multivariate analysis of prognostic factors in adult patients with medulloblastoma. Cancer 1994; 74:2352–2360.
630. Carrillo-Ruiz JD, Velasco F, Jimenez F, Velasco AL, Velasco M, Castro G. Neuromodulation of prelemniscal radiations in the treatment of Parkinson's disease. Acta Neurochir Suppl 2007; 97(Pt 2):185–190.
631. Carroll D, Joint C, Maartens N, Shlugman D, Stein J, Aziz TZ. Motor cortex stimulation for chronic neuropathic pain: a preliminary study of 10 cases. Pain 2000; 84(2–3):431–7.
632. Carroll D, Moore RA, McQuay HJ, Fairman F, Tramer M, Leijon G. Transcutaneous electrical nerve stimulation (TENS) for chronic pain. Cochrane Database Syst Rev 2001;(3):CD003222.
633. Carroll LJ, Holm LW, Hogg-Johnson S et al. Course and prognostic factors for neck pain in whiplash-associated disorders (WAD): results of the Bone and Joint Decade 2000–2010 Task Force on Neck Pain and Its Associated Disorders. Spine 2008; 33(4 Suppl):S83–S92.
634. Carter JD, Valeriano J, Vasey FB, Bognar B. Refractory neurosarcoidosis: a dramatic response to infliximab. Am J Med 2004; 117(4):277–279.
635. Cartwright R. Sleepwalking violence: a sleep disorder, a legal dilemma, and a psychological challenge. Am J Psychiatry 2004; 161(7):1149–1158.
636. Carvalho GA, Nikkhah G, Samii M. [Pain management after post-traumatic brachial plexus lesions. Conservative and surgical therapy possibilities]. Orthopade 1997; 26(7):621–5.
637. Carvalho MD, Swash M. Awaji diagnostic algorithm increases sensitivity of El Escorial criteria for ALS diagnosis. Amyotroph Lateral Scler 2009; 10(1):53–57.
638. Casari G, De Fusco M, Ciarmatori S et al. Spastic literatureplegia and OXPHOS impairment caused by mutations in literatureplegin, a nuclear-encoded mitochondrial metalloprotease. Cell 1998; 93(6):973–83.
639. Casas JP, Hingorani AD, Bautista LE, Sharma P. Meta-analysis of genetic studies in ischemic stroke: thirty-two genes involving approximately 18,000 cases and 58,000 controls. Arch Neurol 2004; 61(11):1652–1661.
640. Casse R, Rowe CC, Newton M, Berlangieri SU, Scott AM. Positron emission tomography and epilepsy. Mol Imaging Biol 2002; 4 (5):338–351.
641. Castillo P, Woodruff B, Caselli R et al. Steroid-responsive encephalopathy associated with autoimmune thyroiditis. Arch Neurol 2006; 63(2):197–202.
642. Castro WH, Meyer SJ, Becke ME et al. No stress–no whiplash? Prevalence of "whiplash" symptoms following exposure to a placebo rear-end collision. Int J Legal Med 2001; 114(6):316–322.
643. Cats EA, van der Pol WL, Piepers S et al. Correlates of outcome and response to IVIg in 88 patients with multifocal motor neuropathy. Neurology 2010; 75(9):818–825.
644. Cattaneo M. Aspirin and clopidogrel: efficacy, safety, and the issue of drug resistance. Arterioscler Thromb Vasc Biol 2004; 24 (11):1980–1987.
645. Catto AJ. Genetic aspects of the hemostatic system in cerebrovascular disease. Neurology 2001; 57(5 Suppl 2):S24–30.
646. Cavinato M, Volpato C, Silvoni S, Sacchetto M, Merico A, Piccione F. Event-related brain potential modulation in patients with severe brain damage. Clin Neurophysiol 2011; 122(4):719–724.
647. Cazzato G, Mesiano T, Antonello R et al. Double-blind, placebo-controlled, randomized, crossover trial of high-dose methylprednisolone in patients with chronic progressive form of multiple sclerosis. Eur Neurol 1995; 35:193–198.

648. Ceballos-Baumann AO. Demenz beim Parkinson-Syndrom. Nervenheilk 2003; 22:287–294.
649. Cedarbaum JM, Stambler N. Performance of the Amyotrophic Lateral Sclerosis Functional Rating Scale (ALSFRS) in multicenter clinical trials. J Neurol Sci 1997; 152 Suppl 1:S1–9.:S1–9.
650. Cederholm J, Gudbjornsdottir S, Eliasson B, Zethelius B, Eeg-Olofsson K, Nilsson PM. Blood pressure and risk of cardiovascular diseases in type 2 diabetes: further findings from the Swedish National Diabetes Register (NDR-BP II). J Hypertens 2012; 30(10):2020–2030.
651. Cepeda MS, Carr DB, Lau J. Local anesthetic sympathetic blockade for complex regional pain syndrome. Cochrane Database Syst Rev 2005;(4):CD004598.
652. Ceravolo R, Salvetti S, Piccini P, Lucetti C, Gambaccini G, Bonuccelli U. Acute and chronic effects of clozapine in essential tremor. Mov Disord 1999; 14(3):468–72.
653. Cereghino JJ, Biton V, Abou-Khalil B, Dreifuss F, Gauer LJ, Leppik I. Levetiracetam for partial seizures: results of a double-blind, randomized clinical trial. Neurology 2000; 55(2):236–42.
654. Cervellati S, Bettini N, Moscato M, Gusella A, Dema E, Maresi R. Surgical treatment of spinal deformities in Duchenne muscular dystrophy: a long term follow-up study. Eur Spine J 2004; 13 (5):441–448.
655. Chabal C, Jacobson L, Mariano A, Chaney E, Britell CW. The use of oral mexiletine for the treatment of pain after peripheral nerve injury. Anesthesiology 1992; 76(4):513–7.
656. Chabriat H, Joutel A, Dichgans M, Tournier-Lasserve E, Bousser MG. Cadasil. Lancet Neurol 2009; 8(7):643–653.
657. Chahin N, Engel AG. Correlation of muscle biopsy, clinical course, and outcome in PM and sporadic IBM. Neurology 2008; 70 (6):418–424.
658. Chahin N, Klein C, Mandrekar J, Sorenson E. Natural history of spinal-bulbar muscular atrophy. Neurology 2008; 70 (21):1967–1971.
659. Chahin N, Sorenson EJ. Serum creatine kinase levels in spinobulbar muscular atrophy and amyotrophic lateral sclerosis. Muscle Nerve 2009; 40(1):126–129.
660. Chaichana KL, Mukherjee D, Adogwa O, Cheng JS, McGirt MJ. Correlation of preoperative depression and somatic perception scales with postoperative disability and quality of life after lumbar discectomy. J Neurosurg Spine 2011; 14(2):261–267.
661. Chamberlain MC. New approaches to and current treatment of leptomeningeal metastases. Curr Opin Neurol 1994; 7:492–500.
662. Chambers BR, Donnan GA. Carotid endarterectomy for asymptomatic carotid stenosis. Cochrane Database Syst Rev 2005;(4): CD001923.
663. Chambert-Loir C, Ouachee M, Collins K, Evrard P, Servais L. Immediate relief of Mycoplasma pneumoniae encephalitis symptoms after intravenous immunoglobulin. Pediatr Neurol 2009; 41(5):375–377.
664. Chan A, Lee DH, Linker R, Mohr A, Toyka KV, Gold R. Rescue therapy with anti-CD20 treatment in neuroimmunologic breakthrough disease. J Neurol 2007; 254(11):1604–1606.
665. Chan EM, Bulman DE, Paterson AD et al. Genetic mapping of a new Lafora progressive myoclonus epilepsy locus (EPM2B) on 6p22. J Med Genet 2003; 40(9):671–675.
666. Chan EM, Omer S, Ahmed M et al. Progressive myoclonus epilepsy with polyglucosans (Lafora disease): evidence for a third locus. Neurology 2004; 63(3):565–567.
667. Chan KL, Dumesnil JG, Cujec B et al. A randomized trial of aspirin on the risk of embolic events in patients with infective endocarditis. J Am Coll Cardiol 2003; 42(5):775–780.
668. Chance PF, Rabin BA, Ryan SG et al. Linkage of the gene for an autosomal dominant form of juvenile amyotrophic lateral sclerosis to chromosome 9q34. Am J Hum Genet 1998; 62(3):633–40.
669. Chang BS, Lowenstein DH. Practice literaturemeter: antiepileptic drug prophylaxis in severe traumatic brain injury: report of the Quality Standards Subcommittee of the American Academy of Neurology. Neurology 2003; 60(1):10–16.
670. Chang CL, Donaghy M, Poulter N. Migraine and stroke in young women: case-control study. The World Health Organisation Collaborative Study of Cardiovascular Disease and Steroid Hormone Contraception [see comments]. BMJ 1999; 318 (7175):13–18.
671. Chang CW, Shieh SF, Li CM, Wu WT, Chang KF. Measurement of motor nerve conduction velocity of the sciatic nerve in patients with piriformis syndrome: a magnetic stimulation study. Arch Phys Med Rehabil 2006; 87(10):1371–1375.
672. Chang HS, Nakagawa H. Theoretical analysis of the pathophysiology of syringomyelia associated with adhesive arachnoiditis. J Neurol Neurosurg Psychiatry 2004; 75(5):754–757.
673. Chang JG, Hsieh-Li HM, Jong YJ, Wang NM, Tsai CH, Li H. Treatment of spinal muscular atrophy by sodium butyrate. Proc Natl Acad Sci U S A 2001; 98(17):9808–13.
674. Chang KH, Han MH, Kim HS, Wie BA, Han MC. Delayed encephalopathy after acute carbon monoxide intoxication: MR imaging features and distribution of cerebral white matter lesions. Radiology 1992; 184(1):117–122.
675. Chang MH, Ger LP, Hsieh PF, Huang SY. A randomised clinical trial of oral steroids in the treatment of carpal tunnel syndrome: a long term follow up. J Neurol Neurosurg Psychiatry 2002; 73(6):710–714.
676. Chang SD, Adler JR, Jr. Treatment of cranial base meningiomas with linear accelerator radiosurgery. Neurosurgery 1997; 41 (5):1019–25; discussion 1025-.
677. Chang UK, Choe WJ, Chung SK, Chung CK, Kim HJ. Surgical outcome and prognostic factors of spinal intramedullary ependymomas in adults. J Neurooncol 2002; 57(2):133–139.
678. Chapman AB, Rubinstein D, Hughes R et al. Intracranial aneurysms in autosomal dominant polycystic kidney disease [see comments]. N Engl J Med 1992; 327(13):916–920.
679. Chapman N, Huxley R, Anderson C et al. Effects of a perindopril-based blood pressure-lowering regimen on the risk of recurrent stroke according to stroke subtype and medical history: the PROGRESS Trial. Stroke 2004; 35(1):116–121.
680. Chappell AS, Desaiah D, Liu-Seifert H et al. A double-blind, randomized, placebo-controlled study of the efficacy and safety of duloxetine for the treatment of chronic pain due to osteoarthritis of the knee. Pain Pract 2011; 11(1):33–41.
681. Chappell AS, Ossanna MJ, Liu-Seifert H et al. Duloxetine, a centrally acting analgesic, in the treatment of patients with osteoarthritis knee pain: a 13-week, randomized, placebo-controlled trial. Pain 2009; 146(3):253–260.
682. Charabi S, Thomsen J, Mantoni N et al. Acoustic neuroma (vestibular schwannoma): growth and surgical and nonsurgical consequences of the wait-and-see policy. Otolaryngol Head Neck Surg 1995; 113:5–14.
683. Charlesworth BR, Dowson AJ, Purdy A, Becker WJ, Boes-Hansen S, Farkkila M. Speed of onset and efficacy of zolmitriptan nasal spray in the acute treatment of migraine: a randomised, double-blind, placebo-controlled, dose-ranging study versus zolmitriptan tablet. CNS Drugs 2003; 17(9):653–667.
684. Charness ME, Simon RP, Greenberg A. Ethanol and the nervous system. N Engl J Med 1989; 321:442–454.
685. Chasman DI, Schurks M, Anttila V et al. Genome-wide association study reveals three susceptibility loci for common migraine in the general population. Nat Genet 2011; 43(7):695–698.
686. Chaudhuri KR, Healy DG, Schapira AH. Non-motor symptoms of Parkinson's disease: diagnosis and management. Lancet Neurol 2006; 5(3):235–245.
687. Chauhan SK, Tripathy NK, Nityanand S. Antigenic targets and pathogenicity of anti-aortic endothelial cell antibodies in Takayasu arteritis. Arthritis Rheum 2006; 54(7):2326–2333.
688. Chawla J, Gruener G. Management of critical illness polyneuropathy and myopathy. Neurol Clin 2010; 28(4):961–977.
689. Chehab G, Sander O, Fischer-Betz R, Schneider M. [Anti-CD20 therapy for inducing and maintaining remission in refractory systemic lupus erythematosus]. Z Rheumatol 2007; 66(4):328, 330–328, 336.
690. Chen H, Huang X, Guo X et al. Smoking duration, intensity, and risk of Parkinson disease. Neurology 2010; 74(11):878–884.
691. Chen M, Yu F, Zhang Y, Zou WZ, Zhao MH, Wang HY. Characteristics of Chinese patients with Wegener's granulomatosis with anti-myeloperoxidase autoantibodies. Kidney Int 2005; 68 (5):2225–2229.
692. Chen PK, Fuh JL, Wang SJ. Cough headache: a study of 83 consecutive patients. Cephalalgia 2009; 29(10):1079–1085.
693. Chen TH, Chang JG, Yang YH et al. Randomized, double-blind, placebo-controlled trial of hydroxyurea in spinal muscular atrophy. Neurology 2010; 75(24):2190–2197.
694. Chen W. Clinical applications of PET in brain tumors. J Nucl Med 2007; 48(9):1468–1481.
695. Chen WJ, Lin Y, Xiong ZQ et al. Exome sequencing identifies truncating mutations in PRRT2 that cause paroxysmal kinesigenic dyskinesia. Nat Genet 2011; 43(12):1252–1255.
696. Chen YZ, Bennett CL, Huynh HM et al. DNA/RNA helicase gene mutations in a form of juvenile amyotrophic lateral sclerosis (ALS4). Am J Hum Genet 2004; 74(6):1128–1135.
697. Cheng Q, Jiang GX, Press R et al. Clinical epidemiology of Guillain-Barre syndrome in adults in Sweden 1996–97: a prospective study. Eur J Neurol 2000; 7(6):685–92.
698. Cherington M. Neurologic manifestations of lightning strikes. Neurology 2003; 60(2):182–185.

699. Cherington M, Cherington C. Thoracic outlet syndrome: reimbursement patterns and patient profiles [see comments]. Neurology 1992; 42(5):943–945.
700. Cherington M, Yarnell P, Hallmark D. MRI in lightning encephalopathy. Neurology 1993; 43(7):1437–8.
701. Cherington M, Yarnell PR, London SF. Neurologic complications of lightning injuries. [Review]. West J Med 1995; 162(5):413–417.
702. Chernyshev OY, Martin-Schild S, Albright KC et al. Safety of tPA in stroke mimics and neuroimaging-negative cerebral ischemia. Neurology 2010; 74(17):1340–1345.
703. Cheshire WP. Fosphenytoin: an intravenous option for the management of acute trigeminal neuralgia crisis. J Pain Symptom Manage 2001; 21(6):506–510.
704. Cheshire WP, Santos CC, Massey EW, Howard JF, Jr. Spinal cord infarction: etiology and outcome [see comments]. Neurology 1996; 47(2):321–330.
705. Chesnut RM, Marshall LF, Klauber MR et al. The role of secondary brain injury in determining outcome from severe head injury. J Trauma 1993; 34(2):216–222.
706. Chiappa KH. Evoked Potentials in Clinical Medicine. New York: Raven Press; 1990.
707. Chiaretti A, Barone G, Riccardi R et al. NGF, DCX, and NSE upregulation correlates with severity and outcome of head trauma in children. Neurology 2009; 72(7):609–616.
708. Chiarioni G, Asteria C, Whitehead WE. Chronic proctalgia and chronic pelvic pain syndromes: new etiologic insights and treatment options. World J Gastroenterol 2011; 17(40):4447–4455.
709. Chiche L, Bahnini A, Koskas F, Kieffer E. Occlusive fibromuscular disease of arteries supplying the brain: results of surgical treatment. Ann Vasc Surg 1997; 11(5):496–504.
710. Chimowitz MI, Lynn MJ, Derdeyn CP et al. Stenting versus aggressive medical therapy for intracranial arterial stenosis. N Engl J Med 2011; 365(11):993–1003.
711. Chimowitz MI, Lynn MJ, Howlett-Smith H et al. Comparison of warfarin and aspirin for symptomatic intracranial arterial stenosis. N Engl J Med 2005; 352(13):1305–1316.
712. Chimowitz MI, Lynn MJ, Howlett-Smith H et al. Comparison of warfarin and aspirin for symptomatic intracranial arterial stenosis. N Engl J Med 2005; 352(13):1305–1316.
713. Ching KH, Westaway SK, Gitschier J, Higgins JJ, Hayflick SJ. HARP syndrome is allelic with pantothenate kinase-associated neurodegeneration. Neurology 2002; 58(11):1673–1674.
714. Chinnery P, Majamaa K, Turnbull D, Thorburn D. Treatment for mitochondrial disorders. Cochrane Database Syst Rev 2006;(1):CD004426.
715. Chinnery PF, DiMauro S, Shanske S et al. Risk of developing a mitochondrial DNA deletion disorder. Lancet 2004; 364 (9434):592–596.
716. Chinnock P, Roberts I. Gangliosides for acute spinal cord injury. Cochrane Database Syst Rev 2005;(2):CD004444.
717. Chio A, Calvo A, Moglia C et al. Amyotrophic lateral sclerosis-frontotemporal lobar dementia in 3 families with p.Ala382Thr TARDBP mutations. Arch Neurol 2010; 67(8):1002–1009.
718. Chiou-Tan FY, Tuel SM, Johnson JC, Priebe MM, Hirsh DD, Strayer JR. Effect of mexiletine on spinal cord injury dysesthetic pain. Am J Phys Med Rehabil 1996; 75(2):84–7.
719. Chiron C, Dumas C, Jambaque I, Mumford J, Dulac O. Randomized trial comparing vigabatrin and hydrocortisone in infantile spasms due to tuberous sclerosis. Epilepsy Res 1997; 26 (2):389–95.
720. Chiron C, Marchand MC, Tran A et al. Stiripentol in severe myoclonic epilepsy in infancy: a randomised placebo-controlled syndrome-dedicated trial. STICLO study group. Lancet 2000; 356(9242):1638–1642.
721. Choi BK, Verbeek JH, Tam WW, Jiang JY. Exercises for prevention of recurrences of low-back pain. Cochrane Database Syst Rev 2010;(1):CD006555.
722. Choi JH, Mast H, Sciacca RR et al. Clinical outcome after first and recurrent hemorrhage in patients with untreated brain arteriovenous malformation. Stroke 2006; 37(5):1243–1247.
723. Chong JY, Rowland LP, Utiger RD. Hashimoto encephalopathy: syndrome or myth? Arch Neurol 2003; 60(2):164–171.
724. Chopra K, Tiwari V. Alcoholic neuropathy: possible mechanisms and future treatment possibilities. Br J Clin Pharmacol 2012; 73 (3):348–362.
725. Chou AK, Yang LC, Wu PC et al. Intrathecal gene delivery of glial cell line-derived neurotrophic factor ameliorated literatureplegia in rats after spinal ischemia. Brain Res Mol Brain Res 2005; 133(2):198–207.
726. Chou KL, Amick MM, Brandt J et al. A recommended scale for cognitive screening in clinical trials of Parkinson's disease. Mov Disord 2010; 25(15):2501–2507.
727. Chou R, Huffman LH. Medications for acute and chronic low back pain: a review of the evidence for an American Pain Society/American College of Physicians clinical practice guideline. Ann Intern Med 2007; 147(7):505–514.
728. Chou R, Huffman LH. Nonpharmacologic therapies for acute and chronic low back pain: a review of the evidence for an American Pain Society/American College of Physicians clinical practice guideline. Ann Intern Med 2007; 147(7):492–504.
729. Chou R, Qaseem A, Snow V et al. Diagnosis and treatment of low back pain: a joint clinical practice guideline from the American College of Physicians and the American Pain Society. Ann Intern Med 2007; 147(7):478–491.
730. Chow CY, Landers JE, Bergren SK et al. Deleterious variants of FIG4, a phosphoinositide phosphatase, in patients with ALS. Am J Hum Genet 2009; 84(1):85–88.
731. Chowers I, Banin E, Merin S, Cooper M, Granot E. Long-term assessment of combined vitamin A and E treatment for the prevention of retinal degeneration in abetalipoproteinaemia and hypobetalipoproteinaemia patients. Eye 2001; 15(Pt 4):525–530.
732. Christe W, Kramer G, Vigonius U et al. A double-blind controlled clinical trial: oxcarbazepine versus sodium valproate in adults with newly diagnosed epilepsy. Epilepsy Res 1997; 26 (3):451–60.
733. Christoforidis GA, Mohammad Y, Kehagias D, Avutu B, Slivka AP. Angiographic assessment of pial collaterals as a prognostic indicator following intra-arterial thrombolysis for acute ischemic stroke. AJNR Am J Neuroradiol 2005; 26(7):1789–1797.
734. Chronicle E, Mulleners W. Anticonvulsant drugs for migraine prophylaxis. Cochrane Database Syst Rev 2004;(3):CD003226.
735. Chung JW, Kim HC, Choi YH, Kim SJ, Lee W, Park JH. Patterns of aortic involvement in Takayasu arteritis and its clinical implications: evaluation with spiral computed tomography angiography. J Vasc Surg 2007; 45(5):906–914.
736. Chung KA, Lobb BM, Nutt JG, Horak FB. Effects of a central cholinesterase inhibitor on reducing falls in Parkinson disease. Neurology 2010; 75(14):1263–1269.
737. Chung MY, Lu YC, Cheng NC, Soong BW. A novel autosomal dominant spinocerebellar ataxia (SCA22) linked to chromosome 1p21-q23. Brain 2003; 126(Pt 6):1293–1299.
738. Church AJ, Cardoso F, Dale RC, Lees AJ, Thompson EJ, Giovannoni G. Anti-basal ganglia antibodies in acute and persistent Sydenham's chorea. Neurology 2002; 59(2):227–231.
739. Ciafaloni E, Nikhar NK, Massey JM, Sanders DB. Retrospective analysis of the use of cyclosporine in myasthenia gravis. Neurology 2000; 55(3):448–50.
740. Ciccarelli E, Valetto MR, Vasario E, Avataneo T, Grottoli S, Camanni F. Hormonal and radiological effects of megavoltage radiotherapy in patients with growth hormone-secreting pituitary adenomas. J Endocrinol Invest 1993; 16:565–572.
741. Cina CS, Clase CM, Haynes RB. Carotid endarterectomy for symptomatic carotid stenosis. Cochrane Database Syst Rev 2000;(2):CD001081.
742. Cinque P, Cleator GM, Weber T, Monteyne P, Sindic CJ, van Loon AM. The role of laboratory investigation in the diagnosis and management of patients with suspected herpes simplex encephalitis: a consensus report. J Neurol Neurosurg Psychiatry 1996; 61:339–345.
743. Ciol MA, Deyo RA, Howell E, Kreif S. An assessment of surgery for spinal stenosis: time trends, geographic variations, complications, and reoperations. J Am Geriatr Soc 1996; 44(3):285–290.
744. Cittadini E, Matharu MS, Goadsby PJ. Paroxysmal hemicrania: a prospective clinical study of 31 cases. Brain 2008; 131(Pt 4):1142–1155.
745. Cittadini E, May A, Straube A, Evers S, Bussone G, Goadsby PJ. Effectiveness of intranasal zolmitriptan in acute cluster headache: a randomized, placebo-controlled, double-blind crossover study. Arch Neurol 2006; 63(11):1537–1542.
746. Claes F, Meulstee J, Claessen-Oude Luttikhuis TT, Huygen PL, Verhagen WI. Usefulness of additional measurements of the median nerve with ultrasonography. Neurol Sci 2010; 31 (6):721–725.
747. Clarke CE, Davies P. Systematic review of acute levodopa and apomorphine challenge tests in the diagnosis of idiopathic Parkinson's disease. J Neurol Neurosurg Psychiatry 2000; 69 (5):590–4.
748. Clarke JA, van Tulder MW, Blomberg SE et al. Traction for low-back pain with or without sciatica. Cochrane Database Syst Rev 2007;(2):CD003010.
749. Clarkson TW, Magos L, Cox C et al. Tests of efficacy of antidotes for removal of methylmercury in human poisoning during the Iraq outbreak. J Pharmacol Exp Ther 1981; 218(1):74–83.

750. Cleare AJ, Heap E, Malhi GS, Wessely S, O'Keane V, Miell J. Low-dose hydrocortisone in chronic fatigue syndrome: a randomised crossover trial. Lancet 1999; 353(9151):455–8.
751. Clemens S, Rye D, Hochman S. Restless legs syndrome: revisiting the dopamine hypothesis from the spinal cord perspective. Neurology 2006; 67(1):125–130.
752. Clement EM, Godfrey C, Tan J et al. Mild POMGnT1 mutations underlie a novel limb-girdle muscular dystrophy variant. Arch Neurol 2008; 65(1):137–141.
753. Clevenbergh P, Brohee P, Velu T et al. Infectious mononucleosis complicated by transverse myelitis: detection of the viral genome by polymerase chain reaction in the cerebrospinal fluid. J Neurol 1997; 244(9):592–4.
754. Clifford DB, Ances B, Costello C et al. Rituximab-associated progressive multifocal leukoencephalopathy in rheumatoid arthritis. Arch Neurol 2011; 68(9):1156–1164.
755. Clifton GL, Miller ER, Choi SC et al. Lack of effect of induction of hypothermia after acute brain injury. N Engl J Med 2001; 344 (8):556–63.
756. Cochen V, Degos JD, Bachoud-Levi AC. Efficiency of carbamazepine in the treatment of micturitional disturbances in Huntington disease. Neurology 2000; 55(12):1934.
757. Cocito D, Paolasso I, Antonini G et al. A nationwide retrospective analysis on the effect of immune therapies in patients with chronic inflammatory demyelinating polyradiculoneuropathy. Eur J Neurol 2010; 17(2):289–294.
758. Coderre TJ, Katz J, Vaccarino AL, Melzack R. Contribution of central plasticity to pathological pain: review of clinical and experimental evidence. Pain 1993; 52:259–285.
759. Coenen VA, Allert N, Madler B. A role of diffusion tensor imaging fiber tracking in deep brain stimulation surgery: DBS of the dentato-rubro-thalamic tract (drt) for the treatment of therapy-refractory tremor. Acta Neurochir (Wien) 2011; 153 (8):1579–1585.
760. Coffey RJ, Lunsford LD, Taylor FH. Survival after stereotactic biopsy of malignant gliomas. Neurosurgery 1988; 22:465–473.
761. Cognard C, Gobin YP, Pierot L et al. Cerebral dural arteriovenous fistulas: clinical and angiographic correlation with a revised classification of venous drainage. Radiology 1995; 194(3):671–680.
762. Cognard C, Pierot L, Anxionnat R, Ricolfi F. Results of embolization used as the first treatment choice in a consecutive nonselected population of ruptured aneurysms: clinical results of the Clarity GDC study. Neurosurgery 2011; 69(4):837–841.
763. Cohen AS, Goadsby PJ. Paroxysmal hemicrania responding to topiramate. J Neurol Neurosurg Psychiatry 2007; 78(1):96–97.
764. Cohen BA, Rivera VM. PRISMS: the story of a pivotal clinical trial series in multiple sclerosis. Curr Med Res Opin 2010; 26 (4):827–838.
765. Cohen JA, Barkhof F, Comi G et al. Oral fingolimod or intramuscular interferon for relapsing multiple sclerosis. N Engl J Med 2010; 362(5):402–415.
766. Coiffier L, Perie S, Laforet P, Eymard B, St Guily JL. Long-term results of cricopharyngeal myotomy in oculopharyngeal muscular dystrophy. Otolaryngol Head Neck Surg 2006; 135(2):218–222.
767. Coker SB. The diagnosis of childhood neurodegenerative disorders presenting as dementia in adults. Neurology 1991; 41:794–798.
768. Cole R, Hallett M, Cohen LG. Double-blind trial of botulinum toxin for treatment of focal hand dystonia. Mov Disord 1995; 10 (4):466–71.
769. Coleman WP, Geisler FH. Injury severity as primary predictor of outcome in acute spinal cord injury: retrospective results from a large multicenter clinical trial. Spine J 2004; 4(4):373–378.
770. Coles AJ, Compston DA, Selmaj KW et al. Alemtuzumab vs. interferon beta-1a in early multiple sclerosis. N Engl J Med 2008; 359(17):1786–1801.
771. Coles AJ, Fox E, Vladic A et al. Alemtuzumab more effective than interferon beta-1a at 5-year follow-up of CAMMS223 clinical trial. Neurology 2012; 78(14):1069–1078.
772. Colhoun HM, Betteridge DJ, Durrington PN et al. Primary prevention of cardiovascular disease with atorvastatin in type 2 diabetes in the Collaborative Atorvastatin Diabetes Study (CARDS): multicentre randomised placebo-controlled trial. Lancet 2004; 364(9435):685–696.
773. Colin J, Prisant O, Cochener B, Lescale O, Rolland B, Hoang-Xuan T. Comparison of the efficacy and safety of valaciclovir and acyclovir for the treatment of herpes zoster ophthalmicus. Ophthalmology 2000; 107(8):1507–11.
774. Collins MP, Periquet MI. Isolated vasculitis of the peripheral nervous system. Clin Exp Rheumatol 2008; 26(3 Suppl 49): S118-S130.
775. Collins R, Armitage J, Parish S, Sleight P, Peto R. Effects of cholesterol-lowering with simvastatin on stroke and other major vascular events in 20536 people with cerebrovascular disease or other high-risk conditions. Lancet 2004; 363(9411):757–767.
776. Collins R, Peto R, MacMahon S et al. Blood pressure, stroke, and coronary heart disease. Part 2, Short-term reductions in blood pressure: overview of randomised drug trials in their epidemiological context [see comments]. Lancet 1990; 335 (8693):827–838.
777. Collongues N, Marignier R, Zephir H et al. Neuromyelitis optica in France: a multicenter study of 125 patients. Neurology 2010; 74(9):736–742.
778. Colnaghi S, Versino M, Marchioni E et al. ICHD-II diagnostic criteria for Tolosa-Hunt syndrome in idiopathic inflammatory syndromes of the orbit and/or the cavernous sinus. Cephalalgia 2008; 28(6):577–584.
779. Coltamai L, Magezi DA, Croquelois A. Pregabalin in the treatment of neuropathic tremor following a motor axonal form of Guillain-Barre syndrome. Mov Disord 2010; 25(4):517–519.
780. Comarmond C, Plaisier E, Dahan K et al. Anti TNF-alpha in refractory Takayasu's arteritis: cases series and review of the literature. Autoimmun Rev 2012; 11(9):678–684.
781. Combs SE, Thilmann C, Edler L, Debus J, Schulz-Ertner D. Efficacy of fractionated stereotactic reirradiation in recurrent gliomas: long-term results in 172 patients treated in a single institution. J Clin Oncol 2005; 23(34):8863–8869.
782. Comi G, Jeffery D, Kappos L et al. Placebo-controlled trial of oral laquinimod for multiple sclerosis. N Engl J Med 2012; 366 (11):1000–1009.
783. Confavreux C, Suissa S, Saddier P, Bourdes V, Vukusic S. Vaccinations and the risk of relapse in multiple sclerosis. Vaccines in Multiple Sclerosis Study Group. N Engl J Med 2001; 344 (5):319–326.
784. Confavreux C, Vukusic S, Adeleine P. Early clinical predictors and progression of irreversible disability in multiple sclerosis: an amnesic process. Brain 2003; 126(Pt 4):770–782.
785. Confavreux C, Vukusic S, Moreau T, Adeleine P. Relapses and progression of disability in multiple sclerosis. N Engl J Med 2000; 343(20):1430–1438.
786. Conn A, Buenaventura RM, Datta S, Abdi S, Diwan S. Systematic review of caudal epidural injections in the management of chronic low back pain. Pain Physician 2009; 12(1):109–135.
787. Connolly ES, Jr., Rabinstein AA, Carhuapoma JR et al. Guidelines for the management of aneurysmal subarachnoid hemorrhage: a guideline for healthcare professionals from the American Heart Association/american Stroke Association. Stroke 2012; 43 (6):1711–1737.
788. Connolly SJ, Eikelboom J, Joyner C et al. Apixaban in patients with atrial fibrillation. N Engl J Med 2011; 364(9):806–817.
789. Connolly SJ, Ezekowitz MD, Yusuf S et al. Dabigatran versus warfarin in patients with atrial fibrillation. N Engl J Med 2009; 361(12):1139–1151.
790. Connolly SJ, Ezekowitz MD, Yusuf S, Reilly PA, Wallentin L. Newly identified events in the RE-LY trial. N Engl J Med 2010; 363(19):1875–1876.
791. Connolly SJ, Pogue J, Eikelboom J et al. Benefit of oral anticoagulant over antiplatelet therapy in atrial fibrillation depends on the quality of international normalized ratio control achieved by centers and countries as measured by time in therapeutic range. Circulation 2008; 118(20):2029–2037.
792. Consortium for Spinal Cord Medicine. Early acute management in adults with spinal cord injury: a clinical practice guideline for health-care professionals. J Spinal Cord Med 2008; 31 (4):403–479.
793. Constantino T, Digre K, Zimmerman P. Neuro-ophthalmic complications of sarcoidosis. Semin Neurol 2000; 20(1):123–37.
794. Contarino MF, Welter ML, Agid Y, Hartmann A. Orthostatic tremor in monozygotic twins. Neurology 2006; 66(10):1600–1601.
795. Cook CC, Thomson AD. B-complex vitamins in the prophylaxis and treatment of Wernicke-Korsakoff syndrome. Br J Hosp Med 1997; 57(9):461–465.
796. Cook DB, Lange G, DeLuca J, Natelson BH. Relationship of brain MRI abnormalities and physical functional status in chronic fatigue syndrome. Int J Neurosci 2001; 107(1-2):1–6.
797. Cookson IB. The effects of a 50% reduction of cis(z)-flupenthixol decanoate in chronic schizophrenic patients maintained on a high dose regime. Int Clin Psychopharmacol 1987; 2(2):141–9.
798. Cooper DJ, Rosenfeld JV, Murray L et al. Decompressive craniectomy in diffuse traumatic brain injury. N Engl J Med 2011; 364 (16):1493–1502.
799. Cooper MA. Lightning injuries: prognostic signs for death. Ann Emerg Med 1980; 9(3):134–8.

800. Cordato DJ, Yiannikas C, Stroud J et al. Evoked potentials elicited by stimulation of the lateral and anterior femoral cutaneous nerves in meralgia paresthetica. Muscle Nerve 2004; 29 (1):139–142.
801. Cordoba J, Raguer N, Flavia M et al. T2 hyperintensity along the cortico-spinal tract in cirrhosis relates to functional abnormalities. Hepatology 2003; 38(4):1026–1033.
802. Cordonnier C, De SJ, Breteau G et al. Prospective study of patients presenting with acute partial transverse myelopathy. J Neurol 2003; 250(12):1447–1452.
803. Cormio M, Gopinath SP, Valadka A, Robertson CS. Cerebral hemodynamic effects of pentobarbital coma in head-injured patients. J Neurotrauma 1999; 16(10):927–936.
804. Cortet B, Flipo RM, Coquerelle P, Duquesnoy B, Delcambre B. Treatment of severe, recalcitrant reflex sympathetic dystrophy: assessment of efficacy and safety of the second generation bisphosphonate pamidronate. Clin Rheumatol 1997; 16(1):51–56.
805. Corti S, Nizzardo M, Nardini M et al. Neural stem cell transplantation can ameliorate the phenotype of a mouse model of spinal muscular atrophy. J Clin Invest 2008; 118(10):3316–3330.
806. Corti S, Nizzardo M, Nardini M et al. Embryonic stem cell-derived neural stem cells improve spinal muscular atrophy phenotype in mice. Brain 2010; 133(Pt 2):465–481.
807. Coselli JS, Lemaire SA, Koksoy C, Schmittling ZC, Curling PE. Cerebrospinal fluid drainage reduces literatureplegia after thoracoabdominal aortic aneurysm repair: results of a randomized clinical trial. J Vasc Surg 2002; 35(4):631–639.
808. Cossee M, Durr A, Schmitt M et al. Friedreich's ataxia: point mutations and clinical presentation of compound heterozygotes. Ann Neurol 1999; 45(2):200–6.
809. Cote P, Hogg-Johnson S, Cassidy JD, Carroll L, Frank JW, Bombardier C. Early aggressive care and delayed recovery from whiplash: isolated finding or reproducible result? Arthritis Rheum 2007; 57(5):861–868.
810. Cottle L, Riordan T. Infectious spondylodiscitis. J Infect 2008; 56 (6):401–412.
811. Cotton BA, Snodgrass KB, Fleming SB et al. Beta-blocker exposure is associated with improved survival after severe traumatic brain injury. J Trauma 2007; 62(1):26–33.
812. Coutinho JM, Ferro JM, Canhao P, Barinagarrementeria F, Bousser MG, Stam J. Unfractionated or low-molecular weight heparin for the treatment of cerebral venous thrombosis. Stroke 2010; 41(11):2575–2580.
813. Crassard I, Soria C, Tzourio C et al. A negative D-dimer assay does not rule out cerebral venous thrombosis: a series of seventy-three patients. Stroke 2005; 36(8):1716–1719.
814. Crawford JR, Khan RJ, Varley GW. Early management and outcome following soft tissue injuries of the neck-a randomised controlled trial. Injury 2004; 35(9):891–895.
815. Cree BA, Lamb S, Morgan K, Chen A, Waubant E, Genain C. An open label study of the effects of rituximab in neuromyelitis optica. Neurology 2005; 64(7):1270–1272.
816. Creel GB, Hurtt M. Cephalosporin-induced recurrent aseptic meningitis. Ann Neurol 1995; 37:815–817.
817. Crest C, Dupont S, LeGuern E, Adam C, Baulac M. Levetiracetam in progressive myoclonic epilepsy: an exploratory study in 9 patients. Neurology 2004; 62(4):640–643.
818. Crimlisk HL, Bhatia K, Cope H, David A, Marsden CD, Ron MA. Slater revisited: 6 year follow up study of patients with medically unexplained motor symptoms. BMJ 1998; 316 (7131):582–586.
819. Crizzle AM, Classen S, Uc EY. Parkinson disease and driving: An evidence-based review. Neurology 2012; 79(20):2067–2074.
820. Crocker AC. The cerebral defect in Tay-Sachs disease and Niemann-Pick disease. J Neurochem 1961; 7:69–80.
821. Cronin S, Furie KL, Kelly PJ. Dose-related association of MTHFR 677T allele with risk of ischemic stroke: evidence from a cumulative meta-analysis. Stroke 2005; 36(7):1581–1587.
822. Crosby N, Deane KH, Clarke CE. Amantadine in Parkinson's disease. Cochrane Database Syst Rev 2003;(1):CD003468.
823. Crowther MA, Ginsberg JS, Julian J et al. A comparison of two intensities of warfarin for the prevention of recurrent thrombosis in patients with the antiphospholipid antibody syndrome. N Engl J Med 2003; 349(12):1133–1138.
824. Cruccu G, Aminoff MJ, Curio G et al. Recommendations for the clinical use of somatosensory-evoked potentials. Clin Neurophysiol 2008; 119(8):1705–1719.
825. Cruccu G, Anand P, Attal N. EFNS guidelines on neuropathic pain assessment. Eur J Neurol 2004; 11:153–162.
826. Cruccu G, Aziz TZ, Garcia-Larrea L et al. EFNS guidelines on neurostimulation therapy for neuropathic pain. Eur J Neurol 2007; 14(9):952–970.
827. Cruccu G, Gronseth G, Alksne J et al. AAN-EFNS guidelines on trigeminal neuralgia management. Eur J Neurol 2008; 15 (10):1013–1028.
828. Cruccu G, Leandri M, Feliciani M, Manfredi M. Idiopathic and symptomatic trigeminal pain. J Neurol Neurosurg Psychiatry 1990; 53:1034–1042.
829. Cruccu G, Sommer C, Anand P et al. EFNS guidelines on neuropathic pain assessment: revised 2009. Eur J Neurol 2010; 17 (8):1010–1018.
830. Csurhes PA, Sullivan AA, Green K, Pender MP, McCombe PA. T cell reactivity to P0, P2, PMP-22, and myelin basic protein in patients with Guillain-Barre syndrome and chronic inflammatory demyelinating polyradiculoneuropathy. J Neurol Neurosurg Psychiatry 2005; 76(10):1431–1439.
831. Cubo E, Shannon KM, Tracy D et al. Effect of donepezil on motor and cognitive function in Huntington disease. Neurology 2006; 67(7):1268–1271.
832. Cudkowicz M, Bozik ME, Ingersoll EW et al. The effects of dexpramipexole (KNS-760704) in individuals with amyotrophic lateral sclerosis. Nat Med 2011; 17(12):1652–1656.
833. Cudkowicz ME, Shefner JM, Schoenfeld DA et al. A randomized, placebo-controlled trial of topiramate in amyotrophic lateral sclerosis. Neurology 2003; 61(4):456–464.
834. Cummings TM, White AR. Needling therapies in the management of myofascial trigger point pain: a systematic review. Arch Phys Med Rehabil 2001; 82(7):986–92.
835. Cupini LM, Calabresi P. Medication-overuse headache: pathophysiological insights. J Headache Pain 2005; 6(4):199–202.
836. Curry WT, Jr., Hoh BL, min-Hanjani S, Eskandar EN. Spinal epidural abscess: clinical presentation, management, and outcome. Surg Neurol 2005; 63(4):364–371.
837. Cursiefen S, Flachenecker P, Toyka KV, Rieckmann P. Escalating immunotherapy with mitoxantrone in patients with very active relapsing-remitting or progressive multiple sclerosis. Eur Neurol 2000; 43(3):186–7.
838. Cywinski JB, Parker BM, Lozada LJ. Spontaneous spinal epidural hematoma in a pregnant patient. J Clin Anesth 2004; 16 (5):371–375.
839. Czaplinski A, Steck AJ, Fuhr P. Ice pack test for myasthenia gravis. A simple, noninvasive and safe diagnostic method. J Neurol 2003; 250(7):883–884.
840. Czernecki V, Schupbach M, Yaici S et al. Apathy following subthalamic stimulation in Parkinson disease: a dopamine responsive symptom. Mov Disord 2008; 23(7):964–969.
841. Czlonkowska A, Gajda J, Rodo M. Effects of long-term treatment in Wilson's disease with D- penicillamine and zinc sulphate. J Neurol 1996; 243(3):269–273.
842. D'hooghe MB, Nagels G, Uitdehaag BM. Long-term effects of childbirth in MS. J Neurol Neurosurg Psychiatry 2010; 81 (1):38–41.
843. da Silva-Junior FP, Braga-Neto P, Sueli MF, de B, V. Amantadine reduces the duration of levodopa-induced dyskinesia: a randomized, double-blind, placebo-controlled study. Parkinsonism Relat Disord 2005; 11(7):449–452.
844. Daentzer D, Boker DK. [Spontaneous spinal hemorrhage. Outcome after surgical therapy of epidural hematomas]. Nervenarzt 2000; 71(2):116–22.
845. Dahl A, Omdal R, Waterloo K et al. Detection of cerebral embolic signals in patients with systemic lupus erythematosus. J Neurol Neurosurg Psychiatry 2006; 77(6):774–779.
846. Dahlof C. Subcutaneous sumatriptan does not abort attacks of chronic paroxysmal hemicrania (CPH). Headache 1993; 33 (4):201–202.
847. Daif A, Awada A, al-Rajeh S et al. Cerebral venous thrombosis in adults. A study of 40 cases from Saudi Arabia. Stroke 1995; 26 (7):1193–1195.
848. Dalakas M. IVIg in other autoimmune neurological disorders: current status and future prospects. J Neurol 2008; 255 Suppl 3:12–16.
849. Dalakas MC. High-dose intravenous immunoglobulins and serum viscosity. Risk of precipitating thromboembolic events. Neurology 1994; 44:223–226.
850. Dalakas MC. Clinical trials in CIDP and chronic autoimmune demyelinating polyneuropathies. J Peripher Nerv Syst 2012; 17 Suppl 2:34–39.
851. Dalakas MC, Fujii M, Li M, Lutfi B, Kyhos J, McElroy B. High-dose intravenous immune globulin for stiff-person syndrome. N Engl J Med 2001; 345(26):1870–1876.
852. Dalakas MC, Illa I, Dambrosia JM et al. A controlled trial of high-dose intravenous immune globulin infusions as treatment for dermatomyositis. N Engl J Med 1993; 329(27):1993–2000.
853. Dale RC, Church AJ, Surtees RA et al. Encephalitis lethargica syndrome: 20 new cases and evidence of basal ganglia autoimmunity. Brain 2004; 127(Pt 1):21–33.

854. Dalmau J, Graus F, Villarejo A et al. Clinical analysis of anti-Ma2-associated encephalitis. Brain 2004; 127(Pt 8):1831–1844.
855. Dalmau J, Lancaster E, Martinez-Hernandez E, Rosenfeld MR, Balice-Gordon R. Clinical experience and laboratory investigations in patients with anti-NMDAR encephalitis. Lancet Neurol 2011; 10(1):63–74.
856. Dalmau J, Rosenfeld MR. Paraneoplastic syndromes of the CNS. Lancet Neurol 2008; 7(4):327–340.
857. Dalmau J, Tuzun E, Wu HY et al. Paraneoplastic anti-N-methyl-D-aspartate receptor encephalitis associated with ovarian teratoma. Ann Neurol 2007; 61(1):25–36.
858. Damier P, Thobois S, Witjas T et al. Bilateral deep brain stimulation of the globus pallidus to treat tardive dyskinesia. Arch Gen Psychiatry 2007; 64(2):170–176.
859. Dammers S, Zeit T, Leonhardt M, Schar V, Agelink MW. [The neuroleptic malignant syndrome]. Dtsch Med Wochenschr 1995; 120(50):1739–42.
860. Danek A, Jung HH, Melone MA, Rampoldi L, Broccoli V, Walker RH. Neuroacanthocytosis: new developments in a neglected group of dementing disorders. J Neurol Sci 2005; 229–230:171–186.
861. Daniele A, Moro E, Bentivoglio AR. Zolpidem in progressive supranuclear palsy. N Engl J Med 1999; 341(7):543–544.
862. Daoud H, Valdmanis PN, Kabashi E et al. Contribution of TARDBP mutations to sporadic amyotrophic lateral sclerosis. J Med Genet 2009; 46(2):112–114.
863. Daras M, Tuchman AJ, Koppel BS, Samkoff LM, Weitzner I, Marc J. Neurovascular complications of cocaine. Acta Neurol Scand 1994; 90(2):124–129.
864. Darcourt J, Booij J, Tatsch K et al. EANM procedure guidelines for brain neurotransmission SPECT using (123)I-labelled dopamine transporter ligands, version 2. Eur J Nucl Med Mol Imaging 2010; 37(2):443–450.
865. Darouiche RO. Spinal epidural abscess. N Engl J Med 2006; 355 (19):2012–2020.
866. Datta S, Lee M, Falco FJ, Bryce DA, Hayek SM. Systematic assessment of diagnostic accuracy and therapeutic utility of lumbar facet joint interventions. Pain Physician 2009; 12(2):437–460.
867. Davalos A, Castillo J, varez-Sabin J et al. Oral citicoline in acute ischemic stroke: an individual patient data pooling analysis of clinical trials. Stroke 2002; 33(12):2850–2857.
868. Davenport J, Hart RG. Prosthetic valve endocarditis 1976–1987. Antibiotics, anticoagulation, and stroke. Stroke 1990; 21 (7):993–999.
869. David G, Abbas N, Stevanin G et al. Cloning of the SCA7 gene reveals a highly unstable CAG repeat expansion. Nat Genet 1997; 17(1):65–70.
870. David O, Blauwblomme T, Job AS et al. Imaging the seizure onset zone with stereo-electroencephalography. Brain 2011; 134 (Pt 10):2898–2911.
871. Davidson GL, Murphy SM, Polke JM et al. Frequency of mutations in the genes associated with hereditary sensory and autonomic neuropathy in a UK cohort. J Neurol 2012.
872. Davies L, Spies JM, Pollard JD, McLeod JG. Vasculitis confined to peripheral nerves. Brain 1996; 119(Pt 5):1441–8.
873. Davis DH, Laws ER, Ilstrup DM et al. Results of surgical treatment for growth hormone-secreting pituitary adenomas. J Neurosurg 1993; 79:70–75.
874. Davis PH, Dambrosia JM, Schoenberg BS et al. Risk factors for ischemic stroke: a prospective study in Rochester, Minnesota. Ann Neurol 1987; 22(3):319–27.
875. Davis RL, Sue CM. The genetics of mitochondrial disease. Semin Neurol 2011; 31(5):519–530.
876. Davous P. CADASIL: a review with proposed diagnostic criteria. Eur J Neurol 1998; 5(3):219–233.
877. De Angelis MV, Pierfelice F, Di GP, Staniscia T, Uncini A. Efficacy of a soft hand brace and a wrist splint for carpal tunnel syndrome: a randomized controlled study. Acta Neurol Scand 2009; 119(1):68–74.
878. de Argila D, Ortiz-Romero PL, Ortiz-Frutos J, Rodriguez-Peralto JL, Iglesias L. Cutaneous macular amyloidosis associated with multiple endocrine neoplasia 2A. Clin Exp Dermatol 1996; 21 (4):313–314.
879. De Braganca KC, Janjigian YY, Azzoli CG et al. Efficacy and safety of bevacizumab in active brain metastases from non-small cell lung cancer. J Neurooncol 2010; 100(3):443–447.
880. de Bray JM, Marc G, Pautot V et al. Fibromuscular dysplasia may herald symptomatic recurrence of cervical artery dissection. Cerebrovasc Dis 2007; 23(5–6):448–452.
881. de Falco FA, Striano P, de FA et al. Benign adult familial myoclonic epilepsy: genetic heterogeneity and allelism with ADCME. Neurology 2003; 60(8):1381–1385.
882. De Feo LG, Schottlender J, Martelli NA, Molfino NA. Use of intravenous pulsed cyclophosphamide in severe, generalized myasthenia gravis. Muscle Nerve 2002; 26(1):31–36.
883. De Giorgio CM, Altman K, Hamilton-Byrd E, Rabinowicz AL. Lidocaine in refractory status epilepticus: confirmation of efficacy with continuous EEG monitoring. Epilepsia 1992; 33 (5):913–916.
884. de Groot K, Adu D, Savage CO. The value of pulse cyclophosphamide in ANCA-associated vasculitis: meta-analysis and critical review. Nephrol Dial Transplant 2001; 16(10):2018–2027.
885. de Groot K, Schmidt DK, Arlt AC, Gross WL, Reinhold-Keller E. Standardized neurologic evaluations of 128 patients with Wegener granulomatosis. Arch Neurol 2001; 58(8):1215–1221.
886. de Jong RN. The Neurological Examination. 3 ed. New York: Hoeber Medical Division, Harper & Row; 1969.
887. De Keyser J, Zwanikken C, Boon M. Effects of influenza vaccination and influenza illness on exacerbations in multiple sclerosis. J Neurol Sci 1998; 159(1):51–53.
888. de Leeuw FE, de Groot JC, Bots ML et al. Carotid atherosclerosis and cerebral white matter lesions in a population based magnetic resonance imaging study. J Neurol 2000; 247(4):291–296.
889. De Meyer SF, Stoll G, Wagner DD, Kleinschnitz C. von Willebrand factor: an emerging target in stroke therapy. Stroke 2012; 43(2):599–606.
890. de Seze J, Stojkovic T, Breteau G et al. Acute myelopathies: Clinical, laboratory and outcome profiles in 79 cases. Brain 2001; 124:1509–21.
891. de Seze J, Stojkovic T, Hachulla E et al. [Myelopathy - Sjogren's syndrome association: analysis of clinical and radiological findings and clinical course]. Rev Neurol (Paris) 2001; 157(6–7):669–78.
892. de Seze M, de SM, Joseph PA, Wiart L, Nguyen PV, Barat M. [Functional prognosis of literatureplegia due to cord ischemia: a retrospective study of 23 patients]. Rev Neurol (Paris) 2003; 159(11):1038–1045.
893. De Simone R, Puig XS, Gelisse P, Crespel A, Genton P. Senile myoclonic epilepsy: delineation of a common condition associated with Alzheimer's disease in Down syndrome. Seizure 2010; 19(7):383–389.
894. DeAngelis LM, Yahalom J, Thaler HT, Kher U. Combined modality therapy for primary CNS lymphoma. J Clin Oncol 1992; 10 (4):635–643.
895. Dearden NM, Gibson JS, McDowall DG, Gibson RM, Cameron MM. Effect of high-dose dexamethasone on outcome from severe head injury. J Neurosurg 1986; 64(1):81–8.
896. Debets RM, Sadzot B, van Isselt JW et al. Is 11C-flumazenil PET superior to 18FDG PET and 123I-iomazenil SPECT in presurgical evaluation of temporal lobe epilepsy? J Neurol Neurosurg Psychiatry 1997; 62(2):141–150.
897. Debette S, Metso T, Pezzini A et al. Association of vascular risk factors with cervical artery dissection and ischemic stroke in young adults. Circulation 2011; 123(14):1537–1544.
898. Debus J, Wuendrich M, Pirzkall A et al. High efficacy of fractionated stereotactic radiotherapy of large base-of-skull meningiomas: long-term results. J Clin Oncol 2001; 19(15):3547–3553.
899. DeCarvalho M, Dengler R, Eisen A et al. Electrodiagnostic criteria for diagnosis of ALS. Clin Neurophysiol 2008; 119(3):497–503.
900. deKruijk Jr. JR, Leffers P, Meerhoff S, Rutten J, Twijnstra A. Effectiveness of bed rest after mild traumatic brain injury: a randomised trial of no versus six days of bed rest. J Neurol Neurosurg Psychiatry 2002; 73(2):167–172.
901. Del Bene A, Palumbo V, Lamassa M, Saia V, Piccardi B, Inzitari D. Progressive lacunar stroke: review of mechanisms, prognostic features, and putative treatments. Int J Stroke 2012; 7 (4):321–329.
902. Del Brutto OH. Neurocysticercosis: a review. ScientificWorldJournal 2012; 2012:159821.
903. del Carpio-O'Donovan R, Korah I, Salazar A, Melancon D. Gliomatosis cerebri. Radiology 1996; 198(3):831–5.
904. Del Dotto P, Pavese N, Gambaccini G et al. Intravenous amantadine improves levadopa-induced dyskinesias: an acute double-blind placebo-controlled study. Mov Disord 2001; 16(3):515–20.
905. Delcker A, Dux R, Diener HC. [Acute plexus lesions in heroin dependence]. [German]. Nervenarzt 1992; 63(4):240–243.
906. Deleu D, Jacob P, Chand P, Sarre S, Colwell A. Effects of caffeine on levodopa pharmacokinetics and pharmacodynamics in Parkinson disease. Neurology 2006; 67(5):897–899.
907. DeLisi LE. The effect of cannabis on the brain: can it cause brain anomalies that lead to increased risk for schizophrenia? Curr Opin Psychiatry 2008; 21(2):140–150.

908. DeLorenzo RJ, Pellock JM, Towne AR, Boggs JG. Epidemiology of status epilepticus. J Clin Neurophysiol 1995; 12(4):316–25.
909. Demaerel P, De RN, Maes F, Velghe B, Wilms G. Magnetic resonance angiography in suspected cerebral vasculitis. Eur Radiol 2004; 14(6):1005–1012.
910. Demirkiran M, Jankovic J. Paroxysmal Dyskinesias: Clinical features and Classification. Ann Neurol 1995; 38:571–579.
911. Demiroglu H, Ozcebe OI, Barista I, Dundar S, Eldem B. Interferon alfa-2b, colchicine, and benzathine penicillin versus colchicine and benzathine penicillin in Behcet's disease: a randomised trial. Lancet 2000; 355(9204):605–609.
912. den Boer JJ, Oostendorp RA, Beems T, Munneke M, Oerlemans M, Evers AW. A systematic review of bio-psychosocial risk factors for an unfavourable outcome after lumbar disc surgery. Eur Spine J 2006; 15(5):527–536.
913. Deng HX, Chen W, Hong ST et al. Mutations in UBQLN2 cause dominant X-linked juvenile and adult-onset ALS and ALS/dementia. Nature 2011; 477(7363):211–215.
914. Deng HX, Zhai H, Bigio EH et al. FUS-immunoreactive inclusions are a common feature in sporadic and non-SOD1 familial amyotrophic lateral sclerosis. Ann Neurol 2010; 67(6):739–748.
915. Dengler R. Das Elektromyogramm bei Serienreizung. In: Hopf HC, Dengler R, Röder R, editors. Elektromyographie-Atlas. Praktisches Vorgehen und sichere Befundbewertung. Stuttgart: Thieme-Verlag; 1996 p. 124–129.
916. Dengler R, Diener HC, Schwartz A et al. Early treatment with aspirin plus extended-release dipyridamole for transient ischaemic attack or ischaemic stroke within 24 h of symptom onset (EARLY trial): a randomised, open-label, blinded-endpoint trial. Lancet Neurol 2010; 9(2):159–166.
917. Dennis MS, Lewis SC, Warlow C. Effect of timing and method of enteral tube feeding for dysphagic stroke patients (FOOD): a multicentre randomised controlled trial. Lancet 2005; 365 (9461):764–772.
918. Denny Brown D, Foley JM. Myokymia and the benign fasciculation of muscular cramps. Trans Assoc Am Phys 1948; 61:88–96.
919. Denny JC, Arndt FV, Dupont WD, Neilson EG. Increased hospital mortality in patients with bedside hippus. Am J Med 2008; 121 (3):239–245.
920. Depienne C, Stevanin G, Brice A, Durr A. Hereditary spastic literatureplegias: an update. Curr Opin Neurol 2007; 20(6):674–680.
921. Derksen RH, de Groot PG. Towards evidence-based treatment of thrombotic antiphospholipid syndrome. Lupus 2010; 19 (4):470–474.
922. Derost PP, Ouchchane L, Morand D et al. Is DBS-STN appropriate to treat severe Parkinson disease in an elderly population? Neurology 2007; 68(17):1345–1355.
923. Derra C. Entspannungstechniken bei chronischen Schmerzpatienten. Der Schmerz 1997; 11:282–295.
924. Desai MY, Stone JH, Foo TK, Hellmann DB, Lima JA, Bluemke DA. Delayed contrast-enhanced MRI of the aortic wall in Takayasu's arteritis: initial experience. AJR Am J Roentgenol 2005; 184 (5):1427–1431.
925. Deschauer M, Muller T, Dreha S, Zierz S. [Familial mitochondrial chronic progressive external ophthalmoplegia. Five families with differing genetics]. Nervenarzt 2001; 72(2):122–129.
926. Deschauer M, Tennant S, Rokicka A et al. MELAS associated with mutations in the POLG1 gene. Neurology 2007; 68 (20):1741–1742.
927. Deshmukh VR, Fiorella DJ, Albuquerque FC et al. Intra-arterial thrombolysis for acute ischemic stroke: preliminary experience with platelet glycoprotein IIb/IIIa inhibitors as adjunctive therapy. Neurosurgery 2005; 56(1):46–54.
928. Deshpande A, Furlan A, Mailis-Gagnon A, Atlas S, Turk D. Opioids for chronic low-back pain. Cochrane Database Syst Rev 2007;(3):CD004959.
929. Deuschl G. Frühtherapie bei Morbus Parkinson. Akt Neurol 2011; 38(9):483–487.
930. Deuschl G, Bain P, Brin M. Consensus statement of the Movement Disorder Society on Tremor. Ad Hoc Scientific Committee. Mov Disord 1998; 13 Suppl 3:2–23.:2–23.
931. Deuschl G, Elble R. Essential tremor–neurodegenerative or nondegenerative disease towards a working definition of ET. Mov Disord 2009; 24(14):2033–2041.
932. Deuschl G, Kessler K, Poewe W et al. Tremor. In: Diener HC, Weimar C, Berlit P, Deuschl G, Gold R, Hacke W et al., editors. Leitlinien für Diagnostik und Therapie in der Neurologie. 5 ed. Stuttgart - New York: Thieme; 2012 p. 186–199.
933. Deuschl G, Lohle E, Heinen F, Lücking CH. Ear click in palatal tremor: its origin and treatment with botulinum toxin. Neurology 1991; 41(10):1677–9.
934. Deuschl G, Schade-Brittinger C, Krack P et al. A randomized trial of deep-brain stimulation for Parkinson's disease. N Engl J Med 2006; 355(9):896–908.
935. Deutsche Gesellschaft für klinische Neurophysiologie. Empfehlungen der Deutschen Gesellschaft für klinische Neurophysiologie (Deutsche EEG-Gesellschaft) zur Bestimmung des Hirntodes. Klin Neurophysiol 2001; 32:39–41.
936. S3 – Leitlinie Polytrauma/Schwerverletzten-Behandlung. http://www.awmf.org/leitlinien/detail/ll/012-019.html; 2011.
937. Devos D, Schraen-Maschke S, Vuillaume I et al. Clinical features and genetic analysis of a new form of spinocerebellar ataxia. Neurology 2001; 56(2):234–238.
938. Devos H, Nieuwboer A, Tant M, De WW, Vandenberghe W. Determinants of fitness to drive in Huntington disease. Neurology 2012; 79(19):1975–1982.
939. Devos H, Vandenberghe W, Nieuwboer A, Tant M, Baten G, De WW. Predictors of fitness to drive in people with Parkinson disease. Neurology 2007; 69(14):1434–1441.
940. Devous MD, Sr., Thisted RA, Morgan GF, Leroy RF, Rowe CC. SPECT brain imaging in epilepsy: a meta-analysis. J Nucl Med 1998; 39(2):285–293.
941. Dey M, Jaffe J, Stadnik A, Awad IA. External ventricular drainage for intraventricular hemorrhage. Curr Neurol Neurosci Rep 2012; 12(1):24–33.
942. Dhungana S, Sharrack B, Woodroofe N. Idiopathic intracranial hypertension. Acta Neurol Scand 2010; 121(2):71–82.
943. Di Fonzo. A, Dekker MC, Montagna P et al. FBXO7 mutations cause autosomal recessive, early-onset parkinsonian-pyramidal syndrome. Neurology 2009; 72(3):240–245.
944. Di Giacopo R, Fasano A, Quaranta D, Della MG, Bove F, Bentivoglio AR. Rivastigmine as alternative treatment for refractory REM behavior disorder in Parkinson's disease. Mov Disord 2012; 27(4):559–561.
945. Di Girolamo E, Di Iorio C, Leonzio L, Sabatini P, Barsotti A. Usefulness of a tilt training program for the prevention of refractory neurocardiogenic syncope in adolescents: A controlled study. Circulation 1999; 100(17):1798–801.
946. Di Girolamo E, Di Iorio C, Sabatini P, Leonzio L, Barbone C, Barsotti A. Effects of paroxetine hydrochloride, a selective serotonin reuptake inhibitor, on refractory vasovagal syncope: a randomized, double-blind, placebo-controlled study. J Am Coll Cardiol 1999; 33(5):1227–30.
947. Di Lorenzo N, Cacciola F. Adult syringomielia. Classification, pathogenesis and therapeutic approaches. J Neurosurg Sci 2005; 49(3):65–72.
948. Di Matteo A, Fasano A, Squintani G et al. Lateral trunk flexion in Parkinson's disease: EMG features disclose two different underlying pathophysiological mechanisms. J Neurol 2011; 258 (5):740–745.
949. Di HB, Yu SM, Weng XC et al. Cerebral response to patient's own name in the vegetative and minimally conscious states. Neurology 2007; 68(12):895–899.
950. Dichgans M, Freilinger T, Eckstein G et al. Mutation in the neuronal voltage-gated sodium channel SCN1A in familial hemiplegic migraine. Lancet 2005; 366(9483):371–377.
951. Dick KJ, Al-Mjeni R, Baskir W et al. A novel locus for an autosomal recessive hereditary spastic literatureplegia (SPG35) maps to 16q21-q23. Neurology 2008; 71(4):248–252.
952. Dick KJ, Eckhardt M, Paisan-Ruiz C et al. Mutation of FA2H underlies a complicated form of hereditary spastic literatureplegia (SPG35). Hum Mutat 2010; 31(4):E1251-E1260.
953. Diederich NJ, Comella CL, Matge G, Becker G, Schiltz F, Metz H. Sustained effect of high-dose intrathecal baclofen in primary generalized dystonia: a 2-year follow-up study. Mov Disord 1997; 12(6):1100–2.
954. Diener HC. Detoxification for medication overuse headache is not necessary. Cephalalgia 2012; 32(5):423–427.
955. Diener HC, Aichner F, Bode C et al. Primär- und Sekundärprävention der zerebralen Ischämie. In: Kommission "Leitlinien der Deutschen Gesellschaft für Neurologie", editor. Leitlinien für Diagnostik und Therapie in der Neurologie. 4 ed. Stuttgart - New York: Thieme; 2008 p. 261–285.
956. Diener HC, Aichner F, Bode C et al. Primär- und Sekundärprävention der zerebralen Ischämie. Gemeinsame Leitlinie der DGN und der Deutschen Schlaganfallgesellschaft (DSG). In: Kommission "Leitlinien der Deutschen Gesellschaft für Neurologie", editor. Leitlinien für Diagnostik und Therapie in der Neurologie. 4 ed. Stuttgart - New York: Thieme; 2008 p. 261–287.
957. Diener HC, Bendig M, Hempel V. [Postpuncture headache]. [German]. Fortschr Neurol Psychiatr 1985; 53(9):344–349.
958. Diener HC, Bogousslavsky J, Brass LM et al. Aspirin and clopidogrel compared with clopidogrel alone after recent ischaemic stroke or transient ischaemic attack in high-risk patients

(MATCH): randomised, double-blind, placebo-controlled trial. Lancet 2004; 364(9431):331–337.
959. Diener HC, Connolly SJ, Ezekowitz MD et al. Dabigatran compared with warfarin in patients with atrial fibrillation and previous transient ischaemic attack or stroke: a subgroup analysis of the RE-LY trial. Lancet Neurol 2010; 9(12):1157–1163.
960. Diener HC, Cunha L, Forbes C, Sivenius J, Smets P, Lowenthal A. European Stroke Prevention Study. 2. Dipyridamole and acetylsalicylic acid in the secondary prevention of stroke. J Neurol Sci 1996; 143(1–2):1–13.
961. Diener HC, Eikelboom J, Connolly SJ et al. Apixaban versus aspirin in patients with atrial fibrillation and previous stroke or transient ischaemic attack: a predefined subgroup analysis from AVERROES, a randomised trial. Lancet Neurol 2012; 11 (3):225–231.
962. Diener HC, Fritsche G, Obermann M et al. Therapie der Migräne. In: Kommission "Leitlinien der Deutschen Gesellschaft für Neurologie", editor. Leitlinien für Diagnostik und Therapie in der Neurologie. 4 ed. Stuttgart - New York: Thieme; 2008 p. 579–595.
963. Diener HC, Grond M, Röther J et al. Dabigatran in der Schlaganfallprävention bei Patienten mit Vorhofflimmern nach TIA oder ischämischem Insult: praktische Aspekte der Anwendung. Akt Neurol 2012; 38:261–266.
964. Diener HC, Pfaffenrath V, Pageler L, Peil H, Aicher B. The fixed combination of acetylsalicylic acid, literaturecetamol and caffeine is more effective than single substances and dual combination for the treatment of headache: a multicentre, randomized, double-blind, single-dose, placebo-controlled literaturellel group study. Cephalalgia 2005; 25(10):776–787.
965. Diener HC, Pfaffenrath V, Schnitker J, Friede M, Henneicke-von Zepelin HH. Efficacy and safety of 6.25 mg t.i.d. feverfew CO2-extract (MIG-99) in migraine prevention–a randomized, double-blind, multicentre, placebo-controlled study. Cephalalgia 2005; 25(11):1031–1041.
966. Diener HC, Rahlfs VW, Danesch U. The first placebo-controlled trial of a special butterbur root extract for the prevention of migraine: reanalysis of efficacy criteria. Eur Neurol 2004; 51 (2):89–97.
967. Diener HC, Tfelt-Hansen P, Dahlof C et al. Topiramate in migraine prophylaxis–results from a placebo-controlled trial with propranolol as an active control. J Neurol 2004; 251(8):943–950.
968. Dieterich M, Archelos J, Brandt T et al. Diagnostik und Therapie des postpunktionellen und spontanen Liquorunterdruck-Syndroms. In: Diener HC, Weimar C, Berlit P, Deuschl G, Gold R, Hacke W et al., editors. Leitlinien für Diagnostik und Therapie in der Neurologie. 5 ed. Stuttgart - New York: Thieme; 2012 p. 748–754.
969. Dieterich M, Brandt T. Is obligatory bed rest after lumbar puncture obsolete? Eur Arch Psychiatry Neurol Sci 1985; 235 (2):71–75.
970. Dietz V, Curt A, Meinck HM, Hesse S, Gilsbach J. Querschnittlähmung. In: Diener HC, Putzki N, Berlit P, Hacke W, Hufnagel A, Hufschmidt A et al., editors. Leitlinien f r Diagnostik und Therapie in der Neurologie. 3 ed. Stuttgart - New York: Thieme; 2005 p. 604–610.
971. Dion JE, Gates PC, Fox AJ, Barnett HJ, Blom RJ. Clinical events following neuroangiography: a prospective study. Stroke 1987; 18(6):997–1004.
972. Dion Y, Annable L, Sandor P, Chouinard G. Risperidone in the treatment of tourette syndrome: a double-blind, placebo-controlled trial. J Clin Psychopharmacol 2002; 22(1):31–39.
973. Diringer MN, Reaven NL, Funk SE, Uman GC. Elevated body temperature independently contributes to increased length of stay in neurologic intensive care unit patients. Crit Care Med 2004; 32(7):1489–1495.
974. Dissanayaka NN, Sellbach A, Matheson S et al. Anxiety disorders in Parkinson's disease: prevalence and risk factors. Mov Disord 2010; 25(7):838–845.
975. Dixon L, Duncan D, Johnson P et al. Occupational therapy for patients with Parkinson's disease. Cochrane Database Syst Rev 2007;(3):CD002813.
976. DMKG Study Group. Misoprostol in the treatment of trigeminal neuralgia associated with multiple sclerosis. J Neurol 2003; 250(5):542–545.
977. Dodel R, Csoti I, Ebersbach G et al. Lewy body dementia and Parkinson's disease with dementia. J Neurol 2008; 255 Suppl 5:39–47.
978. Doepp F, Plotkin M, Siegel L et al. Brain parenchyma sonography and 123I-FP-CIT SPECT in Parkinson's disease and essential tremor. Mov Disord 2008; 23(3):405–410.
979. Dohmen C, Sakowitz OW, Fabricius M et al. Spreading depolarizations occur in human ischemic stroke with high incidence. Ann Neurol 2008; 63(6):720–728.
980. Dombrowski KE, Mehta AI, Turner DA, McDonagh DL. Life-saving hemicraniectomy for fulminant acute disseminated encephalomyelitis. Br J Neurosurg 2011; 25(2):249–252.
981. Domenech C, Leveque N, Lina B, Najioullah F, Floret D. Role of Mycoplasma pneumoniae in pediatric encephalitis. Eur J Clin Microbiol Infect Dis 2009; 28(1):91–94.
982. Domenicucci M, Signorini P, Strzelecki J, Delfini R. Delayed post-traumatic epidural hematoma. A review. Neurosurg Rev 1995; 18(2):109–122.
983. Donaghy M, Chang CL, Poulter N. Duration, frequency, recency, and type of migraine and the risk of ischaemic stroke in women of childbearing age. J Neurol Neurosurg Psychiatry 2002; 73(6):747–750.
984. Dondorp A, Nosten F, Stepniewska K, Day N, White N. Artesunate versus quinine for treatment of severe falciparum malaria: a randomised trial. Lancet 2005; 366(9487):717–725.
985. Dooley MA, Jayne D, Ginzler EM et al. Mycophenolate versus azathioprine as maintenance therapy for lupus nephritis. N Engl J Med 2011; 365(20):1886–1895.
986. Doose DR, Wang SS, Padmanabhan M, Schwabe S, Jacobs D, Bialer M. Effect of topiramate or carbamazepine on the pharmacokinetics of an oral contraceptive containing norethindrone and ethinyl estradiol in healthy obese and nonobese female subjects. Epilepsia 2003; 44(4):540–549.
987. Dorhout Mees SM, Algra A, Vandertop WP et al. Magnesium for aneurysmal subarachnoid haemorrhage (MASH-2): a randomised placebo-controlled trial. Lancet 2012; 380(9836):44–49.
988. Dorhout Mees SM, van den Bergh WM, Algra A, Rinkel GJ. Antiplatelet therapy for aneurysmal subarachnoid haemorrhage. Cochrane Database Syst Rev 2007;(4):CD006184.
989. Dörr J, Jarius S, Wildemann B et al. [Susac syndrome: an interdisciplinary challenge]. Nervenarzt 2011; 82(10):1250–1263.
990. Doser S, Marz W, Reinecke MF et al. [Recommendations for statin therapy in the elderly]. Internist (Berl) 2004; 45 (9):1053–1062.
991. Downer JJ, Leite MI, Carter R, Palace J, Kuker W, Quaghebeur G. Diagnosis of neuromyelitis optica (NMO) spectrum disorders: is MRI obsolete? Neuroradiol 2012; 54(4):279–285.
992. Dowson A, Mullen MJ, Peatfield R et al. Migraine Intervention With STARFlex Technology (MIST) trial: a prospective, multicenter, double-blind, sham-controlled trial to evaluate the effectiveness of patent foramen ovale closure with STARFlex septal repair implant to resolve refractory migraine headache. Circulation 2008; 117(11):1397–1404.
993. Dowswell T, Bedwell C, Lavender T, Neilson JP. Transcutaneous electrical nerve stimulation (TENS) for pain relief in labour. Cochrane Database Syst Rev 2009;(2):CD007214.
994. Dreier JP, Lurtzing F, Kappmeier M et al. Delayed occlusion after internal carotid artery dissection under heparin. Cerebrovasc Dis 2004; 18(4):296–303.
995. Drewes AM, Andreasen A, Poulsen LH. Valproate for treatment of chronic central pain after spinal cord injury. A double-blind cross-over study. Paraplegia 1994; 32(8):565–9.
996. Driver JA, Kurth T, Buring JE, Gaziano JM, Logroscino G. Parkinson disease and risk of mortality: a prospective comorbidity-matched cohort study. Neurology 2008; 70(16 Pt 2):1423–1430.
997. Driver JA, Logroscino G, Gaziano JM, Kurth T. Incidence and remaining lifetime risk of Parkinson disease in advanced age. Neurology 2009; 72(5):432–438.
998. Dropcho EJ, Kline LB, Riser J. Antineuronal (anti-Ri) antibodies in a patient with steroid-responsive opsoclonus-myoclonus. Neurology 1993; 43(1):207–211.
999. Drummond PD, Lance JW. Neurovascular disturbances in headache patients. Clin Exp Neurol 1984; 20:93–99.
1000. Drzezga A, Arnold S, Minoshima S et al. 18F-FDG PET studies in patients with extratemporal and temporal epilepsy: evaluation of an observer-independent analysis. J Nucl Med 1999; 40(5):737–746.
1001. Chronisches Subduralhämatom im Erwachsenenalter. Leitlinie der Dt. Ges. f. Neurochirurgie. http://www.uni-duesseldorf.de/awmf/ll-na/008-020.htm; 1999.
1002. du Mesnil de RR, Heindel W, Wesselmann C et al. Nontraumatic subarachnoid hemorrhage: value of repeat angiography. Radiology 1997; 202(3):798–800.
1003. Dubinsky RM, Kabbani H, El-Chami Z, Boutwell C, Ali H. Practice literaturemeter: treatment of postherpetic neuralgia: an evidence-based report of the Quality Standards Subcommittee of the American Academy of Neurology. Neurology 2004; 63 (6):959–965.

1004. Dubinsky RM, Miyasaki J. Assessment: efficacy of transcutaneous electric nerve stimulation in the treatment of pain in neurologic disorders (an evidence-based review): report of the Therapeutics and Technology Assessment Subcommittee of the American Academy of Neurology. Neurology 2010; 74 (2):173–176.
1005. Dubois B, Slachevsky A, Pillon B, Beato R, Villalponda JM, Litvan I. "Applause sign" helps to discriminate PSP from FTD and PD. Neurology 2005; 64(12):2132–2133.
1006. Dubourg J, Javouhey E, Geeraerts T, Messerer M, Kassai B. Ultrasonography of optic nerve sheath diameter for detection of raised intracranial pressure: a systematic review and meta-analysis. Intensive Care Med 2011; 37(7):1059–1068.
1007. Dubuisson D. Root surgery. In: Wall PD., Melzack R., editors. Textbook of Pain. Edinburgh London Melbourne and New York: Churchill Livingstone; 1989 p. 784–794.
1008. Duchowny M, Pellock JM, Graf WD et al. A placebo-controlled trial of lamotrigine add-on therapy for partial seizures in children. Lamictal Pediatric Partial Seizure Study Group. Neurology 1999; 53(8):1724–31.
1009. Ducros A, Boukobza M, Porcher R, Sarov M, Valade D, Bousser MG. The clinical and radiological spectrum of reversible cerebral vasoconstriction syndrome. A prospective series of 67 patients. Brain 2007; 130(Pt 12):3091–3101.
1010. Duffill J, Sparrow OC, Millar J, Barker CS. Can spontaneous spinal epidural haematoma be managed safely without operation? A report of four cases. J Neurol Neurosurg Psychiatry 2000; 69(6):816–9.
1011. Dufouil C, Chalmers J, Coskun O et al. Effects of blood pressure lowering on cerebral white matter hyperintensities in patients with stroke: the PROGRESS (Perindopril Protection Against Recurrent Stroke Study) Magnetic Resonance Imaging Substudy. Circulation 2005; 112(11):1644–1650.
1012. Duhmke RM, Cornblath DD, Hollingshead JR. Tramadol for neuropathic pain. Cochrane Database Syst Rev 2004;(2): CD003726.
1013. Duncan RP, Earhart GM. Randomized controlled trial of community-based dancing to modify disease progression in Parkinson disease. Neurorehabil Neural Repair 2012; 26(2):132–143.
1014. Dunne K, Hopkins IJ, Shield LK. Acute transverse myelopathy in childhood. Dev Med Child Neurol 1986; 28(2):198–204.
1015. Dupre N, Valdmanis PN, Bouchard JP, Rouleau GA. Autosomal dominant primary lateral sclerosis. Neurology 2007; 68 (14):1156–1157.
1016. Durelli L, Verdun E, Barbero P et al. Every-other-day interferon beta-1b versus once-weekly interferon beta-1a for multiple sclerosis: results of a 2-year prospective randomised multicentre study (INCOMIN). Lancet 2002; 359(9316):1453–60.
1017. Durif F, Debilly B, Galitzky M et al. Clozapine improves dyskinesias in Parkinson disease: a double-blind, placebo-controlled study. Neurology 2004; 62(3):381–388.
1018. Dürr A. Genetic testing for the spastic literatureplegias: drowning by numbers. Neurology 2008; 71(4):236–238.
1019. Dürr A, Brice A, Serdaru M et al. The phenotype of "pure" autosomal dominant spastic literatureplegia. Neurology 1994; 44:1274–1277.
1020. Dürr A, Cossee M, Agid Y et al. Clinical and genetic abnormalities in patients with Friedreich's ataxia. N Engl J Med 1996; 335(16):1169–1175.
1021. Durr A, Davoine CS, Paternotte C et al. Phenotype of autosomal dominant spastic literatureplegia linked to chromosome 2. Brain 1996; 119 (Pt 5):1487–1496.
1022. Dursun U, Koroglu C, Kocasoy OE, Ugur SA, Tolun A. Autosomal recessive spastic literatureplegia (SPG45) with mental retardation maps to 10q24.3-q25.1. Neurogenetics 2009; 10 (4):325–331.
1023. Dutt SN, Mirza S, Irving RM, Donaldson I. Total decompression of facial nerve for Melkersson-Rosenthal syndrome. J Laryngol Otol 2000; 114(11):870–873.
1024. Dworkin RH, Corbin AE, Young JP, Jr. et al. Pregabalin for the treatment of postherpetic neuralgia: a randomized, placebo-controlled trial. Neurology 2003; 60(8):1274–1283.
1025. Dwyer JM. Drug therapy: Manipulating the immune system with immunoglobulin. N Engl J Med 1992; 326:107–116.
1026. Dyck PJ, Daube J, O'Brien P et al. Plasma exchange in chronic inflammatory demyelinating polyradiculoneuropathy. N Engl J Med 1986; 314:461–465.
1027. Dyck PJ, O'Brien PC, Oviatt KF et al. Prednisone improves chronic inflammatory demyelinating polyradiculoneuropathy more than no treatment. Ann Neurol 1982; 11:136–141.
1028. Dzialowski I, Hill MD, Coutts SB et al. Extent of early ischemic changes on computed tomography (CT) before thrombolysis: prognostic value of the Alberta Stroke Program Early CT Score in ECASS II. Stroke 2006; 37(4):973–978.
1029. Dziewas R, Konrad C, Drager B et al. Cervical artery dissection–clinical features, risk factors, therapy and outcome in 126 patients. J Neurol 2003; 250(10):1179–1184.
1030. Dziewas R, Warnecke T, Hamacher C et al. Do nasogastric tubes worsen dysphagia in patients with acute stroke? BMC Neurol 2008; 8:28.
1031. Ebel H, Rust D, Tronnier V, Boker D, Kunze S. Chronic precentral stimulation in trigeminal neuropathic pain. Acta Neurochir (Wien) 1996; 138(11):1300–6.
1032. Ebersbach G, Ebersbach A, Edler D et al. Comparing exercise in Parkinson's disease–the Berlin LSVT(R)BIG study. Mov Disord 2010; 25(12):1902–1908.
1033. Ebersbach G, Hahn K, Lorrain M, Storch A. Tolcapone improves sleep in patients with advanced Parkinson's disease (PD). Arch Gerontol Geriatr 2010; 51(3):e125-e128.
1034. Ebersold MJ, Parce MC, Quast LM. Surgical treatment for cervical spondylitic myelopathy. J Neurosurg 1995; 82:745–751.
1035. Ebke M, Dichgans M, Bergmann M et al. CADASIL: skin biopsy allows diagnosis in early stages. Acta Neurol Scand 1997; 95 (6):351–357.
1036. Eckert T, Barnes A, Dhawan V et al. FDG PET in the differential diagnosis of parkinsonian disorders. Neuroimage 2005; 26 (3):912–921.
1037. Eckman MH, Rosand J, Knudsen KA, Singer DE, Greenberg SM. Can patients be anticoagulated after intracerebral hemorrhage? A decision analysis. Stroke 2003; 34(7):1710–1716.
1038. Eckstein HH, Ringleb P, Allenberg JR et al. Results of the Stent-Protected Angioplasty versus Carotid Endarterectomy (SPACE) study to treat symptomatic stenoses at 2 years: a multinational, prospective, randomised trial. Lancet Neurol 2008; 7 (10):893–902.
1039. S3-Leitlinie Extracranielle Carotisstenose; Diagnostik, Therapie und Nachsorge. www.awmf.org/leitlinien/detail/ll/004–028.html; 2013.
1040. Ector H, Reybrouck T, Heidbuchel H, Gewillig M, Van de Werf F. Tilt training: a new treatment for recurrent neurocardiogenic syncope and severe orthostatic intolerance. Pacing Clin Electrophysiol 1998; 21(1 Pt 2):193–6.
1041. Edan G, Miller D, Clanet M et al. Therapeutic effect of mitoxantrone combined with methylprednisolone in multiple sclerosis: a randomised multicentre study of active disease using MRI and clinical criteria. J Neurol Neurosurg Psychiatry 1997; 62(2):112–118.
1042. Edlow JA, Caplan LR. Avoiding pitfalls in the diagnosis of subarachnoid hemorrhage. N Engl J Med 2000; 342(1):29–36.
1043. Edwards KR, Norton J, Behnke M. Comparison of intravenous valproate versus intramuscular dihydroergotamine and metoclopramide for acute treatment of migraine headache. Headache 2001; 41(10):976–980.
1044. Edwards MJ, Moretto G, Schwingenschuh P, Katschnig P, Bhatia KP, Haggard P. Abnormal sense of intention preceding voluntary movement in patients with psychogenic tremor. Neuropsychologia 2011; 49(9):2791–2793.
1045. Edwards MJ, Trikouli E, Martino D et al. Anti-basal ganglia antibodies in patients with atypical dystonia and tics: a prospective study. Neurology 2004; 63(1):156–158.
1046. Edwards NJ, Kamel H, Josephson SA. The safety of intravenous thrombolysis for ischemic stroke in patients with pre-existing cerebral aneurysms: a case series and review of the literature. Stroke 2012; 43(2):412–416.
1047. Edwards P, Arango M, Balica L et al. Final results of MRC CRASH, a randomised placebo-controlled trial of intravenous corticosteroid in adults with head injury-outcomes at 6 months. Lancet 2005; 365(9475):1957–1959.
1048. Eerenberg ES, Kamphuisen PW, Sijpkens MK, Meijers JC, Buller HR, Levi M. Reversal of rivaroxaban and dabigatran by prothrombin complex concentrate: a randomized, placebo-controlled, crossover study in healthy subjects. Circulation 2011; 124 (14):1573–1579.
1049. Eftimov F, Vermeulen M, van Doorn PA, Brusse E, van S, I. Long-term remission of CIDP after pulsed dexamethasone or short-term prednisolone treatment. Neurology 2012; 78 (14):1079–1084.
1050. Eggermont JJ, Roberts LE. The neuroscience of tinnitus. Trends Neurosci 2004; 27(11):676–682.
1051. Eggert K, Odin P, Gasser T et al. Morbus Parkinson. Fachgerechter Einsatz von Dopamin-Agonisten. Dtsch Ärztebl 2005; 102:A30-A31.
1052. Eikelboom JW, Wallentin L, Connolly SJ et al. Risk of bleeding with 2 doses of dabigatran compared with warfarin in older and younger patients with atrial fibrillation: an analysis of the

randomized evaluation of long-term anticoagulant therapy (RE-LY) trial. Circulation 2011; 123(21):2363–2372.
1053. Einhäupl K, Stam J, Bousser MG et al. EFNS guideline on the treatment of cerebral venous and sinus thrombosis in adult patients. Eur J Neurol 2010; 17(10):1229–1235.
1054. Eis D, Helm D, Muhlinghaus T et al. The German Multicentre Study on Multiple Chemical Sensitivity (MCS). Int J Hyg Environ Health 2008; 211(5–6):658–681.
1055. Eisen A, Schulzer M, MacNeil M, Pant B, Mak E. Duration of amyotrophic lateral sclerosis is age dependent. Muscle Nerve 1993; 16(1).27–32.
1056. Eisen A, Stewart H, Schulzer M, Cameron D. Anti-glutamate therapy in amyotrophic lateral sclerosis: a trial using lamotrigine. Can J Neurol Sci 1993; 20(4):297–301.
1057. Eisenberg E, Kleiser A, Dortort A, Haim T, Yarnitsky D. The NMDA (N-methyl-D-aspartate) receptor antagonist memantine in the treatment of postherpetic neuralgia: a double-blind, placebo-controlled study. Eur J Pain 1998; 2(4):321–327.
1058. Eisenberg E, River Y, Shifrin A, Krivoy N. Antiepileptic drugs in the treatment of neuropathic pain. Drugs 2007; 67(9):1265–1289.
1059. Eisenberg I, Avidan N, Potikha T et al. The UDP-N-acetylglucosamine 2-epimerase/N-acetylmannosamine kinase gene is mutated in recessive hereditary inclusion body myopathy. Nat Genet 2001; 29(1):83–87.
1060. Eisenhauer AC. Subclavian and Innominate Revascularization: Surgical Therapy Versus Catheter-Based Intervention. Curr Interv Cardiol Rep 2000; 2(2):101–110.
1061. Ekbohm KA. Restless legs. Acta medica scandinavica 1945; 158:1–123.
1062. El-Karabaty H, Hetzel A, Galla TJ, Horch RE, Lücking CH, Glocker FX. The effect of carpal tunnel release on median nerve flattening and nerve conduction. Electromyogr Clin Neurophysiol 2005; 45(4):223–227.
1063. el-Schahawi M, Tsujino S, Shanske S, DiMauro S. Diagnosis of McArdle's disease by molecular genetic analysis of blood. Neurology 1996; 47(2):579–580.
1064. El-Youssef M. Wilson disease. Mayo Clin Proc 2003; 78 (9):1126–1136.
1065. Elble RJ. Diagnostic criteria for essential tremor and differential diagnosis. Neurology 2000; 54(11 Suppl 4):S2-S6.
1066. Elden AC, Kim HJ, Hart MP et al. Ataxin-2 intermediate-length polyglutamine expansions are associated with increased risk for ALS. Nature 2010; 466(7310):1069–1075.
1067. Eldridge R. The torsion dystonias: literature review and genetic and clinical studies. Neurology 1970; 20:1–78.
1068. Eldridge R, Iivanainen M, Stern R, Koerber T, Wilder BJ. "Baltic" myoclonus epilepsy: hereditary disorder of childhood made worse by phenytoin. Lancet 1983; 2(8354):838–842.
1069. Elger CE, Baumgartner C, Beyenburg S et al. Erster epileptischer Anfall und Epilepsien im Erwachsenenalter. In: Diener HC, Weimar C, Berlit P, Deuschl G, Gold R, Hacke W et al., editors. Leitlinien für Diagnostik und Therapie in der Neurologie. 5 ed. Stuttgart - New York: Thieme; 2012 p. 28–47.
1070. Elliott JP, Newell DW, Lam DJ et al. Comparison of balloon angioplasty and papaverine infusion for the treatment of vasospasm following aneurysmal subarachnoid hemorrhage. J Neurosurg 1998; 88(2):277–284.
1071. Elliott KJ. Taxonomy and mechanisms of neuropathic pain. Semin Neurol 1994; 14:195–205.
1072. Ellis T, de Goede CJ, Feldman RG, Wolters EC, Kwakkel G, Wagenaar RC. Efficacy of a physical therapy program in patients with Parkinson's disease: a randomized controlled trial. Arch Phys Med Rehabil 2005; 86(4):626–632.
1073. Ellner JJ, Bennett JE. Chronic meningitis. Medicine (Baltimore) 1976; 55(5):341–369.
1074. Elman RJ, Bernstein-Ellis E. The efficacy of group communication treatment in adults with chronic aphasia. J Speech Lang Hear Res 1999; 42(2):411–9.
1075. Els T, Oehm E, Voigt S, Klisch J, Hetzel A, Kassubek J. Safety and therapeutical benefit of hemicraniectomy combined with mild hypothermia in comparison with hemicraniectomy alone in patients with malignant ischemic stroke. Cerebrovasc Dis 2006; 21(1–2):79–85.
1076. Elsner F, Radbruch L, Gaertner J, Straub U, Sabatowski R. [Efficacy of opioid analgesia at the superior cervical ganglion in neuropathic head and facial pain]. Schmerz 2006; 20(4):268–6.
1077. Elston JS. A new variant of blepharospasm. J Neurol Neurosurg Psychiatry 1992; 55:369–371.
1078. Elston JS, Russell RWJ. Effect of treatment with botulinum toxin on neurogenic blepharospasm. Brit Med J 1985; 290:1857–1859.
1079. Emery AE. Emery-Dreifuss muscular dystrophy - a 40 year retrospective. Neuromuscul Disord 2000; 10(4–5):228–32.
1179a. Feurle GE, Moos V, Schneider T et al. The combination of chloroquine and minocycline, a therapeutic option in cerebrospinal infection of Whipple's disease refractory to treatment with ceftriaxone, meropenem and co-trimoxazole. J Antimicrob Chemother 2012; 67(5):1295–1296.
1080. Emre M, Aarsland D, Albanese A et al. Rivastigmine for dementia associated with Parkinson's disease. N Engl J Med 2004; 351(24):2509–2518.
1081. Emre M, Aarsland D, Brown R et al. Clinical diagnostic criteria for dementia associated with Parkinson's disease. Mov Disord 2007; 22(12):1689–1707.
1082. Emre M, Tsolaki M, Bonuccelli U et al. Memantine for patients with Parkinson's disease dementia or dementia with Lewy bodies: a randomised, double-blind, placebo-controlled trial. Lancet Neurol 2010; 9(10):969–977.
1083. Enderby P, Broeckx J, Hospers W, Schildermans F, Deberdt W. Effect of piracetam on recovery and rehabilitation after stroke: a double-blind, placebo-controlled study. Clin Neuropharmacol 1994; 17(4):320–31.
1084. Enderby PM. Frenchay Dysarthria Assessment. San Diego: College Hill; 1983.
1085. Endres HG, Bowing G, Diener HC et al. Acupuncture for tension-type headache: a multicentre, sham-controlled, patient- and observer-blinded, randomised trial. J Headache Pain 2007; 8(5):306–314.
1086. Endres M. Statins and stroke. J Cereb Blood Flow Metab 2005; 25(9):1093–1110.
1087. Endres M, Diener HC, Röther J. Sekundärprophylaxe des ischämischen Insults. In: Diener HC, Weimar C, Berlit P, Deuschl G, Gold R, Hacke W et al., editors. Leitlinien für Diagnostik und Therapie in der Neurologie. 5 ed. Stuttgart - New York: Thieme; 2012 p. 324–347.
1088. Endres M, Grond M, Hacke W, Ebinger M, Schellinger PD, Dichgans M. [Difficult decisions in stroke therapy]. Nervenarzt 2011; 82(8):957–972.
1089. Eng CM, Guffon N, Wilcox WR et al. Safety and efficacy of recombinant human alpha-galactosidase A–replacement therapy in Fabry's disease. N Engl J Med 2001; 345(1):9–16.
1090. Engel AG, Ohno K, Sine SM. Congenital myasthenic syndromes: recent advances. Arch Neurol 1999; 56(2):163–7.
1091. Engel J. Surgery for seizures. N Engl J Med 1996; 334 (10):647–52.
1092. Engel J, Jr. Report of the ILAE classification core group. Epilepsia 2006; 47(9):1558–1568.
1093. Engel J, Jr., McDermott MP, Wiebe S et al. Early surgical therapy for drug-resistant temporal lobe epilepsy: a randomized trial. JAMA 2012; 307(9):922–930.
1094. Engers A, Jellema P, Wensing M, van der Windt DA, Grol R, van Tulder MW. Individual patient education for low back pain. Cochrane Database Syst Rev 2008;(1):CD004057.
1095. England JD, Gronseth GS, Franklin G et al. Practice Parameter: evaluation of distal symmetric polyneuropathy: role of autonomic testing, nerve biopsy, and skin biopsy (an evidence-based review). Report of the American Academy of Neurology, American Association of Neuromuscular and Electrodiagnostic Medicine, and American Academy of Physical Medicine and Rehabilitation. Neurology 2009; 72(2):177–184.
1096. Englot DJ, Chang EF, Auguste KI. Vagus nerve stimulation for epilepsy: a meta-analysis of efficacy and predictors of response. J Neurosurg 2011; 115(6):1248–1255.
1097. Entelmann M, Sheikhzadeh A. Thromben der Aorta als Emboliequelle. Dtsch Ärztebl 2001; 98(30):1968–1970.
1098. Enzinger C, Thimary F, Kapeller P et al. Transient global amnesia: diffusion-weighted imaging lesions and cerebrovascular disease. Stroke 2008; 39(8):2219–2225.
1099. Epley JM. The canalith repositioning procedure: for treatment of benign paroxysmal positional vertigo. Otolaryngol Head Neck Surg 1992; 107(3):399–404.
1100. Erdmann H. Schleuderverletzung der Halswirbelsäule. Stuttgart: Hippokrates; 1973.
1101. Erickson-Davis CR, Faust PL, Vonsattel JP, Gupta S, Honig LS, Louis ED. "Hairy baskets" associated with degenerative Purkinje cell changes in essential tremor. J Neuropathol Exp Neurol 2010; 69(3):262–271.
1102. Erkinjuntti T, Kurz A, Gauthier S, Bullock R, Lilienfeld S, Damaraju CV. Efficacy of galantamine in probable vascular dementia and Alzheimer's disease combined with cerebrovascular disease: a randomised trial. Lancet 2002; 359 (9314):1283–90.

1103. Erlich Y, Edvardson S, Hodges E et al. Exome sequencing and disease-network analysis of a single family implicate a mutation in KIF1A in hereditary spastic literatureparesis. Genome Res 2011; 21(5):658–664.
1104. Ernst E. Homeopathic prophylaxis of headaches and migraine? A systematic review. J Pain Symptom Manage 1999; 18 (5):353–7.
1105. Ernst E, Pittler MH. The effectiveness of acupuncture in treating acute dental pain: a systematic review. Br Dent J 1998; 184(9):443–7.
1106. Errington AC, Stohr T, Heers C, Lees G. The investigational anticonvulsant lacosamide selectively enhances slow inactivation of voltage-gated sodium channels. Mol Pharmacol 2008; 73(1):157–169.
1107. Ertas M, Sagduyu A, Arac N, Uludag B, Ertekin C. Use of levodopa to relieve pain from painful symmetrical diabetic polyneuropathy. Pain 1998; 75(2–3):257–9.
1108. Escolar ML, Poe MD, Provenzale JM et al. Transplantation of umbilical-cord blood in babies with infantile Krabbe's disease. N Engl J Med 2005; 352(20):2069–2081.
1109. Esenyel M, Caglar N, Aldemir T. Treatment of myofascial pain. Am J Phys Med Rehabil 2000; 79(1):48–52.
1110. Espay AJ, Fasano A, van Nuenen BF, Payne MM, Snijders AH, Bloem BR. "On" state freezing of gait in Parkinson disease: a literaturedoxical levodopa-induced complication. Neurology 2012; 78(7):454–457.
1111. Espay AJ, Hung SW, Sanger TD, Moro E, Fox SH, Lang AE. A writing device improves writing in primary writing tremor. Neurology 2005; 64(9):1648–1650.
1112. Esposito S, Tagliabue C, Bosis S, Principi N. Levofloxacin for the treatment of Mycoplasma pneumoniae-associated meningoencephalitis in childhood. Int J Antimicrob Agents 2011; 37 (5):472–475.
1113. Esslen E. The Acute Facial Palsies. Berlin: Springer; 1977.
1114. Esteban A, Traba A, Prieto J. Eyelid movements in health and disease. The supranuclear impairment of the palpebral motility. Neurophysiol Clin 2004; 34(1):3–15.
1115. Estraneo A, Moretta P, Loreto V, Lanzillo B, Santoro L, Trojano L. Late recovery after traumatic, anoxic, or hemorrhagic long-lasting vegetative state. Neurology 2010; 75(3):239–245.
1116. Etgen T, Draganski B, Ilg C et al. Bilateral thalamic gray matter changes in patients with restless legs syndrome. Neuroimage 2005; 24(4):1242–1247.
1117. Evans AH, Lawrence AD, Cresswell SA, Katzenschlager R, Lees AJ. Compulsive use of dopaminergic drug therapy in Parkinson's disease: reward and anti-reward. Mov Disord 2010; 25 (7):867–876.
1118. Evans RW, Armon C, Frohman EM, Goodin DS. Assessment: prevention of post-lumbar puncture headaches: report of the therapeutics and technology assessment subcommittee of the american academy of neurology. Neurology 2000; 55(7):909–14.
1119. Evans RW, Pascual J. Expert opinion: orgasmic headaches: clinical features, diagnosis, and management. Headache 2000; 40(6):491–494.
1120. Evers S, Afra J, Frese A et al. EFNS guideline on the drug treatment of migraine - report of an EFNS task force. Eur J Neurol 2006; 13(6):560–572.
1121. Evers S, Husstedt IW. Alternatives in drug treatment of chronic paroxysmal hemicrania. Headache 1996; 36(7):429–432.
1122. Evers S, Jensen R. Treatment of medication overuse headache-guideline of the EFNS headache panel. Eur J Neurol 2011; 18 (9):1115–1121.
1123. Evers S, Marziniak M. Clinical features, pathophysiology, and treatment of medication-overuse headache. Lancet Neurol 2010; 9(4):391–401.
1124. Evers S, Olesen J. Botulinum toxin in headache treatment: the end of the road? Cephalalgia 2006; 26(7):769–771.
1125. Evoli A, Tonali PA, Padua L et al. Clinical correlates with anti-MuSK antibodies in generalized seronegative myasthenia gravis. Brain 2003; 126(Pt 10):2304–2311.
1126. Ewelt C, Floeth FW, Felsberg J et al. Finding the anaplastic focus in diffuse gliomas: the value of Gd-DTPA enhanced MRI, FET-PET, and intraoperative, ALA-derived tissue fluorescence. Clin Neurol Neurosurg 2011; 113(7):541–547.
1127. Eyding J, Weimar C, Brassel F et al. Das „Neurovaskuläre Netz Ruhr". Konzeption und Umsetzung eines dezentralen Netzwerks zur flächendeckenden neurovaskulären Maximalversorgung akuter Schlaganfallpatienten in der Metropolenregion Ruhr. Akt Neurol 2013; 39(8):404–411.
1128. Eymard B, Morel E, Dulac O et al. [Myasthenia and pregnancy: a clinical and immunologic study of 42 cases (21 neonatal myasthenia cases)]. Rev Neurol (Paris) 1989; 145(10):696–701.
1129. Ezzo JM, Richardson MA, Vickers A et al. Acupuncture-point stimulation for chemotherapy-induced nausea or vomiting. Cochrane Database Syst Rev 2006;(2):CD002285.
1130. Fahn S. High dosage anticholinergic therapy in dystonia. Neurology 1983; 33(10):1255–61.
1131. Fahn S. High-dosage anticholinergic therapy in dystonia. Adv Neurol 1983; 37.:177–88.
1132. Fahn S. Does levodopa slow or hasten the rate of progression of Parkinson's disease? J Neurol 2005; 252 Suppl 4:IV37-IV42.
1133. Fahn S, Sjaastad O. Hereditary essential myoclonus in a large Norwegian family. Mov Disord 1991; 6:237–247.
1134. Fainardi E, Chieregato A, Antonelli V, Fagioli L, Servadei F. Time course of CT evolution in traumatic subarachnoid haemorrhage: a study of 141 patients. Acta Neurochir (Wien) 2004; 146(3):257–263.
1135. Fakhrai N, Neophytou P, Dieckmann K et al. Recurrent spinal ependymoma showing partial remission under Imatimib. Acta Neurochir (Wien) 2004; 146(11):1255–1258.
1136. Falci SP, Indeck C, Lammertse DP. Posttraumatic spinal cord tethering and syringomyelia: surgical treatment and long-term outcome. J Neurosurg Spine 2009; 11(4):445–460.
1137. Falco FJ, Erhart S, Wargo BW et al. Systematic review of diagnostic utility and therapeutic effectiveness of cervical facet joint interventions. Pain Physician 2009; 12(2):323–344.
1138. Falk RH. Atrial fibrillation. N Engl J Med 2001; 344(14):1067–78.
1139. Fanin M, Fulizio L, Nascimbeni AC et al. Molecular diagnosis in LGMD2A: mutation analysis or protein testing? Hum Mutat 2004; 24(1):52–62.
1140. Farb RI, Agid R, Willinsky RA, Johnstone DM, Terbrugge KG. Cranial dural arteriovenous fistula: diagnosis and classification with time-resolved MR angiography at 3T. AJNR Am J Neuroradiol 2009; 30(8):1546–1551.
1141. Farber L, Stratz T, Bruckle W et al. Efficacy and tolerability of tropisetron in primary fibromyalgia- -a highly selective and competitive 5-HT3 receptor antagonist. German Fibromyalgia Study Group. Scand J Rheumatol Suppl 2000; 113:49–54.
1142. Farez MF, Correale J. Immunizations and risk of multiple sclerosis: systematic review and meta-analysis. J Neurol 2011; 258(7):1197–1206.
1143. Farez MF, Correale J. Yellow fever vaccination and increased relapse rate in travelers with multiple sclerosis. Arch Neurol 2011; 68(10):1267–1271.
1144. Farkkila M, Olesen J, Dahlof C et al. Eletriptan for the treatment of migraine in patients with previous poor response or tolerance to oral sumatriptan. Cephalalgia 2003; 23(6):463–471.
1145. Farley BG, Koshland GF. Training BIG to move faster: the application of the speed-amplitude relation as a rehabilitation strategy for people with Parkinson's disease. Exp Brain Res 2005; 167(3):462–467.
1146. Farzaneh E, Mostafazadeh B, Zamani N, Eskandari A, Emamhadi M. Depilatory Agents intoxication and factors contributing to its mortality:A 9-year review. Hum Exp Toxicol 2011.
1147. Fasano A, Bentivoglio AR, Ialongo T, Soleti F, Evoli A. Treatment with botulinum toxin in a patient with myasthenia gravis and cervical dystonia. Neurology 2005; 64(12):2155–2156.
1148. Fassett DR, Schmidt MH. Spinal epidural lipomatosis: a review of its causes and recommendations for treatment. Neurosurg Focus 2004; 16(4):E11.
1149. Fattore C, Cipolla G, Gatti G et al. Induction of ethinylestradiol and levonorgestrel metabolism by oxcarbazepine in healthy women. Epilepsia 1999; 40(6):783–787.
1150. Faught E. Review of United States and European clinical trials of zonisamide in the treatment of refractory partial-onset seizures. Seizure 2004; 13 Suppl 1:S59-S65.
1151. Faught E, Ayala R, Montouris GG, Leppik IE. Randomized controlled trial of zonisamide for the treatment of refractory partial-onset seizures. Neurology 2001; 57(10):1774–1779.
1152. Fauser S, Bast T, Altenmuller DM et al. Factors influencing surgical outcome in patients with focal cortical dysplasia. J Neurol Neurosurg Psychiatry 2008; 79(1):103–105.
1153. Favier I, van Vliet JA, Roon KI et al. Trigeminal autonomic cephalgias due to structural lesions: a review of 31 cases. Arch Neurol 2007; 64(1):25–31.
1154. Fazekas F, Deisenhammer F, Strasser-Fuchs S, Nahler G, Mamoli B. Randomised placebo-controlled trial of monthly intravenous immunoglobulin therapy in relapsing-remitting multiple sclerosis. Austrian Immunoglobulin in Multiple Sclerosis Study Group [see comments]. Lancet 1997; 349(9052):589–593.
1155. Fazekas F, Lublin FD, Li D et al. Intravenous immunoglobulin in relapsing-remitting multiple sclerosis: a dose-finding trial. Neurology 2008; 71(4):265–271.

1156. Fehlings D, Rang M, Glazier J, Steele C. An evaluation of botulinum-A toxin injections to improve upper extremity function in children with hemiplegic cerebral palsy. J Pediatr 2000; 137 (3):331–7.
1157. Fehrenbach RA, Wallesch CW, Claus D. Neuropsychologic findings in Friedreich's ataxia. Arch Neurol 1984; 41(3):306–308.
1158. Feigin VL, Rinkel GJ, Algra A, Vermeulen M, van Gijn J. Calcium antagonists for aneurysmal subarachnoid haemorrhage. Cochrane Database Syst Rev 2000;(2):CD000277.
1159. Feinmann C. The long-term outcome of facial pain treatment. J Psychosom Res 1993; 37(4):381–387.
1160. Feinmann C, Harris M, Cawley R. Psychogenic facial pain: presentation and treatment. Br Med J (Clin Res Ed) 1984; 288 (6415):436–438.
1161. Feinstein A, Stergiopoulos V, Fine J, Lang AE. Psychiatric outcome in patients with a psychogenic movement disorder: a prospective study. Neuropsychiatry Neuropsychol Behav Neurol 2001; 14(3):169–176.
1162. Felice KJ, North WA, Moore SA, Mathews KD. FSH dystrophy 4q35 deletion in patients presenting with facial- sparing scapular myopathy. Neurology 2000; 54(10):1927–31.
1163. Fenelon G, Goetz CG, Karenberg A. Hallucinations in Parkinson disease in the prelevodopa era. Neurology 2006; 66(1):93–98.
1164. Ferdinand BD, Rosenberg ZS, Schweitzer ME et al. MR imaging features of radial tunnel syndrome: initial experience. Radiology 2006; 240(1):161–168.
1165. Ferenci P. Pathophysiology and clinical features of Wilson disease. Metab Brain Dis 2004; 19(3-4):229–239.
1166. Ferenci P, Lockwood A, Mullen K, Tarter R, Weissenborn K, Blei AT. Hepatic encephalopathy–definition, nomenclature, diagnosis, and quantification: final report of the working party at the 11th World Congresses of Gastroenterology, Vienna, 1998. Hepatology 2002; 35(3):716–721.
1167. Fernandez HH, Trieschmann ME, Friedman JH. Treatment of psychosis in Parkinson's disease: safety considerations. Drug Saf 2003; 26(9):643–659.
1168. Fernandez-de-las-Penas C, Cuadrado ML, rendt-Nielsen L, Simons DG, Pareja JA. Myofascial trigger points and sensitization: an updated pain model for tension-type headache. Cephalalgia 2007; 27(5):383–393.
1169. Ferns SP, Sprengers ME, van Rooij WJ et al. Coiling of intracranial aneurysms: a systematic review on initial occlusion and reopening and retreatment rates. Stroke 2009; 40(8):e523-e529.
1170. Ferrari MD, Roon KI, Lipton RB, Goadsby PJ. Oral triptans (serotonin 5-HT(1B/1D) agonists) in acute migraine treatment: a meta-analysis of 53 trials. Lancet 2001; 358(9294):1668–75.
1171. Ferraye MU, Debu B, Fraix V et al. Subthalamic nucleus versus pedunculopontine nucleus stimulation in Parkinson disease: synergy or antagonism? J Neural Transm 2011; 118 (10):1469–1475.
1172. Ferraye MU, Debu B, Fraix V et al. Effects of subthalamic nucleus stimulation and levodopa on freezing of gait in Parkinson disease. Neurology 2008; 70(16 Pt 2):1431–1437.
1173. Ferreira JJ, Rascol O, Poewe W et al. A double-blind, randomized, placebo and active-controlled study of nebicapone for the treatment of motor fluctuations in Parkinson's disease. CNS Neurosci Ther 2010; 16(6):337–347.
1174. Ferrero S, Pretta S, Ragni N. Multiple sclerosis: management issues during pregnancy. Eur J Obstet Gynecol Reprod Biol 2004; 115(1):3–9.
1175. Ferriby D, De SJ, Stojkovic T et al. Long-term follow-up of neurosarcoidosis. Neurology 2001; 57(5):927–929.
1176. Ferro JM, Correia M, Rosas MJ, Pinto AN, Neves G. Seizures in cerebral vein and dural sinus thrombosis. Cerebrovasc Dis 2003; 15(1-2):78–83.
1177. Ferroli P, Fioravanti A, Schiariti M et al. Microvascular decompression for glossopharyngeal neuralgia: a long-term retrospectic review of the Milan-Bologna experience in 31 consecutive cases. Acta Neurochir (Wien) 2009; 151(10):1245–1250.
1178. Fertikh D, Krejza J, Cunqueiro A, Danish S, Alokaili R, Melhem ER. Discrimination of capsular stage brain abscesses from necrotic or cystic neoplasms using diffusion-weighted magnetic resonance imaging. J Neurosurg 2007; 106(1):76–81.
1179. Fertl E, Wober C, Zeitlhofer J. The serial use of two provocative tests in the clinical diagnosis of carpal tunel syndrome. Acta Neurol Scand 1998; 98(5):328–332.
1180. Fialka V, Wickenhauser J, Engel A, Schneider B. [Sympathetic reflex dystrophy. Effectiveness of physical therapy treatment of Sudeck's syndrome]. [German]. Fortschr Med 1992; 110 (9):146–148.
1181. Fiehler J, Albers GW, Boulanger JM et al. Bleeding risk analysis in stroke imaging before thromboLysis (BRASIL): pooled analysis of T2*-weighted magnetic resonance imaging data from 570 patients. Stroke 2007; 38(10):2738–2744.
1182. Fields WS, Lemak NA. Joint Study of extracranial arterial occlusion. VII. Subclavian steal–a review of 168 cases. JAMA 1972; 222(9):1139–1143.
1183. Filippi M, Grossman RI. MRI techniques to monitor MS evolution: the present and the future. Neurology 2002; 58 (8):1147–1153.
1184. Filippi M, Rocca MA. MR imaging of Devic's neuromyelitis optica. Neurol Sci 2004; 25 Suppl 4:S371-S373.
1185. Filippini G, Brusaferri F, Sibley WA et al. Corticosteroids or ACTH for acute exacerbations in multiple sclerosis (Cochrane Review). Cochrane Database Syst Rev 2000; 4:CD001331.
1186. Filler AG, Haynes J, Jordan SE et al. Sciatica of nondisc origin and piriformis syndrome: diagnosis by magnetic resonance neurography and interventional magnetic resonance imaging with outcome study of resulting treatment. J Neurosurg Spine 2005; 2(2):99–115.
1187. Filosto M, Tonin P, Vattemi G et al. The role of muscle biopsy in investigating isolated muscle pain. Neurology 2007; 68 (3):181–186.
1188. Finke C, Horvath R, Holinski-Feder E, Ploner CJ. [Fragile X-associated tremor/ataxia syndrome]. Nervenarzt 2009; 80 (12):1473–1479.
1189. Finnerup NB, Sindrup SH, Bach FW, Johannesen IL, Jensen TS. Lamotrigine in spinal cord injury pain: a randomized controlled trial. Pain 2002; 96(3):375–383.
1190. Finsterer J. Treatment of central nervous system manifestations in mitochondrial disorders. Eur J Neurol 2011; 18(1):28–38.
1191. Finsterer J, Strassegger J, Haymerle A, Hagmuller G. Bilateral stenting of symptomatic and asymptomatic internal carotid artery stenosis due to fibromuscular dysplasia. J Neurol Neurosurg Psychiatry 2000; 69(5):683–686.
1192. Finsterer J, Zarrouk MS. Epilepsy in mitochondrial disorders. Seizure 2012; 21(5):316–321.
1193. Firsching R, Woischnek D, Reissberg S, Döhring W, Peters B. Prognostische Bedeutung der MRT bei Bewusstlosigkeit nach Schädel-Hirn-Verletzung. Dtsch Ärztebl 2003; 100(27):C1461-C1465.
1194. Fischer AA. Documentation of myofascial trigger points. Arch Phys Med Rehabil 1988; 69(4):286–291.
1195. Fischer C, Luaute J, Adeleine P, Morlet D. Predictive value of sensory and cognitive evoked potentials for awakening from coma. Neurology 2004; 63(4):669–673.
1196. Fischera M, Marziniak M, Gralow I, Evers S. The incidence and prevalence of cluster headache: a meta-analysis of population-based studies. Cephalalgia 2008; 28(6):614–618.
1197. Fisher R, Salanova V, Witt T et al. Electrical stimulation of the anterior nucleus of thalamus for treatment of refractory epilepsy. Epilepsia 2010; 51(5):899–908.
1198. Fisher RS, van Emde BW, Blume W et al. Epileptic seizures and epilepsy: definitions proposed by the International League Against Epilepsy (ILAE) and the International Bureau for Epilepsy (IBE). Epilepsia 2005; 46(4):470–472.
1199. Fishman LM, Dombi GW, Michaelsen C et al. Piriformis syndrome: diagnosis, treatment, and outcome–a 10-year study. Arch Phys Med Rehabil 2002; 83(3):295–301.
1200. Fisniku LK, Brex PA, Altmann DR et al. Disability and T2 MRI lesions: a 20-year follow-up of patients with relapse onset of multiple sclerosis. Brain 2008; 131(Pt 3):808–817.
1201. Flachenecker P. Autoimmune diseases and rehabilitation. Autoimmun Rev 2012; 11(3):219–225.
1202. Flanagan EP, McKeon A, Lennon VA et al. Paraneoplastic isolated myelopathy: clinical course and neuroimaging clues. Neurology 2011; 76(24):2089–2095.
1203. Flanigan K, Gardner K, Alderson K et al. Autosomal dominant spinocerebellar ataxia with sensory axonal neuropathy (SCA4): clinical description and genetic localization to chromosome 16q22.1. Am J Hum Genet 1996; 59(2):392–399.
1204. Flibotte JJ, Hagan N, O'Donnell J, Greenberg SM, Rosand J. Warfarin, hematoma expansion, and outcome of intracerebral hemorrhage. Neurology 2004; 63(6):1059–1064.
1205. Flickinger JC, Kondziolka D, Niranjan A, Maitz A, Voynov G, Lunsford LD. Acoustic neuroma radiosurgery with marginal tumor doses of 12 to 13 Gy. Int J Radiat Oncol Biol Phys 2004; 60(1):225–230.
1206. Flickinger JC, Kondziolka D, Pollock BE, Lunsford LD. Evolution in technique for vestibular schwannoma radiosurgery and effect on outcome. Int J Radiat Oncol Biol Phys 1996; 36(2):275–280.
1207. Floel A, Imai T, Lohmann H, Bethke F, Sunderkotter C, Droste DW. Therapy of Sneddon syndrome. Eur Neurol 2002; 48 (3):126–132.

1208. Floeth FW, Pauleit D, Sabel M et al. Prognostic value of O-(2-18F-fluoroethyl)-L-tyrosine PET and MRI in low-grade glioma. J Nucl Med 2007; 48(4):519-527.
1209. Floeth FW, Sabel M, Stoffels G et al. Prognostic value of 18F-fluoroethyl-L-tyrosine PET and MRI in small nonspecific incidental brain lesions. J Nucl Med 2008; 49(5):730-737.
1210. Fogel GR, Cunningham PY, III, Esses SI. Spinal epidural lipomatosis: case reports, literature review and meta-analysis. Spine J 2005; 5(2):202-211.
1211. Fogelholm R, Murros K. Tizanidine in chronic tension-type headache: a placebo controlled double-blind cross-over study. Headache 1992; 32(10):509-13.
1212. Foley FW, LaRocca NG, Sanders AS, Zemon V. Rehabilitation of intimacy and sexual dysfunction in couples with multiple sclerosis. Mult Scler 2001; 7(6):417-421.
1213. Foley JF, Brandes DW. Redefining functionality and treatment efficacy in multiple sclerosis. Neurology 2009; 72(23 Suppl 5):S1-11.
1214. Follett KA, Weaver FM, Stern M et al. Pallidal versus subthalamic deep-brain stimulation for Parkinson's disease. N Engl J Med 2010; 362(22):2077-2091.
1215. Folsom AR, Rosamond WD, Shahar E et al. Prospective study of markers of hemostatic function with risk of ischemic stroke. The Atherosclerosis Risk in Communities (ARIC) Study Investigators. Circulation 1999; 100(7):736-742.
1216. Folstein MF, Folstein SE, McHugh PR. "Mini-mental state". A practical method for grading the cognitive state of patients for the clinician. J Psychiatr Res 1975; 12(3):189-198.
1217. Foote KD, Friedman WA, Buatti JM, Meeks SL, Bova FJ, Kubilis PS. Analysis of risk factors associated with radiosurgery for vestibular schwannoma. J Neurosurg 2001; 95(3):440-449.
1218. Ford B, Greene P, Louis ED et al. Use of intrathecal baclofen in the treatment of patients with dystonia. Arch Neurol 1996; 53 (12):1241-6.
1219. Ford B, Greene PE, Louis ED et al. Intrathecal baclofen in the treatment of dystonia. Adv Neurol 1998; 78:199-210.:199-210.
1220. Förderreuther S, Engelter S, Evers S, Paulus W, Tronnier V, Mitrovic N. Trigeminusneuralgie. In: Diener HC, Weimar C, Berlit P, Deuschl G, Gold R, Hacke W et al., editors. Leitlinien für Diagnostik und Therapie in der Neurologie. 5 ed. Stuttgart - New York: Thieme; 2012 p. 739-747.
1221. Förderreuther S, Straube A. The criteria of the International Headache Society for Tolosa-Hunt syndrome need to be revised. J Neurol 1999; 246:371-377.
1222. Forsaa EB, Larsen JP, Wentzel-Larsen T, Alves G. What predicts mortality in Parkinson disease?: a prospective population-based long-term study. Neurology 2010; 75(14):1270-1276.
1223. Forssell H, Tasmuth T, Tenovuo O, Hampf G, Kalso E. Venlafaxine in the treatment of atypical facial pain: a randomized controlled trial. J Orofac Pain 2004; 18(2):131-137.
1224. Forssell H, Tenovuo O, Silvoniemi P, Jaaskelainen SK. Differences and similarities between atypical facial pain and trigeminal neuropathic pain. Neurology 2007; 69(14):1451-1459.
1225. Forst SL, Wheeler MT, Fortin JD, Vilensky JA. The sacroiliac joint: anatomy, physiology and clinical significance. Pain Physician 2006; 9(1):61-67.
1226. Förster A, Griebe M, Wolf ME, Szabo K, Hennerici MG, Kern R. How to identify stroke mimics in patients eligible for intravenous thrombolysis? J Neurol 2012; 259(7):1347-1353.
1227. Förstl H, Baldwin B. Pick und die fokalen Hirnatrophien. Fortschr Neurol Psychiat 1994; 62:345-355.
1228. Forsyth PA, Dalmau J, Graus F, Cwik V, Rosenblum MK, Posner JB. Motor neuron syndromes in cancer patients [see comments]. Ann Neurol 1997; 41(6):722-730.
1229. Forsyth RJ, Jayamoni B, Paine TC. Monoaminergic agonists for acute traumatic brain injury. Cochrane Database Syst Rev 2006;(4):CD003984.
1230. Forsyth RJ, Wolny S, Rodrigues B. Routine intracranial pressure monitoring in acute coma. Cochrane Database Syst Rev 2010;(2):CD002043.
1231. Fouyas IP, Statham PF, Sandercock PA. Cochrane review on the role of surgery in cervical spondylotic radiculomyelopathy. Spine 2002; 27(7):736-747.
1232. Fowler EG, Graves MC, Wetzel GT, Spencer MJ. Pilot trial of albuterol in Duchenne and Becker muscular dystrophy. Neurology 2004; 62(6):1006-1008.
1233. Fowler JA, Shen JY, Bettinger TL. Successful Use of Topiramate in a Patient with Severe Postherpetic Neuralgia (January). Ann Pharmacother 2008.
1234. Fowler JR, Gaughan JP, Ilyas AM. The sensitivity and specificity of ultrasound for the diagnosis of carpal tunnel syndrome: a meta-analysis. Clin Orthop Relat Res 2011; 469(4):1089-1094.
1235. Fox H. Neurocutaneous melanosis. In: Vinken PJ, Bruyn GW, editors. The phakomatoses. Amsterdam: Elsevier; 1972 p. 414-428.
1236. Fox RJ, Kasner SE, Galetta SL, Chalela JA. Treatment of Bickerstaff's brainstem encephalitis with immune globulin. J Neurol Sci 2000; 178(2):88-90.
1237. Fox SH, Katzenschlager R, Lim SY et al. The Movement Disorder Society Evidence-Based Medicine Review Update: Treatments for the motor symptoms of Parkinson's disease. Mov Disord 2011; 26 Suppl 3:S2-41.
1238. Franca MC, Jr., Costa AL, Maciel JA, Jr. Gabapentin-responsive idiopathic stabbing headache. Cephalalgia 2004; 24(11):993-996.
1239. Fraser FC, Sajoo A. Teratogenic potential of corticosteroids in humans. Teratology 1995; 51(1):45-6.
1240. Frauscher B, Gschliesser V, Brandauer E et al. The severity range of restless legs syndrome (RLS) and augmentation in a prospective patient cohort: Association with ferritin levels. Sleep Med 2009.
1241. Fredriksson K, Norrving B, Stromblad LG. Emergency reversal of anticoagulation after intracerebral hemorrhage. Stroke 1992; 23(7):972-977.
1242. Freedman MS. Long-term follow-up of clinical trials of multiple sclerosis therapies. Neurology 2011; 76(1 Suppl 1):S26-S34.
1243. Freitag F, Diamond M, Diamond S, Janssen I, Rodgers A, Skobieranda F. Efficacy and tolerability of coadministration of rizatriptan and acetaminophen vs rizatriptan or acetaminophen alone for acute migraine treatment. Headache 2008; 48 (6):921-930.
1244. French JA, bou-Khalil BW, Leroy RF et al. Randomized, double-blind, placebo-controlled trial of ezogabine (retigabine) in partial epilepsy. Neurology 2011; 76(18):1555-1563.
1245. French JA, Kanner AM, Bautista J et al. Efficacy and tolerability of the new antiepileptic drugs I: treatment of new onset epilepsy: report of the Therapeutics and Technology Assessment Subcommittee and Quality Standards Subcommittee of the American Academy of Neurology and the American Epilepsy Society. Neurology 2004; 62(8):1252-1260.
1246. French JA, Kanner AM, Bautista J et al. Efficacy and tolerability of the new antiepileptic drugs II: treatment of refractory epilepsy: report of the Therapeutics and Technology Assessment Subcommittee and Quality Standards Subcommittee of the American Academy of Neurology and the American Epilepsy Society. Neurology 2004; 62(8):1261-1273.
1247. French SD, Cameron M, Walker BF, Reggars JW, Esterman AJ. Superficial heat or cold for low back pain. Cochrane Database Syst Rev 2006;(1):CD004750.
1248. Frese A, Eikermann A, Frese K, Schwaag S, Husstedt IW, Evers S. Headache associated with sexual activity: demography, clinical features, and comorbidity. Neurology 2003; 61(6):796-800.
1249. Frese A, Evers S. Die Glossopharyngeusneuralgie und andere seltene Neuralgien des Kopfes. Nervenheilk 2001; 20:396-402.
1250. Frese A, Rahmann A, Gregor N, Biehl K, Husstedt IW, Evers S. Headache associated with sexual activity: prognosis and treatment options. Cephalalgia 2007; 27(11):1265-1270.
1251. Freund HJ. Proceeding of the Course of Neuropsychology: The neuronal basis of cognitive function. 2 ed. Stuttgart, New York: Thieme; 1992.
1252. Freye E. Opioide in der Medizin. 8 ed. Heidelberg: Springer; 2010.
1253. Friedman HS, Prados MD, Wen PY et al. Bevacizumab alone and in combination with irinotecan in recurrent glioblastoma. J Clin Oncol 2009; 27(28):4733-4740.
1254. Friedman JH. Atypical antipsychotic drugs in the treatment of Parkinson's disease. J Pharm Pract 2011; 24(6):534-540.
1255. Friedman WA, Blatt DL, Bova FJ, Buatti JM, Mendenhall WM, Kubilis PS. The risk of hemorrhage after radiosurgery for arteriovenous malformations. J Neurosurg 1996; 84(6):912-919.
1256. Fries JF, Hunder GG, Bloch DA et al. The American College of Rheumatology 1990 criteria for the classification of vasculitis. Arthritis Rheum 1990; 33:1135-1136.
1257. Fries W, Netz J, Bötzel K, Steinhoff B, Hartje W, Lachenmayr B. Leitlinie zur Beurteilung der Fahreignung bei neurologischen Erkrankungen. Akt Neurol 2005; 32:342-350.
1258. Friess E, Kuempfel T, Modell S et al. Paroxetine treatment improves motor symptoms in patients with multiple system atrophy. Parkinsonism Relat Disord 2006; 12(7):432-437.
1259. Fritsch K, Kasenda B, Hader C et al. Immunochemotherapy with rituximab, methotrexate, procarbazine, and lomustine for primary CNS lymphoma (PCNSL) in the elderly. Ann Oncol 2011; 22(9):2080-2085.

1260. Fritzsche K, Baumann K, Schulze-Bonhage A. [Dissociative seizures : A manual for neurologists for communicating the diagnosis.]. Nervenarzt 2012.
1261. Frohman EM, Wingerchuk DM. Clinical practice. Transverse myelitis. N Engl J Med 2010; 363(6):564–572.
1262. Fromm GH, Terrence CF, Chattha AS. Baclofen in the treatment of trigeminal neuralgia: double-blind study and long-term follow-up. Ann Neurol 1984; 15(3):240–4.
1263. Frontera JA, Claassen J, Schmidt JM et al. Prediction of symptomatic vasospasm after subarachnoid hemorrhage: the modified fisher scale. Neurosurgery 2006; 59(1):21–27.
1264. Frucht SJ, Trost M, Ma Y, Eidelberg D. The metabolic topography of posthypoxic myoclonus. Neurology 2004; 62 (10):1879–1881.
1265. Fuchs GA, Hilker R, Hahne M, Oechsner M, Reichmann H. Indikationsstellung für invasive medikamentöse Therapien. Akt Neurol 2011; 38:538–543.
1266. Fugate JE, Wijdicks EF, Mandrekar J et al. Predictors of neurologic outcome in hypothermia after cardiac arrest. Ann Neurol 2010; 68(6):907–914.
1267. Fugier C, Klein AF, Hammer C et al. Misregulated alternative splicing of BIN1 is associated with T tubule alterations and muscle weakness in myotonic dystrophy. Nat Med 2011; 17 (6):720–725.
1268. Fuh JL, Kuo KH, Wang SJ. Primary stabbing headache in a headache clinic. Cephalalgia 2007; 27(9):1005–1009.
1269. Fuh JL, Wang SJ. Dependent behavior in patients with medication-overuse headache. Curr Pain Headache Rep 2012; 16 (1):73–79.
1270. Fuh JL, Wang SJ, Lu SR, Juang KD. Does medication overuse headache represent a behavior of dependence? Pain 2005; 119(1–3):49–55.
1271. Fujikawa A, Tsuchiya K, Takeuchi S, Hachiya J. Diffusion-weighted MR imaging in acute spinal cord ischemia. Eur Radiol 2004; 14(11):2076–2078.
1272. Fujimoto S, Toyoda K, Inoue T et al. Diagnostic impact of transcranial color-coded real-time sonography with echo contrast agents for hyperperfusion syndrome after carotid endarterectomy. Stroke 2004; 35(8):1852–1856.
1273. Fujisato H, Amemiya M, Hayashi Y et al. Treatment with steroids and double filtration plasmapheresis for a case of anti-GQ1b antibody-positive Bickerstaff's encephalitis. Ther Apher 1999; 3(1):72–4.
1274. Fujita K, Tamaki N, Matsumoto S. Surgical treatment of moyamoya disease in children: which is more effective procedure, EDAS or EMS? Childs Nerv Syst 1986; 2(3):134–8.
1275. Fukuda K, Straus SE, Hickie I, Sharpe MC, Dobbins JG, Komaroff A. The chronic fatigue syndrome: a comprehensive approach to its definition and study. International Chronic Fatigue Syndrome Study Group [see comments]. Ann Int Med 1994; 121(12):953–959.
1276. Fukuhara N, Tokiguchi S, Shirakawa. Myoclonus epilepsie associated with ragged red fibres (mitochondrial abnormalities): disease entity or a syndrome? Light- and electron-microscopic studies of two cases and review of literature. J Neurol Sci 1980; 47:117–133.
1277. Fukui MB, Swarnkar AS, Williams RL. Acute spontaneous spinal epidural hematomas. AJNR Am J Neuroradiol 1999; 20 (7):1365–72.
1278. Fullerton HJ, Johnston SC, Smith WS. Arterial dissection and stroke in children. Neurology 2001; 57(7):1155–1160.
1279. Fults D, Kelly DL. Natural History of Arteriovenous Malformations of the Brain: A Clinical Study. Neurosurgery 1984; 15:658–662.
1280. Fumal A, Laureys S, Di CL et al. Orbitofrontal cortex involvement in chronic analgesic-overuse headache evolving from episodic migraine. Brain 2006; 129(Pt 2):543–550.
1281. Fumal A, Schoenen J. Tension-type headache: current research and clinical management. Lancet Neurol 2008; 7(1):70–83.
1282. Furlan A, Higashida R, Wechsler L et al. Intra-arterial prourokinase for acute ischemic stroke. The PROACT II study: a randomized controlled trial. Prolyse in Acute Cerebral Thromboembolism. JAMA 1999; 282(21):2003–2011.
1283. Furlan AD, Imamura M, Dryden T, Irvin E. Massage for low-back pain. Cochrane Database Syst Rev 2008;(4):CD001929.
1284. Furlan AD, van Tulder MW, Cherkin DC et al. Acupuncture and dry-needling for low back pain. Cochrane Database Syst Rev 2005;(1):CD001351.
1285. Furlan AJ, Reisman M, Massaro J et al. Closure or medical therapy for cryptogenic stroke with patent foramen ovale. N Engl J Med 2012; 366(11):991–999.
1286. Furuta Y, Ohtani F, Mesuda Y, Fukuda S, Inuyama Y. Early diagnosis of zoster sine herpete and antiviral therapy for the treatment of facial palsy. Neurology 2000; 55(5):708–10.
1287. Fuster V, Ryden LE, Asinger RW et al. ACC/AHA/ESC guidelines for the management of patients with atrial fibrillation: executive summary. A Report of the American College of Cardiology/ American Heart Association Task Force on Practice Guidelines and the European Society of Cardiology Committee for Practice Guidelines and Policy Conferences (Committee to Develop Guidelines for the Management of Patients With Atrial Fibrillation): developed in Collaboration With the North American Society of Pacing and Electrophysiology. J Am Coll Cardiol 2001; 38(4):1231–1266.
1288. Gabellini D, Green MR, Tupler R. Inappropriate gene activation in FSHD: a repressor complex binds a chromosomal repeat deleted in dystrophic muscle. Cell 2002; 110(3):339–348.
1289. Gaberel T, Magheru C, Parienti JJ, Huttner HB, Vivien D, Emery E. Intraventricular fibrinolysis versus external ventricular drainage alone in intraventricular hemorrhage: a meta-analysis. Stroke 2011; 42(10):2776–2781.
1290. Gabsi S, Gouider-Khouja N, Belal S et al. Effect of vitamin E supplementation in patients with ataxia with vitamin E deficiency. Eur J Neurol 2001; 8(5):477–481.
1291. Gaede P, Vedel P, Larsen N, Jensen GV, Parving HH, Pedersen O. Multifactorial intervention and cardiovascular disease in patients with type 2 diabetes. N Engl J Med 2003; 348 (5):383–393.
1292. Gaitatzis A, Johnson AL, Chadwick DW, Shorvon SD, Sander JW. Life expectancy in people with newly diagnosed epilepsy. Brain 2004; 127(Pt 11):2427–2432.
1293. Gajdos P, Chevret S, Toyka K. Plasma exchange for myasthenia gravis. Cochrane Database Syst Rev 2002;(4):CD002275.
1294. Gajdos P, Chevret S, Toyka K. Intravenous immunoglobulin for myasthenia gravis. Cochrane Database Syst Rev 2008;(1): CD002277.
1295. Gal RL, Vedula SS, Beck R. Corticosteroids for treating optic neuritis. Cochrane Database Syst Rev 2012; 4:CD001430.
1296. Galer BS, Jensen MP, Ma T, Davies PS, Rowbotham MC. The lidocaine patch 5% effectively treats all neuropathic pain qualities: results of a randomized, double-blind, vehicle-controlled, 3-week efficacy study with use of the neuropathic pain scale. Clin J Pain 2002; 18(5):297–301.
1297. Galer BS, Rowbotham MC, Perander J, Friedman E. Topical lidocaine patch relieves postherpetic neuralgia more effectively than a vehicle topical patch: results of an enriched enrollment study. Pain 1999; 80(3):533–538.
1298. Gallagher DA, O'Sullivan SS, Evans AH, Lees AJ, Schrag A. Pathological gambling in Parkinson's disease: risk factors and differences from dopamine dysregulation. An analysis of published case series. Mov Disord 2007; 22(12):1757–1763.
1299. Galvin JE, Pollack J, Morris JC. Clinical phenotype of Parkinson disease dementia. Neurology 2006; 67(9):1605–1611.
1300. Galvin R, Brathen G, Ivashynka A, Hillbom M, Tanasescu R, Leone MA. EFNS guidelines for diagnosis, therapy and prevention of Wernicke encephalopathy. Eur J Neurol 2010; 17 (12):1408–1418.
1301. Gandhi D, Chen J, Pearl M, Huang J, Gemmete JJ, Kathuria S. Intracranial dural arteriovenous fistulas: classification, imaging findings, and treatment. AJNR Am J Neuroradiol 2012; 33 (6):1007–1013.
1302. Ganji S, Hellman S, Stagg S, Furlow J. Episodic coma due to acute basilar artery migraine: correlation of EEG and brainstem auditory evoked potential patterns. Clin Electroencephalogr 1993; 24(1):44–48.
1303. Garbern JY. Pelizaeus-Merzbacher disease: Genetic and cellular pathogenesis. Cell Mol Life Sci 2007; 64(1):50–65.
1304. Garces-Sanchez M, Laughlin RS, Dyck PJ, Engelstad JK, Norell JE, Dyck PJ. Painless diabetic motor neuropathy: a variant of diabetic lumbosacral radiculoplexus Neuropathy? Ann Neurol 2011; 69(6):1043–1054.
1305. Garcia Castano J, Gonzalez Ramallo V, Muino Miguez A et al. [Rhabdomyolysis and cocaine consumption: presentation of 13 cases]. [Spanish]. An Med Interna 1992; 9(7):340–342.
1306. Garcia Ruiz PJ. Sleep attack associated to rotigotine. Clin Neuropharmacol 2009; 32(6):365.
1307. Garcia-Aguado R, Gil F, Barcia JA et al. Prophylactic percutaneous sealing of lumbar postdural puncture hole with fibrin glue to prevent cerebrospinal fluid leakage in swine. Anesth Analg 2000; 90(4):894–8.
1308. Garcia-Borreguero D, Allen RP, Benes H et al. Augmentation as a treatment complication of restless legs syndrome: concept and management. Mov Disord 2007; 22 Suppl 18:S476–S484.
1309. Garcia-Borreguero D, Allen RP, Kohnen R et al. Diagnostic standards for dopaminergic augmentation of restless legs syndrome: report from a World Association of Sleep Medicine-International Restless Legs Syndrome Study Group con-

sensus conference at the Max Planck Institute. Sleep Med 2007; 8(5):520–530.
1310. Garcia-Borreguero D, Larrosa O, Williams AM et al. Treatment of restless legs syndrome with pregabalin: a double-blind, placebo-controlled study. Neurology 2010; 74(23):1897–1904.
1311. Gardner WJ. Hydrodynamic Mechanism of Syringomyelia: Its Relationship to Myelocele. J Neurol Neurosurg Psychiatry 1965; 28:247–259.
1312. Garg SK, Mohan S, Kumar S. Diagnostic value of 3D contrast-enhanced magnetic resonance angiography in Takayasu's arteritis–a comliteraturetive study with digital subtraction angiography. Eur Radiol 2011; 21(8):1658–1666.
1313. Garner TB, Del Curling OJr, Kelly DLJr, Laster DW. The natural history of intracranial venous angiomas. J Neurosurg 1991; 75:715–722.
1314. Gartzen K, Limmroth V, Putzki N. Relapsing neuromyelitis optica responsive to glatiramer acetate treatment. Eur J Neurol 2007; 14(6):e12-e13.
1315. Gaspar L, Scott C, Rotman M et al. Recursive partitioning analysis (RPA) of prognostic factors in three Radiation Therapy Oncology Group (RTOG) brain metastases trials. Int J Radiat Oncol Biol Phys 1997; 37(4):745–51.
1316. Gaspar LE, Mehta MP, Patchell RA et al. The role of whole brain radiation therapy in the management of newly diagnosed brain metastases: a systematic review and evidence-based clinical practice guideline. J Neurooncol 2010; 96(1):17–32.
1317. Gasser T. Inherited myoclonus-dystonia syndrome. Adv Neurol 1998; 78:325–34.:325–34.
1318. Gasser T, Schwarz J, Arnold G, Trenkwalder C, Oertel WH. Apomorphine test for dopaminergic responsiveness in patients with previously untreated Parkinson's disease. Arch Neurol 1992; 49(11):1131–1134.
1319. Gaston P, Marshall RW. Survival analysis is a better estimate of recurrent disc herniation. J Bone Joint Surg Br 2003; 85 (4):535–537.
1320. Gaul C, van DC, Webering N et al. Clinical outcome of a headache-specific multidisciplinary treatment program and adherence to treatment recommendations in a tertiary headache center: an observational study. J Headache Pain 2011; 12 (4):475–483.
1321. Gavrilovic IT, Hormigo A, Yahalom J, DeAngelis LM, Abrey LE. Long-term follow-up of high-dose methotrexate-based therapy with and without whole brain irradiation for newly diagnosed primary CNS lymphoma. J Clin Oncol 2006; 24 (28):4570–4574.
1322. Gazdzinski S, Kornak J, Weiner MW, Meyerhoff DJ. Body mass index and magnetic resonance markers of brain integrity in adults. Ann Neurol 2008; 63(5):652–657.
1323. Gebel JM, Jr., Jauch EC, Brott TG et al. Relative edema volume is a predictor of outcome in patients with hyperacute spontaneous intracerebral hemorrhage. Stroke 2002; 33(11):2636–2641.
1324. Gee NS, Brown JP, Dissanayake VU, Offord J, Thurlow R, Woodruff GN. The novel anticonvulsant drug, gabapentin (Neurontin), binds to the alpha2delta subunit of a calcium channel. J Biol Chem 1996; 271(10):5768–5776.
1325. Geeta MG, Krishnakumar P, Mathews L. Intrathecal tetanus immunoglobulins in the management of tetanus. Indian J Pediatr 2007; 74(1):43–45.
1326. Geibprasert S, Gallucci M, Krings T. Alcohol-induced changes in the brain as assessed by MRI and CT. Eur Radiol 2010; 20 (6):1492–1501.
1327. Geisler FH, Coleman WP, Grieco G, Poonian D. The Sygen multicenter acute spinal cord injury study. Spine (Phila Pa 1976) 2001; 26(24 Suppl):S87-S98.
1328. Gelabert-Gonzalez M, Iglesias-Pais M, Garcia-Allut A, Martinez-Rumbo R. Chronic subdural haematoma: surgical treatment and outcome in 1000 cases. Clin Neurol Neurosurg 2005; 107(3):223–229.
1329. Gellera C, Colombrita C, Ticozzi N et al. Identification of new ANG gene mutations in a large cohort of Italian patients with amyotrophic lateral sclerosis. Neurogenetics 2008; 9(1):33–40.
1330. Genc M, Genc E, Genc BO, Kiresi DA. Significant response of radiation induced CNS toxicity to high dose steroid administration. Br J Radiol 2006; 79(948):e196-e199.
1331. Genevay S, Atlas SJ. Lumbar spinal stenosis. Best Pract Res Clin Rheumatol 2010; 24(2):253–265.
1332. Gennis P, Miller L, Gallagher EJ, Giglio J, Carter W, Nathanson N. The effect of soft cervical collars on persistent neck pain in patients with whiplash injury. Acad Emerg Med 1996; 3 (6):568–73.
1333. Genton P, Paglia G. Epilepsie myoclonique sénile? Myoclonies d'apliteraturetition tardive dans le syndrome de Down. Epilepsies 1994; 1:5–11.
1334. Genton P, Gelisse P. Antimyoclonic effect of levetiracetam. Epileptic Disord 2000; 2(4):209–12.
1335. Genton P, Gelisse P, Crespel A. Lack of efficacy and potential aggravation of myoclonus with lamotrigine in Unverricht-Lundborg disease. Epilepsia 2006; 47(12):2083–2085.
1336. Gentry MS, Worby CA, Dixon JE. Insights into Lafora disease: malin is an E3 ubiquitin ligase that ubiquitinates and promotes the degradation of laforin. Proc Natl Acad Sci U S A 2005; 102(24):8501–8506.
1337. Georgesco M, Salerno A, Camu W. Somatosensory evoked potentials elicited by stimulation of lower-limb nerves in amyotrophic lateral sclerosis. Electroencephalogr Clin Neurophysiol 1997; 104(4):333–342.
1338. Geppert M, Ostertag CB, Seitz G, Kiessling M. Glucocorticoid therapy obscures the diagnosis of cerebral lymphoma. Acta Neuropathol 1990; 80:629–634.
1339. Gerloff C, Bassetti C, Hess CW et al. Schlafbezogene Atmungsstörungen (SBAS) bei neurologischen Erkrankungen. In: Diener HC, Weimar C, Berlit P, Deuschl G, Gold R, Hacke W et al., editors. Leitlinien für Diagnostik und Therapie in der Neurologie. 5 ed. Stuttgart - New York: Thieme; 2012 p. 108–114.
1340. Gerriets T, Stolz E, Konig S et al. Sonographic monitoring of midline shift in space-occupying stroke: an early outcome predictor. Stroke 2001; 32(2):442–447.
1341. Gerschlager W, Brown P. Orthostatic tremor - a review. Handb Clin Neurol 2011; 100:457–462.
1342. Gerschlager W, Katzenschlager R, Schrag A et al. Quality of life in patients with orthostatic tremor. J Neurol 2003; 250 (2):212–215.
1343. Gerschlager W, Munchau A, Katzenschlager R et al. Natural history and syndromic associations of orthostatic tremor: a review of 41 patients. Mov Disord 2004; 19(7):788–795.
1344. Gerstein HC, Miller ME, Byington RP et al. Effects of intensive glucose lowering in type 2 diabetes. N Engl J Med 2008; 358 (24):2545–2559.
1345. Gertz MA, Kyle RA. Amyloidosis: prognosis and treatment. Semin Arthritis Rheum 1994; 24:124–138.
1346. Gervasio O, Gambardella G, Zaccone C, Branca D. Simple decompression versus anterior submuscular transposition of the ulnar nerve in severe cubital tunnel syndrome: a prospective randomized study. Neurosurgery 2005; 56(1):108–117.
1347. Geschwind N, Quadfasel F, Segarra J. Isolation of the speech area. Neuropsychologia 1968; 6:327–340.
1348. Geser F, Prvulovic D, O'Dwyer L et al. On the development of markers for pathological TDP-43 in amyotrophic lateral sclerosis with and without dementia. Prog Neurobiol 2011; 95 (4):649–662.
1349. Ghalie RG, Edan G, Laurent M et al. Cardiac adverse effects associated with mitoxantrone (Novantrone) therapy in patients with MS. Neurology 2002; 59(6):909–913.
1350. Ghezzi A, Martinelli V, Torri V et al. Long-term follow-up of isolated optic neuritis: the risk of developing multiple sclerosis, its outcome, and the prognostic role of literatureclinical tests. J Neurol 1999; 246(9):770–5.
1351. Giacino JT, Ashwal S, Childs N et al. The minimally conscious state: definition and diagnostic criteria. Neurology 2002; 58 (3):349–353.
1352. Giacino JT, Kalmar K, Whyte J. The JFK Coma Recovery Scale-Revised: measurement characteristics and diagnostic utility. Arch Phys Med Rehabil 2004; 85(12):2020–2029.
1353. Giacino JT, Whyte J, Bagiella E et al. Placebo-controlled trial of amantadine for severe traumatic brain injury. N Engl J Med 2012; 366(9):819–826.
1354. Giacino JT, Zasler ND. Outcome after severe traumatic brain injury: coma, vegetative state, and the minimally responsive state. J Head TraumaRehabil 1995; 10:40–56.
1355. Giannone L, Greco FA, Hainsworth JD. Combination intraventricular chemotherapy for meningeal neoplasia. J Clin Oncol 1986; 4(1):68–73.
1356. Gibb WR, Lees AJ. The relevance of the Lewy body to the pathogenesis of idiopathic Parkinson's disease. J Neurol Neurosurg Psychiatry 1988; 51(6):745–752.
1357. Gibbs GF, Drummond PD, Finch PM, Phillips JK. Unravelling the pathophysiology of complex regional pain syndrome: focus on sympathetically maintained pain. Clin Exp Pharmacol Physiol 2008; 35(7):717–724.
1358. Gibson JN, Waddell G. Surgical interventions for lumbar disc prolapse. Cochrane Database Syst Rev 2007;(1):CD001350.
1359. Gidal BE, Baltes E, Otoul C, Perucca E. Effect of levetiracetam on the pharmacokinetics of adjunctive antiepileptic drugs: a

pooled analysis of data from randomized clinical trials. Epilepsy Res 2005; 64(1-2):1-11.
1360. Gidal BE, Radulovic LL, Kruger S, Rutecki P, Pitterle M, Bockbrader HN. Inter- and intra-subject variability in gabapentin absorption and absolute bioavailability. Epilepsy Res 2000; 40 (2-3):123-127.
1361. Gieselmann V, Krageloh-Mann I. Metachromatic leukodystrophy-an update. Neuropediatrics 2010; 41(1):1-6.
1362. Gieselmann V, Zlotogora J, Harris A, Wenger DA, Morris CP. Molecular genetics of metachromatic leukodystrophy. Hum Mutat 1994; 4:233-242.
1363. Giess R, Naumann M, Werner E et al. Injections of botulinum toxin A into the salivary glands improve sialorrhoea in amyotrophic lateral sclerosis. J Neurol Neurosurg Psychiatry 2000; 69(1):121-3.
1364. Giffin NJ, Ruggiero L, Lipton RB et al. Premonitory symptoms in migraine: an electronic diary study. Neurology 2003; 60 (6):935-940.
1365. Gigante P, Hwang BY, Appelboom G, Kellner CP, Kellner MA, Connolly ES. External ventricular drainage following aneurysmal subarachnoid haemorrhage. Br J Neurosurg 2010; 24 (6):625-632.
1366. Gil-Nagel A, Lopes-Lima J, Almeida L, Maia J, Soares-da-Silva P. Efficacy and safety of 800 and 1200 mg eslicarbazepine acetate as adjunctive treatment in adults with refractory partial-onset seizures. Acta Neurol Scand 2009; 120(5):281-287.
1367. Giladi N, Shabtai H, Simon ES, Biran S, Tal J, Korczyn AD. Construction of freezing of gait questionnaire for patients with Parkinsonism. Parkinsonism Relat Disord 2000; 6 (3):165-170.
1368. Gilbert DL, Batterson JR, Sethuraman G, Sallee FR. Tic reduction with risperidone versus pimozide in a randomized, double-blind, crossover trial. J Am Acad Child Adolesc Psychiatry 2004; 43(2):206-214.
1369. Gilbert DL, Dure L, Sethuraman G, Raab D, Lane J, Sallee FR. Tic reduction with pergolide in a randomized controlled trial in children. Neurology 2003; 60(4):606-611.
1370. Gilbert DN, Moellering RC, Eliopoulos GM, Sande MA. The Sandford Guide to Antimicrobial Therapy. 37 ed. 2007.
1371. Gilbert M, Wang M, Aldape KG. RTOG 0525: A randomized phase III trial comparing standard adjuvant temozolomide (TMZ) with a dose-dense (dd) schedule in newly diagnosed glioblastoma (GBM). J Clin Oncol 2011; 29 Suppl.:2011.
1372. Gilden DH. Herpes zoster with postherpetic neuralgia - persisting pain and frustration (Editorial). N Engl J Med 1994; 330:932-934.
1373. Gill JS, Shipley MJ, Tsementzis SA et al. Alcohol consumption– a risk factor for hemorrhagic and non- hemorrhagic stroke. Am J Med 1991; 90(4):489-97.
1374. Gill-Thwaites H, Munday R. The Sensory Modality Assessment and Rehabilitation Technique (SMART): a valid and reliable assessment for vegetative state and minimally conscious state patients. Brain Inj 2004; 18(12):1255-1269.
1375. Gillespie LD, Robertson MC, Gillespie WJ et al. Interventions for preventing falls in older people living in the community. Cochrane Database Syst Rev 2012; 9:CD007146.
1376. Gillman GS, Schaitkin BM, May M, Klein SR. Bell's palsy in pregnancy: a study of recovery outcomes. Otolaryngol Head Neck Surg 2002; 126(1):26-30.
1377. Gillman PK. The serotonin syndrome and its treatment. J Psychopharmacol 1999; 13(1):100-109.
1378. Gilman S, Wenning GK, Low PA et al. Second consensus statement on the diagnosis of multiple system atrophy. Neurology 2008; 71(9):670-676.
1379. Gimbel JS, Richards P, Portenoy RK. Controlled-release oxycodone for pain in diabetic neuropathy: a randomized controlled trial. Neurology 2003; 60(6):927-934.
1380. Ginsberg MD. Neuroprotection for ischemic stroke: past, present and future. Neuropharmacology 2008; 55(3):363-389.
1381. Giobbia M, Carniato A, Scotton PG, Marchiori GC, Vaglia A. Cytomegalovirus-associated transverse myelitis in a non- immunocompromised patient. Infection 1999; 27(3):228-30.
1382. Giometto B, Grisold W, Vitaliani R, Graus F, Honnorat J, Bertolini G. Paraneoplastic neurologic syndrome in the PNS Euronetwork database: a European study from 20 centers. Arch Neurol 2010; 67(3):330-335.
1383. Giovannoni G, Gold R, Selmaj K et al. A randomized, double-blind, placebo-controlled study to evaluate the safety and efficacy of daclizumab HYP monotherapy in relapsing-remitting multiple sclerosis: primary results of the SELECT trial. Multiple Sclerosis Journal 17, S508. 2011.
1384. Gironell A, Kulisevsky J, Pascual-Sedano B, Barbanoj M. Routine neurophysiologic tremor analysis as a diagnostic tool for essential tremor: a prospective study. J Clin Neurophysiol 2004; 21(6):446-450.
1385. Gitchel GT, Wetzel PA, Baron MS. Pervasive Ocular Tremor in Patients With Parkinson Disease. Arch Neurol 2012.
1386. Gladman DD, Urowitz MB, Goldsmith CH et al. The reliability of the Systemic Lupus International Collaborating Clinics/ American College of Rheumatology Damage Index in patients with systemic lupus erythematosus. Arthritis Rheum 1997; 40(5):809-813.
1387. Gladstone DE, Prestrud AA, Brannagan TH, III. High-dose cyclophosphamide results in long-term disease remission with restoration of a normal quality of life in patients with severe refractory chronic inflammatory demyelinating polyneuropathy. J Peripher Nerv Syst 2005; 10(1):11-16.
1388. Glaholm J, Bloom HJG, Crow JH. The role of radiotherapy in the management of intracranial meningiomas: the Royal Marsden hospital experience with 186 patients. Int J Radiat Oncol Biol Phys 1990; 18:755-761.
1389. Glantz MJ, Burger PC, Friedman AH, Radtke RA, Massey EW, Schold SC, Jr. Treatment of radiation-induced nervous system injury with heparin and warfarin. Neurology 1994; 44 (11):2020-7.
1390. Glantz MJ, Cole BF, Forsyth PA et al. Practice literaturemeter: anticonvulsant prophylaxis in patients with newly diagnosed brain tumors. Report of the Quality Standards Subcommittee of the American Academy of Neurology. Neurology 2000; 54 (10):1886-93.
1391. Glantz MJ, Jaeckle KA, Chamberlain MC et al. A randomized controlled trial comparing intrathecal sustained-release cytarabine (DepoCyt) to intrathecal methotrexate in patients with neoplastic meningitis from solid tumors. Clin Cancer Res 1999; 5(11):3394-3402.
1392. Glantz MJ, Van HA, Fisher R, Chamberlain MC. Route of intracerebrospinal fluid chemotherapy administration and efficacy of therapy in neoplastic meningitis. Cancer 2010; 116 (8):1947-1952.
1393. Glas M, Bahr O, Felsberg J et al. NOA-05 phase 2 trial of procarbazine and lomustine therapy in gliomatosis cerebri. Ann Neurol 2011; 70(3):445-453.
1394. Glas M, Hennemann B, Hirschmann B et al. Complete response after treatment with a somatostatin analogue in an adult patient with recurrent medulloblastoma. Acta Oncol 2008; 47 (3):479-480.
1395. Glauser T, Kluger G, Sachdeo R, Krauss G, Perdomo C, Arroyo S. Rufinamide for generalized seizures associated with Lennox-Gastaut syndrome. Neurology 2008; 70(21):1950-1958.
1396. Glick TH. Neurologic Skills. Examination and Diagnosis. Boston: Blackwell Scientific Publications; 1993.
1397. Globas C, du Montcel ST, Baliko L et al. Early symptoms in spinocerebellar ataxia type 1, 2, 3, and 6. Mov Disord 2008; 23 (15):2232-2238.
1398. Glocker FX, Binggeli R, Bischoff C et al. Lumbale Radikulopathie. In: Diener HC, Weimar C, Berlit P, Deuschl G, Gold R, Hacke W et al., editors. Leitlinien für Diagnostik und Therapie in der Neurologie. 5 ed. Stuttgart - New York: Thieme; 2012 p. 908-920.
1399. Glocker FX, Guschlbauer B, Lücking CH, Deuschl G. Effects of local injections of botulinum toxin on electrophysiological literaturemeters in patients with hemifacial spasm: role of synaptic activity and size of motor units. Neurosci Lett 1995; 187:161-164.
1400. Glocker FX, Lücking CH. Elektrische und magnetische Reiztechniken zur Diagnostik der Fazialisparese und des Hemispasmus facialis. Klin Neurophysiol. In press.
1401. Glocker FX, Magistris MR, Rösler KM, Hess CW. Magnetic transcranial and electrical stylomastoidal stimulation of the facial motor pathways in Bell's Palsy: time course and relevance of electrophysiological literaturemeters. Electroenceph Clin Neurophysiol 1994; 93:113-120.
1402. Göbel H. Differentialdiagnose des Migräneanfalls. Der Schmerz 1997; 11:131-141.
1403. Göbel H. Medikamentöse Therapie des Migräneanfalls. Der Schmerz 1997; 11:193-209.
1404. Gobel H, Fresenius J, Heinze A, Dworschak M, Soyka D. [Effectiveness of Oleum menthae piperitae and literaturecetamol in therapy of headache of the tension type]. Nervenarzt 1996; 67 (8):672-681.
1405. Gobel H, Gobel C, Heinze A. [Paroxysmal hemicrania and SUNCT]. Schmerz 2011; 25(6):689-701.
1406. Göbel H, Heinze A. Medikamentöse Prophylaxe der Migräne. Nervenarzt 2003; 74:915-934.
1407. Göbel H, Heinze A, Kuhn K, Edmeads JG, Deuschl G. Kopfschmerzen bei Erkrankungen des Schädels und des Halses. Der Schmerz 1999; 13:138-150.

1408. Gobel H, Heinze A, Niederberger U, Witt T, Zumbroich V. Efficacy of phenazone in the treatment of acute migraine attacks: a double-blind, placebo-controlled, randomized study. Cephalalgia 2004; 24(10):888–893.
1409. Gobel H, Lindner V, Pfaffenrath V, Ribbat M, Heinze A, Stolze H. [Acute therapy of episodic and chronic cluster headache with sumatriptan s.c. Results of a one-year long-term study]. Nervenarzt 1998; 69(4):320–329.
1410. Godfrey C, Escolar D, Brockington M et al. Fukutin gene mutations in steroid-responsive limb girdle muscular dystrophy. Ann Neurol 2006; 60(5):603–610.
1411. Goebel A. Immunoglobulin responsive chronic pain. J Clin Immunol 2010; 30 Suppl 1:S103-S108.
1412. Goebel A, Baranowski A, Maurer K, Ghiai A, McCabe C, Ambler G. Intravenous immunoglobulin treatment of the complex regional pain syndrome: a randomized trial. Ann Intern Med 2010; 152(3):152–158.
1413. Goebels N, Helmchen C, Abele-Horn M, Gasser T, Pfister HW. Extensive myelitis associated with Mycoplasma pneumoniae infection: magnetic resonance imaging and clinical long-term follow-up. J Neurol 2001; 248(3):204–8.
1414. Goedert M, Ghetti B, Spillantini MG. Tau gene mutations in frontotemporal dementia and parkinsonism linked to chromosome 17 (FTDP-17). Their relevance for understanding the neurogenerative process. Ann N Y Acad Sci 2000; 920:74–83.:74–83.
1415. Goethals I, Van de WC, Boon P, Dierckx R. Is central benzodiazepine receptor imaging useful for the identification of epileptogenic foci in localization-related epilepsies? Eur J Nucl Med Mol Imaging 2003; 30(2):325–328.
1416. Goetz CG, Fahn S, Martinez-Martin P et al. Movement Disorder Society-sponsored revision of the Unified Parkinson's Disease Rating Scale (MDS-UPDRS): Process, format, and clinimetric testing plan. Mov Disord 2007; 22(1):41–47.
1417. Goetz CG, Poewe W, Rascol O et al. Movement Disorder Society Task Force report on the Hoehn and Yahr staging scale: status and recommendations. Mov Disord 2004; 19(9):1020–1028.
1418. Gok B, Sciubba DM, McLoughlin GS et al. Surgical treatment of cervical spondylotic myelopathy with anterior compression: a review of 67 cases. J Neurosurg Spine 2008; 9(2):152–157.
1419. Gold K, Rabins PV. Isolated visual hallucinations and the Charles Bonnet syndrome: a review of the literature and presentation of six cases. Compr Psychiatry 1989; 30(1):90–98.
1420. Gold R. Efficacy and safety of immunoadsorption vs plasmapheresis vs combination for treatment of myasthenic crisis: Comliteraturetive retrospective study on 72 patients. AAN . 2008.
1421. Gold R, Chan A, Kieseier BC, Rieckmann P. Diagnostik und Therapie der Multiplen Sklerose. In: Kommission "Leitlinien der Deutschen Gesellschaft für Neurologie", editor. Leitlinien für Diagnostik und Therapie in der Neurologie. 4 ed. Stuttgart - New York: Thieme; 2008 p. 364–381.
1422. Gold R, Hartung H-P, Stangel M, Wiendl H, Zipp F. Therapieziele von Basis- und Eskalationstherapien zur Behandlung der schubförmig-remittierenden Multiplen Sklerose. Akt Neurol 2012; 39(7):342–350.
1423. Gold R, Jawad A, Miller DH et al. Expert opinion: guidelines for the use of natalizumab in multiple sclerosis patients previously treated with immunomodulating therapies. J Neuroimmunol 2007; 187(1-2):156–158.
1424. Gold R, Stangel M, Dalakas MC. Drug Insight: the use of intravenous immunoglobulin in neurology–therapeutic considerations and practical issues. Nat Clin Pract Neurol 2007; 3 (1):36–44.
1425. Gold R, Toyka KV. Immuntherapie neurologischer Krankheiten. Bremen: Uni-Med Verlag; 2007.
1426. Gold R, Wiendl H, Hemmer B. DGN Leitlinien zur Diagnose und Therapie der MS. In: Diener HC, Weimar C, Berlit P, Deuschl G, Gold R, Hacke W et al., editors. Leitlinien für Diagnostik und Therapie in der Neurologie. 5 ed. Stuttgart - New York: Thieme; 2012 p. 430–475.
1427. Gold R, Wietholter H, Rihs I, Lower J, Kappos L. Early summer meningoencephalitis vaccination. The indications and a critical assessment of the neurological vaccination complications. DMW 1992; 117:112–116.
1428. Goldenberg G. Apraxien. Akt Neurol 2008; 35:34–48.
1429. Goldfarb AR, Weimer LH, Brannagan TH, III. Rituximab treatment of an IgM monoclonal autonomic and sensory neuropathy. Muscle Nerve 2005; 31(4):510–515.
1430. Goldman SM, Quinlan PJ, Ross GW et al. Solvent exposures and parkinson disease risk in twins. Ann Neurol 2012; 71 (6):776–784.
1431. Goldschmidt T, Antel J, Konig FB, Bruck W, Kuhlmann T. Remyelination capacity of the MS brain decreases with disease chronicity. Neurology 2009; 72(22):1914–1921.
1432. Goldstein DS, Sewell L, Holmes C. Association of anosmia with autonomic failure in Parkinson disease. Neurology 2010; 74 (3):245–251.
1433. Goldstein LB, Adams R, Alberts MJ et al. Primary prevention of ischemic stroke: a guideline from the American Heart Association/American Stroke Association Stroke Council: cosponsored by the Atherosclerotic Peripheral Vascular Disease Interdisciplinary Working Group; Cardiovascular Nursing Council; Clinical Cardiology Council; Nutrition, Physical Activity, and Metabolism Council; and the Quality of Care and Outcomes Research Interdisciplinary Working Group: the American Academy of Neurology affirms the value of this guideline. Stroke 2006; 37(6):1583–1633.
1434. Goldstein LB, Amarenco P, Szarek M et al. Hemorrhagic stroke in the Stroke Prevention by Aggressive Reduction in Cholesterol Levels study. Neurology 2008; 70(24 Pt 2):2364–2370.
1435. Gomez CM, Thompson RM, Gammack JT et al. Spinocerebellar ataxia type 6: gaze-evoked and vertical nystagmus, Purkinje cell degeneration, and variable age of onset. Ann Neurol 1997; 42(6):933–950.
1436. Gomez-Aranda F, Canadillas F, Marti-Masso JF et al. Pseudomigraine with temporary neurological symptoms and lymphocytic pleocytosis. A report of 50 cases. Brain 1997; 120(Pt 7):1105–13.
1437. Gomez-Arguelles JM, Dorado R, Sepulveda JM et al. Oxcarbazepine monotherapy in carbamazepine-unresponsive trigeminal neuralgia. J Clin Neurosci 2008; 15(5):516–519.
1438. Gondim FA, Brannagan TH, III, Sander HW, Chin RL, Latov N. Peripheral neuropathy in patients with inflammatory bowel disease. Brain 2005; 128(Pt 4):867–879.
1439. Gonzales GR. Central pain: diagnosis and treatment strategies. [Review]. Neurology 1995; 45:S11–6; discussion S35–6.
1440. Goodkin DE, Rudick RA, VanderBrug MS et al. Low-dose (7.5 mg) oral methotrexate reduces the rate of progression in chronic progressive multiple sclerosis. Ann Neurol 1995; 37 (1):30–40.
1441. Goodman AD, Brown TR, Edwards KR et al. A phase 3 trial of extended release oral dalfampridine in multiple sclerosis. Ann Neurol 2010; 68(4):494–502.
1442. Goodman AD, Brown TR, Krupp LB et al. Sustained-release oral fampridine in multiple sclerosis: a randomised, double-blind, controlled trial. Lancet 2009; 373(9665):732–738.
1443. Gordon MF, Weiner WJ, Koller WC, Rao TH, Chehebar V, Dickson EW. What is it? Case 2, 1994: Parkinsonism and cognitive impairment. Mov Disord 1994; 9:679–686.
1444. Gorelick PB, Weisman SM. Risk of hemorrhagic stroke with aspirin use: an update. Stroke 2005; 36(8):1801–1807.
1445. Gorson KC, Ropper AH, Adelman LS, Weinberg DH. Influence of diabetes mellitus on chronic inflammatory demyelinating polyneuropathy. Muscle Nerve 2000; 23(1):37–43.
1446. Gorter JW. Major bleeding during anticoagulation after cerebral ischemia: patterns and risk factors. Stroke Prevention In Reversible Ischemia Trial (SPIRIT). European Atrial Fibrillation Trial (EAFT) study groups. Neurology 1999; 53(6):1319–1327.
1447. Gospe SM, Jr. Pyridoxine-dependent seizures: new genetic and biochemical clues to help with diagnosis and treatment. Curr Opin Neurol 2006; 19(2):148–153.
1448. Gosselin RD, Dansereau MA, Pohl M et al. Chemokine network in the nervous system: a new target for pain relief. Curr Med Chem 2008; 15(27):2866–2875.
1449. Gotoda T, Arita M, Arai H et al. Adult-onset spinocerebellar dysfunction caused by a mutation in the gene for the alpha-tocopherol-transfer protein. N Engl J Med 1995; 333 (20):1313–1318.
1450. Grabb PA, Kelly DR, Fulmer BB, Palmer C. Radiation-induced glioma of the spinal cord. Pediatr Neurosurg 1996; 25(4):214–219.
1451. Gräcmann N, Albrecht M. Begutachtungs-Leitlinien zur Kraftfahrereignung. 2010.
1452. Grados F, Lescure FX, Senneville E, Flipo RM, Schmit JL, Fardellone P. Suggestions for managing pyogenic (non-tuberculous) discitis in adults. Joint Bone Spine 2007; 74(2):133–139.
1453. Intrathecal drug delivery for the management of pain and spasticity in adults; recommendations for best clinical practice. Prepared on behalf of the British Pain Society in consultation with the Association for Palliative Medicine and the Society of British Neurological Surgeons. www.britishpainsociety.org/book_ittd_main.pdf; 2008.
1454. Graf CJ, Perrett GE, Torner JC. Bleeding from cerebral arteriovenous malformations as part of their natural history. J Neurosurg 1983; 58:331–337.

1455. Graham N, Gross A, Goldsmith CH et al. Mechanical traction for neck pain with or without radiculopathy. Cochrane Database Syst Rev 2008;(3):CD006408.
1456. Grande RB, Aaseth K, Benth JS, Lundqvist C, Russell MB. Reduction in medication-overuse headache after short information. The Akershus study of chronic headache. Eur J Neurol 2011; 18(1):129–137.
1457. Granerod J, Ambrose HE, Davies NW et al. Causes of encephalitis and differences in their clinical presentations in England: a multicentre, population-based prospective study. Lancet Infect Dis 2010; 10(12):835–844.
1458. Granger CB, Alexander JH, McMurray JJ et al. Apixaban versus warfarin in patients with atrial fibrillation. N Engl J Med 2011; 365(11):981–992.
1459. Granot E, Deckelbaum RJ. Hypocholesterolemia in childhood. J Pediatr 1989; 115(2):171–185.
1460. Graus F, Delattre JY, Antoine JC et al. Recommended diagnostic criteria for literatureneoplastic neurological syndromes. J Neurol Neurosurg Psychiatry 2004; 75(8):1135–1140.
1461. Graus F, Saiz A, Dalmau J. Antibodies and neuronal autoimmune disorders of the CNS. J Neurol 2010; 257(4):509–517.
1462. Grazzi L, Andrasik F, D'Amico D et al. Behavioral and pharmacologic treatment of transformed migraine with analgesic overuse: outcome at 3 years. Headache 2002; 42(6):483–490.
1463. Grazzi L, Usai S, Prunesti A, Bussone G, Andrasik F. Behavioral plus pharmacological treatment versus pharmacological treatment only for chronic migraine with medication overuse after day-hospital withdrawal. Neurol Sci 2009; 30 Suppl 1:S117-S119.
1464. Greco CM, Berman RF, Martin RM et al. Neuropathology of fragile X-associated tremor/ataxia syndrome (FXTAS). Brain 2006; 129(Pt 1):243–255.
1465. Gredal O, Werdelin L, Bak S et al. A clinical trial of dextromethorphan in amyotrophic lateral sclerosis. Acta Neurol Scand 1997; 96(1):8–13.
1466. Green S, Buchbinder R, Barnsley L et al. Acupuncture for lateral elbow pain (Cochrane Review). Cochrane Database Syst Rev 2002;(1):CD003527.
1467. Green S, Buchbinder R, Hetrick S. Acupuncture for shoulder pain. Cochrane Database Syst Rev 2005;(2):CD005319.
1468. Greenberg BM, Thomas KP, Krishnan C, Kaplin AI, Calabresi PA, Kerr DA. Idiopathic transverse myelitis: corticosteroids, plasma exchange, or cyclophosphamide. Neurology 2007; 68 (19):1614–1617.
1469. Greenberg SM. Cerebral amyloid angiopathy: prospects for clinical diagnosis and treatment. Neurology 1998; 51(3):690–694.
1470. Greenberg SM, Vonsattel JP, Stakes JW, Gruber M, Finklestein SP. The clinical spectrum of cerebral amyloid angiopathy: presentations without lobar hemorrhage. Neurology 1993; 43 (10):2073–9.
1471. Greene P. Baclofen in the treatment of dystonia. Clin Neuropharmacol 1992; 15(4):276–88.
1472. Greene PE, Fahn S. Baclofen in the treatment of idiopathic dystonia in children. Mov Disord 1992; 7:48–52.
1473. Greener J, Enderby P, Whurr R. Speech and language therapy for aphasia following stroke. Cochrane Database Syst Rev 2000;(2):CD000425.
1474. Gregory J, del Zoppo MD. Tissue Plasminogen Activator for Acute Ischemic Stroke. N Engl J Med 1995; 333:1631–1633.
1475. Griewing B, Motsch L, Piek J, Schminke U, Brassel F, Kessler C. Transcranial power mode Doppler duplex sonography of intracranial aneurysms. J Neuroimaging 1998; 8(3):155–8.
1476. Griggs RC, Moxley RT, III, Lafrance RA, McQuillen J. Hereditary paroxysmal ataxia: response to acetazolamide. Neurology 1978; 28(12):1259–1264.
1477. Grimbergen YA, Munneke M, Bloem BR. Falls in Parkinson's disease. Curr Opin Neurol 2004; 17(4):405–415.
1478. Grimm T, Muller B, Muller CR, Janka M. Theoretical considerations on germline mosaicism in Duchenne muscular dystrophy. J Med Genet 1990; 27(11):683–7.
1479. Grimson BS, Thomson HS. Raeder's syndrome. A clinical review. Surg Ophthalmol 1980; 24:199.
1480. Grisold W, Drlicek M, Liszka-Setinek U, Wondrusch E. Anti-tumour therapy in literatureneoplastic neurological disease. Clin Neurol Neurosurg 1995; 97(1):106–111.
1481. Groen RJ. Non-operative treatment of spontaneous spinal epidural hematomas: a review of the literature and a comparison with operative cases. Acta Neurochir (Wien) 2004; 146 (2):103–110.
1482. Groeneveld GJ, Veldink JH, van dT, I et al. A randomized sequential trial of creatine in amyotrophic lateral sclerosis. Ann Neurol 2003; 53(4):437–445.
1483. Groh WJ, Groh MR, Saha C et al. Electrocardiographic abnormalities and sudden death in myotonic dystrophy type 1. N Engl J Med 2008; 358(25):2688–2697.
1484. Grommes C, Oxnard GR, Kris MG et al. "Pulsatile" high-dose weekly erlotinib for CNS metastases from EGFR mutant non-small cell lung cancer. Neuro Oncol 2011; 13(12):1364–1369.
1485. Gronseth GS, Barohn RJ. Practice literaturemeter: thymectomy for autoimmune myasthenia gravis (an evidence-based review): report of the Quality Standards Subcommittee of the American Academy of Neurology. Neurology 2000; 55(1):7–15.
1486. Gros-Louis F, Lariviere R, Gowing G et al. A frameshift deletion in peripherin gene associated with amyotrophic lateral sclerosis. J Biol Chem 2004; 279(44):45951–45956.
1487. Grosberg BM, Solomon S, Friedman DI, Lipton RB. Retinal migraine reappraised. Cephalalgia 2006; 26(11):1275–1286.
1488. Groschel K, Kastrup A, Litvan I, Schulz JB. Penguins and hummingbirds: midbrain atrophy in progressive supranuclear palsy. Neurology 2006; 66(6):949–950.
1489. Gross A, Miller J, D'Sylva J et al. Manipulation or mobilisation for neck pain. Cochrane Database Syst Rev 2010;(1): CD004249.
1490. Gross AR, Aker PD, Goldsmith CH, Peloso P. Physical medicine modalities for mechanical neck disorders. Cochrane Database Syst Rev 2000;(2):CD000961.
1491. Gross BA, Lin N, Du R, Day AL. The natural history of intracranial cavernous malformations. Neurosurg Focus 2011; 30(6): E24.
1492. Gross WL. Therapie der Immunvaskulitiden. Bremen: Uni-Med Verlag; 2000.
1493. Grosset D, Antonini A, Canesi M et al. Adherence to antiparkinson medication in a multicenter European study. Mov Disord 2009.
1494. Grossman MG, Ducey SA, Nadler SS, Levy AS. Meralgia paresthetica: diagnosis and treatment. J Am Acad Orthop Surg 2001; 9(5):336–344.
1495. Grossman SA, Moynihan TJ. Neurologic complications of systemic cancer: neoplastic meningitis. Neurol Clin 1991; 9:843–856.
1496. Grosu AL, Weber WA. PET for radiation treatment planning of brain tumours. Radiother Oncol 2010; 96(3):325–327.
1497. Grosu AL, Weber WA, Franz M et al. Reirradiation of recurrent high-grade gliomas using amino acid PET (SPECT)/CT/MRI image fusion to determine gross tumor volume for stereotactic fractionated radiotherapy. Int J Radiat Oncol Biol Phys 2005; 63(2):511–519.
1498. Gruber D, Kuhn AA, Schoenecker T et al. Pallidal and thalamic deep brain stimulation in myoclonus-dystonia. Mov Disord 2010; 25(11):1733–1743.
1499. Gruber D, Trottenberg T, Kivi A et al. Long-term effects of pallidal deep brain stimulation in tardive dystonia. Neurology 2009; 73(1):53–58.
1500. Gruhn B, Meerbach A, Egerer R et al. Successful treatment of Epstein-Barr virus-induced transverse myelitis with ganciclovir and cytomegalovirus hyperimmune globulin following unrelated bone marrow transplantation. Bone Marrow Transplant 1999; 24(12):1355–8.
1501. Grumme T, Kolodzieydzyk D. Komplikationen in der Neurochirurgie. Bd. 2: Kraniale, zerebrale und neuropädiatrische Chirurgie. Berlin: Blackwell; 1995.
1502. Guarneri B, Bertolini G, Latronico N. Long-term outcome in patients with critical illness myopathy or neuropathy: the Italian multicentre CRIMYNE study. J Neurol Neurosurg Psychiatry 2008; 79(7):838–841.
1503. Guberman A, Bruni J. Long-term open multicentre, add-on trial of vigabatrin in adult resistant partial epilepsy. The Canadian Vigabatrin Study Group. Seizure 2000; 9(2):112–8.
1504. Gubitz G, Counsell C, Sandercock P, Signorini D. Anticoagulants for acute ischaemic stroke. Cochrane Database Syst Rev 2000;(2):CD000024.
1505. Gueneau L, Bertrand AT, Jais JP et al. Mutations of the FHL1 gene cause Emery-Dreifuss muscular dystrophy. Am J Hum Genet 2009; 85(3):338–353.
1506. Guhra M, Poppenborg M, Hagemeister C. [Foix-Chavany-Marie syndrome: anarthria and severe dyphagia after sequential bilateral infarction of the middle cerebral artery]. Nervenarzt 2008; 79(2):206–208.
1507. Guidotti M, Passerini D, Brambilla M, Landi G. Heroin myelopathy: a case report. Ital J Neurol Sci 1985; 6(1):99–100.
1508. Guillan M, onso-Canovas A, Gonzalez-Valcarcel J et al. Stroke mimics treated with thrombolysis: further evidence on safety and distinctive clinical features. Cerebrovasc Dis 2012; 34 (2):115–120.

1509. Guillemin C. [Actinic myelitis: diagnosis and treatment]. Schweiz Med Wochenschr 1995; 125(3):74–81.

1510. Guilleminault C, Palombini L, Pelayo R, Chervin RD. Sleepwalking and sleep terrors in prepubertal children: what triggers them? Pediatrics 2003; 111(1):e17-e25.

1511. Guilleminaut C. Clinical features and evaluation of obstructive sleep apnea. In: Kryger MH, Roth T, Dement WC, editors. Principles and practice of sleep medicine. 2nd ed. Philadelphia: W.B. Saunders; 1994 p. 667–677.

1512. Guillevin L, Le Thi Huong Du, Dodeau P, Jais P, Wecksler B. Clinical findings and prognosis of polyarteritis nodosa and Churg-Strauss angiitis: a study in 165 patients. Br J Rheumatol 1988; 27:258–264.

1513. Guillevin L, Lhote F, Cohen P et al. Polyarteritis nodosa related to hepatitis B virus. A prospective study with long-term observation of 41 patients. Medicine 1995; 74(5):238–253.

1514. Guillon B, Brunereau L, Biousse V, Djouhri H, Levy C, Bousser MG. Long-term follow-up of aneurysms developed during extracranial internal carotid artery dissection. Neurology 1999; 53(1):117–122.

1515. Gulbe LI. Progressive supranuclear palsy. New York: McGraw-Hill; 1997.

1516. Guler N, Durmus E, Tuncer S. Long-term follow-up of patients with atypical facial pain treated with amitriptyline. N Y State Dent J 2005; 71(4):38–42.

1517. Guleria R, Nisar N, Chawla TC, Biswas NR. Mycoplasma pneumoniae and central nervous system complications: a review. J Lab Clin Med 2005; 146(2):55–63.

1518. Gupta A, Jankovic J. Spinocerebellar ataxia 8: variable phenotype and unique pathogenesis. Parkinsonism Relat Disord 2009; 15(9):621–626.

1519. Gurbel PA, Bliden KP, DiChiara J et al. Evaluation of dose-related effects of aspirin on platelet function: results from the Aspirin-Induced Platelet Effect (ASPECT) study. Circulation 2007; 115(25):3156–3164.

1520. Guridi J, Rodriguez-Oroz MC, Arbizu J et al. Successful thalamic deep brain stimulation for orthostatic tremor. Mov Disord 2008; 23(13):1808–1811.

1521. Gutierrez J, Sacco RL, Wright CB. Dolichoectasia-an evolving arterial disease. Nat Rev Neurol 2011; 7(1):41–50.

1522. Gutling E, Gonser A, Imhof HG, Landis T. EEG reactivity in the prognosis of severe head injury. Neurology 1995; 45:915–918.

1523. Guttmacher AE, Marchuk DA, White RI, Jr. Hereditary hemorrhagic telangiectasia [see comments]. [Review] [53 refs]. N Engl J Med 1995; 333(14):918–924.

1524. Guzman J, Esmail R, Karjalainen K, Malmivaara A, Irvin E, Bombardier C. Multidisciplinary bio-psycho-social rehabilitation for chronic low back pain. Cochrane Database Syst Rev 2002;(1):CD000963.

1525. Gwathmey K, Balogun RA, Burns T. Neurologic indications for therapeutic plasma exchange: an update. J Clin Apher 2011; 26(5):261–268.

1526. Ha AD, Brown CH, York MK, Jankovic J. The prevalence of symptomatic orthostatic hypotension in patients with Parkinson's disease and atypical parkinsonism. Parkinsonism Relat Disord 2011; 17(8):625–628.

1527. Ha AD, Jankovic J. Pain in Parkinson's disease. Mov Disord 2012; 27(4):485–491.

1528. Haag G, Diener HC, May A et al. Selbstmedikation bei Migräne und beim Kopfschmerz vom Spannungstyp. Evidenzbasierte Empfehlungen der Deutschen Migräne und Kopfschmerzgesellschaft (DMKG), der Deutschen Gesellschaft für Neurologie (DGN), der Österreichischen Kopfschmerzgesellschaft (ÖKSG) und der Schweizerischen Kopfwehgesellschaft (SKG). Nervenheilk 2009; 28:382–397.

1529. Haag G, Evers S, May A, Neu IS, Vivell W, Ziegler A. Selbstmedikation bei Migräne und Kopfschmerz vom Spannungstyp. Evidenzbasierte Empfehlungen der Deutschen Migräne- und Kopfschmerzgesellschaft (DMKG). Nervenheilk 2004; 23:415–430.

1530. Haake M, Muller HH, Schade-Brittinger C et al. German Acupuncture Trials (GERAC) for chronic low back pain: randomized, multicenter, blinded, literaturellel-group trial with 3 groups. Arch Intern Med 2007; 167(17):1892–1898.

1531. Haarmeier T. Ist eine Läsion des visuellen Cortex Ursache für die Sehstörung? Info Neurologie & Psychiatrie 2011; 13:44–48.

1532. Haas J, Hommes OR. A dose comparison study of IVIG in postpartum relapsing-remitting multiple sclerosis. Mult Scler 2007; 13(7):900–908.

1533. Haas J, Maas-Enriquez M, Hartung HP. Intravenous immunoglobulins in the treatment of relapsing remitting multiple sclerosis–results of a retrospective multicenter observational study over five years. Mult Scler 2005; 11(5):562–567.

1534. Hackam DG, Peterson JC, Spence JD. What level of plasma homocyst(e)ine should be treated? Effects of vitamin therapy on progression of carotid atherosclerosis in patients with homocyst(e)ine levels above and below 14 micromol/L. Am J Hypertens 2000; 13(1 Pt 1):105–10.

1535. Hacke W, Donnan G, Fieschi C et al. Association of outcome with early stroke treatment: pooled analysis of ATLANTIS, ECASS, and NINDS rt-PA stroke trials. Lancet 2004; 363 (9411):768–774.

1536. Hacke W, Jüttler E, for the DESTINY II Investigators. The Primary Endpoint Results of DESTINY II. A randomized controlled clinical trial. 8th World Stroke Congress (WSC) Abstract 866, presented October 11. 2012.

1537. Hacke W, Kaste M, Bluhmki E et al. Thrombolysis with alteplase 3 to 4.5 hours after acute ischemic stroke. N Engl J Med 2008; 359(13):1317–1329.

1538. Hacke W, Kaste M, Bogousslavsky J et al. European Stroke Initiative Recommendations for Stroke Management-update 2003. Cerebrovasc Dis 2003; 16(4):311–337.

1539. Hacke W, Schwab S, Horn M, Spranger M, De Georgia M, von Kummer R. 'Malignant' middle cerebral artery territory infarction: clinical course and prognostic signs. Arch Neurol 1996; 53(4):309–315.

1540. Hacke W, Zeumer H, Ferbert A, Bruckmann H, del Zoppo GJ. Intra-arterial thrombolytic therapy improves outcome in patients with acute vertebrobasilar occlusive disease. Stroke 1988; 19(10):1216–22.

1541. Hackman P, Vihola A, Haravuori H et al. Tibial muscular dystrophy is a titinopathy caused by mutations in TTN, the gene encoding the giant skeletal-muscle protein titin. Am J Hum Genet 2002; 71(3):492–500.

1542. Hadano S, Hand CK, Osuga H et al. A gene encoding a putative GTPase regulator is mutated in familial amyotrophic lateral sclerosis 2. Nat Genet 2001; 29(2):166–73.

1543. Hadavi S, Noyce AJ, Leslie RD, Giovannoni G. Stiff person syndrome. Pract Neurol 2011; 11(5):272–282.

1544. Haddad H, Cifuentes-Diaz C, Miroglio A, Roblot N, Joshi V, Melki J. Riluzole attenuates spinal muscular atrophy disease progression in a mouse model. Muscle Nerve 2003; 28 (4):432–437.

1545. Hadley MN, Walters BC, Grabb PA et al. Guidelines for the management of acute cervical spine and spinal cord injuries. Clin Neurosurg 2002; 49:407–498.

1546. Hadzi TC, Hendricks AE, Latourelle JC et al. Assessment of cortical and striatal involvement in 523 Huntington disease brains. Neurology 2012; 79(16):1708–1715.

1547. Hafezi F, Boltshauser E, Landau K. [Pronounced physiological pupillary hippus]. Klin Monbl Augenheilkd 2000; 216(2):118–119.

1548. Hagen EM, Faerestrand S, Hoff JM, Rekand T, Gronning M. Cardiovascular and urological dysfunction in spinal cord injury. Acta Neurol Scand Suppl 2011;(191):71–78.

1549. Hagen K, Linde M, Steiner TJ, Stovner LJ, Zwart JA. Risk factors for medication-overuse headache: an 11-year follow-up study. The Nord-Trondelag Health Studies. Pain 2012; 153(1):56–61.

1550. Hagen KB, Hilde G, Jamtvedt G, Winnem M. Bed rest for acute low-back pain and sciatica. Cochrane Database Syst Rev 2004; (4):CD001254.

1551. Hahn AF, Bolton CF, Pillay N et al. Plasma-exchange therapy in chronic inflammatory demyelinating polyneuropathy. A double-blind, sham-controlled, cross-over study. Brain 1996; 119(Pt 4):1055–1066.

1552. Hahn AF, Bolton CF, Zochodne D, Feasby TE. Intravenous immunoglobulin treatment in chronic inflammatory demyelinating polyneuropathy. A double-blind, placebo-controlled, cross-over study. Brain 1996; 119(Pt 4):1067–1077.

1553. Hahn K, Husstedt IW. [HIV-associated neuropathies]. Nervenarzt 2010; 81(4):409–417.

1554. Haig AJ, Tong HC, Yamakawa KS et al. Predictors of pain and function in persons with spinal stenosis, low back pain, and no back pain. Spine 2006; 31(25):2950–2957.

1555. Haines T, Gross A, Burnie SJ, Goldsmith CH, Perry L. Patient education for neck pain with or without radiculopathy. Cochrane Database Syst Rev 2009;(1):CD005106.

1556. Hajj-Ali RA, Singhal AB, Benseler S, Molloy E, Calabrese LH. Primary angiitis of the CNS. Lancet Neurol 2011; 10(6):561–572.

1557. Halkes PH, Gray LJ, Bath PM et al. Dipyridamole plus aspirin versus aspirin alone in secondary prevention after TIA or stroke: a meta-analysis by risk. J Neurol Neurosurg Psychiatry 2008; 79(11):1218–1223.

1558. Halkes PH, van GJ, Kappelle LJ, Koudstaal PJ, Algra A. Medium intensity oral anticoagulants versus aspirin after cerebral ischaemia of arterial origin (ESPRIT): a randomised controlled trial. Lancet Neurol 2007; 6(2):115–124.
1559. Hall D, Tassone F, Klepitskaya O, Leehey M. Fragile X-associated tremor ataxia syndrome in FMR1 gray zone allele carriers. Mov Disord 2012; 27(2):296–300.
1560. Hall DA, Berry-Kravis E, Hagerman RJ, Hagerman PJ, Rice CD, Leehey MA. Symptomatic treatment in the fragile X-associated tremor/ataxia syndrome. Mov Disord 2006; 21(10):1741–1744.
1561. Hall GC, Brown MM, Mo J, MacRae KD. Triptans in migraine: the risks of stroke, cardiovascular disease, and death in practice. Neurology 2004; 62(4):563–568.
1562. Hall S, Hunder GG. Is temporal artery biopsy prudent? Mayo Clin Proc 1984; 59(11):793–6.
1563. Hall WA, Luciano MG, Doppman JL, Patronas JN, Oldfield EH. Pituitary magnetic resonance imaging in human volunteers: occult adenomas in the general population. Ann Int Med 1994; 120:817–820.
1564. Hallett M. Physiology of psychogenic movement disorders. J Clin Neurosci 2010; 17(8):959–965.
1565. Hallett M, Evinger C, Jankovic J, Stacy M. Update on blepharospasm: report from the BEBRF International Workshop. Neurology 2008; 71(16):1275–1282.
1566. Hallett M, Fahn S, Jankovic J, Lang AE, Cloninger CR, Yudofsky SC. Psychogenic movement disorders. Philadelphia: Lippincott Williams & Wilkins; 2005.
1567. Halliday A, Harrison M, Hayter E et al. 10-year stroke prevention after successful carotid endarterectomy for asymptomatic stenosis (ACST-1): a multicentre randomised trial. Lancet 2010; 376(9746):1074–1084.
1568. Halliday A, Mansfield A, Marro J et al. Prevention of disabling and fatal strokes by successful carotid endarterectomy in patients without recent neurological symptoms: randomised controlled trial. Lancet 2004; 363(9420):1491–1502.
1569. Halmagyi GM, Curthoys IS. A clinical sign of canal paresis. Arch Neurol 1988; 45(7):737–9.
1570. Halperin JJ, Shapiro ED, Logigian E et al. Practice literaturemeter: treatment of nervous system Lyme disease (an evidence-based review): report of the Quality Standards Subcommittee of the American Academy of Neurology. Neurology 2007; 69 (1):91–102.
1571. Halpin RJ, Ganju A. Piriformis syndrome: a real pain in the buttock? Neurosurgery 2009; 65(4 Suppl):A197-A202.
1572. Halstead LS. Assessment and differential diagnosis for post-polio syndrome. Orthopedics 1991; 14(11):1209–1217.
1573. Halvorsen CM, Kolstad F, Hald J et al. Long-term outcome after resection of intraspinal ependymomas: report of 86 consecutive cases. Neurosurgery 2010; 67(6):1622–1631.
1574. Hamani C, Moro E, Lozano AM. The pedunculopontine nucleus as a target for deep brain stimulation. J Neural Transm 2011; 118(10):1461–1468.
1575. Hamann GF, Bender A, Hansen HC, von Scheidt W, Bühler R, Voller B. Hypoxische Enzephalopathie. In: Diener HC, Weimar C, Berlit P, Deuschl G, Gold R, Hacke W et al., editors. Leitlinien für Diagnostik und Therapie in der Neurologie. 5 ed. Stuttgart - New York: Thieme; 2012 p. 989–999.
1576. Hammad M, Silva A, Glass J, Sladky JT, Benatar M. Clinical, electrophysiologic, and pathologic evidence for sensory abnormalities in ALS. Neurology 2007; 69(24):2236–2242.
1577. Hammans SR, Sweeney MG, Brockingham M, et al. The mitochondrial DNA Transfer RNALys A G(8344) mutation and the syndrome of myoclonic epi lepsy with ragged red fibres (MERRF). Brain 1993; 116:617–632.
1578. Hammers-Berggren S, Hansen K, Lebech AM, Karlsson M. Borrelia burgdorferi-specific intrathecal antibody production in neuroborreliosis: a follow-up study. Neurology 1993; 43 (1):169–175.
1579. Han JH, Kim DG, Chung HT et al. Long-term outcome of gamma knife radiosurgery for treatment of typical trigeminal neuralgia. Int J Radiat Oncol Biol Phys 2009; 75(3):822–827.
1580. Hancock MJ, Maher CG, Latimer J et al. Systematic review of tests to identify the disc, SIJ or facet joint as the source of low back pain. Eur Spine J 2007; 16(10):1539–1550.
1581. Hand CK, Khoris J, Salachas F et al. A novel locus for familial amyotrophic lateral sclerosis, on chromosome 18q. Am J Hum Genet 2002; 70(1):251–256.
1582. Handel AE, Williamson AJ, Disanto G, Handunnetthi L, Giovannoni G, Ramagopalan SV. An updated meta-analysis of risk of multiple sclerosis following infectious mononucleosis. PLoS One 2010; 5(9).
1583. Handke M, Harloff A, Olschewski M, Hetzel A, Geibel A. Patent foramen ovale and cryptogenic stroke in older patients. N Engl J Med 2007; 357(22):2262–2268.
1584. Hanein S, Martin E, Boukhris A et al. Identification of the SPG15 gene, encoding spastizin, as a frequent cause of complicated autosomal-recessive spastic literatureplegia, including Kjellin syndrome. Am J Hum Genet 2008; 82(4):992–1002.
1585. Hannerz J. Recurrent Tolosa-Hunt syndrome. Cephalalgia 1992; 12(1):45–51.
1586. Hannerz J. Recurrent Tolosa-Hunt syndrome: a report of ten new cases. Cephalalgia 1999; 19 Suppl 25:33–35.
1587. Hannibal MC, Ruzzo EK, Miller LR et al. SEPT9 gene sequencing analysis reveals recurrent mutations in hereditary neuralgic amyotrophy. Neurology 2009; 72(20):1755–1759.
1588. Hansen JJ, Durr A, Cournu-Rebeix I et al. Hereditary spastic literatureplegia SPG13 is associated with a mutation in the gene encoding the mitochondrial chaperonin Hsp60. Am J Hum Genet 2002; 70(5):1328–1332.
1589. Hansen ML, Sorensen R, Clausen MT et al. Risk of bleeding with single, dual, or triple therapy with warfarin, aspirin, and clopidogrel in patients with atrial fibrillation. Arch Intern Med 2010; 170(16):1433–1441.
1590. Happe S, Vennemann M, Evers S, Berger K. Treatment wish of individuals with known and unknown restless legs syndrome in the community. J Neurol 2008; 255(9):1365–1371.
1591. Happold C, Ernemann U, Roth P, Wick W, Weller M, Schmidt F. Anticoagulation for radiation-induced neurotoxicity revisited. J Neurooncol 2008; 90(3):357–362.
1592. Haraldsson BG, Gross AR, Myers CD et al. Massage for mechanical neck disorders. Cochrane Database Syst Rev 2006; 3: CD004871.
1593. Harbo T, Andersen H, Jakobsen J. Long-term therapy with high doses of subcutaneous immunoglobulin in multifocal motor neuropathy. Neurology 2010; 75(15):1377–1380.
1594. Harders A, Kakarieka A, Braakman R. Traumatic subarachnoid hemorrhage and its treatment with nimodipine. German tSAH Study Group [see comments]. J Neurosurg 1996; 85(1):82–89.
1595. Hardie RJ, Pullon HWH, Harding AE, Owen JS, Pires M, Daniels GL. Neuroacanthocytosis. A clinical, hematological and pathological study of 19 cases. Brain 1991; 114:13–49.
1596. Harding AE, Sweeney MG, Miller DH et al. Occurence of a multiple sclerosis-like illness in women who have a Leber's hereditary optic neuropathy mitochondrial DNA mutation. Brain 1992; 115:979–989.
1597. Harding AE. Early onset cerebellar ataxia with retained tendon reflexes: a clinical and genetic study of a disorder distinct from Friedreich's ataxia. J Neurol Neurosurg Psychiatry 1981; 44(6):503–508.
1598. Harding AE. Idiopathic late onset cerebellar ataxia. A clinical and genetic study of 36 cases. J Neurol Sci 1981; 51:259–271.
1599. Harding AE. Clinical features and classification of the late onset autosomal dominant cerebellar ataxias. A study of 11 families, including descendants of "The Drew Family of Walworth". Brain 1982; 105:1–28.
1600. Harding AE. The Hereditary Ataxias and Related Disorders. Edinburgh: Churchill.Livingstone; 1984.
1601. Harenberg J, Marx S, Diener HC et al. Comparison of efficacy and safety of dabigatran, rivaroxaban and apixaban in patients with atrial fibrillation using network meta-analysis. Int Angiol 2012; 31(4):330–339.
1602. Harisdangkul V, Doorenbos D, Subramony SH. Lupus transverse myelopathy: better outcome with early recognition and aggressive high-dose intravenous corticosteroid pulse treatment. J Neurol 1995; 242:326–331.
1603. Harloff A, Handke M, Reinhard M, Geibel A, Hetzel A. Therapeutic strategies after examination by transesophageal echocardiography in 503 patients with ischemic stroke. Stroke 2006; 37(3):859–864.
1604. Harloff A, Niesen WD, Reinhard M. Innovationen im Neuromonitoring mit Ultraschall. Klinische Neurophysiologie 2011; 42: e1-e12.
1605. Harmouche H, Mouti O, el-Alaoui Faris M, Aidi S, Benabdeljalil M, Chkili T. [Acute myelitis and Behcet's disease: three case reports]. Rev Med Interne 2000; 21(12):1047–51.
1606. Harno H, Hirvonen T, Kaunisto MA et al. Acetazolamide improves neurotological abnormalities in a family with episodic ataxia type 2 (EA-2). J Neurol 2004; 251(2):232–234.
1607. Harper C. Wernicke's encephalopathy: a more common disease than realised. A neuropathological study of 51 cases. J Neurol Neurosurg Psychiatry 1979; 42(3):226–231.
1608. Harper CG, Giles M, Finlay-Jones R. Clinical signs in the Wernicke-Korsakoff complex: a retrospective analysis of 131 cases diagnosed at necropsy. J Neurol Neurosurg Psychiatry 1986; 49(4):341–345.

1609. Harper CM. Congenital myasthenic syndromes. Semin Neurol 2004; 24(1):111–123.
1610. Harper P, Monckton DG. Myotonic dystrophy. In: Engel AG, Franzini-Armstrong C, editors. Myology. 3 ed. New York: Mc Graw-Hill; 2004.
1611. Harris CP, Townsend JJ, Baringer JR. Symptomatic hyponatraemia: can myelinolysis be prevented by treatment? J Neurol Neurosurg Psychiatry 1993; 56:626–632.
1612. Hart RG, Halperin JL, McBride R, Benavente O, Man-Son-Hing M, Kronmal RA. Aspirin for the primary prevention of stroke and other major vascular events: meta-analysis and hypotheses. Arch Neurol 2000; 57(3):326–332.
1613. Hart RG, Palacio S, Pearce LA. Atrial fibrillation, stroke, and acute antithrombotic therapy: analysis of randomized clinical trials. Stroke 2002; 33(11):2722–2727.
1613a. Hart Y, Sneade M, Birks J et al. Epilepsy after subarachnoid hemorrhage: the frequenzy of seizures after clip occlusion or coil embolization of a ruptured cerebral aneurysm: results from the International Subarachnoid Aneurysm Trial. J Neurosurg 2011; 115(6):1159–1168.
1614. Hart YM, Andermann F, Fish DR et al. Chronic encephalitis and epilepsy in adults and adolescents: a variant of Rasmussen's syndrome? Neurology 1997; 48(2):418–424.
1615. Hartmann C, Hentschel B, Wick W et al. Patients with IDH1 wild type anaplastic astrocytomas exhibit worse prognosis than IDH1-mutated glioblastomas, and IDH1 mutation status accounts for the unfavorable prognostic effect of higher age: implications for classification of gliomas. Acta Neuropathol 2010; 120(6):707–718.
1616. Hartung HP, Gonesette R, and the MIMS Study Group. Mitoxantrone in progressive MS: A placebo-controlled, randomized, observer-blind phase III trial: Clinical results and three-years follow-up. NeurologyX Suppl. 2, S45.005. 1999.
1617. Hartung HP, Gonsette R, Konig N et al. Mitoxantrone in progressive multiple sclerosis: a placebo-controlled, double-blind, randomised, multicentre trial. Lancet 2002; 360 (9350):2018–2025.
1618. Harzheim M, Schlegel U, Urbach H, Klockgether T, Schmidt S. Discriminatory features of acute transverse myelitis: a retrospective analysis of 45 patients. J Neurol Sci 2004; 217 (2):217–223.
1619. Hasan D, Wijdicks EF, Vermeulen M. Hyponatremia is associated with cerebral ischemia in patients with aneurysmal subarachnoid hemorrhage. Ann Neurol 1990; 27(1):106–108.
1620. Hasenbring M. Chronifizierung bandscheibenbedingter Schmerzen. Stuttgart - New York: Schattauer; 1992.
1621. Hass WK, Easton JD, Adams HPJr et al. A randomized trial comparing ticlopidine hydrochloride with aspirin for the prevention of stroke in high-risk patients. Ticlopidine Aspirin Stroke Study Group. N Engl J Med 1989; 321:501–507.
1622. Hassan A, Ahlskog JE, Rodriguez M, Matsumoto JY. Surgical therapy for multiple sclerosis tremor: a 12-year follow-up study. Eur J Neurol 2012; 19(5):764–768.
1623. Hassan A, Mateen FJ, Coon EA, Ahlskog JE. Painful legs and moving toes syndrome: a 76-patient case series. Arch Neurol 2012; 69(8):1032–1038.
1624. Hasse W, Weidtmann A, Voeltz P. [Lactic acidosis: a complication of spinal cord injury in multiple trauma]. Unfallchirurg 2000; 103(6):495–8.
1625. Haubenberger D, Kalowitz D, Nahab FB et al. Validation of digital spiral analysis as outcome literaturemeter for clinical trials in essential tremor. Mov Disord 2011; 26(11):2073–2080.
1626. Hauenstein C, Reinhard M, Geiger J et al. Effects of early corticosteroid treatment on magnetic resonance imaging and ultrasonography findings in giant cell arteritis. Rheumatology (Oxford) 2012; 51(11):1999–2003.
1627. Hauenstein MC. Klinisches Bild, diagnostische Befunde und Therapieresponz bei der Hashimoto-Enzephalitis. Freiburg: Dissertation; 2006.
1628. Hauf R. Physikalische Schäden. In: Hopf HC, Poeck K, Schliack H, editors. Neurologie in Praxis und Klinik. 2 ed. Stuttgart - New York: Thieme; 1992 p. 7.100–7.110.
1629. Haupt WF, Schober O, Angstwurm H, Kunze K. Die Feststellung des Todes durch den irreversiblen Ausfall des gesamten Gehirns - ("Hirntod"). Dtsch Ärztebl 1993; 90:2222–2225.
1630. Hauri P, Fisher J. Persistent psychophysiologic (learned) insomnia. Sleep 1986; 9(1):38–53.
1631. Haus U, Varga B, Stratz T, Spath M, Muller W. Oral treatment of fibromyalgia with tropisetron given over 28 days: influence on functional and vegetative symptoms, psychometric literaturemeters and pain. Scand J Rheumatol Suppl 2000; 113:55–8.
1632. Hauser RA, Cantillon M, Pourcher E et al. Preladenant in patients with Parkinson's disease and motor fluctuations: a phase 2, double-blind, randomised trial. Lancet Neurol 2011; 10 (3):221–229.
1633. Hauser RA, Ellenbogen AL, Metman LV et al. Crossover comparison of IPX066 and a standard levodopa formulation in advanced Parkinson's disease. Mov Disord 2011; 26(12):2246–2252.
1634. Hauser SL, Waubant E, Arnold DL et al. B-cell depletion with rituximab in relapsing-remitting multiple sclerosis. N Engl J Med 2008; 358(7):676–688.
1635. Häuser W, Klose P, Langhorst J et al. Efficacy of different types of aerobic exercise in fibromyalgia syndrome: a systematic review and meta-analysis of randomised controlled trials. Arthritis Res Ther 2010; 12(3):R79.
1636. Häuser W, Wolfe F, Tolle T, Uceyler N, Sommer C. The role of antidepressants in the management of fibromyalgia syndrome: a systematic review and meta-analysis. Cns Drugs 2012; 26(4):297–307.
1637. Häussinger D, Schliess F. Pathogenetic mechanisms of hepatic encephalopathy. Gut 2008; 57(8):1156–1165.
1638. Havla J, Gerdes LA, Meinl I et al. De-escalation from natalizumab in multiple sclerosis: recurrence of disease activity despite switching to glatiramer acetate. J Neurol 2011; 258 (9):1665–1669.
1639. Hawker K, O'Connor P, Freedman MS et al. Rituximab in patients with primary progressive multiple sclerosis: results of a randomized double-blind placebo-controlled multicenter trial. Ann Neurol 2009; 66(4):460–471.
1640. Hawkes CH, Thorpe JW. Acute polyneuropathy due to lightning injury. J Neurol Neurosurg Psychiatry 1992; 55(5):388–90.
1641. Haydel MJ, Preston CA, Mills TJ, Luber S, Blaudeau E, DeBlieux PM. Indications for computed tomography in patients with minor head injury. N Engl J Med 2000; 343(2):100–5.
1642. Hayden JA, van Tulder MW, Malmivaara A, Koes BW. Exercise therapy for treatment of non-specific low back pain. Cochrane Database Syst Rev 2005;(3):CD000335.
1643. Hayes MW, Graham S, Heldorf P, de MG, Morris JG. A video review of the diagnosis of psychogenic gait: appendix and commentary. Mov Disord 1999; 14(6):914–921.
1644. Hayflick SJ. Unraveling the Hallervorden-Spatz syndrome: pantothenate kinase-associated neurodegeneration is the name. Curr Opin Pediatr 2003; 15(6):572–577.
1645. Hayflick SJ, Westaway SK, Levinson B et al. Genetic, clinical, and radiographic delineation of Hallervorden-Spatz syndrome. N Engl J Med 2003; 348(1):33–40.
1646. Hayhurst C, Osman-Farah J, Das K, Mallucci C. Initial management of hydrocephalus associated with Chiari malformation Type I-syringomyelia complex via endoscopic third ventriculostomy: an outcome analysis. J Neurosurg 2008; 108 (6):1211–1214.
1647. Hazuka MB, DeBiose DA, Henderson RH, Kinzie JJ. Survival results in adult patients treated for medulloblastoma. Cancer 1992; 690:2143–2148.
1648. Heafield MTE, Gammage MD, Nightingale S, Williams AC. Idiopathic dysautonomia treated with intravenous gammaglobulin. Lancet 1996; 347:28–29.
1649. Hearn L, Derry S, Moore RA. Lacosamide for neuropathic pain and fibromyalgia in adults. Cochrane Database Syst Rev 2012; 2:CD009318.
1650. Heckmann JG, Bischoff C, Glocker FX et al. Therapie der idiopathischen Fazialisparese (Bell's Palsy). In: Diener HC, Weimar C, Berlit P, Deuschl G, Gold R, Hacke W et al., editors. Leitlinien für Diagnostik und Therapie in der Neurologie. 5 ed. Stuttgart - New York: Thieme; 2012 p. 656–666.
1651. Heckmann JG, Dutsch M, Schwab S. Linezolid-associated small-fiber neuropathy. J Peripher Nerv Syst 2008; 13(2):157–158.
1652. Hedrich K, Meyer EM, Schule B et al. Myoclonus-dystonia: detection of novel, recurrent, and de novo SGCE mutations. Neurology 2004; 62(7):1229–1231.
1653. Heers H, Heers G. [Nonoperative management of rotator cuff defects]. Orthopade 2007; 36(9):817–824.
1654. Hefter H. Wilson's disease. Review of pathophysiology, clinical features and drug treatment. Cns Drugs 1994; 2:26–39.
1655. Hegi ME, Diserens AC, Gorlia T et al. MGMT gene silencing and benefit from temozolomide in glioblastoma. N Engl J Med 2005; 352(10):997–1003.
1656. Hegyi J, Schwartz RA, Hegyi V. Pellagra: dermatitis, dementia, and diarrhea. Int J Dermatol 2004; 43(1):1–5.
1657. Heiberger L, Maurer C, Amtage F et al. Impact of a weekly dance class on the functional mobility and on the quality of

life of individuals with Parkinson's disease. Front Aging Neurosci 2011; 3:14.
1658. Heimann B, Wallesch CW. Diagnose und Differenzialdiagnose der leichten kognitiven Beeinträchtigung. Akt Neurol 2009; 32:423–434.
1659. Heiskanen O, Poranen A, Kuurne T, Valtonen S, Kaste M. Acute surgery for intracerebral haematomas caused by rupture of an intracranial arterial aneurysm. Acta Neurochir (Wien) 1988; 90:81–83.
1660. Heiss WD, Kracht LW, Thiel A, Grond M, Pawlik G. Penumbral probability thresholds of cortical flumazenil binding and blood flow predicting tissue outcome in patients with cerebral ischaemia. Brain 2001; 124(Pt 1):20–29.
1661. Helbok R, Broessner G, Pfausler B, Schmutzhard E. Chronic meningitis. J Neurol 2009; 256(2):168–175.
1662. Helgren ME, Cliffer KD, Torrento K et al. Neurotrophin-3 administration attenuates deficits of pyridoxine-induced large-fiber sensory neuropathy. J Neurosci 1997; 17(1):372–382.
1663. Heller HM, Carnevale NT, Steigbigel RT. Varicella zoster virus transverse myelitis without cutaneous rash. Am J Med 1990; 88(5):550–1.
1664. Heller R, Grau AJ, Schabitz WR, Schwaninger M. [Cerebrotendinous xanthomatosis, a treatable metabolic disorder]. Nervenarzt 2002; 73(12):1160–1166.
1665. Hellmann M, Hallek M, Scharrer I. [Thrombotic-thrombocytopenic purpura]. Internist (Berl) 2010; 51(9):1136, 1138–1136, 1144.
1666. Hellwig B, Mund P, Schelter B, Guschlbauer B, Timmer J, Lücking CH. A longitudinal study of tremor frequencies in Parkinson's disease and essential tremor. Clin Neurophysiol 2008; 120(2):431–435.
1667. Hellwig K, Gold R. Progressive multifocal leukoencephalopathy and natalizumab. J Neurol 2011; 258(11):1920–1928.
1668. Hellwig K, Trampe N, Lukas C, Gold R. Progressive multifokale Leukenzephalopathie und moderne MS-Therapie - Diagnostik und Therapie. Akt Neurol 2013; 39(7):374–382.
1669. Hellwig S, Amtage F, Kreft A et al. [18F]FDG-PET is superior to [123I]IBZM-SPECT for the differential diagnosis of parkinsonism. Neurology 2012.
1670. Hemachudha T, Phuapradit P. Rabies. [Review] [83 refs]. Curr Opin Neurol 1997; 10(3):260–267.
1671. Hemphill JC, III, Bonovich DC, Besmertis L, Manley GT, Johnston SC. The ICH score: a simple, reliable grading scale for intracerebral hemorrhage. Stroke 2001; 32(4):891–897.
1672. Hengstman GJ, ter Laak HJ, Vree Egberts WT et al. Anti-signal recognition particle autoantibodies: marker of a necrotising myopathy. Ann Rheum Dis 2006; 65(12):1635–1638.
1673. Hening W, Walters AS, Allen RP, Montplaisir J, Myers A, Ferini-Strambi L. Impact, diagnosis and treatment of restless legs syndrome (RLS) in a primary care population: the REST (RLS epidemiology, symptoms, and treatment) primary care study. Sleep Med 2004; 5(3):237–246.
1674. Hening WA, Caivano CK. Restless legs syndrome: a common disorder in patients with rheumatologic conditions. Semin Arthritis Rheum 2008; 38(1):55–62.
1675. Akute disseminierte Enzephalomyelitis (ADEM) - Indikation für Immunglobuline? Leipzig: 14. Arbeitstagung der Arbeitsgemeinschaft für Neurologische Intensivmedizin; 1997.
1676. Hennerici M, Klemm C, Rautenberg W. The subclavian steal phenomenon: a common vascular disorder with rare neurologic deficits. Neurology 1988; 38(5):669–673.
1677. Henningsen P. Management somatoformer/funktioneller Störungen in der Neurologie. Eine neuro-psychosomatische Perspektive. Nervenheilk 2009; 12:1026–1028.
1678. Henry TR, Leppik IE, Gumnit RJ, Jacobs M. Progressive myoclonus epilepsy treated with zonisamide. Neurology 1988; 38 (6):928–931.
1679. Henschke N, Ostelo RW, van Tulder MW et al. Behavioural treatment for chronic low-back pain. Cochrane Database Syst Rev 2010;(7):CD002014.
1680. Henson JW, Thornton AF, Louis DN. Spinal cord astrocytoma: response to PCV chemotherapy. Neurology 2000; 54(2):518–520.
1681. Hentati A, Ouahchi K, Pericak-Vance MA et al. Linkage of a commoner form of recessive amyotrophic lateral sclerosis to chromosome 15q15-q22 markers. Neurogenetics 1998; 2 (1):55–60.
1682. Henze T. [Symptomatic therapy of multiple sclerosis]. Nervenarzt 2004; 75 Suppl 1:2–39.
1683. Herholz K, Herscovitch P, Heiss WD. NeuroPET - PET in neuroscience and clinical neurology. Berlin Heidelberg: Springer; 2004.
1684. Herman-Bert A, Stevanin G, Netter JC et al. Mapping of spinocerebellar ataxia 13 to chromosome 19q13.3-q13.4 in a family with autosomal dominant cerebellar ataxia and mental retardation. Am J Hum Genet 2000; 67(1):229–35.
1685. Hermann W, Barthel H, Hesse S et al. Comparison of clinical types of Wilson's disease and glucose metabolism in extrapyramidal motor brain regions. J Neurol 2002; 249(7):896–901.
1686. Hermann W, Gunther P, Wagner A, Villmann T. [Classification of Wilson's disease based on neurophysiological literaturemeters]. Nervenarzt 2005; 76(6):733–739.
1687. Hernan MA, Alonso A, Hernandez-Diaz S. Tetanus vaccination and risk of multiple sclerosis: a systematic review. Neurology 2006; 67(2):212–215.
1688. Heros RC. Cerebellar hemorrhage and infarction. Stroke 1982; 13(1):106–109.
1689. Herrlinger U, Felsberg J, Kuker W et al. Gliomatosis cerebri: molecular pathology and clinical course. Ann Neurol 2002; 52 (4):390–399.
1690. Herrlinger U, Forschler H, Kuker W et al. Leptomeningeal metastasis: survival and prognostic factors in 155 patients. J Neurol Sci 2004; 223(2):167–178.
1691. Herrmann W, Obeid R. Ursachen und frühzeitige Diagnostik von Vitamin-B12-Mangel. Dtsch Ärztebl 2009; 105(40):608–685.
1692. Hertfelder J, Grida C, Pötzsch B, Hanfland P. MTHFR-Polymorphismus C677T: Sinn und Unsinn der Diagnostik. Dtsch Ärztebl 2004; 101(46):A3101-A3105.
1693. Herting B, Bietenbeck S, Scholz K, Hahner A, Hummel T, Reichmann H. [Olfactory dysfunction in Parkinson's disease: its role as a new cardinal sign in early and differential diagnosis]. Nervenarzt 2008; 79(2):175–184.
1694. Heruti RJ, Levy A, Adunski A, Ohry A. Conversion motor literaturelysis disorder: overview and rehabilitation model. Spinal Cord 2002; 40(7):327–334.
1695. Herzog J, Deuschl G. [Deep brain stimulation for Parkinson's disease]. Nervenarzt 2010; 81(6):669–679.
1696. Hess CW, Ludin HP. Langsame, komplexe Spontanaktivität im EMG. Z EEG-EMG 1986;101–102.
1697. Hesse S, Barthel H, Strecker K, Oehlwein C, Sabri O, Schwarz J. Nuklearmedizinische Diagnostik beim Parkinson-Syndrom. Akt Neurol 2008; 35:389–398.
1698. Hetzel A, Berger W, Schumacher M, Lücking CH. Dissection of the vertebral artery with cervical nerve root lesions. J Neurol 1996; 243(2):121–125.
1699. Hetzel A, Braune S, Guschlbauer B, Dohms K. CO2 reactivity testing without blood pressure monitoring? Stroke 1999; 30 (2):398–401.
1700. Hetzel A, Eckenweber B, Trummer B, Wernz M, von Reutern GM. [Color-coded duplex ultrasound in pre-occlusive stenoses of the internal carotid artery]. Ultraschall Med 1993; 14 (5):240–6.
1701. Hetzel A, Schmidt D, Melms A et al. Arteriitis cranialis. In: Diener HC, Putzki N, Berlit P, Hacke W, Hufnagel A, Hufschmidt A et al., editors. Leitlinien für Diagnostik und Therapie in der Neurologie. 3 ed. Stuttgart - New York: Thieme; 2005 p. 263–267.
1702. Heuss D, Schlotter-Weigel B, Sommer C. [Diagnosis and therapy of vasculitic neuropathy. Consensus statement of the German Centers for Neuromuscular Disease]. Fortschr Neurol Psychiatr 2003; 71(4):172–186.
1703. Heymans MW, van Tulder MW, Esmail R, Bombardier C, Koes BW. Back schools for non-specific low-back pain. Cochrane Database Syst Rev 2004;(4):CD000261.
1704. Hilde G, Hagen KB, Jamtvedt G, Winnem M. Advice to stay active as a single treatment for low back pain and sciatica. Cochrane Database Syst Rev 2002;(2):CD003632.
1705. Hilker R, Thomas AV, Klein JC et al. Dementia in Parkinson disease: functional imaging of cholinergic and dopaminergic pathways. Neurology 2005; 65(11):1716–1722.
1706. Hill AF, Butterworth RJ, Joiner S et al. Investigation of variant Creutzfeldt-Jakob disease and other human prion diseases with tonsil biopsy samples [see comments]. Lancet 1999; 353 (9148):183–189.
1707. Hill CL, Zhang Y, Sigurgeirsson B et al. Frequency of specific cancer types in dermatomyositis and polymyositis: a population-based study. Lancet 2001; 357(9250):96–100.
1708. Hill M, Hughes T, Milford C. Treatment for swallowing difficulties (dysphagia) in chronic muscle disease. Cochrane Database Syst Rev 2004;(2):CD004303.
1709. Hillesheim PB, Parker JR, Parker JC, Jr., Escott E, Berger JR. Chronic lymphocytic inflammation with pontine perivascular enhancement responsive to steroids following influenza vaccination. Arch Pathol Lab Med 2012; 136(6):681–685.
1710. Hilz MJ, Brys M, Marthol H, Stemper B, Dutsch M. Enzyme replacement therapy improves function of C-, Adelta-, and Abe-

ta-nerve fibers in Fabry neuropathy. Neurology 2004; 62 (7):1066–1072.
1711. Hinchey J, Chaves C, Appignani B et al. A reversible posterior leukoencephalopathy syndrome [see comments]. N Engl J Med 1996; 334(8):494–500.
1712. Hindricks G, Pokushalov E, Urban L et al. Performance of a new leadless implantable cardiac monitor in detecting and quantifying atrial fibrillation: Results of the XPECT trial. Circ Arrhythm Electrophysiol 2010; 3(2):141–147.
1713. Hinson SR, Roemer SF, Lucchinetti CF et al. Aquaporin-4-binding autoantibodies in patients with neuromyelitis optica impair glutamate transport by down-regulating EAAT2. J Exp Med 2008; 205(11):2473–2481.
1714. Hinson VK, Goetz CG, Leurgans S, Fan W, Nguyen T, Hsu A. Reducing dosing frequency of carbidopa/levodopa: double-blind crossover study comparing twice-daily bilayer formulation of carbidopa/levodopa (IPX054) versus 4 daily doses of standard carbidopa/levodopa in stable Parkinson disease patients. Clin Neuropharmacol 2009; 32(4):189–192.
1715. Hinson VK, Haren WB. Psychogenic movement disorders. Lancet Neurol 2006; 5(8):695–700.
1716. Hirano M, Marti R, Casali C et al. Allogeneic stem cell transplantation corrects biochemical derangements in MNGIE. Neurology 2006; 67(8):1458–1460.
1717. Hirst C, Ingram G, Pearson O, Pickersgill T, Scolding N, Robertson N. Contribution of relapses to disability in multiple sclerosis. J Neurol 2008; 255(2):280–287.
1718. Hirt LS. Progression Rate and Ipsilateral Neurological Events in Asymptomatic Carotid Stenosis. Stroke 2011.
1719. Hitchcock E, Sato F. Treatment of malignant gliomata. J Neurosurg 1964; 21:497–505.
1720. Hjorth RJ, Willison RG. The Electromyogram in Facial Myokymia and Hemifacial Spasm. J Neurol Sci 1973; 20:117–126.
1721. Ho KY, Tan KH. Botulinum toxin A for myofascial trigger point injection: a qualitative systematic review. Eur J Pain 2007; 11 (5):519–527.
1722. Hobson-Webb LD, Massey JM, Juel VC, Sanders DB. The ultrasonographic wrist-to-forearm median nerve area ratio in carpal tunnel syndrome. Clin Neurophysiol 2008; 119(6):1353–1357.
1723. Hoch W, McConville J, Helms S, Newsom-Davis J, Melms A, Vincent A. Auto-antibodies to the receptor tyrosine kinase MuSK in patients with myasthenia gravis without acetylcholine receptor antibodies. Nat Med 2001; 7(3):365–368.
1724. Hochberg FH, Miller DC. Primary central nervous system lymphoma. J Neurosurg 1988; 68:835–853.
1725. Hocine MN, Farrington CP, Touze E et al. Hepatitis B vaccination and first central nervous system demyelinating events: reanalysis of a case-control study using the self-controlled case series method. Vaccine 2007; 25(31):5938–5943.
1726. Hodges JR, Oxbury SM. Persistent memory impairment following transient global amnesia. J Clin Exp Neuropsychol 1990; 12(6):904–920.
1727. Hodgkinson CA, Bohlega S, bu-Amero SN et al. A novel form of autosomal recessive pure hereditary spastic literatureplegia maps to chromosome 13q14. Neurology 2002; 59(12):1905–1909.
1728. Hoehn MM, Yahr MD. Parkinsonism. Onset, progression and mortality. Neurology 1967; 17:427–442.
1729. Hoffjan S, Akkad DA. The genetics of multiple sclerosis: an update 2010. Mol Cell Probes 2010; 24(5):237–243.
1730. Höffken G, Lorenz J, Kern W et al. [Guidelines for the epidemiology, diagnosis, antimicrobial therapy and management of community-acquired pneumonia and lower respiratory tract infections in adults]. Dtsch Med Wochenschr 2010; 135 (8):359–365.
1731. Hoffman HJ, Duffner PK. Extraneural metastases of central nervous system tumors. Cancer 1985; 56:1778–1782.
1732. Hoffman JR, Mower WR, Wolfson AB, Todd KH, Zucker MI. Validity of a set of clinical criteria to rule out injury to the cervical spine in patients with blunt trauma. National Emergency X-Radiography Utilization Study Group. N Engl J Med 2000; 343(2):94–9.
1733. Hoffmann GS, Kerr GS, Leavitt RY et al. Wegener Granulomatosis: an analysis of 158 patients. Ann Int Med 1992; 116:488–498.
1734. Hoffmann V, Kuhn W, Schimrigk S et al. Repeat intrathecal triamcinolone acetonide application is beneficial in progressive MS patients. Eur J Neurol 2006; 13(1):72–76.
1735. Hoffmann V, Schimrigk S, Islamova S et al. Efficacy and safety of repeated intrathecal triamcinolone acetonide application in progressive multiple sclerosis patients. J Neurol Sci 2003; 211 (1–2):81–84.
1736. Hofman PA, Nelemans P, Kemerink GJ, Wilmink JT. Value of radiological diagnosis of skull fracture in the management of mild head injury: meta-analysis. J Neurol Neurosurg Psychiatry 2000; 68(4):416–22.
1737. Hohlfeld R, Dornmair K. Revisiting the immunopathogenesis of the inflammatory myopathies. Neurology 2007; 69 (21):1966–1967.
1738. Hohnloser SH, Oldgren J, Yang S et al. Myocardial ischemic events in patients with atrial fibrillation treated with dabigatran or warfarin in the RE-LY (Randomized Evaluation of Long-Term Anticoagulation Therapy) trial. Circulation 2012; 125(5):669–676.
1739. Hohnloser SH, Pajitnev D, Pogue J et al. Incidence of stroke in paroxysmal versus sustained atrial fibrillation in patients taking oral anticoagulation or combined antiplatelet therapy: an ACTIVE W Substudy. J Am Coll Cardiol 2007; 50(22):2156–2161.
1740. Holland S, Silberstein SD, Freitag F, Dodick DW, Argoff C, Ashman E. Evidence-based guideline update: NSAIDs and other complementary treatments for episodic migraine prevention in adults: report of the Quality Standards Subcommittee of the American Academy of Neurology and the American Headache Society. Neurology 2012; 78(17):1346–1353.
1741. Holle JU, Bley T, Gross WL. [Classification and therapy of vasculitis according to recommendations of the European League Against Rheumatism (EULAR)]. Radiologe 2010; 50(10):846–854.
1742. Holman AJ, Myers RR. A randomized, double-blind, placebo-controlled trial of pramipexole, a dopamine agonist, in patients with fibromyalgia receiving concomitant medications. Arthritis Rheum 2005; 52(8):2495–2505.
1743. Holmoy T, Geis C. The immunological basis for treatment of stiff person syndrome. J Neuroimmunol 2011; 231(1–2):55–60.
1744. Holroyd KA, O'Donnell FJ, Stensland M, Lipchik GL, Cordingley GE, Carlson BW. Management of chronic tension-type headache with tricyclic antidepressant medication, stress management therapy, and their combination: a randomized controlled trial. JAMA 2001; 285(17):2208–2215.
1745. Holt IJ, Harding AE, Cooper JL, et al. Mitochondrial myopathies: clinical and biochemical features of 30 patients with major deletions of muscle mitochondrial DNA. Neurology 1989; 26:699–708.
1746. Holte K, Krag A, Gluud LL. Systematic review and meta-analysis of randomized trials on probiotics for hepatic encephalopathy. Hepatol Res 2012.
1747. Homma S, Sacco RL, Di Tullio MR, Sciacca RR, Mohr JP. Effect of medical treatment in stroke patients with patent foramen ovale: patent foramen ovale in Cryptogenic Stroke Study. Circulation 2002; 105(22):2625–2631.
1748. Homma S, Thompson JL, Pullicino PM et al. Warfarin and aspirin in patients with heart failure and sinus rhythm. N Engl J Med 2012; 366(20):1859–1869.
1749. Hommes OR, Sorensen PS, Fazekas F et al. Intravenous immunoglobulin in secondary progressive multiple sclerosis: randomised placebo-controlled trial. Lancet 2004; 364 (9440):1149–1156.
1750. Hong JM, Kim TJ, Lee JS, Lee JS. Neurological picture. Repetitive internal carotid artery compression of the hyoid: a new mechanism of golfer's stroke? J Neurol Neurosurg Psychiatry 2011; 82(2):233–234.
1751. Hoover CF. A new sign for detection of malingering and functional paresis of the lower extremities. JAMA 1908; 51:746–747.
1752. Hopayian K, Song F, Riera R, Sambandan S. The clinical features of the piriformis syndrome: a systematic review. Eur Spine J 2010; 19(12):2095–2109.
1753. Hopf HC. Topodiagnostic value of brain stem reflexes. Muscle Nerve 1994; 17:475–484.
1754. Hopf HC. Hirnstammreflexe. In: Hopf HC, Dengler R, Röder R, editors. Elektromyographie-Atlas. Praktisches Vorgehen und sichere Befundbewertung. Stuttgart: Thieme-Verlag; 1996 p. 146–177.
1755. Hopf HC, Glocker FX. Therapie der idiopathischen peripheren fazialen Parese. Akt Neurol 2001; 28:421–424.
1756. Hormigo A, Dalmau J, Rosenblum MK, River ME, Posner JB. Immunological and pathological study of anti-Ri-associated encephalopathy. Ann Neurol 1994; 36(6):896–902.
1757. Horn J, Limburg M. Calcium antagonists for ischemic stroke: a systematic review. Stroke 2001; 32(2):570–6.
1758. Hornyak M. Depressive disorders in restless legs syndrome: epidemiology, pathophysiology and management. CNS Drugs 2010; 24(2):89–98.

1759. Hornyak M, Benes H, Eisensehr I et al. [Depression in restless legs syndrome. Pathogenesis, assessment, and implications for treatment]. Nervenarzt 2009; 80(10):1160-6, 1168.
1760. Hornyak M, Trenkwalder C, Kohnen R, Scholz H. Efficacy and safety of dopamine agonists in restless legs syndrome. Sleep Med 2012; 13(3):228-236.
1761. Horst E, Micke O, Romppainen ML et al. Radiation therapy approach in gliomatosis cerebri-case reports and literature review. Acta Oncol 2000; 39(6):747-51.
1762. Hosler BA, Siddique T, Sapp PC et al. Linkage of familial amyotrophic lateral sclerosis with frontotemporal dementia to chromosome 9q21-q22. JAMA 2000; 284(13):1664-1669.
1763. Hsieh YC, Liang WY, Tsai SK, Wong CS. Intrathecal ketorolac pretreatment reduced spinal cord ischemic injury in rats. Anesth Analg 2005; 100(4):1134-1139.
1764. Hu XH, Ng-Mak D, Cady R. Does early migraine treatment shorten time to headache peak and reduce its severity? Headache 2008; 48(6):914-920.
1765. Huang CC, Wang RI, Hasegawa A, Alverno L. Reserpine and alpha-methyldopa in the treatment of tardive dyskinesia. Psychopharmacology (Berl) 1981; 73(4):359-62.
1766. Hubbard DR, Berkoff GM. Myofascial trigger points show spontaneous needle EMG activity. Spine 1993; 18(13):1803-1807.
1767. Huber W. The role of piracetam in the treatment of acute and chronic aphasia. Pharmacopsychiatry 1999; 32 Suppl 1:38-43.:38-43.
1768. Huber W, Poeck K, Weniger D. Aachener Aphasie Test. Göttingen: Hogrefe; 1983.
1769. Huber W, Willmes K, Poeck K, Van Vleymen B, Deberdt W. Piracetam as an adjuvant to language therapy for aphasia: a randomized double-blind placebo-controlled pilot study. Arch Phys Med Rehabil 1997; 78(3):245-50.
1770. Hubner J, Sprenger A, Klein C et al. Eye movement abnormalities in spinocerebellar ataxia type 17 (SCA17). Neurology 2007; 69(11):1160-1168.
1771. Huddart R, Traish D, Ashley S, Moore A, Brada M. Management of spinal astrocytoma with conservative surgery and radiotherapy. Br J Neurosurg 1993; 7(5):473-481.
1772. Huey ED, Goveia EN, Paviol S et al. Executive dysfunction in frontotemporal dementia and corticobasal syndrome. Neurology 2009; 72(5):453-459.
1773. Hufschmidt A, Krisch A. Tonische Halbseitenanfälle nach Elektrotrauma. Akt Neurol 2007; 34:356-358.
1774. Hufschmidt A, Muller-Felber W, Tzitiridou M, Fietzek UM, Haberl C, Heinen F. Canalicular magnetic stimulation lacks specificity to differentiate idiopathic facial palsy from borreliosis in children. Eur J Paediatr Neurol 2008; 12(5):366-370.
1775. Hufschmidt A, Shabarin V, Yakovlev-Leyendecker O, Deppe O, Rauer S. Prevalence of taste disorders in idiopathic and B. burgdorferi-associated facial palsy. J Neurol 2009; 256 (10):1750-1752.
1776. Hugenholtz H, Cass DE, Dvorak MF et al. High-dose methylprednisolone for acute closed spinal cord injury-only a treatment option. Can J Neurol Sci 2002; 29(3):227-235.
1777. Hughes AJ, Daniel SE, Kilford L, Lees AJ. Accuracy of clinical diagnosis of idiopathic Parkinson's disease: a clinico-pathological study of 100 cases. J Neurol Neurosurg Psychiatry 1992; 55(3):181-184.
1778. Hughes CA, Byrne PC, Webb S et al. SPG15, a new locus for autosomal recessive complicated HSP on chromosome 14q. Neurology 2001; 56(9):1230-1233.
1779. Hughes GRV. The antiphospholipid syndrome: ten years on. Lancet 1993; 342:341-344.
1780. Hughes M, Ahern V, Kefford R, Boyages J. Paraneoplastic myelopathy at diagnosis in a patient with pathologic stage 1A Hodgkin disease. Cancer 1992; 70(6):1598-600.
1781. Hughes RA, Donofrio P, Bril V et al. Intravenous immune globulin (10% caprylate-chromatography purified) for the treatment of chronic inflammatory demyelinating polyradiculoneuropathy (ICE study): a randomised placebo-controlled trial. Lancet Neurol 2008; 7(2):136-144.
1782. Hughes RA, Swan AV, Raphael JC, Annane D, van KR, van Doorn PA. Immunotherapy for Guillain-Barre syndrome: a systematic review. Brain 2007; 130(Pt 9):2245-2257.
1783. Hughes RA, Swan AV, van Doorn PA. Cytotoxic drugs and interferons for chronic inflammatory demyelinating polyradiculoneuropathy. Cochrane Database Syst Rev 2004;(4):CD003280.
1784. Hughes RA, Swan AV, van Doorn PA. Intravenous immunoglobulin for Guillain-Barre syndrome. Cochrane Database Syst Rev 2010;(6):CD002063.
1785. Hui AC, Wong S, Leung CH et al. A randomized controlled trial of surgery vs steroid injection for carpal tunnel syndrome. Neurology 2005; 64(12):2074-2078.
1786. Huisman MV, Rosendaal F. Thrombophilia. Curr Opin Hematol 1999; 6(5):291-7.
1787. Hulbert A, Deyle GD. Differential diagnosis and conservative treatment for piriformis syndrome: a review of the literature. Current Orthopaedic Practice 2009; 20(3):313-319.
1788. Hult S, Schultz K, Soylu R, Petersen A. Hypothalamic and neuroendocrine changes in Huntington's disease. Curr Drug Targets 2010; 11(10):1237-1249.
1789. Hummers LK, Krishnan C, Casciola-Rosen L et al. Recurrent transverse myelitis associates with anti-Ro (SSA) autoantibodies. Neurology 2004; 62(1):147-149.
1790. Hund E. Critical-illness-Polyneuropathie. Akt Neurol 20065; 32(202):207.
1791. Hung SW, Hamani C, Lozano AM et al. Long-term outcome of bilateral pallidal deep brain stimulation for primary cervical dystonia. Neurology 2007; 68(6):457-459.
1792. Hunt WE, Hess RM. Surgical risk as related to time of intervention in the repair of intracranial aneurysms. J Neurosurg 1968; 28:14-20.
1793. Hunter A, Tsilfidis C, Mettler G et al. The correlation of age of onset with CTG trinucleotide repeat amplification in myotonic dystrophy. J Med Genet 1992; 29(11):774-779.
1794. Huntington Study Group. Unified Huntington's Disease Rating Scale: reliability and consistency. Mov Disord 1996; 11 (2):136-142.
1795. Huntington Study Group. Tetrabenazine as antichorea therapy in Huntington disease: a randomized controlled trial. Neurology 2006; 66(3):366-372.
1796. Huntington's Disease Collaborative Research Group. A noval gene containing a trinucleotide repeat that is expanded and unstable on Huntington's disease chromosomes. Cell 1993; 72:971-983.
1797. Huntoon MA, Burgher AH. Ultrasound-guided permanent implantation of peripheral nerve stimulation (PNS) system for neuropathic pain of the extremities: original cases and outcomes. Pain Med 2009; 10(8):1369-1377.
1798. Huppert D, Kunihiro T, Brandt T. Phobic postural vertigo (154 patients): its association with vestibular disorders. J Audiol Med 1995; 4:97-103.
1799. Huppertz HJ, Feuerstein TJ, Schulze-Bonhage A. Myoclonus in epilepsy patients with anticonvulsive add-on therapy with pregabalin. Epilepsia 2001; 42(6):790-792.
1800. Huppertz HJ, Kroll-Seger J, Danek A, Weber B, Dorn T, Kassubek J. Automatic striatal volumetry allows for identification of patients with chorea-acanthocytosis at single subject level. J Neural Transm 2008; 115(10):1393-1400.
1801. Huppertz HJ, Quiske A, Schulze-Bonhage A. [Cognitive impairments due to add-on therapy with topiramate]. Nervenarzt 2001; 72(4):275-80.
1802. Hurd RW, Wilder BJ, Helveston WR, Uthman BM. Treatment of four siblings with progressive myoclonus epilepsy of the Unverricht-Lundborg type with N-acetylcysteine. Neurology 1996; 47(5):1264-1268.
1803. Hurelbrink CB, Barnett Y, Buckland ME et al. Revisiting cerebral thromboangiitis obliterans. J Neurol Sci 2012; 317(1-2):141-145.
1804. Hurlbert RJ. Methylprednisolone for acute spinal cord injury: an inappropriate standard of care. J Neurosurg 2000; 93(1 Suppl):1-7.
1805. Hurlen M, Abdelnoor M, Smith P, Erikssen J, Arnesen H. Warfarin, aspirin, or both after myocardial infarction. N Engl J Med 2002; 347(13):969-974.
1806. Hurwitz EL, Carragee EJ, Van d, V et al. Treatment of neck pain: noninvasive interventions: results of the Bone and Joint Decade 2000-2010 Task Force on Neck Pain and Its Associated Disorders. Spine 2008; 33(4 Suppl):S123-S152.
1807. Huse E, Larbig W, Flor H, Birbaumer N. The effect of opioids on phantom limb pain and cortical reorganization. Pain 2001; 90(1-2):47-55.
1808. Husstedt IW, Frese A, Evers S. Diagnostik und Therapie von Kopfschmerzen bei sexueller Aktivität. Nervenheilk 2001; 20:381-384.
1809. Hutchinson PJ, Corteen E, Czosnyka M et al. Decompressive craniectomy in traumatic brain injury: the randomized multicenter RESCUEicp study (www.RESCUEicp.com). Acta Neurochir Suppl 2006; 96:17-20.
1810. Hutchinson PJ, Power DM, Tripathi P, Kirkpatrick PJ. Outcome from poor grade aneurysmal subarachnoid haemorrhage-which poor grade subarachnoid haemorrhage patients benefit from aneurysm clipping? Br J Neurosurg 2000; 14(2):105-9.
1811. Hutter BO, Gilsbach JM, Kreitschmann I. Quality of life and cognitive deficits after subarachnoid haemorrhage. Br J Neurosurg 1995; 9(4):465-475.

1812. Huttner HB, Schwab S. Malignant middle cerebral artery infarction: clinical characteristics, treatment strategies, and future perspectives. Lancet Neurol 2009; 8(10):949–958.
1813. Hyman N, Barnes M, Bhakta B et al. Botulinum toxin (Dysport) treatment of hip adductor spasticity in multiple sclerosis: a prospective, randomised, double blind, placebo controlled, dose ranging study. J Neurol Neurosurg Psychiatry 2000; 68 (6):707–12.
1814. Hypothermia after Cardiac Arrest Study Group. Mild therapeutic hypothermia to improve the neurologic outcome after cardiac arrest. N Engl J Med 2002; 346(8):549–556.
1815. Ibach B. Frontotemporale Demenzen (mit ALS-Komplex). In: Wallesch CW, Förstl H, editors. Demenzen. Stuttgart: Thieme; 2005 p. 180–195.
1816. Iber C, Ancoli-Israel S, Chesson A, for the American Academy of Sleep Medicine. The AASM Manual for the Scoring of Sleep and Associated Events: Rules, Terminology and Technical Specifications. 1 ed. Westchester, Illinois: 2007.
1817. Ichinose H, Ohye T, Takahashi E et al. Hereditary progressive dystonia with marked diurnal fluctuation caused by mutations in the GTP cyclohydrolase I gene. Nature Genet 1994; 8:236–242.
1818. Ifergane G, Buskila D, Simiseshvely N, Zeev K, Cohen H. Prevalence of fibromyalgia syndrome in migraine patients. Cephalalgia 2006; 26(4):451–456.
1819. Ilg W, Synofzik M, Brotz D, Burkard S, Giese MA, Schols L. Intensive coordinative training improves motor performance in degenerative cerebellar disease. Neurology 2009; 73 (22):1823–1830.
1820. Illa I, Serrano-Munuera C, Gallardo E et al. Distal anterior compartment myopathy: a dysferlin mutation causing a new muscular dystrophy phenotype. Ann Neurol 2001; 49(1):130–134.
1821. Illerhaus G, Marks R, Ihorst G et al. High-dose chemotherapy with autologous stem-cell transplantation and hyperfractionated radiotherapy as first-line treatment of primary CNS lymphoma. J Clin Oncol 2006; 24(24):3865–3870.
1822. Inaba K, Teixeira PG, David JS et al. Beta-blockers in isolated blunt head injury. J Am Coll Surg 2008; 206(3):432–438.
1823. Ince PG, Perry EK, Morris CM. Dementia with Lewy bodies. A distinct non-Alzheimer dementia syndrome? Brain Pathol 1998; 8(2):299–324.
1824. Iniguez C, Mauri JA, Larrode P, Lopez del Val J, Jerico I, Morales F. [Acute transverse myelitis secondary to hepatitis B vaccination]. Rev Neurol 2000; 31(5):430–2.
1825. International League against Epilepsy. Proposal for Revised Classification of Epilepsies and Epileptic Syndromes. Epilepsia 1989; 30:389–399.
1826. International Stroke Trial Collaborative Group. The International Stroke Trial (IST): a randomised trial of aspirin, subcutaneous heparin, both, or neither among 19435 patients with acute ischaemic stroke. Lancet 1997; 349(9065):1569–1581.
1827. Irani DN, Kerr DA. 14-3-3 protein in the cerebrospinal fluid of patients with acute transverse myelitis. Lancet 2000; 355 (9207):901.
1828. Irani SR, Alexander S, Waters P et al. Antibodies to Kv1 potassium channel-complex proteins leucine-rich, glioma inactivated 1 protein and contactin-associated protein-2 in limbic encephalitis, Morvan's syndrome and acquired neuromyotonia. Brain 2010; 133(9):2734–2748.
1829. Irving GA, Backonja MM, Dunteman E et al. A multicenter, randomized, double-blind, controlled study of NGX-4010, a high-concentration capsaicin patch, for the treatment of postherpetic neuralgia. Pain Med 2011; 12(1):99–109.
1830. Isaac MG, Quinn R, Tabet N. Vitamin E for Alzheimer's disease and mild cognitive impairment. Cochrane Database Syst Rev 2008;(3):CD002854.
1831. Italiano D, Pezzella M, Coppola A et al. A pilot open-label trial of zonisamide in Unverricht-Lundborg disease. Mov Disord 2011; 26(2):341–343.
1832. Ito S, Shirai W, Asahina M, Hattori T. Clinical and brain MR imaging features focusing on the brain stem and cerebellum in patients with myoclonic epilepsy with ragged-red fibers due to mitochondrial A8344G mutation. AJNR Am J Neuroradiol 2008; 29(2):392–395.
1833. Iversen T, Solberg TK, Romner B et al. Effect of caudal epidural steroid or saline injection in chronic lumbar radiculopathy: multicentre, blinded, randomised controlled trial. BMJ 2011; 343:d5278.
1834. Jaaskelainen SK. Clinical neurophysiology and quantitative sensory testing in the investigation of orofacial pain and sensory function. J Orofac Pain 2004; 18(2):85–107.
1835. Jaaskelainen SK, Forssell H, Tenovuo O. Electrophysiological testing of the trigeminofacial system: aid in the diagnosis of atypical facial pain. Pain 1999; 80(1-2):191–200.
1836. Jabs BE, Berg D, Merschdorf U, Bartsch AJ, Pfuhlmann B. Differences in substantia nigra echogenicity of nosological subtypes within the schizophrenic spectrum. A preliminary transcranial ultrasound study. Neuropsychobiology 2001; 44 (4):183–186.
1837. Jack CR, Jr., Knopman DS, Jagust WJ et al. Hypothetical model of dynamic biomarkers of the Alzheimer's pathological cascade. Lancet Neurol 2010; 9(1):119–128.
1838. Jack CR, Jr., Wiste HJ, Vemuri P et al. Brain beta-amyloid measures and magnetic resonance imaging atrophy both predict time-to-progression from mild cognitive impairment to Alzheimer's disease. Brain 2010; 133(11):3336–3348.
1839. Jackisch R, Kruchen A, Sauermann W, Hertting G, Feuerstein TJ. The antiparkinsonian drugs budipine and biperiden are use- dependent (uncompetitive) NMDA receptor antagonists. Eur J Pharmacol 1994; 264(2):207–211.
1840. Jackson JL, Kuriyama A, Hayashino Y. Botulinum toxin A for prophylactic treatment of migraine and tension headaches in adults: a meta-analysis. JAMA 2012; 307(16):1736–1745.
1841. Jackson JL, Shimeall W, Sessums L et al. Tricyclic antidepressants and headaches: systematic review and meta-analysis. BMJ 2010; 341:c5222.
1842. Jackson RP. The facet syndrome. Myth or reality? Clin Orthop Rel Res 1992; 279:110–121.
1843. Jacob A, Matiello M, Weinshenker BG et al. Treatment of neuromyelitis optica with mycophenolate mofetil: retrospective analysis of 24 patients. Arch Neurol 2009; 66(9):1128–1133.
1844. Jacob A, Weinshenker BG, Violich I et al. Treatment of neuromyelitis optica with rituximab: retrospective analysis of 25 patients. Arch Neurol 2008; 65(11):1443–1448.
1845. Jacob G, Costa F, Shannon JR et al. The neuropathic postural tachycardia syndrome. N Engl J Med 2000; 343(14):1008–14.
1846. Jacobi J, Fraser GL, Coursin DB et al. Clinical practice guidelines for the sustained use of sedatives and analgesics in the critically ill adult. Crit Care Med 2002; 30(1):119–141.
1847. Jacobs JV, Horak FB, Van TK, Nutt JG. An alternative clinical postural stability test for patients with Parkinson's disease. J Neurol 2006; 253(11):1404–1413.
1848. Jacobs K, Moulin T, Bogousslavsky J et al. The stroke syndrome of cortical vein thrombosis. Neurology 1996; 47(2):376–382.
1849. Jacobs W, Willems PC, van LJ et al. Single or double-level anterior interbody fusion techniques for cervical degenerative disc disease. Cochrane Database Syst Rev 2011;(1):CD004958.
1850. Jacobs WC, van TM, Arts M et al. Surgery versus conservative management of sciatica due to a lumbar herniated disc: a systematic review. Eur Spine J 2011; 20(4):513–522.
1851. Jacobson DM. Benign episodic unilateral mydriasis. Clinical characteristics. Ophthalmology 1995; 102(11):1623–1627.
1852. Jacome DE. Exploding head syndrome and idiopathic stabbing headache relieved by nifedipine. Cephalalgia 2001; 21 (5):617–618.
1853. Jacquerye P, Ossemann M, Laloux P, Dive A, De Coene B. Acute fulminant multiple sclerosis and plasma exchange. Eur Neurol 1999; 41(3):174–5.
1854. Jaeger H, Maier Ch. Calcitonin in phantom limb pain: a double-blind study. Pain 1992; 48:21–27.
1855. Jafari H, Couratier P, Camu W. Motor neuron disease after electric injury. J Neurol Neurosurg Psychiatry 2001; 71 (2):265–267.
1856. Jager T, Bazner H, Kliegel M, Szabo K, Hennerici MG. The transience and nature of cognitive impairments in transient global amnesia: a meta-analysis. J Clin Exp Neuropsychol 2009; 31 (1):8–19.
1857. Jahangiri M, Jayatunga AP, Bradley JW, Dark CH. Prevention of phantom pain after major lower limb amputation by epidural infusion of diamorphine, clonidine and bupivacaine. Ann R Coll Surg Engl 1994; 76(5):324–6.
1858. Jahn K, Arnold S, Zingler VC, Strupp M, Brandt T. [Polysomnographic as a therapeutic aid in of psychogenic-functioning literatureplegia]. Nervenarzt 2006; 77(8):948–951.
1859. Jahnke K, Hummel M, Korfel A et al. Detection of subclinical systemic disease in primary CNS lymphoma by polymerase chain reaction of the rearranged immunoglobulin heavy-chain genes. J Clin Oncol 2006; 24(29):4754–4757.
1860. Jahnke K, Korfel A, O'Neill BP et al. International study on low-grade primary central nervous system lymphoma. Ann Neurol 2006; 59(5):755–762.
1861. Jain S, Visser LH, Praveen TL et al. High-resolution sonography: a new technique to detect nerve damage in leprosy. PLoS Negl Trop Dis 2009; 3(8):e498.
1862. Jamshidi A, Masroor MA. Glossopharyngeal neuralgia with cardiac syncope: treatment with a permanent cardiac pacemaker and carbamazepine. Arch Intern Med 1976; 136 (7):843–845.

1863. Jani-Acsadi A, Lisak RP. Myasthenic crisis: guidelines for prevention and treatment. J Neurol Sci 2007; 261(1-2):127–133.
1864. Jänig W. Mechanismen neuropathischer Schmerzen. Nervenheilk 2004; 23:251–263.
1865. Jankovic J. Treatment of hyperkinetic movement disorders with tetrabenazine: a double-blind crossover study. Ann Neurol 1982; 11(1):41–7.
1866. Jankovic J. Tetrabenazine in the treatment of hyperkinetic movement disorders. Adv Neurol 1983; 37:277–89.:277–89.
1867. Jankovic J, Fahn S. Dystonic Disorders. In: Jankovic J, Tolosa E, editors. Parkinsons Disease and Movement Disorders. 2 ed. Baltimore: William & Wilkins; 1993 p. 337–374.
1868. Jankovic J, Jimenez-Shahed J, Brown LW. A randomised, double-blind, placebo-controlled study of topiramate in the treatment of Tourette syndrome. J Neurol Neurosurg Psychiatry 2010; 81(1):70–73.
1869. Jankovic J, Leder S, Warner D, Schwartz K. Cervical dystonia: clinical findings and associated movement disorders. Neurology 1991; 41:1088–1091.
1870. Jankovic J, McDermott M, Carter J et al. Variable expression of Parkinson's disease: a base-line analysis of the DATATOP cohort. The Parkinson Study Group. Neurology 1990; 40 (10):1529–1534.
1871. Jankovic J, Orman J. Tetrabenazine therapy of dystonia, chorea, tics, and other dyskinesias. Neurology 1988; 38(3):391–4.
1872. Jankovic J, Schwartz K. Botulinum toxin injections for cervical dystonia. Neurology 1990; 40:277–280.
1873. Jankovic J, Schwartz K. Botulinum toxin treatment of tremors. Neurology 1991; 41(8):1185–8.
1874. Jann S, Francia A, Fruguglietti ME, De Toni FL, Sterzi R. Efficacy and safety of intravenous immunoglobulin as adjuvant treatment for refractory neuropathic pain. Results of an open-label, multicenter study. Pain Med 2012; 13(10):1334–1341.
1875. Jannetta PJ, Moller MB, Moller AR. Disabling positional vertigo. N Engl J Med 1984; 310(26):1700–5.
1876. Janssen BA, Theiler R, Grob D, Dvorak J. The role of motor evoked potentials in psychogenic literaturelysis. Spine 1995; 20 (5):608–611.
1877. Jarius S, Franciotta D, Bergamaschi R et al. Polyspecific, antiviral immune response distinguishes multiple sclerosis and neuromyelitis optica. J Neurol Neurosurg Psychiatry 2008; 79 (10):1134–1136.
1878. Jarius S, Paul F, Franciotta D et al. Neuromyelitis optica spectrum disorders in patients with myasthenia gravis: ten new aquaporin-4 antibody positive cases and a review of the literature. Mult Scler 2012; 18(8):1135–1143.
1879. Jarius S, Paul F, Franciotta D et al. Cerebrospinal fluid findings in aquaporin-4 antibody positive neuromyelitis optica: results from 211 lumbar punctures. J Neurol Sci 2011; 306(1-2):82–90.
1880. Jarius S, Ruprecht K, Wildemann B et al. Contrasting disease patterns in seropositive and seronegative neuromyelitis optica: A multicentre study of 175 patients. J Neuroinflammation 2012; 9:14.
1881. Jarius S, Wildemann B. AQP4 antibodies in neuromyelitis optica: diagnostic and pathogenetic relevance. Nat Rev Neurol 2010; 6(7):383–392.
1882. Jarry J, Rioux MF, Bolduc V et al. A novel autosomal recessive limb-girdle muscular dystrophy with quadriceps atrophy maps to 11p13-p12. Brain 2007; 130(Pt 2):368–380.
1883. Jarvik JG, Deyo RA. Diagnostic evaluation of low back pain with emphasis on imaging. Ann Intern Med 2002; 137 (7):586–597.
1884. Jasper JF, Hayek SM. Implanted occipital nerve stimulators. Pain Physician 2008; 11(2):187–200.
1885. Jaspert A, Claus D, Grehl H, Kerling F, Neundorfer B. [Value of proximal conduction block study in diagnosis of inflammatory neuropathies]. [German]. Nervenarzt 1995; 66(6):445–454.
1886. Jauss M, Krieger D, Hornig C, Schramm J, Busse O. Surgical and medical management of patients with massive cerebellar infarctions: results of the German-Austrian Cerebellar Infarction Study. J Neurol 1999; 246(4):257–264.
1887. Jayne D, Rasmussen N, Andrassy K et al. A randomized trial of maintenance therapy for vasculitis associated with antineutrophil cytoplasmic autoantibodies. N Engl J Med 2003; 349 (1):36–44.
1888. Jeffery DR, Mandler RN, Davis LE. Transverse Myelitis. Retrospective Analysis of 33 Cases, With Differentiation of Cases Associated With Multiple Sclerosis and Parainfectious Events. Arch Neurol 1993; 50:532–535.
1889. Jellinger KA. Dementia with grains (argyrophilic grain disease). Brain Pathol 1998; 8(2):377–86.
1890. Jellinger KA. A critical reappraisal of current staging of Lewy-related pathology in human brain. Acta Neuropathol 2008; 116(1):1–16.
1891. Jen J, Cohen AH, Yue Q et al. Hereditary Endotheliopathy with Retinopathy, Nephropathy, and Stroke (HERNS). Neurology 1997; 49(5):1322–1330.
1892. Jen J, Kim GW, Baloh RW. Clinical spectrum of episodic ataxia type 2. Neurology 2004; 62(1):17–22.
1893. Jen J, Yue Q, Nelson SF et al. A novel nonsense mutation in CACNA1A causes episodic ataxia and hemiplegia. Neurology 1999; 53(1):34–37.
1894. Jen JC, Graves TD, Hess EJ, Hanna MG, Griggs RC, Baloh RW. Primary episodic ataxias: diagnosis, pathogenesis and treatment. Brain 2007; 130(Pt 10):2484–2493.
1895. Jendroske K, Rossor MN, Mathias CJ, Daniel SE. Morphological overlap between corticobasal degeneration and Pick's Disease: A clinicopathological report. Mov Disord 1995; 10:111–114.
1896. Jennett B. The vegetative state. Cambridge: Cambridge University Press; 2002.
1897. Jennett B, Bond M. Assessment of outcome after severe brain damage. Lancet 1975;480–484.
1898. Jennett B, Plum F. Persistent vegetative state after brain damage. A syndrome in search of a name. Lancet 1972; 1 (7753):734–737.
1899. Jennette JC, Falk RJ, Andrassy K et al. Nomenclature of systemic vasculitides. Proposal of an international consensus conference. Arthritis Rheum 1994; 37(2):187–92.
1900. Jennings AL, Davies AN, Higgins JP, Broadley K. Opioids for the palliation of breathlessness in terminal illness. Cochrane Database Syst Rev 2001;(4):CD002066.
1901. Jennings MT, Frenchman M, Shehab T et al. Gliomatosis cerebri presenting as intractable epilepsy during early childhood. J Child Neurol 1995; 10(1):37–45.
1902. Jensen MC, Brant-Zawadzki MN, Obuchowski N, Modic MT, Malkasian D, Ross JS. Magnetic resonance imaging of the lumbar spine in people without back pain. N Engl J Med 1994; 331(2):69–73.
1903. Jensen R, Olsen TS, Winther BB. Severe non-occlusive ischemic stroke in young heroin addicts. Acta Neurol Scand 1990; 81 (4):354–357.
1904. Jensen TS, Rasmussen P, Reske-Nielsen E. Association of trigeminal neuralgia with multiple sclerosis: clinical and pathological features. Acta Neurol Scand 1982; 65(3):182–189.
1905. Jeppesen TD, Schwartz M, Olsen DB et al. Aerobic training is safe and improves exercise capacity in patients with mitochondrial myopathy. Brain 2006; 129(Pt 12):3402–3412.
1906. Jeremic B, Shibamoto Y, Milicic B, Acimovic L, Milisavljevic S. Absence of thoracic radiation myelitis after hyperfractionated radiation therapy with and without concurrent chemotherapy for Stage III nonsmall-cell lung cancer. Int J Radiat Oncol Biol Phys 1998; 40(2):343–346.
1907. Jeremic B, Shibamoto Y, Milicic B et al. No thoracic radiation myelitis after spinal cord dose > or = 50.4 Gy using 1.2. Gy b.i.d. fractionation in patients with Stage III non-small cell lung cancer treated with hyperfractionated radiation therapy with and without concurrent chemotherapy. Lung Cancer 2002; 35 (3):287–292.
1908. Jeske J, Schadlich HJ, Sandmann J, Karbe H, Haupt WF, Karenberg A. [Acute literatureparesis in chronic hepatic disease]. Nervenarzt 1991; 62(2):130–2.
1909. S3-Leitlinie Demenzen. http://www.awmf.org/leitlinien/detail/ll/038-013.html; 2009.
1910. Jette NJ, Marson AG, Hutton JL. Topiramate add-on for drug-resistant partial epilepsy. Cochrane Database Syst Rev 2002; (3):CD001417.
1911. Ji G, Niu J, Shi Y, Hou L, Lu Y, Xiong L. The effectiveness of repetitive literaturevertebral injections with local anesthetics and steroids for the prevention of postherpetic neuralgia in patients with acute herpes zoster. Anesth Analg 2009; 109 (5):1651–1655.
1912. Jimenez-Mejias ME, Pichardo-Guerrero C, Marquez-Rivas FJ, Martin-Lozano D, Prados T, Pachon J. Cerebrospinal fluid penetration and pharmacokinetic/pharmacodynamic literaturemeters of intravenously administered colistin in a case of multidrug-resistant Acinetobacter baumannii meningitis. Eur J Clin Microbiol Infect Dis 2002; 21(3):212–214.
1913. Jin DM, Xu Y, Geng DF, Yan TB. Effect of transcutaneous electrical nerve stimulation on symptomatic diabetic peripheral neuropathy: a meta-analysis of randomized controlled trials. Diabetes Res Clin Pract 2010; 89(1):10–15.
1914. Joensuu T, Lehesjoki AE, Kopra O. Molecular background of EPM1-Unverricht-Lundborg disease. Epilepsia 2008; 49 (4):557–563.

1915. Johansson BB. Hypertensive Encephalopathy. In: Welch KMA, Caplan LR, Reis DJ, Sieskö BK, Weir B, editors. Primer on Cerebrovascular Diseases. San Diego: Academic Press; 1997 p. 367–370.
1916. Johnson JO, Mandrioli J, Benatar M et al. Exome sequencing reveals VCP mutations as a cause of familial ALS. Neuron 2010; 68(5):857–864.
1917. Johnson KP, Brooks BR, Cohen JA et al. Copolymer 1 reduces relapse rate and improves disability in relapsing-remitting multiple sclerosis: results of a phase III multicenter, double-blind placebo-controlled trial. The Copolymer 1 Multiple Sclerosis Study Group [see comments]. Neurology 1995; 45 (7):1268–1276.
1918. Johnson KP, Brooks BR, Cohen JA et al. Extended use of glatiramer acetate (Copaxone) is well tolerated and maintains its clinical effect on multiple sclerosis relapse rate and degree of disability. Copolymer 1 Multiple Sclerosis Study Group. Neurology 1998; 50(3):701–708.
1919. Johnson M, Martinson M. Efficacy of electrical nerve stimulation for chronic musculoskeletal pain: a meta-analysis of randomized controlled trials. Pain 2007; 130(1–2):157–165.
1920. Johnson RW, Bouhassira D, Kassianos G, Leplege A, Schmader KE, Weinke T. The impact of herpes zoster and post-herpetic neuralgia on quality-of-life. BMC Med 2010; 8:37.
1921. Johnston KC, Wagner DP, Haley EC, Jr., Connors AF, Jr. Combined clinical and imaging information as an early stroke outcome measure. Stroke 2002; 33(2):466–472.
1922. Johnston SC, Rothwell PM, Nguyen-Huynh MN et al. Validation and refinement of scores to predict very early stroke risk after transient ischaemic attack. Lancet 2007; 369(9558):283–292.
1923. Jones JL, Dean AF, Antoun N, Scoffings DJ, Burnet NG, Coles AJ. 'Radiologically compatible CLIPPERS' may conceal a number of pathologies. Brain 2011; 134(Pt 8):e187.
1924. Joos A, Hetzel A. Schlaganfall und Epilepsie. Akt Neurol 2009; 32:524–532.
1925. Jorns TP, Johnston A, Zakrzewska JM. Pilot study to evaluate the efficacy and tolerability of levetiracetam (Keppra) in treatment of patients with trigeminal neuralgia. Eur J Neurol 2009; 16(6):740–744.
1926. Josephs KA, Boeve BF, Duffy JR et al. Atypical progressive supranuclear palsy underlying progressive apraxia of speech and nonfluent aphasia. Neurocase 2005; 11(4):283–296.
1927. Josephs KA, Matsumoto JY, Ahlskog JE. Benign tremulous parkinsonism. Arch Neurol 2006; 63(3):354–357.
1928. Josephson CB, Leach JP, Duncan R, Roberts RC, Counsell CE, Al-Shahi SR. Seizure risk from cavernous or arteriovenous malformations: prospective population-based study. Neurology 2011; 76(18):1548–1554.
1929. Jouet M, Rosenthal A, Armstrong G et al. X-linked spastic literatureplegia (SPG1), MASA syndrome and X-linked hydrocephalus result from mutations in the L1 gene. Nat Genet 1994; 7(3):402–7.
1930. Joy V, Therimadasamy AK, Chan YC, Wilder-Smith EP. Combined Doppler and B-mode sonography in carpal tunnel syndrome. J Neurol Sci 2011; 308(1–2):16–20.
1931. Juang KD, Wang SJ, Fuh JL, Lu SR, Su TP. Comorbidity of depressive and anxiety disorders in chronic daily headache and its subtypes. Headache 2000; 40(10):818–823.
1932. Juergens A, Pels H, Rogowski S et al. Long-term survival with favorable cognitive outcome after chemotherapy in primary central nervous system lymphoma. Ann Neurol 2010; 67 (2):182–189.
1933. Juh R, Kim J, Moon D, Choe B, Suh T. Different metabolic patterns analysis of Parkinsonism on the 18F-FDG PET. Eur J Radiol 2004; 51(3):223–233.
1934. Jung HH, Danek A, Walker RH. Neuroacanthocytosis syndromes. Orphanet J Rare Dis 2011; 6:68.
1935. Junpeng M, Huang S, Qin S. Progesterone for acute traumatic brain injury. Cochrane Database Syst Rev 2011;(1):CD008409.
1936. Jurgens TP, Muller P, Seedorf H, Regelsberger J, May A. Occipital nerve block is effective in craniofacial neuralgias but not in idiopathic persistent facial pain. J Headache Pain 2012; 13 (3):199–213.
1937. Jurkat-Rott K, Lehmann-Horn F. Electrophysiology and molecular pharmacology of muscle channelopathies. Rev Neurol (Paris) 2004; 160(5 Pt 2):S43–S48.
1938. Jurkat-Rott K, Lehmann-Horn F. Genotype-phenotype correlation and therapeutic rationale in hyperkalemic periodic literaturelysis. Neurotherapeutics 2007; 4(2):216–224.
1939. Jüttler E, Bardutzky J, Helbok R et al. Intrakranieller Druck (ICP). In: Diener HC, Weimar C, Berlit P, Deuschl G, Gold R, Hacke W et al., editors. Leitlinien für Diagnostik und Therapie in der Neurologie. 5 ed. Stuttgart - New York: Thieme; 2012 p. 1032–1042.
1940. Jyothirmayi R, Madhavan J, Nair MK, Rajan B. Conservative surgery and radiotherapy in the treatment of spinal cord astrocytoma. J Neurooncol 1997; 33(3):205–211.
1941. Kaaja R, Julkunen H, Ammala P, Palosuo T, Kurki P. Intravenous immunoglobulin treatment of pregnant patients with recurrent pregnancy losses associated with antiphospholipid antibodies. Acta Obstet Gynecol Scand 1993; 72(1):63–6.
1942. Kaat LD, Boon AJ, Kamphorst W, Ravid R, Duivenvoorden HJ, van Swieten JC. Frontal presentation in progressive supranuclear palsy. Neurology 2007; 69(8):723–729.
1943. Kabir SM, Jennings SJ, Makris D. Posterior fossa subdural hygroma with supratentorial chronic subdural haematoma. Br J Neurosurg 2004; 18(3):297–300.
1944. Kabir SM, Thompson D, Rezajooi K, Casey AT. Non-dysraphic intradural spinal cord lipoma: case series, literature review and guidelines for management. Acta Neurochir (Wien) 2010; 152(7):1139–1144.
1945. Kadanka Z, Bednarik J, Vohanka S et al. Conservative treatment versus surgery in spondylotic cervical myelopathy: a prospective randomised study. Eur Spine J 2000; 9(6):538–544.
1946. Kadanka Z, Mares M, Bednarik J et al. Predictive factors for mild forms of spondylotic cervical myelopathy treated conservatively or surgically. Eur J Neurol 2005; 12(1):16–24.
1947. Kadanka Z, Mares M, Bednarik J et al. Predictive factors for spondylotic cervical myelopathy treated conservatively or surgically. Eur J Neurol 2005; 12(1):55–63.
1948. Kadkhodayan Y, Alreshaid A, Moran CJ, Cross DT, III, Powers WJ, Derdeyn CP. Primary angiitis of the central nervous system at conventional angiography. Radiology 2004; 233 (3):878–882.
1949. Kahl KG, Naumann M, Oertele E, Warmuth-Metz M, Toyka KV. [Recurrent transverse myelitis. 2 cases and review of the literature]. Nervenarzt 1998; 69(12):1115–22.
1950. Kahlon B, Annertz M, Stahlberg F, Rehncrona S. Is aqueductal stroke volume, measured with cine phase-contrast magnetic resonance imaging scans useful in predicting outcome of shunt surgery in suspected normal pressure hydrocephalus? Neurosurgery 2007; 60(1):124–129.
1951. Kai Y, Hamada J, Morioka M, Yano S, Kuratsu J. Treatment of cavernous sinus dural arteriovenous fistulae by external manual carotid compression. Neurosurgery 2007; 60(2):253–257.
1952. Kaim A, Proske M, Kirsch E, von WA, Radu EW, Steinbrich W. Value of repeat-angiography in cases of unexplained subarachnoid hemorrhage (SAH). Acta Neurol Scand 1996; 93 (5):366–373.
1953. Kaiser R. Neuroborreliosis. J Neurol. In press.
1954. Kaiser R. The clinical and epidemiological profile of tick-borne encephalitis in southern Germany 1994–98: a prospective study of 656 patients. Brain 1999; 122(Pt 11):2067–78.
1955. Kaiser R, Archelos-Garcia J-J, Jilg W, Rauer S, Sturzenegger M. Frühsommer-Meningoenzephalitis (FSME). In: Diener HC, Weimar C, Berlit P, Deuschl G, Gold R, Hacke W et al., editors. Leitlinien für Diagnostik und Therapie in der Neurologie. 5 ed. Stuttgart - New York: Thieme; 2012 p. 554–559.
1956. Kakarieka A. Review on traumatic subarachnoid hemorrhage. [Review] [47 refs]. Neurol Res 1997; 19(3):230–232.
1957. Kakkos SK, Sabetai M, Tegos T et al. Silent embolic infarcts on computed tomography brain scans and risk of ipsilateral hemispheric events in patients with asymptomatic internal carotid artery stenosis. J Vasc Surg 2009; 49(4):902–909.
1958. Kalafut MA, Gandhi R, Kidwell CS, Saver JL. Safety and cost of low-molecular-weight heparin as bridging anticoagulant therapy in subacute cerebral ischemia. Stroke 2000; 31 (11):2563–8.
1959. Kalbe E, Kessler J, Calabrese P et al. DemTect: a new, sensitive cognitive screening test to support the diagnosis of mild cognitive impairment and early dementia. Int J Geriatr Psychiatry 2004; 19(2):136–143.
1960. Kalbe E, Riedel O, Kohn N, Dodel R, Calabrese P, Kessler J. Sensitivität und Spezifität des „Parkinson Neuropsychometric Dementia Assessment" (PANDA): Ergebnisse der GEPADStudie. Akt Neurol 2007; 34:140–146.
1961. Kalis MM, Huff NA. Oxcarbazepine, an antiepileptic agent. Clin Ther 2001; 23(5):680–700.
1962. Kalish RA, Kaplan RF, Taylor E, Jones-Woodward L, Workman K, Steere AC. Evaluation of study patients with Lyme disease, 10–20-year follow-up. J Infect Dis 2001; 183(3):453–460.
1963. Kalita J, Vajpayee A, Misra UK. Comparison of prednisolone with piroxicam in complex regional pain syndrome following stroke: a randomized controlled trial. QJM 2006; 99(2):89–95.
1964. Kallmann BA, Sauer J, Schliesser M et al. Determination of ventricular diameters in multiple sclerosis patients with

transcranial sonography (TCS)–a two year follow-up study. J Neurol 2004; 251(1):30–34.
1965. Kaloshi G, ouaich-Amiel A, Diakite F et al. Temozolomide for low-grade gliomas: predictive impact of 1p/19q loss on response and outcome. Neurology 2007; 68(21):1831–1836.
1966. Kalra S, Grosset DG, Benamer HT. Differentiating vascular parkinsonism from idiopathic Parkinson's disease: a systematic review. Mov Disord 2010; 25(2):149–156.
1967. Kamal AK, Naqvi I, Husain MR, Khealani BA. Cilostazol versus aspirin for secondary prevention of vascular events after stroke of arterial origin. Cochrane Database Syst Rev 2011;(1): CD008076.
1968. Kandan SR, Khan S, Jeyaretna DS, Lhatoo S, Patel NK, Coakham HB. Neuralgia of the glossopharyngeal and vagal nerves: long-term outcome following surgical treatment and literature review. Br J Neurosurg 2010; 24(4):441–446.
1969. Kane JM, Rifkin A, Woerner M et al. Low-dose neuroleptic treatment of outpatient schizophrenics. I. Preliminary results for relapse rates. Arch Gen Psychiatry 1983; 40(8):893–6.
1970. Kaneko S, Battino D, Andermann E et al. Congenital malformations due to antiepileptic drugs. Epilepsy Res 1999; 33(2–3):145–58.
1971. Kang GA, Heath S, Rothlind J, Starr PA. Long-term follow-up of pallidal deep brain stimulation in two cases of Huntington's disease. J Neurol Neurosurg Psychiatry 2011; 82(3):272–277.
1972. Kang JS, Jochem-Gawehn S, Laufs H, Ferbert A, Vieregge P, Ziemann U. [Hirayama disease in Germany : Case reports and review of the literature]. Nervenarzt 2011; 82(10):1264–1272.
1973. Kapadia NP, Harden N. Gabapentin for chronic pain in spinal cord injury: a case report. Arch Phys Med Rehabil 2000; 81 (10):1439–41.
1974. Kapfhammer HP. Somatoforme Störungen. Konzept, Klinik, Ätiopathogenese und Therapie. Nervenarzt 2007; 79:99–117.
1975. Kapfhammer HP, Mayer C, Hock U, Huppert D, Dieterich M, Brandt T. Course of illness in phobic postural vertigo. Acta Neurol Scand 1997; 95(1):-28.
1976. Kaplan RF, Trevino RP, Johnson GM et al. Cognitive function in post-treatment Lyme disease: do additional antibiotics help? Neurology 2003; 60(12):1916–1922.
1977. Overview of survival outcome and functional status in post-marketing cases of natalizumab-associated progressive multifocal leukoencephalopathy.: http://www.posters2view.com/ECTRIMS2011/view.php?nu=244; 2013.
1978. Kappos L, Li D, Calabresi PA et al. Ocrelizumab in relapsing-remitting multiple sclerosis: a phase 2, randomised, placebo-controlled, multicentre trial. Lancet 2011; 378(9805):1779–1787.
1979. Kappos L, Radue EW, O'Connor P et al. A placebo-controlled trial of oral fingolimod in relapsing multiple sclerosis. N Engl J Med 2010; 362(5):387–401.
1980. Kapur N. Memory disorders in clinical practice. London: Butterworth; 1988.
1981. Karadimas EJ, Trypsiannis G, Giannoudis PV. Surgical treatment of coccygodynia: an analytic review of the literature. Eur Spine J 2011; 20(5):698–705.
1982. Karassa FB, Ioannidis JP, Boki KA et al. Predictors of clinical outcome and radiologic progression in patients with neuropsychiatric manifestations of systemic lupus erythematosus. Am J Med 2000; 109(8):628–34.
1983. Karikari IO, Powers CJ, Reynolds RM, Mehta AI, Isaacs RE. Management of a spontaneous spinal epidural abscess: a single-center 10-year experience. Neurosurgery 2009; 65(5):919–923.
1984. Karjalainen K, Malmivaara A, van TM et al. Multidisciplinary biopsychosocial rehabilitation for subacute low back pain among working age adults. Cochrane Database Syst Rev 2003; (2):CD002193.
1985. Karnath HO. Pusher syndrome–a frequent but little-known disturbance of body orientation perception. J Neurol 2007; 254(4):415–424.
1986. Karnath HO, Ferber S, Himmelbach M. Spatial awareness is a function of the temporal not the posterior parietal lobe. Nature 2001; 411(6840):950–953.
1987. Karnath H-O, Benke T, Brötz D et al. Rehabilitation bei Störungen der Raumkognition. In: Diener HC, Weimar C, Berlit P, Deuschl G, Gold R, Hacke W et al., editors. Leitlinien für Diagnostik und Therapie in der Neurologie. 5 ed. Stuttgart - New York: Thieme; 2012 p. 1144–1149.
1988. Karnes WE. Diseases of the seventh cranial nerve. In: Dyck PJ, Thomas PK, Lambert EH, Bunge R, editors. Peripheral Neuropathy. 2 ed. Philadelphia: Saunders; 1984 p. 818–836.
1989. Karnofsky DA, Abelmann WH, Craver LF, Burchenal JM. The use of the nitrogen mustards in the palliative treatment of carcinoma: with particular reference to bronchogenic carcinoma. Cancer 1948; 1:634–656.
1990. Karst M, Salim K, Burstein S, Conrad I, Hoy L, Schneider U. Analgesic effect of the synthetic cannabinoid CT-3 on chronic neuropathic pain: a randomized controlled trial. JAMA 2003; 290(13):1757–1762.
1991. Kasner SE, Chimowitz MI, Lynn MJ et al. Predictors of ischemic stroke in the territory of a symptomatic intracranial arterial stenosis. Circulation 2006; 113(4):555–563.
1992. Kassell NF, Torner JC, Haley EC, Jane JA, Adams HP, Kongable GL. The international cooperative study on the timing of aneurysm surgery. Part 1: Overall management results. J Neurosurg 1990; 73:18–36.
1993. Kassell NF, Torner JC. Aneurysmal rebleeding: a preliminary report from the Cooperative Aneurysm Study. Neurosurgery 1983; 13:479–481.
1994. Kassubek J, Juengling FD, Els T et al. Activation of a residual cortical network during painful stimulation in long-term postanoxic vegetative state: a 15O-H2O PET study. J Neurol Sci 2003; 212(1–2):85–91.
1995. Kaste M, Skyhoj Olsen T, Orgogozo J, Bogousslavsky J, Hacke W. Organization of stroke care: education, stroke units and rehabilitation. European Stroke Initiative (EUSI). Cerebrovasc Dis 2000; 10 Suppl 3:1–11.:1–11.
1996. Kastrup O, van de NJ, Gasser T, Keyvani K. Three cases of CLIPPERS: a serial clinical, laboratory and MRI follow-up study. J Neurol 2011; 258(12):2140–2146.
1997. Kato H, Izumiyama M, Izumiyama K, Takahashi A, Itoyama Y. Silent cerebral microbleeds on T2*-weighted MRI: correlation with stroke subtype, stroke recurrence, and leukoaraiosis. Stroke 2002; 33(6):1536–1540.
1998. Kato K, Sullivan PF, Evengard B, Pedersen NL. Chronic widespread pain and its comorbidities: a population-based study. Arch Intern Med 2006; 166(15):1649–1654.
1999. Katsarava Z, Diener HC. Medication overuse headache in Germany. Cephalalgia 2008; 28(11):1221–1222.
2000. Katsarava Z, Fritsche G, Muessig M, Diener HC, Limmroth V. Clinical features of withdrawal headache following overuse of triptans and other headache drugs. Neurology 2001; 57 (9):1694–1698.
2001. Katsiari CG, Giavri I, Mitsikostas DD, Yiannopoulou KG, Sfikakis PP. Acute transverse myelitis and antiphospholipid antibodies in lupus. No evidence for anticoagulation. Eur J Neurol 2011; 18(4):556–563.
2002. Kattah JC, Talkad AV, Wang DZ, Hsieh YH, Newman-Toker DE. HINTS to diagnose stroke in the acute vestibular syndrome: three-step bedside oculomotor examination more sensitive than early MRI diffusion-weighted imaging. Stroke 2009; 40 (11):3504–3510.
2003. Katusic S, Beard CM, Bergstralh E, Kurland LT. Incidence and clinical features of trigeminal neuralgia, Rochester, Minnesota, 1945–1984. Ann Neurol 1990; 27(1):89–95.
2004. Katusic S, Williams DB, Beard CM, Bergstralh E, Kurland LT. Incidence and clinical features of glossopharyngeal neuralgia, Rochester, Minnesota, 1945–1984. Neuroepidemiology 1991; 10(5–6):266–275.
2005. Katz JN, Dalgas M, Stucki G et al. Degenerative lumbar spinal stenosis. Diagnostic value of the history and physical examination. Arthritis Rheum 1995; 38(9):1236–1241.
2006. Katz JS, Saperstein DS, Gronseth G, Amato AA, Barohn RJ. Distal acquired demyelinating symmetric neuropathy. Neurology 2000; 54(3):615–20.
2007. Katzenschlager R, Head J, Schrag A, Ben-Shlomo Y, Evans A, Lees AJ. Fourteen-year final report of the randomized PDRG-UK trial comparing three initial treatments in PD. Neurology 2008; 71(7):474–480.
2008. Kauppinen R. Porphyrias. Lancet 2005; 365(9455):241–252.
2009. Kaur H, Hota D, Bhansali A, Dutta P, Bansal D, Chakrabarti A. A comliteraturetive evaluation of amitriptyline and duloxetine in painful diabetic neuropathy: a randomized, double-blind, cross-over clinical trial. Diabetes Care 2011; 34(4):818–822.
2010. Kaur P. Cellular and Molecular Mechanisms Behind Methylmercury-Induced Neurotoxicity. Norwegian University of Science and Technology, Faculty of Medicine, Department of Neuroscience; 2008.
2011. Kay TM, Gross A, Goldsmith C, Santaguida PL, Hoving J, Bronfort G. Exercises for mechanical neck disorders. Cochrane Database Syst Rev 2005;(3):CD004250.
2012. Keech A, Simes RJ, Barter P et al. Effects of long-term fenofibrate therapy on cardiovascular events in 9795 people with type 2 diabetes mellitus (the FIELD study): randomised controlled trial. Lancet 2005; 366(9500):1849–1861.
2013. Keegan M, Pineda AA, McClelland RL, Darby CH, Rodriguez M, Weinshenker BG. Plasma exchange for severe attacks of CNS

demyelination: predictors of response. Neurology 2002; 58 (1):143–146.
2014. Keeling D, Davidson S, Watson H. The management of heparin-induced thrombocytopenia. Br J Haematol 2006; 133 (3):259–269.
2015. Keene CD, Sonnen JA, Swanson PD et al. Neural transplantation in Huntington disease: long-term grafts in two patients. Neurology 2007; 68(24):2093–2098.
2016. Keidel M. Schleudertrauma der Halswirbelsäule. In: Brandt T, Diener HC, Dichgans J, editors. Therapie und Verlauf neurologischer Erkrankungen. Stuttgart: Kohlhammer; 1998 p. 69–84.
2017. Keidel M. Der posttraumatische Verlauf nach zervikozephaler Beschleunigungsverletzung. Klinische, neurophysiologische und neuropsychologische Aspekte. In: Kügelgen B, editor. Distorsion der Halswirbelsäule. Berlin - Heidelberg: Springer; 1995 p. 73–113.
2018. Keime-Guibert F, Chinot O, Taillandier L et al. Radiotherapy for glioblastoma in the elderly. N Engl J Med 2007; 356 (15):1527–1535.
2019. Keime-Guibert F, Graus F, Broet P et al. Clinical outcome of patients with anti-Hu-associated encephalomyelitis after treatment of the tumor. Neurology 1999; 53(8):1719–1723.
2020. Kele H. Sonographie der peripheren Nerven. Klin Neurophysiol 2008; 39:153–163.
2021. Kelemen A, Rasonyl G, Neuwirth M et al. Our clinical experience with zonisamide in resistant generalized epilepsy syndromes. Ideggyogy Sz 2011; 64(5–6):187–192.
2022. Kelly H, Brady MC, Enderby P. Speech and language therapy for aphasia following stroke. Cochrane Database Syst Rev 2010;(5):CD000425.
2023. Kelly KM, Shiau DS, Kern RT et al. Assessment of a scalp EEG-based automated seizure detection system. Clin Neurophysiol 2010; 121(11):1832–1843.
2024. Kelly PJ, Daumas Duport C, Kispert DB, Kall BA, Scheithauer BW, Illig JJ. Imaging based stereotactic biopsies in untreated intracranial glial neoplasms. J Neurosurg 1987; 66:865–874.
2025. Kelman L. The triggers or precipitants of the acute migraine attack. Cephalalgia 2007; 27(5):394–402.
2026. Kemler MA, Barendse GA, Van KM et al. Spinal cord stimulation in patients with chronic reflex sympathetic dystrophy. N Engl J Med 2000; 343(9):618–624.
2027. Kemler MA, de Vet HC, Barendse GA, Van Den Wildenberg FA, Van KM. The effect of spinal cord stimulation in patients with chronic reflex sympathetic dystrophy: two years' follow-up of the randomized controlled trial. Ann Neurol 2004; 55(1):13–18.
2028. Kemler MA, de Vet HC, Barendse GA, Van Den Wildenberg FA, Van KM. Effect of spinal cord stimulation for chronic complex regional pain syndrome Type I: five-year final follow-up of patients in a randomized controlled trial. J Neurosurg 2008; 108 (2):292–298.
2029. Kendall KA, Leonard RJ. Interarytenoid muscle botox injection for treatment of adductor spasmodic dysphonia with vocal tremor. J Voice 2011; 25(1):114–119.
2030. Kenet G, Kirkham F, Niederstadt T et al. Risk factors for recurrent venous thromboembolism in the European collaborative paediatric database on cerebral venous thrombosis: a multicentre cohort study. Lancet Neurol 2007; 6(7):595–603.
2031. Kenet G, Lutkhoff LK, Albisetti M et al. Impact of thrombophilia on risk of arterial ischemic stroke or cerebral sinovenous thrombosis in neonates and children: a systematic review and meta-analysis of observational studies. Circulation 2010; 121 (16):1838–1847.
2032. Kennedy J, Hill MD, Ryckborst KJ, Eliasziw M, Demchuk AM, Buchan AM. Fast assessment of stroke and transient ischaemic attack to prevent early recurrence (FASTER): a randomised controlled pilot trial. Lancet Neurol 2007; 6(11):961–969.
2033. Kennedy WR, Alter M, Sung JH. Progressive proximal spinal and bulbarmuscular atrophy of late onset: a sex-linked recessive trait. Neurology 1968; 18:671–680.
2034. Kenney C, Diamond A, Mejia N, Davidson A, Hunter C, Jankovic J. Distinguishing psychogenic and essential tremor. J Neurol Sci 2007; 263(1–2):94–99.
2035. Kent JM. SNaRIs, NaSSAs, and NaRIs: new agents for the treatment of depression. Lancet 2000; 355(9207):911–8.
2036. Ker K, Blackhall K. Beta-2 receptor antagonists for acute traumatic brain injury. Cochrane Database Syst Rev 2008;(1): CD006686.
2037. Kerckhoff G. Räumlich-perzeptive, räumlich-kognitive, räumlich-konstruktive und räumlich-topographische Störungen. In: Sturm W, Herrmann M, Wallesch CW, editors. Lehrbuch der klinischen Neuropsychologie. Lisse: Swets & Zeitlinger; 2000.
2038. Kernan WN, Viscoli CM, Brass LM et al. The stroke prognosis instrument II (SPI-II) : A clinical prediction instrument for patients with transient ischemia and nondisabling ischemic stroke. Stroke 2000; 31(2):456–462.
2039. Kerr D. Transverse Meylitis. In: Johnson RT, Griffin JW, McArthur JC, editors. Current Therapy in Neurologic Disease. 6th ed. Mosby Press; 2001.
2040. Kerr EE, Benson D, Schrot RJ. Coccygectomy for chronic refractory coccygodynia: clinical case series and literature review. J Neurosurg Spine 2011; 14(5):654–663.
2041. Kerr GK, Worringham CJ, Cole MH, Lacherez PF, Wood JM, Silburn PA. Predictors of future falls in Parkinson disease. Neurology 2010; 75(2):116–124.
2042. Kesselring J, Miller D, Robb S et al. Acute disseminated encephalomyelitis. MRI findings and the distinction from multiple sclerosis. Brain 1990; 113:291–302.
2043. Kessler J, Markowitsch HJ, Rudolf J, Heiss WD. Continuing cognitive impairment after isolated transient global amnesia. Int J Neurosci 2001; 106(3–4):159–168.
2044. Kessler J, Thiel A, Karbe H, Heiss WD. Piracetam improves activated blood flow and facilitates rehabilitation of poststroke aphasic patients. Stroke 2000; 31(9):2112–6.
2045. Kessler TM, Bachmann LM, Minder C et al. Adverse event assessment of antimuscarinics for treating overactive bladder: a network meta-analytic approach. PLoS One 2011; 6(2): e16718.
2046. Keus SH, Bloem BR, Hendriks EJ, Bredero-Cohen AB, Munneke M. Evidence-based analysis of physical therapy in Parkinson's disease with recommendations for practice and research. Mov Disord 2007; 22(4):451–460.
2047. Keus SH, Munneke M, Nijkrake MJ, Kwakkel G, Bloem BR. Physical therapy in Parkinson's disease: evolution and future challenges. Mov Disord 2009; 24(1):1–14.
2048. Keyrouz SG, Diringer MN. Clinical review: Prevention and therapy of vasospasm in subarachnoid hemorrhage. Crit Care 2007; 11(4):220.
2049. Khadilkar A, Milne S, Brosseau L et al. Transcutaneous electrical nerve stimulation (TENS) for chronic low-back pain. Cochrane Database Syst Rev 2005;(3):CD003008.
2050. Khan J, Harrison TB, Rich MM, Moss M. Early development of critical illness myopathy and neuropathy in patients with severe sepsis. Neurology 2006; 67(8):1421–1425.
2051. Khan OA. Gabapentin relieves trigeminal neuralgia in multiple sclerosis patients. Neurology 1998; 51(2):611–614.
2052. Khan S, Gill SS, Mooney L et al. Combined pedunculopontine-subthalamic stimulation in Parkinson disease. Neurology 2012; 78(14):1090–1095.
2053. Khan SN, Stansby G. Cerebrospinal fluid drainage for thoracic and thoracoabdominal aortic aneurysm surgery. Cochrane Database Syst Rev 2004;(1):CD003635.
2054. Khatri BO. Therapeutic apheresis in multiple sclerosis and other central nervous system disorders. Ther Apher 2000; 4 (4):263–70.
2055. Khedr EM, Kotb H, Kamel NF, Ahmed MA, Sadek R, Rothwell JC. Longlasting antalgic effects of daily sessions of repetitive transcranial magnetic stimulation in central and peripheral neuropathic pain. J Neurol Neurosurg Psychiatry 2005; 76 (6):833–838.
2056. Khostanteen I, Tunks ER, Goldsmith CH, Ennis J. Fibromyalgia: can one distinguish it from simulation? An observer-blind controlled study. J Rheumatol 2000; 27(11):2671–6.
2057. Kidwell CS, Alger JR, Saver JL. Beyond mismatch: evolving literaturedigms in imaging the ischemic penumbra with multimodal magnetic resonance imaging. Stroke 2003; 34 (11):2729–2735.
2058. Kiefer R. Immunneuropathien. In: Hacke W, Hennerici M, Diener HC, editors. Neurologie. Stuttgart: Thieme; 2002 p. 56–60.
2059. Kiefer R. Entzündliche Polyneuropathie: Wodurch lässt sich die Diagnose erhärten? In: Deuschl G, Gerloff C, Kömpf DWC, Diener HC, Busch EW, editors. Aktuelle Neurologie. Sonderband Fortbildungsakademie der 81. Jahrestagung der DGN. Stuttgart - New York: Thieme; 2008 p. 220–222.
2060. Kim DJ, Terbrugge K, Krings T, Willinsky R, Wallace C. Spontaneous angiographic conversion of intracranial dural arteriovenous shunt: long-term follow-up in nontreated patients. Stroke 2010; 41(7):1489–1494.
2061. Kim DW, Lee SK, Chu K et al. Predictors of surgical outcome and pathologic considerations in focal cortical dysplasia. Neurology 2009; 72(3):211–216.
2062. Kim MS, Chung CK, Choe G, Kim IH, Kim HJ. Intramedullary spinal cord astrocytoma in adults: postoperative outcome. J Neurooncol 2001; 52(1):85–94.

2063. Kim NH, Cho KT, Seo HS. Myelopathy due to intracranial dural arteriovenous fistula: a potential diagnostic pitfall. Case report. J Neurosurg 2011; 114(3):830–833.
2064. Kim SH, Kim W, Li XF, Jung IJ, Kim HJ. Repeated treatment with rituximab based on the assessment of peripheral circulating memory B cells in patients with relapsing neuromyelitis optica over 2 years. Arch Neurol 2011; 68(11):1412–1420.
2065. Kim SH, Kim W, Li XF, Jung IJ, Kim HJ. Clinical spectrum of CNS aquaporin-4 autoimmunity. Neurology 2012; 78 (15):1179–1185.
2066. Kim SH, Kim W, Park MS, Sohn EH, Li XF, Kim HJ. Efficacy and safety of mitoxantrone in patients with highly relapsing neuromyelitis optica. Arch Neurol 2011; 68(4):473–479.
2067. Kim WH, Yoon SH, Kim CY et al. Temozolomide for malignant primary spinal cord glioma: an experience of six cases and a literature review. J Neurooncol 2011; 101(2):247–254.
2068. Kimura J. Electrodiagnosis in diseases of nerve and muscle: principles and practice. Philadelphia: F.A.Davis Company; 1989.
2069. Kimura R, Park YS, Nakase H, Sakaki T. Syringomyelia caused by cervical spondylosis. Acta Neurochir (Wien) 2004; 146 (2):175–178.
2070. Kinali M, Jungbluth H, Eunson LH et al. Expanding the phenotype of potassium channelopathy: severe neuromyotonia and skeletal deformities without prominent Episodic Ataxia. Neuromuscul Disord 2004; 14(10):689–693.
2071. Kinsman MJ, Callahan JD, Hattab EM, Cohen-Gadol AA. Extramedullary spinal ependymoma: a diagnostic challenge and review of the literature. Clin Neurol Neurosurg 2011; 113 (8):661–664.
2072. Kipfer S, Stephan MA, Schupbach WM, Ballinari P, Kaelin-Lang A. Resting tremor in Parkinson disease: a negative predictor of levodopa-induced dyskinesia. Arch Neurol 2011; 68 (8):1037–1039.
2073. Kira J. The expanding phenotype of CLIPPERS: is it a disease or a syndrome? J Neurol Neurosurg Psychiatry 2012; 83(1):2–3.
2074. Kiriyanthan G, Krauss JK, Glocker FX, Scheremet R. Facial myokymia due to acoustic neurinoma. Surg Neurol 1994; 41:498–501.
2075. Kirkman MA, Yu-Wai-Man P, Korsten A et al. Gene-environment interactions in Leber hereditary optic neuropathy. Brain 2009; 132(Pt 9):2317–2326.
2076. Kirsch-Darrow L, Fernandez HH, Marsiske M, Okun MS, Bowers D. Dissociating apathy and depression in Parkinson disease. Neurology 2006; 67(1):33–38.
2077. Kirschner J, Schessl J, Schara U et al. Treatment of Duchenne muscular dystrophy with ciclosporin A: a randomised, double-blind, placebo-controlled multicentre trial. Lancet Neurol 2010; 9(11):1053–1059.
2078. Kirschner JS, Foye PM, Cole JL. Piriformis syndrome, diagnosis and treatment. Muscle Nerve 2009; 40(1):10–18.
2079. Kissel JT, McDermott MP, Mendell JR et al. Randomized, double-blind, placebo-controlled trial of albuterol in facioscapulohumeral dystrophy. Neurology 2001; 57(8):1434–40.
2080. Kissel JT, Scott CB, Reyna SP et al. SMA CARNIVAL TRIAL PART II: a prospective, single-armed trial of L-carnitine and valproic acid in ambulatory children with spinal muscular atrophy. PLoS One 2011; 6(7):e21296.
2081. Kiymaz N, Yilmaz N, Mumcu C, Anlar O, Ozen S, Kayaoglu CR. Protective effect of sildenafil (Viagra) in transient spinal cord ischemia. Pediatr Neurosurg 2008; 44(1):22–28.
2082. Kizer JR, Dahlof B, Kjeldsen SE et al. Stroke reduction in hypertensive adults with cardiac hypertrophy randomized to losartan versus atenolol: the Losartan Intervention For Endpoint reduction in hypertension study. Hypertension 2005; 45 (1):46–52.
2083. Klaphajone J, Kitisomprayoonkul W, Sriplakit S. Botulinum toxin type A injections for treating neurogenic detrusor overactivity combined with low-compliance bladder in patients with spinal cord lesions. Arch Phys Med Rehabil 2005; 86 (11):2114–2118.
2084. Klebe S, Azzedine H, Durr A et al. Autosomal recessive spastic literatureplegia (SPG30) with mild ataxia and sensory neuropathy maps to chromosome 2q37.3. Brain 2006; 129(Pt 6):1456–1462.
2085. Klein C. Movement disorders: classifications. J Inherit Metab Dis 2005; 28(3):425–439.
2086. Klein C. Genetisches Testen auf erbliche Parkinson-Syndrome. Akt Neurol 2011; 38(10):533–537.
2087. Klein C, Brin MF, Kramer P et al. Association of a missense change in the D2 dopamine receptor with myoclonus dystonia. Proc Natl Acad Sci U S A 1999; 96(9):5173–6.
2088. Klein C, Hagenah J, Landwehrmeyer B, Munte T, Klockgether T. [The presymptomatic stage of neurodegenerative disorders]. Nervenarzt 2011; 82(8):994–1001.
2089. Klein C, Schneider SA, Lang AE. Hereditary parkinsonism: Parkinson disease look-alikes–an algorithm for clinicians to "PARK" genes and beyond. Mov Disord 2009; 24(14):2042–2058.
2090. Klein CJ, Botuyan MV, Wu Y et al. Mutations in DNMT1 cause hereditary sensory neuropathy with dementia and hearing loss. Nat Genet 2011; 43(6):595–600.
2091. Klein M, Heimans JJ, Aaronson NK et al. Effect of radiotherapy and other treatment-related factors on mid-term to long-term cognitive sequelae in low-grade gliomas: a comliteraturetive study. Lancet 2002; 360(9343):1361–1368.
2092. Kleiner-Fisman G, Herzog J, Fisman DN et al. Subthalamic nucleus deep brain stimulation: summary and meta-analysis of outcomes. Mov Disord 2006; 21 Suppl 14:S290-S304.
2093. Kleiser B, Widder B. Course of carotid artery occlusions with impaired cerebrovascular reactivity. Stroke 1992; 23:171–174.
2094. Kleist-Welch Guerra W, Pieck J, Gaab MR. Neurovaskuläre Erkrankungen. Klinik und Therapie zerebraler Kavernome. Dtsch Ärztebl 2001; 98(25):A1690-A1696.
2095. Kleiter I, Hellwig K, Berthele A et al. Failure of natalizumab to prevent relapses in neuromyelitis optica. Arch Neurol 2012; 69(2):239–245.
2096. Kleiter I, Luerding R, Diendorfer G, Rek H, Bogdahn U, Schalke B. A lightning strike to the head causing a visual cortex defect with simple and complex visual hallucinations. J Neurol Neurosurg Psychiatry 2007; 78(4):423–426.
2097. Klempner MS, Hu LT, Evans J et al. Two controlled trials of antibiotic treatment in patients with persistent symptoms and a history of Lyme disease. N Engl J Med 2001; 345(2):85–92.
2098. Kles KA, Vinik AI. Pathophysiology and treatment of diabetic peripheral neuropathy: the case for diabetic neurovascular function as an essential component. Curr Diabetes Rev 2006; 2(2):131–145.
2099. Klijn CJ, Kappelle LJ, Algra A, van GJ. Outcome in patients with symptomatic occlusion of the internal carotid artery or intracranial arterial lesions: a meta-analysis of the role of baseline characteristics and type of antithrombotic treatment. Cerebrovasc Dis 2001; 12(3):228–234.
2100. Klimo P, Jr., Kestle JR, MacDonald JD, Schmidt RH. Marked reduction of cerebral vasospasm with lumbar drainage of cerebrospinal fluid after subarachnoid hemorrhage. J Neurosurg 2004; 100(2):215–224.
2101. Kline LB, Hoyt WF. The Tolosa-Hunt syndrome. J Neurol Neurosurg Psychiatry 2001; 71(5):577–82.
2102. Klinge L, Dean AF, Kress W et al. Late onset in dysferlinopathy widens the clinical spectrum. Neuromuscul Disord 2008; 18 (4):288–290.
2103. Klinge L, Eagle M, Haggerty ID, Roberts CE, Straub V, Bushby KM. Severe phenotype in infantile facioscapulohumeral muscular dystrophy. Neuromuscul Disord 2006; 16(9–10):553–558.
2104. Klingmann C, Gonnermann A, Dreyhaupt J, Vent J, Praetorius M, Plinkert PK. Decompression illness reported in a survey of 429 recreational divers. Aviat Space Environ Med 2008; 79 (2):123–128.
2105. Klivenyi P, Kiaei M, Gardian G, Calingasan NY, Beal MF. Additive neuroprotective effects of creatine and cyclooxygenase 2 inhibitors in a transgenic mouse model of amyotrophic lateral sclerosis. J Neurochem 2004; 88(3):576–582.
2106. Klockgether T. [Ataxias. Diagnostic procedure and treatment]. Nervenarzt 2005; 76(10):1275–1283.
2107. Klockgether T. The clinical diagnosis of autosomal dominant spinocerebellar ataxias. Cerebellum 2008; 7(2):101–105.
2108. Klockgether T. Sporadic ataxia with adult onset: classification and diagnostic criteria. Lancet Neurol 2010; 9(1):94–104.
2109. Klockgether T, Jacobsen P, Loschmann PA, Turski L. The antiparkinsonian agent budipine is an N-methyl-D-aspartate antagonist. J Neural Transm Park Dis Dement Sect 1993; 5 (2):101–106.
2110. Klockgether T, Petersen D, Grodd W, Dichgans J. Early onset cerebellar ataxia with retained tendon reflexes. Clinical, electrophysiological and MRI observations in comparison with Friedreich's ataxia. Brain 1991; 114 (Pt 4):1559–1573.
2111. Klopstock T, Querner V, Schmidt F et al. A placebo-controlled crossover trial of creatine in mitochondrial diseases. Neurology 2000; 55(11):1748–1751.
2112. Klopstock T, Yu-Wai-Man P, Dimitriadis K et al. A randomized placebo-controlled trial of idebenone in Leber's hereditary optic neuropathy. Brain 2011; 134(Pt 9):2677–2686.

2113. Klotzsch C, Sliwka U, Berlit P, Noth J. An increased frequency of patent foramen ovale in patients with transient global amnesia. Analysis of 53 consecutive patients. Arch Neurol 1996; 53(6):504–508.
2114. Klusman I, Schwab ME. Läsionsmechanismen bei Rückenmarktrauma. Akt Neurol 2005; 32:496–504.
2115. Knight MA, Gardner RJ, Bahlo M et al. Dominantly inherited ataxia and dysphonia with dentate calcification: spinocerebellar ataxia type 20. Brain 2004; 127(Pt 5):1172–1181.
2116. Knight T, Steeves T, Day L, Lowerison M, Jette N, Pringsheim T. Prevalence of tic disorders: a systematic review and meta-analysis. Pediatr Neurol 2012; 47(2):77–90.
2117. Knowlton RC, Elgavish RA, Bartolucci A et al. Functional imaging: II. Prediction of epilepsy surgery outcome. Ann Neurol 2008; 64(1):35–41.
2118. Knox S, Atkinson RP, Stephens R, Coffey RJ, Zusman EE. Myelopathy as a complication of intrathecal drug infusion systems. Arch Neurol 2007; 64(2):286–287.
2119. Knudsen K, Lorenz D, Deuschl G. A clinical test for the alcohol sensitivity of essential tremor. Mov Disord 2011; 26 (12):2291–2295.
2120. Knudsen KA, Rosand J, Karluk D, Greenberg SM. Clinical diagnosis of cerebral amyloid angiopathy: validation of the Boston criteria. Neurology 2001; 56(4):537–539.
2121. Kocak Z, Garipagaoglu M, Adli M, Uzal MC, Kurtman C. Spinal cord ependymomas in adults: analysis of 15 cases. J Exp Clin Cancer Res 2004; 23(2):201–206.
2122. Koch MC, Grimm T, Harley HG, Harper PS. Genetic risks for children of women with myotonic dystrophy. Am J Hum Genet 1991; 48(6):1084–91.
2123. Koch MC, Steinmeyer K, Lorenz C et al. The skeletal muscle chloride channel in dominant and recessive human myotonia. Science 1992; 257(5071):797–800.
2124. Kocher M, Soffietti R, Abacioglu U et al. Adjuvant whole-brain radiotherapy versus observation after radiosurgery or surgical resection of one to three cerebral metastases: results of the EORTC 22952-26001 study. J Clin Oncol 2011; 29(2):134–141.
2125. Koehler PJ, Okun MS. Important observations prior to the description of the Hoover sign. Neurology 2004; 63(9):1693–1697.
2126. Koehler PJ, Verbiest H, Jager J, Vecht CJ. Delayed radiation myelopathy: serial MR-imaging and pathology. Clin Neurol Neurosurg 1996; 98(2):197–201.
2127. Koeppen AH. Friedreich's ataxia: pathology, pathogenesis, and molecular genetics. J Neurol Sci 2011; 303(1–2):1–12.
2128. Koffman BM, Greenfield LJ, Ali II, Pirzada NA. Neurologic complications after surgery for obesity. Muscle Nerve 2006; 33 (2):166–176.
2129. Kofteridis DP, Mazokopakis EE, Tselentis Y, Gikas A. Neurological complications of acute Q fever infection. Eur J Epidemiol 2004; 19(11):1051–1054.
2130. Koga Y, Akita Y, Junko N et al. Endothelial dysfunction in MELAS improved by l-arginine supplementation. Neurology 2006; 66(11):1766–1769.
2131. Koga Y, Akita Y, Nishioka J et al. L-arginine improves the symptoms of strokelike episodes in MELAS. Neurology 2005; 64(4):710–712.
2132. Kohler BA, Ward E, McCarthy BJ et al. Annual report to the nation on the status of cancer, 1975–2007, featuring tumors of the brain and other nervous system. J Natl Cancer Inst 2011; 103(9):714–736.
2133. Köhler W, Bucka C, Sokolowski P, Blattner R, Hertel G. Azathioprin und andere Immunsuppressiva bei Myasthenia gravis. Akt Neurol 1998; 25:S48-S51.
2134. Köhrmann M, Sauer R, Huttner HB, Engelhorn T, Doerfler A, Schellinger PD. MRI mismatch-based intravenous thrombolysis for isolated cerebellar infarction. Stroke 2009; 40(5):1897–1899.
2135. Koike H, Sobue G. Alcoholic neuropathy. Curr Opin Neurol 2006; 19(5):481–486.
2136. Kollensperger M, Krismer F, Pallua A, Stefanova N, Poewe W, Wenning GK. Erythropoietin is neuroprotective in a transgenic mouse model of multiple system atrophy. Mov Disord 2011; 26(3):507–515.
2137. Kollensperger M, Seppi K, Liener C et al. Diffusion weighted imaging best discriminates PD from MSA-P: A comparison with tilt table testing and heart MIBG scintigraphy. Mov Disord 2007; 22(12):1771–1776.
2138. Koller H, Kieseier BC, Jander S, Hartung HP. Chronic inflammatory demyelinating polyneuropathy. N Engl J Med 2005; 352 (13):1343–1356.
2139. Koller H, Schroeter M, Feischen H, Hartung HP, Kieseier BC. Subcutaneous self-infusions of immunoglobulins as a potential therapeutic regimen in immune-mediated neuropathies. J Neurol 2006; 253(11):1505–1506.
2140. Kollewe K, Dengler R, Petri S. [Amyotrophic lateral sclerosis. Current clinical trials and underlying pathomechanisms]. Nervenarzt 2008; 79(6):653–661.
2141. Kolmel HW. Complex visual hallucinations in the hemianopic field. J Neurol Neurosurg Psychiatry 1985; 48(1):29–38.
2142. Koman LA, Mooney JF, Smith BP, Walker F, Leon JM. Botulinum toxin type A neuromuscular blockade in the treatment of lower extremity spasticity in cerebral palsy: a randomized, double-blind, placebo-controlled trial. BOTOX Study Group. J Pediatr Orthop 2000; 20(1):108–15.
2143. Komaroff AL, Buchwald DS. Chronic fatigue syndrome: an update. Annu Rev Med 1998; 49:1–13.:1–13.
2144. Kömpf D. Immunsuppressiva. Risiken und Nebenwirkungen immunsuppressiver Therapie in der Neurologie. Nervenheilk 1992; 11:68–73.
2145. Komure O, Sano A, Nishino N et al. DNA analysis in hereditary dentatorubral-pallidoluysian atrophy: correlation between CAG repeat length and phenotypic variation and the molecular basis of anticipation. Neurology 1995; 45(1):143–149.
2146. Kondev L, Bhadelia RA, Douglass LM. Familial congenital facial palsy. Pediatr Neurol 2004; 30(5):367–370.
2147. Kondziolka D, Patel A, Lunsford LD, Kassam A, Flickinger JC. Stereotactic radiosurgery plus whole brain radiotherapy versus radiotherapy alone for patients with multiple brain metastases. Int J Radiat Oncol Biol Phys 1999; 45(2):427–434.
2148. Kondziolka D, Zorro O, Lobato-Polo J et al. Gamma Knife stereotactic radiosurgery for idiopathic trigeminal neuralgia. J Neurosurg 2010; 112(4):758–765.
2149. Konig IR, Ziegler A, Bluhmki E et al. Predicting long-term outcome after acute ischemic stroke: a simple index works in patients from controlled clinical trials. Stroke 2008; 39(6):1821–1826.
2150. Konstantinou K, Dunn KM. Sciatica: review of epidemiological studies and prevalence estimates. Spine (Phila Pa 1976) 2008; 33(22):2464–2472.
2151. Koopman FS, Uegaki K, Gilhus NE, Beelen A, de VM, Nollet F. Treatment for postpolio syndrome. Cochrane Database Syst Rev 2011;(2):CD007818.
2152. Koopman JS, Dieleman JP, Huygen FJ, de MM, Martin CG, Sturkenboom MC. Incidence of facial pain in the general population. Pain 2009; 147(1–3):122–127.
2153. Kopelman MD. The Korsakoff syndrome. Br J Psychiat 1995; 166:154–173.
2154. Kopp C, Fauser C, Muller A et al. Stereotactic fractionated radiotherapy and LINAC radiosurgery in the treatment of vestibular schwannoma-report about both stereotactic methods from a single institution. Int J Radiat Oncol Biol Phys 2011; 80 (5):1485–1491.
2155. Kopp C, Theodorou M, Poullos N et al. Tumor shrinkage assessed by volumetric MRI in long-term follow-up after fractionated stereotactic radiotherapy of nonfunctioning pituitary adenoma. Int J Radiat Oncol Biol Phys 2012; 82(3):1262–1267.
2156. Koretz RL, Avenell A, Lipman TO. Nutritional support for liver disease. Cochrane Database Syst Rev 2012; 5:CD008344.
2157. Korhonen T, Karppinen J, Paimela L et al. The treatment of disc-herniation-induced sciatica with infliximab: one-year follow-up results of FIRST II, a randomized controlled trial. Spine 2006; 31(24):2759–2766.
2158. Korinth M, Weinzierl M, Gilsbach JM. [Treatment options in traumatic epidural hematomas]. Unfallchirurg 2002; 105 (3):224–230.
2159. Kornblum C, Deschauer M, Horvath R et al. Mitochondriale Erkrankungen. In: Diener HC, Weimar C, Berlit P, Deuschl G, Gold R, Hacke W et al., editors. Leitlinien für Diagnostik und Therapie in der Neurologie. 5 ed. Stuttgart - New York: Thieme; 2012 p. 275–292.
2160. Kornblum C, Schroder R, Muller K et al. Creatine has no beneficial effect on skeletal muscle energy metabolism in patients with single mitochondrial DNA deletions: a placebo-controlled, double-blind 31P-MRS crossover study. Eur J Neurol 2005; 12(4):300–309.
2161. Kornhuber J, Weller M. Amantadine and the glutamate hypothesis of schizophrenia. Experiences in the treatment of neuroleptic malignant syndrome. J Neural Transm Gen Sect 1993; 92(1):57–65.
2162. Kornhuber J, Weller M, Riederer P. Glutamate receptor antagonists for neuroleptic malignant syndrome and akinetic hyperthermic parkinsonian crisis. J Neural Transm Park Dis Dement Sect 1993; 6(1):63–72.
2163. Korosue K, Heros R. Complications of complete surgical resection of AVM's of the brain. Parkridge IL: 1990.

2164. Kosinski CM, Landwehrmeyer B. [Chorea. Causes, diagnosis, and therapy]. Nervenarzt 2007; 78 Suppl 1:37–49.
2165. Kosinski CM, Mull M, Schwarz M et al. Do normal D-dimer levels reliably exclude cerebral sinus thrombosis? Stroke 2004; 35(12):2820–2825.
2166. Köster B, Lauk M, Timmer J et al. Involvement of cranial muscles and high intermuscular coherence in orthostatic tremor. Ann Neurol 1999; 45(3):384–388.
2167. Kostic VS, Agosta F, Pievani M et al. Pattern of brain tissue loss associated with freezing of gait in Parkinson disease. Neurology 2012; 78(6):409–416.
2168. Kotani N, Kushikata T, Hashimoto H et al. Intrathecal methylprednisolone for intractable postherpetic neuralgia. N Engl J Med 2000; 343(21):1514–9.
2169. Kotchoubey B, Lang S, Mezger G et al. Information processing in severe disorders of consciousness: vegetative state and minimally conscious state. Clin Neurophysiol 2005; 116 (10):2441–2453.
2170. Kothari RU, Brott T, Broderick JP et al. The ABCs of measuring intracerebral hemorrhage volumes. Stroke 1996; 27(8):1304–5.
2171. Kothbauer-Margreiter I, Sturzenegger M, Komor J, Baumgartner R, Hess CW. Encephalopathy associated with Hashimoto thyreoiditis: diagnosis and treatment. J Neurol 1996; 243:585–593.
2172. Kotila M, Waltimo O. Epilepsy after stroke. Epilepsia 1992; 33 (3):495–8.
2173. Kottlors M, Kress W, Meng G, Glocker FX. Facioscapulohumeral muscular dystrophy presenting with isolated axial myopathy and bent spine syndrome. Muscle Nerve 2010; 42(2):273–275.
2174. Koudstaal PJ. Antiplatelet therapy for preventing stroke in patients with nonrheumatic atrial fibrillation and a history of stroke or transient ischemic attacks. Cochrane Database Syst Rev 2000;(2):CD000186.
2175. Kouri N, Murray ME, Hassan A et al. Neuropathological features of corticobasal degeneration presenting as corticobasal syndrome or Richardson syndrome. Brain 2011; 134(Pt 11):3264–3275.
2176. Kouri N, Whitwell JL, Josephs KA, Rademakers R, Dickson DW. Corticobasal degeneration: a pathologically distinct 4R tauopathy. Nat Rev Neurol 2011; 7(5):263–272.
2177. Kousi M, Lehesjoki AE, Mole SE. Update of the mutation spectrum and clinical correlations of over 360 mutations in eight genes that underlie the neuronal ceroid lipofuscinoses. Hum Mutat 2012; 33(1):42–63.
2178. Kovacs B, Lafferty TL, Brent LH, DeHoratius RJ. Transverse myelopathy in systemic lupus erythematosus: an analysis of 14 cases and review of the literature. Ann Rheum Dis 2000; 59(2):120–124.
2179. Koya J, Iwata A, Nakamura F et al. Fludarabine may overcome resistance to rituximab in IgM-related neuropathy. J Neurol Sci 2012; 315(1–2):150–152.
2180. Krack P, Vercueil L. Review of the functional surgical treatment of dystonia. Eur J Neurol 2001; 8(5):389–99.
2181. Kraemer M, Heienbrok W, Berlit P. Moyamoya disease in Europeans. Stroke 2008; 39(12):3193–3200.
2182. Kramer G, Biraben A, Carreno M et al. Current approaches to the use of generic antiepileptic drugs. Epilepsy Behav 2007; 11(1):46–52.
2183. Kramer M, Berlit P. [Moyamoya disease - a rare vasculopathy in Europeans]. Fortschr Neurol Psychiatr 2010; 78(9):542–550.
2184. Kramer PL, de Leon D, Ozelius L et al. Dystonia gene in Ashkenazi Jewish population is located on chromosome 9q32–34. Ann Neurol 1990; 27:114–120.
2185. Kramis RC, Roberts WJ, Gillette RG. Post-sympathectomy neuralgia: hypotheses on peripheral and central neuronal mechanisms. Pain 1996; 64(1):1–9.
2186. Krasopoulos G, Brister SJ, Beattie WS, Buchanan MR. Aspirin "resistance" and risk of cardiovascular morbidity: systematic review and meta-analysis. BMJ 2008; 336(7637):195–198.
2187. Krauss GL, Serratosa JM, Villanueva V et al. Randomized phase III study 306: Adjunctive perampanel for refractory partial-onset seizures. Neurology 2012; 78(18):1408–1415.
2188. Kremer C, Mosso M, Georgiadis D et al. Carotid dissection with permanent and transient occlusion or severe stenosis: Long-term outcome. Neurology 2003; 60(2):271–275.
2189. Kreppel D, Antoniadis G, Seeling W. Spinal hematoma: a literature survey with meta-analysis of 613 patients. Neurosurg Rev 2003; 26(1):1–49.
2190. Kreth FW, Faist M, Rossner R, Birg W, Volk B, Ostertag CB. The risk of interstitial radiotherapy of low-grade gliomas. Radiother Oncol 1997; 43(3):253–260.
2191. Kreth FW, Faist M, Warnke PC, Robner R, Volk B, Ostertag CB. Interstitial radiosurgery of low-grade gliomas. J Neurosurg 1995; 82:418–429.
2192. Kretschmer T, Antoniadis G, Borm W, Richter HP. [Iatrogenic nerve injuries. Part 1: Frequency distribution, new aspects, and timing of microsurgical treatment]. Chirurg 2004; 75 (11):1104–1112.
2193. Krings T, Hans FJ, Geibprasert S, Terbrugge K. Partial "targeted" embolisation of brain arteriovenous malformations. Eur Radiol 2010; 20(11):2723–2731.
2194. Krishnan C, Kaplin AI, Deshpande DM, Pardo CA, Kerr DA. Transverse Myelitis: pathogenesis, diagnosis and treatment. Front Biosci 2004; 9:1483–1499.
2195. Krishnan C, Kaplin AI, Graber JS, Darman JS, Kerr DA. Recurrent transverse myelitis following neurobrucellosis: immunologic features and beneficial response to immunosuppression. J Neurovirol 2005; 11(2):225–231.
2196. Kroeling P, Gross A, Goldsmith CH et al. Electrotherapy for neck pain. Cochrane Database Syst Rev 2009;(4):CD004251.
2197. Krüger H, Reuss K, Pulz M, Rohrbach E, Pflughaupt K, Martin R. Meningoradiculitis and encephalomyelitis due to Borrelia burgdorferi: a follow-up study of 72 patients over 27 years. J Neurol 1989; 236:322–328.
2198. Kruger R, Vieira-Saecker AM, Kuhn W et al. Increased susceptibility to sporadic Parkinson's disease by a certain combined alpha-synuclein/apolipoprotein E genotype. Ann Neurol 1999; 45(5):611–7.
2199. Krupp LB, Banwell B, Tenembaum S. Consensus definitions proposed for pediatric multiple sclerosis and related disorders. Neurology 2007; 68(16 Suppl 2):S7–12.
2200. Krupp LB, Christodoulou C, Melville P et al. Multicenter randomized clinical trial of donepezil for memory impairment in multiple sclerosis. Neurology 2011; 76(17):1500–1507.
2201. Krupp LB, Coyle PK, Doscher C et al. Fatigue therapy in multiple sclerosis: results of a double-blind, randomized, literaturellel trial of amantadine, pemoline, and placebo. Neurology 1995; 45:1956–1961.
2202. Ku S, Glass GA. Age of Parkinson's disease onset as a predictor for the development of dyskinesia. Mov Disord 2010; 25 (9):1177–1182.
2203. Kuan TS. Current studies on myofascial pain syndrome. Curr Pain Headache Rep 2009; 13(5):365–369.
2204. Kuether TA, Nesbit GM, Clark WM, Barnwell SL. Rotational vertebral artery occlusion: a mechanism of vertebrobasilar insufficiency. Neurosurgery 1997; 41(2):427–432.
2205. Kuhlenbäumer G. Overview of the classification and genetics of hereditary peripheral neuropathies and rare unclassified forms. In: Kuhlenbäumer G, Stögbauer F, Ringelstein EB, Young P, editors. Hereditary Peripheral Neuropathies. Darmstadt: Steinkopff-Verlag; 2005 p. 73–91.
2206. Kuhlmann T, Lingfeld G, Bitsch A, Schuchardt J, Bruck W. Acute axonal damage in multiple sclerosis is most extensive in early disease stages and decreases over time. Brain 2002; 125(Pt 10):2202–2212.
2207. Kühnlein P, Sperfeld AD, Vanmassenhove B et al. Two German kindreds with familial amyotrophic lateral sclerosis due to TARDBP mutations. Arch Neurol 2008; 65(9):1185–1189.
2208. Kuijper B, Tans JT, Beelen A, Nollet F, de VM. Cervical collar or physiotherapy versus wait and see policy for recent onset cervical radiculopathy: randomised trial. BMJ 2009; 339:b3883.
2209. Kuijper B, Tans JT, Schimsheimer RJ et al. Degenerative cervical radiculopathy: diagnosis and conservative treatment. A review. Eur J Neurol 2009; 16(1):15–20.
2210. Küker W, Gaertner S, Nagele T et al. Vessel wall contrast enhancement: a diagnostic sign of cerebral vasculitis. Cerebrovasc Dis 2008; 26(1):23–29.
2211. Kuker W, Nagele T, Thiel E, Weller M, Herrlinger U. Primary central nervous system lymphomas (PCNSL): MRI response criteria revised. Neurology 2005; 65(7):1129–1131.
2212. Kuker W, Weller M, Klose U, Krapf H, Dichgans J, Nagele T. Diffusion-weighted MRI of spinal cord infarction–high resolution imaging and time course of diffusion abnormality. J Neurol 2004; 251(7):818–824.
2213. Kulisevsky J, Berthier ML, Gironell A, Pascual-Sedano B, Molet J, Pares P. Mania following deep brain stimulation for Parkinson's disease. Neurology 2002; 59(9):1421–1424.
2214. Külkens S, Ringleb P, Diedler J, Hacke W, Steiner T. [Recommendations of the European Stroke Initiative for the diagnosis and treatment of spontaneous intracerebral haemorrhage]. Nervenarzt 2006; 77(8):970–987.
2215. Kumar D, Marshall HJ. Diabetic peripheral neuropathy: amelioration of pain with transcutaneous electrostimulation. Diabetes Care 1997; 20(11):1702–5.

2216. Kumar K, Hunter G. Spinal epidural abscess. Neurocrit Care 2005; 2(3):245–251.
2217. Kumar K, Taylor RS, Jacques L et al. Spinal cord stimulation versus conventional medical management for neuropathic pain: a multicentre randomised controlled trial in patients with failed back surgery syndrome. Pain 2007; 132(1–2):179–188.
2218. Kumar K, Taylor RS, Jacques L et al. The effects of spinal cord stimulation in neuropathic pain are sustained: a 24-month follow-up of the prospective randomized controlled multicenter trial of the effectiveness of spinal cord stimulation. Neurosurgery 2008; 63(4):762–770.
2219. Kumar K, Toth C, Nath RK, Laing P. Epidural spinal cord stimulation for treatment of chronic pain– some predictors of success. A 15-year experience. Surg Neurol 1998; 50(2):110–20; discussion 120–1.
2220. Kumar N, Choudhary N, Agarwal G, Rizvi Y, Kaul B, Ahlawat R. Extensive medium-vessel vasculitis with SLE: an unusual association. J Clin Rheumatol 2007; 13(3):140–142.
2221. Kumar N, Cohen-Gadol AA, Wright RA, Miller GM, Piepgras DG, Ahlskog JE. Superficial siderosis. Neurology 2006; 66 (8):1144–1152.
2222. Kumar N, Eggers SD, Milone M, Keegan BM. Acquired progressive ataxia and palatal tremor: importance of MRI evidence of hemosiderin deposition and vascular malformations. Parkinsonism Relat Disord 2011; 17(7):565–568.
2223. Kumar N, Keegan BM, Rodriguez FJ, Hammack JE, Kantarci OH. Intravascular lymphoma presenting as a longitudinally-extensive myelitis: diagnostic challenges and etiologic clues. J Neurol Sci 2011; 303(1–2):146–149.
2224. Kumar S, Goddeau RP, Jr., Selim MH et al. Atraumatic convexal subarachnoid hemorrhage: clinical presentation, imaging patterns, and etiologies. Neurology 2010; 74(11):893–899.
2225. Kumral E, Evyapan D, Keser G et al. Detection of Microembolic Signals in Patients with Neuropsychiatric Lupus erythematosus. Eur Neurol 2002; 47(3):131–5.
2226. Kumru H, Begeman M, Tolosa E, Valls-Sole J. Dual task interference in psychogenic tremor. Mov Disord 2007; 22(14):2077–2082.
2227. Kunesch E, Birken T, Classen J. Durchführung des Apnoetests bei der Hirntoddiagnostik. Akt Neurol 2002; 29:83–84.
2228. Kuniyoshi S, Riley DE, Zee DS, Reich SG, Whitney C, Leigh RJ. Distinguishing progressive supranuclear palsy from other forms of Parkinson's disease: evaluation of new signs. Ann N Y Acad Sci 2002; 956:484–486.
2229. Kunz M, Thon N, Eigenbrod S et al. Hot spots in dynamic (18) FET-PET delineate malignant tumor parts within suspected WHO grade II gliomas. Neuro Oncol 2011; 13(3):307–316.
2230. Kupersmith MJ. Ocular myasthenia gravis: treatment successes and failures in patients with long-term follow-up. J Neurol 2009; 256(8):1314–1320.
2231. Kupsch A, Benecke R, Muller J et al. Pallidal deep-brain stimulation in primary generalized or segmental dystonia. N Engl J Med 2006; 355(19):1978–1990.
2232. Kurabe S, Ozawa T, Watanabe T, Aiba T. Efficacy and safety of postoperative early mobilization for chronic subdural hematoma in elderly patients. Acta Neurochir (Wien) 2010; 152 (7):1171–1174.
2233. Kurlan R. Handbook of Tourette's Syndrome and Related Tic and Behavioral Disorders. New York: Marcel Dekker; 1993.
2234. Kurlan R. "Fear of falling" gait: a potentially reversible psychogenic gait disorder. Cogn Behav Neurol 2005; 18(3):171–172.
2235. Kuroda S, Houkin K. Moyamoya disease: current concepts and future perspectives. Lancet Neurol 2008; 7(11):1056–1066.
2236. Kurth T, Gaziano JM, Berger K et al. Body mass index and the risk of stroke in men. Arch Intern Med 2002; 162(22):2557–2562.
2237. Kurth T, Gaziano JM, Cook NR, Logroscino G, Diener HC, Buring JE. Migraine and risk of cardiovascular disease in women. JAMA 2006; 296(3):283–291.
2238. Kurth T, Gaziano JM, Rexrode KM et al. Prospective study of body mass index and risk of stroke in apparently healthy women. Circulation 2005; 111(15):1992–1998.
2239. Kurth T, Holtmann G, Neufang-Huber J, Gerken G, Diener HC. Prevalence of unexplained upper abdominal symptoms in patients with migraine. Cephalalgia 2006; 26(5):506–510.
2240. Kurtzke JF. Rating neurologic impairment in multiple sclerosis: an expanded disability status scale (EDSS). Neurology 1983; 33:1444–1452.
2241. Kurz M, Pischel H, Hartung HP, Kieseier BC. Tumor necrosis factor-alpha-converting enzyme is expressed in the inflamed peripheral nervous system. J Peripher Nerv Syst 2005; 10 (3):311–318.
2242. Kurzwelly D, Glas M, Roth P et al. Primary CNS lymphoma in the elderly: temozolomide therapy and MGMT status. J Neurooncol 2010; 97(3):389–392.
2243. Kütemeyer M. Das Chronic-fatigue-Syndrom: Eine Form der Angstneurose. Akt Neurol 1991; 18:188–191.
2244. Kwak DJ, Augustine NH, Borges WG, Joyner JL, Green WF, Hill HR. Intracellular and extracellular cytokine production by human mixed mononuclear cells in response to group B streptococci. Infect Immun 2000; 68(1):320–7.
2245. Kwan I, Bunn F, Roberts I. Spinal immobilisation for trauma patients (Cochrane Review). Cochrane Database Syst Rev 2001; 2:CD002803.
2246. Kwan MW, Mak W, Cheung RT, Ho SL. Ischemic stroke related to intracranial branch atheromatous disease and comparison with large and small artery diseases. J Neurol Sci 2011; 303 (1–2):80–84.
2247. Kwan P, Arzimanoglou A, Berg AT et al. Definition of drug resistant epilepsy: consensus proposal by the ad hoc Task Force of the ILAE Commission on Therapeutic Strategies. Epilepsia 2010; 51(6):1069–1077.
2248. Kwee RM, van Oostenbrugge RJ, Hofstra L et al. Identifying vulnerable carotid plaques by noninvasive imaging. Neurology 2008; 70(24 Pt 2):2401–2409.
2249. Kwon OY, Chung SP, Ha YR, Yoo IS, Kim SW. Delayed postanoxic encephalopathy after carbon monoxide poisoning. Emerg Med J 2004; 21(2):250–251.
2250. Kyllerman M, Ben-Menachem E. Zonisamide for progressive myoclonus epilepsy: long-term observations in seven patients. Epilepsy Res 1998; 29(2):109–14.
2251. La Spada AR, Wilson EM, Lubahn DB, Harding AE, Fischbeck KH. Androgen receptor gene mutations in X-linked spinal and bulbar muscular atrophy. Nature 1991; 352:77–79.
2252. La ML, Vacchi L, Di PC et al. Interferon beta for secondary progressive multiple sclerosis. Cochrane Database Syst Rev 2012; 1:CD005181.
2253. Label LS, Batts DH. Transverse myelitis caused by duck embryo rabies vaccine. Arch Neurol 1982; 39(7):426–30.
2254. Lacomblez L, Bensimon G, Leigh PN et al. A confirmatory dose-ranging study of riluzole in ALS. ALS/Riluzole Study Group-II. Neurology 1996; 47(6 Suppl 4):S242–50.
2255. Lacomblez L, Bouche P, Bensimon G, Meininger V. A double-blind, placebo-controlled trial of high doses of gangliosides in amyotrophic lateral sclerosis. Neurology 1989; 39(12):1635–1637.
2256. Ladner-Merz S, Muller-Ladner U. [Amyloidoses.]. Z Rheumatol 2008; 67(8):677–683.
2257. Lafitte C, Amoura Z, Cacoub P et al. Neurological complications of primary Sjogren's syndrome. J Neurol 2001; 248(7):577–84.
2258. Lafora GR, Glueck B. Beitrag zur Histopathologie der myoklonischen Epilepsie. Z Ges Neurol Psychiat 1911; 6:1–14.
2259. Laforet P, de Toma C, Eymard B et al. Cardiac involvement in genetically confirmed facioscapulohumeral muscular dystrophy. Neurology 1998; 51(5):1454–6.
2260. Lagier JC, Fenollar F, Lepidi H, Raoult D. Failure and relapse after treatment with trimethoprim/sulfamethoxazole in classic Whipple's disease. J Antimicrob Chemother 2010; 65 (9):2005–2012.
2261. Lagier-Tourenne C, Polymenidou M, Cleveland DW. TDP-43 and FUS/TLS: emerging roles in RNA processing and neurodegeneration. Hum Mol Genet 2010; 19(R1):R46-R64.
2262. Lagreze WA, Lazzaro A, Weigel M, Hansen HC, Hennig J, Bley TA. Morphometry of the retrobulbar human optic nerve: comparison between conventional sonography and ultrafast magnetic resonance sequences. Invest Ophthalmol Vis Sci 2007; 48(5):1913–1917.
2263. Lai M, Hughes EG, Peng X et al. AMPA receptor antibodies in limbic encephalitis alter synaptic receptor location. Ann Neurol 2009; 65(4):424–434.
2264. Lai M, Huijbers MG, Lancaster E et al. Investigation of LGI1 as the antigen in limbic encephalitis previously attributed to potassium channels: a case series. Lancet Neurol 2010; 9 (8):776–785.
2265. Lai SL, Abramzon Y, Schymick JC et al. FUS mutations in sporadic amyotrophic lateral sclerosis. Neurobiol Aging 2011; 32 (3):550–554.
2266. Lai TH, Fuh JL, Lirng JF, Tsai PH, Wang SJ. Subdural haematoma in patients with spontaneous intracranial hypotension. Cephalalgia 2007; 27(2):133–138.
2267. Laing NG, Laing BA, Meredith C et al. Autosomal dominant distal myopathy: linkage to chromosome 14. Am J Hum Genet 1995; 56(2):422–7.

2268. Lakhan SE, Sapko MT. Blood pressure lowering treatment for preventing stroke recurrence: a systematic review and meta-analysis. Int Arch Med 2009; 2(1):30.
2269. Lalioti MD, Scott HS, Buresi C et al. Dodecamer repeat expansion in cystatin B gene in progressive myoclonus epilepsy. Nature 1997; 386(6627):847-51.
2270. Lalouschek W, Schnider P, Aull S et al. [Cocaine abuse-with special reference to cerebrovascular complications]. [Review] [German]. Wien Klin Wschr 1995; 107(17):516-521.
2271. Lam LC, Chiu HF, Hung SF. Vitamin E in the treatment of tardive dyskinesia: a replication study. J nerv ment Dis 1994; 182 (2):113-4.
2272. Lambert M, Moritz S, Haasen C, Naber D. [Conversion from typical to atypical neuroleptics. Guidelines for ambulatory and inpatient treatment]. Nervenarzt 2000; 71(11):859-75.
2273. Lamberts SWJ, de Herder WW, Kwekkeboom DJ, Lely AJ, Nobels FRE, Krenning EP. Current tools in the diagnosis of pituitary tumors. Acta Endocrinol 1993; 129:6-12.
2274. Lampl C, Marecek S, May A, Bendtsen L. A prospective, open-label, long-term study of the efficacy and tolerability of topiramate in the prophylaxis of chronic tension-type headache. Cephalalgia 2006; 26(10):1203-1208.
2275. Lampl Y, Sadeh M, Lorberboym M. Transient global amnesia – not always a benign process. Acta Neurol Scand 2004; 110 (2):75-79.
2276. Lancaster E, Huijbers MG, Bar V et al. Investigations of caspr2, an autoantigen of encephalitis and neuromyotonia. Ann Neurol 2011; 69(2):303-311.
2277. Lancaster E, Lai M, Peng X et al. Antibodies to the GABA(B) receptor in limbic encephalitis with seizures: case series and characterisation of the antigen. Lancet Neurol 2010; 9(1):67-76.
2278. Lancaster E, Martinez-Hernandez E, Dalmau J. Encephalitis and antibodies to synaptic and neuronal cell surface proteins. Neurology 2011; 77(2):179-189.
2279. Lancaster T, Silagy C, Gray S. Primary care management of acute herpes zoster: systematic review of evidence from randomized controlled trials. Br J Gen Pract 1995; 45(390):39-45.
2280. Lance JW, Adams RJ. The syndrome of intention or action myoclonus as a sequel to hypoxic encephalopathy. Brain 1963; 86:111-136.
2281. Lance JW, Zagami AS. Ophthalmoplegic migraine: a recurrent demyelinating neuropathy? Cephalalgia 2001; 21(2):84-89.
2282. Lanciano NJ, Lyu DS, Hoegerl C. High-dose steroid treatment in a patient with Balo disease diagnosed by means of magnetic resonance imaging. J Am Osteopath Assoc 2011; 111 (3):170-172.
2283. Landles C, Bates GP. Huntingtin and the molecular pathogenesis of Huntington's disease. Fourth in molecular medicine review series. EMBO Rep 2004; 5(10):958-963.
2284. Landolt AM, Schubiger O, Maurer R, Girard J. The value of inferior petrosal sampling in diagnosis and treatment of Cushing's disease. Clin Endocrinol 1994; 40:485-492.
2285. Lang AE. Psychogenic dystonia: a review of 18 cases. Can J Neurol Sci 1995; 22(2):136-143.
2286. Lang AE, Bergeron C, Pollanen MS, Ashby P. Parietal Pick's Disease mimicking cortico-basal ganglionic degeneration. Neurology 1994; 44:1436-1440.
2287. Lang CJ, Dworak O, Roggendorf W. [Dementia with argyrophilic grains]. Fortschr Neurol Psychiatr 2005; 73(9):495-503.
2288. Lange DJ, Murphy PL, Diamond B et al. Selegiline is ineffective in a collaborative double-blind, placebo-controlled trial for treatment of amyotrophic lateral sclerosis. Arch Neurol 1998; 55(1):93-96.
2289. Lange G, DeLuca J, Maldjian JA, Lee H, Tiersky LA, Natelson BH. Brain MRI abnormalities exist in a subset of patients with chronic fatigue syndrome. J Neurol Sci 1999; 171(1):3-7.
2290. Langen KJ, Tatsch K, Grosu AL, Jacobs AH, Weckesser M, Sabri O. Diagnostics of cerebral gliomas with radiolabeled amino acids. Dtsch Arztebl Int 2008; 105(4):55-61.
2291. Langevin P, Peloso PM, Lowcock J et al. Botulinum toxin for subacute/chronic neck pain. Cochrane Database Syst Rev 2011;(7):CD008626.
2292. Langham J, Goldfrad C, Teasdale G, Shaw D, Rowan K. Calcium channel blockers for acute traumatic brain injury. Cochrane Database Syst Rev 2003;(4):CD000565.
2293. Langmore SE, Kasarskis EJ, Manca ML, Olney RK. Enteral tube feeding for amyotrophic lateral sclerosis/motor neuron disease. Cochrane Database Syst Rev 2006;(4):CD004030.
2294. Lanting CP, de KE, van DP. Neural activity underlying tinnitus generation: results from PET and fMRI. Hear Res 2009; 255(1-2):1-13.
2295. Laperriere N, Zuraw L, Cairncross G. Radiotherapy for newly diagnosed malignant glioma in adults: a systematic review. Radiother Oncol 2002; 64(3):259-273.
2296. Lapresle J. [Roussy-Levy hereditary areflexic dysstasia. Its historical relation to Friedreich's disease, Charcot-Marie-Tooth atrophy and Dejerine-Sottas hypertrophic neuritis; the present status of the original family; the nosologic role of this entity]. [French]. Rev Neurol (Paris) 1982; 138(12):967-978.
2297. Larner AJ, Kidd D, Elkington P, Rudge P, Scaravilli F. Spatz-Lindenberg disease: a rare cause of vascular dementia. Stroke 1999; 30(3):687-9.
2298. LaRoia H, Louis ED. Association between essential tremor and other neurodegenerative diseases: what is the epidemiological evidence? Neuroepidemiology 2011; 37(1):1-10.
2299. LaRosa JC. Is aggressive lipid-lowering effective and safe in the older adult? Clin Cardiol 2005; 28(9):404-407.
2300. Larsen SA, Steiner BM, Rudolph AH. Laboratory diagnosis and interpretation of tests for syphilis. Clin Microbiol Reviews 1995; 8:1-21.
2301. Larsson V, Aarsland D, Ballard C, Minthon L, Londos E. The effect of memantine on sleep behaviour in dementia with Lewy bodies and Parkinson's disease dementia. Int J Geriatr Psychiatry 2010; 25(10):1030-1038.
2302. Lasjaunias P, Chiu M, ter Brugge K, Tolia A, Hurth M, Bernstein M. Neurological manifestations of intracranial dural arteriovenous malformations. J Neurosurg 1986; 64:724-730.
2303. Lassmann H, Bruck W, Lucchinetti C. Heterogeneity of multiple sclerosis pathogenesis: implications for diagnosis and therapy. Trends Mol Med 2001; 7(3):115-121.
2304. Latov N, Deng C, Dalakas MC et al. Timing and course of clinical response to intravenous immunoglobulin in chronic inflammatory demyelinating polyradiculoneuropathy. Arch Neurol 2010; 67(7):802-807.
2305. Latronico N, Peli E, Botteri M. Critical illness myopathy and neuropathy. Curr Opin Crit Care 2005; 11(2):126-132.
2306. Lauretti GR, Lima IC, Reis MP, Prado WA, Pereira NL. Oral ketamine and transdermal nitroglycerin as analgesic adjuvants to oral morphine therapy for cancer pain management. Anesthesiology 1999; 90(6):1528-1533.
2307. Laureys S, Celesia GG, Cohadon F et al. Unresponsive wakefulness syndrome: a new name for the vegetative state or apallic syndrome. BMC Med 2010; 8:68.
2308. Laureys S, Pellas F, Van EP et al. The locked-in syndrome : what is it like to be conscious but literaturelyzed and voiceless? Prog Brain Res 2005; 150:495-511.
2309. Lauria G, Hsieh ST, Johansson O et al. European Federation of Neurological Societies/Peripheral Nerve Society Guideline on the use of skin biopsy in the diagnosis of small fiber neuropathy. Report of a joint task force of the European Federation of Neurological Societies and the Peripheral Nerve Society. Eur J Neurol 2010; 17(7):903-909.
2310. Lauritzen M, Dreier JP, Fabricius M, Hartings JA, Graf R, Strong AJ. Clinical relevance of cortical spreading depression in neurological disorders: migraine, malignant stroke, subarachnoid and intracranial hemorrhage, and traumatic brain injury. J Cereb Blood Flow Metab 2011; 31(1):17-35.
2311. Laws ER, Parney IF, Huang W et al. Survival following surgery and prognostic factors for recently diagnosed malignant glioma: data from the Glioma Outcomes Project. J Neurosurg 2003; 99(3):467-473.
2312. Laws ER, Sheehan JP, Sheehan JM, Jagnathan J, Jane JA, Jr., Oskouian R. Stereotactic radiosurgery for pituitary adenomas: a review of the literature. J Neurooncol 2004; 69(1-3):257-272.
2313. Layton AM, Cotterill JA. Notalgia literatureesthetica-report of three cases and their treatment. Clin Exp Dermatol 1991; 16 (3):197-198.
2314. Lazarus A, Varin J, Babuty D, Anselme F, Coste J, Duboc D. Long-term follow-up of arrhythmias in patients with myotonic dystrophy treated by pacing: a multicenter diagnostic pacemaker study. J Am Coll Cardiol 2002; 40(9):1645-1652.
2315. Lazorthes YR, Sallerin BA, Verdie JC. Intracerebroventricular administration of morphine for control of irreducible cancer pain. [Review] [26 refs]. Neurosurgery 1995; 37(3):422-8; discussion 428-9.
2316. Le Ber I, Martinez M, Campion D et al. A non-DM1, non-DM2 multisystem myotonic disorder with frontotemporal dementia: phenotype and suggestive mapping of the DM3 locus to chromosome 15q21-24. Brain 2004; 127(Pt 9):1979-1992.
2317. Le B, I, Moreira MC, Rivaud-Pechoux S et al. Cerebellar ataxia with oculomotor apraxia type 1: clinical and genetic studies. Brain 2003; 126(Pt 12):2761-2772.
2318. Le FN, Maisonobe T, Piquard A et al. Does primary lateral sclerosis exist? A study of 20 patients and a review of the literature. Brain 2001; 124(Pt 10):1989-1999.

2319. Leal PR, Hermier M, Froment JC, Souza MA, Cristino-Filho G, Sindou M. Preoperative demonstration of the neurovascular compression characteristics with special emphasis on the degree of compression, using high-resolution magnetic resonance imaging: a prospective study, with comparison to surgical findings, in 100 consecutive patients who underwent microvascular decompression for trigeminal neuralgia. Acta Neurochir (Wien) 2010; 152(5):817–825.
2320. Leandri M, Luzzani M, Cruccu G, Gottlieb A. Drug-resistant cluster headache responding to gabapentin: a pilot study. Cephalalgia 2001; 21(7):744–746.
2321. Lebech AM, Hansen K, Brandrup F, Clemmensen O, Halkier-Sorensen L. Diagnostic value of PCR for detection of Borrelia burgdorferi DNA in clinical specimens from patients with erythema migrans and Lyme neuroborreliosis. Mol Diagn 2000; 5 (2):139–150.
2322. Lebow RL, Adogwa O, Parker SL, Sharma A, Cheng J, McGirt MJ. Asymptomatic same-site recurrent disc herniation after lumbar discectomy: results of a prospective longitudinal study with 2-year serial imaging. Spine (Phila Pa 1976) 2011; 36 (25):2147–2151.
2323. Lecendreux M, Bassetti C, Dauvilliers Y, Mayer G, Neidhart E, Tafti M. HLA and genetic susceptibility to sleepwalking. Mol Psychiatry 2003; 8(1):114–117.
2324. Lechin F, van der DB, Lechin ME et al. Pimozide therapy for trigeminal neuralgia. Arch Neurol 1989; 46(9):960–963.
2325. Lee A, Fan LT. Stimulation of the wrist acupuncture point P6 for preventing postoperative nausea and vomiting. Cochrane Database Syst Rev 2009;(2):CD003281.
2326. Lee DH, Linker RA, Paulus W, Schneider-Gold C, Chan A, Gold R. Subcutaneous immunoglobulin infusion: a new therapeutic option in chronic inflammatory demyelinating polyneuropathy. Muscle Nerve 2008; 37(3):406–409.
2327. Lee DH, Palermo B, Chowdhury M. Successful treatment of methicillin-resistant staphylococcus aureus meningitis with daptomycin. Clin Infect Dis 2008; 47(4):588–590.
2328. Lee J, Phi J, Cheon JE et al. Pre- and Post-untethering Courses of SyringomyeliaAssociated with Tethered Spinal Cord. Neurosurgery 2012.
2329. Lee JH, Chung CK, Kim HJ. Decompression of the spinal subarachnoid space as a solution for syringomyelia without Chiari malformation. Spinal Cord 2002; 40(10):501–506.
2330. Lee JY, Niranjan A, McInerney J, Kondziolka D, Flickinger JC, Lunsford LD. Stereotactic radiosurgery providing long-term tumor control of cavernous sinus meningiomas. J Neurosurg 2002; 97(1):65–72.
2331. Lee KS. Natural history of chronic subdural haematoma. Brain Inj 2004; 18(4):351–358.
2332. Lee PC, Bordelon Y, Bronstein J, Ritz B. Traumatic brain injury, literaturequat exposure, and their relationship to Parkinson disease. Neurology 2012; 79(20):2061–2066.
2333. Lee PH, Lee JE, Kim HS et al. A randomized trial of mesenchymal stem cells in multiple system atrophy. Ann Neurol 2012; 72(1):32–40.
2334. Lees A, Fahn S, Eggert KM et al. Perampanel, an AMPA antagonist, found to have no benefit in reducing "off" time in Parkinson's disease. Mov Disord 2012; 27(2):284–288.
2335. Lees AJ. Comparison of therapeutic effects and mortality data of levodopa and levodopa combined with selegiline in patients with early, mild Parkinson's disease. Parkinson's Disease Research Group of the United Kingdom [see comments]. BMJ 1995; 311(7020):1602–1607.
2336. Lees AJ. Trauma and Parkinson disease. Rev Neurol (Paris) 1997; 153(10):541–546.
2337. Lees KR, Bluhmki E, von KR et al. Time to treatment with intravenous alteplase and outcome in stroke: an updated pooled analysis of ECASS, ATLANTIS, NINDS, and EPITHET trials. Lancet 2010; 375(9727):1695–1703.
2338. Lefaucheur JP, Drouot X, Cunin P et al. Motor cortex stimulation for the treatment of refractory peripheral neuropathic pain. Brain 2009; 132(Pt 6):1463–1471.
2339. Lefebvre S, Burglen L, Reboullet S et al. Identification and characterization of a spinal muscular atrophy- determining gene. Cell 1995; 80:155–165.
2340. Lefkowitz IB, Packer RJ, Ryan SG et al. Late recurrence of primitive neuroectodermal tumor/medulloblastoma. Cancer 1988; 62:412–417.
2341. Leger JM. Multifocal motor neuropathy and chronic inflammatory demyelinating polyradiculoneuropathy. [Review]. Curr Opin Neurol 1995; 8(5):359–363.
2342. Leger JM, Chassande B, Musset L, Meininger V, Bouche P, Baumann N. Intravenous immunoglobulin therapy in multifocal motor neuropathy: a double-blind, placebo-controlled study. Brain 2001; 124(Pt 1):145–53.
2343. Leggio L, Addolorato G, Abenavoli L, Gasbarrini G. Wilson's disease: clinical, genetic and pharmacological findings. Int J Immunopathol Pharmacol 2005; 18(1):7–14.
2344. Lehesjoki AE, Koskiniemi M. Progressive myoclonus epilepsy of Unverricht-Lundborg type. Epilepsia 1999; 40 Suppl 3:23–8.:23–8.
2345. Leibel SA, Sheline GE. Radiation therapy for neoplasms of the brain. J Neurosurg 1987; 66:1–22.
2346. Leibel SA, Sheline GE. Radiation injury to the nervous system. In: Gutin PH, Leibel SA, Sheline GE, editors. Tolerance of the brain and spinal cord to conventional irradiation. New York: Raven press; 1991 p. 239–256.
2347. Leinisch E, Evers S, Kaempfe N et al. Evaluation of the efficacy of intravenous acetaminophen in the treatment of acute migraine attacks: a double-blind, placebo-controlled literaturellel group multicenter study. Pain 2005; 117(3):396–400.
2348. Leinisch-Dahlke E, Jurgens T, Bogdahn U, Jakob W, May A. Greater occipital nerve block is ineffective in chronic tension type headache. Cephalalgia 2005; 25(9):704–708.
2349. Leinninger GM, Edwards JL, Lipshaw MJ, Feldman EL. Mechanisms of disease: mitochondria as new therapeutic targets in diabetic neuropathy. Nat Clin Pract Neurol 2006; 2(11):620–628.
2350. Leite MI, Strobel P, Jones M et al. Fewer thymic changes in MuSK antibody-positive than in MuSK antibody-negative MG. Ann Neurol 2005; 57(3):444–448.
2351. Lemmers RJ, Wohlgemuth M, van der Gaag KJ et al. Specific sequence variations within the 4q35 region are associated with facioscapulohumeral muscular dystrophy. Am J Hum Genet 2007; 81(5):884–894.
2352. Lempert T, Brandt T, Dieterich M, Huppert D. How to identify psychogenic disorders of stance and gait. A video study in 37 patients. J Neurol 1991; 238(3):140–146.
2353. Lempert T, Olesen J, Furman J et al. Vestibular migraine: diagnostic criteria. J Vestib Res 2012; 22(4):167–172.
2354. Leniger T, Diener HC, Hufnagel A. Erhöhte zerebrale Erregbarkeit und "spreading depression". Ursachen für eine Komorbidität von Epilepsie und Migräne? Nervenarzt 2003; 74:869–874.
2355. Leniger T, Pageler L, Stude P, Diener HC, Limmroth V. Comparison of intravenous valproate with intravenous lysine-acetylsalicylic acid in acute migraine attacks. Headache 2005; 45 (1):42–46.
2356. Lennon VA, Kryzer TJ, Pittock SJ, Verkman AS, Hinson SR. IgG marker of optic-spinal multiple sclerosis binds to the aquaporin-4 water channel. J Exp Med 2005; 202(4):473–477.
2357. Leone M, D'Amico D, Moschiano F, Fraschini F, Bussone G. Melatonin versus placebo in the prophylaxis of cluster headache: a double-blind pilot study with literaturellel groups. Cephalalgia 1996; 16(7):494–496.
2358. Leone M, Franzini A, Broggi G, Bussone G. Hypothalamic stimulation for intractable cluster headache: long-term experience. Neurology 2006; 67(1):150–152.
2359. Leone M, Franzini A, D'Andrea G, Broggi G, Casucci G, Bussone G. Deep brain stimulation to relieve drug-resistant SUNCT. Ann Neurol 2005; 57(6):924–927.
2360. Leone M, Rigamonti A, Bussone G. Cluster headache sine headache: two new cases in one family. Cephalalgia 2002; 22 (1):12–14.
2361. Lepoutre AC, Devos D, Blanchard-Dauphin A et al. A specific clinical pattern of camptocormia in Parkinson's disease. J Neurol Neurosurg Psychiatry 2006; 77(11):1229–1234.
2362. Leray E, Yaouanq J, Le PE et al. Evidence for a two-stage disability progression in multiple sclerosis. Brain 2010; 133(Pt 7):1900–1913.
2363. Leroi I, Overshott R, Byrne EJ, Daniel E, Burns A. Randomized controlled trial of memantine in dementia associated with Parkinson's disease. Mov Disord 2009; 24(8):1217–1221.
2364. Leroux E, Valade D, Taifas I et al. Suboccipital steroid injections for transitional treatment of patients with more than two cluster headache attacks per day: a randomised, double-blind, placebo-controlled trial. Lancet Neurol 2011; 10 (10):891–897.
2365. Lesbordes JC, Cifuentes-Diaz C, Miroglio A et al. Therapeutic benefits of cardiotrophin-1 gene transfer in a mouse model of spinal muscular atrophy. Hum Mol Genet 2003; 12(11):1233–1239.
2366. Letendre S. Central nervous system complications in HIV disease: HIV-associated neurocognitive disorder. Top Antivir Med 2011; 19(4):137–142.
2367. Letonoff EJ, Williams TR, Sidhu KS. Hysterical literaturelysis: a report of three cases and a review of the literature. Spine 2002; 27(20):E441-E445.

2368. Leube B, Hendgen T, Kessler KR, Knapp M, Benecke R, Auburger G. Sporadic focal dystonia in northwest Germany: molecular basis on chromosome 18p. Ann Neurol 1997; 42(1):111-114.
2369. Leung A, Donohue M, Xu R et al. rTMS for suppressing neuropathic pain: a meta-analysis. J Pain 2009; 10(12):1205-1216.
2370. Levin HS, Eisenberg HM. Frontal lobe function and dysfunction. New York, Oxford: Oxford University Press; 1991.
2371. Levin JH. Prospective, double-blind, randomized placebo-controlled trials in interventional spine: what the highest quality literature tells us. Spine J 2009; 9(8):690-703.
2372. Levin N, Gomori JM, Siegal T. Chemotherapy as initial treatment in gliomatosis cerebri: results with temozolomide. Neurology 2004; 63(2):354-356.
2373. Levine B, Kovacevic N, Nica EI et al. The Toronto traumatic brain injury study: injury severity and quantified MRI. Neurology 2008; 70(10):771-778.
2374. Levine DN. The pathogenesis of syringomyelia associated with lesions at the foramen magnum: a critical review of existing theories and proposal of a new hypothesis. J Neurol Sci 2004; 220(1-2):3-21.
2375. Levine JS, Branch DW, Rauch J. The antiphospholipid syndrome. N Engl J Med 2002; 346(10):752-63.
2376. Levine SR, Brey RL, Tilley BC et al. Antiphospholipid antibodies and subsequent thrombo-occlusive events in patients with ischemic stroke. JAMA 2004; 291(5):576-584.
2377. Levy DE, Bates D, Caronna JJ et al. Prognosis in nontraumatic coma. Ann Int Med 1981; 94:293-301.
2378. Levy M, Llinas R. Pilot safety trial of deferiprone in 10 subjects with superficial siderosis. Stroke 2012; 43(1):120-124.
2379. Levy M, Turtzo C, Llinas RH. Superficial siderosis: a case report and review of the literature. Nat Clin Pract Neurol 2007; 3 (1):54-58.
2380. Levy S, Camm AJ, Saksena S et al. International consensus on nomenclature and classification of atrial fibrillation: A collaborative project of the Working Group on Arrhythmias and the Working Group of Cardiac Pacing of the European Society of Cardiology and the North American Society of Pacing and Electrophysiology. J Cardiovasc Electrophysiol 2003; 14 (4):443-445.
2381. Lew MF, Hauser RA, Hurtig HI et al. Long-term efficacy of rasagiline in early Parkinson's disease. Int J Neurosci 2010; 120 (6):404-408.
2382. Lewandowski CA, Frankel M, Tomsick TA et al. Combined intravenous and intra-arterial r-TPA versus intra-arterial therapy of acute ischemic stroke: Emergency Management of Stroke (EMS) Bridging Trial. Stroke 1999; 30(12):2598-2605.
2383. Lewis AM, Layzer R, Engstrom JW, Barbaro NM, Chin CT. Magnetic resonance neurography in extraspinal sciatica. Arch Neurol 2006; 63(10):1469-1472.
2384. Lewis M, Howdle PD. The neurology of liver failure. QJM 2003; 96(9):623-633.
2385. Lewis RA. Neuropathies associated with conduction block. Curr Opin Neurol 2007; 20(5):525-530.
2386. LeWitt PA. MAO-B inhibitor know-how: back to the pharm. Neurology 2009; 72(15):1352-1357.
2387. LeWitt PA, Dubow J, Singer C. Is levodopa toxic? Insights from a brain bank. Neurology 2011; 77(15):1414-1415.
2388. LeWitt PA, Hauser RA, Lu M et al. Randomized clinical trial of fipamezole for dyskinesia in Parkinson disease (FJORD study). Neurology 2012; 79(2):163-169.
2389. Leypoldt F, Buchert R, Kleiter I et al. Fluorodeoxyglucose positron emission tomography in anti-N-methyl-D-aspartate receptor encephalitis: distinct pattern of disease. J Neurol Neurosurg Psychiatry 2012; 83(7):681-686.
2390. Leypoldt F, Eichhorn P, Saager C, Munchau A, Lewerenz J. Successful immunosuppressive treatment and long-term follow-up of anti-Ri-associated literatureneoplastic myelitis. J Neurol Neurosurg Psychiatry 2006; 77(10):1199-1200.
2391. Leypoldt F, et al. Paraneoplastische neurologische Syndrome. In: Diener HC, Weimar C, Berlit P, Deuschl G, Gold R, Hacke W et al., editors. Leitlinien für Diagnostik und Therapie in der Neurologie. 5 ed. Stuttgart - New York: Thieme; 2012 p. 966-977.
2392. Li F, Chen Z, Zhang F, Shen H, Hou T. A meta-analysis showing that high signal intensity on T2-weighted MRI is associated with poor prognosis for patients with cervical spondylotic myelopathy. J Clin Neurosci 2011; 18(12):1592-1595.
2393. Liang P, Tan-Ong M, Hoffman GS. Takayasu's arteritis: vascular interventions and outcomes. J Rheumatol 2004; 31(1):102-106.
2394. Liao CC, Lee ST, Hsu WC, Chen LR, Lui TN, Lee SC. Experience in the surgical management of spontaneous spinal epidural hematoma. J Neurosurg 2004; 100(1 Suppl Spine):38-45.
2395. Lichtenfeld P. Autonomic dysfunction in the Guillain-Barre syndrome. Am J Med 1971; 50(6):772-80.
2396. Lieb K, Dammann G, Berger M, Bauer J. [Chronic fatigue syndrome. Definition, diagnostic measures and therapeutic possibilities]. Nervenarzt 1996; 67(9):711-20.
2397. Liebson PR. Women's Health Initiative (WHI) Dietary Trial and Norwegian Vitamin Trial (NORVIT). Prev Cardiol 2006; 9 (3):178-182.
2398. Liedorp M, Voskuyl AE, Van Oosten BW. Axonal neuropathy with prolonged sulphasalazine use. Clin Exp Rheumatol 2008; 26(4):671-672.
2399. Ligthart L, Nyholt DR, Hottenga JJ, Distel MA, Willemsen G, Boomsma DI. A genome-wide linkage scan provides evidence for both new and previously reported loci influencing common migraine. Am J Med Genet B Neuropsychiatr Genet 2008.
2400. Lim SH, Lieu PK, Phua SY et al. Accuracy of bedside clinical methods compared with fiberoptic endoscopic examination of swallowing (FEES) in determining the risk of aspiration in acute stroke patients. Dysphagia 2001; 16(1):1-6.
2401. Lima MC, Fregni F. Motor cortex stimulation for chronic pain: systematic review and meta-analysis of the literature. Neurology 2008; 70(24):2329-2337.
2402. Limmroth V, Katsarava Z, Diener HC. Acetylsalicylic acid in the treatment of headache. Cephalalgia 1999; 19(6):545-551.
2403. Limmroth V, Katsarava Z, Fritsche G, Przywara S, Diener HC. Features of medication overuse headache following overuse of different acute headache drugs. Neurology 2002; 59(7):1011-1014.
2404. Limousin N, Praline J, Motica O et al. Brain biopsy is required in steroid-resistant patients with chronic lymphocytic inflammation with pontine perivascular enhancement responsive to steroids (CLIPPERS). J Neurooncol 2012; 107(1):223-224.
2405. Lin P, Li J, Liu Q et al. A missense mutation in SLC33A1, which encodes the acetyl-CoA transporter, causes autosomal-dominant spastic literatureplegia (SPG42). Am J Hum Genet 2008; 83(6):752-759.
2406. Lin PL, Fan SZ, Huang CH et al. Analgesic effect of lidocaine patch 5% in the treatment of acute herpes zoster: a double-blind and vehicle-controlled study. Reg Anesth Pain Med 2008; 33(4):320-325.
2407. Lin WC, Lee PI, Lu CY et al. Mycoplasma pneumoniae encephalitis in childhood. J Microbiol Immunol Infect 2002; 35 (3):173-178.
2408. Lind CR, Lind CJ, Mee EW. Reduction in the number of repeated operations for the treatment of subacute and chronic subdural hematomas by placement of subdural drains. J Neurosurg 2003; 99(1):44-46.
2409. Linde K, Allais G, Brinkhaus B, Manheimer E, Vickers A, White AR. Acupuncture for migraine prophylaxis. Cochrane Database Syst Rev 2009;(1):CD001218.
2410. Linde K, Allais G, Brinkhaus B, Manheimer E, Vickers A, White AR. Acupuncture for tension-type headache. Cochrane Database Syst Rev 2009;(1):CD007587.
2411. Linde K, Rossnagel K. Propranolol for migraine prophylaxis. Cochrane Database Syst Rev 2004;(2):CD003225.
2412. Linden D, Weng Y, Glocker FX, Kretzschmar A, Diehl RR, Berlit P. Sympathetic skin responses evoked by magnetic stimulation of the neck: normative data. Muscle & Nerve 1996; 19 (11):1487-1489.
2413. Lindholm LH, Carlberg B, Samuelsson O. Should beta blockers remain first choice in the treatment of primary hypertension? A meta-analysis. Lancet 2005; 366(9496):1545-1553.
2414. Lindner A, Reichert N, Eichhorn M, Zierz S. Acute compartment syndrome after forearm ischemic work test in a patient with McArdle's disease. Neurology 2001; 56(12):1779-80.
2415. Lindsberg PJ, Mattle HP. Therapy of basilar artery occlusion: a systematic analysis comparing intra-arterial and intravenous thrombolysis. Stroke 2006; 37(3):922-928.
2416. Lindsberg PJ, Soinne L, Tatlisumak T et al. Long-term outcome after intravenous thrombolysis of basilar artery occlusion. JAMA 2004; 292(15):1862-1866.
2417. Ling H, O'Sullivan SS, Holton JL et al. Does corticobasal degeneration exist? A clinicopathological re-evaluation. Brain 2010; 133(Pt 7):2045-2057.
2418. Linhardt O, Kruger A, Krodel A. [First results of anterior versus posterior instrumentation-fusion in the treatment of spondylodiscitis]. Z Orthop Ihre Grenzgeb 2004; 142(1):73-78.
2419. Linn FH, Rinkel GJ, Algra A, van Gijn J. Incidence of subarachnoid hemorrhage: role of region, year, and rate of computed tomography: a meta-analysis. Stroke 1996; 27(4):625-629.
2420. Linn J, Fesl G, Ottomeyer C et al. Intra-arterial application of nimodipine in reversible cerebral vasoconstriction syndrome: a diagnostic tool in select cases? Cephalalgia 2011; 31 (10):1074-1081.

2421. Linn J, Halpin A, Demaerel P et al. Prevalence of superficial siderosis in patients with cerebral amyloid angiopathy. Neurology 2010; 74(17):1346–1350.
2422. Linssen WH, de Visser M, Notermans NC et al. Genetic heterogeneity in Miyoshi-type distal muscular dystrophy. Neuromuscul Disord 1998; 8(5):317–20.
2423. Liozon E, Herrmann F, Ly K et al. Risk factors for visual loss in giant cell (temporal) arteritis: a prospective study of 174 patients. Am J Med 2001; 111(3):211–217.
2424. Liozon E, Roblot P, Paire D et al. Anticardiolipin antibody levels predict flares and relapses in patients with giant-cell (temporal) arteritis. A longitudinal study of 58 biopsy-proven cases. Rheumatology 2000; 39(10):1089–94.
2425. Lip GY, Frison L, Halperin JL, Lane DA. Identifying patients at high risk for stroke despite anticoagulation: a comparison of contemporary stroke risk stratification schemes in an anticoagulated atrial fibrillation cohort. Stroke 2010; 41(12):2731–2738.
2426. Lippa CF, Duda JE, Grossman M et al. DLB and PDD boundary issues: diagnosis, treatment, molecular pathology, and biomarkers. Neurology 2007; 68(11):812–819.
2427. Lippa CF, Smith TW, Sweary JM. Alzheimer's disease and Lewy Body disease: A comliteraturetive clinicopathological study. Ann Neurol 1994; 35:81–88.
2428. Lipton RB, Gobel H, Einhäupl KM, Wilks K, Mauskop A. Petasites hybridus root (butterbur) is an effective preventive treatment for migraine. Neurology 2004; 63(12):2240–2244.
2429. Lipton RB, Lowenkopf T, Bajwa ZH et al. Cardiac cephalgia: a treatable form of exertional headache. Neurology 1997; 49 (3):813–816.
2430. Lipton SA. Neuropathogenesis of acquired immunodeficiency syndrome dementia. [Review] [74 refs]. Curr Opin Neurol 1997; 10(3):247–253.
2431. Liquori CL, Ricker K, Moseley ML et al. Myotonic dystrophy type 2 caused by a CCTG expansion in intron 1 of ZNF9. Science 2001; 293(5531):864–7.
2432. Lisai P, Doria C, Crissantu L, Meloni GB, Conti M, Achene A. Cauda equina syndrome secondary to idiopathic spinal epidural lipomatosis. Spine 2001; 26(3):307–309.
2433. Litvan I, Agid Y, Calne D et al. Clinical research criteria for the diagnosis of progressive supranuclear palsy (Steele-Richardson-Olszewski syndrome): report of the NINDS-SPSP international workshop. Neurology 1996; 47(1):1–9.
2434. Litvan I, Mangone CA, McKee A et al. Natural history of progressive supranuclear palsy (Steele- Richardson-Olszewski syndrome) and clinical predictors of survival: a clinicopathological study. J Neurol Neurosurg Psychiatry 1996; 60(6):615–20.
2435. Litvinenko IV, Odinak MM, Mogil'naya VI, Emelin AY. Efficacy and safety of galantamine (reminyl) for dementia in patients with Parkinson's disease (an open controlled trial). Neurosci Behav Physiol 2008; 38(9):937–945.
2436. Liu Z, Jiao Q, Xu J, Wang X, Li S, You C. Spontaneous spinal epidural hematoma: analysis of 23 cases. Surg Neurol 2008; 69 (3):253–260.
2437. Liu ZS, Chen YH, Zhong YQ et al. [A multicenter controlled study on aripiprazole treatment for children with Tourette syndrome in China]. Zhonghua Er Ke Za Zhi 2011; 49(8):572–576.
2438. Liu-Deryke X, Rhoney DH. Cerebral vasospasm after aneurysmal subarachnoid hemorrhage: an overview of pharmacologic management. Pharmacotherapy 2006; 26(2):182–203.
2439. Livneh A, Zemer D, Langevitz P, Shemer J, Sohar E, Pras M. Colchicine in the treatment of AA and AL amyloidosis. Semin Arthritis Rheum 1993; 23:206–214.
2440. Lo GM, Neri M, Falco M et al. A missense mutation in the coiled-coil domain of the KIF5A gene and late-onset hereditary spastic literatureplegia. Arch Neurol 2006; 63(2):284–287.
2441. Loebermann M, Winkelmann A, Hartung HP, Hengel H, Reisinger EC, Zettl UK. Vaccination against infection in patients with multiple sclerosis. Nat Rev Neurol 2011; 8(3):143–151.
2442. Loeser JD. Dorsal rhizotomy for the relief of chronic pain. J Neurosurg 1972; 36:745–754.
2443. Loewenbruck K, Storch A. Stem cell-based therapies in Parkinson's disease: future hope or current treatment option? J Neurol 2011; 258(Suppl 2):S346-S353.
2444. Loher TJ, Bassetti CL, Lovblad KO et al. Diffusion-weighted MRI in acute spinal cord ischaemia. Neuroradiol 2003; 45(8):557–561.
2445. Lohi H, Ianzano L, Zhao XC et al. Novel glycogen synthase kinase 3 and ubiquitination pathways in progressive myoclonus epilepsy. Hum Mol Genet 2005; 14(18):2727–2736.
2446. Lohman CM, Tallroth K, Kettunen JA, Lindgren KA. Comparison of radiologic signs and clinical symptoms of spinal stenosis. Spine (Phila Pa 1976) 2006; 31(16):1834–1840.
2447. Lohr JB, Caligiuri MP. A double-blind placebo-controlled study of vitamin E treatment of tardive dyskinesia. J Clin Psychiatry 1996; 57(4):167–73.
2448. Lohr M, Reithmeier T, Ernestus RI, Ebel H, Klug N. Spinal epidural abscess: prognostic factors and comparison of different surgical treatment strategies. Acta Neurochir (Wien) 2005; 147(2):159–166.
2449. Lolekha P, Phanthumchinda K, Bhidayasiri R. Prevalence and risk factors of Parkinson's disease in retired Thai traditional boxers. Mov Disord 2010; 25(12):1895–1901.
2450. Longley MJ, Clark S, Yu Wai MC et al. Mutant POLG2 disrupts DNA polymerase gamma subunits and causes progressive external ophthalmoplegia. Am J Hum Genet 2006; 78(6):1026–1034.
2451. Lonn E, Yusuf S, Arnold MJ et al. Homocysteine lowering with folic acid and B vitamins in vascular disease. N Engl J Med 2006; 354(15):1567–1577.
2452. Lopez BC, Hamlyn PJ, Zakrzewska JM. Stereotactic radiosurgery for primary trigeminal neuralgia: state of the evidence and recommendations for future reports. J Neurol Neurosurg Psychiatry 2004; 75(7):1019–1024.
2453. Lopez IC, Ruiz PJ, Del Pozo SV, Bernardos VS. Motor complications in Parkinson's disease: ten year follow-up study. Mov Disord 2010; 25(16):2735–2739.
2454. Lopez-Gonzalez A, Resurreccion GM. Idiopathic spinal epidural lipomatosis: urgent decompression in an atypical case. Eur Spine J 2008; 17 Suppl 2:S225-S227.
2455. Lorberboym M, Djaldetti R, Melamed E, Sadeh M, Lampl Y. 123I-FP-CIT SPECT imaging of dopamine transporters in patients with cerebrovascular disease and clinical diagnosis of vascular parkinsonism. J Nucl Med 2004; 45(10):1688–1693.
2456. Lord SM, Barnsley L, Wallis BJ, McDonald GJ, Bogduk N. Percutaneous radio-frequency neurotomy for chronic cervical zygapophyseal-joint pain. N Engl J Med 1996; 335(23):1721–6.
2457. Lorenz MW, von KS, Steinmetz H, Markus HS, Sitzer M. Carotid intima-media thickening indicates a higher vascular risk across a wide age range: prospective data from the Carotid Atherosclerosis Progression Study (CAPS). Stroke 2006; 37 (1):87–92.
2458. Lorson CL, Strasswimmer J, Yao JM et al. SMN oligomerization defect correlates with spinal muscular atrophy severity. Nat Genet 1998; 19(1):63–6.
2459. Löscher W. Asymptomatische HyperCKämie - Was nun? Klin Neurophysiol 2011; 42(4):226–230.
2460. Lossos A, Stevanin G, Meiner V et al. Hereditary spastic literatureplegia with thin corpus callosum: reduction of the SPG11 interval and evidence for further genetic heterogeneity. Arch Neurol 2006; 63(5):756–760.
2461. Lotz PR, Ballinger WE, Jr., Quisling RG. Subcortical arteriosclerotic encephalopathy: CT spectrum and pathologic correlation. AJR Am J Roentgenol 1986; 147(6):1209–1214.
2462. Louis DN, Ohgaki H, Wiestler OD, Cavanee WK. WHO Classification of Tumours of the Cenral Nervous System. Lyon: 2007.
2463. Louis DN, Ohgaki H, Wiestler OD et al. The 2007 WHO classification of tumours of the central nervous system. Acta Neuropathol 2007; 114(2):97–109.
2464. Louis ED. Essential tremor: evolving clinicopathological concepts in an era of intensive post-mortem enquiry. Lancet Neurol 2010; 9(6):613–622.
2465. Louis ED, Faust PL, Ma KJ, Yu M, Cortes E, Vonsattel JP. Torpedoes in the cerebellar vermis in essential tremor cases vs. controls. Cerebellum 2011; 10(4):812–819.
2466. Louis ED, Faust PL, Vonsattel JP. Purkinje cell loss is a characteristic of essential tremor. Parkinsonism Relat Disord 2011; 17 (6):406–409.
2467. Louis ED, Ferreira JJ. How common is the most common adult movement disorder? Update on the worldwide prevalence of essential tremor. Mov Disord 2010; 25(5):534–541.
2468. Louis ED, ito-Leon J, Vega-Quiroga S, Bermejo-Pareja F. Faster rate of cognitive decline in essential tremor cases than controls: a prospective study. Eur J Neurol 2010; 17(10):1291–1297.
2469. Louis ED, Lynch T, Kaufmann P, Fahn S, Odel J. Diagnostic guidelines in central nervous system Whipple's disease [see comments]. Ann Neurol 1996; 40(4):561–568.
2470. Louis ED, Ottman R. How familial is familial tremor? The genetic epidemiology of essential tremor. Neurology 1996; 46 (5):1200–1205.
2471. Louwerse ES, Weverling GJ, Bossuyt PM, Meyjes FE, de Jong JM. Randomized, double-blind, controlled trial of acetylcysteine in amyotrophic lateral sclerosis. Arch Neurol 1995; 52 (6):559–564.
2472. Love S, Coakham HB. Trigeminal neuralgia: pathology and pathogenesis. Brain 2001; 124(Pt 12):2347–2360.

2473. Lovelock CE, Cordonnier C, Naka H et al. Antithrombotic drug use, cerebral microbleeds, and intracerebral hemorrhage: a systematic review of published and unpublished studies. Stroke 2010; 41(6):1222–1228.
2474. Low PA, Gilden JL, Freeman R, Sheng KN, McElligott MA. Efficacy of midodrine vs placebo in neurogenic orthostatic hypotension. A randomized, double-blind multicenter study. Midodrine Study Group. JAMA 1997; 277(13):1046–51.
2475. Low PA, Opfer-Gehrking TL, Textor SC et al. Postural tachycardia syndrome (POTS). [Review] [48 refs]. Neurology 1995; 45 (4 Suppl 5):S19–25.
2476. Lu CS, Chen RS, Tsai CH. Double-blind, placebo-controlled study of botulinum toxin injections in the treatment of cervical dystonia. J Formos Med Assoc 1995; 94(4):189–92.
2477. Lu J, Wu X, Li Y, Kong X. Surgical results of anterior corpectomy in the aged patients with cervical myelopathy. Eur Spine J 2008; 17(1):129–135.
2478. Lublin FD, Reingold SC. Defining the clinical course of multiple sclerosis: results of an international survey. National Multiple Sclerosis Society (USA) Advisory Committee on Clinical Trials of New Agents in Multiple Sclerosis. Neurology 1996; 46 (4):907–911.
2479. Lucas CP, Zabramski JM, Spetzler RF, Jacobowitz R. Treatment for intracranial dural arteriovenous malformations: a meta-analysis from the English language literature. Neurosurgery 1997; 40(6):1119–30; discussion 1130-.
2480. Lucetti C, Del DP, Gambaccini G et al. IV amantadine improves chorea in Huntington's disease: an acute randomized, controlled study. Neurology 2003; 60(12):1995–1997.
2481. Lucetti C, Nuti A, Gambaccini G et al. Mexiletine in the treatment of torticollis and generalized dystonia. Clin Neuropharmacol 2000; 23(4):186–9.
2482. Lücking CB, Durr A, Bonifati V et al. Association between early-onset Parkinson's disease and mutations in the parkin gene. French Parkinson's Disease Genetics Study Group. N Engl J Med 2000; 342(21):1560–1567.
2483. Lücking CH. Zerebrale Komplikationen bei Polytraumatisierung. Intensivbehandlung 1976; 1:26–35.
2484. Lücking CH. Clinical pathophysiology of the apallic syndrome. In: Dalle Ore G, Gerstenbrand F, Lücking CH, Peters G, Peters UH, editors. Apallic syndrome. Berlin,Heidelberg,New York: Springer-Verlag; 1977 p. 129–132.
2485. Ludecke B, Dworniczak B, Bartholome K. A point mutation in the tyrosine hydroxylase gene associated with Segawa's syndrome. Hum Genet 1995; 95(1):123–5.
2486. Lüdecke DK, Hammer K, Heinrichs M. Comparison of recurrences in Cushing's disease and acromegaly. J Endocrinol Invest 1991; 14:26.
2487. Ludin HP. Praktische Elektromyographie. Stuttgart: Ferdinand Enke Verlag; 1993.
2488. Ludolph AC, Benecke R, Bengel D et al. Zervikale spondylotische Myelopathie. In: Diener HC, Weimar C, Berlit P, Deuschl G, Gold R, Hacke W et al., editors. Leitlinien für Diagnostik und Therapie in der Neurologie. 5 ed. Stuttgart - New York: Thieme; 2012 p. 895–901.
2489. Ludolph AC, Borasio GD, Dengler R et al. Amyotrophe Lateralsklerose (Motoneuronerkrankungen). In: Diener HC, Weimar C, Berlit P, Deuschl G, Gold R, Hacke W et al., editors. Leitlinien für Diagnostik und Therapie in der Neurologie. 5 ed. Stuttgart - New York: Thieme; 2012 p. 254–263.
2490. Ludolph AG, Roessner V, Münchau A, Müller-Vahl K. Tourette-Syndrom und andere Tic-Störungen in Kindheit, Jugend und Erwachsenenalter. Dtsch Arztebl Int 2012; 109(48):821–828.
2491. Lühmann D. Stellenwert der Magnet-Resonanz-Tomographie im Rahmen der Versorgung von Patienten mit Rückenschmerzen. - Kurz-HTA: Update einer Best-Evidence-Synthese. (Dokument-Nr: DAHTA22, Berichts-Nr: DIMDI022). Köln: Deutsche Agentur für Health Technology Assessment des DIMDI; 2001.
2492. Lühmann D, Burkhardt-Hammer T, Borowski C, Raspe H. Minimal-invasive Verfahren zur Behandlung des Bandscheibenvorfalls. HTA-Bericht (Berichts-Nr: DAHTA017; Dokument-Nr: DAHTA108). In: Rüther A, Warda F, editors. Köln: Deutsche Agentur für Health Technology Assessment des DIMDI; 2005.
2493. Lukas C, Bellenberg B, Hahn HK et al. Benefit of repetitive intrathecal triamcinolone acetonide therapy in predominantly spinal multiple sclerosis: prediction by upper spinal cord atrophy. Ther Adv Neurol Disord 2009; 2(6):42–49.
2494. Lum C, Chakraborty S, Schlossmacher M et al. Vertebral artery dissection with a normal-appearing lumen at multisection CT angiography: the importance of identifying wall hematoma. AJNR Am J Neuroradiol 2009; 30(4):787–792.
2495. Lundkvist B, Koskinen LO, Birgander R, Eklund A, Malm J. Cerebrospinal fluid dynamics and long-term survival of the Strata valve in idiopathic normal pressure hydrocephalus. Acta Neurol Scand 2011; 124(2):115–121.
2496. Lundstedt D, Gustafsson M, Steineck G et al. Long-term symptoms after radiotherapy of supraclavicular lymph nodes in breast cancer patients. Radiother Oncol 2012; 103(2):155–160.
2497. Lunn MP, Hughes RA, Wiffen PJ. Duloxetine for treating painful neuropathy or chronic pain. Cochrane Database Syst Rev 2009;(4):CD007115.
2498. Lunsford LD, Bissonette DJ, Jannetta PJ, Sheptak PE, Zorub DS. Anterior surgery for cervical disc disease. Part 1: Treatment of lateral cervical disc herniation in 253 cases. J Neurosurg 1980; 53:1–11.
2499. Lunsford LD, Kondziolka D, Flickinger JC et al. Stereotactic radiosurgery for arteriovenous malformations of the brain. J Neurosurg 1991; 75(4):512–524.
2500. Luoma P, Melberg A, Rinne JO et al. Parkinsonism, premature menopause, and mitochondrial DNA polymerase gamma mutations: clinical and molecular genetic study. Lancet 2004; 364(9437):875–882.
2501. Luque FA, Furneaux HM, Ferziger R et al. Anti-Ri: an antibody associated with literatureneoplastic opsoclonus and breast cancer. Ann Neurol 1991; 29(3):241–251.
2502. Lutsar I, McCracken GH, Jr., Friedland IR. Antibiotic pharmacodynamics in cerebrospinal fluid. Clin Infect Dis 1998; 27 (5):1117–27, quiz.
2503. Lütschg J, Jerusalem F, Ludin HP, Vassella F, Mumenthaler M. The syndrome of "continuous muscle fiber activity". Arch Neurol 1978; 35:198–205.
2504. Luukkainen RK, Wennerstrand PV, Kautiainen HH, Sanila MT, Asikainen EL. Efficacy of periarticular corticosteroid treatment of the sacroiliac joint in non-spondylarthropathic patients with chronic low back pain in the region of the sacroiliac joint. Clin Exp Rheumatol 2002; 20(1):52–54.
2505. Lynch BA, Lambeng N, Nocka K et al. The synaptic vesicle protein SV2A is the binding site for the antiepileptic drug levetiracetam. Proc Natl Acad Sci U S A 2004; 101(26):9861–9866.
2506. Lynch DR, Perlman SL, Meier T. A phase 3, double-blind, placebo-controlled trial of idebenone in friedreich ataxia. Arch Neurol 2010; 67(8):941–947.
2507. Lynch JM, Hennessy M. HNPP presenting as sciatic neuropathy. J Peripher Nerv Syst 2005; 10(1):1–2.
2508. MacDonald RD, O'Donnell C, Allan GM et al. Interfacility transport of patients with decompression illness: literature review and consensus statement. Prehosp Emerg Care 2006; 10 (4):482–487.
2509. MacDonald RL, Higashida RT, Keller E et al. Clazosentan, an endothelin receptor antagonist, in patients with aneurysmal subarachnoid haemorrhage undergoing surgical clipping: a randomised, double-blind, placebo-controlled phase 3 trial (CONSCIOUS-2). Lancet Neurol 2011; 10(7):618–625.
2510. Mace CJ, Trimble MR. Ten-year prognosis of conversion disorder. Br J Psychiatry 1996; 169(3):282–288.
2511. Macedo-Souza LI, Kok F, Santos S et al. Reevaluation of a large family defines a new locus for X-linked recessive pure spastic literatureplegia (SPG34) on chromosome Xq25. Neurogenetics 2008; 9(3):225–226.
2512. MacGregor EA, Frith A, Ellis J, Aspinall L, Hackshaw A. Prevention of menstrual attacks of migraine: a double-blind placebo-controlled crossover study. Neurology 2006; 67(12):2159–2163.
2513. Machado A, Chien HF, Deguti MM et al. Neurological manifestations in Wilson's disease: Report of 119 cases. Mov Disord 2006; 21(12):2192–2196.
2514. Machet A, Portefaix C, Kadziolka K, Robin G, Lanoix O, Pierot L. Brain arteriovenous malformation diagnosis: value of time-resolved contrast-enhanced MR angiography at 3.0T compared to DSA. Neuroradiol 2012; 54(10):1099–1108.
2515. Maciel P, Gaspar C, DeStefano AL et al. Correlation between CAG repeat length and clinical features in Machado-Joseph disease. Am J Hum Genet 1995; 57(1):54–61.
2516. Maciunas RJ, Maddux BN, Riley DE et al. Prospective randomized double-blind trial of bilateral thalamic deep brain stimulation in adults with Tourette syndrome. J Neurosurg 2007; 107(5):1004–1014.
2517. MacLaren K, Gillespie J, Shrestha S, Neary D, Ballardie FW. Primary angiitis of the central nervous system: emerging variants. QJM 2005; 98(9):643–654.
2518. Maddalena A, Papassotiropoulos A, Muller-Tillmanns B et al. Biochemical diagnosis of Alzheimer disease by measuring the cerebrospinal fluid ratio of phosphorylated tau protein to beta-amyloid peptide42. Arch Neurol 2003; 60(9):1202–1206.

2519. Madhuvrata P, Cody JD, Ellis G, Herbison GP, Hay-Smith EJ. Which anticholinergic drug for overactive bladder symptoms in adults. Cochrane Database Syst Rev 2012; 1:CD005429.
2520. Maetzler W, Hausdorff JM. Motor signs in the prodromal phase of Parkinson's disease. Mov Disord 2012; 27(5):627–633.
2521. Magarinos-Ascone C, Ruiz FM, Millan AS et al. Electrophysiological evaluation of thalamic DBS for orthostatic tremor. Mov Disord 2010; 25(14):2476–2477.
2522. Magaudda A, Gelisse P, Genton P. Antimyoclonic effect of levetiracetam in 13 patients with Unverricht-Lundborg disease: clinical observations. Epilepsia 2004; 45(6):678–681.
2523. Magee AC, Hughes AE, Kidd A et al. Reproductive counselling for women with myotonic dystrophy. J Med Genet 2002; 39 (3):E15.
2524. Magot A, Latour P, Mussini JM, Mourtada R, Guiheneuc P, Pereon Y. A new MPZ mutation associated with a mild CMT1 phenotype presenting with recurrent nerve compression. Muscle Nerve 2008; 38(2):1055–1059.
2525. Mahanonda N, Bhuripanyo K, Kangkagate C et al. Randomized double-blind, placebo-controlled trial of oral atenolol in patients with unexplained syncope and positive upright tilt table test results. Am Heart J 1995; 130(6):1250–3.
2526. Mahoney FI, Bartel DW. Md Med J 1965; 14:16–65.
2527. Mahr AD, Jover JA, Spiera RF et al. Adjunctive methotrexate for treatment of giant cell arteritis: an individual patient data meta-analysis. Arthritis Rheum 2007; 56(8):2789–2797.
2528. Maia DP, Teixeira AL, Jr., Quintao Cunningham MC, Cardoso F. Obsessive compulsive behavior, hyperactivity, and attention deficit disorder in Sydenham chorea. Neurology 2005; 64 (10):1799–1801.
2529. Maidment ID, Fox C, Boustani M. A review of studies describing the use of acetyl cholinesterase inhibitors in Parkinson's disease dementia. Acta psychiatr scand 2005; 111(6):403–409.
2530. Maier C. Ganglionäre lokale Opioidanalgesie (GLOA). Ein neues Therapieverfahren bei persistierenden neuropathischen Schmerzen. Stuttgart: Georg Thieme Verlag; 1996.
2531. Maier C, Hildebrandt J, Klinger R, Henrich-Eberl C, Lindena G. Morphine responsiveness, efficacy and tolerability in patients with chronic non-tumor associated pain - results of a double-blind placebo-controlled trial (MONTAS). Pain 2002; 97 (3):223–233.
2532. Maigne JY, Chatellier G, Faou ML, Archambeau M. The treatment of chronic coccydynia with intrarectal manipulation: a randomized controlled study. Spine (Phila Pa 1976) 2006; 31 (18):E621-E627.
2533. Maigne JY, Doursounian L, Chatellier G. Causes and mechanisms of common coccydynia: role of body mass index and coccygeal trauma. Spine (Phila Pa 1976) 2000; 25(23):3072–3079.
2534. Maigne JY, Planchon CA. Sacroiliac joint pain after lumbar fusion. A study with anesthetic blocks. Eur Spine J 2005; 14 (7):654–658.
2535. Maiwald M, Oehme R, March O et al. Transmission risk of Borrelia burgdorferi sensu lato from Ixodes ricinus ticks to humans in southwest Germany. Epidemiol Infect 1998; 121 (1):103–108.
2536. Majid MJ, Lincoln NB, Weyman N. Cognitive rehabilitation for memory deficits following stroke (Cochrane review). Cochrane Database Syst Rev 2000;(3):CD002293.
2537. Majoor-Krakauer D, Willems PJ, Hofman A. Genetic epidemiology of amyotrophic lateral sclerosis. Clin Genet 2003; 63 (2):83–101.
2538. Malandrini A, D'Eramo C, Palmeri S et al. Peripheral neuropathy in late-onset Krabbe disease: report of three cases. Neurol Sci 2012.
2539. Malmivaara A, Slatis P, Heliovaara M et al. Surgical or nonoperative treatment for lumbar spinal stenosis? A randomized controlled trial. Spine 2007; 32(1):1–8.
2540. Malter MP, Helmstaedter C, Urbach H, Vincent A, Bien CG. Antibodies to glutamic acid decarboxylase define a form of limbic encephalitis. Ann Neurol 2010; 67(4):470–478.
2541. Mamoli B. Zur Prognosestellung peripherer Fazialisparesen unter besonderer Berücksichtigung der Elektroneurographie. Wien Klin Wschr 1976; Suppl. 53:1–28.
2542. Man-Son-Hing M, Nichol G, Lau A, Laupacis A. Choosing antithrombotic therapy for elderly patients with atrial fibrillation who are at risk for falls. Arch Intern Med 1999; 159(7):677–685.
2543. Man-Son-Hing M, Wells G, Lau A. Quinine for nocturnal leg cramps: a meta-analysis including unpublished data. J Gen Intern Med 1998; 13(9):600–6.
2544. Manchikanti L, Boswell MV, Singh V et al. Comprehensive evidence-based guidelines for interventional techniques in the management of chronic spinal pain. Pain Physician 2009; 12 (4):699–802.
2545. Manchikanti L, Boswell MV, Singh V et al. Comprehensive review of neurophysiologic basis and diagnostic interventions in managing chronic spinal pain. Pain Physician 2009; 12(4): E71–120.
2545a. Mancl EE, Gidal BE. The effect of carbapenem antibiotics on plasma concentrations of valproic acid. Ann Pharmacother 2009; 43(12):2082–2087.
2546. Mandel JS, Adami HO, Cole P. Paraquat and Parkinson's disease: an overview of the epidemiology and a review of two recent studies. Regul Toxicol Pharmacol 2012; 62(2):385–392.
2547. Mandell DM, Matouk CC, Farb RI et al. Vessel wall MRI to differentiate between reversible cerebral vasoconstriction syndrome and central nervous system vasculitis: preliminary results. Stroke 2012; 43(3):860–862.
2548. Mandler RN, Ahmed W, Dencoff JE. Devic's neuromyelitis optica: a prospective study of seven patients treated with prednisone and azathioprine. Neurology 1998; 51(4):1219–1220.
2549. Mandler RN, Davis LE, Jeffery DR, Kornfeld M. Devic's neuromyelitis optica: a clinicopathological study of 8 patients. Ann Neurol 1993; 34:162–168.
2550. Manicourt DH, Brasseur JP, Boutsen Y, Depreseux G, Devogelaer JP. Role of alendronate in therapy for posttraumatic complex regional pain syndrome type I of the lower extremity. Arthritis Rheum 2004; 50(11):3690–3697.
2551. Mann RA, Bisset WI. Anaesthesia for lower limb amputation. A comparison of spinal analgesia and general anaesthesia in the elderly. Anaesthesia 1983; 38(12):1185–91.
2552. Mannan AU, Krawen P, Sauter SM et al. ZFYVE27 (SPG33), a novel spastin-binding protein, is mutated in hereditary spastic literatureplegia. Am J Hum Genet 2006; 79(2):351–357.
2553. Mannix LK, Savani N, Landy S et al. Efficacy and tolerability of naratriptan for short-term prevention of menstrually related migraine: data from two randomized, double-blind, placebo-controlled studies. Headache 2007; 47(7):1037–1049.
2554. Mant J, Hobbs FD, Fletcher K et al. Warfarin versus aspirin for stroke prevention in an elderly community population with atrial fibrillation (the Birmingham Atrial Fibrillation Treatment of the Aged Study, BAFTA): a randomised controlled trial. Lancet 2007; 370(9586):493–503.
2555. Manyam BV. What is and what is not 'Fahr's disease'. Parkinsonism Relat Disord 2005; 11(2):73–80.
2556. Manyam BV, Walters AS, Narla KR. Bilateral striopallidodentate calcinosis: clinical characteristics of patients seen in a registry. Mov Disord 2001; 16(2):258–264.
2557. Manzanares W, Hardy G. Thiamine supplementation in the critically ill. Curr Opin Clin Nutr Metab Care 2011; 14 (6):610–617.
2558. Manzur AY, Kuntzer T, Pike M, Swan A. Glucocorticoid corticosteroids for Duchenne muscular dystrophy. Cochrane Database Syst Rev 2004;(2):CD003725.
2559. Maraganore DM, Farrer MJ, Hardy JA, Lincoln SJ, McDonnell SK, Rocca WA. Case-control study of the ubiquitin carboxy-terminal hydrolase L1 gene in Parkinson's disease. Neurology 1999; 53(8):1858–60.
2560. Marangoni S, Argentiero V, Tavolato B. Neurosarcoidosis Clinical description of 7 cases with a proposal for a new diagnostic strategy. J Neurol 2005.
2561. Maranzano E, Bellavita R, Rossi R et al. Short-course versus split-course radiotherapy in metastatic spinal cord compression: results of a phase III, randomized, multicenter trial. J Clin Oncol 2005; 23(15):3358–3365.
2562. Maranzano E, Latini P, Checcaglini F et al. Radiation therapy in metastatic spinal cord compression. Cancer 1991; 67:1311–1317.
2563. Marcus KJ, Goumnerova L, Billett AL et al. Stereotactic radiotherapy for localized low-grade gliomas in children: final results of a prospective trial. Int J Radiat Oncol Biol Phys 2005; 61(2):374–379.
2564. Marder CP, Donohue MM, Weinstein JR, Fink KR. Multimodal imaging of reversible cerebral vasoconstriction syndrome: a series of 6 cases. AJNR Am J Neuroradiol 2012; 33(7):1403–1410.
2565. Margolis RL, Holmes SE, Rosenblatt A et al. Huntington's Disease-like 2 (HDL2) in North America and Japan. Ann Neurol 2004; 56(5):670–674.
2566. Margolis RL, O'Hearn E, Rosenblatt A et al. A disorder similar to Huntington's disease is associated with a novel CAG repeat expansion. Ann Neurol 2001; 50(6):373–380.
2567. Margraf NG, Wrede A, Rohr A et al. Camptocormia in idiopathic Parkinson's disease: a focal myopathy of the literaturevertebral muscles. Mov Disord 2010; 25(5):542–551.
2568. Marie I, Hachulla E, Hatron PY et al. Polymyositis and dermatomyositis: short term and longterm outcome, and predictive factors of prognosis. J Rheumatol 2001; 28(10):2230–2237.

2569. Marie RM, Le Biez E, Busson P et al. Nitrous oxide anesthesia-associated myelopathy. Arch Neurol 2000; 57(3):380–2.
2570. Marino R, Gasparotti R, Pinelli L et al. Posttraumatic cerebral infarction in patients with moderate or severe head trauma. Neurology 2006; 67(7):1165–1171.
2571. Marinus J, Visser M, Martinez-Martin P, van Hilten JJ, Stiggelbout AM. A short psychosocial questionnaire for patients with Parkinson's disease: the SCOPA-PS. J Clin Epidemiol 2003; 56 (1):61–67.
2572. Maris T, Androulidakis EJ, Tzagournissakis M et al. X-linked adrenoleukodystrophy presenting as neurologically pure fa milial spastic literatureparesis. Neurology 1995; 45:1101–1104.
2573. Markantonis SL, Markou N, Fousteri M et al. Penetration of colistin into cerebrospinal fluid. Antimicrob Agents Chemother 2009; 53(11):4907–4910.
2574. Markowitsch HJ. Neuropsychologie des Gedächtnisses. Göttingen: Hogrefe; 1992.
2575. Marks WJ, Jr., Bartus RT, Siffert J et al. Gene delivery of AAV2-neurturin for Parkinson's disease: a double-blind, randomised, controlled trial. Lancet Neurol 2010; 9(12):1164–1172.
2576. Markus H, Cullinane M. Severely impaired cerebrovascular reactivity predicts stroke and TIA risk in patients with carotid artery stenosis and occlusion. Brain 2001; 124(Pt 3):457–67.
2577. Markus HS, King A, Shipley M et al. Asymptomatic embolisation for prediction of stroke in the Asymptomatic Carotid Emboli Study (ACES): a prospective observational study. Lancet Neurol 2010; 9(7):663–671.
2578. Markus HS, MacKinnon A. Asymptomatic embolization detected by Doppler ultrasound predicts stroke risk in symptomatic carotid artery stenosis. Stroke 2005; 36(5):971–975.
2579. Markus HS, Martin RJ, Simpson MA et al. Diagnostic strategies in CADASIL. Neurology 2002; 59(8):1134–1138.
2580. Markus R, Brew BJ, Turner J, Pell M. Successful outcome with aggressive treatment of acute haemorrhagic leukoencephalitis. J Neurol Neurosurg Psychiatry 1997; 63(4):551.
2581. Marmura MJ. Intravenous lidocaine and mexiletine in the management of trigeminal autonomic cephalalgias. Curr Pain Headache Rep 2010; 14(2):145–150.
2582. Marras C, Gruneir A, Wang X et al. Antipsychotics and mortality in Parkinsonism. Am J Geriatr Psychiatry 2012; 20 (2):149–158.
2583. Marsden CD. Dystonia: the spectrum of the disease. In: Yahr MD, editor. The basal ganglia. New York: Raven Press; 1976 p. 351–367.
2584. Marsden CD. Blepharospasm-oromandibular dystonia syndrome (Brueghel's syndrome). A variant of adult-onset torsion dystonia? J Neurol Neurosurg Psychiatry 1976; 39(12):1204–1209.
2585. Marsden CD, Harrison MJG. Idiopathic torsion dystonia: a review of 42 patients. Brain 1974; 97:793–810.
2586. Marsden CD, Marion MH, Quinn N. The treatment of severe dystonia in children and adults. J Neurol Neurosurg Psychiatry 1984; 47(11):1166–73.
2587. Marsh L, Williams JR, Rocco M, Grill S, Munro C, Dawson TM. Psychiatric comorbidities in patients with Parkinson disease and psychosis. Neurology 2004; 63(2):293–300.
2588. Marshall S, Tardif G, Ashworth N. Local corticosteroid injection for carpal tunnel syndrome. Cochrane Database Syst Rev 2000;(4):CD001554.
2589. Marshall V, Grosset D. Role of dopamine transporter imaging in routine clinical practice. Mov Disord 2003; 18(12):1415–1423.
2590. Marson AG, Al-Kharusi AM, Alwaidh M et al. The SANAD study of effectiveness of carbamazepine, gabapentin, lamotrigine, oxcarbazepine, or topiramate for treatment of partial epilepsy: an unblinded randomised controlled trial. Lancet 2007; 369(9566):1000–1015.
2591. Marson AG, Al-Kharusi AM, Alwaidh M et al. The SANAD study of effectiveness of valproate, lamotrigine, or topiramate for generalised and unclassifiable epilepsy: an unblinded randomised controlled trial. Lancet 2007; 369(9566):1016–1026.
2592. Marson AG, Kadir ZA, Hutton JL, Chadwick DW. Gabapentin add-on for drug-resistant partial epilepsy (Cochrane review). Cochrane Database Syst Rev 2000;(3):CD001415.
2593. Marti-Fabregas J, Gomis M, Arboix A et al. Favorable outcome of ischemic stroke in patients pretreated with statins. Stroke 2004; 35(5):1117–1121.
2594. Martin ER, Scott WK, Nance MA et al. Association of single-nucleotide polymorphisms of the tau gene with late-onset Parkinson disease. JAMA 2001; 286(18):2245–50.
2595. Martin RJ. Central pontine and extrapontine myelinolysis: the osmotic demyelination syndromes. J Neurol Neurosurg Psychiatry 2004; 75 Suppl 3:iii22-iii28.
2596. Martinello F, Fardin P, Ottina M et al. Supplemental therapy in isolated vitamin E deficiency improves the peripheral neuropathy and prevents the progression of ataxia. J Neurol Sci 1998; 156(2):177–179.
2597. Martinez MJ, Roque M, onso-Coello P, Catala E, Garcia JL, Ferrandiz M. Calcitonin for metastatic bone pain. Cochrane Database Syst Rev 2003;(3):CD003223.
2598. Martins IP, Parreira E, Costa I. Extratrigeminal ice-pick status. Headache 1995; 35(2):107–110.
2599. Martinsson T, Oldfors A, Darin N et al. Autosomal dominant myopathy: missense mutation (Glu-706 -> Lys) in the myosin heavy chain IIa gene. Proc Natl Acad Sci U S A 2000; 97 (26):14614–14619.
2600. Marttila M, Rautenstrauss B, Huehne K, Laitinen V, Majamaa K, Karppa M. A novel mutation of myelin protein zero associated with late-onset predominantly axonal Charcot-Marie-Tooth disease. J Neurol 2012; 259(8):1585–1589.
2601. Maruyama H, Morino H, Ito H et al. Mutations of optineurin in amyotrophic lateral sclerosis. Nature 2010; 465(7295):223–226.
2602. Mas JL, Arquizan C, Lamy C et al. Recurrent cerebrovascular events associated with patent foramen ovale, atrial septal aneurysm, or both. N Engl J Med 2001; 345(24):1740–6.
2603. Mascalchi M, Salvi F, Piacentini S, Bartolozzi C. Friedreich's ataxia: MR findings involving the cervical portion of the spinal cord. AJR Am J Roentgenol 1994; 163(1):187–191.
2604. Maschke M, Bonnet U, Hansen H-C, Müller Th, Pfausler B, Schuchardt V. Alkoholdelir und Verwirrtheitszustände. In: Diener HC, Weimar C, Berlit P, Deuschl G, Gold R, Hacke W et al., editors. Leitlinien für Diagnostik und Therapie in der Neurologie. 5 ed. Stuttgart - New York: Thieme; 2012 p. 1024–1030.
2605. Maschke M, Kastrup O, Diener HC. CNS manifestations of cytomegalovirus infections: diagnosis and treatment. Cns Drugs 2002; 16(5):303–315.
2606. Mason WP, Graus F, Lang B et al. Small-cell lung cancer, literatureneoplastic cerebellar degeneration and the Lambert-Eaton myasthenic syndrome. Brain 1997; 120 (Pt 8):1279–1300.
2607. Mast H, Koennecke HC, Meisel J et al. [Therapy of cerebral arteriovenous malformations]. Nervenarzt 1998; 69(4):287–295.
2608. Mast H, Young WL, Koennecke HC et al. Risk of spontaneous haemorrhage after diagnosis of cerebral arteriovenous malformation. Lancet 1997; 350(9084):1065–8.
2609. Masuhr F, Mehraein S, Einhäupl K. Cerebral venous and sinus thrombosis. J Neurol 2004; 251(1):11–23.
2610. Matchar DB, Jacobson A, Dolor R et al. Effect of home testing of international normalized ratio on clinical events. N Engl J Med 2010; 363(17):1608–1620.
2611. Matetzky S, Shenkman B, Guetta V et al. Clopidogrel resistance is associated with increased risk of recurrent atherothrombotic events in patients with acute myocardial infarction. Circulation 2004; 109(25):3171–3175.
2612. Matharu MS, Cohen AS, Frackowiak RS, Goadsby PJ. Posterior hypothalamic activation in paroxysmal hemicrania. Ann Neurol 2006; 59(3):535–545.
2613. Matharu MS, Cohen AS, Goadsby PJ. SUNCT syndrome responsive to intravenous lidocaine. Cephalalgia 2004; 24(11):985–992.
2614. Mathew NT. Indometacin responsive headache syndromes. Headache 1981; 21:147–150.
2615. Mathew NT, Kurman R, Perez F. Drug induced refractory headache–clinical features and management. Headache 1990; 30 (10):634–638.
2616. Mathieu J, Allard P, Potvin L, Prevost C, Begin P. A 10-year study of mortality in a cohort of patients with myotonic dystrophy. Neurology 1999; 52(8):1658–62.
2617. Matiello M, Lennon VA, Jacob A et al. NMO-IgG predicts the outcome of recurrent optic neuritis. Neurology 2008; 70 (23):2197–2200.
2618. Matney SE, Huff DR. Diagnosis and treatment of myasthenia gravis. Consult Pharm 2007; 22(3):239–248.
2619. Matsuda M, Hoshi K, Gono T, Morita H, Ikeda S. Cyclosporin A in treatment of refractory patients with chronic inflammatory demyelinating polyradiculoneuropathy. J Neurol Sci 2004; 224(1–2):29–35.
2620. Matsumoto J, Hallett M. Startle Syndromes. In: Marsden CD, Fahn S, editors. Movement Disorders. London: Butterworth; 1994 p. 418–433.
2621. Matsushima T, Inoue T, Suzuki SO, Fujii K, Fukui M, Hasuo K. Surgical treatment of moyamoya disease in pediatric patients– comparison between the results of indirect and direct revascularization procedures. Neurosurgery 1992; 31(3):401–5.

2622. Matthes-von Cramon G, von Cramon DY. Störung exekutiver Funktionen. In: Sturm W, Herrmann M, Wallesch CW, editors. Lehrbuch der klinischen Neuropsychologie. Lisse: Swets & Zeitlinger; 2000.
2623. Mattioli F, Stampatori C, Zanotti D, Parrinello G, Capra R. Efficacy and specificity of intensive cognitive rehabilitation of attention and executive functions in multiple sclerosis. J Neurol Sci 2010; 288(1-2):101-105.
2624. Mattle HP, Arnold M, Georgiadis D et al. Comparison of intraarterial and intravenous thrombolysis for ischemic stroke with hyperdense middle cerebral artery sign. Stroke 2008; 39 (2):379-383.
2625. Mauer UM, Kunz U. [Chronic subdural hematoma in patients under 35 years of age]. Nervenarzt 2007; 78(2):177-180.
2626. Mauermann ML, Sorenson EJ, Dispenzieri A et al. Uniform demyelination and more severe axonal loss distinguish POEMS syndrome from CIDP. J Neurol Neurosurg Psychiatry 2012; 83 (5):480-486.
2627. Maurer M, Shambal S, Berg D et al. Differentiation between intracerebral hemorrhage and ischemic stroke by transcranial color-coded duplex-sonography. Stroke 1998; 29(12):2563-2567.
2628. Mautner VF, Nguyen R, Kutta H et al. Bevacizumab induces regression of vestibular schwannomas in patients with neurofibromatosis type 2. Neuro Oncol 2010; 12(1):14-18.
2629. Mavrogeni S, Dimitroulas T, Chatziioannou SN, Kitas G. The Role of Multimodality Imaging in the Evaluation of Takayasu Arteritis. Semin Arthritis Rheum 2012.
2630. May A. Das trigeminovaskuläre System des Menschen. Zerebraler Blutfluss, funktionelle Bildgebung und primäre Kopfschmerzen. Nervenarzt 2003; 74:1067-1077.
2631. May A, Leone M, Afra J et al. EFNS guidelines on the treatment of cluster headache and other trigeminal-autonomic cephalalgias. Eur J Neurol 2006; 13(10):1066-1077.
2632. May A, Straube A, Gantenbein A, Wöber C, Evers S, Malzacher V. Clusterkopfschmerz und trigeminoautonome Kopfschmerzen. In: Diener HC, Weimar C, Berlit P, Deuschl G, Gold R, Hacke W et al., editors. Leitlinien für Diagnostik und Therapie in der Neurologie. 5 ed. Stuttgart - New York: Thieme; 2012 p. 681-687.
2633. May A, Straube A, Limmroth V et al. Clusterkopfschmerz und trigeminoautonome Kopfschmerzen. In: Kommission "Leitlinien der Deutschen Gesellschaft für Neurologie", editor. Leitlinien für Diagnostik und Therapie in der Neurologie. 4 ed. Stuttgart - New York: Thieme; 2008 p. 567-572.
2634. Mayer G, Högl B, Riemann D, Schäfer D, Schmitt WJ, Zeitlhofer J. Insomnie. In: Diener HC, Weimar C, Berlit P, Deuschl G, Gold R, Hacke W et al., editors. Leitlinien für Diagnostik und Therapie in der Neurologie. 5 ed. Stuttgart - New York: Thieme; 2012 p. 115-121.
2635. Mayer SA, Brun NC, Begtrup K et al. Efficacy and safety of recombinant activated factor VII for acute intracerebral hemorrhage. N Engl J Med 2008; 358(20):2127-2137.
2636. Mayhew E, Ernst E. Acupuncture for fibromyalgia–a systematic review of randomized clinical trials. Rheumatology (Oxford) 2007; 46(5):801-804.
2637. Mazya M, Egido JA, Ford GA et al. Predicting the risk of symptomatic intracerebral hemorrhage in ischemic stroke treated with intravenous alteplase: safe Implementation of Treatments in Stroke (SITS) symptomatic intracerebral hemorrhage risk score. Stroke 2012; 43(6):1524-1531.
2638. Mazzini L, Testa D, Balzarini C, Mora G. An open-randomized clinical trial of selegiline in amyotrophic lateral sclerosis. J Neurol 1994; 241(4):223-227.
2639. McCance DR, Gordon DS, Fannin TF et al. Assessment of endocrine function after transsphenoidal surgery for Cushing's disease. Clin Endocrinol 1993; 38:79-86.
2640. McCleane GJ. Intravenous infusion of phenytoin relieves neuropathic pain: a randomized, double-blinded, placebo-controlled, crossover study. Anesth Analg 1999; 89(4):985-8.
2641. McClure JA. Horizontal canal BPV. J Otolaryngol 1985; 14 (1):30-35.
2642. McCormick WF. Classification, pathology, and natural history of angiomas og the central nervous system. Neurol Neurosurg 1978; 14:2-7.
2643. McCrory DC, Gray RN. Oral sumatriptan for acute migraine. Cochrane Database Syst Rev 2003;(3):CD002915.
2644. McCullen GM, Spurling GR, Webster JS. Epidural lipomatosis complicating lumbar steroid injections. J Spinal Disord 1999; 12(6):526-529.
2645. McGirt MJ, Ambrossi GL, Datoo G et al. Recurrent disc herniation and long-term back pain after primary lumbar discectomy: review of outcomes reported for limited versus aggressive disc removal. Neurosurgery 2009; 64(2):338-344.
2646. McGirt MJ, Mavropoulos JC, McGirt LY et al. Leukocytosis as an independent risk factor for cerebral vasospasm following aneurysmal subarachnoid hemorrhage. J Neurosurg 2003; 98 (6):1222-1226.
2647. McGrath JJ, Soares KV. Benzodiazepines for neuroleptic-induced tardive dyskinesia. Cochrane Database Syst Rev 2000;(2): CD000205.
2648. McGrath JJ, Soares KV. Miscellaneous treatments for neuroleptic-induced tardive dyskinesia. Cochrane Database Syst Rev 2000;(2):CD000208.
2649. McIntyre LA, Fergusson DA, Hebert PC, Moher D, Hutchison JS. Prolonged therapeutic hypothermia after traumatic brain injury in adults: a systematic review. JAMA 2003; 289 (22):2992-2999.
2650. McKeith I, Del Ser T, Spano P et al. Efficacy of rivastigmine in dementia with Lewy bodies: a randomised, double-blind, placebo-controlled international study. Lancet 2000; 356 (9247):2031-6.
2651. McKeith I, O'Brien J, Walker Z et al. Sensitivity and specificity of dopamine transporter imaging with 123I-FP-CIT SPECT in dementia with Lewy bodies: a phase III, multicentre study. Lancet Neurol 2007; 6(4):305-313.
2652. McKeith IG, Dickson DW, Lowe J et al. Diagnosis and management of dementia with Lewy bodies: third report of the DLB Consortium. Neurology 2005; 65(12):1863-1872.
2653. McKenzie R, O'Fallon A, Dale J et al. Low-dose hydrocortisone for treatment of chronic fatigue syndrome: a randomized controlled trial. JAMA 1998; 280(12):1061-6.
2654. McKeon A, Ahlskog JE, Bower JH, Josephs KA, Matsumoto JY. Psychogenic tremor: Long term prognosis in patients with electrophysiologically-confirmed disease. Mov Disord 2008.
2655. McKeon A, Apiwattanakul M, Lachance DH et al. Positron emission tomography-computed tomography in literatureneoplastic neurologic disorders: systematic analysis and review. Arch Neurol 2010; 67(3):322-329.
2656. McKeon A, Pittock SJ. Paraneoplastic encephalomyelopathies: pathology and mechanisms. Acta Neuropathol 2011; 122 (4):381-400.
2657. McKhann GM, Knopman DS, Chertkow H et al. The diagnosis of dementia due to Alzheimer's disease: recommendations from the National Institute on Aging-Alzheimer's Association workgroups on diagnostic guidelines for Alzheimer's disease. Alzheimers Dement 2011; 7(3):263-269.
2658. McMonagle P, Byrne P, Hutchinson M. Further evidence of dementia in SPG4-linked autosomal dominant hereditary spastic literatureplegia. Neurology 2004; 62(3):407-410.
2659. McQuay HJ, Moore RA, Eccleston C, Morley S, Williams AC. Systematic review of outpatient services for chronic pain control. Health Technol Assess 1997; 1(6):i-iv, 1-135.
2660. Meador KJ, Baker GA, Browning N et al. Foetal antiepileptic drug exposure and verbal versus non-verbal abilities at three years of age. Brain 2011; 134(Pt 2):396-404.
2661. Meckel S, Maier M, Ruiz DS et al. MR angiography of dural arteriovenous fistulas: diagnosis and follow-up after treatment using a time-resolved 3D contrast-enhanced technique. AJNR Am J Neuroradiol 2007; 28(5):877-884.
2662. Meckel S, Reisinger C, Bremerich J et al. Cerebral venous thrombosis: diagnostic accuracy of combined, dynamic and static, contrast-enhanced 4D MR venography. AJNR Am J Neuroradiol 2010; 31(3):527-535.
2663. Medical Research Council. Aids to the examination of the peripheral nervous system. 45 ed. London: Her Majestys Stationary Office; 1976.
2664. Mehrholz J, Friis R, Kugler J, Twork S, Storch A, Pohl M. Treadmill training for patients with Parkinson's disease. Cochrane Database Syst Rev 2010;(1):CD007830.
2665. Meier T, Wasner G, Faust M et al. Efficacy of lidocaine patch 5% in the treatment of focal peripheral neuropathic pain syndromes: a randomized, double-blind, placebo-controlled study. Pain 2003; 106(1-2):151-158.
2666. Meige H. Les convulsions de la face. Une forme clinique de convulsion faciale, bilatérale et médiane. Rev Neurol 1910; 10:437-443.
2667. Meijer IA, Cossette P, Roussel J, Benard M, Toupin S, Rouleau GA. A novel locus for pure recessive hereditary spastic literatureplegia maps to 10q22.1-10q24.1. Ann Neurol 2004; 56 (4):579-582.
2668. Meinck HM. [Myoclonus]. Nervenarzt 2007; 78(2):209-221.
2669. Meinck HM, Ricker K, Hulser PJ, Solimena M. Stiff man syndrome: neurophysiological findings in eight patients. J Neurol 1995; 242(3):134-142.
2670. Meininger V, Asselain B, Guillet P et al. Pentoxifylline in ALS: a double-blind, randomized, multicenter, placebo-controlled trial. Neurology 2006; 66(1):88-92.

2671. Meininger V, Bensimon G, Bradley WR et al. Efficacy and safety of xaliproden in amyotrophic lateral sclerosis: results of two phase III trials. Amyotroph Lateral Scler Other Motor Neuron Disord 2004; 5(2):107–117.
2672. Meissner B, Kallenberg K, Sanchez-Juan P et al. MRI lesion profiles in sporadic Creutzfeldt-Jakob disease. Neurology 2009; 72(23):1994–2001.
2673. Melchart D, Streng A, Hoppe A, Jürgens S, Weidenhammer W, Linde K. Akupunktur bei chronischen Schmerzen: Ergebnisse aus dem Modellvorhaben der Ersatzkassen. Dtsch Ärztebl 2006; 103(4):A187.
2674. Mellion M, Gilchrist JM, de la MS. Alcohol-related peripheral neuropathy: nutritional, toxic, or both? Muscle Nerve 2011; 43(3):309–316.
2675. Melzack R. Prolonged relief of pain by brief, intense transcutaneous somatic stimulation. Pain 1975; 1(4):357–73.
2676. Melzack R, Loeser JD. Phantom body pain in literatureplegics: evidence for a central "pattern generating mechanism" for pain. Pain 1978; 4:195–210.
2677. Memon MZ, Natarajan SK, Sharma J et al. Safety and feasibility of intraarterial eptifibatide as a revascularization tool in acute ischemic stroke. J Neurosurg 2011; 114(4):1008–1013.
2678. Mendell GL, Bennett JE, Dolin R. Principles and Practice of Infectious Diseases. 6 ed. 2005 p. 650–679.
2679. Mendelow AD, Gregson BA, Fernandes HM et al. Early surgery versus initial conservative treatment in patients with spontaneous supratentorial intracerebral haematomas in the International Surgical Trial in Intracerebral Haemorrhage (STICH): a randomised trial. Lancet 2005; 365(9457):387–397.
2680. Mendoza G, Marti-Fabregas J, Kulisevsky J, Escartin A. Hepatic myelopathy: a rare complication of portacaval shunt. Eur Neurol 1994; 34(4):209–12.
2681. Menegon P, Sibon I, Pachai C, Orgogozo JM, Dousset V. Marchiafava-Bignami disease: diffusion-weighted MRI in corpus callosum and cortical lesions. Neurology 2005; 65(3):475–477.
2682. Meng ID, Dodick D, Ossipov MH, Porreca F. Pathophysiology of medication overuse headache: insights and hypotheses from preclinical studies. Cephalalgia 2011; 31(7):851–860.
2683. Menge T, Cree B, Saleh A et al. Neuromyelitis optica following human papillomavirus vaccination. Neurology 2012; 79 (3):285–287.
2684. Menkhaus S, Wallesch CW, Behrens-Baumann W. [Charles-Bonnet-syndrome]. Ophthalmologe 2003; 100(9):736–739.
2685. Mennel HD. Interdisziplinäre Leitlinie der Deutschen Krebsgesellschaft und ihrer Arbeitsgemeinschaften: Diagnostik und Therapie supratentorieller Gliome des Erwachsenenalters. Forum DKG 1999; 14:580–586.
2686. Mercadante S, Arcuri E, Tirelli W, Casuccio A. Analgesic effect of intravenous ketamine in cancer patients on morphine therapy: a randomized, controlled, double-blind, crossover, double-dose study. J Pain Symptom Manage 2000; 20 (4):246–252.
2687. Mercadente S. Gabapentin in spinal cord injury pain. The Pain Clinic 1998; 10:203–206.
2688. Meretoja A, Putaala J, Tatlisumak T et al. Off-label thrombolysis is not associated with poor outcome in patients with stroke. Stroke 2010; 41(7):1450–1458.
2689. Meriggioli MN, Rowin J, Richman JG, Leurgans S. Mycophenolate mofetil for myasthenia gravis: a double-blind, placebo-controlled pilot study. Ann N Y Acad Sci 2003; 998:494–499.
2690. Merkel PA, Koroshetz WJ, Irizarry MC, Cudkowicz ME. Cocaine-associated cerebral vasculitis. [Review]. Semin Arthritis Rheum 1995; 25(3):172–183.
2691. Merskey H, Bogduk N. Classification of Chronic Pain, Second Edition, IASP Task Force on Taxonomy. Seattle: IASP Press; 1994.
2692. Messenheimer J, Ramsay RE, Willmore LJ et al. Lamotrigine therapy for partial seizures: a multicenter, placebo- controlled, double-blind, cross-over trial. Epilepsia 1994; 35 (1):113–21.
2692a. Metro G, Foglietta J, Russillo M et al. Clinical outcome of patients with brain metastases from HER2-positive breast cancer treated with lapatinib and capecitabine. Ann Oncol 2011; 22(3):625–630.
2693. Metso TM, Metso AJ, Helenius J et al. Prognosis and safety of anticoagulation in intracranial artery dissections in adults. Stroke 2007; 38(6):1837–1842.
2694. Metternich B, Schmidtke K, Harter M, Dykierek P, Hull M. Konzeption und Erprobung eines gruppentherapeutischen Behandlungskonzepts für die funktionelle Gedächtnis- und Konzentrationsstörung. Psychother Psychosom Med Psychol 2010; 60(6):202–210.
2695. Meyding-Lamadé U, Jacobi C, Krone B et al. Virale Meningoenzephalitis. In: Diener HC, Weimar C, Berlit P, Deuschl G, Gold R, Hacke W et al., editors. Leitlinien für Diagnostik und Therapie in der Neurologie. 5 ed. Stuttgart - New York: Thieme; 2012 p. 542–553.
2696. Meyer BU, Britton TC, Benecke R. Investigation of unilateral facial weakness: magnetic stimulation of the proximal facial nerve and of the face- associated motor cortex. J Neurol 1989; 236:102–107.
2697. Meyer BU, Britton TC, Benecke R, Bischoff C, Machetanz J, Conrad B. Motor responses evoked by magnetic brain stimulation in psychogenic limb weakness: diagnostic value and limitations. J Neurol 1992; 239(5):251–255.
2698. Meyer DM, Herbert MA, Sobhani NC et al. Comliteraturetive clinical outcomes of thymectomy for myasthenia gravis performed by extended transsternal and minimally invasive approaches. Ann Thorac Surg 2009; 87(2):385–390.
2699. Meyer PT, Cortes-Blanco A, Pourdehnad M et al. Inter-modality comparisons of seizure focus lateralization in complex partial seizures. Eur J Nucl Med 2001; 28(10):1529–1540.
2700. Meyer PT, Schreckenberger M, Spetzger U et al. Comparison of visual and ROI-based brain tumour grading using 18F-FDG PET: ROC analyses. Eur J Nucl Med 2001; 28(2):165–174.
2701. Meyer PT, Sturz L, Schreckenberger M et al. Preoperative mapping of cortical language areas in adult brain tumour patients using PET and individual non-normalised SPM analyses. Eur J Nucl Med Mol Imaging 2003; 30(7):951–960.
2702. Meyer T, Munch C, van Landeghem FK, Borisow N, Dullinger J, Linke P. [Progressive muscle atrophy. A rarely diagnosed variant of amyotrophic lateral sclerosis]. Nervenarzt 2007; 78 (12):1383–1388.
2703. Mezaki T, Kaji R, Kimura J, Ogawa N. [Treatment of hemifacial spasm with type A botulinum toxin (AGN 191622): a dose finding study and the evaluation of clinical effect with electromyography]. No To Shinkei 1999; 51(5):427–32.
2704. Michel O, Jahns T, Joost-Enneking M, Neugebauer P, Streppel M, Stennert E. [The Stennert antiphlogistic-rheologic infusion schema in treatment of cochleovestibular disorders]. HNO 2000; 48(3):182–8.
2705. Micheli F, Torres L, Diaz M, Scorticati MC, Diaz S. Delayed onset limb dystonia following electric injury. Parkinsonism Relat Disord 1998; 4(1):39–42.
2706. Middel B, Kuipers-Upmeijer H, Bouma J et al. Effect of intrathecal baclofen delivered by an implanted programmable pump on health related quality of life in patients with severe spasticity. J Neurol Neurosurg Psychiatry 1997; 63(2):204–209.
2707. Midha M, Schmitt JK. Epidural spinal cord stimulation for the control of spasticity in spinal cord injury patients lacks long-term efficacy and is not cost-effective. Spinal Cord 1998; 36 (3):190–2.
2708. Mielke-Ibrahim R, Deppe W, Lücking CH. [Brachial plexus lesions and rhabdomyolysis following heroin abuse. Indications for an immunological cause]. [German]. Dtsch Med Wochenschr 1995; 120(3):55–59.
2709. Mikol DD, Barkhof F, Chang P et al. Comparison of subcutaneous interferon beta-1a with glatiramer acetate in patients with relapsing multiple sclerosis (the REbif vs Glatiramer Acetate in Relapsing MS Disease [REGARD] study): a multicentre, randomised, literaturellel, open-label trial. Lancet Neurol 2008; 7(10):903–914.
2710. Milano MT, Johnson MD, Sul J et al. Primary spinal cord glioma: a Surveillance, Epidemiology, and End Results database study. J Neurooncol 2010; 98(1):83–92.
2711. Milhorat TH. Classification of syringomyelia. Neurosurg Focus 2000; 8(3):E1.
2712. Milker-Zabel S, Zabel A, Huber P, Schlegel W, Wannenmacher M, Debus J. Stereotactic conformal radiotherapy in patients with growth hormone-secreting pituitary adenoma. Int J Radiat Oncol Biol Phys 2004; 59(4):1088–1096.
2713. Miller AE, Morgante LA, Buchwald LY et al. A multicenter, randomized, double-blind, placebo-controlled trial of influenza immunization in multiple sclerosis. Neurology 1997; 48 (2):312–314.
2714. Miller D, Richardson D, Eisa M, Bajwa RJ, Jabbari B. Botulinum neurotoxin-A for treatment of refractory neck pain: a randomized, double-blind study. Pain Med 2009; 10(6):1012–1017.
2715. Miller DH, Weinshenker BG, Filippi M et al. Differential diagnosis of suspected multiple sclerosis: a consensus approach. Mult Scler 2008; 14(9):1157–1174.
2716. Miller J, Gross A, D'Sylva J et al. Manual therapy and exercise for neck pain: A systematic review. Man Ther 2010.

2717. Miller JP, Acar F, Hamilton BE, Burchiel KJ. Radiographic evaluation of trigeminal neurovascular compression in patients with and without trigeminal neuralgia. J Neurosurg 2009; 110 (4):627–632.
2718. Miller KM, Okun MS, Fernandez HF, Jacobson CE, Rodriguez RL, Bowers D. Depression symptoms in movement disorders: comparing Parkinson's disease, dystonia, and essential tremor. Mov Disord 2007; 22(5):666–672.
2719. Miller RG, Davis CJ, Illingworth DR, Bradley W. The neuropathy of abetalipoproteinemia. Neurology 1980; 30(12):1286–1291.
2720. Miller RG, Mitchell JD, Lyon M, Moore DH. Riluzole for amyotrophic lateral sclerosis (ALS)/motor neuron disease (MND). Cochrane Database Syst Rev 2007;(1):CD001447.
2721. Miller RG, Moore DH2, Gelinas DF et al. Phase III randomized trial of gabapentin in patients with amyotrophic lateral sclerosis. Neurology 2001; 56(7):843–8.
2722. Miller RG, Rosenberg JA, Gelinas DF et al. Practice literaturemeter: the care of the patient with amyotrophic lateral sclerosis (an evidence-based review): report of the Quality Standards Subcommittee of the American Academy of Neurology: ALS Practice Parameters Task Force. Neurology 1999; 52 (7):1311–23.
2723. Miller RG, Rosenberg JA, Gelinas DF et al. Practice literaturemeter: the care of the patient with amyotrophic lateral sclerosis (an evidence-based review): report of the Quality Standards Subcommittee of the American Academy of Neurology: ALS Practice Parameters Task Force. Neurology 1999; 52 (7):1311–1323.
2724. Miller RG, Shepherd R, Dao H et al. Controlled trial of nimodipine in amyotrophic lateral sclerosis. Neuromuscul Disord 1996; 6(2):101–104.
2725. Milone M, Benarroch EE, Wong LJ. POLG-related disorders: defects of the nuclear and mitochondrial genome interaction. Neurology 2011; 77(20):1847–1852.
2726. Minassian BA, Lee JR, Herbrick JA et al. Mutations in a gene encoding a novel protein tyrosine phosphatase cause progressive myoclonus epilepsy. Nat Genet 1998; 20(2):171–4.
2727. Minehan KJ, Brown PD, Scheithauer BW, Krauss WE, Wright MP. Prognosis and treatment of spinal cord astrocytoma. Int J Radiat Oncol Biol Phys 2009; 73(3):727–733.
2728. Minehan KJ, Shaw EG, Scheithauer BW, Davis DL, Onofrio BM. Spinal cord astrocytoma: pathological and treatment considerations. J Neurosurg 1995; 83(4):590–595.
2729. Minen MT, Louis ED. Emergence of Parkinson's disease in essential tremor: a study of the clinical correlates in 53 patients. Mov Disord 2008; 23(11):1602–1605.
2730. Miranda B, Ferro JM, Canhao P et al. Venous thromboembolic events after cerebral vein thrombosis. Stroke 2010; 41 (9):1901–1906.
2731. Miranda-Filho DB, Ximenes RA, Barone AA, Vaz VL, Vieira AG, Albuquerque VM. Randomised controlled trial of tetanus treatment with antitetanus immunoglobulin by the intrathecal or intramuscular route. BMJ 2004; 328(7440):615.
2732. Mirimanoff RO, Dosoretz DE, Linggood RM, Ojemann RG, Martuza RL. Meningioma: analysis of recurrence and progression following neurosurgical resection. J Neurosurg 1985; 62:18–24.
2733. Mirone G, Natale M, Rotondo M. Peripheral median nerve stimulation for the treatment of iatrogenic complex regional pain syndrome (CRPS) type II after carpal tunnel surgery. J Clin Neurosci 2009; 16(6):825–827.
2734. Mishra NK, Ahmed N, Davalos A et al. Thrombolysis outcomes in acute ischemic stroke patients with prior stroke and diabetes mellitus. Neurology 2011; 77(21):1866–1872.
2735. Mitchell JD, Wokke JH, Borasio GD. Recombinant human insulin-like growth factor I (rhIGF-I) for amyotrophic lateral sclerosis/motor neuron disease. Cochrane Database Syst Rev 2007;(4):CD002064.
2736. Mitsikostas DD, Chalarakis NG, Mantonakis LI, Delicha EM, Sfikakis PP. Nocebo in fibromyalgia: meta-analysis of placebo-controlled clinical trials and implications for practice. Eur J Neurol 2012; 19(5):672–680.
2737. Mitsikostas DD, Pantes GV, Avramidis TG et al. An observational trial to investigate the efficacy and tolerability of levetiracetam in trigeminal neuralgia. Headache 2010; 50(8):1371–1377.
2738. Mitteilungen der DGM. Spinale Muskelatrophie. Diagnosestellung und Behandlung. Nervenheilk 2009; 27(3):202–210.
2739. Mittl RL, Grossman RI, Hiehle JF et al. Prevalence of MR evidence of diffuse axonal injury in patients with mild head injury and normal head CT findings. AJNR Am J Neuroradiol 1994; 15(8):1583–1589.
2740. Miyamoto K, Kusunoki S. Intermittent plasmapheresis prevents recurrence in neuromyelitis optica. Ther Apher Dial 2009; 13(6):505–508.
2741. Miyasaki JM, Sa DS, Galvez-Jimenez N, Lang AE. Psychogenic movement disorders. Can J Neurol Sci 2003; 30 Suppl 1:S94–100.
2742. Miyata T, Sato O, Koyama H, Shigematsu H, Tada Y. Long-term survival after surgical treatment of patients with Takayasu's arteritis. Circulation 2003; 108(12):1474–1480.
2743. Mizuno Y, Hasegawa K, Kondo T, Kuno S, Yamamoto M. Clinical efficacy of istradefylline (KW-6002) in Parkinson's disease: a randomized, controlled study. Mov Disord 2010; 25 (10):1437–1443.
2744. Mobbs RJ, Nair S, Blum P. Peripheral nerve stimulation for the treatment of chronic pain. J Clin Neurosci 2007; 14(3):216–221.
2745. Modabbernia A, Taslimi S, Ashrafi M, Modabbernia MJ, Hu HH. Internal jugular vein reflux in patients with transient global amnesia: a meta-analysis of case-control studies. Acta Neurol Belg 2012.
2746. Möddel G, Bunten S, Dobis C et al. Intravenous levetiracetam: a new treatment alternative for refractory status epilepticus. J Neurol Neurosurg Psychiatry 2009; 80(6):689–692.
2747. Modic MT, Obuchowski NA, Ross JS et al. Acute low back pain and radiculopathy: MR imaging findings and their prognostic role and effect on outcome. Radiology 2005; 237(2):597–604.
2748. Mohanty A, Suman R, Shankar SR, Satish S, Praharaj SS. Endoscopic third ventriculostomy in the management of Chiari I malformation and syringomyelia associated with hydrocephalus. Clin Neurol Neurosurg 2005; 108(1):87–92.
2749. Mohapatra S, Krishnan V, Aruin AS. The effect of decreased visual acuity on control of posture. Clin Neurophysiol 2012; 123 (1):173–182.
2750. Mohr JP, Thompson JL, Lazar RM et al. A comparison of warfarin and aspirin for the prevention of recurrent ischemic stroke. N Engl J Med 2001; 345(20):1444–51.
2751. Moja PL, Cusi C, Sterzi RR, Canepari C. Selective serotonin reuptake inhibitors (SSRIs) for preventing migraine and tension-type headaches. Cochrane Database Syst Rev 2005;(3): CD002919.
2752. Mok CC. Mycophenolate mofetil for non-renal manifestations of systemic lupus erythematosus: a systematic review. Scand J Rheumatol 2007; 36(5):329–337.
2753. Mok CC, Lau CS, Chan EY, Wong RW. Acute transverse myelopathy in systemic lupus erythematosus: clinical presentation, treatment, and outcome. J Rheumatol 1998; 25(3):467–473.
2754. Molgaard-Nielsen D, Hviid A. Newer-generation antiepileptic drugs and the risk of major birth defects. JAMA 2011; 305 (19):1996–2002.
2755. Molina CA, Ribo M, Rubiera M et al. Microbubble administration accelerates clot lysis during continuous 2-MHz ultrasound monitoring in stroke patients treated with intravenous tissue plasminogen activator. Stroke 2006; 37(2):425–429.
2756. Molitch ME. Incidental pituitary adenomas. Am J Med Sci 1993; 306:262–264.
2757. Mollaret P. Recurrent Aseptic Meningitis (Mollaret-Meningitis) - Spontaneous and Drug-Induced Appearance. Rev Neurol 1944; 76:57–76.
2758. Mollenhauer B, Locascio JJ, Schulz-Schaeffer W, Sixel-Doring F, Trenkwalder C, Schlossmacher MG. alpha-Synuclein and tau concentrations in cerebrospinal fluid of patients presenting with parkinsonism: a cohort study. Lancet Neurol 2011; 10 (3):230–240.
2759. Molloy J, Markus HS. Asymptomatic embolization predicts stroke and TIA risk in patients with carotid artery stenosis. Stroke 1999; 30(7):1440–3.
2760. Molyneux A, Kerr R, Stratton I et al. International Subarachnoid Aneurysm Trial (ISAT) of neurosurgical clipping versus endovascular coiling in 2143 patients with ruptured intracranial aneurysms: a randomised trial. Lancet 2002; 360 (9342):1267–1274.
2761. Molyneux AJ, Kerr RS, Birks J et al. Risk of recurrent subarachnoid haemorrhage, death, or dependence and standardised mortality ratios after clipping or coiling of an intracranial aneurysm in the International Subarachnoid Aneurysm Trial (ISAT): long-term follow-up. Lancet Neurol 2009; 8(5):427–433.
2762. Molyneux AJ, Kerr RS, Yu LM et al. International subarachnoid aneurysm trial (ISAT) of neurosurgical clipping versus endovascular coiling in 2143 patients with ruptured intracranial aneurysms: a randomised comparison of effects on survival, dependency, seizures, rebleeding, subgroups, and aneurysm occlusion. Lancet 2005; 366(9488):809–817.

2763. Momose Y, Murata M, Kobayashi K et al. Association studies of multiple candidate genes for Parkinson's disease using single nucleotide polymorphisms. Ann Neurol 2002; 51(1):133–6.
2764. Mondelli M, Romano C, Passero S, Porta PD, Rossi A. Effects of acyclovir on sensory axonal neuropathy, segmental motor paresis and postherpetic neuralgia in herpes zoster patients. Eur Neurol 1996; 36(5):288–292.
2765. Moneta GL, Edwards JM, Chitwood RW et al. Correlation of North American Symptomatic Carotid Endarterectomy Trial (NASCET) angiographic definition of 70% to 99% internal carotid artery stenosis with duplex scanning. J Vasc Surg 1993; 17 (1):152–157.
2766. Mönig H, Schulte HM. Moderne Therapie von Hypophysentumoren. Med Klinik 1995; 90:83–89.
2767. Montane E, Vallano A, Laporte JR. Oral antispastic drugs in nonprogressive neurologic diseases: a systematic review. Neurology 2004; 63(8):1357–1363.
2768. Monti MM, Vanhaudenhuyse A, Coleman MR et al. Willful modulation of brain activity in disorders of consciousness. N Engl J Med 2010; 362(7):579–589.
2769. Montplaisir J, Boucher S, Poirier G, Lavigne G, Lapierre O, Lesperance P. Clinical, polysomnographic, and genetic characteristics of restless legs syndrome: a study of 133 patients diagnosed with new standard criteria. Mov Disord 1997; 12 (1):61–65.
2770. Moore PM. Diagnosis and management of isolated angiitis of the central nervous system. Neurology 1989; 39:167–173.
2771. Moore RA, Straube S, Wiffen PJ, Derry S, McQuay HJ. Pregabalin for acute and chronic pain in adults. Cochrane Database Syst Rev 2009;(3):CD007076.
2772. Moore RA, Wiffen PJ, Derry S, McQuay HJ. Gabapentin for chronic neuropathic pain and fibromyalgia in adults. Cochrane Database Syst Rev 2011;(3):CD007938.
2773. Moore WS. Natural History and Current Status of Carotid Endarterectomy. Surgery for Cerebrovascular Disease. 2 ed. Philadelphia: Saunders; 1996 p. 295.
2774. Moraes CT, Di Mauro S, Zeviani M, et al. Mitochondrial DNA deletions in progressive external ophthalmoplegia and Kearns-Sayre syndrome. N Engl J Med 1989; 320:1293–1299.
2775. Mordasini P, Brekenfeld C, Byrne JV et al. Technical Feasibility and Application of Mechanical Thrombectomy with the Solitaire FR Revascularization Device in Acute Basilar Artery Occlusion. AJNR Am J Neuroradiol 2012.
2776. Moreau C, Defebvre L, Destee A et al. STN-DBS frequency effects on freezing of gait in advanced Parkinson disease. Neurology 2008; 71(2):80–84.
2777. Moreau C, Delval A, Defebvre L et al. Methylphenidate for gait hypokinesia and freezing in patients with Parkinson's disease undergoing subthalamic stimulation: a multicentre, literaturellel, randomised, placebo-controlled trial. Lancet Neurol 2012; 11(7):589–596.
2778. Moreira ES, Wiltshire TJ, Faulkner G et al. Limb-girdle muscular dystrophy type 2G is caused by mutations in the gene encoding the sarcomeric protein telethonin. Nat Genet 2000; 24 (2):163–6.
2779. Morello CM, Leckband SG, Stoner CP, Moorhouse DF, Sahagian GA. Randomized double-blind study comparing the efficacy of gabapentin with amitriptyline on diabetic peripheral neuropathy pain. Arch Intern Med 1999; 159(16):1931–7.
2780. Moreno-Lopez C, Santamaria J, Salamero M et al. Excessive daytime sleepiness in multiple system atrophy (SLEEMSA study). Arch Neurol 2011; 68(2):223–230.
2781. Morgan JC, Sethi KD. Drug-induced tremors. Lancet Neurol 2005; 4(12):866–876.
2782. Morgan MJ. Ecstasy (MDMA): a review of its possible persistent psychological effects. Psychopharmacology (Berl) 2000; 152(3):230–48.
2783. Morgenstern LB, Demchuk AM, Kim DH, Frankowski RF, Grotta JC. Rebleeding leads to poor outcome in ultra-early craniotomy for intracerebral hemorrhage. Neurology 2001; 56 (10):1294–1299.
2784. Morgenstern LB, Hemphill JC, III, Anderson C et al. Guidelines for the management of spontaneous intracerebral hemorrhage: a guideline for healthcare professionals from the American Heart Association/American Stroke Association. Stroke 2010; 41(9):2108–2129.
2785. Mori F, Codeca C, Kusayanagi H et al. Effects of anodal transcranial direct current stimulation on chronic neuropathic pain in patients with multiple sclerosis. J Pain 2010; 11(5):436–442.
2786. Mori K, Maeda M. Surgical treatment of chronic subdural hematoma in 500 consecutive cases: clinical characteristics, surgical outcome, complications, and recurrence rate. Neurol Med Chir (Tokyo) 2001; 41(8):371–381.
2787. Mori K, Yamamoto T, Horinaka N, Maeda M. Arachnoid cyst is a risk factor for chronic subdural hematoma in juveniles: twelve cases of chronic subdural hematoma associated with arachnoid cyst. J Neurotrauma 2002; 19(9):1017–1027.
2788. Morishita T, Foote KD, Haq IU, Zeilman P, Jacobson CE, Okun MS. Should we consider Vim thalamic deep brain stimulation for select cases of severe refractory dystonic tremor. Stereotact Funct Neurosurg 2010; 88(2):98–104.
2789. Morita A, Kirino T, Hashi K et al. The natural course of unruptured cerebral aneurysms in a Japanese cohort. N Engl J Med 2012; 366(26):2474–2482.
2790. Moritani T, Hiwatashi A, Shrier DA, Wang HZ, Numaguchi Y, Westesson PL. CNS vasculitis and vasculopathy: efficacy and usefulness of diffusion-weighted echoplanar MR imaging. Clin Imaging 2004; 28(4):261–270.
2791. Moritz ML, Ayus JC. Hospital-acquired hyponatremia–why are hypotonic parenteral fluids still being used? Nat Clin Pract Nephrol 2007; 3(7):374–382.
2792. Moritz ML, Ayus JC. New aspects in the pathogenesis, prevention, and treatment of hyponatremic encephalopathy in children. Pediatr Nephrol 2010; 25(7):1225–1238.
2793. Morrell MJ, Leppik I, French J, Ferrendelli J, Han J, Magnus L. The KEEPER trial: levetiracetam adjunctive treatment of partial-onset seizures in an open-label community-based study. Epilepsy Res 2003; 54(2–3):153–161.
2794. Morris JC, Roe CM, Xiong C et al. APOE predicts amyloid-beta but not tau Alzheimer pathology in cognitively normal aging. Ann Neurol 2010; 67(1):122–131.
2795. Morris JG, Singh S, Fisher M. Testing for inherited thrombophilias in arterial stroke: can it cause more harm than good? Stroke 2010; 41(12):2985–2990.
2796. Mortimer A, O'Leary S, Bradley M, Renowden SA. Pitfalls in the discrimination of cerebral abscess from tumour using diffusion-weighted MRI. Clin Radiol 2010; 65(6):488–492.
2797. Morton SJ, Powell RJ. Management of systemic lupus erythematosus (SLE). Clin Exp Allergy 2001; 31(5):686–693.
2798. Mosca M, Ruiz-Irastorza G, Khamashta MA, Hughes GR. Treatment of systemic lupus erythematosus. Int Immunopharmacol 2001; 1(6):1065–1075.
2799. Mosconi L, Rinne JO, Tsui WH et al. Increased fibrillar amyloid-{beta} burden in normal individuals with a family history of late-onset Alzheimer's. Proc Natl Acad Sci U S A 2010; 107 (13):5949–5954.
2800. Mosconi L, Tsui WH, Herholz K et al. Multicenter standardized 18F-FDG PET diagnosis of mild cognitive impairment, Alzheimer's disease, and other dementias. J Nucl Med 2008; 49 (3):390–398.
2801. Moser HW. Clinical and therapeutic aspects of adrenoleukodystrophy and adrenomyeloneuropathy. J Neuropathol Exp Neurol 1995; 54:740–745.
2802. Mosser J, Douar AM, Sarde CO et al. Putative X-linked adrenoleukodystrophy gene shares unexpected homology with ABC transporters. Nature 1993; 361:726–730.
2803. Motozaki Y, Komai K, Hirohata M, Asaka T, Ono K, Yamada M. Hereditary inclusion body myopathy with a novel mutation in the GNE gene associated with proximal leg weakness and necrotizing myopathy. Eur J Neurol 2007; 14(9):e14-e15.
2804. Moufarrij NA, Little JR, Furlan AJ, Williams G, Marzewski DJ. Vertebral artery stenosis: long-term follow-up. Stroke 1984; 15(2):260–263.
2805. Moulin DE, Hagen N, Feasby TE, Amireh R, Hahn A. Pain in Guillain-Barre syndrome. Neurology 1997; 48(2):328–331.
2806. Moxley RT, III, Ashwal S, Pandya S et al. Practice literaturemeter: corticosteroid treatment of Duchenne dystrophy: report of the Quality Standards Subcommittee of the American Academy of Neurology and the Practice Committee of the Child Neurology Society. Neurology 2005; 64(1):13–20.
2807. MRC European Carotid Surgery Trial. interim results for symptomatic patients with severe (70–99 %) or with mild (0–29 %) carotid stenosis. Lancet 1991; 1:1235–1243.
2808. Mueller D, Obermann M, Yoon MS et al. Prevalence of trigeminal neuralgia and persistent idiopathic facial pain: a population-based study. Cephalalgia 2011; 31(15):1542–1548.
2809. Muizelaar JP, Marmarou A, Ward JD et al. Adverse effects of prolonged hyperventilation in patients with severe head injury: a randomized clinical trial. J Neurosurg 1991; 75(5):731–739.
2810. Mullen JT, Vartanian TK, Atkins MB. Melanoma complicating treatment with natalizumab for multiple sclerosis. N Engl J Med 2008; 358(6):647–648.
2811. Muller B, Hedrich K, Kock N et al. Evidence that paternal expression of the epsilon-sarcoglycan gene accounts for reduced penetrance in myoclonus-dystonia. Am J Hum Genet 2002; 71 (6):1303–1311.

2812. Muller BT, Luther B, Hort W, Neumann-Haefelin T, Aulich A, Sandmann W. Surgical treatment of 50 carotid dissections: indications and results. J Vasc Surg 2000; 31(5):980–8.
2813. Muller FA, Farago F, Kaufmann H, Burgi W. [Method and clinical significance of cerebrospinal fluid spectrophotometry]. [German]. Nervenarzt 1989; 60(5):255–261.
2814. Müller J. Gestörtes Hören. Die apliteraturetive Versorgung der Schwerhörigkeit: Cochlea-Implantate und Hirnstammimplantate - Aktuelle Entwicklungen der letzten 10 Jahre. Laryngo-Rhino-Otol 84[Suppl. 1], 60–69. 2005.
2815. Muller J, Kemmler G, Wissel J et al. The impact of blepharospasm and cervical dystonia on health-related quality of life and depression. J Neurol 2002; 249(7):842–846.
2816. Müller S-V, Benke T, Bohlhalter S et al. Diagnostik und Therapie von exekutiven Dysfunktionen bei neurologischen Erkrankungen. In: Diener HC, Weimar C, Berlit P, Deuschl G, Gold R, Hacke W et al., editors. Leitlinien für Diagnostik und Therapie in der Neurologie. 5 ed. Stuttgart - New York: Thieme; 2012 p. 1133–1143.
2817. Muller-Felber W, Ansevin CF, Ricker K et al. Immunosuppressive treatment of rippling muscles in patients with myasthenia gravis. Neuromuscul Disord 1999; 9(8):604–7.
2818. Muller-Schunk S, Linn J, Peters N et al. Monitoring of clopidogrel-related platelet inhibition: correlation of nonresponse with clinical outcome in supra-aortic stenting. AJNR Am J Neuroradiol 2008; 29(4):786–791.
2819. Müller-Vahl KR, Münchau A, Rothenberger A, Roessner V, Poewe W, Kawohl W. Tics. In: Diener HC, Weimar C, Berlit P, Deuschl G, Gold R, Hacke W et al., editors. Leitlinien für Diagnostik und Therapie in der Neurologie. 5 ed. Stuttgart - New York: Thieme; 2012 p. 180–185.
2820. Mulvey MR, Bagnall AM, Johnson MI, Marchant PR. Transcutaneous electrical nerve stimulation (TENS) for phantom pain and stump pain following amputation in adults. Cochrane Database Syst Rev 2010;(5):CD007264.
2821. Mumenthaler M. Neurologische Differentialdiagnose. Stuttgart: Thieme; 1988.
2822. Mumenthaler M, Schliack H, Stöhr M. Läsionen peripherer Nerven und radikuläre Syndrome. 7 ed. Stuttgart: Thieme; 1998.
2823. Munch C, Sedlmeier R, Meyer T et al. Point mutations of the p150 subunit of dynactin (DCTN1) gene in ALS. Neurology 2004; 63(4):724–726.
2824. Munchau A, Palmer JD, Dressler D et al. Prospective study of selective peripheral denervation for botulinum-toxin resistant patients with cervical dystonia. Brain 2001; 124(Pt 4):769–783.
2825. Munger KL, Levin LI, Hollis BW, Howard NS, Ascherio A. Serum 25-hydroxyvitamin D levels and risk of multiple sclerosis. JAMA 2006; 296(23):2832–2838.
2826. Munksgaard SB, Bendtsen L, Jensen RH. Treatment-resistant medication overuse headache can be cured. Headache 2012; 52(7):1120–1129.
2827. Murphy JM, Gomez-Anson B, Gillard JH et al. Wegener granulomatosis: MR imaging findings in brain and meninges. Radiology 1999; 213(3):794–9.
2828. Murphy SM, Davidson GL, Brandner S, Houlden H, Reilly MM. Mutation in FAM134B causing severe hereditary sensory neuropathy. J Neurol Neurosurg Psychiatry 2012; 83(1):119–120.
2829. Murros K, Kataja M, Hedman C et al. Modified-release formulation of tizanidine in chronic tension-type headache. Headache 2000; 40(8):633–637.
2830. Muthukumar N. Congenital spinal lipomatous malformations: part II–Clinical presentation, operative findings, and outcome. Acta Neurochir (Wien) 2009; 151(3):189–197.
2831. Mutschler J, Czell D, Kaps M, Manzl G. [Psychotic symptoms in a case of locked-in syndrome]. Nervenarzt 2006; 77 (12):1483–1486.
2832. Muzaimi MB, Thomas J, Palmer-Smith S et al. Population based study of late onset cerebellar ataxia in south east Wales. J Neurol Neurosurg Psychiatry 2004; 75(8):1129–1134.
2833. Myburgh C, Larsen AH, Hartvigsen J. A systematic, critical review of manual palpation for identifying myofascial trigger points: evidence and clinical significance. Arch Phys Med Rehabil 2008; 89(6):1169–1176.
2834. Na JH, Kim HS, Eoh W, Kim JH, Kim JS, Kim ES. Spinal cord hemangioblastoma : diagnosis and clinical outcome after surgical treatment. J Korean Neurosurg Soc 2007; 42(6):436–440.
2835. Näätänen R, Kujala T, Escera C et al. The mismatch negativity (MMN)–a unique window to disturbed central auditory processing in ageing and different clinical conditions. Clin Neurophysiol 2012; 123(3):424–458.
2836. Naber M, Franz W, Overbeck W. Besonderheiten des Alkoholentzugsdelir beim chirurgischen Patienten und Hinweise zur Behandlung. Chirurg 1991; 62:133–137.
2837. Nagai M, Re DB, Nagata T et al. Astrocytes expressing ALS-linked mutated SOD1 release factors selectively toxic to motor neurons. Nat Neurosci 2007; 10(5):615–622.
2838. Nagel MA, Cohrs RJ, Mahalingam R et al. The varicella zoster virus vasculopathies: clinical, CSF, imaging, and virologic features. Neurology 2008; 70(11):853–860.
2839. Nagel S, Schellinger PD, Hartmann M et al. Therapy of acute basilar artery occlusion: intraarterial thrombolysis alone vs bridging therapy. Stroke 2009; 40(1):140–146.
2840. Nahab F, Cotsonis G, Lynn M et al. Prevalence and prognosis of coexistent asymptomatic intracranial stenosis. Stroke 2008; 39(3):1039–1041.
2841. Nahas R, Sheikh O. Complementary and alternative medicine for the treatment of major depressive disorder. Can Fam Physician 2011; 57(6):659–663.
2842. Nakagawa M, Kubota R, Takenaga S, Nakamura A, Osame M. [Nationwide survey of necrotizing myelopathy associated with malignancy in Japan]. Rinsho Shinkeigaku 1991; 31(5):512–5.
2843. Nakagawa T, Wada H, Sekizawa K, Arai H, Sasaki H. Amantadine and pneumonia. Lancet 1999; 353(9159):1157.
2844. Nakajima H, Furutama D, Kimura F et al. Herpes simplex virus myelitis: clinical manifestations and diagnosis by the polymerase chain reaction method. Eur Neurol 1998; 39(3):163–7.
2845. Nakamura M, Misu T, Fujihara K et al. Occurrence of acute large and edematous callosal lesions in neuromyelitis optica. Mult Scler 2009; 15(6):695–700.
2846. Nakatsuji Y, Kaido M, Sugai F et al. Isaacs' syndrome successfully treated by immunoadsorption plasmapheresis. Acta Neurol Scand 2000; 102(4):271–3.
2847. Nakken KO, Lossius MI. Buccal midazolam or rectal diazepam for treatment of residential adult patients with serial seizures or status epilepticus. Acta Neurol Scand 2011; 124(2):99–103.
2848. Narayan RK, Loubser PG, Jankovic J, Donovan WH, Bontke CF. Intrathecal baclofen for intractable axial dystonia. Neurology 1991; 41(7):1141–2.
2849. Nardone R, Buratti T, Oliviero A, Lochmann A, Tezzon F. Corticospinal involvement in patients with a portosystemic shunt due to liver cirrhosis: a MEP study. J Neurol 2006; 253(1):81–85.
2850. Narita M, Yamada S. Two distinct patterns of central nervous system complications due to Mycoplasma pneumoniae infection. Clin Infect Dis 2001; 33(6):916–917.
2851. Narita S, Aikawa H, Nagata SI et al. Intraprocedural Prediction of Hemorrhagic Cerebral Hyperperfusion Syndrome After Carotid Artery Stenting. J Stroke Cerebrovasc Dis 2011.
2852. Narvaez J, Rios-Rodriguez V, de la FD et al. Rituximab therapy in refractory neuropsychiatric lupus: current clinical evidence. Semin Arthritis Rheum 2011; 41(3):364–372.
2853. Nasreddine W, Beydoun A. Oxcarbazepine in neuropathic pain. Expert Opin Investig Drugs 2007; 16(10):1615–1625.
2854. Nasreddine ZS, Phillips NA, Bedirian V et al. The Montreal Cognitive Assessment, MoCA: a brief screening tool for mild cognitive impairment. J Am Geriatr Soc 2005; 53(4):695–699.
2855. Nasu S, Misawa S, Sekiguchi Y et al. Different neurological and physiological profiles in POEMS syndrome and chronic inflammatory demyelinating polyneuropathy. J Neurol Neurosurg Psychiatry 2012; 83(5):476–479.
2856. Natekar A, Pupco A, Bozzo P, Koren G. Safety of azathioprine use during pregnancy. Can Fam Physician 2011; 57(12):1401–1402.
2857. Urinary incontinence: the management of urinary incontinence in women. http://www.nice.org.uk/nicemedia/pdf/CG40fullguideline.pdf; 2006.
2858. Deep brain stimulation for intractable trigeminal autonomic cephalalgias. http://guidance.nice.org.uk/IPG381; 2011.
2859. Deep brain stimulation for refractory chronic pain syndromes (excluding headache). www.nice.org.uk/guidance/IPG382; 2011.
2860. National Institutes of Health Consensus Development Conference. Neurofibromatosis. Conference statement. National Institutes of Health Consensus Development Conference. Arch Neurol 1988; 45:575–578.
2861. Nations SP, Wolfe GI, Amato AA, Jackson CE, Bryan WW, Barohn RJ. Distal myasthenia gravis. Neurology 1999; 52 (3):632–4.
2862. Nau R, Behnke-Mursch J, Bühler R et al. Hirnabszess. In: Diener HC, Weimar C, Berlit P, Deuschl G, Gold R, Hacke W et al., editors. Leitlinien für Diagnostik und Therapie in der Neurologie. 5 ed. Stuttgart - New York: Thieme; 2012 p. 505–511.

2863. Nau R, Prange H. Metastatisch-embolische Herdencephalitis. In: Prange HW, editor. Infektionskrankheiten des ZNS. Weinheim: Chapman & Hall; 1995 p. 231–236.
2864. Nau R, Sorgel F, Eiffert H. Penetration of drugs through the blood-cerebrospinal fluid/blood-brain barrier for treatment of central nervous system infections. Clin Microbiol Rev 2010; 23(4):858–883.
2865. Naumann M, Carruthers A, Carruthers J et al. Meta-analysis of neutralizing antibody conversion with onabotulinumtoxinA (BOTOX(R)) across multiple indications. Mov Disord 2010; 25 (13):2211–2218.
2866. Naumann M, Lowe NJ. Botulinum toxin type A in treatment of bilateral primary axillary hyperhidrosis: randomised, literaturellel group, double blind, placebo controlled trial. BMJ 2001; 323(7313):596–9.
2867. Nausieda PA. Sydenham's chorea, chorea gravidarum and contraceptive-induced chorea. In: Vinken PJ, Bruyn GW, Klawans HL, editors. Handbook of Clinical Neurology. Extrapyramidal Disorders. Amsterdam: Elsevier; 1986 p. -367.
2868. Nedelmann M, Eicke BM, Dieterich M. Increased incidence of jugular valve insufficiency in patients with transient global amnesia. J Neurol 2005.
2869. Nedeltchev K, Brekenfeld C, Remonda L et al. Internal carotid artery stent implantation in 25 patients with acute stroke: preliminary results. Radiology 2005; 237(3):1029–1037.
2870. Nedeltchev K, Loher TJ, Stepper F et al. Long-term outcome of acute spinal cord ischemia syndrome. Stroke 2004; 35 (2):560–565.
2871. Nedeltchev K, Schwegler B, Haefeli T et al. Outcome of stroke with mild or rapidly improving symptoms. Stroke 2007; 38 (9):2531–2535.
2872. Needham M, Fabian V, Knezevic W, Panegyres P, Zilko P, Mastaglia FL. Progressive myopathy with up-regulation of MHC-I associated with statin therapy. Neuromuscul Disord 2007; 17 (2):194–200.
2873. Nellensteijn J, Ostelo R, Bartels R, Peul W, van RB, van TM. Transforaminal endoscopic surgery for lumbar stenosis: a systematic review. Eur Spine J 2010; 19(6):879–886.
2874. Nelson DF, Martz KL, Bonner H et al. Non-Hodgkin's lymphoma of the brain: can high dose, large volume radiation therapy improve survival? Report on a prospective trial by the radiation therapy oncology group (RTOG): RTOG 8315. Int J Radiat Oncol Biol Phys 1992; 23:9–17.
2875. Nelson KA, Park KM, Robinovitz E, Tsigos C, Max MB. High-dose oral dextromethorphan versus placebo in painful diabetic neuropathy and postherpetic neuralgia. Neurology 1997; 48 (5):1212–1218.
2876. Nemoto EM, Yonas H, Kuwabara H et al. Identification of hemodynamic compromise by cerebrovascular reserve and oxygen extraction fraction in occlusive vascular disease. J Cereb Blood Flow Metab 2004; 24(10):1081–1089.
2877. Nesathurai S. Steroids and spinal cord injury: revisiting the NASCIS 2 and NASCIS 3 trials. J Trauma 1998; 45(6):1088–1093.
2878. Nesher G, Berkun Y, Mates M, Baras M, Rubinow A, Sonnenblick M. Low-dose aspirin and prevention of cranial ischemic complications in giant cell arteritis. Arthritis Rheum 2004; 50 (4):1332–1337.
2879. Nestoriuc Y, Martin A. Efficacy of biofeedback for migraine: a meta-analysis. Pain 2007; 128(1-2):111–127.
2880. Nestoriuc Y, Rief W, Martin A. Meta-analysis of biofeedback for tension-type headache: Efficacy, specificity, and treatment moderators. J Consult Clin Psychol 2008; 76(3):379–396.
2881. Neumann HPH. Von-Hippel-Lindau-Syndrom. Unterschätzt und häufig verkannt. Dtsch Ärztebl 1993; 90:571–575.
2882. Neumann M, Sampathu DM, Kwong LK et al. Ubiquitinated TDP-43 in frontotemporal lobar degeneration and amyotrophic lateral sclerosis. Science 2006; 314(5796):130–133.
2883. Neumann-Haefelin T, Hoelig S, Berkefeld J et al. Leukoaraiosis is a risk factor for symptomatic intracerebral hemorrhage after thrombolysis for acute stroke. Stroke 2006; 37(10):2463–2466.
2884. Neumann-Schmidt S, Jerusalem F. Myalgie-Faszikulations-Crampus-Syndrom. Akt Neurol 1995; 22:45–50.
2885. Neundörfer B. Alkoholpolyneuropathie, alkoholische Enzephalopathie. In: Flügel K, editor. Neurologische und psychiatrische Therapie. Erlangen: Perimed-Verlag; 1987 p. 105–106.
2886. Newman LC. Effective management of ice pick pains, SUNCT, and episodic and chronic paroxysmal hemicrania. Curr Pain Headache Rep 2001; 5(3):292–299.
2887. Newman LC, Lipton RB, Lay CL, Solomon S. A pilot study of oral sumatriptan as intermittent prophylaxis of menstruation-related migraine. Neurology 1998; 51(1):307–309.
2888. Newman NJ, Lott MT, Wallace DC. The clinical characteristics of pedigrees of Leber's hereditary optic neuropathy with the 11778 mutation. Am J Ophthal 1991; 111:750–762.
2889. Newton HB, Burkart J, Pearl D, Padilla W. Neurological decompression illness and hematocrit: analysis of a consecutive series of 200 recreational scuba divers. Undersea Hyperb Med 2008; 35(2):99–106.
2890. Newton MR, Berkovic SF, Austin MC, Rowe CC, McKay WJ, Bladin PF. SPECT in the localisation of extratemporal and temporal seizure foci. J Neurol Neurosurg Psychiatry 1995; 59 (1):26–30.
2891. Nguyen JP, Lefaucheur JP, Decq P et al. Chronic motor cortex stimulation in the treatment of central and neuropathic pain. Correlations between clinical, electrophysiological and anatomical data. Pain 1999; 82(3):245–51.
2892. Nguyen K, Bassez G, Krahn M et al. Phenotypic study in 40 patients with dysferlin gene mutations: high frequency of atypical phenotypes. Arch Neurol 2007; 64(8):1176–1182.
2893. Nguyen TH, Day NP, Ly VC et al. Post-malaria neurological syndrome [see comments]. Lancet 1996; 348(9032):917–921.
2894. Nicolson GL, Gan R, Haier J. Multiple co-infections (Mycoplasma, Chlamydia, human herpes virus-6) in blood of chronic fatigue syndrome patients: association with signs and symptoms. APMIS 2003; 111(5):557–566.
2895. Nieder C, Andratschke N, Price RE, Rivera B, Kian AK. Evaluation of insulin-like growth factor-1 for prevention of radiation-induced spinal cord damage. Growth Factors 2005; 23 (1):15–18.
2896. Nieder C, Andratschke NH, Spanne O, Geinitz H, Grosu AL. Does overall treatment time impact on survival after whole-brain radiotherapy for brain metastases? Clin Transl Oncol 2011; 13(12):885–888.
2897. Nieder C, Price RE, Rivera B, Andratschke N, Ang KK. [Experimental data for administration of insulin-like growth factor 1 (IGF-1) and basic fibroblast growth factor (bFGF) for prevention of radiation myelopathy]. Strahlenther Onkol 2002; 178 (3):147–152.
2898. Niederberger U, Kropp P. [Non pharmacological treatment of migraine]. Schmerz 2004; 18(5):415–420.
2899. Niederstadt T, Rauh J, Lohe B, Kniehl E. Zerebraler Morbus Whipple. In: Henkes H, Kölmel HW, editors. Die entzündlichen Erkrankungen des Nervensystems. 3 ed. Ecomed; 1997 p. II-9.
2900. Niemer U. Humane Spongiforme Encephalopathie: Meldepflicht wurde ausgedehnt. Dtsch Ärztebl 1994; 91(44):1911.
2901. Nijboer F, Sellers EW, Mellinger J et al. A P300-based brain-computer interface for people with amyotrophic lateral sclerosis. Clin Neurophysiol 2008; 119(8):1909–1916.
2902. Nikkhah G, Carvalho GA, Samii M. [Nerve transfer (neurotization) for functional reconstruction of arm functions in cervical root avulsions]. Orthopade 1997; 26(7):606–11.
2903. Nikolaidis I, Fouyas IP, Sandercock PA, Statham PF. Surgery for cervical radiculopathy or myelopathy. Cochrane Database Syst Rev 2010;(1):CD001466.
2904. Nikolajsen L, Ilkjaer S, Christensen JH, Kroner K, Jensen TS. Randomised trial of epidural bupivacaine and morphine in prevention of stump and phantom pain in lower-limb amputation. Lancet 1997; 350(9088):1353–7.
2905. Nirrko AC, Rösler KM, Hess CW. Sensitivity and specifity of needle electromyography: a prospective study comparing automated interference pattern analysis with single motor unit potential analysis. Electroenceph Clin Neurophysiol 1994; 97:1–10.
2906. Nishie M, Yoshida Y, Hirata Y, Matsunaga M. Generation of symptomatic palatal tremor is not correlated with inferior olivary hypertrophy. Brain 2002; 125(Pt 6):1348–1357.
2907. Nishimura AL, Mitne-Neto M, Silva HC et al. A mutation in the vesicle-trafficking protein VAPB causes late-onset spinal muscular atrophy and amyotrophic lateral sclerosis. Am J Hum Genet 2004; 75(5):822–831.
2908. Nishimura S, Hirai T, Sasao A et al. Evaluation of dural arteriovenous fistulas with 4D contrast-enhanced MR angiography at 3T. AJNR Am J Neuroradiol 2010; 31(1):80–85.
2909. Nishino H, Rubino FA, DeRemee RA, Swanson JW, Parisi JE. Neurological involvement in Wegener's granulomatosis: an analysis of 324 consecutive patients at the Mayo Clinic. Ann Neurol 1993; 33(1):4–9.
2910. Nishino H, Rubino FA, Parisi JE. The spectrum of neurologic involvement in Wegener's granulomatosis. Neurology 1993; 43 (7):1334–1337.
2911. Nishino I, Noguchi S, Murayama K et al. Distal myopathy with rimmed vacuoles is allelic to hereditary inclusion body myopathy. Neurology 2002; 59(11):1689–1693.

2912. Nittner K. Tumoren des Rückenmarks und der Wirbelsäule. In: Dietz H, Umbach W, Wüllenweber R, editors. Klinische Neurochirurgie Bd. 2. Stuttgart: Thieme; 1984 p. 165–210.
2913. Nix WA, Pfeifer B, Vogt T. Methodik und diagnostische Möglichkeiten des Makro-EMG. Z EEG-EMG 1990; 21:45–50.
2914. Noachtar S, Binnie C, Ebersole J, Maugière F, Sakamoto A, Westmoreland B. Glossar der meistgebrauchten Begriffein der klinischen Elektroencephalographie und Vorschläge für die EEG-Befunderstellung. Klin Neurophysiol 2004; 35:5–21.
2915. Noble J, Weizblit N, Baerlocher MO, Eng KT. Intra-arterial thrombolysis for central retinal artery occlusion: a systematic review. Br J Ophthalmol 2008; 92(5):588–593.
2916. Noble W, Planel E, Zehr C et al. Inhibition of glycogen synthase kinase-3 by lithium correlates with reduced tauopathy and degeneration in vivo. Proc Natl Acad Sci U S A 2005; 102 (19):6990–6995.
2917. Nolano M, Provitera V, Perretti A et al. Ross syndrome: a rare or a misknown disorder of thermoregulation? A skin innervation study on 12 subjects. Brain 2006; 129(Pt 8):2119–2131.
2918. Nolla JM, Ariza J, Gomez-Vaquero C et al. Spontaneous pyogenic vertebral osteomyelitis in nondrug users. Semin Arthritis Rheum 2002; 31(4):271–278.
2919. Nonaka I, Murakami N, Suzuki Y, Kawai M. Distal myopathy with rimmed vacuoles. Neuromuscul Disord 1998; 8(5):333–7.
2920. Nordberg A. Amyloid plaque imaging in vivo: current achievement and future prospects. Eur J Nucl Med Mol Imaging 2008; 35 Suppl 1:S46–S50.
2921. Norheim AJ, Pedersen EJ, Fonnebo V, Berge L. Acupressure treatment of morning sickness in pregnancy. A randomised, double-blind, placebo-controlled study. Scand J Prim Health Care 2001; 19(1):43–47.
2922. Norris JW, Hachinski VC. High dose steroid treatment in cerebral infarction. Br Med J (Clin Res Ed) 1986; 292(6512):21–3.
2923. North America Symptomatic Carotid Endarterectomy Trial Collaborators. Beneficial effect of carotid endarterectomy in symptomatic patients with high-grade carotid stenosis. N Engl J Med 1991; 325:445–453.
2924. Norton JA, Wood DE, Day BL. Is the spinal cord the generator of 16-Hz orthostatic tremor? Neurology 2004; 62(4):632–634.
2925. Noto Y, Misawa S, Kanai K et al. Awaji ALS criteria increase the diagnostic sensitivity in patients with bulbar onset. Clin Neurophysiol 2012; 123(2):382–385.
2926. Novotna A, Mares J, Ratcliffe S et al. A randomized, double-blind, placebo-controlled, literaturellel-group, enriched-design study of nabiximols* (Sativex((R))), as add-on therapy, in subjects with refractory spasticity caused by multiple sclerosis. Eur J Neurol 2011; 18(9):1122–1131.
2927. Nowak RJ, Amin H, Robeson K, Schindler JL. Acute Central Retinal Artery Occlusion Treated with Intravenous Recombinant Tissue Plasminogen Activator. J Stroke Cerebrovasc Dis 2012.
2928. Nozaki K, Scott TF, Sohn M, Judson MA. Isolated neurosarcoidosis: case series in 2 sarcoidosis centers. Neurologist 2012; 18(6):373–377.
2929. Nurick S. The pathogenesis of the spinal cord disorder associated with cervical spondylosis. Brain 1972; 95(1):87–100.
2930. Nussgens Z, Roggenkamper P. Comparison of two botulinum-toxin preliteraturetions in the treatment of essential blepharospasm. Graefes Arch Clin Exp Ophthalmol 1997; 235 (4):197–9.
2931. Nutt JG, Muenter MD, Aronson A, Kurland LT, Melton LJ, III. Epidemiology of focal and generalized dystonia in Rochester, Minnesota. Mov Disord 1988; 3(3):188–194.
2932. Nygaard TG, Marsden CD, Fahn S. Dopa-responsive dystonia: long-term treatment response and prognosis. Neurology 1991; 41:174–181.
2933. Nygaard TG, Raymond D, Chen C et al. Localization of a gene for myoclonus-dystonia to chromosome 7q21- q31. Ann Neurol 1999; 46(5):794–8.
2934. O'Connor MB, Murphy E, Phelan MJ, Regan MJ. The use of etoricoxib to treat an idiopathic stabbing headache: a case report. J Med Case Reports 2007; 1:100.
2935. O'Connor P, Filippi M, Arnason B et al. 250 microg or 500 microg interferon beta-1b versus 20 mg glatiramer acetate in relapsing-remitting multiple sclerosis: a prospective, randomised, multicentre study. Lancet Neurol 2009; 8(10):889–897.
2936. O'Connor P, Wolinsky JS, Confavreux C et al. Randomized trial of oral teriflunomide for relapsing multiple sclerosis. N Engl J Med 2011; 365(14):1293–1303.
2937. O'Connor PW, Goodman A, Kappos L et al. Disease activity return during natalizumab treatment interruption in patients with multiple sclerosis. Neurology 2011; 76(22):1858–1865.
2938. O'Hearn E, Holmes SE, Calvert PC, Ross CA, Margolis RL. SCA-12: Tremor with cerebellar and cortical atrophy is associated with a CAG repeat expansion. Neurology 2001; 56(3):299–303.
2939. O'Neill BP, Dinapoli RP, Kurtin PJ, Habermann TM. Occult systemic non-Hodgkin's lymphoma (NHL) in patients initially diagnosed as primary central nervous system lymphoma (PCNSL): how much staging is enough? J Neurooncol 1995; 25 (1):67–71.
2940. O'Riordan JI, Thompson AJ, Kingsley DP et al. The prognostic value of brain MRI in clinically isolated syndromes of the CNS. A 10-year follow-up. Brain 1998; 121 (Pt 3):495–503.
2941. O'Sullivan SS, Evans AH, Lees AJ. Dopamine dysregulation syndrome: an overview of its epidemiology, mechanisms and management. CNS Drugs 2009; 23(2):157–170.
2942. O'Sullivan SS, Massey LA, Williams DR et al. Clinical outcomes of progressive supranuclear palsy and multiple system atrophy. Brain 2008; 131(Pt 5):1362–1372.
2943. Obermann M, Riegel A, Thiemann D, Nebel K. Prospektion und Prädiktion von chronischen Kopfschmerzen nach Halswirbelsäulenbeschleunigungsverletzung. Akt Neurol 2007; 34:508–515.
2944. Obermann M, Yoon MS, Sensen K, Maschke M, Diener HC, Katsarava Z. Efficacy of pregabalin in the treatment of trigeminal neuralgia. Cephalalgia 2008; 28(2):174–181.
2945. Odaka M, Yuki N, Yamada M et al. Bickerstaff's brainstem encephalitis: clinical features of 62 cases and a subgroup associated with Guillain-Barre syndrome. Brain 2003; 126(Pt 10):2279–2290.
2946. Odekerken VJ, van LT, Staal MJ et al. Subthalamic nucleus versus globus pallidus bilateral deep brain stimulation for advanced Parkinson's disease (NSTAPS study): a randomised controlled trial. Lancet Neurol 2013; 12(1):37–44.
2947. Odergren T, Hjaltason H, Kaakkola S et al. A double blind, randomised, literaturellel group study to investigate the dose equivalence of Dysport and Botox in the treatment of cervical dystonia. J Neurol Neurosurg Psychiatry 1998; 64(1):6–12.
2948. Oedegaard KJ, Neckelmann D, Mykletun A et al. Migraine with and without aura: association with depression and anxiety disorder in a population-based study. The HUNT Study. Cephalalgia 2006; 26(1):1–6.
2949. Oerlemans WG, de VM. Dropped head syndrome and bent spine syndrome: two seliteraturete clinical entities or different manifestations of axial myopathy? J Neurol Neurosurg Psychiatry 1998; 65(2):258–259.
2950. Oertel W, Trenkwalder C, Benes H et al. Long-term safety and efficacy of rotigotine transdermal patch for moderate-to-severe idiopathic restless legs syndrome: a 5-year open-label extension study. Lancet Neurol 2011; 10(8):710–720.
2951. Oertel WH, Benes H, Garcia-Borreguero D et al. Rotigotine transdermal patch in moderate to severe idiopathic restless legs syndrome: a randomized, placebo-controlled polysomnographic study. Sleep Med 2010; 11(9):848–856.
2952. Ogasawara K, Sakai N, Kuroiwa T et al. Intracranial hemorrhage associated with cerebral hyperperfusion syndrome following carotid endarterectomy and carotid artery stenting: retrospective review of 4494 patients. J Neurosurg 2007; 107 (6):1130–1136.
2953. Ogilvy CS, Stieg PE, Awad I et al. AHA Scientific Statement: Recommendations for the management of intracranial arteriovenous malformations: a statement for healthcare professionals from a special writing group of the Stroke Council, American Stroke Association. Stroke 2002; 32(6):1458–71.
2954. Oh JY, Kim YS, Choi BH, Sohn EH, Lee AY. Relationship between clinical phenotypes and cognitive impairment in Parkinson's disease (PD). Arch Gerontol Geriatr 2009.
2955. Ohara S, Hayashi R, Momoi H, Miki J, Yanagisawa N. Mexiletine in the treatment of spasmodic torticollis. Mov Disord 1998; 13(6):934–940.
2956. Okada S, Okeda R. Pathology of radiation myelopathy. Neuropathology 2001; 21(4):247–265.
2957. Okello A, Koivunen J, Edison P et al. Conversion of amyloid positive and negative MCI to AD over 3 years: an 11C-PIB PET study. Neurology 2009; 73(10):754–760.
2958. Okun MS, Rodriguez RL, Foote KD, Fernandez HH. The "chair test" to aid in the diagnosis of psychogenic gait disorders. Neurologist 2007; 13(2):87–91.
2959. Olanow CW, Obeso JA. Levodopa toxicity and Parkinson disease: still a need for equipoise. Neurology 2011; 77(15):1416–1417.
2960. Olarte MR, Shafer SQ. Levamisole is ineffective in the treatment of amyotrophic lateral sclerosis. Neurology 1985; 35 (7):1063–1066.
2961. Oldfield EH, Muraszko K, Shawker TH, Patronas NJ. Pathophysiology of syringomyelia associated with Chiari I malformation

of the cerebellar tonsils. Implications for diagnosis and treatment. J Neurosurg 1994; 80(1):3–15.
2962. Olesen J, Bousser MG, Diener HC et al. New appendix criteria open for a broader concept of chronic migraine. Cephalalgia 2006; 26(6):742–746.
2963. Olesen J, Bousser M-G, Diener H, Dodick D. for the International Headache Society. The International Classification of Headache Disorders. 2nd edition. Deutsche Übersetzung in: Nervenheilkunde 2003; 22: 531–670. Cephalalgia 2004; 24 (Suppl 1):1–160.
2964. Olesen J, Lipton RB. Headache classification update 2004. Curr Opin Neurol 2004; 17(3):275–282.
2965. Olesen JB, Lip GY, Hansen ML et al. Validation of risk stratification schemes for predicting stroke and thromboembolism in patients with atrial fibrillation: nationwide cohort study. BMJ 2011; 342:d124.
2966. Oleson CV, Sivalingam JJ, O'Neill BJ, Staas WE, Jr. Transverse myelitis secondary to coexistent Lyme disease and babesiosis. J Spinal Cord Med 2003; 26(2):168–171.
2967. Olin J, Schneider L. Galantamine for Alzheimer's disease (Cochrane Review). Cochrane Database Syst Rev 2001; 4: CD001747.:CD001747.
2968. Olin JW. Thromboangiitis obliterans (Buerger's disease). N Engl J Med 2000; 343(12):864–9.
2969. Olin JW, Sealove BA. Diagnosis, management, and future developments of fibromuscular dysplasia. J Vasc Surg 2011; 53 (3):826–836.
2970. Oliveira V, Povoa P, Costa A, Ducla-Soares J. Cerebrospinal fluid and therapy of isolated angiitis of the central nervous system. Stroke 1994; 25(8):1693–5.
2971. Oliveri RL, Valentino P, Russo C et al. Randomized trial comparing two different high doses of methylprednisolone in MS: a clinical and MRI study. Neurology 1998; 50(6):1833–6.
2972. Omuro AM, Taillandier L, Chinot O, Carnin C, Barrie M, Hoang-Xuan K. Temozolomide and methotrexate for primary central nervous system lymphoma in the elderly. J Neurooncol 2007; 85(2):207–211.
2973. Ondo W, Jankovic J. Restless legs syndrome: Clinicoetiologic correlates. Neurology 1996; 47:1435–1441.
2974. Ondo WG, Desaloms JM, Jankovic J, Grossman RG. Pallidotomy for generalized dystonia. Mov Disord 1998; 13(4):693–8.
2975. Ondo WG, Hanna PA, Jankovic J. Tetrabenazine treatment for tardive dyskinesia: assessment by randomized videotape protocol. Am J Psychiatry 1999; 156(8):1279–81.
2976. Ondo WG, Satija P. Task-specific writing tremor: clinical phenotypes, progression, treatment outcomes, and proposed nomenclature. Int J Neurosci 2012; 122(2):88–91.
2977. Ondo WG, Sutton L, Dat VK, Lai D, Jankovic J. Hearing impairment in essential tremor. Neurology 2003; 61(8):1093–1097.
2978. Ondra SL, Troupp H, George ED, Schwab K. The natural history of symptomatic arteriovenous malformations of the brain: a 24-year follow-up assessment. J Neurosurg 1990; 73:387–391.
2979. Ongerboer de Visser BW, Cruccu G. Neurologic Examination of the Trigeminal, Facial, Hypoglossal, and Spinal Accessory Nerves in Cranial Neuropathies and Brain Stem Disorders. In: Brown WF, Bolton CF, editors. Clinical Electromyography. Boston: Butterworth-Heinemann; 1993 p. 61–92.
2980. Onofrj M, Thomas A. Acute akinesia in Parkinson disease. Neurology 2005; 64(7):1162–1169.
2981. Oomes PG, Jacobs BC, Hazenberg MP, Banffer JR, van der Meche FG. Anti-GM1 IgG antibodies and Campylobacter bacteria in Guillain- Barre syndrome: evidence of molecular mimicry. Ann Neurol 1995; 38:170–175.
2982. Oommen ER, Kim Y, McCullough G. Stage transition and laryngeal closure in poststroke patients with dysphagia. Dysphagia 2011; 26(3):318–323.
2983. Openshaw H. Kernohan notch lesion after spinal tap. Neurology 2005; 64(9):1631.
2984. Orgass B. Token Test. Weinheim: Beltz; 1982.
2985. Origgi L, Vanoli M, Lunghi G, Carbone A, Grasso M, Scorza R. Hepatitis C virus genotypes and clinical features in hepatitis C virus-related mixed cryoglobulinemia. Int J Clin Lab Res 1998; 28(2):96–9.
2986. Orlacchio A, Kawarai T, Gaudiello F, St George-Hyslop PH, Floris R, Bernardi G. New locus for hereditary spastic literaturplegia maps to chromosome 1p31.1–1p21.1. Ann Neurol 2005; 58(3):423–429.
2987. Orlacchio A, Patrono C, Gaudiello F et al. Silver syndrome variant of hereditary spastic literatureplegia: A locus to 4p and allelism with SPG4. Neurology 2008; 70(21):1959–1966.
2988. Orrell RW, Copeland S, Rose MR. Scapular fixation in muscular dystrophy. Cochrane Database Syst Rev 2010;(1):CD003278.
2989. Orrell RW, Lane RJ, Ross M. Antioxidant treatment for amyotrophic lateral sclerosis / motor neuron disease. Cochrane Database Syst Rev 2007;(1):CD002829.
2990. Ortega MR, Usmani N, Parra-Herran C, Adams DJ, Steingo B, Rammohan KW. CLIPPERS complicating multiple sclerosis causing concerns of CNS lymphoma. Neurology 2012; 79 (7):715–716.
2991. Orthmann-Murphy JL, Salsano E, Abrams CK et al. Hereditary spastic literatureplegia is a novel phenotype for GJA12/GJC2 mutations. Brain 2009; 132(Pt 2):426–438.
2992. Oslin D, Atkinson RM, Smith DM, Hendrie H. Alcohol related dementia: proposed clinical criteria. Int J Geriatr Psychiatry 1998; 13(4):203–12.
2993. Ost M, Nylen K, Csajbok L et al. Initial CSF total tau correlates with 1-year outcome in patients with traumatic brain injury. Neurology 2006; 67(9):1600–1604.
2994. Ostelo RW, Costa LO, Maher CG, de Vet HC, van Tulder MW. Rehabilitation after lumbar disc surgery. Cochrane Database Syst Rev 2008;(4):CD003007.
2995. Ostergaard JR, Storm K. Neurologic manifestations of Schonlein-Henoch purpura. Acta Paediatr Scand 1991; 80(3):339–42.
2996. Ostertag CB. Stereotactic radiation therapy and radiosurgery. Stereotact Funct Neurosurg 1994; 63:220–232.
2997. Osti OL, Gun RT, Abraham G, Pratt NL, Eckerwall G, Nakamura H. Potential risk factors for prolonged recovery following whiplash injury. Eur Spine J 2005; 14(1):90–94.
2998. Ostrem JL, Racine CA, Glass GA et al. Subthalamic nucleus deep brain stimulation in primary cervical dystonia. Neurology 2011; 76(10):870–878.
2999. Oswald WD, Fleischmann UM. Psychometrics in aging and dementia: advances in geropsychological assessments. Arch Gerontol Geriatr 1985; 4(4):299–309.
3000. Oswald WD, Fleischmann UM. Das Nürnberger Altersinventar. Göttingen: Hogrefe; 1995.
3001. Otruba P, Kanovsky P, Hlustik P. Treatment with statins and peripheral neuropathy: results of 36-months a prospective clinical and neurophysiological follow-up. Neuro Endocrinol Lett 2011; 32(5):688–690.
3002. Otto M, Zerr I, Wiltfang J et al. Laborchemische Verfahren in der Differentialdiagnose der Creutzfeldt-Jakob-Krankheit. Dtsch Ärztebl 1999; 96(48):2492–2499.
3003. Ottomeyer C, Sick C, Hennerici MG, Szabo K. [Orolingual angioedema under systemic thrombolysis with rt-PA: an underestimated side effect]. Nervenarzt 2009; 80(4):459–463.
3004. Ouahchi K, Arita M, Kayden H et al. Ataxia with isolated vitamin E deficiency is caused by mutations in the alpha-tocopherol transfer protein. Nature Genet 1993; 9:141–145.
3005. Ovbiagele B, Cruz-Flores S, Lynn MJ, Chimowitz MI. Early stroke risk after transient ischemic attack among individuals with symptomatic intracranial artery stenosis. Arch Neurol 2008; 65(6):733–737.
3006. Ovechkin AM, Gnezdilov AV, Arlazarova NM, Savin IA, Fedorova EV, Khmelkova EI. [Preventive analgesia: true of preventing the postoperative pain syndrome]. Anesteziol Reanimatol 1996; 4:35–9.
3007. Owen AM, Coleman MR, Boly M, Davis MH, Laureys S, Pickard JD. Detecting awareness in the vegetative state. Science 2006; 313(5792):1402.
3008. Owen SL, Green AL, Nandi DD, Bittar RG, Wang S, Aziz TZ. Deep brain stimulation for neuropathic pain. Acta Neurochir Suppl 2007; 97(Pt 2):111–116.
3009. Owens RC, Jr. An overview of harms associated with beta-lactam antimicrobials: where do the carbapenems fit in? Crit Care 2008; 12 Suppl 4:S3.
3010. Oxman MN, Levin MJ, Johnson GR et al. A vaccine to prevent herpes zoster and postherpetic neuralgia in older adults. N Engl J Med 2005; 352(22):2271–2284.
3011. Oyen N, Ranthe MF, Carstensen L et al. Familial aggregation of lone atrial fibrillation in young persons. J Am Coll Cardiol 2012; 60(10):917–921.
3012. Ozbaydar M, Chung S, Diller D, Warner JJ. [Arthroscopic reconstruction of the rotator cuff. The current gold standard?]. Orthopade 2007; 36(9):825–833.
3013. Ozelius LJ, Hewett JW, Page CE et al. The early-onset torsion dystonia gene (DYT1) encodes an ATP- binding protein. Nat Genet 1997; 17(1):40–48.
3014. Ozen S, Ruperto N, Dillon MJ et al. EULAR/PReS endorsed consensus criteria for the classification of childhood vasculitides. Ann Rheum Dis 2006; 65(7):936–941.
3015. Ozyalcin SN, Talu GK, Kiziltan E, Yucel B, Ertas M, Disci R. The efficacy and safety of venlafaxine in the prophylaxis of migraine. Headache 2005; 45(2):144–152.

3016. Padberg GW. Facioscapulohumeral disease. Thesis. University of Leiden; 1982.
3017. Padovan CS, Bise K, Hahn J et al. Angiitis of the central nervous system after allogeneic bone marrow transplantation? Stroke 1999; 30(8):1651–1656.
3018. Padua L, Martinoli C, Pazzaglia C et al. Intra- and internerve cross-sectional area variability: new ultrasound measures. Muscle Nerve 2012; 45(5):730–733.
3019. Padua L, Pazzaglia C, Caliandro P et al. Carpal tunnel syndrome: ultrasound, neurophysiology, clinical and patient-oriented assessment. Clin Neurophysiol 2008; 119(9):2064–2069.
3020. Pai VB, Nahata MC. Cardiotoxicity of chemotherapeutic agents: incidence, treatment and prevention. Drug Saf 2000; 22(4):263–302.
3021. Paisan-Ruiz C, Bhatia KP, Li A et al. Characterization of PLA2G6 as a locus for dystonia-parkinsonism. Ann Neurol 2009; 65 (1):19–23.
3022. Paiva WS, de Andrade AF, de Amorim RL et al. The prognosis of the traumatic subarachnoid hemorrhage: a prospective report of 121 patients. Int Surg 2010; 95(2):172–176.
3023. Pal D, Bhattacharyya A, Husain M, Prasad KN, Pandey CM, Gupta RK. In vivo proton MR spectroscopy evaluation of pyogenic brain abscesses: a report of 194 cases. AJNR Am J Neuroradiol 2010; 31(2):360–366.
3024. Palace J, Leite MI, Nairne A, Vincent A. Interferon Beta treatment in neuromyelitis optica: increase in relapses and aquaporin 4 antibody titers. Arch Neurol 2010; 67(8):1016–1017.
3025. Palace J, Newsom-Davis J, Lecky B. A randomized double-blind trial of prednisolone alone or with azathioprine in myasthenia gravis. Myasthenia Gravis Study Group. Neurology 1998; 50 (6):1778–83.
3026. Palace J, Newsom-Davis J, Lecky B. A randomized double-blind trial of prednisolone alone or with azathioprine in myasthenia gravis. Myasthenia Gravis Study Group. Neurology 1998; 50 (6):1778–1783.
3027. Paley CA, Johnson MI, Tashani OA, Bagnall AM. Acupuncture for cancer pain in adults. Cochrane Database Syst Rev 2011; (1):CD007753.
3028. Palhagen S, Heinonen E, Hagglund J, Kaugesaar T, Maki-Ikola O, Palm R. Selegiline slows the progression of the symptoms of Parkinson disease. Neurology 2006; 66(8):1200–1206.
3029. Palomeras E, Fossas P, Cano AT, Sanz P, Floriach M. Anterior choroidal artery infarction: a clinical, etiologic and prognostic study. Acta Neurol Scand 2008; 118(1):42–47.
3030. Panas M, Karadima G, Kalfakis N, Floroskufi P, Vassilopoulos D. Charcot-Marie-Tooth disease type 1A with central nervous system involvement in two generations. J Neurol 2004; 251 (4):484–485.
3031. Panayiotopoulos CP, Obeid T, Tahan AR. Juvenile myoclonic epilepsy: a 5-year prospective study. Epilepsia 1994; 35 (2):285–96.
3032. Pandey CK, Bose N, Garg G et al. Gabapentin for the treatment of pain in guillain-barre syndrome: a double-blinded, placebo-controlled, crossover study. Anesth Analg 2002; 95 (6):1719–23, table.
3033. Pandit L, Rao S. Recurrent myelitis. J Neurol Neurosurg Psychiatry 1996; 60(3):336–8.
3034. Panegyres PK, Moore N, Gibson R, Rushworth G, Donaghy M. Thoracic outlet syndromes and magnetic resonance imaging [see comments]. Brain 1993; 116(Pt 4):823–841.
3035. Pang D, Zovickian J, Oviedo A. Long-term outcome of total and near-total resection of spinal cord lipomas and radical reconstruction of the neural placode, part II: outcome analysis and preoperative profiling. Neurosurgery 2010; 66(2):253–272.
3036. Panitch H, Goodin DS, Francis G et al. Randomized, comliteraturetive study of interferon beta-1a treatment regimens in MS: The EVIDENCE Trial. Neurology 2002; 59(10):1496–1506.
3037. Pantoni L. Cerebral small vessel disease: from pathogenesis and clinical characteristics to therapeutic challenges. Lancet Neurol 2010; 9(7):689–701.
3038. Pantoni L, Bertini E, Lamassa M, Pracucci G, Inzitari D. Clinical features, risk factors, and prognosis in transient global amnesia: a follow-up study. Eur J Neurol 2005; 12(5):350–356.
3039. Papanagiotou P, Roth C, Walter S et al. Carotid artery stenting in acute stroke. J Am Coll Cardiol 2011; 58(23):2363–2369.
3040. Pappas PG, Kauffman CA, Andes D et al. Clinical practice guidelines for the management of candidiasis: 2009 update by the Infectious Diseases Society of America. Clin Infect Dis 2009; 48(5):503–535.
3041. Parees I, Saifee TA, Kassavetis P et al. Believing is perceiving: mismatch between self-report and actigraphy in psychogenic tremor. Brain 2012; 135(Pt 1):117–123.
3042. Pareja JA, Caminero AB, Franco E, Casado JL, Pascual J, Sanchez del RM. Dose, efficacy and tolerability of long-term indomethacin treatment of chronic paroxysmal hemicrania and hemicrania continua. Cephalalgia 2001; 21(9):906–910.
3043. Pareja JA, Kruszewski P, Caminero AB. SUNCT syndrome versus idiopathic stabbing headache (jabs and jolts syndrome). Cephalalgia 1999; 19 Suppl 25:46–48.
3044. Pareja JA, Ruiz J, de IC, al-Sabbah H, Espejo J. Idiopathic stabbing headache (jabs and jolts syndrome). Cephalalgia 1996; 16(2):93–96.
3045. Parent B, Awan N, Berman SB et al. The relevance of age and disease duration for intervention with subthalamic nucleus deep brain stimulation surgery in Parkinson disease. J Neurosurg 2011; 114(4):927–931.
3046. Pareyson D, Salsano E. Clinical neurogenetics: recent advances. J Neurol 2012; 259(10):2255–2260.
3047. Paris MM, Hickey SM, Uscher MI, Shelton S, Olsen KD, McCracken GH, Jr. Effect of dexamethasone on therapy of experimental penicillin- and cephalosporin-resistant pneumococcal meningitis. Antimicrob Agents Chemother 1994; 38(6):1320–1324.
3048. Paris-Robidas S, Brochu E, Sintes M et al. Defective dentate nucleus GABA receptors in essential tremor. Brain 2012; 135 (Pt 1):105–116.
3049. Park DK, An HS, Lurie JD et al. Does multilevel lumbar stenosis lead to poorer outcomes?: a subanalysis of the Spine Patient Outcomes Research Trial (SPORT) lumbar stenosis study. Spine (Phila Pa 1976) 2010; 35(4):439–446.
3050. Park HJ, Kim SS, Rho MH, Hong HP, Lee SY. Sonographic appearances of Morton's neuroma: differences from other interdigital soft tissue masses. Ultrasound Med Biol 2011; 37 (8):1204–1209.
3051. Park JH, Chung JW, Im JG, Kim SK, Park YB, Han MC. Takayasu arteritis: evaluation of mural changes in the aorta and pulmonary artery with CT angiography. Radiology 1995; 196 (1):89–93.
3052. Park TS, Hoffmann HJ, Hendrick EB, Humphreys RP, Becker LE. Medulloblastoma: clinical presentation and management. J Neurosurg 1983; 58:543–552.
3053. Parker F, Aghakhani N, Ducati LG et al. Results of microsurgical treatment of medulla oblongata and spinal cord hemangioblastomas: a comparison of two distinct clinical patient groups. J Neurooncol 2009; 93(1):133–137.
3054. Parker F, Aghakhani N, Tadie M. [Non-traumatic arachnoiditis and syringomyelia. A series of 32 cases]. Neurochirurgie 1999; 45 Suppl 1:67–83.
3055. Parkkinen L, O'Sullivan SS, Kuoppamaki M et al. Does levodopa accelerate the pathologic process in Parkinson disease brain? Neurology 2011; 77(15):1420–1426.
3055.a Parr AT, Diwan S, Abdi S. Lumbar interlaminar epidural injections in managing chronic low back and lower extremity pain: a systematic review. Pain Physician 2009; 12(1):163–188.
3056. Parry GJ, Sumner AJ. Multifocal motor neuropathy. [Review]. Neurol Clin 1992; 10(3):671–684.
3057. Parsons M, Spratt N, Bivard A et al. A randomized trial of tenecteplase versus alteplase for acute ischemic stroke. N Engl J Med 2012; 366(12):1099–1107.
3058. Parton M, Mitsumoto H, Leigh PN. Amino acids for amyotrophic lateral sclerosis / motor neuron disease. Cochrane Database Syst Rev 2003;(4):CD003457.
3059. Paschalis C, Pugsley W, John R, Harrison MJ. Rate of cerebral embolic events in relation to antibiotic and anticoagulant therapy in patients with bacterial endocarditis. Eur Neurol 1990; 30(2):87–89.
3060. Pascual J, Gonzalez-Mandly A, Martin R, Oterino A. Headaches precipitated by cough, prolonged exercise or sexual activity: a prospective etiological and clinical study. J Headache Pain 2008; 9(5):259–266.
3061. Pascual J, Iglesias F, Oterino A, Vazquez-Barquero A, Berciano J. Cough, exertional, and sexual headaches: an analysis of 72 benign and symptomatic cases. Neurology 1996; 46 (6):1520–1524.
3062. Pasternak RC, Smith SC, Jr., Bairey-Merz CN, Grundy SM, Cleeman JI, Lenfant C. ACC/AHA/NHLBI Clinical Advisory on the Use and Safety of Statins. Stroke 2002; 33(9):2337–2341.
3063. Pastorello E, Cao M, Trevisan CP. Atypical onset in a series of 122 cases with FacioScapuloHumeral Muscular Dystrophy. Clin Neurol Neurosurg 2012; 114(3):230–234.
3064. Patchell RA, Tibbs PA, Regine WF et al. Postoperative radiotherapy in the treatment of single metastases to the brain: a randomized trial. JAMA 1998; 280(17):1485–1489.

3065. Patchell RA, Tibbs PA, Regine WF et al. Direct decompressive surgical resection in the treatment of spinal cord compression caused by metastatic cancer: a randomised trial. Lancet 2005; 366(9486):643–648.
3066. Patchell RA, Tibbs PA, Walsh JW et al. A randomized trial of surgery in the treatment of single metastases to the brain. N Engl J Med 1990; 322:494–500.
3067. Patel A, Kassam A, Horowitz M, Chang YF. Microvascular decompression in the management of glossopharyngeal neuralgia: analysis of 217 cases. Neurosurgery 2002; 50(4):705–710.
3068. Patel A, MacMahon S, Chalmers J et al. Intensive blood glucose control and vascular outcomes in patients with type 2 diabetes. N Engl J Med 2008; 358(24):2560–2572.
3069. Patel MR, Mahaffey KW, Garg J et al. Rivaroxaban versus warfarin in nonvalvular atrial fibrillation. N Engl J Med 2011; 365 (10):883–891.
3070. Patterson MC, Hendriksz CJ, Walterfang M, Sedel F, Vanier MT, Wijburg F. Recommendations for the diagnosis and management of Niemann-Pick disease type C: An update. Mol Genet Metab 2012; 106(3):330–344.
3071. Patwa HS, Chaudhry V, Katzberg H, Rae-Grant AD, So YT. Evidence-based guideline: intravenous immunoglobulin in the treatment of neuromuscular disorders: report of the Therapeutics and Technology Assessment Subcommittee of the American Academy of Neurology. Neurology 2012; 78 (13):1009–1015.
3072. Paty DW, Oger JJ, Kastrukoff LF et al. MRI in the diagnosis of MS: a prospective study with comparison of clinical evaluation, evoked potentials, oligoclonal banding, and CT. Neurology 1988; 38(2):180–185.
3073. Pauleit D, Floeth F, Hamacher K et al. O-(2-[18F]fluoroethyl)-L-tyrosine PET combined with MRI improves the diagnostic assessment of cerebral gliomas. Brain 2005; 128(Pt 3):678–687.
3074. Paulus W, Evers S, May A, Steude U, Wolowski A, Pfaffenrath V. Therapie und Prophylaxe von Gesichtsneuralgien und anderen Formen der Gesichtsschmerzen. Überarbeitete Empfehlungen der Deutschen Migräne- und Kopfschmerzgesellschaft. Nervenheilk 2002; 21:255–268.
3075. Paviour DC, Thornton JS, Lees AJ, Jager HR. Diffusion-weighted magnetic resonance imaging differentiates Parkinsonian variant of multiple-system atrophy from progressive supranuclear palsy. Mov Disord 2007; 22(1):68–74.
3076. Pavlakis PP, Alexopoulos H, Kosmidis ML et al. Peripheral neuropathies in Sjogren syndrome: a new reappraisal. J Neurol Neurosurg Psychiatry 2011; 82(7):798–802.
3077. Pavlakis SG, Phillips PC, DiMauro S. Mitochondrial myopathy, encephalopathy, lactic acidosis, and strokelike episodes: a distinctive clinical syndrome. Ann Neurol 1984; 16:481–488.
3078. Payen JF, Bru O, Bosson JL et al. Assessing pain in critically ill sedated patients by using a behavioral pain scale. Crit Care Med 2001; 29(12):2258–2263.
3079. Pearce J. The Marcus Gunn pupil. J Neurol Neurosurg Psychiatry 1996; 61(5):520.
3080. Pearson A, Blood E, Lurie J et al. Degenerative spondylolisthesis versus spinal stenosis: does a slip matter? Comparison of baseline characteristics and outcomes (SPORT). Spine (Phila Pa 1976) 2010; 35(3):298–305.
3081. Pedersen C, Bonen H, Boesen F. Transverse myelitis in mixed connective tissue disease. Clin Rheumatol 1987; 6(2):290–2.
3082. Pedersen PM, Vinter K, Olsen TS. Aphasia after stroke: type, severity and prognosis. The Copenhagen aphasia study. Cerebrovasc Dis 2004; 17(1):35–43.
3083. Peikert A, Wilimzig C, Kohne-Volland R. Prophylaxis of migraine with oral magnesium: results from a prospective, multicenter, placebo-controlled and double-blind randomized study. Cephalalgia 1996; 16(4):257–63.
3084. Peiris JB, Perera GL, Devendra SV, Lionel ND. Sodium valproate in trigeminal neuralgia. Med J Aust 1980; 2(5):278.
3085. Pelclova D, Urban P, Ridzon P et al. Two-year follow-up of two patients after severe thallium intoxication. Hum Exp Toxicol 2009; 28(5):263–272.
3086. Pellkofer HL, Krumbholz M, Berthele A et al. Long-term follow-up of patients with neuromyelitis optica after repeated therapy with rituximab. Neurology 2011; 76(15):1310–1315.
3087. Peloso P, Gross A, Haines T, Trinh K, Goldsmith CH, Burnie S. Medicinal and injection therapies for mechanical neck disorders. Cochrane Database Syst Rev 2007;(3):CD000319.
3088. Pels H, Schmidt-Wolf IG, Glasmacher A et al. Primary central nervous system lymphoma: results of a pilot and phase II study of systemic and intraventricular chemotherapy with deferred radiotherapy. J Clin Oncol 2003; 21(24):4489–4495.
3089. Pengel LH, Herbert RD, Maher CG, Refshauge KM. Acute low back pain: systematic review of its prognosis. BMJ 2003; 327 (7410):323.
3090. Penn RD, Savoy SM, Corcos D et al. Intrathecal baclofen for severe spinal spasticity. N Engl J Med 1989; 320(23):1517–1521.
3091. Penney JBJ, Young AB. Huntington's Disease. In: Jankovic J, Tolosa E, editors. Parkinsons's Disease and Movement Disorders. Baltimore: William & Wilkins; 1996.
3092. Penning-van Beest FJ, Termorshuizen F, Goettsch WG, Klungel OH, Kastelein JJ, Herings RM. Adherence to evidence-based statin guidelines reduces the risk of hospitalizations for acute myocardial infarction by 40%: a cohort study. Eur Heart J 2007; 28(2):154–159.
3093. Penzien DB, Rains JC, Lipchik GL, Creer TL. Behavioral interventions for tension-type headache: overview of current therapies and recommendation for a self-management model for chronic headache. Curr Pain Headache Rep 2004; 8(6):489–499.
3094. Pereira J, Marson AG, Hutton JL. Tiagabine add-on for drug-resistant partial epilepsy. Cochrane Database Syst Rev 2002;(3): CD001908.
3095. Perel P, Roberts I, Shakur H, Thinkhamrop B, Phuenpathom N, Yutthakasemsunt S. Haemostatic drugs for traumatic brain injury. Cochrane Database Syst Rev 2010;(1):CD007877.
3096. Perel P, Yanagawa T, Bunn F, Roberts I, Wentz R, Pierro A. Nutritional support for head-injured patients. Cochrane Database Syst Rev 2006;(4):CD001530.
3097. Perez RS, Kwakkel G, Zuurmond WW, de Lange JJ. Treatment of reflex sympathetic dystrophy (CRPS type 1): a research synthesis of 21 randomized clinical trials. J Pain Symptom Manage 2001; 21(6):511–526.
3098. Perez-Lugones A, Schweikert R, Pavia S et al. Usefulness of midodrine in patients with severely symptomatic neurocardiogenic syncope: a randomized control study. J Cardiovasc Electrophysiol 2001; 12(8):935–8.
3099. Perez-Ruiz F, Calabozo M, Alonso-Ruiz A, Herrero A, Ruiz-Lucea E, Otermin I. High prevalence of undetected carpal tunnel syndrome in patients with fibromyalgia syndrome. J Rheumatol 1995; 22(3):501–4.
3100. Perie S, Eymard B, Laccourreye L, Chaussade S, Fardeau M, Lacau St Guily J. Dysphagia in oculopharyngeal muscular dystrophy: a series of 22 French cases. Neuromuscul Disord 1997; 7 Suppl 1:S96–9.:S96–9.
3101. Perman SM, Kirkpatrick JN, Reitsma AM et al. Timing of neuroprognostication in postcardiac arrest therapeutic hypothermia*. Crit Care Med 2012; 40(3):719–724.
3102. Perrin RG. Metastatic tumors of the axial spine. Curr Opin Oncol 1992; 4:525–532.
3103. Perrouin-Verbe B, Lenne-Aurier K, Robert R et al. Post-traumatic syringomyelia and post-traumatic spinal canal stenosis: a direct relationship: review of 75 patients with a spinal cord injury. Spinal Cord 1998; 36(2):137–143.
3104. Perry HM, Jr., Davis BR, Price TR et al. Effect of treating isolated systolic hypertension on the risk of developing various types and subtypes of stroke: the Systolic Hypertension in the Elderly Program (SHEP). JAMA 2000; 284(4):465–471.
3105. Perry JJ, Stiell IG, Sivilotti ML et al. Sensitivity of computed tomography performed within six hours of onset of headache for diagnosis of subarachnoid haemorrhage: prospective cohort study. BMJ 2011; 343:d4277.
3106. Perry JR, Belanger K, Mason WP et al. Phase II trial of continuous dose-intense temozolomide in recurrent malignant glioma: RESCUE study. J Clin Oncol 2010; 28(12):2051–2057.
3107. Persson LC, Lilja A. Pain, coping, emotional state and physical function in patients with chronic radicular neck pain. A comparison between patients treated with surgery, physiotherapy or neck collar–a blinded, prospective randomized study. Disabil Rehabil 2001; 23(8):325–335.
3108. Perucca E, Cloyd J, Critchley D, Fuseau E. Rufinamide: clinical pharmacokinetics and concentration-response relationships in patients with epilepsy. Epilepsia 2008; 49(7):1123–1141.
3109. Perucca E, Gidal BE, Baltes E. Effects of antiepileptic comedication on levetiracetam pharmacokinetics: a pooled analysis of data from randomized adjunctive therapy trials. Epilepsy Res 2003; 53(1-2):47–56.
3110. Neuromuscular Homepage. http://neuromuscular.wustl.edu; 2012.
3111. Peters G. Klinische Neuropathologie. Stuttgart: Thieme; 1970.
3112. Peterson K, Walker RW. Medulloblastoma/primitive neuroectodermal tumor in 45 adults. Neurology 1995; 45(3 Pt 1):440–442.
3113. Peto V, Jenkinson C, Fitzpatrick R, Greenhall R. The development and validation of a short measure of functioning and

well being for individuals with Parkinson's disease. Qual Life Res 1995; 4(3):241–248.
3114. Pettersen JA, Zochodne DW, Bell RB, Martin L, Hill MD. Refractory neurosarcoidosis responding to infliximab. Neurology 2002; 59(10):1660–1661.
3115. Pettersson K, Toolanen G. High-dose methylprednisolone prevents extensive sick leave after whiplash injury. A prospective, randomized, double-blind study. Spine (Phila Pa 1976) 1998; 23(9):984–989.
3116. Petty RKH, Harding AE, Morgan Hughes JA. The clinical features of mitochondrial myopathy. Brain 1986; 109:915–938.
3117. Peuckmann V, Elsner F, Krumm N, Trottenberg P, Radbruch L. Pharmacological treatments for fatigue associated with palliative care. Cochrane Database Syst Rev 2010;(11):CD006788.
3118. Pexman JH, Barber PA, Hill MD et al. Use of the Alberta Stroke Program Early CT Score (ASPECTS) for assessing CT scans in patients with acute stroke. AJNR Am J Neuroradiol 2001; 22 (8):1534–1542.
3119. Pfaffenrath V, Brune K, Diener HC, Gerber WD, Göbel H. Die Behandlung des Kopfschmerzes vom Spannungstyp. Therapieempfehlungen der Deutschen Migräne- und Kopfschmerzgesellschaft. Nervenheilk 1998; 17:91–100.
3120. Pfaffenrath V, Diener HC, Fischer M, Friede M, Henneicke-von Zepelin HH. The efficacy and safety of Tanacetum parthenium (feverfew) in migraine prophylaxis–a double-blind, multicentre, randomized placebo-controlled dose-response study. Cephalalgia 2002; 22(7):523–532.
3121. Pfaffenrath V, Rath M, Pollmann W, Keeser W. Atypical facial pain–application of the IHS criteria in a clinical sample. Cephalalgia 1993; 13 Suppl 12:84–88.
3122. Pfaffenrath V, Wessely P, Meyer C et al. Magnesium in the prophylaxis of migraine–a double-blind placebo- controlled study. Cephalalgia 1996; 16(6):436–40.
3123. Pfausler B, Belcl R, Metzler R, Mohsenipour I, Schmutzhard E. Terson's syndrome in spontaneous subarachnoid hemorrhage: a prospective study in 60 consecutive patients. J Neurosurg 1996; 85(3):392–4.
3124. Pfefferkorn T, Holtmannspotter M, Schmidt C et al. Drip, ship, and retrieve: cooperative recanalization therapy in acute basilar artery occlusion. Stroke 2010; 41(4):722–726.
3125. Pfefferkorn T, Saam T, Rominger A et al. Vessel wall inflammation in spontaneous cervical artery dissection: a prospective, observational positron emission tomography, computed tomography, and magnetic resonance imaging study. Stroke 2011; 42(6):1563–1568.
3126. Pfeiffer RF. Gastrointestinal dysfunction in Parkinson's disease. Lancet Neurol 2003; 2(2):107–116.
3127. Pfister HW. Eitrige Meningitis. In: Diener HC, Felgenhauer K, Wallesch CW, editors. Fortbildungsband der Deutschen Gesellschaft für Neurologie zum 69. Deutschen Neurologen-Kongress. Göttingen: Deutsche Gesellschft für Neurologie; 1996 p. B-1-B-8.
3128. Pfister HW. Bakterielle Meningitis, Hirnabszess und spinale Abszesse. In: Schwab S, Krieger D, Müllges W, Hamann G, Hacke W, editors. Neurologische Intensivmedizin. Berlin - Heidelberg - New York: Springer; 1999 p. 434–455.
3129. Pfister HW. Hirnabszess, subdurales Empyem und spinaler Abszess. In: Hopf HC, Deuschl G, Diener HC, Reichmann H, editors. Neurologie in Praxis und Klinik. Stuttgart - New York: Thieme; 1999 p. 874–880.
3130. Pfister HW, Borasio GD, Dirnagl U. Cerebrosvascular complications of bacterial meningitis in adults. Neurology 1992; 42:1497–1504.
3131. Pfister HW, Bühler R, Eiffert H, Nau R, Weber JR. Ambulant erworbene bakterielle (eitrige) Meningoenzephalitis. In: Diener HC, Weimar C, Berlit P, Deuschl G, Gold R, Hacke W et al., editors. Leitlinien für Diagnostik und Therapie in der Neurologie. 5 ed. Stuttgart - New York: Thieme; 2012 p. 494–504.
3132. Pfister HW, Eiffert H, Müller M, Nau R. Bakterielle (eitrige) Meningoencephalitis. In: Diener HC, Putzki N, Berlit P, Hacke W, Hufnagel A, Hufschmidt A et al., editors. Leitlinien für Diagnostik und Therapie in der Neurologie. 3 ed. Stuttgart - New York: Thieme; 2005 p. 322–329.
3133. Pfister S, Janzarik WG, Remke M et al. BRAF gene duplication constitutes a mechanism of MAPK pathway activation in low-grade astrocytomas. J Clin Invest 2008; 118(5):1739–1749.
3134. Pflieger B, Pulkenat M, Block F. D-Dimer bei der zerebralen Ischämie. Akt Neurol 2012; 38(3):128–133.
3135. Pham CT, de SR, Haik S et al. Tau-positive grains are constant in centenarians' hippocampus. Neurobiol Aging 2011; 32 (7):1296–1303.
3136. Phibbs F, Fang JY, Cooper MK, Charles DP, Davis TL, Hedera P. Prevalence of unilateral tremor in autosomal dominant essential tremor. Mov Disord 2008.
3137. Phillips JT, Rice G, Frohman E et al. A multicenter, open-label, phase II study of the immunogenicity and safety of a new prefilled syringe (liquid) formulation of Avonex in patients with multiple sclerosis. Clin Ther 2004; 26(4):511–521.
3138. Phillips W, Shannon KM, Barker RA. The current clinical management of Huntington's disease. Mov Disord 2008; 23 (11):1491–1504.
3139. Phukan J, Pender NP, Hardiman O. Cognitive impairment in amyotrophic lateral sclerosis. Lancet Neurol 2007; 6 (11):994–1003.
3140. Piacentini J, Woods DW, Scahill L et al. Behavior therapy for children with Tourette disorder: a randomized controlled trial. JAMA 2010; 303(19):1929–1937.
3141. Picchietti MA, Picchietti DL. Advances in pediatric restless legs syndrome: Iron, genetics, diagnosis and treatment. Sleep Med 2010; 11(7):643–651.
3142. Pickett GE, Bisnaire D, Ferguson GG. Percutaneous retrogasserian glycerol rhizotomy in the treatment of tic douloureux associated with multiple sclerosis. Neurosurgery 2005; 56 (3):537–545.
3143. Pignatti F, van den Bent M, Curran D et al. Prognostic factors for survival in adult patients with cerebral low-grade glioma. J Clin Oncol 2002; 20(8):2076–84.
3144. Pilon M, Montplaisir J, Zadra A. Precipitating factors of somnambulism: impact of sleep deprivation and forced arousals. Neurology 2008; 70(24):2284–2290.
3144a. Pineda M, Wraith JE, Mengel E et al. Misglustat in patients with Niemann-Pick disease Type C (NP-C): a multicenter observational retrospective cohort study. Mol Genet Metab 2009; 98(3):243–249.
3145. Pinkhardt EH, Sperfeld AD, Bretschneider V, Unrath A, Ludolph AC, Kassubek J. Is spinal epidural lipomatosis an MRI-based diagnosis with clinical implications? A retrospective analysis. Acta Neurol Scand 2008; 117(6):409–414.
3146. Pinto AC, Evangelista T, Carvalho M, Alves MA, Sales Luis ML. Respiratory assistance with a non-invasive ventilator (Bipap) in MND/ALS patients: survival rates in a controlled trial. J Neurol Sci 1995; 129 Suppl:19–26.
3147. Pinto AD, Lang AE, Chen R. The cerebellothalamocortical pathway in essential tremor. Neurology 2003; 60(12):1985–1987.
3148. Pinto AN, Canhao P, Ferro JM. Seizures at the onset of subarachnoid haemorrhage. J Neurol 1996; 243(2):161–164.
3149. Pinto RZ, Maher CG, Ferreira ML et al. Drugs for relief of pain in patients with sciatica: systematic review and meta-analysis. BMJ 2012; 344:e497.
3150. Pinzur MS, Garla PG, Pluth T, Vrbos L. Continuous postoperative infusion of a regional anesthetic after an amputation of the lower extremity. A randomized clinical trial. J Bone Joint Surg Am 1996; 78(10):1501–5.
3151. Pisani F, Oteri G, Russo MF, Di Perri R, Perucca E, Richens A. The efficacy of valproate-lamotrigine comedication in refractory complex partial seizures: evidence for a pharmacodynamic interaction. Epilepsia 1999; 40(8):1141–6.
3152. Pischik E, Kazakov V, Kauppinen R. Is screening for urinary porphobilinogen useful among patients with acute polyneuropathy or encephalopathy? J Neurol 2008; 255(7):974–979.
3153. Pisters R, Lane DA, Nieuwlaat R, de Vos CB, Crijns HJ, Lip GY. A novel user-friendly score (HAS-BLED) to assess 1-year risk of major bleeding in patients with atrial fibrillation: the Euro Heart Survey. Chest 2010; 138(5):1093–1100.
3154. Pittler MH, Ernst E. Complementary therapies for neuropathic and neuralgic pain: systematic review. Clin J Pain 2008; 24(8):731–733.
3155. Pittock SJ, Debruyne J, Krecke KN et al. Chronic lymphocytic inflammation with pontine perivascular enhancement responsive to steroids (CLIPPERS). Brain 2010; 133(9):2626–2634.
3156. Pittock SJ, Lennon VA. Aquaporin-4 autoantibodies in a litera-tureneoplastic context. Arch Neurol 2008; 65(5):629–632.
3157. Pittock SJ, Lennon VA, De SJ et al. Neuromyelitis optica and non organ-specific autoimmunity. Arch Neurol 2008; 65 (1):78–83.
3158. Plaha P, Ben-Shlomo Y, Patel NK, Gill SS. Stimulation of the caudal zona incerta is superior to stimulation of the subthalamic nucleus in improving contralateral parkinsonism. Brain 2006; 129(Pt 7):1732–1747.
3159. Plaha P, Javed S, Agombar D et al. Bilateral caudal zona incerta nucleus stimulation for essential tremor: outcome and quality of life. J Neurol Neurosurg Psychiatry 2011; 82 (8):899–904.
3160. Plante-Bordeneuve V, Said G. Transthyretin related familial amyloid polyneuropathy. Curr Opin Neurol 2000; 13(5):569–73.

3161. Plante-Bordeneuve V, Said G. Familial amyloid polyneuropathy. Lancet Neurol 2011; 10(12):1086–1097.
3162. Plasma Exchange Sandoglobulin Guillain-Barré Syndrome Trial Group. Randomised trial of plasma exchange, intravenous immunoglobulin, and combined treatments in Guillain-Barre syndrome. Lancet 1997; 349(9047):225–30.
3163. Platz T. Plastizität, Erholung und Rehabilitation des motorischen Systems. Neurol Rehabil 2005; 11(1):33–38.
3164. Plauchu H, de Chadarevian JP, Bideau A, Robert JM. Age-related clinical profile of hereditary hemorrhagic telangiectasia in an epidemiologically recruited population. Am J Med Genet 1989; 32(3):291–297.
3165. Plotkin M, Amthauer H, Klaffke S et al. Combined 123I-FP-CIT and 123I-IBZM SPECT for the diagnosis of parkinsonian syndromes: study on 72 patients. J Neural Transm 2005; 112 (5):677–692.
3166. Plotkin SR, Stemmer-Rachamimov AO, Barker FG et al. Hearing improvement after bevacizumab in patients with neurofibromatosis type 2. N Engl J Med 2009; 361(4):358–367.
3167. Plum F, Caronna JJ. Outcome of severe damage to the central nervous system. Ciba Foundation Symposium. 34 ed. Amsterdam: Elsevier; 1975.
3168. Plum F, Posner JB. Diagnosis of Stupor and Coma. Philadelphia: F.A. Davis; 1980.
3169. Pobereskin LH. Whiplash following rear end collisions: a prospective cohort study. J Neurol Neurosurg Psychiatry 2005; 76 (8):1146–1151.
3170. Poeck K. Kognitive Störungen nach traumatischer Distorsion der Halswirbelsäule? Dtsch Ärztebl 1999; 96(41):2103–2107.
3171. Poeck K. Zur neurologischen Begutachtung nach "HWS-Schleudertrauma". Akt Neurol 2002; 29:288–294.
3172. Poeck K, Huber W, Willmes K. Outcome of intensive language treatment in aphasia. J Speech Hear Disord 1989; 54(3):471–9.
3173. Poewe W, Deuschl G, Nebe A et al. What is the optimal dose of botulinum toxin A in the treatment of cervical dystonia? Results of a double blind, placebo controlled, dose ranging study using Dysport. German Dystonia Study Group. J Neurol Neurosurg Psychiatry 1998; 64(1):13–7.
3174. Pogarell O, Gasser T, van Hilten JJ et al. Pramipexole in patients with Parkinson's disease and marked drug resistant tremor: a randomised, double blind, placebo controlled multicentre study. J Neurol Neurosurg Psychiatry 2002; 72(6):713–20.
3175. Poh ZX, Goh KP. A current update on the use of alpha lipoic acid in the management of type 2 diabetes mellitus. Endocr Metab Immune Disord Drug Targets 2009; 9(4):392–398.
3176. Pohl D, Waubant E, Banwell B et al. Treatment of pediatric multiple sclerosis and variants. Neurology 2007; 68(16 Suppl 2):S54-S65.
3177. Pohl M, Benecke R, Binggeli R et al. Zervikale Radikulopathie. In: Diener HC, Weimar C, Berlit P, Deuschl G, Gold R, Hacke W et al., editors. Leitlinien für Diagnostik und Therapie in der Neurologie. 5 ed. Stuttgart - New York: Thieme; 2012 p. 902–907.
3178. Pohlau D, Przuntek H, Sailer M et al. Intravenous immunoglobulin in primary and secondary chronic progressive multiple sclerosis: a randomized placebo controlled multicentre study. Mult Scler 2007; 13(9):1107–1117.
3179. Pointillart V, Petitjean ME, Wiart L et al. Pharmacological therapy of spinal cord injury during the acute phase. Spinal Cord 2000; 38(2):71–76.
3180. Poisson M, Huguet F, Savattier A, Bakri-Logeais F, Narcisse G. A new type of anticonvulsant, stiripentol. Pharmacological profile and neurochemical study. Arzneimittelforschung 1984; 34 (2):199–204.
3181. Poletti M, Frosini D, Pagni C et al. The association between motor subtypes and alexithymia in de novo Parkinson's disease. J Neurol 2011; 258(6):1042–1045.
3182. Pollmann W, Keidel M, Pfaffenrath V. [Headache and the cervical spine. A critical review]. [Review] [202 refs] [German]. Nervenarzt 1996; 67(10):821–836.
3183. Polman CH, O'Connor PW, Havrdova E et al. A randomized, placebo-controlled trial of natalizumab for relapsing multiple sclerosis. N Engl J Med 2006; 354(9):899–910.
3184. Polman CH, Reingold SC, Banwell B et al. Diagnostic criteria for multiple sclerosis: 2010 revisions to the McDonald criteria. Ann Neurol 2011; 69(2):292–302.
3185. Pompeo E, Nofroni I, Iavicoli N, Mineo TC. Thoracoscopic completion thymectomy in refractory nonthymomatous myasthenia. Ann Thorac Surg 2000; 70(3):918–23.
3186. Pongratz DE, Späth M. Fibromyalgie. Akt Neurol 1998; 25:13–18.
3187. Ponseti JM, Gamez J, Azem J, Lopez-Cano M, Vilallonga R, Armengol M. Tacrolimus for myasthenia gravis: a clinical study of 212 patients. Ann N Y Acad Sci 2008; 1132:254–263.
3188. Poolos NP, Migliore M, Johnston D. Pharmacological upregulation of h-channels reduces the excitability of pyramidal neuron dendrites. Nat Neurosci 2002; 5(8):767–774.
3189. Poortmans P, Vulto A, Raaijmakers E. Always on a Friday? Time pattern of referral for spinal cord compression. Acta Oncol 2001; 40(1):88–91.
3190. Popa M, Dubert T. Treatment of cubital tunnel syndrome by frontal partial medial epicondylectomy. A retrospective series of 55 cases. J Hand Surg [Br] 2004; 29(6):563–567.
3191. Porchet F, Bartanusz V, Kleinstueck FS et al. Microdiscectomy compared with standard discectomy: an old problem revisited with new outcome measures within the framework of a spine surgical registry. Eur Spine J 2009; 18 Suppl 3:360–366.
3192. Portenoy RK, Thomas J, Moehl Boatwright ML et al. Subcutaneous methylnaltrexone for the treatment of opioid-induced constipation in patients with advanced illness: a double-blind, randomized, literaturellel group, dose-ranging study. J Pain Symptom Manage 2008; 35(5):458–468.
3193. Porter J, Jick H. Addiction rare in patients treated with narcotics [letter]. N Engl J Med 1980; 302(2):123.
3194. Porter M, Jankovic J. Benign coital cephalalgia. Differential diagnosis and treatment. Arch Neurol 1981; 38(11):710–712.
3195. Porter RJ, Partiot A, Sachdeo R, Nohria V, Alves WM. Randomized, multicenter, dose-ranging trial of retigabine for partial-onset seizures. Neurology 2007; 68(15):1197–1204.
3196. Porter RW. Spinal stenosis and neurogenic claudication. Spine 1996; 21(17):2046–2052.
3197. Posadzki P, Ernst E. Spinal manipulations for cervicogenic headaches: a systematic review of randomized clinical trials. Headache 2011; 51(7):1132–1139.
3198. Posadzki P, Ernst E. Spinal manipulations for tension-type headaches: A systematic review of randomized controlled trials. Complement Ther Med 2012; 20(4):232–239.
3199. Postuma RB, Lang AE, Munhoz RP et al. Caffeine for treatment of Parkinson disease: a randomized controlled trial. Neurology 2012; 79(7):651–658.
3200. Potschka A, Schackert G. Operative Verfahren bei Tumorschmerz. Onkol 1995; 1:314–320.
3201. Poungvarin N, Bhoopat W, Viriyavejakul A et al. Effects of dexamethasone in primary supratentorial intracerebral hemorrhage. N Engl J Med 1987; 316(20):1229–33.
3202. Pourcher E, Fernandez HH, Stacy M, Mori A, Ballerini R, Chaikin P. Istradefylline for Parkinson's disease patients experiencing motor fluctuations: results of the KW-6002-US-018 study. Parkinsonism Relat Disord 2012; 18(2):178–184.
3203. Power ML, Hamdy S, Singh S, Tyrrell PJ, Turnbull I, Thompson DG. Deglutitive laryngeal closure in stroke patients. J Neurol Neurosurg Psychiatry 2007; 78(2):141–146.
3204. Powers AD, Smith RR. Hyperperfusion syndrome after carotid endarterectomy: a transcranial Doppler evaluation. Neurosurgery 1990; 26(1):56–9; discussion 59–60.
3205. Powers JM, Johnson MD. Mycoplasmal panencephalitis: a neuropathologic documentation. Acta Neuropathol 2012; 124 (1):143–148.
3206. Powers SK, Edwards MSB, Boggan JE et al. Use of argon surgical laser in neurosurgery. J Neurosurg 1984; 60:523–530.
3207. Powers WJ, Clarke WR, Grubb RL, Jr., Videen TO, Adams HP, Jr., Derdeyn CP. Extracranial-intracranial bypass surgery for stroke prevention in hemodynamic cerebral ischemia: the Carotid Occlusion Surgery Study randomized trial. JAMA 2011; 306 (18):1983–1992.
3208. Prabhakaran S, Rundek T, Ramas R et al. Carotid plaque surface irregularity predicts ischemic stroke: the northern Manhattan study. Stroke 2006; 37(11):2696–2701.
3209. Pradhan S, Gupta RK, Kapoor R, Shashank S, Kathuria MK. Parainfectious conus myelitis. J Neurol Sci 1998; 161(2):156–62.
3210. Pradhan S, Gupta RP, Shashank S, Pandey N. Intravenous immunoglobulin therapy in acute disseminated encephalomyelitis. J Neurol Sci 1999; 165(1):56–61.
3211. Prados MD, Warnick RE, Wara WM, Larson DA, Lamborn K, Wilson CB. Medulloblastoma in adults. Int J Radiat Oncol Biol Phys 1995; 32:1145–1154.
3212. Prange H. Neurosyphilis. Weinheim: edition medizin; 1987.
3213. Prange HW, Nau R. Diagnostik und Therapie des Hirnabszesses. Akt Neurol 1998; 24:84–89.
3214. Prasad K, Al-Roomi K, Krishnan PR, Sequeira R. Anticonvulsant therapy for status epilepticus. Cochrane Database Syst Rev 2005;(4):CD003723.
3215. Prasad K, Volmink J, Menon GR. Steroids for treating tuberculous meningitis (Cochrane review). Cochrane Database Syst Rev 2000; 4(3):CD002244.

3216. Prashanth LK, Sinha S, Taly AB, Mahadevan A, Vasudev MK, Shankar SK. Spectrum of epilepsy in Wilson's disease with electroencephalographic, MR imaging and pathological correlates. J Neurol Sci 2010; 291(1-2):44–51.
3217. Preter M, Tzourio C, Ameri A, Bousser MG. Long-term prognosis in cerebral venous thrombosis. Follow-up of 77 patients. Stroke 1996; 27(2):243–246.
3218. Price J, Farish S, Taylor H, O'Day J. Blepharospasm and hemifacial spasm. Randomized trial to determine the most appropriate location for botulinum toxin injections. Ophthalmology 1997; 104(5):865–8.
3219. Price JR, Mitchell E, Tidy E, Hunot V. Cognitive behaviour therapy for chronic fatigue syndrome in adults. Cochrane Database Syst Rev 2008;(3):CD001027.
3220. Prikhojan A, Brannan T, Yahr MD. Comliteraturetive effects of repeated administration of dopamine agonists on circling behavior in rats. J Neural Transm 2000; 107(10):1159–64.
3221. Pringle CE, Hudson AJ, Munoz DG, Kiernan JA, Brown WF, Ebers GC. Primary lateral sclerosis. Clinical features, neuropathology and diagnostic criteria. Brain 1992; 115:495–520.
3222. Priori A, Pesenti A, Cappellari A, Scarlato G, Barbieri S. Limb immobilization for the treatment of focal occupational dystonia. Neurology 2001; 57(3):405–9.
3223. Prosiegel M. [Neurogenic Dysphagia]. Nervenarzt 2007; 78 (10):1209–1215.
3224. Prosiegel M, Riecker A, Ledl C et al. Neurogene Dysphagien. In: Diener HC, Weimar C, Berlit P, Deuschl G, Gold R, Hacke W et al., editors. Leitlinien für Diagnostik und Therapie in der Neurologie. 5 ed. Stuttgart - New York: Thieme; 2012 p. 1072–1086.
3225. Prosiegel M, Weber S, Thiel MM, Ewerbeck C. Dysphagie: Diagnostik und Therapie Ein Wegweiser für kompetentes Handeln. Berlin Heidelberg: Springer; 2010.
3226. Prosperini L, Gallo V, Petsas N, Borriello G, Pozzilli C. One-year MRI scan predicts clinical response to interferon beta in multiple sclerosis. Eur J Neurol 2009; 16(11):1202–1209.
3227. Protas EJ, Mitchell K, Williams A, Qureshy H, Caroline K, Lai EC. Gait and step training to reduce falls in Parkinson's disease. NeuroRehabilitation 2005; 20(3):183–190.
3228. Provenzale JM, Allen NB. Neuroradiologic findings in polyarteritis nodosa. AJNR Am J Neuroradiol 1996; 17(6):1119–1126.
3229. Prusiner SB. Human prion diseases and neurodegeneration. [Review] [118 refs]. Curr Top Microbiol Immunol 1996; 207:1–17.
3230. Przuntek H, Bittkau S, Bliesath H et al. Budipine provides additional benefit in patients with Parkinson disease receiving a stable optimum dopaminergic drug regimen. Arch Neurol 2002; 59(5):803–806.
3231. Psimaras D, Carpentier AF, Rossi C. Cerebrospinal fluid study in literatureneoplastic syndromes. J Neurol Neurosurg Psychiatry 2010; 81(1):42–45.
3232. Pucher I, Kickinger W, Frischenschlager O. Coping with amputation and phantom limb pain. J Psychosom Res 1999; 46 (4):379–83.
3233. Pud D, Eisenberg E, Spitzer A, Adler R, Fried G, Yarnitsky D. The NMDA receptor antagonist amantadine reduces surgical neuropathic pain in cancer patients: a double blind, randomized, placebo controlled trial. Pain 1998; 75(2-3):349–54.
3234. Pugdahl K, Fuglsang-Frederiksen A, Johnsen B et al. A prospective multicentre study on sural nerve action potentials in ALS. Clin Neurophysiol 2008; 119(5):1106–1110.
3235. Putzke JD, Richards JS, Kezar L, Hicken BL, Ness TJ. Long-term use of gabapentin for treatment of pain after traumatic spinal cord injury. Clin J Pain 2002; 18(2):116–121.
3236. Qian T, Campagnolo D, Kirshblum S. High-dose methylprednisolone may do more harm for spinal cord injury. Med Hypotheses 2000; 55(5):452–3.
3237. Qiu W, Guo C, Shen H et al. Effects of unilateral decompressive craniectomy on patients with unilateral acute post-traumatic brain swelling after severe traumatic brain injury. Crit Care 2009; 13(6):R185.
3238. Qizilbash N, Lewington SL, Lopez-Arrieta JM. Corticosteroids for acute ischaemic stroke. Cochrane Database Syst Rev 2000; (2):CD000064.
3239. Quagliarello VJ, Scheld WM. Treatment of bacterial meningitis. [Review] [96 refs]. N Engl J Med 1997; 336(10):708–716.
3240. Quast U, Thilo W, Fescharek R. Impfreaktionen. Stuttgart: Hippokrates Verlag; 1993.
3241. Quigley C. Opioid switching to improve pain relief and drug tolerability. Cochrane Database Syst Rev 2004;(3):CD004847.
3242. Quilichini PP, Chiron C, Ben-Ari Y, Gozlan H. Stiripentol, a putative antiepileptic drug, enhances the duration of opening of GABA-A receptor channels. Epilepsia 2006; 47(4):704–716.
3243. Quinette P, Guillery-Girard B, Dayan J et al. What does transient global amnesia really mean? Review of the literature and thorough study of 142 cases. Brain 2006; 129(Pt 7):1640–1658.
3244. Quinlivan R, Martinuzzi A, Schoser B. Pharmacological and nutritional treatment for McArdle disease (Glycogen Storage Disease type V). Cochrane Database Syst Rev 2010;(12): CD003458.
3245. Quinlivan R, Vissing J, Hilton-Jones D, Buckley J. Physical training for McArdle disease. Cochrane Database Syst Rev 2011; (12):CD007931.
3246. Quinn N. Multiple system atrophy. In: Marsden CD, Fahn S, editors. Movement Disorders 3. London: Butterworth-Heinemann; 1994 p. -281.
3247. Quinn NP, Marsden CD. The motor disorder of multiple system atrophy. J Neurol Neurosurg Psychiatry 1993; 56:1239–1242.
3248. Quinn NP, Schneider SA, Schwingenschuh P, Bhatia KP. Tremor–some controversial aspects. Mov Disord 2011; 26(1):18–23.
3249. Quintela E, Castillo J, Munoz P, Pascual J. Premonitory and resolution symptoms in migraine: a prospective study in 100 unselected patients. Cephalalgia 2006; 26(9):1051–1060.
3250. Qureshi AI, Kirmani JF, Xavier AR, Siddiqui AM. Computed tomographic angiography for diagnosis of brain death. Neurology 2004; 62(4):652–653.
3251. Raaymakers TW, Rinkel GJ, Limburg M, Algra A. Mortality and morbidity of surgery for unruptured intracranial aneurysms: a meta-analysis. Stroke 1998; 29(8):1531–1538.
3252. Rabadi MH, Akinwuntan A, Gorelick P. The safety of driving a commercial motor vehicle after a stroke. Stroke 2010; 41 (12):2991–2996.
3253. Rabe K, Diener HC, Weimar C. Prädiktoren für einen Reinsult nach Schlaganfall. Info Neurologie Psychiatrie 2007; 3:37.
3254. Rabin BA, Griffin JW, Crain BJ, Scavina M, Chance PF, Cornblath DR. Autosomal dominant juvenile amyotrophic lateral sclerosis. Brain 1999; 122(Pt 8):1539–50.
3255. Rabinstein AA, Friedman JA, Nichols DA et al. Predictors of outcome after endovascular treatment of cerebral vasospasm. AJNR Am J Neuroradiol 2004; 25(10):1778–1782.
3256. Rachinger W, Goetz C, Popperl G et al. Positron emission tomography with O-(2-[18F]fluoroethyl)-l-tyrosine versus magnetic resonance imaging in the diagnosis of recurrent gliomas. Neurosurgery 2005; 57(3):505–511.
3257. Radat F, Swendsen J. Psychiatric comorbidity in migraine: a review. Cephalalgia 2005; 25(3):165–178.
3258. Radhakrishnan K, Litchy WJ, O'Fallon WM, Kurland LT. Epidemiology of cervical radiculopathy. A population-based study from Rochester, Minnesota, 1976 through 1990. Brain 1994; 117(Pt 2):325–35.
3259. Radü EW, Skorpil V, Kaeser HE. Facial myokymia. Eur Neurol 1975; 13:499–512.
3260. Raeder JG. Paratrigeminal literaturelysis of oculopupillary sypathetic nerve. Brain 1924; 47:149–158.
3261. Rahemtullah A, Van Cott EM. Hypercoagulation testing in ischemic stroke. Arch Pathol Lab Med 2007; 131(6):890–901.
3262. Rainero I, Rubino E, Valfre W et al. Association between the G1246A polymorphism of the hypocretin receptor 2 gene and cluster headache: a meta-analysis. J Headache Pain 2007; 8 (3):152–156.
3263. Rainier S, Bui M, Mark E et al. Neuropathy target esterase gene mutations cause motor neuron disease. Am J Hum Genet 2008; 82(3):780–785.
3264. Rainier S, Chai JH, Tokarz D, Nicholls RD, Fink JK. NIPA1 gene mutations cause autosomal dominant hereditary spastic literatureplegia (SPG6). Am J Hum Genet 2003; 73(4):967–971.
3265. Rains JC, Penzien DB, McCrory DC, Gray RN. Behavioral headache treatment: history, review of the empirical literature, and methodological critique. Headache 2005; 45 Suppl 2:S92–109.
3266. Raison-Peyron N, Meunier L, Acevedo M, Meynadier J. Notalgia paresthetica: clinical, physiopathological and therapeutic aspects. A study of 12 cases. J Eur Acad Dermatol Venereol 1999; 12(3):215–221.
3267. Raja SN, Haythornthwaite JA, Pappagallo M et al. Opioids versus antidepressants in postherpetic neuralgia: a randomized, placebo-controlled trial. Neurology 2002; 59(7):1015–1021.
3268. Rajabally YA, Chavada G. Lewis-sumner syndrome of pure upper-limb onset: diagnostic, prognostic, and therapeutic features. Muscle Nerve 2009; 39(2):206–220.
3269. Rajabally YA, Hbahbih M, Abbott RJ. Hemiplegic ALS: Mills syndrome. Neurology 2005; 64(11):1984–1985.
3270. Rajabally YA, Martey J. Neuropathy in Parkinson disease: prevalence and determinants. Neurology 2011; 77(22):1947–1950.

3271. Rajput A, Rajput AH. Progressive supranuclear palsy: clinical features, pathophysiology and management. Drugs Aging 2001; 18(12):913–25.
3272. Rajput AH, Martin W, Saint-Hilaire MH, Dorflinger E, Pedder S. Tolcapone improves motor function in parkinsonian patients with the "wearing-off" phenomenon: a double-blind, placebo-controlled, multicenter trial. Neurology 1997; 49 (4):1066–1071.
3273. Raju R, Foote J, Banga JP et al. Analysis of GAD65 autoantibodies in Stiff-Person syndrome patients. J Immunol 2005; 175 (11):7755–7762.
3274. Raju R, Rakocevic G, Chen Z et al. Autoimmunity to GABAA-receptor-associated protein in stiff-person syndrome. Brain 2006; 129(Pt 12):3270–3276.
3275. Rak A. Die Behandlung von Gedächtnisstörungen. In: Kasten E, Schmid G, Eder R, editors. Effektive neuropsychologische Behandlungsmethoden. Bonn: Deutscher Psychologen-Verlag; 1998.
3276. Ramacciotti AS, Soares BG, Atallah AN. Dipyrone for acute primary headaches. Cochrane Database Syst Rev 2007;(2): CD004842.
3277. Ramaratnam S, Marson AG, Baker GA. Lamotrigine add-on for drug-resistant partial epilepsy (Cochrane review). Cochrane Database Syst Rev 2000;(3):CD001909.
3278. Ramig LO, Sapir S, Countryman S et al. Intensive voice treatment (LSVT) for patients with Parkinson's disease: a 2 year follow up. J Neurol Neurosurg Psychiatry 2001; 71(4):493–498.
3279. Ramnani N. The primate cortico-cerebellar system: anatomy and function. Nat Rev Neurosci 2006; 7(7):511–522.
3280. Rampello L, Butta V, Raffaele R et al. Progressive supranuclear palsy: a systematic review. Neurobiol Dis 2005; 20(2):179–186.
3281. Ranawaya R, Riley D, Lang A. Psychogenic dyskinesias in patients with organic movement disorders. Mov Disord 1990; 5 (2):127–133.
3282. Ranke C, Creutzig A, Becker H, Trappe HJ. Standardization of carotid ultrasound: a hemodynamic method to normalize for interindividual and interequipment variability. Stroke 1999; 30(2):402–406.
3283. Rankin J. Cerebral vascular accidents in patients over the age of 60. 2. Prognosis. Scott Med J 1957; 2:200–215.
3284. Rao JK, Allen NB, Pincus T. Limitations of the 1990 American College of Rheumatology classification criteria in the diagnosis of vasculitis. Ann Intern Med 1998; 129(5):345–52.
3285. Rao SM. Neuropsychology of multiple sclerosis. [Review] [44 refs]. Curr Opin Neurol 1995; 8(3):216–220.
3286. Raphael JC, Chevret S, Hughes RA, Annane D. Plasma exchange for Guillain-Barre syndrome (Cochrane Review). Cochrane Database Syst Rev 2001; 2:CD001798.
3287. Rapoport AM, Mathew NT, Silberstein SD et al. Zolmitriptan nasal spray in the acute treatment of cluster headache: a double-blind study. Neurology 2007; 69(9):821–826.
3288. Rascol O, Bronzova J, Hauser RA et al. Pardoprunox as adjunct therapy to levodopa in patients with Parkinson's disease experiencing motor fluctuations: results of a double-blind, randomized, placebo-controlled, trial. Parkinsonism Relat Disord 2012; 18(4):370–376.
3289. Rascol O, Brooks DJ, Melamed E et al. Rasagiline as an adjunct to levodopa in patients with Parkinson's disease and motor fluctuations (LARGO, Lasting effect in Adjunct therapy with Rasagiline Given Once daily, study): a randomised, double-blind, literaturellel-group trial. Lancet 2005; 365(9463):947–954.
3290. Rascol O, Fitzer-Attas CJ, Hauser R et al. A double-blind, delayed-start trial of rasagiline in Parkinson's disease (the ADAGIO study): prespecified and post-hoc analyses of the need for additional therapies, changes in UPDRS scores, and non-motor outcomes. Lancet Neurol 2011; 10(5):415–423.
3291. Rascol O, Olanow CW, for the ADAGIO investors. ADAGIO: A prospective, double-blind, delayed-start study to examine the disease-modifying effect of rasagiline in early Parkinsons disease (PD). European Journal of Neurology 2009; 15 (Suppl. 3):413.
3292. Raser JM, Mullen MT, Kasner SE, Cucchiara BL, Messe SR. Cervical carotid artery dissection is associated with styloid process length. Neurology 2011; 77(23):2061–2066.
3293. Rashid P, Leonardi-Bee J, Bath P. Blood pressure reduction and secondary prevention of stroke and other vascular events: a systematic review. Stroke 2003; 34(11):2741–2748.
3294. Raskin NH. The cough headache syndrome: treatment [see comments]. Neurology 1995; 45(9):1784.
3295. Raskin NH, Schwartz RK. Icepick-like pain. Neurology 1980; 30(2):203–205.
3296. Rasmussen BK. Epidemiology of headache. Cephalalgia 1995; 15(1):45–68.
3297. Rasmussen BK, Olesen J. Symptomatic and nonsymptomatic headaches in a general population. Neurology 1992; 42 (6):1225–1231.
3298. Rasmussen KG, Rummans TA. Electroconvulsive therapy for phantom limb pain. Pain 2000; 85(1–2):297–9.
3299. Ratchford EV, Jin Z, Di Tullio MR et al. Carotid bruit for detection of hemodynamically significant carotid stenosis: the Northern Manhattan Study. Neurol Res 2009; 31(7):748–752.
3300. Rath SA, Seitz K, Soliman N, Kahamba JF, Antoniadis G, Richter HP. DREZ coagulations for deafferentation pain related to spinal and peripheral nerve lesions: indication and results of 79 consecutive procedures. Stereotact Funct Neurosurg 1997; 68 (1–4 Pt 1):161–7.
3301. Ratilal B, Costa J, Sampaio C. Anticonvulsants for preventing seizures in patients with chronic subdural haematoma. Cochrane Database Syst Rev 2005;(3):CD004893.
3302. Ratilal B, Costa J, Sampaio C. Antibiotic prophylaxis for surgical introduction of intracranial ventricular shunts: a systematic review. J Neurosurg Pediatr 2008; 1(1):48–56.
3303. Rauck RL, Wallace MS, Leong MS et al. A randomized, double-blind, placebo-controlled study of intrathecal ziconotide in adults with severe chronic pain. J Pain Symptom Manage 2006; 31(5):393–406.
3304. Rauer S, Kaiser R, Kölmel HW et al. Neuroborreliose. In: Diener HC, Weimar C, Berlit P, Deuschl G, Gold R, Hacke W et al., editors. Leitlinien für Diagnostik und Therapie in der Neurologie. 5 ed. Stuttgart - New York: Thieme; 2012 p. 513–522.
3305. Ravina B, Camicioli R, Como PG et al. The impact of depressive symptoms in early Parkinson disease. Neurology 2007; 69 (4):342–347.
3306. Ravits J, Paul P, Jorg C. Focality of upper and lower motor neuron degeneration at the clinical onset of ALS. Neurology 2007; 68(19):1571–1575.
3307. Rawlings NG, Valenzuela AA, Allen LH, Heathcote JG. Isolated eyelid edema in Melkersson-Rosenthal syndrome: a case series. Eye (Lond) 2012; 26(1):163–166.
3308. Ray DW, Bridger J, Hawnaur J, Waldek S, Bernstein RM, Dornan TL. Transverse myelitis as the presentation of Jo-1 antibody syndrome (myositis and fibrosing alveolitis) in long-standing ulcerative colitis. Br J Rheumatol 1993; 32(12):1105–8.
3309. Ray L, Levasseur K, Nicolau DP, Scheetz MH. Cerebral spinal fluid penetration of tigecycline in a patient with Acinetobacter baumannii cerebritis. Ann Pharmacother 2010; 44(3):582–586.
3310. Rea R, Spauschus A, Eunson LH, Hanna MG, Kullmann DM. Variable K(+) channel subunit dysfunction in inherited mutations of KCNA1. J Physiol 2002; 538(Pt 1):5–23.
3311. Read SJ, Schapel GJ, Pender MP. Acute transverse myelitis after tetanus toxoid vaccination. Lancet 1992; 339(8801):1111–2.
3312. Recht LD, Lew R, Smith TW. Suspected low-grade glioma: Is defering treatment safe? Ann Neurol 1992; 31:431–436.
3313. Redekop G, Terbrugge K, Montanera W, Willinsky R. Arterial aneurysms associated with cerebral arteriovenous malformations: classification, incidence, and risk of hemorrhage. J Neurosurg 1998; 89(4):539–546.
3314. Reder AT, Arnason BG. Trigeminal neuralgia in multiple sclerosis relieved by a prostaglandin E analogue. Neurology 1995; 45(6):1097–1100.
3315. Reder AT, Ebers GC, Traboulsee A et al. Cross-sectional study assessing long-term safety of interferon-beta-1b for relapsing-remitting MS. Neurology 2010; 74(23):1877–1885.
3316. Reder AT, Mednick AS, Brown P et al. Clinical and genetic studies of fatal familial insomnia. Neurology 1995; 45(6):1068–1075.
3317. Reese R, Gruber D, Schoenecker T et al. Long-term clinical outcome in meige syndrome treated with internal pallidum deep brain stimulation. Mov Disord 2011; 26(4):691–698.
3318. Regard M, Landis T. "Gourmand syndrome": eating passion associated with right anterior lesions. Neurology 1997; 48 (5):1185–1190.
3319. Regard M, Strauss E, Knapp P. Children's production on verbal and non-verbal fluency tasks. Percept Motor Skills 1982; 55:839–844.
3320. Reich SG. Psychogenic movement disorders. Semin Neurol 2006; 26(3):289–296.
3321. Reich SG. Painful legs and moving toes. Handb Clin Neurol 2011; 100:375–383.
3322. Reiche W, Schuchardt V, Hagen T, Il'yasov KA, Billmann P, Weber J. Differential diagnosis of intracranial ring enhancing cystic mass lesions–role of diffusion-weighted imaging (DWI) and diffusion-tensor imaging (DTI). Clin Neurol Neurosurg 2010; 112(3):218–225.

3323. Reichel G, Stenner A, Hermann W. Das „Babinski-2-Zeichen" - ein „neuer" alter klinischer Test zur Differenzierung des Spasmus hemifacialis und des Blepharospasmus. Akt Neurol 2009; 36(2):91–92.
3324. Reichel G, Stenner A, Hermann W. Palpebrale Variante des Blepharospasmus - Abgrenzung zur Lidöffnungsapraxie und zur Inhibitionsstörung durch synchrone EMG-Ableitungen. Akt Neurol 2009; 36(2):60–64.
3325. Reichmann H., Deuschl G, Riedel O et al. [The German Study on the Epidemiology of Parkinson's Disease with Dementia (GEPAD): more than Parkinson]. MMW Fortschr Med 2010; 152 Suppl 1:1–6.
3326. Reichmann H, Deuschl G, Riedel O et al. [The German Study on the Epidemiology of Parkinson's Disease with Dementia (GEPAD): more than Parkinson]. MMW Fortschr Med 2010; 152 Suppl 1:1–6.
3327. Reid E, Dearlove AM, Osborn O, Rogers MT, Rubinsztein DC. A locus for autosomal dominant "pure" hereditary spastic literatureplegia maps to chromosome 19q13. Am J Hum Genet 2000; 66(2):728–732.
3328. Reihsaus E, Waldbaur H, Seeling W. Spinal epidural abscess: a meta-analysis of 915 patients. Neurosurg Rev 2000; 23 (4):175–204.
3329. Reijneveld JC, Notermans NC, Linssen WH, Wokke JH. Benign prognosis in idiopathic hyper-CK-emia. Muscle Nerve 2000; 23(4):575–9.
3330. Reik L, Barwick MC. Noninfectious causes of acute CNS inflammation. In: Schlossberg D, editor. Infections of the Nervous System. New York: Springer; 1990 p. 73–89.
3331. Reilly MM, Shy ME. Diagnosis and new treatments in genetic neuropathies. J Neurol Neurosurg Psychiatry 2009; 80 (12):1304–1314.
3332. Reiman EM, Chen K, Liu X et al. Fibrillar amyloid-beta burden in cognitively normal people at 3 levels of genetic risk for Alzheimer's disease. Proc Natl Acad Sci U S A 2009; 106 (16):6820–6825.
3333. Reimers CD, Gaulrappe H, Kele H. Sonographie der Muskeln, Sehnen und Nerven. Köln: Deutscher Ärzte-Verlag; 2004.
3334. Reinhard M, Schmidt D, Hetzel A. Ultraschalldiagnostik bei Arteriitis cranialis: Möglichkeiten und Grenzen. Dtsch Ärztebl 2005; 102(49):A3414-A3420.
3335. Reinhard M, Gerds TA, Grabiak D et al. Cerebral dysautoregulation and the risk of ischemic events in occlusive carotid artery disease. J Neurol 2008.
3336. Reinhard M, Schmidt D, Hetzel A. Ultraschalldiagnostik bei Arteriitis cranialis: Möglichkeiten und Grenzen. Dtsch Ärztebl 2008; 102(49):A-3414.
3337. Reinhard M, Schmidt WA, Hetzel A, Bley TA. [Imaging techniques for giant cell arteritis. Ultrasound and MRI]. Z Rheumatol 2009; 68(2):108–116.
3338. Rektorova I, Balaz M, Svatova J et al. Effects of ropinirole on nonmotor symptoms of Parkinson disease: a prospective multicenter study. Clin Neuropharmacol 2008; 31(5):261–266.
3339. Reljanovic M, Reichel G, Rett K et al. Treatment of diabetic polyneuropathy with the antioxidant thioctic acid (alpha-lipoic acid): a two year multicenter randomized double-blind placebo-controlled trial (ALADIN II). Alpha Lipoic Acid in Diabetic Neuropathy. Free Radic Res 1999; 31(3):171–179.
3340. Restuccia D, Rubino M, Valeriani M, Mirabella M, Sabatelli M, Tonali P. Cervical cord dysfunction during neck flexion in Hirayama's disease. Neurology 2003; 60(12):1980–1983.
3341. Reuber M. Psychogenic nonepileptic seizures: answers and questions. Epilepsy Behav 2008; 12(4):622–635.
3342. Reuter I, Ebersbach G. Effektivität von Sport bei M. Parkinson. Akt Neurol 2012; 39:236–247.
3343. Revesz T, Holton JL, Lashley T et al. Sporadic and familial cerebral amyloid angiopathies. Brain Pathol 2002; 12(3):343–357.
3344. Reybrouck T, Heidbuchel H, Van de Werf F, Ector H. Tilt training: a treatment for malignant and recurrent neurocardiogenic syncope. Pacing Clin Electrophysiol 2000; 23(4 Pt 1):493–8.
3345. Reynolds E. Vitamin B12, folic acid, and the nervous system. Lancet Neurol 2006; 5(11):949–960.
3346. Riccardi VM, Eichner JE. Neurofibromatosis. Phenotype, natural history, and pathogenesis. Baltimore: Johns Hopkins University Press; 1986.
3347. Rice AS, Maton S. Postherpetic Neuralgia Study Group. Gabapentin in postherpetic neuralgia: a randomised, double blind, placebo controlled study. Pain 2001; 94:215–224.
3348. Richard IH, McDermott MP, Kurlan R et al. A randomized, double-blind, placebo-controlled trial of antidepressants in Parkinson disease. Neurology 2012; 78(16):1229–1236.
3349. Richardson JR, Shalat SL, Buckley B et al. Elevated serum pesticide levels and risk of Parkinson disease. Arch Neurol 2009; 66 (7):870–875.
3350. Richardson MP, Koepp MJ, Brooks DJ, Fish DR, Duncan JS. Benzodiazepine receptors in focal epilepsy with cortical dysgenesis: an 11C-flumazenil PET study. Ann Neurol 1996; 40 (2):188–198.
3351. Ricker K. Rolle von Ionenkanälen für die Therapie in der Neurologie. Akt Neurol 1997; 24:90–92.
3352. Ricker K. Myotonic dystrophy and proximal myotonic myophathy. J Neurol 1999; 246(5):334–8.
3353. Ricker K, Koch MC, Lehmann-Horn F et al. Proximal myotonic myopathy. Clinical features of a multisystem disorder similar to myotonic dystrophy. Arch Neurol 1995; 52(1):25–31.
3354. Ricker K, Meinck HM. Verlaufsdynamik und Herkunft pseudomyotoner Entladungsserien bei Denervationssyndromen. Z EEG-EMG 1972; 3:170–??
3355. Ricker K, Moxley RT, Heine R, Lehmann-Horn F. Myotonia fluctuans. A third type of muscle sodium channel disease. Arch Neurol 1994; 51(11):1095–102.
3356. Ridker PM, Cook NR, Lee IM et al. A randomized trial of low-dose aspirin in the primary prevention of cardiovascular disease in women. N Engl J Med 2005; 352(13):1293–1304.
3357. Rieckmann P. [Escalating immunomodulatory therapy of multiple sclerosis. Update (September 2006)]. Nervenarzt 2006; 77(12):1506–1518.
3358. Riedel O, Dodel R, Deuschl G et al. [Dementia and depression determine care dependency in Parkinson's disease: analysis of 1,449 outpatients receiving nursing care in Germany]. Nervenarzt 2011; 82(8):1012–1019.
3359. Riemann D, Spiegelhalder K, Feige B et al. The hyperarousal model of insomnia: a review of the concept and its evidence. Sleep Med Rev 2010; 14(1):19–31.
3360. Ries T, Siemonsen S, Grzyska U, Zeumer H, Fiehler J. Abciximab is a safe rescue therapy in thromboembolic events complicating cerebral aneurysm coil embolization: single center experience in 42 cases and review of the literature. Stroke 2009; 40(5):1750–1757.
3361. Riffaud L, Bernard M, Lesimple T, Morandi X. Radiation-induced spinal cord glioma subsequent to treatment of Hodgkin's disease: case report and review. J Neurooncol 2006; 76 (2):207–211.
3362. Righetti E, Celani MG, Cantisani T, Sterzi R, Boysen G, Ricci S. Glycerol for acute stroke. Cochrane Database Syst Rev 2004; (2):CD000096.
3363. Riise T, Nortvedt MW, Ascherio A. Smoking is a risk factor for multiple sclerosis. Neurology 2003; 61(8):1122–1124.
3364. Ringelstein EB, Arnold M, Dittrich R, Frese A, Haring HP, Sitzer M. Spontane Dissektionen der extrakranielle und intrakraniellen hirnversorgenden Arterien. In: Diener HC, Weimar C, Berlit P, Deuschl G, Gold R, Hacke W et al., editors. Leitlinien für Diagnostik und Therapie in der Neurologie. 5 ed. Stuttgart - New York: Thieme; 2012 p. 348–355.
3365. Ringholz GM, Appel SH, Bradshaw M, Cooke NA, Mosnik DM, Schulz PE. Prevalence and patterns of cognitive impairment in sporadic ALS. Neurology 2005; 65(4):586–590.
3366. Ringleb PA, Allenberg J, Bruckmann H et al. 30 day results from the SPACE trial of stent-protected angioplasty versus carotid endarterectomy in symptomatic patients: a randomised non-inferiority trial. Lancet 2006; 368(9543):1239–1247.
3367. Ringleb PA, Strittmatter EI, Loewer M et al. Cerebrovascular manifestations of Takayasu arteritis in Europe. Rheumatology (Oxford) 2005; 44(8):1012–1015.
3368. Rinkel GJ, Djibuti M, van Gijn J. Prevalence and risk of rupture of intracranial aneurysms: a systematic review. Stroke 1998; 29(1):251–6.
3369. Rinne JO, Brooks DJ, Rossor MN et al. 11C-PiB PET assessment of change in fibrillar amyloid-beta load in patients with Alzheimer's disease treated with bapineuzumab: a phase 2, double-blind, placebo-controlled, ascending-dose study. Lancet Neurol 2010; 9(4):363–372.
3370. Ripley B, Overeem S, Fujiki N et al. CSF hypocretin/orexin levels in narcolepsy and other neurological conditions. Neurology 2001; 57(12):2253–2258.
3371. Ristori G, Romano S, Visconti A et al. Riluzole in cerebellar ataxia: a randomized, double-blind, placebo-controlled pilot trial. Neurology 2010; 74(10):839–845.
3372. Riviere JB, Ramalingam S, Lavastre V et al. KIF1A, an axonal transporter of synaptic vesicles, is mutated in hereditary sensory and autonomic neuropathy type 2. Am J Hum Genet 2011; 89(2):219–230.
3373. Riviere M, Meininger V, Zeisser P, Munsat T. An analysis of extended survival in patients with amyotrophic lateral sclerosis treated with riluzole. Arch Neurol 1998; 55(4):526–8.

3374. Rizos T, Rasch C, Jenetzky E et al. Detection of paroxysmal atrial fibrillation in acute stroke patients. Cerebrovasc Dis 2010; 30(4):410–417.
3375. Rizzo JF3, Lessell S. Cerebrovascular abnormalities in neurofibromatosis type 1. Neurology 1994; 44(6):1000–2.
3376. Robb K, Oxberry SG, Bennett MI, Johnson MI, Simpson KH, Searle RD. A cochrane systematic review of transcutaneous electrical nerve stimulation for cancer pain. J Pain Symptom Manage 2009; 37(4):746–753.
3377. Roberts I. Barbiturates for acute traumatic brain injury. Cochrane Database Syst Rev 2000;(2):CD000033.
3378. Roberts I, Schierhout G, Alderson P. Absence of evidence for the effectiveness of five interventions routinely used in the intensive care management of severe head injury: a systematic review. J Neurol Neurosurg Psychiatry 1998; 65(5):729–33.
3379. Roberts I, Schierhout G, Wakai A. Mannitol for acute traumatic brain injury. Cochrane Database Syst Rev 2003;(2):CD001049.
3380. Roberts LJ, Finch PM, Goucke CR, Price LM. Outcome of intrathecal opioids in chronic non-cancer pain. Eur J Pain 2001; 5 (4):353–361.
3381. Roberts ST, Willick SE, Rho ME, Rittenberg JD. Efficacy of lumbosacral transforaminal epidural steroid injections: a systematic review. PM R 2009; 1(7):657–668.
3382. Robertson MM. Tourette syndrome, associated conditions and the complexities of treatment. Brain 2000; 123 Pt 3:425–462.
3383. Robertson MM. The prevalence and epidemiology of Gilles de la Tourette syndrome. Part 1: the epidemiological and prevalence studies. J Psychosom Res 2008; 65(5):461–472.
3384. Robey RR. A meta-analysis of clinical outcomes in the treatment of aphasia. J Speech Lang Hear Res 1998; 41(1):172–87.
3385. Robinson JN, Sandom J, Chapman PT. Efficacy of pamidronate in complex regional pain syndrome type I. Pain Med 2004; 5 (3):276–280.
3386. Robinson JR, Awad IA, Little JR. Natural history of the cavernous angioma. J Neurosurg 1991; 75:709–714.
3387. Roccatagliata L, van den BR, Soderman M, Boulin A, Condette-Auliac S, Rodesch G. Developmental venous anomalies with capillary stain: a subgroup of symptomatic DVAs? Neuroradiol 2012; 54(5):475–480.
3388. Rodesch G, Gaillard S, Loiseau H, Brotchi J. Embolization of intradural vascular spinal cord tumors : report of five cases and review of the literature. Neuroradiol 2008; 50(2):145–151.
3389. Rodrigue D, Molgat YM. Surgical correction of blepharoptosis in oculopharyngeal muscular dystrophy. Neuromuscul Disord 1997; 7 Suppl 1:S82–4.:S82–4.
3390. Rodrigues GB, Waldron JN, Wong CS, Laperriere NJ. A retrospective analysis of 52 cases of spinal cord glioma managed with radiation therapy. Int J Radiat Oncol Biol Phys 2000; 48 (3):837–842.
3391. Rodvold KA, Gotfried MH, Cwik M, Korth-Bradley JM, Dukart G, Ellis-Grosse EJ. Serum, tissue and body fluid concentrations of tigecycline after a single 100 mg dose. J Antimicrob Chemother 2006; 58(6):1221–1229.
3392. Roelofs PD, Deyo RA, Koes BW, Scholten RJ, van Tulder MW. Non-steroidal anti-inflammatory drugs for low back pain. Cochrane Database Syst Rev 2008;(1):CD000396.
3393. Roessner V, Plessen KJ, Rothenberger A et al. European clinical guidelines for Tourette syndrome and other tic disorders. Part II: pharmacological treatment. Eur Child Adolesc Psychiatry 2011; 20(4):173–196.
3394. Roggenkamper P, Laskawi R, Damenz W, Schroder M, Nussgens Z. [Botulinum toxin treatment of synkinesia following facial literaturelysis]. HNO 1990; 38(8):295–7.
3395. Rohringer M, Sutherland RR, Louw DF, Sima AAF. incidence and clinicopathological features of meningioma. J Neurosurg 1989; 71:665–672.
3396. Rojas-Garcia R, Gallardo E, de A, I et al. Chronic neuropathy with IgM anti-ganglioside antibodies: lack of long term response to rituximab. Neurology 2003; 61(12):1814–1816.
3397. Rolfs A, Bottcher T, Zschiesche M et al. Prevalence of Fabry disease in patients with cryptogenic stroke: a prospective study. Lancet 2005; 366(9499):1794–1796.
3398. Rolfs A, Koeppen AH, Bauer I et al. Clinical features and neuropathology of autosomal dominant spinocerebellar ataxia (SCA17). Ann Neurol 2003; 54(3):367–375.
3399. Rolke R. Diagnostischer „Work-up " neuropathischer Schmerzen in der klinischen Praxis: Quantitative sensorische Testung als komplement ä res Verfahren zur konventionellen Elektrophysiologie. Klin Neurophysiol 2009; 40:177–182.
3400. Rollnik JD. Komplexe choreatiforme Bewegungsstörung bei Hashimoto-Thyreoiditis. Akt Neurol 2009; 36(3):138–140.
3401. Roman GC. An epidemic in Cuba of optic neuropathy, sensorineural deafness, peripheral sensory neuropathy and dorsolateral myeloneuropathy. J Neurol Sci 1994; 127(1):11–28.
3402. Roman GC. Neuroepidemiology of amyotrophic lateral sclerosis: clues to aetiology and pathogenesis. J Neurol Neurosurg Psychiatry 1996; 61(2):131–137.
3403. Ronkainen A, Hernesniemi J, Puranen M et al. Familial intracranial aneurysms [see comments]. Lancet 1997; 349 (9049):380–384.
3404. Roob G, Lechner A, Schmidt R, Flooh E, Hartung HP, Fazekas F. Frequency and location of microbleeds in patients with primary intracerebral hemorrhage. Stroke 2000; 31(11):2665–2669.
3405. Rosas HD, Koroshetz WJ, Chen YI et al. Evidence for more widespread cerebral pathology in early HD: an MRI-based morphometric analysis. Neurology 2003; 60(10):1615–1620.
3406. Rosen AC, Ramkumar M, Nguyen T, Hoeft F. Noninvasive transcranial brain stimulation and pain. Curr Pain Headache Rep 2009; 13(1):12–17.
3407. Rosen DR, Siddique T, Patterson D et al. Mutations in Cu/Zn superoxide dismutase gene are associated with familial amyotrophic lateral sclerosis. Nature 1993; 362:59–62.
3408. Rosenberg SI, Silverstein J, Gordon MA, Flanzer JM, Willcox TO. A comparison of growth rates of acoustic neuromas: nonsurgical patients vs. subtotal resection. Otolaryngol Head Neck Surg 1993; 109:482–487.
3409. Rosenkranz K, Butler K, Williamon A, Cordivari C, Lees AJ, Rothwell JC. Sensorimotor reorganization by proprioceptive training in musician's dystonia and writer's cramp. Neurology 2008; 70(4):304–315.
3410. Rosenorn J, Eskesen V, Madsen F, Schmidt K. Importance of cerebral pan-angiography for detection of multiple aneurysms in patients with aneurysmal subarachnoid hemorrhage. Acta Neurol Scand 1995; 87:215–218.
3411. Rosenow F, Aichner F, Berkefeld J et al. Zerebrale Gefäßmalformationen (arteriovenöse Malformationen, arteriovenöse Fisteln, Kavernome). In: Diener HC, Weimar C, Berlit P, Deuschl G, Gold R, Hacke W et al., editors. Leitlinien für Diagnostik und Therapie in der Neurologie. 5 ed. Stuttgart - New York: Thieme; 2012 p. 368–379.
3412. Rosenow F, Besser R, Hamer HM et al. Status epilepticus im Erwachsenenalter. In: Diener HC, Weimar C, Berlit P, Deuschl G, Gold R, Hacke W et al., editors. Leitlinien für Diagnostik und Therapie in der Neurologie. 5 ed. Stuttgart - New York: Thieme; 2012 p. 48–57.
3413. Rosenow F, Hamer HM. Normales EEG der Erwachsenen inklusive steile Transienten. Neurophysiol Lab 2008; 29:189–198.
3414. Rösler KM, Hess CW, Schmid UD. Investigation of facial motor pathways by electrical and magnetic stimulation: sites and mechanisms of excitation. J Neurol Neurosurg Psychiatry 1989; 52:1149–1156.
3415. Ross C, Clemmesen KM, Svenson M et al. Immunogenicity of interferon-beta in multiple sclerosis patients: influence of preliteraturetion, dosage, dose frequency, and route of administration. Danish Multiple Sclerosis Study Group. Ann Neurol 2000; 48(5):706–712.
3416. Ross GW, Rubinstein LJ. Lack of histopathological correlation of malignant ependymomas with postoperative survival. J Neurosurg 1989; 70:31–36.
3417. Ross R, Kruppenbacher J, Schiller WG et al. Menschliche Tollwuterkrankungen in Deutschland. Dtsch Ärztebl 1997; 94:34–37.
3418. Ross RT, Nicolle LE, Cheang M. The varicella zoster virus: a pilot trial of a potential therapeutic agent in multiple sclerosis. J Clin Epidemiol 1997; 50(1):63–68.
3419. Rosselli JL, Karpinski JP. The role of lamotrigine in the treatment of short-lasting unilateral neuralgiform headache attacks with conjunctival injection and tearing syndrome. Ann Pharmacother 2011; 45(1):108–113.
3420. Rossetti AO, Oddo M, Logroscino G, Kaplan PW. Prognostication after cardiac arrest and hypothermia: a prospective study. Ann Neurol 2010; 67(3):301–307.
3421. Rossi FH, Okun M, Yachnis A, Quisling R, Triggs WJ. Corticosteroid treatment of mitochondrial encephalomyopathies. Neurologist 2002; 8(5):313–315.
3422. Rossi P, Faroni JV, Nappi G. Short-term effectiveness of simple advice as a withdrawal strategy in simple and complicated medication overuse headache. Eur J Neurol 2011; 18(3):396–401.
3423. Roth C, Ferbert A. The posterior reversible encephalopathy syndrome: what's certain, what's new? Pract Neurol 2011; 11 (3):136–144.
3424. Roth D, Alarcon FJ, Fernandez JA, Preston RA, Bourgoignie JJ. Acute rhabdomyolysis associated with cocaine intoxication. N Engl J Med 1988; 319(11):673–677.
3425. Roth G, Magistris MR, Le Fort D, Desjacques P, della Santa D. Plexopathie brachiale postradique. Blocs de conduction per-

sistants. Decharges myokymiques et crampes. Rev Neurol (Paris) 1988; 144:173–180.
3426. Roth G, Rohr J, Magistris MR, Ochsner F. Motor neuropathy with proximal multifocal conduction block, fasciculations and myokymia. Evolution to tetraplegia. Europ Neurol 1986; 25:416–423.
3427. Rother E, Vaith P, Peter HH. [Isolated immunoglobulin G (IgG) deficiency in dystrophia myotonica (Curschmann-Steinert)]. Med Klin (Munich) 1990; 85 Suppl 1:150–153.
3428. Rother J, Schellinger PD, Gass A et al. Effect of intravenous thrombolysis on MRI literaturemeters and functional outcome in acute stroke <6 hours. Stroke 2002; 33(10):2438–2445.
3429. Rothwell DM, Bondy SJ, Williams JI. Chiropractic manipulation and stroke: a population-based case- control study. Stroke 2001; 32(5):1054–60.
3430. Rothwell PM, Eliasziw M, Gutnikov SA et al. Analysis of pooled data from the randomised controlled trials of endarterectomy for symptomatic carotid stenosis. Lancet 2003; 361 (9352):107–116.
3431. Rothwell PM, Eliasziw M, Gutnikov SA, Warlow CP, Barnett HJ. Endarterectomy for symptomatic carotid stenosis in relation to clinical subgroups and timing of surgery. Lancet 2004; 363 (9413):915–924.
3432. Rothwell PM, Gibson R, Warlow CP. Interrelation between plaque surface morphology and degree of stenosis on carotid angiograms and the risk of ischemic stroke in patients with symptomatic carotid stenosis. On behalf of the European Carotid Surgery Trialists' Collaborative Group. Stroke 2000; 31 (3):615–621.
3433. Rothwell PM, Howard SC, Spence JD. Relationship between blood pressure and stroke risk in patients with symptomatic carotid occlusive disease. Stroke 2003; 34(11):2583–2590.
3434. Rothwell PM, Mehta Z, Howard SC, Gutnikov SA, Warlow CP. Treating individuals 3: from subgroups to individuals: general principles and the example of carotid endarterectomy. Lancet 2005; 365(9455):256–265.
3435. Rothwell PM, Warlow CP. Prediction of benefit from carotid endarterectomy in individual patients: a risk-modelling study. European Carotid Surgery Trialists' Collaborative Group. Lancet 1999; 353(9170):2105–10.
3436. Rothwell PM, Warlow CP. Low risk of ischemic stroke in patients with reduced internal carotid artery lumen diameter distal to severe symptomatic carotid stenosis: cerebral protection due to low poststenotic flow? On behalf of the European Carotid Surgery Trialists' Collaborative Group. Stroke 2000; 31 (3):622–630.
3437. Rott HD, Fahsold R. Klinik und Genetik der tuberösen Sklerose. Dtsch Ärztebl 1993; 90:422–436.
3438. Rowan AJ, Ramsay RE, Collins JF et al. New onset geriatric epilepsy: a randomized study of gabapentin, lamotrigine, and carbamazepine. Neurology 2005; 64(11):1868–1873.
3439. Rowbotham M, Harden N, Stacey B, Bernstein P, Magnus-Miller L. Gabapentin for the treatment of postherpetic neuralgia: a randomized controlled trial. JAMA 1998; 280(21):1837–42.
3440. Rowbotham MC, Davies PS, Fields HL. Topical lidocaine gel relieves postherpetic neuralgia. Ann Neurol 1995; 37(2):246–253.
3441. Rowbotham MC, Davies PS, Verkempinck C, Galer BS. Lidocaine patch: double-blind controlled study of a new treatment method for post-herpetic neuralgia. Pain 1996; 65(1):39–44.
3442. Rowbotham MC, Goli V, Kunz NR, Lei D. Venlafaxine extended release in the treatment of painful diabetic neuropathy: a double-blind, placebo-controlled study. Pain 2004; 110 (3):697–706.
3443. Rowe CC, Ellis KA, Rimajova M et al. Amyloid imaging results from the Australian Imaging, Biomarkers and Lifestyle (AIBL) study of aging. Neurobiol Aging 2010; 31(8):1275–1283.
3444. Roze E, Apartis E, Clot F et al. Myoclonus-dystonia: clinical and electrophysiologic pattern related to SGCE mutations. Neurology 2008; 70(13):1010–1016.
3445. Rubiera M, Ribo M, gado-Mederos R et al. Tandem internal carotid artery/middle cerebral artery occlusion: an independent predictor of poor outcome after systemic thrombolysis. Stroke 2006; 37(9):2301–2305.
3446. Rubinstein SM, van MM, Assendelft WJ, de Boer MR, van Tulder MW. Spinal manipulative therapy for chronic low-back pain. Cochrane Database Syst Rev 2011;(2):CD008112.
3447. Rubio-Agusti I, Perez-Miralles F, Sevilla T et al. Peripheral nerve hyperexcitability: a clinical and immunologic study of 38 patients. Neurology 2011; 76(2):172–178.
3448. Ruecker M, Matosevic B, Willeit P et al. Subtherapeutic warfarin therapy entails an increased bleeding risk after stroke thrombolysis. Neurology 2012; 79(1):31–38.
3449. Ruetten S, Komp M, Merk H, Godolias G. Full-endoscopic cervical posterior foraminotomy for the operation of lateral disc herniations using 5.9-mm endoscopes: a prospective, randomized, controlled study. Spine 2008; 33(9):940–948.
3450. Ruge MI, Kocher M, Maarouf M et al. Comparison of stereotactic brachytherapy (125 iodine seeds) with stereotactic radiosurgery (LINAC) for the treatment of singular cerebral metastases. Strahlenther Onkol 2011; 187(1):7–14.
3451. Ruiz DS, Yilmaz H, Gailloud P. Cerebral developmental venous anomalies: current concepts. Ann Neurol 2009; 66(3):271–283.
3452. Ruiz-Irastorza G, Khamashta MA, Hughes GR. Antiaggregant and anticoagulant therapy in systemic lupus erythematosus and Hughes' syndrome. Lupus 2001; 10(3):241–245.
3453. Runmaker B, Andersen O. Prognostic factors in a multiple sclerosis incidence cohort with twenty-five years of follow-up. Brain 1993; 116:117–134.
3454. Rupert MP, Lee M, Manchikanti L, Datta S, Cohen SP. Evaluation of sacroiliac joint interventions: a systematic appraisal of the literature. Pain Physician 2009; 12(2):399–418.
3455. Rushton JG, Stevens JC, Miller RH. Glossopharyngeal (vagoglossopharyngeal) neuralgia: a study of 217 cases. Arch Neurol 1981; 38(4):201–205.
3456. Russell MB. Genetics of tension-type headache. J Headache Pain 2007; 8(2):71–76.
3457. Russell MB, Ostergaard S, Bendtsen L, Olesen J. Familial occurrence of chronic tension-type headache. Cephalalgia 1999; 19 (4):207–210.
3458. Russman BS, Iannaccone ST, Samaha FJ. A phase 1 trial of riluzole in spinal muscular atrophy. Arch Neurol 2003; 60 (11):1601–1603.
3459. Russmann H, Ghika J, Villemure JG et al. Subthalamic nucleus deep brain stimulation in Parkinson disease patients over age 70 years. Neurology 2004; 63(10):1952–1954.
3460. Rutjes AW, Nuesch E, Sterchi R et al. Transcutaneous electrostimulation for osteoarthritis of the knee. Cochrane Database Syst Rev 2009;(4):CD002823.
3461. Ryan R, Geraud G, Goldstein J, Cady R, Keywood C. Clinical efficacy of frovatriptan: placebo-controlled studies. Headache 2002; 42 Suppl 2:S84-S92.
3462. Sa DS, Mailis-Gagnon A, Nicholson K, Lang AE. Posttraumatic painful torticollis. Mov Disord 2003; 18(12):1482–1491.
3463. Saadia D, Voustianiouk A, Wang AK, Kaufmann H. Botulinum toxin type A in primary palmar hyperhidrosis: randomized, single-blind, two-dose study. Neurology 2001; 57(11):2095–9.
3464. Saarto T, Wiffen PJ. Antidepressants for neuropathic pain. Cochrane Database Syst Rev 2007;(4):CD005454.
3465. Sabatelli M, Madia F, Conte A et al. Natural history of young-adult amyotrophic lateral sclerosis. Neurology 2008; 71 (12):876–881.
3466. Sabatelli M, Zollino M, Luigetti M et al. Uncovering amyotrophic lateral sclerosis phenotypes: clinical features and long-term follow-up of upper motor neuron-dominant ALS. Amyotroph Lateral Scler 2011; 12(4):278–282.
3467. Sabater L, Titulaer M, Saiz A, Verschuuren J, Gure AO, Graus F. SOX1 antibodies are markers of literatureneoplastic Lambert-Eaton myasthenic syndrome. Neurology 2008; 70(12):924–928.
3468. Sabatowski R, Galvez R, Cherry DA et al. Pregabalin reduces pain and improves sleep and mood disturbances in patients with post-herpetic neuralgia: results of a randomised, placebo-controlled clinical trial. Pain 2004; 109(1–2):26–35.
3469. Sabina RL. Myoadenylate deaminase deficiency. A common inherited defect with heterogeneous clinical presentation. Neurol Clin 2000; 18(1):185–94.
3470. Sacco RL, Adams R, Albers G et al. Guidelines for prevention of stroke in patients with ischemic stroke or transient ischemic attack: a statement for healthcare professionals from the American Heart Association/American Stroke Association Council on Stroke: co-sponsored by the Council on Cardiovascular Radiology and Intervention: the American Academy of Neurology affirms the value of this guideline. Stroke 2006; 37 (2):577–617.
3471. Sacco RL, Diener HC, Yusuf S et al. Aspirin and extended-release dipyridamole versus clopidogrel for recurrent stroke. N Engl J Med 2008; 359(12):1238–1251.
3472. Sacco RL, Sivenius J, Diener HC. Efficacy of aspirin plus extended-release dipyridamole in preventing recurrent stroke in high-risk populations. Arch Neurol 2005; 62(3):403–408.
3473. Sachdeo RC, Leroy RF, Krauss GL et al. Tiagabine therapy for complex partial seizures. A dose-frequency study. The Tiagabine Study Group. Arch Neurol 1997; 54(5):595–601.

3474. Sack RL, Auckley D, Auger RR et al. Circadian rhythm sleep disorders: part I, basic principles, shift work and jet lag disorders. An American Academy of Sleep Medicine review. Sleep 2007; 30(11):1460–1483.
3475. Sack RL, Auckley D, Auger RR et al. Circadian rhythm sleep disorders: part II, advanced sleep phase disorder, delayed sleep phase disorder, free-running disorder, and irregular sleep-wake rhythm. An American Academy of Sleep Medicine review. Sleep 2007; 30(11):1484–1501.
3476. Sackellares JC, Ramsay RE, Wilder BJ, Browne TR, III, Shellenberger MK. Randomized, controlled clinical trial of zonisamide as adjunctive treatment for refractory partial seizures. Epilepsia 2004; 45(6):610–617.
3477. Sadaka Y, Verhey LH, Shroff MM et al. 2010 McDonald criteria for diagnosing pediatric multiple sclerosis. Ann Neurol 2012; 72(2):211–223.
3478. Sadohara J, Fujimoto K, Muller NL et al. Thymic epithelial tumors: comparison of CT and MR imaging findings of low-risk thymomas, high-risk thymomas, and thymic carcinomas. Eur J Radiol 2006; 60(1):70–79.
3479. Saft C, Bär KJ, Bonelli RM et al. Chorea (Morbus Huntington). In: Diener HC, Weimar C, Berlit P, Deuschl G, Gold R, Hacke W et al., editors. Leitlinien für Diagnostik und Therapie in der Neurologie. 5 ed. Stuttgart - New York: Thieme; 2012 p. 163–170.
3480. Saft C, Kosinski CM, Landwehrmeyer GB. Fortschritte in Früh- und Verlaufsdiagnostik bei Morbus Huntington. Akt Neurol 2009; 36(10):506–523.
3481. Saft C, Zange J, Andrich J et al. Mitochondrial impairment in patients and asymptomatic mutation carriers of Huntington's disease. Mov Disord 2005; 20(6):674–679.
3482. Sage JI, Van Uitert RL, Lepore FE. Alcoholic myelopathy without substantial liver disease. A syndrome of progressive dorsal and lateral column dysfunction. Arch Neurol 1984; 41 (9):999–1001.
3483. Sahar T, Cohen MJ, Ne'eman V et al. Insoles for prevention and treatment of back pain. Cochrane Database Syst Rev 2007;(4): CD005275.
3484. Sahlmüller M, Schroeter J. [Idiopathic inflammatory orbitopathy]. Klin Monbl Augenheilkd 2011; 228(9):827–840.
3485. Sahuquillo J, Arikan F. Decompressive craniectomy for the treatment of refractory high intracranial pressure in traumatic brain injury. Cochrane Database Syst Rev 2006;(1):CD003983.
3486. Sairanen T, Strbian D, Soinne L et al. Intravenous thrombolysis of basilar artery occlusion: predictors of recanalization and outcome. Stroke 2011; 42(8):2175–2179.
3487. Saito N, Aoki K, Sakurai T et al. Linezolid treatment for intracranial abscesses caused by methicillin-resistant Staphylococcus aureus–two case reports. Neurol Med Chir (Tokyo) 2010; 50(6):515–517.
3488. Saito Y, Kure-Kageyama H, Saito-Sakurai Y et al. Late-onset, unusual neurological symptoms in children with mycoplasma infection. Pediatr Int 2009; 51(4):579–582.
3489. Sakaguchi M, Kitagawa K, Hougaku H et al. Mechanical compression of the extracranial vertebral artery during neck rotation. Neurology 2003; 61(6):845–847.
3490. Sakkas P, Davis JM, Janicak PG, Wang ZY. Drug treatment of the neuroleptic malignant syndrome. Psychopharmacol Bull 1991; 27(3):381–4.
3491. Salazar OM, Castro Vita H, VanHoutte P, Rubin P, Aygun C. Improved survival in cases of intracranial ependymoma after radiation therapy. J Neurosurg 1983; 59:652–659.
3492. Saleh N, Moutereau S, Azulay JP et al. High insulinlike growth factor I is associated with cognitive decline in Huntington disease. Neurology 2010; 75(1):57–63.
3493. Salin F, Vianello F, Manara R et al. Linezolid in the treatment of brain abscess due to Peptostreptococcus. Scand J Infect Dis 2006; 38(3):203–205.
3494. Sallee FR, Kurlan R, Goetz CG et al. Ziprasidone treatment of children and adolescents with Tourette's syndrome: a pilot study. J Am Acad Child Adolesc Psychiatry 2000; 39(3):292–299.
3495. Salloway S, Mintzer J, Weiner MF, Cummings JL. Disease-modifying therapies in Alzheimer's disease. Alzheimers Dement 2008; 4(2):65–79.
3496. Salvador de la BS, Barca-Buyo A, Montoto-Marques A, Ferreiro-Velasco ME, Cidoncha-Dans M, Rodriguez-Sotillo A. Spinal cord infarction: prognosis and recovery in a series of 36 patients. Spinal Cord 2001; 39(10):520–525.
3497. Salvarani C, Brown RD, Jr., Calamia KT et al. Angiography-negative primary central nervous system vasculitis: a syndrome involving small cerebral vessels. Medicine (Baltimore) 2008; 87(5):264–271.
3498. Salvarani C, Brown RD, Jr., Calamia KT et al. Primary central nervous system vasculitis: analysis of 101 patients. Ann Neurol 2007; 62(5):442–451.
3499. Salvarani C, Magnani L, Catanoso M et al. Tocilizumab: a novel therapy for patients with large-vessel vasculitis. Rheumatology (Oxford) 2012; 51(1):151–156.
3500. Samaranch L, Riverol M, Masdeu JC et al. SPG11 compound mutations in spastic literatureparesis with thin corpus callosum. Neurology 2008; 71(5):332–336.
3501. Samii M, Matthies C. Management of 1000 vestibular schwannomas (acoustic neuromas): surgical management and results with an emphasis on complications and how to avoid them. Neurosurgery 1997; 40(1):11–21; discussion 21–3.
3502. Samniah N, Sakaguchi S, Lurie KG, Iskos D, Benditt DG. Efficacy and safety of midodrine hydrochloride in patients with refractory vasovagal syncope. Am J Cardiol 2001; 88(1):A7, 80–3.
3503. Sampaio C, Bronzova J, Hauser RA et al. Pardoprunox in early Parkinson's disease: results from 2 large, randomized double-blind trials. Mov Disord 2011; 26(8):1464–1476.
3504. Sampaio C, Ferreira JJ, Simoes F et al. DYSBOT: a single-blind, randomized literaturellel study to determine whether any differences can be detected in the efficacy and tolerability of two formulations of botulinum toxin type A- Dysport and Botox-assuming a ratio of 4:1. Mov Disord 1997; 12(6):1013–8.
3505. Sampath P, Bendebba M, Davis JD, Ducker T. Outcome in patients with cervical radiculopathy. Prospective, multicenter study with independent clinical review. Spine 1999; 24 (6):591–7.
3506. Sampson JH, Grossi PM, Asaoka K, Fukushima T. Microvascular decompression for glossopharyngeal neuralgia: long-term effectiveness and complication avoidance. Neurosurgery 2004; 54(4):884–889.
3507. Sampson JR. Therapeutic targeting of mTOR in tuberous sclerosis. Biochem Soc Trans 2009; 37(Pt 1):259–264.
3508. Samuel M, Torun N, Tuite PJ, Sharpe JA, Lang AE. Progressive ataxia and palatal tremor (PAPT): clinical and MRI assessment with review of palatal tremors. Brain 2004; 127(Pt 6):1252–1268.
3509. Samuels MA, Seifter JL. Encephalopathies caused by electrolyte disorders. Semin Neurol 2011; 31(2):135–138.
3510. Sances G, Martignoni E, Fioroni L, Blandini F, Facchinetti F, Nappi G. Naproxen sodium in menstrual migraine prophylaxis: a double-blind placebo controlled study. Headache 1990; 30(11):705–709.
3511. Sanchez-del-Rio M, Reuter U. Migraine aura: new information on underlying mechanisms. Curr Opin Neurol 2004; 17 (3):289–293.
3512. Sandberg DI, Lavyne MH. Symptomatic spinal epidural lipomatosis after local epidural corticosteroid injections: case report. Neurosurgery 1999; 45(1):162–165.
3513. Sander D, Bartsch T, Klötzsch C et al. Transiente globale Amnesie (= amnestische Episode). In: Diener HC, Weimar C, Berlit P, Deuschl G, Gold R, Hacke W et al., editors. Leitlinien für Diagnostik und Therapie in der Neurologie. 5 ed. Stuttgart - New York: Thieme; 2012 p. 74–80.
3514. Sander D, Klötzsch C, Sander K, Arnold M, Niederkorn K. Transiente globale Amnesie (= amnestische Episode). In: Kommission "Leitlinien der Deutschen Gesellschaft für Neurologie", editor. Leitlinien für Diagnostik und Therapie in der Neurologie. 4 ed. Stuttgart - New York: Thieme; 2008 p. 44–48.
3515. Sander HW, Latov N. Research criteria for defining patients with CIDP. Neurology 2003; 60(8 Suppl 3):S8–15.
3516. Sander K, Sander D. New insights into transient global amnesia: recent imaging and clinical findings. Lancet Neurol 2005; 4(7):437–444.
3517. Sandercock P, Wardlaw JM, Lindley RI et al. The benefits and harms of intravenous thrombolysis with recombinant tissue plasminogen activator within 6 h of acute ischaemic stroke (the third international stroke trial [IST-3]): a randomised controlled trial. Lancet 2012; 379(9834):2352–2363.
3518. Sandercock PA, Counsell C, Gubitz GJ, Tseng MC. Antiplatelet therapy for acute ischaemic stroke. Cochrane Database Syst Rev 2008;(3):CD000029.
3519. Sanders DB, El-Salem K, Massey JM, McConville J, Vincent A. Clinical aspects of MuSK antibody positive seronegative MG. Neurology 2003; 60(12):1978–1980.
3520. Sanders DB, Hart IK, Mantegazza R et al. An international, phase III, randomized trial of mycophenolate mofetil in myasthenia gravis. Neurology 2008; 71(6):400–406.
3521. Sandler HM, Papadopoulos SM, Thornton AF, Jr., Ross DA. Spinal cord astrocytomas: results of therapy. Neurosurgery 1992; 30(4):490–493.

3522. Sandor PS, Di CL, Coppola G et al. Efficacy of coenzyme Q10 in migraine prophylaxis: a randomized controlled trial. Neurology 2005; 64(4):713–715.
3523. Sanford M, Keating GM. Zoster vaccine (Zostavax): a review of its use in preventing herpes zoster and postherpetic neuralgia in older adults. Drugs Aging 2010; 27(2):159–176.
3524. Sang CN, Booher S, Gilron I, Parada S, Max MB. Dextromethorphan and memantine in painful diabetic neuropathy and postherpetic neuralgia: efficacy and dose-response trials. Anesthesiology 2002; 96(5):1053–1061.
3525. Sanson M, Cartalat-Carel S, Taillibert S et al. Initial chemotherapy in gliomatosis cerebri. Neurology 2004; 63(2):270–275.
3526. Sansone V, Meola G, Links TP, Panzeri M, Rose MR. Treatment for periodic literaturelysis. Cochrane Database Syst Rev 2008; (1):CD005045.
3527. Sanuki T, Isshiki N. Overall evaluation of effectiveness of type II thyroplasty for adductor spasmodic dysphonia. Laryngoscope 2007; 117(12):2255–2259.
3528. Saper CB, Scammell TE, Lu J. Hypothalamic regulation of sleep and circadian rhythms. Nature 2005; 437(7063):1257–1263.
3529. Saper JR, Lake AE, III, Cantrell DT, Winner PK, White JR. Chronic daily headache prophylaxis with tizanidine: a double-blind, placebo-controlled, multicenter outcome study. Headache 2002; 42(6):470–482.
3530. Saperstein DS, Katz JS, Amato AA, Barohn RJ. Clinical spectrum of chronic acquired demyelinating polyneuropathies. Muscle Nerve 2001; 24(3):311–324.
3531. Sapir S, Ramig L, Fox C. Speech and swallowing disorders in Parkinson disease. Curr Opin Otolaryngol Head Neck Surg 2008; 16(3):205–210.
3532. Saposnik G, Barinagarrementeria F, Brown RD, Jr. et al. Diagnosis and management of cerebral venous thrombosis: a statement for healthcare professionals from the American Heart Association/American Stroke Association. Stroke 2011; 42 (4):1158–1192.
3533. Saposnik G, Bueri JA, Maurino J, Saizar R, Garretto NS. Spontaneous and reflex movements in brain death. Neurology 2000; 54(1):221–223.
3534. Sapp PC, Hosler BA, Kenna-Yasek D et al. Identification of two novel loci for dominantly inherited familial amyotrophic lateral sclerosis. Am J Hum Genet 2003; 73(2):397–403.
3535. Saqqur M, Uchino K, Demchuk AM et al. Site of arterial occlusion identified by transcranial Doppler predicts the response to intravenous thrombolysis for stroke. Stroke 2007; 38 (3):948–954.
3536. Sato N, Amino T, Kobayashi K et al. Spinocerebellar ataxia type 31 is associated with "inserted" penta-nucleotide repeats containing (TGGAA)n. Am J Hum Genet 2009; 85(5):544–557.
3537. Sato N, Watanabe K, Ohta K, Tanaka H. Acute transverse myelitis and acute motor axonal neuropathy developed after vaccinations against seasonal and 2009 A/H1N1 influenza. Intern Med 2011; 50(5):503–507.
3538. Saugier-Veber P, Munnich A, Bonneau D et al. X-linked spastic literatureplegia and Pelizaeus-Merzbacher disease are allelic disorders at the proteolipid protein locus. Nat Genet 1994; 6 (3):257–62.
3539. Saveland H, Hillman J, Brandt L, Jakobsson KE, Edner G, Algers G. Causes of morbidity and mortality, with special reference to surgical complications, after early aneurysm operation: a prospective, one-year study from neurosurgical units in Sweden. Acta Neurol Scand 1993; 88(4):254–8.
3540. Saver JL, Jahan R, Levy EI et al. Solitaire flow restoration device versus the Merci Retriever in patients with acute ischaemic stroke (SWIFT): a randomised, literaturellel-group, non-inferiority trial. Lancet 2012; 380(9849):1241–1249.
3541. Savk E, Bolukbasi O, Akyol A, Karaman G. Open pilot study on oxcarbazepine for the treatment of notalgia paresthetica. J Am Acad Dermatol 2001; 45(4):630–632.
3542. Sawcer S, Hellenthal G, Pirinen M et al. Genetic risk and a primary role for cell-mediated immune mechanisms in multiple sclerosis. Nature 2011; 476(7359):214–219.
3543. Sawle GV, Playford ED, Burn DJ, Cunningham VJ, Brooks DJ. Seliteratureting Parkinson's disease from normality. Discriminant function analysis of fluorodopa F 18 positron emission tomography data. Arch Neurol 1994; 51(3):237–43.
3544. Saxena R, Koudstaal P. Anticoagulants versus antiplatelet therapy for preventing stroke in patients with nonrheumatic atrial fibrillation and a history of stroke or transient ischemic attack. Cochrane Database Syst Rev 2004;(4):CD000187.
3545. Sazbon L, Zagreba F, Ronen J, Solzi P, Costeff H. Course and outcome of patients in vegetative state of nontraumatic aetiology. J Neurol Neurosurg Psychiatry 1993; 56(4):407–409.
3546. Scalfari A, Neuhaus A, Degenhardt A et al. The natural history of multiple sclerosis: a geographically based study 10: relapses and long-term disability. Brain 2010; 133(Pt 7):1914–1929.
3547. Schaafsma F, Schonstein E, Whelan KM, Ulvestad E, Kenny DT, Verbeek JH. Physical conditioning programs for improving work outcomes in workers with back pain. Cochrane Database Syst Rev 2010;(1):CD001822.
3548. Schaafsma JD, Balash Y, Gurevich T, Bartels AL, Hausdorff JM, Giladi N. Characterization of freezing of gait subtypes and the response of each to levodopa in Parkinson's disease. Eur J Neurol 2003; 10(4):391–398.
3549. Schachter SC, Carrazona EG. Treatment of facial pain with Gabapentin: Case reports. Journal of Epilepsy 1997; 10:148–150.
3550. Schachter SC, Sauter MK. Treatment of central pain with Gabapentin: Case reports. Journal of Epilepsy 1996; 9:223–225.
3551. Schade R, Andersohn F, Suissa S, Haverkamp W, Garbe E. Dopamine agonists and the risk of cardiac-valve regurgitation. N Engl J Med 2007; 356(1):29–38.
3552. Schaefer AM, McFarland R, Blakely EL et al. Prevalence of mitochondrial DNA disease in adults. Ann Neurol 2008; 63(1):35–39.
3553. Schapira AH, Barone P, Hauser RA et al. Patient-reported convenience of once-daily versus three-times-daily dosing during long-term studies of pramipexole in early and advanced Parkinson's disease. Eur J Neurol 2012.
3554. Schattschneider J, Binder AW, Baron R. Mechanismen neuropathischer Schmerzen am Beispiel der postherpetischen Neuralgie. Nervenheilk 2004; 23:269–273.
3555. Schatzmann C, Heissler HE, Konig K et al. Treatment of elevated intracranial pressure by infusions of 10% saline in severely head injured patients. Acta Neurochir Suppl 1998; 71:31–33.
3556. Scheel AK, Toepfer M, Kunkel M, Finkenstaedt M, Reimers CD. Ultrasonographic assessment of the prevalence of fasciculations in lesions of the peripheral nervous system. J Neuroimaging 1997; 7(1):23–27.
3557. Scheel M, Malkowsky C, Klingebiel R, Schreiber SJ, Bohner G. Magnetic Resonance Imaging in Transient Global Amnesia : Lessons Learned from 198 Cases. Clin Neuroradiol 2012.
3558. Scheffer H, Cobben JM, Matthijs G, Wirth B. Best practice guidelines for molecular analysis in spinal muscular atrophy. Eur J Hum Genet 2001; 9(7):484–91.
3559. Scheftner WA, Shulman RB. Treatment Choice in Neuroleptic Malignant Syndrome. Convuls Ther 1992; 8(4):267–279.
3560. Scheid R, Bader B, Ott DV, Merkenschlager A, Danek A. Development of mesial temporal lobe epilepsy in chorea-acanthocytosis. Neurology 2009; 73(17):1419–1422.
3561. Scheid R, Preul C, Gruber O, Wiggins C, von Cramon DY. Diffuse axonal injury associated with chronic traumatic brain injury: evidence from T2*-weighted gradient-echo imaging at 3 T. AJNR Am J Neuroradiol 2003; 24(6):1049–1056.
3562. Scheidl E, Bohm J, Simo M et al. Ultrasonography of MADSAM neuropathy: Focal nerve enlargements at sites of existing and resolved conduction blocks. Neuromuscul Disord 2012.
3563. Scheidt CE, Rayki O, Heinen F, Nickel T. [Subgroups of torticollis spasmodicus from the psychosomatic viewpoint. Results of a cluster analysis of 144 cases. German Study Group of Dystonia Research]. Nervenarzt 1995; 66(6):422–429.
3564. Schelhaas HJ, van de Warrenburg BP, Kremer HP, Zwarts MJ. The "split hand" phenomenon: evidence of a spinal origin. Neurology 2003; 61(11):1619–1620.
3565. Schellenberg R, Lichtenthal A, Wohling H, Graf C, Brixius K. Nebivolol and metoprolol for treating migraine: an advance on beta-blocker treatment? Headache 2008; 48(1):118–125.
3566. Schellinger PD, Ringleb P, Hacke W. [European Stroke Organisation 2008 guidelines for managing acute cerebral infarction or transient ischemic attack : part 2]. Nervenarzt 2008; 79 (10):1180–8, 1190.
3567. Schenkel-Romer A, Roricht S, Kursawe H, Meyer BU. [Drug therapy of hemiballism. Review of the literature and personal observations]. Nervenarzt 1997; 68(12):990–995.
3568. Schep LJ, Slaughter RJ, Becket G, Beasley DM. Poisoning due to water hemlock. Clin Toxicol (Phila) 2009; 47(4):270–278.
3569. Scher AI, Midgette LA, Lipton RB. Risk factors for headache chronification. Headache 2008; 48(1):16–25.
3570. Scher AI, Stewart WF, Ricci JA, Lipton RB. Factors associated with the onset and remission of chronic daily headache in a population-based study. Pain 2003; 106(1–2):81–89.
3571. Schestatsky P, Kumru H, Valls-Sole J et al. Neurophysiologic study of central pain in patients with Parkinson disease. Neurology 2007; 69(23):2162–2169.
3572. Schiebler S, Schmidt A, Zittel S et al. Arm tremor in cervical dystonia–is it a manifestation of dystonia or essential tremor? Mov Disord 2011; 26(10):1789–1792.
3573. Schielke E. [Bacterial brain abscess]. [Review] [47 refs] [German]. Nervenarzt 1995; 66(10):745–753.

3574. Schierhout G, Roberts I. Anti-epileptic drugs for preventing seizures following acute traumatic brain injury. Cochrane Database Syst Rev 2000;(2):CD000173.
3575. Schierhout G, Roberts I. Hyperventilation therapy for acute traumatic brain injury. Cochrane Database Syst Rev 2000;(2): CD000566.
3576. Schievink WI. Genetics of intracranial aneurysms. [Review] [120 refs]. Neurosurgery 1997; 40(4):651–62; discussion 662–3.
3577. Schievink WI. Intracranial aneurysms [see comments]. [Review] [109 refs]. N Engl J Med 1997; 336(1):28–40.
3578. Schievink WI, Maya MM, Pikul BK, Louy C. Spontaneous spinal cerebrospinal fluid leaks as the cause of subdural hematomas in elderly patients on anticoagulation. J Neurosurg 2010; 112 (2):295–299.
3579. Schievink WI, Prakash UB, Piepgras DG, Mokri B. Alpha 1-antitrypsin deficiency in intracranial aneurysms and cervical artery dissection. Lancet 1994; 343(8895):452–53.
3580. Schiff ND, Ribary U, Moreno DR et al. Residual cerebral activity and behavioural fragments can remain in the persistently vegetative brain. Brain 2002; 125(Pt 6):1210–1234.
3581. Schiffer RB, Herndon RM, Rudick RA. Treatment of pathologic laughing and weeping with amitriptyline. N Engl J Med 1985; 312(23):1480–2.
3582. Schiffmann R, Kopp JB, Austin HA3 et al. Enzyme replacement therapy in fabry disease: a randomized controlled trial. JAMA 2001; 285(21):2743-9.
3583. Schiffmann R, Ries M, Timmons M, Flaherty JT, Brady RO. Long-term therapy with agalsidase alfa for Fabry disease: safety and effects on renal function in a home infusion setting. Nephrol Dial Transplant 2005.
3584. Schilling S, Linker RA, Konig FB et al. [Plasma exchange therapy for steroid-unresponsive multiple sclerosis relapses: clinical experience with 16 patients]. Nervenarzt 2006; 77 (4):430–438.
3585. Schindler I, Kerkhoff G, Karnath HO, Keller I, Goldenberg G. Neck muscle vibration induces lasting recovery in spatial neglect. J Neurol Neurosurg Psychiatry 2002; 73(4):412–419.
3586. Schlaug G, Hefter H, Nebeling B et al. Dopamine D2 receptor binding and cerebral glucose metabolism recover after D-penicillamine-therapy in Wilson's disease. J Neurol 1994; 241 (10):577–584.
3587. Schlegel U, Thiel E, Deckert M et al. Primäre ZNS-Lymphome (PZNSL). In: Diener HC, Weimar C, Berlit P, Deuschl G, Gold R, Hacke W et al., editors. Leitlinien für Diagnostik und Therapie in der Neurologie. 5 ed. Stuttgart - New York: Thieme; 2012 p. 959–965.
3588. Schlegel U, Westphal M. Neuroonkologie. Stuttgart - New York: Thieme; 1998.
3589. Schleper B, Stuerenburg HJ. Copper deficiency-associated myelopathy in a 46-year-old woman. J Neurol 2001; 248 (8):705–6.
3590. Schliack H, Schramm J, Neidhardt J. Selective rhizotomies for spinal root pain and neuralgia of the inguinal region. J Neurol 1986; 233(2):115–117.
3591. Schmidt A, Jabusch HC, Altenmuller E et al. Dominantly transmitted focal dystonia in families of patients with musician's cramp. Neurology 2006; 67(4):691–693.
3592. Schmidt A, Schneider SA, Hagenah J, Klein C. [Dystonia]. Nervenarzt 2008; 79 Suppl 2:53–63.
3593. Schmidt C, Plate A, Angele B et al. A prospective study on the role of CXCL13 in Lyme neuroborreliosis. Neurology 2011; 76 (12):1051–1058.
3594. Schmidt CO, Kohlmann T. [What do we know about the symptoms of back pain? Epidemiological results on prevalence, incidence, progression and risk factors]. Z Orthop Ihre Grenzgeb 2005; 143(3):292–298.
3595. Schmidt CO, Raspe H, Pfingsten M et al. Back pain in the German adult population: prevalence, severity, and sociodemographic correlates in a multiregional survey. Spine (Phila Pa 1976) 2007; 32(18):2005–2011.
3596. Schmidt D, Natt E, Neumann HP. Long-term results of laser treatment for retinal angiomatosis in von Hippel-Lindau disease. Eur J Med Res 2000; 5(2):47–58.
3597. Schmidt DP, Schulte-Monting J, Schumacher M. Prognosis of central retinal artery occlusion: local intraarterial fibrinolysis versus conservative treatment. AJNR Am J Neuroradiol 2002; 23(8):1301–1307.
3598. Schmidt WA, Kraft HE, Vorpahl K, Volker L, Gromnica-Ihle EJ. Color duplex ultrasonography in the diagnosis of temporal arteritis [see comments]. N Engl J Med 1997; 337(19):1336–1342.
3599. Schmidtke K. Ist eine Behandlung mit Pirazetam bei Schlaganfall-Patienten sinnvoll? Dtsch Med Wochenschr 2002; 127 (49):2636.
3600. Schmidtke K. Alzheimer-Demenz. In: Wallesch CW, Förstl H, editors. Demenzen. Stuttgart: Thieme; 2005 p. 152–175.
3601. Schmidtke K. Argyrophile Granula - Substrat einer neuen Demenzerkrankung? (Editorial). Fortschr Neurol Psychiatr 2005; 73(9):493–494.
3602. Schmidtke K. Demenzen. In: Wallesch CW, editor. Neurologie. München, Jena: Elsevier, Urban & Fischer; 2005 p. 661–684.
3603. Schmidtke K. Demenzerkrankungen. Diagnostik und Behandlung in der Praxis und Gedächtnissprechstunde. Stuttgart: Kohlhammer; 2006.
3604. Schmidtke K, Büttner-Ennever JA. Nervous control of eyelid function. A review of clinical, experimental and pathological data. Brain 1992; 115:227–247.
3605. Schmidtke K, Ehmsen L. Transient global amnesia and migraine. A case control study. Eur Neurol 1998; 40(1):9–14.
3606. Schmidtke K, Förstl H, Lang C et al. Diagnostik degenerativer Demenzen. In: Kommission "Leitlinien der Deutschen Gesellschaft für Neurologie", editor. Leitlinien für Diagnostik und Therapie in der Neurologie. 4 ed. Stuttgart - New York: Thieme; 2008 p. 154–165.
3607. Schmidtke K, Hermeneit S. High rate of conversion to Alzheimer's disease in a cohort of amnestic MCI patients. Int Psychogeriatr 2008; 20(1):96–108.
3608. Schmidtke K, Hiersemenzel LP. Progressive hemiparesis in frontal lobe degeneration. Eur Neurol 1997; 38(2):105–112.
3609. Schmidtke K, Holthoff V, Kressig RW, Molinuevo JL. Combination of memantine and cholinesterase inhibitors in the treatment of Alzheimer's disease. Neurology News 2012; 1:1–8.
3610. Schmidtke K, Hüll M. Cerebral small vessel disease: how does it progress? J Neurol Sci 2005; 229–230:13–20.
3611. Schmidtke K, Hüll M, Talazko J. Posterior cortical atrophy: variant of Alzheimer's disease? A case series with PET findings. J Neurol 2005; 252(1):27–35.
3612. Schmidtke K, Metternich G, Hüll M. Funktionelle Gedächtnis- und Konzentrationsstörungen. NeuroGeriatrie 2007; 2:79–84.
3613. Schmidtke K, Olbrich S. The Clock Reading Test: validation of an instrument for the diagnosis of dementia and disorders of visuo-spatial cognition. Int Psychogeriatr 2007; 19(2):307–321.
3614. Schmidtke K, Otto M. Alzheimer-Demenz. In: Wallesch CW, Förstl H, editors. Demenzen. 2 ed. Stuttgart: Thieme; 2012 p. 203–227.
3615. Schmidtke K, Pohlmann S, Metternich B. The syndrome of functional memory disorder: definition, etiology, and natural course. Am J Geriatr Psychiatry 2008; 16(12):981–988.
3616. Schmidtke K, Reinhardt M, Krause T. Cerebral Perfusion during Transient Global Amnesia: Findings with HMPAO-SPECT. Journal of Nuclear Medicine 1998; 39:155–159.
3617. Schmidtke K, Strupp M, Brüning R, Reinhardt M. Transiente globale Amnesie. Dtsch Ärztebl 1999; 96(41):2602–2607.
3618. Schmidtke K, Vollmer H. Retrograde Anmesia - A Study of its Relation to Anterograde Amnesia and Semantic Memory Deficits. Neuropsychologia 1997; 35(4):505–518.
3619. Schmidtke K, Vollmer-Schmolck H. Autobiographisches Altgedächtnis-Interview und semantisches Altgedächtnis-Inventar. Zeitschrift für Neuropsychologie 1999; 10:13–23.
3620. Schmitz-Hübsch T, Coudert M, Bauer P et al. Spinocerebellar ataxia types 1, 2, 3, and 6: disease severity and nonataxia symptoms. Neurology 2008; 71(13):982–989.
3621. Schmolck H, Mosnik D, Schulz P. Rating the approachability of faces in ALS. Neurology 2007; 69(24):2232–2235.
3622. Schmutzhard E, Bühler R, Meyding-Lamadé U, Prange H. Atypische erregerbedingte Meningoenzephalitiden. In: Diener HC, Weimar C, Berlit P, Deuschl G, Gold R, Hacke W et al., editors. Leitlinien für Diagnostik und Therapie in der Neurologie. 5 ed. Stuttgart - New York: Thieme; 2012 p. 488–493.
3623. Schmutzhard E, Kessler KR, Meyding-Lamadé U, Pfausler B, Rösler KM. Tetanus. In: Diener HC, Weimar C, Berlit P, Deuschl G, Gold R, Hacke W et al., editors. Leitlinien für Diagnostik und Therapie in der Neurologie. 5 ed. Stuttgart - New York: Thieme; 2012 p. 530–535.
3624. Schnabel A, Bennet M, Schuster F, Roewer N, Kranke P. [Hyper- or normobaric oxygen therapy to treat migraine and cluster headache pain. Cochrane review]. Schmerz 2008; 22(2):129–6.
3625. Schnabel M, Ferrari R, Vassiliou T, Kaluza G. Randomised, controlled outcome study of active mobilisation compared with collar therapy for whiplash injury. Emerg Med J 2004; 21 (3):306–310.

3626. Schneeweiss S, Gagne JJ, Patrick AR, Choudhry NK, Avorn J. Comliteraturetive efficacy and safety of new oral anticoagulants in patients with atrial fibrillation. Circ Cardiovasc Qual Outcomes 2012; 5(4):480–486.
3627. Schneider C, Ziegler A, Ricker K et al. Proximal myotonic myopathy: evidence for anticipation in families with linkage to chromosome 3q. Neurology 2000; 55(3):383–8.
3628. Schneider HJ, Schneider M, von Rosen F, Stalla GK. Hypophyseninsuffizienz nach Schädel-Hirn-Trauma. Dtsch Ärztebl 2006; 101(11):A712-A717.
3629. Schneider R, Euler B, Rauer S. Intrathecal IgM-synthesis does not correlate with the risk of relapse in patients with a primary demyelinating event. Eur J Neurol 2007; 14(8):907–911.
3630. Schneider SA, Edwards MJ, Mir P et al. Patients with adult-onset dystonic tremor resembling parkinsonian tremor have scans without evidence of dopaminergic deficit (SWEDDs). Mov Disord 2007; 22(15):2210–2215.
3631. Schneider SA, Mohire MD, Trender-Gerhard I et al. Familial dopa-responsive cervical dystonia. Neurology 2006; 66 (4):599–601.
3632. Schneider SA, Walker RH, Bhatia KP. The Huntington's disease-like syndromes: what to consider in patients with a negative Huntington's disease gene test. Nat Clin Pract Neurol 2007; 3(9):517–525.
3633. Schneider-Gold C, Beck M, Wessig C et al. Creatine monohydrate in DM2/PROMM: a double-blind placebo-controlled clinical study. Proximal myotonic myopathy. Neurology 2003; 60 (3):500–502.
3634. Schneider-Gold C, Fuhr P, Jurkat-Rott K et al. Myotonie Dystrophien, nicht-dystrophe Myotonien und periodische Paralysen. In: Diener HC, Weimar C, Berlit P, Deuschl G, Gold R, Hacke W et al., editors. Leitlinien für Diagnostik und Therapie in der Neurologie. 5 ed. Stuttgart - New York: Thieme; 2012 p. 810–817.
3635. Schnider A, Annoni J-M, Dvorak J et al. Beschwerdebild nach kraniozervikalem Beschleunigungstrauma ("whiplash-associated disorder"). Bericht der Kommission "Whiplash-associated Disorder" der Schweizerischen Neurologischen Gesellschaft. Schweizerische Ärztezeitung 2000; 81:2218–2220.
3636. Schnider A, von Daniken C, Gutbrod K. The mechanisms of spontaneous and provoked confabulations. Brain 1996; 119 (Pt 4):1365–75.
3637. Schnider P, Moraru E, Kittler H et al. Treatment of focal hyperhidrosis with botulinum toxin type A: long-term follow-up in 61 patients. Br J Dermatol 2001; 145(2):289–93.
3638. Schoenen J, Jacquy J, Lenaerts M. Effectiveness of high-dose riboflavin in migraine prophylaxis. A randomized controlled trial. Neurology 1998; 50(2):466–470.
3639. Schoenen J, May A, Jensen R et al. Pathway CH-1 study: Sphenopalatine Ganglion (SPG) Stimulation for acute treatment of chronic cluster headache (CCH). European Headache and Migraine Trust, International Congress, London, England, September 20th-23rd 2012, Poster & Oral Presentation . 2012.
3640. Schoffer KL, Henderson RD, O'Maley K, O'Sullivan JD. Nonpharmacological treatment, fludrocortisone, and domperidone for orthostatic hypotension in Parkinson's disease. Mov Disord 2007; 22(11):1543–1549.
3641. Schöls L, Gispert S, Vorgerd M et al. Spinocerebellar ataxia type 2. Genotype and phenotype in German kindreds. Arch Neurol 1997; 54(9):1073–1080.
3642. Schöls L, Krüger R, Amoiridis G, Przuntek H, Epplen JT, Riess O. Spinocerebellar ataxia type 6: genotype and phenotype in German kindreds. J Neurol Neurosurg Psychiatry 1998; 64 (1):67–73.
3643. Scholten RJ, Gerritsen AA, Uitdehaag BM, van GD, de Vet HC, Bouter LM. Surgical treatment options for carpal tunnel syndrome. Cochrane Database Syst Rev 2004;(4):CD003905.
3644. Scholtz AW, Steindl R, Burchardi N, Bognar-Steinberg I, Baumann W. Comparison of the therapeutic efficacy of a fixed low-dose combination of cinnarizine and dimenhydrinate with betahistine in vestibular neuritis: a randomized, double-blind, non-inferiority study. Clin Drug Investig 2012; 32 (6):387–399.
3645. Scholz H, Trenkwalder C, Kohnen R, Riemann D, Kriston L, Hornyak M. Dopamine agonists for restless legs syndrome. Cochrane Database Syst Rev 2011;(3):CD006009.
3646. Scholz H, Trenkwalder C, Kohnen R, Riemann D, Kriston L, Hornyak M. Levodopa for restless legs syndrome. Cochrane Database Syst Rev 2011;(2):CD005504.
3647. Scholz SW, Houlden H, Schulte C et al. SNCA variants are associated with increased risk for multiple system atrophy. Ann Neurol 2009; 65(5):610–614.
3648. Schon F, Bowler JV. Syringomyelia and syringobulbia following tuberculous meningitis. [Review] [8 refs]. J Neurol 1990; 237 (2):122–123.
3649. Schönberger A, Mertens G, Valentin H. Arbeitsunfall und Berufskrankheit. 7 ed. Berlin: Erich Schmidt Verlag; 2003.
3650. Schoonenboom NS, Reesink FE, Verwey NA et al. Cerebrospinal fluid markers for differential dementia diagnosis in a large memory clinic cohort. Neurology 2012; 78(1):47–54.
3651. Schormair B, Kemlink D, Roeske D et al. PTPRD (protein tyrosine phosphatase receptor type delta) is associated with restless legs syndrome. Nat Genet 2008; 40(8):946–948.
3652. Schoser B. [Inflammatory myopathies]. Z Rheumatol 2009; 68 (8):665–675.
3653. Schoser BG, Ricker K, Schneider-Gold C et al. Sudden cardiac death in myotonic dystrophy type 2. Neurology 2004; 63 (12):2402–2404.
3654. Schrader J, Luders S, Kulschewski A et al. Morbidity and Mortality After Stroke, Eprosartan Compared with Nitrendipine for Secondary Prevention: principal results of a prospective randomized controlled study (MOSES). Stroke 2005; 36 (6):1218–1226.
3655. Schrag A. Psychogenic Dystonia and Reflex Sympathetic Dystrohy. In: Hallett M, Fahn S, Jankovic J, Lang AE, Cloninger CR, Yudofsky SC, editors. Psychogenic Movement Disorders. Lippincott Williams & Wilkins; 2006 p. 53–61.
3656. Schrag A, Gilbert R, Giovannoni G, Robertson MM, Metcalfe C, Ben-Shlomo Y. Streptococcal infection, Tourette syndrome, and OCD: is there a connection? Neurology 2009; 73 (16):1256–1263.
3657. Schrag A, Good CD, Miszkiel K et al. Differentiation of atypical parkinsonian syndromes with routine MRI. Neurology 2000; 54(3):697–702.
3658. Schrag A, Lang AE. Psychogenic movement disorders. Curr Opin Neurol 2005; 18(4):399–404.
3659. Schrag A, Sheikh S, Quinn NP et al. A comparison of depression, anxiety, and health status in patients with progressive supranuclear palsy and multiple system atrophy. Mov Disord 2010; 25(8):1077–1081.
3660. Schrag A, Trimble M, Quinn N, Bhatia K. The syndrome of fixed dystonia: an evaluation of 103 patients. Brain 2004; 127(Pt 10):2360–2372.
3661. Schramm J, Pavlidis Ch, Steinmeier R. Zerebrale Angiome - therapeutische Aspekte. Jahrb Neurol 1992;145–157.
3662. Schramm P, Schellinger PD, Klotz E et al. Comparison of perfusion computed tomography and computed tomography angiography source images with perfusion-weighted imaging and diffusion-weighted imaging in patients with acute stroke of less than 6 hours' duration. Stroke 2004; 35(7):1652–1658.
3663. Schreckenberger M, Hagele S, Siessmeier T et al. The dopamine D2 receptor ligand 18F-desmethoxyfallypride: an appropriate fluorinated PET tracer for the differential diagnosis of parkinsonism. Eur J Nucl Med Mol Imaging 2004; 31(8):1128–1135.
3664. Schreiber SJ, Doepp F, Klingebiel R, Valdueza JM. Internal jugular vein valve incompetence and intracranial venous anatomy in transient global amnesia. J Neurol Neurosurg Psychiatry 2005; 76(4):509–513.
3665. Schreml S, Gruendobler B, Schreml J et al. Neurocutaneous melanosis in association with Dandy-Walker malformation: case report and literature review. Clin Exp Dermatol 2008; 33 (5):611–614.
3666. Schrier RW, Gross P, Gheorghiade M et al. Tolvaptan, a selective oral vasopressin V2-receptor antagonist, for hyponatremia. N Engl J Med 2006; 355(20):2099–2112.
3667. Schroeteler F, Ziegler K, Fietzek UM, Ceballos-Baumann A. [Freezing of gait : phenomenology, pathophysiology, and therapeutic approaches]. Nervenarzt 2009; 80(6):693–699.
3668. Schroter A, Zerr I, Henkel K, Tschampa HJ, Finkenstaedt M, Poser S. Magnetic resonance imaging in the clinical diagnosis of Creutzfeldt-Jakob disease. Arch Neurol 2000; 57(12):1751–7.
3669. Schuele S, Jabusch HC, Lederman RJ, Altenmuller E. Botulinum toxin injections in the treatment of musician's dystonia. Neurology 2005; 64(2):341–343.
3670. Schuele S, Lederman RJ. Long-term outcome of focal dystonia in string instrumentalists. Mov Disord 2004; 19(1):43–48.
3671. Schuelke M, Mayatepek E, Inter M et al. Treatment of ataxia in isolated vitamin E deficiency caused by alpha-tocopherol transfer protein deficiency. J Pediatr 1999; 134(2):240–244.
3672. Schule R, Bonin M, Durr A et al. Autosomal dominant spastic literatureplegia with peripheral neuropathy maps to chr12q23–24. Neurology 2009; 72(22):1893–1898.
3673. Schulte EC, Winkelmann J. When Parkinson's disease patients go to sleep: specific sleep disturbances related to Parkinson's disease. J Neurol 2011; 258(Suppl 2):S328-S335.

3674. Schulte-Mattler WJ, Georgiadis D, Tietze K, Zierz S. Relation between maximum discharge rates on electromyography and motor unit number estimates. Muscle Nerve 2000; 23 (2):231–238.
3675. Schulz-Ertner D, Frank C, Herfarth KK, Rhein B, Wannenmacher M, Debus J. Fractionated stereotactic radiotherapy for craniopharyngiomas. Int J Radiat Oncol Biol Phys 2002; 54 (4):1114–1120.
3676. Dissoziative Anfälle (DVD). Novartis; 2008.
3677. Schulze-Bonhage A. Zonisamide in the treatment of epilepsy. Expert Opin Pharmacother 2010, 11(1):115–126.
3678. Schulze-Bonhage A. Neue Bioäquivalenzkriterien der Europäischen Arzneimittelagentur: Bedeutung für den Einsatz von Generika in der Epilepsiebehandlung. Zeitschrift für Epileptologie 2012; 25:15–1.
3678a. Schulze-Bonhage A. Pharmacokinetic and pharmacodynamic profile of pregabalin and its role in the treatment of epilepsy. Expert Opin Drug Metab Toxicol 2013; 9(1): 105–115.
3679. Schulze-Bonhage A, Feil B, Fauser S, Homberg V. [Levetiracetam in combined therapy for focal epilepsy: experience with 80 patients]. Nervenarzt 2004; 75(8):749–754.
3680. Schulze-Bonhage A, Feil B, Zieger K. Aspekte der perioperativen medikamentösen Therapie bei Epilepsiepatienten. Akt Neurol 2004; 31:79–85.
3681. Schulze-Bonhage A, Fritzsche K. Koexistenz von Epilepsie und dissoziativen Anfällen. Z Epileptol 2009; im Druck.
3682. Schulze-Bonhage A, Metternich B, Biethahn S, Zentner J, Wagner K. [Quality of life following extratemporal epilepsy surgery.]. Nervenarzt 2009.
3683. Schumacher G, Platz KP, Mueller AR et al. Liver transplantation: treatment of choice for hepatic and neurological manifestation of Wilson's disease. Clin Transplant 1997; 11 (3):217–224.
3684. Schumacher J, Brahler E. [The prevalence of pain in the German population: results of population-based studies with the Giessen Subjective Complaints List (Giessener Beschwerdebogen GBB)]. Schmerz 1999; 13(6):375–384.
3685. Schumacher M, Fischer R, Thoden U. [CT follow-up studies of conservatively treated lumbar intervertebral disk herniation]. [German]. Radiologe 1990; 30(10):492–496.
3686. Schumacher M, Schmidt D, Jurklies B et al. Central retinal artery occlusion: local intra-arterial fibrinolysis versus conservative treatment, a multicenter randomized trial. Ophthalmology 2010; 117(7):1367–1375.
3687. Schumm F, Stöhr M. Accessory nerve stimulation in the assessment of myasthenia gravis. Muscle Nerve 1984; 7:147–151.
3688. Schupbach M, Gargiulo M, Welter ML et al. Neurosurgery in Parkinson disease: a distressed mind in a repaired body? Neurology 2006; 66(12):1811–1816.
3689. Schuppert M, Altenmuller E. [Occupation-specific illnesses in musicians]. Versicherungsmedizin 1999; 51(4):173–9.
3690. Schurch B, Dietz V. Komplikationen und Spätfolgen nach Rückenmarktrauma. Akt Neurol 2007; 34:478–490.
3691. Schurch B, de SM, Denys P et al. Botulinum toxin type a is a safe and effective treatment for neurogenic urinary incontinence: results of a single treatment, randomized, placebo controlled 6-month study. J Urol 2005; 174(1):196–200.
3692. Schürks M, Glynn RJ, Rist PM, Tzourio C, Kurth T. Effects of vitamin E on stroke subtypes: meta-analysis of randomised controlled trials. BMJ 2010; 341:c5702.
3693. Schütz H. Spontane intrazerebrale Blutungen. Nervenarzt 1992; 63:63–73.
3694. Schwab N, Bien CG, Waschbisch A et al. CD8+ T-cell clones dominate brain infiltrates in Rasmussen encephalitis and persist in the periphery. Brain 2009; 132(Pt 5):1236–1246.
3695. Schwab S, Georgiadis D, Berrouschot J, Schellinger PD, Graffagnino C, Mayer SA. Feasibility and safety of moderate hypothermia after massive hemispheric infarction. Stroke 2001; 32(9):2033–2035.
3696. Schwartz S, Ruhnke M, Ribaud P et al. Improved outcome in central nervous system aspergillosis, using voriconazole treatment. Blood 2005; 106(8):2641–2645.
3697. Schwarzer AC, Derby R, Aprill CN, Fortin J, Kine G, Bogduk N. The value of the provocation response in lumbar zygapophyseal joint injections. Clin J Pain 1994; 10(4):309–313.
3698. Schwedt TJ, Demaerschalk BM, Dodick DW. Patent foramen ovale and migraine: a quantitative systematic review. Cephalalgia 2008; 28(5):531–540.
3699. Schwid SR, Thorpe J, Sharief M et al. Enhanced benefit of increasing interferon beta-1a dose and frequency in relapsing multiple sclerosis: the EVIDENCE Study. Arch Neurol 2005; 62(5):785–792.
3700. Schwingenschuh P, Katschnig P, Edwards MJ et al. The blink reflex recovery cycle differs between essential and presumed psychogenic blepharospasm. Neurology 2011; 76(7):610–614.
3701. Schwingenschuh P, Katschnig P, Seiler S et al. Moving toward "laboratory-supported" criteria for psychogenic tremor. Mov Disord 2011; 26(14):2509–2515.
3702. Schwingenschuh P, Pont-Sunyer C, Surtees R, Edwards MJ, Bhatia KP. Psychogenic movement disorders in children: a report of 15 cases and a review of the literature. Mov Disord 2008; 23(13):1882–1888.
3703. Schwingenschuh P, Ruge D, Edwards MJ et al. Distinguishing SWEDDs patients with asymmetric resting tremor from Parkinson's disease: a clinical and electrophysiological study. Mov Disord 2010; 25(5):560–569.
3704. Scott JB, Gentile MA, Bennett SN, Couture M, Macintyre NR. Apnea Testing During Brain Death Assessment: A Review of Clinical Practice and Published Literature. Respir Care 2012.
3704a. Scott RB, Eccles F, Molyneux AJ et al. Improved cognitive outcomes with endovascular coiling of ruptured intracranial aneurysms: neuropsychological outcomes from the International Subarachnoid Aneurysm Trial (ISAT). Stroke 2010; 41 (8):1743–1747.
3705. Scott TF, Frohman EM, De SJ, Gronseth GS, Weinshenker BG. Evidence-based guideline: clinical evaluation and treatment of transverse myelitis: report of the Therapeutics and Technology Assessment Subcommittee of the American Academy of Neurology. Neurology 2011; 77(24):2128–2134.
3706. Early management of patients with a head injury. http://www.sign.ac.uk/pdf/sign110.pdf; 2009.
3707. Seales D, Greer M. Acute hemorrhagic leukoencephalitis. A successful recovery. Arch Neurol 1991; 48(10):1086–8.
3708. Sechi G, Serra A. Wernicke's encephalopathy: new clinical settings and recent advances in diagnosis and management. Lancet Neurol 2007; 6(5):442–455.
3709. Sedano MJ, Trejo JM, Macarron JL, Polo JM, Berciano J, Calleja J. Continuous facial myokymia in multiple sclerosis: treatment with botulinum toxin. Eur Neurol 2000; 43(3):137–40.
3710. Seet RC, Friedman PA, Rabinstein AA. Prolonged rhythm monitoring for the detection of occult paroxysmal atrial fibrillation in ischemic stroke of unknown cause. Circulation 2011; 124(4):477–486.
3711. Segawa M, Hosaka A, Miyagawa F, Nomura Y, Imai H. Hereditary progressive dystonia with marked diurnal fluctuation. Adv Neurol 1976; 14:215–233.
3712. Seidel G, Kaps M, Dorndorf W. Transcranial color-coded duplex sonography of intracerebral hematomas in adults. Stroke 1993; 24(10):1519–1527.
3713. Seidel G, Kaps M, Gerriets T, Hutzelmann A. Evaluation of the ventricular system in adults by transcranial duplex sonography. J Neuroimaging 1995; 5(2):105–108.
3714. Seidel S, Kasprian G, Leutmezer F, Prayer D, Auff E. Disruption of nigrostriatal and cerebellothalamic pathways in dopamine responsive Holmes' tremor. J Neurol Neurosurg Psychiatry 2009; 80(8):921–923.
3715. Seipelt M, Zerr I, Nau R et al. Hashimoto's encephalitis as a differential diagnosis of Creutzfeldt-Jakob disease. J Neurol Neurosurg Psychiatry 1999; 66(2):172–176.
3716. Selcen D, Engel AG. Mutations in myotilin cause myofibrillar myopathy. Neurology 2004; 62(8):1363–1371.
3717. Selcen D, Engel AG. Myofibrillar myopathies. Handb Clin Neurol 2011; 101:143–154.
3718. Selekler HM, Budak F. Idiopathic stabbing headache and experimental ice cream headache (short-lived headaches). Eur Neurol 2004; 51(1):6–9.
3719. Selhub J, Jacques PF, Bostom AG et al. Association between plasma homocysteine concentrations and extracranial carotid-artery stenosis. N Engl J Med 1995; 332(5):286–91.
3720. Selikhova M, Williams DR, Kempster PA, Holton JL, Revesz T, Lees AJ. A clinico-pathological study of subtypes in Parkinson's disease. Brain 2009; 132(Pt 11):2947–2957.
3721. Semah F, Picot MC, Adam C et al. Is the underlying cause of epilepsy a major prognostic factor for recurrence? Neurology 1998; 51(5):1256–62.
3722. Semont A, Freyss G, Vitte E. Curing the BPPV with a liberatory maneuver. Adv Otorhinolaryngol 1988; 42:290–293.
3723. Senocak O, Hurel DM, Sener U, Ugurel B, Oztura I, Ertekin C. Motor conduction time along the cauda equina in patients with lumbar spinal stenosis. Spine (Phila Pa 1976) 2009; 34 (13):1410–1414.
3724. Seppi K, Weintraub D, Coelho M et al. The Movement Disorder Society Evidence-Based Medicine Review Update: Treatments for the non-motor symptoms of Parkinson's disease. Mov Disord 2011; 26 Suppl 3:S42-S80.

3725. Serena J, Marti-Fabregas J, Santamarina E et al. Recurrent stroke and massive right-to-left shunt: results from the prospective Spanish multicenter (CODICIA) study. Stroke 2008; 39 (12):3131–3136.
3726. Seri M, Cusano R, Forabosco P et al. Genetic mapping to 10q23.3-q24.2, in a large Italian pedigree, of a new syndrome showing bilateral cataracts, gastroesophageal reflux, and spastic literatureparesis with amyotrophy. Am J Hum Genet 1999; 64(2):586–593.
3727. Seror P. Lateral femoral cutaneous nerve conduction v somatosensory evoked potentials for electrodiagnosis of meralgia paresthetica. Am J Phys Med Rehabil 1999; 78(4):313–316.
3728. Serrao M, Di FR, Bartolo M et al. The contribution of trigemino-cervical reflexes in distinguishing progressive supranuclear palsy from multiple system atrophy. Clin Neurophysiol 2011; 122(9):1812–1815.
3729. Sessler CN, Gosnell MS, Grap MJ et al. The Richmond Agitation-Sedation Scale: validity and reliability in adult intensive care unit patients. Am J Respir Crit Care Med 2002; 166 (10):1338–1344.
3730. Sethee J, Rathmell JP. Epidural steroid injections are useful for the treatment of low back pain and radicular symptoms: pro. Curr Pain Headache Rep 2009; 13(1):31–34.
3731. Sforza E, Montagna P, Defazio G, Lugaresi E. Sleep and cranial dystonia. Electroencephalogr Clin Neurophysiol 1991; 79 (3):166–169.
3732. Sgaramella E, Castelli G, Sotgiu S. Chronic subdural collection after endoscopic third ventriculostomy. Acta Neurochir (Wien) 2004; 146(5):529–530.
3733. Sgouros S, Williams B. A critical appraisal of drainage in syringomyelia. J Neurosurg 1995; 82:1–10.
3734. Shabbir N, McAbee G. Adolescent chronic paroxysmal hemicrania responsive to verapamil monotherapy. Headache 1994; 34(4):209–210.
3735. Shah AB, Chernov I, Zhang HT et al. Identification and analysis of mutations in the Wilson disease gene (ATP7B): population frequencies, genotype-phenotype correlation, and functional analyses. Am J Hum Genet 1997; 61(2):317–328.
3736. Shah JP, Danoff JV, Desai MJ et al. Biochemicals associated with pain and inflammation are elevated in sites near to and remote from active myofascial trigger points. Arch Phys Med Rehabil 2008; 89(1):16–23.
3737. Shahed J, Jankovic J. Exploring the relationship between essential tremor and Parkinson's disease. Parkinsonism Relat Disord 2007; 13(2):67–76.
3738. Shahwan A, Farrell M, Delanty N. Progressive myoclonic epilepsies: a review of genetic and therapeutic aspects. Lancet Neurol 2005; 4(4):239–248.
3739. Shalev A, Munitz H. The neuroleptic malignant syndrome: agent and host interaction. Acta Psychiat Scand 1986; 73:337–347.
3740. Sharav Y, Singer E, Schmidt E, Dionne RA, Dubner R. The analgesic effect of amitriptyline on chronic facial pain. Pain 1987; 31(2):199–209.
3741. Sharief MK, Thompson EJ. Immunoglobulin M in the cerebrospinal fluid: an indicator of recent immunological stimulation. J Neurol Neurosurg Psychiatry 1989; 52(8):949–953.
3742. Sharma R, Mohandas K, Cooke RP. Intracranial abscesses: changes in epidemiology and management over five decades in Merseyside. Infection 2009; 37(1):39–43.
3743. Shaw E, Arusell R, Scheithauer B et al. Prospective randomized trial of low- versus high-dose radiation therapy in adults with supratentorial low-grade glioma: initial report of a North Central Cancer Treatment Group/Radiation Therapy Oncology Group/Eastern Cooperative Oncology Group study. J Clin Oncol 2002; 20(9):2267–2276.
3744. Shaw E, Daumas Duport C, Scheithauer BW et al. Radiation therapy in the management of low-grade supratentorial astrocytomas. J Neurosurg 1989; 70:853–861.
3745. Shaw EG, Wang M, Coons SW et al. Randomized Trial of Radiation Therapy Plus Procarbazine, Lomustine, and Vincristine Chemotherapy for Supratentorial Adult Low-Grade Glioma: Initial Results of RTOG 9802. J Clin Oncol 2012; 30(25):3065–3070.
3746. Shaw EG, Wang M, Coons SW et al. Randomized trial of radiation therapy plus procarbazine, lomustine, and vincristine chemotherapy for supratentorial adult low-grade glioma: initial results of RTOG 9802. J Clin Oncol 2012; 30(25):3065–3070.
3747. Shaw FE, Jr., Graham DJ, Guess HA et al. Postmarketing surveillance for neurologic adverse events reported after hepatitis B vaccination. Experience of the first three years. Am J Epidemiol 1988; 127(2):337–52.
3748. Sheehy N, Sheehan K, Brett F, Kay E, Grogan L, Delanty N. Hodgkins disease presenting with granulomatous angiitis of the central nervous system. J Neurol 2003; 250(1):112–113.
3749. Shefner JM, Cudkowicz ME, Schoenfeld D et al. A clinical trial of creatine in ALS. Neurology 2004; 63(9):1656–1661.
3750. Sheftell F, O'Quinn S, Watson C, Pait D, Winter P. Low migraine headache recurrence with naratriptan: clinical literaturemeters related to recurrence. Headache 2000; 40(2):103–110.
3751. Shehab D, Al-Jarallah K, Mojiminiyi OA, Al MH, Abdella NA. Does Vitamin D deficiency play a role in peripheral neuropathy in Type 2 diabetes? Diabet Med 2012; 29(1):43–49.
3752. Shelburne SA, Visnegarwala F, Darcourt J et al. Incidence and risk factors for immune reconstitution inflammatory syndrome during highly active antiretroviral therapy. AIDS 2005; 19 (4):399–406.
3753. Sheline GE. Radiation therapy of brain tumors. Cancer 1977; 39:873–881.
3754. Shi Q, MacDermid JC. Is surgical intervention more effective than non-surgical treatment for carpal tunnel syndrome? A systematic review. J Orthop Surg Res 2011; 6:17.
3755. Shiang R, Ryan SG, Zhu YZ, Hahn AF, O'Connell P, Wasmuth JJ. Mutations in the alpha 1 subunit of the inhibitory glycine receptor cause the dominant neurologic disorder, hyperekplexia. Nat Genet 1993; 5(4):351–358.
3756. Shimato S, Mitsudomi T, Kosaka T et al. EGFR mutations in patients with brain metastases from lung cancer: association with the efficacy of gefitinib. Neuro Oncol 2006; 8(2):137–144.
3757. Shimizu J, Hatanaka Y, Hasegawa M et al. IFNbeta-1b may severely exacerbate Japanese optic-spinal MS in neuromyelitis optica spectrum. Neurology 2010; 75(16):1423–1427.
3758. Shimokawa M, Shinoda T, Takahashi M, Watabiki S. Successful plasmapheresis in the not-so-benign Bickerstaff's brain stem encephalitis associated with anti-GQ1b antibody. Ther Apher 1998; 2(3):240–2.
3759. Shin DA, Kim SH, Kim KN, Shin HC, Yoon DH. Surgical management of spinal cord haemangioblastoma. Acta Neurochir (Wien) 2008; 150(3):215–220.
3760. Shin JH, Song HK, Lee JH, Kim WK, Chu MK. Paroxysmal stabbing headache in the multiple dermatomes of the head and neck: a variant of primary stabbing headache or occipital neuralgia? Cephalalgia 2007; 27(10):1101–1108.
3761. Shinohara Y, Gotoh F, Tohgi H et al. Antiplatelet cilostazol is beneficial in diabetic and/or hypertensive ischemic stroke patients. Subgroup analysis of the cilostazol stroke prevention study. Cerebrovasc Dis 2008; 26(1):63–70.
3762. Shinton R, Beevers G. Meta-analysis of relation between cigarette smoking and stroke. BMJ 1989; 298(6676):789–94.
3763. Shorr AF, Jackson WL, Sherner JH, Moores LK. Differences between low-molecular-weight and unfractionated heparin for venous thromboembolism prevention following ischemic stroke: a metaanalysis. Chest 2008; 133(1):149–155.
3764. Short DJ, el Masry WS, Jones PW. High dose methylprednisolone in the management of acute spinal cord injury - a systematic review from a clinical perspective. Spinal Cord 2000; 38 (5):273–286.
3765. Shorvon S, Tomson T. Sudden unexpected death in epilepsy. Lancet 2011; 378(9808):2028–2038.
3766. Shorvon SD, Lowenthal A, Janz D, Bielen E, Loiseau P. Multicenter double-blind, randomized, placebo-controlled trial of levetiracetam as add-on therapy in patients with refractory partial seizures. European Levetiracetam Study Group. Epilepsia 2000; 41(9):1179–86.
3767. Shulman LM, David NJ, Weiner WJ. Psychosis as the initial manifestation of adult-onset Niemann- Pick disease type C. Neurology 1995; 45:1739–1743.
3768. Shyu WC, Lin JC, Chang BC, Harn HJ, Lee CC, Tsao WL. Recurrent ascending myelitis: an unusual presentation of herpes simplex virus type 1 infection. Ann Neurol 1993; 34(4):625–7.
3769. Sibbitt WL, Jr., Sibbitt RR, Brooks WM. Neuroimaging in neuropsychiatric systemic lupus erythematosus. Arthritis Rheum 1999; 42(10):2026–38.
3770. Siciliano G, Manca M, Gennarelli M et al. Epidemiology of myotonic dystrophy in Italy: re-apprisal after genetic diagnosis. Clin Genet 2001; 59(5):344–9.
3771. Siddall PJ, Cousins MJ, Otte A, Griesing T, Chambers R, Murphy TK. Pregabalin in central neuropathic pain associated with spinal cord injury: a placebo-controlled trial. Neurology 2006; 67(10):1792–1800.
3772. Siddiq F, Chowfin A, Tight R, Sahmoun AE, Smego RA, Jr. Medical vs surgical management of spinal epidural abscess. Arch Intern Med 2004; 164(22):2409–2412.

3773. Siebler M, Hennerici MG, Schneider D et al. Safety of Tirofiban in acute Ischemic Stroke: the SaTIS trial. Stroke 2011; 42 (9):2388–2392.
3774. Sigmundsson FG, Kang XP, Jonsson B, Stromqvist B. Correlation between disability and MRI findings in lumbar spinal stenosis: a prospective study of 109 patients operated on by decompression. Acta Orthop 2011; 82(2):204–210.
3775. Silberstein SD, Dodick DW, Saper J et al. Safety and efficacy of peripheral nerve stimulation of the occipital nerves for the management of chronic migraine: Results from a randomized, multicenter, double-blinded, controlled study. Cephalalgia 2012; 32(16):1165–1179.
3776. Silberstein SD, Elkind AH, Schreiber C, Keywood C. A randomized trial of frovatriptan for the intermittent prevention of menstrual migraine. Neurology 2004; 63(2):261–269.
3777. Silberstein SD, Gobel H, Jensen R et al. Botulinum toxin type A in the prophylactic treatment of chronic tension-type headache: a multicentre, double-blind, randomized, placebo-controlled, literaturellel-group study. Cephalalgia 2006; 26 (7):790–800.
3778. Silberstein SD, Lipton RB, Dodick DW et al. Efficacy and safety of topiramate for the treatment of chronic migraine: a randomized, double-blind, placebo-controlled trial. Headache 2007; 47(2):170–180.
3779. Silberstein SD, McCrory DC. Ergotamine and dihydroergotamine: history, pharmacology, and efficacy. Headache 2003; 43 (2):144–166.
3780. Silbert PL, Edis RH, Stewart-Wynne EG, Gubbay SS. Benign vascular sexual headache and exertional headache: interrelationships and long term prognosis. J Neurol Neurosurg Psychiatry 1991; 54(5):417–421.
3781. Silva S, Alacoque X, Fourcade O et al. Wakefulness and loss of awareness: brain and brainstem interaction in the vegetative state. Neurology 2010; 74(4):313–320.
3782. Silver JM, Koumaras B, Chen M et al. Effects of rivastigmine on cognitive function in patients with traumatic brain injury. Neurology 2006; 67(5):748–755.
3783. Simmons Z, Albers JW, Bromberg MB, Feldman EL. Long-term follow-up of patients with chronic inflammatory demyelinating polyradiculoneuropathy, without and with monoclonal gammopathy. Brain 1995; 118:359–368.
3784. Simon CM, Jablonka S, Ruiz R, Tabares L, Sendtner M. Ciliary neurotrophic factor-induced sprouting preserves motor function in a mouse model of mild spinal muscular atrophy. Hum Mol Genet 2010; 19(6):973–986.
3785. Simon KC, Munger KL, Ascherio A. Vitamin D and multiple sclerosis: epidemiology, immunology, and genetics. Curr Opin Neurol 2012; 25(3):246–251.
3786. Simon NG, Parratt JD, Barnett MH et al. Expanding the clinical, radiological and neuropathological phenotype of chronic lymphocytic inflammation with pontine perivascular enhancement responsive to steroids (CLIPPERS). J Neurol Neurosurg Psychiatry 2012; 83(1):15–22.
3787. Simons DG. Muscle pain syndromes. J Man Med 1991; 6:3–23.
3788. Simons DG, Hong CZ, Simons LS. Endplate potentials are common to midfiber myofacial trigger points. Am J Phys Med Rehabil 2002; 81(3):212–222.
3789. Simpson S Jr, Taylor B, Blizzard L et al. Higher 25-hydroxyvitamin D is associated with lower relapse risk in multiple sclerosis. Ann Neurol 2010; 68(2):193–203.
3790. Simpson DM, Alexander DN, O'Brien CF et al. Botulinum toxin type A in the treatment of upper extremity spasticity: a randomized, double-blind, placebo-controlled trial. Neurology 1996; 46(5):1306–10.
3791. Simpson DM, McArthur JC, Olney R. Lamotrigine for HIV-associated painful sensory neuropathies: a placebo-controlled trial. Neurology 2003; 60:1508–1514.
3792. Simpson EL, Duenas A, Holmes MW, Papaioannou D, Chilcott J. Spinal cord stimulation for chronic pain of neuropathic or ischaemic origin: systematic review and economic evaluation. Health Technol Assess 2009; 13(17):iii, ix-iii,154.
3793. Simpson MA, Cross H, Proukakis C et al. Maspardin is mutated in mast syndrome, a complicated form of hereditary spastic literatureplegia associated with dementia. Am J Hum Genet 2003; 73(5):1147–1156.
3794. Sindou M, Mertens P, Wael M. Microsurgical DREZotomy for pain due to spinal cord and/or cauda equina injuries: long-term results in a series of 44 patients. Pain 2001; 92(1–2):159–171.
3795. Sindrup SH, Bach FW, Madsen C, Gram LF, Jensen TS. Venlafaxine versus imipramine in painful polyneuropathy: a randomized, controlled trial. Neurology 2003; 60(8):1284–1289.
3796. Sindrup SH, Jensen TS. Efficacy of pharmacological treatments of neuropathic pain: an update and effect related to mechanism of drug action. Pain 1999; 83(3):389–400.
3797. Sindrup SH, Jensen TS. Pharmacotherapy of trigeminal neuralgia. Clin J Pain 2002; 18(1):22–27.
3798. Singer DE, Albers GW, Dalen JE, Go AS, Halperin JL, Manning WJ. Antithrombotic therapy in atrial fibrillation: the Seventh ACCP Conference on Antithrombotic and Thrombolytic Therapy. Chest 2004; 126(3 Suppl):429S-456S.
3799. Singer HD, Reiss AL, Brown JE, et al. Volumetric MRI changes in basal ganglia of children with Tourette syndrome. Neurology 1993; 43:950–956.
3800. Singer HS. Treatment of tics and tourette syndrome. Curr Treat Options Neurol 2010; 12(6):539–561.
3801. Singer OC, Humpich MC, Fiehler J et al. Risk for symptomatic intracerebral hemorrhage after thrombolysis assessed by diffusion-weighted magnetic resonance imaging. Ann Neurol 2008; 63(1):52–60.
3802. Singh S, Ganesh S. Lafora progressive myoclonus epilepsy: a meta-analysis of reported mutations in the first decade following the discovery of the EPM2A and NHLRC1 genes. Hum Mutat 2009; 30(5):715–723.
3803. Singh S, Kumar A. Wernicke encephalopathy after obesity surgery: a systematic review. Neurology 2007; 68(11):807–811.
3804. Singh V, Manchikanti L, Benyamin RM, Helm S, Hirsch JA. Percutaneous lumbar laser disc decompression: a systematic review of current evidence. Pain Physician 2009; 12(3):573–588.
3805. Sinico RA, Di TL, Maggiore U et al. Prevalence and clinical significance of antineutrophil cytoplasmic antibodies in Churg-Strauss syndrome. Arthritis Rheum 2005; 52(9):2926–2935.
3806. Siniscalchi A, Gallelli L, Scornaienghi D, Mancuso F, De SG. Topiramate therapy for symptomatic trigeminal neuralgia. Clin Drug Investig 2006; 26(2):113–115.
3807. Sirvanci M, Bhatia M, Ganiyusufoglu KA et al. Degenerative lumbar spinal stenosis: correlation with Oswestry Disability Index and MR imaging. Eur Spine J 2008; 17(5):679–685.
3808. Sist T, Filadora V, Miner M, Lema M. Gabapentin for idiopathic trigeminal neuralgia: report of two cases. Neurology 1997; 48 (5):1467.
3809. Sittel C, Stennert E. [Antiphlogisitc-rheologic infusion therapy of acute idiopathic facial literaturelysis. Experiences and results of 344 cases]. HNO 2000; 48(8):573–82.
3810. Siu TL, Chandran KN. Somatosensory evoked potentials predict neurolysis outcome in meralgia literatureesthetica. ANZ J Surg 2004; 74(1–2):27–30.
3811. Siva A. Vasculitis of the nervous system. J Neurol 2001; 248 (6):451–68.
3812. Sixt GJ, Diener HC. Seltener idiopathischer Kopfschmerz. In: Diener HC, editor. Kopfschmerzen. Stuttgart: Thieme; 2003 p. 103–113.
3813. Sjaastad O, Bakketeig LS. Exertional headache. I. Vaga study of headache epidemiology. Cephalalgia 2002; 22(10):784–790.
3814. Sjaastad O, Fredriksen TA, Pfaffenrath V. Cervicogenic headache: diagnostic criteria. The Cervicogenic Headache International Study Group. Headache 1998; 38(6):442–445.
3815. Skljarevski V, Ossanna M, Liu-Seifert H et al. A double-blind, randomized trial of duloxetine versus placebo in the management of chronic low back pain. Eur J Neurol 2009; 16 (9):1041–1048.
3816. Skljarevski V, Zhang S, Desaiah D et al. Duloxetine versus placebo in patients with chronic low back pain: a 12-week, fixed-dose, randomized, double-blind trial. J Pain 2010; 11 (12):1282–1290.
3817. Skoldenberg B, Forsgren M, Alestig K et al. Acyclovir versus vidarabine in herpes simplex encephalitis. Randomised multicentre study in consecutive Swedish patients. Lancet 1984; 2 (8405):707–711.
3818. Slabicki M, Theis M, Krastev DB et al. A genome-scale DNA repair RNAi screen identifies SPG48 as a novel gene associated with hereditary spastic literatureplegia. PLoS Biol 2010; 8(6): e1000408.
3819. Slavin KV, Colpan ME, Munawar N, Wess C, Nersesyan H. Trigeminal and occipital peripheral nerve stimulation for craniofacial pain: a single-institution experience and review of the literature. Neurosurg Focus 2006; 21(6):E5.
3820. Slavin KV, Nersesyan H, Wess C. Peripheral neurostimulation for treatment of intractable occipital neuralgia. Neurosurgery 2006; 58(1):112–119.
3821. Sliwka U, Mull M, Stelzer A, Diehl R, Noth J. Long-term follow-up of patients after intraarterial thrombolytic therapy of acute vertebrobasilar artery occlusion. Cerebrovasc Dis 2001; 12 (3):214–219.

3822. Slotman B, Faivre-Finn C, Kramer G et al. Prophylactic cranial irradiation in extensive small-cell lung cancer. N Engl J Med 2007; 357(7):664–672.
3823. Small JG, Milstein V, Marhenke JD, Hall DD, Kellams JJ. Treatment outcome with clozapine in tardive dyskinesia, neuroleptic sensitivity, and treatment-resistant psychosis. J Clin Psychiatry 1987; 48(7):263–7.
3824. Smith AG, Urbanits S, Blaivas M, Grisold W, Russell JW. Clinical and pathologic features of focal myositis. Muscle Nerve 2000; 23(10):1569–1575.
3825. Smith CA, Pinals RS. Localized nodular myositis. J Rheumatol 1981; 8(5):815–9.
3826. Smith DM, Atkinson RM. Alcoholism and dementia. International Journal of the Addictions 1995; 30:1843–1869.
3827. Smith EE, Rosand J, Knudsen KA, Hylek EM, Greenberg SM. Leukoaraiosis is associated with warfarin-related hemorrhage following ischemic stroke. Neurology 2002; 59(2):193–197.
3828. Smith JR, Rosenbaum JT. A role for methotrexate in the management of non-infectious orbital inflammatory disease. Br J Ophthalmol 2001; 85(10):1220–1224.
3829. Smith JS, Chang EF, Lamborn KR et al. Role of extent of resection in the long-term outcome of low-grade hemispheric gliomas. J Clin Oncol 2008; 26(8):1338–1345.
3830. Smith MC, Hoeppner TJ. Epileptic encephalopathy of late childhood: Landau-Kleffner syndrome and the syndrome of continuous spikes and waves during slow-wave sleep. J Clin Neurophysiol 2003; 20(6):462–472.
3831. Smith SA, Smith SE. Bilateral Horner's syndrome: detection and occurrence. J Neurol Neurosurg Psychiatry 1999; 66 (1):48–51.
3832. Smith SJ, Ellis E, White S, Moore AP. A double-blind placebo-controlled study of botulinum toxin in upper limb spasticity after stroke or head injury. Clin Rehabil 2000; 14(1):5–13.
3833. Smith SW, Clark M, Nelson J, Heegaard W, Lufkin KC, Ruiz E. Emergency department skull trephination for epidural hematoma in patients who are awake but deteriorate rapidly. J Emerg Med 2010; 39(3):377–383.
3834. Smith TR, Sunshine A, Stark SR, Littlefield DE, Spruill SE, Alexander WJ. Sumatriptan and naproxen sodium for the acute treatment of migraine. Headache 2005; 45(8):983–991.
3835. Smith WS, Johnston SC, Skalabrin EJ et al. Spinal manipulative therapy is an independent risk factor for vertebral artery dissection. Neurology 2003; 60(9):1424–1428.
3836. Smith WS, Sung G, Starkman S et al. Safety and efficacy of mechanical embolectomy in acute ischemic stroke: results of the MERCI trial. Stroke 2005; 36(7):1432–1438.
3837. Smolik P, Roth B. Kleine-Levin syndrome ethiopathogenesis and treatment. Acta Univ Carol Med Monogr 1988; 128:5–94.
3838. Smoll NR. Variations of the piriformis and sciatic nerve with clinical consequence: a review. Clin Anat 2010; 23(1):8–17.
3839. Smyth P, Greenough G, Stommel E. Familial trigeminal neuralgia: case reports and review of the literature. Headache 2003; 43(8):910–915.
3840. Sneddon HJ. Classification of Nerve Injuries. Brit Med J 1942; 2:37–39.
3841. Sneller MC, Hoffman GS, Talar-Williams C et al. An analysis of forty-two Wegener's granulomatosis patients treated with methotrexate and prednisone. Arthritis Rheum 1995; 38 (5):608–613.
3842. Snijders AH, Haaxma CA, Hagen YJ, Munneke M, Bloem BR. Freezer or non-freezer: clinical assessment of freezing of gait. Parkinsonism Relat Disord 2012; 18(2):149–154.
3843. Snygg-Martin U, Gustafsson L, Rosengren L et al. Cerebrovascular complications in patients with left-sided infective endocarditis are common: a prospective study using magnetic resonance imaging and neurochemical brain damage markers. Clin Infect Dis 2008; 47(1):23–30.
3844. So YT, Zu L, Barraza C, Figueroa KP, Pulst SM. Rippling muscle disease: evidence for phenotypic and genetic heterogeneity. Muscle Nerve 2001; 24(3):340–344.
3845. Soares KV, McGrath JJ. Anticholinergic medication for neuroleptic-induced tardive dyskinesia. Cochrane Database Syst Rev 2000;(2):CD000204.
3846. Soares KV, McGrath JJ. Calcium channel blockers for neuroleptic-induced tardive dyskinesia. Cochrane Database Syst Rev 2001;(1):CD000206.
3847. Soares KV, McGrath JJ. Vitamin E for neuroleptic-induced tardive dyskinesia. Cochrane Database Syst Rev 2001;(4): CD000209.
3848. Soares KV, McGrath JJ, Deeks JJ. Gamma-aminobutyric acid agonists for neuroleptic-induced tardive dyskinesia. Cochrane Database Syst Rev 2001;(2):CD000203.
3849. Sobottke R, Seifert H, Fätkenheuer G, Schmidt M, Goßmann A, Eysel P. Aktuelle Diagnostik und Therapie der Spondylodiszitis. Dtsch Ärztebl 2008; 105(10):181–187.
3850. Sobow T. Parkinson's disease-related visual hallucinations unresponsive to atypical antipsychotics treated with cholinesterase inhibitors: a case series. Neurol Neurochir Pol 2007; 41 (3):276–279.
3851. Sobukawa E, Sakimura K, Hoshino S, Hoshino M, Miyoshi K. Hepatic myelopathy: an unusual neurological complication of advanced hepatic disease. Intern Med 1994; 33(11):718–22.
3852. Socan M, Ravnik I, Bencina D, Dovc P, Zakotnik B, Jazbec J. Neurological symptoms in patients whose cerebrospinal fluid is culture- and/or polymerase chain reaction-positive for Mycoplasma pneumoniae. Clin Infect Dis 2001; 32(2):E31-E35.
3853. Soderstrom LH, Johnson SP, Diaz VA, Mainous AG, III. Association between vitamin D and diabetic neuropathy in a nationally representative sample: results from 2001–2004 NHANES. Diabet Med 2012; 29(1):50–55.
3854. Soelberg Sorensen P, Drulovic J, Havrdova E, Lisby S, Graff O, Shackelford S. Magnetic resonance imaging (MRI) efficacy of ofatumumabin relapsing-remitting multiple sclerosis (RRMS) – 24-week results of a phase II study. Multiple Sclerosis 16, S37. 2010.
3855. Sokol RJ. Vitamin E deficiency and neurologic disease. Annu Rev Nutr 1988; 8:351–373.
3856. Solans-Laque R, Bosch-Gil JA, Molina-Catenario CA, Ortega-Aznar A, varez-Sabin J, Vilardell-Tarres M. Stroke and multi-infarct dementia as presenting symptoms of giant cell arteritis: report of 7 cases and review of the literature. Medicine (Baltimore) 2008; 87(6):335–344.
3857. Solaro C, Messmer UM, Uccelli A, Leandri M, Mancardi GL. Low-dose gabapentin combined with either lamotrigine or carbamazepine can be useful therapies for trigeminal neuralgia in multiple sclerosis. Eur Neurol 2000; 44(1):45–48.
3858. Solaro C, Uccelli MM, Brichetto G, Gaspperini C, Mancardi G. Topiramate relieves idiopathic and symptomatic trigeminal neuralgia. J Pain Symptom Manage 2001; 21(5):367–368.
3859. Solero CL, Fornari M, Giombini S et al. Spinal meningiomas: review of 174 operated cases. Neurosurgery 1989; 25:153–160.
3860. Sollberger M, Fluri F, Baumann T et al. Successful treatment of steroid-refractory neurosarcoidosis with infliximab. J Neurol 2004; 251(6):760–761.
3861. Soma K, Fu YJ, Wakabayashi K, Onodera O, Kakita A, Takahashi H. Co-occurrence of argyrophilic grain disease in sporadic amyotrophic lateral sclerosis. Neuropathol Appl Neurobiol 2012; 38(1):54–60.
3862. Sommer C, Engelter S, May A, Pfaffenrath V, Türp JC, Wöber C. Anhaltender idiopathischer Gesichtsschmerz. In: Diener HC, Weimar C, Berlit P, Deuschl G, Gold R, Hacke W et al., editors. Leitlinien für Diagnostik und Therapie in der Neurologie. 5 ed. Stuttgart - New York: Thieme; 2012 p. 675–680.
3863. Sommer C, Gold R, Hartung HP et al. Therapie akuter und chronischer immunvermittelter Neuropathien und Neuritiden. In: Diener HC, Weimar C, Berlit P, Deuschl G, Gold R, Hacke W et al., editors. Leitlinien für Diagnostik und Therapie in der Neurologie. 5 ed. Stuttgart - New York: Thieme; 2012 p. 592–607.
3864. Sommer C, Weishaupt A, Brinkhoff J et al. Paraneoplastic stiff-person syndrome: passive transfer to rats by means of IgG antibodies to amphiphysin. Lancet 2005; 365(9468):1406–1411.
3865. Sommerville RB, Noble JM, Vonsattel JP, Delapaz R, Wright CB. Eosinophilic vasculitis in an isolated central nervous system distribution. J Neurol Neurosurg Psychiatry 2007; 78(1):85–88.
3866. Soo C, Tate R. Psychological treatment for anxiety in people with traumatic brain injury. Cochrane Database Syst Rev 2007;(3):CD005239.
3867. Soraru G, Ermani M, Logroscino G et al. Natural history of upper motor neuron-dominant ALS. Amyotroph Lateral Scler 2010; 11(5):424–429.
3868. Sorensen P. Spinal epidural abscesses: conservative treatment for selected subgroups of patients. Br J Neurosurg 2003; 17 (6):513–518.
3869. Sorensen PS, Deisenhammer F, Duda P et al. Guidelines on use of anti-IFN-beta antibody measurements in multiple sclerosis: report of an EFNS Task Force on IFN-beta antibodies in multiple sclerosis. Eur J Neurol 2005; 12(11):817–827.
3870. Sorensen PS, Ross C, Clemmesen KM et al. Clinical importance of neutralising antibodies against interferon beta in patients with relapsing-remitting multiple sclerosis. Lancet 2003; 362 (9391):1184–1191.
3871. Sorensen R, Hansen ML, Abildstrom SZ et al. Risk of bleeding in patients with acute myocardial infarction treated with dif-

ferent combinations of aspirin, clopidogrel, and vitamin K antagonists in Denmark: a retrospective analysis of nationwide registry data. Lancet 2009; 374(9706):1967–1974.
3872. Sorenson EJ, Windbank AJ, Mandrekar JN et al. Subcutaneous IGF-1 is not beneficial in 2-year ALS trial. Neurology 2008; 71 (22):1770–1775.
3873. Soriano SG, Cowan DB, Proctor MR, Scott RM. Levels of soluble adhesion molecules are elevated in the cerebrospinal fluid of children with moyamoya syndrome. Neurosurgery 2002; 50 (3):544–549.
3874. Sörös P, Evers S. Symptomatischer Clusterkopfschmerz. Nervenheilk 2001; 20:370–374.
3875. Soussain C, Hoang-Xuan K, Taillandier L et al. Intensive chemotherapy followed by hematopoietic stem-cell rescue for refractory and recurrent primary CNS and intraocular lymphoma: Societe Francaise de Greffe de Moelle Osseuse-Therapie Cellulaire. J Clin Oncol 2008; 26(15):2512–2518.
3876. Spacey SD, Materek LA, Szczygielski BI, Bird TD. Two novel CACNA1A gene mutations associated with episodic ataxia type 2 and interictal dystonia. Arch Neurol 2005; 62(2):314–316.
3877. Speck V, Staykov D, Huttner HB, Sauer R, Schwab S, Bardutzky J. Lumbar catheter for monitoring of intracranial pressure in patients with post-hemorrhagic communicating hydrocephalus. Neurocrit Care 2011; 14(2):208–215.
3878. Spengos K, Sameli S, Tsivgoulis G, Vassilopoulou S, Vemmos K, Zakopoulos N. Spontaneous spinal epidural hematoma in an untreated hypertensive patient. Eur J Intern Med 2005; 16 (6):451–453.
3879. Sperduto PW, Kased N, Roberge D et al. Summary report on the graded prognostic assessment: an accurate and facile diagnosis-specific tool to estimate survival for patients with brain metastases. J Clin Oncol 2012; 30(4):419–425.
3880. Sperling RA, Aisen PS, Beckett LA et al. Toward defining the preclinical stages of Alzheimer's disease: recommendations from the National Institute on Aging-Alzheimer's Association workgroups on diagnostic guidelines for Alzheimer's disease. Alzheimers Dement 2011; 7(3):280–292.
3881. Spetzler RF, Martin NA. A proposed grading system for arteriovenous malformations. J Neurosurg 1986; 65:476–483.
3882. Spetzler RF, Zabramski JM. Surgical management of large AVMs. Acta Neurochir Suppl (Wien) 1988; 42:93–97.
3883. Spieker S, Breit S, Klockgether T, Dichgans J. Tremorlytic activity of budipine in Parkinson's disease. J Neural Transm Suppl 1999; 56:165–172.
3884. Spielman J, Ramig LO, Mahler L, Halpern A, Gavin WJ. Effects of an extended version of the lee silverman voice treatment on voice and speech in Parkinson's disease. Am J Speech Lang Pathol 2007; 16(2):95–107.
3885. Spierings EL, Ranke AH, Schroevers M, Honkoop PC. Chronic daily headache: a time perspective. Headache 2000; 40 (4):306–310.
3886. Spies PE, Slats D, Sjogren JM et al. The cerebrospinal fluid amyloid beta42/40 ratio in the differentiation of Alzheimer's disease from non-Alzheimer's dementia. Curr Alzheimer Res 2010; 7(5):470–476.
3887. Spitzer WO, Skovron ML, Salmi LR et al. Scientific monograph of the Quebec Task Force on Whiplash-Associated Disorders: redefining "whiplash" and its management. Spine 1995; 20(8 Suppl):1S-73S.
3888. Spivak B, Mester R, Abesgaus J et al. Clozapine treatment for neuroleptic-induced tardive dyskinesia, parkinsonism, and chronic akathisia in schizophrenic patients. J Clin Psychiatry 1997; 58(7):318–22.
3889. Spreer J, Els T, Hetzel A et al. Primary stenting as emergency therapy in acute basilar artery occlusion. Neuroradiol 2002; 44(9):791–795.
3890. Spuler S, Krug H, Klein C et al. Myopathy causing camptocormia in idiopathic Parkinson's disease: a multidisciplinary approach. Mov Disord 2010; 25(5):552–559.
3891. Srinivasan A, Goyal M, Al AF, Lum C. State-of-the-art imaging of acute stroke. Radiographics 2006; 26 Suppl 1:S75-S95.
3892. SSYLVIA Study Investigators. Stenting of Symptomatic Atherosclerotic Lesions in the Vertebral or Intracranial Arteries (SSYLVIA): study results. Stroke 2004; 35(6):1388–1392.
3893. St George RJ, Nutt JG, Burchiel KJ, Horak FB. A meta-regression of the long-term effects of deep brain stimulation on balance and gait in PD. Neurology 2010; 75(14):1292–1299.
3894. Staal JB, de BR, de Vet HC, Hildebrandt J, Nelemans P. Injection therapy for subacute and chronic low-back pain. Cochrane Database Syst Rev 2008;(3):CD001824.
3895. Stacy M, Cardoso F, Jankovic J. Tardive stereotypy and other movement disorders in tardive dyskinesias. Neurology 1993; 43:937–941.
3896. Stadelmann C, Ludwin S, Tabira T et al. Tissue preconditioning may explain concentric lesions in Balo's type of multiple sclerosis. Brain 2005; 128(Pt 5):979–987.
3897. Staessen JA, Wang JG, Thijs L. Cardiovascular protection and blood pressure reduction: a meta-analysis. Lancet 2001; 358 (9290):1305–1315.
3898. Staffen W, Rettenbacher L, Ladurner G, Boné G. Kernspintomographie und Skelettszintigraphie bei Spondylodiszitis. Nervenarzt 1994; 65:841–845.
3899. Stahrenberg R, Weber-Kruger M, Seegers J et al. Enhanced detection of paroxysmal atrial fibrillation by early and prolonged continuous holter monitoring in patients with cerebral ischemia presenting in sinus rhythm. Stroke 2010; 41(12):2884–2888.
3900. Staiger TO, Gaster B, Sullivan MD, Deyo RA. Systematic review of antidepressants in the treatment of chronic low back pain. Spine 2003; 28(22):2540–2545.
3901. Stålberg E. Single fiber electromyography for motor unit study in man. In: Shahani M, editor. The Motor System. Neurophysiology and Muscle Mechanism. Amsterdam: Elsevier; 1976 p. 79–92.
3902. Stålberg E, Chu J, Bril V, Nandedkar S, Stålberg S. Automatic analysis of the EMG interference pattern. Electroenceph Clin Neurophysiol 1983; 56:672–681.
3903. Stamelou M, Reuss A, Pilatus U et al. Short-term effects of coenzyme Q10 in progressive supranuclear palsy: a randomized, placebo-controlled trial. Mov Disord 2008; 23(7):942–949.
3904. Stamelou M, Saifee TA, Edwards MJ, Bhatia KP. Psychogenic palatal tremor may be underrecognized: Reappraisal of a large series of cases. Mov Disord 2012; 27(9):1164–1168.
3905. Stamey W, Jankovic J. Impulse control disorders and pathological gambling in patients with Parkinson disease. Neurologist 2008; 14(2):89–99.
3906. Stamm B, Moschopulos M, Hungerbuehler H, Guarner J, Genrich GL, Zaki SR. Neuroinvasion by Mycoplasma pneumoniae in acute disseminated encephalomyelitis. Emerg Infect Dis 2008; 14(4):641–643.
3907. Stamou SC, Hill PC, Dangas G et al. Stroke after coronary artery bypass: incidence, predictors, and clinical outcome. Stroke 2001; 32(7):1508–1513.
3908. Stanbro M, Gray BH, Kellicut DC. Carotidynia: revisiting an unfamiliar entity. Ann Vasc Surg 2011; 25(8):1144–1153.
3909. Stangel M, Gold R. [Use of i.v. immunoglobulins in neurology. Evidence-based consensus]. Nervenarzt 2004; 75(8):801–815.
3910. Stanisic M, Lund-Johansen M, Mahesliteraturen R. Treatment of chronic subdural hematoma by burr-hole craniostomy in adults: influence of some factors on postoperative recurrence. Acta Neurochir (Wien) 2005; 147(12):1249–1256.
3911. Stanton-Hicks M, Jänig W, Hassenbusch S, Haddox JD, Boas R, Wilson P. Reflex sympathetic dystrophy: changing concepts and taxonomy. Pain 1995; 63:127–133.
3912. Stapelfeldt CM, Christiansen DH, Jensen OK, Nielsen CV, Petersen KD, Jensen C. Subgroup analyses on return to work in sick-listed employees with low back pain in a randomised trial comparing brief and multidisciplinary intervention. BMC Musculoskelet Disord 2011; 12:112.
3913. Stapf C. [Unruptured brain arteriovenous malformations]. Rev Neurol (Paris) 2008; 164(10):787–792.
3914. Stapf C, Mast H, Sciacca RR et al. Predictors of hemorrhage in patients with untreated brain arteriovenous malformation. Neurology 2006; 66(9):1350–1355.
3915. Starck M, Albrecht H, Pollmann W, Straube A, Dieterich M. Drug therapy for acquired pendular nystagmus in multiple sclerosis. J Neurol 1997; 244(1):9–16.
3916. Starke RM, Komotar RJ, Connolly ES. Optimal surgical treatment for moyamoya disease in adults: direct versus indirect bypass. Neurosurg Focus 2009; 26(4):E8.
3917. Steele JC, Richardson JC, Olszewski J. Progressive supranuclear palsy. A heterogeneous degeneration involving the brain stem, basal ganglia and cerebellum with vertical gaze and pseudobulbar palsy, nuchal dystonia and dementia. Arch Neurol 1964; 10:333–358.
3918. Steere AC. Lyme disease: a growing threat to urban populations. Proc Natl Acad Sci USA 1994; 91:2378–2883.
3919. Stefani A, Lozano AM, Peppe A et al. Bilateral deep brain stimulation of the pedunculopontine and subthalamic nuclei in severe Parkinson's disease. Brain 2007; 130(Pt 6):1596–1607.
3920. Stefanick ML, Cochrane BB, Hsia J, Barad DH, Liu JH, Johnson SR. The Women's Health Initiative postmenopausal hormone trials: overview and baseline characteristics of participants. Ann Epidemiol 2003; 13(9 Suppl):S78-S86.

3921. Stefanova N, Poewe W, Wenning GK. Rasagiline is neuroprotective in a transgenic model of multiple system atrophy. Exp Neurol 2008; 210(2):421–427.
3922. Stefansson H, Steinberg S, Petursson H et al. Variant in the sequence of the LINGO1 gene confers risk of essential tremor. Nat Genet 2009; 41(3):277–279.
3923. Steg PG, James SK, Atar D et al. ESC Guidelines for the management of acute myocardial infarction in patients presenting with ST-segment elevation. Eur Heart J 2012; 33(20):2569–2619.
3924. Steinberg GK, Fabrikant JI, Marks MP. Stereotactic heavy-charged-particle Bragg-peak radiation for intracranial arteriovenous malformations. N Engl J Med 1990; 323:96–101.
3925. Steinborn M, Fiegler J, Kraus V et al. High resolution ultrasound and magnetic resonance imaging of the optic nerve and the optic nerve sheath: anatomic correlation and clinical importance. Ultraschall Med 2011; 32(6):608–613.
3926. Steiner T. Neue direkte Orale Antikoagulanzien: Was im Notfall zu beachten ist. Dtsch Arztebl 2012; 109(39):A-1928.
3927. Steiner T, Dichgans M, Forsting M et al. Intrazerebrale Blutungen. In: Diener HC, Weimar C, Berlit P, Deuschl G, Gold R, Hacke W et al., editors. Leitlinien für Diagnostik und Therapie in der Neurologie. 5 ed. Stuttgart - New York: Thieme; 2012 p. 380–397.
3928. Steiner TJ, Lange R, Voelker M. Aspirin in episodic tension-type headache: placebo-controlled dose-ranging comparison with literaturecetamol. Cephalalgia 2003; 23(1):59–66.
3929. Steinhoff BJ, Racker S, Herrendorf G et al. Accuracy and reliability of periodic sharp wave complexes in Creutzfeldt-Jakob disease. Arch Neurol 1996; 53(2):162–166.
3930. Steinmetz H, Berkefeld J, Forsting M et al. Subarachnoidalblutung (SAB). In: Diener HC, Weimar C, Berlit P, Deuschl G, Gold R, Hacke W et al., editors. Leitlinien für Diagnostik und Therapie in der Neurologie. 5 ed. Stuttgart - New York: Thieme; 2012 p. 360–367.
3931. Steinmetz H, Berkefeld J, Forsting M et al. Unrupturierte intrakranielle Aneurysmen. In: Diener HC, Weimar C, Berlit P, Deuschl G, Gold R, Hacke W et al., editors. Leitlinien für Diagnostik und Therapie in der Neurologie. 5 ed. Stuttgart - New York: Thieme; 2012 p. 356–359.
3932. Steinmuller R, Lantigua-Cruz A, Garcia-Garcia R, Kostrzewa M, Steinberger D, Muller U. Evidence of a third locus in X-linked recessive spastic literatureplegia. Hum Genet 1997; 100 (2):287–289.
3933. Stendel R, Schulte T, Pietila TA, Suess O, Brock M. Spontaneous bilateral chronic subdural haematoma of the posterior fossa. Case report and review of the literature. Acta Neurochir (Wien) 2002; 144(5):497–500.
3934. Steuerwald GM, Baumann TP, Taylor KI et al. Clinical characteristics of dementia associated with argyrophilic grain disease. Dement Geriatr Cogn Disord 2007; 24(3):229–234.
3935. Stevanin G, Durr A, David G et al. Clinical and molecular features of spinocerebellar ataxia type 6 [see comments]. Neurology 1997; 49(5):1243–1246.
3936. Stevanin G, Hahn V, Lohmann E et al. Mutation in the catalytic domain of protein kinase C gamma and extension of the phenotype associated with spinocerebellar ataxia type 14. Arch Neurol 2004; 61(8):1242–1248.
3937. Stevanin G, Paternotte C, Coutinho P et al. A new locus for autosomal recessive spastic literatureplegia (SPG32) on chromosome 14q12-q21. Neurology 2007; 68(21):1837–1840.
3938. Stewart LA. Chemotherapy in adult high-grade glioma: a systematic review and meta-analysis of individual patient data from 12 randomised trials. Lancet 2002; 359(9311):1011–1018.
3939. Stiasny-Kolster K, Kohnen R, Moller JC, Trenkwalder C, Oertel WH. Validation of the "L-DOPA test" for diagnosis of restless legs syndrome. Mov Disord 2006; 21(9):1333–1339.
3940. Stich O, Fritzsch C, Heimbach B, Rijntjes M. Orthostatic tremor associated with biclonal IgG and IgA lambda gammopathy of undetermined significance. Mov Disord 2009; 24(1):154–155.
3941. Stich O, Herpers M, Keil A et al. JC virus myelitis without cerebral involvement in acute myeloid leukemia. Eur J Neurol 2011; 18(11):e143-e144.
3942. Stiell IG, Clement CM, McKnight RD et al. The Canadian C-spine rule versus the NEXUS low-risk criteria in patients with trauma. N Engl J Med 2003; 349(26):2510–2518.
3943. Stiell IG, Wells GA, Vandemheen K et al. The Canadian CT Head Rule for patients with minor head injury. Lancet 2001; 357 (9266):1391–6.
3944. Stiell IG, Wells GA, Vandemheen KL et al. The Canadian C-spine rule for radiography in alert and stable trauma patients. JAMA 2001; 286(15):1841–1848.
3945. Stillman MJ, Zajac D, Rybicki LA. Treatment of primary headache disorders with intravenous valproate: initial outpatient experience. Headache 2004; 44(1):65–69.
3946. Stingele R, Berger J, Alfke K et al. Clinical and angiographic risk factors for stroke and death within 30 days after carotid endarterectomy and stent-protected angioplasty: a subanalysis of the SPACE study. Lancet Neurol 2008; 7(3):216–222.
3947. Stocchi F, Borgohain R, Onofrj M et al. A randomized, double-blind, placebo-controlled trial of safinamide as add-on therapy in early Parkinson's disease patients. Mov Disord 2012; 27 (1):106–112.
3948. Stocchi F, Giorgi L, Hunter B, Schapira AH. PREPARED: Comparison of prolonged and immediate release ropinirole in advanced Parkinson's disease. Mov Disord 2011; 26(7):1259–1265.
3949. Stocchi F, Rascol O, Kieburtz K et al. Initiating levodopa/carbidopa therapy with and without entacapone in early Parkinson disease: the STRIDE-PD study. Ann Neurol 2010; 68(1):18–27.
3950. Stöckl B, Schmutzhard E. Antimikrobielle Therapie der Spondylodiszitis. Chemotherapie Journal 2005; 14(1):11–15.
3951. Stockner H, Sojer M, KS K et al. Midbrain sonography in patients with essential tremor. Mov Disord 2007; 22(3):414–417.
3952. Stogbauer F, Young P, Kuhlenbaumer G, De Jonghe P, Timmerman V. Hereditary recurrent focal neuropathies: clinical and molecular features. Neurology 2000; 54(3):546–51.
3953. Stöhr M. Special type of spontaneous electrical activity in radiogenic nerve injuries. Muscle Nerve 1982; 5:78–83.
3954. Stöhr M, Bluthardt M. Atlas der klinischen Elektomyographie und Neurographie. Stuttgart: Kohlhammer; 1987.
3955. Stöhr M, Dichgans J, Büttner UW, Hess CW. Evozierte Potentiale. 4 ed. Heidelberg: Springer; 2005.
3956. Stöhr M, Dichgans J, Diener HC, Buettner UW. Evozierte Potentiale. Heidelberg: Springer; 1989.
3957. Stöhr M, Riffel B, Pfadenhauer K. Neurologische Untersuchungsmethoden in der Intensivmedizin. Heidelberg: Springer; 1991.
3958. Stöhr M, Schumm F, Ballier R. Normal sensory conduction in the saphenous nerve in man. Electroenceph Clin Neurophysiol 1978; 44:172–178.
3959. Stoll G, Bendszus M. Imaging of inflammation in the peripheral and central nervous system by magnetic resonance imaging. Neuroscience 2009; 158(3):1151–1160.
3960. Stolz E, Gerriets T, Fiss I, Babacan SS, Seidel G, Kaps M. Comparison of transcranial color-coded duplex sonography and cranial CT measurements for determining third ventricle midline shift in space-occupying stroke. AJNR Am J Neuroradiol 1999; 20(8):1567–1571.
3961. Stolz E, Trittmacher S, Rahimi A et al. Influence of recanalization on outcome in dural sinus thrombosis: a prospective study. Stroke 2004; 35(2):544–547.
3962. Stolzel U, Stauch T, Doss MO. [Porphyrias]. Internist (Berl) 2010; 51(12):1525–1533.
3963. Stone J, Warlow C, Sharpe M. The symptom of functional weakness: a controlled study of 107 patients. Brain 2010; 133(Pt 5):1537–1551.
3964. Stone J, Zeman A, Simonotto E et al. FMRI in patients with motor conversion symptoms and controls with simulated weakness. Psychosom Med 2007; 69(9):961–969.
3965. Stone JH, Merkel PA, Spiera R et al. Rituximab versus cyclophosphamide for ANCA-associated vasculitis. N Engl J Med 2010; 363(3):221–232.
3966. Storch A, Odin P, Trender-Gerhard I et al. [Non-motor Symptoms Questionnaire and Scale for Parkinson's disease. Cross-cultural adaptation into the German language]. Nervenarzt 2010; 81(8):980–985.
3967. Stovner L, Hagen K, Jensen R et al. The global burden of headache: a documentation of headache prevalence and disability worldwide. Cephalalgia 2007; 27(3):193–210.
3968. Stowe R, Ives N, Clarke CE et al. Evaluation of the efficacy and safety of adjuvant treatment to levodopa therapy in Parkinson s disease patients with motor complications. Cochrane Database Syst Rev 2010;(7):CD007166.
3969. Stowe R, Ives N, Clarke CE et al. Meta-analysis of the comliteraturetive efficacy and safety of adjuvant treatment to levodopa in later Parkinson's disease. Mov Disord 2011; 26(4):587–598.
3970. Stowe RL, Ives NJ, Clarke C et al. Dopamine agonist therapy in early Parkinson's disease. Cochrane Database Syst Rev 2008; (2):CD006564.
3971. Stranjalis G, Tsamandouraki K, Alamanos I, Evans RW, Singounas E. The physician survey on the postconcussion and whiplash syndromes in Greece. Headache 2000; 40(2):176–178.

3972. Stratton K, Howe C, Hohnston R. Adverse events associated with childhood vaccines. Evidence bearing on causality. New York: National Academic Press; 1994.
3973. Stratton KR, Howe CJ, Johnston RB. Adverse events associated with childhood vaccines other than pertussis and rubella. JAMA 1994; 271:1602–1605.
3974. Straube A, Empl M, Ceballos-Baumann A, Tolle T, Stefenelli U, Pfaffenrath V. Pericranial injection of botulinum toxin type A (Dysport) for tension-type headache - a multicentre, double-blind, randomized, placebo-controlled study. Eur J Neurol 2008; 15(3):205–213.
3975. Straube A, Gaul C, Sandor P et al. Therapie des episodischen und chronischen Kopfschmerzes vom Spannungstyp und anderer chronischer täglicher Kopfschmerzen. In: Diener HC, Weimar C, Berlit P, Deuschl G, Gold R, Hacke W et al., editors. Leitlinien für Diagnostik und Therapie in der Neurologie. 5 ed. Stuttgart - New York: Thieme; 2012 p. 719–730.
3976. Straube A, Pfaffenrath V, Ladwig KH et al. Prevalence of chronic migraine and medication overuse headache in Germany–the German DMKG headache study. Cephalalgia 2010; 30 (2):207–213.
3977. Strbian D, Engelter S, Michel P et al. Symptomatic intracranial hemorrhage after stroke thrombolysis: the SEDAN score. Ann Neurol 2012; 71(5):634–641.
3978. Striano P, Zara F, Turnbull J et al. Typical progression of myoclonic epilepsy of the Lafora type: a case report. Nat Clin Pract Neurol 2008; 4(2):106–111.
3979. Stroke Risk in Atrial Fibrillation Working Group. Independent predictors of stroke in patients with atrial fibrillation: a systematic review. Neurology 2007; 69(6):546–554.
3980. Stroobandt G, Fransen P, Thauvoy C, Menard E. Pathogenetic factors in chronic subdural haematoma and causes of recurrence after drainage. Acta Neurochir (Wien) 1995; 137(1-2):6–14.
3981. Struhal W, Seifert-Held T, Lahrmann H, Fazekas F, Grisold W. Clinical core symptoms of posterior spinal artery ischemia. Eur Neurol 2011; 65(4):183–186.
3982. Strupp M, Brandt T, Muller A. Incidence of post-lumbar puncture syndrome reduced by reinserting the stylet: a randomized prospective study of 600 patients. J Neurol 1998; 245 (9):589–92.
3983. Strupp M, Bruning R, Wu RH, Deimling M, Reiser M, Brandt T. Diffusion-weighted MRI in transient global amnesia: elevated signal intensity in the left mesial temporal lobe in 7 of 10 patients. Ann Neurol 1998; 43(2):164–70.
3984. Strupp M, Cnyrim C, Brandt T. Vertigo and dizziness: Treatment of benign paroxysmal positioning vertigo, vestibular neuritis and Menère's disease. In: Candelise L, editor. Evidence-based Neurology - management of neurological disorders. Oxford: Blackwell Publishing; 2007 p. 59–69.
3985. Strupp M, Kalla R, Claassen J et al. A randomized trial of 4-aminopyridine in EA2 and related familial episodic ataxias. Neurology 2011; 77(3):269–275.
3986. Strupp M, Katsarava Z. [Post-lumbar puncture syndrome and spontaneous low CSF pressure syndrome]. Nervenarzt 2009; 80(12):1509–1519.
3987. Strupp M, Schueler O, Straube A, Von Stuckrad-Barre S, Brandt T. "Atraumatic" Sprotte needle reduces the incidence of post-lumbar puncture headaches. Neurology 2001; 57(12):2310–2312.
3988. Strupp M, Schuler O, Krafczyk S et al. Treatment of downbeat nystagmus with 3,4-diaminopyridine: a placebo-controlled study. Neurology 2003; 61(2):165–170.
3989. Strupp M, Zingler VC, Arbusow V et al. Methylprednisolone, valacyclovir, or the combination for vestibular neuritis. N Engl J Med 2004; 351(4):354–361.
3990. Strupp M, Zwergal A, Brandt T. Episodische Ataxien. Akt Neurol 2008; 35:435–442.
3991. Strzelczyk A, Moller JC, Stamelou M, Matusch A, Oertel WH. [Atypical Parkinson syndromes]. Nervenarzt 2008; 79 (10):1203–1220.
3992. Stude P, Pfaffenrath V. Zervikogener Kopfschmerz. In: Diener HC, editor. Kopfschmerzen. Stuttgart: Thieme; 2003 p. 123–129.
3993. Stuke K, Flachenecker P, Zettl UK et al. Symptomatology of MS: results from the German MS Registry. J Neurol 2009; 256 (11):1932 1935.
3994. Stummer W, Pichlmeier U, Meinel T, Wiestler OD, Zanella F, Reulen HJ. Fluorescence-guided surgery with 5-aminolevulinic acid for resection of malignant glioma: a randomised controlled multicentre phase III trial. Lancet Oncol 2006; 7 (5):392–401.
3995. Stummer W, Reulen HJ, Meinel T et al. Extent of resection and survival in glioblastoma multiforme: identification of and adjustment for bias. Neurosurgery 2008; 62(3):564–576.
3996. Stupp R, Hegi ME, Mason WP et al. Effects of radiotherapy with concomitant and adjuvant temozolomide versus radiotherapy alone on survival in glioblastoma in a randomised phase III study: 5-year analysis of the EORTC-NCIC trial. Lancet Oncol 2009; 10(5):459–466.
3997. Stupp R, Mason WP, van den Bent MJ et al. Radiotherapy plus concomitant and adjuvant temozolomide for glioblastoma. N Engl J Med 2005; 352(10):987–996.
3998. Sturm W, George S, von Giesen H-J et al. Diagnostik und Therapie von Aufmerksamkeitsstörungen bei neurologischen Erkrankungen. In: Diener HC, Weimar C, Berlit P, Deuschl G, Gold R, Hacke W et al., editors. Leitlinien für Diagnostik und Therapie in der Neurologie. 5 ed. Stuttgart - New York: Thieme; 2012 p. 1096–1111.
3999. Stuss DT. A sensible approach to mild traumatic brain injury [editorial; comment]. Neurology 1995; 45:1251–1252.
4000. Subramony SH, Schott K, Raike RS et al. Novel CACNA1A mutation causes febrile episodic ataxia with interictal cerebellar deficits. Ann Neurol 2003; 54(6):725–731.
4001. Suda S, Yamazaki M, Katsura K et al. Dramatic response to zonisamide of post-subarachnoid hemorrhage Holmes' tremor. J Neurol 2012; 259(1):185–187.
4002. Sudarsky L. Psychogenic gait disorders. Semin Neurol 2006; 26(3):351–356.
4003. Sudlow C. Preventing headache after lumbar puncture. Evidence must come from randomised trails put together systematically. BMJ 1998; 317(7172):1589.
4004. Sugeno N, Kawaguchi N, Hasegawa T et al. A case with anti-galactocerebroside antibody-positive Mycoplasma pneumoniae meningoencephalitis presenting secondary hypersomnia. Neurol Sci 2012; 33(6):1473–1476.
4005. Suissa S, Harder S, Veilleux M. The relation between initial symptoms and signs and the prognosis of whiplash. Eur Spine J 2001; 10(1):44–49.
4006. Sullivan FM, Swan IR, Donnan PT et al. Early treatment with prednisolone or acyclovir in Bell's palsy. N Engl J Med 2007; 357(16):1598–1607.
4007. Suls A, Dedeken P, Goffin K et al. Paroxysmal exercise-induced dyskinesia and epilepsy is due to mutations in SLC2A1, encoding the glucose transporter GLUT1. Brain 2008; 131(Pt 7):1831–1844.
4008. Sultan A, Gaskell H, Derry S, Moore RA. Duloxetine for painful diabetic neuropathy and fibromyalgia pain: systematic review of randomised trials. BMC Neurol 2008; 8:29.
4009. Sun TF, Boet R, Poon WS. Non-surgical primary treatment of chronic subdural haematoma: Preliminary results of using dexamethasone. Br J Neurosurg 2005; 19(4):327–333.
4010. Sundstrom P, Nystrom L. Smoking worsens the prognosis in multiple sclerosis. Mult Scler 2008; 14(8):1031–1035.
4011. Surges R, Freiman TM, Feuerstein TJ. Gabapentin increases the hyperpolarization-activated cation current Ih in rat CA1 pyramidal cells. Epilepsia 2003; 44(2):150–156.
4012. Suri P, Rainville J, Kalichman L, Katz JN. Does this older adult with lower extremity pain have the clinical syndrome of lumbar spinal stenosis? JAMA 2010; 304(23):2628–2636.
4013. Sutherland DH, Kaufman KR, Wyatt MP, Chambers HG, Mubarak SJ. Double-blind study of botulinum A toxin injections into the gastrocnemius muscle in patients with cerebral palsy. Gait Posture 1999; 10(1):1–9.
4014. Sutton I, Lahoria R, Tan I, Clouston P, Barnett M. CNS demyelination and quadrivalent HPV vaccination. Mult Scler 2009; 15 (1):116–119.
4015. Suzuki T, Kawaguchi S, Takebayashi T, Yokogushi K, Takada J, Yamashita T. Vertebral body ischemia in the posterior spinal artery syndrome: case report and review of the literature. Spine 2003; 28(13):E260-E264.
4016. Suzuki Y, Suzuki K. Krabbe's globoid cell leukodystrophy: deficiency of galactocerebrosidase in serum, leukocytes, and fibroblasts. Science 1971; 171:73–74.
4017. Svendsen KB, Jensen TS, Bach FW. Does the cannabinoid dronabinol reduce central pain in multiple sclerosis? Randomised double blind placebo controlled crossover trial. BMJ 2004; 329(7460):253.
4018. Swartz MN. Bacterial meningitis–a view of the past 90 years. N Engl J Med 2004; 351(18):1826–1828.
4019. Sweet WH. Recurrent craniopharyngiomas: therapeutic alternatives. Clin Neurosurg 1990; 27:206–229.
4020. Swoboda KJ, Scott CB, Crawford TO et al. SMA CARNI-VAL trial part I: double-blind, randomized, placebo-controlled trial of L-carnitine and valproic acid in spinal muscular atrophy. PLoS One 2010; 5(8):e12140.

4021. Sydenham E, Roberts I, Alderson P. Hypothermia for traumatic head injury. Cochrane Database Syst Rev 2009;(1):CD001048.
4022. Sykes TC, Fegan C, Mosquera D. Thrombophilia, polymorphisms, and vascular disease. Mol Pathol 2000; 53(6):300–6.
4023. Symonds C. Cough headache. Brain 1956; 79:557–568.
4024. Synofzik M, Beetz C, Bauer C et al. Spinocerebellar ataxia type 15: diagnostic assessment, frequency, and phenotypic features. J Med Genet 2011; 48(6):407–412.
4025. Szadek KM, Hoogland PV, Zuurmond WW, de Lange JJ, Perez RS. Nociceptive nerve fibers in the sacroiliac joint in humans. Reg Anesth Pain Med 2008; 33(1):36–43.
4026. Szadek KM, Hoogland PV, Zuurmond WW, de Lange JJ, Perez RS. Possible nociceptive structures in the sacroiliac joint cartilage: An immunohistochemical study. Clin Anat 2010; 23 (2):192–198.
4027. Szadek KM, van der WP, van Tulder MW, Zuurmond WW, Perez RS. Diagnostic validity of criteria for sacroiliac joint pain: a systematic review. J Pain 2009; 10(4):354–368.
4028. Sze G. Magnetic resonance imaging in the evaluation of spinal tumors. Cancer 1991; 67:1229–1241.
4029. Tabrizi SJ, Reilmann R, Roos RA et al. Potential endpoints for clinical trials in premanifest and early Huntington's disease in the TRACK-HD study: analysis of 24 month observational data. Lancet Neurol 2012; 11(1):42–53.
4030. Tackmann W, Richter H-P, Stöhr M. Kompressionssyndrome peripherer Nerven. Berlin - Heidelberg - New York: Springer; 1989.
4031. Taha JM, Tew JM, Jr. Comparison of surgical treatments for trigeminal neuralgia: reevaluation of radiofrequency rhizotomy [see comments]. Neurosurgery 1996; 38(5):865–871.
4032. Tai Q, Kirshblum S, Chen B, Millis S, Johnston M, DeLisa JA. Gabapentin in the treatment of neuropathic pain after spinal cord injury: a prospective, randomized, double-blind, crossover trial. J Spinal Cord Med 2002; 25(2):100–105.
4033. Taieb G, Duflos C, Renard D et al. Long-term outcomes of CLIPPERS (chronic lymphocytic inflammation with pontine perivascular enhancement responsive to steroids) in a consecutive series of 12 patients. Arch Neurol 2012; 69(7):847–855.
4034. Taivassalo T, Gardner JL, Taylor RW et al. Endurance training and detraining in mitochondrial myopathies due to single large-scale mtDNA deletions. Brain 2006; 129(Pt 12):3391–3401.
4035. Takamori M, Takahashi M, Yasukawa Y et al. Antibodies to recombinant synaptotagmin and calcium channel subtypes in Lambert-Eaton myasthenic syndrome. J Neurol Sci 1995; 133 (1–2):95–101.
4036. Takata T, Hirakawa M, Sakurai M, Kanazawa I. Fulminant form of acute disseminated encephalomyelitis: successful treatment with hypothermia. J Neurol Sci 1999; 165(1):94–7.
4037. Takayanagui OM, Jardim E. Therapy for neurocysticercosis. Comparison between albendazole and praziquantel. Arch Neurol 1992; 49(3):290–294.
4038. Talbot K, Ansorge O. Recent advances in the genetics of amyotrophic lateral sclerosis and frontotemporal dementia: common pathways in neurodegenerative disease. Hum Mol Genet 2006; 15 Spec No 2:R182-R187.
4039. Tamminga CA, Thaker GK, Moran M, Kakigi T, Gao XM. Clozapine in tardive dyskinesia: observations from human and animal model studies. J Clin Psychiatry 1994; 55 Suppl B:102–6.:102–6.
4040. Tan EK, Teo YY, Prakash KM et al. LINGO1 variant increases risk of familial essential tremor. Neurology 2009; 73 (14):1161–1162.
4041. Tan KM, Lennon VA, Klein CJ, Boeve BF, Pittock SJ. Clinical spectrum of voltage-gated potassium channel autoimmunity. Neurology 2008; 70(20):1883–1890.
4042. Tanaka F, Kawakami A, Iwanaga N et al. Infliximab is effective for Takayasu arteritis refractory to glucocorticoid and methotrexate. Intern Med 2006; 45(5):313–316.
4043. Tang CC, Poston KL, Eckert T et al. Differential diagnosis of parkinsonism: a metabolic imaging study using pattern analysis. Lancet Neurol 2010; 9(2):149–158.
4044. Tanislav C, Kaps M, Rolfs A et al. Frequency of Fabry disease in patients with small-fibre neuropathy of unknown aetiology: a pilot study. Eur J Neurol 2011; 18(4):631–636.
4045. Tanislav C, Puille M, Pabst W et al. High frequency of silent pulmonary embolism in patients with cryptogenic stroke and patent foramen ovale. Stroke 2011; 42(3):822–824.
4046. Tarasi A, Dever LL, Tomasz A. Activity of quinupristin/dalfopristin against Streptococcus pneumoniae in vitro and in vivo in the rabbit model of experimental meningitis. J Antimicrob Chemother 1997; 39 Suppl A:121–127.
4047. Tarnopolsky M, Mahoney D, Thompson T, Naylor H, Doherty TJ. Creatine monohydrate supplementation does not increase muscle strength, lean body mass, or muscle phosphocreatine in patients with myotonic dystrophy type 1. Muscle Nerve 2004; 29(1):51–58.
4048. Tartaglia MC, Rowe A, Findlater K, Orange JB, Grace G, Strong MJ. Differentiation between primary lateral sclerosis and amyotrophic lateral sclerosis: examination of symptoms and signs at disease onset and during follow-up. Arch Neurol 2007; 64(2):232–236.
4049. Tasker RR, Doorly T, Yamashiro K. Thalamotomy in generalized dystonia. Adv Neurol 1988; 50:615–31.:615–31.
4050. Tass PA, Adamchic I, Freund HJ, von ST, Hauptmann C. Counteracting tinnitus by acoustic coordinated reset neuromodulation. Restor Neurol Neurosci 2012; 30(2):137–159.
4051. Tass PA, Popovych OV. Unlearning tinnitus-related cerebral synchrony with acoustic coordinated reset stimulation: theoretical concept and modelling. Biol Cybern 2012; 106(1):27–36.
4052. Tassin J, Durr A, Bonnet AM et al. Levodopa-responsive dystonia. GTP cyclohydrolase I or parkin mutations? Brain 2000; 123(Pt 6):1112–21.
4053. Tassorelli C, Furnari A, Buscone S et al. Pisa syndrome in Parkinson's disease: clinical, electromyographic, and radiological characterization. Mov Disord 2012; 27(2):227–235.
4054. Tatemichi TK, Desmond DW, Prohovnik I et al. Confusion and memory loss from capsular genu infarction: a thalamocortical disconnection syndrome? Neurology 1992; 42(10):1966–79.
4055. Tatsch K. Imaging of the dopaminergic system in differential diagnosis of dementia. Eur J Nucl Med Mol Imaging 2008; 35 Suppl 1:S51-S57.
4056. Tawil R, McDermott MP, Pandya S et al. A pilot trial of prednisone in facioscapulohumeral muscular dystrophy. FSH-DY Group. Neurology 1997; 48(1):46–9.
4057. Teasdale G, Jennett B. Assessment of coma and impaired consciousness. A practical scale. Lancet 1974; 2(872):81–84.
4058. Teasell RW, McClure JA, Walton D et al. A research synthesis of therapeutic interventions for whiplash-associated disorder (WAD): part 4 - noninvasive interventions for chronic WAD. Pain Res Manag 2010; 15(5):313–322.
4059. Teasell RW, McClure JA, Walton D et al. A research synthesis of therapeutic interventions for whiplash-associated disorder: part 1 - overview and summary. Pain Res Manag 2010; 15 (5):287–294.
4060. Teernstra OP, Evers SM, Lodder J, Leffers P, Franke CL, Blaauw G. Stereotactic treatment of intracerebral hematoma by means of a plasminogen activator: a multicenter randomized controlled trial (SICHPA). Stroke 2003; 34(4):968–974.
4061. Tegenthoff M, Badke A, Grifka J et al. Beschleunigungstrauma der Halswirbelsäule. In: Diener HC, Weimar C, Berlit P, Deuschl G, Gold R, Hacke W et al., editors. Leitlinien für Diagnostik und Therapie in der Neurologie. 5 ed. Stuttgart - New York: Thieme; 2012 p. 887–894.
4062. Teichmann M, Dupoux E, Kouider S et al. The role of the striatum in rule application: the model of Huntington's disease at early stage. Brain 2005; 128(Pt 5):1155–1167.
4063. Teive HA, Munhoz RP, Arruda WO, Raskin S, Werneck LC, Ashizawa T. Spinocerebellar ataxia type 10 - A review. Parkinsonism Relat Disord 2011; 17(9):655–661.
4064. Teixeira LJ, Soares BG, Vieira VP, Prado GF. Physical therapy for Bell s palsy (idiopathic facial literaturelysis). Cochrane Database Syst Rev 2008;(3):CD006283.
4065. Tellez-Zenteno JF, Dhar R, Hernandez-Ronquillo L, Wiebe S. Long-term outcomes in epilepsy surgery: antiepileptic drugs, mortality, cognitive and psychosocial aspects. Brain 2007; 130 (Pt 2):334–345.
4066. Terada K, Ikeda A, Van Ness PC et al. Presence of Bereitschaftspotential preceding psychogenic myoclonus: clinical application of jerk-locked back averaging. J Neurol Neurosurg Psychiatry 1995; 58(6):745–747.
4067. Tesfaye S, Watt J, Benbow SJ, Pang KA, Miles J, MacFarlane IA. Electrical spinal-cord stimulation for painful diabetic peripheral neuropathy. Lancet 1996; 348(9043):1698–701.
4068. Teune LK, Bartels AL, de Jong BM et al. Typical cerebral metabolic patterns in neurodegenerative brain diseases. Mov Disord 2010; 25(14):2395–2404.
4069. Tewes U. Hamburg-Wechsler Intelligenztest für Erwachsene. Revision 1991. Bern, Stuttgart, Toronto: H. Huber; 1991.
4070. Thawani SP, Schupf N, Louis ED. Essential tremor is associated with dementia: prospective population-based study in New York. Neurology 2009; 73(8):621–625.
4071. The Brain Trauma Foundation et al. Glasgow coma scale score. J Neurotrauma 2000; 17(6–7):563–571.
4072. The Brain Trauma Foundation et al. Nutrition. J Neurotrauma 2000; 17(6–7):539–547.

4073. The Brain Trauma Foundation et al. Role of antiseizure prophylaxis following head injury. J Neurotrauma 2000; 17(6-7):549–553.
4074. The Brain Trauma Foundation et al. Use of mannitol. J Neurotrauma 2000; 17(6–7):521–525.
4075. The Brain Trauma Foundation et al. Guidelines for Prehospital Management of Traumatic Brain Injury. Prehosp Emerg Care 2007; 12(1):S1-S52.
4076. The Brain Trauma Foundation et al. Guidelines for the Management of Severe Traumatic Brain Injury. IX. Cerebral Perfusion Thresholds. J Neurotrauma 2007; 24 Suppl. 1:S59-S64.
4077. The Brain Trauma Foundation et al. Guidelines for the Management of Severe Traumatic Brain Injury. V. Deep Vein Thrombosis Prophylaxis. J Neurotrauma 2007; 24 Suppl. 1: S32-S36.
4078. The Brain Trauma Foundation et al. Guidelines for the Management of Severe Traumatic Brain Injury. VIII. Intracranial Pressure Thresholds. J Neurotrauma 2007; 24 Suppl. 1:S55-S58.
4079. The Brain Trauma Foundation et al. Guidelines for the Management of Severe Traumatic Brain Injury. XI. Anesthetics, Analgesics, and Sedatives. J Neurotrauma 2007; 24 Suppl. 1: S71-S76.
4080. The Brain Trauma Foundation et al. Guidelines for the Management of Severe Traumatic Brain Injury. XIV. Hyperventilation. J Neurotrauma 2007; 24 Suppl. 1:S87-S90.
4081. The Lund and Manchester Groups. Clinical and neuropathological criteria for frontotemporal dementia. J Neurol Neurosurg Psychiatry 1994; 57:416–418.
4082. Thevathasan W, Schweder P, Joint C et al. Permanent tremor reduction during thalamic stimulation in multiple sclerosis. J Neurol Neurosurg Psychiatry 2011; 82(4):419–422.
4083. Thiel E, Korfel A, Martus P et al. High-dose methotrexate with or without whole brain radiotherapy for primary CNS lymphoma (G-PCNSL-SG-1): a phase 3, randomised, non-inferiority trial. Lancet Oncol 2010; 11(11):1036–1047.
4084. Thier S, Lorenz D, Nothnagel M et al. LINGO1 polymorphisms are associated with essential tremor in Europeans. Mov Disord 2010; 25(6):717–723.
4085. Thijs RD, Kruit MC, van Buchem MA, Ferrari MD, Launer LJ, van Dijk JG. Syncope in migraine: the population-based CAMERA study. Neurology 2006; 66(7):1034–1037.
4086. Thomalla G, Cheng B, Ebinger M et al. DWI-FLAIR mismatch for the identification of patients with acute ischaemic stroke within 4.5 h of symptom onset (PRE-FLAIR): a multicentre observational study. Lancet Neurol 2011; 10(11):978–986.
4087. Thomalla G, Kruetzelmann A, Siemonsen S et al. Clinical and tissue response to intravenous thrombolysis in tandem internal carotid artery/middle cerebral artery occlusion: an MRI study. Stroke 2008; 39(5):1616–1618.
4088. Thomalla G, Schwark C, Sobesky J et al. Outcome and symptomatic bleeding complications of intravenous thrombolysis within 6 hours in MRI-selected stroke patients: comparison of a German multicenter study with the pooled data of ATLANTIS, ECASS, and NINDS tPA trials. Stroke 2006; 37(3):852–858.
4089. Thomas A, Bonanni L, Gambi F, Di IA, Onofrj M. Pathological gambling in Parkinson disease is reduced by amantadine. Ann Neurol 2010; 68(3):400–404.
4090. Thomas B, Beal MF. Parkinson's disease. Hum Mol Genet 2007; 16 Spec No. 2:R183-R194.
4091. Thomas J, Karver S, Cooney GA et al. Methylnaltrexone for opioid-induced constipation in advanced illness. N Engl J Med 2008; 358(22):2332–2343.
4092. Thomas M, Hayflick SJ, Jankovic J. Clinical heterogeneity of neurodegeneration with brain iron accumulation (Hallervorden-Spatz syndrome) and pantothenate kinase-associated neurodegeneration. Mov Disord 2004; 19(1):36–42.
4093. Thomas M, Vuong KD, Jankovic J. Long-term prognosis of patients with psychogenic movement disorders. Parkinsonism Relat Disord 2006; 12(6):382–387.
4094. Thomasius R, Jarchow C. "Ecstasy" - Psychotrope Effekte, Komplikationen, Folgewirkungen. Dt Ärztebl 1997; 94(7):372–376.
4095. Thompson PD, Clarkson P, Karas RH. Statin-associated myopathy. JAMA 2003; 289(13):1681–1690.
4096. Thompson S, Pilley SF. Unequal pupils. A flow chart for sorting out the anisocorias. Surv Ophthalmol 1976; 21(1):45–48.
4097. Thomsen LL, Ostergaard E, Olesen J, Russell MB. Evidence for a seliteraturete type of migraine with aura: sporadic hemiplegic migraine. Neurology 2003; 60(4):595–601.
4098. Thomson AD, Cook CC, Touquet R, Henry JA. The Royal College of Physicians report on alcohol: guidelines for managing Wernicke's encephalopathy in the accident and Emergency Department. Alcohol Alcohol 2002; 37(6):513–521.
4099. Thöne-Otto A, Ackermann H, Benke T et al. Diagnostik und Therapie von Gedächtnisstörungen. In: Diener HC, Weimar C, Berlit P, Deuschl G, Gold R, Hacke W et al., editors. Leitlinien für Diagnostik und Therapie in der Neurologie. 5 ed. Stuttgart - New York: Thieme; 2012 p. 1112–1132.
4100. Thorner MO, Vance ML, Horvath E, Kovacs K. The anterior pituitary. In: Wilson JD, Foster DW, editors. Williams Textbook of Endocrinology. Philadelphia: Saunders; 1992 p. 249.
4101. Thron A. [Spinal dural arteriovenous fistulas]. Radiologe 2001; 41(11):955–960.
4102. Thron A, Fazekas F, Hans FJ et al. Spinale Gefäßmalformationen. In: Kommission "Leitlinien der Deutschen Gesellschaft für Neurologie", editor. Leitlinien für Diagnostik und Therapie in der Neurologie. 4 ed. Stuttgart - New York: Thieme; 2008 p. 334–337.
4103. Thron A, Mull M, Reith W. [Spinal arteriovenous malformations]. Radiologe 2001; 41(11):949–954.
4104. Thuny F, Avierinos JF, Tribouilloy C et al. Impact of cerebrovascular complications on mortality and neurologic outcome during infective endocarditis: a prospective multicentre study. Eur Heart J 2007; 28(9):1155–1161.
4105. Thurman DJ, Stevens JA, Rao JK. Practice literaturemeter: Assessing patients in a neurology practice for risk of falls (an evidence-based review): report of the Quality Standards Subcommittee of the American Academy of Neurology. Neurology 2008; 70(6):473–479.
4106. Tian HL, Xu T, Hu J, Cui YH, Chen H, Zhou LF. Risk factors related to hydrocephalus after traumatic subarachnoid hemorrhage. Surg Neurol 2008; 69(3):241–246.
4107. Tiel Groenestege AT, Rinkel GJ, van der Bom JG, Algra A, Klijn CJ. The risk of aneurysmal subarachnoid hemorrhage during pregnancy, delivery, and the puerperium in the Utrecht population: case-crossover study and standardized incidence ratio estimation. Stroke 2009; 40(4):1148–1151.
4108. Tilgner J, Herr M, Ostertag C, Volk B. Validation of intraoperative diagnoses using smear preliteraturetions from stereotactic brain biopsies: intraoperative versus final diagnosis–influence of clinical factors. Neurosurgery 2005; 56(2):257–265.
4109. Tinazzi M, Farina S, Bhatia K et al. TENS for the treatment of writer's cramp dystonia: a randomized, placebo-controlled study. Neurology 2005; 64(11):1946–1948.
4110. Tinetti ME. Performance-oriented assessment of mobility problems in elderly patients. J Am Geriatr Soc 1986; 34 (2):119–126.
4111. Tinetti ME, Williams CS, Gill TM. Dizziness among older adults: a possible geriatric syndrome. Ann Intern Med 2000; 132(5):337–344.
4112. Tintore M, Rovira A, Arrambide G et al. Brainstem lesions in clinically isolated syndromes. Neurology 2010; 75(21):1933–1938.
4113. Tisell M, Tullberg M, Hellstrom P, Edsbagge M, Hogfeldt M, Wikkelso C. Shunt surgery in patients with hydrocephalus and white matter changes. J Neurosurg 2011; 114(5):1432–1438.
4114. Tison F, Le MG. Parkinson disease, L-dopa, and neuropathy: did we miss something? Neurology 2011; 77(22):1938–1939.
4115. Togawa S, Maruyama M, Yamami N et al. Dissociation of neurological deficits in spinal decompression illness. Undersea Hyperb Med 2006; 33(4):265–270.
4116. Tolnay M, Clavaguera F. Argyrophilic grain disease: a late-onset dementia with distinctive features among tauopathies. Neuropathology 2004; 24(4):269–283.
4117. Tomkins GE, Jackson JL, O'Malley PG, Balden E, Santoro JE. Treatment of chronic headache with antidepressants: a meta-analysis. Am J Med 2001; 111(1):54–63.
4118. Tomson T, Battino D, Bonizzoni E et al. Dose-dependent risk of malformations with antiepileptic drugs: an analysis of data from the EURAP epilepsy and pregnancy registry. Lancet Neurol 2011; 10(7):609–617.
4119. Tong HC, Haig AJ, Geisser ME, Yamakawa KS, Miner JA. Comparing pain severity and functional status of older adults without spinal symptoms, with lumbar spinal stenosis, and with axial low back pain. Gerontology 2007; 53(2):111–115.
4120. Toole JF, Malinow MR, Chambless LE et al. Lowering homocysteine in patients with ischemic stroke to prevent recurrent stroke, myocardial infarction, and death: the Vitamin Intervention for Stroke Prevention (VISP) randomized controlled trial. JAMA 2004; 291(5):565–575.
4121. Topakian R, King A, Kwon SU, Schaafsma A, Shipley M, Markus HS. Ultrasonic plaque echolucency and emboli signals predict stroke in asymptomatic carotid stenosis. Neurology 2011; 77 (8):751–758.
4122. Topol EJ, Easton D, Harrington RA et al. Randomized, double-blind, placebo-controlled, international trial of the oral IIb/IIIa

antagonist lotrafiban in coronary and cerebrovascular disease. Circulation 2003; 108(4):399–406.
4123. Topper R, Jurgens E, Reul J, Thron A. Clinical significance of intracranial developmental venous anomalies. J Neurol Neurosurg Psychiatry 1999; 67(2):234–8.
4124. Torelli P, Jensen R, Olesen J. Physiotherapy for tension-type headache: a controlled study. Cephalalgia 2004; 24(1):29–36.
4125. Torihashi K, Sadamasa N, Yoshida K, Narumi O, Chin M, Yamagata S. Independent predictors for recurrence of chronic subdural hematoma: a review of 343 consecutive surgical cases. Neurosurgery 2008; 63(6):1125–1129.
4126. Toro G, Roman GC, Navarro-Roman L, Cantillo J, Serrano B, Vergara I. Natural history of spinal cord infarction caused by nucleus pulposus embolism. Spine 1994; 19(3):360–6.
4127. Torti SR, Billinger M, Schwerzmann M et al. Risk of decompression illness among 230 divers in relation to the presence and size of patent foramen ovale. Eur Heart J 2004; 25 (12):1014–1020.
4128. Tos M, Thomsen J. Management of acoustic neuromas. A Review. Acta Otolaryngol (Stockh) 1991; 111:616–632.
4129. Tough EA, White AR, Cummings TM, Richards SH, Campbell JL. Acupuncture and dry needling in the management of myofascial trigger point pain: a systematic review and meta-analysis of randomised controlled trials. Eur J Pain 2009; 13(1):3–10.
4130. Tourette's Syndrome Study Group. Treatment of ADHD in children with tics: a randomized controlled trial. Neurology 2002; 58(4):527–536.
4131. Touze E, Oppenheim C, Trystram D et al. Fibromuscular dysplasia of cervical and intracranial arteries. Int J Stroke 2010; 5 (4):296–305.
4132. Toyka K, Gold R, Hohlfeld R et al. Myasthenia gravis. In: Kommission "Leitlinien der Deutschen Gesellschaft für Neurologie", editor. Leitlinien für Diagnostik und Therapie in der Neurologie. 4 ed. Stuttgart - New York: Thieme; 2008 p. 686–703.
4133. Toyooka K. Fabry disease. Curr Opin Neurol 2011; 24(5):463–468.
4134. Toyoshima Y, Yamada M, Onodera O et al. SCA17 homozygote showing Huntington's disease-like phenotype. Ann Neurol 2004; 55(2):281–286.
4135. Tracqui A, Tayot J, Kintz P, Alves G, Bosque MA, Mangin P. Determination of manganese in human brain samples. Forensic Sci Int 1995; 76(3):199–203.
4136. Tran de QH, Duong S, Finlayson RJ. Lumbar spinal stenosis: a brief review of the nonsurgical management. Can J Anaesth 2010; 57(7):694–703.
4137. Transverse Myelitis Consortium Working Group. Proposed diagnostic criteria and nosology of acute transverse myelitis. Neurology 2002; 59(4):499–505.
4138. Traynor AE, Gertz MA, Kyle RA. Cranial neuropathy associated with primary amyloidosis. Ann Neurol 1991; 29:451–454.
4139. Trebst C, Berthele A, Jarius S et al. [Diagnosis and treatment of neuromyelitis optica. Consensus recommendations of the Neuromyelitis Optica Study Group]. Nervenarzt 2011; 82 (6):768–777.
4140. Treglia G, Stefanelli A, Cason E, Cocciolillo F, Di GD, Giordano A. Diagnostic performance of iodine-123-metaiodobenzylguanidine scintigraphy in differential diagnosis between Parkinson's disease and multiple-system atrophy: a systematic review and a meta-analysis. Clin Neurol Neurosurg 2011; 113 (10):823–829.
4141. Treglia G, Stefanelli A, Cason E, Cocciolillo F, Di GD, Giordano A. Diagnostic performance of iodine-123-metaiodobenzylguanidine scintigraphy in differential diagnosis between Parkinson's disease and multiple-system atrophy: a systematic review and a meta-analysis. Clin Neurol Neurosurg 2011; 113 (10):823–829.
4142. Treiman DM, Meyers PD, Walton NY et al. A comparison of four treatments for generalized convulsive status epilepticus. Veterans Affairs Status Epilepticus Cooperative Study Group [see comments]. N Engl J Med 1998; 339(12):792–798.
4143. Trenkwalder C, Benes H, Hornyak M, Riemann D, Stiasny-Kolster K, Winkelmann J. Restless Legs Syndrom (RLS) uns Periodic Limb Movement Disorder (PLMD). In: Diener HC, Putzki N, Berlit P, Hacke W, Hufnagel A, Hufschmidt A et al., editors. Leitlinien für Diagnostik und Therapie in der Neurologie. 3 ed. Stuttgart - New York: Thieme; 2005 p. 82–93.
4144. Trenkwalder C, Benes.H., Buschmann H et al. Restless-Legs-Syndrom (RLS) und Periodic Limb Movement Disorder (PLMD). In: Diener HC, Weimar C, Berlit P, Deuschl G, Gold R, Hacke W et al., editors. Leitlinien für Diagnostik und Therapie in der Neurologie. 5 ed. Stuttgart - New York: Thieme; 2012 p. 89–107.
4145. Trenkwalder C, Hening WA, Montagna P et al. Treatment of restless legs syndrome: an evidence-based review and implications for clinical practice. Mov Disord 2008; 23(16):2267–2302.
4146. Trenkwalder C, Hogl B, Benes H, Kohnen R. Augmentation in restless legs syndrome is associated with low ferritin. Sleep Med 2008; 9(5):572–574.
4147. Trenkwalder C, Kies B, Rudzinska M et al. Rotigotine effects on early morning motor function and sleep in Parkinson's disease: a double-blind, randomized, placebo-controlled study (RECOVER). Mov Disord 2011; 26(1):90–99.
4148. Trevisan CP, Pastorello E, Armani M et al. Facioscapulohumeral muscular dystrophy and occurrence of heart arrhythmia. Eur Neurol 2006; 56(1):1–5.
4149. Trevisani VF, Castro AA, Neves Neto JF, Atallah AN. Cyclophosphamide versus methylprednisolone for treating neuropsychiatric involvement in systemic lupus erythematosus. Cochrane Database Syst Rev 2006;(2):CD002265.
4150. Trinh KV, Graham N, Gross AR et al. Acupuncture for neck disorders. Cochrane Database Syst Rev 2006; 3:CD004870.
4151. Tripoliti E, Zrinzo L, Martinez-Torres I et al. Effects of subthalamic stimulation on speech of consecutive patients with Parkinson disease. Neurology 2011; 76(1):80–86.
4152. Trojaborg W, Sindrup EH. Motor and sensory conduction in different segments of the radial nerve in normal subjects. J Neurol Neurosurg Psychiatry 1969; 32:354–359.
4153. Trojan DA, Cashman NR. Fibromyalgia is common in a postpoliomyelitis clinic. Arch Neurol 1995; 52:620–624.
4154. Tronvik E, Stovner LJ, Helde G, Sand T, Bovim G. Prophylactic treatment of migraine with an angiotensin II receptor blocker: a randomized controlled trial. JAMA 2003; 289(1):65–69.
4155. Tsai LK, Tsai MS, Ting CH, Li H. Multiple therapeutic effects of valproic acid in spinal muscular atrophy model mice. J Mol Med (Berl) 2008; 86(11):1243–1254.
4156. Tsai YT, Huang CC, Kuo HC et al. Central nervous system effects in acute thallium poisoning. Neurotoxicology 2006; 27 (2):291–295.
4157. Tsairis P, Dyck PJ, Mulder DW. Natural history of brachial plexus neuropathy. Report on 99 patients. Arch Neurol 1972; 27 (2):109–17.
4158. Tsao CY. Low-dose trihexyphenidyl in the treatment of dystonia. Pediatr Neurol 1988; 4(6):381.
4159. Tsaousidou MK, Ouahchi K, Warner TT et al. Sequence alterations within CYP7B1 implicate defective cholesterol homeostasis in motor-neuron degeneration. Am J Hum Genet 2008; 82(2):510–515.
4160. Tselis A, Perumal J, Caon C et al. Treatment of corticosteroid refractory optic neuritis in multiple sclerosis patients with intravenous immunoglobulin. Eur J Neurol 2008; 15 (11):1163–1167.
4161. Tseng MY. Summary of evidence on immediate statins therapy following aneurysmal subarachnoid hemorrhage. Neurocrit Care 2011; 15(2):298–301.
4162. Tsiodras S, Kelesidis T, Kelesidis I, Voumbourakis K, Giamarellou H. Mycoplasma pneumoniae-associated myelitis: a comprehensive review. Eur J Neurol 2006; 13(2):112–124.
4163. Tsivgoulis G, Alexandrov AV, Chang J et al. Safety and outcomes of intravenous thrombolysis in stroke mimics: a 6-year, single-care center study and a pooled analysis of reported series. Stroke 2011; 42(6):1771–1774.
4164. Tsou AY, Paulsen EK, Lagedrost SJ et al. Mortality in Friedreich ataxia. J Neurol Sci 2011; 307(1–2):46–49.
4165. Tsuboi Y, Josephs KA, Boeve BF et al. Increased tau burden in the cortices of progressive supranuclear palsy presenting with corticobasal syndrome. Mov Disord 2005; 20(8):982–988.
4166. Tsubokawa T, Katayama Y, Yamamoto T, Hirayama T, Koyama S. Chronic motor cortex stimulation in patients with thalamic pain. J Neurosurg 1993; 78(3):393–401.
4167. Tsuchida M, Yamato Y, Souma T et al. Efficacy and safety of extended thymectomy for elderly patients with myasthenia gravis. Ann Thorac Surg 1999; 67(6):1563–7.
4168. Tsui JK, Bhatt M, Calne S, Calne DB. Botulinum toxin in the treatment of writer's cramp: a double- blind study. Neurology 1993; 43(1):183–5.
4169. Tuettenberg J, Czabanka M, Horn P et al. Clinical evaluation of the safety and efficacy of lumbar cerebrospinal fluid drainage for the treatment of refractory increased intracranial pressure. J Neurosurg 2009; 110(6):1200–1208.
4170. Tulunay FC, Ergun H, Gulmez SE et al. The efficacy and safety of dipyrone (Novalgin) tablets in the treatment of acute migraine attacks: a double-blind, cross-over, randomized, placebo-controlled, multi-center study. Funct Neurol 2004; 19 (3):197–202.
4171. Tumani H, Deisenhammer F, Giovannoni G et al. Revised McDonald criteria: the persisting importance of cerebrospinal fluid analysis. Ann Neurol 2011; 70(3):520.

4172. Tumani H, Uttner I. Influences on cognition by immunosuppression and immunomodulation in multiple sclerosis. J Neurol 2007; 254 Suppl 2:II69-II72.
4173. Tunick PA, Kronzon I. Embolism from the Aorta: Atheroemboli and Thromboemboli. Current treatment options in cardiovascular medicine 2001; 3(3):181–186.
4174. Tunick PA, Nayar AC, Goodkin GM et al. Effect of treatment on the incidence of stroke and other emboli in 519 patients with severe thoracic aortic plaque. Am J Cardiol 2002; 90 (12):1320–1325.
4175. Tunkel AR, Scheld WM. Acute bacterial meningitis [see comments]. [Review] [60 refs]. Lancet 1995; 346(8991–8992):1675–1680.
4176. Turner JA, Sears JM, Loeser JD. Programmable intrathecal opioid delivery systems for chronic noncancer pain: a systematic review of effectiveness and complications. Clin J Pain 2007; 23(2):180–195.
4177. Turner MR, Irani SR, Leite MI, Nithi K, Vincent A, Ansorge O. Progressive encephalomyelitis with rigidity and myoclonus: glycine and NMDA receptor antibodies. Neurology 2011; 77 (5):439–443.
4178. Tyler KL. Acute pyogenic diskitis (spondylodiskitis) in adults. Rev Neurol Dis 2008; 5(1):8–13.
4179. Tyler KL, Gross RA, Cascino GD. Unusual viral causes of transverse myelitis: hepatitis A virus and cytomegalovirus. Neurology 1986; 36(6):855–8.
4180. Tyring S, Barbarash RA, Nahlik JE et al. Famciclovir for the treatment of acute herpes zoster: effects on acute disease and postherpetic neuralgia. A randomized, double- blind, placebo-controlled trial. Collaborative Famciclovir Herpes Zoster Study Group. Ann Intern Med 1995; 123(2):89–96.
4181. Tyring S, Engst R, Corriveau C et al. Famciclovir for ophthalmic zoster: a randomised aciclovir controlled study. Br J Ophthalmol 2001; 85(5):576–81.
4182. Tyring SK, Beutner KR, Tucker BA, Anderson WC, Crooks RJ. Antiviral therapy for herpes zoster: randomized, controlled clinical trial of valacyclovir and famciclovir therapy in immunocompetent patients 50 years and older. Arch Fam Med 2000; 9(9):863–9.
4183. Ubbink DT, Vermeulen H. Spinal cord stimulation for non-reconstructable chronic critical leg ischaemia. Cochrane Database Syst Rev 2005;(3):CD004001.
4184. Uc EY, Rizzo M, Johnson AM, Dastrup E, Anderson SW, Dawson JD. Road safety in drivers with Parkinson disease. Neurology 2009; 73(24):2112–2119.
4185. Uceyler N, He L, Schonfeld D et al. Small fibers in Fabry disease: baseline and follow-up data under enzyme replacement therapy. J Peripher Nerv Syst 2011; 16(4):304–314.
4186. Uchino K, Hernandez AV. Dabigatran association with higher risk of acute coronary events: meta-analysis of noninferiority randomized controlled trials. Arch Intern Med 2012; 172 (5):397–402.
4187. Uchiyama S, Demaerschalk BM, Goto S et al. Stroke prevention by cilostazol in patients with atherothrombosis: meta-analysis of placebo-controlled randomized trials. J Stroke Cerebrovasc Dis 2009; 18(6):482–490.
4188. Uchiyama S, Ikeda Y, Urano Y, Horie Y, Yamaguchi T. The Japanese aggrenox (extended-release dipyridamole plus aspirin) stroke prevention versus aspirin programme (JASAP) study: a randomized, double-blind, controlled trial. Cerebrovasc Dis 2011; 31(6):601–613.
4189. Ueda M, Kawamura N, Tateishi T et al. Phenotypic spectrum of hereditary neuralgic amyotrophy caused by the SEPT9 R88W mutation. J Neurol Neurosurg Psychiatry 2010; 81(1):94–96.
4190. Ueno H, Naka H, Ohshita T et al. Association between cerebral microbleeds on T2*-weighted MR images and recurrent hemorrhagic stroke in patients treated with warfarin following ischemic stroke. AJNR Am J Neuroradiol 2008; 29(8):1483–1486.
4191. Ultsch B, Siedler A, Rieck T, Reinhold T, Krause G, Wichmann O. Herpes zoster in Germany: quantifying the burden of disease. BMC Infect Dis 2011; 11:173.
4192. Uncini A, Galluzzi G, Di MA et al. Facioscapulohumeral muscular dystrophy presenting isolated monomelic lower limb atrophy. Report of two patients with and without 4q35 rearrangement. Neuromuscul Disord 2002; 12(9):874–877.
4193. Unno H, Jikuya T, Yamamoto T, Sakakibara Y. Neuroprotective effect of 1-aminocyclopropanecarboxylic acid in a rabbit spinal ischemia model. Thorac Cardiovasc Surg 2005; 53(3):133–137.
4194. Unrath A, Muller HP, Ludolph AC, Riecker A, Kassubek J. Cerebral white matter alterations in idiopathic restless legs syndrome, as measured by diffusion tensor imaging. Mov Disord 2008; 23(9):1250–1255.
4195. Unterberger I, Trinka E. Diagnosis and treatment of paroxysmal dyskinesias revisited. Therapeutic Advances in Neurological Disorders 2008; 1:67–74.
4196. Urquhart DM, Hoving JL, Assendelft WW, Roland M, van Tulder MW. Antidepressants for non-specific low back pain. Cochrane Database Syst Rev 2008;(1):CD001703.
4197. Uthman BM, Rowan AJ, Ahmann PA et al. Tiagabine for complex partial seizures: a randomized, add-on, dose-response trial. Arch Neurol 1998; 55(1):56–62.
4198. Uttner I, Prexl S, Freund W, Unrath A, Bengel D, Huber R. Long term outcome in transient global amnesia patients with and without focal hyperintensities in the CA1 region of the hippocampus. Eur Neurol 2012; 67(3):155–160.
4199. Uyama E, Tsukahara T, Goto K et al. Nuclear accumulation of expanded PABP2 gene product in oculopharyngeal muscular dystrophy. Muscle Nerve 2000; 23(10):1549–1554.
4200. Vagts DA, Iber T, Noldge-Schomburg GF. [Alcohol–a perioperative problem of anaesthesia and intensive care medicine]. Anasthesiol Intensivmed Notfallmed Schmerzther 2003; 38 (12):747–761.
4201. Vahedi K, Hofmeijer J, Juettler E et al. Early decompressive surgery in malignant infarction of the middle cerebral artery: a pooled analysis of three randomised controlled trials. Lancet Neurol 2007; 6(3):215–222.
4202. Vahedi K, Hofmeijer J, Juettler E et al. Early decompressive surgery in malignant infarction of the middle cerebral artery: a pooled analysis of three randomised controlled trials. Lancet Neurol 2007; 6(3):215–222.
4203. Vajda FJ, Graham J, Roten A, Lander CM, O'Brien TJ, Eadie M. Teratogenicity of the newer antiepileptic drugs–the Australian experience. J Clin Neurosci 2012; 19(1):57–59.
4204. Valdmanis PN, Meijer IA, Reynolds A et al. Mutations in the KIAA0196 gene at the SPG8 locus cause hereditary spastic literatureplegia. Am J Hum Genet 2007; 80(1):152–161.
4205. Valente EM, Brancati F, Caputo V et al. Novel locus for autosomal dominant pure hereditary spastic literatureplegia (SPG19) maps to chromosome 9q33-q34. Ann Neurol 2002; 51(6):681–685.
4206. Valentino P, Conforti FL, Pirritano D et al. Brachial amyotrophic diplegia associated with a novel SOD1 mutation (L106P). Neurology 2005; 64(8):1477–1478.
4207. Vallar G. Spatial neglect, Balint-Homes' and Gerstmann's syndrome, and other spatial disorders. CNS Spectr 2007; 12 (7):527–536.
4208. Valle A, Roizenblatt S, Botte S et al. Efficacy of anodal transcranial direct current stimulation (tDCS) for the treatment of fibromyalgia: results of a randomized, sham-controlled longitudinal clinical trial. J Pain Manag 2009; 2(3):353–361.
4209. Valls-Sole J, Valldeoriola F. Neurophysiological correlate of clinical signs in Parkinson's disease. Clin Neurophysiol 2002; 113(6):792–805.
4210. van Alfen N. Clinical and pathophysiological concepts of neuralgic amyotrophy. Nat Rev Neurol 2011; 7(6):315–322.
4211. van Breemen MS, Wilms EB, Vecht CJ. Epilepsy in patients with brain tumours: epidemiology, mechanisms, and management. Lancet Neurol 2007; 6(5):421–430.
4212. van de Ven LL, Franke CL, Koehler PJ. Prophylactic treatment of migraine with bisoprolol: a placebo-controlled study. Cephalalgia 1997; 17(5):596–599.
4213. van de Vlasakker CJ, Gabreels FJ, Wijburg HC, Wevers RA. Clinical features of Niemann-Pick disease type C. An example of the delayed onset, slowly progressive phenotype and an overview of recent literature. Clin Neurol Neurosurg 1994; 96:119–123.
4214. van de Vlekkert J, Hoogendijk JE, de Haan RJ et al. Oral dexamethasone pulse therapy versus daily prednisolone in subacute onset myositis, a randomised clinical trial. Neuromuscul Disord 2010; 20(6):382–389.
4215. van de Vusse AC, Stomp-van den Berg SG, Kessels AH, Weber WE. Randomised controlled trial of gabapentin in Complex Regional Pain Syndrome type 1 [ISRCTN84121379]. BMC Neurol 2004; 4:13.
4216. van de Warrenburg BP, Sinke RJ, Verschuuren-Bemelmans CC et al. Spinocerebellar ataxias in the Netherlands: prevalence and age at onset variance analysis. Neurology 2002; 58 (5):702–708.
4217. van de Warrenburg BP, Wesseling P, Leyten QH, Boerman RH. Myelopathy due to spinal epidural abscess without cord compression: a diagnostic pitfall. Clin Neuropathol 2004; 23 (3):102–106.
4218. van den Bent MJ, Afra D, de WO et al. Long-term efficacy of early versus delayed radiotherapy for low-grade astrocytoma and oligodendroglioma in adults: the EORTC 22845 randomised trial. Lancet 2005; 366(9490):985–990.

4219. van den Bent MJ, Brandes AA, Rampling R et al. Randomized phase II trial of erlotinib versus temozolomide or carmustine in recurrent glioblastoma: EORTC brain tumor group study 26034. J Clin Oncol 2009; 27(8):1268–1274.
4219a. van den Bent MJ, Brandes AA, Taphoorn MJ et al. Adjuvant procarbazine, lomustine, and vincristine chemotherapy in newly diagnosed anaplastic oligodendroglioma: long-term follow-up of EORTC brain tumor group study 26951. J Clin Oncol 2013; 31(3):344–350.
4219b. van den Bent MJ, Carpentier AF, Brandes AA et al. Adjuvant procarbazine, lomustine, and vincristine improves progression-free survival but not overall survival in newly diagnosed anaplastic oligodendrogliomas und oligoastrocytomas: a randomized European Organisation for Research and Treatment of Cancer phase III trial. J Clin Oncol 2006; 24 (18):2715–2722.
4220. van den Berg JS, van Engelen BG, Boerman RH, de Baets MH. Acquired neuromyotonia: superiority of plasma exchange over high- dose intravenous human immunoglobulin. J Neurol 1999; 246(7):623–5.
4221. Van den Bergh PY, Hadden RD, Bouche P et al. European Federation of Neurological Societies/Peripheral Nerve Society guideline on management of chronic inflammatory demyelinating polyradiculoneuropathy: report of a joint task force of the European Federation of Neurological Societies and the Peripheral Nerve Society - first revision. Eur J Neurol 2010; 17(3):356–363.
4222. van den Brink DM, Brites P, Haasjes J et al. Identification of PEX7 as the second gene involved in Refsum disease. Am J Hum Genet 2003; 72(2):471–477.
4223. Van den BG, Wouters PJ, Bouillon R et al. Outcome benefit of intensive insulin therapy in the critically ill: Insulin dose versus glycemic control. Crit Care Med 2003; 31(2):359–366.
4224. van der Kooi AJ, Bonne G, Eymard B et al. Lamin A/C mutations with lipodystrophy, cardiac abnormalities, and muscular dystrophy. Neurology 2002; 59(4):620–623.
4225. van der Kooi EL, Kalkman JS, Lindeman E et al. Effects of training and albuterol on pain and fatigue in facioscapulohumeral muscular dystrophy. J Neurol 2007; 254(7):931–940.
4226. van der Meche FG, Boogaard JM, van den BB. Treatment of hypersomnolence in myotonic dystrophy with a CNS stimulant. Muscle Nerve 1986; 9(4):341–344.
4227. van der Meche FG, Schmitz PI. A randomized trial comparing intravenous immune globulin and plasma exchange in Guillain-Barré-syndrome. Dutch Guillain-Barré Study Group. N Engl J Med 1992; 326:1123–1129.
4228. van der Meulen MF, Bronner IM, Hoogendijk JE et al. Polymyositis: an overdiagnosed entity. Neurology 2003; 61 (3):316–321.
4229. van der Windt DA, Simons E, Riphagen II et al. Physical examination for lumbar radiculopathy due to disc herniation in patients with low-back pain. Cochrane Database Syst Rev 2010;(2):CD007431.
4230. Van Der WA, Sung S, Spelman T et al. A double-blind, randomized, controlled study of botulinum toxin type A in MS-related tremor. Neurology 2012; 79(1):92–99.
4231. van Dongen CJ, van den Belt AG, Prins MH, Lensing AW. Fixed dose subcutaneous low molecular weight heparins versus adjusted dose unfractionated heparin for venous thromboembolism. Cochrane Database Syst Rev 2004;(4): CD001100.
4232. van Doorn PA, Brand A, Strengers FP, Meulstee J, Vermeulen M. High-dose intravenous immunoglobulin treatment in chronic inflammatory demyelinating polyneuropathy: a double-blind, placebo-controlled, crossover study. Neurology 1990; 40:209–212.
4233. van Duijvenbode I, Jellema P, van Poppel MN, van Tulder MW. Lumbar supports for prevention and treatment of low back pain. Cochrane Database Syst Rev 2008;(2):CD001823.
4234. van Ettekoven H, Lucas C. Efficacy of physiotherapy including a craniocervical training programme for tension-type headache; a randomized clinical trial. Cephalalgia 2006; 26 (8):983–991.
4235. van Gelder I, Hagens VE, Bosker HA et al. A comparison of rate control and rhythm control in patients with recurrent persistent atrial fibrillation. N Engl J Med 2002; 347 (23):1834–1840.
4236. Van Gerpen JA, Kumar N, Bower JH, Weigand S, Ahlskog JE. Levodopa-associated dyskinesia risk among Parkinson disease patients in Olmsted County, Minnesota, 1976–1990. Arch Neurol 2006; 63(2):205–209.
4237. van Gijn J, Rinkel GJ. Subarachnoid haemorrhage: diagnosis, causes and management. Brain 2001; 124(Pt 2):249–278.
4238. van Goethem G, Mercelis R, Lofgren A et al. Patient homozygous for a recessive POLG mutation presents with features of MERRF. Neurology 2003; 61(12):1811–1813.
4239. van Laere K, Everaert L, Annemans L, Gonce M, Vandenberghe W, Vander BT. The cost effectiveness of 123I-FP-CIT SPECT imaging in patients with an uncertain clinical diagnosis of parkinsonism. Eur J Nucl Med Mol Imaging 2008; 35(7):1367–1376.
4240. van Laere K, Varrone A, Booij J et al. EANM procedure guidelines for brain neurotransmission SPECT/PET using dopamine D2 receptor ligands, version 2. Eur J Nucl Med Mol Imaging 2010; 37(2):434–442.
4241. van Middelkoop M, Rubinstein SM, Kuijpers T et al. A systematic review on the effectiveness of physical and rehabilitation interventions for chronic non-specific low back pain. Eur Spine J 2011; 20(1):19–39.
4242. van Rooden S, van der Grond J, van den Boom R et al. Descriptive analysis of the Boston criteria applied to a Dutch-type cerebral amyloid angiopathy population. Stroke 2009; 40 (9):3022–3027.
4243. van Rooij WJ, Sluzewski M. Procedural morbidity and mortality of elective coil treatment of unruptured intracranial aneurysms. AJNR Am J Neuroradiol 2006; 27(8):1678–1680.
4244. van Schaik I, Eftimov F, van Doorn PA et al. Pulsed high-dose dexamethasone versus standard prednisolone treatment for chronic inflammatory demyelinating polyradiculoneuropathy (PREDICT study): a double-blind, randomised, controlled trial. Lancet Neurol 2010; 9(3):245–253.
4245. van Schaik I, Winer JB, de HR, Vermeulen M. Intravenous immunoglobulin for chronic inflammatory demyelinating polyradiculoneuropathy: a systematic review. Lancet Neurol 2002; 1(8):491–498.
4246. van Slobbe AM, Bohnen AM, Bernsen RM, Koes BW, Bierma-Zeinstra SM. Incidence rates and determinants in meralgia paresthetica in general practice. J Neurol 2004; 251(3):294–297.
4247. van Swieten JC, Brusse E, de Graaf BM et al. A mutation in the fibroblast growth factor 14 gene is associated with autosomal dominant cerebellar ataxia [corrected]. Am J Hum Genet 2003; 72(1):191–199.
4248. van Swieten JC, Koudstaal PJ, Visser MC, Schouten HJ, van Gijn J. Interobserver agreement for the assessment of handicap in stroke patients. Stroke 1988; 19(5):604–607.
4249. van Tulder M, Becker A, Bekkering T et al. Chapter 3. European guidelines for the management of acute nonspecific low back pain in primary care. Eur Spine J 2006; 15 Suppl 2:S169-S191.
4250. van Tulder MW, Touray T, Furlan AD, Solway S, Bouter LM. Muscle relaxants for non-specific low back pain. Cochrane Database Syst Rev 2003;(2):CD004252.
4251. van Vliet JA, Bahra A, Martin V et al. Intranasal sumatriptan in cluster headache: randomized placebo-controlled double-blind study. Neurology 2003; 60(4):630–633.
4252. van Vliet JA, Eekers PJ, Haan J, Ferrari MD. Evaluating the IHS criteria for cluster headache–a comparison between patients meeting all criteria and patients failing one criterion. Cephalalgia 2006; 26(3):241–245.
4253. van Vugt JP, Siesling S, Vergeer M, Van d, V, Roos RA. Clozapine versus placebo in Huntington's disease: a double blind randomised comliteraturetive study. J Neurol Neurosurg Psychiatry 1997; 63(1):35–39.
4254. van Zomeren AH, ten Duis HJ, Minderhoud JM, Sipma M. Lightning stroke and neuropsychological impairment: cases and questions. J Neurol Neurosurg Psychiatry 1998; 64 (6):763–9.
4255. Vance C, Al-Chalabi A, Ruddy D et al. Familial amyotrophic lateral sclerosis with frontotemporal dementia is linked to a locus on chromosome 9p13.2–21.3. Brain 2006; 129(Pt 4):868–876.
4256. Vance C, Rogelj B, Hortobagyi T et al. Mutations in FUS, an RNA processing protein, cause familial amyotrophic lateral sclerosis type 6. Science 2009; 323(5918):1208–1211.
4257. Vander Borght T, Asenbaum S, Bartenstein P et al. EANM procedure guidelines for brain tumour imaging using labelled amino acid analogues. Eur J Nucl Med Mol Imaging 2006; 33 (11):1374–1380.
4258. VanDyke DH, Griggs RC, Murphy MJ, Goldstein MN. Hereditary myokymia and periodic ataxia. J Neurol Sci 1975; 25 (1):109–118.
4259. Vanhaudenhuyse A, Giacino J, Schnakers C et al. Blink to visual threat does not herald consciousness in the vegetative state. Neurology 2008; 71(17):1374–1375.
4260. Vanuytsel L, Brada M. The role of prophylactic spinal irradiation in localized intracranial ependymoma. Int J Radiat Oncol Biol Phys 1991; 21:825–830.

4261. Varenna M, Zucchi F, Ghiringhelli D et al. Intravenous clodronate in the treatment of reflex sympathetic dystrophy syndrome. A randomized, double blind, placebo controlled study. J Rheumatol 2000; 27(6):1477–1483.
4262. Varga J, Wohlgethan JR. The clinical and biochemical spectrum of amyloidosis. Semin Arthritis Rheum 1988; 18:14–28.
4263. Varkey E, Cider A, Carlsson J, Linde M. Exercise as migraine prophylaxis: a randomized study using relaxation and topiramate as controls. Cephalalgia 2011; 31(14):1428–1438.
4264. Varron L, Broussolle C, Candessanche JP et al. Spinal cord sarcoidosis: report of seven cases. Eur J Neurol 2009; 16(3):289–296.
4265. Varrone A, Asenbaum S, Vander BT et al. EANM procedure guidelines for PET brain imaging using [18F]FDG, version 2. Eur J Nucl Med Mol Imaging 2009; 36(12):2103–2110.
4266. Vassiliou T, Kaluza G, Putzke C, Wulf H, Schnabel M. Physical therapy and active exercises–an adequate treatment for prevention of late whiplash syndrome? Randomized controlled trial in 200 patients. Pain 2006; 124(1–2):69–76.
4267. Vazquez-Barquero A, Abascal F, Garcia-Valtuille R, Pinto JI, Figols FJ, Cerezal L. Chronic nontraumatic spinal epidural hematoma of the lumbar spine: MRI diagnosis. Eur Radiol 2000; 10 (10):1602–5.
4268. Vazza G, Zortea M, Boaretto F, Micaglio GF, Sartori V, Mostacciuolo ML. A new locus for autosomal recessive spastic literatureplegia associated with mental retardation and distal motor neuropathy, SPG14, maps to chromosome 3q27-q28. Am J Hum Genet 2000; 67(2):504–509.
4269. Vecht CJ, Haaxma-Reiche H, Noordijk EM et al. Treatment of single brain metastasis: radiotherapy alone or combined with neurosurgery? Ann Neurol 1993; 33(6):583–590.
4270. Vedeler CA, Antoine JC, Giometto B et al. Management of literatureneoplastic neurological syndromes: report of an EFNS Task Force. Eur J Neurol 2006; 13(7):682–690.
4271. Vehreschild JJ, Birtel A, Vehreschild MJ et al. Mucormycosis treated with posaconazole: review of 96 case reports. Crit Rev Microbiol 2012.
4272. Veltkamp R, Fiehler J, Grond M et al. Akuttherapie des ischämischen Schlaganfalls. In: Diener HC, Weimar C, Berlit P, Deuschl G, Gold R, Hacke W et al., editors. Leitlinien für Diagnostik und Therapie in der Neurologie. 5 ed. Stuttgart - New York: Thieme; 2012 p. 307–321.
4273. Verbaan D, Boesveldt S, van Rooden SM et al. Is olfactory impairment in Parkinson disease related to phenotypic or genotypic characteristics? Neurology 2008; 71(23):1877–1882.
4274. Verbeek DS, van de Warrenburg BP, Wesseling P, Pearson PL, Kremer HP, Sinke RJ. Mapping of the SCA23 locus involved in autosomal dominant cerebellar ataxia to chromosome region 20p13-12.3. Brain 2004; 127(Pt 11):2551–2557.
4275. Verbeek JH, Martimo KP, Karppinen J, Kuijer PP, Viikari-Juntura E, Takala EP. Manual material handling advice and assistive devices for preventing and treating back pain in workers. Cochrane Database Syst Rev 2011;(6):CD005958.
4276. Verbeek MM, Kremer BP, Rikkert MO, Van Domburg PH, Skehan ME, Greenberg SM. Cerebrospinal fluid amyloid beta(40) is decreased in cerebral amyloid angiopathy. Ann Neurol 2009; 66(2):245–249.
4277. Vercoulen JH, Swanink CM, Fennis JF, Galama JM, van der Meer JW, Bleijenberg G. Prognosis in chronic fatigue syndrome: a prospective study on the natural course. J Neurol Neurosurg Psychiatry 1996; 60(5):489–494.
4278. Verdecchia P, Reboldi G, Angeli F et al. Adverse prognostic significance of new diabetes in treated hypertensive subjects. Hypertension 2004; 43(5):963–969.
4279. Verdellen C, van de GJ, Hartmann A, Murphy T. European clinical guidelines for Tourette syndrome and other tic disorders. Part III: behavioural and psychosocial interventions. Eur Child Adolesc Psychiatry 2011; 20(4):197–207.
4280. Verdru P, Lammens M, Dom R, Van Elsen A, Carton H. Globoid cell leukodystrophy: a family with both late-infantile and adult type. Neurology 1991; 41:1382–1384.
4281. Verdugo RJ, Salinas RA, Castillo JL, Cea JG. Surgical versus nonsurgical treatment for carpal tunnel syndrome. Cochrane Database Syst Rev 2008;(4):CD001552.
4282. Vergouwen MD, de Haan RJ, Vermeulen M, Roos YB. Statin treatment and the occurrence of hemorrhagic stroke in patients with a history of cerebrovascular disease. Stroke 2008; 39(2):497–502.
4283. Vergouwen MD, Vermeulen M, Roos YB. Effect of nimodipine on outcome in patients with traumatic subarachnoid haemorrhage: a systematic review. Lancet Neurol 2006; 5 (12):1029–1032.
4284. Verhagen AP, Scholten-Peeters GG, van WS, de Bie RA, Bierma-Zeinstra SM. Conservative treatments for whiplash. Cochrane Database Syst Rev 2007;(2):CD003338.
4285. Verhagen MM, Abdo WF, Willemsen MA et al. Clinical spectrum of ataxia-telangiectasia in adulthood. Neurology 2009; 73(6):430–437.
4286. Verin M, Rolland Y, Landgraf F et al. New phenotype of the cerebral autosomal dominant arteriopathy mapped to chromosome 19: migraine as the prominent clinical feature. J Neurol Neurosurg Psychiatry 1995; 59(6):579–85.
4287. Veringa E, van Belkum A, Schellekens H. Iatrogenic meningitis by Streptococcus salivarius following lumbar puncture. J Hosp Infect 1995; 29(4):316–8.
4288. Verma KK, Forman AD, Fuller GN, Dimachkie MM, Vriesendorp FJ. Cauda equina syndrome as the isolated presentation of sarcoidosis. J Neurol 2000; 247(7):573–4.
4289. Vermersch P, Kappos L, Gold R et al. Clinical outcomes of natalizumab-associated progressive multifocal leukoencephalopathy. Neurology 2011; 76(20):1697–1704.
4290. Vermeulen M, van Gijn J, Hijdra A, van Crevel H. Causes of acute deterioration in patients with a ruptured intracranial aneurysm. A prospective study with serial CT scanning. J Neurosurg 1984; 60(5):935–939.
4291. Vermeulen M, van Oers MH. Successful autologous stem cell transplantation in a patient with chronic inflammatory demyelinating polyneuropathy. J Neurol Neurosurg Psychiatry 2002; 72(1):127–128.
4292. Vermeulen M, van Oers MH. Relapse of chronic inflammatory demyelinating polyneuropathy 5 years after autologous stem cell transplantation. J Neurol Neurosurg Psychiatry 2007; 78 (10):1154.
4293. Verrips A, van Engelen BG, Wevers RA et al. Presence of diarrhea and absence of tendon xanthomas in patients with cerebrotendinous xanthomatosis. Arch Neurol 2000; 57(4):520–524.
4294. Verrips A, Wevers RA, van Engelen BG et al. Effect of simvastatin in addition to chenodeoxycholic acid in patients with cerebrotendinous xanthomatosis. Metabolism 1999; 48(2):233–238.
4295. Vertinsky AT, Schwartz NE, Fischbein NJ, Rosenberg J, Albers GW, Zaharchuk G. Comparison of multidetector CT angiography and MR imaging of cervical artery dissection. AJNR Am J Neuroradiol 2008; 29(9):1753–1760.
4296. Verzijl HT, van Engelen BG, Luyten JA et al. Genetic characteristics of myoadenylate deaminase deficiency. Ann Neurol 1998; 44(1):140–3.
4297. Vestergaard K, Andersen G, Gottrup H, Kristensen BT, Jensen TS. Lamotrigine for central poststroke pain: a randomized controlled trial. Neurology 2001; 56(2):184–190.
4298. Vetrugno R, D'Angelo R, Alessandria M, Mascalchi M, Montagna P. Orthostatic tremor in a left midbrain lesion. Mov Disord 2010; 25(6):793–795.
4299. Viallon A, Desseigne N, Marjollet O et al. Meningitis in adult patients with a negative direct cerebrospinal fluid examination: value of cytochemical markers for differential diagnosis. Crit Care 2011; 15(3):R136.
4300. Vicart S, Sternberg D, Fournier E et al. New mutations of SCN4A cause a potassium-sensitive normokalemic periodic literaturelysis. Neurology 2004; 63(11):2120–2127.
4301. Victor M. Alcoholic dementia (Review). Can J Neurol Sci 1994; 21:88–99.
4302. Victor M, Adams RD, Collins GH. The Wernicke-Korsakoff-Syndrome and related neurological disorders due to alcoholism and malnutrition. 2 ed. Philadelphia: F.A. Davis Company; 1989.
4303. Vidailhet M, Vercueil L, Houeto JL et al. Bilateral, pallidal, deep-brain stimulation in primary generalised dystonia: a prospective 3 year follow-up study. Lancet Neurol 2007; 6 (3):223–229.
4304. Vighetto A, Froment JC, Trillet M, Aimard G. Magnetic resonance imaging in familial paroxysmal ataxia. Arch Neurol 1988; 45(5):547–549.
4305. Vignatelli L, Billiard M, Clarenbach P et al. EFNS guidelines on management of restless legs syndrome and periodic limb movement disorder in sleep. Eur J Neurol 2006; 13(10):1049–1065.
4306. Vilarino-Guell C, Wider C, Ross OA et al. LINGO1 and LINGO2 variants are associated with essential tremor and Parkinson disease. Neurogenetics 2010; 11(4):401–408.
4307. Vilchez D, Ros S, Cifuentes D et al. Mechanism suppressing glycogen synthesis in neurons and its demise in progressive myoclonus epilepsy. Nat Neurosci 2007; 10(11):1407–1413.
4308. Vilensky JA, Gilman S, McCall S. A historical analysis of the relationship between encephalitis lethargica and postencephali-

tic parkinsonism: a complex rather than a direct relationship. Mov Disord 2010; 25(9):1116–1123.
4309. Vilensky JA, Gilman S, McCall S. Does the historical literature on encephalitis lethargica support a simple (direct) relationship with postencephalitic Parkinsonism? Mov Disord 2010; 25(9):1124–1130.
4310. Villalba Garcia MV, Lopez Glez-Cobos C, Garcia Castano J et al. [Rhabdomyolysis in acute intoxications]. [Spanish]. An Med Interna 1994; 11(3):119–122.
4311. Villar LM, Masjuan J, Gonzalez-Porque P et al. Intrathecal IgM synthesis is a prognostic factor in multiple sclerosis. Ann Neurol 2003; 53(2):222–226.
4312. Villardita C. Alzheimer's disease compared with cerebrovascular dementia. Acta Neurol Scand 1993; 87:299–308.
4313. Cogan´s syndrome. https://www.orpha.net/data/patho/Pro/en/Cogan-FRenPro3333.pdf; 2005.
4314. Vincent A, Bien CG, Irani SR, Waters P. Autoantibodies associated with diseases of the CNS: new developments and future challenges. Lancet Neurol 2011; 10(8):759–772.
4315. Vinik AI, Tuchman M, Safirstein B et al. Lamotrigine for treatment of pain associated with diabetic neuropathy: results of two randomized, double-blind, placebo-controlled studies. Pain 2007; 128(1–2):169–179.
4316. Visser J, de Jong JM, de VM. The history of progressive muscular atrophy: syndrome or disease? Neurology 2008; 70 (9):723–727.
4317. Visser JE, Carpenter MG, van der KH, Bloem BR. The clinical utility of posturography. Clin Neurophysiol 2008; 119 (11):2424–2436.
4318. Vistorte A, Sardinas N, Esteban EM et al. [Progressive myoclonic epilepsy: clinical characteristics of 18 patients]. Rev Neurol 1999; 29(2):102–4.
4319. Viswanathan A, Guichard JP, Gschwendtner A et al. Blood pressure and haemoglobin A1c are associated with microhaemorrhage in CADASIL: a two-centre cohort study. Brain 2006; 129(Pt 9):2375–2383.
4320. Vitale C, Gulli R, Ciotti P et al. DRD3 Ser9Gly variant is not associated with essential tremor in a series of Italian patients. Eur J Neurol 2008; 15(9):985–987.
4321. Vitale C, Marcelli V, Furia T et al. Vestibular impairment and adaptive postural imbalance in parkinsonian patients with lateral trunk flexion. Mov Disord 2011; 26(8):1458–1463.
4322. VITATOPS Trial Study Group. B vitamins in patients with recent transient ischaemic attack or stroke in the VITAmins TO Prevent Stroke (VITATOPS) trial: a randomised, double-blind, literaturellel, placebo-controlled trial. Lancet Neurol 2010; 9 (9):855–865.
4323. Vlaar AM, van Kroonenburgh MJ, Kessels AG, Weber WE. Meta-analysis of the literature on diagnostic accuracy of SPECT in parkinsonian syndromes. BMC Neurol 2007; 7:27.
4324. Vlak MH, Algra A, Brandenburg R, Rinkel GJ. Prevalence of unruptured intracranial aneurysms, with emphasis on sex, age, comorbidity, country, and time period: a systematic review and meta-analysis. Lancet Neurol 2011; 10(7):626–636.
4325. Vlckova-Moravcova E, Bednarik J, Dusek L, Toyka KV, Sommer C. Diagnostic validity of epidermal nerve fiber densities in painful sensory neuropathies. Muscle Nerve 2008; 37(1):50–60.
4326. Vogelin E, Haldemann L, Constantinescu MA, Gerber A, Buchler U. Long-term outcome analysis of the supraclavicular surgical release for the treatment of thoracic outlet syndrome. Neurosurgery 2010; 66(6):1085–1091.
4327. Vogt G, Laage R, Shuaib A, Schneider A. Initial lesion volume is an independent predictor of clinical stroke outcome at day 90: an analysis of the Virtual International Stroke Trials Archive (VISTA) database. Stroke 2012; 43(5):1266–1272.
4328. Vogt T. Prinzipien und diagnostische Möglichkeiten des Einzelfaser-EMG. EEG Labor 1994; 16:121–134.
4329. Volcy M, Rapoport AM, Tepper SJ, Sheftell FD, Bigal ME. Persistent idiopathic facial pain responsive to topiramate. Cephalalgia 2006; 26(4):489–491.
4330. Volker W, Ringelstein EB, Dittrich R et al. Morphometric analysis of collagen fibrils in skin of patients with spontaneous cervical artery dissection. J Neurol Neurosurg Psychiatry 2008; 79(9):1007–1012.
4331. Volkmann J. Deep brain stimulation for the treatment of Parkinson's disease. J Clin Neurophysiol 2004; 21(1):6–17.
4332. Volkmann J, Ceballos-Baumann A, Kupsch A et al. Dystonie. In: Diener HC, Weimar C, Berlit P, Deuschl G, Gold R, Hacke W et al., editors. Leitlinien für Diagnostik und Therapie in der Neurologie. 5 ed. Stuttgart - New York: Thieme; 2012 p. 171–179.
4333. Volpe FM. An 8-week, open-label trial of duloxetine for comorbid major depressive disorder and chronic headache. J Clin Psychiatry 2008; 69(9):1449–1454.
4334. Voltz RD, Albrich WC, Nagele A et al. Paraneoplastic myasthenia gravis: detection of anti-MGT30 (titin) antibodies predicts thymic epithelial tumor. Neurology 1997; 49(5):1454–7.
4335. von Brevern M, Radtke A, Lezius F et al. Epidemiology of benign paroxysmal positional vertigo: a population based study. J Neurol Neurosurg Psychiatry 2007; 78(7):710–715.
4336. von Reutern GM. [Diagnosis of cerebral circulatory arrest with Doppler sonography. Results of a survey]. Nervenarzt 1998; 69(6):525–529.
4337. von Rosen F, Tiecks FP. Arzneimittelvergiftungen. In: Hopf HC, Deuschl G, Diener HC, Reichmann H, editors. Neurologie in Praxis und Klinik. 3 ed. Stuttgart: Thieme; 1999 p. 1058–1080.
4338. von Wild KRH, Laureys S, Dolce G, im Namen der European Task Force on Disorders of Consciousness. Syndrom Reaktionsloser Wachheit. Neurol Rehabil 2011; 4:209–215.
4339. Vonsattel JP, Myers RH, Stevens TJ, Ferrante RJ, Bird E, Richardson EPJ. Neuropathological classification of Huntington's disease. J Neuropathol Exp Neurol 1985; 44:559–577.
4340. Voon V, Gallea C, Hattori N, Bruno M, Ekanayake V, Hallett M. The involuntary nature of conversion disorder. Neurology 2010; 74(3):223–228.
4341. Voon V, Krack P, Lang AE et al. A multicentre study on suicide outcomes following subthalamic stimulation for Parkinson's disease. Brain 2008; 131(Pt 10):2720–2728.
4342. Voon V, Schoerling A, Wenzel S et al. Frequency of impulse control behaviours associated with dopaminergic therapy in restless legs syndrome. BMC Neurol 2011; 11:117.
4343. Vorgerd M, Bolz H, Patzold T, Kubisch C, Malin JP, Mortier W. Phenotypic variability in rippling muscle disease. Neurology 1999; 52(7):1453–9.
4344. Vorobeichik IM, Kukushkin ML, Reshetniak VK, Ovechkin AM, Gnezdilov AV. [The treatment of the phantom pain syndrome with tizanidine]. Zh Nevropatol Psikhiatr Im S S Korsakova 1997; 97(3):36–9.
4345. Vossler DG, Conry JA, Murphy JV. Zonisamide for the treatment of myoclonic seizures in progressive myoclonic epilepsy: an open-label study. Epileptic Disord 2008; 10(1):31–34.
4346. Vrancken AF, Hughes RA, Said G, Wokke JH, Notermans NC. Immunosuppressive treatment for non-systemic vasculitic neuropathy. Cochrane Database Syst Rev 2007;(1):CD006050.
4347. Vu TC, Nutt JG, Holford NH. Progression of Motor and Non-Motor Features of Parkinson's Disease and Their Response to Treatment. Br J Clin Pharmacol 2012.
4348. Vucic S, Kiernan MC. Cortical excitability testing distinguishes Kennedy's disease from amyotrophic lateral sclerosis. Clin Neurophysiol 2008; 119(5):1088–1096.
4349. Vuilleumier P. Hysterical conversion and brain function. Prog Brain Res 2005; 150:309–29.:309–329.
4350. Vuilleumier P, Chicherio C, Assal F, Schwartz S, Slosman D, Landis T. Functional neuroanatomical correlates of hysterical sensorimotor loss. Brain 2001; 124(Pt 6):1077–1090.
4351. Vural M, Arslantas A, Adapinar B et al. Spinal subdural Staphylococcus aureus abscess: case report and review of the literature. Acta Neurol Scand 2005; 112(5):343–346.
4352. Wachter D, Hans F, Kreitschmann-Andermahr I, Rohde V. Lower incidence of transcranial Doppler and symptomatic vasospasm after aneurysmal subarachnoid hemorrhage and aneurysm clipping in the elderly patient? Neurosurgery 2011; 69 (2):261–266.
4353. Wade DT, Collin C, Stott C, Duncombe P. Meta-analysis of the efficacy and safety of Sativex (nabiximols), on spasticity in people with multiple sclerosis. Mult Scler 2010; 16(6):707–714.
4354. Wade DT, King NS, Wenden FJ, Crawford S, Caldwell FE. Routine follow up after head injury: a second randomised controlled trial. J Neurol Neurosurg Psychiatry 1998; 65(2):177–183.
4355. Waggoner B, Kovach MJ, Winkelman M et al. Heterogeneity in familial dominant Paget disease of bone and muscular dystrophy. Am J Med Genet 2002; 108(3):187–191.
4356. Wagner K, Hader C, Metternich B, Buschmann F, Schwarzwald R, Schulze-Bonhage A. Who needs a Wada test? Present clinical indications for amobarbital procedures. J Neurol Neurosurg Psychiatry 2012; 83(5):503–509.
4357. Wahlgren N, Ahmed N, Davalos A et al. Thrombolysis with alteplase for acute ischaemic stroke in the Safe Implementation of Thrombolysis in Stroke-Monitoring Study (SITS-MOST): an observational study. Lancet 2007; 369(9558):275–282.
4358. Wakai A, Roberts I, Schierhout G. Mannitol for acute traumatic brain injury. Cochrane Database Syst Rev 2007;(1):CD001049.
4359. Walach H, Lowes T, Mussbach D et al. The long-term effects of homeopathic treatment of chronic headaches: 1 year follow up. Cephalalgia 2000; 20(9):835–837.

4360. Walchenbach R, Geiger E, Thomeer RT, Vanneste JA. The value of temporary external lumbar CSF drainage in predicting the outcome of shunting on normal pressure hydrocephalus. J Neurol Neurosurg Psychiatry 2002; 72(4):503–506.
4361. Wald NJ. Folic acid and the prevention of neural-tube defects. N Engl J Med 2004; 350(2):101–103.
4362. Wald NJ, Law MR, Morris JK, Wald DS. Quantifying the effect of folic acid. Lancet 2001; 358(9298):2069–2073.
4363. Waldron JN, Laperriere NJ, Jaakkimainen L et al. Spinal cord ependymomas: a retrospective analysis of 59 cases. Int J Radiat Oncol Biol Phys 1993; 27(2):223–229.
4364. Walker K, Brink A, Lawrenson J, Mathiassen W, Wilmshurst JM. Treatment of sydenham chorea with intravenous immunoglobulin. J Child Neurol 2012; 27(2):147–155.
4365. Walker MD, Alexander E, Jr., Hunt WE et al. Evaluation of BCNU and/or radiotherapy in the treatment of anaplastic gliomas. A cooperative clinical trial. J Neurosurg 1978; 49:333–343.
4366. Walker RH, Danisi FO, Swope DM, Goodman RR, Germano IM, Brin MF. Intrathecal baclofen for dystonia: benefits and complications during six years of experience. Mov Disord 2000; 15(6):1242–7.
4367. Walker RH, Jung HH, Dobson-Stone C et al. Neurologic phenotypes associated with acanthocytosis. Neurology 2007; 68 (2):92–98.
4368. Wallace DC, Singh G, Lott MT et al. Mitochondrial DNA mutation associated with Leber's hereditary optic neuropathy. Science 1988; 242:1427–1430.
4369. Wallentin L, Yusuf S, Ezekowitz MD et al. Efficacy and safety of dabigatran compared with warfarin at different levels of international normalised ratio control for stroke prevention in atrial fibrillation: an analysis of the RE-LY trial. Lancet 2010; 376(9745):975–983.
4370. Wallesch C, Johannsen-Horbach H, Bartels C. Akute vaskuläre Aphasien. Sprache-Stimme-Gehör 2008; 32:157–163.
4371. Wallesch CW, Bak T, Schulte-Mönting J. Acute aphasia - patterns and prognosis. <None Specified> 9984[36], 29701–24946. 1992.
4372. Wallesch CW, Johannsen-Horbach H. Aphasien. In: Hopf HC, Deuschl G, Diener HC, Reichmann H, editors. Neurologie in Klinik und Praxis. Stuttgart: Thieme; 1999 p. 129–141.
4373. Wallgren-Pettersson C, Lehtokari VL, Kalimo H et al. Distal myopathy caused by homozygous missense mutations in the nebulin gene. Brain 2007; 130(Pt 6):1465–1476.
4374. Wallner KE, Sheline GE, Pitts LH, Wara WM, Davis RL, Boldrey EB. Efficacy of irradiation for incompletely excised acoustic neurilemomas. J Neurosurg 1987; 67:858–863.
4375. Walsh DM, Howe TE, Johnson MI, Sluka KA. Transcutaneous electrical nerve stimulation for acute pain. Cochrane Database Syst Rev 2009;(2):CD006142.
4376. Walsh TJ, Anaissie EJ, Denning DW et al. Treatment of aspergillosis: clinical practice guidelines of the Infectious Diseases Society of America. Clin Infect Dis 2008; 46(3):327–360.
4377. Walter MC, Lochmuller H, Reilich P et al. Creatine monohydrate in muscular dystrophies: A double-blind, placebo-controlled clinical study. Neurology 2000; 54(9):1848–1850.
4378. Walter MC, Reilich P, Lochmuller H et al. Creatine monohydrate in myotonic dystrophy: a double-blind, placebo-controlled clinical study. J Neurol 2002; 249(12):1717–1722.
4379. Walter U, Behnke S, Eyding J et al. Transcranial brain parenchyma sonography in movement disorders: state of the art. Ultrasound Med Biol 2007; 33(1):15–25.
4380. Walter U, Dressler D, Wolters A, Wittstock M, Benecke R. Transcranial brain sonography findings in clinical subgroups of idiopathic Parkinson's disease. Mov Disord 2007; 22(1):48–54.
4381. Walter U, Klucken J, Benecke R, Winkler J. Hirnsonografie, Riechtestung und motorische Testverfahren in der Frühdiagnose des idiopathischen Parkinson-Syndroms. Akt Neurol 2012; 39(3):127–134.
4382. Walter U, Krolikowski K, Tarnacka B, Benecke R, Czlonkowska A, Dressler D. Sonographic detection of basal ganglia lesions in asymptomatic and symptomatic Wilson disease. Neurology 2005; 64(10):1726–1732.
4383. Walters AS, Hickey K, Maltzman J et al. A questionnaire study of 138 patients with restless legs syndrome: the 'Night-Walkers' survey. Neurology 1996; 46(1):92–95.
4384. Wammes-van der Heijden EA, Rahimtoola H, Leufkens HG, Tijssen CC, Egberts AC. Risk of ischemic complications related to the intensity of triptan and ergotamine use. Neurology 2006; 67(7):1128–1134.
4385. Wandinger KP, Stangel M, Witte T et al. Autoantibodies against aquaporin-4 in patients with neuropsychiatric systemic lupus erythematosus and primary Sjogren's syndrome. Arthritis Rheum 2010; 62(4):1198–1200.
4386. Wang C. Spinal hemangioblastoma: report on 68 cases. Neurol Res 2008; 30(6):603–609.
4387. Wang J, O'Reilly B, Venkataraman R, Mysliwiec V, Mysliwiec A. Efficacy of oral iron in patients with restless legs syndrome and a low-normal ferritin: A randomized, double-blind, placebo-controlled study. Sleep Med 2009.
4388. Wang JY, Bakhadirov K, Abdi H et al. Longitudinal changes of structural connectivity in traumatic axonal injury. Neurology 2011; 77(9):818–826.
4389. Wang SJ, Fuh JL. The "other" headaches: primary cough, exertion, sex, and primary stabbing headaches. Curr Pain Headache Rep 2010; 14(1):41–46.
4390. Wang SJ, Fuh JL, Lu SR. Benign cough headache is responsive to acetazolamide. Neurology 2000; 55(1):149–50.
4391. Waring WP, III, Biering-Sorensen F, Burns S et al. 2009 review and revisions of the international standards for the neurological classification of spinal cord injury. J Spinal Cord Med 2010; 33(4):346–352.
4392. Warkentin TE, Greinacher A, Koster A, Lincoff AM. Treatment and prevention of heparin-induced thrombocytopenia: American College of Chest Physicians Evidence-Based Clinical Practice Guidelines (8th Edition). Chest 2008; 133(6 Suppl):340S-380S.
4393. Waseem Z, Boulias C, Gordon A, Ismail F, Sheean G, Furlan AD. Botulinum toxin injections for low-back pain and sciatica. Cochrane Database Syst Rev 2011;(1):CD008257.
4394. Washington CW, McCoy KE, Zipfel GJ. Update on the natural history of cavernous malformations and factors predicting aggressive clinical presentation. Neurosurg Focus 2010; 29(3): E7.
4395. Wasner G, Baron R, Binder A et al. Diagnostik neuropathischer Schmerzen. In: Diener HC, Weimar C, Berlit P, Deuschl G, Gold R, Hacke W et al., editors. Leitlinien für Diagnostik und Therapie in der Neurologie. 5 ed. Stuttgart - New York: Thieme; 2012 p. 761–770.
4396. Wassermann EM. Risk and safety of repetitive transcranial magnetic stimulation: report and suggested guidelines from the International Workshop on the Safety of Repetitive Transcranial Magnetic Stimulation, June 5–7, 1996. Electroencephalogr Clin Neurophysiol 1998; 108(1):1–16.
4397. Wasserstrom WR, Glass JP, Posner JB. Diagnosis and treatment of leptomeningeal metastases from solid tumors: experience with 90 patients. Cancer 1982; 49:759–772.
4398. Wassilew S. Brivudin compared with famciclovir in the treatment of herpes zoster: effects in acute disease and chronic pain in immunocompetent patients. A randomized, double-blind, multinational study. J Eur Acad Dermatol Venereol 2005; 19(1):47–55.
4399. Watanabe T, Saito N, Hirato J, Shimaguchi H, Fujimaki H, Sasaki T. Facial neuropathy due to axonal degeneration and microvasculitis following gamma knife surgery for vestibular schwannoma: a histological analysis. Case report. J Neurosurg 2003; 99(5):916–920.
4400. Waters CH, Kurth M, Bailey P et al. Tolcapone in stable Parkinson's disease: efficacy and safety of long-term treatment. The Tolcapone Stable Study Group. Neurology 1997; 49(3):665–671.
4401. Waters P, Vincent A. Detection of anti-aquaporin-4 antibodies in neuromyelitis optica: current status of the assays. Int MS J 2008; 15(3):99–105.
4402. Watson CP, Babul N. Efficacy of oxycodone in neuropathic pain: a randomized trial in postherpetic neuralgia. Neurology 1998; 50(6):1837–1841.
4403. Watson CP, Moulin D, Watt-Watson J, Gordon A, Eisenhoffer J. Controlled-release oxycodone relieves neuropathic pain: a randomized controlled trial in painful diabetic neuropathy. Pain 2003; 105(1–2):71–78.
4404. Watters WC, III, Baisden J, Gilbert TJ et al. Degenerative lumbar spinal stenosis: an evidence-based clinical guideline for the diagnosis and treatment of degenerative lumbar spinal stenosis. Spine J 2008; 8(2):305–310.
4405. Watters WC, III, Bono CM, Gilbert TJ et al. An evidence-based clinical guideline for the diagnosis and treatment of degenerative lumbar spondylolisthesis. Spine J 2009; 9(7):609–614.
4406. Weatherby SJ, Davies MB, Hawkins CP, Haq N, Dawes P. Transverse myelopathy, a rare complication of mixed connective tissue disease: comparison with SLE related transverse myelopathy. J Neurol Neurosurg Psychiatry 2000; 68(4):532–3.
4407. Weaver FM, Follett K, Stern M et al. Bilateral deep brain stimulation vs best medical therapy for patients with advanced Parkinson disease: a randomized controlled trial. JAMA 2009; 301(1):63–73.

4408. Weber R, Busch E. [Thrombophilias in patients with ischemic stroke. Indication and calculated costs for evidence-based diagnostics and treatment]. Nervenarzt 2005; 76(2):193–201.
4409. Weber T, Zerr I, Bodemer M, Poser S. [Expanded illness spectrum of human spongiform encephalopathies or prion diseases]. [Review] [167 refs] [German]. Nervenarzt 1997; 68 (4):309–323.
4410. Weber YG, Kamm C, Suls A et al. Paroxysmal choreoathetosis/spasticity (DYT9) is caused by a GLUT1 defect. Neurology 2011; 77(10):959–964.
4411. Weber YG, Lerche H. Genetic mechanisms in idiopathic epilepsies. Dev Med Child Neurol 2008; 50(9):648–654.
4412. Webster DD. Critical analysis of the disability in Parkinson's disease. Mod Treat 1968; 5(2):257–282.
4413. Webster LR, Fakata KL, Charapata S, Fisher R, MineHart M. Open-label, multicenter study of combined intrathecal morphine and ziconotide: addition of morphine in patients receiving ziconotide for severe chronic pain. Pain Med 2008; 9 (3):282–290.
4414. Wedderburn CJ, van BJ, Bhattacharya JJ et al. Outcome after interventional or conservative management of unruptured brain arteriovenous malformations: a prospective, population-based cohort study. Lancet Neurol 2008; 7(3):223–230.
4415. Wehner T, Ross JS, Ransohoff RM. Fluid in the flute: Reversible hydromyelia. J Neurol Sci 2005; 236(1–2):85–86.
4416. Wehnert M, Muntoni F. 60th ENMC International Workshop: non X-linked Emery-Dreifuss Muscular Dystrophy 5–7 June 1998, Naarden, The Netherlands. Neuromuscul Disord 1999; 9 (2):115–21.
4417. Weidauer S, Nichtweiss M, Lanfermann H, Zanella FE. Spinal cord infarction: MR imaging and clinical features in 16 cases. Neuroradiol 2002; 44(10):851–857.
4418. Weidemann F, Rummey C, Bijnens B et al. The heart in Friedreich ataxia: definition of cardiomyopathy, disease severity, and correlation with neurological symptoms. Circulation 2012; 125(13):1626–1634.
4419. Weigel R, Schmiedek P, Krauss JK. Outcome of contemporary surgery for chronic subdural haematoma: evidence based review. J Neurol Neurosurg Psychiatry 2003; 74(7):937–943.
4420. Weil S, Noachtar S, Arnold S, Yousry TA, Winkler PA, Tatsch K. Ictal ECD-SPECT differentiates between temporal and extratemporal epilepsy: confirmation by excellent postoperative seizure control. Nucl Med Commun 2001; 22(2):233–237.
4421. Weiller C, Ringelstein EB, Reiche W, Thron A, Buell U. The large striatocapsular infarct. A clinical and pathophysiological entity. Arch Neurol 1990; 47(10):1085–1091.
4422. Weimar C, Aichner F, Fiehler J et al. Zerebrale Sinus- und Venenthrombose. In: Diener HC, Weimar C, Berlit P, Deuschl G, Gold R, Hacke W et al., editors. Leitlinien für Diagnostik und Therapie in der Neurologie. 5 ed. Stuttgart - New York: Thieme; 2012 p. 398–405.
4423. Weimar C, Goertler M, Rother J et al. Predictive value of the Essen Stroke Risk Score and Ankle Brachial Index in acute ischaemic stroke patients from 85 German stroke units. J Neurol Neurosurg Psychiatry 2008; 79(12):1339–1343.
4424. Weimar C, Konig IR, Kraywinkel K, Ziegler A, Diener HC. Age and National Institutes of Health Stroke Scale Score within 6 hours after onset are accurate predictors of outcome after cerebral ischemia: development and external validation of prognostic models. Stroke 2004; 35(1):158–162.
4425. Weimar C, Kraywinkel K, Hagemeister C et al. Recurrent stroke after cervical artery dissection. J Neurol Neurosurg Psychiatry 2010; 81(8):869–873.
4426. Weimer LH, Sachdev N. Update on medication-induced peripheral neuropathy. Curr Neurol Neurosci Rep 2009; 9(1):69–75.
4427. Weiner HL, Guttmann CR, Khoury SJ et al. Serial magnetic resonance imaging in multiple sclerosis: correlation with attacks, disability, and disease stage. J Neuroimmunol 2000; 104 (2):164–173.
4428. Weiner HL, Mackin GA, Orav EJ et al. Intermittent cyclophosphamide pulse therapy in progressive multiple sclerosis: final report of the Northeast Cooperative Multiple Sclerosis Treatment Group [see comments]. Neurology 1993; 43 (5):910–918.
4429. Weinshenker BG, Bass B, Rice GP et al. The natural history of multiple sclerosis: a geographically based study. I. Clinical course and disability. Brain 1989; 112 (Pt 1):133–146.
4430. Weinshenker BG, Ebers GC. The natural history of multiple sclerosis. Can J Neurol Sci 1987; 14(3):255–261.
4431. Weinshenker BG, O'Brien PC, Petterson TM et al. A randomized trial of plasma exchange in acute central nervous system inflammatory demyelinating disease. Ann Neurol 1999; 46 (6):878–86.
4432. Weinshenker BG, Wingerchuk DM. Neuromyelitis optica: clinical syndrome and the NMO-IgG autoantibody marker. Curr Top Microbiol Immunol 2008; 318:343–356.
4433. Weinshenker BG, Wingerchuk DM, Vukusic S et al. Neuromyelitis optica IgG predicts relapse after longitudinally extensive transverse myelitis. Ann Neurol 2006; 59(3):566–569.
4434. Weinstein JN, Lurie JD, Tosteson TD et al. Surgical compared with nonoperative treatment for lumbar degenerative spondylolisthesis. four-year results in the Spine Patient Outcomes Research Trial (SPORT) randomized and observational cohorts. J Bone Joint Surg Am 2009; 91(6):1295–1304.
4435. Weinstein JN, Tosteson TD, Lurie JD et al. Surgical versus nonoperative treatment for lumbar spinal stenosis four-year results of the Spine Patient Outcomes Research Trial. Spine (Phila Pa 1976) 2010; 35(14):1329–1338.
4436. Weinstein JN, Tosteson TD, Lurie JD et al. Surgical versus nonsurgical therapy for lumbar spinal stenosis. N Engl J Med 2008; 358(8):794–810.
4437. Weinstein MP, Klugman KP, Jones RN. Rationale for revised penicillin susceptibility breakpoints versus Streptococcus pneumoniae: coping with antimicrobial susceptibility in an era of resistance. Clin Infect Dis 2009; 48(11):1596–1600.
4438. Weintraub D, Koester J, Potenza MN et al. Impulse control disorders in Parkinson disease: a cross-sectional study of 3090 patients. Arch Neurol 2010; 67(5):589–595.
4439. Weir PT, Harlan GA, Nkoy FL et al. The incidence of fibromyalgia and its associated comorbidities: a population-based retrospective cohort study based on International Classification of Diseases, 9th Revision codes. J Clin Rheumatol 2006; 12 (3):124–128.
4440. Weishaupt JH, von Lewinski F, Bähr M, Keller BU. Motoneuronerkrankungen und amyotrophe Lateralsklerose (ALS): von der molekularen Analyse der Ursachen zu neuen therapeutischen Ansätzen. Neuroforum 2006; 12(4):252–258.
4441. Weiss D, Govindan RB, Rilk A et al. Central oscillators in a patient with neuropathic tremor: evidence from intraoperative local field potential recordings. Mov Disord 2011; 26(2):323–327.
4442. Weisser K, Barth I, Keller-Stanislawski B. [Vaccine safety]. Bundesgesundheitsblatt Gesundheitsforschung Gesundheitsschutz 2009; 52(11):1053–1064.
4443. Wekerle H, Hohlfeld R, Ketelsen UP, Kalden JR, Kalies I. Thymic myogenesis, T-lymphocytes and the pathogenesis of myasthenia gravis. Ann N Y Acad Sci 1981; 377:455–476.
4444. Weller M, Beck J, Grosu A et al. Gliome. In: Diener HC, Weimar C, Berlit P, Deuschl G, Gold R, Hacke W et al., editors. Leitlinien für Diagnostik und Therapie in der Neurologie. 5 ed. Stuttgart - New York: Thieme; 2012 p. 922–940.
4445. Weller M, Felsberg J, Hartmann C et al. Molecular predictors of progression-free and overall survival in patients with newly diagnosed glioblastoma: a prospective translational study of the German Glioma Network. J Clin Oncol 2009; 27(34):5743–5750.
4446. Weller M, Gorlia T, Cairncross JG et al. Prolonged survival with valproic acid use in the EORTC/NCIC temozolomide trial for glioblastoma. Neurology 2011; 77(12):1156–1164.
4447. Weller M, Kocher M, Merlo A et al. Metastasen und Meningeosis neoplastica. In: Diener HC, Weimar C, Berlit P, Deuschl G, Gold R, Hacke W et al., editors. Leitlinien für Diagnostik und Therapie in der Neurologie. 5 ed. Stuttgart - New York: Thieme; 2012 p. 941–956.
4448. Welter ML, Mallet L, Houeto JL et al. Internal pallidal and thalamic stimulation in patients with Tourette syndrome. Arch Neurol 2008; 65(7):952–957.
4449. Wenning GK, Ben Shlomo Y, Magalhaes M, Daniel SE, Quinn NP. Clinical features and natural history of multiple system atrophy. An analysis of 100 cases. Brain 1994; 117:835–845.
4450. Wenning GK, Ben-Shlomo Y, Hughes A, Daniel SE, Lees A, Quinn NP. What clinical features are most useful to distinguish definite multiple system atrophy from Parkinson's disease? J Neurol Neurosurg Psychiatry 2000; 68(4):434–40.
4451. Wenning GK, Granata R, Krismer F et al. Orthostatic hypotension is differentially associated with the cerebellar versus the parkinsonian variant of multiple system atrophy: a comliteraturetive study. Cerebellum 2012; 11(1):223–226.
4452. Wenning GK, Kiechl S, Seppi K et al. Prevalence of movement disorders in men and women aged 50–89 years (Bruneck Study cohort): a population-based study. Lancet Neurol 2005; 4 (12):815–820.
4453. Wenning GK, Stefanova N, Jellinger KA, Poewe W, Schlossmacher MG. Multiple system atrophy: a primary oligodendrogliopathy. Ann Neurol 2008; 64(3):239–246.
4454. Wenzel S, Herrendorf G, Scheel A, Kurth C, Steinhoff BJ, Reimers CD. Surface EMG and myosonography in the detection of

fasciculations: a comliteraturetive study. J Neuroimaging 1998; 8(3):148–154.
4455. Werhagen L, Borg K. Effect of intravenous immunoglobulin on pain in patients with post-polio syndrome. J Rehabil Med 2011; 43(11):1038–1040.
4456. Wessman M, Terwindt GM, Kaunisto MA, Palotie A, Ophoff RA. Migraine: a complex genetic disorder. Lancet Neurol 2007; 6(6):521–532.
4457. Westerlaan HE, van Dijk JM, Jansen-van der Weide MC et al. Intracranial aneurysms in patients with subarachnoid hemorrhage: CT angiography as a primary examination tool for diagnosis-systematic review and meta-analysis. Radiology 2011; 258(1):134–145.
4458. Westphal M, Cristante L, Grzyska U et al. Treatment of cerebral arteriovenous malformations by neuroradiological intervention and surgical resection. Acta Neurochir (Wien) 1994; 130 (1–4):20–27.
4459. Weyand CM, Tetzlaff N, Bjornsson J, Brack A, Younge B, Goronzy JJ. Disease patterns and tissue cytokine profiles in giant cell arteritis. Arthritis Rheum 1997; 40(1):19–26.
4460. Whitaker SJ, Bessell EM, Ashley SE, Bloom HJ, Bell BA, Brada M. Postoperative radiotherapy in the management of spinal cord ependymoma. J Neurosurg 1991; 74(5):720–728.
4461. White AR, Ernst E. A systematic review of randomized controlled trials of acupuncture for neck pain. Rheumatology (Oxford) 1999; 38(2):143–7.
4462. White AR, Resch KL, Chan JC et al. Acupuncture for episodic tension-type headache: a multicentre randomized controlled trial.[In Process Citation]. Cephalalgia 2000; 20(7):632–637.
4463. White FA, Wilson NM. Chemokines as pain mediators and modulators. Curr Opin Anaesthesiol 2008; 21(5):580–585.
4464. White ML, Hadley WL, Zhang Y, Dogar MA. Analysis of central nervous system vasculitis with diffusion-weighted imaging and apparent diffusion coefficient mapping of the normal-appearing brain. AJNR Am J Neuroradiol 2007; 28(5):933–937.
4465. White PM, Lewis SC, Gholkar A et al. Hydrogel-coated coils versus bare platinum coils for the endovascular treatment of intracranial aneurysms (HELPS): a randomised controlled trial. Lancet 2011; 377(9778):1655–1662.
4466. White PM, Teadsale E, Wardlaw JM, Easton V. What is the most sensitive non-invasive imaging strategy for the diagnosis of intracranial aneurysms? J Neurol Neurosurg Psychiatry 2001; 71(3):322–8.
4467. White PM, Wardlaw JM, Easton V. Can noninvasive imaging accurately depict intracranial aneurysms? A systematic review. Radiology 2000; 217(2):361–70.
4468. White PM, Wardlaw JM, Teasdale E, Sloss S, Cannon J, Easton V. Power transcranial Doppler ultrasound in the detection of intracranial aneurysms. Stroke 2001; 32(6):1291–1297.
4469. Whitfield PC, Patel H, Hutchinson PJ et al. Bifrontal decompressive craniectomy in the management of posttraumatic intracranial hypertension. Br J Neurosurg 2001; 15(6):500–7.
4470. Whiting P, Bagnall AM, Sowden AJ, Cornell JE, Mulrow CD, Ramirez G. Interventions for the treatment and management of chronic fatigue syndrome: a systematic review. JAMA 2001 Sep 2001; 286(11):1360–8.
4471. Whitley RJ, Alford CA, Hirsch MS et al. Vidarabine versus acyclovir therapy in herpes simplex encephalitis. N Engl J Med 1986; 314(3):144–149.
4472. Whittaker CK, Luetje CM. Vestibular schwannomas. J Neurosurg 1992; 76(6):897–900.
4473. Whittier JR. Ballism and the subthalamic nucleus (nucleus hypothalamicus; corpus Luysi). Arch Neurol Psychiat 1947; 58:672–692.
4474. Whitwell JL, Jack CR, Jr., Boeve BF et al. Imaging correlates of pathology in corticobasal syndrome. Neurology 2010; 75 (21):1879–1887.
4475. Whurr R, Nye C, Lorch M. Meta-analysis of botulinum toxin treatment of spasmodic dysphonia: a review of 22 studies. Int J Lang Commun Disord 1998; 33 Suppl:327–9.:327–9.
4476. Wick A, Pascher C, Wick W et al. Rechallenge with temozolomide in patients with recurrent gliomas. J Neurol 2009; 256 (5):734–741.
4477. Wick W, Hartmann C, Engel C et al. NOA-04 randomized phase III trial of sequential radiochemotherapy of anaplastic glioma with procarbazine, lomustine, and vincristine or temozolomide. J Clin Oncol 2009; 27(35):5874–5880.
4478. Wick W, Puduvalli VK, Chamberlain MC et al. Phase III study of enzastaurin compared with lomustine in the treatment of recurrent intracranial glioblastoma. J Clin Oncol 2010; 28 (7):1168–1174.
4479. Wicksell RK, Kihlgren M, Melin L, Eeg-Olofsson O. Specific cognitive deficits are common in children with Duchenne muscular dystrophy. Dev Med Child Neurol 2004; 46(3):154–159.
4480. Widder B, Gaidzik PW. Begutachtung in der Neurologie. 2 ed. Stuttgart: Thieme; 2011.
4481. Widder B, Görtler M. Doppler- und Duplexsonographie der hirnversorgenden Arterien. 6 ed. Berlin Heidelberg New York: Springer; 2004.
4482. Wider C, Wszolek ZK. Rapidly progressive familial parkinsonism with central hypoventilation, depression and weight loss (Perry syndrome)–a literature review. Parkinsonism Relat Disord 2008; 14(1):1–7.
4483. Wiebe S, Blume WT, Girvin JP, Eliasziw M. A randomized, controlled trial of surgery for temporal-lobe epilepsy. N Engl J Med 2001; 345(5):311–318.
4484. Wiebers DO, Whisnant JP, Huston J, III et al. Unruptured intracranial aneurysms: natural history, clinical outcome, and risks of surgical and endovascular treatment. Lancet 2003; 362(9378):103–110.
4485. Wiendl H, Dörner T, Hohlfeld R et al. Myositissyndrome. In: Diener HC, Weimar C, Berlit P, Deuschl G, Gold R, Hacke W et al., editors. Leitlinien für Diagnostik und Therapie in der Neurologie. 5 ed. Stuttgart - New York: Thieme; 2012 p. 857–871.
4486. Wiendl H, Fuhr P, Gold R et al. Diagnostik und Therapie der Myasthenia gravis und des Lambert-Eaton-Syndroms. In: Diener HC, Weimar C, Berlit P, Deuschl G, Gold R, Hacke W et al., editors. Leitlinien für Diagnostik und Therapie in der Neurologie. 5 ed. Stuttgart - New York: Thieme; 2012 p. 830–856.
4487. Wierzbicki AS, Mitchell J, Lambert-Hammill M et al. Identification of genetic heterogeneity in Refsum's disease. Eur J Hum Genet 2000; 8(8):649–651.
4488. Wiese JG, Shlipak MG, Browner WS. The alcohol hangover. Ann Intern Med 2000; 132(11):897–902.
4489. Wiethölter H, Pfister HW. Parasitosen. In: Brandt T, Dichgans J, Diener HC, editors. Therapie und Verlauf neurologischer Erkrankungen. Stuttgart: Kohlhammer; 1993 p. 516–528.
4490. Wiethölter H, Steube D. Prognosestellung beim apallischen Syndrom: Ist der Einsatz elektrophysiologischer Verfahren sinnvoll? Akt Neurol 1997; 24:114–118.
4491. Wiffen P, Collins S, McQuay H, Carroll D, Jadad A, Moore A. Anticonvulsant drugs for acute and chronic pain. Cochrane Database Syst Rev 2000;(3):CD001133.
4492. Wiffen PJ, Derry S, Moore RA. Lamotrigine for acute and chronic pain. Cochrane Database Syst Rev 2011;(2):CD006044.
4493. Wiffen PJ, Derry S, Moore RA, McQuay HJ. Carbamazepine for acute and chronic pain in adults. Cochrane Database Syst Rev 2011;(1):CD005451.
4494. Wijdicks EF, Pfeifer EA. Neuropathology of brain death in the modern transplant era. Neurology 2008; 70(15):1234–1237.
4495. Wijdicks EF, Rabinstein AA, Manno EM, Atkinson JD. Pronouncing brain death: Contemporary practice and safety of the apnea test. Neurology 2008; 71(16):1240–1244.
4496. Wijdicks EF, St LE. Clinical profiles predictive of outcome in pontine hemorrhage. Neurology 1997; 49(5):1342–1346.
4497. Wijdicks EF, Stevens M. The role of hypotension in septic encephalopathy following surgical procedures. Arch Neurol 1992; 49(6):653–656.
4498. Wijdicks EF, Vermeulen M, Murray GD, Hijdra A, van Gijn J. The effects of treating hypertension following aneurysmal subarachnoid hemorrhage. Clin Neurol Neurosurg 1990; 92 (2):111–117.
4499. Wild EJ, Tabrizi SJ. Huntington's disease phenocopy syndromes. Curr Opin Neurol 2007; 20(6):681–687.
4500. Wilde EA, McCauley SR, Hunter JV et al. Diffusion tensor imaging of acute mild traumatic brain injury in adolescents. Neurology 2008; 70(12):948–955.
4501. Wilder-Smith EP, Rajendran K. High-Resolution Ultrasonography for Peripheral Nerve Diagnostics. Singapur: World Scientific Publishing Co Pte Ltd; 2010.
4502. Wilhelm H. Methoden zur Untersuchung der Pupillenmotorik. In: Huber A, Kömpf D, editors. Klinische Neuroophthalmologie. Stuttgart: Thieme; 1998 p. 223–228.
4503. Wilhelmsen KC, Forman MS, Rosen HJ et al. 17q-linked frontotemporal dementia-amyotrophic lateral sclerosis without tau mutations with tau and alpha-synuclein inclusions. Arch Neurol 2004; 61(3):398–406.
4504. Wilkinson PA, Simpson MA, Bastaki L et al. A new locus for autosomal recessive complicated hereditary spastic literaturepleglia (SPG26) maps to chromosome 12p11.1–12q14. J Med Genet 2005; 42(1):80–82.
4505. Will RG, Ironside JW, Zeidler M et al. A new variant of Creutzfeldt-Jakob disease in the UK [see comments]. Lancet 1996; 347(9006):921–925.
4506. Willcox H. Thymic tumors with myasthenia gravis or bone marrow dyscresias. In: Peckham M, Pindeo B, Veronesi U, edi-

tors. Oxford textbook of Oncology. New York: Oxford University Press; 1995 p. 1562–1568.
4507. Williams B. Progress in syringomyelia. Neurol Res 1986; 8 (3):130–145.
4508. Williams CS, Butler E, Roman GC. Treatment of myelopathy in Sjogren syndrome with a combination of prednisone and cyclophosphamide. Arch Neurol 2001; 58(5):815–9.
4509. Williams DR, Holton JL, Strand C et al. Pathological tau burden and distribution distinguishes progressive supranuclear palsy-parkinsonism from Richardson's syndrome. Brain 2007; 130(Pt 6):1566–1576.
4510. Williams DR, Holton JL, Strand K, Revesz T, Lees AJ. Pure akinesia with gait freezing: a third clinical phenotype of progressive supranuclear palsy. Mov Disord 2007; 22(15):2235–2241.
4511. Williams DR, Lees AJ. Progressive supranuclear palsy: clinicopathological concepts and diagnostic challenges. Lancet Neurol 2009; 8(3):270–279.
4512. Williams DT, Ford B, Fahn S. Phenomenology and psychopathology related to psychogenic movement disorders. Adv Neurol 1995; 65:231–257.
4513. Williams JR, Hirsch ES, Anderson K et al. A comparison of nine scales to detect depression in Parkinson disease: which scale to use? Neurology 2012; 78(13):998–1006.
4514. Williams M, Williamson E, Gates S, Lamb S, Cooke M. A systematic literature review of physical prognostic factors for the development of Late Whiplash Syndrome. Spine 2007; 32 (25):E764-E780.
4515. Williams MH, Broadley SA. SUNCT and SUNA: clinical features and medical treatment. J Clin Neurosci 2008; 15(5):526–534.
4516. Williams-Gray CH, Foltynie T, Lewis SJ, Barker RA. Cognitive deficits and psychosis in Parkinson's disease: a review of pathophysiology and therapeutic options. CNS Drugs 2006; 20 (6):477–505.
4517. Williamson E, Williams M, Gates S, Lamb SE. A systematic literature review of psychological factors and the development of late whiplash syndrome. Pain 2008; 135(1–2):20–30.
4518. Willis C, Lybrand S, Bellamy N. Excitatory amino acid inhibitors for traumatic brain injury. Cochrane Database Syst Rev 2004;(1):CD003986.
4519. Willison HJ. The immunobiology of Guillain-Barre syndromes. J Peripher Nerv Syst 2005; 10(2):94–112.
4520. Willison RG. Analysis of electrical activity in healthy and dystrophic muscle in man. J Neurol Neurosurg Psychiatry 1964; 32:386–394.
4521. Willmann O, Wennberg R, May T, Woermann FG, Pohlmann-Eden B. The contribution of 18F-FDG PET in preoperative epilepsy surgery evaluation for patients with temporal lobe epilepsy A meta-analysis. Seizure 2007; 16(6):509–520.
4522. Wilske B. Diagnosis of lyme borreliosis in europe. Vector Borne Zoonotic Dis 2003; 3(4):215–227.
4523. Wilske B, Fingerle V, Schulte-Spechtel U. Microbiological and serological diagnosis of Lyme borreliosis. FEMS Immunol Med Microbiol 2007; 49(1):13–21.
4524. Wilson PW, Hoeg JM, D'Agostino RB et al. Cumulative effects of high cholesterol levels, high blood pressure, and cigarette smoking on carotid stenosis. N Engl J Med 1997; 337(8):516–522.
4525. Wilson SAK. Progressive lenticular degeneration: a familial nervous disease associated with cirrhosis of the liver. Brain 1912; 34:295–507.
4526. Winblad B, Poritis N. Memantine in severe dementia: results of the 9M-Best Study (Benefit and efficacy in severely demented patients during treatment with memantine). Int J Geriatr Psychiatry 1999; 14(2):135–46.
4527. Windpassinger C, uer-Grumbach M, Irobi J et al. Heterozygous missense mutations in BSCL2 are associated with distal hereditary motor neuropathy and Silver syndrome. Nat Genet 2004; 36(3):271–276.
4528. Wing LM, Reid CM, Ryan P et al. A comparison of outcomes with angiotensin-converting–enzyme inhibitors and diuretics for hypertension in the elderly. N Engl J Med 2003; 348 (7):583–592.
4529. Wingerchuk DM, Lennon VA, Pittock SJ, Lucchinetti CF, Weinshenker BG. Revised diagnostic criteria for neuromyelitis optica. Neurology 2006; 66(10):1485–1489.
4530. Wingerchuk DM, Weinshenker BG. Neuromyelitis optica. Curr Treat Options Neurol 2008; 10(1):55–66.
4531. Winkelman JW, Shahar E, Sharief I, Gottlieb DJ. Association of restless legs syndrome and cardiovascular disease in the Sleep Heart Health Study. Neurology 2008; 70(1):35–42.
4532. Winkelmann J, Polo O, Provini F et al. Genetics of restless legs syndrome (RLS): State-of-the-art and future directions. Mov Disord 2007; 22 Suppl 18:S449-S458.
4533. Winkelmann J, Schormair B, Lichtner P et al. Genome-wide association study of restless legs syndrome identifies common variants in three genomic regions. Nat Genet 2007; 39 (8):1000–1006.
4534. Winkelmuller M, Winkelmuller W. Long-term effects of continuous intrathecal opioid treatment in chronic pain of nonmalignant etiology. J Neurosurg 1996; 85(3):458–467.
4535. Winkelmüller W. Neurochirurgische Methoden. In: Zenz M, Jurna I, editors. Lehrbuch der Schmerztherapie. Stuttgart: Wissenschaftliche Verlagsgesellschaft; 1993 p. 209–219.
4536. Wise MS, Arand DL, Auger RR, Brooks SN, Watson NF. Treatment of narcolepsy and other hypersomnias of central origin. Sleep 2007; 30(12):1712–1727.
4537. Wissel J, Kabus C, Wenzel R et al. Botulinum toxin in writer's cramp: objective response evaluation in 31 patients. J Neurol Neurosurg Psychiatry 1996; 61(2):172–5.
4538. Leitlinien zur Primärversorgung von Patienten mit Schädel-Hirn-Trauma. http://www.uni-duesseldorf.de/WWW/AWMF/ll/anae_001.htm; 1996.
4539. Wissenschaftlicher Beirat der Bundesärztekammer. Kriterien des Hirntodes. Dtsch Ärztebl 1991; 88:2855–2860.
4540. Wissenschaftlicher Beirat der Bundesärztekammer. Kriterien des Hirntodes. Entscheidungshilfen zur Feststellung des Hirntodes. Dtsch Ärztebl 1997; 94(19):1032–1039.
4541. Wissenschaftlicher Beirat der Bundesärztekammer. Richtlinien zur Feststellung des Hirntodes. Dritte Fortschreibung 1997 mit Ergänzungen gemäss Transplantationsgesetz (TPG). Dtsch Ärztebl 1998; 95(30):A1861-A1868.
4542. Witt CM, Jena S, Brinkhaus B, Liecker B, Wegscheider K, Willich SN. Acupuncture in patients with osteoarthritis of the knee or hip: a randomized, controlled trial with an additional nonrandomized arm. Arthritis Rheum 2006; 54(11):3485–3493.
4543. Witt I. APC-Resistenz (Faktor-V-Mutation). Klinische Bedeutung, Pathophysiologie und Diagnostik. Dtsch Ärztebl 1998; 95(38):1815–1820.
4544. Wlotzke U, Stolz W, Hohenleutner U, Dorfmuller P, Korting HC, Landthaler M. [The interdisciplinary aspects of notalgia literatureesthetica]. Dtsch Med Wochenschr 1994; 119 (39):1307–1311.
4545. Woitalla D, Otto M, v.Stuckrad-Barre S, Fazekas F, Bühler R. Diagnostische Liquorpunktion. In: Kommission "Leitlinien der Deutschen Gesellschaft für Neurologie", editor. Leitlinien für Diagnostik und Therapie in der Neurologie. 4 ed. Stuttgart - New York: Thieme; 2008 p. 854–859.
4546. Wolf H, Gertz HJ. [Vascular dementia – diagnosis, prevention and treatment]. Psychiatr Prax 2004; 31(7):330–338.
4547. Wolf PA, D'Agostino RB, Belanger AJ, Kannel WB. Probability of stroke: a risk profile from the Framingham Study. Stroke 1991; 22(3):312–8.
4548. Wolfe F. What use are fibromyalgia control points? J Rheumatol 1998; 25(3):546–550.
4549. Wolfe F, Clauw DJ, Fitzcharles MA et al. Fibromyalgia criteria and severity scales for clinical and epidemiological studies: a modification of the ACR Preliminary Diagnostic Criteria for Fibromyalgia. J Rheumatol 2011; 38(6):1113–1122.
4550. Wolfe F, Clauw DJ, Fitzcharles MA et al. The American College of Rheumatology preliminary diagnostic criteria for fibromyalgia and measurement of symptom severity. Arthritis Care Res (Hoboken) 2010; 62(5):600–610.
4551. Wolfe F, Smythe HA, Yunus MB, Bennett RM, Goldenberg DL, Tugwell P. The American College of Rheumatology 1990 Criteria for the classification of fibromyalgia. Arthritis Rheum 1990; 2:160–172.
4552. Wolinsky JS, Narayana PA, O'Connor P et al. Glatiramer acetate in primary progressive multiple sclerosis: results of a multinational, multicenter, double-blind, placebo-controlled trial. Ann Neurol 2007; 61(1):14–24.
4553. Wolstencroft EC, Mattis V, Bajer AA, Young PJ, Lorson CL. A non-sequence-specific requirement for SMN protein activity: the role of aminoglycosides in inducing elevated SMN protein levels. Hum Mol Genet 2005; 14(9):1199–1210.
4554. Wolters A, Benecke R. Myoklonien. Akt Neurol 2009; 36 (2):71–81.
4555. Wolters EC, van Wijngaarden GK, Stam FC et al. Leucoencephalopathy after inhaling "heroin" pyrolysate. Lancet 1982; 2 (8310):1233–1237.
4556. Wong KS, Chen C, Fu J et al. Clopidogrel plus aspirin versus aspirin alone for reducing embolisation in patients with acute symptomatic cerebral or carotid artery stenosis (CLAIR study): a randomised, open-label, blinded-endpoint trial. Lancet Neurol 2010; 9(5):489–497.
4557. Wong KS, Chen C, Ng PW et al. Low-molecular-weight heparin compared with aspirin for the treatment of acute ischaemic

stroke in Asian patients with large artery occlusive disease: a randomised study. Lancet Neurol 2007; 6(5):407–413.
4558. Wong SS, Daka S, Pastewski A, Kyaw W, Chapnick E, Sepkowitz D. Spinal epidural abscess in hemodialysis patients: a case series and review. Clin J Am Soc Nephrol 2011; 6(6):1495–1500.
4559. Woo EY, Fairman RM, Velazquez OC, Golden MA, Karmacharya J, Carpenter JP. Endovascular therapy of symptomatic innominate-subclavian arterial occlusive lesions. Vasc Endovascular Surg 2006; 40(1):27–33.
4560. Woodman SE, Sotgia F, Galbiati F, Minetti C, Lisanti MP. Caveolinopathies: mutations in caveolin-3 cause four distinct autosomal dominant muscle diseases. Neurology 2004; 62 (4):538–543.
4561. Woolf CJ, Mannion RJ. Neuropathic pain: aetiology, symptoms, mechanisms, and management. Lancet 1999; 353 (9168):1959–1964.
4562. El Escorial Revisited: Revised Criteria for the Diagnosis of Amyotrophic Lateral Sclerosis. Consensus Conference at Airlie Hose, Warrenton, Virginia: http://www.wfnals.org/Articles/elescorial1998criteria.htm; 1998.
4563. Worley G. Diagnosis of psychogenic literaturelysis by observation of patient movement in sleep. J Neurol 2002; 249 (9):1322.
4564. Worth PF, Giunti P, Gardner-Thorpe C, Dixon PH, Davis MB, Wood NW. Autosomal dominant cerebellar ataxia type III: linkage in a large British family to a 7.6-cM region on chromosome 15q14–21.3. Am J Hum Genet 1999; 65(2):420–6.
4565. Wörz R, Reinhardt-Benmalek B, Grotemeyer KH. Bisoprolol and metoprolol in the prophylactic treatment of migraine with and without aura – a randomized double-blind crossover multicenter study. Cephalalgia 1991; Suppl. 11:152–153.
4566. Wright JJ, Goodnight PD, McEvoy MD. The utility of ketamine for the preoperative management of a patient with Parkinson's disease. Anesth Analg 2009; 108(3):980–982.
4567. Wright RA, Kaufmann HC, Perera R et al. A double-blind, dose-response study of midodrine in neurogenic orthostatic hypotension. Neurology 1998; 51(1):120–4.
4568. Wu YW, Prakash KM, Rong TY et al. Lingo2 variants associated with essential tremor and Parkinson's disease. Hum Genet 2011; 129(6):611–615.
4569. Wu Z, Li S, Lei J, An D, Haacke EM. Evaluation of traumatic subarachnoid hemorrhage using susceptibility-weighted imaging. AJNR Am J Neuroradiol 2010; 31(7):1302–1310.
4570. Wulf H, Baron R. Gibt es eine Prophylaxe der Postzosterneuralgie? Der Schmerz 1997; 11:373–377.
4571. Wüllner U, Kassubek J, Odin P et al. Transdermal rotigotine for the perioperative management of Parkinson's disease. J Neural Transm 2010; 117(7):855–859.
4572. Wüllner U, Rohr A, Unterberg A et al. Idiopathische intrakranielle Hypertension. In: Diener HC, Weimar C, Berlit P, Deuschl G, Gold R, Hacke W et al., editors. Leitlinien für Diagnostik und Therapie in der Neurologie. 5 ed. Stuttgart - New York: Thieme; 2012 p. 755–759.
4573. Wüllner U, Schmitz-Hubsch T, Abele M, Antony G, Bauer P, Eggert K. Features of probable multiple system atrophy patients identified among 4770 patients with parkinsonism enrolled in the multicentre registry of the German Competence Network on Parkinson's disease. J Neural Transm 2007; 114 (9):1161–1165.
4574. Wunderlich MT, Goertler M, Postert T et al. Recanalization after intravenous thrombolysis: does a recanalization time window exist? Neurology 2007; 68(17):1364–1368.
4575. Wurm G, Schnizer M, Fellner FA. Cerebral cavernous malformations associated with venous anomalies: surgical considerations. Neurosurgery 2007; 61(1 Suppl):390–404.
4576. Wutzler P, De Clercq E, Wutke K, Farber I. Oral brivudin vs. intravenous acyclovir in the treatment of herpes zoster in immunocompromised patients: a randomized double- blind trial. J Med Virol 1995; 46(3):252–7.
4577. Wutzler P, Doerr HW. Antivirale Therapie des Zoster. Dtsch Ärztebl 1998; 95:95–99.
4578. Wyse DG, Waldo AL, DiMarco JP et al. A comparison of rate control and rhythm control in patients with atrial fibrillation. N Engl J Med 2002; 347(23):1825–1833.
4579. Xian Y, Liang L, Smith EE et al. Risks of intracranial hemorrhage among patients with acute ischemic stroke receiving warfarin and treated with intravenous tissue plasminogen activator. JAMA 2012; 307(24):2600–2608.
4580. Xiao G, Wei J, Yan W, Wang W, Lu Z. Improved outcomes from the administration of progesterone for patients with acute severe traumatic brain injury: a randomized controlled trial. Crit Care 2008; 12(2):R61.
4581. Yadav JS, Wholey MH, Kuntz RE et al. Protected carotid-artery stenting versus endarterectomy in high-risk patients. N Engl J Med 2004; 351(15):1493–1501.
4582. Yaksi A, Ozgonenel L, Ozgonenel B. The efficiency of gabapentin therapy in patients with lumbar spinal stenosis. Spine (Phila Pa 1976) 2007; 32(9):939–942.
4583. Yamada I, Nakagawa T, Himeno Y, Kobayashi Y, Numano F, Shibuya H. Takayasu arteritis: diagnosis with breath-hold contrast-enhanced three-dimensional MR angiography. J Magn Reson Imaging 2000; 11(5):481–487.
4584. Yamagami H, Sakai N, Matsumaru Y et al. Periprocedural cilostazol treatment and restenosis after carotid artery stenting: the Retrospective Study of In-Stent Restenosis after Carotid Artery Stenting (ReSISteR-CAS). J Stroke Cerebrovasc Dis 2012; 21(3):193–199.
4585. Yamanaka G, Goto K, Ishihara T et al. FSHD-like patients without 4q35 deletion. J Neurol Sci 2004; 219(1–2):89–93.
4586. Yamashiro K, Tasker RR. Stereotactic thalamotomy for dystonic patients. Stereotact Funct Neurosurg 1993; 60(1–3):81–5.
4587. Yan H, Parsons DW, Jin G et al. IDH1 and IDH2 mutations in gliomas. N Engl J Med 2009; 360(8):765–773.
4588. Yanagawa T, Bunn F, Roberts I, Wentz R, Pierro A. Nutritional support for head-injured patients. Cochrane Database Syst Rev 2000;(2):CD001530.
4589. Yang M, Zhou M, He L, Chen N, Zakrzewska JM. Non-antiepileptic drugs for trigeminal neuralgia. Cochrane Database Syst Rev 2011;(1):CD004029.
4590. Yang Y, Hentati A, Deng HX et al. The gene encoding alsin, a protein with three guanine-nucleotide exchange factor domains, is mutated in a form of recessive amyotrophic lateral sclerosis. Nat Genet 2001; 29(2):160–5.
4591. Yaqub BA, al-Deeb SM, Daif AK et al. Bickerstaff brainstem encephalitis. A grave non-demyelinating disease with benign prognosis. J Neurol Sci 1990; 96(1):29–40.
4592. Yasargil MG, Curcic M, Kis M, Siegenthaler G, Teddys PJ, Roth P. Total removal of craniopharyngiomas: approaches and long-term results in 144 patients. J Neurosurg 1990; 73:3–11.
4593. Yavuz H, Ozel A, Christensen M et al. Treatment of mitochondrial neurogastrointestinal encephalomyopathy with dialysis. Arch Neurol 2007; 64(3):435–438.
4594. Yazawa K, Mikami Y, Ohashi S, Miyaji M, Ichihara Y, Nishimura C. In-vitro activity of new carbapenem antibiotics: comliteraturetive studies with meropenem, L-627 and imipenem against pathogenic Nocardia spp. J Antimicrob Chemother 1992; 29(2):169–172.
4595. Ye Y, Qian J, Gu Y, Chen X, Ye S. Rituximab in the treatment of severe lupus myelopathy. Clin Rheumatol 2011; 30(7):981–986.
4596. Yengue P, Adler M, Bouhdid H, Mavroudakis N, Gelin M, Bourgeois N. Hepatic myelopathy after splenorenal shunting: report of one case and review of the literature. Acta Gastroenterol Belg 2001; 64(2):231–3.
4597. Yis U, Kurul SH, Cakmakci H, Dirik E. Mycoplasma pneumoniae: nervous system complications in childhood and review of the literature. Eur J Pediatr 2008; 167(9):973–978.
4598. Yoritaka A, Ohta K, Kishida S. Herpetic lumbosacral radiculoneuropathy in patients with human immunodeficiency virus infection. Eur Neurol 2005; 53(4):179–181.
4599. Yoshida S, Akiba H, Tamakawa M et al. The spectrum of findings in supra-aortic Takayasu's arteritis as seen on spiral CT angiography and digital subtraction angiography. Cardiovasc Intervent Radiol 2001; 24(2):117–121.
4600. Yoshimura DM, Aminoff MJ, Tami TA, Scott AB. Treatment of hemifacial spasm with botulinum toxin. Muscle Nerve 1992; 15(9):1045–9.
4601. Yoshimura I, Kaneko S, Yoshimura N, Murakami T. Long-term observations of two siblings with Lafora disease treated with zonisamide. Epilepsy Res 2001; 46(3):283–287.
4602. Yoshimura S, Toyoda K, Ohara T et al. Takotsubo cardiomyopathy in acute ischemic stroke. Ann Neurol 2008; 64(5):547–554.
4603. Yoshor D, Hamilton WJ, Ondo W, Jankovic J, Grossman RG. Comparison of thalamotomy and pallidotomy for the treatment of dystonia. Neurosurgery 2001; 48(4):818–24; discussion 824–6.
4604. Young GB, McLachlan RS, Kreeft JH, Demelo JD. An electroencephalographic classification for coma. Can J Neurol Sci 1997; 24(4):320–5.
4605. Young NP, Daube JR, Sorenson EJ, Milone M. Absent, unrecognized, and minimal myotonic discharges in myotonic dystrophy type 2. Muscle Nerve 2010; 41(6):758–762.
4606. Young NP, Sorenson EJ, Spinner RJ, Daube JR. Clinical and electrodiagnostic correlates of peroneal intraneural ganglia. Neurology 2009; 72(5):447–452.

4607. Young NP, Weinshenker BG, Lucchinetti CF. Acute disseminated encephalomyelitis: current understanding and controversies. Semin Neurol 2008; 28(1):84–94.
4608. Young P, Kuhlenbäumer G. Neuralgische Amyotrophie: Klinik, Elektrophysiologie und Therapie. Klin Neurophysiol 2004; 35:255–259.
4609. Yousefi-Nooraie R, Schonstein E, Heidari K et al. Low level laser therapy for nonspecific low-back pain. Cochrane Database Syst Rev 2008;(2):CD005107.
4610. Yu GJ, Han CZ, Zhang M, Zhuang HT, Jiang YG. Prolonged drainage reduces the recurrence of chronic subdural hematoma. Br J Neurosurg 2009; 23(6):606–611.
4611. Yu YJ, Cooper DR, Wellenstein DE, Block B. Cerebral angiitis and intracerebral hemorrhage associated with methamphetamine abuse. Case report. J Neurosurg 1983; 58(1):109–111.
4612. Yudkin PL, Ellison GW, Ghezzi A et al. Overview of Azathioprine treatment in multiple sclerosis. Lancet 1991; 338:1051–1055.
4613. Yuen KC, Baker NR, Rayman G. Treatment of chronic painful diabetic neuropathy with isosorbide dinitrate spray: a double-blind placebo-controlled cross-over study. Diabetes Care 2002; 25(10):1699–1703.
4614. Yugue I, Shiba K, Ueta T, Iwamoto Y. A new clinical evaluation for hysterical literaturelysis. Spine 2004; 29(17):1910–1913.
4615. Yuki N. Successful plasmapheresis in Bickerstaff's brain stem encephalitis associated with anti-GQ1b antibody. J Neurol Sci 1995; 131(1):108–10.
4616. Yuki N. Fisher syndrome and Bickerstaff brainstem encephalitis (Fisher-Bickerstaff syndrome). J Neuroimmunol 2009; 215 (1–2):1–9.
4617. Yunus MB, Khan MA, Rawlings KK, Green JR, Olson JM, Shah S. Genetic linkage analysis of multicase families with fibromyalgia syndrome. J Rheumatol 1999; 26(2):408–412.
4618. Yusuf S, Sleight P, Pogue J, Bosch J, Davies R, Dagenais G. Effects of an angiotensin-converting-enzyme inhibitor, ramipril, on cardiovascular events in high-risk patients. The Heart Outcomes Prevention Evaluation Study Investigators. N Engl J Med 2000; 342(3):145–153.
4619. Yusuf S, Teo KK, Pogue J et al. Telmisartan, ramipril, or both in patients at high risk for vascular events. N Engl J Med 2008; 358(15):1547–1559.
4620. Zadikoff C, Lang AE. Apraxia in movement disorders. Brain 2005; 128(Pt 7):1480–1497.
4621. Zadikoff C, Lang AE, Klein C. The 'essentials' of essential palatal tremor: a reappraisal of the nosology. Brain 2006; 129(Pt 4):832–840.
4622. Zahodne LB, Fernandez HH. Pathophysiology and treatment of psychosis in Parkinson's disease: a review. Drugs Aging 2008; 25(8):665–682.
4623. Zaidel A, Bergman H, Ritov Y, Israel Z. Levodopa and subthalamic deep brain stimulation responses are not congruent. Mov Disord 2010; 25(14):2379–2386.
4624. Zaidman CM, Al-Lozi M, Pestronk A. Peripheral nerve size in normals and patients with polyneuropathy: an ultrasound study. Muscle Nerve 2009; 40(6):960–966.
4625. Zajicek JP, Scolding NJ, Foster O et al. Central nervous system sarcoidosis–diagnosis and management. QJM 1999; 92 (2):103–117.
4626. Zaknun JJ, Bal C, Maes A et al. Comliteraturetive analysis of MR imaging, ictal SPECT and EEG in temporal lobe epilepsy: a prospective IAEA multi-center study. Eur J Nucl Med Mol Imaging 2008; 35(1):107–115.
4627. Zakrzewska JM, Chaudhry Z, Nurmikko TJ, Patton DW, Mullens EL. Lamotrigine (lamictal) in refractory trigeminal neuralgia: results from a double-blind placebo controlled crossover trial. Pain 1997; 73(2):223–30.
4628. Zakrzewska JM, Patsalos PN. Long-term cohort study comparing medical (oxcarbazepine) and surgical management of intractable trigeminal neuralgia. Pain 2002; 95(3):259–266.
4629. Zandbergen EG, Hijdra A, Koelman JH et al. Prediction of poor outcome within the first 3 days of postanoxic coma. Neurology 2006; 66(1):62–68.
4630. Zandi PP, Anthony JC, Khachaturian AS et al. Reduced risk of Alzheimer disease in users of antioxidant vitamin supplements: the Cache County Study. Arch Neurol 2004; 61(1):82–88.
4631. Zanettini R, Antonini A, Gatto G, Gentile R, Tesei S, Pezzoli G. Valvular heart disease and the use of dopamine agonists for Parkinson's disease. N Engl J Med 2007; 356(1):39–46.
4632. Zarate YA, Hopkin RJ. Fabry's disease. Lancet 2008; 372 (9647):1427–1435.
4633. Zecca L, Berg D, Arzberger T et al. In vivo detection of iron and neuromelanin by transcranial sonography: a new approach for early detection of substantia nigra damage. Mov Disord 2005; 20(10):1278–1285.
4634. Zeeberg P, Olesen J, Jensen R. Discontinuation of medication overuse in headache patients: recovery of therapeutic responsiveness. Cephalalgia 2006; 26(10):1192–1198.
4635. Zentner J, Rohde V. The prognostic value of somatosensory and motor evoked potentials in comatose patients. Neurosurgery 1992; 31:429–434.
4636. Zerr I, Bodemer M, Gefeller O et al. Detection of 14-3-3 protein in the cerebrospinal fluid supports the diagnosis of Creutzfeldt-Jakob disease. Ann Neurol 1998; 43(1):32–40.
4637. Zerr I, Budka H, Kallenberg K et al. Creutzfeldt-Jakob-Krankheit. In: Diener HC, Weimar C, Berlit P, Deuschl G, Gold R, Hacke W et al., editors. Leitlinien für Diagnostik und Therapie in der Neurologie. 5 ed. Stuttgart - New York: Thieme; 2012 p. 570–576.
4638. Zesiewicz TA, Baker MJ, Dunne PB, Hauser RA. Diffuse Lewy Body Disease. Curr Treat Options Neurol 2001; 3(6):507–518.
4639. Zesiewicz TA, Elble R, Louis ED et al. Practice literaturemeter: therapies for essential tremor: report of the Quality Standards Subcommittee of the American Academy of Neurology. Neurology 2005; 64(12):2008–2020.
4640. Zesiewicz TA, Elble RJ, Louis ED et al. Evidence-based guideline update: treatment of essential tremor: report of the Quality Standards subcommittee of the American Academy of Neurology. Neurology 2011; 77(19):1752–1755.
4641. Zesiewicz TA, Greenstein PE, Sullivan KL et al. A randomized trial of varenicline (Chantix) for the treatment of spinocerebellar ataxia type 3. Neurology 2012; 78(8):545–550.
4642. Zesiewicz TA, Sullivan KL, Arnulf I et al. Practice Parameter: treatment of nonmotor symptoms of Parkinson disease: report of the Quality Standards Subcommittee of the American Academy of Neurology. Neurology 2010; 74(11):924–931.
4643. Zhan T, Stremmel W. The diagnosis and treatment of minimal hepatic encephalopathy. Dtsch Arztebl Int 2012; 109 (10):180–187.
4644. Zhang B, Tzartos JS, Belimezi M et al. Autoantibodies to lipoprotein-related protein 4 in patients with double-seronegative myasthenia gravis. Arch Neurol 2012; 69(4):445–451.
4645. Zhang P, Abraham VS, Kraft KR, Rabchevsky AG, Scheff SW, Swain JA. Hyperthermic preconditioning protects against spinal cord ischemic injury. Ann Thorac Surg 2000; 70(5):1490–1495.
4646. Zhang Q, Bethmann C, Worth NF et al. Nesprin-1 and -2 are involved in the pathogenesis of Emery Dreifuss muscular dystrophy and are critical for nuclear envelope integrity. Hum Mol Genet 2007; 16(23):2816–2833.
4647. Zhao GH, Hu ZM, Shen L et al. A novel candidate locus on chromosome 11p14.1-p11.2 for autosomal dominant hereditary spastic literatureplegia. Chin Med J (Engl) 2008; 121(5):430–434.
4648. Zhao L, Barlinn K, Sharma VK et al. Velocity criteria for intracranial stenosis revisited: an international multicenter study of transcranial Doppler and digital subtraction angiography. Stroke 2011; 42(12):3429–3434.
4649. Zhao X, Alvarado D, Rainier S et al. Mutations in a newly identified GTPase gene cause autosomal dominant hereditary spastic literatureplegia. Nat Genet 2001; 29(3):326–31.
4650. Zhong J, Li ST, Zhu J et al. A clinical analysis on microvascular decompression surgery in a series of 3000 cases. Clin Neurol Neurosurg 2012.
4651. Zhou B, Westaway SK, Levinson B, Johnson MA, Gitschier J, Hayflick SJ. A novel pantothenate kinase gene (PANK2) is defective in Hallervorden-Spatz syndrome. Nat Genet 2001; 28 (4):345–9.
4652. Zhu JJ, Gerstner ER, Engler DA et al. High-dose methotrexate for elderly patients with primary CNS lymphoma. Neuro Oncol 2009; 11(2):211–215.
4653. Zhuchenko O, Bailey J, Bonnen P et al. Autosomal dominant cerebellar ataxia (SCA6) associated with small polyglutamine expansions in the alpha 1A-voltage-dependent calcium channel. Nat Genet 1997; 15(1):62–69.
4654. Zia E, Pessah-Rasmussen H, Khan FA et al. Risk factors for primary intracerebral hemorrhage: a population-based nested case-control study. Cerebrovasc Dis 2006; 21(1–2):18–25.
4655. Ziegenhagen MW, Rothe ME, Schlaak M, Muller-Quernheim J. Bronchoalveolar and serological literaturemeters reflecting the severity of sarcoidosis. Eur Respir J 2003; 21(3):407–413.
4656. Ziegler D, Hanefeld M, Ruhnau KJ et al. Treatment of symptomatic diabetic polyneuropathy with the antioxidant alpha-lipoic acid: a 7-month multicenter randomized controlled trial (ALADIN III Study). ALADIN III Study Group. Alpha-Lipoic Acid in Diabetic Neuropathy [In Process Citation]. Diabetes Care 1999; 22(8):1296–1301.

4657. Ziegler W, Ackemann H, Amslinger D et al. Rehabilitation aphasischer Störungen nach Schlaganfall. In: Diener HC, Weimar C, Berlit P, Deuschl G, Gold R, Hacke W et al., editors. Leitlinien für Diagnostik und Therapie in der Neurologie. 5 ed. Stuttgart - New York: Thieme; 2012 p. 1087–1095.
4658. Zielinski M, Kuzdzal J, Staniec B et al. Safety for preoperative use of steroids for transsternal thymectomy in myasthenia gravis. Eur J Cardiothorac Surg 2004; 26(2):407–411.
4659. Ziemssen T, Reichmann H. Non-motor dysfunction in Parkinson's disease. Parkinsonism Relat Disord 2007; 13(6):323–332.
4660. Zimmermann P, Fimm B. Testbatterie zur Aufmerksamkeitsprüfung (TAP). Herzogenrath: Psytest; 1999.
4661. Zingler VC, Cnyrim C, Jahn K et al. Causative factors and epidemiology of bilateral vestibulopathy in 255 patients. Ann Neurol 2007; 61(6):524–532.
4662. Zinkstok SM, Roos YB. Early administration of aspirin in patients treated with alteplase for acute ischaemic stroke: a randomised controlled trial. Lancet 2012; 380(9843):731–737.
4663. Zipfel GJ, Shah MN, Refai D, Dacey RG, Jr., Derdeyn CP. Cranial dural arteriovenous fistulas: modification of angiographic classification scales based on new natural history data. Neurosurg Focus 2009; 26(5):E14.
4664. Zissis NP, Harmoussi S, Vlaikidis N et al. A randomized, double-blind, placebo-controlled study of venlafaxine XR in out-patients with tension-type headache. Cephalalgia 2007; 27(4):315–324.
4665. Zissis NP, Harmoussi S, Vlaikidis N et al. A randomized, double-blind, placebo-controlled study of venlafaxine XR in out-patients with tension-type headache. Cephalalgia 2007; 27(4):315–324.
4666. Zittel S, Münchau A. Neues bei paroxysmalen Bewegungsstörungen. Akt Neurol 2012; 39:463–466.
4667. Zivadinov R, Rudick RA, De Masi R et al. Effects of IV methylprednisolone on brain atrophy in relapsing- remitting MS. Neurology 2001; 57(7):1239–47.
4668. Zoghbi HY, Warren ST. Neurogenetics: advancing the "next-generation" of brain research. Neuron 2010; 68(2):165–173.
4669. Zorro O, Lobato-Polo J, Kano H, Flickinger JC, Lunsford LD, Kondziolka D. Gamma knife radiosurgery for multiple sclerosis-related trigeminal neuralgia. Neurology 2009; 73 (14).1149–1154.
4670. Zortea M, Vettori A, Trevisan CP et al. Genetic mapping of a susceptibility locus for disc herniation and spastic literaturplegia on 6q23.3-q24.1. J Med Genet 2002; 39(6):387–390.
4671. Zuccarello M, Brott T, Derex L et al. Early surgical treatment for supratentorial intracerebral hemorrhage: a randomized feasibility study. Stroke 1999; 30(9):1833–1839.
4672. Zucconi M, Ferri R, Allen R et al. The official World Association of Sleep Medicine (WASM) standards for recording and scoring periodic leg movements in sleep (PLMS) and wakefulness (PLMW) developed in collaboration with a task force from the International Restless Legs Syndrome Study Group (IRLSSG). Sleep Med 2006; 7(2):175–183.
4673. Zuchner S, Wang G, Tran-Viet KN et al. Mutations in the novel mitochondrial protein REEP1 cause hereditary spastic literatureplegia type 31. Am J Hum Genet 2006; 79(2):365–369.
4674. Zühlke C, Kreuz F, Burk K. [Clinical details and genetics of recessive ataxias]. Nervenarzt 2011; 82(4):447–448.
4675. Zuliani L, Graus F, Giometto B, Bien C, Vincent A. Central nervous system neuronal surface antibody associated syndromes: review and guidelines for recognition. J Neurol Neurosurg Psychiatry 2012; 83(6):638–645.

Index

A

B

C

D

H

I

J

K

L

Q

R

U

V

W

X

Z